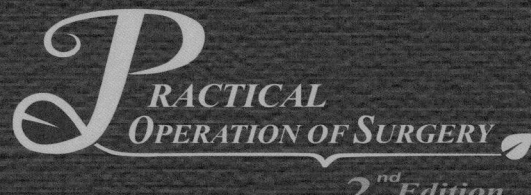

PRACTICAL
OPERATION OF SURGERY
2ndEdition

PRACTICAL OPERATION OF SURGERY

实用外科手术学

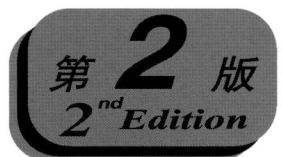

第2版
2nd Edition

- **名誉主编** 朱维继 吴汝舟
- **主　编** 吕德成 徐英辉 胡　祥
- **副主编** 赵作伟 张卫国 尚　东
- **分科主编**
  - **麻　醉** 闻庆平
  - **神经外科** 刘荣耀
  - **胸心外科** 顾春东
  - **普通外科** 王忠裕
  - **泌尿外科** 宋希双
  - **骨　科** 张卫国

人民卫生出版社

图书在版编目（CIP）数据

实用外科手术学/吕德成，徐英辉，胡祥主编. —2 版.
—北京：人民卫生出版社，2017
ISBN 978-7-117-25077-1

Ⅰ.①实… Ⅱ.①吕…②徐…③胡… Ⅲ.①外科手
术 Ⅳ.①R61

中国版本图书馆 CIP 数据核字（2017）第 217720 号

人卫智网 www.ipmph.com	医学教育、学术、考试、健康，购书智慧智能综合服务平台
人卫官网 www.pmph.com	人卫官方资讯发布平台

ISBN 978-7-117-25077-1

实用外科手术学

第 2 版

主　　编：吕德成　徐英辉　胡　祥
出版发行：人民卫生出版社(中继线 010-59780011)
地　　址：北京市朝阳区潘家园南里 19 号
邮　　编：100021
E - mail：pmph @ pmph.com
购书热线：010-59787592　010-59787584　010-65264830
印　　刷：人卫印务（北京）有限公司
经　　销：新华书店
开　　本：889×1194　1/16　印张：91　插页：4
字　　数：3081 千字
版　　次：1997 年 5 月第 1 版　　2018 年 5 月第 2 版
　　　　　2021 年 8 月第 2 版第 2 次印刷（总第 9 次印刷）
标准书号：ISBN 978-7-117-25077-1/R·25078
定　　价：298.00 元

打击盗版举报电话：010-59787491　E-mail：WQ @ pmph.com
（凡属印装质量问题请与本社市场营销中心联系退换）

■ **编　者**（以姓氏笔画为序）

于　利　马　凯　王　健　王　博　王　斌　王长淼　王寿宇　王启飞

王忠裕　王建伯　王洪江　王锦光　王福生　亓　明　车翔宇　卞晓明

卢　军　白景阳　巩　鹏　毕　伟　曲　巍　吕德成　朱允涛　刘　军

刘　阳　刘　革　刘严峰　刘荣耀　刘焕然　刘谟震　汤　欣　安伟德

许友松　许瑞雪　孙　兵　孙立众　孙庆祥　李　杰　李　涛　李　鑫

李先承　李伟华　李克军　李泉林　李洪敬　李继良　杨　群　吴东军

吴春明（骨外）　吴春明（神外）　何中舟　位振清　宋希双　张　驰

张　波　张　振　张　健　张　锐　张卫国　张日强　张羽飞　张德强

陈卫东　尚　东　罗海峰　金　实　郑　伟　郑希福　赵　磊　赵永顺

赵作伟　赵鲁宁　胡　祥　闻庆平　姜　畅　姜　涛　姜传福　姜晓晓

骆铁波　敖定椿　夏洪刚　顾春东　徐英辉　唐　开　黄辽江　曹　亮

梁　品　梁国刚　葛全胜　董　斌　蒋华军　傅重阳　鲁　明　廉治刚

谭　广　谭庆伟　熊　海

■ **绘　图**　彭　奇

■ **编写秘书**（以姓氏笔画为序）

王　峰　王一楠　武寒冰　赵永顺　高淑贤

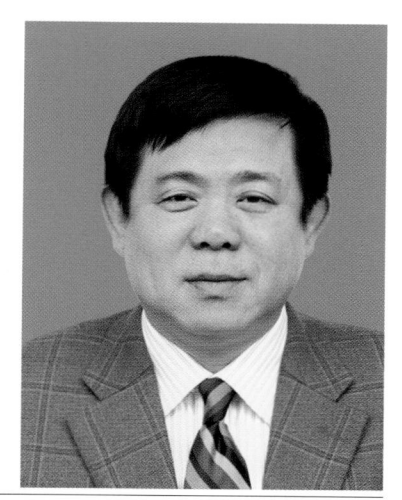

吕德成 主 编

吕德成，医学博士，博士生导师，二级教授。1983年毕业于大连医科大学，1989年获大连医科大学外科学硕士学位，1994—1995年匈牙利塞梅尔维斯医科大学公派访问学者。2005年获武汉大学医学博士学位。获国务院政府特殊津贴、卫生部突出贡献专家、大连市突出贡献专家等荣誉。

自1983年毕业留校以来，一直在大连医科大学附属一院骨外科从事医疗、教学、科研、管理等工作。主要研究方向为创伤、关节外科的基础与临床研究。1989年成为中国首批AO（国际内固定研究学会）会员，从事创伤临床工作。1993年完成世界第四例"十指离断再植全部成活病例"。1995年在国内首批开展"现代人工髋、膝关节置换"手术。先后承担国家科技攻关课题2项，国家自然科学基金课题3项，省、市级科研课题8项。国家发明专利1项。获辽宁省科技进步一等奖2项；二等奖5项；三等奖6项；大连市科技进步一等奖1项。近年发表SCI论文33篇，国家核心期刊论文50余篇，主编学术专著5部，参与多部专业教材及学术著作的编写。

学术兼职：中华医学会创伤学分会副主任委员；中华医学会骨科学分会创伤学组顾问、关节学组委员；SICOT（国际矫形与创伤外科学会）中国部常委；SICOT中国部关节外科学会常委；北京大学交通医学中心专家委员会委员；辽宁省创伤学会主任委员等。《中华创伤杂志》常务编委，《中华骨与关节外科杂志》常务编委，《中华外科杂志》《中华骨科杂志》《中华关节外科杂志》《中国医师进修杂志》《医学与哲学杂志》编委，《中华创伤骨科杂志》顾问。

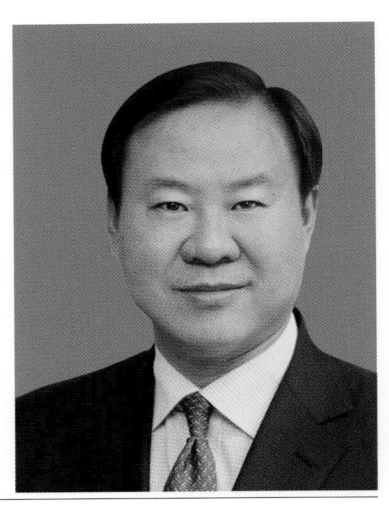

徐英辉 主 编

徐英辉，医学博士，神经外科教授，博士生导师，现任大连医科大学副校长、大连医科大学附属第一医院院长。1990年毕业于大连医科大学英文临床医学专业，同年被推荐保送为神经外科研究生，2004年博士毕业于上海交通大学医学院。现任中国医师协会人文专业委员会常委，中华医学会创伤学分会全国委员、辽宁省医学会创伤学分会候任主任委员、辽宁省医院协会副会长等。曾获全国优秀医院院长，最具领导力的中国医院院长等荣誉。

自1993年研究生毕业，一直工作于大连医科大学附属第一医院，从事神经外科医疗、教学、科研、管理工作20余年，在颅脑损伤、颅内肿瘤以及脑血管病的诊断及显微外科治疗方面积累了丰富经验。从20世纪90年代初期开始，带领团队在国内、外率先开展对榄香烯的基础和临床研究，并开创性的将榄香烯药物应用于颅脑实体肿瘤的治疗，深入研究了榄香烯抗胶质瘤的作用靶点机制和与胶质瘤生存密切相关的信号转导途径及其调控，在国内、外首次发现MAPK信号系统介导了榄香烯的抗胶质瘤增殖作用，并对榄香烯治疗颅脑恶性肿瘤机制方面进行了大量的研究。

作为第一主持人先后承担并完成了多项与胶质瘤及神经干细胞相关的课题，其中包括3项国家自然科学基金项目以及多项省教育厅、科技厅、财政厅项目，多次获得科研奖励。"基于丝裂原活化蛋白激酶（MAPKs）信号传递系统的榄香烯抗脑胶质瘤增殖的作用机制研究"以第一完成人获得辽宁省科技进步二等奖。近年来，累计获得辽宁省科技进步二等奖3项、三等奖5项，大连市科技进步一等奖1项，以通讯作者发表SCI论文和国家核心期刊论文30余篇，单篇最高影响因子14.697，参编学术专著6部。

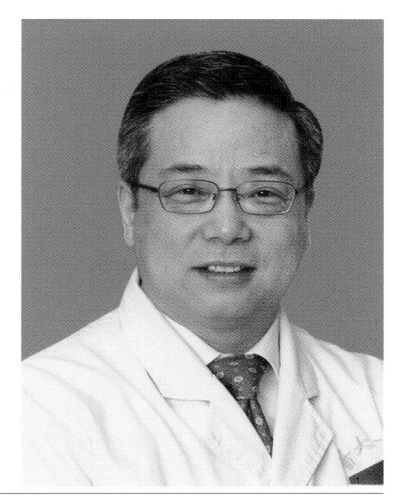

胡 祥 主 编

胡祥，教授，主任医师，博士生导师，现任大连医科大学附属第一医院外科教研室主任、胃肠外科主任。1982年毕业于中国医科大学，1987年日本大阪医科大学访问学者，1995年获得日本大阪医科大学医学博士学位，1998年大连医科大学外科学教授。

从事临床工作30余年，一直坚持在临床第一线查房、教学、会诊、手术。主要研究方向包括胃癌的发生学，胃癌的淋巴、腹膜转移的基础及临床研究，消化道肿瘤的外科治疗以及外科手术侵袭等方面的研究工作。曾先后承担国家自然科学基金、辽宁省科委、教委课题20余项，获得辽宁省政府科技进步奖多项，其中《多发胃癌发生机制的研究》获得辽宁省科技进步一等奖，《胃癌腺口形态变化的基础与临床研究》获辽宁省政府科技进步三等奖，《P27kipl基因过度表达促进人胃癌细胞系凋亡机理的研究》获辽宁省科技进步三等奖，《早期胃癌合理化治疗的系列研究》获辽宁省科技进步三等奖，参与多部学术著作的撰写，在各级杂志发表学术论文200余篇。

学术兼职：中国医师协会外科分会委员、中国肿瘤外科委员会副主任委员、中国抗癌学会胃癌专业委员会常委、中华实验外科学组委员、国际外科学会会员、国际胃癌学会会员，中华医学会辽宁省普外分会副主任委员、中华医学会辽宁省分会理事、中华医学会大连普通外科分会主任委员；《中华外科杂志》《中华普通外科杂志》《中华实验外科杂志》《中华胃肠外科杂志》《中华普外科手术学杂志》《中华消化外科杂志》《中国实用外科》《外科理论与实践》编委。

第2版序

欣闻《实用外科手术学》（第2版）即将出版，实乃外科界的一件幸事。手术学是从事外科各专业医师们必须掌握的基本科学，外科手术更是诊治疾病的重要方法。近年来，随着科学技术的迅猛发展，医学领域尤其是外科手术技术也取得了飞速的发展，微创手术、腔镜手术等一系列新技术正在蓬勃开展。因此，20年前由我校和辽宁省人民医院联合编写的《实用外科手术学》急需重新编写，以顺应时代之发展，满足读者之渴望。

在第1版编委会老教授们的大力支持下，由吕德成教授、徐英辉教授、胡祥教授主编，大连医科大学第一临床学院近百名外科教授及副教授参与编写的《实用外科手术学》（第2版），真可谓是"一枝梅破腊，万象渐回春"。我仔细阅读了书稿，惊叹于众位教授倾囊编写的几百种手术以及绘制的数千幅插图，其内容涵盖全面，文字通俗易懂，实属难得，我被此书各个精彩的章节所深深吸引，仿佛置身于一台台精妙绝伦、技术娴熟、妙手生花的手术之中，感受到了笔者不忘初心的弘道精神，这真正解决了外科青年医师获得名医指导之渴求。在我国逐步实行分级诊疗，强化基层医院的诊疗水平，轰轰烈烈开展医学生规范化培训之际，以此书为各级临床医师、高校教师及医学生阅读参考将大有裨益。

谨以寥寥数语，权当为序，还烦请外科界的广大专家、学者们批评指正。弘道笃行，精诚大医，我也希望大连医科大学的外科人继续不懈努力，借助学科发展、新型医改等机遇，取得更加显著的效果，进而传承大医人精湛的医术及高尚的品德修养。

大连医科大学

2018年4月

第2版前言

外科学是由手术艺术（技术）与科学构成的特殊的医学领域和学科，外科的英语、德语、法语及拉丁文分别是Surgery（英）、Chirargie（德）、Chirargie（法）和Chirargia（拉丁文），它们是希腊文的Cheiro（＝hend），ergon（＝work）的合成语，是指以手术为手段，切除疾病、修复创伤、治愈疾病的学科，是人类工作分工中唯一具有在他人的身体上挥刀特权的崇高职业。数百年来，建立在科学理论、科学证据基础上的手术艺术与时俱进，蓬勃发展，日趋完善。以"仁爱之热心，冷静之头脑，娴熟之手技"（warm heart, cool head, skilled hands）的信念和科学素养，执着追求技术的最高境界的外科医生，用雕刻艺术家的精益求精的理念，在委婉曲折中以最小的手术侵袭和创伤，解除疾病，孕育出人类爱心的硕果。

第1版《实用外科手术学》是由我们的前辈、大连医科大学朱维继、吴汝舟教授于1997年主编的手术学专著，是秉承上述理念，以外科临床实践、实用为着眼点，阐述外科综合性手术技术的专著。内容涉及外科各系的基本手术技术，术前、术中、术后有关注意和管理事项。该书在临床使用已二十余年，作为继续教育、临床技术的范本，好评如潮，尤其备受中青年医师、研究生、基层医院医生及手术室护士们的钟爱，成为案头必备的参考书。伴随着近二十年医学科学的迅猛发展，医疗器械、设备的更新、进步，临床新技术、新方法的不断问世，本书很多内容已经不能满足广大读者的需要，应出版社和广大读者的要求，以及为未来临床实践的需要，我们作为大连医科大学外科学学术带头人决定对此书进行修订和再版。大连医科大学外科由叶兴杰教授和陈荣殿教授创建，几十年来培养了一代又一代的优秀外科医生，几代外科团队始终坚持求真、务实、科学、严谨、进取、追求卓绝的精神，站立于外科学发展的最前沿，不懈努力，构筑起外科领域的理论和技术体系，在提高外科诊疗水准的同时，亦努力推进治疗技术的进步与发展，日积月累为此书的修订奠定了科学和人才基础。

此次修订由大连医科大学第一临床学院百余位教授组成编委会执笔撰写而成。本书依然遵循对于临床实践有实际意义的原则，以实用技术、手术方法为重点介绍给读者，淘汰临床业已废用的手术方法，同时将近年来外科的新技术、新方法纳入本版。本书在内容选择及取舍上，依照"传承20世纪外科技术，弘扬21世纪的核心技术"的理念进行编纂，介绍了手术操作程序、技术要点、易发生的失误，全书配以精美的手术插图，画龙点睛，入木三分，将作者孜孜不倦、精益求精的态度展现于读者眼前，希望给读者提供一本通俗易懂、简明实用的手术参考书。

感谢参与本书修订及编写的各位老师及工作人员，感谢原书绘图者彭奇老师，在本版中更新绘制近千幅手术插图。本书涉及学科领域众多，内容广泛，吾等虽尽力而为，疏漏、失误之处在所难免，恳请广大读者斧正。

2018年4月

第1版前言

《实用外科手术学》属外科综合性手术专著，内容包括神经系统，唇、舌、腮腺、颈、乳房，胸部，腹部，泌尿及男性生殖系统，骨科，血管及表浅软组织等，共7篇62章554种常见手术，并配有3600余幅插图。每一手术均介绍应用解剖、手术适应证、术前准备、麻醉、手术步骤、术中注意事项和术后处理各项。文字通俗易懂，线条图精确清晰，具有图文并茂，便于阅读理解的特点，适用于城乡各级外科医师和高等医学院校中青年医师阅读参考，是一部实用的工具书。

本书由大连医科大学和辽宁省人民医院，10位教授组成编委会，31位教授、副教授执笔编写，全部插图由彭奇同志绘制。全书完稿后由叶兴杰、金永熙教授审校，麻醉一项由孙庆祥教授审订，文字及插图由汤健禾、侯平同志进行编辑处理后交人民卫生出版社出版。

本书编写过程中因参加人员较多，编写时间较长，难免有失误之处，恳请读者提出指正意见，以期不断完善。

朱维继　吴汝舟
1996年5月　大连

目　录

第三篇　颈、乳房手术

第五篇 腹 部 手 术

第七篇　骨　科　手　术

第八篇　血管及软组织手术

网络增值服务

人卫临床助手
中国临床决策辅助系统
Chinese Clinical Decision Assistant System

扫描二维码，
免费下载

第 一 篇

总 论

第 一 章

外 科 理 念

外科学是医学科学的重要组成部分,是人类在与自然和疾病的抗争中产生的,随着社会生产力和科学技术的进步而发展的重要学科。

外科在英语、德语、法语及拉丁文中分别是 surgery(英)、chirargie(德)、chirargie(法)、chirargia(拉丁文),它们是希腊文的 cheiro = hand ergon = work 的合成语,说明外科学是以手术的方式方法,通过切除病原、修复创伤、治愈疾病的科学。然而手术绝非是外科学的全部,它是基于科学的基础上的艺术和技术的有机结合,是由多学科、多职种和现代医学知识、技术体系作为支撑的科学。

自有人类以来,外伤和创伤的处理是外科最早的医疗,外科作为学问形成体系是在古希腊 Hippocrates 以后,19 世纪现代工业的兴起,使外科学在镇痛、抗感染、止血、输血及基本手术操作方面的问题被解决,为现代外科学奠定了坚实的理论基础,20 世纪中叶以后,随着科学技术的进步,外科学有了长足的发展,为 21 世纪外科学奠定了基础和平台。外科学的历史是人类进步的历史,时代和社会的进步成为其发展的重要动力,现代外科要求以人为本,提供高质量的全人医疗。

传统外科学是以需要手术治疗的疾病为对象,来确定疾病的范畴的如创伤、感染、肿瘤、畸形等。然而疾病的发生、发展及演变有着自身的规律和阶段,因此手术治疗疾病的时机与内科和其他科室治疗的有机补充及合理应用等已成为问题,因而疾病范畴的划分不是绝对的,近年影像技术、微创技术的飞速发展,使学科和疾病治疗范围的交叉点越来越多,从而使外科学的范畴不断更新与变化。医学虽有悠久的历史和演变进步过程,但尚有诸多不成熟或不确切的学问,医疗中掺杂着诸多的经验性和个人行为,因此,医学科学研究是必要的,也是推动外科学飞速发展的动力,基础的、临床的研究为新的医疗方向、方法和医疗行为的正当性提供了科学依据。

【生命的尊严】

外科学是用有创、有侵袭的手法治疗疾病的医学领域,是直接面对死亡和脏器功能障碍的医疗。外科学在医学领域是个特殊的职种,是唯一挥刀解除疾病的职业,外科医生具有在他人的身体上开刀的特权,也是人的生命尊严中允许他人给身体开刀的特殊行业,是其他领域无法比拟的崇高的职业。面对这一特殊职种,只有具备特殊素质、特殊能力的人方可胜任。因此,外科医生应具有良好的职业道德和个人修养、高度的责任感、科学的工作作风和强烈的事业心,这种素质的形成绝非是一朝一夕或自发的或在摸索中能够产生的,它需要严格的专业训练,方能达到从事这一专业所要求的人文素质和专业素质,科学的发展,新技术的层出不穷,对新技术的掌握越发显得格外重要,外科医师应不断地学习,努力拓宽自己的知识和技术领域,将新技术应用于医疗实践中,解除患者的痛苦。现代外科治疗中,依据脏器疾病的影响程度手术治疗又分成急、择期,无论哪种情况,外科医生都应以高度的责任感、优良的技术和科学的态度去呵护和挽救生命,把患者的生命和尊严放在至高无上的位置,全心全意为患者服务。

【手术前决定胜负】

在外科的临床实践中,好的治疗方案是获取最佳效果的前提,好的治疗方案应包含正确的术前诊断、确切的手术适应证、安全、有效的手术手技和术式以及缜密的围术期的管理,充分把握疾病的发生、发展及演变规律,确实做到"知己知彼,百战不殆"。外科医生要有战略家运筹帷幄的韬略,在临床实践中要讲究战术、手术手技。作为优秀的外科医生应具备敏锐的洞察力、决断力和坚忍不拔的精神,同时也应具备反省、自律的能力,反省医疗过程使其经验成为下一步的平台,高水平的外科医生应该是在手术前就知道胜负结果,而不是在术中临时随机地判定自己的医疗效果,术前要考虑到囊括手术和手技带来的各种问题,术前、术中出现各种问题的充分防范,用最低的手术侵袭、最安全的技术,获得最大程度的医疗效果。

【随机应变的能力】

手术是外科医疗的主要手段、主干,所有的步骤并不是完全按照手术操作规程、程序、设计图来完成,手术中依据术中病理、病理学、解剖学的变化在安全第一的前提下,迅速地形成新的设计图,改变手术的程序和进程,手术前准确地把握病情和术中基于此基础上的判定,快速有效地建立新的安全的手术设计是外科医生日积月累的知识与技术的沉淀结果,是日常修炼的结果。

【精细外科】

手术是有创伤性的,会对机体带来一定的影响,Halsted 的精细外科作为手术的基础是最重要的理念,粗暴、野蛮地对待脏器和组织损伤往往成为术后并发症的根源。

按照解剖学构造锐性切除,可以将组织损伤降低在最小程度,干净的手术也是能够进行正确手术的第一步,成束结扎止血法,从组织修复的角度不是最佳的处理方法,Halsted 的精细外科在微创学说畅行的今日,从降低细胞因子血症的作用机制方面是重要的理论与实践的贡献。以最小的手术侵袭和创伤,完成医疗目标。

【外科团队精神】

外科手术是协同作业,是集体工作,但它是以术者为中心,在术者的指挥下协同作战,术者是指挥者也是最高责任者,第 1 助手的责任是应按术者意图事先展开手术野,同时把握手术的程序和手术室的整体状况,第 1 助手与术者在手术中扮演着重要的角色,第 2 助手最重要的作用是展开的手术野、工作空间的确

保和稳固,理解、辅助第 1 助手工作,第 3 助手主要保证手术野。手术团队在手术进行中的基本原则是将手术在三维的空间、安全、有效地进行。

【手术适应证的正确把握和术式的合理选择】

外科治疗中手术是重要的环节,患者能够获得最佳的手术治疗的前提是手术适应证的正确把握和合理的手术术式的选择,充分的术前讨论、术式的充分理解及手术要点、难点的把握,是手术高质量完成的关键。手术术式是适于病情和病理分期最佳的合适的该时期、时机的手术,避免不必要的过大手术或过不足手术,从而影响手术效果。

【勇敢进攻和果断撤退的勇气】

外科医生应以高度负责任的工作态度对待患者,以自己和团队的知识、技术、设备为背景来解决手术中发生的意外,万不可以个人的喜好、兴趣、技术水平及个人的名利得失来改变手术方针,但在需要的时候当努力完成手术,保证手术的质量和目标,但更需要的是果断撤退的勇气。在手术不能为患者带来益处时,应放弃不必要和毫无意义的手术。

【外科伦理、法律】

现代医学的模式即医学的生物心理、社会模式,也就是说在处理医疗问题时,要以患者整体为单位,处理好疾病与心理、与全人、与社会、与家人、与经济状况等要素之间的关系,要遵循医学伦理学的基本理念和原则,要遵守相关的法律、法规、医法,合法行医,保护患者的生命健康权,同时也是保护自己的有效措施,外科医生是唯一被允许在他人身上开刀的,具有特权。但这一特权是在法律规定内的,是以"人道主义,救死扶伤"保护生命健康权为前提的。

(胡　祥)

第 二 章

麻 醉

第一节　麻醉的基本概念和分类

现代麻醉学是随着医学和科学技术的发展,以及临床工作的需要,集中基础医学、临床医学以及其他学科的有关理论建立起来的,它是医学领域中一个新兴的学科,目前已成为临床医学的重要组成部分。

一、麻醉的基本概念

麻醉一词原意是指感觉或知觉的丧失,其后则指可使患者在接受手术或者有创操作时不感到疼痛和不适的状态。一般认为,麻醉是由药物或其他方法产生的一种中枢神经系统和(或)周围神经系统的可逆性功能抑制,这种抑制的特点主要是感觉特别是痛觉的丧失。

随着外科手术的发展及麻醉学的不断进步,麻醉学的领域已经远远超出麻醉一词所能涵盖的范围,临床麻醉也不仅仅是单纯以解决手术疼痛为目的,工作范围也并不局限于手术室,因而麻醉和麻醉学的概念有了更广的含义。它不仅包括麻醉镇痛,而且涉及麻醉前后整个围术期的准备、监测与治疗。在监测手术麻醉时重要生理功能的变化,调控和维持机体内环境的稳态,以维护患者生理功能的同时,为手术提供良好的条件,为患者安全度过手术期提供保障,一旦遇到手术麻醉发生意外时,能及时采取有效的紧急措施抢救患者。此外,还承担危重患者复苏急救、呼吸疗法、休克救治、疼痛治疗等。

二、麻醉的分类

麻醉的分类可以分为麻醉方法的分类和麻醉亚学科的分类。麻醉方法的分类是根据临床麻醉中所应用的麻醉方法的分类;麻醉亚学科分类则是从不同手术患者病理生理特点来区分的。尽管麻醉方法不同或患者的主要生理病理改变各异,但麻醉处理原则

是相同的。

1. 麻醉方法分类　根据麻醉方法的不同可将麻醉分为全身麻醉和局部麻醉。将麻醉药通过呼吸道吸入、静脉或肌内注射或直肠灌注进入体内,使中枢神经系统受到抑制,致患者意识消失而周身无疼痛感觉者称为全身麻醉;将麻醉药通过局部注射使脊神经、神经丛或神经干以及更细的周围神经末梢受到阻滞者称为局部麻醉。将局部麻醉药注入蛛网膜下隙而产生的蛛网膜下隙阻滞和将局麻药注入硬脊膜外隙而产生的硬脊膜外隙阻滞在理论上均应属于局部麻醉,但由于其在临床应用上以及理论基础上均有其特点,我国习惯上将此二者称为椎管内麻醉,成为一类独立的麻醉方法。

另外,将两种或两种以上的麻醉药复合应用,临床上称为复合麻醉,将不同的麻醉方法联合应用,称为联合麻醉。其目的均是发扬各自的优点,克服彼此的缺点或不足,取长补短,使麻醉效果更为完善,而副作用减少。

2. 麻醉亚学科分类　麻醉亚学科分类有两种含义。其一,从临床麻醉学来看,实际上是临床麻醉学各论。它是基于各手术专科患者的病理生理改变及麻醉特殊性而分类的,如果临床工作中有条件实行这种分类法,则有利于提高麻醉质量和效率,也有利于专科麻醉的研究和发展,并有利于专科麻醉人才的成长。这种分类包括心脏手术麻醉、血管外科手术麻醉、胸科手术麻醉、颅脑外科麻醉、器官移植手术麻醉、内分泌外科麻醉、产科麻醉、小儿麻醉、老年人麻醉、骨科手术麻醉、腹部外科麻醉、创伤外科麻醉等。其二,从麻醉学整体来看,其亚学科可以分为:临床麻醉学、危重病医学、疼痛诊疗学。危重病医学和疼痛诊疗学都是多学科性的,涉及其他学科的广阔知识。

三、麻醉学在临床医学中的重要作用

麻醉学在临床医学中逐渐发挥着举足轻重的作

用。它为普外科、神经外科、心脏外科、胸外科、血管外科、泌尿外科、妇产科、耳鼻喉科、口腔科等手术患者提供无痛、安全、无不良反应的手术条件以顺利完成手术。同时应用所掌握的复苏急救知识和技术对临床各科室患者特别是重症患者的呼吸、循环进行积极有效的处理，并在疼痛治疗、各种无痛诊疗中日益发挥着重要的作用。

第二节　麻醉管理的基本原则

麻醉期间完善的监测和良好的术中管理对患者安全度过手术期以及减少术后并发症等都有着至关重要的作用。麻醉期间的管理主要包括呼吸的管理和循环的管理两个方面。

一、麻醉期间呼吸管理

麻醉期间的呼吸管理在麻醉管理中占据着重要位置，因为麻醉期间最容易发生呼吸意外，特别容易发生上呼吸道梗阻，导致中枢性的呼吸抑制，也可能因为支气管痉挛、肺水肿和肺萎陷造成肺交换机制障碍，这些均可造成严重的低氧血症，如不能迅速治愈，往往可造成不可逆性损伤，并危及生命。相反，麻醉期间妥善管理呼吸功能，维持气道通畅，保证足够通气量，可避免呼吸衰竭及因呼吸功能障碍诱发的呼吸系统并发症，所以麻醉期间的呼吸管理至关重要。

（一）麻醉前评估

首先应对并存的肺部疾病进行评估。对于麻醉前并存慢性肺部疾病，同时需行胸部和上腹部手术的患者，术前应充分评估，因为这类患者呼吸道管理困难，且呼吸意外的发生率显著增高。若正确评估，并给予适当药物治疗，可在很大程度上降低围术期呼吸并发症的发生率及病死率。患有慢性阻塞性肺疾病（COPD）的患者多因肺气肿或慢性支气管炎造成通气障碍，麻醉前呈低氧血症，术前需给氧治疗。支气管哮喘的患者气道反应性增高，减少各种不良刺激以免促发哮喘发作。由于心源性或非心源性原因导致的肺水肿引起肺动脉高压会影响气体交换，导致低氧血症，也需给氧治疗。

另外，麻醉前对气道通畅的评估也至关重要，临床上曾发生因术前对气道困难程度评估不够，以致全麻后产生气道梗阻，措手不及导致患者窒息死亡，特别是有气道梗阻病史的患者、存在可能累及气道的疾病或创伤伤员等应特别重视。影响气道通畅的因素一般包括：各种原因导致的开口困难、颈椎活动受限、颌面畸形等，以及咽喉疾病如扁桃体、增殖体肥大等。另外，对于病态肥胖短颈及颈部瘢痕挛缩导致颏胸粘连者，可使喉镜置入困难，且不易暴露声门，容易发生气道梗阻。

（二）麻醉期间呼吸功能的监测

1. 呼吸功能的临床观察　麻醉期间呼吸功能的变化常很急骤，往往在临床监测数据改变之前已经出现呼吸异常，所以对各种体征的观察可以及时发现问题。

（1）呼吸运动的观察：包括直接观察患者呼吸运动的频率、节律、幅度、方式（胸式或腹式）等。

（2）听呼吸音：气管插管后用听诊器听呼吸音确认插管位置是否恰当，手术过程中经胸或经食管监听呼吸音，判断是否有摩擦音、痰鸣音，以鉴别呼吸道有无分泌物。

（3）口唇、指甲等颜色变化：观察口唇、黏膜、指甲、耳垂、颜面皮肤、术野颜色等，在无贫血患者一旦出现发绀，显示有缺氧和二氧化碳蓄积。

2. 常用呼吸功能的监测

（1）一般呼吸功能测定：多采用麻醉机的呼吸功能测定装置，可连续监测潮气量、气道压力、呼吸频率、吸呼比等。

（2）脉搏氧饱和度测定：是反映血液中运输血氧状态的无创连续监测技术，应用方便，敏感、可靠，麻醉患者均应监测此项目。

（3）呼气末二氧化碳分压监测：也是无创监测，反映二氧化碳产量、呼吸通路是否顺畅和通气量是否充分以及发现病理状态，如恶性高热、肺栓塞。

（4）血气分析：能够比较精确地了解呼吸系统的功能和体内酸碱变化，常用于复杂或危重患者的手术中监测。

（5）麻醉气体分析监测：应用麻醉气体分析仪，可连续测定吸气、呼气时氧、二氧化碳浓度及吸入麻醉药气体浓度，便于调控麻醉深度及通气。

（三）麻醉中维持通气功能的方法

麻醉期间出现通气不足必然导致缺氧与二氧化碳蓄积，前者可增加吸入氧浓度来弥补，后者只有加强通气管理维持足够的通气量。

1. 供氧　麻醉中为了避免机体从空气中得不到细胞代谢所必需的氧时，可以适当增加吸入气氧浓度。如机体吸入纯氧，虽血红蛋白中含氧量升高不明显，但血浆中溶解氧含量可以显著增加，有利于组织摄取。此外，吸入氧还可提升低通气量肺泡氧浓度，增加动脉血氧分压。

2. 人工通气管理　当麻醉中患者通气不足时，通常借用麻醉机通过面罩或气管导管进行人工或机械通气。

（1）辅助呼吸：是在保留患者自主呼吸的情况

下,因潮气量不足或频率过慢,予以适当的补偿,随患者的呼吸起伏在开始吸气时顺势同步,逐渐挤压麻醉机的贮气囊,压力达 7~15cmH$_2$O,吸气量成人约 500~600ml。当患者完成吸气动作时,迅速将手放松,务必让吸气充分呼出,待下次吸气初再顺势辅助,如此反复加压或每 2~3 次自主呼吸时辅助一次。

(2)控制呼吸:是在患者自主呼吸消失后利用人工进行通气,最常用肌松药来消除呼吸运动及降低胸-肺顺应性。分为手法控制呼吸和机械控制呼吸两种。

手法控制呼吸通常采用间歇正压通气(IPPV),以每分钟 12~18 次的频率有规律地挤压贮气囊。一般需 8~20cmH$_2$O 正压,每次挤压气体容量相当于患者的潮气量,挤压后(即吸气末)即应迅速放松贮气囊,使肺内气体充分排出(即呼气)。机械控制呼吸是应用呼吸肌对无自主呼吸的患者实施机械通气。

(四)气道管理

1. 气道阻塞的原因及处理　麻醉期间气道的管理主要是处理各种原因引起的气道阻塞。麻醉期间的呼吸道阻塞多为急性阻塞。按发生部位的不同可分为上呼吸道阻塞和下呼吸道阻塞。按阻塞程度不同可分为完全性阻塞和部分性阻塞。

(1)舌后坠:重度镇静、昏迷患者或全麻后致咬肌及下颌关节松弛,当平卧时在重力的作用下常导致舌根后坠,不同程度地紧贴咽后壁使气道完全或部分阻塞,应立即将患者头部后仰,将下颌向前托起以解除梗阻〔图 2-1〕,也可置入口咽通气道或鼻咽通气道解除梗阻〔图 2-2〕。

(2)误吸和窒息:呕吐、反流在麻醉中较常见。全麻状态或基础麻醉会抑制气道的保护性反射,一旦胃内容物反流,易误吸入气管,可引起支气管痉挛、缺氧、肺不张、呼吸增快、心动过速、低血压,严重时可导致窒息死亡。

预防及处理:术前应严格禁食水,应用麻醉前用药,有误吸危险者术前先下胃管抽吸充分,麻醉前准

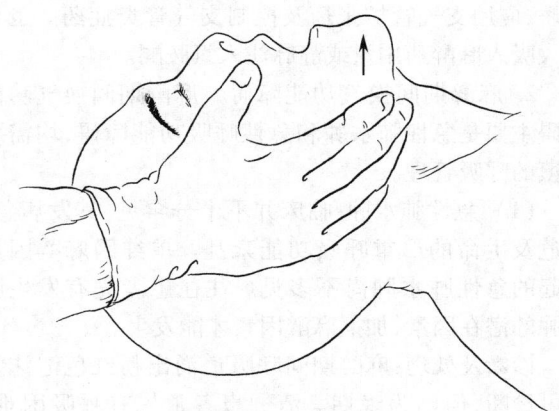

图 2-1　托起下颌的方法

备吸引器及吸痰管,麻醉诱导插管时可压迫环状软骨。

(3)喉痉挛:是气道的一种防御反射。其发生的原因包括麻醉深度不够、未用肌松药行气管插管或用硫喷妥钠、氯胺酮等使咽喉部应激性增高的药物,直接刺激咽喉或间接刺激远隔部位引起喉痉挛。轻度喉痉挛,吸气时声带紧张,发出高亢的喉鸣音,应加压面罩给氧多能解除。中度喉痉挛,吸气时可有三凹体征,应立即托起下颌并用面罩加压供氧。重度喉痉挛,气道完全梗阻,除出现三凹体征外,还有严重发绀,应立即静脉注射肌松药及面罩加压给氧或行气管插管术,紧急时可先用 16 号粗针行环甲膜穿刺,解除梗阻,挽救生命。

(4)支气管痉挛:支气管痉挛也是下呼吸道的一种保护性反射,有哮喘病史或过敏体质的患者,气道反应性增高,一旦麻醉过程接触变应原,即可激发支气管痉挛,人工呼吸挤压呼吸囊阻力很大,甚至不能进气,呈现下呼吸道阻塞。手术刺激也可引起反射性支气管痉挛。

处理:首先应用面罩给氧,争取支气管插管间断加压给氧。已插管患者应用吸痰管排除气道机械梗阻诱发的支气管痉挛。检查气管插管位置是否触及

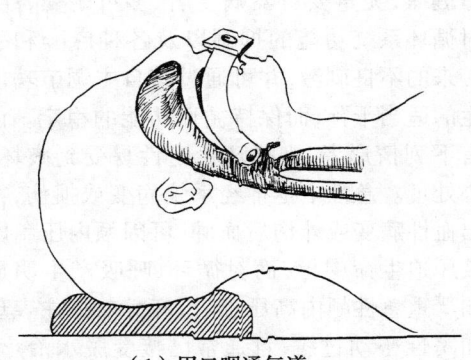

(1)用口咽通气道

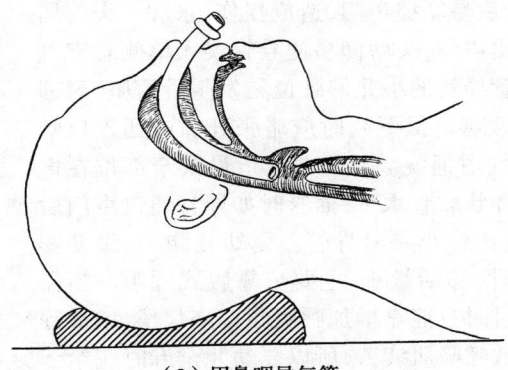

(2)用鼻咽导气管

图 2-2　解除梗阻法

1

隆嵴,应用支气管扩张药及控制支气管炎症药。也可加大吸入麻醉药用量或静脉注入氯胺酮。

2. 麻醉期间换气功能障碍 麻醉期间换气功能障碍主要是急性肺水肿和急性呼吸功能障碍,均需要谨慎的呼吸管理。

(1)急性肺水肿:临床并不十分罕见,其发病急,是危及生命的严重呼吸功能紊乱。单纯因麻醉因素引起的急性肺水肿尚不多见。往往患者先有发生肺水肿的潜在因素,加上麻醉因素才能发生。

诊断及处理:麻醉期间呼吸道涌出粉红色泡沫痰即可诊断,但已为晚期。清醒患者常先有呼吸困难,呼吸频率加快,潮气量减少,发绀及听诊有喘鸣音或小水泡音。全麻患者应用肌松药常可掩盖呼吸系统症状。麻醉者在辅助呼吸时突然感到阻力增加或机械通气时气道压力突然增加到 30mmHg 以上,血氧饱和度下降在 90% 以下,应怀疑有急性肺水肿,应立即处理。

处理首先应间断加压给氧通气纠正低氧血症并降低静脉血回流,使左心室充盈压下降。如吸入纯氧后动脉血氧分压仍低于 50mmHg,大量泡沫痰不断涌出淹没肺泡时,应立即采用持续正压呼吸(CPPV)或采用呼吸末正压呼吸(PEEP),务必使动脉血氧维持正常或血氧饱和度大于 90%。同时,应快速利尿,用扩血管药降低前、后负荷。

(2)急性呼吸窘迫综合征:急性呼吸窘迫综合征为多种病因引起的急性呼吸衰竭综合征:主要症状为严重低氧血症,动脉氧分压/吸入氧分数 ≤200mmHg,双肺有弥漫性肺间质实变及非心源性肺水肿的 X 线表现。应尽量选用限压式呼吸机进行呼吸末正压通气(5 ~ 10cmH_2O PEEP),设定压力控制 ≤20 ~ 25mmHg,以减轻肺损伤。

(五)特殊患者的呼吸管理

1. 小儿麻醉的呼吸管理 与成人相比,婴幼儿头大、颈短、舌体肥大、咽喉狭窄、声门裂高。会厌呈 V 型,气管插管后易摩擦声门,造成损伤、水肿。头前屈易使导管脱出声门,头后仰易使导管误入单侧总支气管。未插气管导管的小儿仰卧位易发生舌后坠,肩部垫一薄枕可改善。提下颌时应略张开嘴或插入口咽通气管维持气道通畅。婴幼儿气道最狭窄部位在声门下相当于环状软骨水平,插管时如导管通过声门后遇到阻力,应更换小一号导管。婴幼儿胸小、腹部膨隆使膈肌上升,肺活量小,主要依靠腹式呼吸。当需要增加通气量时只能靠增加呼吸频率来代偿,增加呼吸做功会导致呼吸肌疲劳,所以婴幼儿全麻时应给予辅助呼吸。并且小儿功能残气量小,肺内氧储备少,氧耗量较高,故对缺氧的耐受力极差,但吸入麻醉时

诱导及苏醒均较快。

2. 肥胖患者麻醉的呼吸管理 肥胖患者由于颈短、下颌和颈椎活动受限,气管插管的困难率高,插管前应充分评估,同时应准备各种型号喉镜、导管。诱导时为了维持气道通畅,防止误吸,至少应有两人协助压迫环状软骨挤压呼吸囊等,便于麻醉者双手托起下颌紧压面罩。全麻时肥胖患者常不能维持满意的氧分压,特别在俯卧位时,所以肥胖患者应用大潮气量人工通气为宜,术后防止低氧血症是重点之处。

二、麻醉期间循环管理

循环系统是维持人体生命活动正常的基础。麻醉和手术过程中,由于各种麻醉药物的影响和手术操作的不良刺激,均会造成循环系统功能不稳定,导致各类并发症,严重者甚至危及患者的生命。良好的围麻醉期循环管理、平稳的血流动力学状态、充分的组织灌注是术后患者迅速康复的重要保证。反之,如果麻醉期间血流动力状态不稳定,血压、心率波动剧烈,组织灌注不良,则不仅使手术过程中的危险性大增,对患者术后康复也会带来不利影响。因此,尽可能使麻醉期间循环系统功能维持于稳定状态,是每一个麻醉医师的责任。

(一)麻醉期间循环不稳定的原因

造成麻醉期间循环系统功能不稳定的原因很多,但大体上仍可分为三类主要原因:即患者本身、麻醉药物和麻醉操作的影响,以及手术操作的不良刺激和手术本身带来的急性大失血等。

1. 患者自身基础状况 麻醉和手术前,患者自身的基础状况,特别是与术中循环系统功能稳定密切相关的重要脏器和系统(如心、脑、肺、肝、肾、内分泌等)的功能状况如何,有无严重器质性病变,正在接受哪些治疗和用药情况等,均会直接影响到麻醉期间循环功能的稳定性。一般来说,年龄不超过 60 岁,既往身体健康,无重要脏器病变者,多可耐受各类麻醉药物对循环系统功能的抑制以及各种麻醉和手术操作所带来的不良刺激,并可通过其自主调节功能和麻醉医生的适当干预,而保持循环功能的稳定。但如果术前有下列情形者,则循环稳定性易受到破坏,需格外小心处理。急性中枢神经系统病变或损伤,特别是颅内出血性病变或外伤后血肿,可因颅内压急剧升高或直接压迫生命中枢,而对循环、呼吸产生明显影响。例如严重急性颅内高压患者,麻醉前往往表现为高血压和窦性心动过缓,且通常已接受脱水治疗,虽然临床表现为高血压,但血容量多为严重不足,麻醉诱导后很容易出现严重低血压,甚至心搏停止。循环系统本

身病变是导致围麻醉期循环不稳定的最主要原因。不论是心脏病变,还是外周血管病变,抑或是混合病变,均使麻醉风险大为增加。风湿性心脏病伴严重瓣膜病变麻醉处理要点在于控制心率于较慢水平,以保证在较长的收缩和舒张期内有足够的血流通过狭窄瓣膜,避免发生急性肺水肿和心衰。而对于严重瓣膜关闭不全型病变,则应将心率维持于较快的水平(70~90bpm),以增加前向血流减少反流。但临床上尚有相当部分患者为混合型病变,既有狭窄,也有关闭不全,此时则应将心率、血压控制于正常水平,尽量减少血压、心率的波动。对于冠状动脉病变患者的麻醉而言,控制心率血压于最适水平,使心肌氧供需平衡至为关键。

2. 麻醉药物和麻醉操作对循环功能的影响 一般而言,麻醉药物对循环功能均是剂量依赖性抑制作用,也正是利用这种作用来抑制麻醉操作和手术引起的刺激。

(1) 静脉麻醉药:丙泊酚抑制交感神经活性,抑制心肌收缩力,使心率减慢。诱导剂量可使血压显著降低,尤其见于术前血容量不足、老年及体质衰弱者。依托咪酯对循环功能抑制较轻。氯胺酮对心肌的直接药理作用是抑制心肌收缩力,但总体表现为交感神经兴奋、血压升高、心率加快,单独用药后有较强的精神后遗症状。咪达唑仑用于诱导可保持血压、心率平稳,对血流动力学的干扰并不明显,仅表现为血压轻度下降。

(2) 吸入麻醉药:强效吸入麻醉药有减弱心肌收缩力的作用,但常常由于其合并有交感兴奋作用,增加了儿茶酚胺的分泌,而不易被觉察。具体影响见表2-1。

表 2-1 吸入麻醉药对循环系统的影响

	氟烷	异氟烷	恩氟烷	七氟烷	氧化亚氮
心排出量	↓	↓	↓	↓	↓
心率	↓	↑	↓	-	-
血压	↓	↓	↓	↓	↓
诱发心律失常	+++	+	+	+	-

注:+:轻度;++:中度;+++:重度;↑:升高;↓:下降;-:无影响

(3) 局部麻醉药:局麻药对心肌抑制作用与剂量有关,小剂量可预防和治疗心律失常,但如果使用不当,如浓度过高,剂量过大,直接注入血管等,将对心血管系统产生毒性反应。局麻药抑制心肌收缩力及扩张外周血管而使心排出量下降、左室舒张末期压升高、血压下降,直至循环虚脱;局麻药减少心脏起搏组织冲动的产生,抑制传导,由于传导缓慢引起折返型心律失常,严重的窦性心动过缓,高度的房室传导阻滞和室性心动过速、室颤。

(4) 麻醉操作

1) 气管插管:气管插管时,尤其是浅麻醉的情况下,喉镜暴露声门和插管过程中常易并发血压急剧升高,心率加快或心动过缓等循环反应,但一般均短暂,对循环正常的患者,无大危害;但对高血压、缺血性心脏病、瓣膜性心脏病、动脉瘤、脑血管病变、妊娠高血压综合征等循环系统异常的患者则可能构成生命威胁。拔管及气管内吸引等操作也可诱发高血压。

2) 椎管内麻醉:椎管内麻醉时,由于交感神经节前纤维被阻滞,血管扩张,有效循环血量相对减少,可使血压下降。硬膜外阻滞对循环的影响虽然较蛛网膜下腔阻滞轻,但高位硬膜外阻滞麻醉平面超过 T_4,则对老年人或伴心、肺疾病,以及血容量不足、感染等患者的影响较大,阻滞后出现持续低血压,可导致心肌缺血、严重心律失常等,甚至发生心功能不全。

3) 机械通气:全麻时采用机械通气能保持良好的通气,通常选择间歇性正压通气(IPPV),若呼吸频率过快或潮气量太大,可引起过度通气,使胸膜腔内压增高,静脉回心血量减少,致使心输出量下降。当选择间歇正压合并呼气末正压通气(PEEP>10cmH$_2$O)时,影响则更为明显。

3. 手术及其他因素

(1) 手术体位:坐位和头高足低位时,由于重力影响,血液多聚集在下肢和内脏血管,导致相对血容量不足。而不恰当的俯卧位,以及仰卧位妊娠子宫或腹内肿瘤压迫下腔静脉等,均可阻碍静脉回流而致血压下降。

(2) 手术操作:手术刺激影响循环系统的正常调节功能也可发生低血压,诸如颅内手术,特别是颅后窝手术刺激血管运动中枢,颈部手术时触压颈动脉窦,剥离骨膜及牵拉内脏、手术直接刺激迷走神经等,均可致反射性低血压,甚至可发生心搏骤停。胸腔或心脏手术中,直接压迫心脏和大血管,常可使血压急剧下降。麻醉期间由于手术创伤和失血,可使全血和血浆容量减少,是发生低血容量性休克的常见重要原因。另外,颅脑外伤或颅内占位性病变患者,当颅内压升高时可出现高血压,经颅骨翻开减压后血压即可下降。颅脑手术牵拉可引起血压升高。脑干扭转时也可出现高血压或心率减慢。嗜铬细胞瘤患者手术中刺激肿瘤,甚至术前翻动患者,叩击腰部,即可使儿茶酚胺大量释放进入血液循环,从而出现血压剧烈升高。二氧化碳蓄积可使心率加快、血压升高。

(二) 麻醉期间循环系统的监测

准确优质的监测,能快速准确地发现问题,并真实地反馈给麻醉医生进行及时的处理。麻醉期间的循环监测主要包括:

1. 心率　心率是最基本的循环指标之一。一般成人的正常心率范围是 $60 \sim 100$ 次/分,小于 60 次/分为心动过缓,大于 100 次/分是心动过速。常用的测定方法包括心电图监测、动脉压波形和脉氧饱和度指脉波形等,其中心电图监测所能反映的心功能状况最多,也是临床最基本的监测手段之一。

2. 血压监测　动脉血压也是基本的生命体征之一,能较确切反映患者的心血管功能。麻醉期间血压升高超过基础血压的20%,或超过139/95mmHg以上者称为高血压;如下降超过基础血压的20%,或收缩压降到80mmHg以下者称为低血压。脉压减小提示心排出量减少。

血压的监测方法有直接法(有创监测)和间接法(无创监测)。对于行常规择期手术的患者,一般无创监测就能满足手术需要。对重症、一般情况较差、并发症较多、手术对心血管系统影响较大的患者,如休克患者、婴幼儿、嗜铬细胞瘤手术患者、心内直视手术患者、低温麻醉和控制性降压患者、心肌梗死和心力衰竭抢救等,需行有创动脉压监测,以便更准确、直观、及时地掌握患者情况。

3. 中心静脉压　在麻醉期间测定中心静脉压(CVP)是一种比较易行而又有价值的方法。正常值为 $5 \sim 12cmH_2O(0.5 \sim 1.2kPa)$。中心静脉压并不能直接反映患者的血容量,它所反映的是心脏对回心血量的泵出能力,并提示静脉回心血量是否充足。CVP< $2.5cmH_2O(0.25kPa)$ 表示心脏充盈或血容量不足,即使动脉压正常,仍需输入液体;CVP> $15 \sim 20cmH_2O$ $(1.5 \sim 2kPa)$ 提示右心功能不全,应控制输液量。临床上应该综合分析中心静脉压和动脉压的变化,来指导治疗(表2-2)。

4. 微循环　微循环血流状态的观察甚为重要,有时血压虽然偏低,但只要微循环血流良好,就不致对正常的组织供血产生明显影响;相反,即使血压较高,但出现微循环血流障碍的情况,组织血供便可减少,机体的生理功能就会受到影响。

表2-2　中心静脉压、动脉压改变的临床意义

中心静脉压	动脉压	临床判断
低	低	血容量不足
低	正常	血容量轻度不足
高	低	心功能不全
高	正常	周围血管阻力增加
正常	低	心功能不全,周围血管阻力下降

(三) 麻醉期间循环系统稳定的维护

麻醉的首要任务就是消除患者手术时的疼痛,保证患者安全,并为手术创造良好的条件。所谓临床麻醉状态主要是在意识消失的基础上抑制交感-内分泌反应,而反映循环系统的各项指标,也就是反映交感-内分泌的基本指标。因此,归根结底,维持麻醉期间循环系统稳定的根本方法就是达到并维持稳定的理想麻醉状态。

1. 麻醉诱导期的管理　在未行麻醉插管和手术操作前,绝大多数麻醉药对循环系统多是抑制作用,加之患者术前禁食或原发疾病(肠梗阻等)的影响,往往处于循环血容量欠缺的状态,对任何外因引起的循环波动更为敏感,因此术前应早期快速扩容,一般应在麻醉诱导前30分钟至手术开始输入平衡液或代血浆500ml。

2. 麻醉维持期的管理　麻醉期间维持循环功能的稳定在麻醉管理中占有重要地位,循环系统的变化会直接影响患者的安全和术后的恢复。麻醉维持阶段保证循环功能稳定,首要的是应该根据病情和手术要求及时调整合适的麻醉深度,更为重要的是进行科学的容量控制。容量负荷过大会增加心脏负担,甚至诱发心衰、急性肺水肿,而血容量的欠缺又可导致回心血量和心排出量减少,发生血压下降,甚至休克。但是,对每一具体病例术中血容量的补充究竟以多少为合适,是麻醉医师所面临的一个实际问题。考虑到血容量的补充受到术前情况(如脱水),术中出血以及心、肺、肾等脏器功能的多方面影响,因而建立生理学监测指标是十分重要的。麻醉过程中出现血压降低、脉压小、心率增快、尿量减少等症状,是血容量不足的表现。如果有条件,术中应监测中心静脉压(CVP)、肺毛细血管楔压(PCWP)和左房压(LAP)以指导体液治疗。调节输液量和速度,然后再在治疗中观察其动态反应,如此才有可能使麻醉患者的容量补充趋于合理。必要时可应用血管活性药物来调节和支持循环功能。至于术中补液种类的选择,主要应根据原发病可能造成的水与电解质失衡的特点以及低血压时微

循环障碍和各脏器的功能状态来决定。

3. 麻醉苏醒期的管理　与麻醉诱导期相比,苏醒期的过程较长,容易出现躁动、苏醒延迟等并发症。为了保证苏醒过程平稳,很多专家推荐在深麻醉下拔管,其主要目的是减少拔管、吸引等刺激引起的循环波动,减少患者痛苦,以保证稳定的循环。所谓"深麻醉下拔管",其实并非深麻醉状态下拔管,而是在呼吸完全恢复正常,而意识尚未恢复或未完全恢复下拔管。拔管后如有舌后坠,可用口咽通气道、鼻咽通气道或喉罩处理。与此同时,还应注意麻醉状态下患者通常处于血管开放状态,末梢循环良好,循环容积较清醒状态下大,因此,手术结束前应适当给予利尿药,排出多余的容量,以适应术后循环状态,减少肺水肿等并发症的发生。

第三节　麻醉前准备

为了保障手术患者在麻醉期间的安全,增强患者对手术和麻醉的耐受能力,使患者在体格和精神两方面均处于可能达到的最佳状态,避免和减少围术期的并发症,应认真做好麻醉前的各项准备工作。

一、术前一般准备

1. 精神状态的准备　手术是一种有创性的治疗方法,麻醉对患者来说更是陌生,多数患者在手术前存在种种不同程度的思想顾虑,或恐惧、或紧张、或焦急等心理波动、情绪激动或彻夜失眠,导致中枢神经系统活动过度,麻醉手术耐受力明显削弱,对整个围术期会产生明显的影响。有报道,术前焦虑的程度与术后功能的恢复之间存在相关性。为此,术前必须设法解除患者的思想顾虑和焦急情绪,从关怀、安慰、解释和鼓励着手,酌情恰当地阐明手术目的、麻醉方式、手术体位,以及麻醉或手术中可能出现的不适等情况,用亲切的语言向患者做具体介绍,针对存在的顾虑和疑问进行交谈和说明,以取得患者信任,争取充分合作。对过度紧张而不能自控的患者,应以药物配合治疗。

2. 改善营养状况　营养不良会导致机体蛋白质缺乏和某些维生素不足,这会大大降低麻醉和手术的耐受力。蛋白质不足常伴有低血容量或贫血,对失血和休克的耐受能力降低。低蛋白血症可引起组织水肿,降低组织抗感染能力,影响创面愈合。维生素缺乏可致营养代谢异常,术中容易出现循环功能障碍或凝血功能异常,术后抗感染能力低下,易出现肺部感染等并发症。对营养不良的患者,术前应尽可能经口补充营养;如果时间不充裕,或患者不能或不愿经口

饮食,可通过小量多次输血及注射水解蛋白和维生素等进行纠正;白蛋白低下者,最好给浓缩白蛋白注射液。

3. 积极治疗内科疾病　手术患者常并存一些内科疾病,麻醉医生应该充分认识这些并存疾病的病理生理特点及其对麻醉手术的不良影响,积极治疗。对于心脏病患者,不管是行心脏手术还是非心脏手术,麻醉和手术前均应改善心功能。对高血压患者应积极治疗,控制血压在合适水平。对术前患有急性呼吸道感染者除非急诊手术,否则应暂停,在感染得到充分控制后一周再行手术。对并存慢性呼吸系统疾病,如慢性阻塞性肺病、肺气肿、支气管哮喘、支气管扩张症等患者,术前应检查肺功能、动脉血气等,戒烟至少2周以上,同时进行呼吸功能训练,并进行一些相应的治疗,如雾化吸入、物理治疗等以最大限度地改善肺功能。对并存内分泌系统疾病的患者,应该依据不同疾病特点针对性地加以处理。另外,对存在肝、肾功能不全的患者,术前应最大限度地改善肝、肾功能。

4. 胃肠道的准备　择期手术中,除浅表小手术采用局部浸润麻醉外,其他不论采用何种麻醉方式,均需常规排空胃,以避免围术期发生胃内容物反流、呕吐或误吸,及由此而导致的窒息和吸入性肺炎。胃排空时间正常人为 $4 \sim 6$ 小时。情绪激动、恐惧、焦虑或疼痛不适、创伤等可致胃排空时间显著延长。为此,成人一般应在麻醉前至少 8 小时,最好 12 小时开始禁饮、禁食,以保证胃彻底排空;小儿术前也应至少禁饮、禁食 8 小时,但乳婴儿术前 4 小时可喂一次葡萄糖水。对于小儿患者,有关禁饮、禁食的重要意义,必须向病儿家属交代清楚,以争取配合。

对于"饱胃"患者,在不耽误手术治疗的前提下,应抓紧时间做好充分的准备,术前一般要求置入胃管。选择全麻时,一般考虑采用"清醒气管插管"来控制呼吸道,以避免和减少呕吐和误吸的发生,如考虑快速诱导气管插管,则应由助手配合,压迫环状软骨以降低反流的风险。

5. 口腔准备　麻醉后,上呼吸道的一般性细菌容易被带入下呼吸道,在术后抵抗力低下的情况下,可能引起肺部感染等并发症。为此,应嘱患者注意口腔卫生;对有松动龋齿或牙周炎者,需经口腔科诊治。麻醉前应检查患者口腔、鼻腔和牙齿的状况,应取下义齿,检查有无松动或即将脱落的牙齿,以避免麻醉诱导插管时落入呼吸道。

6. 治疗药物的检查　病情复杂的患者,术前常已接受一系列药物治疗,麻醉前应重点考虑某些药物与麻醉药物之间的相互作用,是否存在容易导致麻醉中的不良反应的药物。对某些药物要确定是否继续应

1

用、或是调整剂量再用或停止使用。例如洋地黄类、胰岛素、皮质激素和抗癫痫药,一般都需要继续使用至术前,但应核对剂量重新调整。对正在施行抗凝治疗的患者,手术前应停止使用,并需设法拮抗其残余抗凝作用。患者长期服用某些中枢神经抑制药,如巴比妥、阿片类、单胺氧化酶抑制药、三环抗忧郁药等,均可影响对麻醉药的耐受性,或于麻醉中易诱发呼吸和循环意外,故均应于术前停止使用。某些安定类药(如氯丙嗪)、抗高血压、抗心绞痛药(如 β 受体阻滞药)等,均可能导致麻醉中出现低血压、心动过缓,甚至心肌收缩力下降,故术前均应考虑是继续使用、调整剂量使用或暂停使用。

二、麻醉诱导前即刻期的准备

麻醉诱导前即刻期是指诱导前 10 ~ 15 分钟的期间,是麻醉全过程中极重要的环节。

1. 常规工作 麻醉科医师于诱导前接触患者时,首先需问候致意,表现关心体贴,听取主诉和具体要求,务使患者感到安全、有依靠,对手术麻醉充满信心。诱导前患者的焦虑程度各异,对接受手术的心情也不同,应特别针对处理。对紧张不能自控的患者,可经静脉给予少量镇静药。明确有无义齿或松动牙,做好记录。复习最近一次病程记录,包括:①体温、脉率;②术前用药的种类、剂量、用药时间及效果;③最后一次进食、进饮的时间、饮食内容和数量;④已静脉输入的液体种类、数量;⑤最近一次实验室检查结果;⑥手术及麻醉协议书的签署意见;⑦患者提出的专门要求的具体项目(如拒用库存血、要求术后不痛等)。为保证术中静脉输注通畅,需注意:①备妥口径合适的静脉穿刺针,或外套管穿刺针;②按手术部位选定穿刺径路,如腹腔、盆腔手术应取上肢径路输注;③估计手术出血量,决定是否同时开放上肢及下肢静脉,或选定中央静脉置管并测定中心静脉压。

2. 器械准备 麻醉诱导前应对已备妥的器械、用具和药品等,再做一次全面检查与核对,重点包括气源的检查如氧源与 N_2O 源、麻醉机的检查如流量表及流量控制钮、麻醉机的密闭程度及是否漏气、吸气与呼气导向活瓣是否活动自如、氧浓度分析仪是否工作正常等,检查呼吸器并预置参数,检查麻醉机、呼吸器及监测仪的电源。另外还需对喉镜、气管导管、牙垫、吸引装置、听诊器、通气道、快速输液装置、血液加温装置等设备进行检查。监测仪,包括血压计(或自动测血压装置)、心电图示波仪、脉搏血氧饱和度仪、呼气末 CO_2 分析仪、测温仪、通气量计等的检查。其他还有有创压力监测仪及其压力传感器、脑功能监测仪、麻醉气体分析监测仪、肌松监测仪等。

3. 手术方面 麻醉医师与手术医师之间要始终保持相互默契、意见统一。在麻醉诱导前,应重点明确手术部位、切口范围、体位;手术者对麻醉的临时特殊要求以及对术中意外并发症的处理意见等。特别在手术体位的问题上,要与术者取得一致的意见。在麻醉状态下,患者全部或部分知觉丧失,肌肉松弛无力,保护性反射作用大部分消失或减弱,患者基本上已经失去了自主调节能力。因此,术中体位很重要,若不加以注意和及时调整,最终可导致缺氧、CO_2 蓄积、低血压、心动过速以及神经损伤或麻痹等并发症,轻者会增加患者的痛苦,延迟康复;重者可导致呼吸循环衰竭,甚至残疾、死亡。因此,手术体位是麻醉患者的重要问题,麻醉科医师对其潜在的危害性要有充分认识,具备鉴别能力,做到正确安置手术体位,防止发生各种并发症或后遗症。对手术拟采用的特殊体位,麻醉科医师应尽力配合,但要求不引起呼吸、循环等功能过分干扰。

第四节 麻醉恢复期的监测和管理

麻醉恢复期或苏醒期是指终止麻醉药物的给予到麻醉作用完全消失这段时期。麻醉后监测治疗室(PACU)亦称麻醉恢复室,是对手术结束后的患者进行短时间严密观察和监护,继续治疗直至患者的生命体征恢复稳定的场所。在麻醉恢复过程中,由于麻醉的作用和手术创伤的影响,在麻醉恢复期患者易出现病理生理紊乱,严重时可危及患者的生命,需要加强监护和治疗,以保障患者安全度过麻醉恢复期。

麻醉后监测治疗室的主要任务是由麻醉科医生和经过专门训练的护士负责监测治疗全麻后未苏醒患者,或麻醉手术后出现病理生理功能紊乱,全身情况尚未稳定的患者,等待麻醉效应的逆转,保障患者在麻醉恢复期的安全。当患者苏醒或恢复达到一定程度后,如无异常情况可送回病房,门诊患者可在陪伴人护送下回家。如患者病情危重,需要进一步加强监测和治疗,则转入重症监测治疗室。

一、麻醉恢复期

全身麻醉恢复期分为四个时相:①麻醉深度的减浅,感觉和运动功能的逐步恢复;②出现自主呼吸;③呼吸道反射恢复;④清醒。而麻醉恢复的程度取决于麻醉药和肌肉松弛药的血药浓度(或分压)下降的程度,吸入麻醉的苏醒速度取决于吸入麻醉药在肺泡内分压的下降速度,这决定于患者的肺泡通气量、麻醉药物的脂溶性和麻醉持续时间。而静脉麻醉,其苏醒时间则取决于给药剂量和时间,药物的脂溶性,药物在体内的灭活或排泄。术中使用肌肉松弛药者,肌肉收缩恢复的程度与肌肉松弛药在体内的灭活或排出体外速度有关,可用神经肌肉刺激仪来监测。麻醉苏醒或恢复过程中,由于患者术前状况、手术创伤、失血失液、疼痛、麻醉药物及其他治疗用药的影响,此过程可能发生一系列生理功能紊乱。因此,麻醉恢复期间应严密观察,调控好恢复期患者的各项生理指标,使患者能平安度过此期。

二、麻醉恢复期的监测和治疗

患者在麻醉恢复期间可能会出现一系列生理功能的紊乱,在麻醉后监测治疗室应加强下列几个方面的监测和治疗。

(一)呼吸系统的监测和治疗

在麻醉恢复期,随着麻醉药和肌肉松弛药作用的逐渐消除,自主呼吸的频率和潮气量逐渐恢复。呼吸系统主要监测呼吸频率、潮气量、分钟通气量、血氧饱和度、血气分析以及呼吸道的通畅程度和患者皮肤、黏膜颜色等。在麻醉恢复的早期,呼吸系统可能发生下列并发症。

1. 通气不足 在麻醉恢复期发生通气不足,主要表现为潮气量小,呼吸频率慢,或呼吸浅快,血氧饱和度<95%,$PaCO_2$>45mmHg。通气不足的原因是多方面的,阻塞性通气障碍常见于老年患者或气道内吸入异物者。限制性通气障碍多见于苏醒期伤口疼痛、体位、胸腹带束缚以及肌肉松弛药的残余作用等导致。治疗主要是查明造成通气不足的原因并积极予以呼吸支持。支持方式有辅助呼吸和控制呼吸,对麻醉药和肌肉松弛药残余作用所致者,可适当使用相应的拮抗药。

2. 呼吸道梗阻

(1)上呼吸道梗阻:麻醉苏醒期,特别是在患者拔除气管导管后,最常见的上呼吸道梗阻有:①舌后坠:除呼吸道梗阻的表现外,还有典型的症状"打鼾",可托起下颌或放置口咽或鼻咽通气道。②上呼吸道分泌物阻塞:可听到患者喉头痰鸣音增多,应用吸引器充分吸引。③喉头水肿:其所致上呼吸道梗阻主要见于小儿患者,特别是低龄小儿行咽喉部手术时较易发生。对此类患者应采取预防措施,术前适当应用糖皮质激素,并适当延长拔出气管导管的时间。对发生喉头水肿的患者应迅速诊断并及时给予治疗。常用的治疗方法是面罩给氧,静脉注射地塞米松、雾化吸入肾上腺素。严重时则需行气管造口。④咽或喉梗阻:少见,可以继发于头颈部外科手术之后,术后由于患者头部不能处于合适的位置而不能保持气道通畅,可行面罩加压给氧,必要时行气管插管或气管造口。

(2)下呼吸道梗阻:常见原因是呼吸道分泌物、呕吐物、血液和脓液等阻塞气道所致,患者有呼吸道梗阻的表现。气管导管内抽吸时往往可吸出大量分泌物、脓、血等,这也是解除梗阻最有效和最紧急的处理措施。支气管痉挛也可引起下呼吸道梗阻,常因抽吸分泌物、误吸、炎性刺激等引起,听诊绝大多数可闻及哮鸣音。处理原则:去除诱因,解除痉挛。

3. 低氧血症 由于手术和麻醉的影响,手术后患者常存在不同程度的低氧血症。临床表现可有皮肤黏膜发绀、血氧饱和度下降,诊断主要依据血气分析,PaO_2<60mmHg。其原因是多方面的:如麻醉药削弱了低氧性肺血管收缩反射,气胸,支气管痉挛,或由于分泌物、血液、脓液导致术后肺不张,肺水肿等,均可造成肺内右向左分流,影响通气/血流比值;呕吐误吸除可因量大而立即导致窒息死亡外,还可因呼吸道误吸胃内容物,而致急性低氧血症。呕吐误吸这一危险的并发症,不仅可发生在麻醉诱导期和麻醉过程中,麻醉后亦不少见,处理不当可致患者死亡,应引起高度重视。

处理:首先应去除病因,其次氧疗是纠正低氧血症的一种有效措施,一般患者吸入氧浓度在28%~34%即可使动脉氧分压达到满意的水平。给氧的方法有鼻导管、麻醉面罩、经通气道吸氧等。如在一般的治疗措施下,患者的低氧血症仍然得不到改善,特别当伴有$PaCO_2$升高时,应行呼吸支持,以提高PaO_2,必要时使用呼吸机进行机械通气。如系误吸所致,则应进行针对性处理并酌情予以后续治疗。

(二)循环系统的监测和处理

在麻醉后监测治疗室,应常规监测患者的血压和心电图,必要时应监测有创血压、中心静脉压和心功能。在麻醉恢复期,血压容易波动,体位的变化对循环也有影响,所以应重视恢复期的循环管理。在麻醉恢复期间常见的循环系统的并发症有:

1. 低血压 术后低血压的原因主要有:低血容量、低心排出量和血管张力下降。造成低血容量的原因很多,如术中失血失液没有及时足够补充,或术后仍有活动性出血,麻醉药的作用使外周血管扩张等。影响心输出量的因素有:心脏本身的情况,麻醉药物及其他药物对心肌的抑制,苏醒过程中心律失常、心功能不全、急性心肌缺血缺氧等,这些均可导致心输出量下降。对于原有心脏疾病的患者,因心肌顺应性多减退,低血压更易发生。另外椎管内麻醉、过敏反应、肾上腺皮质功能低下等所致的血管张力下降,也可导致低血压的发生。

低血压的诊断要依据血压监测,如同时监测中心静脉压、心功能则更有利于诊断。对低血压者,主要

1

应针对病因进行处理,低血容量者应积极输血输液为主,对严重低血压者可适当应用血管活性药物。心功能不全所致者,适当予以心脏支持,常用药物有多巴胺、多巴酚丁胺等。

2. 高血压 患者在苏醒期,常出现高血压。其原因有:麻醉药的扩血管作用消失,术后疼痛,膀胱尿潴留,患者不能耐受气管导管,躁动不安,术中术后输液过多,低氧、二氧化碳蓄积,术前患者有高血压等。对过高的血压如果不及时处理,可致心脑血管意外。

高血压的治疗措施包括去除原因,如给患者适当镇静、镇痛、恰当掌握气管导管拔管时机等。可适当使用血管扩张药,宜选择可控性好的药物如尼卡地平、硝酸甘油等。

3. 心律失常 苏醒过程中最常见的心律失常是快速型的心律失常,原因多为疼痛、低血容量、低氧血症、高二氧化碳血症、电解质或酸碱失衡等。室性心律失常则主要由于低氧血症、心肌缺血、呼吸性酸中毒,或心脏本身的原发疾病所致。心动过缓常见于严重缺氧、体温下降、高位神经阻滞、药物的作用等。

对影响循环功能的心律失常应及时治疗,首先应尽可能去除原因。低氧应积极氧疗,窦性心动过速者可选用 β-受体阻滞药,心动过缓者可使用阿托品,室性心律失常者常使用利多卡因治疗,急性房颤首选毛花苷丙。此外,室颤应立即除颤并进行复苏处理。

(三) 体温监测

手术中,患者自身的体温调节功能会受到抑制,易受环境温度的影响;另外,术中大量输血输液,切口的暴露,患者术前体温状况,是否有感染等因素都可使患者体温上升或下降。监测患者恢复期体温变化有利于指导治疗和病情判断。低体温可使全身麻醉患者苏醒延迟,宜适当复温保暖,但应防止体温升高过程中的寒战和烫伤。

(四) 神志观察

在患者苏醒期,主要观察患者的各种反射的恢复程度,判断患者对语言的反应、回答问题的准确程度,定向能力是否恢复等。在苏醒过程中部分患者可出现躁动,大多是因其处在半清醒或无意识状态。造成此现象的主要原因有:药物作用如氯胺酮、阿托品、地西泮、东莨菪碱、纳洛酮等;疼痛,低氧血症,未察觉的误吸,气胸,以及胃的膨胀和尿潴留等。治疗主要是去除病因,排除可能的尿潴留或胃胀气等,查血气分析,吸氧,适当对症用药。全身麻醉患者手术结束后超过 90 分钟意识仍不恢复,可认为是苏醒延迟,应查明原因,及时处理,以防意外。

三、离开麻醉后监测治疗室的标准

手术患者经麻醉后监测治疗室的治疗后,按照患者情况决定是否转运出室。一般情况下,患者应该容易唤醒,定向力恢复,血流动力学稳定,气道通畅并能维持足够的通气量,疼痛和恶心得以缓解,体温正常。具体标准如下:

1. 一般状况 神志清楚,定向力恢复,能完成指令性动作。肌张力接近正常,平卧抬头能持续在 5 秒钟以上。未出现麻醉或手术并发症。

2. 呼吸方面 患者咳嗽、吞咽反射恢复,患者自主呼吸能保持呼吸道通畅,呼吸频率在 12 ~ 30 次/分钟,能自行旋转头位,有清除呕吐物和吐出痰液的能力,呼吸平静而无困难,呼吸空气时氧饱和度在 95% 以上。皮肤黏膜色泽红润。

3. 循环系统 血压、心率变化不超过或低于术前标准的 20%,心电图无明显的心律失常和 ST-T 改变。

4. 局部麻醉 局部麻醉患者特别是椎管内麻醉的患者待呼吸循环稳定后可转回原病室。门诊患者则待运动功能和本体感觉恢复,循环、呼吸稳定才可回家。

第五节 围术期麻醉并发症的处理

近年来,由于对疾病的发生和发展有了进一步的了解。特别是麻醉专业的基础理论和技术的进步,以及检测设备和手段的日臻完善,使患者接受手术和麻醉的安全性有了更好的保证。尽管如此,我们仍然不能完全避免或摆脱麻醉意外和严重并发症的发生,甚至引起患者的死亡。其发生原因大致可归纳为两类:其一,由于疾病本身的原因或病情突然发生变化;其二,手术麻醉应激和药物作用所导致的后果,如对麻醉药的敏感,恶性高热和心脑血管意外等。另外,由于麻醉实施中的一些失误也会导致麻醉并发症的发生,如麻醉机装置的失灵或操作不当,用药不当或过量,病情观察或判断不准确。这一类的失误,通过提高麻醉人员的素质和责任感,绝大多数是可以预防或避免的。

一、全麻期间的麻醉并发症及其处理

1. 反流、误吸和吸入性肺炎 全麻期间反流物误吸,可造成下呼吸道严重阻塞,尤其是饱胃及高位肠梗阻的患者。为防止反流、误吸,对择期手术患者应严格禁饮、禁食;实施麻醉前备好吸引装置,已放置鼻胃管者应充分吸引减压。一旦发生呕吐物和反流误吸,应立即使患者处于头低足高位,并转为右侧卧位,因受累的多为右侧肺叶。迅速用喉镜检查口腔,吸引清除胃内容物。若患者牙关紧闭,可经鼻腔吸引。对于已行气管插管的患者可进行支气管冲洗。

给予呼吸支持,纠正低氧血症,应用机械通气加以呼气末正压通气(PEEP)5~10cmH$_2$O,避免或减轻肺损害的严重性。应用激素减轻炎症反应,改善毛细血管通透性和缓解支气管痉挛。此外还应给予一定量的抗生素,以治疗肺部继发性感染。

2. 喉痉挛 是呼吸道的保护性反射——声门闭合反射过度亢进的表现,是麻醉的严重并发症之一。轻度喉痉挛仅吸气时呈现喉鸣音,去除局部刺激后会自行缓解;中度喉痉挛吸气和呼气都出现喉鸣音,需面罩加压给氧治疗;重度喉痉挛声门紧闭气道完全阻塞,需紧急应用静脉输液针行环甲膜穿刺吸氧,或静注琥珀胆碱迅速解除痉挛,然后加压吸氧或立即行气管内插管行人工通气。

3. 支气管痉挛 在支气管平滑肌过度敏感的情况下,不良刺激如气管内插管、反流误吸、吸痰等都可能会引起支气管痉挛。另外,手术操作和一些麻醉药物(如硫喷妥钠、吗啡等)也可引起支气管痉挛。治疗上,首先应明确诱因、消除刺激因素、若与药物有关应立即停用并更换。若是麻醉过浅所致,应加深麻醉。对轻度支气管痉挛,应面罩吸氧或手控呼吸即可改善,对严重者应施行辅助或控制呼吸,同时静脉给予皮质类固醇类药物(如氢化可的松和地塞米松)、氨茶碱等,两药同时应用可能效果更好。若无心血管方面的禁忌,可应用β-受体激动药,如异丙肾上腺素。

4. 舌后坠 是麻醉期间最常见的上呼吸道阻塞。由于药物的作用,使下颌及舌肌松弛,当患者仰卧时因重力作用,舌后坠向咽部从而阻塞上呼吸道。对舌后坠最为有效的处理方法是,使患者头后仰的同时,前提下颌骨托起下颌,使下门齿反咬于上门齿可缓解舌后坠造成的气道阻塞。若手法处理未能缓解,应放置鼻咽或口咽通气道。极少数人需要重行气管插管。

5. 急性肺不张 大多数围术期肺不张是由于呼吸道梗阻造成的。术前积极的预防很重要,包括戒烟2~3周;有急性呼吸道感染的患者应推迟手术2~3周;对有慢性肺部疾病的患者积极治疗等。处理上主要是消除呼吸道梗阻的原因,积极预防感染,并使萎陷的肺复张。包括:积极鼓励患者咳嗽排痰。可施行纤维支气管镜检查,不仅可明确梗阻的原因和部位,同时可进行分泌物的吸引和异物的钳取。若患者存在明显的低氧血症,可行机械性正压通气,有助于肺泡的复张。雾化吸入,祛痰药,支气管扩张药,激素等应用有助于改善通气的功能。

6. 高血压 高血压是指血压升高超过麻醉前的20%。麻醉期间血压一旦升高,首先应了解引起高血压的原因,给予相应的处理,如加深麻醉以减少疼痛刺激,如低氧引起者应给予呼吸支持以纠正低氧血症,以及计算液体的出入量以减缓输液的速率和输入量。同时,减少不必要的刺激,使患者处于安静状态。在麻醉恢复期,当患者呼吸功能恢复和血流动力学稳定时,尽早拔管,减少拔管时的刺激和对心血管的负反应。对既往无高血压病史者,术后4小时内高血压一般可自行缓解,不必使用长效的抗高血压药物。

7. 低血压 低血压是指血压降低幅度超过麻醉前20%。低血压的治疗原则也是病因的诊断和处理。为防止麻醉期间患者血压严重降低,对容量不足的患者应根据欠缺情况予以充分补充,对严重贫血患者应将血红蛋白升至接近正常。对于麻醉期间遇到严重低血压,应立即减浅麻醉,同时监测血氧饱和度和呼气末二氧化碳分压。此时若中心静脉压不高,应加速输液,对手术牵拉内脏所致的低血压,应暂停手术操作,并静注少量麻黄碱升高血压。对肾上腺皮质功能不全性低血压,应及时大量补充激素类药物升高血压。

8. 急性心肌梗死 麻醉期间和术后心肌梗死的临床表现并不十分典型,临床上主要依据心电图的提示和血流动力学的改变,宜请心内科医师会诊和协同处理。如确定术中发生心肌梗死,应充分供氧,必要时行机械辅助呼吸。暂停手术或尽快结束手术操作。同时应用变力性药物如多巴胺、去甲肾上腺素以保持冠状动脉血液灌注。充分应用镇静药和阿片类药物可降低应激反应,同时能增加心肌对氧的利用。

9. 恶性高热 是由于某些麻醉药物激发的全身肌肉强烈收缩、并发体温急剧上升及进行性循环衰竭的代谢亢进危象。处理上应立即停用一切麻醉药和终止手术,用纯氧进行过度通气,排出CO$_2$。迅速用物理降温法降温,纠正代谢性酸中毒,缓解高钾血症。补充液体,利尿。应用较大剂量的地塞米松或氢化可的松,有助于缓解肌强直及降低体温。应用抗骨骼肌挛缩药丹曲林直到肌肉强烈收缩消失,高热下降为止。同时加强体温、心电图、动脉压、动脉血气分析、呼吸等的监测,以及电解质和凝血的检查。

10. 急性肺栓塞 肺栓塞多发生于中年以上患者,常见于胸、腹部大手术中,或术后短时间内。对施行大手术或骨折,或心脏患者手术时,突然出现胸痛、咯血,不明原因的气急、窒息感,并出现严重休克和意识障碍,或在充分供氧和通气下,患者仍呈进行性发绀、低血压时,应考虑发生肺栓塞的可能。治疗原则是进行复苏,纠正和支持呼吸和循环功能。包括吸氧、镇痛、控制心力衰竭和心律失常,抗休克和抗凝治疗。若高度怀疑急性肺栓塞,且无应用抗凝药的禁忌,则可应用肝素、链激酶、尿激酶进行血栓溶解。胸外心脏按压可能会使栓子破碎而改善血流。有的患者可在体位循环下行肺内栓子摘除术。

11. 躁动 对于躁动的患者应维持合适的麻醉深度，给予充分的术后镇痛，保持充分的通气和供氧，定时进行动脉血气分析，防止二氧化碳潴留，维持血流动力学的稳定，减少或即时拔除有创性各种导管和引流管。另外，定时变动患者体位，不仅利于呼吸功能改善，且避免长时间固定体位的不适。必要时应用镇静剂和镇痛药，防止躁动引起患者对自身的伤害。

12. 全麻后苏醒延迟 全麻结束后90分钟意识仍没有恢复者，即为苏醒延迟。首先要考虑麻醉药的作用，加大通气使吸入麻醉药尽快呼出，应用特异性拮抗药新斯的明拮抗非去极化肌松药的作用。根据血氧、血气、血电解质及肌松监测情况分析呼吸抑制的原因。针对不同的原因对症处理：对因脑水肿、颅内高压致呼吸功能不全的患者，给予甘露醇或呋塞米行脱水治疗，降低颅内高压，但应注意补钾；对低体温患者适当升高体温；对术中长时间低血压的患者，常造成中枢神经系统不同程度的损害，应维持良好的血压水平，血氧饱和度在96%以上，同时给予大剂量的皮质激素，行头部轻度降温，轻度脱水治疗，促进脑功能尽快恢复；对原来并存脑疾病的患者，麻醉期间做好脑保护措施，维持良好的血压水平，给予大剂量激素对脑进行保护。此外，麻醉药及辅助用药量均应减少，以免加重术后苏醒延迟。

13. 术后恶心、呕吐 术后恶心、呕吐是全身麻醉后常见并发症，可适当给予舒必利及甲氧氯普安或其他抗呕吐药。

二、椎管内麻醉并发症的处理

（一）蛛网膜下隙阻滞的并发症处理

1. 低血压 是脊麻最常见的并发症，由于交感神经广泛阻滞，静脉回流减少使心排出量减少所致。麻醉前适当扩容，输注500~1000ml的晶体或胶体液可对抗其血管扩张导致的血容量相对不足。如果血压仍不能维持，可试用轻度头低位以改善静脉回流而又不影响麻醉平面。若血压改善不佳，可应用血管活性药物麻黄碱等。

2. 脊麻后头痛 是脊麻的常见并发症，由于脑脊液通过穿刺孔流出，致脑脊液压力降低所致。头痛的发生率与局麻药本身无关，但与局麻药中加入的辅助药有关，如加入葡萄糖可使头痛的发生率增高，加入芬太尼则降低。

治疗主要包括：

（1）卧床休息和补液：要求绝对去枕平卧，以减少脑脊液的进一步流出。补液是为了增加脑脊液的量，使其生成量多于漏出量，脑脊液的压力可逐渐恢复正常。

（2）静脉或口服咖啡因：脊麻后头痛是机体为了恢复颅内容量，代偿性扩张颅内血管的结果，咖啡因为脑血管收缩药，可用于治疗脊麻后的头痛。

（3）硬膜外腔输注生理盐水：要求大剂量滴注（至少24小时，15~25ml/h）。

（4）硬膜外充填法：在上述方法无效时，可应用此方法。即先抽取自体血10ml，在10秒钟内应用硬膜外穿刺针注入硬膜外间隙，注入后患者平卧1小时。若第一次注血后不能完全消除头痛，可行第2次注血。

3. 恶心呕吐 是由于血压过低引起的，为脑缺氧的一种表现，脊麻患者出现恶心呕吐首先应想到是否有低血压，另外还可由于术中手术牵拉引起副交感反射所致，可静脉给予阿托品0.4mg阻断迷走反射，如果是麻醉药引起的恶心呕吐，可用氟哌利多0.625mg静注。

4. 下肢瘫痪 为少见的严重并发症，可能由于药物化学刺激所引起的粘连性蛛网膜炎造成的。无特殊疗法，主要为促进神经功能的恢复，可用激素，大剂量维生素B_1、B_{12}，配合理疗等。

5. 尿潴留 主要是支配膀胱的骶神经恢复较晚所致，也可因下腹部手术刺激膀胱、会阴和肛门手术后疼痛引起。一般多在术后1~2天恢复。潴留时间过长，可考虑导尿。此外也可用针灸治疗。

6. 背痛 可能是穿刺时损伤骨膜、肌肉血肿或韧带损伤及反射性肌肉痉挛引起。如果出现要注意休息、同时局部理疗及口服止痛药。如背痛是肌肉痉挛所致，可在痛点行局麻药注射封闭治疗。

（二）硬膜外阻滞并发症的处理

1. 局麻药中毒 硬膜外腔阻滞常需一次注入大量局麻药，所以容易导致全身中毒反应，如果局麻药误注入血管，则中毒反应更加严重。一旦发生惊厥，应做到：①保护患者，避免发生意外的损伤；②吸氧，并进行辅助或控制呼吸；③开放静脉输液，维持血流动力学的稳定；④静注快速巴比妥药物，但勿应用过量以免发生呼吸抑制；也可静脉注射地西泮2.5~5.0mg。静脉注射短效的肌松药如琥珀胆碱（1mg/kg），即可停止肌肉阵挛性收缩，但不能阻抑脑惊厥性放电。由于局麻药在血液内一般能够迅速稀释和分布，所以一次惊厥持续时间多不超过1分钟。

2. 误入蛛网膜下腔 硬膜外腔局麻药用量要远远多于蛛网膜下腔，一旦发生误注，会出现阻滞平面异常升高或全脊麻。患者很快会出现呼吸停止、意识不清。此时，应维持患者循环及呼吸功能，若患者神志消失应行气管插管人工通气，加速输液以及滴注血管收缩药升高血压。

3. 导管折断 这是连续硬膜外阻滞的并发症之

一。如果术毕发生断管,且导管断端在皮下,可在局麻下作小切口取出。如果残留导管定位困难,则向患者家属说明,同时应继续观察。

4. 硬膜穿破和头痛 硬膜穿破比较常见,除会引起阻滞平面过高和全脊麻外,最常见的还是头痛。针对头痛的处理可参考蛛网膜下隙阻滞并发症的处理。

5. 硬膜外血肿 虽然罕见,但在硬膜外麻醉并发截瘫的原因中占首位。穿刺及置管时应轻柔,遇有出血用生理盐水多次轻柔冲洗,每次用量 5ml,待回流血色变淡后,改用其他麻醉方法。

6. 神经损伤 包括穿刺直接引起的神经损伤,脊髓前动脉栓塞导致的永久性无痛性截瘫,硬膜外腔误注药物引起的粘连性蛛网膜炎导致的截瘫等。

第六节 特殊患者的麻醉选择与管理

一、小儿麻醉

小儿麻醉包括婴幼儿麻醉和儿童麻醉。小儿年龄范围自出生至 12 岁。年龄在 1 个月以内者称新生儿,1 月~1 岁称婴儿,2~3 岁称幼儿,4~12 岁为儿童。年龄越小,在解剖、生理、药理方面与成人的差别越大。新生儿、幼儿时期各项生理功能都发生迅速而急剧的变化,与成人的差别大,至学龄儿童与成人的差别即减小。从事小儿麻醉必须熟悉与麻醉有关的小儿解剖、生理、药理特点,并应用相应的麻醉方法和适合小儿的监测设备,使小儿在麻醉期间能处于生理内环境恒定的状态,以确保小儿麻醉的安全。

(一)小儿发育的生理学特点

1. 呼吸系统 头大、颈短、舌大、喉头位置高,呼吸道最狭窄处在环状软骨水平;气管与左右支气管的夹角相等。

出生时肺泡数目仅为成人的 10%,婴儿每千克体重有效肺泡面积是成人的一半,每千克体重耗氧量是成人的 2 倍。由于水平肋、肋间肌发育差以及腹部大,故潮气量相对固定;小儿肺泡通气量的增加有限,仅靠增加呼吸频率来增加通气;PaO_2 和 $PaCO_2$ 在出生时均低。

2. 循环系统 婴儿心脏对心率增快的耐受性较好,由于其代谢率高,心输出量大,所以婴儿的心率较快。对缺氧或迷走神经刺激敏感,常出现心动过缓。如无心脏疾病,一般不易出现心律失常。

3. 神经系统 出生第一年神经髓鞘发育不完善;麻醉性镇痛药更易抑制呼吸;对出血的交感反应低;神经肌肉接头发育不成熟,对非去极化肌松剂敏感。

4. 肾脏系统 在出生时,细胞外液增加,许多药物的分布容积增加,通过肾脏排泄的药物半衰期可能延长;肾脏功能完全成熟需至 2 岁左右。

5. 体温 婴幼儿的体表面积较大,皮下脂肪少,热量容易散发,需要加强保温。对体温减低的反应差,不能通过寒战反应产生热量,主要依靠消耗棕色脂肪而产生热量。全麻可能影响棕色脂肪的代谢,导致术中体温降低。

(二)小儿麻醉药理学特点

婴幼儿对药物的反应受诸多因素的影响,随着年龄的增长,身体组成成分及各项生理功能不断发生变化,使得药物的代谢也同步变化。

1. 吸入麻醉药 小儿肺泡通气量较大,且血管丰富,吸入麻醉药在肺泡及大脑中的浓度迅速升高,麻醉起效快。吸入麻醉药的安全剂量范围小,术中须密切监测。

(1)氟烷:氟烷具有无刺激性,全麻药效强,早期抑制咽喉反射,使呼吸道分泌物减少,便于呼吸管理等优点,是小儿常用的全麻药。

(2)恩氟烷:是强效吸入全麻药,麻醉诱导及苏醒快,麻醉深度易于调节。恩氟烷代谢降价产物少,远低于氟烷,因此对肝肾影响小,并发症少。恩氟烷抑制呼吸,但呼吸道干燥,对循环的抑制比氟烷小,有强化非去极化肌松药的作用,麻醉时肌松药用量可以减少。恩氟烷是强支气管扩张药,适于哮喘病儿的麻醉。恩氟烷的缺点是引起面颈部和四肢肌肉震颤,甚至抽搐,脑电图出现棘波,深麻醉及过度通气时尤易产生,故小儿用恩氟烷麻醉时应尽量保持浅麻醉,少用控制呼吸,以免引起抽搐。

(3)异氟烷:麻醉诱导及苏醒快,肝肾毒性小。异氟烷对呼吸道有刺激性,引起咳嗽、屏气,甚至出现喉或支气管痉挛,不宜单独用于小儿麻醉诱导。可先用静脉麻醉,待小儿入睡后再吸入维持。异氟烷对循环抑制较轻,不增加心肌对儿茶酚胺的敏感性,但血容量不足的小儿用异氟烷容易引起血压下降。

(4)七氟烷:诱导及苏醒迅速,气味比异氟烷好,对呼吸道无刺激性,易为病儿所接受。七氟烷很适合于小儿麻醉诱导及维持,其麻醉深度易于控制,合用肾上腺素不诱发心律失常。七氟烷对心肌收缩有一定抑制作用,但临床应用浓度,血压不下降。七氟烷对呼吸有抑制,能增加非去极化肌松药的作用。七氟烷与钠石灰相互作用可产生肾毒性代谢产物,在小儿低流量紧闭麻醉应予注意。另外,对肝肾功能不全、颅内高压、恶性高热易感病儿、肥胖小儿均应慎用或不用。

(5)地氟烷:诱导及苏醒迅速,但地氟烷对呼吸道有刺激性,单独诱导时可发生呛咳、屏气、分泌物增加及喉痉挛。地氟烷对心血管抑制作用比异氟烷小,对呼吸的抑制作用不比氟烷和异氟烷强。

2. 静脉麻醉药

(1)氯胺酮:近年来很重视氯胺酮在小儿麻醉的应用,氯胺酮易溶于水,无刺激性,有良好的镇痛作用,会产生意识消失、木僵状态和遗忘。氯胺酮不仅静脉注射而且肌内注射也有效。氯胺酮对各器官毒性作用小,可以重复用药,已广泛应用于小儿麻醉。静脉注射 2mg/kg,注射后 60～90 秒后入睡,维持 10～15 分钟,肌内注射 4～10mg/kg,2～8 分钟入睡,维持 20 分钟。氯胺酮会使唾液及呼吸道分泌物增加,麻醉前应预防性使用抗胆碱药及清理呼吸道,以免发生梗阻。氯胺酮适用于浅表小手术、烧伤换药、诊断性操作的麻醉以及全麻诱导。氯胺酮诱导时有暂时性心血管兴奋作用,使血压、心排出量、脉搏均升高,中心静脉压及外周血管阻力也增加。

(2)异丙酚:是具有高度亲脂性的静脉麻醉药,静脉注射后快速分布至血管丰富的器官,麻醉起效快而平顺,能在一次臂脑循环内发挥作用,呛咳、呃逆发生率低。

(3)阿片类镇痛药物:芬太尼是婴幼儿麻醉中较常用的镇痛药物。3 个月以上的婴儿对通气抑制的敏感性低,且药物代谢更迅速,所以应用芬太尼时呼吸抑制的发生率较成人低。芬太尼的剂量与患儿的年龄、手术方式、麻醉辅助药物的应用等相关。

(4)肌肉松弛药:琥珀胆碱是目前临床上唯一应用的去极化肌松药,作用起效快,婴幼儿琥珀胆碱的分布容积较大,所需剂量较成人大,静脉注射即产生满意的肌松作用,可供气管插管。

泮库溴铵无神经节阻滞作用,组胺释放少,不产生支气管痉挛,但可引起心率增快,对心率快的小儿不利,收缩压有上升倾向,特别适宜与芬太尼麻醉配合应用,可解除芬太尼所致的心率减慢作用。

阿曲库铵是中效非去极化肌松药,其消除不依赖肝肾功能,主要由血浆胆碱酯酶水解,阿曲库铵应用时心血管系统稳定,但有组胺释放及过敏反应的报道,禁用于哮喘患儿。

维库溴铵是泮库溴铵衍生物,肌松强度是泮库溴铵的 1.5 倍,时效仅泮库溴铵的 1/3～1/2,维库溴铵无明显心血管作用。本药自肝脏摄取自胆汁排出,肾脏消除维库溴铵的作用较小,肾功能不全患儿仍可应用。

罗库溴铵起效时间短,可在 60 秒时达到满意的气管插管条件。罗库溴铵有中度迷走神经阻滞作用,血压轻度增高,心率有时可加快,但无组胺释放作用。

(三)麻醉前准备和麻醉前用药

1. 术前访视 小儿由于住院,离开家庭及父母,可产生严重的心理创伤,麻醉医师术前必须对病儿进行访视,与病儿建立感情,并取得小儿的信任。向患儿及家属针对麻醉操作及手术的必要性进行解释,减少其恐惧心理。

麻醉前访视除了解病儿心理状况外,应从家长处了解病史及过去史,有无变态反应史、有无先天性畸形、出血倾向、呼吸困难及缺氧发作史、肾上腺皮质激素应用史以及麻醉手术史。家族中有无遗传性缺陷病或麻醉后长期呼吸抑制(可能血浆假性胆碱酯酶不足或有神经肌肉疾病)。应注意患儿体重,并与预计体重(年龄(岁)×2+8kg)比较,可了解病儿发育营养情况,有无体重过低或超重。体格检查时注意牙齿有无松动,扁桃体有无肿大,心肺功能情况以及有无发热、贫血、脱水等情况。有无上呼吸道感染,如呼吸道有脓性分泌物,不宜行择期手术。

2. 术前禁食 术前禁食的目的是为了避免呕吐、反流和误吸。小儿术中胃内容物误吸的发生率不高,而长时间禁食可能导致脱水及低血糖,尤其代谢率高的患儿,所以小儿应尽量减少禁食时间。年龄低于 36 个月的患儿,禁食 6 小时,禁饮 3 小时;36 个月以上者禁食 8 小时,禁饮 3 小时。

3. 术前用药 为使病儿安静,抑制呼吸道腺体的分泌,应给予麻醉前用药,同时这类药物还可减少麻醉中迷走神经反射及减少麻醉药的用量。一岁以下一般不用镇痛药和镇静药,以免引起呼吸抑制,术前用药只用阿托品,剂量为 0.02mg/kg 肌注。一岁以上可加用镇痛药,对术前已有呼吸抑制者禁用。

(四)麻醉管理

1. 全身麻醉 全身麻醉是小儿麻醉最常用的方法,除小手术可在面罩紧闭法吸入麻醉、静脉或肌内注射麻醉下完成外,较大手术全麻均应在气管内插管麻醉下进行。此外,部位麻醉(蛛网膜下腔阻滞、硬膜外阻滞、臂丛阻滞及其他神经阻滞)在国内外的应用有增多趋势。

小儿麻醉行气管内插管的指征一般包括:胸腔、心血管手术;头颈部、口腔手术;避免误吸,如肠梗阻手术;重危患者的手术;侧卧位、俯卧位、坐位的手术。气管插管可保证呼吸道通畅,减少呼吸道无效腔,便于呼吸管理及应用肌松药,优点较多。因此,小儿麻醉中以气管内麻醉最为常用。选择合适的气管导管很重要,适当的导管口径是以能够通过声门及声门下区的最粗导管为准。一岁以上小儿可用下述公式计算导管口径及导管插入深度:导管内径(mm)= 4.0+年龄(岁)/4,导管深度(门齿):2 岁 12cm,2 岁以上 =

12cm+年龄/2,经鼻插管深度增加2cm。气管插管的并发症包括插管损伤、喉水肿、导管扭曲、导管阻塞、呼吸阻力增加、拔管喉痉挛等。

2. 小儿区域麻醉　在合理应用基础麻醉或辅助药的情况下,小儿可在区域阻滞麻醉下进行手术,年长儿童甚至可在清醒状态下进行。区域麻醉包括椎管内阻滞及各种神经阻滞。施行小儿区域阻滞时,应备好麻醉机及各种抢救药品和设备。

小儿椎管内麻醉国内应用较多,取得了一定经验。蛛网膜下腔阻滞适用于5岁以上小儿的下腹部及下肢手术,小儿体表解剖标志清晰,脊柱韧带富于弹性,施行蛛网膜下腔穿刺时各层次感觉明显,穿刺并无困难。小儿脊柱较为平直,穿刺点宜选用腰$_{3\sim4}$间隙,以避免阻滞平面扩散过高。可根据年龄和脊柱长度给药。小儿循环系统代偿能力较大,术中血压较易维持平稳,但如麻醉平面超过胸₆脊神经,血压仍可能降低,小儿蛛网膜下隙阻滞后头痛和尿潴留较少见。

3. 麻醉期间的监测　小儿麻醉期间变化快,应严密监测病情。监测项目根据病情及手术大小而有区别。现代化的监测仪器给临床提供很多方便,但任何仪器都不能代替麻醉医师的临床观察。麻醉期间应持续观察患儿的皮肤黏膜的颜色、呼吸动度、呼吸节律以及脉搏等。目前临床上常用的手术麻醉监测项目如下:

(1) 血压及心率、心电图:心前区放置听诊器可监听心率、心律及呼吸音。婴儿心音的强弱与每搏输出量相关,可间接反映心输出量。

(2) 脉搏-氧饱和度(SpO₂)监测:具有重要的临床意义,已成为小儿麻醉中常用的监测手段。

(3) 呼气末CO₂(E_TCO₂)监测:使用无重复吸入装置时为保证通气量足够,无CO₂蓄积,监测E_TCO₂很有帮助。

(4) 体温。

(5) 尿量。

有条件的单位还可监测潮气量、分钟通气量、气道内压力、胸肺顺应性、呼吸道阻力、肌肉松弛程度、吸入及呼出麻醉药浓度以及血气分析等。

4. 麻醉期间输液　小儿麻醉期间输液是保证手术安全的重要措施,小儿水代谢比成人快,不能耐受脱水,手术前禁食及手术创伤均有液体丧失,必须及时补充。估算小儿的液体需要量时,应根据体重来计算每天的液体维持量,同时考虑代谢的因素。10kg以下的小儿,每小时需要量为4ml/kg;11~20kg的小儿,体重超出10kg的部分需要的液体量为每小时2ml/kg;体重超出20kg的部分需要的液体量为每小时1ml/kg。这与成人生理需要量的计算方法大致相同。

除小儿的正常生理维持量外,围术期输液还应该包括术前液体丢失量和术中的损失量。术前丢失量一般由禁食引起,其估计量是每小时生理需要量乘以禁食时间。术中损失量包括麻醉和手术两方面引起的损失。麻醉因素包括吸入麻醉气体所致的呼吸道液体丢失和麻醉性血管扩张,手术因素则与手术部位、手术时间及出血情况有关。

输液种类的选择也十分重要。对正常生理需要量应以5%葡萄糖加0.45%生理盐水输入,术中损失量应补充平衡盐溶液。但是术前若发现某些缺氧性脑损伤患儿的血糖水平较高,则术中的葡萄糖输入应慎重。

(五) 术后管理

1. 呼吸管理　手术麻醉结束后,患儿的呼吸功能逐渐恢复,应仔细清除呼吸道及口咽部分泌物后再拔除气管导管。选择合适的气管导管拔管时机,呼吸与循环稳定,肌张力恢复,咳嗽反射恢复等。麻醉过浅拔管易引起喉痉挛,屏气,呼吸道分泌增加等。气管拔管期间一定要做好再插管的准备。待患儿呼吸道通畅,通气良好,病情稳定后送麻醉恢复室。自手术室转送至恢复室途中应将患儿头转向一侧,转送途中应吸氧。

苏醒期由于全麻药、麻醉性镇痛药以及肌松药的残余作用,可引起呼吸抑制而导致通气不足。手术后切口疼痛,腹胀均可引起通气不足,导致低氧血症,早期低氧血症的临床症状不明显,需监测脉搏-氧饱和度才能发现,苏醒期应常规吸氧。

喉痉挛是小儿麻醉中常见的并发症,尤其见于吸入麻醉后,如果出现通常使用呼吸囊及面罩加压给氧通气可缓解。如缺氧症状不能缓解,应迅速气管内插管,待完全清醒后再拔管。小儿呛咳时或未能完全清醒时是不应该拔管的。

2. 循环系统管理　由于疼痛的刺激,此期易发生心率增快,血压不稳定,面色苍白等。应完善镇痛、镇静以维持循环功能稳定。

二、老年人麻醉

随着社会生活水平的不断提高,人均寿命也不断增长。年龄的增加会使机体各组织器官不可避免地发生着退行性改变和功能下降。据统计,65岁以上老年人中,半数以上在去世前要有一次手术经历。所以作为一名合格的麻醉医生应该掌握老年人的麻醉特点。

(一) 高龄对机体生理的影响

1. 中枢神经系统　老年人的中枢神经系统多呈退行性改变,大脑皮质呈进行性萎缩,受体数量减少,

1

脑血流量及脑耗氧量显著下降。所以,对于某些作用于中枢神经系统的药物如全身麻醉药、镇痛药及镇静药会极为敏感。老年人自主神经系统的改变与中枢神经系统类似,自主神经的兴奋性降低,儿茶酚胺的反应性减弱,导致心血管系统对应激反应迟钝,在迅速改变体位或血容量不足时往往易发生严重的低血压。

2. 呼吸系统　高龄对呼吸系统影响较大,由于胸壁及肺组织弹力减退,残气量和功能残气量增加,易导致限制性通气障碍,支气管黏膜纤维化使管腔变窄易致阻塞性通气障碍。呼吸功能储备减少,肺活量减少,气体交换受限。任何增加呼吸肌负担或降低其能量供应的因素都会影响到老年人的呼吸功能。另外,高龄对缺氧及二氧化碳蓄积而增加通气反应的作用也显著减弱,容易导致术后呼吸衰竭或呼吸系统并发症。

3. 循环系统　老年人心脏的最大心率反应减慢及心肌收缩和舒张所需时间延长,心室充盈的顺应性受损,导致心脏储备功能降低。动脉血管壁弹性纤维增厚,血管弹性降低而使阻力增加。老年人的心血管系统除发生自然衰变外,还常受到各种疾病的损害,如高血压、冠心病和脑血管硬化等。虽然心血管功能有时已明显受损,但在安静状态时血流动力学仍可保持相对稳定,而在应激状态下心脏泵血功能不能相应增加以满足机体的需要,显示出储备功能的不足。所以在评估其心血管功能状态时应特别注重其储备功能。

4. 其他　老年人脂肪肝、肝硬化的发生率高。高龄时肝体积缩小,肝脏血流减少,肝功能减低,多种麻醉药物的生物转化和消除速率减慢。凝血因子减少,可能增加术野渗血。胃酸和消化酶分泌减低,肠蠕动减弱,腹胀便秘发生率高。老年人肾脏体积及功能均逐渐下降,肾单位数量呈进行性减少。维持水、电解质和酸碱平衡的能力降低,易发生平衡失调。依赖肾脏排泄的药物消除减慢,应适当调整剂量。老年人由于肾脏产生和释放促红细胞生成素的能力降低,可能有一定程度的贫血。另外血浆中蛋白质减少,使血液中未结合的游离药物增加,药效增强。高龄患者糖耐量降低,易并存糖尿病,围术期不宜经静脉补充大量含糖液体。老年人体内肌肉成分减少而脂肪含量增加,对药物的药动学及药效学可产生影响。另外,解剖上的改变,如口腔牙齿脱落、棘间韧带、黄韧带钙化均可影响麻醉的实施。

(二) 术前评估

老年人由于全身性生理功能降低,并可能同时存在多种疾病而对麻醉和手术的耐受能力降低,故术前对患者的生理和病理状态应做全面评估,详细了解病情,对异常情况尽量予以纠正,使其在最佳生理状态下实施麻醉和手术,这是降低并发症发生率和死亡率的重要环节。术前评估的关键是判断各器官系统功能的储备情况。除了一般的检查之外,还应该重点对老年人重要脏器的功能状态及其代偿情况做出判断,必要时可以借助一些特殊检查。老年人最常见的疾病和对术中影响最大的一般包括呼吸系统、心血管系统及内分泌系统等。术前评估应着重考虑这几个方面。

(三) 麻醉前用药

老年人对吗啡、哌替啶等麻醉性镇痛药的耐受性降低,易发生呼吸抑制甚至循环抑制产生低血压。对巴比妥类及苯二氮䓬类镇静催眠药的反应性增高,易因意识消失而产生呼吸抑制。因此,老年人麻醉前用药宜避免使用麻醉性镇痛药,镇静催眠药的应用也应慎重,剂量要减少,如地西泮5mg口服。麻醉前使用东莨菪碱、阿托品类药物,易使老年人产生口干不适,尤其是应用部位麻醉而保持清醒的患者,除了存在明确的指征,否则可以省却。但某些老人术前存在心动过缓,可给予阿托品。为避免阿托品增加心率和心肌耗氧的不利作用,有明显的心肌缺血患者宜改用东莨菪碱或盐酸戊乙奎醚注射液。

(四) 麻醉处理

从麻醉的角度看,同样年龄的年轻人,生理功能情况和对麻醉、手术的耐受性相似;但相同年龄的老年人,则会有很大程度上的差异。所以要求麻醉处理上要遵循个体化原则,因人而异。

1. 局部麻醉　包括局部浸润、区域阻滞及神经阻滞麻醉。局部浸润麻醉对机体的扰乱最小,对老年人最安全。但是作用较局限,麻醉效果较差。另外,由于老年人对局麻药的清除功能减低及敏感性增加,应适当减少剂量和延长重复给药的间隔时间,但麻醉效果要保证满意;如果镇痛不全,可导致高血压、心动过速等,并由此诱发心肌缺血等并发症。

2. 椎管内阻滞　椎管内麻醉的麻醉效果好,术中患者可保持清醒,对全身的生理影响轻微,有利于术后精神神经功能的恢复。但对循环功能有一定的影响,可引起血压下降;当平面过高时,对呼吸功能也会抑制。

(1) 蛛网膜下腔阻滞:由于老年人脊髓及周围神经退行性变,脑脊液分泌减少及局麻药在蛛网膜下隙吸收减慢,老年人脊麻起效快、扩散广、作用时间延长,因此用药剂量应该酌情减少。老年人心血管调节能力差,易发生明显低血压。由于脊麻效果确切,肌肉松弛良好,因此老年人下肢、会阴及肛区手术采用低平面脊麻是可取的,但用药量宜减,一般减量 1/3 ~ 1/2。老年人脊麻后头痛较少。

(2) 连续硬膜外阻滞麻醉:对于一般情况及心肺功能较好的老年患者,施行下腹部及其以下部位手术,连续硬膜外阻滞效果较好。但老年人硬膜外麻醉时血流动力学改变比全麻明显,尤其是患有高血压的患者。此外,由于老年人的蛛网膜绒毛显著增大,使硬脊膜渗透性增高,硬膜外隙局麻药有可能弥散至硬膜下,以致用 5ml 的试验剂量,也有可能出现高平面的硬膜外阻滞效果。所以老年患者应用硬膜外阻滞时应分次小剂量给药,并密切监测血流动力学变化,同时维持呼吸稳定。另外,老年人多有韧带纤维化和钙化,椎体肥大和骨质增生,硬膜外穿刺的难度有时较大。为保证患者在实施椎管内麻醉时的安全,应注意以下几个方面:患者入室后开放静脉,补充液体 300 ~ 500ml;备好各种麻醉设备及抢救药品;硬膜外腔注入试验量后,要特别注意观察患者,并测定出现的麻醉平面,决定第二次用量;在硬膜外阻滞效果满意的基础上,为了减轻牵拉痛,可适当加以辅助用药。切忌在硬膜外阻滞效果不满意的情况下,靠辅助药施行手术。

3. 全身麻醉　对全身情况差及实施心、胸、颅内、上腹部手术或手术难度大、要求麻醉范围广的患者,应选用气管内插管全身麻醉。它不仅便于进行呼吸道管理及确保供氧,又能有效抑制手术的强烈刺激。

麻醉诱导宜选用对心血管抑制轻的药物。老年人循环时间较慢,静脉诱导药物作用起效时间会出现延迟,另外老年人对药物的敏感性个体差异较大,所以诱导时应缓慢给药。在诱导过程中要保持呼吸道通畅,循环稳定。老年人牙齿松动脱落较多,加之颞下颌关节活动障碍和颈椎僵硬,易致插管困难。老年人多存在血容量不足,自主神经调节能力下降,诱导后摆体位时体位的迅速改变可能会引起血流动力学的剧烈波动,应高度警惕。

麻醉维持期应注意维护重要器官的功能。一般说来,老年患者的麻醉维持深度不宜过深,但镇痛要完善。呼吸和循环的管理至关重要,老年人对缺氧的耐受性差,术中应时刻保持呼吸道通畅,保证足够的通气和氧气供应。同时,老年人对血容量不足和容量负荷过重的耐受也比较差,术中应精确计算液体出入量,必要时可监测中心静脉压。麻醉维持以采用静吸复合麻醉为宜,避免单纯用一种药物的弊端,使麻醉更为平稳。由于老年人对麻醉药物特别敏感及代谢率降低,应尽量选用短效麻醉药或剂量酌减。

由于老年人对药物的代谢减慢,所以术毕出现苏醒延迟或呼吸恢复不满意者较多,应找出原因,采取积极措施,必要时才考虑应用拮抗药,最好等清醒后恢复足够通气量及脉搏氧饱和度>95% 再拔除气管导管。患者清醒后往往因为手术部位疼痛而出现高血压、心率增快的表现,严重者可能会出现心肌缺血、心律失常,此时应给予适当的镇静镇痛药物以减轻或消除不良反应。

三、创伤患者的麻醉

据统计,目前在世界范围内创伤已成为年轻人死亡和伤残的首要原因,在所有年龄死亡的病例中占第四位。创伤死亡分三个阶段:50%的患者死于受伤后 1 小时内,为立即死亡,主要为心脏大血管或脑干撕裂伤,这类患者几乎不可能得到抢救和任何治疗;30% 死于受伤后几小时(称为黄金时间),为早期死亡,主要是由于气道损伤、肝脾破裂、硬膜下血肿及其他引起严重出血的损伤,对这类患者若进行及时正确处理将有部分可能免于死亡;20% 死于受伤后几天至几星期,称为后期死亡,主要是因感染或多器官功能衰竭致死。

因创伤而需要急诊手术的患者,病情严重程度很不一致,麻醉处理的难度也各不相同,处理得当与否直接关系治疗效果。严重创伤患者的麻醉处理主要包括及时准确地对患者情况进行评估,术前采取有效的治疗措施增强患者各项生命器官功能,选择合适的麻醉方法和麻醉药物,积极防治术中、术后并发症。

(一) 创伤患者的特点

1. 病情紧急　严重创伤患者必须争分夺秒组织抢救。经过初检后,对主要损伤应抓紧时间进行治疗,待病情初步稳定后再做全面检查。术前没有充裕的时间了解病史和进行术前准备,可以在手术的同时边了解边处理。有严重内出血者,须抓紧手术时机,不可拖延。

2. 病情复杂、严重　严重创伤多为复合伤。复合伤增加了病情的复杂性,处理困难,死亡率也相应增加。老年创伤患者因常并存心、肺疾病,给处理增加复杂性,并发症和死亡率高。严重损伤均伴失血和失液,因急性血容量丢失常出现失血性休克。如大血管破裂时,往往来不及抢救即可死亡。严重胸部损伤或颅脑损伤,有时发展迅速,可因窒息、缺氧而猝死。对严重创伤患者须强调早期循环、呼吸复苏,否则往往会丧失挽救生命的机会。

3. 剧痛　创伤后常伴有剧痛。疼痛不仅使患者痛苦,更会增加并发症的发生率。胸部损伤疼痛可限制呼吸,显著减少肺通气量,肺分泌物滞留,增加肺部感染。因此,在诊断明确的情况下在麻醉之前可给予患者一些镇痛药,既可减轻患者痛苦,也可使患者更

1

加配合麻醉操作。

4. 饱胃 创伤患者多非空腹,而且严重创伤会明显延长胃排空时间,因此防止呕吐误吸极为重要。麻醉诱导前应明确患者进食与受伤的间隔时间。有人强调伤后24小时内都存在呕吐误吸危险,因此,对急症患者应一律视为饱胃病例,慎重处理。

(二) 创伤患者的病情评估

创伤患者因手术紧迫,术前不可能获得详细的病情资料。但若病情稳定,可以允许同选择性手术一样,做充分的术前评估和必要的检查。

1. 一般情况 了解年龄、体重以估计输液量和用药量。了解最后一次进食时间和性质及急诊化验等,以估计创伤患者麻醉时可能发生的各种危险并设法预防。

2. 外伤情况 包括受伤时间、程度和范围、预计手术时间、失血量、最初复苏方法和效果以及气道情况。完善相关检查,如脑外伤患者头颅CT能显示有无颅底骨折,颈部侧位片可显示有无颈椎骨折和皮下气肿,胸部X线片提示有无肋骨骨折、气胸、血胸、纵隔增宽,有无纵隔积气和皮下气肿,了解这些常可避免麻醉处理中的困境。

3. 失血量的估计 严重创伤患者可因大量失血、失液导致低血容量休克。休克体征包括面色苍白、低血压、心率增快、四肢厥冷、烦躁、呼吸增快、中心静脉压降低和少尿等。尤其当存在严重发绀时,表明患者失血已达40%以上。临床上通常根据症状和体征来估计失血程度。但是,有些患者虽然血容量正常,但由于脊髓外伤、心脏压塞或气胸等可导致症状和体征加重。表2-3所列项目对临床估计及治疗有一定的参考价值。

表 2-3 失血程度分期

临床表现	分 级			
	I 级	II 级	III 级	IV 级
失血量(ml)	<750	750~1500	1500~2000	>2000
血压(mmHg)	正常或升高	降低	降低	明显降低
心率(次/分)	>100	>100	>120	>140
呼吸频率(次/分)	14~20	20~30	30~40	>35
尿量(ml/h)	>30	20~30	5~15	无尿
中枢神经系统	轻度烦躁	中度烦躁	定向力障碍	嗜睡,神志不清
输液种类	晶体	晶体	晶体、胶体血液制品	晶体、胶体血液制品

4. 并存的疾病 麻醉手术的危险与患者潜在的疾病有关。尤其是合并心血管、神经系统和血液病的创伤患者死亡率大于10%。此外老年创伤患者、多发性创伤和持续性低血压患者发生严重并发症的几率增高,预后也较差。如创伤患者合并呼吸系统疾病,除麻醉处理应特别重视外,主要考虑手术后是否存在脱机困难和需要呼吸机进一步支持治疗。另外,创伤和手术应激可导致不可控制的高血糖甚至酮症酸中毒,应密切监测血糖、电解质和酸碱平衡,并适当处理。

5. 创伤评分系统 创伤评分系统(TS)是20世纪70年代开始提出的,它是一种从生理学的角度评价损伤严重性的数字分级方法(表2-4)。它的意义在于:①提供了一个评价不同部位创伤严重程度的共同标准;②为伤员分类和处理提供了一个客观的依据;③对治疗手段进行评估;④评价患者病情变化;⑤估计患者预后;⑥指导医疗资源的合理分配。

(三) 麻醉前急救及处理

麻醉前急救与治疗是提高麻醉、手术安全性的重要环节。主要包括建立通畅的呼吸道,供氧,动、静脉穿刺置管,输血输液及其他麻醉前准备等。

1. 气道处理 创伤患者都应被视为饱胃,严重创伤者常伴有神志不清或昏迷,发生误吸的可能性大。这类患者往往同时伴有低血容量,难以耐受快速诱导插管。若伴有颈椎损伤,插管时还可能造成颈髓损伤。尽管有如此多的危险,避免缺氧无论何时都是应该首先考虑的问题。

通气障碍会加速病情恶化,使患者丧失救治机会。所以应首先解除气道梗阻,主要包括:清洁口腔,吸出血块、呕吐物和其他异物(如脱落的牙齿、义齿),结扎口腔内活动性出血点,头部后仰和托起下颌骨以及放置咽喉通气道等,均能使气道保持通畅。有颈部挫伤或穿透伤、脑脊液外溢、X线片显示有气管移位、颈椎不稳定、面部骨折和气管异物的患者,气道处理十分复杂,必须小心。直接喉镜明视下经口腔气管内插管是紧急情况下确保气道通畅的首选方法,操作时尽可能稳定好头颈位置(防止颈椎损伤),并适当压迫环状软骨防止空气进入胃里和胃内容物反流。对预计插管有困难或患者病情一时难以耐受诱导插管的患者,可以考虑在严密监护下鼻导管或面罩辅助吸氧,如因舌后坠阻塞气道,可置入口咽通气道或喉罩。如有血气胸者应立即做胸腔引流以保证肺扩张,其他胸部外伤如气管撕裂、食管破裂、肺撕裂伤、大血管损伤等均应考虑,并需做急诊开胸手术。

表2-4 创伤评分(TS)

		得分
A. 昏迷评分(GCS)	14~15	5
	11~13	4
	8~10	3
	5~7	2
	3~4	1
B. 呼吸频率(次/分)	10~24	4
	25~35	3
	大于35	2
	小于10	1
	0	0
C. 呼吸方式	正常	1
	费力	0
D. 收缩压(mmHg)	大于90	4
	70~89	3
	50~69	2
	0~49	1
	无颈动脉搏动	0
E. 毛细血管再充盈试验	正常(2秒以内)	2
	延迟(2秒以上)	1
	无反应	0

上述5项评分之和即为TS,即A+B+C+D+E

TS为14~16分者,生理变化小,存活率高;4~13分者,生理变化明显,救治效果好;1~3分者,生理变化大,死亡率高

休克或严重创伤患者,一般不需任何药物即可完成插管,或谨慎使用肌松药或与少量芬太尼(1~3μg/kg)复合应用。生命体征比较稳定的患者,可选择静注小剂量硫喷妥钠(1~2mg/kg)或咪达唑仑(0.05~0.1mg/kg),这不仅可方便气管插管,还有利于降低颅内压。

2. 确保静脉输液通畅、补充血容量 创伤性休克患者早期最突出的矛盾为血容量不足,这也是造成全身性生理紊乱的主要原因。纠正低血容量,维持循环稳定必须与呼吸衰竭同时处理。快速有效地恢复循环,保证组织供氧,防止低血压所致的脑缺氧、心搏骤停和肾功能损害是创伤后休克早期复苏的基本目标。液体复苏的首要条件是建立静脉通道,一般至少需要两条大的静脉通道以保证及时补充血容量。当情况紧急,一时又无法开通静脉时,也可直接通过穿刺针将液体输入骨髓腔,当患者是儿童时这种方法尤为适用。此外在条件允许时尽可能建立中心静脉通道。在严重创伤抢救中,大量输血是十分常见的,在配血完成前应该快速输注晶体液和胶体液。当血压很低或测不到,而又不能及时大量快速补充液体时,为了暂时升高血压,维持心、脑血流灌注,防止心搏骤停,可以少量使用血管活性药物。但是,对低血容量性休克使用血管收缩药物以代替补充血容量是绝对禁忌的。总之,术前应尽量在有限的时间内使患者情况纠正到能够耐受麻醉和手术的程度。然而在严重出血,出血速度快者手术止血是使患者获得生存的唯一机会,切忌拘泥于抗休克而延误手术时机。

3. 纠正代谢性酸中毒 严重创伤的患者由于大量血液丢失或积存在创伤处,使循环功能受损,会产生不同程度的代谢性酸中毒。应根据血气分析结果适当给予碳酸氢钠治疗。

4. 解除患者疼痛 严重创伤会导致疼痛剧烈,从而引起神经内分泌系统的一系列不良反应,这会大大消耗各器官、系统的储备能力。采取有效的镇痛对机体是一种保护措施,有利于患者的恢复。

(四)麻醉处理

创伤患者的麻醉可根据创伤部位、手术性质和患者情况选用局麻、区域阻滞或全麻。一般说来,不能绝对地肯定某一种麻醉药物或麻醉技术较其他药物或方法优越,不过就大部分情况而言,全身麻醉可保证充分的供氧,有利于对呼吸道的控制,并使麻醉医生有更多的时间处理循环方面的问题。

1. 麻醉前用药 有些外伤患者可能十分烦躁,需术前给予适当剂量的镇痛、镇静药,以消除患者紧张和恐惧。休克、低血容量和意识障碍患者可免用镇静、镇痛药物,但不宜省略抗胆碱药。对于休克患者应小量、分次给药。对头部外伤患者不能使用麻醉性镇痛药,以免影响意识和瞳孔的观察。

2. 麻醉方法的选择

(1)区域阻滞麻醉:对一些创伤范围小,失血少的患者,区域阻滞麻醉有一定的优点,如降低交感神经张力,减轻应激反应,减少术中出血和术后深静脉

血栓形成的风险,患者在手术期间能保持清醒状态,有利于神经和意识的判断以及有助于术后镇痛等。至于是否选用区域阻滞麻醉,麻醉医师则应根据手术要求和所选麻醉方法的禁忌证决定。原则上对于循环不稳定、有意识障碍、呼吸困难或凝血功能差的患者,忌用区域阻滞麻醉。

(2)全身麻醉:严重创伤都应选择全身麻醉。对于这类患者,麻醉药物的治疗指数非常低,同样的患者,如果是受伤后,其所谓的"安全"诱导剂量也会造成致命性危险,所以应避免深麻醉。对于病情稳定的创伤患者,麻醉诱导与一般选择性手术患者无明显区别,而对低血容量的多发伤患者则要警惕。多数静脉麻醉药在严重创伤患者麻醉中是作为诱导用药。硫喷妥钠可降低脑氧代谢率($CMRO_2$)、脑血流量(CBF)、颅内压(ICP),适用于颅脑创伤而血容量基本正常和循环功能稳定的患者,但该药能使心肌抑制和血管扩张而致低血压,故宜小剂量分次静注。异丙酚的心肌抑制作用与硫喷妥钠相似,因此应减少剂量小心慎用。依托咪酯对心血管影响轻微,能降低$CMRO_2$、CBF、ICP和增加脑灌注压(CPP),因此适用于休克或循环功能不稳定的创伤患者,或伴有颅脑外伤的多发伤患者。小剂量咪达唑仑能提供良好的镇静、遗忘和抗焦虑作用,对心血管功能影响轻微。氯胺酮能够引起收缩压增高和心率增快,但其对心脏具有直接的抑制作用,对重度休克患者可因使心肌收缩力降低而致血压下降,以及增加$CMRO_2$、CBF、ICP,故不适用于颅脑外伤或伴有高血压、心肌损伤的创伤患者。但对于严重休克或老年患者则心血管抑制作用十分明显。芬太尼对血流动力学的作用较小,对高交感张力的患者,该药可使心率减慢和血压下降。芬太尼对心血管功能差的患者能提供良好的镇痛作用,对于低血容量患者可选用阿片类药和肌松药维持麻醉。因吗啡和哌替啶均具有组胺释放作用,故不常使用。

吸入麻醉一般用于全麻维持,N_2O有加重气胸或颅脑积气的危险,且其与阿片类药物合用时可降低心输出量,不宜常规应用于创伤患者,尤其不适用于急性多发伤患者。异氟烷有较强的扩张周围血管的作用,但对心排出量、心率和心律影响小。恩氟烷血气分配系数最低,并且在体内几乎无代谢,尤其适用于长时间手术的麻醉维持。恩氟烷有一定的肾毒性作用,对于长时间手术或肾功能障碍的患者,不应使用。七氟烷起效和苏醒迅速,对气道无刺激作用,可用于麻醉诱导。

肌松药常选用非去极化肌松药,如维库溴铵对心血管影响轻微,罗库溴铵起效快,接近琥珀胆碱,阿曲库铵有一定的组胺释放和降血压作用,泮库溴铵为长

效肌松药,有使心率增快的作用等。对于上运动神经元损伤和大面积烧伤的患者,去极化肌松药琥珀胆碱因可引起高钾血症而忌用。

3. 术中监测 创伤患者应有基本的无创监测,包括心电图、血压、体温、脉搏氧饱和度和呼出气 CO_2 监测等,以便于对病情和疗效作出正确的估计和判断。呼出气 CO_2 监测结合动脉血气分析对判断循环容量状况很有帮助。对于严重创伤或循环不稳定的患者,宜采取有创监测,包括直接(桡)动脉穿刺测压、CVP、肺动脉楔压及尿量监测等。

(1)心电图:常规 ECG 监测除可以了解心率和心律失常外,还可观察 QRS 波群改变,发现心肌缺血、电解质紊乱和及早诊断心搏骤停。

(2)动脉压:严重休克时,由于外周血管极度收缩,袖带血压计常难以测出血压,此时应测定直接动脉压。直接动脉穿刺测压不仅可测得每次心脏收缩时的压力,而且可供动脉血气分析时采血用。根据直接动脉压并参照中心静脉压,可以判断是否继续补液或是使用血管活性药。

(3)中心静脉压:是观察血容量和心功能的精确指标。虽对危重患者由于左右心室功能不相一致而不能反映左心情况,但若患者原来心肺功能正常,同时结合 ECG、ABP 和 CVP,则足以对心血管功能作出精确估计。

(4)肺动脉楔压:通过 Swan-Ganz 导管可测定PCWP、心排出量,并通过计算得出每搏量和左室收缩功。这些参数可以作为心肌收缩力的指标,而且计算全身血管阻力为临床提供了左心室后负荷情况,这对指导创伤性休克患者的治疗具有重要价值。压力低于 8mmHg,提示有相对血容量不足;超过 20mmHg,提示左心室功能异常;超过 30mmHg,说明已存在左心功能不全。

(5)血气分析:严重外伤患者应经常作动脉血气分析和酸碱测定,大量输血输液者应测血细胞比容和电解质。

(6)体温:严重休克初期,中心温度与外周温度差加大,可用食管温度探头和踇趾皮温测定,分别监测中心体温和外周血管灌注情况。另外,体温监测对大量输血输液及长时间手术也十分重要。

(7)尿量:$0.5 \sim 1.0ml/(kg \cdot h)$ 是组织灌注满意的指标。当每小时尿量低于 20ml 时,提示应继续抗休克治疗。若经大量输液尿量仍在较低水平,提示可能存在肾功能不全。

4. 麻醉管理原则

(1)呼吸管理:保持呼吸道通畅,充分给氧,呼吸支持。

（2）循环管理：补充血容量，维持适当的血压水平，必要时可应用升压药物来保证重要脏器血供；针对不同病因，控制心律失常的发生；保护心肌功能，改善微循环。

（五）术中并发症及其处理

1. 凝血障碍和 DIC 术中应警惕可能发生的并发症，特别经补充血容量后仍然存在持续性低血压的患者，应考虑可能存在多种原因引起的凝血功能障碍，如隐性出血、心脏压塞、进行性颅内出血、酸中毒、低钙血症、脂肪栓塞、低温及大量输血等。因外伤导致凝血功能障碍的死亡率可高达 77%。

DIC 可由循环中出现异常的磷脂而激发。这些物质可因组织损伤、休克等被释放入血。DIC 时，血小板、纤维蛋白原、凝血因子 V 和 Ⅷ 快速消耗，导致弥漫、不可控制的创面渗血，同时还可能伴有血管内血栓和器官缺血。DIC 的诊断依靠临床征象如出血，血小板减少，纤维蛋白原水平下降等。治疗主要是输注浓缩血小板、新鲜冰冻血浆或者冷沉淀。此外还可考虑应用肝素，但对于外科患者可能并不合适。

2. 低温 低体温是指中心体温低于 35℃。分为轻、中、重度，轻度低温为 32～35℃，中度低温为 28～32℃，重度低温为 28℃ 以下。多数创伤患者在进入手术室前已存在低温，麻醉又可进一步损害患者的体温调节机制，全麻会降低体温阈值和减少皮肤血管收缩，肌松剂可抑制寒战反应等。加之术中补充大量液体和未经加温的库存血，所有这些均可使患者在麻醉期间的体温进一步降低。术中低体温会引起一系列的不良反应，如心律失常、心脏抑制、寒战、出凝血异常等。据报道，创伤患者若中心体温低于 32℃，病死率可高达 100%。所以术中对低体温的防治非常重要。可以采取多种措施，如维持手术室环境温度在 22℃ 以上，手术床上放置加温毯，将输入的液体和血液适当加热等。

第七节　特殊手术的麻醉选择与管理

一、腹部外科麻醉

（一）特点和要求

1. 消化系统疾病会导致机体的生理功能紊乱及全身营养状态恶化。为保证手术麻醉的安全性，减少术后并发症，麻醉前应根据患者的病理生理改变以及伴随疾病的不同，积极调整治疗，以改善全身状况，提高对手术和麻醉的耐受性。对术前因呕吐、腹泻导致体液大量丢失者，术前纠正酸碱紊乱至关重要。

2. 腹腔内脏器位于腹腔深部，术中牵拉内脏容易发生腹肌紧张、鼓肠、恶心、呕吐、膈肌抽动等，会影响到手术操作，甚至误伤邻近组织，导致血流动力学波动，所以对肌肉松弛的要求较高。

3. 消化道肿瘤、溃疡或食管胃底静脉曲张，可继发大出血。麻醉前应根据血红蛋白、血细胞比容、尿量、血压、脉率、脉压、中心静脉压等指标补充血容量，并做好大量输血的准备。

4. 胆道疾病多伴有感染，阻塞性黄疸和肝损害。麻醉时应注意肝肾功能的维护，出凝血异常及自主神经功能紊乱的防治。

5. 腹部外科以急腹症为多见，急腹症手术麻醉的危险性、意外以及并发症的发生率，均比择期手术为高。因此，麻醉医师应尽可能在术前短时间内对病情作出全面估计和准备，选择适合于患者的麻醉方法和麻醉前用药，以保证患者生命安全和手术顺利进行。

6. 呕吐误吸或反流误吸在腹部手术比较常见。胃液、血液、胆汁、肠内容物都有被误吸的可能。一旦发生，可导致急性呼吸道梗阻，吸入性肺炎或肺不张等严重后果，麻醉时应采取有效的预防措施。

7. 腹腔内脏器官受交感神经和副交感神经双重支配，内脏牵拉反应多见。

（二）腹部手术常用的麻醉方法

腹部手术患者具有年龄范围广，病情轻重不一及并存疾病不同等特点，故对麻醉方法与麻醉药物的选择，需根据患者全身状况，重要脏器损害程度，手术部位和时间长短，麻醉设备条件以及麻醉医师技术的熟练程度作综合考虑。

1. 局部麻醉 适用于短小手术及严重休克患者。局麻方法包括局部浸润麻醉，区域阻滞麻醉和肋间神经阻滞麻醉等。本法安全，对机体生理影响小，但阻滞不易完善，肌松不满意，术野显露差，故使用上有局限性。

2. 脊麻 适用于下腹部及肛门、会阴部手术。脊麻后尿潴留发生率较高，且禁忌证较多，故基本已被硬膜外阻滞所取代。

3. 连续硬膜外阻滞 为腹部手术常用的麻醉方法之一。该法痛觉阻滞完善，腹肌松弛满意，对呼吸、循环、肝、肾功能影响小。因交感神经被部分阻滞，肠管收缩，手术野显露较好，麻醉作用不受手术时间限制，并可用于术后止痛，故是较理想的麻醉方法。但内脏牵拉反应较重，为其不足。

4. 全身麻醉 随着麻醉设备条件的改善，腹部手术选择全身麻醉的比例日益增加，特别是某些上腹部手术，如全胃切除术，腹腔镜手术，右半肝切除术，胸腹联合切口手术以及休克患者手术等，均适于选用全

1

身麻醉。由于患者情况不同,重要器官损害程度及代偿能力的差异,麻醉药物选择与组合应因人而异。麻醉诱导方式需根据患者有无饱胃及气管插管难易程度而定。急症饱胃者(如进食,上消化道出血,肠梗阻等),为防止胃内容物误吸,可选用清醒表面麻醉插管。有肝损害者或三个月内曾用过氟烷麻醉者,应禁用氟烷。胆道疾患术前慎用吗啡类镇痛药。

5. 硬膜外麻醉复合全身麻醉 此种麻醉方式不仅能完善术后镇痛,同时减少手术过程中的麻醉药用量,不失为一种较好的麻醉方式。

(三) 常见腹部手术的麻醉

1. 胃肠道手术的麻醉

(1) 麻醉前准备:胃肠道疾病,特别是恶性肿瘤患者,术前多有营养不良、贫血、低蛋白血症、电解质异常和肾功能损害。麻醉前应尽可能地予以调整,以提高患者对手术、麻醉的耐受性,减少术后并发症。对于贫血患者及低蛋白血症者,需少量分次输注浓缩红细胞或补充白蛋白,使血红蛋白纠正到100g/L以上,血浆总蛋白升至60g/L以上。消化道疾病发生呕吐、腹泻或肠内容物潴留,最易发生水、电解质及酸碱平衡紊乱,出现脱水、血液浓缩、低钾血症,术前应予以纠正。长期呕吐伴有手足抽搐者,术前术中应适当补充钙和镁。对全麻患者应了解术前应用抗生素的情况,对曾用链霉素、卡那霉素等药物的患者,应注意其与肌松弛药的协同作用。胃肠道手术宜常规行胃肠减压。

(2) 麻醉处理:胃十二指肠手术宜选择全身麻醉,应用麻醉诱导快、肌松良好、清醒快的麻醉药物。肌松药的选择及用药时间应合理掌握,需保证进腹探查、深部操作、冲洗腹腔及缝合腹膜时有足够的肌肉松弛,注意药物间的相互协同作用,加强呼吸、循环的管理,监测尿量、体液等变化,维护水、电解质,酸碱平衡。对于肠梗阻、结肠、直肠手术的患者可应用硬膜外麻醉。右半结肠切除术选用连续硬膜外阻滞时,可选胸$_{11\sim12}$间隙穿刺,向头侧置管,左半结肠切除术可选胸$_{12}\sim$腰$_1$间隙穿刺,向头侧置管,阻滞平面应控制在胸$_4$以下为宜。为清除内脏牵拉反应,进腹前可适量给予氟芬或杜氟合剂,或哌替啶及东莨菪碱,也可应用局麻药在腹腔行局部神经阻滞。痔、肛瘘、肛裂、直肠肛管周围脓肿等会阴部手术,可选择鞍麻、骶麻或腰麻-硬膜外联合麻醉。

麻醉期间除常规监测外,危重患者还需要进行有创监测。一般胃肠道手术术中出血量不多,对术前无贫血的患者,术中出血量在允许的范围内,可用血浆代用品和晶体液输注补充。

2. 胆囊、胆道疾病手术的麻醉

(1) 麻醉前准备:胆道系统疾病患者的病情和体质差异很大,单纯胆囊结石患者与正常人无异,但反复发作的胆总管结石及有梗阻性黄疸的患者,常会有不同程度的肝功能损害。胆囊、胆道疾病多伴有感染,术前要给予消炎、利胆治疗。阻塞性黄疸可导致凝血因子减少,发生出凝血异常,自主神经功能失调,表现为迷走神经张力增高,心动过缓。麻醉手术时更易发生心律失常和低血压,麻醉前应常规给予阿托品。胆囊、胆道疾病患者常有水、电解质、酸碱平衡紊乱、营养不良、贫血、低蛋白血症等继发性病理生理改变,麻醉前均应作全面纠正。

(2) 麻醉选择及处理:胆囊、胆道手术提倡首选全身麻醉,也可应用硬膜外阻滞。硬膜外阻滞可经胸$_{8\sim9}$或胸$_{9\sim10}$间隙穿刺,向头侧置管,阻滞平面控制在胸$_4$以下。胆囊、胆道部位迷走神经分布密集,且有膈神经分支参与,在游离胆囊床、胆囊颈和探查胆总管时,可发生胆-心反射和迷走-迷走反射。患者不仅出现牵拉痛,而且可引起反射性冠状动脉痉挛,心肌缺血导致心律失常,血压下降。应采取预防措施,如加强术前检查和准备,麻醉前应用足量抗胆碱药;术中出现心动过缓,立即静注阿托品,如果同时伴有血压下降则加用麻黄碱;必要时暂停手术操作;预防性地给予局部神经封闭。阻塞性黄疸常伴肝损害,应禁用对肝肾有损害的药物,如氟烷、甲氧氟烷、大剂量吗啡等。恩氟烷、异氟烷、七氟烷亦有一过性肝损害的报道。

3. 脾脏手术的麻醉

(1) 麻醉前准备:原发性或继发性脾功能亢进需行手术者,多有脾大、红细胞、白细胞、血小板减少和骨髓造血细胞增生。麻醉医师应在麻醉前全面了解病史及各种检查结果,估计可能出现的问题,做好相应准备。术前评估患者贫血程度,严重贫血尤其是溶血性贫血者,应输新鲜血。有肝损害、低蛋白血症者,术前给予高糖、高热量、低脂肪饮食及多种维生素,改善肝功能。有血小板减少、出凝血时间及凝血酶原时间延长者,应小量多次输新鲜血或新鲜冰冻血浆,并辅以维生素K治疗。待贫血基本纠正、肝功能改善、出血时间及凝血酶原时间恢复正常后再行手术。原发性脾功能亢进者除有严重出血倾向外,大都已长期服用肾上腺皮质激素。麻醉前除应继续服用外,尚需检查肾上腺皮质功能代偿情况。

(2) 麻醉选择与处理:无明显出血倾向及出凝血时间已恢复正常,全身情况较好的患者,可选用连续硬膜外阻滞。麻醉操作应轻柔,避免硬膜外间隙出血。凡有明显出血者,应弃用硬膜外阻滞。巨脾切除术、脾破裂修补术及多数分流手术应采用气管插管全身麻醉。可用静脉复合或吸入麻醉,应选择对肝脏影响较小的药物,乙醚、氟烷损害肝功能,应避免使用。气管插管操作要轻巧,防止因咽喉及气管黏膜损伤而导致血肿或出血。脾功能亢进患者长期服用糖皮质激素,术中如出现原因不明的低血压或休克,可能是发生了急性肾上腺皮质功能不全,在抗休克的同时考虑给予糖皮质激素静脉注射。对术中处理应提前防治内脏牵拉反应并做好大量输血准备。伴有大量腹水的患者,术中禁忌一次性大量放腹水,以防发生休克。麻醉处理中要密切注意出血、渗血情况,维持有效循环血量。渗血较多时,应酌情使用止血药和成分输血。

4. 急腹症患者的麻醉　急症手术中以急腹症最常见。其特点是发病紧急、病情危重复杂、饱胃患者比例大,继发感染或出血性休克者多,麻醉前准备时间紧,难以做到全面检查和充分准备,需急症手术。麻醉危险性、意外发生率及麻醉手术后并发症均较择期手术高。

(1) 麻醉前准备:麻醉医师必须抓紧时间进行术前访视,重点掌握全身状况、神志、体温、循环、呼吸、肝肾功能;追问既往病史,麻醉手术史、药物过敏史、禁食或禁饮时间。根据检查,选定麻醉方法和药物,做好意外防治措施。对并存血容量不足、脱水、血液浓缩、电解质及酸碱失衡或伴严重合并疾病以及继发病理生理改变者,进行处理或纠正。对休克患者必须施行综合治疗,待休克改善后再行麻醉,但有时由于病情发展迅速,应考虑在治疗休克的同时进行紧急麻醉和手术。饱胃、肠梗阻、消化道穿孔、出血或弥漫性腹膜炎的患者,麻醉前必须进行有效的胃肠减压。

(2) 麻醉选择及处理

1) 胃、十二指肠溃疡穿孔:除应激性溃疡穿孔外,多有长期溃疡病史及营养不良等变化。腹膜炎患者常伴剧烈腹痛和脱水,部分患者可继发中毒性休克。对病情严重、手术复杂的患者应选择全身麻醉。对生命体征较平稳的患者,在综合治疗休克取得初步纠正的基础上,可慎用硬膜外阻滞,但需小量分次用药,严格控制阻滞平面。麻醉中继续纠正脱水、血液浓缩和代谢性酸中毒,防治内脏牵拉反应。对严重营养不良、低蛋白血症或贫血者,术前宜适量补血或血浆。麻醉后重点预防肺部并发症。

2) 上消化道大出血:麻醉前多有程度不同的出血性休克,严重贫血,低蛋白血症,肝功能不全及代谢性酸中毒等。术前均需抗休克综合治疗,待休克初步纠正后选用全身麻醉。对出血性休克或持续严重出血的患者,宜选用气管内插管浅全麻。为预防误吸,应施行表面麻醉清醒气管内插管或诱导时按压环状软骨。麻醉中应根据血压、脉搏、脉压、尿量、中心静脉压、血气分析、心电图等监测情况,维护有效循环血容量。麻醉维持可选用对心肌和循环抑制轻的依托咪酯、γ-羟丁酸钠、氯胺酮、咪哒唑仑、芬太尼、氧化亚氮及肌松药等。有肝、肾损害者注意维护肝、肾功能。

3) 急性肠梗阻或肠坏死:麻醉前积极处理休克、酸碱和水电解质紊乱。无继发中毒性休克的患者可选择连续硬膜外阻滞,休克患者以选择气管内插管全身麻醉为宜。麻醉诱导及维持过程中应强调预防呕吐物反流误吸;继续进行抗休克综合治疗,维护心、肺、肾功能,预防急性呼吸窘迫综合征、心力衰竭和肾衰竭。输血输液时,应掌握剂量与速度,胶体与晶体比例,以维持生理需要的血红蛋白与血细胞比积。麻醉后需待患者完全清醒,呼吸交换正常、循环稳定、血气分析正常,方停止呼吸治疗。

4) 急性坏死性胰腺炎:循环呼吸功能稳定者,可选用连续硬膜外阻滞。已发生休克经综合治疗无效者,在全身麻醉下进行手术,应选用对心血管系统和肝肾功能无损害的麻醉药物。麻醉中应针对病理生理特点进行处理:①因呕吐、肠麻痹、出血、体液外渗往往并存严重血容量不足,水电解质紊乱,术前应加以纠正。②胰腺酶可将脂肪分解成脂肪酸,与血中钙离子起皂化作用,减少血中钙离子浓度,发生低钙血症,需加以治疗。③胰腺在缺血、缺氧情况下可分泌心肌抑制因子(如低分子肽类物质),抑制心肌收缩力,甚至发生循环衰竭,应注意防治。④胰腺炎继发腹膜炎,致使大量蛋白液渗入腹腔,不仅影响膈肌活动、且使血浆渗透压降低、容易诱发肺间质水肿,呼吸功能减退,甚至发生急性呼吸窘迫综合征(ARDS)。麻醉中应在血流动力学指标监测下,输入血浆代用品、血浆和全血以恢复有效循环血量,纠正电解质紊乱及低钙血症,同时给予激素和抗生素治疗。此外,应注意呼吸管理、维护肝功能,防治 ARDS 和肾功能不全。

二、内镜手术麻醉

随着仪器设备的改进,特别是光学传导系统的进步,腔镜技术迅速发展。内镜手术较传统的直视手术而言,有创伤小、对机体内环境干扰轻、手术并发症和死亡率低、住院时间短和节省医疗费用等优点,随着设备仪器的进步和对患者解剖、病理生理认识的不断更新,内镜手术的临床应用日趋增多,应用范围也越来越广泛。

(一) 腹腔镜手术的麻醉

腹腔镜手术现已广泛应用于盆腹腔手术。腹腔镜手术时麻醉所遇到的主要问题是人工气腹和特殊

1

体位对患者病理生理的影响,常使麻醉处理复杂化。一般情况好的患者能够较好耐受人工气腹和特殊体位变动,而危重患者对于由此而引起的呼吸和循环干扰的适应力就较差。某些腹腔镜手术持续时间难以预计,有时内脏损伤未能及时发现,失血量较难估计等也增加麻醉处理的难度。

1. 人工气腹及体位对生理功能的影响

(1)人工气腹对呼吸的影响:二氧化碳气腹是目前腹腔镜手术人工气腹的常用方法,其对呼吸的影响较大,包括呼吸动力学改变、肺循环功能影响、二氧化碳吸收导致的呼吸性酸中毒等。人工气腹造成的腹内高压引起膈肌向头端移位,胸肺顺应性减小,功能残气量减少和气道压力上升,通气/血流分布异常。这也是腹腔镜手术大多选择气管内插管全身麻醉的主要原因之一。但腹内压 14mmHg 伴头高或头低 10°~20°不会明显影响生理无效腔,对无心血管疾患的患者也不增加肺内血右向左的分流。

非全麻保持自主呼吸的患者,主要通过增加呼吸频率进行代偿,$PaCO_2$ 可以保持在正常范围;行气管插管机械通气时,若保持分钟通气量稳定,$PaCO_2$ 则渐进性升高,一般 15~30 分钟达到平衡,之后不再继续升高,升高的幅度与腹腔二氧化碳压力有关。如果患者 15~30 分钟之后,$PaCO_2$ 仍继续升高,则必须查找其他方面的原因,如是否发生二氧化碳皮下气肿等。全身麻醉下保留自主呼吸的患者,因为代偿机制受到一定抑制,包括中枢抑制和呼吸做功增加,因而 $PaCO_2$ 也逐步上升,一般也于 15~30 分钟达到高峰,所以保留自主呼吸的腹腔镜手术操作应尽量缩短时间,并保持较低的腹内压,否则应进行辅助通气或控制呼吸。

二氧化碳主要经肺排出,不能排出的会暂时贮存体内,待手术结束后逐渐排出,所以术后有发生持续高二氧化碳血症和呼吸性酸中毒的危险。

(2)气腹对循环功能的影响:气腹对循环功能造成影响的原因主要在于气腹压力的影响和二氧化碳溶解吸收。气腹压力超过 10mmHg 者可影响循环功能,表现为心排出量下降、高血压、体循环和肺循环血管张力升高,其影响程度与压力高低有关。

多数情况下心排出量下降,正常人均可耐受。心排出量下降多发生在建立人工气腹时的快速充气期,心排出量下降的程度与腹内压成正比,一般可下降 10%~30%,心排出量下降程度与充气速度也有关。手术中由于应激等因素的影响,引起心血管系统兴奋,心排出量一般能恢复到正常水平。气腹时外周血管阻力增高,可能与心排出量下降引起交感神经兴奋、患者体位等因素有关。外周阻力升高除机械性因素外,神经内分泌因素也参与其中,儿茶酚胺、肾素-血

管紧张素、加压素等系统在人工气腹时均兴奋。气腹对局部血流的影响表现为下肢静脉血流淤滞,而且不能随时间延迟而改善,这在理论上增加了血栓形成的可能性,但研究报道血栓发生率并未升高。气腹会使肾血流减少、肾小球滤过率下降,尿量减少,放气后尿量明显增加。腹腔内脏血流由于二氧化碳的扩血管作用对抗了压力引起的血流下降,所以总的结果是影响不大。

另外,由于充气使腹膜迅速膨胀,刺激了牵拉感受器,引起迷走神经亢进,从而导致心律失常,如心动过缓甚至停搏、室性期前收缩、房室分离等。

(3)特殊体位的影响:在腹腔镜操作的过程中,需要改变体位来满足手术的需要。对呼吸的影响主要是头低位加重对膈肌的挤压,使肺容量减少,功能残气量进一步下降,气道压力上升,严重时可干扰到肺内气体交换。对循环功能的影响主要是头高位减少回心血量;头低位增加颅内压和眼内压等。

2. 腹腔镜手术的麻醉处理

(1)术前评估:麻醉前除应对患者进行常规术前评估外,腹腔镜手术患者主要应判断其对人工气腹的耐受性。人工气腹的相对禁忌证包括颅内高压、低血容量等。心脏患者应考虑腹内压增高和体位要求对血流动力学的影响,一般对缺血性心脏病的影响程度比对充血性或瓣膜性心脏病轻。对患有较严重的心肺疾病而内科治疗不满意的患者,术中可能无法耐受气腹和二氧化碳吸收所引起的呼吸循环改变,应考虑放弃腹腔镜手术。腹内压增高对肾血流不利,肾功能不全的患者应加强血流动力学管理,并避免应用有肾毒性的麻醉药物。虽然手术中的影响腹腔镜手术大于开腹手术,但术后影响以腹腔镜手术为轻,所以应综合考虑。这是由于术后影响轻,呼吸功能不全的患者应用腹腔镜手术更具优势,但术中管理困难加大。

一般情况下,腹腔镜手术多需在全麻下进行。术前用药应选择快速起效和恢复的药物以适应于腹腔镜手术术后恢复快的特点,应避免应用可导致 Oddi 括约肌痉挛的麻醉性镇痛药。

(2)麻醉选择:腹腔镜用于诊断时可采用局麻,腹腔镜下手术,多选用全身麻醉或硬膜外麻醉。麻醉选择的原则是:快速、短效、安全,能解除人工气腹的不适,手术麻醉后能尽早恢复正常活动等。

腹腔镜手术选用气管内插管控制呼吸的全身麻醉最为常用和安全。全身麻醉能保证适当的麻醉深度,采用气管内插管控制呼吸有利于保持呼吸道通畅并维持有效的通气。麻醉的诱导和维持原则与一般手术的全身麻醉类似。全麻保留自主呼吸的方法安全性较难保证,包括呼吸功能不全和呕吐、误吸。在

短小手术,可用喉罩辅助通气,但腹内压增高后气道压一般也超过20mmHg,喉罩有漏气的问题,所以喉罩也限于较瘦的健康患者。人工气腹期间通气量一般应增加15%～25%,以保持呼气末CO_2分压在35mmHg以下。

硬膜外麻醉用于妇产科腹腔镜手术有较多报道,但要求患者一般情况好、能合作、人工气腹的腹腔内压力要尽量低、手术技术要求也高,所以仍不能作为主要的麻醉方法。高平面的硬膜外麻醉、人工气腹、镇静和特殊体位的综合影响,往往使上腹部腹腔镜手术的硬膜外麻醉应用受限。

(3) 术中监测:由于人工气腹等因素对呼吸和循环有较大影响,术中和术后必须有相应的有效监测,以及时发现生理功能的紊乱。术中循环功能监测主要包括动脉压、心率、心电图、SpO_2、呼气末CO_2分压,心血管功能不稳定的患者,需中心静脉压、肺动脉压、心输出量的监测。呼吸功能监测包括气道压、潮气量、分钟通气量等,必要时应行血气分析。另外,还应该监测尿量。

(4) 术后处理:腹腔镜手术对呼吸的干扰一般可持续到术后,包括高二氧化碳血症和低氧,所以要常规吸氧。循环的干扰也可持续至术后,包括外周阻力升高和循环高动力状态,尤其对心脏病患者有较大影响。另外,术后恶心呕吐发生率也较高,应加强预防和处理。

3. 腹腔镜手术的常见并发症

(1) CO_2皮下气肿:人工气腹时发生CO_2皮下气肿是最常见的并发症。多数是在建立人工气腹时穿刺针没有穿透腹膜进入腹腔,针尖仍停留在腹壁组织中,注入的气体进入腹壁各层之间的空隙,即形成气肿。这类气肿一般不会引起严重的不良后果,亦不需要特殊处理。但皮下气肿严重时,可导致建立人工气腹失败,影响手术的进行。

(2) 心血管系统并发症:对高血压病患者可引起高血压,对心肺功能不全的老年患者可出现低血压,充气过快可导致心动过缓,高二氧化碳血症可引起心动过速。

(3) 低氧血症、高二氧化碳血症和酸中毒:腹内压过高、肥胖、体位不当等可导致术中低氧血症;若二氧化碳吸收入血增加,则会导致高二氧化碳血症和呼吸性酸中毒。

(4) 气栓:气体进入血管内则形成气栓。患者出现呛咳,呼吸循环障碍,大量气栓可致猝死。

(5) 其他并发症:包括血管损伤、呕吐、反流误吸等,较为少见。

(二) 胸腔镜手术的麻醉

内镜技术的进展也使胸腔镜得到广泛应用。胸腔镜手术能完成较复杂的肺、纵隔、心包、食管等手术,与传统的开胸手术相比,具有许多优点。

1. 麻醉前准备与评估　麻醉前应明确患者的全身状况,对于吸烟、肥胖、高龄、心脏病、肺功能受损等患者,麻醉前应进行充分的准备和适当的治疗,尤其对术中转为剖胸术可能性较大的患者,术前应按照不低于剖胸术患者的要求准备。注意患者有无冠心病及其严重程度,是否存在心律失常、左室功能障碍、低氧血症、糖尿病及肾功能不全等。呼吸系统准备包括病史、体检、测试运动耐量,常规胸部X线片及肺功能试验。注意患者咳嗽是否有效,其用力肺活量(FVC)至少为潮气量的三倍。如果比预计值低50%,则提示术后依赖呼吸机的可能性增加,产生术后肺不张及感染的可能性加大。另外,术前检查还应包括血液生化、心电图、血气分析、CT或MRI检查。

术前用药一般可给予短效苯二氮䓬类药,以解除术前忧虑,但要防止术毕苏醒延迟。给予抗胆碱能药物以拮抗术中心动过缓和涎液分泌。此外应继续患者心血管及呼吸系统的常规用药,注意控制术前支气管痉挛。

2. 麻醉方法选择　根据手术种类和范围、患者病情和精神状态所不同,胸腔镜手术可以选择局麻、区域神经阻滞或单肺通气全身麻醉。

(1) 部位麻醉:局部浸润麻醉自胸壁到壁层胸膜进行逐层浸润,是提供镇痛最简单的方法,可用于胸膜表面活检等简单的胸腔镜手术,但不少患者因阻滞不全而不适。局麻的优势在于患者清醒,能够维持自主呼吸,术后能及时咳嗽。即使有些患者术前心肺功能受损,多数仍能够耐受局麻和自主呼吸条件下的胸腔镜检查,较少发生心律失常、缺氧和二氧化碳蓄积,但仍应吸入高浓度氧气以防止气胸的影响。

(2) 全身麻醉:大多数胸腔镜手术需要患侧肺完全萎陷,所以应选用双腔支气管插管以便术侧肺排气,也可在直视下扩张肺,以及便于观察有无漏气及胸膜粘连。故以全麻更为合适,间歇正压通气可减轻纵隔移位并防止反常呼吸。术中要采用单肺通气以减少对术野的干扰,因而要了解支气管内麻醉及有关并发症。胸腔镜手术一般时间较短,应选择作用时间短、苏醒快的麻醉药物。

无论何种胸腔镜检查,不论是在镇静及局麻或全麻下进行,基本监测是必要的,包括心电图、动脉血压和持续脉搏氧饱和度测定。术中及时的血气分析有助于判断氧合、通气功能、酸碱和电解质紊乱。在全麻过程中还应有二氧化碳监测,小儿应有体温监测。

3. 术后处理　胸腔镜手术术后疼痛轻，呼吸功能障碍发生率低，然而仍需防止可能发生的并发症。术后鼓励患者深呼吸，头高位及早期活动。胸背叩击及体位引流以促进分泌物排出。

三、泌尿外科手术麻醉

泌尿外科手术的麻醉与其他腹部手术的麻醉原则基本相同，最重要的是保证患者安全、无痛、舒适和腹肌松弛，避免腹腔、盆腔神经反射。

（一）麻醉特点

1. 泌尿系统疾病，特别是肾脏疾病往往导致水、电解质和酸碱失衡，同时心血管系统、代谢以及造血系统也会出现病理改变。术前应对各器官、系统功能充分评估。

2. 泌尿系统疾病常伴肾功能损害，术前除常规检查外应特别注意肾功能的检查，如肌酐、尿素氮等，判断是否存在伴发的肾性贫血和高血压、糖尿病。麻醉医师应熟悉各种麻醉药物和麻醉方法对肾功能的影响。

3. 泌尿外科手术中，小儿与老年人均占相当比例，麻醉医师应掌握小儿麻醉及老年人麻醉的特点。

4. 泌尿外科手术常需采取特殊体位，如侧卧位、侧卧肾垫高位、截石位，应重视其对呼吸、循环的影响。

5. 泌尿外科手术时，可经常遇到一些并发症，如前列腺和膀胱全切术中可遇到大量出血、渗血；肾脏手术中可发生胸膜损伤导致气胸或肾蒂附近腔静脉意外撕裂导致大出血；肾肿瘤探查中可出现原因不明的持续性低血压；肾癌特别是右侧肾癌手术中易发生癌栓脱落造成肺梗死等，麻醉时应对上述意外有充分的思想准备。

（二）麻醉前准备

慢性肾功能不全者可继发高血压、尿毒症、贫血、低蛋白血症、水电解质及酸碱失衡以及心、肺、肝、内分泌等器官的病理改变，麻醉前应加以治疗。凡3个月内接受过激素治疗的患者或需施行肾上腺手术的患者，术前均应给予激素准备。

（三）泌尿外科常见手术的麻醉

一般肾、输尿管、膀胱及前列腺手术均可选用连续硬膜外阻滞。尿道、阴囊、睾丸、会阴部手术可选用脊麻。椎管内麻醉不仅能满足手术要求，且交感神经阻滞后，肾血管扩张，血流增加，有利于肾功能的保护。手术所需麻醉阻滞平面见表2-5。

小儿先天性泌尿系畸形手术可在基础麻醉下施行硬膜外或骶管阻滞。对接受复杂手术，肾上腺手术、胸腹联合切口手术或病情禁用硬膜外阻滞者，可用气管内插管全身麻醉。

表2-5　泌尿系统手术所需麻醉阻滞范围

手术部位	阻滞范围
肾脏	胸$_5$~腰$_2$
输尿管上段	胸$_5$~腰$_2$
下段	胸$_{10}$~骶$_4$
膀胱	胸$_{10}$~骶$_4$
前列腺	胸$_{10}$~骶$_4$
睾丸	胸$_{10}$~骶$_4$

肾脏手术种类虽多，但麻醉管理原则基本相同。硬膜外麻醉时为减轻牵拉肾脏及肾蒂的反应，需提前使用镇痛镇静药。手术操作可能会损伤胸膜造成气胸，应注意观察患者的呼吸情况。术前应建立通畅的静脉通路，以保证随时可以大量输血、输液。肾癌癌栓脱落造成肺梗死等严重并发症有突然发生心搏骤停的可能，应提高警惕。探查巨大肾肿瘤所致的持续性低血压，有时虽经综合性抗休克治疗仍可无效而死亡。因此，麻醉前应做好各项急救复苏准备，并向家属详细说明麻醉手术中可能发生的风险。膀胱肿瘤施行膀胱全切、回肠代膀胱术是泌尿科手术时间较长、创伤大、出血多的手术，如果管理不当，手术后期有可能发生创伤出血性休克。前列腺摘除术的麻醉中要重点注意摘除前列腺后短时间内的大量快速失血，少数患者会出现血纤维蛋白溶解致伤口异常渗血，可能为挤压前列腺促使其中的纤溶酶原进入血液转化为纤溶酶所致，一旦发生应及时输新鲜血和纤维蛋白原及激素治疗。

四、脊柱、四肢手术的麻醉

脊柱、四肢手术可见于任何年龄，麻醉可选用区域阻滞、全麻或两者复合应用的方法。除了掌握常规的麻醉方法外，还需要高度熟练其他一些技能，如困难气道的处理、休克的紧急处理、自体输血、急性等容性血液稀释、控制性降压、红细胞回收、诱发电位监测等技术。另外，对术中的体位、体液平衡、末梢血供也应引起足够的重视。对于该类手术，围术期病死率增加的原因可能与其他专科不同，麻醉医生应该特别注意并发症的发生，如脂肪栓塞、肺栓塞、骨粘合剂反应等。

（一）术前准备

术前应对患者的疾病及全身情况进行全面的了解和估计，应特别注意并存疾病及治疗情况，既往有无麻醉手术史，检查重要脏器的功能，评估患者气道及其对手术的耐受能力。另外，还要了解手术方式、体位及术中是否需要进行特殊操作(如唤醒试验)。这些信息对制订麻醉方案极为重要。

1. 心血管系统方面　高血压为骨科老年患者常见的并存疾病。未加以控制的高血压病患者术中出血多,血压波动大,脑血管意外和心衰的发生率高。麻醉前应了解病情经过、治疗情况、平时血压情况等,并把血压降至适当水平,同时对心功能做出评估,检查肾功能和眼底,以了解高血压的严重程度。目前主张术前抗高血压药应用至手术当天。老年患者如有心动过缓,须仔细询问病史,详细检查心电图。术前有心肌梗死史者,手术危险大,须认真考虑利弊,慎重决定手术。心肌梗死与手术间隔时间对心肌再梗死关系密切,心肌梗死病史越久者,再梗死发生率越小,所以选择性手术应延至梗死6个月后进行。

2. 呼吸系统方面　有无慢性肺部疾病,如气管炎、支气管炎、肺气肿,有无咳嗽、咳痰、气喘和呼吸困难。对类风湿关节炎患者要检查脊柱活动受限程度,有无颈椎强直、张口困难。颈椎的强直和活动受限有可能发生气管插管困难,术前应选定插管方案。强直性脊柱炎因脊椎间和脊肋关节固定,胸廓活动受限,肺活量降低。肌营养不良、肌强直、先天性肌无力患者,均可因呼吸肌无力而致肺活量降低。

3. 肾上腺皮质功能　骨科患者术前还需了解肾上腺皮质功能。脊柱结核可能合并肾上腺结核,表现肾上腺皮质功能不足。类风湿、哮喘或股骨头无菌坏死患者,可能长期服用激素,术前必须了解肾上腺皮质功能,并恢复激素用药,以防术中出现皮质功能不全。

4. 其他方面　恶性肿瘤患者多伴低血容量、贫血和低蛋白血症,术前须给予少量输血,补充蛋白、糖和维生素,纠正酸碱和电解质失衡等。术前需做凝血功能检查,仔细询问有无血友病、镰刀形红细胞病、胆碱酯酶缺乏症及恶性高热等遗传性疾病。

(二)脊柱、四肢手术的体位要求

脊柱、四肢手术常要求多种体位。不恰当的体位可以导致术中、术后的多种问题。当手术区在心脏平面以上时,可能出现空气栓塞,包括颈椎手术、侧卧位全髋置换术、坐位肩部手术和俯卧位腰椎手术等。虽然空气栓塞十分罕见,但在上述手术中发生不易纠正的循环抑制时,应考虑到空气栓塞的可能。

术中体位不当可导致骨突起处受压,引起组织缺血和坏死,尤其是应用控制性降压的长时间手术更易发生;俯卧位对眼眶周围软组织的直接压迫,可导致视网膜动脉的闭塞;对其他周围神经的直接压迫可导致术后功能性麻痹。侧卧位会对腋动、静脉产生压迫,可在上胸部下面放置腋垫来缓解。长时间侧卧位

手术的患者,患者的固定架必须仔细安置,以免影响股静脉回流。

类风湿关节炎患者的手术体位是非常重要的,不能过度屈曲颈部。区域阻滞对这类患者是较好的选择,因为患者自己可以保持颈部的稳定。

(三)脊柱、四肢手术的麻醉选择

麻醉方式主要决定于患者的健康状况、手术时间、麻醉医师的技能和习惯以及患者和手术医师的要求等。包括局部麻醉、神经阻滞、椎管内麻醉和全身麻醉。

局部麻醉适用于小范围、表浅组织的手术;神经阻滞适用于手术部位局限于某一神经干(丛)支配范围内,此两种方法对生理功能影响轻微。

椎管内麻醉和全身麻醉相比有以下优点:术后镇痛效果好、恶心呕吐发生率低、呼吸循环抑制轻、有利于患肢血供、减少出血量和静脉血栓形成的机会等。为减轻患者的恐惧和焦虑,可进行轻度或中度的镇静。

对区域阻滞失败或有区域阻滞禁忌证的患者、复杂手术的患者及大多数小儿患者应选用全身麻醉。一般可静脉诱导快速气管内插管。估计有气管插管困难时,应在表面麻醉下清醒气管内插管或用纤维支气管镜进行气管插管。

另外,联合使用区域阻滞和浅全麻(用喉罩通气),不仅具有区域阻滞的优点,还能确保气道通畅和充分镇静。

(四)术中监测

因某些脊柱四肢手术有大量失血和体液变化快的特点,术中为维持血流动力学的稳定,需要良好的监测和体液管理。对于大手术,除常规的无创动脉压、心电图、脉搏血氧饱和度、呼气末二氧化碳等项目外,尚需进行有创动脉压、中心静脉压和尿量监测,有时还需用漂浮肺动脉导管或经食管超声心动图进行监测。

(五)几种主要骨科手术的麻醉

1. 全髋置换术　全髋手术的麻醉处理因手术复杂程度和患者全身情况不同而异。复杂手术例如髋骨移植、长段股骨植入、拆除人工假体以及有可能进入盆腔或损伤髂血管的手术,麻醉和术中管理要求高,风险大。

大多数全髋置换手术由于患者活动受限,心肺功能难以估计。而老年患者居多,常常伴有全身性疾病,手术创伤大,失血量多,术中输液量和速度不易掌握。为此,对老年或全身条件差的患者,尤其是复杂的手术,应使用有创血流动力学监测。对于长期服用激素或其他药物者,有发生肾上腺皮质功能不全的可能。

大多数全髋置换术取侧卧位,对潜在肺功能障碍的患者易产生体位性通气/血流失调而引起低氧血症。肩部受压可能影响腋动脉和臂丛神经,股部加压影响股部神经血管,尤其在控制性降压患者容易发生。应在上胸部下面放置腋垫和谨慎安置股部的固定架,以避免或减轻对血管和神经的压迫。

放置骨水泥可因栓塞造成低氧血症,也有报道会导致低血压甚至心搏骤停。低血压常发生在股骨固定及髋关节重新复位后,有效的处理措施是及时使用麻黄碱。

2. 全膝置换术　全膝置换术的患者通常患有类风湿关节炎和骨关节的退行性变,这些患者除了骨关节病变以外,一般还并存其他重要脏器的损害和功能不全,这给麻醉带来一定风险。如果能给患者合适的血流动力学监测和良好的术后镇痛,无论单侧或双侧关节置换,患者的术后效果均很好。

当胫骨和股骨腔内置入骨粘合剂时,急性血流动力学改变并不常见,然而在大幅度扩髓后嵌入长干的股骨假体时却可发生。小幅度的扩髓可以减少栓塞的发生率。完成全膝置换放松止血带后,在右心房内可发现大量栓子,这可能引起全麻中肺血管阻力的增加。

全膝置换术与全髋置换术相比,前者术后疼痛更加明显,可采用硬膜外和股神经、坐骨神经阻滞或鞘内注射吗啡的方法进行术后镇痛。

3. 颈椎手术　颈椎手术主要用于治疗颈椎损伤、肿瘤、结核、关节炎、椎管狭窄等,并发症的发生率较高。对颈椎不稳定或强直的患者可选择清醒插管或在纤维支气管镜引导下插管,以免加重脊髓或脊神经的损伤。注意颈部过度前屈可阻塞气道。颈后部的解压术常需坐位或俯卧位,前者增加了空气栓塞的机会,而后者眼睛容易受压。

4. 胸椎手术　胸椎手术主要为畸形(如脊柱侧弯)矫正、骨折固定或肿瘤切除等。脊柱侧弯可分为先天性和继发性两类,矫正手术的目的是改善和维持姿势,防止脊柱弯曲和肺功能不全进一步发展。对矫正脊柱弯曲的手术,应作脊髓功能监测,因为牵拉脊髓可能影响脊髓前动脉血供,导致脊髓缺血。俯卧位手术时,由于术中唤醒试验或手术操作的影响,可能改变患者的位置,所以应经常检查以防止气管导管扭曲、手臂和眼睛受压。胸椎手术可能会大量出血,应考虑采用术前自体血储备、术中血液稀释、控制性降压及红细胞回收等技术。有创动脉压和中心静脉压监测是必要的。

5. 腰椎手术　腰椎手术可从小切口椎间盘摘除到大范围的椎板融合术,这些手术时间长、失血多,术中应注意呼吸、循环、神经功能监测和手术体位等问题。麻醉选择应按手术方法而定,椎间盘摘除术可用硬膜外阻滞麻醉,复杂的手术可用全身麻醉,也可联合使用硬膜外麻醉和全身麻醉。术后硬膜外阻滞可提供良好的镇痛。

6. 四肢手术的麻醉　可选择神经阻滞或全身麻醉的方法。大多数上肢手术根据是否上止血带和手术部位可在不同径路的臂丛神经阻滞、外周神经阻滞或静脉局部麻醉下完成。肩部深层组织由 C_5、C_6 脊神经支配,单独经肌间沟臂丛阻滞就可满足肩关节手术要求,若切口延至腋窝或肩胛骨时可补充皮下局部麻醉药浸润或辅助静脉麻醉。肘部手术可采用肌间沟或腋路臂丛神经阻滞。局部麻醉药碱化后作肌间沟臂丛阻滞有利于药物扩散。

绝大多数下肢手术可在蛛网膜下腔阻滞、硬膜外阻滞或蛛网膜下腔-硬膜外联合阻滞下完成,也可采用神经阻滞或神经阻滞与全身麻醉联合应用的方法。与全麻相比,椎管内麻醉可以减少失血量、降低深静脉血栓和肺栓塞的发生率。单纯足部手术可采用踝关节处阻滞或坐骨神经阻滞。由于踝部深层结构几乎均为坐骨神经分支支配,因此采用坐骨神经阻滞可以满足踝关节手术麻醉和术后镇痛要求。

7. 显微骨科手术的麻醉　各种显微外科手术,包括断指再植、手指转位、游离肌肉和皮瓣移植、足趾移植及手再造术等日益推广,而且成功率不断提高。四肢显微手术的特点为手术时间长,要求手术野清晰和稳定,且要保持良好的末梢血供。为满足其需要,麻醉应注意以下几点:①麻醉平稳,镇痛完善,防止因疼痛而引起血管痉挛或手术野的移动;②预防和解除血管痉挛,有利于精确缝合以提高成功率;③麻醉时间能根据手术需要而延长;④术中循环稳定,防止低血压以提供良好的血液灌注,忌用血管收缩药;⑤术后能有持续的镇痛效果。

五、神经外科手术麻醉

(一) 术前评估与准备

神经外科手术患者麻醉前对病情的评估尤为重要,即使是急诊患者也应当尽量抽出时间了解患者全身情况及主要脏器功能,作出 ASA 评级。对 ASA Ⅲ、Ⅳ级患者,应严格掌握手术麻醉适应证并选择手术时机。完善专科检查,明确有无脑水肿、中线移位等。注意患者的意识、肢体运动功能、瞳孔对光反射等。对外伤患者要明确其受伤部位及对生理功能的影响,是否存在颅内压(ICP)急剧增高与脑疝危象。对呼吸困难严重缺氧者,尽快建立有效通气,确保气道通畅。对颅脑外伤伴有误吸的患者,首先清理呼吸道,气管内插管,充分吸氧后方可手术。低血压和心率增快者,应查明原因。闭合性颅脑外伤或脑瘤患者,一般极少出现低血压和快心率,一旦出现提示并存有其他并发症,如肝脾破裂、肾损伤、骨折、胸部挤压伤等,应及时输液、补充血容量。对长期颅内高压、频繁呕吐、不能进食、有脱水及电解质紊乱者,术前应尽量纠正,待病情稳定后再开颅手术。对脑损伤、高血压脑出血等蛛网膜下出血(SAH)等患者常因血小板释放活性物质促使脑血管痉挛,其危害程度取决于脑缺血累及的范围,应予及时纠正,否则易导致不可逆性全脑缺血损伤,严重者致残、昏迷甚至死亡。对长期服用抗癫痫药、利尿药、抗心律失常药的患者,不能轻易停药,以免发生意外。对颅内动脉瘤的患者,要尽可能维持血流动力学的稳定。

神经外科手术患者使用术前药应慎重,根据病情而定,以不抑制呼吸和不增加颅内压为基本原则。对已有颅内压增高的患者由于其对中枢神经抑制药特别敏感,因此一般不必使用。对已存在呼吸功能不全、呼吸道通畅无法保障以及原发病变位于呼吸中枢附近的患者,可不用或少用镇静药。术前烦躁、焦虑不合作的患者可适当加大镇静药的用量,但要密切观察是否会抑制呼吸。麻醉性镇痛药有抑制呼吸中枢而导致高碳酸血症和使脑血流、颅内压增加的危险,应避免用作术前药。抗胆碱药一般选择东莨菪碱。

麻醉期间除常规监测 BP、ECG、HR、SpO_2 外,对开颅手术患者,特别是颅内血管疾患患者,条件允许时应作动脉插管持续监测直接动脉压,并施行血气分析,监测 $P_{ET}CO_2$、CVP 和尿量,同时开放两条静脉通路。

(二)麻醉药物的选择

对神经外科手术患者选择麻醉药物,原则上应符合以下标准:①诱导迅速,半衰期短;②镇静镇痛作用强,无术中知晓;③临床剂量对呼吸抑制轻;④不影响脑血流及其对 CO_2 的反应;⑤无神经毒性;⑥不增加颅内压和脑代谢;⑦停药后苏醒迅速,无兴奋及术后精神症状。目前,尚未有某一种药物可以满足上述要求,因此需采用复合用药措施以扬长避短,同时需注意合理通气、安置体位和调控血压等。

1. 静脉麻醉药

(1)咪达唑仑:呈剂量依赖性降低脑血流和脑代谢。具有催眠、解痉挛、松弛肌肉及顺行性遗忘作用。

(2)硫喷妥钠:可使脑代谢及脑血流量降低至清醒值的 50%,也降低颅内压。目前仍是神经外科手术的常用麻醉诱导药。

(3)依托咪酯:依托咪酯具有脑保护作用,特别

适用于心功能不全的神经外科手术患者。因可能抑制肾上腺皮质功能,故不宜连续静脉输注。

(4)异丙酚:可降低脑血流和脑耗氧,为高亲脂性,代谢极快,再分布半衰期短,特别适用于神经外科手术的麻醉。

(5)氯胺酮:是静脉麻醉药物中唯一增加脑血流和脑代谢的药物。扩张脑血管,会引起颅内压的显著升高,所以不推荐用于神经外科手术患者的麻醉。

2. 吸入麻醉药　所有吸入全麻药对中枢的抑制均呈浓度依赖性下行性抑制,使脑血流量增加,颅内压升高。氟烷的扩张血管作用最强,七氟烷最弱。

(1)异氟烷:随吸入浓度增加,外周血管阻力降低,血压下降。具有脑保护作用。

(2)安氟烷:随着吸入浓度增加,血压下降,主要系心输出量降低所致。在神经外科手术的麻醉中,安氟烷不宜作为首选麻醉药。

(3)七氟烷:其诱导和苏醒均快,仍不失为神经外科手术较好的吸入全麻药。

(4)地氟烷:不引起异常的癫痫样改变和异常脑电活动。

3. 麻醉性镇痛药　目前对阿片类药物是否影响脑血流和颅内压的看法并不一致,但一般认为该类药物单独应用时对脑血流、脑代谢和颅内压影响不大。

4. 肌肉松弛药　神经外科手术全麻中应用肌松药有利于呼吸管理、颅内压控制、降低代谢和消除应激反应。一般认为肌肉松弛药对脑血流、脑代谢和颅内压影响轻微。但必须认识到如果使用不当可引起严重并发症。因此,必须严格掌握肌松药的适应证、应用原则及其可能发生的并发症。

(三)麻醉方法

1. 局部麻醉　在患者合作的前提下,单纯局麻适用于简单的颅外手术、脑室钻孔引流术等。麻醉期间需严密观察病情,监测各项生命体征,适当补液。

2. 全身麻醉

(1)麻醉的选择:对神经外科手术患者施行全麻,要求做到诱导迅速平稳、无呛咳或屏气、气管插管反应小,通气良好,术中脑松弛、出血少、术野安静,并全面监测;术毕清醒快,无麻醉药残留作用。目前常选用静吸复合全麻。麻醉诱导使用非去极化肌松剂和麻醉性镇痛药如芬太尼,过度换气后一般能顺利完成气管内插管。麻醉维持常采用吸入全麻加肌松药及麻醉性镇痛药。

(2)麻醉管理:麻醉期间应该注意在切开硬脑膜前要有适当的脑松弛,硬膜切开后可适当减少麻醉用药量。术中应间断给予非去极化肌松药,以防止患者躁动。术中采用合适的机械通气参数以保持 $P_{ET}CO_2$

在 35mmHg 左右。苏醒期不出现屏气或呛咳，控制恢复期的高血压，以减少颅内出血的可能。待患者自主呼吸完全恢复，吸空气后 SpO_2 不低于 95%，呼之睁眼，能点头示意后，方可送回病房或 PACU 或 ICU。

术中输液应达到血流动力学和脑灌注压稳定的目的，在维持正常血管内容量的前提下，形成一个恰当的高渗状态。临床上如果过分严格限制液体，会产生明显的低血容量，导致低血压和脑脊液减少，脑和其他器官面临缺血损害。当然，血容量过多会引起高血压和脑水肿。

（四）颅内高压的原因及治疗原则

健康成年人平卧时颅内压约为 5～15mmHg，持续超过该值上限即为颅内高压。颅内高压的典型症状是头痛、喷射性呕吐和视盘水肿。

1. 颅内高压的常见原因

（1）颅内因素：颅内占位性病变，包括颅内出血、血肿、肿瘤等；引起脑组织体积增大的因素，主要见于创伤、炎症、中毒以及脑组织缺血缺氧；以及多种原因引起的脑脊液循环障碍都会导致颅内压增高。

（2）颅外因素：动脉或静脉压持续升高，或胸腹内压持续升高，会引起颅内压的升高；头低位、缺氧、二氧化碳蓄积也可导致颅内压升高；某些扩张脑血管、增加脑血流的药物如氯胺酮也可增加颅内压。

2. 颅内高压的处理

（1）治疗原则：颅内高压的原因和发病机制各不相同，其治疗原则也各异。临床治疗时应根据具体情况合理选择。总的原则是：①注意掌握降低颅内压的最佳时机。②对急性颅内高压患者必须首先处理危及生命的病情，包括止血、保持呼吸道通畅、充分供氧、有效治疗休克、提升血压以维持脑灌注压，以及有效降低颅内高压。这些都是为下一步紧急手术做好准备。③对慢性颅内高压者主要是明确病因，针对原发病进行确诊和治疗，采取直接降低颅压的措施虽属重要，但不能替代原发病的手术治疗。

（2）降低颅内高压的途径：主要包括：①减少脑脊液的生成，主要用于各种原因引起的脑积水。其永久性治疗方法为去除病因或脑脊液分流术。②减少颅内血容量，通过过度通气可收缩脑血管以减少血容量，对脑外伤后的急性脑肿胀效果最好，是脑外伤后轻、中度颅内压增高的第一线治疗方法。③缩小脑体积，主要采用高渗性利尿药和肾上腺皮质激素等治疗脑水肿。④脑减压，施行手术切除肿瘤或清除血肿，主要用于颅内血肿或肿瘤等占位病变所致的颅内高压。

（3）药物性降低颅内高压：渗透性脱水药最为常用。当前应用最广的高渗性降低颅压药物首推甘露醇，临床常用其 20% 的溶液。其他尚有利尿药、肾上

腺皮质激素类药等应用。

（4）生理性降低颅内高压

1）过度通气：通过呼吸机施行过度通气，使 $PaCO_2$ 降低，可使脑血管收缩、脑血流量减少和脑血容量降低，从而降低颅内压。

2）高压氧疗法：高压氧可使脑血管收缩，脑血流和脑血液容积减少，从而使颅内压降低。过多或过久的高压氧治疗可引起氧中毒、支气管痉挛、肺泡损害，脑血流降低可加重脑缺血。

3）低温疗法：低温可降低代谢率，体温每降低 1℃，脑耗氧量降低 5%，同时脑血流量减少，脑容积缩小和颅内压下降。低温还降低脑细胞通透性，从而减轻脑水肿。

4）脑室外引流：多用于严重急性脑外伤，宜在伤后 72 小时以后进行，此时脑水肿开始消退，而脑脊液产量增多、脑脊液动力学障碍，脑室扩大，颅内压增高较早期更甚。

5）体位：采取头高足低位，可降低脑组织的静水压和脑灌注压，从而降低脑血流量，降低颅内压。

（五）常见神经外科手术麻醉

1. 颅脑创伤　颅脑创伤包括颅骨骨折、脑组织挫裂伤、硬膜外和硬膜下血肿、颅内血肿等。

（1）颅脑外伤患者的特点

1）患者多为饱胃，部分患者已发生呕吐、误吸，或麻醉导致反流、误吸。

2）对某些部位的损伤，可能会出现生命体征的不稳定，随时可能发生呼吸、心搏停止。这些部位主要包括：丘脑、脑干、边缘系统等。

3）多数患者伴有颅内高压和意识障碍，不能配合麻醉操作。

4）可能伴发其他系统器官的严重损伤。

（2）麻醉处理要点：原则上要保证脑灌注和氧合，降低颅内压和减轻脑水肿，以避免继发性脑损伤。主要包括：

1）早期急救主要是维持生命体征。对呼吸道不通畅者，应先解除呼吸道梗阻，保持呼吸道通畅。对颈椎骨折的患者，颈部不能过度后仰和前屈。

2）对深昏迷的患者可直接或仅在肌肉松弛药的辅助下进行气管插管；一般情况尚可者，可选择常规诱导气管插管全身麻醉。

3）术中根据情况应用脱水药和激素，以预防颅内压升高，减轻脑水肿。

4）对有反流、误吸发生的患者，要警惕肺部并发症的发生。

2. 垂体瘤

（1）麻醉前评估：术前应对患者的各器官、系统

状况进行充分评估。根据患者的精神状态、症状和血浆激素水平，估计患者对麻醉用药和手术的耐受力；生长激素腺瘤患者常有下颌突出、舌体肥大，可发生气管内插管困难，术前对插管难度进行评估，并做好困难插管的准备；不少垂体瘤患者术前合并糖代谢紊乱，术前应监测血糖变化。

（2）麻醉管理：一般都可在快速诱导下完成气管插管。术中无论是经额开颅，还是经蝶手术，均可能有各种液体流入口腔，故应选用带套囊的气管导管，咽部填塞也可防止血液流入胃内。手术结束后一定要待患者完全清醒后再考虑拔除气管导管，拔管指征为通气量接近术前水平，$P_{ET}CO_2 < 35mmHg$，$SpO_2 > 95\%$，肌力恢复，完全清醒，不存在呼吸道梗阻隐患，吞咽反射良好。同时，应做好重新插管和气管切开的急救准备。

3. 颅内动脉瘤 颅内动脉瘤是自发性蛛网膜下腔出血的主要原因，常以自发性蛛网膜下腔出血为首发症状。颅内动脉瘤多进行瘤体切除或夹闭术。

（1）术前准备：对术前精神高度紧张、焦虑不安的患者，为防止动脉瘤破裂出血，可适当应用镇静药，但应注意患者呼吸功能的改变。对颅内高压的患者应降低颅内压，解除脑血管痉挛。

（2）麻醉处理要点：麻醉处理的首要问题是防止麻醉诱导及手术过程中动脉瘤破裂，其次为预防脑血管痉挛和颅内压增高。

麻醉诱导力求平稳，严禁清醒插管，避免呛咳、屏气和呼吸道梗阻等可使颅内压增高的因素，以免导致命性的瘤体破裂或使本已破裂的瘤体出血加重。如果血压过高，应先控制在合理水平后再开始诱导，尽可能减少气管插管心血管应激反应。

麻醉维持一般采用静脉复合或静吸复合麻醉维持。麻醉中易出现血压波动的阶段有摆体位、切皮和开颅、检查并游离动脉瘤、缝皮和苏醒期，可采取适当措施控制血压。术中分离瘤体时常要进行控制性降压以便于手术操作。在液体管理上近年来主张脑动脉瘤手术患者，为防止脑血管痉挛，倾向于扩容，有助于脑灌注及逆转神经功能损伤；也有人主张在动脉瘤夹闭后，积极扩容。术中加强监测，防止脑缺血。

4. 颅后窝病变手术的麻醉

（1）术前评估：颅后窝与许多特殊结构紧密相连，该部位的病变会引起生命体征不稳定和意识障碍。如小脑肿瘤容易累及第三脑室和中脑，阻塞脑脊液通路而导致脑积水和颅内压升高。舌咽迷走神经周围肿瘤可能破坏呕吐反射，增加误吸危险。邻近呼吸循环中枢，引起呼吸中枢功能不全及呼吸肌收缩乏力，出现通气量减少，咳嗽反射减弱，患者对麻醉药的

敏感性增加，易发生呼吸停止或通气不足，术后可出现阻塞性局灶性肺不张、PaO_2降低、$PaCO_2$升高等呼吸功能不全征象。引起循环功能障碍，血压波动，心率和心律变化。脑干网状结构受损，出现神志障碍，术后清醒缓慢或持续昏迷。运动传导通路受阻，骨骼肌运动障碍，对肌松药的敏感性改变。枕骨大孔区病变，因牵拉脑干和脊髓患者可出现强迫头位和颈部活动受限，增加气管插管的难度。

术前访视患者时，要特别注意发病以来的循环和呼吸功能方面的表现，应检查血气及肺功能；同时要检查颈椎活动度；还需了解病变的位置、大小及脑干压迫程度等。

（2）麻醉处理要点

1）麻醉诱导力求平稳，避免呛咳、屏气等增加颅内压的因素。气管插管时应避免用暴力托起枕部及使头过度后仰，否则有延髓过度受压的危险。

2）麻醉维持多采用静吸复合麻醉，吸入麻醉药特别是异氟烷，麻醉效能好、便于调控，又可以降低脑代谢率，具有脑保护作用，但应避免吸入浓度过高，否则易引起脑血管扩张、脑血流量增加，颅内压升高，应适当控制吸入浓度。

3）常用体位有坐位、俯卧位或侧卧位。在我国多采用侧卧手术体位。坐位对颅后窝双侧病变手术有其突出优越性，有利于暴露术野，出血少，不易损伤脑干，但给麻醉管理及监测带来困难，容易引起气管导管滑出，也会增加空气栓塞的可能性。

4）在颅后窝手术过程中，手术医生常要求保留患者的自主呼吸，以便在分离肿瘤和脑干粘连时，及早判断手术操作是否涉及呼吸中枢，避免造成不可逆性损伤。在麻醉平稳的状态下，术中突发呼吸变化，可能与手术相关，应及时通知手术医生，暂停操作，以免造成脑干不可逆性损害。

5）在排除缺氧、CO_2蓄积、体温升高及血容量不足等因素的情况下，如果出现心率和心律的变化，多是由于牵拉脑干引起，如果停止牵拉即可复原，一般不需要使用抗心律失常药。

6）颅后窝特别是中线占位病变，很快出现脱水状态，故诱导前应适量补充平衡盐液、胶体液或代血浆等以保证血容量充足。输液应首选平衡盐液，按$10ml/(kg \cdot h)$的速率输入，维持尿量$2ml/(kg \cdot h)$的安全水平。

7）术后要保持头位相对固定，不过分转动，特别是术前脑干被肿瘤挤压移位者，术后短期内应保持头位与术中相同。在搬动患者时应避免剧烈活动头颈部，否则有导致脑干移位而出现呼吸骤停的风险。

（闻庆平）

第 二 篇

神经系统手术

第 三 章

颅脑应用解剖

第一节 颅骨外软组织

（一）颅顶盖的软组织

颅顶盖的软组织由外向内,共分皮肤、皮下组织、帽状腱膜、腱膜下层（疏松组织层）和颅骨骨膜 5 层〔图 3-1〕。皮肤、皮下组织和帽状腱膜三层紧密相连,不能分开,合称头皮。皮下组织层纤维致密,有海绵样小房分隔,在发生感染时很局限,在此层内有大量浅血管和神经,血运丰富,抗感染力强,有利于伤口愈合。皮下组织的纤维组织又和血管壁相连,因此,头皮开放性损伤时,血管壁不易回缩,往往造成大量出血。帽状腱膜是一层比较坚韧的膜,它前连额肌,后连枕肌,缝合时能经受较大的张力,是头皮必须缝合的一层。腱膜下层是一层疏松的结缔组织,该层的感染或血肿很易扩散,如头发被强力牵拉,头皮可从此层剥脱。颅骨骨膜与骨面疏松相贴,但在颅缝处紧密相连,因此颅骨骨膜下血肿或感染常局限于某一颅骨

范围内。

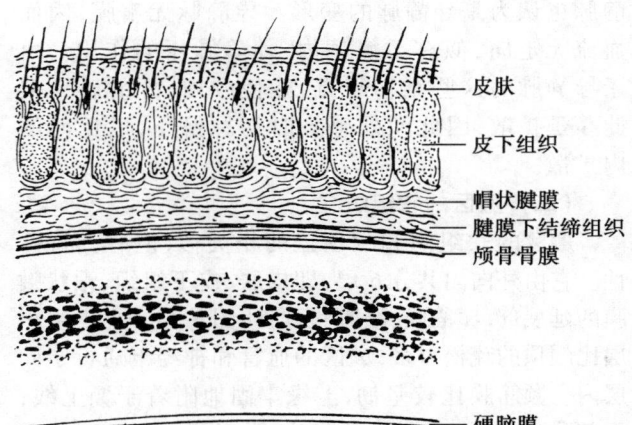

图 3-1 颅顶盖软组织纵切图

（右侧标注，从上到下：皮肤、皮下组织、帽状腱膜、腱膜下结缔组织、颅骨骨膜、硬脑膜）

颅顶的血管和神经〔图 3-2〕是由颅的前、后面和两侧面走向颅顶的。眶上缘内侧有眼动脉和眼神经的分支（额动脉和额神经,眶上动脉和眶上神经）;耳

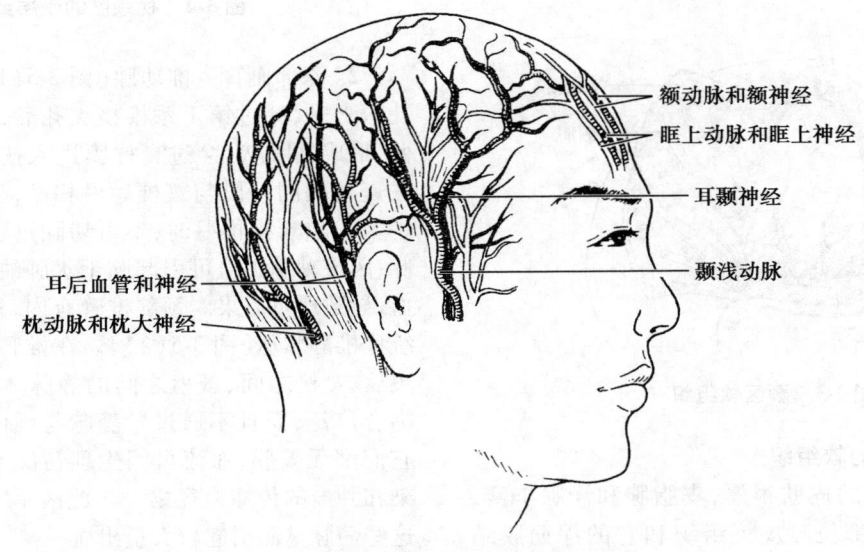

图 3-2 颅顶盖的血管和神经

（标注：额动脉和额神经、眶上动脉和眶上神经、耳颞神经、颞浅动脉、耳后血管和神经、枕动脉和枕大神经）

2

屏前方有颞浅动脉和耳颞神经；耳廓后面有耳后动脉和神经；乳突和枕外隆凸连线的中点有枕动脉和枕大神经。因为这些血管和神经是由颅下部走向颅顶的，所以在做皮瓣时，应根据血管和神经走向的特点，将皮瓣的基底部设在下方，避免切断神经和血管。颞浅动脉和枕动脉常可与颅内动脉如大脑中动脉皮质分支吻合以改善颅内血液供应，在设计皮瓣时应注意其解剖位置。临床上还把上述神经的浅出点作为阻滞麻醉部位。

颅骨外的静脉和动脉伴行，它的显著特点是借导静脉穿过一些孔（如顶骨、枕骨和颞骨的乳突部有导静脉孔）和颅内的脑膜静脉窦广泛交通，额部的浅静脉可经眼上静脉与脑膜静脉窦交通，故眼上静脉也认为是导静脉的变形。导静脉无瓣膜，因而血流无定向，似有平衡颅内、外静脉压的作用。由于导静脉的这些结构特点，能使颅内、外的感染彼此蔓延扩散，因此颅外感染时切忌挤压，以免向颅内扩散。

（二）颞区的软组织

颞区的软组织和颅顶盖的相类似，但有其特殊性。它由外向内共分6层，即皮肤、皮下组织、帽状腱膜的延展部、颞筋膜、颞肌和骨膜〔图3-3〕。皮下组织层比颅顶的疏松得多，颞区的血管和神经干通行于此层内。颞筋膜比较坚韧，上缘牢固地附着于颞上线，下部分为两层，中夹少量脂肪，附于颧弓上。颞肌比较肥厚，供应的血管（颞浅动脉分支）也较丰富，术中需注意止血。由于颞区这两层结构特点，在颞肌下减压后，其深部的脑组织可受到肥厚的软组织保护，不需要修补颅骨。正常情况下，这两层也起着保护颞骨（较薄）及其内面脑组织的作用。

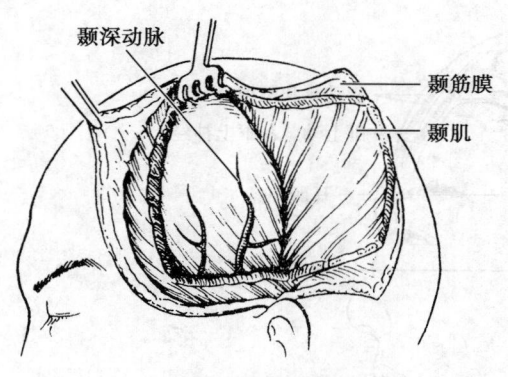

图3-3　颞区软组织

（三）枕颈区的软组织

枕颈区软组织的皮肤很厚，皮脂腺和汗腺丰富，常是痈、疖的好发部位。皮下组织和它的深筋膜结

合，向上附于上项线，向内附于项韧带。肌层肥厚，手术分离肌层时，可与其深面的颅骨骨膜一同剥离，以减少出血。项韧带是结实的纤维带，伸张于枕外隆凸、枕骨嵴和颈椎棘突间，分隔项部两侧的肌肉。所谓沿正中线切口，即沿此韧带深切〔图3-5（1）〕。

1. 浅表神经和血管　枕动脉和枕大神经并行，约在乳突和枕外隆凸连线的中点由深部穿至浅部〔图3-4〕。采用枕颈区开颅，切开皮瓣时常伤及枕动脉，应注意止血。如计划利用该动脉与颅内动脉吻合，则事先应予保护。如将皮瓣外翻至乳突部，可撕断该部导静脉而出血，此时应注意止血。

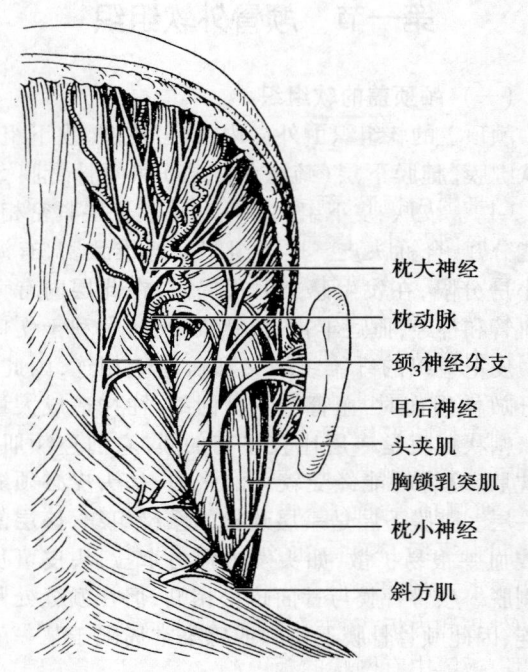

图3-4　枕颈区的浅层结构

2. 深部血管　椎动脉〔图3-5（1）〕由颈椎$_{6-1}$横突孔中上升，穿过第1颈椎横突孔后，呈直角转向后内侧，形成虹吸状，穿过寰枕膜进入枕骨大孔。椎动脉在寰枕间的一段与寰椎后弓相贴，且距正中线很近，手术切除寰椎椎弓时，不可切除过多，以免损伤椎动脉；因该动脉出血可引起脑干水肿缺血或第四脑室淤血，导致严重后果。颈部椎管有内、外丰富的静脉网，统称椎静脉丛〔图3-5（2）〕。在椎管外的静脉丛有乳突后、寰枕之间、寰枢之间的静脉丛。这些静脉丛间吻合广泛，而且不通过导静脉与颅内的静脉窦交通。它们都无瓣膜，血流可因生理情况不同而改变，是感染和肿瘤的传播途径之一。此区手术时，也会因损伤这些静脉丛而引起较大量出血。

图3-3标注：颞深动脉、颞筋膜、颞肌

图3-4标注：枕大神经、枕动脉、颈$_3$神经分支、耳后神经、头夹肌、胸锁乳突肌、枕小神经、斜方肌

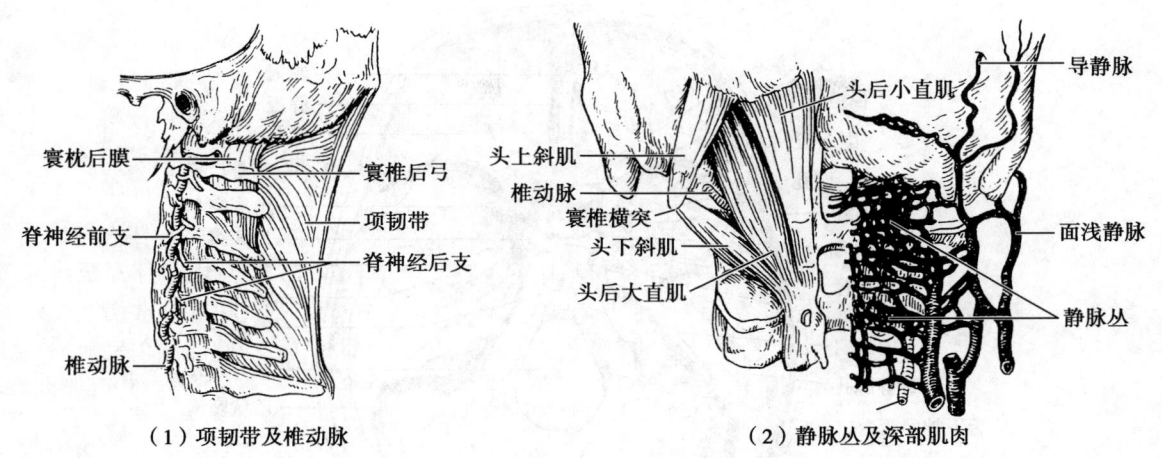

（1）项韧带及椎动脉　　　　（2）静脉丛及深部肌肉

图3-5　枕颈区的深层结构

左图标注：寰枕后膜、寰椎后弓、项韧带、脊神经前支、脊神经后支、椎动脉

右图标注：头后小直肌、头上斜肌、椎动脉、寰椎横突、头下斜肌、头后大直肌、导静脉、面浅静脉、静脉丛

第二节　颅　骨

颅骨围成颅腔，犹如一骨性盒子，略有弹性。年幼时因囟门及骨缝尚未愈合，故其容积可稍变动。15岁以后，骨缝逐渐愈合，其容积就已固定，所以有颅内占位病变时，在幼年头颅可因之增大，但在成年虽有颅内压力增高，头颅却并不显著增大。

颅骨分颅盖和颅底两部分：

颅盖似圆形屋顶，由前向后为额骨、顶骨、枕骨，两侧有蝶骨和颞骨。额骨和两侧顶骨相接的缝叫冠状缝，两侧顶骨间的缝叫矢状缝，两顶骨和枕骨骨间的缝叫人字缝。额骨、顶骨、颞骨和蝶骨大翼的会合点叫翼点。颅盖较坚固，由三层构成，即由密质骨构成的外板和内板，和夹在这两层之间由松质骨构成的板障。板障中有网状的板障静脉分布，并借导静脉与颅内静脉窦和颅外的静脉互相沟通。这种导静脉常见于乳突部、枕骨及顶骨。颅骨骨折时，板障静脉是出血来源〔图3-6〕。

颅底内面起伏不平，分前、中、后三个颅窝〔图3-7〕。颅底结构比较复杂，骨质厚薄不一，除枕骨大孔外，有许多小孔，脑神经及血管经此通过。颅底硬脑膜与颅骨紧贴，故当颅底骨折时，常同时撕裂硬脑膜，甚至使蛛网膜破裂，引起脑脊液漏。颅底骨折线常具有一定的位置与方向。不管颅骨在什么方向受暴力冲击，力量总是沿着骨性支柱向颅底传递，从而引起颅底某些薄弱处（如筛板、眶板、蝶骨体、颞骨椎体以及枕骨中部等处）骨折，可能伤及脑神经穿过的颅底部位而出现相应的脑神经损伤症状和体征。颅底高低不平，故当颅脑损伤时，脑部可在颅底滑动和冲击，有引起脑底（特别是额、颞叶前部）挫伤的可能。额窦、筛窦、蝶窦和中耳、内耳及乳突气房均与颅底直接相邻，颅底骨折涉及这些部位时，可形成内开放性骨折，并可引起气颅症。

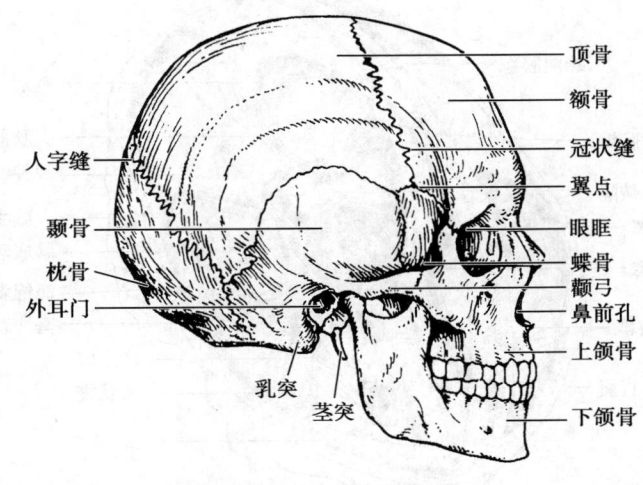

标注：顶骨、额骨、冠状缝、翼点、眼眶、蝶骨、颧弓、鼻前孔、上颌骨、下颌骨、人字缝、颞骨、枕骨、外耳门、乳突、茎突

图3-6　颅骨侧面观

2

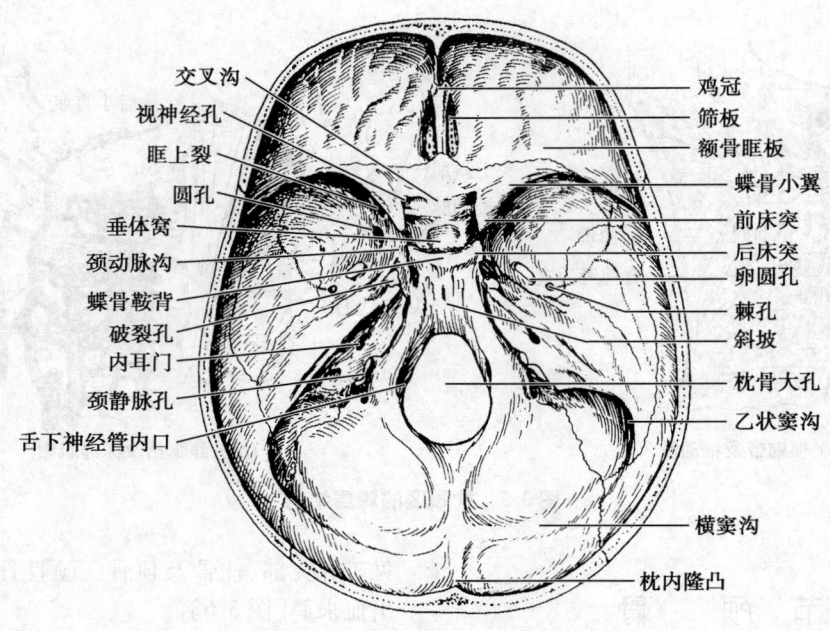

交叉沟
视神经孔
眶上裂
圆孔
垂体窝
颈动脉沟
蝶骨鞍背
破裂孔
内耳门
颈静脉孔
舌下神经管内口

鸡冠
筛板
额骨眶板
蝶骨小翼
前床突
后床突
卵圆孔
棘孔
斜坡
枕骨大孔
乙状窦沟
横窦沟
枕内隆凸

图 3-7 颅底内面观

第三节 脑和脊髓

脑位于颅腔内,分大脑、小脑、间脑及脑干。与脑连续的脊髓位于椎管中。在脑和脊髓的外面都有三层被膜包裹。

(一) 脑膜

1. 硬脑膜 硬脑膜由坚韧的结缔组织构成,有保护脑组织和防止感染内侵的作用。硬脑膜内层在正中矢状面上向内折叠伸入两大脑半球之间成为大脑镰,在其附着缘内有上矢状窦纵行。折叠伸入大、小脑之间的硬脑膜内层形成小脑幕,幕的前缘游离,称小脑幕切迹。它和鞍膈围成一卵圆形洞(小脑幕孔),

中脑经此通过。幕的后缘附着处有横窦通行。硬脑膜在颅顶部与颅骨疏松相贴,外伤时容易形成硬膜外血肿〔图 3-8〕。

2. 蛛网膜 蛛网膜在硬脑膜之内。它与硬脑膜之间的潜在性间隙称为硬膜下腔。它与深部软脑膜间的空隙称为蛛网膜下腔,该腔扩大的部分称为脑池,如小脑延髓池(枕骨大孔池)等,脑脊液循环于此腔中,脑血管主干也在腔中通行。在上矢状窦旁有许多蛛网膜粒突入窦中〔图 3-9〕。

3. 软脑膜 软脑膜很薄,随脑的沟回起伏。软脑膜与脑组织不能分开,肉眼不能分辨。脊髓外面也有相应的 3 层膜,但结构较简单。在脊髓两侧前、后根之间的软脊膜形成腱索状的韧带,称齿状韧带,将脊髓

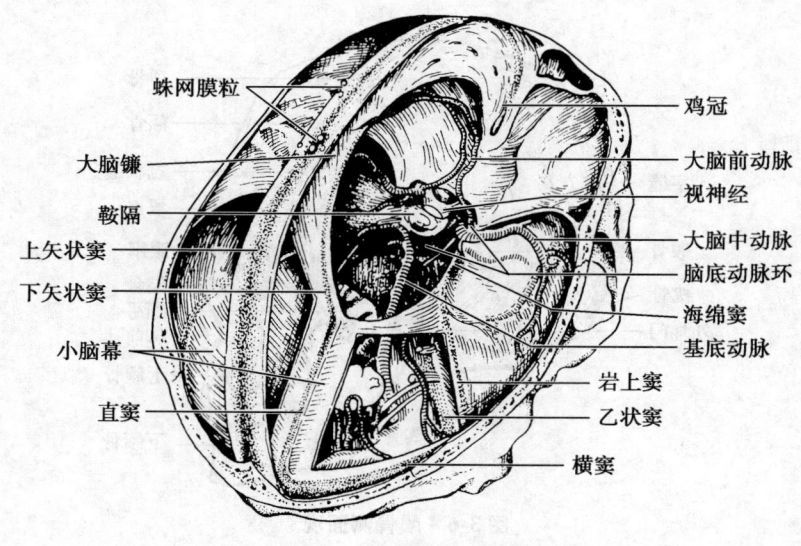

蛛网膜粒
大脑镰
鞍隔
上矢状窦
下矢状窦
小脑幕
直窦

鸡冠
大脑前动脉
视神经
大脑中动脉
脑底动脉环
海绵窦
基底动脉
岩上窦
乙状窦
横窦

图 3-8 硬脑膜及静脉窦

2

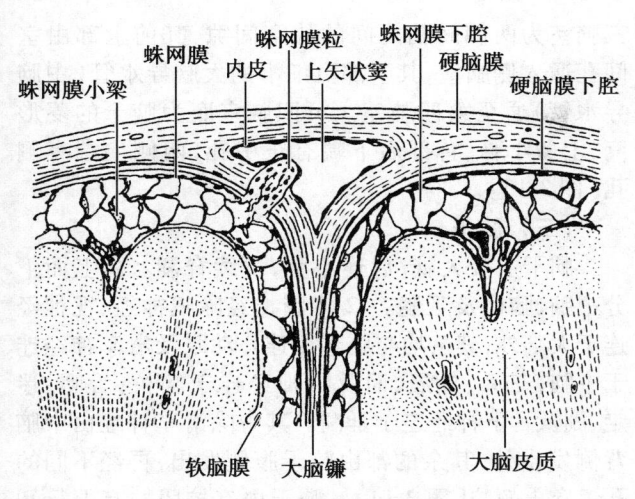

蛛网膜小梁　蛛网膜　内皮　上矢状窦　蛛网膜下腔　硬脑膜　硬脑膜下腔　蛛网膜粒　硬脑膜

软脑膜　大脑镰　大脑皮质

图 3-9　上矢状窦的额面切面

连于硬脊膜上。

（二）大脑

大脑有左、右两半球，上部有大脑镰分开，中部有胼胝体将左、右两半球连接在一起，下部连接脑干。

大脑半球借外侧裂、中央沟、顶枕裂、枕前切迹等分为额叶、顶叶、颞叶及枕叶。在额、顶、颞叶之间深部还藏有岛叶。额叶又分为中央前回、额上回、额中回和额下回；顶叶又分为中央后回、顶上小叶和顶下小叶，顶下小叶再分为缘上回与角回；枕叶又分为楔回及舌回；颞叶又分为颞上回、颞中回和颞下回等〔图3-10〕。

上述各脑回的结构都不尽相同，但又是互相联系的，这就是大脑皮质的"功能定位"。据生理学研究和临床观察表明：中央前回为运动区，管理身体对侧的骨骼肌运动。中央后回为感觉区，管理身体对侧的皮肤感觉和本体感觉。枕叶内侧面、距状裂上、下的皮质为视觉中枢。颞上回和颞横回为听觉中枢。颞上回的后部为听觉言语中枢。角回是视觉言语中枢。优势半球的额下回后部为运动性言语中枢。这些中枢如有一处受损，就会出现相应的功能障碍。例如运动性言语中枢受损，即丧失说话能力，称为运动性失语〔图3-11〕。

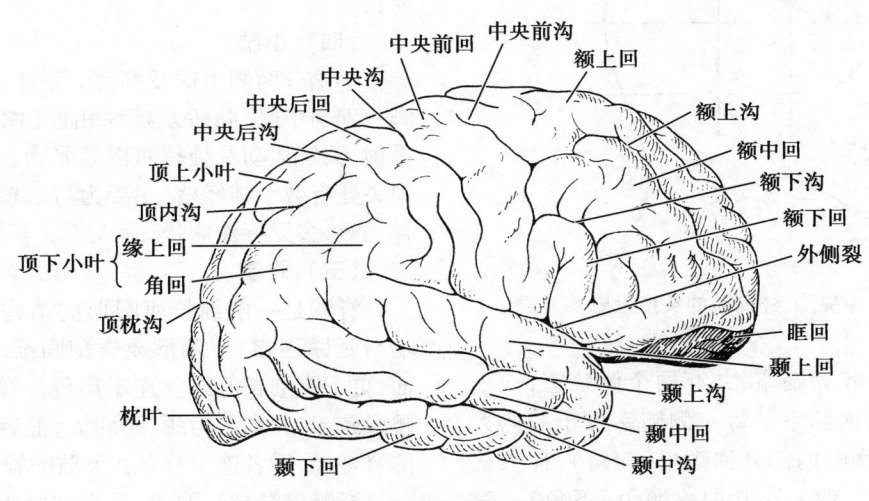

中央前回　中央前沟　额上回
中央沟
中央后回　额上沟
中央后沟　额中回
顶上小叶　额下沟
顶内沟　额下回
顶下小叶｛缘上回　外侧裂
　角回　眶回
顶枕沟　颞上回
颞上沟
枕叶　颞中回
颞下回　颞中沟

图 3-10　大脑半球的背外侧面

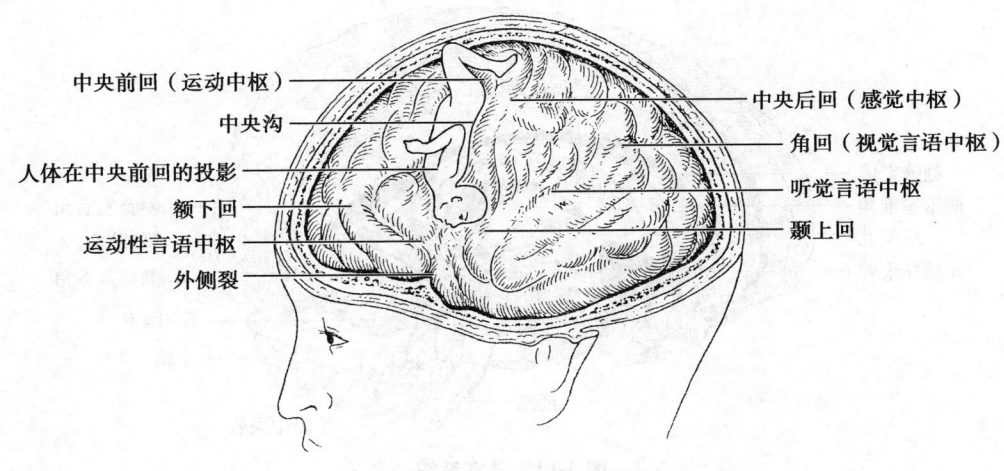

中央前回（运动中枢）　中央后回（感觉中枢）
中央沟　角回（视觉言语中枢）
人体在中央前回的投影　听觉言语中枢
额下回　颞上回
运动性言语中枢
外侧裂

图 3-11　大脑各中枢部位

2

当脑部手术时,术者必须很好地了解各个脑叶、脑沟、脑回与其他颅内容物的局部定位,以及它们在颅骨或头皮上的投影,这样才能使手术切口与入路选择得准确而合理。头皮投影的方法是:先作连接眉间至枕外隆凸间的正中矢状线,然后作通过眶下缘与耳孔上缘的连线(AB),再作经眶上缘与 AB 线平行的线(CD)。另绘 3 条与上两线垂直的线,前垂直线(EF)通过颧弓中点,中垂直线(HI)通过下颌关节的中点,后垂直线(JK)通过乳突基部的最后点。WK 线(W 点为 CD 线与 EF 线的交点,K 点为 JK 线与正中矢状线的交点)是中央沟的投影线,WP 线(为 KWD 角的平分线)的前段是外侧裂投影线〔图3-12〕。

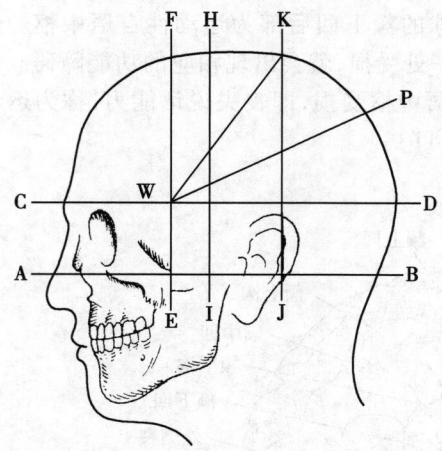

图 3-12　中央沟、外侧裂的头皮投影

脑实质内的空腔为脑室,共有两个侧脑室,一个第三脑室及一个第四脑室。每一侧脑室位于一侧大脑半球内,其伸入额叶的部分称额角(前角),伸入枕叶的称枕角(后角),伸入颞叶的称颞角(下角)。第

三脑室为两侧间脑之间的狭窄间隙,其前上部由室间孔通入侧脑室,其下部由细窄的大脑导水管(中脑导水管)通至第四脑室。第四脑室底为脑干的菱形窝,上覆小脑,背部后下端有正中孔,两侧尖端有侧孔〔图3-13〕。

（三）脑干

脑干上接大脑,后连小脑,下续脊髓。由上而下分中脑、脑桥及延髓。12 对脑神经除嗅神经、视神经连于大脑外,其余均与脑干相连。动眼及滑车神经连于中脑;三叉、外展、面及听神经连于脑桥;舌咽、迷走、副及舌下神经连于延髓。其中除滑车神经由中脑背侧发出外,其余的都由脑干腹侧发出,再经不同的孔道穿出颅腔〔图3-14〕。脑干内有核团并有上行和下行的神经传导束及网状结构。它们的位置大体是:脑神经核在背侧;感觉传导束位于中间,运动传导束居腹侧;余下的区域为网状结构。脑干网状结构内有重要的生理活动中枢,如呼吸中枢、心血管运动中枢等,因此轻微的损伤也容易引起脑干水肿,甚至导致死亡。

（四）小脑

小脑分两侧半球及蚓部。借小脑上脚、中脚及下脚分别与中脑、脑桥及延髓相连〔图3-15〕,管理身体平衡、共济运动及维持肌肉紧张力。小脑的深部靠近中央处有数个神经核(主要为齿状核),如病变未影响神经核,多无特殊症状。

（五）脊髓

脊髓是一条细长而圆形的结构,位于椎管内,上端与延髓连接,下端形成脊髓圆锥,止于第 2 腰椎平面,更下有细长的终丝连于尾骨。脊髓粗细不一,颈、腰段较粗,分别名为颈、腰膨大,前者连于分布在上肢的脊神经,后者连于分布在下肢的脊神经。

脊髓借脊神经的前、后根和脊神经相连。后根为

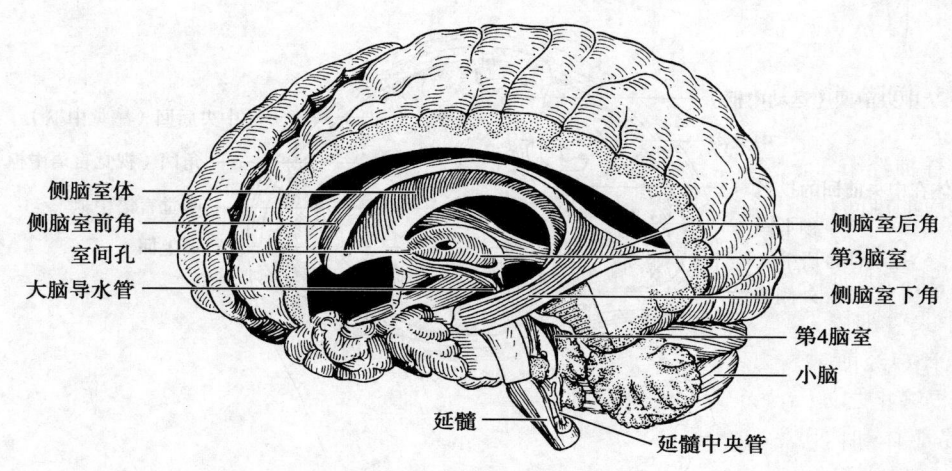

图 3-13　脑室系统

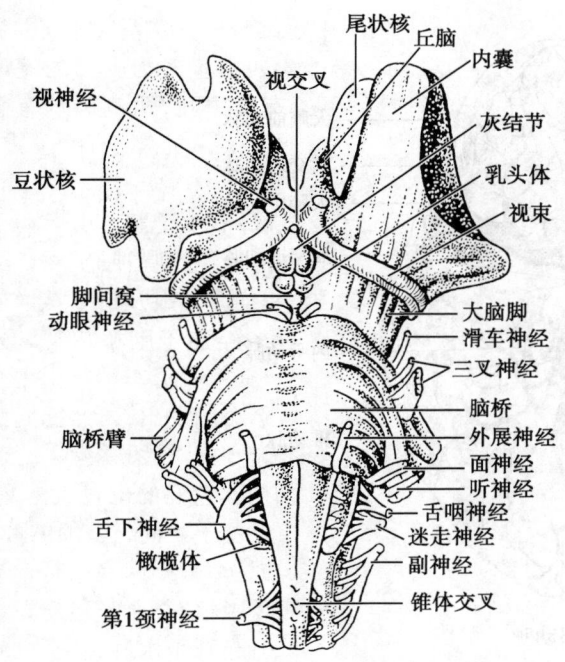

图 3-14　间脑、脑干的腹面观

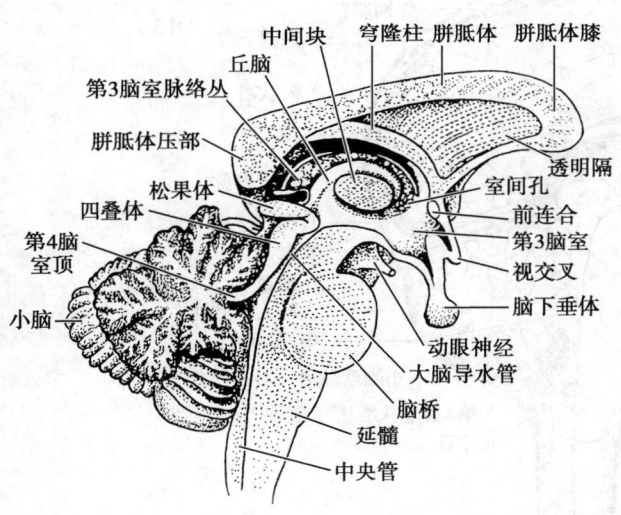

图 3-15　间脑、脑干及小脑的纵切面

感觉性,其上有脊神经节,前根为运动性。脊神经共31对,大多由相应的椎间孔穿出,分布于周围器官,具有节段性。

　　脊髓内部结构的排列有一定的规律性:灰质集中在纵贯脊髓的中央管周围,它的横断面呈 H 形,腹侧部分为前角,是脊神经前根发出的地方;背侧部为后角,是脊神经后根终止之处。此外,还有侧角,仅见于胸腰段。灰质是躯体和内脏活动的最低级中枢。白质围在灰质之外,其中通过脊髓的感觉性和运动性传导束。

第四节　脑血液循环

(一) 硬脑膜的血运

　　动脉主要来自上颌动脉的脑膜中动脉,经颅中窝棘孔进入颅腔,分前、中、后支。其主干最初在硬脑膜中动脉沟内行走,继则穿入硬脑膜两层之间并分成前后两支,分布于大部硬脑膜表面。如骨折线横过此骨沟,或撕裂此血管壁,即可能发生硬膜外血肿。硬脑膜的静脉与动脉伴行,回流到颅内静脉窦,最后经颈内静脉回到心脏。

(二) 大脑的血运

　　脑血液循环的特点是动、静脉不伴行;静脉壁较薄,无瓣膜,血管舒缩功能较差。

　　1. 动脉　主要来自两侧颈内动脉及两侧椎动脉合成的基底动脉,在基底部其分支彼此互相吻合,形成脑底动脉环(Willis 环)。

　　颈内动脉的主要分支有大脑前动脉、大脑中动脉、后交通动脉、脉络膜前动脉和眼动脉。

　　椎动脉和基底动脉的分支:椎动脉分出小脑后下动脉;于脑桥下缘合成基底动脉,分出小脑前下动脉、内听动脉、脑桥动脉及小脑上动脉;平脑桥上缘基底动脉分成左右大脑后动脉。

　　大脑半球和间脑由脑底动脉环和大脑前、中、后三动脉的分支所供应。其分支有两类:

　　(1) 中央支:由动脉环及三个大脑动脉的近段发出,如纹状体动脉,脉络膜前、后动脉等,供应间脑、纹状体和内囊。

　　(2) 皮质支:即大脑前、中、后动脉的浅部分支。这些分支小动脉为终动脉,互相吻合,但代偿往往不足,栓塞时所对应的脑组织易发生缺血坏死。这些皮质支的主干血管如角回动脉、颞后动脉、顶后动脉及额顶升支等,可以与皮质血管吻合,以改善其皮质供应区的血液供应〔图 3-16〕。

　　2. 静脉　分为深组静脉和浅组静脉两个系统。

　　(1) 深组静脉:从侧脑室内的脉络丛静脉及丘脑纹状体静脉到大脑内静脉,再到大脑大静脉,再到直窦〔图 3-17〕。

　　(2) 浅组静脉:皮质及皮质下静脉多在脑回沟内,呈直角穿过软脑膜及蛛网膜注入静脉窦内〔图 3-18〕。当颅脑损伤而脑组织随暴力方向移动时,常常撕裂这些静脉,引起硬脑膜下血肿。

(三) 脑干及小脑的血运

　　脑干及小脑的血液主要靠基底动脉的分支供应,基底动脉并向脊髓分出脊髓前动脉〔图 3-19〕。

2

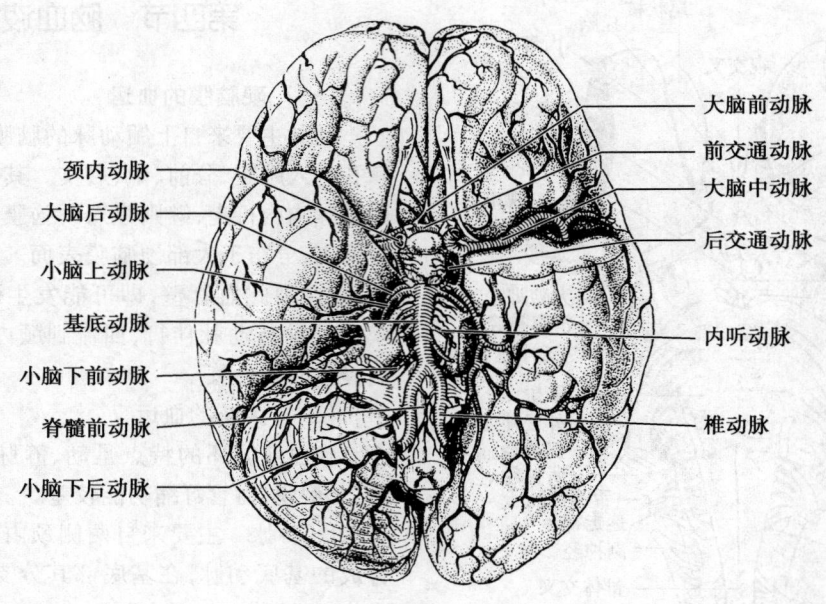

颈内动脉

大脑后动脉

小脑上动脉

基底动脉

小脑下前动脉

脊髓前动脉

小脑下后动脉

大脑前动脉

前交通动脉

大脑中动脉

后交通动脉

内听动脉

椎动脉

图 3-16　脑底部动脉

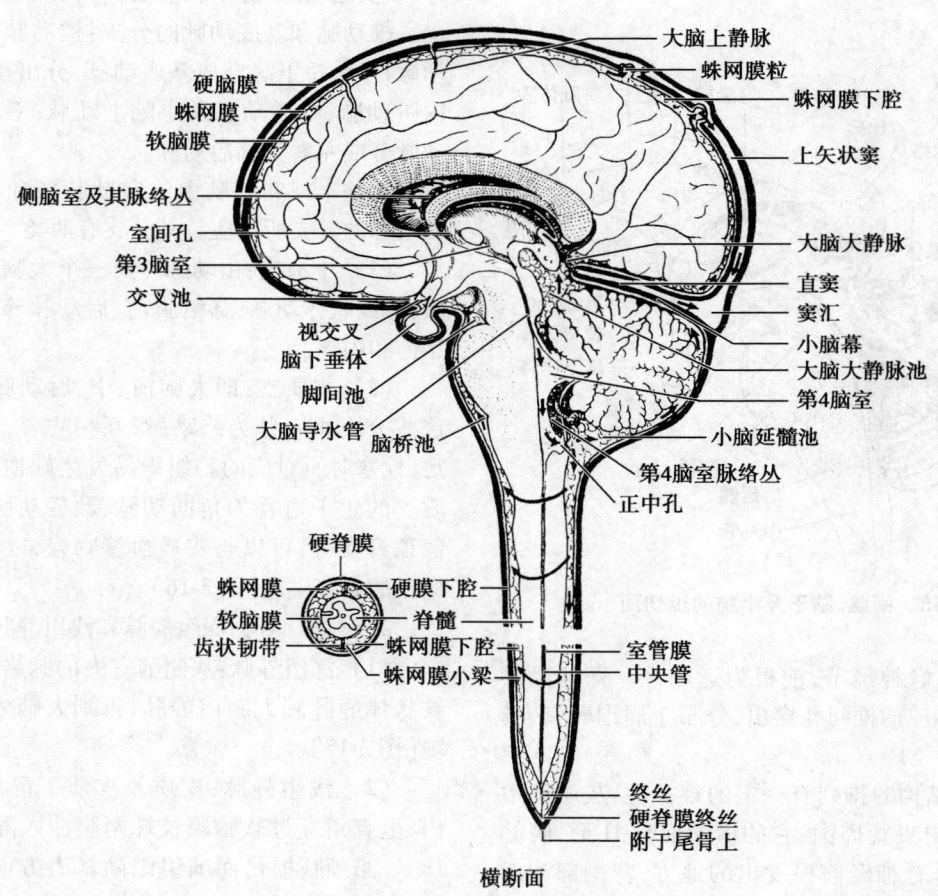

硬脑膜

蛛网膜

软脑膜

侧脑室及其脉络丛

室间孔

第3脑室

交叉池

视交叉

脑下垂体

脚间池

大脑导水管

脑桥池

硬脊膜

蛛网膜

软脑膜

齿状韧带

大脑上静脉

蛛网膜粒

蛛网膜下腔

上矢状窦

大脑大静脉

直窦

窦汇

小脑幕

大脑大静脉池

第4脑室

小脑延髓池

第4脑室脉络丛

正中孔

硬膜下腔

脊髓

蛛网膜下腔

蛛网膜小梁

室管膜

中央管

终丝

硬脊膜终丝

附于尾骨上

横断面

图 3-17　脑膜、脑室及蛛网膜下腔（箭头示脑脊液流动方向）

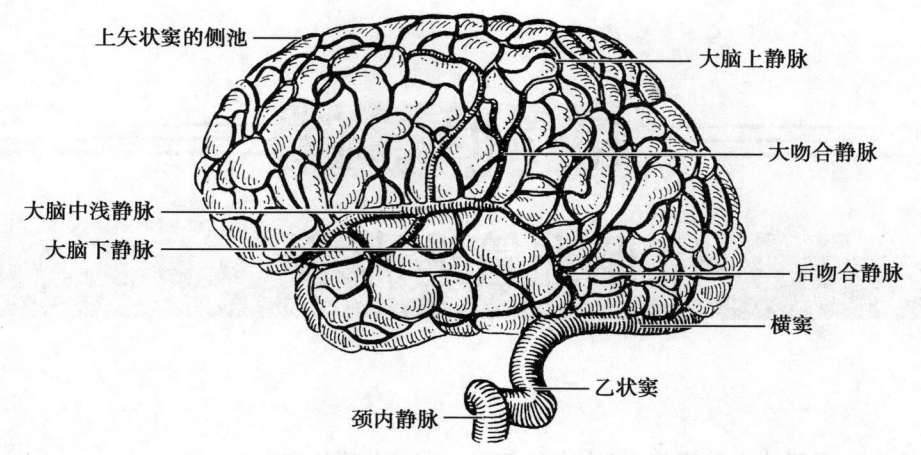

图 3-18 大脑半球背外侧的静脉

上矢状窦的侧池
大脑上静脉
大吻合静脉
大脑中浅静脉
大脑下静脉
后吻合静脉
横窦
乙状窦
颈内静脉

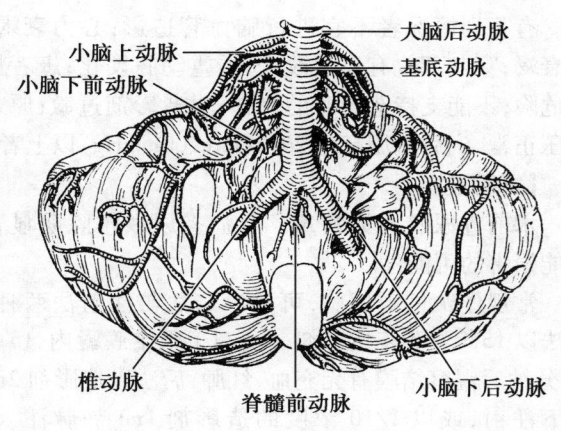

大脑后动脉
小脑上动脉
基底动脉
小脑下前动脉
椎动脉
脊髓前动脉
小脑下后动脉

图 3-19 小脑的动脉

第五节　脑脊液循环

脑脊液由侧脑室及第三、第四脑室的脉络丛产生。脑脊液循环先由侧脑室经室间孔至第三脑室，再经大脑导水管至第四脑室，然后由该室的正中孔及两侧孔流入蛛网膜下腔。在此腔内主要随动脉干流动，经小脑延髓池流至脑底的脑桥池、脚间池、交叉池等，再沿脑底动脉环的主要分支流向大脑、小脑、中脑的背面。一部分脑脊液沿脊髓蛛网膜下腔流向腰池。最后，脑脊液经蛛网膜粒渗透至上矢状窦，经颈内静脉返回血液循环〔图 3-17〕。

脑脊液循环非常缓慢，主要靠血管搏动、颅内压力、呼吸运动、肌肉运动与位置变换来推动。在不同部位阻塞脑脊液的循环可造成阻塞部位以上的脑内积水。炎症后蛛网膜粘连、颅内肿瘤等都可以造成此种情形。先天发育不正常也可发生脑积水。

蛛网膜下腔具有一定空间，为一缓冲地带。其中的脑脊液多少及血管扩张与收缩等，可使颅内空间稍有变化，但这种缓冲作用非常有限，遇有脑水肿或占位病变时，颅内压就会增高。根据压力增高的多少、时间的长短及病变部位的不同，可以产生一系列症状与体征，即所谓颅内占位性病变或颅内压增高的症状。

（徐英辉　刘荣耀）

第 四 章

脑血管造影术

脑血管造影较常应用于脑血管疾病、颅内占位病变及颅脑损伤疑有颅内出血的病例,方法简便,比较安全,颅内高压患者亦可施行,造影后不必立即开颅,故无开颅设备时亦可做此检查。

脑血管造影主要依据血管的移位、形态异常、充盈改变和出现病理循环等作出诊断。不同进路的脑血管造影可显示不同部位的血管。

经颈动脉造影:显示同侧大脑半球、鞍旁、鞍上和眼动脉供应区的血管。

经椎动脉造影:显示颅后窝及高位颈髓的血管。

经肱动脉和锁骨下动脉造影:右侧锁骨下动脉与颈动脉都开口于无名动脉,这种造影除显示锁骨下动脉的分支椎动脉外,尚可显示同侧颈动脉。左侧则因颈动脉和锁骨下动脉分别开口于主动脉弓,故只能显示椎动脉。

经股动脉插入导管作选择性脑血管造影为一种进展,其优点是造影部位可以任意选择,方法安全可靠,但需在 DSA 机下进行。

上矢状窦造影:钻颅孔后直接把碘水注入该窦,检查有无梗阻或狭窄。临床使用较少。

【适应证】

1. 颅内血管性疾病,包括动脉瘤、血管畸形、各种原因的血管闭塞或狭窄、大动脉炎等,脑血管造影是唯一有效的诊断方法。

2. 颅内占位性病变,对大脑半球较表浅的肿瘤诊断率很高,脑桥小脑角的肿瘤阳性率也较高。但对脑室内和中线部位的肿瘤则诊断率很低,不宜首先选用。由于脑血管造影同时显示肿瘤的供应血管及病理循环,供血丰富的肿瘤(如脑膜瘤、多形胶母细胞瘤等)虽然CT已经证实病灶部位,还可再做脑血管造影,以便做好止血准备,或术前进行供应血管人工栓塞。

3. 颅脑损伤时,可用以诊断有无血肿及积液。术后疑有血肿复发、积液或考虑有迟发性颅内血肿时,亦可考虑造影检查。但对重伤员(如已有脑疝)则不宜做此项检查。

【禁忌证】

有下列情况者不宜进行脑血管造影:心力衰竭;肾衰竭;穿刺部位有炎症改变;严重动脉硬化;患者情况危险,不能支持造影时的操作;对造影剂过敏;原来血压正常,病后血压高达 26.7kPa(200mmHg)以上者。

【术前准备】

术前查尿及血尿素氮。急症查尿以排除明显肾功能损害的可能性。

常规作碘过敏试验,可分滴药法与注射法两种。前法以 15% ~20% 造影剂一滴滴于眼结膜囊内,15 ~30 分钟后观察结膜有无充血、红肿;后法以造影剂 2ml 皮下注射,或以 1/10 浓度的造影剂 1ml 静脉注入,10 ~15 分钟后观察有无口唇麻木、面部潮红、皮疹、呕吐、脉速等反应。如有过敏现象,应停止造影。以注射法最常用。

术前应禁食。清洗、消毒造影的局部。局麻者术前给予苯巴比妥 0.1g,全麻者加用阿托品 0.5 ~1mg(成人)。

向患者讲解造影注药时颅内可能有嗡嗡声及半侧颜面灼热感,以免届时惊慌、躁动。

【造影剂选择】

常用的有 50% 泛影酸钠,60% 泛影葡胺,60% 碘他拉葡胺(Conray 或康锐)。近年来发展的非离子型水溶剂有机碘造影剂,其制剂种类日益增多,如甲泛影葡胺(Metrizamide 或 Amipaque)、碘海醇(Iohexol 或 Omnipaque)等。优点是渗透压克分子浓度低,使离子比率升高而黏度无明显增加,毒性低,器官耐受性好,对血-脑屏障的损害少,因此,显影效果好而不良反应少。

使用造影剂时应注意以下几点:①造影前必须先作过敏试验;②每次使用的造影剂总量以每公斤体重不超过 1ml 为宜,成人一般以 60 ~80ml 为限,儿童以 40ml 为限;③每次注入造影剂的时间间隔愈长,愈可减少或减轻反应。一般两次注药时间间隔以超过10分钟为宜。

【麻醉】

成人如无特殊情况，均可在局麻下完成。如躁动不安，可用2.5%硫喷妥钠静脉麻醉，但麻醉不必太深，只需维持患者安静即可。小儿一般用2.5%硫喷妥钠肌内注射作基础麻醉(每公斤体重15～20mg)或安定、咪达唑仑静脉注射，另加局麻。但无论选用何种麻醉，均应做好气管插管抢救的准备。如患者已有呼吸障碍，则应先做气管插管，然后造影。

第一节　经颈动脉造影术

经颈动脉造影分经皮穿刺法及切开穿刺法两种。由于经皮穿刺法成功率很高，切开穿刺法一般在经皮穿刺失败而患者又必须立刻造影时才使用。

【手术步骤】

（一）经皮穿刺法

1. 体位　患者仰卧，肩下垫小枕或沙垫(厚约2～3cm)使颈部呈过伸位，头稍偏向对侧，从而使颈动脉的位置移向表浅并拉紧，易于固定及穿刺。

2. 局麻　以0.5%普鲁卡因20ml，在相当于甲状软骨平面的胸锁乳突肌前缘处作皮丘，并向内、上、外方向作颈动脉鞘周围局麻，然后在颈动脉鞘后部注入2～3ml，余下的5～6ml可作颈部星状神经节封闭。注射后用纱布轻轻揉压，使普鲁卡因扩散。

3. 穿刺颈动脉　先把穿刺针的针芯取出，把针头外鞘接上内装生理盐水的注射器〔图4-1〕。在针头与注射器之间放一内径3mm，长约30cm的塑料或硅胶管。术者站在患者右侧（作左侧造影时亦可站在左侧，按术者习惯而定），扪清颈动脉走行方向，用左手示指和中指按紧，固定颈动脉，勿使滑动。右手从局麻针孔进针，向上约30°，向外约15°。针尖抵颈动脉表面，可清晰地感觉到动脉的搏动，此时作颈动脉穿刺〔图4-2〕，切勿远距离盲目穿刺。穿刺针进入2～2.5cm后，如仍无动脉血回流入注射器内，可能已把血管的前、后壁完全穿透，可缓慢地把针头退回至有动脉血喷出后，把注射器及塑料管取下，放入针芯，然后将针尾下压，使穿刺针尽量与血管平行，同时再向颈动脉内推进1～2cm，以保证注药时针头不会滑出。因针芯比针头长1～2mm，且头部圆钝，进针时不致损伤血管内膜〔图4-3〕。

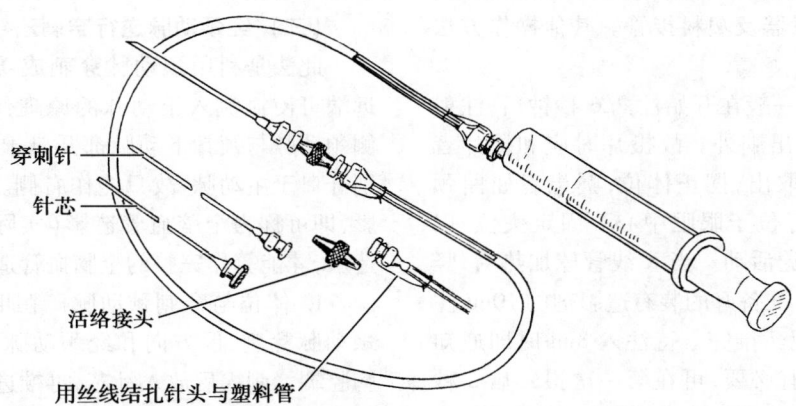

穿刺针

针芯

活络接头

用丝线结扎针头与塑料管

图4-1　脑血管造影用穿刺针、塑料管及注射器

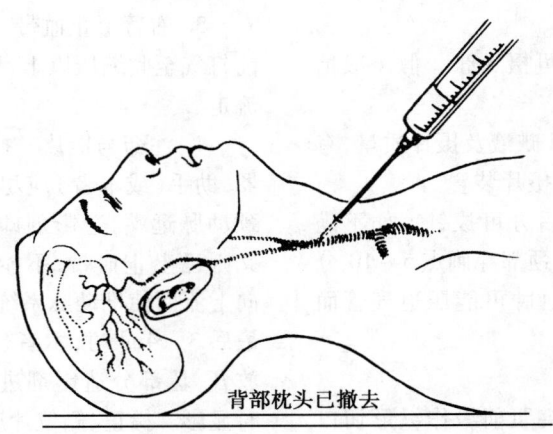

背部枕头已撤去

图4-2　颈动脉皮肤穿刺示意图

2

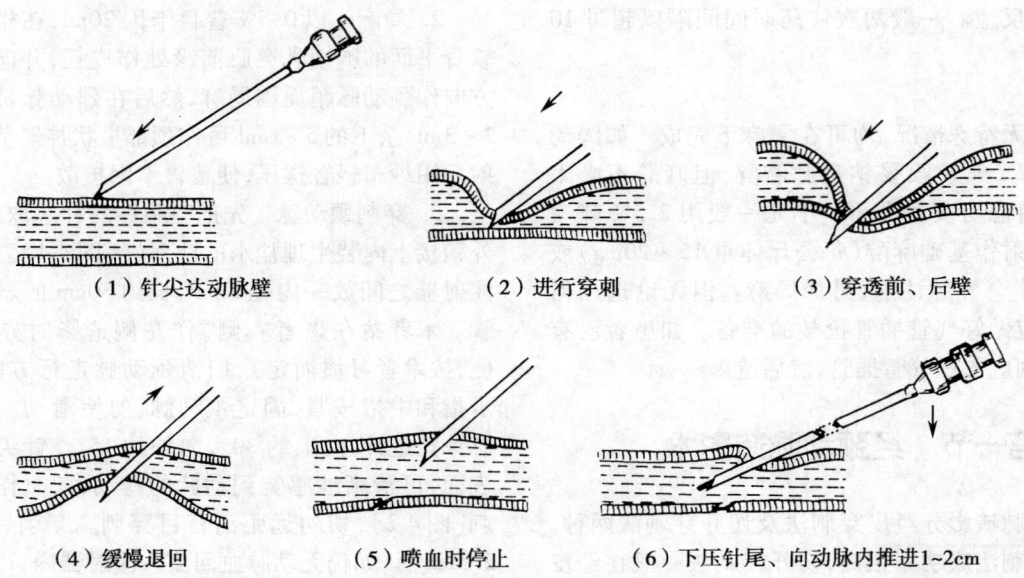

（1）针尖达动脉壁　　　　（2）进行穿刺　　　　（3）穿透前、后壁

（4）缓慢退回　　　　（5）喷血时停止　　　　（6）下压针尾、向动脉内推进1~2cm

图4-3　颈动脉皮肤穿刺过程示意图

初学者常不能一次穿刺成功，应仔细调整方向后再刺。反复穿刺会导致动脉痉挛和损伤血管壁，可能形成血栓、血管狭窄或夹层动脉瘤，应注意不能盲目乱刺。

采用外鞘为塑料管的穿刺针时，待穿刺成功后，再拔出针芯，接上注射器及塑料接管。其他操作方法同前。

4. 注药与摄片　一般在开始注药6秒钟后，注射的造影剂即随血流流出脑外。故摄片时应和摄片者充分协作，先把垫枕取出，摆正体位，嘱患者屈曲颈部，使摄片时岩骨正好位于眼眶中心。固定头位，以避免注药时患者不自觉活动。当X线管球加热后，竖着拔出针芯，换上原先准备好的装有造影剂的10ml注射器，在约2秒钟内把药推完。待注入8ml时即通知摄片，为动脉期片；如有必要，可在第一次摄片后2秒钟摄静脉期片，4秒钟后再摄深静脉片。摄完正位片后，术者可取下注射器，放回针芯；也可用生理盐水缓慢冲洗，以防针头内凝血。

按同样方法再摄侧位片，亦可摄3张。但一般情况下，正位片只摄动脉期1张。

为了保证2秒钟内注入10ml碘液及摄片质量，有条件时最好用加压注射器及连续摄片装置。

5. 拔针　经阅X线片满意后方可拔针。如不满意可补摄。拔针后须用手指紧压颈部穿刺点5~10分钟，防止术后形成血肿；较大的血肿可能压迫气管而致呼吸困难，甚至窒息。

（二）切开穿刺法

在甲状软骨平面，沿胸锁乳突肌前缘作纵形切口长4cm。切开皮肤、颈浅筋膜及颈阔肌，把胸锁乳突肌向外拉开，即可见到颈动脉鞘。把穿刺针斜刺入颈总动脉内，并略指向颈内动脉。注药与摄片方法同"皮肤穿刺法"。拔针后用手指压迫动脉穿刺点5分钟。止血满意后，缝合颈阔肌及皮肤；如渗血不多，不必放引流。

（三）经颈动脉逆行穿刺法

此法是利用颈动脉穿刺成功率高及压迫颈动脉远端可使血流入椎动脉的原理作脑血管造影。因右侧颈动脉与锁骨下动脉都开口于无名动脉，而左侧分别开口于主动脉，故只能作右侧。如同时作颈动脉造影，即可称为全脑血管造影（实际需加作经左颈动脉造影，才能算作完整的全脑血管造影）。

1. 体位与穿刺颈动脉　在甲状软骨平面作右侧颈动脉穿刺，但方向和经颈动脉造影相反，针尖指向胸腔端。刺入后放入针芯，再推进1~2cm。

2. 接注射器　接上连接塑料管的注射器，用生理盐水缓慢冲洗，准备摄片。

3. 右臂上止血带　右臂高位上充气止血带，注药前打气至收缩压以上，以暂时阻断药物从锁骨下动脉流走。

4. 注药与摄片　换上装有较浓碘液15ml的注射器，助手（或术者）应尽快注药，同时用手指紧紧压住颈动脉远端，造影剂即从颈动脉逆流至锁骨下动脉，又因已上止血带，不能向上肢流走，只能向椎动脉方向上流而使椎动脉系统显影〔图4-4〕。在造影剂剩下最后3~4ml时，术者（或助手）把压迫颈动脉的手指放开，让部分造影剂进入颈动脉，颈动脉系统即可同时显影。摄正、侧位片后（如需要可加摄静脉期30°枕位正位片），放回针芯，待湿片洗出认为满意后拔针,并压迫穿刺孔 5 分钟。

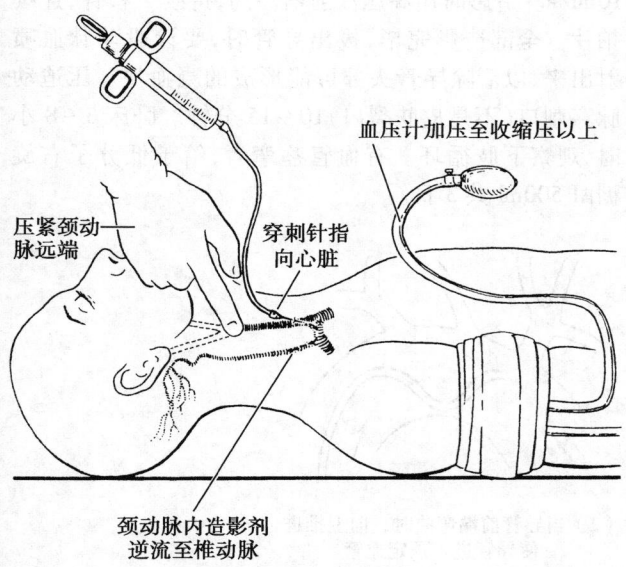

压紧颈动脉远端

穿刺针指向心脏

血压计加压至收缩压以上

颈动脉内造影剂逆流至椎动脉

图 4-4　经颈动脉逆行穿刺造影法

第二节　经股动脉造影术(经皮穿刺股动脉选择性脑血管造影)

应用 Seldinger 技术,将导管插入股动脉,然后在电视及荧光增强屏监视下将导管送进颈动脉或椎动脉,行选择性全脑血管造影。其优点是造影部位可以任意选择,方法安全可靠。

【手术步骤】

1. 动脉穿刺针　一般用短斜面的 Seldinger 针或普通的颈动脉造影穿刺针,成人用 17~18G,儿童用 19G。导引钢丝长约 130cm,外径 0.097cm。不透 X 线塑料导管长 100cm,常用口径 6~7F(外径 0.2~

0.23cm),导管前端要事先塑成一定形状。其他尚有三路开关,尖头手术刀,血管钳,加压注射器,普通注射器及 1:25U 肝素生理盐水。

2. 患者仰卧,禁食,常规会阴部备皮,消毒。在局麻下(不合作者或小儿可用基础麻醉或全麻),于右侧腹股沟韧带下 2~3cm、股动脉搏动明显处,用尖头刀刺 1~2mm 长的皮肤小切口,用蚊式血管钳行皮下潜行分离,以利送入导管。动脉穿刺针呈 45°穿刺股动脉〔图 4-5(1)〕。穿入后拔去针芯,可见鲜血喷出,再把穿刺针向股动脉管腔内送进 2~3cm,以防滑脱。通过穿刺针送入导引钢丝〔图 4-5(2)〕,应在无阻力或不引起患者疼痛的情况下送入约 20cm(一般送至腹主动脉)。退出穿刺针,造影者用左手环、中指压迫动脉壁,防止出血,用拇、示指固定钢丝〔图 4-5(3)〕。由助手把 1:25U 肝素生理盐水冲洗过的导管沿钢丝引入血管〔图 4-5(4)〕。当导管端触到动脉壁时,应顺钢丝方向持续地用力把导管抵在动脉壁上或将其稍加捻转,即可送入血管腔。此后一边送入导管,一边由助手退出钢丝。在导管末端接上 1:25U 肝素生理盐水溶液,抽吸有回血,缓慢推注肝素生理盐水。在透视下把导管逆行送到升主动脉弓部位。在左锁骨下动脉开口处,逆时针方向旋转导管送入左锁骨下动脉。导管尖端在左侧椎动脉开口处再顺时针方向旋转导管送入左侧椎动脉,进行造影。造影后,把导管退至主动脉弓内,将其尖端旋转向右,使导管尖端所指方向与主动脉弓纵轴垂直,导管向前推进,送过主动脉弓。在无名动脉开口处,逆时针方向旋转导管,将导管翻转送入无名动脉,在右胸锁关节处,继续逆时针方向旋转导管,送入右颈总动脉、颈内动脉。造影后,把导管尖端退至右胸锁关节处,顺时针方向旋转导

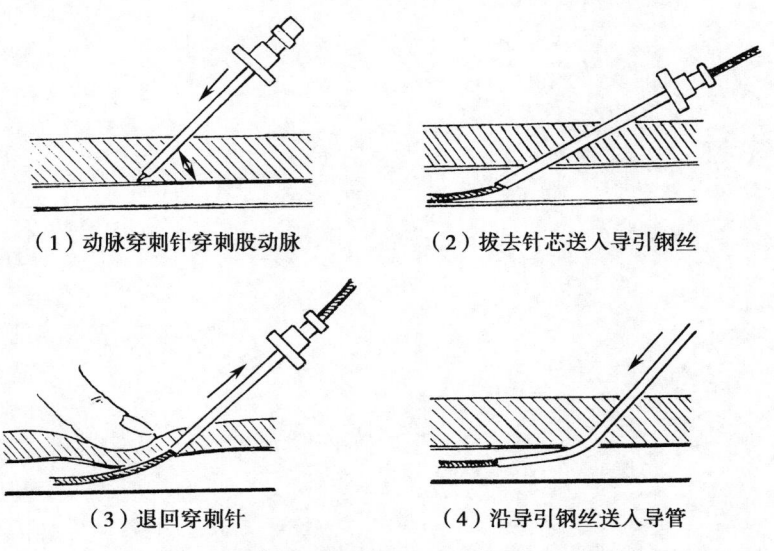

(1) 动脉穿刺针穿刺股动脉

(2) 拔去针芯送入导引钢丝

(3) 退回穿刺针

(4) 沿导引钢丝送入导管

图 4-5　经皮穿刺股动脉行选择性脑血管造影

2

管,送入右锁骨下动脉,当导管尖端到达右侧椎动脉开口处时,再逆时针方向旋转导管,送入右侧椎动脉。造影后再把导管退至主动脉弓内,在左颈总动脉开口处,逆时针方向旋转导管,送入左颈总动脉、颈内动脉〔图4-6〕。造影过程中,每隔5~10分钟要开放连接在导管末端的三路开关,用肝素生理盐水溶液灌注导管,防止血栓形成。不同血管注射60%泛影葡胺的量

和速度为:椎动脉6ml/s,颈内动脉8ml/s,颈总动脉10ml/s。造影时用高压注射器注药,持续2秒钟,连续拍片。全部造影完毕,拔出导管时,要让股动脉血喷射出来,以清除导管头部可能形成的凝血块。压迫动脉穿刺口(不是皮肤裂口)10~15分钟。卧床6~8小时,观察下肢循环。有血管痉挛者,给予低分子右旋糖酐500ml共3日。

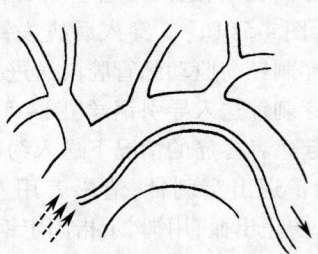

（1）导管在主动脉内边退边旋转

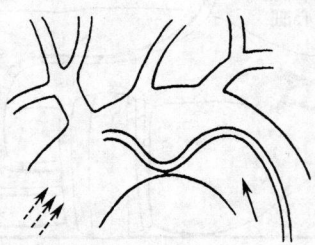

（2）当导管前端弯曲时,向上推进,使导管进入预定血管

图4-6 导管在主动脉内操作示意图

（张 健）

第 五 章

开 颅 术

2

第一节 开颅术的基本原则

开颅术是抢救颅脑损伤患者与治疗某些颅脑疾病的重要手段之一。开颅术前必须明确诊断,定位准确,做好术前准备与手术设计,充分估计术中可能发生的问题,并采取相应的预防措施,术后也应注意防止并发症的发生,才能取得满意的效果。

【术前准备】

1. 对择期手术,参加手术及术后护理的人员应共同参加术前讨论,明确诊断及手术目的,充分估计术中及术后可能遇到的问题,制订出包括出现各种意外时的处理方法和手术方案。对急症手术,来不及作详细讨论时,参加手术人员也应抓紧时间(如洗手时)作重点讨论。

2. 术前应做好对患者的解释工作,解除顾虑,使其坚定战胜疾病的信心。

3. 急症手术的患者应立即剃去全部头发,清洗头皮后消毒包扎。择期手术患者应于术前一日推去全部头发,彻底清洗头皮,术前 6 小时内再剃净剩余的发根,清洗后消毒包扎。无论局麻或全麻,术前均应给予苯巴比妥钠 0.1g 及阿托品 0.5～1.0mg 肌内注射,以减少呼吸道分泌。如有颅内压增高,应根据情况适当选用 20% 甘露醇、呋塞米等以降低颅内压,利于手术的进行。如已出现脑疝,应立即输入 20% 甘露醇 250～500ml;如有呼吸道梗阻,应作气管插管或气管切开;如有呼吸中枢衰竭以致呼吸紊乱者,应加用呼吸兴奋剂;如并发休克并有手术指征者,应找出休克的原因并给予处理,在纠正休克的同时进行开颅手术。

4. 术前根据病情需要备血。

【体位】

开颅术的体位随手术区域而定。常用的体位有下列几种〔图 5-1〕。

1. 仰卧位 适用于大脑前部、额叶、顶叶、颞叶及鞍区等部位的手术。患者仰卧后头稍转向对侧,使头部术侧向上。

2. 侧卧位 绝大部分颅脑手术均适用,尤其适用于幕上颞部,后顶部,幕下小脑,脑桥小脑角,小脑半球,第三、第四脑室等部位手术。患者侧卧时术侧在上,头部垫以软枕,使头部与躯干的轴线一致。健侧下肢屈曲,以便固定肢体。此体位的优点是患者比较舒适,便于术中进行腰椎穿刺抽出脑脊液减压及注入空气等。

3. 俯卧位 适用于颅后窝、大脑半球枕部、松果体区及上颈部的手术。俯卧时头置于头架上,两肩及两髂部垫以软枕,以免妨碍呼吸。头架应稍低于手术台,使头颈前弯,以增大颅后窝及颈部的显露。

4. 坐位 适用于颅后窝、上颈部手术。手术时患者坐于坐位手术椅上,头部前屈于头架上,两上肢屈曲,使前臂平放于两旁的支持架上。此体位的优点是颅后窝显露良好,缺点是术中发生大量出血时易引起休克;损伤颅内大静脉及静脉窦时易发生空气栓塞。因此采用此体位时应注意预防此种并发症的发生,如双下肢用弹性绷带包扎,以减少周围血管的容量,术中注意保护大静脉及静脉窦等。

5. 半坐位 适用于三叉神经根手术。手术时患者仰卧于手术台上,摇起手术台的头端,使用半坐位。任何体位,须牢固固定头部,防止术中头部活动,应使用 Mayfield 三点固定头架。

【麻醉】

颅脑手术的麻醉,除要求止痛外,尚需注意:①诱导平稳,避免兴奋、挣扎、呛咳,以免增高颅内压及增加颅内出血的机会;②保持呼吸道通畅及气体交换良好,避免呼吸道梗阻、呼吸抑制带来的缺氧及二氧化碳蓄积;③用浅麻醉,可以避免抑制循环功能,防止低氧血症和脑缺血,减少术后脑功能障碍,术后能及早清醒,便于观察并减少并发症。控制和降低颅内压、防止脑水肿的发生是颅脑手术麻醉的重要问题,应根

2

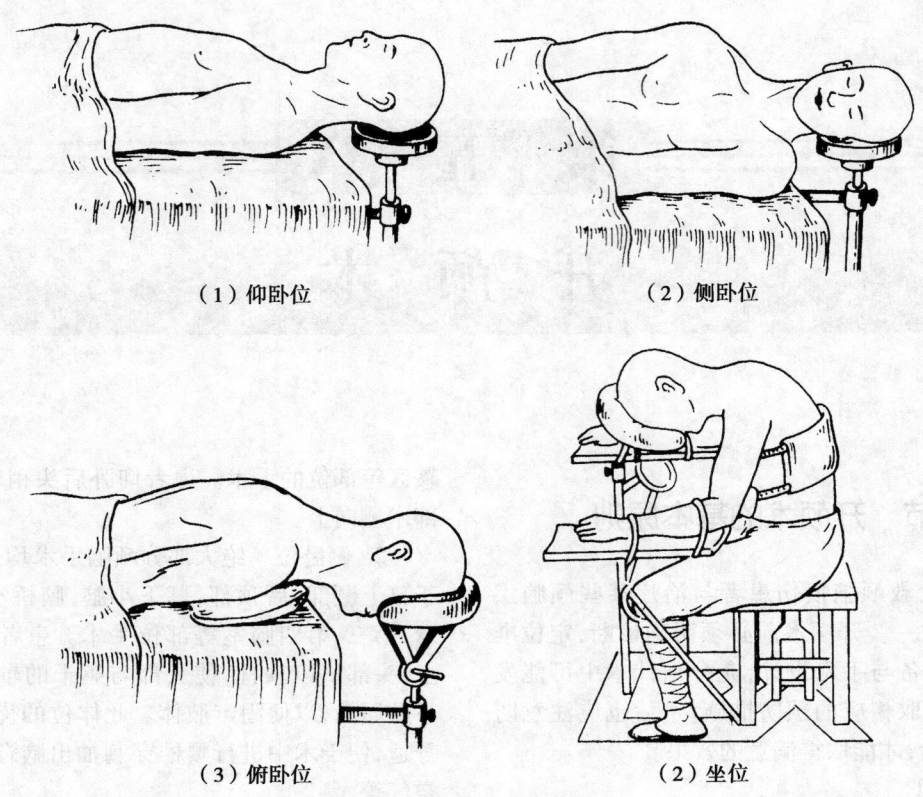

（1）仰卧位　　　　　　　　　　　（2）侧卧位

（3）俯卧位　　　　　　　　　　　（2）坐位

图 5-1　开颅术的各种体位

据具体情况,采用脱水药物、控制呼吸、适量输液、穿刺减压及降温、控制性低血压等辅助方法。

目前颅脑手术常用的麻醉方法有:

1. 局麻　常用 1%～2% 利多卡因局麻。可在其中加入少量肾上腺素(0.3ml/100ml),以辅助止血(高血压病患者禁用)。局麻的优点是简单、安全、并发症极少,术中患者清醒,可与术者互相配合,并且不影响脑电活动及神经传导,便于术中记录脑电活动。缺点是术中牵拉硬脑膜血管、神经时仍可引起呼吸、血压的改变,甚至引起反射性休克或癫痫。对儿童及不合作患者不能单独使用,需并用基础麻醉如硫喷妥钠、羟丁酸钠等药物。

2. 全麻　良好的全麻应做到循环稳定,防止颅内压增高,保持呼吸道通畅,防止缺氧和二氧化碳蓄积,利于手术野的显露,术后尽早清醒,围术期不加重脑功能损害。因此麻醉诱导和气管插管时要平稳,切勿呛咳,以防血压剧增和颅内压升高。通常采用硫喷妥钠快速诱导,辅加神经安定镇痛药;插管前静脉注射利多卡因 1～2mg/kg 及芬太尼,以减少气管插管应激反应;再给予肌肉松弛剂,快速气管插管。麻醉维持多选用静脉复合麻醉。异氟烷吸入麻醉有脑保护作用,不引起颅内压增高。注意体位,以保证颅内静脉回流通畅;避免呼吸道及胸膜腔内压升高,适度通气,维持 $PaCO_2$ 在 4.67kPa(35mmHg)。适量选用甘露醇

0.5～1.0g/kg,静脉快速滴入呋塞米,以利降低颅内压。如麻醉转浅,可静脉补注少量硫喷妥钠和适量地塞米松等激素,以利脑的保护。

3. 控制性低血压麻醉　应用静脉滴注硝普钠等药物,一般血压维持在 10.7～12.0kPa(80～90mmHg),短时间可维持在 8.0～9.33kPa(60～70mmHg)。

【切口设计】

1. 开颅切口设计要求

(1) 准确定位:由于解剖的限制,颅脑手术与胸腹腔手术不同,一个切口只能显露该处局部脑组织,而不能做广泛探查。因此,术前必须准确定位,务使切口位置与病变位置一致。

(2) 切口大小适当:脑组织脆嫩易损,切口过大,不必要地过多显露脑组织,术后反应较重;切口过小,又妨碍在直视下进行手术。随着显微手术技术的开展,切口范围比常规手术方法要求可能小些,因此,术前须结合病变的大小、部位、性质、颅内压增高的情况,精心设计大小适当的切口。

(3) 避免损伤重要功能区:切口既要求距病灶近,又须避开重要功能区。如病灶恰在重要功能区(如前中央回)的深部,则切口要有足够大小,可以从功能区前或后迂回进入脑内,以期保存该区的功能。

(4) 保证皮瓣的血运:头皮的血管和神经均自头颅下部走向颅顶,因此头皮切口多应做成基底向下的

皮瓣,以免切断供应头皮的动脉和神经。皮瓣的基底与长度的比例不应超过 1:1~1:1.5,以防皮瓣坏死。皮瓣形成后,额叶皮瓣向前翻,颞叶向侧翻,顶枕叶向后翻。骨瓣应与皮瓣大小相当,可以与皮瓣翻开方向一致,二者连在一起,也可翻开方向不一致,二者则不能相连。颅后窝开颅术目前多主张骨瓣复位。硬脑膜血运丰富,又易成活,所以不论如何切开均可。通常硬脑膜做成瓣状,其蒂朝向矢状窦,并向中线翻开。这样缝合后既与皮瓣交叉,可以减少术后脑脊液漏和感染的机会,又可避免误伤矢状窦而致大出血。

2. 开颅切口 常用的开颅切口较多〔图 5-2〕,临床应用时须根据病变部位选用。如为择期手术,术前作过 X 线造影或 CT 检查,明确了病变位置,则可在 X 线造影片上测得病灶部位的坐标,然后标明于患者头皮的相应部位上。X 线造影片测量方法是:以眼眶上缘与外耳道口的连线为横坐标,自外耳道口作该线的

垂直线为纵坐标。先在 X 线片上测定病灶中心至纵、横坐标的距离,然后在患者头部相应部位的纵、横坐标上找出相应距离的一点,此点大致为病灶中心在患者头皮上的投影点,再以此点为中心,根据病变大小等条件设计皮瓣与骨瓣〔图 5-3〕。CT 片测量的方法是:先划出眶耳线(眼外眦至外耳道的连线),依 CT 片病变层面画出切口上下缘,再按其前后位置画出切口前后缘。如为急症手术(如外伤性颅内血肿),术前未做造影或 CT 检查,需经钻孔探查明确病变范围后才能做切口设计时,钻孔的部位不但要考虑病变所在位置,而且要考虑术中需要形成皮瓣和骨瓣时,能利用切口和钻孔。

【开颅术止血法】

开颅术要求止血完善。但颅部解剖特殊,脑组织脆嫩,止血方法与其他器官手术不同,也较困难,必须熟练掌握,细致操作,以免术后形成血肿,危及生命。

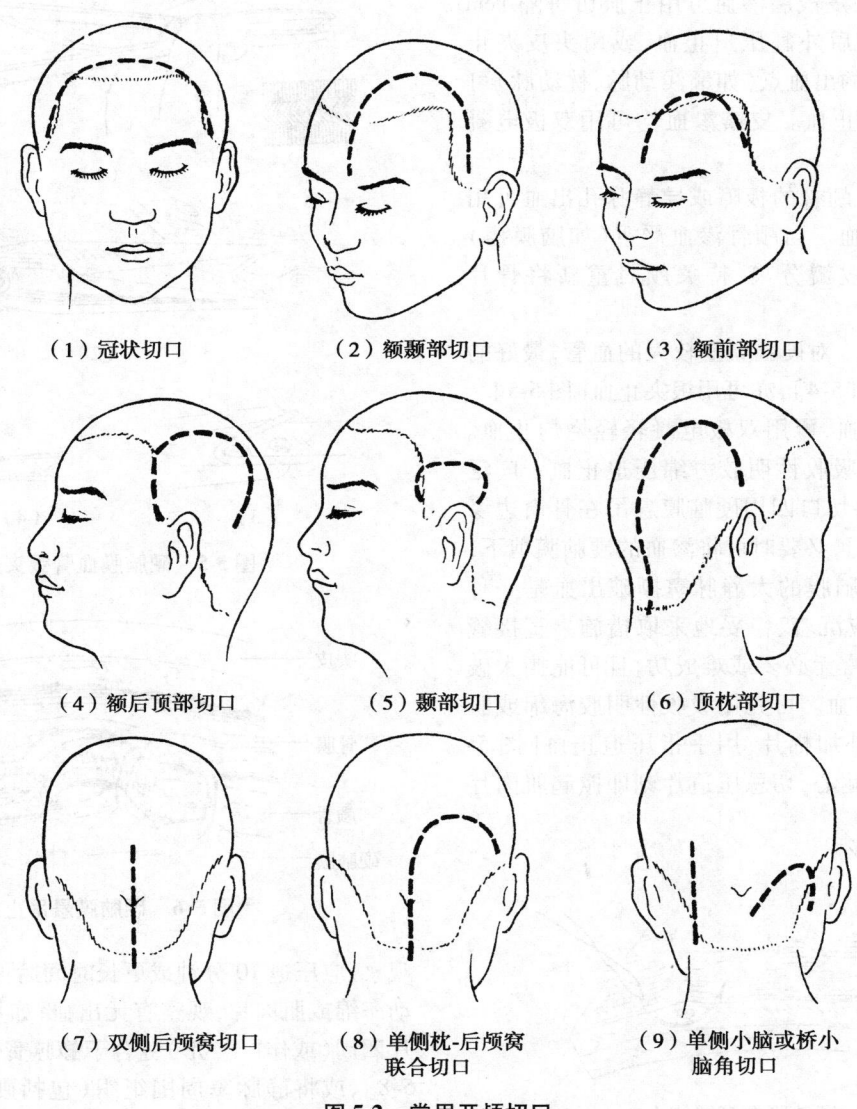

(1)冠状切口 　　　 (2)额颞部切口 　　　 (3)额前部切口

(4)额后顶部切口 　　 (5)颞部切口 　　　 (6)顶枕部切口

(7)双侧后颅窝切口 　　(8)单侧枕-后颅窝 　 (9)单侧小脑或桥小
　　　　　　　　　　　　联合切口 　　　　　　脑角切口

图 5-2 常用开颅切口

2

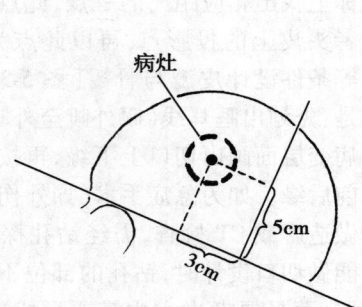

（1）在X线片上确定病灶至横、
纵坐标的距离

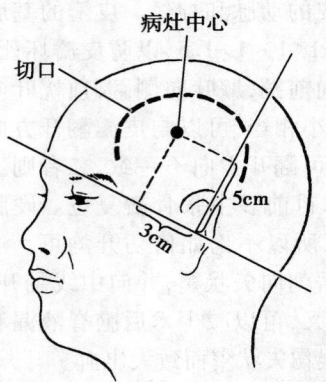

（2）依据坐标距离，在头皮上确定
病灶中心，设计切口

图 5-3　坐标定位法

现将颅脑常用手术止血方法简介如下：

1. 头皮止血　手术时术者以手指紧压头皮以减少出血。切开后，头皮浅层渗血可用止血钳每隔1cm左右夹住帽状腱膜后外翻压迫止血，或用头皮夹止血。切口深层较大的出血点（如颞浅动脉、枕动脉）可用丝线结扎或电凝止血。皮瓣渗血均可用双极电凝止血。

2. 颅骨止血　颅骨的板障或导静脉孔出血可用骨蜡涂抹或电凝止血。当颅骨渗血严重（如脑膜瘤）时，则须将骨瓣与皮瓣分离，待关颅时重新将骨片置回。

3. 硬脑膜止血　对硬脑膜上较大的血管，最好的方法是缝扎止血〔图5-4〕，亦可用银夹止血〔图5-5〕。

如仍有少量出血，可用双极电凝轻轻烧灼止血。对硬脑膜渗血可用吸收性明胶海绵压迫止血。广泛的硬脑膜渗血，可将切口四周硬脑膜悬吊在骨窗边缘的软组织上〔图5-6〕，必要时可将渗血的硬脑膜剪下，然后原位缝合。硬脑膜的大静脉窦撕破出血是一种十分危险的情况，应沉着、稳妥地采取措施。直接缝合修补静脉窦破口常无必要或难成功，且可能撕大破口，反而引起严重出血。可先用吸收性明胶海绵或肌肉片置于破口外，外加棉片，用手指压迫止血〔图5-7〕。应用此法时要耐心，切忌压迫片刻即掀起肌肉片

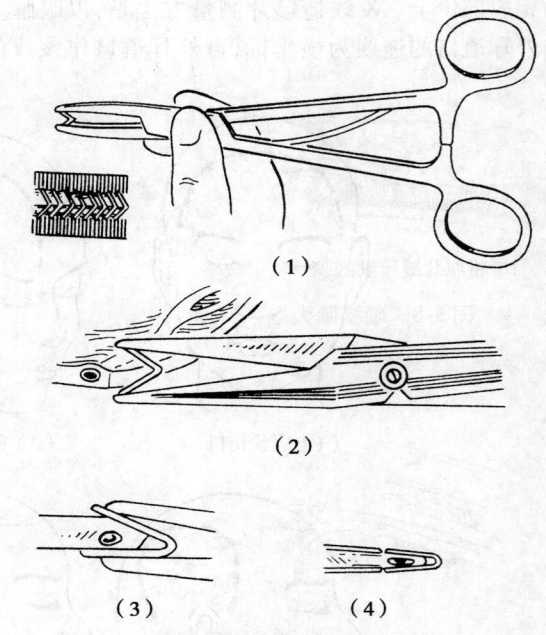

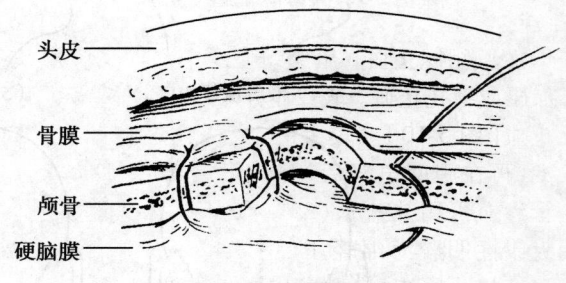

图 5-5　硬脑膜血管银夹止血

头皮

骨膜

颅骨

硬脑膜

图 5-6　硬脑膜悬吊止血

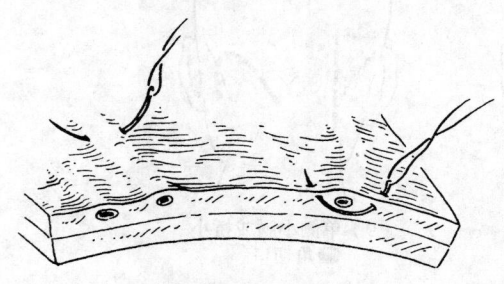

图 5-4　硬脑膜血管缝扎止血

观察，应压迫10分钟或更长时间后再松开手指但不移动海绵或肌肉片，观察有无出血；如再出血，可将肌肉片四周（或作"十"形）缝合于静脉窦旁的硬脑膜上〔图5-8〕，或将静脉窦周围组织（包括硬脑膜）翻转瓣修补。静脉窦出血时，可适当抬高床头，以减少出血势

头;但防止过度抬高,造成静脉窦空气栓塞。实在无法止血时,只能将静脉窦缝扎止血,但仅限于前1/3矢状窦及对侧(通常右侧)通畅的横窦及乙状窦〔图5-9〕。

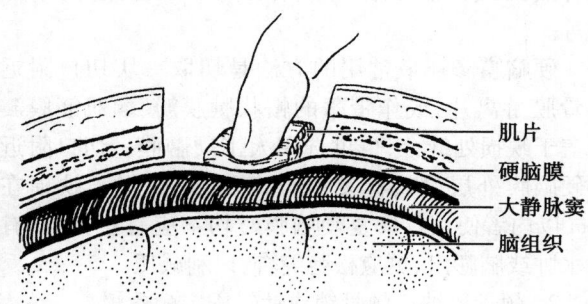

图5-7 硬脑膜大静脉窦肌片压迫止血

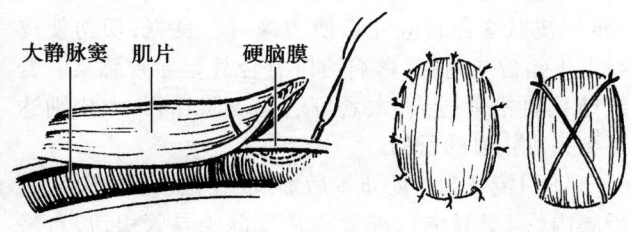

(1)将肌片缝于硬脑膜　(2)缝合固定后的肌片

图5-8 硬脑膜大静脉窦肌片缝合止血

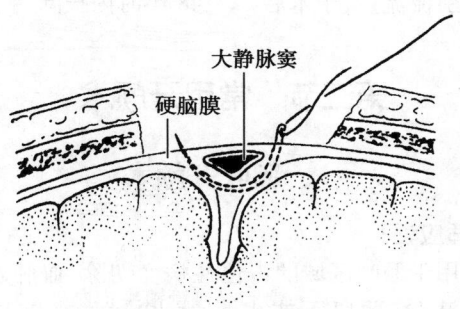

图5-9 大静脉窦缝扎止血

4. 脑组织止血　脑组织血运丰富而又脆嫩,不适宜加压或缝扎止血。较小的动、静脉出血可用双极电凝止血〔图5-10〕。较大的动、静脉出血常于两端上银夹,再在中间电凝后切断〔图5-11〕。广泛的毛细血管渗血可用热盐水(39～40℃)棉片热敷止血;或用吸收性明胶海绵轻压〔图5-12〕;或用3%过氧化氢溶液棉片覆盖,止血后移去棉片,并用生理盐水冲洗〔图5-13〕。

脑组织血管切断后回缩明显,此时虽可见出血点,但看不到出血血管,故止血效果常不理想。因此,应强调切开脑组织前预先止血;如血管已切断,则应在吸引器引导下找出出血血管,然后电灼或上银夹,切忌盲目止血,造成更多的损伤。脑组织止血见效缓

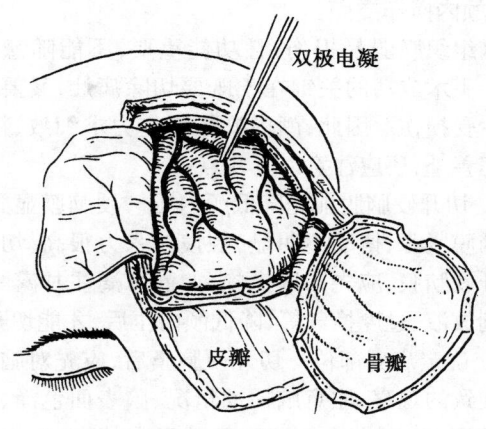

图5-10 脑组织血管电凝止血

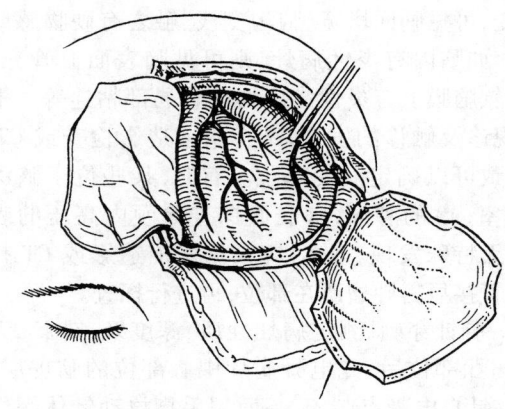

图5-11 脑组织血管银夹止血

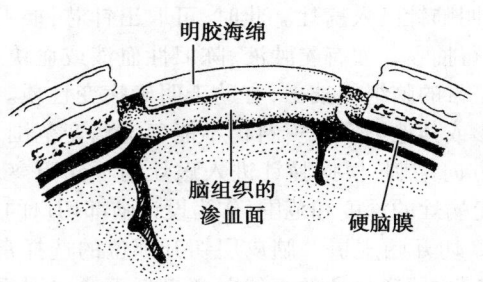

图5-12 脑组织明胶海绵止血

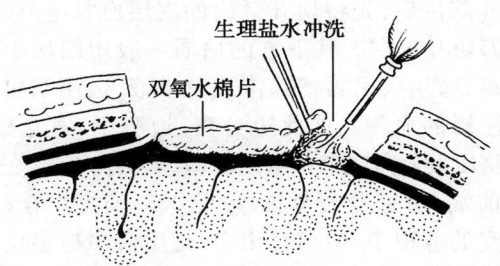

图5-13 双氧水止血后去除棉片

慢,一般应耐心处理及观察,待确无活动性出血时,方可缝合硬脑膜。如血压较低,应待血压上升至正常,或对颈静脉加压无出血后,才能认为止血可靠。

【颅内操作要点】

脑组织脆弱易损伤,且功能重要,不能随意切开探查。手术成功的关键在于既要切除病灶,又要使脑组织少受损伤。因此,颅内操作除应力求细致、精确、止血完善外,还应注意以下几点:

1. 切开硬脑膜前先降低颅内压　硬脑膜显露后,如硬脑膜紧张、搏动不明显,触摸时张力很高,切勿急于切开硬脑膜,应先采取措施,如静脉滴注甘露醇、脑室穿刺放液、过度换气等,降低颅内压后,才能切开。

2. 确定病变部位　切开硬脑膜后,应先对脑表面进行细致的观察,注意脑搏动情况、脑表面色泽、血管分布情况、脑回大小和脑沟回的形态等,然后用手指在脑表面轻轻触摸,以感觉其软硬度。如脑内存在占位病变,可见脑回增宽、脑沟变浅、触之有硬物感或囊状感。如脑内有炎性病灶,则可见脑表面血管充血、怒张,软脑膜上有炎性渗出物或有局部粘连等。根据上述视诊及触诊的发现,结合术前造影检查或 CT 扫描,大致可以确定病变部位。有时,某些位于脑深部(如脑室内)的肿瘤,脑表面探查除颅内高压的表现外,可无特殊发现。此时应根据术前造影或 CT 扫描发现,直接显露肿瘤所在部位,再进行探查。

3. 脑针穿刺,测定病灶性质、深度及范围　大致确定病灶部位后,先电凝病灶中心部位的脑皮层,然后用脑针自电凝点刺入,一面用手指捻动针体缓慢进针,一面仔细感觉体会,如有阻力感或阻力突然消失感,说明脑针已入病灶。此时,可取出针芯,换上注射器,试行抽吸。如有囊肿液、陈旧性血液或血块、脓液或不正常的脑组织抽出,有助于明确病变性质。如结合造影或其他影像学资料仍不能确定病变范围,可自不同方向穿刺,根据脑针进入病灶的不同距离,以大致测定病灶的深度和范围,作为设计脑部切口的依据。

4. 切开脑皮层　脑皮层切开部位的选择常根据两个条件,即离病灶的直线距离最近而离皮层重要功能区最远。如二者不能兼顾,常舍前者而取后者,确定切开部位后,先将切开区内的皮层血管电凝,然后用电刀切开皮层。其下方的白质一般用两块小脑压板分离,边用吸引器清除渗血及渗液,边用双极电凝烧灼显露的血管。如此边分离,边吸引,直达病灶。使用脑压板分离或牵拉脑组织时,着力点应放在脑压板的前端,切忌暴力牵拉,以免引起脑组织挫裂伤。颅后窝的容积小,但内容物多,且生命中枢多位于此处,操作时应十分细致、谨慎。

【开颅术缝合法】

缝合方法是否正确,与术后是否发生并发症有一定的关系,应该认真处理。手术结束,经检查证实止血完善、颅内无异物(特别是棉片)存留以后,术者才

进行关颅缝合。

1. 缝合硬脑膜　硬脑膜用细丝线间断或连续缝合,针距约 0.5cm。如硬脑膜有缺损,包括减压性手术,无法直接缝合时,均应行硬脑膜修补术,以免引起脑脊液漏或因脑表面与颅骨或软组织粘连而致癫痫等。

硬脑膜修补最常用的方法是切取一块切口附近的骨膜游离片,或作带蒂的帽状腱膜瓣、颞肌筋膜瓣覆盖于缺损处缝合,也可选用人工硬脑膜。切口附近的硬脑膜外层翻转修复术分离困难,只限于缺损在 2cm 以内者使用。修复硬脑膜时均不应有张力,如有脑水肿或脑膨出,更应松弛缝合,以利减压。

2. 颅骨还纳　颅骨锁或钛钉固定颅骨瓣。

3. 缝合软组织　颅外软组织缝合的关键是帽状腱膜缝合要牢靠。一般用丝线间断缝合,针距约 1cm×1cm。皮肤缝合时应注意使边缘对合良好,切勿使皮缘上下错位或内翻,影响切口愈合甚至导致感染。缝线结扎要松紧适当,太紧可引起皮肤坏死,太松则达不到头皮止血的目的。

4. 引流　为了防止术后形成颅内血肿及感染,自硬膜内(病变部位)、外置皮片或硅胶导管引流,自最低位的颅骨孔引至颅外,经切口的最低位另戳小切口引出,引流管外接灭菌塑料或胶皮管,以收集引流液并记录引流流量,于术后 24~48 小时内拔除。

第二节　常用开颅术

一、颞叶开颅术

【适应证】

适用于颞叶区域的占位性病变切除、血肿及硬膜下积液清除、颞肌下或去大骨片减压、小脑幕孔切开等。

【手术步骤】

1. 切口设计　患者仰卧,用 2% 甲紫画出切口位置〔图 5-14(1)〕。

2. 形成皮瓣　局麻后,按常规手指压紧切口两侧的皮肤,分段切开头皮。第一段止血妥善后再切开第二段,切勿一次把切口完全切开,以免失血过多〔图 5-14(2)〕。切口止血后,于帽状腱膜下钝性或锐性分离,将皮瓣向下翻开〔图 5-14(3)〕。(如皮瓣与骨瓣一起翻开,则此步骤可以省略)。翻开皮瓣时,瓣的基底部外面应垫以纱布,以免皮瓣过度折叠,影响血液循环〔图 5-14(4)〕。

3. 翻开骨瓣　翻开皮瓣后,以盐水纱布保护创面。沿皮肤切口内缘切开颞肌,止血后,剥离骨膜。

2

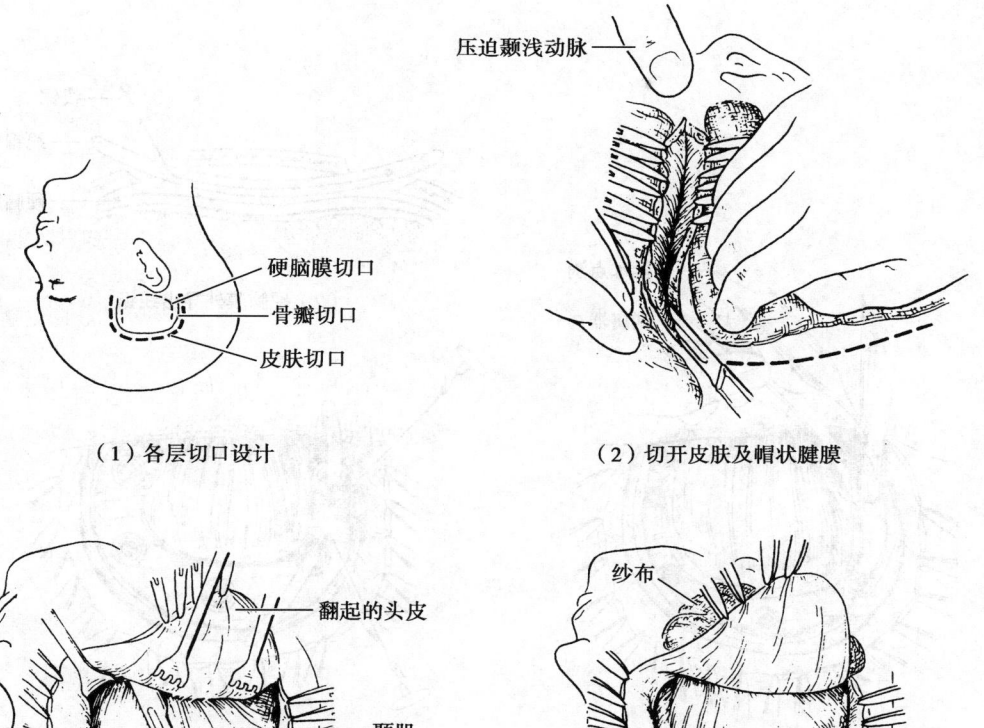

（1）各层切口设计　　　　　　　　　（2）切开皮肤及帽状腱膜

（3）分离皮瓣　　　　　　　　　　（4）翻开皮瓣，基底部垫纱布

图 5-14　颞叶开颅术皮瓣形成

在头皮里侧 1cm 左右，设计 4～5 个颅骨钻孔，基底部两个钻孔应尽量靠近，以便折断骨瓣。近中线的骨孔应距矢状窦 1～2cm，以免损伤矢状窦。用手钻钻孔时，先用尖头钻，待钻至有发涩感后，改用圆钻头扩大钻孔〔图 5-15（1）〕。使用尖钻头钻孔，在最初或终了时勿施重压，以免钻头滑脱或钻破硬脑膜，损伤脑组织〔图 5-15（1）〕。钻孔完成后，用盐水冲去颅骨粉末，再用硬膜剥离器分离钻孔四周及相邻两个钻孔之间的硬脑膜，然后用线锯导板将线锯导入相邻两个钻孔之间〔图 5-15（2）〕。接上线锯柄，在线锯导板的保护下锯开颅骨。拉线锯时应使两头线条呈钝角，以免线锯因角度太锐而折断；还应将线锯向外倾斜，使颅骨的断面锯成外斜面，在手术结束、放回骨瓣时可以稳定而不下陷〔图 5-15（3）〕。但同时应注意勿使线锯过度倾斜，使线锯超越线锯导板而损伤其下方的硬脑膜甚至脑组织。如有带有钻、铣两用的电（风）动颅钻，则此步骤可节省不少时间。骨瓣基底部可用线锯部分锯断，此时须注意用拉钩仔细保护颞肌不受损伤，也可改用颅骨剪在基底部两钻孔间各自相对咬开左右〔图 5-15（4）〕，再自两侧锯开的颅骨缝内插入骨膜

剥离器，缓慢用力将骨瓣撬起〔图 5-15（5）〕，边撬边用硬膜剥离器剥离硬脑膜，避免撕破硬脑膜上的血管，直至骨瓣基底部折断后，连同附着的颞肌向下翻开，用咬骨钳将折断部修齐，以防损伤硬脑膜〔图 5-15（6）〕。用骨蜡将骨瓣边缘止血，用盐水纱布包裹骨瓣。

4. 切开硬脑膜　用棉片保护骨窗四周创面，以免头皮渗血流入颅内〔图 5-16（1）〕。切开硬脑膜前，应先处理脑膜中动脉，以免出血；如颅内压增高，应先采取措施降低颅内压。先用硬脑膜钩将硬脑膜挑起，切一小口〔图 5-16（2）〕，然后插入有槽探针，在探针上分段切开硬脑膜〔图 5-16（3）〕，并向中线翻开〔图 5-16（4）〕。切开硬脑膜时应小心细致，勿伤及与之紧贴的脑组织。

5. 关颅缝合及引流　完成手术彻底止血后，缝合硬脑膜〔图 5-17（1）〕。硬脑膜下（病灶区）、外各置胶皮管或硅胶管引流，自最低位切口外另戳小切口引出。然后将骨瓣复位，缝合骨膜数针，间隔缝合颞肌筋膜〔图 5-17（2）〕。放回皮瓣，分两层间断缝合帽状腱膜及皮肤〔图 5-17（3）、图 5-17（4）〕。

2

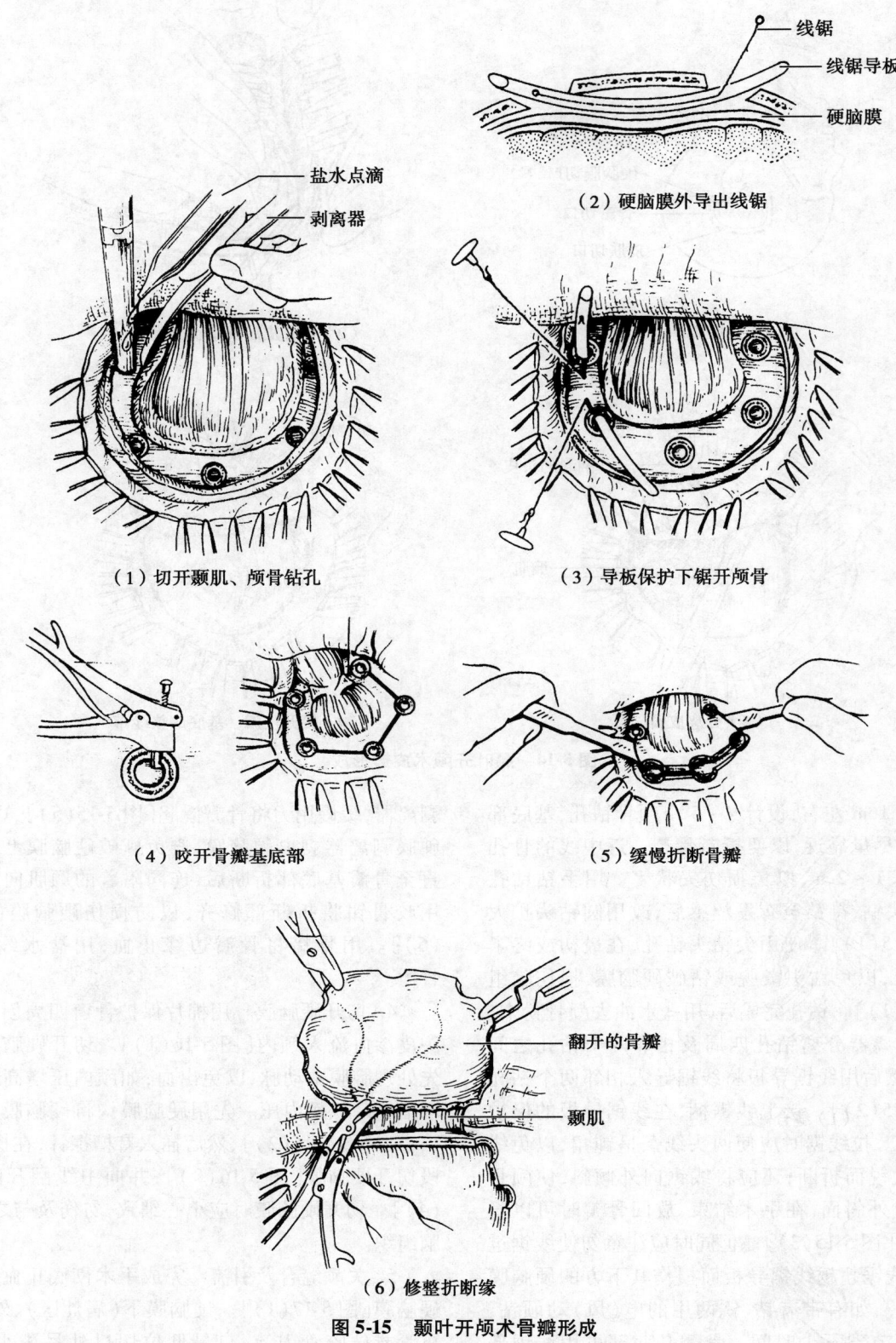

线锯

线锯导板

硬脑膜

（2）硬脑膜外导出线锯

盐水点滴

剥离器

（1）切开颞肌、颅骨钻孔

（3）导板保护下锯开颅骨

（4）咬开骨瓣基底部

（5）缓慢折断骨瓣

翻开的骨瓣

颞肌

（6）修整折断缘

图 5-15　颞叶开颅术骨瓣形成

2

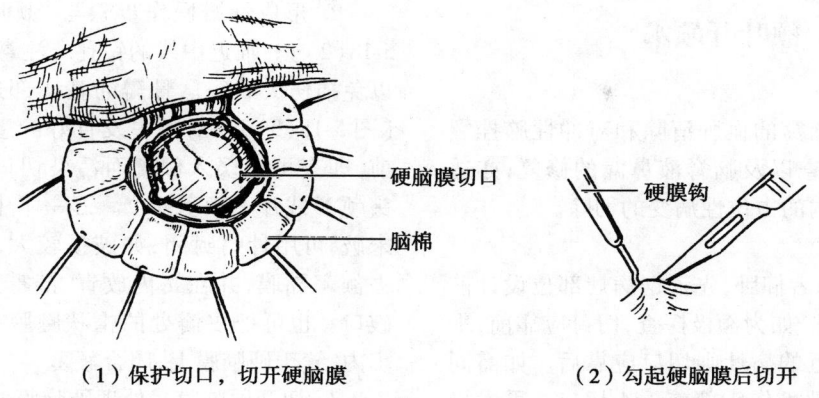

（1）保护切口，切开硬脑膜 　　　　（2）勾起硬脑膜后切开

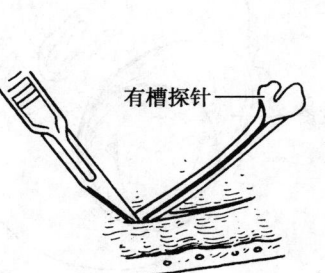

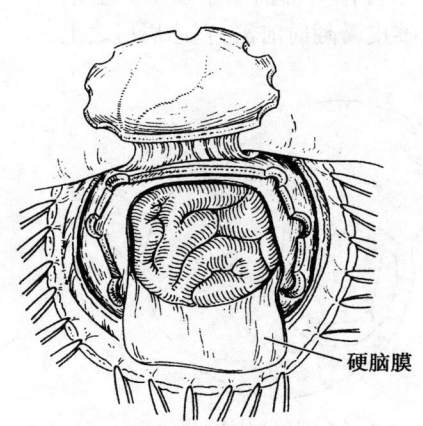

（3）扩大硬脑膜切口 　　　　（4）硬脑膜翻向中线

图 5-16　颞叶开颅术切开及缝合硬脑膜

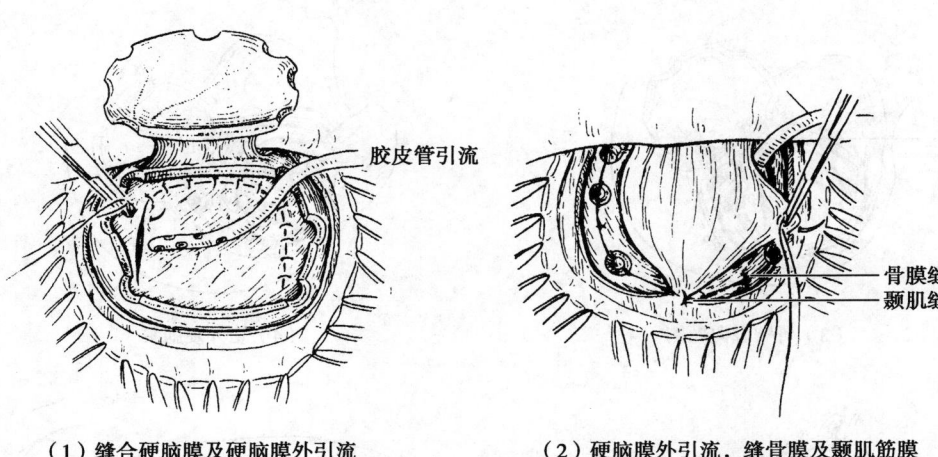

（1）缝合硬脑膜及硬脑膜外引流 　　　　（2）硬脑膜外引流，缝骨膜及颞肌筋膜

（3）放回皮瓣 　　　　（4）缝合帽状腱膜及皮肤

图 5-17　颞叶开颅术关颅缝合

二、额叶开颅术

【适应证】

适用于额叶、颅前窝的血肿清除和对冲性脑挫裂伤的清除、视神经探查以及脑脊液鼻漏的修复;亦适用于额叶、鞍区及眶内的占位性病变的切除。

【手术步骤】

1. 形成骨瓣　患者仰卧,先依据病灶部位设计前额皮瓣〔图5-18(1)〕。如为额极探查,切口应靠前,平颅前窝底;中央回附近的病灶则切口应靠后。如需同时显露额叶及颞叶,则可作头部前1/4切口。手术操作与颞叶开颅术同,唯皮瓣翻向前额,直达眉弓之上。

2. 形成骨瓣操作步骤与"颞叶开颅术"相同〔图5-18(2)〕。唯近中线的钻孔要注意离开中线1~2cm,以免损伤矢状窦。骨瓣的基底部连同颞肌翻向颞侧〔图5-18(3)〕。对额窦发育好的患者,如骨瓣设计偏前,即有可能误入额窦而污染切口,因此应了解术前头颅X线片上额窦部位。万一术中误入额窦,如黏膜未破,可用骨蜡封闭;如破损较大,黏膜已破,则应刮去额窦黏膜,并在窦内放青、链霉素粉后用骨蜡封闭破口。也可把皮瓣处的帽状腱膜或带蒂颞肌塞入额窦内,缝于硬脑膜上,闭合额窦。

3. 切开硬脑膜　处理硬脑膜血管后,切开硬脑膜作瓣,并翻向中线〔图5-18(4)〕。掀起额极即可探查

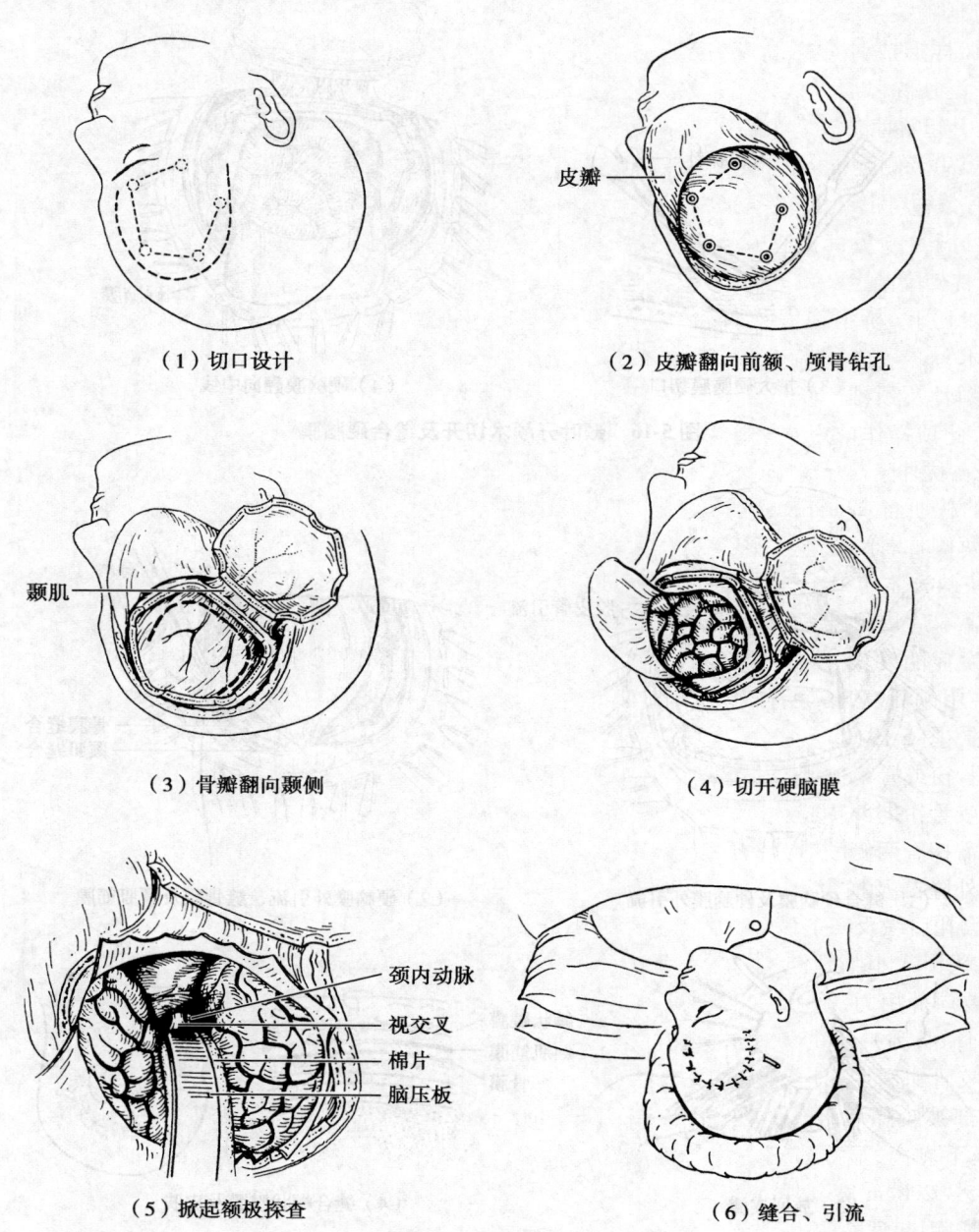

（1）切口设计

（2）皮瓣翻向前额、颅骨钻孔

颞肌

（3）骨瓣翻向颞侧

（4）切开硬脑膜

颈内动脉
视交叉
棉片
脑压板

（5）掀起额极探查

（6）缝合、引流

图5-18　额叶开颅术

〔图5-18(5)〕。

4. 缝合　手术结束后,依次缝合各层,并在硬脑膜外放置引流管〔图5-18(6)〕。

三、颅后窝开颅术

【适应证】

适用于颅后窝血肿清除及枕骨大孔疝解除;也适用于颅后窝肿瘤(小脑半球、第四脑室、桥小脑角肿瘤等)切除、侧脑室-枕大池造瘘等。

【手术步骤】

颅后窝开颅的手术操作与幕上手术不尽相同。由于颅后窝容积小,上缘及两侧都有大静脉窦,下缘为枕大孔,与延髓关系密切,因此颅后窝开颅不可能像幕上手术那样形成骨瓣,只能采取颅骨切除的方法,但即使广泛切除颅骨及寰椎后弓,仍有坚强的项肌支持,不会引起颅骨缺损综合征,却有减压作用。

1. 切口　患者侧卧,也可采用俯卧或坐位。颅后窝开颅切口有数种〔图5-19〕,后枕正中直切口为最常用的切口。可满足颅后窝探查及双侧颅后窝减压的要求,切口自枕外隆凸上2cm纵行向下,直至第5颈椎棘突〔图5-19(1)〕。桥小脑角手术切口参看"听神经(鞘)瘤切除术"。

2. 显露颅骨及颈椎　切开皮肤、浅筋膜,并向两侧分开项肌,此项操作应严格沿中线进入,以减少出血。止血后,在枕外隆凸下2cm处切断项韧带及附着于枕骨两侧的枕肌各2cm长,在骨膜下向两侧剥离,以广泛显露两侧枕骨。但在枕外隆凸处的肌肉及骨膜应保留一块斜方体约2cm×2cm大小,以便术后固定枕、项肌,减少术后皮下或肌层下积液、小脑膨出、脑脊液漏等并发症的发生。向下按顺序骨膜下剥离颈椎两侧肌肉,用颅后窝自动拉钩扩开切口,显露枕骨及第1、2颈椎〔图5-19(2)〕。

3. 形成骨窗或骨瓣成形　于枕骨鳞部钻孔〔图5-19(3)〕。用咬骨钳向两侧扩大骨孔,形成骨窗〔图3-19(4)〕。如需探查两侧颅后窝并作减压,则骨窗的范围应上至枕外隆凸及横窦以下,两侧至乳突后缘,下需切除枕骨大孔后缘及第1颈椎后弓。钻孔时操作要细心,以防钻头滑入小脑延髓池而损伤脑干。咬骨钳扩大骨孔时要向外用力,绝不能向颅内方向施压。术者一手握咬骨钳,另一手的手指应垫于咬骨钳下方,以防用力时咬骨钳滑脱,挫伤脑干〔图5-19(4)〕。待双侧枕骨鳞部被咬除后,仔细切开寰椎上的韧带、肌肉,并作骨膜下剥离,显露椎弓。在直视下小心切除寰椎后弓1.5~2.0cm宽。切勿向两侧咬除过多,以免伤及椎动脉,引起危险的大出血。或用铣刀钻2~4孔形成骨瓣,以减少术后后路窝积液或颅内感染的

机会。

4. 切开硬脑膜　Y形切开颅后窝及颈椎部位的硬脑膜,并缝扎枕窦。上翻上部V形硬脑膜瓣,显露颅后窝〔图5-19(5)〕。两旁硬脑膜可作附加切口,以利显露。

5. 缝合　手术结束后缝合硬脑膜。如作减压术,则将硬脑膜作星状切开,术后不缝合硬脑膜。项肌应分2~3层缝合,并固定于枕外隆凸预先留下的斜方形肌肉骨膜片上,紧密缝合皮下组织及皮肤〔图5-19(6)〕。将引流管穿过切口旁的肌肉层引出,拔引流管时引流口必须较厚地紧密缝合,以防术后脑脊液漏。

四、颞肌下减压术和去大骨片减压术

【适应证】

1. 急性颅脑损伤开颅术后颅内压仍高,已除外颅内其他部位血肿而脱水疗法无效者,可在脑水肿发展较重的一侧作颞肌下或去大骨片减压术。如两侧脑水肿同样严重,对右利手者可作右侧减压术,以免术后脑组织从骨窗膨出时发生语言障碍。

2. 幕上开颅术后,为了缓解颅内高压,或预防术后急性脑水肿,可同时行颞肌下或去大骨片减压术。

3. 晚期幕上肿瘤,不能耐受根治性手术,又无脑脊液分流术的适应证,为挽救视力,延长生命,也可作为综合性治疗措施之一。

颞肌下或去大骨片减压术只能部分地降低颅内压,不能去除病因,达到根治;如单为解除颅内高压,用各种脱水疗法就可达到目的,因此,不能作为首选方法。此外,幕下肿瘤如作幕上减压术,有并发上行性小脑幕切迹疝的危险,应属禁忌。

【手术步骤】

颞肌下减压术操作步骤

1. 体位、切口　侧卧位。在距耳前1cm处,自颧弓中点起,向上直行(或弧形向后)切开,长约10cm〔图5-20(1)〕。切口下缘不超过颧弓,以免伤及面神经的分支,造成术后不能皱眉。

2. 切开软组织　切开皮肤后先结扎颞浅动脉,再顺肌纤维方向切开颞肌筋膜并分开颞肌,电凝或结扎颞深动脉,然后切开骨膜,并作骨膜下剥离,尽量扩大手术野。剥离骨膜时,如感到颞肌的张力很大,影响显露,可在颞肌筋膜底部作横形切开,用颅后窝自动拉钩扩开软组织,即可获得满意的显露。

3. 形成骨窗　于颞骨鳞部钻孔,此处骨质较薄,钻孔时不可加压过大,以免造成颅内损伤。钻孔后,用咬骨钳逐渐扩大,形成大小约6cm×6cm的骨窗。但在向前下方咬除颞骨时,应注意脑膜中动脉的走向,仔细小块咬除颅骨,以免损伤该动脉。一旦出血,应

2

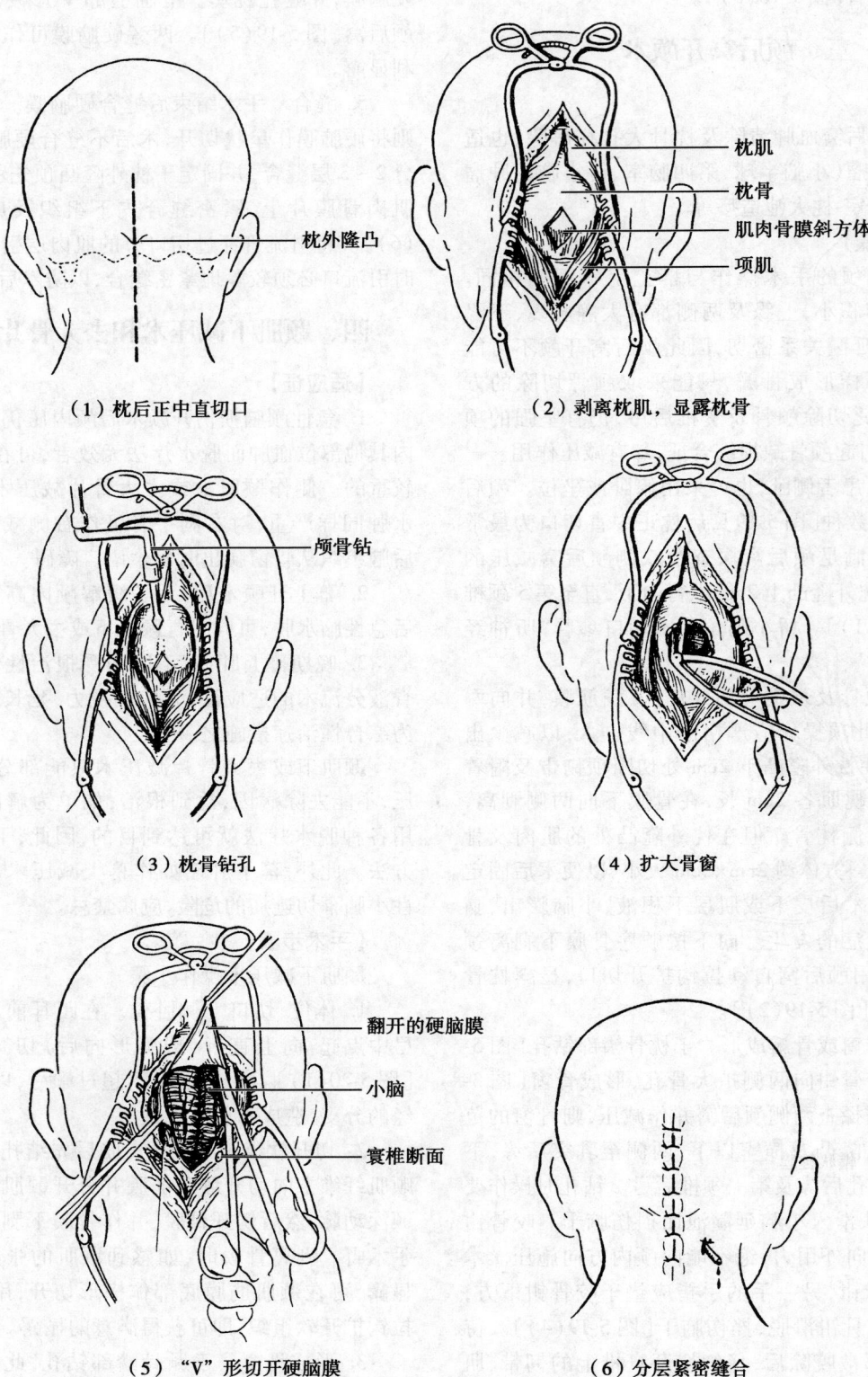

（1）枕后正中直切口

枕外隆凸

（2）剥离枕肌，显露枕骨

枕肌
枕骨
肌肉骨膜斜方体
项肌

（3）枕骨钻孔

颅骨钻

（4）扩大骨窗

（5）"V"形切开硬脑膜

翻开的硬脑膜
小脑
寰椎断面

（6）分层紧密缝合

图5-19　后颅窝开颅术

2

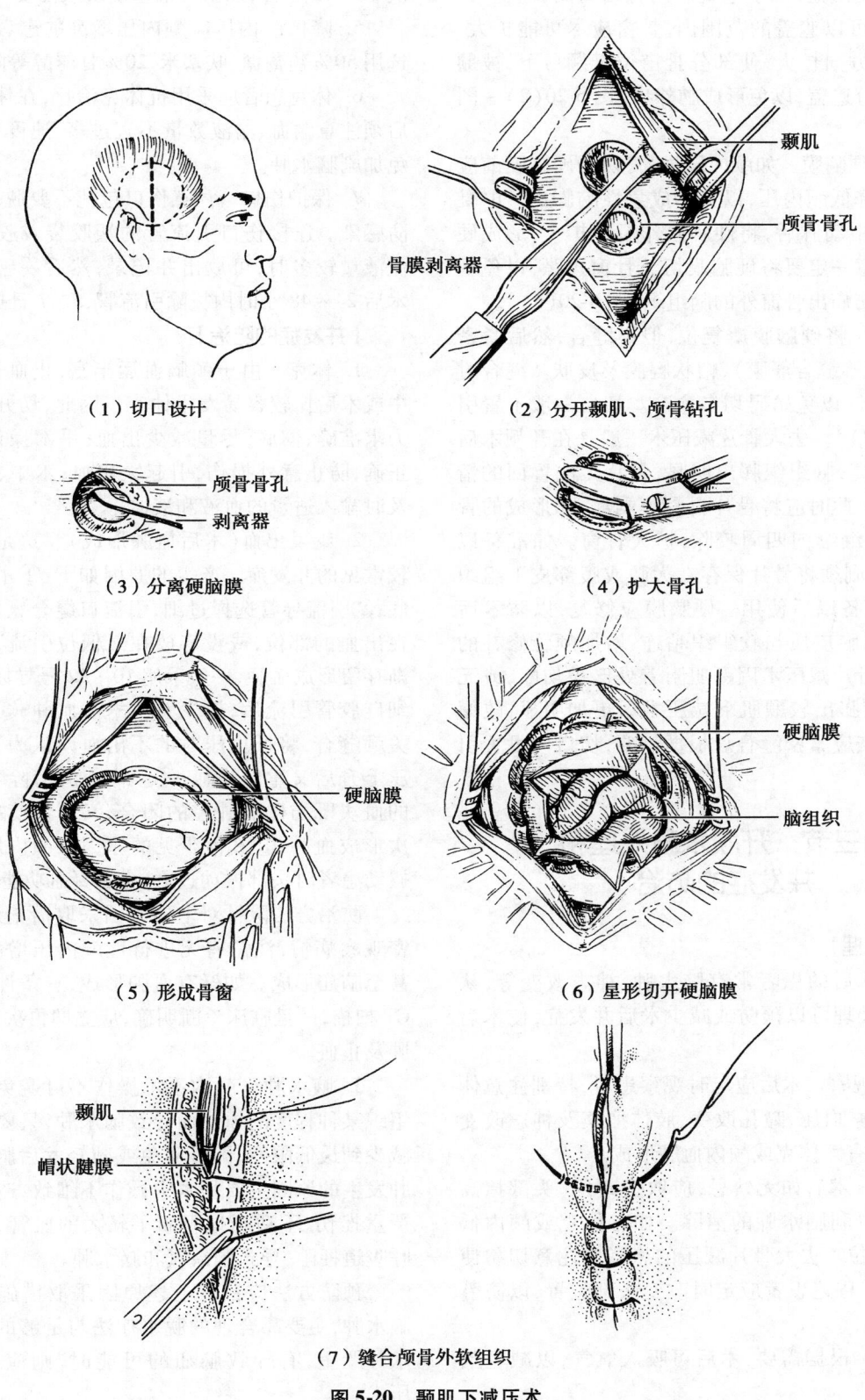

（1）切口设计

（2）分开颞肌、颅骨钻孔
颞肌
颅骨骨孔
骨膜剥离器

（3）分离硬脑膜
颅骨骨孔
剥离器

（4）扩大骨孔

（5）形成骨窗
硬脑膜

（6）星形切开硬脑膜
硬脑膜
脑组织

（7）缝合颅骨外软组织
颞肌
帽状腱膜

图 5-20 颞肌下减压术

2

立即电凝或缝扎止血。如脑膜中动脉在骨管中走行，咬骨时被损伤出血，可于电凝后用骨蜡封闭骨管。只要是在颞肌可以遮盖的范围内，骨窗应尽可能扩大，最好向颅底方向扩大，使部分骨窗位于颧弓下，被颞肌最厚的部分遮盖，以免形成脑外疝〔图5-20（2）～图5-20（5）〕。

4. 切开硬脑膜　如颅内压过高，切开硬脑膜前应采取措施以降低颅内压，以免形成急性脑膨出。电凝或缝扎脑膜中动脉后，将硬脑膜作星形扩大，形成硬脑膜瓣。注意一定要将硬脑膜切至骨窗边缘，以免硬脑膜切缘切伤疝出骨窗外的脑组织〔图5-20（6）〕。

5. 缝合　将硬脑膜瓣复位，但不缝合，然后紧密缝合颞肌（但不缝合筋膜）、帽状腱膜及皮肤。缝合时注意不留死腔，以免妨碍切口愈合。切口一般不置引流〔图5-20（7）〕。去大骨片减压术一般是在开颅术后因颅内压过高，脑组织膨出明显，骨片无法置回的情况下进行的。此时应将骨片自骨膜剥离，如形成的骨窗不够大，可继续向四周咬除，扩大骨窗。如准备以后置回骨片，则须将骨片保存在大腿或腹部皮下组织或液氮中，以备以后使用。硬脑膜应修复，以防术后脑脊液漏，或脑皮质与软组织粘连，增加颅骨修补的困难。去大骨片减压术因颞肌附着处已被切断，或无颞肌保护，脑膨出较颞肌下减压术后更加明显，故帽状腱膜及皮肤应紧密缝合。根据需要，切口内可置引流管。

第三节　开颅术后处理和并发症的防治

【术后处理】

颅脑手术后的患者常有脑水肿、神志改变等，认真做好术后处理可以预防或减少术后并发症，使术后恢复顺利。

1. 严密观察　术后应定时观察患者，特别注意体温、呼吸、脉搏、血压、瞳孔改变、肢体瘫痪及神志改变等，及时判断有无休克或颅内血肿形成。

2. 体位　术后如无禁忌，应取头高位（头部抬高15°～30°），以利脑水肿的消除。如有休克或颅内低压，则取平卧位。去大骨片减压的患者应注意切勿使减压区受压。昏迷患者应定时改变头部位置，以防引起头皮压疮。

3. 给氧　根据需要，术后可吸入氧气，以减轻脑水肿。

4. 昏迷患者的护理　①以消毒凡士林纱布保护眼球，以免角膜干燥而致溃疡；②注意口腔卫生，防止呼吸道梗阻，加强气管切开护理；③做好留置导尿管、鼻饲管和压疮的护理；④被动活动四肢，每日3次，每次10～15分钟，以防关节僵硬及肌肉萎缩。

5. 降低颅内压　颅内压增高的患者可根据病情选用50%葡萄糖、呋塞米、20%甘露醇等降低颅内压。

6. 休克患者应采用抗休克治疗，在休克基本克服后须注意输血、输液数量不宜过多，速度不宜过快，以免加剧脑水肿。

7. 保护伤口　注意伤口包扎不要脱落或湿污，以防感染。连接伤口引流管的塑胶袋或胶皮手套内引流液量较多时，可放出并记录，然后妥善封闭。一般术后24～48小时内拔除引流管，5～7日拆线。

【并发症的防治】

1. 休克　由于颅脑血运丰富，止血比较困难，术中或术后比较容易发生休克。因此，切开各层时止血力求准确、彻底，尽量减少出血；手术操作力求细致、正确，防止意外损伤，引起大出血；术中、术后应注意及时输入适量的血液和液体。

2. 继发出血（术后血肿形成）　这是开颅术后比较常见的并发症。产生的原因如下：①术中止血不彻底；②引流导管选择过细，引流口缝合太紧，或没有放在出血的部位，或没有放在最低位引流，以致渗血逐渐存留形成血肿，一般采用10～12号导尿管或类似粗细硅胶管引流后，极少发生术后血肿；③休克情况下关颅缝合，将低血压时的不出血误认为止血完善，血压上升后又重新出血；④颅内血肿清除不彻底，剩余的血块既妨碍血肿腔的闭合，又可促使出血，容易再次形成血肿；⑤其他少见的原因有颅内压突然降低，搬动患者时头部振动过大，患者凝血功能障碍等。

防治方法除针对上述原因采取措施外，术后应严密观察病情，注意有无进行性颅内压增高、意识改变甚至脑疝形成。如疑有血肿形成，有条件时立即复查CT扫描，一旦临床诊断明确，应立即再次手术，清除血肿及止血。

3. 脑水肿　颅内手术操作不可避免地会引起脑组织某种程度的损伤而导致脑水肿，只要把这种损伤减少到最低限度，即可避免或减轻术后脑水肿。脑水肿发生的原因主要是术中操作不细致，造成脑组织的严重挫伤，不适当地阻断了较大的血管、长期休克和呼吸道梗阻，导致脑缺氧和脑水肿。

预防方法应针对上述原因采取措施。如已出现脑水肿，主要靠合理的脱水疗法与足够的供氧。如脑水肿严重，有导致脑疝的可能时，则应行去骨片减压术。

4. 脑脊液漏及切口感染　二者互为因果，切口感染可能引起脑脊液漏，而脑脊液漏则可能导致进一步颅内感染，甚至威胁患者生命。术后脑脊液漏的主要原因是：①颅内高压未解除，切口部分裂开；②切口缝合不紧密，特别是与脑室、脑池相通处的硬脑膜未缝好。如能术中常规修补幕上硬脑膜，极少发生术后脑脊液漏；③清创不彻底，无菌措施不严密，导致切口感染。

预防方法是消除上述因素。治疗重点是术后密切观察，以便早期发现，早期处理。术后不论何时发现伤口敷料湿润，均应怀疑脑脊液漏，并立即检查伤口，如确定有脑脊液漏，应立即紧密缝合漏孔皮肤。如有颅内压增高，除应用脱水药物外，术后应定期作腰椎穿刺，缓慢放出脑脊液，减轻切口张力，以利愈合。如为切口感染所致脑脊液漏，需大量注射抗生素，局部缝合漏口并加用海绵及青、链霉素粉，保持局部干燥，力争闭合漏口，只有不可控制的严重感染才作开放引流。

5. 下视丘损伤　原因为原发损伤，或术中操作不细致，在脑深部盲目手术所致。下视丘损伤后，症状出现快而严重，表现为高热稽留不退、昏迷、全身少汗及呼吸不规则等。此种损伤预后不佳，后果严重。预防要点是切忌在脑深部盲目操作。如已出现症状，则可用大剂量冬眠合剂、激素或中药治疗。

第四节　脑室穿刺引流术

脑室穿刺引流术是指通过穿刺侧脑室并引流脑室内脑脊液的方式降低颅内压或作为诊断和给药的途径，是神经外科常见的手术操作之一。

【适应证】

（一）诊断性穿刺

1. 神经系统 X 线造影，如脑室造影等。

2. 取脑室液标本。

3. 鉴别脑积水的类型。

（二）治疗性穿刺

1. 脑室外引流，暂时缓解颅内高压，尤其是抢救枕骨大孔疝患者。

2. 开颅时做适应性降颅内压。

3. 抗生素溶液冲洗，治疗脑室内感染。

【禁忌证】

1. 穿刺点有明显的感染或近脑室的脑脓肿或硬膜下积脓。

2. 弥漫性的脑肿胀或脑水肿，脑室狭小。

3. 穿刺区域有脑血管畸形，脑室穿刺可引起出血。

4. 蛛网膜下腔出血患者的出血原因未明确时，应慎重。

5. 有明显出血倾向者。

【手术步骤】

1. 额部穿刺　穿刺侧脑室前角。患者取仰卧位，冠状缝前 1cm，旁开中线 2cm，穿刺方向与矢状面平行，对准双外耳道假想连线，深度不超过 5cm。

2. 枕部穿刺　穿刺侧脑室三角部。选枕外隆凸上方 6～7cm，旁开中线 3cm，穿刺方向对准同侧眉弓外端，深度不超过 5～6cm。

3. 颞部穿刺　穿刺三角部。外耳孔上方和后方各 4cm，均垂直进针，深度不超过 6cm。

4. 眶顶穿刺　穿刺额角。眶上缘中点上方 0.5～1cm 钻孔，穿刺针平行于矢状面，向上方 45°。

5. 经前囟法　经前囟侧前穿刺，方向同额入法。前囟大者与矢状面平行；小者，尖稍指向外侧。

【注意事项】

1. 严格无菌操作。

2. 一般采用局部浸润麻醉，如患者不合作或儿童则可选用基础或全身麻醉。

3. 穿刺部位一般选择非优势半球。

4. 脑脊液引流应缓慢而持续，避免颅内压突然下降。可通过调节引流装置位置高低，控制引流速度，一般在颅腔中心点上方 15～30cm。

5. 应使用闭式引流装置，以尽量防止颅内感染。

6. 保持引流管通畅并准确记录引流量。

7. 引流时间一般不宜超过一周。

8. 引流时间每 1～2 天检查 CSF 生化和常规。

9. 脑室穿刺引流常用颅骨钻孔置硅胶管。也有应用硬通道技术脑室穿刺引流，钻颅置管一次完成，而且进针后颅骨自锁，针体稳定性好，减少穿刺部位的出血机会，取得良好的引流效果。

（徐英辉　白景阳　张波）

第 六 章

颅脑损伤手术

2

第一节 头皮损伤手术

头皮损伤在颅脑损伤中是较轻的,处理也较容易,但需注意有无合并严重脑损伤或颅内出血的可能性。应结合受伤机制及全面检查作出正确诊断。

头皮血运丰富,伤口虽不大,却有可能因出血而致休克(尤其是小儿)。因此急救时止血应认真、可靠,有活动性出血时可以结扎或用止血钳暂时止血;渗血严重者可用消毒敷料加压包扎(如并有开放性脑损伤,则不应加压包扎)。

一、头皮清创术

【适应证】

凡新鲜开放性头皮损伤,均应及时清创。

【术前准备】

1. 对患者进行全面检查,如失血过多,有休克存在,应同时输液或输血;如合并胸、腹或四肢损伤,应考虑同时或先后处理。

2. 注意是否同时合并颅骨骨折或脑损伤,必要时摄头颅 X 线片或 CT 扫描。

3. 注射破伤风抗毒素。

4. 合理选用抗生素。

5. 剃去头发。

【麻醉】

一般均可在局麻下完成。

【手术步骤】

清创步骤见"清创术"。头皮愈合力强,除确已失去活力者外,只需修整边缘。同时,头皮血运丰富,抗感染能力强,只要不是明显化脓,清创后伤口都应力争一期缝合,时间限制可适当放宽。帽状腱膜必须对合缝牢,否则易裂开。最后缝合皮肤。

【术后处理】

同清创术。

二、头皮缺损修复术

【适应证】

新鲜头皮缺损超过 1cm,或勉强用张力缝合易引起头皮破坏而全身情况允许者。

【术前准备】

同头皮清创术。

【麻醉】

可在局麻下完成,需要皮瓣转移者应全麻。

【手术步骤】

下列修复方法可按具体情况选用。

局部皮瓣修复术:轻度缺损(1~2cm)可予扩大伤口、潜行分离后缝合;较大的头皮缺损可用局部侧移皮瓣、旋转皮瓣、推进皮瓣修复〔图6-1〕。但头皮有其特点,术中应注意以下事项:

1. 皮瓣分离应在帽状腱膜与骨膜之间进行,切勿剥离骨膜。

2. 应充分止血,双极电凝效果较好。

3. 头皮血运丰富,皮瓣长、宽比例可适当增加至 3~4:1。皮瓣根部应注意保留供血动脉。

皮片修复术:如头皮缺损不能作局部皮瓣修复,而头皮缺损较浅,范围较广,帽状腱膜完好,又无明显污染时,可行中厚层皮片移植。皮片缝合于伤口边缘的皮肤上,加压包扎。此法适用范围有限,适应证应严格掌握。

头皮再植术:如头皮撕脱,而游离的头皮又无明显挫伤,头皮缺损区的骨膜完整、血运良好时,可以把原头皮再植。把游离头皮的头发剃去,找出其动、静脉断端,仔细用肝素盐水冲洗后,应用显微外科技术分别行动、静脉断端吻合术,可保留全部或大部头皮存活。如此法不成功,可把头皮皮下脂肪剪去,做成全厚皮片,清创后原位再植〔图6-2〕,并包裹包扎。由于皮下即是颅骨,包扎压力要适当,以免影响植皮血运。

2

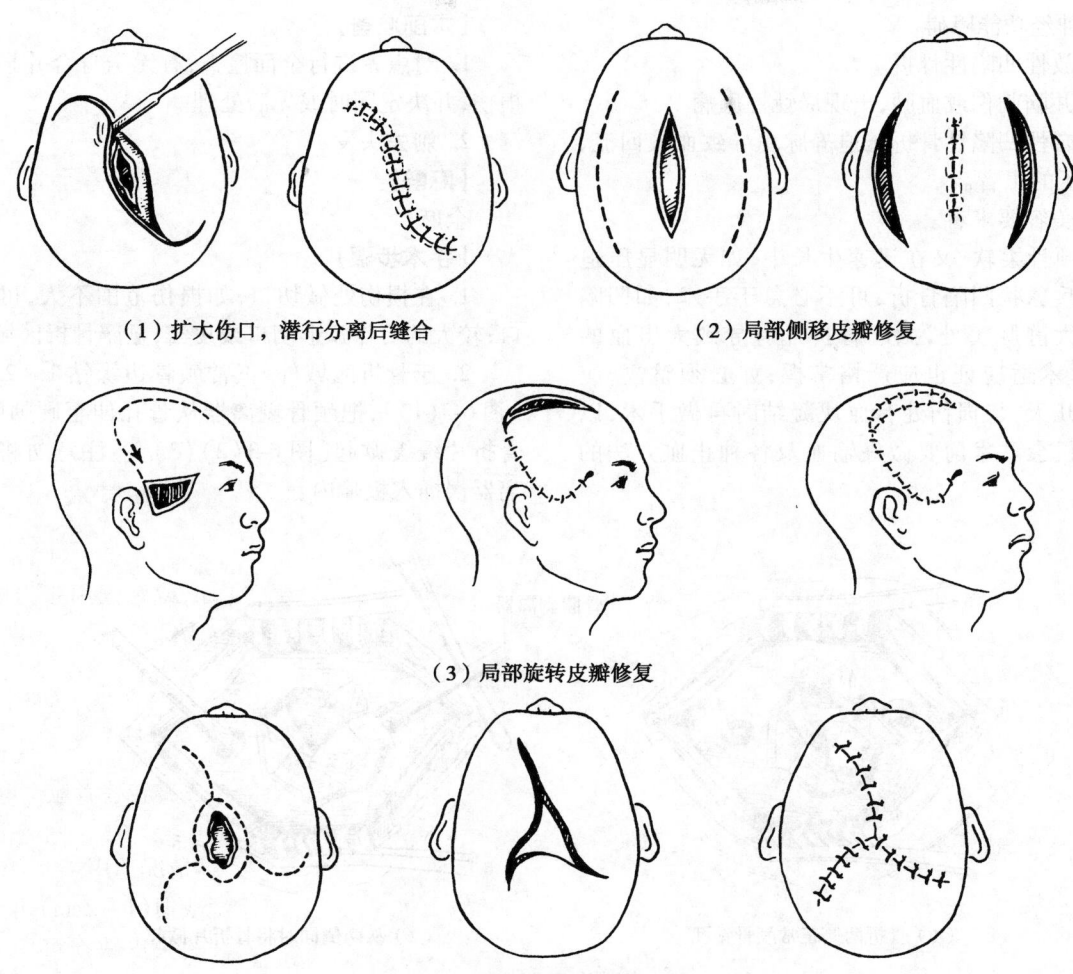

（1）扩大伤口，潜行分离后缝合　　　（2）局部侧移皮瓣修复

（3）局部旋转皮瓣修复

（4）局部推进皮瓣修复

图 6-1　头皮缺损局部皮瓣修复术

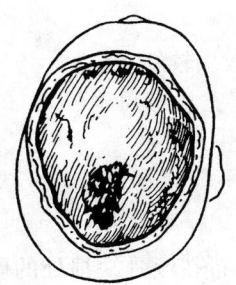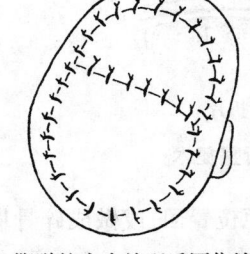

（1）头皮大片缺损　　（2）撕脱的头皮处理后原位缝合

图 6-2　头皮再植术

网膜游离移植加皮片修复术：如大片头皮、骨膜缺损，头皮不能再植时，可取游离大网膜一片，保留胃网膜左、右动、静脉，用普鲁卡因-肝素溶液灌注，在手术显微镜下行胃网膜右动脉与颞浅动脉、胃网膜右静脉与面总静脉端-端吻合，将大网膜覆盖于头皮缺损区，并使网膜皱褶以增加其覆盖的厚度，注意勿使血管扭曲。选无血管区间断缝合数针固定。撕脱的头发以 0.1% 苯扎溴铵溶液浸泡后，用鼓式切皮机

切取中厚皮片移植于大网膜上，不足部分可取股部或腹部中厚皮片补足，术毕包扎牢固。此法与头皮再植法比较，头皮无头发生长，但较既往的颅骨多处钻孔，待孔内生长肉芽组织后行表层皮片移植为优越。

第二节　颅骨缺损手术

颅骨线状骨折或粉粹骨折而无脑组织受压症状者都不必手术；在合并头皮损伤时，只需作头皮清创缝合；如疑有颅内血肿，则按颅内血肿处理。颅骨缺损的手术指征是合并颅骨骨折压迫（或刺伤）脑组织或单纯大面积颅骨缺损。

一、凹陷性颅骨骨折整复术

【适应证】

1. 闭合性凹陷性骨折超过 1cm 以上。

2. 闭合性凹陷性骨折骨折片位于重要脑功能区、

压迫导致神经功能障碍。

3. 开放性凹陷性骨折。

4. 合并脑刺伤或血肿,出现局灶性癫痫。

5. 闭合性凹陷性骨折压迫静脉窦导致血液回流、出现颅高压的患者。

6. 有美容要求者。

幼儿颅骨柔软,又在迅速生长中,如无明显压迫症状的乒乓球状凹陷骨折,可不必急于手术,如凹陷性骨折在大静脉窦处,掀起骨折片有导致大出血的危险时,手术适应证也应严格掌握;如必须整复,应适当延迟几天,待损伤处有血块凝结时再做手术,以减少出血机会。术前要做好输血及各种止血方法的准备。

【术前准备】

1. 对患者进行全面检查,有无全身合并损伤或脑损伤,并决定同时或先后处理。

2. 剃去头发。

【麻醉】

全麻。

【手术步骤】

1. 在损伤处做切口,如损伤范围不大,可作直切口;较大的可作弧形切口或皮瓣,显露骨折区域。

2. 于骨折区域外、正常颅骨边缘钻1～2个骨孔〔图6-3(1)〕,把颅骨剥离器从骨孔伸至硬脑膜外,将骨折片缓缓掀起〔图6-3(2)(3)〕。注意勿将骨膜剥离器误插入板障内。

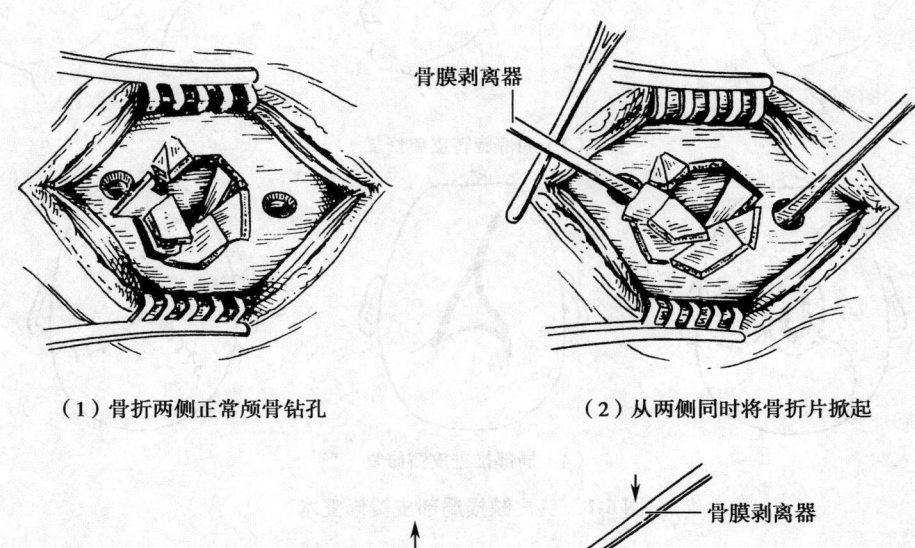

（1）骨折两侧正常颅骨钻孔　　　　　（2）从两侧同时将骨折片掀起

（3）借杠杆作用整复骨折片

图6-3　颅骨凹陷性骨折整复术

3. 如骨折片相互嵌插并潜入正常颅骨边缘之下而无法复位,可用颅骨剪自颅骨孔将正常颅骨边缘向外咬一骨槽,缓慢将骨折片一并抬起,即可复位。

4. 如骨折粉碎或凹陷程度都较重,又想整复原来的骨折片,可在骨折范围以外的四周钻孔,用颅骨剪在正常颅骨边缘咬出一个骨槽,然后将凹陷骨折片整块取出〔图6-4(1)、图6-4(2)〕,手术整复后将骨折片放回原处,缝合骨膜及头皮。术中注意保留骨膜完整,以便缝合。也可作一头皮颅骨整形瓣,将凹陷骨折片包括在骨瓣内,连同头皮一起翻转,手法整复后再放回原位缝合。

5. 如粉碎严重,骨折片无法整复,可将其逐片取

出,原位置回;或做成碎骨屑,撒布在颅骨缺损处的硬脑膜上。

6. 骨折片渗血而无法彻底止血者,可于硬脑膜外放一胶皮导管引流。头皮分两层缝合。

【术中注意事项】

1. 复位是否满意要以颅骨内板为准,不能以外板平整为满足。

2. 如系开放性损伤,需按清创要求处理伤口,硬脑膜无破损者,伤口内可置青、链霉素粉。硬膜破损者应严密修复硬膜,防止脑脊液漏,预防感染。

【术后处理】

观察有无继发出血及血肿形成并及时处理。术

2

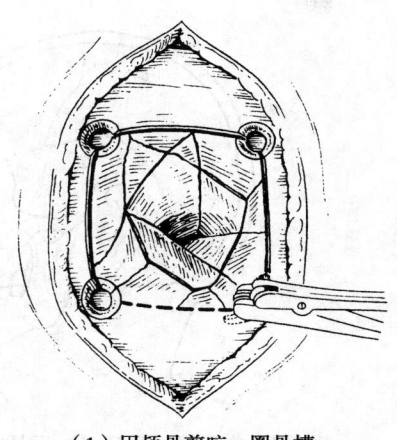
（1）用颅骨剪咬一圈骨槽

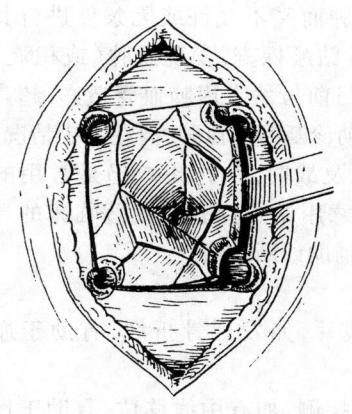
（2）将整块骨折片掀起

图6-4 颅骨重度凹陷性骨折整复术

后24~48小时拔除引流管。

二、颅骨缺损修复术

【适应证】

1. 颅骨缺损 范围超过2cm者,修复的目的是避免脑损伤,治疗颅骨缺损综合征(如头晕、局部压迫感、癫痫等)和整形。

2. 无感染切口愈合后3个月以上,颅脑外伤后发生颅内感染的患者,颅骨修补术必须在感染治愈1年以上。

3. 由于儿童颅骨发育特点,颅骨修补手术原则上大于12岁。

【禁忌证】

1. 颅骨缺损部位隆起,提示颅内压增高或有颅内病变,如外伤性脑积水、颅内肿瘤复发等。

2. 缺损范围小于2cm,或局部已骨化者。

3. 头皮或身体其他部位有感染者。

4. 神经功能严重缺失,如卧床不起或植物生存者。

【术前准备】

1. 摄颅骨正、侧位平片,了解颅骨缺损部位、情况,必要时做CT扫描,了解颅内病变情况。

2. 关于修复材料 目前最常用的是钛网,3mm厚的有机玻璃(聚甲基丙烯酸甲酯),骨水泥,自体颅骨片再植术最为理想,但需保存于自体大腿或腹部皮下组织或液氮中。本文主要介绍钛网修复术。

3. 剃去头发,并仔细检查头皮有无感染。

【麻醉】

全麻。范围较小者可采用局麻。

【手术步骤】

1. 制备金属钛网 术前1周行颅骨三维CT重建,按缺损大小制备金属钛网。

2. 显露骨缺损 沿原切口切开,皮瓣翻开后,在骨缘处把骨膜切开,剥离附着于切口周围的软组织,使缺损四周的骨缘完全露出。如有过多瘢痕,应予切除。剥离时注意避免损伤硬脑膜,如已分破,应予缝合,以免术后切口下积液和形成脑脊液漏。

3. 固定 在缺损四周的颅骨缘,面对相应的金属钛网三维塑形孔,选取合适孔位用钛钉固定,用庆大霉素生理盐水冲洗伤口并彻底止血。

4. 缝合 将头皮瓣复位,分两层缝合。头皮下放一条胶皮管引流,24小时后拔除。

【术中注意事项】

如无探查颅内病变指征,手术操作应严格限制在硬脑膜外,防止硬脑膜破损。用力应轻柔,防止脑损伤。

【术后处理】

这种脑实质外手术,术后多较平稳。但金属钛网系异物,又往往是第二次手术,因此应注意观察。术中如无污染或过多渗血,术后不必常规应用抗生素;如有感染迹象,应及时处理;如有反应性积液,轻者可做理疗,帮助吸收;较重者可穿刺抽出积液,再辅以理疗。

第三节 颅内血肿手术

颅内血肿清除,技术上并不困难,但对抢救生命的作用很大,故系每一位外科医师都应掌握的急救手术。欲提高颅内血肿的疗效,要求早期确诊,定位准确,而手术操作则要求充分解除对脑组织的压迫、彻底止血、充分引流和避免遗漏其他血肿。

一、颅骨钻孔探查术

【适应证】

颅内血肿是颅脑损伤主要死亡原因之一。临床

2

上不能除外颅内血肿而又不允许或无条件进行其他辅助检查时,应进行钻颅探查,发现血肿(或积液)时应同时作清除术。目前虽然常用脑血管造影、超声波测定、CT扫描等辅助诊断颅内血肿,但在不少情况下,尤其是在基层医院及战时,钻孔探查仍是常用的方法。不过绝不能随意用钻孔探查来代替临床的严密观察及切实可行的辅助诊断方法。

【术前准备】

1. 摄颅骨 X 线片,如发现骨折线,有助于血肿定位。

2. 颅脑超声波探测,如有中线移位,有助于血肿定位。

3. 剃去头发,准备输液及输血。

【麻醉】

患者神志尚清而能合作者可用局麻,昏迷、躁动或术中患者需人工呼吸者则应作气管插管全身麻醉,以保证术中呼吸道通畅。

【手术步骤】

1. **体位**　患者仰卧,如钻颞顶部时可以转动头位。但需探查颅后窝时则应改为侧卧位。患者应全头消毒,以备术中随时翻身。

2. **确定钻孔部位**　消毒前以 2% 甲紫画出钻孔的各个位置。钻孔位置可根据受伤机制(受伤时头部状态、着力点及对冲部位)、临床体征、骨折线部位、头皮挫伤部位、各个脑叶的常规钻孔位置来确定〔图6-5〕。

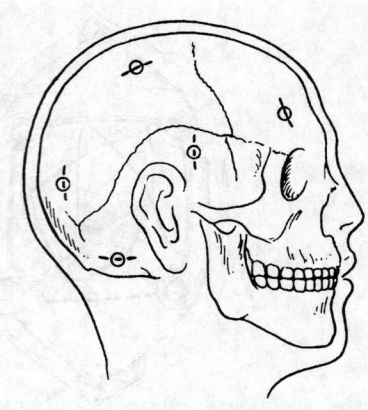

图6-5　常用额、颞、顶、枕、后颅窝钻孔探查部位

钻孔的顺序应根据具体情况决定,首先在最可疑部位,再按可疑程度逐一钻孔。例如:颅骨骨折对侧有偏瘫,或同侧有瞳孔散大时,应先钻骨折线与脑膜中动脉的交叉点;如枕部着力,骨折线跨小脑幕上下时,应同时钻探枕叶和颅后窝,以确定有无骑跨性血肿;如系后枕着力而着力点无骨折时,应先探查对冲部位的额极或额、颞极;后枕垂直着力,可用前额中线纵向切口,同时探查两侧额极〔图6-6(1)〕;后枕倾斜着力,先钻对侧额、颞极〔图6-6(2)〕;如同时有后枕骨折时,随后还要钻骨折线处;如额部直接受力,又有骨折线,则应先钻受力侧的额、颞极〔图6-6(3)〕;如颞部着力,同侧钻孔探查阴性,则应在对侧颞极钻孔〔图6-6(4)〕。根据血肿及脑挫裂伤好发部位,耳前低位颞

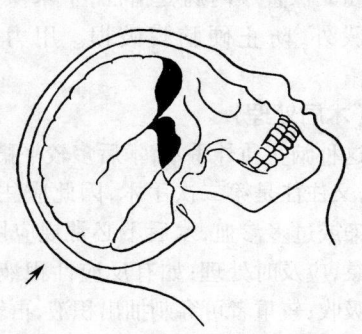

(1)枕部垂直着力,同时探查两侧额极

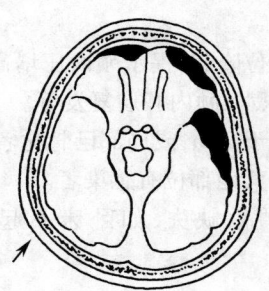

(2)枕部倾斜着力,先钻对侧额、颞极

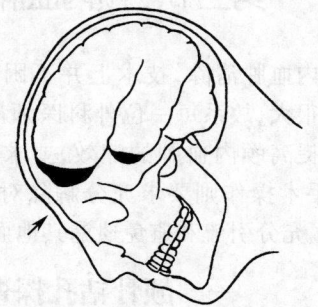

(3)额部着力,先钻同侧额、颞极

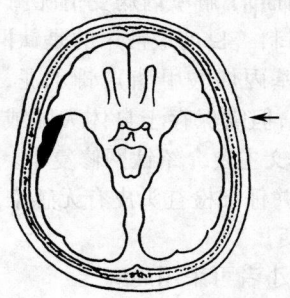

(4)颞部着力,先钻同侧,后钻对侧颞极

图6-6　钻孔探查的首选部位

部钻孔可发现大多数血肿及脑挫裂伤。钻孔后向前扩大骨孔,可显露颞叶前部及额叶底部。因此,在选择钻孔部位时,它是不可缺少的一个钻孔部位。

3. 钻孔 局麻后,在预定部位切一小口,长约2~3cm,直达骨膜。出血点止血,用乳突自动拉钩扩开切口。剥离骨膜,露出1~1.5cm²的颅骨,用颅钻钻孔。如内板仍残留一些小碎片于骨孔内,可用剥离器或止血钳取出。

4. 探查血肿 血肿的部位深浅不一,应根据情况分别探查处理。

(1) 如骨孔下有血块,即系硬膜外血肿,应吸出部分血块以减轻脑受压;然后用剥离子向骨孔四周探入,并结合头皮损伤及颅骨骨折线方向估计血肿范围,以便决定进一步开颅的部位。

(2) 如见硬膜发蓝,即说明有硬膜下出血。电凝硬脑膜后,用尖刃刀"十"形切开硬脑膜,如有不凝的血液从小切口喷出,吸出血液减压后,用剥离子向四周探入,压低脑组织,观察哪个方向流出血量多,则主要血肿即在该部位。如切开硬脑膜后流血并不多,也应用剥离子向四方探查,发现有较多出血来源处即系血肿所在。

(3) 如无硬膜外血肿,硬脑膜也不发蓝,还应除外硬脑膜下积液,此时选择1~2个主要钻孔探查部位切开硬脑膜检查,如有粉红或黄色液体自切口喷出,即可确诊。当液体流出后,可见皮层塌陷,其程度因积液量多少而异。这种情况只需扩大钻孔,剪开硬脑膜切口,于最低位放入引流管即可。但如钻孔处并非积液腔最低位,宜再作另一低位闭式小骨窗引流。

(4) 外伤性脑内血肿一般都在严重脑挫、裂伤的深部,以额、颞叶前部较为常见。在清理该部位硬膜下血肿或挫裂伤脑组织后,如血肿表浅外露,即可发现。如血肿在深部,则需用脑针穿刺方能诊断。脑针穿入不超过4~5cm,进入血肿腔时有阻力突然减低感,用空注射器抽吸,如有陈血,即可确诊。但穿刺对脑组织有一定损伤,应严格掌握,只有在临床高度怀疑时方可进行。穿刺前应先电凝皮层血管,进针要缓慢而轻巧,不宜在同一部位反复穿刺,并避免在重要功能区穿刺。

5. 缝合 每处钻孔探查如系阴性,应即在止血后把切口分两层缝合,不必引流,然后再做其他部位钻孔。

【术中注意事项】

不论何种血肿,探查确诊后,可按事先设计的颅骨成形瓣开颅,清除血肿。少数患者也可直接扩大切口,用咬骨钳扩大骨孔,进行清除。清除硬膜下血肿时,必须显露全部血肿,硬脑膜充分止血,避免在颅骨

板下潜行清除血肿,此时硬脑膜止血不易彻底,术后易复发血肿。硬膜下血肿时骨片应足够大,充分显露受损伤的脑组织,便于清除血肿及止血(参看硬膜外下血肿清除术)。

【术后处理】

钻孔探查手术本身对患者负担不重,术后不必特殊处理。但探查阴性者有时尚不能完全除外血肿,仍需密切观察,有怀疑时可再作颈动脉造影、超声波探测或CT扫描。血肿清除术后,如患者症状不好转甚至恶化,应考虑是否有其他部位血肿或迟发性血肿存在的可能性。另外,对脑损伤后的脱水、抗感染等治疗应及时进行。

二、急性硬膜外血肿清除术

(一) 急性硬膜外血肿清除术

【适应证】

1. 急性硬膜外血肿应积极手术治疗,预后良好。

2. 急性硬膜外血肿量超过30ml、颞部血肿超过20ml,需立刻采用手术清除血肿。

3. 急性硬膜外血肿量小于30ml、颞部血肿不超过20ml、最大厚度小于1.5cm,中线移位小于0.5cm,GCS评分大于8分的急性硬膜外血肿患者可先行非手术治疗。但必须住院严密观察病情变化,行头部CT动态观察血肿变化。一旦出现临床疑似改变、颅内压症状,甚至瞳孔变化或CT血肿增大,都应该立刻行开颅血肿清除手术〔图6-7(1)~图6-7(3)〕。

【术前准备】

1. 剃去头发,输液并备血。

2. 已有脑疝形成者,应静脉快速输入20%甘露醇250~500ml;已有呼吸障碍者,应行气管插管、人工呼吸。

【麻醉】

全麻,气管插管。

【手术步骤】

1. 开颅 可用头皮颅骨瓣开颅。血肿范围探查不明时,也可直接扩大切口及骨窗至血肿全部显露为止。

2. 处理血肿 骨窗范围应把整个血肿或血肿的主要部位显露,然后用剥离子把大部分血肿清除,也可用吸引器吸去血肿。血肿应从最低位开始清除,以便及早找到出血来源,如出血来自脑膜中动脉,可在其近端作双重结扎或上双重银夹后电凝切断〔图6-7(4)〕。除主要出血来源需要止血外,从颅骨撕脱的大片硬脑膜引起的广泛渗血也需要止血。渗血的止血法可用双极电凝、热敷、过氧化氢溶液棉片外敷等。血肿清除术的目的在于解除对脑组织的压迫,不要把硬脑膜表面的薄凝血层也刮净,否则反易导致更广泛

2

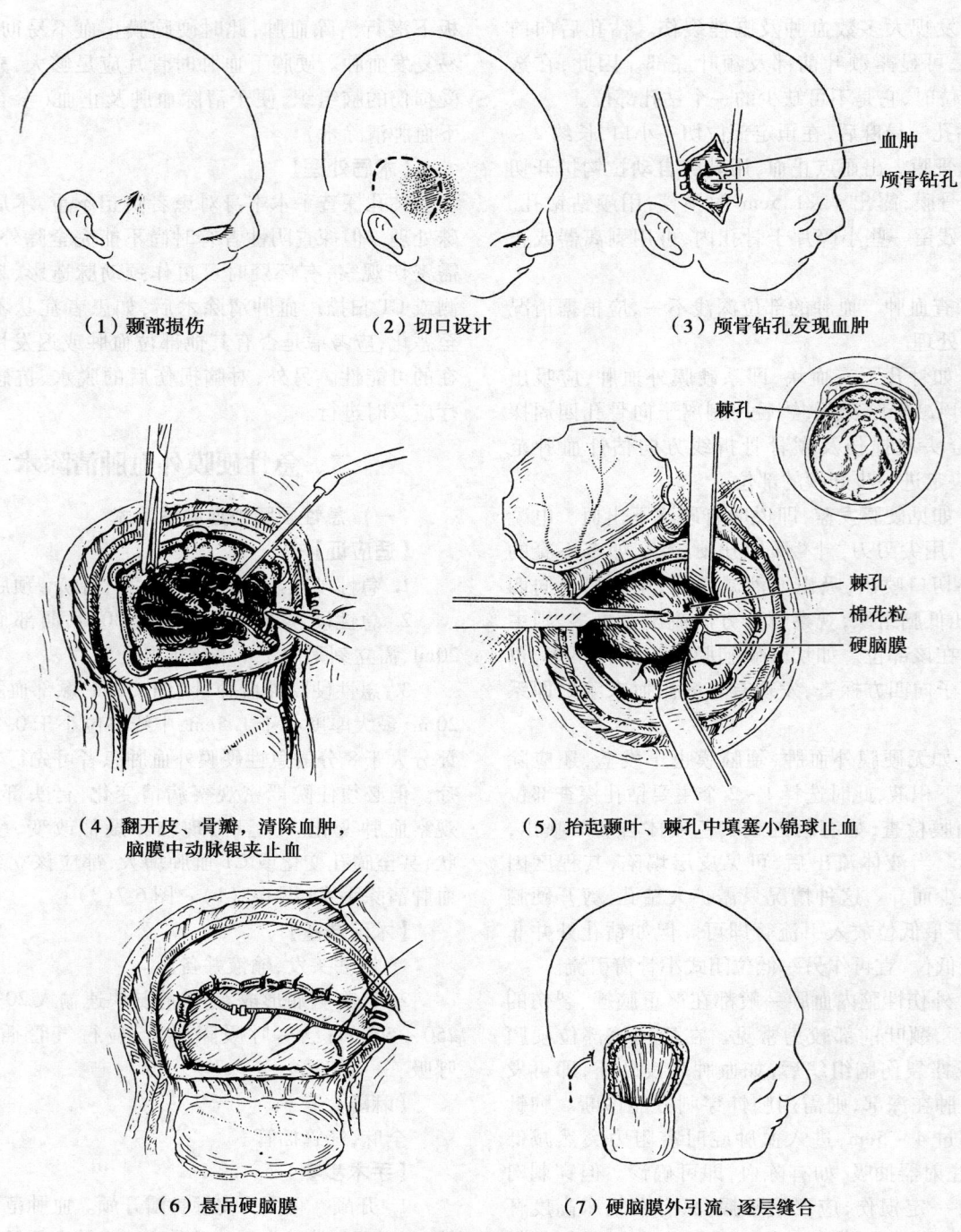

（1）颞部损伤　　　（2）切口设计　　　（3）颅骨钻孔发现血肿

血肿
颅骨钻孔

棘孔

（4）翻开皮、骨瓣，清除血肿，　　　（5）抬起颞叶、棘孔中填塞小锦球止血
　　　脑膜中动脉银夹止血

棘孔
棉花粒
硬脑膜

（6）悬吊硬脑膜　　　　　（7）硬脑膜外引流、逐层缝合

图 6-7　幕上硬脑膜外血肿清除术

的渗血。

3. 颅底脑膜中动脉出血的处理　有时脑膜中动脉在颅底出处破裂，止血不易而骨窗又接近颅中窝底时，可把骨窗迅速向中颅窝底部扩大，抬起颞叶硬脑膜，沿该动脉主干追溯至棘孔，用米粒大小的干棉球在棘孔内填塞止血（棉球不再取出）〔图6-7（5）〕，同时把颅中窝底部的血肿清除。

4. 硬脑膜下探查　硬脑膜外血肿清除后，可见该处硬膜变软。如硬脑膜发蓝或张力仍高，则应切开探

查，并进行相应的处理。

5. 缝合　止血可靠后，将骨窗四周的硬脑膜悬吊于骨窗边缘的骨膜上，以减少术后再形成血肿的可能性〔图6-7（6）〕。硬脑膜外置引流管，自切口最低处另戳小切口引出。置回骨片，缝合切口〔图6-7（7）〕。引流管于48小时内拔除。

（二）枕-颅后窝骑跨性硬脑膜外血肿清除术

枕部和颅后窝血肿及枕-颅后窝骑跨性血肿（即幕上、下血肿），因较少见，常规钻孔探查中容易漏诊，应

多注意。

【适应证】

1. 后枕着力〔图 6-8（1）〕，局部有头皮挫伤和（或）枕骨骨折线，或枕骨骨折线延至颅后窝者。

2. 患者（尤其是小儿）出现亚急性颅内高压、颈硬、眼球震颤、共济失调及肌张力减低者。

3. 眼征 有小脑幕切迹上疝时，可见两侧瞳孔不等，对光反射消失。

4. 于枕叶发现硬膜外血肿下界不清时，应探查颅后窝。

【术前准备】

同急性硬膜外血肿清除术。

【麻醉】

同急性硬膜外血肿清除术。

【手术步骤】

1. 切口 疑有颅后窝血肿者，应在该侧枕外隆凸与乳突基部连线的中、外 1/3 交界点向下作 3~4cm 长切口，颅骨钻孔后可向四周探查，如发现血肿，用咬骨钳扩大骨窗并清除血肿。

如在钻孔探查过程中发现枕叶及颅后窝均有血肿，可直接延长切口骑跨于枕叶及小脑。如术前已确诊，可作枕-颅后窝中线切口，并向伤侧枕叶弯曲〔图 6-8（2）〕。

2. 显露血肿 翻开皮瓣口，切断项肌向伤侧翻

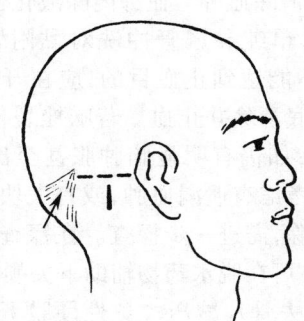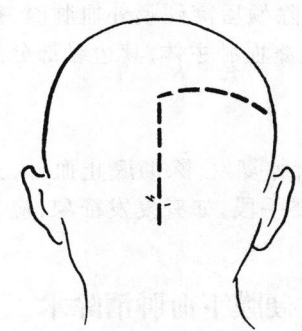

（1）后枕暴力致伤及后颅窝探查切口　　（2）枕-后颅窝联合切口

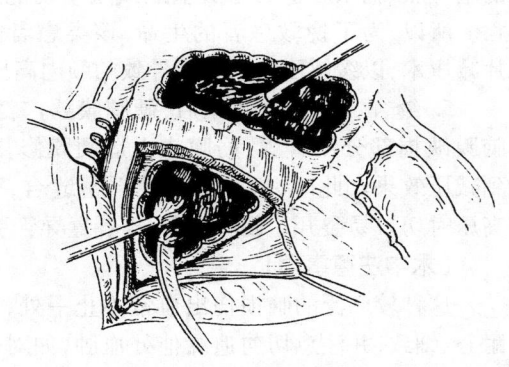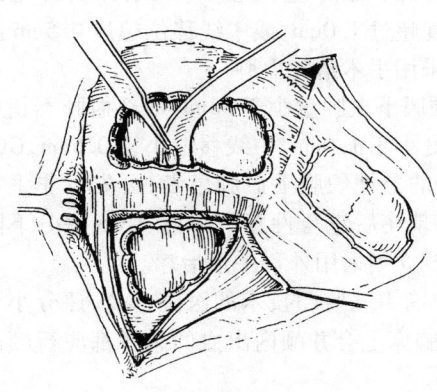

（3）翻转皮、骨瓣，清除血肿　　（4）肌片填塞横窦止血

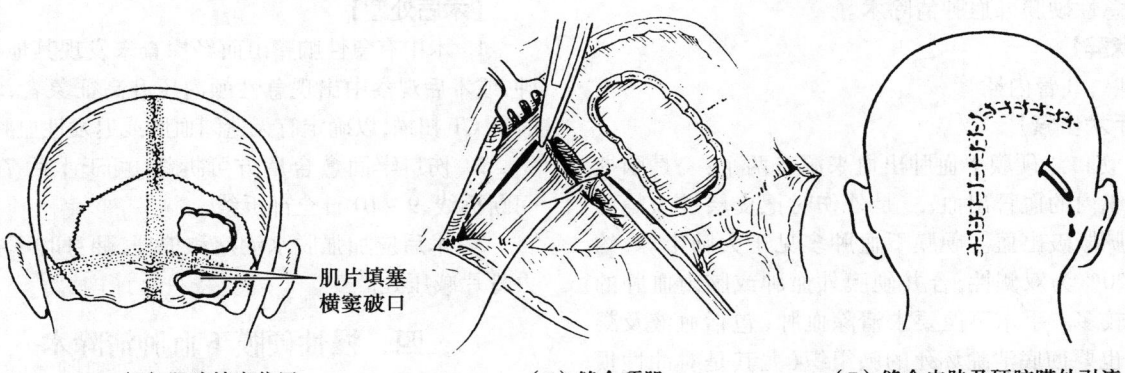

（5）肌片填塞位置　　（6）缝合项肌　　（7）缝合皮肤及硬脑膜外引流

图 6-8　枕-后颅窝骑跨性硬脑膜外血肿清除术

开。识别横窦位置,在横窦上作骨瓣,在横窦下咬成骨窗,尽量显露全部血肿〔图6-8(3)〕。

3. 止血　用吸引器及剥离子分别清除横窦上、下血肿〔图6-8(4)〕,并注意出血来源。骑跨性血肿往往是横窦小裂伤或进入横窦的乳突导静脉撕裂所致,可取一小片枕肌塞入横窦出血处〔图6-8(5)〕,止血妥善后,用丝线把该处横窦上、下的硬脑膜缝合悬吊于骨膜上,以防肌片滑脱。硬脑膜彻底止血。

4. 缝合　缝合项肌〔图6-8(6)〕,置引流管,缝合皮下组织及皮肤〔图6-8(7)〕。

【术中注意事项】

清除幕上硬膜外血肿时,必须显露全部血肿,便于硬脑膜止血,但清除颅后窝硬膜外血肿时,按常规咬除枕骨鳞部即可显露血肿主体,其边缘部分潜行清除即可。

【术后处理】

严密观察有无血肿复发,除彻底止血外,充分引流是防止复发的重要手段,如有复发征象,应及时做CT扫描。

三、急性硬膜下血肿清除术

【适应证】

1. 急性硬膜下血肿量超过30ml、颞部血肿超过20ml,最大厚度超过1.0cm,或中线移位超过0.5cm的患者,需立刻采用手术清除血肿。

2. 急性硬膜下血肿量小于30ml、颞部血肿不超过20ml、最大厚度小于1.0cm,中线移位小于0.5cm,GCS评分小于9分的急性硬膜下血肿患者,可先行非手术治疗。如果出现伤后进行性意识障碍,GCS评分下降超过2分,应该立刻采用外科手术治疗。

3. 对于具有ICP监测技术的医院,GCS评分小于8分的中性颅脑床上合并颅内出血的患者都应行颅内压监测。

【术前准备】

同急性硬膜外血肿清除术。

【麻醉】

全麻,气管内插管。

【手术步骤】

1. 切口　硬膜下血肿出血来源有两个:一是脑挫裂伤组织内的血管出血;二是外伤时把皮层进入静脉窦的静脉撕破出血。硬膜下血肿多见于大脑半球,约10%～20%为双侧性,合并硬膜外血肿或脑内血肿的机会也较多。手术不但要求清除血肿(包括血液及凝血块),也要彻底清除坏死的脑组织(尤其是对冲性损伤的脑组织,参看第四节,对冲性脑损伤手术〔图4-12〕,妥善止血)。

手术切口应根据上述要求,按血肿部位设计,切口一般应较大,如属对冲性挫伤,切口要大到足以探查额、颞极,否则将无法进行止血,并易遗漏可能存在的脑内血肿。

2. 钻孔　硬膜下血肿可占一侧大脑半球的大部分,如系对冲性损伤,则以额、颞极血肿较多,此时都伴有严重的颅内高压,故钻第1个孔发现血肿后,即应切开硬脑膜,放出压力性积血,解除部分脑受压,然后进一步开颅处理。但如放出大量积血后仍有严重颅内高压,应考虑有多发性血肿的可能,需在他处钻孔确定后,方可把硬脑膜的切口扩大,以免出现急性脑膨出。

3. 清除血肿　血肿内除液化血液外,必然部分是凝血块,单纯导尿管冲洗对黏附紧密的血块不能冲出,也不能达到止血目的,应在开颅或扩大骨窗后直视下彻底清除并止血。若脑挫裂伤较轻,术后脑组织应塌陷;如仍有明显脑肿胀甚至出现急性脑膨出时,应主要考虑有遗漏血肿,或有大块坏死软化的脑组织未予清除,需进一步探查。在探查中确未找出其他原因后,方可在脱水药物辅助下关颅。

4. 去骨片减压　急性硬膜下血肿常合并严重脑挫、裂伤,有时这种严重的脑挫、裂伤对生命的威胁比小的血肿还大。即使血肿清除后,严重脑挫裂伤引起的脑肿胀、脑水肿也可导致脑疝或脑干功能衰竭而死亡。所以,为了挽救患者的生命,该类患者需行去骨片减压术,以缓解因脑水肿而导致的颅内高压。

5. 缝合　去骨片减压后,硬脑膜要广泛剪开,硬脑膜缺损部分用骨膜、筋膜或人造硬膜修复,以期达到减压效果。此时,帽状腱膜要严密缝合,否则颅内高压时切口易裂开。硬脑膜下、外各置导管引流。

【术中注意事项】

这种较广泛的脑损伤出血常不止一处,止血必须耐心、细致,并注意切勿遗漏他处血肿,如对侧硬膜下血肿及其他部位多发性血肿。

【术后处理】

1. 术中有急性脑膨出而经探查未发现其他部位血肿,或术后观察中出现急性颅内压升高征象者,均应及时行CT扫描,以确定有无遗漏血肿或迟发性血肿。

2. 伤口牢固愈合后方可拆线,可于术后7～8日间断拆线,9～10日全部拆线。

3. 术后应加强脱水治疗和护理,翻身时不要压迫去骨片减压处。

四、慢性硬膜下血肿清除术

慢性硬膜下血肿的病理特点是:有包膜形成,其内为不凝的陈血或有少量凝血块,血肿范围大,椭圆形,很少为多房性,少数为半球性〔图6-9(1)〕,绝大多数位于一侧大脑半球的额颞顶区,尤以额颞区为多。用钻孔冲洗及引流多能治愈。

（一）钻孔冲洗引流术（双孔或单孔引流术,以双孔为例）

【适应证】

1. 临床出现颅高压症状和体征,伴有或不伴有意识改变和大脑半球受压体征。

2. CT或MR扫描显示单侧或双侧硬膜下血肿厚度大于10mm、单侧血肿导致中线移位大于10mm。

3. 无临床症状和体征、CT或MR扫描显示单侧或双侧硬膜下血肿厚度小于10mm、中线移位小于10mm患者可采取动态临床观察。

【术前准备】

1. 剃去头发,准备皮肤。

2. 已有明确脑疝形成者,静脉输入20%甘露醇250ml。

【麻醉】

局麻。已有明确脑疝形成者可考虑行气管插管全麻。

【手术步骤】

1. 钻孔　在CT或脑血管造影确定的血肿部位钻孔。如术前未做特殊检查,可先在额颞交界处钻孔探查。

2. 清除血肿　钻孔证实血肿后,"十"字形切开硬脑膜及血肿外膜〔图6-9(2)〕,用吸引器吸出积血〔图6-9(3)〕,从钻孔处置入导尿管,用生理盐水反复冲洗并引流,直至冲洗液基本变清为止〔图6-9(4)〕。如血肿较大,单孔冲洗不够充分,亦可于血肿后界(或对缘)钻一对口,同样以吸引器吸出积血后再用生理盐水作对口冲洗。如凝血块清洗不彻底,可用咬骨钳扩大骨孔,以利彻底清除血肿及充分引流。

3. 缝合及引流　缝合高位的钻孔切口,在血肿腔内放入一端开侧孔的导尿管,自低位钻孔切口引出,

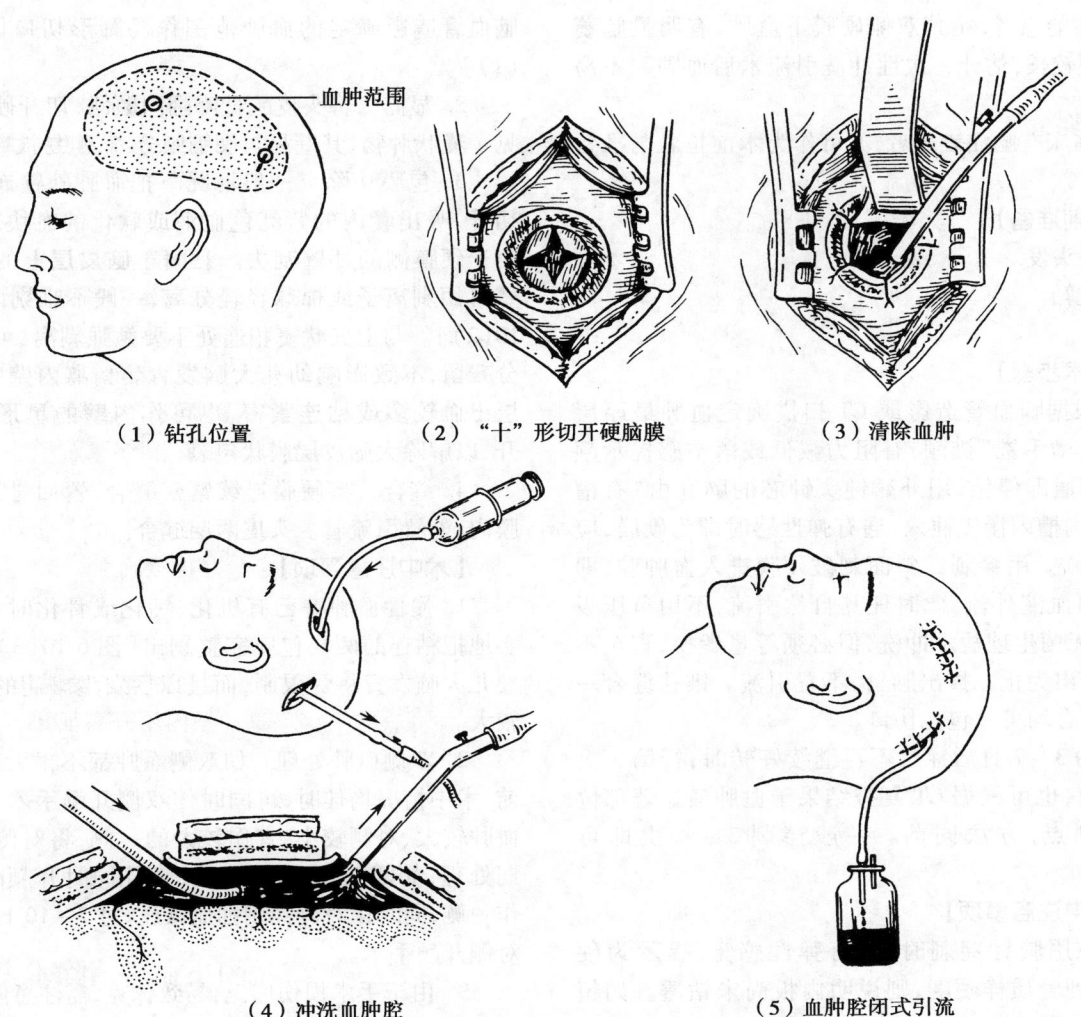

（1）钻孔位置　　　（2）"十"形切开硬脑膜　　　（3）清除血肿

（4）冲洗血肿腔　　　　　　　（5）血肿腔闭式引流

图6-9　慢性硬脑膜下血肿冲洗引流术

并固定于头皮缝线上。头皮两层缝合。将导尿管与闭式引流瓶连接〔图6-9(5)〕。

【术中注意事项】

1. 操作应轻柔,避免造成新的出血灶,引起血肿复发。

2. 除液性血肿外,凝血块必须彻底清除。

3. 引流口必须在血肿低位,术后引流方可充分。

【术后处理】

1. 术后平卧,避免用高渗脱水剂,使血肿腔自然闭合。

2. 如有颅内高压现象,应及时复查 CT 或脑血管造影,找出原因,不可盲目使用高渗脱水剂。

(二)　间断锥颅细孔排液术

本法血肿引流间隔时间较长,有利于脑复位及消灭血肿死腔。且仅锥颅不钻孔,术后无伤口,患者负担极轻,且因术后无引流管,无继发感染及低颅压之虞。

【适应证】

1. 高龄患者,尤其双侧硬膜下血肿,有明显脑萎缩或病程较长,估计一次性冲洗引流术后血肿腔不易消灭者。

2. 临床有脑疝表现者,亦可作为术前抢救与准备步骤。

【术前准备】

剃去头发。

【麻醉】

局麻。

【手术步骤】

1. 根据脑血管造影或 CT 扫描确定血肿最厚层面,用"有槽手锥"锥颅,有阻力减低或落空感提示颅骨已被锥通即停钻,用外露钝头针芯的脑针由"有槽手锥"的沟槽内慢慢插入,遇有弹性感时即为硬膜,应即退出针芯,用穿刺针斜面刺破硬膜进入血肿腔,即可见陈旧血液外流,此时任其自然引流,不用负压吸引,可用无菌生理盐水冲洗,但必须等量置换,直至不再自然流出为止。拔出脑针,不置引流。锥孔缝合一针或不缝合均可。包扎伤口。

2. 约 3～7 日后症状不再继续好转时,行第 2 次穿刺排液,也可根据 CT 复查结果于血肿最显著部位另选穿刺点,方法同前。一般穿刺 3～4 次即可治愈。

【术中注意事项】

1. 在用脑针穿刺时,如有弹性感觉,提示为硬膜;如抵到骨质样硬度,则说明内板尚未钻透。如超过"手锥"深度无硬膜阻力感,说明进入颅内硬膜以下。

2. 脑针刺入血肿腔应刺破具有弹性感之硬膜为准,不可过深,防止脑损伤,引起血肿加重。

【术后处理】

严密观察症状改善情况,决定下次穿刺时间。如有症状恶化,应及时复查 CT。

(三)　开颅包膜摘除术

【适应证】

1. 慢性硬膜下血肿经反复冲洗引流效果不佳者。

2. 钻孔或锥孔引流术后有难以制止的活动性出血者。

3. 血肿壁钙化、骨化、机化无法行其他简易手术者。

【麻醉】

局麻或全麻。

【术前准备】

同开颅术。

【手术步骤】

1. 体位、切口　侧卧位,患侧在上。按 CT 扫描或脑血管造影确定的血肿范围作马蹄形切口〔图6-10(1)〕。

2. 显露　将头皮颅骨瓣翻向颞侧,切开硬膜即可见一囊状肿物,其壁易与硬脑膜分离,但易被撕碎。

3. 包膜切除　一般情况下把血肿外壁连同硬膜切开,吸出囊内的紫红色血液或软化的血块后,把黏附于硬膜侧的外壁刮去。黏附于脑皮层上的血肿内壁可用剥离子或棉球轻轻分离,一般不难剔出〔图6-10(2)〕。与上矢状窦相连处不要勉强剥离,可任其部分残留,不致影响幼儿大脑发育。剥离内壁时,如皮层出血较多或粘连紧密,也可作内壁的星形减张切开,以解除大脑皮层膜状包裹。

4. 缝合　将硬膜连续紧密缝合,置回骨片,硬脑膜内、外置引流管。头皮两层缝合。

【术中注意事项】

1. 慢性血肿壁已有机化、钙化或骨化时,必须耐心地把粘连的两层包膜完整剔出〔图6-10(3)〕,否则婴儿大脑发育将受限制,而且以后发生癫痫的可能性较大。

2. 双侧血肿处理　如双侧血肿都不很大,患者术前、术中情况均佳时,可同时作双侧开颅手术;如一侧血肿较大、对侧较小,宜作较大的一侧,将对侧留待二期处理;如两侧血肿都较大又不能同时开颅时,可先作一侧,同时作对侧穿刺抽血减压,过 7～10 日后再作对侧开颅手术。

3. 由于手术损伤广泛,易致休克,需注意防治。

【术后处理】

1. 继续观察全身情况,有无休克发生,并作必要

2

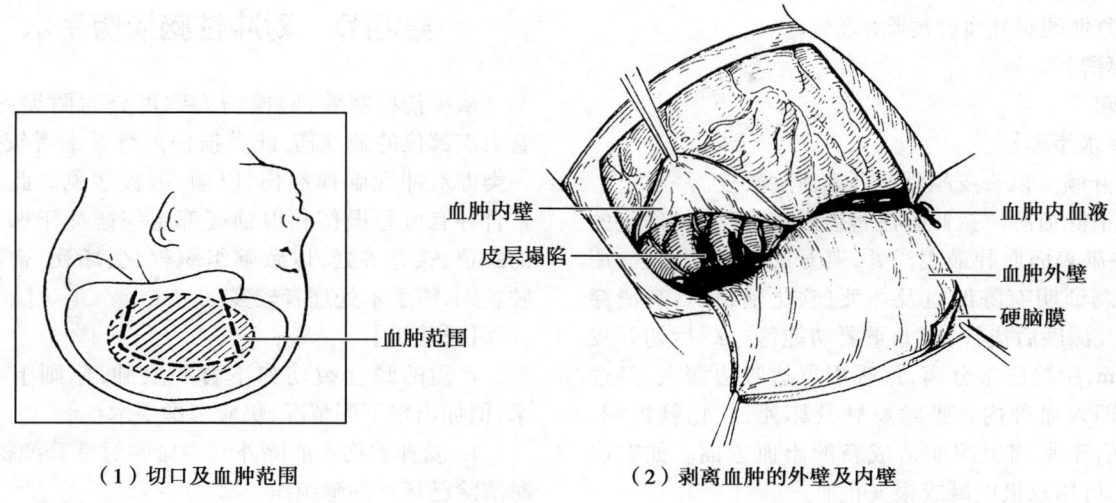

（1）切口及血肿范围

血肿内壁
皮层塌陷
血肿范围

血肿内血液
血肿外壁
硬脑膜

（2）剥离血肿的外壁及内壁

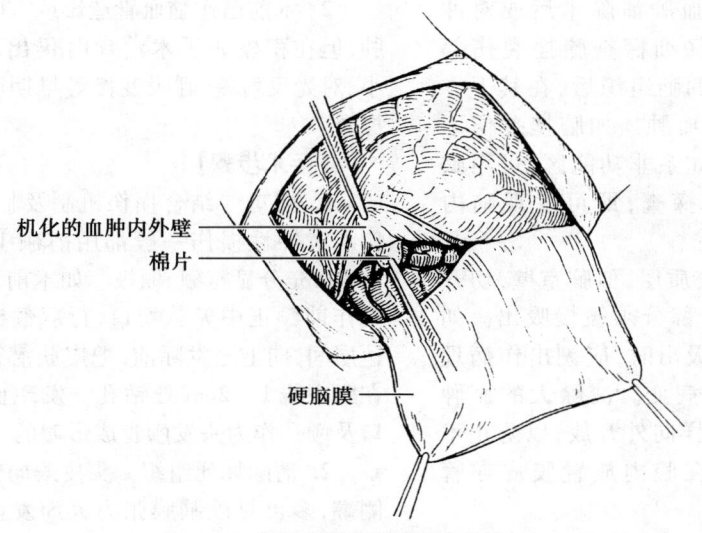

机化的血肿内外壁
棉片

硬脑膜

（3）剥离已机化的血肿壁

图 6-10　慢性硬脑膜下血肿包膜切除术

的处理。

2. 严密观察有无血肿复发、感染等。

五、脑内血肿清除术

外伤性脑内血肿多由对冲性脑挫裂伤出血所致，往往合并急性硬膜下血肿；另一原因是凹陷骨折刺伤脑组织引起。外伤性脑内血肿与脑挫裂伤部位常常一致或在其附近。手术时，常在清除硬膜下血肿及坏死或软化的脑组织后脑内血肿即随之而出，或使脑组织膨出。浅部血肿约占脑内血肿的 80%，深部血肿是外伤时脑组织因剧烈振动而移位，造成深部脑血管破裂、出血形成的血肿。如患者原有动脉硬化，脑内小毛细血管瘤等病变或其他全身性因素时，轻微损伤即可致脑内出血。此类血肿亦可迁延发展呈慢性过程，甚至酷似脑瘤，常需作脑血管造影、CT 扫描或手术时穿刺探查才能发现。

【适应证】

1. 对于急性脑实质损伤（脑内血肿、脑挫裂伤）的患者，如果出现进行性意识障碍和神经功能损害，药物无法控制高颅压，CT 出现明显占位效应，应该立刻行外科手术治疗。

2. 额颞顶叶挫裂伤体积超过 20ml，中线移位超过 5mm，伴基底池受压，应该立刻行外科手术治疗。

3. 急性脑实质损伤（脑内血肿、脑挫裂伤）患者无意识改变和神经损害表现，药物能有效控制高颅压，CT 未出现明显占位，可在严密观察意识和瞳孔等病情变化下，继续药物保守治疗。

4. 颅后窝血肿超过 10ml、CT 扫描有占位效应（第四脑室变形、基底池受压等），应该立刻进行外科手术治疗。

【术前准备】

同急性硬膜外血肿清除术。

【麻醉】

全麻。

【手术步骤】

1. 开颅　以头皮颅骨瓣开颅清除较佳。

2. 清除血肿　按照脑血管造影或 CT 扫描确定的部位，在脑表面血肿最表浅处，避开脑重要功能区，用脑针穿刺证明有陈旧血及坏死、软化脑组织，辨清穿刺方向及深度后拔针，在非重要功能区电凝后切开皮质约 3cm，用脑压板分离，用吸引器边吸边深入，经过软化区即入血肿内。吸除血肿及坏死、软化脑组织，避免吸引正常脑组织而造成新的出血创面。如有出血来源，可用双极电凝或银夹止血。

合并脑挫裂伤的硬膜下血肿清除术后或对冲性脑挫裂伤开颅探查术中，仔细探查脑挫裂伤部位，在清除挫裂或出血、软化的脑组织后，在其下方或其周围即可跟踪发现脑内血肿。如脑挫裂伤不重，脑表面有不大的发紫区，如系非功能区，可用脑针穿刺，或电灼后切开皮层探查，即可发现脑内血肿。

慢性血肿可有一反应性胶质层，似脑室壁，切开吸引后血块部分可自行排出，部分须缓慢吸出。如有血块黏附于血肿壁上不易吸出时，应剔出作病理检查，以除外肿瘤、血管瘤等病变。清除大的血肿时，应尽量使血肿腔呈喇叭口样向外开放，以防止术后血肿腔内积液，必要时可在腔内放置胶皮导管引流。

3. 去骨片减压及缝合　同急性硬膜下血肿清除术。

【术中注意事项】

1. 脑内血肿居浅部者约占 80%，主要合并脑挫裂伤，而大多数脑挫裂伤位于额、颞叶，尤其应注意额极、颞极及额叶底面脑挫裂伤。因此，仔细探查这些部位的脑挫裂伤是发现急性外伤性脑内血肿的关键性步骤。如不仔细探查，常易遗漏脑内血肿。

2. 术中发现脑肿胀而可疑脑深部血肿时，可用脑针探刺，但注意避开重要脑功能区，并且不可反复或盲目穿刺，以免加重术后脑水肿或造成新的出血。

【术后处理】

1. 对术中不可解释的脑肿胀而探查阴性时，或术后颅压急剧增高时，应及时复查 CT 或脑血管造影，以期发现不同部位的多发性血肿或迟发性脑内血肿。

2. 加强脑水肿治疗。

第四节　对冲性脑损伤手术

从损伤机制看，脑挫伤大致可分为两类：一类是着力点部位的脑挫伤，此类损伤需行手术者较少。另一类即对冲性脑挫裂伤，以额、颞极多见。此类损伤常合并有血管损伤和因脑底部组织碰撞于凹凸不平的眶顶、蝶骨等处，以致脑组织软化、坏死，常难与血肿鉴别，需手术处理者较多。

【适应证】

严重的脑挫裂伤如不合并血肿，原则上不必手术，但如出现下列情况，仍应考虑手术：

1. 脑挫裂伤不能除外颅内血肿时宜开颅探查，同时清除已坏死的脑组织。

2. 术前已作脑血管造影或 CT 扫描除外压迫性血肿，但在积极非手术治疗时仍出现伤侧瞳孔时大时小、对光反射差、呼吸变慢等早期脑疝情况，则应开颅探查。

【手术步骤】

1. 切口　结合损伤机制及临床体征设计开颅切口。对冲性损伤一般都用前额 1/4 大切口〔图 6-11(1)〕，充分显露额、颞极。如术前诊断未明，开颅前可先作前额正中矢状切口，行双额极钻孔探查，切口下达眉间，向上至发际前，把皮肤潜行分离后拉开，即可在距中线 1~2cm 处钻孔。发现血肿后，可利用此切口及颅孔作为头发颅骨成形瓣的一部分。

2. 清除坏死组织　头皮瓣向额侧翻，颅骨瓣向颞侧翻，多可见硬脑膜张力大而发蓝，虽用脱水剂也不易减压。在这种情况下不应作腰椎穿刺减压，以免导致脑疝。可在额或颞极处先作一硬膜小切口，用吸引器吸出部分坏死、软化的脑组织，待脑压下降后，再作硬脑膜瓣，彻底清除坏死脑组织。此时止血是主要问题。操作应尽量限制在挫裂的脑组织内，应用双极电凝、银夹、吸收性明胶海绵、过氧化氢溶液冲洗等方法止血〔图 6-11(2)〕。

3. 缝合　将额、颞两极的坏死组织清除和妥善止血后，如脑组织塌陷，即可缝合硬脑膜，放回骨瓣，分两层缝合头皮。硬脑膜下、外各放一引流管。

如术后脑组织肿胀仍严重，关颅困难，则把颅骨片剥离并取出，行去大骨片减压术〔图 6-11(3)、图 6-11(4)〕。利用骨膜或颞肌筋膜松弛地修复硬脑膜缺损部分，缝合颞肌，分两层缝合头皮，置胶皮管引流〔图 6-11(5)〕。

【术中注意事项、术后处理】

同脑内血肿清除术。

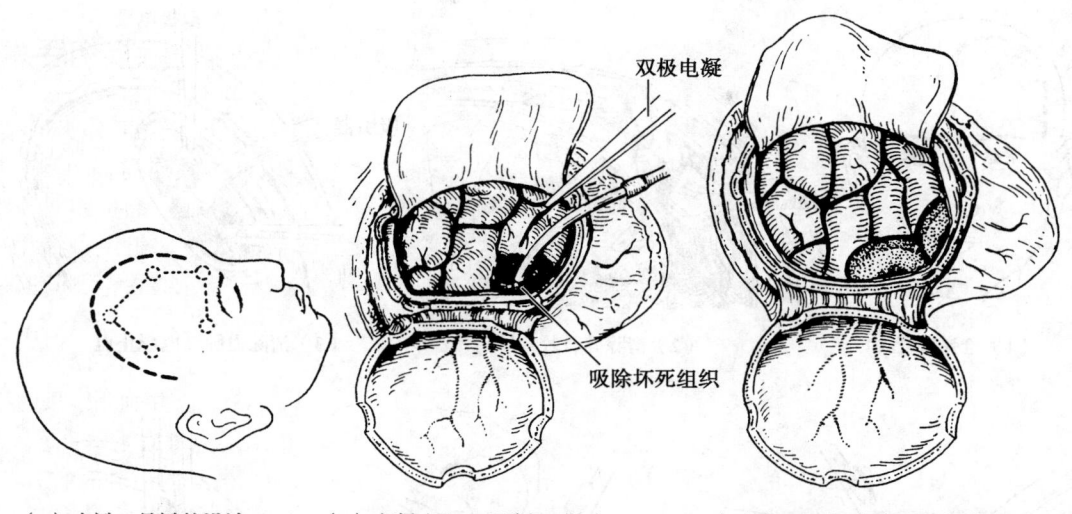

（1）皮瓣、骨瓣的设计　（2）电凝止血，吸除坏死组织　（3）坏死组织清除后脑肿胀明显

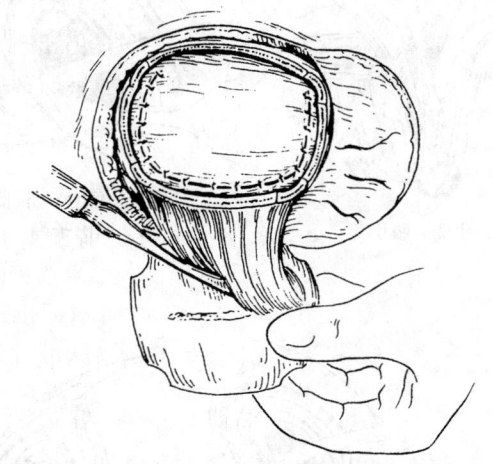
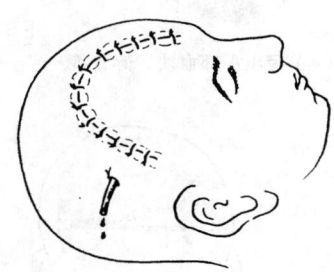

（4）硬脑膜修复后，将骨片自颞肌剥离并取出　　　　（5）头皮缝合及引流

图6-11　对冲性脑挫、裂伤手术

第五节　开放性脑损伤手术

【适应证】

开放性脑损伤都必须施行清创术，而且越早越好。

【术前准备】

如患者无脑疝，应先抢救休克及胸、腹部伤，并适当采取输血、补液和预防感染等措施，以避免术中可能出现的各种意外，使能顺利完成手术。

【麻醉】

神志清醒损伤不重者以局麻为好。昏迷状态需维持呼吸道畅通者可选用气管内插管麻醉。

一、脑清创术

【手术步骤】

以头部火器伤为例〔图6-12（1）〕。

1. 洗刷　头皮出血用止血钳暂时控制，刷洗和冲洗头皮时用纱布保护伤道，以免冲洗液灌入伤道内发生感染。

2. 切口　头皮只要少许修剪即可，对确无活力者应剪去。切口设计视头皮缺损程度而定，但尽量利用原来切口。如缺损较多，要按转移皮瓣设计切口。

3. 颅骨处理　用咬骨钳扩大原来颅骨伤口，骨窗大小以能在直视下操作为原则，一般扩至3cm×3cm。

4. 硬脑膜处理　新鲜伤口的硬脑膜不必修整，如已挫伤，只需稍加修剪即可。

5. 脑内清创　这是脑清创术的核心部分。清创应在原伤道内进行，切忌另找入路。先取出浅表处的骨片、金属异物〔图6-12（2）〕，吸除血块，双极电凝止血〔图6-12（3）〕。深部清创时，可用带灯脑压板分开伤道，以吸引器吸出碎骨片、血块、坏死脑组织和其他一切需清除的异物〔图6-12（4）〕。同时可用冲洗器边冲洗边吸引，以便将粘连的异物吸出〔图6-12（5）〕。

81

2

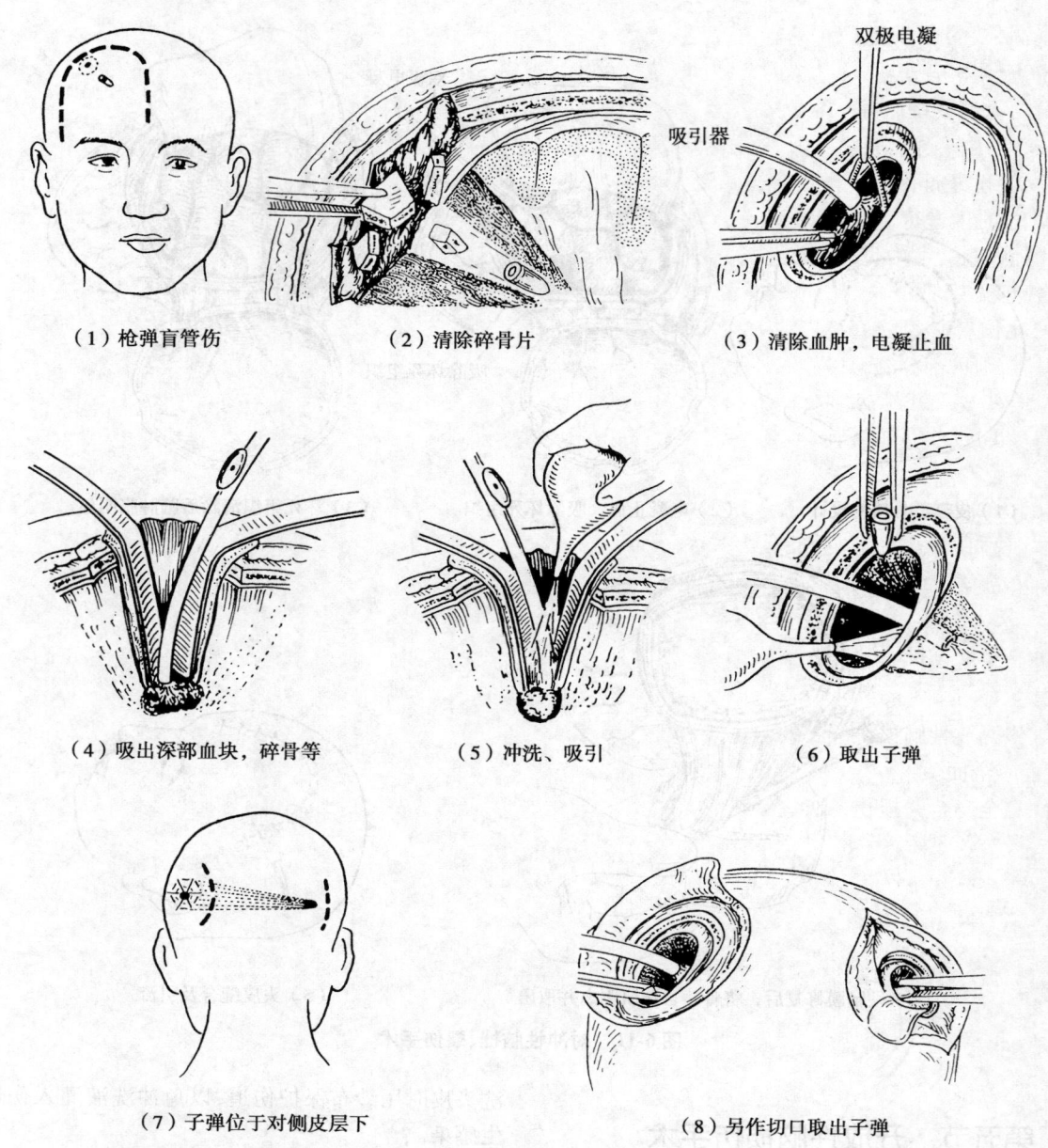

（1）枪弹盲管伤　　　　　　（2）清除碎骨片　　　　　　（3）清除血肿，电凝止血

双极电凝

吸引器

（4）吸出深部血块，碎骨等　　（5）冲洗、吸引　　　　　　（6）取出子弹

（7）子弹位于对侧皮层下　　　　　　　　（8）另作切口取出子弹

图 6-12　脑清创术

如有必要，可取头低位，使伤道向下，同时进行冲洗和吸引，使弹头及其他异物借重力作用脱出伤口。取出弹头一般并无很大困难〔图 6-12（6）〕，而把小骨片取尽却需要很大耐心。取出的弹片及骨片要和 X 线片上显影的数目核对，才能明确是否完全取尽。寻找异物有时会遇到困难，术前应对颅骨正、侧位片所见的异物准确定位，术中根据定位仔细寻找。不能用手指挖异物，以免将其向深部推进。但如伤道较宽，可以允许用手指轻轻触扪以协助定位。必要时可用动脉瘤夹夹在带线的棉片上，一起塞入伤道，在手术台上摄颅骨正、侧位片，有助于确定异物的方位和银夹与异物的距离。碎骨片是术后脑脓肿的重要根源，应力争全部取出。金属异物引起感染的机会虽较少，但如

能取出者也必须尽量取出。

如伤道系贯通伤，应先在出口处手术，因该处伤口较大又易有血肿，金属异物常在出口附近而碎骨片则多在入口附近。如系盲管伤，弹道很深，弹头已接近对侧皮层时〔图 6-12（7）〕，不要勉强从入口取弹头，而应在对侧相应部位另作一切口及骨窗，避开重要功能区切开皮层取出〔图 6-12（8）〕。如患者情况很差，应先行清创，弹头可待以后手术取出。

脑清创术是一种污染性手术，手术过程中可用稀释的抗生素溶液或 0.1% 苯扎溴铵溶液冲洗伤道，一般每 500ml 冲洗液中加青霉素 50 万单位，庆大霉素 8 万单位或新霉素 0.5~2.5g。

早期彻底清创后，脑组织应有搏动而略塌陷；若

张力仍很高,要警惕伤道内仍有血肿、坏死组织或已有感染等,应予相应处理。

6. 缝合及修复硬脑膜　尽可能严密缝合硬脑膜;如有缺损,应用骨膜或筋膜修复,这样对防止术后感染、脑脊液漏和癫痫有很大作用。缝合硬脑膜一般需在伤后24小时内进行,或虽已伤后48～72小时,但伤口清洁,清创彻底,术中见脑损伤不很严重,清创后脑组织塌陷,且无感染征象者,也可缝合。脑室损伤或有额窦开放伤者必须缝合硬脑膜;如伤口已化脓,需作开放引流,则可部分缝合硬脑膜。

7. 缝合头皮　开颅清创术后,绝大多数都应缝合帽状腱膜及头皮,头皮下放胶皮管引流。只有伤口化脓时才作开放引流。

【术中注意事项】

1. 平时颅脑开放性损伤的处理原则和方法与头部火器伤相同,早期处理和彻底清创是预防感染的关键性环节,必须注意。

2. 静脉窦区凹陷性粉碎骨折或锐器伤应注意静脉窦损伤。

3. 重型开放性脑损伤合并颅内血肿的比例较高,因此,探查应全面。

4. 注意全身合并损伤,失血性休克等并发症。

【术后处理】

1. 严密观察并预防失血性休克、急性肾衰竭、肺炎等并发症的发生。

2. 应用大剂量抗生素预防或控制感染。

3. 防治脑水肿。

4. 防治癫痫(可用苯妥英钠0.1g,每日3次口服或肌内注射)和加强护理。

5. 颅骨缺损待术后半年修复。

二、鼻窦开放伤修复术

伴有鼻窦损伤的颅脑外伤〔图6-13(1)〕较易引起感染,除应按照脑清创术的原则进行清创外,处理重点是缝合硬脑膜、闭合鼻窦,消除感染来源。

【手术步骤】

以额窦开放伤为例。

1. 显露瘘口　前额颅骨瓣开颅〔图6-13(2)〕,切开硬脑膜,额叶用脑压板抬起,找到额窦进入颅内的瘘口,清除颅内异物(包括弹片和碎骨片)〔图6-13(3)〕。

2. 修复瘘口　修整瘘口周围组织,刮除额窦黏膜,把带蒂的大脑镰或颅底硬脑膜瓣、颞肌瓣翻转,或用筋膜牢靠修复瘘口〔图6-13(4)〕。

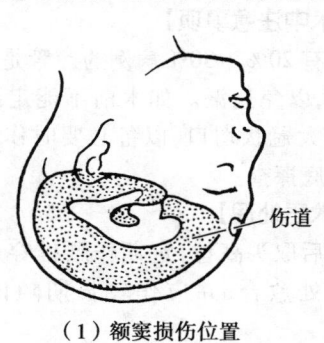

（1）额窦损伤位置

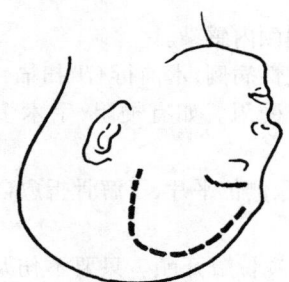

（2）切口设计

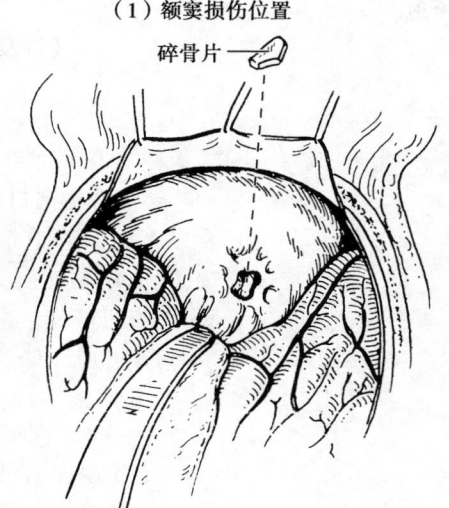

（3）彻底清创,取出碎骨片

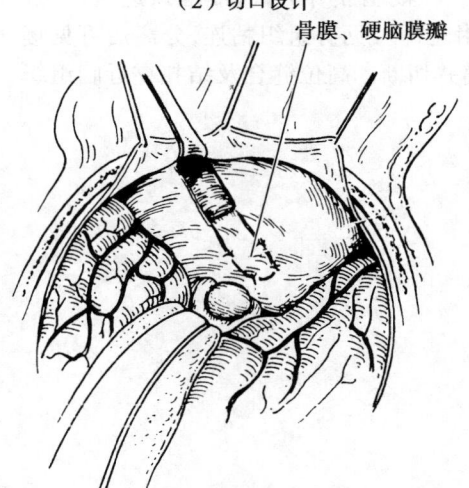

（4）刮除黏膜后,用骨膜、硬脑膜瓣或筋膜修复

图6-13　额窦开放伤修复术

3. 缝合及引流　如额窦已有感染,可把额窦下壁的鼻额管扩大,放一胶皮引流片由鼻孔引出。缝合硬脑膜,放回颅骨瓣,缝合帽状腱膜及头皮,硬膜外置以管引流。

【术中注意事项】

1. 额窦黏膜是引起术后感染的重要来源,术中应设法全部刮除。

2. 修复硬脑膜是防止术后感染的关键性步骤。颅骨缺损可不予修复。

【术后处理】

1. 术后如无禁忌,患者可取半坐位,以利分泌物向下流。

2. 应用大量抗生素,并采用其他一切防止颅内感染的措施。

三、脑脊液鼻漏修复术

脑脊液鼻漏大多由颅前窝骨折所致,该处硬脑膜紧贴颅底,易同时受伤。这种合并伤多能自行愈合。急性期重点是防止颅内感染。

【适应证】

脑脊液鼻漏经过严格保守治疗,伤后 1 个月仍未愈合,或反复发生脑膜炎者。

【术前准备】

1. 严格控制颅内感染。

2. 慢性复发性病例,术前行 CT 扫描,以明确有无脑脊液循环通路受阻。如有梗阻,手术多易失败,应先解除梗阻。

3. 摄头颅正、侧位平片,了解骨折愈合情况。

【手术步骤】

经前额头皮颅骨瓣开颅。只要不伤及额窦,切口越近颅底越好。在硬脑膜外分离,沿眶顶进入,一般至筛板、鸡冠附近即可见有组织粘连,分离后可见瘘管,应仔细分离并切断。高位缝合及结扎靠近脑组织

一端的瘘管,清除在筛板、鸡冠处的瘘口后进行修复。如瘘口不大,该处的骨缺损不必处理。硬脑膜缺损可用颞肌筋膜瓣修复,也可用骨膜瓣翻转修复。修复范围要比原瘘口大,缝合要紧密〔图 6-14〕。如在硬膜外找不到瘘口,或修复不方便,也可切开硬脑膜,抬起额叶,从硬脑膜内修复。术毕严密缝合硬脑膜。

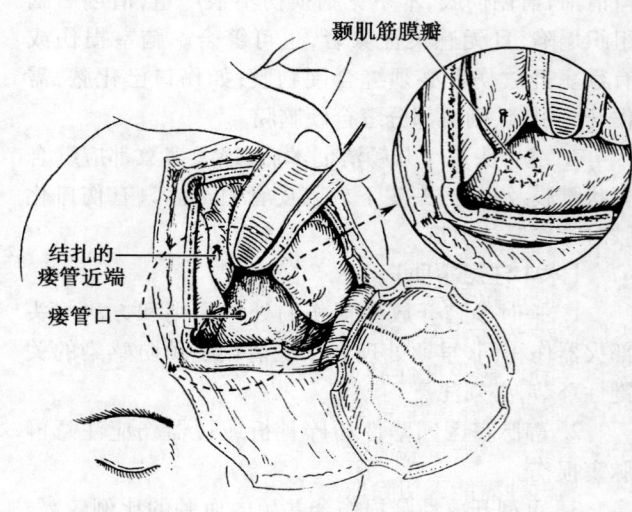

图 6-14　脑脊液鼻瘘硬脑膜外修复术

【术中注意事项】

约有 20% ~30% 病例的瘘管是多发性的,故应全面探查,以免遗漏。如术前不能定出瘘管在何侧,可作额部大冠状切口,以备必要时作双侧额骨瓣,进行双侧颅底探查。

【术后处理】

术后取头高位,定期作腰椎穿刺放出脑脊液,以利修复处愈合;并应作较长期随访,方能决定是否痊愈。

（许友松　许瑞雪）

第 七 章

颅内肿瘤手术

2

颅内肿瘤包括发生于脑膜、血管、神经元及神经胶质、脑神经、垂体腺及胚胎残余组织的肿瘤,以及从身体其他部位转移到颅内的转移瘤。恶性肿瘤在颅内肿瘤中约占半数,对这些浸润性肿瘤,手术难于切除和根治。某些良性肿瘤又往往与重要功能区紧密粘连,如勉强分离作完全切除,有时反而导致患者死于手术或产生严重后遗症。

颅内肿瘤能否切除取决于以下诸因素:①肿瘤性质:良性者较易切除,恶性者不易完全切除;②肿瘤部位:位置表浅而又非主要功能区者易切除,在深在者不易切除;③肿瘤大小及是否多发:单个而小者较易

切除,预后较佳,多发(尤其是转移性的)或巨大肿瘤则不易切除;④肿瘤供血情况:供血丰富或与主干血管紧密粘连者,以致手术不能彻底或根本不适于手术治疗。由于上述各种因素,对颅内肿瘤患者必须个别分析,分别定出手术对策。

手术治疗应尽量做到三点:①尽可能彻底切除肿瘤组织;避免损伤重要功能区,以免增加患者痛苦;②去除脑脊液循环梗阻的因素,力求降低颅内压力,为术后综合治疗创造条件;③患者健康状况:老人、体力衰弱者对手术耐受性差。

常见颅内肿瘤手术治疗要求(表7-1)

表7-1　常见颅内肿瘤好发部位、手术要求及综合治疗方法

肿瘤性质	常见部位	手术要求	其他综合治疗
恶性胶质瘤	大脑半球	尽量切除肿瘤或脑叶	放疗、化疗、免疫治疗
成髓细胞瘤	小脑蚓部及半球	吸除大部分瘤组织,解除颅后窝梗阻,并行颅后窝减压术	同上
囊性星形细胞瘤	大脑、小脑半球	完全切除瘤结节,根据部位力争全部或部分切除囊壁	如病理证实细胞恶性变倾向者应放疗、化疗
室管膜瘤	第四脑室、侧脑室	如自顶盖长入小脑者,尽量切除;如自第四脑室长出者,部分切除或作颅后窝减压;侧脑室者应尽量切除	同上
脑膜瘤	大脑凸面,矢状窦旁,鞍结节,蝶骨嵴	完整或分块完全切除,肿瘤蒂部残留组织电灼破坏,被浸润的硬脑膜及颅骨应尽量切除	
垂体腺瘤	蝶鞍内,可向鞍上、鞍旁及蝶窦发展	经开颅者,鞍内肿瘤部分切除,分离囊壁与视交叉的粘连及压迫,以达到减压目的;经蝶窦者,力争肿瘤全切除,并保留正常垂体组织	激素及放射治疗,泌乳激素和生长激素肿瘤,溴隐亭治疗
听神经瘤	桥小脑角	力争肿瘤全切除,并保留面神经及听神经;巨大听神经瘤可考虑分期切除	
颅咽管瘤	蝶鞍上或鞍内向附近发展	大部分作囊肿液清除,囊壁部分切除,解除囊肿对视丘及视神经的压迫;小部分囊壁粘连不重者,可全切除;巨大者行大网膜囊内移植术	试用放疗、囊内化疗

85

续表

肿瘤性质	常见部位	手术要求	其他综合治疗
胆脂瘤	桥小脑角,颅中窝底	力争全切除;如范围较广,部分深在或粘连重要中枢,尽量吸除减压;可分期切除	
血管网状内皮细胞瘤	小脑半球	囊性者,摘除肿瘤结节,囊壁不必切除;实质性者尽量彻底切除	
松果体区肿瘤	松果体区	切除肿瘤并打通脑脊液通路;包膜完整者可全切除	放疗、化疗
脑转移瘤	大脑半球多见,小脑、脑干也可见	单个而较大者可以切除;多发及病情危笃者不宜手术	放疗、化疗、治疗原发灶

第一节　大脑半球恶性胶质瘤手术

【适应证】

1. 有颅内压增高症状或局灶性症状者需手术治疗。

2. 临床和影像学资料不能获得确切诊断的患者,建议行手术活检或部分切除以确立诊断。

3. 肿瘤巨大或占位效应明显,有导致脑疝的可能。

4. 难治性癫痫。

5. 为推迟辅助性治疗及其对儿童的副作用(尤其是年龄小于5岁的患儿)。

6. 对于大多数浸润生长的大脑半球胶质瘤外科手术无法治愈,这些肿瘤中多数不能完全切除,在条件允许的情况下尽量切除肿瘤可改善预后。

【术前准备】

同开颅术

【麻醉】

全麻。

【手术步骤】

1. 切口　以病灶为中心设计皮瓣。恶性胶质瘤浸润范围广泛,皮瓣应够大才能在直视下操作。如病灶恰在皮层功能区,切口应略偏前或偏后,以便从旁边迂回进入,避免损伤功能区。

2. 开颅　按照一般开颅方法作头皮颅骨瓣。开颅的同时从静脉输入20%甘露醇降颅压。如翻开骨瓣见硬脑膜张力仍高,可请麻醉师作过度换气。待颅内压不高时剪开硬脑膜,蒂部翻向矢状窦侧。

3. 探查肿瘤　从大脑皮层视诊、触诊及试验穿刺三方面来探查肿瘤病灶。肿瘤所在处表面的皮层沟回往往变宽而平,甚至消失,颜色苍白;但也有由于局部新生血管较多而充血者。有些肿瘤已侵及皮层,可看到肿瘤结节或瘤组织浸润灶。用手指轻轻触诊该区域,可感到已失去正常脑组织的柔软和弹性感,或深部有实物感,和正常脑组织比较即可辨别。但此时仍不能完全确定,应在肿块表面的非功能区,双极电凝后用脑针刺入,碰到硬物或阻力消失感时拔出枕芯,用空注射器抽吸,检视有无囊液、血液、瘤组织。如肉眼不能辨定为瘤组织,应送冷冻切片以检查肿瘤性质及恶性程度。如穿刺未获瘤组织而定位明确者,则在皮层最靠近肿块的脑沟处电凝后作一小切口,长约2～3cm,以两个脑压板垫以棉片拉开脑皮层,用吸引器边吸引边深入探查肿瘤,进行活检。恶性肿瘤的特点是:无包膜、无边界、浸润性生长、软脆而极易出血、瘤内有红褐色大片出血。肉眼观察或冷冻切片证实为恶性肿瘤后,如肿瘤大小、部位不宜作脑叶切除者,即可作肿瘤大块切除术。

4. 决定切除范围　先在皮层上设计出切除范围;如非功能区,应从肉眼所见的正常边界作为切除的边界。

5. 切开皮层　切除区内较大的动脉应行银夹夹闭,在两个银夹间电凝后切断;小动脉及静脉可用双极电凝止血的同时切开皮层。

6. 锥形切除肿瘤　以两个脑压板伸入皮层切口内,脑压板下用脑棉垫好,然后用吸引器边吸引边向深部进入。切口内的正常脑组织用脑棉垫保护好。分离中应经常检查肿瘤组织是否已全包括在内,避免遗漏。一般在肿瘤切除后,肿瘤腔应呈锥形,其尖端往往可在脑室附近。在肿瘤周围也会发现血管,应用双极电凝或银夹夹闭、电凝后切断。如术中发现肿瘤尖端突入脑室,应连同该处侧脑室壁一起切除,并电凝脉络丛。

7. 止血及缝合　肿瘤大部分切除后,瘤腔先用脑棉压迫,3～5分钟后逐一取出脑棉,将出血点电凝,至完全无活动性出血后,脑棉片压迫瘤腔,控制小渗血。彻底止血后取出脑棉,在肿瘤腔内注满生理盐水,紧密缝合硬脑膜。硬脑膜外放胶皮管引流。然后放回骨瓣,依次关颅。如肿瘤太大,只能作小部分切除;当脑组织水肿明显时,可行去大骨片减压术。

然后,修复硬脑膜,放引流管,紧密缝合帽状腱膜及头皮〔图7-1〕。

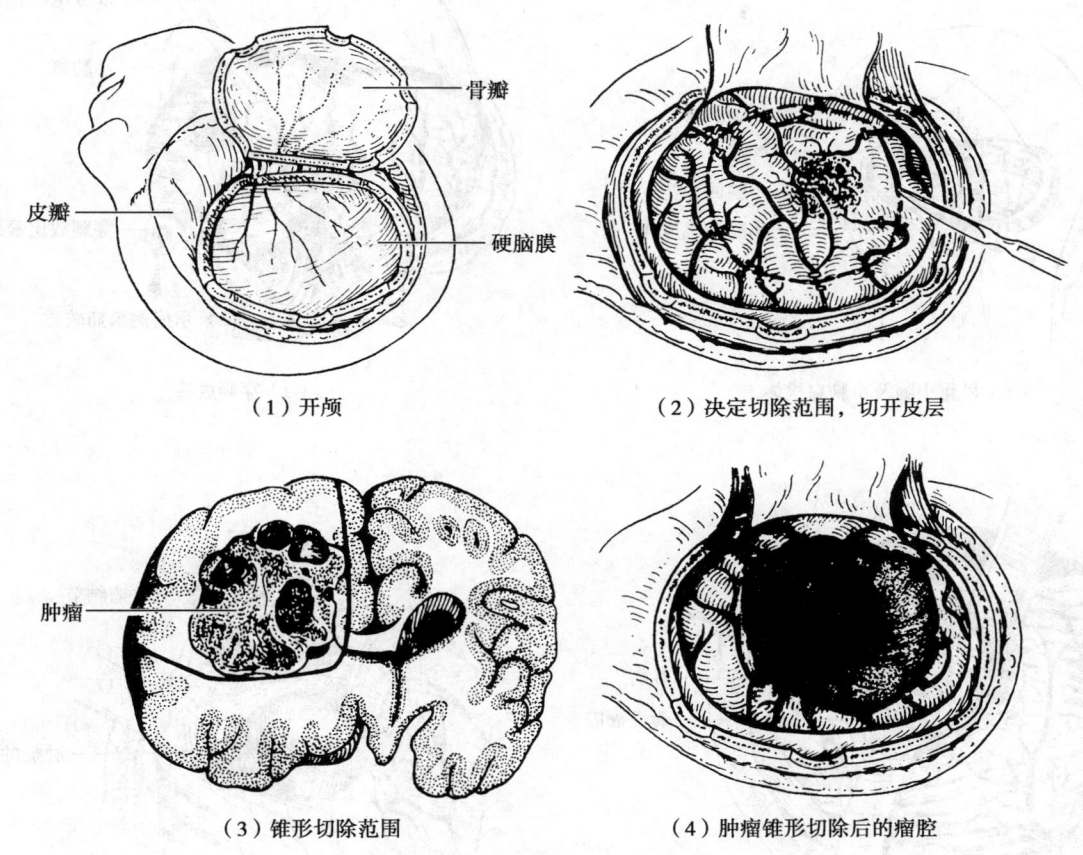

（1）开颅

（2）决定切除范围,切开皮层

（3）锥形切除范围

（4）肿瘤锥形切除后的瘤腔

图7-1　恶性胶质瘤切除术

【术中注意事项】

1. 应力争在肿瘤周围水肿反应层分离肿瘤,避免过多损伤正常脑组织。所有血管应力争在切断前先用双极电凝或银夹止血,避免切断后血管断端缩回正常脑组织,造成止血困难。

2. 切除肿瘤底部时,如不慎破入脑室,不可使破口过分扩大,以防止血液流入脑室。

【术后处理】

1. 引流管于24～48小时拔除,并在无菌操作下严密缝合引流口。

2. 减压术后,如因脑水肿使切口有张力,应在术后7～10日拆线,以免切口裂开。

第二节　小脑半球良性肿瘤切除术

【适应证】

多见于小脑网织细胞瘤。

【手术步骤】

1. 切口,开颅　患者坐位或侧卧位(患侧小脑在上)。作颅后窝中线切口,分开双侧项肌及枕肌,钻颅

后咬去双侧枕骨鳞部,并咬去寰椎后弓约1.5cm。切开硬脑膜前,先在小脑延髓池部位作一小口放出脑脊液,如不成功,可作右枕角脑室穿刺后,放入细导尿管或塑料管,引流脑脊液,以降低颅内压力。Y形切开硬脑膜,结扎枕窦后向上翻起,向下剪开延髓外的硬脑膜及高位硬脊膜,显露双侧小脑扁桃体(可能已疝至颈$_1$或颈$_2$水平),以利脑疝复位及解除脑疝压迫〔图7-2(1)〕。

2. 探查肿瘤　探查方法和大脑半球肿瘤探查大致相同。肿瘤侧小脑半球的脑回比健侧明显变宽而扁平,整个小脑比健侧外突而硬(在作脑室引流后,正常小脑变软,张力很小),患侧常出现小脑扁桃体疝;如出现双侧疝时则肿瘤侧较对侧明显。

3. 穿刺放出囊肿液　相当一部分小脑良性肿瘤系囊性者(如部分星形细胞瘤,血管网状内皮细胞瘤),或部分囊性变者,可用脑针放出其中部分囊液(不易全放出),以便分离患侧小脑病变〔图7-2(2)〕。

4. 分离,切除肿瘤　小脑皮层表面的血运主要由小脑后下动脉分支供应,可在蚓部和扁桃体之间找到,应先予结扎,然后用电刀切开皮层。如肿瘤已侵

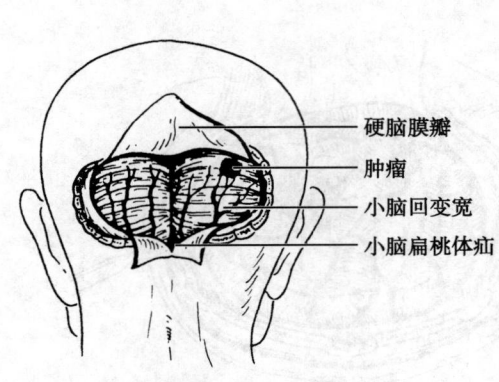

（1）显露小脑及小脑扁桃体

硬脑膜瓣
肿瘤
小脑回变宽
小脑扁桃体疝

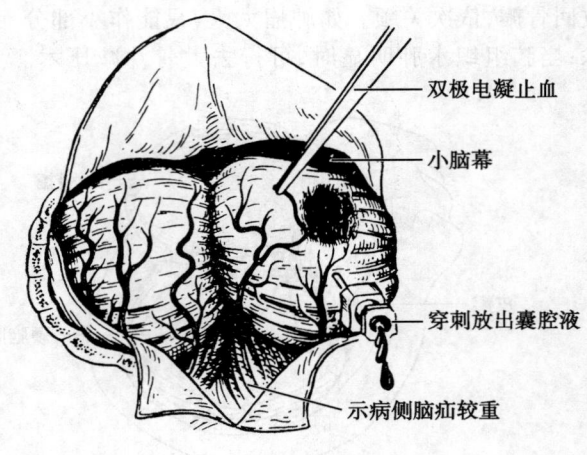

（2）穿刺放液

双极电凝止血
小脑幕
穿刺放出囊腔液
示病侧脑疝较重

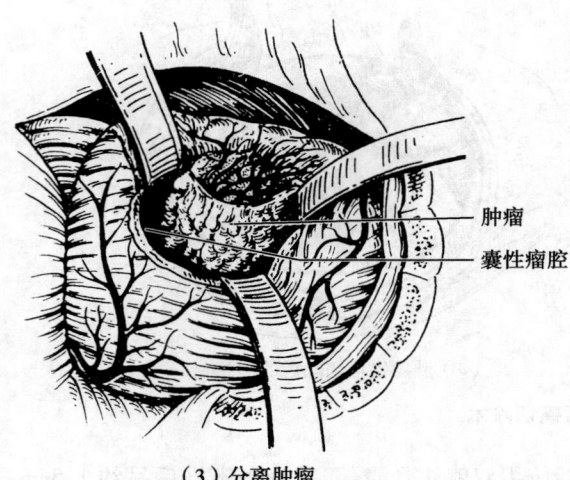

（3）分离肿瘤

肿瘤
囊性瘤腔

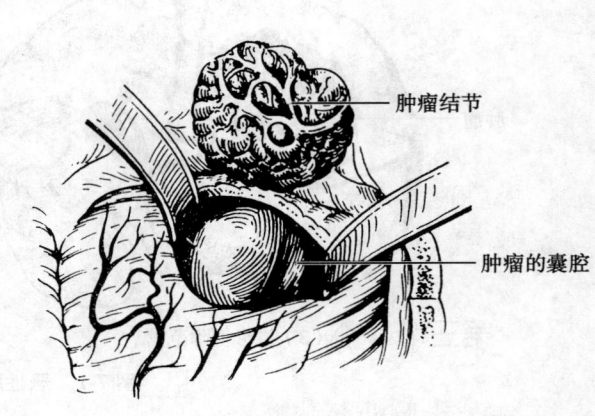

（4）摘出肿瘤结节

肿瘤结节
肿瘤的囊腔

图7-2　小脑半球良性肿瘤切除术

及小脑皮层,则作病变区皮层及肿物切除。如皮层尚无病变,可电凝后作一皮层横切口,用脑压板及吸引器分入,先找到肿瘤边缘,然后分离并切除肿瘤。小脑良性肿瘤有包膜,又多有囊性变,故边缘易于找到,可沿边缘分离肿瘤〔图7-2（3）〕。囊性肿瘤的瘤结节有两种情况,一种是瘤在囊肿内,另一种是囊肿在瘤内。前者只要切除瘤结节即可〔图7-2（4）〕,后者则应将整个肿瘤连同囊肿一起切除。切断肿瘤蒂部时应小心止血,因该处常有一团供应血管,有时可致大出血。必要时瘤蒂可先用银夹钳闭,或用丝线结扎,然后切断。如系实质性肿瘤,应尽量找到肿瘤包膜或边缘,再分离肿瘤及结扎肿瘤四周血管,然后完整取出。肿瘤巨大,位置深在或完整切除时有损伤周围组织可能者,则应分块切除。脑疝如不严重,可不必处理。肿瘤切除后即能自行复位。如已有粘连,可予轻轻分离。如已有脑组织坏死、软化,可以吸除,止血满意后关颅。

5. 关颅　如肿瘤切除彻底,脑水肿不严重,小脑扁桃体疝较轻,止血又较满意,则最好缝合硬脑膜,这样术后恢复多较平稳,小脑功能亦较好;但也可部分缝合或不缝合。

枕肌及颈部肌肉缝合应十分严密。颈部肌肉,特别是枕外隆凸附近的肌肉,应分2~3层缝合,否则易引起脑脊液漏,导致后果严重的颅内感染。皮下组织及皮肤也应严密缝合。

【术中注意事项】

小脑半球肿瘤有时可在腹侧或上蚓部等处,寻找比较困难,即使已找到囊腔,肿瘤结节也可在不同位置,故必须小心探查方可避免遗漏〔图7-3〕。

【术后处理】

脑室引流的导尿管（或塑料管）可暂时保留,但不必引流。如患者情况良好,于2~3日后拔除并严密缝合引流切口;如患者情况恶化,可随时作脑室引流以应急,再进一步找出原因及时处理。术后一旦发生脑

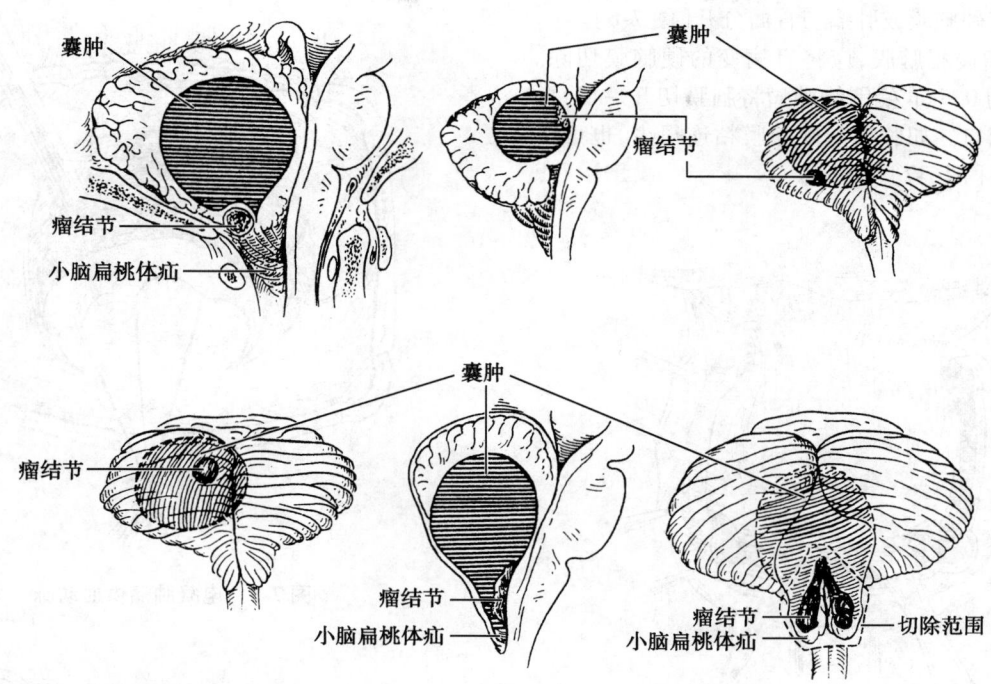

图 7-3 囊肿内肿瘤结节的大小和部位

脊液漏,应立刻送手术室加针缝合,并注意是否已有感染。

第三节 脑膜瘤切除术

一、大脑凸面脑膜瘤切除术

【适应证】

脑膜瘤多为良性,全部切除后复发率低,功能恢复好,所以一旦明确诊断,应力争全切除。在脑外凸面生长者有可能做到完全切除,达到根治。

【术前准备】

1. 对于巨大的脑膜瘤可先行脑血管造影,必要时可同时行供血动脉栓塞,以减少术中出血。

2. 备好足够的血,并做好快速输血的准备。麻醉采用气管内插管全身麻醉。体位根据肿瘤的不同部位,采用仰卧或侧卧位。

【手术步骤】

根据肿瘤部位设计切口。以额部凸面脑膜瘤为例,切口如图〔图7-4〕。

1. 骨瓣开颅,有的脑膜瘤血供异常丰富,侵犯头皮和颅骨,出血量多,故每一步骤都要尽量减少出血。否则输血量多影响血凝固。如钻骨孔时即有较多出血,在骨瓣未翻开前止血困难,可用骨切除法开颅,边咬去颅骨边用骨蜡止血〔图7-5〕。

2. 肿瘤常侵犯颅骨,与之粘连紧密,翻骨瓣时先

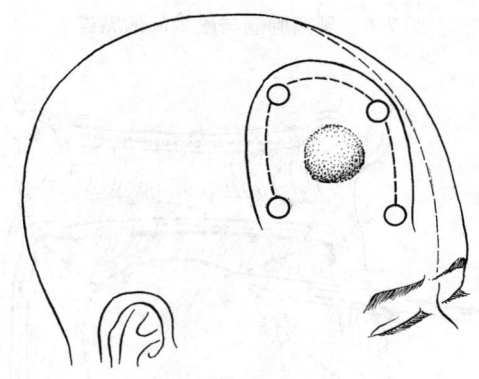

图 7-4 切口

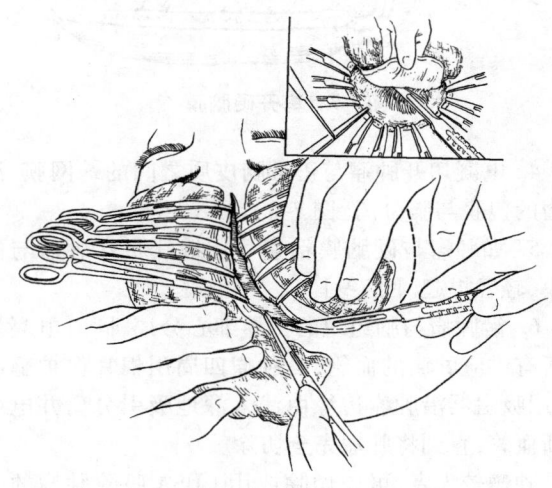

图 7-5 切开头皮

伸入剥离器将硬脑膜或肿瘤与骨瓣分开〔图7-6〕。

3. 如肿瘤侵犯脑膜,应将有病变的硬脑膜切除。沿肿瘤外方约0.5cm处围绕肿瘤将脑膜切开一口,再放射状扩大切口。如肿瘤与硬脑膜粘连很少,也可瓣状切开硬脑膜〔图7-7〕。

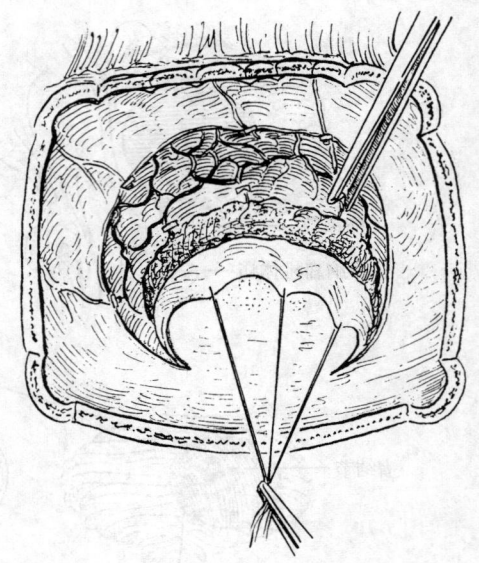

图7-8　电凝肿瘤供血动脉

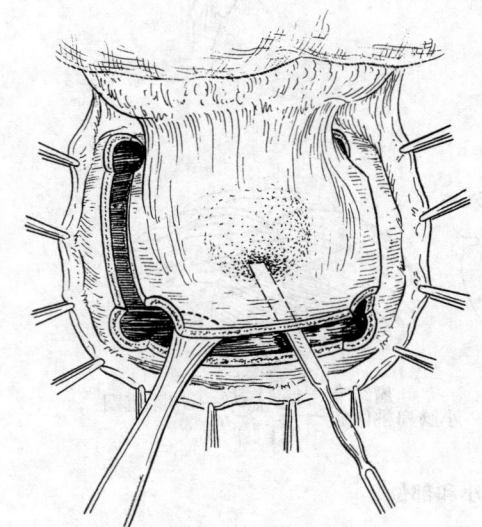

图7-6　剥离肿瘤与颅骨间的粘连

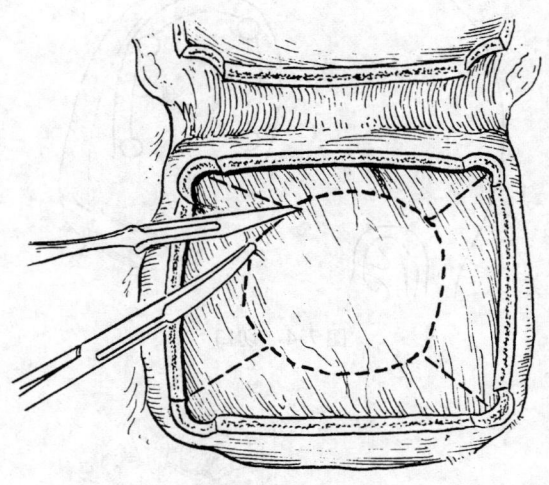

图7-7　剪开硬脑膜

4. 电凝切开肿瘤与正常脑皮质之间的蛛网膜,沿肿瘤的包膜与脑分离〔图7-8〕。

5. 如肿瘤与硬脑膜粘连可用缝线贯穿肿瘤与硬脑膜,轻轻提起〔图7-9〕。

6. 沿肿瘤与脑组织的交界细心分离,同时电凝切断所有供应肿瘤的血管,沿肿瘤四周用棉片保护脑组织,用吸引器沿肿瘤边缘由浅入深地吸引分离并电凝切断血管,直到将肿瘤完全切除。

肿瘤较大者,可先切除或用CUSA吸除肿瘤的中心部分以缩小体积,然后如上法切除全部肿瘤,肿瘤

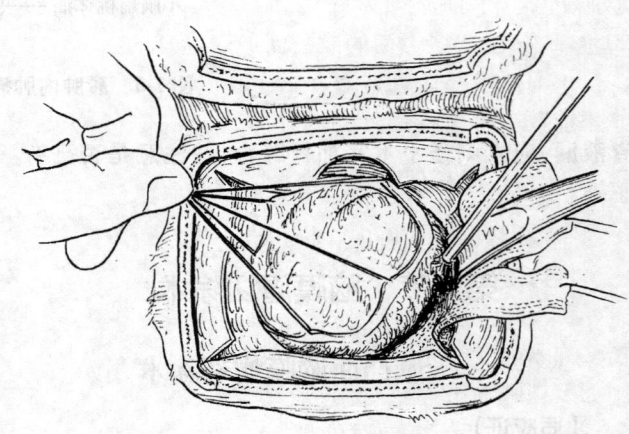

图7-9　分离肿瘤与正常脑组织

切除后彻底止血。如果硬脑膜有缺损,可于切口中取颞肌筋膜或骨膜加以修补。如颅骨被侵犯,可将病变处切除,或将骨片去掉,颅骨缺损处可同时修补。放置引流后,逐层缝合头皮〔图7-10〕。

【术后处理】

1. 严密观察,及时发现和处理颅内血肿。

2. 对术中出血较多者,术后应补充输血。

二、矢状窦旁脑膜瘤切除术

【适应证】

脑膜瘤系良性肿瘤,一经确诊为大脑矢状窦旁脑膜瘤,除非全身情况不良,不能耐受麻醉和开颅手术者,均应及早进行手术

【术前准备】

脑膜瘤血运丰富,接受脑膜血管和脑内血管双重供血;如已侵入颅骨或头皮,还常有颅外动脉的头皮血管供血,故是神经外科出血最多的手术之一。矢状

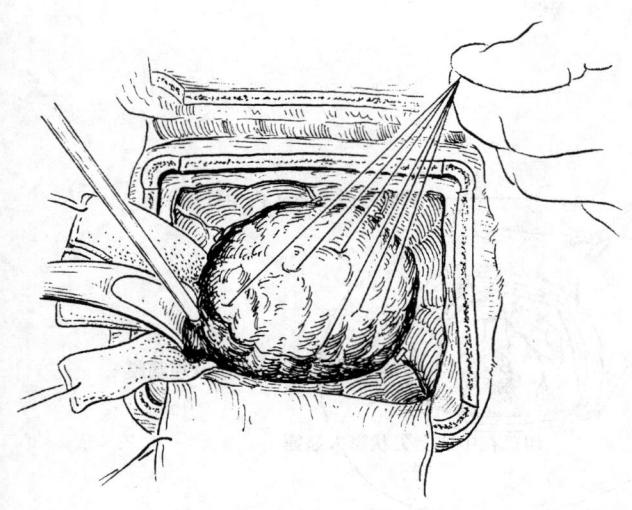

图 7-10 各方向分离肿瘤与脑组织

窦旁脑膜瘤因紧贴上矢状窦,甚至已侵及该窦,术中出血更多。术前必须做好思想、器械、血源(需配血2000ml 左右)等各方面的准备。

术前可做脑血管造影,如颈外动脉供血丰富,可于术前数小时内行颈外动脉栓塞术或术中同时做颈外动脉结扎术。

【麻醉】
全麻(控制性低血压麻醉)。

【手术步骤】
1. 切口、开颅 以肿瘤为中心作头皮颅骨成形瓣。如术前考虑为单侧性者,切口可不超越中线。术中如发现肿物已侵及对侧,则可将皮瓣远端(近中线侧)切口的前后支各向对侧延长一段,超越中线,形成并翻开对侧皮瓣,再用咬骨钳咬去中线的颅骨。边咬骨、边剥离硬脑膜、边止血,而不可在对侧钻孔后用线锯导板引导线锯锯开颅骨板,以避免线锯导板损伤双侧蛛网膜粒和矢状窦而造成大量出血。如肿瘤侵及颅骨形成较大骨疣时,可在骨疣四周钻孔,把疣留在硬脑膜上,不可勉强翻开骨瓣,以防大量出血。翻开骨瓣后,应立即用吸收性明胶海绵及棉片压迫蛛网膜粒止血,缝扎脑膜动脉。这一步骤必须迅速,否则短期内即可造成大量失血。

如肿瘤与硬脑膜无粘连或浸润,可将硬脑膜瓣翻向中线。如已侵入,则该处硬脑膜不能保存,可用手指扪清肿瘤突出于脑皮层的后缘,在肿瘤边缘以外2cm将硬脑膜环形剪开。

2. 切除肿瘤 脑膜瘤切除的理想目标是保存或恢复神经功能。应注意保留脑组织的血液供应,尽量少牵拉脑组织,任何牵拉或压迫应着力于肿瘤包膜及附着的硬脑膜,而不应着力于脑组织。小型及表浅脑膜瘤可完整剥离肿瘤,大型深在脑膜瘤最好先作瘤内

切除,腾出空间后便于牵引及切除薄的瘤壁。吸引器、肿瘤镊和刮匙是瘤内切除的常用器械,辅以单极或双极电凝烧灼。如有条件,可采用超声波吸引或激光手术刀,也可采用机械的吸切器,即通常的吸引器管内装有转动的螺丝或刀片,将肿瘤切割成碎块然后吸除。肿瘤组织软、血管不丰富或有坏死者,容易作瘤内切除。较大血管可在肿瘤包膜外用双极电凝烧灼或银夹钳夹。出血多者术中可降压。

分离肿瘤和脑组织之间的蛛网膜应在手术显微镜下进行。脑膜瘤是脑实质外肿瘤,故只要小心分离,可不损害脑组织。在手术显微镜的放大及照明下,用双极电凝及显微剪刀处理纤细的蛛网膜条索及进入肿瘤的小血管。分离时应从外向中线部分,最后分离矢状窦旁部分,如有必要牵拉脑组织,脑压板下用湿棉片保护,自动牵开器比手持脑压板优越,但用力不可过大,时间不可过长。附着在脑膜瘤上的硬脑膜及大脑镰应尽可能在附着边缘2cm以外切除,矢状窦上的肿瘤附着区应尽量用双极电凝烧灼,但避免破入上矢状窦。

如中央回静脉跨越肿瘤,应分块切除肿瘤,千方百计地保留静脉,这是防止术后偏瘫的重要步骤。

瘤腔彻底止血后,硬脑膜的缺损可用骨膜、筋膜或尼龙血管薄膜严密修复。

如肿瘤已向大脑镰的对侧蔓延,可根据对侧肿瘤的大小以及术中患者情况的好坏决定对策。如对侧较小,可剪开大脑镰,将对侧肿瘤切除;如对侧肿瘤很大且患者情况不佳时,可留待2期手术〔图7-11〕。

【术中注意事项】
脑膜瘤手术成败关键在于止血,而出血多少与肿瘤病理供血情况及是否侵入矢状窦内有关。大量出血可致患者休克,而大量输血后又可导致凝血功能紊乱,造成出血不止、心功能紊乱、感染、高钾血症等危险。术中应细心操作,尽量减少出血。

脑膜瘤术中出血主要发生在开颅和分离肿瘤并翻向矢状窦时,以及肿瘤切除后瘤腔内出血等。故开颅动作要迅速,头皮应分段切开,以便止血。颅骨钻孔时可能引起板障大量渗血,骨蜡往往不能有效地控制出血,应尽快把骨瓣翻开止血。如骨瓣出血严重,可以暂时取下,待关颅时再放回。蛛网膜粒出血可用吸收性明胶海绵压迫,上盖脑棉,到关颅时一般均可完全止血。脑膜中动、静脉分支应妥善缝扎止血。分离肿瘤时,血管要逐条处理。如肿瘤已侵入上矢状窦而又未完全阻塞,肿瘤分离后翻向矢状窦时可能造成该窦破裂出血,故要小心翻转。如遇到大量出血时,应先用手指压住出血点,吸尽血液后,用丝线间断缝合裂口。当将肿瘤完全取出后,肿瘤腔内常有较多出血,也可盖以吸收性明胶海绵。总之,以上方法可交

2

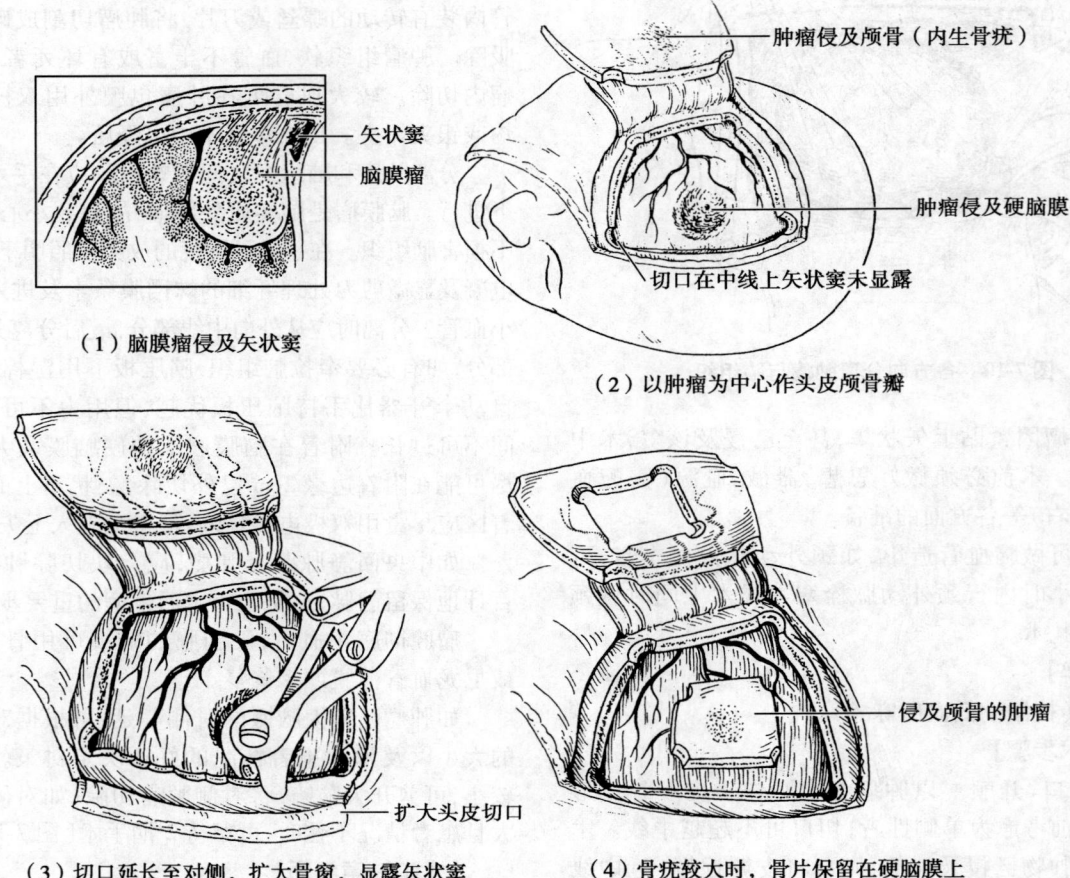

（1）脑膜瘤侵及矢状窦

矢状窦

脑膜瘤

肿瘤侵及颅骨（内生骨疣）

肿瘤侵及硬脑膜

切口在中线上矢状窦未显露

（2）以肿瘤为中心作头皮颅骨瓣

扩大头皮切口

（3）切口延长至对侧，扩大骨窗，显露矢状窦

侵及颅骨的肿瘤

（4）骨疣较大时，骨片保留在硬脑膜上

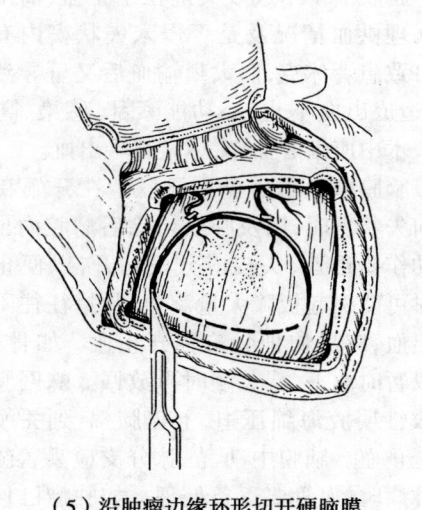

（5）沿肿瘤边缘环形切开硬脑膜

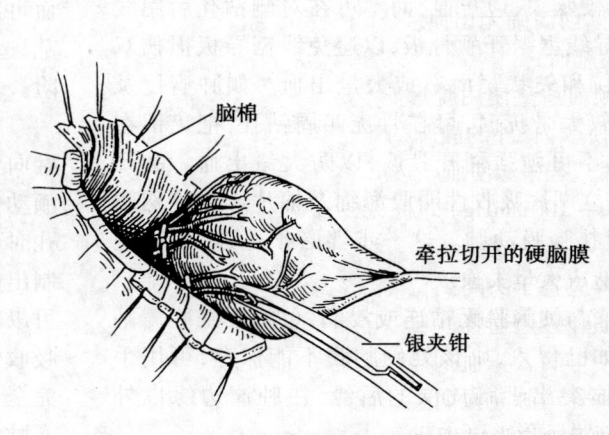

脑棉

牵拉切开的硬脑膜

银夹钳

（6）分离肿瘤至深部

2

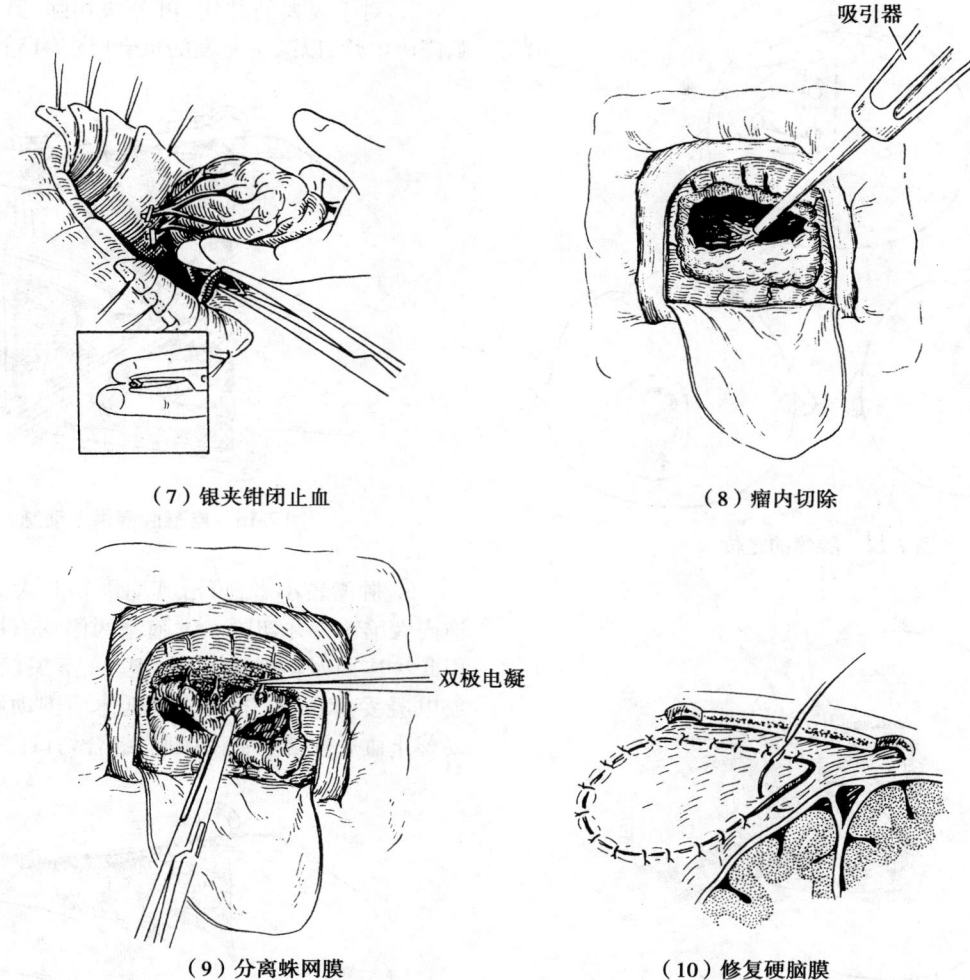

（7）银夹钳闭止血

（8）瘤内切除

吸引器

双极电凝

（9）分离蛛网膜

（10）修复硬脑膜

图7-11 矢状窦旁脑膜瘤切除术

替使用,直到确无出血时方可取出吸收性明胶海绵。如患者血压较低,须待血压回升,或请麻醉师压迫患者颈静脉,见创面确无出血后方可关颅。

其他措施有:

1. 开颅前适量使用脱水药及人工过度换气,使颅内压下降,使颅内、外的静脉回流较通畅,以减少出血。

2. 手术过程中勿使血压过高,收缩压维持在12.0~13.3kPa(90~100mmHg)即可;必要时可用控制性低血压麻醉。

3. 患者应置于头略高位。

4. 保证呼吸道通畅。

5. 术中可滴入止血剂。

6. 如颈外动脉充血明显,开颅前可结扎颈外动脉或行栓塞术。如肿瘤病理供血丰富,也可同时显露颈内动脉,以备术中必要时暂时控制止血。

【术中处理】

应密切观察有无颅内再出血及脑水肿所致颅内高压的程度。有条件者可根据病情需要随时CT扫描复查。

三、大脑镰旁脑膜瘤切除术

【适应证】

同矢状窦旁脑膜瘤。

【术前准备】

1. 备血量应充足。

2. 必要时行脑血管造影,了解肿瘤的供血状况。

3. 全身麻醉 气管内插管全身麻醉。体位同矢状窦旁脑膜瘤切除术。

【手术步骤】

1. 采用马蹄形切口,切口的中段要跨过正中线,如肿瘤位于中央区,为保护此重要功能区和中央沟静脉,可以从前方或后方达到肿瘤〔图7-12〕。

2. 骨瓣开颅,方法与矢状窦旁脑膜瘤切除术相同。为便于显露肿瘤,需将矢状窦表面的颅骨咬除。如果肿瘤位于大脑镰的两侧,骨瓣应跨过矢状线更远。为避免遗留颅骨缺损,在矢状窦两侧均钻孔,作跨越矢状窦的骨瓣〔图7-13〕。

3. 因肿瘤位于大脑纵裂之中,必须将脑向外牵离

2

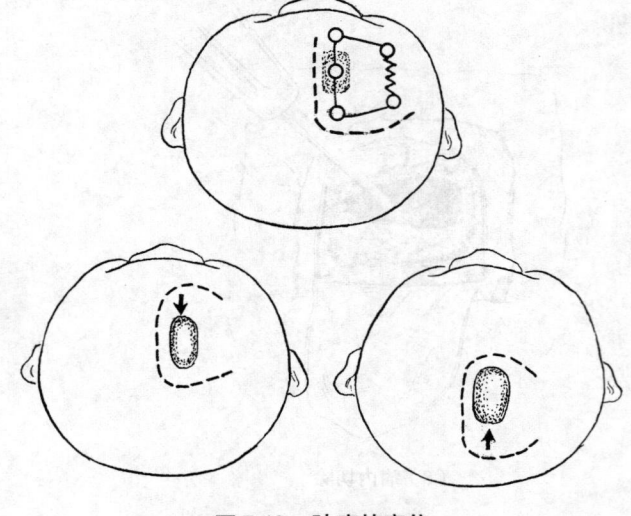

图 7-12　肿瘤的定位

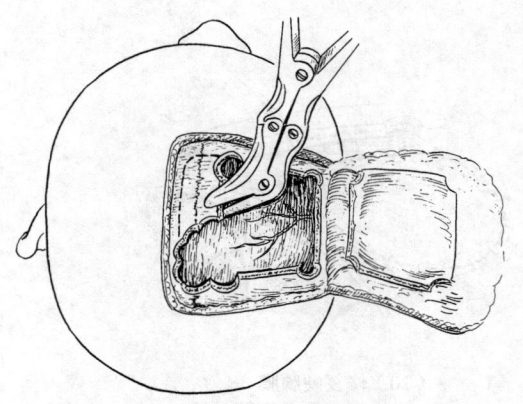

图 7-13　咬骨钳咬除骨瓣

大脑镰才能显露肿瘤,此时脑表面汇入上矢状窦的桥静脉常会妨碍手术入路。可选两条桥静脉之间的空隙进入纵裂,必要时切断 1~2 条桥静脉以利显露。但中央沟静脉引流中央前、后回血液,不可切断,否则可能造成偏瘫和偏身感觉障碍。手术应从其前或后进行〔图 7-14〕。

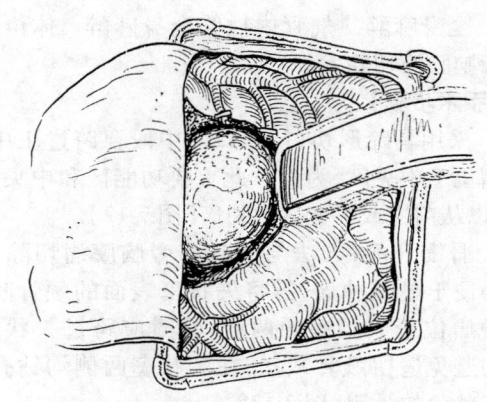

图 7-14　暴露脑肿瘤

4. 对于较大的肿瘤,可分块切除,其基底部的大脑镰应电灼,以减少复发的机会〔图 7-15〕。

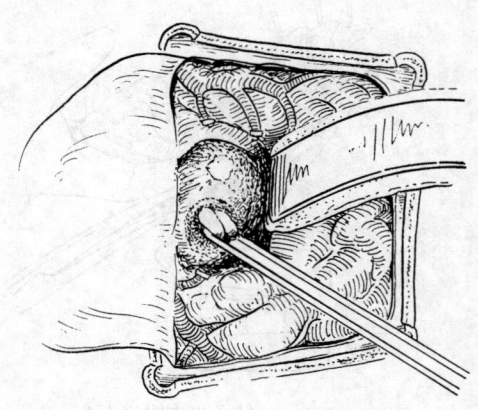

图 7-15　电凝肿瘤供血动脉

5. 肿瘤较小者,可沿其周围切开大脑镰,将肿瘤连同大脑镰一并切除。大脑镰两侧均有肿瘤者,也可用此法连同对侧肿瘤一并切除。下矢状窦应用银夹或电凝妥善止血,下面的胼胝体周围动脉慎勿伤及。妥善止血后依常规关闭颅腔,缝合切口〔图 7-16〕。

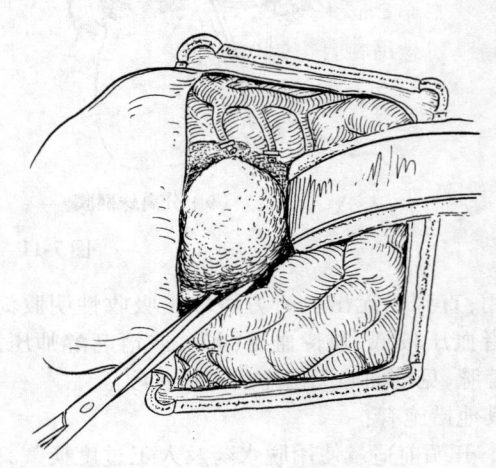

图 7-16　分离肿瘤

【术后处理】
同大脑凸面脑膜瘤切除术

四、嗅沟脑膜瘤切除术

【适应证】
一旦确诊为嗅沟脑膜瘤,除非有手术禁忌,均应及早进行切除术。

【禁忌证】
全身状况不良,不能耐受麻醉和手术者。

【术前准备】
剃发,备血 1000ml。余同常规幕上开颅术。肿瘤较大者,在麻醉后做腰穿置管,以便在术中引流脑脊液,以利显露。麻醉常用气管内插管全身麻醉,必要时可采用控制性低血压麻醉。体位采用仰卧位,头部抬高,稍转向对侧。

【手术步骤】

1. 在发际内作半冠状切口,在帽状腱膜下分离皮

瓣,翻向前额。在眶上缘后 2cm 处横向切开颅骨膜,形成一个颅骨膜瓣以备覆盖开放的额窦。

2. 切开颅骨膜,钻骨孔 4 个。锯开颅骨,将骨瓣翻向颞侧。骨窗前缘尽可能低,内侧需过中线〔图 7-17〕。

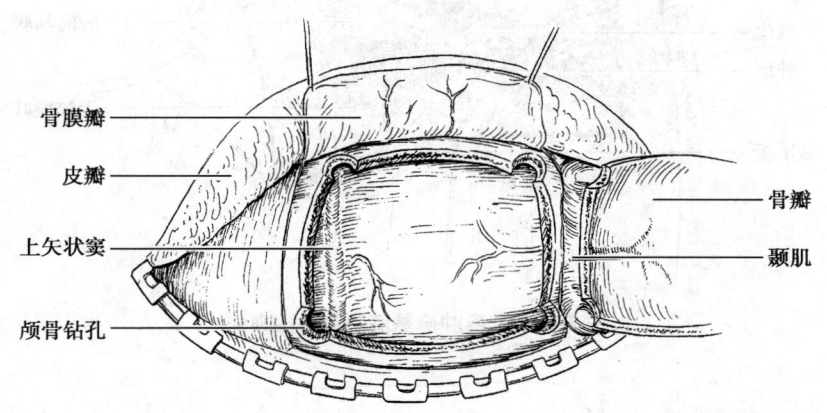

图 7-17　头颅开颅后的层次结构

3. 在骨窗前缘后 1cm 处横向切开硬脑膜。外侧向后延伸,且向颞突方向作一放射状切口。内侧平行于上矢状窦作 2cm 长切口,与先前的横切口相交,将前部硬膜瓣悬吊在骨窗缘〔图 7-18〕。

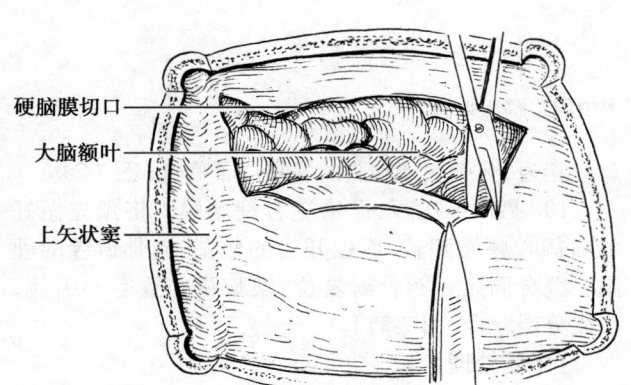

图 7-18　额部骨瓣开颅后的层次结构

4. 打开外侧裂蛛网膜或经腰穿预置导管引流脑脊液后,用自动牵开器抬起额叶底面,探查颅前窝底。发现肿瘤后,分离肿瘤与额叶底部的粘连,显露肿瘤前上部分〔图 7-19〕。

5. 抬起肿瘤,显露肿瘤在颅前窝底硬脑膜的附着区。用双极电凝烧灼后切开附着处,烧灼,再切开,重复进行,尽可能多地将肿瘤基底分离,以阻断肿瘤血供〔图 7-20〕。

6. 电凝切开已显露部分的肿瘤包膜,进行包膜内肿瘤分块切除,随时用双极电凝止血。切除已分离的肿瘤包膜。再次分离肿瘤基底的附着区,随着又行肿瘤包膜内切除,如此反复进行,直至肿瘤基底完全分离,肿瘤大部游离〔图 7-21〕。

7. 将肿瘤包膜牵向前下,分离肿瘤与额叶底面的粘连。在肿瘤的后内极,注意将来自大脑前动脉进入肿瘤的分支电凝后切断,必须保留大脑前动脉主干

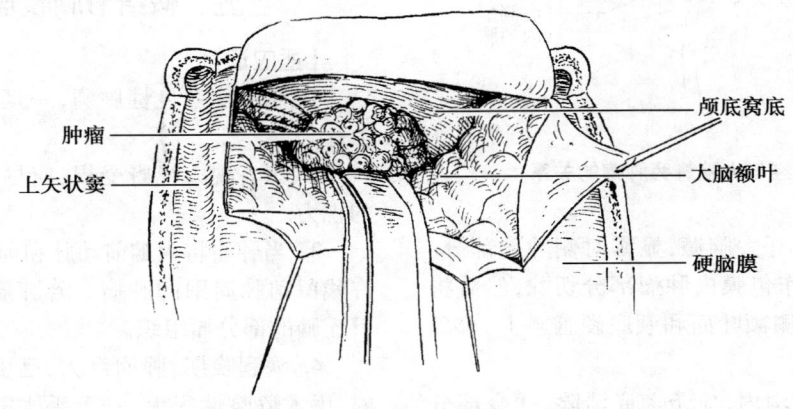

图 7-19　额底肿瘤暴露后的层次结构

95

2

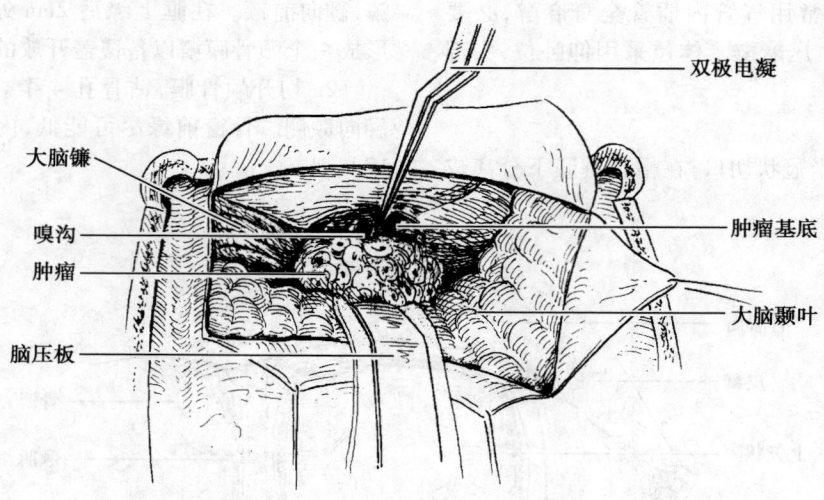

双极电凝

大脑镰

嗅沟

肿瘤

脑压板

肿瘤基底

大脑颞叶

图7-20　分离肿瘤基底阻断肿瘤血供

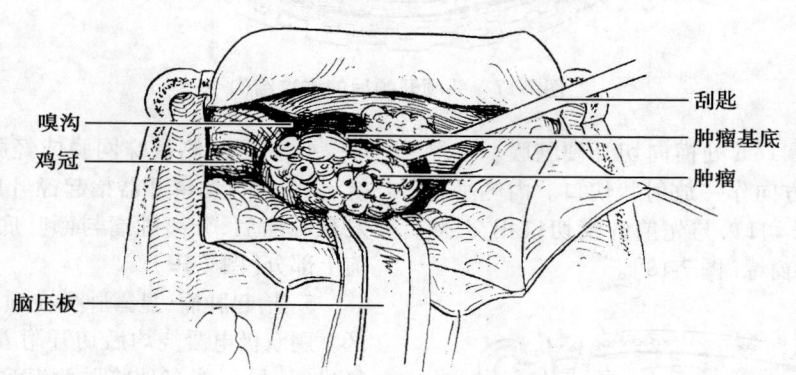

嗅沟

鸡冠

脑压板

刮匙

肿瘤基底

肿瘤

图7-21　大脑镰旁肿瘤术中周边解剖结构

〔图7-22〕。

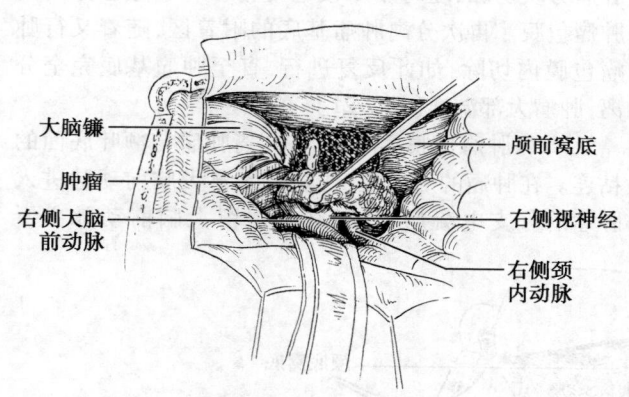

大脑镰

肿瘤

右侧大脑
前动脉

颅前窝底

右侧视神经

右侧颈
内动脉

图7-22　视神经与大脑镰旁肿瘤的关系

8. 沿肿瘤边缘切开大脑镰,显露对侧肿瘤部分。电凝切开肿瘤包膜,作包膜内肿瘤部分切除,然后将残余的肿瘤包膜从对侧额叶面和颅底硬脑膜上分离,全部切除〔图7-23〕。

9. 肿瘤基底在嗅沟内,应予彻底清除,残余部分可用电凝烧灼处理。如果筛板已破坏缺损,与筛窦或

鼻腔相通,则颅底硬脑膜的缺损应予修补〔图7-24〕。

10. 撤出脑压板,严密缝合硬脑膜。将预先做好的前额骨膜瓣翻转,覆盖开放的额窦,与骨窗缘的硬脑膜缝合固定。额骨瓣复位,硬脑膜外置空心引流,头皮分层缝合〔图7-25〕。

【术后处理】

同幕上开颅术。

五、鞍结节脑膜瘤切除术

【适应证】

1. 脑膜瘤系良性肿瘤,一旦明确诊断,即应手术治疗。

2. 患者视力视野受损,应尽早手术,以挽救患者的视力。

3. 当肿瘤将大脑前动脉和前交通动脉包裹时,允许残留动脉周围的肿瘤。若肿瘤巨大也可残留侵入下丘脑的部分瘤组织。

4. 病程晚期,肿瘤巨大,已引起明显下丘脑症状时,手术危险性很大,是否手术需要慎重考虑。若要手术也必须做好充分的术前准备。

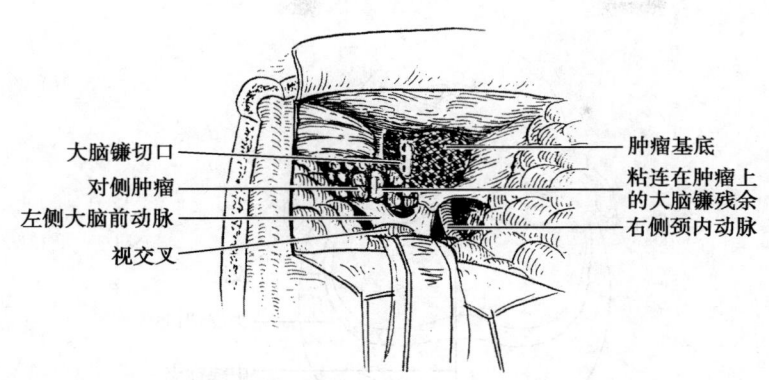

图 7-23　肿瘤基底周边解剖结构

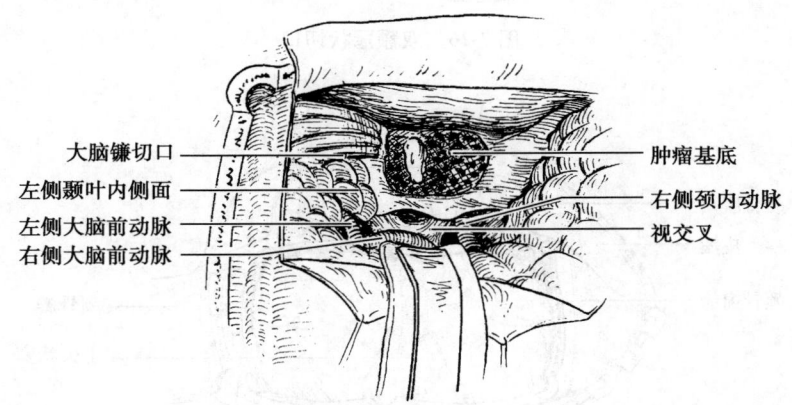

图 7-24　大脑大动脉与肿瘤基质的解剖关系

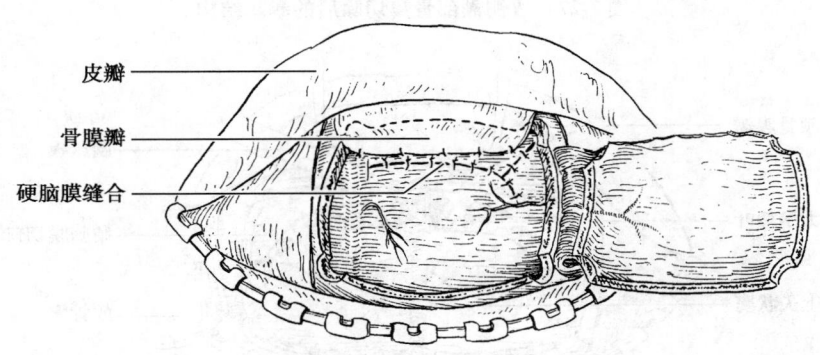

图 7-25　撤出脑压板，严密缝合硬脑膜

【术前准备】

1. 剃发，备血 1000ml 左右。

2. 进行全面神经内分泌检查，术前 3 天开始补充糖皮质激素，氢化可的松 100mg，每日 1 次。

3. 进行脑血管造影，了解肿瘤的血供情况及其与大脑前动脉的关系。

4. 麻醉后先行腰穿置管，以备术中引流脑脊液用。

【麻醉】

常用气管内插管全身麻醉。肿瘤巨大，血供丰富者，可采用控制性低血压麻醉。

【手术步骤】

1. 沿发际内侧作冠状切口，将皮瓣在帽状腱膜下层与骨膜分离后向前翻开。自一侧额肌筋膜上缘沿颅骨膜暴露区前缘后 2cm 处切开骨膜，与颅骨分离，向前方翻开，直至眶上缘，形成颅骨膜瓣〔图 7-26〕。

2. 作颅骨钻孔 6 个。额骨颧突后方左右各钻一孔。额肌线后端左右各钻一孔。中间前后各钻一孔，中线后方钻孔避开上矢状窦。锯成一个骨瓣，翻向右额侧，骨瓣后缘不超过冠状缝〔图 7-27〕。

3. 先通过腰穿置管引流脑脊液，或设法打开右侧外侧裂池放出脑脊液，以降低颅内压。在两侧额部接

97

2

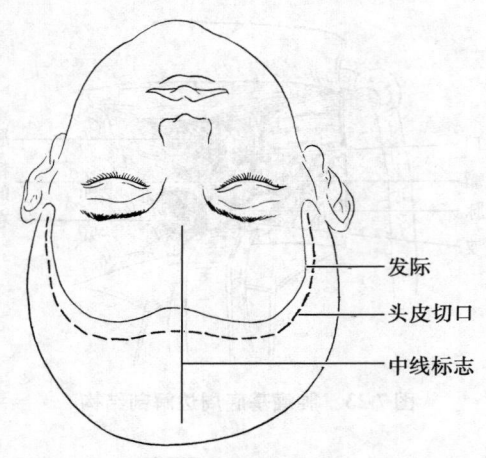

发际
头皮切口
中线标志

图 7-26　双额冠状切口

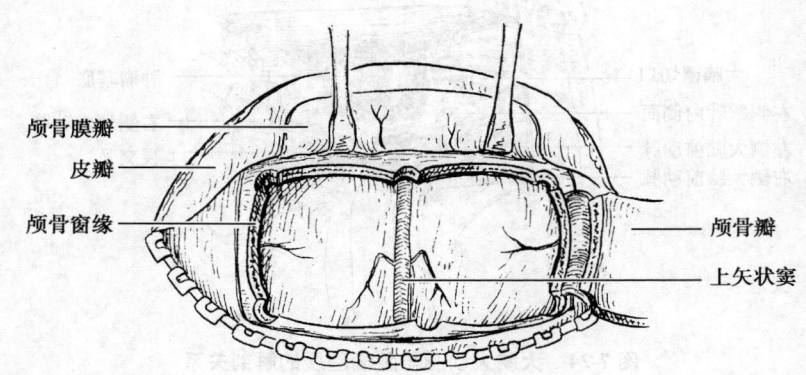

颅骨膜瓣
皮瓣
颅骨窗缘
颅骨瓣
上矢状窦

图 7-27　双侧额部骨瓣切除后的暴露结构

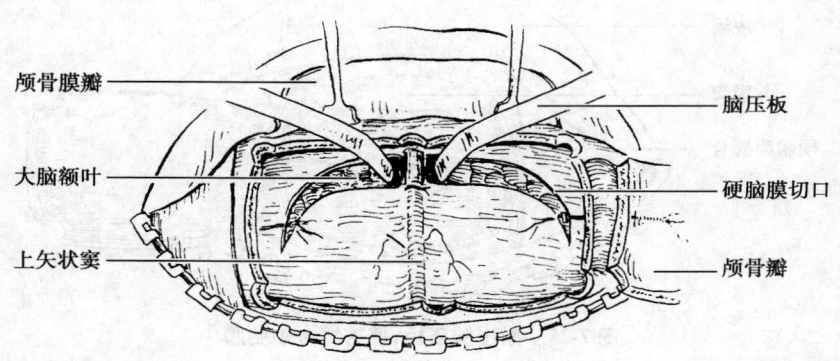

颅骨膜瓣
大脑额叶
上矢状窦
脑压板
硬脑膜切口
颅骨瓣

图 7-28　切开硬脑膜的层次结构

近骨窗前缘作硬脑膜横切口，内侧达上矢状窦，外侧转向后外〔图 7-28〕。

4. 为了更充分显露巨大的鞍结节脑膜瘤，常需结扎和切断上矢状窦的前段，牢固和可靠地结扎上矢状窦的方法如下：从上矢状窦旁硬脑膜进针。从上矢状窦下面缝过大脑镰，注意不要穿入窦内，缝针从对侧矢状窦旁的硬脑膜穿出，结扎缝线，即将上矢状窦近端阻断。相隔 5～6mm 在上矢状窦远侧段作同样缝合结扎。在结扎线之间切断上矢状窦和大脑镰。在显微镜下，沿大脑纵裂将两侧额叶内侧面分离，左右各

置一个固定牵开器，将两侧额叶向外侧牵开。向前下剪开大脑镰，显露肿瘤上缘。沿肿瘤表面向前分离，直达颅前窝底。用双极电凝将肿瘤从蝶骨平板的附着处分离，随时电凝止血，阻断肿瘤血供。保持在中线分离，并注意深度，以免损伤视神经、视交叉和颈内动脉等重要结构。将肿瘤的前、上、外侧表面与脑组织分离一部分后，电凝切开肿瘤包膜作分块切除；适当切除一部分游离的包膜。然后再将肿瘤与颅底硬脑膜分离一部分，再作肿瘤包膜内切除，如此反复进行。当肿瘤基底已分离，肿瘤包膜大部切除后，将肿

瘤牵向内侧,在其侧下方可见颈内动脉和视神经,分离后妥为保护。若视神经已严重受压变薄时,可残留薄层肿瘤组织,以保存残余视力。将肿瘤基部蝶骨平台和鞍结节处硬脑膜切除或用单极电凝烧灼,以杀灭残留的肿瘤组织。将上矢状窦二断端对位缝合,再将硬脑膜切口连续缝合。前额部骨膜瓣与骨窗前缘的硬脑膜悬吊缝合,以封闭开放的额窦。骨瓣复位,硬脑膜外放置负压引流管,皮瓣复位,严密缝合〔图 7-29 ~图 7-39〕。

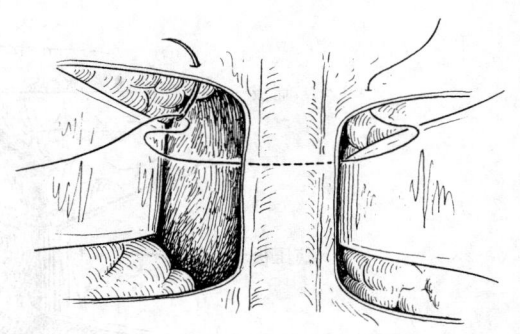

图 7-31　缝针从对侧矢状窦旁的硬脑膜穿出

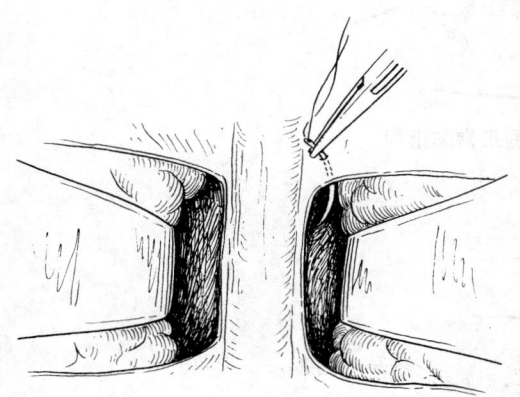

图 7-29　上矢状窦旁硬脑膜进针

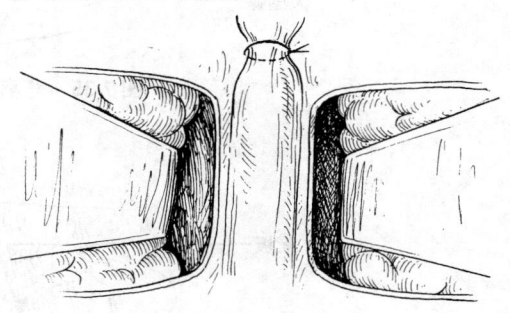

图 7-32　缝扎上矢状窦

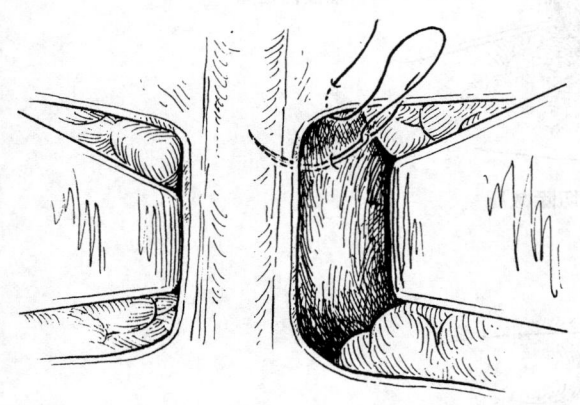

图 7-30　从上矢状窦下面缝过大脑镰,
注意不要穿内窦内

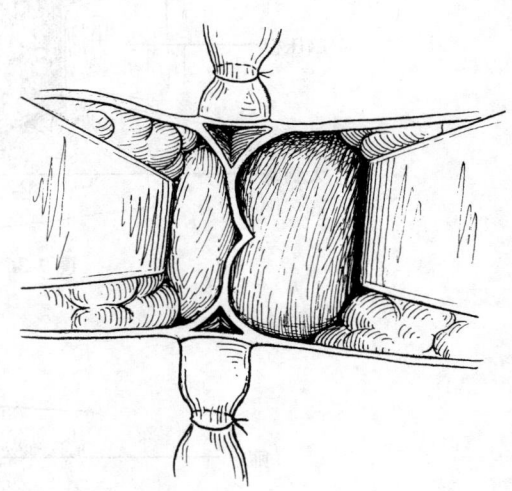

图 7-33　离断上矢状窦

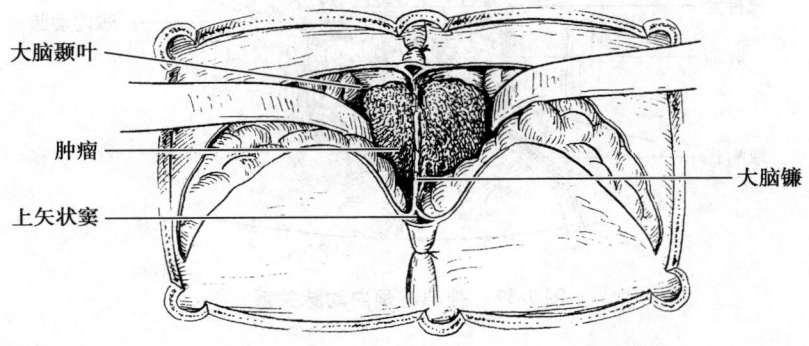

图 7-34　离断上矢状窦后暴露大脑镰旁脑肿瘤

2

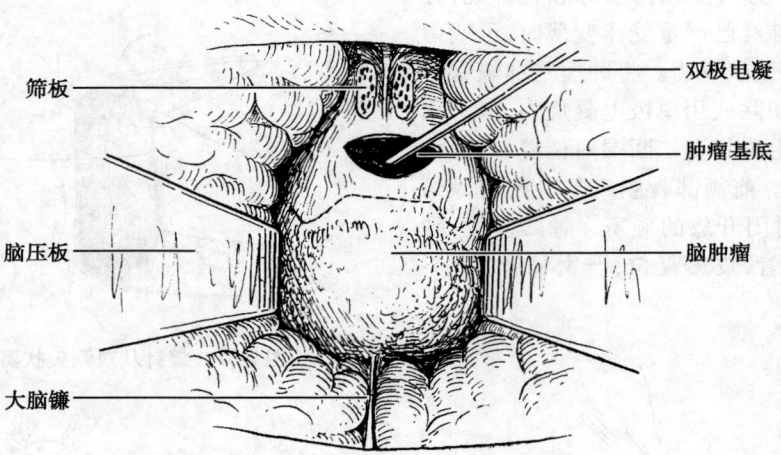

筛板

脑压板

大脑镰

双极电凝

肿瘤基底

脑肿瘤

图 7-35 分离肿瘤基底与周围正常脑组织

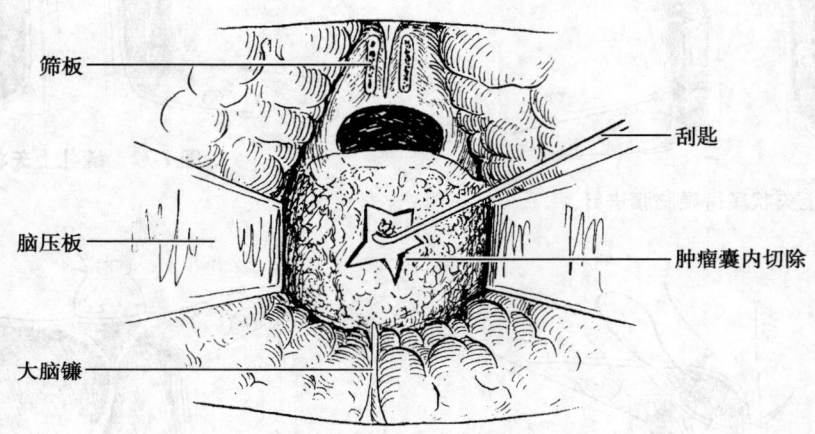

筛板

脑压板

大脑镰

刮匙

肿瘤囊内切除

图 7-36 肿瘤囊内切除减压

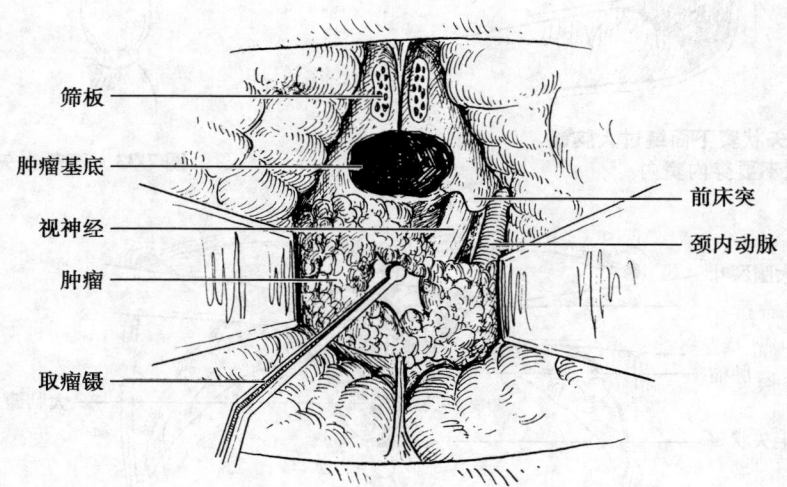

筛板

肿瘤基底

视神经

肿瘤

取瘤镊

前床突

颈内动脉

图 7-37 肿瘤与颈内动脉关系

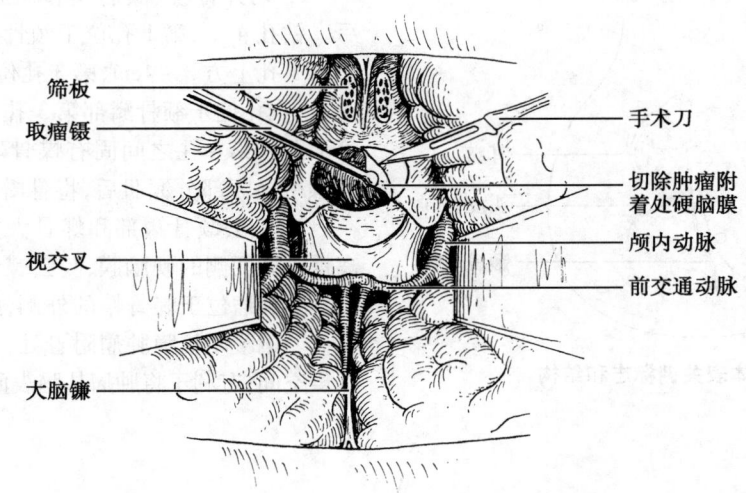

图 7-38 大动脉-视交叉与肿瘤的关系

筛板
取瘤镊
视交叉
大脑镰
手术刀
切除肿瘤附着处硬脑膜
颅内动脉
前交通动脉

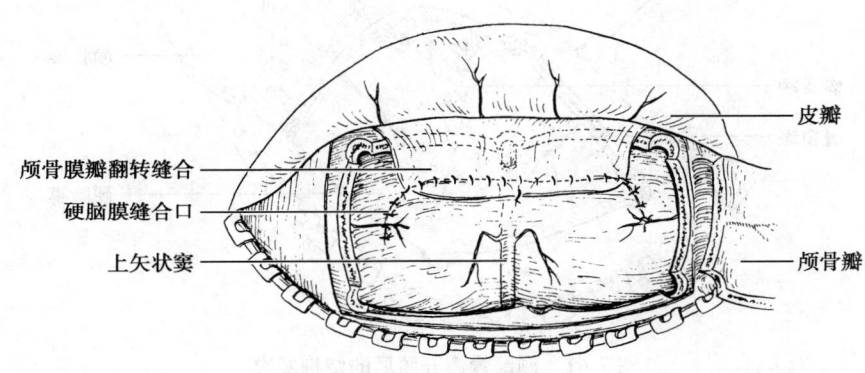

图 7-39 缝合硬脑膜

颅骨膜瓣翻转缝合
硬脑膜缝合口
上矢状窦
皮瓣
颅骨瓣

【术后处理】

1. 根据内分泌失调情况,予以纠正。

2. 观察尿量,若发生尿崩症,即停用脱水药物,加用垂体后叶素控制。

3. 术中分离肿瘤时对脑底动脉影响较大,需应用尼莫地平2周,以防止脑血管痉挛。

六、蝶骨嵴脑膜瘤切除术

【适应证】

1. 脑膜瘤为良性肿瘤,手术切除为最有效的治疗,因此确诊为脑膜瘤者都应该手术治疗。

2. 肿瘤较小或肿瘤基底位于蝶骨嵴外、中1/3者,应做到肿瘤全部切除。

3. 肿瘤基底位于蝶骨嵴内1/3,肿瘤包绕颈内动脉或大脑中动脉,以及肿瘤已侵入海绵窦等情况,可考虑行肿瘤近全切除或大部切除。

4. 患者年龄较大,术中肿瘤出血很多,也不必强求完全切除。

5. 肿瘤侵入眶上裂、眶内或额下窝,也可扩大显露范围,争取全切除肿瘤。

【术前准备】

1. 剃发,备血1000ml左右。

2. 术前常规行选择性脑血管造影,若有明显颈外动脉供血,应经颈外动脉行肿瘤栓塞,以减少术中出血。

3. 对内1/3的肿瘤,术前先行腰穿置管,以便术中放出脑脊液,降低颅内压。

【麻醉】

常采用气管内插管全身麻醉。

【体位】

仰卧位,稍抬高背部,翼点或改良翼点入路。若考虑术中行腰椎穿刺放脑脊液,也可采用侧卧位,头转向对侧,使颞部位于手术野最高点。

【手术步骤】

1. 切口起自颧弓上方,耳前1.0～1.5cm处,垂直于颧弓,向额上方延伸,离中线2cm处弯向前方,止于中线发际处。保留额浅动脉主干和顶支,以便必要时可行颅外-颅内动脉吻合术〔图7-40〕。

2

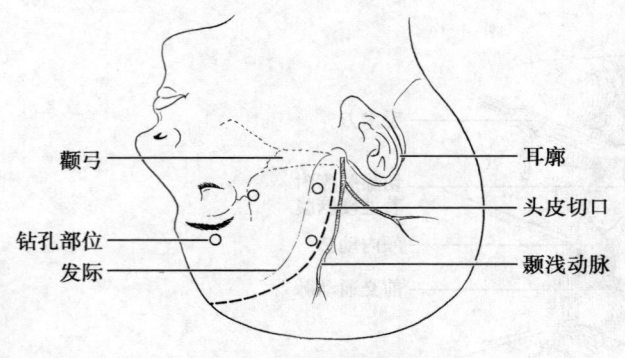

图 7-40 头颅体表关键标志和结构

颧弓　　　　　　　　耳廓
钻孔部位　　　　　　头皮切口
发际　　　　　　　　颞浅动脉

2. 切开骨膜、额筋膜和额肌,显露额骨颧突和颧弓。钻孔 4 个,第 1 孔位于额骨颧突的后方,第 2 孔位于第 1 孔上方 3~4cm,第 3 孔位于冠状缝后方额肌线上,第 4 孔位于额骨鳞部第 3 孔下方 4cm。铣刀开颅,第 1 孔和第 4 孔之间固有蝶骨嵴,需用电钻磨开。并沿颧弓横断部分颞肌后,将骨瓣翻向颞侧〔图 7-41〕。

3. 咬去颞骨鳞部和蝶骨大翼,直至颅中窝底。分离蝶骨嵴两侧的硬脑膜,咬去蝶骨嵴的外侧,直至眶上裂。如肿瘤位于蝶骨嵴的外侧,此时出血较多,用骨蜡止血。电凝硬脑膜肿瘤附着处,可阻断肿瘤的供血,并提供空间,有利于将肿瘤从脑表面分离〔图 7-42〕。

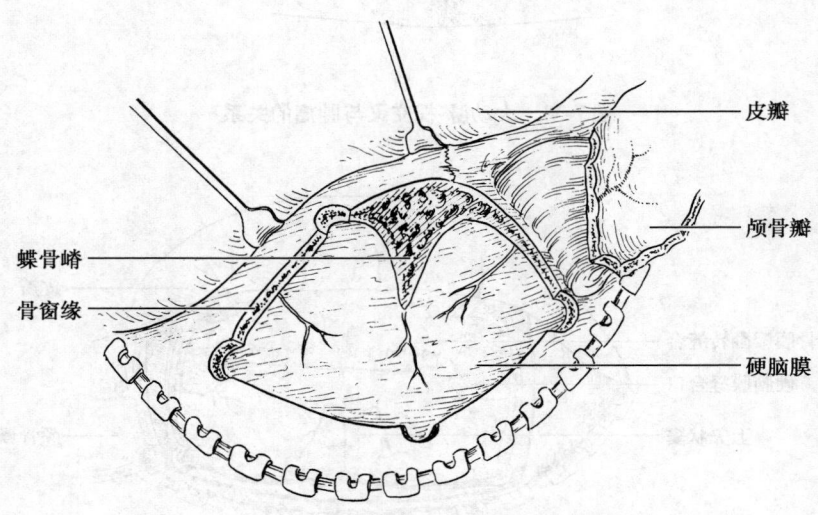

皮瓣
蝶骨嵴
骨窗缘

皮瓣
颅骨瓣
硬脑膜

图 7-41 额颞骨瓣开颅后的结构层次

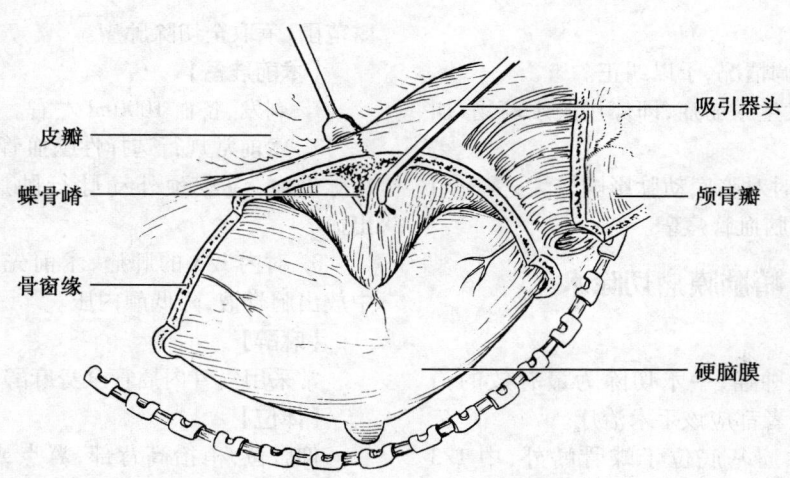

皮瓣　　　　　　　　吸引器头
蝶骨嵴　　　　　　　颅骨瓣
骨窗缘　　　　　　　硬脑膜

图 7-42 咬去颞骨鳞部和蝶骨大翼,直至颅中窝底

4. 蝶骨嵴外侧的脑膜瘤,其供血多来自脑膜中动脉,可将硬脑膜剥离颅中窝底,循脑膜中动脉和颅底的脑膜中动脉沟向内侧找到棘孔,用小棉团填塞棘孔,并电凝切断脑膜中动脉〔图 7-43〕。

5. 自蝶骨嵴外侧端向后绕过外侧裂再向前行至

眶部附近,弧形切开额颞部硬脑膜。将硬脑膜瓣翻向蝶骨嵴,并悬吊于邻近组织〔图 7-44〕。

6. 如肿瘤位于蝶骨嵴外侧,则切开硬脑膜后即可见到肿瘤,沿肿瘤的附着区周边切开硬脑膜,以便将其基底与肿瘤一并切除。分离肿瘤与额叶和额叶的

2

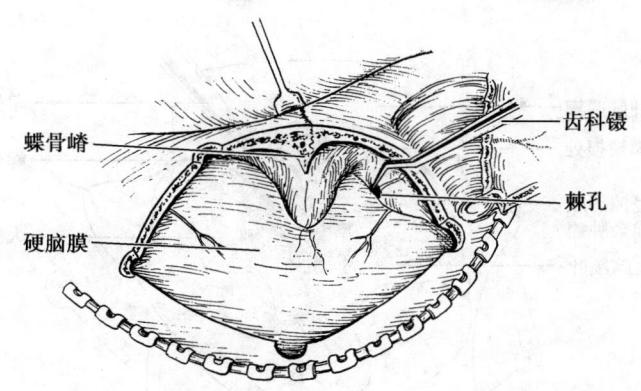

图 7-43 棘孔的解剖位置

蝶骨嵴
齿科锯
棘孔
硬脑膜

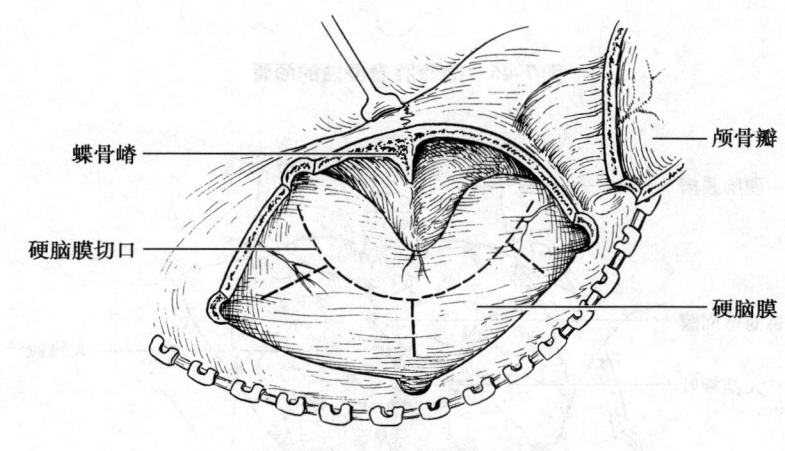

图 7-44 硬脑膜切口

蝶骨嵴
颅骨瓣
硬脑膜切口
硬脑膜

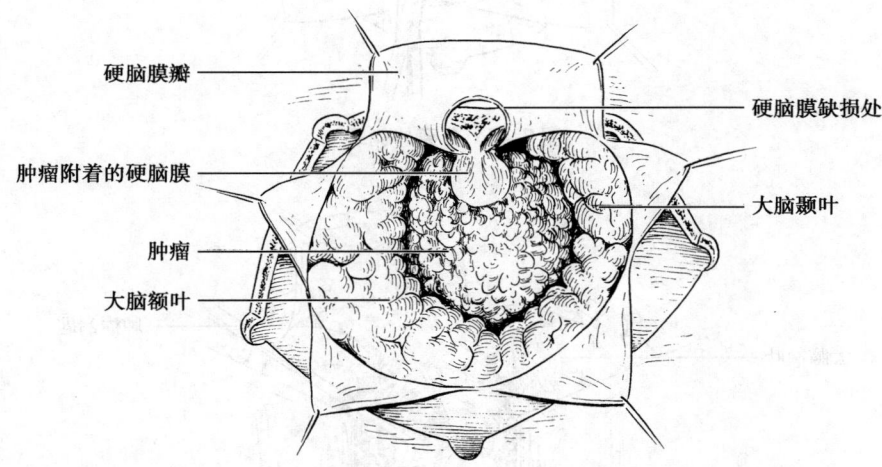

图 7-45 脑膜瘤与硬膜和脑组织的关系

硬脑膜瓣
硬脑膜缺损处
肿瘤附着的硬脑膜
大脑颞叶
肿瘤
大脑额叶

粘连,将肿瘤分块或整块切除〔图 7-45〕。

7. 用咬骨钳切除或磨去颅底被肿瘤侵蚀的骨质,残余部分用电凝烧灼。有突眼者,应同时咬除部分眶板,放射形切开眶筋膜〔图 7-46〕。

8. 如肿瘤位于蝶骨嵴内侧 1/3 处,打开硬脑膜时可能见不到肿瘤,应在外侧裂静脉额叶侧切开蛛网膜,释放脑脊液,降低颅内压。用自动拉钩将额叶底部和颞叶向两侧分开,继续向内分离外侧裂,直至显露蝶骨嵴内 1/3 处的肿瘤〔图 7-47〕。

9. 电凝切开肿瘤外侧面包膜,用 CUSA 行肿瘤包膜内切除,明显出血点用双极电凝控制。将肿瘤包膜与周围脑组织分离,再行肿瘤包膜内切除,如此反复进行,直至肿瘤体积明显缩小,并与周围脑和血管出现空隙〔图 7-48〕。

103

2

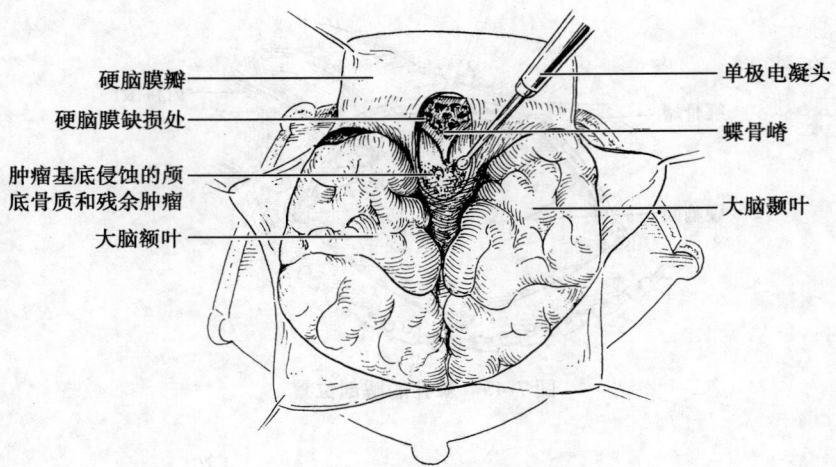

硬脑膜瓣 ——— ——— 单极电凝头

硬脑膜缺损处 ——— ——— 蝶骨嵴

肿瘤基底侵蚀的颅
底骨质和残余肿瘤 ———
大脑额叶 ——— ——— 大脑颞叶

图 7-46 磨除肿瘤侵蚀的颅骨

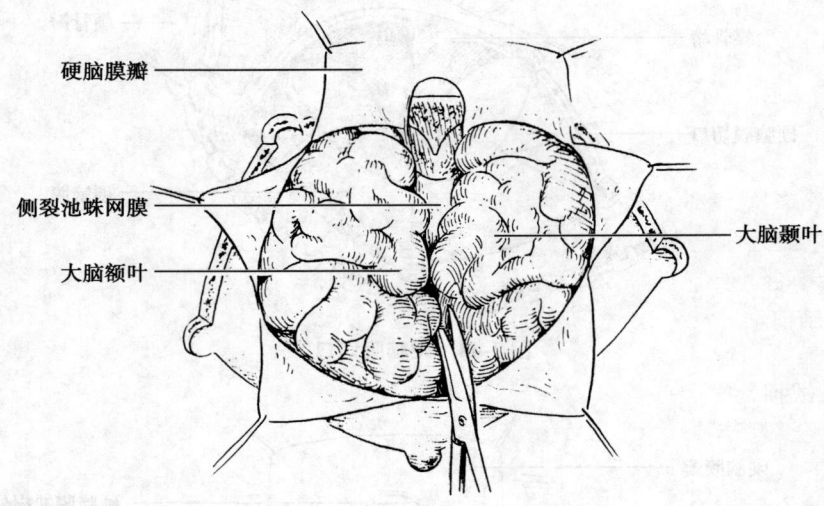

硬脑膜瓣 ———

侧裂池蛛网膜 ———

大脑额叶 ——— ——— 大脑颞叶

图 7-47 分离外侧裂

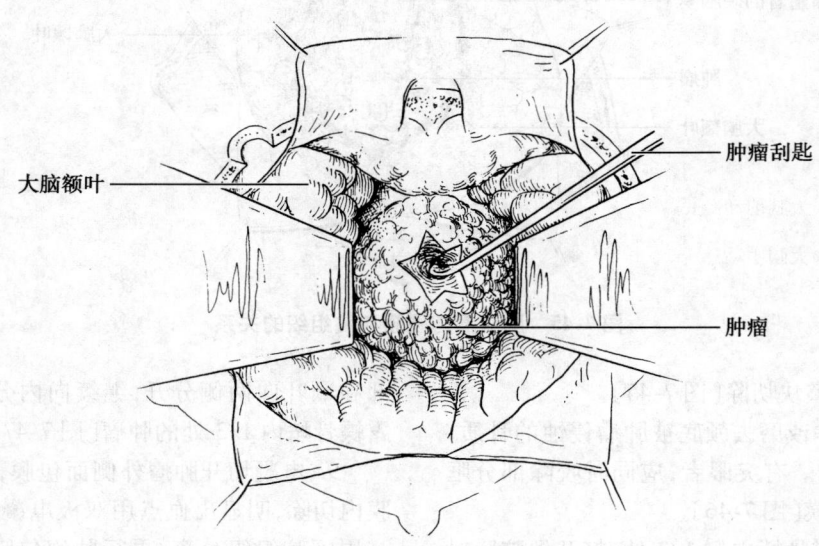

大脑额叶 ——— ——— 肿瘤刮匙

——— 肿瘤

图 7-48 分块切除肿瘤

10. 提起肿瘤外侧包膜,在外侧裂中找到大脑中动脉分支,循此向内侧分离,确认肿瘤是否包绕大脑中动脉和颈内动脉。在显微镜下,电凝切断进入肿瘤的小血管,游离大脑中动脉主干及其主要分支。如大脑中动脉主干被切断,可立即行颈浅动脉-大脑中动脉吻合术。将分离的肿瘤包膜切除后,用同样方法继续向内侧分离,全部游离颈内动脉,打开颈动脉池〔图7-49〕。

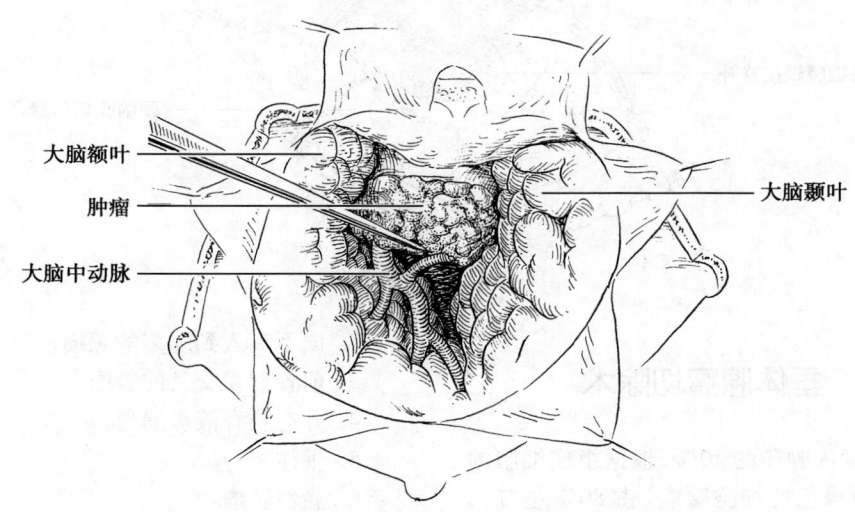

图7-49 外侧裂区肿瘤与大脑中动脉的关系

11. 将肿瘤向后外牵拉,沿蝶骨嵴向内侧分离肿瘤的附着处,用双极电凝逐步电凝后切开,显露蝶骨嵴内侧,前床突,蝶骨平台。在显微镜下仔细分离肿瘤与嗅束,视神经,大脑前动脉的粘连,将肿瘤全部切除〔图7-50〕。

12. 硬脑膜缝合,缺损部分用颅骨外膜或额肌筋膜修补。如肿瘤未能全部切除,颅内压较高,则不缝合硬脑膜,形成额肌下减压窗。硬脑膜外置引流管,头皮复位后分层严密缝合〔图7-51〕。

【术后处理】

1. 注意观察继发性出血和颞叶钩回疝的表现。

2. 应用抗癫痫药物,预防术后精神运动性癫痫发作或癫痫大发作。

3. 应用钙离子拮抗剂尼莫地平2周,以预防术后脑血管痉挛。若术中损伤主干动脉,术后需用低分子右旋糖酐和丹参,以减少脑缺血症状。

4. 其余处理同幕上开颅术。

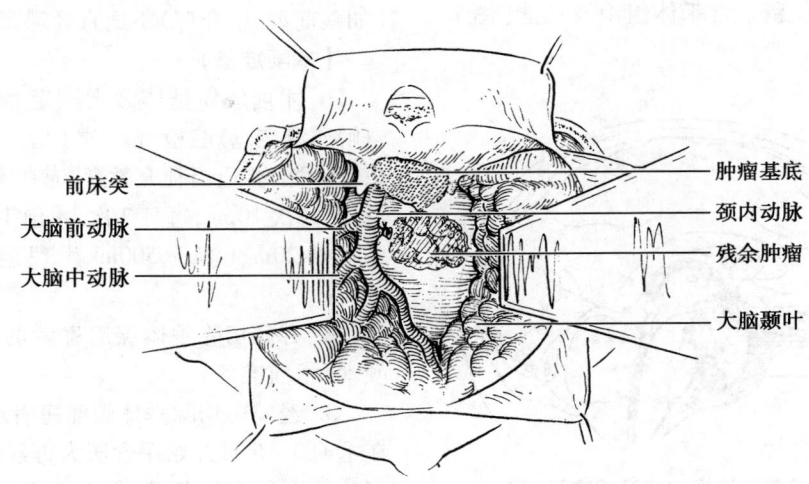

图7-50 鞍区肿瘤周边结构

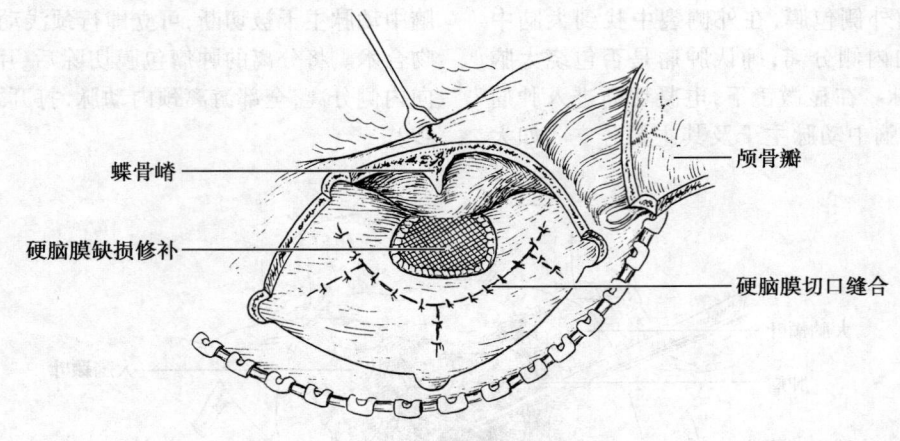

蝶骨嵴

颅骨瓣

硬脑膜缺损修补

硬脑膜切口缝合

图 7-51　硬脑膜缝合

第四节　垂体腺瘤切除术

垂体腺瘤约占颅内肿瘤的 10%,根据组成细胞的不同,传统上可分为嫌色性细胞腺瘤(占 80% 左右),嗜酸性细胞腺瘤,嗜碱性细胞腺瘤和混合性细胞腺瘤。依据临床表现、组织化学分析、电子显微镜检查、内分泌功能测定等,垂体腺瘤可分为分泌性腺瘤(65% ~80%)和无分泌性腺瘤(20% ~30%)两大类。分泌性腺瘤主要有催乳素(PRL)腺瘤(40% ~60%)、生长激素(GH)腺瘤(20% ~ 30%)、促皮质激素(ACTH)腺瘤(5% ~15%)等。无分泌性腺瘤为瘤细胞瘤(oncocytoma)及有分泌颗粒但无内分泌活性腺瘤(null cell tumor)两种。

随着诊断水平的提高,手术目的已经从单纯明确诊断、清除囊性变或肿瘤部分切除、视神经减压转为切除肿瘤的同时力争保留正常垂体组织及功能〔图 7-52〕。

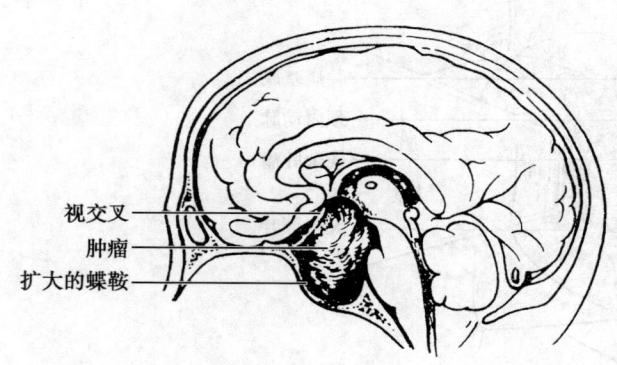

视交叉

肿瘤

扩大的蝶鞍

图 7-52　垂体腺瘤压迫视神经及视交叉

【适应证】

经蝶窦入路切除垂体腺瘤的适应证是:

1. 微型(直径<10mm)腺瘤。

2. 向下突入到蝶窦的腺瘤。

3. 前置型视交叉的腺瘤。

4. 并有脑脊液鼻漏者。

5. 垂体卒中。

6. 囊性肿瘤。

7. 有斜坡浸润者。

8. 中度鞍上扩展而无鞍旁扩展者。

9. 年老、高血压、体弱不能耐受大型开颅手术的病例。

开颅切除垂体腺瘤的适应证是:

1. 向额部、颅中窝或鞍后扩展者。

2. 哑铃状鞍上扩展者。

3. 鞍上部分很大而鞍内部分却很小且蝶鞍扩大不明显者。

4. 巨大垂体腺瘤。

5. 鼻腔有急性感染未治愈以前或蝶窦发育不良(如鞍前型、甲介型)不适宜经蝶窦手术者。

【术前准备】

1. 术前应作垂体激素测定、蝶窦断层摄片、水及电解质测定、鼻腔检查。对于肾上腺皮质功能低下的患者,术前要适当补充激素,应在术前 3 日开始口服泼尼松,每次 10mg,每日 2 次,术前 1 日改为静脉滴注地塞米松 20mg(溶于 500ml 生理盐水或 5% 葡萄糖溶液)。

2. 开颅切除垂体腺瘤患者的术前准备,参看"开颅术"术前准备。

3. 经蝶窦切除垂体腺瘤患者应保持口鼻卫生,并在术前 3~5 日开始用含庆大霉素的溶液作口鼻吸雾、麻呋液(含 1% 麻黄碱、0.02% 呋喃西林)滴鼻及 0.02% 呋喃西林液漱口。术前剪除鼻毛,男性患者剃去胡须。

【麻醉】

全麻。

【手术步骤】

开颅切除垂体腺瘤:

1. 体位　患者仰卧,头略转向健侧,颈、肩部略垫高,使头部略下垂以利于肿瘤的显露。

2. 切口　多采用经额显露途径,通常取右额前部弧形切口(因右侧多系非主要侧大脑半球,对右利术者操作也较方便)。切口取自鼻根上3cm左右,弧形向上至发际后,再沿发际弧形向外,向下,止于颞部颧骨中点上约3~4cm〔图7-53(1)〕。如因职业需照顾外貌,可作范围较小的冠状切口,将右侧前部弧形切口改为左额发际上切口,使切口不突出于前额部。

3. 形成头皮颅骨瓣　整个皮瓣下注入生理盐水,可帮助分离皮瓣和减少出血。皮瓣翻向前额。作前额骨瓣,近中线的颅骨钻孔应离开矢状窦约1cm,以防铣刀锯开骨瓣时损伤矢状窦。前外侧颅骨钻孔在额骨颧突起点、颞肌附着下方〔图7-53(1)〕。在不损伤额窦的前提下,骨瓣越靠近眼眶越好,如果不慎打开额窦,应予以处理。骨瓣翻开后,结扎脑膜中动脉分支,并电凝止血。

4. 切开硬脑膜　垂体区手术必须在硬脑膜内进行;但切开硬脑膜的位置可在额前部(硬脑膜内显露途径),也可在前颅底(硬脑膜外显露途径),各有优点,均经常采用。采用硬脑膜内显露途径时,硬脑膜切口与眶上缘平行,切口外侧沿骨窗向后剪开,显露侧裂。内侧达矢状窦缘。切口前缘的硬脑膜悬吊于皮瓣上,以便显露颅前窝。此显露途径的优点是术终可以缝合硬脑膜。硬脑膜外显露途径,即在翻开骨瓣后暂不切开硬脑膜。把硬脑膜与眶板分离,并逐渐在硬脑膜外抬起额叶,分离达蝶骨嵴时即不能再进入。距蝶骨嵴1cm在额底弧形切开硬脑膜,中线达大脑镰,外侧需显露侧裂池。此显露途径的优点是掀起额叶时有硬脑膜保护,脑组织损伤轻;缺点是不能缝合硬脑膜,术后硬脑膜外的渗血可流入脑底,刺激性大。

5. 显露肿瘤　切开硬脑膜后,先把侧裂池打开,放出脑脊液。随着脑脊液的不断流出,脑组织逐渐回缩。在脑棉保护下缓慢抬起额叶,切勿强行抬起,以免挫伤脑组织。如有明显颅内高压时,可静脉滴注20%甘露醇250ml或行腰椎穿刺放出脑脊液。这些方法无效,且有脑室扩张者,可作额角脑室穿刺放出脑脊液。抬起额叶后,沿蝶骨嵴向内侧深入,再刺破视交叉池放出脑脊液,此时脑组织已明显回缩。在右侧前床突内侧找出右侧视神经〔图7-53(2)〕。视神经从视神经孔穿出,呈黄白色,扁圆,可被肿瘤抬高呈扁带状,发亮,易于辨认。然后,沿右侧视神经向中线和后方小心分离蛛网膜,即可找到视交叉前缘。在右视神

经内侧或视交叉前方,即可见到外观呈紫灰色或蓝色,突出于鞍上,表面可见增厚的蛛网膜。

6. 肿瘤穿刺　肿瘤显露后,调整患者的头位和放置自动拉钩,使显露清晰,然后行肿瘤穿刺以除外颅内动脉瘤〔图7-53(3)〕;另一目的是确定有无囊液。如肿瘤内有囊肿形成,应先尽量吸出,以利于手术进行,并应检查囊液色泽、有无胆固醇结晶,以排除颅咽管瘤的可能性。

7. 肿瘤囊内切除　确定系垂体腺瘤后,分离包膜外蛛网膜。在视交叉前方电凝包膜〔图5-73(4)〕,用尖刃刀"十"字形切开,即可见有瘤组织从切口突出。用垂体活组织钳伸入囊内取出数小块作病理检查,其余部分可用刮匙刮出。刮匙方向应从后部、深部刮向前部、浅部,在刮向两侧时应小心细致,避免损伤海绵窦或颈内动脉〔图7-53(5)〕。由于垂体的重要生理功能,此类肿瘤不宜全切除。手术主要目的是减轻肿瘤对视神经的压迫和延缓肿瘤的生长,术中如见鞍膈已塌陷,在视神经受压解除时,即可认为手术目的已经达到。

8. 视神经减压　囊内减压,部分瘪缩后,即可窥见对侧视神经,故不必在取出肿瘤前勉强寻找,以免加剧对脑组织的牵拉。分离视神经及视交叉处的蛛网膜必须细心,对增厚明显的蛛网膜不能强行分离,应在其界面用棉片轻压及剥离,即可缓慢分开,注意不要损伤视交叉及视神经的血运而影响视力恢复。视神经下方包膜内肿瘤必须刮除彻底,使该处变薄而充分塌陷,视神经始可充分减压。视交叉前的肿瘤包膜可切(剪)去〔图7-53(6)〕。如在视交叉后仍遗留较多瘤组织,不可盲目用刮匙向后方用力刮出,这样极易损伤脑干及视丘下部,而应把包膜向前上方轻轻牵拉,使瘤组织前移于视交叉之下,再用刮匙或活组织钳轻轻刮出〔图7-53(7)〕。

9. 止血　囊内切除肿瘤时一般都有渗血,需耐心处理。如包膜能与视神经及视交叉分离且塌陷,则有利于止血。如包膜因粘连不易完全分开,可在肿瘤内放入压碎的肌肉片或吸收性明胶海绵止血。小肌肉片可留在腔内,但海绵或较大肌肉片应取出,以免形成另一占位病灶。

10. 关颅　如系硬脑膜内显露途径,应将硬脑膜缝合;硬脑膜外显露途径则不缝合硬脑膜。在硬脑膜外及颅骨瓣外各放一胶皮管引流,颅骨外引流是为了避免术后头皮下积液。肿瘤腔内一般不引流。

经蝶入路分:经单鼻孔蝶窦入路和经口-鼻-蝶窦入路(本文以经口-鼻-蝶窦入路为例介绍)

1. 体位　患者仰卧,气管插管固定于左侧口角,使不妨碍口腔内切口显露,后咽部填塞纱布条,防止

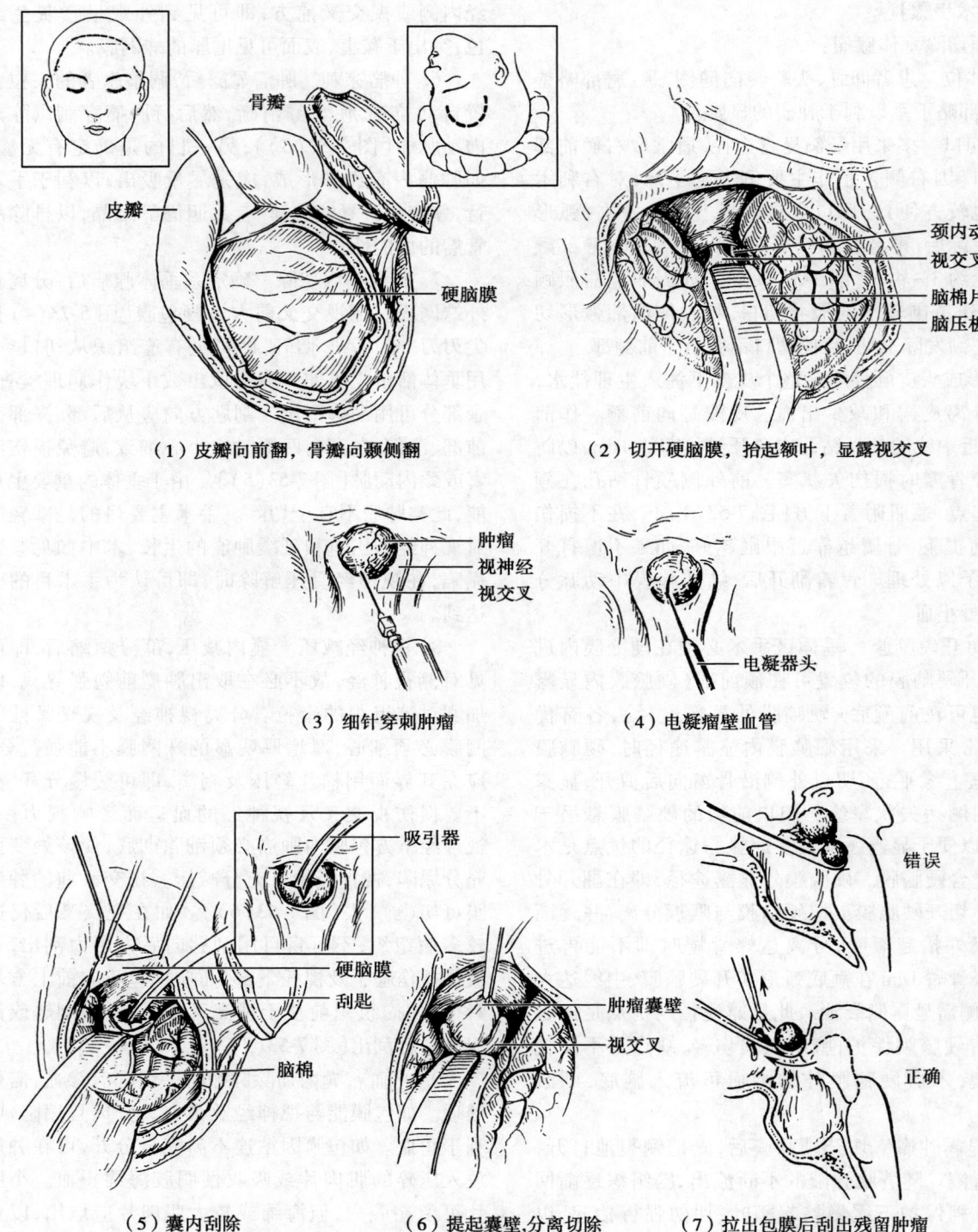

（1）皮瓣向前翻，骨瓣向颞侧翻　　　　　　　（2）切开硬脑膜，抬起额叶，显露视交叉

（3）细针穿刺肿瘤　　　　　　　　　　（4）电凝瘤壁血管

（5）囊内刮除　　　　　（6）提起囊壁，分离切除　　　　（7）拉出包膜后刮出残留肿瘤

图 7-53　垂体腺瘤切除术（经额开颅入路）

术中血液渗入咽部。

2. 切口　在上唇内侧与齿龈皱襞之间作一横向切口切开黏膜，两侧伸至上颌窝〔图 7-54（1）〕。

3. 显露鼻腔底部　剥离并抬起上唇，显露鼻孔前缘，凿去前鼻棘，剥离鼻腔底部黏膜〔图 7-54（2）〕。

4. 剥离鼻中隔黏膜　剥离鼻中隔两侧黏膜，注意入路应靠近鼻底，由鼻底平面向上不超过 30°〔图 7-54（3）、图 7-54（4）〕。

5. 切除鼻中隔软骨　用鼻中隔到切除鼻中隔前 1/3 软骨〔图 7-54（5）〕。

6. 显露蝶窦底　放入鼻镜，剥离并显露筛骨垂直板和犁状骨，其基部逐渐增宽，似船的龙骨状，它标志着蝶窦底的中线部位〔图 7-54（6）〕。如无电视 X 线透视机，此时可于手术台上摄头部侧位片，以确定蝶窦

2

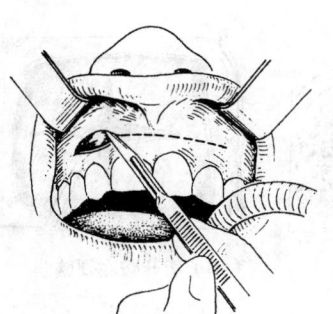

（1）上唇内黏膜横切口

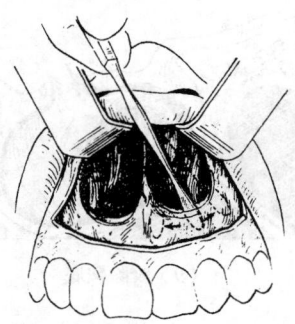

（2）剥离鼻腔底部黏膜

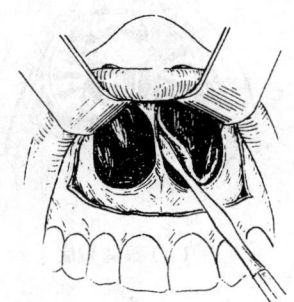

（3）剥离鼻中隔黏膜

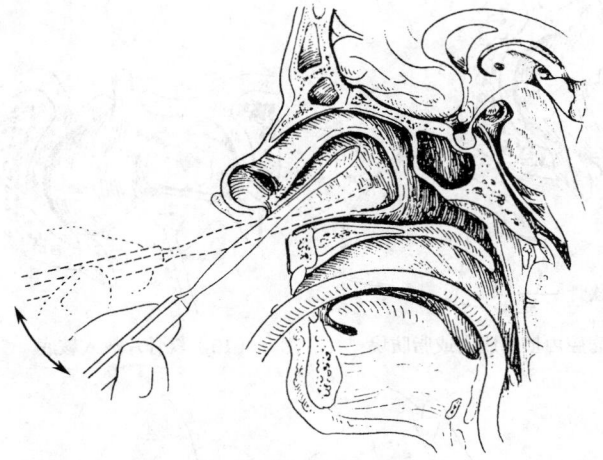

（4）剥离鼻中隔黏膜（侧面观）

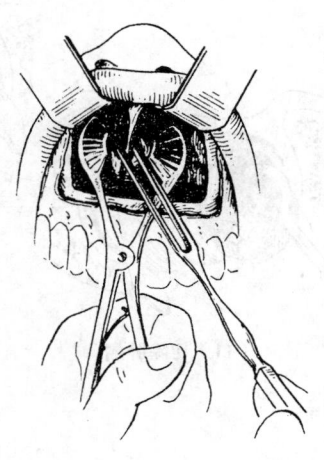

（5）切除鼻中隔

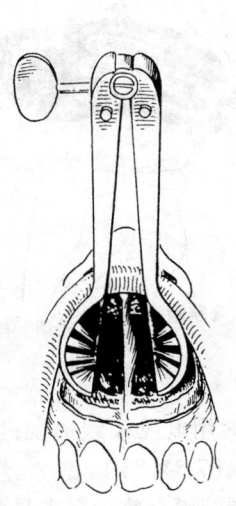

（6）显露犁状骨

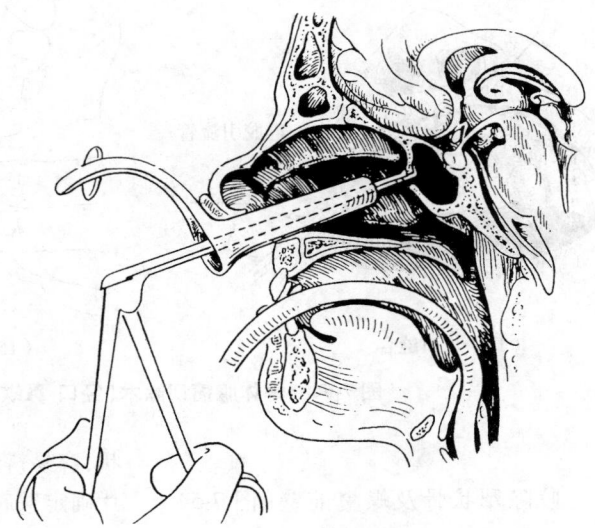

（7）咬除蝶窦骨

2

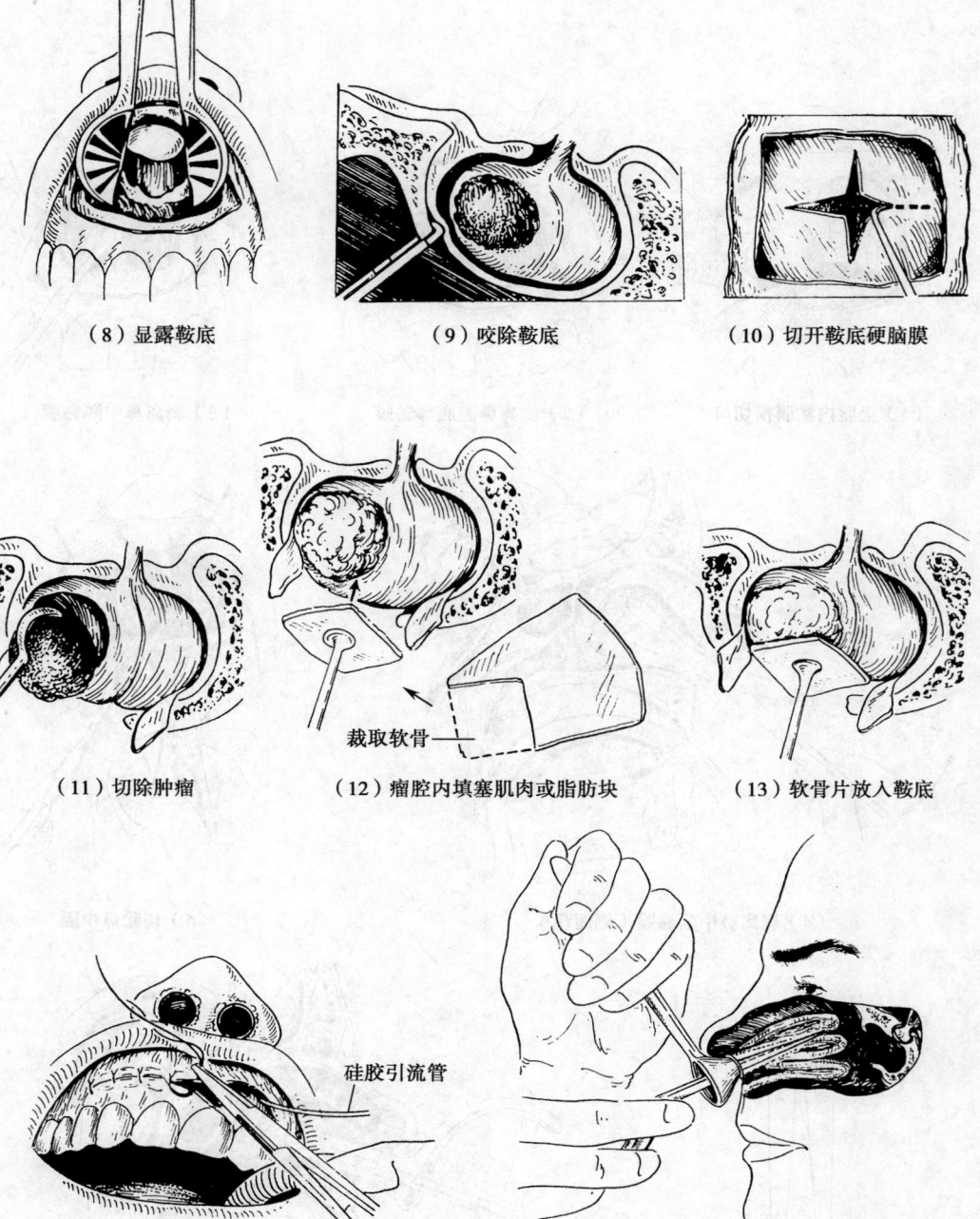

（8）显露鞍底　　　　（9）咬除鞍底　　　　（10）切开鞍底硬脑膜

（11）切除肿瘤　　　（12）瘤腔内填塞肌肉或脂肪块　　　（13）软骨片放入鞍底

裁取软骨

硅胶引流管

（14）切口缝合　　　　　　（15）鼻腔填塞碘附纱布条

图 7-54　垂体腺瘤切除术（经口-鼻蝶窦入路）

位置。

7. 显露蝶窦　咬除犁状骨及蝶窦前壁〔图7-54
（7）〕。

8. 显露鞍底　蝶窦内黏膜不必切除过多，以足够
显露鞍底即可，否则易引起渗血。如蝶窦内有间隔，
亦应切除，直到充分显露鞍底，但不能把多变异的蝶
窦间隔作为确定中线的标志。鞍底向下突出如锅底

状，容易辨认。此时用电视 X 线透视机或摄头部侧位
片确定鞍底位置〔图7-54（8）〕。

9. 显露鞍底硬脑膜　放置手术显微镜，咬除鞍底
骨窗 10mm×10mm，显露鞍底硬脑膜〔图7-54（9）〕。

10. 切除肿瘤　用 18 号长针穿刺垂体窝以排除
动脉瘤，并吸取瘤内可能存在的囊液、陈旧血液或坏
死液化组织。十字形切开鞍底硬脑膜〔图7-54（10）〕。

七时如鞍内张力增高，即可见肿瘤组织外突。用垂体瘤钳及垂体刮匙取出肿瘤组织，最后取中央部位的肿瘤，用低压吸引器吸净渗血。辨认正常垂体及肿瘤组织，肿瘤组织多位于垂体前下及外侧部，呈灰紫色或灰白色，质软而脆，易被低压吸引器吸除。正常垂体组织通常居于肿瘤的后下方，呈橘红色或淡黄色，质韧有光泽，富有血管，不易被低压吸引器吸除。随着肿瘤的切除，鞍膈随着脑脊液搏动而逐渐塌陷，如不能塌陷，可压迫颈静脉或事先放入腰椎蛛网膜下腔的导管注入滤过空气 10～15ml，使颅内压升高，鞍膈塌陷。操作中随时注意不要撕破鞍膈，形成脑脊液漏。如有脑脊液自鞍膈流出，即应终止向鞍膈方向的操作。少数肿瘤质地较硬，需用双极电凝烧灼切除，此时需注意防止过分牵拉肿瘤组织，扰乱垂体柄及下丘脑，导致术后尿崩症〔图 7-54（11）〕。

11. 关颅　肿瘤彻底止血后，取适当肌肉或脂肪块填入鞍内，并取切下的鼻软骨片裁剪成比鞍底骨孔略大的片，塞入鞍底骨孔内以托住肌肉或脂肪块。蝶窦内不必填塞，放入青、链霉素粉，对青、链霉素粉过敏者可放入庆大霉素粉，用 3～4mm 直径的硅胶管一端置入蝶窦腔内，另一端由切口引出，以防蝶窦内积血或积脓。取出鼻镜，齿龈切口以细丝线缝合。用碘附纱布条填塞鼻腔，使鼻中隔两旁的黏膜与鼻中隔紧贴，48 小时内将引流管拔除〔图 7-54（12～15）〕。

【术中注意事项】

1. 经额开颅显露肿瘤时，抬起额叶的拉钩不应放置过深。过紧，如果超过视交叉，常易伤及下丘脑，以致术后出现昏迷、高热、消化道出血等。

2. 鞍内止血必须彻底，止血妥善后方能终止手术，否则术后出血极易损伤视丘下部而致急剧脑水肿及颅内高压，预后不良。

3. 经口-鼻-蝶窦入路摘除肿瘤时，必须认清鞍膈，避免越过鞍膈进入鞍内，造成视丘下部损伤及脑脊液鼻漏。

【术后并发症及处理】

1. 下丘脑损伤　患者多在术后出现中枢性高热或低温、昏迷、呼吸和脉搏异常、间脑癫痫等，是极为严重的并发症，应使用大量肾上腺皮质激素、冬眠、降温及脱水疗法，积极抢救。

2. 垂体功能低下或衰退　术后初期常出现垂体功能紊乱，故术后宜应用一个阶段地塞米松或泼尼松，约 7 日后逐渐减量，一般至术后 10 日停药。病情较重者，术后 3～5 日内还可以合并使用促肾上腺皮质激素，每日 25～30mg，肌内或静脉注射。在此期间，如患者恢复不理想，应及时做垂体及其靶腺分泌测定，包括皮质醇、T3、T4 及反 T3（rT3）和血浆电解质测定。

如肾上腺皮质功能降低，可继续服用泼尼松 5mg/d；术后 1 个月内甲状腺功能低下也多见，可以口服甲状腺素片 10～20mg/d，如症状不改善，可每隔 7～10 日递增 10mg，直至症状改善或 T3、T4 正常，然后减至最小维持量，并经常测定基础代谢率。

3. 尿崩症　如术前无尿崩症，术后出现多为暂时性，可用双氢克尿噻 25～50mg，一日 3 次口服，或服用吲哚美辛、氯贝丁酯等；若无效且症状明显，可注射鞣酸加压素，并注意水与电解质平衡。

4. 视力障碍　如术中损伤视神经或其血运，视力可能不能恢复，如术后形成压迫性血肿，一旦确诊，应及时手术，仍可能挽救视力。此外，视力障碍亦可见于局部组织缺氧或视神经血管痉挛，应给予解痉治疗、维生素以及神经代谢药物，视力常有不同程度恢复。

5. 单侧嗅觉丧失　前额显露途径常把同侧嗅神经扯断，故几乎都有此并发症，但对健康无大影响，不必特殊处理。

6. 切口感染　因手术前、后都使用抗生素，抗感染能力降低，术中又易损伤额窦及通过蝶窦，使手术野遇到污染，故术后应警惕发生感染的可能性。除术中应认真处理额窦损伤及引流蝶窦外，术后数日宜用抗生素预防及控制感染。

7. 脑脊液漏　经蝶窦入路时，术中如损伤肿瘤上方的鞍膈及蛛网膜，可形成脑脊液漏。但在肿瘤切除术后鞍内填塞适当大小的肌肉或脂肪块，并有软骨或骨片代替鞍底托住填塞物，还将鼻黏膜复位，因此大多数漏口短期内可自行愈合。在此期间，应抬高患者头部以防止感染，如漏口持续不愈合超过 1 个月或又反复感染者，应及早修补。方法是按原路进入蝶窦，用肌肉片或筋膜分别于蝶窦内双层填塞，以保证漏口愈合。

8. 高催乳素血症　催乳素腺瘤术后血清中催乳素仍升高者，可口服溴隐亭，小剂量开始，增加至 5～10mg。它可以帮助临床症状的消退，并使妇女受孕。

第五节　听神经（鞘）瘤切除术

听神经（鞘）瘤是桥小脑角最常见的良性肿瘤，多自听神经的前庭部分长出，生长缓慢，除压迫附近脑神经和小脑外，还可使脑干移位、大脑导水管受压及形成小脑扁桃体下疝。手术后并发症及劳动力保存与肿瘤的大小关系密切。肿瘤越大，手术死亡率越高，劳动力保存越差。

听神经（鞘）瘤对放疗和化疗均不敏感，所以早期确诊和早期手术是提高治愈率、保存劳动力的根本途径。由于听神经（鞘）瘤贴近脑桥,部位比较深在,和基底动脉的分支又有密切关系,必须熟悉解剖和细致认真地操作,才能提高治愈率。显微外科手术技术的应用在很大程度上提高了听神经（鞘）瘤的手术切除率。

【应用解剖】

听神经（鞘）瘤位置比较恒定,多位于桥小脑角,即在小脑幕下、岩骨之后,外侧为颅骨,内侧是小脑、脑桥和延髓,下接颅底。肿瘤常把小脑和脑桥压向对侧,造成局部凹陷。肿物也可突入脑实质内,甚至向脑桥腹侧或小脑幕孔上方生长。由于肿瘤压迫,可使听、面神经变成扁带状,匍匐于肿瘤上,并被拉长约4～5cm,其中段也可被肿瘤组织包裹。肿瘤向下生长可使第9～12脑神经被压扁和拉长。肿瘤表面盖有蛛网膜,因脑脊液存留而形成囊肿。瘤体呈结节状,淡红或灰红色;包膜薄,瘤组织软而脆,易于用刮匙挖出。肿瘤中央可因退行性变而形成囊性变或脂肪性

变。约80％的肿瘤患者伴有同侧内听道扩大或破坏。

供应听神经瘤的动脉可以从小脑前下动脉（即小脑中动脉）主干分支,也可以从基底动脉分出,在肿瘤腹侧分出多个小支进入瘤内;此外,小脑前上动脉和小脑后下动脉也常有分支供应肿瘤。静脉则主要经肿瘤前上方进入岩上窦的岩静脉〔图7-55〕。

【适应证】

临床表现为桥小脑角综合征,CT扫描、脑血管造影或脑室造影确定诊断者。

【麻醉】

像所有颅后窝开颅一样,麻醉要求比大脑半球手术的要求高。因为手术部位靠近脑干,术中易发生呼吸循环紊乱及呕吐、呛咳等,故必须做好呼吸循环功能监测,并适当应用肌肉松弛剂。处理靠近肿瘤部位时应保留自主呼吸,应采用气管内麻醉。

【手术方式选择】

由于肿瘤所在部位深,且贴近脑干,所以,需要据

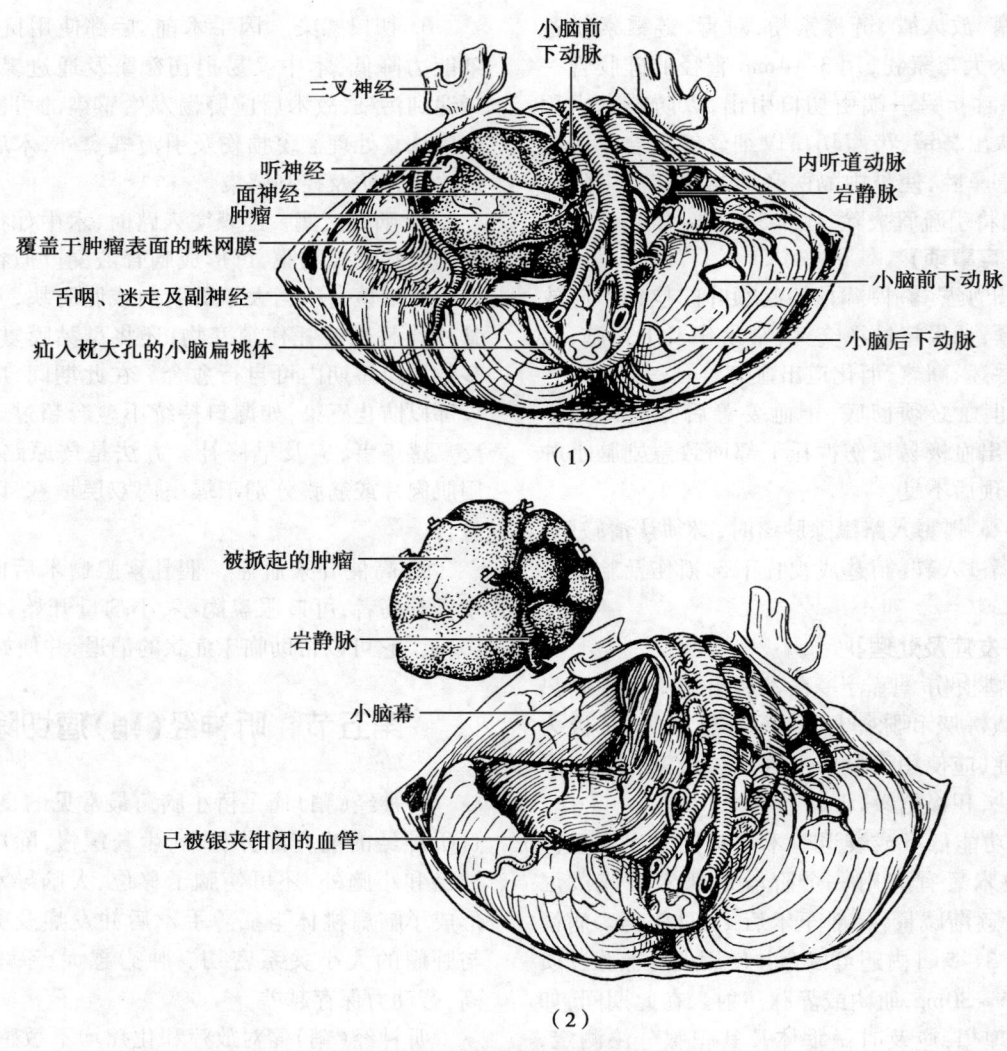

（1）

（2）

图7-55　听神经瘤的局部解剖

肿瘤和患者两方面情况,在术中具体选用囊内部分切除或全切除。一般应力争全切除,以达到根治目的。只有遇到下列情况才考虑作囊内部分切除:①年龄超过65岁,体弱,一般情况很差,有明显动脉硬化、高血压或肝、肾疾病;②已失明的患者,全切除后可能有小脑共济失调,增加生活自理的困难;③肿瘤与脑干粘连严重,术中意外出血或出现明显呼吸、循环紊乱等脑干功能障碍。

有些患者一次手术不能做到全切除,可于2~3周后从原切口进入作二期切除。如残余肿瘤主要突出于小脑幕孔的上方,再次手术时,可作颞枕叶切口,从小脑幕上进入(常同时切开小脑幕),以便切除残余部分。第一次手术时,部分肿瘤供应血管被结扎后,残余瘤组织常有退行性变,故再次手术时出血往往不多,而且经过第一次手术2~3周后,被部分切除后的瘤组织可逐渐推向浅层,使二期手术比较容易。

【手术步骤】

1. **体位** 以侧卧位(患侧在上)和坐位较好。俯卧位时,病灶由于重力关系可向深部下坠,显露较为困难。

2. **切口** 一般用枕下单侧显露途径的U形切口〔图7-56(1)〕。切口外侧部分自上项线上2cm处起,沿乳突后缘向下,至相当于同侧下颌角平面为止;切口的横行部分斜向内下,至枕外隆凸下2cm。此切口显露好,简便,出血少,对软组织损伤不大。如患者有小脑扁桃体疝,可把切口的横行部分顺中线纵行向下延长,达颈椎3~4棘突,以便同时作颅后窝广泛减压。如术中发现较多的肿物突入小脑幕上时,还可补加一枕部头皮颅骨瓣,翻向外侧,使成为幕上、下联合切口。

3. **显露桥小脑角** 切开头皮后,把皮瓣略向下分开0.5cm,然后切断并剥离附着于枕骨处的项肌,此时可能切断枕动脉,应注意止血。用颅后窝自动拉钩扩大切口,于枕骨鳞部钻孔,咬大骨窗,要求上方抵横突,外侧抵乙状窦。如不慎咬破乳突小房,可用骨蜡填塞。向内不必到中线,向下亦不必咬开枕骨大孔后缘。骨窗一般只需直径4~5cm即可。如颅内压力高,切开硬脑膜时先打开小脑延髓池蛛网膜放出脑脊液,待压力降低后,作两个三角形硬脑膜瓣,使其基部分别朝向横窦和乙状窦,把外侧硬脑膜瓣缝吊于切口外侧的软组织上,以便更好地显露桥小脑角。

4. **显露肿瘤** 寻找肿瘤前,应降低颅内压。在开颅同时即可用20%甘露醇静脉滴注。切开脑膜后,扩大桥池和小脑延髓池的蛛网膜切口,放出大量脑脊液,一般可得到较满意的显露。若经减压处理后颅内压仍高,且侧脑室扩张者,可作脑室枕角穿刺,放入导管引流脑室液。如经上述减压处理后颅内压仍很高,

小脑组织肿胀明显,或肿瘤大而深,且突入小脑半球,无法显露,或肿瘤向脑干腹侧甚至向对侧生长,这时可切除外侧1/3小脑,有助于显露肿瘤。但小脑部分切除会增加手术损伤外,还会因切开小脑表面蛛网膜,术中易使小脑挫伤,增加术后反应。自从用强力脱水剂及显微手术技术后,以上情况已较少见,一般不需要切除小脑。

听神经瘤外常有蛛网膜囊肿形成,戳破引流并清理蛛网膜囊肿后方可见到肿瘤的下极〔图7-56(1)〕。切勿将囊肿误以为病灶,不继续探查而遗漏肿瘤。只有找到正常的内听道及第7、8脑神经后,方可否定听神经瘤。

5. **肿瘤切除** 大多数情况下,肿瘤先做囊内切除,如病灶及患者情况许可,再把包膜全切除;如情况不许可,则适可而止。在少数情况下,肿瘤体积小,也可在囊外剥离,一次性完整切除。

(1) 包膜内切除:分离肿瘤表面的蛛网膜或囊肿后,穿刺肿瘤。如有囊性变,可抽出囊液以利显露,然后处理显露出的肿瘤表面的血管,再从下级开始分出肿瘤边界,第9~11脑神经即在其下方,应暂时用脑棉覆盖保护。选肿瘤包膜无血管处电灼或用银夹后切开〔图7-56(2)〕。用活组织钳或刮匙或吸引器在肿瘤包膜内分块取出瘤组织〔图7-56(3)〕。先取外侧部分,再取上、下部分,最后取内侧部分。在内侧壁操作应轻巧,以防伤及脑干或供应脑桥的血管。包膜内切除有时难以确定瘤组织已取出多少,除参考CT扫描、造影片和术中检查的大小外,还要求术中见到瘤壁已经变薄,可以塌下并闭合瘤腔,否则即失去包膜内切除的意义。从包膜内取瘤组织时出血较多,但一般多是渗血,可用双极电凝烧灼止血。在开始取肿瘤时,如出血过多,也可采取降压措施(如用硝普钠),使血压收缩压降至8.0~9.33kPa(60~70mmHg)。但关颅前必须确定止血妥善,而且应待血压回升至正常和不再出血为止。

(2) 大部分切除或全切除:分离肿瘤包膜应在4~6倍手术显微镜下进行。为了保留面神经,还必须从手术开始即注意辨清肿瘤表面与蛛网膜的关系并保留其完整。因面神经、耳蜗神经位于肿瘤包膜及表面蛛网膜之间的夹层中,如在蛛网膜外(即夹层外)分离,不仅不易寻找,而且在分离蛛网膜时所用的力量常导致面神经断裂。为此,在肿瘤一开始显露时,就应将蛛网膜显露好,并且一直注意其夹层界面,所有分离面、听神经的操作必须在此界面进行。

瘤壁止血时,必须确定进入肿瘤的血管是否还向脑干供血。因此,手术时应尽可能保留所有血管,如果必须切断,切断部位只限于进入并紧邻瘤组织处。

2

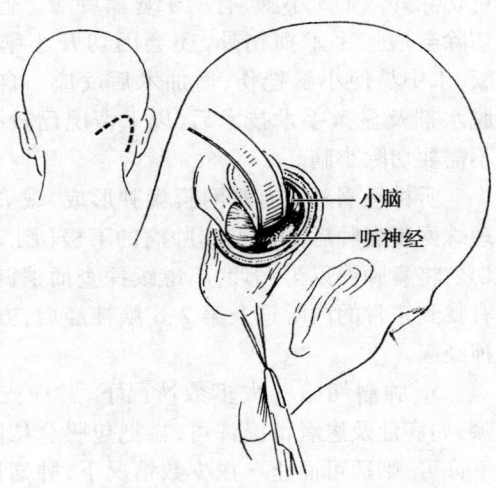

（1）拉开小脑，显露肿瘤

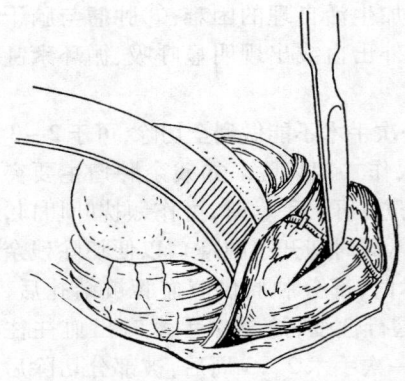

（2）银夹止血后切开瘤壁

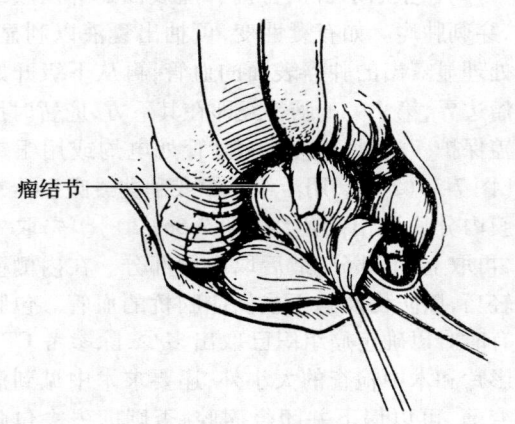

（3）刮出瘤组织

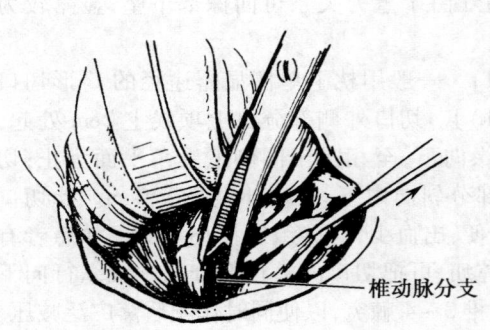

（4）银夹钳闭后切断椎动脉分支

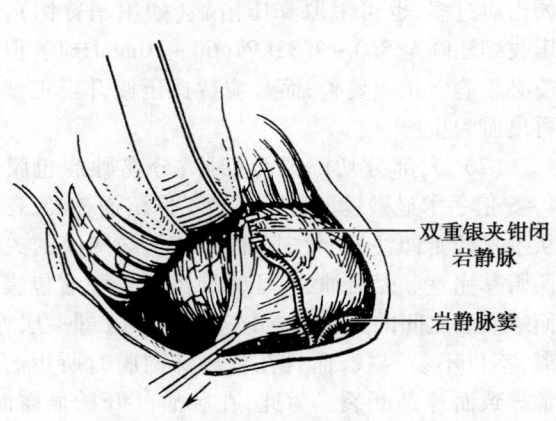

（5）分离肿瘤上极，切断岩静脉

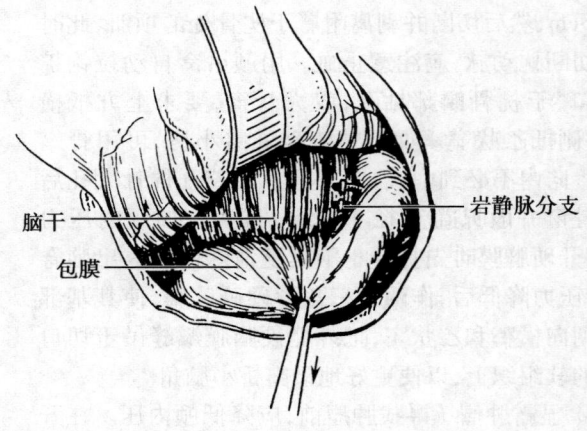

（6）分离肿瘤内侧，注意勿伤脑干

2

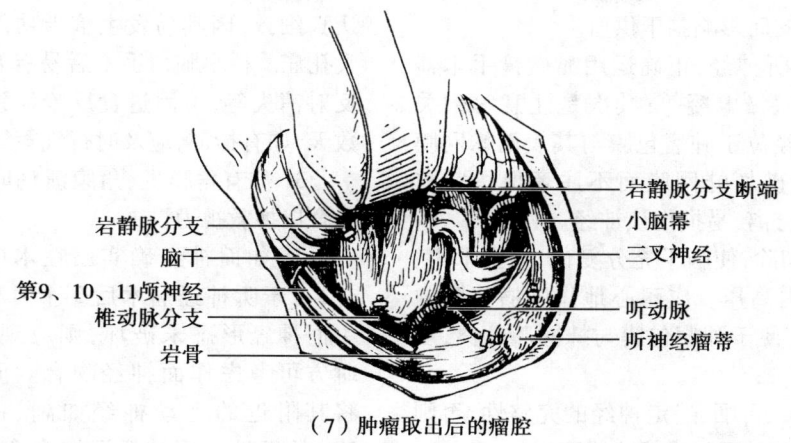

（7）肿瘤取出后的瘤腔

岩静脉分支——
脑干——
第9、10、11颅神经——
椎动脉分支——
岩骨——

——岩静脉分支断端
——小脑幕
——三叉神经
——听动脉
——听神经瘤蒂

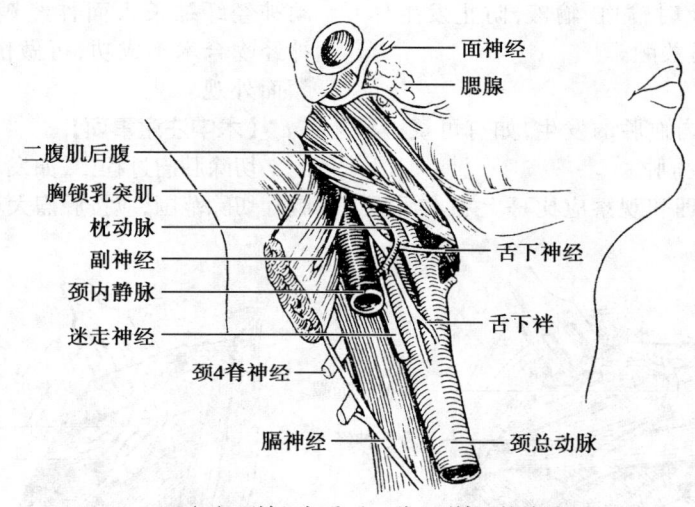

面神经
腮腺

二腹肌后腹——
胸锁乳突肌——
枕动脉——
副神经——
颈内静脉——
迷走神经——
颈4脊神经——
膈神经——

——舌下神经
——舌下袢
——颈总动脉

（8）面神经与舌下、副、膈神经的关系

图7-56　听神经瘤切除术

将包膜内瘤组织取尽后,首先应分离瘤壁的下级,完全分离出第9~11脑神经后,在其附近即可找到一条可以进入肿瘤的动脉分支,予以银夹止血(近心端两个、远心端一个银夹)或双极电凝止血〔图7-56(4)〕,然后剪断。此时可寻找面神经,它通常在肿瘤的腹侧向前,由内耳道前内缘进入内耳道,并被肿瘤压迫变形呈带状,也可被包裹在肿瘤中。此时可用微型电钻磨开内听道后缘,显露出伸向内听道口内的肿瘤及面、听神经束,自内听道口分离出及剥离肿瘤,并找出面、听神经,沿此向外分离出面、听神经及剥离肿瘤外侧壁。假如确定不了面神经,可用电针治疗机测定,效果也较好。分离出面神经后,以脑棉片保护,避免损伤。然后,开始分离肿瘤上极,剪开环池,结扎及切断岩静脉〔图7-56(5)〕。探查肿瘤与小脑幕孔的关系,有无突向幕上生长,此处的肿瘤与三叉神经节、脑干、大脑后动脉、小脑前上动脉、展神经等都无牢固的粘连,轻轻分离后,与脑干的解剖关系即较清晰。解剖操作应严格限在肿瘤与脑干的界面。此时,可在面

神经三角区寻找面神经的脑干始端。待上极分离完毕后,可逐步向下分离肿瘤的内侧包膜〔图7-56(6)〕,切断由脑干供应肿瘤的血管及内听动脉并继续保护面神经。在分离内侧瘤壁时,只能用脑压板牵引肿瘤向外、下方,以免压迫脑干;并且只能用小剥离子及双极电凝在直视下分离,不能用吸引器或手指分离〔图7-56(7)〕。只要神经鞘膜完整,50%以上的患者面神经功能可在半年至一年内恢复。如发现面神经断裂,可用11-0无创尼龙线缝合两针,面神经功能仍有恢复的可能。关颅时应压迫颈静脉,证实无出血后,瘤腔内放入生理盐水,严密缝合硬脑膜及头皮切口,不放引流管。

如肿瘤较小或囊性变比较明显,抽液后体积已变小,可直接在手术显微镜下作包膜外分离,完整切除。这样可以减少出血,解剖关系清楚,更易保护面、听神经〔图7-56(8)〕。

【术中注意事项】

1. 分离肿瘤内侧壁时,只应切断供应肿瘤的血管

分支,不应切断其干支而影响脑干供血。

2. 力争保留面、听神经,正确运用显微镜手术器械,如手术显微镜、双极电凝等;其次是注意解剖关系。面神经、耳蜗神经位于肿瘤包膜与其表面蛛网膜之间,如过早地广泛破坏蛛网膜而不注意保留完整性,或只在蛛网膜外分离,易损伤该神经。

3. 力争肿瘤全切除,使脑干充分复位,减少术中、术后出血及解除颅内高压。应耐心地作肿瘤包膜内切除,使包膜壁塌陷,便于肿瘤包膜与蛛网膜分离,从而做到全切除。

4. 注意保留三叉、舌咽、迷走神经的完整性,否则术后易发生角膜溃疡、吞咽困难等功能障碍。

5. 术中出血时,应及时输血、输液,防止发生休克。术终彻底止血后方可关颅。

【术后处理】

1. 严密观察术后颅内血肿的发生,如有可疑,及时行 CT 扫描及手术清除血肿。

2. 颅后窝术后的处理和观察应比幕上手术后更认真细致,因其易发生脑干功能障碍,脑水肿或枕骨大孔疝。桥小脑角手术后易有暂时性吞咽困难、咳嗽反射消失等,可因进食反呛而致肺炎,必要时可鼻饲数天,如有指征,应及时行气管切开。

3. 如有角膜炎、角膜溃疡时,应将病眼眼睑暂时缝合以挽救视力。

4. 如面神经确实已在术中切断且未作颅内吻合,可于听神经瘤术后 3 个月作神经吻合术。如术中面神经形态未破坏,则应观察 1 年,无恢复征象时方可考虑作面神经吻合。面神经吻合术主要是将其附近的运动神经如副、舌下或膈神经〔图 7-57〕的近端与面神经远端吻合〔图 7-58〕,使其他运动神经纤维长入面神经鞘膜而恢复功能。如这种神经吻合术不成功,可做伤侧面肌整形手术以改善颜面外观。

【术中注意事项】

切除肿瘤过程中,如发现肿瘤周围已超出原设计脑叶切除范围,应按肿瘤大块切除术进行。

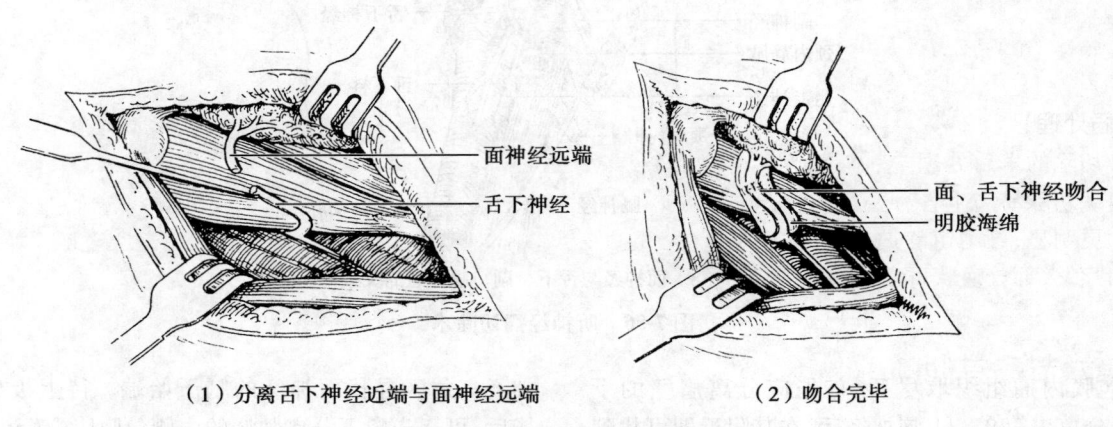

（1）分离舌下神经近端与面神经远端　　　　（2）吻合完毕

图 7-57　面、舌下神经吻合术

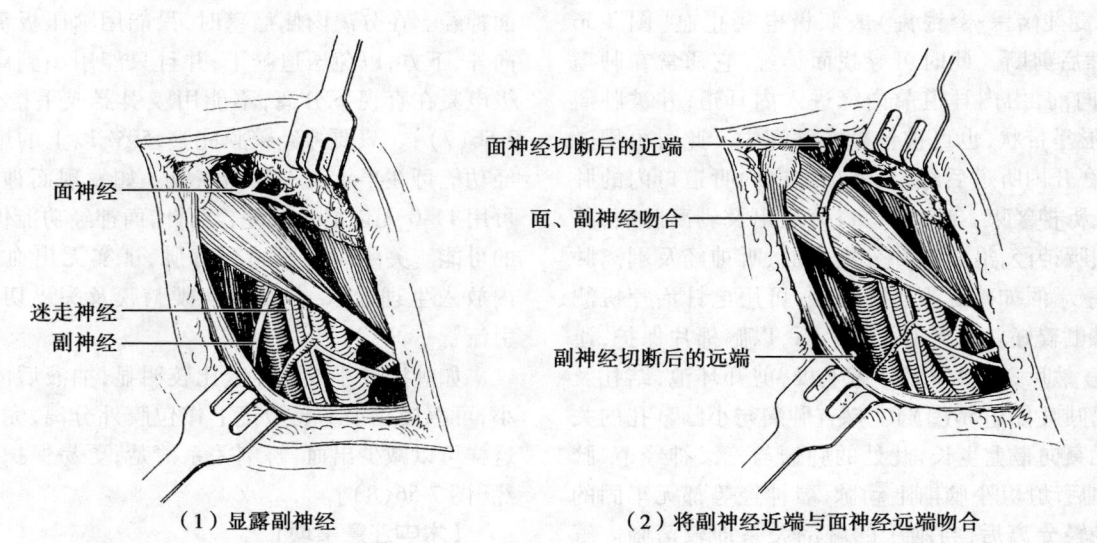

（1）显露副神经　　　　（2）将副神经近端与面神经远端吻合

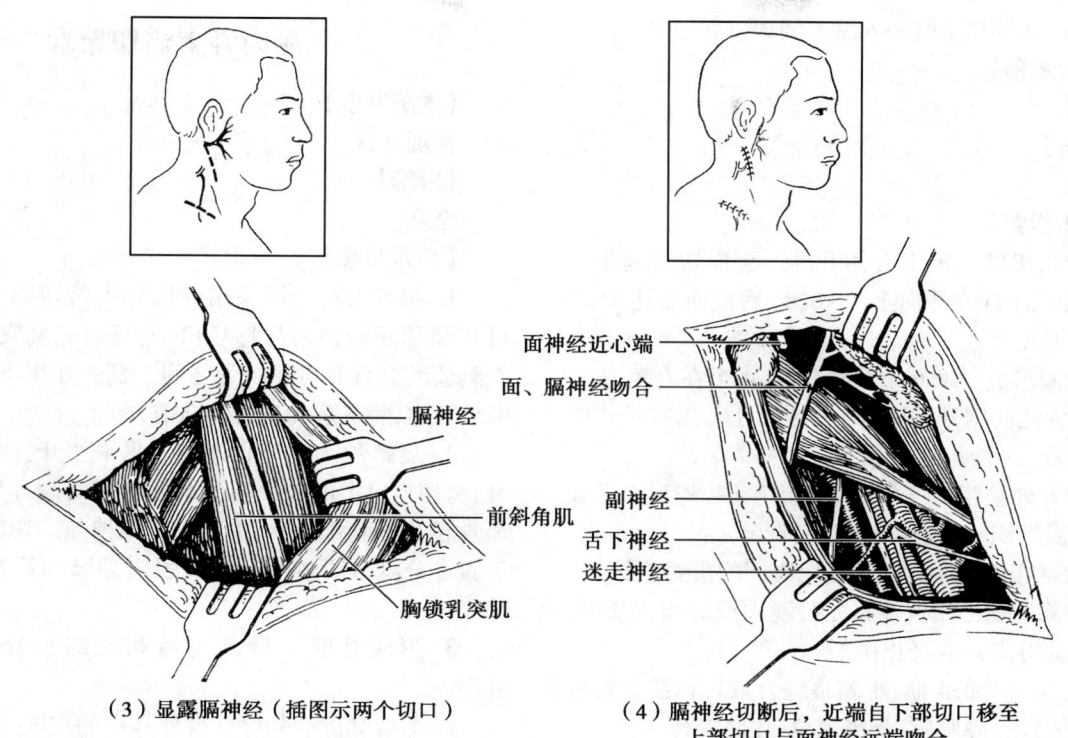

（3）显露膈神经（插图示两个切口）　　　（4）膈神经切断后，近端自下部切口移至上部切口与面神经远端吻合

图 7-58　面、副神经及面、膈神经吻合术

【术后处理】

脑叶切除的术后处理与一般开颅术相同。此外，大块脑组织切除易产生各种精神症状，其中以额叶和颞叶切除更明显，可用镇静剂，抗癫痫药物治疗，并进行心理治疗，大部分症状可逐渐改善或消失。

第六节　其他颅内肿瘤切除术

一、脑室肿瘤切除术

（一）侧脑室肿瘤切除术

【术前准备】

常规准备，做好手术预案。

【麻醉】

全麻。

【手术步骤】

1. 手术的入路　如为侧脑室前角肿瘤，以前额皮骨瓣入路为好。三角部和颞角部的肿瘤以高位或者低位顶颞皮骨瓣为宜。

2. 显露肿瘤　先用脑针探查脑室及肿瘤的位置，然后切开皮质。电凝皮质血管后切开皮质，吸引器钝性分开白质达脑室壁。电凝止血并切开室管膜。

3. 肿瘤的切除　若肿瘤较小且活动度较好，可用取瘤钳向外上方提拉肿瘤以显露基底部血管，并电凝切断，完全游离肿瘤后完整切除。若肿瘤较大，活动度较差者，应先行包膜内或囊内分块切除。

4. 关颅　妥善止血，注意止血后尽量去除脑室内吸收性明胶海绵。生理盐水反复冲洗凝血块及血液。脑室内置硅胶引流管，力争缝合硬脑膜，复位骨瓣，缝合头皮。

【术中注意事项】

1. 皮质切口尽量避开皮质的功能区。

2. 勿损伤脑室内侧壁上的丘纹静脉。

3. 对于术中见到的脉络丛最好予以电凝，减少脑脊液的分泌。

4. 切除囊肿性的包块时，用脑棉保护好四周，防止囊液漏入脑室内。

5. 重建脑脊液循环通路。

【术后处理】

除常规处理外，术后给予脑室外引流 3 ~ 5 天。大脑半球皮质损伤者，术后预防性应用抗癫痫药物 3 ~ 6 个月。

（二）第三脑室肿瘤切除术

第三脑室肿瘤指起源于第三脑室内部结构的肿瘤，或起源于第三脑室邻近结构的肿瘤，而其瘤体大部分突入第三脑室内者。手术入路依据肿瘤所处部位的不同而加以选择。主要入路有：经额叶皮质入路、经胼胝体前部入路、经侧脑室脉络丛下入路、经枕叶下入路、经幕下小脑上入路、经侧脑室三角区入路和经胼胝体后部入路等。

下面以枕部经小脑幕入路为例加以叙述。

【术前准备】

常规。

【麻醉】

全麻。

【手术步骤】

1. 皮肤切口 多于右侧开颅。头皮切口起于枕外隆凸，先在中线左侧向上7~8cm,后横向右达7cm,转向下终于乳突。

2. 骨瓣形成 取6个颅骨钻孔,4个在右侧,2个在左侧。各孔间锯开,其中跨矢状窦处可用咬骨钳咬断骨桥。

3. 切开硬脑膜 三角形剪开硬脑膜,蛇形牵开器牵开枕叶脑组织。注意保护滑车神经。

4. 显露瘤体 注意保护瘤体周围的重要静脉。

5. 切除肿瘤 用取瘤钳先行囊内或肿瘤内切除,沿瘤体表面游离并电凝止血。

6. 关颅 彻底止血,小脑幕缝合数针以防止枕叶下疝。严密缝合硬脑膜,骨瓣复位,皮肤缝合。

【术中注意事项】

1. 牵开枕叶时宜动作轻柔,避免损伤视觉皮质。

2. 注意保护大脑大静脉及其主要分支。

【术后处理】

参照侧脑室肿瘤切除术。

(三) 第四脑室肿瘤切除术

【术前准备】

除常规准备外,若颅内压特别高者,术前应作侧脑室持续引流,以缓解颅内压。

【麻醉】

全麻

【手术步骤】

1. 手术切口 多采用颅后窝中线直切口。

2. 开颅 步骤见"小脑半球良性肿瘤切除术"。

3. 切开硬脑膜后显露瘤体,探明瘤体周围邻属关系,找出供血动脉,并在肿瘤与菱形窝之间垫以棉片以保护脑干。

4. 切除肿瘤 肿瘤表面血管——电凝切断。用丝线贯穿缝合瘤体,将肿瘤向后牵起。将两侧深面的供血动脉电凝切断,再由肿瘤的顶部侧面前方游离,最后由肿瘤基底部切断,最后摘除肿瘤。生理盐水冲净第四脑室内积血。

5. 小脑延髓池放置引流管行闭式引流。

6. 关闭伤口,扩大修补缝合硬脑膜,逐层缝合肌层、皮下组织和皮肤。

【术后处理】

见小脑半球良性肿瘤切除术。

二、颅内脊索瘤切除术

【术前准备】

常规准备。

【麻醉】

全麻。

【手术步骤】

1. 手术入路 可采用经颞骨入路切除术。皮瓣可从颞部开始做问号形切口,向耳后和乳突延伸,再在胸锁乳突肌前与下颌骨之间下延。在皮下分离,切断外耳道,将耳廓和皮瓣翻向前方。

2. 显露颈部血管和神经 水平切开乳突基底部骨膜,切口以上的骨膜和颞肌后部游离翻开备用。分离骨膜及胸锁乳突肌,注意保留副神经。切断二腹肌后腹。分离出颈内、外动脉,颈内静脉和第9~12脑神经。

3. 形成骨窗 做乳突后和颞部小骨窗,切除乳突。

4. 岩骨切除 切除骨性外耳道的皮肤、骨膜和听骨链,磨开面神经管。切断内听道的耳蜗和前庭神经。用肌块堵住耳咽管开口。切除茎突。磨除鼓骨、骨性外耳道、耳蜗和斜坡。

5. 切除肿瘤 到达斜坡后即可切除硬膜外肿瘤。

6. 缝合切口 缝合硬膜,转移颞肌后部与胸锁乳突肌缝合。取腹壁脂肪填塞空腔,缝合切口。

【术中注意事项】

注意硬脑膜的修补和开放气房的封闭。

【术后处理】

参照听神经(鞘)瘤切除术。

三、颅内转移肿瘤切除术

以肺癌、胃肠道癌和乳腺癌最常见。好发于脑实质内灰白质交界区,以额叶最多见,顶叶次之,枕叶、颞叶较少,偶见于脑室及垂体等部位。

对于单发转移瘤,如果原发灶已切除,患者一般条件好,可考虑手术治疗。手术切口、入路及手术步骤依转移瘤所在部位不同而选取,详细可参照相关章节各部位肿瘤的手术切除。对于颅内多发转移瘤一般不宜手术治疗。但对于个别由于转移瘤引起的药物不能缓解的颅内高压症状者,可考虑手术切除占位较大的瘤结节。

四、血管网状细胞瘤切除术

血管网状细胞瘤为良性肿瘤,起源于胚叶细胞的胚胎残余组织,为颅内真性血管性的肿瘤,多发生于小脑。

手术入路和手术方法依其发生部位不同而选择各异,详细可参照相关章节的叙述。手术全切可以治愈此病。需要注意的是,囊性血管网状细胞瘤和实性血管网状细胞瘤的手术方法不同。囊性者只切除小的肿瘤结节,不需要切除囊壁;而实性者则需切除整个瘤体。囊性肿瘤在切开囊壁、吸出囊液后,沿囊壁仔细寻找结节并予以切除,一旦遗漏可引起复发。对于实性肿瘤,因术中可能出血较多,可在术前行供血动脉栓塞术,以减少肿瘤血供。实性肿瘤切忌行穿刺或肿瘤活检,以免发生难以控制的大出血。

五、颅内胆脂瘤切除术

胆脂瘤又称上皮样囊肿或珍珠瘤,较多见于小脑脑桥角。

【术前准备】

常规。

【麻醉】

全麻。

【手术步骤】

1. 切口及开颅　见"听神经(鞘)瘤切除术"。

2. 显露及切开肿瘤　切开硬脑膜,由一侧小脑半球上方及小脑脑桥角外侧部探查肿瘤。肿瘤包膜呈灰白色,表面光滑,血管少。打开囊肿表面蛛网膜,在囊肿最隆起处电凝切开包膜,用刮匙将囊内银屑状内容物彻底清除,少量生理盐水小心冲洗。小心剥离包膜,并予以彻底切除。

3. 如果囊壁与脑干或椎动脉等重要结构紧密粘连,切勿强行切除。可以弱电流将残余囊壁组织破坏。

4. 生理盐水冲洗术野,瘤床内置引流管做闭式引流,缝合硬脑膜,逐层缝合肌肉、皮下组织和皮肤。

【术中注意事项】

1. 仔细操作,避免损伤脑干、椎动脉及脑神经的重要结构。

2. 术中防止囊液漏入蛛网膜下腔。

【术后处理】

见听神经(鞘)瘤切除术。

（廉治刚　董斌　赵永顺）

第 八 章

脑积水手术治疗

2

脑积水是指由各种原因引起的脑脊液分泌过多、循环受阻或吸收障碍而导致脑脊液在颅内过多蓄积。常发生在脑室内，也可累及蛛网膜下腔。

脑积水可以按照多种方法分类。常见的有按年龄分为儿童和成年脑积水；按压力分为高颅压和正常颅压脑积水；按病因分为梗阻性和交通性脑积水等。

对于脑积水的手术治疗采用分流术。以往有脑室-矢状窦分流术、脑室-心房分流术及脑室-腹腔分流术。由于脑室-腹腔分流术适用于各种脑积水以及其他分流术失败者，故目前对脑积水的治疗基本采用脑室-腹腔分流术。

【适应证】

各种类型脑积水以及其他分流术失败者，对于正常颅压脑积水的患者如临床症状中步态不稳先于智力障碍者或腰穿放液后症状改善者均提示分流术有效。

【禁忌证】

颅内感染尚未控制者；腹腔有炎症或腹水者；脑脊液蛋白高于 500mg/L 或有新鲜出血者；皮下隧道所经处皮肤有感染者。

【术前准备】

1. CT 或 MR 证实脑积水的诊断。

2. 腰穿测压及脑脊液常规、生化检查。

3. 检查有无手术区域皮肤感染。

4. 备皮，按手术要求，该侧头、颈、胸、腹部、皮肤剃毛。

5. 术前 1 日选择引流管，检查通畅及压力情况，并严格进行消毒。

【麻醉】

全麻。

【手术步骤】

1. 头部切口及脑室插管　患者仰卧，头向左转，颈背垫高显露颈部，使头部切口、颈及锁骨在一个平面。头部切口从右耳轮上 4～5cm 向后 4～5cm 颅骨平坦部为中心做一个略向同侧乳突的直切口，切开并钻孔，切口下端用止血钳扩大皮下可容纳分流阀。将脑室管插入右侧脑室（三角区），会有突破感后拔出针芯有脑脊液流出，再将引流管向内送入 6～8cm，接上阀门，并将阀门置入皮下，以缝线固定阀门于骨膜上。

2. 颈部切口及腹腔置管　用探条于切口下端皮下经颈部过锁骨内侧到达胸部皮下，如通过困难可于锁骨处做一个横切口至胸部皮下，再向下经腹部皮下至右下腹，于该处切开并打开腹膜后将腹腔段引流管置入皮下隧道，近端接引流阀下端，按压引流阀见腹腔端有脑脊液流出，将腹腔管端放入右髂窝，置入长度为 20～30cm，于腹膜处固定引流管，逐层缝合各切口〔图 8-1〕。

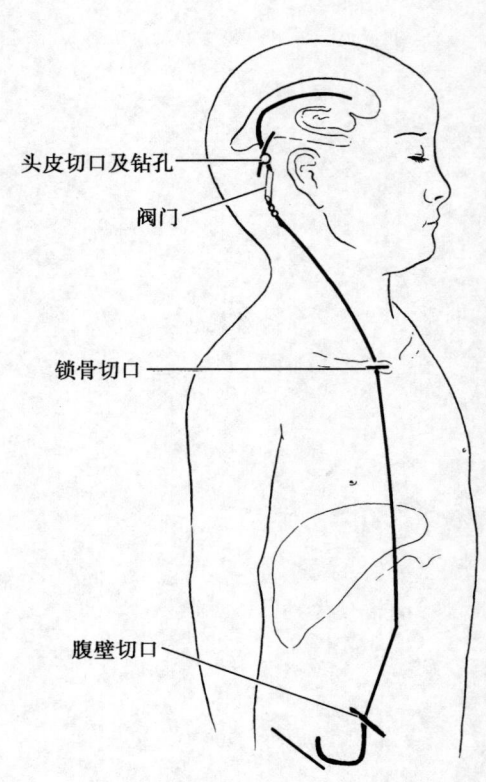

头皮切口及钻孔

阀门

锁骨切口

腹壁切口

图 8-1　脑室-腹腔分流术

【注意事项】

1. 术前30分钟预防应用抗生素。

2. 分流装置严格消毒。

3. 分流阀连接方向要正确。

4. 皮下隧道深度要适中,不可过浅或过深。

5. 皮下隧道内导管长度适宜。

【并发症】

1. 分流管阻塞 按压分流泵时如压后复位缓慢则脑室段阻塞,如压泵困难则腹腔段阻塞,也有因蛋白含量过高致阀门阻塞。

2. 感染 可致脑室炎、脑膜炎,腹膜炎、腹腔脓肿及局部皮下感染。

3. 分流不足者如症状不改善可以更换低压分流管;分流过度可以引起硬膜下血肿、脑内血肿和癫痫,必要时需更换引流管,目前有应用可调压引流管,但价格过高。

4. 腹腔段引流管脱出 由于皮下隧道过浅所致,如无感染可严格消毒回纳入腹腔,腹部切口严格清创缝合;否则需重新更换引流管。

(刘 军)

2

第 九 章

脑脓肿手术

脑脓肿通常指细菌所致者,是一种继发性感染,以耳源性、血源性、外伤性者多见。其次常有鼻源性及隐源性。按病程分急性脑炎期,化脓期及包膜形成期。化脓期的后期(炎症局限)及包膜形成期适于手术治疗。它是一种完全可以治愈的颅内占位性病变,应积极治疗,力求根治。

第一节 脑脓肿穿刺术

由于 CT 的使用,脑脓肿的诊断率得到提高,单独穿刺抽脓的疗效较前有很大改善。

【适应证】

1. 单发脓肿,脓腔较大,患者一般情况较好,穿刺抽出脓液较多,且经抽脓后症状体征明显改善者。

2. 病情危重或患者体质衰弱,不能耐受开颅手术者。

3. 脓肿部位深或在重要功能区,切除手术会带来严重后遗症或无法手术切除者。

4. 脓肿壁尚未完全形成或早期复发性脑脓肿。

【术前准备】

1. 耳源性脑脓肿 除有严重的颅内压增高征象或脑疝昏迷应急症处理者外,一般应先处理中耳炎或乳突炎等原发病灶,以杜绝感染来源。

2. 除急症外,术前一日推光头发及洗净,术前 6 小时剃头(剃去切口周围 6cm 范围),并认真消毒包扎。

【麻醉】

局麻。小儿可辅以基础麻醉。

【手术步骤】

1. 体位 患者仰卧,术中头部应可转动,以利脓液聚集于穿刺针处,达到抽尽的目的。小脑脓肿则一般侧卧,患侧在上。

2. 切口及钻颅 在距脓肿最近的部位做切口,如颞叶耳源性脑脓肿在耳上 1cm 处作小切口〔图 9-1

(1)〕;小脑脓肿在枕外隆凸和乳突连线中点向下作 3cm 长的纵形切口〔图 9-1(2)〕。切开头皮直达骨膜,用骨膜剥离器剥离骨膜,放入乳突自动拉钩,张开切口。如有较大血管被切断(如颞浅动脉或枕动脉),应止血,结扎。在切口中心钻颅孔后,用带线脑棉保护切口四周,电凝硬脑膜,作十形切开,其大小以能穿进脑针即可,然后电凝该处脑皮层。

3. 穿刺抽脓 嘱患者勿动,小儿则需麻醉满意并适当用手固定头部,经皮层电凝处缓慢穿入脑针,左右旋转进针,在预期深度碰到脓肿壁时可存硬物感,稍用力即进入脓肿内〔图 9-1(3)〕。但在脓肿壁尚未完全形成的化脓期,这种硬物感就不明显,仅有松软感,此时只能参照 CT 扫描或造影估计的深浅度穿刺,用注射器抽吸有无脓液来确定〔图 9-1(4)〕,如一次穿刺未找到脓肿,可把脑针退至皮层下换一个方向再穿刺,但切忌穿刺过深或次数太多,否则会使炎症扩散。当已找到脓腔后,即可用注射器抽脓,抽脓时要缓慢,以免脓腔内压力突然下降导致出血。抽脓时由助手固定穿刺针,使针尖保持在脓腔内。然后由助手(在台上)或麻醉师(在台下)轻轻转动患者头部,使脓液聚集在针尖处易于抽出。有时脓液较黏稠不易抽出时,可稍等片刻,待脓腔自行缩小后就可能抽出。除非巨型脓肿,脓液应尽量抽尽,应计算抽出脓液的量,以供再次穿刺时比较。脓液作一般细菌和厌氧菌培养及抗生素敏感测定。

4. 冲洗脓腔及注入抗生素 如脓肿已形成较明显的壁,可在抽尽脓液后用生理盐水缓慢冲洗至液体变清为止,盐水注入数量和抽出数量应相等,穿刺时如脓肿壁的硬物感不明显,则不宜进行冲洗。每次注入的生理盐水量亦不应超过抽出的脓液量,以免把炎症扩散。

为了使局部感染易被控制,可把抗生素注入脓腔内,一般首次用青霉素 20 万单位及链霉素 0.5g 溶入 1~2ml 生理盐水后注入,以后根据细菌培养结果及抗

2

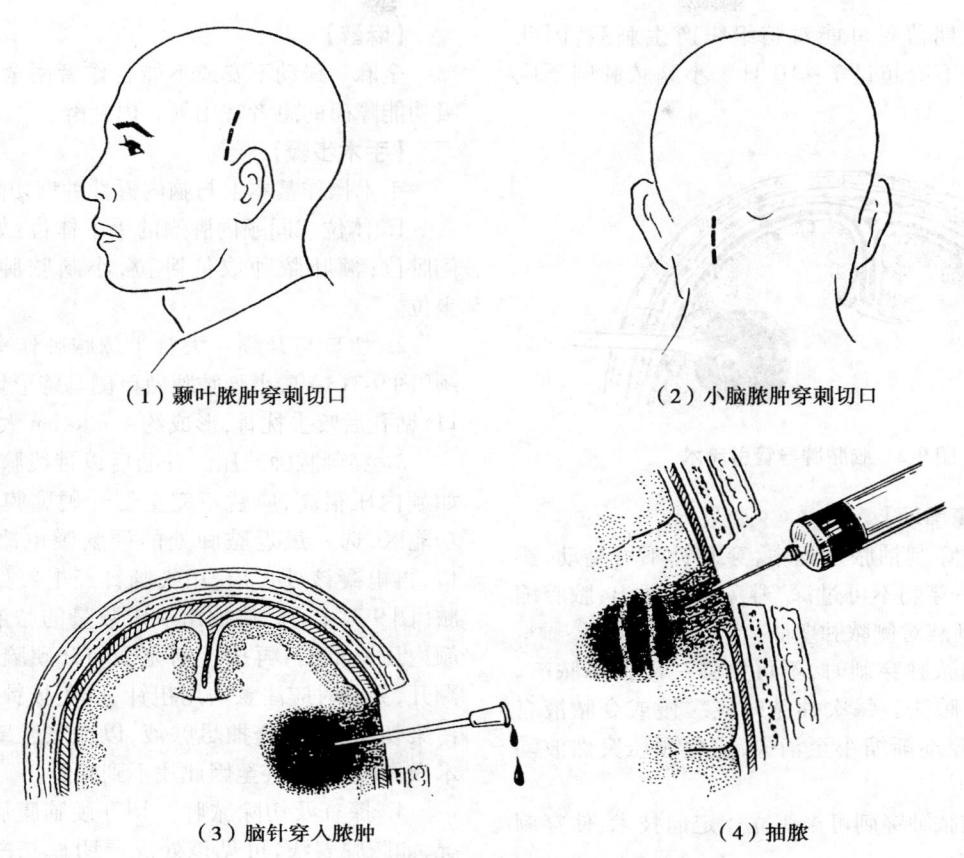

（1）颞叶脓肿穿刺切口　　　　　　　（2）小脑脓肿穿刺切口

（3）脑针穿入脓肿　　　　　　　　　　（4）抽脓

图 9-1　脑脓肿穿刺术

生素敏感试验用药 1~2 种，但必须确定系注入脓腔内，如误注入脑室内可引起化学性脑室炎。如溢至脑表面可引起癫痫发作；或因药物浓度太大而引起脑组织毒性反应，均可危及生命。所以，如果脓肿很深，穿刺容易误入脑室，或抽脓以后穿刺针可能已脱出，或脓肿太浅，则不应注入抗生素。穿刺针拔出后应观察片刻，如抽脓后脑组织反而从穿刺孔处膨出，应考虑脓腔内有出血，如无此种情况，方可缝合切口。

5. 脓腔造影　如无 CT 扫描条件，首次脓肿穿刺抽脓后，如情况允许，可同时做脓腔造影。目的是明确脑脓肿的大小和是否多房性，作为以后穿刺或改做手术切除的根据。造影的方法是在注入抗生素的同时注入硫酸钡混悬液 2~3ml，然后缓慢转动患者头部，使该液均匀黏附于脓肿壁；或注入 2% 碘苯脂（myodil）及空气各 1~2ml，这样于 X 线水平投照时碘油在脓肿底部，空气在脓肿上部，分别摄水平投照的颅骨正、侧位即可大致估计出脓肿的大小及形状。如果临床考虑脓肿较浅而小，也可免去造影这一步。

6. 脓肿反复穿刺或脓腔留置导管　大脑半球的脓肿多数需要穿刺 3~5 次方能治愈。小脑脓肿（主要是耳源性）如一次抽脓彻底，大多可以治愈，但有些

也需重复穿刺。一般在首次穿刺后 3~5 日做第二次穿刺。大脑半球脓肿如确定需要重复穿刺者，可在首次穿刺后缝合头皮时，有计划地把再次穿刺的入路留出，即只在穿刺孔两侧各缝合切口 2 针，以后穿刺就可在局麻下从头皮切口经原针孔进针而无缝线阻挡。如这样操作不成功，或找不到皮层与硬脑膜的粘连，则需直视下穿刺，以免穿刺时脓液自穿刺孔溢出，导致脑膜炎。小脑脓肿因项肌肥厚不易找到穿刺孔，均需在直视下穿刺。第 2 次穿刺抽脓后可再注入抗生素。脓肿需多次穿刺时最好由同一术者操作，这样能熟悉操作并能作前后比较。第 2 次穿刺抽出的脓液应比首次明显减少，臭味消失且变稀薄。以后每隔 5~7 日再穿刺，直到临床症状与体征消失，脓液在 2~3ml 以下，且已变为浆液性渗出物为止。如反复穿刺脓液仍较多，或脓液突然明显增多，则可能系多房性脓肿或脓肿壁肥厚不易塌陷，应考虑改做脓肿切除术。为了减少反复穿刺对患者的负担，也可以在首次穿刺后于脓腔内留置一塑料管，并将它缝扎固定于头皮切口上，以防脱落。塑料管内径约为 3mm，置入脓腔的一端可剪数个侧孔，而留在颅外的一端可于加热后闭合其开口〔图 9-2〕。这样，可以每日打开塑料管抽脓及注入抗生素，待已抽不出脓液，并注入空气摄头颅 X 线片见脓腔已闭合后，即可拔出塑料

管。塑料管长期留置可能对脑组织产生刺激,因此一般留置时间不应超过 7~10 日。小脑脓肿则不应留置导管。

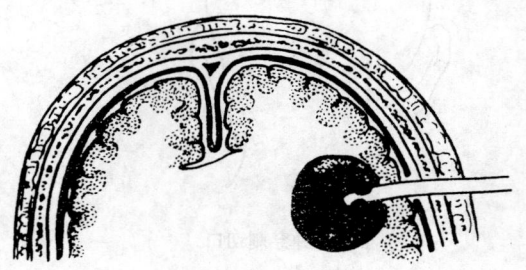

图 9-2　脑脓肿导管引流术

【术中注意事项】

1. 脑脓肿穿刺抽脓过程中,穿刺针不可晃动,避免划破脓肿壁;穿刺不可过深,避免脓液抽出、脓腔缩小后,穿刺针刺破对侧脓肿壁。

2. 巨型脑脓肿穿刺时,不可勉强一次抽尽脓液。可采取分次抽脓法。每次抽脓时应缓慢或令脓液自然流出,使脓腔逐渐缩小至消失,避免颅压突然波动带来的不良反应。

3. 深部脑脓肿穿刺可采用立体定向技术,使穿刺准确,成功率高。

【术后处理】

1. CT 扫描随诊对确定穿刺抽脓的疗效作用很大,有条件时应充分利用。如首次穿刺时曾作硫酸钡混悬液造影者,还可定期摄颅片,确诊脓腔大小(钡剂黏附于脓腔壁上可以久不脱落),以协助判断脓肿变化情况。

2. 术后严密观察有无颅内压增高,炎症扩散或血肿形成等症状,以便及早发现,早期处理。

第二节　脑脓肿切除术

【适应证】

1. 脓肿形成完整而坚固的包膜,且位于非主要功能区者。

2. 脓肿比较表浅,易于切除者。

3. 脓肿内有异物(碎骨片、弹片等)者。

4. 脓肿经穿刺无效者。

5. 多房性或多发性脑脓肿。

6. 脑腔肿已破溃入脑室者。

7. 开颅手术时发现的脑脓肿。

【术前准备】

同开颅术的术前准备。术前应使用足量抗生素,以防术后感染扩散。如为非急症开颅,原则上应先控制及处理原发病灶的感染,术前备血。

【麻醉】

全麻。躁动不安或不能合作者用全麻,病危或呼吸功能障碍的患者宜用气管内麻醉。

【手术步骤】

手术操作基本上与脑内囊性肿瘤切除相似。

1. 体位　同颅内肿瘤的手术体位:如颞叶脓肿取侧卧位;额叶脓肿取仰卧位,小脑脓肿取侧卧位或坐位。

2. 切口与开颅　大脑半球脓肿作头皮颅骨瓣开颅〔图 9-3(1)〕,小脑脓肿做单侧马蹄形切口或直线切口,钻孔后咬去枕骨,形成约 4cm×4cm 大小骨窗。

3. 穿刺脓肿减压　开颅后以带线脑棉保护切口,如颅内压很高,应暂不完全切开硬脑膜,先避开重要功能区,选一最近脓肿处的硬脑膜电凝后作一小切口,再电凝该处皮层,用细脑针经电凝处穿入脓肿抽脓〔图 9-3(2)〕。待抽出一定数量的脓液,皮层塌陷,颅内压降低后,再按计划完全切开硬脑膜瓣,并将它翻开,穿刺时应注意勿用粗针,以免拔针后针眼溢脓,污染切口,勿完全抽尽脓液,以免脓腔壁闭合而使手术操作困难,或甚至因此找不到脓腔。

4. 探查及切除脓肿　切开硬脑膜后探查脓肿情况,如脓肿表浅,可见该处皮层明显苍白、水肿,甚至可见小脓点,血管周围有明显的渗出物,如脓肿较深,则皮层除轻度水肿外无其他异常。穿刺确定脓肿的部位及深度后,选非重要功能区作皮层横切口,切开前应先电凝止血,如脓肿壁已与皮层粘连,而且皮层已明显软化或部分坏死时,则将该处的皮层切除〔图 9-3(3)〕。切开皮层后,用两个脑压板分开切口,并用吸引器边吸引边深入脑内,脑压板下应垫脑棉,以减轻脑组织的挫伤并防止感染扩散。分离到脓肿壁时,即可见该处明显变硬,一般脓肿壁为灰白色的胶质组织,较硬。其外有一层白色水肿的脑组织,柔软而易于分离,且血管较少,可沿脓肿壁四周的水肿组织层边吸引边用脑压板分离,如遇有血管则双极电凝或银夹止血〔图 9-3(4)〕。

当脓肿壁的浅层分离完毕后,可用镊子提起脓肿,继续用吸引器分离深部,如脓肿很深,分离不便时,可伸入手指沿脓肿壁继续分离,此法适用于脓肿壁较厚者,但必须轻柔,以免损伤过多脑组织或分破脓肿而污染切口。手指分离过程中如触及索状物即系血管,可用双极电凝烧灼后剪断,待完全分离后,可用手指轻轻托出脓肿,脓肿摘除后皮层应明显塌陷。

在整个脑内操作过程中,都应用含抗生素溶液(每 100ml 生理盐水中含青霉素 10 万单位、链霉素 0.1g 或庆大霉素 4 万单位)冲洗。有些脓肿壁厚薄不

2

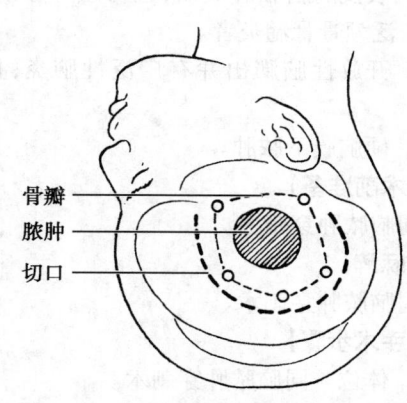

（1）头皮颅骨瓣示意图

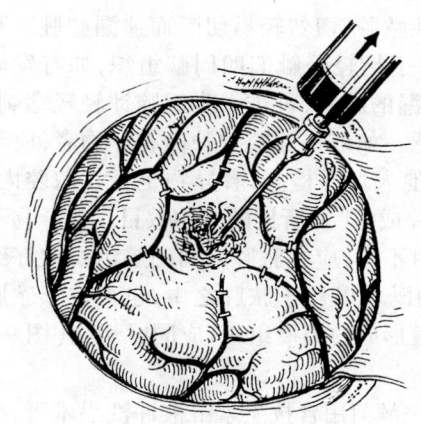

（2）切开皮层前抽脓减压

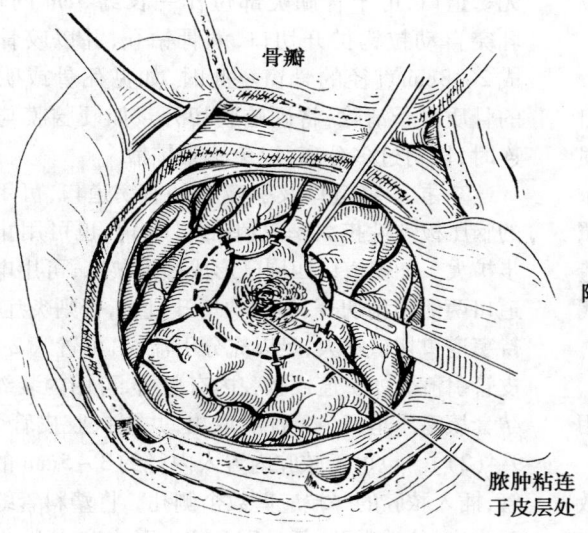

（3）电凝后切开皮层

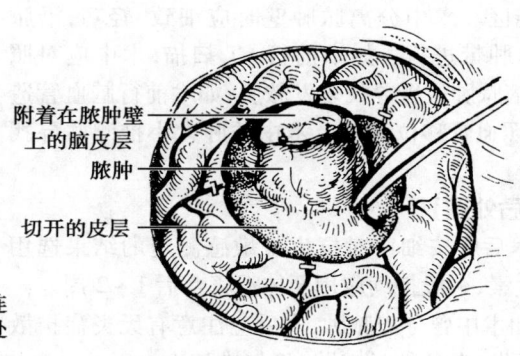

（4）银夹钳闭后切断血管

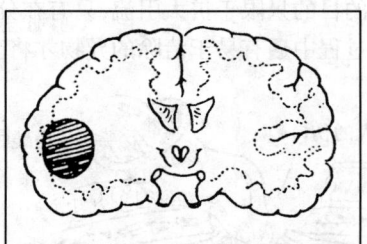

示脓肿位置，脓肿内有碎骨片

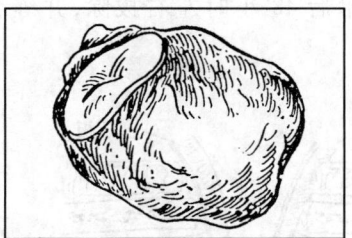

脓肿壁已完整剥出，其上方有小片
已破坏的大脑皮层

（5）分离脓肿

图 9-3　脑脓肿切除术

均,粘连又重,如术中分破脓肿,应立即吸尽溢出的脓液,缝合破口或用脑棉片填塞破口,反复用抗生素溶液或0.1%苯扎溴铵溶液冲洗伤口,以减少术后感染。在分离脓肿壁过程中,如遇有较重的粘连,应探查清楚是否为多房性脓肿,切勿轻易切断而遗漏脓肿。脓肿摘除后,应以手指轻轻触扪四周脑组织,如有发硬处,则可能为遗漏的脓肿,可进一步用脑针轻轻穿刺,试探有无硬物感。如外伤性脑脓肿内有异物者,应将摘除的脓肿请他人切开检查,看异物是否在脓腔内,并核对于X线片或CT片所见的异物数目。如异物不在脓腔内或数目不符,应在脓肿四周的脑组织内仔细寻找,因为异物既可以包于脓肿之中,也可位于脓肿旁边。如有弹道形成的瘢痕组织,应同时切除〔图9-3(5)〕。

5. 关颅 关颅前用含抗生素溶液冲洗手术野,并灌满摘除脓肿后所遗留的空腔。紧密缝合硬脑膜,硬脑膜外置胶皮管引流。放回骨瓣,并缝合骨膜数针以固定,然后缝合帽状腱膜及头皮。

【术中注意事项】

脑脓肿在包膜形成后血液供应甚少,因此术中出血不多,主要应注意脓肿壁穿破、残留多发脓肿及损伤脑功能区。术中分离脓肿壁时应细致、轻巧,沿脓肿周围水肿带进行。如术前行CT扫描,术中应对照CT片上脑脓肿位置寻找多发脓肿;如术前行脑血管造影,应对照血管移位程度及术中脓肿大小推测并寻找多发脓肿。

【术后处理】

1. 术后应按细菌对抗生素敏感测定的结果选用有效抗生素,一般持续应用至体温正常后1~2周。

2. 如术中曾分破脓肿,术后应注意有无炎症扩散或脓肿复发,有条件者应做CT扫描随诊。

3. 应用抗脑水肿药物3~4日。

4. 引流管于术后48小时左右拔除,并缝合引流口。

第三节 脑脓肿开放引流术

【适应证】

1. 表浅的脑脓肿破溃,且与颅外形成窦道;或合并有广泛颅骨骨髓炎者。

2. 开放性脑膨出并有广泛性脑炎,且已开始液化者。

3. 硬脑膜下脓肿。

【术前准备】

同脑脓肿穿刺术。

【麻醉】

同脑脓肿穿刺术。

【手术步骤】

1. 体位 同脑脓肿穿刺术。

2. 切口 有头皮窦道口者可将窦道口开放。如无窦道口,可于骨髓炎部位作一长约3cm的切口,用乳突自动拉钩扩开切口,颅骨钻孔,并以咬骨钳扩大成2~3cm直径的骨窗。此时,如见死骨或明显感染的骨质可予清除,将硬脑膜切开。如硬脑膜与皮层粘连时,切勿过多分离,以免感染扩散。

3. 扩大窦道口及引流 如有窦道口,可用两个窄的脑压板钝性扩大窦道〔图9-4(1)〕,也可用止血钳逐步扩大。如窦道口四周已形成瘢痕狭窄,可用电刀于窦道口两侧稍稍切开,但切勿切开过多,否则炎症易扩散。待窦道口切口够大,足以充分引流时,可置入2~3个胶皮管引流。如窦道或脓腔内有出血,可用内装纱布的避孕套填塞压迫,2~3日后取出,并更换胶皮管引流〔图9-4(2)〕。也可于脓腔内置入内径约3~5mm的软塑料管,插入脓腔的一端应剪数个侧孔。将塑料管缝扎固定于头皮,外端敞开,每日用含抗生素溶液冲洗,但主要依靠术中扩开的伤口以达到充分引流的目的。此种手术的目的只限于扩大引流,只有在分离窦道或扩大引流的过程中遇有易于清除的异物才将其取出,不宜为寻找异

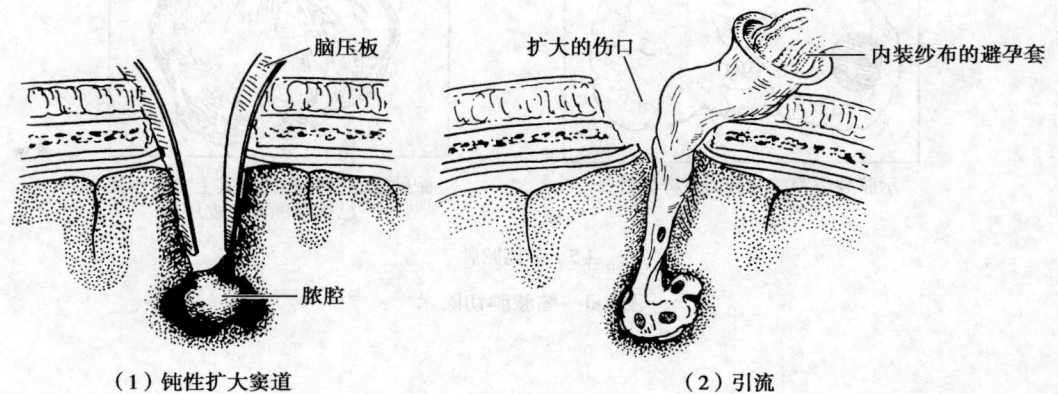

（1）钝性扩大窦道　　　　　　（2）引流

图9-4 脑脓肿开放引流术

物而扩大切口,以致炎症扩散。

引流硬脑膜下脓肿时,骨瓣或颅骨咬除要够大,硬脑膜切开至充分显露脓腔,但不应超越脓肿边界或造成新的脑脊液漏而致感染扩散。

【术中注意事项】

1. 术中扩大窦道或做新的切口时,均应避免将其

周围已形成的蛛网膜粘连分开,以致形成脑脊液漏,使炎症扩散。如发现脑脊液流出,可适当缩小切口或用吸收性明胶海绵等覆盖,使其形成新的粘连。

2. 术中注意引流通畅,切勿遗漏多房脓肿或较多坏死、软化的脑组织。

（廉治刚 董斌 位振清）

第十章

脑血管疾病手术

第一节　颅内动脉瘤手术

颅内动脉瘤是脑动脉上的异常膨出部分,是蛛网膜下腔出血最常见的原因,也是一部分颅内血肿的原因。颅内动脉瘤分为颈动脉循环动脉瘤和后循环动脉瘤。颈动脉循环动脉瘤包括后交通动脉、脉络膜前动脉和颈内动脉分叉部动脉瘤,床突旁动脉瘤,远端大脑前动脉动脉瘤,大脑中动脉动脉瘤,大脑前动脉和前交通动脉动脉瘤,以及前循环巨大动脉瘤;后循环动脉瘤包括基底动脉末端与大脑后动脉动脉瘤,基底动脉中下段动脉瘤,椎-小脑后下动脉瘤。颅内动脉瘤手术治疗的目的是夹闭动脉瘤颈,将动脉瘤孤立于血液循环之外,使之不再破裂;同时保持载瘤动脉通畅,防止发生脑缺血和脑梗死。颈动脉循环动脉瘤均可选择翼点或改良翼点入路,其中前交通、后交通动脉瘤可选择眉弓入路;基底动脉末端与大脑后动脉动脉瘤,基底动脉中下段动脉瘤可采取翼点或颞下入路,椎-小脑后下动脉瘤采取枕下乙状窦后入路。

【适应证】

1. 动脉瘤破裂后病情较轻,脑血管痉挛不重,属于 Hunt 和 Hess 分级 Ⅰ ~ Ⅱ 级者,可在 72 小时内手术。

2. 动脉瘤破裂后发生威胁生命的颅内血肿,甚至脑疝者,不管是否造影,都应立即手术。

3. 动脉瘤破裂后脑血管痉挛较重,属于 Ⅲ ~ Ⅳ 级者,待病情稳定或有好转时进行手术。

【禁忌证】

1. 动脉瘤破裂后病情危重,处于 Ⅴ 级(濒死状态者)。

2. 动脉瘤破裂后脑血管痉挛较重,并发严重脑水肿,应延期手术。

3. 患者合并全身性疾病,如糖尿病、心脏病、肾脏病、肺部疾病等,无法耐受开颅手术者。

【术前准备】

1. 头部 CT 扫描,了解蛛网膜下腔出血的特征,有无血肿,脑积水和脑肿胀。

2. 头部 CTA 或 DSA 检查,了解动脉瘤的大小、指向、形状、位置,与载瘤动脉的关系,脑血管痉挛的程度和范围,以及颈动脉和椎-基底动脉系统的侧支循环状态等。

3. 意识水平降低的患者(Ⅲ ~ Ⅴ级),麻醉前用药是不必要的。

4. 术前要备血,做好输血准备,给予抗生素预防感染。

【麻醉】

意识水平下降的患者(Hunt 和 Hess 分级 Ⅲ ~ Ⅴ 级),可以不予麻醉前用药。手术均在气管插管全麻下进行,麻醉诱导要平稳,防止出现挣扎、呛咳以及任何运动,要保持诱导过程及全手术过程中血流动力学的稳定。对血压较高的患者要采取控制性降压技术,使整个手术过程收缩压稳定在 10.7 ~ 12.0kPa(80 ~ 90mmHg)。

【手术步骤】

(一) 经翼点或改良翼点入路

颈动脉循环动脉瘤、基底动脉末端与大脑后动脉动脉瘤,基底动脉中下段动脉瘤通常经翼点或改良翼点入路,以较常见的前交通动脉瘤为例,现将其步骤介绍如下:

1. 体位、切口　仰卧位,头向对侧旋转 15° 并稍下垂,使颧突部处于最高点,使用或不使用固定头架;额颞部弧形切口,标准翼点切口自颧骨颧突向上延伸,弯向前,终止于通过眶上缘中点的垂直线与发迹交界处,改良翼点切口向耳上后延伸成一弧形。

2. 按头皮颅骨瓣开颅常规处理,但要注意以下几点:

(1) 头皮要分段切开,认真电凝止血,颞肌要从其附着部切断,分别形成皮瓣和颞肌瓣。

(2) 骨瓣形成掀起时如撕破脑膜中动脉,要电凝止血,并以吸收性明胶海绵压迫,将周围硬脑膜悬吊于皮下。

(3)咬除蝶骨大翼外三分之一要彻底,使骨窗平齐颅前窝,骨面出血涂以骨蜡,四周悬吊硬脑膜以防形成硬膜外血肿。

3. 动脉瘤显露 如果硬脑膜张力大,脑压高,给予20%甘露醇250ml快速静滴,以蝶骨嵴处为中心,半圆形或放射状切开硬脑膜,悬吊牵开,打开外侧裂,先切开外侧裂额叶侧蛛网膜,用显微剪刀向远、近侧分离,放出脑脊液,一直分离到前床突,如果侧裂仍显露不佳,可电凝切断外侧裂浅静脉汇入蝶顶窦的几条桥静脉。切断颈内动脉分叉处的蛛网膜索带,敞开侧裂,继续抬起额叶,打开颈动脉池,剪开视神经表面的蛛网膜,敞开视交叉池和终板池,至此后交通动脉瘤的显露已足够,前交通动脉瘤尚需打开 Liliequist 膜,有时需要切除部分额叶直回脑组织。而大脑中动脉瘤在分开侧裂后,逆向分离即可,不必打开颈动脉池和视交叉池。

4. 分离、夹闭动脉瘤 颈内动脉位于视神经的外侧,沿颈内动脉向后追寻即可发现后交通动脉瘤,分离出瘤颈的近、远侧壁后即可夹闭瘤颈;而前交通动脉瘤要找到同侧A_1段,沿向内侧分离,显露对侧A_1段,两个A_2段,并显露动脉瘤,游离瘤颈两侧,即可夹闭动脉瘤〔图10-1 ~ 图10-3〕;大脑中动脉瘤在分离侧裂后,显露M_1段,沿游离找到两个M_2段,并显露动脉瘤,游离出瘤颈的两侧,夹闭之〔图10-4 ~ 图10-6〕。

5. 合并颅内血肿的动脉瘤处理 开颅后先清除部分血肿,待脑压稍降后,再分离侧裂寻找动脉瘤,动脉瘤夹闭后将血肿完全清除。

术中注意事项:

1. 手术计划应周密稳妥,如果术前判断动脉瘤破

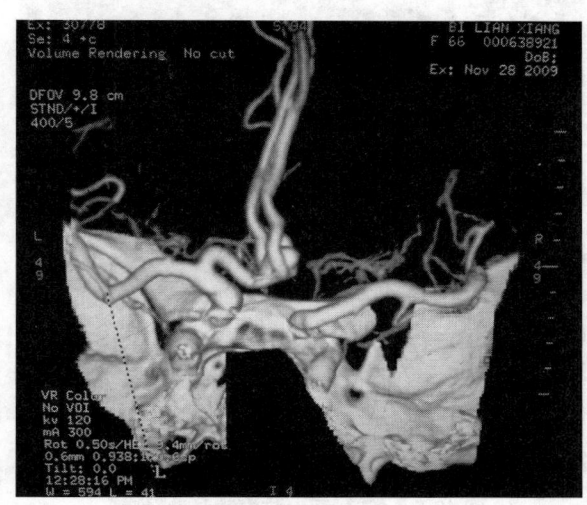

图 10-2 CTA 示前交通动脉瘤

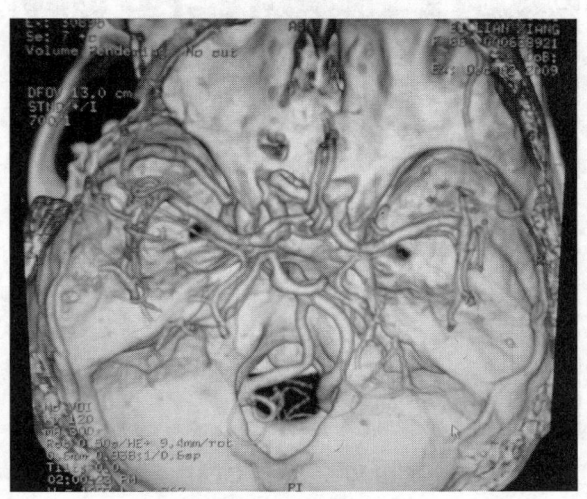

图 10-3 术后 CTA

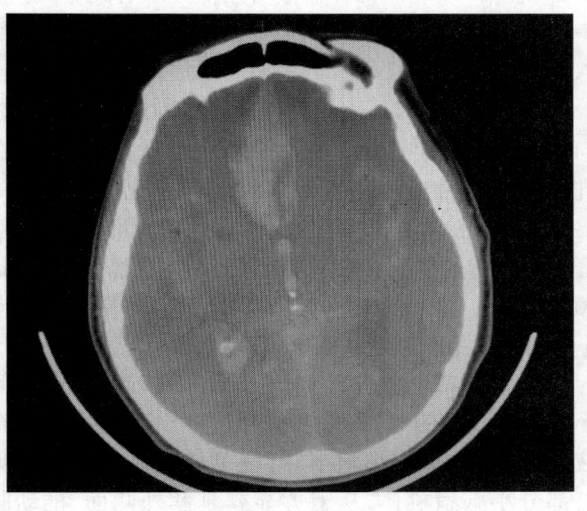

图 10-1 SAH

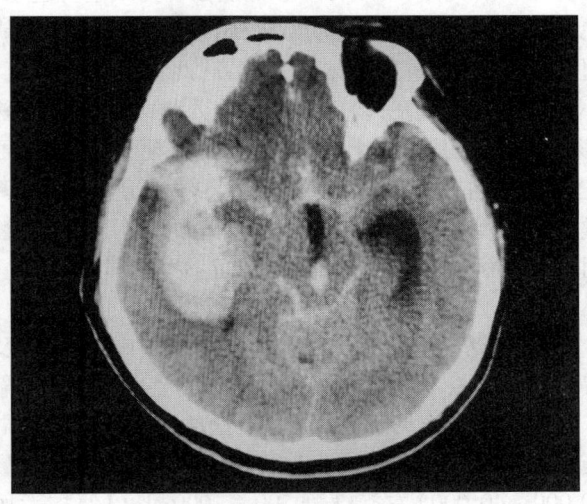

图 10-4 右侧颞叶血肿

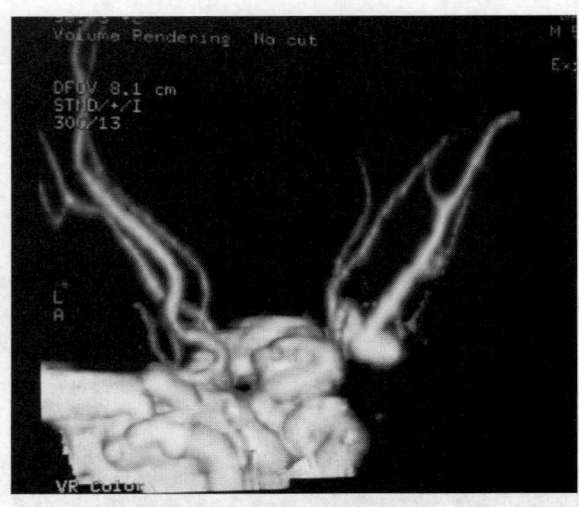

图 10-5　CTA 示大脑中动脉动脉瘤

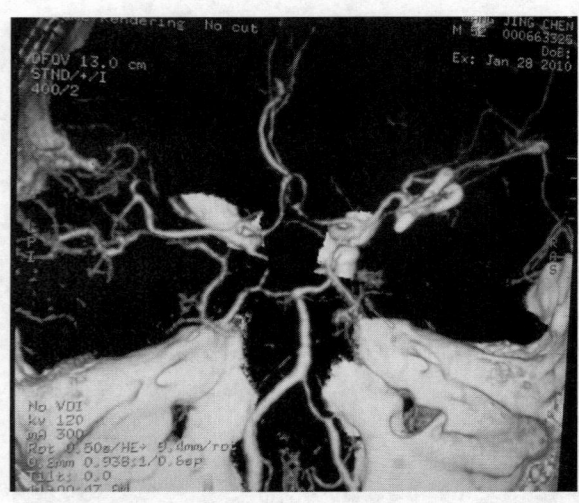

图 10-6　术后 CTA

裂可能性大,术前要做好配血准备。去除蝶骨大翼外三分之一要充分,使颅骨不影响显微镜光线垂直进入。

2. 大出血　在夹闭动脉瘤颈以前,动脉瘤均可能过早破裂大出血,甚至休克死亡,遇此情况不要慌乱,不要棉片盲目填塞,以免血液反流入颅内造成急性脑膨出,应用吸引器快速吸净血液,如能看清动脉瘤,可先用动脉瘤夹夹闭破口或瘤颈,再仔细分离瘤颈,调整动脉瘤夹位置;如果看不清动脉瘤,可用阻断夹暂时阻断载瘤动脉,阻断血流的时间不可超过 15 分钟,然后分离瘤颈,用动脉瘤夹夹闭之。

3. 休克　主要由于大出血所致,术中减少失血及等量输血是根本的预防方法。但如休克已经很重,输入足量全血仍不见迅速好转时,还要注意采取以下措施:①输入平衡液 1000ml,再输入低分子(分子量 10 000~40 000)右旋糖酐 500~1000ml,以便扩大血容量;最近有采取氟碳人造血液,每次可输入 500~

1000ml,但有类过敏反应,过敏体质者一般不宜输入;②增加心收缩效应(可用异丙基肾上腺素或多巴胺等);③充分给氧;④适当降温;⑤应用大量激素(如静脉输入地塞米松等);⑥注意弥散性血管内凝血的可能,并给予必要的检查及处理。

4. 因颅内出血致脑疝而行紧急开颅手术的脑动脉瘤患者,应以清除血肿、解除脑疝压迫、抢救生命为主要目标。开颅时骨瓣要够大,打开硬脑膜后先清除部分血肿,待脑压稍降后,分离侧裂最终夹闭瘤颈,最后将血肿全部清除。

5. 如果动脉瘤夹闭后瘤体仍膨大,为验证瘤颈夹闭是否完全,可用脑穿针穿刺瘤体,如血流出,囊壁瘪陷,证实夹闭完全;如拔除针头后有血喷出,说明夹闭不全,重新调整瘤夹,直至完全夹闭。

6. 夹闭瘤颈时,勿误夹部分载瘤动脉,以免造成狭窄,也不要太远离载瘤动脉,以免造成动脉瘤夹闭不全。

7. 如有血管痉挛存在,可用一支罂粟碱稀释成 5ml 喷于动脉瘤周围,几分钟后吸去,或者术中用尼莫地平注射液冲洗。

术后处理:

1. 切口引流于 24~48 小时后拔除,全层缝合切口防止切口漏。

2. 如有低血压应给予输血和提高血压的药物,并补足液体量,使血压维持在原有或稍高的水平,防止发生脑缺血。

3. 术后如意识障碍加重并出现局灶性神经症状,应立即行头部 CTA 检查以排除颅内血肿,并了解脑血管痉挛情况,然后立即采取扩容、提高血压、稀释血液(HHH 疗法)和降低颅内压力,扩容可输入全血、血浆、白蛋白和血浆代用品。提高血压可用多巴胺 10~50μg/(kg·min)。稀释血液可用低分子右旋糖酐。

(二) 椎-小脑后下动脉瘤采取枕下乙状窦后入路

1. 体位、切口　取侧卧位,手术侧在上,并且头转向手术侧 30°,上固定头架。取枕下乙状窦后入路,在乳突后缘的后内侧,上起上项线,向下延至 C₄,做一 6~8cm 的直切口,切开皮肤、皮下组织及肌层,电刀切开颅底附着的肌肉,直达骨板,自动牵开器牵开切口,颅骨钻孔 4 枚,铣刀锯开移除骨瓣,开颅范围从横窦向下达枕骨大孔,内侧为中线,外侧达乙状窦。

2. 动脉瘤的显露及夹闭　剪开硬脑膜暴露外侧小脑半球和外侧延髓,打开蛛网膜放出脑池中的脑脊液,向内上方牵拉小脑半球,也可切开小脑蚓部或吸出部分小脑扁桃体,从上方显露延髓外侧面、椎动脉近端和后组脑神经,确认动脉瘤颈的位置,显微剪刀分离蛛网膜的附着处,游离后组脑神经后,严格锐性分离,必须明确动脉近端发出的小穿通支,及动脉瘤近端的脑神经,加以保护完全游离动脉瘤颈后,夹闭瘤颈。

术中注意事项:

1. 在颈部不要伤及 C_1 后弓的椎动脉;术野暴露要充分,理想范围是:上方是第Ⅸ和Ⅹ脑神经,下方是枕骨大孔处的椎动脉,外侧是延髓。

2. 保护后组脑神经。

3. 保全延髓的供血动脉。

4. 勿造成椎动脉狭窄。

第二节 脑血管畸形手术

脑血管畸形是胚胎早期阶段的先天性血管发育异常,根据其形态的不同可分为 5 类,即动静脉畸形、静脉血管瘤、静脉曲张、毛细血管扩张症和海绵状血管畸形。在脑血管畸形中以动静脉畸形最为常见。脑血管畸形又称血管瘤、脑动静脉血管畸形。它不是真正的肿瘤,但习惯上常把它包括在颅内肿瘤内,占 1.5% ~4%。脑动静脉血管畸形手术目的是防止再出血,解除癫痫、治疗或改善神经系统功能障碍。

【适应证】

1. 患者有下述情况之一,而造影检查确定畸形血管可以切除者:

(1) 自发性蛛网膜下腔出血史。

(2) 癫痫频发,药物治疗效果不佳者。

(3) 有进行性神经系统定位性损害症状或智力减退者(盗血综合征)。

(4) 合并颅内血肿或颅内高压者。

(5) 颅内血肿已形成(非高血压脑出血常见体征)脑疝者。

2. 可采用下列手术方法治疗者:

(1) 血肿清除术,适用于出血后有血肿的患者。如患者情况良好,可于术前行脑血管造影,术中同时做畸形血管切除,术后再次行脑血管造影,考虑海绵状血管畸形,术中仔细探查血肿壁,多能发现畸形血管予以切除。如病情危重,若未能发现血管畸形,可先清除血肿,待病情恢复后行脑血管造影,再行二次手术作病变切除术。

(2) 畸形血管切除术,适用于有过出血,特别是反复出血者;由于脑盗血现象产生进行性轻偏瘫等进行性脑功能障碍及有顽固性癫痫发作而药物难以控制者。

(3) 供应动脉结扎术,适用于深在病变,涉及重要结构如脑干、深部大静脉等。但有多条供应动脉,仅结扎其中 1~2 条,不一定能起到治疗作用。

(4) 人工栓塞术,适用于广泛或多发性病变不能切除者,或适用于广泛血管畸形切除术前,作为一种预备性手术。

本节以动静脉畸形切除术为例。

【禁忌证】

1. 均为相对禁忌证,随着技术的改进,其中有些病例仍可手术治疗。

2. 脑深部、内囊、基底核、脑干等处的动静脉畸形。

3. 广泛性或多发性动静脉畸形。

4. 无症状者。

5. 60 岁以上老年,伴有心、肾、呼吸系统严重疾病者。

【术前准备】

1. 由于有多发的可能,术前应作全脑血管造影或双侧颈动脉造影,或按畸形血管部分推测,加做椎动脉造影。典型的脑动静脉畸形包括供应动脉、畸形灶及引流静脉三部分。通过造影应查清供应动脉来源及引流静脉走向,畸形灶的部位及范围,有无血肿的并发症,以及患者有无它处畸形等,才能制订出完善的手术计划,也是手术成功的关键。

2. 对于复杂的动静脉畸形,为了对付术中大出血,备血要充足(较大的动静脉畸形应备血 1500 ~ 2000ml),止血的药物及器械亦需备全。术前做好两处静脉输液通道,备好动脉输血器械。按全麻术前给药。

3. 如有条件,手术应在可以造影的手术台上进行,以便必要时术中造影。

4. 对于脑出血形成脑疝者,血肿位于非高血压脑出血常见部位,应备血充足,做切除畸形血管准备。

【麻醉】

如病灶浅而小,估计术中易于处理者,可用局麻。对较复杂的动静脉畸形,手术最好在气管插管全麻下进行。对于复杂而困难的脑动静脉畸形可以在显露畸形血管时即予降压,并在整个手术的主要过程中使收缩压定在 10.7 ~12.0kPa(80 ~90mmHg)。

【手术步骤】

1. 准备性手术 对于颈动脉及其分支主干为脑动静脉畸形供应动脉的手术,术中欲控制颈动脉血液供应时,取仰卧位,头部转向健侧。局麻后,在甲状软骨平面,沿胸锁乳突肌前缘作纵形切口。切开颈阔肌,向外拉开胸锁乳突肌,切开颈动脉鞘,分离出颈内动脉,用胶皮圈绕过,但暂不阻断其血流。切口塞入干纱布保护好,以备术中必要时暂时控制出血。

2. 体位、切口(以较多见的大脑半球额顶叶病灶

为例) 患者侧卧,做额顶部大马蹄形切口〔图10-7
(1)〕,前方应能显露中央前回,并把整个病灶包括在
手术视野中,切口中线在矢状线上,以便显露大脑半
球纵裂。

3. 开颅 按头皮颅骨瓣开颅常规处理,但要注意
以下几点:①头皮、颅骨出血较多,有时像脑膜瘤,故
头皮要分段切开,认真电凝止血;头皮和骨瓣可分别
翻开。②如前中央回的粗大血管与硬脑膜明显粘连,
不要勉强掀开,可以留下小块硬脑膜〔图10-7(2)〕。
③如掀开骨瓣时已经撕破血管,可用小块肌肉或吸收
性明胶海绵压迫,并缝合于硬脑膜上〔图10-7(3)〕,不
可结扎血管,否则术后可发生偏瘫或癫痫。④头皮骨
瓣形成后,将骨窗边缘出血处涂以骨蜡,渗血的静脉
及蛛网膜颗粒用吸收性明胶海绵加脑棉覆盖,可止血
和预防气栓形成。

4. 鉴定中央回及供血动脉 单凭解剖位置来确
定运动区还不够准确,可用电刺激器来鉴定。主要供
血动脉直径比正常动脉粗,血管壁比畸形血管壁略
厚,血管内主要系动脉血,符合造影片上的定位,可根
据以上条件来确定。但有时由于动、静脉血相混,血
管壁本身也具缺陷,无法确定时,可用小镊子或动脉
瘤夹夹住血管,观察片刻。如系动脉,其远端将变为
蓝色静脉血;反之,如系静脉血,则无此改变〔图10-7
(4)〕。

5. 结扎供血动脉 确定动静脉畸形在大脑皮层
的范围及供血动脉后,用动脉瘤夹夹住或丝线结扎供
血动脉,但应保留供应前中央回区域的血管〔图10-7
(5)〕。如主要供血动脉来自大脑中动脉,可先把侧裂
小心分开,显露大脑中动脉,上血管夹暂时控制血运
6~8分钟,迅速分出其供应血管瘤的分支,上动脉瘤
夹后切断〔图10-7(6)〕,然后放开小血管夹。总之,应
尽量把主要供血动脉结扎,而且越靠近血管瘤越好。

此时,应可见到血管瘤变小及血管瘪缩,如未瘪缩,应
考虑深部尚有主要供血动脉,分离时应注意显露并处
理。

6. 分离血管瘤 在紧贴血管瘤的周围,电凝及切
开皮层3~4mm深(已上动脉瘤夹的动脉应予以切
断)〔图10-7(7)〕。应用脑压板(深部要用带灯脑压
板或冷光源)及吸引器在直视下小心地边分离边吸
引,但绝不能盲目乱掏,以免引起汹涌出血。遇到较
大血管,常用动脉瘤针带线作双重结扎后切断。也可
双侧上动脉瘤夹在中间电凝并切断〔图10-7(8)〕、图
10-7(9)〕。再逐步把畸形灶分离翻转,找到深部主要
供血血管,牢固结扎后切断,即可摘除脑动静脉畸形
〔图10-7(10)〕。

7. 瘤腔止血 血管瘤取出后,将活动性出血点用
双极电凝止血〔图10-7(11)〕。然后放入一层止血纱
布,上面加盖湿脑棉,用吸引器吸引,使止血纱于瘤腔
壁附着〔图10-7(12)〕,待几分钟后,细心、缓慢地将脑
棉掀起,渗血处耐心细致地用双极电凝分别止血。如
此反复处理,出血即会停止。关颅前把生理盐水充满
瘤腔,并再次观察有无渗血;如有,则继续处理,直至
放在瘤腔内的生理盐水保持澄清,并在撤去降压药复
压后或压迫颈静脉仍不出血为止。

8. 关颅 紧密缝合硬脑膜,颅骨窗缘硬脑膜悬吊
缝合。颅骨窗内硬脑膜过分松弛时,可做一硬脑膜悬
吊线,从颅骨瓣相应部位钻一小孔,将悬吊线引至颅
骨外,于骨膜缝合结扎,以尽量消灭硬脑膜外间隙,减
少术后血肿形成的机会。硬脑膜下和硬脑膜外各
一引流管并另做切口引出。

【术中注意事项】

1. 手术计划应周密稳妥,一般原则是术前行DSA
检查〔图10-7(13)〕、图10-7(14)〕。开颅后先设法找出
其供应动脉,予以结扎,在切除畸形灶后再处理静脉。

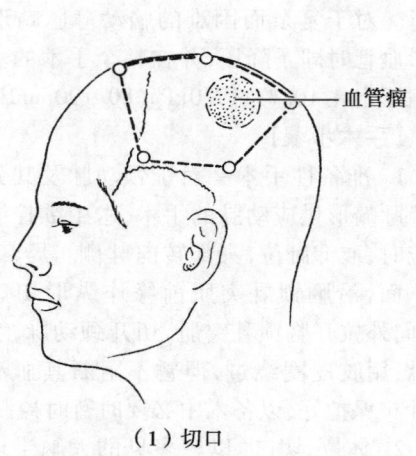

(1)切口

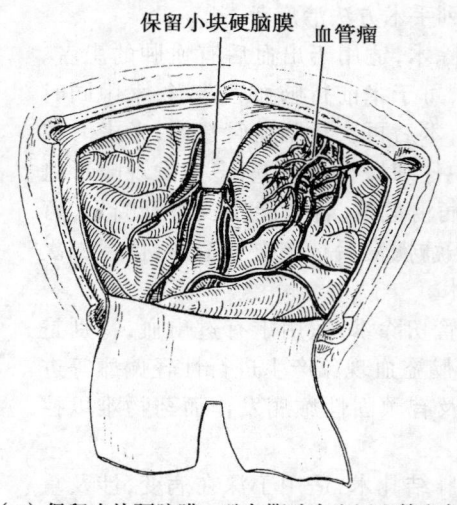

保留小块硬脑膜　血管瘤

(2)保留小块硬脑膜,避免撕破中央回血管电刺激

2

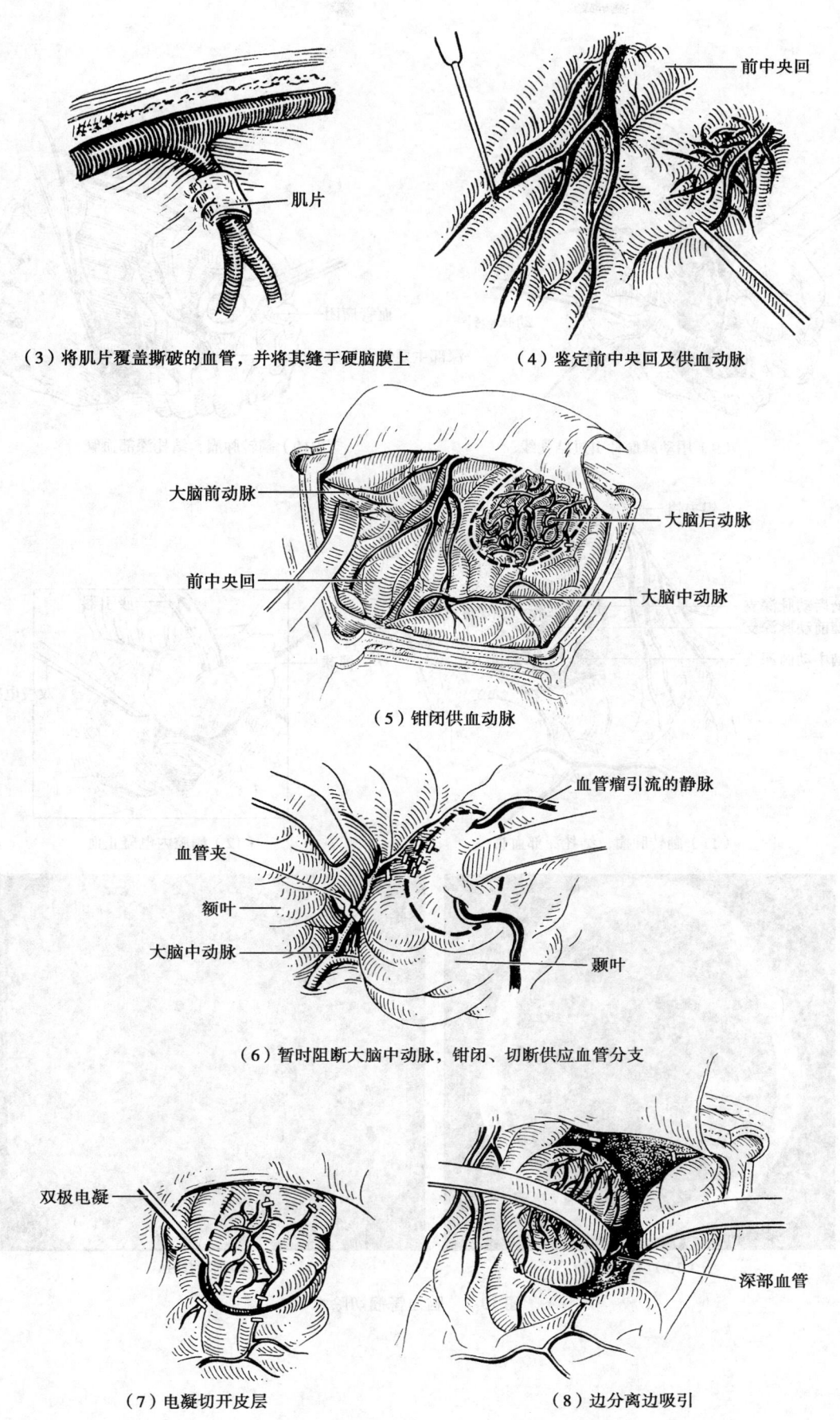

（3）将肌片覆盖撕破的血管，并将其缝于硬脑膜上

（4）鉴定前中央回及供血动脉

（5）钳闭供血动脉

（6）暂时阻断大脑中动脉，钳闭、切断供应血管分支

（7）电凝切开皮层

（8）边分离边吸引

133

2

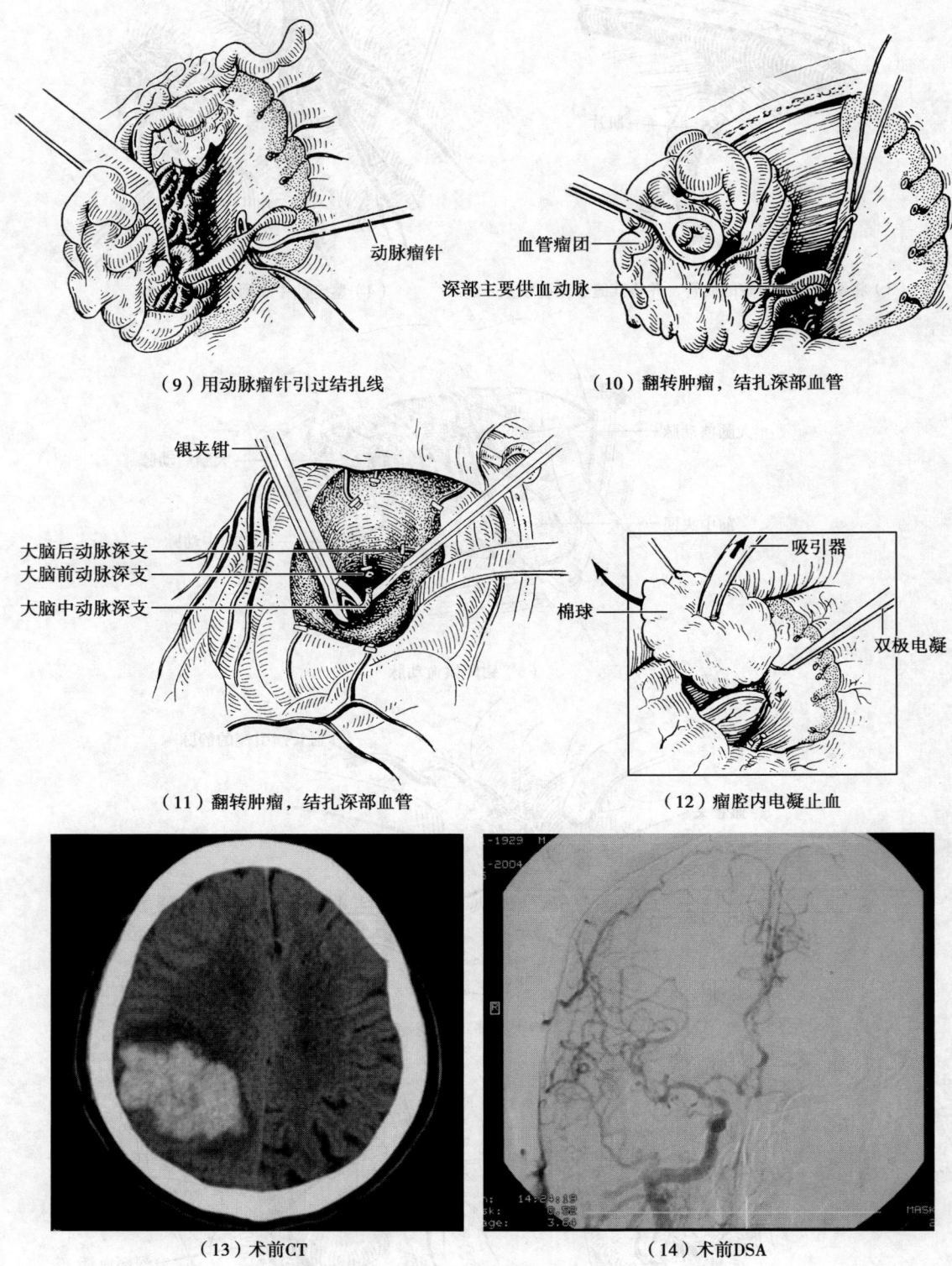

（9）用动脉瘤针引过结扎线

动脉瘤针

（10）翻转肿瘤，结扎深部血管

血管瘤团
深部主要供血动脉

银夹钳

大脑后动脉深支
大脑前动脉深支
大脑中动脉深支

（11）翻转肿瘤，结扎深部血管

吸引器
棉球
双极电凝

（12）瘤腔内电凝止血

（13）术前CT

（14）术前DSA

图 10-7　脑血管瘤切除术

如患者情况恶化,即可停止手术,术后也可减轻症状。脑动静脉畸形的静脉内充有动脉血而变红色,有时不易和动脉鉴别,此时误把静脉结扎,势必引起血管瘤更充血,甚至使管壁较薄的静脉胀破而出血。

2. 大出血 脑血管畸形切除时,大出血的可能性是经常存在的,应按预定手术计划,在直视下细致操作,尽可能避免出血;如一旦发生出血,其主要原因往往是供血动脉未能妥善处理,此时,应根据造影片及术前计划显露供血动脉的主干(如大脑中动脉、大脑前动脉等),并用血管夹或动脉瘤夹控制。为了减少在显露供血动脉主干过程中继续出血,可请助手把绕过颈内动脉的胶皮圈收紧,暂时阻断颈内动脉血流,但时间越短越好,如一时不能解决问题,可间断放松胶皮圈,以免时间过久,使脑组织缺血;或可把血压降至 10.7~12.0kPa(80~90mmHg 收缩压)。如供血动脉显露不良时,术者可用手指把已分出的血管瘤紧紧捏住,沉着而迅速地沿血管瘤分离,边分离边上动脉瘤夹止血或双击电凝烧灼;助手则用吸引器清理手术野。把主要供血动脉结扎后,出血多可停止,同时应按估计失血量加快输血。但这是一种不得已才采取的措施。

另一种大出血是"正常灌注压突破综合征"引起的,虽然少见,但如处理不当,常会使手术失败。当血管瘤供应动脉粗大时,动脉血经畸形灶血管直接导入静脉,使动脉内压降低及静脉内压升高,病变附近脑血管长期处于极度扩张及低压状态,使脑血管自动调节功能丧失。病变切除后,该区域的脑血管流量将随脑灌注压的上升而增加,导致正常灌注压突破综合征,表现为脑组织的急性肿胀、渗血甚至广泛出血。处理方法是延长降血压的时间,并增加降血压的幅度。如血管瘤位于额极、颞极等非重要功能部位,也可作广泛的脑叶切除,直至脑组织不再渗血或出血。

3. 休克 主要由于大出血所致,术中减少失血及等量输血是根本的预防方法。但如休克已经很重,输入足量全血仍不见迅速好转时,还要注意采取以下措施:①输入平衡液 1000ml,再输入低分子(分子量 10 000~40 000)右旋糖酐 500~1000ml,以便扩大血容量;最近有采取氟碳人造血液,每次可输入 500~1000ml,但有类过敏反应,过敏体质者一般不宜输入;②增加心收缩效应(可用异丙基肾上腺素或多巴胺等);③充分给氧;④适当降温;⑤应用大量激素(如静脉输入地塞米松等);⑥注意弥散性血管内凝血的可能,并给予必要的检查及处理。

4. 术中找不到病灶 深部或较小的血管畸形有时不易寻找,因此,术前要认真分析和定位,选择正确的手术入路,术中应沿供应动脉耐心细致地追踪探查。如一条主要供应动脉的小病灶,有时单纯结扎该动脉也可收到满意效果。必要时可用带有银夹的脑棉片(需黑丝线扎住,以防遗漏在切口内)塞入病灶附近处,在手术台上做正、侧位脑血管造影,判定病灶和银夹的距离以助寻找。

5. 因颅内出血致脑疝而行紧急开颅手术的血管畸形患者,应以清除血肿、解除脑疝压迫、抢救生命为主要目标。术中如能发现血管畸形,则按上述要求步骤处理。如血管畸形范围广泛且供应动脉来源不清,则不可盲目切除血管畸形,以防导致大出血,危及患者生命。待患者情况稳定后,再行脑血管造影明确诊断,进行二次择期手术,切除血管畸形。

【术后处理】

严密观察生命体征,注意有无颅内血肿、休克、脑水肿的发生,并作相应处理;对于术后继续降低血压以治疗"正常灌注压突破综合征"者,更应有专人治疗及护理,直至血压恢复正常。

第三节 高血压脑出血手术

高血压脑出血是常见的脑血管疾病,为世界人口死亡的第二位或首位,也是高血压病患者死亡的首要原因。

高血压脑出血的内科治疗死亡率为 40%~50%,疗效不满意,且难以继续取得进展。由于 CT 的问世及显微外科、立体定向等外科技术的发展,高血压脑出血手术治疗正在不断取得进展。

一、开颅血肿清除术

分为成形骨瓣开颅和颞肌下减压切除骨窗开颅两种方法,为常规开颅术式〔图 10-8〕。

【适应证及禁忌证】

1. 病情分级 根据术前意识状态和主要体征分为 5 级。

1 级:神志基本清楚,嗜睡,可采用非手术治疗,继续观察;

2 级:神志蒙眬或嗜睡,瞳孔等大,不同程度失语及偏瘫,可先行非手术治疗,如症状进展、恶化则手术;

3 级:浅昏迷,瞳孔等大或轻度不等大,肢体不完全或完全瘫痪,行手术治疗;

4 级:中度昏迷,患侧瞳孔散大,对侧肢体偏瘫,急症手术,辅以内减压或内外减压;

5 级:深昏迷,患侧或双侧瞳孔散大,去脑强直,濒死状态,应放弃手术。

2. CT 扫描结果评估(按出血部位及血肿量) ①壳

核出血:是外科手术治疗的主要对象,按多田提出的血肿量计算公式〔T=L(长轴)×S(短轴)×Slice(层面厚度)〕,血肿大于50ml者积极手术,30～50ml者可以选择手术,30ml以内者非手术治疗;②丘脑出血:以非手术治疗为主,手术选择要十分慎重。出血量在20ml以上,且破入脑室形成梗阻,病情进展者,可选择手术治疗;③脑叶出血:超过50ml,或血肿累及或压迫功能区者予以手术,该类型患者手术效果较好,往往可恢复工作;④小脑出血:为手术的绝对适应证,出血量在10ml左右即应手术;⑤脑桥出血:采用非手术治疗;⑥血肿破入脑室且引起梗阻者应积极手术治疗。

3. 患者一般情况　年龄不是手术绝对禁忌证,血压收缩压在26.7kPa(200mmHg)以下,稍有或无并发症,重要脏器无严重疾患者,可为手术选择对象,应灵活掌握。但高龄也有手术成功者。

除上述条件外,对诊断不明、年轻患者出血部位表浅或位于非高血压脑出血常见部位、CT扫描血肿呈混乱密度,不能除外脑血管畸形者,术前应先行脑血管造影,明确诊断后再行手术。

手术时机:凡具有手术适应证者,手术越早越好,一般在24～48小时内进行手术,尽量争取超早期手术(发病后7小时内)。

【术前准备】
除常规开颅术前准备及备血外,要围绕高血压并发症作必要的检查,如心电图、肾功能检查等。

【麻醉】
应选择行气管插管全麻。术中麻醉要平稳,避免血压增高或颅压升高。

【手术步骤】
1. 开颅　按照CT或其他检查方法定位,作相应马蹄形切口或改良翼点入路切口,作成形骨瓣,或咬除颅骨。前者显露充分,后者快速,负担较轻,术后自然形成外减压。

2. 切开皮层、清除血肿　典型的基底核外侧型血肿手术,多采用颞上回或颞中回前中部入路。一般深入5cm即可达血肿腔。亦有分开外侧裂,经岛叶进入血肿者,此入路皮质损伤轻,但要避免损伤侧裂血管。清除血肿后有时可见豆纹动脉仍有活动性出血,最好在手术显微镜下止血,只夹闭出血的分支血管,以保证其主干不受损伤。深入5～7cm达血肿腔者多为基底核内侧型血肿。手术中应尽可能不要损伤血肿壁,附着在血肿壁上的少量血块不要强求清除。尤其在深部内侧型血肿更要避免盲目用电凝止血,破入脑室的血肿应清除,但应采用额中回或顶叶入路,切开皮层,清除脑室内血肿后,再通过侧脑室壁血肿穿破处清除内残余血肿,术后行脑室引流。

3. 手术结束时应使血压回升至原来水平,检查止血时应彻底。根据术中颅内压力情况决定是否行内减压或去骨瓣等减压。

4. 关颅与缝合　同常规开颅术。

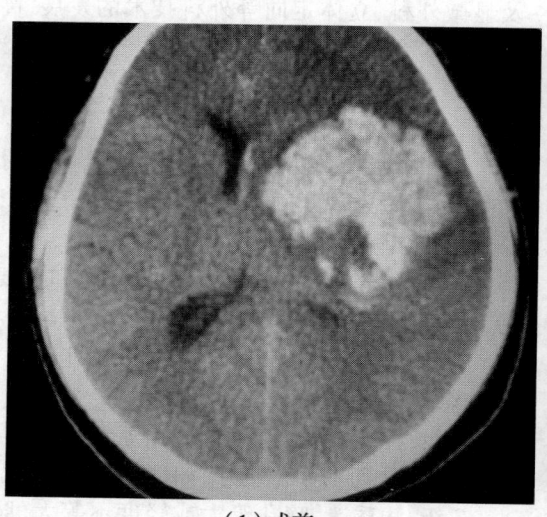
（1）术前

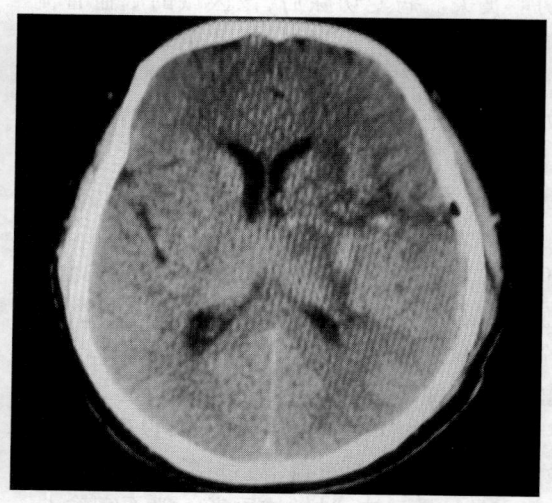
（2）术后

图10-8　左侧基底节区脑出血术前及术后

【术中注意事项】
1. 脑叶血肿开颅时,应在血肿最接近皮层的部位手术。
2. 脑皮层造瘘切口以能满足清除血肿为度,不可过多切开或牵拉。

【术后处理】
为保持呼吸道通畅,必要时作气管切开,控制血压,防止再出血,行抗脑水肿治疗。

二、立体定向吸引术

立体定向吸引手术为应用立体定向仪定位、钻孔、脑内穿刺置入吸管吸除脑内血肿的方法。吸除血肿的方法有用空注射器徒手吸收（只能吸除血肿液化之部分）和为能吸除血肿用阿基米德钻及 CUSA 等。由于本法患者负担较轻，适用于年老体衰、并发症多的高血压脑出血患者。但因为是一种立体定向手术，需要立体定位仪及 CUSA 或阿基米德钻等特殊设备和专门技术。

【适应证】

可较开颅术的适应证有一定程度放宽，基本上适用于各部位及除 1 级以外各期的高血压脑出血患者，尤其适用于深部基底核区及丘脑的血肿，也有用于小脑血肿，以至脑干血肿的报告。但对于皮质大型血肿要小心除外脑血管畸形所致的出血。从血肿量考虑，一般 30ml 以下内科保守治疗，30～100ml 行吸引术，100ml 以上行开颅术，丘脑以 20ml、小脑以 10ml 为度，尚有报告为改善功能预后，用于内囊附近的小血肿亦取得好效果者。

手术时机：主张 24 小时至 3 天为宜，特别是发病 24 小时后 CT 复查血肿无进行性增大者，因为吸引术并非直观下操作，不能止血，超早期或有活动性出血者术后有再出血的危险。

【手术步骤】

先于手术室钻孔缝合后送至 CT 室，安装立体定位仪，按血肿中心的靶心及钻孔部位的坐标求两点直线的角度（方位角及仰角）和穿刺距离。确定这一角度后，按穿刺针通过的 2 个层面求两点的坐标，并确定两点连线和通过手术靶点平面的交点，若此交点的坐标和血肿靶点有差距，即为其误差。如误差大，则应在进一步修正穿刺针的角度后才可行穿刺吸引，吸除量一般为血肿测算量的 60%～70% 左右。术后血肿腔内置入导管，必要时再辅以尿激酶化学溶解引流治疗，通常 3～4 天内可全部清除血肿。

【术中注意事项】

1. 为减少脑组织损伤要控制负压。单纯吸除血块需 9.33kPa 负压，血肿液化者仅需 2.67～5.33kPa 负压即可吸除。

2. 术中血压最好控制在正常范围，或高血压降低至原血压的 20%～30% 或降至年龄+12kPa 以下，一般认为血压 160～110mmHg 就会增加再出血的发生率。

【术后处理】

主要是观察再出血的可能。一旦发生，可再吸引或开颅清除血肿。

三、简易定向、锥颅脑内血肿碎吸术

常规开颅术式对高血压、年老体衰、并发症多的患者手术负担较重，死亡率亦高（20%～80% 不等），手术适应证较为严格。简易定向血肿碎吸术可减轻患者负担，是作者近来简化和发展了立体定向吸引治疗高血压脑出血的一种术式〔图 10-9〕。

【适应证】

由于本术式简易，适用于年老体衰，多并发症患者，尤其适用于丘脑等深部血肿，也可用于其他类型的血肿，和开颅术比较无论在病期、血肿量、出血部位

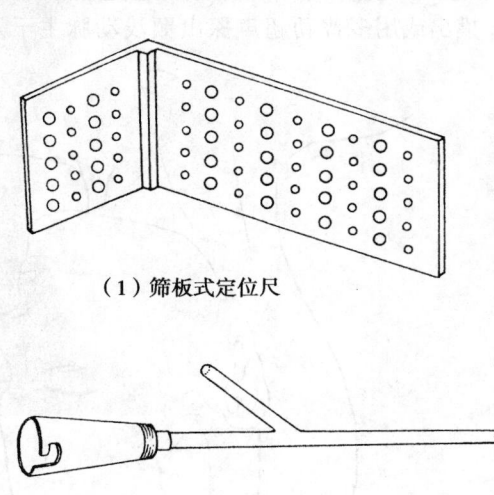

（1）筛板式定位尺

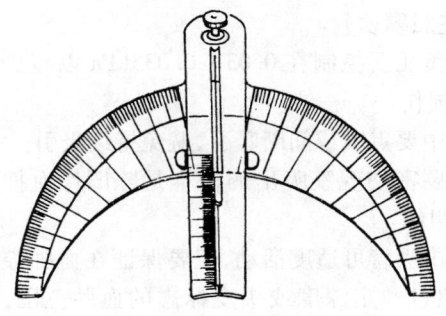

（2）量角器式导向尺的弧尺及中直尺

（4）碎吸器管及螺旋形绞丝

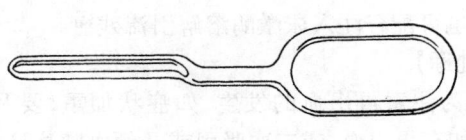

（3）有槽手锥

图 10-9　简易定向锥颅，脑内血肿碎吸器

及年龄条件上均可较大地扩大手术适应证。但对已有脑疝形成或 4 级的患者,如需术后去骨片减压者仍以开颅血肿清除为宜。对 5 级患者如家属要求也可试用本法,待好转为 4 级或 3 级再酌情进一步开颅手术,如无好转则放弃手术。

【术前准备】

剃发,可不备血。

【麻醉】

局麻。

【手术步骤】

1. 准备简易筛板定位尺、量角器式定向尺、有槽手锥及颅内血肿碎吸器。

2. 按 CT 片 O—M 线上各层面血肿前后缘的厘米数,将血肿图形移植到定位尺的筛板上,然后将筛板框架放于患侧头颅的额颞部,此时筛板下缘要对准 O—M 线,额侧纵向对准矢状线,之后即可将筛板上的血肿图形转画到患者头皮上。血肿穿刺点一般选择血肿中心至头皮的垂直最短距离处,但如该处脑皮质有血管或重要脑中枢,则用量角器式导向尺改选穿刺点及方向,方法为:将导向尺的中直尺对准血肿中心距头皮的垂直最短距离线,并缩回与此线相同的厘米数,此时血肿中心即落在导向尺的弧尺的圆心上,在此弧尺上的任一点及方向均可刺中血肿中心。

3. 穿刺点头皮常规消毒,局麻,用有槽手锥锥颅,如有阻力减低或落空感即停钻。先用针芯圆钝的脑针在手锥槽沟中按 CT 深度试穿,证实刺入血肿后再经槽沟置入或导入碎吸器管至同样深度之后,退出管芯,安装螺旋铰丝至碎吸器管中,即可开始边打碎边吸除血块的操作。

【术中注意事项】

1. 术中负压要控制在 0.03 ~ 0.035kPa 以减少周围正常组织损伤。

2. 操作中要点吸或间断吸引,避免持续吸引。

3. 术中要密切观察吸出的标本是陈旧性血抑或新鲜血或脑组织。

4. 操作中吸管可适度活动,但要保证在血肿腔内操作,不能超过预定深度或头皮标志的血肿范围,以防损伤周围正常脑组织。

5. 当吸出的陈旧血为 CT 片上测算的血肿量 70% 左右时,即应停止吸引,退出碎吸器管,埋入硅胶管行术后引流。也可配合注入尿激酶溶解引流残血。

【术后处理】

1. 主要为注意再出血的发生,如症状加重,要及时复查 CT,如有再出血,或二次吸引或开颅血肿清除。

2. 引流管加强无菌操作及使用抗生素。

(刘荣耀 王健)

第四节 缺血性脑血管病的外科治疗

一、颅内-颅外动脉吻合术

现在进行的各种各样的颅内外搭桥手术,都是从颞浅动脉-大脑中动脉吻合术发展而来的,手术技术是血管吻合的基本技术。

【适应证】

1. 颈部手术不可及(颈内动脉病变在乳突与下颌角连线以上)的颈内动脉狭窄或闭塞,伴侧支供血不足,有脑缺血症状者。

2. 脑底异常血管网(烟雾病)。

3. 大脑中动脉狭窄或闭塞,因侧支供血不足,有脑缺血症状者。

4. 颈或脑部手术需阻断脑部主要供血动脉者。

【禁忌证】

1. 不能耐受手术者。

2. 有严重神经功能障碍。

3. 虽有颈内动脉或大脑中动脉狭窄或闭塞,但支循环良好,无神经症状。

【术前准备】

1. 全脑血管造影,全面了解脑血管狭窄和闭塞情况及侧支循环状态。

2. 了解作为供血血管的颞浅动脉的分布情况。

【麻醉】

全麻。

【手术步骤】

1. 患者取仰卧位,肩下垫枕,头偏向对侧。用手摸出或用多普勒超声探出颞浅动脉主干及分支的位

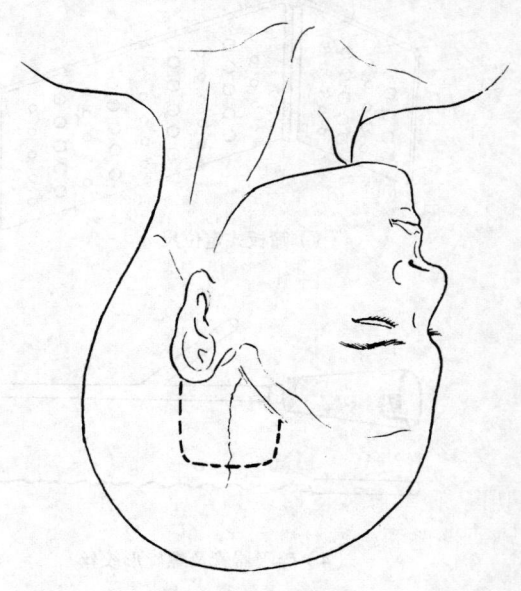

图 10-10 皮肤切口

置,并在头皮上将其走向画出。皮肤切口如图所示,做包括供血动脉的 U 形皮瓣〔图 10-10〕。

2. 以外耳道上方 6cm 为中心,做纵行略长 4cm×3cm 游离骨瓣〔图 10-11〕。

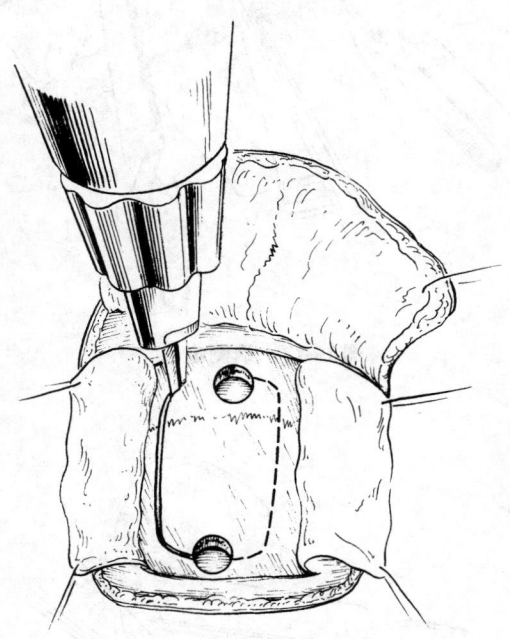

图 10-11　做游离骨瓣

3. 切开硬脑膜,显微镜下(16～20 倍),选术前决定的直径大于 1.5mm 皮质动脉作为受血动脉,剪开表面的蛛网膜〔图 10-12〕。

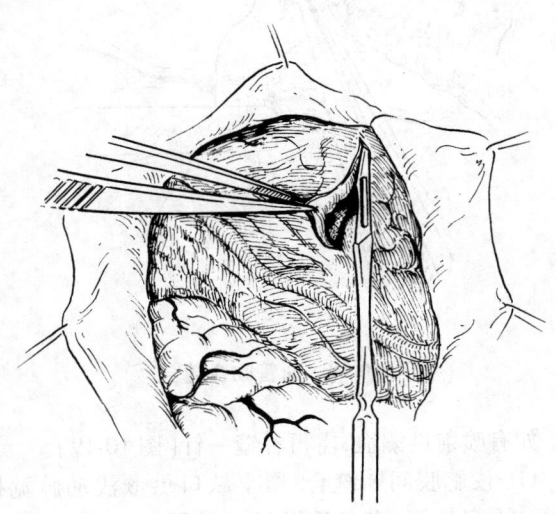

图 10-12　尖刀切开硬脑膜

4. 分离出约 10～15mm 的一段,小的分支用双极电凝切断,使动脉从皮质表面分开,在动脉和皮质间放一小块带色的橡皮片,保护皮质并使视野清楚〔图 10-13〕。

5. 在翻开的头皮帽状腱膜的内侧面找到颞浅动

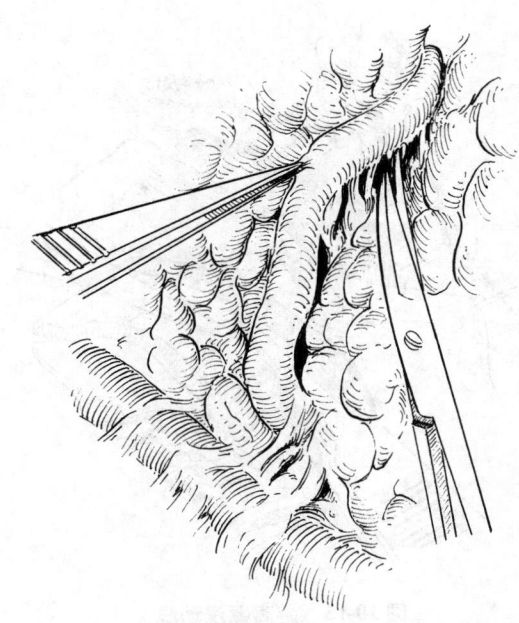

图 10-13　剪开血管与脑组织间的蛛网膜

脉的后支,在显微镜下先在颞浅动脉后支主干腱膜上做一小口,由近端向远端,用双极电凝和显微剪刀剥离,一般剥离 70～80mm〔图 10-14〕。

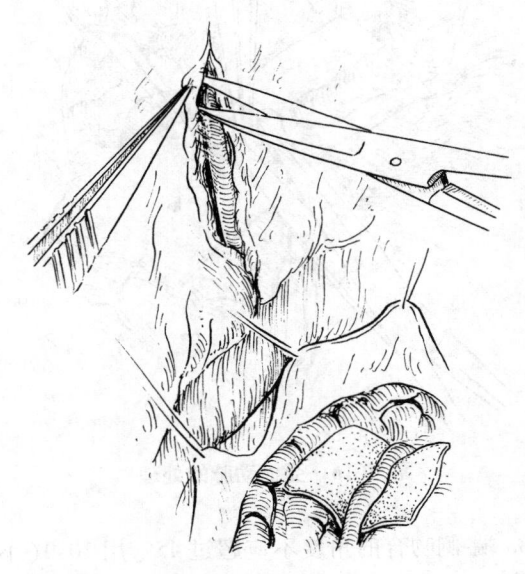

图 10-14　游离血管

6. 在游离的颞浅动脉中间,用 Yasargil 临时阻断夹临时夹住,切断,断端用肝素盐水冲洗管腔,切除断端软组织。用 3% 罂粟碱液棉片覆盖,防止干燥和动脉痉挛〔图 10-15〕。

7. 在已剥离的受血动脉上 Yasargil 临时阻断夹,把端-侧吻合部用镊子抓住,用弯显微剪刀剪开管壁,做开口部为供血血管长径的 1.2 倍,做成椭圆形(通常 2mm),受血血管管腔肝素盐水冲洗〔图 10-16〕。

2

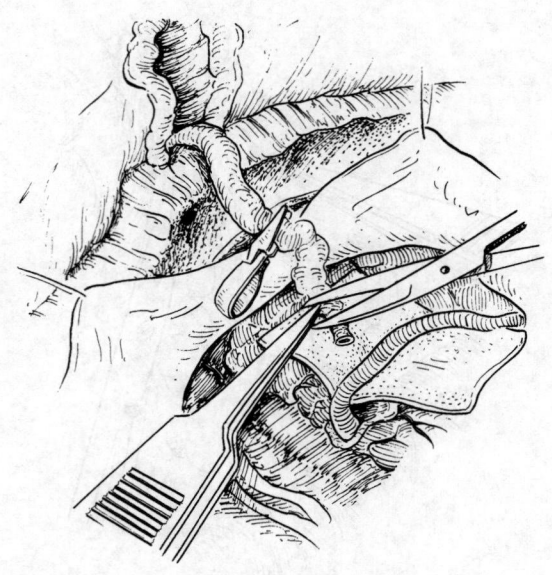

图 10-15　游离颞浅动脉

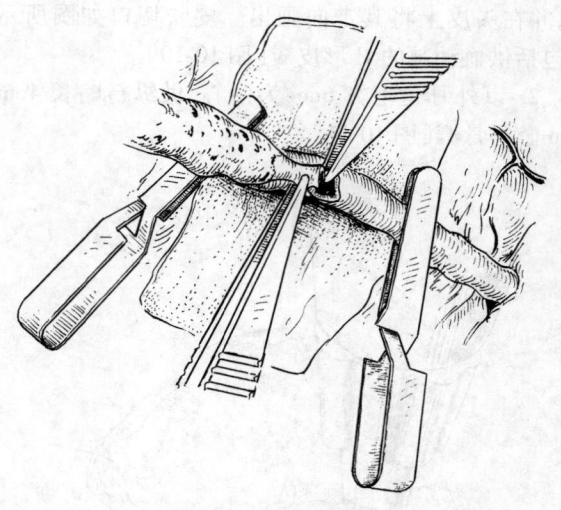

图 10-17　端侧吻合

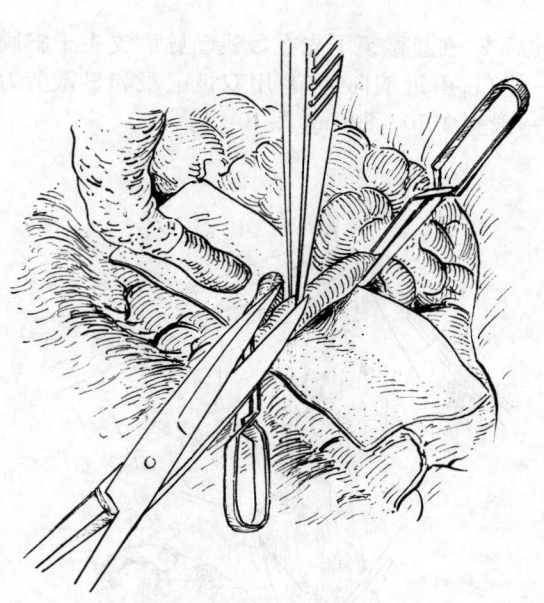

图 10-16　受血动脉的处理

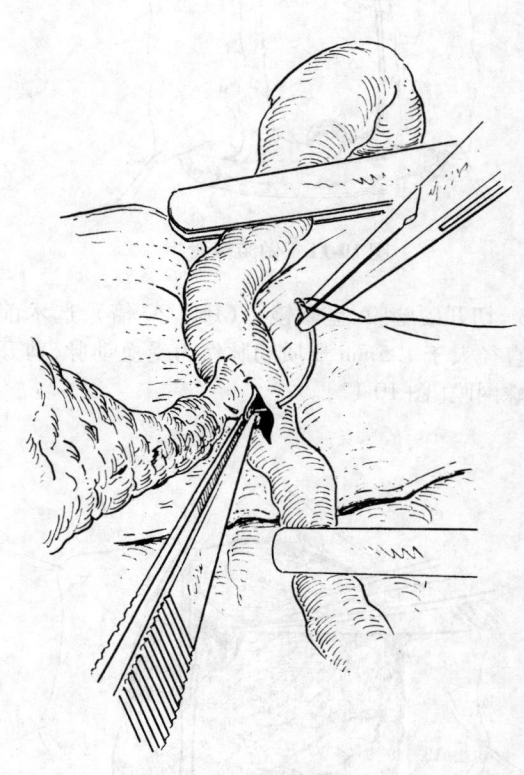

图 10-18　血管吻合缝合

8. 端-侧吻合的角度不应超过45°,用10-0(小儿烟雾病用11-0)单股无损伤尼龙线首先在长轴两端缝合,作为固定线,要求对合准确〔图10-17〕。

9. 在两个固定缝线之间,各缝合4～5针,每针线长约4～5cm,不打结,一侧所有缝线缝完后,确认管腔,针间距均匀,内膜对合良好,再次冲洗管腔至干净,依次结扎缝线〔图10-18〕。

10. 同样进行对侧操作,在结扎最后一根缝线前,把管腔用肝素盐水冲洗干净,排出空气,充分灌满。依次开放皮质动脉远端,近端,及颞浅动脉的动脉夹,如有吻合口渗漏,用小棉片轻压,数分钟多可自行停

止。如有喷射性漏血,需再补缝一针〔图10-19〕。

11. 硬脑膜间断缝合,留下缺口供颞浅动脉宽松通过。固定骨瓣,在骨瓣颞浅动脉经过处咬一缺口,间断缝合颞肌及筋膜,注意不要压迫颞浅动脉,逐层关颅术毕〔图10-20〕。

【术后处理】

1. 生命体征观察,意识,肢体活动。

2. 注意出入液体量,维持良好的灌注压,口服阿司匹林预防血栓。

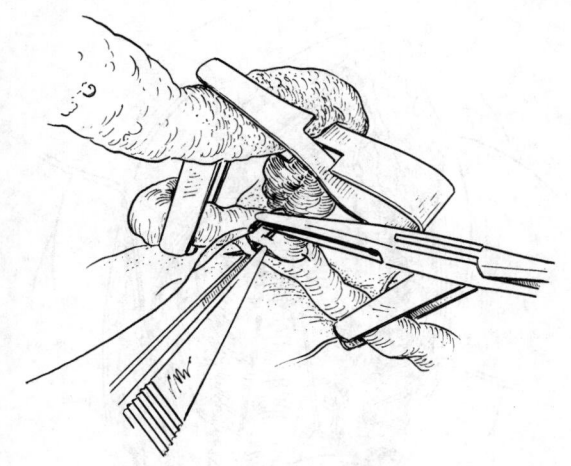

图 10-19　对侧血管吻合缝合

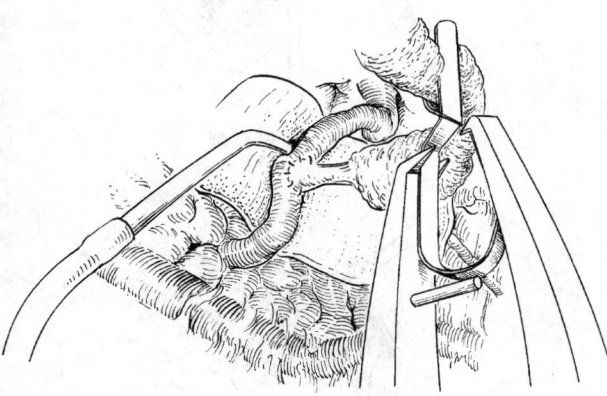

图 10-20　硬膜间断缝合,注意血运情况

3. 术后两周左右造影复查,造影时选择颈外动脉造影。

二、颈动脉内膜剥脱术

根据人群调查结果显示,大约 22% 的缺血性卒中是由颅外颈动脉狭窄病变所导致。颈动脉内膜剥脱术目的是改善颈动脉狭窄引起的血流低下,或者预防动脉粥样硬化栓子脱落引起的梗死。

【适应证】

颈动脉狭窄段位于下颌角与乳突尖连线下方。

1. 无症状性颈动脉狭窄患者　60% <狭窄<100% 的无症状颈动脉狭窄患者,手术须由围术期卒中发生率和病死率<3% 的医生来施行。

2. 症状性颈动脉狭窄患者　对于 6 个月内有过短暂性脑缺血发作(TIA)或缺血性脑卒中,且同侧颈动脉高度狭窄(70% ~99% 的狭窄,或内径 2mm 以下)的患者,手术可由围术期卒中发生率和病死率<6% 的外科医师对其施行颈动脉内膜剥脱术(CEA)。

3. 当患者具有双侧颈动脉狭窄病变时,原则上先处理症状严重的一侧,对侧的手术时间应间隔 2 周

以上。

【禁忌证】

1. 持久严重的神经功能缺失。

2. 颈动脉闭塞,闭塞远端动脉不显影。

3. 难以控制的高血压,或 6 个月内有心肌梗死。

4. 全身状况差,不能耐受手术。

【术前准备】

1. 术前服用阿司匹林的患者,手术当天停用阿司匹林。

2. 调节血压,血压不超过 180/100mmHg。

【麻醉】

全麻。

【手术步骤】

1. 患者取仰卧位,肩下垫枕,颈部后仰,头稍向病变对侧偏。皮肤切口:沿胸锁乳突肌前缘斜行切开,病变位置高的情况下,延伸到乳突的下方〔图 10-21〕。

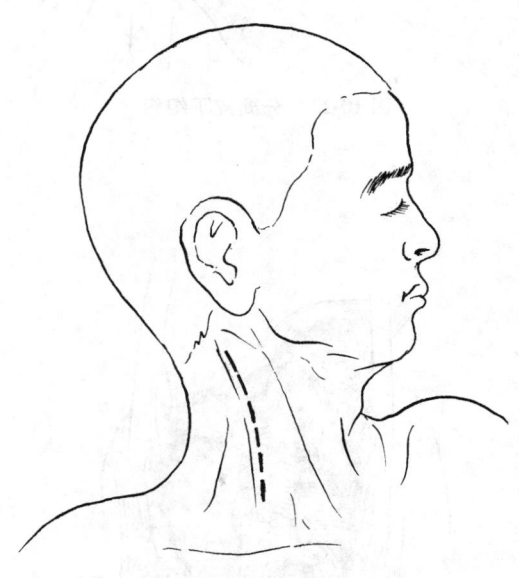

图 10-21　手术切口

2. 切开颈阔肌和颈筋膜,沿胸锁乳突肌前缘分离,暴露颈动脉鞘〔图 10-22〕。

3. 分离颈动脉和颈内静脉前方,为了更好显示术野,切断面静脉〔图 10-23〕。

4. 剪开颈动脉鞘,暴露颈动脉及其分支,为了避免颈静脉窦反射,在颈总动脉分叉处,利多卡因浸润后,进一步分离颈动脉〔图 10-24〕。

5. 为了防止血栓或动脉粥样硬化斑块脱落,要轻柔进行颈动脉的分离,将分叉部彻底游离,确认上方的舌下神经非常重要,剥离颈动脉后方时,不要损伤迷走神经及其分支的喉上神经,分离颈总动脉,颈外动脉,颈内动脉,甲状腺上动脉〔图 10-25〕。

2

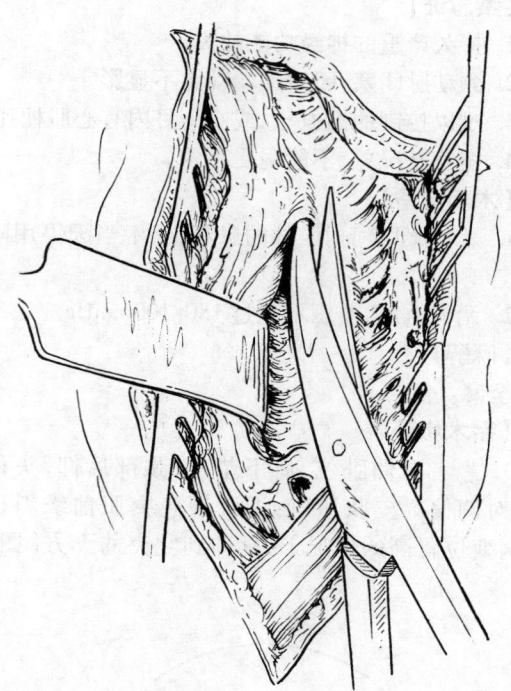

图 10-22　分离皮下组织

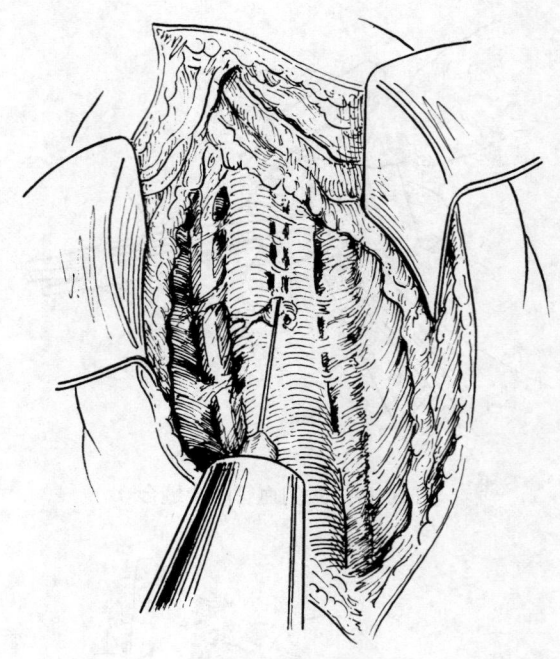

图 10-24　血管穿刺

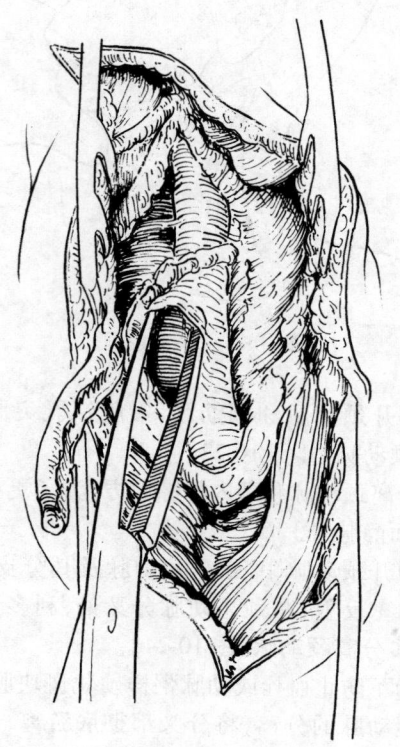

图 10-23　分离颈动脉鞘

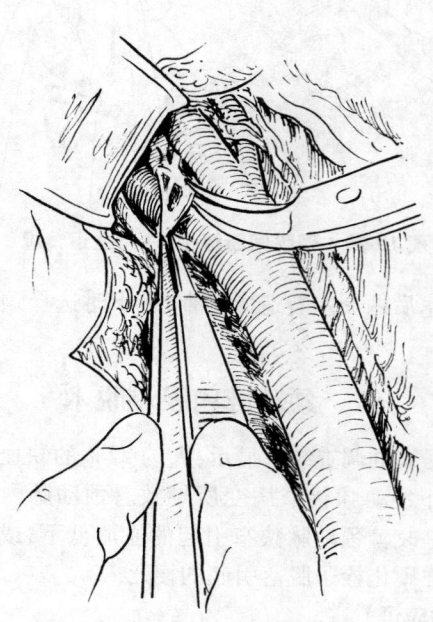

图 10-25　游离颈内与颈外动脉

6. 阻断颈总动脉前,静脉滴注肝素(5000U/kg),使全身肝素化,依次阻断颈内动脉,颈总动脉,颈外动脉,甲状腺上动脉〔图 10-26〕。

7. 尖刃刀在颈总动脉前壁切开一小口,用 Potts 剪刀向颈内动脉方向,剪开颈总动脉到颈内动脉斑块远端正常内膜部分〔图 10-27〕。

8. 用显微剥离子从颈总动脉向颈内动脉剥离斑块,剥离时一定要在同一层面进行,避免段差出现,修整颈动脉内表面的残余斑块,消除段差,颈内动脉远

2

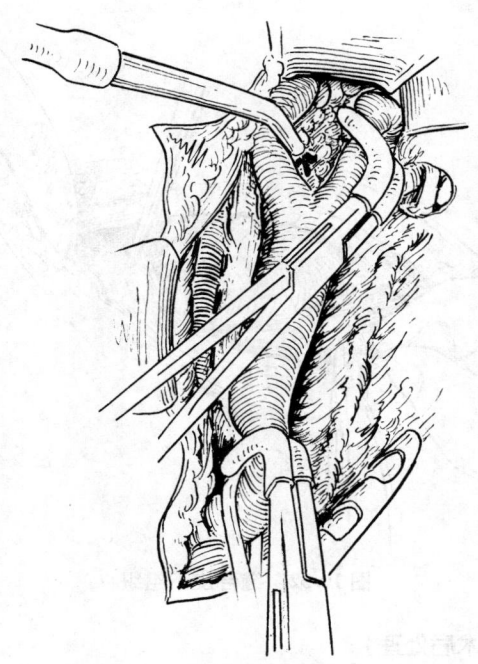

图 10-26 血管钳钳夹血管远、近端

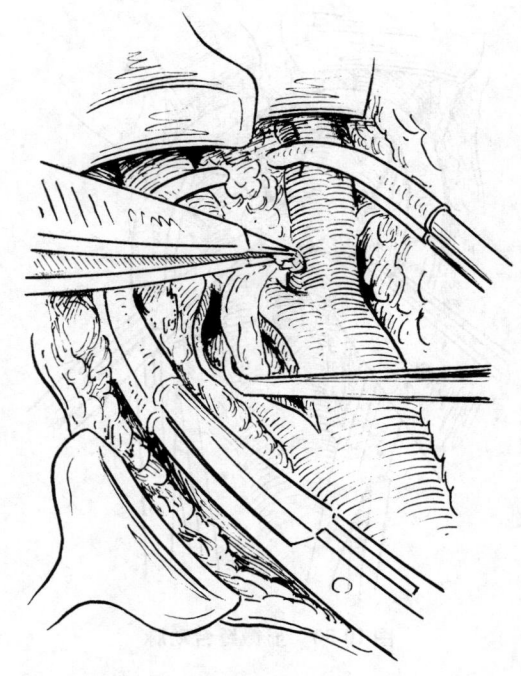

图 10-28 游离颈内动脉斑块

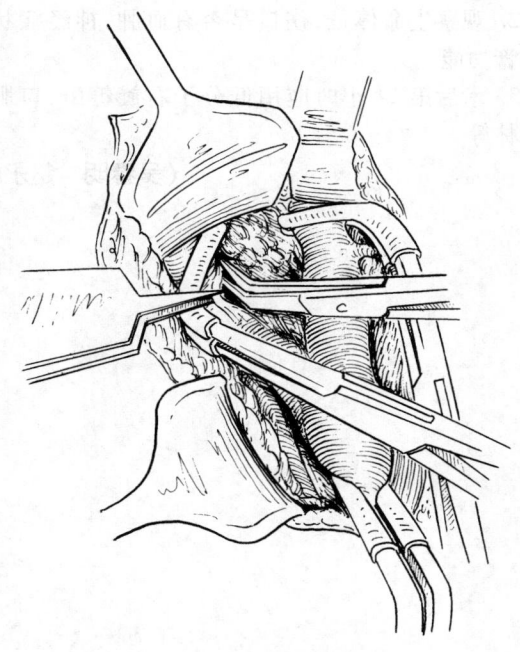

图 10-27 剪开颈内动脉

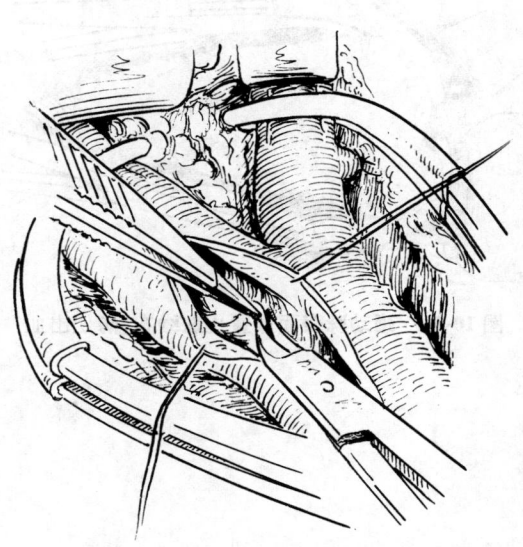

图 10-29 彻底处理粥样硬化斑块

端残留的部分病变内膜给予缝合固定〔图 10-28〕。

9. 冲洗颈动脉管腔,防止斑块碎屑及空气栓子在开放颈动脉后形成栓塞,6-0 聚丙烯缝线自远端开始连续全层缝合动脉壁切口,缝合应严密,尤其是两端。缝合时勿将外膜带入动脉腔内,以免形成血栓,缝合结扎切口近端最后一针缝线前,先后暂时松开颈外、颈内动脉控制夹,若血液反流良好,再随即夹闭,助手用肝素盐水冲出动脉腔内气泡,结扎最后一针缝线

〔图 10-29〕。

10. 切口缝合结束后,先后撤除颈外及其分支甲状腺上动脉,颈总动脉的控制钳(或夹),约 20 秒后再撤除颈内动脉控制钳,以确保所有可能残留的组织碎片、气泡冲入颈外动脉〔图 10-30〕。

11. 缝合后颈动脉表面放置止血纱布,防止术后颈动脉缝合处针孔出血,必要时补缝 1~2 针〔图 10-31〕。

12. 缝合颈动脉鞘,颈阔肌,皮下,皮内缝合皮肤〔图 10-32〕。

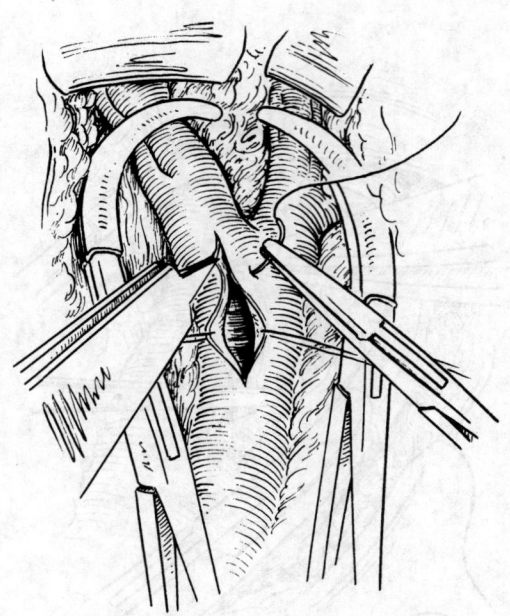

图 10-30　显微缝合动脉

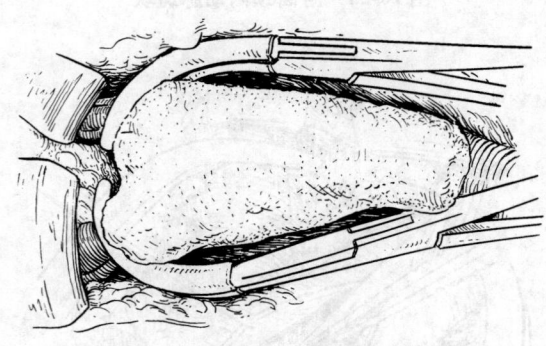

图 10-31　颈动脉表面放置止血纱布,防止出血

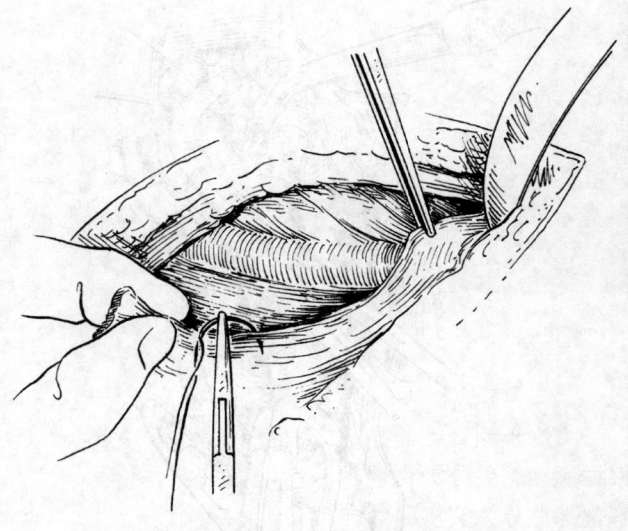

图 10-32　缝合皮下组织

【术后处理】

1. 血压控制　一般收缩压维持在 100～150mmHg,不可过高,也不能过低。

2. 观察生命体征,伤口是否有血肿,神经症状和心血管功能。

3. 术后第 24 小时应用低分子右旋糖酐,口服阿司匹林等。

（吴春明　赵永顺）

第 十 一 章

头皮及颅骨肿瘤

头皮及颅骨肿瘤是临床上常见的头部浅表肿瘤，根据病理结果分为良性和恶性两类，良性多见。根据解剖部位分为头皮肿瘤和颅骨肿瘤，治疗上常常需要神经外科医师进行手术干预。

第一节 头皮肿瘤

头皮肿瘤分为良性和恶性两类，良性肿瘤包括皮样囊肿、皮脂囊肿、脂肪瘤、血管瘤、神经纤维瘤等，恶性肿瘤包括黑色素瘤、皮肤癌、肉瘤、转移性肿瘤等。

皮样囊肿为囊性畸胎瘤，头皮皮样囊肿好发于眉梢或颅骨骨缝处，可与颅内交通呈哑铃状。临床触之表面光滑，活动，质韧，无压痛，与头皮无粘连。但术前需要充分检查与颅内是否有交通。

皮脂囊肿非真性肿瘤，为皮脂腺排泄受阻所致潴留性囊肿。与头皮有粘连，易继发感染，术前必须控制感染。

脂肪瘤为正常脂肪样组织的瘤状物，呈分叶状。触之质软，无压痛，与头皮无粘连。

以上三者为常见头皮肿瘤，均为良性，生长缓慢，手术应该完整切除，防止复发。皮脂囊肿应该采取梭形切口，连同头皮皮脂腺开口处的小黑点一并切除，防止复发。

血管瘤为起源于血管的良性肿瘤，分为毛细血管瘤、海绵状血管瘤和蔓状血管瘤三种，后二者常常需要手术治疗。海绵状血管瘤常在出生时或生后不久发生，成人少见。呈紫红色，压之可缩小，松手后恢复原状。蔓状血管瘤触之质软，有弹性，听诊时有吹风样杂音。术前均需做血管造影检查以了解病变范围，尤其注意与颅内有无交通。术后若留有残余，可辅以放疗和硬化剂局部注射。

神经纤维瘤包括神经鞘瘤和神经纤维瘤，前者由鞘细胞组成，后者为特殊软纤维。神经鞘瘤又分为中央型和边缘型，中央型肿瘤呈梭形，包膜即为神经纤维，故手术切除时应沿神经纵轴切开，以免切断神经；边缘型质硬，活动，有压痛，易切除。神经纤维瘤呈圆形或梭形，长轴与神经干方向一致，质硬，活动，易切除；另一类为丛状神经纤维瘤，常因皮肤色素沉着粗糙又称为神经瘤性橡皮病，好发于头顶或臀部；肿瘤中心为血管窦，故手术应从正常组织切入，以防止出血不易控制，创面大者需植皮修复。

临床还有其他类型的良性头皮肿瘤，较以上几种肿瘤少见。笔者手术治疗一例血管性平滑肌瘤，该病例位于颞部，生长缓慢，平卧时增大，质韧；站立时缩小，质软，活动，听诊无血管杂音。血管造影见与颅内无交通，颞浅动脉两个分支供血，术中已证实，完整切除，切开肿瘤见血运丰富。

黑色素瘤恶性程度极高，白种人比有色人种发病率高。交界性黑痣、阳光和紫外线照射被认为是引起黑色素瘤的常见病因，妊娠时发展更快。根据形态分为结节性黑色素瘤和浅表性黑色素瘤，前者病情进展迅速，发生转移早，预后差；后者生长缓慢，转移也较迟，5年生存率为70%。简单的临床分期是：Ⅰ期：无区域淋巴结转移。Ⅱ期：伴有区域淋巴结转移。Ⅲ期：伴有远处转移。诊断最终依靠病理检查证实。治疗上宜早期手术，若切除不彻底或切取活检，可迅速出现卫星结节及转移，故切除范围应为肿瘤外2cm，4～6周后行区域淋巴结清扫。术后可辅以化疗或免疫治疗。

皮肤癌常见为基底细胞癌和鳞状细胞癌。基底细胞癌起源于皮肤或附件基底细胞，发展缓慢，呈浸润性生长，很少有血道或淋巴道转移。伴有色素增多者呈黑色，需与黑色素瘤鉴别。对放射线敏感，可行放疗；对病灶大于1cm者，手术切除仍是主要方法。鳞状细胞癌起源于皮肤或附件的角朊细胞，生长迅速，早期即可呈溃疡，易破溃并向周围浸润，伴淋巴道转移。紫外线、化学因素、瘢痕等是常见病因，Neubauer等报道器官移植秃发受者可发生头皮鳞癌。

治疗鳞状细胞癌中,放疗不易根治,一次性手术是治疗本病的主要方法,切除范围应达到肿瘤外 2cm。研究发现头皮癌中女性易患基底细胞癌,男性鳞状细胞癌多见。

肉瘤起源于皮下组织,常见为纤维肉瘤,其他类型少见。纤维肉瘤好发于枕颈部和眼眶部,中年人多见,开始为硬而无痛的结节,生长迅速,易发生溃疡。确定诊断有赖于病理检查。纤维肉瘤对放疗敏感性差,故应采用根治性手术,预后较差,但 Muzumdar 等报道一例 6 个月婴儿患巨大纤维肉瘤经手术切除,随访 10 年预后良好。

转移性肿瘤可由邻近组织的恶性肿瘤直接侵犯或远处组织的恶性肿瘤经血道或淋巴道转移至头皮,较其他头皮肿瘤少见。前者包括颅内恶性脑膜瘤、颅骨及头皮下组织的恶性肿瘤,Massi D 等报道原发性头皮骨肉瘤,Seyhan T 等报道头皮恶性小汗腺腺瘤均为此种类型。因颈总动脉血流大部分流入颅内,故经血道转移的头皮恶性肿瘤极少,原发癌以肺癌、乳腺癌、肾癌多见。经淋巴道转移的以淋巴肉瘤多见,Khalifeh I 等报道以头皮单发病变为首发症状的霍奇金淋巴瘤。头皮转移瘤的诊断主要依靠病理检查。头皮转移瘤的治疗以手术切除为主,复发少,预后的关键取决于原发病灶的早发现、早诊断、早治疗。

第二节　颅骨肿瘤

颅骨肿瘤比头皮肿瘤少见,包括良性肿瘤、恶性肿瘤和颅骨类肿瘤疾病。常见的颅骨良性肿瘤有颅骨骨瘤和颅骨软骨瘤;常见的颅骨恶性肿瘤有颅骨多发性骨髓瘤、颅骨成骨细胞瘤和颅骨转移瘤;常见的颅骨类肿瘤疾病有颅骨嗜酸性肉芽肿和颅骨纤维异常增生症。颅骨肿瘤大多数需要手术治疗,但少数类型肿瘤可通过其他方法治疗,Nasrallah IM 等报道利用介入方法治疗较大颅骨海绵状血管瘤获得成功。

颅骨骨瘤是一种常见的肿瘤,好发于青壮年额顶部,生长缓慢。大多数外板型局部隆起并与头皮无粘连,不活动,无压痛;少数为板障型和内板型,板障型为膨胀性生长,颅骨凸出较圆滑,局部有压痛,内板型向颅内生长,肿瘤较大时易引起颅内占位效应,需与脑膜瘤鉴别。极少数肿瘤生长在鼻窦腔内,部分可引起鼻窦炎症状。颅骨骨瘤利用颅骨 X 线片多数可诊断,CT 检查看见肿瘤密度明显增高。骨瘤治疗以手术为主,生长较快、影响美观及有症状的骨瘤均应手术切除。外板型肿瘤可用骨凿切除,也可用骨钻钻孔,但不钻透内板,然后用咬骨钳咬除肿瘤。较大的或内板型肿瘤需行骨瓣切除,凿除骨瘤后骨瓣未损坏可煮

沸 20 分钟后复位,否则可用钛网一次性颅骨成形。颅骨骨瘤术后很少复发,预后较好。

颅骨软骨瘤多见于颅中窝底,生长缓慢,较大者可累及小脑脑桥角,并可伴有中组脑神经受压症状。颅骨平片可见骨性肿块,CT 检查有钙化,MR 检查 T_1 加权为低信号,T_2 加权为高信号。因血运不丰富可与脑膜瘤鉴别。治疗上因肿瘤基底较广泛,故很难全切,可大部切除以达到减压目的。对累及小脑脑桥角者可行颅后窝开颅。多数预后较好,反复复发者预后差。

颅骨多发性骨髓瘤来自骨髓组织浆细胞的肿瘤,为颅骨恶性肿瘤,病程 3 个月至 1 年不等,肿瘤呈扁平型隆起,无波动感,压痛明显,可同时侵犯椎体、肋骨等。疼痛为主要症状,程度剧烈,从间歇性至持续性,可引起病理性骨折。侵犯到颅内,则出现相应部位的神经系统症状和体征及颅内压增高。化验室检查中,患者贫血、淋巴细胞比例相对增高、白蛋白与球蛋白比例倒置、血钙增高,尿中出现本-周蛋白。颅骨平片可见多数散在、大小不一的低密度区。颅骨病灶为单发、范围较大,可以手术治疗。治疗颅骨多发性骨髓瘤的主要方法是化疗,主要是烷化剂为主。免疫治疗与放疗对本病也有效。Ko HL 等报道早期准确检查、联合局部手术和适当放疗可以有效地改善多发性骨髓瘤患者生活。

颅骨成骨细胞瘤是常见的颅骨原发性恶性肿瘤,好发于青少年,以颅盖部为主。生长较快,血运丰富,肿瘤与头皮粘连,有压痛,恶性程度高,预后差。贫血,血清碱性磷酸酶常增高;颅骨平片可见大小不等、边界不清的骨质破坏;MR 可见肿瘤基底高信号,周围低信号,肿瘤组织 T_1 为中等信号,T_2 为高信号。穿刺活检可帮助指导治疗,是一项有价值的诊断手段,尤其是怀疑有恶性病变者。如无其他部位转移,颅盖部肿瘤可手术治疗。因血运丰富,故术前需要造影以了解肿瘤的血运情况,术中尽可能较广泛地切除颅骨。术后行化疗,常用放线菌素 D 或环磷酰胺。

颅骨转移瘤主要来源于肺癌和乳腺癌,以血行播散为主,也可淋巴转移,Fenq D 等报道乳头状甲状腺癌转移至额骨,较为罕见。肿瘤开始为颅骨上一个或数个小肿块,生长迅速,伴疼痛,触之较硬,基底宽,发生坏死时可及波动感。对于原发肿瘤已确诊者,结合颅骨平片检查,诊断不困难;对于未确诊者,诊断较困难,最终需病理检查确诊。多数转移瘤只能采用放疗和化疗,对于原发肿瘤较小或已切除者,转移瘤位于颅盖者,可手术切除。

颅骨嗜酸性肉芽肿是一种原因不明的全身性骨病,有学者认为可能为一种自身免疫性疾病,好发于

颅骨,多发者常见,单发者预后好。多发于青少年,常有头痛、低热、体重减轻,颅盖部可及肿块,局部可有疼痛。化验室检查白细胞增高,嗜酸性粒细胞增高,血沉加快。颅骨平片可见边缘不规则的类圆形溶骨性破坏,边界清楚。单发、较小者可手术切除,本病对放疗敏感,激素和抗肿瘤药物可以控制病情发展。

颅骨纤维异常增生症是一种多发性骨纤维增殖性疾病,病因不明。好发于青少年,女性多见,全身骨骼均可受累。发生于颅骨处,一般位于一侧,多向颅外突出,向颅内突出者少见。病变累及视神经孔的,出现视力减退甚至失明。CT 检查对本病诊断率高,可显示病变范围及邻近器官组织受累情况及边界。本病成年后病变可自行停止,预后良好。对于视神经孔受累者,可行视神经孔减压术,颅盖骨受累严重致畸形者,可行颅骨切除,14～16 岁以后行颅骨成形术。

（刘　军）

2

第十二章

颅脑先天性疾病手术

第一节 侧脑室腹腔分流术

【适应证】

各类脑积水,包括交通性和梗阻性脑积水;患者无颅内感染,无腹水及头皮、腹壁皮肤感染者。

【禁忌证】

1. 腹腔有炎症(史)或有腹水者。
2. 妊娠妇女。
3. 颈、胸皮肤有感染者。

【术前准备】

1. CT扫描或脑室造影检查确定诊断。
2. 腰椎穿刺测压及脑脊液常规、生化检查。
3. 检查有无皮肤等部位感染。
4. 剃去头发,并按手术要求,该侧颈、胸、腹部剃毛。

【麻醉】

全麻。

【手术步骤】

1. 患者仰卧位,右肩下垫一小枕,头偏向左,从头、颈、胸到腹部皮肤消毒铺巾。头部切口从右耳轮上4~5cm向后4~5cm颅骨平坦部切开一小皮瓣并钻孔。将脑室管插入右侧脑室深约7~8cm,使管端位于室间孔附近,接上阀门,并将阀门置入皮瓣内侧预先凿好的颅骨槽内。以缝线固定阀门于骨膜上。

2. 腹部在剑突下作8~10cm中线剖腹切口,将腹腔管端放入肝膈面。自胸骨旁向上到颈部切口间,每隔15cm做2cm长的皮肤切口,用血管钳在各小切口间作皮下隧道,腹腔管上端通过皮下隧道到达颈部,与阀门管相接并结扎固定〔图12-1〕。

【术中注意事项】

1. V-P手术皮下隧道内导管较长,注意不要扭曲、折叠等导致导管阻塞。

2. 进入腹腔的导管要足够长,防止术后导管回缩至皮下。

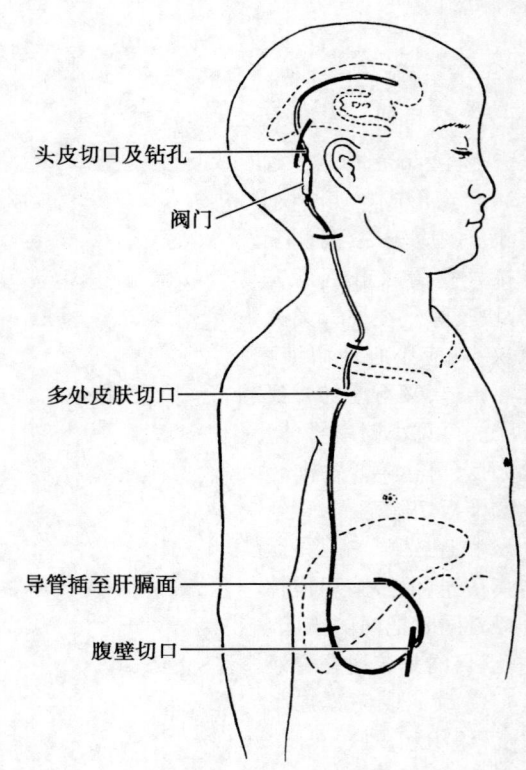

图 12-1 脑室腹腔分流术示意图

头皮切口及钻孔

阀门

多处皮肤切口

导管插至肝膈面

腹壁切口

【术后处理】

1. 创口感染 V-P手术感染较少,但可发生膈下感染甚至脓肿,必要时作腹腔超声探测。一旦发生,以拆除引流装置为宜。

2. 导管故障 除阻塞、脱接外,可有大网膜包裹管端甚至肠穿孔等,应找出故障原因,予以纠正。

3. 颅内低压 由于引流装置控制流量及压力不当所致。个别患者可发生双侧硬膜下血肿。压力过低时应注意更换压力适当的引流装置。

第二节 Arnold-Chiari 畸形

本病又称小脑扁桃体下疝畸形。为发育异常所致小脑扁桃体延长,伸入枕大孔到达椎管内,甚至延髓下段、第四脑室下部移入椎管,阻塞枕骨大孔和上颈段椎管,造成后组脑神经、上段颈神经根牵拉下移,产生小脑、延髓、上颈髓受压症状,脑神经、颈神经根症状及脑积水引起的颅内压增高症状。

【适应证】

1. CT、MRI 检查证实小脑扁桃体延髓下疝畸形。

2. 进行性发展的小脑、延髓、脑神经及上颈神经受损功能障碍,颅内压增高等症状。

【术前准备】

常规头皮备皮、备血及术前用药。

【麻醉】

全麻。

【手术步骤】

1. 体位与切口　患者取坐位,做枕下正中直切口,从枕外隆凸至颈$_{3-4}$棘突。

2. 骨窗形成　切除枕骨和第1~4颈椎椎板。枕骨切除范围应较广,两侧至乳突内侧缘,上方至横窦,下方打开枕骨大孔后缘。枕骨切除方向,宜从上向下,分块咬除。在枕骨大孔附近,颅骨内陷,硬脑膜外间隙狭小,应小心地用细嘴咬骨钳切除颅骨,达到解除骨性压迫,又不增加神经损害。切开硬脑膜和椎管硬脊膜。可见小脑扁桃体呈楔形,充填枕大池并且疝出枕大孔,可达第3颈椎。如扁桃体疝超过第3颈椎,应扩大椎板切除范围,直到小脑扁桃体完全显露。

3. 粘连松解　解除小脑扁桃体、延髓及脊髓处的蛛网膜粘连,但小脑扁桃体与延髓之间的粘连不可勉强分离。同时把两侧小脑扁桃体分开,探查第四脑室正中孔,目的是疏通脑脊液循环的通路。

4. 关颅　取筋膜减张缝合硬脑膜。分层缝合肌肉、皮下组织和皮肤。

第三节　脊膜膨出修复术

根据膨出的内容不同可分为3型:单纯脊膜膨出、脊髓脊膜膨出和脊髓外翻。腰骶部最多见。

【适应证】

1. 除对囊壁较薄且随时有破溃可能者须及早行手术外,一般应在生后6个月手术为宜。此时婴儿对麻醉、手术及手术中脑脊液流失的耐受力已较强。同时,经6个月的观察,对有无脑积水或其他畸形已大致可以决定。且此时护理较易,术后切口污染的机会也较少。对脊髓脊膜膨出,由于脊髓或神经根与囊壁粘连,以及脊柱增长速度远比脊髓为快,如果手术过迟,脊髓或神经根就会受到牵扯,使原有的症状加重或增添新的症状。

2. 如囊壁很薄容易破溃或已破溃而未感染时,应随时作急症修复,以免酿成脑膜炎、脊髓炎、败血症等并发症。如破溃后并发脑膜炎时,应在感染控制后手术。新生儿如有上述情况,最好在24小时内手术,对一些囊壁上皮发育不完全的新生儿,也应认为该囊壁已经污染,应在小心护理下先予抗感染治疗,经过数周后,待新生儿全身及局部情况好转,并且度过新生儿黄疸期,再抓紧时间手术。

【禁忌证】

严重的脊髓外翻,合并其他严重的畸形,或智力明显不良者,一般不予以手术,对伴有脑积水的,则宜在脑积水静止后或治疗成功后方予修复。

【术前准备】

术前小心喂养及护理,使患儿一般情况转佳,能耐受手术。术前避免上呼吸道感染、消化不良、腹泻等疾病。

作好输液准备。如穿刺有困难,应作大隐静脉切开,因为术中往往需要做切口上、下皮瓣的广泛分离,对婴幼儿来说,创伤较大,术中出血及术后渗出较多,故不能疏忽。如患儿体质较差或膨出较大时,还需要准备输血。

【麻醉】

多选用硫喷妥钠肌内注射加局麻,也可用气管内插管全麻。

【手术步骤】

1. 体位　一律取俯卧位,臀部用软垫垫高30°左右,使切口位于最高位,手术时易于显露及避免脑脊液流失过多〔图12-2(1)〕。婴幼儿脑脊液流失过多会导致急性水、电解质紊乱,甚至使大脑皮层塌陷,导静脉撕断引起颅内出血,同时也是术后中枢性高热的可能原因。

皮肤消毒应较广泛,以免分离皮瓣或作减张缝合时污染切口。会阴部应用消毒敷料隔开,以免粪、尿污染切口。

2. 切口　膨出在腰骶部者一般采用横切口,膨出物处可切成梭形。切口尽可能远离髂嵴,因为皮肤分离至该处即受限制,广基型膨出的切口两侧要达到双侧腋后线,并各向上、下延伸如"∫"形,以便潜行分离〔图12-2(2)〕。

3. 分离皮瓣　切口直达深筋膜,沿皮下组织作上、下潜行分离,分离的范围至皮瓣可以对拢缝合而无张力为止,这是避免术后切口裂开和感染的关键之一,边分离边填塞温盐水纱布垫止血,到缝合皮肤切口时,大致已可获得满意的止血效果〔图12-2(3)〕。

4. 分离囊基组织　脊膜膨出表面可有较厚的脂肪组织,切口应达膨出周围深筋膜。并沿深筋膜细心锐性向囊肿基部分离,切忌在囊颈上方粘连部位进行广泛剥离,否则有引起失血过多至休克的危险。广基型膨出的基底大,分入时注意勿损伤囊颈,以防伤及囊颈内的神经组织。到达囊颈基部时,可先扪到椎板的裂孔,辨清脊膜囊,然后尽量分离黏附于其上的结缔组织,直到囊颈不完全分离为止〔图12-2(4)〕。一般来说分离并不难,但如有过感染或破溃者需要特别小心。

5. 探查硬脊膜下腔　将脊膜囊切一小口,看清囊内无神经组织时,即可剪开囊颈,把多余的膨出脊膜剪去,荷包或连续缝合硬脊膜,使缝合处硬脊膜和正常硬脊膜处于同一平面。此时压迫患儿前囟或颈静脉,试验是否漏液。不漏液是手术成功的又一关键。

如系脊髓脊膜膨出,囊基一般都较宽而长,可明显触及索状物,或囊壁明显肥厚〔图12-3(1)〕。此时先在正常硬脊膜作一小切口,避免伤及粘连的神经组织,再逐渐沿囊颈扩大切口〔图12-3(2)〕。术者左手提住囊肿的皮蒂使之向外翻出,右手用刀作锐性分离,尽量把粘连于囊壁的神经组织无损伤地复位〔图12-3(3)〕,如神经粘连较紧,勉强分离可加重损伤时,则可保留一片硬脊膜,个别粘连紧密的神经纤维也可切断〔图12-3(4)〕,如辨别神经组织有困难时,可用电刺激分离。待神经完全分离后,将其纳入硬脊膜下腔,使其复位。所有放回的神经组织必须游离在硬脊膜下腔内,不再与硬脊膜粘连。这一步骤对术后效果关系极大,术中应尽力做到。切开硬脊膜下腔后,可用带线脑棉片塞入硬脊膜下腔近头端,以免丢失脑脊液,并避免血液进入蛛网膜下腔,但缝合时必须取出该棉片。紧密缝合硬脊膜,个别患儿的硬脊膜缺损较多,应取筋膜修复〔图12-4〕。

6. 缝合　椎板缺损处需用附近腰肌筋膜瓣翻转后加强缝合。皮肤、皮下组织分两层缝合。皮下组织缝合时最好同时穿过下面的筋膜或肌肉,以免形成死腔,皮肤应在无张力下缝合。如缺损较大,可将上、下皮瓣作Z字形成术,如缺损很大,则可再胸背部皮肤作"V-Y"形成术,多可获得满意的缝合。不必放皮下引流〔图12-5〕。

术后伤口区应用棉垫略加压包扎,用胶布贴紧封闭四周,以免粪、尿污染。

【术中注意事项】

脊髓脊膜膨出修复术的重要目的是保护膨出的神经组织并使其复位。由于膨出的神经组织也居于囊壁层内并保持其自然位置,临床上可无神经症状出现,因此,手术时对每例患者均应当作有神经组织膨出来对待,才能避免膨出神经组织的损伤。由于膨出的神经组织可居于囊壁层内,所以,如果单纯观察囊内壁,可误认为无神经组织膨出,应选择囊壁最薄处切开,此后不但要详查囊内,还应在囊颈仔细视诊及触诊囊壁内有无神经组织,再决定切除范围。在确定的神经组织对侧剪开囊壁至近囊颈处,于尽可能高的位置自内侧行荷包缝合,待缝合至神经组织处时,仔细缝合内侧脊膜表层组织,勿损伤表层以外的神经组织,小心切除多余的囊壁,缝合硬脊膜,再以翻转的筋膜瓣加强修复。

【术后处理】

1. 术后仍保持俯卧臀高位,并用小沙袋压迫切

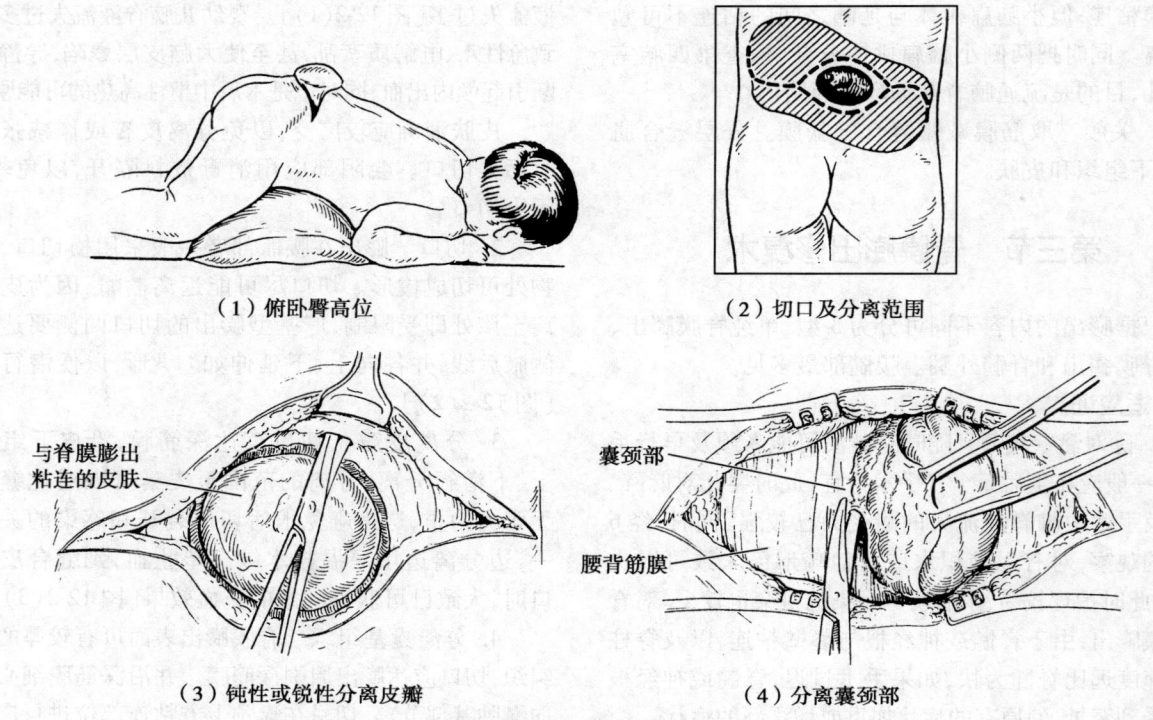

（1）俯卧臀高位

（2）切口及分离范围

与脊膜膨出
粘连的皮肤

（3）钝性或锐性分离皮瓣

囊颈部

腰背筋膜

（4）分离囊颈部

图12-2　体位及术野暴露

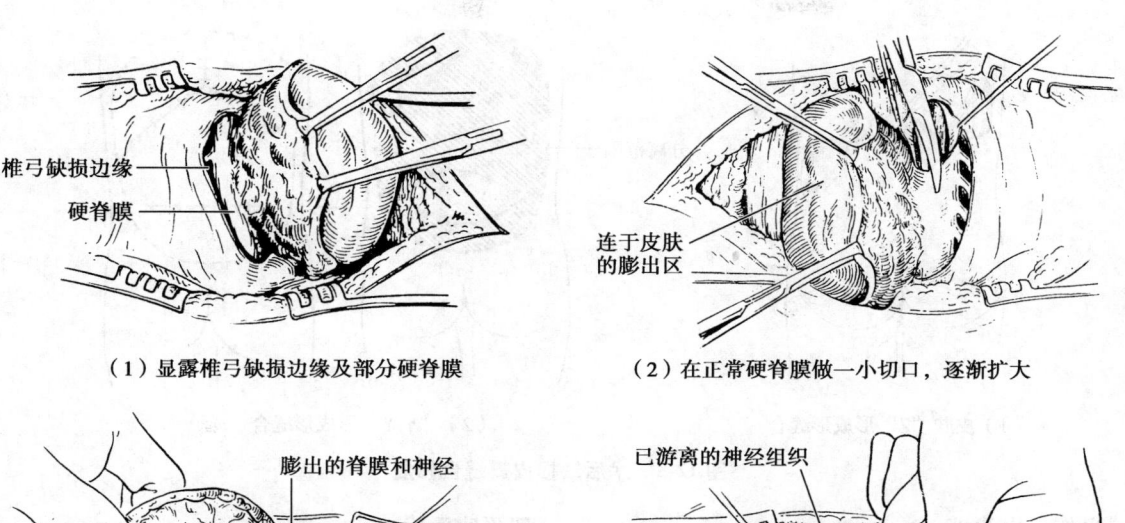

（1）显露椎弓缺损边缘及部分硬脊膜

椎弓缺损边缘
硬脊膜

（2）在正常硬脊膜做一小切口，逐渐扩大

连于皮肤的膨出区

膨出的脊膜和神经

（3）锐性分离粘连的神经组织

已游离的神经组织
硬脊膜

（4）切断粘连紧密的神经纤维

图 12-3　硬脊膜下腔探查处理

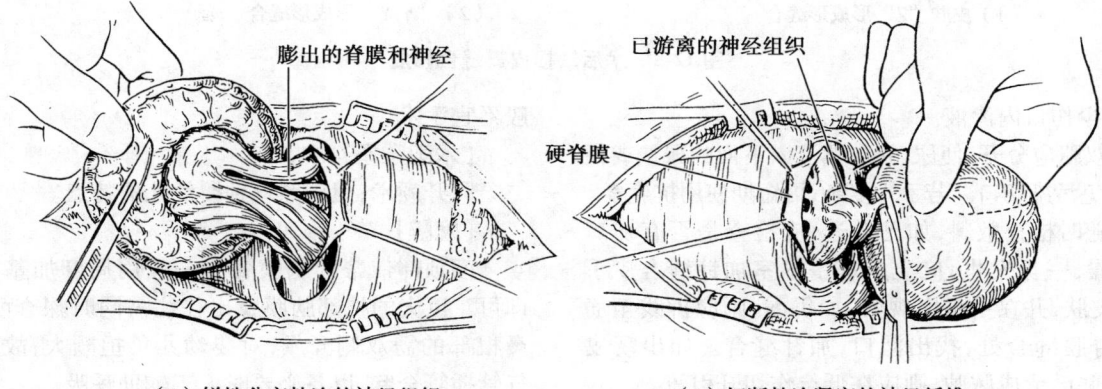

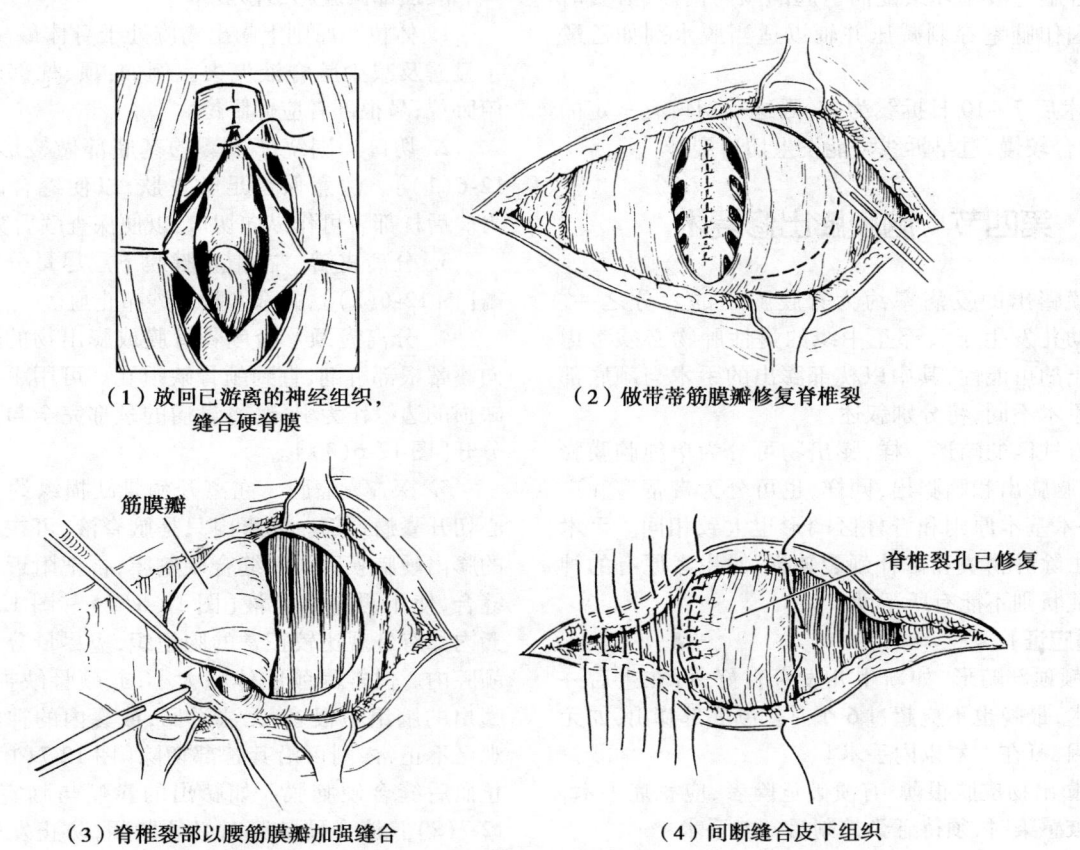

（1）放回已游离的神经组织，缝合硬脊膜

（2）做带蒂筋膜瓣修复脊椎裂

筋膜瓣

（3）脊椎裂部以腰筋膜瓣加强缝合

脊椎裂孔已修复

（4）间断缝合皮下组织

图 12-4　硬脊膜修补术

2

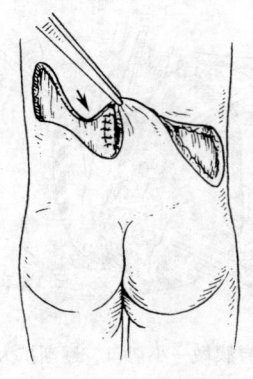
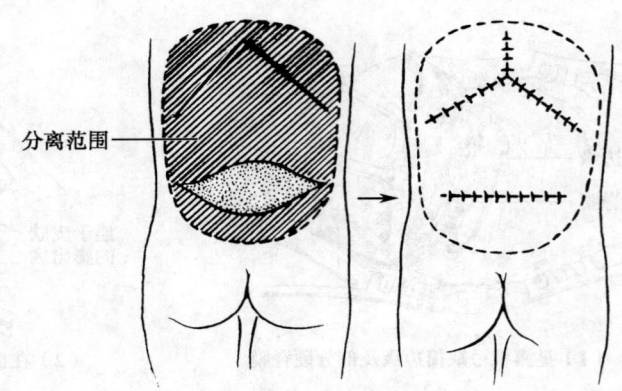

分离范围

（1）皮肤"Z"形成形缝合　　（2）"V-Y"形成形缝合

图 12-5　术后缺损皮瓣缝合修复

口,以减少伤口内渗液。

2. 双腿应分开,使尿、粪自然流入下面的尿垫或便盆内,以免污染切口。若手术复杂,可短期使用抗生素。

3. 随时检查敷料,如已湿透,应检查是否有切口脑脊液漏,一旦发生,应立刻送手术室加针缝合皮下组织及皮肤,并在手术室观察,如仍漏,则应拆线至筋膜或硬脊膜缝合处,找出漏口,加针缝合。如出现皮下感染,并已形成脓肿,则应在低位作切开引流。

4. 术后宜定期测量头围及观察前囟饱满程度,如有短暂性脑脊液循环紊乱而引起的颅内高压,必要时可经前囟作脑室穿刺减压并辅以适当脱水剂如乙酰唑胺等。

5. 术后 7～10 日拆线为宜,因这种切口有一定的张力,愈合较慢,过早拆线可能发生切口裂开。

第四节　脑膜膨出修复术

脑膜膨出的发病率约为脊膜膨出的六分之一。凡是婴幼儿发生于头部正中线的囊性肿物必须考虑脑膜膨出的可能性,其中以枕部膨出的手术与颅底部膨出的手术不同,将分别叙述。

和脊柱区的畸形一样,膨出物可分为单纯脑膜膨出、脑膜脑膨出和脑膨出;同样,也可分为带蒂型和广基型,手术基本原则和脊柱区畸形也大致相同。手术目的是去除肿物块和修补颅裂缺损,对患者原有的神经系统症状则不能有所帮助。

【适应证】

1. 颅顶部畸形,如新生儿发育良好,可在生后一周内手术,最晚也不应超过 6 个月。颅底部膨出,如无特殊原因,可在 1 岁以内手术。

2. 膨出物皮肤很薄,有溃破危险者,应急症手术;如已溃破感染时,须待感染控制后方能手术。

【禁忌证】

如合并其他严重畸形或神经功能缺损严重时,一般不宜手术。

【术前准备】

同开颅术;但应照顾到婴幼儿的特点。

【麻醉】

颅顶部带蒂的脑膜膨出一般用局麻加基础麻醉即可。巨大的枕部脑膜膨出往往需同时探查颅后窝;鼻根部的需双侧开颅,对婴幼儿负担颇大,故应采用气管插管全麻,以备必要时人工辅助呼吸。

【手术步骤】

颅顶部脑膜膨出修复术

1. **体位**　原则上膨出物应处于身体最高位,以利于显露及减少脑脊液流失。例如:顶、枕部畸形宜取俯卧位;鼻根部者应仰卧位。

2. **切口**　围绕膨出囊的基底部做梭形切口〔图 12-6(1)〕。注意保留足够皮肤,以便缝合时没有张力。后枕部者可作纵向切口,以便探查颅后窝。

3. **分离皮瓣**　在帽状腱膜下层尽量分离两侧皮瓣〔图 12-6(2)〕,并塞入盐水纱布止血。

4. **分离囊颈**　沿颅骨骨膜或膨出物的硬脑膜层向囊蒂根部解剖,直到颅骨缺损孔。可用手扪到颅骨缺损的边缘作为引导,将囊瘤的颈部完全与颅骨裂孔分开〔图 12-6(3)〕。

5. **探查囊瘤腔**　在离开颅骨缺损缘约 1cm 处小心切开囊瘤颈部。如囊内只是脑脊液,可在切除多余的膨出硬脑膜后间断缝合硬脑膜,再把附近筋膜翻转缝合,使不再流脑脊液〔图 12-6(4)～图 12-6(6)〕。囊内如有外观比较正常的脑组织,应尽量分离后送回颅腔内。但常因颅腔体积太小,或颅骨缺损孔太小,膨出的脑组织很多,无法送回;或囊内的神经组织外观已不正常,则可沿其蒂部切除〔图 12-7(1)〕。彻底止血后缝合硬脑膜。如膨出的囊瘤与脑室相通〔图 12-7(2)〕,缝合硬脑膜时必须紧闭,防止发生脑脊液漏及脑室炎。枕部以脑膜膨出〔图 12-7(3)〕及脑膜脑膨出〔图 12-7(4)〕为多见。

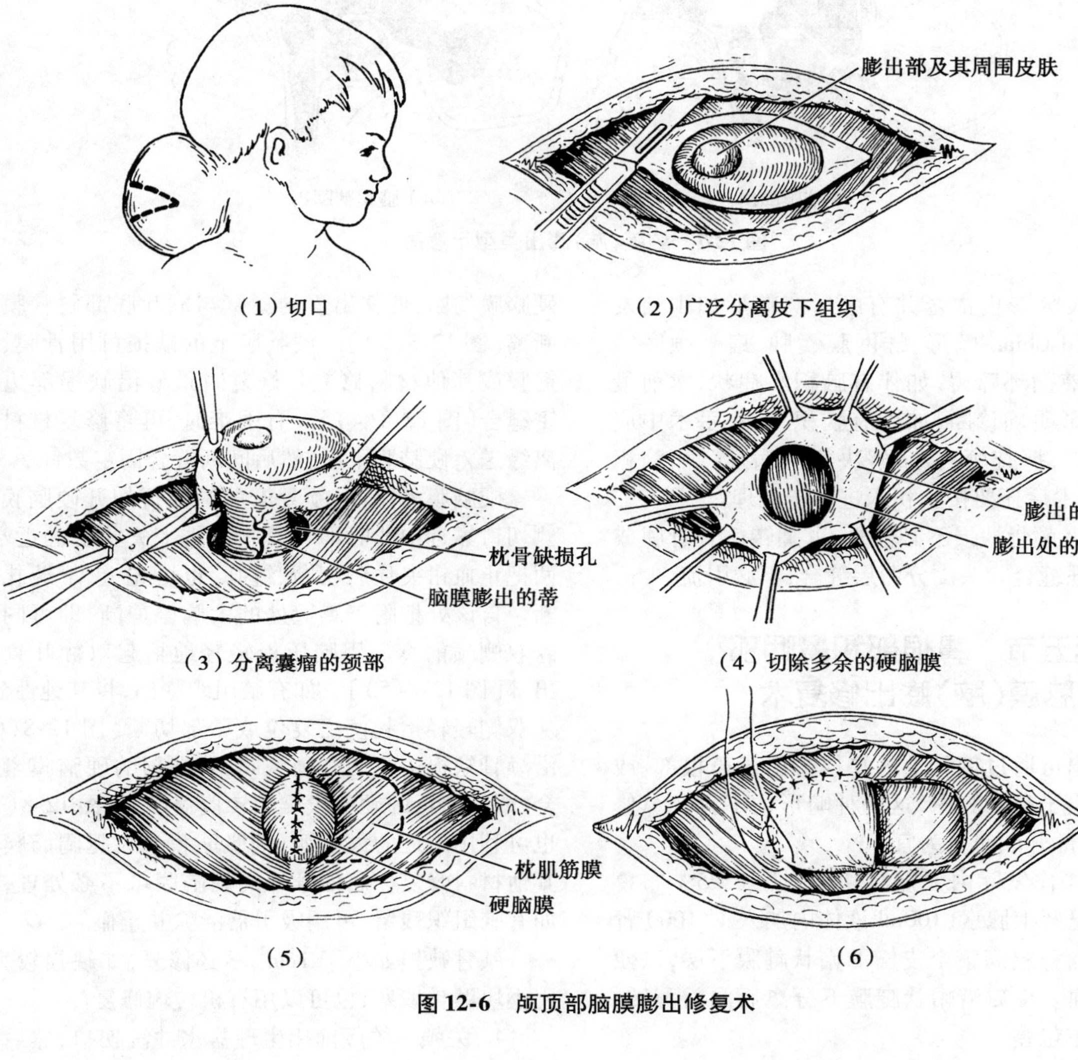

膨出部及其周围皮肤
枕骨缺损孔
脑膜膨出的蒂
膨出的脑膜
膨出处的颅骨裂孔
枕肌筋膜
硬脑膜

（1）切口　（2）广泛分离皮下组织

（3）分离囊瘤的颈部　（4）切除多余的硬脑膜

（5）　（6）

图 12-6　颅顶部脑膜膨出修复术

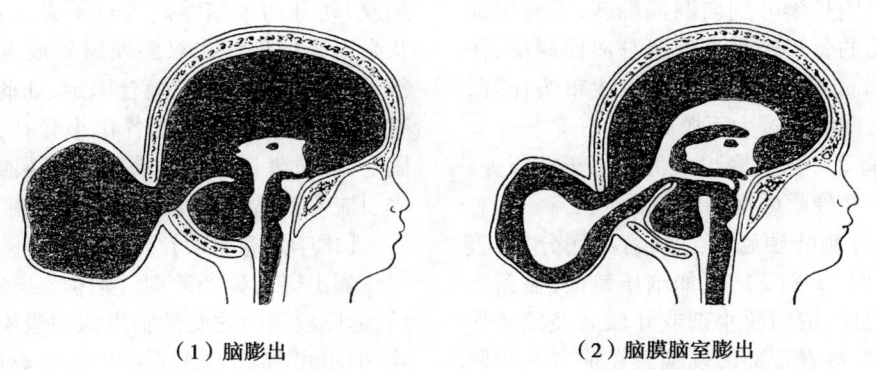

（1）脑膨出　（2）脑膜脑室膨出

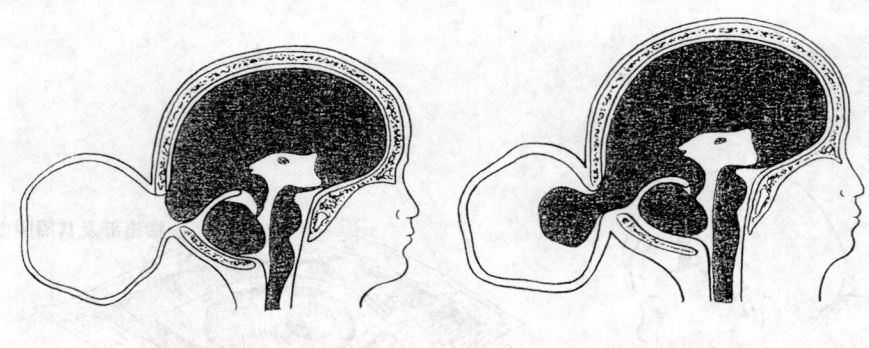

（3）脑膜膨出　　　　　　　　　（4）脑膜脑膨出

图 12-7　脑膜（脑）膨出类型示意图

枕部巨大脑膨出常合并有颅后窝畸形如小脑发育不良、Arnold-Chiari 畸形、蛛网膜囊肿、扁平颅底等而引起脑脊液循环障碍，如伴有脑积水症状，术前最好做脑室造影明确诊断，如确有脑积水时，手术中应酌情扩大切口，探查颅后窝，解决相应病灶。如脑积水不能解除，术后还要按脑积水进一步处理。

6. 缝合　颅骨缺损不必修复，可翻转颅骨骨膜或枕肌筋膜加强缝合。头皮分两层缝合，不必引流。

第五节　鼻根部和鼻咽部脑膜（脑）膨出修复术

脑膜膨出可通过额骨上的缺损膨出于鼻根部，或通过筛板突出于鼻咽腔中，这两种畸形均不宜经鼻修复，而以经额部开颅修复为宜。

1. 切口　作发际内大冠状切口。用 0.25% 布鲁卡因加入少量肾上腺素（100ml 液体内加入 1∶1000 肾上腺素 1~2 滴）浸润整个皮瓣的帽状腱膜下层，以便于分离及止血。皮瓣沿帽状腱膜下分离后向前翻转，用湿盐水纱布包裹。

2. 双侧颅骨瓣成形　骨瓣可先做一侧（通常先做右侧），并跨越中线，探查后如有必要再做左侧骨瓣〔图 12-8（1）〕。双侧骨瓣分别向颞侧翻转，额骨中部不必留骨桥。婴儿的骨瓣极易从颞肌分离而脱落，作骨瓣时应小心。骨瓣翻转后，皮瓣下用纱布垫托好，勿使骨瓣与颞肌之间张力过大而撕脱。

3. 修复膨出病灶　这类膨出大部分位于筛板处。修补方法有硬膜外及硬膜内两种入路。

硬膜外入路：将额叶硬脑膜与颅前窝底分离，直到膨出囊的蒂部〔图 12-8（2）〕。如脑压较高，显露不易，可于手术开始时酌情用脱水剂或开颅后经额角作脑室穿刺减压，然后将囊蒂部的硬脑膜在前方和两侧切开，进入囊内。囊内大多有脑组织，处理原则同颅顶脑膜膨出。如其外观正常并能与囊壁分离，分离后推入硬脑膜内，否则可沿蒂部切断，最后将囊蒂后部

硬脑膜切断，使膨出囊的囊壁与额叶底部硬脑膜完全断离〔图 12-8（3）〕。硬脑膜上的缺损可用骨膜、颞肌筋膜或其他材料修复。修复时最好沿缺损部边缘紧密缝合〔图 12-8（4）〕。有困难时，可将修复材料的游离缘送入硬脑膜下腔，然后间断缝合固定数针。

硬脑膜入路：沿颅骨瓣前缘横行切开硬脑膜。两侧切口靠近中线时即可清晰显露上矢状窦的近端，用两把止血钳夹住后切断、缝扎，也可先上、下缝扎后切断。自该处把附于鸡冠处的大脑镰剪断，即可同时显露双侧颅前窝。用脑压板轻轻地抬起双额叶直到膨出部〔图 12-8（5）〕。如有脑组织膨出，将其钝性分离，从双侧轻轻抬起使之复位或蒂部切断〔图 12-8（6）〕。沿颅骨缺损边缘切开硬脑膜，将缺损的硬脑膜紧密缝合，或用附近的硬脑膜瓣翻转覆盖修复〔图 12-8（7）〕，也可利用附近的大脑镰、颞肌筋膜或大腿阔筋膜以及其他材料修复。疝处颅外的硬脑膜可不必处理，其中如有脑组织残留，可用吸引器清除并止血。

颅骨缺损如小于 1cm² 不必修复，如缺损较大，可用小块颞骨填塞，也可以用有机玻璃修复。

4. 关颅　关颅前用生理盐水冲洗伤口，然后于颅内装满生理盐水，以填补术中脑脊液的流失及预防颅内压过低而渗血。采用硬脑膜内入路时缝合双侧硬脑膜，切开的大脑镰附着点不必固定，已结扎的上矢状窦不必处理。在双侧硬膜外放置胶管引流。双侧额骨瓣复位后将骨膜缝合固定，如此法固定骨瓣不牢时，可在两骨瓣中央缘各作小骨孔，穿入粗丝线予以固定，以防骨瓣塌陷。头皮分两层缝合，头皮下置胶皮引流管，以防渗液积聚。

【术中注意事项】

膨出突入鼻咽腔时，颅内囊颈分离、脑组织复位后，远侧段囊内的变性脑组织用吸引器吸除或刮匙刮除，但不可损伤鼻黏膜，以免与鼻咽腔相通而发生感染。

【术后处理】

1. 手术部位应保持高位，如枕部的脑膜膨出应侧

2

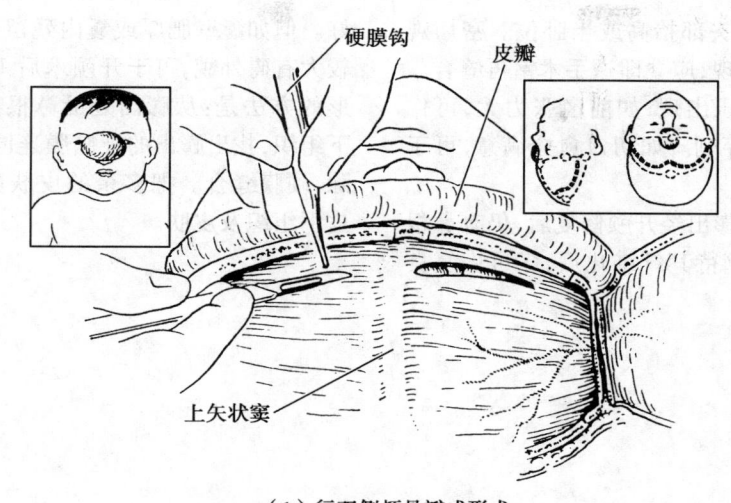

（1）行双侧颅骨瓣成形术

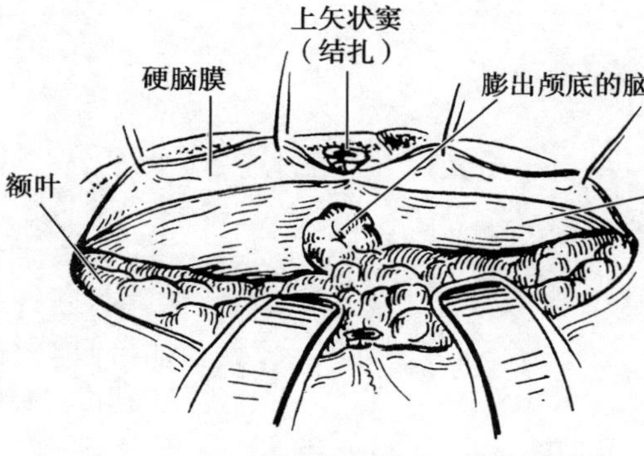

（2）硬膜外分离膨出囊至蒂部

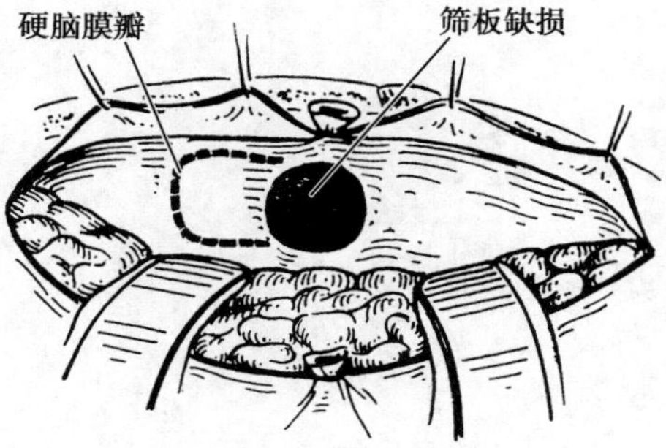

（3）复位脑膨出

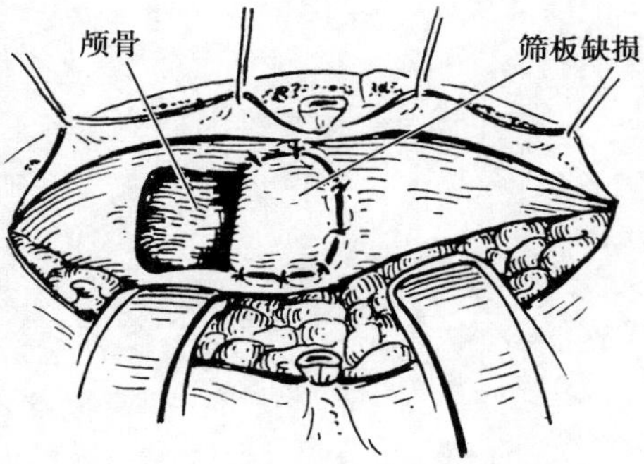

（4）修复缺损

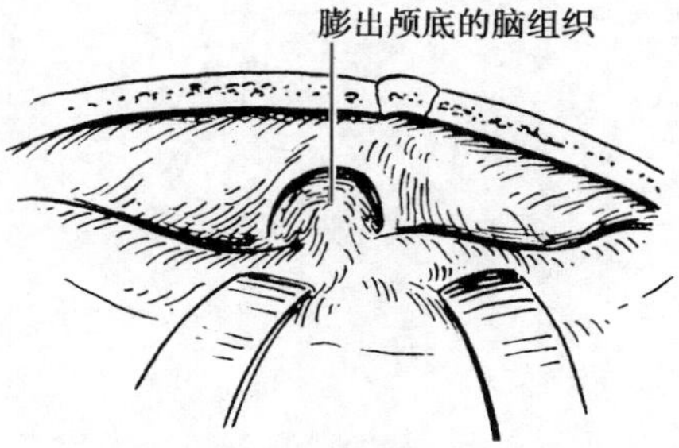

（5）硬脑膜内入路，直到膨出的囊蒂

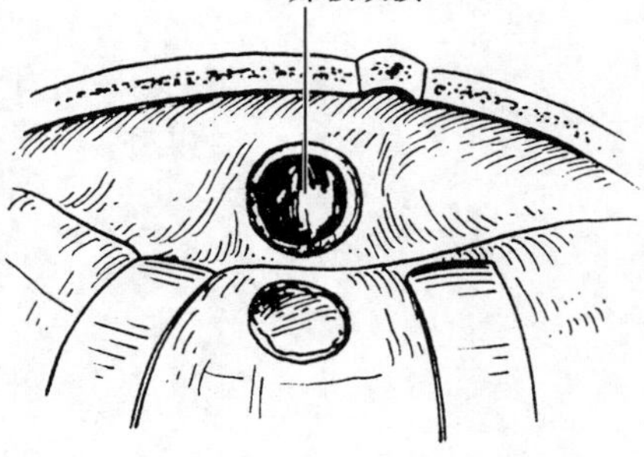

（6）复位脑膨出

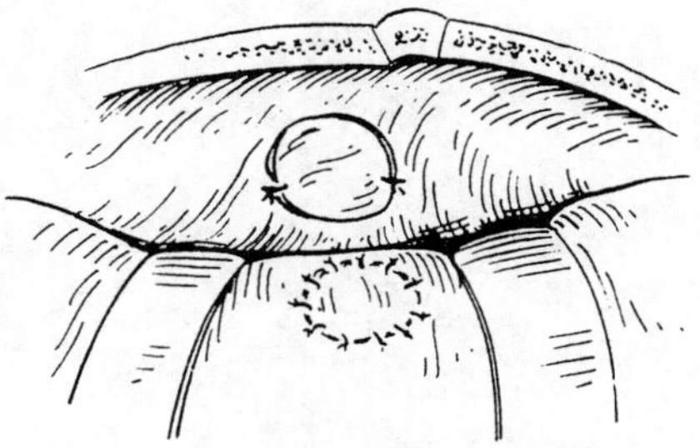

（7）修复缺损

图 12-8　鼻根部脑膜（脑）膨出修复术

俯卧,鼻根部者应仰卧。头部抬高或半卧位。密切观察有无脑脊液漏,一旦出现,应立即送手术室再缝合。

2. 注意有无颅内高压出现,如前囟张力大,可作间断的腰椎穿刺或脑室穿刺。如切口愈合满意,可于术后 5~7 日拆线。

3. 鼻根部脑膜(脑)膨出经开颅修复后,仍有鼻根部畸形问题。膨出的囊壁待其纤维化后,多可恢复良好。但如囊壁肥厚或囊内残留脑组织过多,术后膨出较大有碍外貌,可于开颅术后 1 个月作鼻部整形。整形的方法是:从膨出处沿鼻根部作弧形切口,分离皮下组织,找出膨出的硬脑膜连同残存囊内容物予以切除,硬膜缝合。把多余的皮肤剪去,按正常鼻形缝合皮下组织及皮肤。

(卢军　李涛)

第 十 三 章

颅后窝显微血管微减压术

2

第一节　原发性三叉神经痛微血管减压术

三叉神经痛是在面部三叉神经分布区内短暂的、反复发作的阵发性疼痛，又称痛性痉挛。分为原发性三叉神经痛和症状性三叉神经痛两类。

目前已知大约有 85% 以上的三叉神经痛患者是由于三叉神经根存在血管压迫所致，去除血管对神经的压迫后，约 90% 的患者疼痛可以完全消失，面部感觉完全得到保留，从而达到彻底根治的目的。这就是微血管减压术。

Dandy 首先提出血管横行压迫是三叉神经痛的病因，Janettea 的大量临床观察显示：这种导致三叉神经痛的异常血管袢刺激大多为动脉的搏动性压迫所致，也可为静脉或动静脉混合压迫引起。通过开颅手术移动上述异常血管袢，去除它们对三叉神经进入脑干区域的刺激，可以有效地解除患者的三叉神经痛症状。这种手术与以往的其他三叉神经手术相比，较好地保留了三叉神经功能，减少了术后并发症。特别是近年来，随着显微手术技术的应用，手术的安全性得到了极大的提高，三叉神经痛神经血管减压术现已成为三叉神经痛手术治疗的主要方法。本节将重点介绍这一手术方法。

【适应证】

1. 原发性三叉神经痛服用卡马西平、苯妥英钠等药物不能缓解疼痛，或因药物不良反应过重而无法继续服药者。

2. 封闭注射或射频热凝治疗疗效不明显，或不能控制疼痛复发的患者。

3. 炎性粘连引起的继发性三叉神经痛。

【禁忌证】

年老体弱或重要器官有严重疾患不能耐受开颅手术的患者。

【影像学检查】

目前多采用常规 SE 序列结合 MR 断层血管成像（magnetic resonance tomographic angiography，MRTA）用以显示三叉神经与邻近血管的关系。

近年来发展成熟的稳态自由进动（steady state free precession，SSFP）成像技术可产生明显的 T_2 加权效果，尤适于慢速血流的显示，从而可弥补 MRI 对静脉显示不佳的缺陷。我们通过将 MRTA 与 SSFP 成像两者结合，从影像学角度更加准确地阐述神经与邻近动静脉血管之间的解剖关系，对检测三叉神经痛的病因提供一种无创、安全有效的检查手段。

【术前准备】

同开颅术。

【麻醉】

局麻或气管插管静脉复合麻醉。

【手术步骤】

目前三叉神经痛神经血管减压术均为显微手术，通常采用全身麻醉，在特殊情况时也可在局部麻醉下手术。患者术前准备与常规颅后窝手术相同〔图 13-1〕。

1. 手术体位　侧卧位，患侧朝上，上半身抬高 10°，头向前倾 10° 左右。

2. 切口　可根据具体情况灵活选择〔图 13-2〕。常用切口有：①患侧枕下、乳突后 2cm 行皮肤直切口，长度 4～5cm；②在乳突后行倒钩形切口或 S 形切口；③耳后乳突上半部向后行横切口，约 4cm。

3. 骨窗　骨膜下剥离，用自动扩张器牵开切口。骨窗不需要过大，一般直径达 3～4cm 即可。骨窗上缘达横窦，外侧抵乙状窦边缘〔图 13-2〕。

4. 硬脑膜瓣　硬脑膜切开，硬脑膜瓣翻向上方，基底与横窦相连。注意应充分暴露颅后窝的外上部〔图 13-3〕。

5. 在显微镜下显露三叉神经根　将小脑半球牵向下内方，放出脑脊液，待小脑下陷后，用微型剥离子

2

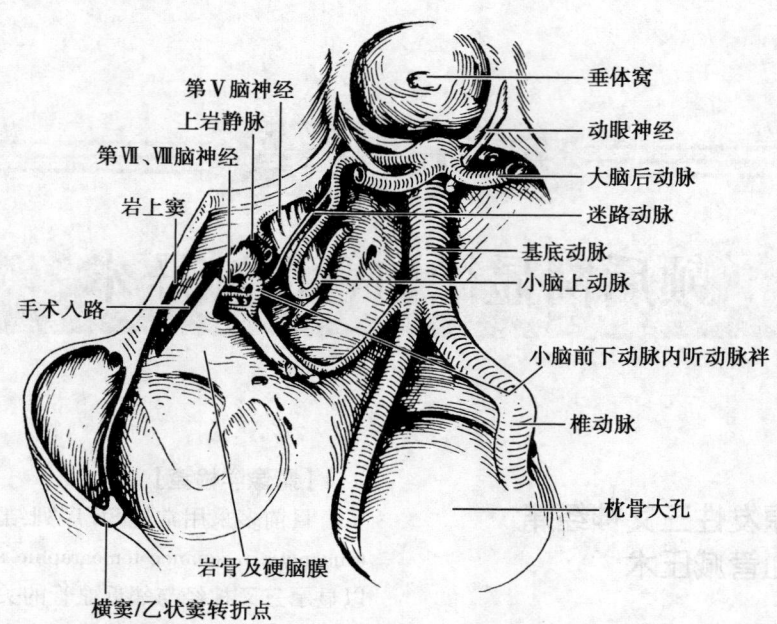

第Ⅴ脑神经
上岩静脉
第Ⅶ、Ⅷ脑神经
岩上窦
手术入路
岩骨及硬脑膜
横窦/乙状窦转折点

垂体窝
动眼神经
大脑后动脉
迷路动脉
基底动脉
小脑上动脉
小脑前下动脉内听动脉祥
椎动脉
枕骨大孔

图 13-1　颅神经第Ⅴ、Ⅶ、Ⅷ显微血管减压术颅底解剖图解

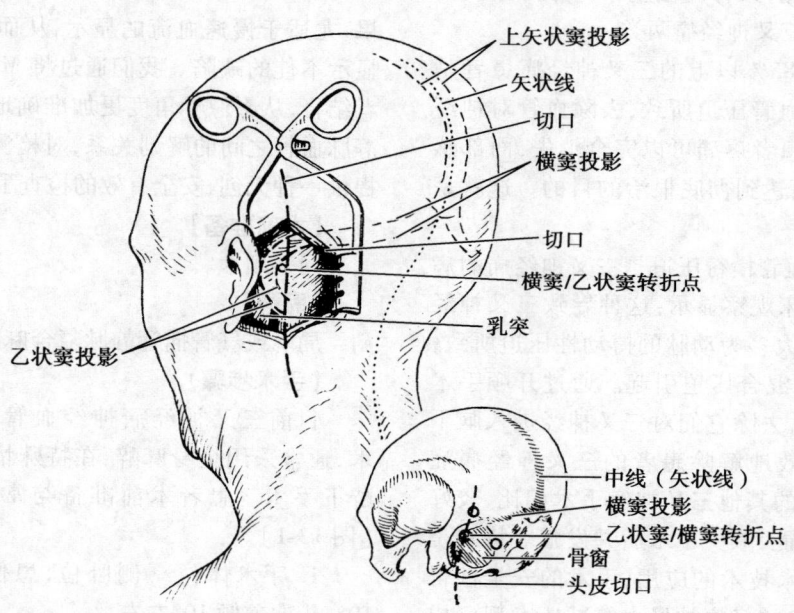

上矢状窦投影
矢状线
切口
横窦投影
切口
横窦/乙状窦转折点
乳突
乙状窦投影

中线（矢状线）
横窦投影
乙状窦/横窦转折点
骨窗
头皮切口

图 13-2　头皮切口及骨窗（附图示颅骨窗位置）

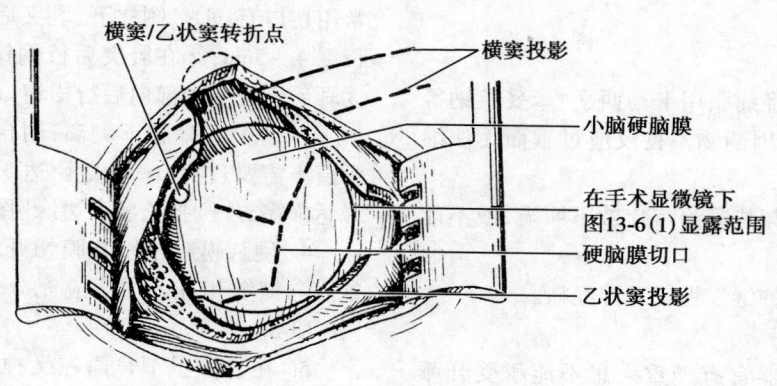

横窦/乙状窦转折点
横窦投影
小脑硬脑膜
在手术显微镜下
图13-6（1）显露范围
硬脑膜切口
乙状窦投影

图 13-3　硬脑膜切口

小心剥开岩静脉，必要时电凝后切断，认清面、听神经，充分显露三叉神经神经根，尤其是神经根进入脑干处剪开贴附在神经根上的蛛网膜，向内侧分离至神经根近脑桥处，再仔细向四周探查〔图13-4〕。如术中

探查发现动脉(常见小脑上动脉)压迫三叉神经，将涤纶织片铺垫于动脉神经之间以解除动脉对三叉神经的压迫〔图13-5〕。

6. 神经根减压　术中常见血管神经压迫方式〔图

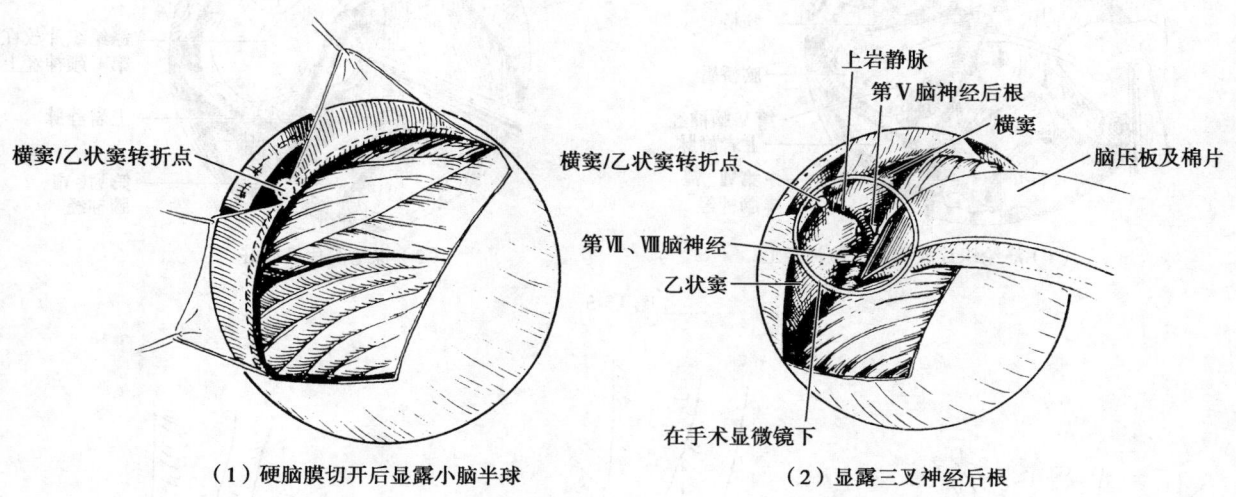

（1）硬脑膜切开后显露小脑半球　　　　（2）显露三叉神经后根

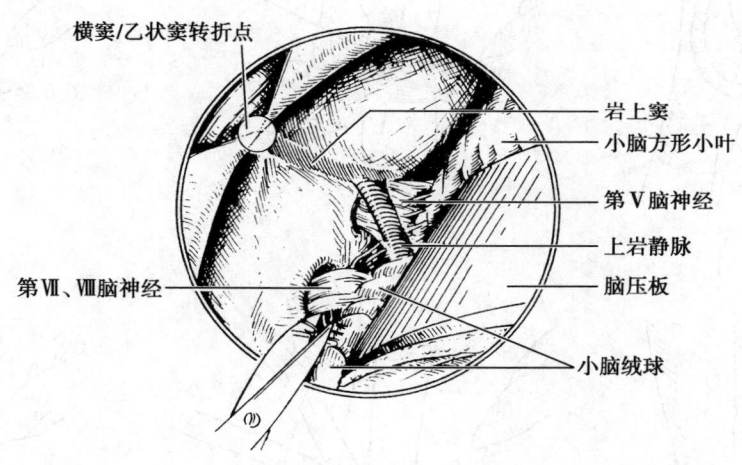

（3）分离蛛网膜（第Ⅶ、Ⅷ颅神经）

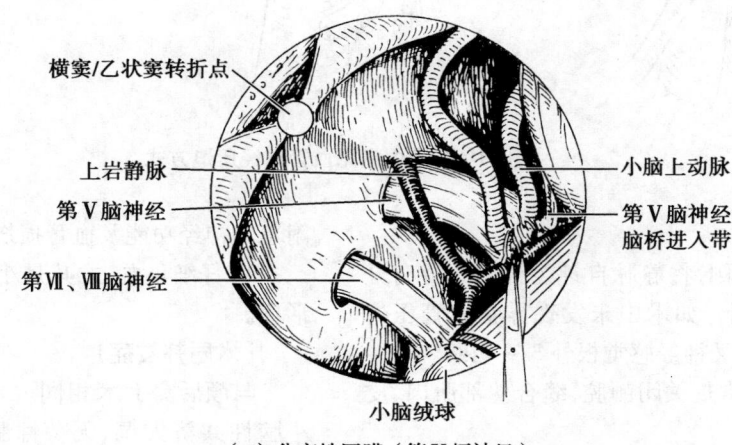

（4）分离蛛网膜（第Ⅴ颅神经）

图13-4　在显微镜下显露三叉神经根

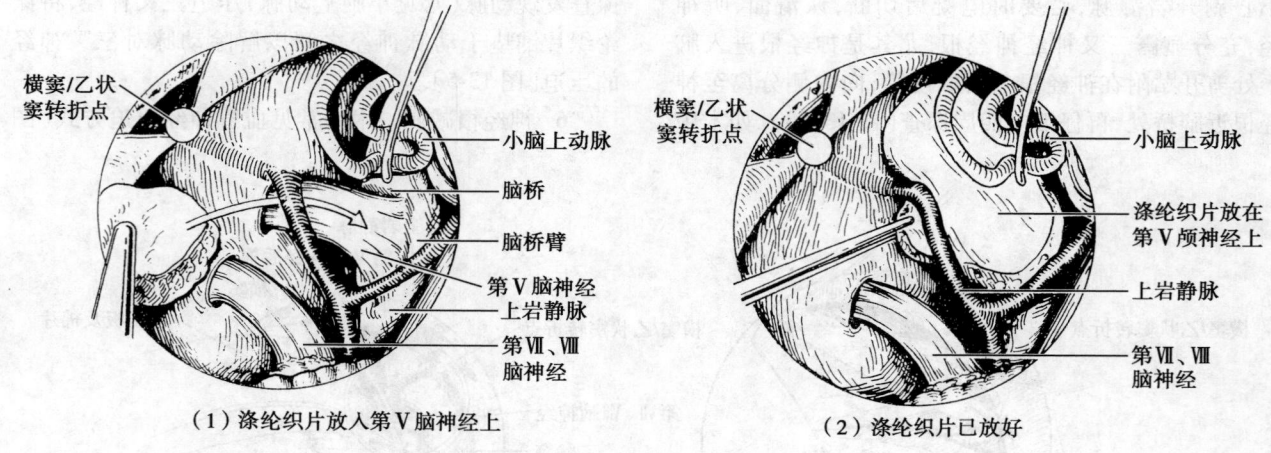

横窦/乙状
窦转折点

小脑上动脉
脑桥
脑桥臂
第V脑神经
上岩静脉
第VII、VIII
脑神经

（1）涤纶织片放入第V脑神经上

横窦/乙状
窦转折点

小脑上动脉
涤纶织片放在
第V颅神经上
上岩静脉
第VII、VIII
脑神经

（2）涤纶织片已放好

图 13-5

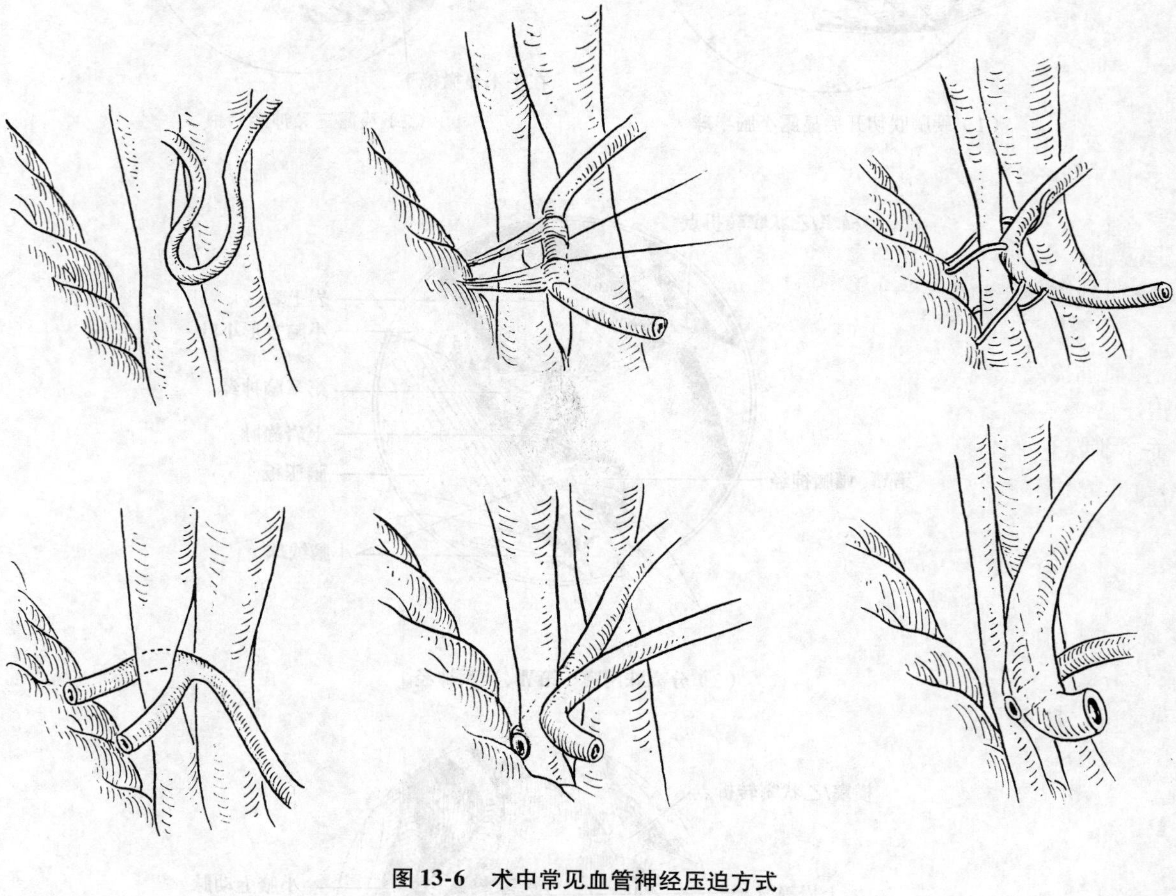

图 13-6　术中常见血管神经压迫方式

13-6〕。

对静脉压迫的病例,将静脉自神经根表面游离分开后可予以电凝切断。如术中未发现异常血管压迫可考虑改变术式将三叉神经感觉根外 3/4 切断。

7. 缝合硬脑膜,常规关闭颅腔,缝合枕部肌肉、皮下组织及头皮。

【术中注意事项】

1. 蛛网膜粘连需锐性分离;钝性分离容易造成其附着的神经功能及血管损伤。

2. 仔细止血,尤其是小静脉出血,防止术后血肿形成。

【术后并发症】

与颅后窝手术相同。主要有:后组脑神经损害、小脑性共济失调、无菌性脑膜炎、颅内血肿、脑脊液漏、切口感染等。此外据统计,虽有 85% 病例术后疼痛消失,但仍有 2% ～4% 病例由于疼痛而行再次手术;5%～13%病例疼痛复发,个别病例出现疼痛加剧。

第二节　面肌痉挛神经血管减压术

面肌痉挛又称面肌抽搐或半侧颜面痉挛,为阵发性半侧面部的不自主抽搐。部分患者的病因可能与肿瘤、囊肿、动脉瘤、血管畸形有关;而另一些患者病因不明,被称为原发性面肌痉挛。目前认为,原发性面肌痉挛大多是面神经在邻近脑干的神经根部或相应的脑干区域遭异常血管的压迫所致。临床上少数患者还可合并三叉神经痛或舌咽神经痛。传统的治疗方法是针对面神经干或其周围分支造成损伤灶,达到减轻或制止面肌抽搐的目的,但其支配的表情肌亦同时发生麻痹。此类方法包括面神经周围支酒精注射和面神经周围支选择性切断等。此后又相继开展了茎乳孔处面神经干肉毒素注射和温控射频及面神经梳理术等方法治疗。近年来显微神经血管减压术已经成为原发性面肌痉挛治疗的主要手术。可在面神经监护仪下进行,该项手术已在临床上得到了广泛应用。

【适应证】

1. 面肌抽搐发作频繁,已严重影响患者的日常工作和生活。

2. 面肌抽搐发作频繁,经药物及其他疗法效果不佳,或治疗后又复发者。

【手术步骤】

术前准备和麻醉同原发性三叉神经痛微血管减压术。

1. 手术体位　同原发性三叉神经痛微血管减压术。

2. 切口　同原发性三叉神经痛微血管减压术,可适当下移1cm。

3. 骨窗　骨膜下剥离,用自动扩张器牵开切口。骨窗不需要过大,一般直径达3～4cm即可。骨窗上缘可达横窦,外侧抵乙状窦边缘。

4. 硬脑膜瓣　硬脑膜切开,硬脑膜瓣翻向上方,基底与横窦相连。注意应充分暴露颅后窝的外侧部。

5. 在显微镜下探查面听神经　吸除脑脊液后向内下方牵开小脑半球,分离显露内耳孔区,进一步向内探查脑桥背外侧区和桥池段面神经和听神经根,观察面神经根与邻近血管的关系。据统计,压迫近脑干面神经根的血管多数是来自小脑下后动脉和小脑下前动脉,占全部压迫血管的80%以上,少见的有椎动脉、基底动脉和其他细小动脉以及脑桥背外侧引流静脉,而脑动静脉畸形和动脉瘤则属罕见,血管压迫的类型大体分为:①单一血管袢压迫,占75%～85%;②2条或2条以上多点血管压迫占7%～16%;③血管穿通面神经压迫的占1%～2%。

6. 面神经减压　受压迫的面神经根及其邻近的脑干区与造成压迫的血管间常有增厚的蛛网膜覆盖连接,应仔细剪开面神经根与其压迫血管表面增厚的蛛网膜,牵开压迫血管。在神经根与造成压迫的血管之间垫入适量的聚四氟乙烯(Teflon)棉块。操作时应注意保护周围的脑神经,特别是听神经,不可造成损伤,以避免术后发生听力下降和眩晕。

7. 关闭颅腔及切口　面神经减压充分,创面彻底清洁后,严密缝合硬脑膜关闭颅腔,分层缝合切口。

【术中注意事项】

同原发性三叉神经痛微血管减压术。

【术后并发症】

除颅后窝开颅手术的常见并发症外,此手术的主要并发症为:

1. 周围性面瘫　面神经损伤,或血管痉挛所致。

2. 听力下降　大多是暂时性的,系术中牵拉损伤听神经所致。

3. 症状复发　较为少见,Jnette 的长期随访报告,手术后症状复发率仅为0.87%。

(陈卫东　董斌　赵永顺)

第 十 四 章

脊 髓 手 术

近年来随着影像学技术的发展特别是磁共振技术的引入，以及显微神经外科技术的不断提高和对脊柱稳定性研究的不断深入，脊髓脊柱神经外科得到了迅猛的发展。

第一节　椎板切除术

单纯椎管内病变可采用后正中入路，比如椎板切除术、椎板切开术、半椎板切除术以及椎板开窗术等，下面介绍的是传统的椎板切除术。

【适应证】

1. 急性闭合性脊髓损伤　①出现继发性进行性脊髓压迫症状；②脊柱骨折致椎管梗阻；③椎管内异物。

2. 开放性脊髓损伤。

3. 严重颈椎病或脊椎骨质增生、椎管狭窄伴有神经根明显受压者。

4. 椎间盘突出症、椎管内肿瘤、硬脊膜外脓肿、炎性肉芽肿、蛛网膜囊肿、脊髓血管畸形、先天性脊椎裂伴有脊膜（脊髓）膨出者。

【术前准备】

1. 术前定位　术前用金属物固定于后正中病变中心相应棘突的皮肤上，以手术体位进行 X 线正侧位摄片。颈椎手术定位以 C_7 棘突为标志。

2. 按神经外科一般术前护理常规。

3. 术前备皮、备血。皮肤准备范围以病变为中心上下五个椎体的皮肤。

4. 术前纠正贫血、离子紊乱、感染伴发热等不良状况。

5. 手术前夜给开塞露通便。术前 12 小时开始禁食禁水。

【麻醉】

气管插管全身麻醉。

【手术步骤】

1. 体位　常采用俯卧位或侧卧位。坐位适用于非损伤的颈椎手术，但对麻醉要求较高。

2. 切口（以胸椎后正中入路椎板切除术为例）〔图 14-1〕　后背正中切口，一般包括病灶上、下各 1～2 个椎板。

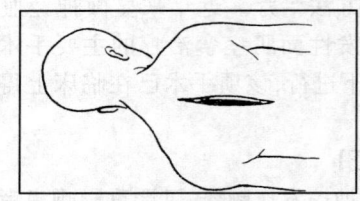

图 14-1　切口

3. 显露椎旁肌〔图 14-2〕　切开皮肤后，使用单极电刀切开皮下组织及筋膜，使用颅后窝牵开器逐步将分离的软组织牵开，切开过程始终保持中线位，减少出血，显露棘上韧带后，继续沿棘突正中切开棘上韧带直达骨质。沿棘突骨缘切开肌肉附着。

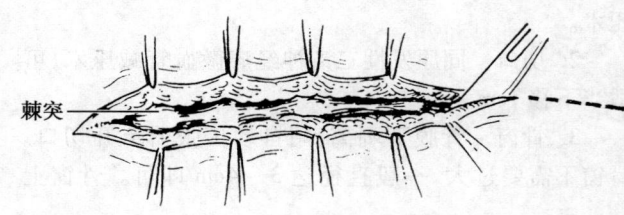

棘突

图 14-2　显露棘上韧带

4. 分离椎旁肌及肌肉止血〔图 14-3、图 14-4〕　使用骨膜剥离器在骨膜下剥离骶棘肌，直达关节突，随即用干纱布填塞止血，双手握持骨膜剥离器，始终平贴椎板剥离，防止骨膜剥离器突破黄韧带后插入椎管内造成误伤。若剥离时遇到肌肉的供血动脉可用双极电凝后紧贴椎板切断。两侧椎旁肌完全剥离止血后用自动扩张器拉开肌肉，显露椎板。当手术节段的棘突和椎板完全显露后，使用术中 X 线透视再次确定手术节段。

5. 切除椎板　先切开棘间韧带〔图 14-5〕，再用棘

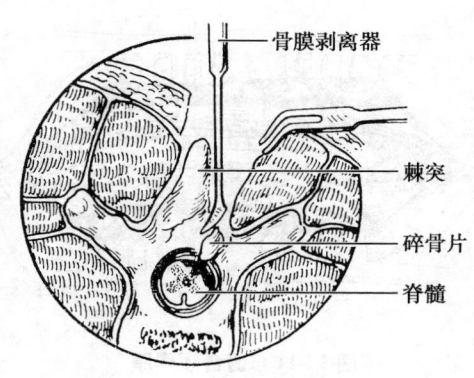

图 14-3　剥离骶棘肌

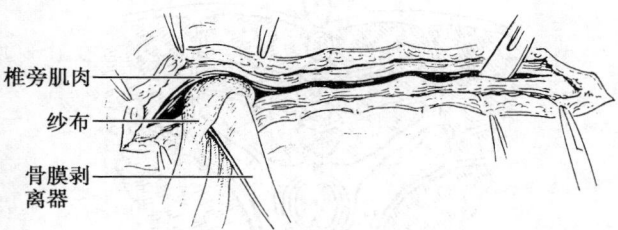

图 14-4　干纱布填塞止血

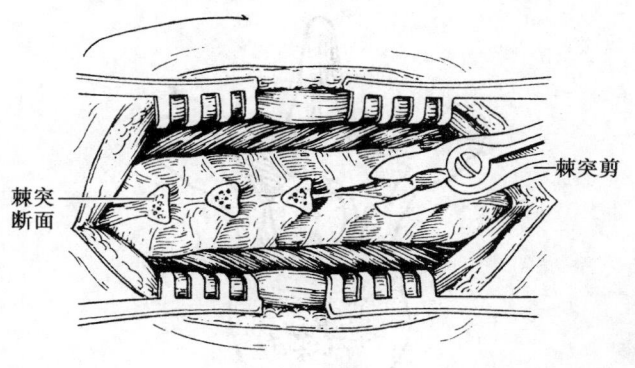

图 14-6　剪除棘突

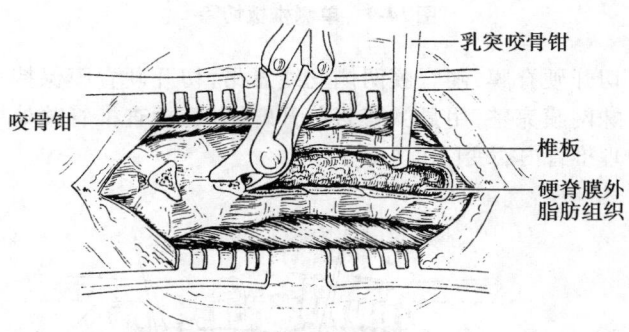

图 14-7　切除椎板

突剪在棘突根部咬去棘突,使在中线的椎板变薄,便于切除〔图 14-6〕。咬除椎板时应自下向上进行〔图 14-7〕。胸椎棘突向下倾斜,切除胸椎椎板时,上下应多咬去一个棘突。先用尖头小咬骨钳从最下一个需切除的椎板下缘咬开突破口,再使用椎板咬骨器扩大骨窗,在黄韧带以外咬去一片椎板后,辨认黄韧带走向。用刀将黄韧带横形切开,紧贴椎板前面放入硬膜剥离子,分离黄韧带与硬脊膜外脂肪间的间隙,以免切除椎板时误伤硬脊膜。然后从该间隙放入大咬骨钳或椎板咬骨器,向上逐块咬除椎板,一般可先咬去 2～3 个。椎板咬除的范围宽度为 10～15mm,椎板两侧的关节突最好不要损伤,否则术后会发生脊柱不稳及腰背痛;如因病灶清除必须切除关节突时,也不宜超过 1～2 个,并尽量保留对侧的关节突。

关节突邻近的椎板可用乳突咬骨钳修整,达到全椎板切除〔图 14-8〕。如估计病灶只在一侧或系偏侧性,也可先作单侧椎板切除〔图 14-9〕,必要时再扩大,这样部分患者有可能保存棘突及部分椎板。在咬除椎板时术者一手握钳,一手扶住咬骨钳,以避免咬骨钳自骨缘滑下而挫伤脊髓,咬骨器要向上向外提咬,注意控制住力量,切勿用力过大,使咬骨钳都不能伸入椎管内太多伤及脊髓。咬骨钳应完全张开后置入椎管内。骨缘渗血用骨蜡止血,硬脊膜外静脉丛出血可用双极电凝或吸收性明胶海绵压迫止血,一般均易控制。

6. 椎管内病变的处理　切口彻底止血,用生理盐水冲洗干净,脑棉保护切口周围后,在显微镜下正中

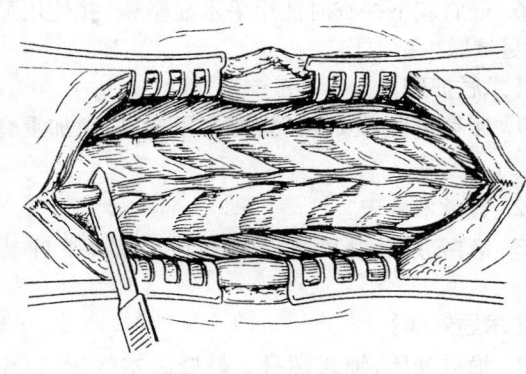

图 14-5　切除棘间韧带

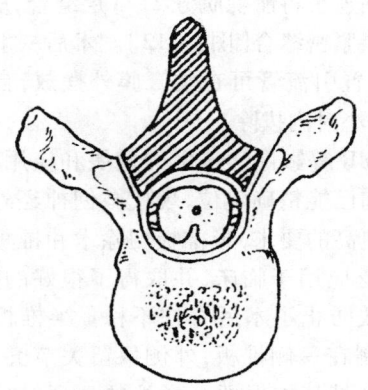

图 14-8　全椎板切除

163

2

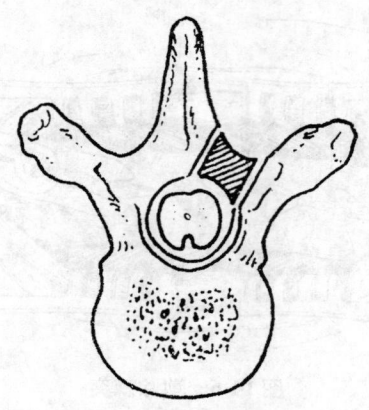

图 14-9　单侧椎板切除

切开硬脊膜,硬脊膜两侧丝线悬吊,切开硬脊膜保持蛛网膜完整,用显微剪刀剪开蛛网膜,探查椎管并处理椎管内病变〔图 14-10〕。

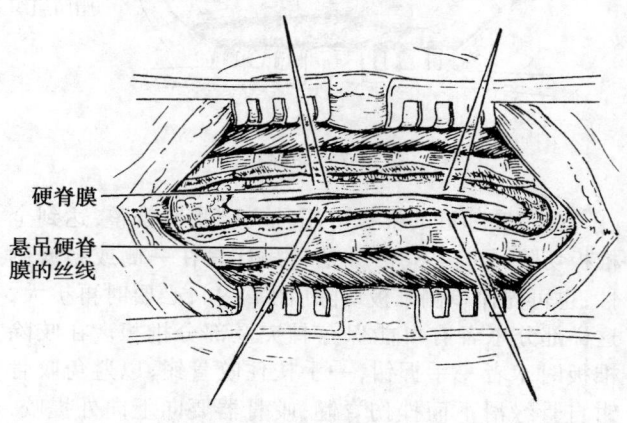

硬脊膜

悬吊硬脊膜的丝线

图 14-10　切开硬脊膜

7. 关闭硬脊膜及切口〔图 14-11〕　彻底止血后缝合蛛网膜,可以减少术后粘连,再间断缝合硬脊膜。如需作脊髓减压,可剪开两侧齿状韧带,尽量剪开硬脊膜,使用人工硬膜修补,扩大蛛网膜下腔。不用自体筋膜修补,因为自体筋膜短时间内会出现新生血管引起脊髓粘连。将骶棘肌分 2 ~ 3 层缝合,皮下组织及皮肤也分层紧密缝合〔图 14-12〕。术后一般不摆放引流管,若留置引流管可在硬脊膜外摆放,自切口旁引出,24 ~ 48 小时内拔除。

随着 MR 等影像学技术的发展和应用,对绝大多数病变术前已能精确定位,现代微创神经外科对椎管手术有了更高的要求,半椎板切除术和椎板棘突复位术已经广泛应用于临床,并取得了很好的疗效,创伤更小并有效防止了术后脊柱不稳。半椎板切除术术中骨窗限制在一侧椎板,外侧保留关节突,内侧保留棘突及其韧带基本保留了脊柱的环形结构。椎板棘突复位术则是在分离好椎旁肌显露椎板后,使用微型

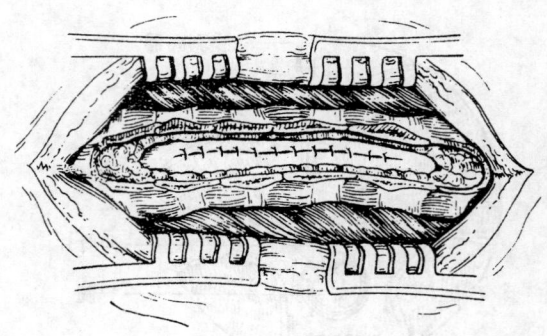

图 14-11　缝合硬脊膜

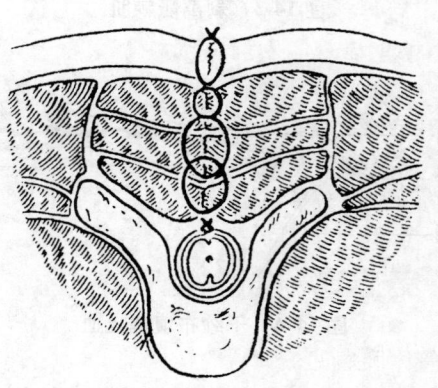

图 14-12　逐层紧密缝合切口

磨钻在椎板两侧开槽并连同棘上、棘间和黄韧带一同取下,形成椎板棘突复合体,浸泡在等渗盐水中,待椎管内病变处理完后将该复合体回植,使用钛钉固定或小钛板固定,然后缝合上下两端的棘上、棘间韧带。

【术中注意事项】

1. 椎板切除范围一般不超过 5 个。

2. 椎板切除时先保留黄韧带,以免对硬脊膜外静脉丛的损伤,椎板切除后再锐性切除黄韧带。为避免损伤静脉丛,术中不能牵拉硬脊膜外脂肪。

3. 术中切口始终保持中线位,减少出血。

4. 术中彻底止血,防止形成椎管内血肿。

5. 紧密缝合切口不留死腔,以免形成血肿或脑脊液漏。

6. 硬脊膜下探查时使用手术显微镜,并使用显微器械尽量减少副损伤。

【术后护理】

1. 搬动患者时要保持脊髓水平位,以免加重脊髓损伤。

2. 宜睡木板床。

3. 麻醉清醒后可进流质或半流质,呕吐暂不进食。

【术后处理】

1. 绝对卧床,轴式翻身。最好卧木板床,以免脊椎不稳,尤其是高颈位手术,更应注意颈部不能过伸

过屈,加重脊髓损伤。

2. 术后注意观察肢体运动及感觉功能障碍有无加重,若病情加重应考虑有脊髓水肿或硬脊膜外血肿的可能性。及时做 CT 或 MR 扫描。颈椎术后患者要密切观察患者呼吸情况。

3. 卧位　根据手术定卧位,高颈位手术取半卧位,脊髓手术取侧卧位,脊髓修补取俯卧位。术后 2 小时翻身一次,翻身时注意保持头与身体的水平位。对截瘫患者应加强术后护理,定期翻身、捶背,以避免压疮及肺炎等并发症的发生。

4. 术后常有腹胀等消化道神经功能紊乱,早期应进流质饮食。常规应用抗生素预防感染,对考虑有脊髓水肿的患者可予甘露醇、激素等药物抗水肿治疗。

5. 注意有无脑脊液漏使切口敷料潮湿,如有脑脊液漏,可行持续腰大池外引流,必要时送手术室缝合漏口。

第二节　椎管内肿瘤切除术

椎管内肿瘤见于脊髓的任何节段和马尾神经,以胸段最常见。可发生于任何年龄,但以 20～40 岁的成年人占多数。按解剖部位分硬脊膜外、髓外硬脊膜内、髓内 3 大类。按病理分类以神经纤维瘤、脊膜瘤及胶质细胞瘤(包括星形细胞瘤及室管膜瘤)3 种最为常见。椎管内肿瘤中良性者居多,唯一有效的治疗方法是手术切除肿瘤,约 3/4 可手术切除治愈。患者年龄即使较大,如 70 岁以上,有时亦可较好地耐受手术。因此,对椎管内肿瘤的手术应持积极态度,除患者情况确定不能耐受手术者外,一旦确诊为椎管内肿瘤,不论脊髓受压程度的轻重,均应及时手术治疗。

【适应证】

有脊髓压迫症状及体征,经磁共振成像、CT 扫描、脊髓造影或脊髓血管造影等检查,证实为椎管内占位性病变压迫脊髓者。

【术前准备】

同椎管-脊髓探查术。

【麻醉】

气管插管全身麻醉。

一、硬脊膜外肿瘤切除术

硬脊膜外肿瘤可占椎管内肿瘤的 17%～25%,良性肿瘤如脊膜瘤、神经纤维瘤、骨瘤、脂肪瘤、上皮样囊肿、皮样囊肿、畸胎瘤、软骨瘤、血管瘤、脊索瘤等,恶性肿瘤中转移性多于原发性,转移性癌的原发灶以肺癌及淋巴肉瘤最多见,其次在肝癌、消化道肿瘤等。

硬脊膜外良性肿瘤压迫脊髓者均应手术治疗。

恶性肿瘤由于根治困难,一旦临床表现有神经根和脊髓明显受损征象,即使外科手术摘除肿瘤,也难以使受损的神经功能有所恢复。因此一般只对可能切除的单发病灶,以及患者情况佳,为了减压或活组织检查以明确诊断作为综合治疗的依据时方考虑手术。反之,如患者身体衰竭或伴有严重并发症(如肺炎、压疮等),或完全截瘫 3 个月以上,或原发癌已广泛转移者,都不宜手术治疗。

【手术步骤】

1. 切口及椎板减压　侧卧位或俯卧位。以肿瘤的中央为中心设计切口,背部正中直切口,其手术操作步骤与椎板切除术相仿。一般情况下,按 MR 及术前、术中 X 线临床定位切除椎板后即见肿瘤,上下扩大手术野至肿瘤上下端均已显露为止〔图 14-13〕。

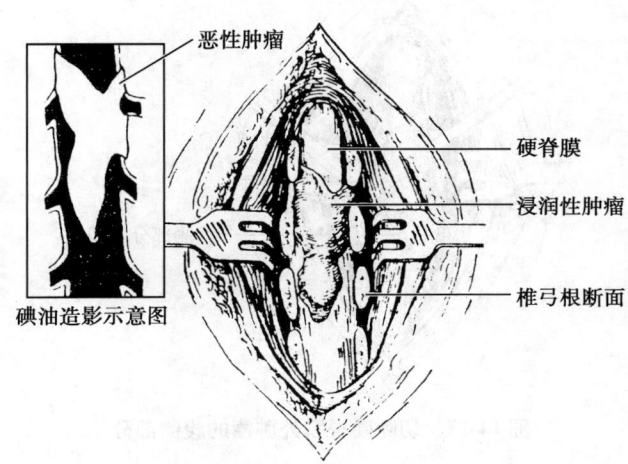

图 14-13　椎板切除,显露肿瘤

2. 切除肿瘤　在显微镜下切开硬膜显露肿瘤,如系良性肿瘤,从肿瘤上极或下极开始剥离。如系硬脊膜瘤,肿瘤附着的硬膜应一并切除,缺损处用人工硬膜修复。如系神经纤维瘤,附着的神经根如确定不能保留者予以切断。如突向椎间孔,应探查是否突向椎间孔外成为哑铃形肿瘤。恶性肿瘤与硬脊膜粘连大多广泛而紧密,切除时渗血多,完全切除多有困难,可大部切除以达减压目的。可疑恶性肿瘤的术中可作冷冻切片检查。决定切除后,从肿瘤边缘开始,交替用剪刀、刮匙、活组织钳等沿硬脊膜把肿瘤切除〔图 14-14〕,渗血用双极电凝或吸收性明胶海绵、脑棉等压迫止血。

3. 如肿瘤已蔓延至硬脊膜腹侧时,可轻轻推开硬脊膜,用活组织钳或刮匙尽量清除〔图 14-15〕。转移癌大部切除后,加上椎板减压,术后可作放射治疗或化学治疗。硬脊膜外恶性肿瘤累及椎旁肌肉、椎骨等椎管外组织时,若浸润范围较小可一并切除。

2

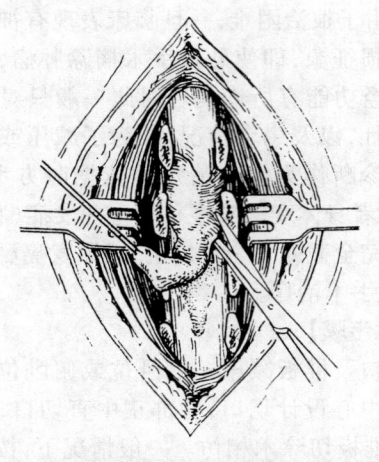

图 14-14 切除硬脊膜外肿瘤的背侧部分

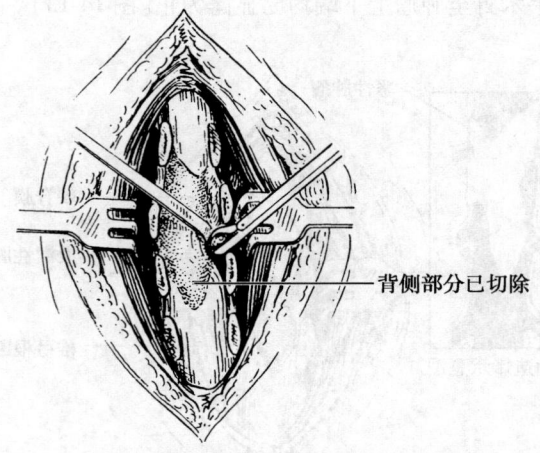

背侧部分已切除

图 14-15 切除硬脊膜外肿瘤的腹侧部分

骶棘肌作 2～3 层缝合,严密缝合皮下组织及皮肤,不放引流管,以免肿瘤沿引流管向外扩散〔图 14-16〕。

4. 后根切断 如肿瘤压迫或浸润神经根引起剧痛,其他方法治疗无效时,可同时作受浸润的脊神经

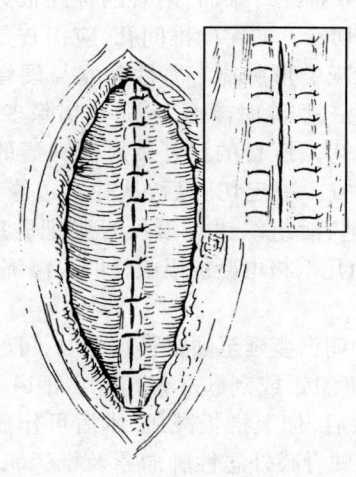

图 14-16 缝合

后根切断术。方法是在肿瘤切除后,在该处把硬脊膜沿中线切开,分离出受侵犯的脊神经后根,该神经根在两侧齿状韧带之后,易于寻找〔图 14-17〕。小心从后根处分离出脊神经血管以免损伤,这是避免术后脊髓缺血的重要措施。然后用止血钳压榨后切断〔图 14-18、图 14-19〕。切断神经根的数目可视临床需要而定,但不宜过多。彻底止血后冲洗脊髓腔,间断缝合硬脊膜,其他各层缝合同前述。

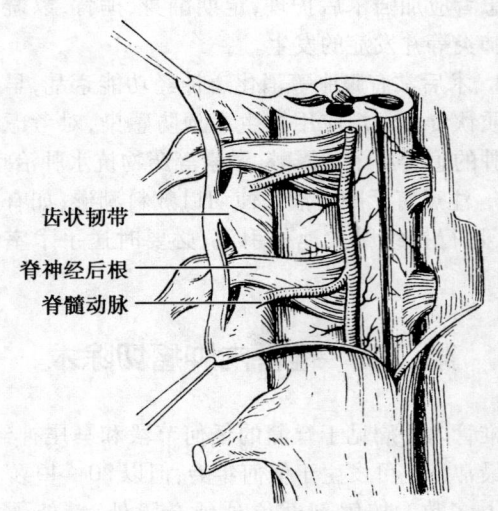

齿状韧带

脊神经后根

脊髓动脉

图 14-17 脊神经后根及其与血管的关系

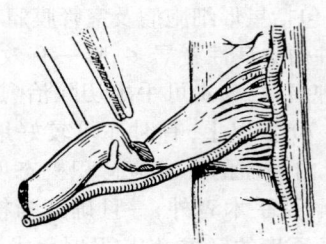

图 14-18 压榨后根

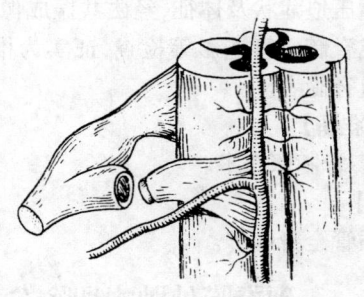

图 14-19 切断后根

【术中注意事项】

肿瘤切除后,硬脊膜膨起搏动良好,一般不必再切开硬脊膜探查。术中注意保持硬脊膜的完整。

【术后处理】

同椎板切除术。如系恶性肿瘤,则应予拆线后,

根据肿瘤对放、化疗的敏感性,开始放射治疗或化学治疗,并处理转移癌的原发灶。

二、脊髓外硬脊膜内肿瘤切除术

脊髓外硬脊膜内肿瘤约占脊髓瘤的55%~67%,主要系神经根的神经鞘瘤(神经纤维瘤)和脊膜瘤。这两种都是有包膜的良性肿瘤,切除后可以根治,一旦确诊应积极手术,争取全切肿瘤。

神经鞘瘤切除术

神经鞘瘤与脊髓的关系可有3种情况:①位于脊髓背侧;②位于脊髓腹侧或侧前方;③哑铃形肿瘤。

椎板切除术以及硬脊膜外肿瘤切除术的原则均适用于本肿瘤。为避免重复,仅将不同的手术注意点介绍如下:

(一) 脊髓背侧的神经鞘瘤切除术

完成肿瘤部位的椎板切除后,在硬脊膜外即可看到及扪到硬脊膜局限性膨出,该膨出上方可见搏动,下方搏动则消失,切开硬脊膜即可见肿瘤。肿瘤呈圆形或椭圆形,与一神经后根相连。伴随该神经根的动脉即系供应肿瘤的血管。肿瘤可为实质性,也可为囊性变〔图14-20〕;如为囊性变,用细针穿刺抽液即可瘪缩而利于剥离。切除时先切开肿瘤周围的蛛网膜再剥离瘤体,于肿瘤一端缝一牵引线并向上牵引,用剥离子轻轻分离到瘤蒂,在血管处双极电凝烧灼后剪断,即可把肿瘤取出,颈膨大或腰膨大处神经根要尽量保留。瘤床上可见局部血管明显变细或有血栓形成、脊髓变形及水肿〔图14-21〕。由此可见脊髓压迫症的预后与手术的早晚及脊髓压迫是否能完全解除有密切关系。术中应注意冲洗及吸引器不能直接作

用于脊髓上,必须先垫以脑棉片,用吸引器轻吸脑棉片。用双极电凝或棉片压迫止血。

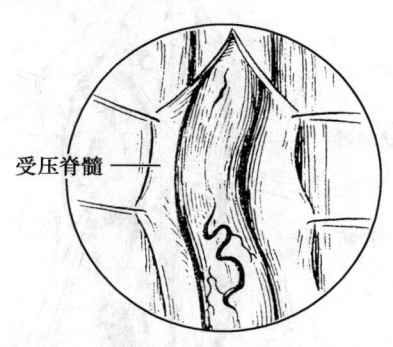

图14-21　肿瘤切除后示脊髓受压征

受压脊髓

(二) 脊髓前方及侧前方的神经鞘瘤切除术

切开硬脊膜后不能看到或不能完全看到肿瘤〔图14-22〕,可小心把脊髓的一侧推开即可窥见肿瘤的边缘。在推开脊髓前必须用脑棉片妥善保护,牵拉要轻柔。然后剪断肿瘤侧的上、下齿状韧带,轻轻翻脊髓。剪开蛛网膜后,用显微剥离子分离,并用缝线轻轻牵引肿瘤。如系带蒂型者则易于提出,然后按脊髓背侧神经鞘瘤切除方法切除〔图14-23〕。如肿瘤基部很广或与前方粘连明显,则可剪断齿状韧带,轻翻脊髓,尽量把肿瘤显露后纵向切开包膜,用刮匙或活组织钳伸入囊内分块切除肿瘤〔图14-24〕。止血后尽量切除包膜,残留部分以双极电凝烧灼。必须注意位于脊髓正前方的某些神经鞘瘤易被误诊为脊髓内肿瘤,应切断齿状韧带并翻转脊髓仔细探查后才能给予正确诊断及治疗。必要时也可采用后外侧入路或侧方入路,便于显露和切除肿瘤。

(三) 哑铃形脊髓瘤切除术

哑铃形脊髓瘤绝大多数系神经鞘瘤,极少数为软

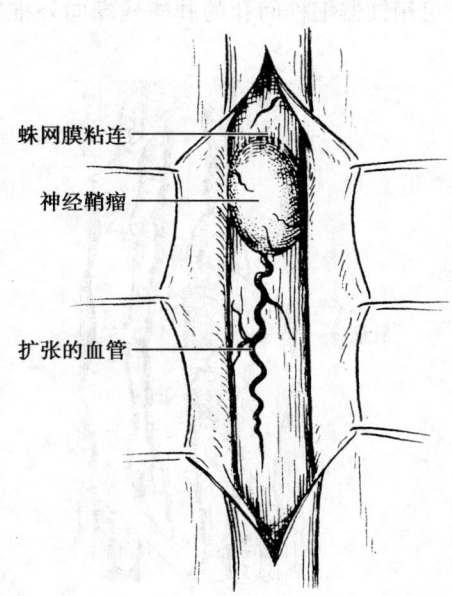

蛛网膜粘连

神经鞘瘤

扩张的血管

图14-20　切开硬脊膜显露肿瘤

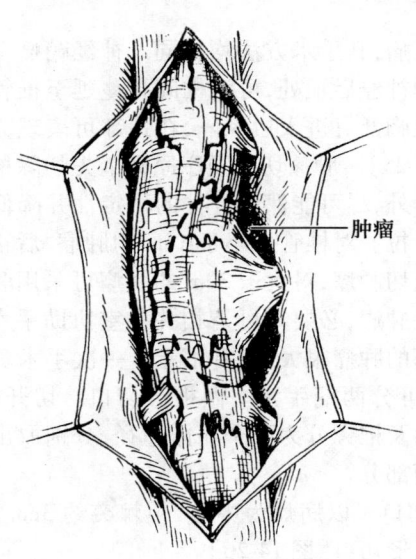

肿瘤

图14-22　肿瘤在脊髓前方

2

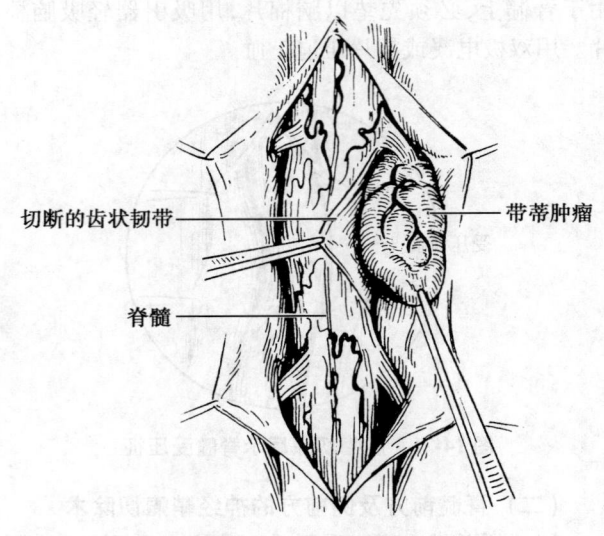

图 14-23　包膜外切除

切断的齿状韧带

带蒂肿瘤

脊髓

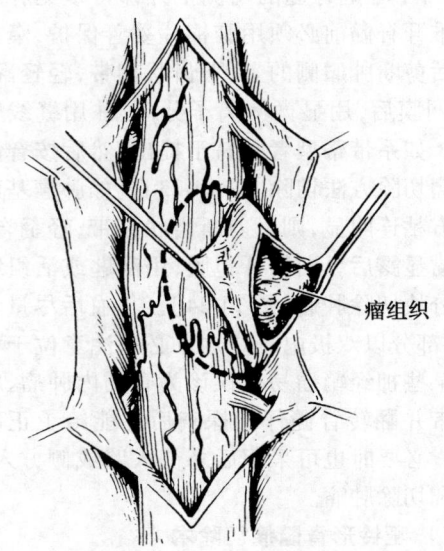

图 14-24　包膜内切除

瘤组织

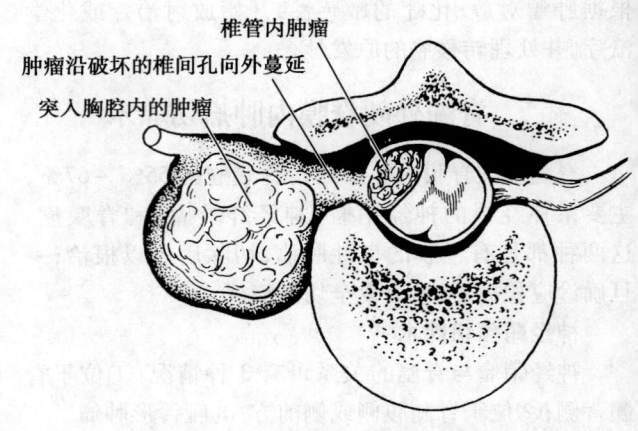

椎管内肿瘤

肿瘤沿破坏的椎间孔向外蔓延

突入胸腔内的肿瘤

图 14-25　哑铃形神经鞘瘤(横断面)

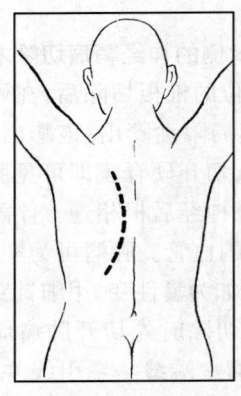

图 14-26　椎旁切口

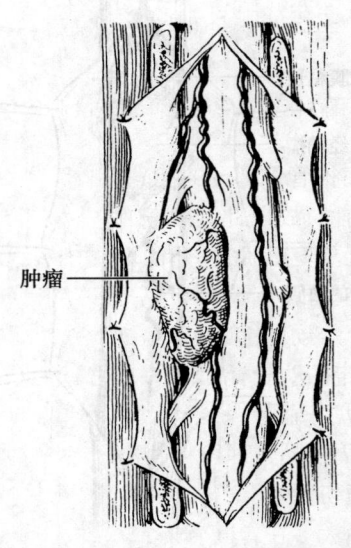

肿瘤

图 14-27　切开硬脊膜,显露椎管内肿瘤

骨瘤或骨瘤,其手术方法均相同。神经鞘瘤多发生于椎管内的神经后根处,可沿椎间孔蔓延至椎管外呈哑铃形。在胸部可进入后纵隔,在颈部可表现为颈部肿物〔图 14-25〕。肿瘤切除顺序原则上先切除椎管内再切除椎管外,尽可能保留脊柱的稳定性并降低对脊髓组织的牵拉。对椎管外小于 1cm 的肿瘤,后正中入路可一期全切肿瘤,对大于 3cm 的肿瘤可采用联合入路一期切除肿瘤,必要时可请相关科室协助手术。若纵隔或颈部的肿瘤很大,患者不能于一次手术负担两处切除时,可分两期手术。做椎旁切口。切开皮肤后,在椎管内及椎旁分为两个显露途径,分别取出哑铃形肿瘤的两部分。

1. 切口　以病灶为中心,距棘突约 3cm 左右,做纵形或弧形切口〔图 14-26〕。

2. 肿瘤椎管内部分的切除　切开皮肤后,潜行向

棘突处(即背正中线)分离。按椎板切除术的步骤切除椎板,将硬脊膜显露、剪开,分离肿瘤〔图 14-27〕,把肿瘤的椎管内部分切除〔图 14-28〕,并试把突向椎间孔外的肿瘤拉入椎管内切除。如肿瘤突出较大,不能拉入时,可用钝器把椎间孔的肿瘤残端向外推出。硬

脊膜缺损如较小,可以直接缝合〔图 14-29〕,如缺损较大,则用人工硬膜修复〔图 14-30〕。

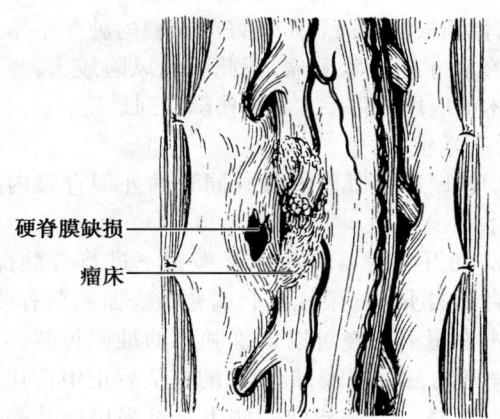

图 14-28　椎管内肿瘤切除后

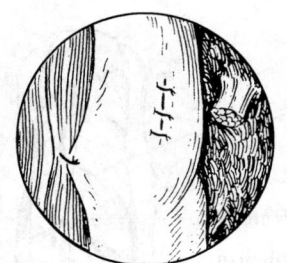

图 14-29　缝合硬脊膜

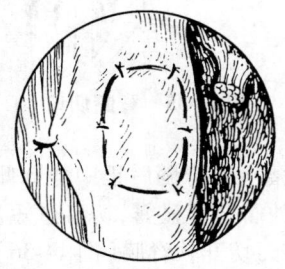

图 14-30　用筋膜修复硬脊膜缺损

3. 肿瘤椎管外部分的切除(哑铃形神经鞘绝大多数发生在胸椎,故以此为例说明)　在原皮肤切口下切开斜方肌及菱形肌,拉开骶棘肌,结扎小血管,显露肋骨及横突〔图 14-31 ~ 图 14-33〕。根据肿瘤大小决定切除肋骨的数目(一般不超过 2 ~ 3 根)。骨膜下剥离,切除选定的肋骨脊柱端约 4 ~ 6cm 及脊椎横突,结扎及切断肋间血管、神经及肌束,推开胸膜,显露肿瘤,分离四周的粘连即可将肿瘤剔出〔图 14-34〕。

脊膜瘤切除术

脊膜瘤大多在脊髓背侧或外侧,少数可在脊髓腹侧,基底一般都较广,电凝后肿瘤会缩小。如在脊髓

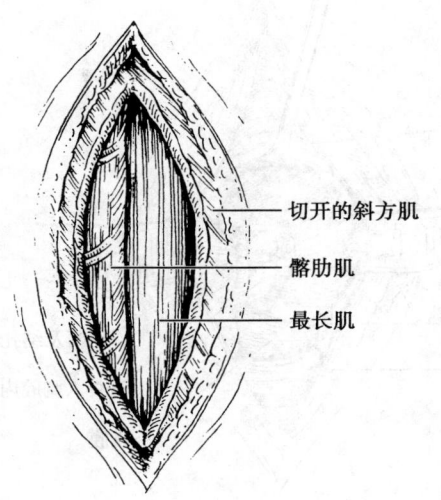

图 14-31　切开斜方肌

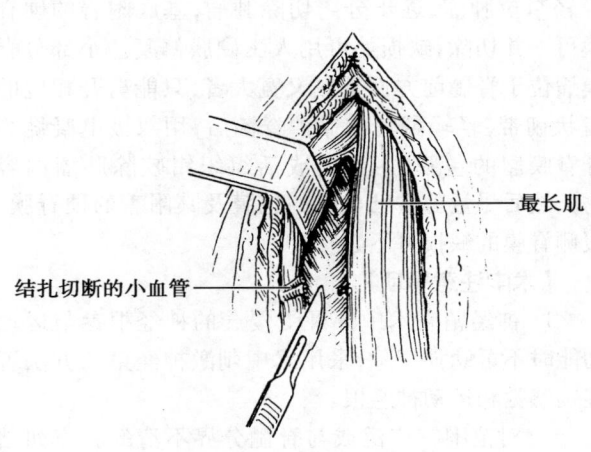

图 14-32　拉开骶棘肌

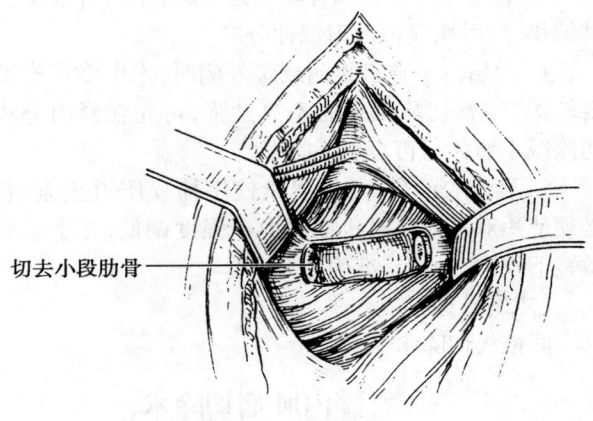

图 14-33　显露,切除肋骨

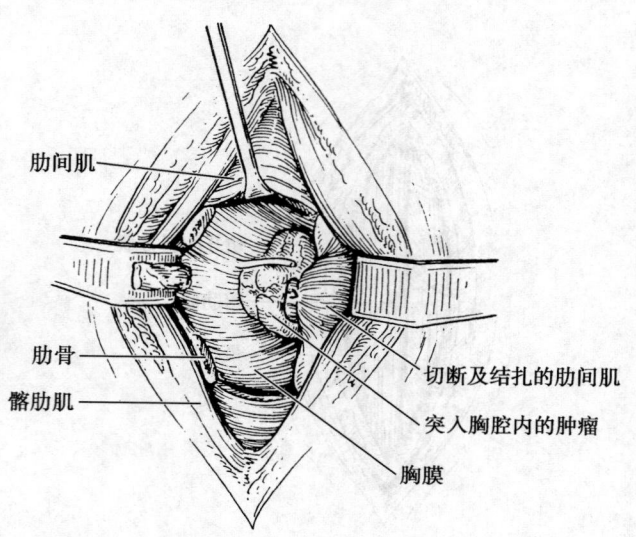

图 14-34 分离并显露肿瘤

肋间肌

肋骨

髂肋肌

切断及结扎的肋间肌

突入胸腔内的肿瘤

胸膜

背侧者,先把肿瘤与其附着的基底部切断,向基底部轻轻牵拉肿瘤,逐步分离切除肿瘤,基底附着的硬脊膜可一并切除,缺损处可用人工硬膜修复。小部分脊膜瘤位于脊髓前方而基底又宽大者,只能剪开相应的齿状韧带,轻轻翻转和保护脊髓后,用双极电凝烧灼开脊膜瘤的包膜,用刮匙或活组织钳咬除肿瘤内容物。然后尽量剪去已显露的包膜及其附着的硬脊膜。腹侧脊膜的缺损可不必修复。

【术中注意事项】

1. 神经鞘瘤术中怀疑受侵袭的神经根参与运动功能时不可勉强切除,采用术中刺激神经束的方法可鉴别感觉和运动神经根。

2. 对范围较广泛或与脊髓分界不清的肿瘤如结核瘤、脂肪瘤等,可锐性分离,不可勉强切除,最好术中作冷冻切片,确定病理性质,根据其性质行全切除、大部切除或椎板切除减压等。

3. 处理肿瘤包膜和脊髓粘连时,可电灼肿瘤侧使其缩小,然后用显微剪刀锐性分离。

4. 肿瘤位于脊髓腹侧或腹外侧时,术中牵拉脊髓要轻柔,完整切除困难时不可勉强,可先在囊内分块切除减小瘤体后再全切。

5. 脊髓表面出血时,尽量使用棉片压迫止血,若必须使用双极电凝时也要将电凝强度调低,在手术显微镜下找准出血点,准确止血。

【术后处理】

同椎板切除术。

三、脊髓内肿瘤切除术

脊髓实质内的肿瘤占脊髓瘤的 9%~18%,好发于颈胸段,多为神经胶质瘤(约占髓内肿瘤的 80% 以上),其中尤以室管膜瘤为多见,其次为星形细胞瘤,较少见的有血管瘤、脂肪瘤等。这种肿瘤上下生长较长,具有包膜及边界者,即使肿瘤很长,也应力争全部切除,做到根治。预后是良好的。髓内肿瘤手术必须切开脊髓才能切除肿瘤,因此手术风险较大,显微外科技术的应用能将手术副损伤降低到最低。

【手术步骤】

切开硬脊膜以前的步骤同脊髓外硬脊膜内肿瘤切除术。

1. 切开脊髓 在手术显微镜下进行脊髓探查。发现脊髓实质有局限性隆起或脊髓表面颜色有改变,采用术中超声检查可以辨别肿瘤的准确位置。脊髓切开一般有三种方式,最常用的是从后正中沟切开脊髓〔图 14-35〕,若肿瘤向一侧生长可采用后外侧沟切开脊髓,当肿瘤突出脊髓表面时则可以直接从突破口处分离切开脊髓。

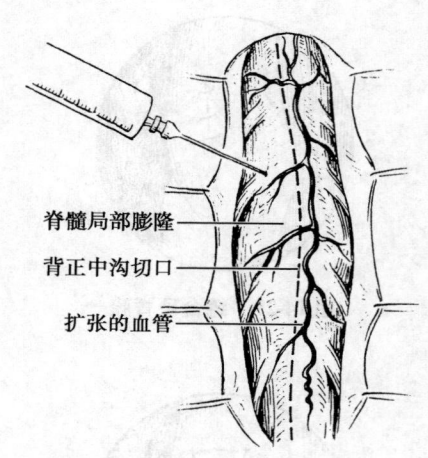

脊髓局部膨隆

背正中沟切口

扩张的血管

图 14-35 脊髓切口

2. 分离肿瘤 在脊髓后正中静脉侧做纵向切开,切口长度应将肿瘤全部显露,切口过短反而容易损伤脊髓,用显微剪刀切开软脊膜〔图 14-36〕,再用显微剥离子钝性分离肿瘤表面的脊髓束,切开脊髓后先找到肿瘤边缘,大多数良性肿瘤(包括胶质瘤)都和脊髓有明显分界,有边缘或包膜的,应从肿瘤与脊髓的分界处开始,用显微剥离子分离〔图 14-37〕。术中可用取瘤钳锐性切割分块切除肿瘤,对囊性肿瘤,可用细针穿刺抽液缩小肿瘤,但切勿抽尽,否则囊肿壁塌陷后将不易分离。如肿瘤系浸润性生长,则不能勉强过多切除,只能在瘤内作减压性部分切除,以切除到肿瘤与正常脊髓的移行带为止。肿瘤周围一般血管不多,仅有 1~2 条供应血管,用双极电凝烧灼剪断即可取出肿瘤〔图 14-38、图 14-39〕。较长的肿瘤可分数块取出。整个手术要在手术野无血、清晰的情况下进行,否则易损伤脊髓实质。

2

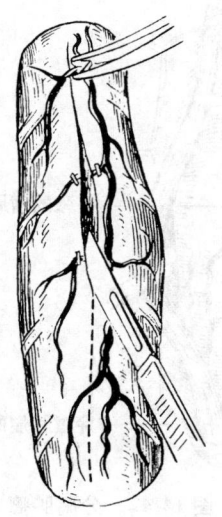

图 14-36　切开脊髓

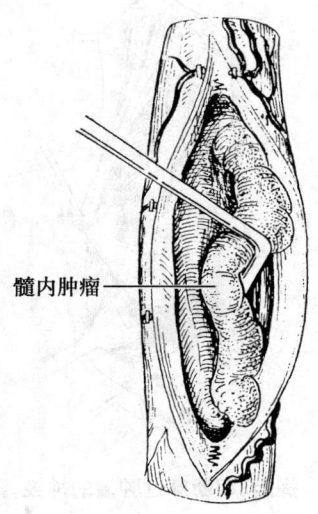

髓内肿瘤

图 14-37　分离髓内肿瘤

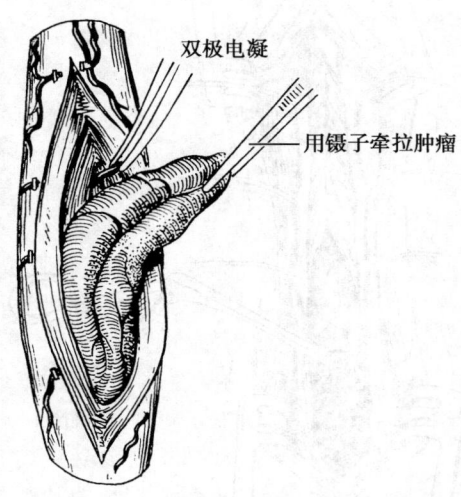

双极电凝

用镊子牵拉肿瘤

图 14-38　夹住，剪断肿瘤供应血管

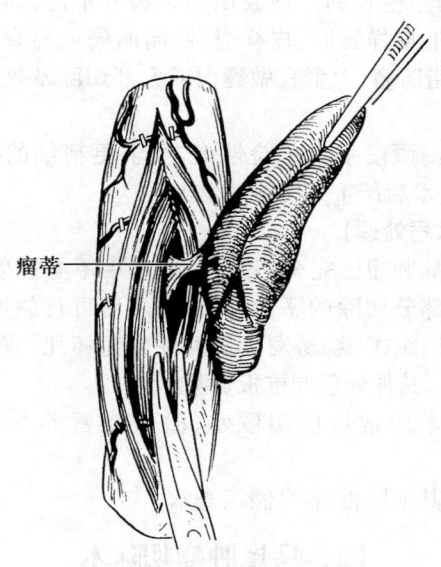

瘤蒂

图 14-39　切除肿瘤

3. 缝合硬脊膜　肿瘤切除后瘤腔两端各有一延伸的小孔，这是肿瘤将脊髓梭形推开的结果，如无瘤组织残留可不必处理。瘤腔止血、冲洗后，将硬脊膜连同蛛网膜紧密缝合〔图 14-40〕。如肿瘤只作部分切除，则不缝合硬脊膜。

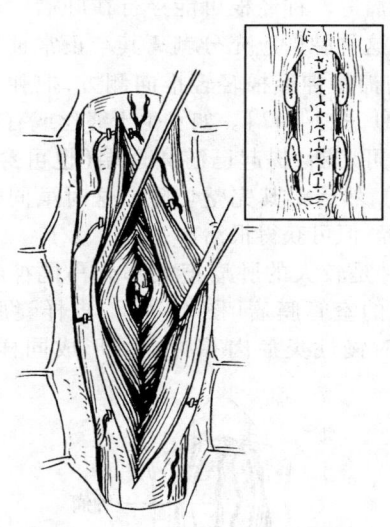

图 14-40　检查瘤腔有无肿瘤残存后，
严密缝合硬脊膜

【术中注意事项】

1. 术中采用脊髓体感诱发电位和运动诱发电位监测脊髓功能，对保护脊髓有十分重要的意义。

2. 切除肿瘤时均应在手术显微镜下进行，注意控制双极电凝强度，使其不损伤周围正常组织。剥离、吸引等操作均应在肿瘤一侧进行。

3. 依据肿瘤性质决定手术方式。肿瘤范围较局限、边界清楚的肿瘤，如室管膜瘤，全切除的可能性大;浸润性生长的恶性胶质瘤常边界不清,即使良性肿瘤如上皮样囊肿、皮样囊肿、畸胎瘤或与脊髓交织生长的脂肪瘤,大多宜做囊内或大部切除及椎板切除减压。

4. 高颈段手术危险性大,要求更精细的技术操作,防止术后严重并发症的发生。

【术后处理】

1. 如肿瘤已完全切除,一般术后不必放射治疗。如只做部分切除的恶性胶质瘤,术后可行放射治疗。但脊髓组织柔嫩,易发生放射性脊髓坏死,应掌握放射剂量。其他处理同椎板切除术。

2. 术后常规应用脱水、激素及营养神经药物治疗。

3. 其他同椎管-脊髓探查术。

四、马尾肿瘤切除术

马尾肿瘤常见有神经鞘瘤、室管膜瘤、脊膜瘤或先天性肿瘤(皮样囊肿、畸胎瘤等)。早期多以神经根痛为首发症状,进一步发展可出现单侧或双下肢不对称迟缓性瘫痪,晚期出现括约肌功能障碍。

从手术角度看,可分为下列两种类型:一种是肿瘤小而孤立,侵犯少数马尾神经,如神经鞘瘤、小的室管瘤、脊膜瘤等。神经根可能穿行在肿瘤中也可能与肿瘤粘连,这种肿瘤应充分剥离其与正常神经根的粘连,用小脑棉将神经根轻轻推向侧方,把肿瘤分离出来〔图 14-41、图 14-42〕。如发生于终丝或有神经穿过肿瘤者,则可切断,提起已游离远端(也可穿线牵引)〔图 14-43〕,然后将其完整切除。这时虽同时切除个别马尾神经,但可获得根治。

另一种是较大的肿瘤把大部分马尾神经包在瘤内,如巨大的室管膜瘤〔图 14-44〕、皮样囊肿〔图 14-45〕等;有时慢性炎症肉芽肿也可形成同样的病变。

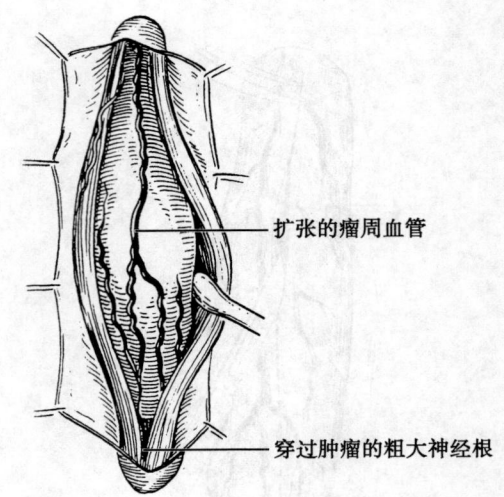

图 14-42 分离肿瘤

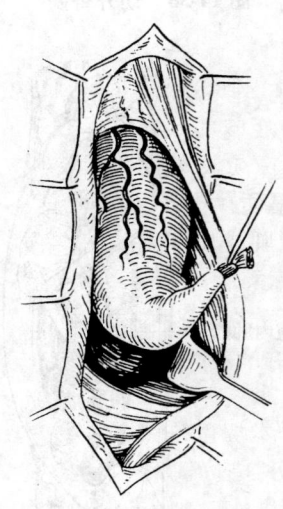

图 14-43 提起、切断穿过肿瘤的神经,游离肿瘤

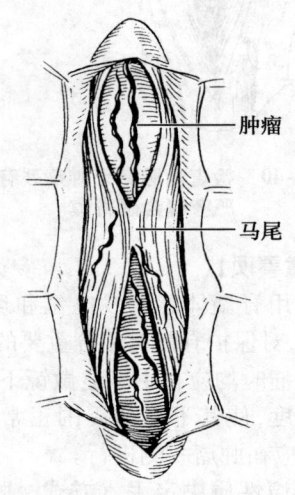

图 14-41 肿瘤包于马尾神经内

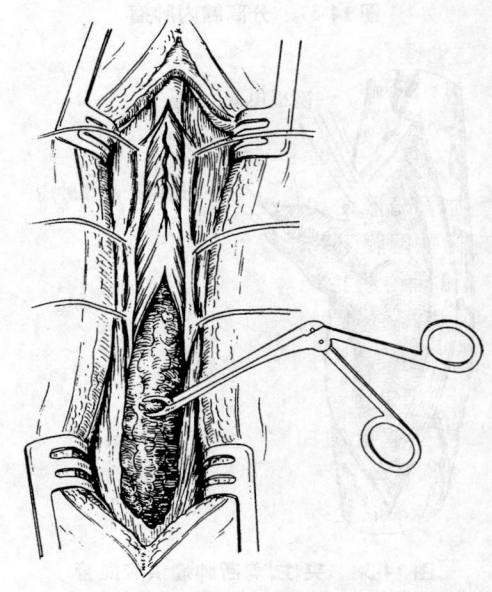

图 14-44 马尾室管膜瘤包膜内分块切除

扩张的瘤周血管

穿过肿瘤的粗大神经根

肿瘤

马尾

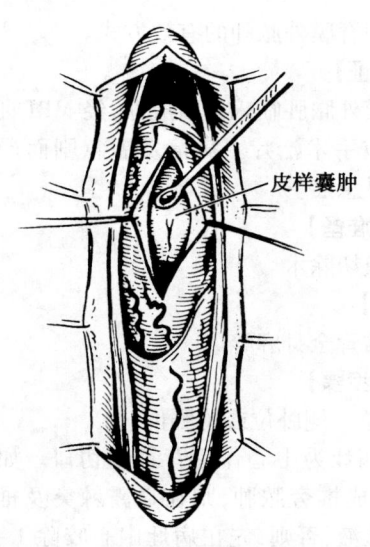

皮样囊肿

图 14-45 马尾皮样囊肿包膜内分块切除

对此种情况,如把肿瘤勉强全部切除,势必导致严重后遗症,所以只能把肿瘤包膜切开,分块切除肿瘤,与马尾神经明显粘连的部分则不作处理。术毕使用人工硬膜缝合硬脊膜,扩大蛛网膜下腔。

【术中注意事项】

1. 上皮样囊肿或皮样囊肿有皮肤窦道与椎管内相通者,术前或麻醉后可向窦道注入亚甲蓝 1 ~ 2ml,这样术中可沿染色区追溯到肿瘤处。

2. 切除马尾肿瘤时要尽量避免直接接触和牵拉神经根。

3. 该部位手术切口位于腰骶部,肌肉较薄,术后易发脊膜膨出,切口脑脊液漏。因此术中严密缝合硬脊膜,必要时使用人工硬膜扩大蛛网膜下腔,最后外喷一层生物蛋白胶。采用椎板棘突复位术,同时常规留置硬脊膜外引流 24 ~ 48 小时。

【术后处理】

同椎板切除术。

五、脊髓血管畸形手术

脊髓血管畸形发病率低,平均年龄在 20 岁左右,通常表现为蛛网膜下腔出血或脊髓出血,也有表现为神经根痛和括约肌功能障碍的。脊髓血管畸形分类方法很多,根据脊髓血管造影可分为四型:髓内动静脉畸形、膜内髓周动静脉漏、硬脊膜动静脉漏、混合型动静脉畸形,广义上还包括髓内海绵状血管瘤。如产生占位效应引起脊髓功能障碍,主张显微手术切除。随着神经介入医学的发展,对髓内血管畸形等手术难度大的患者多采取栓塞治疗,有时也采用栓塞与手术结合的方法。

脊髓血管畸形手术的原则与颅内血管畸形手术相同,即先处理供应动脉,然后切除畸形灶,最后切断引流静脉。

【适应证】

脊髓病变经 MRI 或脊髓动脉造影证实为脊髓血管畸形,症状进行性加重,神经根痛显著,有蛛网膜下腔出血史者。

【禁忌证】

1. 术前虽已确诊,但脊髓功能障碍完全,历时 3 ~ 4 年,估计术后无恢复可能者。

2. 一般情况太差,不能耐受手术者。

【术前准备】

同椎板切除术。

【麻醉】

气管插管全身麻醉。

【手术步骤】

1. 以病灶为中心作后背正中切口,切除病变范围内的相应椎板。血管畸形病变范围常可较广泛,故一次手术常需切除 5 ~ 6 个椎板。

2. 切开硬脊膜时应注意勿损伤其下方的畸形血管,以免引起出血。此时探查血管畸形类型、畸形灶部位、供应动脉及引流静脉。病变区的根动脉常对畸形血管供血,其数目不一,但常有一个是主要供血者。供血动脉常由硬脊膜外神经根附近处穿入脊膜内,位于脊髓背外侧,粗大鲜红,有搏动。可先分出一小段动脉,用动脉夹暂时阻断其血流,该血管远端如有萎陷、变色、搏动消失,即可用双极电凝烧灼后切断。如观察不到此现象,则可阻断其主要供血动脉,其他动脉仅切断其进入畸形灶的分支,以保证脊髓的供血。畸形灶如位于脊髓背侧面或两旁的蛛网膜下腔,或虽已侵入软脊膜内,但范围较小,且与脊髓组织有明确分界,可行手术切除。毛细血管扩张常位于软脊膜下,在手术显微镜下也不能确定血管与脊髓组织的解剖关系,因此不适宜手术切除。在手术显微镜下,将围绕畸形血管的蛛网膜锐性分开,畸形血管不宜直接用钳夹,以免破裂,可用显微镊夹住覆盖其表面的蛛网膜进行牵拉。在畸形血管之间以及血管与脊髓之间的蛛网膜纤维用显微剪剪断。畸形血管与软脊膜下血管之间的吻合支,可在接近畸形血管处用双极电凝处理后切断;少数较粗大者在电凝前应加用阻断夹夹闭或结扎。畸形灶切除时,将缠绕的血管团整个从脊髓表面分离即可,不必将互相黏着的血管分开。由于脊髓动静脉畸形内的血压不高,如有血管破裂出血,用双极电凝即可控制。

回流静脉一般位于脊髓背侧,蜿蜒上行多个节段。切除畸形灶后,沿静脉向头端解剖,沿途切断汇入静脉的分支,直到其血液由动脉性转变为静脉性为止。残端双极电凝处理,必要时可加用结扎或使用动

2

脉瘤夹夹闭〔图14-46〕。

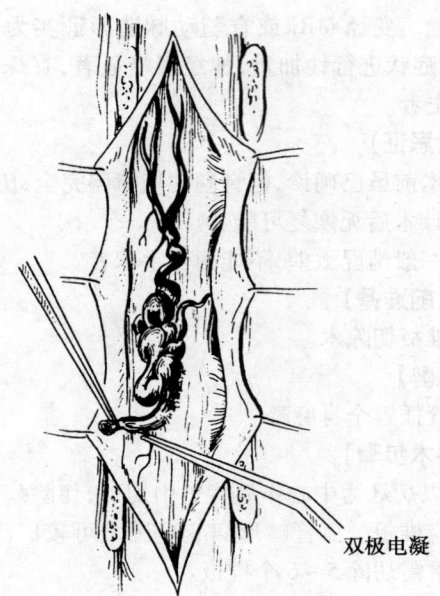

双极电凝

图14-46　脊髓血管畸形切除术

3. 止血彻底后,将硬脊膜及各层组织按层缝合。

【术中注意事项】

1. 术中注意鉴别供血动脉和引流静脉,切不可先结扎引流静脉,否则将引起畸形灶血管出血并加重脊髓损害。

2. 脊髓血管畸形的手术治疗与其所在部位和与脊髓的关系密切相关。对于位于脊髓腹侧或手术未能完全切除的血管畸形,宜采用血管内栓塞术,但上颈段病变应慎重。

【术后处理】

同椎板切除术。

第三节　硬脊膜外脓肿手术

椎管内硬脊膜外间隙的化脓性炎症在椎管内化脓性炎症中比较常见。皮肤疖疮为最主要原发感染灶,致病菌绝大多数是金黄色葡萄球菌,血行播散最为常见。多发生于胸椎上段背面,它引起脊髓损害症状,多半急剧而严重;如手术治疗及时,大多可治愈,如延误诊断将造成严重残疾,甚至死亡。主要临床表现为发热、腰背痛、肢体瘫痪、括约肌功能障碍等,血液化验显示血沉升高,目前多不主张腰椎穿刺,MR检查是确诊硬脊膜外脓肿的有效方式。

【适应证】

硬脊膜外脓肿临床诊断成立,经MRI证实有脊髓压迫者均应手术治疗。病情发展急剧而严重者应视为神经外科急症。

【术前准备】

同椎板切除术。

【麻醉】

气管插管全身麻醉。

【手术步骤】

1. 体位　侧卧位或俯卧位。

2. 以病灶为中心作后背正中切口。如脓肿已穿破椎管,形成椎旁脓肿,则在显露棘突及椎板过程中即可见到脓液,否则,先在病灶中心咬除1～2个椎板即可见到硬脊膜外脓肿,然后再根据病变范围向上下两端扩大,一边显露,一边清除脓液,要使硬脊膜显露区上下均出现搏动。病变部位的椎板和椎体如有化脓性骨髓炎,骨质松软易碎,在从椎板上剥离肌肉时应小心,不可用力过猛,以防损伤脊髓。椎板切除不要损伤关节面,硬脊膜外肉芽组织应予轻轻刮除,注意勿损伤硬脊膜。尽量不要将骨蜡或吸收性明胶海绵遗留在伤口内,以免引起异物反应。不可切开硬脊膜,以免感染向硬脊膜下腔扩散。

3. 在炎症未扩散到肌层或手术中发现主要为肉芽组织、创口污染不严重的病例,可缝合全部切口。一般感染较重者,仍以放置引流管较为安全。引流管于24～48小时后拔除。感染严重,脓液广泛扩散至肌层,估计引流无效的病例,可于伤口内填塞纱布引流,以后逐日拔除,残留伤口待肉芽组织生长或二期缝合。

【术中注意事项】

手术中如果发现脓液自硬脊膜下溢出,则可沿该处穿刺抽脓,或扩大硬脊膜溢脓孔,吸出脓液,脓腔冲洗,但不可将已与脊髓粘连的蛛网膜强行剥离,以免扩散炎症或损伤脊髓。

【术后处理】

同椎板切除术。脓液作细菌培养及药敏试验,根据药敏试验结果选用适当抗生素,抗生素使用至少保持4周,若合并脊柱感染则要保持6周以上。伤口脓液引流较多者,可在引流管拔出前向伤口内注入抗生素溶液。

(吴春明　李伟华)

第 十 五 章

微创内镜神经外科

（一）神经内镜技术

随着现代光学技术、神经影像技术及显微手术器械高度发展，神经内镜与立体定向和影像神经导航技术、激光技术及开颅显微手术结合，已从诊断和治疗两方面渗入到神经外科的各个领域。许多神经外科医师在不同领域，根据不同的思路，采取多种方法来探索神经内镜新的手术入路，开发新的器械与设备。其适应证越来越宽，手术效果越来越好，同时在临床应用过程中各种可能的并发症逐渐被发现。

1. 内镜神经外科技术分类 由于现代神经内镜不仅有良好的照明，而且有可随时调整内镜方向和角度的灵活性能，近年来神经内镜的临床应用已突破了单纯内镜神经外科的范畴，1998年hopf根据内镜设备的应用情况与手术操作途径，将内镜神经外科技术分为三类：①内镜神经外科（endoscopic neurosurgery，EN）即单纯应用神经内镜，经过内镜工作通道完成各种手术操作。②辅助显微神经外科（endoscopic-assisted microneurosurgery，EAM），即在传统显微神经外科手术的基础上同时应用内镜技术，辅助完成手术。③内镜引导下的显微神经外科（endoscopic-conrtrolled microneurosurgery，ECM）内镜图像的引导下应用常规显微神经外科手术器械进行显微神经外科操作。

2. 神经内镜特点 神经内镜有其固有特点：

（1）内镜镜身长，横截面小，适合在狭长的腔隙、孔道内操作。

（2）显微镜光源在到达较深术野时，光亮度已经产生了很大衰减，而内镜系近距离照明，虽然图像立体感较显微镜图像略有差距，但在深部术野清晰程度明显优于手术显微镜。

（3）内镜视管本身可有侧方视角，到达病变时可辨认病变内部侧方结构，引导切除周围病变组织。

3. 神经内镜手术适应证

（1）脑积水：是最早应用内镜手术治疗的疾病，也是最经典的内镜手术适应证。因脑室系统是由脑脊液填充的腔隙，为神经内镜手术的介入奠定了解剖学基础。现在内镜用于治疗脑积水主要有4种方式：①第三脑室底造瘘术；②脉络丛电凝术；③内镜下置入支架导水管成形术；④内镜下透明隔切开术。

（2）鞍区和桥小脑角区病变：内镜经鼻手术，包括内镜经单鼻孔经蝶入路垂体瘤切除术，内镜脑脊液鼻漏修补术，听神经瘤大部切除后导入内镜，观察显微镜下不能看到、显示不清的深部或不在直线视野内的显微结构。提高手术安全性，减少对血管和神经的损伤。

（3）脑室内和脑室壁肿瘤：内镜下可以切除脑室内胶样囊肿，上皮样囊肿，颅咽管瘤，Rahtke裂囊肿，对于阻塞中脑导水管的中脑肿瘤，可使用内镜进行第三脑室底造瘘和取活检术。

（4）颅内囊性病变：囊性病变因其本身存在腔隙，为内镜提供了很好的界面。内镜手术可治疗的囊性病变主要为：鞍上囊肿，蛛网膜囊肿，透明隔囊肿，脉络丛囊肿和脑室相关囊性病变。

（5）脑囊虫病和脑脓肿：对于幕上脑室内的囊孢，经颅骨钻孔后，在内镜直视下反复冲洗吸出。第四脑室内的囊孢，可枕下开颅，用内镜探查第四脑室，清除囊孢。对于深部脑脓肿，可在立体定向引导下采用内镜手术，清除脓液及脓腔内的异物，具有创伤小，安全准确等优点。

（6）颅内血肿和脑室内出血：包括高血压脑出血、外伤性脑内血肿、小脑血肿、脑干血肿、自发性脑室内出血均可在神经内镜下给予清除。对于急性期血肿，血肿块较硬者，可结合超声波手术刀将血肿粉碎后吸出；对于脑室内出血在内镜下清除血肿后可同时放置脑室外引流管；对分隔型慢性硬膜下血肿可在内镜下切除隔膜，清除血肿。

（7）癫痫：对于颞叶癫痫，可采用内镜在侧脑室颞角放置电极，记录癫痫波，协助诊断。

（8）动脉瘤：在动脉瘤手术中，使用内镜，可使术者明确动脉瘤与周围结构的关系,消除显微镜手术的死角,减少脑组织牵拉,防止动脉瘤术中破裂。

随着医学影像学的发展,器械的发明,对疾病和治疗措施的认识的提高以及观念的转变,神经内镜的发展的加快,内镜技术在神经外科的发展中的作用将会越来越重要,并成为微创神经外科的关键技术之一。

(二)显微神经外科技术

1957 年美国的 Kurze 首次报道了应用手术显微镜从颞骨下经内耳道切除听神经瘤,开创了显微镜在神经外科应用的新时代。以应用手术显微镜为标志的显微神经外科学,成为近代神经外科发展史的一座里程碑。显微神经外科学的建立,使神经外科的治疗水平明显提高。20 世纪 80 年代,世界神经外科领域普及了显微神经外科技术。我国的显微神经外科学建立于 20 世纪 70 年代,经过近 40 年的努力取得了长足的发展,在治疗颅内肿瘤、动脉瘤、动静脉畸形、脊髓肿瘤等方面积累了大量临床经验。显微神经外科已在全国范围内得到普及和发展,尤其近十年来在二级以上医院大部分神经外科手术都采用显微技术。

1. 显微神经外科学　显微神经外科学,是指以近代影像学为诊断基础,一整套与显微手术相匹配的手术设备、显微神经外科手术器械为保证的,以颅内病灶为中心的手术。显微神经外科学不仅是技术,更重要的是概念的更新。

2. 手术显微镜下的操作模式　显微神经外科手术中,应用众多的显微手术器械,替代了人手的功能,比如自动脑牵开器,代替了助手牵拉脑压板;显微镜的光线代替了带灯脑压板等,手术中的主要关键性操作,基本是由一位医师完成的。为了减少手术损伤,缩小手术野,无法容纳过多的手术器械操作,这就要求手术医师不断加强配合和协调训练,特别是术者本人的手与眼配合,双手动作的协调至关重要,这需要长时间的实验室练习。通常右利手的医师,固定用左手持吸引器,右手操作处理病灶。右手最常用的器械是双极电凝镊。在显微手术中,要求手术者的眼睛尽量少地离开目镜,用余光和手的本体觉去寻找和交换手中的器物。手术者还应该学会用右手与器械护士更换器械。手术中常用的双极电凝镊、棉条板置于手术者余光可见到的范围内。手术医师在手术操作中,还需要利用自己肢体的本体觉去完成某些动作,比如手术者固定使用右足踩双极电凝或颅钻的脚闸,左足踏超声吸引器踏板。为尽量少地干扰脑组织,降低更换器械频率的同时,还应该充分发挥器械作用,双极电凝镊是主要的止血工具,也可以持夹棉条、吸收性明胶海绵,还可以用作分离血管、神经的剥离子,也是

行之有效的分离器。如吸引器也是一个剥离器,可辅助推开脑组织、周围神经、颈内动脉或瘤体。

3. 以病灶性为中心手术,减少脑组织损伤　显微神经外科手术将经典的神经外科"脑叶范围手术",推向"病灶性手术"水平,尽量减少干扰脑组织,探索出新的手术入路。譬如,翼点入路、经岩骨入路以及额眶颧入路,这些具有代表性显微手术入路的共同特点是,牺牲部分颅底骨结构获得手术空间,经过脑外抵达病灶,尽量减少对脑的牵拉和损伤。20 世纪 70 年代,Yasargil 提出利用颅内自然的解剖间隙和经脑外到达病灶部位,处理病变,降低手术创伤,成为了显微神经外科手术的基本概念。随着对脑功能认识的逐步深入,手术中还对各种神经和脑血流进行监测,加大了对脑和神经的功能保护。

4. 重视显微解剖研究和体验　显微镜下手术出现了很多原来肉眼下辨别不清或根本看不到的微小结构,如鞍区的蛛网膜小梁、蛛网膜下池的隔膜、向垂体柄供血的小动脉等,显微神经外科要求准确识别和正确处理这类微小结构,这就需要手术者经常学习显微解剖学知识,还要有亲自做镜下尸体解剖的经历。由于对显微神经解剖认识的深入,医生才能够以较小的脑牵开或皮层结构切开,经过神经血管间隙,安全准确地达到脑深部病灶,进行微损伤的手术切除。当前的显微手术的培训,不再是显微神经解剖的学习,而是利用显微手术技术平台,模拟实际的手术入路和试用各种新手术器械。并能从手术前的影像图片上判断相关结构的变异及其毗邻关系,正确设计手术入路。例如,对于垂体腺瘤者,从术前的 MRI 片上可以推断视交叉的类型、视交叉前间隙的大小、肿瘤与垂体柄的关系以及肿瘤对海绵窦的浸润程度等。如果选择额下入路切除垂体腺瘤,视交叉前间隙是主要的操作通道;如果选择翼点入路手术,则视神经-颈内动脉间隙最为重要,而视交叉前间隙则可能处于辅助位置。

迄今为止,显微外科手术仍是国际神经外科手术的主流,也是我们目前大部分医院神经外科若干年内需要发展和完善的主要治疗手段。将手术显微镜和显微神经解剖结合,会使许多常规的神经外科手术得到进一步完善,如脊髓和颅底肿瘤的切除、动脉瘤的夹闭等,并开创了以往神经外科医生不能施行的手术。由于对显微神经解剖认识的深入,医生能够以较小的脑牵开或皮层结构切开,经过神经血管间隙,安全准确地达到脑深部病灶,进行微损伤的手术切除。

(白景阳　张波)

第 十 六 章

导航系统在神经外科手术中的应用

神经外科学发展之初,在解剖学和病理结构的确定方面存在两个方向,即解剖学定位策略和通过使用机械装置来精确确定手术入路及目标病变的策略,它们都不依赖于神经外科医生的个人技术。有框架立体定向是基于影像学信息发展而来的立体定向技术,它通过坐标系统来确定病变部位。这种机器的定位系统在提高了准确性的同时却减少了技术操作的灵活性。尽管有框架立体定向系统通过计算机导航进行交互式影像传递从而提高术中的灵活性,但并没有适合术中神经外科医生的可视定位标志和装置。无框架交互式计算机辅助外科使用的神经导航系统,包括超声定位、CT 定位、MRI 定位等,它们的应用原理并不是基于坐标系信息的转换,无框架立体定向系统与有框架立体定向系统,即经典立体定向与交互式计算机定位的主要不同点是"框架"。二者的不同还包括:空间定位装置的不同计算方法,无框架立体定向系统的交互式目标的迅速实时显像。

1. **无框架立体定向的历史发展** 无框架交互式计算机辅助外科的概念是指该导航系统能够进行实时探头位置的显像,而不需要立体定向头架。20 世纪 80 年代中期,对于实现导航外科的所有数学方法和技术设备都已经发展成熟:①具备了实时影像处理数据库的快速计算机。②具备了能够处理高度精确性工业机器人的技术处理器软硬件。③具备了空间位置研究的高技术影像处理程序。以上 3 种技术的完美组合满足了外科手术的需要,操纵器、数字转换器、机械臂能够确定它们自身的空间位置并把信息转换成图像。1986 年,Roberts 等将这种技术引入了神经外科手术,他将改进的显微镜应用于导航外科,这种配备在手术区域内的显微镜配有超声发射器和麦克风。计算机根据麦克风传输的数据计算出麦克风的空间位置。在 CT、MR 显像上选中的目标会投射在显微镜的目镜中,以此来进行术中定位。后来相继出现了磁共振发射器和红外线发光二极管(LED)发射器等设备。

1987 年 Schlondorff 等发明了应用于五官科定位的机械臂导航系统。1988 年在瑞士 Reinges 首次运用超声发射器的无机械臂导航系统。

2. **导航的临床应用**

(1)肿瘤的定位:导航技术应用于神经外科最多的是颅内肿瘤的定位,它决定开颅术的类型,并在打开硬脑膜后避免组织损伤。临床应用频率较高的是体积较小、位置较深的胶质瘤、脑转移瘤、海绵状血管瘤,在进行表面皮质手术时导航系统能够描述出低级别星形细胞瘤的边界,在颅骨病变缺失骨性解剖标志时,导航系统的应用能够有效地确定肿瘤的浸润范围以及其与周围血管结构的关系。Wirtz 等研究了导航系统在恶性胶质瘤切除术中的应用,其中 52 例患者接受了导航辅助定位,研究组提高了肿瘤的切除率,平均生存时间 18.13 个月,相对于只接受传统手术方法的对照组生存时间 10.3 个月,明显延长了生存时间。当今越来越多的临床研究表明,导航系统只有与其他临床检查技术相结合,才能进一步提高导航应用的临床价值,如导航系统结合术前脑磁波描记术(MEG)后,有助于肿瘤的定位和全切除,减少手术的病死率,提高患者的术后生存质量。Van Velthoven 在比较了 374 例不同病理级别脑肿瘤的术前 CT/MRI 及术中超声显像以后,发现导航系统在应用术中超声显像时不仅及时更新了数据,提高应用的准确性,而且还能对肿瘤的内部进行更为详尽的表述,并且对于病理学的分级具有提示意义,这对于肿瘤的定位切除有着重要的意义。

(2)颅底外科:因为不存在术中的移位,所以从技术的角度看颅底外科应用导航系统是比较理想的。耳、鼻、喉科医生因此应用导航系统来辅助定位进行相关的手术。对于颅底肿瘤的切除,因为有足够的解剖标志定位,所以使用导航系统可能是不必要的。但导航系统应用的重要性在于对重要解剖结构、颈动脉、脑神经等位置的估计是有帮助的,尤其当这些组织被肿瘤包绕时。Selesnick 等在研究经颈面到达第二颈椎的手术入路时，发现导航辅助能够更安全地通过颞骨岩部，减少对内耳结构的损害。在肿瘤复发且颅底结构改变时，导航系统指导的经颅底钻颅术会更加安全，切除病损会更加彻底。

（3）组织活检：对于组织活检神经导航比机械臂的定位更加方便。对于适应证，连接固定在手术区域的自动拉钩可以把探测器固定。通过光学跟踪器来使用探测器，LED 固定器通过移动探测器的金属部分以适应活检的需求。另一适应证并不使用探测器，而是使用带有专门探针固定器的 LED。Dorward 等为适应活检改进了光学导航探测器。相对于框架定位的计算法来说，无框架导航的优越之处是在视觉控制下实现快速轨道定位和在全身麻醉之前实现影像学数据的采集。

（4）内镜检查：内镜检查的操作多数是根据手术的需要来进行的。如果操作路线需要精心制订，那么导航系统的应用是十分必要的，在第三脑室内，Muacevic 等应用导航来选择最佳通过室间孔（Monro 孔）的路径以便进行脑室引流术。Schroeder 等应用导航选择最佳路径进入导水管。在进行第三脑室壁上囊肿的活组织检查时，导航系统可以通过内镜观察到第三脑室后壁的结构信息，通过它可以选择钻孔或切除样本的最佳位置。行骨窗开颅术时，利用导航可以设计出最佳的手术路线，以期尽量减少皮质功能区的损害。

（5）接近皮质重要功能区的操作：进行此种操作的概念是运用导航系统对重要皮质功能区的确定和描述，并将信息在 CT/MR 上形成影像。这对于切除接近语言功能皮质区及皮下区的病损是很有帮助的。应用神经放射学标准对皮质区域进行传统的 CT/MR 检查时可以发现，如：代表手的中央前回局部解剖图，中央前回较中央后回宽厚。然而，在肿瘤造成的脑水肿和皮质移位情况下，定位是比较困难的。在这种情况下经典的定位方法是进行术中皮质刺激。1909 年，Cushing 对意识清楚的患者进行了中央后回的感应电刺激。后来，Penfield 将这种方法运用于癫痫外科。患者在全身麻醉时可以进行皮质定位，但是在进行语言功能相关区域定位时，患者必须是清醒的。近来，能够采集功能信息的 CT/MR 运用于导航系统，例如功能性磁共振成像（fMRI）、MEG。Gugino 描述配有 LED 颅内磁共振刺激装置在注册后可以形成具有功能信息的 MR 影像。应用几个刺激点，就可确定 broca 区（运动性语言中枢）和中央前回。fMRI 是不应用对比剂的影像技术，它把去氧血红蛋白作为内源性参照物来观察脑皮质的活动。脑毛细血管中血液的流动和去氧血红蛋白的集中影响了 MRI 信号的强度，间接反映了特定脑区域的活动。与传统的磁共振成像相比，fMRI 的主要优势是能够研究脑的不同区域并具有认知功能，而且其空间分辨力越高，对于功能区的定位越准确。

（6）功能性神经外科：应用导航系统进行脑神经的外科手术治疗，典型的适应证包括涉及脑深部结构的疼痛、锥体外系运动紊乱症、特发性癫痫。它运用于癫痫神经外科，可辅助定位，指导硬脑膜下的剥离，在海马内植入脑深部电极，或在导航定位下控制海马回切除的范围。对于多发病损引起的癫痫，联合应用导航系统、脑皮质电流描记法和促发性脑电图会提高手术的准确性和安全性。

（7）导管插入术：应用导航系统引导可进行颅内脓肿引流术、颅内血肿的清除术，经导管病灶内注入抗生素进行局部抗感染治疗，病灶内注入核素进行局部放射治疗。一般来说，应用导航引导的血肿清除术，血肿量的范围在 20～40ml。

（8）脊柱外科：相对于颅脑外科的应用，导航系统在脊柱外科的应用更有特色。脊髓是非常柔软易移位的，并依赖于患者的体位，因此皮肤标记定位是不可靠的。只有在准备好脊椎骨的特殊解剖标志（包括对称技术和表面对照）时，才能进行注册。坐标系被固定于手术区内，对工作区内的任何移动进行注册，例如螺丝刀等工具必须装备在 LED 发射源上。导航系统在使用了术中 CT 或超声显像等技术之后，脊柱导航系统的精确度得到了明显的改善。计算机辅助导航脊柱外科适用于 C_{1-2} 关节螺钉固定术，颈椎椎体固定及胸腰椎椎体固定术等，其主要临床应用是胸腰段的螺丝植入术。Merloz 等证实，应用导航辅助在体内植入螺丝的误差是 9%，无导航辅助的螺丝植入误差是 44%。

3. 总结　导航系统的准确度包括：技术准确度、注册准确度、应用准确度。导航的错误包括：计算其自身空间位置的技术错误；由于在导航和立体成像之间信号转换的不准确所导致的注册错误；在手术中由于脑组织的解剖移位所造成的应用错误。关于精确导航的总结，技术设备的错误较低，一般来说在 0.1～0.6mm。依赖于影像分辨力和成像可信度的注册错误一般在 0.2～0.3mm。应用的准确度是最不可预知的，这依赖于实时显像、脑脊液的泄漏、手术定位等，一般来说在 0.6～1.1mm。为减少靶点的漂移程度，通常术前减少甘露醇的用量，术中避免脑脊液的过多丢失，但是术中实时更新导航系统的数据对于神经外科手术是最合适的，超声、MRI/CT 提供的即时影像信息可以及时更新导航系统的数据，提高应用的准确度。术中超声显像的缺点是分辨力和影像质量较差，成像模式不适合导航系统的数据更新，但同时也具有及时发现术中的脑移位、低耗时、低成本的优点。术中 MRI 相对于术中 CT 分辨力较高，但后者具有移动性好，费用较低等优点，相比较术中 MRI，术中 CT 可以及时发现术中出血。神经导航的应用使神经外科从显微外科发展到微侵袭外科成为可能，使得神经外科手术更加安全、可靠、精确、科学。随着新型科学技术的大量产生，导航设备会进一步发展、完善和成熟，其必将成为神经外科领域中不可或缺的技术设备。

（廉治刚）

2

第 三 篇

颈、乳房手术

第 十 七 章
颈 部 手 术

第一节　气管切开术

【应用解剖】

气管位于颈部正中,其上段较浅,距皮肤约 1.5 ~ 2cm;下段逐渐变深,在胸骨上缘处距离皮肤约 4 ~ 4.5cm。气管前面由皮肤、皮下组织、浅筋膜和颈阔肌覆盖。在浅筋膜和颈阔肌之间,有许多小静脉(颈前静脉丛)汇流入颈前静脉。颈阔肌深层是深筋膜浅层,包绕两侧的颈前肌并在中线连成白色的筋膜线。深筋膜浅层后面即为深筋膜中层气管前筋膜和气管。气管前筋膜附着在气管的前壁。甲状腺位于气管的两侧,甲状腺峡部位于第 3、4 气管环的前面,被气管前筋膜包绕,手术时应将甲状腺峡部向上推开或切断后再切开气管。气管两侧偏内有甲状腺最下动、静脉和甲状腺奇静脉丛,偏外有颈部主要血管,因此在行气管切开时,切口必须在颈部安全三角区内(三角的两上角各位于环状软骨与胸锁乳突肌交界点,下角位于胸骨切迹中点)。

【适应证】

1. 急、慢性喉阻塞　如急性喉炎,白喉,喉水肿,咽喉部肿瘤,瘢痕狭窄等。

2. 呼吸道分泌物潴留造成的呼吸困难　颅脑外伤,颅内或周围神经疾患,破伤风,呼吸道烧伤,重大胸、腹部手术后所致的咳嗽、排痰功能减退或喉麻痹时。

3. 肺功能不全　重度肺心病,脊髓灰白质炎等致呼吸肌麻痹。

4. 喉外伤、颌面咽喉部大手术后上呼吸道阻塞。

5. 呼吸道异物,无法经口取出者。

【术前准备】

1. 征得家属同意,说明手术必要性及可能发生的意外。

2. 准备好手术照明灯,吸引器,直接喉镜和气管插管。

3. 选择适合患者气管粗细的气管套管,包括外套管、内套管和套管芯〔图 17-1〕。

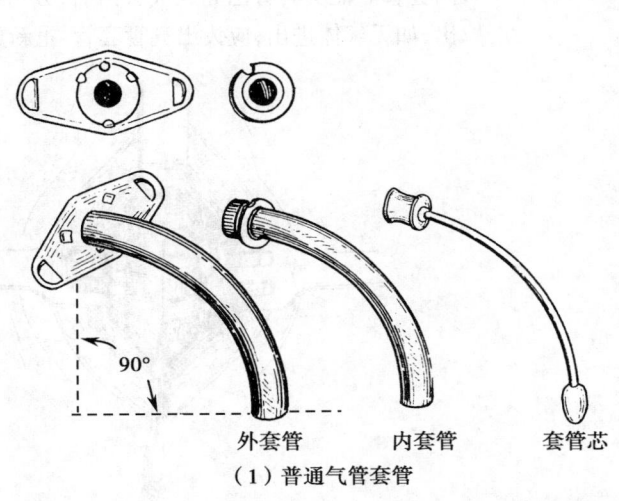

外套管　　内套管　　套管芯
（1）普通气管套管

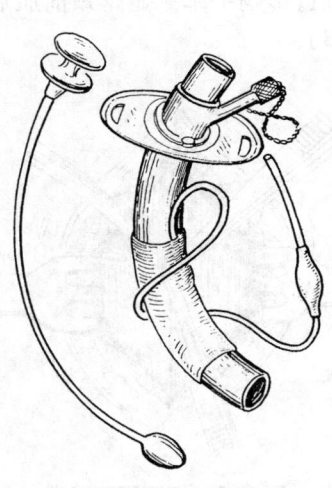

（2）带气囊气管套管

图 17-1　各种气管套管

183

【麻醉】

一般应用1%利多卡因局麻。显露气管后作气管穿刺时,可向内滴入1%~2%丁卡因0.2~0.3ml,进行气管黏膜的麻醉。情况紧急,或患者已处于昏迷状态时,可不用麻醉。

【手术步骤】

1. 体位　仰卧位,肩与颈下垫枕,并保持颈后仰位,头部正中,病情不允许时可采用半坐位〔图17-2〕。

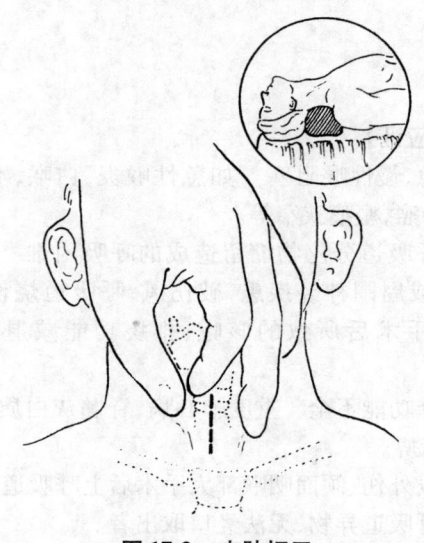

图17-2　皮肤切口

2. 切口　颈中线切口,上起甲状软骨下缘,下至胸骨上切迹以上一横指〔图17-2〕。

3. 切开皮肤、皮下组织　将皮下组织颈浅筋膜和颈阔肌切开,直至颈前肌。用小拉钩将切口向两侧对称拉开,逐一结扎、切断皮下组织内的较大浅静脉。在呼吸困难的患者,这些小静脉怒张变粗,必须结扎,以免术中出血,影响手术。显露颈前肌后,纵行切开白线〔图17-3〕。

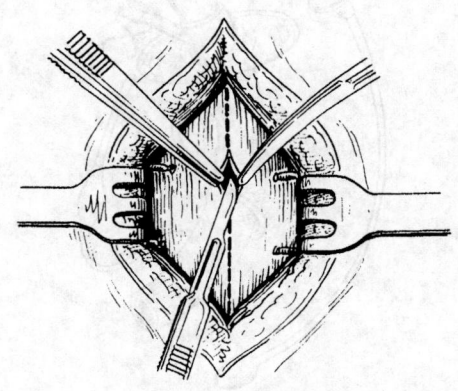

图17-3　切开颈深筋膜

4. 拉开甲状腺峡部　用手指沿气管向下分离,向

上可见淡红色、质软的甲状腺峡部,用弯止血钳在峡部和气管间进行分离后,用小钩将峡部向上拉开〔图17-4〕。峡部较大者,可用两把弯止血钳钳夹后切断,即可看到气管环。气管前筋膜、胸骨上窝及气管旁组织不需过多分离,以免发生纵隔气肿或气胸。如气管前有小血管妨碍气管切开时,可用止血钳夹小纱布球轻轻将小血管推向一侧,使其离开气管前方;如有出血点,应予结扎止血。

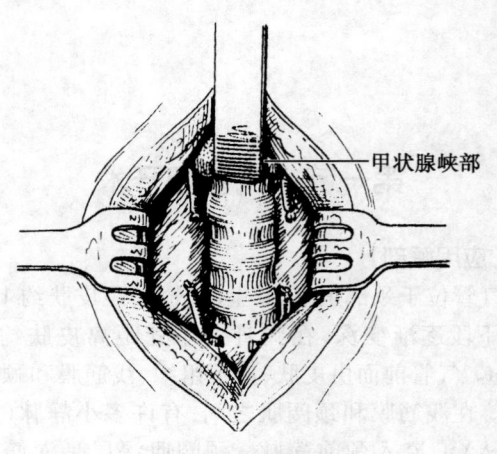

图17-4　显露气管

5. 切开气管环　用尖刃刀在气管前正中线切开气管的第3~4(或4~5)软骨环,切开时刀刃应朝上,自下向上挑开〔图17-5〕,刀尖不可刺入太深,以2~3mm为宜。当咳嗽时,食管前壁连同气管后壁可挤向气管腔内〔图17-6〕,因此,应趁咳嗽声刚停止的吸气过程中迅速切开。

6. 插入气管套管　切开气管前壁软骨环后,即用弯止血钳或气管插管扩张器扩开气管切口,随即插入带芯气管套管〔图17-7〕。如患者有强烈咳嗽,应立即拔出管芯,并用吸引器吸尽气管内分泌物及血性液体,再放入内套管。证实套管已插入气管内后,方可将两侧拉钩取出;如无气体进出,应拔出气管套管,重新放置。

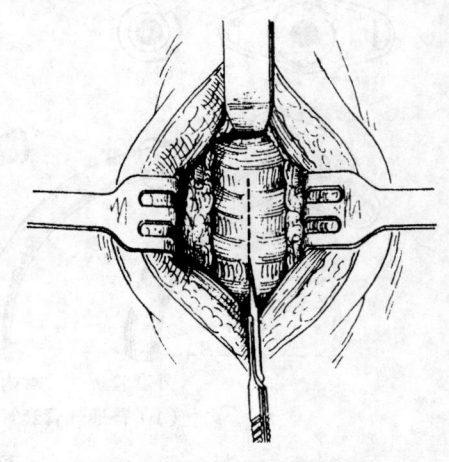

图17-5　切开气管软骨环

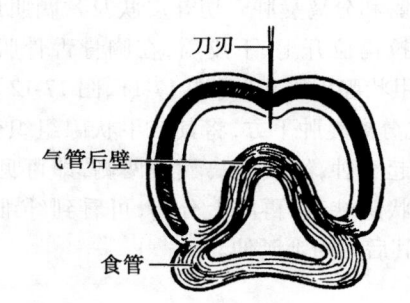

图 17-6 吸气时切开

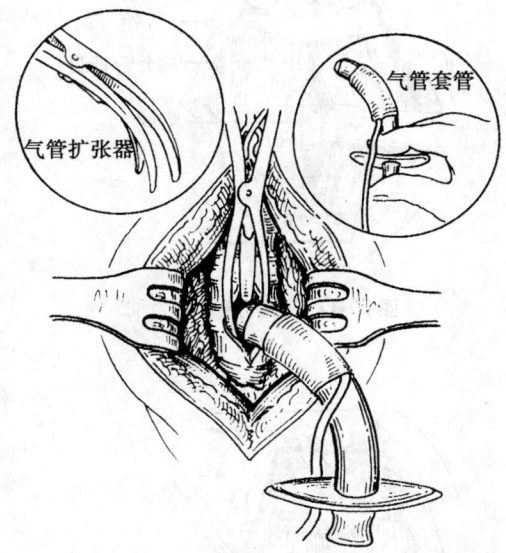

图 17-7 扩开气管切口,插入气管套管

7. 处理切口 切口多不需缝合。如切口过长,可在上、下两端各缝合 1~2 针,但不能太紧,以免发生皮下或纵隔气肿。切口周围用油纱布覆盖,在切口与套管间垫小纱布(3~4 层即可),最后将固定带绕过颈后,在颈部侧面打结〔图 17-8〕。带结要打得松紧适宜,太松时套管容易滑脱,造成窒息;太紧时如果术后

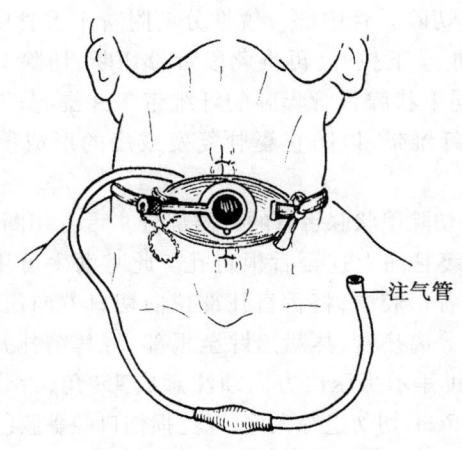

图 17-8 固定套管,缝合切口

局部肿胀,可影响头部静脉回流。如应用带气囊的套管时,则从注气管注入 3ml 左右空气,再将注气管折叠后用线结扎,以保证人工呼吸时不会漏气。

【术中注意事项】

1. 手术时,患者头部位置要保持正中后仰位。保持切口在颈中线进行,不能向两旁解剖。术中随时探摸气管位置,指导分离的方向和深度。

2. 拉钩在分离至深部时再放入牵拉,每剖入一层,两侧拉钩也随之同时挪动拉深一层,两侧拉力要均匀,以免拉力不均,将气管拉向一侧。当分离至气管前壁时,拉钩要向外、向前拉,不要向后拉,以免压迫气管。当气管软骨环已切开,气管套管尚未插入时,应特别留意勿脱钩,以免增加插管的困难。

3. 气管前筋膜不宜分离,可与气管前壁同时切开。气管前壁不要分离,否则易伤及胸膜顶或纵隔,也能致气管切口偏向一侧,造成拔管困难。

4. 气管切开位置宜在第 3~4 两个软骨环,如太高,易伤及第 1 软骨环,会引起喉咽部狭窄;如太低,易使套管脱出或顶住隆凸,致黏膜损伤出血,或造成纵隔气肿,甚至伤及胸内大血管。小儿右侧胸膜顶较高,注意防止损伤。

5. 术中止血要完善,皮肤不能缝合过紧,以防止发生血肿或气肿。

【术后处理】

1. 室内保持清洁,空气新鲜,温度在 22℃左右,相对湿度 50% 左右。每日更换两层湿盐水纱布遮盖套管口,防止灰尘及异物吸入,防止干痂形成。

2. 根据需要向气管内滴入抗生素、α-糜蛋白酶和雾化吸入 15 分钟,每日 3~4 次。体位不宜变动过度,翻身时,头、颈、躯干保持在同一轴线转动,避免套管活动或脱出造成的刺激或呼吸困难。小儿或神志不清患者有可能自行拔除套管者,要固定其手臂。

3. 密切注意有无呼吸困难,呼吸次数增多和阻力增大,套管内有无出血等,并及时寻找原因,予以处理。

4. 呼吸和气体交换量得到解决后应及早拔管。拔管前应注意:

(1) 先用软木塞或胶布堵塞管口 1/2,如无呼吸困难,可进一步堵塞 2/3,直至全部堵塞,1~2 日而无呼吸困难,即可拔管。软木塞或胶布必须用线固定在气管套管的固定带上,以免被吸入气管。

(2) 如用带气囊的气管套管,应先排空气囊,再堵塞套管。

(3) 拔管前准备一套气管切开器械,以备万一拔管后出现呼吸困难时重新插管。

(4) 拔管前先吸尽气管内分泌物,然后松开固定带,顺套管弯度慢慢拔出。如出现呼吸困难,应立即用另一消毒套管由原切口插入。拔管后不需缝合伤

口,可用油纱布包扎,或用蝶形胶布拉合伤口。

第二节　甲状腺舌管囊肿(瘘)切除术

甲状腺舌管囊肿(瘘)是胚胎时期的甲状腺舌管未萎缩闭合的结果。凡甲状腺的胚基发育径路上(如舌根、舌骨上、舌骨下及颈部等处)皆可发生,位于中线,也可在中线旁。

【适应证】

甲状腺舌管囊肿或感染破溃成瘘均应切除。

【术前准备】

1. 治疗口腔部感染(如龋齿、扁桃体炎);囊肿破溃成瘘而有炎症者,应抗感染,待炎症消退后手术。

2. 术前3日用3%硼酸水含漱。

3. 下面部、颈部皮肤常规消毒。

【麻醉】

局麻,幼儿可用气管内插管全麻。

【手术步骤】

1. 体位　仰卧位,上半身抬高20°,肩下垫枕使颈部过伸,以充分显露〔图17-9〕。

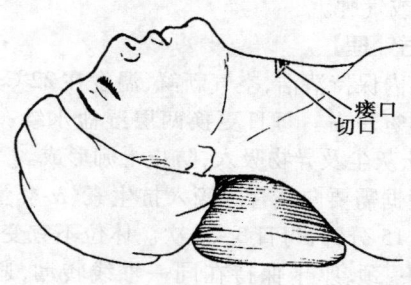

图17-9　体位

2. 切口　切口以舌骨下方中部为中点,顺皮肤皱襞作一弧形切口;或以囊肿(瘘)为中心作一梭形切口〔图17-10〕。

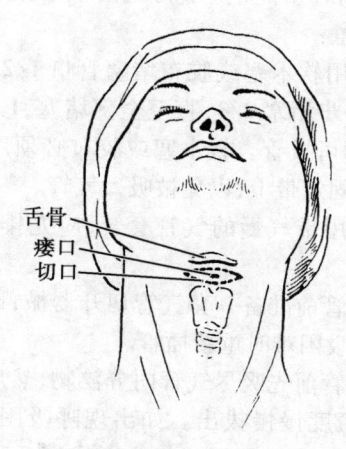

图17-10　切口

3. 显露和分离囊肿　切开皮肤及颈阔肌后,用甲状腺自动拉钩拉开上、下皮瓣,在胸骨舌骨肌前侧或后侧显露甲状腺舌管囊肿〔图17-11、图17-12〕。一般情况下,先分离囊肿下方,将其与甲状腺组织分开;用组织钳提起囊肿,继续分离囊肿两侧,即可见一纤维带连至甲状腺峡部;再向上分离,可看到纤维带穿过舌骨或在其后方向上延伸。

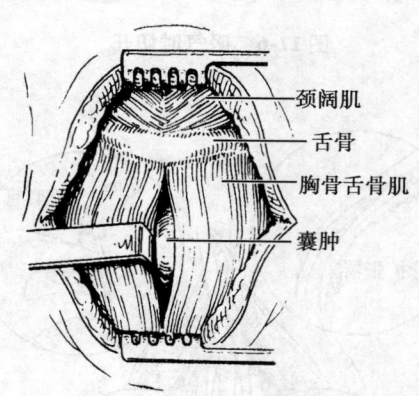

图17-11　分开胸骨舌骨肌

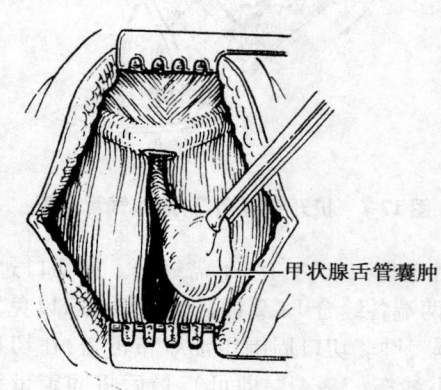

图17-12　分离囊蒂至舌骨

4. 切除舌骨中部　锐性分离附着于舌骨中部的肌肉,向上、下拉开,再将此段舌骨切断,切除1cm左右,连同甲状腺舌管囊肿的纤维带一并提起;继续向上寻找纤维带,以防止囊肿复发或瘘的形成〔图17-13〕。

5. 切除甲状腺舌管的舌内部分　舌骨切断后,常可发现瘘管向上连至舌根盲孔。此时助手可用示指伸入患者口腔中,将舌盲孔部位向切口方向压出,以便继续分离瘘管,尽量追踪至根部,将其结扎并整个切除。助手示指压出方向须注意成45°角,舌骨距舌根约2.5cm,切勿追踪太深,以免损伤口腔黏膜〔图17-14、图17-15〕。

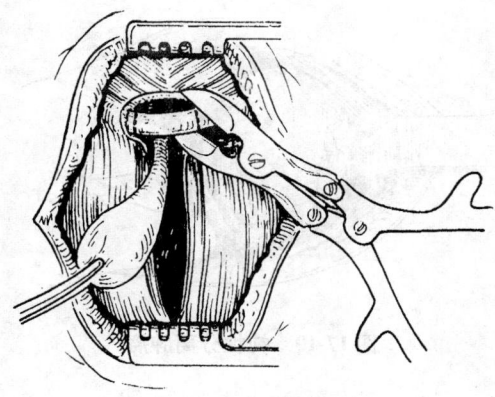

图 17-13　切除舌骨中段

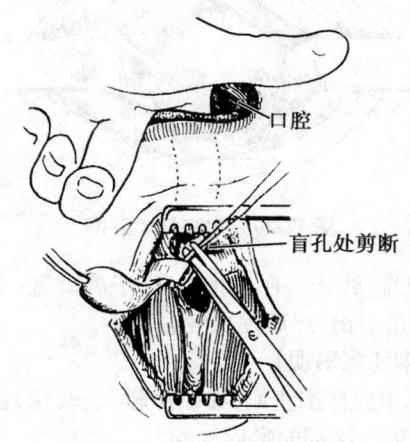

图 17-14　推出舌盲孔

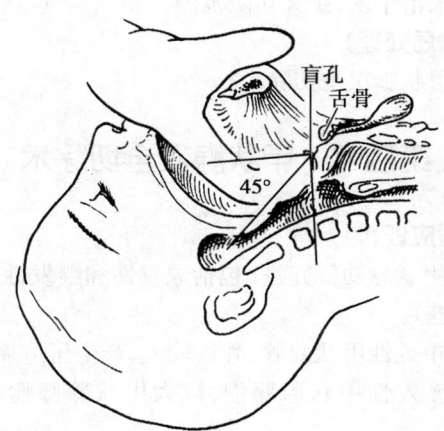

图 17-15　食指压迫的角度

6. 缝合及引流　如口腔底部已被切开，用可吸收缝线间断缝合数针。冲洗伤口后，将舌骨下肌在中线缝合（舌骨不缝合），再逐层缝合颈阔肌和皮肤〔图 17-16、图 17-17〕。如口腔底部切开，或原瘘管感染，周围粘连较重，手术时渗血多，伤口内置胶皮片引流。

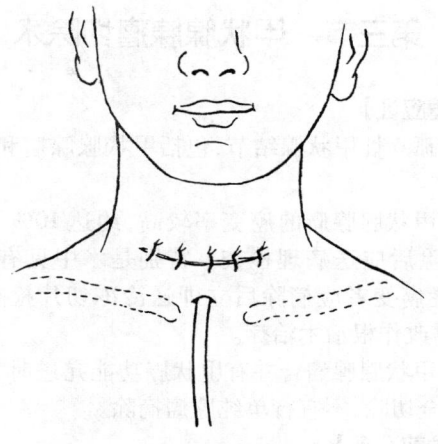

图 17-16　缝合切口

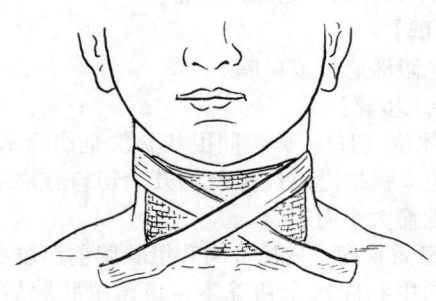

图 17-17　包扎切口

【术中注意事项】

1. 手术中应将囊肿或瘘管全部切除，如有少许上皮组织残留，很易引起复发。为避免残留上皮组织和复发，可在术前 12 小时自瘘管口注入亚甲蓝液少许，有利于术中显露瘘管，便于彻底切除。

2. 如囊肿位于甲状腺区，术中应仔细检查，注意与甲状腺椎体叶囊肿区别。

3. 术中必须保持呼吸道通畅，任何阻塞呼吸道的因素，都能使颈部静脉淤血而增加手术出血。

4. 如为盲孔前后盲孔处囊肿的手术，应除外舌甲状腺的可能性（该类患者约有 50% 仅有舌部甲状腺组织）。术前应仔细扪诊颈部有无甲状腺存在，不明确时可用核素碘追踪，以确定甲状腺组织的存在。万一术中误切除此唯一的甲状腺，可用生理盐水浸洗，切成约 1mm³ 左右的小块，移植于胸锁乳突肌肌鞘的深层或浅层。

【术后处理】

1. 术后 24 ~ 48 小时取出引流片。

2. 注意口腔卫生，经常含漱。

3. 保持呼吸道通畅，如有呼吸困难，应检查有无伤口内出血压迫气管。如有此情况，应采取紧急措施，拆除缝线，清除血块，止血，重新缝合切口等。

第三节　甲状腺腺瘤切除术

【适应证】

1. 孤立性甲状腺结节,包括甲状腺腺瘤和甲状腺囊肿。

2. 甲状腺腺瘤的癌变率较高,约达 10% ~ 20%,腺瘤切除后应送病理检查。特别是术中见有明显粘连,可疑癌变者应摘除后立即送冷冻切片检查,如为恶性,需改作根治术治疗。

3. 甲状腺腺瘤合并有甲状腺功能亢进时,应行甲状腺次全切除,不宜行单纯腺瘤摘除。

【术前准备】

同甲状腺舌管囊肿切除术。有甲状腺功能亢进的,应按甲状腺次全切除术准备。

【麻醉】

颈丛阻滞麻醉或局麻。

【手术步骤】

1. 体位、切口　体位同甲状腺次全切除术。在胸骨切迹上 2 横指沿皮纹横行切开。切口宜靠近腺瘤,长度视腺瘤大小而定。

2. 显露腺瘤　皮瓣分离和甲状腺前肌群的切断、分离均同甲状腺次全切除术。显露甲状腺后进行全面仔细检查,明确病变的部位,数目及性质。如腺瘤较小,向左右两侧充分拉开甲状腺前肌群即可,不一定常规切断肌群。

3. 切除腺瘤　如为囊肿多系良性,可先缝扎或钳夹腺瘤表面甲状腺组织的血管,然后切开表面的甲状腺组织,直达腺瘤表面〔图 17-18〕,用弯血管钳或手指沿腺瘤周围作锐性分离直至蒂部,将腺瘤从周围的甲状腺中剥出〔图 17-19〕,将蒂部钳夹、切断后结扎,切除腺瘤〔图 17-20〕。在剥离过程遇有出血点时均应钳夹止血,待腺瘤切除后;血管钳所夹的血管组织须逐一结扎。最后,用细丝线间断缝合甲状腺组织和甲状腺包膜,以消灭腺瘤切除后所留下的残腔。如为实质性腺瘤,在切除过程中应将肿瘤周围的1cm 正常腺体组织一并切除。

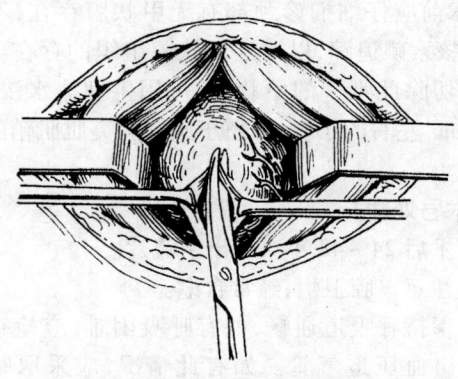

图 17-18　切开表面的甲状腺组织

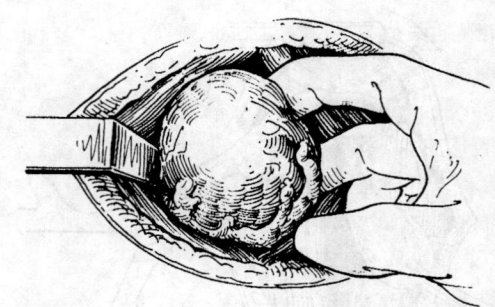

图 17-19　钝性分离肿瘤

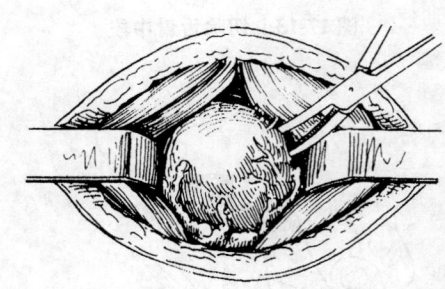

图 17-20　钳夹摘除肿瘤

4. 引流、缝合　仔细止血后,于腺窝置一胶皮片,自切口侧角引出,然后逐层缝合切口。

【术中注意事项】

1. 术中应仔细止血,如腺瘤较大、较深,在缝扎时应注意勿损伤深部的喉返神经。

2. 如果腺瘤包膜不完整,质硬,呈结节状,周围明显粘连,应行次全切除,立即送冷冻切片,如为恶性,应改作根治手术,扩大切除范围。

【术后处理】

同甲状腺次全切除术。

第四节　甲状腺次全切除术

【适应证】

1. 甲状腺功能亢进(包括原发性和继发性甲状腺功能亢进)。

2. 单纯性甲状腺肿,肿块较大,产生压迫症状者。

3. 多发性甲状腺腺瘤,巨大甲状腺腺瘤和巨大囊肿。

【禁忌证】

1. 年龄小,病情轻,甲状腺肿大不甚明显者。

2. 年龄大,合并有严重心、肝、肾等疾患而难以耐受手术者。

【术前准备】

1. 甲状腺功能亢进患者,必须在内科抗甲状腺药物治疗,基础代谢率降至正常或接近正常(+15% 以下），脉率在 90 次/分以下后，停服抗甲状腺药物，改服复方碘剂两周左右，使甲状腺明显缩小、变硬，便于手术操作和减少术中出血。具体方法为口服复方碘剂（Lugol 液），每日 3 次，第 1 日每次 3 滴，次日每次 4 滴，以后逐日递增 1 滴，直至增到每次 15 滴，维持 3～5 日后手术。近年来，有人提倡用普萘洛尔与复方碘液作术前准备，普萘洛尔服用剂量视病情轻重而不同，为每 6 小时 1 次，每次 10～40mg。这样术前用药可缩短准备时间。镇静药物的使用：有失眠或睡眠不安时可用苯巴比妥 0.1g 或安定 5mg，每晚 1 次口服。

2. 必要的术前检查　如心血管功能和肝、肾功能检查，基础代谢测定，喉镜检查声带功能，X 线检查气管位置及血钙、磷测定等。

【麻醉】

气管内插管麻醉，以保证术中呼吸道通畅。

【手术步骤】

1. 体位　仰卧位，垫高肩部，使头后仰，以充分显露颈部〔图 17-21〕；头部两侧用小沙袋固定，以防术中头部左右移动污染切口。

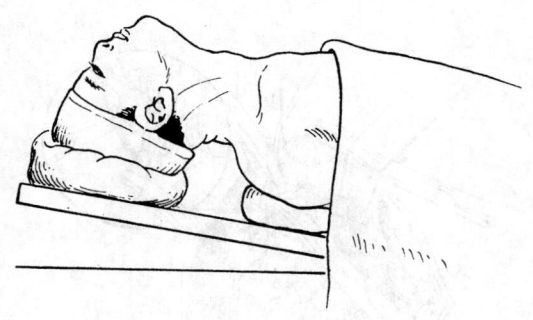

图 17-21　体位

2. 切口　于胸骨上切迹上方 2 横指处，沿皮纹作弧形切口，两端达胸锁乳突肌外缘；如腺体较大，切口可相应弯向上延长〔图 17-22〕。切开皮肤、皮下组织及颈阔肌，用组织钳牵起上、下皮瓣，用刀在颈阔肌后面的疏松组织间进行分离，上至甲状软骨下缘〔图 17-23〕，下达胸骨柄切迹。此间隙血管较少，过深或过浅

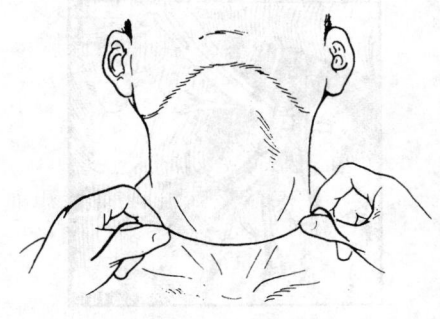

图 17-22　切口的选择

分离时常易出血。无菌巾保护好切口，用小拉钩拉开切口，用 4 号线缝扎两侧颈前静脉〔图 17-24〕。

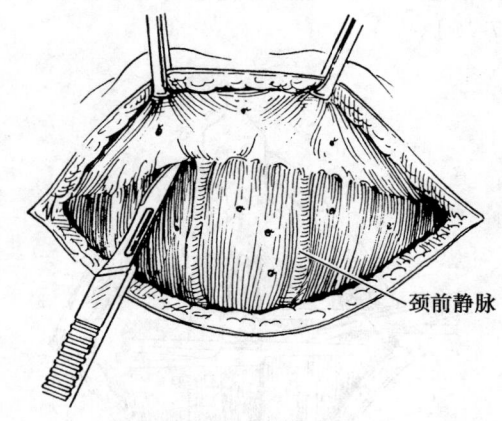

图 17-23　游离皮瓣

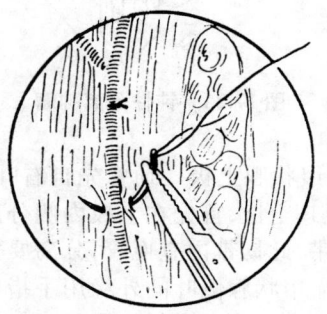

图 17-24　缝扎颈前静脉

3. 切断甲状腺前肌群，显露甲状腺　在两侧胸锁乳突肌内侧缘剪开筋膜，将胸锁乳突肌与颈前肌群分开，然后在颈中线处纵行切开深筋膜，再用血管钳分开肌群，深达甲状腺包膜〔图 17-25〕。以示指和刀柄伸至颈前肌群下方，在甲状腺与假包膜之间轻轻分离

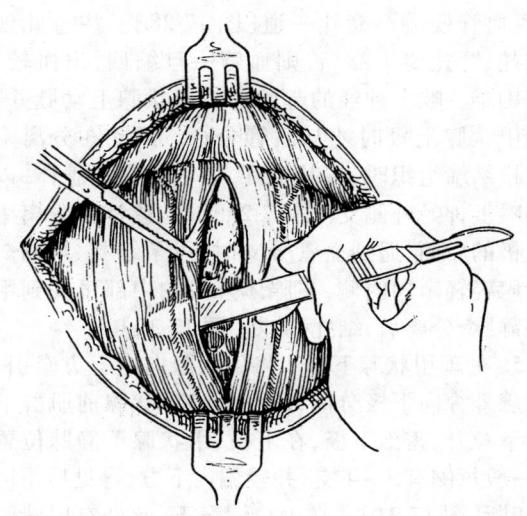

图 17-25　将颈前肌群与胸锁乳突肌分开

3

甲状腺腺体,并将肌肉顶起,在血管钳间横行切断,以扩大甲状腺的显露。注意肌肉横断部位不应与皮肤切口在同一水平上,避免愈合后形成瘢痕粘连〔图17-26〕。

不需显露或结扎,以免损伤喉返神经并使甲状旁腺缺血,发生功能障碍。如需结扎,应采用囊内结扎法,不结扎主干,只结扎在远离喉返神经,进入真包膜和腺体处的甲状腺下动脉分支〔图17-32〕。一般不需常规显露喉返神经。

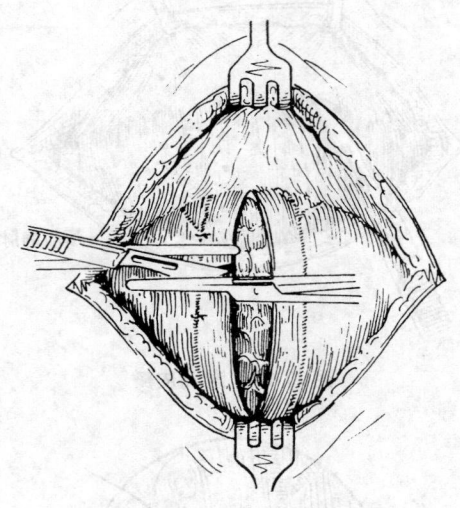

图17-26　钝性分离肿瘤

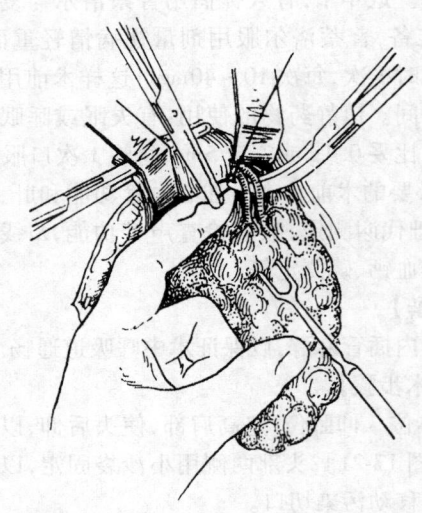

图17-27　分离甲状腺上动、静脉

　　4. 处理甲状腺上极　通常先自右叶开始施行手术,为便于处理上极,首先在上极内侧分离、切断结扎甲状腺悬韧带,此韧带内有血管,分离要仔细,结扎要牢靠。再沿着甲状腺侧叶的外缘用手指向上极剥离,以充分显露右叶上极。将甲状腺右叶向下内牵引(或在甲状腺右上极处贯穿缝扎一针,便于向下内牵引甲状腺上极),再用小拉钩将甲状腺前肌群上断端向上拉开,露出上极。术者以左手拇、示、中指捏住上极末端,右手持直角钳由内侧沿甲状腺上动、静脉深部绕至外侧,顶住左示指,向外穿出,引过一根7号丝线,在离开上极约0.5～1.0cm处结扎上极血管〔图17-27〕。在结扎线与上极间再夹2把止血钳,在血管钳间剪断血管,血管残端再缝扎一道〔图17-28〕。注意此处血管结扎、缝扎要牢靠,否则血管一旦缩回,出血较多,处理困难。喉上神经的起始部与甲状腺上动脉并行,靠近甲状腺上极时才与血管分行。因此在分离附近的疏松结缔组织时,将其推开,应尽量靠近腺体,以防损伤喉上神经外侧支〔图17-29〕。继续钝性分离甲状腺上极的后面,遇到血管分支时,可予结扎、切断。将甲状腺轻轻牵向内侧,在腺体外缘的中部可找到甲状腺中静脉,分离后,结扎、剪断〔图17-30〕。

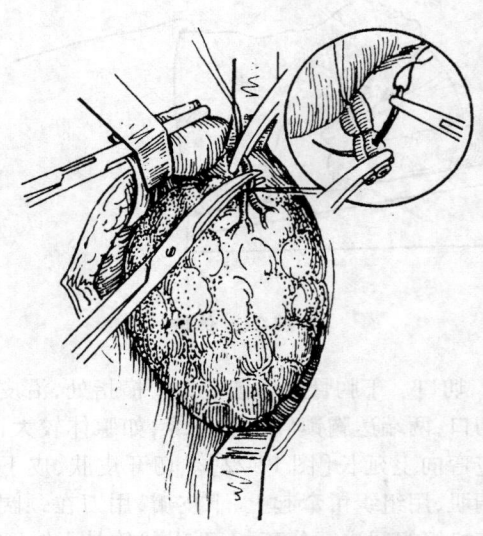

图17-28　结扎甲状腺上动、静脉

　　5. 处理甲状腺下极　将甲状腺向内上方牵引,沿甲状腺外缘向下极分离,用小钩将甲状腺前肌群下断端向下拉开,露出下极,在下极,甲状腺下静脉位置较浅,一般每侧有3～4支,并较偏内下方,寻见后予以结扎、切断〔图17-31〕。在少数情况下,此处有甲状腺最下动脉,如有,应一并结扎、切断。甲状腺下动脉一般

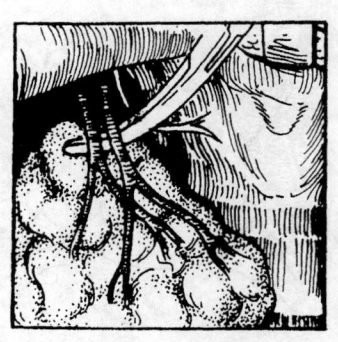

图17-29　靠近腺体处理血管

6. 处理峡部　完全游离甲状腺下极后,将腺体拉向外侧,显露甲状腺峡部,用血管钳由峡部下缘的气管前方向上分离峡部后方,将钳尖由峡部上方穿出〔图17-33〕。张开血管钳,扩大峡部和气管间的间隙,引过两根 7 号丝线,分别在峡部左右结扎后在两结扎线之间将其切断。若峡部较宽厚,可用两排血管钳依次将其夹住、切断、结扎或缝扎,并将切断的峡部继续向旁分离,至气管的外侧面为止〔图17-34〕。至此,右侧甲状腺基本已大部分分离。

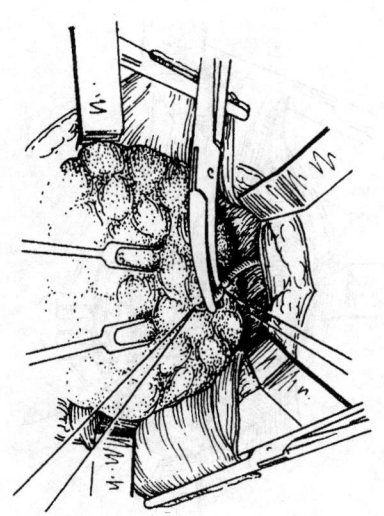

图 17-30　离断甲状腺中静脉

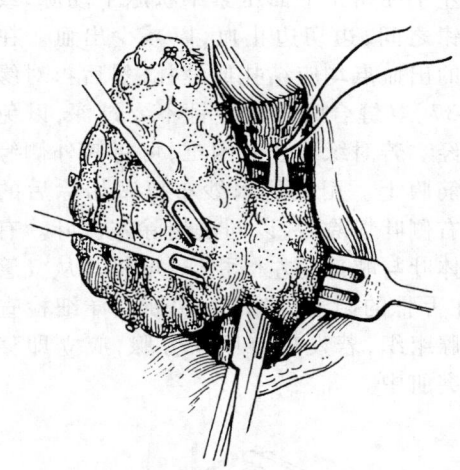

图 17-33　分离峡部

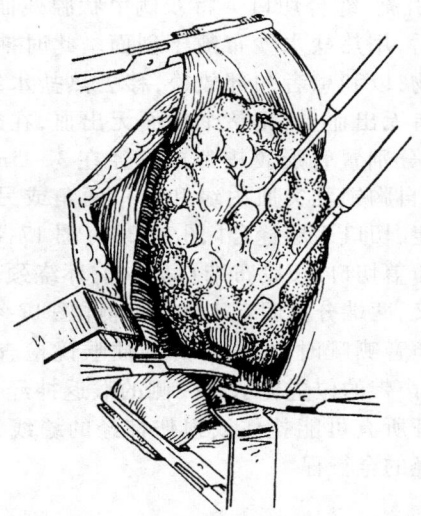

图 17-31　离断甲状腺下静脉

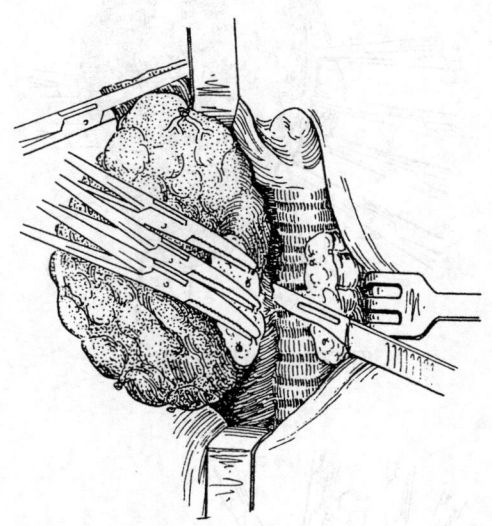

图 17-34　离断峡部

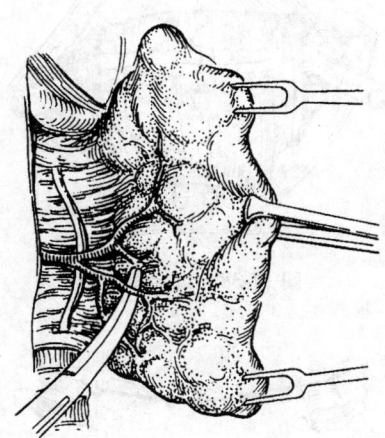

图 17-32　离断甲状腺下动脉

7. 楔状切除甲状腺　从腺体外缘将甲状腺体向前内侧翻开,显露其后面,并确定切除腺体的边界,切线下方必须保留甲状旁腺和避免损伤喉返神经。沿外侧预定的切断线上,用一排或两排蚊式直血管钳夹住少许腺体组织〔图17-35〕。然后在血管钳上方楔形切除甲状腺。切除腺体的多少,按病变范围和程度而定。如为甲状腺功能亢进患者,应切除腺体的90%左右。一般每侧残留腺体组织约一拇指末节大小的薄片遮盖甲状旁腺及喉返神经,即足以维持其生理功能,又不致复发。对于结节性甲状腺肿的患者,则应适当多保留一些(约相当于功能亢进患者保留的2倍左右)。腺体后面被膜亦应尽量多保留,以防止损伤甲状旁腺和喉返神经〔图17-36〕。为了减少断面出血,切除前术者或助手可用左手在钳子下面压紧甲状腺下动脉,或在两排血管钳之间,边切边止血,以减少出血。在腺体残面上的出血点均应结扎或缝扎,然后再对缘缝合〔图17-37〕。缝合时注意穿针不要过深,以免缝住喉返神经。若对缘缝合有困难,可将其外侧缘缝在气管前筋膜上。用热盐水纱布填塞切除后的甲状腺窝。右侧叶切除后,以同法切除左侧叶。有些患者的椎体叶与峡部的左侧相连,可将其从气管前分离,并在舌骨的附着处结扎、切断。详细检查切下的甲状腺组织,若发现有甲状旁腺,应立即移植在胸锁乳突肌中。

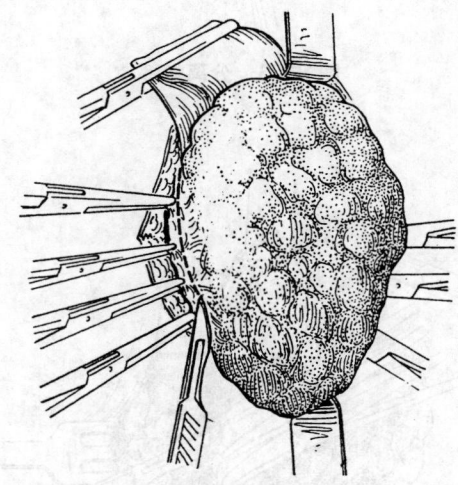

图 17-35　沿切离线钳夹

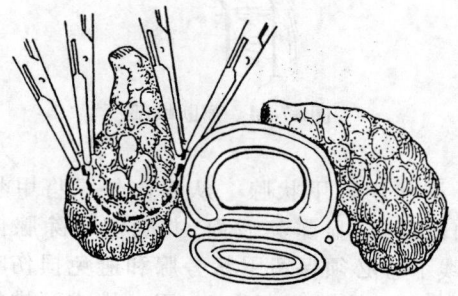

图 17-36　楔形切除腺体

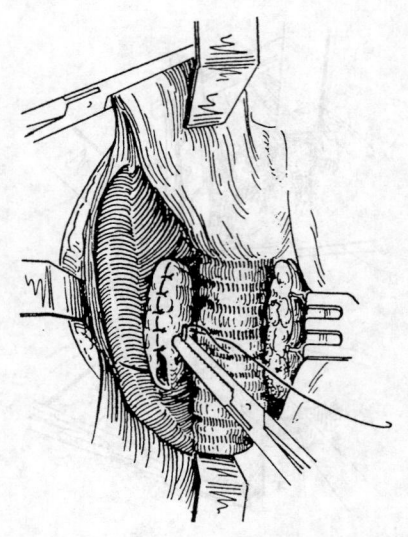

图 17-37　缝合残留腺体

8. 引流、缝合切口　将双侧甲状腺残面彻底缝合止血后,用热盐水纱布敷于创面。此时抽出患者肩下垫物,以利患者颈部放松,移去热盐水纱布;再次检查有无出血点,见整个创面无出血,在左、右腺体窝处,分别置管形胶皮片或直径在 3 ~ 5mm 的细引流管,自胸锁乳突肌内缘和切口两角或另切口引出并固定,切口逐层缝合〔图17-38 ~ 图17-40〕。消毒纱布覆盖切口,长胶布带自后向前环绕颈部,在敷料上交叉,两端分别固定于胸壁两侧〔图17-41〕。术后出现声音嘶哑时,可请麻醉师插喉镜检查声带位置,如果声带的位置提示有一侧的喉返神经损伤,须探查松开所有可能扎住或损伤神经的缝线,检查受累侧神经的全行程。

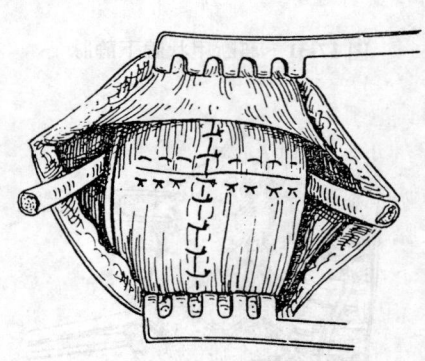

图 17-38　缝合颈前肌

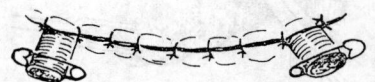

图 17-39　缝合皮肤,胶皮片引流

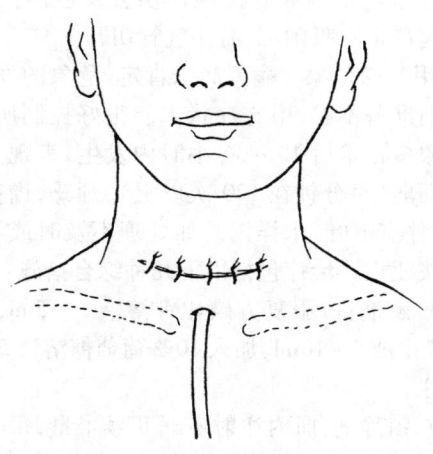

图 17-40　缝合切口,引流管引流

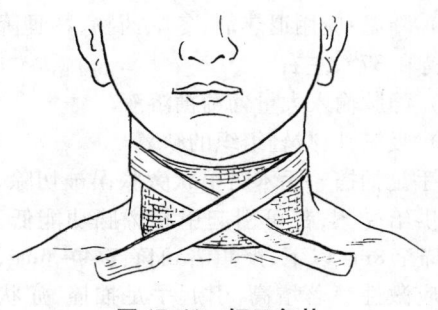

图 17-41　切口包扎

【术中注意事项】

1. 对精神紧张且腺体较大或气管受压严重的患者,应采用气管内插管麻醉,以保证术中患者呼吸道通畅和手术顺利进行,减少术后并发症。

2. 切口要有足够的长度,一般需要超过肿块外缘 1～2cm,必要时可以切断部分胸锁乳突肌,以保证充分显露腺体,安全地在直视下分别处理上、下极血管,防止损伤其他组织。

3. 仔细止血　甲状腺血液供应丰富,动脉中有来自颈外动脉的甲状腺上动脉,来自锁骨下动脉甲状颈干的甲状腺下动脉,偶有来自无名动脉或主动脉弓的甲状腺最下动脉。静脉中,甲状腺上、中静脉均流入颈内静脉,甲状腺下、最下静脉则流入无名静脉〔图 17-42〕。需注意辨认。止血时,对较大血管要常规双重结扎,断端要留得长些,防止术中或术后线结滑脱、出血,上极血管的处理尤其要慎重。腺体切除后,宜用热盐水纱布反复热敷,细心检查,即使是微小的出血点也应结扎止血,待整个创面无出血后方可缝合,关闭切口。

4. 保护喉返神经及喉上神经的外侧支　喉返神经与甲状腺下动脉接近〔图 17-43、图 17-44〕,一般不

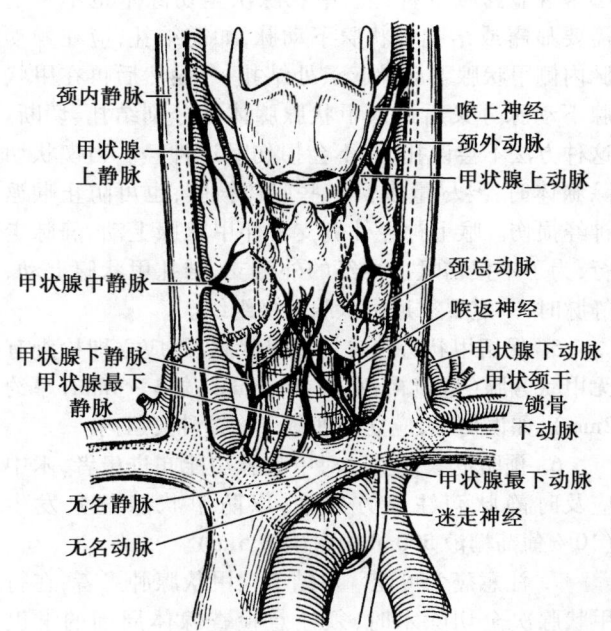

图 17-42　甲状腺的血液供应

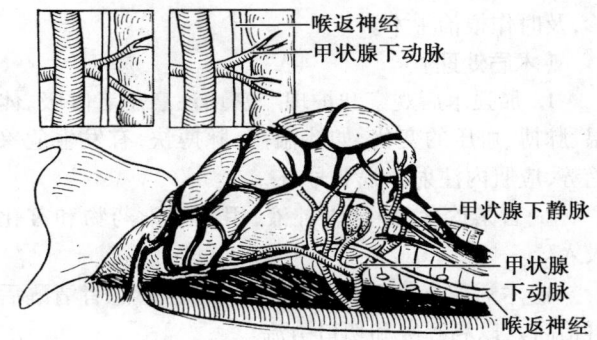

图 17-43　甲状腺下动脉与喉返神经(侧面观)

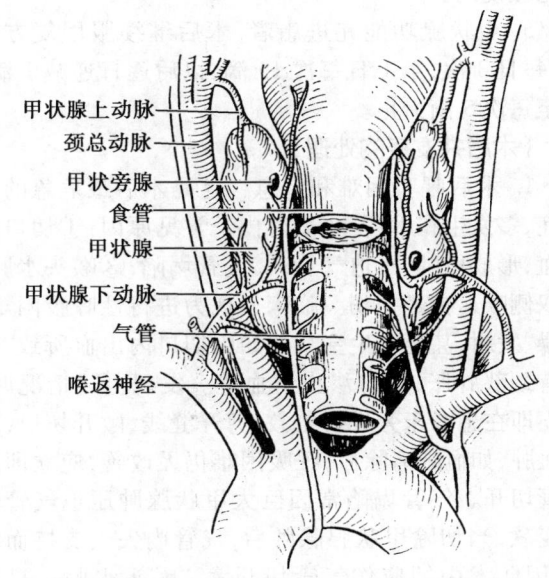

图 17-44　甲状腺下动脉与喉返神经(后面观)

193

必常规显露喉返神经。甲状腺次全切除术也不一定需要显露或结扎甲状腺下动脉，如需结扎，应在颈动脉内侧甲状腺下动脉起点处结扎一道，然后再在甲状腺下动脉分叉后进入甲状腺腺体处分别结扎、切断。这种方法不会误扎，又不会损伤喉返神经。当楔状切除腺体时，要尽量多留一些腺体被膜，也可防止喉返神经损伤。喉上神经外侧支常伴甲状腺上动、静脉走行，为了不损伤喉上神经的外侧支，结扎甲状腺上动、静脉时，一定要靠近甲状腺上极组织。

5. 保留甲状旁腺　切除甲状腺后，应立即检查有无甲状旁腺（呈黄褐色，长 5 ~ 6mm，宽 3 ~ 4mm，厚约 2mm），如误切下，应立即埋藏于胸锁乳突肌内。

6. 预防危象发生　对甲状腺功能亢进患者，术中应及时静脉滴注复方碘液，以防甲状腺危象发生（10% 葡萄糖液 500ml 中含碘液 5ml）。

7. 注意癌变可能　对结节性甲状腺肿患者，在行甲状腺次全切除术时，须注意检查腺体周围的淋巴结，如发现有可疑癌变的淋巴结，或甲状腺组织不正常，疑有癌变时，应即送冷冻切片活组织检查，以求确诊，及时作根治手术。

【术后处理】

1. 加强术后观察和护理　密切注意患者呼吸、体温、脉搏、血压的变化，如体温高、脉搏快，有发生危象趋势，应肌内注射冬眠 II 号。

2. 暂禁饮食，静脉内补液，用抗感染药物和雾化吸入。

3. 术后取头高 30° 斜坡 2 ~ 3 日（全麻患者清醒后再抬高），以利呼吸和切口引流。

4. 患者床边应备气管切开包，以备万一发生窒息时抢救使用。

5. 甲状腺功能亢进患者，术后继续服用复方碘液，每日 3 次，第 1 日每次 15 滴，以后逐日递减 1 滴，直至每次 5 滴为止。

【术后并发症的处理】

1. 术后呼吸困难和窒息　这是术后最危急的并发症，多发生在术后 48 小时内。常见原因：①切口内出血，形成血肿，压迫气管；②气管塌陷；③喉头水肿；④双侧喉返神经损伤。临床表现为进行性呼吸困难、烦躁、发绀，甚至发生窒息。如因切口内出血所致，还可有颈部肿胀，切口渗出鲜血等。发现上述情况时，应立即在患者床旁进行抢救，剪开缝线，敞开切口，除去血肿，如血肿清除后，呼吸困难仍无改善，应立即行气管切开。气管塌陷常因巨大甲状腺肿压迫气管使之变软，当切除甲状腺腺肿后，气管内失去支持而塌陷，因此术中即应作气管切开术。喉头水肿一旦出现，应采取头高位，充分给氧。如不好转，也应及时行

气管切开术。双侧喉返神经损伤会发生两侧声带麻痹而引起严重呼吸困难，需作气管切开。

2. 甲状腺危象　病因尚未肯定，危象的发生多由于手术前准备不够，甲亢症状未能很好控制所致。甲状腺危象多在术后 12 ~ 36 小时内发生，表现为高热、脉搏快而弱（每分钟在 120 次以上），烦躁、谵妄，甚至昏迷，常伴有呕吐，水样泻。如处理不及时或不当，患者常很快死亡。治疗包括以下几种综合措施：

（1）碘剂：口服复方碘化钾溶液 3 ~ 5ml，紧急时用 1% 碘化钠 5 ~ 10ml，加入 10% 葡萄糖溶液 500ml 中静脉滴注。

（2）镇静剂：肌内注射冬眠 II 号半量，每 6 ~ 8 小时 1 次，利血平 1 ~ 2mg，或普萘洛尔 5mg，加入葡萄糖溶液 100ml 静脉滴注。

（3）氢化可的松每日 200 ~ 400mg，静脉滴注。

（4）降温：应用退热剂、冬眠药物、物理降温等使体温保持在 37℃ 左右。

（5）静脉输入大量葡萄糖溶液。

（6）吸氧，以减轻组织的缺氧。

3. 手足抽搐　手术时甲状旁腺误被切除、挫伤或其血液供给受累，都可引起甲状旁腺功能低下，血钙浓度下降至 8mg 以下，严重者可降至 4 ~ 6mg，使神经肌肉的应激性显著增高，引起手足抽搐，症状多在术后 1 ~ 3 天出现。多数患者症状轻而短暂，只有面部、唇或手足部的针刺感、麻木感或强直感，严重者可出现面肌和手足持续性痉挛，每天发作多次，每次持续 10 ~ 20 分钟或更长。症状轻者可口服钙剂，症状严重者可立即静脉注射 10% 葡萄糖酸钙或 3% 氯化钙 10 ~ 20ml。但仅能起暂时作用，最有效的治疗是口服二氢速变固醇（A、T、10）油剂，有提高血中钙含量的特殊作用，从而降低神经肌肉的应激性。

4. 声嘶　主要是手术操作时损伤喉返神经所致，如切断、缝扎、挫夹等；少数由于血肿压迫或瘢痕组织的牵拉而发生。前者在术中或全麻醒后立即出现症状，后者在术后数天才出现症状。切断、缝扎所致声嘶为永久性损伤；挫夹、牵拉或血肿压迫所致声嘶多为暂时性，一般经理疗等 3 ~ 6 个月可逐渐恢复。

第五节　甲状腺近全切除术

甲状腺近全切除术是指切除大部分可见的甲状腺组织，仅保留少量附着在喉返神经进入环甲肌部位周围的组织（约 1g）的一种术式。

【适应证】

1. 甲状腺双侧叶多发性甲状腺癌。

2. 分化型甲状腺癌。

【术前准备】

同甲状腺次全切除术。

【麻醉】

颈丛麻醉或全麻。

【手术步骤】

1. 体位、切口、显露、分离甲状腺以及切断甲状腺峡部均与甲状腺次全切除术相同。

2. 切除甲状腺侧叶 可由上极向下或由下极向上，也可由峡部切断处起始分离甲状腺背面。这时应仔细辨认喉返神经和甲状旁腺，注意保护，勿使损伤〔图17-45〕。切除大部分可见的甲状腺组织〔图17-46〕，仅保留少量附着在喉返神经进入环甲肌部位周围的组织（约1g）〔图17-47〕，同时切除甲状腺峡部及锥体叶，结扎甲状腺残留腺体断面，该术式可以减少喉返神经损伤的机会。常规探查气管旁及颈动脉鞘周围有无肿大淋巴结，有肿大淋巴结应切除送冷冻病理，如为转移癌，应该行颈淋巴结清扫术。

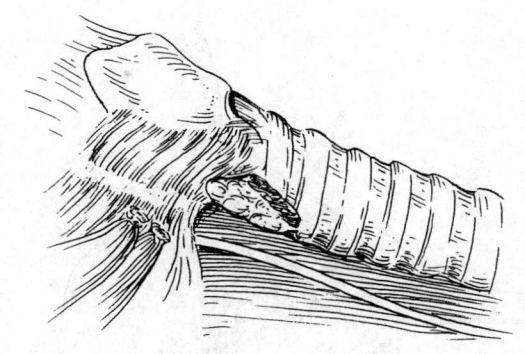

图17-47 保留喉返神经进入环甲肌部位少量腺体

3. 止血、缝合 彻底止血后，放置引流，逐层缝合，关闭切口。

【术中注意事项、术后处理】

见甲状腺癌根治术。

第六节 甲状腺全切除术

甲状腺全切除术，指一侧甲状腺全部切除，并非将两叶甲状腺全部切除。往往保留对侧全部或部分甲状腺组织，维持所需的生理功能。

【适应证】

1. 限于一侧叶的多发性甲状腺腺瘤。

2. 占据一侧叶的巨大腺瘤或囊肿，使正常甲状腺组织结构不复存在。

3. 较小孤立性结节，经病理证实为原位癌。

【术前准备】

同甲状腺次全切除术。

【麻醉】

颈丛麻醉或全麻。

【手术步骤】

1. 体位、切口、显露 与甲状腺次全切除术相同。

2. 显露甲状腺 显露甲状腺后〔图17-48〕，分离切断甲状腺悬韧带，处理甲状腺上极血管。切断悬韧带是喉返神经最容易损伤的步骤，由于喉返神经在悬韧带内或后面经过，喉返神经与悬韧带的关系密切，且悬韧带内有小血管经过，切断时要结扎否则容易出血，该处出血盲目钳夹最易损伤喉返神经。该处用电刀，也可能造成喉返神经的电损伤。继而结扎切断甲状腺中、下静脉。处理甲状腺下动脉，在靠近颈动脉内侧，将其结扎、切断，或采用囊内结扎法处理甲状腺下动脉。该处也是喉返神经容易损伤处，需要仔细分离。

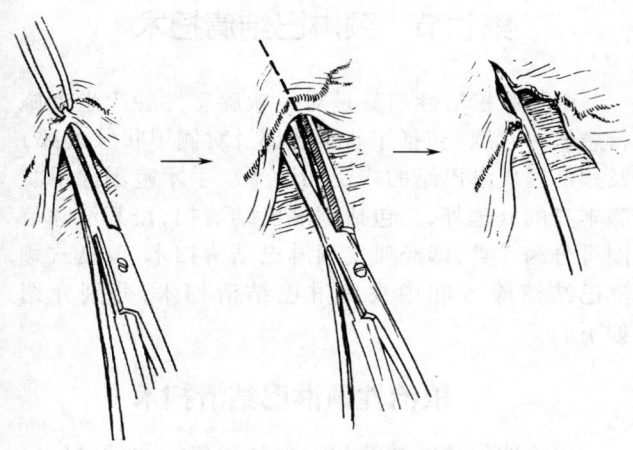

图17-45 喉返神经显露方法

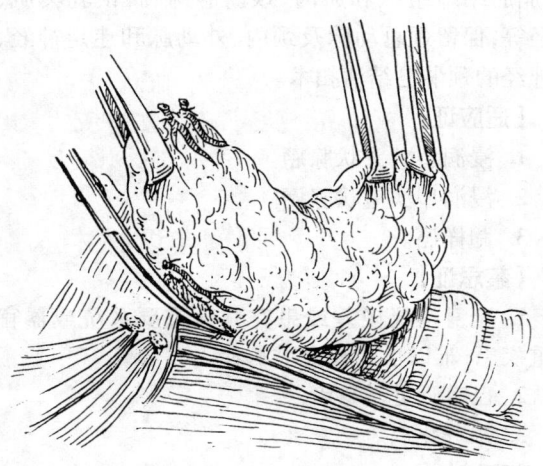

图17-46 切除大部分甲状腺腺体

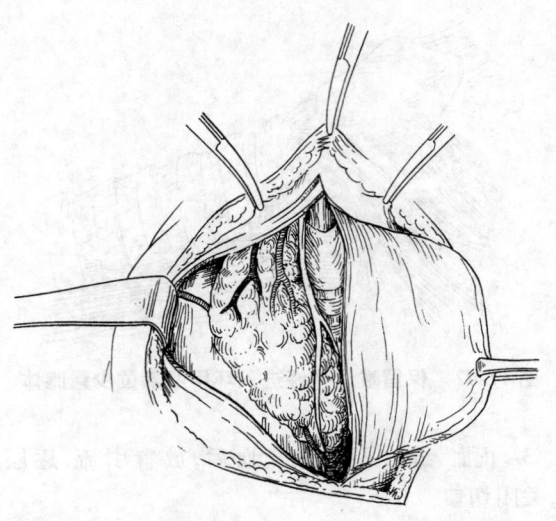

图 17-48 显露甲状腺、处理血管

3. 切除甲状腺侧叶，可由上极向下或由下极向上，也可由峡部切断处起始分离甲状腺背面。这时应仔细辨认喉返神经和甲状旁腺，注意保护，勿使损伤〔图 17-49〕。

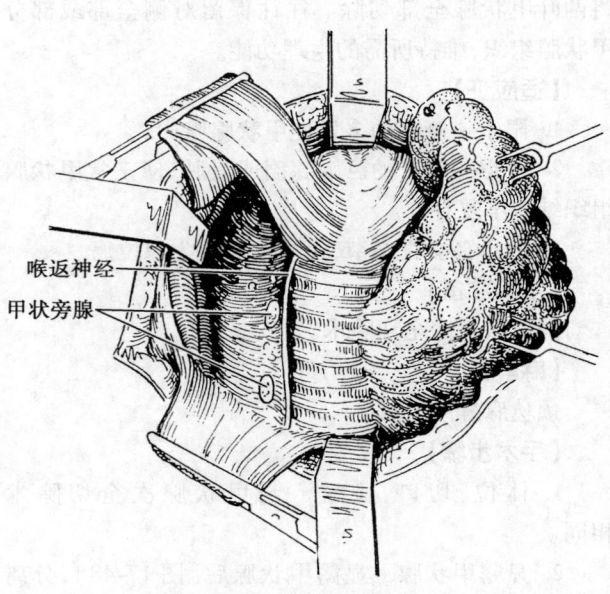

喉返神经
甲状旁腺

图 17-49 切除甲状腺侧叶

4. 切断甲状腺峡部 于气管前用弯止血钳钝性分离甲状腺峡部，并将其切断〔图 17-50〕。

5. 止血、缝合 彻底止血后，放置引流，逐层缝合，关闭切口。

【术中注意事项、术后处理】

见甲状腺癌根治术。

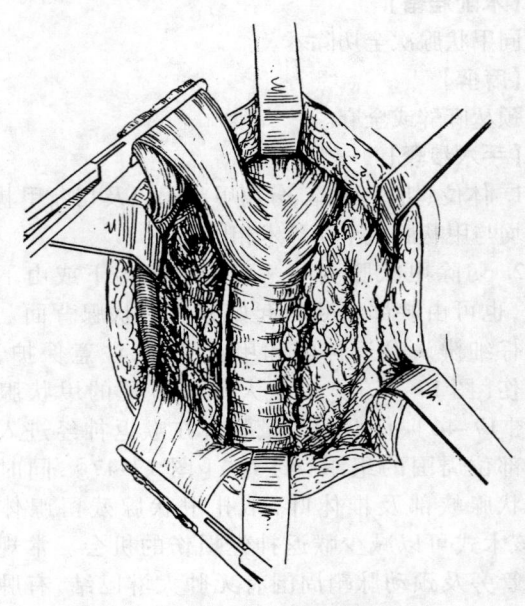

图 17-50 切断甲状腺峡部

第七节 颈淋巴结清扫术

甲状腺根治性切除是对甲状腺恶性肿瘤患者施行患侧甲状腺（包括甲状腺峡部及对侧甲状腺大部）及颈部区域淋巴结的广泛切除术。手术范围除甲状腺本身的处理外，还包括颈淋巴结清扫，按其清除范围可分为 3 类，即经典式颈淋巴结清扫术、改良式颈淋巴结清除术和中央区淋巴结清扫术，分别介绍如下。

一、根治性颈淋巴结清扫术

根治性颈淋巴结清扫术也称为传统的颈淋巴结清扫术：是在肿瘤切除的同时，完整切除颈部淋巴组织、脂肪结缔组织和肌肉、颈内静脉、胸锁乳突肌、副神经等，保留颈总动脉及颈内、外动脉和迷走神经、喉返神经的颈淋巴结清扫术。

【适应证】

1. 浸润型乳头状腺癌。

2. 浸润型滤泡状腺癌。

3. 髓样癌。

【禁忌证】

1. 全身情况极差或患有其他重要系统或器官的严重疾患，难以承受较大手术者。

2. 已有远处转移者。

3. 未分化癌。

【麻醉】

气管内插管全麻。

【手术步骤】

1. **体位**　将头转向对侧以充分显露颈外侧及后外侧。

2. **切口**　原手术为甲状腺弧形探查切口,手术中证实为甲状腺癌的情况多见,多采用 L 形切口进行颈淋巴结清扫术,这时可沿胸锁乳突肌后缘向上延伸即可〔图 17-51〕。

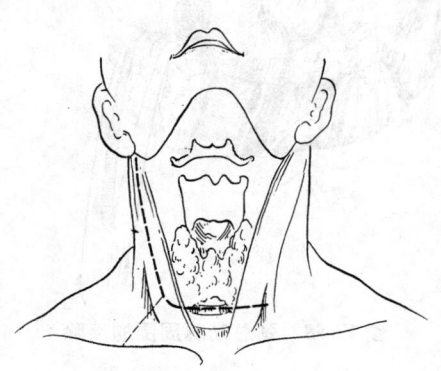

图 17-51　L 形切口

3. **皮瓣**　按计划的切口线切开皮肤、皮下组织及颈阔肌,沿颈阔肌深面用剪刀或电刀锐性游离皮瓣。游离皮瓣范围:后侧方至斜方肌前缘,前方至颈正中线,上方至下颌骨下缘,下方至锁骨上缘。注意游离上方皮瓣时,勿伤及面神经下颌缘支。一般应在下颌骨下缘至少 1cm 处找出面动、静脉,将其结扎、切断。然后向上拉起结扎的面动、静脉血管蒂,向上翻起固定在颈阔肌上,保护面神经下颌缘支〔图 17-52〕。

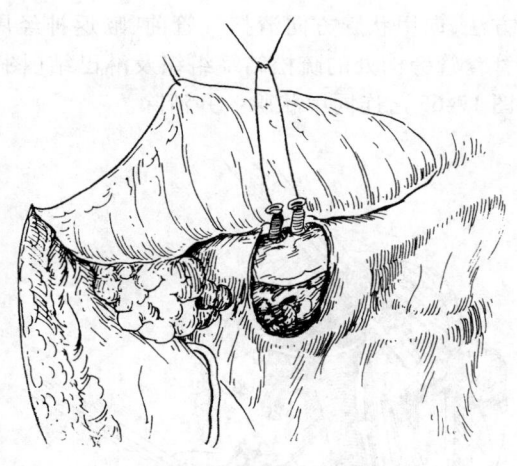

图 17-52　保护面神经

4. **清扫颈外三角**　向下翻转下方皮瓣,锁骨上方约 2cm 处结扎、切断颈前静脉。游离胸锁乳突肌下端,并离断其锁骨和胸骨附着点〔图 17-53〕。然后在颈后三角内显露斜方肌前缘〔图 17-54〕,显露并切断、缝扎颈外静脉〔图 17-55〕。清扫颈外三角的全部疏松结缔组织和淋巴组织。沿锁骨上方向前解剖,显露肩

胛舌骨肌后腹和颈横动、静脉。在斜方肌前缘切断肩胛舌骨肌后腹,在臂丛和颈内静脉之间,前斜角肌表面显露膈神经,避免损伤造成部分的膈肌麻痹。

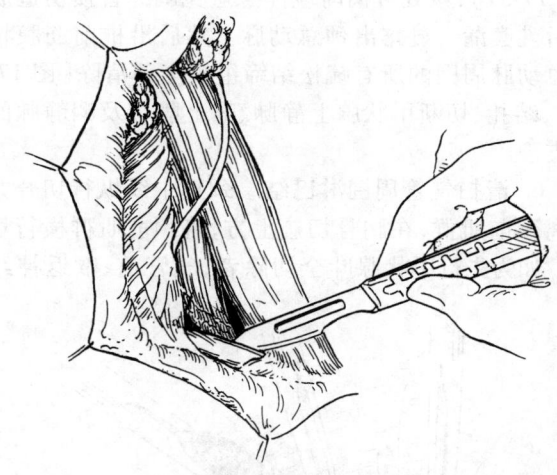

图 17-53　离断胸锁乳突肌

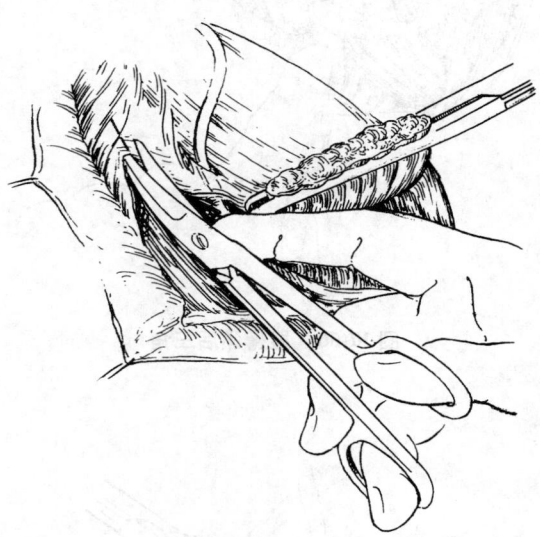

图 17-54　显露斜方肌前缘

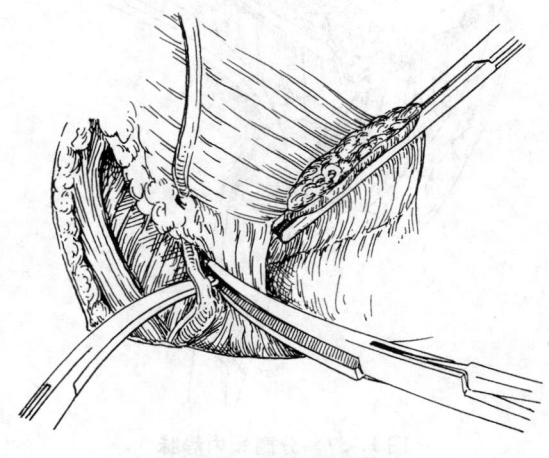

图 17-55　结扎颈外静脉

5. 清扫颈后三角 牵拉胸锁乳突肌断端向上解剖显露颈后三角〔图 17-56〕。在锁骨上方切开颈动脉鞘,分离出颈内静脉,在其下端结扎、缝扎后切断〔图 17-57〕,该处分离时应注意避免胸导管损伤造成术后乳糜漏。显露出颈总动脉。然后沿椎前筋膜将颈总动脉周围的所有疏松结缔组织全部清除〔图 17-58〕,结扎、切断甲状腺上静脉、喉上静脉及咽静脉的分支。

6. 清扫气管周围淋巴结 颈正中线纵行切开并分离颈前肌群,在胸骨切迹上方,将颈前肌群横行切断。如为先行甲状腺叶全切除者,气管前、喉返神经

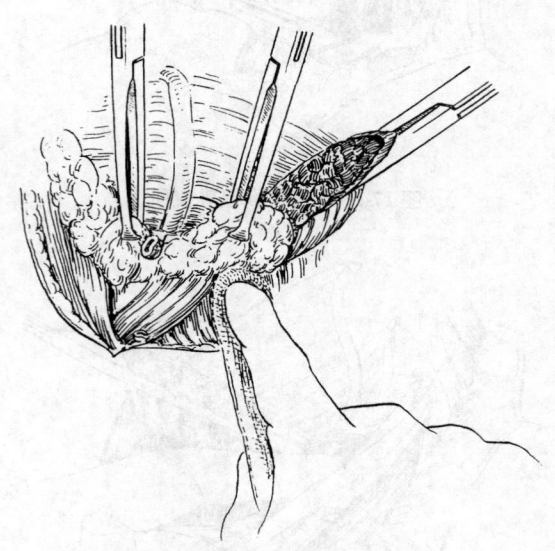

图 17-56 显露颈后三角

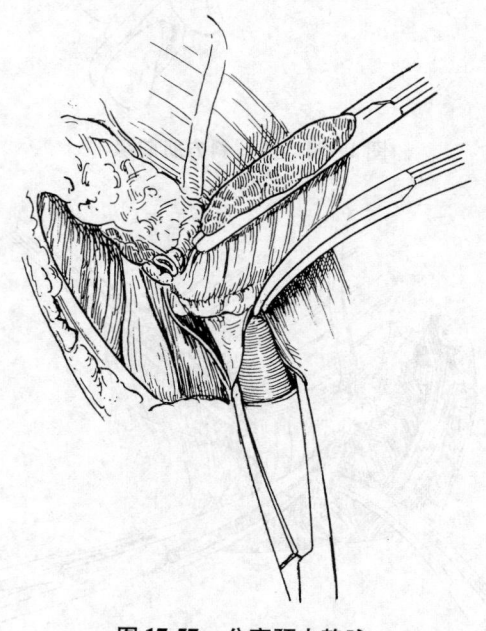

图 17-57 分离颈内静脉

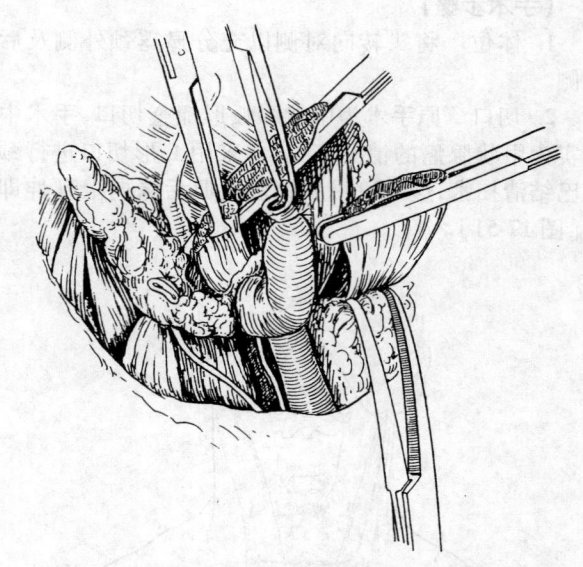

图 17-58 颈总动脉周围的清除

周围和气管食管沟处的疏松结缔组织及淋巴结可连同颈内静脉行程内区域的疏松结缔组织和淋巴结一并切除。如未行甲状腺切除者,在甲状腺被膜外游离甲状腺下极,结扎、切断甲状腺下静脉。继续向下游离,显露并认清甲状腺下动静脉与喉返神经的解剖位置关系后,在远离甲状腺的后下方,在靠近颈总动脉处双重结扎、切断甲状腺下动脉。顺势向上游离,显露并结扎、切断甲状腺中静脉〔图 17-59〕。然后游离并切断甲状腺峡部〔图 17-60〕。在颈外动脉分叉处将甲状腺上动脉结扎、缝扎、切断。用锐性和钝性交替的方法,向甲状腺方向清扫气管前、喉返神经周围及气管食管旁沟处的疏松结缔组织及淋巴结〔图 17-61 ~ 图 17-63〕,连同甲状腺一并清除。

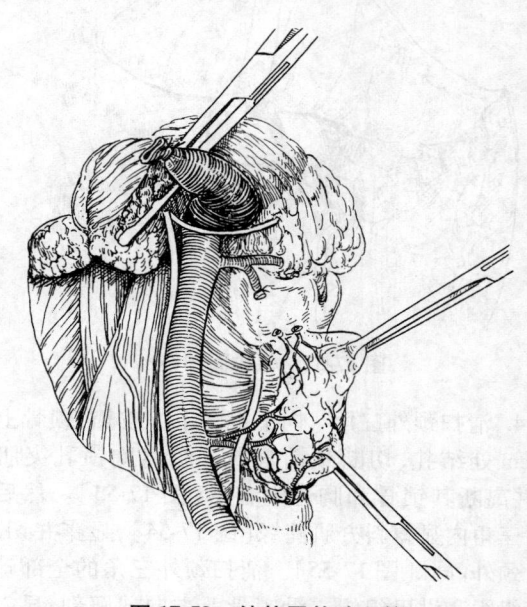

图 17-59 结扎甲状腺血管

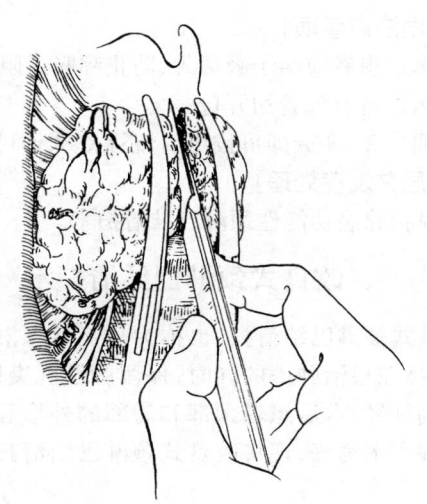

图 17-60　切断甲状腺峡部

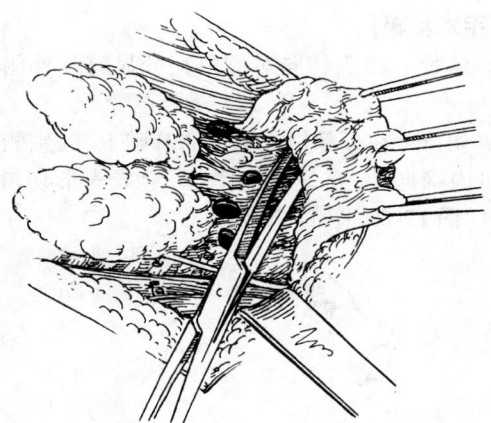

图 17-61　气管前的淋巴结清除（一）

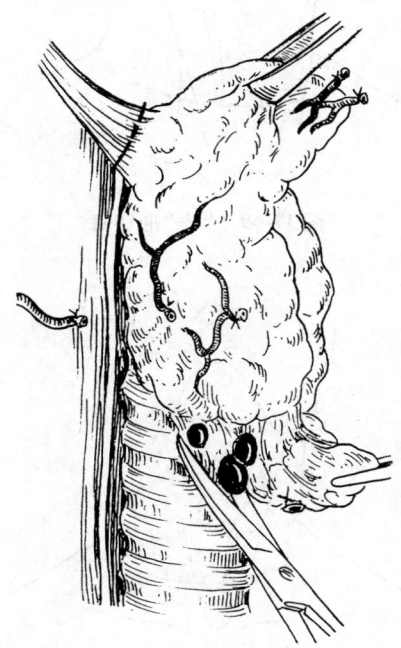

图 17-62　气管前的淋巴结清除（二）

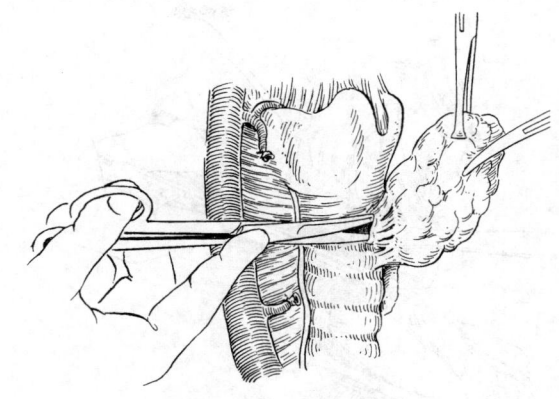

图 17-63　甲状腺周围清扫

7. 清扫颌下三角和颏下三角　显露颌下腺，辨认舌神经和舌下神经之间的颌下腺导管，结扎、切断颌下腺导管，切除颌下腺〔图 17-64〕。向上牵拉二腹肌后腹，在最高位结扎、切断颈内静脉〔图 17-65〕。此时包括颈内静脉及其周围淋巴组织、胸锁乳突肌、颈前肌、颌下腺及甲状腺等被整块切除〔图 17-66〕，创面仅见到气管、喉返神经、颈总动脉及其分支、迷走神经、膈神经、臂丛及舌下神经等〔图 17-67〕。

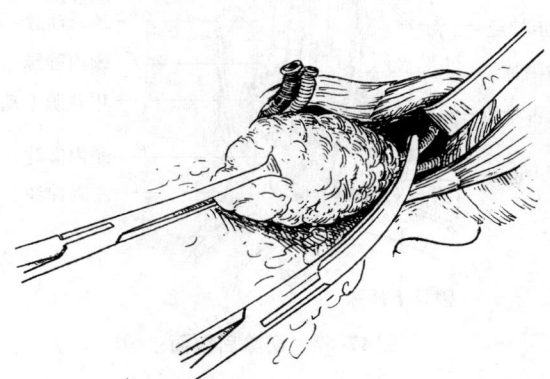

图 17-64　切除颌下腺

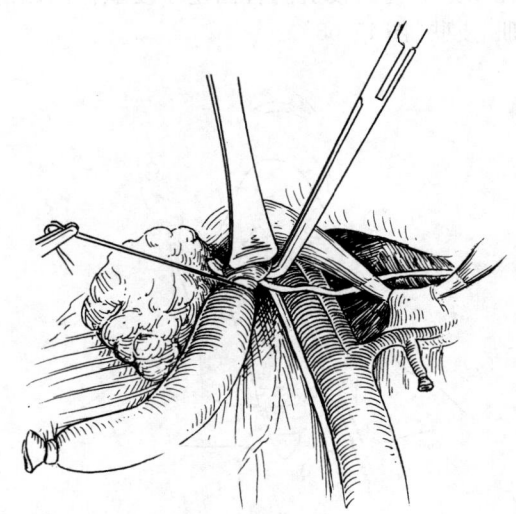

图 17-65　离断颈内静脉上端

199

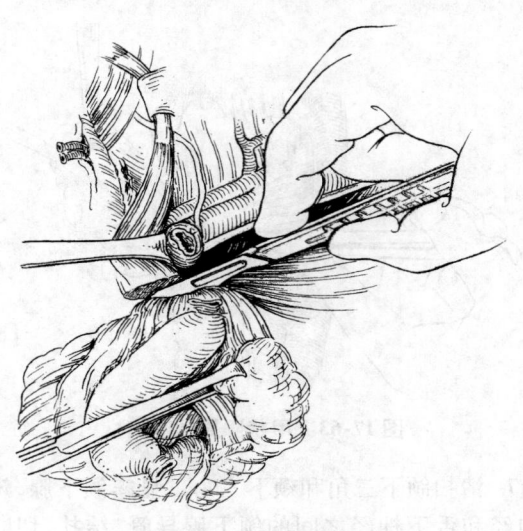

图 17-66　整块切除

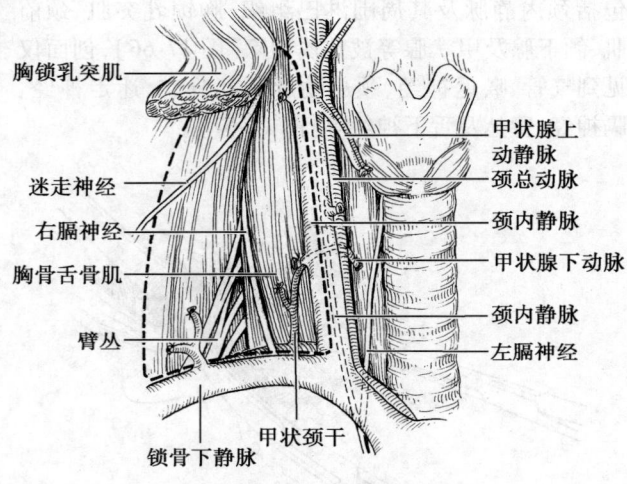

胸锁乳突肌
迷走神经
右膈神经
胸骨舌骨肌
臂丛
锁骨下静脉
甲状颈干

甲状腺上
动静脉
颈总动脉
颈内静脉
甲状腺下动脉
颈内静脉
左膈神经

图 17-67　切除后创面

8. 缝合切口、放置引流　用温盐水冲洗创腔、止血。在皮瓣下置二枚引流管固定于皮肤。间断缝合颈阔肌、皮肤〔图 17-68〕。

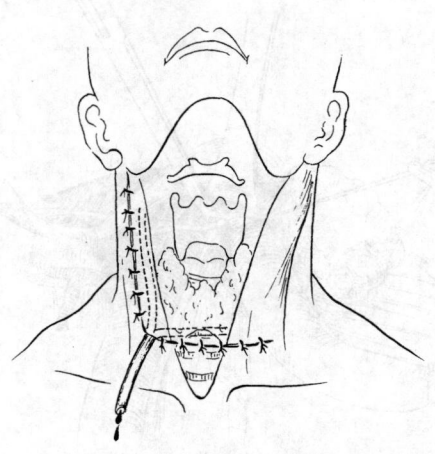

图 17-68　缝合切口及引流

【术后注意事项】
1. 术后患者应给予吸氧等,防止呼吸道阻塞;
2. 床边备有气管切开包;
3. 通常 2～3 天即可拔出引流管,5 天即可拆线。
【术后并发症处理】
同甲状腺癌功能性颈淋巴结清扫术。

二、改良式颈淋巴结清扫术

改良式颈淋巴结清扫,也称为功能性颈淋巴结清扫术:包括在根治肿瘤的同时,保留胸锁乳突肌、颈内静脉及副神经,术后患者颈部和肩部的外形和功能均较经典性手术为好,现将改良式颈淋巴结清扫术介绍如下:
【适应证、禁忌证及麻醉】
同根治性颈淋巴结清扫术。
【手术步骤】
1. 体位　将头转向对侧以充分显露颈外侧及后外侧。
2. 切口　在颈部领式切口的基础上,经患侧胸锁乳突肌内缘向上,直达乳突下缘,形成⊥形切口或 L 形切口〔图 17-69、图 17-70〕。

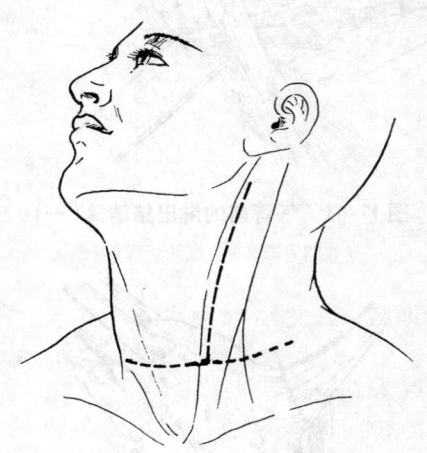

图 17-69　"⊥"形切口

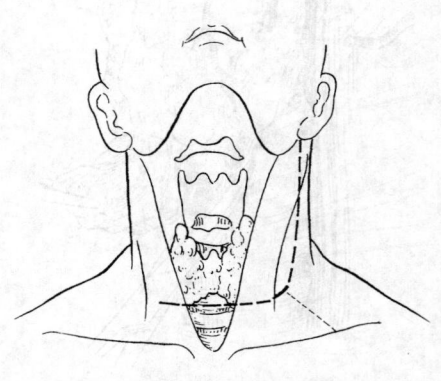

图 17-70　L 形切口

3. 显露 切开皮肤、皮下组织及颈阔肌。如颈阔肌无肿瘤浸润应予保留。在颈阔肌深面分离皮瓣，内侧可超过气管中线，外侧达斜方肌的前缘，向下可抵锁骨上，向上越过下颌骨下缘2cm。将皮瓣分别向上、下、前、后翻转，缝合固定在相应部位的皮肤上〔图17-71〕，仔细分离并寻找副神经，予以保留〔图17-72〕。

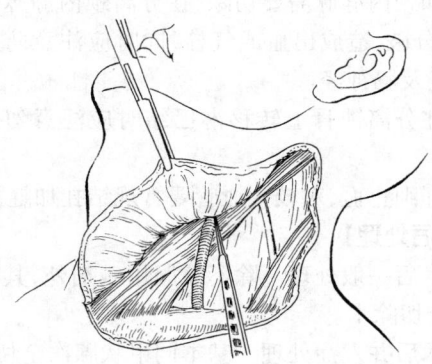

图 17-71 显露颈后三角

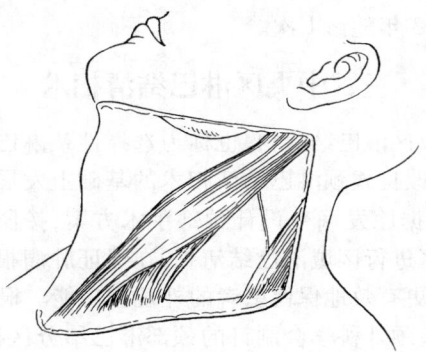

图 17-72 寻找副神经

4. 分离胸锁乳突肌 沿胸锁乳突肌内侧缘进入，将其向外牵引。如显露不满意时可于胸锁乳突肌下端附着点以上2cm处切断，将其上翻，术毕重新缝合。包括肌肉的筋膜也应予切除〔图17-73〕。

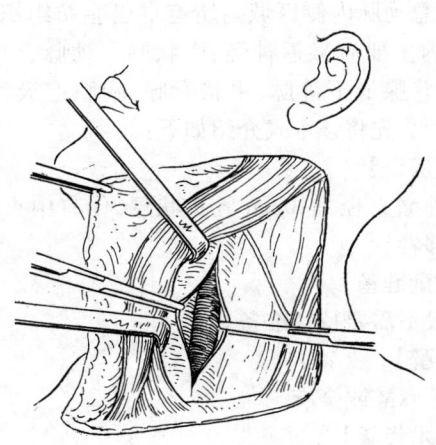

图 17-73 分离胸锁乳突肌及颈内静脉

5. 切除舌骨下诸肌 由颈白线分开两侧舌骨下肌群后，沿锁骨端附着缘将舌骨诸肌切断并向上翻，待以后一并切除。

6. 切除患侧甲状腺 切除患侧甲状腺（应包括峡部及对侧相邻甲状腺大部），保留健侧外后一部分甲状腺以维持生理功能。甲状腺处理可从下极开始，向上翻转，此时应注意勿损伤喉返神经，峡部可于气管前用止血钳贯穿后，分别在两侧切除。健侧甲状腺处理可行部分或大部切除术。

7. 处理颈内静脉 颈内静脉的保存与否可按具体病例而定。如颈部淋巴结有广泛转移，为保证根治效果，以同时切除颈内静脉为宜。如转移情况不严重，或对侧颈内静脉已在前次手术中切除，术侧颈内静脉应予保留。如需切除颈内静脉时，应打开颈动脉鞘，仔细分离颈内静脉，谨防分破造成出血或气栓。在靠近锁骨上缘将颈内静脉结扎切断，近心端应加缝扎。然后提起颈内静脉远心端，向上分离，在颈内静脉走行上有上、中、下三组淋巴结，应一并摘除〔图17-74〕。将颈内静脉分离至颌下三角区，在颌下腺下缘结扎、切断，注意防止损伤迷走神经及颈动脉，清除颈内静脉外、内侧淋巴结及脂肪组织〔图17-75、图17-76〕。

8. 处理颌下三角 颌下三角区，除上极病变已有广泛转移外，一般不做清除。在下颌骨下缘处切断舌骨下诸肌，将舌骨下诸肌、颈内静脉、甲状腺组织一并切除〔图17-77〕。

9. 清除锁骨上淋巴结 清除锁骨上转移的淋巴结及脂肪组织，注意勿损伤臂丛神经。

10. 缝合 彻底止血后，放置软胶皮管引流，逐层缝合，包扎伤口。

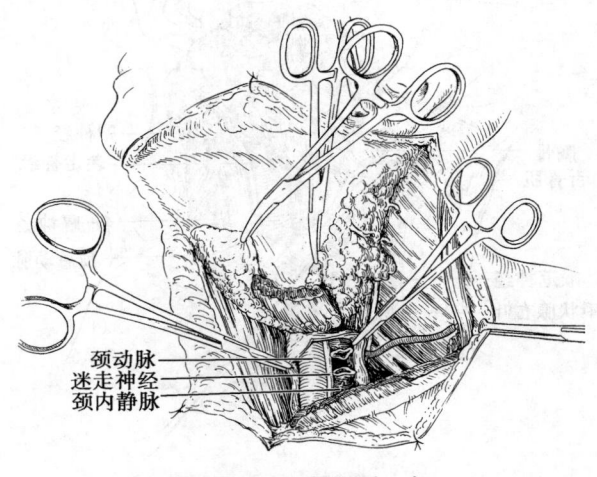

颈动脉
迷走神经
颈内静脉

图 17-74 显露颈后三角

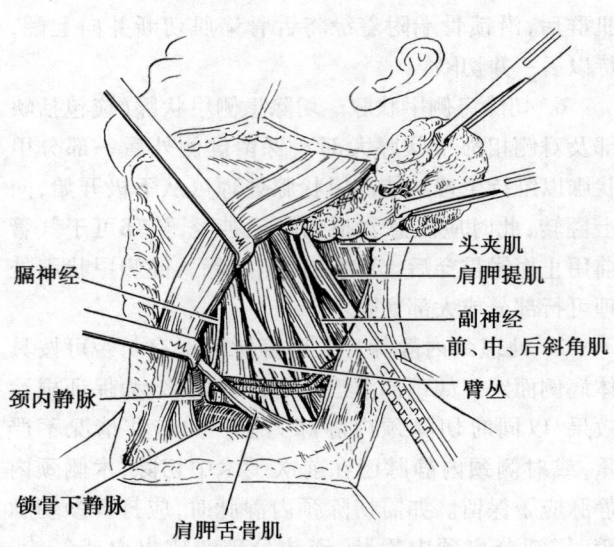

膈神经
头夹肌
肩胛提肌
副神经
前、中、后斜角肌
颈内静脉
臂丛
锁骨下静脉
肩胛舌骨肌

图 17-75 清除颈内静脉外侧

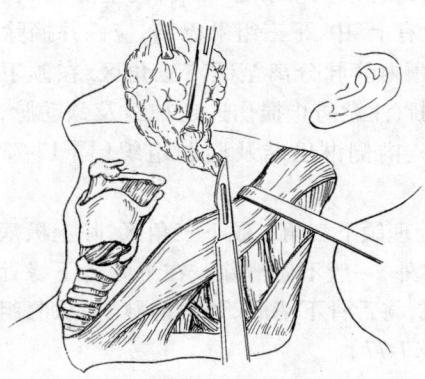

图 17-76 清除颈内静脉内侧

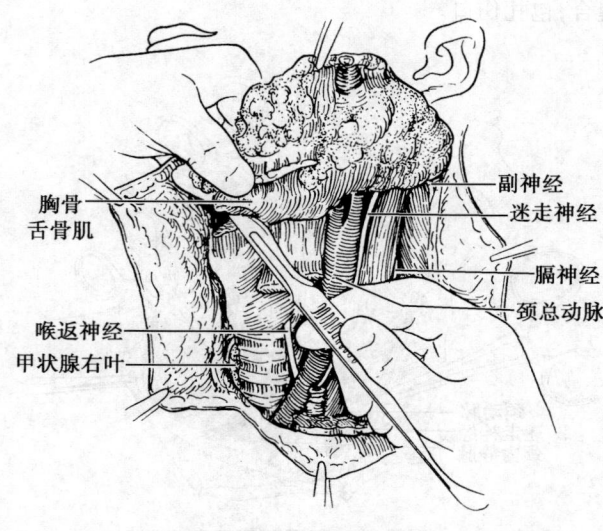

胸骨舌骨肌
副神经
迷走神经
膈神经
颈总动脉
喉返神经
甲状腺右叶

图 17-77 处理颌下三角

【术中注意事项】

1. 凡被肿瘤侵及的颈前肌群、胸锁乳突肌等均应切除,但未被肿瘤侵及的胸锁乳突肌应尽量保留。

2. 切除甲状腺时应注意勿损伤喉返神经。

3. 气管旁、颈内静脉旁、颌下及锁骨上窝等肿瘤转移的淋巴结应切除干净。

4. 如颈内静脉需要切除,在分离颈内静脉时应仔细,以防分破,造成出血或气栓,同时应注意防止损伤迷走神经及膈神经。

5. 在分离锁骨上转移淋巴结时应注意勿损伤臂丛神经。

6. 仔细止血,对较大血管要常规结扎加缝扎。

【术后处理】

1. 术后一般处理 除不需服用碘剂外,其他同甲状腺次全切除术。

2. 术后并发症处理 基本同甲状腺次全切除术。

3. 术后应长期服用甲状腺素片,同时术后 3 个月、6 个月、1 年随诊,以后每年随诊 1 次,共 5 年;此后可每 2 ~ 3 年随诊 1 次。

三、中央区淋巴结清扫术

中央区淋巴结清扫,也称为选择性颈淋巴结清扫术:是在改良式颈淋巴结清扫术的基础上发展起来的术式,根据原发病变设计颈部手术方案,按照颈部淋巴结分区进行区域淋巴结清扫,在保证肿瘤根治的前提下,能更有效地保留患者的外观和功能。根据 1991 年美国头颈外科学会制订的颈部淋巴结分区标准,中央区即第Ⅵ区包括环甲膜淋巴结、气管周围淋巴结、甲状腺周围淋巴结、咽后淋巴结等。Ⅵ区淋巴结所收集的淋巴回流主要来自甲状腺、喉、下咽等器官。这组淋巴结一般有 4 ~ 12 个,由于所在的位置较深,生长空间狭窄,导致此区的淋巴结在临床上不易触及。中央区淋巴结具体清除范围在甲状软骨以下、胸骨切迹以上、颈总动脉内侧区域内所有淋巴脂肪组织。该解剖区域内主要有喉返神经、甲状腺下动脉、甲状腺下静脉、甲状腺最下静脉、甲状旁腺、胸腺上极、颈段食管及气管。先将该术式介绍如下:

【适应证】

对肿瘤直径≥10mm 乳头状癌,伴有中央区颈淋巴结转移者。

【术前准备】

一般不需要特殊准备。

【麻醉】

颈丛麻醉或全麻。

【手术步骤】

1. 体位、切口、显露及患侧甲状腺腺叶加峡部切除术与甲状腺叶全切除术相同。

2. 显露喉返神经　首先暴露喉返神经入喉处,由于喉返神经在悬韧带内或后面经过,喉返神经与悬韧带的关系密切,且悬韧带内有小血管经过,切断时要结扎否则容易出血,该处出血盲目钳夹最易损伤喉返神经;此外该处使用电刀,也可能造成喉返神经的电损伤;继而处理甲状腺下动脉,在靠近颈动脉内侧,将其结扎、切断,或采用囊内结扎法处理甲状腺下动脉。该处也是喉返神经容易损伤处,需要仔细分离〔图17-78、图17-79〕。

3. 中央区淋巴结清扫　清扫喉返神经旁淋巴结

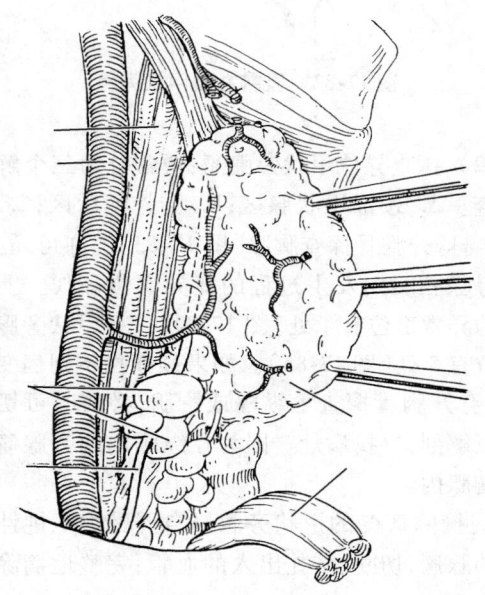

图 17-78　显露喉返神经

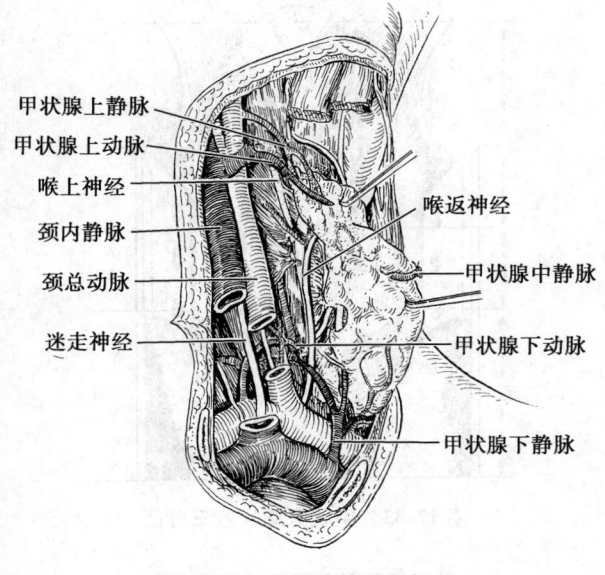

图 17-79　甲状腺的周围解剖

及脂肪组织后,切开颈总动脉鞘,沿喉返神经水平清扫该区域的淋巴脂肪组织直至锁骨水平,同时清扫环甲膜旁的淋巴结及脂肪组织;外侧到颈总动脉内侧缘。越过喉返神经,清扫气管淋巴脂肪组织,内侧到气管对侧缘;最后清扫胸骨切迹上气管表面的气管前淋巴组织,需切除部分胸腺上极,才能将胸腺后方的气管前淋巴结及脂肪组织清除干净,将清除的标本送病理〔图17-80〕。如为双侧甲状腺癌,则需行双侧中央区淋巴结清扫。在清扫过程中若发现可疑甲状旁腺组织时,应切取少量行术中冷冻切片,确认是否为甲状旁腺组织,若为甲状旁腺组织即将剩余组织植于颈前肌或胸锁乳突肌内。

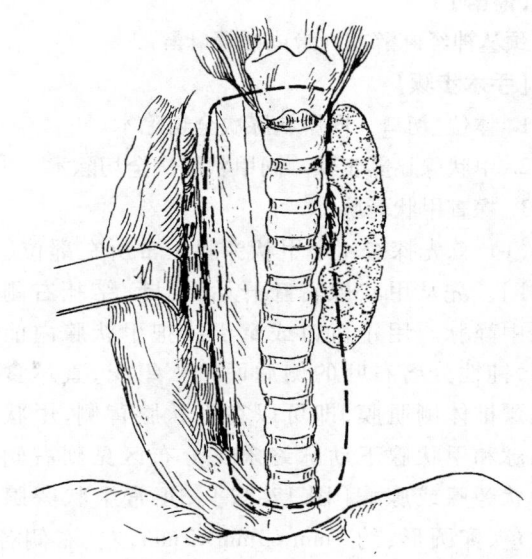

图 17-80　中央区淋巴结清扫范围

4. 止血、缝合　彻底止血后,放置引流,逐层缝合,关闭切口。

【术中注意事项、术后处理】

1. 中央区淋巴结清除术最为常见的并发症是喉返神经损伤,尤其是右侧,所以术中一定要全程暴露喉返神经。

2. 未发现有颈部第Ⅵ区淋巴结转移者,不必进行中央组淋巴结清扫,长期密切随访。

3. 如初次手术时,已行中央区淋巴结清扫,再出现颈侧区淋巴结转移时,不需要再清扫中央区。

4. 处理原发灶时,要慎防损伤喉返神经内支导致严重呛咳。

第八节　甲状旁腺切除术

【适应证】

1. 甲状旁腺瘤,约占甲状旁腺功能亢进的92%;

2. 甲状旁腺增生症,占7%;

3. 甲状旁腺癌,占1%。

【术前准备】

1. 测定血钙,尿钙,磷含量及血中碱性磷酸酶含量。

2. 测定肾功能以及系统检查有无尿路结石。

3. 拍X线片检查骨骼脱钙的情况,如有骨质疏松和脱钙变化,应嘱患者卧床休息,避免发生病理性骨折。

4. 做B超、CT检查,必要时做上纵隔充气或锁骨下动脉造影,以确定肿瘤的位置。

【麻醉】

颈丛神经麻醉或气管内插管麻醉。

【手术步骤】

1. 体位、切口　同甲状腺次全切除术。

2. 甲状腺显露步骤　同甲状腺次全切除术。

3. 探查甲状旁腺

(1) 首先探查4个甲状旁腺正常所在部位〔图17-81〕。先从甲状腺右叶开始,切断、结扎右侧甲状腺中静脉。用止血钳或牵引线把甲状腺内前方牵引,钝性分离右叶的侧后面疏松组织,直达食管以及颈椎体侧肌膜,即可以在甲状腺背侧,甲状腺上动脉和甲状腺下动脉终末支分布区见到右侧两枚甲状旁腺或腺瘤〔图17-82〕。正常甲状旁腺显橘黄色,卵圆形,约5mm×3mm×2mm,左、右侧各2枚。如其中一枚腺体呈红褐色肿大,多为腺瘤,易被发现。如有两枚以上腺体比正常增大且大小不匀,颜色呈黄红褐色时,则应该考虑为增生。甲状旁腺癌多呈圆形,因被膜增厚而呈灰白色,常与周围组织之间发生粘连。如探查右侧未发现可疑病变或增生时,应继续探查左侧。

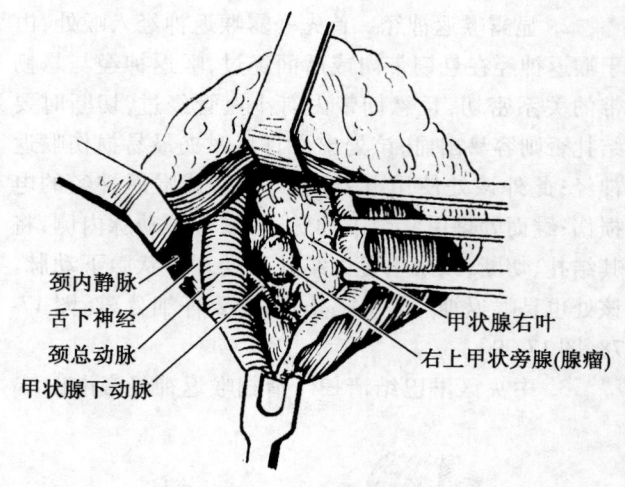

颈内静脉
舌下神经
颈总动脉
甲状腺下动脉
甲状腺右叶
右上甲状旁腺(腺瘤)

图17-82　显露右侧甲状旁腺

(2) 探查异位甲状旁腺瘤:通常分为三个解剖区域探查。A. 颈部甲状腺区;B. 胸骨柄后区;C. 上纵隔区,需劈开胸骨探查胸腺〔图17-83〕。亦可循上、下甲状旁腺胚胎期发生过程的变异部位寻找。上甲状旁腺的异常部位有4处〔图17-84〕。下甲状旁腺的异常部位有5处〔图17-85〕。如果颈部找不到病变的腺体,应劈开胸骨探查上纵隔或胸腺,必要时可切除胸腺加以解剖,寻找病灶。因为在纵隔内的旁腺瘤几乎都在胸腺内。

4. 摘除病变的甲状旁腺　自周围组织钝性分离肿大的腺瘤,切断、结扎出入的血管,完整地摘除腺瘤〔图17-86〕。

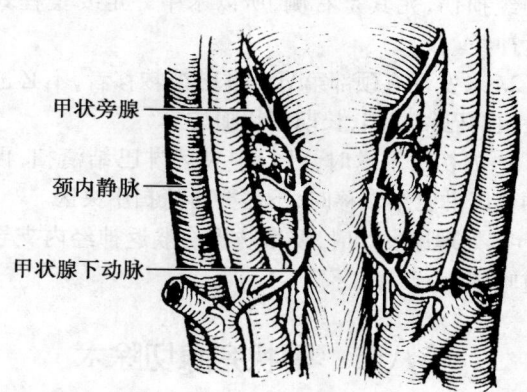

甲状旁腺
颈内静脉
甲状腺下动脉

图17-81　甲状旁腺的正常位置

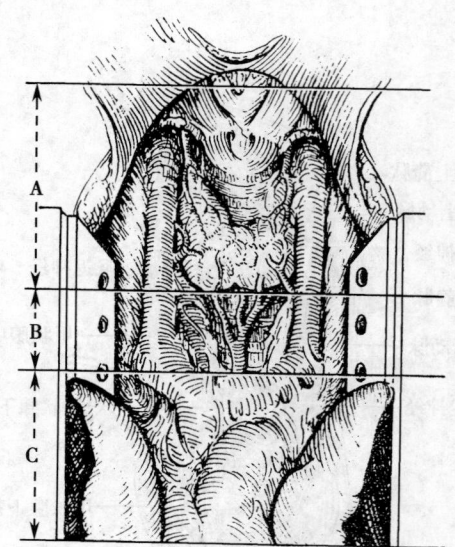

A
B
C

图17-83　甲状旁腺探查三分区

切除增生的甲状旁腺:如果探查发现 2 枚以上甲状旁腺明显肿大,可判定为增生,应探查 4 枚后,选其中一个切取部分组织送冷冻切片。待病理证实为增生时,可摘除 3 枚,仅留下一枚不大于 40mg 的甲状旁腺即可维持正常的功能。如诊断为甲状旁腺癌,应将同侧甲状腺叶以及峡部以及颈动脉前疏松的结缔组织、气管周围脂肪组织及淋巴结一并切除。如肿瘤被膜未破溃,可保留喉返神经〔图 17-87〕。如肿瘤已破溃或与喉返神经粘连、浸润时,则应一并切除〔图 17-88〕。

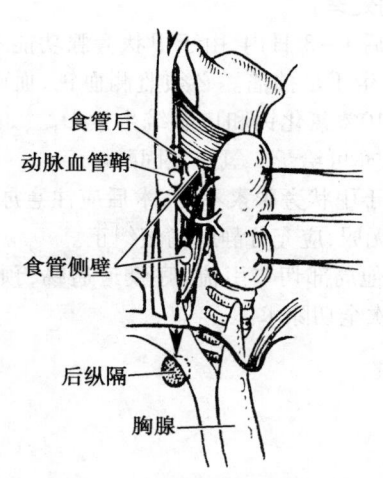

图 17-84　异常位置的上甲状旁腺

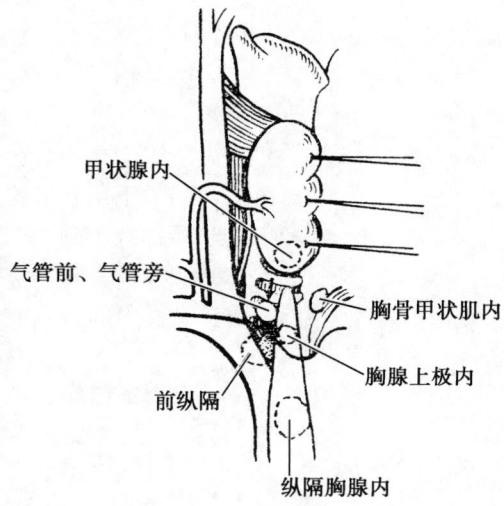

图 17-85　异常位置的下甲状旁腺

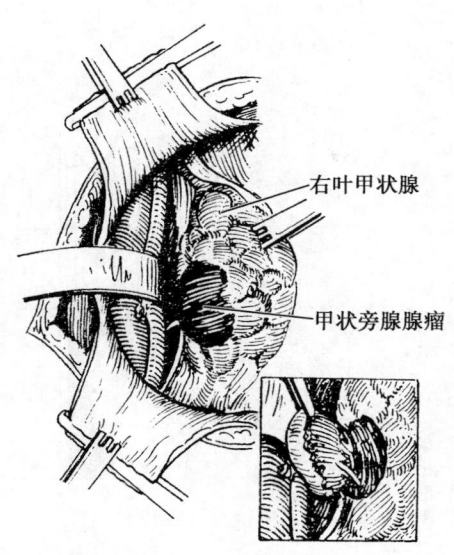

图 17-86　甲状旁腺瘤及其摘除术

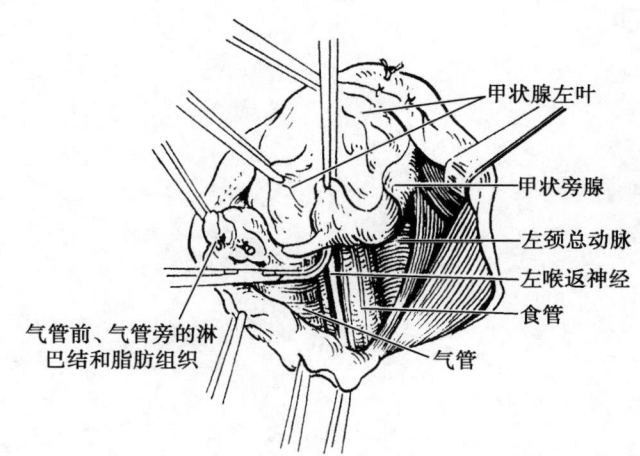

图 17-87　被膜未破,保留喉返神经

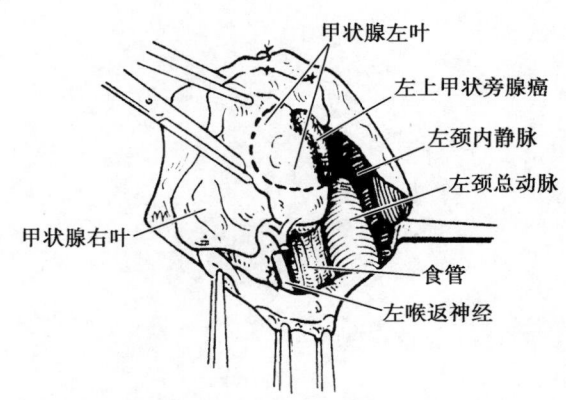

图 17-88　癌肿破溃,切除喉返神经

5. 缝合颈前肌及皮肤切口　甲状旁腺腺瘤摘除后,将创面可靠缝合止血。可不放引流,缝合切口。对甲状旁腺增生或甲状旁腺癌,手术范围广,创面大,应放置胶皮片或胶皮管引流。切口缝合方法同甲状腺次全切除术。

【术中注意事项】

1. 甲状旁腺功能亢进症状可由腺瘤、增生或癌三种不同性质的病变引起,手术方法各异。因此在术中一定要按顺序和区域探查寻找有病变的甲状旁腺。

找到后迅速作冷冻切片，根据病理报告结果，采取相应的术式。

2. 手术中探查寻找病变的甲状旁腺有时并不容易，既要熟悉甲状旁腺的正常解剖部位，又要知晓可能的变异部位。必要时按照顺序仔细耐心查找。如果在正常位置或颈部区域找不到病灶，必须探查前纵隔或胸腺。可由颈部切口胸骨柄上凹开始轻柔地逐渐由浅而深地分离胸腺，最后由胸骨后将胸腺拉出。如果分离有困难，可劈开上段胸骨，探查或切除胸腺。

【术后处理】

1. 术后 1~3 日内，由于甲状旁腺功能不足，血钙过低，可发生手足抽搐。必须监测血钙、血磷变化，并静脉注射10%氯化钙和口服维生素 D_3。如果 4 周后血钙仍低，亦可给予二氢速变固醇。

2. 由于甲状旁腺素不足，术后应注意尿量。如尿量过少或无尿，应充分静脉输液纠正。

3. 其他局部切口引流，呼吸道通畅，预防感染等同甲状腺次全切除术。

（赵作伟）

第 十 八 章

乳 房 手 术

第一节 乳房脓肿切开引流术

【适应证】

急性乳腺炎已经形成脓肿者。

【麻醉】

一般采用局麻,如脓肿大而深者,应采用静脉麻醉。

【手术步骤】

1. 切口 一般选在脓肿的最低位置,以脓肿波动最明显处为中心,行放射状切口,可以避免损伤乳腺导管,减少乳瘘的发生;位于乳晕部位的脓肿,应沿乳晕边缘做弧形切口;深在乳房后的脓肿,可沿乳房下皱襞做弧形切口;对脓肿较大而引流不畅者,可做对口引流〔图 18-1～图 18-3〕。

2. 排脓引流 切开皮肤和皮下组织后,用止血钳作钝性分离〔图 18-4〕。进入脓腔后撑开,使脓液流出,然后用手指伸入脓腔探查,并分离纤维间隔〔图 18-5〕,必要时向低位扩大切口以防脓液残留;最后冲洗脓腔,放置软橡胶管或香烟引流。如切口有出血,可用油纱布填塞止血,外加灭菌纱布包扎。

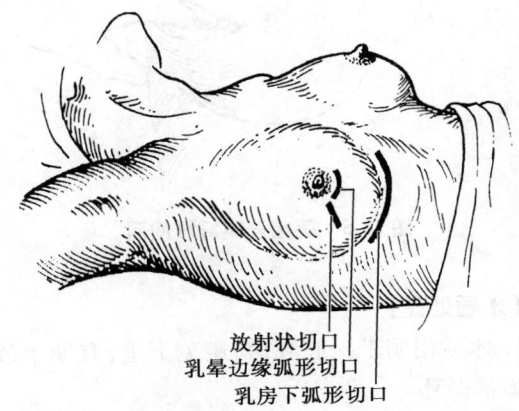

图 18-2 乳房脓肿引流切口

放射状切口
乳晕边缘弧形切口
乳房下弧形切口

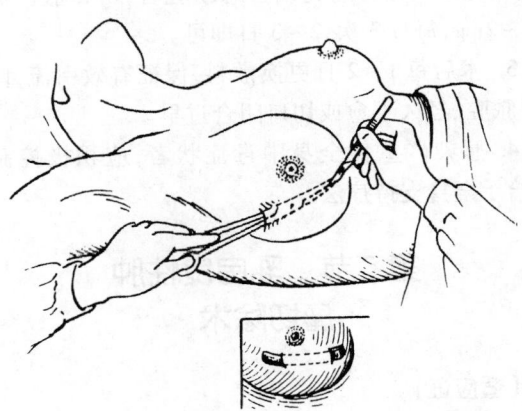

图 18-3 脓肿对口切开引流

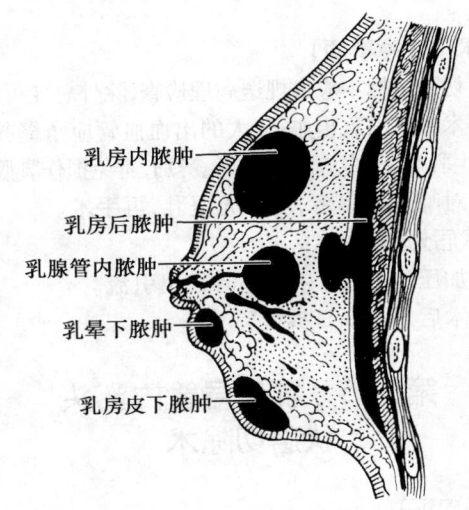

乳房内脓肿
乳房后脓肿
乳腺管内脓肿
乳晕下脓肿
乳房皮下脓肿

图 18-1 乳房脓肿部位

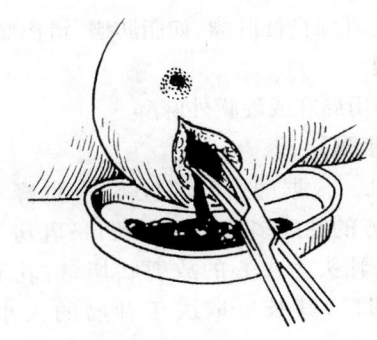

图 18-4 血管钳钝性分离

3

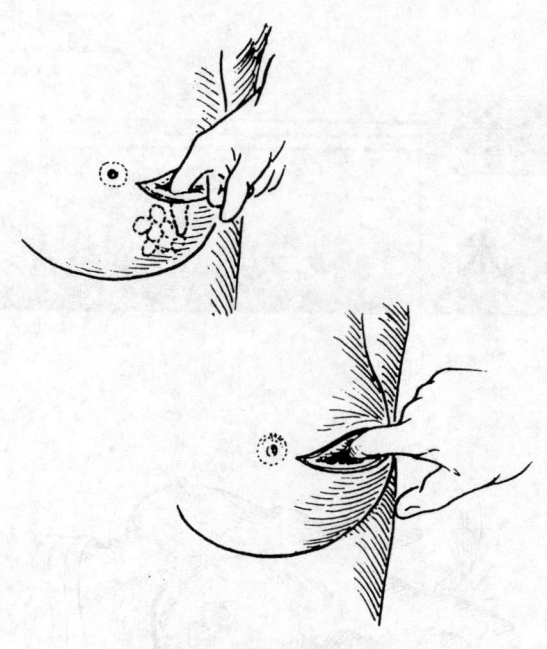

图 18-5　手指分离纤维间隔

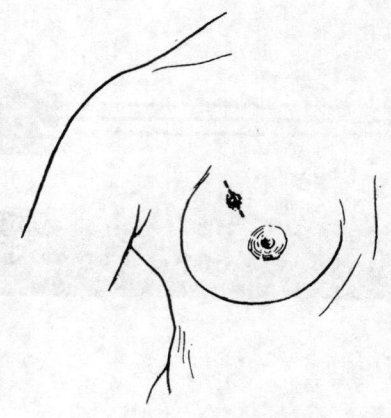

图 18-6　切口的选择

【术后处理】

1. 术后用绷带托起乳房,避免下垂,有助于改善局部血液循环。

2. 哺乳期患侧应暂停吮吸哺乳,并改用吸乳器定时吸尽乳汁。如有漏乳或自愿断乳者,可口服己烯雌酚 1～2mg,每日 3 次,2～3 日即可。

3. 术后每 1～2 日更换敷料,保证有效引流,防止残留脓腔、经久不愈或切口闭合过早。

4. 感染严重伴全身中毒症状者,应积极控制感染,给予全身支持疗法。

第二节　乳房良性肿瘤切除术

【适应证】

1. 乳房纤维瘤。

2. 乳腺囊肿。

3. 其他乳腺良性肿瘤,如脂肪瘤、错构瘤等。

【麻醉】

一般采用局麻或硬膜外麻醉。

【手术步骤】

1. 切口　根据肿瘤的部位不同,选择不同的切口,乳房上方的肿瘤多选用弧形切口;乳房下方的肿瘤多采用以乳头为中心的放射状切口;乳晕区肿瘤采用弧形切口,其长短取决于肿瘤的大小〔图 18-6〕。

2. 切除肿瘤　切开皮肤,皮下脂肪和腺体组织。先分离部分肿瘤,用组织钳将其提起,用剪刀或止血钳沿肿瘤四周进行锐性或钝性分离直至根部,再用剪刀剪除肿瘤〔图 18-7〕。逐一结扎出血点。用丝线间断缝合腺体和皮下组织,闭合间隙。如渗血较多,可放胶皮片引流,再加压包扎。

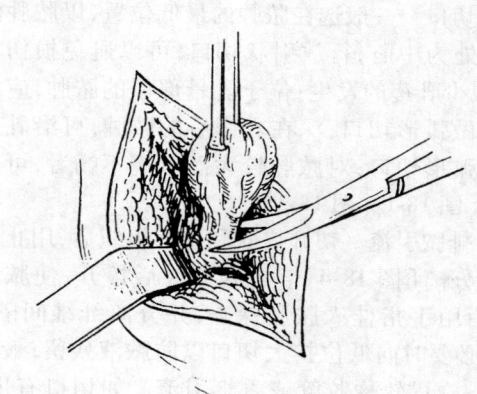

图 18-7　肿瘤的切除

【术中注意事项】

1. 切除的标本应常规送病理检查,除外恶变可能。

2. 术中要细致止血,较大的出血血管应予缝扎。为防止发生乳瘘,术中应细致分离、辨别,避免损伤乳腺管。

3. 对哺乳期患者,劝其先退乳,再手术。

【术后处理】

1. 加压包扎,24～48 小时拔出引流。

2. 术后 8～10 日拆线。

第三节　乳房导管内乳头状瘤切除术

【适应证】

乳腺导管内乳头状瘤。

【麻醉】

一般采用局麻或硬膜外麻醉。

【手术步骤】

1. 亚甲蓝注射　亚甲蓝 0.2～0.5ml 自乳头溢液的导管注入,应避免压力过高,使亚甲蓝弥散进入病变以外腺叶而增加手术的困难〔图 18-8〕。

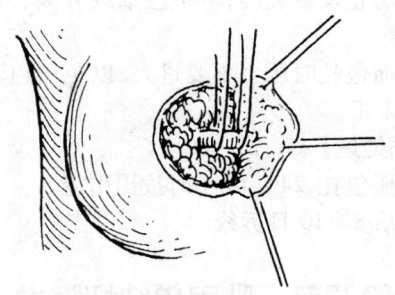

图 18-10　结扎乳腺导管

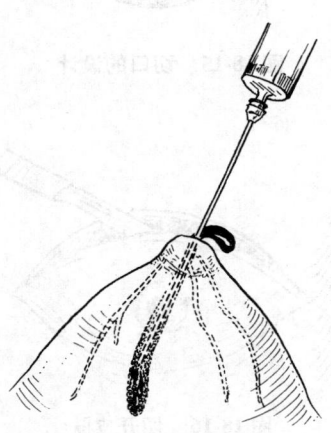

图 18-8　注射亚甲蓝

2. 切口　对乳腺管内的乳头状瘤,采用乳晕边缘弧形切口,切口的长度不宜超过乳晕的 1/2 周长,以避免乳头缺血坏死〔图 18-9〕。

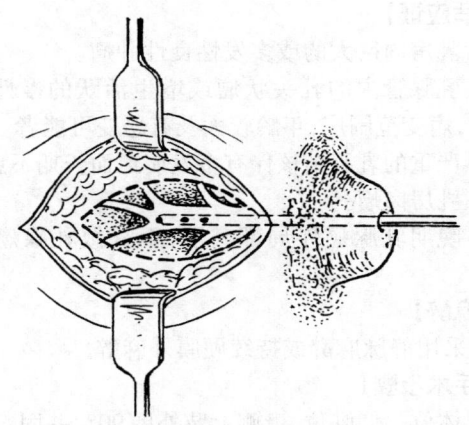

图 18-11　切除范围

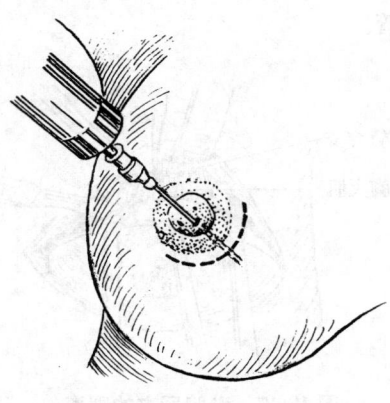

图 18-9　切口

3. 切开皮肤和皮下组织后,用牵引器或蚊钳将半圆形的乳晕皮瓣牵开,用止血钳向深部分离,于乳晕后方分离蓝染的乳腺导管,在乳头基底部离断并缝扎;牵拉远端的乳腺导管及腺体,并沿蓝染的乳腺腺叶向远端切除瘤体及周围的腺体,然后缝合创腔、皮下组织和皮肤〔图 18-10～图 18-13〕。如创腔较大,可放胶皮片引流,再加压包扎。

【术中注意事项】

1. 切除的标本应常规送病理检查,除外恶变可能。

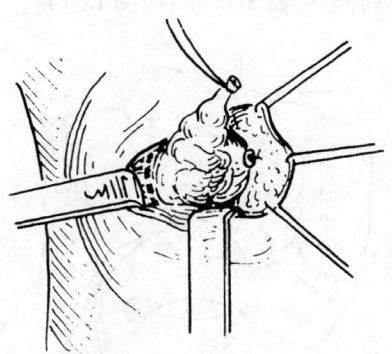

图 18-12　乳腺管内乳头状瘤切除

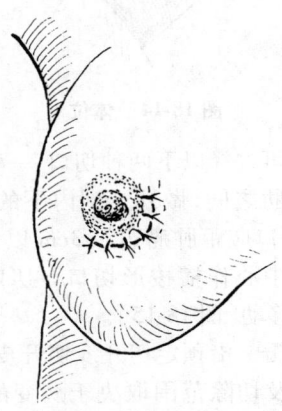

图 18-13　缝合切口

2. 为防止发生乳瘘，术中应细致分离，辨别，避免损伤乳腺管。

3. 创面包扎时压力不要过大，以免压迫乳头致其缺血甚至坏死。

【术后处理】

1. 加压包扎，24~48 小时拔出引流。

2. 术后 8~10 日拆线。

第四节　乳房单纯切除术

【适应证】

1. 乳房内巨大的或多发性良性肿瘤。

2. 乳腺管内的乳头状瘤或增生活跃的慢性囊性乳腺病，病变范围广，年龄较大及有恶变可能者。

3. 严重的乳腺结核伴有多发窦道而长期不愈者。

4. 乳房肉瘤。

5. 晚期乳腺癌伴局部破溃，不宜做乳腺癌根治术者。

【麻醉】

宜采用静脉麻醉或持续硬膜外麻醉。

【手术步骤】

1. 体位　仰卧位，患侧上肢外展90°，并固定在手术台的支架上，注意不要过伸，防止臂丛神经麻痹，并以软枕将肩胛部垫高5cm左右〔图18-14〕。

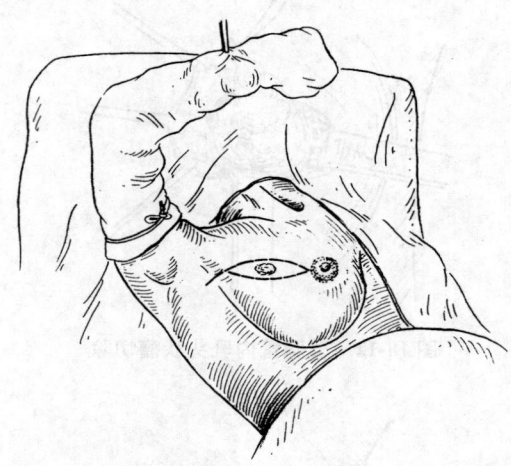

图 18-14　体位

2. 切口　可选择以下两种切口，一种是以乳头为中心，在 2~6 肋之间，做外上到内下的斜梭形切口。若为乳腺癌，切口应距肿瘤边缘3cm以上为宜。另一种是以乳头为中心作横梭形切口。切口可根据病变的位置而上下移动〔图18-15〕。

3. 游离皮瓣　沿预定切开线切开皮肤，皮下脂肪组织是否切除及切除范围取决于病变的性质〔图18-16〕。分离范围：上起第2~3肋骨，下至第6~7肋骨，内达胸骨旁，外抵腋前线。

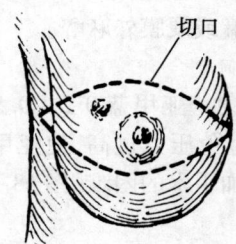

图 18-15　切口的设计

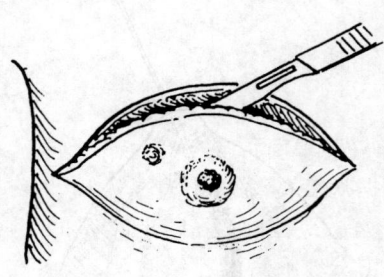

图 18-16　切开皮肤

4. 切除乳房　沿着乳房外缘，电刀切离乳房基底部直至胸大肌筋膜后，用组织钳牵拉乳房，电刀将整个乳房及周围脂肪组织从胸大肌筋膜上切除〔图18-17、图18-18〕。如系乳腺癌或乳房肉瘤，应同时切除胸大肌筋膜。注意切离乳房内侧时要逐一结扎胸壁穿出的血管。

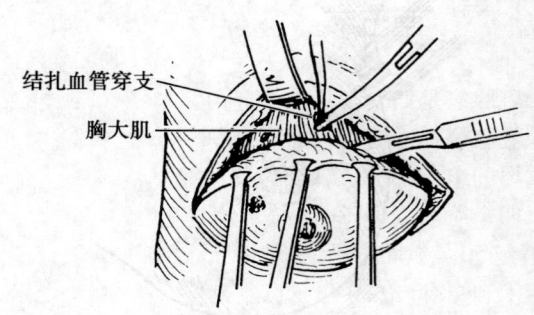

结扎血管穿支
胸大肌

图 18-17　乳腺后方的剥离

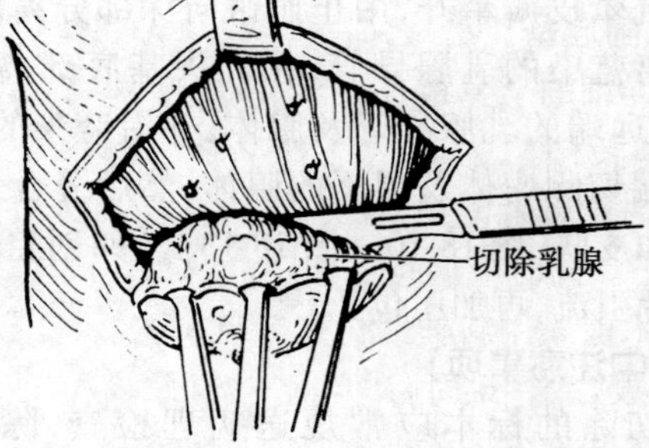

切除乳腺

图 18-18　切除乳腺

210

5. 引流缝合　温盐水冲洗创面后,在切口外下方另做小切口,放置胶管引流,并固定于皮肤,以减少术后渗出积血、影响愈合和增加感染机会。分层缝合皮肤。切口用棉垫加压包扎〔图18-19〕。

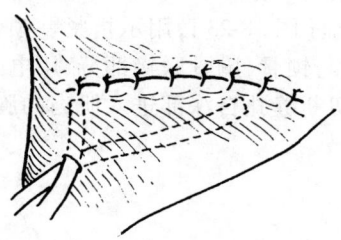

图18-19　引流缝合

【术中注意事项】

1. 根据病变的性质决定是否做皮下脂肪切除。游离皮瓣时注意皮肤血运,防止术后皮肤坏死。

2. 术中发现腋窝淋巴结肿大,不能定性者,应送术中冷冻病理。

3. 注意保护腋血管与神经,防止损伤。

【术后处理】

1. 平卧位,用沙袋压迫患侧6小时,上肢略抬高。

2. 肿瘤破溃感染者,应使用抗生素。

3. 术后24~48小时或引流量少于10ml拔去引流,12~14天拆线。

第五节　乳腺癌手术

乳腺癌是妇女常见的恶性肿瘤,综合治疗已成为当今乳腺癌标准治疗模式,局部与区域手术仍是乳腺癌重要的组成部分。乳腺癌外科术式的发展,大致经历了四个阶段。即19世纪末的Halsted典型根治术、20世纪50年代的扩大根治术、20世纪60年代的改良根治术和20世纪80年代以来的保乳术。随着乳腺癌外科治疗模式从"可接受的最大治疗"向"最小有效治疗"转变,保乳手术已成为早期乳腺癌的标准术式。此外前哨淋巴结活检替代腋淋巴结清扫和乳房的腔镜技术也已成为目前乳腺外科关注的热点。

【术前准备】

1. 详细的全身检查,了解患者全身健康状况及有无远距离转移。

2. 纠正患者的情况,对心、肺、肝、肾功能不佳者应予纠正。同时应检查并纠正贫血。

3. 术前采用新辅助化疗和(或)放疗者,应注意血象变化;放疗5~6周后即可施行乳腺癌根治术。

4. 皮肤准备　术前1日剔除患侧腋毛,必要时准备患侧股前皮肤以备植皮。

一、乳腺癌标准根治术

乳腺癌标准根治术又称为Halsted手术,自创立至今已100多年的历史,一直是乳腺外科界广泛采用的术式,在乳腺癌治疗史上具有重要的意义,使乳腺癌切除术后局部复发率由60%以上减少至10%以下,是乳腺癌治疗的基本术式,其切除范围包括整个乳房及其周围皮下脂肪组织,胸大肌,胸小肌,腋窝和锁骨下的脂肪淋巴组织,手术时应作整块切除,以防止术中癌组织的脱落扩散。该术式在我国的一些地区或某些患者仍有采用。

【适应证】

1. Ⅰ,Ⅱ期乳腺癌。

2. Ⅲ期($T_{1-2}N_2M_0$或$T_3N_{0-1}M_0$)乳腺癌。

【禁忌证】

1. 广泛皮肤水肿;

2. 乳房皮肤多发卫星结节;

3. 肿瘤侵犯胸壁;

4. 患侧上肢水肿;

5. 腋淋巴结肿大、固定;

6. 炎性乳腺癌;

7. 远处转移,包括锁骨上淋巴结转移等。

【手术步骤】

1. 体位　仰卧位,患侧上肢外展90°,并固定在手术台的支架上,注意不要过伸,防止臂丛神经麻痹,并以软枕将胸部垫高5cm左右。

2. 切口　一般采用自喙突至脐方向的纵行梭形切口,上端在胸大肌外缘和锁骨之间的中点,下端至肋弓下2~3横指,以显露腹直肌前鞘。切口应根据肿瘤的位置作相应的变化,切缘距肿瘤为3cm〔图18-20〕。

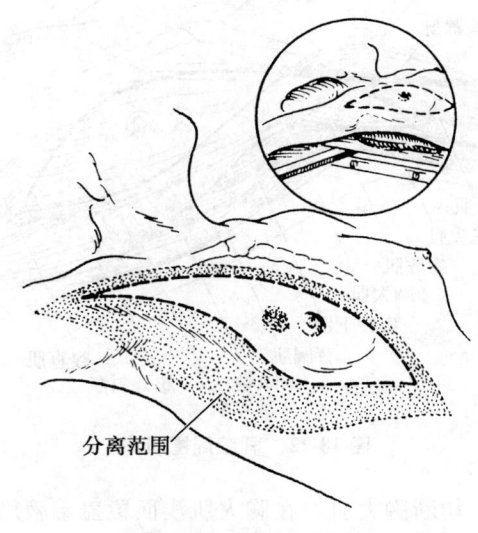

分离范围

图18-20　体位与切口

3

3. 分离皮瓣　皮瓣剥离顺序一般先作外缘切口，再作内缘。

（1）剥离方法：切至皮下组织后，用止血钳3cm间隔夹住少许皮下组织，助手提起止血钳，并以手指从外侧顶起皮肤使其呈水平拉紧，术者左手牵拉乳腺，右手持电刀切离皮下脂肪组织，以皮肤隐约可见脂肪组织附着为宜，边切边止血〔图18-21〕。

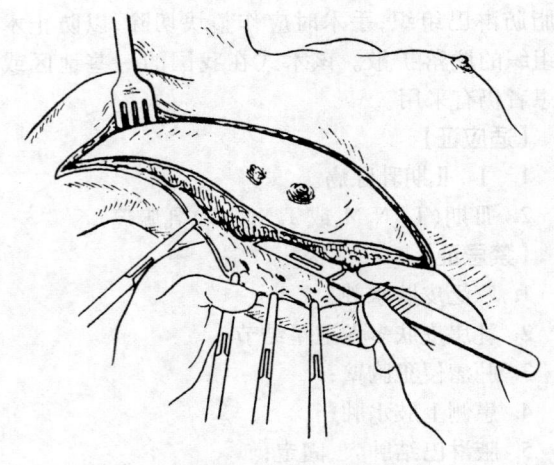

图18-21　分离皮瓣

（2）剥离范围：内侧分离至胸骨中线，外侧分离至背阔肌前缘，上至锁骨，下至腹直肌前鞘，分离完成后用热盐水纱布垫压迫止血，如遇较大出血点，应予结扎或电灼。分离过程中，需辨认出腹直肌鞘，前锯肌，背阔肌，三角肌，胸大肌，头静脉等组织〔图18-22〕。

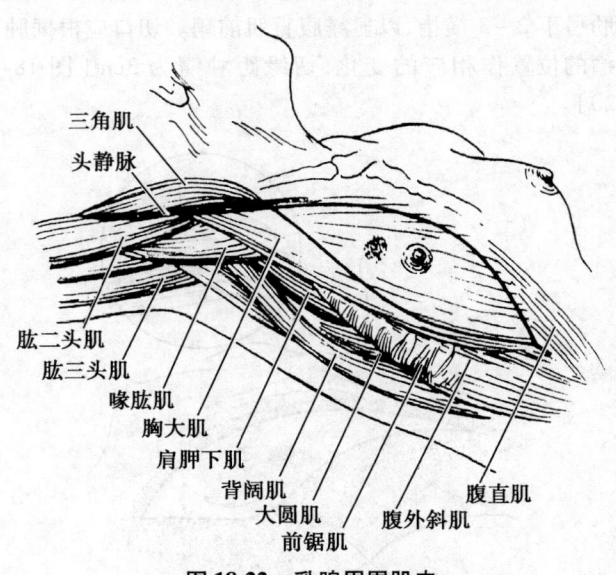

三角肌
头静脉
肱二头肌
肱三头肌
喙肱肌
胸大肌
肩胛下肌
背阔肌
大圆肌
前锯肌
腹外斜肌
腹直肌

图18-22　乳腺周围肌肉

4. 切断胸大肌　在胸大肌浅面覆盖着腋筋膜和脂肪组织。游离皮瓣后，在胸大肌和三角肌的肌间沟

内找到头静脉，予以保护以免损伤。在胸大肌外缘切开腋筋膜，再用左手示指从胸大肌外缘钝性向内侧分离，直至靠近头静脉的胸大肌锁骨部分，保留少许肌纤维，以免损伤头静脉；再将胸大肌腱分离到肱骨大结节嵴处，用电刀徐徐切断该肌肌腱，在出血点处电灼或缝扎止血〔图18-23〕；用示指紧贴锁骨下缘继续分离胸大肌与锁骨，胸骨联接部分，用电刀切割和缝扎止血；并切断缝扎自深部进入肌肉的胸肩峰动、静脉及神经分支。

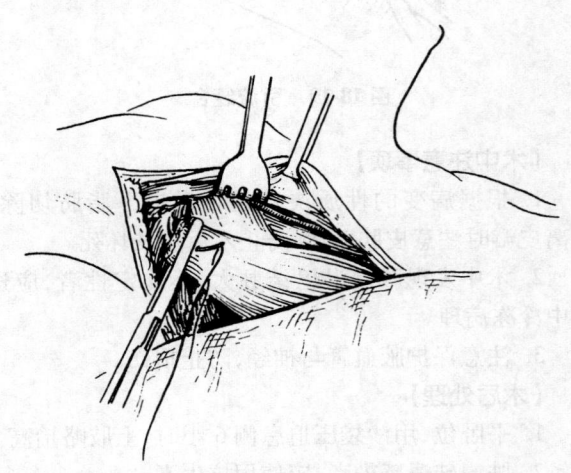

图18-23　切断胸大肌肱骨头

5. 切断胸小肌　先将胸大肌翻转向下，显露被喙锁胸筋膜包绕的胸小肌，在胸小肌下缘用止血钳挑开此筋膜，用左手示指深入胸小肌后方，紧贴胸小肌后面分离至肩胛骨喙突处止点，并将手指垫在后面以保护腋窝大血管〔图18-24〕。在靠近止点处钳夹，切断，缝扎止血。然后将胸小肌向下翻转，切断，结扎供应该肌肉的胸外侧血管和神经。

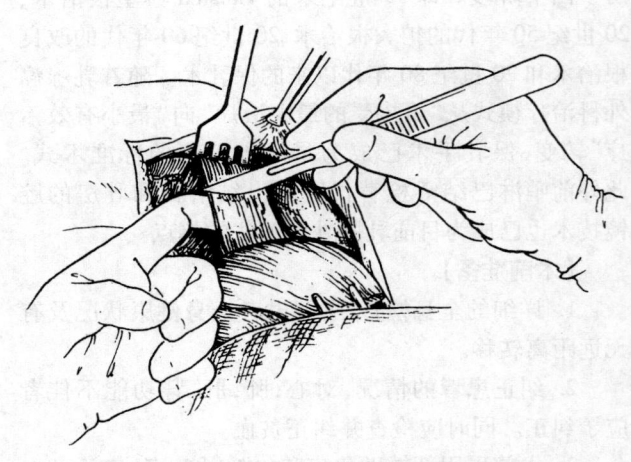

图18-24　切断胸小肌止点

6. 腋窝淋巴结清除　将已切断的胸大肌、胸小肌一起向下牵拉，即可显露出锁骨下区的喙锁胸筋

膜和腋窝的脂肪组织。确认腋动脉，其外上方为臂丛，内下方为腋静脉，腋鞘将腋动脉，腋静脉和臂丛神经包绕。腋窝淋巴结清除是整个手术的关键，其方法是先提起腋静脉鞘，剪开后轻轻分离其周围淋巴结及脂肪组织，然后再将腋静脉下方的腋动脉和腋静脉的分支逐一分出，钳夹，切断，再用丝线结扎。这些血管分支包括胸短静脉，胸外侧动脉，胸长静脉，肩胛下静脉，胸外侧静脉和肩胛下动脉等。当腋窝、锁骨下区淋巴结和脂肪组织被清除后，即

可见到与肩胛下血管伴行的胸背神经和与胸外侧血管伴行的胸长神经，应避免损伤。继续向后外侧方向解剖分离，可见到肩胛下肌，大圆肌，背阔肌。注意在腋窝内紧靠腋静脉排列的淋巴结，如粘连甚紧，分离时最易损伤该静脉。如遇明显扩张的淋巴管，应予结扎，防止手术后发生淋巴瘘。对脂肪块不应用力牵拉，勿损伤胸壁外侧的胸背神经和胸长神经，以免术后前锯肌和背阔肌萎缩〔图18-25、图18-26〕。

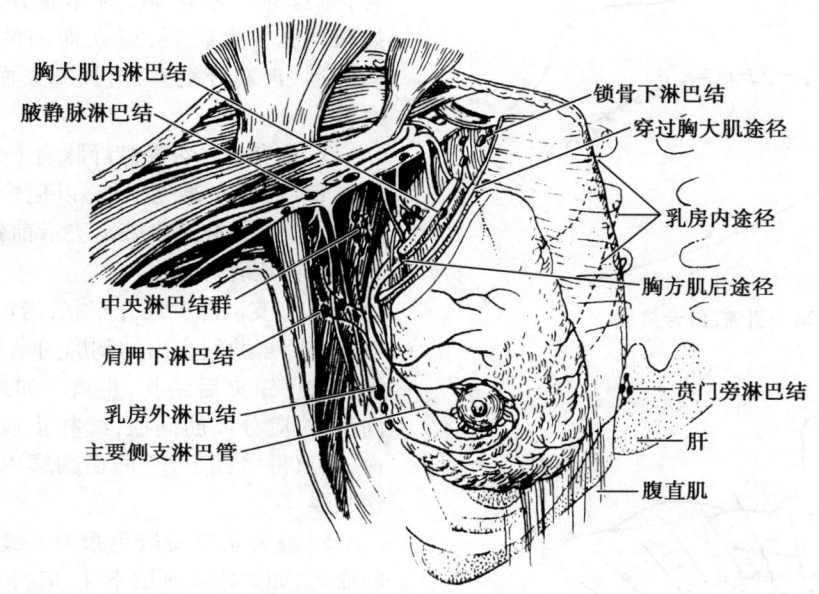

图18-25　乳房淋巴引流途径

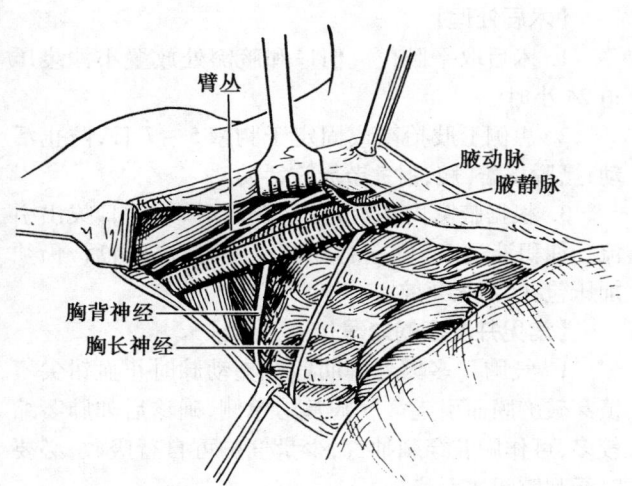

图18-26　淋巴结清除后的腋窝

7. 切除乳房　腋窝淋巴结和脂肪组织清除后，将胸大、小肌向外下方牵引，术者用电刀切断此二肌在胸骨和肋骨面的附着点，并结扎止血；特别对自胸骨旁穿出的动脉，必须逐一结扎。最后将乳房，胸大肌，

胸小肌,腋窝的脂肪和淋巴结连同部分腹直肌前鞘从胸前壁整块切除〔图18-27〕。切除乳房后，用温盐水纱布垫热敷创面，仔细止血。

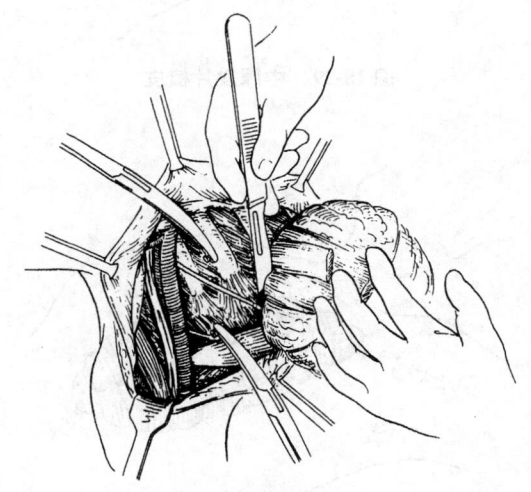

图18-27　整块切除乳房

8. 引流缝合　腋窝下方另切口，引流管置于腋

窝,并固定于皮肤;皮肤可采用细丝线作间断缝合或皮肤订合器订合皮肤〔图18-28〕。张力较大时可加用减张缝线;如果缝合有困难,需要植皮。可取同侧股内侧中厚皮片植皮〔图18-29〕。在腋窝处及腹直肌上端添加细软碎纱布填塞,外加敷料加压包扎〔图18-30〕。

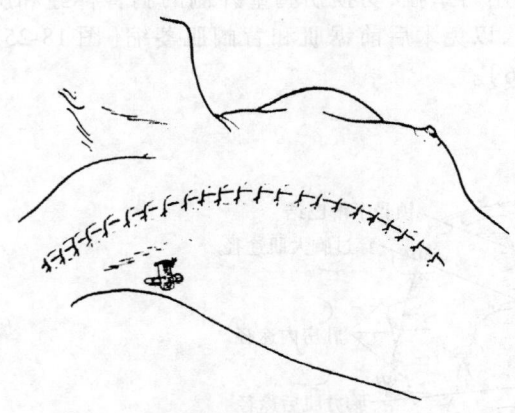

图18-28　引流、缝合皮肤

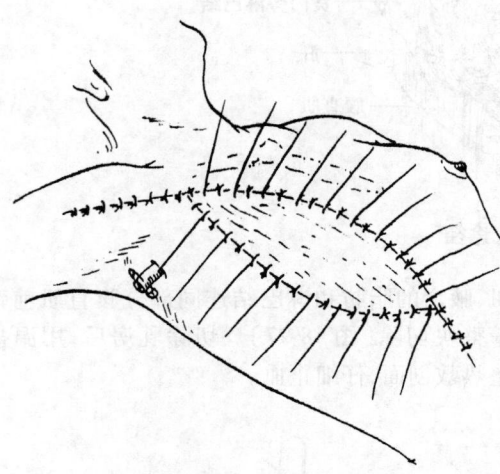

图18-29　中厚皮片植皮

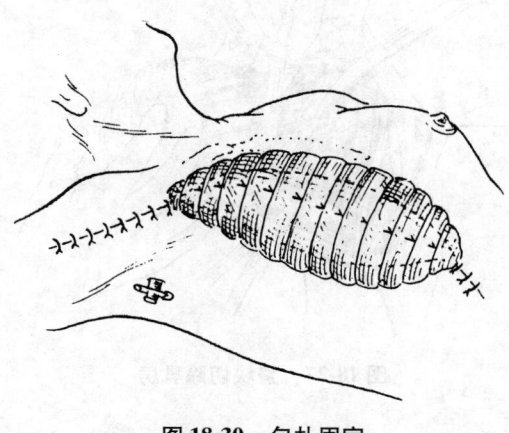

图18-30　包扎固定

【术中注意事项】

1. 切口要适当,应根据肿瘤的大小而定,勿切得太少,否则术后肿瘤局部易复发。同时必须注意切口上端不得延至腋窝顶部,否则将在腋窝形成垂直瘢痕组织,影响上臂活动功能。腋窝解剖要细致,要尽量清除静脉下方的脂肪,结缔组织和淋巴结,但不需向上解剖腋动脉和臂丛神经,以免造成术后臂丛神经痛或患侧上肢淋巴水肿。

2. 解剖腋静脉必须细致耐心,防止损伤大血管,一旦撕裂腋静脉,应尽量用细丝线缝合修复。如腋动脉发生破裂,应立即用两把动脉夹,将破裂动脉远、近端分别夹住,控制失血,再用细丝线修复血管。

3. 胸背神经沿着腋静脉向下外方走行,常与肩胛下血管伴行,应避免损伤,以免影响上臂的外展和内旋功能。胸长神经自腋窝尖沿前锯肌浅面下行,误伤易发生翼状肩。

4. 穿支动脉要结扎牢靠,当切除胸大、小肌时,必然要切断自肋间穿出的胸廓内动脉分支,应以止血钳平行胸壁钳夹后结扎,止血。如果滑脱,血管缩入肋间肌时,应分离肋间肌,缝扎止血。如仍不能控制出血,则只得缝扎上、下两端胸廓内动脉。操作时勿损伤胸膜。

5. 缝合切口要避免张力。缝前先检查皮瓣边缘的血运,如太薄或血运不佳,应再切除一部分,然后拉拢双侧皮瓣加以缝合。加压包扎可以防止造成死腔,渗血,渗液,减少切口感染机会。

【术后处理】

1. 术后取平卧位。伤口和腋窝处放置小沙袋压迫24小时。

2. 患侧上肢抬高或固定于胸壁5～7日,防止活动,撕脱皮瓣(腕,肘关节允许活动);

3. 根据腋窝内积液情况,在术后3～4日拔出引流。如积液过多,可穿刺抽液。引流管拔出后,仍须加压包扎,消灭死腔。

【常见并发症的处理】

1. 气胸　多因处理肋间穿支动脉时止血钳尖不慎穿破胸膜而引起。气胸常为单侧,确诊后如肺萎缩较多,可作胸腔穿刺抽气,少量气胸可自行吸收,必要时行胸腔闭式引流。

2. 感染　乳腺癌根治术由于手术时间长,皮瓣薄,血运差,腋窝淋巴结清除等原因,易发生创面感染,术后应常规加用抗生素预防。如发现皮瓣坏死,宜早期切除,必要时植皮。

3. 腋窝挛缩　感染、切口裂开和不合理的切口均可导致腋窝皮肤挛缩。挛缩轻时,可作Z形旋转皮瓣修复;重时,可以切除瘢痕,做中厚皮瓣修复。

4. 上臂活动受限　切除胸大肌,胸小肌后会影响上臂活动,但如果术后5日开始锻炼,可以防止上臂活动受限。方法有:①上臂前后活动,并少许抬高,伸向头部。②逐渐加大向上的伸展弧度。如这样坚持锻炼,在出院前即能基本自己梳头发和上下抬臂自如活动。

5. 上肢水肿　患侧上肢水肿是较常见的并发症,肥胖妇女更常见。

(1) 分类:可分为暂时性水肿和持久性水肿两种,暂时性水肿常因手术破坏大片软组织所致。持久性水肿也称之为继发性水肿,其原因之一是血栓性静脉炎;其次是静脉反流受阻,压力增高;第三是淋巴反流受阻,与手术解剖、感染、腋窝积液、放射治疗反应有关。持久性水肿的发病率约10%,可持续数月或数年。

(2) 治疗:轻型患者,可行向心性按摩,每日1～2小时。严重患者,可大量切除上肢的皮下脂肪组织,再用弹力绷带加压包扎;但这种方法破坏性较大。肥胖患者可用低盐饮食,并服用适量利尿剂。各种理疗效果均欠理想。

(3) 预防:术中注意仔细解剖腋窝,保护皮肤,防止切口感染,避免腋窝积液;放射治疗时防止发生皮肤炎;禁止患侧上肢输血,输液,术后适当锻炼活动。其中重要的是防止切口感染。

二、乳腺癌扩大根治术

乳腺癌扩大根治术,是在乳腺癌根治术的基础上切除患侧乳房的胸骨旁淋巴结,包括胸廓内动静脉、胸骨旁淋巴结及其周围的脂肪,以提高中央区和内侧肿瘤患者生存率。该术式自创立以来历时近70年,对提高乳腺癌的疗效起了一定作用,但通过随机抽样对比研究,该术式的远期生存率与前述的乳腺癌根治术无明显差异,随着放射治疗和化疗的进步,该术式的临床应用已经很少。

【适应证】

中央区和内侧肿瘤患者或胸骨旁淋巴结转移的进展期乳腺癌。

【术前准备,体位,麻醉】

均与乳腺癌根治术同。

【手术步骤】

在乳腺癌根治术基础上,进行胸骨旁淋巴结的清扫,手术步骤如下:

1. 切除第2～4肋软骨　将内侧皮瓣提起,在患侧胸骨旁的第2～4肋软骨骨膜中央各作一横向切口,长约3cm,距胸骨缘约0.5cm,再在骨膜切口两端纵行

切开,以骨膜剥离器分离软骨膜〔图18-31、图18-32〕。将软骨膜分离后,显露肋软骨,用肋骨剪切除第2～4肋软骨各长约3cm〔图18-33〕。

2. 切除胸廓内血管,脂肪及淋巴结于胸骨旁第1肋骨下缘至第5肋骨上缘,纵行切开肋间肌及肋软骨内侧软骨膜。然后牵开胸膜外的胸内筋膜及软骨膜〔图18-34〕,可显露出胸廓内动静脉,将此段血管双重结扎,与其周围的脂肪组织及淋巴结一并切除〔图18-35、图18-36〕。

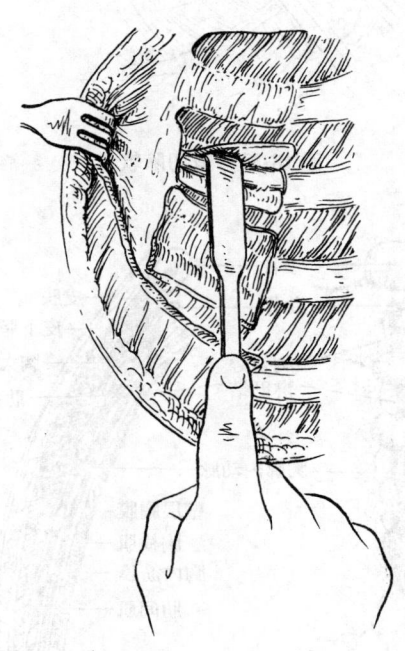

图18-31　分离软骨膜(一)

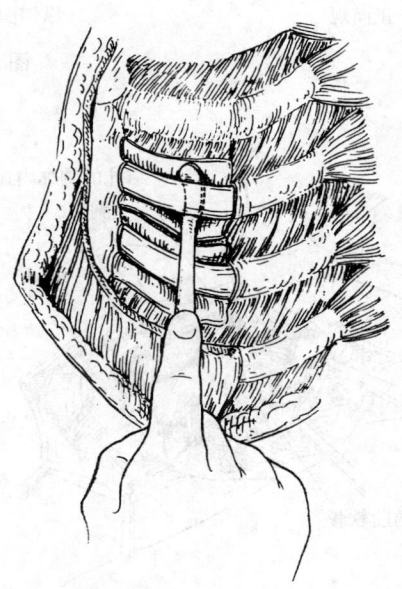

图18-32　分离软骨膜(二)

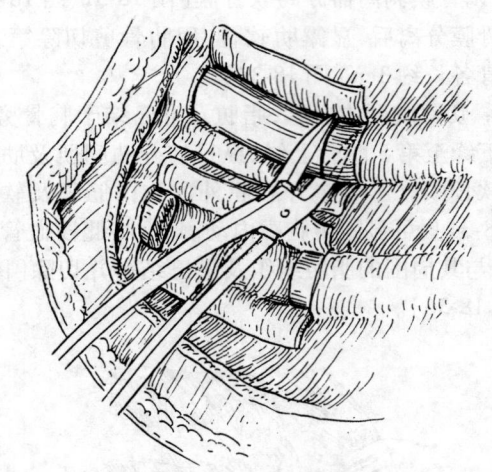

图 18-33　剪切除软骨

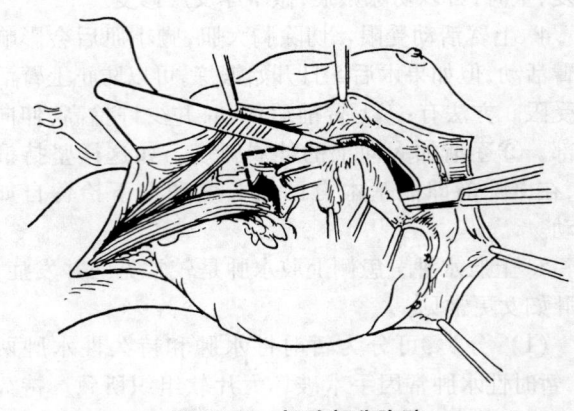

图 18-34　切除部分胸壁

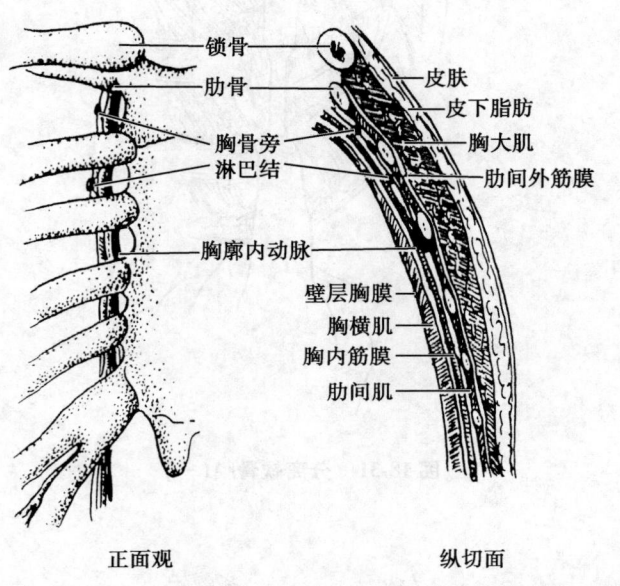

正面观　　　　　　　纵切面　　　　　　　　　　　横切面

图 18-35　胸骨旁淋巴结的位置

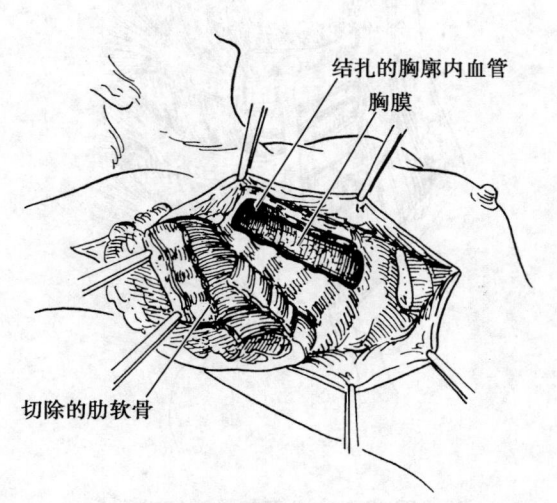

图 18-36　胸骨旁淋巴结清扫

3. 皮肤缝合　冲洗创面,彻底止血,放置引流,缝合皮肤。皮肤缺损较大时,可进行植皮,胸骨旁缺损处需用皮瓣覆盖。

【术后处理】

同乳腺癌根治术。

【术中注意事项】

1. 骨膜剥离器分离软骨膜或切开肋间肌及肋软骨内侧软骨膜时需用止血钳分离、将其挑起后再切开,以避免胸膜的损伤。

2. 一旦胸膜被撕破时,应用附近软组织如肋间肌覆盖于撕破处并缝合。

三、乳腺癌改良根治术

乳腺癌改良根治术是在乳腺癌根治术的基础之

上,手术步骤稍加简化的根治术,也称之为改良根治术、仿根治术或简化根治术。该术式一方面保持手术的根治性,另一方面尽量保留功能和形态,是目前应用最多的式式。

(一) Auchincloss-Madden 法

乳腺癌改良根治术Ⅰ式是由岛田、Auchincloss 及 Madden 于 19 世纪 60 年代提出并不断改进而形成的,该术式的切除范围包括切除整个乳房、胸大肌筋膜,保留胸大小肌加腋淋巴结清除,称为 Auchincloss手术。

【适应证】

1. 主要适用于非浸润性癌或Ⅰ期浸润性癌;
2. Ⅱ期临床无明显腋窝淋巴结肿大的乳腺癌。

【麻醉】

宜采用静脉麻醉或持续硬膜外麻醉。

【手术步骤】

1. 体位　仰卧位,患侧上肢外展90°,并固定在手术台的支架上,注意不要过伸,防止臂丛神经麻痹,病侧以软枕将肩胛部垫高 5cm 左右。

2. 切口　切口设计因人而异,与肿瘤大小和位置相关。一般采用横梭形切口(Stewart 切口)〔图 18-37〕,两边应距肿瘤边缘 2cm。根据肿瘤和乳头的位置,也可采用纵切口、斜切口或反斜切口。无论采用何种切口,都不应切入腋窝,根据需要切口不宜过大。

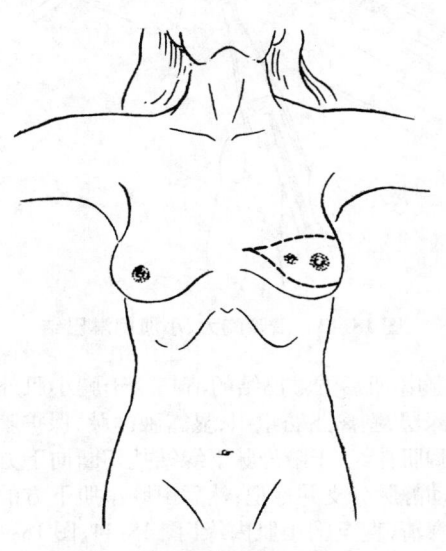

图 18-37　切口

3. 游离皮瓣　切开皮肤,勿切入皮下脂肪层。若为纵切口,术者于健侧先行外侧皮肤剥离,然后再与助手换位,进行内侧剥离。若为横切口,术者于健侧由外侧开始皮下剥离。

(1) 皮肤剥离范围:上方至锁骨下,下方超过乳房下皱襞,内侧到胸骨缘,外侧达背阔肌前缘。

(2) 皮肤剥离方法:切开皮肤后,用数把单锐爪钩或组织钳提起皮肤切缘,在皮肤与浅筋膜浅层间进行分离,开始以刀尖与皮肤呈直角剥离皮下脂肪,随着皮下剥离的深入,改用刀腹进行剥离〔图 18-38〕。薄层皮瓣剥离结束后,改用电刀向深处剥离,此时可少保留脂肪,并逐渐增厚,接近终点时保留全层脂肪,达到肌层。使皮肤上的脂肪从切口缘向外依次增厚,以使切口的内侧部与健侧相比差别不明显,达到美观效果。

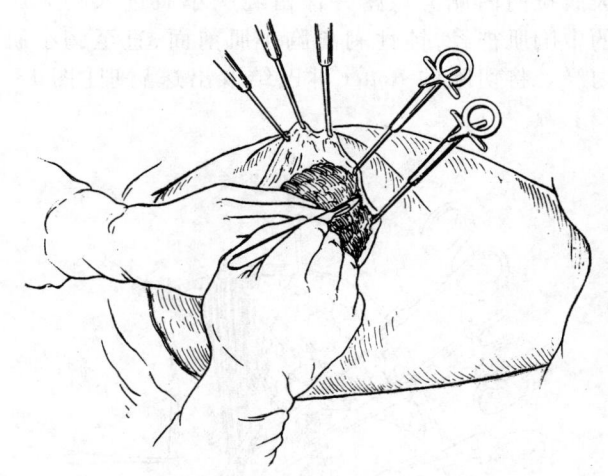

图 18-38　游离皮瓣

(3) 皮瓣的厚度:距切口边缘 3cm 范围内为薄层皮瓣,以远的皮瓣可逐渐增厚;由于腋窝部的前胸肌淋巴结接近皮肤,该部位皮肤应做成薄层皮瓣〔图 18-39〕。

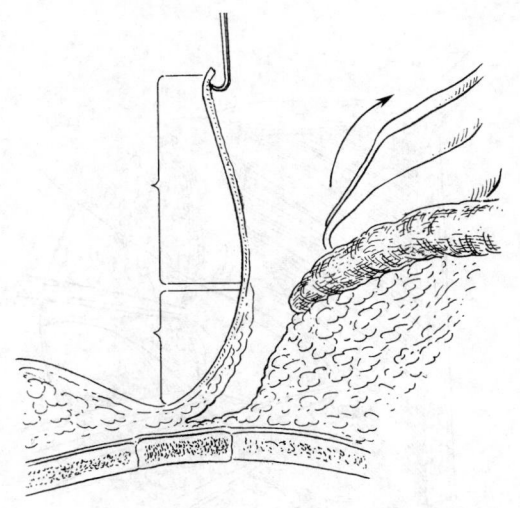

图 18-39　皮瓣的厚度

4. 切除乳房　电刀切开胸大肌锁骨部前面的脂肪组织,显露胸大肌,接着沿胸骨由上向下轻轻切离,结扎切断胸廓内动静脉发出的穿支。从内上方开始将乳房连同胸大肌筋膜切离,并将其向外侧翻转,直至胸大肌外缘〔图 18-40〕。可稍用力牵拉乳腺组织,使乳房后间隙和胸大肌筋膜间间隙更为明显,便于切除,同时应注意肿瘤下方有无浸润胸大肌。继续切离〔图 18-41〕,于胸大肌上 1/4 水平显露胸大肌外侧支配血管和下胸肌神经,尽可能予以保留,向上剥离其周围脂肪组织,直至腋静脉处汇合处〔图 18-42〕。

5. 胸肌间淋巴结的清扫　由下经胸大肌外缘向其内侧剥离至胸大肌 1/2 左右,用肌肉拉钩将胸大肌拉向内侧。显露并保留经胸小肌进入胸大肌的中胸肌神经,钝性剥离胸小肌前面,直至胸小肌内缘。将切除的 Rotter 淋巴结取出送病理〔图 18-43〕。

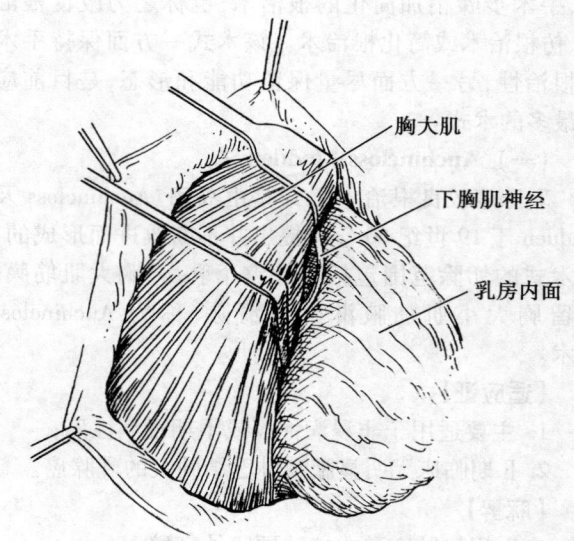

图 18-42　保留胸大肌外侧血管、神经

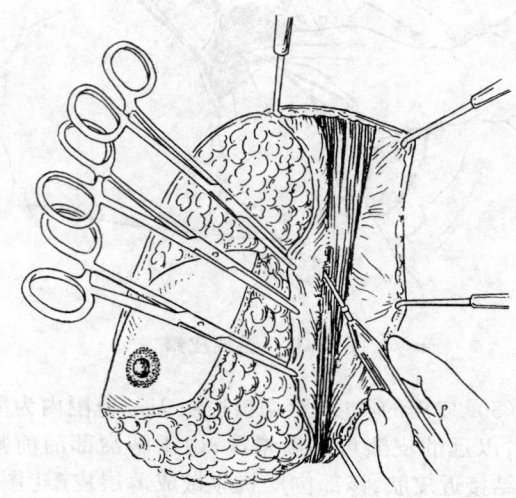

图 18-40　外侧达背阔肌

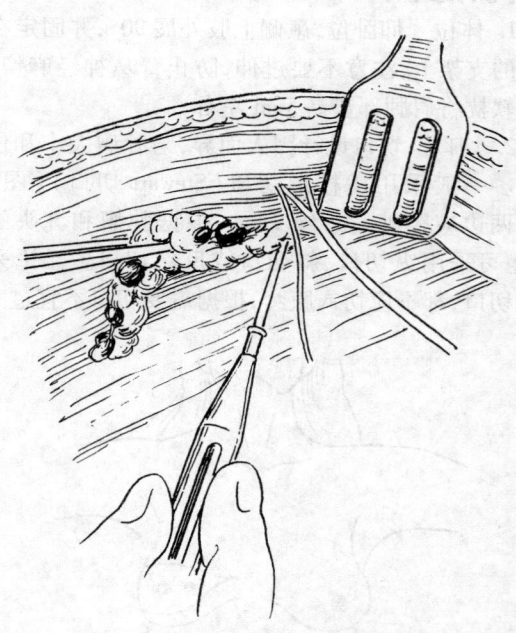

图 18-43　清除胸大、小肌间淋巴结

6. 胸小肌后方淋巴结的清扫　于胸小肌外侧切开胸筋膜深层,剥离脂肪组织,显露腋静脉,保护腋静脉前面的中胸肌神经,于腋静脉下缘结扎切断向下方走行的胸外侧动静脉分支并标记;然后由胸小肌下方的胸壁向内上方廓清,直至胸小肌内缘〔图 18-44、图 18-45〕。若胸小肌内缘处淋巴结有癌转移,应扩大廓清范围。

7. 腋窝淋巴结清扫　沿胸壁剥离脂肪组织,显露胸长神经,向上剥离至腋血管,向下剥离至胸背动静脉的前锯肌支处;然后沿背阔肌前缘剥离显露胸筋膜深层下方的胸背神经和胸背动静脉,清除其周围组织。此时需注意结扎、离断胸背动静脉的分支;最后钝性剥离肩胛下肌内侧,显露并向下方剥离肩胛下窝脂肪组织〔图 18-46、图 18-47〕。

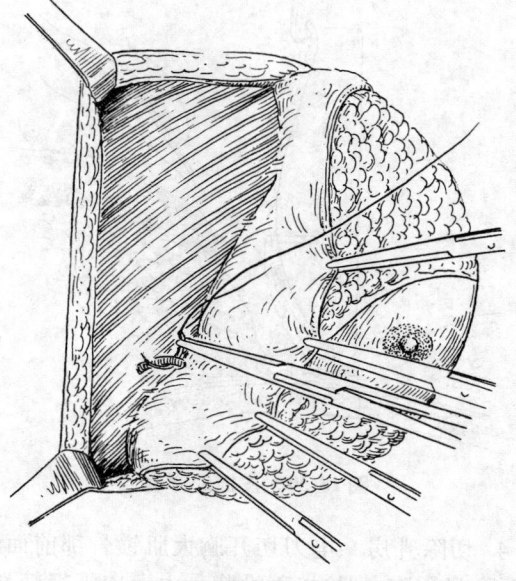

图 18-41　切除胸大肌筋膜

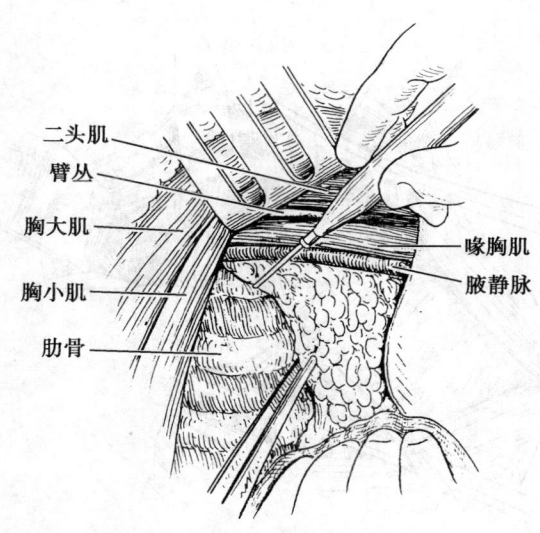

图 18-44　清除胸小肌后淋巴结

二头肌
臂丛
胸大肌
胸小肌
肋骨
喙胸肌
腋静脉

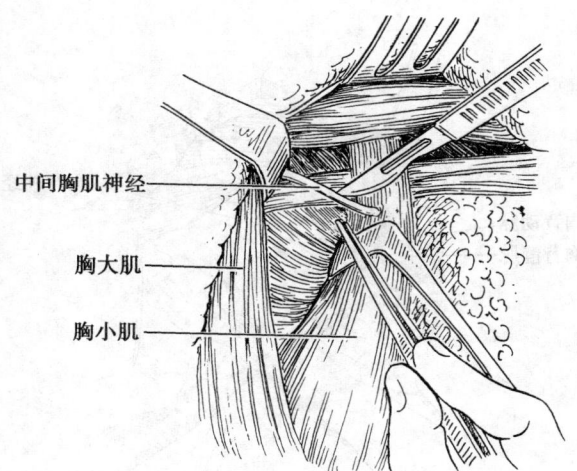

图 18-45　清除胸小肌内侧淋巴结

中间胸肌神经
胸大肌
胸小肌

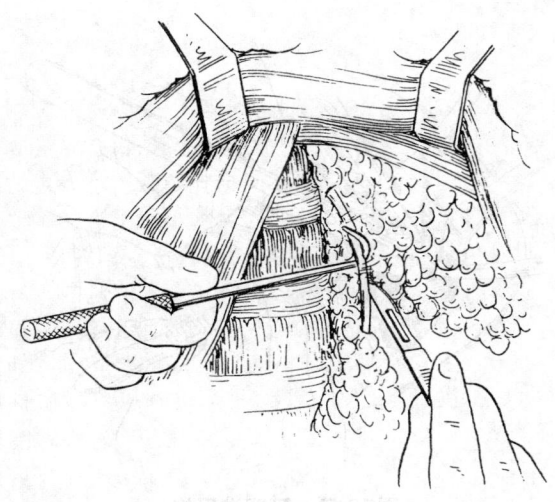

图 18-46　保留胸长神经

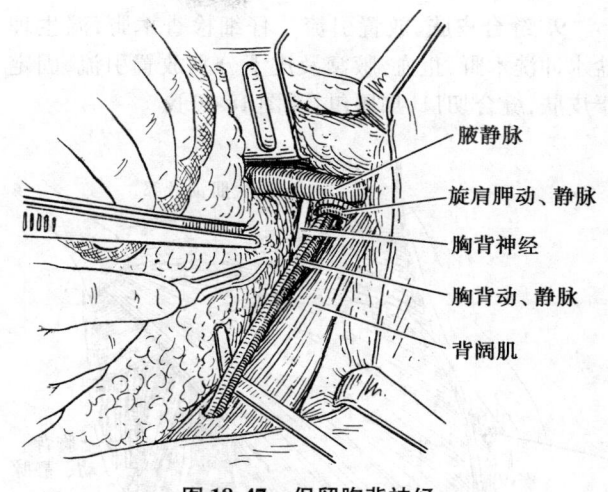

图 18-47　保留胸背神经

腋静脉
旋肩胛动、静脉
胸背神经
胸背动、静脉
背阔肌

8. 保留肋间臂神经，切除乳房　显露胸长神经同时，确认发自第 2、3 肋间的肋间臂神经，尽可能沿神经向远侧剥离，切断其他肋间神经外侧皮支，直至其远侧端〔图 18-48、图 18-49〕，保留肋间臂神经，将清除的淋巴结及脂肪组织连同乳房一并切除送病理。

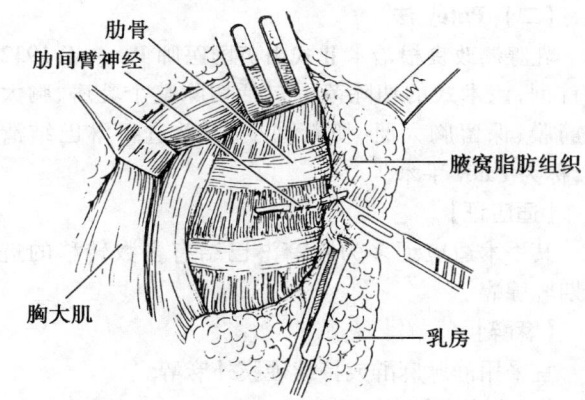

图 18-48　保留肋间神经

肋骨
肋间臂神经
腋窝脂肪组织
胸大肌
乳房

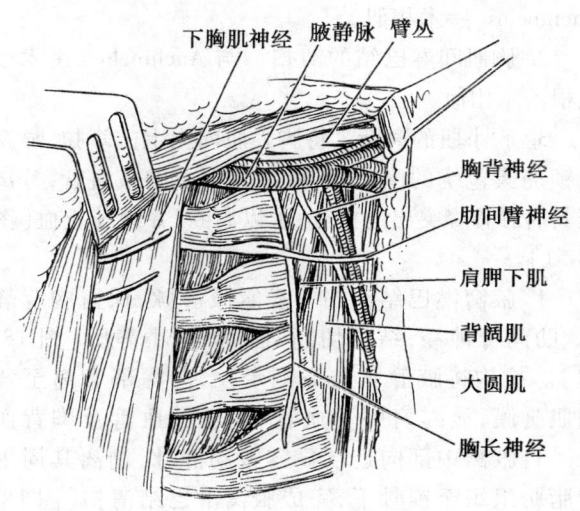

图 18-49　腋窝清扫后情况

下胸肌神经　腋静脉　臂丛
胸背神经
肋间臂神经
肩胛下肌
背阔肌
大圆肌
胸长神经

9. 缝合皮肤、放置引流　仔细检查术野,温生理
盐水冲洗术野,止血,腋窝及皮下分别放置引流,固定
于皮肤,缝合切口,加压包扎〔图18-50〕。

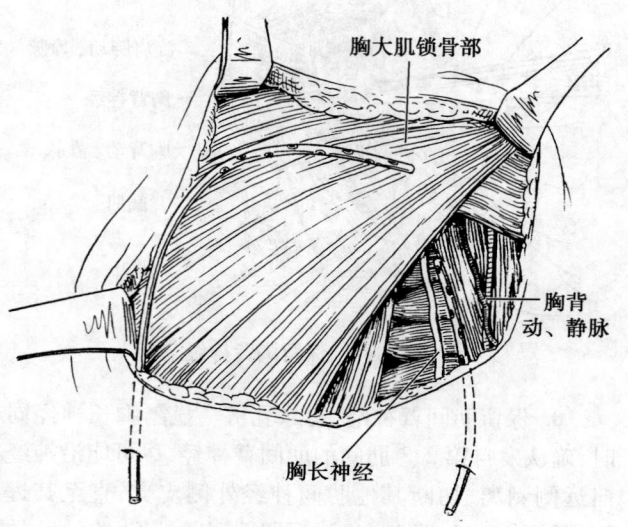

图 18-50　引流

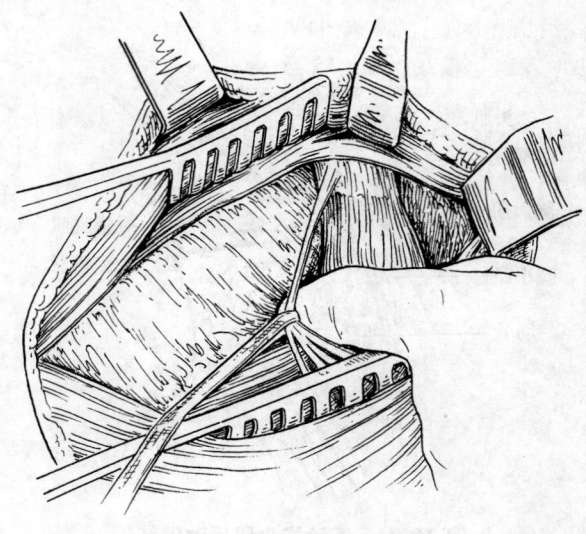

图 18-51　离断胸小肌

（二）Patey 法

乳腺癌改良根治术Ⅱ式由英国医师 Patey 于1932
年首创,该术式的切除范围包括切除整个乳房、胸大
肌筋膜、保留胸大肌、切断胸小肌,并进行淋巴结清
扫,称为 Patey 手术。

【适应证】

其手术适应证多为腋窝淋巴结有多数转移的进
展期乳腺癌。

【麻醉】

宜采用静脉麻醉或持续硬膜外麻醉。

【手术步骤】

1. 体位、切口、游离皮瓣及切除乳房　与上述的
Auchincloss 手术相似。

2. 胸肌间淋巴结的清扫　与 Auchincloss 手术改
良根治术相似。

3. 胸小肌的离断　将胸大肌向内上方牵拉,显露
喙锁筋膜包绕的胸小肌,保护其下方的腋血管,分离
至其肩胛骨喙突出的止点,予以离断,并缝扎止血〔图
18-51〕。

4. 腋窝淋巴结清扫　显露腋静脉,保留胸背静
脉、肋间臂神经,结扎切断其周围的小静脉〔图18-
52〕。拉钩将腋静脉向头侧牵拉,向深部剥离至背
阔肌腱膜,显露肩胛下血管、旋肩胛血管及胸背血
管。自腋窝中部向近端显露腋动静脉,剥离其周围
的脂肪组织至锁骨下,完成腋窝淋巴结清扫〔图18-
53〕。

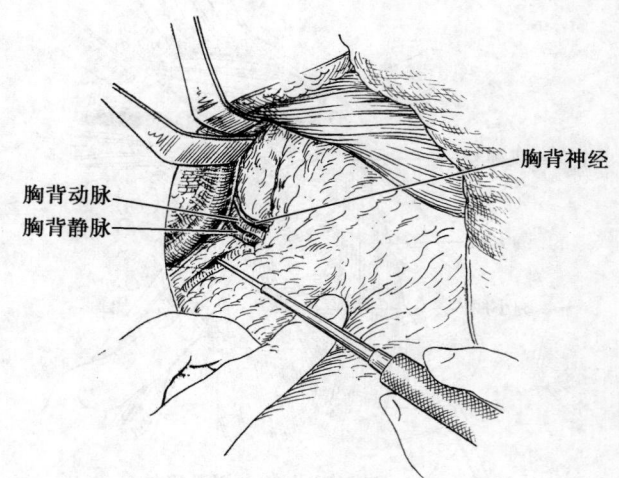

图 18-52　保留胸背血管

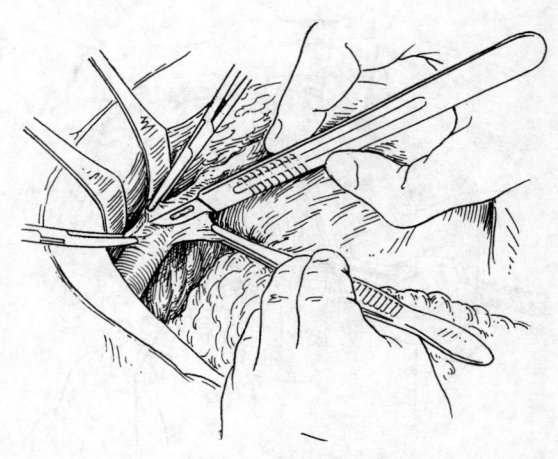

图 18-53　腋窝淋巴结

5. 锁骨下淋巴结的清扫　显露腋窝最上部的腋静脉,结扎胸最上静脉〔图 18-54〕。以电刀切离胸小肌的第 5 至第 2 肋骨起始部,包括其内侧的薄层脂肪组织,直至覆盖腋窝最上部的锁骨下肌腱部,由胸壁侧向腋静脉方向剥离周围的脂肪组织及淋巴结。保护胸长神经和胸背神经〔图 18-55〕,将乳房与腋窝淋巴结整块切除,完成淋巴结清扫〔图 18-56〕。

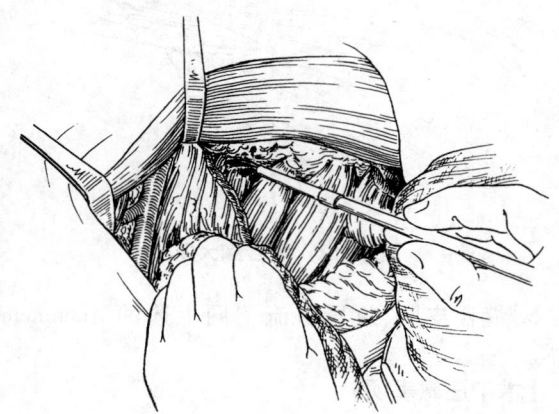

图 18-54　显露胸小肌后腋静脉

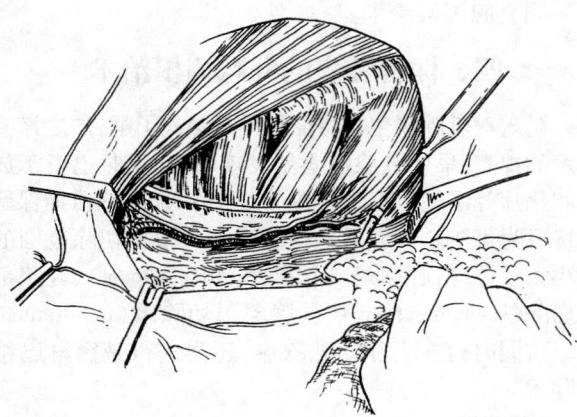

图 18-55　显露胸长、胸背神经

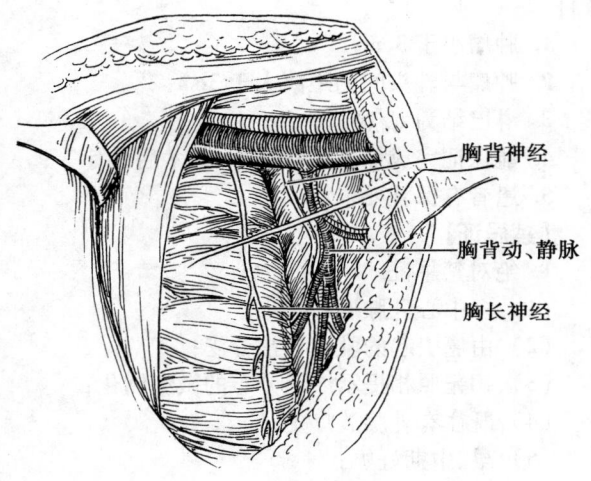

图 18-56　完成淋巴结廓清

6. 缝合皮肤、放置引流　同上述的 Auchincloss 手术。

（三）kodama 法

乳腺癌改良根治术 Ⅲ 式由日本医师 Kodama hiroshi 于 1978 年首创,是切除整个乳房、胸大肌筋膜、保留胸大肌、分离胸大肌的锁骨部和胸肋部、切断胸小肌的情况下进行淋巴结清扫,称为 Kodama 法。

【适应证】

手术适应证为进展期乳腺癌 Ⅱa、Ⅱb、Ⅲa 期,体检或超声检查提示腋窝淋巴结肿大、尚未粘连固定,胸大肌未侵犯者。

【麻醉】

宜采用静脉麻醉或持续硬膜外麻醉。

【手术步骤】

1. 体位、切口、游离皮瓣及切除乳房与上述的 Auchincloss 手术相似。

2. 分离胸大肌　皮瓣游离从胸骨旁开始自内向外,将乳腺连同胸大肌筋膜一起从胸大肌表面剥离。剥离至胸大肌外缘后,将乳腺翻至切口外侧,沿胸大肌锁骨部与胸肋部之间的自然间沟,顺肌纤维方向分开胸大肌,向上、下方向分别拉开胸大肌锁骨部与胸肋部,可充分显露胸大、小肌间淋巴组织、锁骨下区域和胸小肌〔图 18-57〕。

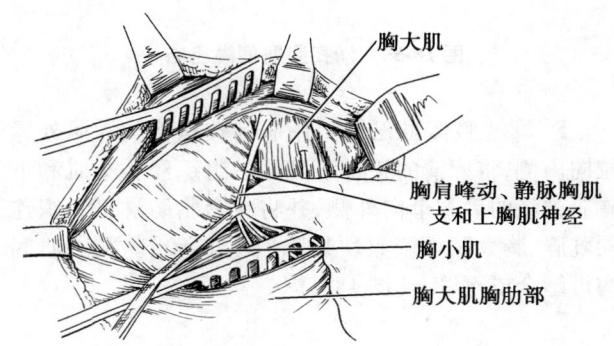

　　　　　　　　　　　　　　　　胸大肌

胸肩峰动、静脉胸肌支和上胸肌神经

胸小肌

胸大肌胸肋部

图 18-57　分开胸大肌

3. 锁骨下淋巴结清扫　用电刀剥离胸小肌内、外侧缘,将保留的胸肩峰动、静脉胸肌支和上胸肌神经牵向内侧,术者以左手示指分离胸小肌,并将其向外侧牵拉,显露术野〔图 18-58〕,清除锁骨下静脉周围脂肪组织及淋巴结。

4. 廓清胸大肌后淋巴结　取下胸大肌间沟的开张器,助手用手将胸大肌的胸肋部向上方翻转,显露进入胸大肌后面的胸肩峰动、静脉胸肌支及上、中(间)胸肌神经的扇形分支,廓清胸大肌后面的胸肌间淋巴结〔图 18-59〕。

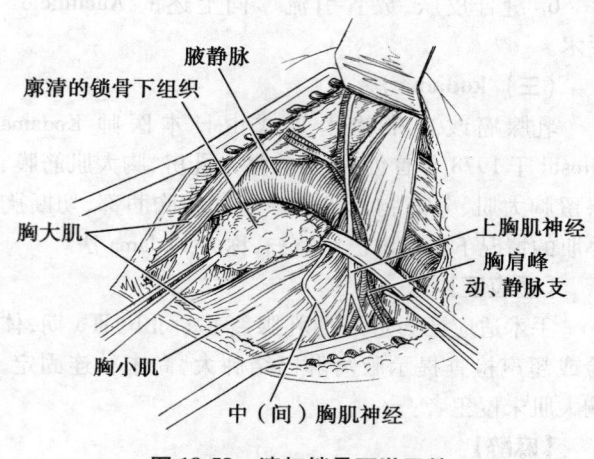

图 18-58　清扫锁骨下淋巴结

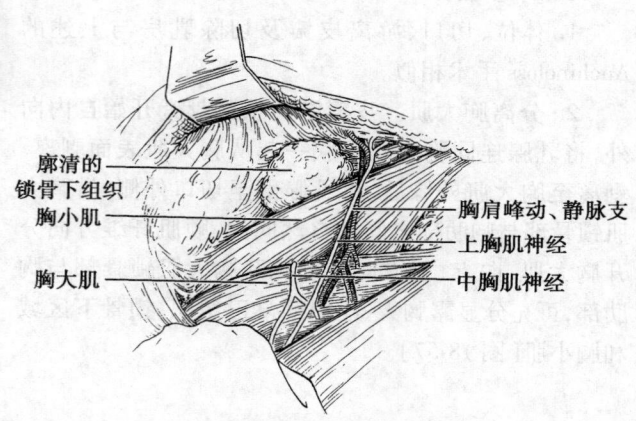

图 18-59　清扫胸肌间淋巴结

5. 廓清腋窝淋巴结　用肌肉拉钩将胸大肌外缘拉向内侧,将廓清的锁骨下区域的组织经胸小肌和下胸肌神经的后方牵向外侧,并将腋窝脂肪淋巴组织连同乳腺、胸大肌筋膜整块切除〔图 18-60〕。胸大肌间沟可缝合或不缝合〔图 18-61〕。

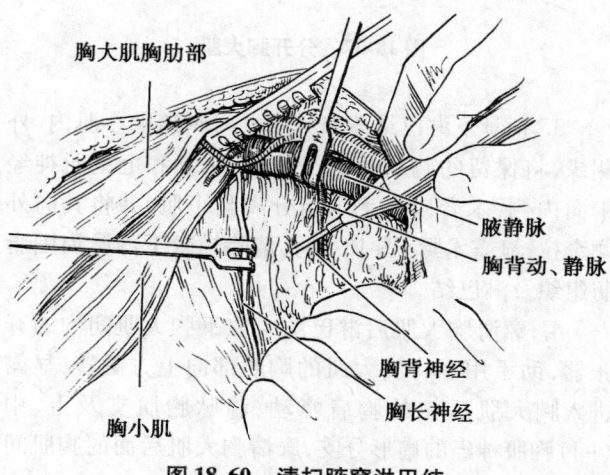

图 18-60　清扫腋窝淋巴结

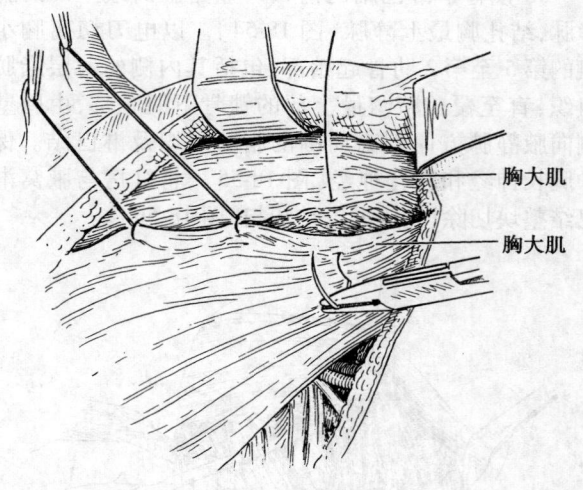

图 18-61　缝合胸大肌

6. 缝合皮肤、放置引流　同上述的 Auchincloss 手术。

【术中注意事项】
同乳腺癌根治术

【术后处理】
同乳腺癌根治术。

四、保留乳房的乳腺癌根治术

随着对乳腺癌生物特征的不断深入了解,加之诊断技术的提高,早期乳腺癌病例发现增多,同时也由于放疗和化疗等手段的不断提高,使病灶局部切除以期保留乳房成为可能。保乳手术的手术方式根据切除范围的大小大致分为:肿瘤局部切除术(lumpectomy)、乳腺部分切除(segmentectomy)、乳腺象限切除术(quadrantectomy),同时,在Ⅰ、Ⅱ期乳腺癌,还需进行腋窝淋巴结清除术。

【适应证】
保留乳房的乳腺癌根治术需要患者满足以下条件:
1. 肿瘤小于 3cm;
2. 肿瘤与乳头间的距离大于 3cm;
3. 淋巴结为 N_0、N_{1a};
4. 能保证完成保乳治疗计划,如术后放疗等;
5. 患者有保乳要求。

【禁忌证】
1. 绝对禁忌证
(1) 多中心乳腺癌;
(2) 由癌引起的乳头异常分泌;
(3) 钼靶照相提示广泛分布的微细钙化;
(4) 既往有乳腺放疗史;
(5) 早、中期妊娠;
(6) 不愿接受保乳手术治疗者。

2. 相对禁忌证

（1）肿瘤过大（可待术前化疗和（或）放疗使肿瘤缩小后手术）；

（2）乳晕下肿瘤（中央象限切除，乳头再造）；

（3）胶原病（术后化疗会引起狼疮或硬化）；

（4）腋窝淋巴结阳性；

（5）乳房小而肿瘤较大。

【术前准备、体位、麻醉】

均与乳腺癌根治术同。

【手术步骤】

保乳手术包括乳房部分切除与腋窝淋巴结清扫两个部分。

（一）乳腺原发灶的切除

乳房肿瘤原发灶的切除这一部分根据肿瘤的部位、大小采取不同的术式，其基本要求大致相同。

1. 切口选择　如原发灶位于乳腺外上象限，选择1个切口做原发灶切除和腋淋巴结清扫，切口一般起自胸大肌外缘，横跨腋窝至背阔肌前缘；如肿块位于其他象限，可选分别切口进行原发灶切除和腋窝淋巴结清扫〔图18-62～图18-64〕。

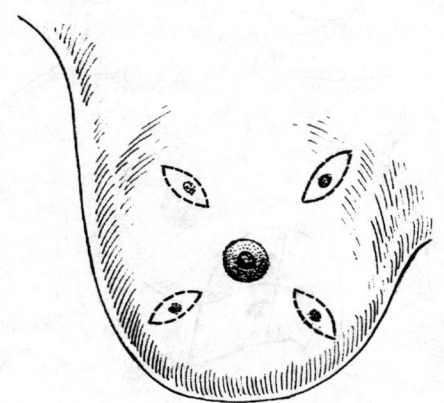

图18-62　切口的选择

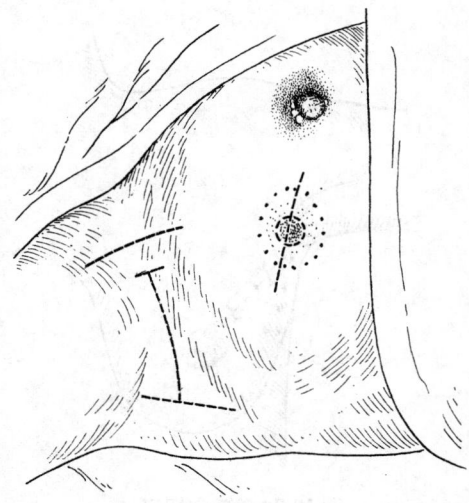

图18-63　分别切口

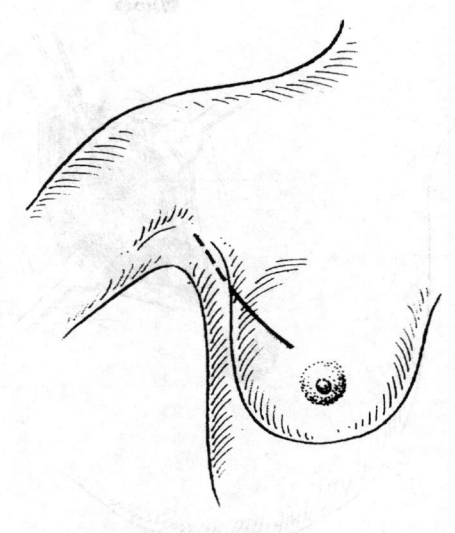

图18-64　单一切口

2. 切除范围　皮肤梭形切开线距肿瘤边缘约1～2cm，不宜进入腋窝；肿块切除范围应包括其周围1～3cm以上乳腺组织，且切缘病检无癌细胞残留。

3. 游离皮瓣　沿皮切线切开皮肤，达真皮层下方，提起皮肤，游离1～2cm的皮瓣后可逐渐增加皮瓣厚度〔图18-65〕。

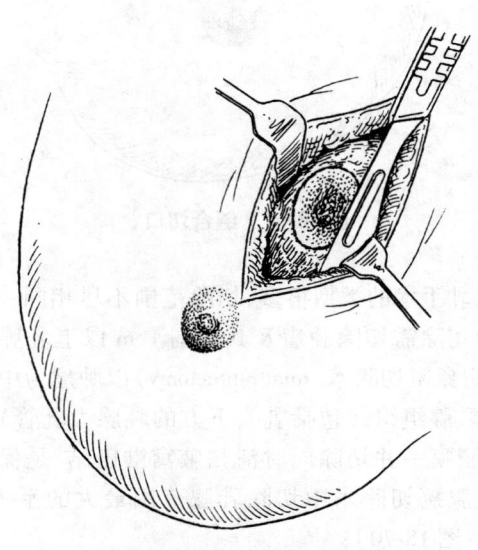

图18-65　游离皮瓣

4. 乳腺切除　在肿块外周预定切除线用电刀垂直切开乳腺组织至胸大肌筋膜，乳头方向切至乳头下方〔图18-66〕；胸肌方向切除相应的胸大肌筋膜；位于乳腺深部的肿瘤，若有浸润需追加部分胸大肌切除。切离后标本需以缝扎线作标记方位。

5. 缝合切口、引流　彻底止血后，逐层缝合切口，创腔较大时，可放置引流（图18-67）。

3

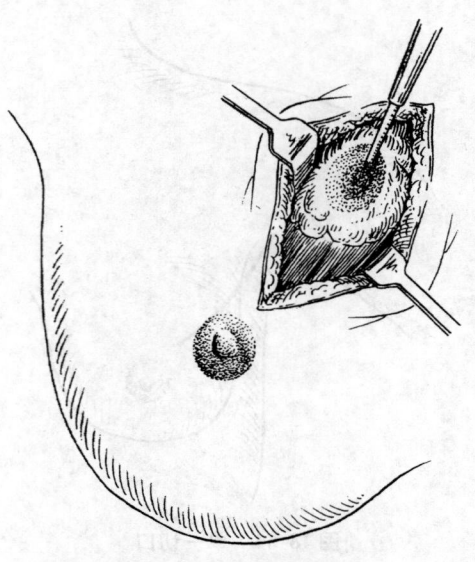

图 18-66　切除肿瘤及周围组织

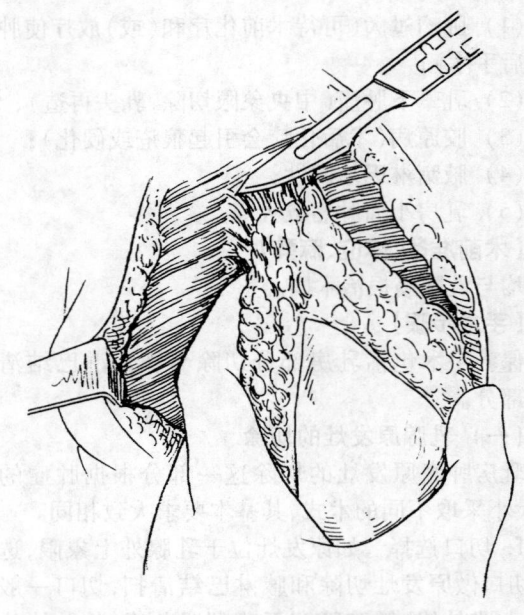

图 18-68　象限切除肿瘤及周围腺体

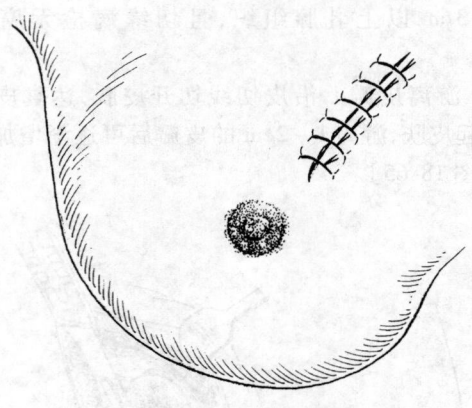

图 18-67　缝合切口

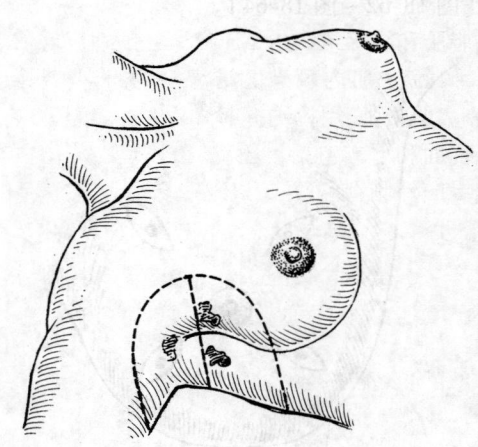

图 18-69　腋淋巴结清扫及皮瓣剥离

保乳手术的类型很多，切除范围不尽相同。如局部广泛切除需切除肿瘤及其周围 1cm 以上乳腺组织等；乳房象限切除术（quadrantectomy）以肿瘤为中心的 1/4 的乳腺组织，（包括乳头下方的乳腺大乳管）连同皮肤、筋膜一并切除同时清扫腋窝淋巴结，是保留乳房的乳腺癌切除术中切除乳腺范围最大的手术〔图 18-68～图 18-70〕；

（二）清扫腋窝淋巴结

腋窝淋巴结清扫部分大致相同，原则上应不小于 Auchincloss 手术的清扫范围；腋淋巴结清扫可与原发灶切除同期进行，或延期手术，或不做清扫，这主要取决于腋窝前哨淋巴结活检的结果，其步骤如下：

1. 切口　切口起自胸大肌外缘，横跨腋窝至背阔肌前缘。

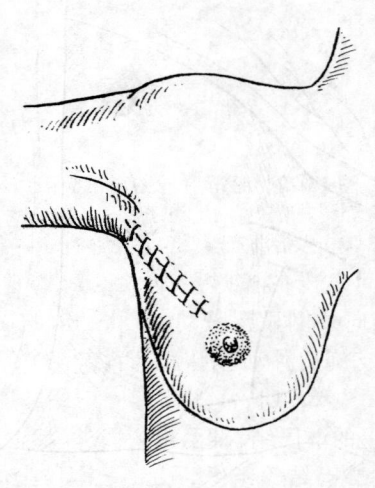

图 18-70　缝合切口

2. 游离皮瓣　要求上方能显露胸大肌及其内侧腋静脉周围的脂肪组织和臂丛神经,外侧的喙肱肌和背阔肌,下方皮瓣分离约8cm〔图18-71〕。

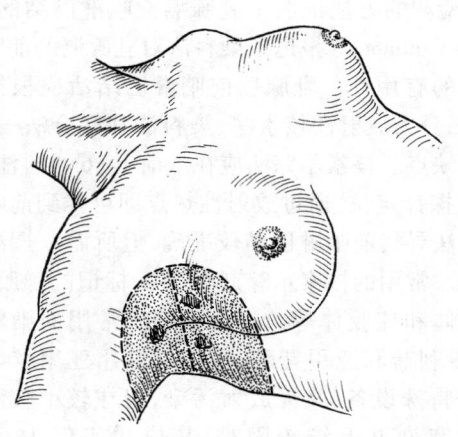

图 18-71　腋淋巴结清扫及皮瓣剥离范围

3. 胸大、小肌淋巴结清扫　显露腋窝后清除胸大肌外侧缘的筋膜,牵开胸大肌显露喙肱肌并清除其表面的筋膜和脂肪,直至喙突的胸小肌止点。将胸大、小肌之间的脂肪和结缔组织中 Rotter 淋巴结一起切除。

4. 胸大、小肌内侧淋巴结清扫　将上臂移向前内侧,使胸大肌松弛,用拉钩提起胸大、小肌,将腋动、静脉及神经前面和下方包括淋巴结在内的脂肪组织从胸小肌的内缘向外侧剥离,并予以整块切除〔图18-72〕。

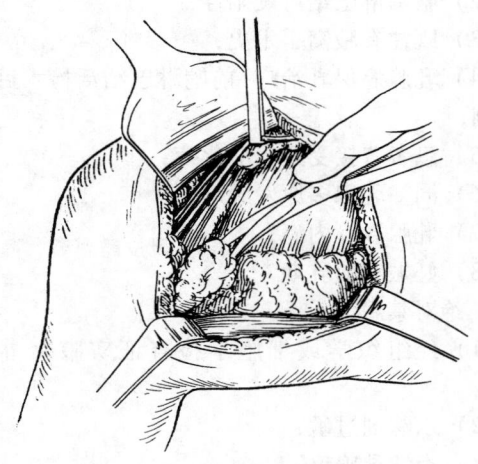

图 18-72　腋静脉周围淋巴结清扫

5. 腋窝淋巴结清扫　将上臂移向外侧,尽量保留由第2肋间发出的横过腋窝的肋间臂神经〔图18-73〕。继续向外侧显露腋动、静脉发出的肩胛下动静脉及其分支旋肩胛动静脉和胸背动静脉,保留胸长、胸背神经〔图18-74〕,清扫血管周围的肩胛下肌和背阔肌筋膜上的淋巴结,直至背阔肌外缘。将腋静脉周围的脂肪、淋巴结等组织,贴胸壁向下、向外侧清扫,最后完成腋窝淋巴结清扫〔图18-75〕。

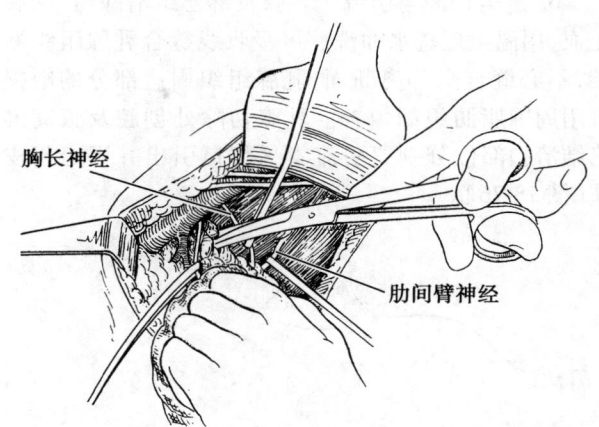

图 18-73　保留胸长、胸背神经

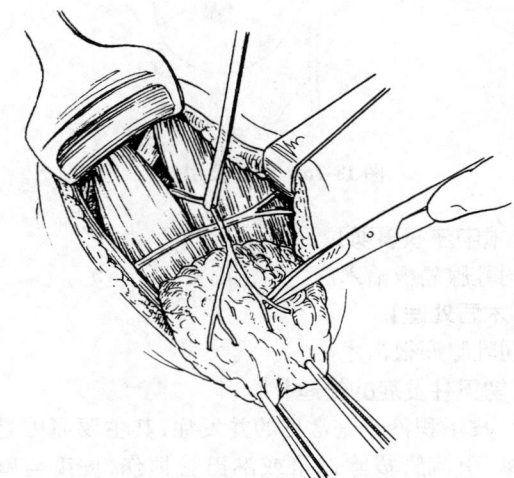

图 18-74　保留肋间神经

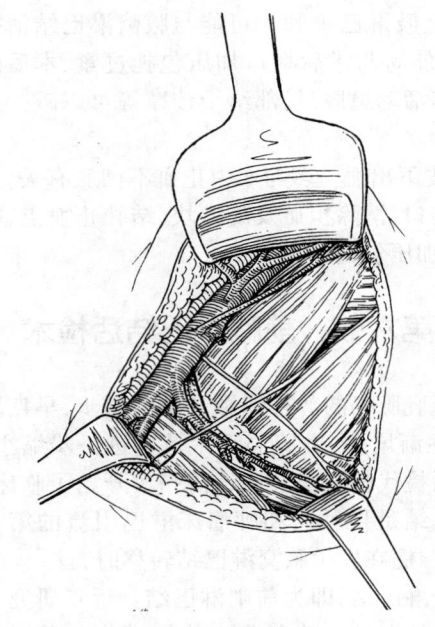

图 18-75　完成清扫

225

6. 缝合创腔与引流 乳腺及淋巴结清除后，彻底止血，用温生理盐水冲洗。可吸收线缝合乳腺组织断端，不必缝合全部离断面，乳腺组织周边部分的缺损可用周围脂肪组织填补。乳腺切除处创腔及腋窝淋巴结清扫部位分别置引流管另切口引出并固定于皮肤〔图18-76〕。

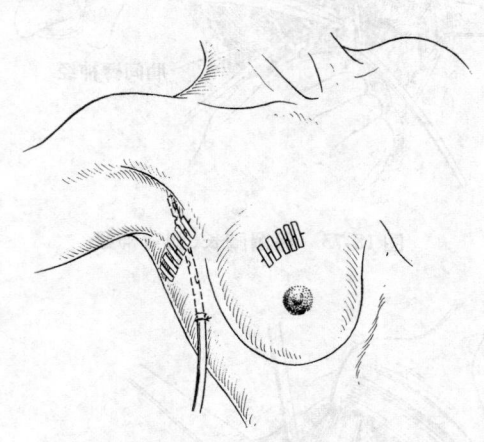

图18-76 缝合及引流

【术中注意事项】
同乳腺癌根治术。

【术后处理】
同乳腺癌根治术。

【常见并发症的处理】
1. 皮下积液 是常见的并发症，其主要原因是引流不畅，引流管拔除过早或淋巴管损伤，皮瓣与胸壁组织固定不佳等。皮下积液轻者，可穿刺抽液加压包扎，反复多次；积液较多者，可重新置管引流。

2. 上肢淋巴水肿 可能与腋窝淋巴结清扫程度有关，此外尚与术后切口加压包扎过紧、术后感染有关。适当活动患肢，局部给予按摩等可以减少上肢的淋巴水肿。

3. 皮下出血 多与术中止血不彻底有关，如出现可开放伤口，清除积血及凝血块，结扎止血点，重新放置引流，加压包扎。

第六节 前哨淋巴结活检术

由于乳腺癌的普查和影像学的进步，早期乳腺癌的发现逐渐增多，乳腺癌手术范围进一步缩小，前哨淋巴结活检代替腋窝淋巴结清扫开始了临床尝试。前哨淋巴结是指肿瘤和肿瘤床淋巴引流的第一站淋巴结，乳腺癌在发生腋窝淋巴结转移时，首先转移到1个或几个淋巴结，即为前哨淋巴结。近年研究表明乳腺癌一开始即是一种全身性疾病，早期也可以发生血行转移。淋巴结转移是影响生存率的指标之一，而不是绝对因素，因此，淋巴结清除所提供预后作用比其治疗作用要大。

1993年Krag等在乳腺周围注射放射性核素，并用γ射线检测的方法证明了乳腺癌前哨淋巴结的存在。1994年Giuliano等报道了染料法对乳腺癌的前哨淋巴结检出的有用性。乳腺癌前哨淋巴结活检根据示踪剂不同，分为放射性核素法、染料法和联合法三种，各有其优缺点。核素示踪法应在术前1~6小时注射，术中经γ探针定位，通过放射性热点即可找到前哨淋巴结。该法寻找前哨淋巴结较准确，但所需γ探测仪价格昂贵。常用的核素示踪剂有^{99m}Tc标记的锑胶体、蛋白质胶体和硫胶体等。染料示踪法常用的染料有异硫蓝、专利蓝和亚甲蓝等，国内常选用亚甲蓝。染料法不需特殊设备，又无放射污染，但在较小腋窝切口内寻找蓝染淋巴结较困难，其成功率仅为65%~93%。联合使用染料和核素示踪剂可以获得更好的效果，其成功率为92%~100%。它可以准确预测腋窝其他淋巴结的转移状况，来判断预后和指导辅助治疗。

【适应证】
适用于T_1-$T_2N_0M_0$的单发肿瘤病例，特别是准备实施保留乳房手术的患者。

【禁忌证】
1. 相对禁忌证
（1）乳房手术史；
（2）腋窝淋巴结可疑阳性；
（3）既往有腋窝手术史；
（4）乳腺癌保乳治疗+前哨淋巴结活检术后复发的病例；
（5）患者曾接受过术前化疗；
（6）同一乳腺多原发肿瘤；
（7）乳腺导管内癌；
（8）妊娠和哺乳期
2. 绝对禁忌证
（1）经组织学或细胞学检查证实腋窝淋巴结阳性；
（2）示踪剂过敏；
（3）炎性乳腺癌。

【术前准备】
同乳腺癌根治术。

【麻醉】
宜采用静脉麻醉或持续硬膜外麻醉。

【手术步骤】
1. 体位 仰卧位，患侧上肢外展90°，并固定在手术台的支架上，注意不要过伸，防止臂丛神经麻痹，并以软枕将胸部垫高5cm左右。
2. 注射部位 示踪剂注射部位的选择目前仍有

争议,常用的部位有肿瘤四周或乳晕下乳腺或皮下组织内〔图 18-77~图 18-79〕。随着对乳腺淋巴引流以及临床应用的深入研究,目前倾向于乳晕周围注射,其成功率高,技术容易掌握。注射深度可位于皮内、皮下和乳腺实质;有研究表明采用乳晕周围皮内、皮下和乳腺实质三层注射方法可以提高前哨淋巴结活检的阳性率。

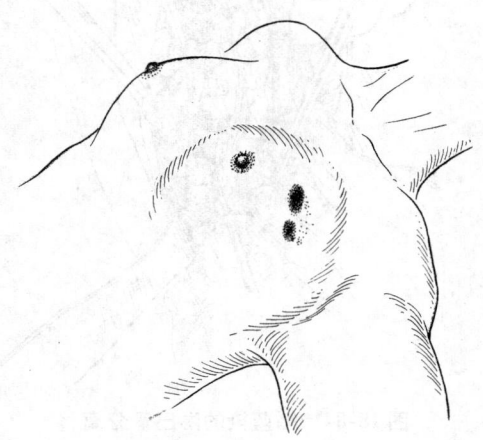

图 18-77　肿块周围染料注射

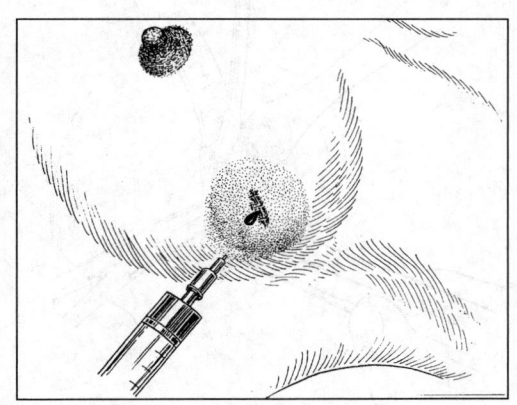

图 18-78　肿块切除创腔周围染料注射

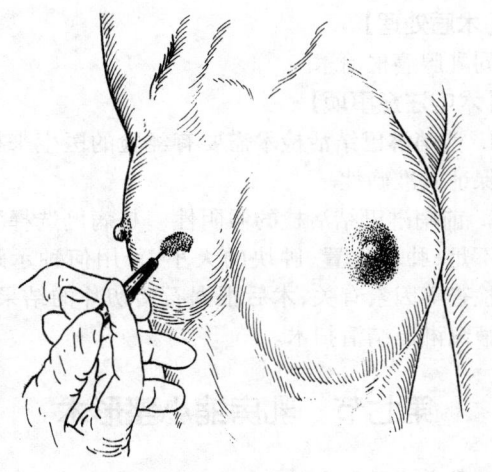

图 18-79　核素示踪剂术前注射

3. 活检时机　根据示踪剂选择的不同,活检的时机也不尽相同,核素示踪法应在术前 1~6 小时注射;染料示踪法应在注射染料后 5~15 分钟不等,一般认为 10~15 分钟最佳。

4. 活检方法

(1)核素示踪剂法:放射性核素可在 γ-探测仪探测的热点位置取切口,一般位于第 2 前肋水平与胸大肌后缘交点处〔图 18-80〕。切开皮肤,分离脂肪皮下组织,同时术中用 γ-探测仪探测,计数明显高于周围组织的为热点即为前哨淋巴结〔图 18-81〕。

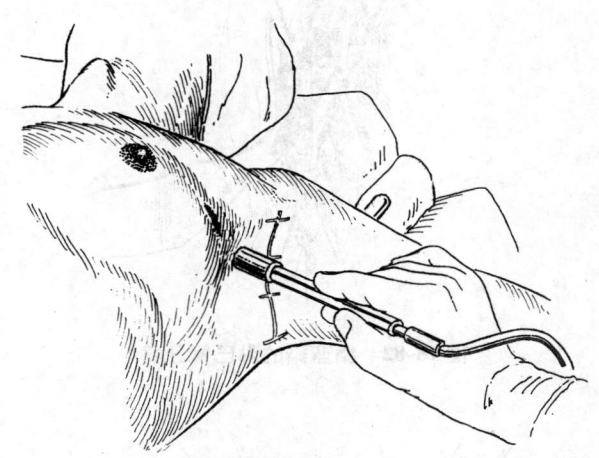

图 18-80　术前 γ-探测仪探测热点

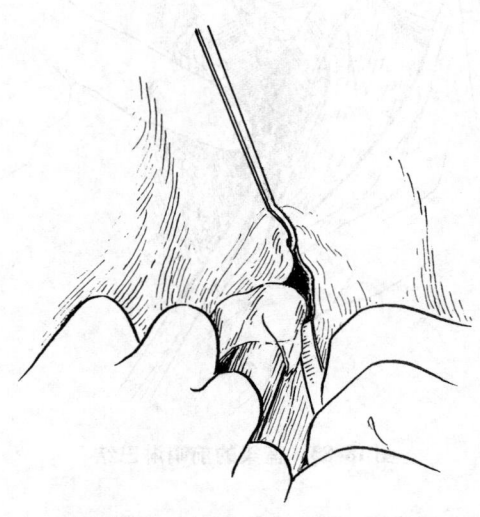

图 18-81　术中 γ-探测仪探测热点

(2)染料示踪剂法:多采用国产亚甲蓝染料作前哨淋巴结标记物。麻醉成功后,将 1% 亚甲蓝溶液 4~6ml 注射于肿瘤四周或乳晕下乳腺或皮下组织内。已行术前或术中活检的患者则注射于切除术后残腔四周表面的皮下组织内。10~15 分钟后切开皮肤及皮下组织,游离皮瓣,自原发肿瘤外缘分离脂肪结缔组织,发现蓝染的淋巴管后〔图 18-82〕,循此淋巴管的走行在第 2 肋水平与胸大肌后缘交点处找到蓝染的淋巴结为前哨淋巴结〔图 18-83〕。

明显高于周围组织的为热点即为前哨淋巴结〔图 18-85〕。

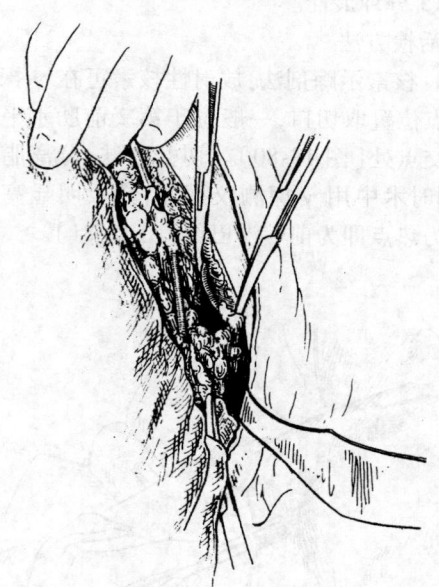

图 18-82　循蓝染的淋巴管分离

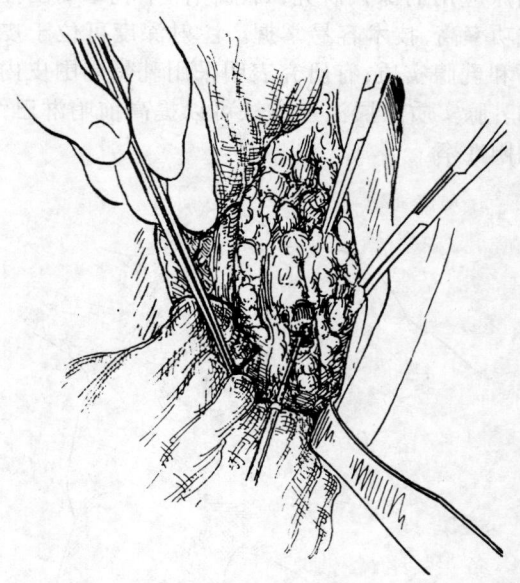

图 18-84　循蓝染的淋巴管分离

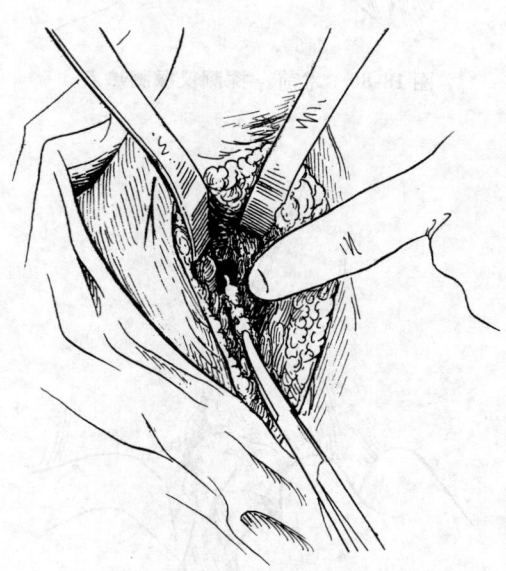

图 18-83　蓝染的前哨淋巴结

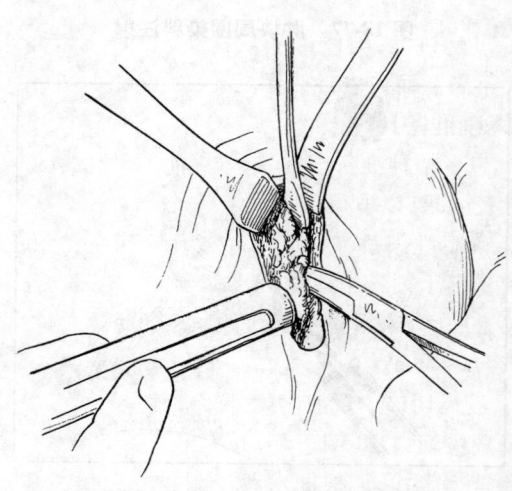

图 18-85　术中 γ-探测仪探测

【术后处理】
同乳腺癌根治术

【术中注意事项】

1. 前哨淋巴结活检术需要有经验的医生来执行,才能保证其准确性。

2. 前哨淋巴结活检的假阴性　与病例选择不当、经验不足、肿块位置、肿块的大小、采用何种示踪法、病理检查等因素有关,术后根据石蜡切片的结果可能追加腋窝淋巴结清扫术。

第七节　乳房缩小整形术

巨乳症又称乳房肥大,通常是指女性乳房过度发

（3）联合法:于术前 6 小时注射 ^{99m}Tc 标记的硫胶体。注射的剂量为 0.5 ~ 2.0ml,注射后轻揉局部 15 分钟,以利扩散。术前用 γ-探测仪探测前哨淋巴结的位置,并标记。麻醉、消毒、铺巾后,以肿瘤或原肿瘤活检腔为中心,上、下、左、右注射亚甲蓝 4 ~ 6ml,轻揉局部。10 ~ 15 分钟后,第二肋水平与胸大肌后缘交点,沿腋窝皮纹切口,约 2 ~ 3cm,解剖出蓝染的淋巴管及淋巴结〔图 18-84〕;同时术中用 γ-探测仪探测,计数

育,重量和体积异常增加,与整体比例显著失调。其病因目前尚不明了,可能与内分泌紊乱以及遗传因素有关。内分泌紊乱可致乳腺大量增生,脂肪大量堆积;遗传因素所致的巨乳症多见于乳腺纤维囊性变;此外也可见于丝虫病乳腺淋巴管阻塞而致乳房象皮肿。巨乳症多伴有乳房下垂,乳房下极垂于乳房下皱襞以下,不仅影响女性体形曲线美,还会给患者的日常生活带来诸多不变,尚引起不同程度的精神障碍、肩部、背部酸痛、颈椎关节炎、乳房下皱褶处糜烂、平卧时有胸部受压及窘迫感、体型臃肿,行动不便等,此外巨乳症常合并慢性乳腺炎,乳房疼痛。因此巨乳症的乳房缩小整形术兼有美容和治疗的双重意义。其治疗原则是适当减少乳房体积、保持重塑后的乳房良好的外形,保留乳头、乳晕的正常感觉,减少术后的瘢痕。

【适应证】

1. 各年龄组、各种原因引起双侧的巨乳症;

2. 非肿瘤所致单侧或双侧乳房肥大或乳房不对称者。

3. 乳房过大,与体形不成比例,使活动受限或乳房过大不满意而失去自信者。

【术前准备】

1. 患者精神准备很重要,术前必须反复交代手术必要性及效果,以取得患者及亲属的充分理解和信任。

2. 确定乳头新位置及乳晕范围 患者取立位,乳头新位置定于锁骨中线相当于上臂中点水平处,一般位于第5肋间,未婚青年位于第4肋间。新乳晕为圆形,直径4~5cm。

3. 设计切口 目前国内外报道的手术方法很多,如乳晕周围切口法、倒T切口法、吸脂乳房缩小术等,尚无一定型术式,可根据术者选用的方法设计相应切口。这里介绍用切除内侧部分腺体保留蒂在下方的真皮组织瓣的方法行乳房缩小整形术。

(1) 梯形切口:以原乳晕下缘为顶,乳房下皱褶为底设计一梯形切口线,底宽一般为8~10cm〔图18-86,左乳示梯形切口〕。

(2) 新月形切口:于设计的新乳晕下缘下方3cm处设计横行弧线,凹面朝上,两端与乳房下皱褶画线重合,呈一新月形切口线,内侧多重合于胸骨旁,外侧多重合于腋前线〔图18-86,右乳示新月形切口〕。

【麻醉】

宜采用静脉麻醉或持续硬膜外麻醉。

【手术步骤】

1. 体位 平仰卧位,双上肢外展,背部稍垫高。

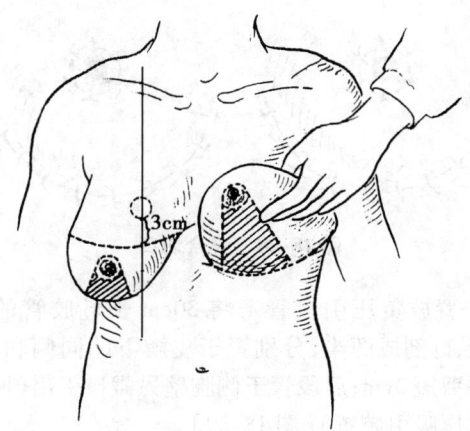

图18-86 切口设计
左乳示梯形切口,右乳示新月形切口

2. 制备真皮组织瓣 切除梯形切口内的表皮层后,于乳晕上缘切开,切口两端分别沿梯形的两侧边向下延伸,直达乳房下皱襞处,切口深达皮下层。

3. 显露腺体组织 避开梯形区沿新月形切口线切除线内的皮肤全层,然后掀起上方皮瓣,显露腺体组织。

4. 切除内侧部分腺体组织 根据腺体大小于腺体上缘中点附近向下沿乳晕上内侧缘和真皮组织半内侧缘呈S形切除上内侧腺体组织,将腺体创面对拢缝合〔图18-87〕。

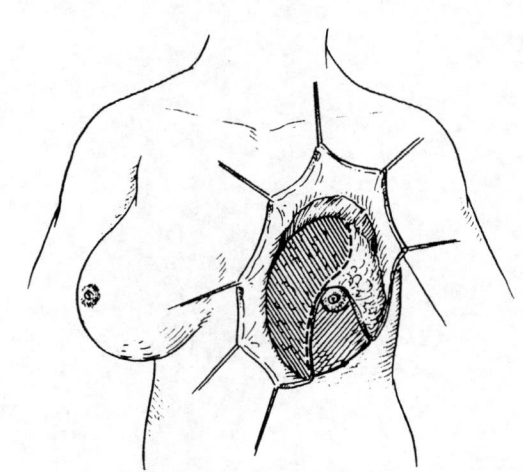

图18-87 乳腺组织切除范围

5. 置放乳头于新位置 于乳头新位置处沿设计线切洞,上提乳头于上方皮瓣的下面自洞内引出,将边缘缝合固定。

6. 关闭切口 如果真皮组织瓣过长,可适当折叠塑形,缝合固定1~2针,然后将上方皮瓣拉下覆于其上,皮瓣缘与下方的切口缘对拢缝合。注意真皮组织瓣蒂部应浅缝,并尽量少缝以免影响血供〔图18-88〕。

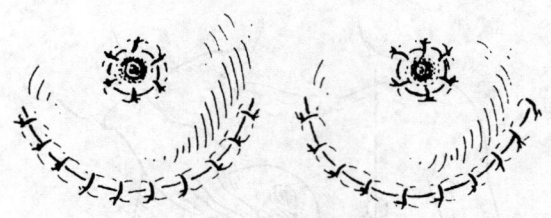

图 18-88 缝合切口

7. 置放负压引流管 将 30cm 长乳胶管的前段 10cm 纵行剖成两半,分别置于皮瓣下的同侧和对侧,同侧头剪短 3cm;后段管于侧胸壁另戳口引出(回病房后接负压吸引装置)〔图 18-89〕。

8. 整个乳房用厚层敷料加压包扎。

【术中注意事项】

1. 真皮组织瓣制备时,表皮的剔除一定要彻底,否则术后易形成皮瓣下囊肿。

2. 术中切除腺体过多,分离范围过大,未能彻底止血,缝合时未能对合好组织层次,遗留有死腔造成的,容易出现术后血肿。

3. 术前应认真选择手术方式,术中细致操作,防止乳晕周围血运障碍而致乳头、乳晕坏死的并发症出现。

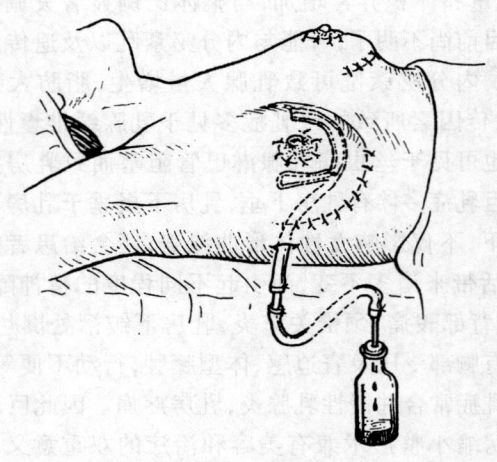

图 18-89 引流

4. 术后乳房的厚层敷料加压包扎一定要可靠,否则易形成积血、积液甚至造成感染。

【术后处理】

1. 常规应用止血剂 2 日,抗生素 1 周。

2. 持续负压引流 48 ~ 72 小时后撤除。

3. 10 ~ 14 日拆线。

（王洪江）

第 四 篇

胸部手术

第 十 九 章

胸 壁 手 术

第一节　胸壁结核病灶清除术

【适应证】

胸壁结核是全身性结核感染的一种局部表现,因此必须首先进行全身抗结核治疗,在全身及局部病情稳定,血沉稳定以后再进行局部病灶清除,缝合伤口。如冷脓肿有继发化脓性感染,应先作切开引流,待继发感染控制后,再作病灶清除术。

【术前准备】

1. 术前用抗结核药(链霉素、异烟肼、利福平)治疗,以防手术造成结核播散。

2. 有瘘孔者,术前应加用青霉素治疗。

【麻醉】

肋间神经阻滞或局麻,手术切口有可能进入胸膜腔者,作气管内全麻。

【手术步骤】

1. 体位　按病灶部位采取仰卧或侧卧位,病灶部位向上。

2. 切口　以脓肿为中心,沿肋骨走向作皮肤切口。如有窦道或局部皮肤被累及,可作梭形切口,切除窦道和累及的皮肤。

3. 切除浅层脓肿　一般胸壁冷脓肿分为浅层及深层两部分。手术原则是浅层脓肿应彻底切除;深层脓肿应刮除病灶,切除覆盖脓腔的组织,以利填充肌瓣。

作浅层脓肿切除时,在切开皮肤并皮下分离至适当大的范围后,切开肌层,将脓肿自肌层分离至肋骨平面的浅、深脓腔交接处,将浅层脓肿壁全部切除〔图19-1(1)〕。

4. 清除深层脓肿病灶　用探针沿窦道探查肋骨内面的深层脓腔;将受累的肋骨和遮盖脓腔的肋骨、骨膜、肋间肌充分切除,显露脓腔底部;然后,将底部的干酪样坏死组织和肉芽组织刮除〔图19-1(2)~图19-1(5)〕。

5. 缝合切口　用生理盐水冲洗局部,将链霉素粉撒于残腔内,根据残腔大小,再将附近肌肉分离成瓣,转移充填空腔,用细肠线将肌瓣缝合固定在腔底,最后缝合皮肤。术前有窦道者,宜放胶皮片引流。切口加压包扎〔图19-1(6)(7)〕。

【术中注意事项】

1. 肋骨切除范围应超过脓腔边缘,使脓腔完全敞开,勿留屋檐状边缘,以免遗留残腔,积存渗液,造成感染再发。

2. 在清除脓腔深层时,应十分小心,以免切破胸膜,造成气胸,污染胸腔。

【术后处理】

1. 加压包扎应持续2~3周,如有引流条,可在1~2日后取出。

2. 链霉素治疗至少维持4周。

3. 局部如有血肿,可穿刺抽出,加压包扎;如有感染,应早期拆线或切开引流。

4

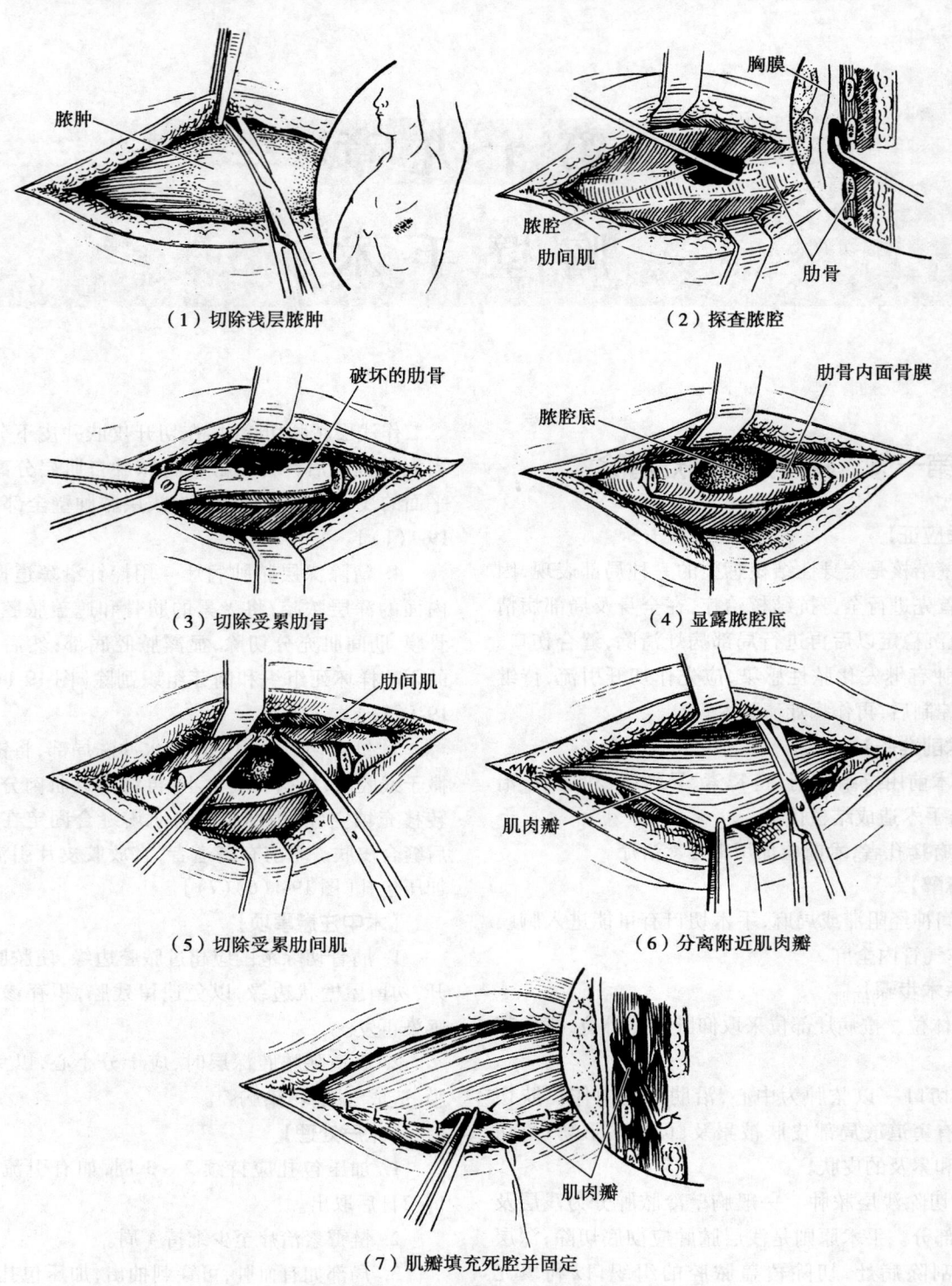

（1）切除浅层脓肿　　　　　　　　　　（2）探查脓腔

（3）切除受累肋骨　　　　　　　　　　（4）显露脓腔底

（5）切除受累肋间肌　　　　　　　　　　（6）分离附近肌肉瓣

（7）肌瓣填充死腔并固定

图 19-1　胸壁结核病灶清除术

第二节　肋骨肿瘤切除术

【适应证】

肋骨的良性肿瘤有肋软骨瘤和骨软骨瘤等，治疗只需将局部肋骨切除。

常见的胸壁恶性肿瘤有纤维肉瘤、软骨肉瘤，或从身体其他部位转移至肋骨的恶性肿瘤。单发的胸壁恶性肿瘤，只要没有远距离转移，应作彻底切除。肋骨的原发或转移瘤，除需将肿瘤前后5cm以内的肋骨切除外，还需切除肋间肌；如已累及肺脏，也应作部分肺切除术。

【术前准备】

术前胸部透视和摄片，查明肋骨肿瘤与肺有无粘连。必要时用人工气胸后胸部透视鉴定,并做好开胸切肺的准备。

【麻醉】

肋间神经阻滞或局麻;可能切开胸膜腔者,用气管内全麻;部分患者可以用硬膜外麻醉。

【手术步骤】

肋骨良性瘤切除术

1. 体位、切口　根据肿瘤部位,取仰卧或侧卧位。以肿瘤为中心,沿肋骨走向切开皮肤、皮下组织和肌层。拉开肌层,显露肿瘤部的肋骨。

2. 切除肋骨　切开肿瘤部位的肋骨骨膜,在骨膜切口两端各作一横断切口,使骨膜可以完整剥离。用骨膜剥离器将局部骨膜剥开,在骨膜下切除肋骨,注意保留胸膜完整〔图 19-2〕。

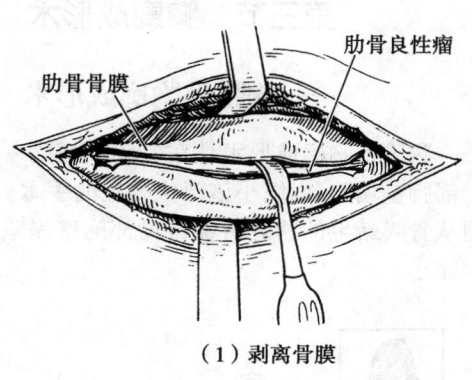
（1）剥离骨膜

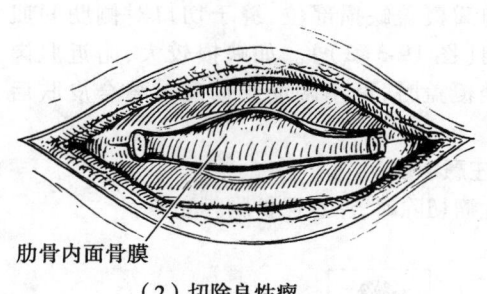
（2）切除良性瘤

图 19-2　肋骨良性瘤切除术

3. 缝合　检查无出血后,用丝线将胸壁肌肉、皮下组织和皮肤逐层间断缝合。

肋骨恶性瘤切除术

1. 体位、切口　同良性瘤切除术。如皮肤和肌层已经受累,应将局部皮肤和肌肉一并切除。

2. 开胸探查　沿肿瘤基部附近肋间切开肋间肌和胸膜,进入胸腔,探查肿瘤是否与肺粘连〔图 19-3(1)〕。如无粘连可只切除局部肿瘤;如局部肺内已有肿瘤累及,则应扩大切口,作开胸切肺手术。

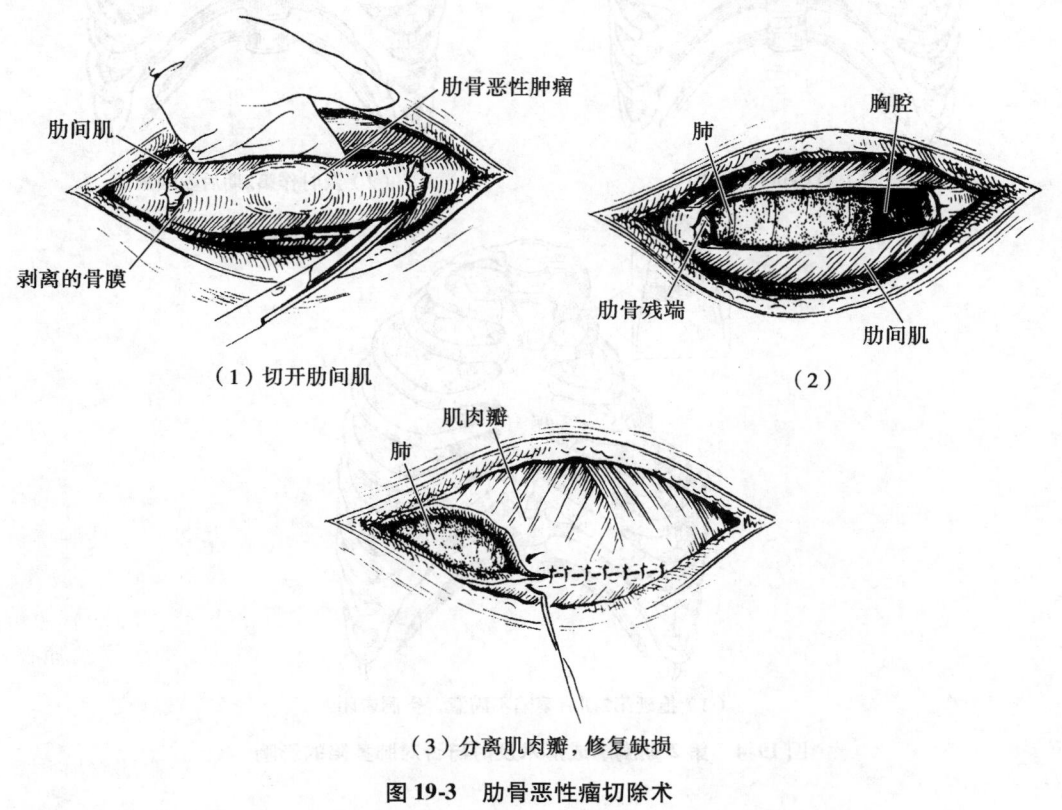
（1）切开肋间肌

（2）

（3）分离肌肉瓣,修复缺损

图 19-3　肋骨恶性瘤切除术

3. 切除肿瘤　根据肿瘤的范围,决定切除肋骨的数目和长度,一般宜超出肿瘤边缘5cm。在准备切除的肋骨段两端将骨膜切开、剥离一小段后切断肋骨,将有关肋骨连同骨、肋间肌整块切除,然后仔细止血,并缝扎切断的肋间血管〔图19-3(2)〕。如同时需作肺切除术,应争取将肺与胸壁肿瘤一起整块切除。

4. 修复胸壁缺损　肿瘤切除后形成的胸壁缺损,可用胸壁肌肉修复,即在胸腔低位(第8~9肋间)腋中线安置引流管后,分离切口附近的胸壁肌肉。将肌肉瓣覆盖缺损部位,缝于切口对侧肋间肌或胸壁肌肉〔图19-3(3)〕。如缺损较大,附近肌肉瓣不能完全覆盖时,可用阔筋膜修复。缝合皮肤后加压包扎。

【术中注意事项】

1. 良性瘤切除时,注意保护胸膜完整。

2. 肿瘤切除后缝合时不要留有死腔。

【术后处理】

1. 良性瘤切除后7日拆线。恶性肿瘤切除肋骨较多者,可能造成反常呼吸,影响呼吸和循环功能,应在2周内用厚敷料加压包扎,直至胸壁软组织硬化后(约10日以后)才可拆除。

2. 恶性瘤切除后加用抗癌药物。

第三节　胸廓成形术

一、胸膜外胸廓成形术

胸膜外胸廓成形术是在骨膜下切除一组肋骨,使局部胸壁塌陷,以缩小该部位胸腔的手术。术后6~8周从骨膜新生的肋骨将保持局部胸壁塌陷,使胸腔永远缩小。

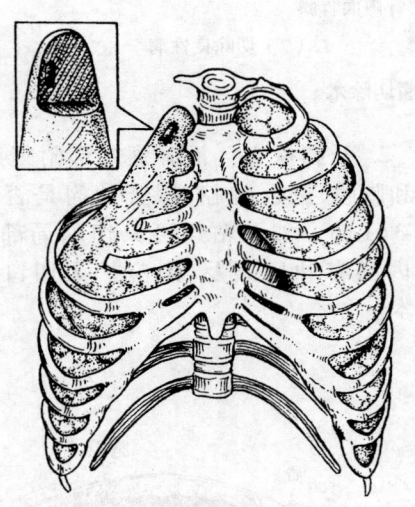

(1)第1期后空洞未闭

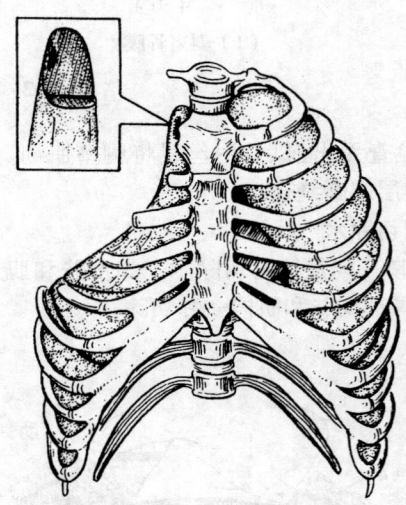

(2)及时作第2期后萎陷满意

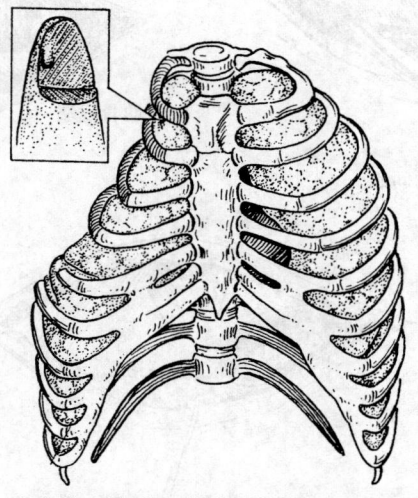

(3)拖延第2期后萎陷不满意,空洞未闭

图19-4　第2期胸廓成形术及时与否对肺萎陷的影响

切除肋骨的数目和长度应根据病变范围而定,一般需要切除 5 ~ 6 条肋骨。如需切除 5 条以上肋骨时,应根据患者的体质分两期或三期完成。一般多作两期手术:第 1 期切除第 1 ~ 3(或第 4)肋骨;第 2 期切至第 7 或第 8 肋骨。每一肋骨切除的长度,也因肋骨的斜行走向而不同。肋骨后端应尽量贴近椎体切断,包括将横突切除,以消灭椎体旁沟,使肺被彻底压缩。第 1 肋骨后段在肺尖平面以上,可以保留较长,而且不必切除横突。第 1 肋骨前端应在靠近胸骨缘切断,下面的肋骨前端可以逐渐延长保留一段;第 3 肋骨切至肋骨软骨关节;第 7 肋骨切至腋中线。这样可使胸廓在同一平面塌陷。

第 2 期胸廓成形术应在第 1 期手术后 2 ~ 3 周进行。需行第 3 期手术者也要在第 2 期后 2 ~ 3 周进行。间隔时间太短,患者体力尚未恢复,切口也未愈合;间隔时间太长,第 1 期切除的肋骨骨膜已有新生骨出现,使局部胸廓硬化,将影响第 2 期手术肋骨切除后的胸壁塌陷〔图 19-4〕。如患者一般情况不佳,血红蛋白太低,出现切口感染或结核播散等情况,则应根据情况延长间隔时间。手术步骤与第 1 期相同。将第 1 期手术皮肤瘢痕切除,摘除残留线头。如原切口太高,可将原切口中段瘢痕切除,下段向下延长至准备切除的最下一肋骨平面。

肺部分切除术后加作胸膜外胸廓成形术时,切除肋骨的数目和长度应根据残腔大小而定。一般无论切除上叶或下叶,残腔均在胸腔上部。手术目的不是为了萎陷肺内病灶。因此,压缩范围要求不严,可以不必切除第 1 肋骨、肋软骨及横突。

【适应证】

1. 慢性纤维空洞型肺结核,空洞壁不厚,位于一侧上外部,下叶肺有广泛小病灶,对侧肺则无病或仅有轻微较稳定的病灶,没有支气管内膜结核,全肺切除有些可惜;或年龄在 45 岁以上,一般情况不佳,估计肺叶切除有较多困难和危险者。

2. 一侧毁损肺,纵隔向患侧移位,对侧也有病灶,肺功能和全身情况不允许全肺切除者。

3. 肺结核作部分肺切除后,余肺内有不太稳定的病灶,可在切肺术的同时或术后 2 ~ 3 周作胸膜外胸廓成形术,使余肺不致出现代偿性扩张,以致病灶破裂、复发或播散。

4. 肺结核或其他疾病作肺部分切除术后,如余肺内有广泛纤维化,将不能代偿扩张,以致残腔不能消灭,腔内不断积液,甚至继发感染或发生支气管胸膜瘘,应作局部胸膜外胸廓成形术,以消灭残腔,预防或治疗支气管胸膜瘘和残腔感染。

5. 全肺切除术后,胸腔内积液机化收缩,可造成纵隔向术侧明显移位,以致气管和大血管扭曲,引起心悸、气急、咳嗽。胸廓成形术可以纠正纵隔移位,改善症状。

【禁忌证】

1. 肺结核病情不稳定,有中毒症状;病变位于肺下部或靠近纵隔;空洞壁厚或属较大的张力性空洞;对侧肺或身体其他部位有活动性结核病灶;支气管内膜有弥漫性结核或狭窄,并有支气管扩张者。

2. 两侧毁损肺。

3. 年龄太大,肺功能明显减低者。

【术前准备】

1. 肺结核患者应先行抗结核药物治疗 1 ~ 2 周,术前 1 ~ 2 日加用青霉素。肺切除术后残腔不能消灭,需在术后 2 ~ 3 周进行胸廓成形术者,如胸腔内没有感染,除尚需继续注射链霉素外,可在术前 1 ~ 2 日注射青霉素;如有感染,则应早期持续应用有效的抗生素治疗。

2. 胸腔内有积液的患者,术前应作胸腔穿刺,抽尽积液,并在胸内注射青霉素;感染严重者,应先作胸腔引流,在中毒症状消退后再作胸廓成形术。

3. 患者的一般情况和呼吸功能应尽可能改善,长期卧床的患者应每日起床活动 1 ~ 2 小时,直到自由活动时不气急,安静时脉搏每分钟不超过 100 次,才可进行手术。

【麻醉】

1. 肋间神经阻滞或局麻可使患者保持清醒,便于术中配合咳嗽,减少手术危险性和术后并发症。

2. 气管内麻醉适用于第 1 期胸廓成形术及精神紧张的患者;但对肺结核患者,有可能因术中咳嗽反射消失,痰液流入余肺内而发生播散。

3. 部分患者也可选用硬膜外麻醉。

【手术步骤】

以第 1 期胸膜外胸廓成形术为例。

1. 体位、切口　侧卧位,术侧手臂消毒包扎后置于身旁,使肩胛骨放松,以利术中将该骨抬起。作后外侧切口,上端起自肩胛骨上缘或肩胛冈平面,沿棘突与肩胛骨内缘间的中线向下,在肩胛骨下角以下约 3cm 处向前绕过肩胛下角,直达第 6 或第 7 肋骨腋中线。

2. 显露上部肋骨　切开皮肤、皮下组织后,显露肌层,在切口后段切断斜方肌和菱形肌,前段切断背阔肌及前锯肌。分开肩胛下疏松组织,提起肩胛骨。在肩胛骨与第 5 肋骨之间安置一小号胸腔自动拉钩,将肩胛骨向上抬起,即可显露第 2 肋骨以下各肋。切断第 5 肋骨以上的上后锯肌和前锯肌在肋骨的附着处,进一步扩大显露。在第 6 肋骨以下的前锯肌附着点,一般不需要切断〔图 19-5(1)〕。

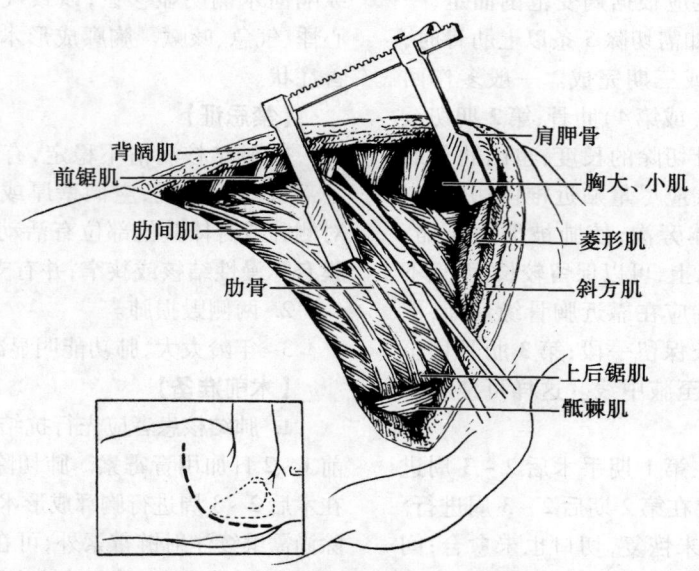

（1）后外侧切口，抬起肩胛骨，剪断前锯肌和
上后锯肌在有关肋骨的附着点

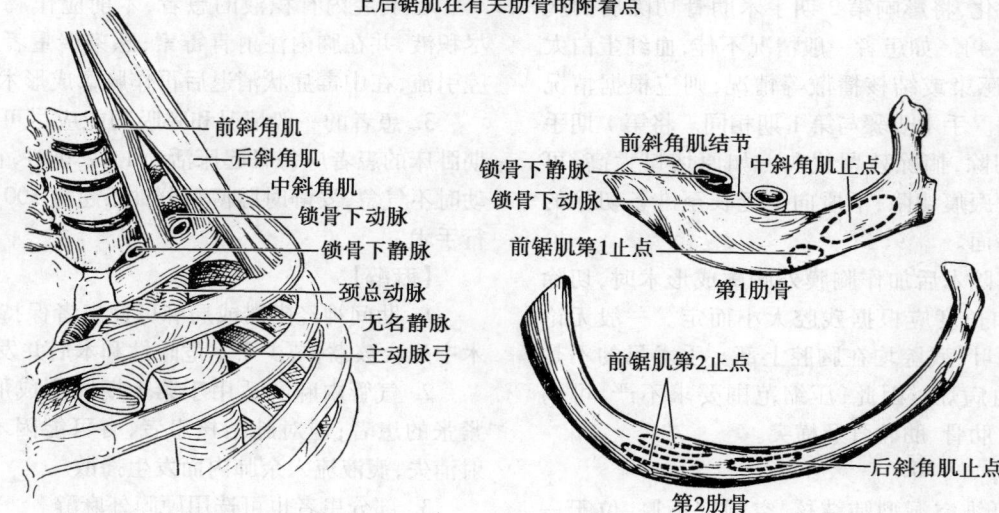

（2）各斜角肌在第1、2肋骨附着
处与锁骨下动、静脉的关系

（3）第1、2肋骨外形和
各肌肉附着处

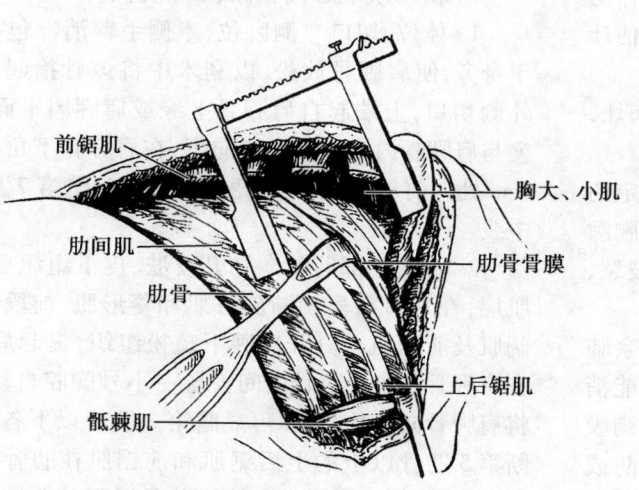

（4）拉开骶棘肌，剥离第3肋骨骨膜

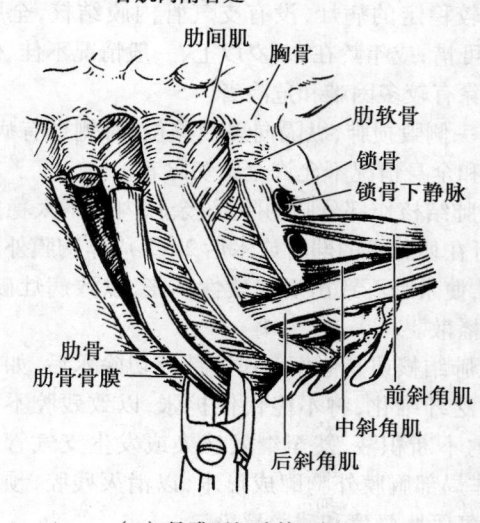

（5）骨膜下切除第3肋骨

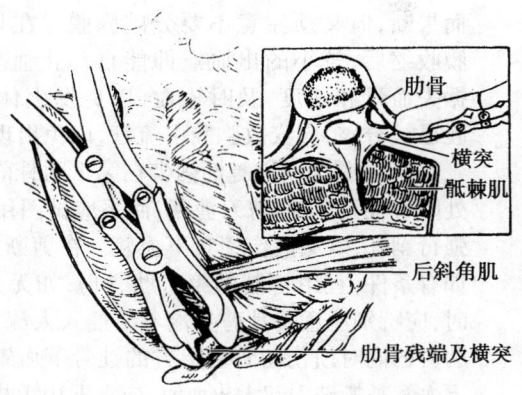

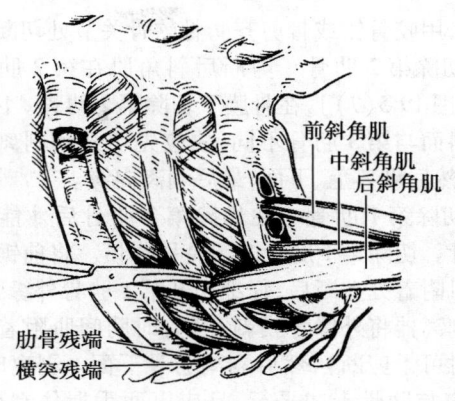

（6）剪开横突间肌腱和韧带，
咬除残留的肋骨和横突

（7）剪断后斜角肌在第2肋骨
附着处

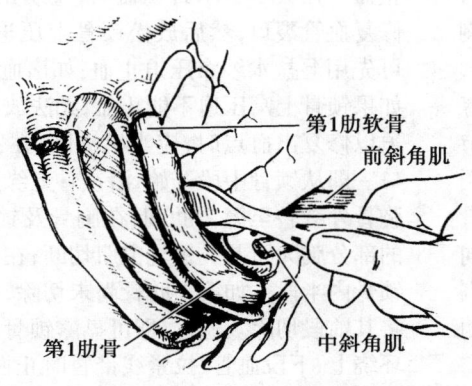

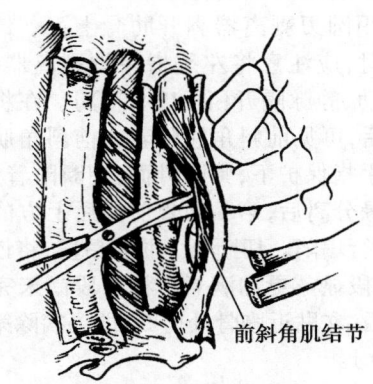

（8）切除第2肋骨，剪断前锯肌、中斜角
肌在第1肋骨附着处，剥离第1肋骨骨膜

（9）剪断前斜角肌附着处

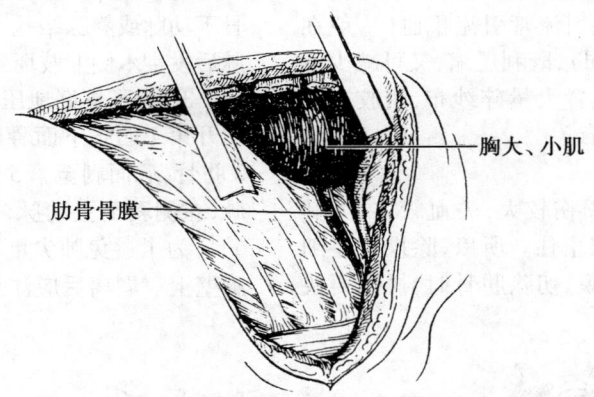

（10）切除第1肋骨后，上胸壁塌陷

图 19-5　胸膜外胸廓成形术

3. 识别第 1、2 肋骨　第 1 和第 2 肋骨的外形与其他肋骨不同，二者的上、下侧均增宽成面，内、外侧则变薄成缘，即具上、下面和内、外缘；而其他肋骨则具上、下缘和内、外面。在第 2 肋骨的中段上面，除有前锯肌附着外，还有后斜角肌附着；第 1 肋骨的上面有中斜角肌，外缘有前锯肌，内缘结节上有前斜角肌附着。在前斜角肌结节前有锁骨下静脉，结节后有锁骨下动脉，紧贴第 1 肋骨转向腋窝。在显露第 2 和第 1 肋骨时，必须将这些肌肉附着点切断；在切前斜角肌时，必

须十分注意，以免损伤锁骨下动、静脉，造成大出血的危险〔图 19-5（2）、图 19-5（3）〕。

4. 切除第 3 肋骨　切开第 3 肋骨后端骶棘肌筋膜附着处，将骶棘肌拉开；再切开第 3 肋骨骨膜，将骨膜剥离，切除第 3 肋骨〔图 19-5（4）、图 19-5（5）〕。在横突上、下剪开横突间肌腱和韧带，用咬骨钳将横突与残留的肋骨后端咬除，残端用纱布暂时填塞止血〔图 19-5（6）〕。如前端切除不够，可再用骨膜剥离器剥离骨膜：先剥内面，再剥上、下缘，则外面将自行分

离;然后,用咬骨钳或骨剪齐肋骨软骨关节处切断。

5. 切除第2肋骨　剪断后斜角肌在第2肋骨的附着处〔图19-5(7)〕,在骨膜下切除第2肋骨。因第2肋骨的斜面与第3肋骨不同,故应先切开和剥离外缘的骨膜,然后剥离上、下面,最后剥离内缘。

6. 切除第1肋骨　在切除第2肋骨后才能显露第1肋骨。切除第1肋骨时需特别谨慎。将前锯肌和中斜角肌附着处剪断后,仔细切开第1肋骨外缘骨膜,用骨膜剥离器将外缘骨膜剥开(有时肋间肌附着处不能剥开时可予剪断),然后剥离肋骨下面。剥离时,用力方向应与肋骨走向平行,且应以两手握住剥离器,左手握在剥离器前段,使剥离动作平稳,不致向内滑脱而误伤锁骨下动、静脉或臂丛神经。剥开下面后,以同样方法改用圆刃剥离器剥开肋骨上面。最后剥离内缘。剥离时,应注意将左手指保护剥离器尖端,使其与锁骨下动、静脉隔开〔图19-5(8)〕。在将内缘骨膜大部剥开后,可见前斜角肌附着在前斜角肌结节上;同样,应在手指保护下,紧贴骨面,切断附着处〔图19-5(9)〕。内缘分离后,第1肋骨前段后上方的锁骨下动、静脉即自行塌陷。切断第1肋骨后段,将该骨向外拉开,使其前段显露更加满意。将前段尚未完全剥开的骨膜剥开后,在贴近胸骨处剪断,即可摘除第1肋骨〔图19-5(10)〕。

7. 引流、缝合　检查无出血后冲洗创面;如肋骨残端尚有出血,可用骨蜡止血。最后将肩胛骨复位,分层缝合切口。肩胛下区放引流管引流积血(一般在24小时内可流出300~400ml),既利压缩,又可减少感染机会。在上胸部和腋下垫置大量碎纱布,用胶布加压包扎,使局部胸壁保持塌陷。

【术中注意事项】

1. 胸廓成形术对组织损伤较大,失血较多,尤其在剥离骨膜时出血量多且难止住。所以,除操作要细致和及时止血外,在剥离骨膜、切除肋骨时,操作要快而果断,但又须注意不要分破胸膜。在切除肋骨、骨膜收缩后,较小的出血点即能自动止血。此外,应根据失血量和速度,及时输血,以免发生休克。如果胸膜已被分破,应安放胸腔引流管,以免出现血气胸。

2. 前斜角肌以腱性韧带在第1肋骨前斜角肌结节处附着很紧,应用剪刀剪断,而不应试图用骨膜剥离器强行剥开,以免损伤锁骨下血管。在剪断第1肋骨时,如有条件,宜用特制的第1肋骨剪;如无条件,在下剪时,应特别注意肋骨剪尖端不要插入太深,以免在剪断肋骨的同时损伤肋骨后上方的锁骨下血管。万一锁骨下血管被撕破引起大出血时,应立即用手指或纱布压迫破口,另由麻醉师在锁骨上窝内1/3处向下压迫,暂时止血。在吸尽手术野积血后,查明出血部位,用细针线修复血管裂口,然后放松锁骨上压迫。如有少量漏血,可先用湿盐水纱布压迫止血;如出血仍多,可加针修复。如果锁骨上窝压迫不能止血,无法放松对血管破口的压迫以修复出血点时,应当机立断,在锁骨上另作┑形切口。即从锁骨中段开始,沿锁骨上缘至胸锁关节向下沿胸骨外缘转至第2肋间,在胸骨及锁骨内侧段,将附着的部分胸大肌及胸锁乳突肌切断;在骨膜下用线锯切除锁骨内半段。如第1肋骨尚未切除,也可经这一切口先将其前段切除。这样,即可显露锁骨下动、静脉,用线带环绕上、下段血管,拉紧线带暂时止血后,予以修复。如果裂伤很大,可将血管分离后予以切断再吻合,或作自体血管移植。只有在患者情况不能继续等待时,才作锁骨下动脉或静脉结扎。约有10%患者在结扎锁骨下动脉后发生术侧上肢坏死。

3. 为了更好地压缩肺尖部,可作肺尖松解术。即切开第1肋骨下面骨膜,作胸膜外剥离。前面剥至第2肋骨,后面剥至第5肋骨平面,纵隔面右侧剥至奇静脉,左侧剥至主动脉,使肺尖部完全向下萎陷〔图19-6〕。为了避免肺尖重新扩张,可将剥下的胸膜固定在胸壁上。剥离后应注意止血,以防胸膜外积血。

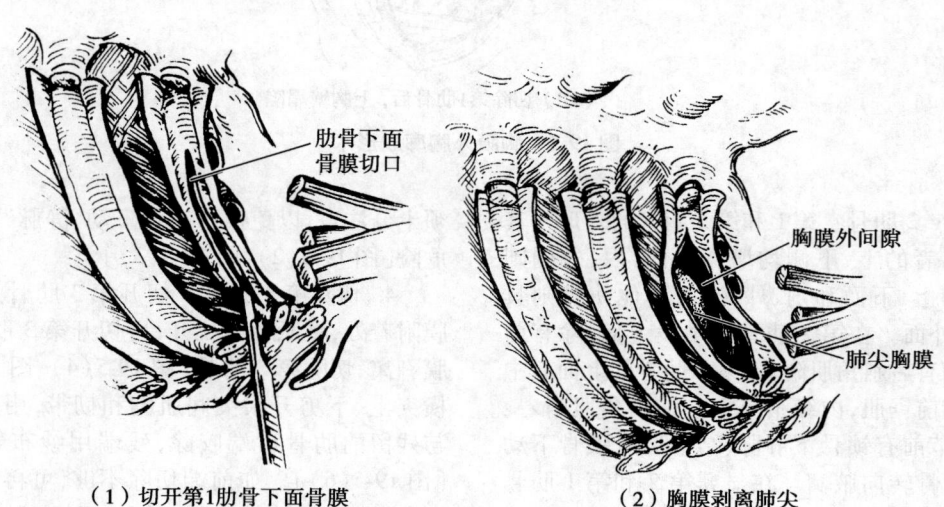

（1）切开第1肋骨下面骨膜　　（2）胸膜剥离肺尖

图19-6　肺尖松解术

4. 第 2 肋骨与第 1 肋骨形状比较相似，手术中应注意辨明，以免误将第 2 肋骨作为第 1 肋骨，遗留第 1 肋骨未被切除，使胸壁不能彻底塌陷。二者较明显的区别是：第 1 肋骨有前斜角肌结节，第 2 肋骨无此结节。

【术后处理】

1. 继续抗生素治疗，体温正常 2 日后可停用青霉素。肺结核患者应继续用抗结核治疗：可注射链霉素 60～90g（术后第 1 个月每日 1g；第 2 个月开始每周 2g，分 2 次注射）。口服异烟肼宜持续 1 年。必要时加用或改用其他抗结核治疗。

2. 肋骨切除部位的胸壁软化，可出现反常呼吸、缺氧，甚至危及生命，用碎纱布加压包扎，一般可消除反常呼吸，也有利于早期起床活动。如果加压包扎仍不能消除反常呼吸，有气急、发绀时，应经气管内插管或面罩作加压辅助呼吸。加压包扎应维持 10 日以上。

3. 如术中分破胸膜，作胸腔引流后仍有血气胸时，应反复胸腔穿刺，抽尽积液。

4. 由于反常呼吸，咳痰无效，以致支气管内分泌物堵塞，可引起肺不张。应积极鼓励咳嗽，并作蒸汽吸入，导管吸痰；必要时作支气管镜吸痰。

5. 肋骨切除后，术侧肋间肌失去牵制作用，可造成脊柱侧弯（凸面向术侧）。应鼓励患者向术侧卧，并在术侧腋下垫一小枕，起床活动时注意姿势，头部放正，不要偏向健侧，多做呼吸运动，以纠正畸形。

6. 有时手术中分破肺表面病灶，可引起术后胸膜外间隙结核性感染，形成冷脓肿或瘘管。应先予引流，待一般情况好转、血沉稳定后，做肩胛下角切除及肌肉填充术。

7. 肩胛下区引流管于术后 24～48 小时拔除。

二、胸膜内胸廓成形术

胸膜内胸廓成形术是将一组肋骨连同局部增厚的胸膜切除，使胸壁软组织更好地塌陷。根据脓胸腔的部位和大小，可以选用不同的手术切口。

【适应证】

主要用于不适合做胸膜剥脱或胸膜肺切除术的慢性脓胸（包括结核性脓胸和有支气管胸膜瘘的患者）。对于这类患者，只有用胸膜内胸廓成形术才能使胸壁塌陷，与脏胸膜相贴，从而消灭脓腔，治愈脓胸。由于慢性脓胸患者的肺和纵隔均已固定，胸壁软化后不致引起反常呼吸的危险，所以在脓腔上、下径不超过 7 条肋骨，脏层脓腔壁不超过锁骨中线，患者一般情况较佳时，可一次完成手术；否则宜分期手术。

【术前准备】

1. 慢性脓胸患者由于长期化脓性感染，血浆蛋白

消耗很多，体质都比较差，甚至有肝、肾淀粉样变，而手术时的组织破坏很大，出血又很多。因此，术前应增加营养，纠正贫血，改善一般情况，并应每日起床活动，增强呼吸功能和循环功能。

2. 手术应在没有急性感染的情况下进行。结核性脓胸继发化脓性感染时，应先反复做胸腔穿刺，并向胸内注射青霉素，以控制继发感染。如不能控制，则先做胸腔引流，待继发感染被控制以后，再做胸膜内胸廓成形术。无论是结核性或化脓性脓胸，在做胸廓成形术前，应做胸腔穿刺，抽尽积脓。注入抗生素，尽量减少术中对切口的污染机会。

3. 术前 1～2 日（或更多几日）开始抗生素治疗。结核性脓胸患者，术前 1 周开始抗结核药物治疗。

4. 摄正、侧位 X 线片，确定脓腔大小和位置。

【麻醉】

这一手术破坏性大，且胸膜增厚成纤维板，甚至钙化，部分肋间肌已有纤维性变化，注射麻药很难浸润，宜选用气管内全麻；如有较大支气管胸膜瘘，最好用双腔插管，以免脓液流入对侧支气管，引起窒息或播散。

（一）经后外侧切口胸膜内胸廓成形术

适用于较大的脓腔。

【手术步骤】

1. 体位、切口　与胸膜外胸廓成形术相同。切口上、下端高度根据脓腔部位而定。如原来有胸壁瘘管或引流口，应将管口周围瘢痕组织一并切除。

2. 切开脓腔，刮除肉芽　在骨膜下切除脓腔下部的肋骨一段，经肋床切开增厚的胸膜，吸尽积脓，迅速刮除脓腔壁层和脏层的肉芽组织，以减少胸膜面的出血〔图 19-7（1）〕。

3. 切除肋骨　查清脓腔大小，将覆盖脓腔的肋骨全部在骨膜下切除。切除的范围应较脓腔四周大 2～3cm，使胸壁肌肉能满意下陷，填塞脓腔底部〔图 19-7（2）〕。

4. 切除壁胸膜　将各条肋间肌束、肋骨骨膜及肋间血管和神经一并分离后保留；切除增厚的壁胸膜，边缘部向外倾斜，使成碟状，以利填塞〔图 19-7（3）〕。

5. 肋间肌填塞脓腔　如脓腔底不深，肋间肌下沉后可以接触到腔底，即可开始缝合。

如肋间肌不能触及腔底，可逐条交替将肋间肌束前端或后端（或在中段）切断，使肌束下塌，填塞脓腔底部。为了促使脏胸膜面生长肉芽，还可以将其作"#"形切开〔图 19-7（4）〕。如有支气管胸膜瘘，可用肋间肌覆盖固定，或先将瘘口附近的脏层脓腔壁切除，然后覆盖肌肉。

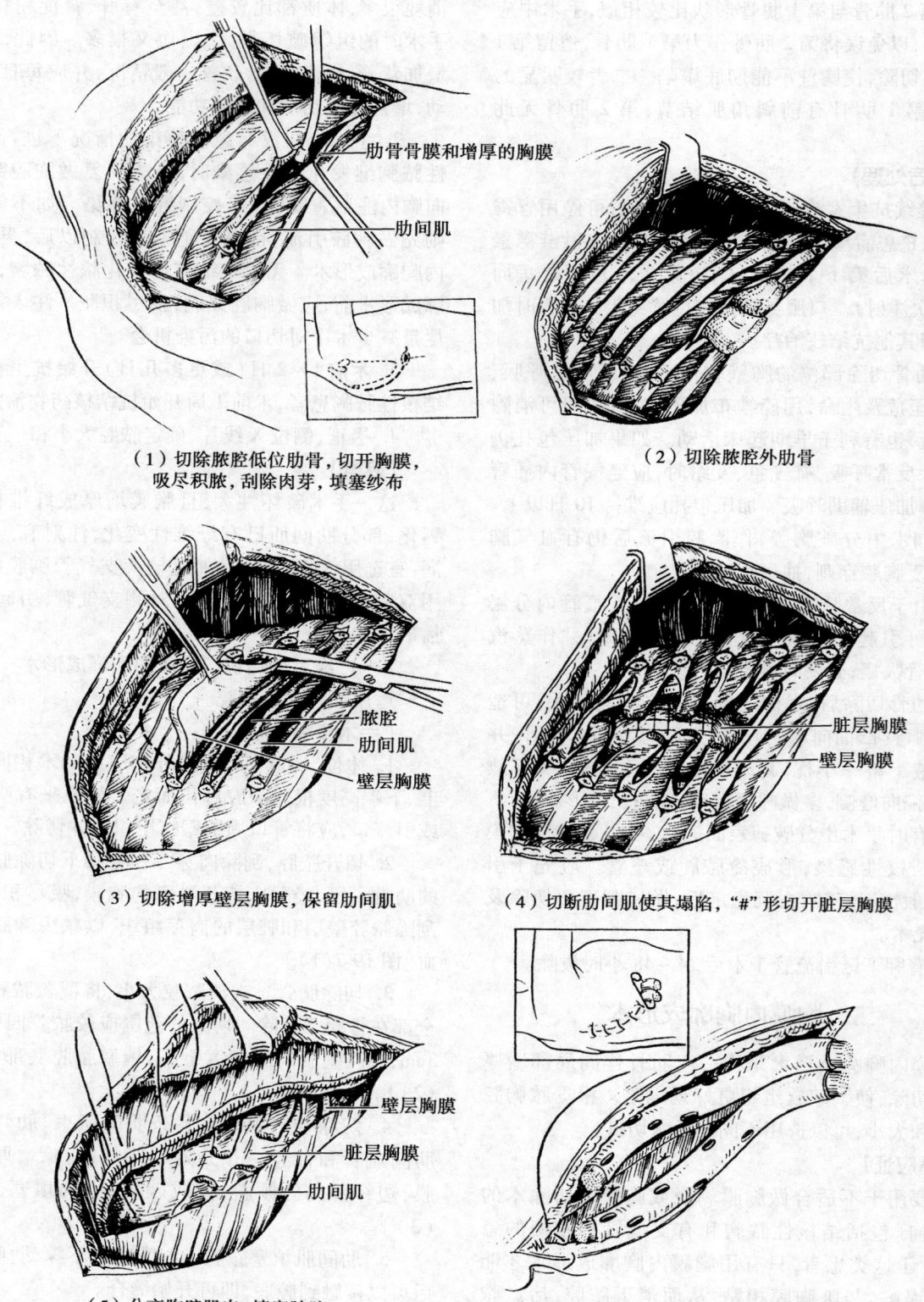

（1）切除脓腔低位肋骨，切开胸膜，吸尽积脓，刮除肉芽，填塞纱布

肋骨骨膜和增厚的胸膜

肋间肌

（2）切除脓腔外肋骨

（3）切除增厚壁层胸膜，保留肋间肌

脓腔
肋间肌
壁层胸膜

（4）切断肋间肌使其塌陷，"#"形切开脏层胸膜

脏层胸膜
壁层胸膜

（5）分离胸壁肌肉，填塞脓腔

壁层胸膜
脏层胸膜
肋间肌

（6）肌层外置香烟引流后缝合皮下组织及皮肤

图19-7　胸膜内胸廓成形术

6. 胸壁肌填塞和引流、缝合　分离切口附近胸壁肌肉，用细肠线将肌肉间断褥式缝合固定在脏胸膜上；如有可能，可将切口两侧肌肉重叠；如两侧肌肉不能拉拢，可作成肌瓣填塞。先不结扎，在彻底冲洗及撒入青、链霉素粉剂后再扎紧缝线。缝针不要太多、太密，以利引流〔图19-7（5）〕。在肌肉外置2~3条引

流管引流后,分别缝合皮下组织和皮肤,用碎纱布加压包扎〔图19-7(6)〕。

【术中注意事项】

1. 胸膜内胸廓成形术比胸膜外胸廓成形术的损伤更大,出血更多。肋骨因增厚的胸膜收缩牵拉,已变硬、变厚,断面呈三角形;肋间隙也已缩小,甚至各肋互相紧靠,难以操作。因此,除应根据失血量输血外,操作更应仔细、果断、迅速,以减少失血量。脓腔内壁上的肉芽很易出血;如果出血,可在切除一条肋骨、探查脓腔后,迅速用刮匙将全部肉芽刮尽,用热盐水纱布填塞,剩下的纤维板将很少出血。

2. 有时壁胸膜纤维化十分严重,甚至已经钙化(肋间肌肉也可能局部纤维化),在切除壁胸膜时,如剪刀不能剪开,可用骨剪剪开。纤维化的肋间肌如能保留,仍可用来填塞,但应尽量保存肋间神经,不致出现术后腹壁肌肉松弛;但如难以保留,也可切除。

【术后处理】

1. 继续用抗生素治疗。

2. 术后3~4日如已无引流物,即可拔除引流条,继续加压包扎,10日后才能放松包扎。如引流量较多,应延长引流时间,逐渐拔出引流条。

3. 加强营养,必要时少量、多次输血。

（二）经腋下直切口胸膜内胸廓成形术

适用于胸腔侧面、低于第3肋骨平面和较小的脓胸腔。患者侧卧,沿腋中线垂直切开。切口长度和高度按脓腔范围而定。如有皮肤瘘口应予切除。如脓腔前后径较大,可在切口下端加作一横切口,成一⊥形或L形,以显露全部脓腔。其余切除肋骨、胸膜及填塞、缝合的步骤同经后外侧切口手术步骤〔图19-8(1)、图19-8(2)〕。

【术中注意事项、术后处理】

同经后外侧切口胸膜内胸廓成形术。

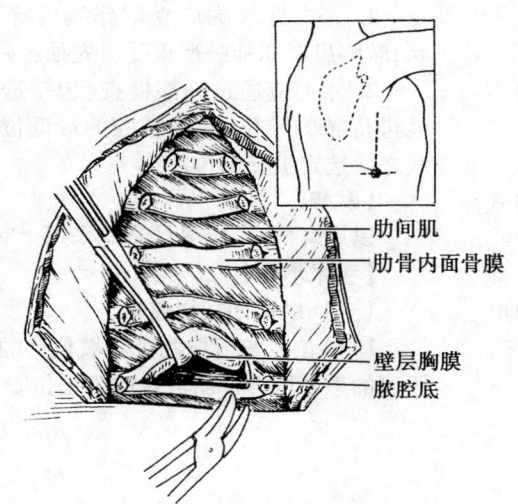
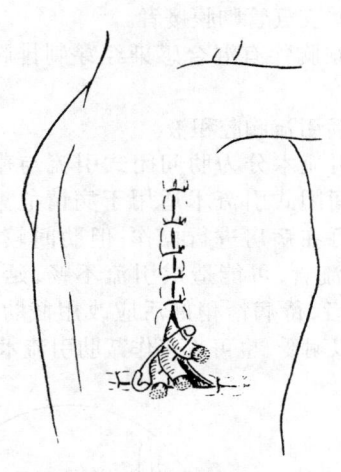

　　肋间肌
　　肋骨内面骨膜
　　壁层胸膜
　　脓腔底

（1）切除脓腔外肋骨和壁层胸膜,保留肋间肌　　　　（2）分离胸壁肌肉,填塞脓腔

图19-8　腋下切口胸膜内胸廓成形术

（姜传福）

第 二 十 章

胸膜、胸膜腔手术

第一节　胸腔闭式引流术

【适应证】

1. 急性化脓性脓胸经穿刺排脓效果不佳者。
2. 张力性气胸。
3. 脓胸合并支气管胸膜瘘者。
4. 结核性脓胸伴有混合感染经穿刺排脓效果不佳者。
5. 开胸术后引流胸腔积液。

胸腔闭式引流术分为肋间闭式引流与截肋闭式引流两种。肋间闭式引流术适用于病情危重者或小儿,方法简便,可在病房进行操作;但肋间较窄,不能放入较粗的引流管,可能造成引流不畅,延长病期。对需长期引流者,待病情稍好后应改用截肋引流术。如患者情况可以耐受,也可直接作截肋引流术。

【禁忌证】

1. 结核性脓胸无支气管胸膜瘘,并无混合感染者。
2. 阿米巴性脓胸无继发感染者。

【术前准备】

1. 张力性气胸应立即作胸腔穿刺减压,改善症状;脓胸患者如肺脏严重受压先抽脓减压。
2. 术前应通过胸部检查(包括透视、摄片),准确地进行脓胸定位,并在脓腔的最低位、腋后线与腋中线之间选定引流部位。

【麻醉】

以局麻为宜,应尽量避免采用全麻。

【手术步骤】

(一) 肋间闭式引流术

1. 体位　一般取侧卧斜坡位;气胸或有支气管胸膜瘘的患者取仰卧斜坡位或半坐位。

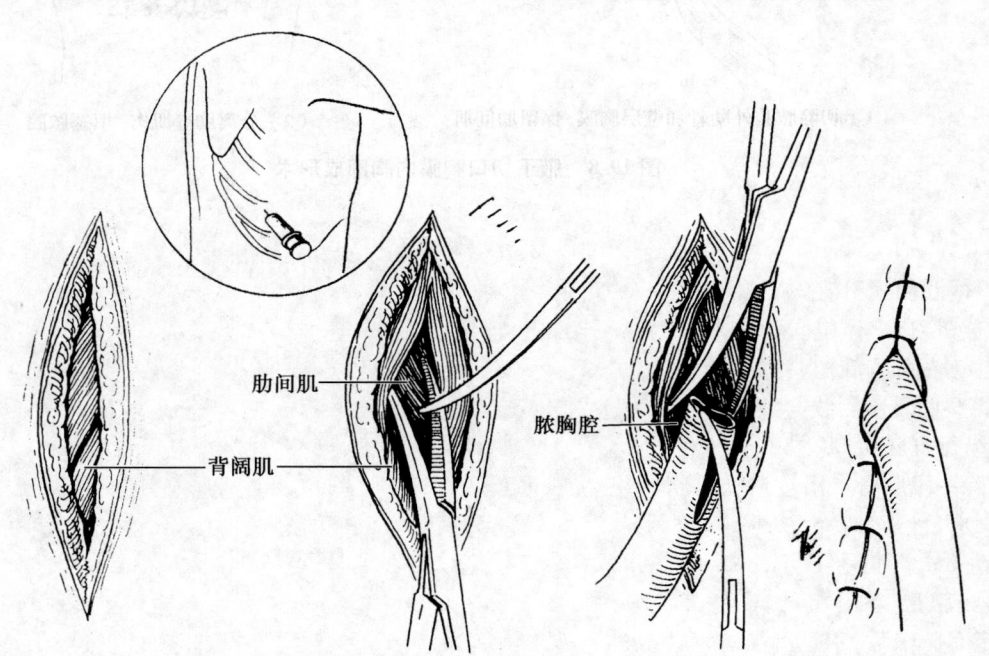

（1）穿刺定位后切开皮肤　　（2）分开胸壁肌肉　（3）止血钳刺入胸腔后插入引流管（4）缝合、固定

图 20-1　肋间闭式引流术(止血钳插管法)

244

2. 切口　局部消毒和麻醉后,先作胸腔穿刺,选定脓腔最低位作为引流部位。在预定引流部位的肋间,纵行切开皮肤及皮下组织约2cm长。气胸患者,在患侧锁骨中线上第2肋间做切口。

3. 胸腔插管　用两把止血钳交错钝性分离胸壁肌肉和肋间肌肉后,用钳尖刺破胸膜,并利用此钳分开胸膜裂口;另一止血钳夹持带侧孔的胶皮引流管或粗导尿管,经伤口按预定深度插入胸腔(插入深度以侧孔刚进胸膜0.5~1.0cm为宜),再退出止血钳,引流管接水封瓶,缝合皮肤切口,利用皮肤缝线固定引流管〔图20-1〕。如有套管针,在切开皮肤后即可用套管针插入脓腔,拔出针芯后插入引流管;然后,拔出套管,缝合切口,固定引流管〔图20-2〕。

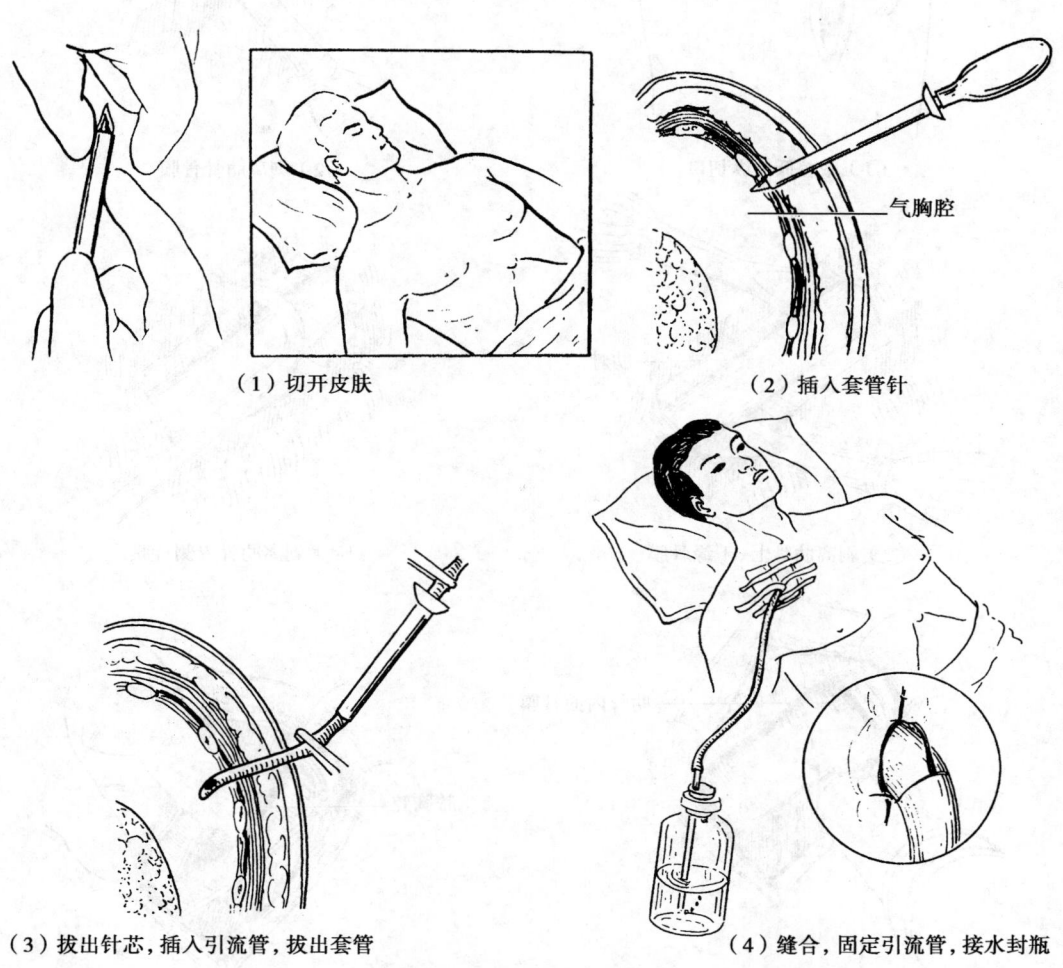

（1）切开皮肤　　　　　　　（2）插入套管针

（3）拔出针芯,插入引流管,拔出套管　　　　（4）缝合,固定引流管,接水封瓶

图20-2　肋间闭式引流术(套管针插入法)

（二）截肋闭式引流术

1. 体位、切口　体位同肋间闭式引流术。先作胸腔穿刺,选定脓腔最低位。以预定切除的肋骨(一般在第8或第9肋骨腋后线与腋中线之间)为中心,作长约5cm的纵行皮肤切口〔图20-3(1)〕。

2. 切除一段肋骨　沿皮肤切口将肌层切开,显露肋骨,H形切开外面骨膜,用骨膜剥离器将骨膜剥离,切除一段长约4cm的肋骨〔图20-3(2)~图20-3(4)〕。

3. 切开脓腔　用粗针经肋骨床穿刺〔图20-3(5)〕,确定有脓液后,沿肋骨走向切开内面骨膜和胸膜,进入脓腔;用吸引器缓慢、间断吸去部分脓液。然后,扩大切口,用手指探查并剥离多房性脓腔的间隔或粘连〔图20-3(6)〕。

4. 放置引流管　切除肋间神经,缝扎肋间血管,以避免术后疼痛,防止继发性出血〔图20-3(7)〕。选择弹性好、长短适当、内径约1cm的胶管,并在管端侧壁作一侧孔。用止血钳夹持引流管,按预定深度放进脓腔(侧孔在胸膜内1cm处较为合适),随即将引流管接水封瓶。

5. 缝合、固定　一般可把胸膜与肌层组织一并紧密缝合。冲洗皮下组织后,间断全层缝合皮下及皮肤切口,并固定引流管,包扎切口〔图20-3(8)〕。

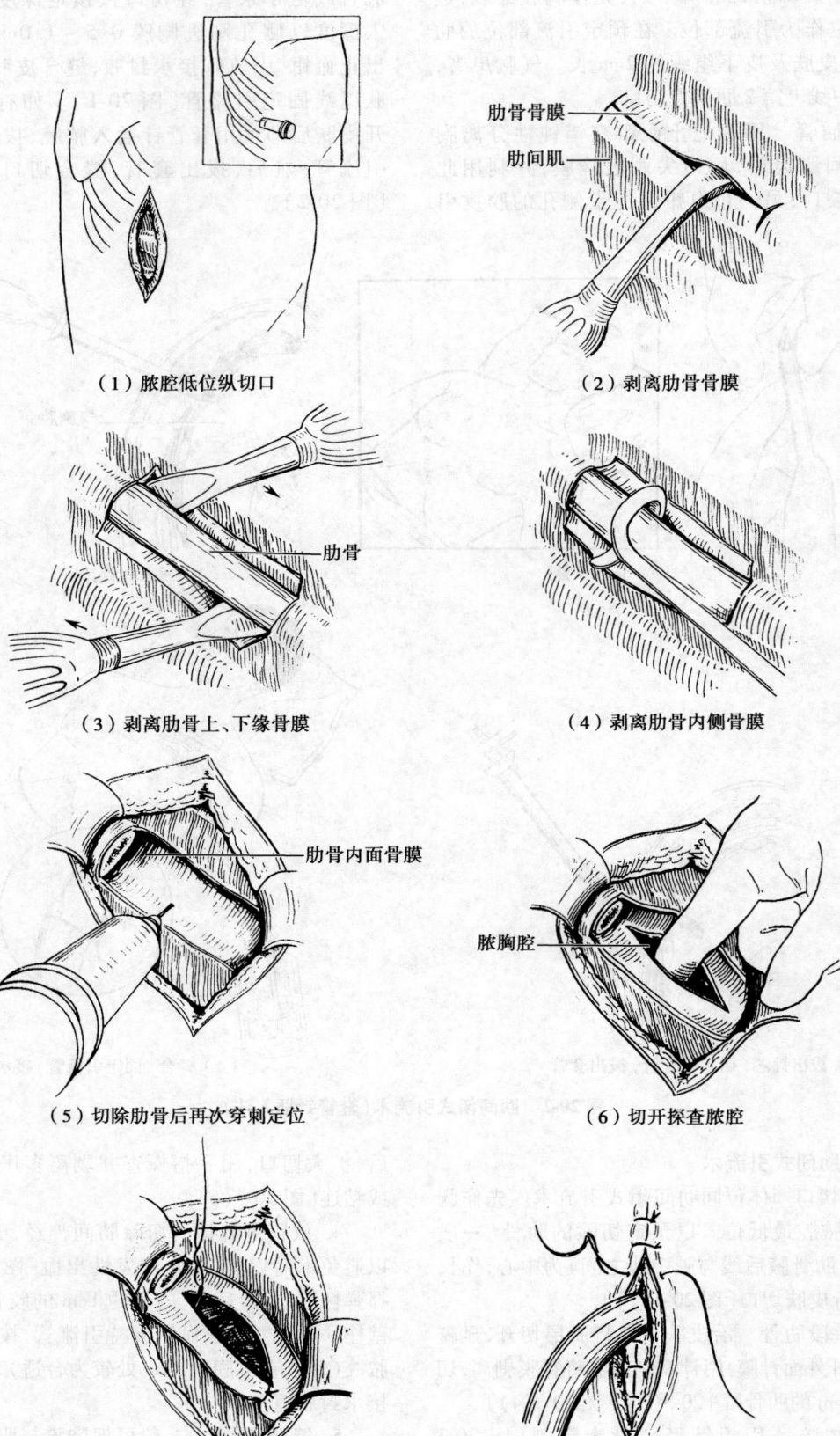

（1）脓腔低位纵切口

（2）剥离肋骨骨膜

肋骨骨膜
肋间肌

肋骨

（3）剥离肋骨上、下缘骨膜

（4）剥离肋骨内侧骨膜

肋骨内面骨膜

（5）切除肋骨后再次穿刺定位

脓胸腔

（6）切开探查脓腔

（7）切除肋间神经后缝扎肋间血管

（8）插入引流管，缝合固定

图 20-3　截肋闭式引流术

【术中注意事项】

1. 术前定位非常重要,尤其是局限性脓胸,术者应亲自参加透视及穿刺检查,决定切口部位。作截肋引流时,在切开胸膜前,应再次做穿刺,证实后才切开,否则容易误伤肺组织。如在手术开始时经穿刺选定了引流部位,而在切除肋骨后经肋骨床穿刺却无脓液抽出,可将针尖稍向上斜,即可抽出,并按针刺方向切开肋骨床及胸膜。如再次穿刺仍不能抽出脓液,则应另在上一肋间穿刺,抽出脓液后,将切口向上延长,另切肋骨。

2. 支气管胸膜瘘患者应取仰卧斜坡或半坐位,不应侧卧位,防止大量脓液逆流入支气管,发生窒息意外。一旦出现窒息,应立即将患者放平,迅速插入支气管镜,抽出支气管内脓液,并同时作肋间引流,排出脓液,避免脓液继续逆流。

3. 放脓应缓慢间断进行。快速大量吸脓或放脓,可能引起纵隔扑动的危险;尤其是急性脓胸,纵隔尚未固定时,纵隔扑动可能引起迷走神经反射,发生心脏停搏。

【术后处理】

1. 半坐位。每日记录引流量,更换引流瓶,定期透视随诊,以便观察病情发展。

2. 气胸患者的引流管无气体逸出达 24 小时,经透视证实气胸消失后,可拔除引流管。脓胸引流时间较长,脓腔缩小、纵隔固定后可改为开放引流。即在距皮肤切口 2cm 处剪断胶皮管,用别针固定,纱布包扎。换药时可经常注入生理盐水,测量脓腔容积(有支气管瘘者禁忌)。脓腔小于 5ml 后即可拔管。

3. 患者应早日离床活动,如无支气管瘘或肺内活动性炎症病变,可作吹气球或吹水瓶动作,帮助肺脏早日扩张,消灭脓腔。

第二节　胸膜纤维板剥脱术

脏胸膜和壁胸膜上由于纤维蛋白沉淀、机化,形成一层坚硬的纤维板,不同程度的限制肺脏扩张,也限制胸廓的呼吸运动,不但严重影响呼吸功能,而且胸腔内形成慢性感染的死腔,长期不能消灭。理想疗法主要是剥脱肺脏表面的纤维板,使肺复张,恢复呼吸功能,消灭无效腔及克服感染。如果胸廓运动受严重的限制,也可根据具体情形,将增厚的壁胸膜纤维板同时剥脱。

【适应证】

1. 机化血胸,血液中纤维蛋白沉淀于脏层和壁层的胸膜上,机化而形成纤维板,限制肺扩张。

2. 慢性化脓性脓胸,脓腔长期存留,以至形成支

气管胸膜瘘或皮肤胸膜瘘,只有肺内没有活动或残余病灶(如广泛纤维化、支气管扩张等)时,才可做肺的脏层纤维层剥脱术及必要时的壁层纤维板剥脱术。

3. 肺结核病经人工气胸治疗,肺内病灶已被控制,但停止治疗后,肺脏因胸膜增厚而不能扩张,残留无效腔时,可作脏胸膜纤维板剥脱术。

4. 结核性脓胸,长期不愈,而肺内病灶已经稳定,血沉不快,可作胸膜纤维板剥脱术。如肺内病灶不稳定或不可能痊愈者,则不能作此手术,以免肺复张后病灶恶化,只择胸廓成形术或胸膜肺切除术。

胸膜纤维板剥脱术是一种出血较多、破坏性较大的手术,对年老体弱、全身情况很差者,应慎重考虑。

【术前准备】

1. 化脓性脓胸者必须在急性感染被控制后才能手术。术前应反复胸腔穿刺抽脓,向腔内注入抗生素。

2. 结核性脓胸者,在术前进行抗结核药物治疗 2~4 周,直至血沉正常。

3. 术前 2~3 日注射抗生素。

4. 备血 800~1000ml。

5. 鼓励患者做深呼吸等运动。

【麻醉】

气管内插管、静脉复合麻醉。

【手术步骤】

1. 体位、切口　侧卧位,后外侧切口,切除第 6 肋骨。如无效腔只占胸腔的一部分,则可根据无效腔部位,选择切除适当的肋骨。一般在胸腔顶和肋膈角最难剥脱,可切断切口上、下肋骨的后段,使显露满意。如胸壁有皮肤胸膜瘘,可将瘘口一并切除。

2. 切开脓腔　经第 6 肋床切开增厚的壁胸膜进入脓腔。即用吸引器吸尽腔内的积脓,清除全部内容物〔图 20-4(1)〕,冲洗干净,用纱布揩干。

3. 切开纤维板转折线　在肺脏前、后缘,仔细切开壁胸膜与脏胸膜间转折线上的纤维板,直达脏胸膜外的一薄层疏松结缔组织,经麻醉机稍作吹气,即可见肺组织从切口膨出〔图 20-4(2)〕。

4. 剥离脏层纤维板　用组织钳将脏层纤维板的切缘提起,用手指和纱布球将纤维板与肺组织分离。剥离操作应在纤维板与脏胸膜之间的疏松组织中进行,但有时脏胸膜也会被一并剥脱而出现肺泡漏气,一般在术后 24 小时以内,肺表面就会被血浆形成的薄膜所覆盖,不再漏气。无论用手指或纱布球剥离,均应指向纤维板用力;如向肺组织加压,就有可能戳进肺组织而造成大量漏气。遇有坚韧的纤维组织,可用刀、剪切断,不能用钝器分离,以免撕破肺组织。一般说,锐器分离要比钝器分离安全〔图 20-4(3)〕。

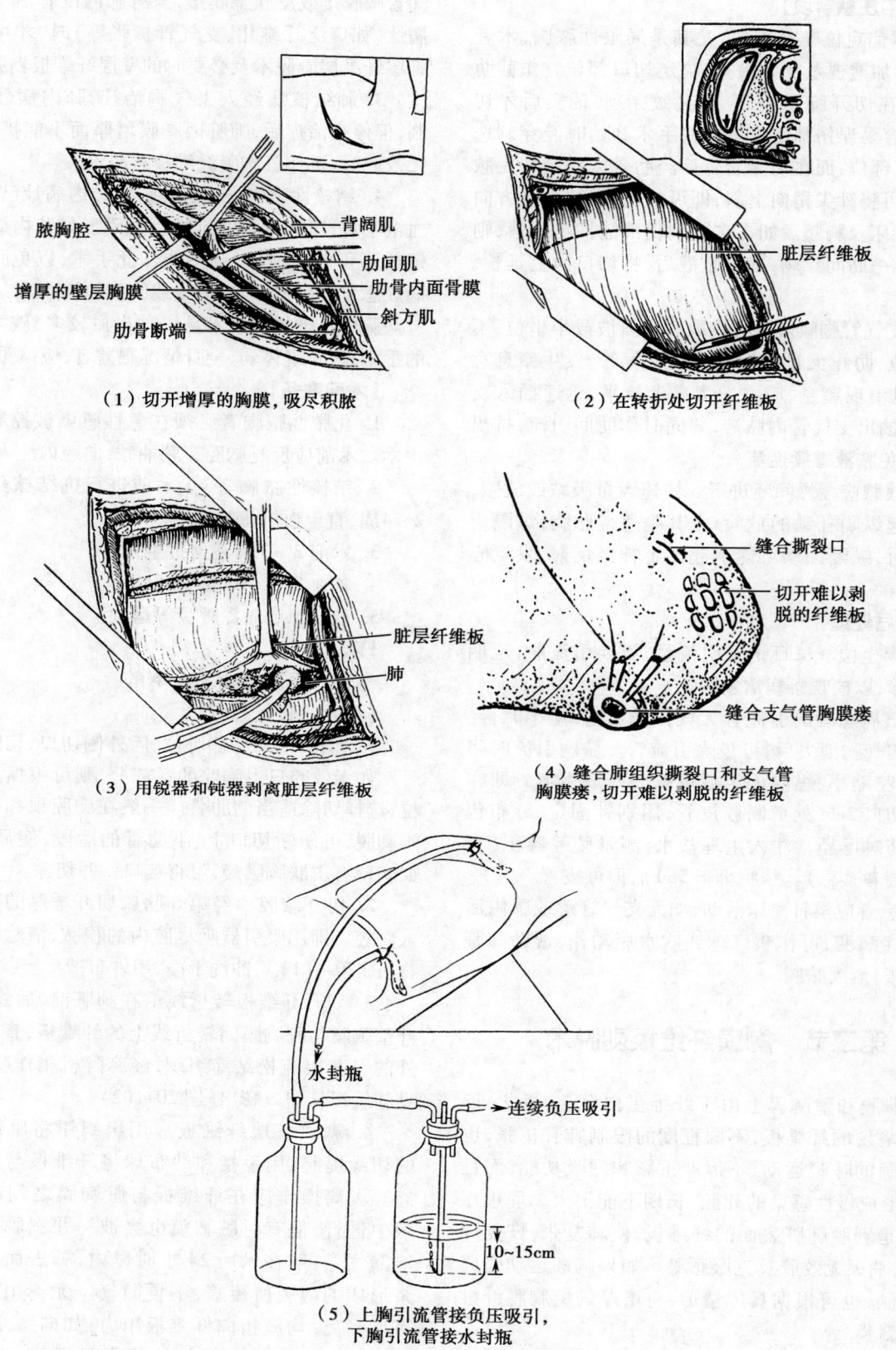

（1）切开增厚的胸膜，吸尽积脓

脓胸腔
增厚的壁层胸膜
肋骨断端
背阔肌
肋间肌
肋骨内面骨膜
斜方肌

（2）在转折处切开纤维板

脏层纤维板

（3）用锐器和钝器剥离脏层纤维板

脏层纤维板
肺

（4）缝合肺组织撕裂口和支气管胸膜瘘，切开难以剥脱的纤维板

缝合撕裂口
切开难以剥脱的纤维板
缝合支气管胸膜瘘

（5）上胸引流管接负压吸引，下胸引流管接水封瓶

水封瓶
连续负压吸引
10~15cm

图 20-4　胸膜纤维板剥脱术

5. 刮净壁层纤维板　脏层纤维板剥离后，用刮匙仔细刮除附在壁层纤维板上的干酪样物、肉芽组织、纤维素及钙化物等，直到纤维板露出灰白色的新鲜创面并有微量渗血后为止。渗血时，可用热盐水纱布垫

压迫止血。一般在清除肉芽时往往出血很多,但如果迅速将肉芽刮净只剩增厚的纤维板时,出血反而减少或停止。如为单纯性脓胸或机化血胸,肺复张满意,即可准备结束手术。

6. 特殊情况的处理

(1) 有时纤维板很厚而不能一次直接分离到脏胸膜(否则将损伤肺组织),可先将绝大部分纤维板切除变薄,然后再仔细剥离剩下的一薄层纤维组织。

(2) 有时纤维板与脏胸膜粘连很紧,难以分开,如勉强剥离,将造成肺组织裂伤时,也可不剥除该部分纤维板,而仅在该处纤维板上作多处"#"形切开,直达脏胸膜,这样也可以使该部位的肺脏适当扩张〔图20-4(4)〕。

(3) 如果壁胸膜纤维板有碍膈肌运动,就可沿膈的边缘将纤维板切开,并彻底分离其粘连,使膈肌得到松解,以恢复膈肌运动。有时肺复张后,还不能填满残腔,可同时行肺松解术。松解范围以经麻醉机鼓肺后,肺能充满残腔为止。

(4) 少数病例在全肺松解后仍不能充满残腔时,可同时加作局限性胸膜外胸廓成形术,而仍保留壁胸膜纤维板。但如果在肋骨切除后,壁胸膜纤维板很厚且硬,支撑脓腔,使胸壁下陷的程度受到限制时,则须再将壁胸膜纤维板切除,使胸壁软组织塌陷下去与脓腔底部贴紧,这样才能彻底消灭脓腔(见胸膜内胸廓成形术)。

(5) 如存在支气管胸膜瘘,可保留瘘口周围一圈增厚的纤维板,并在瘘口的深层 1～2cm 处双重缝扎,然后将瘘口周围组织缝合加固;或在切除瘘口组织后,将纤维板作褥式缝合〔图20-4(4)〕。如瘘口部位的肺组织存在病灶,可作局部肺组织楔形切除或肺叶切除。

(6) 缝合胸部切口:纤维层剥脱完毕后,冲洗胸腔,发现较大漏气时,应缝合闭锁;如遇有出血点,应仔细缝扎止血。然后在锁骨中线第二肋间和腋后线第 8 肋间各置胸腔引流管一条,随之,按层缝合胸壁切口。上胸引流管可连续负压-1.47～-0.98kPa(-15～-10cmH₂O)吸引,以利排气和肺扩张;下胸引流管则接水封瓶,排出积血和渗出液〔图20-4(5)〕。

【术中注意事项】

1. 肋骨自动牵开器应随纤维板剥离的进度逐步扩大,如果牵开器扩大过快,将有撕裂肺组织的危险。

2. 出血点必须仔细控制,膈面的出血尤其凶猛,应特别注意,以免发生失血性休克。

3. 在分离纵隔面时,不要损伤膈神经;如在分离时,可用锐器分开,保留一长条纤维板在心包上,以免伤及神经。

【术后处理】

1. 持续负压吸引 48～72 小时摄片检查以了解肺扩张及积液的情况。

2. 继续用抗生素,直至体温平稳,胸腔已无积液、肺完全扩张、胸腔引流管拔除后方可停用。

3. 结核性脓胸需服抗结核药物 3～6 个月。

4. 鼓励咳嗽及深呼吸,早下床活动,以利肺脏扩张。

(姜传福)

第二十一章

开 胸 术

胸腔内的手术(包括肺、食管、心脏)和其他纵隔、膈肌手术,都需要首先开胸,为了减少重复,均在本章叙述。

开胸手术的切口有很多种,较常用的有后外侧切口、胸腹联合切口、前外侧切口、双侧切口和胸骨正中切口。

第一节 经后外侧切口开胸术

【适应证】

后外侧切口是最常用的开胸切口。这种切口显露广,适用于胸腔、肺、纵隔和膈肌的大多数手术(包括肺切除术、胸膜剥脱术、食管手术、动脉导管结扎或切断术、二尖瓣交界分离术、主动脉狭窄或降主动脉瘤切除术、某些后纵隔肿瘤切除术、膈疝修复术、贲门胃底肿瘤切除术以及胸交感神经节切除术等)。

【手术步骤】

1. 体位 侧卧位,患侧向上,健侧胸下垫一薄枕。健侧下肢髋、膝部屈曲,使躯干容易保持稳定。患侧下肢伸直,在两膝间垫一软枕,使两腿分开。骨盆前、后用固定架或大沙袋固定后,再用宽布带与手术台固定,使身体不致前俯后仰。两肩垂直放正后,健侧上肢向前伸出,固定在上肢架上。患侧上肢也向前伸出,放在健侧上肢上面,中间垫一软枕(也可放在另一上肢架上)。如躯干尚不稳定,可在前、后胸各置小沙袋加强固定。手术中如果出现前俯或后仰,应及时纠正。

2. 切口 皮肤消毒前,再次对照X线片,确定病变部位。皮肤切口基本上与肋骨平行,前端从腋前线需切除的肋骨(或切开的肋间)平面开始,向后绕到肩胛骨下角以下3~4cm;然后,逐渐向上后方弯到棘突与肩胛骨内侧缘之间,直达需切除肋骨(或切开肋间)的后端平面。切口高低对胸腔内的显露和操作影响

很大,因此在准备皮肤前,可先用甲紫画出切口位置,以免偏离。一般显露上胸部可切除第5肋骨;中部切除第6肋骨;下部切除第7肋骨。

3. 切断背阔肌 切开皮下组织,止血、结扎后,首先显露的是背阔肌。在切口前端可以见到前锯肌与肋骨附着,切口后部则可以见到斜方肌的外缘。在背阔肌后缘与斜方肌之间(即听诊三角区),切开结缔组织,以左手第2、3指伸入背阔肌深面,将其向外抬起,用刀或剪在两指之间分段切断背阔肌。抬起的手指可以暂时压迫止血,以便用止血钳夹住出血点,减少出血量;也可以由术者和第一助手各伸一示指至肌肉深面抬起,切开即可用拇指和示指压迫止血〔图21-1(1)〕。

4. 切开前锯肌、斜方肌和菱形肌 在背阔肌的深部,以同样方法切断前锯肌;但在切口前端,前锯肌附着在肋骨的部位先不切断,待数清准备切除的肋骨后再切。在切口后段切断部分斜方肌和它深部的部分菱形肌(如果切口在第7肋骨以下,则不致伤及菱形肌)。从第12肋骨向上数清准备切除的肋骨或肋间(也可用肩胛钩提起肩胛骨,在肩胛骨下从第2肋骨向下数),切断附着在该肋骨的前锯肌〔图21-1(2)〕。然后,在骶棘肌外缘纵向切开骶棘肌筋膜,用刀柄将骶棘肌与肋骨、横突分开,用拉钩拉开肌肉,即可显露下一步切口的后端〔图21-1(3)〕。

5. 进胸 进胸的途径可以从肋间隙切开肋间肌和胸膜,也可以在切除肋骨后切开肋骨床和胸膜。经肋间进胸的方法多数用于儿童。可在肋间隙中线用刀将肋间肌切开,即可看见肺脏在胸膜下随呼吸滑动。切口出血点止血、结扎后,用刀柄将胸膜戳一小口,待肺逐渐萎缩后,再用剪将胸膜口剪大〔图21-2〕。用胸腔自动拉钩将上、下肋骨扩开,即可进行胸腔内操作。如切口较小,肋骨不能扩开,可将切口上、下的肋骨后端在骨膜下切除1cm长一段。

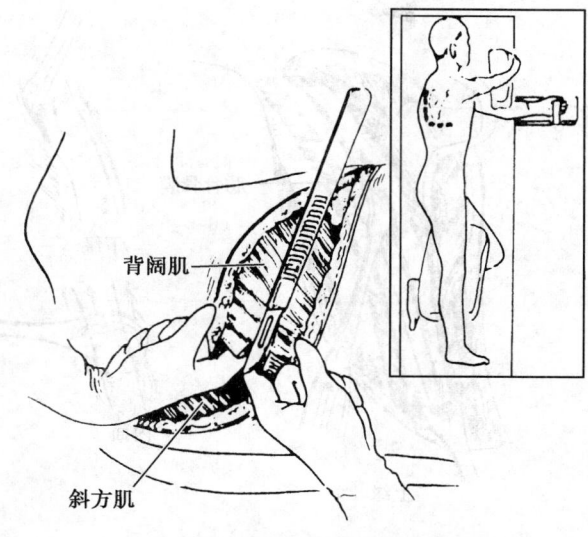

（1）从听诊三角区向前切断背阔肌

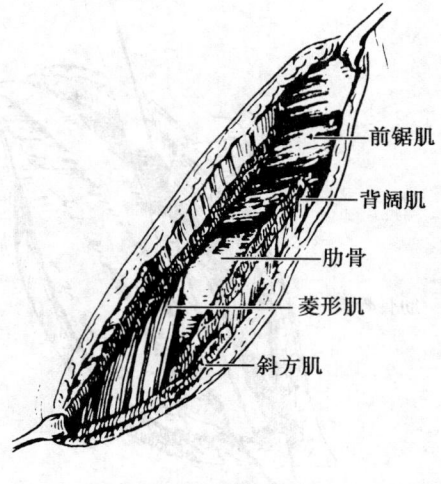

（2）切断斜方肌前半部，显露菱形肌、前锯肌和肋骨

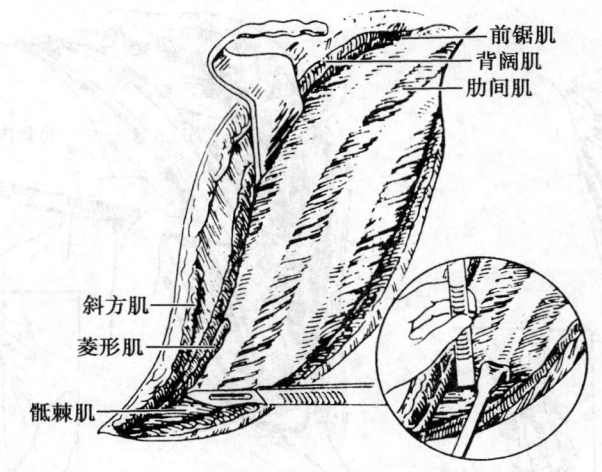

（3）切断菱形肌和前锯肌拉开骶棘肌

图 21-1　切开肌层

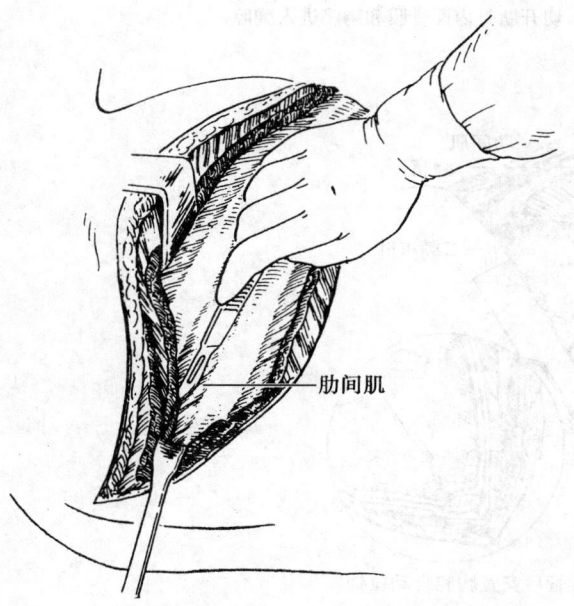

图 21-2　切开肋间肌和胸膜，进入胸腔

切除肋骨进胸的方法是先沿肋骨长轴将骨膜切开〔图 21-3（1）〕。因肋间肌是从上一肋骨下缘走向下前方，附着到下一肋骨上缘的，所以剥离上缘骨膜时，应从后向前推动；剥离下缘时，则从前向后推动，以免滑到肋间肌内。最后，用圆头肋骨骨膜剥离器（或陶英氏肋骨骨膜剥离器）将肋骨内面骨膜剥开〔图 21-3（2）〕，在切口前、后端用肋骨剪将肋骨剪断摘除。如前、后残端过长，可能刺伤肺脏，应继续推开骨膜后用咬骨钳咬除〔图 21-3（3）〕。剥离残端骨膜时，可先推开内面，再推开上、下缘，外面即可自行分离。在肋床（肋骨内面骨膜）下缘骨膜外找到肋间神经后，用止血钳夹住，剔出整条神经主干，在切口前、后端剪断、摘除，以免术后从肋床新生的肋骨包裹肋间神经，造成持续疼痛。用刀切开肋骨内面骨膜，再用刀柄将胸膜戳一小口，待肺部分萎缩后，用剪刀沿肋床剪开其余骨膜和胸膜〔图 21-3（4）〕。

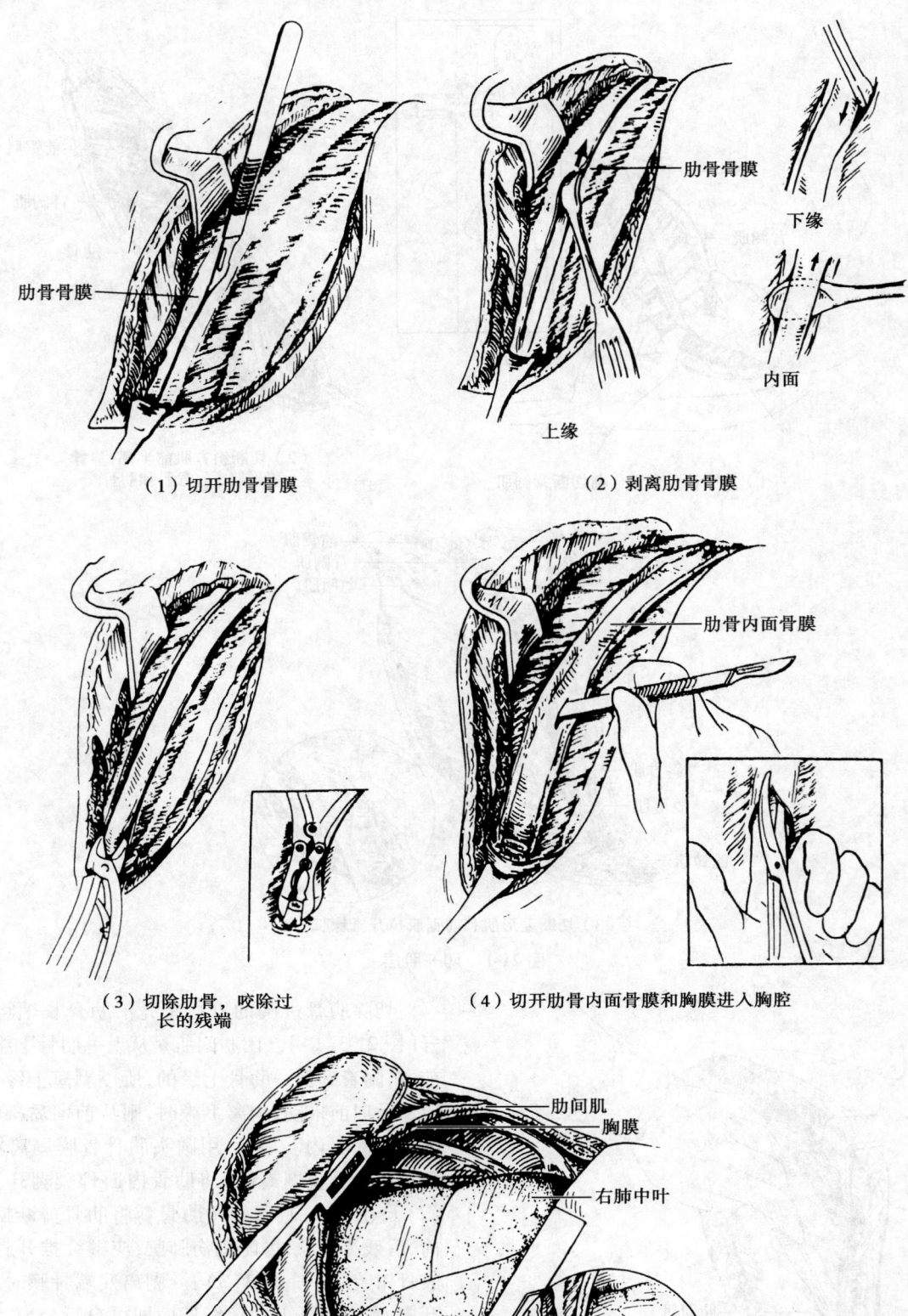

肋骨骨膜

肋骨骨膜

下缘

内面

上缘

（1）切开肋骨骨膜

（2）剥离肋骨骨膜

肋骨内面骨膜

（3）切除肋骨，咬除过
长的残端

（4）切开肋骨内面骨膜和胸膜进入胸腔

肋间肌
胸膜
右肺中叶

（5）切除肋间神经，缝扎肋间血管后安置胸腔自动拉钩

图 21-3　切除肋骨，进入胸腔

最后,用大针中号线在切口前、后端缝扎肋间血管,垫上纱布垫后安置胸腔自动拉钩,显露胸腔内器官〔图21-3(5)〕。

6. 胸膜内操作 如果胸膜有粘连,肺脏固定,在安置胸腔自动拉钩以前,应首先切断切口附近的粘连;逐步扩开自动拉钩后,继续切断深部粘连,才能进行探查。粘连有的只局限在某一部位,有的则很广泛;有的只是一薄层疏松的纤维组织,有的却十分坚硬。肺化脓性感染患者的胸膜粘连,有丰富的血液供应,分离时经常出血很多。对疏松的粘连,用手指或纱布球即可顺利分离;也可以用剪刀或电刀切开〔图21-4(1)〕。对坚硬的粘连,则宜用止血钳分批钳夹后剪开,再结扎(或缝扎)止血。有时肺内病灶部位的局部粘连十分紧密、坚硬,勉强在胸膜内分离有可能撕破病灶,污染胸腔,可在局部胸膜外进行分离,将粘连部位四周的壁胸膜剪

开,和肺组织一起分下〔图21-4(2)〕。如粘连部位较深,显露不佳,可在粘连后面放一小灯透照,以免切断时损伤肺和其他重要器官〔图21-4(3)〕。如果在肺尖部或膈面粘连非常紧密,以致无法分离,在作上叶肺切除时,可先分离上肺门粘连(右侧在奇静脉以上,左侧在主动脉弓以上),套入一条纱布条作为牵引,仔细显露纵隔面的大血管,保护上腔静脉和锁骨下动脉,然后将胸腔顶部粘连用锐器切开。在作下叶肺切除时,可先分开肺下韧带,套入纱布条拉开(右侧保护下腔静脉,左侧保护降主动脉),然后将膈肌粘连处用锐器分离。粘连分离面的出血点,用热盐水纱布压迫止血;较大的出血点,需作结扎或缝扎(也可用电凝止血)。有时渗血较多,纱布压迫不能止血,又不能缝扎时,可用吸收性明胶海绵加止血粉压迫止血;但应注意争取时间,不要因止血而过于延长手术时间。

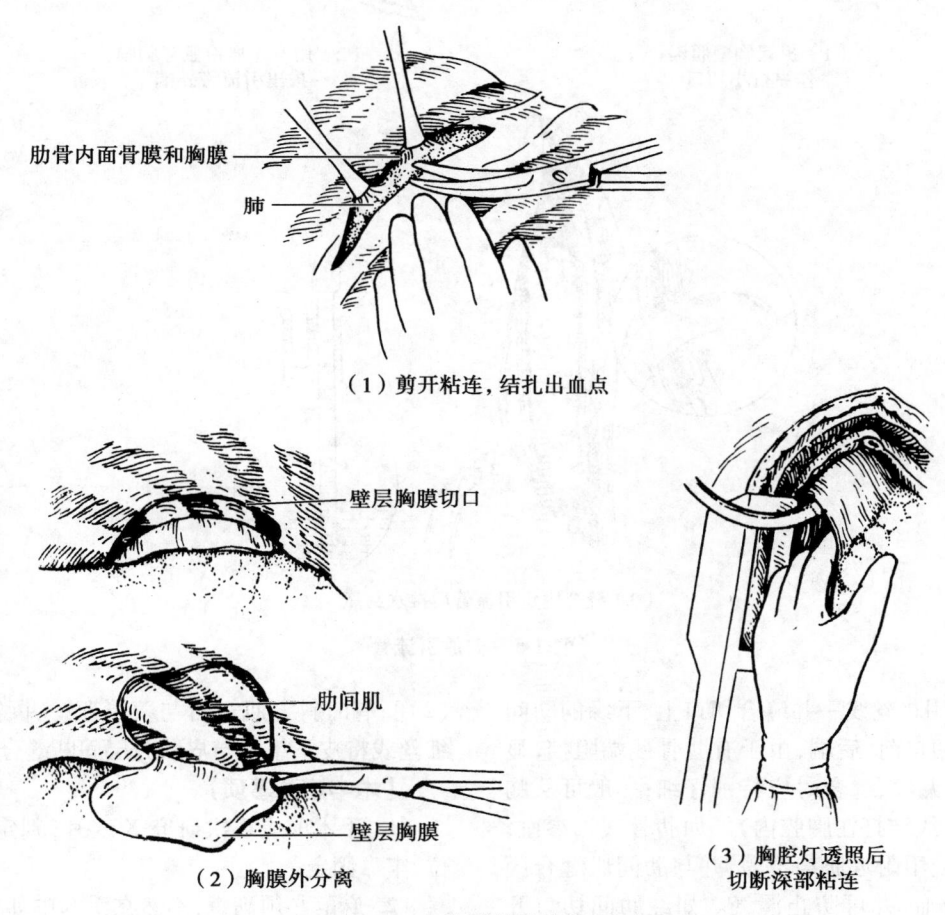

(1)剪开粘连,结扎出血点

肋骨内面骨膜和胸膜

肺

壁层胸膜切口

肋间肌

壁层胸膜

(2)胸膜外分离

(3)胸腔灯透照后切断深部粘连

图21-4 胸膜粘连的处理

7. 安放引流管 在结束胸内手术,准备缝合胸壁前,多数需安放胸腔引流管,以便排出胸腔内积血、渗出液和积气,有利于肺脏扩张和预防胸腔内感染。安放引流管的位置,一般在第8或第9肋间的腋后线和

腋中线之间处,使管口处于胸腔最低位,可以充分引流而引流管又不致被患者身体压瘪。引流管应选用内径1cm左右、较软的胶皮管或硅胶管,内端可剪成鸭嘴状或斜面,以免管口被扩张的肺脏或胸壁堵塞。

4

在离内端 4～5cm 处,可另剪一侧壁孔,以保证引流通畅。安放时,应再次消毒局部皮肤,用组织钳或巾钳将切口下缘收缩的肌肉向上提起,在预定的肋间作一纵行小切口约 2cm 长。切开皮下组织后,用长弯止血钳分开肌肉,戳穿胸膜,进入胸腔,夹住引流

管外端,用力拔出止血钳,即可将引流管拔出胸壁引流切口,使内端侧壁孔位于胸膜以内 1cm 处。用三角针缝合引流切口的皮肤和肌肉,并用缝线结扎固定引流管,以免脱出。引流管外端接水封瓶〔图 21-5〕。

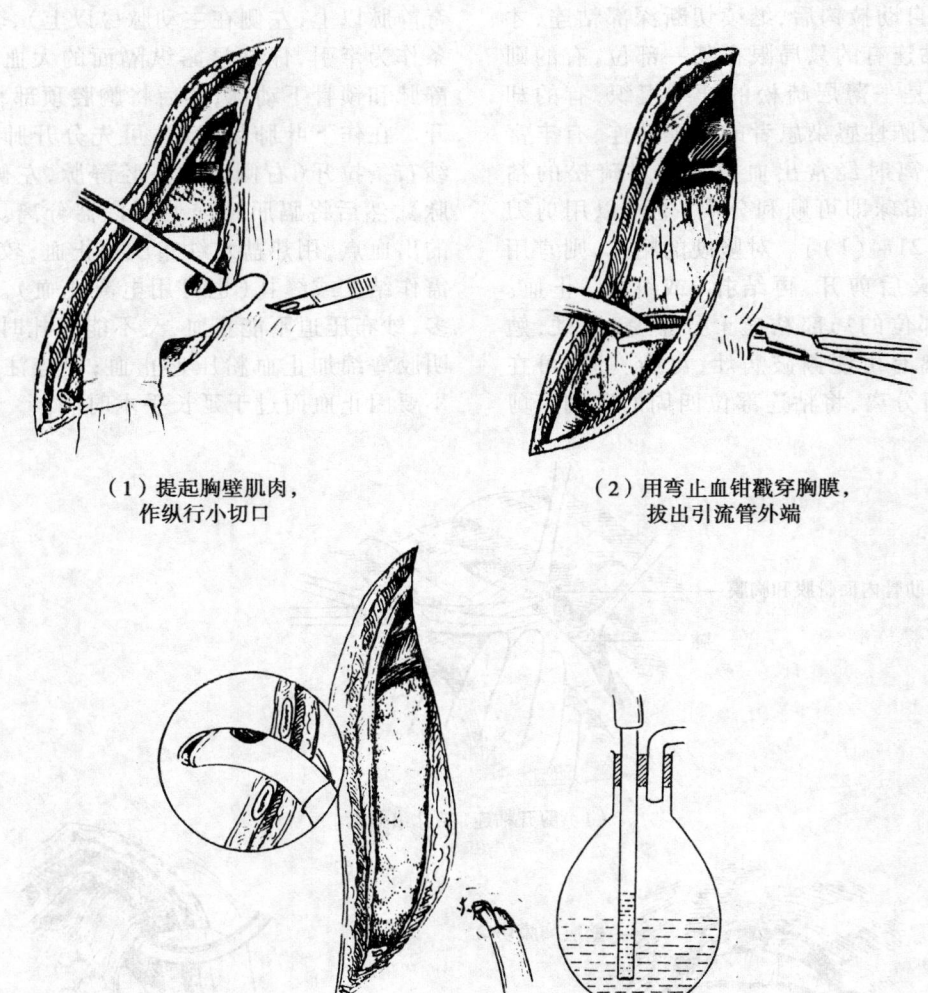

（1）提起胸壁肌肉,
作纵行小切口

（2）用弯止血钳戳穿胸膜,
拔出引流管外端

（3）缝合固定引流管后接水封瓶

图 21-5　安放引流管

8. 缝合　用粗丝线一并缝合切口上、下缘的肋间肌和胸膜。在切口前、后端,由于有肋骨残端阻挡,显露不佳,又容易漏气,缝合时应特别仔细;一般可从胸腔内向外缝合(线结打在胸腔内)。如肋骨残端渗血,可用骨蜡止血或用附近肌肉覆盖,并与肋间肌缝合固定,既可压迫止血,并可防止漏气。如经肋间切口开胸,有时肋间组织较少,无法缝合,可缝合上、下肋骨的骨膜,或绕过肋骨,经上、下肋间缝合。缝线先不结扎,待全部切口都缝上缝线后,用肋骨合拢器将上、下肋骨拉拢,再作结扎〔图 21-6（1）〕。去除肋骨合拢器后,检查如有漏气,可补针缝合,再分别将斜方肌、菱形肌、背阔肌和前锯肌用中号丝线间断缝合〔图 21-6

（2）〕;有时斜方肌也可与菱形肌一并缝合。最后,用细丝线将皮下组织与皮肤分层间断缝合。

【术中注意事项】

1. 手术前应再次研究 X 线片,判定部位,放好体位,牢靠固定。

2. 麻醉必须满意,不然在手术中如因固定不牢或麻醉不满意而转动了体位,将增加手术困难,也容易污染切口。

3. 开胸后,安置胸腔自动拉钩扩大切口时,应缓慢扩张(或分期扩张),以免突然的暴力扩张造成上、下肋骨骨折。如果切口不能满意扩张,可将上、下肋骨后段在骨膜下切去 1cm,即可顺利扩张。如仍不满

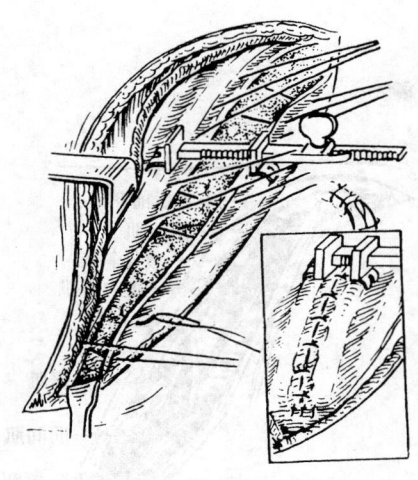

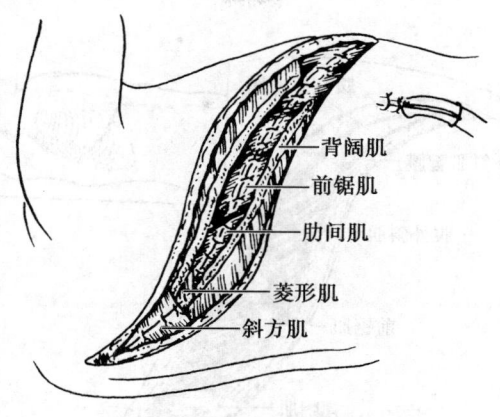

背阔肌
前锯肌
肋间肌
菱形肌
斜方肌

（1）将肋间肌间断缝线，
　　拉拢肋骨后结扎

（2）缝合胸壁肌肉

图 21-6　缝合胸壁

意，可将后端肋间肌切断。万一扩张时造成肋骨骨折，宜将断端在骨膜下切除一段，使骨尖不致刺破肋间血管，术后又不致因断端互相摩擦造成疼痛。如胸膜腔有粘连，则更应缓慢扩张胸腔自动拉钩，边分离粘连，边扩张切口，以免撕裂肺脏。

4. 分离紧密粘连时，万一伤及大血管发生出血，应沉着镇定，立即用手指或纱布压迫止血，吸尽胸腔内积血，严禁用止血钳乱夹。在准备好止血钳、缝扎针线和吸引器后，缓慢移开压迫的手指或纱布，看准出血点后迅速钳夹止血；如无法钳夹，可直接作间断或"8"形缝合止血。如属重要血管撕裂，应用细丝线缝合裂口，予以修复，不要阻断血流。如上述各种方法均难以进行，可先压迫止血，继续将出血处周围的粘连仔细分开后，再处理出血点。在万不得已时，只得用纱布条填塞止血，终止手术，缝合胸壁，并将纱布条外端引出切口外面，7~9日后用生理盐水将纱布条湿润后仔细拔出。

5. 进行肺门部操作时，如出现咳嗽反射，可在肺门周围纵隔胸膜下注射 0.25% 普鲁卡因封闭。术中如出现纵隔扑动，在局部麻醉下手术时，可嘱患者进行腹式深呼吸；在全麻下手术时，可加正压辅助呼吸，或应用肌肉松弛剂，控制呼吸。

6. 缝合胸壁切口前，应仔细检查切缘有无出血，并予结扎；尤其在切口前、后端的出血点（包括肋骨断端出血），最易被忽略，应特别注意，以免术后继续出血。如肋间肌切缘有多处出血，且不易结扎，则作连续缝合，既可止血，又可防止漏气，并可缩短缝合时间。

第二节　经胸腹联合切口开胸术

【适应证】

上腹部切口做上腹部手术显露不满意者，可作胸

腹联合切口，将肋弓切断，扩大切口。但这一切口的切开和缝合均较费时，术后疼痛也较其他切口为重。一般只在上腹切口操作有困难，或需继续探查胸腔，或开胸的同时又必须显露上腹脏器，虽做膈肌切开仍不满意时才予应用。左侧胸腹联合切口，常用于术前不能肯定切除的贲门胃底癌手术，先经上腹切口探查可以切除后，再延长切口进胸；也可用于某些大脾切除术、脾肾静脉吻合术、较困难的肾或肾上腺切除术和全胃切除术。右侧胸腹联合切口，可用于膈面肝破裂缝合术、某些肝右叶切除术或门-腔静脉吻合术。

【手术步骤】

1. 体位　仰卧位，手术侧肩下及臀部垫高 45°，术侧肘部屈曲固定在床头架上。

2. 切口　选定所需的肋间隙（常用第7或第8肋间），沿肋间从腋后线向前切开，经过肋弓到上腹正中线。如果原来已做上腹切口，则胸壁切口可与上腹切口连接〔图 21-7（1）〕。

3. 切开胸、腹壁肌层后进腹和进胸　沿切口将前锯肌和腹外斜肌切断或分开，切断部分背阔肌和腹内斜肌，切开腹直肌前鞘〔图 21-7（2）〕，切断同侧全部或部分腹直肌；然后切开腹膜，进入腹腔。最后切断肋间肌，将胸膜切一小口，待肺萎缩后，用剪刀扩大胸膜切口，进入胸腔〔图 21-7（3）〕。行脾、肾手术时不必切开胸膜，只需将胸膜推开，以利切开膈肌。

4. 切断肋弓　用刀或肋骨剪切断同一肋间的肋弓软骨，以利扩张肋间切口。切去一段约1cm长的肋弓软骨，便于在关胸时严密缝合肋间肌〔图 21-7（4）〕。

255

4

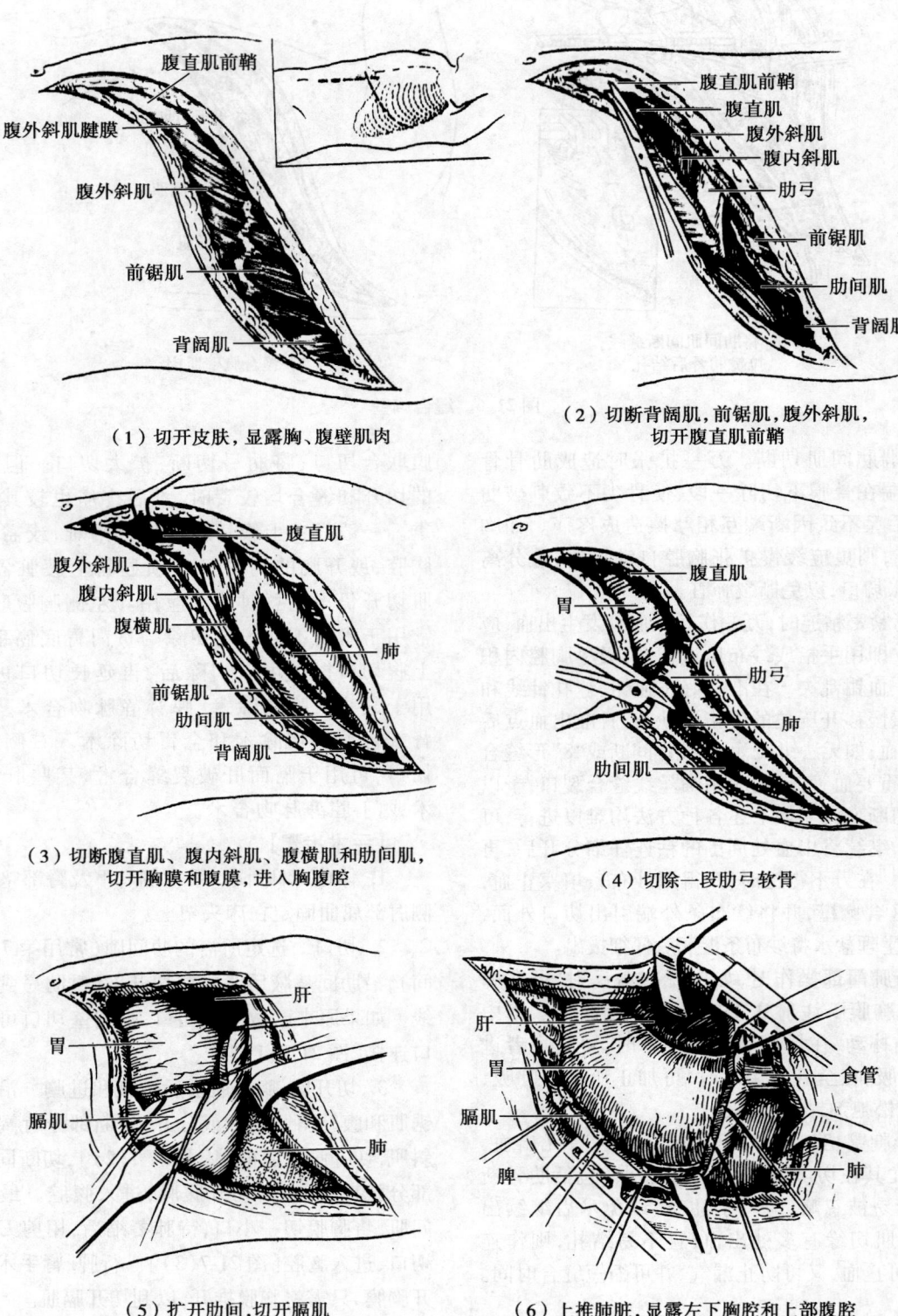

（1）切开皮肤，显露胸、腹壁肌肉

（2）切断背阔肌，前锯肌，腹外斜肌，
切开腹直肌前鞘

（3）切断腹直肌、腹内斜肌、腹横肌和肋间肌，
切开胸膜和腹膜，进入胸腹腔

（4）切除一段肋弓软骨

（5）扩开肋间，切开膈肌

（6）上推肺脏，显露左下胸腔和上部腹腔

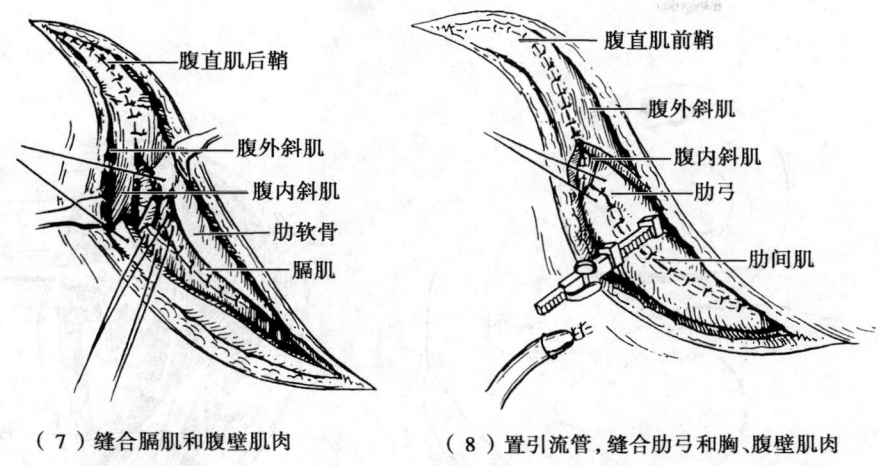

（7）缝合膈肌和腹壁肌肉　　　　　（8）置引流管,缝合肋弓和胸、腹壁肌肉

图 21-7　左侧经胸腹联合切口开胸术

5. 切开膈肌　在切口边缘垫好纱布垫后,安放胸腔自动拉钩,先稍予扩张,然后将膈肌从已切开的肋间部位向食管裂孔方向切开(如做肾或肾上腺手术,则切口可稍向外牵制)。切口长度按手术需要来决定。贲门和食管下段手术,需切开食管裂孔,其他手术只需部分切开膈肌。缝扎出血点止血后,保存长线头用做牵引〔图21-7(5)〕。最后,将胸腔自动拉钩全部扩开,向上推开肺脏,即可进行胸内操作〔图21-7(6)〕。

6. 缝合　间断缝合膈肌。如食管裂孔已被切开,缝合膈肌后再造的食管裂孔应大小适当(太大易造成裂孔疝,太小可引起狭窄,造成吞咽障碍),并与食管下段固定〔图21-7(7)〕。在低位肋间插入胸腔引流管。用粗弯三角针和粗丝线将切断的肋弓软骨对位缝合(与肋间肌缝线同时结扎),分别间断缝合腹膜、腹壁肌肉、肋间肌和前锯肌〔图21-7(8)〕。最后缝合皮下组织和皮肤。

【术中注意事项】

1. 切开膈肌时应注意避免误伤肝左叶;如有损伤,应即用中号丝线作褥式缝合止血。

2. 在切断肋弓和后面的膈肌时(肋膈角部位),将会切断肋间血管,应及时结扎、止血。

第三节　经前外侧切口开胸术

前外侧切口常用于某些心脏和大血管手术,如闭式二尖瓣扩张分离术、动脉导管结扎或切断缝合术、锁骨下动脉肺动脉吻合术和其他某些心脏手术,以及某些估计操作比较简单的肺切除术、开胸心脏按摩术等。这种切口的体位对心脏和呼吸功能的扰乱影响最小,且开胸操作较简单,损伤较少,时间较快;但显露较后外侧切口为差,尤其对后纵隔的显露不够满意。

【手术步骤】

1. 体位　仰卧位,手术侧肩下和臀部垫高30°,手术侧上肢肘部屈曲固定在床头架上。

2. 切口　沿准备进胸的肋间(根据手术要求,通常在第3、4或第5肋间),从胸骨到腋中线切开皮肤和皮下组织。如计划切断肋软骨,则切口前端可沿胸骨缘向上延长。对女性患者,无论在哪一肋间进胸,均应沿乳房下缘切开皮肤和皮下组织,然后将乳房向上推开,显露准备进胸的肋间隙〔图21-8(1)〕。

3. 切开肌层　沿切口切断胸大肌、胸小肌,分开前锯肌;有时可切断部分背阔肌〔图21-8(2)〕。

4. 进胸　在选定的肋间切开肋间肌和胸膜,用剪刀扩大肋间切口,结扎止血。然后安置胸腔自动拉钩,显露胸内脏器。如显露不满意,可在靠近胸廓内动脉(胸骨缘以外约1cm)的外侧,切断切口上(或下)的肋软骨(必要时可切断2~3条)〔图21-8(3)〕;同时切断肋间肌,缝扎前后端肋间血管。如果胸廓内动脉被牵拉太紧,或已被损伤,应钳夹后切断、缝扎〔图21-8(4)、图21-8(5)〕。

5. 缝合　低位肋间安置引流后,间断缝合肋间肌,先不结扎,待安置肋骨合拢器拉拢肋骨后逐一结扎。如在某些部位(多在前端)肋间肌太少,难以缝合时,可绕过肋骨穿线缝合。如果肋软骨已断,则应用粗弯三角针穿粗线逐条缝合固定〔图21-8(6)〕,分层尖端缝合胸壁肌肉、皮下组织和皮肤〔图21-8(7)〕。

257

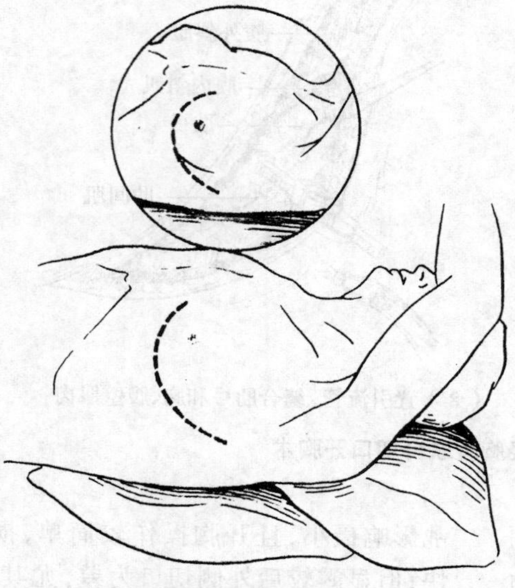

（1）男性沿进胸肋间切开，
女性沿乳房下缘切开

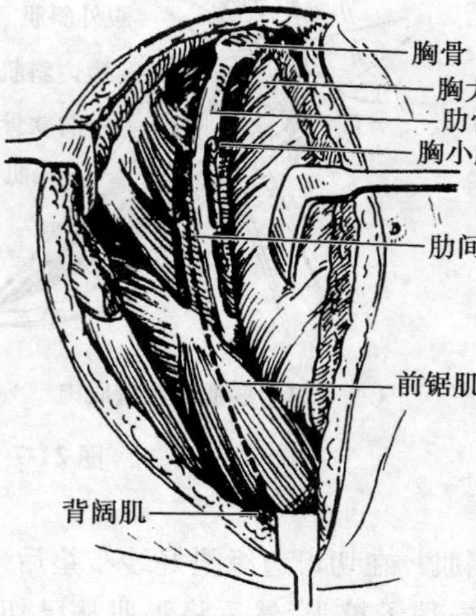

（2）切断胸大肌、胸小肌、背阔
肌，分开前锯肌

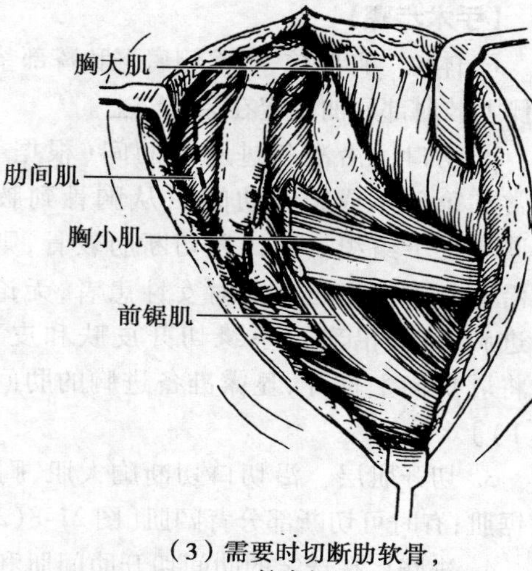

胸骨
胸大肌
肋骨
胸小肌
肋间肌
前锯肌
背阔肌

（3）需要时切断肋软骨，
扩大切口

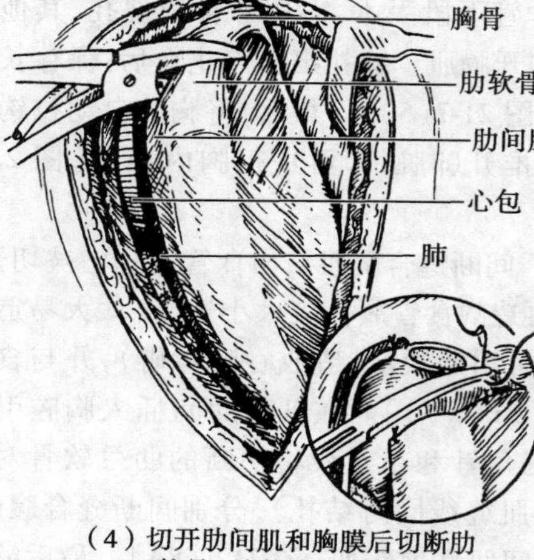

胸大肌
肋间肌
胸小肌
前锯肌

（4）切开肋间肌和胸膜后切断肋
软骨，缝扎肋间血管

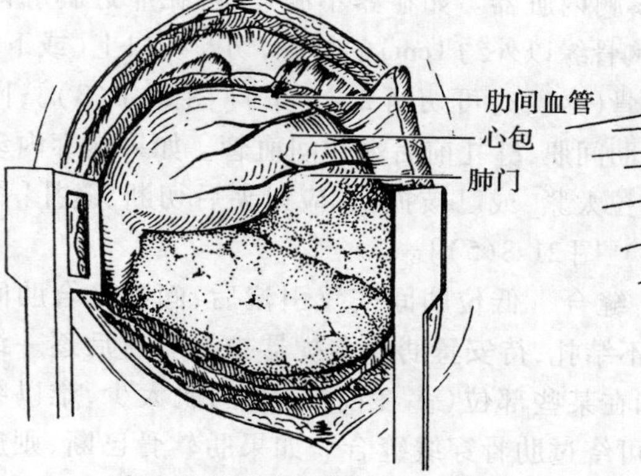

胸骨
肋软骨
肋间肌
心包
肺

（5）显露胸腔内脏器

肋间血管
心包
肺门

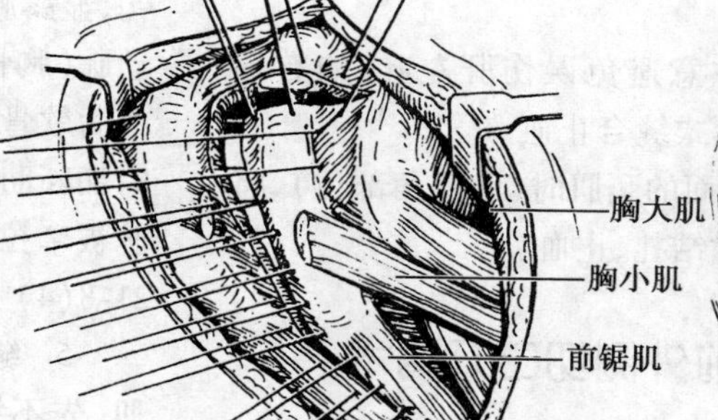

（6）缝合肋软骨和肋间肌

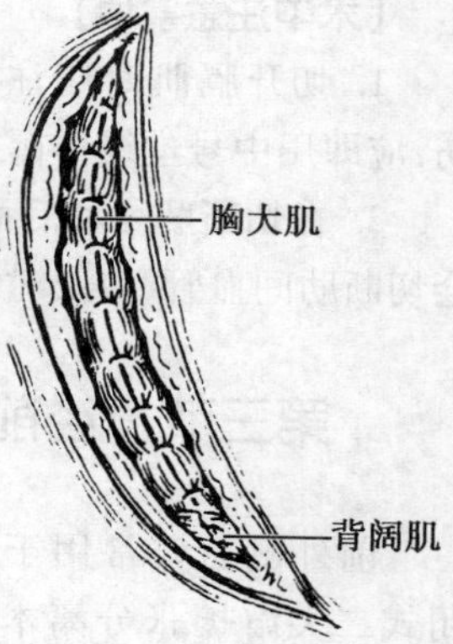

胸大肌
胸小肌
前锯肌
背阔肌

（7）缝合胸壁肌肉

胸大肌
背阔肌

图 21-8　经左前外侧切口开胸术

【术中注意事项】

1. 胸廓内血管出血可能很多，甚至致命，应予妥善结扎；在关胸缝合前，应再次检查结扎是否可靠。

2. 在进行某些心脏手术时，为了扩大切口，可不切断肋软骨，而切断进胸肋间平面的胸骨，并将两侧胸廓内动、静脉切断后结扎〔图21-9(1)〕。切断前，首先用一粗头长弯止血钳，在紧贴胸骨两侧缘（胸廓内动脉内侧）及胸骨后面向胸骨后探入，使两侧沟通。

经这一通道伸入胸骨剪（或引过线锯）。剪（或锯）断胸骨〔图21-9(2)〕。在胸骨后稍作分离，缝扎、切断胸廓内动、静脉，即可安置胸腔自动拉钩，扩大切口。胸骨骨髓腔用骨蜡止血。注意不要损伤右侧胸膜；万一右侧胸膜被撕破，应立即缝合，如缝合不严密，或无法缝合，则在手术结束时，两侧胸腔均应插入胸腔引流管。缝合胸骨断端时，在其上、下缘各打2个洞，用钢丝固定。

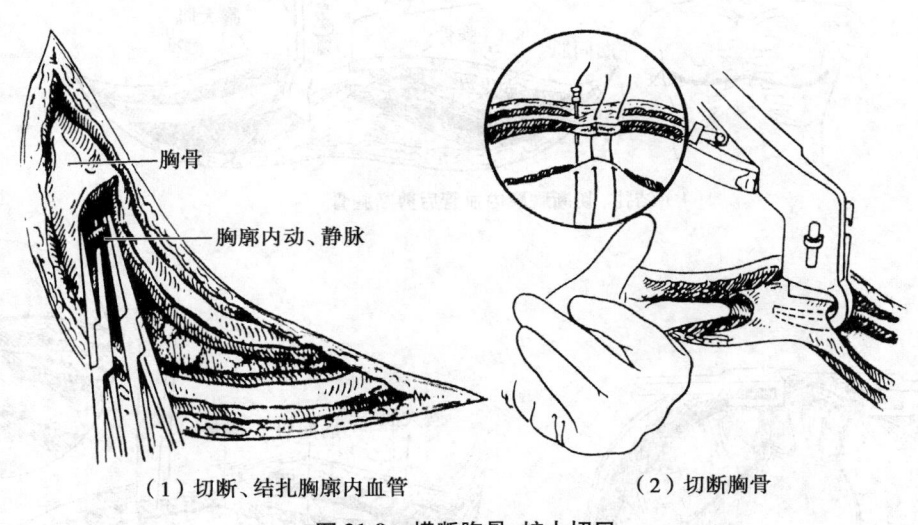

（1）切断、结扎胸廓内血管　　　　（2）切断胸骨

图 21-9　横断胸骨，扩大切口

第四节　经双侧切口开胸术

【适应证】

心脏直视手术和心包剥脱术可用这种切口，显露比较满意。但因双侧胸腔术中对呼吸功能影响较大，对麻醉的要求较高，术后伤口疼痛也较重，且因两侧胸腔均需安置胸腔引流管，使患者难以翻身，更增加患者痛苦。因此近年来多数外科专家作心脏手术时，已改用胸骨正中切口。

【手术步骤】

1. 体位　仰卧位，两肩后垫一小枕，两臂向外侧伸开，放在上肢架上（如切口不太大，可放于体侧）。

2. 切口　根据手术需要，切口可作在第3、4或第5肋间；也可两侧切口不在同一肋间（如右侧在第3肋间，左侧在第4肋间）。女性患者的皮肤切口应在乳房下缘。从一侧腋中线沿肋间经过胸骨到对侧腋中线，切开皮肤和皮下组织后结扎、止血。

3. 切开肌层后进胸　切开胸大肌和胸小肌，显露预定的肋间隙。再切开两侧肋间肌和胸膜，进入胸腔。

4. 切断胸骨　在胸骨两侧缘附近结扎和切断胸廓内动、静脉，用胸骨剪或线锯横断胸骨〔图21-10(1)〕。胸骨骨髓腔用骨蜡止血，骨膜出血点用电凝止血。然后，用手指分离胸骨后疏松组织，使胸骨与纵隔组织分开。垫好纱布垫，用两个胸腔自动拉钩将两侧肋间扩张，即可进行胸内操作〔图21-10(2)〕。

5. 缝合两侧低位肋间　插入胸腔引流管后，在胸骨上、下断端用骨打孔器（或粗针）各打2个孔，穿上中号钢丝。用中号丝线将两侧肋间肌和胸膜一并间断缝合，先不结扎。待安置肋骨合拢器，拉拢上、下肋骨后再拧紧钢丝，逐一结扎肋间缝线。间断分层缝合胸大肌、胸小肌和皮下组织及皮肤〔图21-10(3)〕。

【术中注意事项】

1. 胸廓内动、静脉结扎必须牢靠。手术结束时应再次检查结扎线有无松脱出血后，才能关闭胸腔，以免术后出现致命性出血。关胸前放松胸腔自动拉钩后，胸壁肌肉切缘常有多处出血，应一一结扎止血。

2. 钢丝必须牢固拧紧，以免胸骨断端滑动，术后不愈合，造成不适。为此，有时可将胸骨分两次剪断，使断端成角，减少缝合后滑动。在拧紧钢丝后，将胸骨骨膜对位缝合，更可减少胸骨滑动。

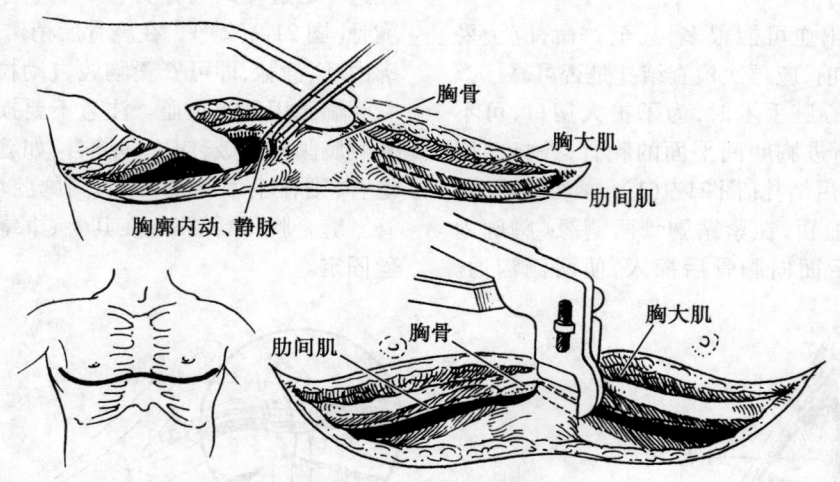

胸骨
胸大肌
肋间肌
胸廓内动、静脉

胸大肌
肋间肌　胸骨

（1）结扎、切断胸廓内血管后剪断胸骨

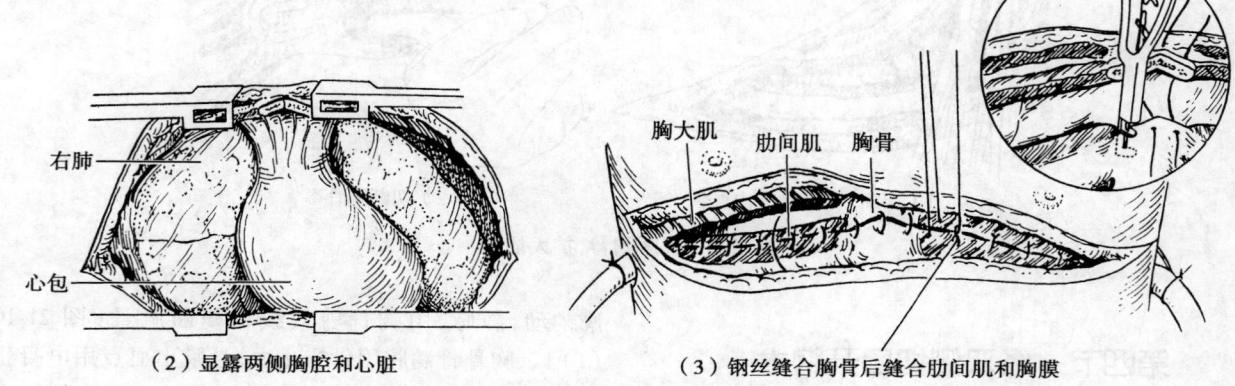

右肺
心包

胸大肌　肋间肌　胸骨

（2）显露两侧胸腔和心脏

（3）钢丝缝合胸骨后缝合肋间肌和胸膜

图 21-10　经双侧切口开胸术

第五节　经胸骨正中切口开胸术

【适应证】

胸骨正中切口是将胸骨沿长轴纵行切开,显露纵隔前半部而不必进入胸腔的切口,最常用于胸腺切除术和心包剥脱术。也常用来进行心内直视手术,对肺动脉、右心房、右心室、上腔静脉和升主动脉的显露较为满意,但对左心房、左心室的显露不够满意。

【手术步骤】

1. 体位　仰卧位,肩后垫一小枕,两臂可固定在躯干旁或向外伸出。

2. 切口　胸骨前正中线作稍弯向一侧的弧形切口,上端从胸骨上缘以上 3cm 开始,下端达剑突与脐连线的中点。

3. 切除　剑突切开皮下组织和上段白线,使左、右腹直肌分开,止血、结扎,显露胸骨柄、体、剑突和腹膜外脂肪,将剑突切除。

4. 劈开胸骨,显露前纵隔　用电刀切开胸骨正中骨膜,以免出血。再用粗头长弯止血钳或夹小纱球的卵圆钳和手指从上、下端仔细分离胸骨后结缔组织;尤其在上半部,应注意避免损伤左无名静脉。用气动或电动胸骨锯或胸骨刀沿中线纵行劈开胸骨〔图 21-11(1)〕。胸骨断面用骨蜡止血,然后推开两侧纵隔胸膜,垫纱布垫后,置浅钩胸腔自动拉钩,分开两侧胸骨,显露前纵隔、胸腺及心包〔图 21-11(2)〕。

5. 缝合　用骨打孔器在胸骨断面两侧各打 3～4 个孔,穿过中号钢丝后拉拢拧紧〔图 21-11(3)〕,将钢丝头弯曲,埋入胸骨切缝内,用丝线缝合胸骨骨膜和白线,将两侧腹直肌拉拢,间断缝合皮下组织及皮肤。

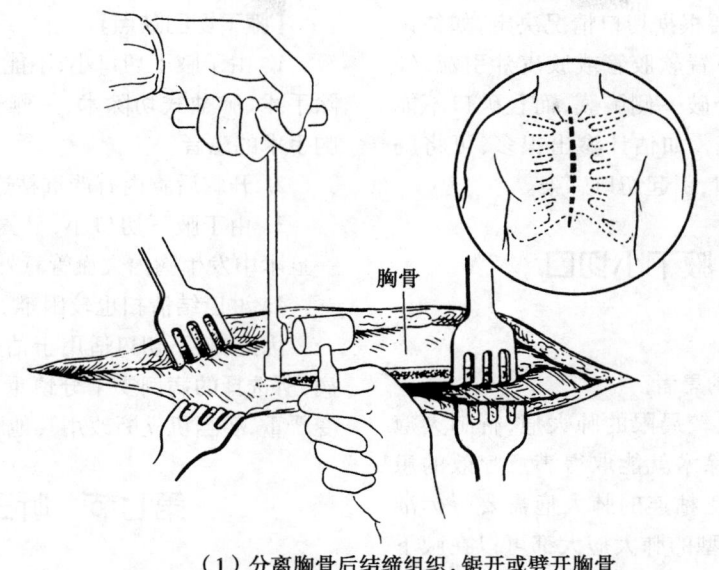

（1）分离胸骨后结缔组织，锯开或劈开胸骨

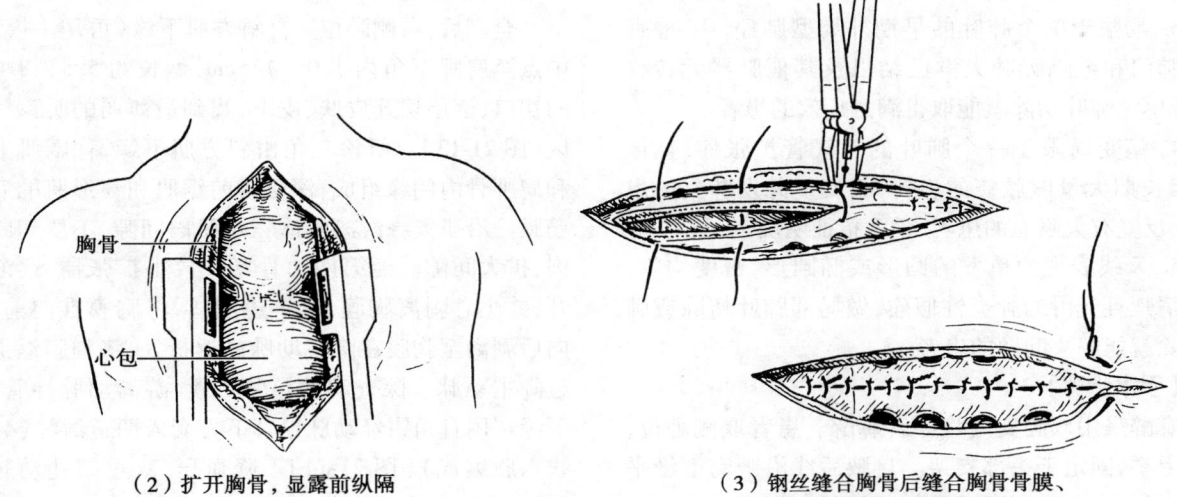

（2）扩开胸骨，显露前纵隔

（3）钢丝缝合胸骨后缝合胸骨骨膜、腹直肌、皮下组织和皮肤

图 21-11　经胸骨正中切口开胸术

【术中注意事项】

1. 根据手术要求，胸骨不一定全部劈开，也可取得满意的显露。如做胸腺切除术，可以只在第 3 肋间以上劈开，同时在第 3 肋间平面横断〔图 21-12〕；做心包剥脱术，可在第 2 肋间平面横断胸骨，然后将胸骨体正中劈开。

2. 剑突和肋弓之间的夹角部位有腹壁上动脉通过，在切断剑突时常易损伤该动脉，应予结扎或电凝止血。

3. 一般在第 2 前肋平面上下的右侧胸膜常向纵隔归入，当锯开胸骨时，容易撕破，应加注意。

4. 如有合适的胸骨锯，可不必事先用手指或纱布球分离胸骨后间隙，胸骨锯的头部在锯开胸骨之前能自动推开胸骨后间隙。

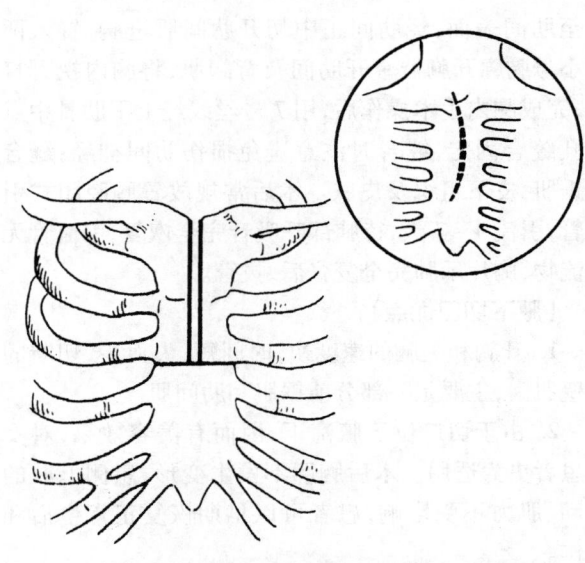

图 21-12　部分劈开胸骨，显露上纵隔

4

5. 术后引流的安放要根据切口情况决定,如估计术后有渗出,可在胸骨下置软胶管或胶皮片引流,经切口下端引出;如术中分破一侧胸膜,而且破口不能缝合,可作胸腔插管引流。如估计渗出很多,可将胸骨下引流管以免污染敷料,引起切口感染。

第六节 腋下小切口

【适应证】

1. 胸内无严重粘连的患者。

2. 手术指征明确,比较局限的肺大疱,行肺大疱单纯结扎术或肺大疱切除术就能取得满意疗效的患者。除非胸膜腔伴有广泛粘连的肺大疱需要行标准剖胸切口外,其他各种类型的肺大疱大都可以在腋下小切口下完成。

3. 局限于单个肺叶的早期外周型肺癌,CT 检查提示肺门和纵隔无肿大淋巴结以及其他脏器无转移瘤,行单纯肺叶切除就能取得满意疗效的患者。

4. 病变局限于一个肺叶的支气管扩张症,且伴有:①长期大量咳脓痰的患者;②反复并发肺炎的患者;③反复有大咯血的患者,手术指征明确。

5. X 线表现为单发的圆形或椭圆形,密度均匀,边界清楚且光滑的肺炎性假瘤,做局部肺叶切除或肺叶切除就能解决问题的患者。

【手术步骤】

麻醉采用双腔支气管导管麻醉。患者取侧卧位,上肢上举,固定于头部支架。自腋后线沿腋窝下缘平行第 3 肋骨,在胸大肌后缘与背阔肌之间作一弧形切口,止于腋前线,长约 10~15cm,游离背阔肌前缘并用拉钩向后略作牵拉,沿前锯肌肌纤维起行方向钝性分开至肋间表面,经肋间正中切开肋间肌进胸,置入两副小号胸廓开胸器牵开肋间及背阔肌,将胸内视野打开,完成胸内手术操作后,用 7 号丝线经上下肋骨中点打孔缝合固定,缝合时注意避免损伤肋间神经;缝合前锯肌、皮下组织及皮肤。术后常规放置胸腔闭式引流管,引流 4~7 天,待肺部呼吸音完全恢复,引流管无引流物,胸片示肺完全复张后,拔管。

【腋下切口优点】

1. 开胸和关胸的速度快,时间短,失血少,切断的胸壁肌肉,主要是一部分前锯肌和肋间肌。

2. 由于切口位于腋窝下,因而有美容效果,对女性患者更为适用。术后胸廓不发生变形,患侧上肢的运动、肌力不受影响,患者可以早期恢复正常生活和工作。

【腋下切口缺点】

1. 由于腋下切口小,不能用于胸内巨大肿瘤的切除手术、肺袖式切除术、一侧全肺切除术以及再次开胸手术的患者。

2. 开胸后胸内有严重粘连时,手术操作很困难。

3. 由于腋下切口小,显露不如标准后外侧切口,一旦术中发生胸内大血管意外出血,不易控制。

4. 淋巴结清扫也较困难。

因此,腋下切口适用于估计手术不困难的肺部疾病,所选择的病例要十分慎重。如果术中发现胸内病变严重,要当机立断改用其他胸外科切口。

第七节 听三角切口

【手术步骤】

全麻后,右侧卧位。自斜方肌下缘(可用手摸到)中点至肩胛下角内 1.0~1.5cm,做长约 5.5~8.0cm 的切口,逐层切开皮肤、皮下,找到最薄弱的听诊三角区〔图 21-13〕。听诊三角由斜方肌下缘,背阔肌上缘和肩胛骨内侧缘组成,深层为前锯肌和菱形肌的后续筋膜。沿肌肉缘游离听诊三角肌肉间隙,不要切断肌肉,扩大间隙。经第四肋骨床安放小扩张器,逐渐扩开,并小心剥离胸膜,边扩边剥离,将胸膜推向前方,向后剥离至胸膜在降主动脉的返折处,将胸膜返折推过降主动脉。探查动脉导管位置,游离动脉导管上、下缘。用直角钳经动脉导管下方套入两道辫绳(4#丝线六股编成)〔图 21-14〕。降血压,双重结扎动脉导管。探查左肺动脉无震颤,以热盐水纱布压迫剥离面止血。用粗导尿管剪侧孔后,经第五肋间置入胸膜外间隙。缝合第四肋间及听诊三角间隙。将导尿管的另一端浸入盛水小杯的液面下,膨肺,并逐步将导尿管向外拉,至无气泡溢出后,全部拉出。逐层缝合皮下及皮肤。术后第一天拍胸片,检查有无胸膜外积液。

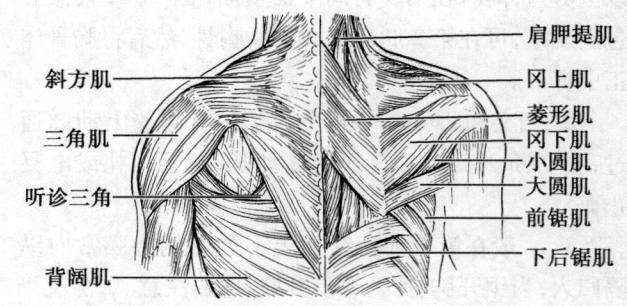

图 21-13 听诊三角解剖

斜方肌
三角肌
听诊三角
背阔肌

肩胛提肌
冈上肌
菱形肌
冈下肌
小圆肌
大圆肌
前锯肌
下后锯肌

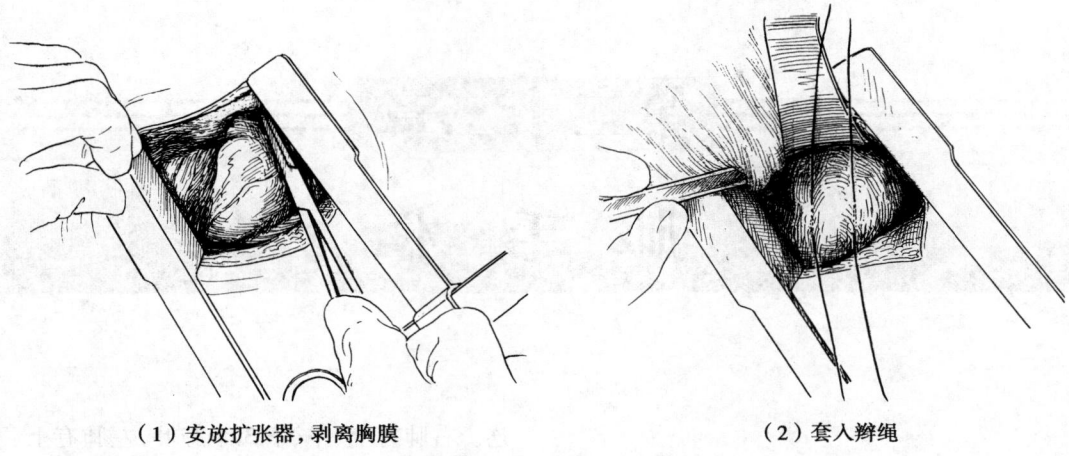

（1）安放扩张器,剥离胸膜　　　　　　　　　　　　　　　　（2）套入辫绳

图 21-14　剥离胸膜,套入辫绳

（朱允涛）

第二十二章

肺 手 术

第一节　肺的应用解剖

1. 肺叶　肺脏表面被脏胸膜覆盖,肺门与纵隔相

连。右肺有上、中、下 3 个肺叶,左肺有上、下 2 个肺叶。各个肺叶之间有肺裂分开,但有时肺裂并不完全,多见于右上、中叶间和上叶后段与下叶背段之间〔图 22-1 ~ 图 22-3〕。

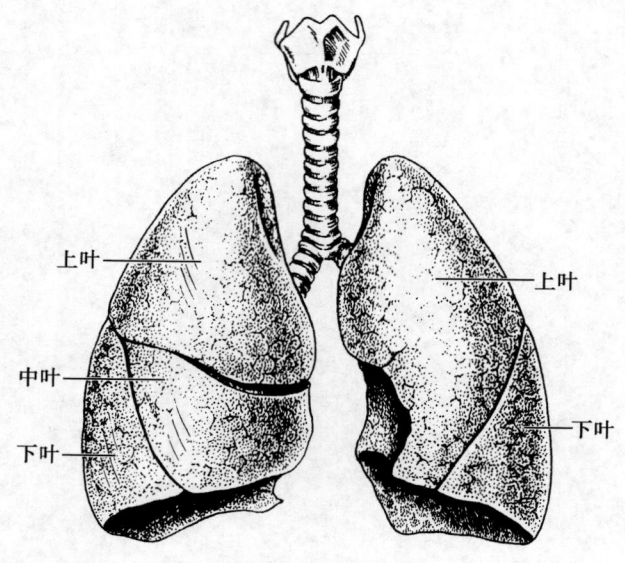

图 22-1　两肺前侧

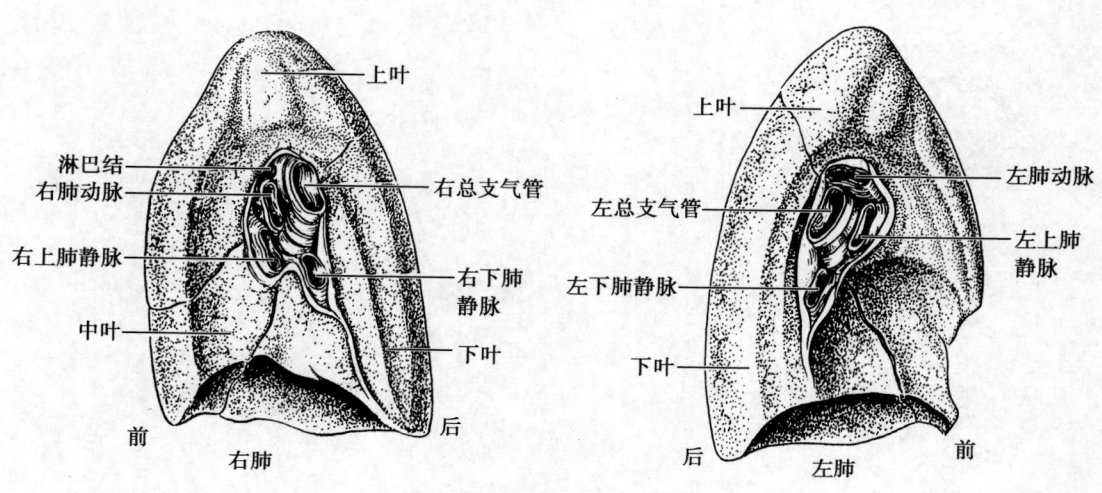

图 22-2　两肺内侧

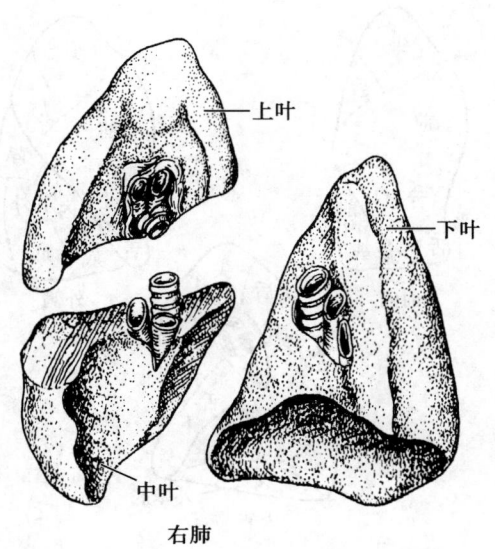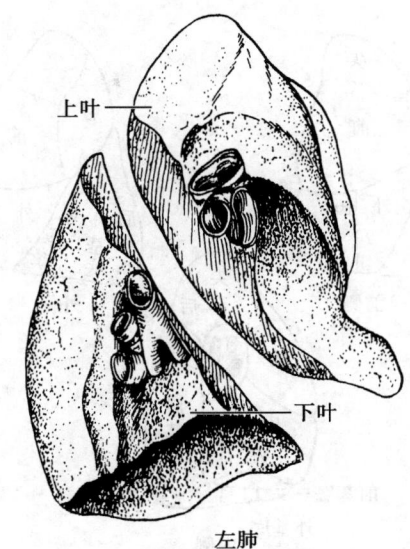

右肺　　　　　　　　　　左肺

图 22-3　两肺各叶关系

2. 肺段　每一叶肺分为几个肺段,各有其独立的支气管。静脉位于肺段之间,接受邻近两肺段的血液〔图 22-4〕。肺段之间有少量结缔组织,同一肺叶的肺段被脏胸膜包裹在一起。左、右两肺各分为 10 段〔图 22-5〕。左肺的舌上、舌下段相当于右肺中叶、只是舌段支气管常源于左上叶支气管。左上叶的尖段和后段起源于一个支气管,成为尖后段,然后分为两支;左下叶的内基底段和前基底段,合称为前内基底段。所以左肺也可分为 8 段。

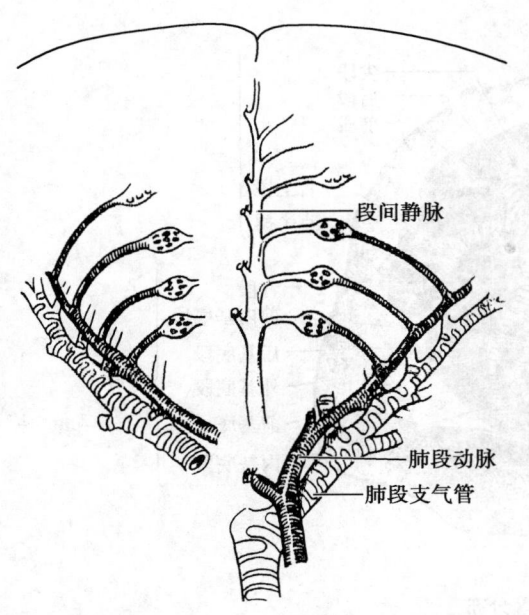

图 22-4　肺段支气管、动脉和段间静脉

3. 支气管　气管在第 2 胸椎平面分叉成左、右总支气管。右侧总支气管斜度较小,与中线约成 25°角,较左总支气管短而粗,约 2cm。上叶支气管呈横位从总支气管向外分出,且随即再分为尖、后、前肺段支气管。总支气管在上叶支气管以下的连续部分是中间支气管。中叶支气管从中间支气管向前分出,并又分为外、内 2 支。约在同一平面向后外侧又分出下叶背段支气管。向下的连续部分是基底段支气管的总支,然后再分为内、前、外、后支基底段支气管。

左总支气管向外斜度较大,与中线约为 75°角,且较右侧细长。左上叶支气管从总支气管向上外侧分出后随即又分为 2 支。上面一支又分为 2 支,一为尖后段支气管,另一为前段支气管。下面一支为舌段支气管,并再分为上、下 2 支,相当于右侧中叶支气管的内、外两支。舌段支气管可在上叶支气管起点分出后直接从总支气管分出。下叶支气管与右侧相似,只是前、内基底段支气管首先并为一支,从基底段支气管总支分出,然后再分为 2 支〔图 22-6〕。

4. 肺门　肺门的主要结构包括支气管、肺动脉和上、下肺静脉。它们之间的互相关系两侧稍有不同。右侧肺动脉位于左总支气管前下方,向后绕到上叶支气管后方进入上、下肺裂深部。左肺动脉位于左总支气管前上方,向后绕过上叶支气管上后方,进入上、下肺裂。两侧肺静脉的位置则基本相同,上肺静脉位于肺动脉下方偏前,下肺静脉位于上肺静脉之下偏后。在下肺静脉以下至膈肌,从前、后纵隔到肺的胸膜返折,形成肺下韧带。右侧肺门前面紧靠上腔静脉、膈神经、膈血管和心包。奇静脉紧贴右肺门后侧向上,在肺门上侧弯向前内方进入上腔静脉,左侧肺门前侧是心包、膈神经和膈血管。两侧肺门前侧均有肺门神经丛,后侧则有迷走神经和支气管动脉。在各叶支气管周围还有数目不等的淋巴结。

4

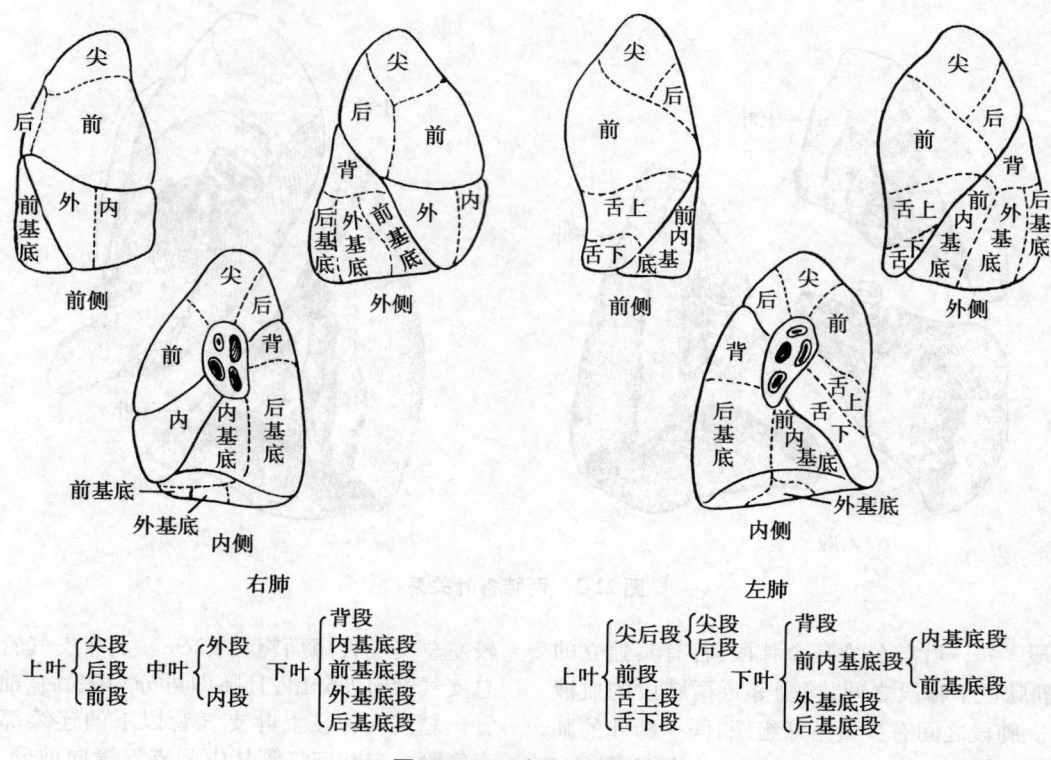

图 22-5 两肺的肺段分布

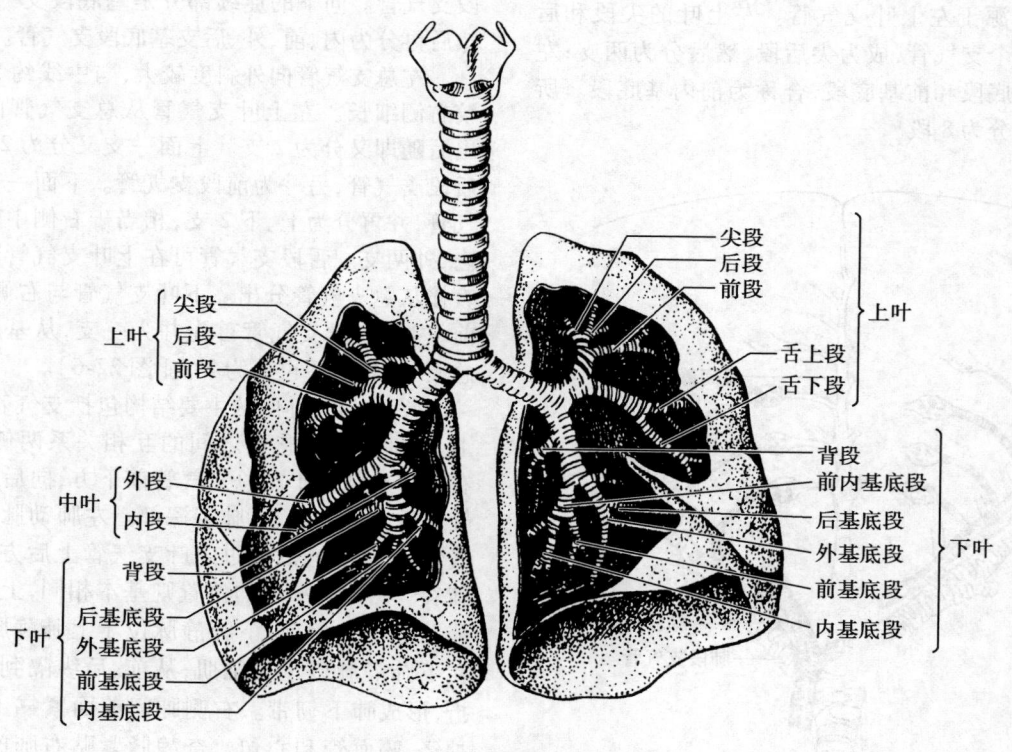

图 22-6 两肺支气管分布

肺动脉和肺静脉在其穿行过程中分别分出肺段分支。一般肺段动脉都位于贴近肺段支气管的上外侧,二者一起进入肺段实质。肺静脉的分支多位于段间部分,引流段间两侧的肺段静脉血液,在肺段支气管的下、内侧汇成段静脉。肺动、静脉的分支常有变异,尤其以左肺上叶的动脉为多见。支气管的变异较

4

少〔图22-10、图22-14〕。

右肺动脉进入上、中叶肺裂前,在奇静脉进上腔静脉处以下,分出尖前段动脉,再由这一支分出段和前段动脉〔图22-7〕。在上、中叶肺裂深部胸膜下,向上分出后段动脉〔图22-8〕。到上、中叶和上、下叶肺

裂交界处,右肺动脉干的前内侧分出中叶动脉,又中叶动脉又分成外、内两段动脉。下叶背段动脉起源于中叶动脉同一高度或略低,向后进入背段。4支基底段动脉或先分成前、内和后、外2支,或直接分为4支进入基底段。

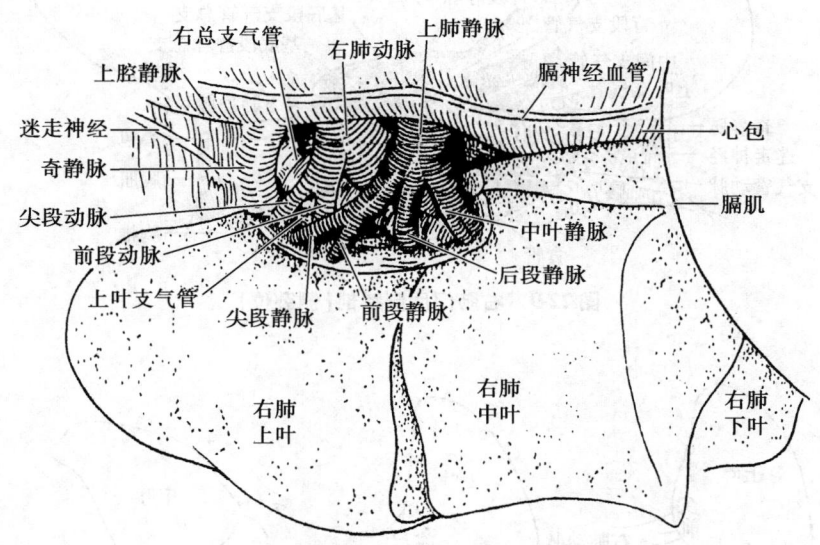

图 22-7 右肺门前侧解剖(侧卧位)

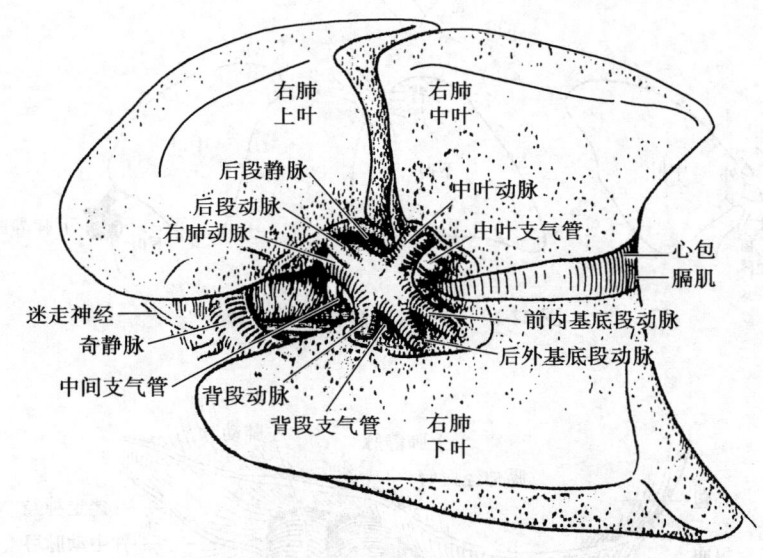

图 22-8 右肺上、中和下肺裂深部解剖(侧卧位)

右上肺静脉由上叶和中叶静脉汇合而成。上叶静脉最上面一支为尖、前段静脉,常从前侧将尖、前段动脉覆盖,影响对该动脉的手术操作。第2支为后段静脉,从后方经上、中叶肺裂深部向前进入上叶静脉。中叶静脉汇流到上肺静脉的下部〔图22-7〕。

右下肺静脉在肺门下后方,由背段和基底段2支汇流而成〔图22-9〕。

右肺动、静脉的常见变异见图22-10。

左肺动脉在肺门上方分出第1支尖后段动脉,

由这一支再分为尖段和后段2支动脉〔图22-11〕。左肺动脉主干从肺门后上方进入上、下肺裂深部后,又分出前段动脉。有时在肺门上方第1分支是前段动脉,第2支才是尖后段动脉。在肺裂深部,左肺动脉主干向前分出舌段动脉,然后再分为上、下2支。在同一平面向后则分出下叶背段动脉。有时舌段动脉可在背段动脉平面以下才分出。左肺动脉主干最后又分为2支,形成前、内和后、外基底段动脉〔图22-12〕。

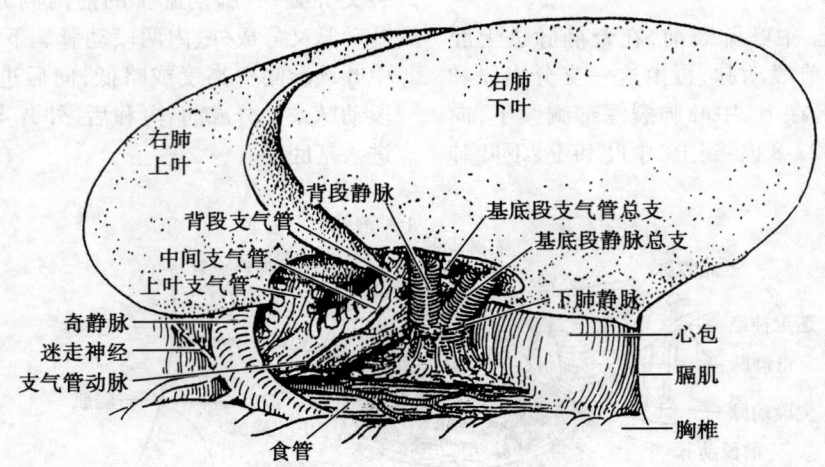

图 22-9　右肺门后侧解剖（侧卧位）

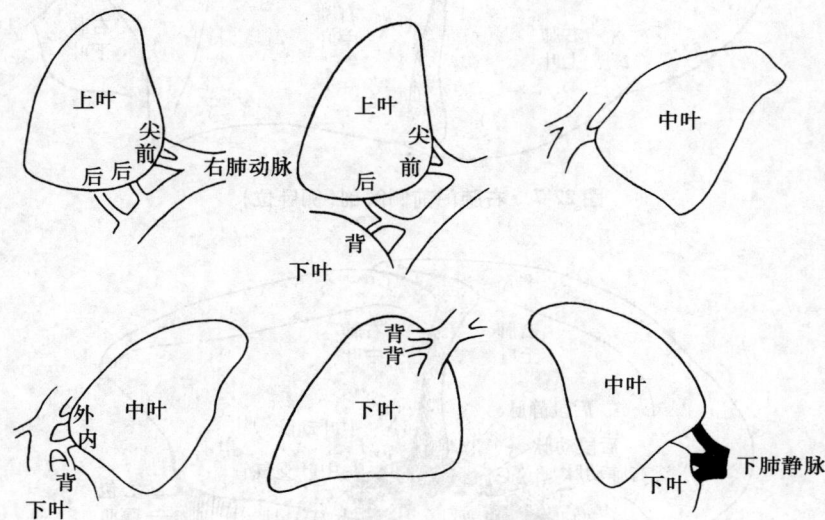

图 22-10　右肺动、静脉常见变异

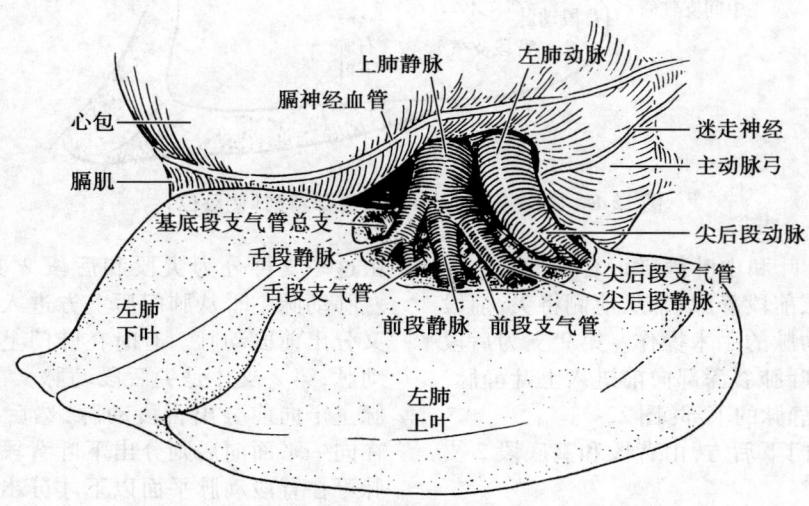

图 22-11　左肺门前侧解剖（侧卧位）

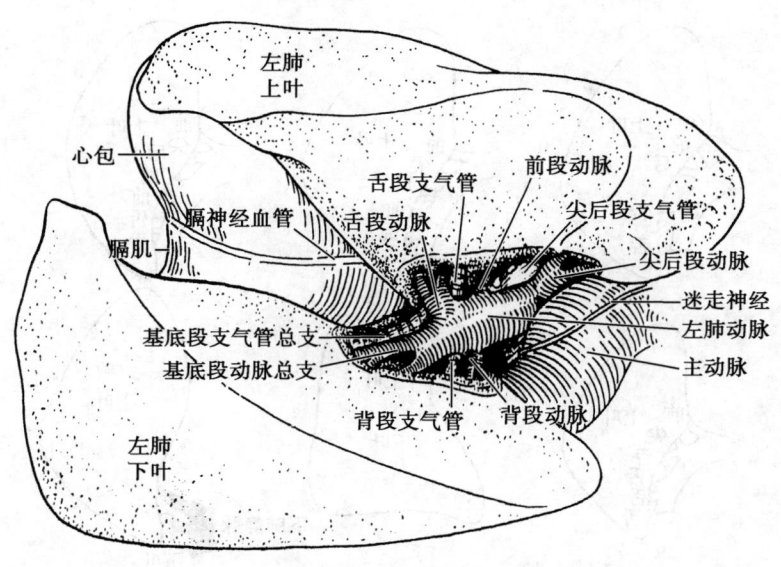

图 22-12　左肺门上、下肺裂深部解剖（侧卧位）

左上肺静脉由上叶尖后段、前段和舌段3支汇合而成〔图 22-11〕。

左下肺静脉在肺门下后方，由背段和基底段静脉汇合而成〔图 22-13〕。

左肺动、静脉常见的变异见图 22-14。

支气管动脉常起源于主动脉、上部肋间动脉、锁骨下动脉或无名动脉，属于体循环。每侧分成 1～3 支，沿支气管后侧供应各支气管，并分出分支至支气管前侧。它随支气管的分支而分出小动脉。到肺泡时，支气管动脉与肺泡毛细血管存在侧支循环；在肺有慢性炎症或存在先天性心脏病时（如肺动脉狭窄等），支气管动脉可能变粗，起到肺动脉的作用。

支气管静脉很小，临床意义不大，回流入奇静脉和半奇静脉。

4

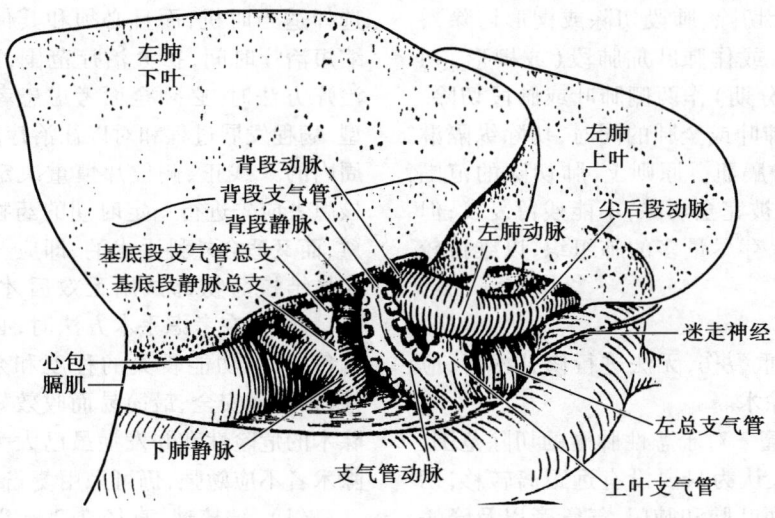

图 22-13　左肺后侧解剖（侧卧位）

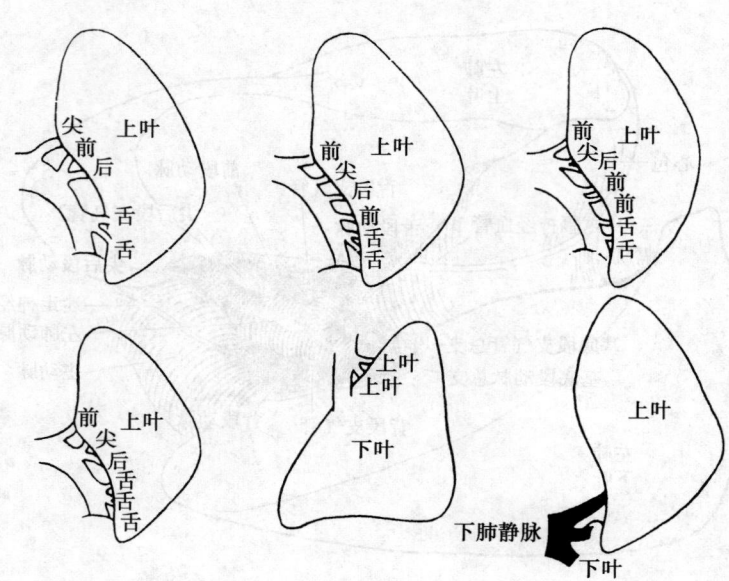

图 22-14　左肺动、静脉常见变异

第二节　肺 切 除 术

一、概　　述

肺切除术是治疗某些肺内或支气管疾病的有效手段。根据病变的性质、范围和患者肺功能的情况，可以切除一侧全部肺脏（即全肺切除术）也可以进行肺部分切除（包括肺叶切除、肺段切除或楔形切除）；还可以切除两个肺叶，或作肺叶加肺段（或楔形）切除；有时也可一次（或分期）作两侧肺叶或肺段切除。对某些患者常在切除肺叶或全肺的同时，切除纵隔淋巴结、胸膜壁层或部分膈肌。原则上，肺切除的范围应该足够，使肺内病灶被完全切除，不能残留复发；但又应尽量少切，使能保存尽量多的肺组织，以维持较好的肺功能。

【适应证、禁忌证】

1. 肺裂伤　肺严重裂伤，无法进行修补术者，应作局部肺叶或全肺切除术。

2. 支气管肺内肿瘤　对于恶性肿瘤的切除范围，意见尚未一致，多数人认为只要没有远距离转移，切除肿瘤所在的一叶或两叶肺和肺门、气管旁以及隆嵴下的淋巴组织，能得到与全肺切除同样的疗效，而手术损伤和并发症却可减少，术后肺功能也能保存得更多一些。对于局限于一叶的转移癌，或肿瘤性质未定，不能排除良性瘤或结核瘤者，则应做肺叶切除术。总之，在考虑切除范围时，应全面估计肿瘤类型、部位、转移情况、呼吸、循环功能以及患者对手术的耐受力等情况。如肺癌患者已有恶病质，剧烈胸痛，发热；

X 线检查见隆嵴已增宽，肿瘤影与胸壁或纵隔已连成一片，没有间隙，或已见胸腔积液；气管镜检查见隆嵴增宽、固定，肿瘤离隆嵴不到 2cm；乳酸脱氢酶测定高于 400 单位等情况，手术切除的可能性将很小，或不能切除。如肺癌有远距离转移，或已侵入膈神经、喉返神经及纵隔血管者，禁忌手术。

3. 肺结核　肺结核的外科治疗是肺结核综合治疗的一个组成部分，只适用于一部分肺结核患者。应选择适当时机，而且必须和其他疗法密切配合，才能缩短治疗时间，扩大治疗范围，减少复发率。在选择治疗方法时，必须全面考虑患者的一般情况、病变类型、病程发展过程和对以往治疗的反应，并根据最近 3 周内的 X 线正、侧位片慎重决定。一般情况下，肺结核患者应先进行一定时期的药物治疗，如病灶不能治愈，而又适合外科手术的，即应及时手术，不要等到一切抗结核药物都试用无效后才做手术，以免错过时机。此外，在考虑手术方法时，必须估计手术效果、患者负担、肺功能丧失的程度和余肺病灶复发的可能性，采用最安全、最简易而收效好的手术。目前，肺切除术的危险性和并发症虽已大为减少，但不宜作肺切除术者不应勉强，仍可采用萎陷手术。

（1）结核球：直径在 2cm 以上，药物治疗 6 个月以上不见消失，甚至中心发现液化空洞或有扩大趋势者，均应切除。球形病灶性质不肯定者，则不宜等待，应即做切除手术。

（2）干酪病灶：干酪病灶或一堆干酪病灶大于 2cm，药物治疗 6 个月～1 年以上无效，继续排菌者，应考虑手术。

（3）空洞：由于支气管结核引起肉芽增生或瘢痕

造成管腔狭窄,使远侧空洞形成张力性空洞;或因病变时间较久,空洞周围纤维组织增生,形成厚壁空洞,均应切除。一般空洞经药物积极治疗 6 个月~1 年仍不关闭者,不论痰中是否排菌,都应考虑手术,以免日后咯血、播散。

(4)支气管结核:经药物积极治疗 6 个月~1 年以上无效,甚至因管腔狭窄(或完全阻塞)造成肺不张;或因广泛管壁破坏,形成支气管扩张者,应做切除。

(5)毁损肺:一侧或一叶肺全部或绝大部分被破坏,形成干酪病灶、空洞、肺萎陷、纤维化、支气管扩张和肺气肿等,应考虑切除。如对侧尚有干酪病灶、结核球或空洞等病变,则应慎重研究手术问题。

(6)外科萎陷疗法后 6 个月~1 年空洞仍不闭合,查痰抗酸菌阳性或间断阳性,患者一般健康状况允许时,可再做肺切除术。

4. 支气管扩张症　支气管造影证实病变局限,有明显症状者,应手术切除有病的肺段、肺叶或全肺;如症状不明显,可不必手术。如双侧支气管均有局限性病变,且范围较小,可分期切除,先切病变较重的一侧,术后如仍有症状,经造影再次证实来自对侧者,再作第 2 期手术。范围过于广泛,无手术机会者,只能用体位引流和中西药物治疗。

5. 肺脓肿　经积极内科治疗 3 个月以上,临床症状和 X 线片不见好转者,应作肺叶或全肺切除术。因炎症范围往往广泛,不宜考虑肺段切除,以免残留病肺。对个别极度虚弱的患者,中毒症状严重,不能耐受切肺手术而病变位于肺表浅部者,可先做切开引流术。

6. 其他　先天性肺囊肿、肺大疱或肺隔离症,如出现症状,均宜做肺叶、肺段或局部切除术。

上述各类患者,在决定肺切除术前,都应进行肺功能测定。如术前肺活量和最大通气量占预计值 60% 以上者,切肺手术比较安全;在 60% 以下者,即应慎重对待。此外,如患者有慢性心、肾功能不全,则将难以耐受手术。

【术前准备】

除一般手术的术前准备外,应着重注意下列各项

1. 必须有术前 3 周以内的胸部正、侧位 X 线摄片,以便明确病变部位、范围和性质;如系恶性肿瘤患者,则应有 2 周内的胸片。此外,还应作胸部透视,观察膈肌活动度,以便估计是否有膈神经受累和胸膜粘连情况。

2. 肺切除术后对呼吸功能有一定的影响;尤其在切除后加作胸廓成形术,影响将更严重。切除的范围越多,影响也就越大。因此,对肺切除的患者,应详细询问以往呼吸系统疾病史,检查呼吸功能,必要时进行分侧肺功能检查,以便正确估计术后的呼吸功能。

3. 肺结核患者,尤其是有刺激性咳嗽、痰抗酸杆菌阳性者,应作支气管镜检查,便于确定即将切除的支气管残端黏膜是否正常,以免因有残存支气管内膜结核,术后发生支气管胸膜瘘和脓胸等严重并发症。

4. 对肺化脓症(包括支气管扩张)的患者,应加强体位引流,并根据痰培养和抗生素敏感试验结果,选用适当的抗生素治疗,争取每日痰量减至最低量(最好能在 50ml 以下)。手术当天早晨应再引流一次,以免术中痰液阻塞,发生窒息,或流入对侧肺脏继发感染。必要时,可每周作支气管镜检查及吸痰。体位引流效果的好坏,决定于引流的支气管是否通畅,患者体位是否正确,以及引流体位维持时间和次数是否足够。此外,还可配合应用祛痰剂和支气管解痉剂。

不同肺段引流的体位如表 22-1(每次 1 小时,每日 2~3 次):

表 22-1　不同肺段的引流体位

病变部位		体位	病变部位		体位
右上叶	尖段　1	正坐位	左上叶	尖后段　1+2	右坐位
	后段　2	左俯斜位			
	前段　3	左仰斜位		前段　3	右仰卧位
右中叶	外段　4	左仰斜位		舌上段　4	右仰斜位
	内段　5	仰卧斜位		舌下段　5	右仰斜位
右下叶	背段　6	俯卧斜位	左下叶	背段　6	俯卧位
	内基底段 7	左仰斜位			
	前基底段 8	左仰斜位		前内基底段　7+8	右仰斜位
	外基底段 9	左侧位		外基底段　9	右侧位
	后基底段 10	俯卧位		后基底段　10	俯卧位

＊斜位为头低足高 45°斜位,下同

5. 除化脓性疾病患者在术前已经应用相应的抗生素外,一般择期作肺切除手术前,应先注射1日青、链霉素;肺结核患者应在术前注射链霉素和口服异烟肼1~2周,术前1日加注青霉素。

6. 术后咳痰和进行深呼吸,可预防并发症和促进余肺的扩张。如果预定作后外侧切口,则应强调术后早期进行术侧手臂高举过头的锻炼,以免日后切口附近瘢痕粘连,影响手臂活动。

【麻醉】

气管内插管吸入麻醉是肺手术必须选择的方法,其优点是可以控制纵隔扑动和反常呼吸,保证足够的气体交换,以及减少纵隔扑动和反常呼吸所致对循环的影响。保持气道通畅,呼吸道的分泌物可以通过气管内插管吸出。痰量多、咯血多、活动性肺结核者可用双腔气管内插管,或支气管内插管,防止痰或血向对侧灌注。通常多选择静脉复合麻醉,用硫喷妥钠或咪达唑仑、依托咪酯诱导,氯琥珀胆碱快速气管内插管,普鲁卡因静脉滴注,长效肌肉松弛剂应用或选用氯琥珀胆碱加入普鲁卡因中静脉滴注控制呼吸,吸入少量不易燃烧、电灼时没有爆炸危险、麻醉效能较强、而对呼吸道不刺激、不使分泌物增加、对循环功能抑制较小的麻醉剂,如异氟烷、恩氟烷、氟烷、氧化亚氮等。手术结束时麻醉苏醒快,便于术后护理。近年来很少应用乙醚,因为乙醚易使呼吸道分泌物增多,在电灼时有发生爆炸的危险,且有术后呼吸道并发症较多等缺点,故已被其他卤族氟碳化合物所替代。

【手术步骤】

1. 体位、切口　肺切除术的体位和切口需根据患者的具体情况和病变部位选择使用。常用的有后外侧切口和前外侧切口,很简单的外侧肺楔形切除术,也可经腋下切口进行,以减轻术后切口疼痛。

2. 胸膜粘连的分离　切开胸壁,进入胸腔后,首先应分离粘连,探查清楚肺内病情,才能开始切肺手术。粘连应全部分离,以利操作,也利于部分肺切除术后余肺扩张。

3. 肺裂的分离　肺叶间的裂隙经常是不完全的,或是互相粘连的,除作全肺切除外,必须分离清楚,以便手术操作。疏松粘连可用剪刀剪开。如粘连紧密,或为不全肺裂时,可在肺裂部位安置两把止血钳,在钳间剪开后,用丝线先从肺门向外穿针,绕过止血钳连续缝合,取下止血钳,收紧缝线后再绕回作第2层连续缝合〔图22-15〕。这种缝合法既可避免出血,又可防止漏气。粘连范围较广者,可分批钳夹和切开、缝合。如准备切除的肺叶支气管和血管可在分开肺裂前分离、切断,则可用肺段切除术的操作步骤来分离不全肺裂,使术后余肺最大限度地扩张。

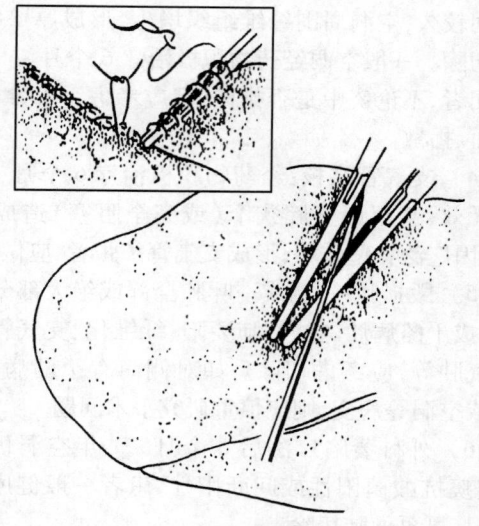

图22-15　肺裂切开缝合法

4. 肺门血管的处理　肺切除术的关键在于对肺门的精确解剖。一般处理肺门的次序是先切断动脉,再切断静脉,最后切断支气管。但如某一部位的动脉在静脉的后面,不能首先显露时,可先切断静脉,再切断动脉。如果动、静脉均不能显露,则可先切断支气管,将远端支气管向远侧牵拉,即易显露血管。对于肺癌患者则应先切断静脉,再切断动脉,以免在手术操作中造成血行转移。如痰量很多,有发生窒息或流向对侧支气管的危险时,也可先切断支气管,再处理血管。肺的动、静脉比身体其他部位的血管脆薄,因此操作应特别仔细。分离动、静脉时应先将血管周围的结缔组织分开。紧贴管壁的结缔组织尤其致密,形成一薄膜样纤维鞘膜,必须将其剪开,显露血管一侧壁〔图22-16(1)〕。在这层鞘膜与血管壁之间有一疏松间隙,可用细头止血钳将这层薄膜提起后,用小纱布球轻轻分开,分离血管。推压小纱布球的方向应指向血管,与血管垂直,不应沿血管走行分离〔图22-16(2)〕。在将血管前壁分离后,可继续分离两侧缘及部分后侧壁〔图22-16(3)〕。最后,换用直角血管分离钳从两侧缘探入后侧,仔细分离。分离时钳端分开的方向应与血管壁垂直,使只有血管分离钳的一叶侧面与血管壁接触,另一叶推向血管周围结缔组织,将血管与周围组织分开〔图22-16(4)〕。血管分离钳张开不宜过度,以免撕破血管。张开后的分离钳不应在原位闭合,更不应反复开闭,以免夹伤血管后侧壁,甚至将管壁撕破。在每一次张开分离钳后,应保持在张开状态将钳退出,然后将钳闭合,再伸入血管后侧,作第二次分离。也可用左手示指经对侧缘探入血管后侧,引导分离钳分离,保护血管不被损伤〔图22-16(5)〕。待钳端在血管对侧缘隐约显露后,即可再用小纱布球在钳端处分离〔图22-16(6)〕。最后,将钳端在对侧缘探出,完全分离后侧壁。

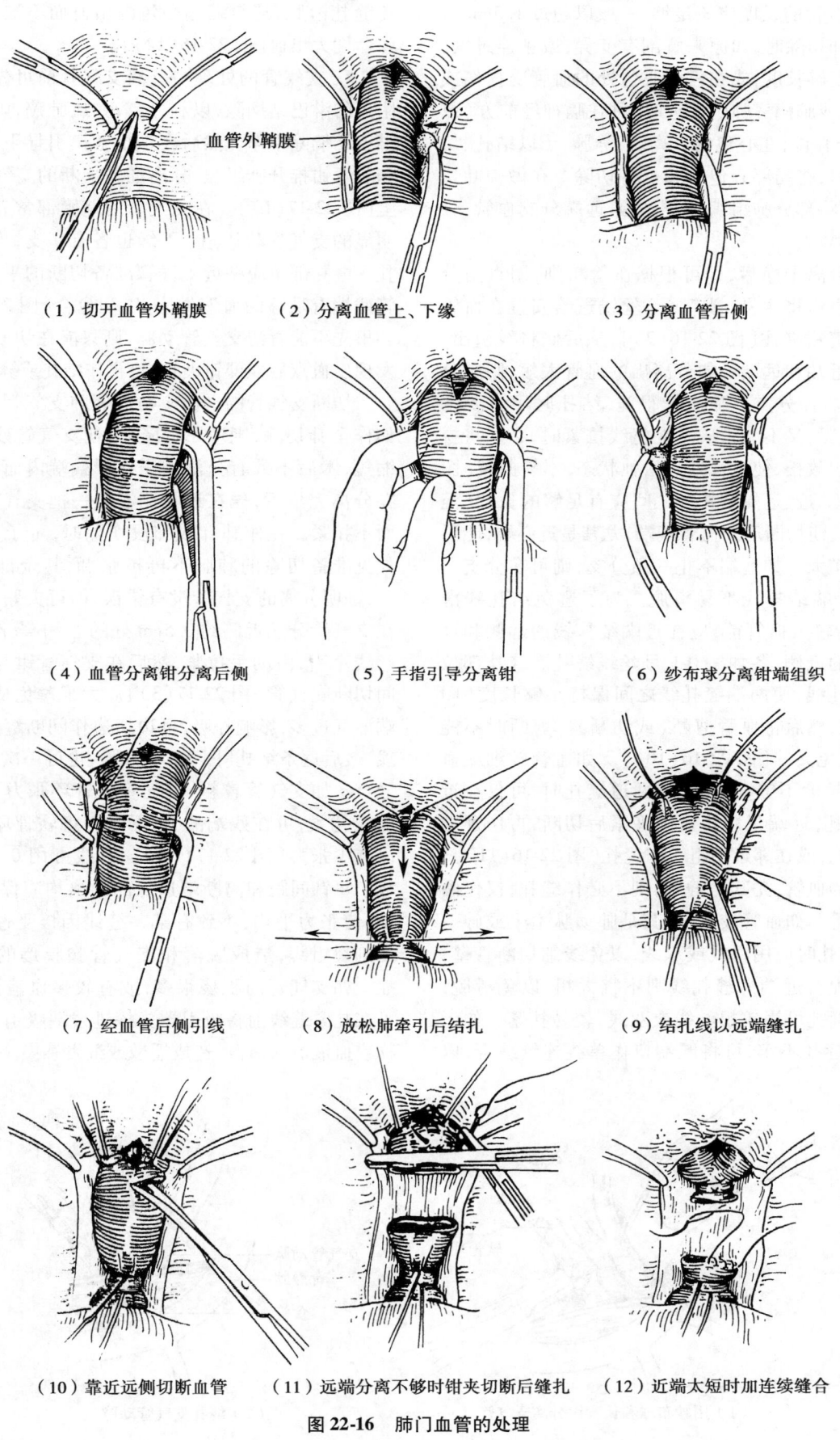

（1）切开血管外鞘膜　　（2）分离血管上、下缘　　（3）分离血管后侧

（4）血管分离钳分离后侧　　（5）手指引导分离钳　　（6）纱布球分离钳端组织

（7）经血管后侧引线　　（8）放松肺牵引后结扎　　（9）结扎线以远端缝扎

（10）靠近远侧切断血管　　（11）远端分离不够时钳夹切断后缝扎　　（12）近端太短时加连续缝合

图 22-16　肺门血管的处理

分离血管的长度应该足够,一般以超过1.5cm为宜。作全肺切除时,如原来解剖有变异,或粘连过紧,不能分离足够长度,或在靠近心包处的血管受损伤或结扎滑脱,或肺癌离肺门太近时,可在膈神经前方(或后方)切开心包,在心包内分离动、静脉,予以结扎、切断。必要时,将局部心包与肺一并切除。在做肺叶切除时,则可将部分肺组织分开,显露远端分支血管,分别予以分离。

血管分离干净后,即可根据血管粗细,用直角分离钳或止血钳将4号(或7号)丝线送给安置在血管后侧的分离钳夹住〔图22-16(7)〕,从后侧将线引出,分别结扎近端和远端。如分离出的血管太短,则应分别结扎远端各分支。肺血管很脆,结扎时用力要平均,不宜过紧,又不能松脱。在将线拉紧时,必须将拉出的肺组织放松,使血管处于松弛状态,不易撕裂〔图22-16(8)〕。近、远端结扎线之间应有足够的长度(至少0.5cm),使切断后的血管残端,尤其是近心端,能形成喇叭状扩大。如远端不止一条分支,则可在分支上切断,使近端结扎线不易滑脱。为了避免结扎线滑脱,在切断较大血管前,应在近端结扎线的远侧和远端结扎线的近侧,各加一0-1号丝线缝扎。缝扎部位应贴近结扎线,使两端缝扎线之间保持足够长度〔图22-16(9)〕,然后将血管剪断(或切断)。剪断时不能用钳夹,以免夹碎〔图22-16(10)〕。如血管较细或血管分离的长度不够,不能加作两道缝扎时,可仅在近端加作缝扎,远端只用止血钳夹紧后切断,再作远端第2道结扎,或在邻近肺组织作缝扎〔图22-16(11)〕。至于很细的血管,尤其是静脉,则不必作缝扎,仅作两道结扎即可。如血管较粗,尤其是肺动脉主干或肺下静脉,在结扎时应用粗线或双线,以免线细切断管壁,发生大出血。近端的缝扎线则不宜太粗,以免滑脱;但远侧端缝扎可用较粗丝线或双线,较易扎紧。如近端太短或缝扎不牢,可将断端口作单线连续缝合,以免缝扎滑脱,甚至缩进心包内出血而不被发觉,造成致命性大出血〔图22-16(12)〕。

5. 支气管的处理 分离支气管前可先将支气管附近的淋巴结摘除,以利显露;如属肺癌,则应将肺门淋巴结摘除干净。然后在手指触摸引导下,用纱布球和长弯钳推开肺组织,分离准备切断的支气管1cm以上〔图22-17(1)〕。在支气管后壁膜部常有两支比较明显的支气管动脉,上、下缘也各有一支,均应予以缝扎。缝扎部位应贴近支气管准备切断的平面,使支气管残端有足够的血液供应,以利愈合〔图22-17(2)〕。如事先不能看清支气管动脉,则只能在切断支气管时发现出血点后立即钳夹止血,再作结扎或缝扎。

切断支气管的平面应贴近邻肺支气管的分叉处;如作全肺切除,则应贴近隆嵴,使支气管残端尽可能缩短,术后不致有分泌物积存于残端内而引起感染。在分离完毕后,先在近肺侧安置一把支气管钳,轻夹而不扣紧。在作肺叶或肺段切除时,可予充气扩肺,如见准备切除的肺脏不再扩张,而其余部分能够张开,证明分离的支气管没有错误,即可夹紧支气管钳。在支气管分叉近侧约0.5cm处的上、下缘各缝一针细丝线牵引,由助手拉紧,然后在支气管钳与牵引线之间切断支气管〔图22-17(3)〕。为了避免从支气管残端漏气过多,影响呼吸,可边切边作间断缝合,拉紧缝线,最后逐条结扎〔图22-17(4)〕;也可一次切断,迅速缝合。如支气管较粗,支气管软骨环张力太大,影响缝线扎紧,可在残端的上、下缘各将软骨环纵行切断以减少张力〔图22-17(5)〕。缝线可用0～3-0细丝线。每针间距和离断端边缘的距离均应保持3mm等距,使张力平均,不致有某一缝线因接受过大的张力而割裂组织,造成脱落和支气管胸膜瘘的严重并发症。如支气管内积痰很多,或有较多血液流进残端,可在扎紧缝线前将吸引器头探进残端吸引,以防分泌物或血液流入对侧,造成播散或继发感染。

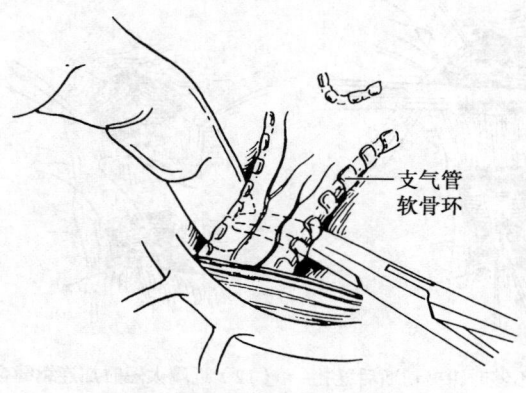

(1)用纱布球和长弯钳分离支气管

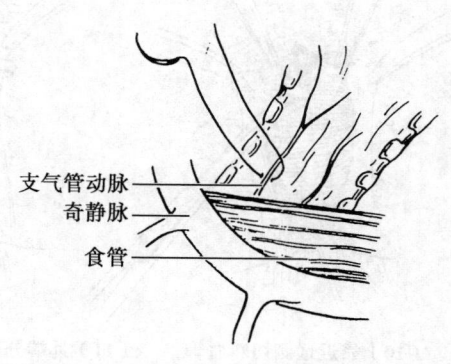

(2)缝扎支气管动脉

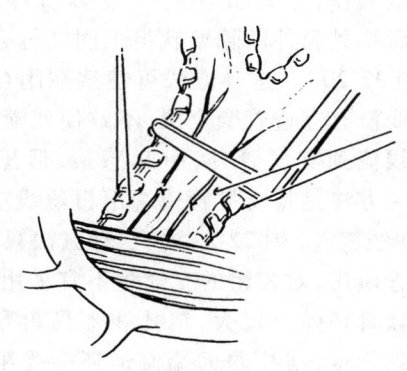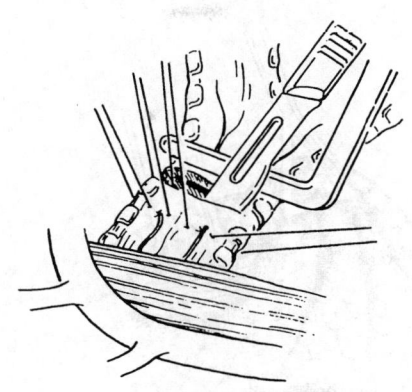

（3）夹紧支气管钳，在近端　　　　　　　（4）切断支气管边切边缝，
　　　上、下缘缝牵引线　　　　　　　　　　　　拉紧缝线

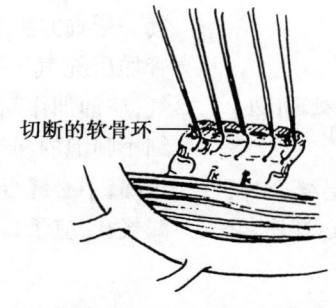

切断的软骨环

（5）切断软骨环上、下缘，减少张力

图22-17　支气管的处理

4

如支气管可以分离较长，而病肺比较膨胀不能萎缩，影响对支气管的操作时，可先夹两把支气管钳，在钳间切断支气管，摘除病肺〔图22-18（1）〕。然后，在近端支气管钳夹部位的近侧、支气管分叉近侧0.5～0.8cm处作第二次切断后缝合〔图22-18（2）〕。如支气管因淋巴结或肺实质阻挡，不能较长地分离，而病肺又不能萎缩，影响视野，甚至两把支气管钳也不能安放，则可先夹一把支气管钳，在钳的远侧边切边用组织钳夹住远端支气管，完全切断后，摘除病肺，再修整近侧残端〔图22-19〕。

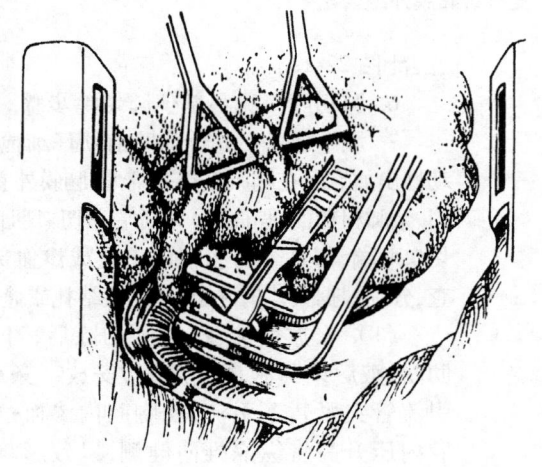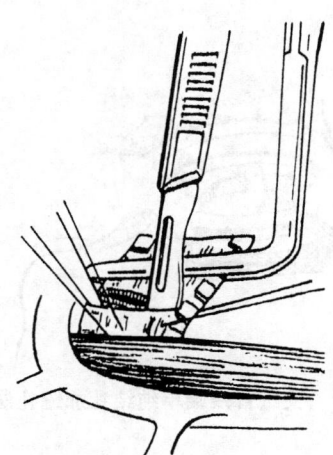

（1）在两把支气管钳间切断，摘除病肺　　　　（2）再次切断，修整残端后缝合

图22-18　病肺不能萎缩，支气管分离较长时的处理

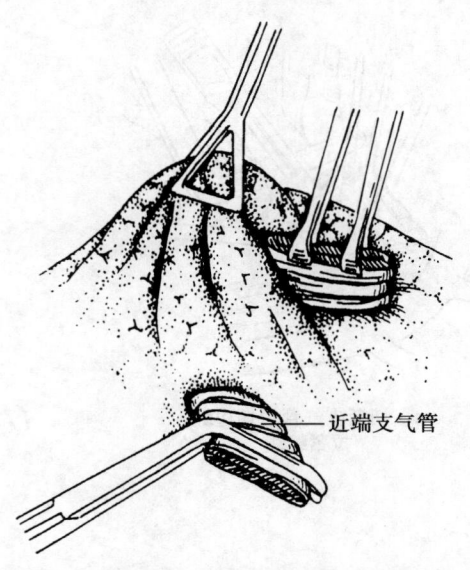

图22-19　病肺不能萎缩，支气管分离不长时的处理（边切边夹远端支气管，切肺后再修整近端）

缝合支气管残端的方法，除作间断全层缝合外，还有两种方法：一是黏膜外缝合法，即先用心耳钳将

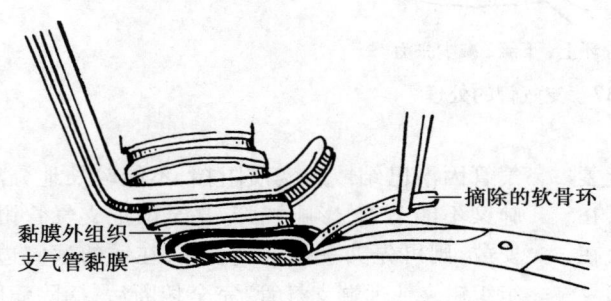

（1）摘除1~2个软骨环，游离黏膜

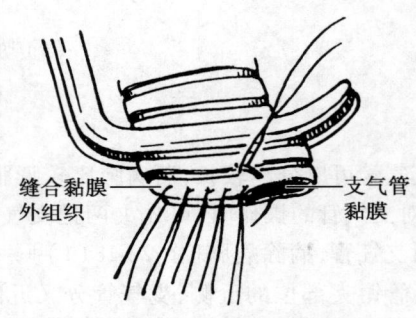

（2）内翻黏膜，缝合黏膜外软组织

图22-20　支气管黏膜外缝合法

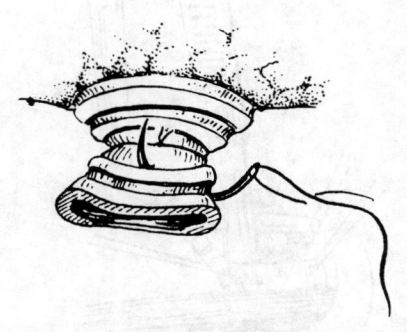

图22-21　支气管残端单纯结扎加缝扎法

缝合支气管残端以后，应利用周围肺组织或结缔组织覆盖固定。右侧可利用肺门区胸膜或奇静脉周围结缔组织覆盖，左侧除纵隔胸膜外，尚可利用心包或在主动脉前分离出一片胸膜瓣，翻转覆盖固定。覆盖物应与支气管残端紧贴，可以加固残端闭拢，促进

残端夹住，分离取出1~2个软骨环，使黏膜游离，然后将黏膜外的管壁软组织间断缝合，使黏膜内翻〔图22-20〕。这种方法可使残端闭合比较严密，且缝线没有穿透管壁全层，不致使残端内的分泌物沿缝线流到支气管外，引起感染，但操作比较复杂。另一方法是将支气管残端用粗丝线单纯结扎，加作4-0线缝扎〔图22-21〕。这种方法只可在较细的支气管应用，对较粗的支气管不宜采用。因粗的支气管软骨环弹力较大，结扎线不易收紧，且丝线容易切断管壁，结扎的远端血运还会受阻，将影响残端的愈合。

对支气管残端或余肺粗糙面，应检查是否尚有漏气。检查方法可用温盐水灌满胸腔，同时经气管内插管加压充气，观察有无气泡漏出。如支气管残端漏气，应即加作间断丝线缝合或褥式缝合。余肺粗糙面细小肺泡的漏气可在术后24小时内被纤维素包盖后止漏，不必缝合，以免影响余肺扩张；如粗糙面有较大漏气孔，应予褥式缝合。

愈合〔图22-22〕。

6. 肺切除　见各部位肺切除步骤。

7. 胸壁缝合　缝合胸壁前须仔细检查有无残留活动性出血点。在胸膜粘连分离处、胸膜外剥离处、心包、肺门、余肺粗糙面、膈面、肋骨断端和切口肌肉断面，尤其在切口两端，都是容易忽视的出血或渗血部位，应反复检查，分别根据具体情况予以电凝、结扎或缝扎，彻底止血。

（1）安放引流管：全肺切除后，可在第8或第9肋间，腋后线与腋中线之间，安放一条引流管。先将引流管夹紧暂不引流，如胸腔内渗血过多，术侧胸膜腔内压升高将纵隔推向健侧，以致影响呼吸时，可间断放出部分积液以调节胸内压力。上叶切除后，除在第8或第9肋间安放引流管，将胸内渗出液全部引流外；还可在第2肋间锁骨中线另外放一较细引流管，以排出胸内积气，有利余肺扩张。中、下叶或小块肺段被楔形切除后，只需在第8肋间引流〔图22-23〕。

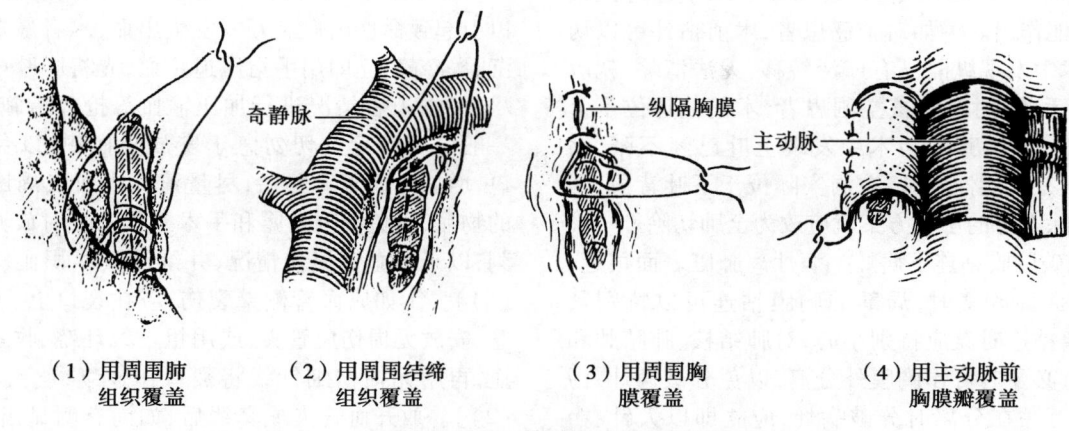

（1）用周围肺　　（2）用周围结缔　　（3）用周围胸　　（4）用主动脉前
　组织覆盖　　　　组织覆盖　　　　膜覆盖　　　　胸膜瓣覆盖

图 22-22　支气管残端的覆盖固定

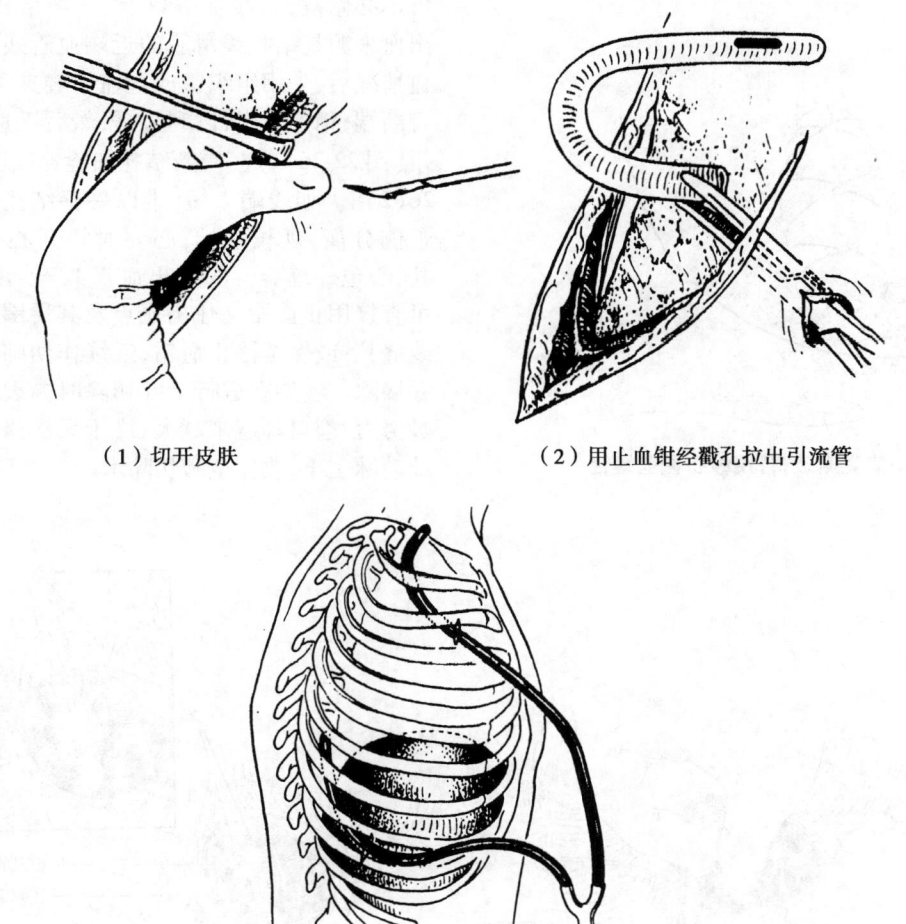

（1）切开皮肤　　　　　　　　（2）用止血钳经戳孔拉出引流管

（3）上、下引流管位置

图 22-23　胸腔引流管的安放

（2）冲洗胸腔：根据胸腔污染和积血情况，用温
盐水冲洗 1～3 次。

（3）缝合胸壁。

【术中注意事项】

1. 及时改变切肺范围　切肺的范围在手术前固
然应根据胸部摄片、肺功能测定和对肺内病灶部位的

估计来判断,但最后决定,往往需在手术中经过详细检查后才能作出。譬如对肺癌患者,术前估计可以切除,但如术中发现纵隔已有广泛转移,无法清除,就应放弃切除手术;对肺结核空洞患者,术前估计位于上叶,准备作上叶切除,但术中发现上叶已经不张、缩小,下叶则有代偿性气肿,空洞实际位于下叶背段,因此原定切除上叶的手术方案就应改为全肺切除。

2. 剥破胸膜粘连下病灶 病灶离肺脏表面很近,尤其在有炎性改变时,局部的胸膜粘连可以特别紧密,在分离粘连时就应特别小心,对肺结核、肺脓肿和肺癌患者,必要时可作胸膜外分离,以免分破病灶,污染胸腔。万一在分离时分破病灶,应立即以大针、粗线将破口作褥式或"8"形缝合。如破口很大且脆弱,很易撕开,可垫以小纱布后缝合〔图22-24〕,最后与病肺一并切除。

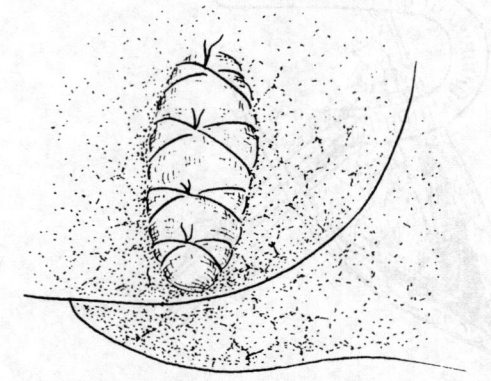

图22-24 病变撕破,暂用纱布覆盖缝合

3. 出血 肺动、静脉及胸内其他大血管损伤,可以引起致命性出血。万一发生出血,术者最重要的是沉着、冷静,立即用手指压迫止血,先将胸腔内积血吸尽,根据患者情况进行加压输血等抢救措施,使患者一般情况稳定。切勿急于安放止血钳,以免扩大裂口,增加出血量。然后,尽量清除出血点周围不必要的物品,以免影响显露和手术操作。暂时放开压迫片刻,以了解血管损伤情况,并继续吸尽积血〔图22-25(1)〕。①如属血管侧壁裂伤,应在裂口上、下分离血管,安放无损伤血管夹,或用粗丝线环绕、收紧压迫止血,再用无损伤细针线将裂口作连续缝合〔图22-25(2)〕。放开血管夹或套线后,如尚有明显出血,可补加数针间断缝合;如出血不多,可用热盐水纱布压迫数分钟,即能止血。如裂伤的血管属病肺的分支,则可不必修复,直接在裂口上、下端结扎后切断。②如出血来源是结扎线滑脱的近端血管残端,应在了解出血情况后,先用组织镊或止血钳轻夹手指压迫下的血管断端,稍加牵引,以利显露,然后迅速另外安放止血钳〔图22-26(1)〕,重新结扎加缝扎或连续缝合〔图22-26(2)〕。如残端太短,难以妥善结扎,则可进一步向近侧分离,延长残端;必要时切开心包,作心包内结扎,心包外缝合。③如出血来源于远侧血管残端,则可直接用止血钳夹住出血点及其周围肺组织,另作双线缝扎;或保留该止血钳,继续作切肺操作,和病肺一并摘除。④如在进行上叶切除时撕裂肺动脉主干,经过努力,裂口却越来越大,终于无法修复时,只可结扎肺动脉主干,改作全肺切除术。

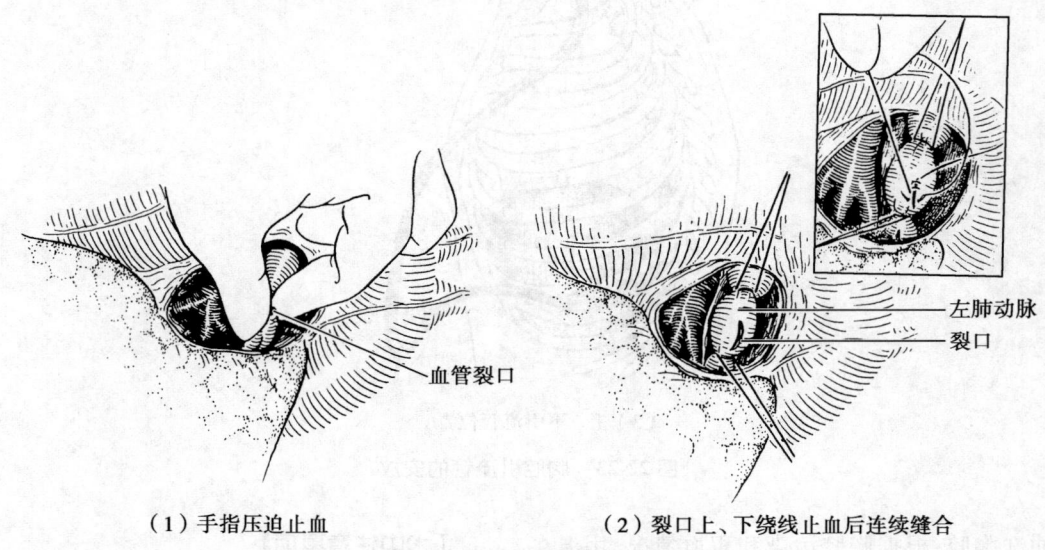

血管裂口

左肺动脉

裂口

(1)手指压迫止血　　　　　(2)裂口上、下绕线止血后连续缝合

图22-25 血管侧壁裂口修复

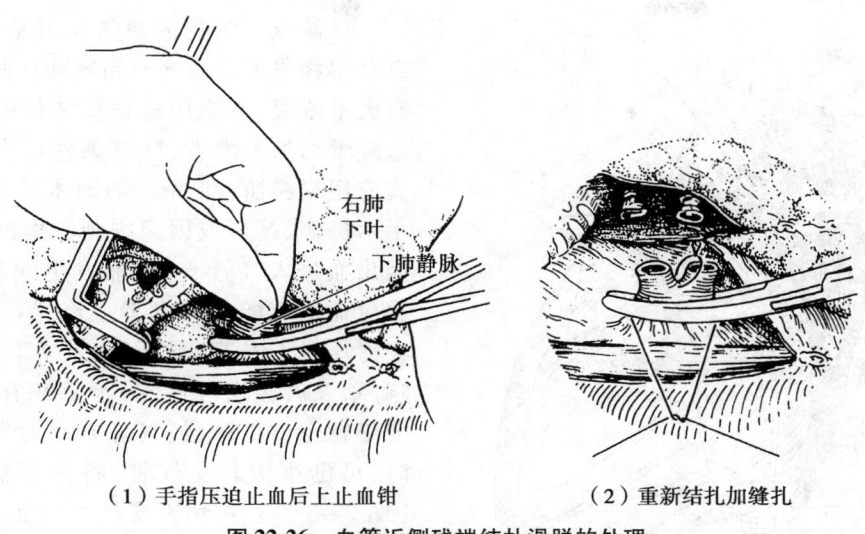

（1）手指压迫止血后上止血钳　　　（2）重新结扎加缝扎

图 22-26　血管近侧残端结扎滑脱的处理

4. 心包外分离困难　如靠近心包的组织粘连很紧，肺血管太短，不能在心包外结扎；或肺癌患者肿瘤已经侵及心包；或肺血管在贴近心包处受伤出血，可作心包内结扎。在膈神经后方或前方切开心包，即可显露肺动、静脉，并作结扎后在心包外切断〔图 22-27〕；或在心包内切断后，将围绕血管的心包一并切除〔图 22-28〕。左肺动脉在心包内有纤维索与主动脉相连，为闭锁的动脉导管。一般应在该纤维索远侧结扎左肺动脉，以免错扎肺动脉主干，发生心脏停搏。如属肺癌已侵入左心房时，还可用心房钳夹住局部心房后壁，切除部分心房壁，用丝线双重连续缝合〔图 22-29〕。有时右肺动脉主干太短，显露不满意时，可将纵隔胸膜切口向上延长，将奇静脉切断（切断时宜留一较长残端，以利提起后向前牵引上腔静脉），在上腔静脉后侧显露右肺动脉主干，并予结扎〔图 22-30〕。如上、下肺静脉被心包膜覆盖，则可切开心包，在血管上、下缘穿过后侧心包膜结扎。切断血管后再将心包稀疏缝合。

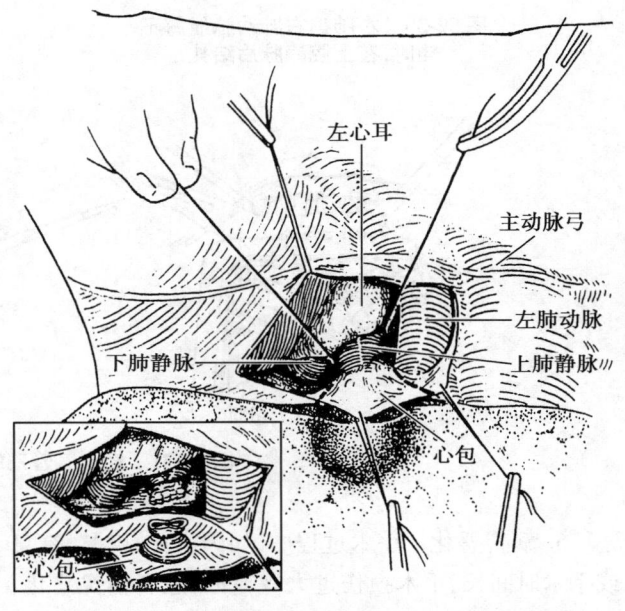

图 22-28　左肺癌侵及心包，作心包内结扎、切断

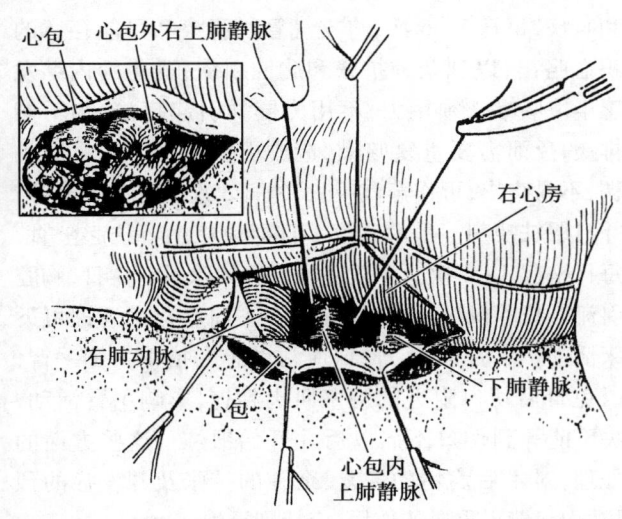

图 22-27　右肺上静脉太短，作心包内结扎、心包外切断

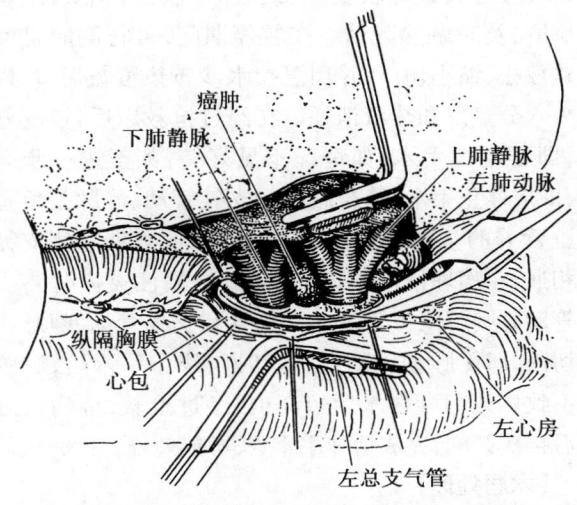

图 22-29　左肺癌侵及左心房壁，作部分心房壁切除缝合术

279

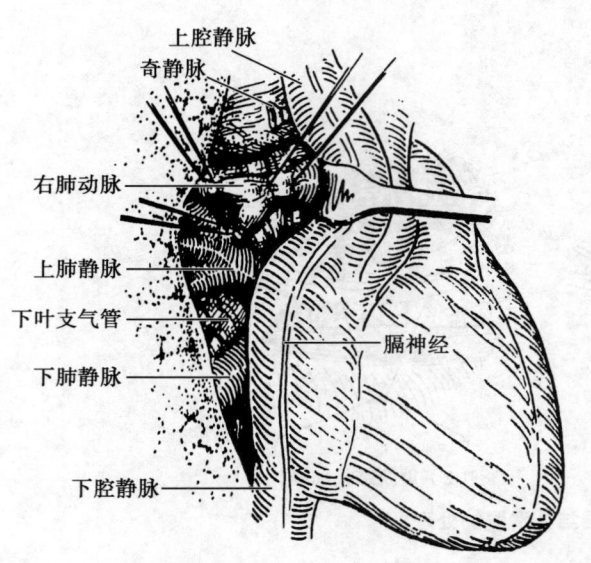

图 22-30 右肺癌右肺动脉显露不
佳时,在上腔静脉后结扎

上腔静脉
奇静脉
右肺动脉
上肺静脉
下叶支气管
下肺静脉
膈神经
下腔静脉

5. 缺氧 常见的缺氧原因是气管和支气管内有分泌物或血液堵塞。如属肺化脓症,术前原来就有大量浓痰,不能用药物及体位引流控制,不得已勉强做切除手术者,除有条件可在俯卧下手术外,宜应用双腔插管麻醉。有时术前并未估计到,由于手术操作、挤压或因药物刺激排出大量分泌物,或因出血进入气管支,可能发生缺氧,甚至窒息,危及生命。麻醉师和术者应经常注意患者面色,观察血压是否升高,倾听气管内有无分泌物堵塞的响声,及时吸引气管支,清除积存的堵塞物,偶尔分泌物十分稠厚,经气管导管无法吸除,情况危急时,可迅速切断支气管,将导管插入残段内吸除〔图 22-31〕。在切断支气管时如发生支气管动脉出血,倒灌入支气管内,应先迅速钳夹止血,随即清除支气管内血液,待险情解除后再缝扎出血点,缝合残端。

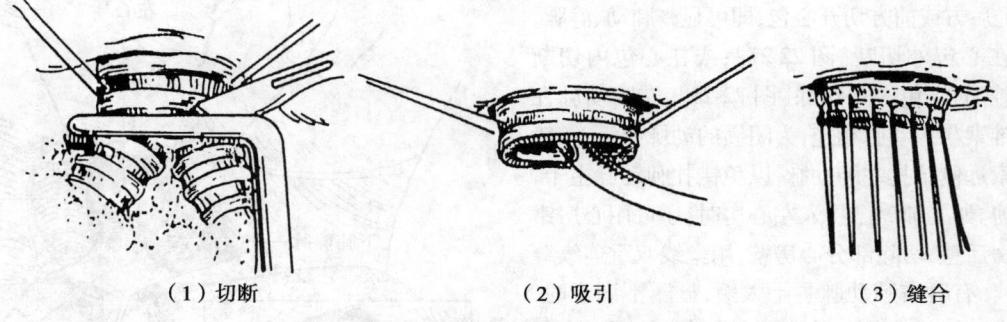

(1) 切断　　　　(2) 吸引　　　　(3) 缝合

图 22-31 经支气管残端吸引支气管内积脓、积血

6. 病情恶化 手术过程中,如因出血、麻醉、窒息或手术时间长、手术损伤过大等原因,患者情况恶化,血压下降,脉搏细弱加快,呼吸变浅,应立即暂停手术,找出原因,或加快输血,或吸除气管内积痰,或调整麻醉,及时解除险情。在暂停期间,可将胸腔自动拉钩放松,缩小切口,并用温盐水纱布垫覆盖切口,以减少水分蒸发和热量消耗。在经过抢救以后,情况好转,即可继续手术;如情况不见好转,甚至进一步恶化,即应停止手术,缝合胸壁。支气管动、静脉是负担肺脏营养的主要血管,与肺动、静脉原来就有侧支循环相通,在病理情况下(尤其是肺内慢性炎症时),支气管动脉则可以扩张。如支气管和支气管动、静脉尚未切断,即使肺动、静脉已被切断,终止手术后,肺脏也不致坏死。可在术后短期内,经过抢救,待病情好转后再次开胸,完成切肺手术,决不能勉强一次完成。

【术后处理】

1. 体位、呼吸运动和咳痰 全麻患者应平卧至完全清醒和血压平稳后(一般多在术后 6 小时以上)才能改取半坐位。麻醉清醒后,应鼓励患者做深呼吸运动和咳痰;也可用手压迫切口部位,帮助患者深呼吸和咳痰,每日 5~6 次,将支气管内积痰和可能存留的积血咯出,以利余肺扩张和胸腔引流,避免肺内继发感染。咳嗽必须用力,不用力同样引起疼痛,却不能排痰,反而需要重复咳嗽,造成更多疼痛。如痰液黏稠,不易咯出,可作蒸汽吸入,每日 3 次,每次 15 分钟,并口服祛痰剂。手术后第 1 日即应将患者扶起坐直,每日坐起 3~4 次。一般在肺部分切除术后 3 日,胸腔引流管拔除以后(全肺切除术在 1 周后),患者即可下床活动。术后 3~4 日,即应帮助患者抬举术侧手臂,以免日后切口附近的胸壁肌肉粘连,影响手臂活动,决不能等到切口不痛以后才开始锻炼。这些方面的处理,对术后病情的恢复、余肺的扩张及并发症的预防,均起着很重要的作用,应特别重视。

2. 氧气吸入问题 肺切除后如患者没有缺氧现

象,可不必给氧。对肺功能较差的患者,可间断低流量经鼻管给氧。给氧时,导管应插到鼻咽部,使氧气能被有效地吸入。有时患者痰量很多,而且黏稠,不易咯出,严重影响呼吸;或因术前估计不足,切肺术后出现肺通气和换气功能不全,造成缺氧;或因输血、输液过多、过速,出现肺水肿等严重情况,应及时将气管切开,这样既能随时清除呼吸道内痰液,并可因此缩小50%呼吸道无效腔,增加25%肺泡通气量。同时,可用细塑料管经气管套管更有效地吸入氧气;但应保持一定的湿度和温度,以免呼吸道干燥,痰液结痂。痰液黏稠时,可经气管套管滴入糜蛋白酶,使痰液变稀。呼吸浅弱时,可将麻醉机与气管套管连接,作辅助呼吸。有肺水肿时,应加压给氧,雾化吸入少量95%酒精以破坏黏痰泡沫,增加肺泡换气面积;同时静脉缓慢注射氨茶碱 0.25 ~ 0.5g,以解除支气管痉挛。此外,还应停止输液,换用50%葡萄糖或20%甘露醇250ml快速滴入静脉,以利尿、脱水,解除肺水肿,并考虑加用洋地黄类药物强心。

3. 胸腔渗液的处理　切肺手术后,一般在24小时内,胸腔将有 200 ~ 400ml 的渗血和渗液经引流管流出,引流液的血色应逐渐变淡。约在 24 ~ 72 小时后,积液可以排尽,引流管可以拔除。拔引流管时,应先将引流管靠近皮肤的一段及引流口周围皮肤消毒,剪断固定线,一手将垫有 4 ~ 5 层凡士林纱布棉垫放在引流口部位,另一手握紧引流管,嘱患者深吸气后憋住不呼气,迅速将引流管拔出;同时,将凡士林纱布及棉垫压紧引流口〔图 22-32〕,用胶布加压包扎,以免空气漏进胸腔。

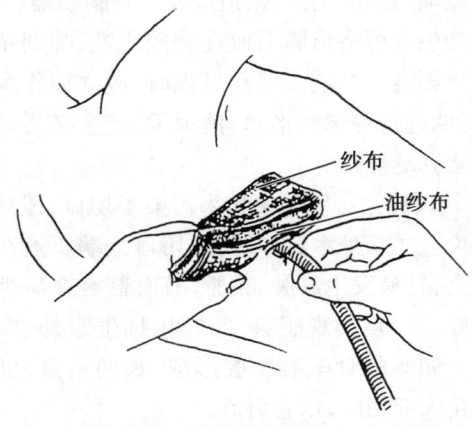

图 22-32　拔除胸腔引流管的操作

如引流量很多,血色不变淡,而且脉搏快,血压低,就应警惕有无活动性出血。因此,手术后除应观察呼吸、脉搏、血压外,还应注意引流管内的液平面是否随呼吸波动,是否高出瓶内水平面。如管内液面不波动,说明引流管已被堵塞,应立即检查是否曲折压在患者身体下面。如无异常,可夹闭引流管后用手向上挤压,将管内可能堵塞的凝血块挤进胸内,解除堵塞。如仍不通畅,就应考虑到引流管内口被膈肌、胸壁或余肺压迫、堵塞的可能性,可将引流管略加旋转,使管口离开堵塞物,以期重新通畅。如仍不通畅,则只得拔除,根据前一阶段引流量的多少和胸部透视的情况,考虑另放引流管,或改作胸腔穿刺抽液。此外,还应观察每小时引流量是否逐渐减少,引流液是否变淡;怀疑有活动性出血时,除应加用止血药物外,可反复检查循环血和引流液的血红蛋白。如引流量多,循环血的血红蛋白逐渐下降,而引流液的血红蛋白反而逐渐上升或维持不变,即可能有活动性出血,应当机立断,拆线开胸止血。

4. 余肺扩张与残腔的处理　肺部分切除后,胸腔内的残腔将被过度扩张(即代偿性气肿)的余肺所填充。但如余肺有炎症后纤维化时,就不易过度扩张,以致残腔不能消灭;而残腔内的空气则将逐渐被胸膜吸收,形成很高的负压,使胸膜不断渗液,为支气管胸膜瘘的形成和继发脓胸提供了条件。这种情况在肺结核患者尤其多见。此外,在肺结核患者中,如余肺有残留病灶,过度扩张时还有可能造成病灶复发和播散。因此,在做肺部分切除术前和术中,应注意检查余肺情况。如余肺表面有增厚的胸膜,应予剥脱。如估计余肺不能过度扩张,或余肺内有较多的结核残余病灶,即应加作胸廓成形术。一般如术前和术中估计必须加作胸廓成形术,而且患者体质、肺功能和手术中情况允许时,可同期进行肺切除和胸廓成形术或胸腔顶部胸膜剥脱术,使剥下的壁胸膜覆盖余肺,形成胸膜外间隙,以免经受两次手术的痛苦。如条件不允许,则在切肺术后 3 ~ 6 周内再作胸廓成形术。有的患者即使术前估计不必加作胸廓成形术,如果在手术后 2 ~ 3 周内见余肺不能扩张至第4后肋平面,残腔内虽经反复穿刺,仍不断出现积液,甚至发现患者咯出少量陈旧血性液体,说明已经发生支气管胸膜瘘,应及时作胸廓成形术,以免发生脓胸。这类胸廓成形术可不切第 1 肋骨或将后段保留较长,不必如肺结核萎陷疗法那样要求。

全肺切除术后的残腔将被渗出液逐渐充满,这种渗出液又逐渐机化、收缩,使膈肌上升、胸壁塌陷、纵隔向术侧移位、健肺代偿性气肿。有时术后 1 ~ 2 日内渗出太多、太快,将纵隔推向健侧,影响呼吸和循环时,应稍加开放夹住的胸腔引流管,缓慢放出部分胸腔积液,至纵隔逐渐恢复原位为止。如无胸腔引流管,则可穿刺抽液,以减少术侧压力。肺结核患者需作全肺切除术,而对侧肺也有较多结核病灶,估计术后代偿性气肿可能引起病灶复发与播散时,可在切肺同时或在3~6周后加作胸廓成形术。有时全肺切除术后残腔积液机化、收缩,可引起纵隔向手术侧过度移位,造成气管、大血管扭曲,患者表现明显气急、心悸。对这类患者,也可进行胸廓成形术,纠正纵隔移位。

5. 术后肺不张　下叶肺切除术后,尤其在左下叶肺切除术后,如患者起坐过高,上叶余肺偶尔会下坠而造成支气管扭曲,引起上叶肺不张。这时患

者出现气急、大汗、缺氧、反复大量咳痰、气管移向术侧及术侧呼吸音消失(或呈管性)等现象,经胸部透视即可确诊。一旦出现肺不张时,应立即将半坐位放低,甚至平卧或向健侧卧、鼓励患者用力咳痰,必要时可拉出舌尖,在深吸气的过程中经鼻孔将一导管插入气管,刺激咳痰〔图22-33〕。待支气管恢复原位、支气管内积存的痰被咯出后,患者气急现象即渐好转,术侧恢复成肺泡呼吸音。如患者体弱无力,不能咳痰;或肺不张的时间已久,肺泡内存气已全被吸收,咳嗽动作不可能将分泌物排出时,即应及时作支气管镜检查吸痰(必要时可进行多次)。

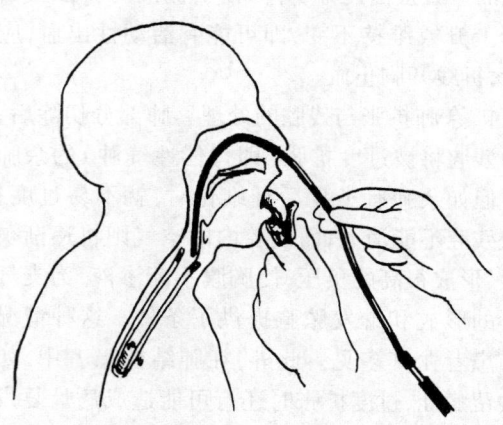

（1）拉出舌尖,在深吸气时经鼻孔插入导管,
通过会厌进入气管

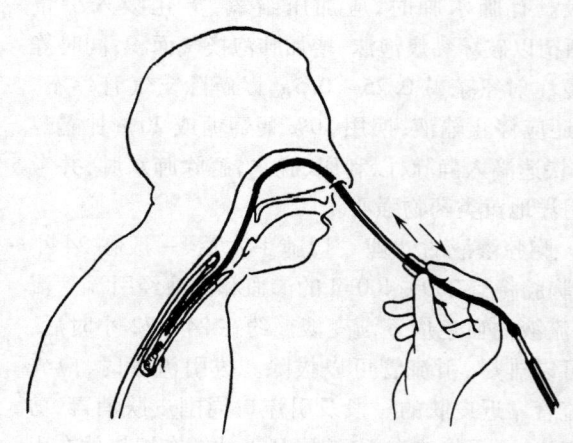

（2）来回活动导管,刺激
咳嗽,吸出痰液

图22-33　经鼻气管插管术

6. 脓胸的处理　脓胸发生的原因大多由于手术中分破病灶,或在切断支气管时有分泌物外溢,污染胸腔后引起。术后因支气管残端愈合不佳,发生支气管胸膜瘘;或胸腔积液没有及时排尽,为细菌繁殖提供有利条件,也是发生脓胸的常见原因。所以,每次作胸腔穿刺抽液时,除应严格无菌操作外,在抽液后应向胸腔内注射青、链霉素以预防感染。一旦抽出混浊液或明显脓液,确诊脓胸后,即应重新进行胸腔闭式引流,待中毒症状好转后及时进行胸廓成形术。

7. 支气管胸膜瘘的处理　发生支气管胸膜瘘的原因有两种:第1种是支气管残端本身的原因:①支气管残端部位术前已有炎症而未被发现;②术后残端太长,分泌物积存不能排出,造成感染;③手术操作不当,缝线间距不均匀,接受张力不平均,或缝针太浅以致缝线脱落;④缝线太粗,支气管内分泌物沿缝线针孔流到残端外面造成感染;⑤残端分离过于彻底,支气管动脉结扎过高,以致残端血液供应不足,使愈合

不佳。第2种是胸腔污染造成脓胸,又未及时引流,使支气管残端感染而不愈合,造成支气管胸膜瘘。

早期患者可咯出陈旧血性胸腔积液,晚期脓胸已经形成后则咯出脓液。一旦发现时,应立即作胸腔引流,再择期进行胸廓成形术,消灭无效腔,必要时早可加作瘘孔缝合术。

8. 切口感染　手术中如果污染了切口,即易发生切口感染。尤其是术后仰卧位,切口上端压迫在肩胛骨内缘上,更易发生红肿、化脓,有时甚至在肩胛骨下形成脓腔。一旦发现感染,除应用抗生素外,应即拆线引流。如肩胛骨下有脓腔形成,长期不愈,可将肩胛骨下角大部切除,以利引流。

二、各部位肺切除步骤

右侧全肺切除术

在完全分离胸膜粘连后,将肺门前、后及上缘的纵隔胸膜全部剪开,将肺向下后方牵引,在肺门上方

可以见到迷走神经分向肺门的神经丛及伴随的小血管,应予全部切断、结扎。再分离奇静脉与上腔静脉汇合处下方的纵隔结缔组织,即能显露右肺动脉主干及其上叶尖前段动脉分支。右肺动脉下段的前面被右上肺静脉覆盖。

在膈神经后侧显露上肺静脉,在其主干作鞘膜内分离。如主干很短,分离长度不够时,可在远侧将分向上叶尖、前、后3段的分支主干和中叶内、外段的分支主干分别分离。在分离后侧壁时应特别小心,以免分破静脉或紧贴在其后方的右肺动脉下段〔图22-34(1)〕。在上肺静脉主干结扎加缝扎后切断;或在主干结扎加缝扎,在上、中叶分支远端切断〔图22-34(2)〕。

右肺动脉主干较短,须分别将右上叶尖前段动脉和右肺动脉主干(包括主干下段)作鞘膜内分离、结扎加缝扎后切断,使肺动脉有一较长的残端,结扎线不易滑脱〔图22-34(3)〕。

然后,将肺向上方牵引,用两把止血钳夹住肺下韧带,在钳间切断后分别结扎〔图22-34(4)〕。在肺门淋巴结附近找出下肺静脉〔图22-34(6)〕。这条静脉是右肺3条动、静脉中最粗而短的一条,处理时应特别注意,防止分破。如淋巴结影响下肺静脉的显露,可先予摘除。将下肺静脉分离干净后作结扎、缝扎和切断。如残端太短,可加作连续缝合,以免滑脱引起大出血。

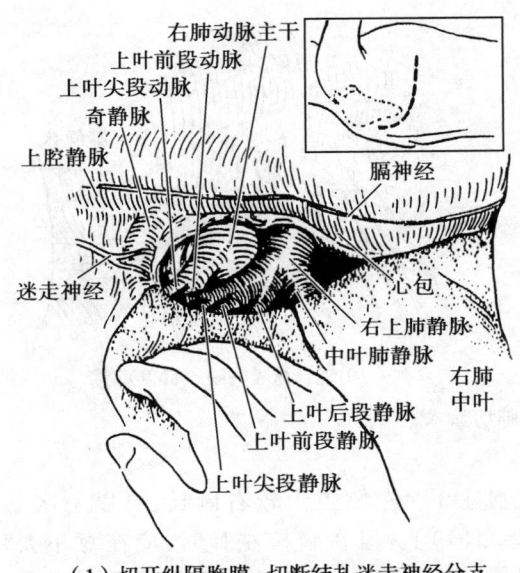

(1)切开纵隔胸膜,切断结扎迷走神经分支,显露右肺动脉上叶及右上肺静脉各支

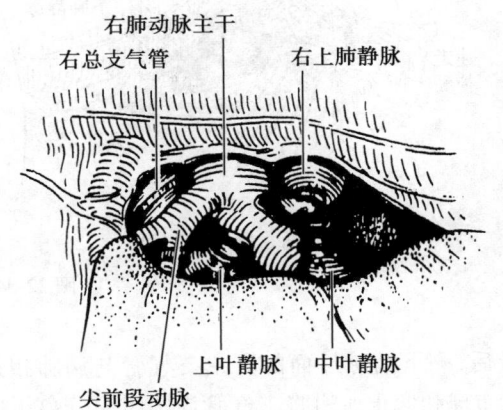

(2)分别结扎、切断右上肺静脉各支

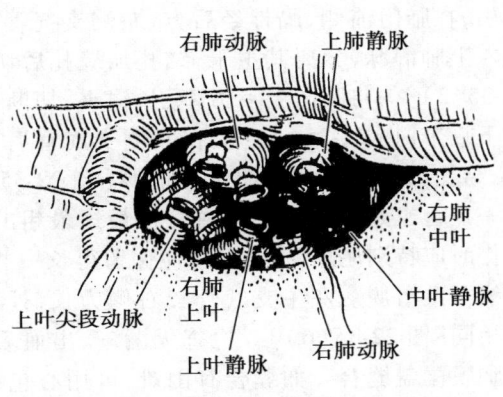

(3)分别结扎、切断右肺动脉上叶尖前段各分支及主干

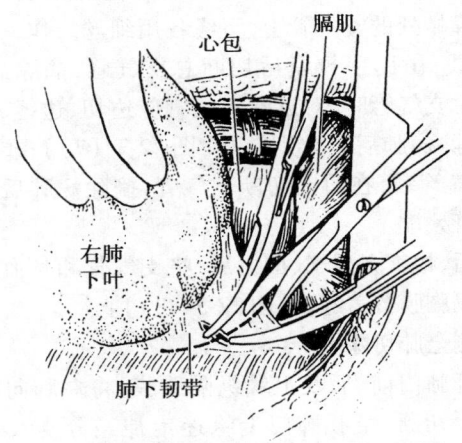

(4)钳夹间切断、结扎肺下韧带

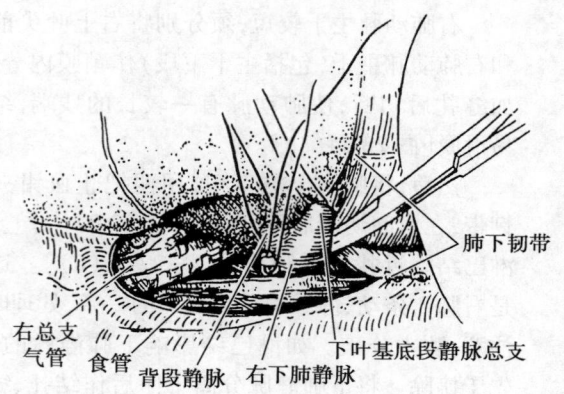

（5）显露、结扎右下肺静脉

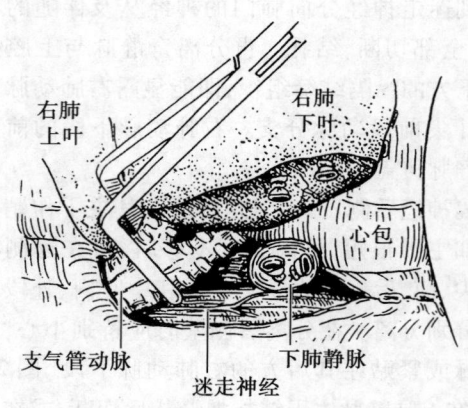

（6）切断右下肺静脉，夹支气管钳，缝扎支气管动脉

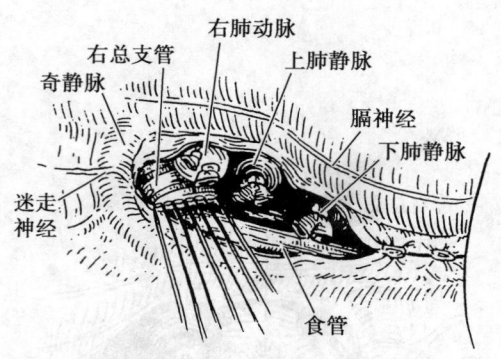

（7）切断、缝合右支气管

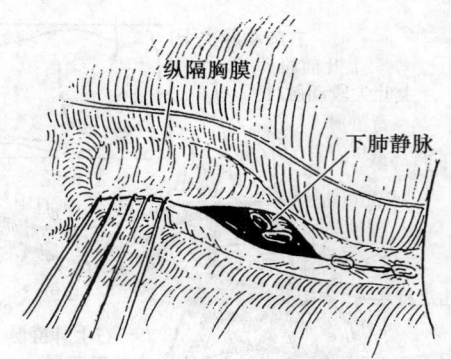

（8）缝合纵隔胸膜，覆盖残端

图 22-34　右侧全肺切除术

最后，剩下动脉后面的右主支气管与病肺相连，可用纱布球和弯止血钳将支气管周围组织分离干净；如有淋巴结影响分离，可先摘除。分别缝扎支气管动脉。在支气管远端夹上支气管钳后向外牵引病肺。在贴近隆嵴处的支气管上、下缘各用细丝线作一贯穿间断缝线，由助手拉紧后切断总支气管，摘除病肺。在切断总支气管时，对近端支气管应边切、边缝、边拉紧，待摘除病肺后再分别结扎〔图 22-34（7）〕；或先夹两把支气管钳，在钳间切断支气管，摘除病肺后再修整支气管残端。

最后，检查无漏气、出血后，将支气管和各血管残端用纵隔胸膜覆盖缝合〔图 22-34（8）〕。

左侧全肺切除术

切开肺门前、后及上缘纵隔胸膜，将左肺向下后方牵引。切断、结扎肺门上缘迷走神经分支及伴随的小血管。在主动脉弓下和膈神经后侧，显露左肺动脉主干。左侧主干较右侧长，可以一次结扎〔图 22-35（1）〕。但在牵拉左肺时，应注意不要用力过猛，以免撕裂左上叶尖后段动脉从左肺动脉主干分出的分叉处。分离左肺动脉主干，将近、远段主干分别结扎加缝扎后切断〔图 22-35（2）〕。将左肺向前牵引，在肺门前侧、膈神经后方、左侧支气管前方显露左上肺静脉，分离其主干，结扎加缝扎后切断〔图 22-35（3）〕。将肺向上后方牵引，钳夹、切断并结扎肺下韧带〔图 22-35（4）〕。在左侧支气管后下方分离、结扎加缝扎后切断左下肺静脉〔图 22-35（5）〕。这一血管也是左肺 3 条大血管中最短最粗的一条，操作时应特别注意，残段尽可能保留得长一些，使结扎线不致滑脱。左主支气管较右侧为长，处理与右侧相同〔图 22-35（6）〕。检查无漏气、出血后，用纵隔胸膜覆盖缝合。如缝合有困难，可用心包或前胸膜瓣覆盖〔图 22-35（7）〕。

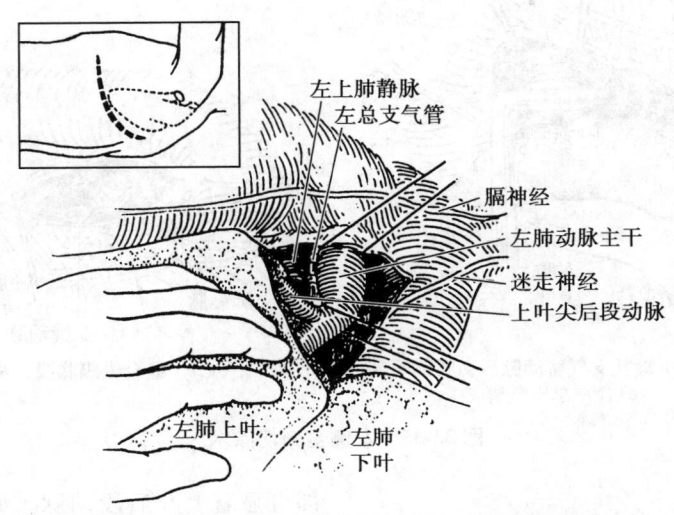

左上肺静脉
左总支气管
膈神经
左肺动脉主干
迷走神经
上叶尖后段动脉
左肺上叶
左肺下叶

（1）切开纵隔胸膜，切断、结扎迷走神经分支，显露左肺动脉主干

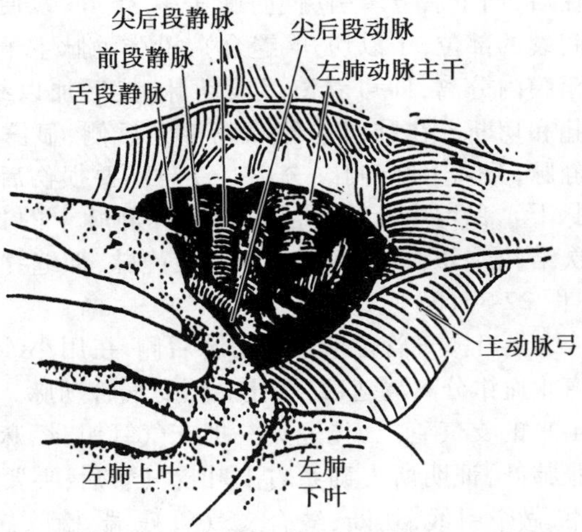

尖后段静脉
前段静脉
舌段静脉
尖后段动脉
左肺动脉主干
主动脉弓
左肺上叶
左肺下叶

（2）结扎、切断左肺动脉主干

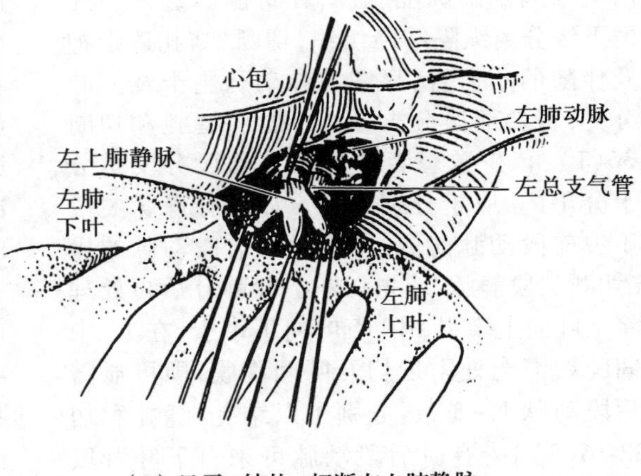

心包
左肺动脉
左上肺静脉
左总支气管
左肺下叶
左肺上叶

（3）显露、结扎、切断左上肺静脉

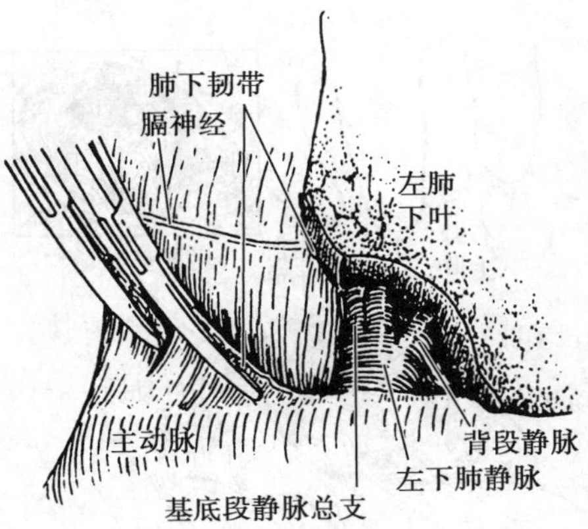

肺下韧带
膈神经
左肺下叶
主动脉
基底段静脉总支
背段静脉
左下肺静脉

（4）切断、结扎肺下韧带

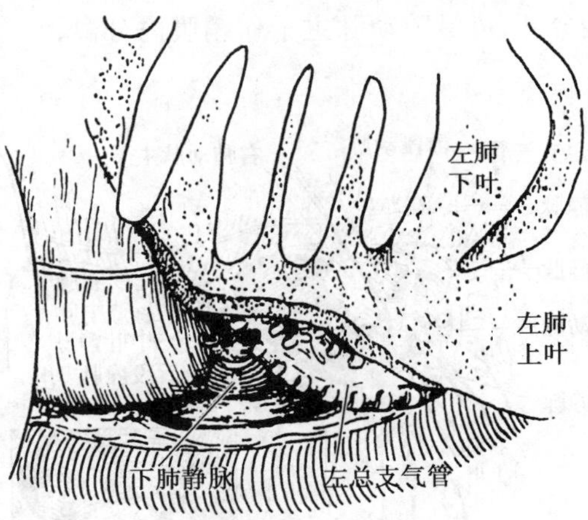

左肺下叶
左肺上叶
下肺静脉
左总支气管

（5）结扎、切断左下肺静脉

4

285

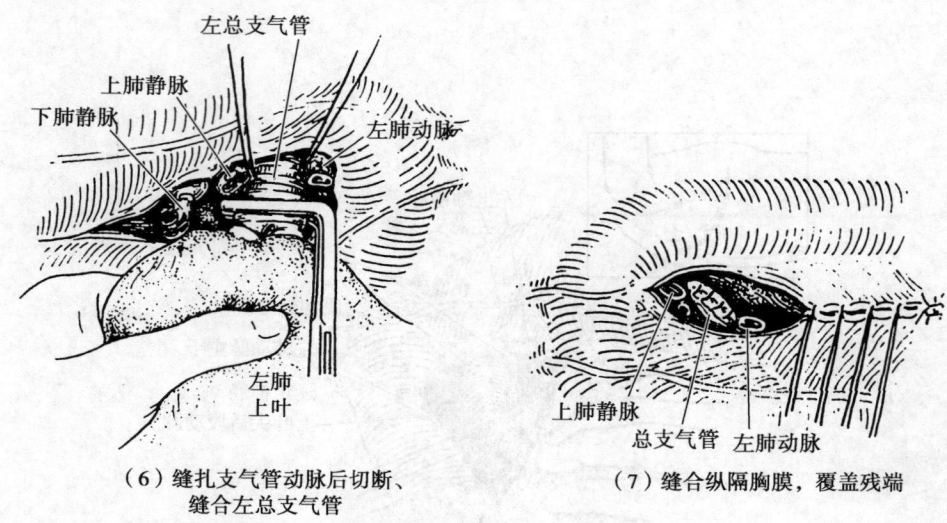

（6）缝扎支气管动脉后切断、　　　　　（7）缝合纵隔胸膜，覆盖残端
缝合左总支气管

图 22-35　左侧全肺切除术

右上肺叶切除术

虽然只作上叶切除，仍应将右肺各叶与胸膜的粘连全部分离，以利余肺扩张。将右肺向下后牵引，切开肺门上部周围的纵隔胸膜，在奇静脉进入上腔静脉处的下缘分离纵隔结缔组织，切断、结扎迷走神经分支及伴随的小血管，显露右肺动脉主干及上叶尖前段分支，将尖前段分支分离、结扎、缝扎和切断〔图 22-36（1）〕。少数患者的尖段和前段分支是分别从主干分出的，应予分别切断。如上肺静脉尖段分支位于尖前段动脉前侧，影响对尖前段动脉的操作，可先切断尖段静脉，或先切断上叶静脉后再处理动脉。将上叶向上牵引，中、下叶向下牵引，在上、中和下叶间肺裂汇合处附近切开叶间胸膜，即可显露右上叶后段动脉 1～3 条，分别予以结扎、缝扎和切断〔图 22-36（2）〕。有时后段动脉可来自下叶背段动脉，应同样结扎、切断。如上、中叶间肺裂不全，或粘连很紧不能分开，可沿肺动脉主干作鞘膜内分离，

即可显露上叶后段动脉。如仍然不能显露，则可先从后侧切断上叶支气管，将远端支气管用组织钳夹住后，向下后方牵引（同时膨胀中、下叶，以便看清叶间裂的部位，予以切开、缝合），沿肺动脉主干向下作鞘膜内分离，即可看清后段动脉，然后加以结扎、缝扎和切断。在肺门前侧和膈神经后侧，显露右上肺静脉，分离上叶静脉（分离时注意不要损伤后面的动脉干），保留中叶静脉。根据上叶静脉干的长度，一次结扎或分别结扎尖、前和后段静脉，加缝扎后切断〔图 22-36（3）〕。

上叶支气管位于右肺动脉后侧，在用小纱布球和弯止血钳分离清楚后，缝扎上叶支气管动脉。在分离出来的支气管上，先轻夹一把支气管钳，经麻醉机膨胀肺叶，证明所夹确系右上叶支气管后，夹紧支气管钳，做牵引线，切断、缝合支气管残端，摘除病肺〔图 22-36（4）〕。检查无漏气、出血后，用纵隔胸膜或奇静脉周围结缔组织覆盖缝合〔图 22-36（5）〕。

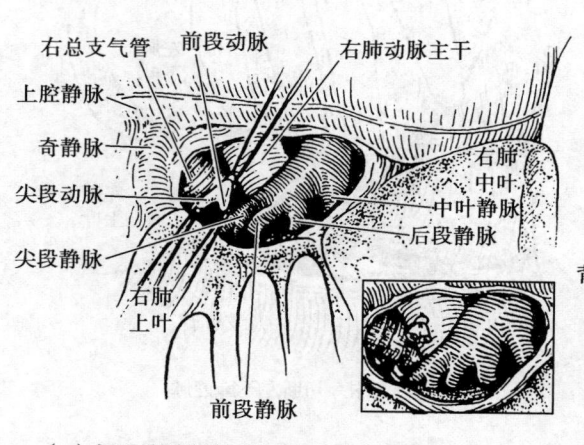

（1）切开纵隔胸膜，显露右肺动脉主干和上叶
尖前段分支，结扎、切断尖前段动脉

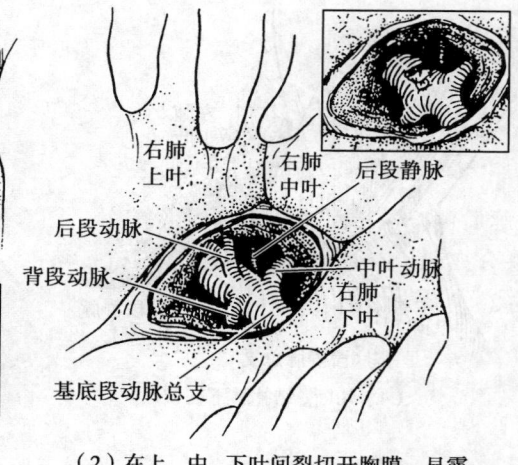

（2）在上、中、下叶间裂切开胸膜，显露、
结扎、切断上叶后段动脉

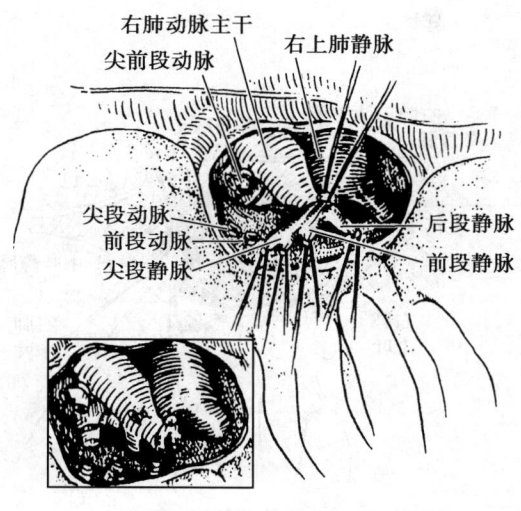

（3）显露、结扎、切断右上肺静脉上叶支

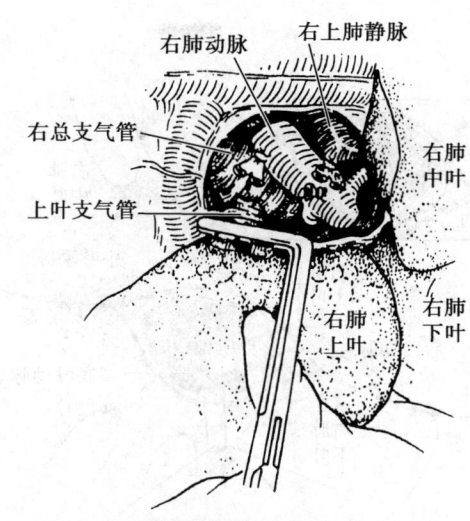

（4）缝扎支气管动脉后切断、缝合上叶支气管

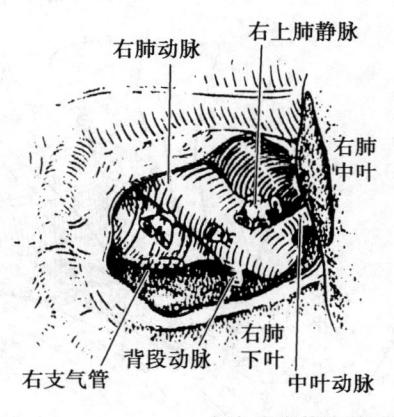

（5）用奇静脉周围组织覆盖残端

图 22-36　右上肺叶切除术

右中肺叶切除术

分离胸膜粘连及不全肺裂。在斜裂与水平裂交界处，将上叶向上牵引，中、下叶向下牵引。切开叶间胸膜，找到肺动脉主干。在上叶后段动脉以下的前侧，可发现中叶动脉分出 1 支或 2 支进入中叶。这一动脉一般和下叶背段动脉在同一平面，少数则在下叶背段动脉以下才分出。分离完成后即可结扎、缝扎和切断〔图 22-37（1）〕。在肺门前侧分离上肺静脉中叶支，将其结扎、缝扎和切断〔图 22-37（2）〕。中叶支气管位于动脉后侧，从右侧中间支气管向前分出，较易显露，予以分离、轻夹、吹胀证实后，即可切断、缝合〔图 22-37（3）〕。方法与右上肺叶切除术相同。支气管残端可用上、下叶间胸膜覆盖〔图 22-37（4）〕。

右下肺叶切除术

分开上、中、下叶间胸膜，在中叶动脉同一平面的

对侧可见下叶背段动脉。将下叶背段动脉和基底段动脉分别在鞘膜内分离、结扎加缝扎后切断〔图 22-38（1）〕。注意勿损伤中叶动脉。将下叶向上牵引，钳夹、切断并结扎肺下韧带。从肺门前侧、后侧和下缘显露下肺静脉，在静脉主干作鞘膜内分离、结扎加缝扎〔图 22-38（2）〕。如主干太短，远端结扎和缝扎可在背段和基底段分别进行，使切断后残端尽量留长呈喇叭状；必要时残端可加作连续缝合。切开上、下叶不全裂后只剩支气管连接未断。下叶背段支气管叶和中叶支气管在同一平面，有时较中叶支气管反而高一些，所以也必须在缝扎支气管动脉和基底段支气管分别切断、缝合〔图 22-38（3）〕，以免误伤中叶支气管。检查无漏气、出血后，用纵隔胸膜覆盖残端〔图 22-38（4）〕。

4

287

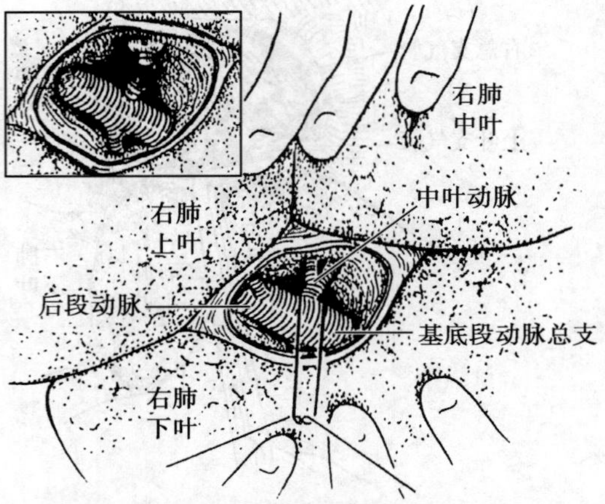

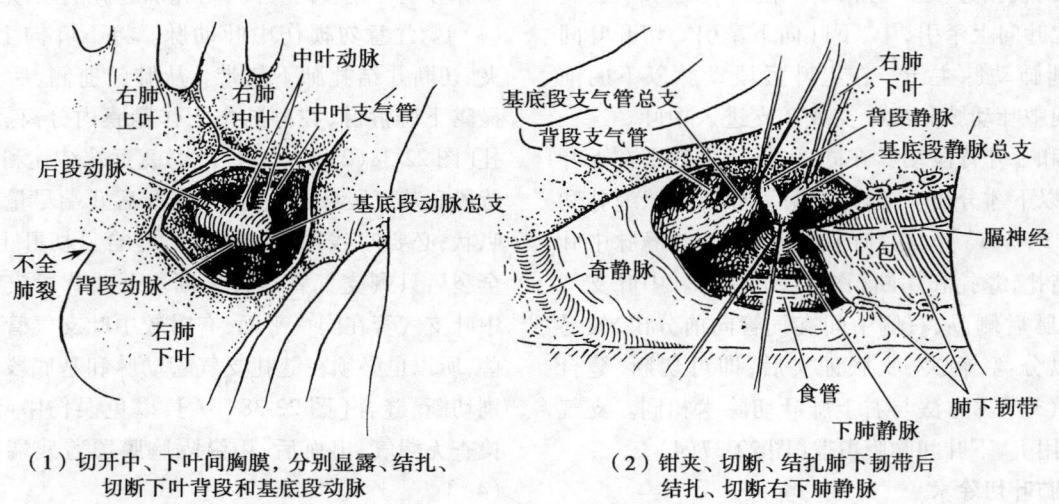

（1）在斜裂和水平裂交界处切开胸膜，
显露、结扎、切断右中叶动脉

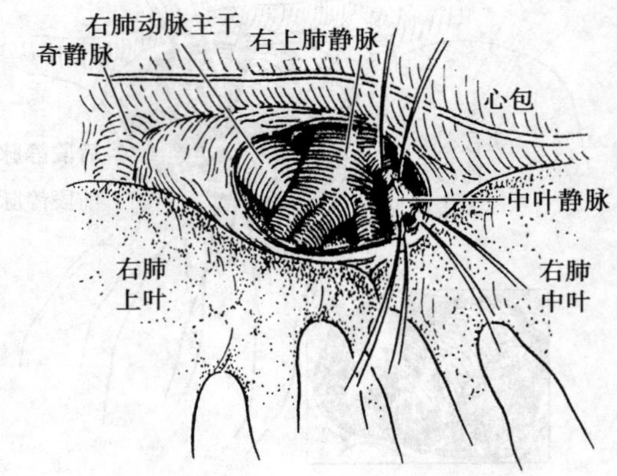

（2）在肺门前侧显露、结扎、切断
右上肺静脉中叶支

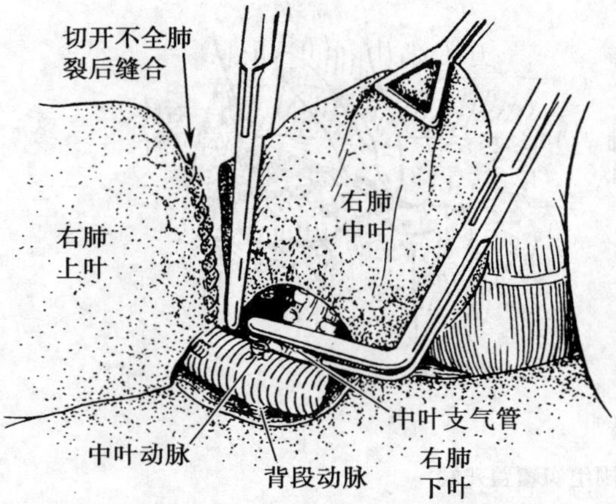

（3）切开叶间裂，缝扎支气管动脉后
切断、缝合中叶支气管

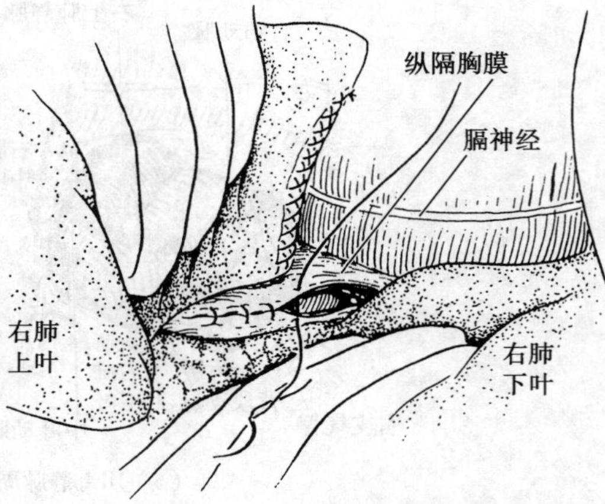

（4）上、下叶间胸膜覆盖支气管
残端及右肺动、静脉

图 22-37　右中肺叶切除术

（1）切开中、下叶间胸膜，分别显露、结扎、
切断下叶背段和基底段动脉

（2）钳夹、切断、结扎肺下韧带后
结扎、切断右下肺静脉

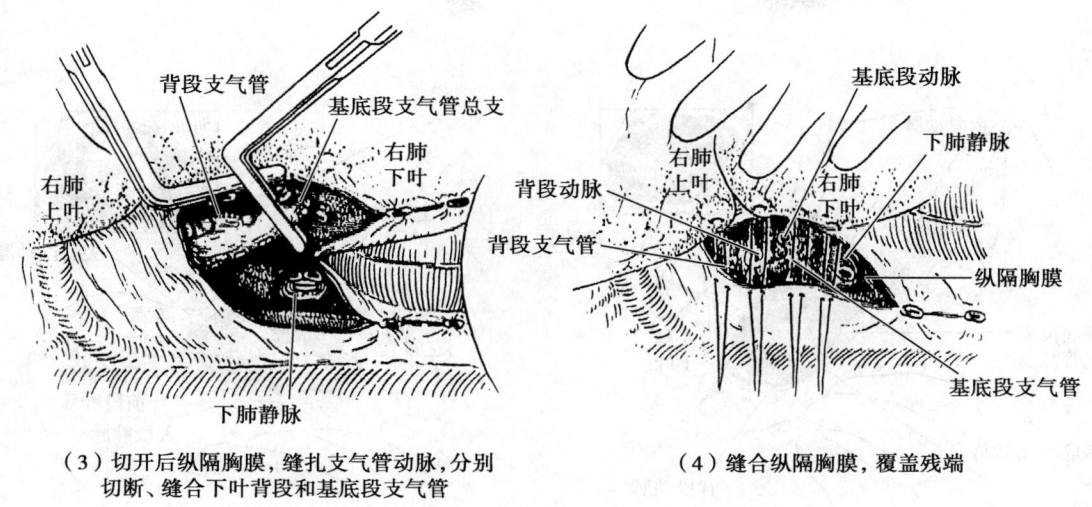

（3）切开后纵隔胸膜，缝扎支气管动脉，分别
切断、缝合下叶背段和基底段支气管

（4）缝合纵隔胸膜，覆盖残端

图 22-38　右下肺叶切除术

左上肺叶切除术

将左上叶向下后方牵引，切开肺门上部前、后侧及上缘纵隔胸膜，切断、结扎肺门上部迷走神经分支及伴随的小血管。在主动脉弓下、肺门上内方显露左肺动脉主干和上叶前段或尖后段动脉，将其结扎加缝扎后切断〔图 22-39（1）〕。左肺动脉分支的变异最多，沿左肺动脉主干向肺门后侧检查，可能发现 1～5 条分支，均应分别切断、结扎。左肺动脉主干从肺门后侧、左上叶支气管后上方经外侧绕向下内侧，在上、下叶间隙转到左总支气管前侧，并分出上叶前段和 1～2 条舌段动脉。在分开上、下叶间胸膜后，即可显露这两条动脉，应分别予以分离、结扎加缝扎后切断〔图 22-39（2）〕。在肺门前侧、膈神经后侧显露左上肺静脉，作分离、结扎加缝扎后切断〔图 22-39（3）〕。最后分离左上叶支气管，注意不要损伤贴近后侧的左肺动脉主干。缝扎支气管动脉，在上叶尖后、前段支气管和舌段支气管分叉处切断、缝合。有时上叶支气管很短，舌段支气管和尖

后、前段几乎同时在左总支气管开口，可在各段分叉处分别切断、缝合。检查残端无漏气、出血后，以纵隔胸膜覆盖固定。如覆盖困难，可利用心包、下叶肺或主动脉前胸膜瓣覆盖〔图 22-39（4）〕。

左下肺叶切除术

分开叶间胸膜，在舌段动脉平面上、下可见下叶背段动脉，其下为基底段动脉。将背段和基底段动脉分别分离、结扎加缝扎后切断〔图 22-40（1）〕。注意保护舌段动脉。将下叶向上牵引，钳夹肺下韧带后切断、结扎。将肺门下半部前、后纵隔胸膜切开，显露左下肺静脉，分离静脉主干，结扎加缝扎后切断〔图 22-40（2）〕。清除下叶支气管周围组织，在下叶背段以上缝扎支气管动脉后，切断并间断缝合支气管残端〔图 22-40（3）〕。如下叶背段支气管与上叶支气管距离很近，则宜分别切断背段及基底段支气管，以免损伤上叶支气管。检查残端无漏气后，用纵隔胸膜或心包、主动脉前胸膜瓣覆盖缝合〔图 22-40（4）〕。

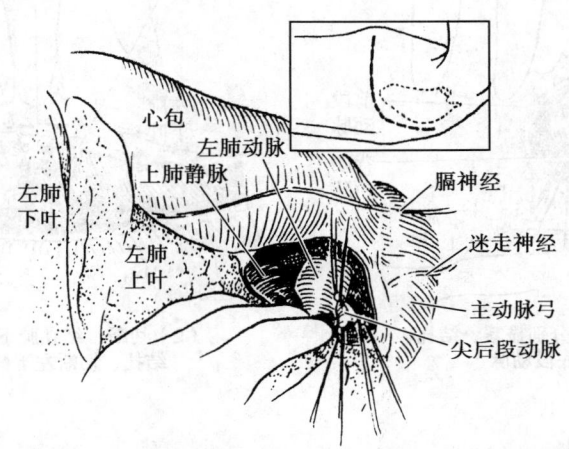

（1）切开肺门上缘纵隔胸膜，显露、结扎、切断迷走神经分支及左肺动脉上叶尖后段分支

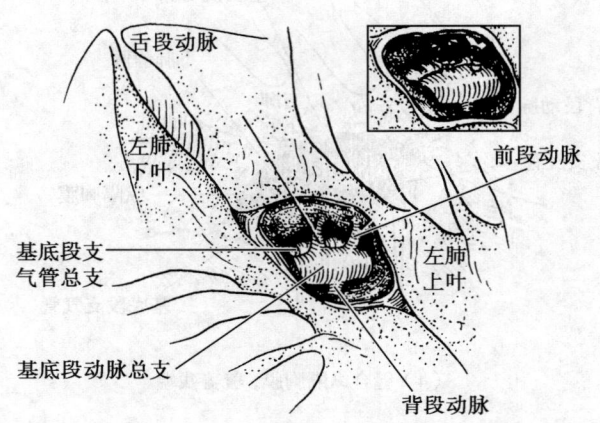

（2）在上、下叶间切开胸膜，显露、结扎、
切断上叶前段、舌段动脉分支

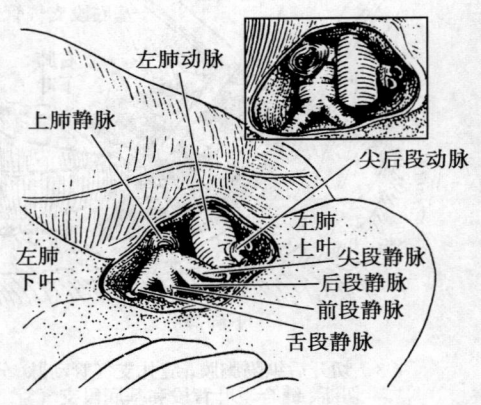

（3）结扎、切断左上肺静脉

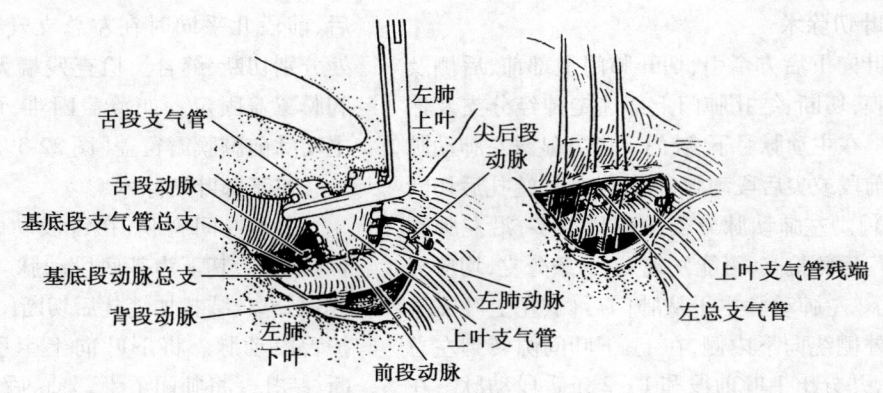

（4）缝扎支气管动脉后切断、缝合左上叶支气管，用下叶肺和心包覆盖残端

图 22-39　左上肺叶切除术

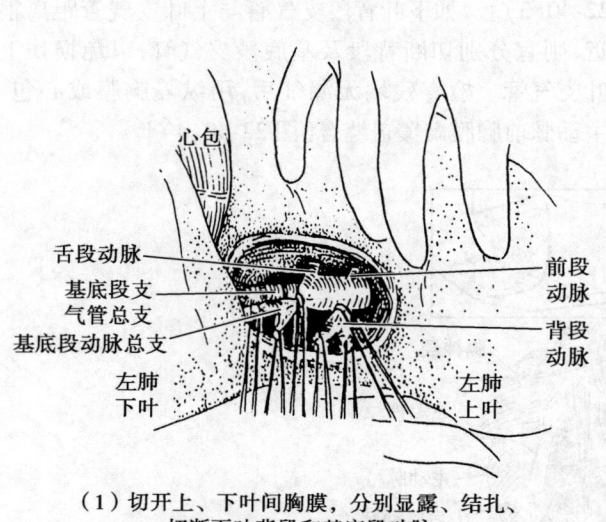

（1）切开上、下叶间胸膜，分别显露、结扎、
切断下叶背段和基底段动脉

（2）切断、结扎肺下韧带，显露、
结扎、切断左下肺静脉主干

4

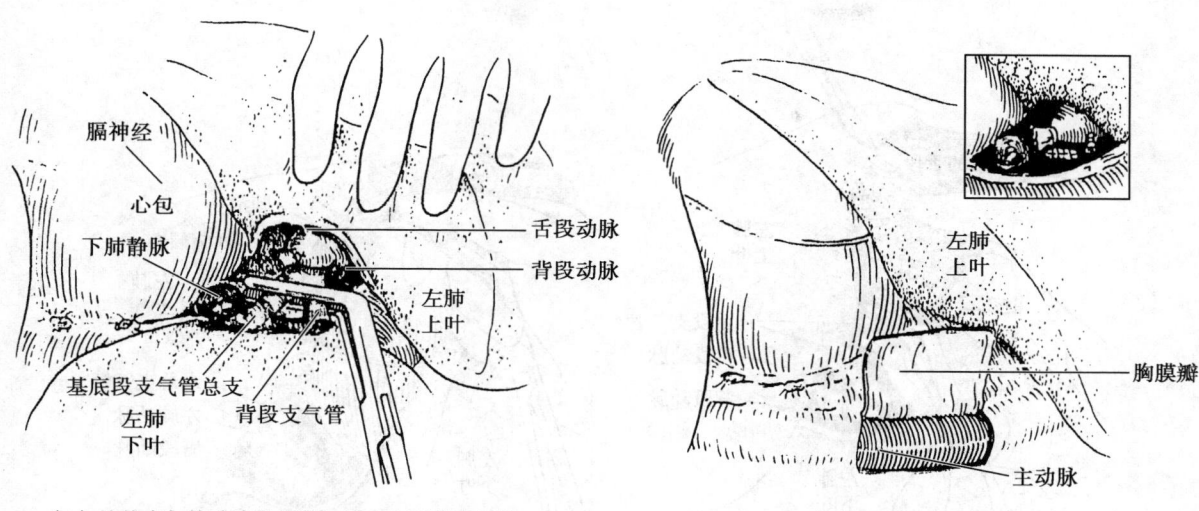

（3）缝扎支气管动脉后切断、缝合左下叶支气管　　　　（4）胸膜瓣覆盖残端

图 22-40　左下肺叶切除术

肺段切除术

　　每一肺段有独立的一组支气管、动脉以及和邻段共有的段间静脉，如按其解剖部位切除，可不致损伤其他肺段。因此，对某些局限的良性病变，进行肺段切除可以保存尽可能多的正常肺组织。肺段切除最常用的适应证是支气管扩张症；过去曾大量应用于肺结核，但因术后发生段面小支气管瘘和病灶复发的几率相当高，近来已严格控制。各个肺段切除的步骤都相同。首先，辨认肺段动脉，将其切断、结扎〔图 22-41（1）〕。在肺段动脉附近找到肺段支气管后，用支气管钳（或止血钳）轻夹膨胀，即可确定钳夹部位是否准确。在支气管附近，可以看到段间静脉，可先予结扎、切断（但多数段间静脉主干不必切断，只需在分离段面时切断其分支）〔图 22-41（2）〕，然后用支气管钳夹紧肺段支气管，予以切断，缝合近侧残端〔图 22-41

（3）〕。提起钳夹远端支气管的支气管钳，或另找一组织钳夹住远端支气管，经麻醉机吹气，使其余健康肺段扩张，即可明显区分病肺与健康肺的界线。沿此分界线，将肺表面的脏胸膜切开。在持续膨胀的情况下，一面牵拉远端支气管，一面用手指挤压、搓捏段间隙附近组织，即可顺利分开段间隙。在分离过程中，如果手指触及较韧的细条索状组织，多半都是小血管或细支气管，应予钳夹后切断、结扎，以免段面出血、漏气。分离结束，摘除病肺后，可见余肺段面有分布完整的段间静脉〔图 22-41（4）〕。如不完整，部分静脉尚被肺组织覆盖时，应该将该部分肺组织剥除。检查段面有明显的出血点或漏气孔时，均应予钳夹后结扎，或作 8 形缝合，以免并发出血或支气管瘘。细小肺泡漏气，于 24 小时内即可被血浆形成的薄膜覆盖堵塞，不必缝合过多，以免影响余肺扩张。

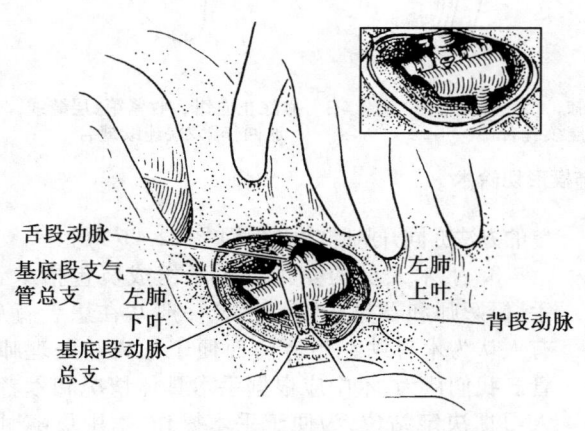

（1）在上、下叶间胸膜下结扎、切断舌段动脉

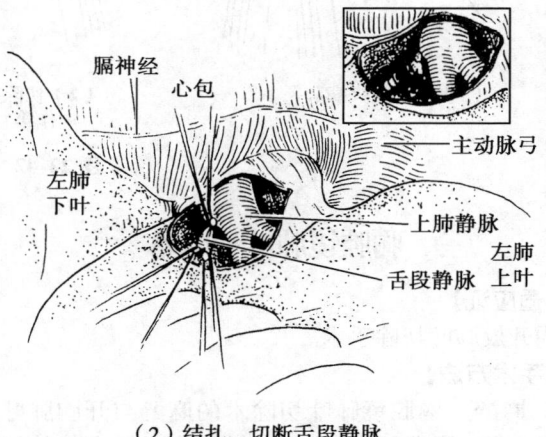

（2）结扎、切断舌段静脉

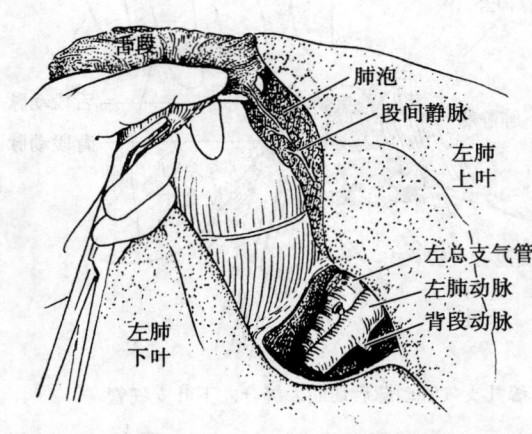

（3）切断舌段支气管，缝合近侧残端，
钳夹远端，切开肺段分界线胸膜

（4）吹胀健肺，显露肺段分界线后挤开段间隙，结扎
段面小支气管，摘除病肺，显露段间静脉

图 22-41　左上肺叶舌段切除术

肺楔形切除术

局限于肺脏表浅部位的良性较小病变，可以不考虑肺段分布，直接用两把大止血钳楔形钳夹后切除〔图 22-42（1）〕。切面分别作双重连续细丝线缝合，第1层绕过止血钳缝合，取出止血钳后收紧缝线〔图 22-42（2）〕，然后再用原线返回缝合到头，将两个线头互相结扎〔图 22-42（3）〕。

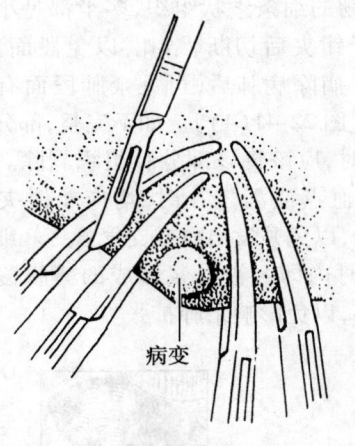

（1）楔形钳夹病肺

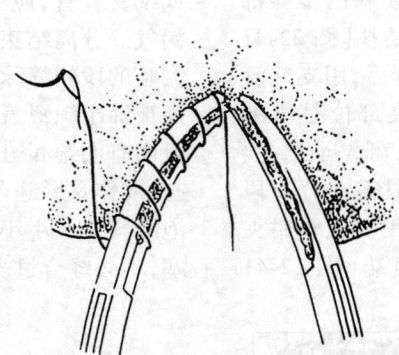

（2）切除病肺，绕止血钳
作第1层连续缝合

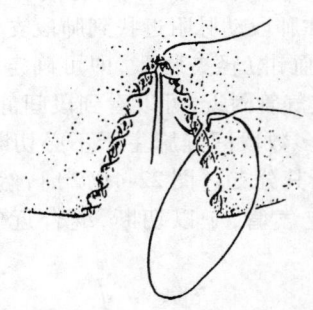

（3）撤除止血钳，收紧第1层缝线，
返回作第2层连续缝合

图 22-42　肺楔形切除术

三、胸腔镜肺叶切除术

【适应证】

同开放肺叶切除手术。

【手术方法】

1. **麻醉**　胸腔镜肺叶切除术的麻醉与开胸肺叶切除术一样，是采用全身麻醉，但是选择性支气管插管，以保证健侧单肺通气，便于患肺的手术操作。

2. **患者体位**　最常用的体位是健侧卧位，略后仰。体位的摆放同侧卧位开胸手术。皮肤消毒范围和铺手术单的方法亦同开胸肺叶切除术〔图 22-43（1）〕。

3. **手术人员的安排**　手术组成员包括术者、助手、摄影师和器械护士。术者一般站在患者背后，也有人认为术者站在患者前面便于分离和处理肺门血管。我们认为，术中应根据手术具体情况和术者的个人习惯决定站位，为便于手术操作，术中可随时调整手术者位置。助手站在术者对面。摄影师位置以便于操纵胸腔镜和不影响术者操作而定，一般也站在术者对面，也可由助手兼做摄影师。器械护士站在患者下肢的左侧或右侧〔图 22-43（2）〕。

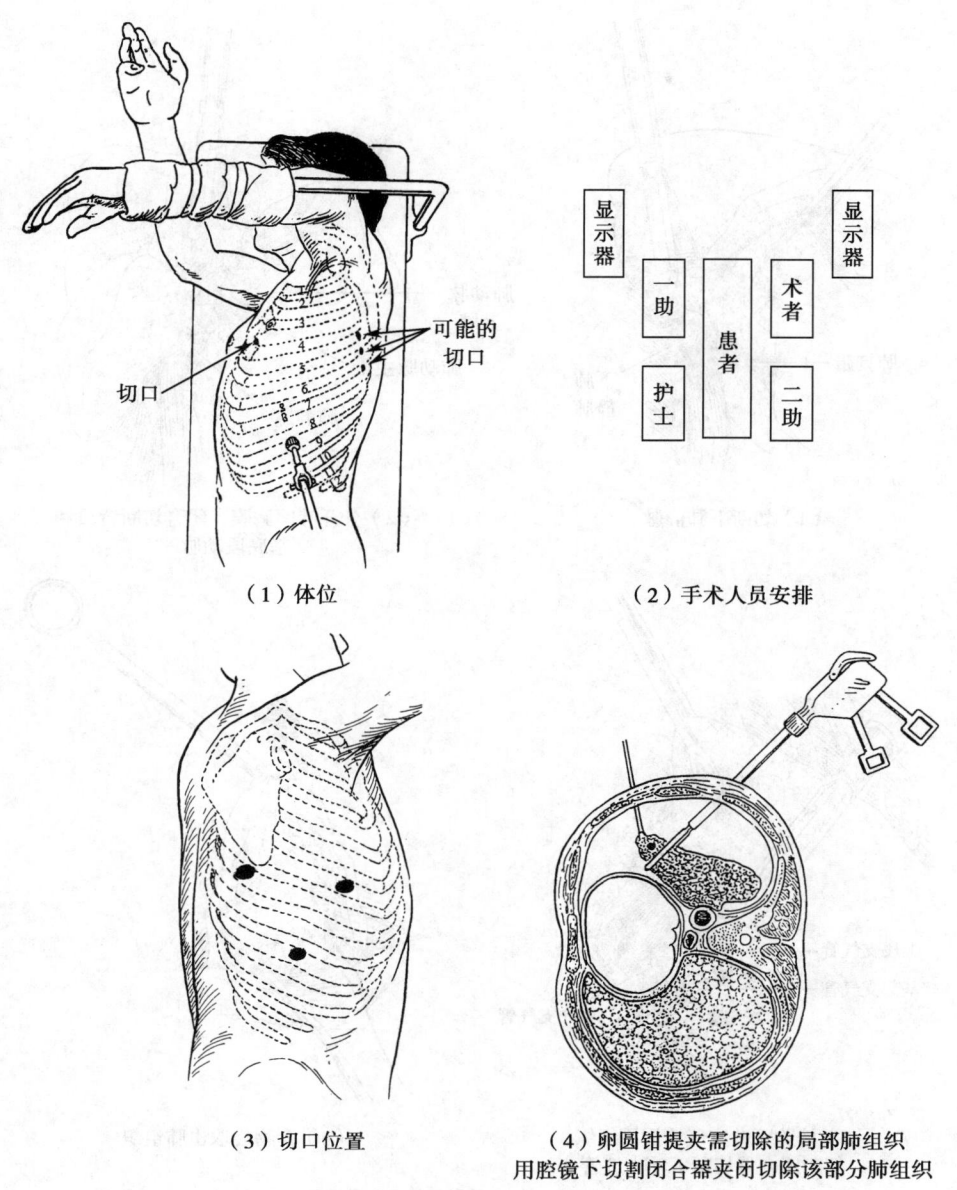

（1）体位　　　　　　　　　（2）手术人员安排

（3）切口位置　　　　（4）卵圆钳提夹需切除的局部肺组织
　　　　　　　　　　　用腔镜下切割闭合器夹闭切除该部分肺组织

图 22-43　胸腔镜肺叶切除术

4. 手术仪器和器械

（1）仪器：胸腔镜、电刀、录像机、冲洗吸引器和全套胸腔镜摄显像装置。

（2）手术器械：除普通胸腔镜手术所必需器械外，胸腔镜肺叶切除术所需要的全套器械。

5. 手术步骤　取腋中线第 8 肋间行 1.5cm 切口放置套管，放入 30°胸腔镜，另行腋后线观察胸腔情况，有无胸腔粘连、胸腔积液、肿瘤种植结节，以及肺叶病变情况。游离肺叶静脉，用切割缝合器切断，清除肺叶支气管周围淋巴结，分离肺叶支气管，用切割缝合器闭合叶支气管分叉部 0.5cm 切断支气管，切断支气管之前常规行扩张患侧肺组织。分离显露要切除肺动脉，清扫周围淋巴结，用切割缝合器切断肺动脉，切断肺裂，移去病肺。清扫肺门及纵隔淋巴结。冲洗胸腔，置引流管〔图 22-43（3）〕。

肺部分切除术

用卵圆钳提夹需切除的局部肺组织，用腔镜下切割闭合器夹闭切除该部分肺组织。如为肿瘤需注意切缘的距离，避免肿瘤残留〔图 22-43（4）〕。

右下肺叶切除术

将肺门下半部前、后纵隔胸膜切开，显露下肺静脉，分离静脉主干，腔镜下切割闭合器闭合切断下肺静脉〔图 22-44（1）〕。分开叶间胸膜，将背段和基底段动脉用切割闭合器闭合切断〔图 22-44（2）〕。清除下叶支气管周围组织，切割闭合器闭合切断下叶支气管〔图 22-44（3）〕。食物袋取出肺组织〔图 22-44（4）〕。

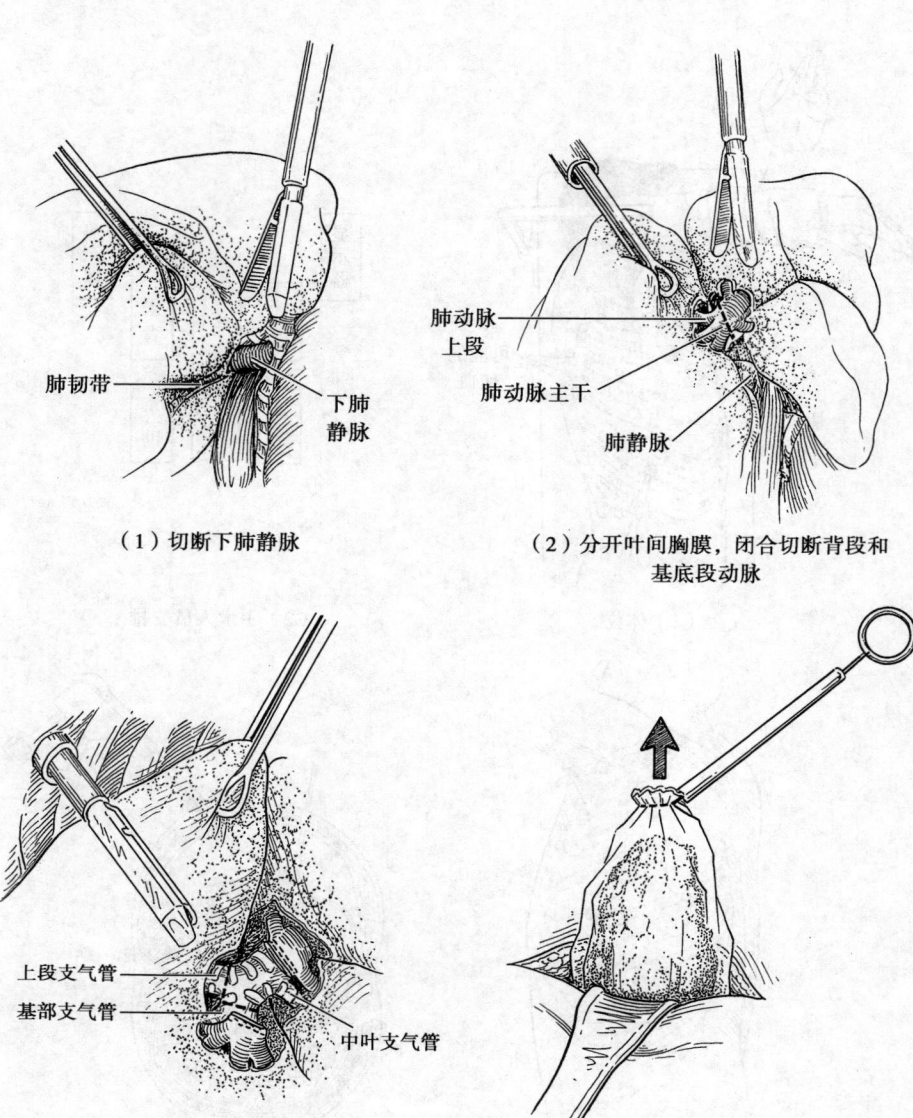

（1）切断下肺静脉　　　　　　（2）分开叶间胸膜，闭合切断背段和
　　　　　　　　　　　　　　　　基底段动脉

上段支气管
基部支气管
　　　　　　　中叶支气管

（3）清除下叶支气管周围组织，　　　　（4）食物袋取出肺组织
切割闭合器切断下叶支气管

图 22-44　右下肺叶切除术

左肺上叶切除　切除处理的顺序：上肺静脉——上叶支气管——上肺肺动脉（分支）——肺斜裂。

左肺下叶切除　切除处理的顺序：下肺韧带——下肺肺动脉（分支）——下叶支气管——肺斜裂。

右上肺处理顺序：水平裂——上肺静脉——肺动脉分支——支气管——斜裂，或者右上肺支气管——上肺静脉、肺动脉尖前支、后升支——斜裂、水平裂。

右中叶顺序：中叶静脉——中叶支气管——中叶肺动脉分支——水平裂。

右下叶顺序：下肺韧带——下肺静脉——下叶支气管——下肺动脉分支——肺斜裂。

6. 手术护理　同一般开胸手术。

【胸腔镜肺叶切除同开胸手术比较】

胸腔镜下肺叶切除术与传统开胸手术有一些区别，胸腔镜下解剖肺门结构更清楚，但切开肺门比开胸手术在没有分离肺门情况下困难，为了减少手术风险，最好先处理肺门部分的血管及支气管。

第三节　气管环形切除对端吻合术、隆嵴切除重建

一、气管环形切除对端吻合术

【适应证】

1. 气管先天性狭窄；

2. 气管后天性狭窄　插管后损伤是气管狭窄最常见的病因。可由经喉插管或气管切开术引发。气管切开术后，狭窄可发生在气管切开处或插管套囊处。包括气管本身的炎症、外伤及上呼吸道灼伤等。

3. 气管良性及恶性肿瘤；

4. 气管周围的恶性肿瘤压迫或浸润所致气管狭窄；

5. 其他　气管先天性畸形，以及更少见的气管软化等。

【术前准备】

术前检查包括病史，体格检查，各种影像学以及支气管镜检查。术前精确地估计病变的性质、位置、病变长度，有助于决定手术入路及解剖游离的步骤。

同时应注意：

1. 活动性炎症或感染　气管手术属污染性手术，容易继发感染。术前应做痰培养及药敏试验，在术前3天～1周开始应用抗生素。对已有颈部气管切开者，对切口周围的急性炎症，应给予治疗。

2. 训练患者在低头、下颌固定的姿势进行咳痰和进食。

3. 手术野放疗史会严重影响吻合口的愈合能力。

4. 类固醇治疗，特别是大剂量，会延缓愈合并增加感染的机会。在有可能的情况下，术前应停止使用类固醇。围术期需要使用大剂量类固醇的患者，应当使用某种带血管蒂的组织，来保护吻合口，例如心包或胸腺。

5. 高龄患者由于组织弹性小，是一个相对危险因素。

6. 术前制订出详细的麻醉方案，准备好术中气管远端通气插管，必要时准备好体外循环装置。

【麻醉】

气管切除的麻醉处理较困难，需要手术医生与麻醉师的紧密配合。麻醉诱导应仔细计划好。气管切除过程中维持通气的方法很多种：①经典的经口气管插管；②在气管病变远端切开插管；③通过狭窄段后应用高频通气；④体外循环。

【手术步骤】

1. 体位、切口〔图22-45（1）〕。

1）颈部横切口：颈段气管切除，经颈部领式切口可切除气管达5cm，并同时做喉松解术。

2）胸骨正中切口：主动脉弓上的气管切除可用胸骨正中切口，或加用颈部横切口。正中切口可根据手术暴露需要，仅劈开胸骨上半，至第4肋间予以横断。当切除范围有可能延伸至隆嵴或更远时（通常为肿瘤性），应选择胸骨正中切口。这在恶性肿瘤侵犯隆嵴时尤为合适。

3）后外侧切口：主要用于主动脉弓上缘以下的气管病变，一般多经右胸第4～5肋间或肋床进胸。左胸有主动脉弓阻挡，暴露下段气管和隆嵴都有困难，且有可能发生气管主动脉瘘，所以经左胸者较少。

2. 气管解剖和切断　气管充分暴露后，根据病变的部位，先于病变远端0.5cm处切断气管，切开后，向远端气管内插入气管插管。然后在病变上方0.5cm处切断气管。先切除气管前壁，然后紧靠气管壁做环形切除。如果是恶性肿瘤，切缘一定要做冷冻病理检查〔图22-45（2）〕。

3. 气管对端吻合　在两断端前正中线及两侧软骨和膜部的交接处置牵引线，缝针位置离切口约1个软骨环。两端切缘用3-0无损伤可吸收线间断缝合。在颈部吻合先缝合后壁，再缝合前壁；胸段气管可先缝合前侧壁，再缝合膜部。一般先缝合显露较差的一侧。打结时应先将两断端的牵引线交叉拉紧，使两端对合固定，一边缝合一边打结。进针时以垂直进针，缝针由外进入，从内穿出，针距为0.3cm，进针离切缘0.2cm。吻合要求切缘整洁，做到黏膜对合紧密。口径不一致时，可适当加宽大口径一侧的针距，缩小小口径侧针距。线结打在管腔外〔图22-45（3）〕。

4. 吻合口的覆盖　吻合完成后，漏气处予以缝合。吻合口张力应保持最小程度，需要时可加强缝合。可用带蒂胸膜、心包等被覆吻合口，有利于吻合口愈合、减少吻合口漏气〔图22-45（4）〕。

为减小吻合口张力，防止术后仰头牵拉吻合口，可将下颌和前胸皮肤缝吊，使颈部固定于前屈位，10～14天后拆除〔图22-45（5）〕。

【术中注意事项】

1. 吻合时要求对合良好，避免吻合口张力，局部血运良好。气管切缘以外环形解剖不要超过1cm以保护血运。

2. 缝线结扎不宜过松或过紧，过松不牢靠，过紧影响血运。

3. 松解游离气管时，在气管鞘内钝性分离，可避免损伤喉返神经。

4. 一般认为气管环状切除最好在4cm以内，超过6cm时重建张力明显增加，需行气管松解。

【术后处理】

1. 术后排痰困难，呼吸道并发症多，必须加强呼吸道管理，可以用超声雾化吸入防止痂皮形成。必要时用纤维支气管镜吸痰。最好避免气管切开，术后气管切开容易使呼吸道分泌物干燥结痂，频繁吸痰，容易损伤呼吸道及吻合口，诱发感染，甚至出血，造成窒息死亡。因此气管切开利少弊多。

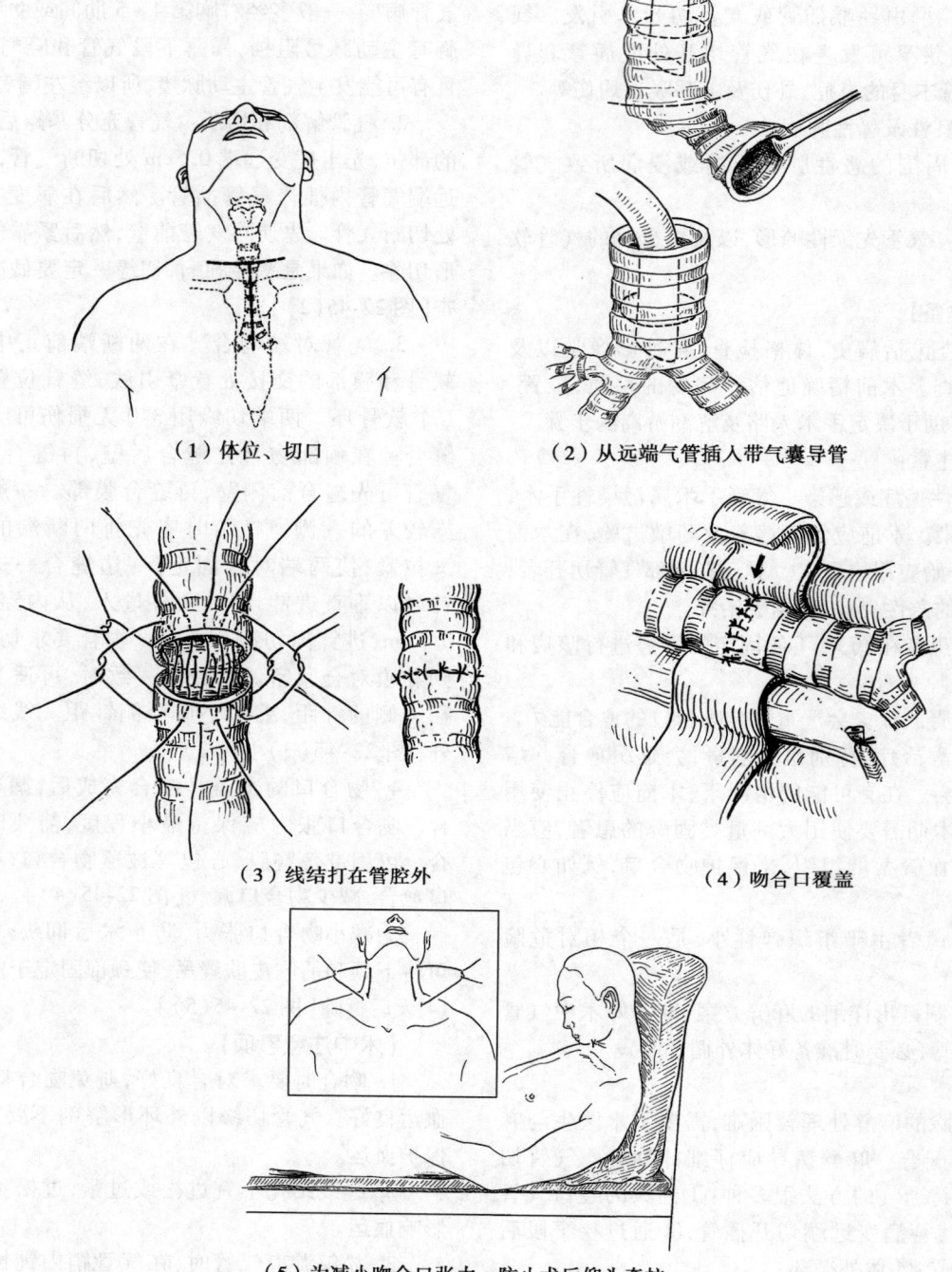

（1）体位、切口　　　　（2）从远端气管插入带气囊导管

（3）线结打在管腔外　　　　（4）吻合口覆盖

（5）为减小吻合口张力，防止术后仰头牵拉
吻合口，可将下颌和前胸皮肤缝吊，使颈部
固定于前屈位，10~14天后拆除

图 22-45　气管环形切除对端吻合术

2. 术后颈部前屈固定时间不少于 2 周。拆线后颈部活动避免突发性后仰，只能平视，不能抬头，时间不少于 3 个月。

3. 术后很快即可恢复正常饮食。但是喉松解术后，患者可出现明显的吞咽困难，而且会出现误吸。因此术后可给予鼻饲或静脉高营养。

4. 术后为减轻吻合口水肿，抑制肉芽组织生长，松解气管痉挛，可适量给予小剂量皮质激素。

【术后并发症】

气管手术有关的早期并发症有感染、气道梗阻、漏气、出血、误吸、吞咽功能失调、暂时性或永久性喉返神经损伤、吻合口裂开等。

晚期并发症包括吻合口肉芽形成吻合口再狭窄、吻合口瘘、气管食管瘘、气管无名动脉瘘。需特别提出的是气管无名动脉瘘可引起致命性的大出血,可发生于吻合口在主动脉弓上方,未加保护,缝线磨破动脉壁者。术中可在吻合口处覆以心包、胸膜等。

【述评】

术前的正确判断和精良的吻合技术,外科与麻醉科医生的密切配合,术后积极呼吸道管理,是保证气管环形切除对端吻合术安全成功的关键。

二、隆嵴切除重建术

【适应证】

隆嵴切除重建术多用于隆嵴原发性良、恶性肿瘤。肺癌距气管隆嵴1cm者。此外其他涉及隆嵴的病变是结核、外伤。本章仅以肿瘤为重点。

【术前准备】

纤维支气管镜可以了解腔内肿瘤的情况,CT可以了解肿瘤外侵情况。同时均应行肺功能检测,可以了解患者能否耐受隆嵴切除术及可能的肺切除术。术前患者存在肺炎,应行痰培养及药敏试验,给予有效抗生素。

【麻醉与体位】

麻醉要求较高,双腔管在隆嵴切除中作用不大。一般隆嵴切除后,对侧支气管插管,接上通气管道供氧,控制呼吸。有些复杂手术,需要体外循环。

隆嵴切除术或右主支气管肺癌或右上肺癌侵及隆嵴,通常采用右后外侧切口。左主支气管肺癌或左上肺癌侵犯隆嵴采用左胸后外侧切口。左开胸暴露困难,需游离主动脉,及切断1~3条肋间动脉(可能出现脊髓缺血症状)以暴露隆嵴。隆嵴切除术也可采用胸骨正中切口。

【手术步骤】

1. 单纯隆嵴切除重建术

(1) 通常沿右后外侧切口经第4肋间进胸。先切断并结扎奇静脉。

(2) 游离气管下端、隆嵴及两侧主支气管,并用牵引线分别牵起〔图22-46(1)〕。

(3) 切断左主支气管,经手术术野插入气管导管通气〔图22-46(2)〕。

(4) 将原气管插管退至气管肿瘤以上,距肿瘤上下1cm切断右主支气管,主支气管,切除隆嵴〔图22-46(3)~图22-46(8)〕。

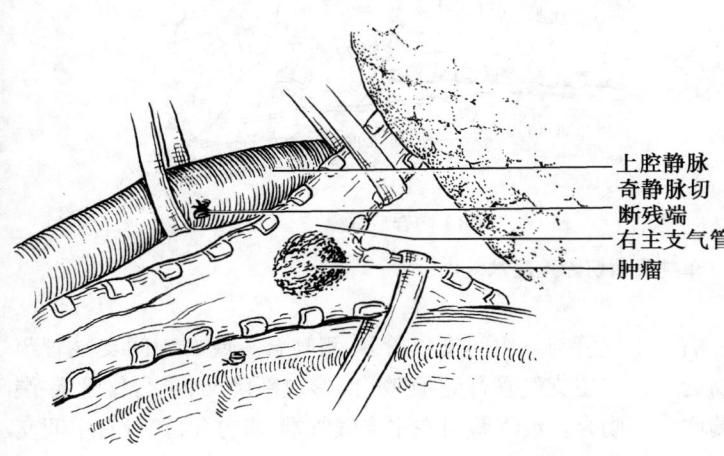

上腔静脉
奇静脉切断残端
右主支气管
肿瘤

(1) 游离气管下端、隆嵴及两侧主支气管,并用牵引线分别牵起

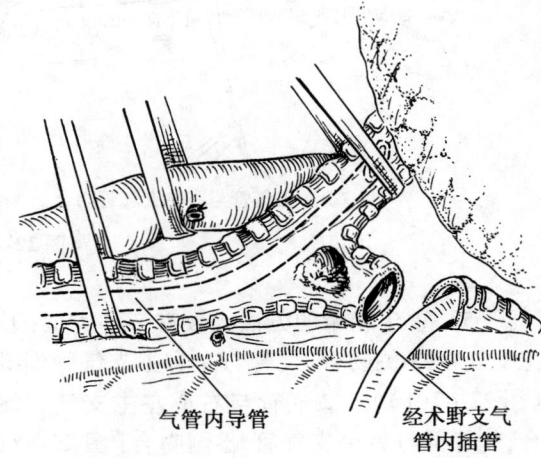

气管内导管　经术野支气管内插管

(2) 断左主支气管经手术术野插入气管导管通气

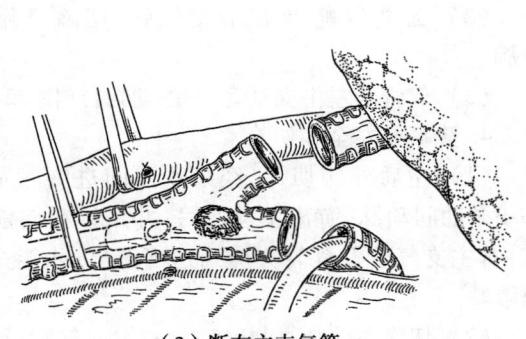

(3) 断右主支气管

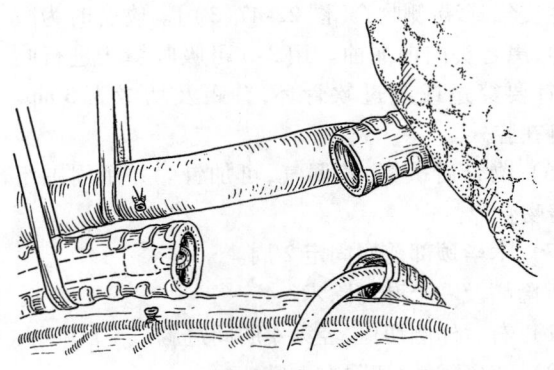

(4) 切除肿瘤

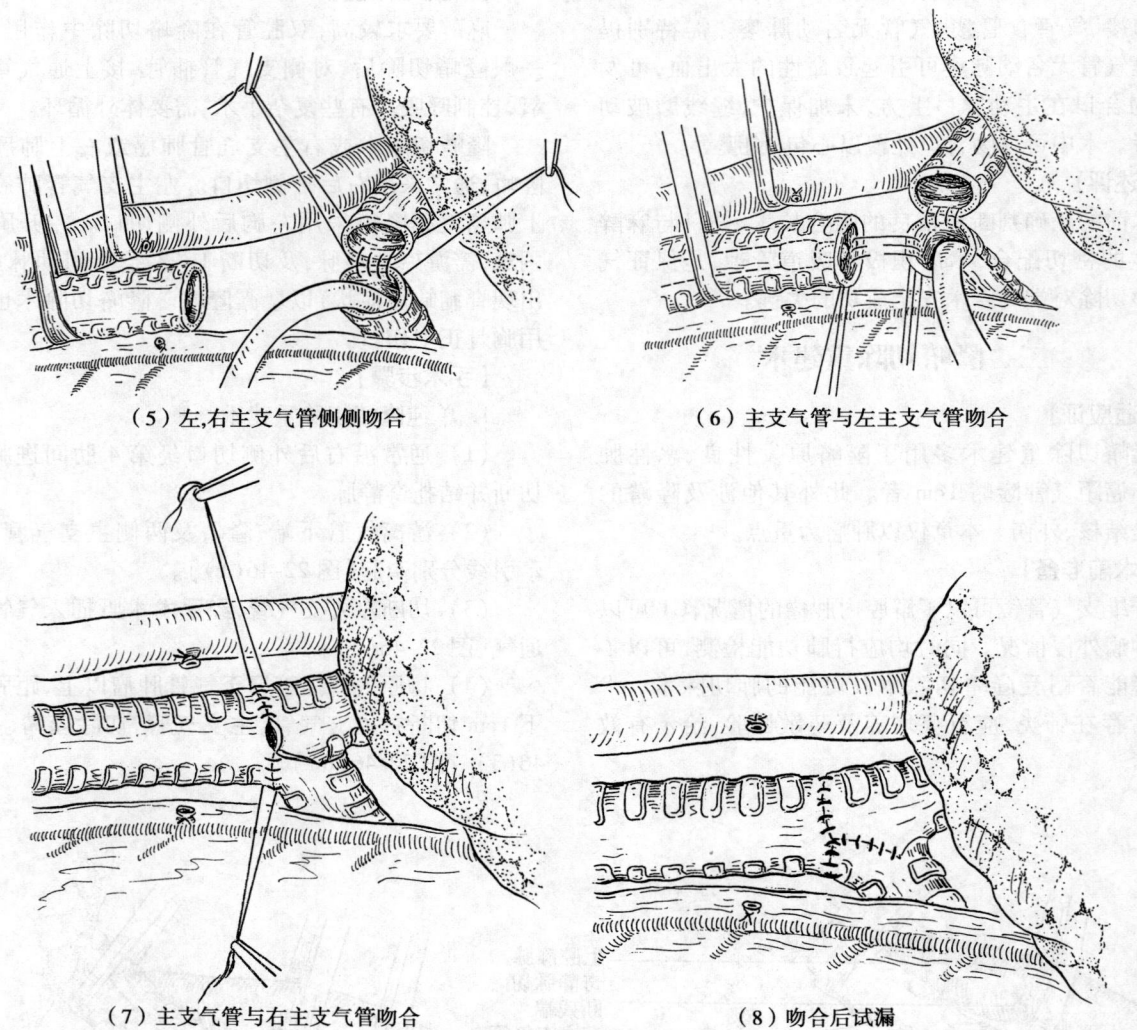

（5）左,右主支气管侧侧吻合

（6）主支气管与左主支气管吻合

（7）主支气管与右主支气管吻合

（8）吻合后试漏

图 22-46　单纯隆嵴切除重建术

（5）重建隆嵴的方法大致有三种类型:①左、右主支气管侧-侧吻合,气管与左右主支气管端-端吻合〔图 22-47（1）〕。②气管与右或左主支气管端-端吻合,气管再与另一支气管端-侧吻合〔图 22-47（2）〕。③气管与右或左主支气管端-端吻合,再行主支气管与对侧主支气管端-侧吻合〔图 22-47（3）〕。吻合时为减轻张力,患者头向前屈曲。用 3-0 可吸收缝线进行吻合,进针要穿过或绕过软骨环,针距及切缘为 3mm。线结打在腔外。

（6）吻合后试漏,若漏气,可加针。并用周围组织覆盖吻合口。

（7）术毕颈部前屈固定 2 周。

2. 隆嵴及右上肺切除术

（1）右后外侧切口,经第 4 肋间进胸。

（2）游离隆嵴,切除右上肺。

（3）气管与左主支气管端-端吻合,再行左主支气管与右中间支气管端-侧吻合。或右中间支气管与左主支气管行侧-侧吻合,形成新隆凸,再行气管端-端吻合。或气管与左主支气管端-端吻合,在行右中间支气管和气管端-侧吻合。

3. 隆嵴及右全肺切除术

（1）右后外侧切口,经第 4 肋间进胸。

（2）游离隆嵴及右主支气管,切除隆嵴及右全肺。

（3）气管与左主支气管行端-端吻合〔图 22-48〕。

4. 隆嵴及左全肺切除术

（1）左后外侧切口,经第 4 肋间进胸。先切断 1～3 条肋间动脉,游离主动脉弓,并用纱布向前下翻转,右主支气管及食管亦应当适当游离,才能充分暴露隆嵴。

（2）切除左全肺,切断气管、右主支气管,行气管与右主支气管吻合。

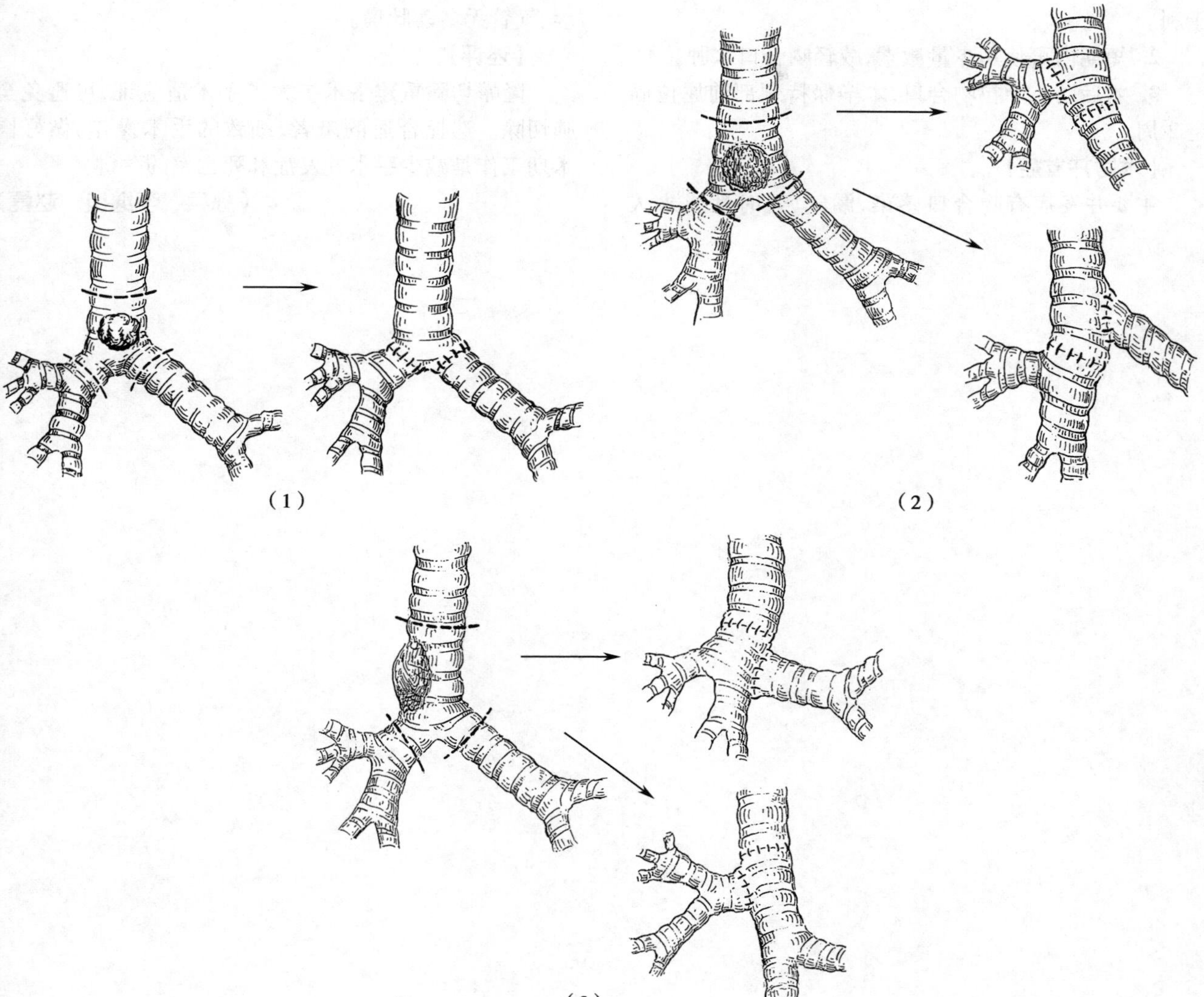

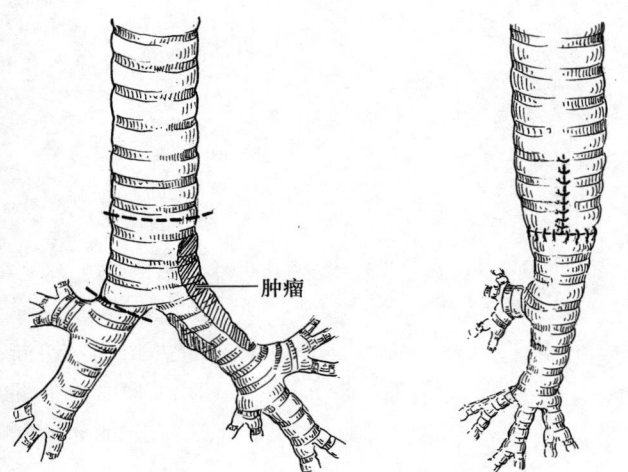

（1）

（2）

（3）

图 22-47　隆嵴切除重建术

图 22-48　隆嵴与左主支气管行端端吻合

肿瘤

【术中注意事项】

1. 游离气管时,切口上端的侧方勿游离过长,以免造成气管缺血。术中注意保护喉返神经。

2. 隆嵴切除手术成败的关键是吻合口张力问题。最简单方法是颈部屈曲。切断下肺韧带使肺门上移减张。气管断端缝吊牵引线,吻合时牵拉牵引线,使吻合口对拢起到减张的作用。

3. 吻合口对合要避免扭曲、成角,吻合先易后难。若口径不一,口径小的一侧可斜行切断。打结以腔外打结为宜。

4. 隆嵴切除长度的安全性与肿瘤切除的彻底性之间的平衡。

【术后处理】

1. 隆嵴切除的患者咳痰反射减弱,应加强呼吸道管理,必要时行纤支镜吸痰,同时可以观察吻合口情

况。有些患者可行微型气管切开。气管切开弊大
于利。

2. 短期内可使用少量激素,减轻吻合口水肿。

3. 术后防止牵拉吻合口,术毕保持颈部前屈位固
定2周。

【术后并发症】

主要并发症有吻合口感染、漏气、暂时性或永久
性喉返神经损伤、吻合口狭窄、吻合口瘘、气管食管
瘘、气管无名动脉瘘。

【述评】

隆嵴切除重建手术扩大了手术适应证,可避免全
肺切除。选择合适的患者,细致的手术操作,做好围
术期工作是减少手术并发症和死亡率的关键。

(孙兵　李继良　赵磊)

第二十三章

食管手术

第一节 食管应用解剖

食管为肌性管道,上端起自咽下缘,相当于环状软骨或第6颈椎下缘。下终于胃贲门,相当于第11胸椎水平,前方平对第7肋软骨。食管经颈部和胸部,穿过膈的食管裂孔进入腹腔。其全长成人男性约25~30cm,女性约23~28cm。临床测量以上中切牙为定点,在成人由中切牙到食管开口的距离是15cm。中切牙到食管穿过膈肌处约40cm。食管仅相对固定,在吞咽、仰头、呼吸等情况下,可上下活动(肛侧可移动1~3cm),可因受周围组织压迫而移位。其腔径肛侧略大于口侧,在静息状态下,食管狭窄部约1.35cm,粗大部约1.88cm,以膈上最为粗大,约2.2cm;食管进食膨胀时,内径可增粗达3cm。

根据食管所在的解剖部位可把食管分为颈、胸、腹三段。颈段食管从环状软骨至第2胸椎平面,长约5~8cm。胸段食管上起胸廓上口,下至膈的食管裂孔,长约15~18cm;腹段食管,以食管裂孔至贲门部,长约1~3cm,是食管最短的一段。食管主要位于人体的中线处,但在颈部,食管位于中线或轻度偏右,在其跨过左主支气管时轻度偏左,在隆嵴下,食管向右回到中线;在心包后,食管再度偏左,并穿过膈肌裂孔。因此,食管中、上部手术从右侧切口显露较好,而中、下部手术则多经左侧开胸。临床上可将食管分为颈段和胸段(上、中、下三段),通常将食管腹段包括在胸下段内。颈段:自食管入口至胸骨柄上缘的胸廓入口处;胸上段:自胸廓上口至气管分叉平面;胸中段:至气管分叉平面至贲门口全长度的上一半;胸下段:至气管分叉平面至贲门口全长度的下一半〔图23-1〕。

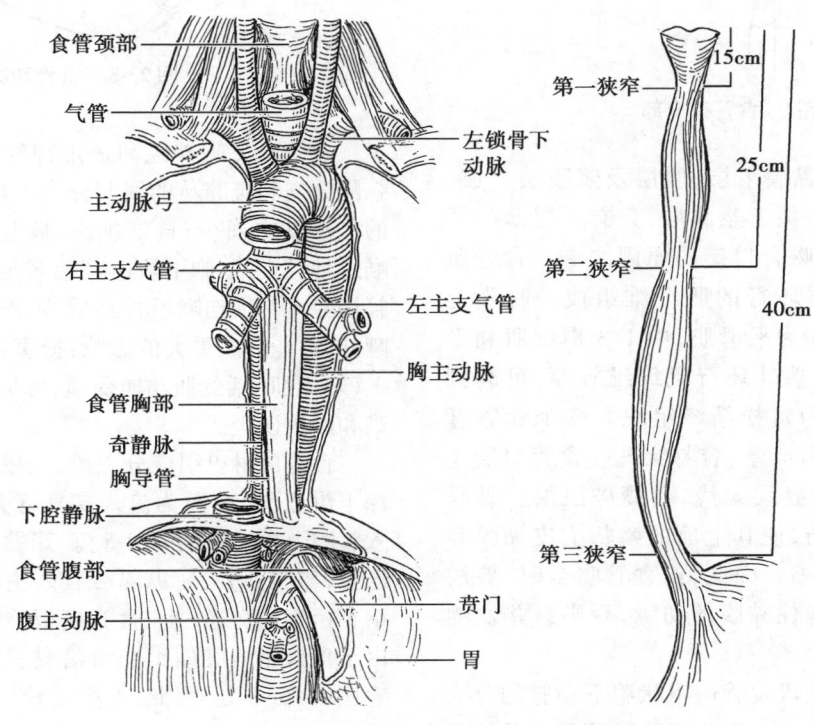

图 23-1 食管解剖

食管有三个狭窄处:起始处,主动脉弓与气管交叉后方和膈肌裂孔处。第一和第三狭窄部经常处于闭合状态,前者阻止在吸气时空气从咽进入食管,后者可防止胃内容物逆流入食管。第二狭窄部由邻近的主动脉弓和左主右气管挤压所致,此狭窄部并不影响食物的通过,也无生理功能上的意义,但第二狭窄部位常是异物嵌顿滞留及食管癌的好发部位〔图23-2〕。

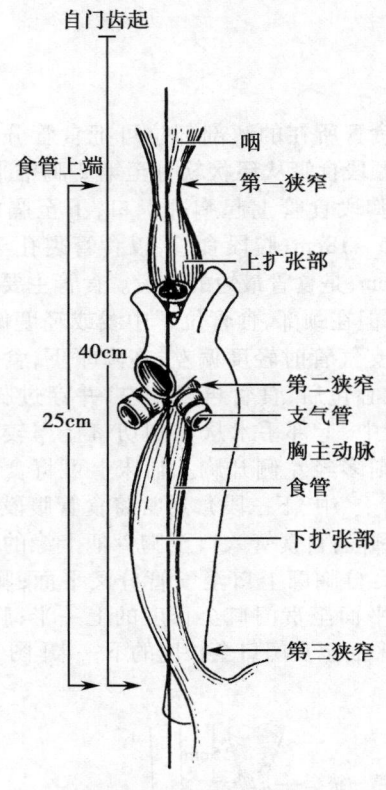

图 23-2　食管狭窄部

食管由黏膜层、黏膜下层、肌层及浆膜层组成,但除腹部一段外其余缺乏浆膜层,只有一层薄的纤维膜,是易造成术后吻合口瘘的原因之一。食管肌膜由外层纵行、内层环行的肌纤维组成。肌膜上1/3为横纹肌,下1/3为平滑肌,中1/3横纹肌和平滑肌相混杂,食管起端处环行肌纤维较厚,可起到括约肌作用。外膜为疏松结缔组织。整个食管管壁较薄,仅0.3~0.6cm厚,容易穿孔。食管肌层比较脆弱,作吻合时如缝线太浅,会撕破肌层。黏膜下层有较丰富的脂肪,使其上面的鳞状上皮黏膜容易移动,切断后易回缩。因此,作食管吻合时,要注意每一针缝线都要缝住黏膜的切缘,否则易并发吻合口瘘。

食管血供丰富,上段食管由甲状腺下动脉的分支供应,中段由降主动脉、右侧肋间动脉及臂动脉的食管支供应,下段由胃左动脉及腹腔下动脉供应〔图23-3〕。食管静脉与动脉伴行,也呈节段性。上段流入甲状腺下静脉,中段主要流入奇静脉和半奇静脉,下段流入胃左静脉和门静脉系统〔图23-4〕。因此,在门静脉高压时,可通过食管静脉产生侧支循环,形成食管下段静脉曲张,有时可引起破裂出血。食管内血管相互吻合很不充分,故手术时不可过多分离,以免造成食管坏死。尤其容易发生在甲状腺下动脉分支或膈下动脉分支受损之后。

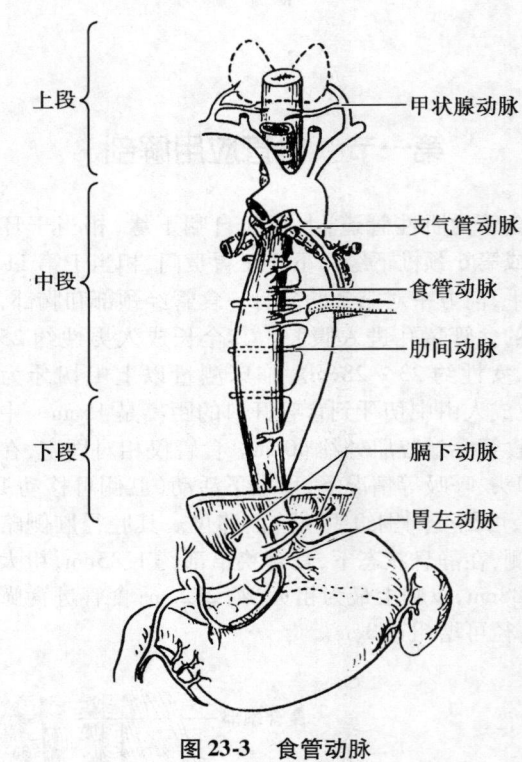

图 23-3　食管动脉

食管由交感神经和迷走神经支配。胸交感干的纵隔分支和腹腔丛的回归分支支配食管,但对其功能的作用知之尚少;食管颈段,胸上段由迷走神经干的喉返神经支配,胸下段由其他迷走神经分支提供。食管切除术中损伤喉返神经后,除声带麻痹造成声音嘶哑外,可能造成更大的影响:损害食管收缩功能,食管上(环咽肌)括约肌功能受损,可引起颈段食管下咽困难和严重误吸。

食管的淋巴引流分三段,上段为流入气管旁和颈深下淋巴结,中段为流入支气管旁淋巴结,下段为流入腹腔上淋巴结〔图23-5〕。其黏膜下层有丰富的淋巴管,与气管旁、后纵隔、颈部、主动脉旁和胃周淋巴结有密集的交通,使"食管癌根治性切除"难以奏效。由于食管癌的肿瘤细胞常沿黏膜下向上转移到距肿瘤块4~6cm处,因此,上段食管切缘应距肿瘤块6~10cm,以免肿瘤复发。

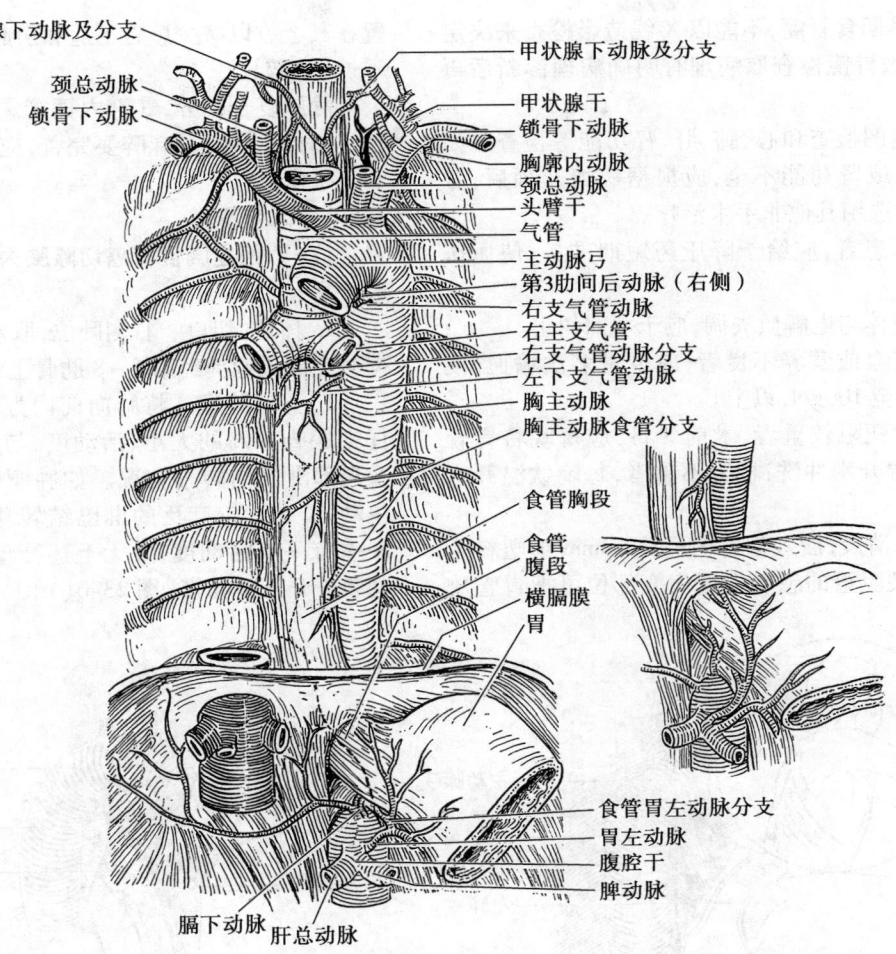

甲状腺下动脉及分支
颈总动脉
锁骨下动脉

甲状腺下动脉及分支
甲状腺干
锁骨下动脉
胸廓内动脉
颈总动脉
头臂干
气管
主动脉弓
第3肋间后动脉（右侧）
右支气管动脉
右主支气管
右支气管动脉分支
左下支气管动脉
胸主动脉
胸主动脉食管分支

食管胸段
食管腹段
横膈膜
胃

食管胃左动脉分支
胃左动脉
腹腔干
脾动脉

膈下动脉　肝总动脉

图 23-4　食管血供

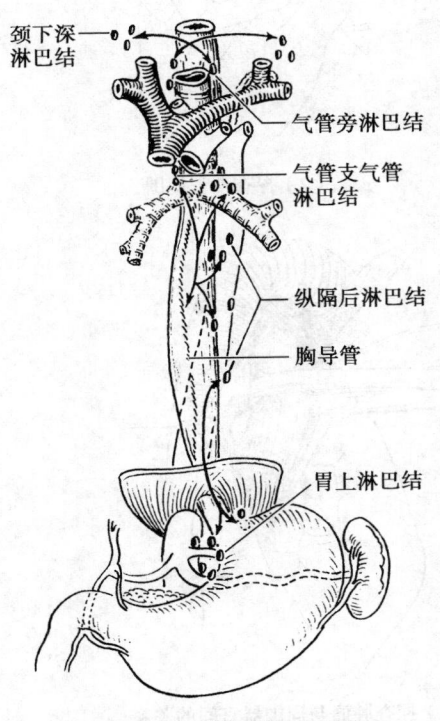

颈下深淋巴结

气管旁淋巴结
气管支气管淋巴结
纵隔后淋巴结
胸导管
胃上淋巴结

图 23-5　食管的淋巴引流

腹段食管不仅可发生多种疾病,病因也很复杂,这些疾病包括:胃食管反流、运动异常、食管裂孔疝、食管穿孔、良、恶性肿瘤等,须特别注意。

由于食管的生理特性,它可向周围扩张并变短,但难于上下伸长,故作吻合时,缝合线绝不可有张力。食管的游离程度也很有限,因有向下斜行的分段血管分布,在其下段又有迷走神经及食管周围神经丛的限制,很难将食管下拉。即使切断所有迷走神经分支,下段食管也仅可下移少许。因此,食管手术必须尽可能仔细操作。

（顾春东）

第二节　食管癌切除术

【适应证】

经确诊为Ⅲ期以内的食管癌及贲门癌,一般情况尚好,无远处转移,无心、肺、肝、肾功能严重损害或其他的手术禁忌证者,应积极争取手术治疗,对 70 岁以上高龄者则更应严格选择。

【术前准备】

原则上和其他胸部手术的术前准备一样,但应着重注意以下问题:

1. 对较早期食管癌,不能以 X 线造影检查来决定手术治疗,应做胃镜检查取病理有明确病理诊断后再手术治疗。

2. 作心电图检查和心、肺、肝、肾功能等检查。如已有心、肺、肝或肾功能不全,应根据病情及预后,考虑延期手术或选用其他非手术治疗。

3. 高血压患者,应给予降压药短期准备,使血压尽可能正常。

4. 如有液体与电解质失调,应于术前纠正。

5. 显著贫血或营养不良者,应少量多次输血,使血红蛋白提高至 100g/L 以上。

6. 对食管梗阻较重者,术前 3 日,应每晚将胃管插入食管,用温开水冲洗;梗阻不重者,每晚饮温开水 2 杯即可。

7. 手术日清晨,插入带有内径 2～3mm 细塑料管的胃管,食管梗阻重的患者根据病变部位可把胃管放置在其上方以减少患者不适和引起出血。

【麻醉】

静脉复合麻醉,气管内插管。食管癌切除的范围较广,时间亦较长,麻醉要完善,应用双腔气管插管有利于手术操作。

【手术步骤】

(一) 经左胸食管癌切除胸内主动脉弓上食管胃吻合术

1. 体位、切口　右侧卧位,取左胸后外侧切口,根据病变部位选择经第 6～8 肋骨上缘入胸。

2. 探查肿瘤　将肺向前内方牵引,显露后纵隔,仔细探查肿瘤的大小、活动度、与周围器官的关系以及局部淋巴结转移情况。如肿瘤已侵入肺门器官或主动脉,或有较广泛的淋巴结转移,已不宜切除。如肿瘤有一定活动度,并无上述征象,则纵行剪开纵隔胸膜分开下肺韧带〔图 23-6(1)〕,伸手指入纵隔切口

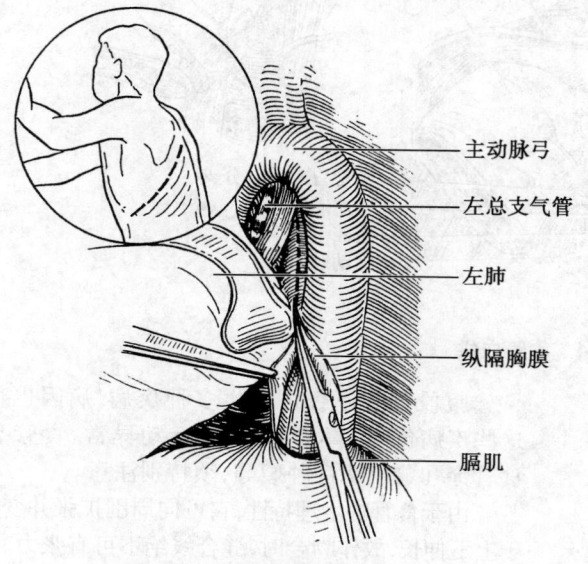

（1）切开纵隔胸膜

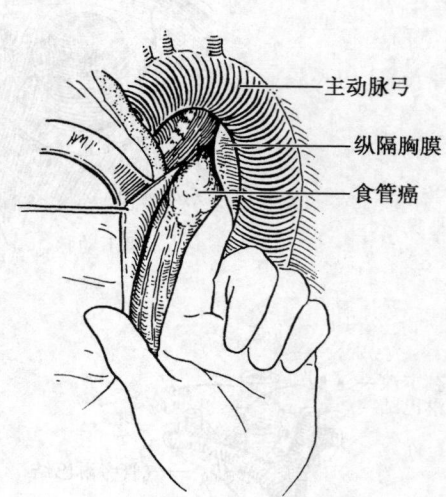

（2）探查食管周围

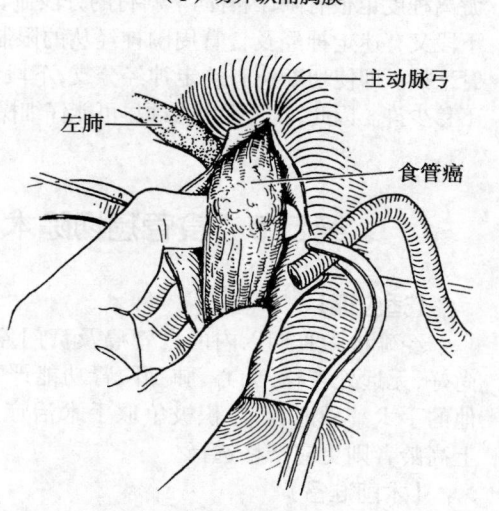

（3）绕细软胶管牵引

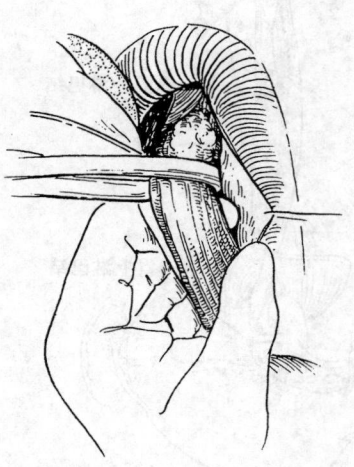

（4）探查肿瘤与周围器官间的关系

图 23-6　探查肿瘤

内至肿瘤旁试将它挑起；如肿块随指头活动，并可在肺门与主动脉及脊柱之间滑动，表示肿瘤尚未外侵，即可切除〔图23-6(2)〕，如活动度不很明显，可用手指在纵隔内、外探查其与周围器官的关系，如仍可扪出一些间隙，表示切除尚有可能。初步认为有切除之可能后，用手指在肿瘤部位之下围绕食管行探查性分离，并将食管钩出，绕以细软胶管或布带做牵引〔图23-6(3)〕。通常需从膈肌上，将来自主动脉的食管分支分别分离、结扎后切断1~2支，使肿瘤部分分离，便于探查，进一步明确情况〔图23-6(4)〕。这种分离应适可而止。如一开始就全部分离肿瘤，则可能在切开膈肌后发现腹腔已有广泛转移，表明切除肿瘤已无济于事，但肿瘤已全部分离，食管的血运已断，只得被迫进行无效的切除手术。

3. 切开膈肌　在肝、脾部位之间用两把组织钳提起膈肌，在两钳间用电刀切开，然后沿放射形方向延长，前端直至近肋弓，后端指向食管裂孔。为了减少出血和避免损伤膈下脏器，切开时可用手指在膈下引导并向上抬起。切开膈肌两旁和胸切口用7号线缝合作为牵引〔图23-7〕。探查胃底部、胃大弯和小弯、肝脏、脾门、胃左动脉和腹主动脉周围、大网膜、肠系膜及盆腔有无淋巴结转移或肿瘤转移。

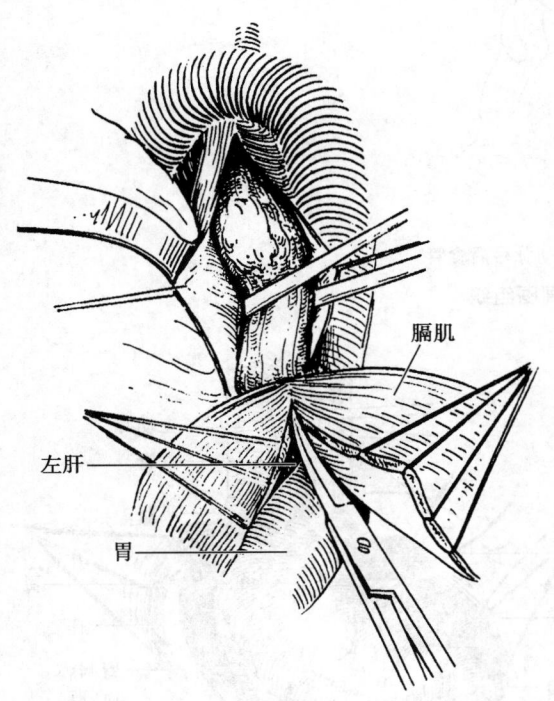

图23-7　切开膈肌、缝扎膈肌下血管

4. 分离食管

(1) 分离范围：由下而上逐渐分离食管至肿瘤上方。肿瘤以下的全部食管和肿瘤上缘以上至少5cm长一段食管，应分离、切除。左肺下韧带、肺门部和食管旁组织内可见的淋巴结，需随同食管一并切除。

(2) 分离肿瘤：来自降主动脉及支气管动脉的食管动脉分支，需在两把止血钳或两端结扎线之间一一切断。随后继续分离食管肿瘤周围的纤维组织〔图23-8(1)〕，使肿瘤部位完全游离。

(3) 避免损伤右侧胸膜：分离肿瘤时，应避免损伤右侧胸膜。如不慎撕破右侧胸膜，应及时缝合。但如果肿瘤已侵及右胸膜或右肺浅层而需部分切除时，则右胸膜不必缝合，用纱布暂塞破孔，以防血液大量流入对侧胸腔。如右侧没有肿瘤，手术结束时取出纱布任其敞开，作双侧胸腔引流或仅引流左胸。

(4) 处理胸导管：胸导管位于食管左后、主动脉弓以下，介于降主动脉与奇静脉之间，如与肿瘤粘连，应与食管一并切除，将其两端各用粗丝线双重结扎。如手术不慎损伤胸导管，也需牢靠结扎，以免不断漏出乳糜液而危及生命。

(5) 分离主动脉弓后方的食管：分离时，肺向前下方牵引以显露胸腔顶部。将食管下段轻缓下拉，可见到主动脉弓上部的食管在锁骨下动脉左后方胸膜外移动。沿左锁骨下动脉的左缘，由下而上切开纵隔胸膜直达胸顶。随后用手指分离主动脉弓上方的食管，绕上细软胶管作为牵引。在主动脉弓之上，胸导管由侧面向前跨过食管进入颈部，分离时应注意避免损伤〔图23-8(2)〕。然后，用右示指从主动脉弓之上向下，左示指从主动脉弓之下向上，在主动脉弓后方轻缓地钝性分离食管〔图23-8(3)〕。在主动脉弓后方分离时，必须紧靠食管壁进行，以免损伤位于深部的胸导管和喉返神经等。如肿瘤位于主动脉弓后方，分离有困难时，可切开主动脉外后侧胸膜，结扎、切断1~2支肋间血管，将主动脉弓向前牵引，即可显露弓后部食管，便于分离。

5. 分离胃部　助手用手将胃提起，但不可用力牵拉及压捏，更不宜用止血钳夹胃壁，以免损伤血运而可能导致胃组织坏死、穿孔。

(1) 分离大网膜：在胃网膜动脉的血管弓下面，分离胃结肠韧带。在两钳之间剪断各网膜支及胃网膜左动脉，并逐一结扎或缝扎。然后，继续向上分离胃脾韧带，切断、结扎各支胃短动脉〔图23-9(1)〕。有时胃脾韧带较短，分离时要注意避免血管撕裂或损伤脾门，万一损伤脾门或脾脏时，应尽量修补止血，如有困难亦可将脾切除。分离时，切勿损伤胃大弯的血管弓，因胃底部无其他血管供应〔图23-9(2)〕。

左肝

胃

膈肌

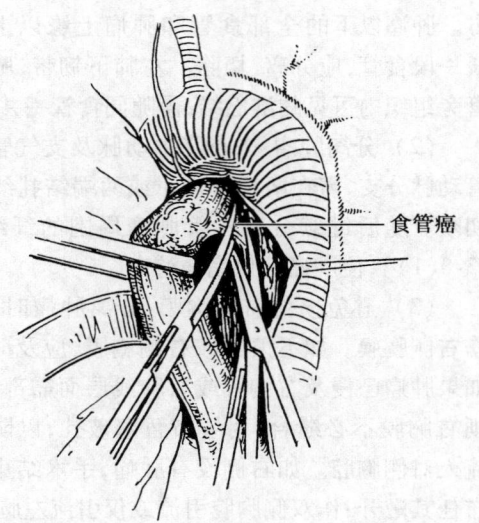

（1）分离主动脉弓下部分

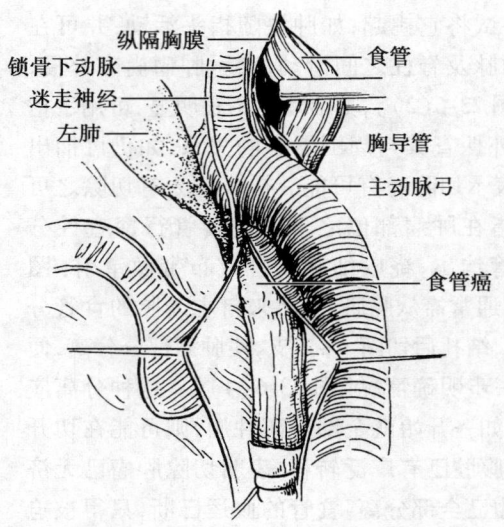

纵隔胸膜

锁骨下动脉

迷走神经

左肺

食管

胸导管

主动脉弓

食管癌

（2）切开主动脉弓上纵隔胸膜，分离食管

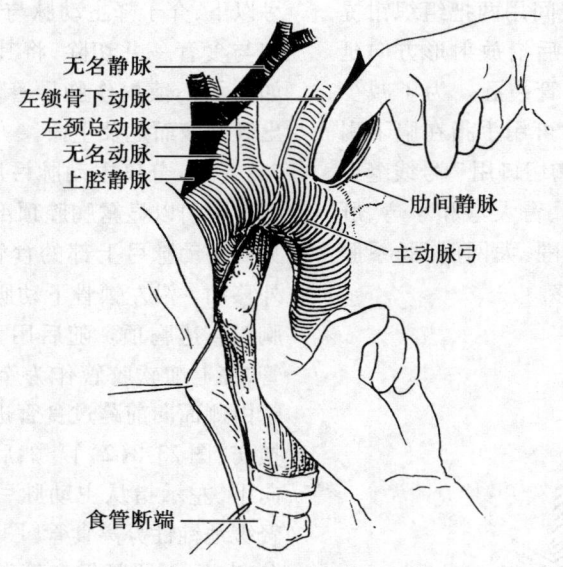

无名静脉

左锁骨下动脉

左颈总动脉

无名动脉

上腔静脉

肋间静脉

主动脉弓

食管断端

（3）从上、下缘分离主动脉弓后食管

图 23-8　分离肿瘤周围组织

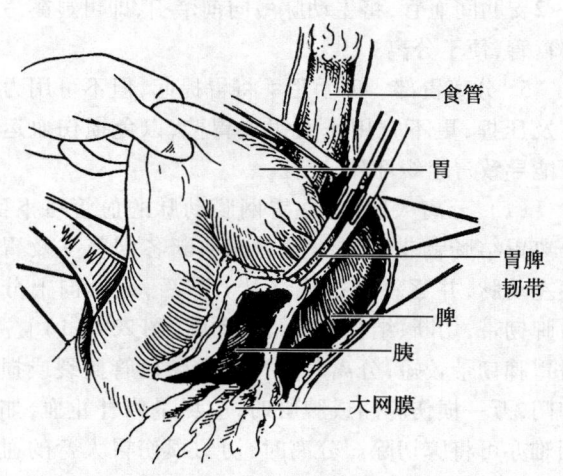

食管

胃

胃脾韧带

脾

胰

大网膜

（1）分离大网膜及胃脾韧带，保留胃网膜动脉弓

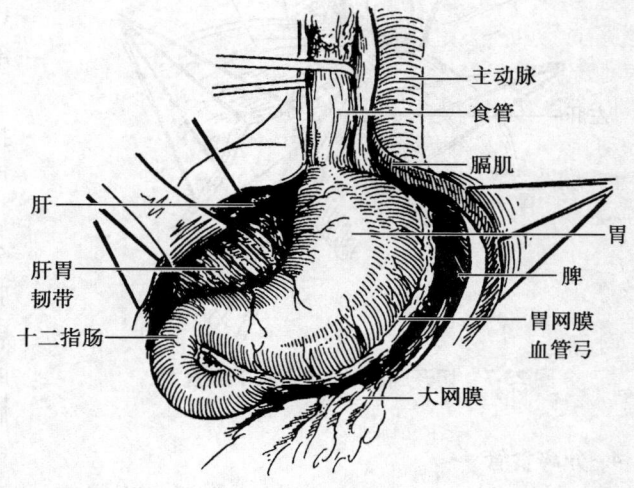

主动脉

食管

膈肌

肝

肝胃韧带

十二指肠

胃

脾

胃网膜血管弓

大网膜

（2）大弯侧分离完毕

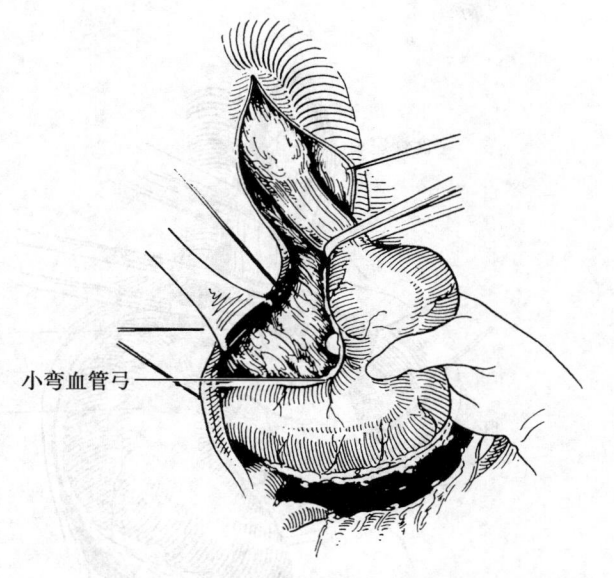

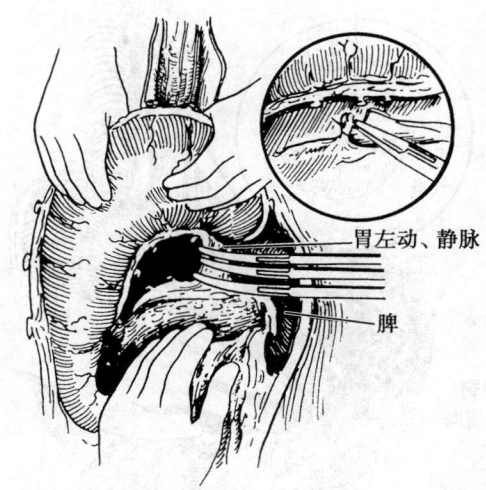

　　小弯血管弓

　　胃左动、静脉

　　脾

（3）分离小网膜及胃肝韧带，保留小弯血管弓　　　　　（4）钳夹、切断、缝扎胃左动、静脉

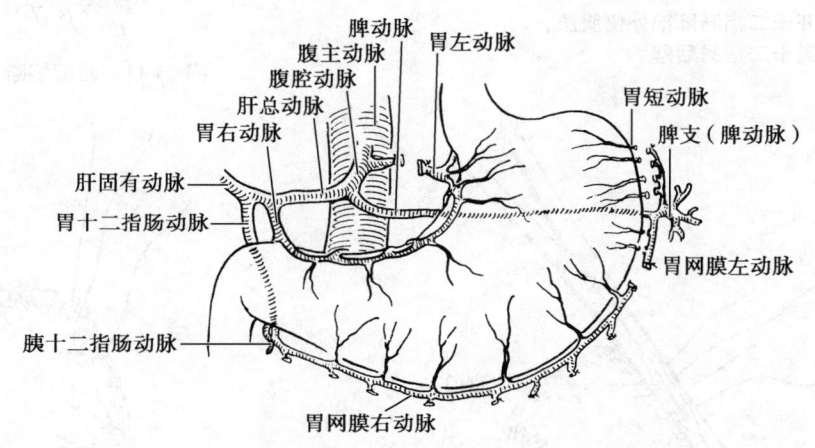

脾动脉
腹主动脉
腹腔动脉
肝总动脉
胃右动脉
肝固有动脉
胃十二指肠动脉
胰十二指肠动脉
胃网膜右动脉
胃左动脉
胃短动脉
脾支（脾动脉）
胃网膜左动脉

（5）分离大、小弯后，胃的血液供应

图 23-9　分离胃部

　　（2）分离小网膜：随后，用右手指从已经分离的胃大弯伸进胃后壁，在胃左动脉远侧将胃肝韧带的无血管区钝性穿破一孔，以后从破孔沿胃小弯血管弓之上用止血钳钳夹、切断、结扎胃肝韧带〔图 23-9（3）〕。小网膜的其他部分一般甚薄，且无重要血管，可用手指分离。分离时可将胃稍上提，即可于胃小弯、胰腺上缘之间摸到胃左动脉。尽可能切除血管旁的淋巴结，但应注意勿损伤腹腔动脉。最后，将胃和食管下端同时提起，分批钳夹、切断和结扎附着于贲门的膈肌和返折腹膜等组织。

　　（3）切断胃左动脉：处理胃左动脉需充分显露和细致操作，以防意外。助手双手将胃翻转上提，在胰腺上缘处显露胃左动脉根部。适当分离后，尽量在其近端安置 3 把对合可靠的止血钳。在 2、3 钳之间切断血管，保留两把钳于血管近端，以防止血钳滑脱〔图23-9（4）〕，在第 1 钳下面用丝线结扎并开放该钳；再在结扎线与第 2 钳之间作一缝扎并开放第 2 钳，以保证止血牢靠。留于胃侧的第 3 钳也在缝扎后取掉，缝针

不宜过于靠近胃壁，以免扎住胃左动脉的上升支。切断胃左动脉后，贲门和胃已基本游离，以后可根据吻合口的高度，将胃的大、小弯分离至满意程度（一般应分至胃窦部），但必须保留胃网膜右动脉和部分胃右动脉〔图23-9（5）〕。

　　（4）部分分离十二指肠：如肿瘤位置较高，有时还要切开十二指肠降部外侧的腹膜，并钝性分离十二指肠的后壁〔图 23-10〕，使胃充分分离，能有足够长度，可以在胸腔顶部或颈部与食管吻合。

　　6. 切断贲门　对下肺静脉平面以上的食管癌，如不妨碍淋巴结的切除，应尽量保留胃。一般可在贲门部将食管切断，而不必作胃部分切除。然后，在贲门部安置两把带齿的止血钳，在两钳之间切断〔图 23-11〕。食管断端可作一粗线缝扎将食管关闭，然后套上胶皮指套或阴茎套包扎。胃端作间断结节丝线全层缝合，再加细线浆肌层间断内翻缝合，将胃关闭〔图23-12〕，将胃暂留在腹部。

4

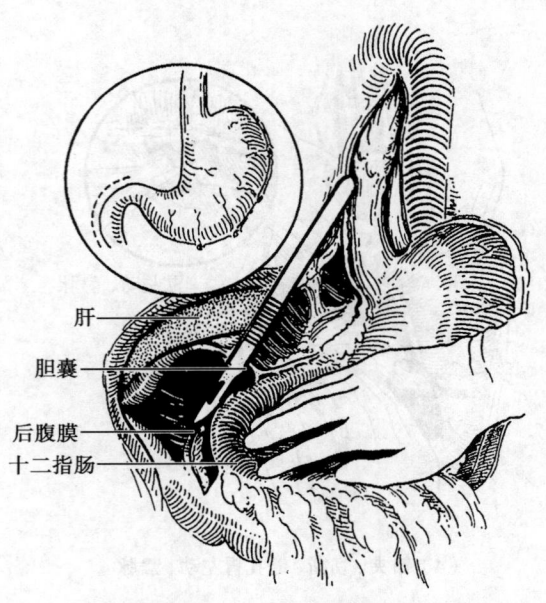

图 23-10　切开十二指肠降部外侧腹膜，
分离十二指肠后壁

肝
胆囊
后腹膜
十二指肠

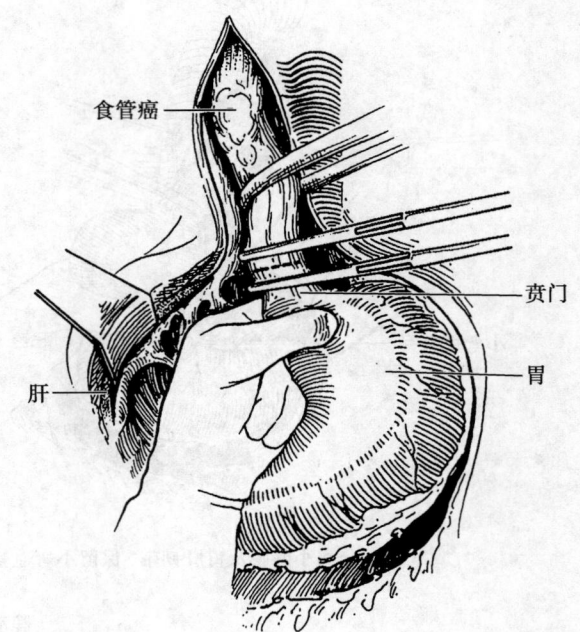

食管癌
肝
贲门
胃

图 23-11　钳间切断贲门

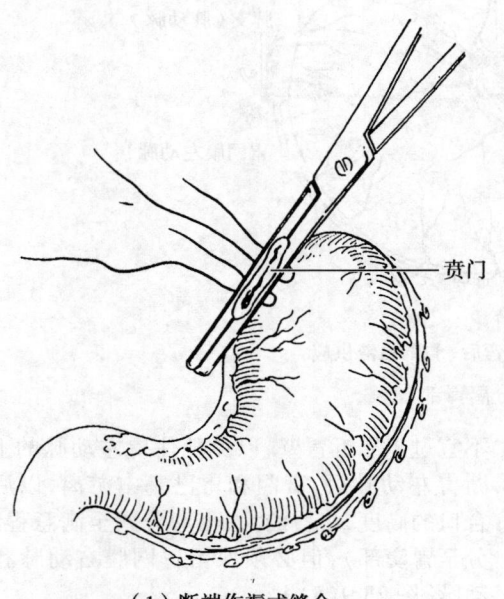

贲门

（1）断端作褥式缝合

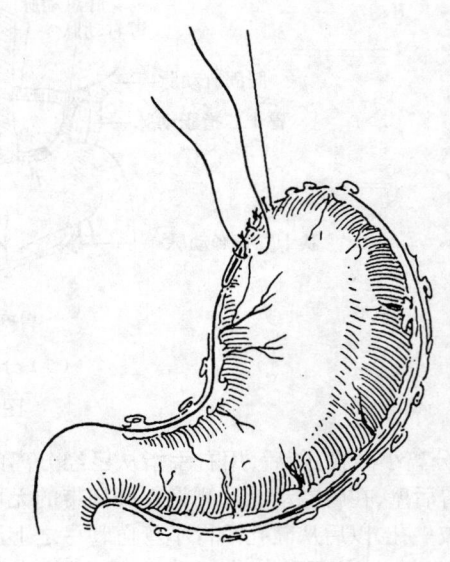

（2）加内翻缝合

图 23-12　断端缝合

7. 转移食管到主动脉前面　将食管残端的包扎线从主动脉弓后提出，向上牵引，同时用左示指从下而上推送食管残端，经主动脉弓后方从弓上切口将食管拉出，移到主动脉弓前方〔图 23-13（1）（2）〕。

8. 食管胃吻合　根据病变部位、大小和切除手术性质（根治性或姑息性）等来决定吻合的部位。在根治性切除时，争取食管的大部切除，因此常需在主动脉弓上或颈部作食管胃吻合。但当肿瘤已明显外侵或有淋巴结转移，切除术仅为减轻症状者，则应以手术安全和顺利为前提，食管分离和切除范围宜适可而止，而不求过于广泛。有时肿瘤位置较低，虽有可能在主动脉弓下吻合，但由于主动脉弓的阻碍，紧靠主动脉弓下缘作吻合的操作常很困难，反不如在弓上吻合较为方便。主动脉弓以上食管的血运几乎全部由甲状腺下动脉的食管分支供应，当需在主动脉弓上吻合时，必须在主动脉弓之上切断食管，以免食管断端因血运不足而坏死，切不可为了与胃吻合方便，把食管留得过长而造成不良后果。

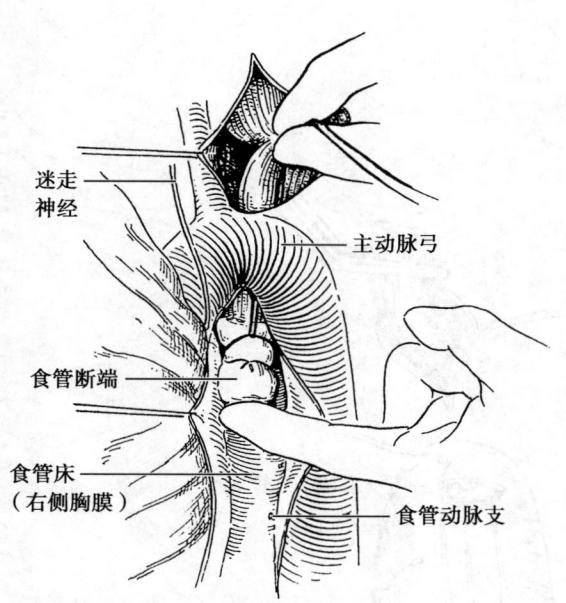

（1）将食管断端经主动脉弓后方上提

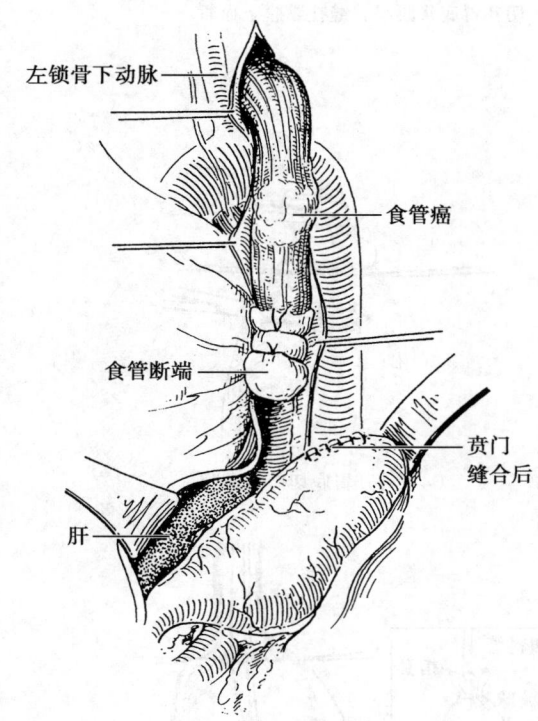

（2）食管断端移到主动脉弓前

图 23-13　食管转移

食管胃端-侧吻合包埋缝缩术

系用胃壁包埋吻合部位并缩小胃体，既可有效地避免吻合口漏及反流性食管炎，又因胸内胃体积缩小而可减少术后呼吸压迫症状和肺部的并发症；此外还操作简便，容易掌握，可以缩短手术时间。

（1）切除肿瘤：在选定切除食管部位夹一无损伤钳，继在钳的远侧切除病变的食管，将游离的胃上提

到胸部主动脉弓平面以上作吻合〔图 23-14（1）〕。

（2）胃壁浆肌层切口：选择胃底最高点以下 2 ~ 5cm 处作吻合口，不宜过于接近胃大弯，以免妨碍血液供应。先在选择好的胃吻合部位作一个与食管直径相称的横切口。只切开浆肌层，稍稍分离切口边缘，即可见黏膜下小血管，在切口两旁逐条将血管用细丝线缝扎，然后将胃上提，准备与食管吻合〔图 23-14（2）〕。

（3）后壁外层缝合：在食管残端的后壁与胃底的前面作第 1 排间断褥式缝合 3 ~ 4 针，尽可能往高处缝，使较长一段食管套入胃内，一般可套入 3 ~ 4cm，有防止胃液反流的瓣膜作用。因食管肌层脆弱，不耐牵拉而易撕裂，故缝针不要缝穿肌层，其右侧一针可缝在与食管相连的右侧胸膜下结缔组织上，左侧一针缝在与食管相邻的脊椎前筋膜上，在左、右两针之间的后侧 1 ~ 2 针则缝在食管肌层和与之相连的结缔组织及纵隔胸膜上。胃侧缝线应穿过浆肌层，但避免穿透黏膜层。缝线均先不结扎，待全部缝合后，助手将胃上提逐一结扎。结扎不宜过紧以免撕裂食管壁〔图 23-14（3）〕。

（4）切开胃打开食管：先用纱垫遮盖保护组织，继在胃浆肌层切口两侧缝扎线之间剪开胃黏膜，吸净胃内容物，然后紧贴食管钳将食管被夹部分切除。最后，将食管断端开口与胃切口作吻合〔图 23-14（4）〕。

（5）后壁内层缝合：可先缝两角作为牵引，便于胃切口与食管断端准确对拢，进行后壁第 2 排内层间断或连续全层缝合。缝针距切口边缘为 0.5 ~ 0.7cm，注意避免肌层回缩致缝合不全，缝线距离不可过密，结扎不宜过紧，以免切断组织。线结打在食管腔内。此层缝合因显露欠佳或因出血而视野不清，以致缝合不准确，使术后容易发生吻合口漏。所以，每针穿过胃壁或食管壁时，必须确切看清黏膜已经缝住和双侧黏膜已经紧密对拢，既无间隙，亦无重叠〔图 23-14（5）〕。

（6）放入胃管：吻合口后壁缝毕后，麻醉师将胃管和十二指肠营养管向下推送，术者从吻合口拉出十二指肠营养管，在其末端用丝线挂一个直径约 1cm 的糖球（外面套以废手套的指头，剪有 2 ~ 3 个小洞，便于糖球溶化，并于吻合后挤捏糖球，将营养管引入十二指肠），然后与胃管分别放入胃内〔图 23-14（6）〕。

（7）前壁内层缝合：吻合口的前壁用细丝线作间断内翻缝合，线结打在腔内，或不作内翻，线结打在外面，食管与胃的黏膜对拢要满意〔图 23-14（7）〕。

（8）前壁外层缝合：用丝线穿过吻合口左、右两侧胃壁，同时穿过纵隔切口上角的胸膜，但不缝穿食管肌层，结扎后吻合口即被胃壁所包埋。然后在胃外挤捏糖球，将营养管送入十二指肠内〔图 23-14（8）〕。

（9）缝缩胃体：最后，将胃体沿胃小弯折叠缝缩几针成管形〔图 23-14（9）（10）〕。

4

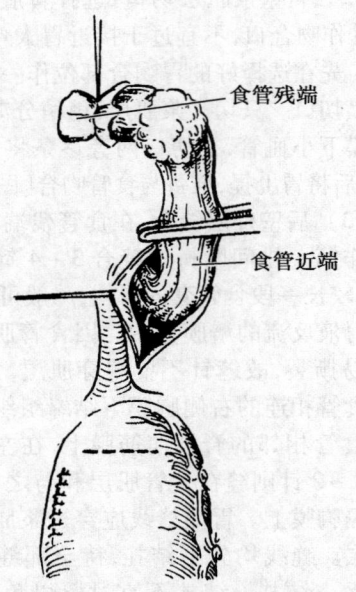

（1）准备食管胃吻合

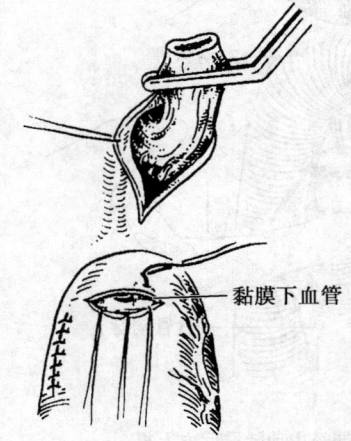

（2）切开胃底浆肌层，缝扎黏膜下血管

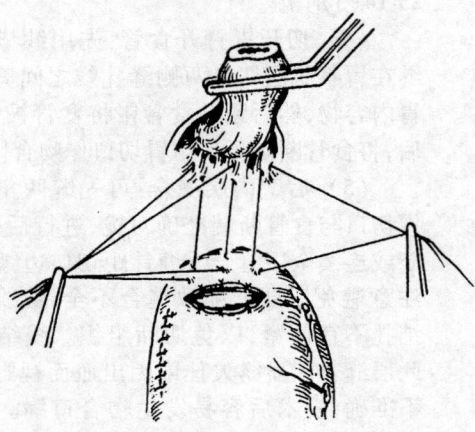

（3）后壁外层褥式缝两端留线牵引

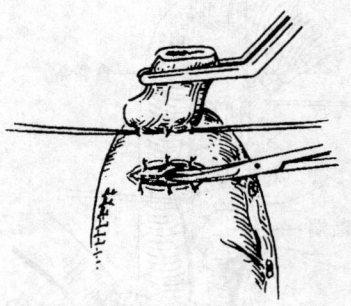

（4）剪开胃底切口的黏膜

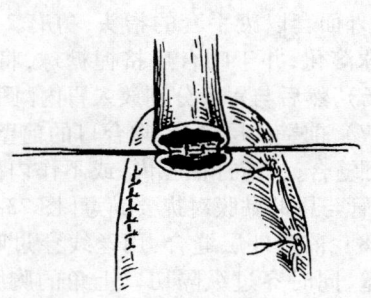

（5）后壁内层全层间断缝合

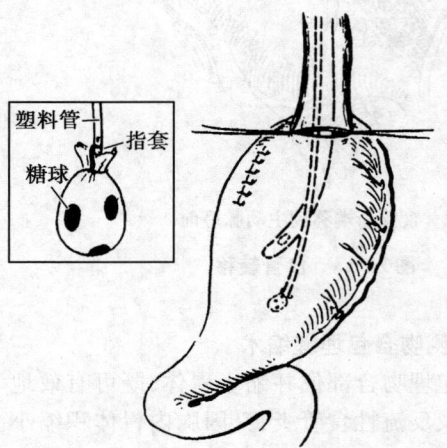

（6）将胃管及十二指肠管送进胃内

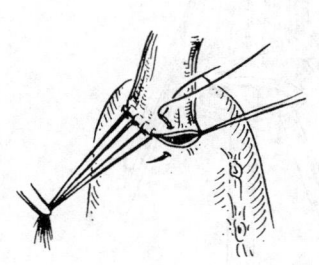

（7）前壁内层全层
间断缝合

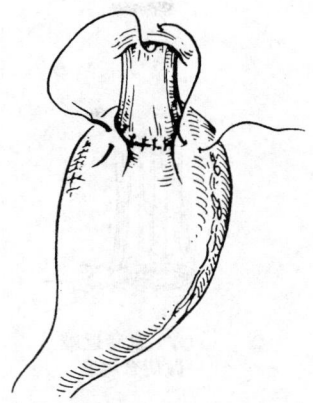

（8）缝合吻合口内侧胃壁同
时穿过食管纵隔胸膜

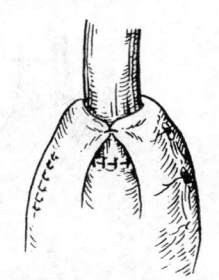

（9）胃体沿小弯折叠缝
缩成管形

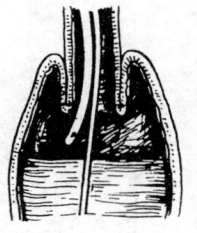

（10）吻合口纵切面示吻合部的食管
胃壁有防止反流的瓣膜作用

图23-14　食管胃吻合、包埋缝缩术

吻合器吻合术

随着医疗器械的发展，器械吻合越来越多地被临床医师接受，其安全性较手工缝合更可靠，缩短了手术时间。各式食管癌切除、食管胃吻合均可使用器械吻合。仅以胸内主动脉弓上吻合为例。

（1）在食管癌上缘5cm以远处，用粗丝线绕食管全周作荷包缝合，或用荷包缝合钳做荷包缝合〔图23-15（1）〕。于缝线下纵行切开食管长3cm，将钉槽头放入食管腔，结扎荷包缝线。再用粗丝线结扎一道，于结扎线下0.5cm处切断食管〔图23-15（2）〕。

（2）将胃上提至胸腔，于胃前壁作3cm纵向切口，吸净胃内容物，放入吻合器，吻合器中心杆由胃底后壁预定吻合部位造孔穿出〔图23-15（3）〕。

（3）将中心杆插入吻合器食管侧钉槽头内扣紧固定螺母，使胃底与食管残端完全靠拢，握压手柄，击发，完成钉合与切通吻合口〔图23-15（4）〕。

（4）检查切下的食管和胃切割环是否完整，如完整再检查吻合部位有无出血，送入胃管，关闭胃切口，胃于吻合口上方组织固定2~3针以减少吻合口张力。

9. 关胸　吻合完毕后，术者及助手冲洗手套，更换吸引器头，去掉吻合口周围的纱垫，吸净胸腔内积血及冲洗液。详细检查食管床内确无出血和胸导管

无破裂，以及腹腔内的大网膜和胃左动脉无出血后，将膈肌切口的后段间断缝合于胃壁周围，注意保留胃体的周径，以免造成胃的局部缩窄。其余膈肌用丝线作8形缝合，以防术后发生膈疝。于腋后线第8或第9肋间安放32号闭式引流管，分层缝合胸壁切口。

（二）食管下段及贲门癌切除胸内主动脉弓下食管胃吻合术

1. 体位、切口　一般作左胸切口，第7或第8肋骨上缘进胸。估计贲门癌范围较广，事先不能肯定可以切除时，可用胸腹联合切口。先行剖腹探查，如发现肿瘤可以切除或需作食管胃旁路手术时，再切断肋弓，将切口延到胸部。下面重点介绍胸腹联合切口的手术步骤。

2. 探查　先在剑突与脐之间作左腹直肌切口（亦可作上腹正中或左侧正中旁切口）进入腹腔探查。一般先查左、右肝叶及肝门部有无转移；其次，观察大、小网膜和胃肠表面，再查腹主动脉两旁，并伸手入盆腔扪诊有无结节；然后，检查肿瘤的大小、范围和活动度，以及向浆膜表面、胃底部和胃小弯有无扩散的情况，并查膈肌下和脾门有无转移和肿大的淋巴结。最后，检查胃肝韧带、胃左动脉根部及十二指肠周围有无转移，并在胃大弯处剪开大网膜，提起胃，沿胃后壁

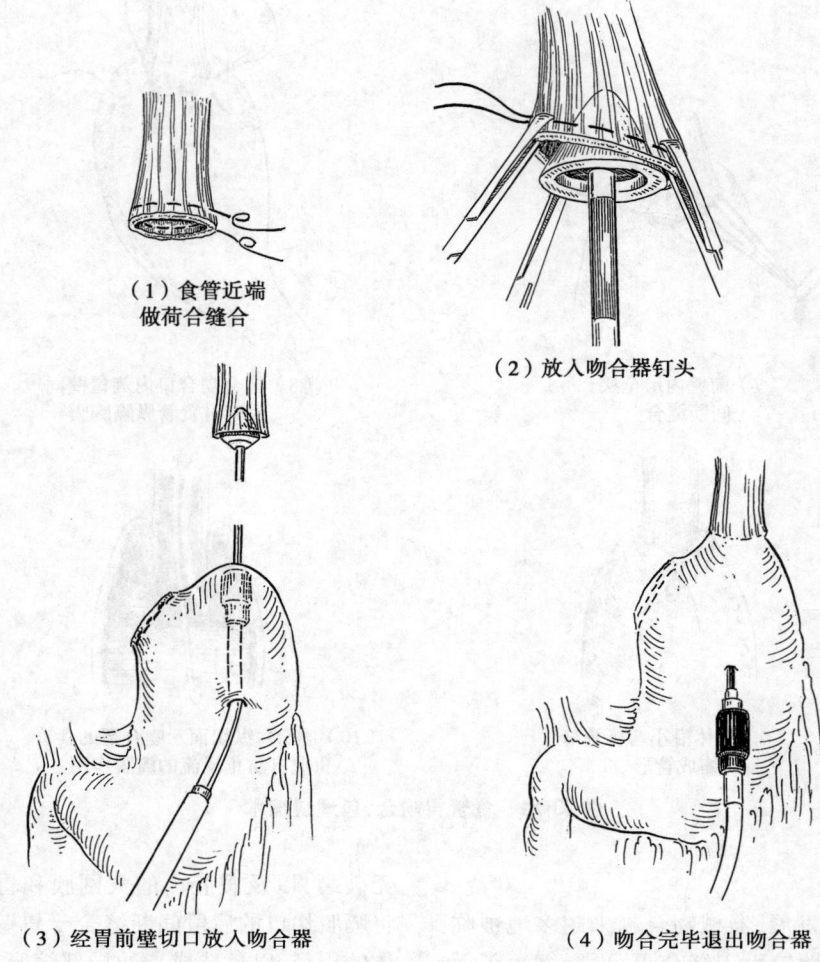

（1）食管近端
做荷合缝合

（2）放入吻合器钉头

（3）经胃前壁切口放入吻合器

（4）吻合完毕退出吻合器

图 23-15　吻合器吻合术

胰腺上缘扪到胃左动脉根部，探查有无肿大、固定的淋巴结，是否侵犯胰腺和腹主动脉等。根据探查情况，作出如下判断：

（1）肿瘤较局限，未明显侵犯邻近器官，或仅有少数局部淋巴结肿大，可被完全切除者，应作根治性切除术。

（2）肿瘤已累及胃小弯及胃底部，或部分侵入胰腺，或附近的网膜，局部淋巴结明显肿大，手术根治的希望很小，但如患者情况许可，亦可进行姑息性切除，以减轻症状。

（3）肝内有转移结节，腹膜广泛转移，肿瘤固定于腹后壁，或腹腔动脉周围有广泛淋巴结肿大等，肿瘤已不能根除，但如情况允许，还可考虑作食管与胃大弯的旁路吻合手术。

3. 开胸　如果决定切除肿瘤，可将腹部切口向上、向后延长，切断肋弓，沿第 7 或第 8 肋间直达肋骨角，进入胸腔。从肋缘放射状切开膈肌直至食管裂

孔，边剪边止血。缝扎各出血点后充分扩张切口，使手术野满意显露。根据肿瘤大小及淋巴结扩散程度来决定手术切除的范围。贲门癌的根治性切除术一般要求包括胃上部（距肿瘤边缘 5cm 以上）及附着的大网膜、食管下部（下肺静脉以下）、膈肌的食管裂孔、附近的小网膜、胃左动脉根部及肺下韧带内所有淋巴结，必要时还包括脾脏及胰腺的远侧，作整块切除（图 23-16）。

4. 分离肿瘤

（1）先分离食管下段包括肺下韧带及其中的淋巴结，直至下肺静脉平面，用软胶管绕食管向外牵引。

（2）沿胃大弯切断大网膜，切断、结扎各网膜支及胃网膜左动脉，继续向上切断胃脾韧带及其中的胃短动脉。

（3）然后，穿破胃肝韧带，绕一软胶管将胃提起，同时也将食管的牵引带提起，将贲门癌周围的膈肌以及返折腹膜等组织，连同肿瘤一并切除；再将胃向上

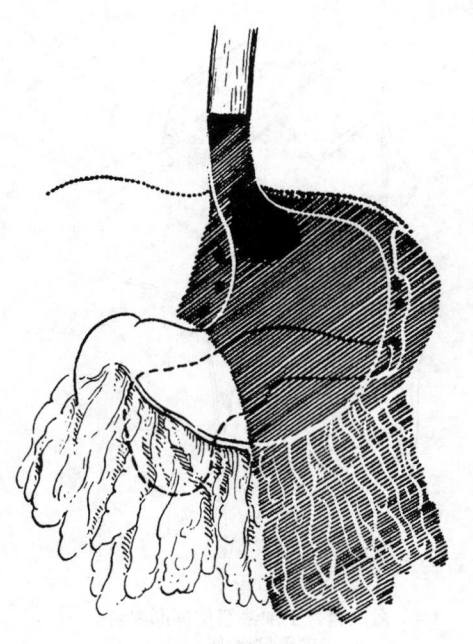

图 23-16　贲门癌切除范围

翻起,显露胃左动脉,清除所有肿大的淋巴结。最后,在胃左动脉根部双线结扎,再放置两把血管钳,在两钳间切断、缝扎。

（4）根据吻合口的高低,将胃大弯、小弯分离到幽门附近,即可达到满意程度。

5. 切除肿瘤　根据肿瘤的部位及大小,决定胃切除的范围。对单纯食管下段癌而贲门正常及胃小弯无转移淋巴结者,可于贲门下将胃切断或作胃小部分切除。当贲门已受累,则应将在距肿瘤边缘约 5cm 处的胃体切断,保留较小部分的小弯侧和较多的大弯侧,一般在小弯中点和大弯中点之间作一斜线切断。如肿瘤很大,已累及胃体一半以上,需考虑作全胃切除〔图 23-17（1）〕。

在两把肠钳之间将胃切断,除将胃断端的大弯侧留约 3cm 宽以备与食管吻合外,其余的断面在肠钳之上作两层连续缝合〔图 23-17（2）〕。如用胃钳夹住胃体,则可于胃钳下面,从小弯侧开始作一排间断褥式缝合或连续缝合到离大弯侧约 3cm 处为止,间断缝线之间应稍有重叠,以防胃壁血管因未被结扎而出血。另外,用一把有齿直止血钳夹住大弯侧胃体 3cm 处,备作吻合〔图 23-17（3）〕。在胃钳与这排缝线之间切去被胃钳压榨过的胃组织。后在小弯侧作一褥式缝线将上角包埋,其余断端作一层浆肌层间断或连续缝合包埋。此时,胃体即呈管形〔图 23-17（4）〕。

6. 食管胃对端吻合　在食管下段距肿瘤约 5cm 处夹一无创伤食管钳,远端夹一带齿钳,在两钳之间切断,残端用碘酒消毒以备与管形胃的顶端断面吻合。继将管形胃顶端的带齿钳去掉,吸净胃内容物,胃切缘的出血点作结扎止血后,作后壁外层缝合,这排缝线一般为左、中、右侧 3 针,缝线穿过与食管相连的纵隔结缔组织和胸膜,但不穿过食管的肌层,以免被结扎线切破而发生穿孔。这 3 针缝线在胃侧与大弯垂直,穿过浆肌层,随即将缝线逐一结扎〔图 23-17（5）〕,然后开始后壁内层间断缝合,线结打在腔内,使食管和胃的黏膜对拢整齐〔图 23-17（6）〕。去掉食管上的无创伤钳,将胃减压管及营养管分别送入胃及十二指肠内。依照前法缝合吻合口的前壁。最后,在距吻合口约 4cm 处的食管纵隔胸膜和胃切缘缝合线上的浆肌层缝上一针,暂不打结,术者左手提起左侧小弯胃壁,右手指推压吻合口,将食管吻合口套入胃内,再行扎紧缝线,并在此缝线之前与后各缝一针,以免套入部脱出。这样套入除可保护吻合口外,还可有防止胃内容物反流的瓣膜作用〔图 23-17（7）~（9）〕。

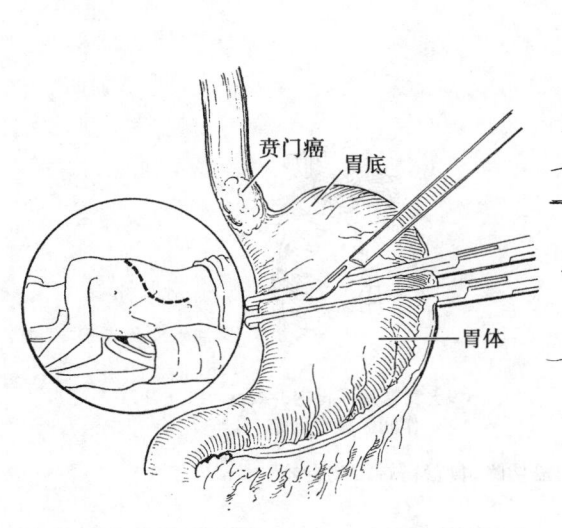

（1）在肿瘤下5cm处切断胃体

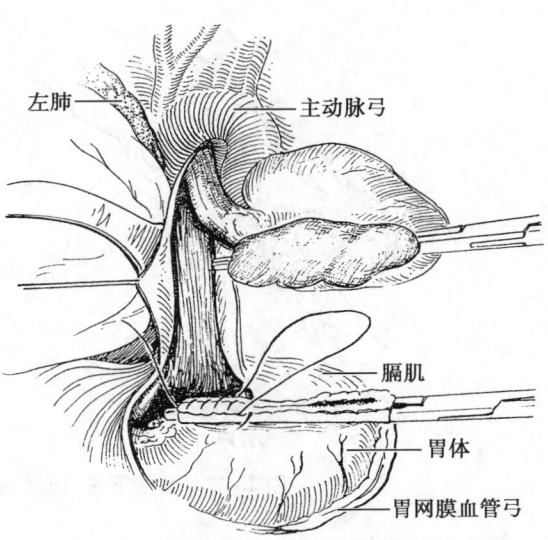

（2）留大弯侧3cm外,在肠钳上两层连续缝合胃断面全层

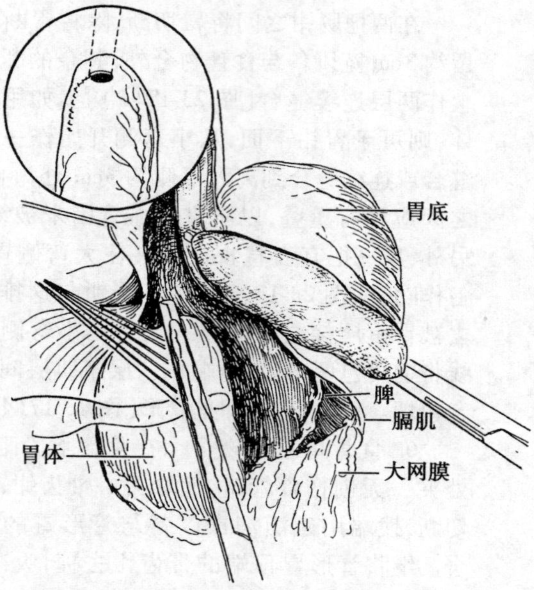

（3）如用胃钳，则在钳下作间断褥式缝合，
留大弯3cm以备吻合

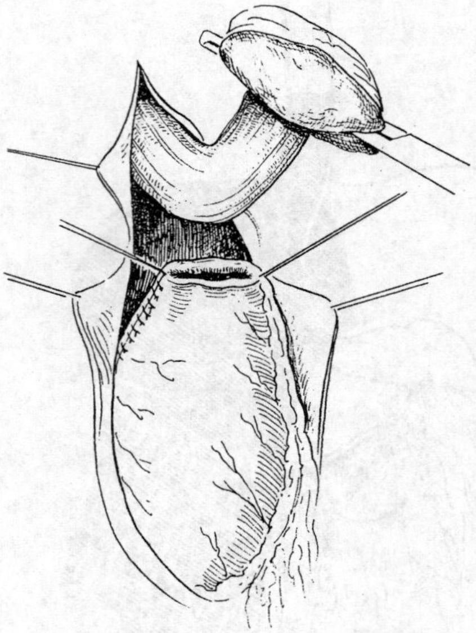

（4）褥式缝合上加浆肌层间断缝合，
残胃呈管形

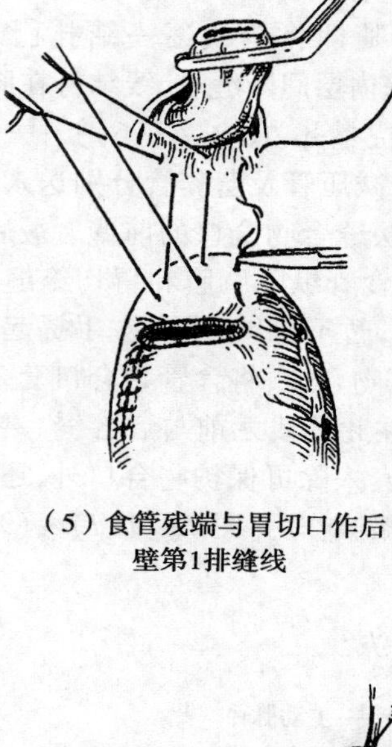

（5）食管残端与胃切口作后
壁第1排缝线

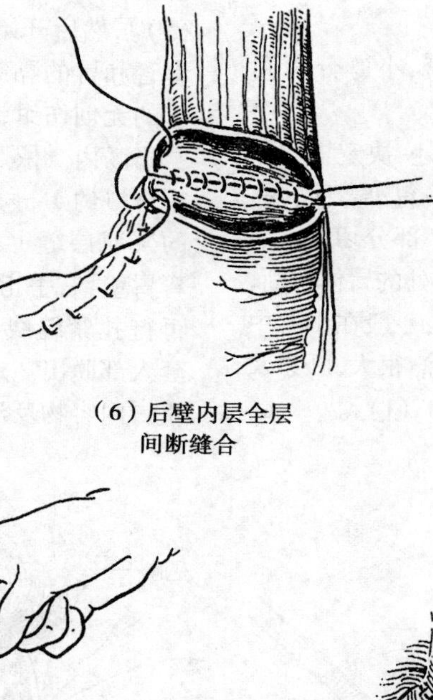

（6）后壁内层全层
间断缝合

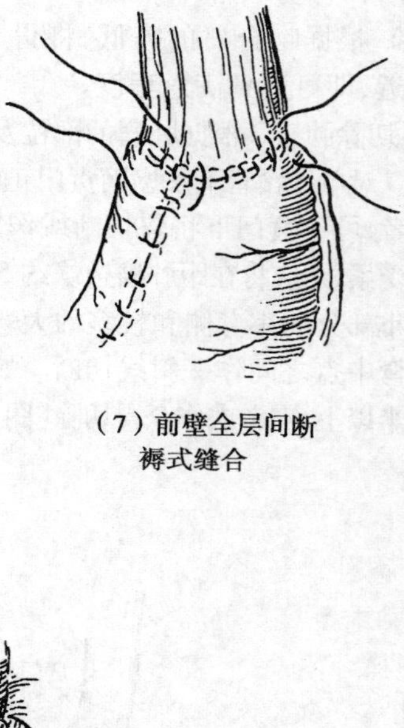

（7）前壁全层间断
褥式缝合

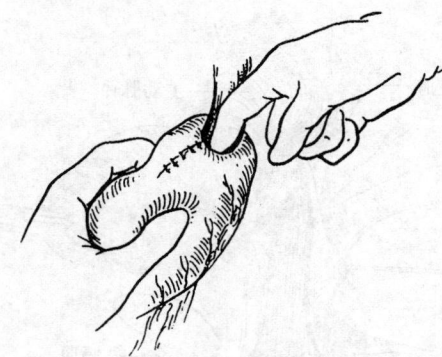

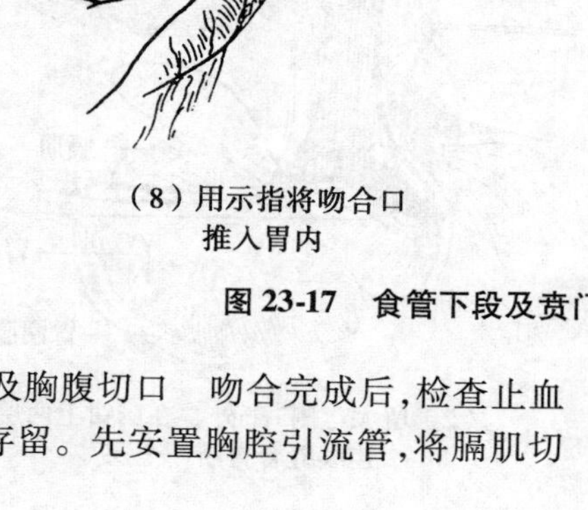

（8）用示指将吻合口
推入胃内

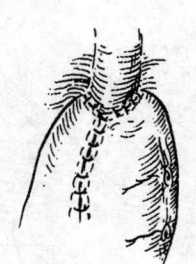

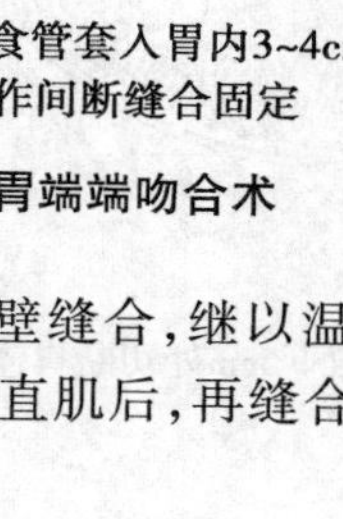

（9）食管套入胃内3~4cm，
作间断缝合固定

图23-17　食管下段及贲门癌切除，食管胃端端吻合术

胃底

脾

膈肌

胃体

大网膜

7. 缝合膈肌及胸腹切口　吻合完成后，检查止血
及有无纱布垫等存留。先安置胸腔引流管，将膈肌切

口围绕胃壁缝合，继以温水冲洗胸腔。然后，缝合腹
横肌及腹直肌后，再缝合肋间肌及胸膜切口，并用粗

线将肋弓断端缝合拉拢,最后按层将胸腹切口缝合。

(三) 经左胸、左颈两切口食管癌切除胃代食管术

【适应证】

适用于中上段较早的病变,颈部吻合可以切除更多的食管,颈部一旦出现吻合口瘘较易处理,死亡率低。

【手术步骤】

胸段食管胃游离完毕后,于左胸锁乳突肌内侧做切口,向上达甲状软骨平面,下端抵胸锁关节。切开颈阔肌,用锐性分离法将胸锁乳突肌内侧缘分出,其后下方用手指可触及颈动脉鞘内颈总动脉的搏动。将胸锁乳突肌连同颈动脉鞘牵向外侧,将胸骨舌骨肌及胸骨甲状肌牵向内侧,切断肩胛舌骨肌,此时可见甲状腺下动脉及甲状腺中静脉由颈动脉鞘中分出。结扎切断甲状腺中静脉,将甲状腺牵向内侧,出现于术野深部的食管内有胃管可以摸到,经食管后边紧贴脊柱前缘用手指向内侧施力将食管与椎体前筋膜之间的结缔组织推开,循食管前壁将食管与气管之间的组织分开,注意保护处于食管与气管之间的喉返神经。用示指将食管周围先分开一处,穿过纱布带提起食管,再纵行向下紧贴食管壁用手指分离扩大游离面。如此时术者经胸切口循食管向上分离,可以感觉到由颈部切口向下分离的指端,上下两手指打通隧道后,把已游离好的食管拉到颈部,再由此隧道把已游离缝缩好的管状胃经主动脉弓后拉到颈部切口行食管胃端-侧吻合。

(四) 经右胸、上腹两切口食管癌切除胃代食管术

【适应证】

适用于中段及中上段食管癌,该术式可以很好地清除胸内淋巴结和腹腔淋巴结(二野淋巴结廓清术),解剖分离肿物与主动脉的粘连。

【手术步骤】

先平卧位,取上腹正中切口,探查腹腔,充分游离胃,保护好胃网膜右血管及血管弓,方法见(一)。经腹部尽可能多地游离食管下段对开胸时拉出游离好的胃更方便。可放置空肠造瘘管术后行肠内营养。腹部操作完毕后关闭腹部切口。

左侧卧位,重新消毒铺无菌巾,取右后外侧切口,第六肋骨上缘进入胸腔,切开奇静脉弓表面的胸膜,分离出奇静脉弓两侧分别结扎上血管钳后切断,两侧断端分别再缝扎或结扎一次。切开纵隔胸膜,即可显露由胸膜顶到膈肌裂孔之间的食管。大块游离食管及肿瘤,注意主动脉食管分支的结扎,清除食管旁、隆嵴下等淋巴结。用手指扩大食管裂孔,拉出已游离好

的胃进入胸腔。在胸腔内切断贲门制作胃大弯管,于胸膜顶部行食管胃端-侧吻合。

(五) 经右胸、上腹、颈三切口食管癌切除胃代食管术

【适应证】

适用于中段及中上段食管癌,该术式可以很好地清除胸内淋巴结、腹腔淋巴结、颈部淋巴结(三野淋巴结廓清术),解剖分离肿物与主动脉的粘连。

【手术步骤】

先取右胸后外侧切口,第六肋骨上缘进入胸腔,切开奇静脉弓表面的胸膜,分离出奇静脉弓两侧分别结扎上血管钳后切断,两侧断端分别再缝扎或结扎一次。切开纵隔胸膜,即可显露由胸膜顶到膈肌裂孔之间的食管。大块游离食管及肿瘤,注意主动脉食管分支的结扎,清除食管旁、隆嵴下等淋巴结。切断食管两侧分别结扎消毒,包上无菌避孕套,中间连接纱布条,放置胸腔引流管,关闭胸部切口。

患者平卧,甲状腺手术体位,重新消毒铺无菌巾,取上腹正中切口,探查腹腔,充分游离胃,保护好胃网膜右血管及血管弓,方法见本章第一节。经腹部拉出游离好的食管远段及纱布条远段,制作胃大弯管,清除胃周围淋巴结。

颈部做领型切口或左胸锁乳突肌前缘切口,清除颈部淋巴结,拉出游离好的食管近段和肿瘤,留置的纱布条近段固定在颈部切口外。颈部切断食管,游离好的胃与留置在胸内的纱布条缝合固定,胃经膈肌食管裂孔后纵隔食管床拉到颈部,行食管胃端-侧吻合。颈部放置引流管,关闭颈部切口。关腹前可放置空肠造瘘管术后行肠内营养。

(六) 经颈、上腹两切口食管癌切除胃代食管术

【适应证】

适用于颈段食管癌、近贲门处的下段食管癌、早期食管癌。该术式不切开胸腔,对循环和呼吸功能影响较小,但是其不能清除胸内淋巴结。

【手术步骤】

患者平卧,甲状腺手术体位,取上腹正中切口,探查腹腔,充分游离胃,保护好胃网膜右血管及血管弓,方法见第一节。经腹部尽可能游离食管胸下段,贲门处断食管,拉出胃,切除部分胃小弯及网膜制作胃大弯管,清除胃周围淋巴结。

颈部做领型切口或左胸锁乳突肌前缘切口,清除颈部淋巴结,套带拉起游离好的食管颈段,注意保护喉返神经及气管勿损伤,食管侧壁做切口放入食管拔脱器到食管贲门,拔脱器与切断的食管缝合固定并连上干纱布条,牵拉拔脱器食管自下向上内翻逐渐拔出,干纱布压迫食管床止血,检查食管黏膜及肌层是

否拔脱完整。手指扩张食管膈肌裂孔能进入四指,已游离好的胃与压迫食管纱布缝合固定,颈部切口提拉纱布,胃经食管膈肌裂孔、食管床、胸廓上口拉至颈部。颈部行食管胃端-侧吻合。

对于早期食管癌食管拔脱后,注意检查肿瘤部位是否切除完整,如有肿瘤残留,应开胸切除肿瘤。对于颈段食管癌累及下咽或上切缘切除不彻底时,可行喉及下咽切除,行口底胃吻合,气管低位造口术。

(七)结肠代食管术

【适应证】

因为胃有病变不适合用胃代食管的高位食管癌患者。

【手术步骤】

一般选用右胸、上腹正中绕脐加左颈部三个切口行食管癌切除结肠代食管术,移植结肠多经胸骨后隧道拉至颈部与食管吻合。

代食管结肠段的选择:根据结肠系膜血管的解剖分布及其长度来判断,选择结肠的原则:①保证游离结肠段有充分的血运供给,②在满足前一原则后,能选用顺蠕动不选用逆蠕动。常用的结肠选择方式有:①横降结肠:保留左结肠动脉,顺蠕动,便于操作。②横结肠:保留中结肠动脉,选用横结肠及部分升、降结肠,多需要选用逆蠕动。③升结肠:保留中结肠动脉,可包括部分回肠,顺蠕动,回肠与食管吻合,保留回盲瓣防止反流。

先经右后外侧切口开胸,充分游离食管切除肿瘤清除淋巴结,食管离断连以纱布,放置引流管关胸。

患者平卧,开腹后,分离腹腔粘连,游离结肠脾曲、肝曲,经切口拉出并充分展开结肠,显露肠系膜。以横降结肠为例:先观察中结肠与左结肠动脉的吻合支是否满意,用血管夹两把在根部阻断中结肠动脉15分钟,边缘血管弓发育代偿良好,无结肠缺血表现,选定结肠后开始游离结肠。测量好结肠段长度,断中结肠动脉,用肠钳夹闭测量好的结肠近、远端,切断结肠,远端结肠与胃前壁或近段空肠做端-侧吻合。横结肠与乙状结肠做吻合,关闭系膜防止肠梗阻发生。

左胸锁乳突肌前缘做切口,游离出近段食管,用手指、弯卵圆钳夹纱布打通胸骨后隧道,注意要紧贴胸骨后分离,避免损伤纵隔血管及胸膜。胸骨后间隙要够大,以免影响移植结肠段的血运,必要时可用咬骨钳咬除胸锁关节及部分胸骨柄。近段结肠经胸骨后隧道拉至颈部,保证结肠血运好无张力,行食管结肠端-侧吻合,多余的结肠关闭结肠残端。

(八)胃大部分切除术后食管癌的手术切除术

【适应证】

因为胃十二指肠溃疡或胃癌已行胃大部分切除

的患者发生食管癌,如果食管癌病期较早能够手术切除,原发胃部疾病已控制无复发,应该争取行食管癌切除消化道重建。

【手术步骤】

由于胃已行大部分切除,再行食管切除消化道重建难度明显增大。对于中上段食管癌,一般行结肠代食管颈部食管结肠端-侧吻合(详见结肠代食管术)。

对于食管下段癌可用把残胃、脾及部分胰体尾移入胸腔于主动脉弓下的方法行食管残胃端-侧吻合。原胃切除行 B-Ⅱ式胃肠吻合者较 B-Ⅰ式胃肠吻合残胃可上提得更高,充分分离粘连可把原胃肠吻合口提入胸腔。由于原胃大部分切除术后胃的血运已经破坏,仅保留了脾动脉分支的胃网膜左及胃短血管供应残胃的血运,要把残胃移入胸腔代食管就要把保证残胃血运的脾一并移入胸腔。用残胃脾及部分胰体尾移入胸腔于主动脉弓下的方法行食管残胃端-侧吻合手术时间短,患者负担较轻。

【术中注意事项】

1. 食管癌切除术能否顺利成功与手术中对肿瘤能否切除的判断直接有关。错误地把可以切除的肿瘤当作不能切除而放弃手术,或把不能切除的肿瘤当作可以切除而勉强进行手术,既不能挽救患者生命,反而增加患者的负担。

2. 吻合口以上食管的游离段不可过长,一般在5cm 之内,其肌层要完整,没有撕裂。不可损伤胃大弯血管弓,以免血运不足而影响吻合口愈合。食管与胃的吻合最好采用套入或包埋方法,缝合内层时每针都要把两边黏膜对拢缝好,并用间断缝合,以免造成吻合口狭窄。各层缝线不可过密、过紧,注意不要撕裂食管,这些都是预防吻合口瘘的重要措施。应用器械吻合可缩短手术时间,减少吻合口漏的发生率。

3. 分离食管后壁时,切断的纵隔组织均应结扎;注意勿损伤胸导管,如损伤应立即结扎。如对侧纵隔胸膜破裂,应及时修补;不能修补时,必要时关胸前应放对侧胸腔闭式引流管。

4. 分离食管尽可能采用锐性操作,并作必要的结扎止血,将周围淋巴结随同肿瘤一并切除。手指钝性分离不仅难以彻底切除肿瘤组织,且易撕裂肿瘤及其周围器官。

5. 在主动脉弓下食管胃吻合完毕后,缝合膈肌时,应注意不要缩窄上提到胸腔的胃体;膈肌与胃壁间的缝针不可太疏,在肋膈角部位也应缝得严密,以免发生膈疝。

6. 在切除肿瘤后,对不能使用胃及结肠与食管残端吻合时,可用空肠代替。应用显微外科的操作,将一段游离的空肠做血管吻合移植,来处理高位食管缺损,或移植带血管蒂的空肠段,并将上端肠系膜动、静脉与相邻部位的血管吻合,以加强其末端的血运。

【术后处理】

1. 同其他开胸手术后处理。

2. 回病室后即将胃管连接持续负压吸引,每 3~4 小时用少量温水冲洗,以保持通畅。一般持续吸引 36~96 小时,至患者胃肠功能开始恢复,即可停止。先夹住胃管 4~6 小时观察,如无胀气,即予拔除。

3. 禁食期间,第 1、2 日,每日静脉补液约 40~60ml/kg 体重,注意钾的补充及离子平衡,必要时输血、血浆或白蛋白。24 小时后开始可经营养管缓慢滴入营养液 1000~1500ml,不足部分由静脉输入补充;如无不良反应,第 4 日以后可给予足量 3000ml 左右。开始 1~2 日的营养液只能用生理盐水、葡萄糖及维生素,以后可逐步改为豆浆、米汤及乳类,也可用成品的肠内营养液。

4. 自第 5 日开始口服糖水、米汤、豆浆及乳类,每小时 60ml,以后逐日增加,直至每小时 200ml。第 9 日后可进半流质饮食,术后 2 周可以开始进少量多餐的普通饮食。如吻合欠满意或有顾虑者,则应延迟口服日期。

5. 口瘘是食管手术后的严重并发症,也是其死亡的主要原因。瘘多发生于术后 3~5 日,个别可发生在 10 日之后,发生越早,预后越差。一般在术后 3~4 日体温、脉率多逐渐下降,体力亦逐渐恢复。但如 4~7 日后突然体温重新上升,脉率增快,并出现胸痛、气短、乏力,体检及 X 线检查见胸腔较多积液或液气胸,应考虑吻合口瘘的可能,即可口服少许亚甲蓝,再作胸腔穿刺。如抽出蓝色液体即可确诊。此时,应及早作闭式引流,应用大剂量抗生素控制感染及输血、输液等全身支持治疗。同时,停止口服,改经胃管或作空肠造瘘供给营养。小瘘口可能自行愈合。在严重感染的情况下,早期对瘘口进行修补很难成功。经过一定时期观察,如瘘口不愈,可先行食管外置,待患者一般情况好转后再考虑行胸骨后空肠或结肠代食管手术。

第三节　食管癌姑息手术

食管癌姑息手术目前临床已很少应用,通常可在胃镜或介入 X 线下放置记忆金属支架来解决食管梗阻,改善患者的进食和营养。在此仅做一简单介绍。

【适应证】

1. 食管癌,既不能手术切除,又不能放射治疗,而梗阻严重不能饮食者。

2. 治疗过程中发生严重吞咽困难者。

3. 探查发现肿瘤已不能切除,而患者又有较严重梗阻,急需解除梗阻,解决饮食,以维持营养者。

【常用的手术】

1. 胃侧-侧吻合术　适用于食管下段及贲门癌。适当分离胃底和部分胃大弯,将胃底上提到肿瘤以上 3~5cm 处,以备与食管行侧-侧吻合。在预定的吻合部位,将胃底的浆肌层与食管的肌层沿长轴作 3~4 针褥式缝合。用一肠钳夹住胃体后,在第 1 排缝线前方约 1cm 处的胃壁,作一与缝线排列平行的纵切口,约 3cm 长,切开胃壁,钳夹、缝扎黏膜下出血点;再在食管壁亦作一与胃壁切口大小相称的切口〔图 23-18〕。以后,在后壁和前壁的内层各作全层间断或连续缝合。最后,在前壁浆肌层加作几针间断褥式缝合。如果肿瘤已累及胃底部并固定于腹后壁,上述吻合术将无法施行。

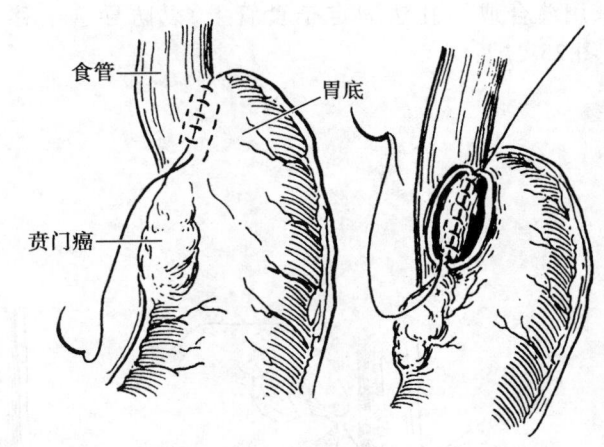

图 23-18　食管胃底侧侧吻合术

对食管中段癌,应将胃大、小弯较广泛分离,并切断胃左动脉,分离食管下段,然后将胃上提,在主动脉弓上面与食管作侧-侧吻合〔图 23-19〕。

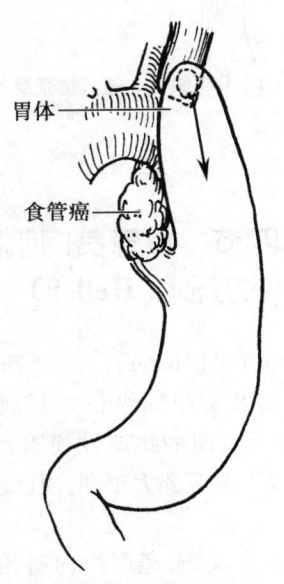

图 23-19　食管胃休侧侧吻合术

317

2. 腔内置管术　将一段塑料管的上端放在热水里,用圆棍将管口扩大成漏斗形,以便放在肿瘤狭窄部的上方而不易下滑〔图 23-20〕。

放置管的方法有两种:

(1) 通过大号食管镜,先用扩张器逐渐扩张食管,然后放入适合的导管。此法较为简便,患者对手术负担亦较轻;但由于食管镜内径的限制,只能放入较细的导管,对减轻症状的作用,有时不很满意。

(2) 另一种是开胸置管。切开肿瘤上方的食管,用子宫颈扩张器扩张肿瘤狭窄部后,放入适合的塑料管。然后,缝合食管切口,再将导管的上端采用缝合或结扎法固定于食管上,以防导管上移〔图 23-21〕。

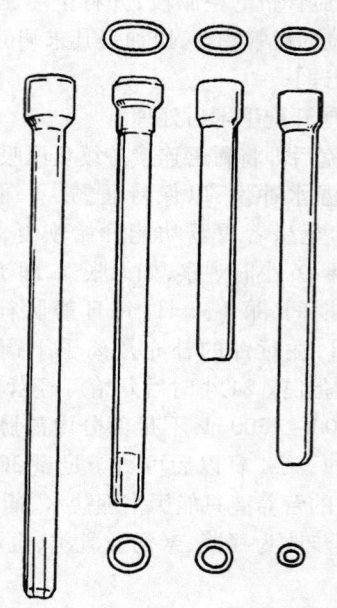

图 23-20　食管腔内塑料导管

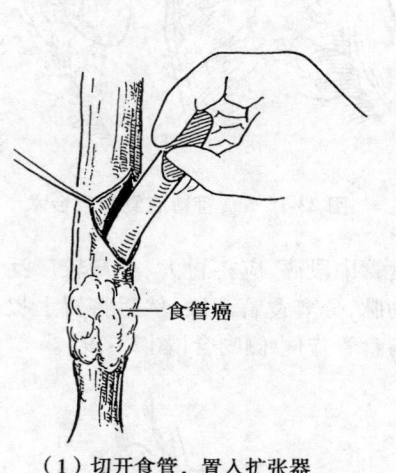

(1) 切开食管,置入扩张器

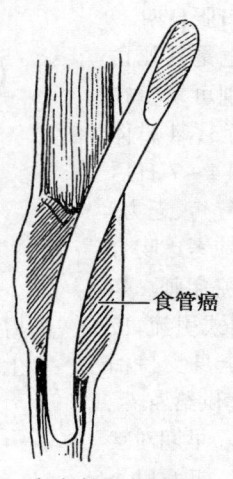

(2) 扩张食管腔

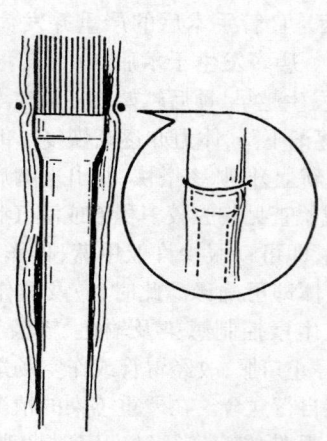

(3) 插入塑料管,结扎固定

图 23-21　开胸食管内置管术

第四节　食管贲门肌层切开术(Heller)

食管贲门肌层切开术(Heller)　食管贲门肌层切开术是在食管下端及贲门部纵行切开肌层,使黏膜膨出,以解除食管及贲门的痉挛性梗阻,效果良好。其他如食管胃捷径手术等弊大于利,现已废除。

【适应证】

贲门痉挛发作频繁,经严格内科治疗不见效果,贲门扩张术亦无显效,或不愿作贲门扩张时,无论年龄和病期,均可手术治疗。手术常经左胸腔,也可经左上腹部切口施行。

【术前准备】

1. 一般胸外科手术前常规准备。

2. 术前 3 日,每晚冲洗食管 1 次。

3. 术前 1 小时安置胃管。

【麻醉】

气管内插管,静脉复合麻醉。

【手术步骤】

经左胸途径

左胸途径对食管显露好,操作方便,对肌层的切开能做得彻底,并可避免食管迷走神经的损伤。此外,如并有食管憩室或食管裂孔疝时,可以同时加以修复。

1. 显露食管及贲门　右侧卧位,经左第 7 肋或第 8 肋上缘进胸后,剪开肺下韧带〔图 23-22(1)〕。向上牵开肺下叶,分离食管下段,绕以软胶管作为牵引,并将膈肌裂孔剪开 3 ~ 5cm,使食管下端及贲门充分显露。食管下段狭窄部即在贲门的上方,狭窄部以上的食管常明显扩张,其肌层明显肥厚。在贲门部另绕一胶管牵引。

2. 切开食管及贲门肌层　避开迷走神经(尤其是前支),以免受损。提起两根软胶管,先切开食管外层的纵行肌〔图 23-22(2)〕。从下段的狭窄部起,在食管前壁用利刀作一纵向切口,向上直达扩大的食管开始缩小的平面。该部深层的环行肌较厚,可先在一处切开至黏膜下层,然后用弯钳或直角钳垫在肌层下面,边分离边切开,直至肌层环行纤维完全切断为止〔图 23-22(3)~ 图 23-22(5)〕。为了彻底切开贲门部的肌层,切口可稍延长到胃上部,但不要过长,能够达到目的即可,一般全长约 10cm(食管下段约占 8cm,胃上部只占 2cm)。胃壁切口若过长,既无必要,又有切破胃黏膜的危险。

3. 扩大黏膜的膨出　将手指垫于食管切口对侧,用钳夹小纱布球在黏膜下层将肌层切口稍向两侧分离,以扩大黏膜膨出的面积〔图 23-22(6)(7)〕。

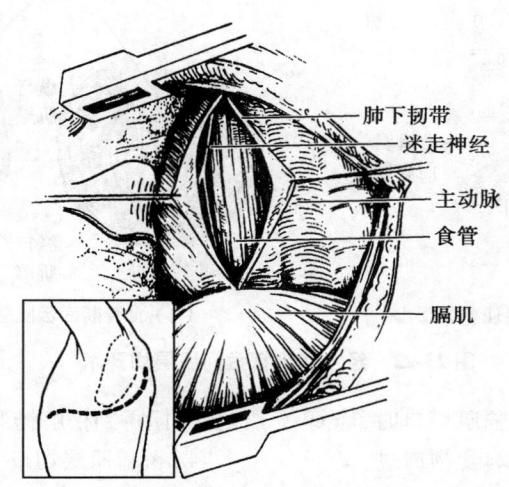

（1）开胸后剪开肺下韧带，显露扩张的食管

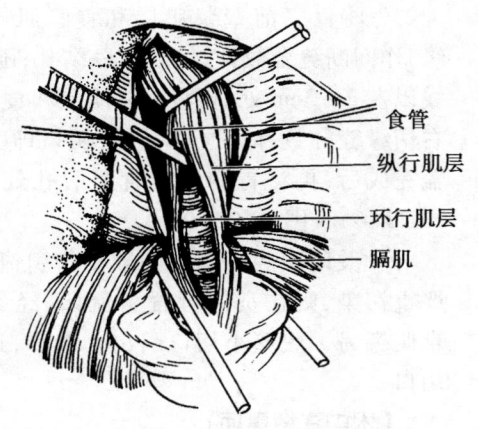

（2）用软胶管拉出食管后，切开其纵行肌层

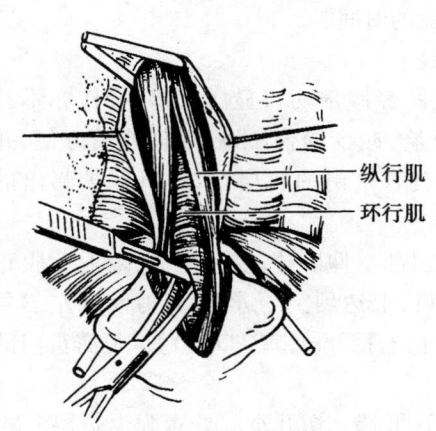

（3）将环行肌仔细切开

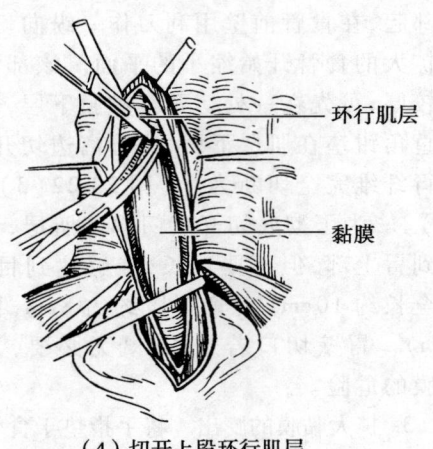

（4）切开上段环行肌层

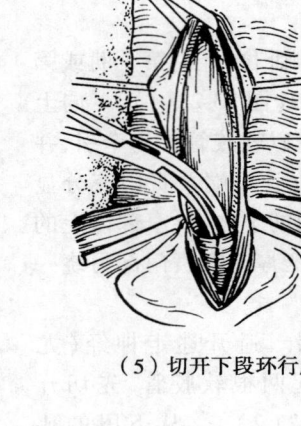

（5）切开下段环行肌层

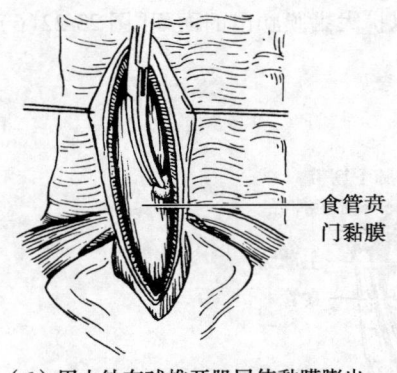

（6）用小纱布球推开肌层使黏膜膨出

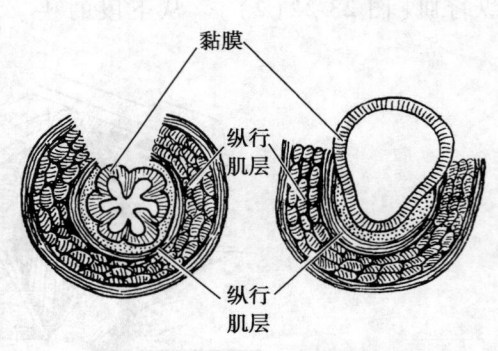

（7）食管断面示肌层切开后管腔扩大

图 23-22 经左胸食管贲门肌层切开术

4. 缝合膈肌及关闭胸腔 缝合膈肌切口时，修复食管裂孔要妥当，不可过紧，以免影响食物通过，又不可太宽，以防发生膈疝。置肋间引流管后，逐层缝合切口。引流管一般保留 1~2 日，有黏膜破损已被缝合者则应延长引流的时间。

经腹部途径

食管位置深，经腹部切口显露较差，操作亦不易掌握；但避免开胸，减少损伤，术后处理亦较方便，并可用胃壁覆盖食管贲门的肌层切口，以保护膨出的黏膜。

1. 显露贲门部 仰卧位，左背垫高，取左上腹正中旁或正中切口，上达剑突。进腹后，剪断肝左三角韧带，将肝左叶向右推开〔图 23-23（1）〕。显露贲门部和膈肌裂孔。

2. 分离食管下端 切开贲门处腹膜返折〔图 23-23（2）〕。将手指伸入下纵隔内，钝性分离贲门及食管下端，绕一软胶管或纱带向下牵拉，将贲门连同食管下端拉到腹腔〔图 23-23（3）、图 23-23（4）〕。

3. 切开食管肌层 在食管前壁近中线将肌层纵行切开，直达黏膜下层。待环行肌纤维完全切开，黏膜膨出后，将肌层下黏膜剥离至食管周径的一半，以保证贲门得到松解畅通〔图 23-23（5）〕。

4. 覆盖肌层切口 膨出黏膜可以不予覆盖，但如将胃底部缝合覆盖在肌层切口上，既可保护黏膜，又可减少反流机会。

先将胃底前壁浆肌层和食管肌层切口的左切缘，作间断缝合数针，然后逐一结扎；随之，在这排缝线以左 2~3cm 处，再将胃浆肌层和食管肌层切口的右切缘缝合数针。这样，肌层切口即为胃前壁所覆盖完成后，再将胃固定于食管裂孔处的膈肌上〔图 23-23（6）~图 23-23（9）〕。

5. 关闭腹腔 腹腔一般不作引流，但术中如有严重污染，则在贲门旁置引流条，经剑突下或左腹直肌旁另一腹壁小切口引出。最后，逐层缝合腹壁切口。

【术中注意事项】

1. 食管、贲门显露要充分，便于操作，以保证肌层切口够长，切开得彻底。

2. 迷走神经要在肌层切开之前识别清楚，如在食管的左前方扪到琴样的条束，即为迷走神经，否则易与肌层纤维混淆。如果神经受伤将加重食管、胃的扩张。

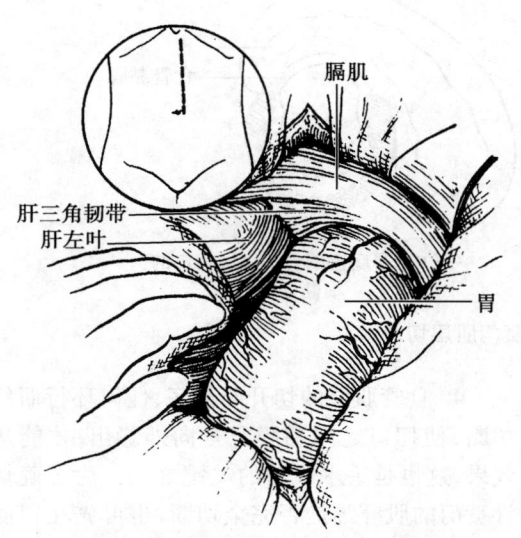

（1）腹部正中旁切口，切断肝三角韧带

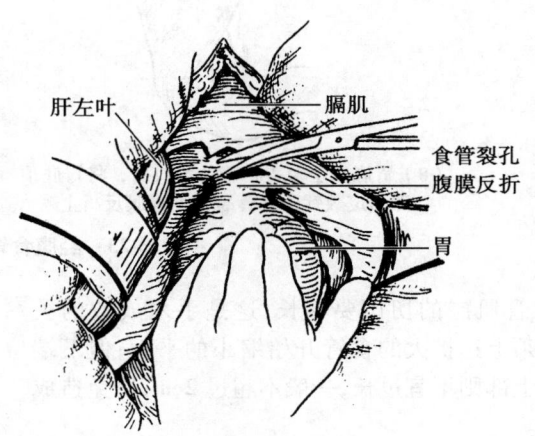

（2）将肝拉开，显露贲门，切开
食管裂孔部腹膜反折

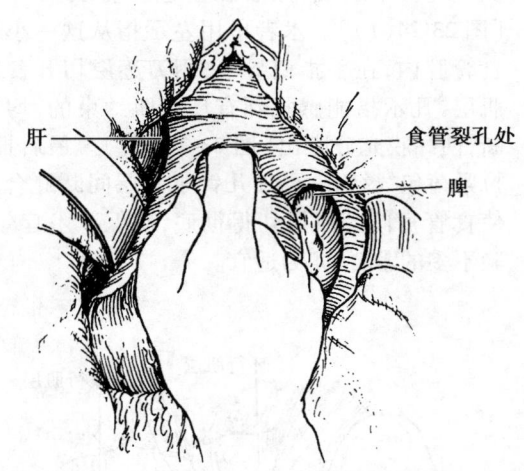

（3）手指伸入下纵隔，分离食管下端

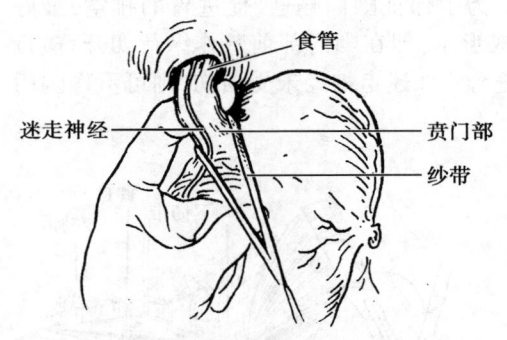

（4）腹段食管全周分离后用纱带悬吊

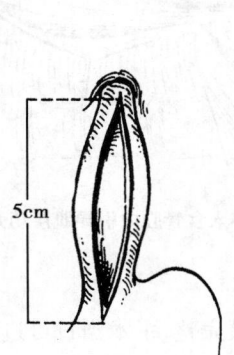

（5）切开食管肌层，
显露黏膜

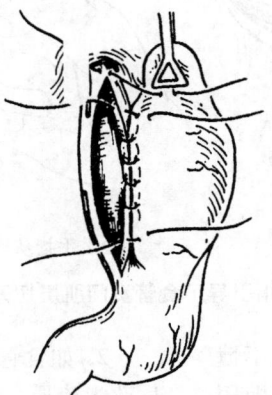

（6）将胃底前壁的浆肌层缝在
食管肌层切口的左切缘上

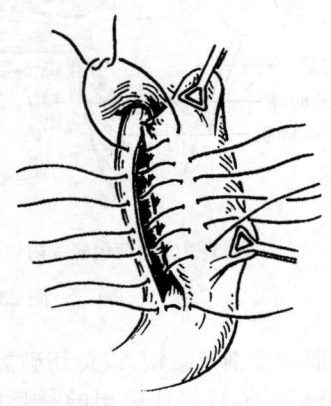

（7）食管肌层切口的右切缘又和胃底
浆肌层缝合以完全覆盖显露的黏膜

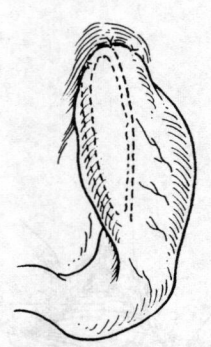

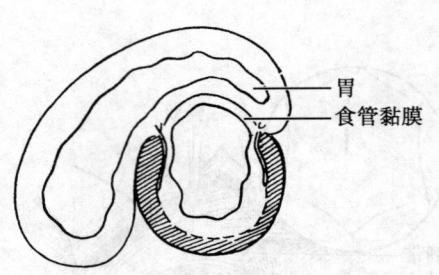

胃
食管黏膜

（8）胃底完全覆盖食管的切口后，将胃底顶部固定数针于食管裂孔处腹膜反折上

（9）胃底覆盖食管肌层切口的横断面图

图 23-23　经腹食管贲门肌层切开术

3. 食管肌层的切口要够长，这是手术成败的关键。切口须上达扩大的食管开始缩小的平面；但下端延伸至胃上部则不宜过长，一般不超过 2cm，以免造成胃液反流。

根据手术要求，食管肌层切开不少于 5～8cm；但经腹途径，食管显露差，其腹段仅长 3cm，因此常需切断迷走神经，才能拉下食管。迷走神经只许切断左支而保留右支，可减轻对消化道功能的影响。在迷走神经切断后，食管可被轻易拉下约 5cm，从而保证肌层切开的长度。为了保证幽门畅通，促进胃的排空，最好加作幽门成形术，即在幽门部前壁作纵行切开，横行全层间断缝合。如迷走神经未受损伤，则可不作幽门成形术。

4. 食管肌层的切开要彻底，任何环行肌纤维都要切断，使切口之间黏膜完全向外膨出，才能达到满意效果，这也是手术成功的关键之一。为了确切判断食管贲门的肌纤维是否完全切断，也可先在胃底部纵向切口的下方作一荷包缝合，并于荷包缝线开口处的对侧再缝一牵引线，然后在荷包缝合线圈内切开胃壁〔图 23-24（1）〕。术者可用左示指从这一小切口伸入食管腔内，在手指引导下，用刀逐层切开食管贲门的肌层，凡示指能感觉到有环行肌约束的，均须彻底切断，使黏膜充分膨出〔图 23-24（2）〕。最后抽出示指，拉紧荷包线结扎，再加几针浆肌层间断缝合。此法可使食管贲门的肌层切得彻底，确保手术疗效，对于经验不多的术者，尤为适宜。

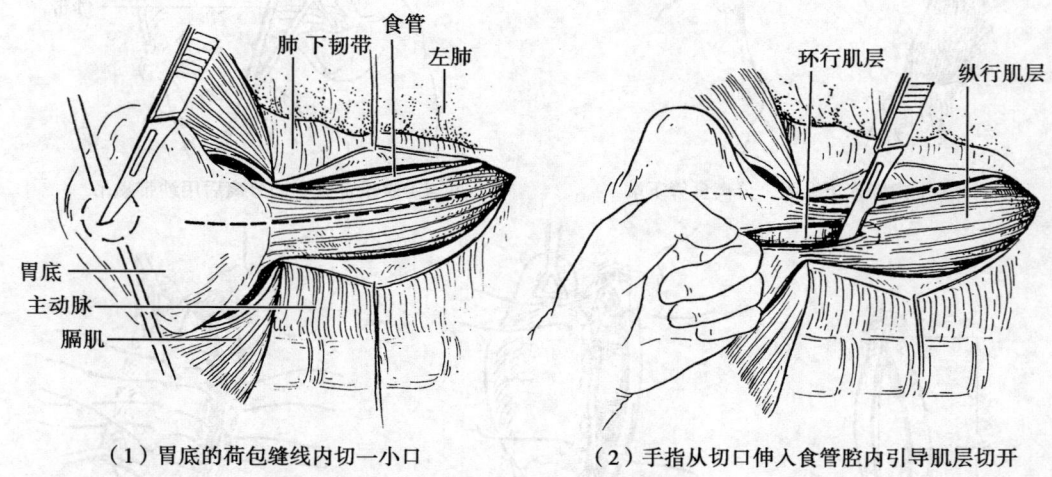

肺下韧带　食管　左肺

胃底
主动脉
膈肌

环行肌层　纵行肌层

（1）胃底的荷包缝线内切一小口

（2）手指从切口伸入食管腔内引导肌层切开

图 23-24　手指引导下食管贲门肌层切开术

5. 切开肌层要细致缓慢，以免切破黏膜。如不慎破裂，往往可见气泡冒出或膨出的黏膜塌陷，可即用圆针细线缝合修补。如缝合修补不满意或破裂过大而无法缝合时，则可改做胃食管侧-侧吻合术。

【术后处理】

1. 一般开胸和胃肠手术后处理常规。

2. 如食管黏膜完整，手术当日可进流质饮食，3 日后改半流质。

3. 如术中黏膜曾破裂，缝合欠满意，术后应留置胃管减压，5 日后进流质饮食。

（熊　海）

第五节　食 管 破 裂

食管破裂是一种急性胸部疾病,临床上较少见,但常因不能早期诊断或误诊致处理不及时而危及生命,故死亡率较高。

【常见病因】

1. 医源性食管破裂　又称器械性食管破裂,是最常见的食管破裂类型,常由内镜检查、食管扩张术或食管置管术等医疗处置引起,占全部食管破裂的60%～70%。

2. 异物性食管破裂　吞入异物后造成的损伤可以使立刻或延迟发生,亦可在取出异物时发生。国内常见鱼骨或鸡骨刺破,破裂位置多位于颈段食管。

3. 外伤性食管破裂　较少见,可由刀伤或枪弹伤直接引起,或为胸部压迫性钝伤而造成的间接损伤。国内亦有因轮胎爆炸气浪冲击发生食管破裂的死亡报道。

4. 腐蚀性(烧伤性)食管破裂　吞入腐蚀性物质而引起的食管损伤。

5. 自发性食管破裂　腹压突然增加使食管内腔内压力瞬间相差很大,从而导致食管破裂。裂口部位以食管下段多见。

6. 食管疾病引起的食管破裂　多种食管疾病,如肿瘤、放疗术后及溃疡均可发生食管破裂。

【手术方法】

发作24小时以内的患者,可行急诊开胸修补食管破裂口。发作超过24小时的病例,可采用大口径胸管充分引流,待其自愈或形成食管胸膜瘘,再分期处理。如裂口大,胸腔内积聚多量胃内容物,食物残渣未及时清理,破口常不能自愈,形成脓胸、纵隔炎以及慢性食管胸膜皮肤瘘,需延期修补,甚至做食管切除及重建术。

一、食管裂口修补术

适用于裂口较小,破裂时间在12小时(亦有学者将标准后推至24小时)以内的患者。

【术前准备】

1. 置鼻饲管　便于术中探查损伤的食管及术后胃肠减压。

2. 预防性应用抗生素。

3. 损伤严重,伴有休克的病例,应积极抗休克治疗并做好输血准备。

【麻醉与体位】

全身麻醉,气管插管。依破裂部位不同选择合适体位,暴露手术视野。

【手术步骤】

1. 切口　颈部食管破裂取左颈沿胸锁乳突肌前缘纵切口。胸腔内食管破裂取胸部后外侧切口,于靠近破裂位置的肋间切口进胸。腹部食管破裂取腹部正中或旁正中切口或胸腹联合切口。

2. 游离食管　游离食管,找到破裂部位。可借助鼻饲管注入少量亚甲蓝或空气以定位。

3. 缝合裂口　先将食管裂口肌层向上、下端稍延长直至暴露黏膜裂口,修剪及清洗食管裂口,用不吸收缝线缝合食管全层,亦可分层间断缝合黏膜及肌层。缝合结束后可将附近的肌肉、胸膜或胃黏膜缝盖于修补部位。

4. 切口下缘放置烟卷或皮片引流。

【术中注意事项】

1. 游离食管时需保护神经勿受损伤。

2. 胸内食管破裂可导致严重污染,关胸前应充分冲洗。

【术后处理】

1. 持续胃肠减压。

2. 禁饮食　经静脉输液补充营养,3～7天后开始进食流食,后逐渐进食流食及半流食。可口服造影剂观察创口愈合情况。

3. 预防性应用抗生素。

4. 经口进食后,根据引流量的多寡逐渐拔除引流管。

【术后并发症】

1. 食管胸膜瘘　常见于胸部食管破裂修补术后,早期应置胸腔管引流,禁饮食,鼻胃管减压,待病情稳定后再行后续治疗。期间经静脉高营养或肠饲维持。

2. 脓胸　有严重胸腔污染的患者术后可能发生脓胸,应保持引流管通畅并积极抗感染治疗,常可治愈。

二、食管切除及重建术

常用于食管裂口较大,污染严重、不易修补或裂口周围存在坏死及肿瘤的患者。临床上常在切除破裂部位的食管后,选择胃或结肠经胸骨后行食管胃或结肠吻合术,吻合口多选在颈部,以确保吻合口愈合良好并防止发生吻合口瘘。具体操作可见相关章节内容。

三、晚期食管穿孔的手术治疗

晚期食管损伤病例中,由于已有食管壁间水肿,直接缝合食管已不可能,可酌情采用以下术式治疗。

1. 闭合缺损修补术　常用于破裂口在下胸段及腹段的食管缺损,尤其适用于食管下10cm处的病损。

可用膈肌瓣、胃底或带蒂空肠移植片。将补片盖在破裂口四周上，缝合于健康食管肌层。

2. 颈部食管造口并胃造口术　适用于食管破裂口大，胸腔感染重，患者情况差，不能耐受剖胸手术或者破裂口周围合并其他食管疾病者。通过该法处理，待病情稳定，全身症状好转时，再行食管二期重建术。

3. 食管置管术　晚期发现的食管破裂，经开胸探查不能修补者，可在食管腔内放置一根 T 形管，使食管分泌物外流，3～4 周后酌情拔除。但该法往往容易形成食管胸壁瘘而长期不愈，给以后的处理和患者的精神方面造成负担。

【述评】

食管破裂发病急，胸腔和纵隔感染严重，短时间即可出现脱水、菌血症和循环衰竭。治疗的成功率仍然很低，特别是在自发性食管破裂的患者。故早期诊断和及时正确的治疗是影响治疗效果的关键。

（姜传福　谭庆伟）

第二十四章

纵　隔

第一节　纵隔气肿切开引流术

【适应证】

1. 单纯纵隔气肿引起急性呼吸和循环功能障碍者,应紧急施行纵隔气肿引流。

2. 由气管、支气管或食管破裂所致纵隔气肿,应立即开胸进行损伤器官的修补术。

3. 由张力性气胸所致纵隔气肿,应立即作胸腔闭式引流术。

【麻醉】

局部麻醉。

【手术步骤】

1. 体位、切口　平卧位,颈胸段背部略垫高以利显露。在胸骨切迹上沿胸骨切迹作一横切口约 4.0cm〔图 24-1(1)〕。

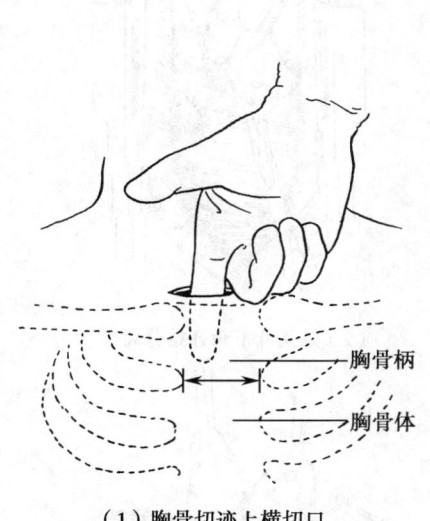

（1）胸骨切迹上横切口　胸骨柄　胸骨体

（2）食指沿胸骨后分离　胸骨柄　无名静脉　疏松结缔组织　胸骨体　主动脉　心脏

图 24-1　纵隔气肿切开引流术

2. 分离胸骨后间隙　切开皮肤皮下组织、颈阔肌和颈深筋膜浅层后再分离气管前筋膜(颈深筋膜中层)。然后用手指沿胸骨后向下分离〔图 24-1(2)〕,即有气泡逸出。切口内放入胶皮片或软质胶管一条达前纵隔。不作缝合。

【术中注意事项】

1. 引流的关键在于气管前筋膜是否切开,如分离困难,又无气体逸出,多因气管前筋膜没有被切开。

2. 胸骨后分离的宽度与深度以达到引流减压的目的为度,不可过分广泛分离,以免损伤胸膜。

3. 避免用锐器如刀或剪刀伸入胸骨后进行剪、切或分离,以免损伤,造成出血。

4. 分离时要紧靠胸骨。

【术后处理】

1. 保持引流通畅　敷料要及时更换,如 24 小时后引流效果不佳,可再次戴无菌手套用食指伸入胸骨后分离,以保持引流效果。

2. 应用抗生素预防感染。

4

第二节 纵隔肿瘤切除术

纵隔肿瘤,有上纵隔肿瘤和下纵隔肿瘤,后者又有前、中和后纵隔肿瘤之分。中纵隔和后纵隔肿瘤,需经左或右胸切口手术,没有特殊操作技术,将不予讨论。本节只涉及前纵隔肿瘤,并以胸腺瘤手术为代表进行描述。

【适应证】

诊断纵隔肿瘤,并能排除恶性淋巴瘤者均应手术治疗。重症肌无力患者,可以考虑作胸腺切除,及颈部和纵隔脂肪组织的清除术。

【术前准备】

胸腺瘤如并有重症肌无力者,术前应进行药物治疗,如毒扁豆碱类药物,使患者症状减轻到最低限度或消失。

【麻醉】

气管内插管,静脉复合麻醉。

【手术步骤】

1. 体位 平卧位或低半卧位。

2. 切口 胸骨正中切口。

3. 切除胸腺肿瘤 锯开胸骨之后,肿瘤常位于切口上部〔图 24-2(1)〕推开左右胸膜,自一侧胸腺下极开始,尽可能多用锐性分离,将胸腺瘤自下而上与周围组织分离〔图 24-2(2)〕。分离过程中要结扎左、右与中间胸腺动脉〔图 20-2(3)〕,同时要在腺体后方结扎二条流向无名静脉的胸腺静脉〔图 24-2(4)、图 24-2(5)〕。如肿瘤巨大,在分离肿瘤时要保护好无名静脉。该静脉粗大而薄,自左向右走行于胸腺后方,终于胸腺右后方的上腔静脉

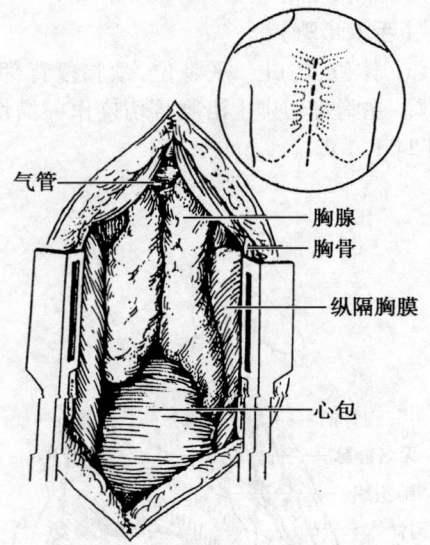

（1）胸骨正中纵切口显露胸腺

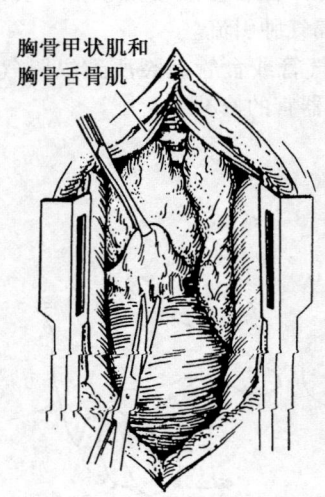

（2）从两叶下角开始分离

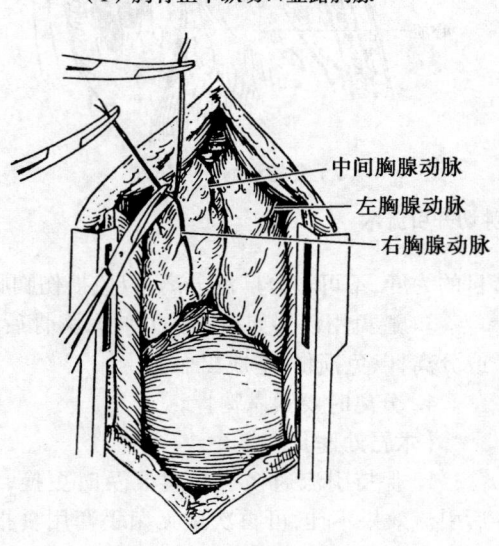

（3）结扎、切断胸腺动脉

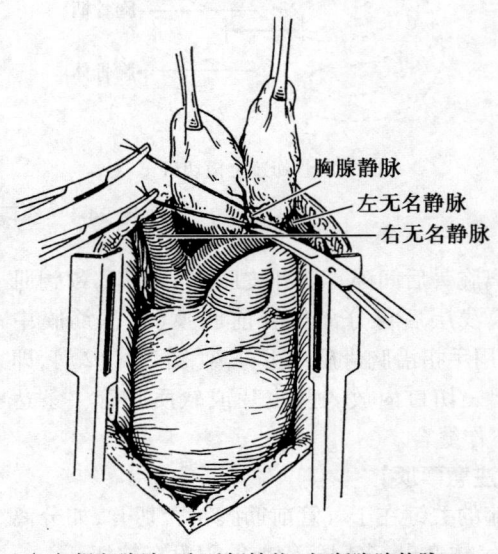

（4）提起胸腺,在后侧结扎、切断胸腺静脉

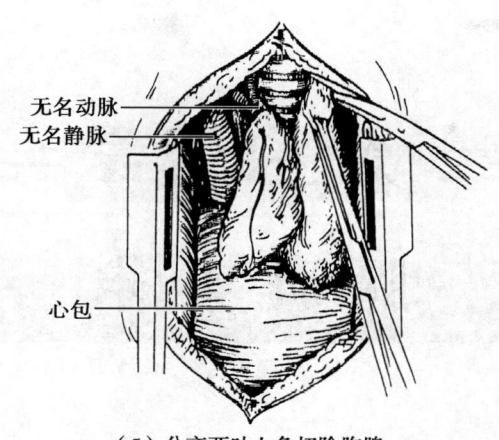

无名动脉
无名静脉

心包

（5）分离两叶上角切除胸腺

图 24-2　纵隔肿瘤切除术（胸腺肿瘤切除术）

4. 置纵隔引流管　彻底止血后,穿好合拢胸骨的钢丝 4 根,于前纵隔放置一多孔的胶皮引流管或塑料引流管,上端应达胸腺窝〔图 24-2(1)〕,逐层合拢胸骨,缝合切口。

【术中注意事项】

1. 要彻底止血　除胸腺瘤部位要彻底止血外,还要注意胸骨前后骨膜的出血点及胸骨断面止血,最后要检查钢丝穿过的部位是否有出血,如有出血可用电凝器通过钢丝止其周围出血,常可奏效。

2. 避免损伤胸膜,如有损伤,应及时排气,并缝合闭锁破口。

3. 保护好无名静脉和上腔静脉。

4. 引流管的最低一个侧孔应位于前纵隔的最低位置。如胸膜被切除一部分,无法修补,则应改作胸腔引流,并将胸膜的破口充分扩大,以利引流。

5. 如系重症肌无力患者,手术时除切除胸腺瘤或胸腺组织外,尚应切除自颈部到膈肌所有脂肪组织,包括肺门脂肪组织。研究证明这些脂肪组织中尚可能存在胸腺瘤或增生的胸腺组织。

【术后处理】

1. 重症肌无力的患者,要继续药物治疗,两周后可以根据病情逐渐减量,直到最后症状消失后停药。

2. 重症肌无力的患者,术后要确认呼吸功能恢复正常,包括咽喉肌肉功能恢复正常,方可拔除气管插管,以免发生意外。

3. 保持呼吸道通畅,严密观察呼吸情况,保证气体交换充分。

4. 保持引流管通畅,防止纵隔积液,导致心脏受压或并发感染。

（朱允涛）

4

第二十五章

膈 肌 手 术

第一节　膈疝修补术

【应用解剖】

膈肌是由起源于胸腔底部四周的几组肌肉和筋膜组成的。每侧的肌肉组织分三部分，即胸骨部分、肋骨部分和腰椎部分（包括膈肌脚），汇合于中心腱〔图25-1〕。各部分肌肉紧密相连，被胸、腹膜覆盖。这三部分肌肉相连的部位，往往由于发育不正常而形成缺损或弱点，成为先天性膈疝的解剖基础。胸骨部与肋骨部之间的缺损或弱点叫作胸骨旁裂孔〔图25-2〕，经此孔的膈疝，临床上称为胸骨后膈疝。肋骨部与腰椎之间的缺损或弱点叫作胸腹膜裂孔〔图25-3〕，经此孔的膈疝，在先天性膈疝中较为多见，临床上称为胸腹裂孔疝。

部分膈肌发育不全或缺损〔图25-4〕，及其胸腹膜未完全闭合，遗留大小不等的缺损，多发生在左侧，导致胃、结肠或脾经此疝进入胸腔，称先天性膈疝。膈疝发育正常，但由于胸腹部闭合性损伤或开放性损伤，造成膈肌破裂，可引起损伤性膈疝。

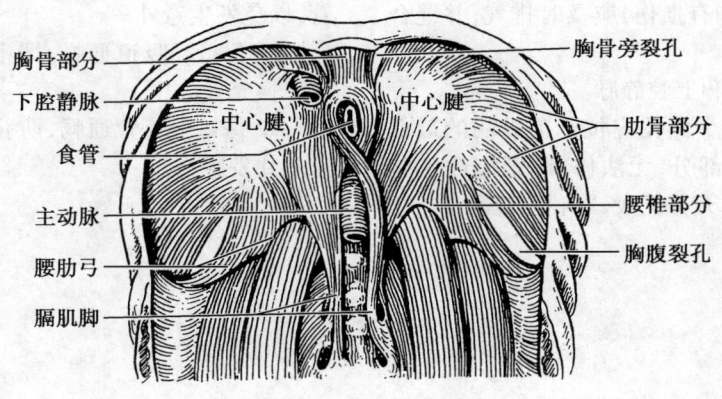

胸骨部分　　　　　　　　　　　　　胸骨旁裂孔
下腔静脉　　　　　　中心腱　　中心腱
　　　　　　　　　　　　　　　　　　肋骨部分
食管
主动脉　　　　　　　　　　　　　　腰椎部分
腰肋弓　　　　　　　　　　　　　　胸腹裂孔
膈肌脚

图 25-1　膈肌的解剖（腹面观）

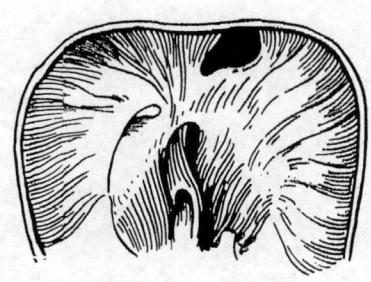

图 25-2　胸骨旁裂孔

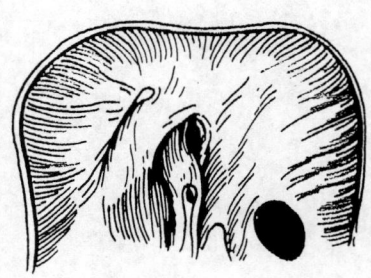

图 25-3　胸腹膜裂孔

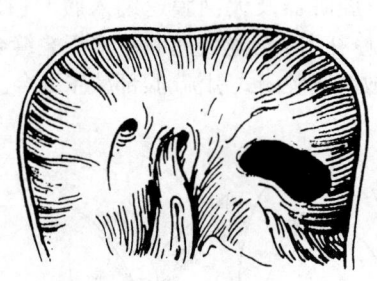

图 25-4　先天性膈缺损

【适应证】

1. 损伤性膈疝诊断明确即应手术治疗。

2. 先天性膈疝临床上无明显症状,可待年龄稍大后手术;若出现肠梗阻或幽门梗阻症状,经禁食、胃肠减压症状不缓解者可紧急手术;若出现心、肺压迫症状,如心慌、气短、咳嗽、胸闷、呼吸困难,甚至发绀者,不管年龄大小,都应及早手术治疗。

【术前准备】

1. 纠正脱水、电解质紊乱和酸碱平衡失调等。

2. 应用抗生素控制感染。

3. 可输全血、血浆或白蛋白,纠正贫血及低蛋白。

4. 放置胃减压管,抽吸胃内容物,以减少对心肺的压迫及预防术后腹胀。

5. 气短、呼吸困难及发绀患者,术前应清除呼吸道分泌物,给予吸氧。

6. 损伤性膈疝应注意复合性损伤的处理,如有休克发生,应积极输血、补液治疗休克。

【麻醉】

静脉及吸入复合麻醉,气管内插管,控制呼吸。

【手术步骤】

1. 体位、切口　右侧卧位,左后外侧切口,成人经第 8 肋床入胸,儿童经第 8 肋间进胸。

2. 整复疝内容物　用吸引器吸尽胸腔内积血或积液,对胸内器官及疝入胸内的腹腔脏器进行系统检查,若发现脏器破裂或出血,可予以缝合修补及止血。早期病例,胃、肠、大网膜及其他疝入的脏器容易返纳入腹腔。如复位有困难,可分离粘连,将疝口剪开扩大,再将疝入的腹腔脏器复位〔图 25-5(1)(2)〕。

3. 修补疝孔　解剖清楚疝周围的膈肌,用 7 号丝线间断缝合〔图 21-5(3)〕。也可间断褥式缝合,第二层缝线作折叠缝合。如果缺损过大,直接缝合有张力,可用一块大小适宜的涤纶布或自体阔筋膜修补缺损,连续缝合,再用间断缝合加强。

4

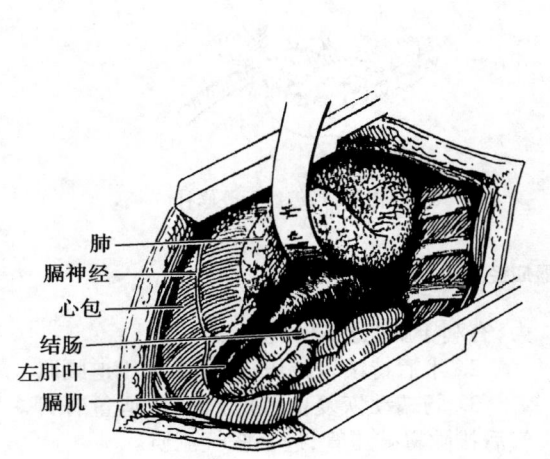

（1）腹腔脏器疝入胸腔

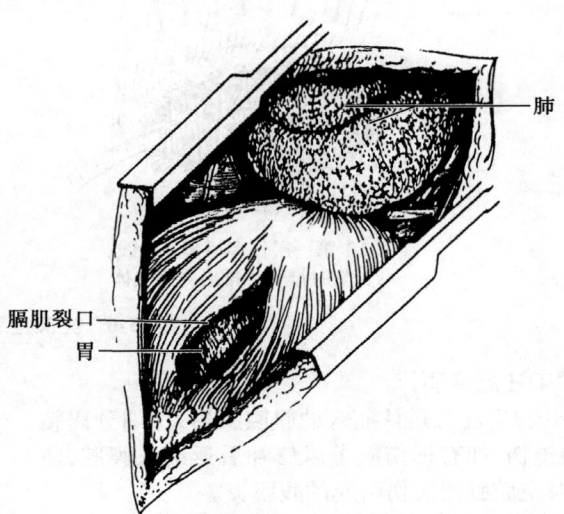

（2）腹腔脏器返纳入腹腔,显露膈肌裂口

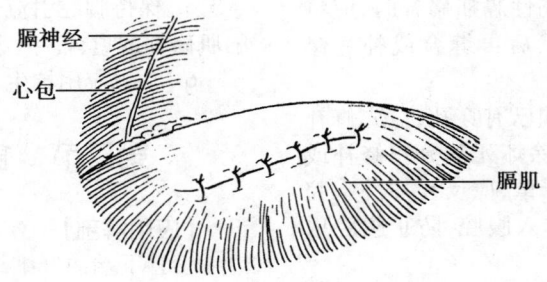

（3）缝合膈肌

图 25-5　损伤性膈疝经胸修补术

4. 关胸　放置胸腔闭式引流,反复冲洗胸腔,逐层缝合胸壁。幼儿先天性膈疝修补术,也可采用经腹部切口修补,因为幼儿肋弓角钝,肋弓软,容易显露,将疝入

胸腔内的腹腔脏器及大网膜返纳入腹腔〔图25-6(1)(2)〕,疝孔修补用7号丝线间断褥式折叠缝合〔图25-6(3)(4)〕,放置胸腔闭式引流,腹部减张缝合。

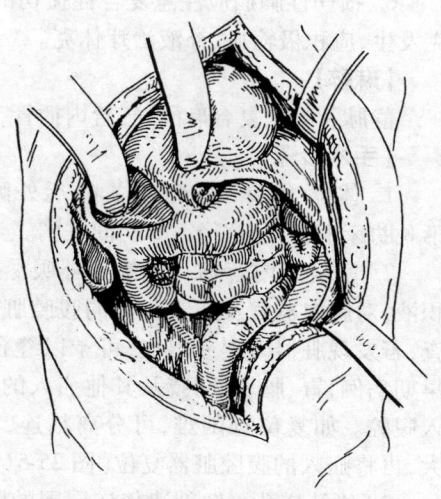

（1）胃、脾、小肠及结肠曲
疝入胸腔

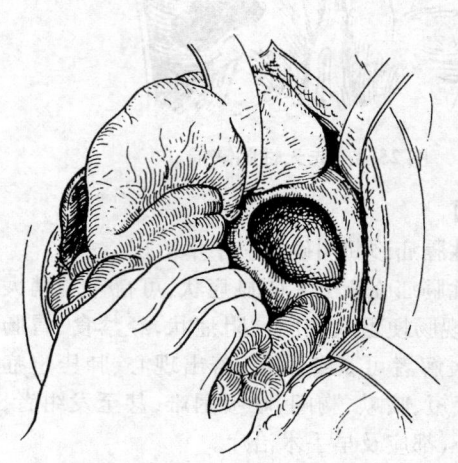

（2）疝内容物还纳入腹腔,证实为
胸腹裂孔疝,裂孔充分显露

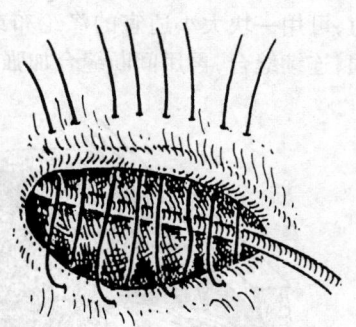

（3）第一层作多根褥式缝线,
置临时排气管排出胸内气体

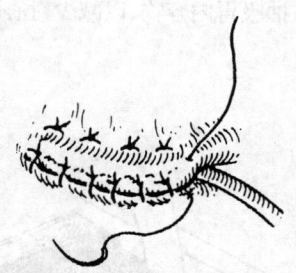

（4）作第二层缝线折叠修补

图25-6　先天性膈疝经腹修补术

【术中注意事项】

1. 开胸后注意辨认疝入的腹腔脏器,仔细分离粘连,避免损伤,如有损伤应予以修补后返纳入腹腔,防止出血及空腔脏器裂伤引起的腹膜炎。

2. 膈肌缺损较大,直接缝合有张力时,不应勉强缝合,以防术后缝合裂开,而应用补片修补缺损。

3. 先天性膈疝及陈旧性损伤性膈疝修补时,应将缺损的膈疝边缘切除一薄层,然后再缝合或补片修补,以利愈合。

4. 疝入胸腔内的腹腔脏器如已有穿孔,应先修补穿孔;如有绞窄性坏死者,应切除坏死部分作修补或吻合。此种情况下胸腔污染较严重,应反复冲洗胸腔及疝入的腹腔脏器,然后再返纳入腹腔,防止腹腔内感染。

【术后处理】

1. 清醒后取半卧位,以减轻腹腔脏器对膈肌的压

力,有利于膈肌伤口的愈合。

2. 术后持续胃减压,防止腹胀压迫膈肌。

3. 肠蠕动恢复前,静脉输液,适量补钾。肛门排气后拔除胃减压管,进不胀气流质。

4. 鼓励患者咳嗽,超声雾化吸入,预防呼吸道并发症。

5. 保持胸腔引流管通畅,防止因胸腔积液而影响膈肌修补的愈合。

6. 常规应用抗生素,预防感染。

第二节　食管裂孔疝修补术

【应用解剖】

食管下端的纤维结缔组织和腹膜返折,形成膈食管韧带,食管裂孔由膈肌脚的肌纤维在其周围环绕并于后方相交叉,这两种解剖结构,在正常状态下对食

管下端及贲门起相对固定作用。由于发育不良或因长期腹腔压力增高，使食管裂孔扩大，膈食管韧带随之延展松弛，以致贲门及胃上部在平卧位即可通过扩大的食管裂孔滑入纵隔，形成滑动型食管裂孔疝〔图25-7(1)〕。如食管裂孔扩大，在胃前面及右侧或左侧的腹膜形成一盲囊，突入胸腔，胃的前部经过如此形成的疝囊，在食管下段的前侧疝入胸腔，即形成食管

旁裂孔疝〔图25-7(2)〕。这两型食管裂孔疝都是经过食管裂孔，胃部分疝入胸腔，而非经过膈肌缺损。在滑动型食管裂孔疝，腹膜被上移的贲门及胃底带向上方，未能形成完整的疝囊。食管旁裂孔疝则有完整的疝囊，只有胃体(主要是前壁)疝入胸腔，而贲门仍处于正常部位。食管裂孔疝中滑动型多见，占90%以上，食管旁裂孔疝较少见。

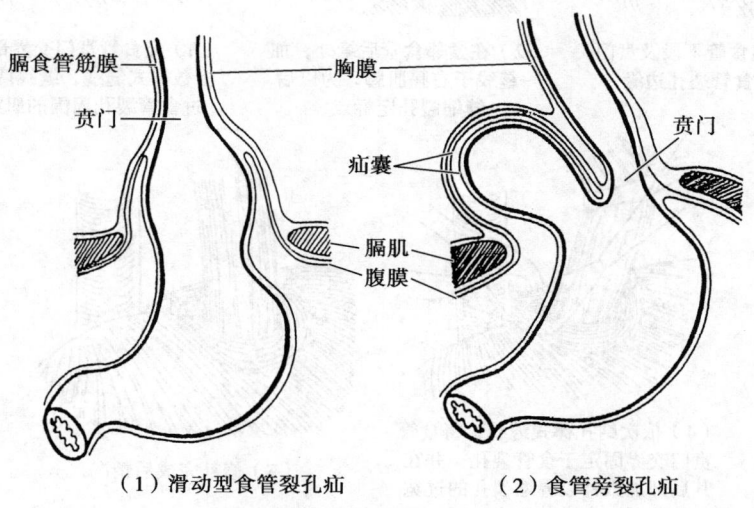

（1）滑动型食管裂孔疝　　　（2）食管旁裂孔疝

图25-7　食管裂孔疝

【适应证】

食管裂孔疝发病率较高，多见于中老年患者，但不一定都有症状。如症状轻微可用药物治疗缓解，只有产生明显症状而药物治疗不能奏效者适于手术治疗。

1. 由于胃酸反流，刺激腐蚀食管下部，引起食管炎，产生上腹、心窝部灼痛或不适感、腹胀、反酸、嗳气等逐渐加重者。

2. 食管下段黏膜发生炎症、溃疡，产生呕血、柏油便、贫血者。

3. 因食管炎年久形成食管瘢痕狭窄，产生吞咽困难者。

【术前准备】

1. 纠正脱水和电解质平衡失调。

2. 纠正贫血及低血浆蛋白，术前血红蛋白以不低于10g/L为适宜。

3. 反酸、嗳气、胸骨后灼痛严重者，术前应用制酸类药物，以减轻症状。

4. 有便秘者，应给予缓泻药物。

【麻醉】

气管内插管，控制呼吸，静脉或吸入麻醉。

【手术步骤】

1. 体位、切口　右侧卧位，左后外侧切口，经第7

或第8肋间进胸。

2. 显露食管下端　切断左下肺韧带，纵行切开纵隔胸膜，分离出食管下端并绕过一条纱布带，仔细探查胃贲门部疝入的情况及食管裂孔的大小〔图25-8(1)〕。

3. 返纳　切开食管周围的腹膜及膈食管韧带，留其残边约2cm连于贲门四周，将贲门及胃体还纳入腹腔。在紧邻食管后缘处，加缝一针于右膈肌脚上，为以后缝缩裂孔定下标点〔图25-8(2)〕。

4. 固定　将留于贲门的腹膜韧带残边，用褥式丝线缝合固定于膈肌食管裂孔的周围〔图25-8(3)〕。

5. 重建食管裂孔　固定褥式缝线结扎后，在食管下端的后方缝缩膈肌脚，一般2～3针即可〔图25-8(4)、图25-8(5)〕。

6. 关胸　缝合切开的纵隔胸膜，放置胸腔闭式引流，逐层关胸。

【术中注意事项】

1. 切断膈食管韧带时，注意勿伤及疝入的胃体，如有损伤应仔细修补。

2. 重建食管裂孔时，缝缩膈肌脚要适宜，使新建的裂孔能容纳一指大小，过大容易复发，过小可引起食管梗阻。

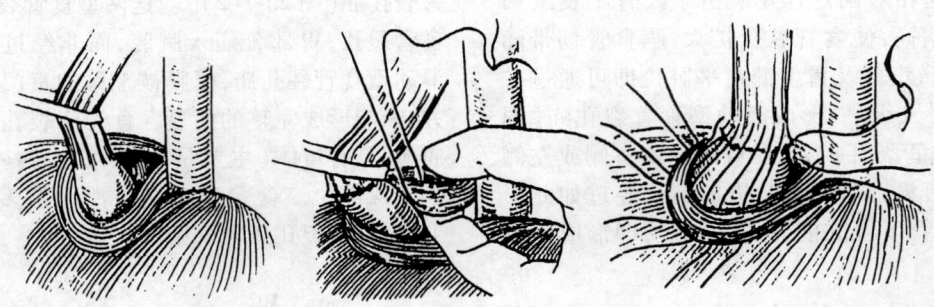

（1）分离食管下段及贲门，分清食管裂孔边缘

（2）在紧邻食管后缘处，加一缝线于右膈肌脚，为以后缝缩裂孔定标点

（3）经食管贲门交界部，加多数褥式缝线，缝线两端穿过食管裂孔周围的肌筋膜

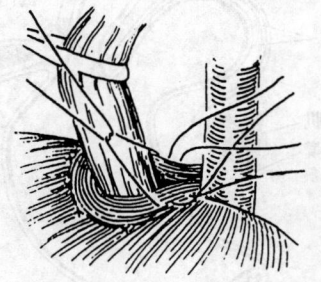

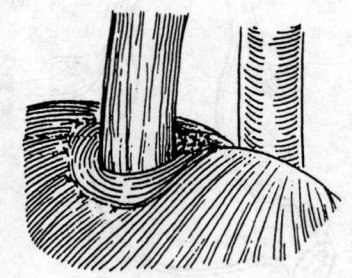

（4）依次结扎褥式缝线，将食管贲门交界固定于食管裂孔，并在其后部加数针以缝缩裂孔的过宽部分（注意避免缝合过紧）

（5）修补完成后情况

图 25-8 食管裂孔疝经胸膈上修补术

3. 胸主动脉在食管下端的左前方,分离食管及缝缩膈肌脚时,注意勿损伤胸主动脉,以避免引起大出血。

【术后处理】

1. 预防肺部并发症。

2. 胃减压管应放置 24 小时左右,待肛门排气后拔除并进食。

3. 便秘者给缓泻剂,并养成定时排便的习惯,避免便秘引起腹腔压力增高,造成术后疝复发。

4. 术后早期仍有反酸、嗳气、胸骨后灼痛,可继续服用制酸类药物,直至症状消失为止。

5. 给予抗生素。

（朱允涛）

第二十六章

胸腔镜在胸部疾病中的应用

由于解剖学的原因,内镜手术所具有的微创特性在胸部外科手术中更为突出,所以胸腔镜手术更易为广大胸外科医生和患者所接受。另外,由于胸腔镜手术后对呼吸及循环功能影响较小,以往因心肺功能不良而不适合行胸部手术的患者尤其老年患者获得了手术治疗的机会,从而扩大了胸部手术适应证的范围。当然,胸腔镜手术并非适用于所有患者,尤其手术过程中,对呼吸和循环系统的干扰仍然是值得重视的。因此,术前对患者进行全面的检查和客观的分析,严格掌握手术适应证,乃是胸腔镜手术成败的关键。但是,胸腔镜的手术指征和手术禁忌是相对的。它与术者的手技与经验有关。对于初学者可能是禁忌证,对于有经验的术者就不一定是手术禁忌证。

第一节 胸腔镜手术病例的选择

与开胸手术相比,胸腔镜手术对患者的生理干扰小,对有些胸部疾病的手术适应证有所扩大,但是由于胸腔镜手术操作的特殊性以及对麻醉方式的特殊要求,胸腔镜手术的病例选择更应慎重。为了减少术中、术后并发症的发生,达到预期的治疗效果,术前应对患者进行如下的评估。

1. 一般情况的评估 指对全身一般状况的评估,包括患者精神状态、体力情况,伴随疾病以及同手术的相互影响,如肝、肾功能、是否有糖尿病以及凝血功能有无障碍等,以判断患者对胸部手术的耐受性。

2. 呼吸系统 在标准开胸手术中,由于胸壁肌肉的切开和肋骨的牵拉或断裂,造成手术后严重的胸痛和肌肉僵直,瘢痕的形成,不同程度地影响了患者术后的呼吸功能。这些影响在术前已有慢性阻塞性肺疾病或肺间质纤维化,并且肺功能明显异常的老年患者显得更为突出。更甚者不能耐受开胸手术。胸腔镜手术很大程度地避免了这些生理干扰,减少了由于胸部疼痛所造成的术后并发症。因而在肺功能不良

的患者也有较好的耐受性。但是,胸腔镜手术中需要萎陷患侧肺组织,进行健侧单肺通气,所以患者呼吸功能能否耐受术中单肺通气仍是选择病例时需要认真考虑的问题。按照 Mountain 的报告,将肺功能分为三级:

第一级:第 1 秒呼气量 $FEV_1 \geqslant 2.5L$ 或 85% 预计值。

第二级:介于一、三级之间

第三级:第 1 秒呼气量 FEV<1L。

肺功能三级的患者,需要慎重考虑胸腔镜手术。

3. 循环系统 由于麻醉对循环系统影响较大,对有严重心脏疾患的病变,选择胸腔镜手术应慎重。有如以下情况,应推迟手术或经内科治疗病情控制后再酌情考虑手术。

(1) 近 3 个月内发生急性心肌梗死者。

(2) 近期内有严重的心绞痛发作者。

(3) 全心衰竭伴心脏明显扩大,心功能Ⅲ级者。

(4) 有严重的室性心律失常者。

4. 合并严重传染性疾病如病毒性肝炎、艾滋病毒携带者 因为多数内腔镜摄像系统不能高温消毒杀灭病毒,目前尚无可靠的消毒方法。在不具备对这些患者提供专用设备的医院,应暂列为手术禁忌。

5. 其他 如既往有手术侧感染性胸膜疾病,考虑有严重的胸膜粘连;各种原因所致的气管、支气管严重畸形,无法行双腔管气管插管或单侧支气管插管者,均应视为胸腔镜手术禁忌证。

第二节 胸腔镜手术及手术适应证

一、诊断性胸腔镜手术

电视胸腔镜的问世向胸外科医生提供了良好的光源和视野,使胸内器官清晰地显示在电视屏幕上。给观察病变,切取活组织等手术操作提供了良好的手

4

术视野。诊断范围也由早期的胸膜扩大到肺脏、纵隔、食管、心包等组织器官

1. 胸膜疾病的诊断

（1）胸腔积液：不明原因的胸腔积液的诊断一直是困扰内科医生的一个临床问题。因为大量胸腔积液，胸部 X 线检查无法确定胸膜疾病的部位，而使胸膜穿刺活检具有一定的盲目性，导致阳性检出率不高。胸腔积液标本的细菌学或细胞学检查也常因缺乏特异性而使诊断失败。胸腔镜手术可以在获得大量胸腔积液标本的同时，直接观察胸膜病变的性质和范围，并且可以切除部分或全部胸膜病变送病理检查，显著地提高了胸腔积液的诊断率。另外，在肺癌患者，如果合并胸腔积液，术前不能确诊有无胸膜转移，开胸手术前，可以先通过胸腔镜进行探查，避免了盲目开胸所造成的不必要的手术创伤。

（2）胸膜占位性病变：胸膜占位性病变不伴有胸腔积液的患者，虽然胸部 X 线检查可以明确病变部位及形态，但无法确定病变性质。有时胸膜穿刺活检因切取组织太少而诊断失败。胸腔镜手术在直接观察病变的同时切取足够的组织标本，可获得准确的组织病理学诊断，这在怀疑胸膜间皮瘤患者的诊断中显得更为重要。

2. 肺部疾病的诊断　随着手术技术的改进和新一代组织缝合切割器械的出现，胸腔镜手术已经成为弥漫性实质性肺病症的最为安全可靠的诊断方法。对于弥漫性肺病变的患者，因为病变严重地损害了肺功能；开胸肺活检具有一定的危险性，围术期并发症发生率很高，甚至造成患者死亡。胸腔镜手术创伤轻，若使用内镜组织自动缝合切开器，可以在非常短的时间内完成手术操作，增加了手术安全性，使术后并发症明显下降。

肺表面结节性病变，胸腔镜可以直接观察病灶，并且可以用激光、电刀或内腔镜组织自缝合切开器切除送检，获得明确的诊断。

肺内转移性肿瘤，常见于绒毛膜上皮癌、乳腺癌、结肠癌及骨肉瘤的患者，一般为多发性。胸腔镜手术可以做出明确诊断。如为孤立性转移灶，适当范围的局部切除也可以取得较好的治疗效果而避免开胸手术。

胸腔镜手术非常适合位于肺表面，特别是叶裂边缘病灶的诊断性切除。当病灶位于肺组织深部或病灶表现为浸润性病变而没有形成明确的肿块时，术中不易探及。可以于术前在 CT 或 X 线引导下将一根金属导线刺入病灶中心。术中可以沿金属导线发现病灶，并且以刺入肺组织的导线为中心切除病变肺组织，增加肺组织活检的准确性，提高诊断率。

3. 恶性肿瘤的分期　胸腔镜也是胸部肿瘤分期的可靠方法之一。以往纵隔镜被认为是肺癌术前分期的金标准，而在一些医院常应用。然而纵隔镜不能全面地反映纵隔淋巴转移范围。例如隆嵴下淋巴结、主肺动脉窗淋巴结及主动脉旁淋巴结等，纵隔镜常难以发现。胸腔镜手术是纵隔淋巴活检的非常好途径。而且，通过胸腔镜还可以观察肺癌或食管癌向周围组织外侵的情况，判断肿瘤切除的可能性，避免不必要的开胸探查。

4. 纵隔肿瘤的诊断　虽然许多纵隔肿瘤在开胸手术同时获得诊断和切除，但在某些情况下术前胸腔镜探查是必要的。例如判断肿瘤与周围组织器官的关系，能否手术切除等。胸腔镜的探查可以减少开胸探查率。对高危患者，考虑不能耐受开胸手术，需明确病理学诊断来选择非手术治疗的方法，胸腔镜手术可以较容易地取得肿瘤组织，获得诊断。尤其在怀疑纵隔淋巴瘤的患者，治疗前获得详细的细胞学诊断和分型对于决定进行放疗和（或）化疗是至关重要的。而肿瘤穿刺活检则很难达到这一目的。

5. 心包疾病的诊断　胸腔镜手术可以极好地显示中纵隔的病变，从而进行心包活检并且避免周围结构的损伤。通过胸腔镜可以观察大部分心包，提供了在心包任何区域活检的可能性。尤其在局限性心包积液，以往多次穿刺失败的患者，胸腔镜是获得积液标本的可靠方法。小块的心包组织的切除不仅可以达到心包组织以及心包积液的细胞学检查目的，而且可以起到心包开窗引流的治疗作用。

6. 胸部外伤的诊断　大多数胸部外伤可以通过胸部 X 线检查或胸腔穿刺获得诊断。但是如进行性血胸、气管支气管断裂及食管裂伤等需要立即开胸手术的严重胸外伤经上述检查常难以确定。保守治疗又有可能错过最佳手术时机。胸腔镜手术探查可以明确诊断外伤的部位以及程度，决定是否需开胸手术，不失为胸外伤诊断行之有效的方法。

二、治疗性胸腔镜手术适应证

1. 胸膜病变

（1）恶性胸腔积液：恶性胸腔积液是晚期肿瘤胸膜转移的临床表现。增长迅速的胸腔积液常导致患者严重的呼吸困难。以往采用胸腔内注入化疗药物等消退胸腔积液或促使胸膜粘连闭锁的方法常难以奏效。胸腔镜手术可以将胸腔积液抽吸干净，并充分分离粘连，使肺复张。然后喷入消毒滑石粉，进行胸膜固定，控制胸腔积液的产生，缓解晚期肿瘤患者的临床症状。

（2）急性脓胸：Braimbridge 等报告使用胸腔镜进

行清创和灌洗来治疗急性脓胸。同时,也可以通过胸腔镜进行肺表面纤维膜剥脱术,使肺完全膨胀,消除残腔,加速脓胸的痊愈。

（3）胸膜肿瘤:包括转移性胸膜肿瘤、胸膜间皮瘤等。如病变较为局限,可以经胸腔镜完整切除而达到治疗目的;若病变较弥散者,或肿瘤呈浸润生长,胸腔镜不能完整切除,而应转为开胸手术。

2. 肺疾病

（1）自发性气胸:自发性气胸多由肺大疱破裂引起。自发性气胸经内科保守治疗后复发率为25%,复发的患者,其中70%在2年内复发。开胸手术复发率少于5%。但是因为开胸手术创伤大,患者常不愿接受,胸腔镜手术可以获得同开胸手术同样的治疗效果。所以,其为胸腔镜手术开展最普遍的病种之一。我们认为如下情况应考虑胸腔镜手术治疗:①反复发作的单侧自发性气胸。②经胸腔闭式引流后持续漏气者(7天以上)。③双侧自发性气胸,不论是否同时发生。④巨大的肺大疱,超过一侧胸腔30%,压迫肺组织,影响患者呼吸功能者。

（2）肺良性病变:指肺部常见的良性肿瘤或病灶,如腺瘤、错构瘤、炎性假瘤、结核瘤、支气管扩张等。常规的治疗是开胸行肺楔形切除术或肺叶切除术。胸腔镜手术是较好的选择。由于手术前常不能确诊,可以先行肿瘤切除,送快速冷冻病理检查。如为恶性肿瘤,可进一步在胸腔镜下或中转开胸行标准的根治性手术。

（3）肺转移性肿瘤:根据患者病史和症状,肺转移性肿瘤的诊断并无困难。单发的肺转移瘤,可以经胸腔镜行肺楔形切除或肺叶切除术。多发性转移瘤应考虑非手术治疗。所以术前应常规行胸部CT检查,确定肿瘤的部位及数量。

（4）原发性肺癌:胸腔镜手术治疗原发性肺癌以前有较大的争议,近年胸腔镜手术治疗周围型肺癌已经成为常规手术,尤其ⅡA期以上肺癌。有些医院已经尝试肺叶袖式切除手术。我们认为,在周围型肺癌患者,因心、肺功能不良,不能耐受开胸手术,经胸腔镜行姑息性肿瘤切除,术后再辅以放疗和(或)化疗,不失为此类患者较好的治疗选择。Mckenna等(1994)报告经胸腔镜手术进行包括纵隔淋巴结清扫在内的肺叶或全肺切除术治疗早期的原发性肺癌,提示胸腔镜手术治疗早期肺癌的可行性。Robert J McKenna报道Ccdars Sinai医学中心有89%的肺叶切除术在胸腔镜下完成,亦可在胸腔镜下完成肺袖状切除。这个医学中心有50%的化疗和放疗后的患者可在胸腔镜下行肺叶切除和淋巴结清扫。

3. 心包疾病

（1）心脏压塞:胸部外伤或手术后,因心包内出血,可以发生心脏压塞。如患者血流动力学指标平稳,可考虑经胸腔镜行心包开窗减压及止血术。应该指出的是胸腔镜手术准备时间较长,而心包穿刺或剑突下心包切开术能较快地缓解心脏压塞症状。另外胸腔镜手术发现和终止心包内出血有时比较困难,所以应根据患者情况,慎重选择治疗方法。

（2）心包积液:心包积液常见于恶性肿瘤侵犯心包、心包内感染、尿毒症、特发性心包积液等。经内科治疗效果不佳者可以考虑经胸腔镜行心包部分切除术治疗。但远期疗效需进一步观察。

4. 纵隔肿瘤

（1）纵隔神经源性肿瘤:神经源性肿瘤多发生后纵隔,此部位经胸腔镜显露及剥离均无困难,是胸腔镜较好的手术适应证。但术前应常规行胸部CT或脊髓造影检查,若为哑铃形肿瘤则应在神经外科医生协助下开胸手术。

（2）胸腺瘤:非浸润性生长的胸腺瘤可以经胸腔镜手术切除。Lewis(1987)等报告胸腺瘤切除后6年内复发率为12%,所以应行胸腺全摘除术以减少复发可能。重症肌无力患者需行包括前纵隔脂肪组织在内的胸腺切除术,胸腔镜手术目前完全能够完成。

（3）纵隔其他良性肿瘤:包括畸胎瘤、肠源性囊肿、支气管源性囊肿、心包囊肿等,均可以经胸腔镜切除。手术中应注意完整切除囊肿以减少术后复发的机会。

5. 食管疾病

（1）食管平滑肌瘤:食管平滑肌瘤多沿食管一侧壁生长,其可以经胸腔镜手术切除。少数环绕食管壁生长或伪足范围较大的平滑肌瘤应选择开胸手术。手术中应尽量避免损伤食管黏膜。一旦损伤要仔细修补,以免术后形成食管瘘。

（2）贲门失弛缓症:Pellegrini(1992)等报告经胸腔镜行食管下段肌层切开术治疗贲门失弛缓症,证实这一手术的可行性。但在黏膜粘连严重者,黏膜撕裂和穿孔发生率较高,应慎重选择。腹腔镜下治疗此病损伤及反流性食管炎更少一些。

（3）食管癌:目前国内很多医院已经开展胸腔镜下游离胸腔食管,技术可行,安全可靠,腹部应用腹腔镜游离胃,最后行颈部吻合。

6. 胸部其他疾病　其他如胸导管结扎术、胸交感神经切断术、膈疝修补术、椎旁脓肿切开引流术等,胸腔镜可以提供必要的显露,完成基本的手术操作,均可以考虑用胸腔镜手术治疗。

随着电视胸腔镜和手术器械的不断更新,以及手术操作技术的不断完善,胸腔镜手术的临床应用越来

4

越广泛,将会取代更多的标准开胸手术。但是,应该看到胸腔镜手术有其局限性,尚不能完全替代开胸手术。一些胸内特殊的手术操作还不能经胸腔镜完成。如同任何新技术一样,在临床应用过程中,逐步积累经验,去粗取精,使这一新兴技术得到健康的发展。

第三节　手术并发症的处理

胸腔镜手术创伤小,术后并发症低于同类疾病的开胸手术。但作为一种新技术,尤其是在最初的临床应用阶段,发生手术并发症的机会可能多些。Strasberg 等将内镜手术并发症分为:直接(如套管损伤)和间接(如心肌梗死)两大类。Locicero 等将胸腔镜手术并发症分为术中和术后两大类。有人根据内腔镜手术并发症的严重程度,将其分为 4 级(表 26-1)。这些分类、分级方法对并发症性质的判断和危险性的估计有一定的帮助。

表 26-1　内腔镜手术并发症分级

分级	概　念
I	没有生命危险,不需药物治疗,住院时间不超过该类手术平均住院时间的两倍,只需密切观察病情
IIa	有潜在生命危险,需药物治疗或全胃肠外营养或输血
IIb	有潜在危险,需治疗性内镜操作或再手术
III	有后遗症或持久性失去劳动能力,或存在致命性疾病的客观指标
IV	死亡

(一)　麻醉并发症

由于现代胸腔镜手术需要双腔支气管插管、单肺通气,其麻醉并发症较普通手术相对偏高,且多数并发症系术中单肺通气所致。在气管插管时,若双腔管较细,则易插入支气管深部,气囊充气时易损伤支气管,造成支气管膜部撕裂等并发症。所以麻醉中应根据患者的身高、性别等选用合适型号的双腔管;根据气囊压力充入适量气体。插管后用支气管镜检查插管位置能确保插管质量和避免上述并发症。另外长时间单肺通气可能产生复张性肺水肿。选用开入性胸壁套管和间断双肺通气,可避免这种并发症的发生。一旦发生复张性肺水肿,可参照内科急性肺水肿的处理方法治疗。单肺通气还能导致一系列心肺血流动力学变化和低氧血症等并发症,详见第四章。

(二)　胸内充气的并发症

胸腔镜手术与腹腔镜手术的最大技术差异就是一般不用向胸腔充入 CO_2 气体。但在有些情况下,向胸内充入适量 CO_2 气体会有助患肺的萎陷和手术操作。由于正常人体血流动力学的稳定有赖胸内负压,向胸内正压充入大量 CO_2 气体会导致一系列生理变化及严重的并发症。比如,在正压下胸内 CO_2 气体可通过受损的肺静脉进入血液造成高碳酸血症或 CO_2 气栓引起致命的心、脑后遗症;胸内正压还会导致血压、心率的变化和纵隔移位等。所以在胸腔镜手术中一般不要充 CO_2 气体。若必须充 CO_2 气体时,要低流量缓慢充气,充气压力低于 $1.33kPa(10mmHg)$,流量小于 $1.5L/min$,并且密切观察患者血流动力学变化、血氧饱和度等。一旦发生充气所致的并发症,应立即排出积气,减少胸内压力,然后对症处理。

(三)　手术操作并发症

1. 放置套管的并发症　在胸腔镜手术中,套管所致并发症比较常见。常见并发症有套管刺伤肺实质或胸内其他脏器,套管放在胸膜外,套管损伤肋间神经、动脉、静脉等。

套管损伤肺实质常发生在肺与胸壁紧密粘连时或放管时用力过猛,套管被推入胸腔深部。这种肺伤可能有较严重的出血或漏气,必须先予以处理方能进行胸腔镜手术。若套管位置过低,可能放在膈肌下,这样会刺伤肝、脾等腹腔器官引起较严重并发症。这种情况尤其易发生在小儿患者。套管位置不合适或用力过大还可能损伤主动脉、心脏等胸内重要器官,引起致命并发症。所以术前要根据病变部位、手术种类和胸部 X 线结果,以及侧卧位时膈肌可能的抬高程度等因素,设计胸壁套管。放置套管前先用手指检查切口处胸腔情况可避免发生上述并发症。

肋间神经、血管损伤是由于不正确的放套管操作所致,神经损伤会引起术后疼痛和感觉迟钝。放置胸壁套管的直径不要大于 15mm,以避免增加神经损伤机会。若手术结束后尚未发现或有效处理则会发生威胁生命的大出血。有时套管切口出血不易定位,处理较费时,可从切口中放入 Foley 导尿管,气囊充气后从切口加压外拉并固定,用气囊压迫暂时止血,待手术结束前再仔细处理出血。一般不需中转开胸止血。一旦出现严重的无法用胸腔镜处理的出血,则应毫不犹豫地开胸手术止血。

2. 器械损伤　手术器械使用不当或损坏也是较常见的并发症。术中器械破碎不但影响手术,而且可能在胸内残留器械碎片。一旦发生类似情况,手术结束前摄胸片检查有无胸内残留器械碎片是值得推崇的做法。内腔镜缝合切开器(Endo-GIA)使用不当或超限度使用,易造成钉合不全、创面出血或切割欠佳等并发症。一定要按说明要求使用。出现创面缝合欠佳等并发症时,应及时补用一个好内腔镜缝合切开器,将创面修补好。在肺切除手术时不提倡气管、血管同时用一个切割缝合器切开,以免切割不全造成大出血。

一旦肺组织因器械使用不当出血、漏气应及时处理。检查有无漏气最好的方法就是水疱试验。

在胸腔镜手术中,最好不要选用直径较大套管或器械,如 15mm 套管或直径大于 15mm 的器械等。这些直径较大的器械会压迫肋间神经引起术后疼痛和感觉迟钝等并发症。

3. 胸腔感染　无菌性或可疑污染的胸腔镜手术一般不会发生术后胸腔感染。术后感染的常见原因有胸内感染灶切除术时防护不够,手术器械消毒不严以及术中无菌操作不合格等。其中更多见的原因是内镜器械有污染。所以,在胸腔镜手术中,一定要像常规开胸手术一样,认真对待器械消毒和无菌操作。一定要注意一台器械连续手术的间隙器械消毒处理。一旦发生胸腔感染,要像处理普通脓胸一样进行有效的脓胸引流,选用敏感抗生素,加强支持疗法。必要时可于急性脓胸期再次胸腔镜手术清除胸内积脓和沉积的纤维膜,放置胸腔冲洗管。

第四节　术后处理

胸腔镜手术虽然创伤较常规开胸手术小,但由于长时间单肺通气及手术复杂程度的增大,对患者呼吸、循环及全身许多器官功能的影响仍然较大。并且胸腔镜外科作为一门全新的手术学科,其术后处理和并发症也有其特殊性,有些还有待进一步观察和总结。因此对胸腔镜手术后患者的管理切不可掉以轻心,任何疏忽都有可能产生严重的并发症,甚至危及生命。成功的手术并不等于疾病治疗的结束,术后处理与手术具有同等的重要性。

（一）术后早期处理

术后患者应由麻醉师和外科医师一同护送至监护室或恢复病房,并与病房医护人员进行交接。术中

特殊情况及术后特别的注意事项应重点交代。

患者回病房后取平卧位,未完全清醒者将头偏向一侧,并立即检查各项生命体征,各种引流管连接及通畅情况。行心电监护和（或）血流动力学监测。根据需要给予相应的供氧措施。然后每隔 15 分钟测呼吸、脉搏、血压、神志各一次。病情平稳和神志清楚后改 30° 斜坡卧位并适当延长生命体征检查的间隔时间。同时注意观察胸腔引流量、色泽及引流气体情况。手术当日应保证输液通畅,调节好输液速度。若患者伴有高血压、哮喘、糖尿病等慢性疾患,应给予相应的处理或预防性治疗。

因为现代胸腔镜手术均需全身麻醉,而手术时间通常很短（常在 1 小时以内）。术后支气管吸痰、拔除气管插管和搬运患者等强刺激虽可使患者暂时清醒,但患者体内麻醉药物有一定的半衰期,当患者返回病房安静后,其体内的麻醉药物仍有可能再次造成呼吸抑制尤其是年老体弱患者。因此对胸腔镜手术后患者更应强调密切观察呼吸和神志的重要性。

（二）胸腔引流的管理

胸腔镜手术出血少,术后引流通常较少（恶性胸腔积液除外）。拔除引流管的指征同开胸手术。一般可手术后 24 小时内拔管。交感神经链切除术和纵隔肿瘤切除术等出血较少的胸腔镜手术,多可不放置胸腔引流管。

（三）术后止痛

胸腔镜手术的主要优点就是痛苦小。患者多可于手术后 24 小时内停用麻醉类止痛药物。

（四）术中出血和漏气

一般的出血或漏气可以通过电凝、氩气刀凝固、金属夹钳夹和缝扎等方法进行有效控制。若肺实质有很大的创伤可以用内腔镜缝合切开器控制出血和（或）漏气。镜下缝合也是一个非常好的方法,并且具有方便经济的特点。若有威胁生命的严重出血或经胸腔镜处理很困难的出血,则应及时中转开胸止血,也可根据情况选用小切口辅助止血。

（王锦光）

第二十七章

心脏大血管手术

第一节　心脏应用解剖

心包、心脏　心包是覆盖在心脏和大血管根部外面的一个纤维浆膜囊。分外、内两层,外层为坚韧的纤维层,内层为菲薄、光滑的浆膜层,可以分泌浆液。内层又分壁层和脏层,壁层紧贴纤维层,脏层附着于心脏表面,形成心脏外膜。壁层心包与脏层心包之间的间隙称心包腔,腔内仅含 20ml 左右的浆液,以滑润心脏,减少搏动时的摩擦。心包上方在大血管根部返折,下面止于膈肌中心腱。

心包因有坚韧的纤维层,心包腔又小,腔内如有出血或渗液,将压迫心脏,而引起心脏压塞。在心包炎后期有纤维化增厚、挛缩、粘连,使心包腔消失,限制了心脏的舒张。

心包后方有二处间隙,一为心包横窦,位于主动脉及肺动脉的后方;一为心包斜窦,位于左心房后面与肺静脉之间〔图 27-1〕。

心脏是个形似圆锥体的肌性器官,分为左右两半,担负着体内大、小循环的工作。每一半又分成暂时储运血液的心房和较厚肌肉的心室。房室之间及心室与大动脉之间均有单向瓣膜,使血液不能倒流。左、右心室位于左下方。房、室之间有一环形纤维环称房室环。环的外表是一凹陷的小沟,冠状动脉就在此沟内行走,故又称冠状沟。左、右心房之间亦有一浅凹陷称房间沟;左、右心室之间,室间隔的前、后方心脏表面亦有浅沟叫室间沟。

右心房〔图 27-2〕　上、下腔静脉分别开口于右心房窦部的上方和下方。上腔静脉口无瓣膜,下腔静脉口常有一凹面向上的半月形静脉瓣。另有一口在下腔静脉口前上方为冠状窦,是冠状静脉血回心的入口。在上、下腔静脉口的连线中点有一指压形窝槽为房间隔的卵圆窝,是房间隔缺损的好发部位。窝底菲薄,若不完全闭合,仍有镰状裂隙则为卵圆孔未闭。卵圆窝的前上方是房间隔的主动脉隆起部,其背面正相当于主动脉窦,在切开房间隔或从心导管穿刺房间隔时,如不慎可误入主动脉窦。

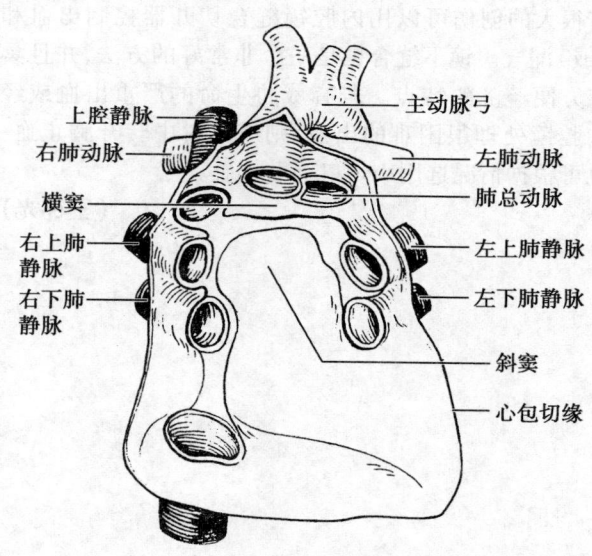

图 27-1　后侧心包纵切面

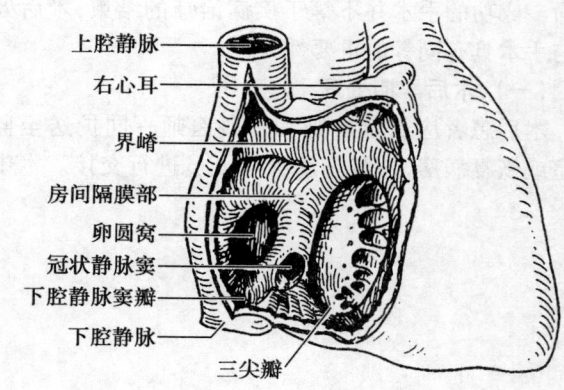

图 27-2　右心房内部结构

右心房向前伸成右心耳,心耳内有许多不规则隆起的梳状肌。房耳交界处稍隆起称为界嵴。右心室左下方为房室孔,血液经此进右心室。孔上三尖瓣在心室收缩时关闭,使房室分隔开。

右心室〔图 27-3〕 入口为一圆桶袖状的三尖瓣,下部分 3 个三角形瓣叶,前瓣最大,隔瓣次之,后瓣最小。瓣下面有多数细韧腱索附着于乳头肌上,前瓣在右心室前壁的前乳头肌,后瓣的乳头肌较短小,隔瓣附着在室间隔圆锥乳头肌,部分直接连于室间隔上。隔瓣的部位与房间隔又是缺损好发的部位。因此,修补缺损时,常把补片的一部分固定于隔瓣根部以免损伤传导束。当三尖瓣向右心室开放时,血流进入右心室;心室收缩时,乳头肌收缩拉紧腱索,将瓣口关闭,内血液即不能逆流回右心房。

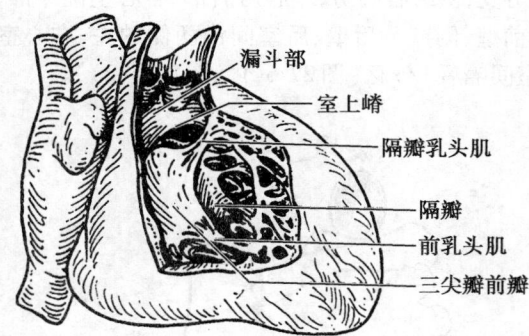

图 27-3 右心室内部结构

右心室腔分为流入部和流出部两部分,以室上嵴为分界线。室上嵴是流出部后壁下界隆起的肌束。从三尖瓣口到室上嵴下方的右心室腔为流入道,腔内的心肌形成多数互相交错的肉柱小梁。从室上嵴上方到肺动脉瓣的右心室腔为流出道,下宽上窄,又称漏斗部,长约 1.5cm,前壁由右心室前壁上部,后壁由室间隔上部组成,内壁较光滑,其后壁与主动脉前壁融合,构成主、肺动脉隔。因此,在四联症手术中,对此部位的肥大肌束,不可切除过多,以免损伤主动脉壁及其瓣膜。

在右心室腔内,室内隔一般划分为 4 部分:①漏斗部室间隔;②膜部间隔,位于室上嵴下方,靠近隔瓣前部,为较薄纤维性的小区域,是缺损好发的部位。膜部缺损的后下角有传导束通过,修补缺损时,缝线必须避开传导束。缺损上缘与主动脉相邻,修补时又要避免损伤主动脉瓣;③后部室间隔,即在心室舒张时显露的隔瓣所覆盖的部位,房室通道型室间隔缺损多位于此;④肌部室间隔,即靠前下方肌肉较为丰富的室间隔,在此部位,缺损较为少见。

右心室出口是由 3 个半月瓣组成的肺动脉瓣。心室收缩时,压力增大,将瓣打开,排血出心,进入肺动脉;而心室舒张时,压力下降,肺动脉内血液进入瓣窦,将瓣关闭。

左心房 居心脏的后上方,呈长方形。左、右各

有上、下肺静脉从其后方进入,将经过肺氧合的血液引回左心。左心房的左前上部为左心耳,心耳内有小梁。左心房内壁光滑,出口为左房室孔。

左心室 左心房与左心室之间的房室孔由二尖瓣形成活门。二尖瓣亦是一个圆桶袖状瓣,下面分成两个瓣叶,在前内方者为前瓣亦称大瓣,在后外方者为后瓣亦称小瓣。大瓣紧接主动脉瓣,二尖瓣口的后内方有传导系统,前外方及外侧为房室沟,内有冠状血管的回旋支〔图 27-4〕。在行二尖瓣瓣膜置换术时,应多留些瓣体,如果瓣环吃针过深,在前内部位易损坏主动脉瓣,在后内部位易损伤传导束,在分离室壁部位时易损伤冠状血管。两个瓣相交联部位,在前外端为前外交界,在后内端为后内交界。两个瓣的前半部和前外交界部分的腱索均附着于前乳头肌,后半部和后内交界部分的腱索均附着于后乳头肌〔图 27-5〕,在风湿性心脏病,乳头肌及腱索可发生粘连、融合、缩短而形成瓣下狭窄。

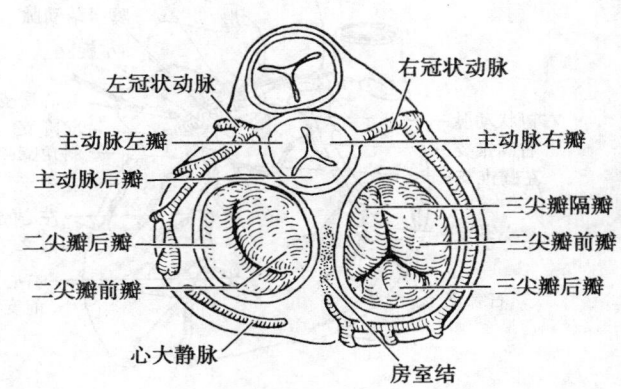

图 27-4 心脏瓣膜

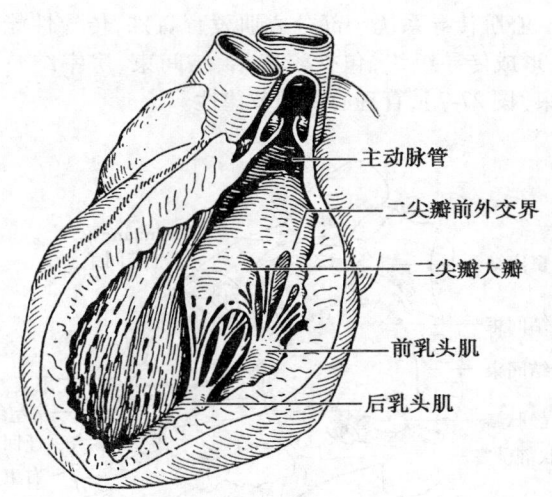

图 27-5 二尖瓣解剖

左心室出口为主动脉瓣,有 3 个半月形瓣叶,即为

后瓣、右瓣和左瓣。每瓣和主动脉壁间形成小袋形扩大部,称为主动脉窦或冠状动脉窦。右窦和左窦的上缘各有一冠状动脉口,血液由此进入冠状动脉,营养心肌,唯独后窦无冠状动脉开口,故亦称无冠状窦。右冠瓣与无冠瓣交界部的直下方为室间隔的膜部。无冠瓣及左冠瓣根部的主动脉环纤维与二尖瓣前瓣(大瓣)根部相延续。

冠状动脉 冠状动脉有左、右2支,分别起始于主动脉窦:

(1)左冠状动脉:自左主动脉窦发出,经肺动脉和左心耳之间走向前外方,主干长约1cm(管径约4~5mm),即分为两支:①前降支沿前室间沟下行到心尖,再转向心脏膈面,终于后室间隔下1/3部与右冠状动脉的后降支吻合,沿途发出分支供给前室间沟两侧

的左右心室前壁及室间隔的前2/3部,若有阻塞,可造成心前壁,主要是左心室前壁的心肌缺血或栓塞。②左旋支沿左冠状沟左行,经心左缘转向膈面,一般终止于近心左缘的左心室后壁,沿途分支供给左心房、左心室前壁心底部、左心室侧缘及左心室后壁近侧缘部,若有阻塞可造成左心室后外侧壁的心肌梗死。

(2)右冠状动脉:始于右主动脉窦,经肺动脉与右心耳之间,再沿冠状沟向右行,经心脏右缘,转向心脏膈面,走至房室交界区后,沿后室间沟下行。终止于后室间沟下2/3部,走行于冠状沟内的部分称为右旋支,走行于后室间沟内的部分称为后降支。右冠状动脉沿途发出分支,供给右心房、左心房后部、右心室漏斗部、右心室前壁、侧壁及后壁、后室间沟两侧的左、右心室后壁、室间隔后1/3区〔图27-6(1)、图27-6(2)〕。

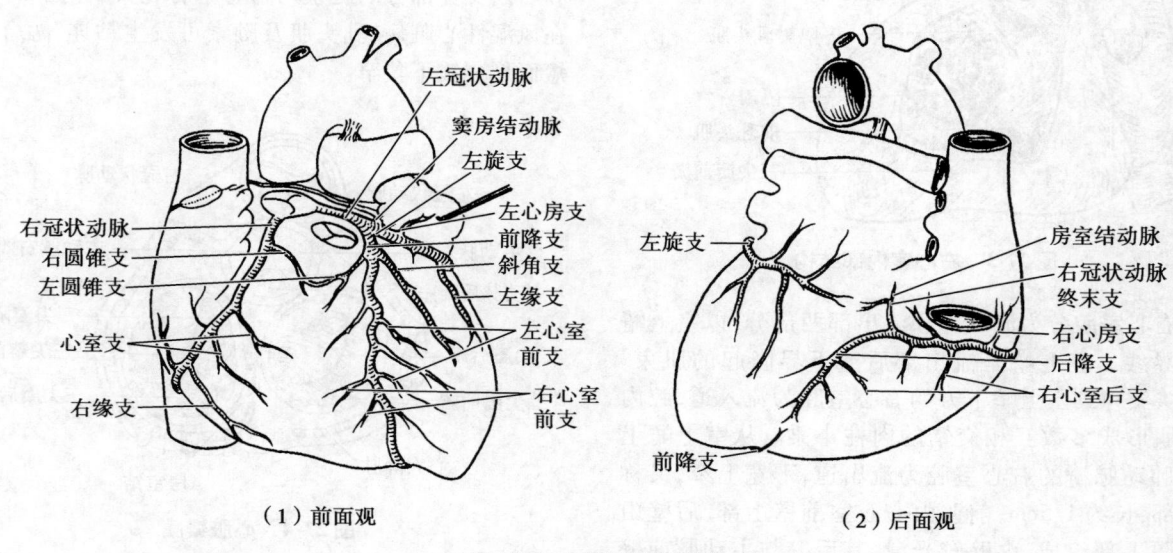

(1)前面观　　　　　　　　　　　　　(2)后面观

图27-6　冠状动脉解剖

心脏传导系统 部分心肌发育特殊,传导性能较强,形成传导组织,包括窦房结、结间束、房室结及传导束〔图27-7〕,管理心跳的节律性。

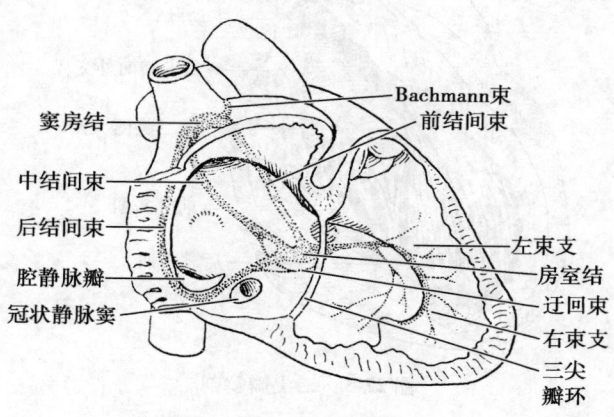

图27-7　心脏传导系统

窦房结为马蹄形,位于上腔静脉口与右心房连接处的外膜下脂肪间。

房室结为豆形,位于右心房、冠状窦口和房室环之间。窦房结与房室结间有前、中及后结间束相连:前结间束从窦房结前缘发出,沿上腔静脉口,经房间隔至房室结顶部;中结间束从窦房结发出经上腔静脉后壁,在房间隔中部下行,经过卵圆窝前方与前结间束会合而进入房室结的上部;后结间束自窦房结后缘发出,向下行走于右心房界嵴内,绕过下腔静脉瓣根部,经过冠状窦口的上缘,进入房室结的右下缘。

房室结向下有一条传导组织,向前下走行称房室束(亦称希氏束),向上到右纤维三角,并在室间隔膜部三尖瓣附着处后缘下降到室间隔肌部的上缘,在室间隔缺损修补时,应避免受损。房室束继在圆锥乳头肌部位,即主动脉瓣的右冠瓣和无冠瓣间下方分出左

束支,走行于室间隔左侧心内膜下。右束支为房室束的直接延续,从膈乳头肌入调节束,到右心室前乳头肌的基部。左、右束支经反复分支,最后形成互相交织的网状结构,即浦肯野纤维。

窦房结是心脏起搏点。激动由窦房结发出,经心房肌传至房室结,再通过房室束及束支传至左、右心室。传导途中有障碍就会出现传导阻滞。

第二节　心肺复苏术

心脏由于某些临时发生的原因,突然停止搏动或发生心室纤维性颤动,以致不能维持血液循环,尤其是中枢神经的血液供应,应该立即进行正确、积极的复苏抢救,不然患者将在短期内因全身缺氧而死亡。

心肺复苏方法　心跳、呼吸停止后,必须立即开始人工呼吸和心脏按压。最简单的人工呼吸是口对口有节律的吹气。吹气时,可用手捏鼻孔,如有条件,在维持口对口吹气的同时,赶紧准备气管内插管,接上麻醉机或呼吸机,使能吸入氧气,排出二氧化碳。

心脏按压分胸外按压和开胸按压两种。过去多作开胸心脏按压,近年来则大多首先采用胸外心脏按压。只有在胸外按压不见好转时才改用开胸心脏按压。在胸部严重外伤,发生心脏停搏时,宜做胸内心脏按压,以便同时解除可能存在的胸内损伤。在开胸

手术过程中发生心脏停搏时,可立即进行胸内按压。在开腹手术过程中发生停搏时,则立即切开横膈做胸内心脏按压。

一、胸外心脏按压术

将患者仰卧于硬板床上或地上,头部不要高于心脏水平面,以利按压时增加脑部血流,双下肢抬高15°,利于下肢静脉回流,以增加心脏排血量。急救者站在患者左侧,右手示、中指并拢沿右侧肋缘触及与胸骨交界处,左手掌纵轴与胸骨体方向平行压在胸骨体下半部,右手压在左手上。急救者伸直手臂,借上半身力量,将胸骨下半部向脊柱方向有节奏地冲击性按压。这种动作可使胸骨向下塌陷3.8～5.0cm,使心脏间接受压,排空心内血液。在放松压迫时,胸骨又借两侧肋骨和肋软骨的弹性而恢复原位,心脏同时被解除压迫,加之胸内负压增加,静脉血即可回流至心房,以充盈心室。挤压次数应维持每分钟80～100次,与人工呼吸的比例为5∶1。挤压太快时,静脉血来不及充盈心脏又被挤了出来,反而达不到维持循环的效果〔图27-8〕。小儿胸壁软,活动度更大,应适当减轻挤压力量,仅用一只手掌,甚至几个手指即可,但每分钟挤压次数可增至100次。按压有效时,颈动脉或股动脉应能触及挤压时的搏动,患者面色好转,瞳孔缩小,血压重新听到,甚至恢复自主呼吸。只要按压有效,即应继续胸外按压,同时进行心内药物注射(见开胸按压术)。

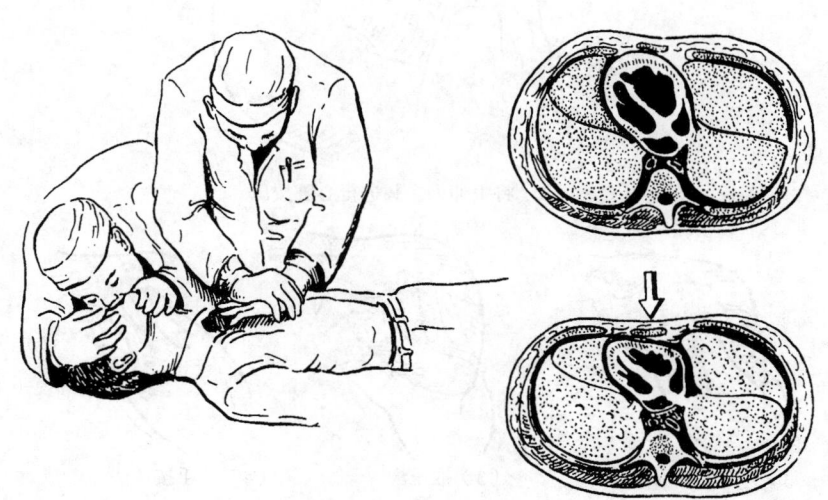

图27-8　胸外心脏按压及人工呼吸

如有心室纤维性颤动,可用胸外去颤器去除(简称去颤)。即将两个电极板涂上导电膏(或盐水纱布包裹)后,分别紧压在心前区和后胸左肩胛下区,以100～360瓦秒(焦耳)直流电电击去颤。后胸电极板

有时也可放在胸骨上部〔图27-9〕。

如能摸到心脏跳动,说明心脏已经复跳,即可停止按压,如果不见效果,应及时改用开胸心脏按压术。

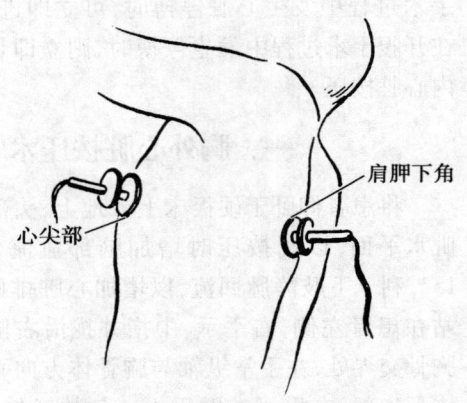
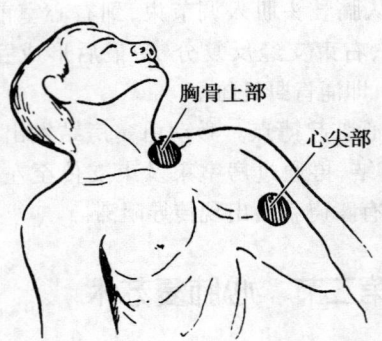

（1）电极置于心尖部及肩胛下部　　　　　　　（2）电极置于心尖部及胸骨上部

图 27-9　心室纤维性颤动胸外电击去颤术

二、开胸心脏按压术

患者仰卧。为了争取时间,皮肤可只作简单消毒或先不消毒,待心脏复跳后再补作消毒和铺单。自胸骨左缘至腋前线沿第 5 肋间切开胸壁进胸（因心脏已经停跳,切断血管并不出血,也不需止血）,立即将手伸入切口,进行心脏按压;同时安置胸腔自动拉钩,扩开切口。如显露不佳,可将第 5 软骨切断,扩大切口。

按压的操作方法有 3 种〔图 27-10〕

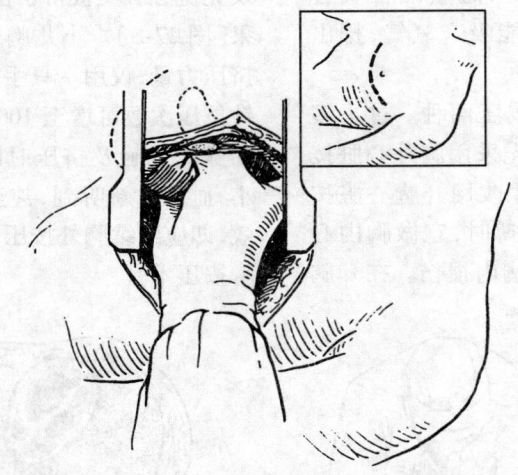

（1）将手伸入左胸进行心脏按压

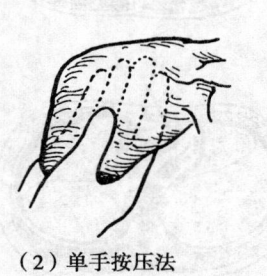
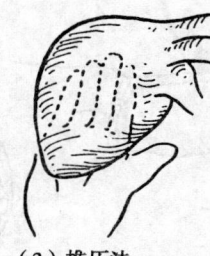
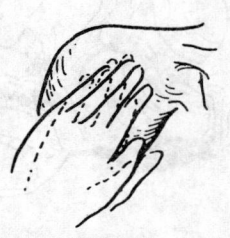

（2）单手按压法　　　　（3）推压法　　　　（4）双手按压法

图 27-10　开胸心脏按压术

1. 单手按压法　术者站在患者左侧,右手握住心脏,拇指和鱼际放在右心室前侧,另 4 指平放在左心室后侧。注意应使手指与心脏的接触面尽可能大,避免用指尖抓挤,以减少对心肌的损伤,甚至穿孔。挤压时应避免心脏扭曲,用力要均匀、有节奏、频率是每分钟 60～80 次。挤压动作宜稍慢,放松时应快,以利血液充盈。右手疲劳时可改用左手。

2. 单手压向胸骨法　术者右手拇指牢牢固定于

切口前方,即胸骨上,其余4指放在左心室后方,将心脏压向胸骨纵隔面,有节奏地推挤。按压时,力的传导为右手掌指→左心室壁→室间隔→右心室壁→胸骨。相当于两个面的力量均匀压在室间隔。按压频率,成人每分钟60~80次。注意在按压时不要压心房,不要使心脏扭转移位,手指力量不要作用在心脏的一点上。每次按压完,要迅速放松,使腔静脉血充分回流入心房、心室。

3. 双手按压法　右手放在心脏后面,左手放在心脏前面,两手有节奏地按压和放松。这种方法适宜于按压较大的心脏。

心脏按压时不要切开心包,既有利于争取时间,又可减少心肌的损伤;但可在心脏前侧分开纵隔胸膜,使按压更为有效。如果心包外按压不能使心脏复跳,或如有心室纤维性颤动,做心包外去颤失败时,应在膈神经前方切开心包,直接按压心脏。

如果按压有效,可见心肌张力逐渐增强,柔软、扩大的心脏变硬、变小、心肌颜色由暗红转为鲜红。如有心室纤维性颤动时,肌纤维细小的颤动可渐变粗,最后甚至自动恢复心跳。此外,和胸外按压一样,可见面色好转,瞳孔缩小,呼吸恢复,并触及大动脉搏动,听到血压。

如果心室纤维性颤动不能自行复跳,则应作电击去颤。去颤前应先手按压,改善心肌缺氧,加强心肌张力,使颤动波由细颤变成粗颤。必要时,应用药物去颤。首先选用肾上腺素1mg静脉推注法,使颤动波由细变粗,再用2%利多卡因1~2mg/kg静脉推注去颤。如利多卡因药效不佳,可用溴苄铵和适量5%碳酸氢钠。目前认为主要给药途径以静脉最安全、可靠,为首选药,且以膈肌以上的静脉为好,气管内给药为次选。气管内给药后要立即正压通气,使药物弥散到两侧支气管,经支气管黏膜的毛细血管吸收入左心。心内注射途径易造成心肌、心内膜损伤。近年来实验研究认为心脏复苏中肾上腺素最佳剂量为2.1~14.0mg,可明显增加冠状动脉的灌注血流量。但应注意如此大剂量也是肾上腺素毒性反应的剂量,可能引起心肌细胞收缩带坏死,损害心肌和血管,复苏后产生胸腹痛、一过性高血压和肺水肿。还可注射10%葡萄糖酸钙或3%~5%氯化钙10ml,使心肌张力增强。然后将两片用盐水蘸湿的(或用盐水纱布包裹的)电极板分别紧贴在左右心室壁,用5~90瓦秒(焦耳)直流电击去颤〔图27-11〕。一次电击无效时,可继续按压,并重复注射拟肾上腺素类药物,再次电击去颤。必要时可提高电压。去颤成功后常自动恢复心跳,或经过心脏按压后复跳。反复电击无效时,应加用5%碳酸氢钠200~300ml,或11.2%乳酸钠100~200ml,

经纠正缺氧后的酸中毒,必要时可反复注射。同时要在心室内注射1%普鲁卡因5ml,或利多卡因100mg,或普鲁卡因胺100~200mg,以减低心肌的应激性。此外,应注意循环血量是否充足,考虑加快输血,甚至动脉输血,并可直接经主动脉加压注射血液,以灌注冠状动脉,只要心肌对各种治疗有所反应,即应坚持抢救,不可轻易放弃。

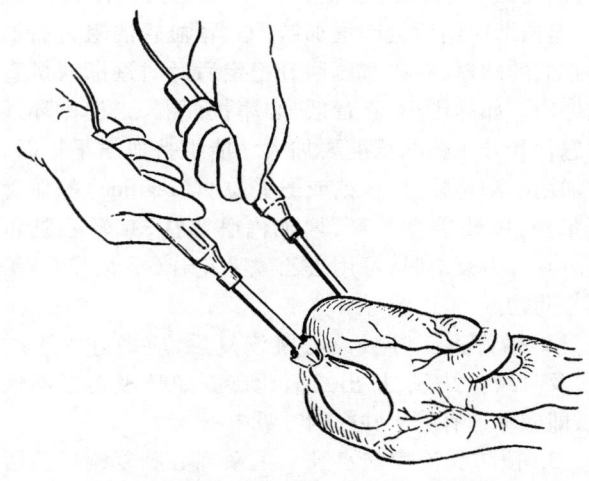

图 27-11　心室纤维性颤动胸内电击去颤术

在心跳恢复,血压逐渐稳定后,胸壁和心包切口即开始出血,应予仔细结扎止血,并冲洗心包腔和胸腔。在膈神经后侧做心包引流切口,缝合心包。在第8肋间腋后线作胸腔插管引流后,分层缝合胸壁。

【术中注意事项】

1. 在发现患者神志昏迷,呼吸停止,脉搏和心音消失,以及测不到血压等症状后,即应当机立断,立刻进行胸外心脏按压和人工呼吸,切不可因为反复测听血压,更换血压计,另请别人检查,等候其他医师确诊或等候心电图检查等而错过最宝贵的抢救时机。

2. 进行抢救要沉着、冷静,随时观察患者变化,及时采取相应的措施(如决定输液、输血的量和速度,心内注射药物的时机、种类和剂量,判断是否应改作开胸按压,选择合适的时机电击去颤等)。每一项措施及患者情况的变化,必须由专人及时按顺序详细记录,以便随时设计,修改抢救计划,并供事后总结经验。

3. 进行胸外按压时应细致、忌暴力,造成肋骨骨折。在做心内注射时,针尖应刺在第4肋间胸骨左缘以外1.5cm处,以免损伤胸廓内动、静脉或刺破肺组织而造成胸腔内出血、气胸,或张力性气胸。

4. 如在开胸切开皮肤时见有活动性出血,说明心搏并未停止,应即终止手术。严密观察。

5. 心跳恢复后,有可能再度停搏或发生心室纤维性颤动,抢救人员应留在现场,严密观察。在心脏输出量减少之前就应加作心脏按压,维持血液循环,以免再次停搏。

【术后处理】

1. 注意纠正低血压　心脏复跳后,常因中枢神经系统功能不全、心肌收缩无力、血容量不足、呼吸功能不全、电解质紊乱、酸中毒或微循环衰竭等原因,出现低血压。应及时查明原因,针对各种情况进行治疗,以便维持有效的血液循环。升压药可以提高血压,但长期应用后会因增加脑、心、肾血管的阻力而加重它们的缺氧,应在血压回升稳定后及时逐渐减量直至停用。如脉压小、心音低、心率快而弱、末梢循环逐渐恶化和升压药的浓度要加大才能维持血压平稳时,可加用冬眠药物、硝普钠或酚妥拉明(regitine)等血管舒张药,以改善微循环,增加内脏灌注,减轻心脏负担。有心力衰竭时,可用去乙酰毛花苷(毛花苷C)等强心药物。

2. 做好人工呼吸　心跳恢复后,应做好人工呼吸,及时纠正缺氧,排出二氧化碳。如呼吸迟迟不恢复,即应考虑有脑水肿影响呼吸中枢。

3. 预防和治疗脑水肿　关系到心脏复跳后能否恢复神志,抢救最后能否成功的问题,须加重视。

(1) 降温:在开始抢救时,应及早用冰块降温,最好用冰袋或冰帽作头部选择性降温,使体温降至 30 ~ 33℃,头部温度降至28℃。降温后脑组织代谢降低,耗氧减少,对缺氧状态较能耐受,脑水肿的发生也可减慢。心跳恢复后,脑组织缺氧还不能立即纠正,应继续降温,直至中枢神经功能恢复、听觉恢复并稳定后为止。

(2) 人工冬眠:冬眠药物亦可降温,并使小动脉括约肌松弛,降低末梢阻力,增加内脏血液循环。常用的冬眠药有:氯丙嗪 50mg、非乃根 50mg、哌替啶 100mg 合为一剂;或二氢麦角碱 0.6mg、非乃根 50mg、哌替啶 100mg 合为一剂。一次可用一剂、半剂或更小剂。小儿按体重计算,氯丙嗪、非乃根、哌替啶(1 岁以内不用)各 1mg/kg,二氢麦角碱 0.01mg/kg。

(3) 脱水疗法:20% 甘露醇(或 25% 山梨醇)250ml,或 50% 葡萄糖 100ml 快速静脉滴注或肌内或静脉注射呋塞米等脱水剂,以消除脑水肿,即使正常复苏后,输液量也应限制在 1500 ~ 2000ml/d,以保持脱水状态,但应保持尿量在 30ml/h 以上。

(4) 控制抽搐:脑缺氧将引起功能障碍,出现昏迷、抽搐;而抽搐可增加身体耗氧,增加缺氧,加重心、脑的功能障碍,应积极控制。静脉或肌内注射安定 5 ~ 10mg 或苯巴比妥钠 0.1 ~ 0.2g 可控制抽搐,但须注意避免呼吸抑制。

(5) 高压氧治疗:3 个大气压环境下吸氧,可增加血氧张力 15 ~ 30 倍,减轻脑缺氧。但应避免氧中毒,增加周围血管阻力,反而减少脑血流量。

(6) 钙通道阻滞剂的应用,利多氟嗪(lidoflazine)较硝苯地平、尼莫地平更少引起低血压和产生心脏阻滞,临床用于脑保护,剂量为 1mg/kg。

(7) 游离基清除剂:维生素 C、维生素 E、硒酸盐、L-蛋氨酸、氯丙嗪、异丙嗪等。

(8) 大剂量皮质激素:抑制血管内凝血、减低毛细血管通透性、维持血-脑屏障完整、减轻脑水肿、稳定溶酶体膜。常用地塞米松,首次剂量 1mg/kg,维持量 0.2mg/kg·h。

4. 纠正电解质紊乱　缺氧将造成酸中毒、细胞外液低钠、低钙和高钾,必须纠正。常用的碱性缓冲药为 5% 碳酸氢钠,亦可用 11.2% 乳酸钠。

$$所需 5\% 碳酸氢钠量(ml) =$$
$$\frac{正常 CO_2 结合力(60 容积\%) - 测得 CO_2 结合力}{2.24}$$
$$\times 0.5 \times 体重(kg)$$

先补充半量,然后按情况增减。

$$所需 11.2\% 乳酸钠量(ml) =$$
$$\frac{正常 CO_2 结合力 - 测得 CO_2 结合力}{2.24}$$
$$\times 0.3 \times 体重(kg)$$

用法同碳酸氢钠。

5. 肾功能不全的治疗

(1) 少尿期:限制进液量为 500ml/d,热量 2000cal,限制蛋白,只给碳水化合物和脂肪。如有高钾,可用碳酸氢钠或乳酸钠和葡萄糖及胰岛素促使钾离子进入细胞内,并用氯化钙对抗钾离子对心脏的抑制作用。严重少尿或无尿时,应作腹膜或血液透析。

(2) 多尿期:及时按尿量补充丢失的大量水和电解质。

(朱维继　孙庆祥)

第三节　建立体外循环

【术前准备】

1. 消除一切感染病灶。

2. 纠正营养不良、贫血以及肝、肾和其他脏器功能障碍。

3. 纠正心力衰竭或使患者处于可能的最佳状态。

4. 术前 48 小时停用洋地黄类药及利尿药。

5. 术前 1 周用普通饮食,以利调整电解质平衡,如患者长期服用利尿药,则术前 1 周将口服氯化钾适量增加,以利克服体内钾的不足。

6. 术前 3 日开始用抗生素预防感染,手术当日术前用药时,给一个剂量抗生素。

7. 重症患者术前 1 周起静脉滴注葡萄糖、胰岛素和氯化钾溶液(GIK),以保护心肌。

8. 术前应对患者进行心理治疗,消除顾虑,增强医患合作,让患者了解手术过程可能出现的各种情况,以利患者主动配合。

【麻醉】

静脉复合麻醉、芬太尼麻醉和低温麻醉是目前体外循环心内直视手术最常用的麻醉方法。

【建立动脉和静脉通道】

桡动脉测压、中心静脉测压以及静脉输液通道的建立,可依据具体情况于麻醉前或麻醉后进行。

【手术步骤】

1. 切口　胸骨正中切口是标准的体外循环心脏直视手术切口,它显露好,适合任何部位的心脏手术。切口起自胸骨切迹稍下,达剑突下约 5cm。

2. 锯开胸骨　沿正中用电刀切开胸骨骨膜,分离胸骨切迹达胸骨后;然后解剖剑突及分离胸骨后间隙。切除剑突后,用风(电)动锯沿中线将胸骨纵行锯开。骨膜用电凝止血,胸骨用骨蜡止血。

3. 切开心包　纵行正中切开心包,上达升主动脉返折部,下达膈肌,切口下段向两侧各切一侧口以利显露。之后将心包切缘缝合于双侧胸骨外的软组织,用撑开器撑开胸骨,显露心脏〔图 27-12(1)~图 27-12(3)〕。

4. 心外探查　探查主动脉、肺动脉、左右心房、左右心室、上下腔静脉和肺静脉的大小、张力以及是否有震颤,还要检查是否存在左上腔静脉及其他心外可以发现的畸形。

5. 建立体外循环

(1) 腔静脉套带:先将主动脉和肺动脉间的间隙分开,行升主动脉套带,牵拉升主动脉上的带向左,显露上腔静脉内侧,用直角钳沿上腔静脉内侧绕过其后套带。用同样方法用下腔套带钳绕下腔静脉套带备用。

(2) 动脉插管:在升主动脉的远端,用 7 号线作两个同心荷包缝合,均不穿透血管,缝于主动脉的外膜,荷包线的开口左右各一。将荷包线套入止血器,以备插管时止血和固定。将荷包中央部分的外膜切除。向右心耳注入肝素(3mg/kg)后用小圆(尖)刃刀在荷包中央切一略小于动脉插管口径的切口,退出刀刃的同时将动脉插管送入升主动脉切口内,立即收紧两个荷包线的止血器,并用粗丝线将动脉插管与止血器固定在一起。最后将动脉插管固定在切口边缘或撑开器的叶柄上,将插管与人工心肺机连接。

(3) 腔静脉插管:于右心耳和右心房各缝一荷包线,套以止血器,然后切口,插入上下腔静脉插管(一般先插经心耳上腔管),收紧止血器。用粗丝线围绕插管结扎切口以下 2~3mm 的心耳和心房壁,并用此结扎线固定上下腔插管以防滑脱。将上下腔插管与人工心肺机连接。

(4) 冷心停搏液灌注插管:在升主动脉根部前侧外膜作一褥式缝合,将其套入止血器。将冷心停搏液灌注针头排尽气体后刺入褥式缝合线的中央部位进入升主动脉内,抽紧止血器,将插管和止血器用粗线固定在一起。将插管与灌注装置连接。

(5) 左心引流插管:可选用下列二者之一:

左心房引流　于右上肺静脉根部与左心房的连接部作一大的褥式缝合,套以止血器,在褥式缝线圈内切一小口后,将左心房引流管插入左心房,收紧止血器,并用粗丝线结扎,把引流管与止血器固定在一起。将引流管与人工心肺机连接。

左心室引流　某些患者应用左心室引流效果更佳,在左心室近心尖无血管区作一褥式缝合,套上止血器,在褥式缝合圈中央作一小切口,自小切口置入左心室引流管,收紧止血器,将引流管与止血器固定在一起。将引流管连接于人工心肺机系统。

检查所有管道及其连接均无错误,肯定各通道没有任何障碍,即可开始体外循环,并行循环数分钟后,阻断上、下腔静脉,进入完全体外循环,此时上、下腔静脉血液完全经插管流入人工心肺机,不流入右心房。同时进行血液降温。

(6) 阻断升主动脉,在全身温度降到 30℃ 左右时,提起升主动脉套带,用主动脉阻断钳,阻断升主动脉。立即由主动脉根部的灌注管灌入 4℃ 冷心停搏液(10~15ml/kg),同时心脏表面用 4℃ 冰盐水或冰屑降温,以使心脏迅速停搏〔图 27-12(4)〕。

体外循环的运转指标如下:

平均动脉压 5.33~9.33kPa(60~90mmHg)。

中心静脉压 0.59~1.18kPa(6~12cmH₂O)。

体温　一般手术 28℃ 左右;复杂心脏手术可用深低温 20~25℃。

心肌温度　保持在 15~20℃。

流量　50~60ml/kg 为中流量;70~80ml/kg 为高流量,临床常用高流量。儿童与婴幼儿流量应高于成人。

稀释度　细胞压积一般在 25%~30% 左右。

血气分析　PaO₂ 13.3~26.6kPa(100~200mmHg)。
　　　　　PvO₂ 3.3~5.3kPa(25~40mmHg)。
　　　　　pH 7.35~7.45。
　　　　　PaCO₂ 4.6~6.0kPa(35~45mmHg)。

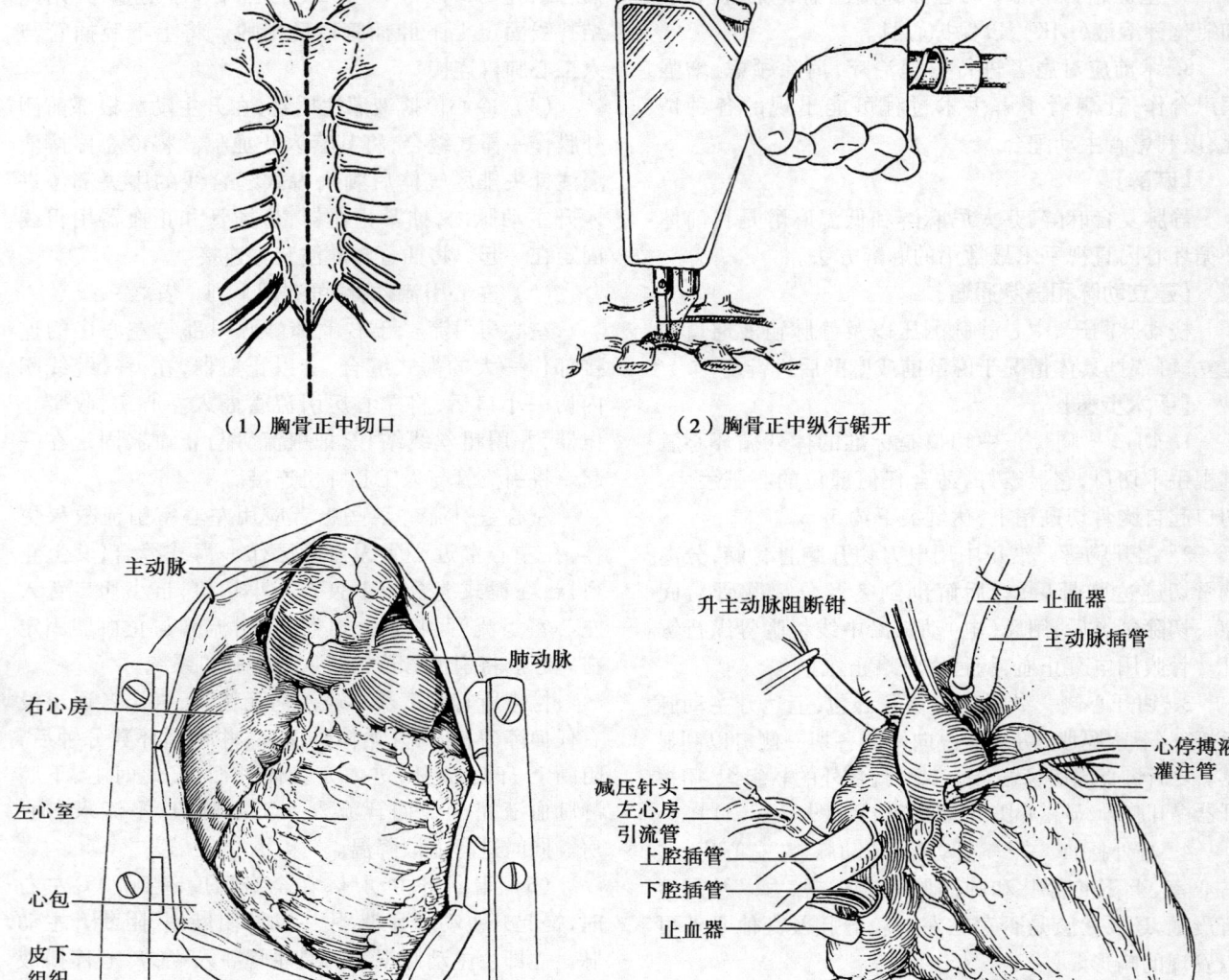

（1）胸骨正中切口　　　　　　　（2）胸骨正中纵行锯开

主动脉
肺动脉
右心房
左心室
心包
皮下组织

（3）切开、固定心包，显露心脏

升主动脉阻断钳
止血器
主动脉插管
减压针头
左心房引流管
上腔插管
下腔插管
止血器
心停搏液灌注管

（4）建立体外循环，阻断升主动脉

图 27-12　体外循环的建立

尿量　2～10ml/（kg·h）。

血钾　在体外循环运转过程中 K⁺ 保持在 4～6mmol/L，每小时应给予氧化钾 1～2mmol/kg。

肝素化　人体按 3mg/kg；预充液 1mg/100ml；运转 1 小时后，经人工心肺机补充肝素半量。运转过程中 ACT 应保持 600 秒左右。

6. 终止体外循环

（1）复温：心内主要操作完成后，可开始复温，但心脏局部仍需要低温保护。

（2）排气：心脏切口缝合完毕即可进行心尖插针排气，主动脉根部插针排气，或将灌注针拔掉，通过主动脉壁上的针孔排气。排气前将心包内冰屑或冰盐水清除。

（3）开放主动脉：开放升主动脉阻断钳，此时应保持左心引流通畅，防止左心膨胀。

（4）去颤：开放升主动脉阻断钳后，如条件合适，心脏多能自动复跳，如不复跳，可用电击去颤，一般用直流电 5～50 瓦秒。去颤前应查血气及离子，如不正常，应立即给予纠正，保证在生理条件下复苏成功。复跳后应保持一段时间心脏处于无负荷跳动，以利心肌功能恢复。

（5）辅助循环：复苏后开放上、下腔阻断带，使完全体外循环转变成为并行循环，以辅助心脏搏动，降低心脏负担。心内操作时间越长，需要辅助循环的时间也越长，以利心脏代谢及功能的恢复。

（6）停止体外循环：体外循环停机的条件是：①体温达36℃；②平均动脉压8～10.66kPa（60～80mmHg）；③手术野无重要出血；④血气分析报告正常；⑤血离子正常；心肺机内存血逐渐减少，对人体实现正平衡。到停机时，机内只留下最低限度维持运转所必需的血量。停机后要继续用动脉泵缓慢输血，以防止血量不足，也要防止输入速度过快而致心脏膨胀，损害心肌功能。

（7）中和肝素：根据ACT测定值计算鱼精蛋白用量；或按1:1的数量给予鱼精蛋白中和体内肝素。防止使用鱼精蛋白过量或不足。

（8）补充钾：终止体外循环之前，一般患者都自然利尿，如尿流速度不够理想，可用呋塞米，此时最易发生低钾血症所致心律失常。补钾量应根据尿量及血清钾的监测；一般每排出500ml尿应输入0.7～1.0g氯化钾，为防止液体过度负荷，可用（6～15）:1000氯化钾溶液静脉滴注，需注意高浓度的钾要从大静脉内插管输入，周围静脉输入高浓度钾难以保证通畅。

（9）补充血容量：停机后，创面仍不断失血，加上利尿（尿流常较快），因此应立即输入新鲜血及血浆以补充血容量之不足。血与血浆的比例可根据细胞压积及血红蛋白测定数值来决定。

（10）拔管：停机之后，在病情稳定的条件下，可拔去上腔插管，将下腔插管退到右心房内。如病情继续稳定，可将下腔插管拔除。如果不需要再输入机内血液，应尽可能早拔除动脉插管。同时在主动脉插管处的结扎线范围内注射鱼精蛋白，经主动脉内注射鱼精蛋白极少引起血压下降。

【术中注意事项】

1. 解剖、切除剑突时常易损伤两侧腹壁上动脉的分支，应妥善止血。

2. 切开心包，显露心脏，建立体外循环前，应通过心外探查，偶尔进行心内探查，进一步确定诊断，或修正诊断及改变手术设计。

3. 对先天性心脏病患者要常规检查有无左上腔静脉及有无合并动脉导管未闭。

4. 上下腔静脉套带有困难者，血管张力或右心房张力大，或有粘连难以分离者，可先在右心房插管，待体外循环开始后，心脏及腔静脉张力下降后再进行套带；套带时如发生腔静脉破裂，可迅速经右心耳将管插入破裂的上（下）腔静脉，同时用手指捏住或压迫破

口制止出血，启动体外循环，待心脏张力下降后，修补破口。

5. 体外循环启动后应随时检查上、下腔静脉引流是否满意，中心静脉压是否升高，左心引流是否通畅，心脏是否膨胀，以便及时发现并排除故障。

6. 心内操作要轻柔、细致，要以最小的损伤，最短的时间完成手术，并取得最佳的手术效果。

7. 阻断升主动脉进行心停搏液灌注时，应及时将右心房切开减压，以免右心膨胀。如切开右心房（室）时发现有大量血液涌出，应考虑两种可能：①升主动脉阻断不全；②下腔静脉阻断不全，或左上腔静脉没有阻断。确定后应加以纠正，即可使手术野清晰。

8. 手术结束时应及早排除心腔内的气体，尽早开放升主动脉阻断钳。如不自动复跳，应及时去颤，勿使心室纤颤时间过长。应依靠监测血离子及血气分析来保证复苏时内环境处于生理状态。

9. 血管扩张药的应用　重症患者可于复温开始时静滴硝普钠，以减低周围血管阻力，减轻左心负担，增加心排出量；有利于机器余血输入体内；加强利尿，有利于将体内多余的水及早排出。一般用量常在0.5～0.3μg/（kg·min），很少需要超过5μg/（kg·min）。需根据患者具体情况调整速度或用量。

10. 心肌保护　心肌保护的总原则是增加能量储备，减少能量消耗；开始于术前，着重于术中，继续巩固于术后。

（1）冷心停搏液的灌注：目前应用最广的是冷化学心停搏液，其主要成分是氯化钾15～20mmol/L、镁、钠、钙和葡萄糖等。多数学者主张用含钙0.5～1.0mmol/L，但亦有用无钙心停搏液，其渗透压应略高于正常，一般主张在340～360毫渗量左右。酸碱度应略偏碱，即pH在7.60左右。温度为4℃。冷心停搏液要在升主动脉阻断钳的近端灌入主动脉进入冠状动脉内，压力为5.3～6.6kPa（40～50mmHg）左右。用量为10～15ml/kg，要求在3～4分钟内注完。手术中每隔20～30分钟再灌注一次，其量可酌减，但在复苏前一次的灌注液应减低钾的含量为5mmol/L，以免影响复苏。近年来主张心停搏液自冠状静脉窦灌入称为逆灌，或者顺灌和逆灌相结合使用。

（2）心表降温：灌注心停搏液的同时，用冰屑或冰盐水灌入心包腔进行心脏表面降温。对有明显心肌肥厚的患者同时用冰盐水灌入心腔，以增加全心降温效果，使心肌温度保持在15～20℃。

（3）GIK溶液的应用：术前、术后均可用GIK溶液静脉滴注，以提高心肌糖原的储备及改善心肌的能量代谢。

（4）充分左心减压：充分左心减压，不但可使手

术野清晰,而且是心肌保护重要的一环。在主动脉瓣有关闭不全的心脏,灌注心停搏液时,要间断有节奏地挤压左心室,使漏入左心室的心停搏液被挤入冠状动脉,增强冷心停搏液的作用,同时也避免左心室膨胀造成的损害。

(5) 血管扩张药的应用:血管扩张药可减轻心脏的前后负荷,使心肌以较低的能耗就能增加心排出量;同时也扩张冠状血管和肺血管,有利于心肺功能的改善。即使是血压偏低,亦非血管扩张药的禁忌证,可以在用血管扩张药的同时使用多巴胺或多巴酚丁胺或两者合用,依靠调节两种药的用量(即依靠调整两种药的浓度和静滴时的滴数),可使低血压的患者逐渐改善,不但不致引起血压下降,反而可使血压逐渐恢复正常,改善全身微循环。

【术后处理】

1. 低心排出量的处理　正常心排血指数是 2.5 ~ 4.4L/m² 体表面积。低排的诊断不能依据单一的体征或症状,而应依据患者的全面情况进行判断。其诊断依据如下:①烦躁不安、忧虑或淡漠;②周围脉搏细而速;③皮肤冷湿,甲床发绀;④尿少,成人每小时尿量少于 30ml;⑤低氧血症;⑥血压多偏低,但低排时也可以血压正常或偏高;⑦心排血指数<2.5L/m²。处理低排要针对原因,尤其应强调预防。

(1) 低血容量:①停止体外循环前应尽可能将机器血输入体内,即停机前要求适当正平衡;停机后要将机内余血缓慢输入。一般要求平均动脉压达 8 ~ 8.66kPa(60 ~ 80mmHg),中心静脉压 2 ~ 2.67kPa(15 ~ 20mmHg)。②停止机器余血输入后,立即开始输入库存血,输入的速度及量应依据血流动力学变化、排尿速度、平均动脉压和中心静脉压进行调整。但要避免输入血或液体过多、过快,以免心脏过度负荷或发生肺水肿。有些患者应进行左心房测压对输血进行指导。③体外循环刚终止时,尿流常很快。这时血容量变化较快,应严密监测动、静脉压和左心房压的变化,并可定期查血细胞比容和血红蛋白,以指导输血速度和量。

(2) 心功能不全的处理:体外循环手术后低心排出量的患者常有周围血管阻力增加。应用血管扩张药常可改善心脏功能,减轻心脏前后负荷。低排严重者可在用血管扩张药的同时使用正性药物,既可强心,又可减轻心脏负荷,如应用硝普钠 0.5 ~ 5μg/kg·min,对减轻前后负荷有较好的效应。需要强调的是血压低不是应用硝普钠的禁忌证,在应用硝普钠的同时加用多巴胺 2 ~ 10μg/kg·min,既可减轻心脏的前后负荷,增加心排出量,又可改善心、肾的血液供应,升高血压,降低周围阻力,改善微循环,常可使循环逐渐

稳定。但调整两种药达到使用合适的输入速度需要一段平衡过程。心脏复苏后不要急于终止体外循环,应给予一定时限的辅助循环,有助于心脏功能的恢复,对于预防低排将起一定作用;即使在停止体外循环后,如患者发生心功能不全,可再度进行体外循环辅助心脏排血,有利心功能的恢复,常起着治疗低排的作用。严重的患者用主动脉内球囊反搏常可明显改善。

(3) 心脏压塞的处理:心脏压塞的处理关键是及时确诊、迅速处理,犹豫不决常导致灾难性的结果。有如下几点应考虑有心脏压塞的可能性:①临床没有心功能不全的其他因素(如心肌保护欠佳,畸形或病变纠正不彻底,血容量不足等),然而表现低排,对正性药反应不佳者;②胸管引流出血量偏多,或引流量特别少;③胸管引流量突然减少或出现凝血块;④颈静脉怒张,静脉压升高;⑤动脉压下降,脉压变窄,用正性药不改善者。一旦确诊,应紧急送进手术室,手术清除血块、积血并彻底止血,如情况紧急,可用于病室内将切口下段打开,用戴有消毒手套的手指伸入心包内,即有血涌出或有血块排出,病情顿时改善,然后急送手术室,进行彻底处理。要注意心脏压塞可发生于手术后 3 日内,而且此后仍可发生延迟性的心脏压塞。

2. 心律失常的处理　体外循环术后心律失常最主要的原因是低钾。因此,防止低钾是预防心律失常的重要环节。术前应充分纠正体内钾缺失,术中要按常规给钾,术后要依据尿量及血钾测定结果进行补钾。

(1) 室上性心动过速的处理:①维拉帕米 5 ~ 10mg 静注,为目前首选药物。②普萘洛尔 10mg 口服或阿替洛尔 25mg 口服。③甲氧明 5 ~ 10mg 静注或 10 ~ 20mg 肌注。④兴奋迷走神经药,如新斯的明 0.5 ~ 1.0mg 肌注。⑤苯妥英钠 100mg 静注。⑥氯化钾可用 0.4% ~ 0.6% 静滴。⑦洋地黄类:毛花苷丙 0.4 ~ 0.8mg 静注(未曾用过者),每 2 小时后再静注 0.1 ~ 0.2mg,24 小时内不超过 1.2mg。⑧同步直流电复律:各种不同药物无效者可用此法,但洋地黄中毒者不宜用。⑨心房起搏超速抑制,用高于其频率的速度起搏,20 秒后突然停止起搏常可转为窦性心律。

(2) 房颤:毛花苷丙或地高辛静注,亦可用电复律或超速起搏方法。

(3) 房扑:可用维拉帕米、β-受体阻滞剂或洋地黄制剂及起搏超速法。

(4) 室性期前收缩:偶发室性期前收缩可不必处理。反复出现时,可用利多卡因 50 ~ 100mg 静注或 1 ~ 3mg/kg·min 静滴,如系洋地黄中毒所致,可以用苯妥英钠 50 ~ 100mg 静注或静滴。

（5）室速：①利多卡因静注，如反复出现可 1～3mg/kg·min，静脉滴注。②电复律。

3. 酸碱与电解质平衡失调的处理 常见酸碱平衡失调是代谢性酸中毒。碱缺失 < 3mmol/L，pH < 7.35，$PaCO_2$ < 4.0kPa（30mmHg）就应纠正。计算公式如下：

总细胞外碱缺失 = 碱缺失 mmol 数×0.3×体重

用 5% $NaHCO_3$ 补充 1/2 总碱缺失量。半小时后复查血气后决定下一步纠正的用量。

体外循环术后最严重的电解质紊乱是低钾，尤其术前长期用利尿药的患者，其总体钾常是低的，尽管血清钾测定可以正常，但心肌细胞内钾可能偏低。因此，保持钾的平衡要开始于术前强有力的补钾，体外循环术中要以 1～2mmol/（kg·h）补充，终止体外循环后要根据尿量补钾，每排出 500ml 尿要补氯化钾0.7～1.0g，力求血清钾保持在 4～5mmol/L。

低钙常可导致心肌功能不全，如输库存血量较大均应适当补钙。

4. 防止液体过度负荷 由于血液稀释法的应用，或术前存在一定的心功能障碍，体外循环结束后，体内有一定的水潴留。因此，术后 72 小时内应保持液体负平衡，特别是心功能不全时，更应严格控制水和钠的输入。体外循环结束后常自然利尿，如利尿不理想，应考虑是否有心脏功能或肾脏功能不佳，或胶体渗透压不够。除针对原因进行处理外，还可应用利尿剂如呋塞米静注。但需注意利尿与血容量的关系，及利尿与低钾的关系，应反复进行离子监测，使能保持动态平衡。

5. 出血的处理 体外循环术后出血有一定的发生率，关键在于预防，即手术中，尤其体外循环终止后，要耐心细致地彻底止血。术后渗血多的处理是：①等量补充新鲜血液；②输入干冻血浆；③输入血小板；④适当使用止血剂。但如出血较猛，特别是在动态观察中没有减少趋势，应当机立断，在患者尚未发生休克前送手术室进行止血。

6. 辅助呼吸 体外循环术后，如循环稳定，无出血可能性，无严重离子紊乱致心律失常，无肺部并发症，自主呼吸交换量充足，呼吸频率合适（30 次/分以下），血气分析结果正常，且患者已清醒，可以在手术室内拔管。但如患者系重症心脏病，或以上情况有一定异常，则需要人工呼吸，保证充分气体交换，以减轻心脏负荷，有利术后恢复。一般术后进行 6～12 小时的人工呼吸很有帮助。在应用人工呼吸器时，要在短时间内进行数次血气分析，据以调整呼吸机的参数。当确定合适于该患者的参数后，血气分析可改为 4～6

小时一次，或每日两次。要注意呼吸道管理，保证通畅，保证气体交换充分；定期吸引分泌物，预防感染；如同步不理想，可消去自主呼吸，保证交换充足，减轻患者负荷。要正确掌握停机需要的条件：①神志清楚，有定向力；②循环稳定，无严重心律失常；③自主呼吸频率不超过 30 次/分，交换量充足；④血气分析正常；⑤无出血可能性。还需按呼吸机应用的常规程序进行，停机前使用间断强制通气（IMV）进行过渡，逐渐减少 IMV 的次数，最后停机，停机后 1 小时再测血气应在正常范围，才证明停机是合宜的。

7. 预防感染 预防感染应始于术前，严于术中，继于术后。术前需用预防量抗生素，可于术前 2～3 日开始，但重要的是手术当日的术前用药时也要给够大剂量的抗生素，保证术中有一定血药浓度。术中一切操作，包括各种通道的建立均需严格遵守无菌操作规程；术中可于机器内加一定量的抗生素，体外循环终止后立即再给一个剂量抗生素，随后定期应用。所有输液输血通道均应保持无菌状态，防止发生污染。

8. 防止高温 手术当天易发生低温后的反跳。因此，体温达 36.5℃ 时就应开始物理降温，一般多能防止术后高热的发生；如体温高达 38℃，则除物理降温外可加用冬眠药物或解热药灌肠，使体温降到正常范围。

9. 抗凝治疗 术后 24 小时开始口服华法林（warfarin）一般为 2～10mg/d，以后按所测的凝血酶原时间进行调整，直至稳定后才将抗凝剂固定在一定的每日用量范围内。但凝血酶原测定时间应将间隔日数逐渐拉开，最后可以 1～2 个月测定一次。需要注意的是许多药物，如抗风湿药、抗心律失常药以及巴比妥类药等的长期服用均对抗凝治疗有干扰，应告诉患者。

10. 严密监测 术后患者应在重症监护病房（ICU）中进行监护。需要监测心电、心率、动脉压、中心静脉压；重症患者要做左心房压，甚至做心排出量的监测。循环稳定的患者应 15 分钟记录一次，重危患者 5 分钟记录一次。尿量及胸引流管的引流量每小时记录一次。血气分析、血清钾、血红蛋白及血细胞比容要根据需要定时测定。监护工作人员应善于观察病情发展动态，对于发展趋势要随时分析，不要等待出现明显异常才加以注意。

第四节　心包切开引流术

【适应证】

化脓性心包炎经确诊均应做心包切开引流术，不宜拖延。

【术前准备】

1. 抗感染治疗。

2. 全身支持疗法,纠正贫血、低血浆蛋白和电解质紊乱等。

3. 腹水严重,影响呼吸和循环明显者,可适当抽腹水减轻压迫,一般宜在手术前2、3日进行。

如心脏受压严重,又不能立即进行心包切开引流,可于引流前行心包穿刺减压,以改善心肺功能。

【麻醉】

宜用局麻,或肋间神经阻滞加局麻,亦可用静脉麻醉,但要避免用易致血压下降的麻醉剂。

【手术步骤】

实践证明传统的心包切开引流方法弊端较大,本手术方法已证明优于传统方法。

1. 体位 斜坡卧位。

2. 切口 沿左第5肋软骨作5cm横切口,切除肋软骨约4cm,自肋床进入心前区。若有胸膜覆盖,应将其向左推开〔图27-13(1)〕。

3. 作心包牵引线 将心包前的疏松结缔组织推开,显露出水肿增厚的心包,在心包前壁作两个牵引线。

4. 穿刺 在两牵引线间穿刺,如获脓液,即证明确系心包前壁。

5. 切开心包 在牵引线间切开心包,立即将吸引器伸入心包腔内吸引脓液,以免溢出。吸尽脓液后用手指伸入心包内,向四周探查,分开所有纤维素隔,剥离附着于心包或心表的纤维素块,并将其掏出。

6. 切除部分心包 在不扩大胸壁切口的条件下,尽可能将前壁的心包切除(用电刀切可同时止血,如不用电刀,则应将心包血管缝扎),下缘应将前壁心包完全切掉达膈肌处,使心包腔与前纵隔自由交通,没有阻隔。

7. 置引流管 于前纵隔置一软胶皮引流管,管内径不小于0.8cm,剪1~2个侧孔,于剑突与左肋弓间切一小口后拉出。注意引流管不是放在心包腔内,而是放在与心包自由交通的前纵隔内,以免刺激心脏〔图27-13(2)〕、图27-13(3)〕。

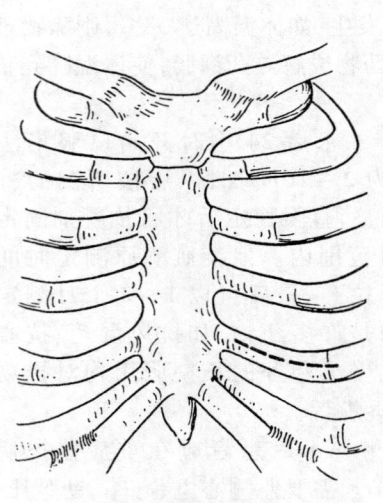
(1)沿左第4肋软骨切口

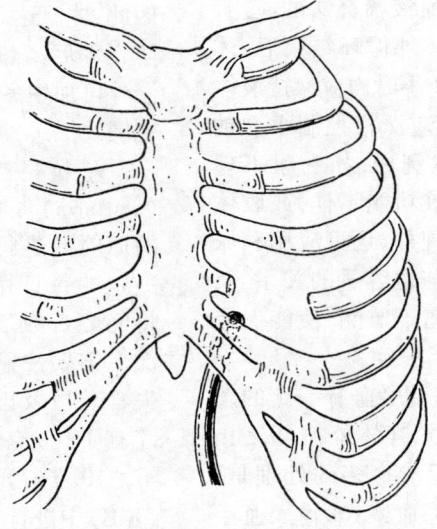
(2)经左肋弓下戳口置引流管

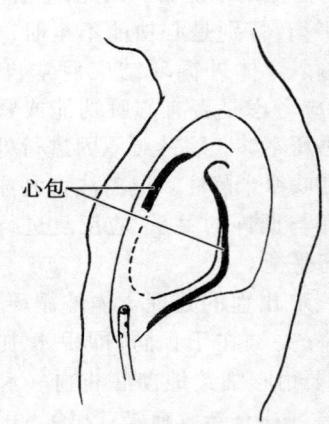
心包
(3)引流管位置

图27-13 心包切开引流术

8. 缝合切口 缝合引流口后用结扎线固定引流管。将切口分两层缝合,即肌肉为一层,皮下组织与皮肤为另一层。缝合肌肉后要彻底冲洗伤口,最后再缝合皮肤。

【术中注意事项】

1. 如胸膜破损,应尽量修复。

2. 彻底分开心包内纤维素隔,清除纤维素和脓苔,冲洗心包腔和前纵隔。

3. 切除心包前壁时要彻底止血,要边止血边切除。

4. 引流管的侧孔必须处于患者半卧位时的最低位。

【术后处理】

1. 保持引流管通畅,如果为脓苔或纤维素所阻塞,可用吸引器吸引、冲洗,甚至可以更换引流管。

2. 拔管的指征是 ①体温和白细胞正常;②X线及超声波检查证明前纵隔及心包内没有积液征;③肝不大,静脉压不高;④引流量减少达每日不超过10ml,拔管之后可改为开放引流,之后每3~4日退出引流管1~2cm,直到完全拔除。

3. 术后可能大量利尿,应防止水与电解质的平衡紊乱,尤其要充分补钾。

第五节　心包切除术

【适应证】

缩窄性心包炎确诊后应尽早做心包切除术,即使当时还有部分心包腔内积脓或积液,纤维板未完全形成,只要缩窄已经阻碍心脏功能,及早手术解除压迫,要比拖延到纤维板完全形成后才手术为好。

【术前准备】

1. 纠正贫血及营养不良。

2. 纠正房颤或心衰所致心功能不全。可用洋地黄类药物,配合利尿剂;但应注意此类患者在心脏受压迫未解除前容易发生洋地黄中毒。术前24小时应停用洋地黄与利尿剂,若病情严重亦可以不停药。

3. 抗结核治疗　除非明确为非结核病所致,应常规使用抗结核治疗。如有结核中毒症状,抗结核治疗应达到病情稳定,结核中毒症状消失,血沉稳定后始可手术治疗。

4. 腹水明显影响呼吸循环者,术前48小时宜适当抽腹水减压,达到缓解呼吸受限即可。

5. 术前数日停低盐饮食,改为普通饮食,以调整电解质平衡。

【麻醉】

气管内插管,静脉复合麻醉。

【手术步骤】

1. 体位　仰卧位,患者不能耐受时可暂时取斜坡卧位,麻醉之后改平卧位。

2. 切口　胸骨正中切口。

3. 剥除心包　在左心室前侧心包上作两个牵引线,在牵引线间十形切开增厚的心包,直达心肌,此时可见心肌自切口膨出。牵引增厚的心包片,用剪刀锐性剪开心包与心脏间的粘连,疏松的粘连可钝性剥离,但需防止心肌撕裂。剥离应自左心室开始,然后剥离右心室流出道,最后向整个右心室扩展,两侧应剥至膈神经。膈面应尽可能剥离,使心脏能够离开其后侧的心包床。此时心脏舒张和收缩可完全不受限制。万一在剥离心包时发生心肌损伤出血,可用附近尚未切除而已剥离的心包片进行覆盖,缝合止血〔图27-14(1)～图27-14(6)〕。

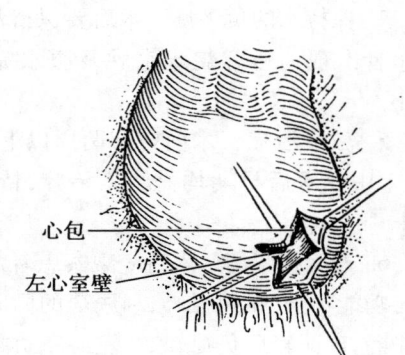

（1）左心室前心包牵引缝线后切开增厚心包

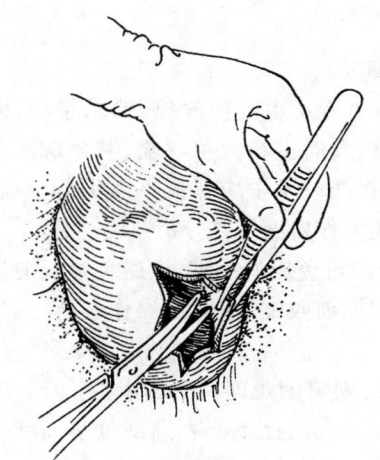

（2）锐性剥离心包

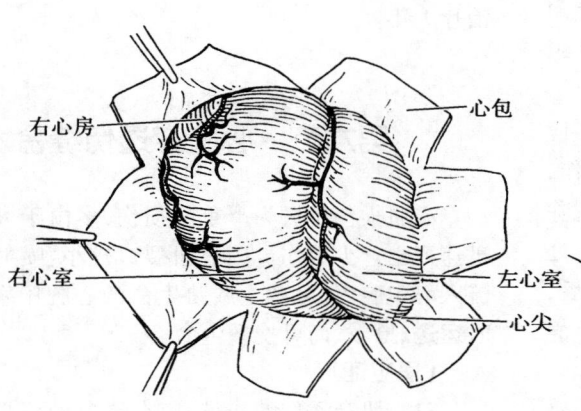

（3）扩大心包剥离面积

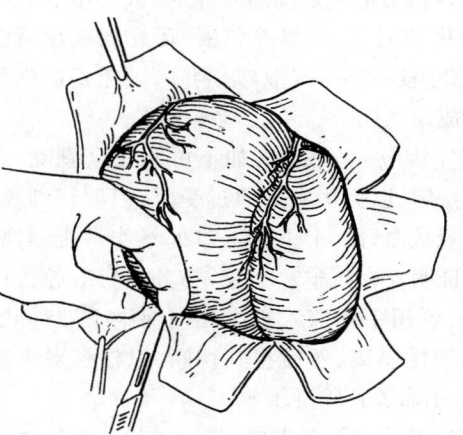

（4）切断纤维环,松解下腔静脉

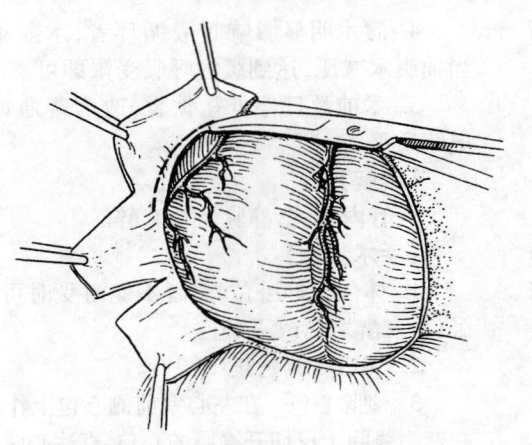
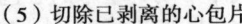
（5）切除已剥离的心包片

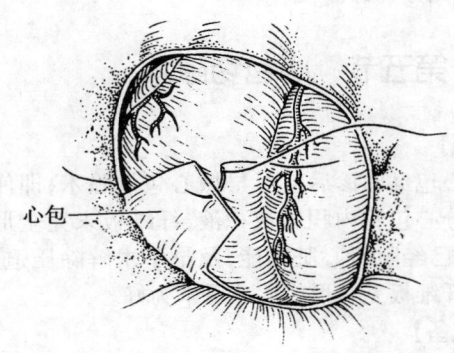
（6）万一出血，用心包片覆盖缝合止血

图 27-14 心包切除术

4. 切除心包 完成全部剥离计划之后，才可逐一切除所剥离的心包片，边切除心包，边用电烙止血，务求止血彻底。

5. 置引流管 冲洗后，在前纵隔置一根多侧孔的软胶管引流，从切口下端引出，使最低的一个侧孔位于纵隔的最低位。

6. 关胸。

【术中注意事项】

1. 麻醉诱导期易发生心搏骤停，要求平稳，避免缺氧，宜迅速插管，及时进行人工呼吸，避免麻醉和手术过程中发生低血压。术中应保证不发生低氧血症。除心电监测外，还要作血液气体分析监测。

2. 剥离心包时难免压迫心脏，应避免过长时间的压迫，如出现频繁期前收缩，应暂停操作，以免发生严重心律失常。

3. 钙化严重，剥离困难时，可采用多个#形切口，只切除可能切除的部分，让不能剥离部分呈岛状留在心肌上，切忌盲目追求彻底剥除。

4. 发现部分心包腔尚有积脓时，或心脏表面附着一层未同化的肉芽，应清除脓液、坏死物及尽可能耐心剥掉肉芽组织；亦可采取#形剥除，以免日后肉芽组织机化形成新的缩窄。

5. 房室沟应充分松解，如不可能完全剥除，亦应做到间断松解，以免房室间通过受阻，但要仔细操作，避免损伤冠状血管。上下腔入口处不作常规剥离，除非有证据证明存在压迫。上腔罕有压迫，下腔入口处的纤维环，可用手指探入纤维环内保护下腔静脉后，将纤维环锐性剥离，然后将其切断，以松解对下腔静脉的压迫，不需要切除纤维板。

6. 术中要适量补充失血，避免过量。液体输入要严格限制，避免液体负荷过度，导致左心衰竭。

【术后处理】

1. 强心治疗 左心室松解后即可开始使用毛花苷丙，以后可口服地高辛防止左心衰竭。

2. 利尿 缩窄性心包炎患者体内常有水潴留，故术后需要利尿，以减轻心脏负担。

3. 保持电解质平衡 术后应严格限制钠的输入，除非证明有低钠。尿量多者需要补钾，以免发生低钾血症。

4. 保持水的负平衡 术后要保持水的负平衡，直到患者出现消瘦容貌或水肿及腹水完全消失，肝脏缩小。

5. 激素治疗 术前曾有两周以上正规激素治疗者，术中及术后早期均需激素治疗，持续到术后 3～4 日。

6. 血管扩张药 术后应观察患者左心功能，如有左心功能不全，在用强心、利尿药的同时，可以用血管扩张药，以减轻后负荷，减轻左心室负担，有助于心脏功能的恢复。

7. 证明为结核性缩窄性心包炎者，术后应抗结核治疗 1 年。

（敖定椿）

第六节 心脏穿透伤缝合术

心肌损伤是极为严重的损伤，多由于大量出血而迅速死亡。少数伤员因心肌裂口较小，喷射出的血液流入心包腔内，可产生威胁生命的心脏压塞。如能及时运送、抢救、尚可挽救生命。

【适应证】

对心肌穿透伤的伤员，应在迅速做好必需的术前准备的同时立即进行手术，以抢救生命。

【术前准备】

术前准备(包括输血、输液、抢救休克、准备大量血源等)要尽量缩短时间,动作要敏捷,并将伤员立刻送手术室,不等休克纠正即行手术,如心脏受压症状过重,可在诱导麻醉前,迅速由心包抽出一部分血液以改善心脏严重受压。如在急诊室发生心搏骤停,可在现场开胸心脏按压,边心脏复苏边作心肌缝合止血。

【麻醉】

快速气管内插管镇痛麻醉,如遇昏迷患者,可直接气管内插管全麻,采用小剂量麻药、肌肉松弛剂、正压通气的方法,防止麻药剂量过大,抑制循环功能和保证足够供氧,防止二氧化碳蓄积。

【手术步骤】

1. 体位、切口　根据伤口部位选用前外侧或后外侧切口,并随时准备扩大切口。一般以前外侧切口进胸最快,多经第5肋间切开,切断第5肋软骨。

2. 裂孔修补缝合　仔细找到心包穿破的小裂孔后,在裂孔两边用止血钳提起心包,准备好吸引器,然后纵行切开心包,向两边拉开后,吸出心包腔内积血,取出血块,迅速找到心肌上的裂口,用左示指轻压止血〔图27-15(1)〕。用丝线在手指下间断或褥式全层缝合心肌裂口。若裂口位于冠状动脉附近,应作冠状动脉下褥式缝合,以免结扎冠状动脉而影响心肌血运。有时也可采用在裂口两侧各缝一针牵引缝线,将两线交叉牵引可暂可止血,然后间断缝合心肌裂口〔图27-15(2)〕。

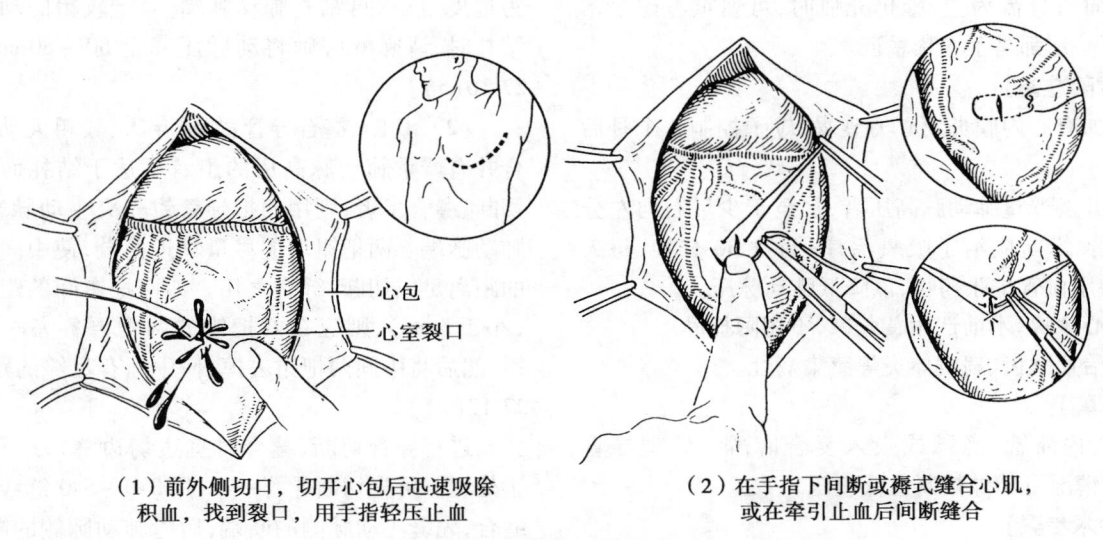

(1)前外侧切口,切开心包后迅速吸除积血,找到裂口,用手指轻压止血　　(2)在手指下间断或褥式缝合心肌,或在牵引止血后间断缝合

图27-15　心脏穿透伤缝合术

心房穿透伤时,可先用心房钳或心耳钳夹住裂口周围的心房壁,然后再作修补缝合。

3. 缝合心包　检查心脏裂口缝合满意,不再出血后,冲洗心包腔,在膈神经后下部将心包电凝后切一小口,以利积血和心包渗出液引流,避免心脏压塞症状再次出现,并疏松缝合心包切口。

4. 关闭胸腔　冲洗胸腔,经左侧第8肋间腋后线置胸腔引流管,用10号丝线或细钢丝缝合切断的第5肋软骨,分层缝合胸壁。

【术中注意事项】

心脏穿透伤缝合术中,往往出血量大,并且出血很快,术者应镇静、仔细操作,但动作敏捷、正确,切不可慌乱。一般沿心包裂口方向,可帮助找到心肌裂口。

【术后处理】

1. 严密观察脉搏、血压,注意术后再出血。

2. 注意胸腔引流是否通畅,一般在手术后1~3日胸腔内渗出液减少或停止后拔除引流管。

3. 应用抗生素至体温正常后2日。

第七节　未闭动脉导管结扎术和切断缝合术

【适应证】

1. 动脉导管未闭确诊后,原则上任何年龄均有施行术,但最好的手术年龄为3~5岁(即学龄前)。①在1岁以内婴儿,对出现心力衰竭而应用药物不易控制者,应及时考虑手术治疗。②成年人,只要肺血管继发性病理改变尚处于可逆阶段,血流动力学仍以左向右分流为主,皆可考虑手术治疗。③如患者有心力衰竭,最好在心力衰竭稳定3个月后施行手术;如心力衰竭不能被控制,则应在药物治疗监控下手术治疗。合并细菌性心内膜炎时,一般需先经抗生素治疗,待感染被控制2~3个月后手术。若心内膜炎不能被控制,特别是赘生物脱落,反复发生动脉栓塞,则在应用大剂量抗生素的同时,及时手术治疗。

2. 如导管细长,一般做结扎术。导管直径大于1cm,且导管长度小于0.5cm时,结扎术有可能勒破导管,宜选用切断缝合术。对于明显肺动脉高压患者,一般采用切断缝合术;结扎术后易发生再通。

【禁忌证】

1. 合并有其他先天性心血管畸形(如法洛四联症、主动脉弓中断等),动脉导管未闭作为代偿通道而存在者,在未根治其他畸形以前,不可结扎导管。

2. 并发肺动脉高压已有右向左分流时,结扎导管可产生致命后果。但若肺动脉高压患者有双向分流,且以左向右分流为主,肺仍充血时,可慎重考虑手术问题,不一定都是手术禁忌证。

【术前准备】

1. 如有心内膜炎及心力衰竭,应予控制3个月后再手术。

2. 并发严重肺动脉高压者,甚至于少量右向左分流的患者,术前应给予吸氧治疗(每次30分钟,每天两次)并用血管扩张药物,以降低肺动脉压。

3. 心率快,术前选用莨菪碱,不用阿托品。

4. 治疗龋齿、扁桃体炎等感染病灶。

【麻醉】

气管内插管,静脉或吸入复合麻醉。处理导管时,根据情况可辅加控制性低血压。

【手术步骤】

1. 体位、切口　右侧卧位,作左胸后外侧切口,小儿经第4肋间入胸,成人切除第4肋骨,经肋床进胸;也可采用左侧垫高斜位,第3肋间前外侧切口。

2. 探查导管　进胸后,在主动脉弓内识别位于外侧的迷走神经和内侧的膈神经,两者和左肺门上缘形成一个三角区。如在三角区近底部(即左肺动脉与主动脉之间导管所在的部位)能触到震颤,即证明诊断正确〔图27-16(1)〕。

3. 切开纵隔胸膜　在迷走神经后侧近降主动脉处纵行切开纵隔胸膜,上至左锁骨下动脉根部,下至肺门。对最上肋间静脉可结扎切断,并缝牵引线将胸膜连同迷走神经向前侧拉开,此时动脉导管、主动脉弓、左锁骨下动脉、肺动脉、迷走神经、喉返神经均清楚可见〔图27-16(2)〕。

4. 分离导管　用组织剪锐性及用小纱布球钝性分离导管的前、上、下缘,显露从迷走神经向下向后侧绕行导管的喉返神经,注意保护,严防被钳夹或损伤。再用小纱布球进一步通过导管的上、下缘,分离导管后侧,然后用直角钳从导管上缘或下缘通过导管后侧探向对侧。如在对侧缘见到钳端,说明后侧已分离过去;如钳尖未能露出,则可用左手示指扪触;如发现仍隔一层很厚的组织,应将分离钳退出,再用小纱布球分离;如手指感觉仅隔很薄一层软组织,则可用小纱布球摩擦钳尖,将软组织分离,使钳尖露出,并进一步扩大导管后侧的分离面〔图27-16(3)〕。

5. 处理导管

(1) 结扎导管:将两条用7号丝线编结的"辫绳"穿过导管后侧,分别安置在紧贴主动脉和肺动脉的两端〔图27-16(4)〕。先结扎主动脉端,以震颤完全消失为适度,然后再结扎肺动脉端,对于较粗的动脉导管结扎时,请麻醉医师将动脉压降至60~80mmHg〔图27-16(5)〕。

(2) 切断、缝合导管:如成年人,较粗大动脉导管合并有严重肺动脉高压的患者不适于结扎而适于作切断、缝合术者,则用两把导管钳先夹主动脉端,后夹肺动脉端。两把钳均应尽量靠近两端,使中间有较大的距离足以切断、缝合之用。如两把钳间的距离太短(小于5mm),则应在两把钳的两侧再各夹一把导管钳,然后将中间两把钳去掉,使中间有足够的距离〔图27-17(1)〕。

进行导管切断、缝合时宜边切边缝,万一出血易于处理。可先切断导管一半,用3-0~5-0缝线作连续缝合,先缝主动脉侧的断端,后缝肺动脉侧的断端,然后继续边切边缝。缝完第一道后,转回来继续缝合第二道。第二道要更加靠近导管钳,避免损伤第一道缝线〔图27-17(2)、图27-17(3)〕。助手持导管钳时,应注意分别将钳压向主动脉和肺动脉侧,以防止导管钳滑脱,并注意防止钳扣松开,以免发生大出血。放开导管钳,观察有无漏血。如有漏血,可用温盐水纱布球压迫止血;较大的漏血则加间断缝合。

6. 关胸　关闭纵隔胸膜后,冲洗胸腔,置胸腔引流管,请麻醉医师膨胀塌陷的肺组织,分层缝合胸壁。

【术中注意事项】

1. 术中发生出血是动脉导管手术中最严重的问题。主要是在分离导管的后侧时发生出血(尤其在靠近肺动脉端的后下缘最容易分破),其次是结扎时发生撕裂出血或因导管钳脱落而致大出血。因此,除应正确选择结扎术或切断缝合术外,还应注意以下几点:

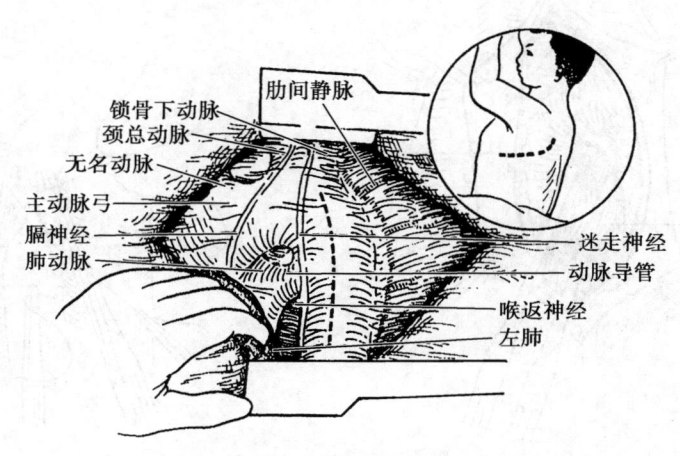

（1）在动脉导管部位触到震颤

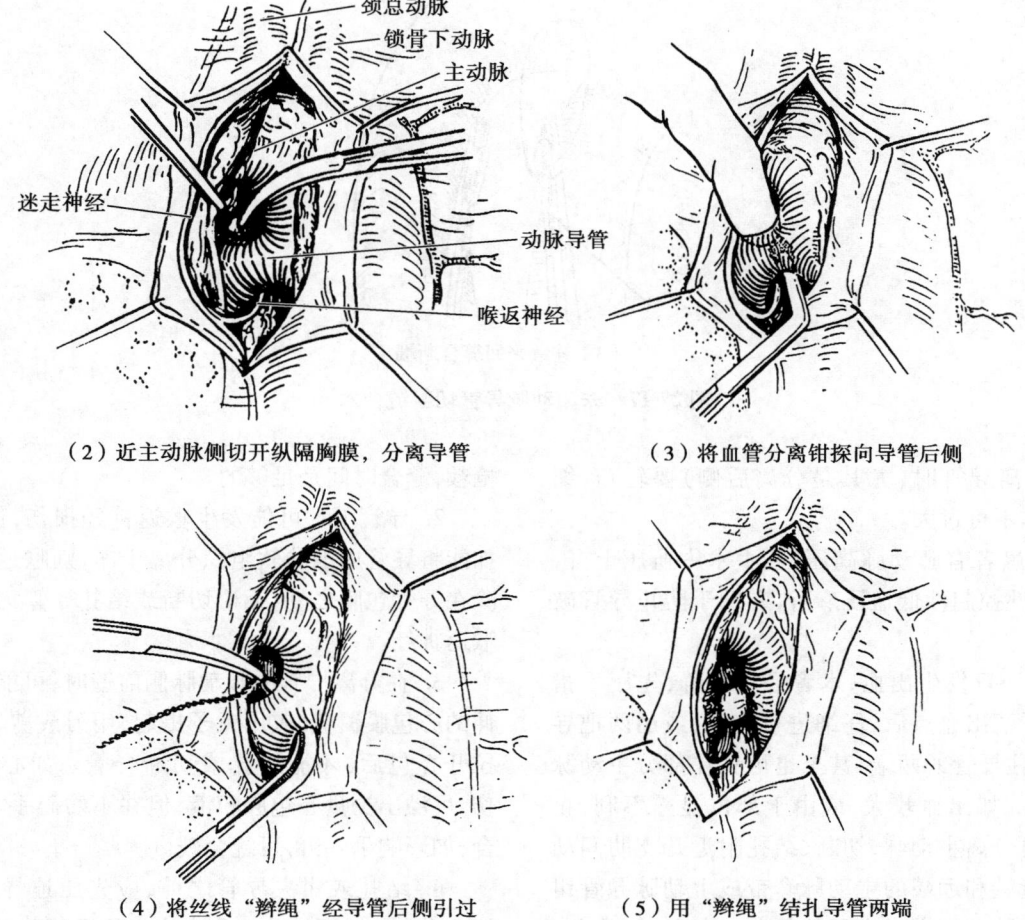

（2）近主动脉侧切开纵隔胸膜，分离导管　　　（3）将血管分离钳探向导管后侧

（4）将丝线"辫绳"经导管后侧引过　　　（5）用"辫绳"结扎导管两端

图 27-16　未闭动脉导管结扎术

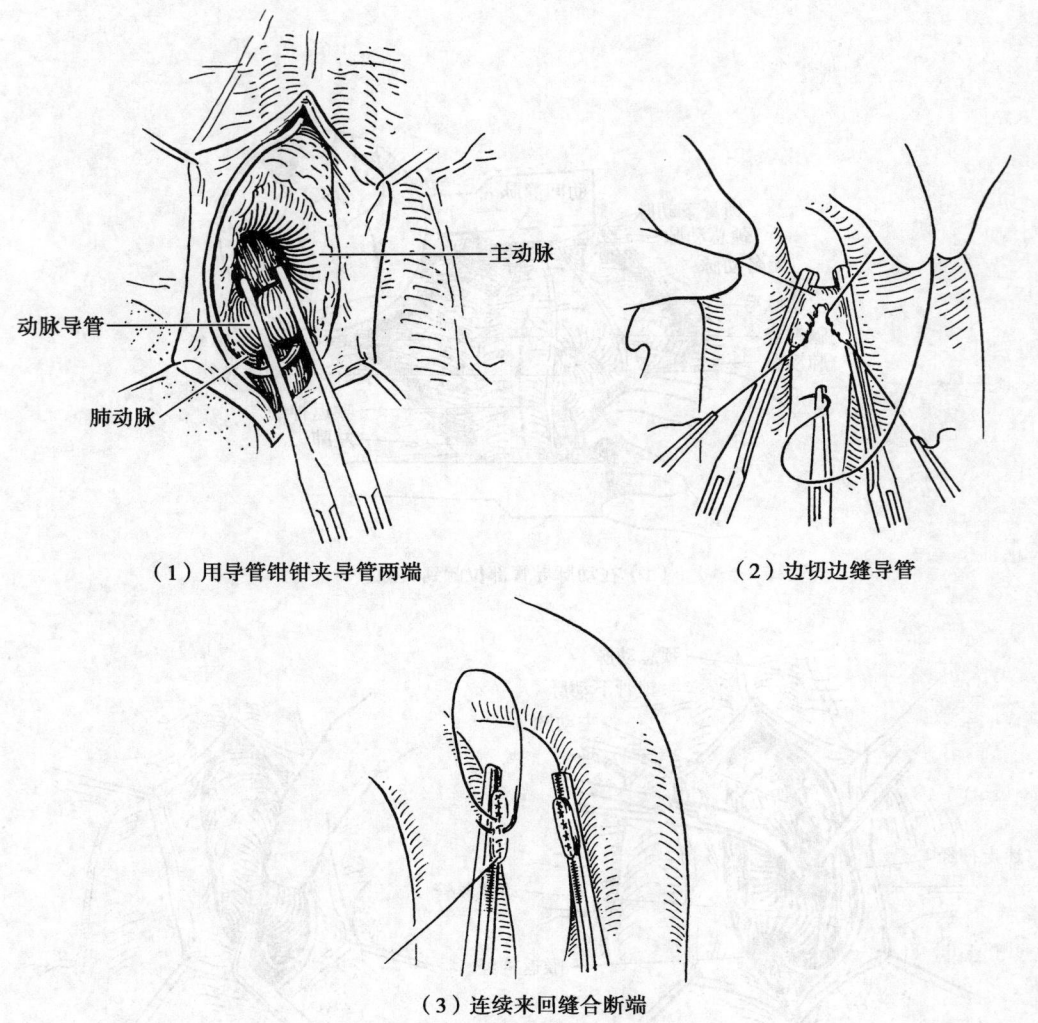

（1）用导管钳钳夹导管两端　　　　　　　　（2）边切边缝导管

（3）连续来回缝合断端

图 27-17　未闭动脉导管切断缝合术

（1）分离导管时（尤其是分离后侧）要轻巧、细致，张钳动作不可过大。

（2）如患者有肺动脉高压，且手术中血压上升，可进行暂时性控制性低血压麻醉，有助于防止导管破裂大出血。

（3）如一旦发生出血，术者必须镇静，先用手指压迫止血，看清出血点后，仔细进行修复；或用两把导管钳各自夹住导管的两端，甚至也可夹住部分主动脉或肺动脉壁。如出血较大，或由于部位显露不利，止血困难，则可分离主动脉，切断、结扎附近几支肋间动脉，在导管近端和远端的主动脉套带或上动脉导管钳控制出血；如肺动脉端出血不能控制，则可切开心包，夹住肺动脉阻断血流。立即吸尽手术区血液，迅速将导管切断缝合，尽快恢复主、肺动脉血流。一般降主动脉常温下阻断 15 分钟尚不致引起严重后果，如采用低温麻醉，阻断降主动脉时间可大大延长，只要镇静

抢救，缝合时间是足够的。

2. 导管手术可能发生喉返神经损伤，但不多见。如能将导管周围的软组织分离干净，则喉返神经已排除在导管包膜之外，无论切断或结扎导管均不致损伤喉返神经。

3. 在分离导管的肺动脉侧前壁时，可能发现有延伸的心包膜覆盖，应用镊子提起，用刀或剪锐性分离。拉开心包后，才能结扎或切断导管。如心包膜被损伤，可溢出少量心包腔积液，但并不妨碍手术，可不缝合；如影响手术野，可缝合破口。

4. 结扎或钳夹导管之前，应先压迫导管阻断血流 5 分钟，如不发生心跳加快、肺迅速充血、血压下降或下肢发绀等情况，即证明可以结扎或切断；否则，说明并存有其他先天畸形，导管系代偿通道，就不应结扎。

5. 结扎导管时，双手必须有支持点，操作平稳

而轻柔,防止失手而撕伤导管。结扎时用力要均匀,不能用暴力。结扎的松紧程度主要根据术者的感觉,也可同时检查肺动脉震颤是否完全消失。结扎过紧容易切断管壁,发生出血;过松则没有完全阻断导管,达不到目的。此外,结扎线应与导管垂直,企图过分向主动脉或肺动脉端靠近结扎时,由于导管后侧分离有限,必然造成结扎线与导管不垂直,术后可因血管搏动产生结扎线结松弛,发生结扎术后导管再通。

【术后处理】

1. 严密观察是否有继发出血　术后24小时内应严密观察引流量及其中含血的浓度(必要时可查引流液的血红蛋白)。术后数日内,应透视观察胸内(尤其导管附近)有无血肿阴影;如发现胸内大量出血,应立即再次手术止血。

2. 严密注意心率与血压　少数患者术后血压升高很多,心率可增快到160～180次/分应予适当处理。心率太快可用新斯的明肌内或静脉注射,也可口服或注射普萘洛尔。血压太高易发生继发出血,可用镇静剂,止疼药,冬眠药或降压药,把收缩压控制在16kPa(120mmHg)以下,或与平时血压相差不大为适宜。

3. 注意肺部并发症　儿童:尤其是幼儿易发生肺部感染或肺不张等,应加强呼吸道护理,给予药物雾化吸入,定期叩背,鼓励咳嗽,合理应用抗生素。

第八节　肺动脉瓣狭窄切开术

【适应证】

1. 凡肺动脉瓣狭窄患者,活动后气短,心前区疼痛,有心衰,发绀等临床表现,右心室与肺动脉的收缩压力阶差在5.3kPa(40mmHg)以上者,都应进行手术。手术应早做,以学龄前为适宜。

2. 有些患者临床症状不明显,但心电图示右心室肥厚及劳损者,应考虑手术。

3. 如压力阶差小于5.3kPa(40mmHg)或右心室压力低于6.6kPa(50mmHg),临床上无症状,心电图及X线见右心室无明显变化者,一般不需要手术,而应定期随诊复查。鉴于本病的自然预后不良,加之近年手术已有较高的安全性,所以目前对于手术治疗的指征有放宽的倾向。

4. 严重肺动脉瓣狭窄,患者末梢循环明显发绀,

甚至昏迷者,经吸氧及输液等治疗无效时,可紧急手术治疗。

【术前准备】

重症患者,如发绀明显或心功能较差,术前应间断给氧,限制活动,少量输极化液,心衰明显者给予强心、利尿等药物治疗,待心功能及一般情况改善后,再择期手术。

【麻醉】

气管内插管,吸入或静脉复合麻醉。

【手术步骤】

1. 体位、切口　仰卧位,胸骨正中切口,纵行切开心包,显露心脏。

2. 心外探查　查明肺总动脉及瓣环,右心室流出道,各房室大小及是否有合并畸形。单纯肺动脉瓣狭窄患者,显示肺总动脉明显扩张,血管壁变薄,在肺动脉根部前面可扪到一粗糙的收缩期震颤,轻按之可扪到鱼口状融合的瓣膜口和增厚的瓣膜。肺动脉环多发育不良,比较狭小,漏斗部肌肉肥厚,右心室增大,且室壁肥厚,右心房亦增大。

3. 手术方法

(1) 低温麻醉下肺动脉瓣直视切开术:分别分离上、下腔静脉,放置阻断带。在肺动脉主干前壁用1-0丝线上、下、左、右各缝1根,作为牵引线。下端的牵引线缝于肺动脉瓣环以上约0.5cm处,上、下两缝线间距为3～4cm〔图27-18(1)〕。用无损伤血管钳在4根牵引线下方夹住肺动脉前壁并切开〔图27-18(2)〕。

过度换气后,先阻断下腔静脉,后阻断上腔静脉,待右心室腔内余血排空后,停止人工辅助呼吸。去掉无损伤血管钳,吸尽肺动脉内血液,助手向心脏侧牵开肺动脉切口,使肺动脉瓣口显露清楚〔图27-18(3)〕。

术者用利刃沿瓣膜交界融合分别准确地切开或剪开,切开部分与瓣叶附着边缘之间要保留1～2mm,以防切开肺动脉壁〔图27-18(4)(5)〕。瓣膜切开后,术者以示指通过瓣口探入右心室流出道,查明有无漏斗部狭窄。瓣环有狭窄时,可用手指或长血管钳扩张。

心内操作完毕后,术者和助手即将4根牵引线提起,开放上腔静脉,待肺动脉切口有血液溢出时,用无损伤动脉钳夹住切口两边缘,待心搏有力后,逐渐开放下腔静脉。一般在3～5分钟内即可从容完成此项手术。用5-0丝线连续来回缝合肺动脉切口〔图27-18(6)〕。

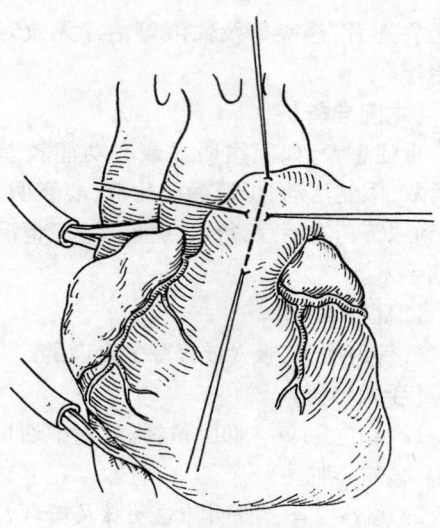

（1）套上、下腔静脉阻断带，在肺
动脉前壁缝牵引线

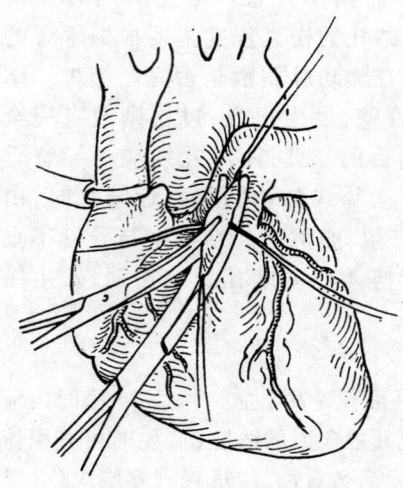

（2）钳夹肺动脉侧壁钳
并切开

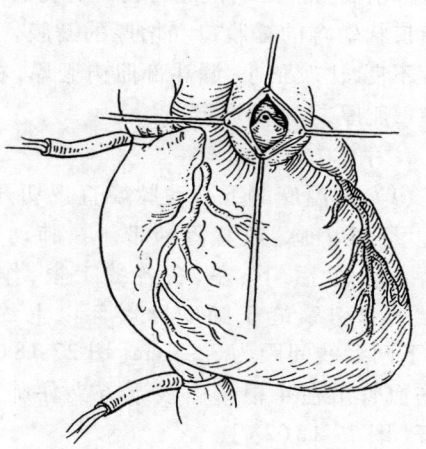

（3）阻断上、下腔静脉，撤除肺动脉
侧壁钳，显露肺动脉瓣口

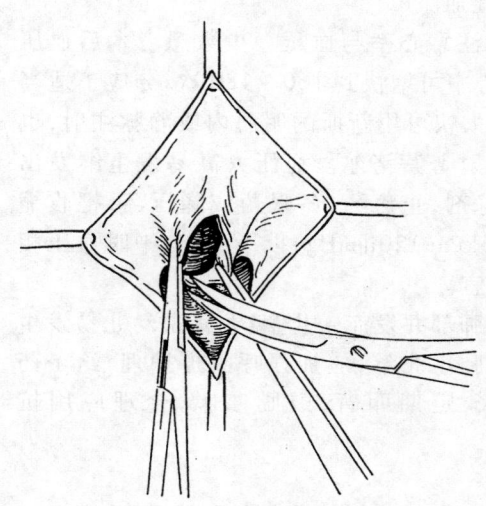

（4）沿瓣膜交界剪开

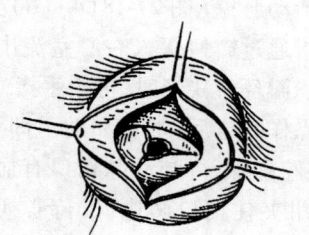

（5）剪开后的肺动脉瓣交界

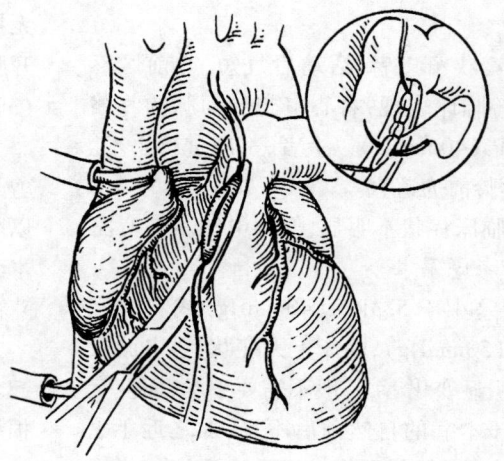

（6）钳闭肺动脉切口，开放上、下腔静脉
阻断带，连续来回缝合切口

图 27-18　低温直视下肺动脉瓣狭窄切开术

（2）体外循环下肺动脉瓣切开术：建立体外循环。纵行切开肺动脉主干〔图27-19（1）〕，见鱼口状狭窄之肺动脉口,沿融合交界分别切开〔图27-19（2）（3）〕。如瓣环较小,可用手指或血管钳扩大瓣环。肺动脉切口内注入生理盐水,排出右心室及肺动脉内空气。连续来回缝合肺动脉切口〔图27-19（4）〕。结束体外循环。

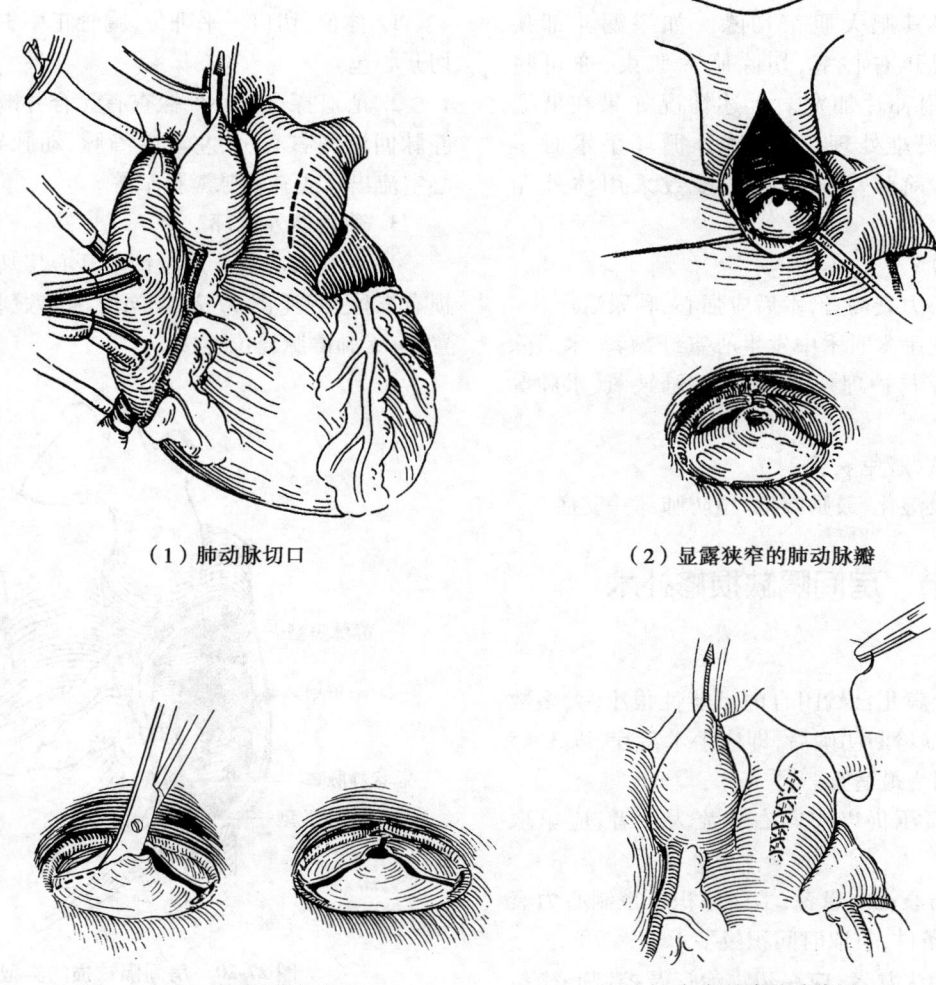

（1）肺动脉切口　　　　　　　　　（2）显露狭窄的肺动脉瓣

（3）剪开融合的交界　　　　　　　（4）缝合肺动脉切口

图27-19　体外循环下肺动脉瓣狭窄切开术

4. 关胸　冲洗心包腔,缝合心包,放置纵隔及心包腔引流,逐层关胸。

【术中注意事项】

1. 心室纤颤的预防和处理　多见于低温直视肺动脉瓣切开术中体温下降过低（28℃以下）,心肌损伤,肺气体交换量不足,心肌缺氧,低血压及电解质酸碱平衡紊乱等。一旦发生应立即进行心脏按压,心内注射肾上腺素,加强供氧,加速输血,提高血压,如体温过低,心包腔内注入38℃温盐水复温。待心室纤颤有力时,电击除颤即可成功。预防的办法是体表降温时不要降得过低,一般温度降至33~31℃时阻断循环,不易发生室颤。阻断血流之前注意提高血压。过度换气,使心肌有一个良好的贮备功能,

以耐受暂时的心肌缺氧。应尽量缩短血流阻断时间。下腔静脉开放时间不宜过早,以免心脏突然膨胀引起室颤。

2. 阻断循环时间　体外循环下手术,阻断循环时间不受限制,有充裕时间完成手术。而低温麻醉直视手术时,阻断循环时间一般不能超过8分钟,如遇特殊困难需要延长阻断时间,可先提起各牵引线,暂时钳闭肺动脉切口,开放上、下腔静脉阻断带,待心脏恢复良好状态时,再次阻断循环,完成手术。但应尽量缩短阻断循环时间。

3. 瓣膜口剪开程度　按瓣膜交界切开至瓣膜基部,成人顺利通过术者示指,小儿通过小指即认为满意。切断瓣嵴附着于动脉壁处1~2mm,可扩大瓣膜

口面积。注意避免切破肺动脉壁,如切破,应用5-0线缝合。

4. 合并畸形的处理　肺动脉瓣狭窄常合并右心室漏斗部狭窄,可用小拉钩拉开肺动脉瓣显露狭窄的部位,将其肥大肌束切除。如果漏斗部狭窄严重,尚可切开右心室,切除肥大肌束,亦可将右心室流出道用补片加宽。上述情况如果在低温直视手术时则很难处理,而在体外循环手术时多无顾忌,所以目前肺动脉瓣狭窄多数采用体外循环下手术。

【术后处理】

1. 术前有心力衰竭者,术后应强心、利尿治疗。

2. 低温直视手术时术中发生心室纤颤者,术后除加强心脏的治疗与护理外,注意预防脑缺氧、水肿等并发症的治疗。

3. 充分给氧,避免缺氧。

4. 注意呼吸湿化、鼓励咳嗽,预防肺部并发症。

第九节　房间隔缺损修补术

【适应证】

1. 1岁以上病儿自然闭合的可能性很小,大多数认为,房间隔缺损诊断明确后,即应手术治疗,以3~5岁学龄前儿童期为最适宜。

2. 肺动脉高压仍以左向右分流为主者,应争取手术。

3. 合并心力衰竭的患者,术前应积极控制心力衰竭,为手术创造条件,争取时间积极手术。

4. 合并心律失常者,应在药物治疗及控制心律条件下进行手术。

【禁忌证】

1. 严重肺动脉高压患者,已发生逆向分流(右向左分流),临床出现发绀、咯血等艾森曼格综合征者视为手术禁忌。

2. 轻型病儿,无症状,心电图、胸部X线片正常,可定期随访,不必急于手术。

【术前准备】

1. 如有心力衰竭,应强心、利尿治疗,心衰控制后3个月手术。

2. 合并肺动脉高压患者,术前应用血管扩张剂,以利降低肺动脉压。

3. 合并心律失常者,应用药物治疗。

4. 呼吸道感染是婴幼儿期常见的表现之一,术前应较好地控制,以利术后顺利康复。

【麻醉】

气管内插管,静脉加吸入复合麻醉,通常在低温、体外循环下进行手术。

【手术步骤】

1. 体位、切口　平卧位,胸骨正中劈开切口,纵行切开心包。

2. 心脏探查　心外探查有无合并畸形,如异位肺静脉回流到右心房、左上腔静脉、动脉导管未闭及右心室流出道或肺动脉瓣狭窄等。

3. 建立体外循环。

4. 切开右心房　用拉钩牵开心房切口,房间隔缺损有三种类型〔图27-20〕,同时确定冠状静脉窦的位置,有无肺静脉异位连接。

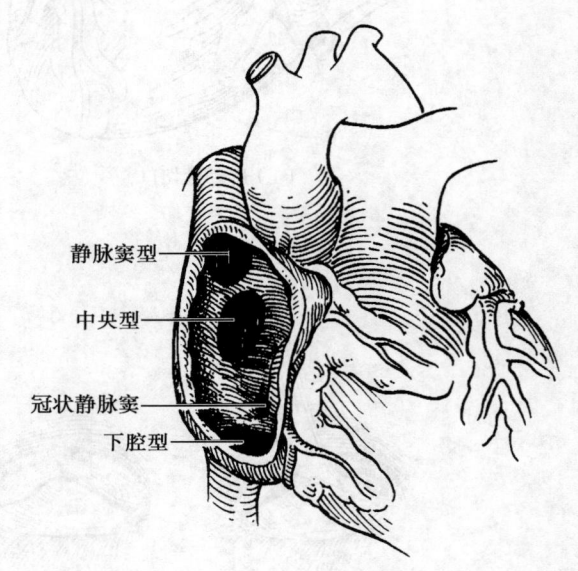

图27-20　房间隔缺损的类型

5. 各类型房间隔缺损的修补

(1) 中央型:缺损位于卵圆窝附近,可单个,也可呈筛孔状〔图27-21(1)〕。修补方法可直接连续加间断缝合〔图27-21(2)〕;如缺损较大,可用相应大小的自体心包膜或涤纶布修补〔图27-21(3)〕。直接缝合或补片修补缝合最后1针时,应向左心房内注入生理盐水或请麻醉医师膨胀肺,使左心房内充满液体,以排尽左心房腔内空气,然后再拉紧打结。

(2) 上腔型:此型缺损靠近上腔静脉,故缺损修补时,右心房切口应向上腔静脉延伸,切开至界嵴。用补片修补,第1针应缝在右心房与上腔静脉交界处,上腔静脉侧用几条双头针缝合,其余连续缝合〔图27-22(1)~图27-22(5)〕。本型缺损易合并左上腔静脉及肺静脉异位连接,手术时应仔细检查。

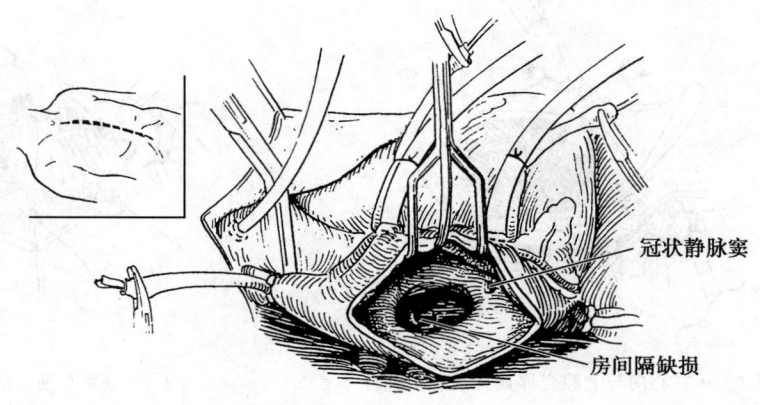

冠状静脉窦

房间隔缺损

（1）显露房间隔缺损

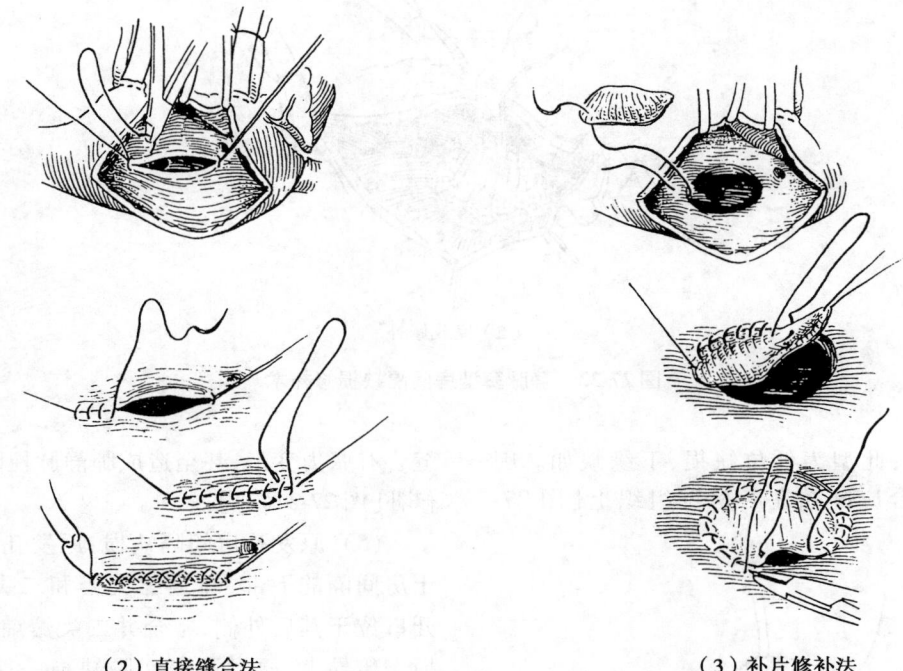

（2）直接缝合法　　　　　　　　　　　　（3）补片修补法

图 27-21　中央型房间隔缺损修补术

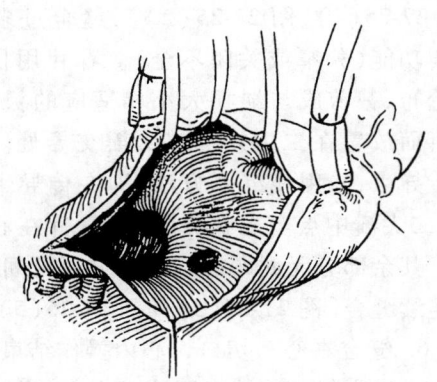

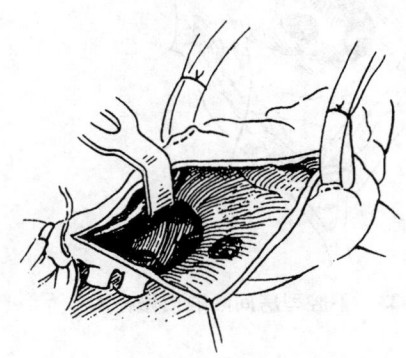

（1）向上腔延伸右心房切口　　　　　　（2）显露静脉窦型房缺及左心房内的部分肺静脉口

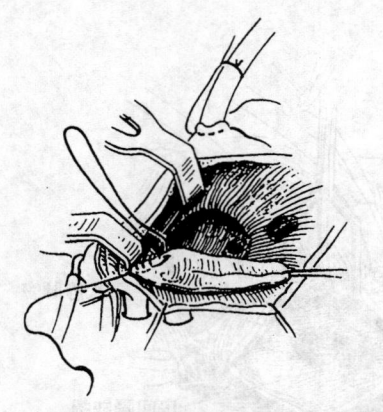

（3）从右心房与上腔交界处开始连续缝合

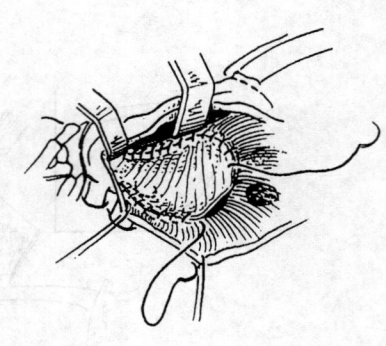

（4）分别在前、后缘缝合补片

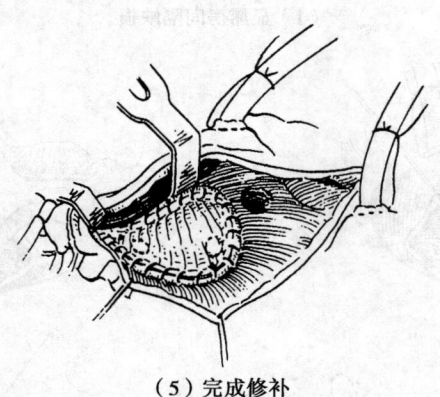

（5）完成修补

图 27-22　静脉窦型房间隔缺损修补术

（3）下腔型：此型为低位缺损，下缘缺如。因此，最下一针缝合应缝在左心房壁组织上〔图 27-23〕。

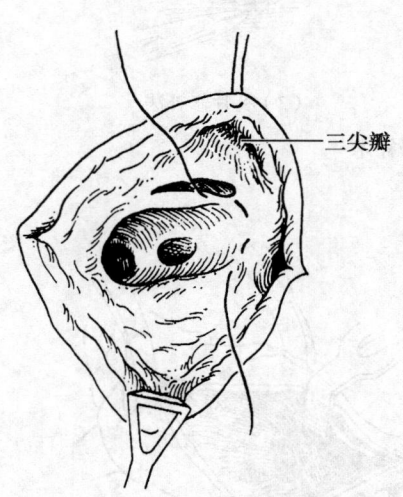

——三尖瓣

图 27-23　下腔型房间隔缺损修补术

（4）伴部分肺静脉异位连接：如果房间隔缺损够大，可将缺损的另一缘直接缝在肺静脉开口的右方〔图 27-24(1)〕；如缺损较小，可扩大后再缝合；如直接

缝合有张力变形，甚至造成肺静脉梗阻，则应用补片修补〔图 27-24(2)〕。

（5）原发孔房间隔缺损：原发孔房间隔缺损位于房间隔的下部，靠近三尖瓣和二尖瓣，冠状静脉开口位于其后外侧，常合并二尖瓣前瓣裂。为避免损伤传导束，原发孔房间隔缺损一律用补片修补。切开右心房后显露原发孔房间隔缺损，如有二尖瓣裂，可用丝线在其根部间断缝合，一般缝 3～4 针〔图 27-25(1)、图 27-25(2)〕，缝合过多可影响二尖瓣功能（狭窄或关闭不全）。补片用自体心包或涤纶布，裁剪成与缺损大小相适应的板栗状，相对平直面放置在二尖瓣与三尖瓣交界处。为避免缝合传导束，采用浅缝合方法，即在传导束损伤危险区（二尖瓣中点至冠状静脉窦）缝针在心内膜下行走。其余部分无此顾虑。缝合方法可间断缝合，亦可连续缝合〔图 27-25(3)～图 27-25(5)〕。

6. 缝合右心房切口　心内操作结束前，应先排出左心房空气。连续来回缝合右心房切口，最末一针打结前，向右心房内注入生理盐水，排尽右心房内空气后打结〔图 27-26〕。

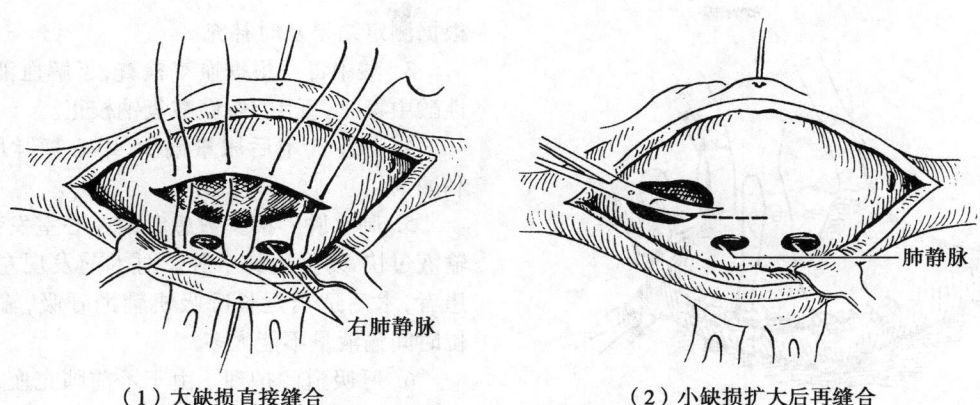

（1）大缺损直接缝合　　　　　　（2）小缺损扩大后再缝合

右肺静脉

肺静脉

图 27-24　房间隔缺损伴右肺静脉异位连接修补术

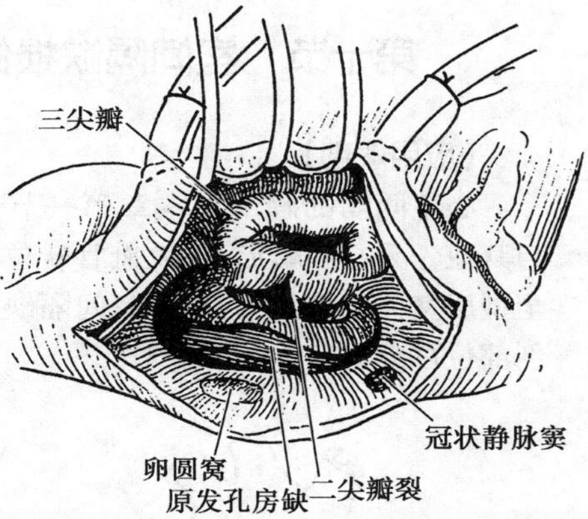

三尖瓣

冠状静脉窦

卵圆窝
原发孔房缺二尖瓣裂

（1）通过原发孔房间隔缺损看到二尖瓣前瓣裂 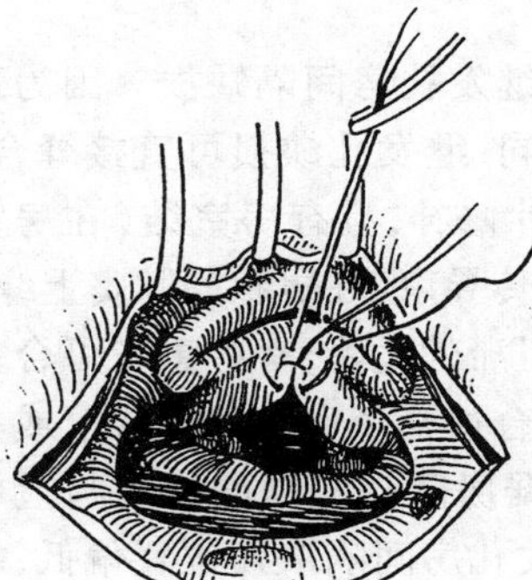　　　　（2）间断缝合二尖瓣裂隙

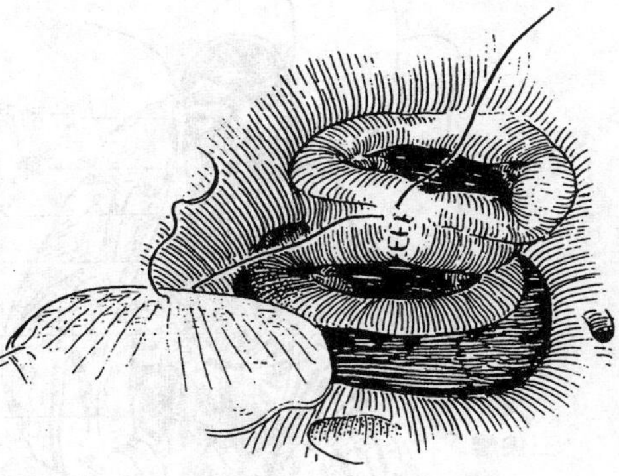

（3）从二尖瓣与三尖瓣交界处开始　　　　　（4）在传导束危险区作心
　　　连续或间断缝合补片　　　　　　　　　　　内膜下浅缝合

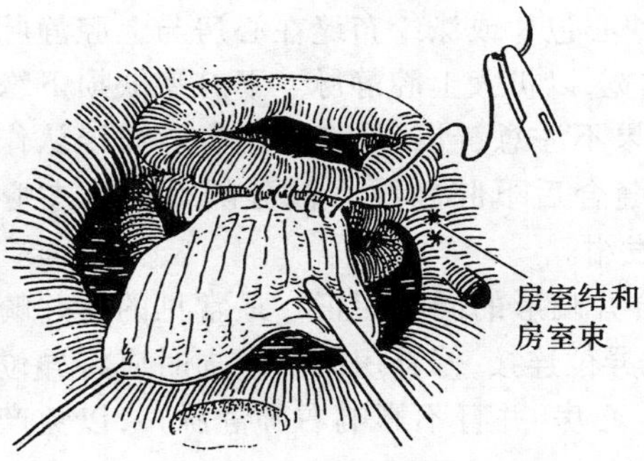

房室结和
房室束

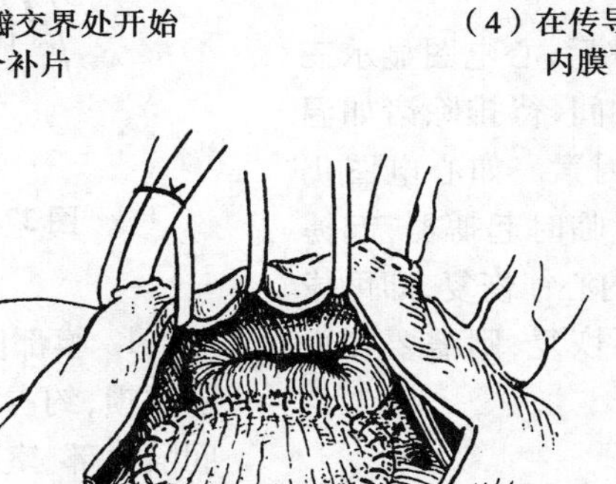

（5）完成缝合，隔开左右心房

图 27-25　原发孔房间隔缺损合并二尖瓣前瓣裂修补术

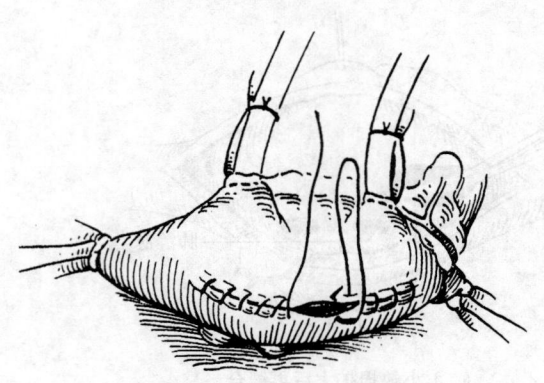

图27-26　缝合右心房切口

7. 结束体外循环及关胸　同体外循环的建立。

【术中注意事项】

1. 判别原发孔或继发孔房间隔缺损　因为这两种缺损的修补方法不同,继发孔缺损可直接缝合;而原发孔缺损必须用补片修补,且有房室结(在房室环与冠状静脉窦之间)和传导束(在冠状静脉窦上缘)损伤造成Ⅲ度房室传导阻滞的危险,有些患者可合并二尖瓣前瓣裂,如缝合不合适易产生二尖瓣狭窄或关闭不全。判断的方法依据房间隔缺损的位置与冠状静脉窦的关系而定。原发孔房间隔缺损位置偏低,靠近三尖瓣环,冠状静脉窦在其后外侧。

2. 注意上腔型和下腔型房间隔缺损的修补方法　上腔型缺损应用补片修补,如有可能引起上腔静脉狭窄时,可用一块心包片或涤纶布缝在心房与上腔静脉交界处使之加宽,以扩大上腔静脉。下腔型缺损下缘完全缺如,如果不注意辨识,易将下腔静脉瓣误认作缺损的下缘,缝合后下腔静脉将被分隔而引入左心房,术后产生发绀。

3. 注意合并畸形的同时纠正　最常见的合并畸形是右肺静脉异位连接,修补房间隔缺损时应将异位肺静脉隔入左心房,并且不影响右肺静脉口,以免产生狭窄。

4. 三度室传导阻滞　心脏复跳后,心电图显示三度房室传导阻滞时,要等待一段时间,待排除诸如温度低、离子紊乱、酸碱平衡紊乱等因素。如心电图仍为三度房室传导阻滞,心表应安置临时起搏器,起搏心率调至80次/分左右,如若短期内心律恢复,即可拔除临时起搏电极;如若长期心律不恢复,则需要安置永久性起搏器。

【术后处理】

1. 心律失常　心房纤颤、窦性或室上性心动过速可用洋地黄制剂;室性期前收缩频发时应用利多卡因;心动过缓用阿托品或异丙基肾上腺囊。

2. 低钾　术后易发生低钾,应定时检查血清钾,根据测定结果及时补充。

3. 酸中毒　根据血气检查,了解血液 pH,有代谢性酸中毒时,可用5%碳酸氢钠校正。

4. 尿少　术后尿量偏少,中心静脉压升高,可用利尿剂。

5. 肺水肿　极少数患者因左心室发育不良,术后输液过快,易发生肺水肿。对术前发现左心室较小的患者,术后适当延长呼吸机辅助呼吸,输液应注意单位时间输液量不能太多。

6. 呼吸道的护理　由于术前肺充血,肺小动脉壁增厚,肺弥散功能下降,术后易发生呼吸道感染,适当药物超声雾化吸入,鼓励患者咳嗽。

第十节　室间隔缺损修补术

【应用解剖】

心室间隔的解剖见本章第一节。室间隔缺损可与其他先天心脏畸形,如大血管转位、法洛四联症、完全型房室共道等并存,单纯室间隔缺损根据缺损的解剖部位可分为四类〔图27-27〕。

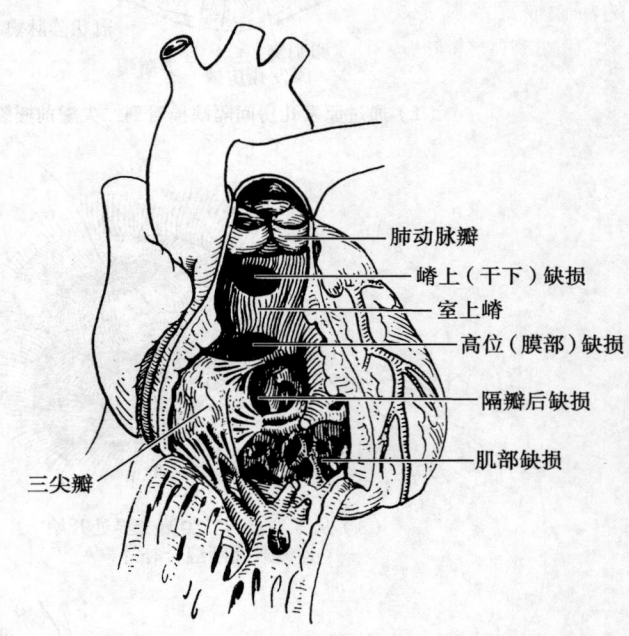

图27-27　室间隔缺损的类型(右心室面)

1. 膜部间隔缺损　最常见分为膜部和膜周部间隔缺损,约占室间隔缺损的80%。从右心室看位于室间隔膜部、室上嵴的下后方;有时可延伸到流入道、流出道或室间隔小梁部位,形成膜部周围缺损,常被三尖瓣隔瓣或其腱索部分覆盖。从左心室看刚好位于主动脉无冠瓣与右冠瓣之下。缺损常呈椭圆形,小到数毫米,大到3cm上;有时缺损周缘有完整的纤维环,有时下缘为肌肉。房室之间的膜部周围缺损可形成右心房左心室通道,应予区别〔图27-28〕。

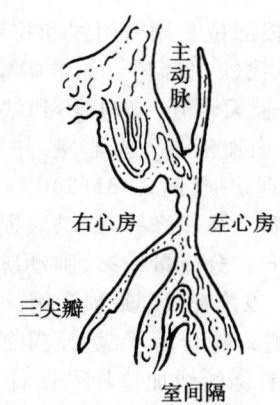

图 27-28　膜部间隔缺损

2. 漏斗部间隔缺损　分为干下型和脊内型。从右心室看位于右心室流出道(或漏斗部)、室上嵴之上,紧贴肺动脉瓣之下〔图27-29〕。从左心室看位于主动脉右冠瓣与无冠瓣之间,紧贴瓣膜之下;有时位于右冠瓣中心部之下,也有位于左、右冠瓣交界附近的。缺损常呈圆形,边缘多为肌肉组织,但上方可与主、肺动脉瓣环紧贴,成为缺损的上界。主动脉右冠瓣常因缺乏瓣环支持而脱垂到缺损孔,造成主动脉瓣关闭不全,偶尔还可造成右心室流出道轻度梗阻。

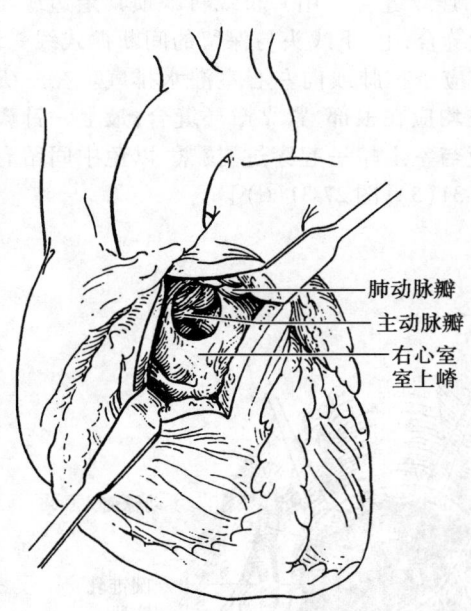

图 27-29　漏斗部间隔缺损

3. 房室管或隔瓣下缺损　分为干下型和脊内型间隔缺损。缺损位于膜部缺损下后方的右心室流入道,室间隔的最深处,三尖瓣隔瓣之下,与隔瓣之间没有肌肉组织。常呈椭圆形或三角形,周缘有时为完整

的纤维环,有时部分为肌肉组织。因缺损被三尖瓣隔瓣覆盖,手术时较难发现,易被遗漏。这一部位与完全性房室共道的部位相似。

4. 肌部缺损　这类缺损可位于肌部室间隔的任何部位,包括流入道、流出道或右心室小梁部位。缺损边缘为肌肉,经常多发,大小随心肌舒缩而变动。由于有多数肌小梁覆盖,常不易看清,但从左心室看则可以看清缺损。希氏束的走行与膜部或膜部周围或隔瓣后缺损关系密切,修补手术时缝针容易损伤传导束,造成传导阻滞;与干下和肌部缺损则距离较远,缝针不易损伤〔图27-30〕。

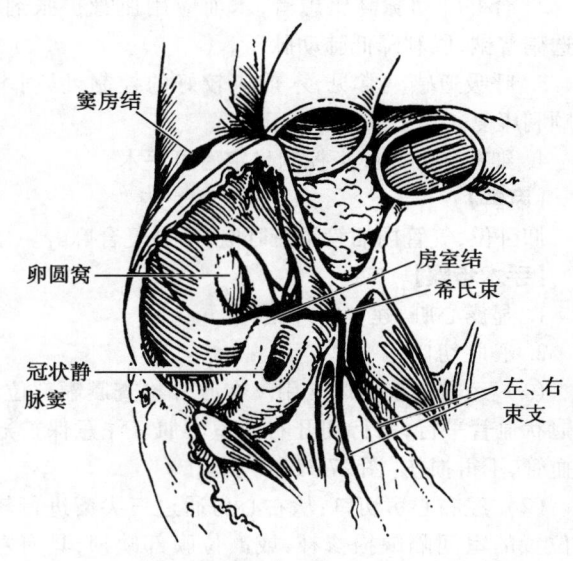

图 27-30　希氏束的走行

室间隔缺损经常与主动脉瓣脱垂造成关闭不全或右心室流出道狭窄合并存在,有时与动脉导管未闭、房间隔缺损、肺动脉瓣狭窄等畸形合并存在。

【适应证】

1. 小室间隔缺损可能在 10～12 岁以前自动闭合,有人不主张过早手术;但因这类患者的手术几乎没有死亡的,而如果不予手术,不但将使父母和患者因存在心脏杂音而产生精神负担或入学困难,还有发生细菌性心内膜炎或心瓣膜炎的危险,故近来亦列入手术适应证。

2. 有心脏增大和大量左向右分流者。

3. 婴儿有较大室间隔缺损、肺动脉高压、左心衰竭、反复肺感染、肺动脉压上升及生长发育不良者应及早手术。

4. 室间隔缺损伴主动脉瓣关闭不全者应及时手术。

5. 有肺动脉瓣狭窄或流出道狭窄者室间隔缺损多半较大。狭窄明显者可出现右向左分流,应一并手术。

6. 有肺动脉高压,肺动脉压/主动脉<0.75 者可以手术,但术后高压不能全消。

【禁忌证】

1. 休息时发绀,有杵状指(趾),心前区收缩期震颤消失,收缩期杂音短促或消失,肺动脉第 2 心音明显亢进。

2. 右心导管检查提示右向左分流为主,全肺阻力>10U/m²,体肺循环阻力比值>0.75,肺体循环血流量比值<1.3。

【术前准备】

1. 如有心力衰竭,应强心、利尿治疗,心衰控制后 3 个月手术。

2. 合并肺动脉高压患者,术前应用血管扩张剂,首选硝普钠,以利降低肺动脉压。

3. 呼吸道感染常见,术前应较好的控制,以利术后顺利康复。

4. 细菌性心内膜炎控制稳定后可手术。

【麻醉】

仰卧位,气管内插管维持呼吸,静脉复合麻醉。

【手术步骤】

1. 显露心脏,建立体外循环。

2. 心脏切口

(1) 经右心室切口常用。在心外检查震颤部位,与冠状血管平行,斜行切开右心室心肌。注意保护冠状血管,不得损伤〔图 27-31(1)〕。

(2) 经右心房切口:从右心房通过三尖瓣进行较低位置的室间隔缺损修补,或高位膜部缺损,具有左心室右心房漏者,显露相当满意,而心脏负担较经右心室切口轻得多,对有肺动脉高压者尤为有利。

(3) 经肺动脉切口:通过肺动脉瓣修补干下型缺损。

(4) 经左心室切口:肌部缺损,尤其是多发、筛板状缺损,右心室切口显露不佳者可作左心室切口,清楚显露缺损。

3. 显露缺损部位 用牵引线和拉钩轻柔拉开心壁切口,仔细寻找缺损部位。如被腱索或乳头肌覆盖,可绕粗丝线轻柔牵开。如找不到缺损口,可请麻醉师扩肺,使肺内血液进入左心室,并从缺损口涌入右心室,从而发现缺损〔图 27-31(2)〕。

4. 修补缺损 补片修补:如果缺损较大,直径在 1.5cm 左右,左向右分流量较多,肺动脉压较高,应该用涤纶片修补。以修补膜部缺损为例:

(1) 间断褥式缝合后下缘:显露全部缺损后,用 3-0 或 4-0 双头针涤纶线加垫片先在后下缘离边缘约 0.5cm 处沿边缘方向作 3~4 针褥式缝合,每针宽 3~4mm。缝针不要穿透室间隔全层,深度达室间隔厚度的一半即可,以免损伤传导束。各褥式间断缝针之间的距离要小,以免出现间隙,修补不全。褥式缝线之一除穿过室间隔肌肉之外,同时应穿过三尖瓣隔瓣根部贴近瓣环部位,使室间隔与三尖瓣之间不致遗漏空隙〔图 27-31(3)〕。

(2) 缝涤纶片:将各间断褥式缝针穿过比缺损稍大的涤纶片后下缘,分别收紧、结扎牢靠(因涤纶线较滑,线结应打 6 个)。除保留最上和最下一针缝线外,剪除多余线头〔图 27-31(4)〕。

5. 连续缝合 用一长线将缺损其余边缘与涤纶片连续缝合,上、下线头与保留的间断褥式线头结扎。结扎前应予扩肺或向左心室灌水排气。在三尖瓣隔瓣部位均应在根部,紧靠瓣环缝合;最上一针瓣根部缝线应与室上嵴一起穿过、拉紧,以免中间留有空隙〔图 27-31(5)、图 27-31(6)〕。

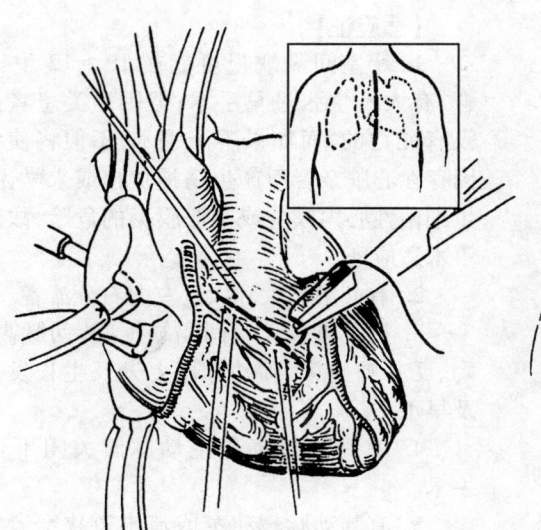

(1) 右心室流出道沿冠状血管旁切口

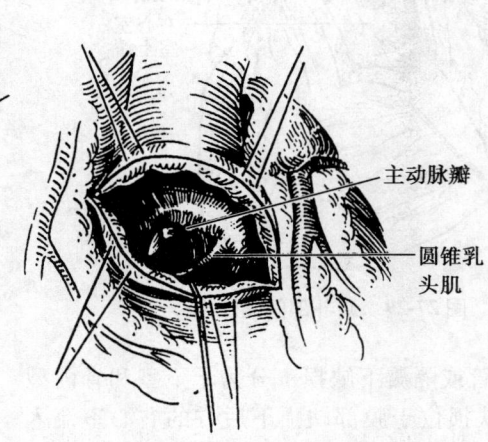

(2) 粗线牵开乳头肌腱索

主动脉瓣

圆锥乳头肌

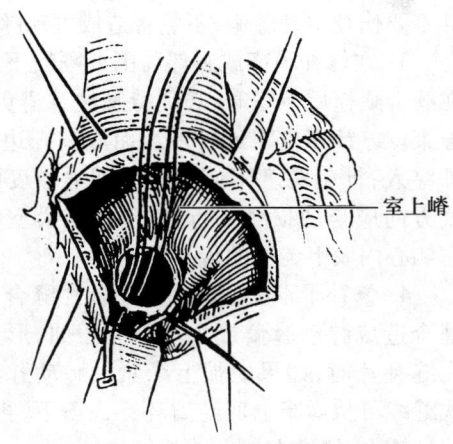

室上嵴

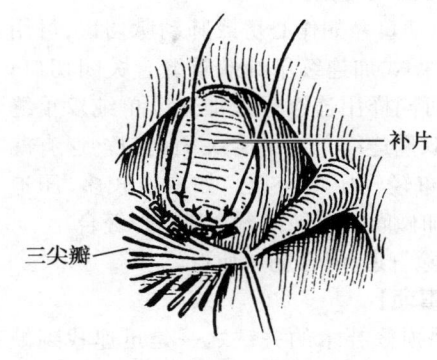

补片

三尖瓣

（3）缺损后下缘间断褥式加垫浅层缝合　　（4）褥式缝线穿过补片后结扎

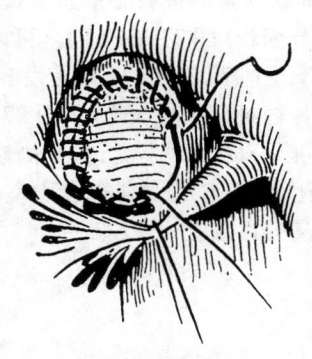

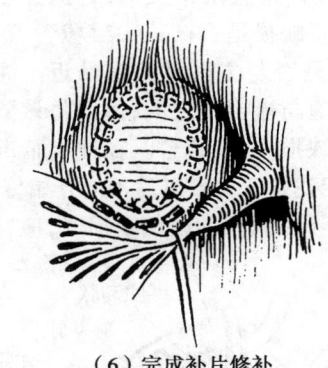

（5）其余部分连续缝合　　　　　　　　　（6）完成补片修补

图 27-31　高位（膜部）室间隔缺损补片修补术

直接缝合：如缺损较小，四周有完整的白色纤维环存在，且肺动脉压不高，可作直接缝合

（1）间断褥式缝合：根据缺损大小，先作 1～2 针带垫片褥式缝合，每针均穿透纤维缘，不予结扎〔图27-32（1）〕。

（2）8 形或连续缝合：同样在纤维环作 8 形或连续缝合。一般 1、2 个 8 形缝合即能包括缺损全长。缝合后即予扩肺或将左心室内灌水排气后结扎〔图27-32（2）〕。

（3）结扎褥式缝线：最后将间断褥式缝线结扎〔图 27-32（3）〕。

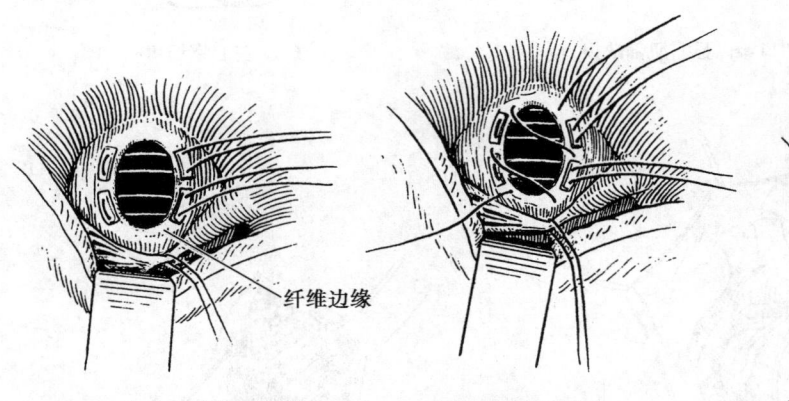
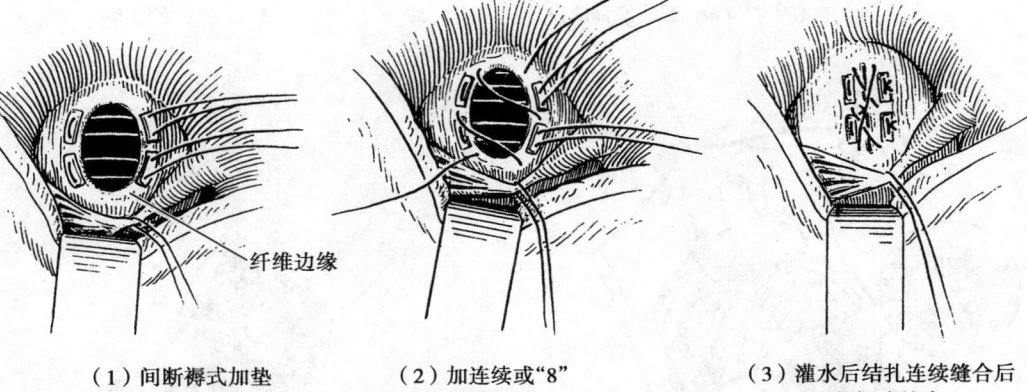

纤维边缘

（1）间断褥式加垫　　　（2）加连续或"8"　　　（3）灌水后结扎连续缝合后
　　缝合，先不结扎　　　　　字形缝合　　　　　　　再扎褥式缝合

图 27-32　室间隔缺损直接缝合法

6. 检查修补是否彻底　如在建立体外循环时已作左心房或左心室引流，可经引流管注入盐水，观察修补部位有无残留缺损，溢出盐水。如无引流管，可请麻醉师扩肺。如发现缺损部位仍有盐水或血涌出，

说明尚有残留缺损,即应在溢血部位加作褥式或8形缝合,直至不再有溢血为止。

7. 缝合心肌切口 如作心房或肺动脉切口,可用无创伤针线连续褥式加连续单纯双重缝合关闭切口;如作心室切口,可同样用连续褥式加连续单纯双重缝合,也可用来回双重连续单纯缝合关闭切口。遇有漏血时,可用干纱布轻轻压迫止血。如漏血较多,压迫不能止血时,可加做间断单纯或褥式或8形缝合。

8. 复跳、拔除管道、缝合胸壁切口。

【术中注意事项】

1. 室间隔缺损修补术的关键之一是迅速找到缺损部位。必须熟悉各类缺损的解剖部位。如对所见孔洞怀疑,可轻柔将直角钳尖探入,探查钳尖是否进入左心室。注意缺损是否被三尖瓣覆盖或部分覆盖。注意缺损左侧是否与主动脉瓣窦贴近。注意有无纤维隔位于流入道与流出道之间,而误将该隔膜中央的孔作为室间隔缺损,予以缝合。在此类情况不清的情况下,必须确定找到三尖瓣以后才能开始修补缺损。

2. 在修补干下缺损和膜部缺损时,应特别注意缝

针不要伤及主动脉瓣,不然将造成主动脉瓣关闭不全。

3. 在修补膜部或膜部周围或隔瓣下缺损时,尤其在缝合缺损后下缘时,必须特别注意避免损伤房室传导束。缝针不应靠近后下缘而应离开边缘约5mm以外穿入,针刺深度不应超过室间隔厚度的一半,褥式线方向应与缺损缘平行,以免损伤沿室缺后下缘、近左侧心内膜下走行的传导束。

4. 修补干下缺损时必须用补片缝合,以避免直接缝合造成肺动脉瓣或主动脉瓣扭曲,形成关闭不全。在缝补片时,如果缺损上缘紧贴肺动脉瓣环,间断褥式缝线可从瓣膜上面经瓣环穿入瓣下,再穿过补片后回到瓣上,线结在瓣上结扎。

5. 肌部缺损常因被右心室肌索覆盖,形似多孔缺损,修补十分困难〔图27-33(1)〕。可以作左心室冠状血管旁切口〔图27-33(2)〕,即易发现实为单个大缺损,可用补片修补〔图27-33(3)、图27-33(4)〕。因肌部的传导束已分成多数小支,在左侧修补不致造成传导阻滞;而且左心室压力高于右心室,使补片与室间隔紧贴,不易残留缺孔。

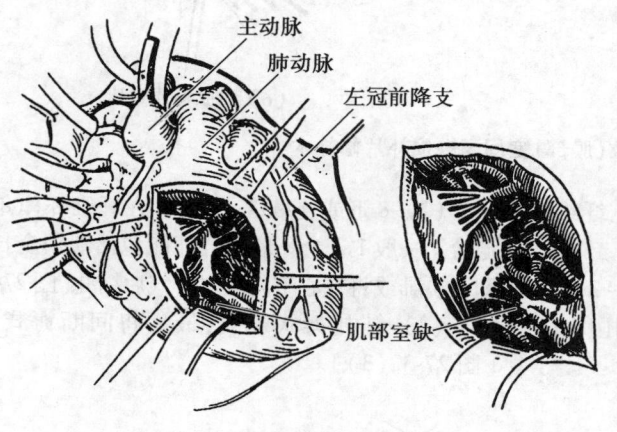

（1）右心室切口难以显露肌部缺损

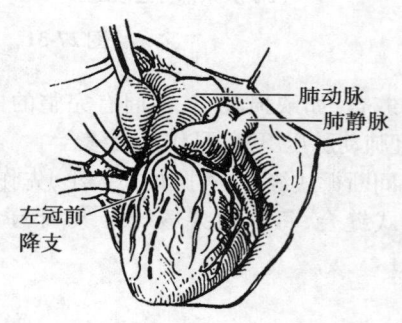

（2）左心室切口

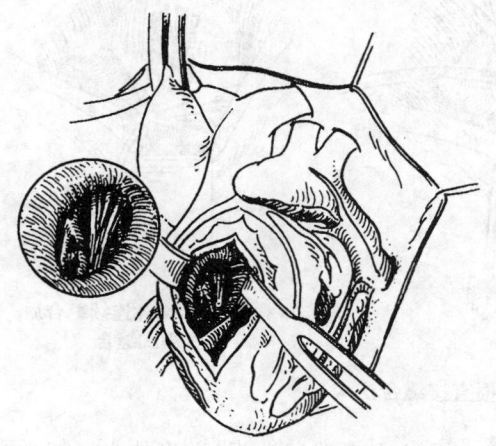

（3）经左心室切口显露肌部缺损

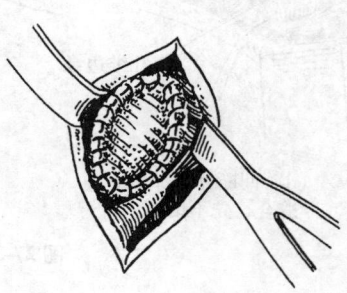

（4）经左心室补片连续缝合

图 27-33 肌部室间隔缺损经左心室修补术

6. 高位室间隔缺损可并发主动脉瓣脱垂，导致关闭不全。可同时切开主动脉壁，进行瓣膜悬吊术，予以纠正。在老年人，瓣膜悬吊术效果常不彻底或持久，宜作人工瓣膜移植术。

7. 补片可以完全用连续缝合，也可完全用间断缝合。

【术后处理】

同体外循环的建立。特别应注意有无传导阻滞。一旦出现，应即试用异丙基肾上腺素 1mg 静脉滴注，以提高血压，解除心肌缺氧。如无效，应即安装起搏器，控制心跳，直至恢复窦性心律为止。

第十一节　法洛四联症纠治术

【适应证】

3 个月以内婴儿应作分流手术。3～6 个月婴儿，如阻塞在流出道和瓣膜，其肺动脉及左心室发育正常，可以行根治术；如瓣环和肺动脉太小，则作分流术。出生 6 个月以上者均可作根治术。

【禁忌证】

1. 左心室和肺动脉发育差，应先做姑息手术，择期进行矫治术。

2. 有顽固性心力衰竭和严重心功能不全，经内科治疗无效者。

3. 有严重肝肾功能损害者。

【术前准备】

1. 防止或纠正呼吸道、牙齿及其他部位感染。

2. 鼓励患者多饮水，防止脱水致血液浓缩。

3. 纠正凝血障碍。

4. 发绀严重者可间断给氧。

【麻醉】

分流术用气管内插管，静脉复合麻醉、芬太尼麻醉。麻醉前即应开始输液，以防血液浓缩。根治术则应加中低温体外循环。

【手术步骤】

（一）体肺动脉分流术（Blalock-Taussig 手术）

1. 体位与切口　右侧卧位，左第四肋间进胸（亦可用右侧切口），作后外侧切口。

2. 显露左肺动脉　纵行切开纵隔胸膜，显露左肺动脉主干，使彻底分离；要达到左肺动脉主干完全分离，使其近端及远端均能放入直角血管钳或能套入阻断带。然后分离左锁骨下动脉达分叉处〔图 27-34（1）〕。

3. 切断左锁骨下动脉　分离锁骨下动脉前，先沿其走行切开纵隔胸膜，然后钝性分离动脉全长，使其完全游离。继之将远端结扎加缝扎，如此段较短亦可于分叉部——结扎其分支，使这段血管尽可能保留得长，而且切断后锁骨下动脉的断端呈一个喇叭口，近端用 Blalock 钳控制出血，在远端缝扎的近侧切断左锁骨下动脉，此时用另一把 Blalock 钳替代原来的 Blalock 钳，但其钳柄方向与前一把相反，以便将血管的断端拉到左肺动脉的侧面，有利吻合操作〔图 27-34（2）（3）〕。

4. 吻合　剥除锁骨下动脉断端的外膜。继之剥除左肺动脉准备作为吻合口部位的外膜。肺动脉壁薄，应注意避免过度剥离而损伤肺动脉壁。将左肺动脉近端用 Blalock 钳控制血流，远端用带子或粗丝线控制血流。纵行切开肺动脉，其切口宜比锁骨下动脉的口径稍大。

用 5-0 无创伤针线在后壁作连续外翻褥式缝合，前壁用间断褥式或连续外翻缝合，在拉紧最后一针缝线前，开放肺动脉远端止血带，以便回血排气〔图 27-34（4）（5）（6）〕。结扎最后一针缝线后开放肺动脉近端止血钳。最后开放锁骨下动脉止血钳，一般多无出血。如有出血，可用热盐水纱布压迫热敷止血；漏血较猛缝合止血〔图 27-34（7）〕。

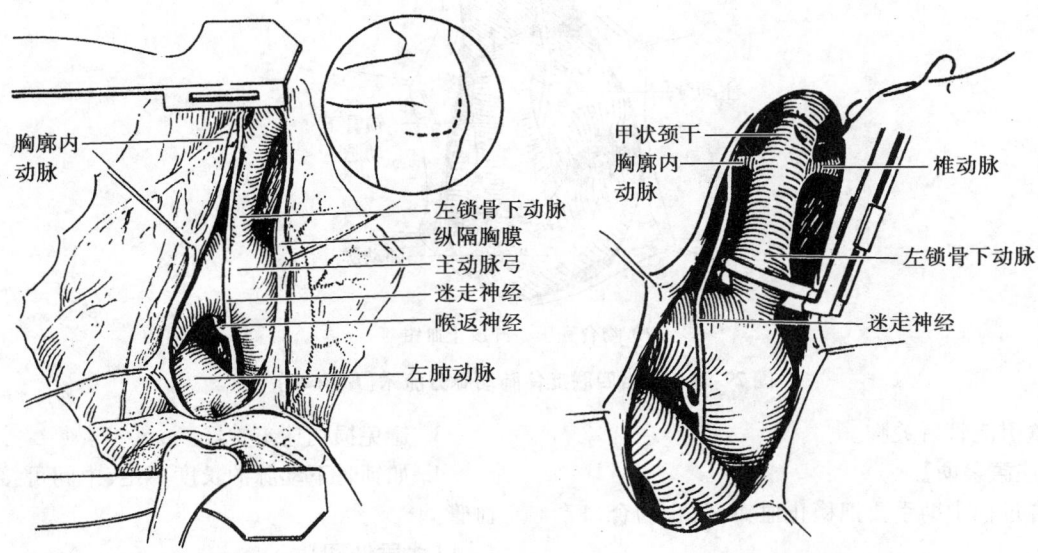

（1）沿锁骨下血管纵行切开胸膜　　　　（2）结扎、切断锁骨下动脉远端及其分支

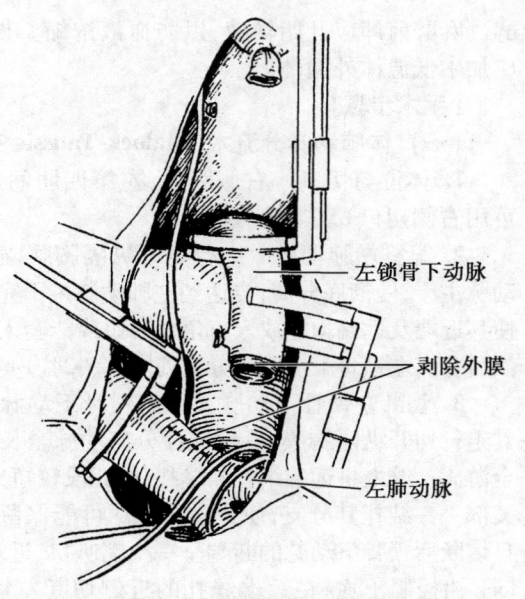

（3）更换Blalock钳，剥除肺动脉吻合口及
锁骨下动脉断端血管外膜

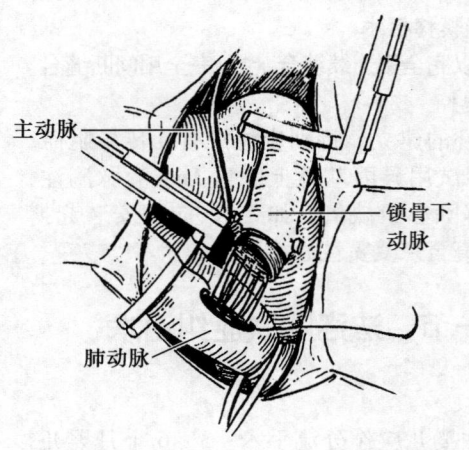

（4）切开肺动脉，作吻合口后壁
连续外翻褥式缝合

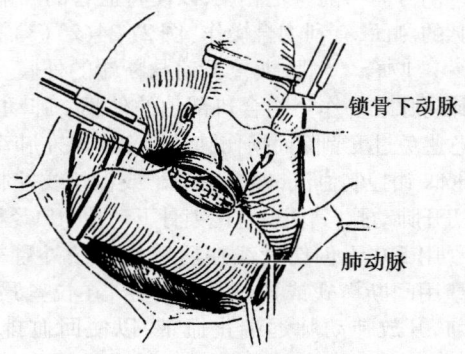

（5）开始前壁吻合

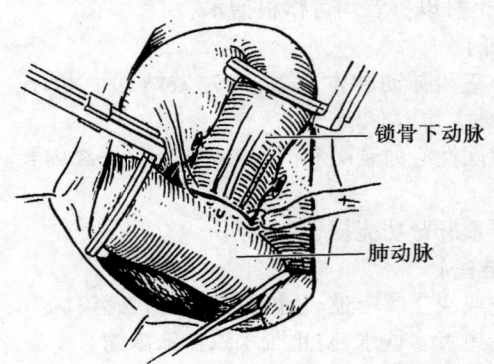

（6）放出空气后结扎最后一针缝线

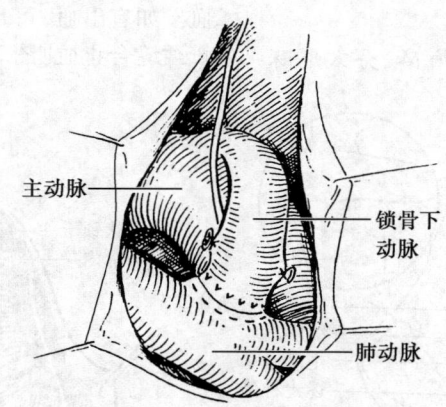

（7）吻合完毕，开放止血钳

图 27-34　法洛四联症体肺动脉分流术（Blalock）

5. 放置引流管后关胸。

【术中注意事项】

1. 吻合过程中助手要把稳止血钳，防止吻合口牵拉撕裂。

2. 术中要充分补液，以免血液浓缩。

3. 避免损伤迷走神经。

4. 如锁骨下动脉的长度不足，中间可接一段人造血管。

【术后处理】

1. 术后用抗生素预防感染。

2. 防止脱水。

3. 防止低血压,避免吻合口血栓形成。

4. 鼓励咳嗽,预防肺部并发症。

(二) 四联症根治术

1. 体位、切口　仰卧位,胸骨正中切口。

2. 切开心包　如计划利用自体心包加宽右心室流出道,应在切开心包之前,于前面取下所需的心包片备用。之后扩大心包口,上至主动脉心包返折,下达膈肌。

3. 心外探查　①测量主动脉与肺动脉外径;②检查是否有左上腔静脉;③是否合并其他畸形;④测各房室的大小。

4. 建立体外循环。

5. 切开右心室流出道　缝两个牵引线,于牵引线间纵行切开右心室流出道,可见肥大的室上嵴、隔束和壁束。切除隔束与壁束的肥大肌肉以及妨碍流出道通畅的其他肌束〔图27-35(1)(2)〕。

6. 解除肺动脉瓣狭窄　如瓣环不窄,可经流出道切口,用直角钳或神经拉钩将狭窄的肺动脉瓣钩向右心室,用剪刀准确彻底剪开融合的三个交界;如肺动脉瓣环狭窄,应将右心室流出道的切口向肺动脉方向延长,在瓣膜交界部位切断瓣环直至狭窄被完全解除。必要时可达肺动脉分叉,甚至延到左、右肺动脉〔图27-35(3)〕。

7. 修补室间隔缺损　四联症的室间隔缺损一般较大,用小拉钩将室间隔缺损的前缘向前牵拉,使缺损及其周围结构被展开,尤其后下缘可以展示清楚,用相等于或略大于室间隔缺损直径的补片进行修补。危险区用带支持垫的褥式间断缝合,其余部分采用连续缝合,或完全采用连续缝合。危险区也可用连续褥式,其余用一般连续缝合〔图27-35(4)~(7)〕。

8. 加宽右心室流出道　对流出道狭窄,单纯依靠切除阻塞的肉柱,常不能彻底解决阻塞,多数需要用补片加宽流出道。可以用自体心包,亦可用人造血管加宽。倘有瓣环狭窄,应将补片超越肺动脉瓣环向肺动脉伸延,直达狭窄远端。如肺动脉主干有狭窄外,左、右肺动脉也有狭窄,则补片可超越伸延到肺动脉分叉或左、右肺动脉。如需要扩大位于升主动脉后方的右肺动脉,可先切断升主动脉,加宽右肺动脉之后,再修复升主动脉。以上缝合均可用连续缝合两道,如有渗血,可将吻合口两侧外膜缝合压迫,多可止血〔图27-35(8)~(10)〕。

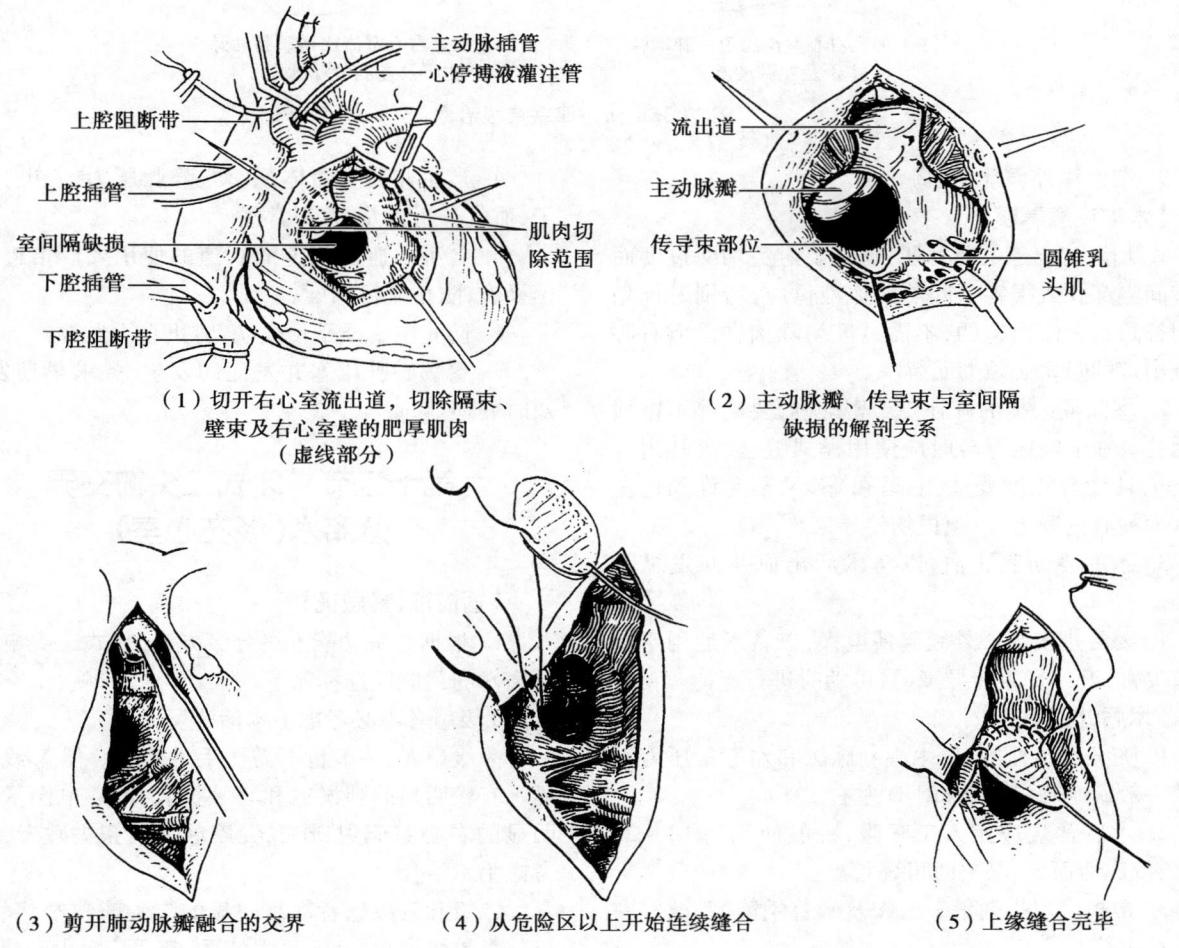

(1) 切开右心室流出道,切除隔束、
壁束及右心室壁的肥厚肌肉
(虚线部分)

(2) 主动脉瓣、传导束与室间隔
缺损的解剖关系

(3) 剪开肺动脉瓣融合的交界　　(4) 从危险区以上开始连续缝合　　(5) 上缘缝合完毕

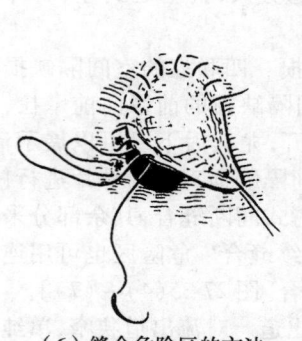

（6）缝合危险区的方法
（*示传导束走行部位）

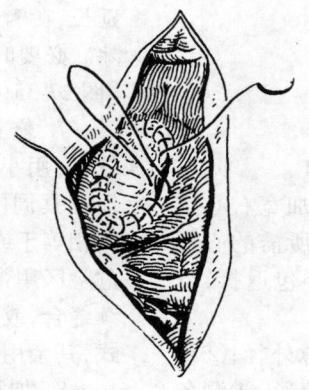

（7）前缘最后几针灌水后结扎

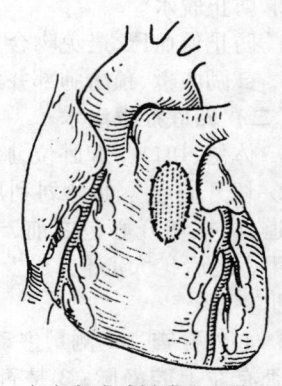

（8）加宽跨瓣膜流出道

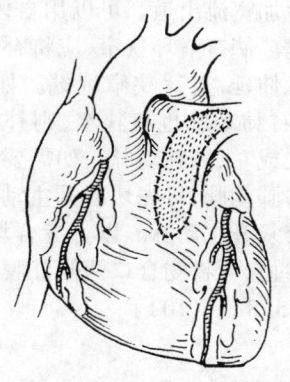

（9）加宽右心室流出道、肺动脉
　　主干及左肺动脉

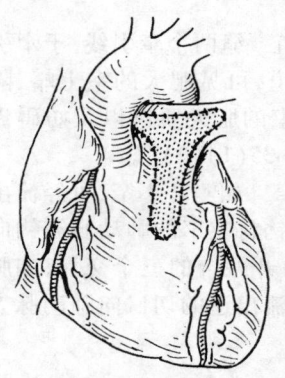

（10）加宽右心室流出道、肺动脉
　　主干及左右肺动脉

图 27-35　法洛四联症根治术

9. 结束体外循环,关胸。

【术中注意事项】

1. 切除流出道的阻塞肌束时,要避免切除过度而致室间隔穿孔或损害室间隔的血液供应,特别是计划要用补片扩大流出道的,不需过度切除肉柱。但右心室流出道的阻塞必须彻底解决。

2. 室间隔缺损的修补要严密准确,要确保不留残余漏孔。在危险区缝合时应使用褥式缝合,离开边缘 0.5cm,且缝合深度要适当,既可靠,又不允许到达左心室面的心内膜下,以免损伤传导束。

3. 术中要彻底止血,以防术后出血及并发纵隔感染。

4. 要常规安装心外膜起搏电极,以备术后用于抗心律失常,万一发生传导障碍,可随时进行起搏。

【术后处理】

1. 充分补足血容量,中心静脉压和左心房压力可以较一般病略高,达 $20cmH_2O$ 左右。

2. 术后常规应用人工呼吸,一般使用约 12～24 小时,依病情而定,必要时可延长。

3. 常规应用小剂量多巴胺及硝普钠静滴,减轻左心室后负荷。

4. 严密监测生命体征,动、静脉压力,心电,血离子,血气分析以及血、尿常规。

5. 各种与血流相连的管道的使用要严格遵守无菌操作,防止血行感染。

6. 防止电解质平衡失调,防止心律失常。

7. 警惕心脏压塞并发症的发生,务求早期发现,及时处理。

第十二节　闭式二尖瓣交界分离术（经左心室）

【适应证、禁忌证】

1. 根据心脏功能五级分级方法,闭式二尖瓣交界分离术的适应证选择如下:

0 级患者不必考虑手术治疗。

一级患者,一般也不需要手术治疗。但 X 线检查显示有较明显的肺淤血和心脏扩大,或心电图示有较明显的右心室肥大,作二尖瓣球囊扩张失败者,可以考虑手术治疗。

二级和三级患者都有明显的二尖瓣狭窄症状,如果球囊扩张失败,又无手术禁忌,都适于手术治疗。

四级患者有明显的充血性心力衰竭,完全丧失劳动力。这类患者,迫切需要手术治疗;但术前必须先经内科治疗,将心力衰竭控制以后,才能进行手术。

2. 二尖瓣狭窄伴有轻度二尖瓣关闭不全和轻度主动脉瓣狭窄或关闭不全者,可考虑本手术治疗;如这些合并存在的多瓣膜病变已使左心室明显肥厚扩大者,则禁忌本手术。

3. 单纯性二尖瓣狭窄病,发生急性肺水肿或大咯血,经内科治疗不能有效控制时,多属重度狭窄,应及早施行甚至急症手术治疗。年龄不应太受限制,主要决定于病情发展。

4. 二尖瓣狭窄合并妊娠不是手术的禁忌证,但必须慎重对待。如在妊娠期间症状不明显加重,或能维持临床分级的一级或二级者,可以待分娩后再考虑手术。如在妊娠期间,症状明显加重,内科积极治疗不能控制者,无论在妊娠何期,都应考虑手术治疗。

5. 二尖瓣狭窄适合手术治疗,但有风湿活动的临床或化验检查变化者,应先控制风湿活动,待被控制3个月后才能手术。需要紧急手术抢救的病例除外。

6. 二尖瓣狭窄并有亚急性细菌性心内膜炎者,应先积极治疗心内膜炎,待治愈后才能手术。但如心内膜炎经长期治疗仍不能控制,而二尖瓣病变不手术已无法等待时,只得勉强手术,不过必须有敏感的抗生素作保证。

7. 单纯二尖瓣狭窄伴心房纤颤,有栓塞病史,超声心动图发现左心房内有血栓形成者,应在体外循环下作直视二尖瓣交界分离术。但如患者拒绝接受体外循环,也可慎重进行闭式分离术,注意避免手术中血栓脱落。

【术前准备】

1. 做好思想工作,解除患者顾虑,积极配合治疗和护理。

2. 控制心力衰竭,改善心功能,争取在代偿期手术,必要时可用洋地黄治疗,但应在术前2日停用,以便在术中、术后需要用洋地黄时比较确切计算体存量。

3. 消除全身各处存在的感染灶,术前1日开始用青霉素治疗。

4. 积极纠正可能存在的电解质紊乱。进低盐饮食者应在术前3~5日恢复普通饮食。

【麻醉】

快速气管内插管,静脉复合或静脉吸入复合麻醉。

【手术步骤】

1. 体位 患者稍偏右侧卧,左胸和左肩部垫高30°,左上肢前伸,悬吊固定在头架上。

2. 切口 沿第5肋间隙(女患者沿乳房下缘)作左胸前外侧切口。切断第5肋软骨(必要时可再切断第4肋软骨)。注意勿损伤胸廓内血管。

3. 切开心包 心包切口可根据心耳位置的前后,在膈神经前方1cm处作与该神经平行的纵切口,上端起自肺动脉部位,下达膈肌,既使心耳部充分显露,又便于左心尖部的操作。心包切口上的出血点,均须电凝止血。将心包切口前缘缝合固定在胸壁内侧切口皮下组织。再将一块薄纱布垫缝在后切缘,向后铺开,既可牵引心包,又可挡住左肺,不致挤出胸腔,影响手术操作〔图27-36(1)〕。

4. 心脏外检查 先进行心脏外检查,注意由于肺动脉高压所引起的肺动脉主干膨大或右心室肥大情况,并顺序用手指触摸左心室、右心室、左心房及主动脉根部,检查有无收缩期或舒张期震颤,以进一步明确二尖瓣狭窄的狭窄的诊断及判明各瓣膜的情况。同时,还应检查左心耳的大小、形态、硬度,充分估计手指进入有无困难、术中可能发生的意外等,以便事先作好相应的预防措施。

5. 置心耳钳,做荷包缝合 用无损伤性心耳钳夹住心耳根部(须注意勿夹住房室沟内的左冠状动脉回旋支),然后沿心耳钳的上方,做一荷包缝合。缝线应从心耳内侧面上缘开始,线头要留在心耳的上方。缝线过浅容易撕脱,过深则又可能将对侧心耳壁缝住。针距不宜过密,约1cm,进针及出针之间以0.5~0.6cm为合适。然后,用带钩钢丝将荷包缝线两端套入一段8cm长的细胶管(可用12号导尿管),用止血钳夹住穿出胶管另一端的线头,以便切开心耳、插入示指后,收紧荷包线,控制出血〔图27-36(2)、图27-36(3)〕。

6. 左心室做褥式缝合 在左心室心尖部无血管区,用4号丝线做一口形褥式缝合,以备切开心室壁、插入扩张器时收紧控制出血。两针的针距及间距要合适,均以1cm为妥。缝线两端套入一胶管,以备收紧缝线〔图27-36(4)〕。

7. 切开心耳,检查心房 切开心耳前手术人员应查对小圆刀、扩张器、缝针、缝线等用具,必要时将手术台重新调整,使体位最有利于心耳的显露及扩张时的心内操作。

在完成以上所有步骤以后,才用剪刀剪除心耳尖部,并按照术者手指的粗细扩大心耳切口〔图27-36(5)〕,将横跨在心耳内壁的肌小梁——剪断,以便手指进入探查〔图27-36(6)〕。心耳内的凝血块,应用生理盐水冲净。术者更换剪去示指的右手手套;更换前,右手示指应先用碘酊消毒,再用酒精脱碘及生理盐水反复冲洗。准备妥当以后,术者左手放开心耳钳,同时将右手示指伸入心房内。如切口漏血,第二助手可轻轻收紧荷包缝合线,控制出血〔图27-36(7)〕。

　　手指进入心房以后,检查二尖瓣瓣孔的大小,瓣膜活动度,边缘有无纤维结节或钙化,有无回喷及其程度等,以判定有无二尖瓣关闭不全及其严重程度。最后,确定是否适合进行扩张分离,决定大小相应的扩张器。如发现左心房内有血栓形成,应特别小心,仔细从血栓和心房壁之间的空隙将手指轻轻旋转探入心房腔内探查,注意切勿分破血栓,以免脱落碎块,并随血流进入主动脉,造成脑或其他部位动脉栓塞,危及生命或影响栓塞部位的血运和功能。

　　8. 切开心室,分离二尖瓣交界　第一助手左手提起心尖部褥式缝合线做牵引,右手用小圆刃刀在褥式缝线内作一小切口。切口长度应与扩张器闭合时的直径相称,约0.6cm;深度以切开心肌层的一半为度,不必切透〔图27-36(8)〕。在第一助手帮助下,术者用左手持扩张器由切口轻柔插入,穿透心肌进入心室内〔图27-36(9)(10)〕,循流入道方向,并在左心房内的右手示指引导下,将扩张器准确插入二尖瓣孔内。插入深度,以扩张器的头部侧翼中部适在二尖瓣孔位置为宜〔图27-36(11)〕。随后左手立即用力捏拢扩张器手柄,使扩张器的叶片张开,扩开二尖瓣交界的粘连。当二尖瓣交界被扩张分离时,术者左手即可感到阻力突然消失〔图27-36(12)〕。一次扩张以后,应立即闭合扩张器叶片,并退回左心室内。右手示指检查扩张

效果,了解分离程度和有无血流回喷。一般一次扩张即可完成二尖瓣交界分离;如果检查发现分离不满意,可重复进行扩张,或可用在心房内的示指加压分离,使手术达到更好的效果。如果扩张后产生关闭不全,应不再进行扩张,以免加重关闭不全。扩张完毕,应及早退出扩张器,收紧心室褥式缝合线以控制出血〔图27-36(13)〕。心室切口用1号丝线间断缝合2~3针,并将已收紧的褥式缝合线结扎。心室缝线的边距以离切口边缘0.5cm较为合适,深度不必穿透心室壁,但也不宜缝合过浅,以防撕裂出血或日后形成假性心室壁瘤〔图27-36(14)〕。

　　9. 退出手指,结扎、缝合心耳切口　退出示指之前,应将示指通过已扩大的二尖瓣孔伸至瓣膜下,检查腱索和乳头肌情况,如有瓣下粘连,可用指尖分开。在心耳切口以下用左手放好心耳钳以后,边逐渐退出手指,边将心耳钳夹住心耳;第二助手同时轻轻收紧荷包缝合线〔图27-36(15)〕,然后用10号丝线在钳下结扎心耳。结扎心耳及荷包缝合线时用力要合适,太紧可能将心耳勒断或撕裂,太松则又可能脱落出血〔图27-36(16)〕。心耳残端再用4号丝线间断8形缝合2~4针〔图27-36(17)〕。

　　10. 缝合心包及胸壁切口　心包缝合以前,应先将术中积聚在心包内的血液及凝块冲洗,吸尽,在心包下方近心尖处(一般在膈神经后面)作2~3cm长的心包引流小切口;然后,拆除固定心包切缘的缝线及纱布,将心包缝合〔图27-36(18)〕。在第7肋间腋后线置胸腔引流管,吸尽胸腔内积液,彻底止血以后,逐层缝合胸壁。

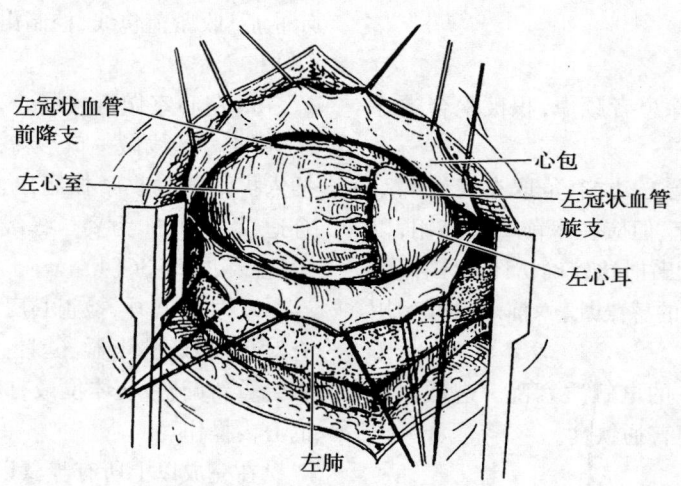

（1）切开心包,显露左心耳和部分左、右心室

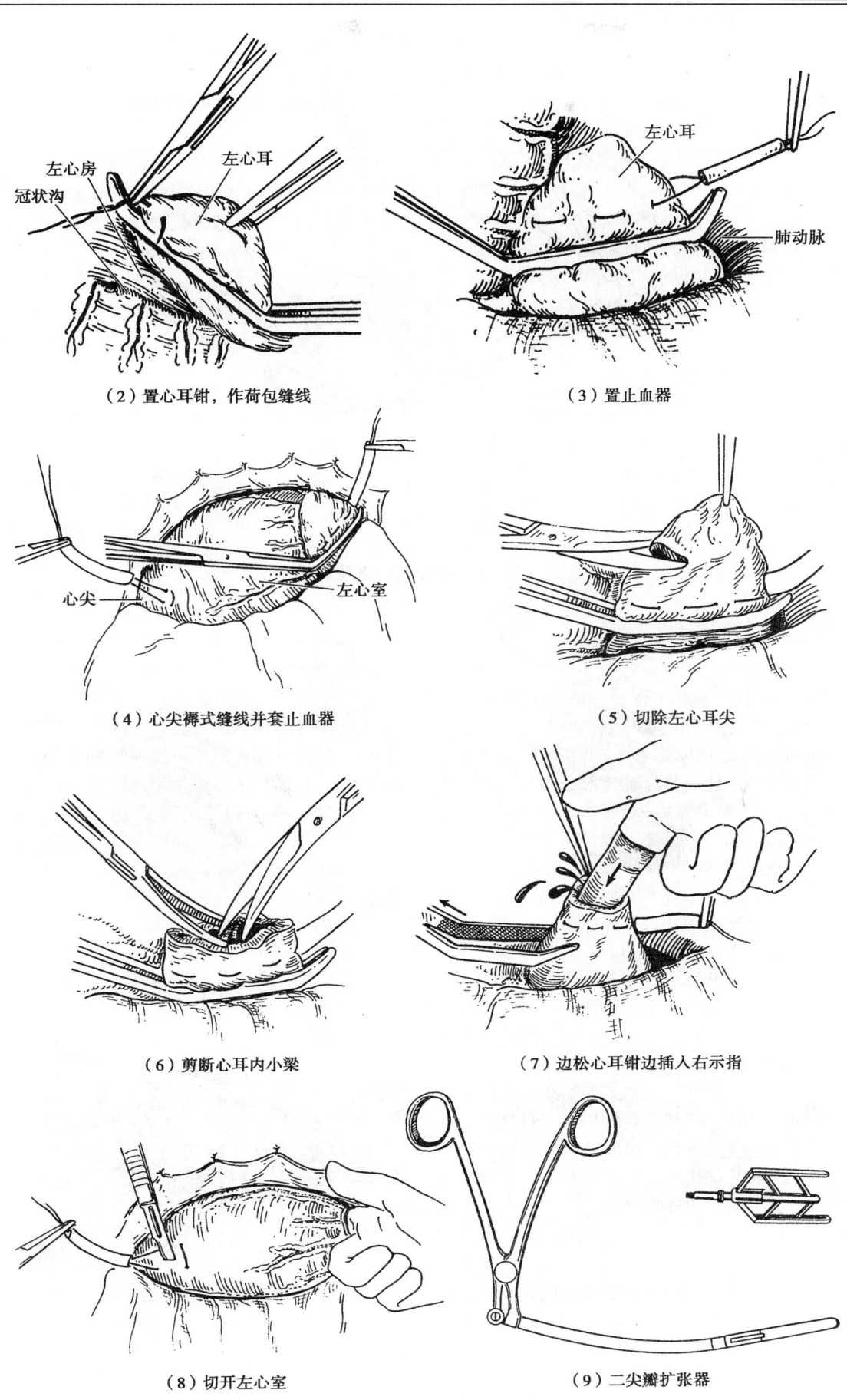

（2）置心耳钳，作荷包缝线

（3）置止血器

（4）心尖褥式缝线并套止血器

（5）切除左心耳尖

（6）剪断心耳内小梁

（7）边松心耳钳边插入右示指

（8）切开左心室

（9）二尖瓣扩张器

4

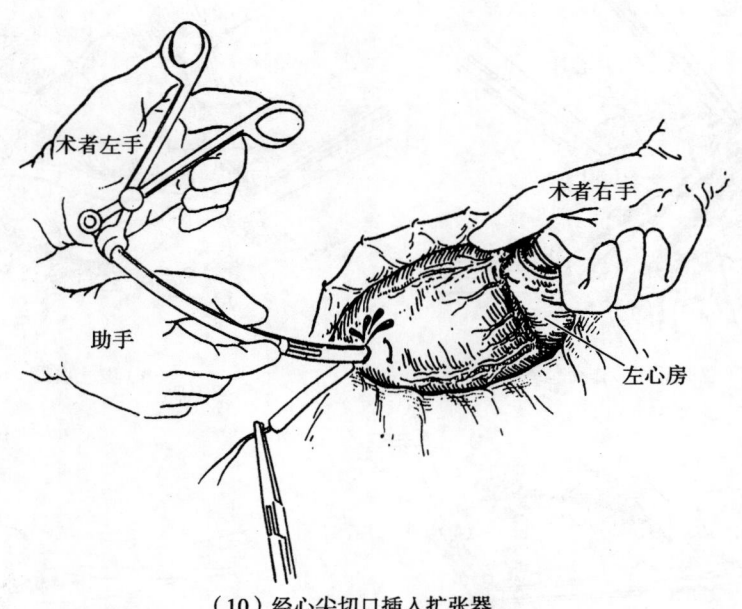

（10）经心尖切口插入扩张器

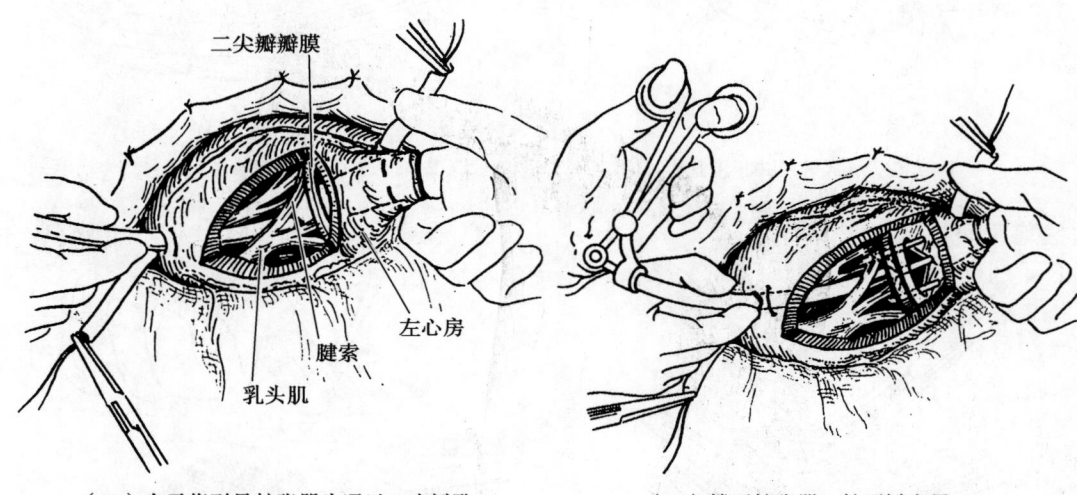

（11）右示指引导扩张器头通过二尖瓣孔

（12）撑开扩张器，扩开瓣交界

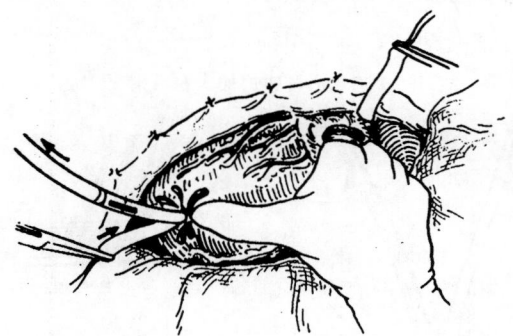

（13）边退出扩张器边收紧缝线

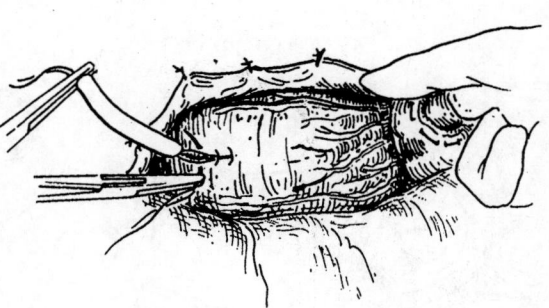

（14）间断缝合心室尖切口

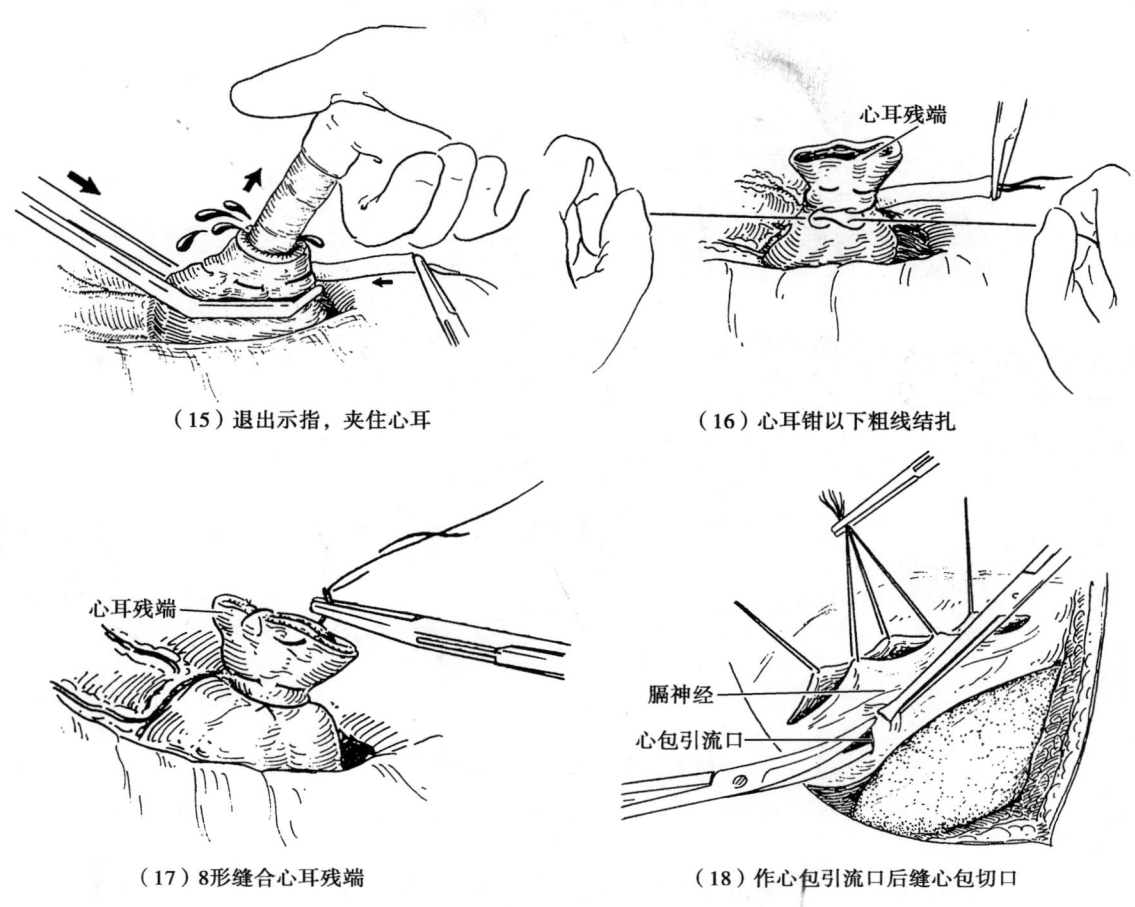

（15）退出示指，夹住心耳

（16）心耳钳以下粗线结扎

（17）8形缝合心耳残端

（18）作心包引流口后缝心包切口

图 27-36 经左心室闭式二尖瓣交界分离术

【术中注意事项】

1. 无心耳、小心耳或心耳已纤维机化，不能经左心耳进入手指者，可采取以下办法处理：

（1）经左心房途径：在左心房壁作双层荷包缝合（或作一层荷包缝合，再在其外作相反方向的两针或3针大褥式缝合），然后在荷包缝合中间做切口进入手指〔图27-37〕。

（2）经左上肺静脉途径：如该静脉直径粗细足以插入术者示指，可先用无损伤性血管钳夹住，阻断血流，然后做切口进入手指〔图27-38〕。

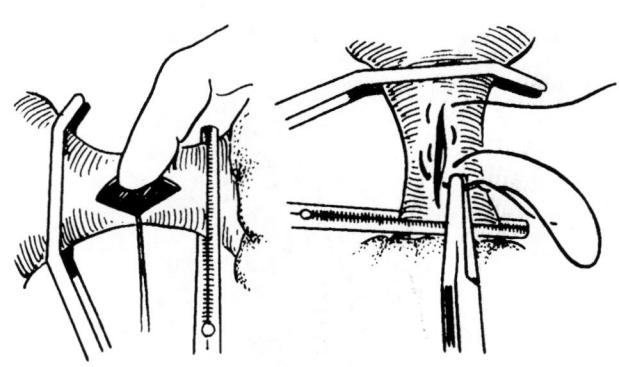

图 27-38 经左上肺静脉插入手指

2. 在剪断心耳内肌小梁时，注意不要剪断心耳的荷包缝线。如不慎剪断，应即重新缝好。

3. 心耳组织脆弱，有撕裂可能者，可在心耳荷包缝合线的近心侧，再辅加互为相反方向的两针大褥式缝合线，以备万一发生撕裂时收紧缝线，控制大出血〔图27-39〕。

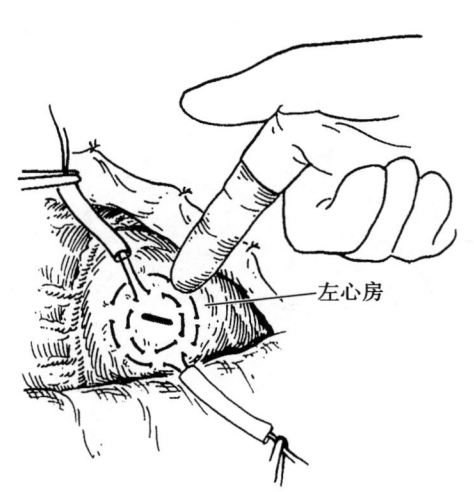

图 27-37 经左心房插入手指

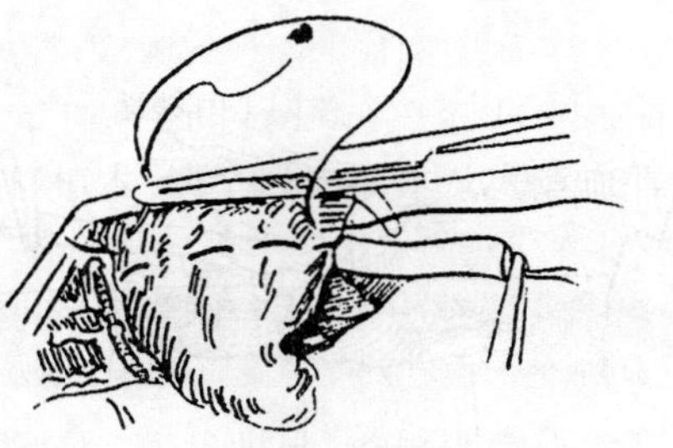

（1）从外侧作缝线

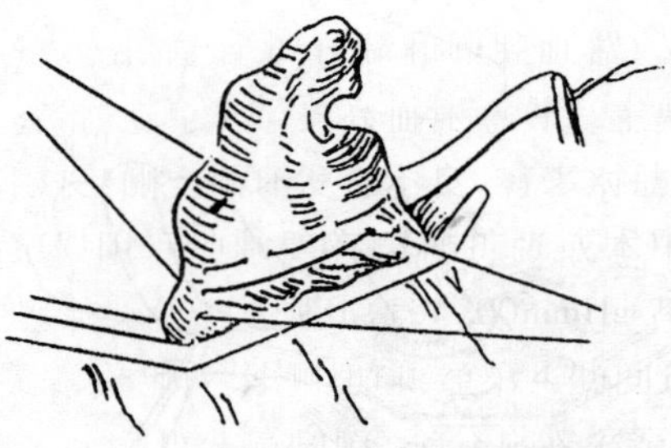

（2）从内侧作缝线

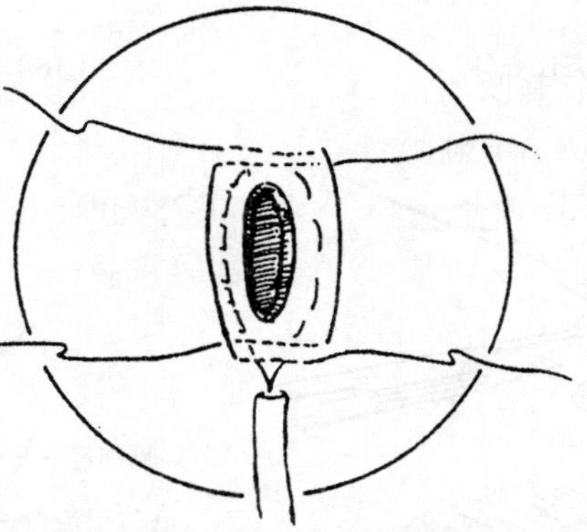

（3）荷包线近侧加双重褥式缝线控制

图 27-39　心耳加作大褥式缝线控制出血

4. 在示指进入心耳或退出心耳作结扎过程中，心耳可能被荷包线或结扎线撕裂或割断；或因荷包缝线拉断；或因心耳过小，切口不够大，手指勉强插入时引起心耳切口撕裂至心房；也可因二尖瓣高度狭窄，手指进入心房太快，心房内压力突然增加，心房壁胀破，以致发生大出血。此时，术者必须保持镇静，决不可用止血钳乱来，以免裂口裂大，增加出血，甚至造成不能挽救的严重后果。正确处理的方法是：①如心耳或心房撕裂发生在手指尚未退出以前，可用手指在心耳或心房内轻轻堵住裂缝，再用丝线间断缝合〔图 27-40〕。②如心耳或心房撕裂发生在手指退出以后，应用左手拇指和示指（或示指和中指）捏住整个心耳，暂时控制出血，吸尽积聚血液，在直视下再夹上心耳钳；或直接用缝针间断缝合〔图 27-41〕。

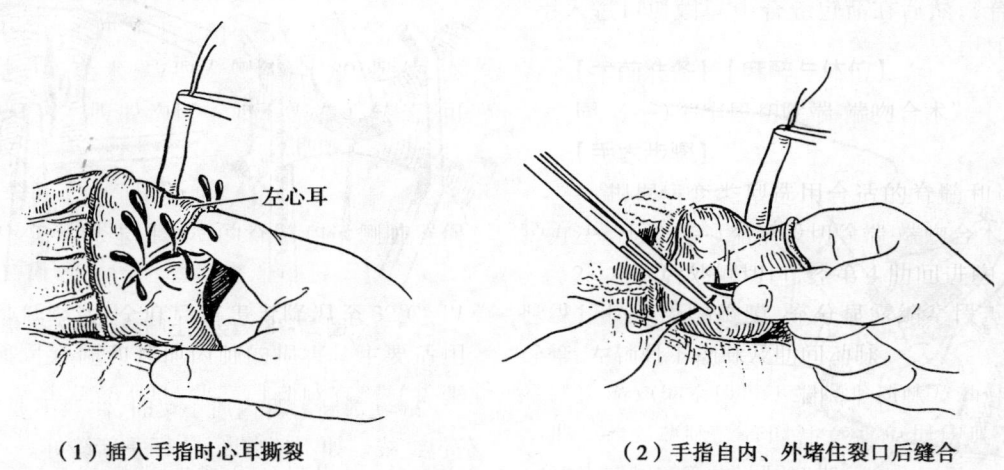

左心耳

（1）插入手指时心耳撕裂

（2）手指自内、外堵住裂口后缝合

图 27-40　手指退出前心耳裂伤的处理

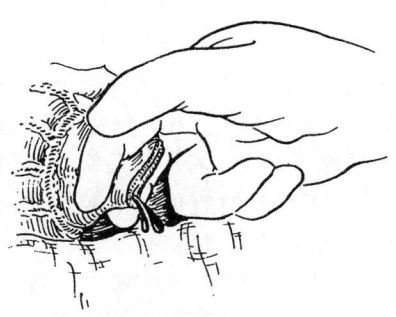
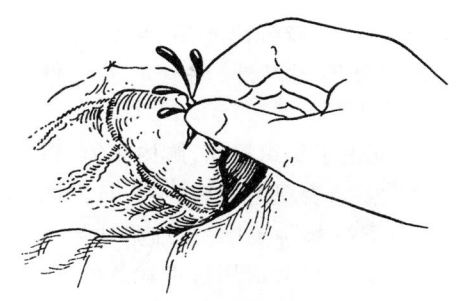

（1）2、3指夹住心耳后夹心耳钳　　　　（2）1、2指捏住心耳后夹心耳钳

图 27-41　手指退出后心耳裂伤的处理

5. 心室切口撕裂或褥式缝线被切断，扩张器退出时大出血，术者应立即用左手手指（或右手拇指）堵住，由第一助手用缝针间断缝合止血。

6. 在手术操作过程中，尤其在手指探查二尖瓣孔和分离二尖瓣时，常会发生心律失常，心动过速或心率减慢，故每次操作时间要短，如出现心律异常，应暂停手术操作，将心房内探查二尖瓣孔的手指尖退离瓣孔，恢复血流，待心律恢复正常后再继续操作，一般不需药物处理。

7. 切心室切口前，缝心尖部褥式缝线和取出扩张器、间断缝合切口时，注意不要损伤或缝扎冠状血管分支，以免影响心肌血液供应。

8. 从心尖切口插入扩张器，并按方位寻找二尖瓣孔的动作必须轻柔，勿施暴力，不然即有可能将扩张器送入腱索后面，穿破二尖瓣瓣膜，甚至穿透二尖瓣根部的心室壁，引起出血，遇到穿破瓣膜时，应即拔出扩张器，终止手术，改在体外循环下进行心内直视手术。遇到心室壁穿破时，可缓慢退回扩张器（或退出扩张器），同时用右手示指堵住破口，由助手作间断褥式缝线缝合破口（必要时加垫），注意切勿损伤冠状血管。

9. 重症患者，手术过程中麻醉不满意，或手术操作刺激，均可发生血压过低、心动过速、急性肺水肿等危急。此时，除采取相应急救处理外，术者应加快手术步骤，迅速用手指扩大二尖瓣口，然后予以扩张分离。一般在二尖瓣交界分离完成以后，情况即可很快好转。

【术后处理】

1. 适量输血　一般可不输血，但如失血超过300~400ml，可输血 200ml 或更多。术后不需大量输液，仅在饮水不多时少量补液，以补充口服量的不足。如出汗不多，一般手术当天补 10% 葡萄溶液 1000ml 即可。补液过多反而增加心脏负担。

2. 控制心率，预防心力衰竭　术后心率在 120 次/分以下者，可以不用洋地黄药物治疗。如心率超过 120 次/分，则宜静脉内缓慢注入毛花苷丙 0.4mg；必要时，4~6 小时后再注射 0.2~0.4mg，预防心衰。

如术前心功能较差，或有心房纤颤或已用洋地黄作准备者，术后早期应使用洋地黄控制心率和预防心力衰竭。术前心功能严重下降，或长期服用洋地黄的患者，术后更应有一个较长的时期服用洋地黄。

3. 及时处理低血压　二尖瓣手术后，可能发生低血压，常出现在术后 1~2 小时。发生原因，可能是手术中或手术后失血过多，未得到相应的补充；瓣孔分离不满意，造成中度以上关闭不全，而手术本身又加重了心脏的负担，使心功能减退，产生术后心排出量不足的现象；也可能是瓣孔彻底分离以后，左心室一时未能适应血流动力学的突然改变；或小动脉、毛细血管未能适应而发生扩张现象，引起有效血液循环量相对不足。如系失血量过多，应予适当输血；对其他原因所引起的低血压，都应及时用多巴胺缓慢静脉滴入（一般每 200~250ml 液体中加入 10mg），即可使血压回升。

4. 继续激素治疗　凡术前已长期使用激素治疗者，除术中宜静脉内滴入地塞米松或氢化可的松外，术后早期也应加大剂量，待一般情况稳定后再逐渐减量和停药。

5. 预防呼吸道并发症　二尖瓣狭窄患者由于肺内淤血，术后呼吸道并发症发生机会较多；尤其有肺动脉高压和肺淤血显著者，更应注意。除应用抗生素外，需鼓励和帮助患者及时将痰液咯出。

6. 保持胸腔引流通畅　胸腔引流的目的是将胸腔内积液和积血及时排出，并观察胸腔内有无继续出血，因此必须保持引流通畅。一般如引流量不多，在术后 24 小时左右即可拔管。引流管保留时间过长，由于疼痛刺激，对于患者心率及术后恢复，都有一定的

4

影响。

7. 观察术后体温　二尖瓣分离术后,可出现体温升高,除极偶然的感染原因以外,尚有以下几种可能:

(1) 术后反应:可能由于组织损伤,胸内积血、积液等吸收以后的反应。临床表现为术后 2～3 日内体温升高(一般在 38℃ 上下),精神萎靡,白细胞计数可达 20 000/mm³ 左右。在术后常规应用抗生素条件下,不需特别处理,即可自行逐渐恢复。

(2) 心包切开综合征:这是心包损伤后对于心包内积液的一种反应。临床表现为术后 1～2 周出现持续性高热(38～39℃),患者有胸前区闷痛感,听诊有心包摩擦音,X 线透视可见心脏阴影增大,心搏减弱。这种体温一般能在 1～2 周内消退。除继续应用抗生素外,可采用水杨酸或激素类药物进行治疗。

(3) 风湿活动:临床表现为术后持续性微热,有咽部或关节痛、心率轻度增快等症状,或有血沉增快现象。对这种患者,应采用水杨酸类药物或适量的激素治疗;退热后,再维持用药 2 周,以巩固疗效。

第十三节　人工心脏瓣膜置换术

一、二尖瓣置换术

【适应证】

1. 二尖瓣狭窄,瓣膜严重钙化。

2. 二尖瓣狭窄,瓣膜严重挛缩,瓣下病变重,不能用成形方法修复者。

3. 二尖瓣狭窄并关闭不全,后者不能用成形手术解决者。

4. 单纯二尖瓣关闭不全,不能用成形手术纠正者。

【禁忌证】

1. 风湿活动,一般控制 3～6 个月后手术。

2. 脑栓塞及脑血栓形成,一般 2 个月后手术。

【术前准备】

术前 24～48 小时停利尿药,其余同体外循环的建立。

【麻醉】

气管内插管,全身吸入或静脉复合麻醉,低温体外循环,开始前给予 GIK 溶液保护心肌。

【手术步骤】

1. 切口及建立主体外循环。

2. 心脏切口　①房间沟后纵向切口进入左心房,如房间沟太短,切口下端可向下后方延长;②经右心房切口:自房室沟上方 2cm 处切开右心房,沿房室沟向外下伸延。进入右心房后纵行切开卵圆窝,向上下扩大,向下延长时宜偏向下腔方向;向上延长避免向内偏,以免误伤主动脉窦。

3. 切瓣　用拉钩显露二尖瓣,确定换瓣适应证后,用粗丝线缝合大瓣作为牵引线,用直角钳夹牵引线,将大瓣展开。在离瓣环约 3mm 处将大瓣作一小切口,然后用剪刀在离瓣环 3mm 处沿瓣环向前、后剪下大瓣,同时在乳头肌尖端处剪断乳头肌,但勿剪除过多,以免损伤左心室壁。到达前、后交界后,继续用同样方式将小瓣切除,尽量保存小瓣的第三排腱索,也可以不切除小瓣。最后测瓣器测量瓣环大小,以决定所需人工心脏瓣号码〔图 27-42(1)～图 27-42(5)〕。

4. 缝合　用 2-0 带垫片涤纶线间断褥式缝合,自瓣环的房侧进针,由室侧出针,并立即自室侧向房侧缝入人工心瓣的缝合圈。缝线在瓣环上应尽量靠近边缘。褥式缝合间的距离为 1～2mm〔图 27-42(6)〕;亦可用连续缝合法,但必须是显露不困难的。可以用一根线第一针带垫片作褥式缝合,以后连续缝合向两边进展,最后会合打结;亦可用数根缝线进行连续缝合,所有连续缝合线都要注意必须把每一针缝线抽紧,避免瓣周漏。

5. 着床　全部缝线(直褥式缝合法)整理拉直后,将人工瓣送入瓣环内,确认着床到位,一一结扎,涤纶线要打 7 个结,线头剪线时不宜留得过长,而且打结时要注意把线结打在缝圈的偏外侧(即靠近边缘)以免线条倒向中心,阻碍大瓣的功能〔图 27-42(7)〕。

6. 检查　人工瓣关闭及开放功能。

7. 冲洗　用冷盐水彻底冲洗心腔。

8. 缝合切口　缝合左心房切口,或缝合房间隔切口后缝合右心房切口。所有心脏切口均为两道连续缝合,缝合时缝线一定要抽紧,以防漏血。

9. 排气　缝合左心房切口前,应将左心房和左心室灌满生理盐水,将气体赶出;如系右心房途径,则在缝房间隔时将左心房与左心室灌满生理盐水,缝右心房切口时将右心房与右心室灌满盐水。心脏切口缝合完毕后于左心室和升主动脉根部进行排气,主动脉根部排气可利用心停搏液灌注的针孔进行,可将其连接于左心引流管进行排气,亦可开放排气,左心室和升主动脉根部用带槽针进行排气。

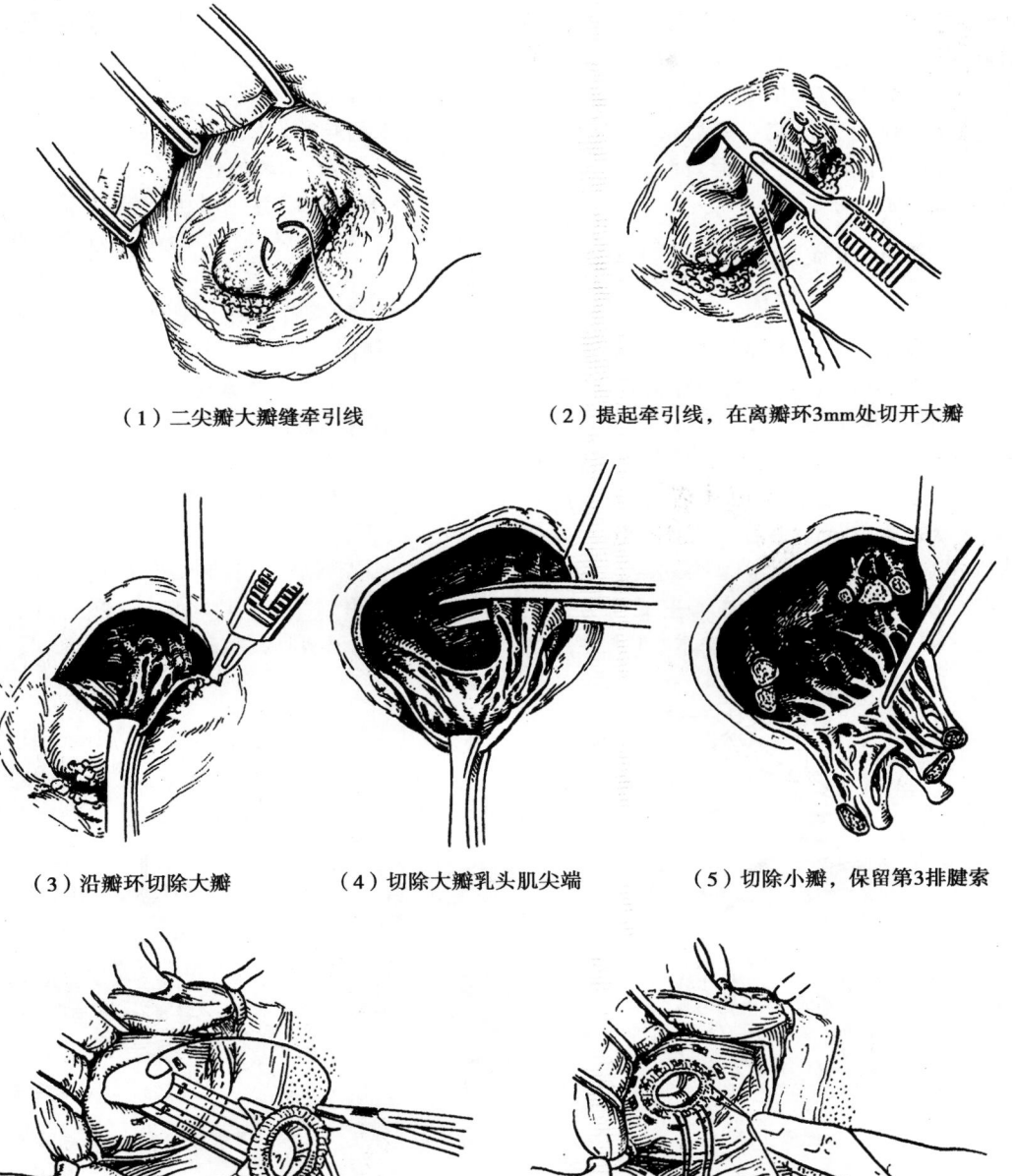

（1）二尖瓣大瓣缝牵引线　　　　　　　（2）提起牵引线，在离瓣环3mm处切开大瓣

（3）沿瓣环切除大瓣　　　（4）切除大瓣乳头肌尖端　　　（5）切除小瓣，保留第3排腱索

（6）将瓣环与人工瓣缝合圈作褥式加垫缝合　　　　　（7）推入人工瓣，待着床后打结

图27-42　二尖瓣置换术（生物瓣）

10. 开放升主动脉阻断钳　应尽早开放升主动脉阻断钳（倘若阻断时间较长，为减少阻断升主动脉时间，可于缝好房间隔切口后不等关闭右心房就先开放升主动脉阻断钳），之后，心脏常可自动复跳，如不能自动复跳，心肌有一定张力或已经出现室颤，则可以电击除颤。

【术中注意事项】

1. 大瓣的前、中部与主动脉瓣相邻，缝合时要避免缝及主动脉瓣导致主动脉瓣关闭不全。

2. 左冠状动脉的回旋支与小瓣瓣环伴行，如缝合过深可能损伤该支冠状动脉。

3. 后交界紧靠右纤维三角，要避免缝合过深而伤

4

及传导束。

4. 剪除小瓣及其腱索时要避免损伤左心室后壁,小瓣的第三排腱索可不剪,使对左心室后壁起保护作用,避免发生左心室后壁破裂的并发症。使用拉钩和吸引器时都要注意避免损伤左心室后壁。有时不切除小瓣也可以完成二尖瓣置换术,但要注意其乳头肌是否可能阻碍人工瓣的功能。

二、主动脉瓣置换术

【适应证】

1. 主动脉瓣狭窄　有症状的患者跨瓣压差大于50mmHg,开口面积1.0以下应行主动脉瓣置换术;无症状或症状轻的跨瓣压差大于75mmHg应施行手术;晕厥或心绞痛频繁发作,有猝死可能,尽早手术;主动脉瓣中度狭窄伴冠状动脉旁路移植术者。

2. 主动脉瓣关闭不全　患者有心悸、气短、胸痛等症状,脉压超过收缩压一半,典型泼水音,水冲脉等,胸片示左心室扩大,心电图示左心室肥厚劳损应手术;与主动脉瓣狭窄并存应及时手术;外伤性急性主动脉瓣关闭不全,短时间手术;感染性心内膜炎控制稳定后手术,但反复动脉栓塞及瓣膜赘生物尽早手术;无症状或症状轻微者,左心室收缩末径大于55mm或随访时心脏进行性扩大也应手术治疗。

【术前准备】

1. 同体外循环的建立。

2. 有心绞痛者应尽可能治疗,使其缓解,而且保持稳定。术前应做冠脉 CTA 或冠状动脉造影除外冠心病。

3. 重症患者术前 1 周用 GIK 溶液静滴保护心肌。

【麻醉】

气管内插管,静脉复合麻醉。

【手术步骤】

1. 切口及建立体外循环。

2. 主动脉切口　体外循环运转后,体温降到30℃,阻断升主动脉,灌入冷心停搏液,同时进行心表降温。心停搏后行主动脉横或斜切口,切口下端距右冠状动脉开口约 1～1.5cm。观察左右冠状动脉开口位置,确认主动脉瓣病变确需换瓣〔图27-43(1)〕。

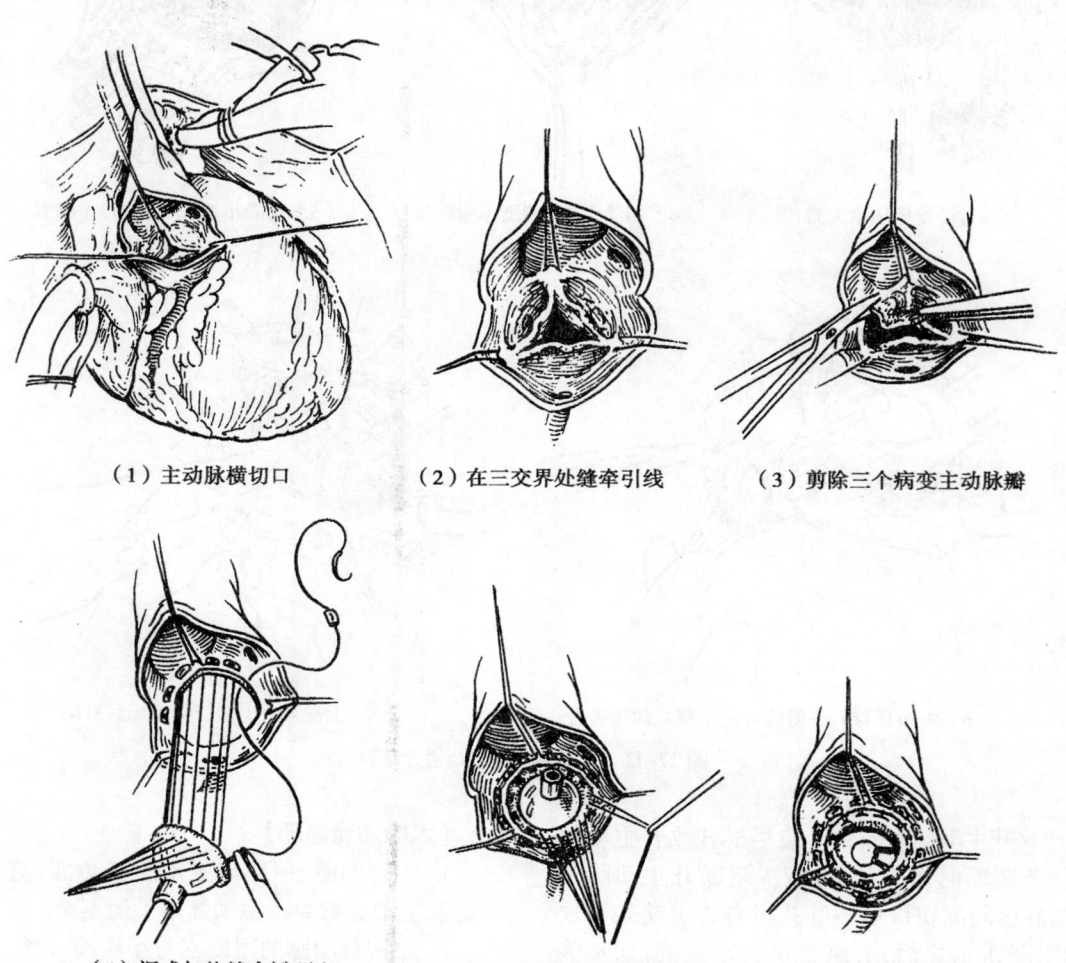

（1）主动脉横切口　　　　　（2）在三交界处缝牵引线　　　　　（3）剪除三个病变主动脉瓣

（4）褥式加垫缝合瓣环和　　　　（5）人工瓣着床后打结　　　　　（6）完成置换
　　　　人工瓣缝合圈

图 27-43　主动脉瓣置换术(机械瓣)

3. 缝牵引线　在主动脉瓣三个交界处各缝一牵引线〔27-43（22）〕。

4. 切除瓣膜　先分别切除三个瓣叶，边缘留2mm，然后清除瓣环上的钙化组织，用测瓣器测量瓣环以确定人工瓣膜号码〔图27-43（3）〕。

5. 缝合　用2-0带垫片针的涤纶线，从上向下间断褥式缝合，缝过瓣环后立即缝在人工心瓣的缝合圈上，注意缝线在瓣环和人工瓣的缝合圈上要分布均匀而且相称，针距一般为2mm〔图27-43（4）〕。

6. 着床　将所有缝线理好拉直，将人工瓣推入瓣环之下，确认着床到位，而且证明人工瓣没有阻塞左、右冠状动脉开口后一一打结。最后再一次检查，确定左右冠状动脉开口通畅〔图27-43（5）（6）〕。

7. 冲洗　彻底冲洗人工瓣上下的主动脉和左心室，向主动脉和左心室内灌满生理盐水。

8. 缝合切口　用4-0或5-0缝线连续缝合主动脉切口两道，最后一针收紧前应进行排气。

9. 排气与复苏　左心及升主动脉排气后，开放升主动脉阻断钳。此时应注意保持左心引流通畅，避免左心膨胀。如不自动复跳，可用电击除颤复苏。

10. 辅助循环与停机　复苏后，使心脏处于无负荷跳动一段时间，然后开放上、下腔静脉阻断带，进入并行循环。辅助循环一段时间后，如符合停机条件，应及时停机。

【术中注意事项】

1. 清除钙化组织时，要防止损伤瓣环与主动脉壁。

2. 人工瓣的选择切忌过大。

3. 人工瓣着床打结后一定要做到不堵塞左、右冠状动脉口的通畅。

4. 如心内操作时间超过30分钟，应分别进行左、右冠状动脉灌注或逆行性灌注冷心停搏液。术中应不断向左心室内灌入冰盐水以保护心内膜下心肌，心表降温要经常增加冰屑或冰盐水，以保证心肌温度维持在15～20℃左右。

5. 扩大瓣环　主动脉瓣环内径太小而换瓣又不可避免时，可扩大瓣环以便植入合适型号的人工心瓣，其方法是：①后路扩大：将主动脉切口向后下延长到无冠窦与左冠窦交界，该处将瓣环切断，将切口伸延到二尖瓣大瓣的基部，用菱形补片，自二尖瓣基部开始缝合，直到瓣环，使菱形补片的腰部正好位于瓣环部位。待人工瓣植入后，其余部分补片用于扩大瓣环以上的主动脉〔图27-44（1）～（6）〕。②前路扩大：在右冠状动脉开口的左侧切开主动脉瓣环和下面的室间隔肌部和右心室流出道，然后用一个三角形补片扩大瓣环及室间隔肌部。人工心瓣植入后，用另一菱形补片扩大主动脉及右心室流出道〔图27-45（1）～（6）〕。

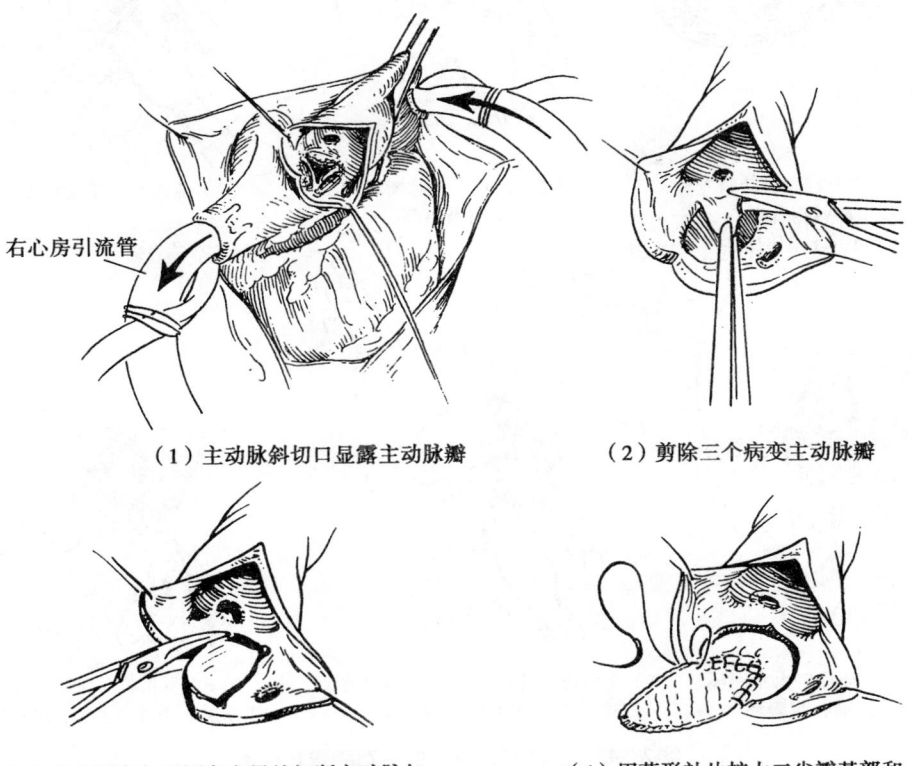

（1）主动脉斜切口显露主动脉瓣　　　　　　（2）剪除三个病变主动脉瓣

右心房引流管

（3）在左冠窦与无冠窦交界处切断主动脉与　　　（4）用菱形补片扩大二尖瓣基部和
　　　二尖瓣的共同瓣环，直达二尖瓣大瓣基部　　　　　主动脉瓣环

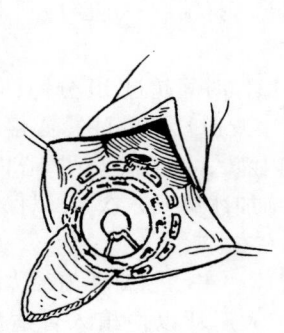
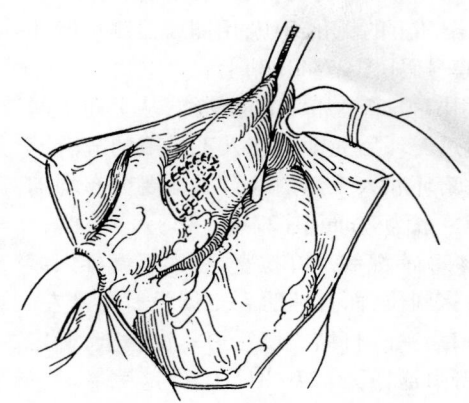

（5）植入人工主动脉瓣　　　　　　　　　　（6）补片的其余部分扩大主动脉起始部

图27-44　后路扩大瓣环的主动脉瓣置换术

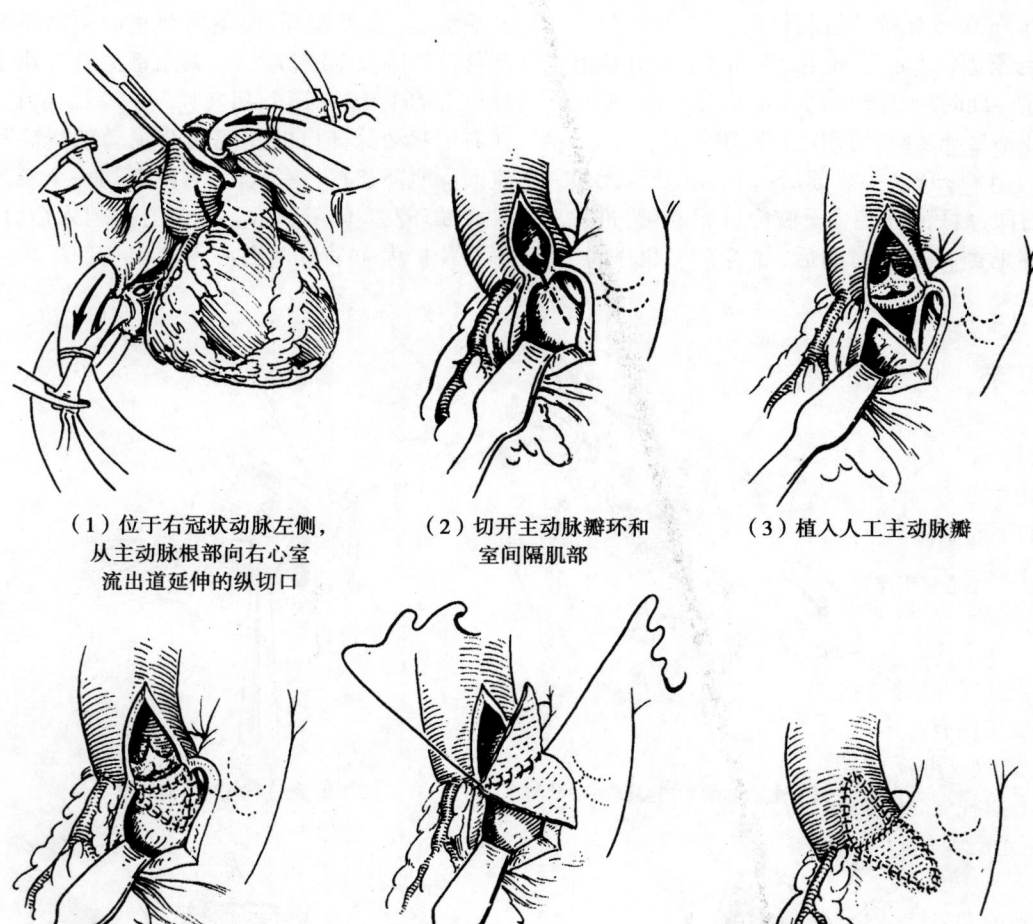

（1）位于右冠状动脉左侧，
从主动脉根部向右心室
流出道延伸的纵切口

（2）切开主动脉瓣环和
室间隔肌部

（3）植入人工主动脉瓣

（4）用三角补片扩大室间隔
基部及主动脉瓣瓣环

（5）用菱形补片的腰部与三角补片
底边及人工瓣的缝合圈缝合

（6）菱形补片的上半部扩大
主动脉，下半部扩大右心室流出道

图27-45　前路扩大瓣环的主动脉瓣置换术

【术后处理】

1. 血容量补充　术后宜补充合适的全血与血浆，晶体液要适当限制，术后2～3日内要保持适当的液体负平衡。

2. 心律失常及低钾的处理　术后心律失常最主要是由于低钾，因此术后要积极补钾，详见体外循环术后处理。

3. 血管扩张剂及正性药物的应用　换瓣患者多有左心功能不全，因此术后要常规使用血管扩张药。血压偏低亦不禁忌使用，可以与多巴胺或多巴酚丁胺合用，取得平衡。

4. 人工呼吸　常规使用人工呼吸，减轻心脏负荷。一般患者使用6～12小时；重症患者可延长使用时间，直至病情平稳为止。

5. 抗凝治疗　使用机械瓣者，常规于术后抗凝，一般待胸腔引流量明显减少后开始，即术后24～48小时开始口服华法林，同时使用肝素，肝素是弥补华法林从口服到起作用这段潜伏期的需要。华法林首次剂量为5～10mg，肝素为1mg/kg，但要根据凝血酶原时间的结果来决定剂量。要求维持凝血酶原时间在正常的1.5～2.0倍左右。但在术后24～48小时阶段给华法林时应注意是否有引流液增加或浓度改变，也有人主张术后才开始给予抗凝药。

（姜晓晓　卞晓明）

第十四节　冠状动脉旁路移植术

【适应证】

1. 不稳定型心绞痛，内科药物治疗无效，伴有冠状动脉造影如下改变者。

2. 左主干狭窄>50%。

3. 左前降支近侧高位狭窄>50%，无法行PTCI者。

4. 二支病变伴左前降支高位狭窄者。

5. 三支病变伴有临床症状者。

6. PTCI失败或再狭窄者。

7. 急性心肌梗死，应争取在心肌梗死6小时内手术，如心肌梗死已经超过6小时，则应考虑1个月后手术。

8. 心肌梗死并发症，室壁瘤；室间隔穿孔；乳头肌破裂，重度二尖瓣关闭不全；左心室破裂。

【禁忌证】

1. 慢性全身性疾病，如严重的高血压、糖尿病，药物无法控制者；严重的肾功能、肺功能或肝功能不全者。

2. 冠状动脉弥漫病变细小，<1mm者。

3. 左心室心功能低下，EF<20%，左心室舒张末压>20mmHg。

4. 广泛心肌梗死后，慢性心力衰竭，心功能低下，而无心绞痛者。

【术前准备】

1. 参阅体外循环心内直视手术前准备。

2. 行冠状动脉造影检查，了解冠状动脉病变位置、范围及程度。确定手术靶血管。

3. 了解胸廓内动脉情况。

4. 胸部CT检查，明确升主动脉钙化情况。

5. 心脏彩色多普勒检查，了解心脏功能及有无心内合并病变。

6. 停用血小板抑制剂一周以上。

7. 控制原发疾病，如高血压、糖尿病及高血脂等。停止吸烟。

8. 对准备取大隐静脉的患者，要了解其下肢过去有无手术、溃疡、静脉曲张及皮肤病史。

9. 对准备桡动脉的患者，对准备获取侧的桡动脉要行Allen试验。

【麻醉】

气管内插管，静脉复合麻醉。

【手术步骤】

（一）血管桥的获取

1. 取大隐静脉　仰卧位，两下肢略外展屈曲，由内踝开始切开皮肤，沿大隐静脉走行逐步切开皮肤，或分段切开皮肤〔图27-46〕。显露大隐静脉，小心游离侧支，在距主干1mm处，以细丝线结扎侧支。根据拟做血管桥数，决定取静脉长度。如小腿处的大隐静脉血管无法使用，可以直接取股部的大隐静脉。下肢外展外旋，从腹股沟韧带下2cm，在股动脉内侧，作一长切口，显露大隐静脉，用剪刀仔细剥离，切勿损伤血管外膜及淋巴管，在距静脉主干1mm处用细丝线结扎〔图27-47〕。不够可以取对侧大隐静脉。

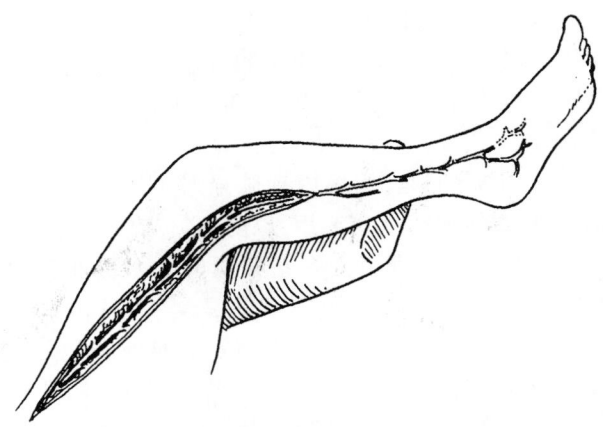

图27-46　沿大隐静脉的长切口

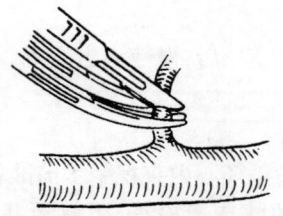
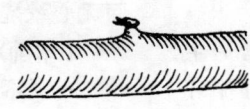
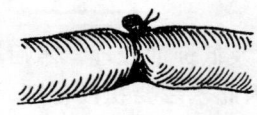

（1）两钳间切断静脉分支　　（2）结扎线距大隐静脉1mm　　（3）结扎过近大隐静脉造成狭窄

图 27-47　剥离大隐静脉

取下后用肝素盐水冲洗,并检查有无破口或遗漏的侧支,如果有,结扎或以银夹夹闭或以 7-0 Prolene 线缝合〔图 27-48〕。修剪大隐静脉近心端,清理静脉

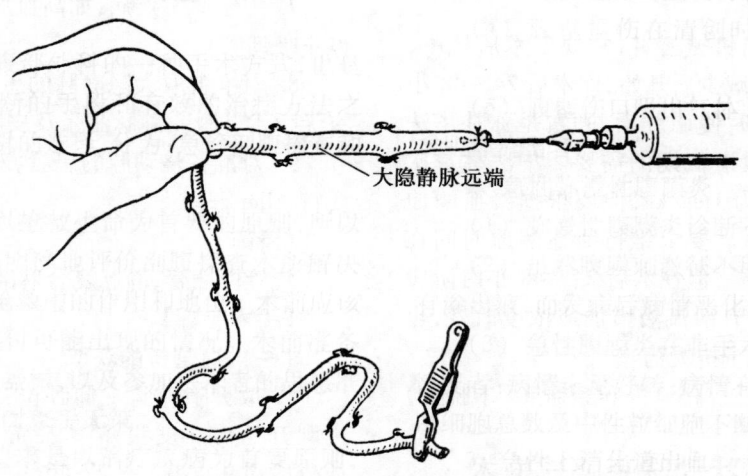

大隐静脉远端

图 27-48　用肝素液冲洗大隐静脉管腔

包。用取胸廓内动脉的牵开器,逐渐撑开胸骨,同时,取胸廓内动脉侧的胸骨被拉高,对侧被压低。将胸膜向外推,显露胸廓内动脉。用电凝距胸廓内动脉 1cm 平行切开筋膜及骨膜,从第 3、4 肋间开始分离,用电凝小心剥离,大的侧支用银夹或钛夹夹闭。向上取至胸廓内动脉起始部或第一肋间。向下取至第 6 肋间以远。肝素化后切断远端胸廓内动脉,修整远端并检查流量是否旺盛。必要时可以用导管针向血管腔内注射罂粟碱肝素液〔图 27-49〕。

需要注意的是,胸廓内动脉绝对不能有夹层形成,如果发现有夹层,则弃用,以防有灾难性后果。取下的胸廓内动脉蒂用含有罂粟碱的盐水纱布包裹备用。

3. 取桡动脉　一般多取左侧,上肢外展。由腕横纹至肘横纹下 2cm 做直切口,逐层切开,切开筋膜。由腕部开始,置入乳突牵开器。游离桡动脉及其两侧并行的静脉。以银夹夹闭侧支,以见到切断

的外膜,剪成楔形,在"脚跟部"再剪小的纵行口。置于肝素盐水中备用。

2. 取胸廓内动脉　胸骨正中劈开后,暂不切开心

侧支。尽量保护与其相伴的神经分支。桡动脉前半部走行较浅,后半部分走行于肌肉间隙。取至肘关节处,不要断大的分支。在大分支前断下动脉,近、远残端分别结扎并缝扎。立即用含有肝素、罂粟碱的盐水反复冲洗,防止血栓形成。检查有无侧支或破口,以银夹夹闭侧支,用 7-0 Prolene 线缝合破口。两端修剪成楔形,置于肝素、罂粟碱的盐水中以备吻合用。

4. 取胃网膜右动脉　取胃网膜右动脉时,术前应做胃肠减压置入胃管。术中将正中切口向下延长 5cm,打开腹膜,将胃提出来。显露胃大弯,将大网膜前层的胃网膜右动脉连同脂肪一起游离出来。从胃大弯中部开始,向两侧游离,逐支结扎并切断其分支。血管蒂尽可能长一些,但游离不能超过胰十二指肠上动脉。肝素化后,切断贲门侧,观察血流量后,用动脉夹夹闭。于肝左叶的前方造孔,或根据吻合位置切开膈肌,将血管蒂送入心包。吻合结束后缝合膈肌,固定血管蒂。

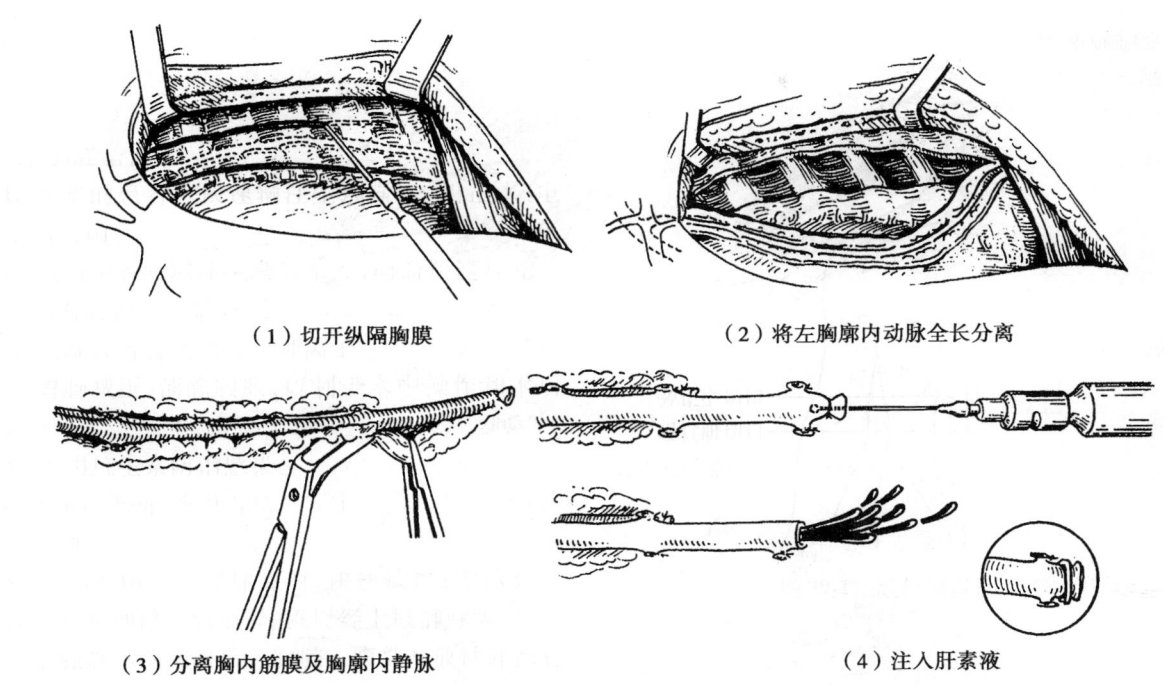

（1）切开纵隔胸膜　　　　　　　（2）将左胸廓内动脉全长分离

（3）分离胸内筋膜及胸廓内静脉　　　　　（4）注入肝素液

图 27-49　分离左胸廓内动脉

（二）体外循环下冠状动脉旁路移植术

建立体外循环，如果没有心内直视操作，多采用升主动脉插管，右心耳插腔——房二级管。停搏液经主动脉根部灌注，也可同时应用冠状静脉窦逆行灌注。

1. 远端吻合口的吻合　采用不同方法显露各支冠状动脉，如用大块盐水纱布垫在左后方略向右垫起，以显露左前降支〔图 27-50〕，助手将心向上向左翻起，可以显露由冠状动脉主干或后降支及左心室后支。将心尖搬向右侧可显露左回旋支。

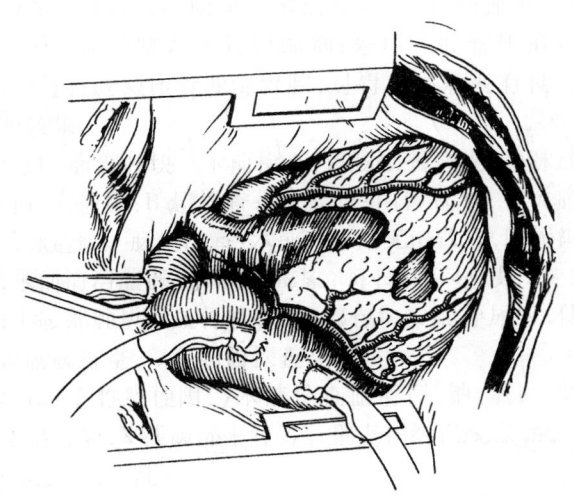

图 27-50　心脏显露和插管

（1）确定冠状动脉靶血管，选择适当的部位，如血管比较直，外径比较粗，尽可能避免在硬化斑块上做切口。用冠状动脉切开刀纵行切开冠状动脉，再用剪刀扩大长度，一般 3～5mm〔图 27-51〕。如果血管切口有血液流出，可用注射器去掉针头后喷洒盐水冲洗。如出血量较多影响操作时，可用无创血管夹或用粗丝线缝绕切口的两端控制，以阻断血流。

（2）大隐静脉桥的吻合：将大隐静脉倒置，使其近心端于冠状动脉远端吻合，以免静脉瓣阻碍血流。桡动脉桥则不必。吻合口基本为连续缝合，偶尔吻合口小的时候也可用间断缝合。但多数采用连续缝合。一般现在吻合口的"足根部"先缝合三针，将血管桥落下。先缝合一侧，由静脉桥外进针，由冠状动脉腔内向外缝出。缝到超过"足尖部"后，在开始一侧的缝合。由冠状动脉外向内缝，从静脉桥内缝出。连续缝合到两线会合打结。吻合时一定要内膜对内膜，既要紧密不漏血，又不能过紧而导致管腔狭窄。打结后用含血盐水经血管桥注入，检查是否有漏血需要加针，以及吻合口是否通畅〔图 27-52〕。

（3）胸廓内动脉的吻合：胸廓内动脉的内径为 2～3mm，与冠状动脉内径接近。将之分离后用其远端与冠状动脉作端-侧吻合，能形成一个良好的旁路通道。而且只需要作一个吻合口。现胸廓内动脉已经成为冠状动脉手术的首选血管桥，一般用于与左前降支吻合。吻合前先要测量到前降支的距离，决定胸廓内动脉的长度，确保心脏复跳后不造成张力。胸廓内动脉的近端吻合与大隐静脉桥的吻合大致相同〔图 27-53〕。

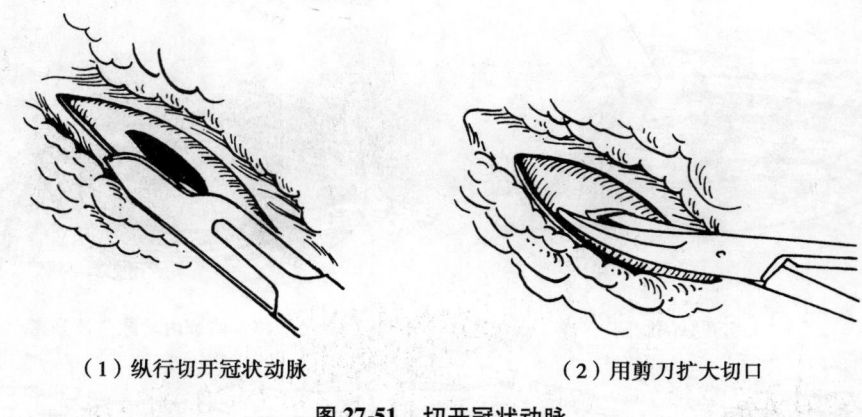

（1）纵行切开冠状动脉　　　　　　　　（2）用剪刀扩大切口

图 27-51　切开冠状动脉

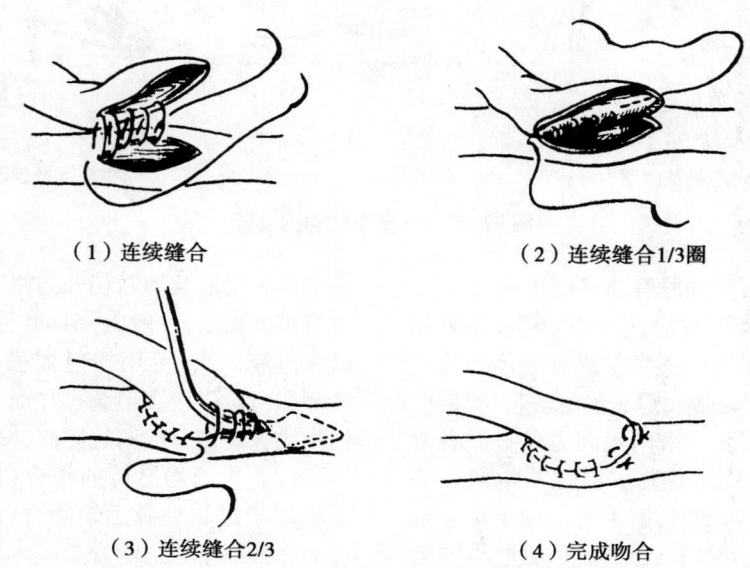

（1）连续缝合　　　　　　　　　　　（2）连续缝合1/3圈

（3）连续缝合2/3　　　　　　　　　　（4）完成吻合

图 27-52　大隐静脉冠状动脉吻合的连续加间断缝合法

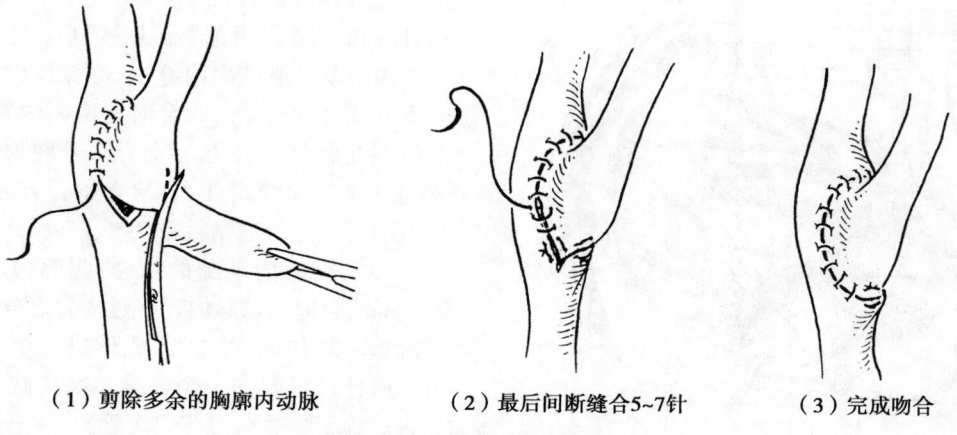

（1）剪除多余的胸廓内动脉　　（2）最后间断缝合5~7针　　（3）完成吻合

图 27-53　胸廓内动脉的吻合

　　但是要注意的是,胸廓内动脉比较脆,容易损伤撕裂,特别是容易形成夹层。所以做吻合时一定动作要轻柔,切勿损伤,避免引起术后严重后果。吻合结束后,开放胸廓内动脉排气打结。然后再次用血管夹夹住胸廓内动脉,待与主动脉一同开放。于吻合口两侧分别缝合两针将血管桥固定到心肌表面,避免心脏跳动时吻合口有张力引起出血或扭曲,影响吻合口流量。沿胸廓内动脉桥的走行松解心包对血管桥的压迫。

（4）桡动脉桥的近端吻合与大隐静脉桥的近端吻合相同。胃网膜右动脉的吻合与胸廓内动脉的吻合大致相同。

（5）序贯吻合:当血管病变位置较多,需要多个

吻合口时,可以做血管吻合,即一支桥做两个以上与冠状动脉的吻合。一般先设计血管长度、走行,在保证血管走行顺畅,无扭曲的条件下,选择吻合的位置。先做靠近主动脉根部的吻合口,然后再做末端的吻合口。吻合口可选择角对角吻合,缝合方法与单支吻合相同〔图27-54〕。

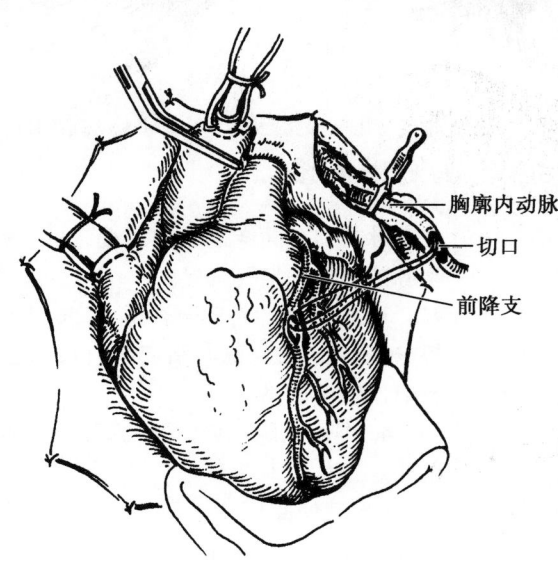

（1）胸廓内动脉切口与前降
支切口做褥式缝合

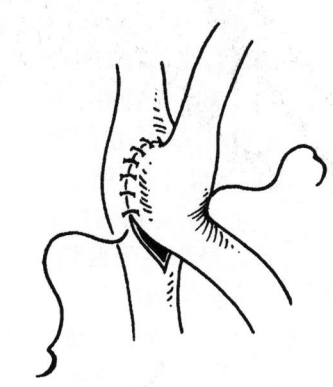

（2）用一针在一侧做连续缝合2/3,
另一针在对侧做同样缝合2/3

图 27-54　序贯吻合

2. 近端吻合口的吻合　复温后,开放主动脉,使心脏复跳。切除要做吻合部位的主动脉外膜,待循环稳定后,用主动脉侧壁钳夹住部分主动脉前壁。在被钳夹的前壁用尖刀切一小口,插入打孔器,在主动脉壁上按需要打孔〔图27-55〕。

通常可做三个血管桥,充水选择合适的长度和走行,使血管桥走行平顺无扭曲,无张力。斜行修整血

管桥的端,再于"脚跟部"孔纵行用剪刀剪一个小口。从血管桥角部开始,血管外膜进针,再由主动脉内缝向外缝出。先连续缝3～5针,落下血管桥,拉紧缝线,由一侧缝到"脚尖",再由另一侧缝到"脚尖"。用6-0 Prolene 线连续缝合。缝合时,血管桥的边距小一些,一般 1～1.5mm,主动脉的边距大一些,一般 3mm 左右,并且缝线要呈放射状〔图27-56〕。

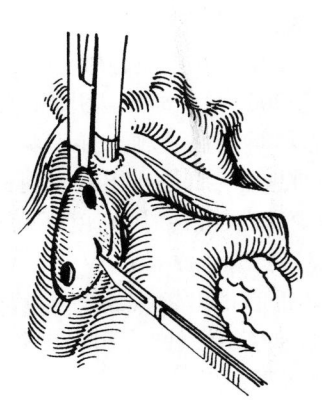

（1）用刀切除一块血管前壁

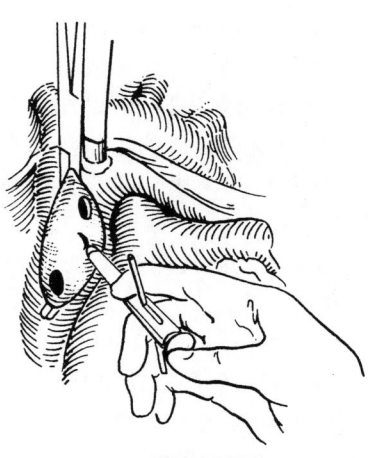

（2）用打洞器打洞

图 27-55　升主动脉吻合口的形成

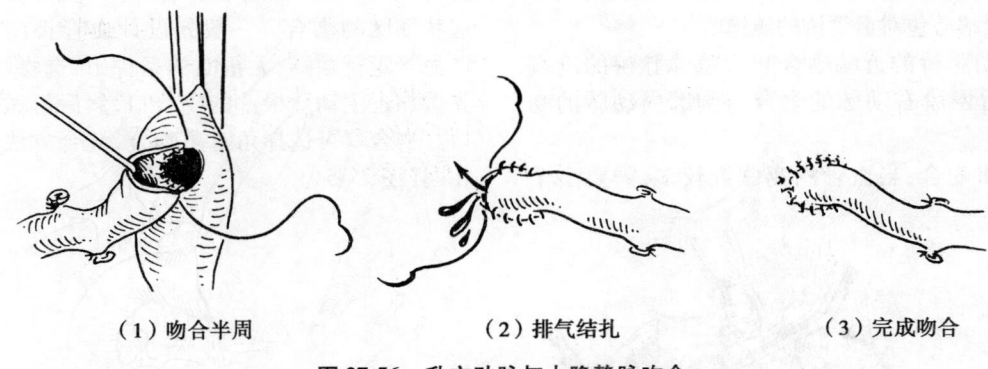

（1）吻合半周　　　　（2）排气结扎　　　　　（3）完成吻合

图 27-56　升主动脉与大隐静脉吻合

近端吻合全部结束后,在各血管桥上夹上小血管夹,用胰岛素注射器的针头在血管桥上靠近主动脉一侧扎几个针眼,使有血喷出,排气,去掉血管夹。

3. 结束手术　复温结束,循环稳定后,逐渐停机,依次拔管。止血后,缝合主动脉前的脂肪。不要缝合心包,避免压迫血管桥。经剑突下两侧安放引流管,纵隔引流管放在主动脉前的脂肪前,不要接触血管桥,放置心包引流管时,注意摆放离开血管桥,为了防止心脏跳动引起引流管移位,可以在膈肌切缘上做一小口,将引流管经小口摆在膈面固定。钢丝固定胸骨5～6道,逐层缝合切口。

（三）非体外循环下冠状动脉旁路移植术

1. 远端吻合口的吻合　非体外循环下冠状动脉搭桥术需要在熟练掌握常规体外循环下冠状动脉搭桥手术技术的基础上逐渐开展。切开心包后,轻轻搬动心脏探查靶血管,让心脏逐渐适应搬动。在左肺静脉旁心包及心包靠近膈肌返折处缝合三针长线,放入粗线绳或纱布,用于把心脏拉浅,套上硅胶管防止线切割心肌。同时显露不同靶血管时,摇动手术床以利于显露和操作。应用非体外循环搭桥手术的专用牵开器和固定器固定冠状动脉,切开冠状动脉后,置入直径合适冠状动脉分流栓,确保吻合口无血或很少的血,如果放入最合适的分流栓仍然出血,可以在吻合口两端缝两个橡胶阻断带控制吻合口的出血。吻合时用注射器去掉针喷水使吻合口清晰。吻合方法与体外循环搭桥手术相同。

2. 近端吻合口的吻合　主动脉夹侧壁钳,吻合方法与体外循环搭桥手术相同。

【术中注意事项】

1. 获取血管时尽量避免对血管的损伤,如电刀灼伤,过度牵拉,镊子夹伤,血管内注水时过度压力过大,对血管的损伤将影响血管的远期通畅率。

2. 吻合冠状动脉时,冠状动脉缝合边距尽量小一些,尤其是前后角,如果边距太大影响吻合口通畅。

主动脉处吻合同样避免静脉缝合的边距过大,同时主动脉的缝合一定要全层。

3. 血管桥的长度要合适,过长容易打折阻塞血管桥,过短在心脏涨满时引起吻合口出血或血管桥变瘪影响血管桥通畅。

4. 夹主动脉侧壁钳时,尽最大可能避免夹到钙化斑块。

【术后处理】

1. 维持循环稳定　术后应用去甲肾上腺素、硝酸甘油维持血压,使血压维持在保证组织灌注,有充足尿量。

2. 防止心律失常　术后常见的心律失常是室性心律失常和心房纤颤,首选应用胺碘酮。

3. 呼吸功能支持　术后应用人工呼吸机辅助呼吸,当患者已经充分苏醒,呼吸有力,循环稳定,血气分析正常时,可停用呼吸机。

4. 治疗原发病　术后继续治疗高血压、糖尿病等原发疾病。

5. 冠心病二级预防治疗　长期应用血小板抑制剂,应用 β-受体阻滞剂、血管紧张素转化酶抑制剂、降血脂药物。

【术后并发症】

1. 出血　术中应仔细止血,术后如果引流较多,引流量>200～300ml/h 且引流液浓稠,有血块形成,可以考虑尽早剖胸止血。如引流不畅,引流液突然减少,同时患者有低心排出量表现如心率快、烦躁、血压低、尿少、四肢湿冷,则高度怀疑有心脏压塞的可能,立即剖胸探查止血。

2. 低心排出量综合征　应用去甲肾上腺素维持血压保证组织灌注,应用多巴胺改善心功能,必要时引用体外球囊反搏。

3. 围术期心肌梗死　术后常规查心电图,当血压、心功能下降伴有心电图 ST 段改变,应考虑血管桥可能,应用钙拮抗剂处理动脉桥痉挛,如仍不能改善,且病情进一步恶化,则高度怀疑血管桥阻塞,尽早剖胸探查,如确系血管桥阻塞,则重新搭桥。

4. 心律失常　术后早期心律失常多为室上性心动过速、频发室性期前收缩。窦性心动过速时,先考虑是否麻醉变浅,或血容量不足,对症处理,此外可应用β-受体阻滞剂。室性期前收缩,首选胺碘酮。早期房扑或房颤药物无效时,应考虑使用电复律,并应用胺碘酮维持治疗。

5. 呼吸系统并发症　多为年龄大的患者,可能术前肺功能差,且有吸烟史,术后可能出现呼吸功能不全、肺不张、支气管痉挛或合并肺感染。应加强呼吸道管理,同时积极处理气道痉挛与肺部感染。

6. 神经系统并发症　术后患者如不能及时清醒,继续应用人工呼吸机,同时加强综合、营养及支持治疗,如果超过一周仍不能清醒,应做气管切开。

7. 切口裂开,胸骨裂开　多数为老年人。对于胸骨比较脆弱的患者,引流管不要拔出过早,避免心包或胸骨后积液,术后使用胸带,及时处理频繁咳嗽。

（骆铁波）

第十五节　胸部大血管手术

一、主动脉夹层与主动脉瘤的外科治疗

【概述】

主动脉夹层是指主动脉内的血流通过动脉内膜上的破裂口冲入动脉的中层,在内外膜之间形成一定长度的假腔并可发展到胸、腹主动脉各段的疾病。常以突发胸背部剧痛为主要表现,有很高的死亡率。高血压、主动脉中层发育不良或发生囊性退行性变如 Marfan 综合征、动脉粥样硬化和溃疡以及心脏手术或介入治疗等医源性因素等是常见的危险因素。所有累及升主动脉的夹层归为 Stanford A 型〔图 27-57(1)(2)〕,只累及降主动脉的夹层为 Stanford B 型〔图 27-57(3)(4)〕。主动脉 CTA、造影及心脏彩超是主要检查手段。

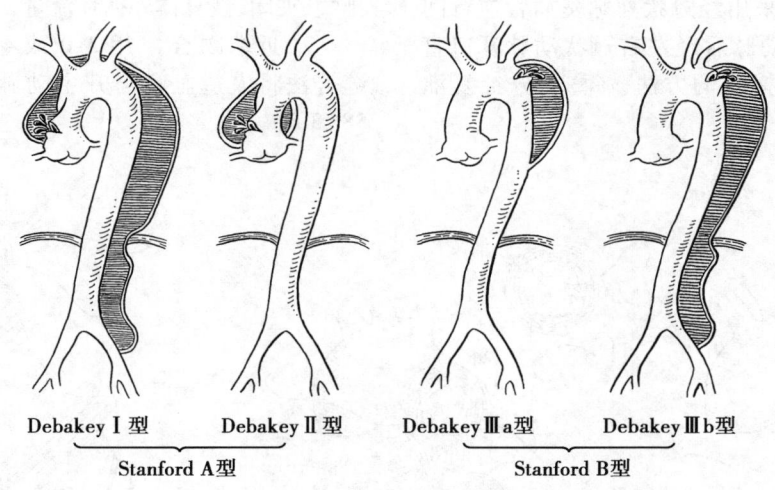

Debakey I 型　　Debakey II 型　　Debakey IIIa型　　Debakey IIIb型

Stanford A型　　　　　　　　　Stanford B型

图 27-57　主动脉夹层的分类

主动脉瘤是指主动脉的局部异常扩张所形成的瘤样结构,其扩张后的直径至少超过原动脉直径的50%,其瘤壁包含有正常主动脉壁的所有层次,也常称为真性动脉瘤,可发生在主动脉各段。

（一）升主动脉置换术（replacement of ascending aorta）

【适应证】

1. 急性或慢性 A 型夹层,内膜破口局限在升主动脉,主动脉弓和主动脉根部病变不严重。

2. 升主动脉瘤直径超过 5~6cm 或主动脉瘤直径以每年大于 1cm 的速度扩张或有破裂迹象。无主动脉瓣关闭不全,也无主动脉窦或窦管交界明显扩大。

3. 对于急性 A 型夹层合并有急性心、肾或其他脏器供血不足、功能障碍者,虽然预示手术风险加大,但并非手术绝对禁忌证,而是急诊手术指征。有严重脑梗死者手术要十分慎重。

【禁忌证】

1. 高龄、全身情况差,难以耐受手术者。

2. 合并严重慢性心、肺、肾、脑功能不全或其他严重疾病者。

【术前准备】

1. 当确诊 A 型夹层后,应立即进行血压、心电监测,建立可靠的静脉输液通道。给予充分的镇静止痛。

2. 严格控制血压在所能允许的最低水平,可选硝普钠 0.5~5μg/(kg·min)或尼卡地平 5~10mg/h 微量输液泵输入。应用 β-受体阻滞剂使心率控制在60~80 次/分。

3. 如有休克表现,首先要适量补液,升压药物要小心应用。尽快手术。

4. 充分准备血细胞、新鲜冰冻血浆、血小板、凝血因子等血液制品,术前应用氨甲环酸、氨基己酸等抗纤维蛋白溶解药品。

5. 预防感染。

【麻醉与体位】

取平卧位。气管插管,静脉复合麻醉。低温体外循环备术中深低温停循环。

【手术步骤】

1. 动脉插管　在开胸前做好动脉插管更安全。常采用右锁骨下动脉(腋动脉)插管,有利于脑和全身的顺行灌注。如患者危重也可采用股动脉插管,比较迅速。

2. 胸骨正中切口,小心切开心包。在动静脉插管和体外循环建立之前,尽量不要在升主动脉上操作。

3. 静脉插管　可在右心房插二级腔-房管或上下腔静脉分别插管。

4. 心肌保护　可采用经冠状静脉窦插管逆行间断灌注结合切开升主动脉后经左右冠状动脉开口直接间断灌注冷血心停搏液的方法。每20分钟复灌一次。

5. 左心引流　经右上肺静脉插管引流有助于保持术野相对无血。

6. 开始体外循环,降温至约32℃时,在距无名动脉起始部约3cm处夹阻断钳,开始逆灌冷心停搏液,同时继续全身降温(至18~20℃可以停循环时)。

7. 近端处理　纵向切开升主动脉前壁,清除夹层内血栓,找到内膜破口,切除该处及其上下剥离的内膜片,冲洗。如主动脉根部未受累,可以直接与人造血管吻合。如夹层已累及部分根部,有某一交界剥离,则在相应交界处以褥式加垫片缝合将剥离的交界固定到外膜上。主动脉壁可以进一步用Teflon毡条加固或用生物胶封闭假腔〔图27-58(1)〕。

8. 深低温停循环和远端开放吻合　当肛温达到18~20℃时,头低位30°,循环流量减为10ml/kg,松开主动脉阻断钳,修剪远端夹层。取相应口径的人造血管,以3-0聚丙烯滑线连续缝合法与升主动脉远断端吻合。如主动脉壁薄弱,也可用毡条加固(三明治法)〔图27-58(2)〕。远端吻合完成后,将人造血管充血、排气、夹闭,恢复体外循环流量,开始复温。

9. 近端吻合　用3-0或4-0聚丙烯滑线连续缝合法将人造血管与升主动脉近断端吻合〔图27-58(3)〕。

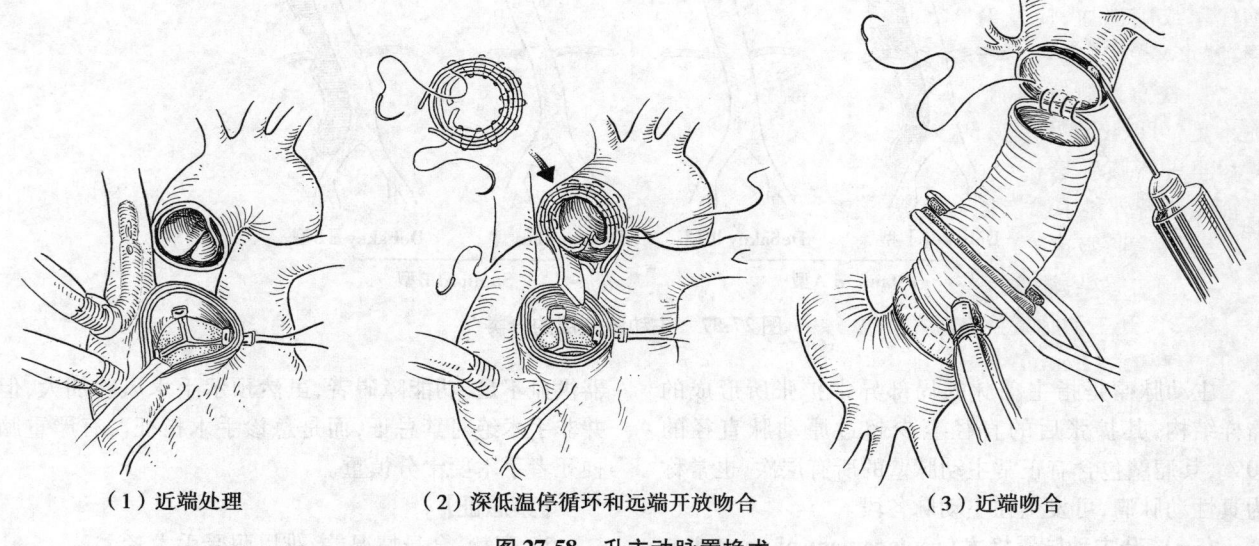

（1）近端处理　　　　（2）深低温停循环和远端开放吻合　　　　（3）近端吻合

图 27-58　升主动脉置换术

10. 复苏　充分排气后,松开阻断钳。心脏复跳后,仔细检查每个吻合口以确保无出血渗血。血压、心律恢复正常后,按常规停止体外循环,给予鱼精蛋白中和肝素。

11. 彻底止血,置入心包、纵隔引流管,逐层关胸。

【术中注意事项】

1. 首先要明确 A 型夹层的手术原则是　①消除内膜破口;②恢复真腔血流灌注;③尽量消灭假腔;④心肌保护;⑤脑和脊髓保护;⑥恢复主动脉瓣功能;⑦严密止血。

2. 要准备二根动脉灌注管道(单泵双管),以确保一旦某一处动脉灌注不良时可以随时改变灌注部位。或在人造血管远端吻合完成后,可以通过人造血管的分支插管更早地进行顺行灌注。

3. 夹层内的血栓要彻底清除,剥离的内膜要彻底切除,但未剥离的内膜要仔细保留。

4. 外膜可以保留,以备吻合口有出血或渗血时,用外膜包绕人造血管,再与右心房造口吻合,形成内引流,可以避免大出血,提高手术成功率。

5. 远端吻合要在深低温停循环下行开放吻合,这样可以仔细检查远端内膜情况,避免遗漏内膜破口,也可以避免阻断钳损伤吻合处的血管壁,减少吻合后的出血、渗血。开放吻合时,患者要头低位,以免发生脑血管气体栓塞。

6. 在吻合人造血管和主动脉各断端时,进针要准确,针距、边距要均匀,避免不必要的重复。助手牵拉缝线用力要轻柔,尽量避免撕裂内膜。如血管壁很薄弱,可采用三明治法加固。如吻合口有出血,可以用带垫片褥式缝合修补,并且尽量缝合在血管外膜。

【术后处理】

1. 严格控制血压 应用静脉降压药使收缩压维持在 100~120mmHg,以防止吻合口或针眼撕裂出血,同时可以减轻或减少脑部并发症。

2. 密切监测外周动脉搏动和脏器功能,如有某血管灌注不良,需及时处理。

3. 严密观察和治疗中枢神经系统并发症 停止循环时间越长,脑部并发症越容易出现。一旦怀疑有脑栓塞或脑出血,应及时行脑 CT 检查,同时应用利尿、脱水、激素及神经营养等药物。

4. 注意监测肾功能 如患者有肾动脉夹层并供血不足,可以出现肾衰竭,有时在术后也未恢复,必要时尽早进行腹膜透析或血液透析治疗。有的患者还可能需要行外科手术恢复肾脏供血。

5. 注意呼吸道护理,减少呼吸系统并发症。

6. 预防感染,注意术前、术后应用抗生素。

(二) 升主动脉置换+主动脉瓣置换+左右冠状动脉开口移植术(Bentall operation)

【适应证】

1. 急性或慢性 A 型夹层,内膜破口局限在升主动脉,主动脉弓部病变不严重,但主动脉根部病变严重,有左右冠状动脉开口剥离,有主动脉瓣重度关闭不全。

2. 升主动脉或主动脉根部瘤直径超过 5~6cm 或主动脉瘤直径以每年大于 1cm 的速度扩张或有破裂迹象,主动脉窦或窦管交界明显扩大,主动脉瓣重度狭窄或关闭不全。

3. 对于急性 A 型夹层合并有急性、心、肾或其他脏器供血不足、功能障碍者,虽然预示手术风险加大,但并非手术绝对禁忌证,而是急诊手术指征。有严重脑梗死者手术要十分慎重。

【禁忌证】

1. 高龄、全身情况差,难以耐受手术者。

2. 合并严重慢性肺、肝肾及脑功能不全或其他严重疾病者。

【术前准备】

1. 当确诊 A 型夹层后,应立即进行血压、心电监测,建立可靠的静脉输液通道。给予充分的镇静止痛。

2. 严格控制血压在所能允许的最低水平,可选硝普钠 0.5~5μg/(kg·min)或尼卡地平 5~10mg/h 微量输液泵输入。应用 β-受体阻滞剂使心率控制在 60~80 次/分。

3. 如有休克表现,首先要适量补液,升压药物要小心应用。尽快手术。

4. 充分准备血细胞、新鲜冰冻血浆、血小板、凝血因子等血液制品,术前应用氨甲环酸、氨基己酸等抗纤维蛋白溶解药品。

5. 预防感染。

【麻醉与体位】

取平卧位,气管插管,静脉复合麻醉。深低温体外循环备术中停循环。

【手术步骤】

1. 与上述"(一)升主动脉置换术"步骤 1~6 相同。

2. 近端处理 纵向切开升主动脉前壁,清除夹层内血栓,找到内膜破口,切除该处及其上下剥离的内膜片,切除病变主动脉瓣叶〔图 27-59(1)〕。游离出左右冠状动脉开口,修剪成纽扣样(如左右冠状动脉开口无剥离,也可直接吻合)〔图 27-59(2)〕。

3. 近端吻合 测瓣环大小,以 2-0 换瓣线间断褥式加垫片缝合法将相应型号的人造带瓣管道吻合到主动脉瓣环上〔图 27-59(3)(4)〕。

4. 冠状动脉开口吻合 在人造血管对向左右冠状动脉开口的位置造口,以 5-0 或 6-0 聚丙烯滑线连续缝合法将左右冠状动脉开口吻合到人造血管壁上〔图 27-59(5)〕。检查吻合口无出血渗血后,可经人造血管向左右冠状动脉灌注心停搏液以加强心肌保护。

5. 深低温停循环和远端开放吻合 与上述"(一)升主动脉置换术"步骤 8 相同。

6. 如担心某吻合口有不易控制的出血,可不游离左右冠状动脉开口而直接与人造血管造口相吻合,并保留主动脉外膜,待人造血管置换完成后,将主动脉外膜包绕在人造血管外并与右心房造口相吻合,使吻合口的出血或渗血可以经外膜下腔隙引流回右心房。

7. 复苏 同上述"(一)升主动脉置换术"步骤 10、11。

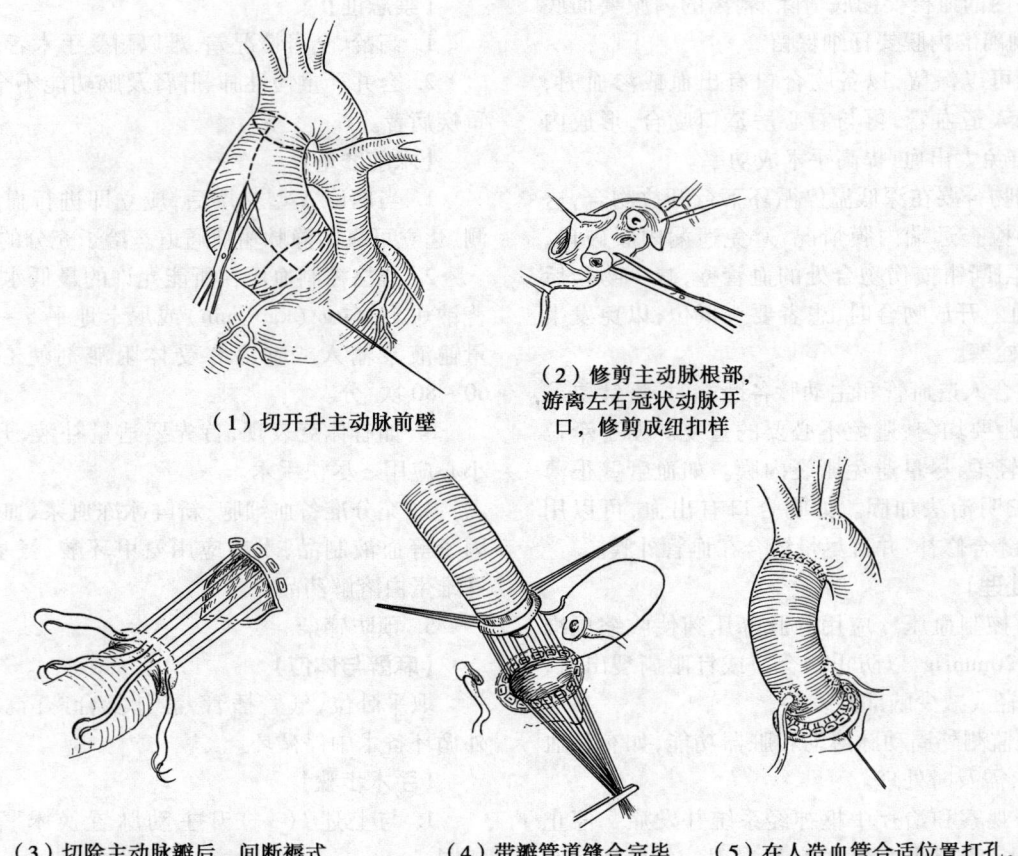

（1）切开升主动脉前壁

（2）修剪主动脉根部，游离左右冠状动脉开口，修剪成纽扣样

（3）切除主动脉瓣后，间断褥式加垫片缝合带瓣管道

（4）带瓣管道缝合完毕

（5）在人造血管合适位置打孔，吻合左右冠状动脉开口

图 27-59　Bentall 手术

【术中注意事项】

在 Bentall 手术中，要根据左右冠状动脉开口的位置选择不同的吻合方法，以使吻合后局部无张力，不扭曲。如主动脉根部扩张，左右冠状动脉开口移位较高，可以不用游离直接行腔内连续吻合。如左右冠状动脉开口位置正常或无明显移位，可采用游离纽扣技术或用一小段 8～10mm 的人造血管分别吻合到左右冠状动脉开口。

其余注意事项同"（一）升主动脉置换术"。

【术后处理】

Bentall 手术要置换主动脉瓣，还要吻合左右冠状动脉开口，因此要在常规华法林抗凝的同时给予抗血小板治疗。

其余术后处理同"（一）升主动脉置换术"。

（三）保留主动脉瓣的主动脉根部置换术

【适应证】

1. 急性或慢性 A 型夹层，内膜破口在升主动脉，主动脉弓部病变不严重，但主动脉根部剥离严重，有左右冠状动脉开口夹层，可有主动脉瓣交界剥离引起的关闭不全，但瓣环和瓣叶本身无明显异常。

2. 升主动脉或主动脉根部瘤直径超过 5～6cm 或主动脉瘤直径以每年大于 1cm 的速度扩张或有破裂迹象，主动脉窦或窦管交界明显扩大，主动脉瓣关闭不全，但瓣环和瓣叶本身无明显异常。

3. 对于急性 A 型夹层合并有急性心、肾或其他脏器供血不足、功能障碍者，虽然预示手术风险加大，但并非手术绝对禁忌证，而是急诊手术指征。有严重脑梗死者手术要十分慎重。

【禁忌证】

1. 高龄、全身情况差，难以耐受手术者。

2. 合并严重慢性肺、肝、肾及脑功能不全或其他严重疾病者。

【术前准备】

1. 当确诊 A 型夹层后，应立即进行血压、心电监测，建立可靠的静脉输液通道。给予充分的镇静止痛。

2. 严格控制血压在所能允许的最低水平，可选硝普钠 0.5～5μg/（kg·min）或尼卡地平 5～10mg/h 微量输液泵输入。应用 β-受体阻滞剂使心率控制在 60～80 次/分。

3. 如有休克表现，首先要适量补液，升压药物要小心应用。尽快手术。

4. 充分准备血细胞、新鲜冰冻血浆、血小板、凝血因子等血液制品,术前应用氨甲环酸、氨基己酸等抗纤维蛋白溶解药品。

5. 预防感染。

【麻醉与体位】

取平卧位,气管插管,静脉复合麻醉。深低温体外循环备术中停循环。

【手术步骤】

1. 与上述"(一)升主动脉置换术"步骤 1～6 相同。

2. 近端处理　纵向切开升主动脉前壁,清除夹层内血栓,找到内膜破口,切除该处及其上下剥离的内膜片,切除病变主动脉窦壁,沿主动脉瓣环保留约 5mm 的主动脉壁组织,保留瓣叶。游离出左右冠状动脉开口,修剪成纽扣样〔图 27-60(1)(2)〕。

3. 近端吻合　估测主动脉根部直径或瓣环大小,取相应直径的人造血管,根据三个交界的位置和高度,修剪人造血管成三片扇叶状。以 3 根 4-0 聚丙烯滑线悬吊 3 个交界至人造血管的分叉顶端,可靠结扎后,再沿着 3 个瓣环将人造血管的扇形边缘和主动脉根部剩余的动脉壁连续缝合法相吻合〔图 27-60(3)〕。

4. 冠状动脉开口吻合　在人造血管对向左右冠状动脉开口的位置造口,以 5-0 或 6-0 聚丙烯滑线连续缝合法将左右冠状动脉开口吻合到人造血管壁开口上〔图 27-60(4)〕。检查吻合口无出血渗血后,可经人造血管向左右冠状动脉灌注心停搏液以加强心肌保护。

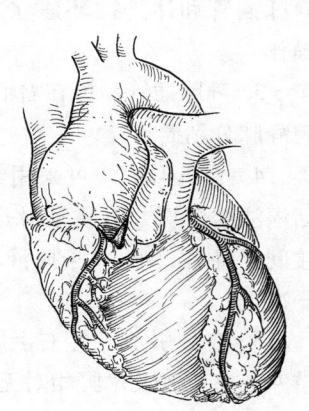

（1）主动脉根部瘤

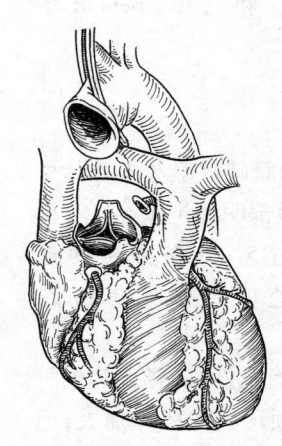

（2）切除主动脉根部瘤的瘤壁,达近瓣环处,保留主动脉瓣环和瓣交界完好

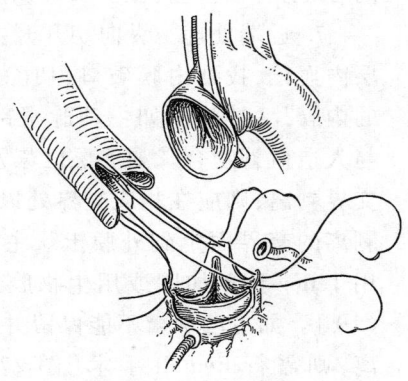

（3）修剪人造血管近端成三叶状,将人造血管与主动脉根部剩余的血管壁吻合

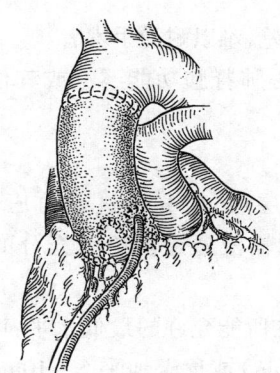

（4）在人造血管相应位置打孔,吻合冠状动脉开口

图 27-60　保留主动脉瓣的主动脉根部置换术

5. 深低温停循环和远端开放吻合　与上述"(一)升主动脉置换术"步骤 8 相同。如升主动脉远段血管质量很好,则可不必深低温停循环,直接在阻断钳近端与人造血管吻合即可。

6. 如担心某吻合口有不易控制的出血,可保留主动脉外膜,待人造血管置换完成后,将主动脉外膜包绕在人造血管外并与右心房造口相吻合,使吻合口的出血或渗血可以经外膜下腔隙引流回右心房。

7. 复苏　同上述"（一）升主动脉置换术"步骤10、11。

【术中注意事项】

在本手术中，要根据主动脉瓣交界的位置和其距瓣环的距离来设计人造血管末端剪裁的形状，务必要确保各瓣叶在手术后有充分的对合高度，这样才能保证术后无残余关闭不全。人造血管的直径不能过大，否则容易使各瓣环深度不足，也将造成术后瓣叶对合不充分。

其余注意事项同："（一）升主动脉置换术"。

【术后处理】

同"（一）升主动脉置换术"和"（二）Bentall 手术"。

（四）主动脉全弓置换

【适应证】

1. 急性或慢性 A 型夹层，内膜破口累及主动脉弓部或头臂干各分支严重受累或弓部明显扩张。

2. 主动脉弓部瘤直径超过 5～6cm 或主动脉瘤直径以每年大于 1cm 的速度扩张或有破裂迹象。

3. 对于急性 A 型夹层合并有急性心、肾或其他脏器供血不足、功能障碍者，虽然预示手术风险加大，但并非手术绝对禁忌证，而是急诊手术指征。有严重脑梗死者手术要十分慎重。

【禁忌证】

1. 高龄、全身情况差，难以耐受手术者。

2. 合并严重慢性心肺肾脑功能不全或其他严重疾病者。

【术前准备】

1. 当确诊 A 型夹层后，应立即进行血压、心电监测，建立可靠的静脉输液通道。给予充分的镇静止痛。

2. 严格控制血压在所能允许的最低水平，可选硝普钠 0.5～5μg/（kg·min）或尼卡地平 5～10mg/h 微量输液泵输入。应用 β-受体阻滞剂使心率控制在60～80 次/分。

3. 如有休克表现，首先要适量补液，升压药物要小心应用。尽快手术。

4. 充分准备血细胞、新鲜冰冻血浆、血小板、凝血因子等血液制品，术前应用氨甲环酸、氨基己酸等抗纤维蛋白溶解药品。

5. 预防感染。

6. 仔细评价中枢神经系统功能，必要时做脑 CT检查。

【麻醉与体位】

取平卧位，气管插管，静脉复合麻醉。深低温体外循环，术中停循环。

【手术步骤】

1. 动脉插管　在开胸前做好动脉插管更安全。常采用右锁骨下动脉（腋动脉）插管，有利于脑和全身的顺行灌注。如无名动脉有夹层压迫或患者危重可采用股动脉插管，比较迅速。

2. 胸骨正中切口，上段向左颈根部适当延长。开胸后仔细止血。游离无名动脉、左颈总动脉和左锁骨下动脉，分别套阻断带。小心切开心包。在动静脉插管和体外循环建立之前，不要在升主动脉上操作。

3. 静脉插管　可在右心房插二级腔-房管或上下腔静脉分别插管。

4. 心肌保护　可采用经冠状静脉窦插管逆行间断灌注结合切开升主动脉后经左右冠状动脉开口直接间断灌注冷血心停搏液的方法。每 20 分钟复灌一次。

5. 左心引流　经右上肺静脉插管引流有助于保持左心室不胀及术野相对无血。

6. 开始体外循环，降温至约 32℃时，在距无名动脉起始部约 3cm 处夹阻断钳，开始逆灌冷心停搏液，同时继续全身降温（至 18℃可以停循环时）。

7. 近端处理　纵向切开升主动脉前壁，清除夹层内血栓，找到内膜破口，切除该处及其上下剥离的内膜片，冲洗。如主动脉根部未受累，可以直接与人造血管吻合。如夹层已累及部分根部，有某一交界剥离，则应在相应交界处以褥式加垫片缝合将剥离的交界固定到外膜上。主动脉壁可以进一步用 Teflon 毡条加固或用生物胶封闭假腔〔图 27-58（1）〕。如主动脉瓣不能保留并有冠状动脉开口剥离，则需行 Bentall 手术〔图 27-59〕或 David 手术〔图 27-60〕。

8. 深低温停循环脑灌注　当肛温降至 18℃时，如是腋动脉插管，循环流量减到 10ml/（kg·min），收紧头臂血管的套带。如是股动脉插管，则需停循环，再经无名动脉、左颈总动脉插管行选择性顺行脑灌注。

9. 远端处理　沿前壁切开主动脉直达弓远侧，检查内膜破口位置，切除内膜，检查头臂干开口及胸主动脉近段夹层情况，确定真腔位置。取相应直径的人

4

造血管,套叠后将其放入胸主动脉真腔内(象鼻子技术),以3-0聚丙烯滑线连续全层缝合将胸主动脉壁与人造血管(折叠缘)吻合。如血管壁薄弱,可在外侧加毡条加固。吻合完成后,将折叠在内的人造血管拉出来,继续行弓部吻合〔图27-61〕。

10. 主动脉弓部吻合 如果头臂干未受累或周围血管壁条件较好,可将头臂血管起始部呈岛状剪下,边缘用5-0滑线连续缝合以消除夹层,再以3-0或4-0滑线连续缝合将其与人造血管上的开口相吻合〔图27-62(1)～(3)〕。吻合完成后,松开头臂干上的阻断带,逐渐恢复循环流量,经人造血管充分排气后,在无名动脉近侧夹闭人造血管,开始复温。之后将升主动脉和主动脉弓与人造血管的断端相吻合。

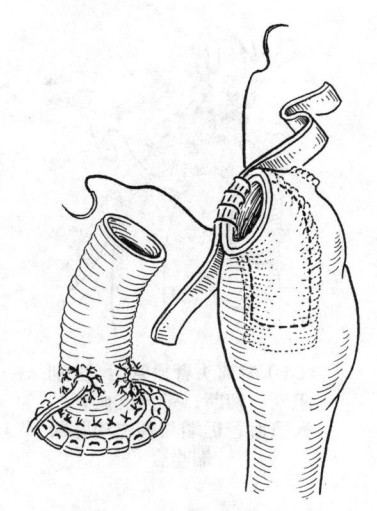

图 27-61 全弓置换远端象鼻子技术

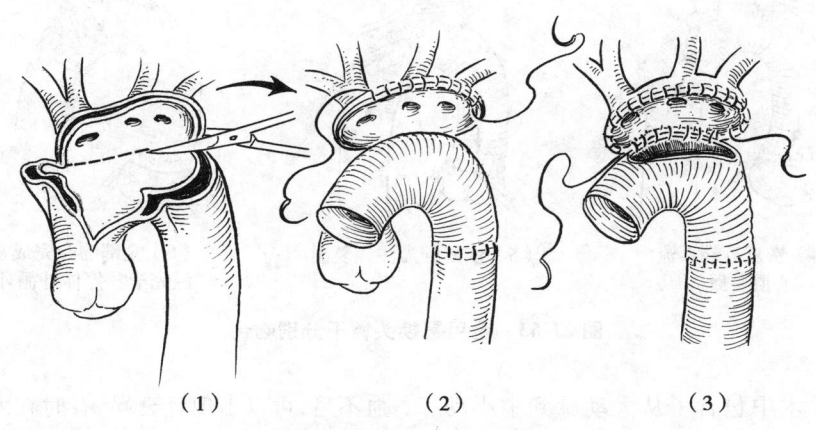

(1)   (2)   (3)

图 27-62 全弓置换头臂干岛状吻合

如果弓部内膜撕裂严重、头臂干受累严重,无法将头臂干整片吻合,则需将无名动脉、左颈总动脉及左锁骨下动脉分别游离切断,近侧端缝合扎死,远断端分别与4分叉人工血管分支吻合〔图27-63(1)〕。在主动脉远端吻合完成后,钳夹各人造血管分支,经人造血管的灌注分支充分排气,在无名动脉近侧夹闭人造血管,恢复主动脉灌流,减少脏器缺血时间并开始复温〔图27-63(2)〕。依次将左锁骨下动脉、左颈总动脉及无名动脉与人造血管分支吻合,每完成一支就开放一支,尽量减少脑缺血时间〔图27-63(3)～(5)〕。吻合完成后停止经腋动脉灌注。

11. 复苏 待各吻合完成后,充分排气,松开阻断钳,恢复心脏血流。心脏复跳后,仔细检查每个吻合口以确保无出血渗血。血压、心律恢复正常后,按常规停止体外循环,给予鱼精蛋白中和肝素。

最后结扎切断人造血管的灌注分支〔图 27-63(6)〕。

【术中注意事项】

1. 在全弓置换手术中,因为手术时间特别长,需要特别注意缩短体外循环时间,尽量在体外循环开始前分离好主动脉及头臂干各分支。远端吻合完成后及时恢复全身灌注并及时复温。

2. 要特别注意脑保护,尽量采用右锁骨下动脉插管或在弓部吻合时采用选择性脑灌注,以避免脑组织完全缺血。要控制好停循环时间,根据停循环时间的长短来确定降温的深度。因为停循环时间越长,脑并发症越多。术中头部可加冰帽,术野可充 CO_2。还要配合应用激素等药物。

3. 在游离主动脉弓远端和头臂血管时,要注意避免损伤迷走神经和喉返神经以及胸导管。

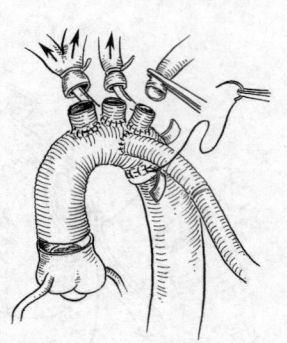

（1）游离头臂血管后，分别
阻断、切断；带分支血管的
人造血管远端与胸主动脉断
端吻合

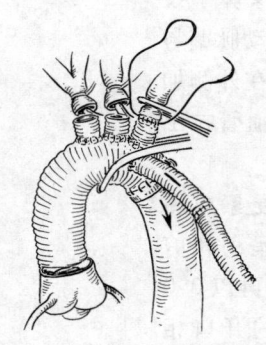

（2）胸主动脉断端吻合完成后，
经人造血管的分支血管恢复灌注
血流，逐支吻合头臂干分支血管

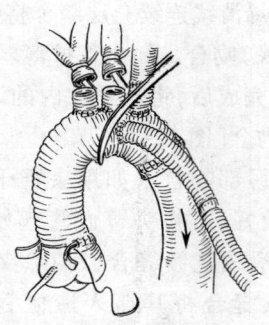

（3）吻合完成各头臂干
分支后即恢复该血管血
流，吻合近端人造血管

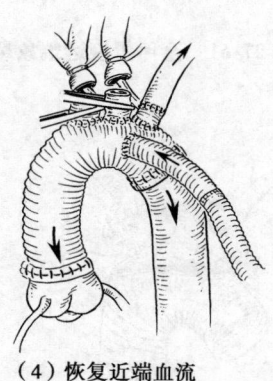

（4）恢复近端血流
心脏复跳

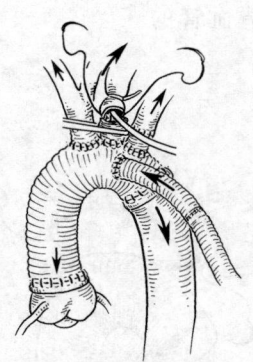

（5）恢复脑灌注，复温

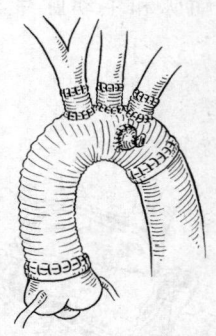

（6）全部吻合完成复
温完毕，停体外循环

图 27-63　全弓置换头臂干分别吻合

4. 在全弓置换手术中包含了从大动脉到中小动脉的吻合，对术者缝合技术要求非常高。要在体外循环停止前检查各吻合口，如有活动性出血要耐心仔细修补。在彻底复温后（肛温 ≥36.5℃）才能停止体外循环。各吻合口用纱布压迫包裹后，给予鱼精蛋白中和肝素，药量要充分〔1:（1.2～1.5）〕，注药过程要慢。同时快速输入血小板和新鲜冰冻血浆，有的患者还要输入冷沉淀、纤维蛋白原以及抗纤溶止血药等。

【术后处理】

1. 严格控制血压　应用静脉降压药使收缩压维持在 100～120mmHg，以防止吻合口或针眼撕裂出血，同时可以减轻或减少脑部并发症。

2. 密切监测外周动脉搏动和脏器功能，如有某血管灌注不良，需及时处理。

3. 严密观察和治疗中枢神经系统并发症　停循环时间越长，脑部并发症越容易出现。一旦怀疑有脑栓塞或脑出血，应及时行脑 CT 检查，同时应用利尿、脱水、激素及神经营养等药物。

4. 注意监测肾功能　如患者有肾动脉夹层并供血不足，可以出现肾衰竭，有时在术后也未恢复，必要时尽早进行腹膜透析或血液透析治疗。有的患者还可能需要行外科手术恢复肾脏供血。

5. 注意呼吸道护理，减少呼吸系统并发症。

6. 预防感染，注意术前、术中以及术后应用足量适当抗生素。

（五）胸主动脉置换术

【适应证】

1. 急性或慢性 A 型夹层行升主动脉和主动脉弓置换术后，有胸主动脉明显扩张（直径 ≥6.0cm）或每年直径扩张 ≥1cm 或有破裂迹象。

2. B 型夹层或胸主动脉瘤致胸主动脉明显扩张（直径 ≥5.0cm）或有破裂迹象。

3. 假性动脉瘤或创伤性动脉瘤，无论其直径多少，都应尽早手术。

4. 有器官灌注障碍、夹层或动脉瘤进展、血压和疼痛难以控制、保守治疗无效的。

【禁忌证】

1. 高龄、全身情况差，难以耐受手术者。

2. 合并严重慢性心肺肾功能不全或其他严重疾病者。

3. 近期发生严重的脑梗死或脑出血病变。

【术前准备】

1. 当夹层患者确诊后,应立即进行血压、心电监测,建立可靠的静脉输液通道。给予充分的镇静止痛。尽快完善术前准备,尽早手术。

2. 严格控制血压在所能允许的最低水平,可选硝普钠 $0.5 \sim 5 \mu g/(kg \cdot min)$ 或尼卡地平 $5 \sim 10mg/h$ 微量输液泵输入。应用 β-受体阻滞剂使心率控制在 $60 \sim 80$ 次/分。

3. 如有休克表现,首先要适量补液,升压药物要小心应用。

4. 充分准备血细胞、新鲜冰冻血浆、血小板、凝血因子等血液制品,术前应用氨甲环酸、氨基己酸等抗纤维蛋白溶解药品。

5. 注意检查患者有无冠心病、糖尿病、肝肾功能不全、呼吸功能不全以及颈动脉狭窄等。

【麻醉】

双腔气管插管,静脉复合麻醉,上下肢分别监测动脉压。

【手术步骤】

1. 体位与切口 根据动脉瘤或夹层需手术的范围选择合适的体位和切口。单纯胸主动脉置换手术,可选用右侧卧位,左胸后外侧切口,经第4或第5肋间进胸。如需扩大显露,可切断上或下一肋骨的后端。如需行胸-腹主动脉置换,则采用右侧胸部垫高60°~80°,髋部垫高30°卧位〔图27-64(1)〕,左胸后外侧切口越过肋弓至上腹正中旁再向下延伸。

2. 如需置换的是胸主动脉上段,则经第4肋间进胸。如需要置换的胸主动脉很长或已经进入腹腔,则需在第4肋间入路之外,再经第7肋间进胸,以方便远端血管吻合。

3. 游离胸主动脉或动脉瘤 分离动脉壁与周围组织的粘连,游离动脉瘤的上下端直至能放下阻断钳。如肋间动脉易于分离,可先游离结扎,也可在剖开动脉壁后再直接缝合肋间动脉开口。

4. 肝素化 在阻断胸主动脉前,给予肝素 $1.5mg/kg$(简单阻断法)或 $3mg/kg$(辅助转流法)。应用硝普钠或尼卡地平注射液将动脉压降至 $80 \sim 90mmHg$,同时给予利尿剂、激素等以保护脊髓。动脉阻断后给予碳酸氢钠预防酸中毒。

5. 简单阻断法胸主动脉置换 如心脏动脉瘤范围不大,近端距左锁骨下动脉较远,二断端血管条件好,估计较易吻合,同时心功能较好,能承受主动脉阻断后的严重高血压的情况下,可在距动脉瘤约2cm处直接阻断其近远侧的胸主动脉,纵行切开动脉瘤壁,

清除可能存在的血栓或内膜碎片,逐一缝闭肋间动脉开口〔图27-64(2)〕。如动脉瘤切除范围没超过第8肋间,可不必做肋间动脉重建。取相应直径的人造血管,以3-0或4-0滑线连续缝合法依次吻合近端及远端。注意针距和边距要均匀,缝线张力适中。吻合完成后先开放近端阻断钳,充分排气,再根据动脉压逐渐开放远端阻断钳并及时补血补液,以防止突然松开阻断钳后血压严重下降〔图27-64(3)(4)〕。当血压平稳后,注入鱼精蛋白中和肝素。充分止血,常规关胸。

6. 辅助转流法胸主动脉置换 适合于累及范围广、分支血管情况复杂的胸主或胸腹主动脉瘤。根据需要置换的胸主动脉的不同位置和心功能状况可以选择不同的循环辅助方法,如主动脉瘤近远端导管分流、左心房-股动脉左心转流、股静脉-股动脉转流等。应用辅助转流法可以减少脊髓、腹腔脏器和远端肢体缺血时间,适当降低患者体温甚至可以进行深低温停循环,平衡上下半身血流灌注,提供更好的脊髓和全身脏器保护,延长手术安全时限,减少手术并发症。

在术中先游离好左股动脉和左心房(左肺静脉)以备插管。仔细游离主动脉瘤。如需置换部分腹主动脉,则要切开膈肌,在腹膜后游离腹主动脉。肝素化后,行股动脉和左心房插管,连接离心泵(或转子泵)开始左心转流。在胸主动脉瘤近端1cm以上夹近端阻断钳,同时在胸$_4$~胸$_7$间夹远端阻断钳,注意调整转流量以维持正常的近端动脉血压和静脉充盈压。纵行切开心脏动脉瘤前壁,8字缝合各肋间动脉开口。取相应直径的人造血管,以3-0或4-0聚丙烯滑线连续缝合法吻合主动脉断端和人造血管〔图27-65(1)〕。松开近端主动脉上的阻断钳,将其移到吻合口以远的人造血管上。仔细检查吻合口,如有渗漏可用带毡片的褥式缝合修补加固。松开胸主动脉中部的阻断钳,延长动脉瘤前壁切口至腹主动脉远端,暴露腹腔动脉、肠系膜上动脉和左右肾动脉开口,分别插入球囊导管维持血流灌注。选择低位肋间动脉(胸$_8$~胸$_{12}$)呈片状与人造血管侧开口吻合,其余肋间动脉开口逐一缝闭〔图27-65(2)〕。于腹腔动脉开口近端水平再夹闭人造血管后,松开人造血管上端的阻断钳,重新恢复脊髓供血。将腹腔动脉、肠系膜上动脉和左右肾动脉开口成片或分别与人造血管吻合,再将人造血管远断端与腹主动脉远端正常部分相吻合,松开近端的阻断钳,恢复腹腔脏器和下半身的供血,就完成了全部胸腹主动脉瘤人造血管置换。残余的动脉瘤壁可以切除或包绕在人造血管外周〔图27-65(3)〕。鱼精蛋白中和肝素后依次拔出左心房和股动脉插管。仔细止血,放置腹膜后引流管和胸腔闭式引流管,缝合膈肌,逐层关腹、关胸。

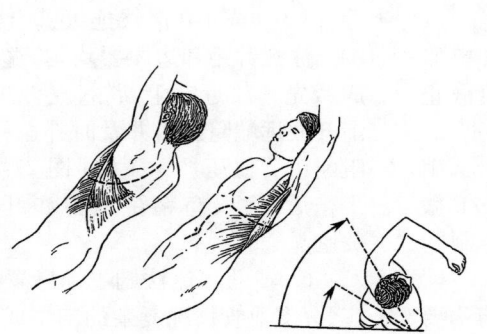

（1）体位及切口位置

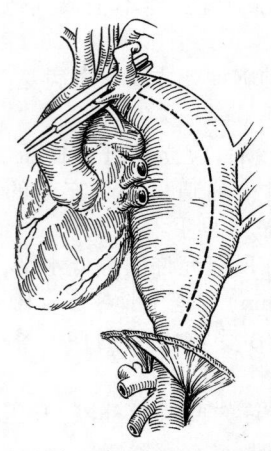

（2）阻断近端胸主动脉，
切开动脉瘤前壁

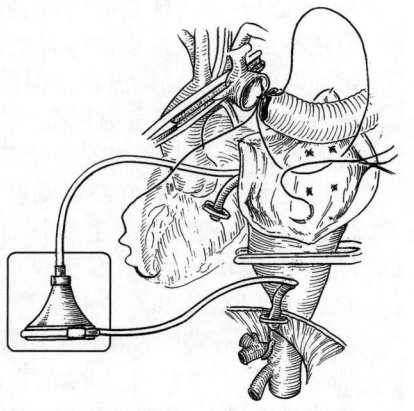

（3）缝合各肋间动脉开口,人造血管近端吻合,
可配合应用左心房-股动脉的左心辅助循环

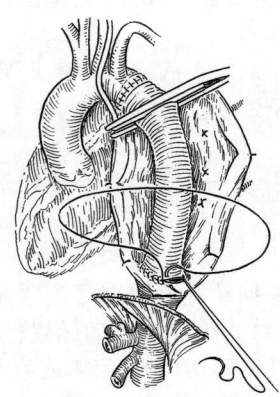

（4）远端人造血管吻合

图 27-64　胸主动脉置换术

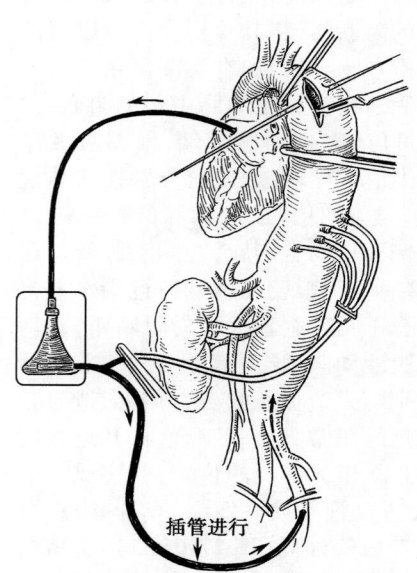

（1）胸腹主动脉置换，阻断胸主动脉
近端和中上段，切开动脉瘤壁

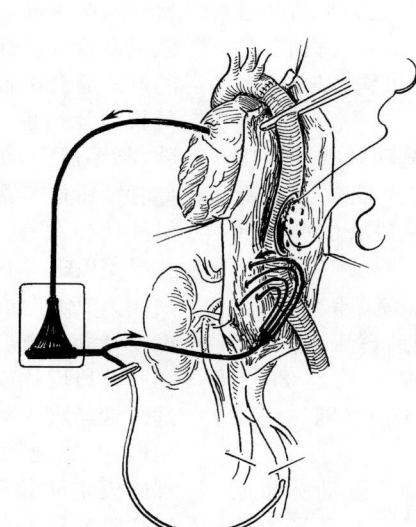

（2）将胸8~胸12肋间动脉开口成片吻合
至人造血管，腹腔动脉、肠系膜上
动脉及左右肾动脉开口插管灌注

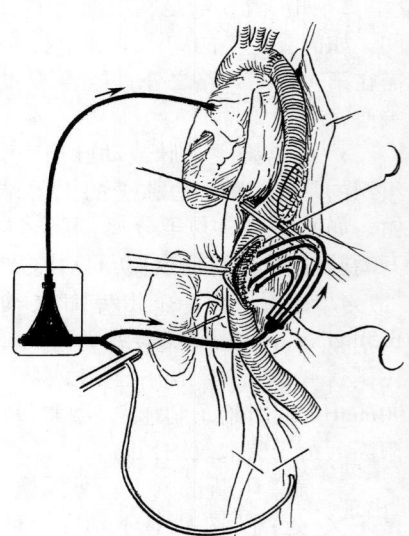

（3）将腹腔动脉、肠系膜上动脉及左右
肾动脉开口成片吻合至人造血管

图 27-65　左心房-股动脉左心转流法胸腹主动脉置换术

【术中注意事项】

1. 在胸腹主动脉人造血管置换手术中,因为手术时间特别长,需要特别注意缩短体外转流时间,尽量在体外转流或体外循环开始前分离好主动脉及各分支。每一阶段近端吻合完成后及时恢复部分灌注并及时复温,尽量减少脊髓和腹腔脏器缺血时间。

2. 要特别注意脊髓保护,适当采用低温或深低温技术,尽量重建低位肋间动脉的供血,尽早恢复肋间动脉的供血。还要配合应用神经营养、激素等药物。

3. 在游离胸主动脉上端和头臂血管时,要注意避免损伤迷走神经、膈神经、喉返神经以及胸导管,以免术后发生声音嘶哑、呛咳或乳糜胸等。

4. 在胸主动脉置换手术中对术者缝合技术要求非常高。要在左心转流或体外循环停止前检查各吻合口,如有活动性出血要耐心仔细修补。在彻底复温后(肛温≥36.5℃)才能停止辅助循环。各吻合口用纱布压迫包裹后,给予鱼精蛋白中和肝素,注药过程要慢。同时快速输入血小板和新鲜冰冻血浆,有的患者还要输入冷沉淀、纤维蛋白原以及抗纤溶止血药等。

5. 注意防止损伤肺和食管 有的患者动脉瘤巨大,瘤壁与肺及纵隔组织常有粘连,术中要用电刀仔细分离,注意止血,避免损伤肺和食管。

6. 注意防止动脉栓塞 动脉瘤瘤壁或夹层的假腔内常有大量的血栓或钙化斑片,在手术中容易脱落而引起远端动脉栓塞,因此要在手术中仔细清除,彻底清洗。还要注意选择最上端阻断钳放置的位置应在动脉壁组织比较正常的部位,每处吻合完成后都要再仔细冲洗,最远端的吻合可采用开放吻合法,避免钳夹主动脉壁。

【术后处理】

1. 严格控制血压 应用静脉降压药硝普钠或尼卡地平等使收缩压维持在100~120mmHg,避免高血压,以防止吻合口或针眼撕裂出血,同时可以减少脑和脊髓并发症。但也要避免低血压,因为血压过低可以发生缺血性并发症,主要有术后肾衰和截瘫。

2. 密切监测外周动脉搏动和脏器功能,如有某血管栓塞、灌注不良,需及时处理。

3. 严密观察和治疗脑和脊髓神经系统并发症 辅助循环和停循环时间越长,脑和脊髓并发症越容易出现。一旦怀疑有脑栓塞或脑出血,应及时行脑CT检查,同时应用利尿、脱水、激素及神经营养等药物。

4. 注意监测肾功能 如患者有肾动脉夹层并供血不足,可以出现肾衰竭,有时在术后也未恢复,必要时尽早进行腹膜透析或血液透析治疗。有的患者还

可能需要行外科手术恢复肾脏供血。

5. 注意呼吸道护理,减少呼吸系统并发症。一旦发生呼吸功能不全,则死亡风险明显增加。有的患者术后出现肺内出血,主要是因为手术时肝素化以及胸内操作时可能损伤肺组织所致,一般在术后应充分吸引气管和支气管内的血液或凝血块,以免导致肺部感染或肺不张。

6. 因为手术非常复杂,切口特别长,损伤特别大,又需要辅助循环,一旦感染,常危及生命。要特别注意无菌操作,术前、术中以及术后要足量应用适当抗生素。

【疗效评价】

胸主动脉瘤或胸主动脉夹层的手术疗效依据动脉病变的性质、范围、患者性别、年龄、术前心功能、合并疾病等,以及手术方式、范围、辅助循环方法等而有较大的差异。

升主动脉瘤手术死亡率大多在3%~5%,主要致死原因有心力衰竭、呼吸衰竭、肾衰竭和脑梗死。升主动脉瘤术后5年、10年、15年的生存率分别为66%~82%、54%~73%和50%~67%。

主动脉根部瘤的手术危险性明显大于升主动脉瘤,手术死亡率大多在7%~15%,术后脑并发症的发生率在5%~15%。影响手术疗效的主要因素是高龄、体外循环时间过长、深低温停循环时间以及是否为主动脉夹层。

单纯胸降主动脉的手术死亡率为4%~10%,而胸腹主动脉瘤的手术死亡率为12%~20%。术后肾衰竭发生率为5%~15%,术后截瘫的发生率为5%左右。降主动脉瘤手术后的远期疗效主要取决于动脉瘤的性质、大小、范围、手术方式以及有无合并高血压、心脏病等。

二、主动脉缩窄纠正术

【概述】

主动脉缩窄是胸主动脉峡部及其远端的先天性异常狭窄,狭窄程度多在2~5mm。通常可分为动脉导管前型(婴儿型)和动脉导管后型(成人型)。前者较少,病变范围广,动脉导管不闭合而给下半身供血,侧支循环少,常累及主动脉弓和左锁骨下动脉,较常合并其他心血管畸形,预后不良。后者多见,病变范围局限,动脉导管大部分已闭合,侧支循环多,较少合并其他畸形,预后较好。还有少数患者缩窄可发生在胸主动脉或腹主动脉的其他部位。

成人型主动脉缩窄典型表现为上半身高血压,下

半身低血压,常有头痛、眩晕、心悸、气短、心前区疼痛以及下肢疲软、间歇性跛行等。一旦确诊即需手术治疗。常用的手术方式有:缩窄段切除端-端吻合术、缩窄段切除人造血管移植术、缩窄段成形术及人造血管架桥术。

(一) 缩窄段切除端-端吻合术

【适应证】

1. 婴幼儿缩窄严重,症状明显,经积极内科治疗效果不佳者应立即手术。

2. 单纯主动脉缩窄的患儿,症状不十分严重,病变较局限(短于2.5cm),可在4~8岁手术。

3. 合并主动脉瓣狭窄或动脉导管未闭时应同期手术矫正。合并室间隔缺损时,如为新生儿合并大室间隔缺损,应先解除主动脉缩窄同时行肺动脉带缩术,再二期手术修复室间隔缺损;如是大儿童,可同期手术。

【禁忌证】

1. 主动脉缩窄段特长,有严重硬化或钙化。

2. 合并严重心肌损害、心肺肾功能不全或其他严重疾病者。

【术前准备】

如患儿有一般性充血性心衰,应予吸氧及强心利尿治疗。如心衰严重伴酸中毒及体循环灌注不足,可输入碳酸氢钠并给予呼吸机辅助呼吸。试用前列腺素 E_1[0.1μg/(kg·min)]以扩张未闭的动脉导管,改善体循环灌注。如有肾衰竭,术前应行透析治疗。

【麻醉与体位】

双腔气管插管,静脉复合麻醉,上下肢分别监测动脉压。要注意麻醉迅速平稳,防止高血压危象。如需要在左心转流下手术,应取右侧75°~80°卧位,左下肢稍屈,以显露左腹股沟区。如不需左心转流,可用右侧90°卧位。

【手术步骤】

1. 根据病变类型选用合适的脊髓和远侧脏器保护方法。

(1) 单纯低温法:全麻后将患者降温至32℃,以防止术中缺血对脊髓和其他内脏的损害。主要适用于成人、侧支循环发育不良、狭窄段动脉有瘤样扩张以及二次手术患者。

(2) 缩窄段近-远端主动脉临时搭桥法:分别在缩窄段的近、远端的主动脉上双层荷包缝合后插一导管,以保证主动脉阻断后能有效地灌注远侧动脉,效果良好。

(3) 左心转流法:左心房-左股动脉插管,建立左心转流,既能保护脊髓和腹腔脏器,又能调节上半身血流量,避免上半身高血压意外。主要适用于缩窄段范围长、侧支循环发育不良、有多对肋间动脉要结扎、缩窄段附近动脉壁有瘤样扩张或术中阻断降主动脉后上半身血压急剧升高达200mmHg者。

2. 左胸后外侧切口,经第4肋间进胸。沿降主动脉纵行切开纵隔胸膜,充分显露缩窄段近远端、动脉导管、左锁骨下动脉、及肋间动脉〔图27-66(1)(2)〕。

3. 游离缩窄段上下端降主动脉及动脉导管,分别绕带。游离动脉导管时注意避免损伤喉返神经。双重结扎动脉导管或动脉韧带。

4. 游离、结扎及切断缩窄段附近的1~2对肋间动脉,以利于缩窄段切除后的上下断端吻合。有的肋间动脉也可在缩窄段切断后再结扎切断〔图27-66(3)(4)〕。

5. 缩窄段切除及端-端吻合 在缩窄段上下正常部分的主动脉上各夹血管钳,切除缩窄段。以4-0滑线行间断缝合或连续缝合法吻合二断端。打结时注意排气。先后开放远近端阻断钳。检查无渗漏后常规关胸〔图27-66(5)(6)〕。

(二) 缩窄段切除人造血管移植术

【适应证】

1. 缩窄范围较长,程度严重,估计切除狭窄段后无法做端-端吻合者。

2. 手术中主动脉壁有损伤难于缝合修补或发现主动脉壁质量差,不宜做张力较大的端-端吻合者。

【禁忌证】

合并严重心肌损害、心肺肾功能不全或其他严重疾病者。

【术前准备】、【麻醉与体位】

同"(一)缩窄段切除端-端吻合术"。

【手术步骤】

1. 根据病变类型选用合适的脊髓和远侧脏器保护方法 同"(一)缩窄段切除端-端吻合术"。

2. 左胸后外侧切口,经第4肋间进胸。沿降主动脉纵行切开纵隔胸膜,充分显露缩窄段近远端、动脉导管、左锁骨下动脉及肋间动脉。

3. 游离缩窄段上下端降主动脉及动脉导管,分别绕带。游离动脉导管时注意避免损伤喉返神经。双重结扎动脉导管或动脉韧带。

4. 游离、结扎及切断缩窄段附近的1~2对肋间动脉,以利于缩窄段切除后的上下断端吻合。有的肋间动脉也可在缩窄段切断后再结扎切断。

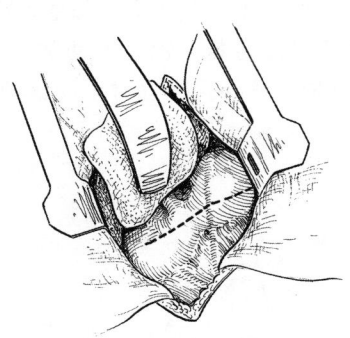
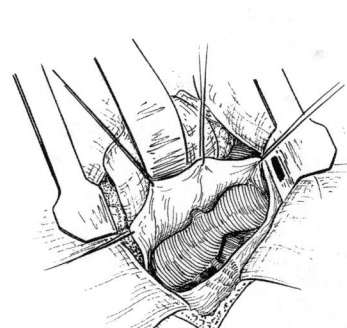
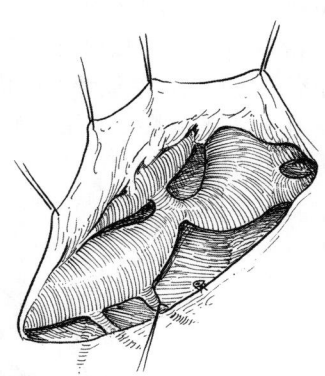

（1）左胸后外侧切口，显露胸主动脉近段，纵行切开纵隔胸膜

（2）显露缩窄段胸主动脉和动脉导管

（3）游离结扎切断缩窄段附近1~2对肋间动脉，游离松解缩窄段及周围的胸主动脉

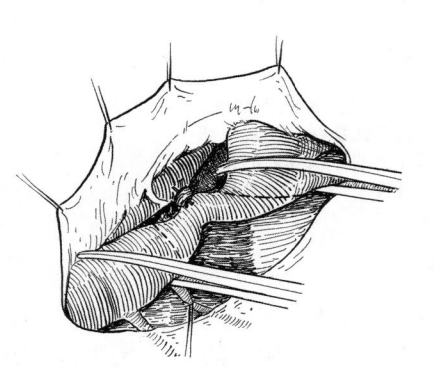
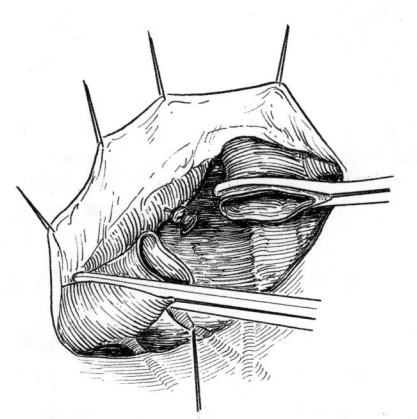
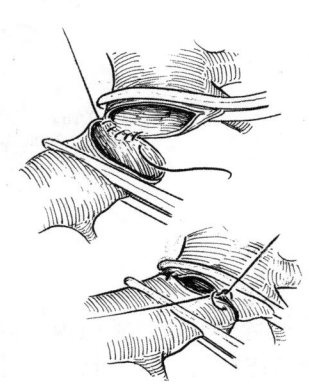

（4）阻断缩窄段近端及远端的主动脉，结扎动脉导管，切除缩窄处主动脉

（5）切除缩窄段主动脉壁，游离近远端主动脉壁

（6）将近、远端主动脉壁缝合

图 27-66　缩窄段切除端-端吻合术

5. 缩窄段切除及人造血管端-端吻合移植　在缩窄段上下正常部分的主动脉上各夹血管钳，切除缩窄段。选择口径和长度合适的人造血管，以 4-0 滑线连续缝合法吻合近、远二断端。先开放远端阻断钳，在人造血管上扎针孔排气。然后开放近端阻断钳。仔细止血。检查吻合口无渗漏后常规关胸〔图 27-67〕。

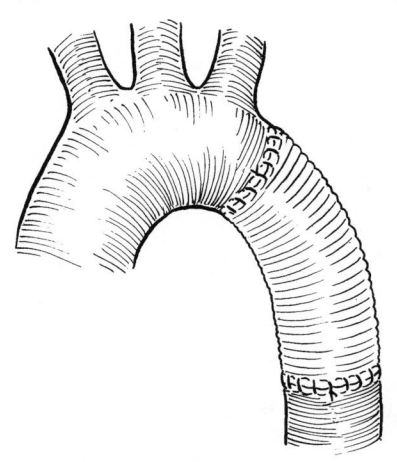

图 27-67　缩窄段切除人造血管移植术

（三）主动脉缩窄成形术
左锁骨下动脉垂片成形术
【适应证】
患儿小，缩窄范围不太长，程度较严重，估计切除狭窄段后无法做端-端吻合或做端-端吻合不利于远期主动脉周径增长者。

【禁忌证】
狭窄范围较长、合并严重心肌损害、心肺肾功能不全或其他严重疾病者。本术式在个别患儿可引起左上肢肌肉发育不良、臂丛神经损伤甚至左上肢坏死。

【术前准备】、【麻醉与体位】
同"（一）缩窄段切除端-端吻合术"。

【手术步骤】
1. 左胸后外侧切口，经第 4 肋间进胸。沿降主动脉纵行切开纵隔胸膜，向上达椎动脉起始部，向下达缩窄远端 3~4cm。充分显露缩窄段近远端、动脉导管、左锁骨下动脉、主动脉弓及肋间动脉。

2. 游离缩窄段上下端降主动脉及动脉导管，分别绕带。游离时注意避免损伤喉返神经。双重结扎切

403

断未闭动脉导管或动脉韧带。

3. 游离、夹闭缩窄段附近的 1~2 对肋间动脉,以利于缩窄段切开后与左锁骨下动脉垂片吻合。

4. 在椎动脉起源处结扎左锁骨下动脉和椎动脉〔图 27-68(1)〕。

5. 在左颈总动脉和左锁骨下动脉之间夹闭主动脉弓。距缩窄段远端 3~4cm 处再夹闭降主动脉。

6. 在椎动脉的近端切断左锁骨下动脉。纵行切开主动脉缩窄段并向上延伸至左锁骨下动脉断端〔图 27-68(2)〕。

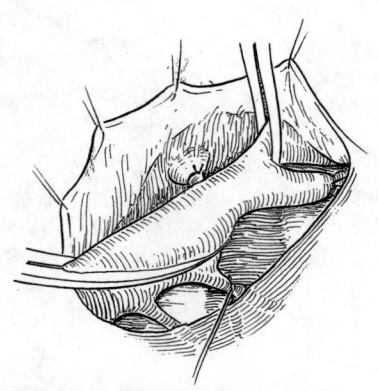 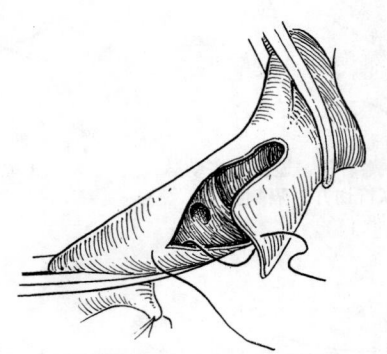

(1) 游离主动脉缩窄处上下的动脉壁,游离左锁骨下动脉近半段

(2) 阻断缩窄段近远侧的主动脉,左椎动脉近端结扎切断左锁骨下动脉,纵行切开达缩窄段以远的正常降主动脉,再将左锁骨下动脉片向下翻转缝合至缩窄处

图 27-68　左锁骨下动脉垂片成形术

7. 切除缩窄段血管腔内的内膜皱褶,以 6-0 聚丙烯滑线行连续缝合法将反垂下来的左锁骨下动脉片吻合到主动脉缩窄切开口上。打结时注意排气。先后开放远近端阻断钳。吻合完成后测量吻合口近远侧动脉内压力差,应<10mmHg。

8. 检查无渗漏后常规关胸。

主动脉缩窄补片成形术
【手术步骤】

1. 左胸后外侧切口,经第 4 肋间进胸。沿降主动脉纵行切开纵隔胸膜,向上、向下达缩窄段近远端 3~4cm。充分显露缩窄段近远端、动脉导管、左锁骨下动脉、主动脉弓及肋间动脉。

2. 游离缩窄段上下端降主动脉及动脉导管,分别绕带。游离动脉导管时注意避免损伤喉返神经。双

重结扎切断未闭动脉导管或动脉韧带。

3. 游离、夹闭缩窄段附近的 1~2 对肋间动脉,以利于缩窄段切开后与补片吻合。

4. 在左锁骨下动脉以远夹闭主动脉。距缩窄段远端 3~4cm 处再夹闭降主动脉。

5. 纵行切开主动脉缩窄段,使上下切缘到达正常血管壁。切除缩窄段血管腔内的内膜皱褶〔图 27-69(1)、图 27-69(2)〕。

6. 剪取相应长度和宽度的涤纶补片(或加自体心包片),以 5-0 聚丙烯滑线行连续缝合法将补片吻合到主动脉缩窄切开口上。打结时注意排气。先后开放远近端阻断钳。吻合完成后测量吻合口近远侧动脉内压力差,应 < 10mmHg〔图 27-69(3)〕。

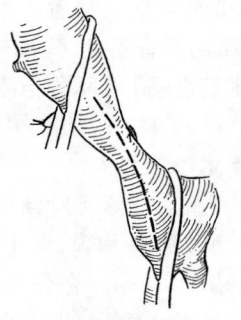 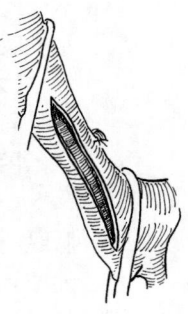 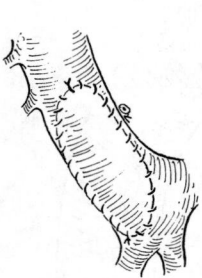

(1) 纵行切开主动脉缩窄处

(2) 切除内膜狭窄处皱褶

(3) 用合适补片缝合血管壁

图 27-69　主动脉缩窄补片成形术

7. 检查无渗漏后常规关胸。

这种方法操作较简单，不需广泛游离胸主动脉，不需牺牲左锁骨下动脉和肋间动脉，减少了血管损伤，再缩窄发生率低。但个别患者可在晚期并发动脉瘤。

（四）主动脉缩窄人造血管旁路移植术

【适应证】

1. 成人主动脉缩窄患者，缩窄远端主动脉发育尚可。

2. 已经做过某种手术后，再次发生明显主动脉缩窄，有明显临床表现，如上半身高血压、下肢动脉搏动减弱或消失、间歇性跛行等。

【手术禁忌证】

1. 患者年龄小，人造血管口径不适合术后其主动脉的发育增长。

2. 合并严重心肌损害、心肺肾功能不全或其他严重疾病者。

【麻醉与体位】

双腔气管插管，静脉复合麻醉，上下肢分别监测动脉压。要注意麻醉迅速平稳，防止高血压危象。根据各段主动脉及其大分支的直径不同、缩窄段长度以及侧支循环血管的情况，可选择多种不同的旁路移植位置，如升主动脉-降主动脉、主动脉弓-降主动脉、左锁骨下动脉-降主动脉以及升主动脉-腹主动脉等，从而再选择相应的患者手术体位。下面以左锁骨下动脉-降主动脉人造血管移植为例说明。

【手术步骤】

1. 选用右侧 90°卧位，左胸后外侧切口，经第 4 或第 5 肋床进胸。

2. 分离胸膜与肺的粘连，纵行切开纵隔胸膜，显露缩窄段及其近远侧胸主动脉以及明显增粗的左锁骨下动脉。

3. 分离结扎未闭的动脉导管。

4. 在左锁骨下动脉下侧部分夹动脉侧壁钳。切开侧壁钳内的主动脉，切口直径应和胸主动脉、人造血管直径相近（成人一般应在 16mm 以上）。以 5-0 聚丙烯滑线连续缝合法将人造血管端-侧吻合到锁骨下动脉切开口上。夹住人造血管远端，松开锁骨下动脉上的侧壁钳，检查有无渗漏，仔细予以修补。

5. 在缩窄以远的正常降主动脉壁上夹侧壁钳，在其上做相应大小的纵切口。以 5-0 聚丙烯滑线连续缝合法将人造血管端-侧吻合到降主动脉切开口上。松开锁骨下动脉上的侧壁钳，排气并检查有无渗漏，仔细予以修补〔图 27-70〕。最后松开夹住人造血管的阻断钳。吻合完成后测量吻合口近远侧动脉内压力差，应<10mmHg。

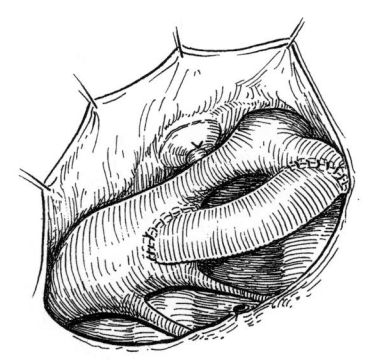

图 27-70 主动脉缩窄人造血管旁路移植术

【术中注意事项】

1. 主动脉缩窄的患者大都伴有丰富的侧支循环，进胸时必须仔细止血，各出血点都要仔细结扎。

2. 在显露缩窄段及其上下的主动脉时，要小心避免损伤背面发出的异常分支、肋间动脉等。不是必须结扎的分支可以暂时夹闭阻断血流，待其他吻合完成后再恢复血流，以减少脊髓缺血损害。

3. 如术中发现缩窄以远侧支供血不足、手术较困难，应及时建立左心转流，以保护脊髓和腹腔脏器。

【术后处理】

1. 严密观察上下肢血压 部分患者术后可能发生反常性高血压，可导致吻合口或针眼撕裂出血，同时可以增加脑和脊髓并发症。可应用静脉降压药硝普钠或尼卡地平等使收缩压维持在 100 ~ 120mmHg，避免高血压。但也要避免低血压，因为血压过低也可以发生缺血性并发症，主要有术后肾衰和截瘫。

2. 预防出血 因为大量侧支循环血管扩张，血管壁薄弱，易出现缝线割裂、结扎脱落等术后出血现象，一旦发生，多难以自止，要及时开胸探查止血。

3. 注意预防和治疗脑和脊髓神经系统并发症 阻断主动脉时间越长，脑和脊髓并发症越容易出现。大多与侧支循环发育不良、脊髓血管变异、肋间动脉结扎过多以及未建立有效的转流供血有关。一旦怀疑有脑和脊髓神经系统并发症，应及时行脑、脊髓 CT 或 MRI 检查，同时应用利尿、脱水、激素及神经营养等药物治疗。

4. 注意观察腹部并发症 有的患者在术后出现腹部疼痛不适，常在数天后逐渐好转。少数需要禁食、补液和胃肠减压。严重者可能因肠系膜动脉炎导致肠坏死或腹腔内出血，应立即剖腹探查。

【疗效评价】

主动脉缩窄的外科治疗效果良好,手术死亡率为2%~4%。术后患者症状迅速减轻或消失,婴幼儿可获得正常的生长发育。手术方式对远期疗效有明显影响。在婴幼儿行缩窄段切除端-端吻合者再狭窄发生率可高达33%~54%;而行补片成形或左锁骨下动脉垂片成形者再缩窄发生率较低。

(赵鲁宁)

第 五 篇

腹部手术

第二十八章

腹 部 切 口

腹部手术切口的选择与实施是腹部手术的重要组成部分,更是外科医师一项重要的基本功。看似简单的切开、止血、结扎、缝合,实则并不简单,是影响手术成败的重要因素。而且一旦发生腹部切口并发症,则会延长住院时间,增加患者痛苦、治疗费用和心理负担;甚至可导致手术失败,危及患者生命安全。合适的腹部切口与操作技巧,能充分显露手术视野,有助于手术顺利进行,并可避免或减少一些术后并发症,值得各级外科医师高度重视。

第一节　腹前外侧壁应用解剖

一、分区和表面标志

【界线和分区】

腹壁在两侧以腋后线为界,分为腹前外侧壁及腹后壁(脊柱区腰部)。腹部手术切口必须经腹壁,且多在腹前外侧壁施行。腹前外侧壁上界是胸骨剑突、肋弓下缘、第 11 和第 12 肋骨游离缘;下界是耻骨联合、腹股沟韧带和髂嵴;后界是腋后线,与腹后壁相接。

为了描述和确定腹腔脏器的位置,临床上常将腹前外侧壁用两条水平线和两条纵线划分为三部、九区。上水平线为通过双侧肋弓下缘最低点(相当于第 10 肋骨处)的连线;下水平线为通过两侧髂结节的连线,这两条水平线将腹部分为上腹、中腹和下腹三部;两条纵线为通过两侧腹股沟中点的垂直线,这两条纵线又将上腹、中腹和下腹三部分分成九区,即上腹部分成左、右季肋区和中间的腹上区,中腹部分成左、右腹外侧(腰)区和中间的脐区,下腹部分成左、右髂区和中间的耻(腹下)区〔图 28-1〕。

腹腔脏器在腹壁各区的体表投影,随体型、体位、年龄、消化道充盈状态及腹壁肌肉紧张程度等差异而稍有变化,成年人在一般情况下如表 28-1 所列。

表 28-1　腹腔脏器在体表的投影

右季肋区	腹上区	左季肋区
大部肝右叶,部分胆囊,结肠肝曲,右肾上极	小部肝右叶,大部肝左叶,部分胆囊,胃幽门,部分胃体、十二指肠、胰和双肾,双肾上腺,腹主动脉、下腔静脉	小部肝左叶,胃贲门,胃底,部分胃体,胰尾,结肠脾曲,部分左肾,脾
右腰区	**脐区**	**左腰区**
升结肠,右肾下部,右输尿管,部分回肠	胃体大弯部,横结肠,大网膜,部分十二指肠、空肠、回肠大部分,腹主动脉,下腔静脉	降结肠,部分空肠,左输尿管,左肾下部
右髂区	**腹下区**	**左髂区**
盲肠,回肠末端,阑尾	部分空肠和回肠,膀胱(充盈时),子宫(妊娠期),部分乙状结肠,左、右输尿管	回肠一部分,乙状结肠大部分

5

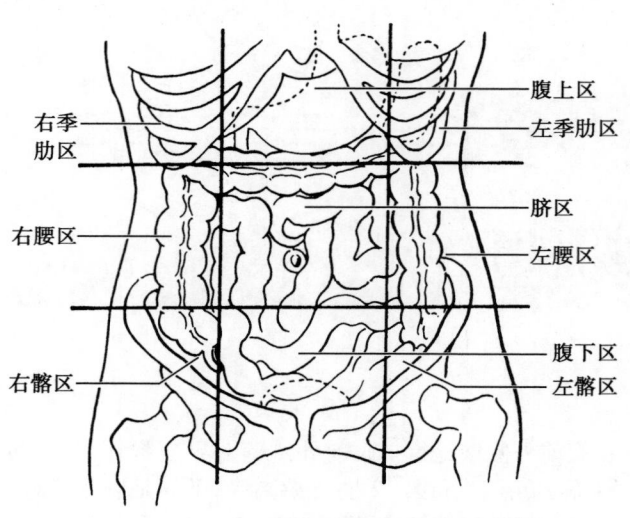

图 28-1　腹部分区

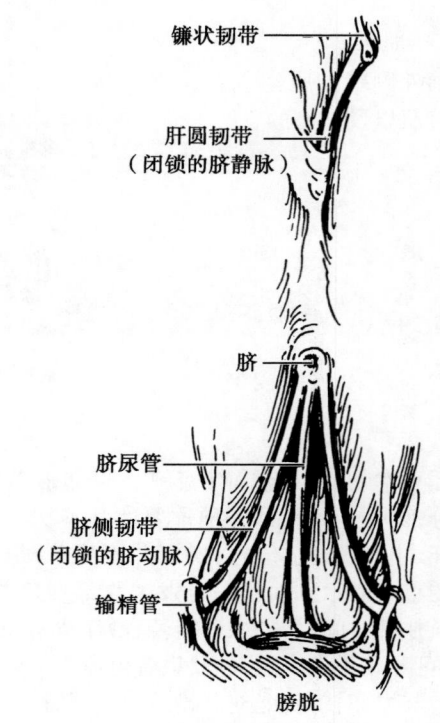

图 28-2　脐部内面

【表面标志】

腹前外侧壁表面有一些重要的骨性标志和软组织标志，明确这些表面标志的位置，对选择和确定腹部切口位置有一定作用。

骨性标志：在腹前外侧壁上方可触到剑突、肋弓，下方可触到髂前上棘、髂嵴及耻骨联合上缘、耻骨嵴、耻骨结节等骨性标志。

软组织标志：（腹）白线位于前正中线的深面，在白线处的皮肤上可见有一条沟，上宽下窄，在脐以上的白线宽约 1cm，故此沟明显。在脐以下，白线几乎呈线状，不易看到。

脐位于白线上，在剑突至耻骨联合连线中点稍偏下处，相当于第 3~4 腰椎平面。它是胚胎时期脐带的残留痕迹。胚胎时其中有 4 条管道通过（即脐尿管、左脐动脉、右脐动脉和脐静脉），出生以后，这些管道相继闭锁。如脐尿管未闭，形成脐尿管瘘，膀胱内的尿液可自脐孔溢出；如脐部组织发育缺陷，可形成先天性脐疝；如胚胎期间连于小肠与脐之间的卵黄肠管未闭合，则会有粪便自脐溢出。胚胎期的脐动脉在出生后即闭塞成脐侧韧带，脐静脉则闭塞成肝圆韧带〔图 28-2〕。

腹前正中线的两侧为腹直肌，肌的外侧缘为半月线，是皮肤稍弯曲的线状压迹，自靠近第 9 肋软骨附近的肋下缘处延伸至耻骨结节，距中线为 5~8cm。由于沿半月线做切口会破坏腹直肌的多根支配神经，故临床上一般不采用此种切口。

腹壁的重要表面标志有腹白线、脐、半月线和腹股沟韧带等。

髂前上棘与耻骨结节之间为腹股沟，沟的深面有腹股沟韧带。腹股沟为腹前外侧壁与大腿的分界。

二、腹前外侧壁的层次

腹前外侧壁是腹部手术的入路部位，了解它的层次和结构特点在医学实践中具有重要意义。腹壁层次从浅到深，一般可分为 6 层，即皮肤、浅筋膜、肌肉层、腹横筋膜、腹膜外脂肪及腹膜壁层。但不同部位的层次也有不同。

（一）皮肤

腹部皮肤较薄且富有弹性，纹理横向，与皮下组织附着较松，移动性大。脐部皮肤则与腹白线紧密相连。

（二）浅筋膜

浅筋膜一般较厚，由脂肪及疏松结缔组织构成。在脐平面以下明显分为浅、深两层：浅层富含脂肪，称 Camper 筋膜，厚薄随人胖瘦而异，中间有小血管和神经走行，向下与股部的浅筋膜相连续。深层即 Scarpa 筋膜，为富有弹性纤维的致密膜样层，在中线处附着于白线，其两侧则向下在腹股沟韧带下方约一横指处（约 1.5cm）附着于股部的阔筋膜而形成盲囊；但在耻骨联合和耻骨结节之间则继续向下连接阴囊肉膜，并借此与浅会阴筋膜（Colles 筋膜）相连。因此，Scarpa 筋膜与腹前外侧壁肌层之间的间隙与会阴浅间隙相交通。当尿道球部损伤尿外渗时，尿液渗到会阴浅筋膜，亦可蔓延到同侧的腹前外侧壁，但不能越过中线至对侧和进入股部。浅筋膜血液供应较差，伤后不易愈合，易遭感染，在腹部手术时应注意无菌操作，尽量减少损伤，缝合时勿留死腔。

5

（三）肌层

腹前外侧壁的肌肉包括位于正中线两侧的腹直肌和锥状肌以及外侧的 3 层扁肌，即腹外斜肌、腹内斜肌和腹横肌〔图 28-3〕，是保护腹内脏器的重要屏障，其起止与作用见表 28-2。

1. 腹直肌和腹直肌鞘

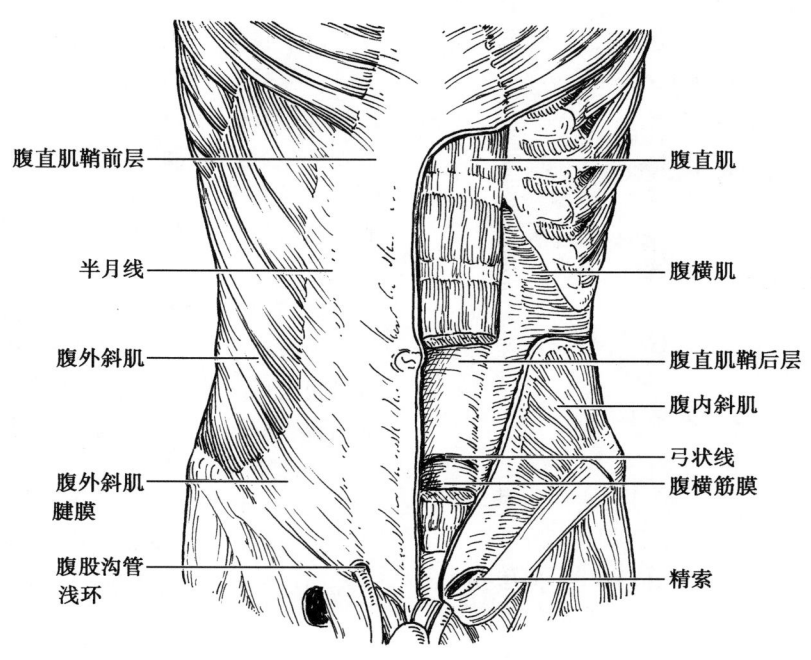

图 28-3　腹前外侧壁的肌肉

表 28-2　腹前外侧壁的肌肉

肌肉	起点	止点	作用	神经支配
腹直肌	第 5~7 肋软骨外面	耻骨联合与耻骨结节之间	前屈脊柱，降胸廓，增加腹压	第 5~11 肋间神经及肋下神经
腹外斜肌	下 8 个肋骨外面	借腱膜止于（腹）白线并形成腹股沟韧带、髂嵴前部	增加腹压，前屈、侧屈并旋转脊柱	第 5~11 肋间神经、肋下神经、髂腹股沟神经、髂腹下神经
腹内斜肌	胸腰筋膜、髂嵴、腹股沟韧带外侧 1/2	借腱膜止于（腹）白线和下位 3 肋，下部肌束参与形成提睾肌		
腹横肌	胸腰筋膜、髂嵴、腹股沟韧带外侧 1/3	（腹）白线，下部肌束参与形成提睾肌		

1）腹直肌：位于白线两侧，居腹直肌鞘内。为上宽下窄的长带状肌，被 3~4 个腱划分为 4~5 个肌腹，是发生过程中肌节愈合的遗痕。腱划紧密地与腹直肌前鞘愈着，在剑突与脐之间有三条，在脐以下有时只有一条。腹直肌与腹直肌鞘后层之间无愈着，手术时易于分离。腱划处常有小血管穿行，手术切开腹直肌鞘前层时，在腱划处须注意止血。

2）腹直肌鞘：由腹部三层扁肌的腱膜构成。分为前后两层，两层在腹直肌外侧缘相结合后呈半月形，称半月线。腹直肌鞘前层由腹外斜肌腱膜和腹内斜肌腱膜的前层组成；后层由腹内斜肌腱膜的后层和腹横肌腱膜组成。腹直肌鞘后层在脐以下 4~5cm 处缺如，形成一个弧形游离缘，称弓状线。弓状线以下部分腹直肌后面直接与腹横筋膜相贴。三层扁肌的腱膜在弓状线下方均从腹直肌前面跨过参与腹直肌鞘前层的构成〔图 28-4〕。

两侧腹直肌鞘的纤维在腹部正中线互相交织，形成白线。白线中部为脐环。自脐向上的白线较明显，宽约 1cm，脐以下因两侧腹直肌互相靠拢而变窄。白线组织较坚韧而血管少，又无肌肉加强，在上腹部更为明显。因此，当上腹部手术经正中切口入腹时，可因供血不足而影响切口愈合，但下腹部前正中切口因两侧

（图中标注）
腹直肌鞘前层　腹直肌
半月线　腹横肌
腹外斜肌　腹直肌鞘后层
　　　腹内斜肌
腹外斜肌腱膜　弓状线
　　　腹横筋膜
腹股沟管浅环　精索

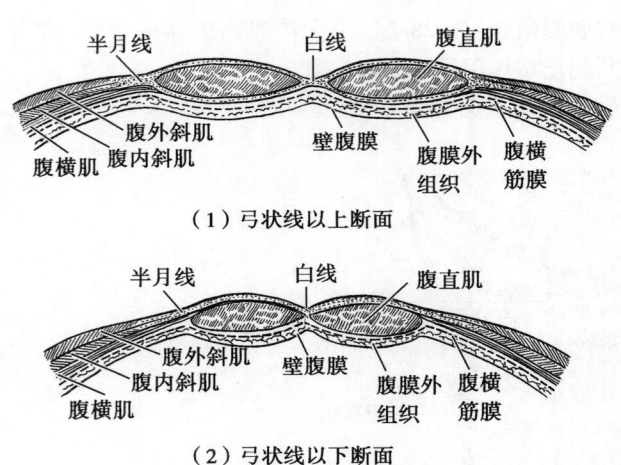

（1）弓状线以上断面

（2）弓状线以下断面

图 28-4 腹直肌鞘

腹直肌靠近,有肌肉加强,血供较充分,较少发生切口疝或创口裂开。

2. 锥形肌 在腹直肌下方,起自耻骨联合和耻骨上缘,向上内走行,止于腹白线和腹直肌内缘下部。外科下腹部手术选用下腹正中切口时,应在两侧锥形肌之间进入,如分开重叠的腹直肌及锥形肌纤维进入,就会影响显露〔图 28-5〕。

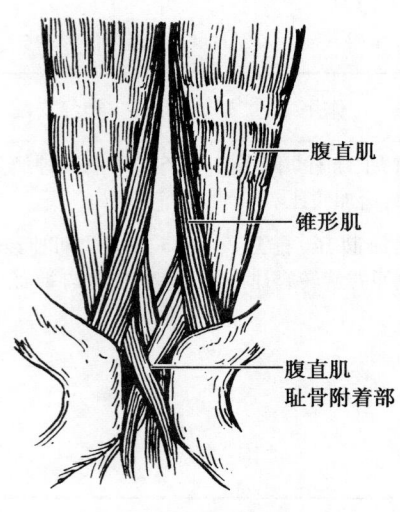

图 28-5 锥形肌

3. 扁肌 位于腹前外侧壁的外侧份,由浅至深有腹外斜肌、腹内斜肌和腹横肌。腹外斜肌的纤维自外上向内下方斜行,在距腹直肌外缘约一横指处移行为腱膜,形成半月线。下部在髂前上棘平面移行为腱膜,附于髂前上棘和耻骨结节之间,并向后上方返折增厚形成腹股沟韧带。腹内斜肌的纤维方向与腹外斜肌交叉,由外下斜向内上,但其下部纤维几近水平,在腹直肌外侧缘处移行为腱膜。腹横肌为腹前外侧壁最深层的扁肌,肌纤维自后向前内横行,也在腹直肌外侧缘处变为腱膜,但其上部肌纤维在腹直肌后方向内侧延伸

参与构成腹直肌鞘后层。由于三层扁肌的肌纤维走行方向各异,互相交叉排列,增加了腹壁的强度,有利于防止术后切口疝的形成。

（四）腹横筋膜

位于腹横肌和腹直肌鞘的深面,为深筋膜的最内层。上与膈下筋膜相续,向下移行于髂筋膜和盆筋膜。上腹部的腹横筋膜较薄弱,向下逐渐增厚,近腹股沟韧带处则较致密坚韧,并向下包绕精索,形成精索内筋膜。腹横筋膜与腹横肌结合疏松,适合于术中潜行分离。但与腹直肌鞘后层紧密愈着,手术时常作为一层切开。

（五）腹膜外脂肪

为充填于腹膜壁层和腹横筋膜之间的脂肪层,向后与腹膜后间隙的疏松结缔组织相续。这是腹前壁感染向腹膜后间隙蔓延的途径。此层内有较多血管,术中须注意结扎止血。

（六）腹膜壁层

为腹前外侧壁的最内层,向上移行为膈下腹膜,向下在腹股沟韧带下方移行于盆腔腹膜。

三、腹前外侧壁的血管、神经和淋巴回流

腹前外侧壁的血管、神经、淋巴管、淋巴结分为浅组和深组,浅组位于浅筋膜浅层及 Camper、Scarpa 筋膜层间通行,深组走行于腹内斜肌和腹横肌之间。

（一）浅组

1. 浅动脉 可分为 3 组:腹侧壁来自肋间后动脉、肋下动脉和腰动脉的分支,比较细小;正中线附近的腹前壁来自腹壁上动脉和腹壁下动脉的分支;脐以下有两条较大的浅动脉即腹壁浅动脉和旋髂浅动脉,均起自股动脉〔图 28-6〕。腹壁浅动脉越过腹股沟韧带中、内 1/3 交界处走向脐部,其外径约 1mm;旋髂浅动脉在腹壁浅动脉的外侧,分布于髂前上棘附近,其外径约为 1.2mm。由于这些浅动脉走行于浅筋膜的浅、深层之间,故在此部切取带血管蒂的皮瓣时,宜保留足够的浅筋膜组织。

2. 浅静脉 腹前外侧壁的浅静脉较为丰富,行程方向与动脉相似,吻合成网,在脐区更多〔图 28-6〕。脐以上的浅静脉汇成胸腹壁静脉,并经胸外侧静脉向上注入腋静脉,或经深部的腹壁上静脉和胸廓内静脉注入头臂静脉;脐以下的浅静脉经腹壁浅静脉向下,注入大隐静脉或经深部的腹壁下静脉汇入髂外静脉,从而构成了上、下腔静脉系统之间的联系。在脐区,浅脉还和附脐静脉相吻合,由于附脐静脉汇入门静脉,故在门静脉高压症时,血流可经脐周静脉网与体循环的静脉相交通,形成脐周静脉曲张,称"海蛇头"。

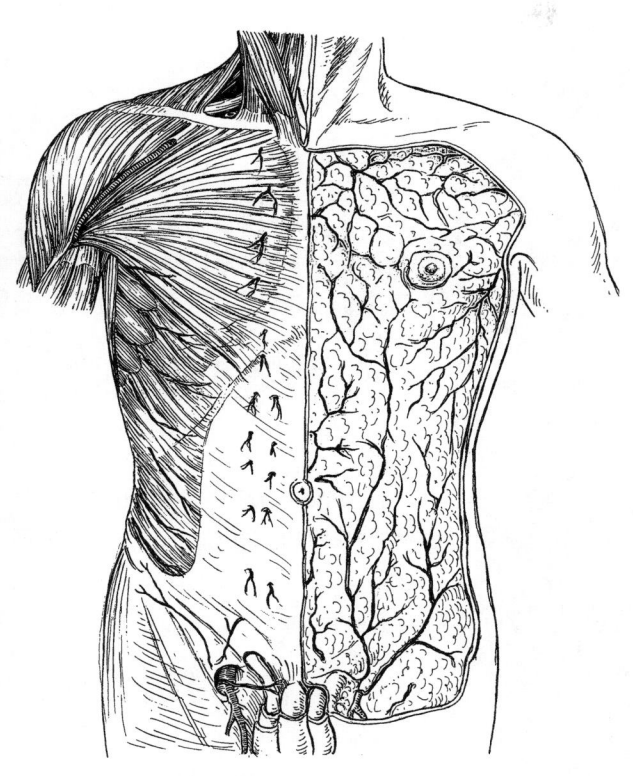

图 28-6 腹前外侧壁浅组血管

3. 浅淋巴管 与浅血管伴行,脐以上者汇入腋淋巴结,脐以下者则汇入腹股沟浅淋巴结。脐部淋巴管可经肝圆韧带与肝的淋巴管交通。

4. 皮神经 有前皮支和外侧皮支。前皮支从正中线两旁浅出,外侧皮支在腋中线的延长线处穿腹外斜肌浅出。它们在分布上有明显的节段性:第 7 肋间神经分布于剑突平面;第 10 肋间神经分布于脐平面;第 1 腰神经前支分布于腹股沟韧带和耻骨联合上方的平面。其他肋间神经和肋下神经按序数分布于这 3 个平面之间。临床上借此来确定脊髓病变的部位及外科手术所需要的麻醉平面。但每一神经分布区域的皮肤同时还受其上、下邻近神经的支配。如脐平面主要有第 10 肋间神经分布,但也受第 9 和第 11 肋间神经支配。因此只有当胸髓或胸神经损伤 3 个节段以上时,才产生 1 个节段神经支配皮肤的感觉消失。

(二)深组

1. 动脉 腹前外侧壁的深动脉包括穿行于腹内斜肌和腹横肌之间的下五对肋间后动脉、肋下动脉及四对腰动脉,呈节段性地行于腹横肌和腹内斜肌之间,供给腹前外侧壁肌肉。腹上部还有腹壁上动脉,是起于锁骨下动脉的胸廓内动脉的终支,位于腹直肌及腹直肌鞘后层之间,分支供给腹直肌。腹下部有腹壁下动脉及旋髂深动脉,两者在邻近腹股沟韧带处起自髂外动脉。腹壁下动脉行于腹横筋膜与壁腹膜之间,经深环的内侧斜向上内穿腹横筋膜,上行于腹直肌与腹

直肌鞘后层之间,在脐附近与腹壁上动脉相吻合,并与肋间后动脉的终末支在腹直肌的外侧缘相吻合。腹壁下动脉的体表投影为腹股沟韧带中、内 1/3 交界处与脐的连线。为避免损伤此动脉,行腹腔穿刺时宜在此线的外上方进行。旋髂深动脉由髂外动脉向外上方斜行,达髂前上棘,穿腹横肌分布于腹部三扁肌、腰大肌、髂肌等〔图 28-7〕。在行阑尾切除术时,如需向外侧延伸切口,需注意勿伤此动脉。

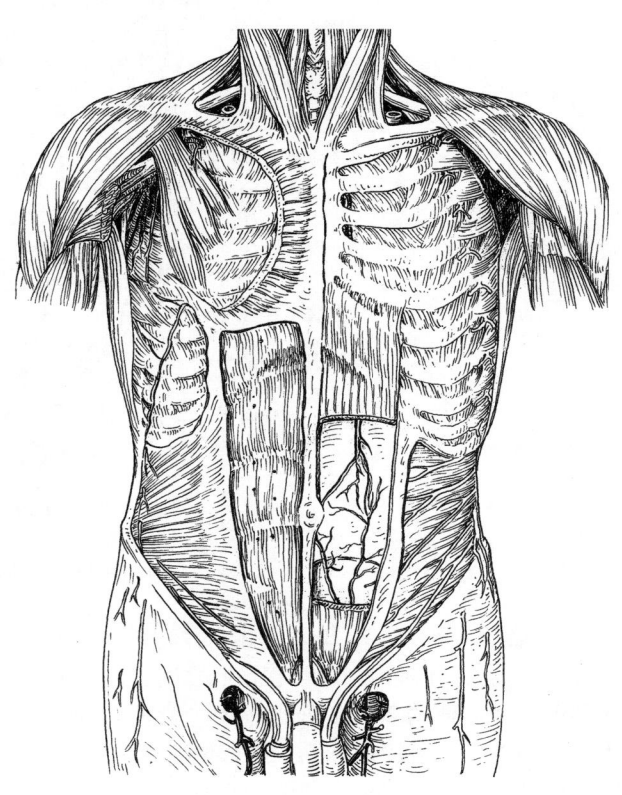

图 28-7 腹前外侧壁深组血管

2. 静脉 腹前外侧壁的深静脉与同名动脉伴行。其中腹壁上、下静脉和旋髂深静脉分别上、下行汇流入胸廓内静脉和髂外静脉;肋间静脉和肋下静脉回流入奇静脉或半奇静脉;腰静脉汇流入下腔静脉和腰升静脉。

3. 淋巴管 腹前外侧壁的深淋巴管伴随静脉,上部的淋巴管汇入肋间淋巴结或胸骨旁淋巴结;中部者汇入腰淋巴结;下部至髂外淋巴结。

4. 神经 为第 7~12 胸神经的前支以及来自腰丛的髂腹下神经、髂腹股沟神经和生殖股神经〔图 28-8〕。

1)第 7~12 胸神经前支:斜向前下,行于腹内斜肌与腹横肌之间,至腹直肌外侧缘处进入腹直肌鞘,沿途发出肌支,支配腹前外侧壁诸肌。其前皮支向前依次穿过腹直肌和腹直肌鞘前层,分布于其表面的腹前壁皮肤;外侧皮支则分布于腹外侧壁的皮肤。

5

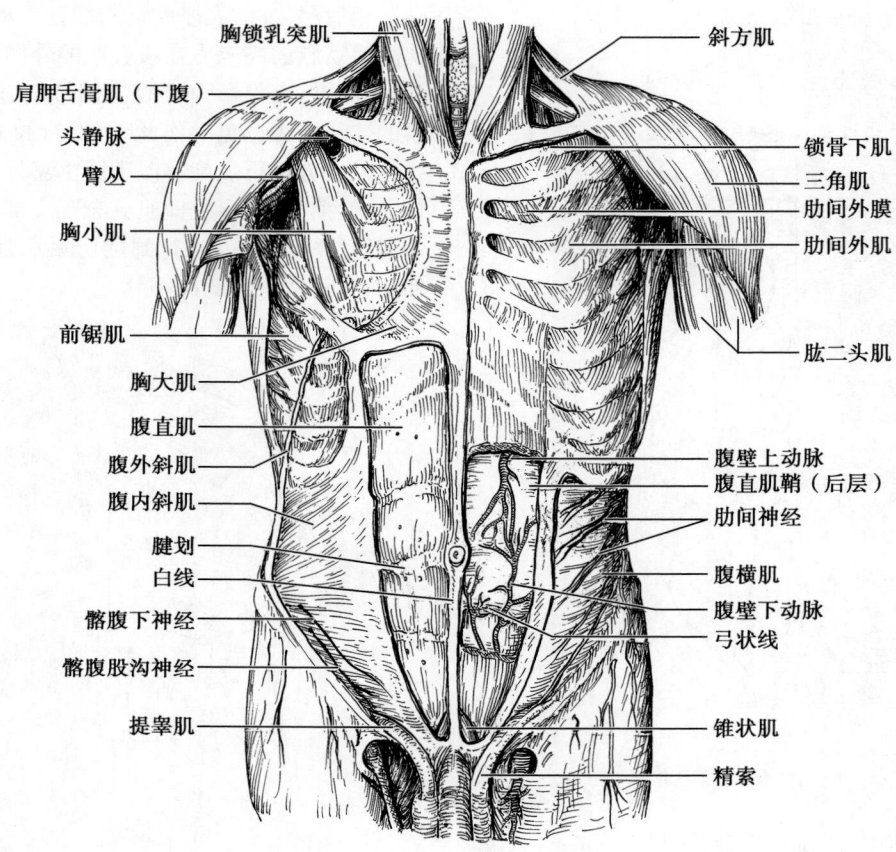

图 28-8　腹前外侧壁的神经

2）髂腹下神经（T_{12}、L_1）：起自第 12 胸神经及第 1 腰神经的前支，在腹内斜肌与腹横肌之间斜向前下，行于髂前上棘内侧约 2.5cm 处穿过腹内斜肌，继续向内下方达腹外斜肌腱膜的深面，在浅环上方约 2.5cm 处穿过腹外斜肌腱膜。其前皮支常经浅环的内侧脚上方浅出，分布到耻骨上方的皮肤。

3）髂腹股沟神经（T_{12}、L_1）：位于髂腹下神经下方一横指处并与之平行走行，穿出腹内斜肌后入腹股沟管，居于精索或子宫圆韧带的前外侧，出浅环后分布于男性阴囊（女性大阴唇）前部的皮肤。

4）生殖股神经（L_{1-2}）：生殖股神经生殖支沿精索内侧下行，出浅环分布于提睾肌及阴囊肉膜。

第二节　腹部切口的选择

根据所实施手术的类型、部位和特点，考虑操作便利与否、患者情况、损伤大小及愈合后情况等方面因素来选择和采用最恰当的切口，是需要外科医生在术前详加思量的问题。临床上常采用的切口有多种，都各有其利弊，显然不存在一种能满足各方面要求完美无瑕的切口。但以下各项要点，有助于手术者综合考虑选择恰当的手术切口。

1. 位置适当，长度适宜　切口应接近病变部位，能直接到达手术区，并有足够的长度，并非越小越好，以能充分显露术野和利于手术操作为原则。

2. 便于延长　术中能根据需要适当延长，不致因解剖关系而受到限制。

3. 减少损伤　切开时应能尽量减少肌肉、血管和神经的损伤，以减少对腹壁功能的影响。

4. 缝合方便，愈合牢固　切口容易关闭，缝合方便、张力小，愈合后牢固，切口疼痛、切口裂开、切口疝等并发症少。

5. 兼顾美观　切口方向尽可能平行于皮纹线走行，利于切口愈合，减轻瘢痕，美容效果好。

急诊手术切口的选择：急诊患者往往病情急、重、变化快，可能难以等到确诊即需要做手术探查。急腹症手术切口的选择原则为根据病变部位选用就近切口进腹，如胃穿孔可用腹正中切口，胆道疾病可采用右上腹经腹直肌或腹直肌旁切口，如疑为右下腹病变，可作右下腹经腹直肌或腹直肌旁切口。如果病变部位不明，施行剖腹探查时，以采用右侧经腹直肌切口最为简便适当，半在脐上，半在脐下，开始切口宜小，查清病情再适当扩大。在婴儿，采用横切口可能更为合宜。有时延长原切口仍不能满足手术显露需要，则应缝闭此切口,另选合适的切口。例如术前诊断为急性阑尾炎行右下腹斜切口,术中发现是胃溃疡穿孔时,就应另作上腹正中旁切口或上腹正中切口。

再次手术切口的选择:对于需再次手术的患者,应估计到粘连的严重性,选择避开腹腔内粘连、方便显露手术野的部位进腹。还需考虑到切口的血供情况,防止术后切口不愈合。被迫采用原切口时,应小心谨慎,在进腹时需多次交替提起然后再切开腹膜。在手术结束关闭腹膜前,还须重新细致检查一遍切口。

第三节　腹部手术常用切口类型

腹部手术切口的方式很多,常用的归纳起来有以下五类〔图28-9〕。

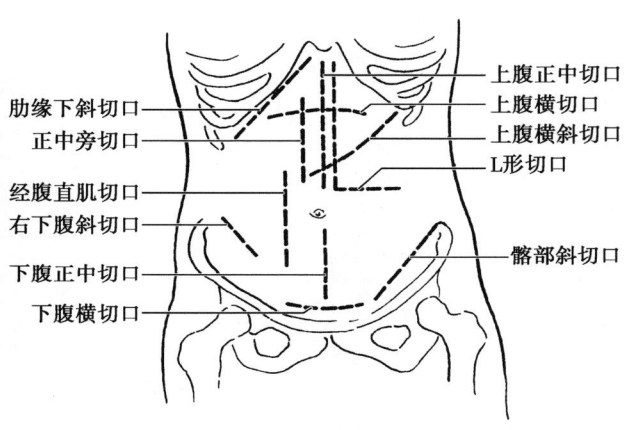

图28-9　常用腹部切口

左侧标注(从上到下):
肋缘下斜切口
正中旁切口
经腹直肌切口
右下腹斜切口
下腹正中切口
下腹横切口

右侧标注(从上到下):
上腹正中切口
上腹横切口
上腹横斜切口
L形切口
髂部斜切口

一、直　切　口

直切口(longitudinal incision)是腹部手术中最常用的切口。其优点为组织损伤少,对血管与神经的损伤较少,切开与缝合迅速,并便于向上、下方按手术需要延长。但此类切口张力较大,术后疼痛较明显,伤口裂开和切口疝的发生率较高。

腹正中切口

在上腹部自剑突至脐,在下腹部自脐至耻骨,在脐中部一半在脐上、一半在脐下、中间向右绕过脐的切口。

此切口的优点是:①进入腹腔、关闭腹腔都较快;②显露好,通过本切口可检查半个腹腔;③对血管神经损伤少,操作方便。缺点是切口通过腹白线,血运差,愈合后的瘢痕较弱,由于腹外侧肌的收缩,瘢痕易被牵张而发生伤口裂开和腹壁切口疝。

【手术步骤】

1. 皮肤切口　以上腹正中切口为例,自剑突下方至脐上方纵行切开,需延长时,常在脐右绕过。切皮时,术者用左手拇、示指在切口上端轻轻向上按压,右

手持刀,一次切开皮肤〔图28-10(1)〕,再切开皮下组织,结扎或电凝止血后用小敷布覆盖皮肤,保护切口。

2. 切开白线　白线是坚韧的腱膜,可先用刀在中部切一小口,再用组织剪向上、下延长剪开〔图28-10(2)〕。由于白线深层是含有丰富血管的腹膜外脂肪组织,故切开时应予小心。在靠近剑突时,常有几对腹壁上动脉的小分支延至中线,需结扎止血。

3. 推开腹膜　外脂肪,如系胆道、十二指肠、胰头部手术,需向左推开腹膜外脂肪,在肝圆韧带右侧切开腹膜;如系胃、脾手术,则需向右推,在肝圆韧带左侧切开腹膜。

4. 切开腹膜　术者先用有齿镊夹住腹膜,向上提起,助手随即用弯止血钳在有齿镊对侧腹膜夹住提起,然后术者放松一下有齿镊,再重新夹住腹膜提起;用右手拇、示指在镊和钳中间提起的腹膜处触摸有否夹住腹内脏器,如证实没有时,可切开腹膜〔图28-10(3)〕。

腹膜切开一小口后,术者用一把弯止血钳夹住对侧腹膜,助手用另一把弯止血钳夹住术者一侧腹膜后提起。术者用长镊夹一块盐水纱布塞入切口上方的腹腔内,将腹膜与腹内脏器隔开,再在长镊或手指保护下剪开腹膜〔图28-10(4)〕。

切口下方的腹膜,可用刀切开。切时须将左手示指及中指垫于腹膜下,使腹膜与其深部的脏器隔开,以免误伤〔图28-10(5)〕。

切开腹膜时,如遇有小血管,应先结扎,再进行其他操作。

腹膜切口,应与皮肤切口等长,这样既可得到充分的显露,又便于缝合。

5. 缝合　在缝合腹膜前,先清点纱布、器械,确定无误后始能关腹。

腹腔如有污染、积液、渗血时,要充分吸引,放置引流条。

缝合腹膜时,先用弯止血钳夹住腹膜两缘,每3~4cm一把,上、下角再各夹一把。提起腹膜,用纱布覆盖肠管及网膜,或加用压肠板轻轻压住,拉拢腹膜,自上角开始,用4号丝线间断缝合〔图28-10(6)〕。打结后暂不剪断,令助手牵提,待腹膜全部缝毕,一并剪除线头。这种牵引,一方面使腹膜外翻,减少内脏与壁腹膜粘连机会;另一方面,上提牵引使腹膜与内脏间保持一定空隙,可避免将肠管、大网膜等脏器误缝于腹壁上。在缝最后几针前,取出覆盖肠管的纱布。在切口上下角,须将止血钳所夹的一块腹膜分别扎于上、下两端的缝线内〔图28-10(7)〕。缝完腹膜后,再用4号(或7号)丝线间断缝合白线,间距为1cm左右〔图28-10(8)〕。撤除切口两侧小敷布,用纱布覆盖皮肤切口后,用酒精重新消毒切口两侧皮肤。最后用0-1号丝

5

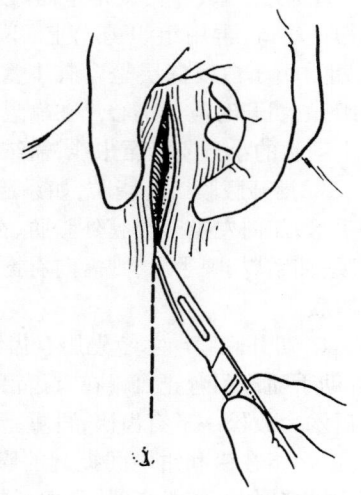

（1）切开皮肤

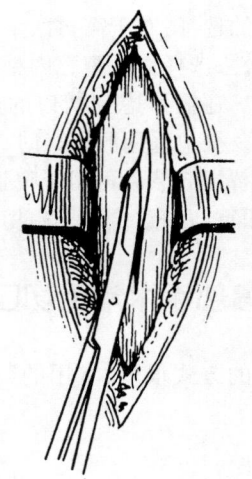

（2）剪开白线

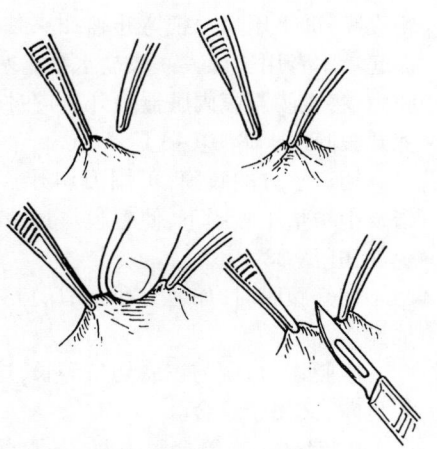

（3）提起腹膜，切一小口

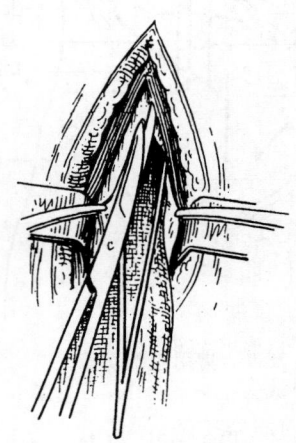

（4）塞入纱布，向上剪开腹膜

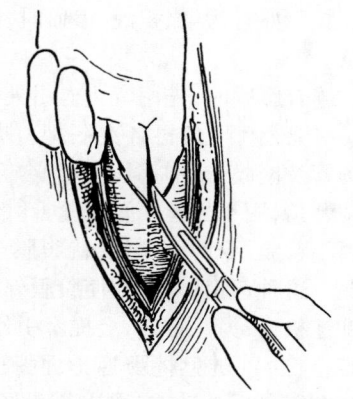

（5）手指垫于腹膜下，向下切开腹膜

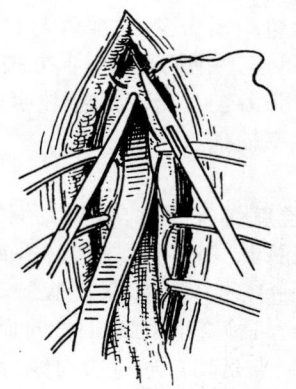

（6）夹起腹膜，自上角开始缝合

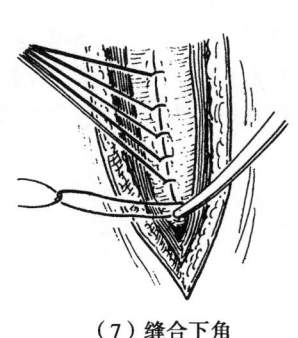

（7）缝合下角　　　　　　　　　（8）缝合白线

图 28-10　上腹正中切口

线间断缝合皮下组织和皮肤。皮下组织缝合应缝在浅筋膜深层（Scarpa 筋膜），间距为 2cm。皮肤缝线间距为 1.5cm 左右。有污染的切口或渗血较多的切口，应于腹膜外或皮下放置胶皮片引流。

如作下腹正中切口，在切开和缝合时，注意保护膀胱和脐侧韧带。

正中旁切口

这种切口可在上、下腹部的左侧或右侧施行，急症剖腹探查时常用，便于上下延长扩大。在右上腹多用于胃、十二指肠手术、胆囊和胆道以及胰腺手术；在左侧多用于胃癌、高位胃溃疡、脾切除等手术；下腹部正中旁切口主要用于盲肠、盆腔器官及结肠下段的手术。

切口位于正中线旁 1～2cm，除腹直肌前后鞘的腱膜纤维被切断外，对肌肉和神经均无损伤，缝合后腹直肌正介于前后鞘切开线之间，具有保护作用，又能耐受腹内压力，所以愈合最好。但须注意此切口靠近腹壁

的供应血管，操作时应尽量避免损伤。

【手术步骤】

1. 皮肤切口　在腹正中线旁 2cm 处纵行切开皮肤及皮下组织（胖人可稍向外侧些）。

2. 切开腹直肌前鞘　按皮肤切口方向切开腹直肌前鞘〔图 28-11（1）〕，再将深部的腹直肌从前鞘内侧分离，在腱划附着较紧处用刀锐性分离。此处常遇到血管，应予结扎〔图 28-11（2）〕。而后将腹直肌向外侧拉开，显露腹直肌后鞘。

3. 切开腹膜　将腹直肌后鞘和腹膜用有齿镊及止血钳交替提起，证实未夹住内脏后即可切开，进入腹腔〔图 28-11（3）〕，进行腹腔内操作。

4. 缝合　用 4-0 号（或 7-0 号）丝线间断缝合腹膜和腹直肌后鞘，再用 4-0 号丝线间断缝合腹直肌前鞘，重新消毒切口两侧皮肤后，用细丝线缝合皮下浅筋膜和皮肤。

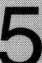

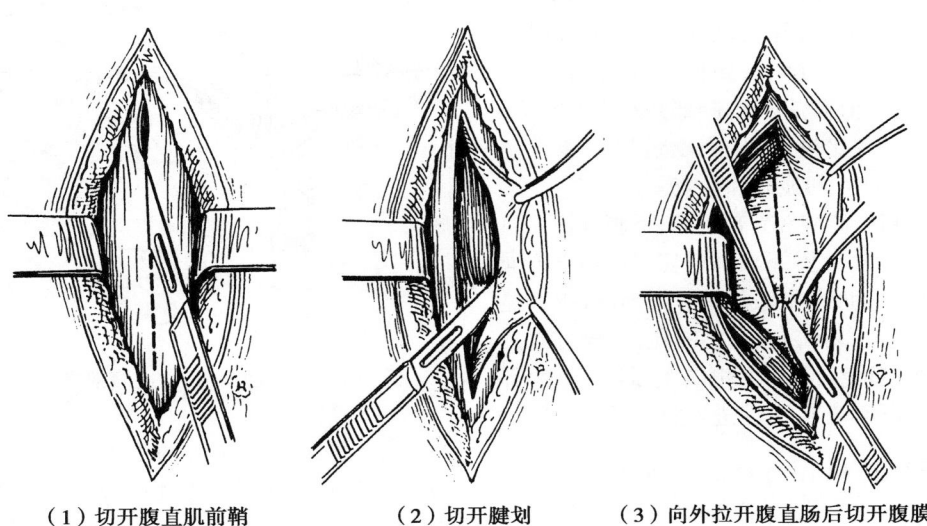

（1）切开腹直肌前鞘　　　　（2）切开腱划　　　　（3）向外拉开腹直肠后切开腹膜

图 28-11　正中旁切口（右侧）

经腹直肌切口

切口位于腹直肌内、外侧缘中间,约距中线旁4~5cm。该切口的优点是操作简易,迅速,易于向上、下延长,缝合方便。缺点是:切断了肌鞘纤维,在创口未愈合前不能耐受腹内压;常损伤肋间神经和供应血管,造成术后腹直肌内侧部分萎缩,影响腹壁的强度。

【手术步骤】

切开皮肤后,沿切口方向切开腹直肌前鞘,再用刀背钝性纵行分开腹直肌。腱划处先用止血钳夹住,再切断结扎,尽量减少不必要的出血。向两侧拉开腹直肌纤维后,再按正中切口方法切开腹膜。缝合时腹膜与腹直肌后鞘一起缝合,然后再用丝线缝合腹直肌前鞘、皮下筋膜层和皮肤〔图28-12〕。

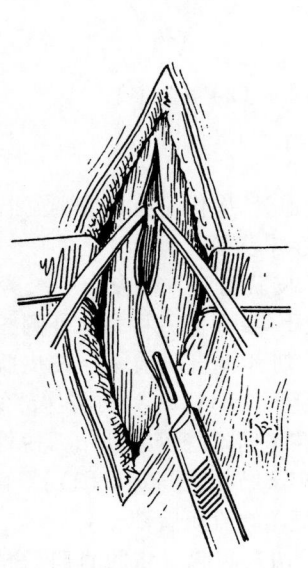

（1）切开腹直肌前鞘

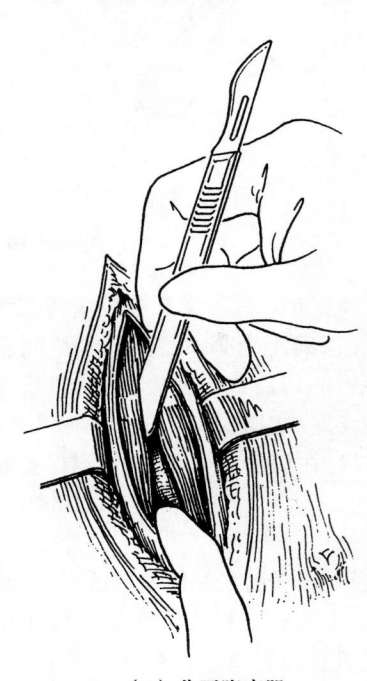

（2）分开腹直肌

图28-12 经腹直肌切口

二、横 切 口

由于横切口(transverse incision)有很多优点,近年来应用大有增多之势。横切口有下列优点:①不切断神经,不影响功能,发生切口裂开或切口疝等并发症机会较少。②横切口边缘易于缝合,肠曲不会突出切口。③术后切口张力小,不怕患者咳嗽,肺部并发症也较少。

横切口的缺点是:比较费时,病变位置不能肯定时,横切口不能提供良好的显露和探查。

上腹部横切口可行胰腺和胃部手术,下腹部横切口则常用于妇科盆腔手术。上、下腹部横切口可向下或向上呈弧形弯曲,以适应肋缘和骨盆的解剖形状,扩大显露。切断腹直肌时应边切断、边止血结扎,这样可防止大块钳夹肌肉组织,避免结扎后发生缺血坏死。上腹部横切口需结扎切断肝圆韧带,方能进入腹腔〔图28-13〕。

三、斜切口(oblique incision)

肋缘下斜切口

右侧肋缘下斜切口(Kocher切口),常用于胆道系

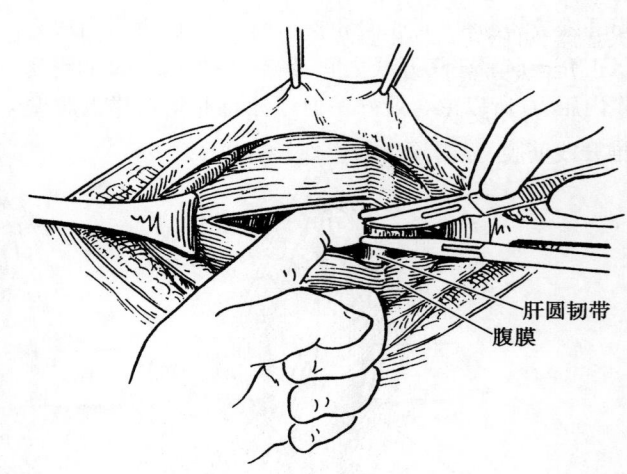

肝圆韧带
腹膜

图28-13 上腹部横切口

统、膈下脓肿和肝脓肿的手术;左侧则可用于脾脏手术。这种切口较适用于肋弓较宽的患者,或曾作过多次纵向切口的患者;但对腹壁脂肪较厚的患者,常因显露不够满意而不常应用。

【手术步骤】

沿肋缘下 3cm 与肋缘平行切开,自剑突下向外侧缘延伸,根据手术需要决定长度,一般切至腹直肌鞘外侧缘,长约 10cm。

切开皮肤后,分离浅筋膜。在切口内侧先切开腹直肌前鞘,再由内向外切断腹直肌,注意边切断边结扎肌肉的血管。有时切口外侧需切断一部分腹外斜肌、腹内斜肌和腹横肌。最后将腹直肌后鞘和腹膜一并切开〔图 28-14〕。术后逐层缝合。

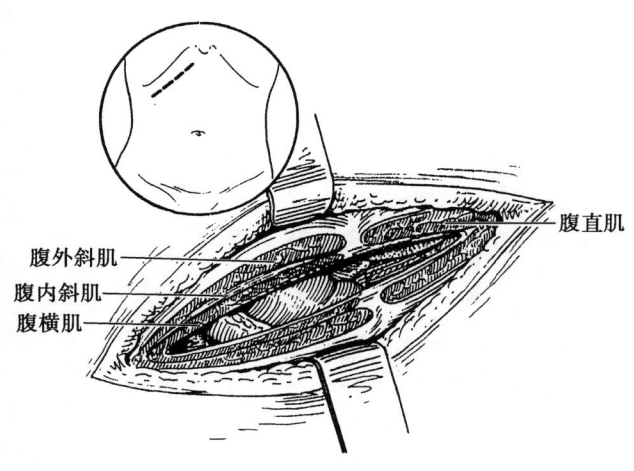

图 28-14　肋缘下斜切口

右下腹斜切口

右下腹斜切口,又称 McBurney 切口,是阑尾切除术常用的切口。在脐和髂前上棘连线外、中 1/3 交界处作与连线垂直的切口,切口的 1/3 在连线上方,2/3 在其下方。一般成人长约 5～6cm。如手术中需要扩大显露,可将切口向上或向下延长。

【手术步骤】

1. 切开皮肤　切开皮肤和浅筋膜,结扎出血点,推开浅筋膜,显露深层的腹外斜肌腱膜。

2. 剪开腹外斜肌腱膜　先用刀沿肌纤维方向将腱膜切一小口,再用剪刀向上、下剪开,其长度与皮肤切口相同〔图 28-15(1)〕。

3. 拉开腹内斜肌与腹横肌　用刀沿腹内斜肌肌膜切一小口,术者和第一助手各持弯止血钳插入肌纤维中,相互交叉并向深处垂直分离至腹膜外,再伸入两把小直角拉钩,与腹内斜肌纤维呈垂直方向用力拉开,扩大分离口,显露腹膜〔图 28-15(2)〕。髂腹下神经常在这一部位的腹内斜肌和腹横肌之间斜向下内走行,注意避免损伤。

4. 切开腹膜　术者和助手交替用有齿镊和止血钳提起腹膜,触摸无内脏夹住后,用刀将腹膜切一小口,分别钳夹提起两侧切缘,放入纱布保护内脏,再剪开腹膜,进入腹腔。腹膜的切口可略小于皮肤切口〔图 28-15(3)〕。

5. 缝合　用 4-0 号丝线间断缝合腹膜〔图 28-15(4)〕,用 1-0 号丝线间断缝合腹横肌和腹内斜肌 3～4 针〔图 28-15(5)〕,再用 4-0 号丝线间断缝合腹外斜肌腱膜〔图 28-15(6)〕,最后用丝线缝合皮下组织和皮肤。

四、复杂切口(complex incision)

左上腹横斜切口

此切口适用于脾切除术

【手术步骤】

自第 8 肋间肋缘下至脐上 2～3cm 处,由外上斜向内下作左上腹横斜切口〔图 28-9〕。切口内侧部分需横断腹直肌,必要时可越过白线。在门脉高压症时,应尽量避免损伤曲张的腹壁静脉。外侧部分需切断腹外斜肌、腹内斜肌和腹横肌,必要时可切断部分肋软骨,以扩大显露范围。而后,沿切口方向切开腹膜,进入腹腔。此切口牵拉肌肉需较大力量,可用胸腔自动拉钩拉开切缘上、下的肌肉。

5

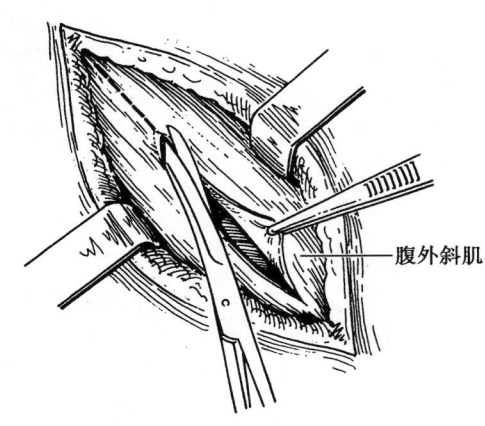

(1)剪开腹外斜肌腱膜

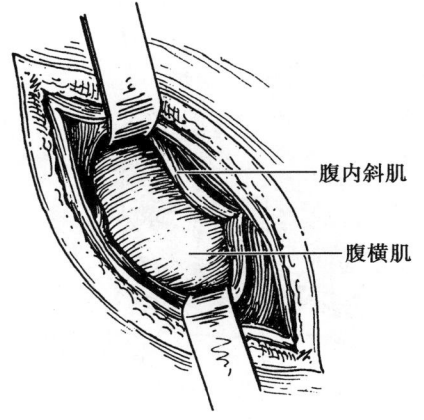

(2)拉开腹内斜肌、腹横肌

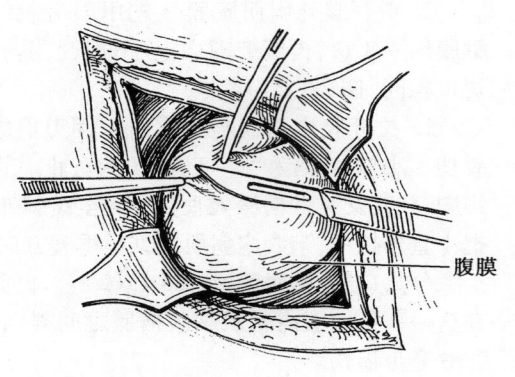

（3）切开腹膜

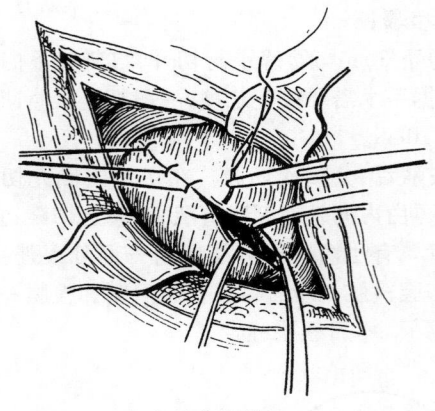

（4）缝合腹膜

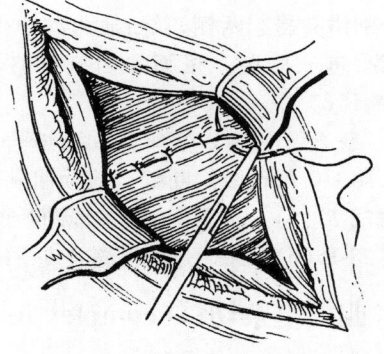

（5）缝合腹内斜肌肌膜

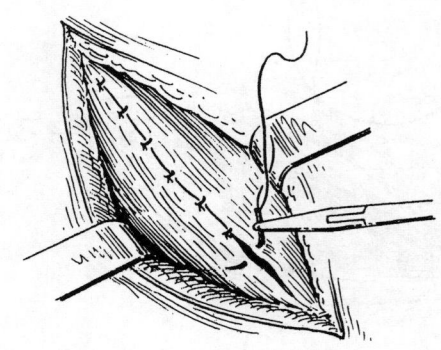

（6）缝合腹外斜肌腱膜

图 28-15　右下腹斜切口

L 形切口

右上腹反 L 形切口适用于肝门部盆式胆肠引流术；左上腹 L 形切口适用于脾肾静脉吻合术。

【手术步骤】

先作上腹正中切口，在其下端向右或向左侧延长

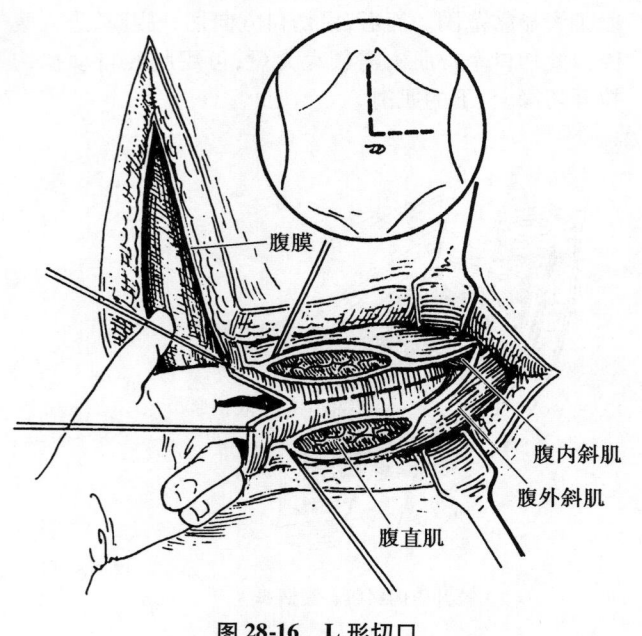

图 28-16　L 形切口

作横切口。此切口也需切断腹直肌和腹外斜肌、腹内斜肌、腹横肌〔图 28-16〕。切开腹膜后，可将外上方的腹壁向外上翻转，在左侧便于显露和切除较大的脾脏，并行脾肾静脉吻合术；在右侧便于肝门部显露Ⅱ、Ⅲ级胆管、胆肠内引流手术。

五、胸腹联合切口

上腹部手术作上腹部切口显露不满意者，可作胸腹联合切口（abdominothoracic incision），将肋弓切断，扩大切口。右侧胸腹联合切口，可用于膈面肝破裂缝合术，某些肝右叶切除术或门-腔静脉吻合术。左侧胸腹联合切口，常用于贲门胃底癌手术，也可用于某些大脾切除术、脾肾静脉吻合术，较困难的肾或肾上腺切除术。

【手术步骤】

见开胸术。

第四节　腹部切口并发症的处理

腹部手术切口并发症从缝线反应、切口血肿到切口裂开等种类很多，这些并发症的发生都会在不同程度上加重患者思想及经济负担，延长住院时间，严重者

其至导致手术失败,危及患者生命。下面介绍几种常见并发症的处理。

一、脂 肪 液 化

近年来随着人口老龄化趋向、肥胖人群的增多和电刀的广泛使用,腹部手术切口脂肪液化(fat liquefaction)的发生有增加趋势,给临床工作提出了新的课题。

【原因】

切口发生脂肪液化的机制还不明确,可能与手术导致局部脂肪组织血液循环差、牵拉挤压等机械性破坏,及高频电刀的高温灼烧使脂肪细胞发生无菌性坏死有关。临床观察发现,脂肪液化的发生常见于以下情况:①肥胖患者;②老年人;③手术操作不当,如止血不充分、缝合时留有死腔,术中过度牵拉挤压皮下脂肪,大块钳夹并结扎脂肪组织等;④术中过度使用高频电刀;⑤合并糖尿病、贫血、低蛋白血症的患者。

【诊断】

对于有上述原因的高危患者术后应密切观察切口情况,及早发现并处理。目前尚无统一诊断标准,诊断依据有:

1. 多发生在术后 5～7 天,切口有黄色渗液或挤压切口局部有黄色渗液流出。

2. 患者有不同程度的切口疼痛主诉,但体温和局部皮温正常。

3. 切口外观无炎症反应,边缘及皮下组织无坏死征象,但愈合不良,皮下组织游离,触诊有游离感,中晚期形成积液时有波动感。

4. 穿刺或撑开切口可见淡黄清亮含脂肪滴渗液。

5. 化验血常规白细胞计数正常,中性粒细胞不高;渗出液镜检见大量脂肪滴,连续培养 3 次无细菌生长。

【预防】

为减少切口脂肪液化,应注意以下几点:

1. 术中熟练操作,动作轻柔,仔细止血,缝合不留死腔。

2. 合理使用电刀,尽量减少与脂肪组织接触时间,少用高频电刀或维持较低电压切开脂肪层。

3. 缝合皮下组织之前,切除可疑的失活脂肪组织,用生理盐水彻底冲洗,再用干纱布擦拭去除残留组织。

4. 皮下脂肪层较厚或有并发症的患者,估计可能发生脂肪液化者,可考虑于皮下放置硅胶管,持续负压吸引,待 24 小时引流量小于 3ml 后拔除,有一定的预治效果。

5. 对于有并发症的患者,术前控制血糖,纠正贫血及低蛋白血症,术后加强支持治疗。

6. 术后及时换药并注意观察切口情况,如有渗液尽量挤出,早期发现,及时处理。

【治疗】

切口发生脂肪液化后常影响愈合,可继发感染,治疗关键是及早处理和充分引流。早期少量的液化脂肪可经穿刺抽液或引流排出后行加压包扎,能达到一期愈合。如渗液较多,应拆除部分或全部缝线,高渗盐水冲洗,加强引流。有报道应用高渗盐水清洗腔隙,并用高渗盐水和贝复济纱条填入引流,效果较好。因为高渗盐水可使局部组织脱水促使坏死组织尽早脱落;贝复济成分是外用重组牛碱性成纤维细胞生长因子,对来源于中胚层和外胚层的细胞(如上皮细胞、真皮细胞、成纤维细胞、血管内皮细胞)具有促进修复和再生的作用,从而能促进毛细血管再生、加快肉芽组织生长和组织修复,使脂肪液化区局部血运改善,愈合速度明显加快,且瘢痕反应轻,切口较美观。

二、切 口 感 染

尽管无菌操作、手术技术及预防感染等措施不断改进和完善,但切口感染(infection of incisional wound)仍是腹部手术后最常见的并发症,一旦发生会给患者带来直接经济损失和精神负担,已引起众多的关注。为此防治切口感染仍值得外科医师高度重视。

【危险因素】

导致术后切口感染的危险因素多而复杂,包括环境因素、手术情况及患者身体状况等。简要叙述如下:

1. 环境因素　人体皮肤表面存在大量细菌,脐、下腹部及会阴部等隐蔽部位数量更多,备皮与消毒不当可使少量细菌残留。另外,手术室环境消毒不完善,术中无菌操作不规范,都可能使细菌沾染伤口。胃肠道有大量细菌定植,肠管切开则有污染手术野的机会。细菌数量的多少和被污染的组织是否发生感染有直接关系。实验证明每克组织的细菌数量$>10^6$,即可发生感染,$>2\times10^6$则必然引起化脓。此外,细菌接触时间越长,感染的机会就越大,一般接触 2～3 小时后即有感染的可能。

2. 手术情况　临床资料显示,切口感染的发生同手术类型和持续时间等相关。急诊手术、Ⅲ类污染手术、切口长的复杂手术及手术时间大于 3 小时者,切口感染率明显增高。其原因同患者病情重,身体抵抗力下降,术前准备不充分,术中切口发生污染几率高等因素有关。

3. 患者身体状况　腹部手术患者由于病情多较严重,卧床时间长,手术造成失血、失液,患者全身状况差,机体免疫功能低下等,都容易引起内源性与外源性病原菌入侵感染。

1）老年人：老年人由于机体免疫功能减退，切口局部血液循环不良，对细菌感染的抵抗能力降低。

2）营养不良：蛋白质是细胞和细胞因子及炎性介质构成的基本物质。低蛋白血症影响免疫细胞的生成和功能，减少免疫因子的产生，减慢切口修复过程，降低了抗感染能力。

3）存在并发症：肥胖患者因皮下脂肪肥厚，容易引起术后切口局部脂肪坏死和液化，增加感染危险。糖尿病患者存在微血管病变，机体防御机制下降，切口不易愈合，增加感染的几率。

4）其他：如长期服用糖皮质激素、抗肿瘤药物等使机体免疫功能下降，接受放疗的患者抗感染能力也明显下降。

【预防】

1. 患者手术前准备　如条件允许，尽可能改善患者的全身情况，增强对手术创伤和感染的耐受能力。积极治疗原有的合并症，尤其是糖尿病患者，使血糖在围术期得到有效的控制。做好患者卫生处置，正确进行手术区皮肤准备。

2. 预防性使用抗生素　对减少手术后感染的作用毋庸置疑，但并不是所有手术都需要预防性使用抗生素。要把握好适应证，按照预防性用药原则正确使用，根据切口类别、手术部位、手术创伤程度和最易引起切口部位感染的病原菌选择适合的抗菌药。预防性用药最好在手术开始前2小时，，如手术时间长，术中可以追加一次常规剂量。这样就能应付术中可能发生的细菌污染，将细菌杀灭在立足未稳之际。

3. 术中遵循无菌原则　手术过程中仔细操作，尽量减少局部组织创伤和污染，避免异物、血肿和坏死组织残留。严格手术室和病房管理，做好无菌控制和环境的卫生管理。

【诊断和治疗】

切口感染是腹部手术后最容易感染的部位，早期发现、早期治疗十分重要。手术后2~3天换药检查切口，是否有红肿热痛及渗出物，注意患者体温变化，如有异常，及早处理。如果在术后1周左右出现切口疼痛，体温再次或继续升高不降，要注意切口是否有深层感染。探查切口深层肌肉间隙有无积脓，及时消毒冲洗、引流。开始发现切口感染时，可以根据经验选择适当的抗生素，以后则根据细菌药物敏感试验结果应用敏感抗生素。

三、切 口 裂 开

腹壁切口裂开(disruption of wound)是腹部手术后的一种严重并发症，多发生于术后1周。如果切口全层裂开，内脏脱出，对患者的生命威胁很大；即或度过急性期，也可能导致粘连性肠梗阻或切口疝等并发症。

腹壁裂开的发生率约为0.2%~0.3%，死亡率达10%左右。

造成患者腹壁切口裂开的因素有：①患者营养状况不良，血浆蛋白低下，年迈，糖尿病，黄疸，贫血，腹水等；②切口缝合有缺陷，如缝线细，结扎不牢；或麻醉欠佳，腹肌松弛不够，造成腹膜撕裂；③咳嗽、呃逆、喷嚏、呕吐、排便等突然增加腹压。

腹壁裂开的早期诊断对预后关系很大。腹部手术后，一旦从切口的一角(尤其是下角)不间断地溢出透明或半透明淡红色液体时，说明已经发生腹壁裂开，应立即行腹壁裂开缝合术。绝不可等至全层裂开或肠管膨出之后，才予处理。以下详细介绍腹部切口裂开的缝合方法。

【适应证】

腹壁裂开，可分为完全(全层)裂开和部分裂开两类，部分裂开又分为浅层部分裂开与深层部分裂开。

浅层部分裂开，指皮肤和皮下组织裂开，而肌腱膜以深的组织完好，可用胶布和腹带拉拢切口加强固定，多数情况下都能愈合。

深层部分裂开，指肌腱膜以深的组织裂开，而皮肤和皮下组织尚未裂开。可先用胶布拉拢固定切口，外面再扎紧腹带，这样，部分患者愈合后可能形成腹壁切口疝，待以后选择适当时机再行腹壁切口疝修复术。如继续裂开，则应紧急缝合。

完全裂开是腹壁各层(从皮肤至腹膜全层)裂开，应紧急行腹壁切口缝合术。

【术前准备】

1. 立即用无菌敷料将膨出的肠管及大网膜加以包扎保护，避免污染。

2. 作好患者思想工作，解除精神负担，安定患者情绪，同时应用镇静剂。

3. 禁食、胃肠减压，减轻腹胀和胃肠道反应。

4. 补充液体及营养。

5. 手术区的准备，一般都在手术室和麻醉下进行。

6. 如有肺部并发症，咳嗽严重，应积极治疗，并适量使用镇咳、镇静剂。

【麻醉】

多数患者可采用肋间神经阻滞加局麻；对小儿或不合作的患者，则应用基础麻醉加局麻或全麻。

【手术步骤】

1. 体位　平卧。

2. 消毒　如肠管或大网膜膨出，可先用消毒纱布在裂口周围轻轻加以塞盖，以防冲洗液流入腹腔，用生理盐水冲洗膨出的肠管和大网膜，再用消毒纱布覆盖肠管。腹壁常规应用碘酊、酒精消毒，裂口周围应用

1∶1000苯扎溴铵液消毒。

3. 肠管及大网膜复位　局部皮肤及皮下组织用1%普鲁卡因浸润麻醉，腹腔和肠管表面喷洒1%普鲁卡因或2%利多卡因，5～10分钟后再剪除伤口缝线。用组织钳或卵圆钳将腹壁切口裂开缘夹住向上提起，腹膜用0.5%普鲁卡因浸润麻醉，根据需要探查腹腔后，将外露的肠管或大网膜用左右手指交替、分段放回腹腔，并用2～3层纱布覆盖，以防再次膨出。

4. 缝合　如腹膜和腹壁炎症反应不重，可逐层缝合。如水肿较重、组织脆弱，逐层缝合有困难时，可先用4-0或7-0号丝线褥式缝合腹膜，暂不打结，再用28～30号不锈钢丝（或中号银丝，或10-0号丝线）行腹膜外全层减张缝合〔图28-17（1）〕。在拉紧全层减张缝合线将切口两边靠拢的情况下，将腹膜缝线拉紧并打结，紧接着以丝线褥式或8形缝合肌层、腱膜，然后间断缝合皮下组织和皮肤〔图28-17（2）〕。最后，在减张缝线一端套一略长于针距的胶皮管，再拧结钢丝固定切口。但减张缝合不要拉得太紧，以免阻断血运，影响愈合〔图28-17（3）〕。

如果分层缝合有困难，可进行腹壁全层（除腹膜外）缝合。方法为用大弯三角针引7-0号或10-0号丝线在距腹壁切口边缘2～2.5cm处穿入，穿过皮肤、皮下组织和肌层，在腹膜外穿至切口对侧，再经肌层、皮下组织和皮肤穿出〔图28-18〕。一般切口可缝3～4针，每针间距2.5～3cm，不宜缝合太密。

如肠管未膨出裂开的切口，裂口周围有肠管粘连，

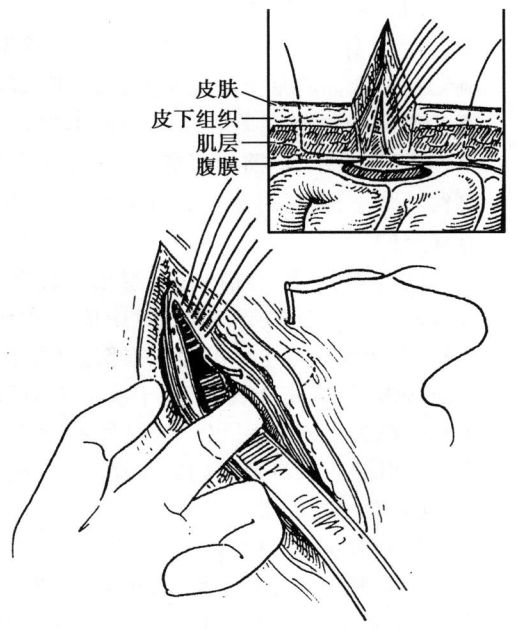

（1）褥式缝合腹膜后，用粗线或钢丝行全层减张缝合

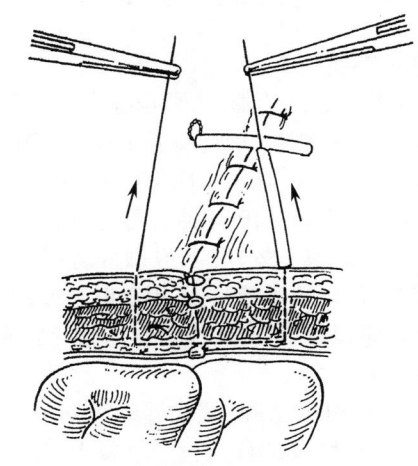

（2）在拉紧减张缝线的同时缝合腹直肌前鞘、皮下组织及皮肤

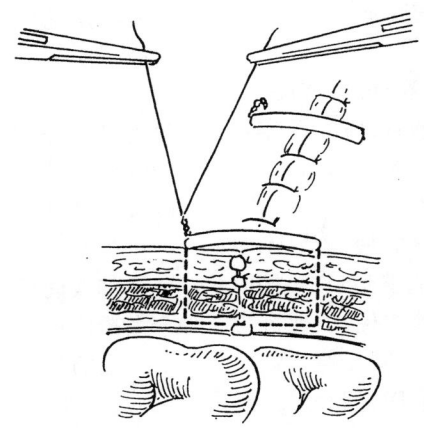

（3）最后拧紧减张的钢丝或将缝线结扎

图28-17　腹壁切口裂开减张下分层缝合法（经腹直肌切口）

并不影响缝合时,可不分离粘连;但若影响缝合,则可将腹膜边缘需要缝合的部分分离后再行缝合。

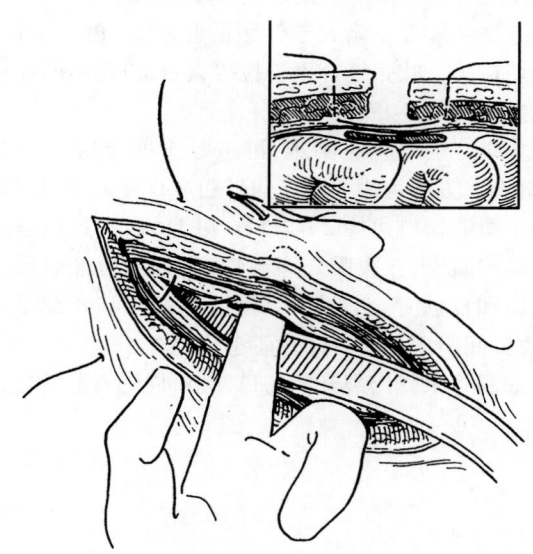

图28-18　腹壁切口裂开全层缝合法

【术中注意事项】

1. 术中腹腔内脏继续膨出,影响缝合　此种情况可以是对胃肠道牵拉刺激,引起胃肠道反应,腹内压增加,以致内脏继续膨出,应先应用1%～2%普鲁卡因喷洒在腹腔及肠管上,5～10分钟后再行缝合;也可以是患者精神紧张,恐惧不安所致,应做好解释,取得合作,令患者深呼吸,以缓解紧张,不得已时可改用全麻;若遇儿童患者,难以取得合作,应给予基础麻醉或镇静药物,或改用全麻。

2. 切口感染,组织水肿,减张缝线可割破皮肤对此种患者,缝合时宜选用金属丝,以减少组织反应,随时调整缝线松紧程度。

3. 大网膜或肠管夹于缝线之间　拉紧缝线时,要看清楚,拉紧后要用手指伸入腹腔检查,证实未夹有组织后才可打结。

4. 缝合时损伤肠管　若损伤肠管,可形成肠瘘,造成病情复杂化。一旦缝合时穿破肠管,应立即作浆肌层间断缝合或间断褥式内翻缝合修补。

【术后处理】

1. 胃肠减压　切口裂开后常有肠麻痹,所以术中或术后应下胃肠减压管,避免腹胀和胃肠道反应,同时针刺足三里、天枢、梁门、上脘、中脘等穴位,以促进胃肠道功能恢复。肠蠕动恢复后,再去除减压管。如腹胀不重,又非胃肠道穿孔患者,也可不用胃肠减压,运用针刺及通肠理气药(党参20g、当归20g、莱菔子15g、槟榔10g、枳实12g、木香10g、陈皮10g,为一付水煎至200ml,术后第1日服用50ml,以后每日2次,每次

100ml),至胃肠蠕动恢复,排气、排便为止。

2. 胃肠功能恢复后给予流质、半流质的高蛋白饮食,并给予大量维生素C。行胃肠减压期间,每日需输液。

3. 继续防治切口和腹内感染及其他术后并发症。

4. 张力缝合若用金属丝,应每日检查一次松紧度。如发现过松或过紧,应及时调整。

5. 皮肤缝线一般术后8～10日拆除;减张缝线在术后2周拆除。如伤口愈合欠佳,可延长2～3日拆线。如有腹腔、腹膜外或皮下引流条,应于24～48小时后及早拔除。

【腹壁裂开的预防】

腹壁裂开的原因,除全身营养状态的因素外,还有生物因素及机械因素。

1. 全身营养状态　失血、脱水、营养不良,都可影响切口愈合。血浆蛋白低可造成组织水肿,缺乏维生素C则影响细胞间质纤维组织的形成。除急症手术外,对择期手术,术前纠正贫血、脱水及维生素缺乏,改善营养状态,提高对手术的耐受性及切口愈合能力,是有裨益的。

2. 生物因素　腹内残余感染和腹壁感染是造成腹壁裂开的一个重要因素。术中应注意无菌技术,操作轻巧,以免造成过多的组织损伤;对腹腔有污染或渗出液较多者,应充分吸引,并于腹腔内放置香烟引流,于侧腹壁另戳小口引出。腹膜外或皮下置胶皮片引流。这对预防切口及腹内的感染,减少腹壁裂开的发生,均有明显的效果。

3. 机械因素

(1) 肺部并发症的发生和腹壁裂开有密切关系,因此,术前要注意口腔卫生,如有慢性感染灶、上呼吸道感染,应先予治疗。术中应避免着凉、呕吐,预防吸入性肺炎。术后胃肠减压管不宜久放,保持口腔清洁,鼓励早期翻身活动,在保护好腹壁切口的情况下鼓励咳嗽。

(2) 应在良好麻醉情况下关闭腹壁切口:使腹肌松弛,以保证腹壁各层的顺利缝合。因为在患者挣扎中缝合腹膜时,穿针处可有部分裂开,如在术后突然呕吐或咳嗽,也易造成切口裂开。

(3) 在连续缝合腹膜时,中间应加针缝合〔图28-19〕,缝线间距不宜过稀也不宜过密。一般情况下缝合太稀比较少见,而太密是常犯毛病。缝合过密,腹膜所承受的张力虽是最低,但在腹膜上所穿过的缝线孔道太多,稍一用力就容易撕裂。腹膜缝合的间距以1cm为宜。

(4) 术后腹胀是促使腹壁裂开的重要因素,应予预防和及时解除。如术后2～3日内胃肠功能尚未恢

复而发生腹胀,应行胃肠减压,定期有效扩肛,同时针刺足三里,应用促进肠道蠕动恢复的中西药物,对预防腹胀和腹壁裂开有积极效果。如系腹内残余感染造成腹胀者,应积极处理腹内残余感染。

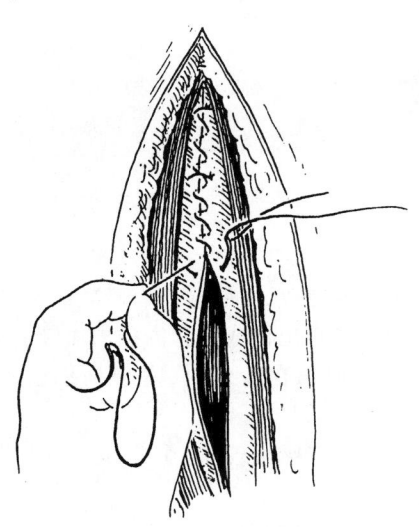

图 28-19 腹膜加固缝合

四、切 口 疝

腹部手术切口疝(incisional hernia)是腹部手术后常见并发症,常常是手术切口裂开的后期结果,其发生率约为2%~11%,其发病常与切口感染、缝合技术不当、腹内压增高和其他全身性因素如:营养不良、黄疸、肥胖、肠梗阻、使用类固醇激素等有关。切口疝的诊断较容易,主要依靠临床表现和查体,若触及疝环可明确诊断,B超和CT有助于确定诊断和了解缺损大小。

【预防】

腹部切口疝的预防,一方面重视术中操作技术,严格遵循无菌技术要求,根据切口特点和患者情况,精细操作,确切缝合腹壁各层,勿留空腔,避免不必要的组织损伤。另一方面要重视术前准备和术后护理,特别是有并发症及肥胖、高龄患者,对患者的全身状况要做充分的评估,加强营养和身体修复能力,采取必要的措施,促进伤口愈合。

【治疗】

腹部切口疝不能自愈,宜早期进行手术治疗,恢复腹壁的完整性和屏障功能。对于有心肺功能不全,肝硬化腹水无法控制等不能耐受手术者,可暂时考虑腹带加压包扎等方法对症治疗,注意防止疝的嵌顿。同时,积极治疗改善内科基础疾病,争取手术的可能。

手术治疗是解决切口疝的根本方法。需切除切口瘢痕组织,游离疝囊颈部并切开疝囊,用手指触摸检查腹壁缺损和疝环界线,然后逐步解剖。按缺损大小及腹壁松弛程度决定修复方法。

对于宽度小于7~8cm,腹壁缺损较小的切口疝,可行原位缝合,按解剖层次对合,闭合腹壁缺口。筋膜层需要组织健康,血供良好,对合后张力应较小,必要时可做减张缝合,松弛切口。

对于缺损大,难以直接缝合或对合后张力过大的切口疝,宜采用补片行无张力疝修补。具体修补方法需要根据切口疝和腹壁缺损大小及临床上可供使用的补片类型而定。近年,随着修补材料的发展和外科技术的进步,人工合成修补材料在临床得到广泛使用和认可,经腹腔镜切口疝修补术也得到一定程度的应用,术者可根据具体情况进行选择。

(毕 伟)

第一节 概　述

剖腹探查术既是腹部外科的一种手术方式,也是腹部疾病最后明确诊断的手段和有效的治疗方法之一。依据剖腹探查时机的选择,分为:急诊剖腹探查和择期剖腹探查。

急诊剖腹探查是以抢救生命为首要的原则,所以应该谨慎地、明智地和明确地评价剖腹探查术所解决的关键性问题在生命抢救中的作用和地位。术前应该做好必要的准备,以应付可能出现的情况。术前准备包括人力、设备、药品、器械,以及参加手术者的思想准备,以免遇到意外情况时束手无策。

择期剖腹探查术要求是以治疗疾病为首要原则,所以术前应该做好一切必要的检查,尽可能明确病情。术前必须除外急性肝炎、心肌梗死、肺栓塞、肺炎,尽可能排除肾脏疾病、急性水肿性胰腺炎。因为,在上述情况,剖腹探查非但无益,而且是极其有害的。

无论何时进行剖腹探查手术,都应该:

1. 要求良好的麻醉。有时需要探查的范围较大,要求有良好的麻醉配合。采用多种麻醉相结合的方法,可以保证手术顺利完成。

2. 有计划、有目的、按顺序地进行探查。经适宜的切口进入腹腔,根据最初见到的病变,肯定或修正拟定的探查方案,而后有目的、有顺序地进行探查。探查时要求细致、轻柔、迅速,不遗漏必要的探查部位。

第二节　剖腹探查术

【适应证】

急症剖腹探查

1. 腹部损伤

(1) 有明显腹膜炎症状,腹腔穿刺抽出胃肠道内容,或 X 线检查有气腹者。

(2) 失血性休克,腹腔穿刺有不凝血液者。

(3) 胃肠道有出血或胃管内抽出血液者。

(4) 腹壁损伤在清创时,发现损伤已深入腹腔者。

(5) 腹壁伤口吸出气体、血液、尿液、胃肠内容物或胆汁流出者。

2. 急性弥漫性腹膜炎

(1) 弥漫性腹膜炎诊断不明而无局限倾向者。

(2) 虽然腹膜刺激征不明显,但经腹腔穿刺证明有渗出液,而发病后病情恶化迅速者。

(3) 急性腹膜炎在非手术治疗过程中,出现下列情况者:病情未见好转;病情有所加重;体温逐渐上升;白细胞总数及中性粒细胞不断增高;有休克趋势。

3. 急性上消化道出血

(1) 合并休克,非手术治疗病情不见好转者。

(2) 急性上消化道出血,经三腔管压迫并输血后,出血暂止,但放松三腔管压迫后又有出血者。

(3) 急性上消化道出血,在非手术治疗下有所反复,治疗效果不稳定者。

(4) 过去曾有多次类似出血史者。

4. 急性肠梗阻

(1) 急性肠梗阻,有腹膜炎体征,疑有肠绞窄者。

(2) 急性肠梗阻,合并休克。

(3) 急性肠梗阻,经非手术疗法治疗病情未见好转,甚至有所加重者。

(4) 急性肠梗阻,经非手术治疗时好时犯,效果不稳定。

择期剖腹探查

1. 腹部肿块

(1) 腹部有明显肿块,部分边缘明确,有关检查未能判明肿块的性质、部位及范围。

(2) 腹部肿块经短期治疗观察,情况未见改善。

(3) 腹部肿块有比较明显的症状,如腹痛、发热,但因病情不能行有关检查,且亟待解决者。

（4）腹部肿块病情突变,无法进行应有的检查者。

2. 诊断不明确,而且伴有临床症状,无手术禁忌证。

【术前准备】

1. 脱水的患者应快速输注生理盐水,纠正水、电解质平衡失调。

2. 失血患者除输注生理盐水外,尚需快速补充全血、血浆、右旋糖酐等扩容剂。

3. 病程长者宜适当补充钾离子。

4. 胃肠减压,消除腹胀,以利于术中操作和术后恢复。

5. 使用抗生素防治感染。

6. 镇静、止痛,使患者精神安宁。

7. 备血。

8. 腹部外伤　合并休克时,快速输血;无休克时也应建立静脉通路。输血、输液以经上肢静脉为妥,以防万一下腔静脉损伤时流入腹腔。腹部开放性外伤有脏器脱出时,应用湿纱布保护,不宜直接送回腹腔。枪伤只有入口时,应做 X 线摄片,明确子弹、弹片所在部位,以判断弹道所经之处有何脏器可能受伤。

9. 急性弥漫性腹膜炎　病因不明时做好下列检查:血清淀粉酶;腹腔穿刺或腹腔冲洗液检查;阴道后穹隆穿刺液检查;X 线检查;心电图检查。一般均有全身中毒症状和水、电解质紊乱,应予积极纠正。禁用灌肠。

10. 急性上消化道出血　术前检查:肝功能测定;钡餐透视,了解食管有无曲张静脉;B 超检查肝、脾及胆囊情况;血小板计数及出、凝血时间;纤维胃镜检查。进行短时期非手术治疗:除采用输血外,静脉给予止血药物及血管收缩剂;采用三腔管压迫止血;通过胃肠减压管冲洗胃腔,对胃出血病变有良好止血效果。

11. 腹部肿块　术前检查:胃肠钡餐透视;静脉或逆行肾盂造影;B 超检查;CT 检查;内镜检查;有关腹腔动脉造影。肠道准备:术前 2 日用无渣饮食,服缓泻剂,术前清洁灌肠;口服新霉素,每日 2～4g,共 2～3 日;上腹部肿块要放胃管,下腹部包块要插导尿管,使胃及膀胱排空,以免妨碍探查。

12. 急性肠梗阻　术前检查血清钾、钠、氯,二氧化碳结合力,X 线腹部平片等。重点在纠正脱水、酸中毒及电解质紊乱。

【麻醉】

病情较好时,可用连续硬膜外麻醉;如血压偏低,情况较差的,可用全麻;患者一般情况差或有休克者,用局部麻醉较为安全。

【手术步骤】

1. 体位　平卧位。

2. 切口选择　一般切口应选择在最靠近病变的部位〔图 29-1、图 29-2〕。

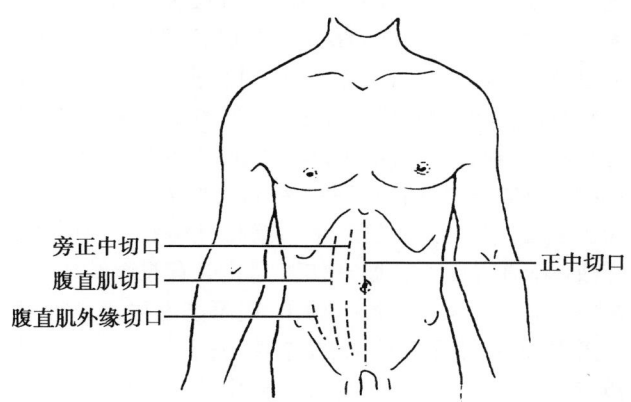

图 29-1　腹部探查常用切口

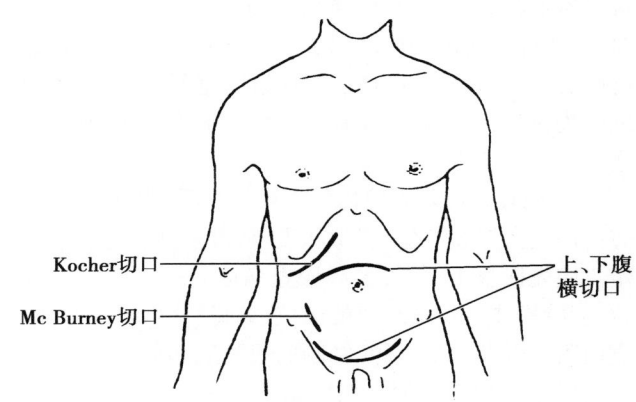

图 29-2　腹部探查常用切口

腹部损伤的剖腹探查一般多采用腹部正中切口,或旁正中切口,或经腹直肌切口,便于需要时向上下延伸,或向两侧横行扩大。对胸腹联合伤,如胸腹部均需手术,以尽可能不做胸腹联合切口,而于胸部及腹部分别做切口为宜。尽可能避免以创口做切口,以免术后切口感染或裂开。

急性腹膜炎的剖腹探查宜采用右中腹直肌切口,切口的上 1/3 在脐上,下 2/3 在脐下。切口长度以能容手进入腹腔为适宜,然后再根据需要作适当延长。

急性上消化道出血的剖腹探查采用上腹部正中或正中旁切口。必要时做横形扩大切口或胸腹联合切口。

腹部肿块的探查切口应根据包块的所在部位及可能涉及的脏器来决定切口。一般正中或正中旁切口较横切口用得多。右上腹肿块可能涉及肝脏时,还应准备做胸腹联合切口。

5

肠梗阻的剖腹探查以采用正中或右正中旁切口为宜。

3. 切开腹膜时的观察 切至腹膜时,应注意观察。腹腔内出血常可透过腹膜呈现蓝色;弥漫性腹膜炎的腹膜有充血、水肿的改变。切开腹膜时,应注意有无气体逸出,腹腔内有无积液,辨别积液的气味、颜色、数量及性质。如有血液流出,说明有实质性脏器或血管破裂,在女性患者还应考虑有异位妊娠破裂可能;如有气体或胃肠道内容涌出,即有空腔脏器穿孔;如系粪样物或有粪臭者,则病变多在结肠或阑尾;如有胆汁样液体溢出,表示胆道或胃、十二指肠有病变;如有米汤样液体应注意是否回肠有伤寒穿孔或有腹膜结核;如腹腔内有血性浆液性液体溢出,则可能有内脏血液循环障碍(肠系膜血管栓塞、绞窄性肠梗阻、卵巢囊肿蒂扭转等)。此外,应搜集部分液体作涂片及培养,明确病原菌及对抗生素的敏感情况。

4. 清除腹腔内血液及渗液 进入腹腔后,首先用吸引器抽吸腹内的血液、胃肠液或渗出液。有大出血时,应在抽吸血液的同时用手压迫出血处控制出血,如肝破裂时压迫肝门、脾破裂时压迫胰尾部。如是,才能减少失血量,挽救患者生命,显露术野,便于探查和操作。

5. 探查 清除腹腔内积液或积血后,即可探查腹腔内病变。探查部位、步骤和重点,可根据具体病情来定。应先探查正常区,最后探查病区。探查应轻柔细致;应特别注意易被疏忽的部位,如胃后壁、胃小弯部、贲门附近以及十二指肠、结肠的腹膜后部分。

(1) 一般腹腔探查次序如下:

肝脏:用手在显露的肝面上滑动,触摸其韧度,配合视诊,探查肝脏有否损伤、炎症、囊肿、肿瘤、硬化或结节〔图29-3(1)、图29-3(2)〕。

食管裂孔:对上腹部有疼痛和胀感的患者,探查食管裂孔是必要的,部分食管裂孔疝的患者可呈上述症状。选用拉钩将肝左叶拉向右上方,用手将胃贲门推向左下方,即可显露贲门部。而后用右手指触诊有无腹内脏器经食管裂孔进入胸腔,注意有无肿瘤及炎症病灶;并注意有无膈肌破裂和肝左叶有无肿块及转移癌病灶〔图29-3(3)〕。

脾区:腹部外伤患者,应常规检查脾区。脾包膜下破裂,不一定呈现腹腔积血,只有在触诊脾脏时,才发现有包膜下积血,这时也应行脾缝合修补或切除术。此外,还须检查结肠脾曲有无肿瘤等病变〔图29-3(4)〕。

胃:用右手触诊自贲门至幽门的整个胃前壁,大小弯,网膜及淋巴结。然后在小网膜上做一切口,并从胃大弯处分离胃结肠韧带,对胃后壁及胃床本身进行探查〔图29-3(5)〕。

十二指肠:沿幽门向右,探查十二指肠球部有无溃疡病变。穿透性溃疡常有较重的粘连,穿孔性溃疡则周围有脓苔和渗出液〔图29-3(6)〕。

胆道:先检查胆囊的大小、张力,有无粘连、水肿、化脓、坏疽,腔内有无结石等。然后,用右手示指伸入网膜孔(Winslow 孔)内,触诊胆总管的粗细,有无结石,周围有无肿大淋巴结、粘连或肿块压迫〔图29-3(7)〕。

胰:提起横结肠,于横结肠系膜基部用手指向上后方按压触摸胰的头、体、尾部,了解其硬度,有无结节肿块〔图29-3(8)〕。于切开的胃结肠韧带口探查胰体部。必要时可分离十二指肠降部,以显露胰头部〔图29-3(9)〕。

小肠:将横结肠及其系膜拉向上方,确认十二指肠悬韧带(Treitz 韧带)后,提出十二指肠空肠曲,根据病情需要,从空肠起始部依次一直检查到回盲瓣。在检查小肠的同时,检查相应的肠系膜有无血液循环障碍等情况〔图29-3(10)〕。检查时,应及时将检查过的肠段送回腹腔。

阑尾和升结肠:急性腹膜炎时要特别注意阑尾。先找到回盲部,顺结肠带向盲肠顶端寻找,即可见到阑尾。然后,探查升结肠,并注意右肾和右输尿管有无病变〔图29-3(11)〕。

横结肠和大网膜:提起大网膜和横结肠向上翻起,检查大网膜有无坏死或转移癌灶,有时大网膜与其他脏器发生粘连,还需检查可能引起的内疝、肠梗阻等。再自肝曲至脾曲检查横结肠有无肿瘤、狭窄或梗阻〔图29-3(12)〕。

降结肠、乙状结肠和直肠:着重注意探查有无狭窄、梗阻、肿块、炎症病变和憩室等,并同时探查左肾和输尿管〔图29-3(13)〕。

膀胱、子宫及附属器:术者手放入盆腔,检查膀胱。女性须查子宫、输卵管和卵巢情况;在疑及异位妊娠时,必须检查附件〔图29-3(14)〕。

(2) 腹部外伤探查原则:如腹腔内有大量出血,应首先寻找出血来源,控制出血,然后由出血脏器开始有步骤地探查其他各脏器。如腹腔内无出血,而有胃肠道内容和气体逸出者,则先探查胃肠道,然后再探查各实质性脏器。一般顺序是先探查胃、十二指肠、胆道、胰、空肠、回肠、结肠、膀胱等,后检查肝、脾,最后探查盆腔脏器和腹膜后脏器。

(3) 急性腹膜炎探查的注意点:应先探查正常区,最后探查病区。大网膜常黏附于病变严重处,脓苔处多为病灶所在处。大网膜和肠系膜上有皂化点是急性胰腺炎的特有表现;如有肠壁充血水肿肥厚、肠管膨

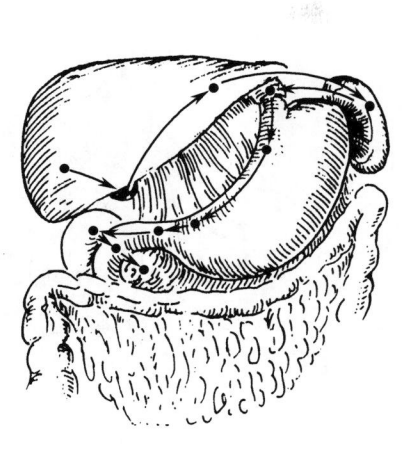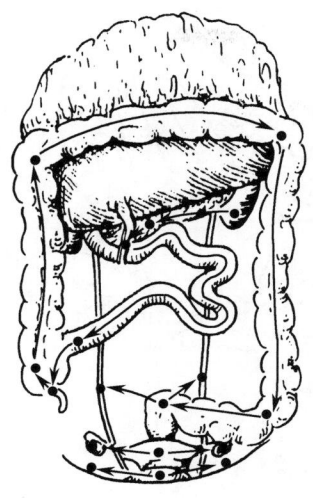

（1）腹腔探查次序

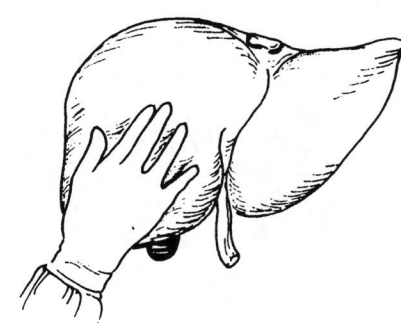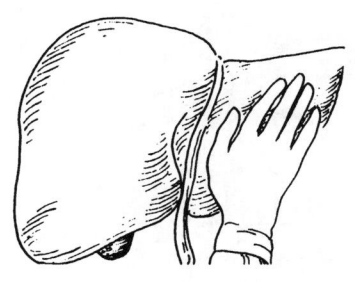

（2）探查肝脏

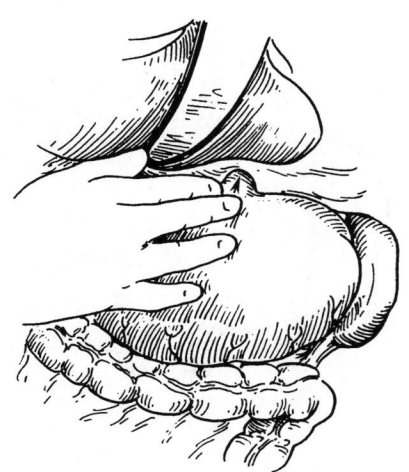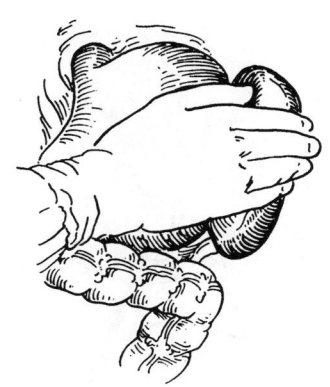

（3）探查食管裂孔部　　　　　　　　　　　（4）探查脾区

5

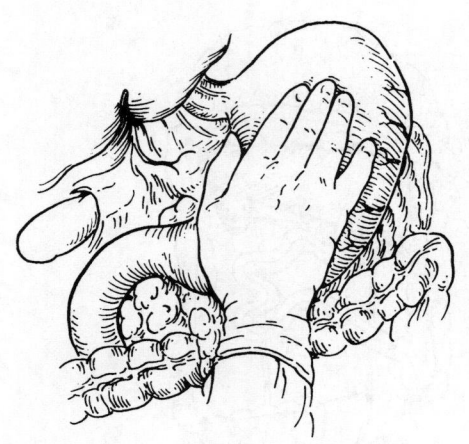

（5）探查胃前壁

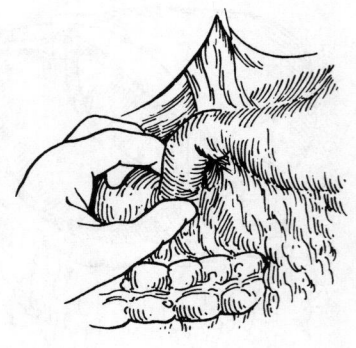

（6）探查十二指肠

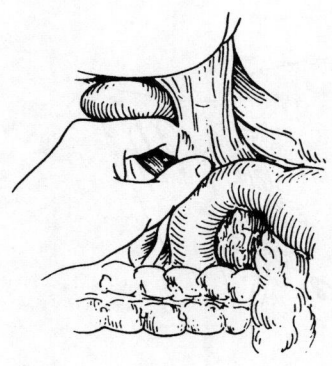

（7）探查胆道

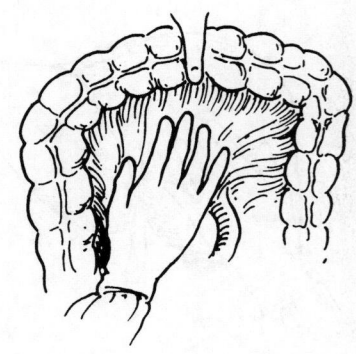

（8）探查胰腺

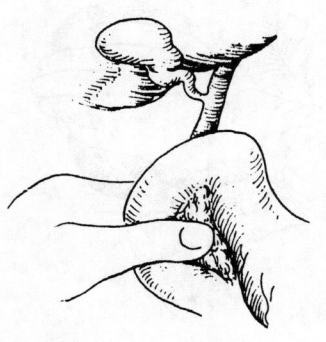

（9）探查胰头部

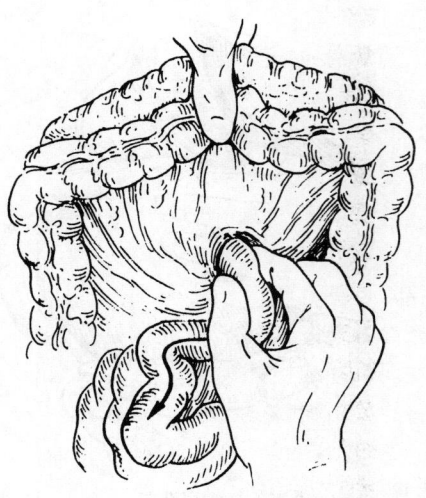

（10）探查小肠

5

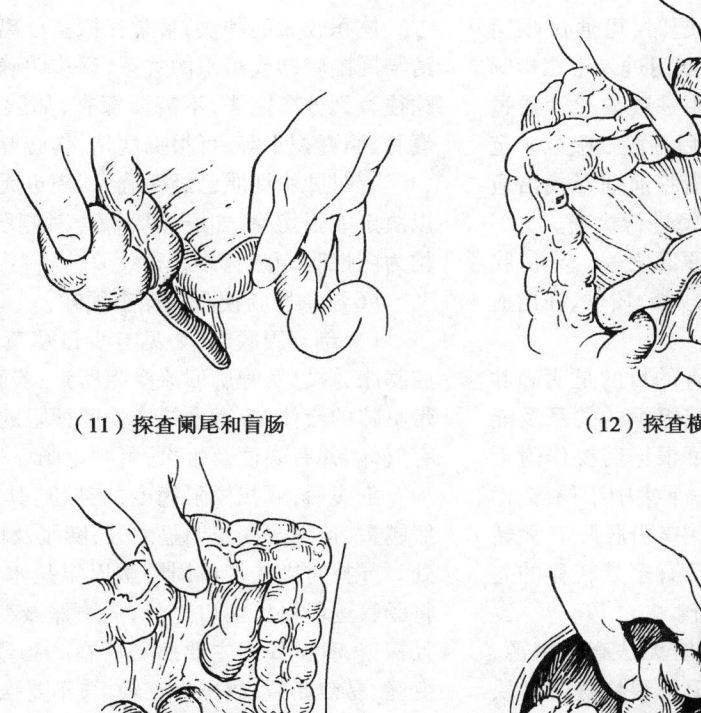

（11）探查阑尾和盲肠　　　　　　　　　（12）探查横结肠和大网膜

（13）探查降结肠　　　　　　　　（14）探查乙状结肠和子宫附件

图 29-3　部腹探查术

胀应考虑肠梗阻的可能。

（4）急性上消化道出血探查的步骤：

1）首先检查是否是胃十二指肠溃疡或食管静脉曲张出血。进入腹腔后，检查有无腹水，肝、脾是否正常。初步判断有无食管静脉曲张存在。再从胃幽门部沿胃大小弯向贲门探查有无溃疡，这是判断胃十二指肠溃疡出血的最直接方法。容易疏忽的溃疡在胃后壁、贲门和胃底部，必要时应该进入小网膜囊，用手从胃后探查。穿透胃后壁进入胰的胃溃疡，只有在这种情况下才能被发现。从幽门部详查到贲门部，可发现由于胃癌而引起的大出血，这也是上消化道出血的常见原因之一。

2）当上述探查阴性时，应即探查胆道。胆道有出血时，常具有胀满血液的胆囊及胆总管。穿刺吸取胆囊或胆总管内获得血液或血性的胆汁，可以确定胆道出血。注意穿刺胆总管时不宜过深，以免误入门静脉，造成判断错误。

3）溃疡除可以发生在十二指肠球部外，也可发生在十二指肠其他部位。因此，如胆道探查阴性，应探查全部十二指肠。方法为在十二指肠降部外侧切开腹膜，分离进入降部后侧；通过切开横结肠根部右侧，可以显露十二指肠水平部；沿水平部下缘深入即可达到水平部后部。这样可以摸清十二指肠的一、二、三段有无溃疡、肿瘤或憩室。这些都可以是大出血的原因。

4）近十二指肠悬韧带的空肠上段病变（结核、肿瘤、憩室、异位胰等），有时也是上消化道大出血的原因，不能遗漏。

5）上述检查均为阴性时，应切开胃前壁探查胃内。胃前壁的切口应大些，如胃内有大量积血，应迅速吸尽排空，用牵引器将胃壁切口拉开，使胃内大部分清晰可见。如探查时出血尚未停止，即可见出血处不断涌出鲜血。若不能直视到出血点时，可先判明出血来自贲门还是幽门方向，以便进一步向上或向下检查出血所在，食管静脉曲张出血，可见贲门外黏膜下曲张静脉粗如小指，与肛道内痔相似。还应注意贲门部有无呕吐引起的裂伤、溃疡或肿瘤，手指由贲门伸入食管下端检查，可以测到一些线索。胃内除溃疡外，引起出血病变还有出血性胃炎、应激性溃疡及动脉硬化引起的

5

小动脉破裂。

6）食管下端及胃内未发现问题时，可通过幽门探查十二指肠有无病变。用手指经幽门进入十二指肠内，用另指在外作对合检查。也可用一胶皮导管通过幽门插入十二指肠内，吸尽积血，然后逐段抽吸以确定出血部位，明确部位后再切开十二指肠前壁寻找出血病变。亦可通过幽门插入纤维胆道镜进行检查。

7）异位胰是易被发现的出血原因之一。异位胰位于黏膜下，外表略高于四周，色泽较淡、质软，在出血停止时易被忽视，因此须细致寻找。

（5）腹部肿块探查的方法：探查的目的是明确肿块的性质和来源，肿块与周围脏器或组织的关系及能否被切除。在进行局部探查之前，可根据需要作附近或有关部位的探查，避免把注意力一下集中于局部，而忽略四周的重要变化。恶性肿瘤要查明肝脏有无转移，直肠前及腹膜有无转移。发现已有多处转移的恶性肿瘤时，不应再行局部深入的探查。

若包块体积大，涉及范围广，一时无法查清来源、与有关脏器的关系及能否被切除，但可很快查明肿块的活动性、系囊性抑或实质性；通过穿刺了解其实质是硬（纤维组织为主）、是软（浆液状可由粗针吸出）；与周围组织间有无一定间隙；肿块本质与四周血运是否丰富；附近有否重要组织与之相连，如右上腹部的肝十二指肠韧带，中上腹部的肠系膜上动脉，中腹部的腹主动脉及下腔静脉，两侧的输尿管，下腹部的髂动脉。上述组织在探查中应避免损伤。

查明上述情况后，可决定是否需要进一步探查。进一步探查要从无重要组织的边缘部分开始，逐渐扩大并接近深部及内侧。如遇下列情况，肿块不能切除：肿块包绕腹主动脉或下腔静脉，无法分离；包围肠系膜上动、静脉，无法分离；包围肝十二指肠韧带或侵及肝门无法分离；肿块大部分侵入周围腹壁，没有间隙可以分离。

探查遇到粗大管形组织时，要判明是不是血管。在不能认清较大血管是否系供应肿块的血管时，要先用手指挤压或无损伤钳钳夹暂时阻断，以观察有关肠道血运或远端血运，确无影响时再予切断结扎为妥。或者有条件可以行术中超声检查。

若肿块侵及输尿管或髂血管，在必要和具备下列条件时可考虑彻底切除：对侧肾脏正常，输尿管缺损部分能用肠管代替，有相等大小的人造血管可以代替髂动脉。

在分离肿块时，应将最困难、最危险、最没有把握的部分留待最后处理。这样，即使肿块大部分已经分离而最后发现不能切除时，也可终止手术，否则肿块不能切除而重要组织又已被损伤，可使手术处于困难境

地。

体积较大的肿块，常常在探查分离过程中，逐渐认清与周围脏器或组织的关系，逐步明确切除的可能性。往往直到分离完毕，不需要探查，如胰腺假性囊肿、肝囊肿、胆囊积水等，可根据病情，作必要的手术处理。

有时肿块性质已经明确，四周也无粘连，仍需探查以决定能否切除，如肝癌要探查对侧肝叶及各个肝门均为阴性时，方能切除。

（6）急性肠梗阻的探查须知：

1）剖开腹膜时，如见有少量草黄色清液，可因肠腔膨胀，淋巴及静脉回流受阻所致；若腹腔内有血性并带臭味的液体，应考虑绞窄性肠梗阻的存在；若腹腔内有气体，并有粪便及蛔虫，可判定肠坏死穿孔无疑。

剖腹后，寻找梗阻病变的部位，其标志是：肠管膨胀越重、色泽改变越明显之处；膨胀及塌陷肠管的交界处。寻找时应在切口周围敷以温盐水纱布垫后，轻轻将肠管逐段提出切口之外，向膨胀及变色越来越明显处探查，直至找到主要病变所在。肠壁可由于炎症而变脆，易被撕裂，故操作宜轻柔，不要强拉，对绞窄坏死的肠段更应小心。当病变主要部位固定于腹腔内不能显露或提出切口之外时，应先将近端膨胀的肠段减压，以利进一步探查。因探查而提出于切口之外的肠段不宜过多，以免因肠内液体量过大，牵拉系膜压于切口边缘，严重阻碍静脉回流，肠壁可因此变为紫黑色。应快速作肠减压术，吸出肠内积液。

2）因粘连而引起梗阻时，要先分离粘连。分离粘连时应用锐器，勿损伤肠管浆膜层。手指钝性分离容易分破肠壁。

3）因扭转、套叠而成团的肠袢，最好用手捧出切口之外再行处理。切勿将变脆的肠壁撕裂。闭袢内肠液若流入腹腔，常可迅速产生严重休克。

4）发现系肠扭转时，应迅速以相反方向予以复位，应辨清方向及扭转度数，以免加重扭转或复位不彻底。

5）病变解除后，因肠段血运暂时受阻而疑有坏死可能时，应采用温盐水湿纱布垫多次包敷，肠系膜作普鲁卡因封闭（肠系膜根部注射 0.25% 普鲁卡因 100～200ml）等方法，3～5 分钟后再观察色泽的改变、蠕动的恢复，以及供应肠管的动脉是否跳动。除非恢复正常，若有可疑，即应切除。

6）凡有结肠膨胀时，应疑及结肠梗阻，可先观察盲肠、横结肠中段及乙状结肠。病变应在膨胀肠段与正常肠段之间。若在盲肠与横结肠中段之间，要探查升结肠及肝曲横结肠；在横结肠与乙状结肠之间时，要探查脾曲横结肠及降结肠。

7）探查中除应多考虑常见的梗阻病因外，也不

5

应忽视罕见病因,如膈疝嵌顿、肠管壁疝的嵌顿,以及各种内疝的嵌顿等。

8)找到病变,见到病变远端正常肠段和膨胀肠段到病变处为止时,探查才可告终。

6.处理病变

(1)对于腹部损伤患者,查明损伤部位、范围和程度后,即应予以处置。脾破裂行脾缝合修补或切除;肝破裂行缝补、楔状切除或半肝切除,如患者情况不允许作肝切除术而其他方法又不能止血时,可施行肝动脉结扎术;肠破裂行单纯修补或切除术;严重结肠损伤则宜先行肠外置术。

(2)对于腹膜炎患者,消除炎症来源是治疗的主要方面。如阑尾炎、美克尔(Meckel)憩室炎应尽量切除;胆囊炎、胆管炎应行造瘘引流;胃肠穿孔应行缝合修补或切除。如为原发性腹膜炎应尽量吸出脓液,清拭腹腔,于下腹部放置有效的引流。

(3)上消化道出血,应根据出血的原因,进行缝扎或切除,以达止血的目的。

1)不能切除的溃疡病出血,单纯缝扎不能保证不再出血,应尽可能使溃疡摒除在胃肠之外,并以周围组织覆盖溃疡,再加胃大部切除术,以保证不再出血。

2)食管静脉曲张破裂出血行胃底部血管结扎术,近期效果不肯定,应加行脾切除术或胃横断术。

3)胆道出血行胆总管引流术以后冲洗止血,但效果不肯定。如胆囊内有大量积血,应在引流胆总管的同时切除胆囊,结扎肝动脉。

4)贲门或高位小弯溃疡出血,须做近端胃切除术,应将腹部切口改为胸腹联合切口,切开膈肌,切除病变,将胃提至胸腔内,与食管下端吻合。

若探查阴性,而盲目行胃大部切除术是不足取的,因为表浅性溃疡、出血性胃炎等病变常遍及全胃,切除部分胃体并不能制止出血。如病变不在切除范围之内,更起不到止血作用,盲目切除徒增患者不必要的负担,促使原已危重的病情更加恶化。必要时可做迷走神经切断术加幽门成形术,再观察疗效。

(4)对于腹部肿块的处理,实际上分离肿块的过程,就是切除的过程。探查分离完毕,即可取下肿块或切除已经明确病变,或明确肿块不能切除而终止手术。

对于与肿块相连的周围组织,在探查分离过程中受损伤时,应按能补则补,不能补则以切除的原则进行处理。如胆总管、输尿管受损而不能端-端吻合时,可用一段游离的肠段代替。如血管受损不能端-端吻合时,可用人造血管代替。

(5)对肠梗阻患者应根据发现的病因作相应的处理,如粘连松解,套叠返纳,扭转复位,内疝返纳和修补,引起梗阻的肿瘤切除或明确的坏死肠段切除。

因多次手术所致严重广泛粘连性肠梗阻,应在分离粘连解除梗阻后,考虑行小肠折叠术。

因全小肠扭转而全部小肠坏死是最难处理的。如确已坏死,只有切除才能暂时挽救生命,再根据存活的小段肠管作倒转术、或人工括约肌手术。

为保证修补和切除吻合的肠管愈合良好,应考虑肠管内减压,近上端的可将胃肠减压管通过幽门,从上引到需要减压的肠管内;近下端的可由盲肠插入一胃肠减压管,通过回盲瓣引到需要减压的肠管内,以保证局部不至膨胀而破裂成瘘。小肠内所有蛔虫,应通过减压处取出,或推挤到结肠内,以防因蛔虫活动而钻破吻合部位。

7.清洁腹腔　脏器损伤处理后,应尽量将腹腔内的积血、肠液、粪便、组织碎块、异物等清除干净,然后用等渗盐水冲洗腹腔,直至冲洗盐水澄清为止,并尽可能将水吸净。冲洗时应注意膈下、结肠旁沟及盆腔等处,勿使污液积存。腹腔污染不重者,可用盐水冲洗腹腔。若腹腔已形成脓肿,或炎症已经局限,在脓液吸尽后不再用盐水冲洗,以免将感染扩散。

关于腹腔内应用抗生素问题,如果腹腔污染轻,或无空腔脏器损伤,可不必灌注抗生素。但若腹腔内污染较重,或有空腔脏器损伤,尤其有结肠损伤时,腹腔内手术结束后可用低浓度的抗生素溶液置入腹腔,如头孢类或氨基糖苷类,溶于生理盐水中灌入腹腔,或用1%甲硝唑溶液冲洗腹腔。

腹膜炎患者清除病原后,如病情允许,应尽量做到吸尽脓液,清洁腹腔。腹腔冲洗及腹腔内应用抗生素问题,参照上述原则进行。

8.腹腔引流　下列情况的腹部外伤患者,必须放置腹腔引流:①肝脏损伤;②脾切除术后;③胆道损伤;④空腔脏器伤;⑤伤处渗血不止;⑥缝合处愈合可能不良,或有可能形成瘘者。

对腹膜炎患者,手术后大多数需行腹腔引流,其适应证是:①无法切除的炎症性病灶,如阑尾穿孔未能切除者;②病灶已经切除,但因周围组织有明显炎症改变,缝合不牢,可能漏液者;③腹膜后有感染者(包括切开胰或十二指肠者);④腹膜内已有局限性脓肿形成者;⑤胃肠道吻合而吻合口疑有渗漏可能者。

较大而与周围有粘连的肿块切除后,该部也应放置引流为妥。

引流条可根据损伤的器官、腹腔流出液体性质和污染的程度而定。对有可能形成大量消化液排出的胆汁瘘、小肠瘘、胰瘘,可在膈下、肝下或盆腔放置双套管持续吸引〔图29-4〕,或用较大口径的软胶管作引流;对伤口渗血、污染较少、病源已作处理的腹膜炎,可用引流管〔图29-5〕。

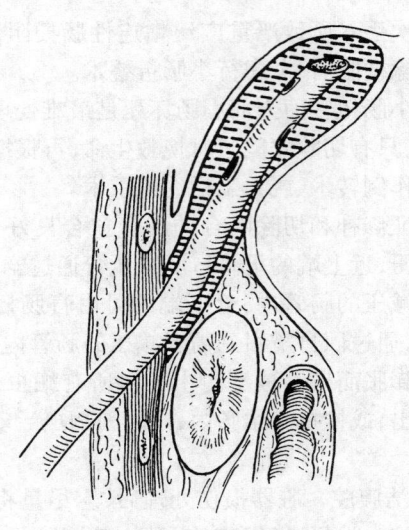

图 29-4　膈下胶管引流

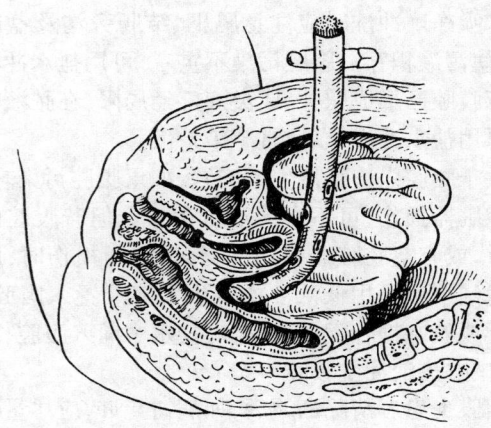

图 29-5　盆腔"香烟"引流

引流条应在腹壁另戳创口引出,不宜通过原伤口或探查切口引出。

引流口要足够大,引流条要用缝线固定于腹壁上,或用安全针固定,以免脱出或滑入腹腔内。

9. 切口缝合　一般均应一期缝合切口。切口有轻度污染者可用生理盐水冲洗干净后缝合。切口污染较重者,创口冲洗后于腹膜外或皮下,或两处均置胶皮片引流,再缝合切口。

对贫血、低蛋白血症、腹内有感染的、年老、危重患者,估计术后愈合不良者,可加作腹膜外切口减张缝合,以免术后伤口裂开。

【术中注意事项及异常情况的处理】

1. 腹部外伤合并休克,疑有腹腔内较大出血时,要立即剖腹探查,腹内大出血,剖腹后如有大量血液涌出,血压必趋更降。此时,应加速输血,清除积血,判明出血点,压迫止血。迅速、准确的止血,是抢救的关键。在控制出血中,显露很重要,必要时迅速扩大切口,分离周围组织;对小出血点不要求逐一钳夹结扎,可留待

以后处理。应首先抓住控制主要出血部位。止血关键在于看清出血部位及出血速度。应用吸引器吸引,用大纱布垫拭,很快清除积血,看清出血点,正确止血。

在探查空腔脏器外伤性穿孔时,要仔细全面,切勿遗漏,否则会导致全盘失败。局部负压引流,对防止术后并发症有重要意义。

2. 对急性腹膜炎患者,切口选择要适当,否则会造成探查困难。剖腹后,应迅速找出病变部位,不宜忽上忽下,徒使感染扩散。腹腔内的脓液不但影响肠管蠕动的恢复,而且被吸收后将加重全身中毒,同时也易形成残余脓肿及术后粘连等并发症,故在术中应尽量吸净。腹腔内异物如食物残渣、蛔虫等更应除去。至于腹腔内是否用生理盐水冲洗,要根据不同情况处理。如脓液广泛存在于腹腔内,可给予冲洗,然后吸净冲洗液,尤应注意两侧膈下间隙、两侧髂窝最低处、和直肠膀胱陷凹及肠间,勿使液体残留。如脓液局限于腹腔某部位,则忌用生理盐水冲洗,以免使感染扩散。

3. 上消化道出血患者,术前短期非手术治疗可使病情稳定,有利于探查手术;仓促手术,可使手术因病情恶化而被迫终止。探查时要有序、仔细和耐心,越困难越要镇定,才能不遗漏病变,达到手术止血的目的。若发现病变而未见出血,可轻轻拨除凝血块,以观察出血情况。在拨除凝血块后,经常有大量出血,应即以手指压迫出血点,迅速缝扎止血。同时加快输血,并考虑是否需要其他辅助手术。切忌盲目进行切除手术,尤其在探查不彻底时常会有害无益。如全部探查均为阴性,不要立即结束手术,应快速输血提高血压,稍加等待,以观察血压提高后是否重见出血。

4. 腹部肿块探查分离前,要估计肿块能否切除,腹腔余部有无转移扩散。分离肿块时一定要先外侧后内侧,先易后难,在适当的间隙内进行,容易而较少出血。在离断任何组织时,一定要辨认是何组织,切忌盲目切断,而损伤其间可能包有的重要内容。特别要注意管形组织,特别是较大的管形组织。没有把握时不要切断大血管,以致造成不可挽回的损伤。对肿块性质不明者,可先行穿刺,除外血管瘤,以免分离切除造成危险。探查越近内侧越要细致,不求快,求安全。在分离到最后,发现与腹主动脉等重要组织无法分离时,宁可先留下部分肿块组织,也不要损伤重要组织,待取出肿块细致检查后,再考虑如何处理。

5. 急性肠梗阻探查手术的注意事项,将于各类肠梗阻中分述。

【术后处理】

1. 体位　腰麻、硬膜外麻醉者平卧 6 小时,全麻者待患者苏醒、血压平稳后可改半坐位,使炎症渗液积聚于盆腔内。因盆腔腹膜的吸收力较上腹部为差,可

减轻中毒反应,一旦盆腔形成脓肿,也易作切开引流。同时,半坐位也能减轻腹胀对呼吸、循环的影响。

2. 严密观察体温、脉搏及呼吸,积极防治休克。

3. 禁食、胃肠减压、记液体出入量。禁食期间,应静脉输液,恢复和维持水、电解质及酸碱平衡。胃肠减压至肠蠕动恢复、肛门排气为止。拔除胃管后,可开始进流质,逐渐半流质和普食。

4. 尽早解除腹胀 轻轻按摩腹部;针刺足三里、上脘、中脘、天枢、合谷等穴,有助于防治腹胀、肠麻痹。应用中药胃肠复元汤(生黄芪 15g 太子参 10g 苏梗 10g 桃仁 10g 枳壳 10g 大黄 15g 炒莱菔子 20g 广木香 10g 赤芍 15g 蒲公英 30g)1/4 剂水煎液经胃管注入,每日 2~4 次,连续 3 日,每日排便超过 3 次后减量或停药。如上述处理后腹胀不能缓解,可行肛管排气或低压灌肠。术中如未涉及胃肠道,可

及早应用新斯的明 0.5~1mg,作两侧足三里穴位封闭,以促进肠蠕动的恢复。

5. 运用抗生素 最好根据腹腔渗液培养出的病原菌,及对药物的敏感度选用抗生素,以控制感染。一般可使用青霉素加链霉素或氯霉素,或庆大霉素,同时应用甲硝唑。

6. 腹腔引流管接引流袋或消毒瓶,记引流量。及时更换敷料,保持引流通畅,每日转动香烟引流条,向外拔出少许,一般不超过 4~5 日后完成拔除。

7. 术后勤翻身,鼓励早活动,以预防肠粘连形成;同时嘱患者经常活动下肢,以防深静脉血栓形成。

8. 密切注意可能发生的并发症,如肺炎、肺不张、腹腔内出血、瘘、梗阻、感染等,一旦发生,应及时处理。

9. 切口如发生感染,必要时应及早引流。

（梁国刚）

第三十章

腹腔脓肿引流术

第一节　膈下脓肿切开引流术

【膈下间隙的应用解剖】

膈下间隙为膈肌以下,横结肠及其系膜以上和两侧壁腹膜之间的间隙。膈下间隙被肝脏分为肝上及肝下间隙;又进一步被镰状韧带(肝上间隙)、肝圆韧带(肝下间隙)分为左、右两侧,右侧被冠状韧带分割,有右肝上前、右肝上后、右肝下间隙(又称 Morison 囊);左侧被三角韧带分割,有左肝上间隙,左肝下间隙,左肝下间隙又被胃和肝胃韧带分为左肝下前、左肝下后间隙;位于冠状韧带两层之间为腹膜外间隙,在右肝后裸区与膈之间。因此,膈下间隙共有7个,6个在腹膜内,1个在腹膜外;4个在肝上,3个在肝下〔图 30-1〕。

膈下间隙感染后发生脓肿,称为膈下脓肿。脓肿多见于右肝上后间隙及右肝上前间隙,但其他间隙也可见发生。各个间隙的手术途径不完全相同,但手术应遵循的共同原则是尽量避免污染浆膜腔引起感染扩散。通常采用的途径有:胸膜外腹膜外途径(后侧腹膜外、前侧腹膜外途径),经胸腔途径和经腹腔途径〔图 30-2〕。

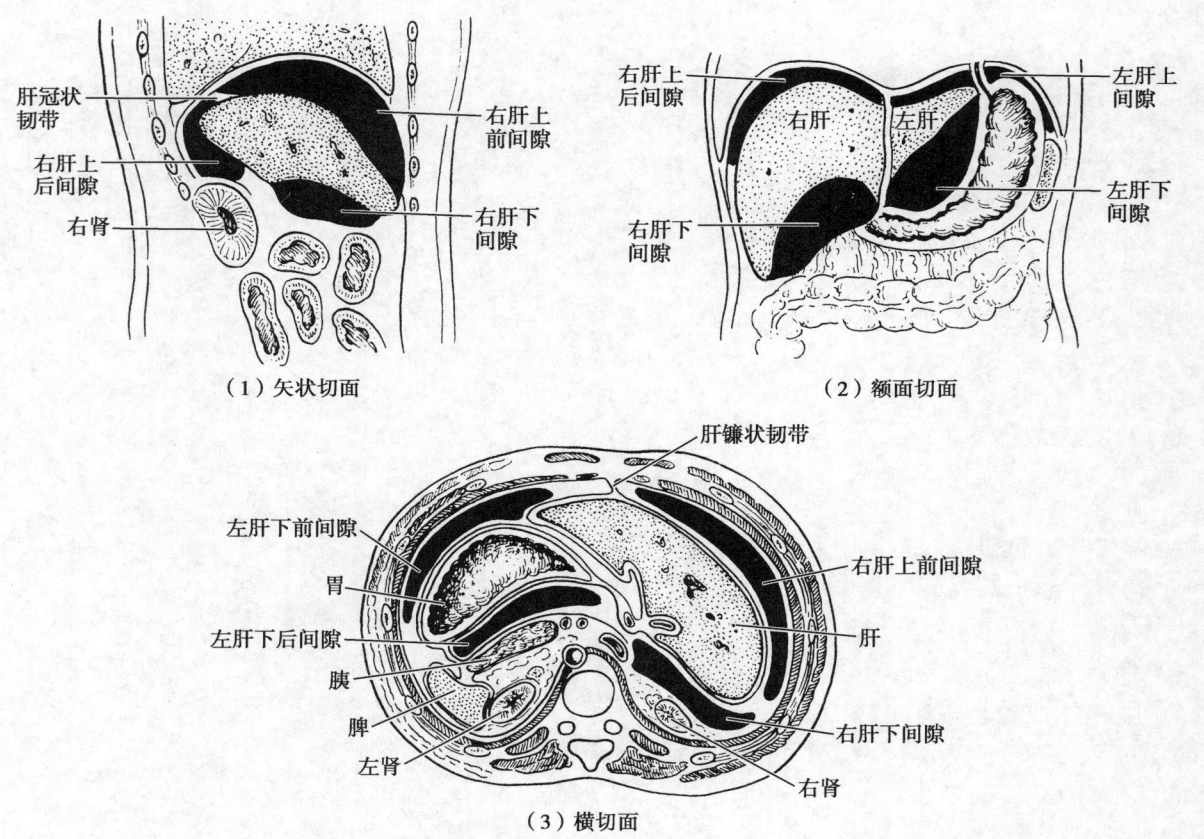

（1）矢状切面

（2）额面切面

（3）横切面

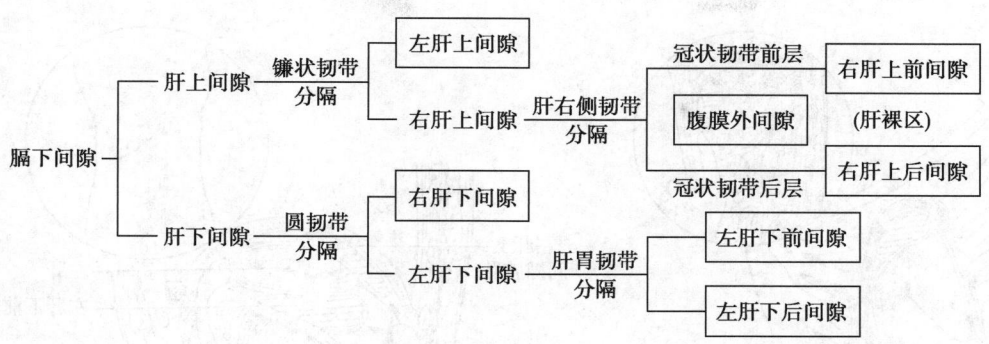

图 30-1 膈下间隙

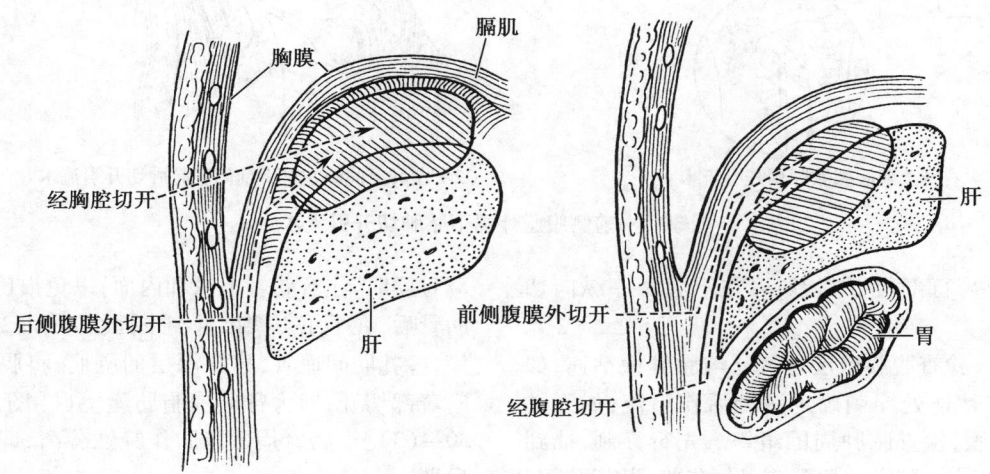

图 30-2 膈下脓肿切开引流途径

一、前侧腹膜外膈下脓肿引流术

【适应证】

适用于右肝上前间隙、右肝下、左肝上及左肝下前间隙的脓肿。

【麻醉】

一般多用局麻。

【手术步骤】

1. 体位 平卧位,手术侧季肋部垫高。

2. 切口 采取肋缘下 2cm 斜切口,如脓肿在左侧取左肋缘下斜切口,脓肿在右侧则取右肋缘下斜切口。逐层切开皮肤、皮下组织、腹直肌前鞘、腹直肌、腹横肌及腹横筋膜。若脓肿靠近外侧,则不必切开腹直肌前鞘及腹直肌,而是切开腹外斜肌、腹内斜肌、腹横肌、腹横筋膜。显露腹膜但不切开。

3. 引流 根据脓肿所在部位,用示指在腹膜外和膈肌之间向右上或左上分离〔图 30-3〕,触及脓肿壁,用针试验穿刺,抽得脓液后,沿穿刺针切开脓肿,放出脓液送培养,做药敏测定。再用示指伸入脓腔向各个方向探摸,估计脓腔深度及大小,并分开纤维分隔,以便通畅引流。然后,于脓腔底部放一枚粗口径多孔硅

胶管,一般另切口引出体外,并妥善固定,最后按层缝合切口。

【术后处理】

1. 全身治疗 继续应用抗生素,根据培养及药敏测定选择敏感抗生素。体弱患者应全身支持疗法,多次少量输血,以增强身体的抗病能力。

2. 鼓励患者起床活动 可先在床上多行深呼吸运动,使膈肌早日恢复功能,促进脓液排出,加速脓腔闭合。

3. 引流物处理 观察引流,如不通畅,可用生理盐水冲洗。观察引流脓液的多少,估计脓腔大小,行 CT 检查明确脓肿的大小。CT 检查脓肿消失,引流液清亮时,可拔除引流管。

二、经腹腔膈下脓肿引流术

【适应证】

适应在肝下间隙的膈下脓肿、或对肝上前间隙脓肿诊断可疑,需剖腹探查者。

【手术步骤】

1. 体位 仰卧位。

2. 切口 按脓肿所在部位切开,一般采用肋缘下

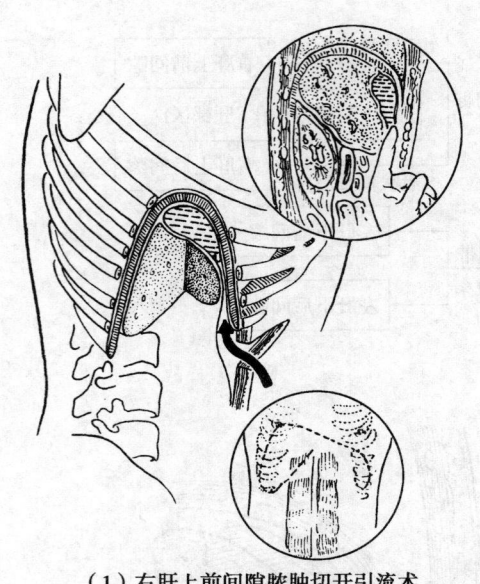

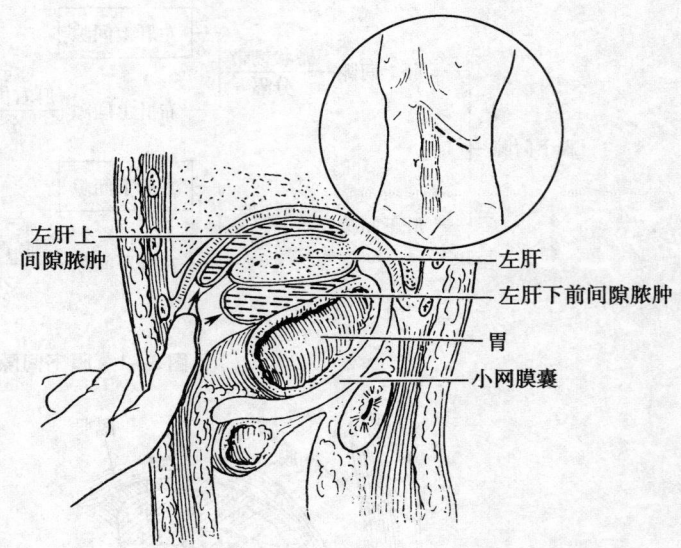

（1）右肝上前间隙脓肿切开引流术　　　　　　（2）左肝上间隙左肝下前间隙脓肿切开引流术

图 30-3　前侧腹膜外膈下脓肿切开引流术

斜切口即可,需行剖腹探查者,可在上腹做一纵向切口,直达腹膜。

3. 引流　检查腹膜壁层是否已与脓肿壁粘连,如有粘连,可在粘连处穿刺确定脓肿后作引流;如无粘连,则切开腹膜,检查脓肿周围组织。先行穿刺,抽到脓液送培养及药敏测定。切开前最好先将下缘腹膜与脓肿壁缝合后,再行切口。如无法缝合,则应用纱布垫将脓肿部位与周围脏器隔开后才可切开。切开后,用吸引器吸尽脓液,手指伸入脓腔,探查脓腔大小及周围脏器关系,分开脓腔内的纤维分隔,最后放置软硅胶管引流。切口小者,可不缝合;切口较大者,一般可另切口引出引流管,也可留下引流管处,缝合其余切口。

【术后处理】

同前侧腹膜外膈下脓肿切开引流术。

三、后侧腹膜外膈下脓肿引流术

【适应证】

右肝上后间隙脓肿、右肝下间隙脓肿以及腹膜外间隙脓肿均可采用右后侧腹膜外切开引流术。对于左肝下后间隙脓肿,可采用左后侧腹膜外切开引流术。

【麻醉】

局麻或全麻。

【手术步骤】

1. 体位　左侧卧位,健侧在下,稍向前斜15°左右。用沙袋垫起腰部,在第1腰椎棘突处作一标志。

2. 切开　从胸$_{12}$腰$_1$椎棘突平面之间向腋后线作一斜行或弧形切口(沿12肋走行)〔图30-4(1)〕。切开皮肤、皮下组织,拉开背阔肌和下后锯肌(必要时可以切开),显露并在骨膜下切除部分第12肋骨。在剥

离骨膜时,注意肋骨上缘和内面,以免损伤胸膜。切除肋骨后,在平第1腰椎棘突平面切开第12肋骨内面骨膜,缝扎肋间血管,显露深层的膈肌,将膈肌在脊柱的附着部切开,即为肾周围脂肪囊上区〔图30-4(2)、图30-4(3)〕。将肾周围脂肪作钝性分离,即见肾包膜的后壁。

3. 引流　用手指探查脓肿部位,如为肝上间隙,脓肿偏上,可用手指将腹膜从膈面剥下,向上分离〔图30-4(4)〕;如为肝下肾前,后侧腹膜外膈下脓肿切开引流术可在肾上极之前向下分离〔图30-4(5)〕。然后,再试验穿刺〔图30-4(6)〕,如抽得脓液,即可沿穿刺针切开。切开后用止血钳分离脓腔,再以示指伸入脓腔分开纤维分隔,以利充分引流,用软硅胶管引流〔图30-4(7)〕,引流管可在原切口引出或另切口引出,切口按层缝合,切口可放皮下引流。

【术中注意事项】

术中如果发现胸膜破裂,有空气进入胸腔,可先用纱布压住,然后缝合裂口。如无呼吸困难或气胸不严重,可不予处理,术后胸腔内气体会被吸收;如果呼吸有困难,则应予以处理,可于胸前第二肋间放置闭式引流。

【术后处理】

1. 气胸的处理　如胸膜损伤,术后有气胸,气体较多,又有呼吸困难者,应抽出气体,也可放置闭式引流。

2. 余同前侧腹膜外引流术。

四、经胸膜膈下脓肿切开引流术

【适应证】

此法不常应用,仅在右肝上前间隙的高位脓肿或

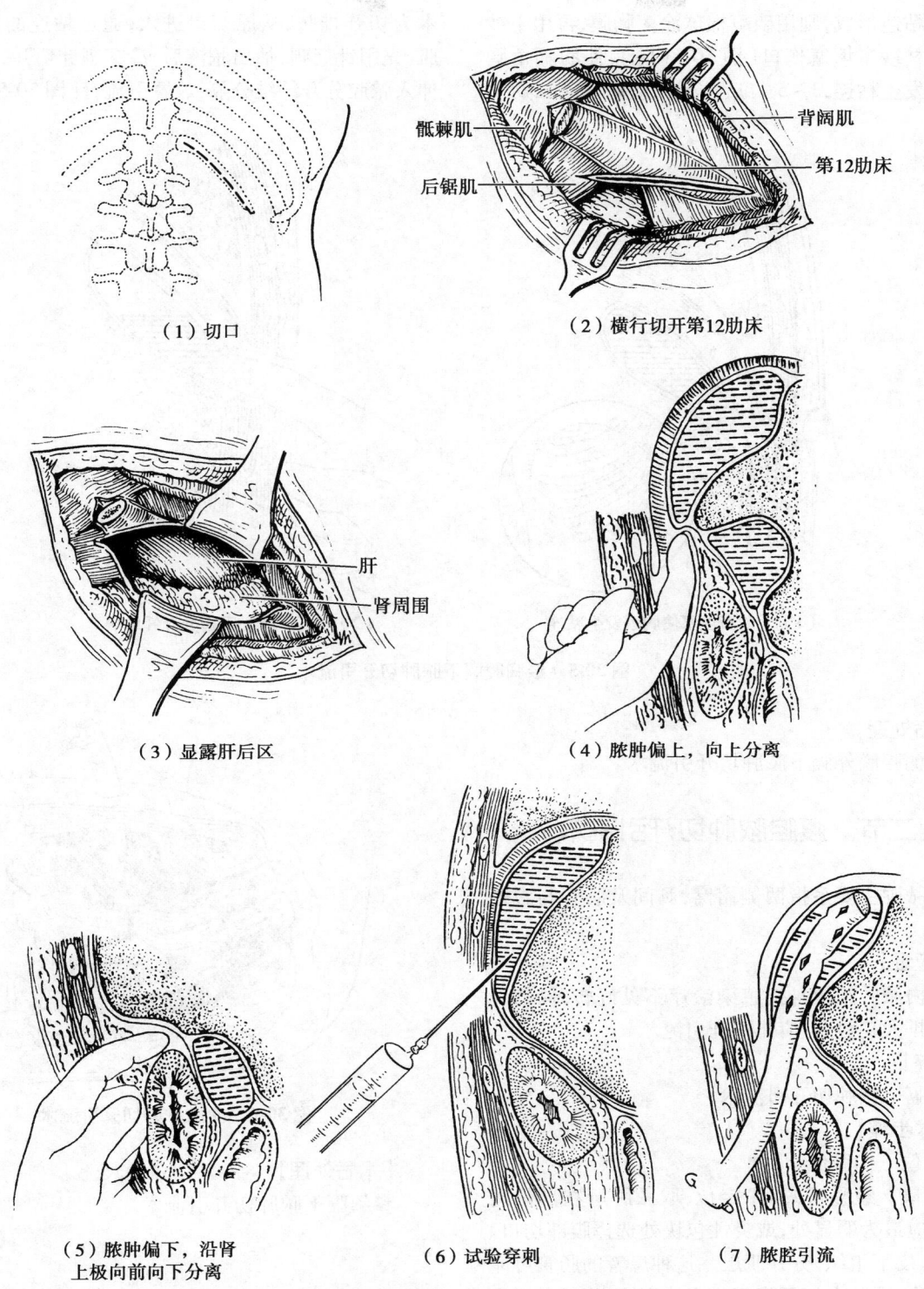

（1）切口 （2）横行切开第12肋床

（3）显露肝后区 （4）脓肿偏上，向上分离

背阔肌
骶棘肌
第12肋床
后锯肌

肝
肾周围

（5）脓肿偏下，沿肾 （6）试验穿刺 （7）脓腔引流
上极向前向下分离

图 30-4 后侧腹膜外膈下脓肿切开引流术

腹膜外间隙脓肿时才采用。

【手术步骤】

1. 体位 同后侧腹膜外膈下脓肿切开引流术：左侧卧位，健侧在下，稍向前斜15°左右。用沙袋垫起腰部，在第1腰椎棘突处作一标志。

2. 切口 按脓肿部位，沿第8、9或第10肋骨腋

中线作一与肋骨平行，长约8~9cm的切口，切除一段肋骨，显露胸膜。

3. 引流 根据胸膜与膈肌有无粘连而分为一、二期手术。如已有粘连，可直接在粘连部位穿刺，获得脓液后，沿穿刺针一期切开粘连的胸膜与膈肌，引流脓腔。

若无粘连形成,则用碘酊棉球涂擦胸膜,再用干纱布或凡士林纱布填塞伤口〔图 30-5(1)〕,使肋膈角胸膜与膈肌发生粘连,3~5 日后再行二期手术。二期手术为切开排脓,从原切口进入,通过粘连的胸膜和膈肌,先用针穿刺,抽出脓液后,沿穿刺针切开,再以手指伸入脓腔分开纤维分隔,放置引流管〔图 30-5(2)〕。

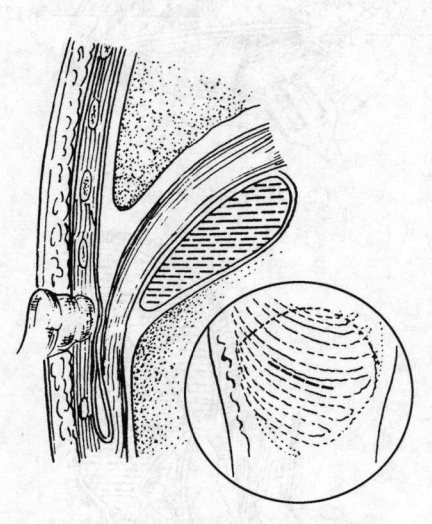

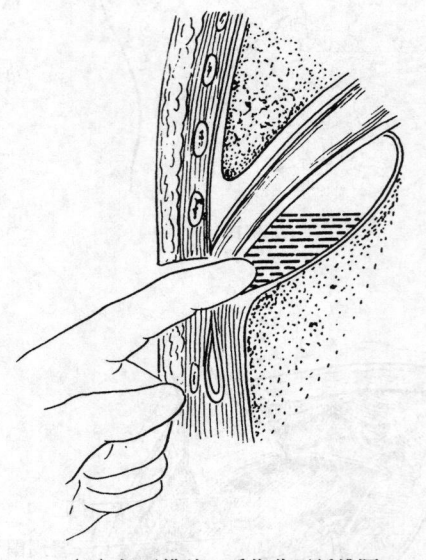

（1）干纱布填塞使胸膜发生粘连　　　　（2）切开排脓,手指分开纤维隔

图 30-5　经胸腔膈下脓肿切开引流术

【术后处理】

同后侧腹膜外膈下脓肿切开引流术。

第二节　腹腔脓肿切开引流术

腹腔脓肿主要系指两侧髂窝,肠间及肠管与腹壁间的脓肿。

【适应证】

腹腔内脓肿经全身抗感染治疗不见好转,局部炎症范围有扩大趋势者,应作切开引流。

【麻醉】

参阅膈下脓肿切开引流术。

【手术步骤】

1. 体位　仰卧位。

2. 切口　经彩超或 CT 定位,取脓肿所在部位局部炎症反应最为明显处,或炎性包块处选择腹部切口。切开皮肤、皮下组织、分开肌层。这种患者的肠管可能与腹膜粘连,因此在切开腹膜时应特别注意,以免损伤肠管形成肠瘘。

3. 引流　切开腹膜,找到炎性包块,先用纱布垫在其周围填塞,隔离保护。然后,用手指钝性分离进入脓腔,并分开纤维分隔。切忌用刀、剪等锐器分离脓肿壁,以免损伤附近的肠管。吸尽脓液后,脓腔内放置 1~2 条引流管或软胶管引流〔图 30-6〕。切口较大者,可作部分缝合。

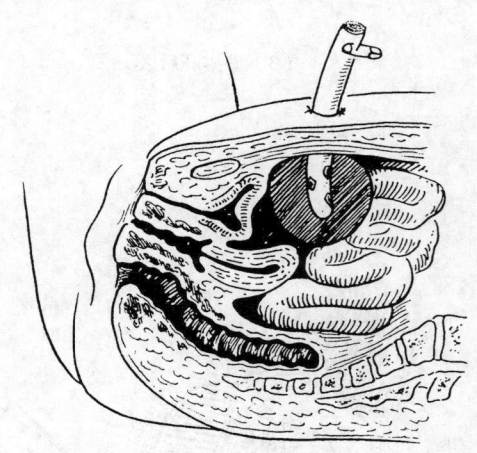

图 30-6　腹腔脓肿切开引流术

【术后处理】

参阅膈下脓肿切开引流术。

（王长淼）

第三节　盆腔脓肿切开引流术

盆腔脓肿可经直肠途径或经阴道途径引流〔图 30-7〕,也可经腹切开引流。

一、经直肠盆腔脓肿切开引流术

【术前准备】

1. 术前 1~2 日改进低渣饮食。

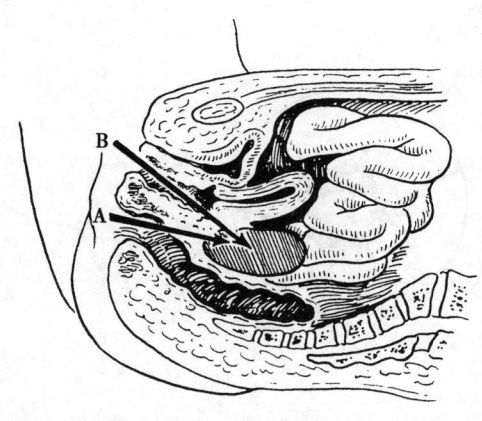

图 30-7 盆腔脓肿切开引流途径
A. 经直肠前壁引流；B. 经阴道后穹隆引流

2. 手术前夜灌肠通便，手术当日早晨清洁灌肠。

3. 术前排尿。

【麻醉】

1. 肛门周围局麻。

2. 鞍麻或全麻。

【手术步骤】

1. 体位 截石位，臀部尽量靠近或略超出手术台的边缘。

2. 留置导尿管 会阴部及直肠黏膜用 1:1000 苯扎溴铵液消毒后，放留置导尿管，排空膀胱。

3. 扩肛 复查和确定直肠前脓肿的部位和范围，然后用手指扩张肛门，使括约肌松弛。

4. 脓肿穿刺 放入肛门镜，显露脓肿在直肠前壁上的隆起部位，用长穿刺针在隆起部试验穿刺〔图 30-8(1)〕。当抽得脓液后，将穿刺针头留于脓腔内作引导，用有槽探针顺穿刺针插入脓腔〔图 30-8(2)〕，然后拔出针头。

5. 切开 用尖刀沿有槽探针切开直肠前壁〔图 30-8(3)〕，排出脓液。再用弯止血钳扩大切口〔图 30-8(4)〕，伸入手指分开脓腔内的纤维隔，并嘱患者增加腹压或压下腹部，以便排尽脓液。

6. 置入引流 排尽脓液后，于脓腔内放入引流管引流〔图 30-8(5)〕。

【术中注意事项】

1. 切开脓肿前必须先试验穿刺，抽出的液体须与小肠液区别。脓液一般均匀，黄色有臭味，镜检见脓细胞；小肠液一般不均匀，有块状物，稍有臭味，颜色不一，有部分清冻样物，镜检无脓细胞或可见蛔虫卵。

2. 脓肿与直肠前壁之间有肠管存在，试验穿刺抽得物为肠内容物时，不可采用本法引流，应改用经腹腔脓肿切开引流术。

3. 经直肠切开时，切开方向应尽量向上前方，不可完全向前。要避免在直肠壁上作横切口。引流的位置要低，切口应够大，以使引流通畅。

4. 探入脓腔时应轻柔，以免损伤周围脏器。血管钳插入方向应基本上与直肠壁相平行，探入不宜过深，以免脓腔壁向腹内破裂而引起感染扩散。

5. 脓液常规送细菌培养及药物敏感度试验。

6. 男性患者经直肠行盆腔脓肿切开，手术扩大引流后，应从导尿管向膀胱内注入 200 ~ 300ml 生理盐水。若有注入液自引流口流出，说明有膀胱损伤，应在放置引流后时行膀胱修补术。原用器械及敷料应全部更换，手术在耻骨上腹膜外进入膀胱。一般在膀胱三角区和输尿管间嵴部可找到损伤处，用肠线间断缝合损伤的肌层和黏膜；膀胱内留置一蕈状或伞状导尿管，最后关闭膀胱及腹壁。

【术后处理】

1. 术后 1 ~ 2 日给流质或低渣饮食。

2. 术后 1 ~ 2 日采取半坐位以利引流；术中如有膀胱损伤进行修补者，术后应取头低足高或俯卧位，3 ~ 4 日后改为平卧位。

3. 术后 3 ~ 4 日内保持引流；一般在排便时引流管常脱出，不必再放。但引流条在 24 小时内脱掉将影响引流，或虽未脱掉但引流不畅时，应在局部消毒后，作肛门指诊，用手指或血管钳沿切口探入，扩大肠壁引流口，使残余脓液排出，并再次放入引流条。如引流口比较大，也可不再放引流条。

二、经阴道盆腔脓肿切开引流术

【适应证】

适用于已婚妇女直肠触诊包块不显著而后穹隆突出明显者。

【术前准备】

同经直肠盆腔脓肿切开引流术。

【麻醉】

局麻。

【手术步骤】

1. 体位 截石位。

2. 消毒、留置导尿 充分冲洗阴道，用 1:1000 苯扎溴铵消毒会阴，放置导尿管。以阴道扩张器扩开阴道，用 1:1000 苯扎溴铵消毒阴道；然后用子宫颈钳向上提起宫颈后唇，进行穿刺。

3. 穿刺 在后穹隆用长针试验穿刺〔图 30-9(1)〕。抽得脓液后保留针头，将有槽探针沿穿刺针插

5

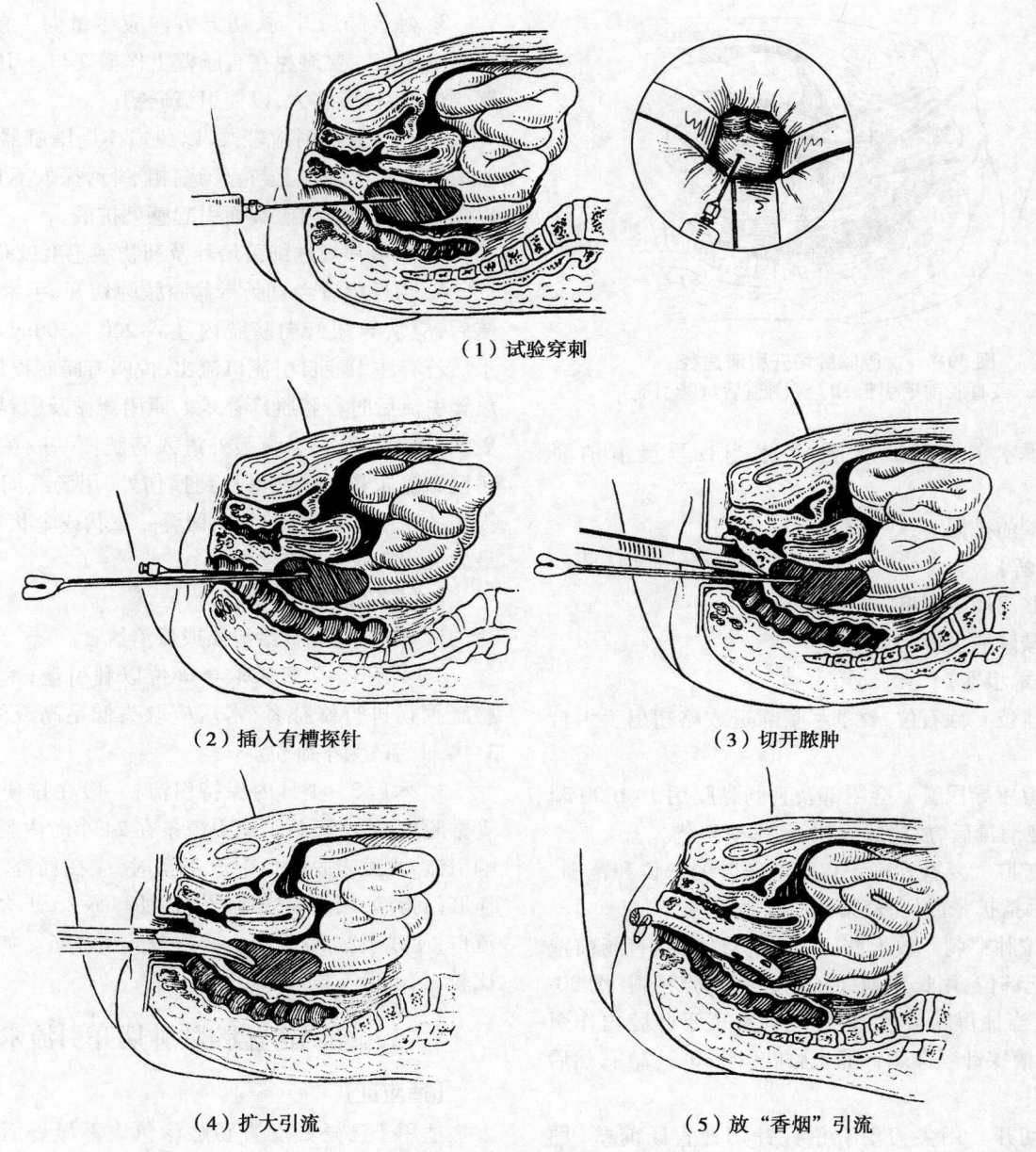

（1）试验穿刺

（2）插入有槽探针

（3）切开脓肿

（4）扩大引流

（5）放"香烟"引流

图30-8 经直肠,盆腔脓肿切开引流术

入脓腔。

4. 切开 拔出针头,用尖刃刀沿探针槽切开脓腔〔图30-9(2)〕。用血管钳或手指探入切口内扩大伤口,分开纤维隔,放出脓液〔图30-9(3)〕。

5. 放置引流 按脓腔大小,放入1~2条引流管引流〔图30-9(4)〕,自阴道引出。

【术后处理】

同经直肠盆腔脓肿切开引流术。

【适应证】

脓肿比较表浅,在耻骨上可以触到或直肠指诊不易扪清脓肿位置,或需要进行探查时,可考虑经此途径引流。

【麻醉】

局麻或腰麻。

【手术步骤】

平卧位,在耻骨上作正中纵切口,长约5~7cm。切开腹壁后,应先找到膀胱或子宫,将其向前下方推开,以纱布保护好盆腔。探查时沿直肠的前壁向下顺行至直肠膀胱(或子宫)凹,以血管钳分开脓腔壁,即有脓液流出,吸净脓液,放置1~2根香烟引流或软胶管至脓腔底部,由切口处引流。

【术中注意事项】

1. 术前排尿,使膀胱空虚,必要时可导尿。

2. 开腹后,如见有小肠与脓肿壁粘连,应仔细分

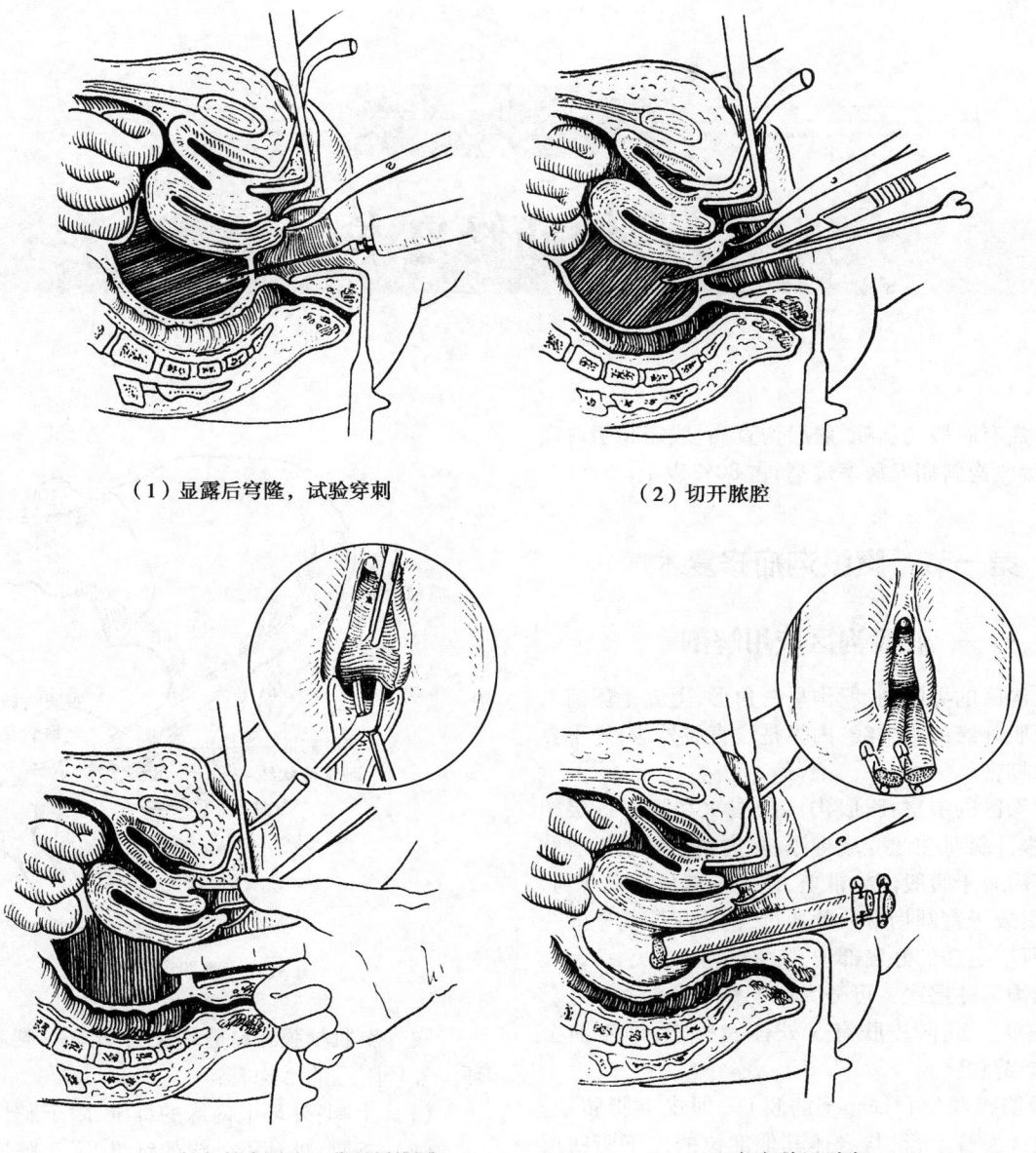

（1）显露后穹隆，试验穿刺　　　　　　　　　（2）切开脓腔

（3）扩大引流，分开纤维隔　　　　　　　　　（4）放置引流

图 30-9　经阴道，盆腔脓肿切开引流术

离，以免损伤肠壁。

3. 脓肿切开后，应以手指探入脓腔，轻轻分离纤维粘连，吸净脓液，不必冲洗脓腔，以免污染腹腔。

【术后处理】

术后注意引流通畅，一般需引流 5～7 日，过早拔除引流条，有发生残余脓肿的可能。

（梁国刚）

第三十一章

腹外疝修复术

腹外疝有腹股沟斜疝、腹股沟直疝、股疝和切口疝等,其中腹股沟斜疝发病率最高,占80%以上。

第一节 腹股沟疝修复术

一、腹股沟区应用解剖

腹股沟区的界限:腹股沟呈三角形,上界是髂前上棘至腹直肌外缘的水平线,内界是腹直肌外缘,外下界是腹股沟韧带。

腹股沟区的层次:腹股沟区的层次和腹壁各层相同,但因腹外斜肌在此变成腱膜,腹内斜肌和腹横肌的下缘又不附着于腹股沟韧带上,使这一部位比较薄弱,此外,精索或子宫圆韧带从此通过,构成了腹前壁的一个弱点,所以是疝的好发部位。

腹股沟区的层次 可分为以下9层:

1. 皮肤 此区皮肤有3处体表标志,即髂前上棘、耻骨结节和脐。

2. 浅筋膜浅层(Camper 筋膜) 即皮下脂肪层,其间有表浅血管走行,与身体其他部位的皮下脂肪层相连接,并向下延续为阴囊肉膜。

3. 浅筋膜深层(Scarpa 筋膜) 是膜样层,具弹性纤维,中线附于白线,两侧向下越过腹股沟韧带,止于大腿的阔筋膜,它不附于耻骨,而继续向下延伸到阴囊,与会阴浅筋膜相连。

4. 腹外斜肌 此区的腹外斜肌已变成腱膜,再向下延续成为阴囊的精索外筋膜及下列各韧带:

(1)腹股沟韧带(Poupart 韧带):由腹外斜肌腱膜在髂前上棘、耻骨结节之间向后返折而成。

(2)陷窝韧带(Gimbernat 韧带):腹股沟韧带附于耻骨结节的部分纤维继续向后下外方延伸,附着于耻骨梳上,形成陷窝韧带。

(3)耻骨韧带(Cooper 韧带):陷窝韧带向外侧延伸,附于耻骨梳状线上的腱膜〔图31-1〕。

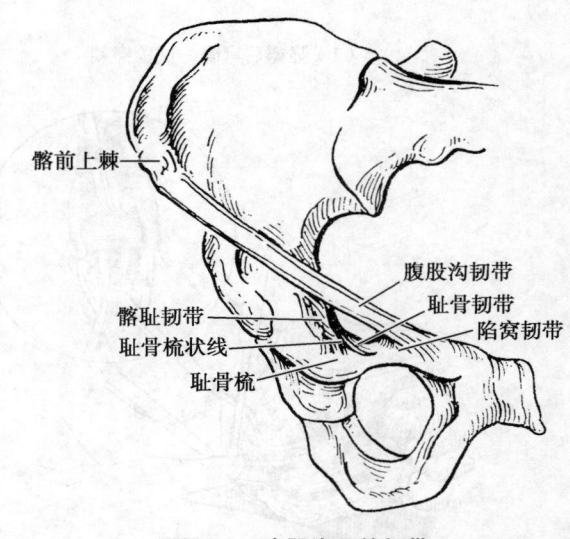

图 31-1 腹股沟区的韧带

腹外斜肌腱膜在耻骨嵴上外方有一裂隙,即为外环。外环附近的结构有:

(1)上脚:外环上内缘的纤维,附于耻骨联合。

(2)下脚:外环下外缘的纤维,附于耻骨结节。

(3)脚间纤维:外环上方的尖端,上下两脚之间的纤维,当其收缩时可缩小外环。

(4)反转韧带:下脚间的部分纤维向后内方返折,延伸至上脚后方,止于白线〔图31-2〕。

5. 腹内斜肌 在腹股沟韧带内1/2无腹内斜肌附着,致此区腹壁薄弱。腹内斜肌下缘部分纤维沿精索下行,与腹横肌下缘的纤维共同形成提睾肌。腹外斜肌腱膜下有斜行向下内的髂腹下神经和髂腹股沟神经,手术时应避免损伤〔图31-3〕。

6. 腹横肌 在腹股沟韧带内侧2/3,无腹横肌附着,也是此区腹壁薄弱的一个原因。腹内斜肌和腹横肌最下方的部分纤维绕行于精索的后方,融成联合肌腱,止于耻骨嵴;有一部分纤维向下走行于精索前方,构成提睾肌,覆盖于精索外层。

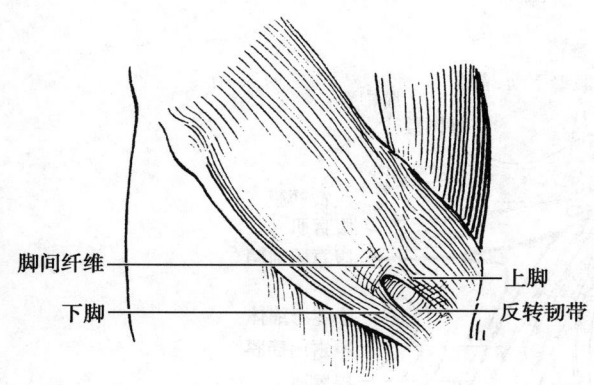

脚间纤维 —————————— 上脚

下脚 —————————————— 反转韧带

图 31-2　外环附近的结构

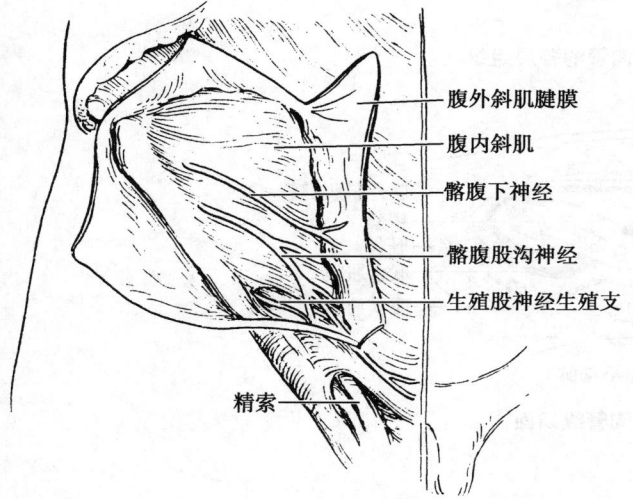

腹外斜肌腱膜

腹内斜肌

髂腹下神经

髂腹股沟神经

生殖股神经生殖支

精索

图 31-3　腹股沟区的腹内斜肌和神经

7. 腹横筋膜　与腹股沟韧带相连,在韧带中点上方 1.25cm 处的腹横筋膜上有一裂孔即内环,这也是腹股沟区的薄弱点。腹横筋膜由此向下包绕精索,成为精索内筋膜。腹横肌和腹横筋膜的缺损,是发生腹股沟疝的重要原因。手术修复时应加注意。

8. 腹膜外脂肪　在腹横筋膜和腹膜之间,有许多疏松的脂肪组织,内有腹壁下动脉,旋髂深动脉和生殖股神经的生殖支穿过〔图 31-4〕。

9. 腹膜　在内环周围,腹膜和腹横筋膜融合甚紧。

腹股沟管:在正常情况下,腹股沟管并非真正的管道,而是一潜在的间隙,斜疝即从此间隙突向腹壁,腹股沟管与腹股沟韧带平行,长约 4～5cm,共有 2 孔和 4 壁,男性有精索,女性有子宫圆韧带,还有生殖股神经生殖支和髂腹股沟神经通过。

1. 内口　即内环(又称腹环),是腹横筋膜的椭圆形裂孔,位于腹股沟韧带中点的上方 1.25cm 处。其内下方有腹壁下血管,外上方是腹横筋膜纤维。

2. 外口　即外环(又称皮下环),是腹外斜肌腱膜上的三角裂孔,位于耻骨结节上方,正常人仅能容下一小指尖。其内上缘是上脚,外下缘是下脚,尖端是脚尖纤维。

3. 前壁　为覆盖在精索前方的腹外斜肌腱膜,外侧 1/3 还有部分腹内斜肌纤维。

4. 后壁　为精索后方的腹横筋膜,近外环处的内侧 1/3 有联合肌腱加强后壁。

5. 上壁　为腹内斜肌和腹横肌的弓状缘。

6. 下壁　为腹股沟韧带向后下反转形成的沟槽

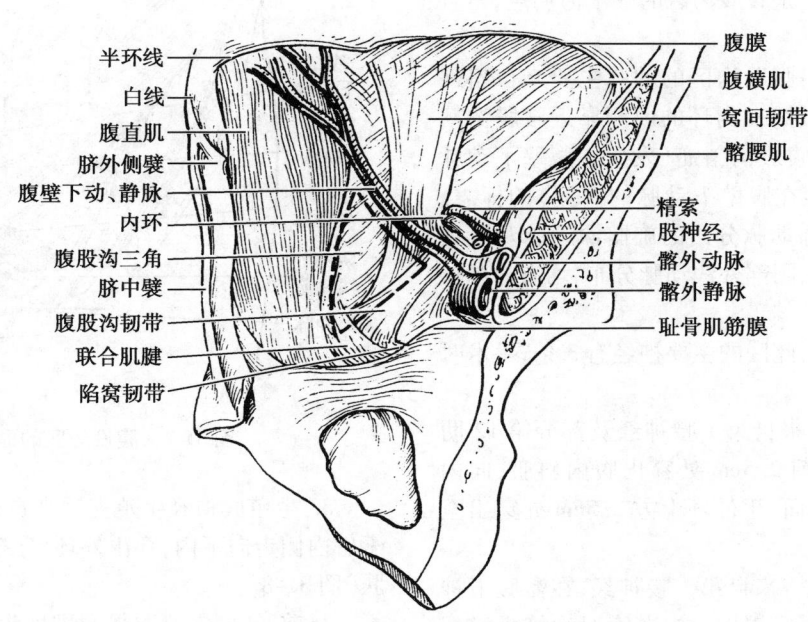

半环线 ——————— 腹膜

白线 ————————— 腹横肌

腹直肌 ——————— 窝间韧带

脐外侧襞 —————— 髂腰肌

腹壁下动、静脉 ——— 精索

内环 ———————— 股神经

腹股沟三角 ———— 髂外动脉

脐中襞 —————— 髂外静脉

腹股沟韧带 ———— 耻骨肌筋膜

联合肌腱

陷窝韧带

图 31-4　腹股沟区的内面观

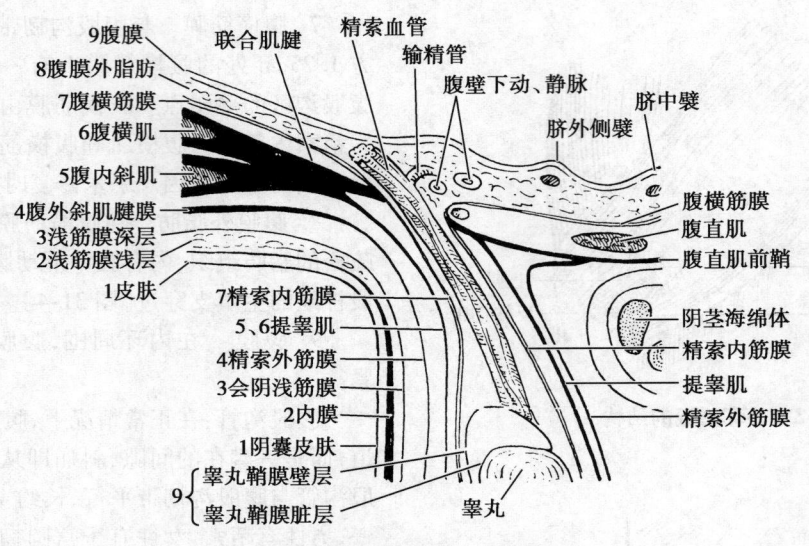

图 31-5　围绕腹股沟管的各层组织

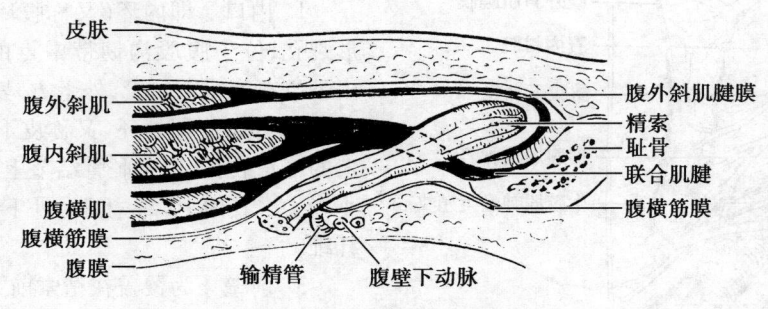

图 31-6　腹股沟管纵切面

〔图 31-5、图 31-6〕。

腹股沟三角:即 Hesselbach 三角,其内界是腹直肌外缘,外上界是腹壁下血管,外下界是腹股沟韧带〔图 31-4〕,因缺乏肌层,也是腹股沟区的一个薄弱点,是直疝发生的部位。

腹股沟区的血管:腹股沟区的动脉主要来自髂外动脉分出的腹壁下动脉,在内环的内侧靠近腹股沟韧带处分出。这是区别腹股沟斜疝(发生在腹壁下动脉的外侧)和直疝(发生在腹壁下动脉的内侧)的标志。此外,在此区还有髂外动脉分出的旋髂深脉及股动脉分出的腹壁浅动脉、阴部外浅动脉分布,均有静脉伴行〔图 31-7〕。

腹股沟区的神经:此区的主要神经有 3 条,手术时应避免损伤。

1. 髂腹下神经　来自第 1 腰神经及部分第 12 肋间神经,在髂前上棘前 2.5cm 处穿出腹内斜肌,向内下方行于腹外斜肌深面,于外环上方 2.5cm 处穿出至皮下。

2. 髂腹股沟神经　来自第 1 腰神经,在髂腹下神经下方,走行在腹外斜肌深面。它在腹股沟管中沿精索前外侧走向下内,出外环后分布于阴囊前部皮肤。

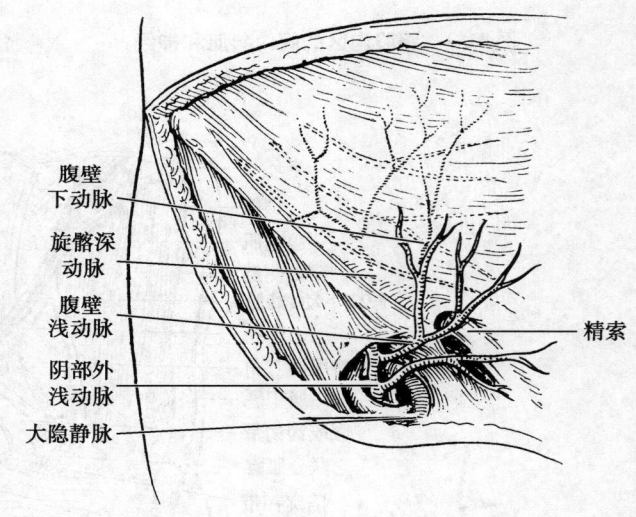

图 31-7　腹没沟区的血管分布

3. 生殖股神经生殖支　来自第 1、2 腰神经,沿精索后内侧走向下内,穿出外环,分布在提睾肌和阴囊皮肤〔图 31-8〕。

目前,解剖学所取得的进展为疝的手术治疗带来了全新的理念和方式。具体体现在以下几个方面:

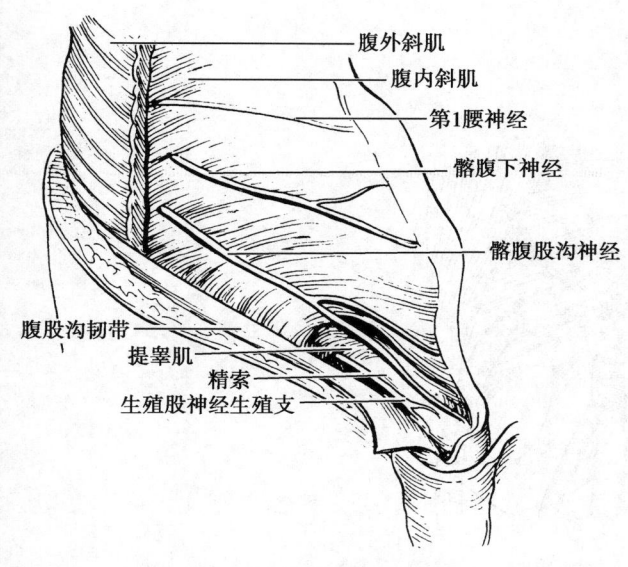

图 31-8　腹股沟区的神经

1. 耻骨肌孔（MPO）　最早由法国著名的解剖学和外科专家 Fruchard 医生提出并描述：耻骨肌孔是一个位于下腹前壁与骨盆相连水平的卵圆形裂孔。它的构成是：下界为上耻骨支的骨膜，上界为腹外斜肌和腹横肌的弓状下缘；内侧是腹直肌；外侧是髂腰肌。它被位于前面的腹股沟韧带和其后面的髂耻束分隔为上下两个区域。上区被腹壁下动脉分隔为斜疝区和直疝区，即内环（精索或圆韧带穿过）和直疝三角，此区域的缺陷导致腹股沟斜疝和直疝；下区则有股血管和神经穿过，陷窝韧带在其中间形成防护屏障，此区域的缺损导致了位于股血管周围各个位置的股疝（图 31-9）。

2. 腹膜前间隙（Bogros 间隙）　最早于 1823 年法国巴黎大学的 Bogros 所提出。在腹膜前间隙内没有任何血管和神经等实质性结构，只有少量疏松的脂肪组织散在其中。腹膜前无张力疝修补术的补片就放置在该间隙，这样置入该处的补片既不会引起出血，又不会引起术后的慢性疼痛。

3. 髂耻束　是腹横肌的一部分和腹横筋膜增厚形成的，为一结缔组织纤维束，垂直直径 0.5～1.0cm，其呈扇状散开止于耻骨梳韧带内侧面和耻骨结节。内侧附着于耻骨上支，外侧终止于髂耻弓并覆盖髂腰肌，其间有股管股血管和股神经穿过髂耻管，构成了股鞘的上界并对其起加强作用，而且对下方的股管口内的组织起支持作用。

对于腹股沟疝，目前分为以下几种常用的分型方法，具有各自的优缺点，介绍如下：

1. Gilbert 分级（1998）　其分级是依据解剖部位、疝环的大小和腹横筋膜或腹股沟管后壁的完整性，具有以下优点：

（1）简单、实用、方便，不用特殊器械，术中用手指测量即可；

（2）兼顾了教学，直疝、斜疝一目了然；

（3）可判断疾病的严重程度；

（4）可指导治疗，根据不同的分型来选择不同的修补方法；

（5）国际上认可，使用 Gilbert 分级写出的文章，国内外均认可。

Ⅰ型：腹股沟斜疝，内环口小于 1 指，腹横筋膜和腹股沟管后壁完整。

Ⅱ型：腹股沟斜疝，内环口介于 1 指和 2 指之间，

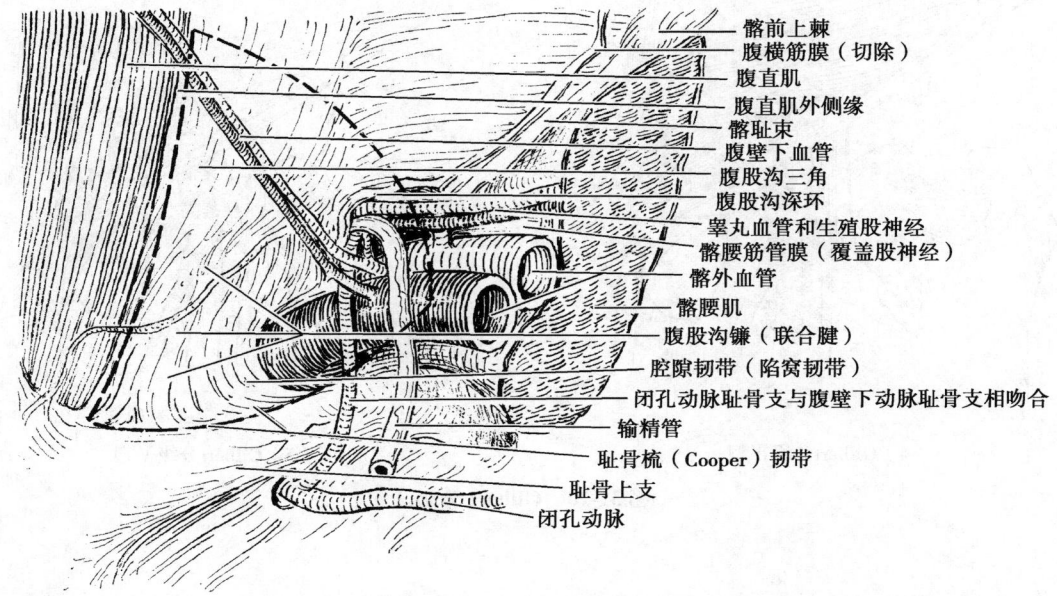

图 31-9　耻骨肌孔的结构

5

5

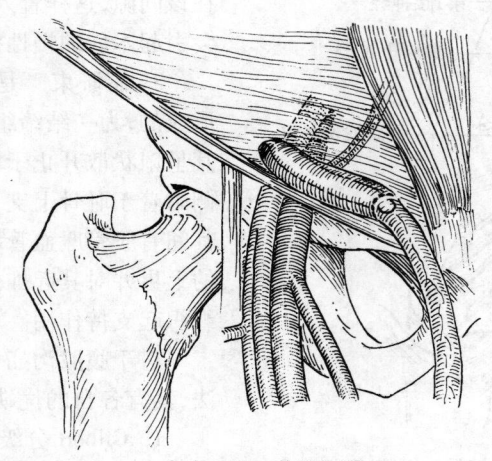

（1）Gilbert分级Ⅰ型

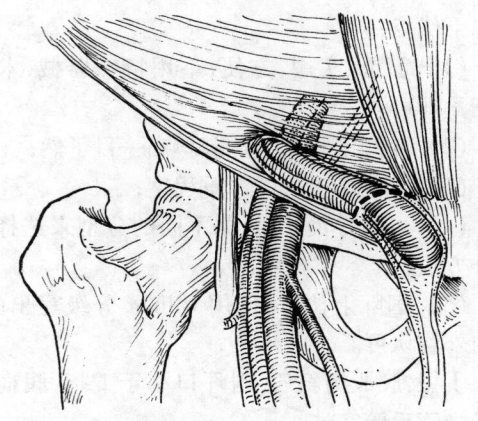

（2）Gilbert分级Ⅱ型

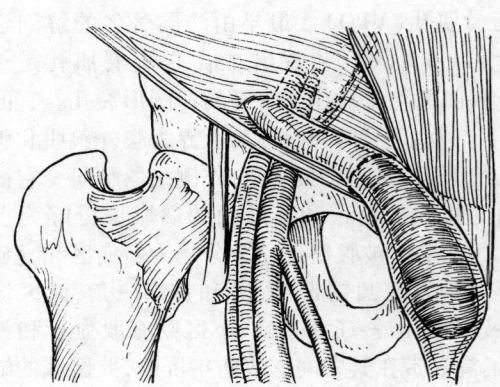

（3）Gilbert分级Ⅲ型

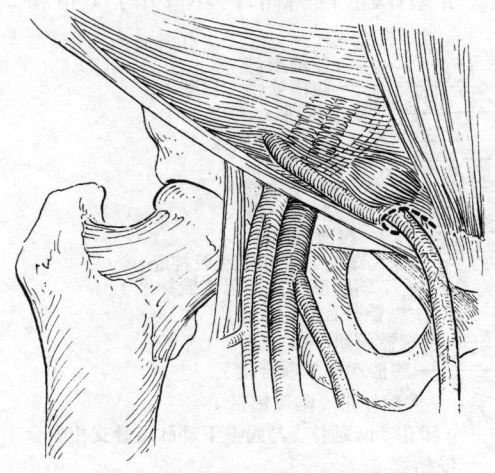

（4）Gilbert分级Ⅳ型

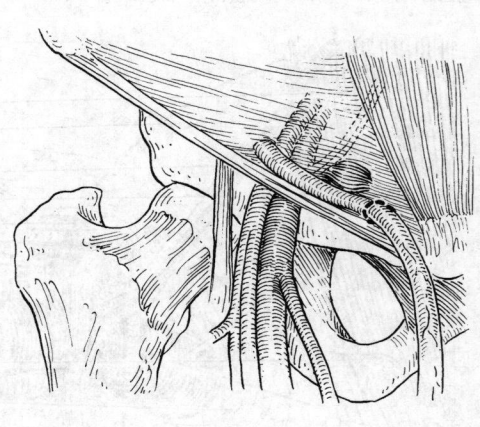

（5）Gilbert分级Ⅴ型

图 31-10　Gilbert 分级

腹横筋膜和腹股沟管后壁欠完整。

Ⅲ型：腹股沟斜疝，内环口大于 2 指，腹横筋膜和腹股沟管后壁不完整；或疝囊进入阴囊。

Ⅳ型：腹股沟直疝，疝环口或缺损大于 2 指，腹横筋膜和腹股沟管后壁不完整。

Ⅴ型：腹股沟直疝，疝环口或缺损小于 2 指，腹横筋膜和腹股沟管后壁不完整。

2. Nyhus 分类

Ⅰ型：斜疝，小的。

Ⅱ型：斜疝，内环口中等大，疝囊不进入阴囊，腹横筋膜和腹股沟管后壁完整。

Ⅲ型：A. 直疝；B. 斜疝，大；C. 股疝。

Ⅴ型：复发疝 A. 直疝；B. 斜疝；C. 股疝；D. A、B 和 C 的复合疝。

Stoppa 在 Nyhus 分类的基础上又加上全身恶化因素，如过度肥胖、腹胀、排尿困难、高血压、冠心病、糖尿病、慢性支气管炎、肺气肿等，把分级提高，更为准确而科学地判断了疾病的严重程度，可指导治疗，这也是目前美国疝治疗中心使用最广泛的一种分级方法。

3. 国内疝学组分型（2003 年）

Ⅰ型：疝环缺损小于 1.5cm（约 1 指尖），疝环周围腹横筋膜有张力，腹股沟管后壁完整。

Ⅱ型：疝环缺损最大直径 1.5～3.0cm（约 2 指），疝环周围腹横筋膜存在但薄且张力降低，腹股管后壁已不完整。

Ⅲ型：疝环缺损超过 3.0cm（大于 2 指），疝环周围腹横筋膜或薄且无张力或已萎缩，腹股沟管后壁缺损。

Ⅳ型：复发疝。

二、一般腹股沟斜疝修补术

【手术原则】

1. 充分暴露 切口上方需在腹壁下动脉处，使疝囊颈部充分显露出来。

2. 高位结扎疝囊 在内环处完全分离出疝囊，这样才能消灭腹膜的袋形外突，防止疝的复发。

3. 仔细止血 沿精索走行的大小出血点都要一一结扎止血，防止术后形成血肿，继发感染。

4. 加强腹壁 主要是利用缝合或修复的方法加强腹壁，特别是加强腹股沟管后壁的力量，减少薄弱环节，这是手术成败的关键。术前必须仔细选择修复的方法，术中应认真操作。

根据腹股沟斜疝的解剖特点和临床表现，证明加强腹股沟管后壁，防止疝复发的重要环节在于妥善缝牢内环处的腹横筋膜。腹横筋膜围绕精索形成内环口，并呈漏斗状向下进入腹股沟管，变成精索内筋膜，

形成腹股沟斜疝后，腹横筋膜同时围绕着疝囊和精索〔图 31-11〕。所以，在手术修补斜疝时，必须在此漏斗口纵行切开精索内筋膜，显露疝囊和精索，并将二者分离，然后在内环平面横行切开疝囊，将疝内容物还纳于腹腔内，闭合腹膜，并要特别注意缝牢腹横筋膜。除婴幼儿外，还需将腹横肌和腹内斜肌的联合肌腱缝于腹股沟韧带上，进一步加强腹股沟管的后壁。修复手术中显露内环的途径有三种：一是经腹股沟部，二是经腹腔，三是经腹膜前。临床上经常使用的是前两种方法〔图 31-12〕。

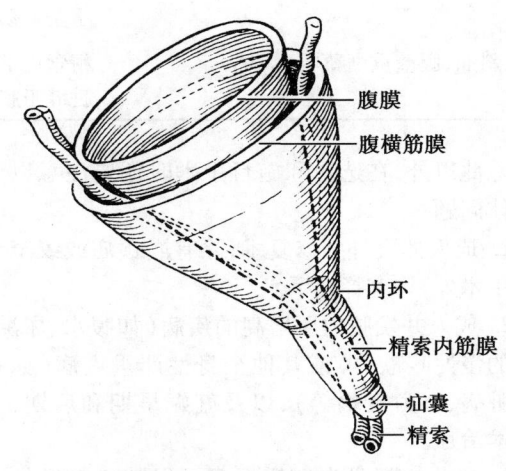

图 31-11 腹股沟斜疝的解剖改变

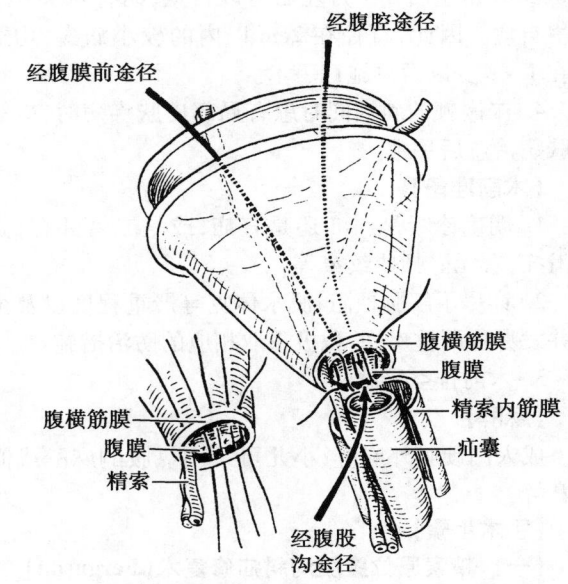

图 31-12 修复腹膜及腹横筋膜的手术途径

【手术方法的选择】

修复腹股沟斜疝的手术方法有很多，应根据患者的年龄、疝囊大小、病程长短、有无复发等具体情况来选择。常用的手术方法和操作特点（表 31-1）。

表 31-1　腹股沟斜疝各类手术方法和操作特点

患者情况	手术方法和操作特点
婴幼儿先天性斜疝	经腹腔疝囊高位离断术
儿童、青少年小型斜疝,腹壁无明显缺损	经腹股沟疝囊高位结扎术
成人斜疝,腹股沟管后壁无缺损	精索原位腹股沟斜疝修复术(Ferguson):精索不移位,仅将联合肌腱缝于腹股沟韧带上,加强腹股沟管前壁
成人斜疝,腹壁轻度薄弱	精索腱膜下移位腹股沟斜疝修复术(Bassini):精索移位至腹内斜肌和腹外斜肌之间,再将联合肌腱缝于腹股沟韧带上,加强腹股沟管后壁
老年人斜疝,复发性疝,腹壁重度薄弱	改良精索腱膜下移位腹股沟斜疝修复术(McVay)与上法相同,但联合肌腱缝于耻骨韧带上
巨大斜疝,腹壁重度薄弱	精索皮下移位腹股沟斜疝修复术(Halsted):精索移位至腹外斜肌外,联合肌腱缝于腹股沟韧带上,腹外斜肌腱膜重叠缝合

除此以外,在选择和施行手术时还要注意以下几个具体问题:

1. 成人的腹外疝修复术,除有嵌顿疝或绞窄者应紧急手术外,均宜择期手术。

2. 成人并发腹内压增高的疾病(如腹水、尿潴留、严重的慢性咳嗽等)或其他全身性严重疾病(如肺源性心脏病、心力衰竭等),以及妊娠早期和后期,均不宜手术治疗。

3. 小儿的腹股沟斜疝很多可以随年龄增长而自愈。婴幼儿因先天性腹膜鞘突未闭而发生的斜疝,约有 40% 在出生后 6 个月左右可以自愈,约有 60% 至 2 周岁自愈。因此,直径在 2cm 以内的较小疝囊,均适于在 1~2 岁以后再施行手术。

4. 未嵌顿的斜疝同时患有局部皮肤疾病时,应等皮肤病治愈后手术。

【术前准备】

1. 明确诊断是斜疝还是直疝,或是二者并存,是否滑疝,有无嵌顿或绞窄等。

2. 详尽了解肠梗阻、脱水休克等严重程度以及全身并发哪种严重疾病,积极采取相应的防治措施。

3. 术前排空膀胱。

【麻醉】

成人用硬膜外麻醉;小儿可采用氯胺酮麻醉或骶管麻醉。

【手术步骤】

（一）精索原位腹股沟斜疝修复术（Ferguson）

1. 体位、切口　仰卧位。自腹股沟韧带中点上方 3cm 处至耻骨结节,做与腹股沟韧带平行的斜切口,长约 6cm〔图 31-13〕。

2. 显露疝囊　切开皮肤后,最先遇到的是浅筋膜浅层(即皮下脂肪)。切开此层时,可在术野见到两条腹壁浅动脉(即切口外段的腹壁浅动脉和切口内段的

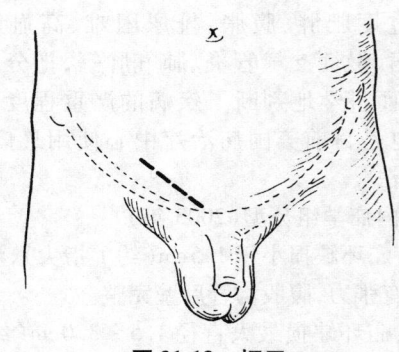

图 31-13　切口

阴部外浅动脉),应一一结扎、切断,防止不必要的出血,再顺切口方向切开浅筋膜深层〔图 31-14〕。

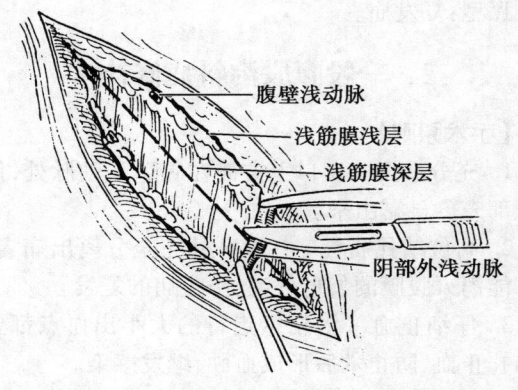

图 31-14　切开浅筋膜浅层和深层

用缠纱布的手指向两侧钝性分离浅筋膜深层下面的结缔组织,显露腹外斜肌腱膜〔图 31-15〕。在腹外斜肌腱膜上切一小口,先用剪刀在腱膜下潜行分离,再用剪刀挑起腱膜,顺纤维方向向上和向下剪开,以免损伤紧贴在腱膜下的髂腹下神经和髂腹股沟神经。当向下朝外环剪开时,可用镊子插入外环,将其撑开,以

免损伤外环通出的髂腹股沟神经〔图31-16〕。

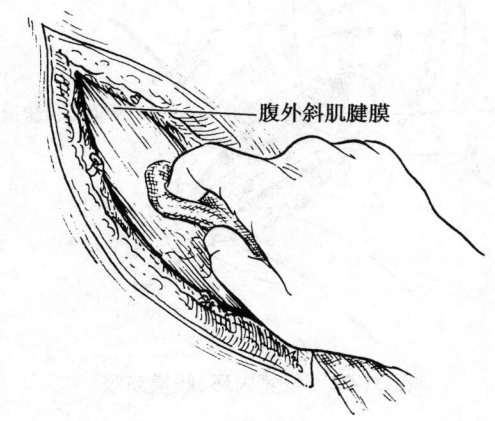

图31-15 分离浅筋膜深层下结缔组织

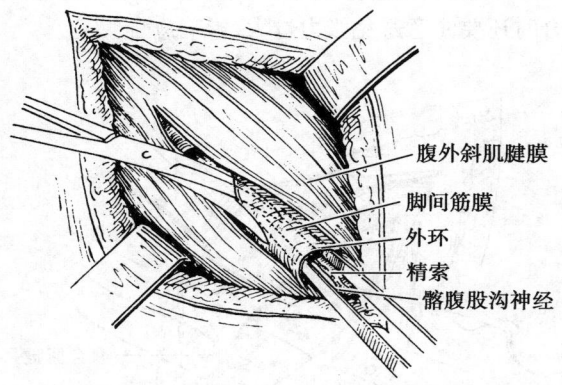

腹外斜肌腱膜
脚间筋膜
外环
精索
髂腹股沟神经

图31-16 切开腹外斜肌腱膜

将腹内斜肌、腹横肌用直角拉钩向上拉开,显露精索和覆于其上的提睾肌。在前方切开提睾肌,用小止血钳轻轻夹住切缘拉向两侧,就可以看到精索〔图31-17〕。

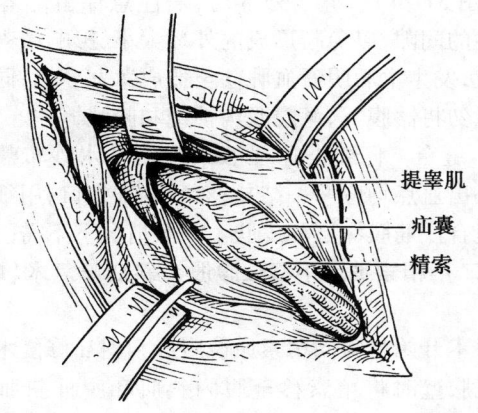

提睾肌
疝囊
精索

图31-17 拉开腹内斜肌、腹横肌,切开提睾肌

仔细分离精索,注意周围的组织,在精索的内上方寻找疝囊。有困难时可嘱患者用力咳嗽或收缩腹肌,使疝囊外突。在辨清疝囊后,即可提起切开〔图31-18〕。

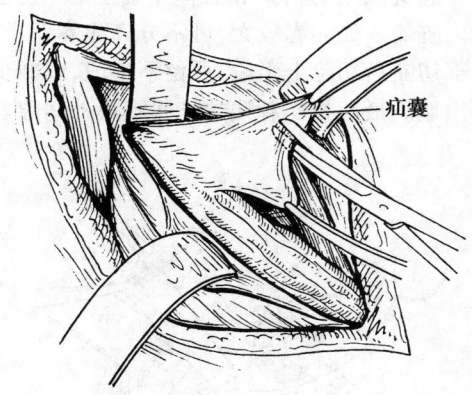

疝囊

图31-18 寻找并切开疝囊

3. 高位结扎疝囊 欲求疝囊的高位结扎,首先必须将疝囊向上分离至内环处。分离疝囊时,可用止血钳提起疝囊切开缘,并用左手示指伸入疝囊作为支持,再用右手示指缠以纱布仔细钝性分离,逐渐将疝囊与精索等组织分开〔图31-19〕。如粘连较重,也可使用锐性分离。

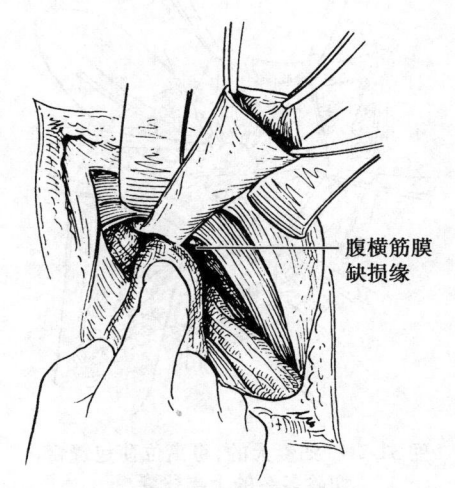

腹横筋膜缺损缘

图31-19 分离疝囊至内环处,辨清周围重要组织

向上分离疝囊时见到腹膜外脂肪时,即已分离至疝囊颈以上。在内环处应辨清附件的组织结构。在疝囊内侧,常可以见到弧形的腹横筋膜缺损缘。将手指经疝囊颈伸入腹腔内,可触及腹壁下动脉在内环的内下方搏动。精索在疝囊的外下方,其中的输精管常紧贴疝囊壁;分离时应避免损伤。然后用手指将疝内容物推入腹腔。

如果疝囊较小,可在颈部缝扎、切断〔图31-20〕;如果疝囊较大,则可将疝囊游离缘提起,并将疝囊颈尽量拉出。在颈部用4号丝线作荷包缝合〔图31-21〕。

扎紧荷包缝线后,再行缝扎加固,使局部腹膜不再存在袋形突起。然后在缝线远端1cm处切除疝囊。缝合时必须注意避免损伤精索和腹壁下血管,还应避免扎住腹腔内脏器。如疝囊较大,可不分离疝囊下半段,只在其中部切断后切除上半段,保留下半段,以减少组织损伤和出血。最后将疝囊残端推回腹膜外间隙。

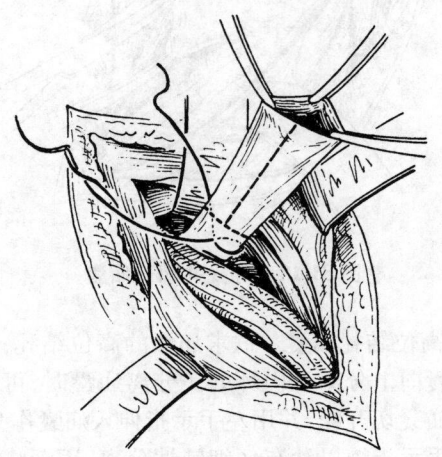

图31-20　疝囊小的,可高位缝扎、切断

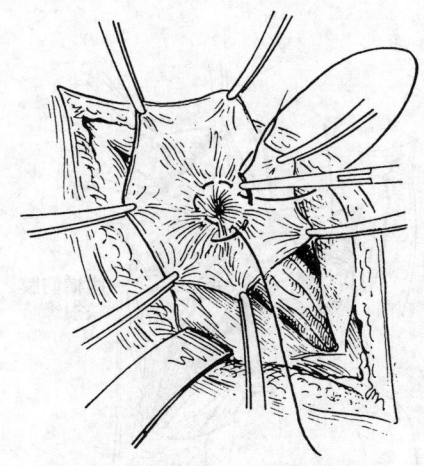

图31-21　疝囊大的,可高位荷包缝合,
切除多余的上半段囊壁

4. 修复腹壁　在精索不移位的情况下修复腹壁各层。

首先,将上层精索轻轻向外下方拉开,用4号丝线间断缝合腹横筋膜的弧形缺损,一般需要3~5针,缝合后的内环应使精索不受压迫,约能通过一止血钳尖为准。缝合时需注意避免损伤内侧的腹壁下动脉及从腹横筋膜深面穿出的精索外血管和耻骨血管〔图31-22〕。

其次,将提睾肌切开缘作间断缝合后,用4号或7号丝线从上方开始将联合肌腱间断缝合于腹股沟韧带上,针距1cm左右。待全部缝合好后,自上向下依次将线打结〔图31-23〕。腹股沟韧带上的针孔要浅而

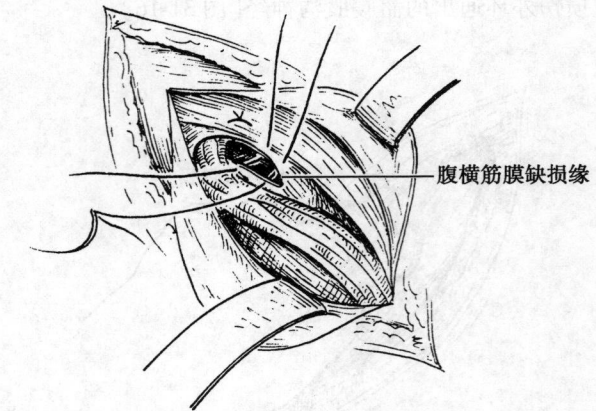

图31-22　修复内环、腹横筋膜

宽,以防止损失股动脉及股静脉。几个针孔不要缝在同一纤维束间,以防止拉紧后撕裂,影响修复后强度。缝合时还要注意避免张力过大,影响愈合。

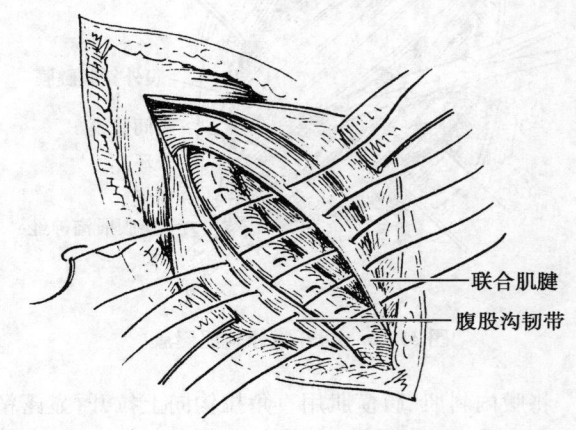

图31-23　将联合肌腱缝于腹股沟韧带上

然后,将两层腹外斜肌腱膜重叠,用4号丝线间断缝合〔图31-24〕。缝至外环时,需注意保留能容纳一小指尖的间隙,以免新形成的外环太小,影响精索内血液反流,发生术后阴囊血肿甚至造成睾丸萎缩,同时尚要注意勿将髂腹下、髂腹股沟神经和膀胱缝住。

5. 缝合　仔细止血,必要时用温盐水纱布敷压创面。小出血点均应一一结扎;然后冲洗伤口,用细丝线间断缝合浅筋膜深层和皮肤。一般情况下不需引流。

（二）精索腱膜下移位腹股沟斜疝修复术（Bassi-ni）

手术开始步骤同精索原位腹股沟斜疝修复术。仅在修复腹壁时将精索移至腹内斜肌和腹外斜肌腱膜之间,将联合肌腱缝合至腹股沟韧带上,以加强腹股沟管后壁。修复时先用橡胶皮片将精索拉开,间断缝合腹横筋膜上的缺损。然后用4-0或7-0号丝线间断缝合联合肌腱和腹股沟韧带,自上向下约缝4~5针。先

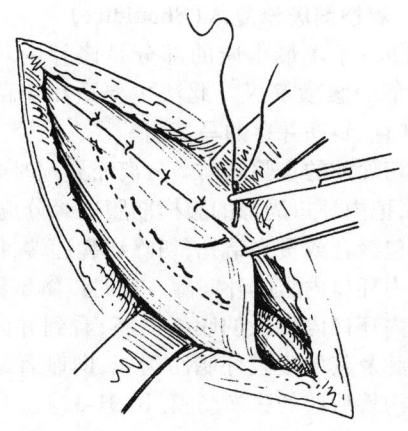

图 31-24 将腹外斜肌腱膜重叠缝合

不结扎,待全部缝好后再自上而下依次结扎牢固〔图 31-25〕。将精索放在腹内斜肌外面,间断缝合提睾肌,再重叠缝合腹外斜肌腱膜,外环处需能容纳一小指尖〔图 31-26〕。最后缝合皮下组织和皮肤。

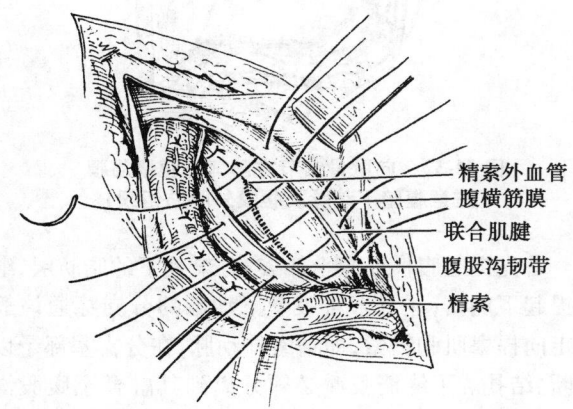

图 31-25 缝合内环处腹横筋膜缺损后,将联合肌腱缝于腹股沟韧带上

精索外血管
腹横筋膜
联合肌腱
腹股沟韧带
精索

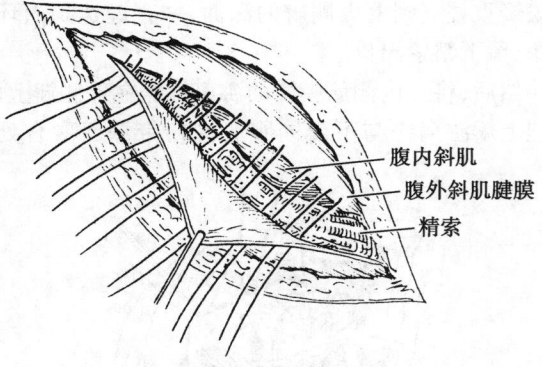

图 31-26 精索移位至腹内斜肌外面,重叠缝合腹外斜肌腱膜

腹内斜肌
腹外斜肌腱膜
精索

（三）改良精索腱膜下移位腹股沟斜疝修复术——耻骨韧带修复术（McVay）

耻骨韧带是腹股沟韧带向后返折为陷窝韧带后,

再向外延续至耻骨梳状线上的韧带〔图 31-27〕。McVay 根据尸体解剖证明:联合肌腱和腹横筋膜的止点不在腹股沟韧带,而在耻骨韧带,故修复时宜将联合肌腱缝于耻骨韧带上。这样做的结果,可使疝的复发率降低,修复后发生股疝的机会也少。但耻骨韧带距股静脉较近,操作比较困难。

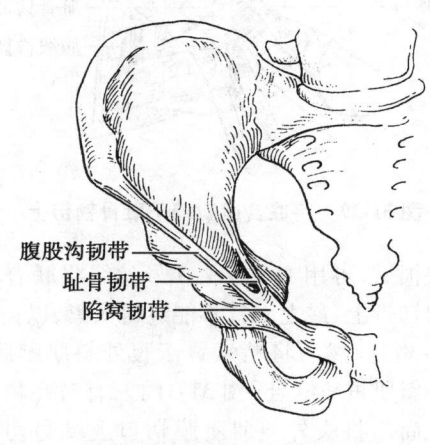

腹股沟韧带
耻骨韧带
陷窝韧带

图 31-27 耻骨韧带和腹股沟韧带的关系

手术开始步骤同精索原位腹股沟疝修复术。在修复时,先拉开精索,将内环处的腹横筋膜缺损间断缝合。然后在腹直肌前鞘纵行切开,减少缝合的张力〔图 31-28〕用左手示指触及股静脉加以保护,再用 4 号或 7 号丝线间断缝合联合肌腱和耻骨韧带 3~4 针〔图 31-29〕。将精索置于腹内斜肌外面,重叠缝合腹外斜肌腱膜后,依次缝合皮下组织和皮肤。

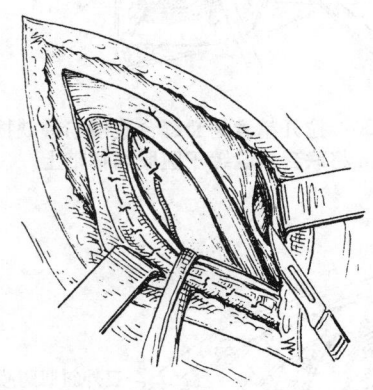

图 31-28 修复内环处的腹横筋膜缺损后,切开腹直肌前鞘,减少缝合张力

（四）精索皮下移位腹股沟斜疝修复术（Halsted）

此法的特点是将精索移至皮下,可利用腹部的各层肌肉加强腹股沟管的后壁,减少疝的复发。适用于年龄大、疝囊大、腹壁薄弱的患者。

修复时,拉开精索,用细丝线间断缝合内环处腹横

5

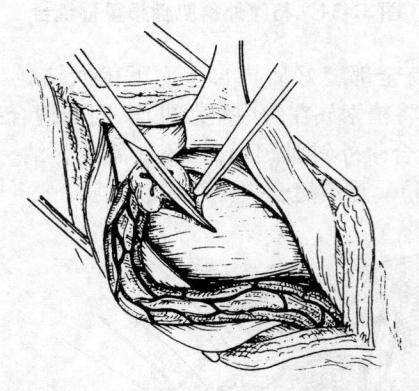

（五）腹横筋膜修复术（Shouldice）

Shouldice 手术最本质的部分是修补内环口及腹股沟管底部的腹横筋膜。此法主要适用于巨大的斜疝、直疝和直、斜疝并存的马裤疝。

疝囊切除前的步骤同前。分离疝囊颈时必须达到内环口处，把内环口周缘的腹横筋膜边缘分离出来，在颈部行荷包缝合或贯穿结扎，切除疝囊远端，任疝囊残端退缩回内环口内腹膜外间隙。此时以解剖镊子或止血钳提起内环口内侧缘的腹横筋膜，看到并向后推开腹壁下动脉及其他腹膜外脂肪组织，向耻骨结节方向剪开腹股沟管后壁的腹横筋膜〔图 31-32〕。

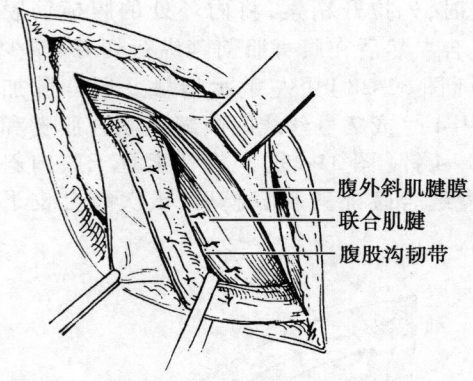

图 31-29　将联合肌腱缝于耻骨韧带上

筋膜的缺损后，再用 4-0 或 7-0 号丝线将联合肌腱缝在腹股沟韧带上，最上一针不能缝得太紧，以免压迫精索〔图 31-30〕。然后将精索置于腹外斜肌腱膜外面，再将腹外斜肌重叠缝合〔图 31-31〕。有时在精索自内环通过处尚需将腹外斜肌腱膜切口上端另切一横行小口，切断部分纤维，使精索不受压迫。最后将精索置于皮下层，间断缝合皮下组织和皮肤。

图 31-32　向耻骨结节方向剪开腹横筋膜
（注意腹壁下动脉及腹膜外脂肪组织）

首先提起腹横筋膜上侧瓣，分离其下的脂肪层，继而提起下侧瓣，注意来自腹壁下动脉的分支穿通该筋膜走向提睾肌和精索，即精索外动脉，在分支基部予以切断、结扎。下缘筋膜瓣必须分离到其融合至腹股沟韧带深部处。充分止血后，进行腹横筋膜修补和内环重建。采用双对抗缝合技术，用 4-0 或 7-0 号丝线从下端开始向上递行交叉连续缝合〔图 31-33〕。下外侧筋膜瓣重叠缝到上内侧瓣的深面，一直缝达到内环外侧缘，留下精索出口。

然后，将上内侧筋膜瓣的游离缘盖在外侧瓣上面，再把上瓣游离缘与下瓣同腹股沟韧带深面融合处连

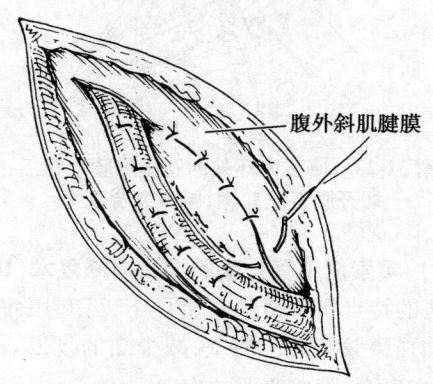

图 31-30　拉开精索间断缝合腹横筋膜缺损后，
将联合肌腱缝于腹股沟韧带上

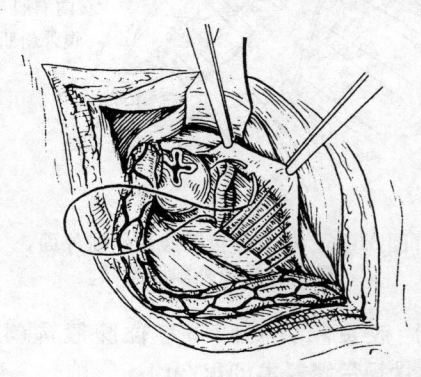

图 31-33　从下向上逆行交叉连续缝合腹横筋膜

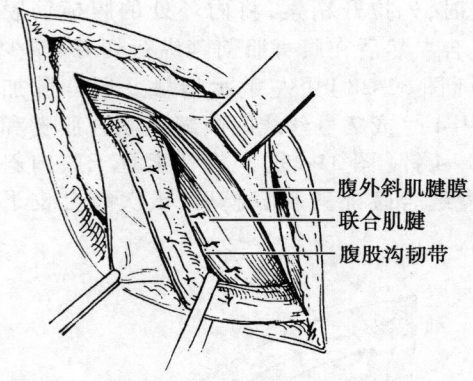

图 31-31　重叠缝合腹外斜肌腱膜，精索置于皮下层

续自上向下缝到耻骨结节附近,与最初的一针缝线打结,缝合针距2~4mm,以不同深度,缝成不平的锯齿状,以增强强度〔图31-34〕。完成腹股沟管后壁修复和内环口重建。

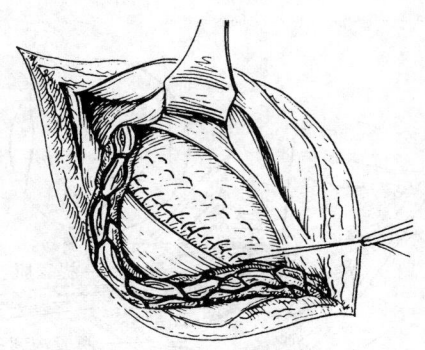

图31-34 再由上向下将上瓣游离缘与下瓣同腹股沟韧带深面融合处连续缝合

最后,把联合肌腱和腹横肌腱膜(弓),缝合到腹股沟韧带上,以增强腹股沟管后壁〔图31-35〕。精索置于腹外斜肌腱膜下,缝合该腱膜〔图31-36〕。

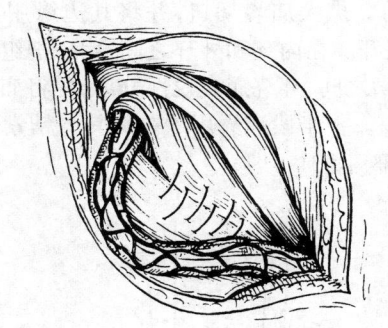

图31-35 将联合肌腱与腹横肌腱缝合到腹股沟韧带上

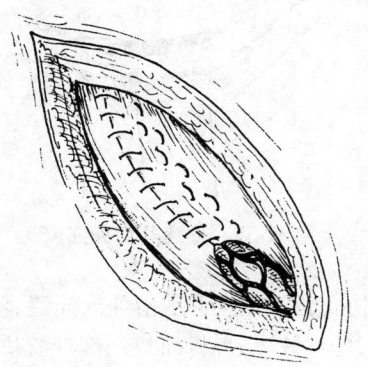

图31-36 精索置于腹外斜肌腱膜下,缝合该腱膜

【术中注意事项】

1. 大出血 疝修复术中发生大出血会造成严重后果。最常发生出血的三条血管是闭孔动脉异常起源支、腹壁下血管深支和髂外或股动、静脉。造成大出血的主要原因是缝合腹股沟韧带时,缝针过深,穿破血管发生出血。所以,在进行缝合时,一方面应将被缝起的韧带尽量提起,使之离开血管;另一方面用左手示指将股动、静脉向外推开。万一发生出血,小的血管损伤可用压迫止血。如压迫无效,可扩大显露范围,予以结扎(固有交通支,不会发生组织血运障碍)。但大的血管损伤时,则需及时扩大切口,暂时压迫出血的上、下血管,然后用3-0号丝线修复血管破口。万不得已时,才考虑采取结扎的方法。此外,由于阴囊组织疏松,即使是细小的出血点也不易自行止血,以致形成血肿。因此,操作中无论大小出血点均应仔细结扎。

2. 下腹壁神经损伤 下腹壁神经分布较密〔图31-8〕,切开腹壁各层时应避免损伤。一旦切断,宜将断端结扎,防止营养血管渗血。

3. 输精管损伤 对年轻男子,可考虑术中即行输精管吻合术。

4. 睾丸血运损伤 睾丸的供应血管较多,主支是来自腹主动脉的精索内动脉(即睾丸动脉)。此外,尚有精索外动脉、输精管动脉、膀胱下动脉、前列腺动脉和阴部动脉〔图31-37〕。这些动脉互有交通支相连,故一般不易发生睾丸缺血和坏死。即使如此,在疝修复术中,如精索与疝囊有紧密粘连,分离过程中仍应避免损伤精索的小血管。此外,尚应注意在缝合精索通过的内、外环时,不要缝得过小,以免造成精索绞窄。

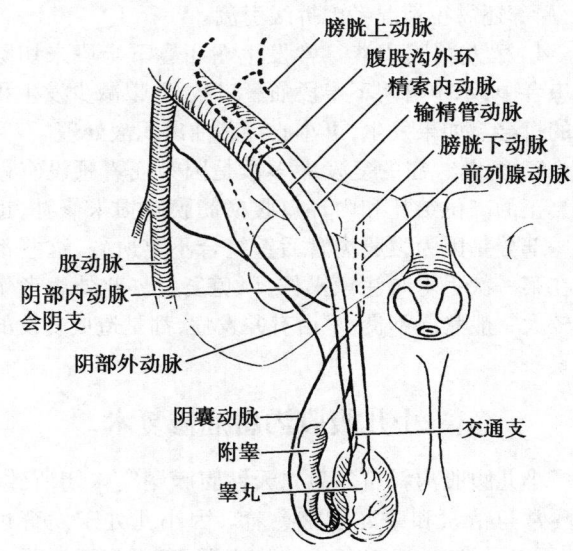

图31-37 睾丸的供应血管

5. 腹腔脏器损伤 疝的修复手术过程中,最易损伤的腹腔脏器是肠管。可能在切开疝囊时切破肠管,或在结扎疝囊时将肠管扎住,所以在进行这两个步骤前要认真检查,采用预防措施,避免损伤,膀胱也容易被伤,特别是儿童的膀胱位置较高,疝囊距膀胱较近,

分离疝囊时或结扎疝囊颈时更易损伤,必须注意避免。如不能确定疝囊或膀胱损伤时,可先试做穿刺;如还不能确定,即应改经腹腔途径辨别。术中一旦发生内脏损伤,均应及时修复处理。

6. 腹横筋膜双对抗缝合应在交叉不整齐的平面和深度上进行,最后形成一锯齿缝线,以增加强度,避免撕裂。

【术后处理】

1. 保护伤口,防止尿液湿亏。局部压沙袋12~24小时,并托起阴囊预防血肿。

2. 防止造成腹内压增高的因素,如控制咳嗽,防止便秘等。

3. 术后 2~3日下床活动,1周后拆线,半月后作一般劳动,3个月后可作重体力劳动。

【术后并发症及处理】

1. 全身并发症　疝修复术后常见的全身并发症有肺炎、肺不张、下肢血栓性静脉炎、泌尿系统感染等,均应在术后注意预防。

2. 切口皮下(或阴囊)血肿　多因术中止血不彻底所致。小血肿可以穿刺抽出;如发现血肿逐渐增大,应在手术室无菌操作下重新拆开缝线,仔细止血。不然,常因阴囊组织疏松,血肿继续增大,以致造成切口感染,影响愈合。

3. 切口感染　术后如感觉切口跳痛,全身发热,就应及时检查。如发现切口感染,除全身使用抗生素外,局部还需视情况考虑拆线引流。

4. 睾丸鞘膜积液　常发生在疝囊下半段未切除的患者中,术中可将下半段疝囊口敞开,以减少发生积液的机会。如果发生,可小心穿刺抽出积液处理。

5. 复发　疝的复发大多数是因为疝囊颈没有做到真正的高位结扎和内环口腹横筋膜缺损未修补,也有一部分是因为腹股沟管后壁缝合不牢所致,这些都应在第一次手术时注意操作,以免复发。此外患者年龄较大一般状况不良、术后有并发症,都是造成复发的因素。

三、小儿腹股沟斜疝修复术

小儿腹股沟斜疝多为先天性腹膜鞘突未闭所致,疝囊常与精索和睾丸紧密愈着。因小儿处于发育过程,所以手术时,仅需高位结扎疝囊,多不需要切除疝囊和修复腹股沟管后壁。常用的方法有经腹股沟疝囊高位结扎和经腹腔疝囊高位离断两种。

(一)经腹股沟疝囊高位结扎术

【手术步骤】

1. 切口　显露疝囊在病儿耻骨上,相当于腹直肌外缘处的皮肤自然皱襞做斜切口。此缺口需较成人的

切口略高和较平。切开皮下浅筋膜后,可见到腹外斜肌腱膜和较成人比例为大的外环。小儿的腹股沟管较短,多在1cm左右,用小拉钩向上外方向拉开外环,再用止血钳分开提睾肌,即可显露出精索和疝囊〔图31-38〕。

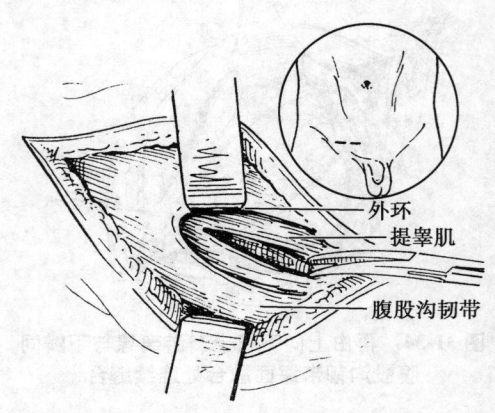

外环
提睾肌
腹股沟韧带

图31-38　拉开外环,分开提睾肌,显露精索和疝囊(附图示切口)

2. 分离疝囊　分出疝囊,用止血钳提起后剪开〔图31-39〕。扩大疝囊切口,并将其边缘用止血钳提起,平铺展开。在内环和外环之间,用一把组织剪伸到囊壁和精索之间,环绕疝囊锐性分离,并将疝囊壁横断〔图31-40〕。上半段疝囊用纱布将其与精索钝性分离至疝囊颈部〔图31-41〕。

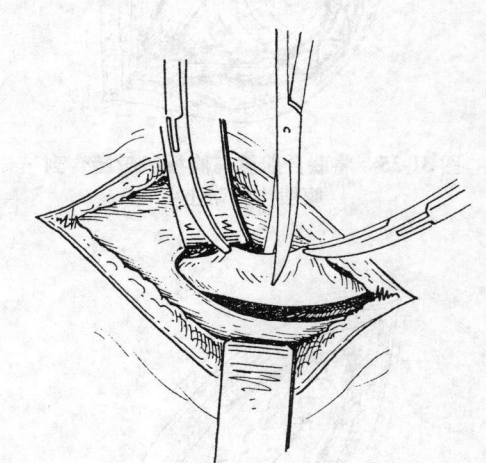

图31-39　分离并切开疝囊

3. 缝扎疝囊　有左手示指伸入疝囊,将囊内容物推回腹腔〔图31-42〕,再将疝囊颈部拧绞后缝扎,并剪去多余的上段疝囊〔图31-43〕。下半段疝囊不需切除,在止血后放回阴囊原位。检查精索,不要扭曲,防止睾丸血运障碍〔图31-44〕。

4. 缝合　仔细止血后,缝合提睾肌和腹外斜肌腱膜〔图31-45〕,再逐层缝合皮下组织和皮肤。

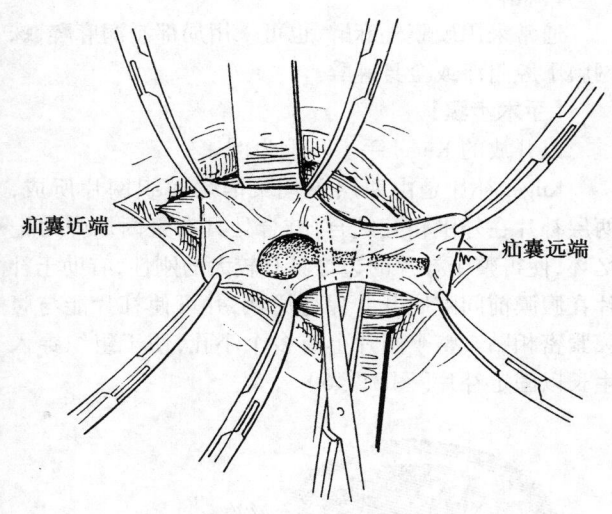

图 31-40　锐性分离疝囊

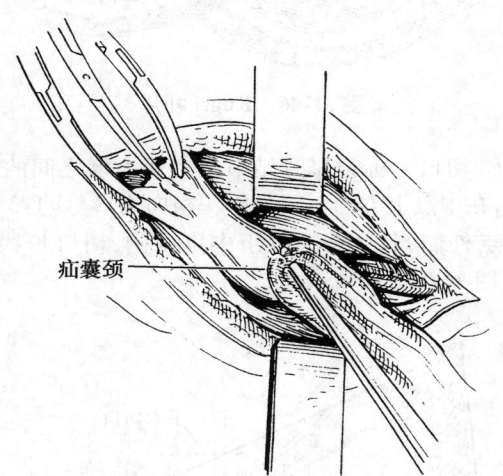

图 31-41　分离疝囊至颈部

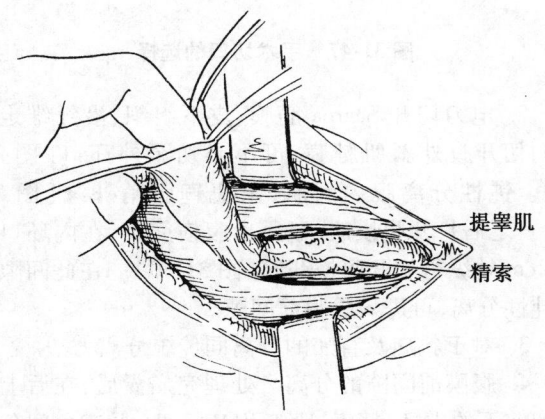

图 31-42　将疝内容物推回腹腔

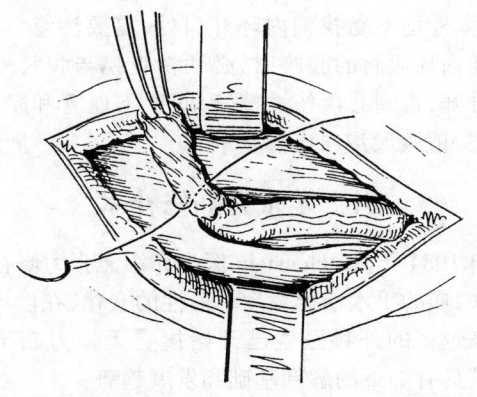

图 31-43　缝扎疝囊颈部后,修复腹横筋膜的缺损

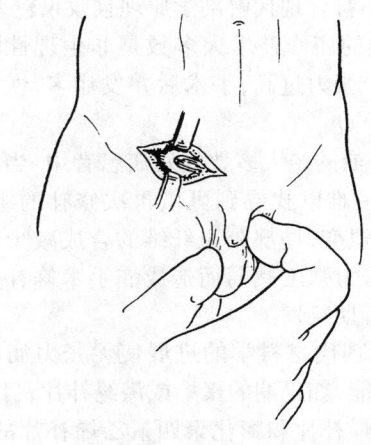

图 31-44　放回下半段疝囊,避免精索扭曲

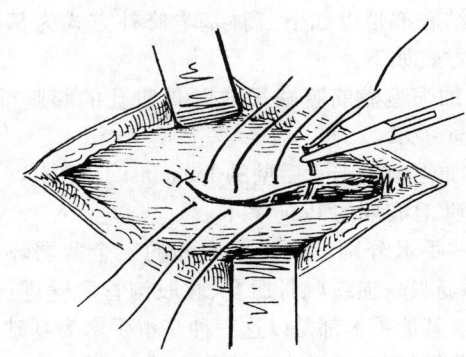

图 31-45　缝合腹外斜肌腱膜

【术中注意事项、术后处理】
同一般腹股沟斜疝修复术。
（二）经腹腔疝囊高位离断术
【手术步骤】
同一般腹股沟斜疝修复术。
【术中注意事项、术后处理】
本手术适用于婴幼儿先天性腹膜鞘膜未闭而形
成的腹股沟斜疝和用其他方法修复的术后复发性斜

5

457

疝。在手术过程中,切口位置十分重要。太高、太低和太内、太外均不易找到内环开口处,需要注意。此外,在剪断内环后唇的腹膜时,必须将腹膜与腹膜外结缔组织分开,否则会误伤输精管、腹壁下血管和膀胱,其余同"一般腹股沟斜疝修复术"。

四、无张力疝修补术

自1984年,Lichtenstein医生介绍无张力修补的原则以来,疝的手术治疗发生革命性的变化,在世界范围内越来越多的外科医生已开始接受无张力疝手术修补。其具有如下的解剖基础和发展趋势:

1. 腹横筋膜的缺损和破坏是引起腹股沟疝的根本原因,以往的疝修补术并没有建立在修复腹横筋膜的基础上,不符合现代解剖学原理且效果较差。

2. 经典的疝修补术大多数是非生理性的修补手术,存在缝合张力过高,手术后并发症多,恢复慢和高复发率等缺点。

3. 在目前的绝大多数复发疝患者中,当再次接受手术时,术中难以找寻到可供再次修补的组织结构。由于组织的退变,局部胶原纤维的合成减少和分解增加,导致抗张力强度减弱而造成疝手术修补失败和复发,特别是近期复发。

4. 随着现代材料学的进展使无张力疝修补变成了真正的可能,如早期的聚酯或涤纶补片,目前所广为采用的聚丙烯补片和膨化聚四氟乙烯补片的应用,为无张力疝修补提供了可靠的物质保证。

目前腹股沟无张力疝修补的手术类型已近10种,但归根结底都是以如下三种基本修补方式为基础,具体手术方式如下:

1. 加强腹横筋膜缺损或耻骨肌孔的腹膜前修补即Stoppa手术。

2. 加强腹股沟管后壁的Lichtenstein手术。

3. 针对疝环的Plug手术。

这些手术分别针对腹股沟疝的三个薄弱环节:疝环、腹横筋膜缺损或耻骨肌孔、腹股沟管后壁进行指导性修补。其他手术都是以这三种基本手术为基础,或改变手术路径(腹腔镜手术),或改变其形态(Kugel),或把两种结合(3DP,Mesh Plug and Patch),或三种合一。

(一)腹膜前铺网法(Stoppa手术)
【适用证】

1. 原发性腹股沟直疝;

2. 原发性腹股沟大斜疝;

3. 复发性腹股沟疝(传统和补片修补);

4. 马鞍疝;

5. 脐疝;

6. 小切口疝(腹膜关闭后无缺损)。

【麻醉】
通常采用硬膜外麻醉,也可采用局部浸润麻醉、蛛网膜下腔阻滞或全身麻醉。

【手术步骤】
以开放的Kugel手术步骤为例。

Kugel补片是由两层单丝聚丙烯编织网片所成,两层补片在外围相互结合,结合处具有聚丙烯弹力记忆环,使得整个补片的边缘具有较大的刚性,有助于补片在腹膜前间隙展开并保持原状,并可使补片能与腹膜紧密相贴。整个网片上有多个小孔,便于组织穿入生长以固定补片〔图31-46〕。

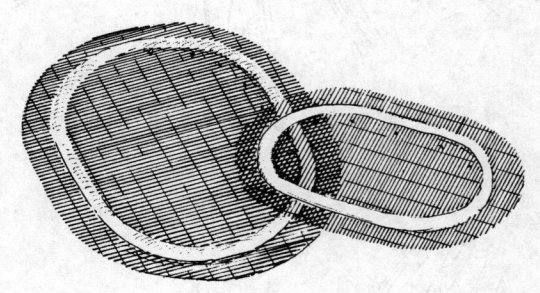

图31-46　Kugel补片

1. 切口　标记耻骨结节与髂前上棘之间的连线中点,在中点上方约1cm处作一横向切口,其1/3位于该中点外侧,其余2/3位于中点内侧,切口长约3~4cm〔图31-47〕。

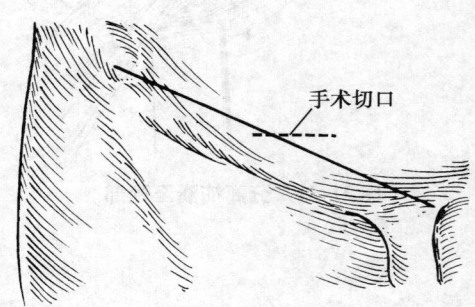

手术切口

图31-47　手术切口的选择

2. 电刀切开Scarpa筋膜、皮下组织,沿纤维走行方向切开腹外斜肌腱膜,可不必切至外环口〔图31-48〕。钝性分离腹内斜肌,至腹直肌鞘外缘〔图31-49〕。之后打开腹横肌,显露出腹横筋膜,在内环口上方2cm处纵行切开腹横筋膜〔图31-50〕。在此间隙进行钝性分离,可进入腹膜前间隙。

3. 对于斜疝及直疝的分离同传统分离方法。

4. 腹膜前间隙的分离　处理完疝囊后,在后上腹膜和前下的内环、精索、股管及Hesselbach三角间分离出一个椭圆形的口袋样间隙,其大小只需比要置入的补片稍稍大一些即可。可用手或纱布钝性分离腹膜前

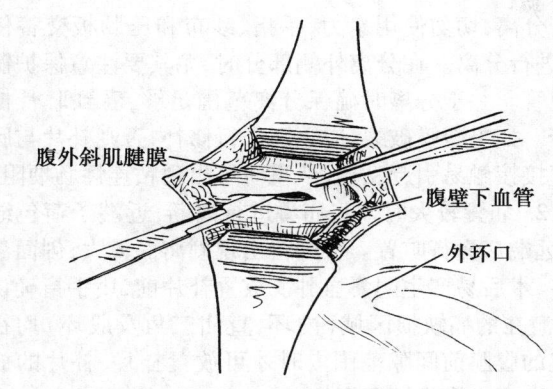

图 31-48　沿纤维走行方向切开腹外斜肌腱膜

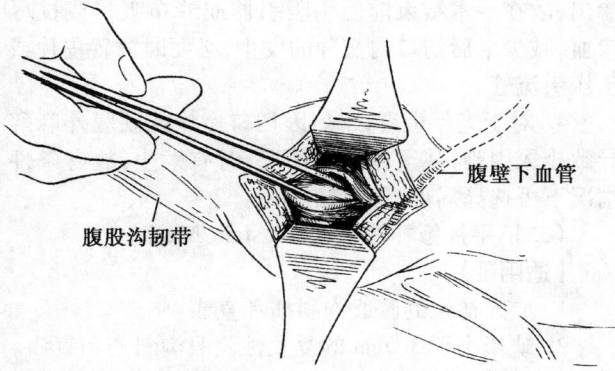

图 31-49　钝性分离腹内斜肌,至腹直肌鞘外缘

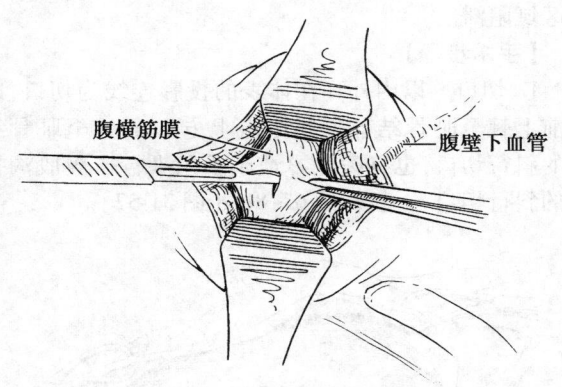

图 31-50　在内环口上方 2cm 处纵行切开腹横筋膜

间隙,分离时轻轻推开腹膜,向上推开腹膜外脂肪及腹横筋膜,显露出腹膜前间隙。通常由外上向内前方将腹膜与腹膜外脂肪分离〔图 31-51〕。向内上方推开腹壁下血管。外下方可见精索,将其轻轻推到内环口下方约 3cm 范围以外。最后用手指将 Cooper 韧带在耻骨联合上方做钝性分离。分离出的间隙应内侧达腹直肌后侧,内下侧至耻骨联合后面,外上缘达到疝环外侧 3～4cm,下缘至 Cooper 韧带以下。

5. 补片的放置　根据疝环及腹膜后组织的缺损程度选择所需补片大小。最常用的补片是 8cm× 12cm,较大缺损的患者可选择 11cm×14cm 型号的补

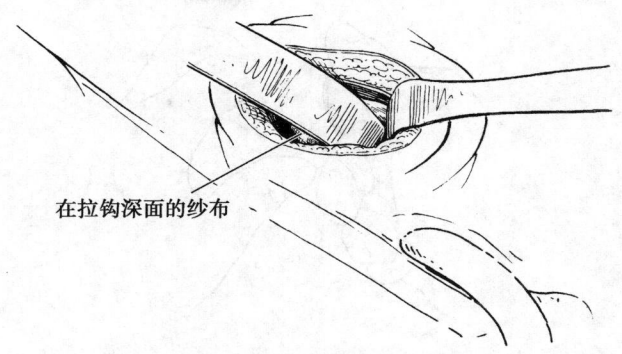

图 31-51　游离腹膜前间隙

片。先于腹膜上放置一干纱布,之后使用窄的压肠板推开腹膜〔图 31-52〕,示指(左侧疝用右示指,右侧疝用左示指)伸入补片的两层网片之间〔图 31-53〕。在网片包住示指,可将其在压肠板上顺 Cooper 韧带方向,放入到腹膜前间隙内〔图 31-54〕。直至示指触及耻骨,把网片完全展平。网片必须完全展开,不能有任何折叠。网片无法完全展开,多是腹膜前间隙游离范围不足所致。网片放好后,整个补片应位于腹膜外、髂血管上;内缘位于耻骨后,正对 Cooper 韧带。补片放置到位的标准是 3/5 位于腹股沟韧带的上方,2/5 位于下方〔图 31-55〕。并且补片应位于腹膜及精索或圆韧带之间,而不必包绕精索或圆韧带〔图 31-56〕。

6. 关闭切口　建议使用可吸收线间断缝合腹横筋膜切口,同时可将补片的前层与腹横筋膜缝合一针,以减少补片的移位。如遇到较大的直疝,则最好在 Cooper 韧带与网片之间做间断数针缝合固定。但过多的缝合不利于组织静压固定网片。补片放置完毕后,嘱患者咳嗽以测试修补效果。之后使用可吸收线间断缝合腹外斜肌筋膜、皮下组织及皮肤。

【术中注意事项】

1. 腹膜前间隙的创建　手术的关键在于如何有效地创建出腹膜前间隙。一定要在腹壁下血管的深面

5

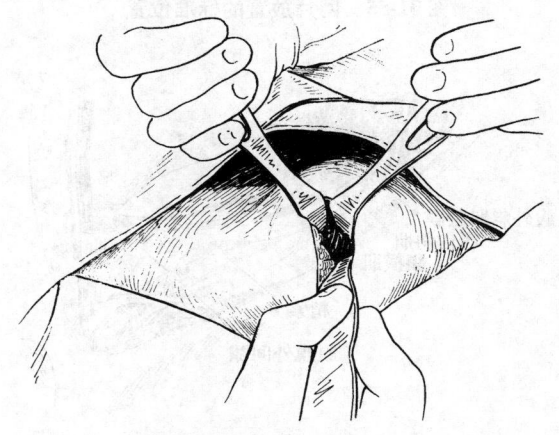

图 31-52　压肠板推开腹膜

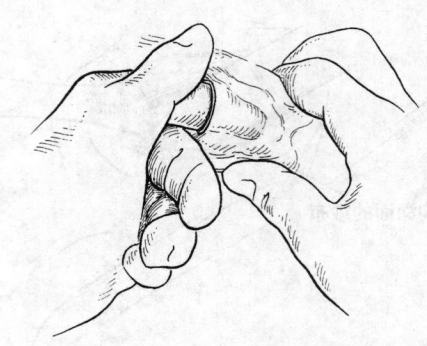

图 31-53　示指伸入补片的两层网片之间

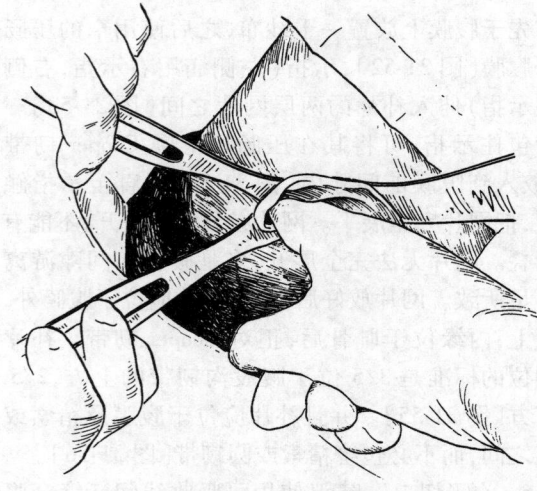

图 31-54　将网片置入腹膜前间隙

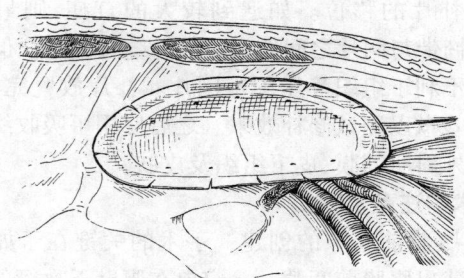

图 31-55　网片放置的标准位置

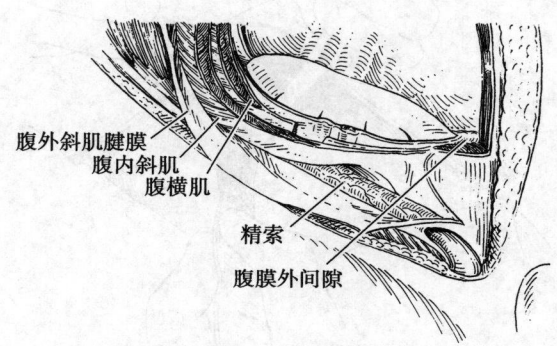

腹外斜肌腱膜
腹内斜肌
腹横肌
精索
腹膜外间隙

图 31-56　网片放置于腹膜及精索之间

进行分离,切勿使用暴力,手指、纱布和压肠板交替使用,进行分离。在分离外侧部分时,尤其要注意保护髂外血管。并于分离时确保分离范围足够,看到耻骨梳韧带。如果腹膜破裂,应立即进行修补,否则补片与肠管直接接触易引起粘连,严重时可出现粘连性肠梗阻。

2. 疝囊较大时须将疝囊进行离断,近端予荷包缝合,远端疝囊行旷置。否则会出现剥离面太大,创面渗血多,术后易产生阴囊血肿。放置补片前,用手指确认3 个潜在的疝缺损区域(内环、直疝三角及股环)均在创建的腹膜前间隙范围内时才可放置补片,补片的放置应达到完全平铺展开。

3. 腹膜前间隙处存在一些微小血管,易出现慢性渗出,故在手术结束前使用吸引器或纱布吸尽或拭尽渗血,减少术后切口内血肿的发生,必要时放置皮片或负压引流管。

4. 对于老年患者,术后因切口疼痛或硬膜外麻醉导致排尿困难,甚至尿潴留情况,时有发生,故有条件情况下可选择局部浸润麻醉等。

(二) 平片修补法(Lichtenstein Mesh)
【适用证】
1. 成人初发的腹股沟斜疝和直疝。
2. 缺损小于 3.5cm 的复发性腹股沟斜疝和直疝。
【麻醉】
通常采用硬膜外麻醉,也可采用局部浸润麻醉结合区域阻滞。
【手术步骤】
1. 切口　以内外环在体表的投影连线为切口,即髂前上棘至耻骨结节连线中点上方 2cm 处至耻骨结节的斜行切口,也有医生习惯于采用平行于腹股沟韧带的斜行切口,一般长约 6~8cm〔图 31-57〕。

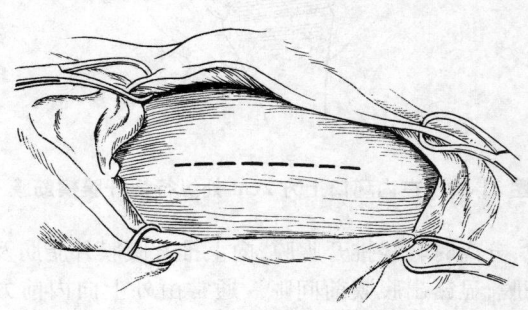

图 31-57　以内外环在体表的投影连线为切口

2. 切开皮肤、皮下组织及 Scarpa 筋膜,显露腹膜外腱膜和外环〔图 31-58〕。在切口中下部有腹壁下浅静脉走行,分离时要加以注意,予以结扎离断,否则易引起切口出血。

3. 沿纤维走行方向切开腹外斜肌腱膜,向下至外环口,打开腹股沟管。注意勿损伤腱膜下的神经〔图 31-59〕。

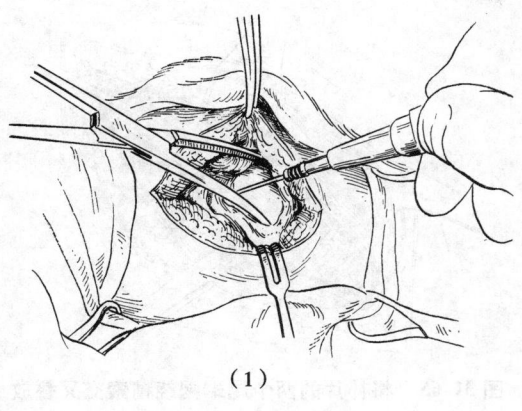

（1）

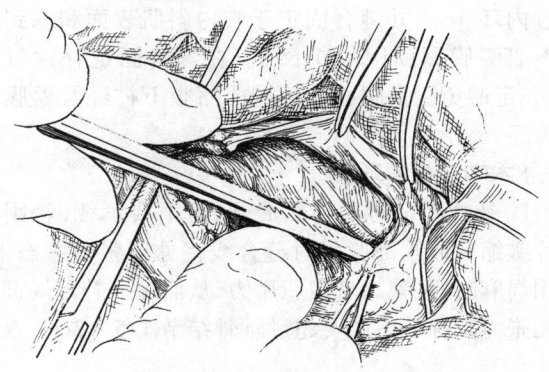

图 31-60 游离腹外斜肌腱膜下间隙

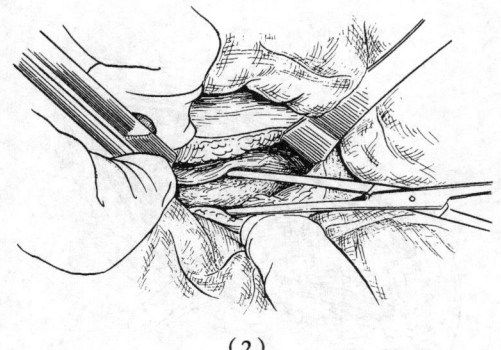

（2）

图 31-58 切开皮肤、皮下组织及 Scarpa 筋膜，
显露腹膜外腱膜和外环

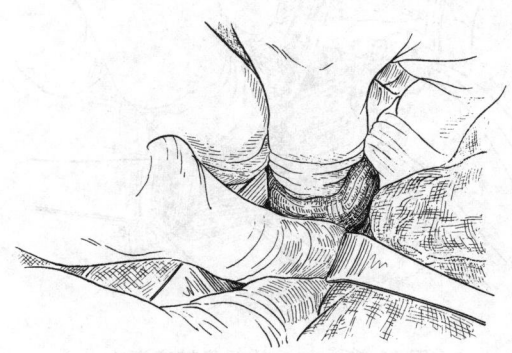

（1）钝性游离出精索结构

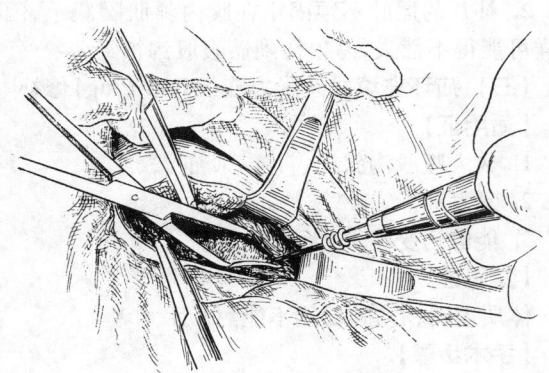

图 31-59 沿纤维走行方向切开腹外斜肌腱膜

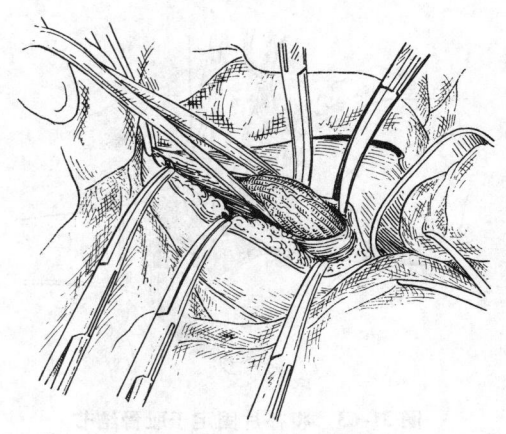

（2）用布牵开精索结构

图 31-61 游离精索

4. 钝性分离腹外斜肌腱膜上下两页，游离出腱膜下间隙。上至腹外斜肌腱膜与腹横腱膜腱弓交界处，下至腹股沟韧带及髂耻束，内至耻骨结节，外至腹内斜肌浅面〔图 31-60〕。辨认并保护好髂腹下神经和髂腹股沟神经。此腱膜下间隙是无血管的，故可快速进行。

5. 游离精索 紧贴耻骨结节钝性游离出精索结构，用布带牵开〔图 31-61〕。采用钝性及锐性结合方法游离到内环口处，充分暴露出腹股沟管后壁。

6. 游离疝囊 同传统手术方式，见精索原位腹股沟斜疝修复术（Ferguson）相关部分。

7. 放置补片 补片大小依据局部缺损大小而定。一般情况下 6cm×8cm 即可，将补片放置于精索后方，以加强腹股沟管后壁〔图 31-62〕。充分展平，补片的圆周角一定要超过耻骨结节缘 1.5～2cm，用单股不可吸收线予以固定〔图 31-63〕，注意必须与髂耻束相缝合，但不能含有耻骨骨膜，以免术后长期疼痛的出现；补片下缘与腹股沟韧带间断缝合，保持补片平展，上缘与腹外斜肌腱膜和腹横筋膜腱弓交界处各间断缝合，一般缝 3～4 针〔图 31-64〕；补片的两个尾端可围绕精索交叉叠放形成类似内环样结构〔图 31-65〕，要至少超过内环 5cm,并缝合固定于腹内斜肌表面和塞到腹外斜肌腱膜深面〔图 31-66〕。在缝合固定补片过程中,一定避免缝上腹股沟区域的髂腹下神经及髂腹股沟神经。

【术中注意事项】

1. 补片固定时要自然展开,但不要紧绷,否则在补片皱缩后或腹部紧张时缝合线将处于张力状态下。采用局麻时,可嘱患者腹肌用力,从而保证补片局部松弛无张力。补片下端要超过耻骨结节 1.5~2cm,否则

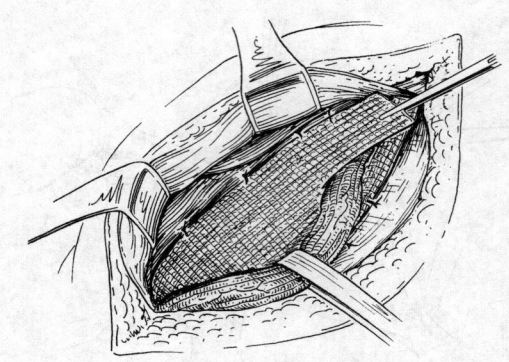
图 31-65　将补片的两个尾端围绕精索交叉叠放

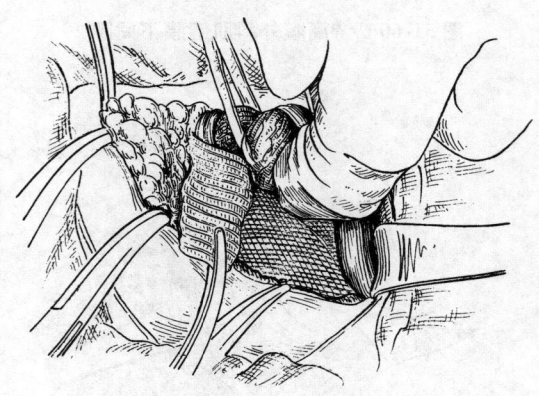
图 31-62　将补片置于精索后方

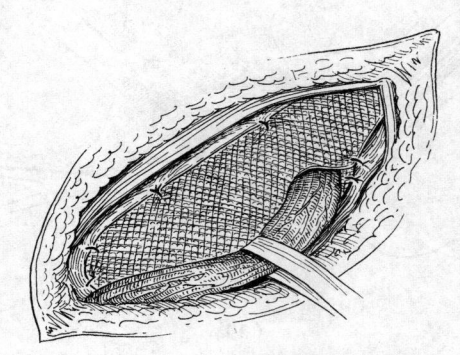
图 31-66　补片缝合固定完毕

易出现复发。

2. 补片的尾叶不须固定在腹内斜肌腱膜上,因为这样可能得不偿失,易损伤到髂腹股沟神经。

（三）疝环充填式无张力疝（Mesh Plug）修补

【适用证】

1. 成人腹股沟斜疝、直疝、股疝。

2. 复发疝。

3. 能够耐受手术,无手术禁忌。

【禁忌证】

体质虚弱,心、肺功能不能耐受手术者。

【手术步骤】

以腹股沟斜疝为例。

1. 切口　取腹股沟韧带中点上方 2cm（相当于内环口）至耻骨结节（相当于外环口）的斜行切口,逐层切开皮肤、皮下组织及筋膜直至腹外斜肌腱膜〔图 31-67〕。

2. 切开腹外斜肌腱膜　沿着腱膜纤维走行剪开腹外斜肌腱膜,打开外环口,于腱膜下钝性分离,外下至腹股沟韧带,内上至腹直肌外鞘。注意保护髂腹下神经、髂腹股沟神经〔图 31-68〕。

3. 游离精索　于耻骨结节处游离包括提睾肌、疝囊、输精管、精索血管等精索结构〔图 31-69〕。

4. 游离疝囊　提起并充分游离疝囊后,沿精索纵行切开提睾肌,沿精索与疝囊交界处游离出疝囊,用布

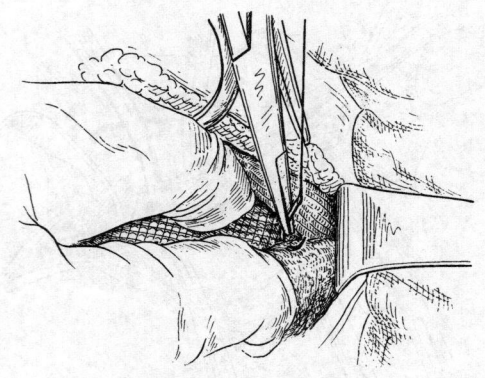
图 31-63　将补片固定于耻骨结节

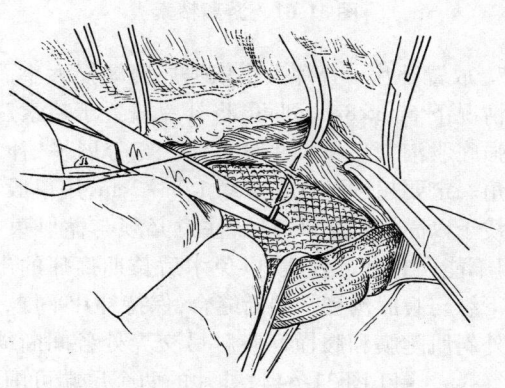
图 31-64　补片下缘与腹股沟韧带间断缝合

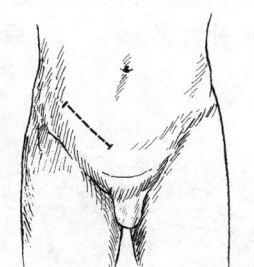

（1）选择切口

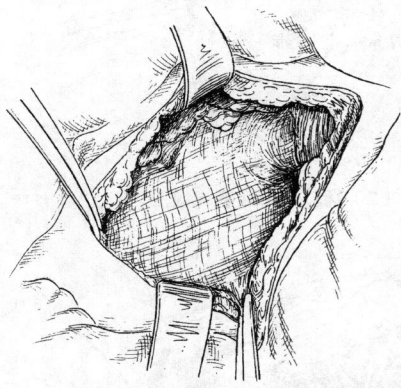

（2）切开皮肤、皮下组织和筋膜

图 31-67　切口

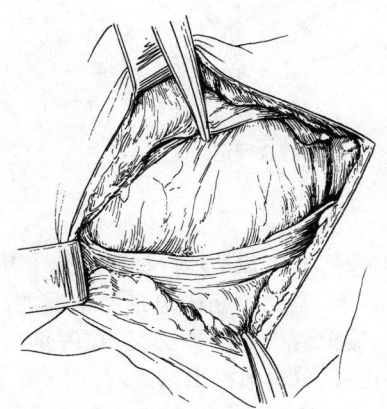

（1）切开腹外斜肌筋膜

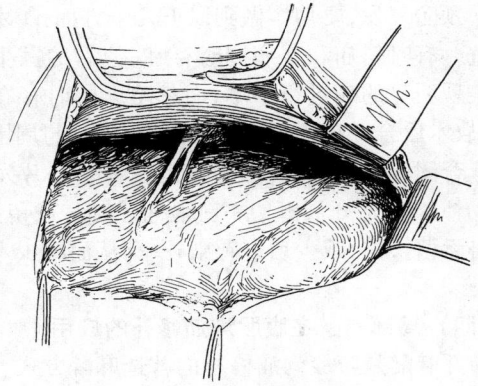

（2）注意保护神经

图 31-68　切开腹外斜肌腱膜

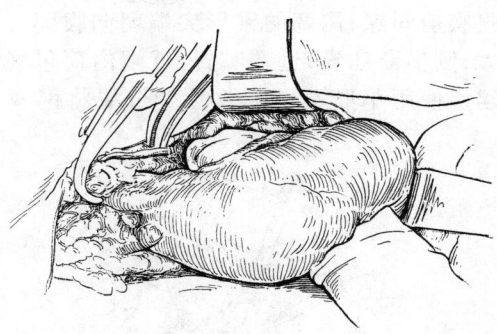

图 31-69　游离精索

将精索牵开。找到并提起疝囊，沿其周围解剖分离，直至疝囊的颈部，半环形切开腹横筋膜，这时可见到黄色的腹膜外脂肪〔图 31-70〕。

5. 网塞的置入　将疝囊翻转还纳于腹腔，并游

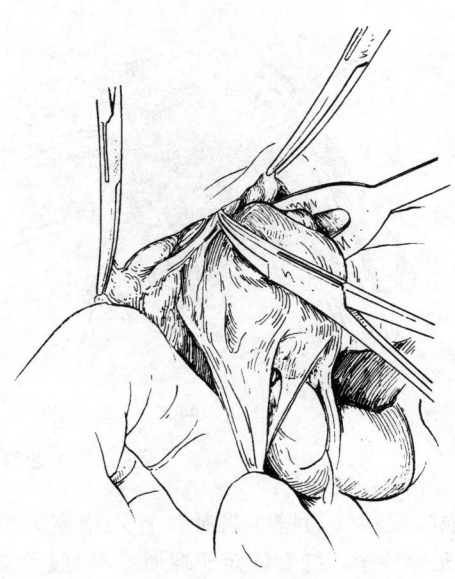

（1）切开提睾肌

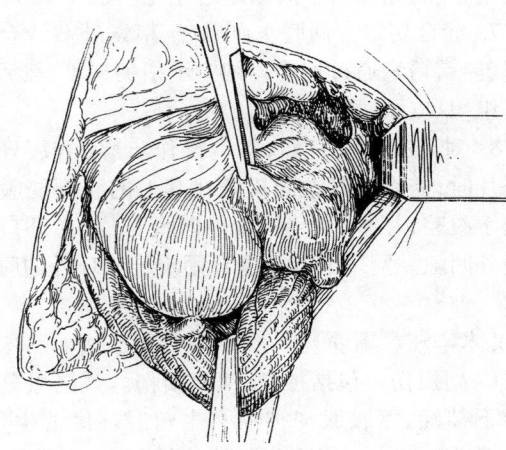

（2）提起精索

图 31-70　游离疝囊

5

离出腹膜前间隙,网塞的锥形尖端朝向腹膜。如疝囊巨大,则横断疝囊,远端旷置,近端内荷包缝合关闭。建议使用单股不可吸收性缝合线将网塞的叶片与内环处的腹横筋膜相缝合,共1～2针。其缝合目的就是防止补片的移位。之后缝合关闭提睾肌〔图31-71〕。

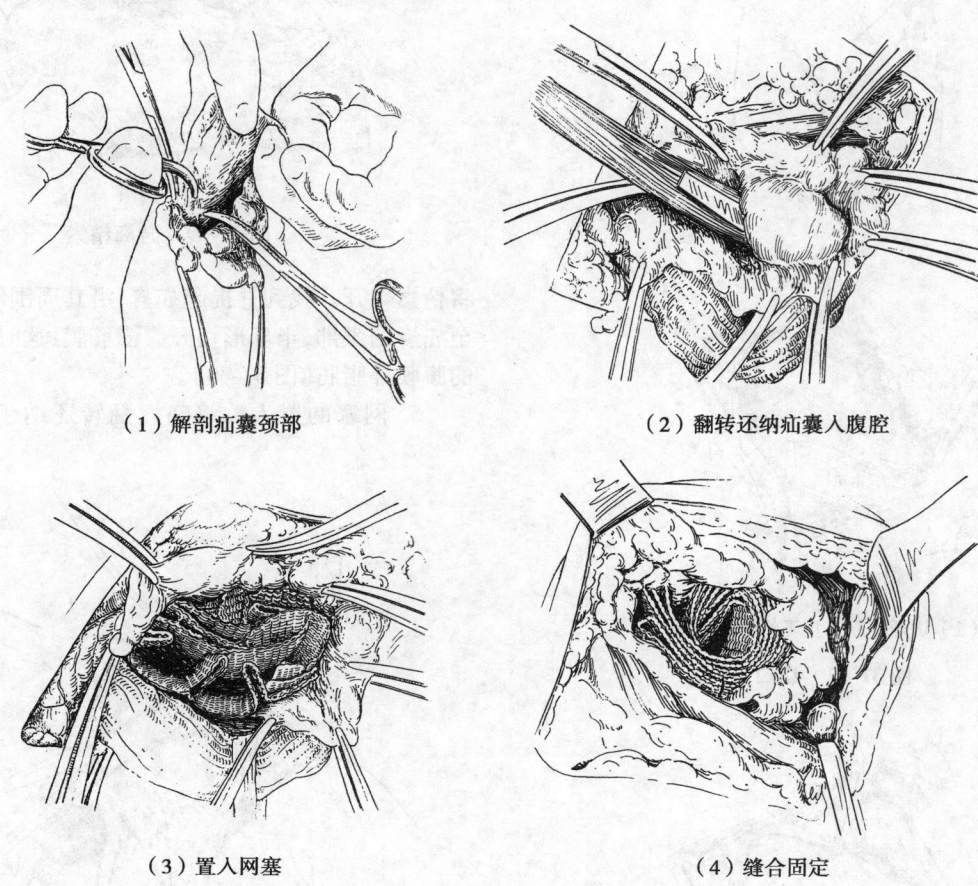

（1）解剖疝囊颈部　　　　　　　（2）翻转还纳疝囊入腹腔

（3）置入网塞　　　　　　　（4）缝合固定

图31-71　网塞的置入

6. 加强腹股沟管后壁　将补片置入精索后腹股沟管后壁,充分展平。缝合固定于耻骨结节、腹股沟韧带及联合肌腱与腹直肌鞘前层融合处,而补片的尾叶绕过精索后,相互对合间断缝合固定〔图31-72〕。

7. 缝合切口　彻底止血后,于精索外侧缝合腹外斜肌腱膜,精索通过处能容纳一示指尖即可,然后缝合皮下组织、皮肤〔图31-73〕。

8. 对于腹股沟直疝,基本操作步骤类似,只是放置补片时,需将疝囊连同覆盖在其上的腹横筋膜一起还纳于腹腔,并将网塞(尖端指向腹腔)经疝环口置入腹膜外间隙。网塞的叶片缝合固定于疝环处的腹横筋膜。

【术中注意事项】

1. 副损伤　包括神经、精索损伤。该区域分布有髂腹下神经、髂腹股沟神经及生殖股神经的生殖支。这些神经损伤后可表现为腹股沟区的顽固性疼痛,并可导致腹股沟区肌肉的萎缩,从而易引起疝的复发。预防神经损伤的方法是:切开腹外斜肌腱膜时,注意保护髂腹股沟神经,而放置补片时将神经置于补片上方,而不是置于其下,避免引起压迫神经情况的出现。预防精索血管、输精管损伤的方法是:在解剖精索时,不要大块钳夹止血,分离解剖出精索后,用一布带提起精索,可有效防止损伤精索。

2. 无张力疝腹股沟疝修补术　明显降低疝的复发率。预防复发,要切实做到以下几个方面:①术中认真探查。有时斜疝和直疝同时存在,但有的医生仅对临床表现明显的疝进行手术,而忽略了同时存在的合并疝,故术后合并疝仍存在。②网塞、平片与周围组织确切缝合固定甚为重要,术后复发很多是补片发生移位。③补片要充分展开、展平,防止打折,残留死腔。④严格无菌操作,减少切口感染几率,从而减少术后切口感染。

（四）局部麻醉在腹股沟疝修补的应用

局部麻醉是腹股沟疝修补的首选麻醉方式。局部神经阻滞麻醉的具体方法如下:

1. 常规术区消毒铺巾,采用斜切口,自腹股沟韧

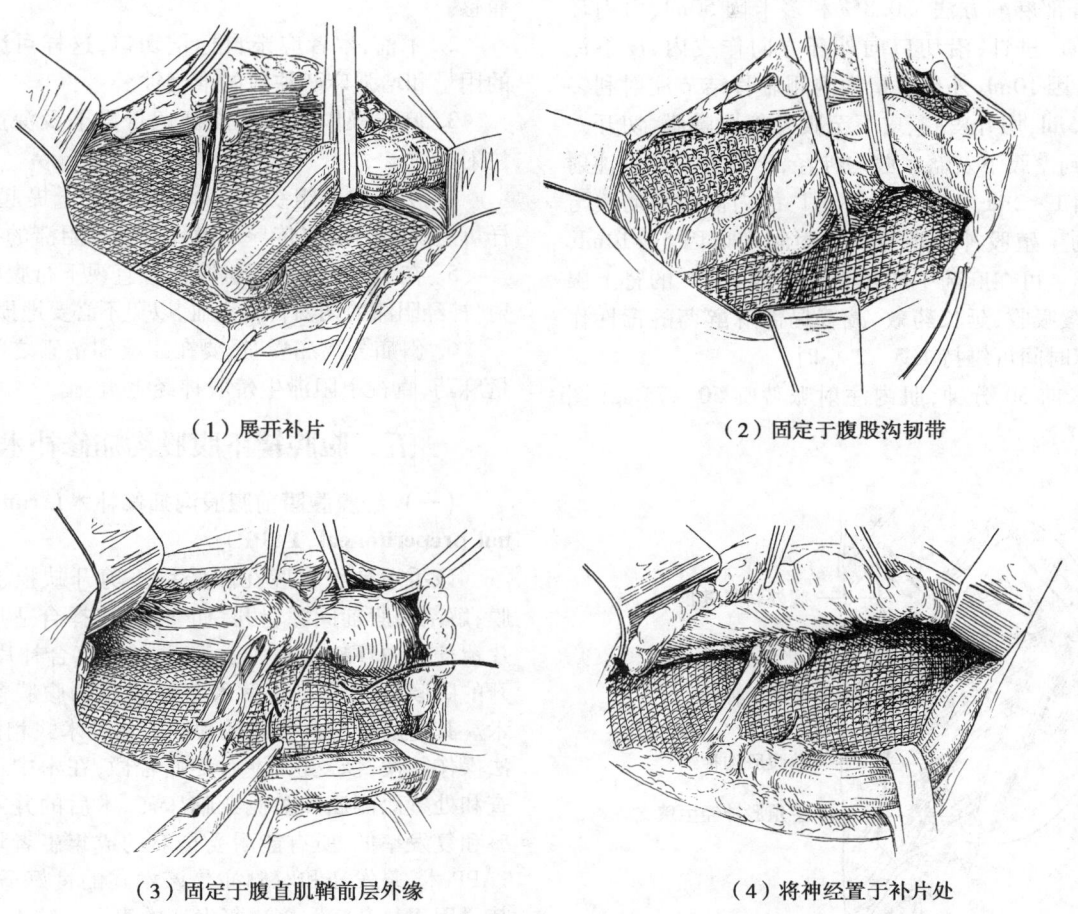

（1）展开补片　　　　　　　　　　　　（2）固定于腹股沟韧带

（3）固定于腹直肌鞘前层外缘　　　　　（4）将神经置于补片处

图 31-72　加强腹股沟管后壁

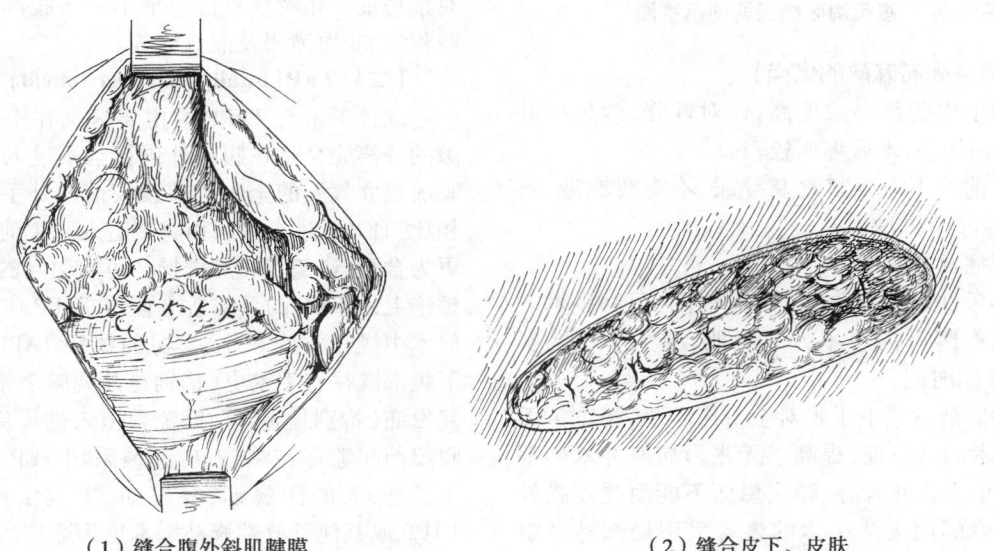

（1）缝合腹外斜肌腱膜　　　　　　　　（2）缝合皮下、皮肤

图 31-73　缝合切口

带中点上 2cm,平行于腹股沟韧带至耻骨结节,长约
4～6cm。

2. 局部麻醉方法　0.8% 利多卡因 50ml,由内环
上方约 1cm 进针,沿切口向外环方向作皮内、皮下注
射利多卡因 10ml,外环下精索内侧耻骨结节注射利多
卡因 3～5ml,切开皮肤、皮下至腹外斜肌腱膜,切开并
分离,找到髂腹下及髂腹股沟神经,于最上端分别注射
利多卡因 1～2ml,于精索内环出口的内侧腹横筋膜与
腹膜间的生殖股神经走行处注射利多卡因 5～10ml,
麻醉完毕。可在麻药中加几滴浓度为 0.1% 的肾上腺
素,以延缓吸收,延长药效,减轻局部麻醉药的毒性作
用。局麻时间可维持 1.5～2 小时。

3. 术前 30 分钟,肌内注射哌替啶 50～75mg〔图
31-74〕。

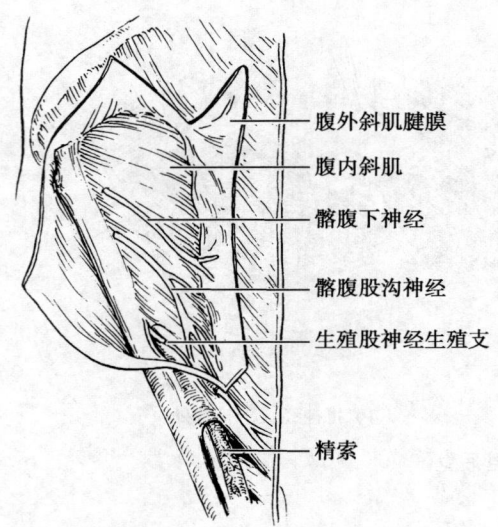

图 31-74　腹股沟区神经解剖示意图

（图中标注：腹外斜肌腱膜　腹内斜肌　髂腹下神经　髂腹股沟神经　生殖股神经生殖支　精索）

【局部神经阻滞麻醉的优点】

1. 麻醉中用药量小浓度高,针对性强,效果好并
确切。手术创伤小,术后疼痛较轻微。

2. 手术前后不需要禁食及导尿,不需要输液,不
需要长时间卧床及陪护。

3. 并发症及复发率低。

4. 身体条件好的患者可不需要住院(日间手术方
式),与其他麻醉下的手术方式相比,减少了住院费
用,缩短了住院时间。

5. 该种麻醉方式下手术对全身影响小,拓宽了无
张力疝修补术的适应证,提高了无张力疝修补术的手
术安全性。很多合并有心、肺疾患而不能耐受硬膜外
麻醉或全身麻醉而无法手术的患者采用局部神经阻
滞麻醉后得以接受了手术治疗。

【操作要点及注意事项】

1. 术前与患者的良好沟通及交流是取得麻醉和

手术成功的前提,通过沟通和交流,使得患者对局麻手
术认可和接受,从而减少术中因紧张和焦虑所致的疼
痛感。

2. 术前,术者应亲自标记切口,这样可减少麻药
的用量和增强麻醉注射的准确性。

3. 麻醉操作中沿术前标记行皮下及深筋膜分布
注射。

4. 切开皮下组织时,助手要用钳子提起切开,这
样可避免电刀的热传导刺激局部尚未阻滞的神经。

5. 在切开腹外斜肌腱膜前应直视下行腹股沟管注
射,神经阻滞前切勿盲目止血,以免不必要地损伤神经。

6. 斜疝分离疝囊时,要在疝囊和精索之间注射少
量麻药,直视下阻滞生殖股神经生殖支。

五、腹腔镜下腹股沟疝修补术

（一）经腹腹膜前腹股沟疝修补术（transabdominal preperitoneal, TAPP）

该手术是经腹腔在腹腔镜下剪开缺损上方的腹
膜,解剖腹膜前间隙,切除疝囊后,选择合适尺寸的补
片覆盖在内环口及直疝三角区,然后钉合补片,关闭切
开的腹膜。此术式是后入路经腹腔的腹膜前修补手
术。其适应证与开放式的腹膜前修补术式相同。此方
法操作简便,恢复快,术后疼痛轻微,在术中可同时检
查和处置双侧疝和对侧亚临床疝,术后的并发症发生
率和复发率低,所有能耐受全麻的成年患者均可接受
TAPP 术,复发疝和双侧疝是该术式的良好适应证,尤
其适用于复杂疝和多次复发疝的患者。缺点是需要全
麻、气腹,患者所需费用较高。

不能耐受全麻、腹腔内存在感染、腹膜炎等均是绝
对禁忌证。相对禁忌证包括术后下腹部腹腔粘连、腹
腔积液、凝血障碍及嵌顿疝等。

（二）TEP（totally extraperitoneal）

此种手术与 TAPP 的主要区别在于:对腹膜前间
隙的分离完全是在腹膜外进行且不进入腹腔,并在腹
膜前建立气腹的全腹膜外腹膜前修补手术。与 TAPP
相比,TEP 不进入腹腔而直接进入腹膜前间隙,技术上
更为合理,避免了腹腔内操作可能引起的各种并发症。
理论上讲,TEP 的手术适应证与 TAPP 应该是一致的,
但术中操作空间较小,学习曲线较 TAPP 更长。对于
下腹部既往有手术史(特别是前列腺手术史的)、某些
复发疝(特别是腹膜前间隙曾植入过补片的)患者,其
腹膜前间隙存在粘连,应谨慎采用 TEP 术式;那些病
史长、巨大的阴囊疝、复发疝,也应慎用 TEP 手术,
TAPP 或其他开放性修补手术更为适宜。

六、滑疝修复术

腹股沟斜疝的部分疝囊壁由腹腔内脏本身构成

时,即为滑疝。其发生率虽低,但如果处理不当,常损伤内脏或造成复发。手术时,除了要完成一般腹股沟斜疝修复术的手术步骤外,还需将脱出的内脏送回腹腔。对腹股沟滑疝常用的修复方法有腹腔外和经腹腔两种。

(一) 腹腔外滑疝修复术(Bevan)

此法适用于一般滑疝,脱出肠袢长 5cm 以上,但不超过 10cm 者。对有较长肠袢脱出超过 10cm 以上的滑疝,用此法修复会引起肠折曲而致梗阻或影响血运,应采用经腹腔法修复。

【手术步骤】

1. 显露、切开疝囊 皮肤切口与"一般腹股沟斜疝修复术"相同。因脱出的脏器形成疝囊后壁,故疝囊的前侧即是脏器的腹膜返折。纵行切开疝囊前壁后〔图 31-75〕,如见到疝内容物和由结肠(或其他内脏)构成的疝囊后壁,即可诊断为滑疝〔图 31-76〕。

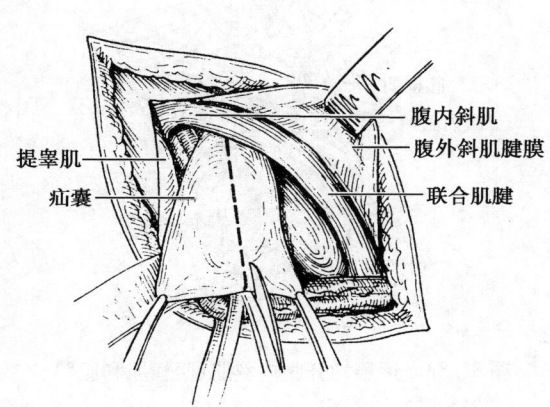

图 31-75 纵行剪开疝囊前壁

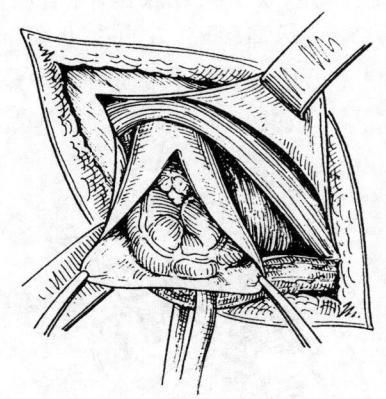

图 31-76 切开疝囊,可见结肠构成的疝囊后壁

2. 剪开结肠两边的腹膜 将精索从疝囊上分离后拉开。铺开疝囊壁,把疝内容物经疝囊颈部送回腹腔,看清构成疝囊后壁的结肠。然后,用几把止血钳夹住并提起结肠旁边的腹膜,在离结肠边缘 2cm 处剪开

结肠两边及顶端的腹膜,直至疝囊颈部〔图 31-77〕。提起脱出的结肠,在结肠后面轻轻分离至内环以上〔图 31-78〕。

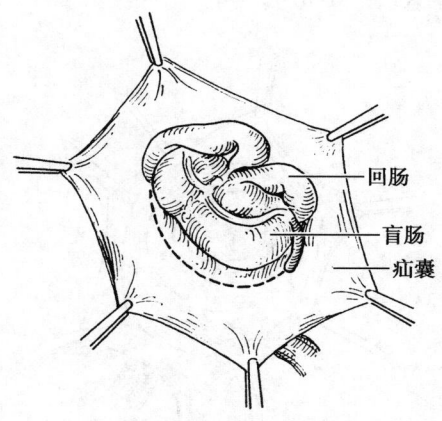

图 31-77 离结肠边缘 2cm 处切开腹膜

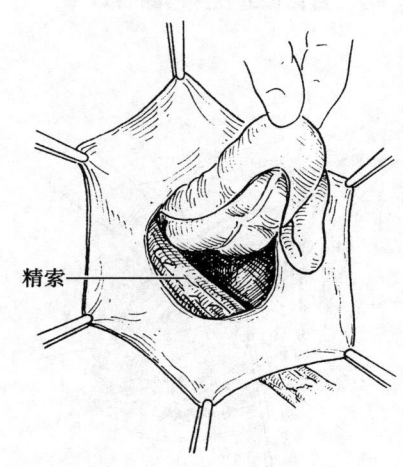

图 31-78 拉出结肠

3. 重建结肠系膜 撤除止血钳,用手提起结肠,在结肠后面把两侧的腹膜切开缘拉拢缝合,形成一片新的结肠系膜,再缝合剩余的疝囊切开缘〔图 31-79〕。

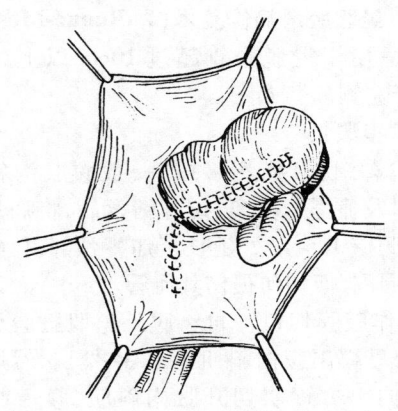

图 31-79 缝合两侧腹膜切开缘

5

4. 高位缝扎疝囊颈　将结肠送回腹腔。在疝囊颈部高位结扎,切除多余的疝囊,或在上半段疝囊作 3 道荷包缝合〔图 31-80〕,然后自内而外顺次结扎,将疝囊向内翻入〔图 31-81〕。

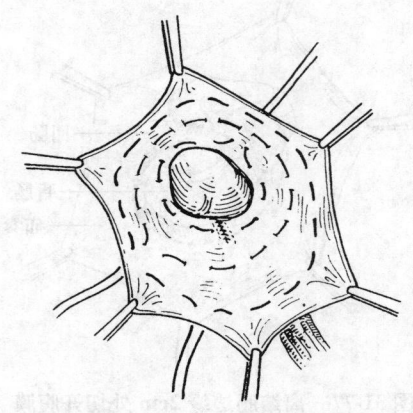

图 31-80　将结肠送回腹腔,用 3 道荷包缝合高位缝扎并内翻疝囊

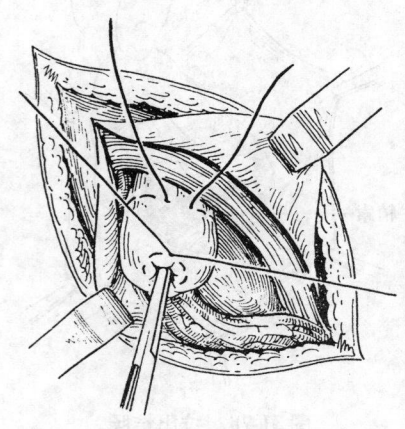

图 31-81　内翻疝囊

5. 修复腹股沟管　用 4 号丝线间断缝合腹横筋膜缺损,按"精索皮下移位腹股沟斜疝修复术"修复腹股沟管,最后缝合皮下组织及皮肤。

(二) 经腹腔滑疝修复术 (LaRoque-Moschcowitz)

此法适用于滑脱肠管超过 10cm 以上的巨大滑疝,多用于左侧。

【手术步骤】

1. 显露并切开疝囊　按"一般腹股沟斜疝修复术"的切口及显露。分离、拉开精索后,将疝囊前壁切开线沿距肠壁 1.5cm 处延长至疝囊颈部,仔细分离脱出的结肠周围,但切勿损伤其血管。

2. 另作腹膜切口　再将腹外斜肌腱膜尽量向上拉开,充分显露出腹内斜肌〔图 31-82〕。然后在髂腹下神经走向上方逐层切开腹内斜肌、腹横肌和腹膜〔图 31-83〕。

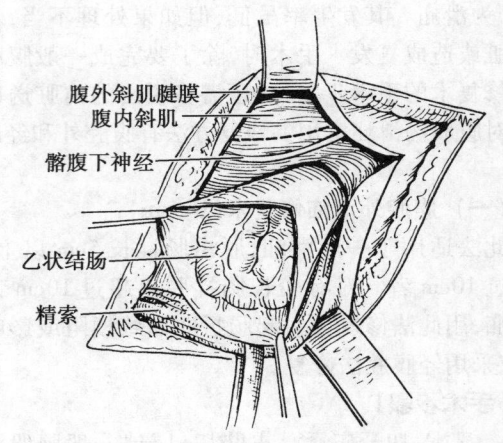

图 31-82　纵行剪开疝囊前壁,拉开腹外斜肌腱膜,显露腹内斜肌

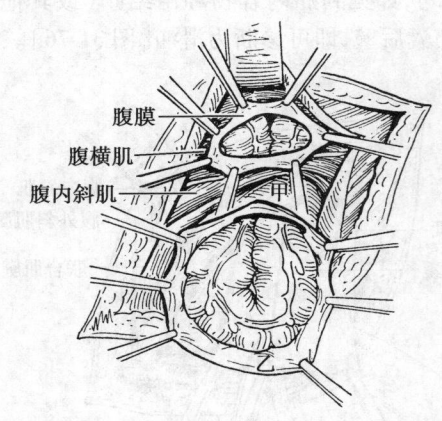

图 31-83　逐层切开腹内斜肌、腹横肌和腹膜

3. 自腹膜切口提出疝内容物　切开腹膜后,术者一手示指自下方上推疝囊,另一手拇、示指在上方拉出滑疝内容物。双手配合操作,将滑出的内容物(部分乙状结肠)送回腹腔,并自上方切口提出〔图 31-84〕。

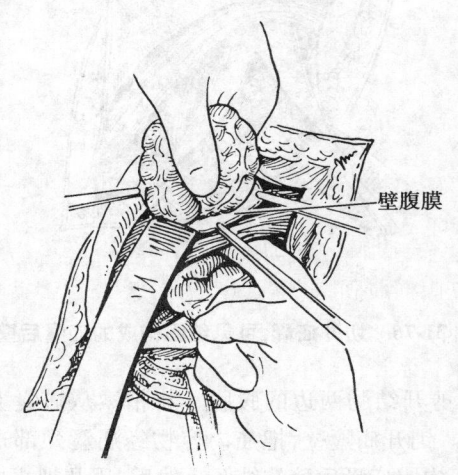

图 31-84　推回疝内容物,再经上方切口提出

4. 重建乙状结肠系膜　当滑疝被完全送回腹腔，又提出腹腔时，即可看到原来在〔图 31-83〕中所示疝囊前壁切开时的两端方向已完全上下颠倒过来〔图 31-85〕。切除乙状结肠系膜的多余部分，将两侧残留的游离缘用细丝线间断缝合。

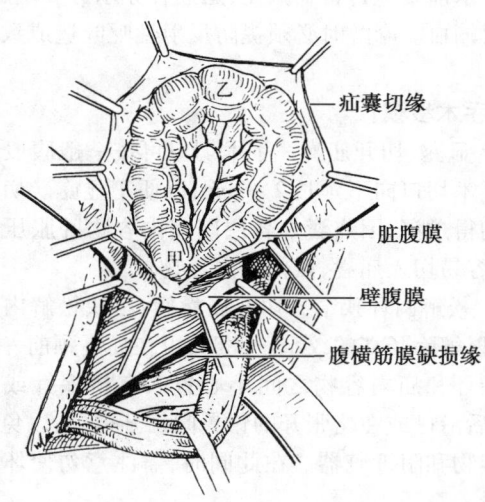

图 31-85　完全提出疝内容物

5. 还纳疝内容物　将乙状结肠送回腹腔。一般情况下，并不需要与壁腹膜固定〔图 31-86〕。

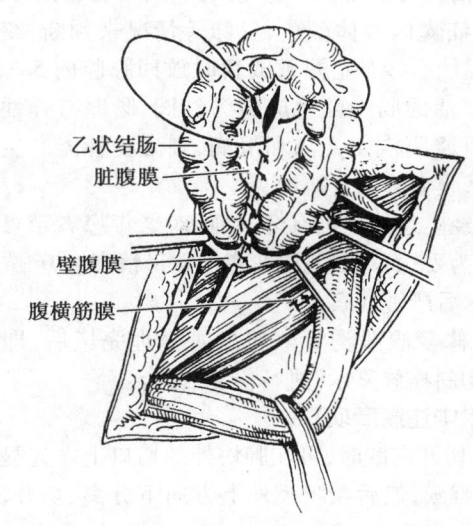

图 31-86　部分切除后缝合乙状结肠系膜

6. 缝合腹膜、修复腹股沟管　用中号丝线分层缝合腹膜、腹横肌和腹内斜肌，完全闭合髂腹下神经上方的切开部分〔图 31-87〕。然后修复内环口的腹横筋膜，并按精索皮下移位腹股沟斜疝修复术修复腹股沟管，缝合皮下组织及皮肤。

（三）腹腔外滑疝修复术（Zimmerman）

随着腹股沟疝修补术的进步，利用腹横筋膜和修复内环口的重要性日益受到重视，而高位结扎疝囊原

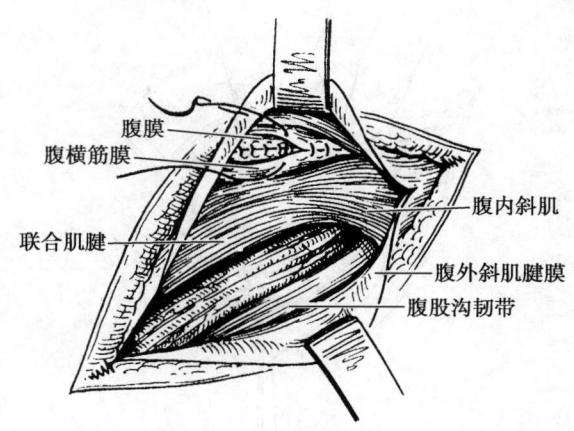

图 31-87　缝合上方切口

则已不被过分强调。这一新观点已被许多学者迅速应用于滑疝的修复。Zimmerman 等 1967 年提出了一种简单技术修复滑疝，比 LaRoque 和 Bevan 两种方法大为简化，收到相当满意的效果。

【手术步骤】

1. 切口、显露内环　同一般腹股沟斜疝修复术。显露疝囊后与精索剥离达内环口水平。在前侧切开疝囊，切除多余的疝囊，不必剥离与肠管紧密粘连的疝囊后壁和进行腹膜化。

2. 缝合疝囊　用 7-0 号丝线仅作一单纯的外荷包缝合〔图 31-88〕，然后缩紧外荷包缝合打结。助手扶持疝囊残端，术者用剥离子仔细把精索从疝囊后壁钝性剥开，达内环口以上〔图 31-89〕。

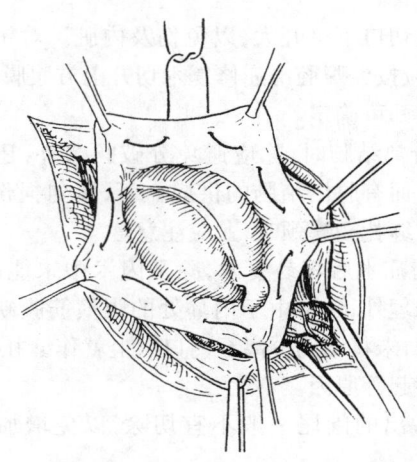

图 31-88　切除多余的疝囊，用 7-0 号丝线作单纯的外荷包缝合

3. 修复内环口　把疝囊残端返纳进内环口的腹膜外间隙。按常规用 7-0 号丝线间断修复内环口及腹横筋膜裂隙〔图 31-90〕。其余可按 Bassini 法修复。

【术中注意事项】

1. 滑疝的疝囊可大可小，也可没有，因此在未找

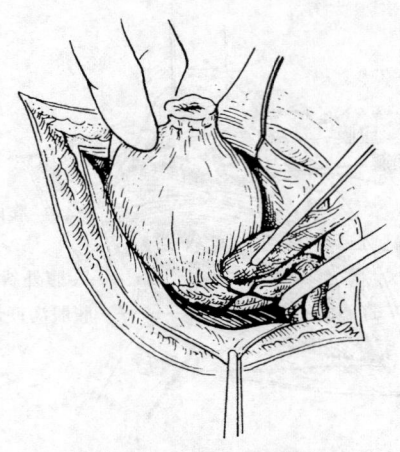

图 31-89　把精索从疝囊后壁钝性
剥开至内环以上

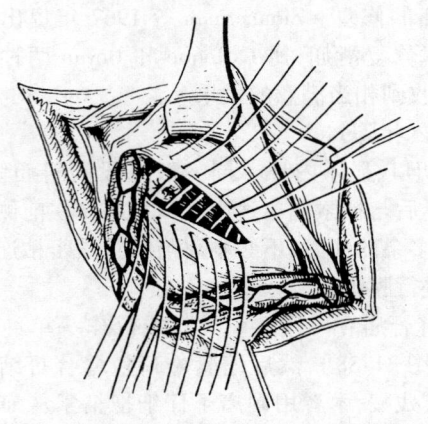

图 31-90　间断缝合内环口及腹横筋膜裂隙

到疝囊前切口不可开大,以免伤及内脏。对辨认确有困难者,应按经腹腔滑疝修复术切开上方腹膜,待伸入手指检查即可确定。

2. 分离结肠时,除应避免分破肠壁外,还应注意在疝囊后面有脱出结肠的供应血管,慎勿损伤。在切除或高位缝扎疝囊颈时,尤应注意。

3. 滑疝术后容易复发,除了因术中未能确认,未做恰当处理外,还可由于内环处的腹横筋膜缺损未得妥善修复,未将结肠分离至内口以上就作缝扎,以及残留腹膜突起等原因。

4. 脱出的阑尾一般不宜切除,以免增加感染机会。

5. 脱出的乙状结肠的脂肪垂不宜切除,以免误切潜在的憩室,造成感染或肠瘘。

6. 疝囊内侧缘分离或切开前应试行穿刺,避免误伤膀胱,一旦膀胱被误切开,应立即缝合,并放留置导尿管,引流至拆线后拔除。

【术后处理】

同一般腹股沟斜疝修复术。

七、绞窄性腹股沟斜疝修复术

腹股沟斜疝发生绞窄后,除了局部肠管坏死外,更严重的是引起肠梗阻和全身水电解质的平衡失调,必须紧急手术治疗。

手术前要施行胃肠减压,迅速补充水分和电解质,必要时输血。麻醉时必须提防反射性呕吐造成致命性窒息。

【手术步骤】

1. 显露、切开疝囊　手术切口可按一般腹股沟斜疝修复术切口向下延长 2～3cm,以便于显露。切开时不要切得过深,因疝囊外各层因疝内容物肿胀压迫而变薄,容易切入疝囊,误伤疝内容物。

2. 松解内环狭窄　切开疝囊后,尽快松解内环的狭窄,以解除肠襻的绞窄。此时,可在疝囊颈前外侧的狭窄内环和疝内容物之间小心置入有槽探针或止血钳,然后沿槽或在略张开的钳翼间切开内环,以免损伤疝内容物和附近脏器。在此同时,需注意勿使坏死的肠段滑入腹腔。

3. 处理绞窄肠襻　绞窄解除后,应将整个疝囊内的绞窄坏死肠段连同近、远端部分正常肠襻提出切口,严格保护切口免受污染,再行检查和处理绞窄肠襻。肠襻的活力可依据色泽、温度、弹性、蠕动、肠系膜血管搏动和疝囊内液体颜色、气味等情况来判断,绞窄解除,经温盐水纱布垫热敷或暂时放回腹腔内 5～10 分钟后,存活的肠管颜色应转为红润、肠壁有弹性和硬度,肠管浆膜恢复光泽和滑润,刺激肠管能产生肠蠕动,肠系膜血管恢复搏动。

如经上述处理仍有怀疑时,对老年患者宁可切除该肠襻为妥;而对婴儿或儿童应取谨慎态度,可先放回腹腔,术后严密观察。

4. 修复腹股沟管　将肠管处理完毕后,即可按"腹股沟斜疝修复术"进行修复、缝合。

【术中注意事项】

1. 切开皮肤时,可在肿块外的切口上端先显露腹外斜肌腱膜,然后在腱膜外上方向下分离、切开,以免损伤疝内容物。

2. 切开狭窄的内环时,应在内环上缘靠外侧由内向外切开,以免损伤内环内侧的腹壁下血管。

3. 肠襻的活力有疑问时,切不可侥幸放回腹腔,尤其是老年人。如患者情况允许,应作肠切除吻合术。

4. 如术中未见肠管坏死穿孔,并渗出较少,术中严格无菌操作和保护伤口,选择能抵御和耐受感染的聚丙烯补片和单股合成线固定补片,补片表面放置引流,并能保持引流通畅,故嵌顿疝行一期无张力疝修补,成功几率较大。

【术后处理】

1. 术后继续胃肠减压；小儿应按时扩肛直至肠蠕动恢复。根据病情补液、输血。

2. 腹胀严重时可用理气通肠药物及针灸治疗（见"腹壁切口裂开缝合术"的术后处理一节）。

3. 术后注意观察。如腹部有肠梗阻和腹膜炎症状，以及对肠袢活力有怀疑而又已放回腹腔者，尤应严密观察，必要时重新剖腹探查。

4. 应用抗生素，预防切口感染。

第二节　股疝修复术

股疝占整个腹外疝的 5%，好发于中年以上的女性。股疝发生嵌顿的机会较多，所以宜及早手术修复。

股疝的诊断常较困难，甚至发生误诊。如术前未能检查出来而按肠梗阻进行剖腹探查术，会造成术中困难。故凡遇成年肠梗阻患者，特别是女性患者，应在术前常规检查股部，以免遗漏。施行股疝修复术的原则与腹股沟斜疝修复术基本相同，主要是高位结扎疝囊，修复闭合股管。术中应避免损伤邻近组织特别是膀胱、小肠和闭孔动脉等。

一、股管应用解剖

腹股沟韧带与髂骨之间的半月状裂孔被髂耻韧带分为内外两部分：外侧部称肌裂孔，有髂腰肌和股神经通过；内侧部称血管裂孔，有股动脉和静脉通过。血管裂孔再向内侧为陷窝韧带；在股静脉和陷窝韧带之间，有一充有脂肪组织的潜在间隙，即为股管〔图31-91〕。

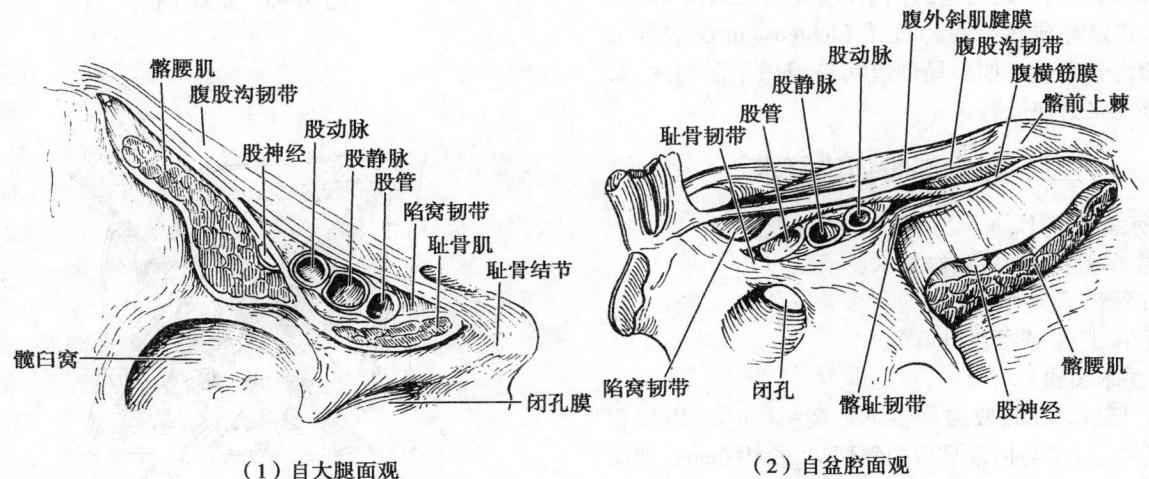

（1）自大腿面观　　　　（2）自盆腔面观

图 31-91　右侧股管附近的解剖

股管长约 1～2cm，有 2 口、4 壁、管内有少量脂肪和淋巴组织。上口（即股环）呈卵圆形，长约 1.25cm，正常情况下有股中隔（腹横筋膜）覆盖。下方是股深筋膜的一处卵圆形缺损即卵圆窝，向前开口，有筛筋膜覆盖。前壁为腹股沟韧带，后壁为耻骨肌筋膜，内壁与陷窝韧带相邻，外壁有股中隔与股动静脉相隔。

股环（股管的上口）是下腹部的一个薄弱点，当腹腔压力增高时，腹膜即可随腹内脏器一起被推入股管，形成疝囊，向下至卵圆窝，再向前越出下口，即成股疝〔图31-92〕。股疝处自皮肤向内，有皮下脂肪、筛筋膜、脂肪组织、股中隔、腹膜外脂肪和腹膜等层。

有时股疝发生后，常将很薄的筛筋膜胀破。手术时切开皮下组织和股中隔即达腹膜。这时如不注意，即易将腹膜误认为是股中隔，将大网膜或肠管壁误认为是腹膜外脂肪和腹膜而切开，造成意外。

股管周围有许多重要血管。外侧有股静脉和股动脉，上外方有腹壁下动脉，上后方有来自髂内动脉的闭

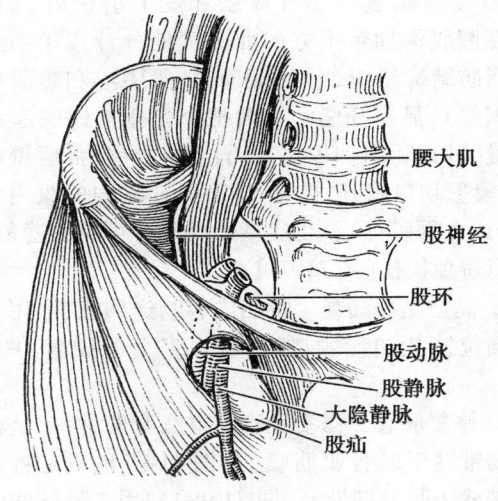

图 31-92　股疝

孔动脉。但是一部分患者的闭孔动脉起源异常，可来自腹壁下动脉，在股管内侧或外侧沿骨盆内面向内后

5

绕行,再进入闭孔,这条异常的闭孔动脉曾被称为"死亡动脉",手术中万一损伤后,常发生致命的出血,在行股疝修复时,应特别注意避免损伤。

【手术方法的选择】

股疝修复术的手术途径有经股部、经腹股沟以及股疝的无张力疝修补,三者各有优缺点。

经股部手术可直接进入疝囊,术中操作简便,但显露较差,特别当疝囊较大时不易高位结扎,股疝嵌顿时不易解除嵌顿,发生肠坏死时也不易行肠切除术。

经腹股沟手术虽然显露途径比较间接,但显露较好,并可向下延长作纵向切口,以利显露疝囊,对较大的疝囊或嵌顿性股疝较易处理,必要时还可改行下腹纵向切口。

如果修补时不能确保无张力就应该使用修补材料,可以选择网伞或网塞封闭股环,并用经典的 Shouldice 术式修补或将一平片按照 Lichtenstein 法放置加强腹股沟管后壁。如果局部有污染或做了肠切除,就不应该无张力疝修补。

二、经股部股疝修复术

【术前准备】

同一般腹股沟斜疝修复术。

【麻醉】

局麻、腰麻或硬膜外麻醉。

【手术步骤】

1. 切口　在腹股沟韧带下方 2～3cm 处,以股管位置为中点,作与韧带平行的斜切口,长约 6cm。如属嵌顿性疝,宜在股管部位作纵向切口,并根据术中情况向上延长,扩大显露范围。

2. 显露疝囊　切开皮肤和皮下组织后〔图 31-93〕,在腹股沟韧带下方的卵圆窝处分开覆于疝囊表面的脂肪结缔组织(包括筛筋膜、股中隔和腹膜外脂肪组织等),显露疝囊。用两把小弯止血钳夹起疝囊后将囊壁切开〔图 31-94〕。用止血钳夹住疝囊壁的切缘,将囊壁切口张开、提起,即可见疝囊内的腹内脏器(小肠或大网膜等)。在疝囊颈外下方可见大隐静脉,应注意避免损伤〔图 31-95〕。

3. 高位结扎疝囊　将疝内容物送回腹腔,用 4 号丝线高位缝扎疝囊颈,然后剪去多余的疝囊〔图 31-96〕。

4. 修复股管　修复股管的方法有两种:一是将腹股沟韧带缝于耻骨肌筋膜上〔图 31-97〕;一是将腹股沟韧带缝于耻骨韧带上〔图 31-98〕。用 4 号丝线间断缝合 3～4 针,等全部缝好后,再一一结扎。缝合时要避开大隐静脉和股静脉,以免损伤。同时,注意缝线不要缝得太近血管,以免压迫大隐静脉进入股静脉处。

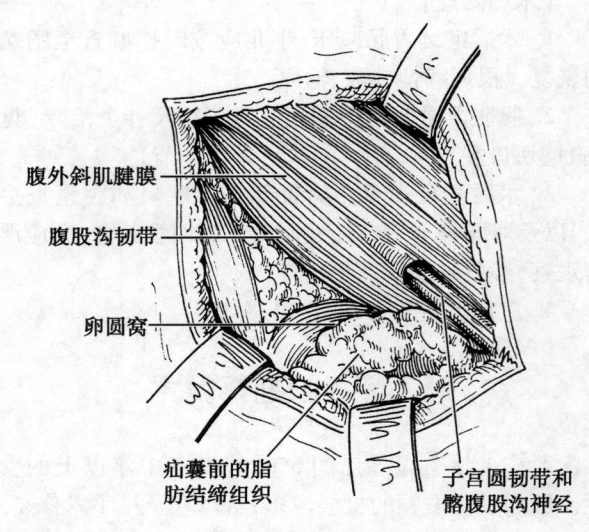

腹外斜肌腱膜
腹股沟韧带
卵圆窝
疝囊前的脂肪结缔组织
子宫圆韧带和髂腹股沟神经

图 31-93　显露疝囊

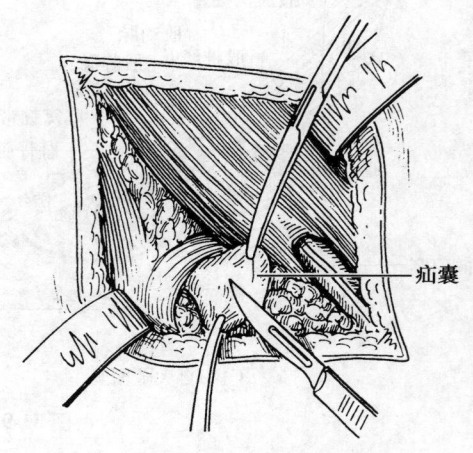

疝囊

图 31-94　切开疝囊

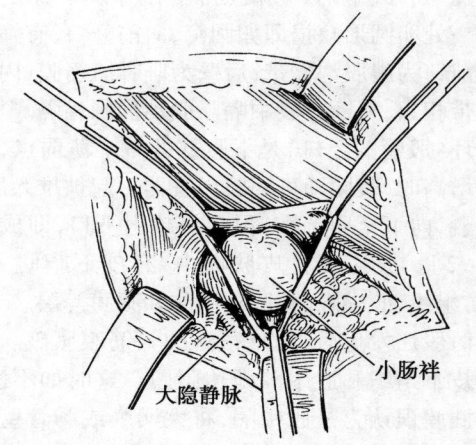

大隐静脉
小肠襻

图 31-95　显露疝内容物

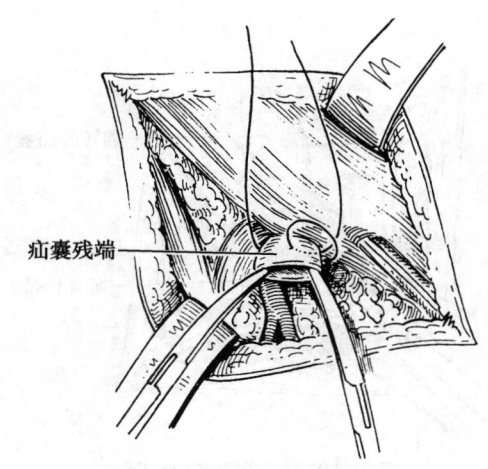

图 31-96　高位缝扎疝囊颈

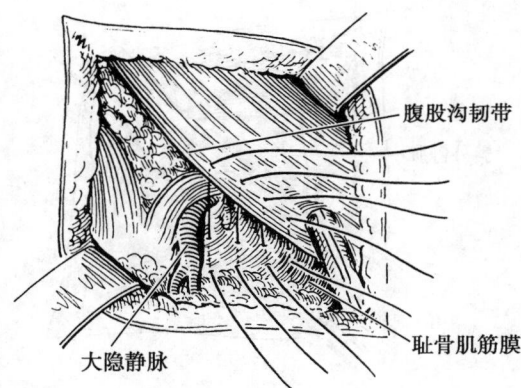

图 31-97　缝合腹股沟韧带与耻骨肌筋膜

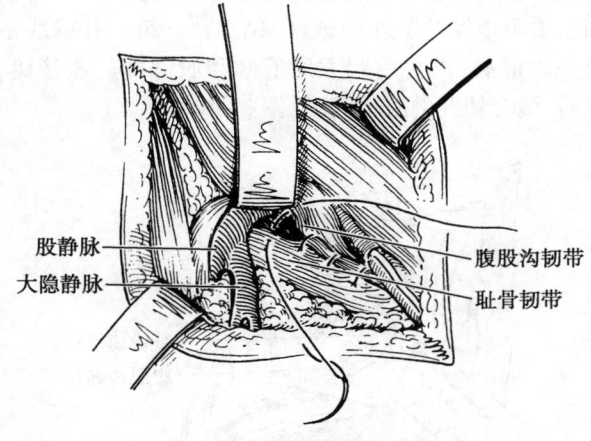

图 31-98　缝合腹股沟韧带与耻骨韧带

5. 缝合　仔细止血后,缝合股管下口周围的筋膜、皮下组织和皮肤。

【术中注意事项】

1. 因为股疝自腹腔外突时压迫筛筋膜,使疝囊外各层组织发生变异,当手术显露疝囊(特别是经股部途径)时,易将疝囊内肠襻壁误认为疝囊壁而切开。所以,术中辨认疝囊遇到困难时,可改用经腹股沟手术

途径,先切开腹腔,再辨认疝囊壁。

2. 闭孔动脉的起源常有异常变化,当手术需要切开陷窝韧带以松解股环时,应另作腹股沟部斜切口显露韧带。异常血管应先行结扎后再切开陷窝韧带。

3. 股疝疝囊内缘常与膀胱靠近,特别是术前未排空膀胱者,分离疝囊时应避免损伤膀胱。

4. 股疝疝囊附近还有髂外与股动、静脉、腹壁下动脉、大隐静脉等,应注意避免损伤。

5. 股疝修复是否成功,很大程度上取决于疝囊颈是否得到高位结扎。用经股部途径修复时,必须特别仔细将疝囊分离到颈部以上结扎、切断。遇有大的复发性股疝,最好采用经腹股沟途径修复,或采用经腹股沟与股部联合纵向切口的途径修复,较为方便可靠。

【术后处理】

同一般腹股沟斜疝修复术。

三、经腹股沟股疝修复术

【术前准备】

同一般腹股沟斜疝修复术。

【麻醉】

同经股部股疝修复术。

【手术步骤】

1. 切口　与腹股沟斜疝修复术的切口相同。

2. 显露疝囊　先在腹股沟管上段将腹外斜肌腱膜近端切一小口,再向下剪开,至子宫圆韧带导出外环处时,用镊子保护后剪断外环,注意勿损伤髂腹股沟神经,再向深部分离出子宫圆韧带,用纱布条套过并将它拉向外下方,即可显露并切开腹横筋膜。分开腹膜外脂肪,在股管处可见到股疝的腹膜外突部分(疝囊)。用两把小弯止血钳夹起腹膜后将其切开〔图 31-99〕,从腹膜切口将疝内容物轻轻拉回腹腔并检查。如疝内容物被嵌顿不易拉出时,必须切开陷窝韧带以扩大股环。切开时,先将钳夹腹膜的止血钳拉向外侧,用左手示指插在股疝疝囊颈部的腹膜和隐窝韧带之

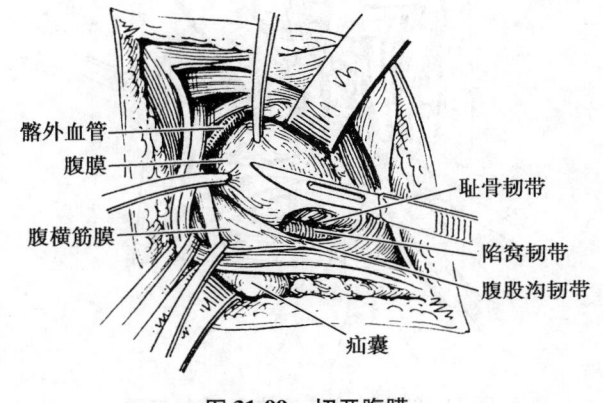

图 31-99　切开腹膜

间;如有异常起源的闭孔动脉应先结扎,再切开陷窝韧带〔图 31-100〕。经此处理,拉出肠管仍有困难时,应部分切开或 Z 形切开股环前壁的腹股沟韧带,进一步松解股环。检查肠管,如未坏死,即可将其放回腹腔,处理疝囊;如已坏死,则应自腹股沟韧带上方提出坏死肠袢,施行肠切除吻合术。操作时要仔细,避免术野污染。

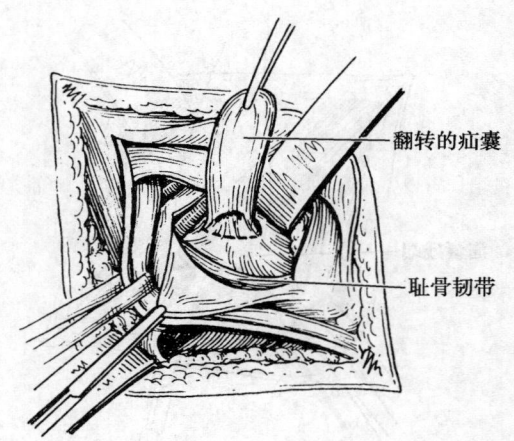

图 31-102 上提翻转的疝囊

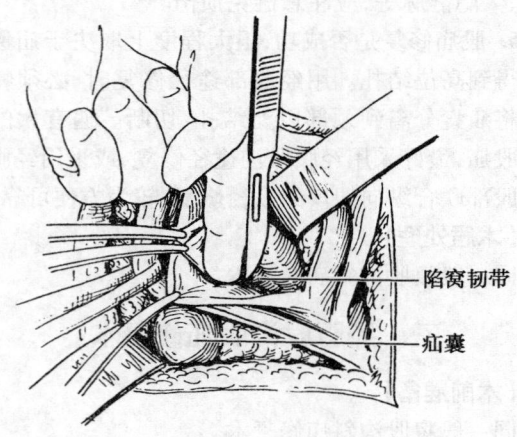

图 31-100 切开陷窝韧带

3. 高位切除疝囊 从腹股沟韧带浅面经皮下潜行分离疝囊后,将腹膜切口张开,用大止血钳向下探入股疝疝囊,找出疝囊下端。在囊外分开疝囊周围粘连,用左手示指将疝囊下端上推〔图 31-101〕。再用止血钳夹住疝囊底部,边拉出边分离,将整个疝囊自腹膜切口提出,使疝囊向外翻转。沿疝囊颈最高处切除疝囊〔图 31-102〕,用 4-0 号丝线间断褥式缝合疝囊颈部的腹膜〔图 31-103〕,在高位切除疝囊的操作中,要注意避免损伤术野外侧的髂外血管。

4. 修复股管 自髂外静脉内侧 0.5cm 至耻骨嵴处,将耻骨韧带和腹股沟韧带用 4 号丝线间断缝合,最

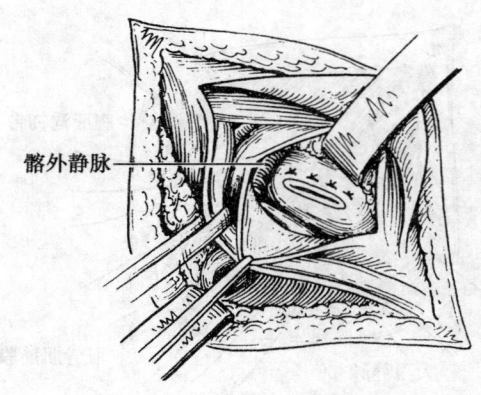

图 31-103 高位切除后缝合囊颈

内侧 1 针可将陷窝韧带缝上〔图 31-104〕。缝合时需用左手示指保护髂外静脉,以免损伤。第 1 针缝线不要太近静脉,以免引起大隐静脉和股静脉回流障碍。然后,缝合切开的腹横筋膜〔图 31-105〕。

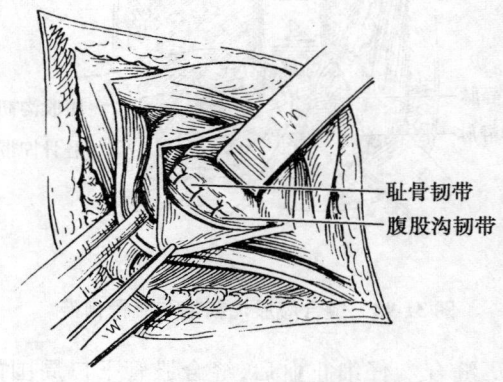

图 31-104 缝合耻骨韧带与腹股沟韧带

5. 缝合 仔细止血后,将子宫圆韧带放回原处,逐层缝合腹外斜肌腱膜、皮下组织和皮肤。

【术中注意事项、术后处理】

同经股部股疝修复术。

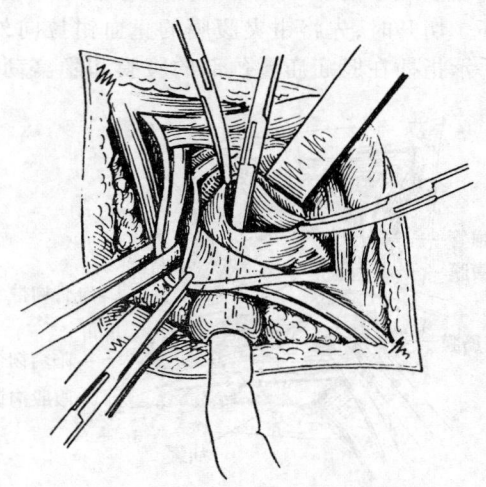

图 31-101 分离疝囊粘连,上推疝囊

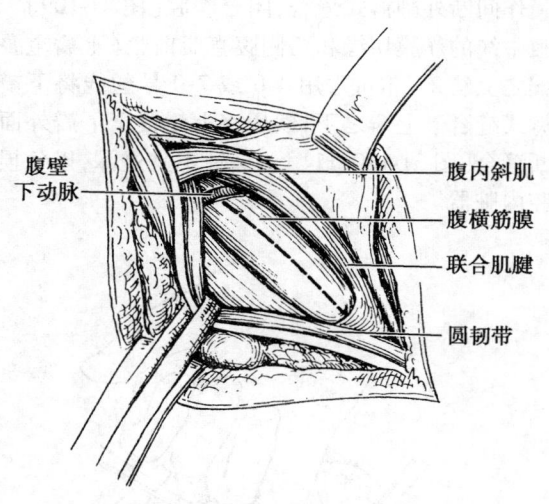

图 31-105　缝合腹横筋膜

四、股疝无张力修补

【术前准备】
同一般腹股沟斜疝修复术。

【麻醉】
同经股部股疝修复术。

【手术步骤】
1. 切口　与腹股沟斜疝修复术的切口相同。
2. 显露疝囊　同经腹股沟股疝修复术。
3. 高位切除疝囊　同经腹股沟股疝修复术。
4. 网塞填充、固定　还纳疝囊后，取一枚锥状网塞，根据股环口的直径，修建网塞的内瓣以适应股环口（一般股环口的直径在 1.5cm 左右，网塞过大有可能向外挤压股静脉，可以适当剪掉若干内瓣瓣叶），将网塞的锥尖指向腹腔，圆锥状网塞底部的外瓣边缘剪掉 0.3~0.4cm，使外瓣的长度略短于内瓣，以便于与股环口的 4 个边缘间断缝合固定。一般固定 4~6 针即可，内瓣突于股管内，起到固定的作用。网塞的固定最好使用可吸收缝线。

5. 缝合　固定完网塞后，一定要再次检查是否同时并存隐匿性斜疝或直疝（嘱患者增加腹压来测试）。如果确实存在，则应将一平片按照 Lichtenstein 法放置加强腹股沟管后壁，否则不必放置补片，如果不放置平片修补，可将原切开的腹横筋膜重新缝合，以防止日后经该缺损形成直疝，逐层缝合腹外斜肌腱膜、皮下组织和皮肤。

【术中注意事项、术后处理】
同经股部股疝修复术。

第三节　脐疝修复术

脐疝分为 3 型，即脐膨出（婴儿型或胚胎性脐疝）、小儿型和成人型〔图 31-106〕。

脐膨出最少见，发生率为 1/5000，是一种先天性缺损，突出到脐带内的腹内脏器仅被覆一层羊膜和腹膜，无皮肤遮盖。如暴露在空气中时间较长，会很快干燥并发生坏死，以致内脏从缺损处膨出体外。

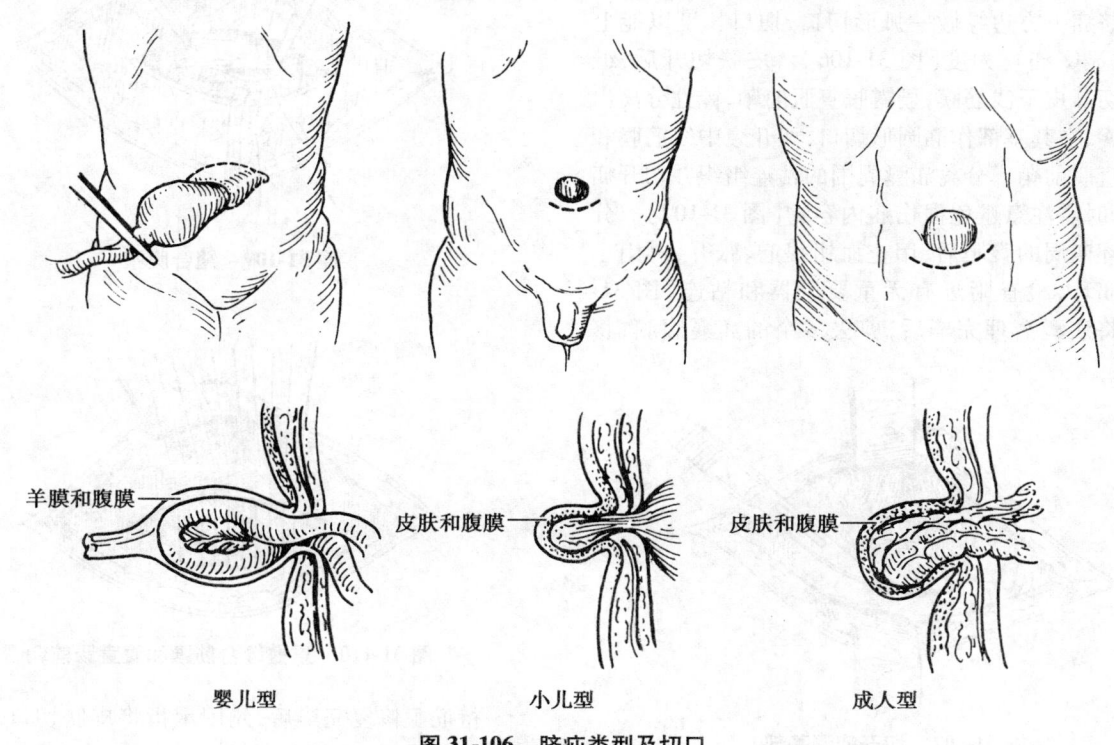

图 31-106　脐疝类型及切口

小儿型脐疝较多见,发生率为1%,多发生在2岁以内,常由于先天脐部腹壁缺损和腹内压力增高所致。疝囊外被覆着皮肤和腹膜。

成人型脐疝较少见,多发生在中年以上。发病原因一方面是由于脐部有缺损;另一方面是由于腹内压力增高。

【适应证】

1. 脐膨出应在出生后稍事准备即行手术。

2. 小儿型脐疝,如在2岁以内,直径在2cm以下,可试用胶布内翻固定,如直径大于2cm,或2岁以后仍不自愈,应手术修复。

3. 成人型脐疝,虽嵌顿发生率不高,但因其不易自愈,均应手术治疗。

4. 各种嵌顿性脐疝应紧急手术治疗。

5. 对于较大的疝或缝合筋膜有张力的疝,建议使用无张力疝修补。如果局部有污染或做了肠切除,就不应该无张力疝修补。

【术前准备】

1. 如有腹内压增高的因素(如咳嗽、便秘等),应在术前消除。

2. 其他术前准备同一般腹股沟斜疝修复术。

【麻醉】

一般可用局麻;较大的脐疝可以用腰麻或硬膜外麻醉;小儿脐疝可以用骶管麻醉或用全麻。

【手术步骤】

(一)　小儿型脐疝修复术

沿脐疝下方边缘做一弧形切口,切口长度以能上翻皮瓣、显露疝囊为度〔图31-106〕。皮肤切开后,继续向下切开皮下浅筋膜,显露腹直肌前鞘,钝性分离出脐疝疝囊,在其基部作椭圆形切口,切开腹中线筋膜和部分腹直肌前鞘。分离疝囊周围的粘连组织并切开疝囊,切开时需注意避免损伤疝内容物〔图31-107〕。分离出疝环四周的腹膜后,用止血钳提起、张开,再用小指探入疝环,检查附近有无重要脏器和粘连〔图31-108〕。将疝囊清理完毕后,剪去多余的疝囊腹膜,将

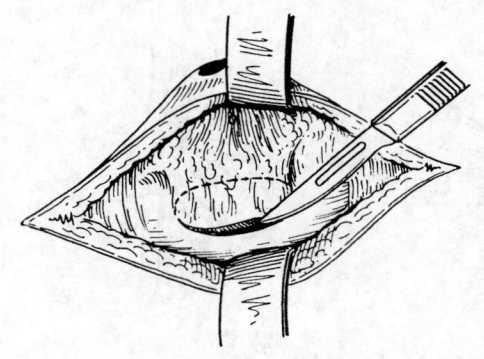

图 31-107　切开疝囊基部

腹膜作间断外翻褥式缝合,闭合腹腔〔图31-109〕。重叠腹中线的筋膜切缘和两侧腹直肌前鞘(上瓣重叠于下瓣之上约2~3cm),用4-0或7-0号丝线将下瓣间断褥式缝合于上瓣之下,然后将上瓣覆于下瓣外面作间断缝合〔图31-110,111〕。缝针不宜过深,以免损伤腹腔内脏器。

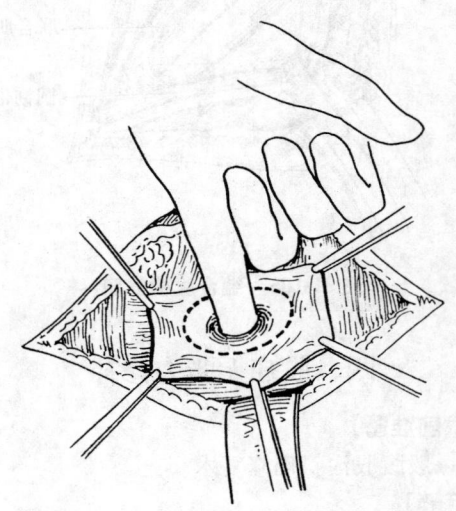

图 31-108　检查疝环附近粘连

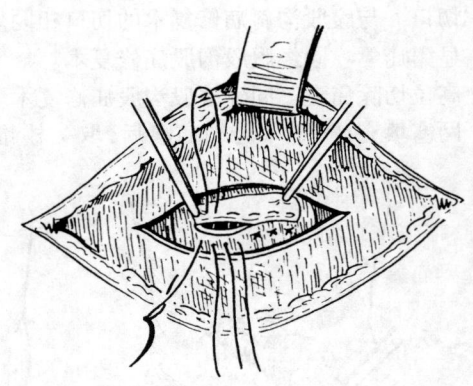

图 31-109　缝合腹膜

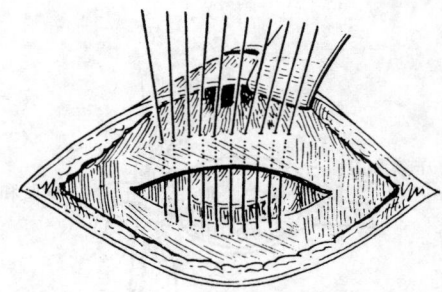

图 31-110　重叠缝合筋膜和腹直肠前鞘

待筋膜修复完毕后,先用示指将皮肤切口上瓣的脐孔撑开,松解周围的粘连〔图31-112〕,再用另手示

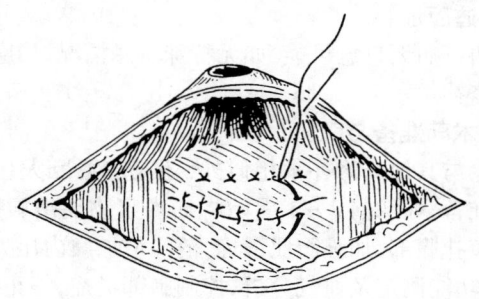

图 31-111　筋膜缝合完毕

指敷以纱布将脐孔下压。然后,将脐孔部位的皮下组织缝合固定在中线的筋膜面〔图 31-113〕,最好将浅筋膜也固定在深面的筋膜和腹直肌前鞘上〔图 31-114〕。最后,间断缝合皮下组织和皮肤。对较大的分离创面,应于皮下和筋膜上之间放置引流管引流。

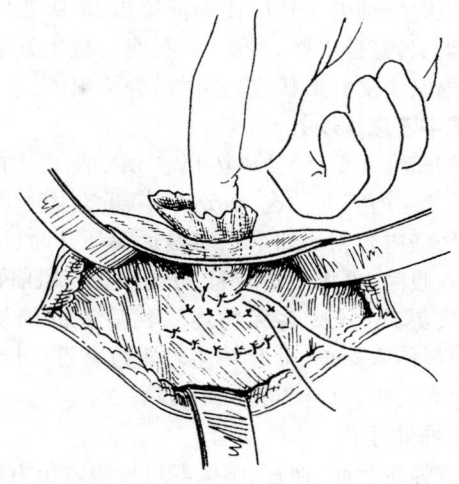

图 31-113　缝合固定脐孔皮下组织

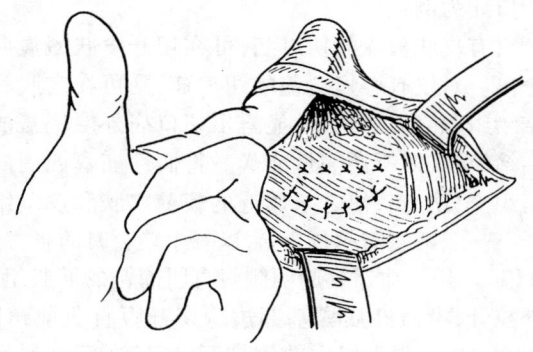

图 31-112　松解脐孔皮下粘连

（二）脐疝无张力修补术

取脐下弧形切口,如果没有皮肤坏死应尽量保护脐部,分离疝囊与皮下组织,剥离疝囊至疝囊颈,游离疝囊颈筋膜周围 3cm 的脂肪,切开疝囊,还纳疝内容物,切除多余的疝囊,连续缝合腹膜。

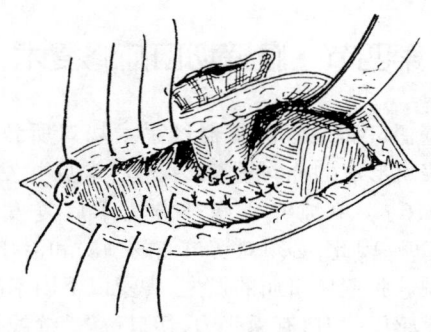

图 31-114　将浅筋膜缝合固定于腹直肌鞘

在腹直肌后鞘的深面分离腹膜外脂肪和腹膜,形成一个空隙以便插入补片,在分离过程中易切断一些横行的小静脉而出血,在放入补片前应予以控制。

运用至少比疝囊颈周长大 3cm 的聚丙烯补片,插入腹膜前,用 PDS-Ⅱ线间断缝合固定〔图 31-115〕后,在脐的深面用可吸收缝线将其固定在修补物的中部。

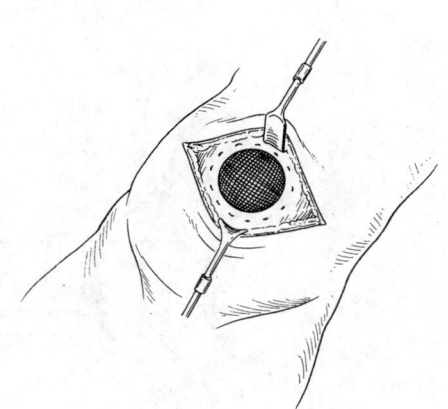

（1）旋转固定聚丙烯网片

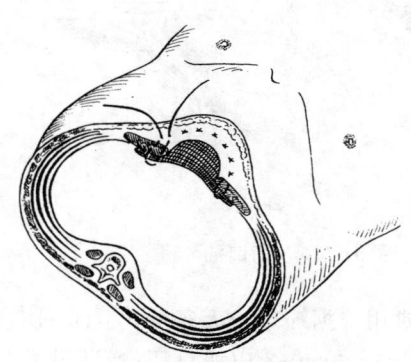

（2）修补网片与腹壁边缘的折叠部分和缝合的方法

图 31-115　网片修补方法

477

补片上放置一细引流管以使渗液流出,可吸收间断缝合皮下组织,钉合皮肤。将一个浸泡过抗生素的棉球塞入脐内以恢复其形状,72 小时后去除棉球。

【术中注意事项】

小的疝囊无粘连,分离切开常无困难;但大的疝囊病史久,常与内脏有粘连,在分离、切开疝囊时,要注意避免损伤疝内容物。如果在疝囊远端切开时,因粘连不能进入腹腔,可将疝囊提起,分离出腹直肌前鞘和疝囊颈的交界处(该处多无粘连),然后在此处切开疝囊,用小指伸入探查,推开粘连。如为肠管,可推回腹腔;如为大网膜,可与疝囊一并切除。

【术后处理】

注意控制腹胀、便秘、咳嗽等可使腹内压力增高的因素,切口可用腹带包扎 1 周左右,待拆线后去除。皮下引流 48 小时后拔除。

第四节　腹壁切口疝修复术

腹壁切口疝是腹内脏器经手术切口所致缺损突出于体表所形成的疝,是腹部手术后常见并发症之一〔图 31-116〕。单纯缝合修补方法术后复发率高达30% ~50%,因此,必须对切口疝的预防和治疗予以充分的重视。腹壁切口疝的发生,常受以下因素的影响:切口有无感染,切口有无张力,切口位置,缝线类型,缝合技巧等。但是,切口疝多为切口感染的后遗症,切口愈合后短期内瘢痕尚有充血水肿,甚至有隐匿的感染,过早进行修复手术也不易成功。所以,感染因素形成的切口疝宜在切口愈合后 1 年再行修复为妥。非感染因素形成的切口疝宜在切口愈合后半年手术。如患者有严重心血管系统等疾病不宜手术时,则可使用疝带治疗。

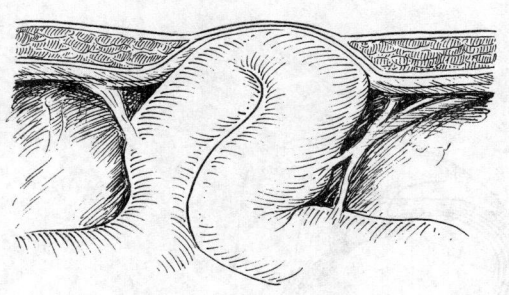

图 31-116　切口疝

切口疝分类常用根据疝环最大径分类:①小切口疝:疝环最大距离≤2.5cm;②中切口疝:疝环最大距离>2.5cm 且≤5cm;③大切口疝:疝环最大距离>5cm且<10cm;④巨大切口疝:疝环最大距离≥10cm 且<15cm;⑤特大切口疝:疝环最大距离≥15cm。

【适应证】

切口疝无自愈可能,如无特殊禁忌情况,均应及早手术修补。

【术前准备与麻醉】

除与其他疝修补术相似外,还应注意巨大切口疝术前准备,如术前 2 ~3 周始将疝内容物还纳腹腔,用腹带束扎腹部,加强腹肌锻炼,消除增加腹内压力的因素,肺功能测定及血气分析,控制肺部炎症,停止吸烟,改善肺功能。术前 30 分钟静脉预防应用抗生素。备皮,剪除毛发,常规肠道准备,留置导尿管和胃管。

小切口疝麻醉可选择局麻或连续椎管内麻醉,其余切口疝应连续椎管内麻醉或全麻。

【手术步骤】

(一) 腹壁切口疝单纯修补术

梭形切口,切除原手术瘢痕。现以上腹部经腹直肌切口疝为例:

对有皮肤覆盖的切口疝,可在切开皮肤瘢痕后锐性分离。对仅有瘢痕覆盖的切口疝,则可在皮肤和瘢痕结缔组织交界处切开,显露出切口疝外层覆盖的纤维结缔组织,即所谓假性疝囊。将假性疝囊四周的结缔组织充分分离,使之与邻近的腹壁皮肤和皮下组织分开。一般两侧需超过 3cm,以减少缝合时的张力〔图31-117〕。用止血钳提起两侧腹直肌前鞘的筋膜组织,向外拉开,沿假性疝囊基部边缘切开腹直肌前鞘〔图31-118〕,再将腹直肌向前侧拉开,继续向深部锐性分离假性疝囊、直至显露颈和两侧的腹直肌后鞘和腹膜〔图 31-119〕。先在疝内容物与疝囊无粘连处切开疝囊,再沿假性疝囊颈部与正常腹膜组织交界处环形剪开〔图 31-120〕。切开时要注意避免损伤内脏,大网膜粘连可以结扎、切断。完全切除假性疝囊,将疝内容物送回腹腔。检查下面的腹内脏器无粘连和损伤后,用

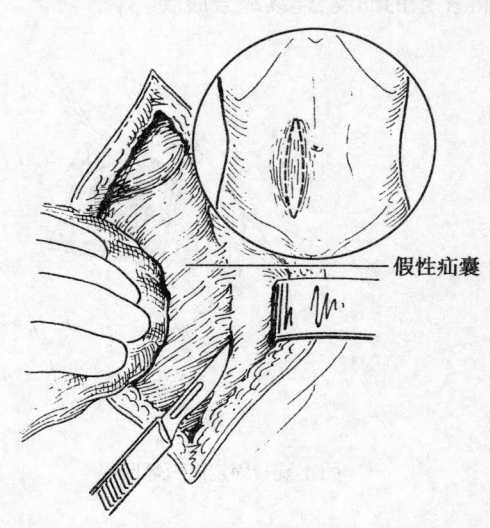

假性疝囊

图 31-117　分离假性疝囊周围纤维结缔组织

7-0 号丝线间断褥式缝合腹直肌后鞘和腹膜〔图 31-121〕。用 4-0 或 7-0 号丝线间断缝合腹直肌(间距1 ~ 1.5cm 即可)〔图 31-122〕,再用 7-0 号丝线重叠缝合(间断褥式缝合和间断缝合)腹直肌前鞘〔图 31-123〕,最后缝合皮下组织和皮肤。

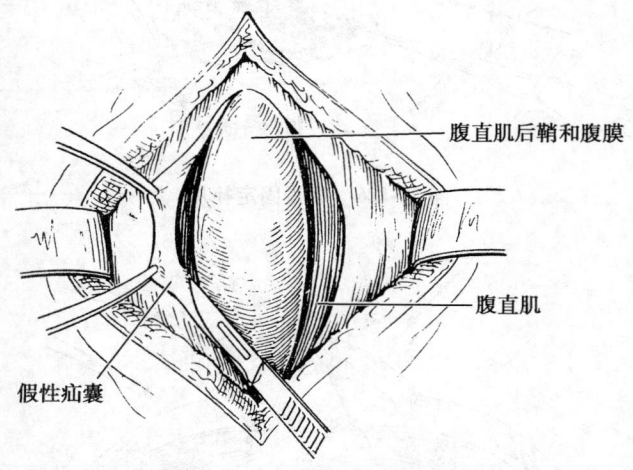

图 31-118 切开腹直肌前鞘

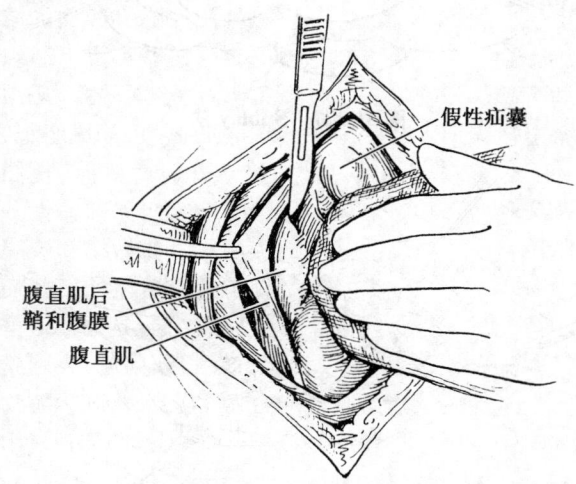

图 31-119 显露腹直肌后鞘和腹膜

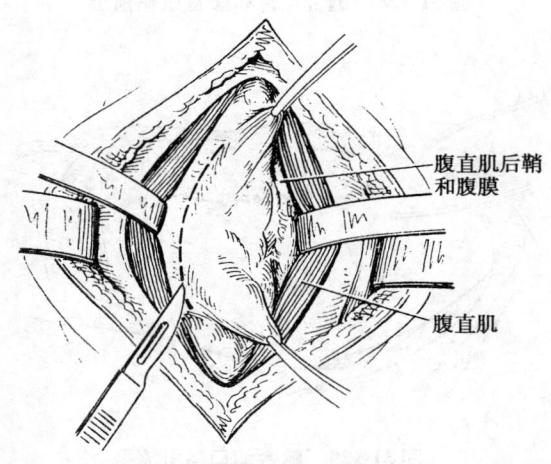

图 31-120 切除疝囊

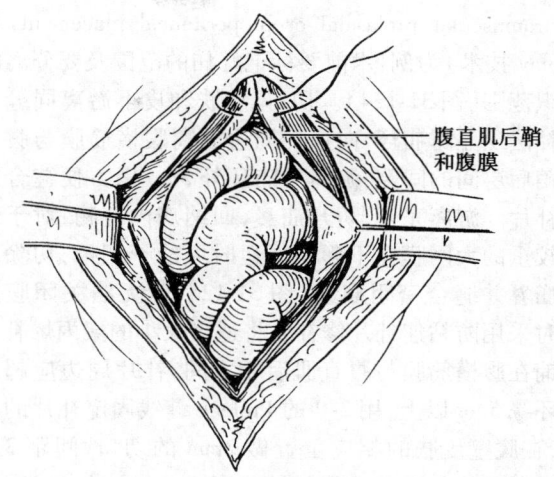

图 31-121 缝合腹膜和腹直肠后鞘

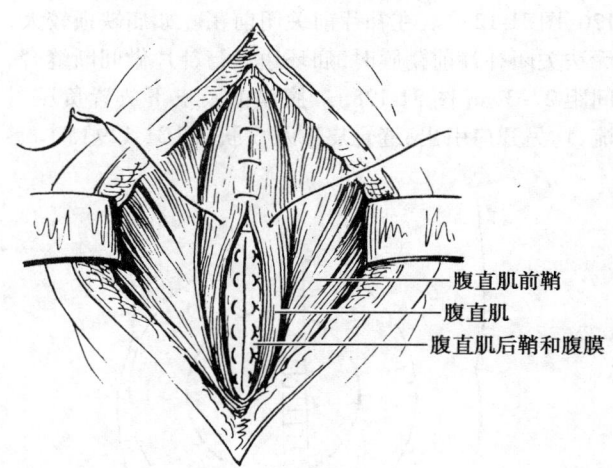

图 31-122 缝合腹直肌

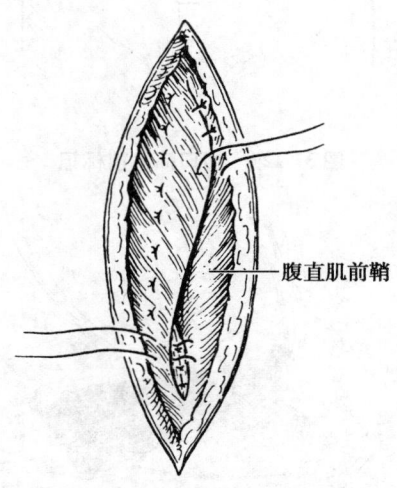

图 31-123 重叠缝合腹直肌前鞘

(二) 腹壁切口疝补片修补术

对于中、大切口疝单纯修补复发率很高,主张用补片修补。以肌后筋膜前或腹膜前置补片修补手术

（retromuscular prefascial or preperitoneal placement，即 Sublay 技术）为例：术前要标记好疝的范围及要分离的组织范围〔图 31-124〕。切口、皮肤和皮下游离同缝合修补法。显露疝环，向疝环周边游离腹横筋膜与腹直肌鞘后层间的间隙，游离至疝环外 5cm 以方便缝合固定补片。游离完毕，切开疝囊，回纳疝内容物，对于粘连较重的大网膜在不影响血运时可给予切掉，切除多余疝囊并缝合密闭疝囊〔图 31-125〕。无法关闭腹膜层时采用防粘连补片修补。将适当大小的聚丙烯补片平铺在腹横筋膜与腹直肌后鞘之间，补片周边应超出疝环缘 5cm 以上，用 2-0 的 Prolene 缝线固定补片的周边，在腹壁皮肤的相应位置做 2mm 的切口，间距 3～4cm，将缝合于补片边缘的缝线通过皮肤小切口，穿过腹壁自腹腔拉出，打结固定，线结理于皮下〔图 31-126，图 31-127〕。在补片前关闭前鞘。如疝缺损较大，无法关闭补片前鞘膜时，疝环边缘与补片做间断缝合，间距 2～3cm〔图 31-128〕。腹膜前及皮下放置负压引流，均另开口引出，缝合皮下及皮肤〔图 31-129〕。

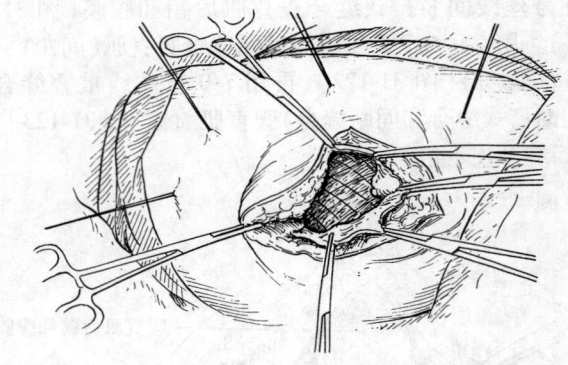

图 31-126　放置固定补片

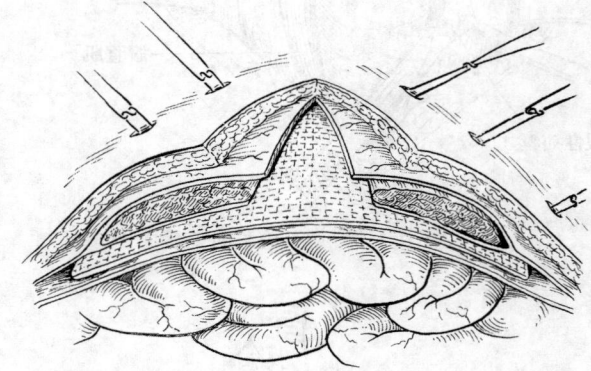

图 31-127　Sublay 法

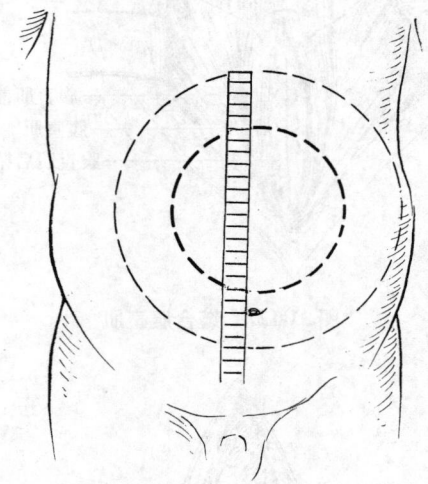

图 31-124　切口疝术前标记

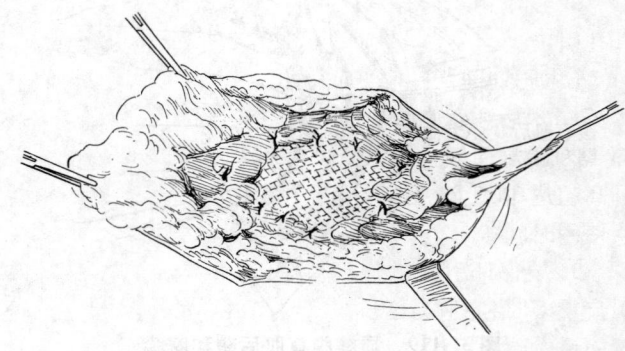

图 31-128　缝合补片和腹直肌鞘前层

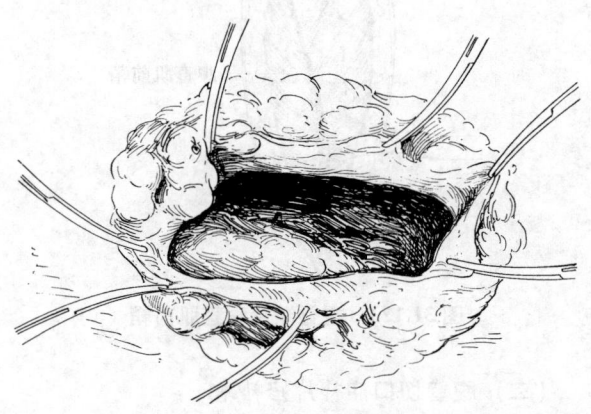

图 31-125　游离腹膜前间隙

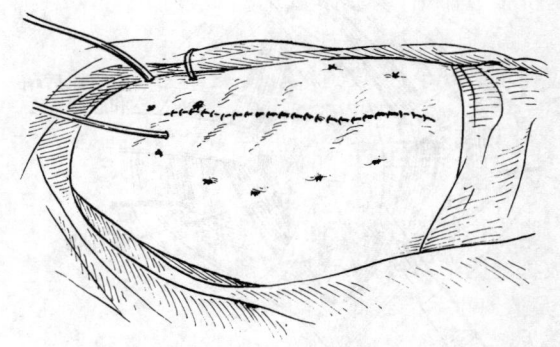

图 31-129　缝合切口与引流

补片修补还有其他方法:补片直接缝合于疝环边缘(Inlay 修补法),复发率太高,已弃用;肌前补片修补手术(Onlay 技术),将补片置于肌筋膜前,手术简单,但是易皮下积液,复发率较高;腹腔内补片修补手术(IPOM),游离同 Sublay 技术,使用防粘连补片,缝合固定同 Sublay 技术。目前,腹腔镜技术也在逐渐广泛应用于腹壁切口疝的修补。

【术中注意事项】

1. 解剖层次要清楚,尽量减少损伤组织,彻底止血,减少切口张力,保证切口愈合,以免术后复发。

2. 疝囊外组织很薄,切开皮肤时要注意避免损伤疝内容物。

3. 缝合须在无明显张力情况下进行,否则应放弃缝合修补或采取放松切口方法降低缝合张力。

4. 要充分显露腹直肌后间隙,以便放足够大的补片,补片边缘要固定牢靠。

5. 腹膜缺损要关闭,如无法关闭时应使用大网膜覆盖或应用防粘连补片。

6. 关闭腹膜最好使用可吸收的缝线(薇乔或 PDS)连续缝合,固定网片常规使用不可吸收的 PRO-LENE。

7. 补片应平展无卷曲,无张力。

8. 彻底冲洗、止血可靠、消灭死腔。

9. 皮下组织与补片之间放置闭式负压引流管,另开孔引出。

【术后处理】

1. 术后注意心肺功能,维持呼吸循环稳定。

2. 常规使用抗生素 4 ~ 7 天,对创面污染或体温升高超过 38.5℃,伤口红肿的病例,可适当延长抗生素使用时间。

3. 要保证引流的通畅,引流 <10ml/d 及时拔管,引流量多时,应适当延长拔管时间,过早拔管可发生积液而诱发感染。

4. 卧床 2 ~ 7 天,1 周后可下地行走。

5. 生物材料加固腹壁后 1 个月内尚未能获得最大的抗张力作用,因此术后最好腹带加压束扎 7 ~ 10 周,后继续扎腹带 3 个月。进行体育活动和重体力劳动应在术后 6 个月,度过结缔组织愈合期。

第五节　造口旁疝

腹腔内脏器经人造间隙穿出腹腔,这种情况的发生被称之为造口旁疝,而绝大部分发生的是肠造口旁疝,是造口手术后最常见的晚期并发症。造口旁疝修补手术感染几率大,复发率高,所以手术要谨慎。传统手术修补复发率很高,基本不用。补片修补常用经造口旁腹膜前修补术,方法相对简单,复发率低,重点介绍。

【适应证】

1. 疾病对患者的生活造成了极为严重的影响。

2. 疾病造成了严重的并发症,如长期的、难以忍受的疼痛,造口狭窄,有肠梗阻的发生,嵌顿或绞窄。

3. 造口的突出、移位或下垂,导致无法正常使用造口袋。

4. 出于患者对于美观的强烈要求。

【术前准备与麻醉】

术前准备基本上同腹壁切口疝,麻醉宜选用全麻。对手术部位严格消毒,造瘘口暂时封闭。

【手术步骤】

切口宜选择在造口收集袋与皮肤接触边缘外侧,弧形切口〔图 31-130〕,该切口遭到污染的危险性较小。将造口周围的疝囊分离,切开疝囊将疝囊内容物回纳,再切除多余疝囊,关闭腹膜,并按造口肠管的粗细与肠管缝合固定〔图 31-131,图 31-132〕。在肌肉与后鞘、腹膜之间做一较大范围的分离,要超过原缺损范围 3 ~ 5cm。裁剪补片,放置尺寸相当的聚丙烯补片,在补片的周边用单股不可吸收缝线做间断缝合。围绕着缺损边缘再将补片缝合一圈,并将补片的开口与肠管缝合 6 ~ 8 针〔图 31-133〕。补片前放置负压引流,另戳孔引出,缝合皮下组织和皮肤〔图 31-134〕。

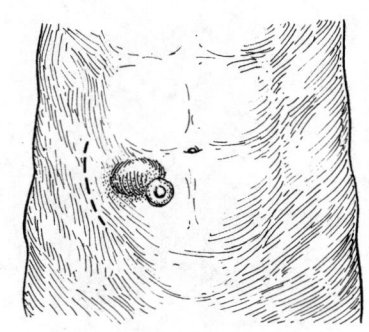

图 31-130　切口选择

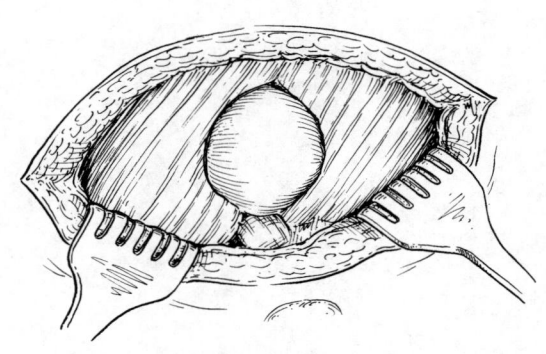

图 31-131　暴露疝囊

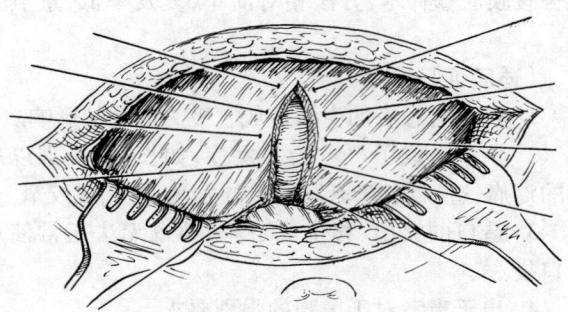

图 31-132 还纳疝囊,缝合腹壁缺损

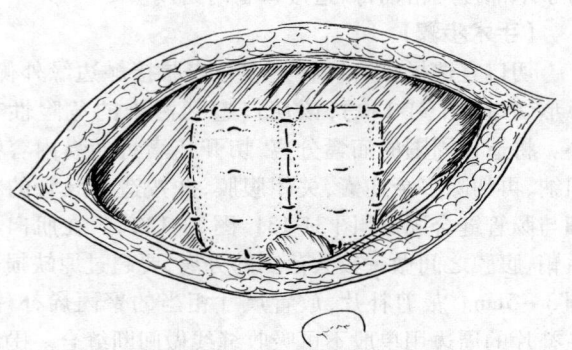

图 31-133 放置补片缝合

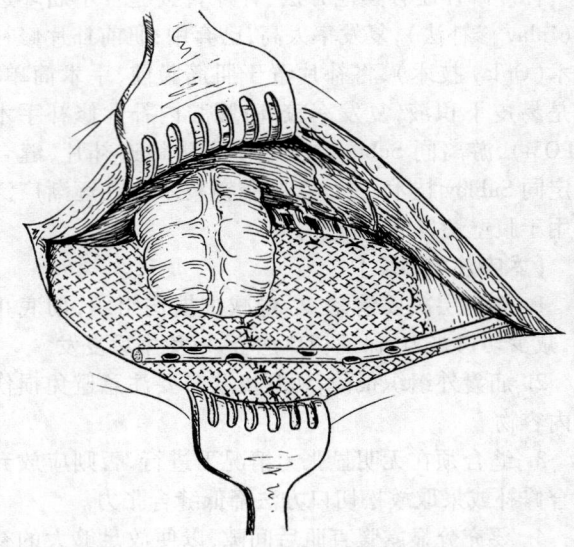

图 31-134 放置补片后置引流管

【术中注意事项】

1. 补片的尺寸一定要足够大。

2. 补片一定要将其周边与腹壁固定;疝环的边缘要与补片固定;还要将肠管与补片的开口固定。

3. 补片的开口要与肠管的直径一致,不能过大或过小。

【术后处理】

除注意造瘘口护理以外,其余同腹壁切口疝术后处理。

(安伟德)

5

第三十二章
胃、十二指肠手术

第一节 胃、十二指肠应用解剖

【胃、十二指肠应用解剖】

胃的近端入口为贲门,远端出口为幽门,其间可分为胃底、胃体和幽门3个部分〔图32-1〕。

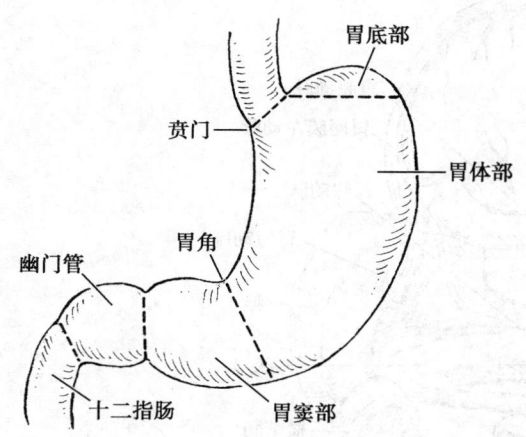

图 32-1 胃各部名称

胃底是胃的最高部分,在贲门平面以上。胃体在胃底的下方,终止于幽门切迹的垂直线。幽门部位于胃体和十二指肠之间,又分为幽门窦和幽门管两个部分。幽门表面有一条幽门静脉,是胃与十二指肠的分界线。

十二指肠介于幽门与空肠之间,呈半环状,环绕胰腺头部,分为4部〔图32-2〕:

第1部称球部,大部有腹膜覆盖,活动性较大。

第2部称降部,位于腹膜后,内侧与胰头紧密相连,胆总管和胰管共同开口于十二指肠后壁中点的Vater壶腹。胆总管、胰管和壶腹部的括约肌组成十二指肠乳头括约肌又称Oddi括约肌,向前突出,使十二指肠黏膜隆起,形成十二指肠乳头。

第3部称横部,在腹膜后,自降部横行越过椎体至后腹壁左侧,其上缘与胰头钩突相邻,前方有肠系膜上

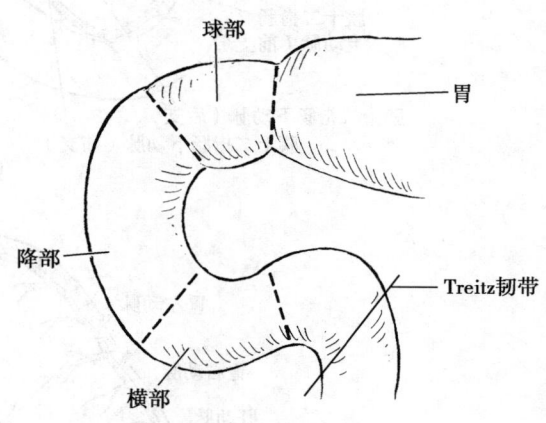

图 32-2 十二指肠各部名称

血管跨过。

第4部称升部,由横部延续先上升后转折向下抵十二指肠悬韧带(即Treitz韧带)处与空肠相连。

【胃、十二指肠的血管】

胃在其大弯和小弯各有一条动脉弓。小弯侧的动脉弓由胃左和胃右动脉组成。胃左动脉来自腹腔动脉,在小网膜腔后壁,向上向左达胃小弯,在靠近贲门部分出食管升支与食管动脉吻合,然后分为前、后两支沿小弯向下与胃右动脉吻合。胃右动脉来自肝动脉,沿胃小弯分前、后两支,与胃左动脉吻合。大弯侧的动脉弓由胃短动脉和胃网膜左、右动脉组成。胃短动脉有3~5支,来自脾动脉,经胃脾韧带至胃大弯及胃底部。胃网膜左动脉也来自脾动脉,经胃脾韧带至胃,沿大弯向右下行,与胃网膜右动脉吻合。胃网膜右动脉来自胃十二指肠动脉。胃十二指肠动脉从肝动脉分出后,在十二指肠与胰腺之间下降,至十二指肠球部下缘分为胰十二指肠上动脉和胃网膜右动脉〔图32-3(1)(2)〕。

【胃的淋巴引流】

胃的淋巴引流区域与胃的动脉供血区域一致,但其流向与动脉相反。胃的淋巴液从黏膜汇流至黏膜下

5

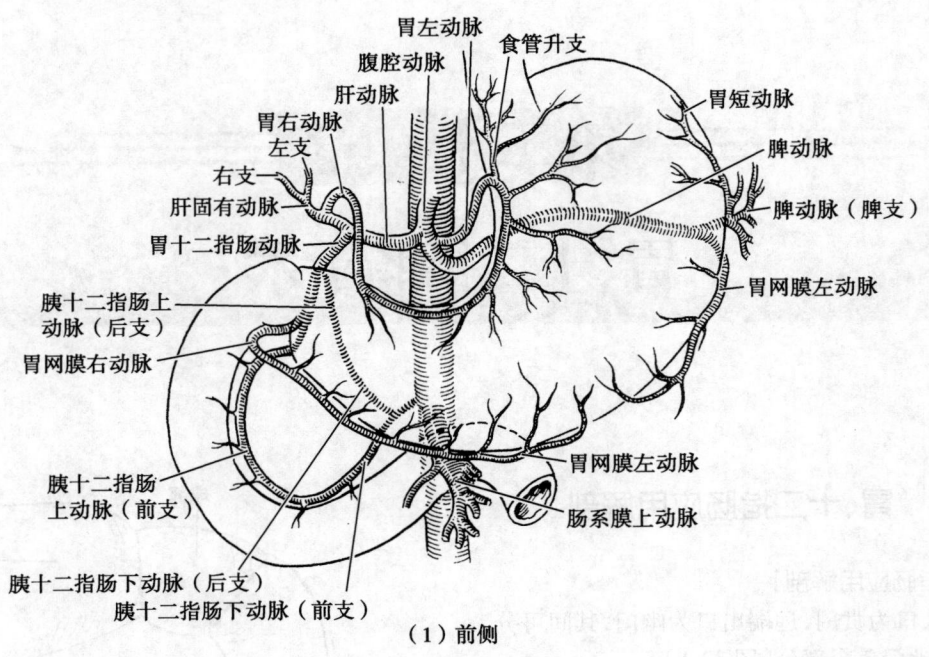

（1）前侧

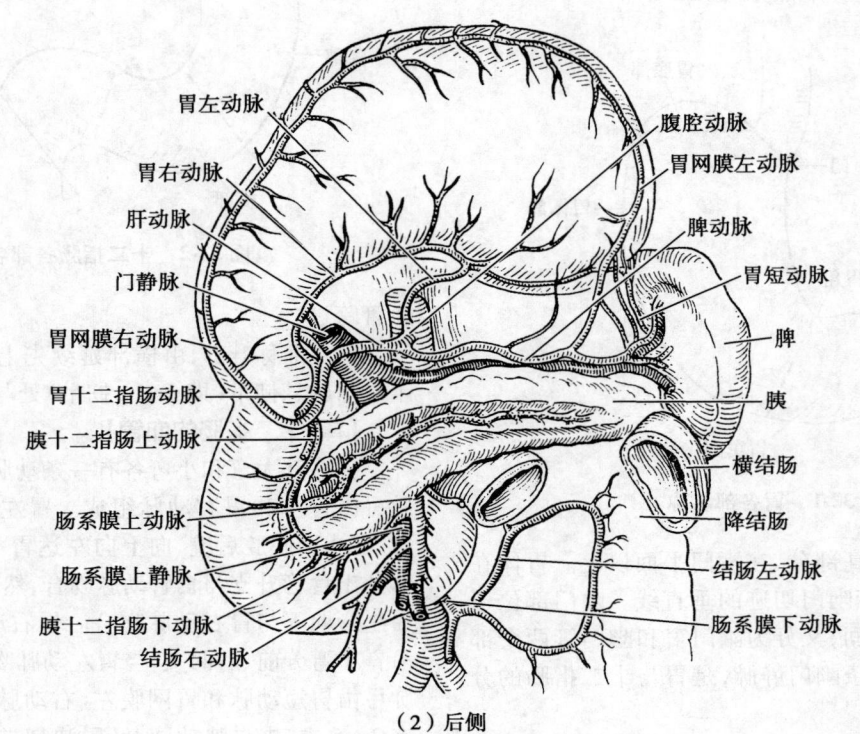

（2）后侧

图 32-3　胃、十二指肠的血管

淋巴网,然后穿过肌层至浆膜下的淋巴网,经淋巴管汇流至胃周围区域淋巴结。这些区域淋巴结按胃血管分布为 4 组〔图 32-4〕。

第 1 组淋巴结:胃大弯右 2/3 区域的淋巴液沿胃网膜右动脉汇流至位于胃结肠韧带内的胃下淋巴结和幽门下淋巴结,再沿胃、十二指肠血管汇流至肝和腹腔淋巴结。

第 2 组淋巴结:胃大弯左 1/3 区域的淋巴液沿胃

网膜左动脉汇流至位于胃结肠、胃脾韧带内的胰脾淋巴结,再沿脾动脉汇流至腹腔淋巴结。

第 3 组淋巴结:胃小弯上 2/3 区域的淋巴结沿胃左动脉汇流至胃上淋巴结和贲门部淋巴结,再进一步汇流至腹腔淋巴结和食管淋巴结。

第 4 组淋巴结:胃小弯下 1/3 区域的淋巴液沿胃右动脉汇流至幽门上淋巴结,再沿肝动脉汇流至腹腔淋巴结。

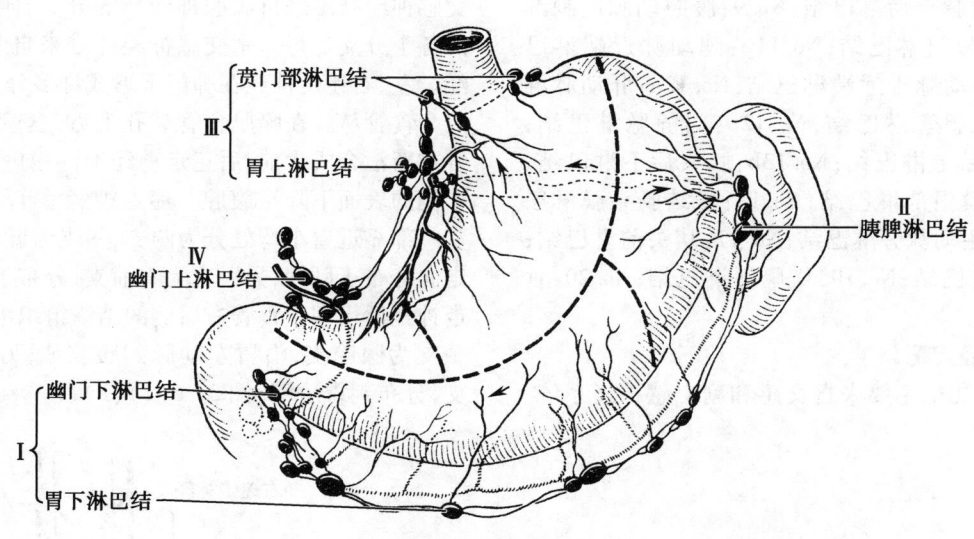

图 32-4　胃的淋巴引流

胃周淋巴结的分类参照日本胃癌研究会的分类〔图 32-5〕：No. 1：贲门右淋巴结；No. 2：贲门左淋巴结；No. 3：胃小弯淋巴结；No. 4d：胃大弯右淋巴结；No. 4sb：胃大弯左下淋巴结；No. 4sa：胃短动脉淋巴结；No. 5：胃幽门上淋巴结；No. 6：幽门下淋巴结；No. 7：胃左动脉干淋巴结；No. 8a：肝总动脉干前上淋巴结；

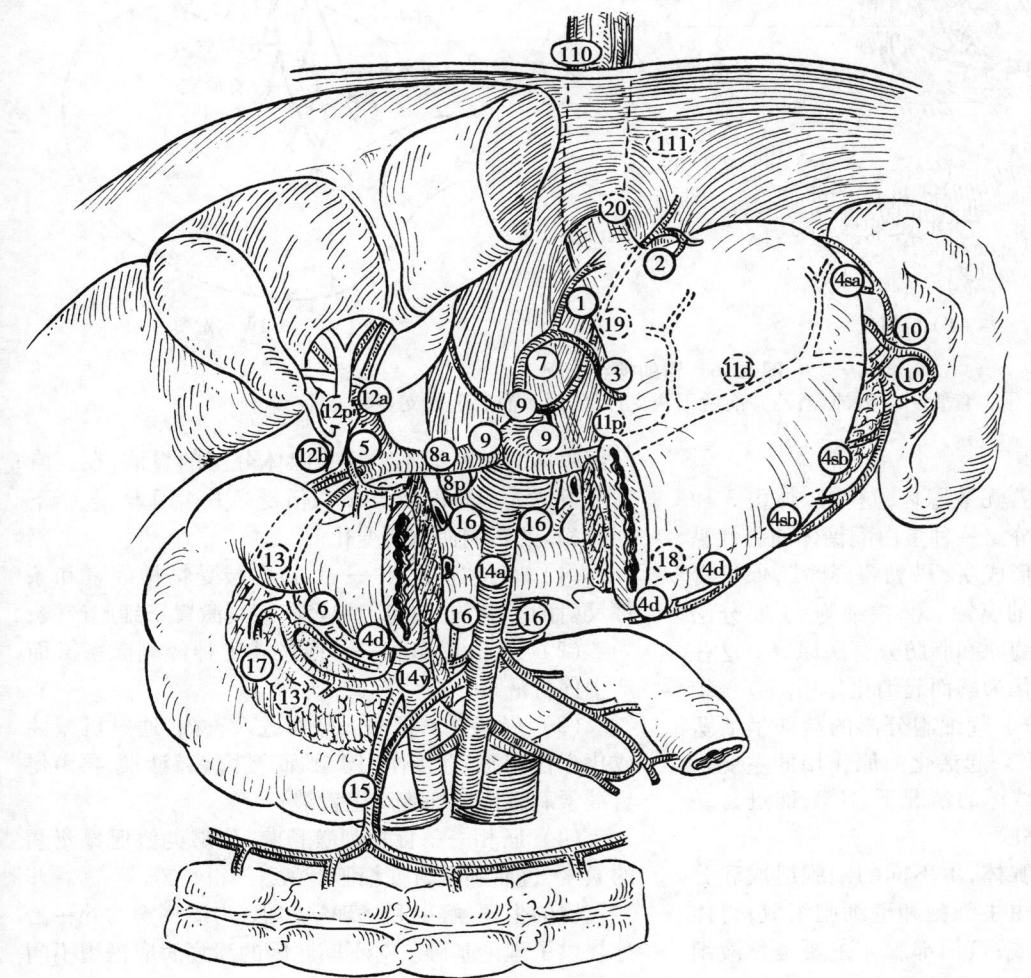

1. 贲门右
2. 贲门左
3. 胃小弯淋巴结
4sa. 大弯左群（胃短动脉）
4sb. 大弯左群（沿胃网膜左动脉）
4d. 大弯右群（沿胃网膜右动脉）
5. 幽门上
6. 幽门下
7. 胃左动脉干
8a. 肝总动脉前上部
8p. 肝总动脉后部
9. 腹腔动脉周围
10. 脾门
11p. 脾动脉干近端
11d. 脾动脉干远端
12a. 肝十二指肠韧带内（沿肝动脉）
12b. 肝十二指肠韧带内（沿胆管）
12p. 肝十二指肠韧带内（沿门静脉）
13. 胰后
14a. 肠系膜上动脉旁
14v. 肠系膜上静脉旁
15. 结肠中动脉旁周围
16. 腹主动脉周围
17. 胰前
18. 胰下
19. 膈下
20. 食管裂孔部
110. 胸下段食管旁
111. 膈上

图 32-5　胃的淋巴结分组

No.8p:肝总动脉干后淋巴结;No.9:腹腔动脉周围淋巴结;No.10:脾门淋巴结;No.11p:脾动脉近端淋巴结;No.11d:脾动脉干远端淋巴结;No.12a:肝动脉淋巴结;No.12b:胆管淋巴结;No.12p:门静脉淋巴结;No.13a:胰头后上淋巴结;No.13b:胰头后下淋巴结;No.14v:肠系膜根部淋巴结;No.15:横结肠系膜淋巴结;No.16:腹主动脉旁淋巴结;No.17:胰头前淋巴结;No.18:胰下淋巴结;No.19:横膈下淋巴结;No.20:食管裂孔淋巴结。

【胃的神经支配】

胃的神经支配主要来自交感和副交感神经系统。

交感神经纤维来自腹腔神经丛的分支,伴随腹腔动脉的各个分支走行。副交感神经纤维来自左、右迷走神经。左、右迷走神经在肺门下形成许多分支,互相交通成为食管丛。在膈肌食管裂孔上方,食管丛的神经纤维重新汇合成为前、后迷走神经干,一前一后沿食管右半侧的表面下降至腹腔。迷走神经前干紧贴食管,于贲门部靠近胃小弯处分为两支:一支为肝支,沿肝动脉走向分布于肝门;另一支为胃前支,分布于胃前壁。迷走神经后干埋于食管右后侧的结缔组织中,分成两支:一支为腹腔支,沿胃左动脉到腹腔丛;另一支为胃后支,分布到胃后壁〔图32-6(1)(2)〕。

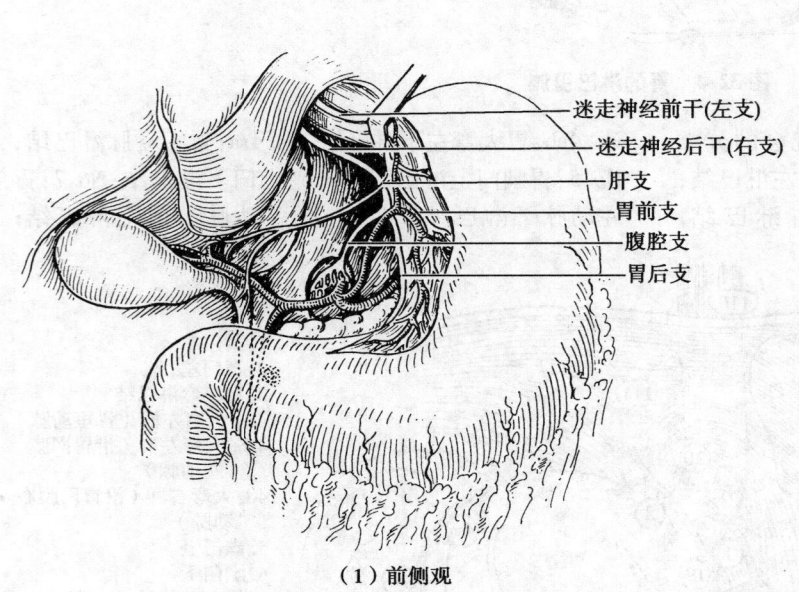

（1）前侧观　　　　　　　　　　（2）示意图

图 32-6 胃的神经支配
甲．食管丛多数神经;乙．前后干两支神经;丙．前后干分支多数神经

【胃分泌的生理】

胃壁的黏膜层分布着无数腺体,这些腺体由 3 种细胞构成:①黏液细胞:分泌一种蛋白配糖体的碱性黏液,敷布于胃黏膜表面,形成所谓"黏膜屏障",保护胃黏膜免受胃酸和蛋白酶的腐蚀。②主细胞:主要分泌酶原,如蛋白酶原,凝乳酶原和脂肪分解酶原等。这些酶原在盐酸的作用下活化为酶而起消化作用。③壁细胞:主要分泌盐酸和水分。壁细胞分泌的盐酸呈活跃的离子状态——H^+和Cl^-。起活化酶原作用的主要是H^+,但在胃"黏膜屏障"破坏的情况下,H^+又能进行逆行渗透,直接腐蚀胃的黏膜。

不同部位的胃黏膜腺体,由不同的细胞组成和分布。在胃底部腺体主要由主细胞和壁细胞组成;胃体部腺体主要由壁细胞组成;贲门部腺体主要是黏液细胞;幽门部腺体分泌碱性黏液及促胃液素(gastrin)。此外,在小弯侧有舌状突出,其腺体主要是壁细胞及幽门部腺体的黏液细胞。这些腺体分泌的胃液,在正常情况下成人一昼夜约 2~3L,但受多方面因素(包括下列时相)的影响而有所变化。

（1）直接迷走相——大脑皮层受精神因素和条件反射的影响,通过迷走神经直接刺激胃壁细胞产酸;

（2）迷走-胃窦相——通过迷走神经刺激胃窦部而产生促胃液素;

（3）局部胃窦相——食物进入胃内,通过机械性或化学性刺激,直接作用于窦部产生促胃液素,再由促胃液素刺激胃壁细胞产生胃酸;

（4）肠相——食物刺激肠壁,分泌类似促胃液素的激素,进而刺激胃壁细胞产酸。

胃的生理、解剖和病理学知识,为溃疡病的外科治疗提供了理论基础。对不同原因的溃疡病应采用不同的手术方法,这对预防复发和减少术后并发症具有重要意义。在胃溃疡的病因中,局部胃窦相刺激是主要方面,故胃溃疡的手术只切除胃窦部或至多切除半胃即可。而十二指肠溃疡主要是由迷走神经亢进(头相刺激)引起的,所以十二指肠溃疡的手术应着眼于消除头相刺激。消除头相刺激的手术方法有两种:一种是消除头相刺激的来源,即切断迷走神经或加胃窦部切除或胃引流术。这种手术较为合理,但在操作上比较复杂,需要有一定的解剖知识和技术条件。另一种是消除头相刺激的部位,即为大部切除术,既切除胃窦部又切除胃体大部的壁细胞区。这种手术需切除胃远段75%以上,对胃肠道扰乱较大,术后可发生营养不良、体重下降、倾倒综合征等并发症。

第二节 胃造瘘术

临床上为了解决一些患者营养问题,会采取放置胃管、胃造瘘的方式给予患者营养,基本的方式依如下所示:

补充营养的适应证

经鼻胃管(NGT) (仅限于短期)

↓
吞咽、饮食困难
吸入性肺炎
炎症性肠疾病
肠梗阻的减压治疗
↓

经皮内镜的胃造瘘术(PEG)或开腹胃造瘘术

↓
<禁忌证>
胃切除术后
内镜插入困难(张口困难、口腔癌)
腹水潴留
↓

经皮经食管穿刺胃管插入术(PTEG)

侵袭大 ↓
<禁忌证>
食管疾病
甲状腺肿大

↓

开腹永久性肠造瘘术

一、胃造瘘术

【适应证】

1. 食管梗阻 不论是良性或恶性狭窄病例,进行胃造瘘术主要为解决暂时性或永久性的饲食途径,为改善全身状况以准备耐受未来的手术(主要在良性狭窄时);或在恶性肿瘤时,为维持营养以使患者能耐受其他综合治疗如放疗或化疗等。

2. 减压性胃造瘘术 主要用于以下情况:

(1) 高位肠道梗阻时,或某些高位肠道手术后,患者不能耐受较长时期经鼻插管时,可作胃造瘘减压术。

(2) 十二指肠外伤时,通过胃造瘘进行十二指肠减压以保证损伤局部的愈合。

术式一:经皮内镜的胃造瘘术(PEG)

1. 插入胃镜,通过内镜向胃内注入空气后使胃壁与腹壁充分贴附〔图32-7〕。

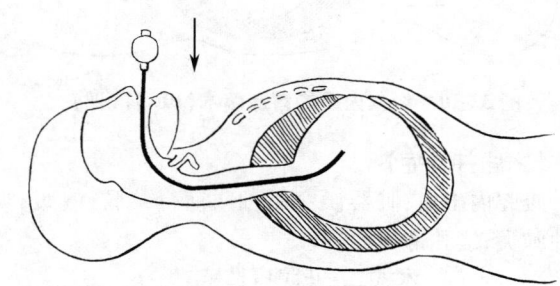

图32-7 经皮内镜的胃造瘘术(PEG)(一)

2. 术者从腹壁刺入穿刺引导针,送入导丝。助手通过内镜置入的把持钳持住导线〔图32-8〕。

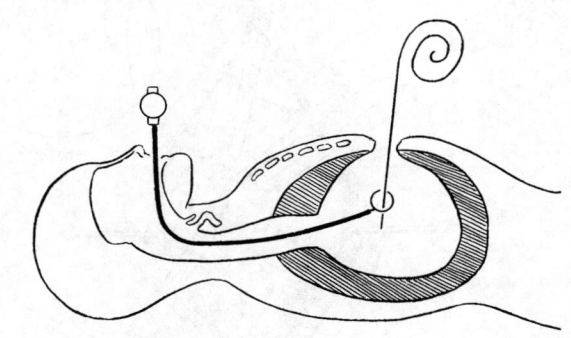

图32-8 经皮内镜的胃造瘘术(PEG)(二)

3. 助手将导线经口拉出,先端在口外连接管型造瘘管或纽扣型造瘘管〔图32-9〕。

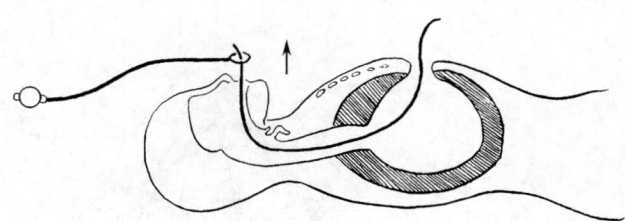

图32-9 经皮内镜的胃造瘘术(PEG)(三)

4. 造瘘管的造设 将造瘘管与导丝连接后,一般有2种方法将造瘘管经口从腹壁引出,如下所示:

(1) 牵拉法:术者经腹壁将导丝回拉,经腹壁将造瘘管拉出。腹壁端拉出体外后固定〔图32-10〕。

(2) 送入法:助手经口将造瘘管沿导丝缓慢送入,先端经腹壁穿出后,术者将造瘘管固定〔图32-11〕。

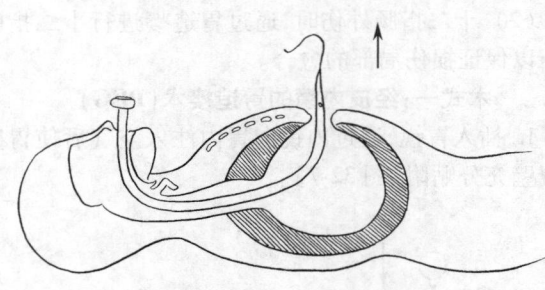

图 32-10　经皮内镜的胃造瘘术（PEG）（四）

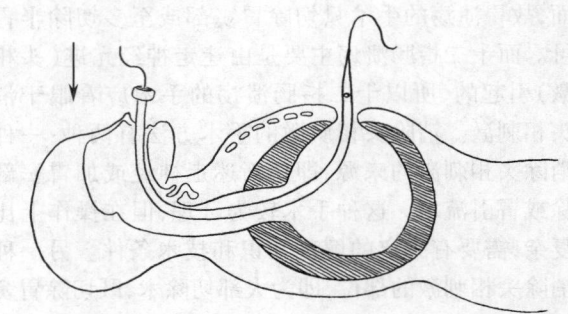

图 32-11　经皮内镜的胃造瘘术（PEG）（五）

【术后并发症】

腹腔内出血；脏器误穿刺；肝、横行结肠；气腹；吸入性肺炎；瘘孔部出血。

术式二：开腹胃造瘘术

常见传统开腹胃造瘘的术式主要分两类，一类是造瘘处内衬以黏膜；另一类内衬为浆膜。在临床上常用的胃造瘘术式主要有四种，即：

1. Stamm 胃造瘘术（荷包式）　这是最简单而常用的术式，主要是在胃前壁作一戳口，置入一花瓣或蘑菇头导管入胃腔，用一荷包缝线围绕胃壁戳口固定导管，并自腹壁切口旁戳口将导管拉出体外，然后将胃造

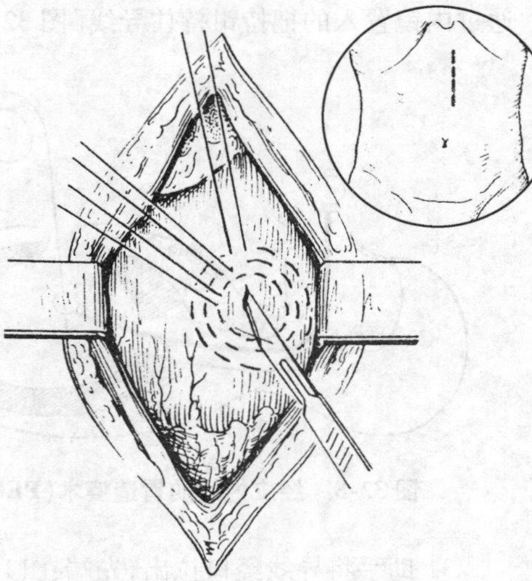

（1）在胃前壁作3层荷包缝合后切开

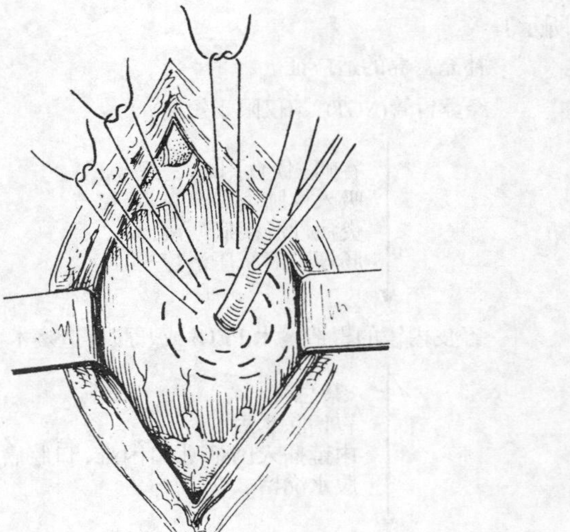

（2）插入导管

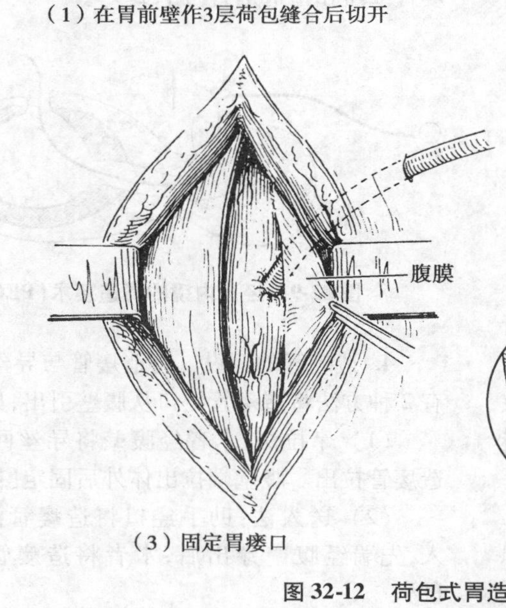

腹膜

（3）固定胃瘘口

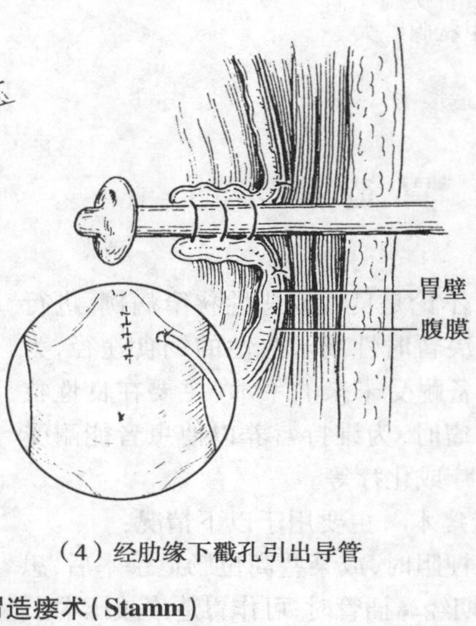

胃壁
腹膜

（4）经肋缘下戳孔引出导管

图 32-12　荷包式胃造瘘术（Stamm）

口处固定于前腹壁。

2. Witzel 胃造瘘术（隧道式）　为一浆膜性胃造口术，主要是在胃前壁作一戳口，置入导管后以荷包缝线固定，然后沿导管作浆膜肌层缝合使其埋入浆膜形成的瘘管，然后再自腹壁戳口引出。

3. Janeway 胃造瘘术（胃黏膜管型）　将胃前壁或胃大弯切开一部分，缝合成一管状胃瘘管，将此瘘管经腹壁引出腹壁外，内置一导管。属于此型的术式还有很多种，通常作永久性或长期性胃造口术时可采用此类术式。

4. Spivack 胃造瘘术（活瓣管式）

【术前准备】

食管梗阻患者术前长期不能进食，多有营养不良，必须充分输液、输血，以纠正脱水、贫血，改善营养，增强对手术的耐受力和保证伤口愈合。

【麻醉】

凡施行胃造瘘术的患者，身体情况多较衰弱，以区域麻醉或局麻为首选；对精神较紧张的患者，也可用全麻。

（一）荷包式胃造瘘术（Stamm）

【手术步骤】

荷包式胃造瘘术是暂时性胃造瘘中最简便的一种。患者平卧，一般用左上经腹直肌切口，长约 6～8cm，也可用上腹正中切口，另从侧腹壁戳孔引出造瘘管。

进入腹腔后，选择幽门切迹以左及大、小弯之间的胃前壁作为造瘘口位置。用 4 号丝线做 2～3 层同心荷包缝合，最内层直径应为 1.5cm，各层间距约为 1cm。在荷包缝合中心切开胃壁，切口应与准备插入的导管直径相应〔图 32-12（1）〕。从胃壁切口插进 F20～24 号导管（最好用蕈状管或气囊导管才不易脱出）；如使用普通导管，最好插入胃腔 3～5cm。然后，由内层开始逐一收紧荷包缝线并结扎，将导管埋入胃内〔图 32-12（2）〕。导管尾端经腹直肌外缘、肋缘下方戳一小口引出。造瘘口胃壁与腹壁戳孔周围的腹膜用丝线缝合两针固定〔图 32-12（3）、图 32-12（4）〕。最后缝合腹壁切口。

【术后处理】

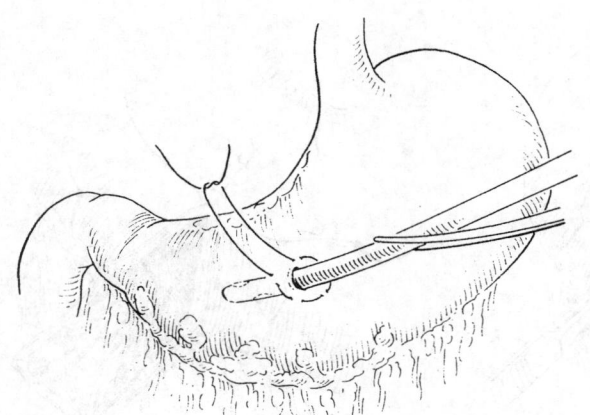

（1）在胃壁作荷包缝合后切开，插入导管

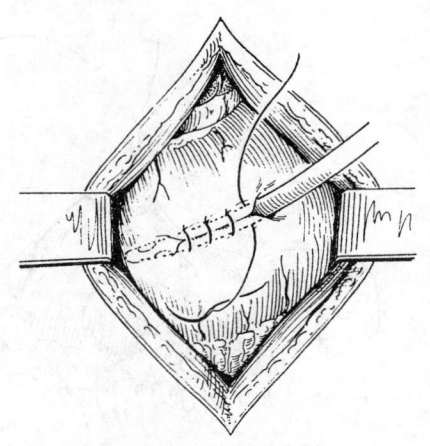

（2）作潜行隧道包埋导管

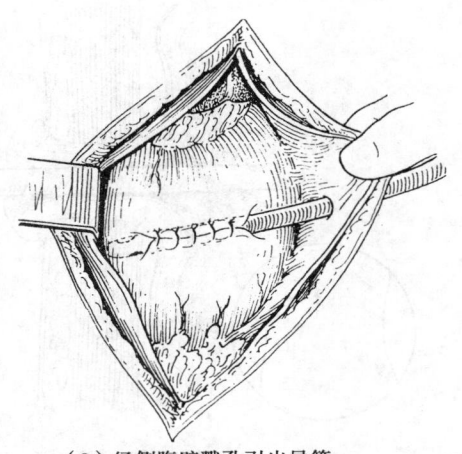

（3）经侧腹壁戳孔引出导管

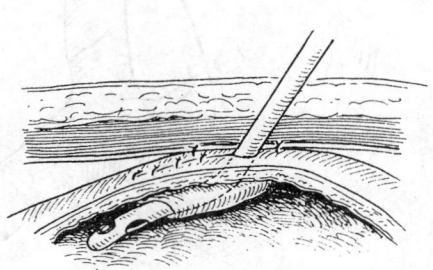

（4）将胃壁与壁层腹膜固定

图 32-13　隧道式胃造瘘术（Witzel）

5

1. 术后静脉输液,肠蠕动恢复后即可经导管灌注流质饮食。

2. 如以减压为目的作为造瘘者,术后每日用生理盐水冲洗导管,以防堵塞。

3. 术后嘱患者保护导管,勿使脱落。如果脱落,应立即另换导管插入,如不能插入,应手术插管。

（二）隧道式胃造瘘术（Witzel）

【手术步骤】

隧道式胃造瘘术也是一种暂时性胃造瘘术,切口同"荷包式胃造瘘术"。胃造瘘口部位应选择在偏幽门侧。先在胃壁上作一层荷包缝合,在荷包缝合中心切口胃壁,插入一 F20～40 号普通导管,头端深入胃壁 3～5cm,收缩荷包缝线〔图 32-13(1)〕。再沿导管缝一排顺长轴的浆肌层间断缝合(Lembert),使胃壁浆肌层内翻,形成一长约 5cm 的潜行隧道,包埋导管〔图 32-13(2)〕。于侧腹壁另戳小孔引出导管尾端,并将导管上、下胃壁与戳孔上、下腹膜各缝一针,使胃壁固定于壁腹膜上〔图 32-13(3、4)〕。然后,逐层缝合腹壁切口。

【术后处理】

同荷包式胃造瘘术。

（三）管式胃造瘘术（Janeway）

管式胃造瘘术是一种常用的永久性胃造瘘术,系利用胃前壁做一管道,通出体外,灌注饮食。

【手术步骤】

1. 切口　同荷包式胃造瘘术。

2. 做胃壁瓣　在胃中部大、小弯之间做一"Ⅱ"形瓣,宽 5cm,长 7cm。瓣的基底应做在近大弯侧〔图 32-14(1)〕,以保证瓣的血运并便于通向体外。先切开浆肌层;将黏膜下血管缝扎止血,再剪开黏膜,吸进胃内容物。

3. 缝合胃壁切口　向大弯侧翻开壁瓣,由胃部缺口顶端中点开始,用 4 号丝线全层间断缝合胃壁切口〔图 32-14(2)〕。

4. 制成"胃管"　将一条 F18 号管插入胃腔 5～7cm,沿导管全层间断缝合胃壁瓣切缘,再加作一层浆肌层间断缝合,完成胃壁带蒂"胃管"〔图 32-14(3)〕。

5. 引出"胃管"　在左侧腹直肌外缘,肋缘下的腹

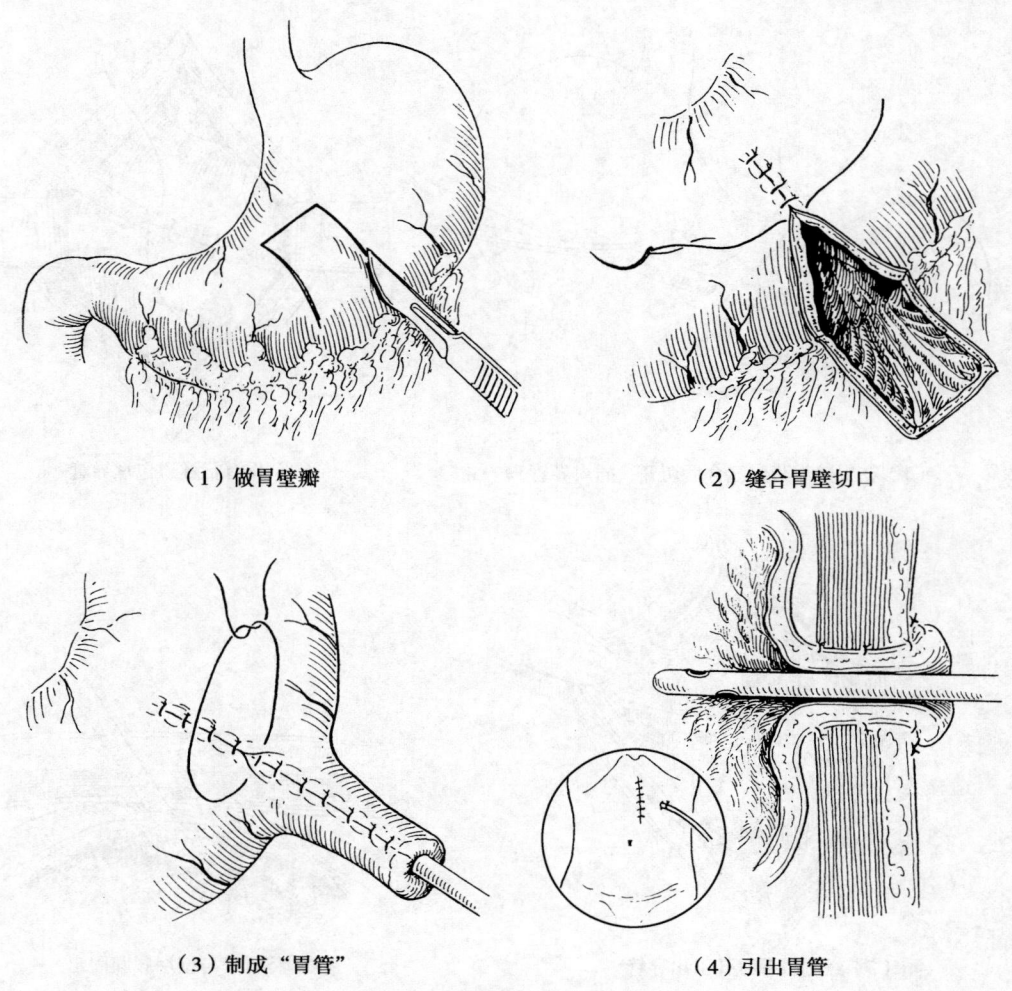

（1）做胃壁瓣　　　　　　　　　　　（2）缝合胃壁切口

（3）制成"胃管"　　　　　　　　　　（4）引出胃管

图 32-14　管式胃造瘘术（Janeway）

壁上另戳一小口,其位置最好高于"胃管"的基部,以避免胃内容物外溢。通过小口引出"胃管",其残端应露出皮肤0.5cm,将管壁与周围的腹膜、筋膜及皮肤用丝线间断缝合数针固定〔图32-14(4)〕。最后,缝合腹壁切口。

【术后处理】

术后待肠蠕动恢复后即可灌注流质饮食。切口愈合后可以拔出导管,以后在灌注饮食时再临时插入。

（四）活瓣管式胃造瘘术（Spivack）

活瓣管式胃造瘘术是根据管式胃造瘘术的原则加以改进,在"胃管"的基底制造一个活瓣,以防止胃内容物外溢。

【手术步骤】

1. 选定胃壁瓣部位　同管式胃造瘘术的切口。在胃前壁选择一处做瓣,但瓣的基底部应在小弯侧。

2. 制造胃壁活瓣　在瓣的预定基底部横放一把直钳,用丝线将直钳上下的胃前壁浆肌层作间断缝合,使胃壁向腔内突入成一活瓣〔图32-15(1)〕。

3. 制造"胃管"　U形切开胃前壁,以后步骤同管式胃造瘘术〔图32-15〕。

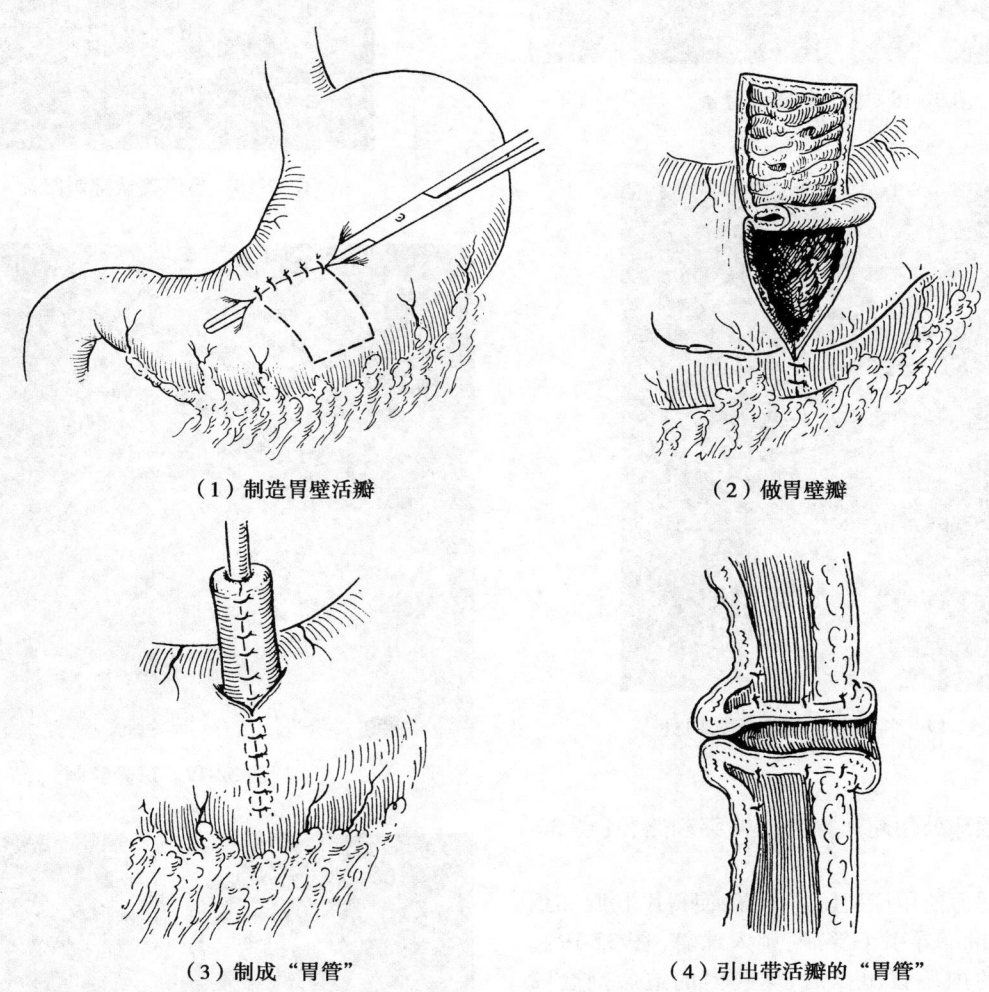

（1）制造胃壁活瓣　　　　（2）做胃壁瓣

（3）制成"胃管"　　　　（4）引出带活瓣的"胃管"

图32-15　活瓣式胃造瘘术（Spivack）

【术后处理】

同管式胃造瘘术。

二、经皮经食管胃管插入术（颈部食管造瘘术）

【适应证】

非破裂型穿刺用球囊导管（rupture-free balloon,RFB）,使用超声导引下,和X线透视下行颈部食管造瘘术（PTEG）。适用于不能施行PEG的患者,如胃切除后;不能插入胃镜的患者（开口障碍,口腔区域的癌症患者等）;腹水潴留的患者。

【手术步骤】

1. 从鼻腔插入导管（straight 型伸直型）,沿非破裂型（无张力）球囊穿刺用导管（RFB）插入伸直型导线。RFB内注入造影剂,使球囊膨胀〔图32-16〕。

2. 透视下将球囊缓慢拨到食管入口处〔图32-

5

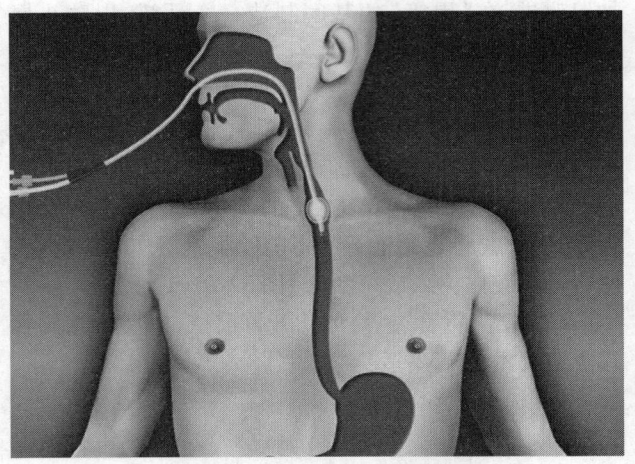

图 32-16　插入伸直型导管

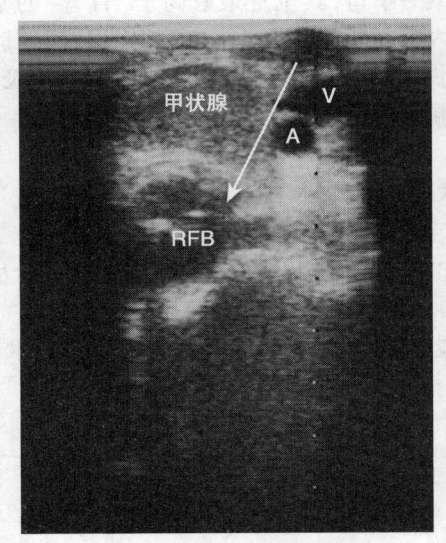

图 32-18　超声确认穿刺路径

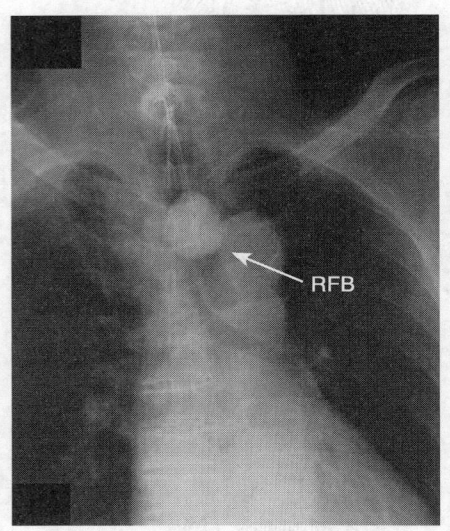

图 32-17　将球囊拖至食管入口处

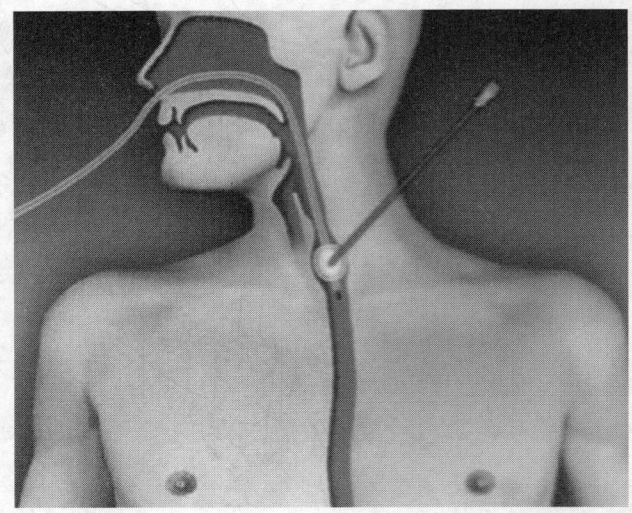

图 32-19　球囊穿刺

17〕。

3. 左侧颈部处用超声探头确认穿刺路径〔图 32-18〕。

4. 然后用力使用探头压迫球囊,使得甲状腺和颈动静脉分开,超声导引下穿刺,刺入球囊〔图 32-19〕。(注:穿刺针的内芯拔出以后,球囊内的造影剂会喷出,但不会引起球囊破裂,食管腔不会闭合)

5. 通过穿刺针,J 形导线插入 5cm〔图 32-20〕。

6. 将球囊内的造影剂全部抽出,用钳子固定后,将经鼻腔的导线送入 20cm。球囊内的 J 型头会随着伸直,进入食管〔图 32-21〕。

7. RFB 及伸直型导管自鼻腔处拔出(至此,J 型导线进入在食管内)〔图 32-22〕。

8. 口径为 16Fr 的复合穿刺套管沿着 J 型导线插入食管。(这种复合套管本身具有扩张穿刺通路的功能)〔图 32-23〕。

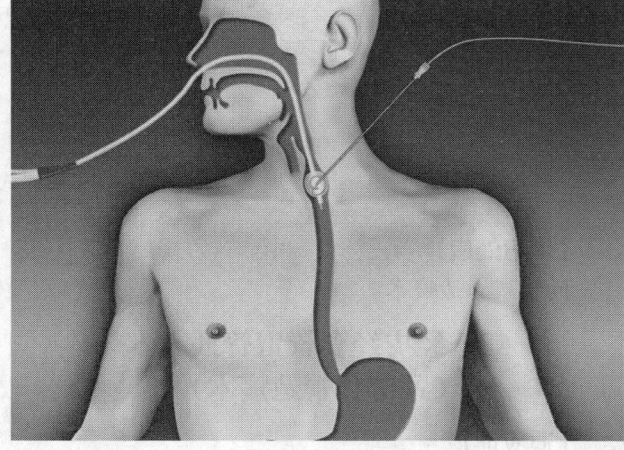

图 32-20　通过穿刺针置入导丝

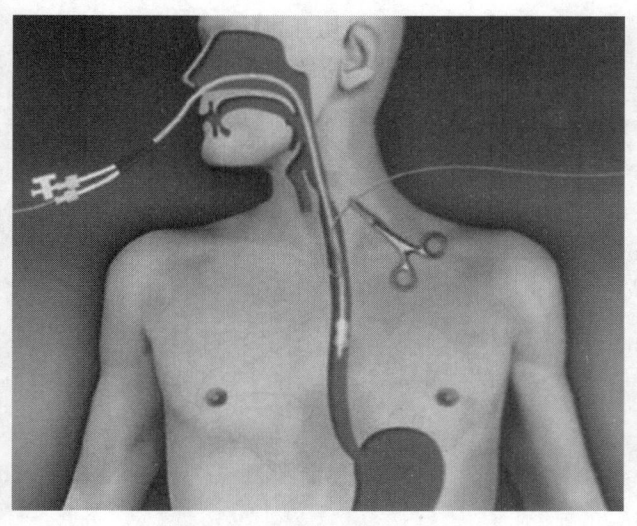

图 32-21　将经鼻导线送入 20cm

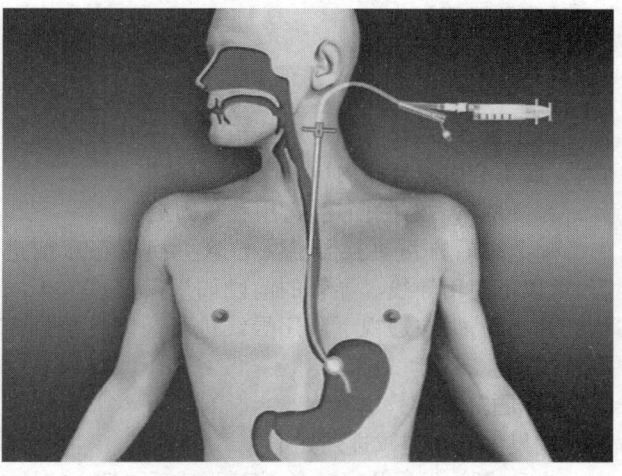

图 32-24　自外管插入留置导管

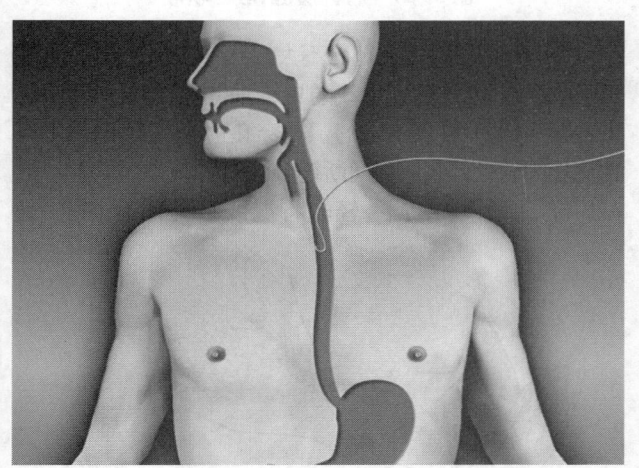

图 32-22　拔除经鼻导管

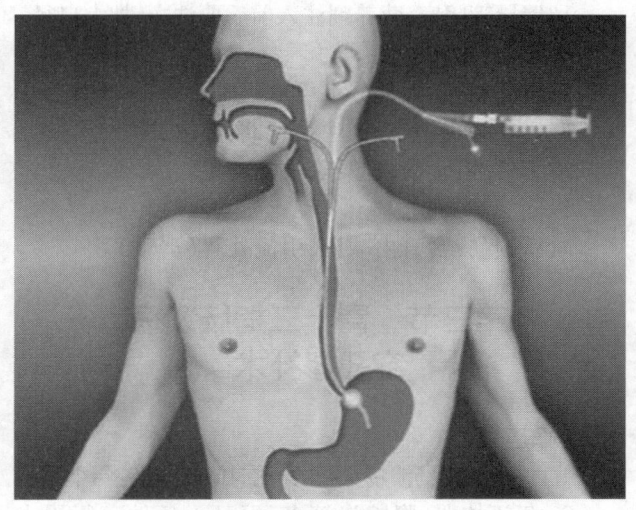

图 32-25　球囊注气固定

11. 自留置的导管注入造影剂,X 线确认〔图 32-26〕。

5

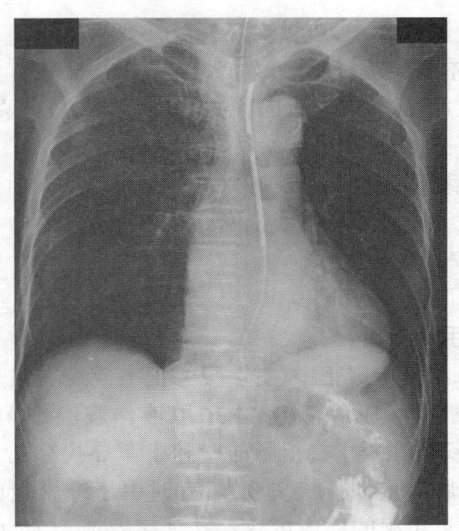

图 32-26　X 线确认

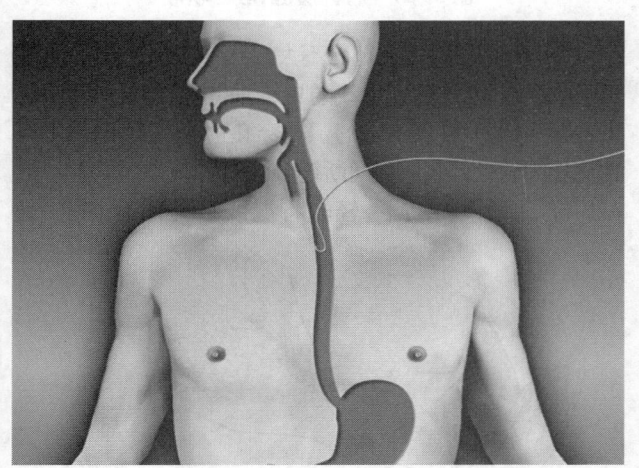

图 32-23　颈部插入套管

9. 外管留下,拔除 J 形导线及扩张内芯拔出,然后插入留置导管至胃部〔图 32-24〕。

10. 球囊内注入空气,牵引至贲门下,确定导管进入胃部,最后去掉外管〔图 32-25〕。

【瘘孔管理】

1. 完成后即可使用。

2. 窦道形成 2 周内缝合固定,消毒换药处理,可使用抗生素,因呕吐等引起的逆流只要不达到颈部食管,一般不会引起瘘孔内压升高,很少感染。

3. 2 周以后解除固定线,用胶布固定。

4. 2 周后方可更换导管。导管更换可在床前进行,可以不使用导线。导管的前段如果需要进入十二指肠和小肠,需在透视下应用导线进行。以一个月为更换周期。

【术后并发症】

按发生几率递减排列如下:

自己拔除:发生几率最多,窦道形成后再插入容易。

窦道感染:使用抗生素,局部换药。

留置导管闭塞:营养剂注入前后要洗净,加大口径。

鼻出血:为一时性。

窦道部出血:大部分可压迫止血。

吸入性肺炎:营养剂注入时,取坐位。

皮下气肿:食管内减压,引流处置。

纵隔气肿:同上。

食管损伤:食管内减压,引流处置(严重)。

第三节　胃十二指肠溃疡穿孔修补术

【适应证】

1. 胃十二指肠溃疡穿孔,穿孔时间长,腹腔污染重;

2. 年迈体弱,腹腔渗液多,而又无条件实行胃大部切除者;

3. 年轻患者,病史短,症状轻,无梗阻及出血等并发症;

4. 穿孔较小,边缘柔软及瘢痕不多者。

【术前准备】

放置胃管,抽净胃内容物,切忌洗胃,抗休克,静脉补液支持,纠正水电解紊乱,给予抗生素。

【麻醉】

连续硬膜外麻醉或全麻。

【体位】

仰卧位,头部略高。

【手术步骤】

1. 采用上腹正中、右上腹旁正中或经右腹直肌切口,尽量吸净腹腔渗液,术中取液作腹腔细菌培养,〔图32-27〕在胃十二指肠前壁和小弯寻找穿孔。穿孔处多水肿严重,质硬,黏液多,有时由于纤维蛋白的形成和邻近组织的粘连可致穿孔处堵塞或愈着,此时需分开网膜、肠曲、胆囊或肝叶后方能找到穿孔部位。若

前壁未见溃疡穿孔,可以切开胃结肠韧带在胃厚壁寻找穿孔,如怀疑溃疡恶变所致穿孔应取活检。

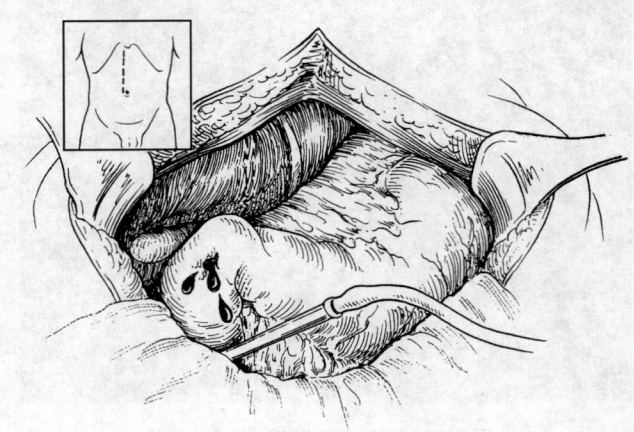

图32-27　打开腹腔,吸出积液

2. 若穿孔小,坚硬范围不大,距穿孔边缘约0.5cm用可吸收线或丝线缝合,缝线与胃纵轴一致,穿孔处上、中、下各缝一针即可〔图32-28〕。若穿孔边缘瘢痕不广,亦可选比较柔软处做浆肌层间断缝合〔图32-29〕。

3. 在助手协助下,轻轻将缝线结扎闭合穿孔,暂

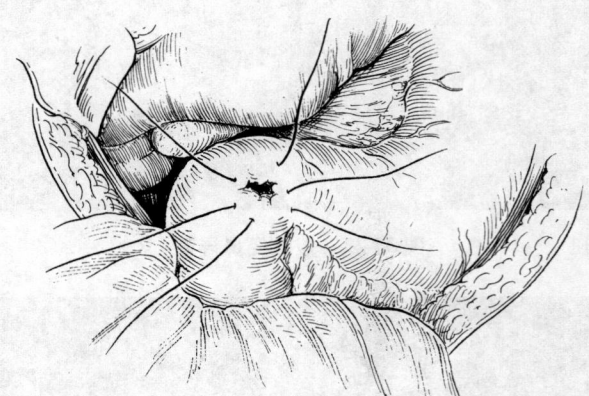

图32-28　在穿孔处(上、中、下)全层缝合

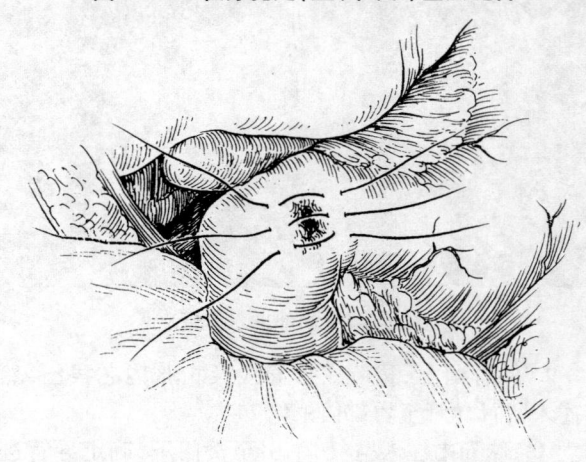

图32-29　在穿孔处(上、中、下)浆肌层缝合

可不剪断缝线。

4. 采用一块大网膜盖穿孔处,将缝线松松地结扎,以免阻断网膜血液循环发生坏死〔图32-30〕。

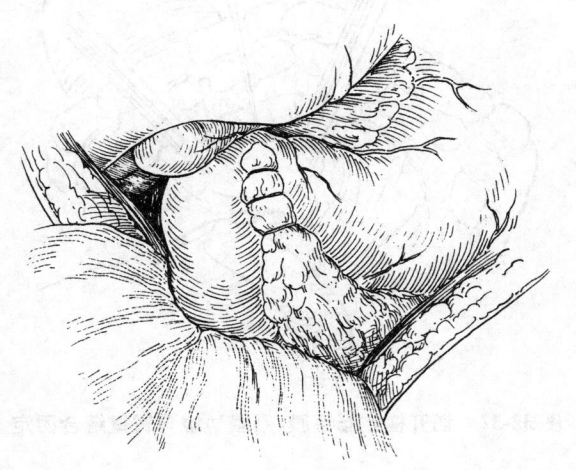

图32-30　大网膜覆盖、结扎

5. 若十二指肠穿孔较大,穿孔周围组织较硬,采用中号丝线贯穿穿孔两侧肠壁全层,缝线缝向与胃十二指肠纵轴平行,将大网膜塞入穿孔处,依次结扎缝线〔图32-31〕,吸净腹腔渗液,采用温生理盐水冲洗,右下腹部放置引流管于坐骨直肠凹处,如患者原有幽门梗阻,可作胃空肠吻合,吸净腹腔冲洗液,逐层关腹。

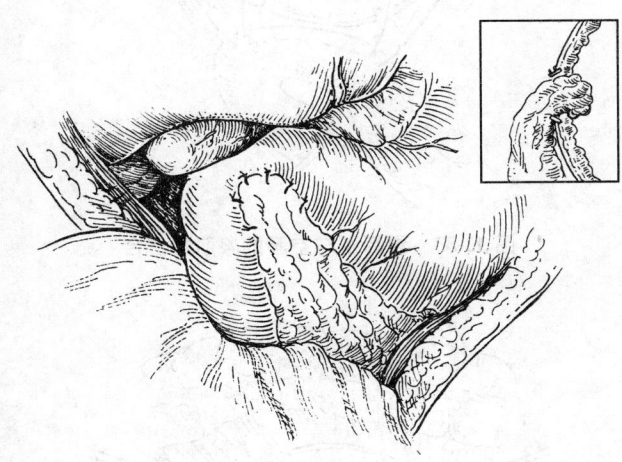

图32-31　大网膜堵塞穿孔,周围缝合固定

【术后处理】

1. 注意生命体征变化。
2. 应用抗生素预防感染。
3. 输液支持治疗并持续胃肠减压。
4. 患者血压平稳,麻醉清醒后采用半坐位。

腹腔镜胃十二指肠溃疡穿孔修补术

【适应证】

1. 全身情况较好,能够耐受全麻,生命体征尚平稳,血液流变学稳定。
2. 急性穿孔,时间在24小时以内。
3. 溃疡穿孔较小(穿孔直径<1.0cm)。
4. 无合并大出血、幽门梗阻且不怀疑恶变者。
5. 无溃疡病史或溃疡病史短,无感染性休克。
6. 无上腹部开腹手术史。随着腹腔镜技术、设备的更新,穿孔修补的范围将会扩大,如胃后壁穿孔、右上腹轻度粘连等病例也能在腹腔镜下行穿孔修补术。

【术前准备】

放置胃管,抽净胃内容物,切忌洗胃,抗休克,静脉补液支持,纠正水电解紊乱,给予抗生素。

【麻醉】

全麻。

【体位】

头高足低位。

【手术步骤】

1. 气腹压力控制在11.28mmHg以下,以免因气腹压力过高而致内毒素血症和细菌移位。
2. 主操作孔的选择应依据穿孔的部位及胃十二指肠所在腹腔位置的高低而定,可选剑突下、左上腹。
3. 胃穿孔者术中常规取活体组织检查,以免遗漏胃癌穿孔。一旦证实为癌性穿孔,主张中转开腹手术修补或根治性切除,对于十二指肠溃疡穿孔,基本上不考虑癌变可能,直接手术修补。
4. 修补前须排除幽门梗阻,大网膜勿填塞过多及避免缝合对侧胃十二指肠壁致胃流出道阻塞。
5. 手术者可能在操作中"走投无路"的情况下中转开腹术仍是最佳选择,这并不意味着手术失败。
6. 以无损伤缝线沿胃十二指肠长轴方向缝合2~3针,打结关闭穿孔,缝合后将大网膜覆盖于穿孔处并打结固定。有时腹腔内炎症较重,穿孔周围无足够的网膜用于填补穿孔处,而肝圆韧带一般炎症较轻,组织韧性较好,不容易被缝线切割,修补牢靠。
7. 也可用腹腔镜缝合器和吸收性明胶海绵制成圆锥状塞入穿孔处修补;也可用4-0号丝线或可吸收丝线加生物胶封堵缝合处修补。也可以小圆针"1"号丝线沿胃十二指肠纵轴以穿孔为中心全层缝合。也有外科医生用带针缝线或腹腔镜缝合器在穿孔两侧全层缝合,全层缝合时可将长镊伸入穿孔内推开后壁,以免前后壁紧贴而缝到后壁。
8. 腹腔冲洗,吸净,放置引流同开腹手术。

【术后处理】

同开腹手术。

第四节　胃引流术

当胃的排空发生障碍引起胃潴留时,可采用手术

5

方式解决引流问题。常用的手术方式有幽门成形术及胃空肠吻合术,总称为胃引流术(operations for gastric drainge)。

【适应证】

1. 作为迷走神经切断术的附加手术,解决因迷走神经干或选择性迷走神经切断术引起的胃排空障碍问题。

2. 近端胃部分切除术应附加幽门成形术,防止因迷走神经被切断引起胃潴留,减少胃食管反流。

3. 幽门及十二指肠梗阻。若为恶性肿瘤引起的梗阻已无法切除者,行胃空肠吻合术作为姑息性的治疗措施;若为炎性病变如结核、克罗恩病等可行暂时性胃空肠吻合术。

【术前准备】

1. 幽门梗阻的患者手术前 2 ~ 3 天开始禁食,置鼻胃管减压、洗胃。

2. 其他术前准备同胃部分切除术。

【麻醉与体位】

同胃部分切除术。

一、胃、空肠吻合术

用于迷走神经切断术的引流术,吻合口在胃窦部后壁的引流效果较好;因肿瘤引起的幽门或十二指肠梗阻,吻合口应在胃体部前壁或大弯侧。胃后壁吻合一般为结肠后径路,胃前壁吻合一般为结肠前径路。

结肠前胃空肠吻合术操作比较方便。由于空肠上提与胃吻合必须绕过横结肠及大网膜的前面,输入空肠段较长,有可能发生输入空肠段的并发症是其缺点。结肠后胃空肠吻合的空肠输入段较短,但如横结肠系膜过短或小网膜腔粘连过多时则不能用此法。

(一) 结肠后胃空肠吻合术

【手术步骤】

1. 在胃前壁相当于胃后壁预订吻合口的两端各上一把 Babcock 钳作为标志。吻合口部位一般应在胃最底部后壁大弯侧,呈横行。提起横结肠,于结肠中动脉左侧无血管区切开系膜,长 7 ~ 8cm。将胃大弯向上翻,同时将胃前壁的两把 Babcock 钳向下顶住胃后壁,使胃后壁从结肠系膜切口露出,用不可吸收线将胃后壁缝合两针做牵引。将胃后壁经结肠系膜孔拖出少许,再将横结肠系膜孔边缘与胃后壁固定缝合一圈〔图 32-32〕。

2. 提起近端空肠向胃后壁靠拢。胃壁和肠壁各上一把肠钳。用 0 号不可吸收线行胃后壁与空肠的浆肌层缝合,缝合线长 5 ~ 6cm。输入空肠段不宜过长,通常不超过 10cm〔图 32-33、图 32-34〕。

3. 于距缝合线 0.4 ~ 0.5cm 处平行切开胃后壁浆

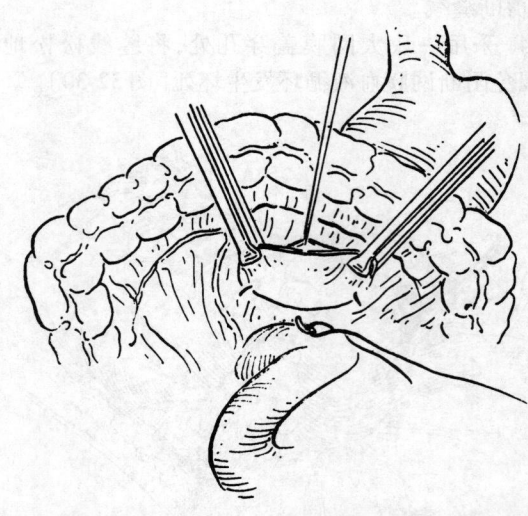

图 32-32　切开横结肠系膜,系膜边缘与胃壁缝合固定

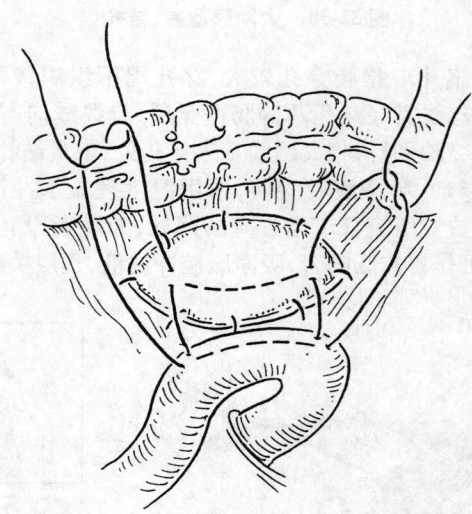

图 32-33　胃后壁与空肠的浆肌层缝合

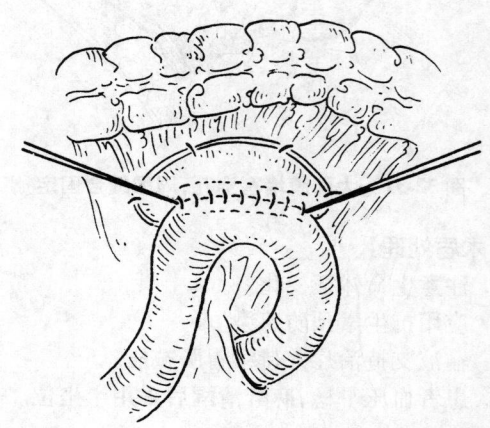

图 32-34　缝合线长 5 ~ 6cm,距缝合线 0.5cm 平行切开胃壁及空肠壁

肌层,显露出胃黏膜下血管。用 3-0 号不可吸收线将血管两端一一缝扎,再于两缝线之间切开胃黏膜。同时在距浆肌层缝合线 0.4 ~ 0.5cm 处平行切开空肠壁。吻合口后壁用 3-0 号不可吸收线行全层间断缝合〔图 32-35〕。

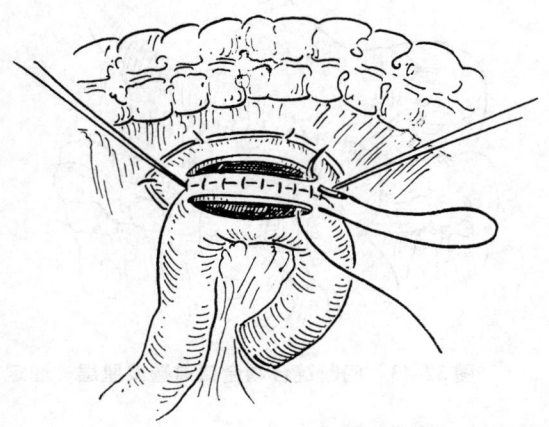

图 32-35　全层缝合吻合口后壁

　　4. 吻合口前壁亦用 3-0 号不可吸收线全层间断缝合。松开胃壁及肠壁的肠钳,再用 0 号不可吸收线行浆膜层间断缝合〔图 32-36、图 32-37〕。

（二）结肠前胃空肠吻合术

【手术步骤】

　　1. 将近端空肠经结肠前上提,与胃前壁大弯侧靠拢。用 0 号不可吸收线行胃与空肠浆肌层间断缝合,长度 5 ~ 6cm。然后于胃壁和肠壁各上一把肠钳,暂时夹闭胃及肠腔〔图 32-38〕。

　　2. 距缝合线 0.4 ~ 0.5cm 处平行切开胃后壁浆肌层,显露出胃黏膜下血管。用 3-0 不可吸收线将血管的两端缝扎止血〔图 32-39〕。

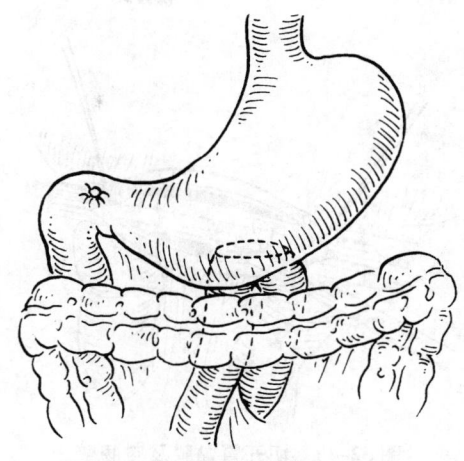

图 32-37　前壁浆肌层缝合

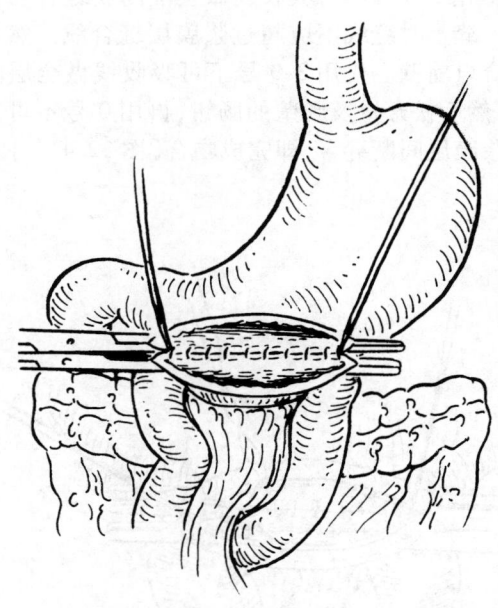

图 32-38　胃壁与空肠行吻合口后壁浆肌层缝合

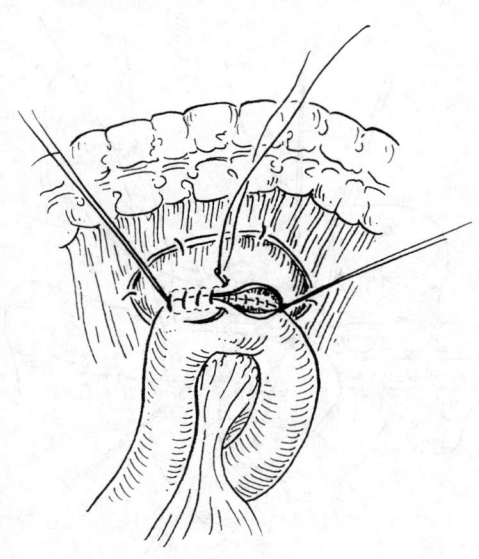

图 32-36　全层缝合吻合口前壁

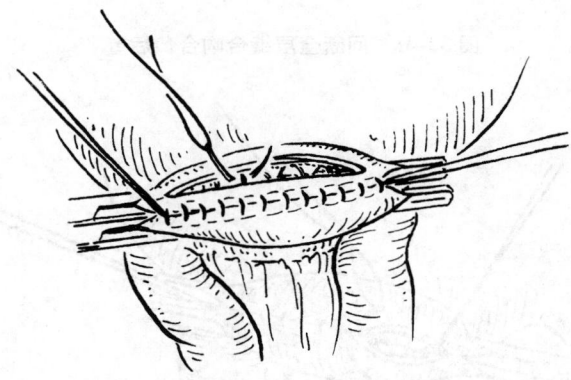

图 32-39　切开胃壁浆肌层黏膜下缝扎血管止血

　　3. 于两端缝扎线的中间切开胃黏膜进入胃腔,再切开空肠壁。切口的长度及浆膜层缝合线的距离同胃的切口〔图 32-40〕。

5

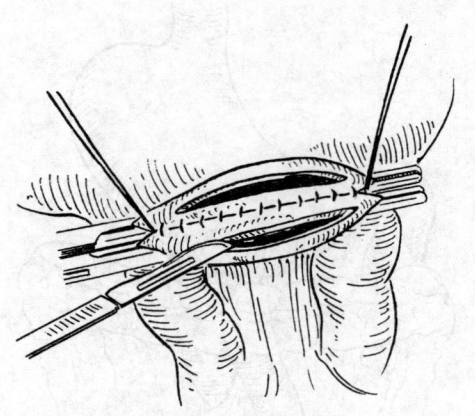

图 32-40　切开胃黏膜及空肠壁

4. 用 3-0 号不可吸收线做全层间断缝合吻合口后壁。缝合时缝线不应超过浆膜层缝合线。然后缝合吻合口前壁。先用 3-0 号不可吸收线做全层间断缝合，然后松开胃及肠壁的肠钳，再用 0 号不可吸收线行浆膜层间断缝合，即完成吻合〔图 32-41 ~ 图 32-43〕。

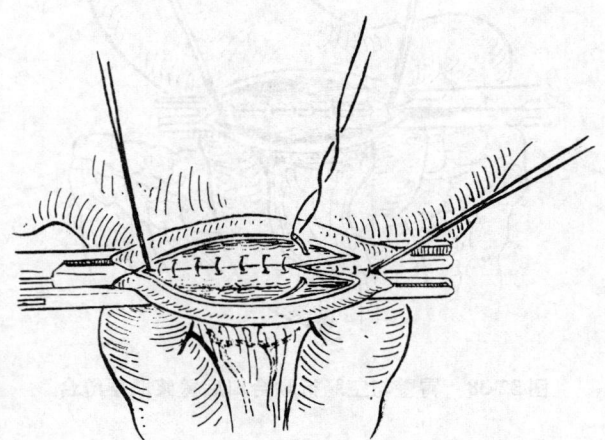

图 32-41　间断全层缝合吻合口后壁

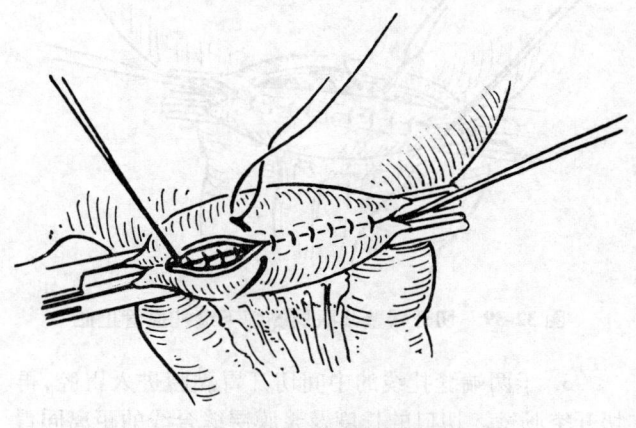

图 32-42　间断全层缝合吻合口前壁

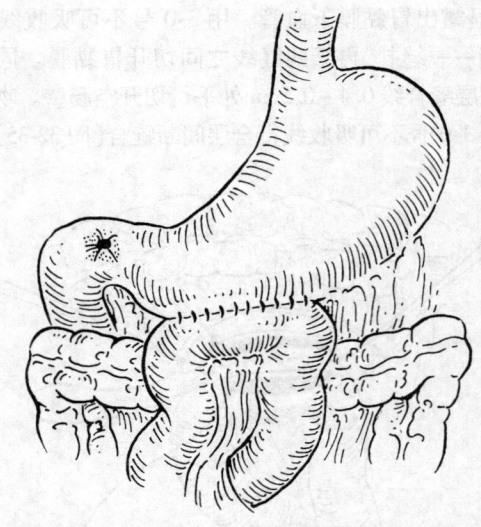

图 32-43　间断缝合吻合口前壁浆肌层

【术中注意事项】

1. 大网膜太肥厚者应适当切除，使输入空肠段不至太长；

2. 输入空肠段的长度要适当。

3. 吻合口应尽量靠近大弯侧，以横行方向较好，有利排空。

（三）胃、空肠吻合术（吻合器法）

胃空肠吻合术可以用订书机式胃肠吻合技术。一般可用侧-侧吻合器（CF）来完成吻合。

（四）结肠前胃空肠吻合术

【手术步骤】

1. 将胃与空肠预定吻合部位靠拢。吻合前的准备及操作步骤与手缝法相同，可在结肠前吻合，也可行结肠后吻合。

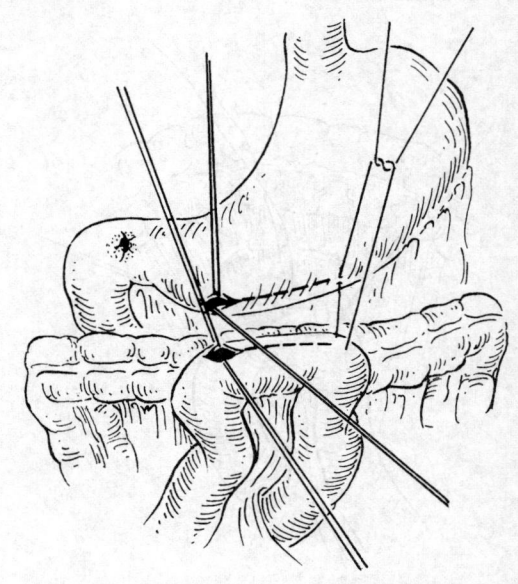

图 32-44　浆肌层缝合牵引线

2. 于胃、肠壁预定吻合部位的两端分别缝两针牵引线。与两线之间切开胃壁及肠壁,切开长约1cm〔图32-44〕。

3. 将装配好的 CF 两片分开。一片的前端吻合部经胃切口插入胃腔,另一片的前端吻合部插入空肠腔,进入的长度为 5~6cm。上下两片沿预定吻合口的方向靠拢扣紧将胃与空肠壁夹在一起〔图32-45〕。

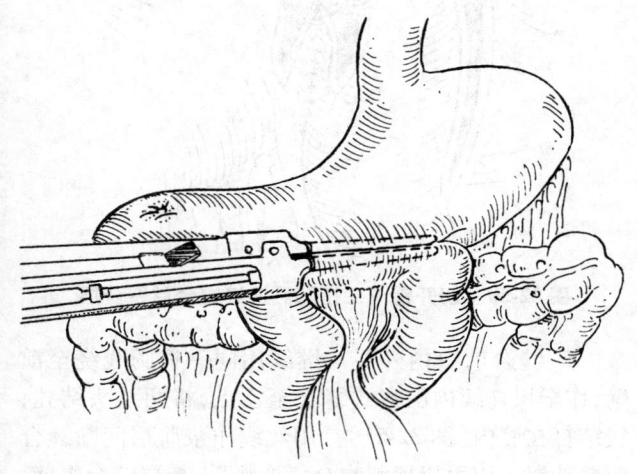

图 32-45　将 CF 两片分别插入胃腔及空肠腔

4. 手术者用右手握住 CF 器身,用拇指用力推动推片,将推片推进到顶端,此时即完成了胃肠壁的缝合及切开。完成的吻合口为两排钉缝合的全层内翻式吻合。松开 CF 器身上下两片,将 CF 取出〔图32-46〕。

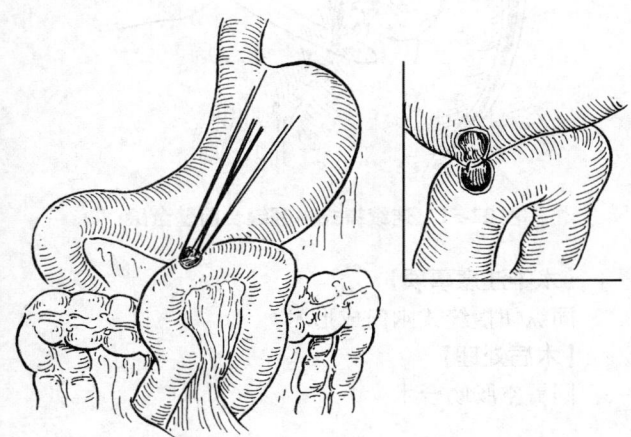

图 32-46　推动推片完成吻合,取出 CF

5. 胃肠壁上留下的小口可用不吸收线间断缝合或用残端缝合器(XF)缝合关闭〔图32-47、图32-48〕。

二、纵切横缝式幽门成形术

幽门成形术是将幽门环肌切断消除幽门的功能,扩大幽门的出口。幽门部有明显炎症或严重的瘢痕畸

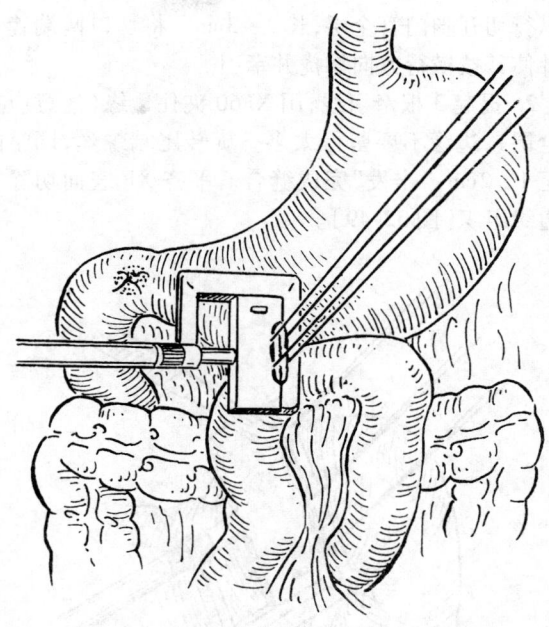

图 32-47　残端缝合器(XF)缝合关闭

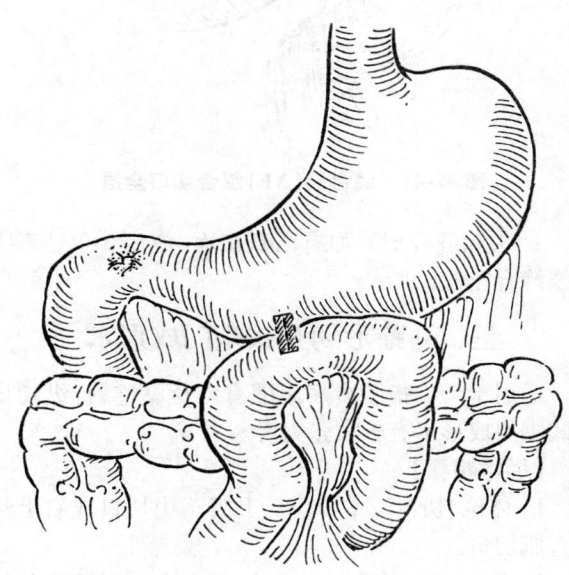

图 32-48　闭合完成

形时禁用。

(一) 幽门环肌切开成形术
幽门环肌切开成形术即幽门环肌纵切横缝法。
【手术步骤】
以幽门管为中心,于幽门管前壁沿幽门纵轴的方向做长 3~4cm 的切口。切开幽门管全层,完全切断幽门环肌,止血后横行缝合。第一层用不吸收线全层间断缝合,再加一层浆肌层缝合。注意在缝合时勿内翻过多,以免妨碍通畅。切开后亦可用胃肠缝合器(XF)缝合。

(二) 幽门成形术(缝合器法)
【手术步骤】
1. 于幽门管前壁缝合两针牵引线。在两缝线之

499

间纵行切开幽门管全层,长 2~3cm。将切口两端缝合一针使其按横行方向靠拢并牵引。

2. 提起 3 根牵引线,用 XF60 夹住边缘(注意应夹住全层),边缘不要留得太多。旋转尾端螺丝,调整间距至 1~2cm,"击发"完成缝合。平齐 XF 表面切除切口边缘组织〔图 32-49〕。

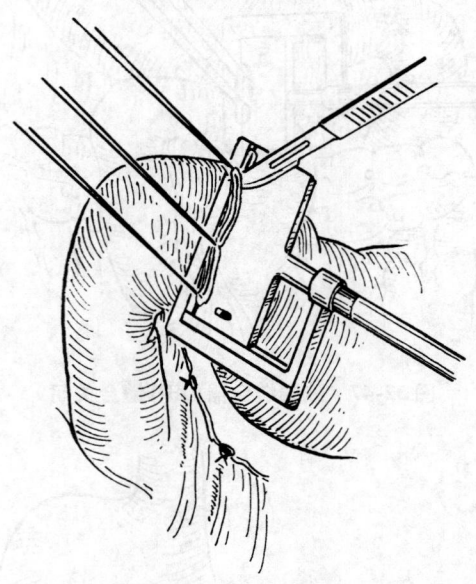

图 32-49 缝合器(XF)缝合切口全层

3. 去除缝合器。如有活跃出血,应用 3-0 号不吸收线缝合止血。

三、马蹄形切开式幽门成形术

适用于十二指肠溃疡周围有广泛粘连,行纵切横缝式幽门成形术有较大张力者。

【手术步骤】

1. 体位、切口 平卧位。上腹正中切口或右上经腹直肌切口。

2. 分离十二指肠 剖腹后,先在十二指肠降部外侧切开后腹膜(Kocher 切口),使十二指肠降部得以分离,以利胃窦大弯与十二指肠降部内缘接近。

3. 缝合吻合口后壁外层 将胃大弯和十二指肠降部内缘,从上端开始用丝线缝合一排浆肌层间断缝合,第一针始于幽门下缘,全长 6~8cm,约缝 8~10针。

4. 切开胃肠壁,缝合后壁内层 在距离后壁外层缝线 0.5cm,比缝合部下端短 0.5cm 处,从十二指肠降部内缘(甲点)开始,绕过幽门(乙点)至胃大弯(丙点)做一马蹄形切口,切开胃、十二指肠及幽门括约肌,并缝扎出血点。清除胃、肠腔内容物后,在后壁用肠线从乙点开始,先做一针全层间断缝合,结扎线不剪断。再用此线将后壁全层作锁边缝合,将甲、丙两点缝

合对拢〔图 32-50〕。

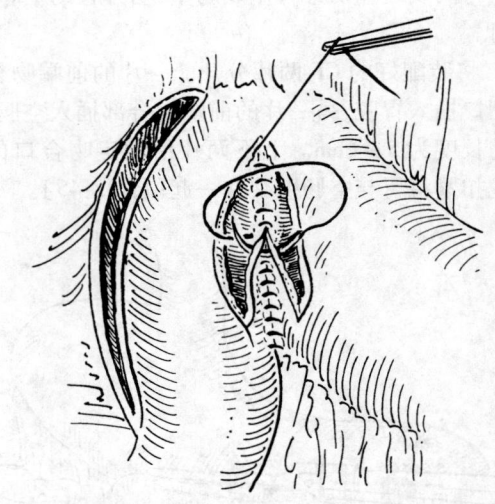

图 32-50 切开胃十二指肠后连续缝合后壁全层

5. 缝合前壁内外层 继续用同一根肠线绕至前壁,作全层连续内翻褥式缝合至乙点,将两线头结扎,线结打在腔内〔图 32-51〕。用丝线作浆肌层间断缝合前壁外层。用手指探测吻合口通畅后,按层缝合腹壁。

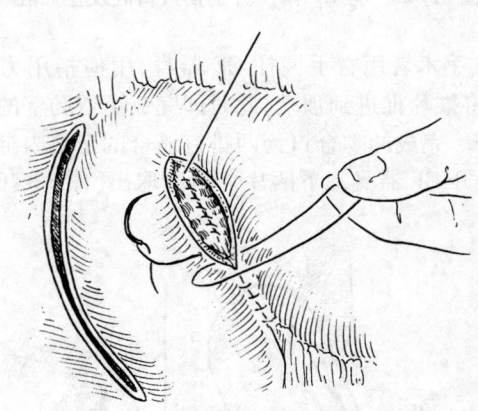

图 32-51 连续褥式内翻缝合前壁全层

【术中注意事项】
同纵切横缝式幽门成形术。
【术后处理】
同胃空肠吻合术。

四、胃、十二指肠吻合术

(一)Finney 法
【手术步骤】

1. 首先分离十二指肠幽门部的粘连。沿十二指肠外侧切开后腹膜使十二指肠充分游离松解。于幽门中点的上缘缝一针牵引线,再于胃大弯距幽门 5cm 处和十二指肠距幽门 5cm 处用不吸收线固定缝合 1 针,使幽门下方的胃大弯与十二指肠靠拢。用 0 号不吸收

线做浆肌层间断缝合〔图 32-52〕。

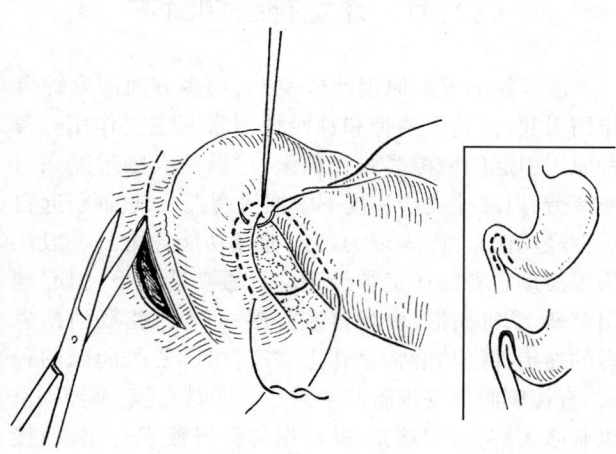

图 32-52　Kocher 切口切开十二指肠降段外侧后腹膜、浆肌层缝合十二指肠及胃壁后壁(沿 U 形切口)

2. 沿浆肌层缝合线的两端切开胃及十二指肠并切开幽门管,使成为倒 U 形切口〔图 32-53〕。

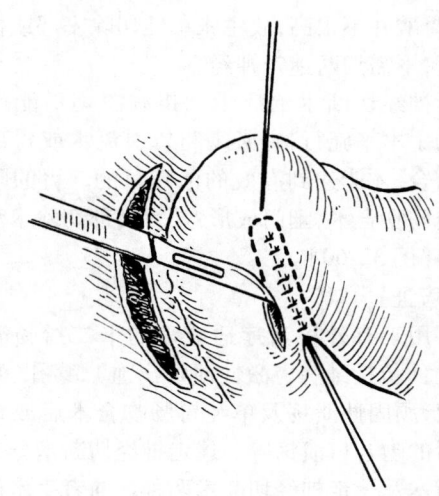

图 32-53　沿缝合线两侧倒 U 形切开胃及十二指肠并切开幽门管

3. 然后用 3-0 号不吸收线行吻合口后壁全层间断缝合〔图 32-54〕。

4. 再用 3-0 号不吸收线行吻合口前壁全层间断缝合〔图 32-55〕,再加浆肌层缝合〔图 32-56〕。

（二）Jaboulay 法

【适应证】

适用于幽门部瘢痕畸形严重或有明显的炎症水肿者。

【手术步骤】

1. 沿十二指肠降段外侧切开后腹膜,充分游离十二指肠第 2、3 段。将胃大弯近幽门部的大网膜清理干净,再将十二指肠第 2 段与胃大弯靠拢,用 0 号不吸收

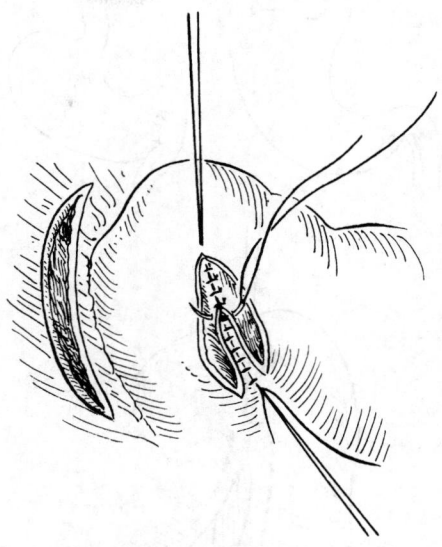

图 32-54　全层间断缝合吻合口后壁

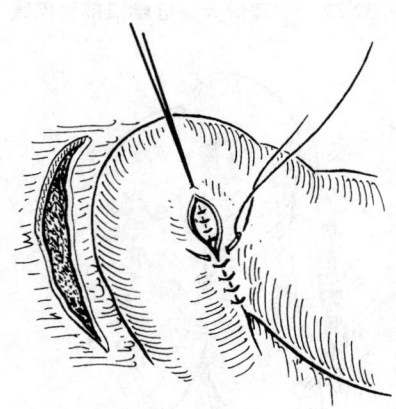

图 32-55　全层间断缝合吻合口前壁

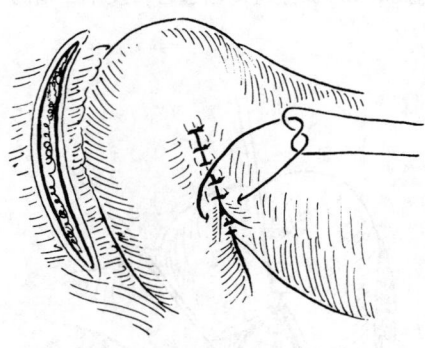

图 32-56　浆肌层间断缝合前壁

线做浆肌层间断缝合〔图 32-57、图 32-58〕。

2. 沿浆肌层缝合线的两端分别切开胃壁及十二指肠壁。吻合口后壁用 3-0 号不吸收线做全层间断缝合。前壁行全层间断缝合,再加浆肌层缝合〔图 32-59〕。

5

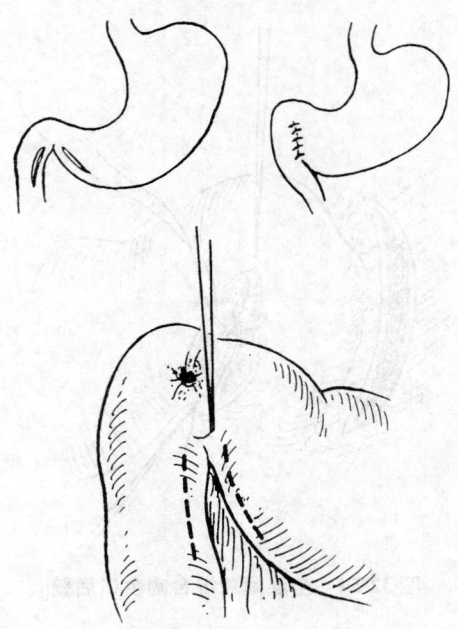

图 32-57　清理胃大弯近幽口部大网膜

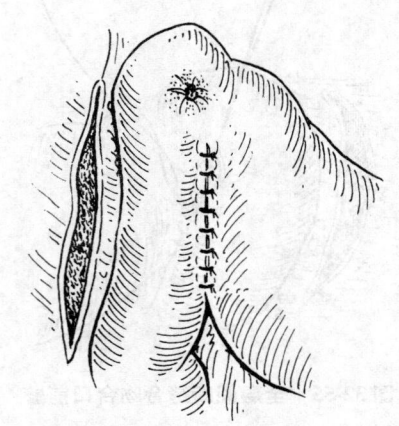

图 32-58　浆肌层间断缝合胃及十二指肠

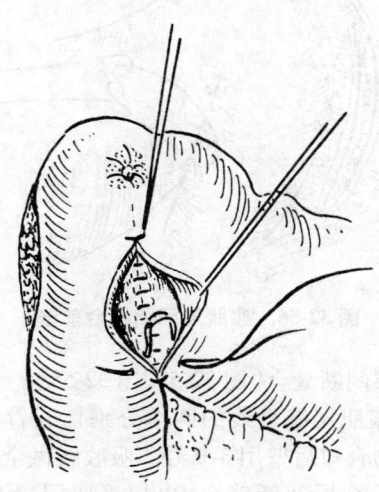

图 32-59　沿浆肌层缝合线两端切开胃壁及
十二指肠壁,间断全层缝合吻合口前后壁

第五节　迷走神经切断术

溃疡病的发病原因比较复杂,为多方面因素综合作用引起,但其中精神和神经性因素起主要作用。各种原因引起的精神紧张和刺激,可以使大脑过度兴奋或疲劳,以致使皮层和皮下中枢协调失常,进而引起自主神经功能紊乱,表现为迷走神经功能异常。一般认为胃溃疡患者的迷走神经运动纤维功能低下,引起幽门痉挛、窦部淤滞、窦相胃酸分泌;而十二指肠溃疡患者的迷走神经功能常呈亢进状态,引起乙酰胆碱的释放,直接刺激胃壁细胞产生胃酸。同时,迷走神经兴奋也刺激窦部,引起迷走-胃窦相的促胃液素分泌,间接地产生胃酸。窦部还可直接受食物和碱性黏液的刺激而分泌促胃液素,引起局部胃窦相的胃酸分泌。

根据上述观点,多年来许多医务工作者主张用迷走神经切断来治疗十二指肠溃疡,既可降低胃酸,减少溃疡复发,又能避免小胃症状、营养不良等胃次全切除术后的并发症。而对胃溃疡患者,主要表现局部胃窦相分泌,胃酸并不很高,故主张单纯切除窦部或做半胃切除即可,不需切断迷走神经。

迷走神经切断术治疗十二指肠溃疡不能作为一个独立的手术来施行,它必须与胃引流术或胃部分切除术相结合,才能达到有效的治疗目的。胃的附加手术有胃空肠吻合术,幽门成形术,胃窦部切除术和半胃切除术等〔图 32-60〕。

【适应证】

主要用于有外科治疗适应证的十二指肠溃疡病例,如出血(包括某些应激性溃疡出血)、穿孔、瘢痕性幽门梗阻、顽固性溃疡及单纯胃肠吻合术后或胃部分切除术后的吻合口溃疡等。迷走神经切断术分迷走神经干切断术及迷走神经切断术两种。前者手术操作简单,但术后有腹胀、腹泻等症状,适用于较危重的患者;后者对术后胃肠道功能扰乱较轻,但手术操作较复杂,适用于对手术耐受性较好的患者。因二者都必须附加胃引流术或胃部分切除术,才能使手术完整;近年来又发展了高度选择性胃迷走神经切断术(又称壁细胞迷走神经切断术)。只切断胃壁细胞区的迷走神经,而不必附加胃引流术或半胃或窦部切除术,可作为独立手术施行。该术式在理论上有其极大优越性,但手术操作上要求严格。三种术式见示意图〔图 32-61〕。

【术前准备】

同胃引流术。

【麻醉】

一般用硬膜外麻醉。年老体弱和腹壁松弛者可用强化加局麻。

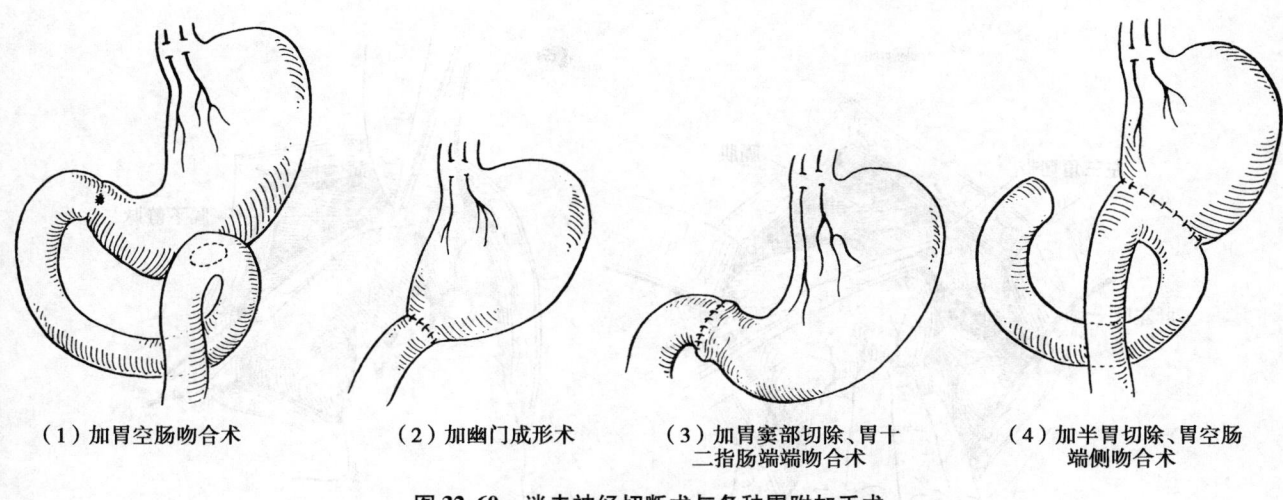

（1）加胃空肠吻合术　　　（2）加幽门成形术　　　（3）加胃窦部切除、胃十　　　（4）加半胃切除、胃空肠
　　　　　　　　　　　　　　　　　　　　　　　　　　二指肠端端吻合术　　　　　　端侧吻合术

图 32-60　迷走神经切断术与各种胃附加手术

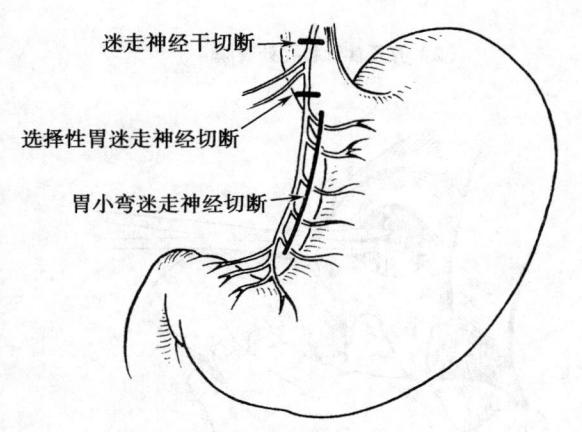

迷走神经干切断

选择性胃迷走神经切断

胃小弯迷走神经切断

图 32-61　迷走神经切断术三种术式

一、迷走神经干切断术

【手术步骤】

1. 体位、切口　平卧位。上腹自剑突至脐作正中切口，必要时可剪断左侧肋弓软骨。

2. 显露食管裂孔　剖腹探查，确定为十二指肠溃疡后，显露肝左外叶，用手或拉钩拉开，剪断肝左三角韧带和冠状韧带〔图 32-62（1）〕。注意结扎从膈肌到肝脏的小血管和膈肌表面的副肝静脉。用纱布垫覆盖后，将拉钩把肝左叶拉向右侧，显露贲门及食管裂孔。

3. 剪开食管裂孔腹膜　摸到术前安放的胃管，证实为贲门及食管下端后，于食管裂孔腹膜折返处以下横行剪开腹膜，注意勿损伤裂孔上缘的膈下静脉〔图32-62（2）〕。然后，用手指沿食管周围的疏松结缔组织分离出一段食管。

4. 切断迷走神经前干　迷走神经前干（左支）通常紧贴食管前壁并略偏左侧下行，一般在切开腹膜、显露食管后即可见到。如果不能见到或因渗血显露不清时，可将胃向下方牵引，使食管拉紧，在其表面就可摸

到一条琴弦样条索，即为迷走神经前干〔图 32-62（3）〕。将其分离出约 3～5cm 一段后，予以切除。两断端应用细丝线结扎，以防神经营养血管出血〔图 32-62（4）〕。

5. 切断迷走神经后干　用纱布条或手指将食管拉向左侧，于食管右后方疏松结缔组织内寻找迷走神经后干（右支）。后干与前干不同，常与食管有一段距离；藏于腹膜后组织内。找到后分离出长约 3～5cm 一段神经，予以切除。两残端用细丝线结扎止血〔图 32-62（5）（6）〕。

6. 缝合食管裂孔腹膜　缝合食管裂孔处腹膜切口，将肝左叶复位原处后，进行胃引流术或胃部分切除术。

【术中注意事项】

1. 术前需下胃管，以作为术中切开食管裂孔处腹膜时的标志，但当要分离并拉开食管时，应把胃管退出，以免压迫食管黏膜引起损伤和坏死。

2. 剪断肝左三角韧带和冠状韧带，以及切开食管裂孔腹膜的过程中，应妥善结扎所遇到的小血管，以免血液弥漫于腹膜后间隙，增加寻找迷走神经的困难。

3. 在分离和牵引迷走神经前，应先用 0.25% 普鲁卡因在食管裂孔周围浸润。分离操作要轻柔，以免引起迷走-迷走反射，造成心脏停搏。

4. 迷走神经解剖变异较大，在前、后主干切断后，应在贲门区前后仔细寻找来自神经干近段直接分布至胃壁的细小纤维，并予全部切断，以免术后溃疡复发。

【术后处理】

迷走神经干切断术后，胃肠道张力减弱，肠麻痹时间较长，必须留置胃管 3～5 日，同时禁食，并由静脉补液，维持营养及水、电解质平衡，至肠蠕动功能恢复为止。

5

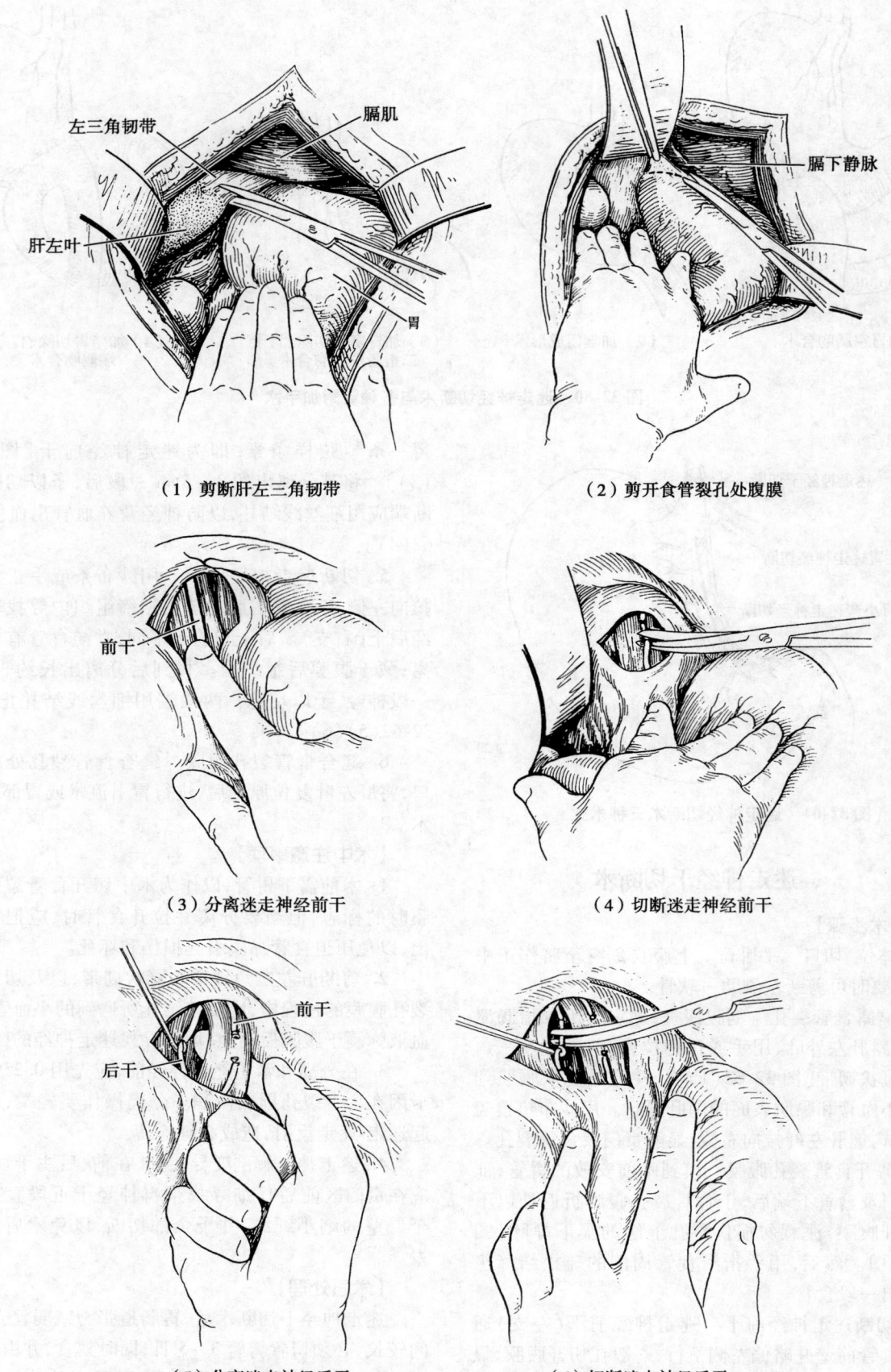

（1）剪断肝左三角韧带

（2）剪开食管裂孔处腹膜

（3）分离迷走神经前干

（4）切断迷走神经前干

（5）分离迷走神经后干

（6）切断迷走神经后干

图 32-62　迷走神经干切断术

二、选择性胃迷走神经切断术

【手术步骤】

1. 体位、切口　同迷走神经干切断术。

2. 显露迷走神经干　拉开肝左外叶,显露食管裂孔。剪开局部腹膜、分离食管及显露神经干的步骤与迷走神经干切断术相同。

3. 切断胃前支　先用一条胶皮片绕过迷走神经前干轻轻拉开,然后向下扩大小网膜切口。助手把胃向下牵拉,即可见到埋藏于小网膜内的肝支。同样,用胶皮片绕过肝支轻轻提起,并向上逆行分离,即可清楚地见到肝支发出的部位。将肝支轻轻拉开后,在分出处切断胃前支并尽量将其各分支分离到胃小弯处切除〔图32-63(1)(2)〕。

4. 切断胃后支　将食管及贲门向左侧牵引,在贲门以上食管右侧的腹膜后疏松结缔组织内,可见到或

摸到琴弦样条索,即迷走神经后干,加以分离后,用胶皮片绕过轻轻牵引。然后,嘱助手将胃向下向前牵拉,把前干及其肝支轻轻向右侧拉开。沿后干向下寻找,即可见到或摸到向腹腔动脉丛走行的腹腔支,将其轻轻拉开后,在分出处切断胃后支,并尽量将其各分支分离至胃小弯切除〔图32-63(3)(4)〕。

5. 切断膈上迷走神经胃支　有些胃支可能在前、后干尚未分出肝支和腹腔支以前直接由膈上迷走神经干发出,分布到贲门附近的胃前、后壁。因此,必须分别拉开迷走神经前、后干,在贲门附近逆行向上仔细检查膈上神经干,保留其分布至食管下端的神经纤维,一一切断其分布到贲门附近的胃前、后壁的纤维支。如遗留部分胃支纤维,将有溃疡复发的可能。

6. 缝合食管裂孔腹膜　缝合食管裂孔处的腹膜切口,并将肝左叶复位,然后进行胃引流术或胃部分切除术。按照无菌原则,通常应先行迷走神经切断术,再行

5

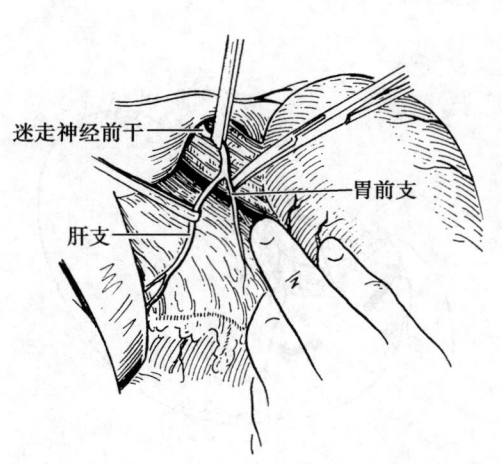

（1）拉开迷走神经前干,显露肝支、胃前支

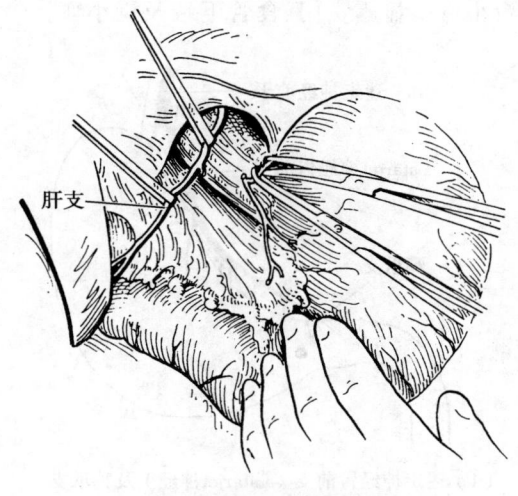

（2）拉开肝支,切断胃前支

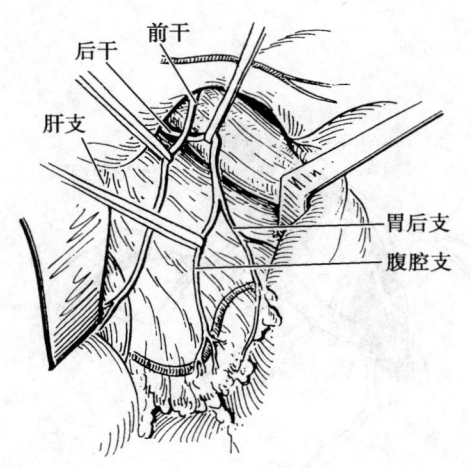

（3）拉开迷走神经后干,显露腹腔支和胃后支

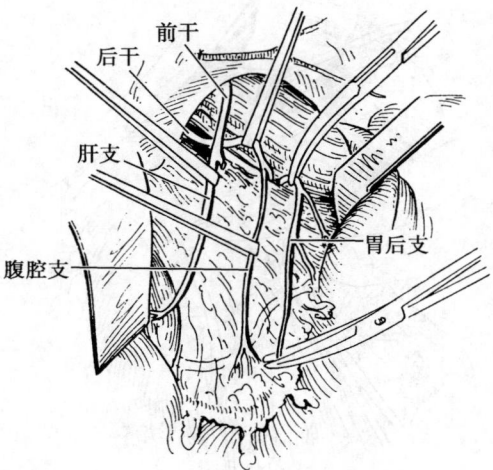

（4）拉开腹腔支,切断胃后支

图32-63　选择性迷走神经切断术

胃引流术或胃部分切除术。只有在溃疡病大出血病例才先处理胃、十二指肠，控制出血后再处理迷走神经。

【术中注意事项】

在迷走神经前、后干分出分支后，各分支间有时有交通支存在。因此，在选择性迷走神经切断术中，所有胃前、后支应尽可能在其分出处至胃小弯之间分离、切除，以免术后溃疡复发。其他注意事项同迷走神经干切断术。

【术后处理】

同迷走神经干切断术。

三、高选择性胃迷走神经切断术
（壁细胞迷走神经切断术）

【手术步骤】

1. 体位　平卧，上躯干垫高，剑突部保持在最高位，有利于贲门部的显露。

2. 切口　同迷走神经干切断术。

3. 显露胃小弯　显露贲门、食管下端及胃小弯，必要时可在大弯侧加以牵引，在消瘦者迷走神经胃前支（Latarjet 神经）及鸦爪支辨认清楚〔图32-64（1）〕。

4. 分离小网膜　在距幽门静脉5～7cm，相当鸦爪第1分支略上方，按黑箭头所示方向，紧贴胃壁分离小网膜前叶〔图32-64（2）〕。

5. 显露迷走神经　在肥胖者，可在小网膜无血管区剪开一裂隙，用左示指和（或）中指通过此裂隙伸入小网膜和胃的后面，更易于辨认胃前支的胃壁分支，并有利于对它的分离切断〔图32-64（3）〕。

6. 分离、切断迷走神经分支　继续向上解剖分离，直达贲门及食管下端。示指经食管后方抵贲门右侧，戳开疏松组织，绕一胶皮导管，向右下方牵引贲门和食管，有利于食管下端和胃底分离，下端食管周围和胃底部皆需分离5cm左右。在分离切断通往食管下端和胃底的神经分支过程中，尤应注意勿忘寻找切断来自后干，通往胃底部的一条较粗神经分支，通常称为"犯罪神经（nerves criminalis）"。如果遗漏该支，可有溃疡复发之虞〔图32-64（4）〕。

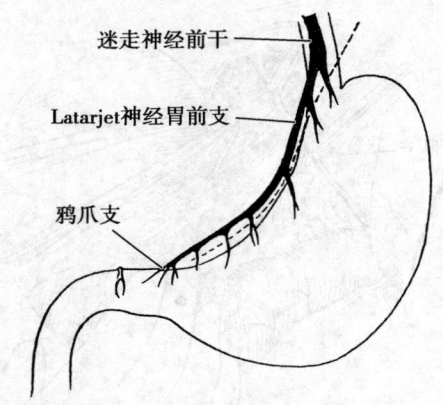

（1）迷走神经胃前支（Latarjet神经）及鸦爪支

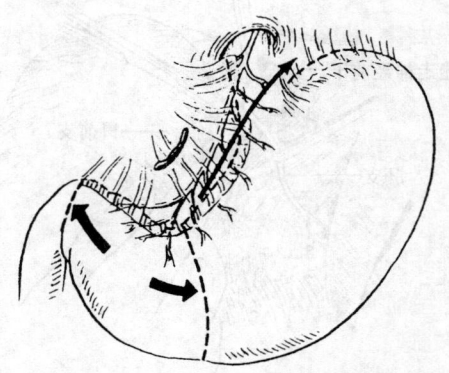

（2）距幽门静脉5~7cm按黑线箭头所示方向，分离小网膜前叶

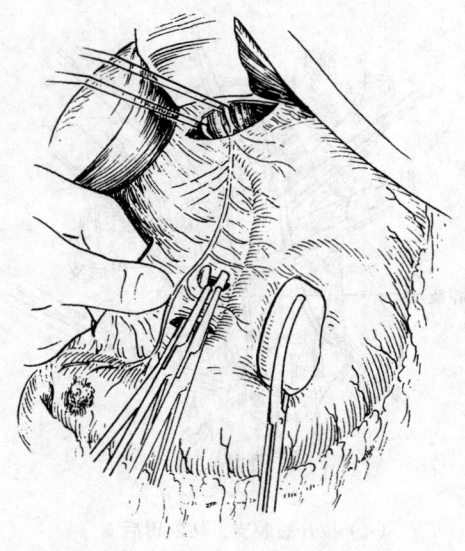

（3）分离切断胃前支神经的胃壁分支

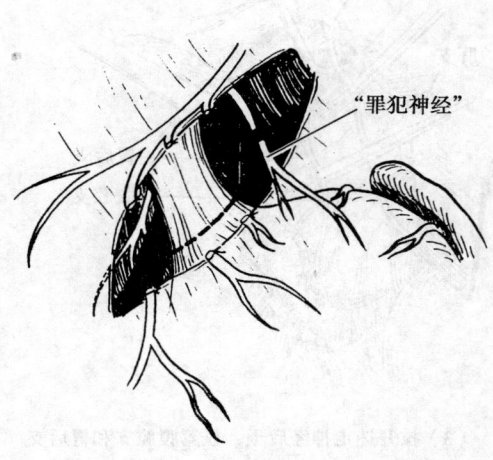

（4）寻找切断"罪犯神经"

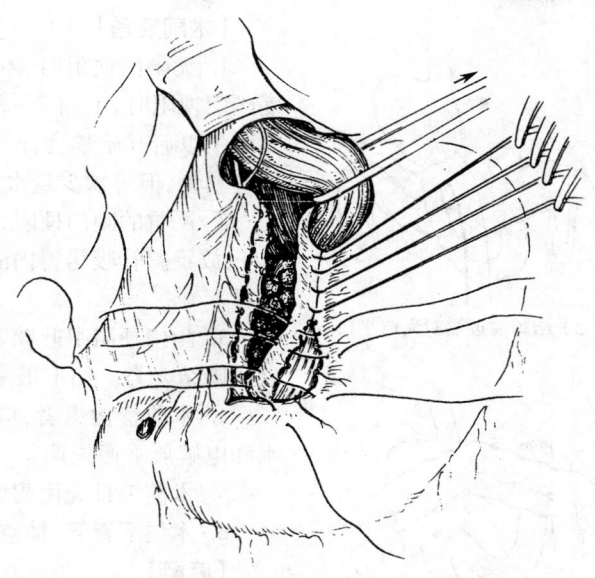

（5）胃小弯侧裸露的创面予以腹膜化

图 32-64　高度选择性迷走神经切断术

7. 腹膜化小弯创面　将食管和贲门向左侧牵开，显露小网膜后叶，继续予以分离、切断，直至右缘。至此，通往胃近端壁细胞区的迷走神经纤维已完全切断。将胃小弯侧裸露的创面予以腹膜化〔图 32-64（5）〕。

【术中注意事项】

分离胃小弯侧必须紧贴胃壁，从鸦爪第 1 支上方开始向上进行，必须保护肝支和腹腔支不受损伤。走向胃壁的神经分支与胃左血管并行，分离过程中必须妥善结扎这些血管分支，以免出血。

【术后处理】

术后胃管减压 1～2 日，第 3 日进流质，第 5～7 日可进软食，其他同迷走神经干切断术。

第六节　胃部分切除术

胃部分切除术包括胃窦部切除术、半胃切除术等。胃窦部切除术是沿胃小弯幽门切迹以上 2～3cm 处至大弯的垂线，切除约 30% 的胃远段。半胃切除术是从胃小弯侧胃左动脉第 2 分支起始处以下至胃大弯侧胃网膜左、右动脉交界处，切除 50% 的胃远段。胃次全切除术是从胃小弯侧胃左动脉第 2 分支起始处以下至大弯侧脾下极平面（约切断胃网膜左动脉远端 2～3 支分支，通常切除约 70%～75% 的胃远段）（图 32-65）。

胃部分切除术后，胃肠道重建及吻合的术式很多，归纳起来不外为毕（Billroth）Ⅰ 式、毕 Ⅱ 式及这两种术式的各种改良方法〔图 32-66、图 32-67〕。毕 Ⅰ 式是将胃与十二指肠直接吻合，多用于胃溃疡行胃部分切断术或十二指肠溃疡行迷走神经切断术加胃部分切除后（胃窦部切除术或半胃切除术）；毕 Ⅱ 式是将胃与空肠吻合，多用于十二指肠溃疡行胃次全切除后。

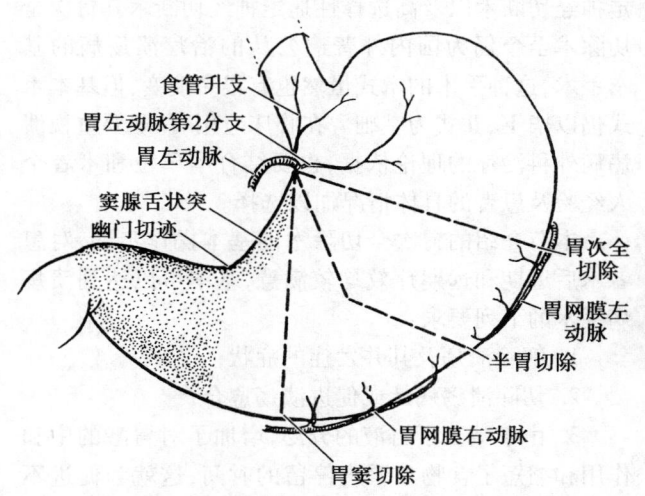

食管升支
胃左动脉第2分支
胃左动脉
窦腺舌状突
幽门切迹
胃次全切除
胃网膜左动脉
半胃切除
胃网膜右动脉
胃窦切除

图 32-65　各种胃部分切除术的范围

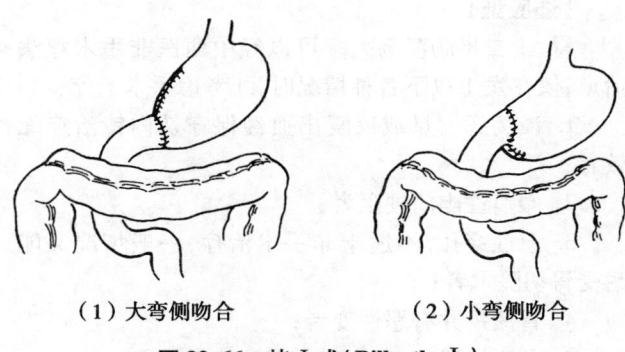

（1）大弯侧吻合　　　（2）小弯侧吻合

图 32-66　毕 Ⅰ 式（Billroth Ⅰ）

507

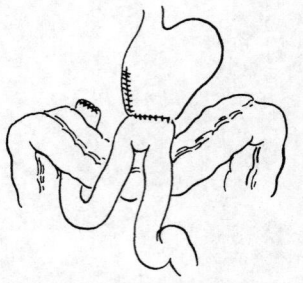

（1）结肠前近端对小弯半口

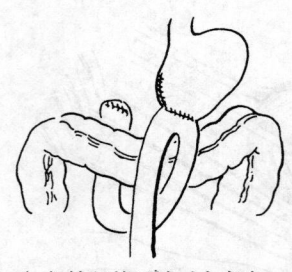

（2）结肠前近端对大弯半口

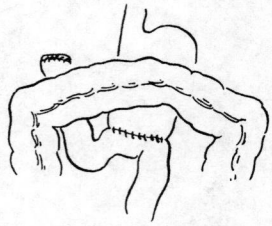

（3）结肠后近端对小弯全口

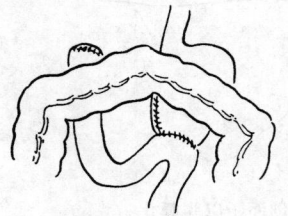

（4）结肠后近端对小弯半口

图 32-67　毕Ⅱ式（Billroth Ⅱ）

手术方式可分为两大类，即胃次全切除术和胃部分切除术，胃引流术加迷走神经干切断术或附加胃迷走神经切断术以及高选择性迷走神经切断术。胃次全切除术至今仍为国内外普遍公认的治疗溃疡病的基本手术，这种手术的术式虽然也有很多演变，但基本术式仍以毕Ⅰ、Ⅱ式为基础。在临床应用时，既要重视溃疡病外科治疗的理论依据，也要结合本单位和术者个人经验及患者的具体情况加以选择。

本节介绍的胃次全切除术的基本操作步骤，对患者术后近期和远期疗效均较满意，基本可以达到溃疡病手术的下列要求：

1. 解除溃疡及其并发症的症状；

2. 切除溃疡病灶或促进溃疡愈合；

3. 由于减少了胃液的分泌，增加了对胃酸的中和作用和缩短了食物在胃内停留的时间，这就为促进不能清除的溃疡病灶的愈合和预防溃疡的复发，提供了有利条件。

【适应证】

胃、十二指肠溃疡大多可以经中西医非手术疗法治愈，仅在发生以下各种情况时，才考虑手术治疗：

1. 溃疡病大量或反复出血经保守及内镜治疗无效者；

2. 瘢痕性幽门梗阻者；

3. 急性穿孔，不适于非手术治疗，一般情况又能耐受胃切除术者；

4. 胃溃疡并有恶性变者；

5. 顽固性溃疡，经内科合理治疗无效者。

【术前准备】

1. 无幽门梗阻时，术前 1 日改为流质饮食；有轻度幽门梗阻时，术前 2 ~ 3 日即改为流质饮食，术前 1 日中午以后开始禁食；严重幽门梗阻时，术前 2 ~ 3 日即应禁食，但可饮少量水。

2. 严重的幽门梗阻，胃内容物有潴留者，术前 2 ~ 3 日，放置胃管吸尽胃内潴留物，每晚应以温生理盐水洗胃。

3. 幽门梗阻呕吐频繁者，应检查血钠、钾、氯及二氧化碳结合力。如不正常，应先纠正。

4. 术前禁食患者，应静脉输液供给能量，纠正脱水和电解质平衡失调。

5. 术前 1 日晚用肥皂水灌肠。

6. 术晨下胃管，抽空胃液后留置胃内。

【麻醉】

硬膜外麻醉或全麻。

一、胃次全切除胃十二指肠
吻合术（毕Ⅰ式）

【手术步骤】

1. 体位　仰卧位。

2. 切口　上腹正中切口、左上经腹直肌或左正中旁切口，长约 12 ~ 14cm。

3. 探查腹腔　剖开腹壁，探查证实诊断，适合作胃部分切除术者，即可分离胃部。

4. 分离胃大弯　助手把胃提起，在胃大弯中部胃网膜血管弓下缘的胃结肠韧带上，选择无血管区（这里胃结肠韧带与横结肠系膜之间一般无粘连），用止血钳把胃结肠韧带先分开一个洞，伸入手指提起胃结肠韧带，然后沿大弯侧胃网膜血管弓下缘，向左侧分次将韧带在两把钳夹的止血钳之间切断，并用丝线结扎。分离至胃网膜左、右动脉交界处后（如系半胃切除术，分离至此即可），再紧贴胃壁继续进行分离，直至切断胃网膜左动脉 2 ~ 3 支分支为止。切断的血管用丝线作双重结扎〔图 32-68（1）〕。再反向沿胃大弯向右分离。在大弯下缘的右侧，胃结肠韧带和胃后壁与横结肠系膜和胰头部包膜是经常紧贴或粘在一起的，不宜像左侧那样大块钳夹切断，应先剪开胃结肠韧带前层，伸入手指或小纱布球，将胃结肠韧带前层与后层钝性分开。注意识别和保护结肠中动脉，将它与后层一起向后推开。在幽门附近，应紧贴胃壁分离出胃网膜右血管近段，加以切断、结扎（近侧残端应双重结扎或加缝扎）。然后，继续紧贴胃十二指肠下缘分离，达幽门下 1cm，切断来自胰十二指肠上动脉的小分支〔图 32-68（2）〕。

5. 分离胃小弯　在胃小弯选择小网膜（肝胃韧

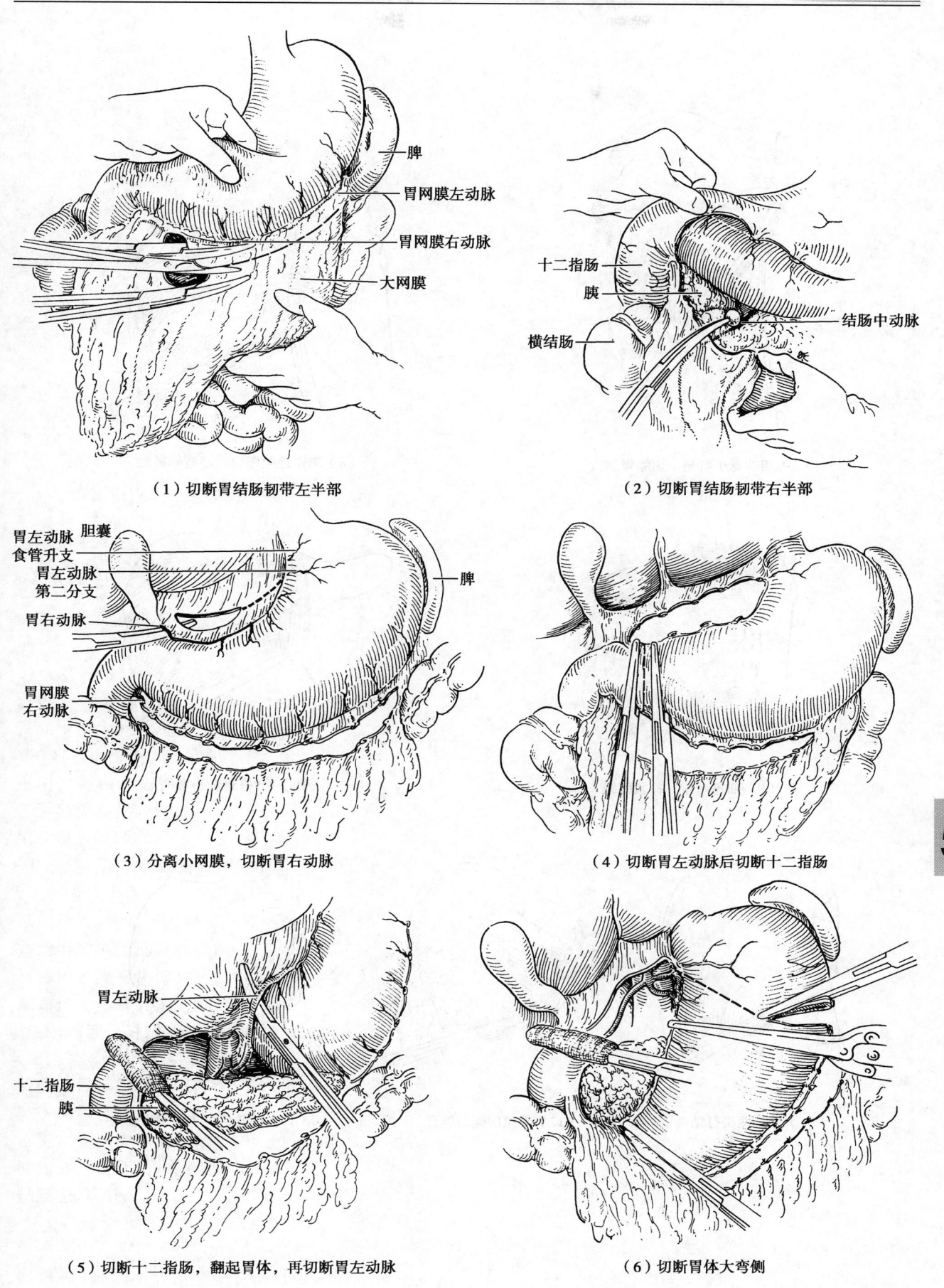

脾

胃网膜左动脉

胃网膜右动脉

大网膜

（1）切断胃结肠韧带左半部

十二指肠

胰

横结肠

结肠中动脉

（2）切断胃结肠韧带右半部

胃左动脉
胆囊
食管升支
胃左动脉
第二分支
胃右动脉

脾

胃网膜
右动脉

（3）分离小网膜，切断胃右动脉

（4）切断胃左动脉后切断十二指肠

胃左动脉

十二指肠

胰

（5）切断十二指肠，翻起胃体，再切断胃左动脉

（6）切断胃体大弯侧

5

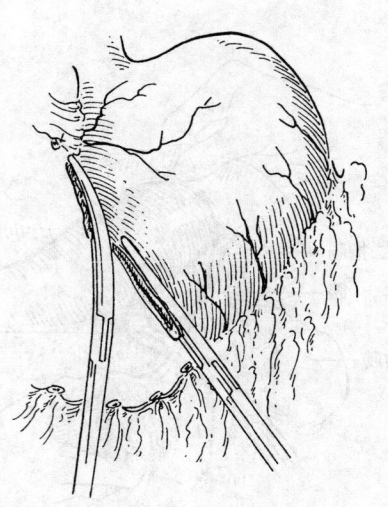

（7）切断胃小弯侧，切除胃远段

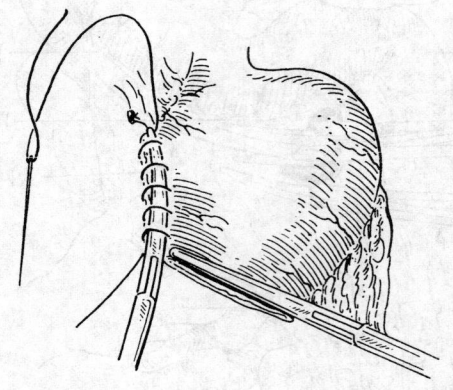

（8）绕钳连续缝合胃小弯侧断端

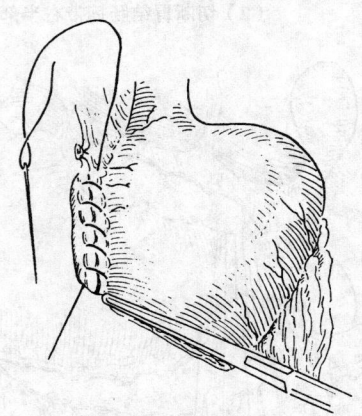

（9）抽掉弯钳，拉紧缝线

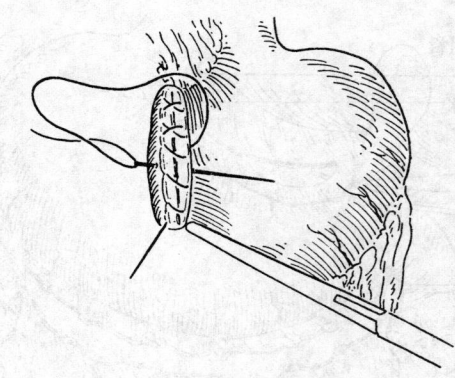

（10）第2排缝合小弯侧

5

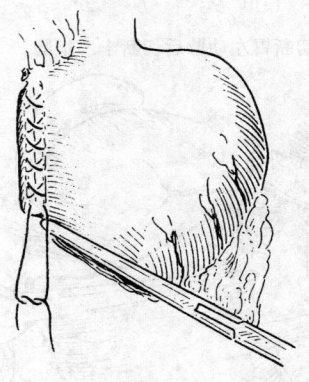

（11）缝线两头打结

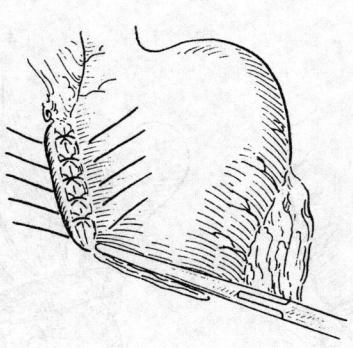

（12）浆肌层间断缝合

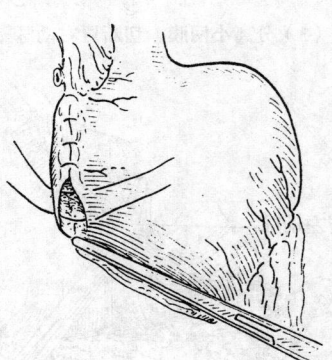

（13）结扎包埋小弯侧残端

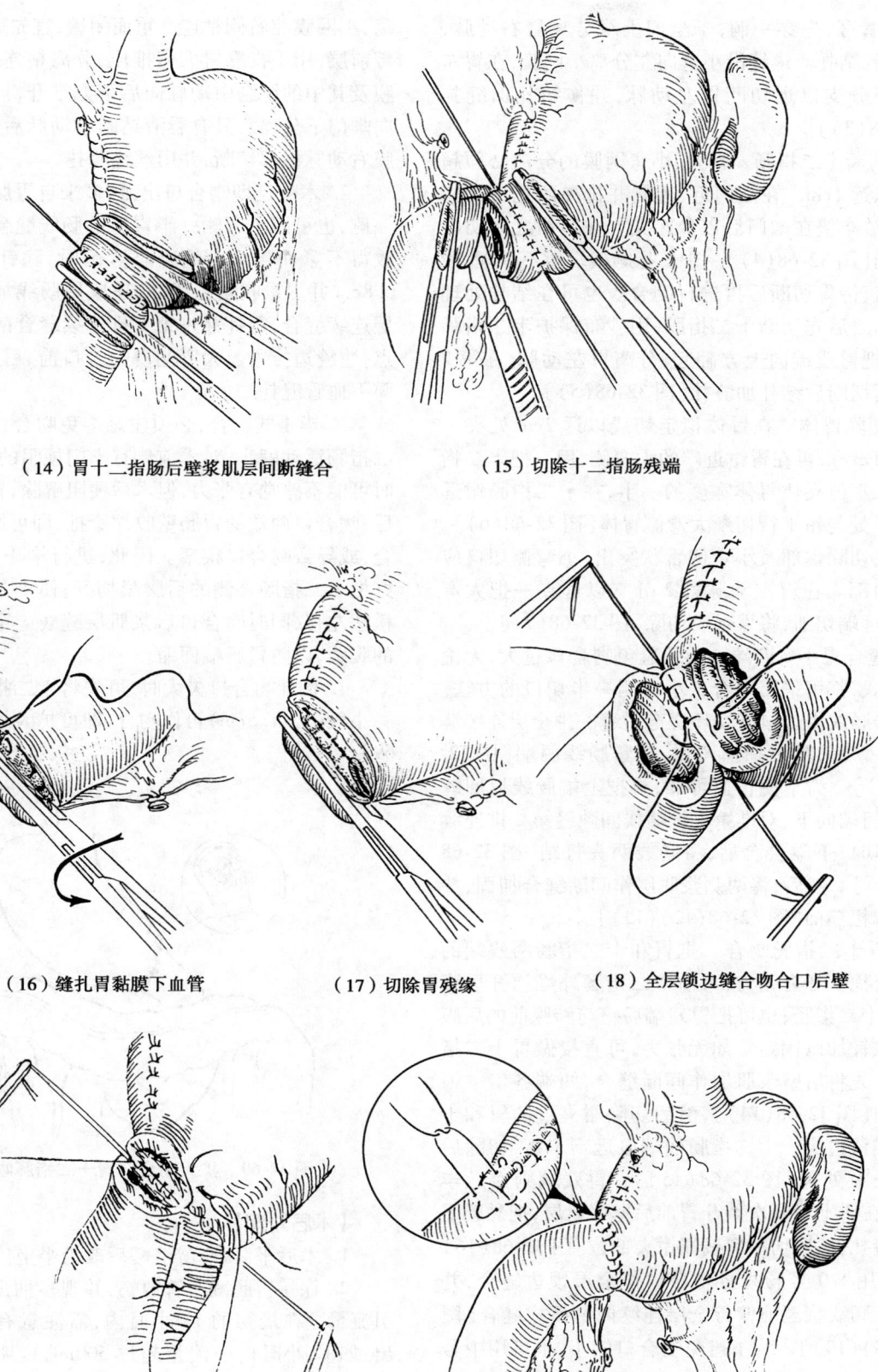

（14）胃十二指肠后壁浆肌层间断缝合　　　　（15）切除十二指肠残端

（16）缝扎胃黏膜下血管　　　（17）切除胃残缘　　　（18）全层锁边缝合吻合口后壁

（19）全层连续内翻褥式缝合吻合口前壁　　　（20）浆肌层间断缝合前壁（在上角作荷包缝合加固）

图32-68　胃次全切除胃十二指肠吻合法（毕Ⅰ式）

5

带)无血管区,先穿一洞,于幽门上缘分离胃右动脉,加以切断、结扎。继续沿小弯向左分离小网膜,在胃左动脉第 2 分支以远切断胃左动脉,并作结扎加缝扎〔图 32-68(3)〕。

6. 切断十二指肠 胃大、小弯网膜的分离必须超过幽门以远 1cm。在幽门近、远侧并排夹两把十二指肠钳,用纱布垫在幽门后以免污染。在两钳之间切断十二指肠〔图 32-68(4)〕。十二指肠残端暂不处理,用纱布包盖,待胃切断后再进行吻合。也可在结扎处理胃右动脉之后先切断十二指肠,用纱布保护十二指肠残端,再把胃残端向上方翻起,分离胃左动脉,在第 2 分支以远切断后结扎加缝扎〔图 32-68(5)〕。

7. 切除胃体 在胃体拟定切线以远 2cm 处夹一把胃钳(Payr),再在胃钳近端的大弯侧,用一把十二指肠钳呈水平位夹住胃体宽度的一半,在十二指肠钳远端 0.5cm 处与钳平行切断大弯侧胃体〔图 32-68(6)〕。为了彻底切除窦部及小弯侧舌状突出,小弯侧切口应斜向贲门部。在胃左动脉第 2 分支以远夹一把大弯钳,沿钳远端切断,将胃远段切除〔图 32-68(7)〕。

8. 缝合胃小弯断端 为了避免吻合口过大,无论毕 I、II 式,都可采用闭合胃小弯侧一半切口的方法。先用 1 号肠线由切口下端环绕弯钳缝一排全层连续缝合,约 4～5 针;然后抽掉弯钳,拉紧肠线两端〔图 32-68(8)(9)〕。为了使止血可靠,再把上端肠线返回缝合,从贲门端向下,对准第 1 排缝线间隙缝第 2 排连续缝合,在切口下端会合后,将肠线两头打结〔图 32-68(10)(11)〕。然后,将两侧浆肌层作间断缝合加固,并包埋残端粗糙面〔图 32-68(12)(13)〕。

9. 胃十二指肠吻合 把胃和十二指肠两残端的两把钳合拢。如有张力,可沿十二指肠外缘切开后腹膜,分离十二指肠;也可把胃残端后壁与胰腺前的后腹膜缝合数针加以固定。如无张力,可直接做胃十二指肠吻合。先将后壁浆肌层作间断缝合,两端各留一根线头牵引〔图 32-68(14)〕,然后切除钳夹过的胃和十二指肠残留边缘。十二指肠残端血运不丰富,切除后多不需止血处理〔图 32-68(15)〕。胃残端则血运丰富,应先在钳上缘依次剪开胃前后壁浆肌层,把黏膜下层血管缝扎,然后切掉胃残端钳夹部位〔图 32-68(16)(17)〕。用 1-0 号肠线将吻合口作全层锁边缝合,并用同一根肠线绕至前壁行全层连续内翻褥式缝合〔图 32-68(18)(19)〕。为了避免吻合口缩小,也可用中号丝线行前壁全层间断内翻缝合,再将前壁浆肌层用丝线间断缝合。最后,在吻合口上角加一小荷包缝合加固〔图 32-68(20)〕。

【术中注意事项】

1. 如胃、十二指肠溃疡病史较久,或系穿透性溃疡,小网膜腔右侧粘连严重而闭锁,宜先剪开胃结肠韧带前层,用手指靠胃大弯推压,分离粘连,把横结肠系膜及其中的结肠中动脉向后下方推开,再紧靠胃大弯向幽门下分离。只有看清结肠中动脉后,才能将胃网膜右动脉根部切断,并用丝线缝扎。

2. 术后近期吻合口出血,多来自胃肠吻合口胃的一侧,也可因小弯侧一半胃壁的肠线缝合针距太大和收得不紧而出血。缝合小弯侧时,除针距不要超过 0.8cm 并尽量收紧肠线外,还应用肠线加作第 2 排全层连续缝合,每针穿过第 1 排连续缝合的两针间的中点,边缝边拉紧。大弯侧胃吻合口前、后壁,则应作黏膜下血管缝扎。

3. 毕 I 式吻合,必须注意避免吻合口有张力。十二指肠活动度小,对术前伴有幽门梗阻的患者,在吻合时可能不感觉有张力,但术后梗阻解除,胃壁恢复张力后,吻合口两端的胃肠壁收缩牵扯,即可影响吻合口愈合,或导致吻合口狭窄。因此,进行毕 I 式吻合时,最好把十二指肠外侧的后腹膜切开,使十二指肠和胰头松解左移,同时吻合后浆肌层缝线应穿过胰腺前后的腹膜,以防胃肠端回缩。

4. 估计吻合口欠大时,可先将十二指肠断端切开一小段(1～1.5cm)再作吻合,即可扩大吻合口〔图 32-69〕。

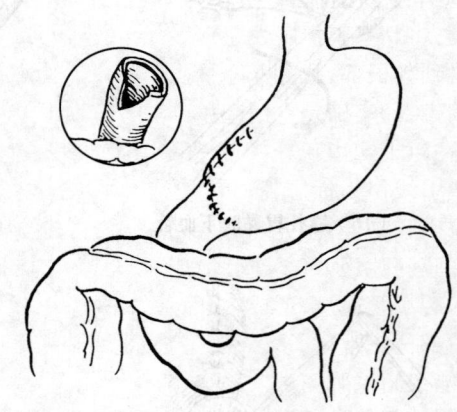

图 32-69 扩大吻合口胃十二指肠吻合术

【术后处理】

1. 术后平卧,麻醉清醒后改为半坐位。

2. 保持胃肠减压管通畅,并观察抽出液的颜色和引流量。在最初的 12 小时内,需注意有无新鲜血吸出;如 12 小时内引流量超过 500ml,说明有吻合口出血或渗血的可能,应给予止血药物,并做好手术止血准备,必要时进行手术。如 24 小时内抽出液颜色逐渐变浅、变黄,引流量不超过 1000ml,患者无腹胀感觉,说明胃内液体已通过,向下运行,可于 48 小时后拔除胃管。拔管前,先由胃管注入一剂理气攻下的中药或液态石蜡,以促进胃肠功能早期恢复。

3. 在胃肠减压、禁食期间,应适量输液以补充营养及维持水、电解质平衡。

4. 拔除胃管后,即可开始少量多次口服液体;术后3~5日进流质饮食;6~7日后进半流质饮食;10日后可进软食;2周出院后仍按多次少量原则酌情调节饮食。

5. 术后鼓励患者咳嗽,并帮助患者咳痰。拔除胃管后即可下床活动。

二、胃次全切除结肠前半口水平位胃空肠吻合术(毕Ⅱ式)

【手术步骤】

1. 体位、切口、切除胃体　同胃次全切除胃十二指肠吻合术。

2. 缝闭十二指肠残端　切断十二指肠后,首先处理十二指肠残端。用0号肠线环绕止血钳作连续缝合后〔图32-70(1)〕,抽掉止血钳,拉紧缝线两端〔图32-70(2)〕,暂不要打结和剪断,继续用同一缝线的两端分别在上、下角作一半荷包缝合,包埋两角,然后向中间做浆肌层连续内翻褥式缝合。两线头在中间会合后打结〔图32-70(3)(4)〕。最后作一排浆肌层间断缝合〔图32-70(5)〕。

3. 选择空肠上段及关闭系膜间隙　第一助手提起横结肠,将其系膜扩展拉紧,术者用第2、3指沿横结肠系膜滑到其根部,找到第1腰椎体左侧下方的十二指肠悬韧带,证实确是空肠起始部后,由此往下选择一段空肠,在距十二指肠悬韧带15cm和25cm的两点处各缝一牵引线作为标志,备胃肠吻合时用。如果施行结肠前胃空肠吻合,需先将横结肠系膜与选定备用的空肠段系膜间隙用1-0号丝线间断缝合3~5针闭合,以防止术后小肠通过,形成内疝〔图32-70(6)〕。当空肠起始段部位正常时,多需采用空肠近端对胃大弯的吻合,才能关闭系膜间隙。

4. 缝合吻合口后壁外层　将预先选定的空肠段绕过横结肠前面上提,靠拢胃残端,准备吻合。向上方翻卷胃残端直钳,显露后壁,将钳近端0.5cm处胃壁与空肠壁作一排浆肌层间断缝合,拆除作为标志的牵引线〔图32-70(7)〕。

5. 切开胃壁与空肠壁　在距浆肌层缝合(后壁外层缝合)的两侧各0.5cm处,先切开胃后壁浆肌层,缝扎胃壁黏膜下血管的近侧端。每针都要对准血管旁边,从黏膜下层穿入,跨过血管,在胃近端浆肌层边缘穿出,这样贯穿一点浆肌层组织,可以在剪除钳夹过的残端后,避免黏膜层过多的外翻。按同法缝扎胃前壁黏膜下血管〔图32-70(8)(9)〕。然后,切开空肠浆肌层,于切缘的两侧分别缝扎黏膜下血管。最后,剪除钳夹过的胃壁残缘,并剪开空肠黏膜,吸尽胃、空肠内容物〔图32-70(10)〕。

6. 完成胃空肠吻合　用0号和1号肠线先从胃小弯侧角开始,由肠腔进针,穿过胃、肠两后壁全层至胃腔,再返回从胃腔进针到空肠肠腔,在腔内打结固定,线头暂不剪去〔图32-70(11)〕。用同一肠线在胃空肠吻合口后壁作全层锁边缝合〔图32-70(12)〕,边距0.5cm,针距0.8cm,直达胃大弯侧角,并使胃大弯侧角内翻。再由大弯侧角绕到吻合口前壁,将前壁全层连续内翻褥式缝合至小弯侧角,与保留的肠线线头打结〔图32-70(13)〕。最后,用丝线在前壁加作浆肌层间断缝合〔图32-70(14)〕。至此,胃次全切除结肠前胃空肠吻合术即告完成〔图32-70(15)〕。检查吻合口通畅,腹腔内无出血和遗留物后,逐层缝合腹壁切口。

【术中注意事项】

1. 如果十二指肠溃疡有广泛的瘢痕粘连,切除有困难,或估计在十二指肠切断后残端内翻缝合有困难时,不要勉强切除溃疡,可用十二指肠旷置术(Bancroft)来处理。此术保留一部分窦部胃壁,借以妥善地缝合十二指肠残端,但窦部黏膜需要完全剥除,以免溃疡复发。如溃疡虽已勉强切除,但十二指肠残端缝合不够满意,可于残端处插一导管造瘘减压较为安全。待残端愈合,无破漏现象(一般需观察10日)后,再拔除导管。

十二指肠溃疡旷置术的操作步骤如下:将幽门部大小弯网膜分离至幽门近端3cm,以保证残端血运,在该处夹一把胃钳,于钳的远端把胃窦前后壁浆肌层作环形切开,达黏膜下层。用剪刀和纱布球分离浆肌层直达幽门环〔图32-71(1)〕。在环部从外面将黏膜作一荷包缝合〔图32-71(2)〕,收紧缝线后,在荷包缝合近端切断黏膜。将分离面充分止血后,用丝线作几针浆肌层间断缝合,使两壁创面合拢,包埋黏膜残端,避免积液〔图32-71(3)〕。最后,再加作一排间断缝合〔图32-71(4)〕。

2. 进行毕Ⅱ式吻合时,必须看到十二指肠悬韧带,提起空肠起始端证实韧带处肠管是固定的,确定为空肠上段后才能进行吻合,以免把回肠误当空肠进行吻合,造成严重后果。

3. 毕Ⅱ式吻合,无论全口或半口,对排空关系不大。但吻合口必须保持水平位,输入袢和输出袢的两角应成直角,以免影响排空或造成梗阻。

4. 结肠前胃空肠吻合时,结肠系膜与空肠系膜间隙必须常规闭合,避免小肠疝入。

5. 关腹前,将残存于横结肠上的大网膜提起,展

5

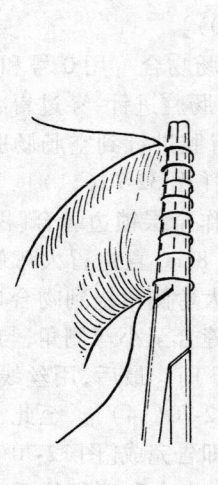

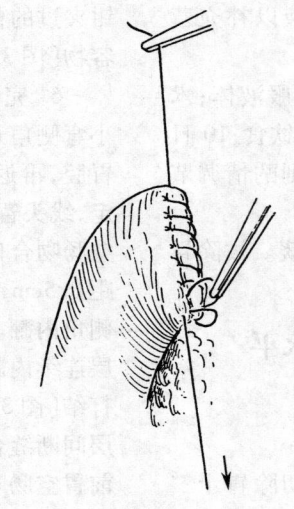

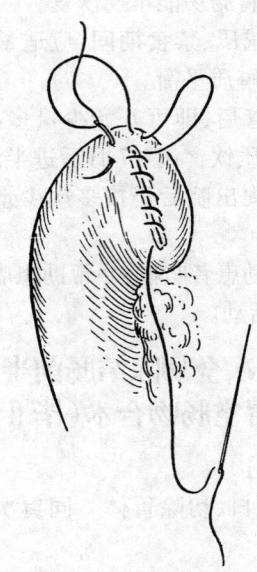

（1）绕钳连续全层缝合十二指肠残端　　　　　（2）拉紧缝线　　　　　（3）上角作半荷包浆肌层缝合包埋

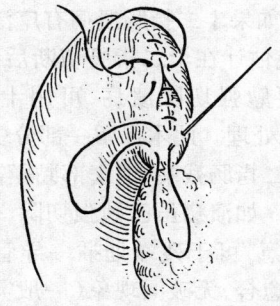

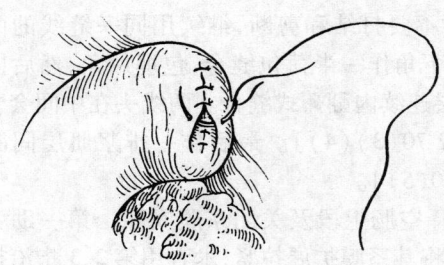

（4）下角作半荷包浆肌层缝合包埋　　　　　　　　　　　（5）外层加浆肌层间断缝合

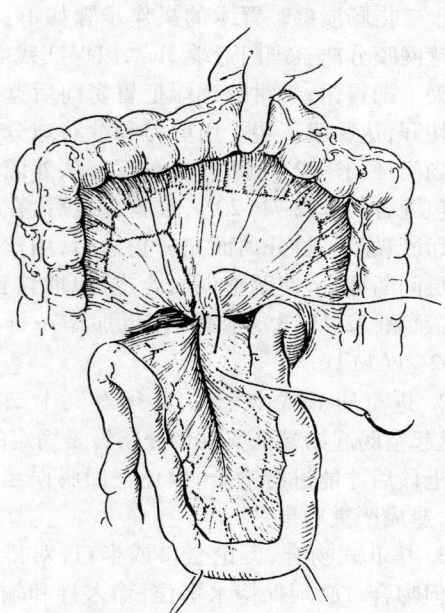

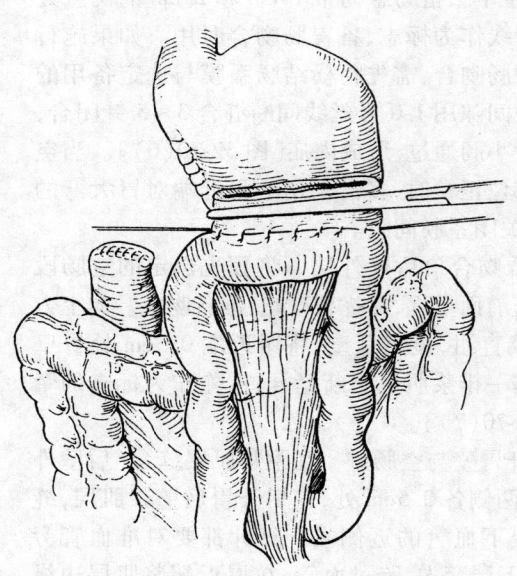

（6）选定吻合用空肠段，闭合
横结肠、空肠系膜间隙

（7）结肠前近端对大弯上提空肠，与胃残端
后壁作浆肌层缝合（外层）

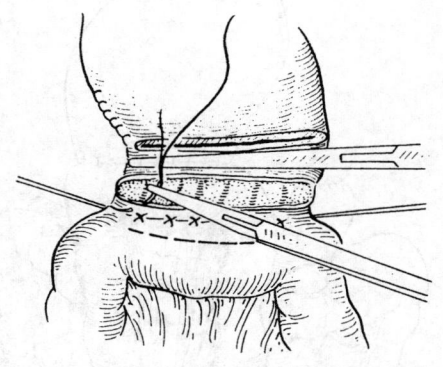

（8）切开胃后壁浆肌层，缝扎黏膜下血管

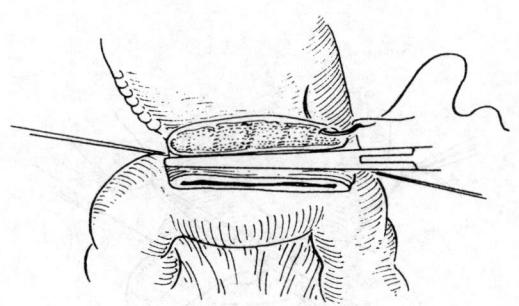

（9）缝扎胃前壁血管

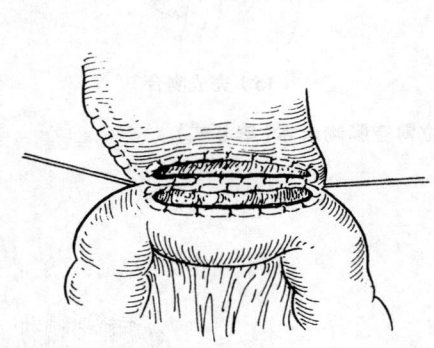

（10）缝扎空肠壁血管后切开胃和空肠，切除
胃残端，吸尽胃、肠内容物

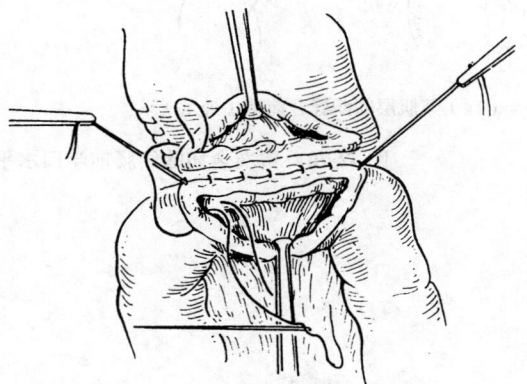

（11）全层缝合吻合口后壁小弯侧角

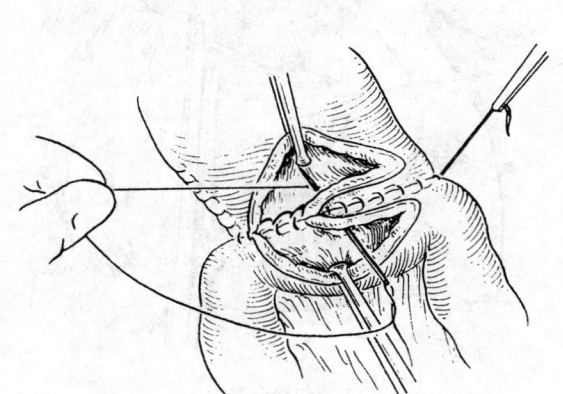

（12）锁边缝合吻合口后壁（内层）

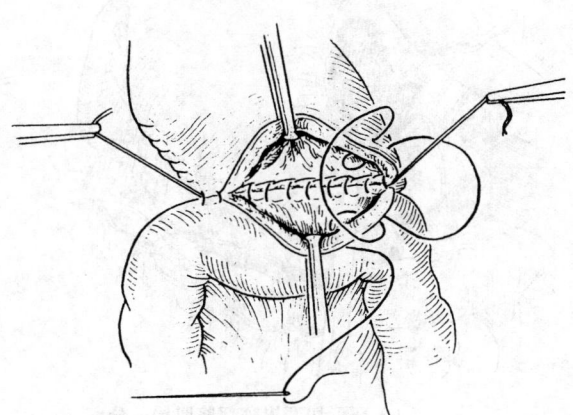

（13）全层连续内翻褥式缝合吻合口后壁（内层）

5

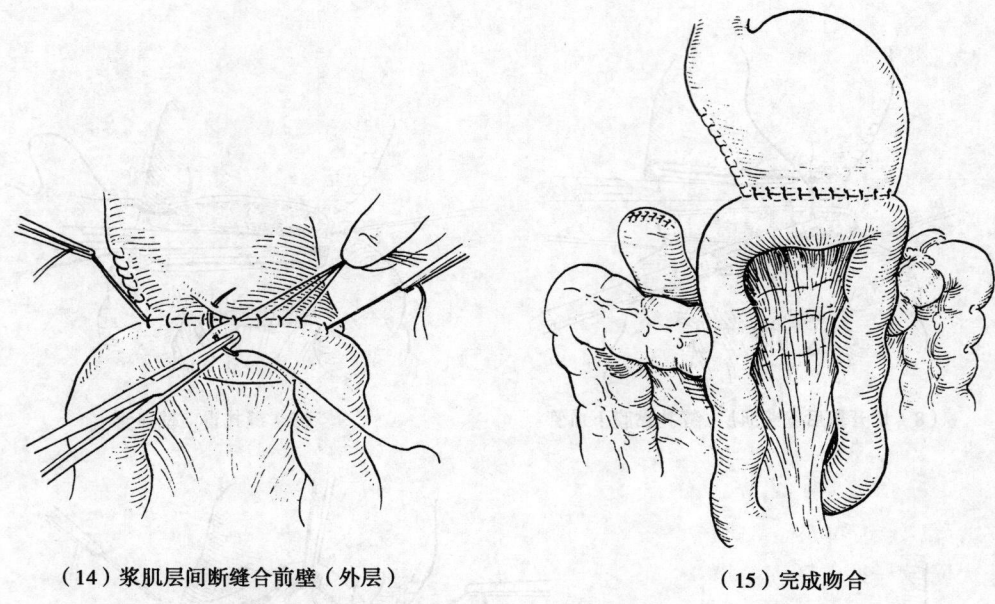

（14）浆肌层间断缝合前壁（外层）　　　　　　　　　（15）完成吻合

图 32-70　胃次全切除结肠前半口水平位胃空肠吻合术（毕Ⅱ式）

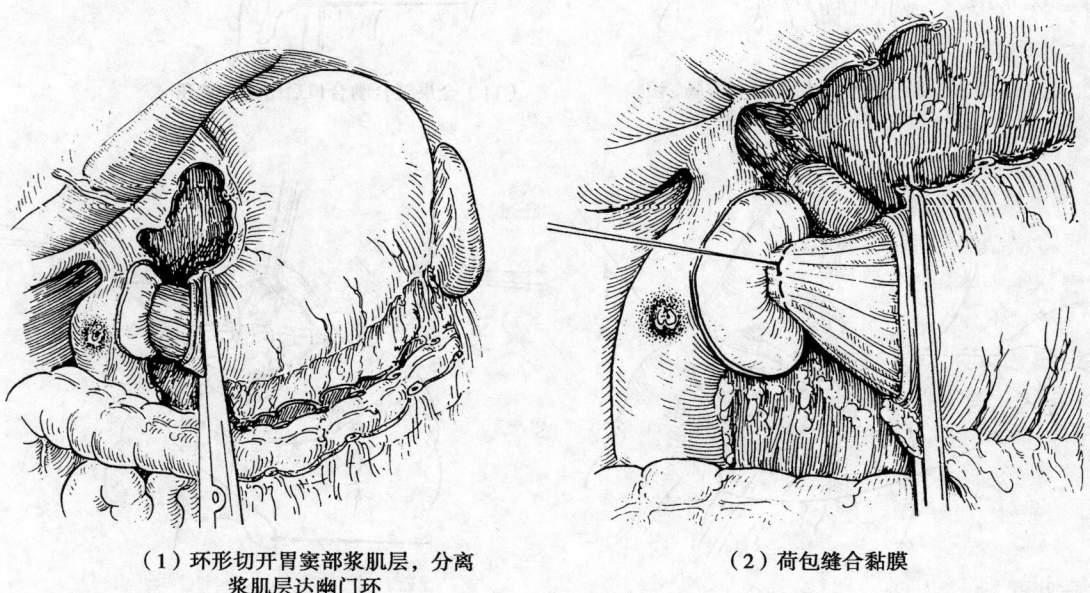

（1）环形切开胃窦部浆肌层，分离　　　　　　　　　（2）荷包缝合黏膜
浆肌层达幽门环

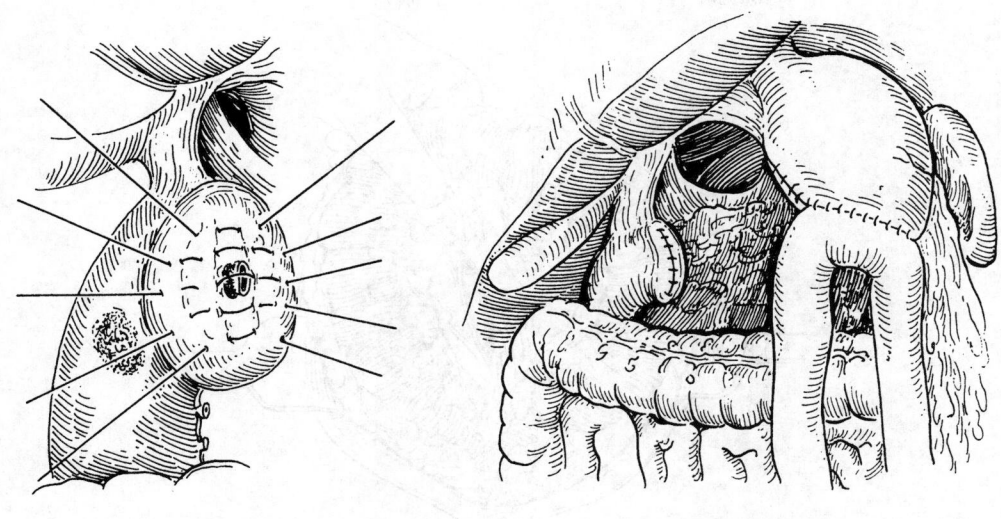

（3）切断黏膜，缝合创面　　　　（4）外层间断缝合

图32-71　十二指肠溃疡旷置术（Bancroft）

放在十二指肠残端，一则可以覆盖保护残端防止渗漏；二则可以防止大网膜与胃空肠吻合口粘连，造成输入或输出袢梗阻。

【术后处理】

同胃次全切除胃十二指肠吻合术。

三、胃次全切除结肠后胃空肠吻合术（Polya法）

【手术步骤】

此术是把横结肠系膜在结肠中动脉左侧无血管区剪开一孔，取距十二指肠悬韧带5~10cm处的一段空肠，经横结肠系膜开孔处向上提出，与胃残端全口吻合（小弯侧胃残端不缝合，和大弯侧一起与空肠吻合）。最后将横结肠系膜切口与胃壁缝合固定。缝合方法与"胃次全切除结肠前胃空肠吻合术"相同〔图32-72（1）~（3）〕。

【术中注意事项】

结肠后胃空肠吻合术可作全口（也可作半口）吻合。吻合时，输入袢应尽量缩短，结肠系膜下不遗留空隙，在距胃-空肠吻合口上2cm胃壁处把横结肠系膜切口缝合在胃壁上，并关闭结肠系膜切口，避免小肠疝入。

【术后处理】

同胃次全切除胃十二指肠吻合术。

四、腹腔镜胃大部切除术

【适应证】

1. 溃疡病大量或反复出血经保守及内镜治疗无效者；

2. 瘢痕性幽门梗阻者；

3. 急性穿孔，不适于非手术治疗，一般情况又能耐受胃切除术者；

4. 早期胃癌或晚期胃癌姑息性切除；

5. 顽固性溃疡，经内科合理治疗无效者。

【手术步骤】

1. 体位　仰卧位，两腿分开平放在脚架上，两臂伸开平放在两侧支架上。头高脚低位，约20°。术者站在患者两腿之间，助手站在患者两侧。

2. 穿刺套管的位置因人而异，取决于患者的体格和所采用的术式。毕Ⅱ式腹腔镜胃切除术一般需要5个穿刺套管。第一个放入腹腔镜的穿刺套管在脐孔处，用开放式技术插入。其他4个都是6~12mm穿刺套管，分别在腹壁4个象限〔图32-73〕。

3. 探查腹腔并找到溃疡部位，如无法从外表找到溃疡或癌症病灶，可于术前在胃镜下亚甲蓝标记或术中胃镜检查定位。

4. 分离胃大弯　从两侧季肋部穿刺套管插入两把抓钳，抓住胃大弯并向前提起，用超声刀游离胃远侧2/3胃大弯，封闭离断5mm以下血管。较大的血管分支可腔内结扎离断，或施夹器夹闭后切断。注意识别和保护结肠中动脉。然后，继续沿胃十二指肠下缘分离至幽门下1cm。注意保证此处十二指肠的血运。避免在十二指肠切断线上使用过多钛夹，影响内镜钉合器的切割缝合〔图32-74〕。

5. 分离胃小弯　采用游离胃大弯的方法在肝胃之间的无血管区游离胃小弯。于幽门上缘分离胃右动脉，钛夹夹闭后切断。沿小弯侧向左分离小网膜，在胃左动脉第2分支以远夹闭或结扎后切断胃左动脉。胃左动脉较粗大，也可以用装有血管钉仓的内镜钉合器切断。

5

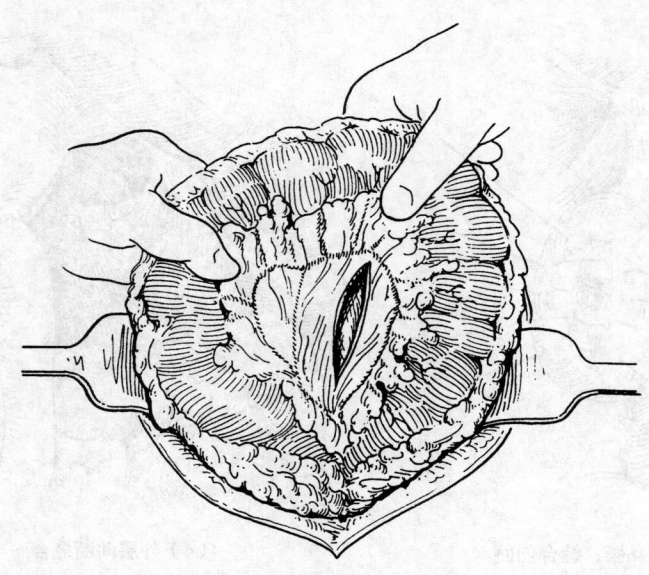

（1）横结肠系膜切开孔

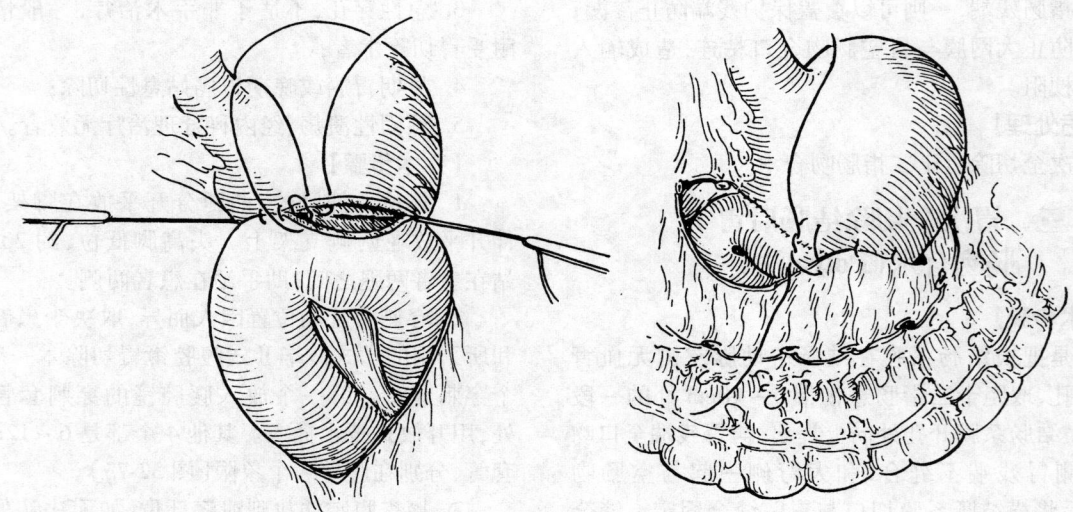

（2）结肠后全口胃空肠吻合　　　　　　　（3）缝合横结肠系膜切口

图 32-72　胃次全切除结肠后胃空肠吻合术（Polya）

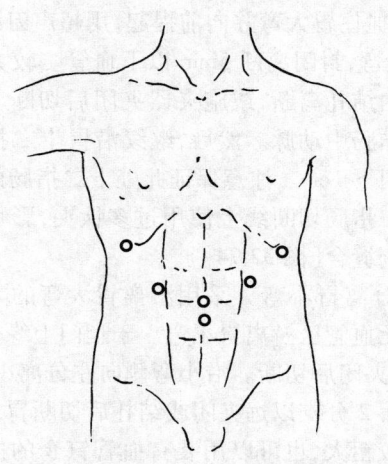

图 32-73　腹腔镜下胃切除的穿刺套管位置

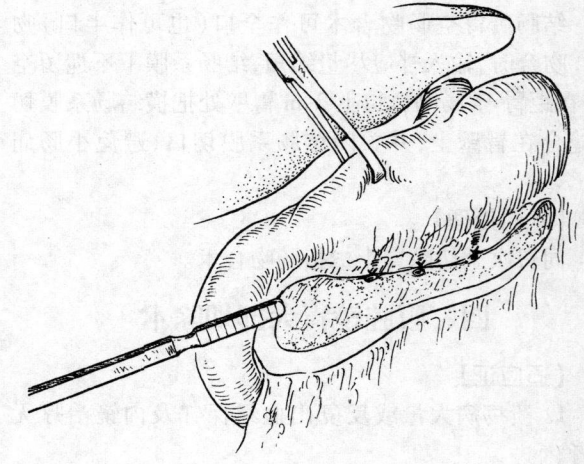

图 32-74　分离胃大网膜

6. 横断十二指肠 充分游离十二指肠球部，于幽门以远1cm外用内镜钉合切割器横断十二指肠，用三排钉针封闭断端。

7. 横断胃 先在断胃处用电凝钩在胃前壁浅浅地烫出一条切断线。从右下腹穿刺套管插入抓钳，靠近切断线的右侧抓住胃大弯，向下牵拉以便于安放内镜钉合切割器。钉合切割器从左季肋部的穿刺套管伸入腹腔，从胃大弯向胃小弯分次切割钉合，将胃横断〔图32-75〕。胃标本切下后装入标本袋中，放在肝右叶上方。

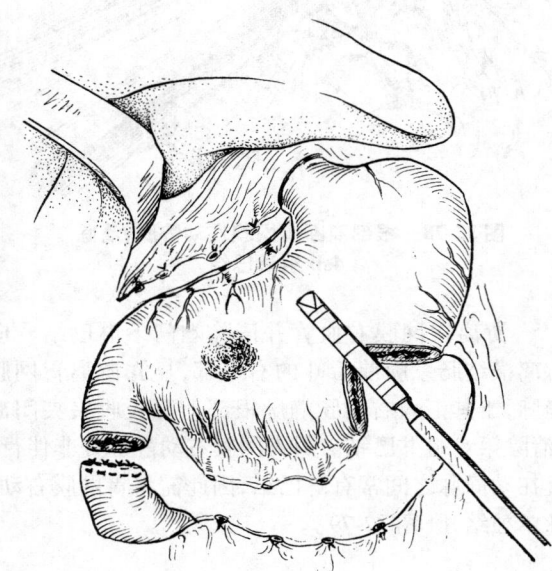

图32-75 分离小网膜，离断胃及十二指肠

8. 胃空肠吻合 患者取头低脚高位。向头侧牵拉横结肠，找到Treitz韧带，将Treitz韧带以远15cm左右的近端空肠拉到横结肠前，准备行结肠前胃空肠吻合。从右季肋部穿刺套管插入Babcock钳将空肠袢提起并靠近残胃，调整肠袢的位置在无张力无扭转的情况下行胃空肠吻合〔图32-76

（1）〕。吻合可以是顺蠕动的（输入袢对胃大弯）。采用逆蠕动式吻合（输入袢对胃小弯）有可能减少吻合口输出袢狭窄。缝合两针将胃和空肠固定在一起，用电剪做两个切口，一个在胃前壁小弯侧近切缘处，另一个在空肠对系膜处〔图32-76（2）〕。钉合器从右季肋部穿刺套管进入腹腔，从小弯侧向大弯侧将两个钉合爪经两个小切口分别插入胃和空肠内〔图32-76（3）〕，击发钉合切割器。原来胃和空肠的两个切口变为一个，再用钉合器横向将其钉合。

9. 检查吻合口 吻合完成后，用上消化道内镜检查是否有吻合口漏，并确认吻合口通畅。将吻合口浸在注入的生理盐水中，而后经内镜注气将胃膨胀起来，检查是否有气泡出现，以确定是否有吻合口漏。吻合口输入袢和输出袢的通畅性也用内镜检查。

10. 取出标本 垂直切开腹壁，将脐部穿刺套管切口扩大。将标本袋的颈部从脐部切口拉出，抓住标本袋内的标本将其拉出或将其剪成片状取出。但是，将标本剪成片状会影响病理医生确认肿瘤的边界。两层缝合关闭所有穿刺套管切口。

11. 腹腔镜辅助的胃切除术 胃十二指肠的分离和切断都在腹腔镜下完成，步骤同前。然后，在上腹部准备做吻合的部位切一小口，将肠袢和残胃取出，在腹壁外行胃空肠吻合。吻合可用与剖腹手术相同的手工或吻合器缝合。在手术费用和手术时间上，这种术式具有优越性。

【术中注意事项】

同胃次全切除结肠前半口水平位胃空肠吻合术（毕Ⅱ式）。

【术后处理】

同胃次全切除胃十二指肠吻合术。

5

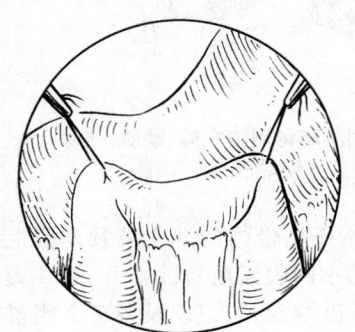

（1）将空肠与胃靠拢

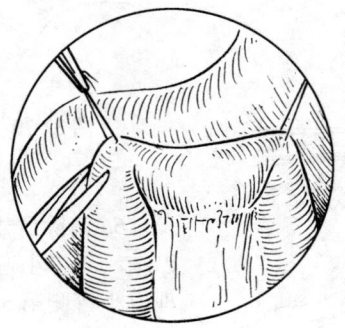

（2）在空肠与胃各切口一小口

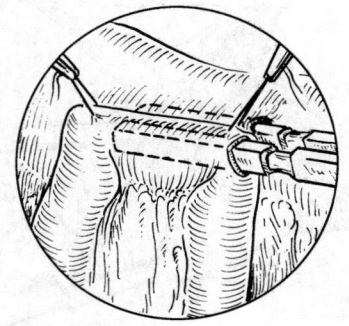

（3）将直线闭合器置入胃、空肠腔内吻合

图32-76 胃空肠吻合

第七节　胃癌根治术

一、腹腔镜辅助早期胃癌 D2 根治术（远端胃切除术）

【适应证】

早期胃癌，包括 TNM Ⅰ 期、Ⅱ 期。要求肿瘤大小不超过 T_2 期，未穿透浆膜，无远隔转移。

【麻醉、体位及切口设计】

常规采用全麻，取仰卧剪刀体位，头高足低 15°～20°。术者站于患者左侧，扶镜手站于患者两腿之间，第一助手站于患者右侧。取脐下或脐旁作为腹腔镜观察孔；术者操作孔：左上腹肋缘下腋前线处取 10mm 切口，左锁骨中线平脐偏上处取 5mm 操作孔。第一助手操作孔：右肋缘下腋前线 5mm 切口及左锁骨中线平脐偏上处取 5mm 作为辅助操作孔。

【手术步骤】

1. 建立气腹，置入穿刺套管和腹腔镜器械。于脐下缘或脐旁 10mm 切口穿刺建立气腹，穿刺置入套管和腹腔镜。

2. 探查腹腔　首先对腹腔、盆腔进行仔细探查，有无腹水、腹膜种植转移、肝脏有无结节等，最后探查胃部病变，包括病变的位置、形态，与周围器官组织如胰腺、胆囊、胆道、门静脉等有无粘连。根据术中情况来确定诊断和手术方式。

3. 切除大网膜及横结肠系膜前叶　第一助手提起大网膜，术者提横结肠，自横结肠肝曲开始，以超声刀沿横结肠边缘逐层游离大网膜，从右向左逐步游离。游离时沿结肠边缘大网膜附着处进行，注意避免损伤结肠壁。继续向上在横结肠系膜右半部前叶间隙中游离横结肠系膜前叶〔图 32-77〕。

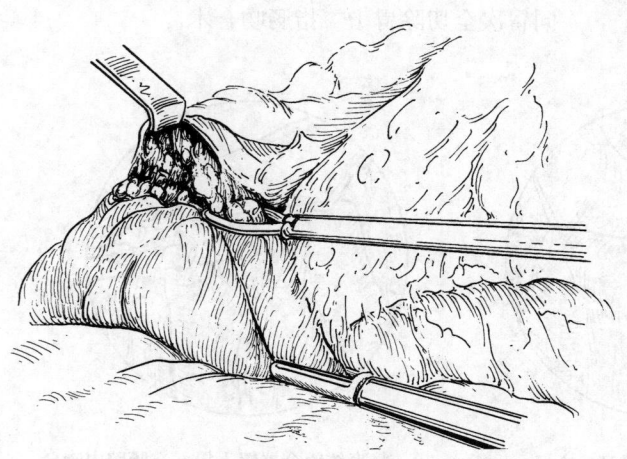

图 32-77　沿横结肠缘离断大网膜及向
上游离横结肠系膜前叶

4. 游离并切断胃网膜左血管　向左切断胃结肠韧带游离至脾脏下极内侧，胰尾前方，游离胃网膜左血管，根部离断胃网膜左动静脉，同时清除第 4sb 组淋巴结〔图 32-78〕。

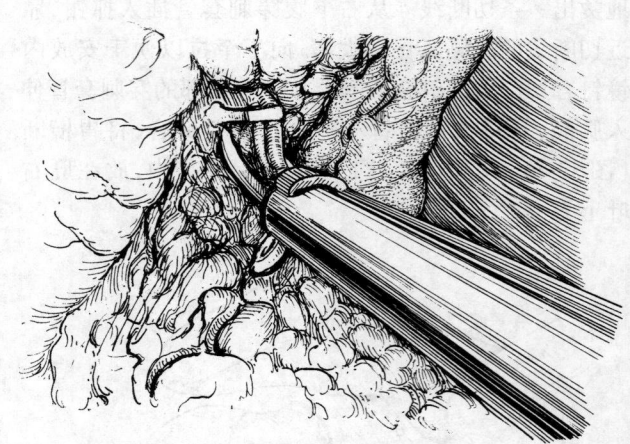

图 32-78　根部离断胃网膜左动静脉，清除
第 4sb 组淋巴结

5. 游离胃网膜右血管并清除幽门下淋巴结　向上游离横结肠系膜前后叶的右半部，显露游离胃网膜右静脉，于其汇入右结肠静脉根部上可吸收夹夹闭离断，清除第 6 组淋巴结。因胃网膜右动静脉并非伴行，并且在动静脉之间常有淋巴结，因此需将胃网膜右动、静脉单独结扎〔图 32-79〕。

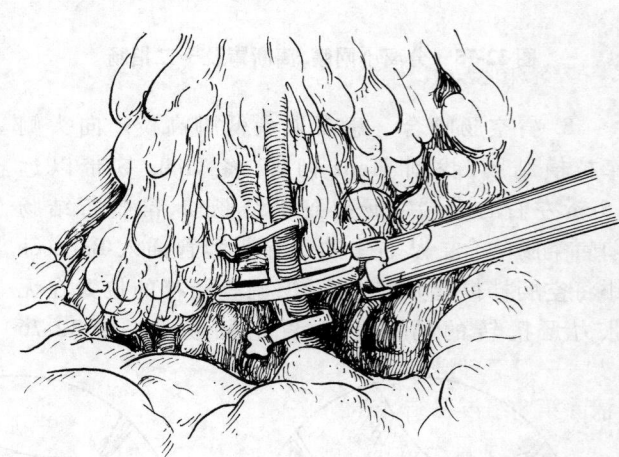

图 32-79　分别游离胃网膜右静、动脉，清除
第 6 组淋巴结

6. 清除肝十二指肠韧带内的淋巴结及幽门上淋巴结　于胃小弯侧的小网膜无血管区切开，超声刀清理胃小弯侧第 3 组淋巴结、脂肪组织及第 1、2 组淋巴结，沿胃小弯继续向胃幽门侧游离〔图 32-80〕，直至肝十二指肠韧带左缘。游离十二指肠上部同时清除第 12 组和第 5 组淋巴结〔图 32-81〕。

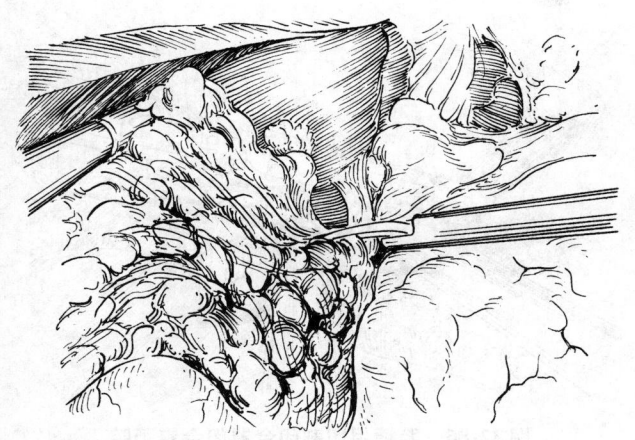

图 32-80　切开小网膜，清除第 3 组淋巴结及脂肪组织

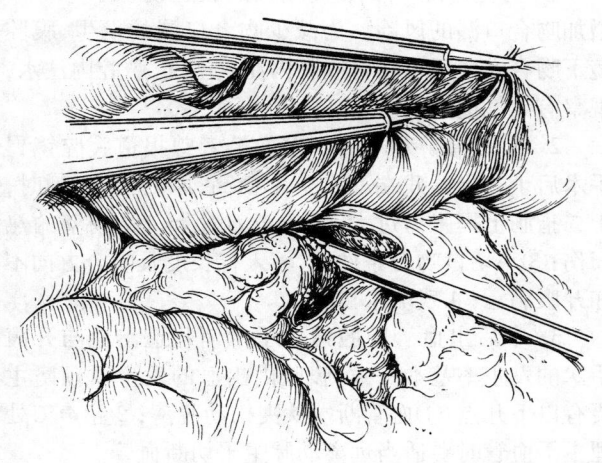

图 32-81　游离十二指肠上部，同时清除第 5、12 组淋巴结

7. 清除肝总动静脉干淋巴结并切断胃左动静脉

（1）第一助手将胃向上挑起，于胰腺前方进入胰腺前间隙，打开胰包膜，在胰腺上缘分离显露肝总动脉，沿肝总动脉继续显露肝固有动脉、胃右动脉和胃十二指肠动脉。显露胃胰皱襞，进而显露腹腔干及分支——肝总动脉、脾动脉、胃左动脉，沿肝总动脉上缘清除第 8 组淋巴结，同时向左清扫第 9、11p 组淋巴结。

（2）于胃左动脉根部上可吸收夹夹闭离断，清除第 7 组淋巴结。

（3）于胃右动脉根部上可吸收夹夹闭离断，清除第 5 组淋巴结〔图 32-82〕。

8. 病灶切除及胃十二指肠吻合（体外法，Billroth-Ⅰ式）

（1）排出 CO_2 气腹，撤除腹腔镜器械。上腹正中 3～4cm 纵向切口，用电刀逐层切开入腹，将已经游离完毕的远侧胃经切口提出体外。

（2）寻及游离完毕的十二指肠起始部，于幽门轮

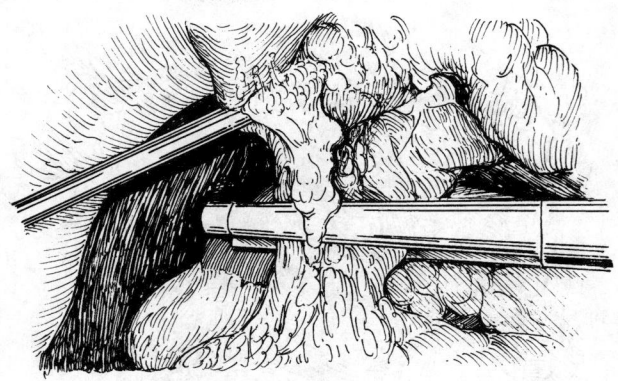

图 32-82　根部离断胃右动脉，清除第 5 组淋巴结

远端约 2cm 处上荷包钳，夹闭十二指肠，经荷包钳穿过荷包缝线，完成十二指肠断端的荷包缝合。

（3）于荷包钳的近端上直角钳，夹闭胃的幽门端，在荷包钳和直角钳之间切断十二指肠，断端消毒。

（4）敞开十二指肠断端，放入圆形吻合器的抵钉器，收紧荷包缝线并结扎固定，留备吻合。

（5）胃十二指肠吻合：于拟切除的胃体前壁行纵向切口，消毒后放入吻合器，经胃后壁偏大弯侧旋出螺钉与十二指肠内的抵钉座对合。对合完全后，旋转吻合器手柄使十二指肠与胃后壁逐渐靠近，并在两者逐步对合过程中，注意胃及肠道有无扭转和夹带周围脏器组织，击发，完成胃后壁与十二指肠的吻合。退出吻合器经腹壁切口取出，检查吻合器内胃肠的环状切除组织是否完整，以确保吻合确实。注意吻合口有无出血、扭转，吻合口有无张力。

（6）远端胃切除：在吻合口远端 2cm 处，以切割闭合器切除远端胃组织，胃大小弯侧的淋巴和网膜组织一并切除。检查胃标本，再次判断切除范围是否足够，防止病灶残留。以可吸收线缝合加固胃残端。将胃还纳至腹腔，缝合腹壁切口。

9. 腹腔引流　彻底止血并冲洗腹腔，注意清除膈下及肝下间隙等处积存的液体，于吻合口旁肝下留置引流管 1 根，经腹壁切口引出。

附：胃空肠吻合（腹腔镜下，Billroth-Ⅱ式）

寻及游离完毕的十二指肠起始部，于幽门轮远端约 2cm 处应用腹腔镜下切割闭合器，离断十二指肠〔图 32-83〕。腹腔镜用切割闭合器切除离断胃组织，胃大小弯侧的淋巴和网膜组织一并切除〔图 32-84〕。于上腹正中小切口（切口长度 3cm 左右）取出标本，缝合腹壁。检查胃标本，判断切除范围是否足够，防止病灶残留。

距离空肠起始部 8～10cm 提起空肠，于肠壁对系膜侧及胃后壁大弯侧戳孔，将闭合器两端通过戳孔分别置入空肠及胃后壁，两边对拢后激发，完成吻合。将

5

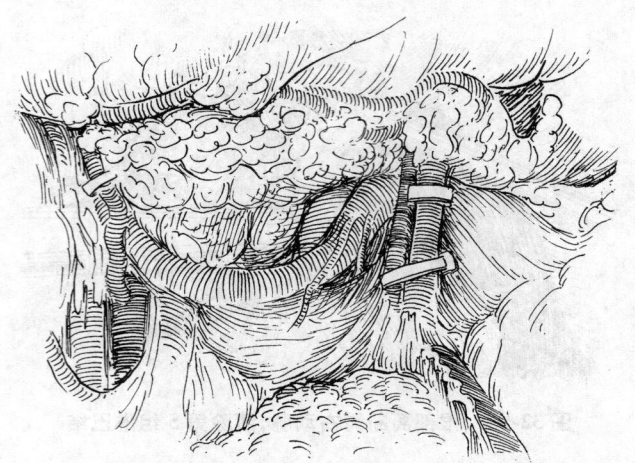

图 32-83　腔镜用切割闭合器离断十二指肠

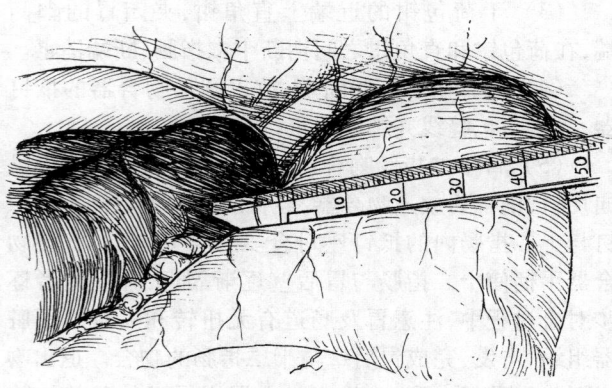

图 32-84　腔镜用切割闭合器离断骨

空肠及胃之戳孔处提起，闭合器离断，闭合肠腔〔图32-85，图32-86〕。

【术后并发症及术中注意事项】

腹腔镜胃癌根治术后并发症除了腹腔镜手术特有的并发症（皮下气肿，穿刺并发的血管和胃肠管损伤等）以外，与开腹手术基本相同。本节仅讨论与开

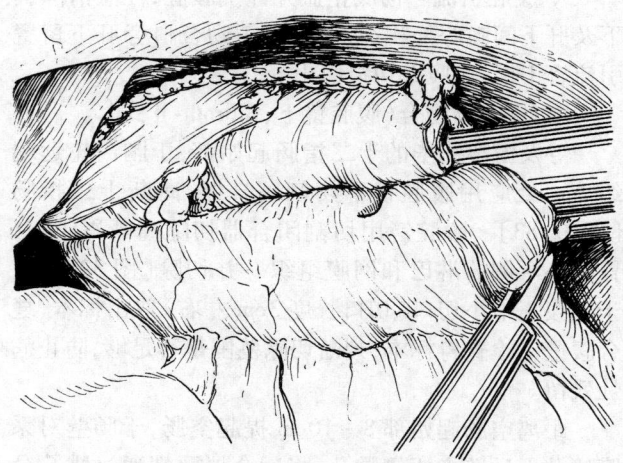

图 32-85　腔镜用切割闭合器，行胃空肠吻合

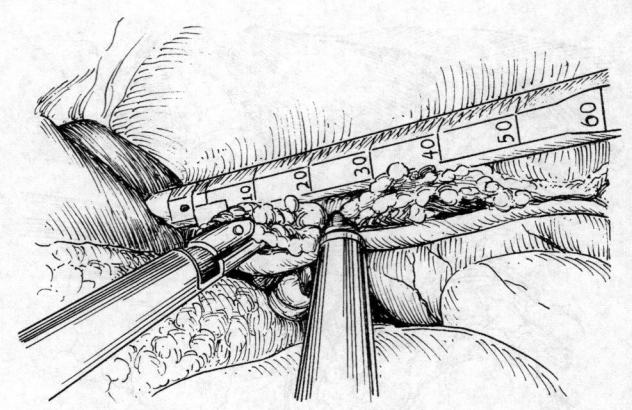

图 32-86　腔镜用切割闭合器闭合胃肠腔

腹手术不同的：

1. 吻合口漏　多数文献报道腹腔镜胃手术并未增加吻合口漏的风险。为减少吻合口漏的发生，腹腔镜下吻合完毕后可在胃或肠内注入空气，腹腔内注水，观察有无气泡逸出。

2. 十二指肠残端漏　多数笔者曾报道腹腔镜胃手术后十二指肠残端漏发生率稍高，原因：①切割时，十二指肠上提张力过大；②超声刀对十二指肠壁的热损伤；③小切口吻合条件下，输入袢长度及吻合方向不如开腹满意；④残端未包埋。

3. 术后出血　腹腔镜胃手术消化道出血与开腹手术的发生率基本一致，腹腔内出血的发生及预防主要有以下几点：①血管断端钛夹松动脱落；②超声刀处理主干血管时要适当远离动脉主干切断血管。

4. 肠粘连、肠梗阻　多数文献报道腹腔镜胃手术可减少术后肠粘连与肠梗阻的发生。

5. 切口感染　腹腔镜小切口术后感染机会小于开腹手术。

6. 膈下积液　术毕冲洗后应彻底引流腹腔内积液。拔出引流管前应常规检查腹水淀粉酶，淀粉酶高于正常应延缓拔管时间。

7. 术后内疝嵌顿。

二、保留幽门的胃部分切除术

胃癌伴随淋巴结廓清的胃大部切除手术后，由于大范围的切除和淋巴结廓清所致的神经损伤常导致术后一系列的并发症。对于早期胃癌的治疗，在保证根治性的前提下，以改善生活质量为目的的缩小手术被广泛应用。缩小手术除胃切除的范围和淋巴结廓清范围的缩小，还要考虑保存器官的功能。缩小手术中的保留迷走神经、幽门胃部分切除手术（pylorus-preserving gastrectomy，PPG）作为保存功能的手术逐渐应用于临床，由于幽门和迷走神经得以保留，从而减少了倾倒综合征和胆石的发生率，同时也能满足 D2 淋巴结

廓清程度的需要,淋巴结廓清的范围和质量并不因为手术本身而改变和降低了根治性的要求,但是手术适应证必须严格掌握。

【适应证】

早期胃癌位于 M 区和 L 区,病灶边缘应距幽门为 4.5cm 以上,其中黏膜内癌(M)公认为是 PPG 适应证,黏膜下癌(SM)要求 No.1、No.5 组淋巴结无转移。

【术前准备】

同根治性远端胃切除术。

【麻醉】

全身麻醉辅以连续硬膜外麻醉。

【手术步骤】

1. 开腹 切口选择上腹正中切开(从剑突至脐上的切口可满足手术需要,肥胖患者除外)〔图 32-87〕。

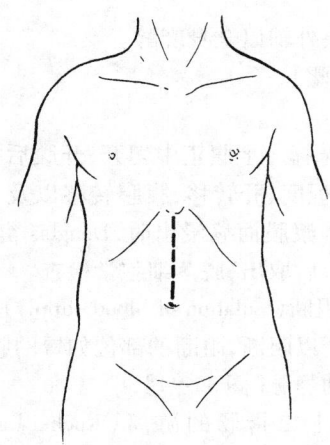

图 32-87 切口选择

2. 开腹后探查 确认原发灶的浸润、波及程度、肝转移、腹膜转移以及胃周围淋巴结转移状况。脾脏后垫纱布,向前托起脾脏。

3. 胃切除范围和保留幽门 胃的近端切除线以距离肿瘤边缘 5.0cm,远端切除线以距幽门括约肌远侧缘 3.0cm 的胃部〔图 32-88〕。

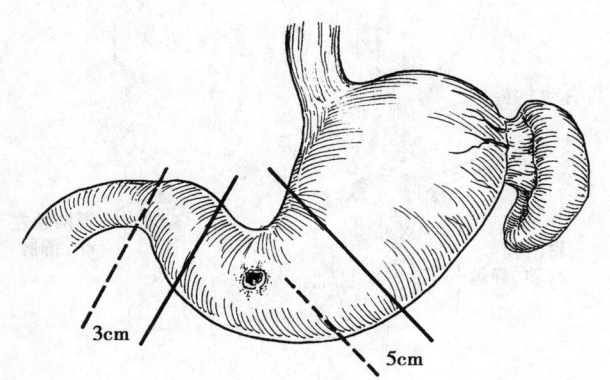

3cm
5cm

图 32-88 PPG 胃切除范围

4. 淋巴结廓清及迷走神经保留 No.5 淋巴结清除应从胃右动、静脉内侧进行,为了不损伤迷走神经幽门支,常采取不完全廓清或不廓清,在胃右动脉第一分支发出后切断胃右动脉〔图 32-89〕。

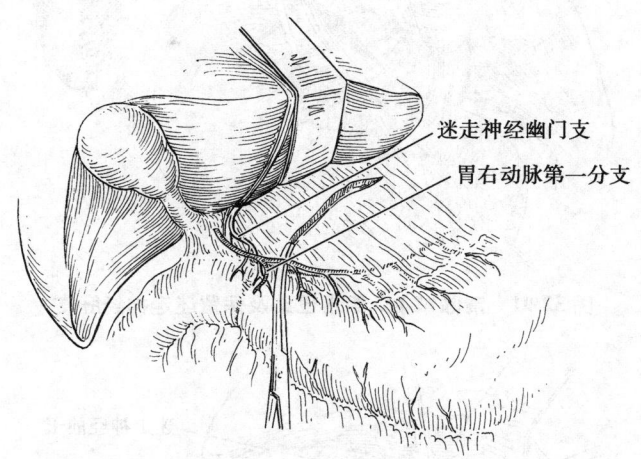

迷走神经幽门支
胃右动脉第一分支

图 32-89 断胃右动脉分支、清除 No.5 淋巴结及保留迷走神经幽门支

清扫 No.6 淋巴结,要切除右侧部分横结肠系膜前叶,尽量保留幽门下动脉〔图 32-90〕。

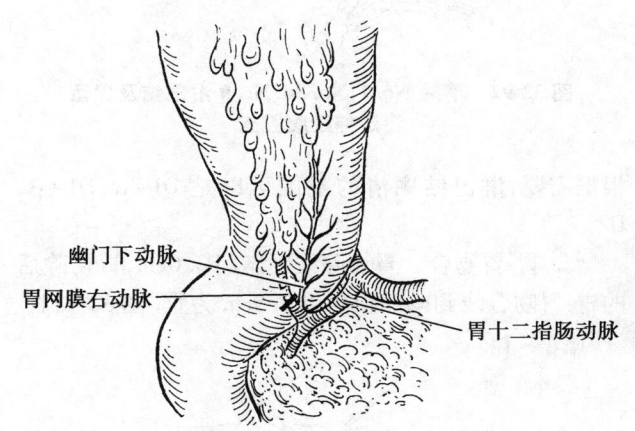

幽门下动脉
胃网膜右动脉
胃十二指肠动脉

图 32-90 断胃右动脉分支、清除 No.6 淋巴结及保留幽门下动脉

迷走神经的前干在贲门部分为肝支、胃支,肝支沿肝和小网膜之间走行,在清除 No.1 前应确认肝支后再进行〔图 32-91〕。

腹腔支在贲门的后方,由后干发出后在胃胰皱襞内向胃左动脉根部方向走行,并有一段并行,锐性清除 No.7、No.8a、No.9 时应将腹腔支游离出来,胃左动脉的处理应在胃左动脉干的末梢侧〔图 32-92〕。

肝、脾动脉周围神经丛的保护,关键在于淋巴结清除时找到其与神经丛之间的层次,紧贴淋巴结用双极电凝剥离、凝切,清除神经丛上方的和周围的淋巴结。

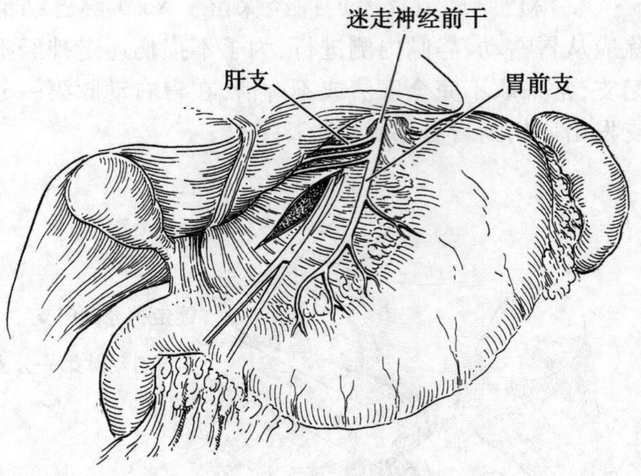

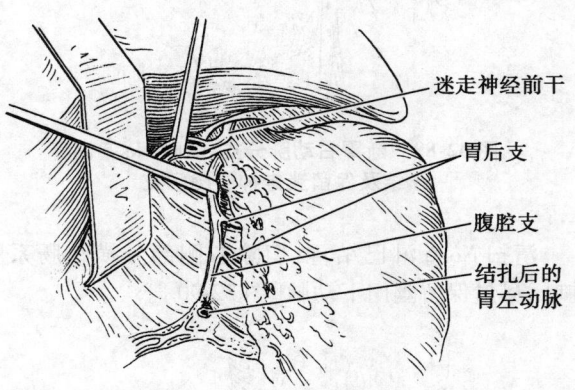

图 32-91　清除第 1、3 组淋巴结及保留迷走神经肝支

图 32-92　清除 No. 7，No. 8a、No. 9 淋巴结及保留
迷走神经腹腔支

根据需要，淋巴结廓清的范围可以是 D1+α、D1+β、D2。

5. 胃-胃吻合　胃切除线距幽门 3.0cm，胃切除后的胃-胃吻合线到幽门距离以 2.5cm 为宜〔图 32-93〕。

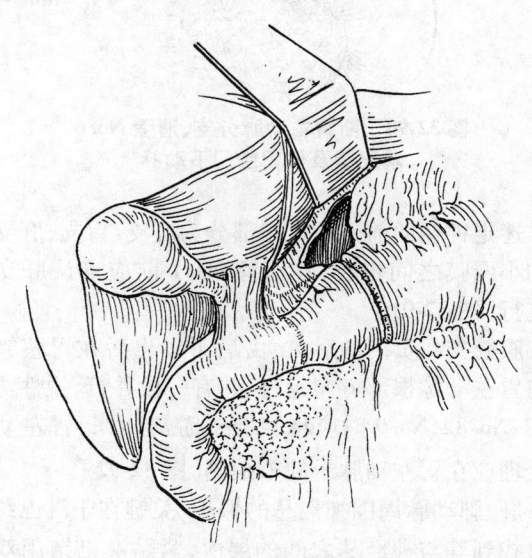

图 32-93　远、近端胃端端吻合

6. 留置引流　生理盐水冲洗腹腔，右肝下吻合口周围放置引流，术毕。

三、远端胃切除术

【适应证】

胃癌局限于胃下部或者胃中部者。

【术前准备】

1. 无幽门梗阻时，术前 1 日进流食；轻度幽门梗阻时，术前 2～3 天应禁食，少量饮水；幽门梗阻伴有胃内容物潴留，术前 2～3 天置胃肠减压并每晚行温盐水洗胃。

2. 纠正贫血（血红蛋白 8g 以上）、水电解质紊乱，改善营养（血浆白蛋白 3g 以上）。

3. 术前夜清洁灌肠。

【麻醉】

连续硬膜外辅以全身麻醉。

【手术步骤】

1. 开腹。

2. 切口选择　上腹正中切开，开腹后探查原发灶的浸润、波及程度、肝转移、腹膜转移以及胃周围淋巴结转移状况。浆膜面癌浸出时，Douglas 窝应用 200ml 生理盐水注入后取出，脱落细胞学检查。

3. 血行阻断（isolation of blood supply）　对于重要部位的血流予以阻断，阻断的部位如胃网膜左、右动静脉，胃左、右动静脉〔图 32-94〕。

4. 胰头十二指肠的游离（Kocher's maneuver）切开十二指肠降部相连的后腹膜，将十二指肠向内侧翻转，将胰头十二指肠从后腹膜腔游离，该剥离目标范

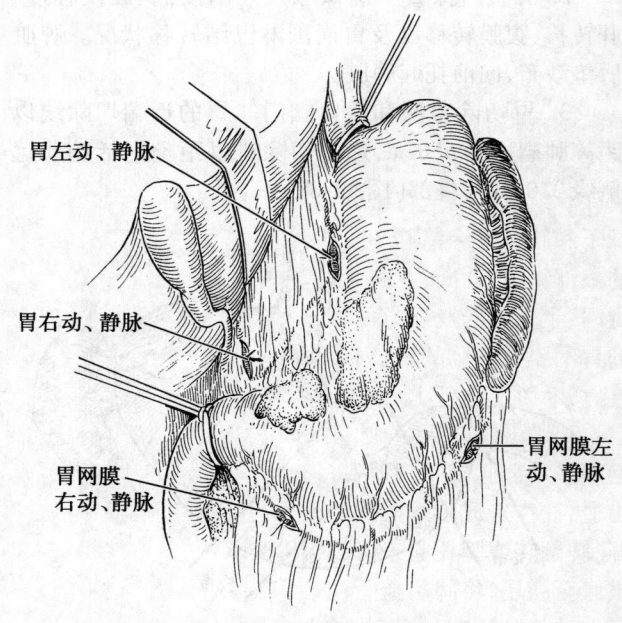

图 32-94　阻断的部位血管

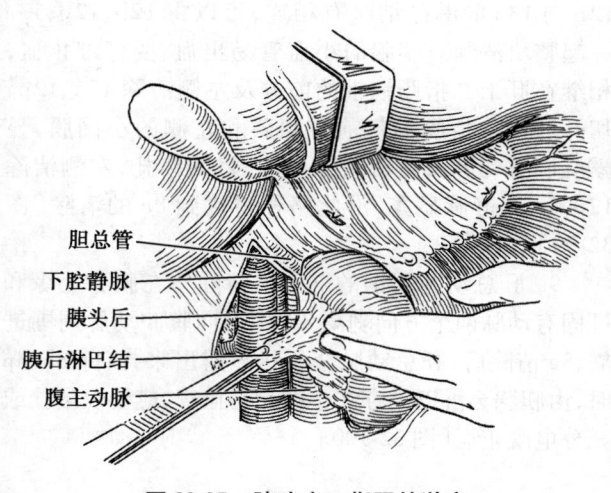

胆总管
下腔静脉
胰头后
胰后淋巴结
腹主动脉

图 32-95　胰头十二指肠的游离

围是内侧为腹主动脉的左侧缘，上方为左肾静脉上缘，肝总动脉、肝十二指肠韧带，下方十二指肠第Ⅳ部的后面，该操作的目的是：①确认腹主动脉周围的淋巴结转移的有无和清扫；②清除 13、14v、12p、8p 淋巴结；③便于十二指肠切除及吻合〔图 32-95〕。

5. 横结肠系膜前叶的剥离（peritoneal resection of transverse mesoiolon）　接续 Kochers 游离之后，沿着十二指肠降部的后腹膜及相连的横结肠系膜前叶与十二指肠、胰头部之间的疏松的结缔组织间隙分离、锐性、钝性剥离，由此将胰头前面显露出来；继续向左侧剥离后，右结肠静脉、中结肠静脉以及汇入肠系膜上静脉的胃结肠静脉干均显现出来，在横结肠的左侧的剥离较为困难，两叶间强烈愈着，在结肠脾曲处易于剥离，同时也易于由此进入胰后间隙〔图 32-96〕。

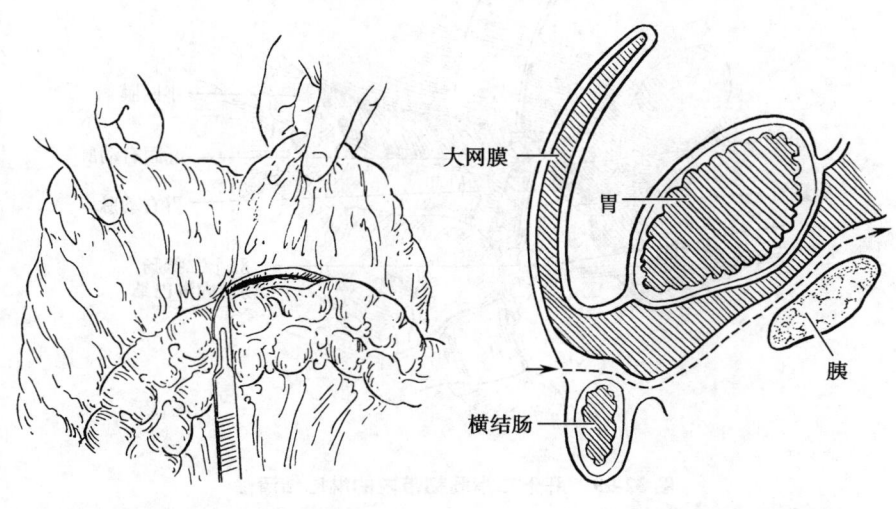

大网膜
胃
胰
横结肠

（1）切开横结肠浆膜与大网膜连接处　　（2）分离横结肠系膜前叶

图 32-96　横结肠系膜前叶游离

6. 胃网膜右动静脉区域的淋巴结清除　剥离的横结肠系膜前叶和大网膜向头侧翻转，将胰头、胰体及下缘显露出来，沿着胃网膜右静脉，紧贴着血管剥离、清除 6 组淋巴结至胃结肠静脉干，继续沿着胃结肠静脉干和胰颈下缘清除 14v 组淋巴结，在胃网膜右静脉的根部结扎、切断，在胰下缘将其被膜向上缘剥离后，幽门、十二指肠及后方的胃十二指肠动脉和由此发生的胃网膜右动脉的根部很清晰地展现，于起始部位结扎、切断〔图 32-97〕。

7. 胃网膜左动静脉区域的淋巴结清除　处理胃网膜左动静脉或脾门时，脾脏的系膜及脾被膜易撕裂出血，往往造成手术操作的困难，故脾后方的后腹膜切开、脾翻转或脾托起来可改善上述状况，胰下缘剥离胰被膜至胰尾，将脾门血管露出，清除周围脂肪，在胃网膜左动静脉的起始部结扎、切断，4sb 同时被清除〔图 32-98〕。

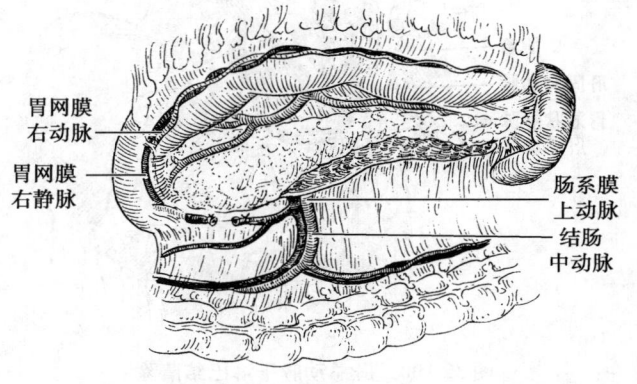

胃网膜右动脉
胃网膜右静脉
肠系膜上动脉
结肠中动脉

图 32-97　胃网膜右动、静脉的淋巴结清除

8. 肝十二指肠韧带内的淋巴结清除　首先由胆总管侧入路，分离、清除 12b，沿胆囊管、胆总管剥离，间隙清晰，并由此进入门静脉的右侧缘，后壁的 12p、

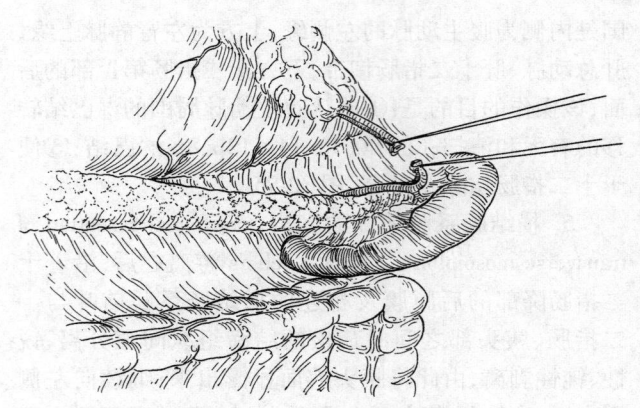

图 32-98　胃网膜左动、静脉的淋巴结清除

12b 与 13a 的淋巴结时有相连,可以将 12b、12p、13a 一起整块清除。胰腺的小血管易出血,要仔细止血,相继在肝十二指肠韧带的前方及左侧清除 12a、12p,切开肝十二指肠韧带前方腹膜和左侧的小网膜,显露肝固有动脉及胃右动脉根部,将其结扎,左侧清除 12p 后,门静脉显露,沿此路径过渡到 8a 的清除〔图 32-99〕。

9. 肝总动脉周围的淋巴结清除　在胰腺上缘和肝固有动脉两个方向剥离 8a,由右向腹腔动脉周围进展,8a 清除后,肝总动脉全长尽显露出来,清除 8a、8p 时,由胰腺至淋巴结存在小的无名血管,应予以结扎或充分电凝止血〔图 32-100〕。

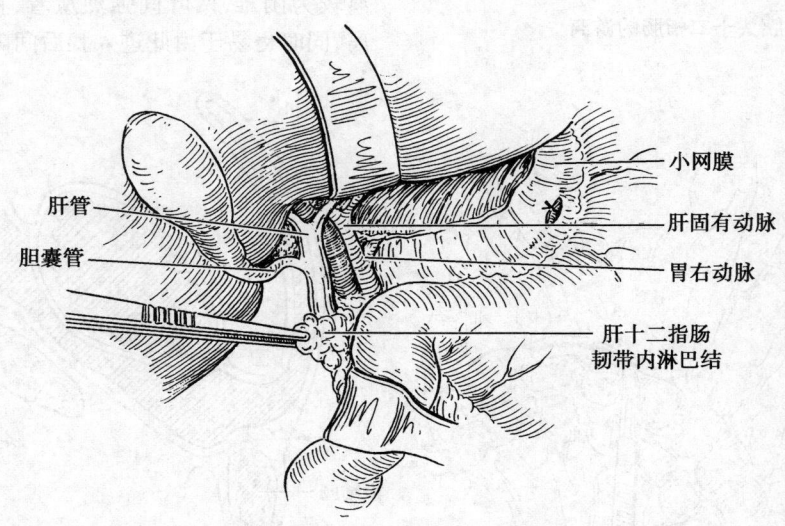

图 32-99　肝十二指肠韧带内的淋巴结清除

小网膜

肝固有动脉

胃右动脉

肝十二指肠韧带内淋巴结

肝管

胆囊管

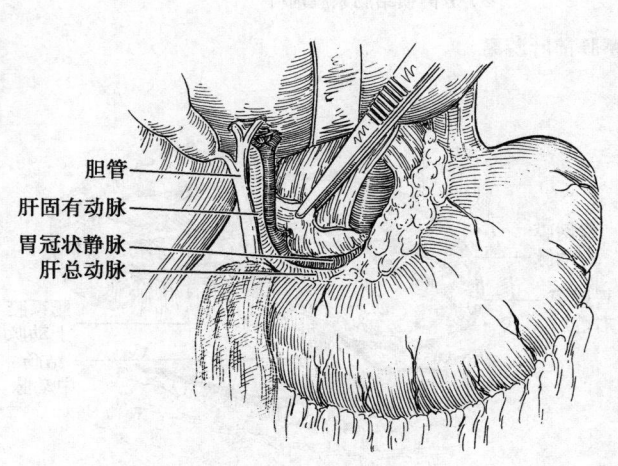

胆管

肝固有动脉

胃冠状静脉

肝总动脉

图 32-100　肝总动脉干淋巴结清除

10. 腹腔动脉周围的淋巴结清除　肝总动脉周围的淋巴结清除后腹腔动脉移行的过程,将脾动脉根部露出,同时,胃左静脉一并显现出来,腹腔动脉周围清除时,以胃左动脉、静脉为中心的双侧同步分离较为安

全。另外,迷走神经后干的腹腔支与胃左动脉有段并行,胃左动脉在根部结扎、切断时,易将此神经完全离断,故在保留腹腔支手术时,应在胃左动脉的末梢侧结扎、切断〔图 32-101〕。

11. 脾动脉干淋巴结的清除　脾动脉干的周围淋巴结以胃后动脉为界分为 11p、11d。胃的下部癌时,仅清除胃后动脉的右侧脾动脉周围淋巴结,如为胃上部癌时,应将 11d 同时清除〔图 32-102〕。

12. 贲门部小弯侧前后壁的剥离及第 1 组淋巴结清除　腹腔动脉周围淋巴结处理完毕后,沿后腹膜向上方剥离时,膈肌脚及下部食管显露出来,食管裂孔右侧的腹膜和小网膜的肝附着部切断后,食管壁露出,将其右侧的第 1 组淋巴结清除〔图 32-103〕。

13. 胃切除与消化道重建　远端胃切除时,胃十二指肠的切除线的确定:小弯侧是在食管、胃接合部下 3cm,大弯侧在脾下极、胃短动脉处的对角线为胃切线,十二指肠是以幽门环下 2～3cm 部位〔图 32-104〕。

5

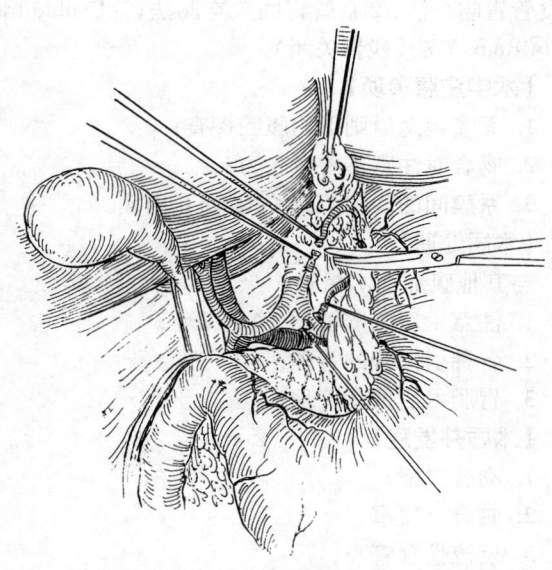

图 32-101　腹腔动脉周围的淋巴结清除

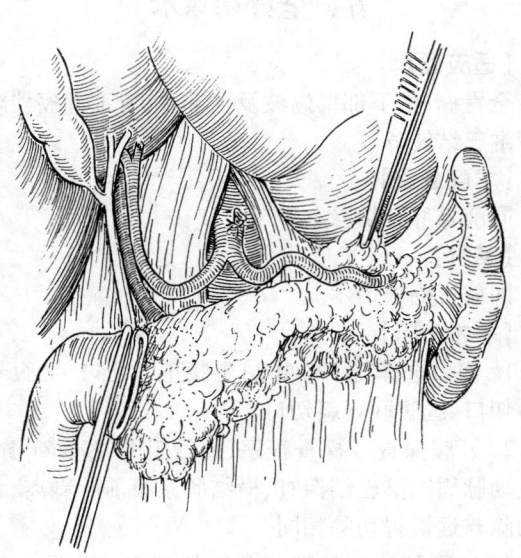

图 32-102　脾动脉干淋巴结的清除

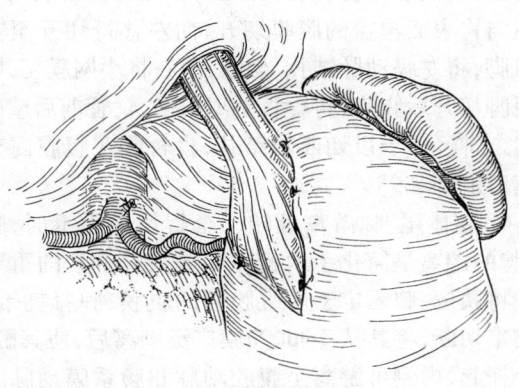

图 32-103　贲门部淋巴结的清除

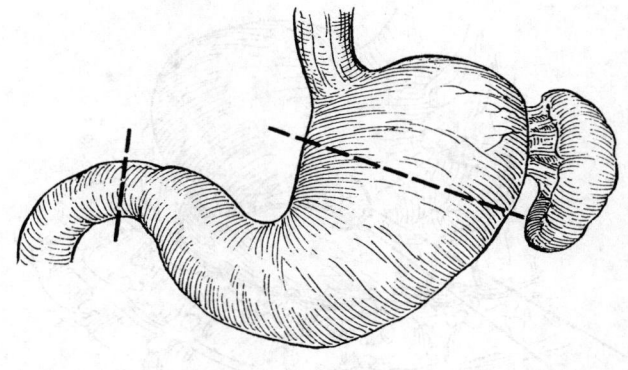

图 32-104　胃切除

【消化道的重建方式】

消化道的重建方式为 Billroth Ⅰ 法、Billroth Ⅱ 法和 Roux-en-Y 法。

1. Billroth Ⅰ 式的重建　后壁的 Lembert 缝合:胃断端的大小弯后壁与十二指肠后壁断端对齐,小弯对小弯,大弯对大弯,缝合支持线固定(4-0 号丝线),后壁缝合 Lembert(浆肌层)、然后全层缝合(3-0 号吸收线)连续缝合,或者间断结节缝合。

前壁缝合采用全层缝合(3-0 号吸收线)连续或者间断缝合,然后前壁浆肌层间断结节或连续缝合(前壁的 Albert 缝合)〔图 32-105〕。

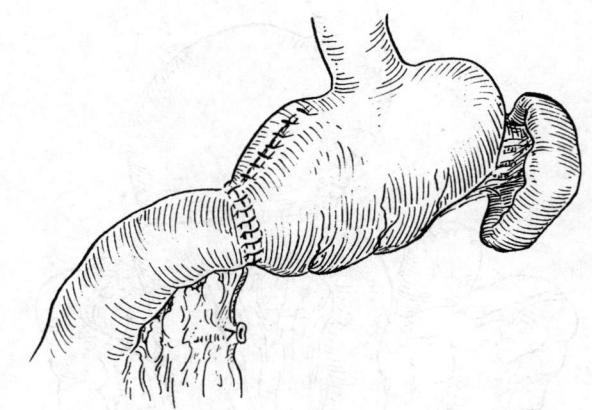

图 32-105　Billroth Ⅰ 式吻合

2. Billroth Ⅱ 式的重建　Billroth Ⅱ 式时,十二指肠切断与关闭,可用直线切割闭合器进行,切断后的断端,4-0 号丝线间断或连续浆肌层缝合。

Billroth Ⅱ 式的结肠后吻合法:在横结肠系膜的中央,无血管区部位,电刀切开 5~6cm,利用此裂孔将用于吻合的空肠拉上来,近侧输入袢长度 10~15cm。近端对大弯侧,水平位置,残胃后壁与空肠 Albert-Lembert 缝合,前壁也采用相同处理方式,吻合完毕之后,将胃壁与结肠系膜裂孔缝合固定〔图 32-106〕。

Billroth Ⅱ 式的结肠前吻合法:将距 Treitz 韧带

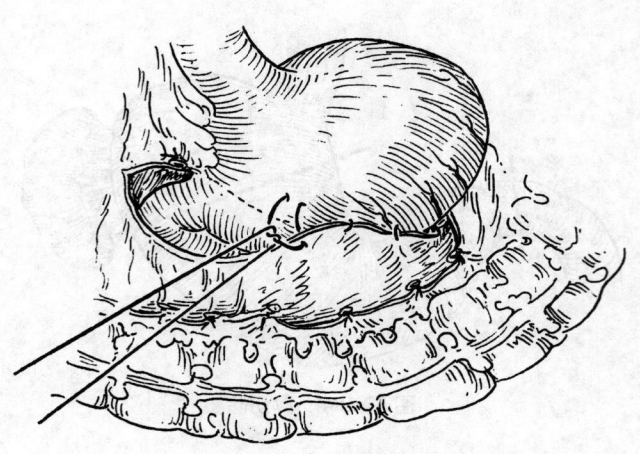

图 32-106 Billroth Ⅱ式吻合

30～40cm 的近侧端空肠,于结肠前提起,与残胃近端对大弯侧水平位置吻合,后壁浆肌层 4-0 号线连续缝合,吻合口长 5cm,然后胃后壁与空肠后壁连续 4-0 号线缝合,前壁间断全层缝合加浆肌层间断结节缝合〔图 32-107〕。

空肠之间追加 Braun 吻合:距胃空肠吻合部 10cm,吻合口长约 5cm,与胃空肠吻合同样,全层 4-0 号线连续缝合以及浆肌层的 4-0 号线间断、结节缝合。

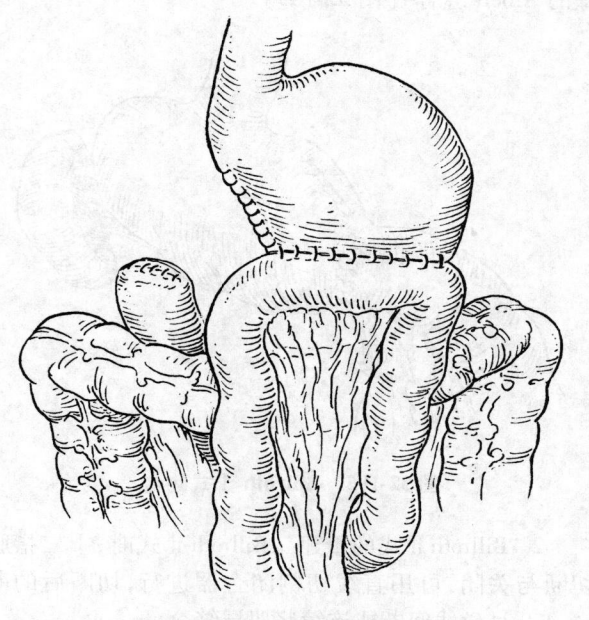

图 32-107 结肠前吻合

四、近端胃切除术

近端胃切除术主要是针对局限于胃上部的胃癌,手术是胃左动脉根部离断,伴随幽门淋巴结清除的 D2 手术,胃切除范围:近端胃的 2/3 以上,手术操作要点与全胃切除手术基本相同,消化道的重建方式如下:

①食管胃吻合法;②食管胃间置空肠法;③Double tract 法;④Roux-Y 法(残胃关闭)。

【术中注意事项】
1. 无瘤观念原则下的腹腔探查;
2. 吻合时注意不要有张力;
3. 系膜间的间隙予以关闭,防止内疝。

【术后处理】
与其他腹部手术相同。
1. 注意术后麻醉管理,稳定循环;
2. 各种引流管的管理;
3. 胃肠术后饮食管理。

【术后并发症】
1. 吻合口漏;
2. 吻合口狭窄;
3. 反流性食管炎;
4. 营养不良、贫血。

五、全胃切除术

【适应证】
全胃癌、中下部胃癌波及上部胃、胃上部癌伴幽门上下淋巴结转移。

【术前准备】
同前胃部分切除。

【麻醉】
同前胃癌根治术。

【手术步骤】
1. 切口选择〔图 32-108〕上腹正中切口、上腹部山形横切口、胸腹联合斜切口。

2. 开腹探查 探查程序、血行阻断、Kosher 游离、腹主动脉周围淋巴结探查、横结肠系膜前叶剥离、大网膜切除与远端胃切除相同。

3. 食管裂孔的处理与食管的游离 将肝左外叶用钩拉起或将左侧肝三角韧带切断,使游离的肝左外叶折曲,从而显露食管裂孔部位,首先将食管裂孔周围膈肌与胃表面覆盖的腹膜切开,向左移行切开至左侧膈肌脚,将左膈动脉结扎、切断,向右将小网膜切开,沿膈肌脚切开后腹膜,将食管游离出来,食管前后壁附着的迷走神经应予以切断和结扎,食管能在腹腔内充分游离〔图 32-109〕。

4. 胰体尾、脾游离翻转 全胃切除手术时,胰体尾、脾的游离是简化手术程序和提高安全性的重要方法。将胰尾、脾固定于后腹膜腔的腹膜,脾肾韧带、脾膈韧带切断,将其从 Toldt 筋膜广泛剥离后,使其翻转,向上托起,内侧可游离至腹腔动脉和肠系膜动脉的根部,注意剥离层次的准确〔图 32-110〕。

5. 腹腔动脉周围的淋巴结清除 由上述操作向

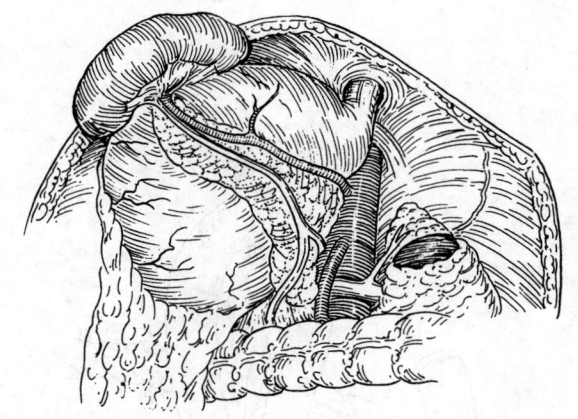

图 32-110　胰体尾、脾的分离

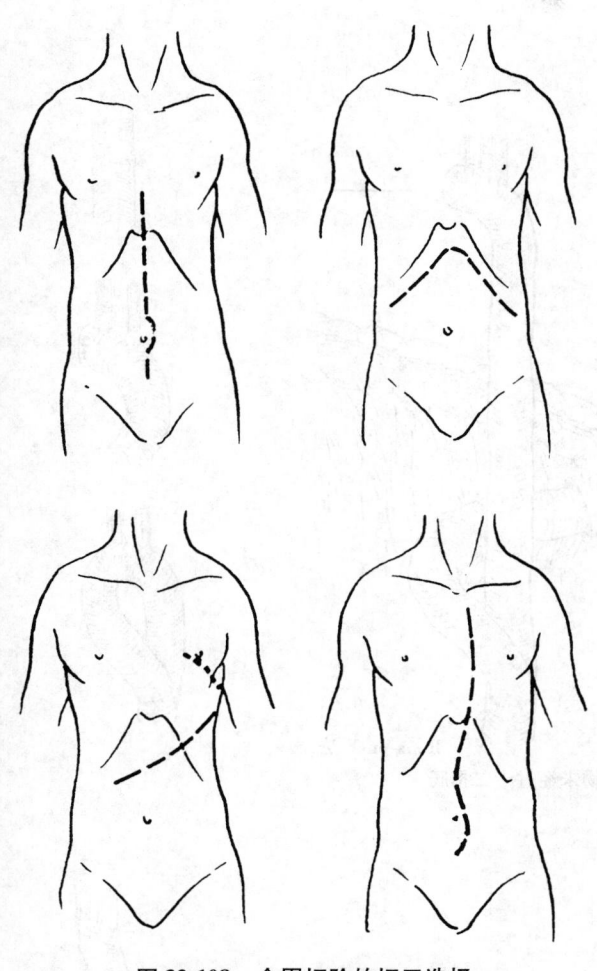

图 32-108　全胃切除的切口选择

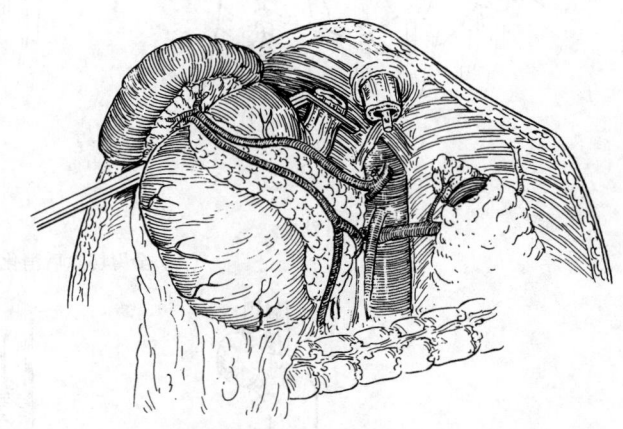

图 32-111　腹腔动脉周围的淋巴结清除

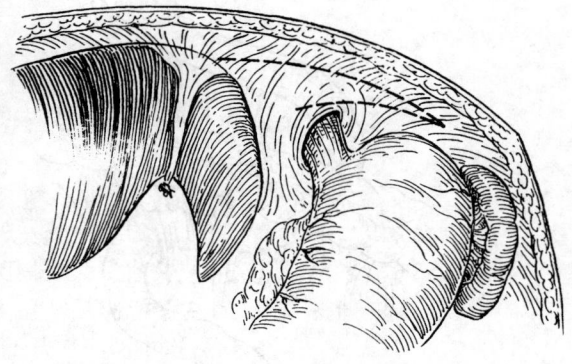

图 32-109　左肝三角韧带的分离

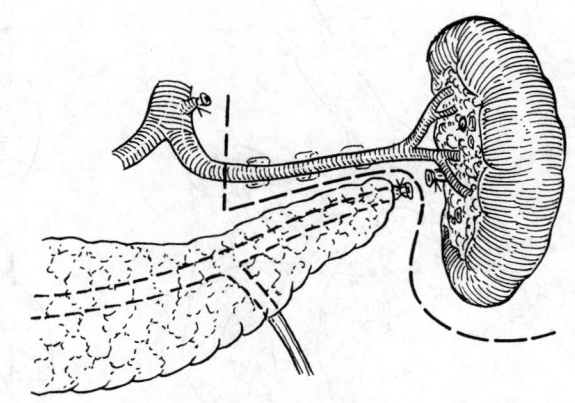

图 32-112　脾动脉、脾门淋巴结清除

下方游离达腹腔动脉根部，胃左动脉、脾动脉、肝总动脉的根部显现，此时可以结扎、切断胃左动脉〔图 32-111〕。

6. 脾动脉、脾门淋巴结清除　脾门淋巴结疑有转移存在时，脾切除是可靠的。肿瘤进展程度低，淋巴结转移低时，保存脾、胰体尾的脾门、脾动脉干淋巴结清除是必要的〔图 32-112〕。

7. 其他部位的淋巴结的清除同远端胃切除手术

的操作。

8. 十二指肠离断　于幽门环下方十二指肠侧切断。

9. 食管离断　食管离断后应做切缘的术中冷冻病理学检查。

10. 消化道重建〔图 32-113〕Billroth Ⅱ法、Roux-en-Y法、Double tract法、间置空肠方法。

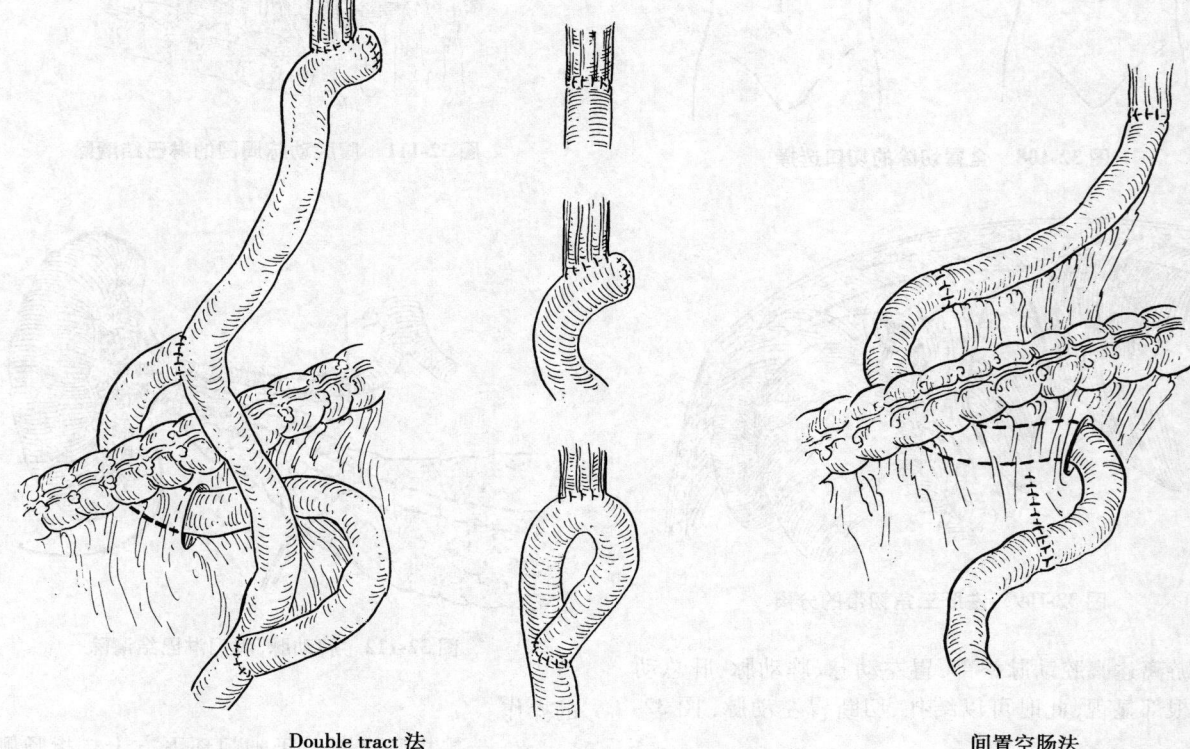

Billroth Ⅱ法   Roux-en-Y 法

（1）全胃切除后消化道食物未经过十二指肠

Double tract 法   间置空肠法

（2）全胃切除后消化道食物经过十二指肠

图 32-113 全胃消化道重建

六、左上腹脏器全切除术

随着胃癌诊断与手术技术的不断提高与完善,联合脏器切除的范围也在扩大。对胃上、中部癌,在施行全胃切除合并胰体尾和脾切除的基础上,再联合切除肝、横结肠,即基本形成左上腹内脏全切除术术式。本手术开创仅十余年,我国对此手术的经验尚不充分,而且尚需进一步观察、评价其应用价值。当前,对施行此手术,一定要掌握好适应证。

【适应证】

适应于上、中部胃癌的下列情况:

1. 肿瘤广泛浸润,如 Borrmann4 型胃癌。

2. 肿瘤直接浸至周围脏器。

3. 胃周淋巴性(包括淋巴结与淋巴管)癌侵袭胃周脏器。

4. 大、小网膜与横结肠系膜有少数播散性癌结节。

【麻醉】

全麻。

【体位】

仰卧位,左肩胛下垫高。

【切除范围】

1. 胃中部癌未侵及食管者,切除范围包括全部大网膜、横结肠及其系膜、胰、脾,有时尚合并切除左肝、左肾、左肾上腺和全胃的整块切除〔图 32-114〕。

2. 胃上部癌已侵及食管者,除切除上述脏器外,

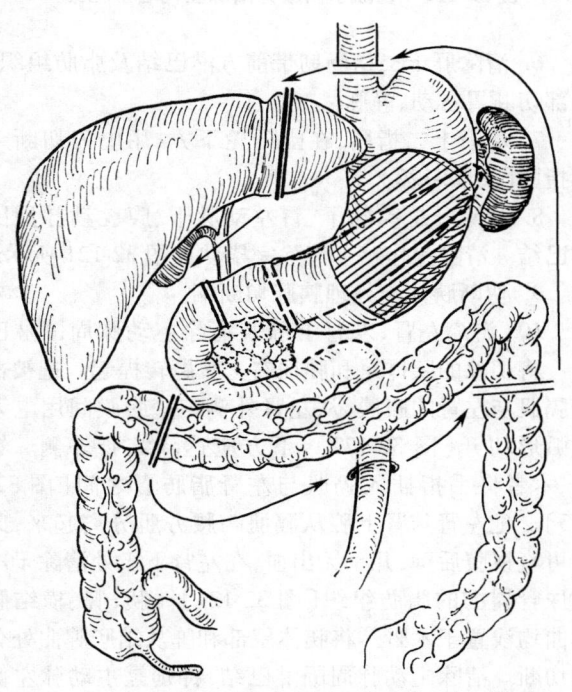

图 32-114　胃中部癌的切除范围

尚需行胸腹联合切口,合并切除一段食管〔图 32-115〕。

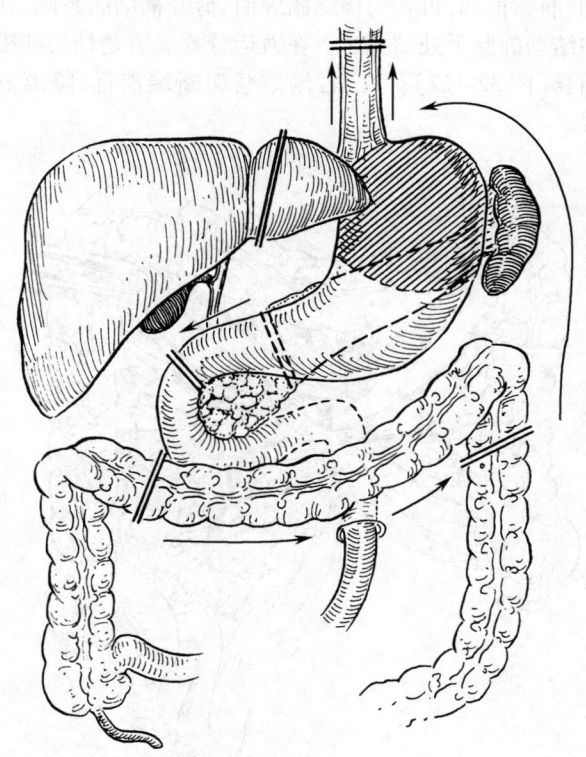

图 32-115　胃上部癌的切除范围

【手术步骤】

1. 切口　为了获得更开阔的切口,常用下述两种切口:

(1) 经左第 6 或第 7 肋间上腹横斜切口,上方至腋中线或腋后线。

(2) 经左第 7 肋间上腹横斜切口,再加上腹正中切口,切口呈倒 T 形〔图 32-116〕。

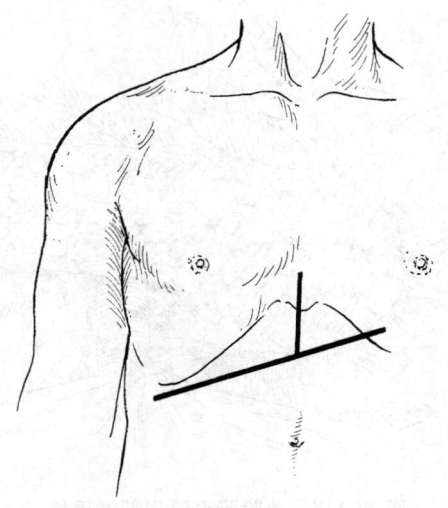

图 32-116　倒 T 切口

5

2. 切除横结肠及其系膜　将横结肠提起,使其系膜略呈紧张、平展状。从横结肠右侧开始,向中结肠动、静脉根部,再转向横结肠脾曲,剪开横结肠系膜,在中结动静脉干处结扎之。在血运分界线清楚处切断横结肠〔图 32-117〕。左、右侧结肠切断端消毒,隔离放置。

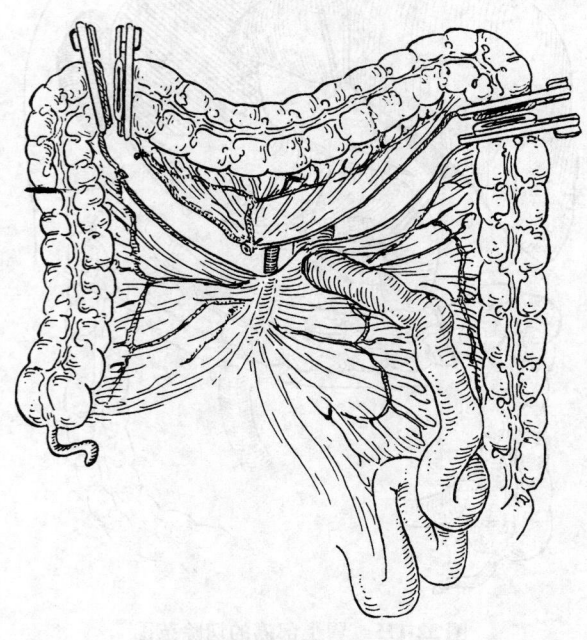

图 32-117　切断横结肠及其系膜

3. 清除肠系膜根部从胰腺钩突部分离肠系膜上静脉。将中结肠动、静脉结扎、切断,从下方把胰体与肠系膜上静脉充分分离〔图 32-118〕。

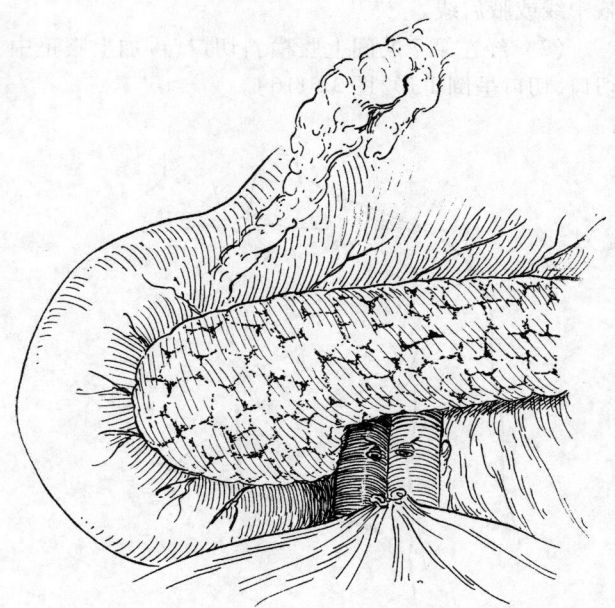

图 32-118　清除肠系膜根部淋巴结

4. 清除幽门下淋巴结,在胃网膜右动、静脉根部结扎、切断。

5. 切除小网膜,清除贲门右淋巴结　将胃向下方牵拉,从肝十二指肠韧带左侧开始,将小网膜附着于肝下缘处用电刀切断。遇有血管时,结扎、切断,上方直达贲门部。再从贲门右侧将其壁侧腹膜分开,食管腹段得以分离清楚〔图 32-119〕。

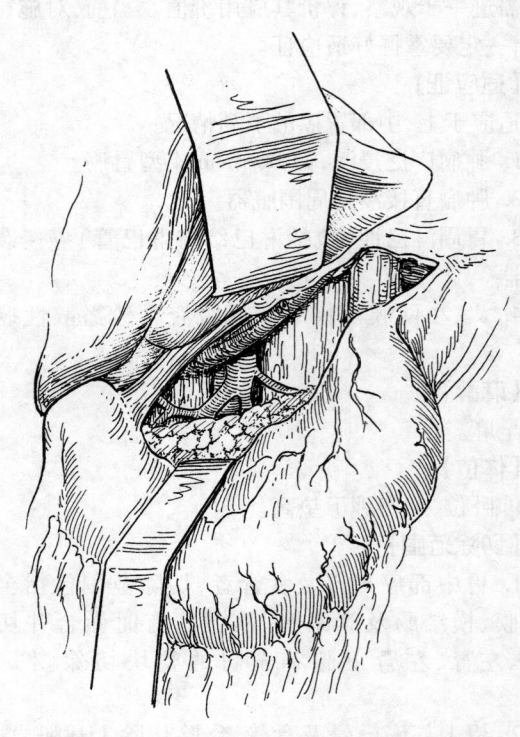

图 32-119　切除小网膜并清除贲门右淋巴结

6. 清除肝十二指肠韧带前方淋巴结及脂肪组织,根部切断胃右动、静脉。

7. 切断十二指肠,在幽门轮下方,用电刀切断十二指肠〔图 32-120〕。

8. 清除肝总动脉干、胃左动脉干、腹腔动脉周围淋巴结。清除操作略。清除完毕状如图 32-121 所示。

9. 切断胰体与处理胰腺切断端。

10. 游离左肾、左肾上腺及清除主动脉周围淋巴结　将切除的胰体尾和脾往右上腹翻转提起。把被覆于膈肌与左肾的腹膜,从左肾外侧与壁腹膜间用电刀做弧形切开〔图 32-122〕,下方应达降结肠外侧。然后,术者将手指插入膈肌与左肾脂肪囊之间〔图 32-123〕。把左肾与肾上腺从膈肌与腰方肌分离起来,此时可直视腹后壁,几乎无出血,在左肾下极处清除干净输尿管周围的脂肪组织〔图 32-124〕。胰、脾、横结肠脾曲均浅置于术野。将胰体尾部和脾从结肠脾曲处分离切断。清除主动脉周围淋巴结,特别是主动脉左侧和左肾静脉上方的淋巴结。这里所说的主动脉周围淋

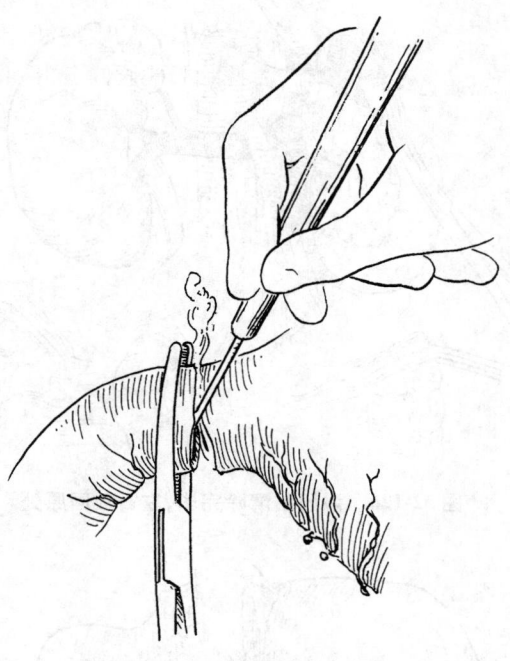

图 32-120　切断十二指肠

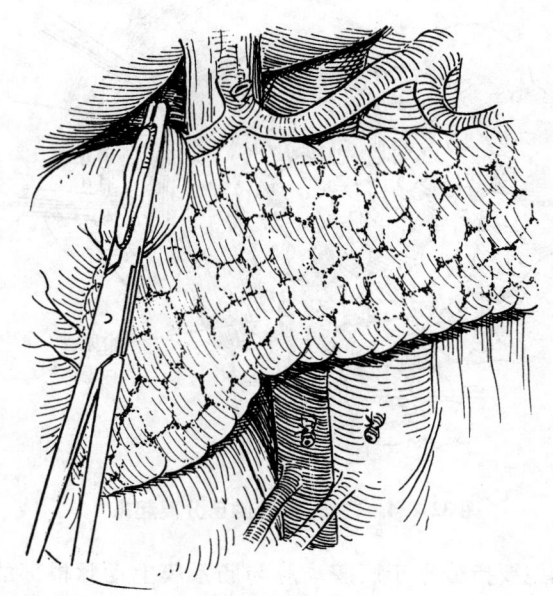

图 32-121　清除肝总动脉干、胃左动脉干、
腹腔动脉周围淋巴结

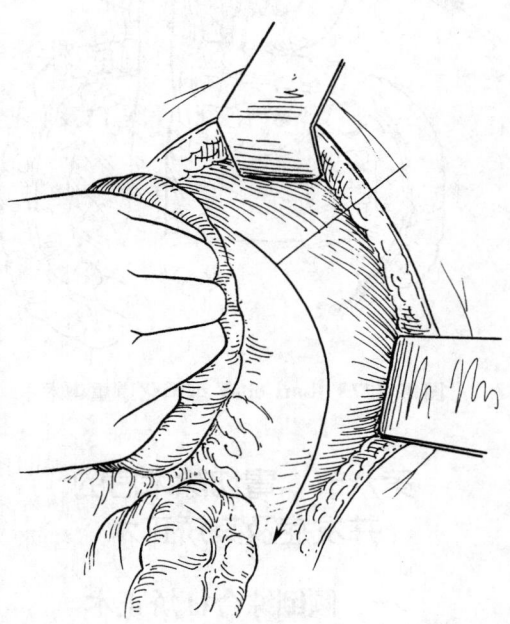

图 32-122　切开左肾、肾上腺外侧腹膜

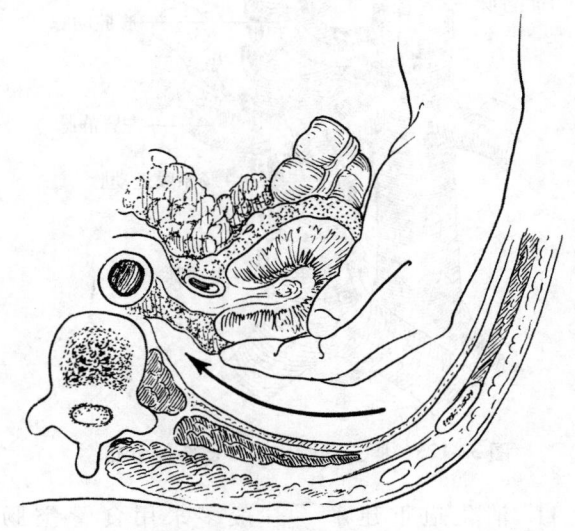

图 32-123　从左肾、肾上腺后方进行分离

5

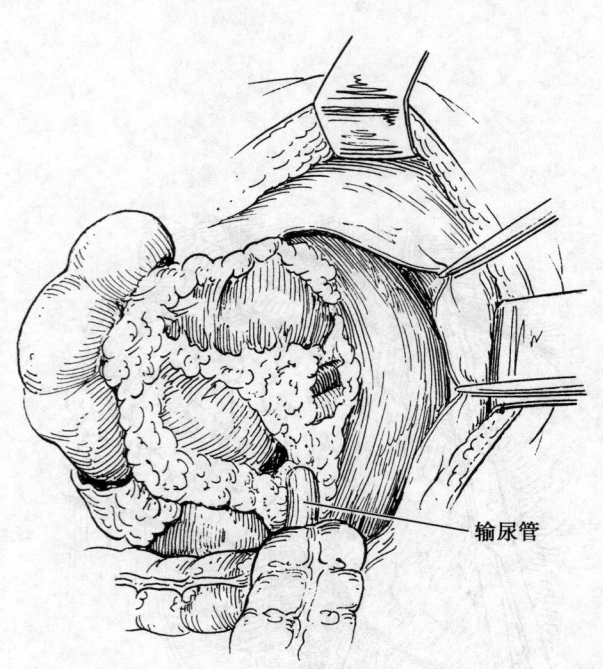

图 32-124 左肾、肾上腺已分离起来

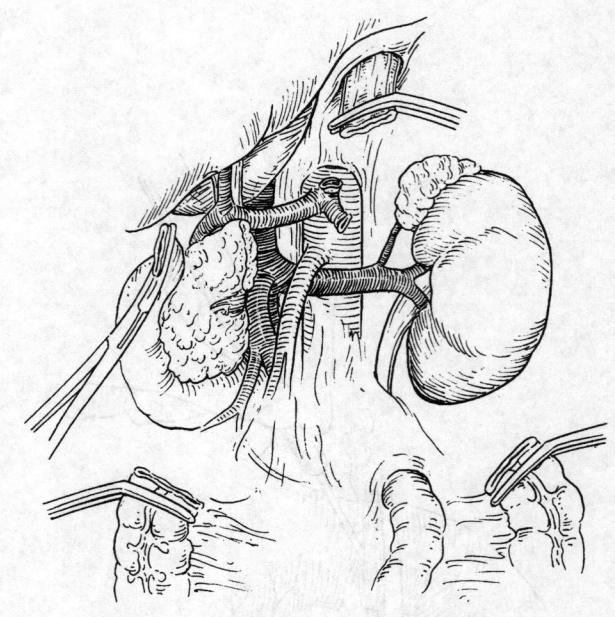

图 32-126 淋巴结清除完毕,左肾放回原处

巴结主要指分布于腹腔动脉与肠系膜上动脉根部的淋巴结(图 32-125)。上中部胃癌时,主动脉左侧与左肾静脉上方的转移率较高,故予强调。清除完毕,将左肾放回原位〔图 32-126〕。如果左肾上腺被癌侵及或左肾静脉周围淋巴结有明显转移,可合并切除左肾上腺或左肾。最后清除食管周围组织,切断食管,移去"整块"切除标本。

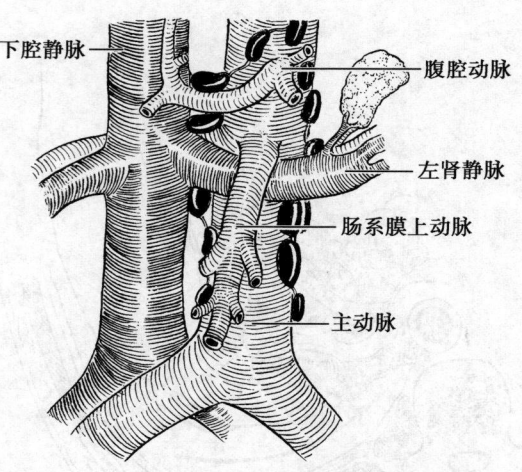

图 32-125 腹主动脉周围淋巴结的分布

11. 消化道重建术 一般多采用食管-空肠 Roux—en-Y 型重建法。唯结肠吻合应通过空肠系膜行空肠后结肠对端吻合。结肠吻合口位于空肠系膜之左侧〔图 32-127〕。

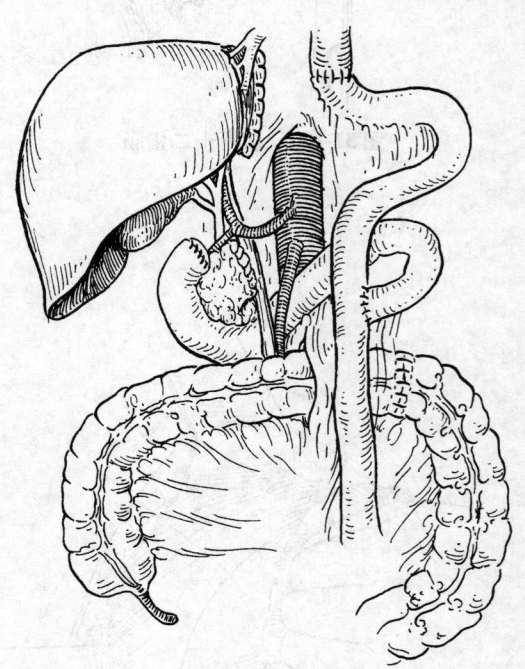

图 32-127 Roux-en-Y 型消化道重建术

第八节 胃切除术后的并发症及其矫正术

一、倾倒综合征矫正术

倾倒综合征表现为进食(特别是甜食)后短时间内发生心窝部不适、心悸、乏力、出汗、头晕、恶心、呕吐以至虚脱,并有肠鸣或腹泻等症状。一般认为系胃术后丧失了幽门括约肌,食物过快地大量排入上段空肠,

且未经胃肠液混合稀释而呈高渗状态,将大量的细胞外液吸入肠腔,以致循环血量骤减所致,也与肠腔突然膨胀,释放5-羟色胺,肠蠕动加剧,刺激腹腔神经丛有关。此症应与发生于食后2~4小时的低血糖综合征区别。

倾倒综合征的治疗,原则上为对症治疗,少食多餐,避免进甜的、过热的流质,并在餐后平卧10~20分钟。大多数患者症状可逐渐控制以至痊愈。极少数严重患者,经过一年以上治疗无改善者,应予以手术纠正。手术原则对原先作毕Ⅰ式手术者改作胃、十二指肠间置空肠术;对原位毕Ⅱ式者改作毕Ⅰ式。对青壮年患者,胃酸高者应兼行迷走神经干切除。

(一) 胃十二指肠间置空肠术

【适应证】

原作毕Ⅰ式术后发生的倾倒综合征。

【手术步骤】

(1) 切口:上腹正中切口。

(2) 切断肝左外叶三角韧带,显露贲门口及食管下段,找出迷走神经前后干,各切除35cm一段神经(参看迷走神经干切断术)。

(3) 切开十二指肠外侧腹膜,充分分离十二指肠,并分离原胃、十二指肠吻合口周围粘连,在两把无损伤肠钳控制下,切断原吻合口并充分切除其瘢痕组织,以备间置之用。

(4) 在十二指肠悬韧带下约50cm处选择空肠,因该段肠袢的系膜和血管弓有足够长度。如拟作逆蠕动肠袢,切取肠段的长度为10~12.5cm,如用顺蠕动肠袢则为12.5~15cm。注意保留好该肠段的系膜及血管弓〔图32-128〕。

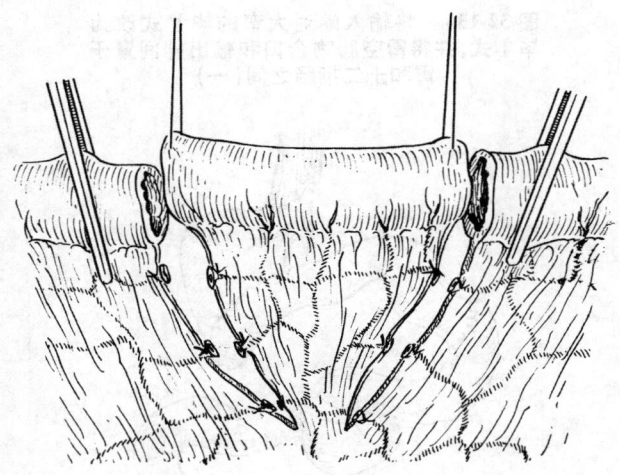

图32-128　选择空肠肠袢

(5) 注意使系膜无张力,以免影响肠段血运。吻合技术可用1-0号丝线单层间断缝合〔图32-129〕。

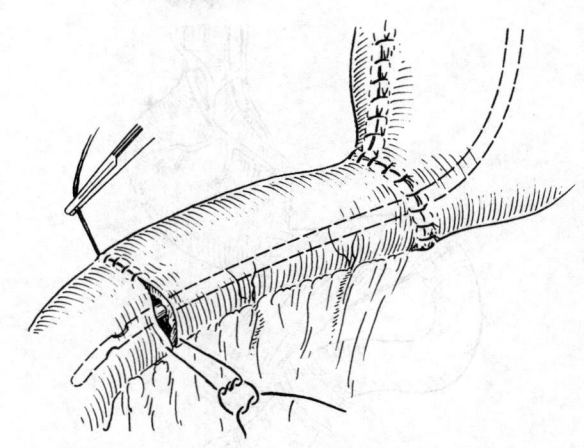

图32-129　间置空肠,行胃肠、肠肠吻合

(6) 至此完成由毕Ⅰ式改为胃、十二指肠之间间置肠袢,即胃、十二指肠间置空肠术〔图32-130、图32-131〕。

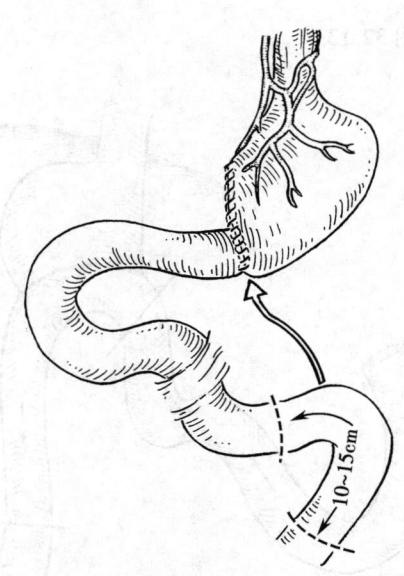

图32-130　距Treitz韧带远端50cm选择10~15cm空肠作为间置空肠肠袢

(二) 毕Ⅱ式改为毕Ⅰ式手术

【适应证】

胃切除术后发生的倾倒综合征。

1. 毕Ⅱ式改为毕Ⅰ式加空肠段间置术(Soupault Bucaill手术)

【手术步骤】

按〔图32-132〕设计,在空肠输入袢与胃小弯侧吻合口交界处1与2两点间切断;再于胃大弯侧吻合口下约12~15cm处3、4两点间切断空肠输出袢。拆除原缝闭的十二指肠残端,切除其瘢痕,设为5点。缝闭1点,即小弯侧空肠残端。将输出袢近侧端与十二指肠残端吻合,即3、5点吻合。最后把输入袢近十二指肠悬韧带端与输出袢远侧端吻合口即2、4点吻合。完

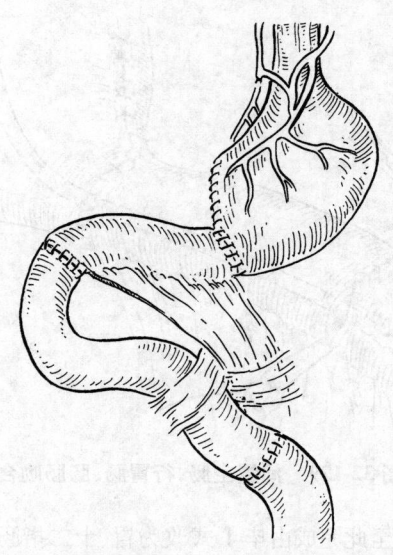

图 32-131　胃、十二指肠间置空肠术完成图

成术式〔图 32-133〕。

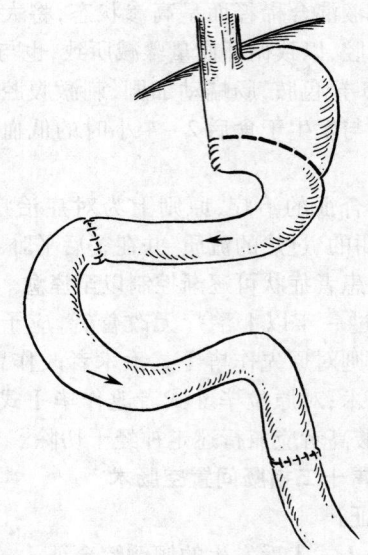

图 32-133　Soupault Bucaill 手术完成图

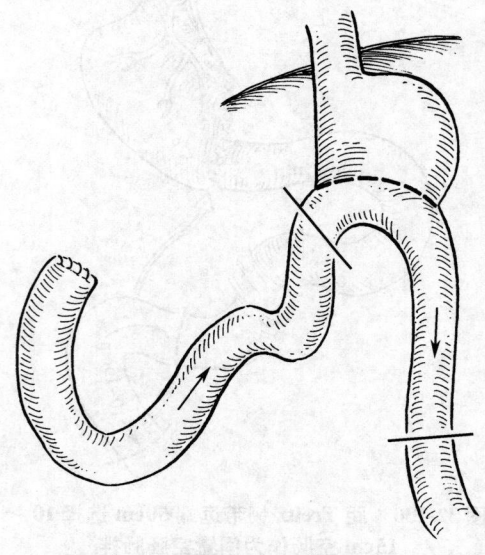

图 32-132　输入袢肠管切断，胃大弯吻合口
远端 12 ~ 15cm 离断输出袢

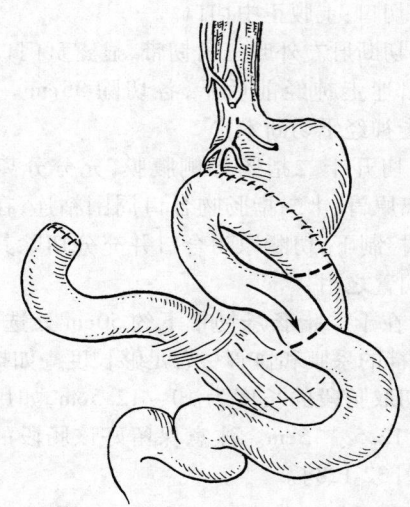

图 32-134　将输入端对大弯的毕Ⅱ式改为
毕Ⅰ式，并将胃空肠吻合口和输出袢间置于
胃和十二指肠之间（一）

对于近端对大弯的 Moynihan 法术后发生倾倒综合征则可按〔图 32-134、图 32-135〕改为毕Ⅰ式间置空肠术。

为防止吻合口溃疡形成再加迷走神经切断术（Hedenstedt 法）〔图 32-136〕。

2. 胃与十二指肠间双袢空肠袋间置术（Poth 法）〔图 32-137〕。

【手术步骤】

取带系膜血管蒂的空肠两段，各长 10 ~ 12cm。一段按顺蠕动方向另一段按逆蠕动方向并列缝合形成一空肠袋。将此空肠袋置于胃与十二指肠之间，同时加迷走神经切断术。

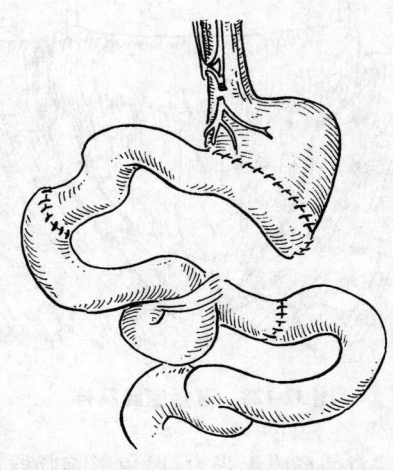

图 32-135　将输入端对大弯的毕Ⅱ式改为毕Ⅰ式，并将
胃空肠吻合口和输出袢间置于胃和十二指肠之间（二）

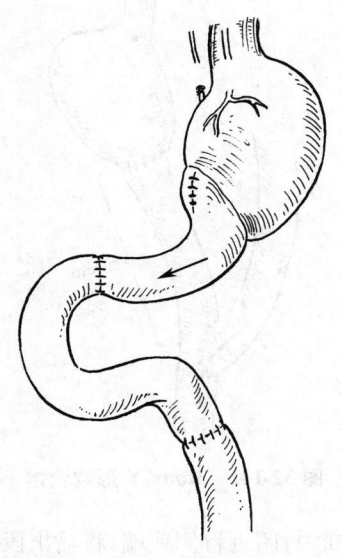

图 32-136　Hedenstedt 法

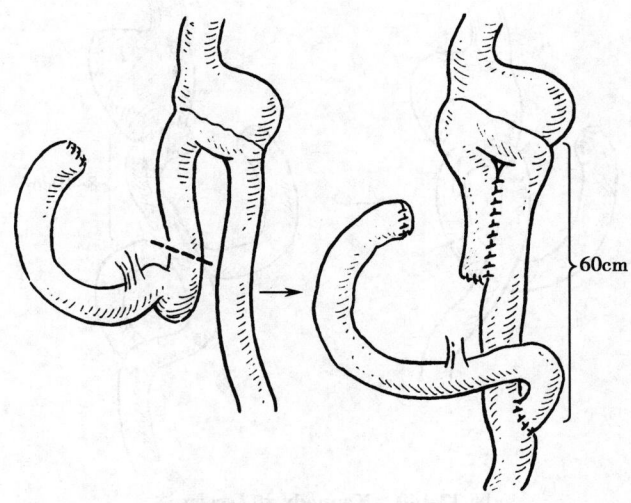

图 32-138　Lygidakis 法

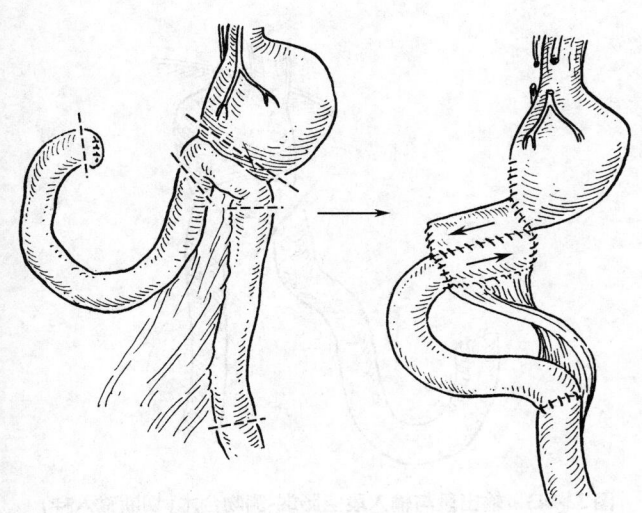

图 32-137　Poth 法

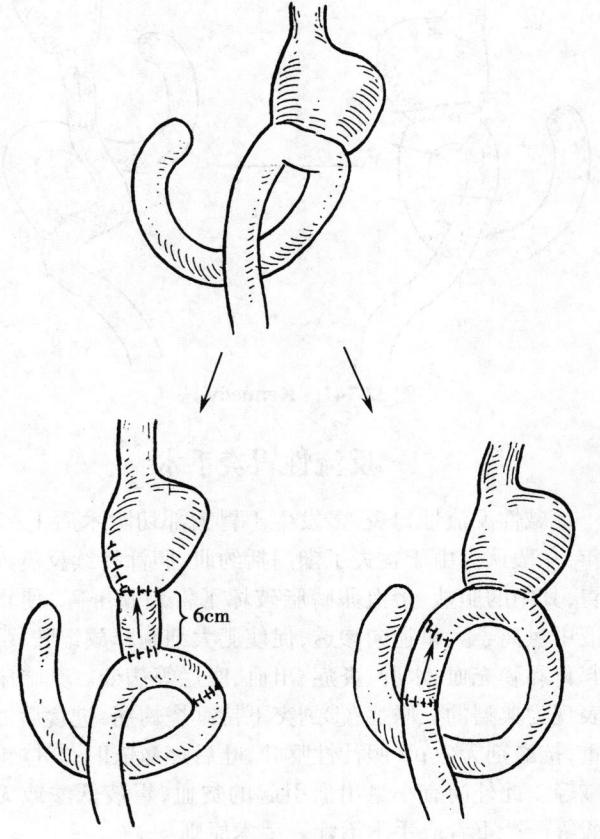

图 32-139　Christeas 法-Jordan 法

（三）其他术式

1. 毕Ⅱ式加空肠袋及 Roux-Y 式吻合术（Lygidakis 法）〔图 32-138〕。

【手术步骤】

适用于空肠输入段较长的病例。距吻合口 8～10cm 处将输入段空肠横断，将吻合口下的空肠输入与输出段做侧-侧吻合使成为一空肠袋，再将近端空肠与输出段空肠做端-侧吻合，吻合口应距胃肠吻合口50～60cm，再加迷走神经切断术。

2. Christeas 法　在毕Ⅱ式的输出空肠段中间置一个 6cm 长的逆蠕动空肠段〔图 32-139〕。

3. Jordan 法　在毕Ⅱ式的胃与输出空肠段中间置一个 6cm 长的逆蠕动空肠段〔图 32-139〕。

4. Kennedy 和 Green 法　利用毕Ⅱ式近吻合口的空肠输入段作为逆蠕动肠段，与空肠输出段吻合，近端空肠再与远端空肠吻合〔图 32-140〕。

5. Kennedy 法　将毕Ⅱ式改为 Roux-Y 吻合，在输出段空肠与胃之间倒置一条 8cm 长的肠段〔图 32-141〕。

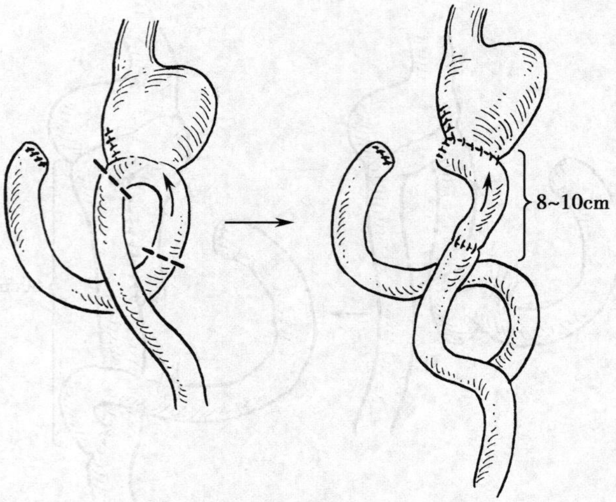

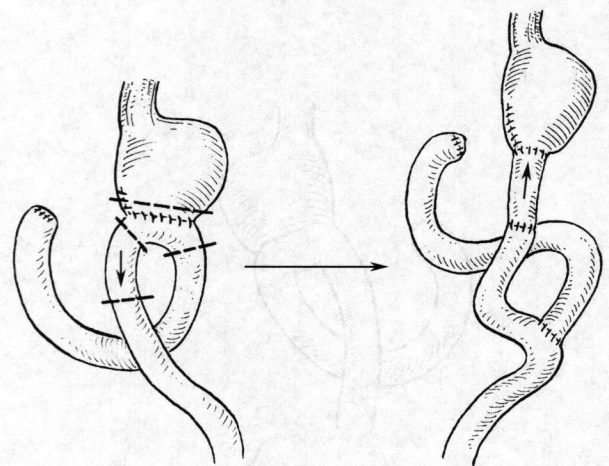

图 32-140 Kennedy 和 Green 法

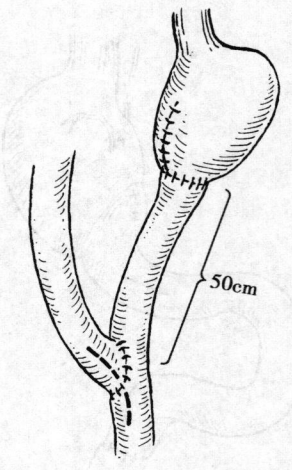

图 32-142 Roux-Y 形吻合术

胃吻合处切断,封闭近胃侧残端,将输出段空肠上提与输入段空肠近十二指肠端作端-侧吻合。吻合口距胃残端距离以 50 ～ 60cm 为宜〔图 32-143、图 32-144〕。

图 32-141 Kennedy 法

二、反流性胃炎手术

碱性反流性胃炎,多发生于胃大部切除术后 1 ～ 2 年,一般认为由于丧失了幽门括约肌,胆汁持续反流入胃,其中的胆盐、溶血卵磷脂破坏了胃黏膜屏障,使胃液中氢离子大量逆向渗透,促使肥大细胞释放组胺,引起胃黏膜充血、水肿、炎症、出血、糜烂等病变。其临床表现为典型的三联症:①剑突下持续烧灼痛,进食后加重,抗酸剂无效;②胆汁性呕吐,吐后疼痛依旧;③体重减轻。此外尚有小量出血引起的贫血,胃液低酸或无酸等。严重者应手术治疗。手术原则:

1. 对毕Ⅰ式胃切除术后的反流性胃炎,可以拆除胃十二指肠吻合口,在胃与十二指肠之间间置一段长约 16 ～ 20cm 的顺蠕动肠袢,抗反流效果好。也可以拆除胃十二指肠吻合口后,封闭十二指肠残端,重新建造一长约 50 ～ 60cm 长臂 Roux-Y 形吻合〔图 32-142〕。

2. 对毕Ⅱ式胃切除术后的反流性胃炎,如果输入袢短于 15cm 或系结肠后吻合者,可于输入袢空肠近

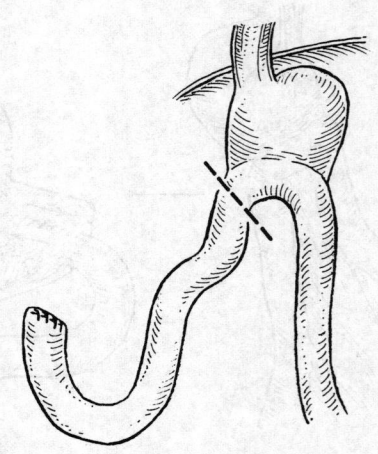

图 32-143 输出段与输入段空肠端-侧吻合术(切断输入袢)

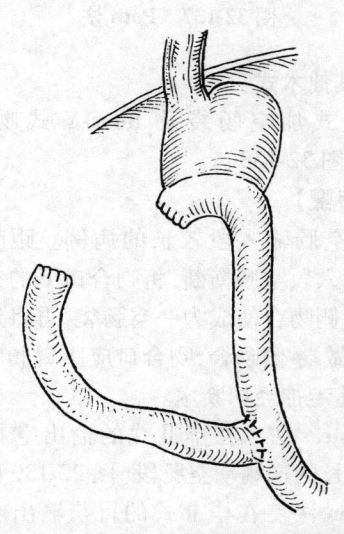

图 32-144 输出段与输入段空肠端-侧吻合术
(输出袢与十二指肠端侧吻合)

如果原来术式系结肠前吻合或输入袢空肠长于20cm,可改行 Tanner-19 术式。即把输入袢空肠段在距胃吻合口以远 10 ~ 15cm 处切断,把它的近胃侧端与输出袢相应距离行端-侧吻合,形成一环形吻合袢。再于距原胃空肠吻合口以远 60cm 处的输入袢空肠段上,与输入袢空肠段近十二指肠侧的断端行端-侧吻合,即完成 Tanner-19 术式〔图 32-145、图 32-146〕。

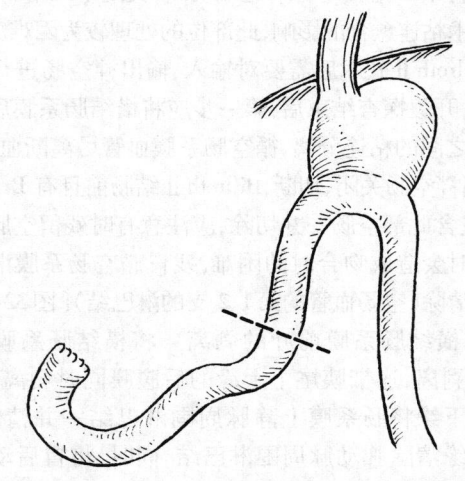

图 32-145　Tanner-19 吻合术离断空肠输入袢

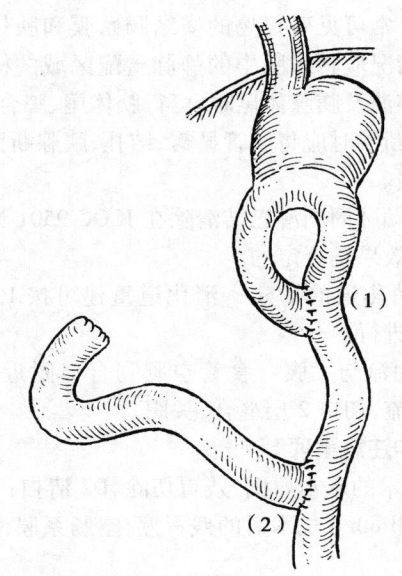

图 32-146　Tanner-19 吻合术
(1)输入袢与输出袢做-环行吻合;(2)输出袢空肠与十二指肠端侧吻合

三、复发性溃疡手术

胃切除术后复发性溃疡多发生在吻合口边缘或其空肠一侧,故又称吻合口溃疡。如果溃疡复发、广布于残胃或空肠上段,需考虑为卓-艾综合征。应进一步诊查、测定促胃液素定量,重点探查胰腺、十二指肠或残胃区有无功能性腺瘤。如发现腺瘤应予切除,否则应行全胃切除术。

如果探查十二指肠残端有胃窦残留,应将残留的胃窦黏膜完全切除。

对残胃过大者,可将包括溃疡在内的吻合口及部分胃体切除,或附加迷走神经干切除术。后者对患者负担较轻且疗效同样满意。对穿透性复发溃疡,已形成胃空肠结肠瘘者,不但应切除残胃吻合口和修补结肠瘘口或部分切除,最好也能附加迷走神经切除。

四、残胃癌手术

残胃癌顾名思义系胃部分切除后的残胃产生的癌。残胃癌有近端胃切除术后的残胃癌,也有远端胃切除术后的残胃癌,还有初次手术良性疾病和恶性疾病的情况。因此,残胃癌手术时,术前应充分、仔细检查,对原手术方式及本次复发癌的全貌进行全面了解,设计手术方案。

【适应证】
1. 无严重的心、肺功能不全;
2. 无严重的营养不良表现;
3. 无远隔的转移;
4. 残胃癌能残胃切除或含联合脏器切除。

【术前准备】
1. 评估全身手术耐受状态和处理基础性疾患,如高血压、糖尿病、冠心病、慢性阻塞性肺疾病;
2. 纠正贫血、低蛋白、营养不良;
3. 肠道准备。

【麻醉】
硬膜外麻醉辅助全身麻醉。

【手术步骤】
1. 开腹　腹部切口选择:有上腹正中切口、左侧旁正中切口、上腹壁斜切口、左侧胸腹联合斜切口、上腹正中切开加左侧开胸切口。

2. 腹腔内探查　前次手术常造成腹腔内广泛的粘连,应予以松解,恢复正常状态下的解剖结构和状态,但在癌灶周围的粘连有癌的浸润的可能,应尽可能做整块切除。

开腹以后,确认有无肝转移、腹膜转移、腹主动脉周围的淋巴结转移,如已广泛转移应放弃根治性手术,采取姑息性以解决外科问题为目的的手术。

3. Kocher 游离　在十二指肠降部外侧剖开后腹膜,将十二指肠、胰头部同时从后腹膜腔游离出来,摘除16 组淋巴结,术中病理学检查;同时,13、12 组淋巴结的一部分予以清除〔图 32-147〕。

4. 脾、胰体尾的翻转　沿着脾的背侧,将上方、侧方、下方的后腹膜切开,从腹膜后间隙将脾、胰体尾游

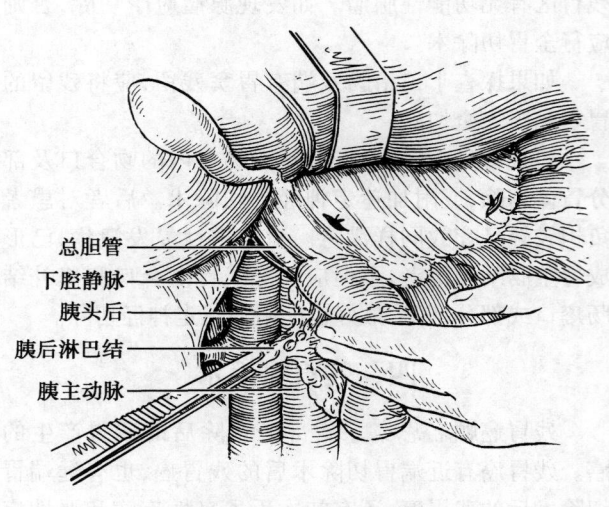

总胆管
下腔静脉
胰头后
胰后淋巴结
胰主动脉

图 32-147　Kocher 游离

离出来,游离过程中注意不要损伤肾上腺及肾上腺静脉,以免出血,将此游离继续向右侧移行,至脾动脉的起始部,向上方将腹部食管被覆的后腹膜打开,将胃底、腹部食管从食管裂孔处游离出来,此时可结扎、切断左侧膈动静脉,此程序结束为下步的手术过程创造良好的工作空间〔图 32-148〕。

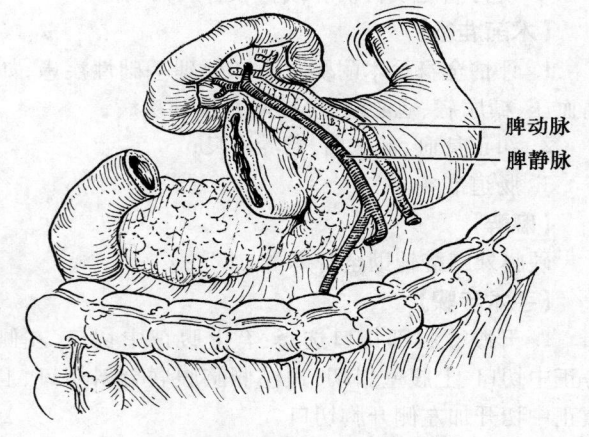

脾动脉
脾静脉

图 32-148　脾、胰体尾的翻转

5. 腹部食管的游离　由左侧的操作向右侧移行打开后腹膜,沿右侧膈肌脚打开后腹膜,将腹部食管从食管裂孔游离开,切断迷走神经的前后干,食管有浸润时,可以将食管裂孔部的膈肌部分切断,扩大食管裂孔,保证清除淋巴结和切缘的安全。

6. 腹腔动脉周围淋巴结的清除　沿右侧膈肌与腹部食管、胃后壁间隙分离至胃左动脉的根部,由肝总动脉干清除 8a 组淋巴结至腹腔动脉根部,清扫其周围的 9 组及 11p 组淋巴结,将脾动脉根部、肝总动脉根部显露出来,于根部结扎、切断胃左动静脉,如胰体尾合并切除时,可以于根部将脾动脉结扎、切断,清除腹腔

动脉周围淋巴结后,肝总动脉显露可将其周围的淋巴结一并清除。

7. 十二指肠残端和输入袢空肠的处理　Billroth Ⅰ式术后的十二指肠的处理,首先是采取 Kocher 游离,沿十二指肠外侧缘切开后腹膜,将十二指肠、胰头部位游离,同时检查腹主动脉周围的淋巴结有无转移,而且利用此术野将胰头后的淋巴结、肝十二指肠系膜内的淋巴结清除,其后于胃十二指肠吻合口远端切断,关闭十二指肠,由于前次手术粘连愈合的影响,此部位的处理较为困难。

Billroth Ⅱ式术后需要对输入、输出袢空肠进行必要的处理,开腹探查结束后,第一步应将横结肠系膜后面与空肠袢之间的粘连分离,循空肠系膜血管弓离断血管,输入、输出袢空肠关闭、切断,Billroth Ⅱ结肠前且有 Braun 吻合时,应含此部空肠一并切除,应注意有时残留空肠输入段太少时会造成吻合时的困难,残胃癌空肠系膜淋巴结应予以清除(空肠血管的第 1、2 支的淋巴结)〔图 32-149〕。

8. 横结肠系膜前叶的剥离　将横结肠系膜前叶向头侧剥离,连带胰尾下上缘的后腹膜同时剥离切除,在胰腺下缘将肠系膜上静脉周围淋巴结一并清除,在胰后上缘清除脾动脉周围淋巴结,同时,将胃后动脉显露出来予以结扎、切断。

9. 残胃癌手术时的脏器合并切除　Billroth Ⅱ式重建术后,常可见残胃癌的横结肠系膜和胰体尾的浸润,此种情况应将结肠中的静脉支配区域的横结肠切除,残胃癌波及胰腺体尾时,可行胰体尾、脾合并切除,处理胰腺断端时应将胰管显露、结扎,胰腺断面可以用缝合、闭锁。

腹主动脉周围淋巴结清除在 JCOG 9501 试验研究中其治疗效果是否定的。

10. 消化道的重建　消化道重建可按 Roux-en-Y重建方式进行。

11. 引流与关腹　食管空肠吻合口附近,胰断端部放置引流,切口 2 层缝合,关腹。

【术中注意事项】

1. 手术的基本原则、残胃切除、D2 清扫;

2. Billroth Ⅱ式术后的残胃癌,空肠系膜淋巴结应予以清扫;

3. 慎重地选择联合脏器切除。

【术后处理】

与胃癌根治手术相同。

【术后并发症及防治】

1. 胰漏系合并胰体尾切除术后的主要并发症,术中对胰管的结扎应予以高度重视,同时放置好引流,以保证漏后引流通畅,术后必要的应用生长抑素;

2. 吻合口漏和狭窄,漏道重建时仔细缝合,无张力处理甚为重要。

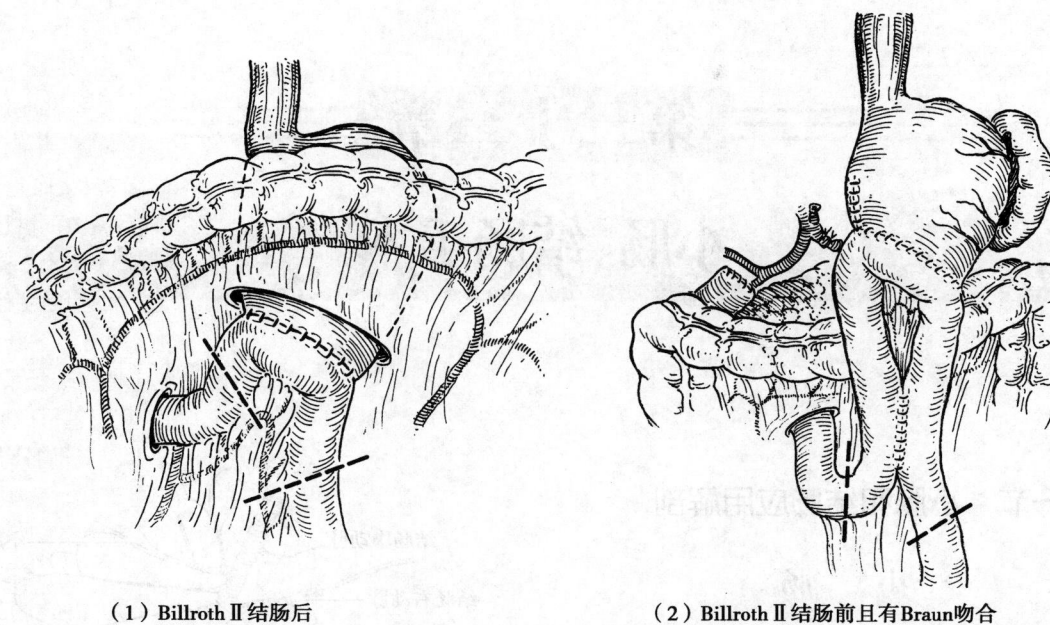

（1）Billroth Ⅱ结肠后　　　　　　　　　　（2）Billroth Ⅱ结肠前且有Braun吻合

图 32-149　空肠袢的处置

（梁品　曹亮　张驰　刘焕然　刘严峰）

5

第三十三章

小肠、结肠手术

第一节 小肠和结肠应用解剖

一、小 肠

小肠起自幽门,止于回盲瓣,包括十二指肠、空肠和回肠。成人小肠(指空肠和回肠)平均约长600cm,这通常是指解剖长度,而临床长度远较此为短。小肠的近侧2/5为空肠,位居左上腹及脐部;远侧3/5为回肠,大部在下腹部及盆腔。空肠与回肠间,无明显界限。肠黏膜的环形皱襞近侧大而厚,肠管愈向下愈细而薄,到回肠末端最细。

小肠壁的组织分为黏膜、黏膜下层、肌层和外(浆)膜四层。黏膜层与黏膜下层共同形成环形或半环形皱襞。在黏膜皱襞的表面,黏膜上皮和固有膜形成许多细小的绒毛,而绒毛表面的上皮细胞具有微绒毛。皱襞、绒毛和微绒毛使小肠腔表面积比平滑状态时扩大了约600倍,有利于消化和吸收。

小肠通过扇形的肠系膜,自第2腰椎左侧至右骶髂关节处固定于后腹壁,活动度很大。小肠系膜根长约15cm;自肠系膜根部至肠管的距离长短不一,最长者可达25cm左右。系膜内有血管、淋巴管、神经和脂肪组织;脂肪组织在系膜内从上向下逐渐变厚,故回肠内的血管网不易看清。

小肠动脉来自腹主动脉分出的肠系膜上动脉,该动脉从胰头后下缘穿出,于十二指肠横部前面跨过,进入小肠系膜根部,分出结肠中动脉、结肠右动脉、回结肠动脉和15~20支小肠的动脉支〔图33-1〕。这些动脉向肠管的走行过程中,与邻近的动脉之间往往彼此吻合,形成级数不等的动脉弓。空肠的动脉弓仅有1级,直支较长;而回肠的动脉弓有2~3级,甚至4~5级,直支较短〔图33-2〕。从最后一级动脉弓,发出数条直的小动脉,即直支穿入相应的肠壁。

小肠的静脉大致与动脉平行,最后汇入肠系膜上

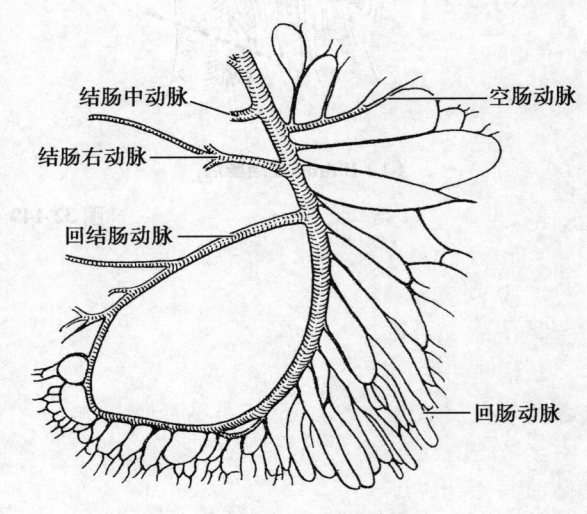

图33-1 小肠的动脉

静脉至门静脉。

小肠的淋巴先引流至肠系膜根部淋巴结,再至肠系膜上动脉周围淋巴结,最后汇入腹主动脉前的腹腔淋巴结而入乳糜池中。

二、结 肠

结肠起自回盲瓣,止于乙状结肠与直肠交界的腹膜返折处,成人长约1.5m。结肠较小肠为粗,具有结肠袋、结肠带和脂肪垂,分以下5个部分:

1. 盲肠 在右下腹,长约5~6cm,系膜较短;如过长即为游动盲肠。盲肠肠壁3条结肠带的会合处为阑尾根部。

2. 升结肠 在盲肠和结肠肝曲之间,长约15~20cm,前壁和两侧壁有腹膜覆盖,后面贴于后腹壁上。此外,其上方又有肾结肠韧带和肝结肠韧带悬吊,故升结肠较为固定。升结肠内后方有输尿管和精索内血管并行,手术时应避免损伤。

3. 横结肠 在肝曲和脾曲之间,长约40cm,有系膜连于后腹壁,活动度很大。系膜内的结肠中动脉,在

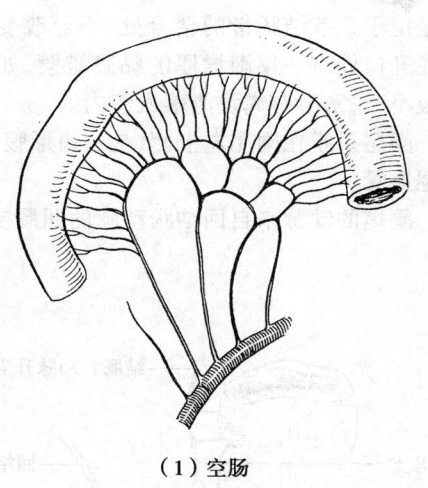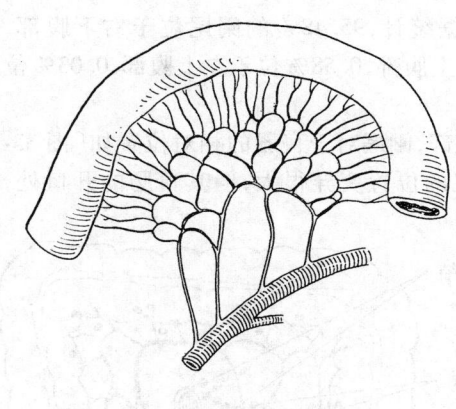

（1）空肠　　　　　　　　　　（2）回肠

图 33-2　空肠和回肠的动脉弓

胃切除时应注意勿误伤。横结肠上方有胃结肠韧带，下方有大网膜。

4. 降结肠　从脾曲到盆腔边缘的一段结肠，长约 25cm，比升结肠还要紧贴在腹后壁。其内侧有左肾和输尿管，手术时应避免损伤。

5. 乙状结肠　从盆腔边缘到乙状结肠直肠交界处，长约 40cm，可分两段：盆腔段系膜较长，较活动，易发生乙状结肠扭转；髂段无系膜，较固定，发生肿瘤时可在髂窝处触及。

右半结肠的动脉供应来自肠系膜上动脉。它起自主动脉前面，穿出胰腺后面和十二指肠横部前面之后，分出胰十二指肠下动脉和小肠的动脉支，然后分出结肠中动脉、结肠右动脉和回结肠动脉供应右半结肠。

左半结肠的动脉来自肠系膜下动脉，起自主动脉

前，在腹膜后偏左向下行，进入乙状结肠系膜根部，分出结肠左动脉、乙状结肠动脉，供应左半结肠，最后延续为直肠上动脉〔图 33-3〕。

结肠的静脉和动脉平行，最后汇入门静脉。

结肠的淋巴结可分 4 组，即结肠上、结肠旁、中间和中央淋巴结〔图 33-4〕。

回盲部：是临床常用的一个名称，但其范围尚不够明确，似应包括：回肠末段（约 10cm）、盲肠、阑尾和升结肠起始部（约 1/3 段）〔图 33-5〕。回盲部是肠管的炎症、肿瘤、结核、套叠和溃疡的好发部位，临床上极为重要。

三、阑　尾

阑尾附着于盲肠的后内侧部，约在回盲瓣以下

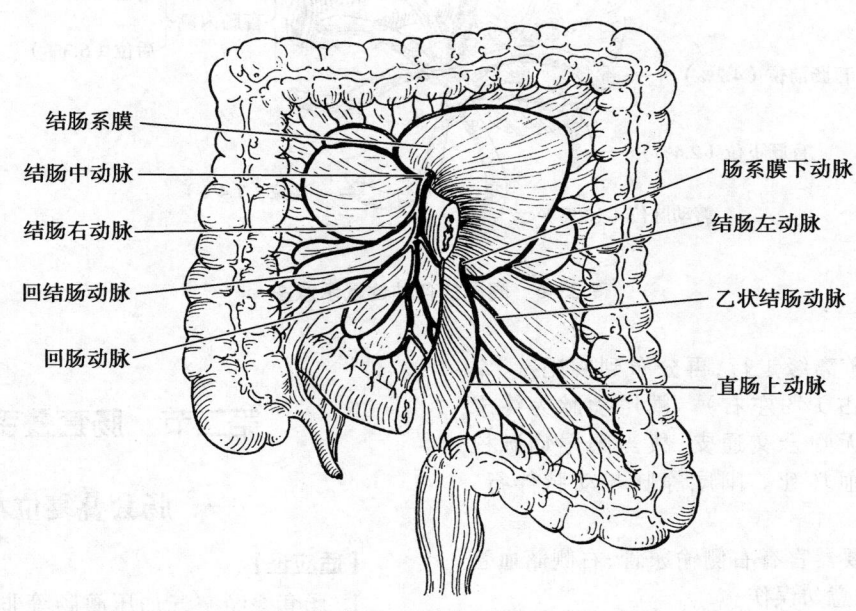

结肠系膜
结肠中动脉
结肠右动脉
回结肠动脉
回肠动脉

肠系膜下动脉
结肠左动脉
乙状结肠动脉
直肠上动脉

图 33-3　结肠的动脉

2.5cm处。阑尾长约 5~7cm，直径 0.8cm。阑尾的位置变化较大，据统计，95.48% 的阑尾位于右下腹部，3.91% 位于右上腹部，0.58% 位于左上腹部，0.03% 位于左下腹部。

在右下腹部，阑尾对于盲肠的相对位置如〔图33-6〕所示。阑尾的位置变异很大，但其盲肠的开口处，总是位于 3 条结肠带的会合处，不会改变。正常情况下在开口处有一逐渐增厚的黏膜皱襞，如无皱襞或皱襞很小时，常会有粪块渣落入腔内。

阑尾系膜在阑尾左上侧，是三角形腹膜皱襞，内有阑尾血管。

阑尾的动脉来自回结肠动脉的回肠支，越过回肠

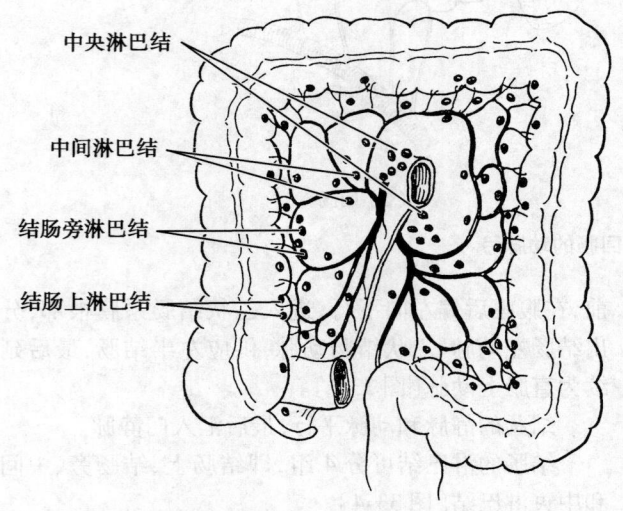

图33-4　结肠的淋巴结

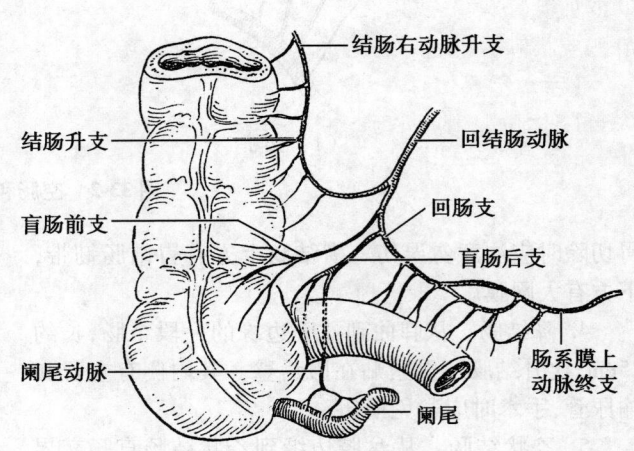

图33-5　回盲部结构和回结肠动脉的分布

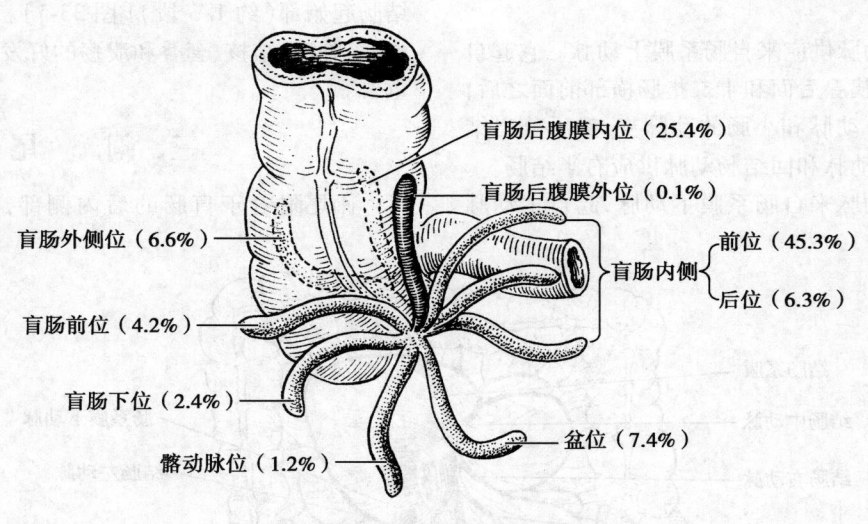

图33-6　阑尾的各种位置示意图

后侧，沿阑尾系膜游离缘走行，再分布到阑尾壁，常有 1 或 2 条主支（占 1/3 左右）。阑尾动脉为终末动脉，与盲肠动脉无吻合交通支，故当阑尾动脉栓塞后，常致阑尾缺血坏死。阑尾静脉与动脉伴行，汇入门静脉。

阑尾附近的重要器官有右侧输尿管、右侧髂血管和膀胱等，手术时注意勿误伤。

第二节　肠套叠手术

一、肠套叠复位术

【适应证】

1. 肠套叠经空气加压灌肠等非手术复位未成功者。

2. 发病超过 24 小时,临床疑有肠坏死者。

3. 复发性肠套叠,尤其发生于儿童者。

4. 成人肠套叠。

【术前准备】

胃肠减压,适当纠正水与电解质紊乱以及酸碱平衡失调。

【麻醉】

婴儿多选用氯胺酮麻醉,硫喷妥钠肌内注射基础麻醉加骶管麻醉,或用全麻。成人可用硬脊膜外阻滞麻醉或腰麻。

【手术步骤】

1. 体位　患者平卧;如系婴儿,应固定于大形板上。

2. 切口　多采用右中经腹直肌切口或右正中旁切口进入腹腔。

3. 探查　进入腹腔后,用右手示指和中指沿结肠方向摸到套叠的肠段,查明套叠部位及其范围。查清情况后,即可进行复位。

4. 复位　在腹腔内直视下,伸入一手至腹腔,握于套入部顶端,逐渐自远端向近端捏挤〔图 33-7(1)〕,切勿在近端用力猛拉。将套叠复位到盲肠部位或套叠近端时,将此段肠管提至腹腔外,然后用手指轻柔、均匀地将最后一段套入部推挤出来〔图 33-7(2)〕。

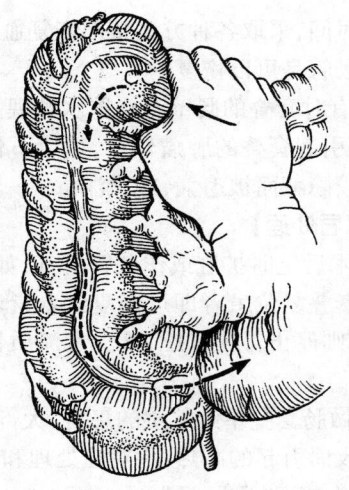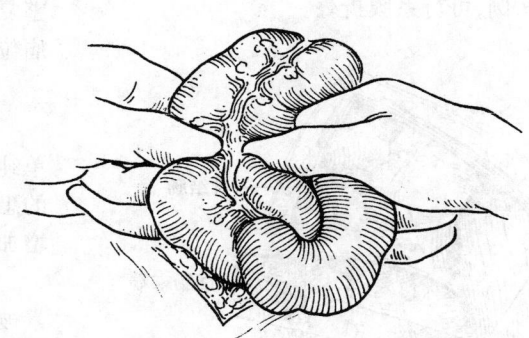

（1）将套入部顶端向近端捏挤　　（2）提出盲肠,用手指将套入部的顶端推出

图 33-7　肠套叠手法复位术

5. 复位困难时的处理

（1）将套叠部提出腹腔,先用手指轻轻将套入部的近端向远端推挤,使再套入几厘米,以使紧缩环松开。然后,再自远端向近端推挤,使之复位。

（2）用小指蘸无菌液体石蜡,伸入套叠鞘内,扩张紧缩环〔图 33-8〕。手指伸入紧缩环后先不扩张,可先绕紧缩环一周试探紧缩程度,分离套叠鞘与套入部之间的粘连。取出小指观察,如有血性液体及臭味,表示肠管已有坏死,不宜扩张。如果认为可以扩张,手法应轻柔、缓慢,忌用暴力,以免穿破肠管。

（3）如手指不能插入,无法扩张时,可切开鞘部〔图 33-9(1)〕,松解紧缩环,将套入部复位,然后缝合肠壁的切口〔图 33-9(2)〕。如套入部已有肠坏死,不应强行手法复位。病情允许时,应力争作肠切除吻合术(见肠折叠术)。如病情很严重,才考虑行肠外置或肠造瘘术(见回肠单口式造瘘术)。

6. 复位后的处理　检查复位后的肠段及系膜,如无坏死、栓塞现象,可放回腹腔不作任何缝合。

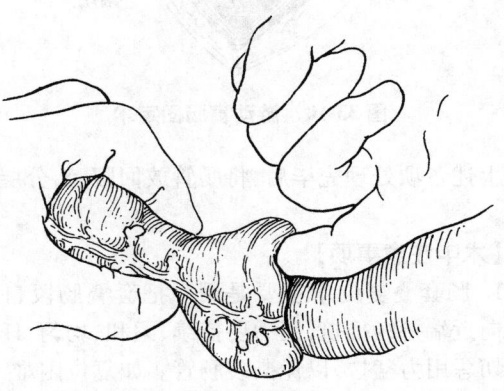

图 33-8　手指扩张紧缩环

阑尾如无病变,一般不宜同时切除;如已呈出血、坏死,则应切除。

成人肠套叠多有原因,除肠道感染致功能紊乱所引起者外,还可因器质性病变所致,要注意适当处理,如患者情况尚好,应同时切除存在的憩室、肿瘤等,以免复发。否则,宜等待术后恢复健康再做切除。

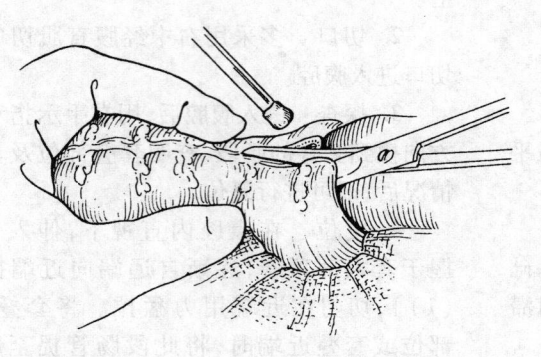

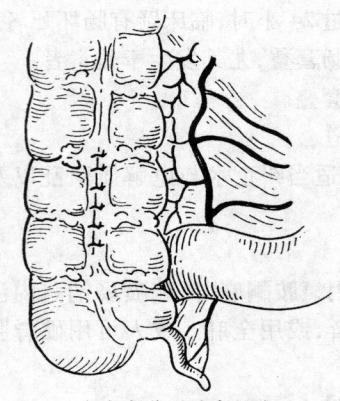

（1）切开鞘部，松解紧缩环　　　　　（2）复位后缝合肠壁

图 33-9　肠套叠鞘部切开复位术

盲肠如无游动，可不作固定；如为游动性盲肠，应作盲肠与后腹膜及回肠与结肠的固定，或腹膜后埋入固定，以免肠套叠复发〔图 33-10〕。对于小肠系膜较长，肠祥游离的病例，可行系膜折叠。

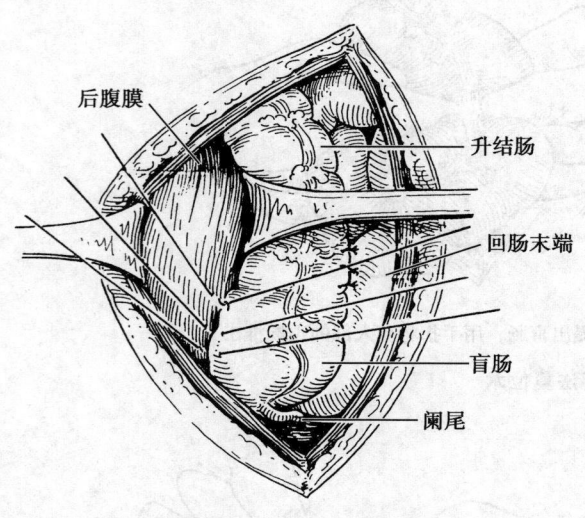

后腹膜

升结肠

回肠末端

盲肠

阑尾

图 33-10　游动盲肠固定术

上述各项处理完毕后，将肠管放回腹腔，分层缝合腹壁。

【术中注意事项】

1. 肠套叠复位术主要是用手把套叠肠段自套叠远端向近端持续推挤，用力要持续、柔和、均匀，任何情况下切忌用力猛拉，以免撕裂肠管。如复位困难，可用扩张鞘部、切开鞘部等法，耐心坚持，多可获得成功。

2. 套叠还纳后，应注意检查盲肠壁（或回肠壁）有无凹陷部分，如有则必须使之复原，否则套叠可在短期内复发。

3. 此类患者以婴儿为多，手术耐受力低，术中应尽量减少失血。

4. 判断套入肠管的活力应耐心、细致。对活力可疑的肠管决定切除或外置时应十分慎重。实践证明经

过一定时间，采取各种方法帮助恢复血运，一部分活力可疑的肠管是可以恢复的。

5. 有时套叠的肠壁有严重水肿现象，即使套叠被整复，如引起套叠的肿瘤较小，可以不被发现，或因肿瘤位置较隐蔽而被遗漏，应予注意。

【术后处理】

1. 术后定时扩肛或作肛管排气，如有排便、排气，单纯肠套叠复位患者即可恢复饮食；行肠切除吻合术的患者，则停止胃肠减压，给少量流质饮食，以后逐步增加。

2. 做肠套叠单纯复位的患者，大部分都有肠内毒素被吸收而引起的高热，除对症处理和补液外，应给缓泻剂或服中药"通肠汤"，促使肠内容物及早排出体外。

3. 做肠外置或肠造瘘者，必须经常更换敷料，注意保护皮肤，待病情好转，再做进一步手术。

二、套叠肠段切除吻合术

【适应证】

1. 肠套叠复位后，判明套入肠段已属坏死者。

2. 套叠肠段已经坏死，难以复位者。

3. 成人肠套叠病程已久，套鞘部紧密粘连，难以分离及复位者。

4. 继发性肠坏死　此系套叠复位术后的并发症，常由于对肠管生活能力判定不准确，切除坏死肠管不彻底，而致手术后出现继发性肠坏死。尤当静脉已经栓塞，而热敷后有部分动脉恢复搏动的肠管，观察时间短而放回腹腔，易出现继发性肠坏死。另一种情况是复位后大部分肠管血运正常，只有 1~2 个小的局限性肠管坏死，因当时判断不足未行处理而继发坏死穿孔者。

【术前准备、麻醉】

同肠套叠复位术。

【手术步骤】

如为继发性肠坏死再次手术,可从原切口进入腹腔。如系肠套叠复位术中发现肠坏死,则根据不同情况分别处理。

1. 肠套叠复位后,发现肠管已坏死,判明其坏死分界线后,切除坏死肠段,行小肠-小肠或小肠-结肠端-端吻合(操作见本章第五节,小肠切除吻合术)。

2. 肠套叠复位后,发现只有 1～2 处局限性肠管坏死,则可予包埋作浆肌层间断缝合,但应注意勿包埋过多而引起肠狭窄。

3. 如套入肠段坏死,或肠鞘部紧密粘连难以复位时,可将套入肠段连同套鞘一并切除,然后行端-端吻合。

4. 病情危重,不允许切除者,可作肠外置术,或切除坏死肠段作双腔造瘘,但造瘘后消化液大量损失,很难维持水和电解质平衡。因此,非不得已时,应尽量少用。

第三节　肠粘连松解术

【适应证】

1. 粘连性肠梗阻经非手术治疗无效者。

2. 粘连性肠梗阻经非手术治疗缓解后,反复发作者。

【术前准备】

1. 改善全身情况,纠正脱水及酸中毒。

2. 有低蛋白血症时,可给输血。疑有肠坏死者应备血。

3. 放置胃肠减压管,抽尽胃肠中的积气积液,减轻腹胀,减少毒素的吸收。

4. 给予镇静剂,术前给予抗生素预防感染,控制肠道细菌繁殖及毒素产生。

【麻醉】

一般用硬膜外阻滞麻醉,使肌肉松弛,便于探查及手术操作。儿童或不合作的患者,可选用全麻。病情危急,又拟行肠造瘘者,可采用局麻。

【手术步骤】

1. **体位**　平卧位。

2. **切口**　采用右侧经腹直肌切口;或根据情况在梗阻部位做切口;也可在原手术刀口切除瘢痕进入腹腔,但在切开腹膜时,应避免自瘢痕处进入,先自上或下端正常腹膜处做一小切口,手指探查腹壁与肠管粘连情况,然后在手指保护下,逐渐切开腹膜,以免损伤肠管。

3. **探查确定梗阻部位**　肠粘连不一定都引起肠梗阻,因此进入腹腔后,不要盲目分离粘连,重要的是应先找到梗阻部位。梗阻的部位即膨胀肠管与瘪缩肠管交界部位。寻找时可自瘪缩肠管向上寻找梗阻部位,予以分离,解除梗阻。但在梗阻情况下,瘪缩的肠管被膨胀肠管所覆盖,自瘪缩肠管向上寻找梗阻部常很困难;若自膨胀肠管向下寻找梗阻部位,提出肠管时又容易引起浆膜层破裂。因此,只有在找不到瘪缩的肠管时,才提出膨胀肠管。提出肠管时不用手指拎出,而是用双手合抱肠袢将其捧出为好,随即用温盐水大纱布垫包裹保护,然后逐渐向下寻找梗阻部位。如果肠管膨胀严重,可在做好防止污染的情况下,排出肠内积气积液,然后寻找梗阻部位(肠切开减压术请见无菌肠减压术)。有时,肠管间、肠管和腹壁间有广泛粘连,需边分离粘连,才能逐步将肠管捧出。

4. **松解粘连**　肠粘连引起的肠梗阻,大致有 4 种形态。

(1)粘连束带压迫牵引肠管折叠成角:这类梗阻可用止血钳夹住粘连带的两端,切除粘连带,予以结扎,此时梗阻下萎陷肠管可立刻胀气,表示梗阻已经解

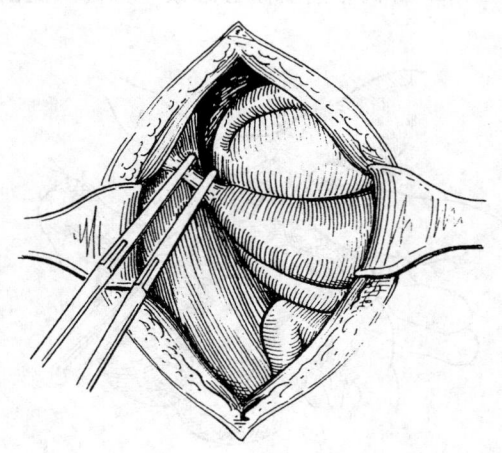

(1)切除粘连带

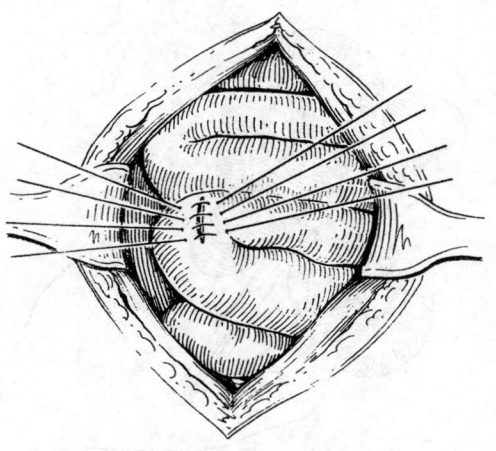

(2)覆盖粗糙的浆膜面

图 33-11　松解粘连,解除肠成角梗阻

除。如肠管无坏死,可将粘连带附着部切断后遗留的粗糙面,用腹膜及肠管浆膜作间断内翻缝合覆盖〔图33-11(1)、图33-11(2)〕。

(2)粘连带压迫肠管形成内疝:此种粘连带的位置多较深,有时可同时压闭肠管及系膜,还可伴有部分性肠扭转〔图33-12〕,常用手指探查,可能难以辨别是肠扭转还是粘连带。因此,粘连带的切除必须在直视下进行,不可在手指探查下盲目切断,以免将肠系膜误认为是粘连带,造成不应有的损伤。粘连带切除后,即可见肠内容物下行,梗阻以下瘪缩肠管再度充盈,说明梗阻已经解除。此时,应观察肠壁受压处能否存活。如该处有血运障碍,但范围较窄者,可行浆肌层间断内翻缝合,将其向肠腔内翻入。如坏死区域较大,应行肠切除吻合术。粘连带切除后遗留的粗糙面,可作间断内翻缝合,使重新被浆膜覆盖。

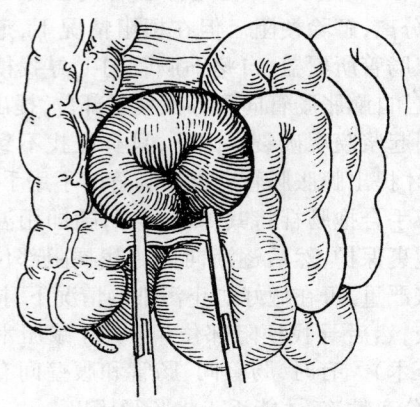

图33-12 松解粘连带压迫

(3)肠袢间粘连:肠袢间粘连如未引起梗阻,可不作分离,以免损伤肠壁,引起更广泛的粘连。如已引起梗阻,则应行肠袢间粘连分离。粘连疏松者,可用手指钝性分离,但应注意避免撕裂肠浆膜层;对紧密的粘

连,则可用剪刀作锐性分离〔图33-13〕。粘连分离后的粗糙面,可采用肠管间互相缝合覆盖,或将肠系膜缝于肠壁覆盖〔图33-14(1)、图33-14(2)〕。肠管间相互缝合时,粗糙面应距肠管弯曲部3cm以上,以免缝合后形成锐角,引起梗阻。粗糙面也可将肠管沿纵轴旋转,用其自身的系膜缝盖粗糙面;也可用大网膜覆盖之〔图33-14(3)〕。如广泛粘连,分离后应考虑行肠折叠术。如局部肠管粘连成团,无法分离或分离后浆膜层损伤严重时,可考虑作肠切除及端-端吻合术。

(4)粘连成团:可行切除作对端吻合,但应尽量保留有生机的肠管,以防发生术后营养吸收障碍。对不易切除的梗阻肠段,可用梗阻的上下肠袢间作侧-侧吻合捷径手术,但术后每可发生腹痛、腹胀、腹泻、厌食、贫血、消瘦等症状,故应尽量避免。

5. 缝合切口 粘连松解,梗阻解除后,可将肠管自十二指肠悬韧带开始由上而下或自回盲部开始由下而上地顺序送回腹腔。逐层缝合腹壁,一般不置引流条。如肠管明显膨胀,分离粘连前未作肠减压,分离后送回腹腔有困难时,可作肠减压术,使肠排空后再送回腹腔,缝合腹壁;必要时可加张力缝合。行肠减压及肠切除缝合的患者,切口以置胶皮片引流为宜。

【术中注意事项】

1. 进腹腔困难 由于手术引起的粘连性肠梗阻,手术切口瘢痕处多有肠管和腹壁的粘连,因此,切除原切口瘢痕进入腹腔时,常有损伤肠管的危险。有时因患者进行过多次手术,进路更为困难。故术中应提高警惕,细致分离,找到缺口,伸进手指,探明情况,以避免进入肠腔,使之安全进入腹腔。

2. 肠壁与腹壁切口广泛粘连时的处理 可应用刀或剪锐性分离,宁可削下部分壁腹膜,而保证肠壁勿受损伤破裂,避免形成腹膜炎或肠瘘。

3. 分离粘连要耐心细致 分离广泛的肠粘连后

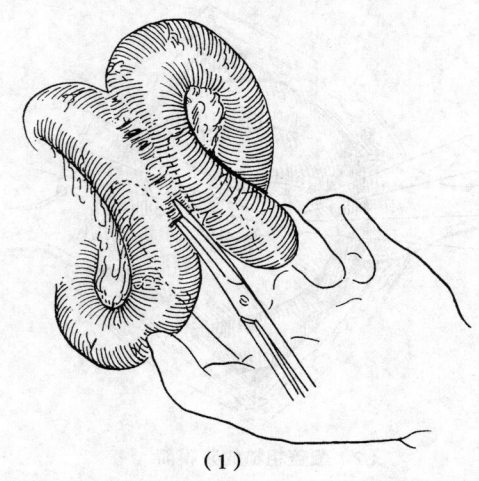

(1)

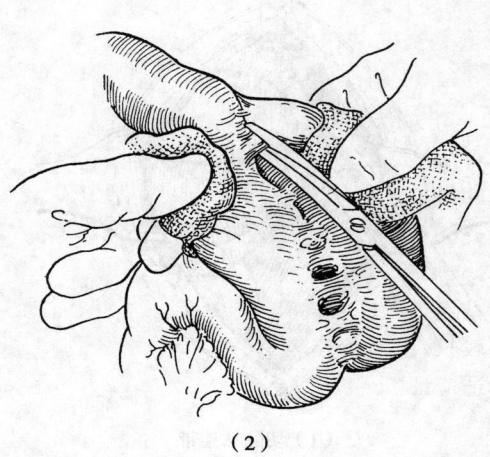

(2)

图33-13 分离肠间粘连

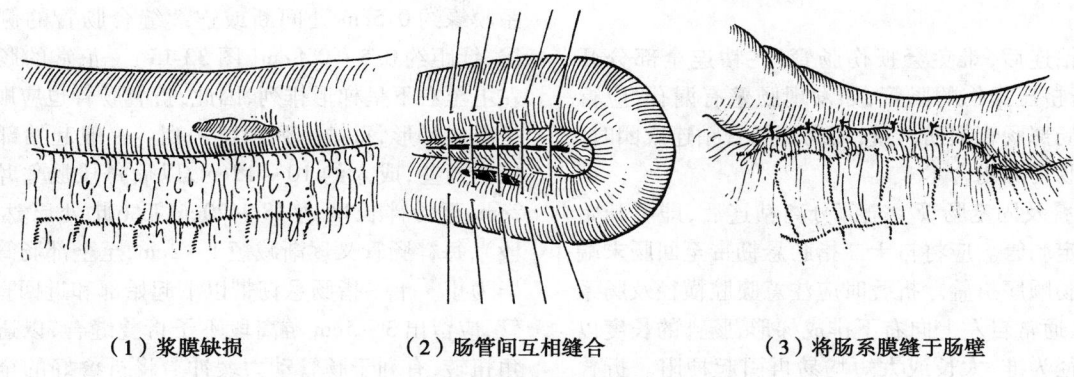

（1）浆膜缺损　　　　（2）肠管间互相缝合　　　（3）将肠系膜缝于肠壁

图 33-14　覆盖肠壁粗糙面

难免会造成肠管的粗糙面,甚至浆膜肌层的损伤,要用钝性分离与锐性分离的方法相结合,耐心细致地进行,切勿使用暴力;否则,不仅可产生更严重的粘连,甚至还可造成腹膜炎、腹腔脓肿、肠瘘等严重并发症。损伤的肠壁轻者可以认真修复,重者则须作肠切除。

4. 缝合腹膜时要求麻醉满意　时间过长,麻醉失效时,应追加麻醉。如在患者屏气、腹壁极度紧张的情况下勉强复位肠管,可能造成肠扭转,再次引起肠梗阻。预防再梗阻的方法是在追加麻醉、腹壁松弛后,按解剖位置,自左上腹至右下腹将肠管排列成行,顺序放入。

5. 缝合腹膜时勿将肠壁误缝在一起　缝合腹膜时,应将肠管与腹壁用压肠板或纱布垫隔开,以免缝合时误将肠壁挂上,形成锐角,术后引起再梗阻。

【术后处理】

1. 为使肠蠕动及早恢复,术后需要尽早活动,常翻身。在腹胀时,可因势利导,给予电针强刺激足三里、支沟;或用新斯的明 0.25~0.5mg,双足三里封闭;也可用复方大承气汤灌肠。

2. 若患者一般情况差,有低蛋白等,则术后要输新鲜血液或血浆,禁食期间要静脉滴注足量的葡萄糖,给予维生素 C 等。同时还要注意电解质及酸碱平衡。

3. 余同肠套叠复位术。

第四节　肠折叠术（Noble 手术）

肠折叠术的目的是将形成排列紊乱的粘连,转变为使肠排列整齐的粘连,以治疗粘连性肠梗阻,并预防肠梗阻的复发。肠折叠术的作用在于防止 90%~95% 以上的肠粘连患者发生或复发肠梗阻。但肠折叠术的手术时间较长,患者负担较重,手术死亡率较高,必须慎重选择适应证。

【适应证】

1. 粘连性肠梗阻反复发作;或结核性肠梗阻非手术疗法无效;或多次手术松解粘连未能解梗阻者。原

则上,肠折叠术应在肠梗阻缓解期施行最为安全。

2. 肠梗阻急症手术时,如发现肠管广泛粘连,而患者情况允许进行较长时间手术操作时,可即行肠折叠术;如患者情况不佳,应先解除梗阻,但预测可能经常发作梗阻者,可待患者恢复健康后,再择期行肠折叠术。

【术前准备】

1. 绝大多数患者来诊时多有痛、吐、胀、闭等情况,宜先行胃肠减压,纠正水、电解质平衡失调情况,全身情况差或有贫血者,应少量多次输血。如有可能,最好待全身情况恢复后再行择期手术。但是,如梗阻不缓解,就应积极准备后早期手术,不要犹豫不决,贻误术机。

2. 口服红霉素或甲硝唑,以减少肠道细菌。

3. 因手术时间长,渗血较多,术前应配血 400~800ml。

4. 放置胃管。

5. 如为结核性腹膜炎或肠结核引起的肠粘连,术前应先用抗结核药,待结核病变相对稳定后再行手术。

【麻醉】

一般以连续硬膜外麻醉为宜。儿童及不合作患者,可考虑全麻。

【手术步骤】

1. 体位　平卧位。

2. 切口　右侧经腹直肌切口。

3. 分离粘连　进入腹腔后,应分离所有粘连。首先分离肠管与腹壁之间的粘连。可用 0.25% 普鲁卡因注射于二者之间,然后行锐性分离。分离时应紧贴壁腹膜进行,以免分破肠管。如二者之间粘连极紧密,无法分出间隙,可将壁腹膜连同肠管一起自腹壁作锐性分离。然后再分离肠管间的粘连。一般肠系膜间的粘连比较稀疏,肠管间粘连比较致密,可用手指伸入肠系膜根部,逐渐向肠管作钝性及锐性分离,坚韧的粘连带应在直视下切断。肠系膜粘连分离后,先用手指撑开肠管,然后锐性分离肠管间粘连,这样可以减少对肠

5

壁的损伤。

　　分离粘连后,难免会损伤肠管,在粘连全部分开后,可试行挤压损伤的肠管,如发现肠壁有漏孔,应行修补。如局部肠管损伤严重,或局部肠管粘连成团时,应考虑行肠切除吻合术。

　　4. 折叠及固定肠管　全部分离粘连后,即可开始折叠及固定肠管。应将自十二指肠悬韧带至回肠末端的全部小肠顺序折叠。折叠时应注意腹腔横径及肠系膜的关系,通常自左上向右下排成梯形,肠袢的长度以腹腔的横径为准,太长或太短均易再引起梗阻。折叠时,注意勿将肠系膜扭转。固定肠管常用下列方法:

　　(1) 肠壁缝合法:自十二指肠悬韧带处提出空肠起始部,按腹腔横径折叠肠袢,然后用1号丝线在距肠系膜缘约0.5cm处间断或连续缝合肠管的侧壁浆肌层,针距约0.5~0.8cm〔图33-15〕。正常的肠管为自左上至右下呈梯形排列,因此,折叠肠管也应顺其自然折叠成梯形,每排一列即缝一列。一般起始部的肠管应折短些,成人约10~12cm,以后每段肠管增加1~2cm,至肠袢长度达18~20cm后(此处已达小肠中段),每袢肠管又逐渐减短1~2cm,至全部肠管折叠完毕为止。十二指肠悬韧带以下起始部和近回盲部的肠管,应留出3~5cm游离段不予折叠缝合,以避免呈锐角扭转,有利于肠管动力缓冲。将折叠好的全部小肠放回腹腔,并缝合固定在四周的结肠上,以免手术后发生肠扭转。此法操作简便,省时,肠管不易扭曲,而疗效较好。

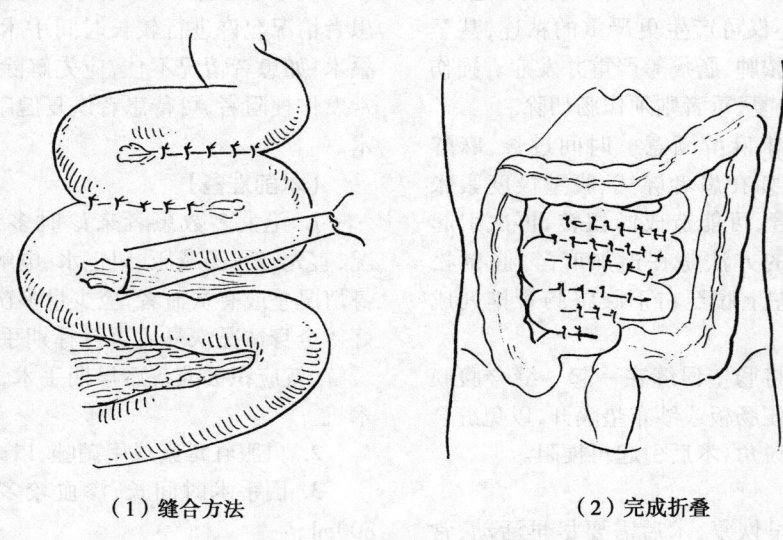

（1）缝合方法　　　　　　　（2）完成折叠

图33-15　肠壁缝合法肠折叠术

　　(2) 系膜缝合法:折叠肠袢的长度与肠壁缝合法相同,只是在缝法上有所改变。缝合时,先缝两根主要缝线,缝在肠袢两端靠近肠管的系膜上〔图33-16 (1)〕。然后,在两根主要缝线之间作间断或连续缝合,这样便完成了一个折叠单元。缝合时,在两袢肠管的连续部应留2~3cm不作缝合,以免折叠成角,影响肠内容物通过。一个折叠单元完成后,顺序向下继续折叠缝合,至全部小肠折叠完为止〔图33-16(2)〕。

　　(3) 系膜贯穿缝合法:系膜贯穿缝合法是系膜缝合法的进一步改进,优点是方法简便、节省时间。具体方法是将粘连分离,再把小肠全部提出腹腔,排列成梯形。在距肠壁3mm的系膜上,选择无血管区,用特制的长直圆针(类似毛线针)引粗丝线贯穿折叠后的各层系膜〔图33-17(1)〕,共缝3针褥式缝合(两端各缝1针,另1针缝在中间)〔图33-17(2)〕。结扎勿太紧,以免影响肠袢的血液供应。3根缝线结扎后,即可将肠管放回腹腔,并缝合固定在四周的结肠上。

　　5. 关腹　检查腹腔内无异物存留后,逐层缝合腹壁。盆腔宜置引流管一枚,自右下腹壁戳口引出。切口必要时可加张力缝合。

　　【术中注意事项】

　　1. 肠折叠术的手术时间长,分离粘连时创面广泛、渗血多,且肠管暴露于体外时间长,刺激大,易引起休克。因此,术中操作应轻柔,尽量减少刺激,可用热盐水纱布垫保护肠管,并及时补充血容量,以预防休克。

　　2. 肠壁缝合法和系膜缝合法的缝合比较牢靠,且手术时间较长,患者负担大,所以多在患者情况较好时采用,如病情不佳,宜采用系膜贯穿缝合法。

　　3. 肠漏是肠折叠术时较常见的并发症。发生肠漏的原因是分离粘连时分破肠管或损伤浆肌层,虽经修补,术后由于腹胀仍可引起肠漏。因此,预防的方法主要是在手术时细心分离粘连,尽量减少对肠壁的损伤。

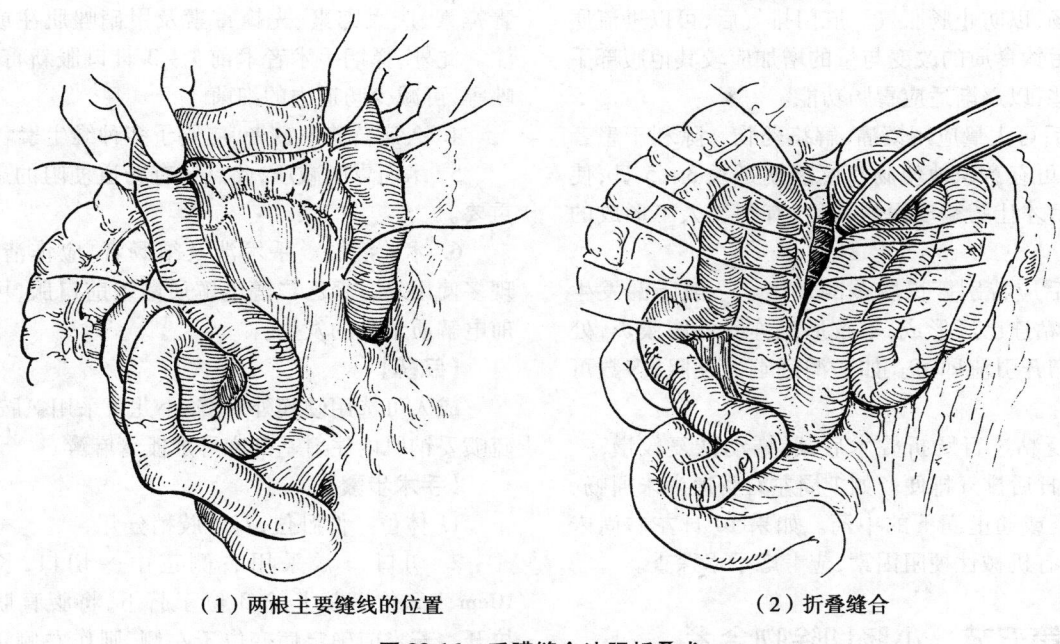

（1）两根主要缝线的位置　　　　　（2）折叠缝合

图 33-16　系膜缝合法肠折叠术

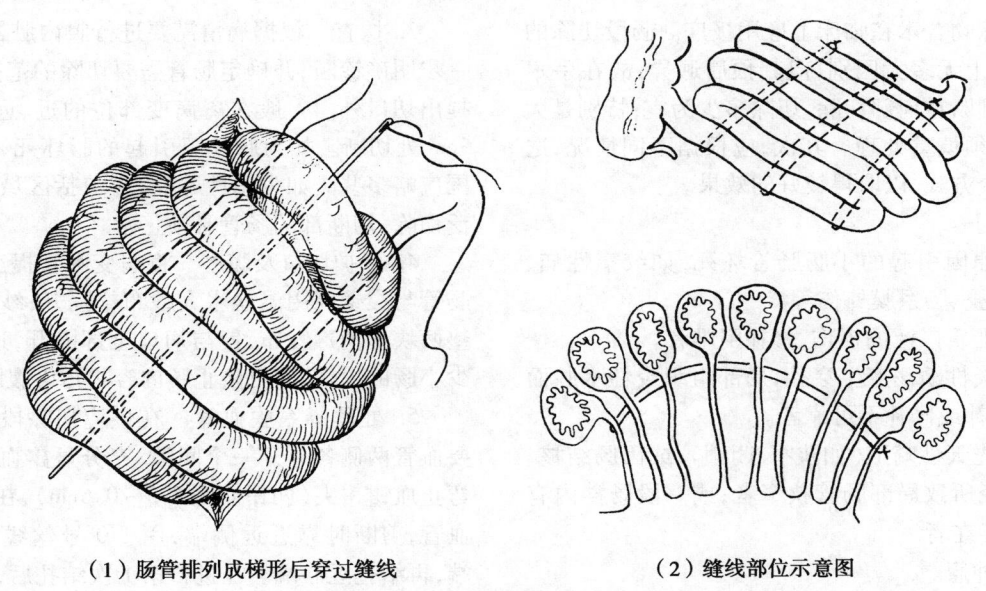

（1）肠管排列成梯形后穿过缝线　　　（2）缝线部位示意图

图 33-17　系膜贯穿缝合法肠折叠术

4. 折叠肠管时，须注意折叠肠管的长度与腹腔的横径相适应。过长的肠襻放回腹腔后可能引起折曲；过短的肠襻可能引起旋转而致再梗阻。肠管过度膨胀时，应行肠切开减压，尽量排空肠内气体和液体。这样既有利于粘连的分离和折叠术的操作，也可减少肠襻体积，保证肠襻排列整齐、规律，避免挤压扭曲，造成新的梗阻，也有利于关腹。另外，采用肠壁缝合法时，如肠管明显膨胀，必须先减压使之瘪缩，以免万一缝针穿透肠壁时，肠内容物经针孔流出，污染腹腔，甚至形成肠漏。

对有水、电解质平衡失调，局部肠管严重扩张和严重水肿的急性肠梗阻患者，手术并发症较多，一般不宜

在此时行肠折叠术。

5. 肠管部分粘连，虽可仅作粘连部分的肠折叠术。但是，在临床实践中，未折叠部分肠管发生粘连、扭转，引起再梗阻者，屡见不鲜。因此，肠折叠术应包括全部小肠，即使小肠部分肠管没有粘连，也应作全小肠折叠术为好。

6. 缝合系膜时，借用灯光透照选在系膜血管之间穿针，可以避免损伤系膜血管，防止出血形成血肿而影响肠管血运。

【术后处理】

1. 原则同肠套叠复位术。尤应注意保持胃肠减

压管的通畅,以防止肠胀气。肛门排气后,可以进流质饮食。以后饮食质的改变与量的增加应较其他腹部手术稍慢一些,以逐渐适应胃肠功能。

2. 术后可大量应用镇痛、解痉药物。除利于患者止痛外,还可有意识地使肠管麻痹期延长 3～5 日,使粘连牢固后才让肠蠕动慢慢恢复,有利于人工形成的粘连定型。

3. 术后应特别警惕肠漏的发生。一般肠漏发生较晚,局部粘连已经形成,不致形成弥漫性腹膜炎,处理上仅作切开引流即可。如肠漏远端无梗阻,多数可以自然愈合。

4. 广泛粘连行肠折叠术后,肠蠕动恢复较慢,一般需 3～5 日后排气排便。如 1 周左右肠道尚未通畅,可内服油类或通里润下的中药。如果 10 日左右尚未通畅,可能有机械性梗阻因素,应考虑手术探查。

第五节　小肠切除吻合术

小肠切除吻合术在临床上应用极广。肠段切除的多少,虽操作上无多大区别,但其预后迥异,故在手术时必须正确判断在何部切除,切除多少为宜;特别是大段肠切除,必须慎重处理。其次,应根据不同情况,选用适宜的吻合方式,以取得较好的效果。

【适应证】

1. 各种原因引起的小肠肠管坏死,如绞窄性疝、肠扭转、肠套叠、肠系膜外伤等。

2. 小肠严重广泛的损伤,修补困难者。

3. 肠道炎性溃疡产生穿孔,局部组织炎性水肿而脆弱,不能修补或修补不可靠者。

4. 肠管先天性畸形(如狭窄、闭锁);或因肠结核、节段性小肠炎所致局部肠管狭窄者;或一段肠袢内有多发性憩室存在者。

5. 小肠肿瘤。

6. 部分小肠广泛粘连成团,导致梗阻,不能分离,或虽经分离,但肠壁浆肌层损伤较重,肠壁菲薄,生活力不可靠者。

7. 复杂性肠瘘。

【术前准备】

需行小肠切除吻合术的患者,常伴有水、电解质平衡失调、营养不良、贫血、或中毒性休克,必须针对具体情况进行必要的准备。

1. 静脉滴注生理盐水、林格液、5%～10% 葡萄糖水等,纠正脱水和电解质平衡失调。

2. 有贫血、营养不良、休克者,应适当输血或血浆加以纠正。

3. 全身感染征象较重者,给予抗生素,一般常用青霉素、庆大霉素、先锋霉素及甲硝唑肌注或静脉滴注。此外,择期手术者术前 1～3 日口服新霉素、甲硝唑等,可减少肠道内的细菌。

4. 久病营养不良者,应给予多种维生素。

5. 术前胃肠减压,此点对有肠道梗阻的患者尤为重要。

6. 术前灌肠。手术涉及结肠者,应作清洁灌肠。现多使用复方聚乙二醇电解质散术前口服,可减少术前电解质紊乱的发生。

【麻醉】

成人可选用硬膜外麻醉,小儿可采用氯胺酮麻醉、硫喷妥钠肌内注射基础麻醉加骶管麻醉。

【手术步骤】

1. 体位　仰卧位,双下肢稍分开。

2. 切口　常采用右侧正中旁切口,长约 8～10cm,1/3 位于脐上,2/3 位于脐下,将腹直肌向外侧拉开。若术前确定病变位于左侧,则作左侧正中旁切口。

3. 探查　根据病情需要进行腹内脏器的探查,进一步明确诊断,并确定肠管需要切除的范围,小心将其提出切口外。一般在离病变部位的近、远两端各 3～5cm 处切断。如为肠梗阻引起的肠坏死,近端切除范围应略多些。如为恶性肿瘤,应包括区域淋巴结的广泛切除,切断部的肠管必须正常。

4. 保护切口及腹腔　将病变肠管提至切口外,在肠管与腹壁间用温盐水大纱布垫隔开;纱布垫之下再垫两块干消毒纱布,使与切口全部隔开,这样,可以减少小肠的损伤,并可防止肠内容物污染腹腔。

5. 处理肠系膜血管　在供应切除段的肠系膜主要血管两侧各分开一个间隙,充分显露血管。用两把弯止血钳钳夹(两钳间距 0.5～0.6cm),在钳间剪断此血管,剪断时靠近远侧端,用 1-0 号丝线先结扎远心端,再结扎近心端。在进行第 1 次结扎后,不要松掉近心端止血钳,另在结扎线的远侧,用 0 号丝线加作褥式或 8 形缝扎。然后,扇形切断肠系膜〔图 33-18(1)〕。在不易分辨血管时,如脂肪多的患者,可在灯光下透照血管走向后钳夹、切断。

6. 切除肠管　在切断肠管之前,必须先将两端紧贴保留段肠管的肠系膜各自分离 0.5cm,再检查一下保留肠管的血运。用直止血钳夹住拟切除段的肠管两端,尖端朝向系膜,与肠管纵轴倾斜约 30° 角(向保留侧倾斜),增大吻合口,并保证吻合口血运。再用肠钳在距切缘 3～5cm 处夹住肠管,不应夹得太紧,以刚好能阻滞肠内容物外流为宜。紧贴两端的直止血钳切除肠管,被切除的肠管用无菌巾包裹或盛于盆内后拿开。吸除断端内容物,并用"小鱼"纱布擦拭清洁后,再用

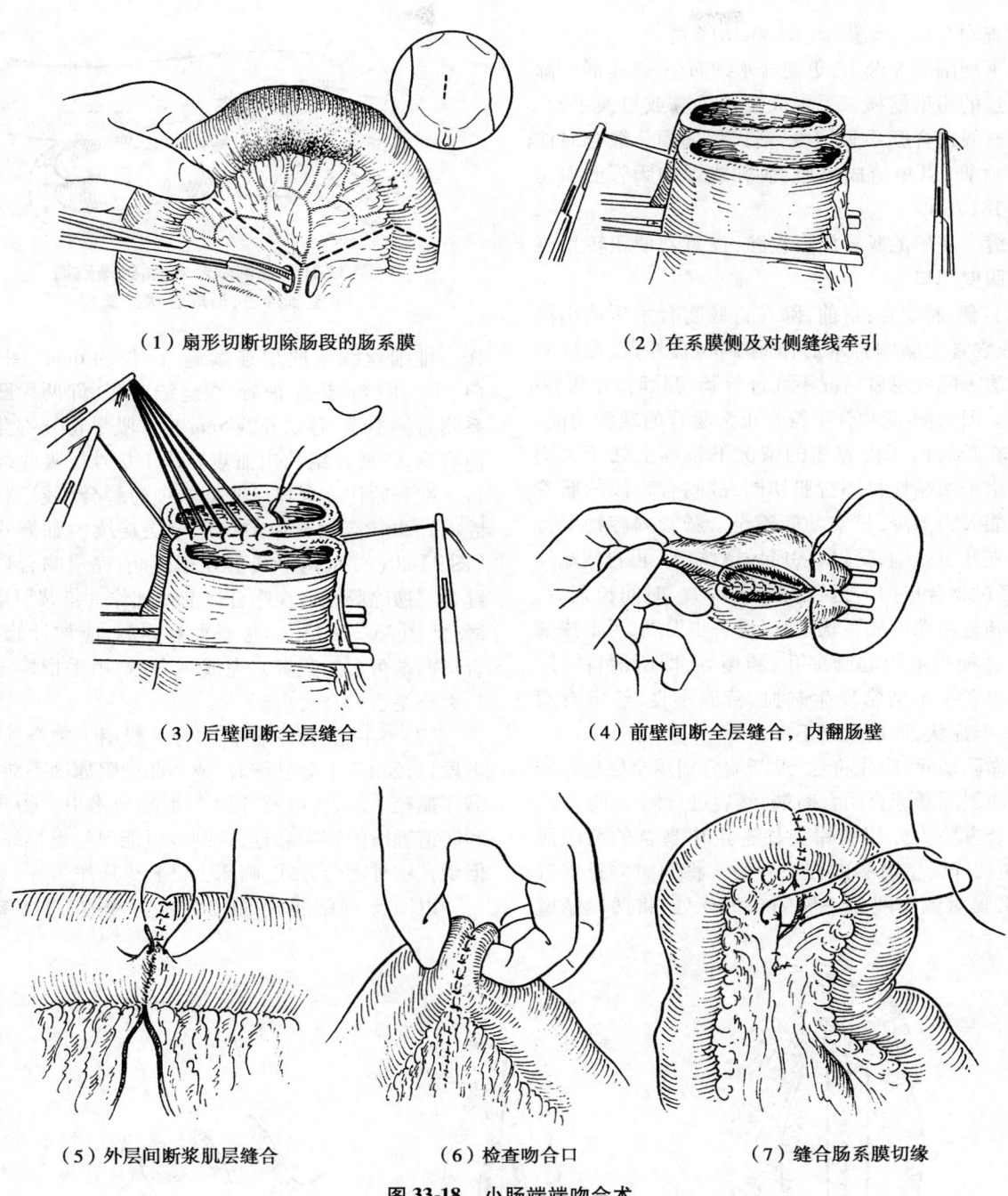

（1）扇形切断切除肠段的肠系膜　　　　　　（2）在系膜侧及对侧缝线牵引

（3）后壁间断全层缝合　　　　　　　　　（4）前壁间断全层缝合，内翻肠壁

（5）外层间断浆肌层缝合　　　（6）检查吻合口　　　（7）缝合肠系膜切缘

图 33-18　小肠端端吻合术

0.5% 碘附液擦拭消毒断端肠黏膜。

7. 吻合肠管　吻合方式有端-端吻合、侧-侧吻合和端-侧吻合数种，一般情况下多应采用端-端吻合。

（1）端-端吻合：将两把肠钳靠拢，检查备吻合的肠管有否扭转。用细丝线先从肠管的系膜侧将上、下两段肠管断端作一针浆肌层间断缝合以做牵引。缝时注意关闭肠系膜缘部无腹膜覆盖的三角形区域。在其对侧缘也缝一针〔图 33-18（2）〕，用止血钳夹住这两针作为牵引，暂勿结扎。再用 0 号可吸收线间断全层缝合吻合口后壁〔图 33-18（3）〕，针距一般为 0.3 ~ 0.5cm。然后，将肠管两侧的牵引线结扎。再缝合吻合口前壁，缝针从一端的黏膜入针，穿出浆膜后，再自对侧浆膜入针穿出黏膜，使线结打在肠腔内，将肠壁内翻〔图 33-18（4）〕，完成内层缝合。

取下肠钳，再进行外层（第二层）缝合。

用细丝线作浆肌层间断缝合，针距 0.3 ~ 0.5cm，进针处距第一层缝线以外 0.3cm 左右，以免内翻过多，形成瓣膜，影响通过〔图 33-18（5）〕。在前壁浆肌层缝毕后，翻转肠管，缝合后壁浆肌层。注意系膜侧和系膜对侧缘肠管应对齐闭合，必要时可在该处加固1 ~ 2针，全部完成对端吻合。用手轻轻挤压两端肠管，观察吻合口有无渗漏，必要时追补数针。用拇、示指指尖对合检查吻合口有无狭窄〔图33-18（6）〕。

取下周围的无菌巾，更换盐水纱布垫，拿走肠切除吻合用过的污染器械。手术人员洗手套或更换手套。再用细丝线缝合肠系膜切缘，消灭粗糙面。缝合时注意避开血管，以免造成出血、血肿或影响肠管的血运〔图33-18（7）〕。

将缝合完毕的肠管放回腹腔（注意勿使扭转），逐层缝合腹壁切口。

（2）侧-侧吻合：目前，除在胃肠吻合术后输出段梗阻，或食管空肠吻合术后作侧-侧吻合外，仅在梗阻原因无法去除或患者情况不允许行肠切除时，才作侧-侧吻合。因为侧-侧吻合不符合正常肠管的蠕动功能，吻合口在肠管内无内容物的情况下基本上处于关闭状态。由于两端均将环行肌切断，故吻合口段的肠管蠕动功能大为下降，排空功能不全。肠管内容物下行时往往先冲击残端，受阻后引起强烈蠕动，再自残端反流，才经过吻合口向下运行〔图33-19〕。时间长久后，往往在肠管两端形成囊状扩张，进一步发展，可形成粪团（块）性梗阻或引起肠穿孔、肠瘘等，即所谓盲袢综合征。患者手术后常发生贫血、营养不良，经常有腹痛、腹泻等症状，远期效果不良。

如做肠切除，应先将远、近断端分别用全层连续缝合加浆肌层间断缝合闭合断端，然后进行侧-侧吻合。

吻合方法为先用肠钳夹住选定作吻合的两段肠管，以免切开肠壁时肠内容物外溢。将两钳并排安置后，在系膜对侧中线偏一侧约0.5cm处，将两段肠壁

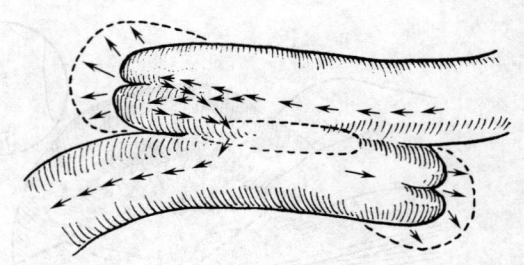

图33-19　侧侧吻合术后，远端残端受到冲击，形成囊状扩张

作一排细丝线浆肌层连续缝合，长约6cm〔图33-20（1）〕。用纱布垫保护后，在缝线两侧（即两段肠壁的系膜对侧中线）各切开约5cm长。吸尽切开部分的肠内容物，钳夹并结扎出血点。用1-0号可吸收线从切口一端开始作吻合口后壁全层锁边缝合（线结打在肠腔内），再转至吻合口前壁作全层连续内翻褥式缝合〔图33-20（2）〕，两个线头互相打结，完成吻合口内层缝合。撤除肠钳后在吻合口前壁加作一排浆肌层间断缝合〔图33-20（3）〕。检查如有漏洞，应加针修补，吻合口两端可多加数针。完成吻合后，用手指检查吻合口大小是否符合要求。

（3）端-侧吻合：端-侧吻合一般用于吻合肠管上、下段口径相差十分悬殊时，或当肠梗阻原因不能去除，需作捷径手术者，以及各种Y形吻合术中。吻合口需和肠道远段闭锁端靠近，否则也可能引起盲袢综合征。但现在这种吻合方式，临床上已较少应用。

以回肠-横结肠端-侧吻合术为例：在回肠末端拟

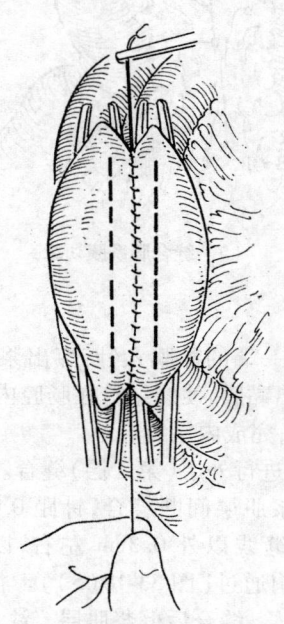
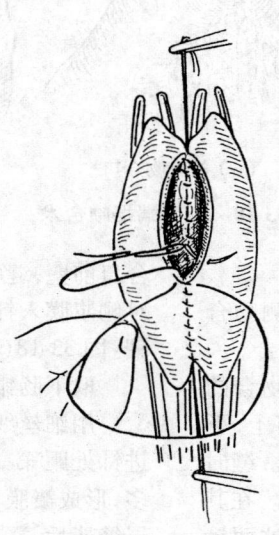
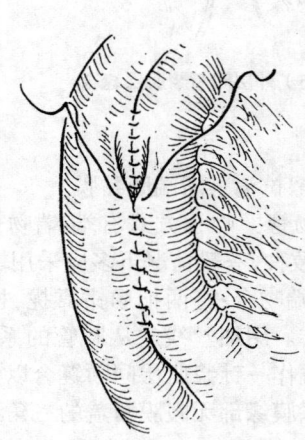

（1）后壁浆肌层连续缝合　　　（2）切开肠壁后，作后壁锁边缝合　　　（3）前壁浆肌层间断缝合
　　　　　　　　　　　　　　　　和前壁全层连续内翻褥式缝合

图33-20　小肠侧侧吻合术

定切断处,向肠系膜根部分离肠系膜,结扎、止血。在近端夹肠钳,远切端夹直止血钳,用纱布垫保护后切断肠管。切除右半结肠后,结肠切除端用全层连续缝合后加浆肌层连续内翻褥式缝合闭锁。回肠近侧断端消毒后,于横结肠前面的结肠带上作双层缝合的端-侧吻合,缝合方法同"端-端吻合"。最后,关闭肠系膜裂孔〔图33-21〕。

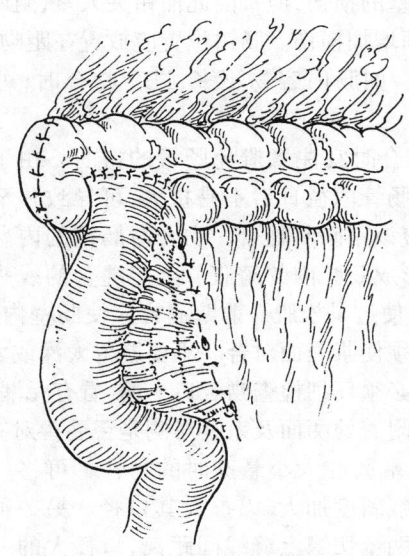

图 33-21 回肠-横结肠端侧吻合术

缝合技术是肠道手术中最常用的基本操作之一,长期以来一直是用手工缝合法,胃肠吻合器在手术中的应用是消化道缝合技术的重大改进。小肠由于其活动度大,可以拖出切口,因此手工吻合十分方便,故较少应用吻合器。另外吻合器,特别是进口吻合器,价格较手工吻合费用昂贵,也是小肠吻合很少采用吻合器的原因之一。但是如果避开这些因素,应该说,采用吻合器毕竟比较方便,可以明显缩短手术时间,应用得当。现吻合器吻合法已在临床中广泛应用。用于肠管缝合与吻合的器械有 XF、GIA 与 EEA。

残端缝合器(简称 XF)用于关闭肠断端或切口,有 30mm、60mm、90mm 等宽度,缝合完成后钉入两排钉,使断端形成黏膜对黏膜外翻缝合。一般不做浆肌层的加固缝合,但如有活跃性出血或钉合不够满意时可加缝浆肌层。

GIA 吻合器用于侧-侧肠吻合。两段肠管的浆膜层对合后,GIA 吻合器伸入肠腔内钉合,钉合线的两边各有两排缝合钉,并在中间部切开完全吻合。应用吻合器的再以 XF 缝合器关闭。

EAA 型吻合器在国内称管状吻合器,用于肠管端-端或端-侧吻合。在小肠吻合多应用端-侧吻合,吻合小肠的一端做荷包缝合,缚扎于吻合器的中心杆上,吻合器的主件自小肠的另一端插入肠腔内,然后将中心杆插入吻合器内完成吻合。完成的缝合口呈圆形、周边为两排环形排列的缝合钉,中心多余的肠壁组织已被吻合器上的圆刀切除。断端再以 XF 缝合器关闭。

吻合器吻合较手缝法有如下优点:①吻合口质量好,吻合口的大小容易确切掌握,缝合得均匀严密,吻合口内外规整光滑,达到内通外不粘的目的;②吻合速度快,所需时间仅为手工的 1/3;③吻合手缝法不易操作的部位,吻合器较容易操作;④并发症少:文献报道,手缝法十二指肠残端瘘的发生率 0.8% ~ 5.6%,Edis 曾总结国外 12 位作者用吻合器施行胃肠手术 2079 例,吻合口瘘的发生率为 2.21%,出血率为 1.59%,吻合口狭窄率为 0.53%。南京军区总医院黎介寿曾总结用吻合器的 453 个胃肠吻合口,瘘的发生率为 0.7%,出血率为 0.23%,狭窄率为 0.23%。目前国内一些大医院使用的进口一次性吻合器固然较国产吻合器灵敏度高、性能精确可靠,但价格昂贵,基层医院的多数患者可能难以承受。

严格掌握操作方法及注意事项:①术者必须全面熟练掌握 XF,GIA 与 EEA 的结构及性能,会装卸、会排除故障,使用前必须仔细检查其型号、规格,装配是否完善正确。用于吻合的胃肠在保持自然张力、血运好、两口垂直对应,且无其他组织嵌入的情况下,才能旋紧尾端螺丝击发吻合。②调节间距要适当,以 1.5 ~ 2mm 为宜,间距过少组织易断裂出血,间距过大钉合不透,导致吻合口瘘。③击发完成吻合后取出 EEA 时动作要轻柔,应边倾斜旋转边退出,若整机退出困难,可先退出机身,后退出抵钉座,以防吻合口撕裂。④吻合完毕,EEA 取出后必须立即查看切下的两个组织环是否完整无缺,若不完整应在吻合口的相应部位加用手工缝合。肠端-侧吻合,在旋紧尾端螺丝期间,用手托平吻合口及两端空肠,吻合后将吻合口左右两端空肠上壁浆肌层与胃壁浆肌层各缝合两针,以加大空肠输入口及输出口的水平长度,是减少吻合口张力,避免吻合口狭窄,预防吻合口瘘的有效方法。

【术中注意事项】

1. 正确判断肠管的生活力 尤其在疑有大段肠管坏死时,由于留下肠管不多,必须争取保留尽可能多的肠管,因而,严格确定肠管是否坏死就更显得重要。

判定肠管是否坏死,主要根据肠管的色泽、弹性、蠕动、肠系膜血管搏动等征象。如:①肠管呈紫褐色、黑红色、黑色或灰白色;②肠壁菲薄、变软和无弹性;③肠管浆膜失去光泽;④肠系膜血管搏动消失;⑤肠管失去蠕动能力。具备以上 5 点中的 3 点,经较长时间热敷、或放入腹腔内、或用 0.25% 普鲁卡因 15 ~ 30ml 行肠系膜封闭,而血运无明显改善时,即属肠坏死,应予以切除。

在所谓迟发性肠坏死，即肠管的色泽经热敷后略为转红，系膜血管可有轻微搏动时，常不易判断是否应该切除。如果患者是老年人，应偏向切除；如是小儿，则可予保留，术后进行严密观察。如出现休克不见好转，水、电解质平衡失调不易纠正，腹痛、腹胀加重，有呕吐、血便，全腹膜炎体征等情况，应考虑有迟发性肠坏死，必须及早再次剖腹探查。

肠管对于缺血缺氧耐受力很差。完全缺血缺氧6小时即可丧失活力，即使解除了病因，其病理、生理、代谢变化等也难以逆转。

肠狭窄引起的肠坏死，开始多为静脉堵塞，表现为肠壁出血性梗死，继之动脉也可发生阻塞，肠管因缺血缺氧而可发生充血性水肿反应，在肠管内层，从黏膜表面的绒毛到黏膜下层，可发生程度不等的广泛出血性坏死。失去抵抗力的肠黏膜面与肠管内消化液中分解的蛋白酶接触时，可加剧腐蚀，故临床上可出现肠道大量出血症状，尤其在解除梗死部的动脉恢复了血流以后，出血更甚。此种病变的肠管，再加上大肠埃希菌等细菌的侵袭，即可发生细菌性肠壁炎症，又进一步加重了病变，影响黏膜的修复。临床上可有出血不止的肠炎表现，粪便中可见成块的坏死肠黏膜。肠内积聚的毒素，也可迅速被吸收，进入血液后，细菌可直接渗透肠壁。故在临床上可出现肠麻痹、肠胀气、中毒性休克。甚至大肠埃希菌败血症，再加上水、电解质平衡失调、酸中毒等，很易造成死亡。因此，保留这种肠段害多利少。有时从浆膜面看肠管似已恢复生机，但保留后临床上便血不止，原因也就在此。为避免上述情况，可在手术台上延长观察时间，在梗阻解除后，再用温生理盐水湿敷，或放回腹腔观察半到一小时，直至可疑肠祥作出肯定判断后，再作相应处理。

2. 注意无菌操作　肠切除后目前多用开放式吻合，应注意勿使肠管内容物流入腹腔，污染切口，引起感染。术中应用无菌巾及盐水纱垫妥善保护手术野，将坏死肠祥和腹腔及切口隔开；用肠钳夹住两端肠管；以防肠内容物外溢；及时用吸引器吸净流出的肠内容物；吻合完毕后，应更换所用器械和手套后再行关腹操作。

3. 肠穿刺、切开减压，改善显露　小肠膨胀严重，操作不便时，可先用穿刺或切开方法进行肠减压。有蛔虫时应尽量取出，以免术后钻破吻合口。减压后的针孔或小切口可予修补缝合或暂时夹闭，待以后一并切除。切断肠管前肠道未行减压者，可将接近切除段肠管上、下两端的肠内容向两侧排空，或挤压至拟切除的肠段内。

4. 决定切除范围　在准备切除前，先行全肠检查，决定切除范围，以免遗漏重要病变。

5. 注意肠管的血液供应　肠系膜切除范围应呈扇形，使与切除的肠管血液供应范围一致，吻合口部位肠管的血运必须良好，以保证吻合口的愈合。

6. 肠钳不宜夹得太紧　夹肠钳以刚好阻止肠内容物通过为度，以免造成肠壁损伤，继发血栓形成，影响吻合口的愈合。以往常在肠钳上套一软胶管，以图减少对肠壁的损伤，但常因此而钳夹太紧，阻断了肠管血运，反而增加损伤。肠钳位置应放置在距吻合口3～5cm为宜。如肠内容物不多，进行吻合时，可不用肠钳。

7. 吻合时宜注意避免肠管的扭曲　由于连续全层缝合后肠管内径日后不易扩大，可导致狭窄和通过不良，故应该用间断缝合。吻合时肠壁的内翻不宜太多，避免形成肠腔内的瓣膜。全层缝合的线头最好打3个结，不使过早松脱。前壁缝合应使肠壁内翻，浆肌层缝合必须使浆膜面对合。不要缝得太深或太浅。吻合完毕后必须仔细检查吻合口一遍，看有无漏针，尤应注意系膜附着处两面及系膜对侧是否妥善对齐。

8. 两端肠腔大小悬殊时的吻合　可将口径小的断端的切线斜度加大，以扩大其口径。另一种方法是适当调整两个切缘上缝线间距离，口径大的一边针距应宽一些，口径小的一边应窄一些。若差距过大，可缝闭远端，另作端-侧吻合术。

9. 开放肠端吻合时注意　应先止血，以防止术后吻合口出血。

10. 缝合系膜时注意不要扎住血管，同时也应注意勿漏缝，以免形成漏洞，产生内疝。

【术后处理】

1. 麻醉清醒、循环功能稳定后，开始半坐位。

2. 肠梗阻肠切除术后继续禁食、胃肠减压1～2日，至肠功能恢复正常为止。小肠手术后6小时内即可恢复蠕动，故无肠梗阻者术后可拔除胃管，术后第一日开始服少量不胀气流质，逐渐加至半流质。对小肠切除多者，或对保留肠管生机仍有疑问者，饮食应延缓，需待排气、排便、腹胀消失后开始。

3. 术后第一日开始，可服用中药"胃肠复原汤"或"通肠汤"，第一次50ml，以后每日2次，每次100ml，至排气排便为止。

4. 在禁食期间，每日需输液，以补足生理需要和损失量。脱水和电解质平衡失调较重者，开始进食后，仍应适当补充液体。贫血严重者，宜间断输血，以保证愈合。

5. 一般用青、链霉素控制感染，必要时可选用广谱抗生素。

6. 小儿患者应每3～4小时扩肛一次，促使排气，与结肠作吻合者,应留置肛管排气。

7. 术后应鼓励患者翻身、咳嗽、早期活动,以预防肠粘连及肺部并发症。

第六节　无菌肠减压术

肠减压术的目的在于排除肠内积气积液,消除肠管膨胀,改善显露,有利于手术操作;同时,排除肠腔内毒性物质,减轻中毒症状,有利于病情恢复。

肠减压术在临床上较少以单纯的肠减压术面目出现,往往是肠梗阻手术中的一个环节。

【适应证】

1. 肠梗阻手术中,肠管膨胀严重,影响显露,无法进行探查或手术操作。

2. 肠腔内有毒性的气体、液体较多,吸收后将引起严重中毒症状者。

【手术操作】

进入腹腔后,可根据病情采取下列几种方式进行:

1. 随坏死肠段切除　肠梗阻如已有肠坏死欲行切除时,可将肠内容挤入将被切除的肠段内,用直止血钳夹住拟切除段的肠管两端,再用肠钳在距切缘3～5cm处夹住肠管,沿两端的直止血钳切除肠管,用无菌巾包裹或用盆接取切除的肠管后移开。吸除断端内容物,并用“小鱼”纱布擦拭清洁后,再用碘附擦拭、消毒断端肠黏膜,然后吻合肠管。

2. 将肠内容物挤入结肠　如肠梗阻部位较低,原因解除后、肠管无坏死,而肠内容物主要积聚于回肠,可将其挤入结肠,使其由肛门排出。

3. 肠切开减压　先将膨胀肠管下段移至切口缘以外,在肠管与腹壁之间垫上两块大纱布垫,靠近皮肤侧垫干纱布,肠管侧垫温盐水纱布,以免切开肠管减压时污染切口。操作所用的器械也应与其他手术器械严格隔开。在提出肠襻的系膜对侧壁上选定切开肠壁的部位,用1号或4号丝线作一荷包缝合,在荷包中心用尖刃刀切开肠壁,插入一粗套管针的套管(或F14～16号导管)吸引,排出肠内气体及液体。助手可将减压口上、下两侧的肠管轻轻挤压,使肠内容物尽量排出〔图33-22(1)〕。挤压时可用右手示指及中指夹住肠管,由远端轻轻将肠内容挤向套管处吸出,此时,应控制套管处的另一端肠腔,以免肠内容由下段挤入上段、或由上挤向下段而吸引不尽。挤压时应保持提出的肠襻不被滑回腹腔,助手也应注意不要污染腹腔或损伤肠壁浆膜。如肠内容物有较大固体食物,则此种减压方法往往不能满意,套管或导管常被食物堵塞,只能在荷包缝线对侧加缝一针牵引线,并在肠襻下放一弯盘或小盆后拔出导管,直接让肠内容物流入盘内,以使肠腔尽量排空〔图33-22(2)〕。结束减压后收紧荷包缝线,外加浆肌层间断缝合,减压口周围肠壁用碘附消毒。撤除污染的器械和纱布垫后,继续进行手术操作。

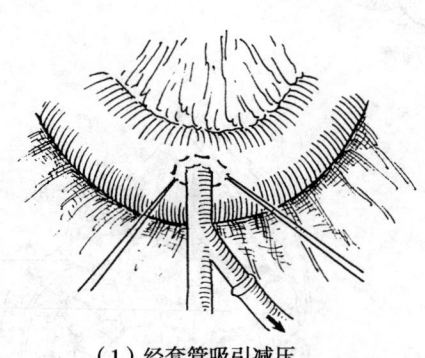 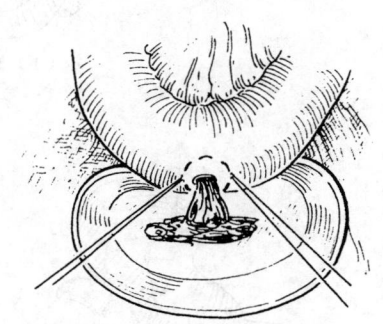

（1）经套管吸引减压　　　　　　　　（2）直接切开减压

图 33-22　肠减压术

第七节　先天性肠旋转不全整复术

先天性肠旋转不全包括由于胚胎早期中肠自卵黄囊回到体腔时旋转不完全所致的各种病变。如十二指肠压迫,中肠扭转,肠系膜上动脉压迫综合征,或前二者同时并存。临床上表现为高位肠梗阻。

现以肠扭转伴十二指肠梗阻为例介绍如下:

【适应证】

凡临床诊断为先天性肠扭转不全引起肠梗阻的病儿,均应手术治疗。

【术前准备】

1. 保暖,肌注维生素 E,以防止发生新生儿硬肿症。

2. 胃肠减压。

3. 皮肤用温肥皂水清洗、擦干,新生儿胎脂可用液体石蜡擦去。

5

4. 若病儿脐带尚未脱落,可用碘附液消毒后妥善包扎。

5. 应用抗生素以预防感染。

6. 输血,输液,纠正水、电解质平衡失调。

【麻醉】

局麻、或高位骶管麻醉。

【手术步骤】

1. 体位　平卧位。

2. 切口　右中经腹直肌切口。

3. 显露肠管　进入腹腔后,可见扭转扩张的小肠,充血或呈青紫色,术野看不到右半结肠、盲肠和阑尾〔图33-23(1)〕。将全部小肠提出切口外,翻向上方并妥为保护,可发现肠系膜根部呈柄蒂状,大部分小肠以肠系膜根部为轴心,悬吊在腹腔中,向顺时针方向扭转,有的可扭转达2~3圈以上;有时可见有一段末端回肠或盲肠、升结肠缠绕在扭转的肠系膜根部〔图33-23(2)〕。

4. 肠扭转复位　术者及时用手将扭转小肠向逆时针方向旋转复位,解除小肠梗阻,小肠色泽很快由青紫色转变为正常的淡红色〔图33-23(3)〕。

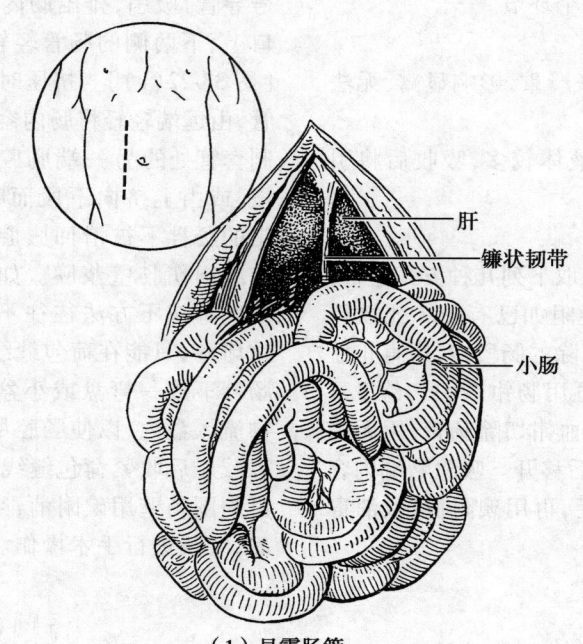

（1）显露肠管

肝
镰状韧带
小肠

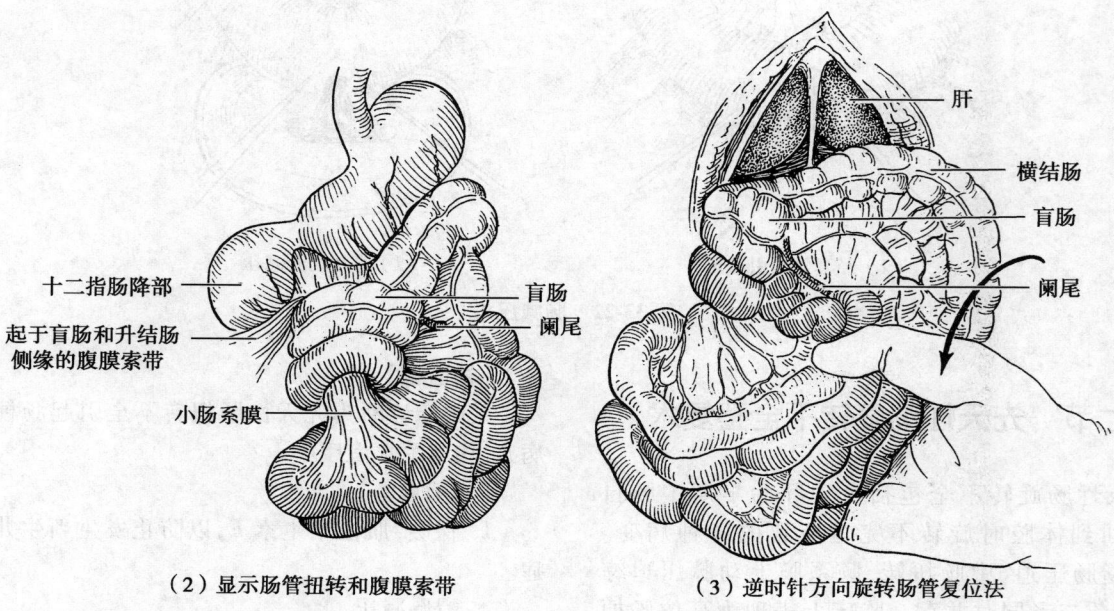

十二指肠降部
起于盲肠和升结肠
侧缘的腹膜索带
小肠系膜
盲肠
阑尾

（2）显示肠管扭转和腹膜索带

肝
横结肠
盲肠
阑尾

（3）逆时针方向旋转肠管复位法

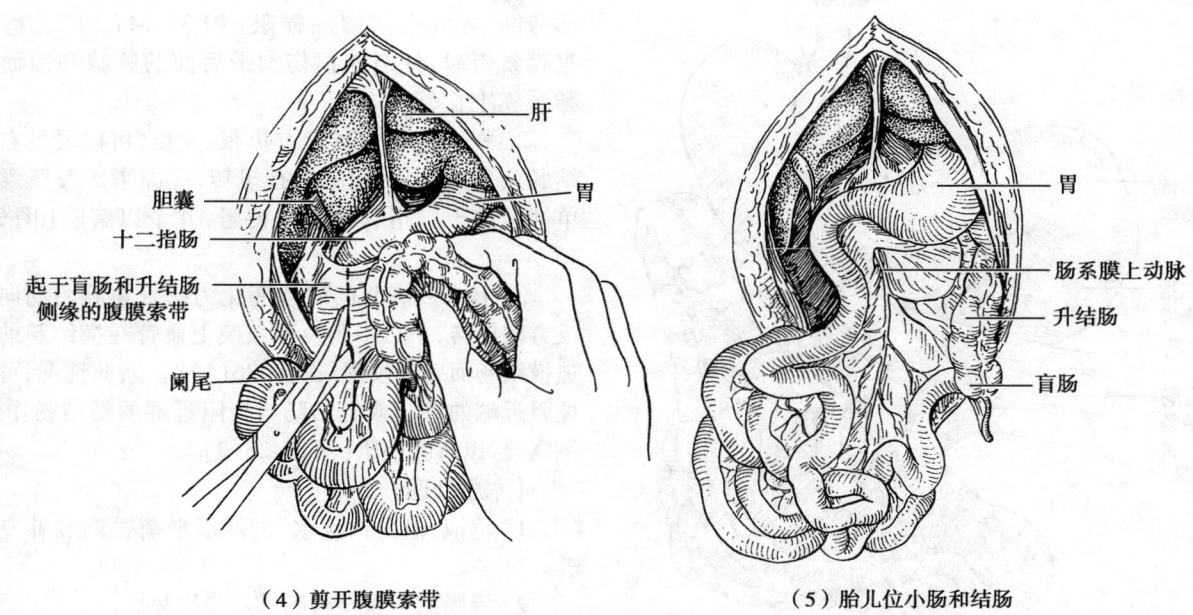

（4）剪开腹膜索带　　　　　　　　　　　（5）胎儿位小肠和结肠

图33-23　先天性肠旋转不良整复术

5. 剪开腹膜索带,解除十二指肠梗阻　肠扭转复位后,检查十二指肠球部及降部。将小肠推向左侧,即可见旋转不全的盲肠、阑尾和升结肠位于右上腹部或中上腹部,并可见到起于盲肠和升结肠侧缘的腹膜索带,横过并压迫十二指肠降部,止于肝下缘、胆囊和右侧腹壁,使十二指肠降部以上梗阻、扩张。剪开此腹膜索带,即可解除十二指肠降部受压〔图33-23（4）〕。

将腹膜索带完全剪开后,十二指肠便完全游离,位于腹腔右侧,盲肠及升结肠则位于腹腔左侧

（即所谓小肠、结肠胎儿位）,手术即达到目的〔图33-23（5）〕。

6. 关腹　分层缝合切开的腹壁各层。

【术中注意事项】

1. 在解除压迫十二指肠降部的腹膜索带后,十二指肠梗阻仍不缓解时,应显露检查全部十二指肠。将结肠向上、向左推开,小肠向下推开,可见发育不良、呈柄蒂状的小肠系膜〔图33-24（1）〕。再将系膜根部向左轻轻拉开,即见十二指肠空肠曲被残余的腹膜索带压迫,形成扭曲。应将残余索带全

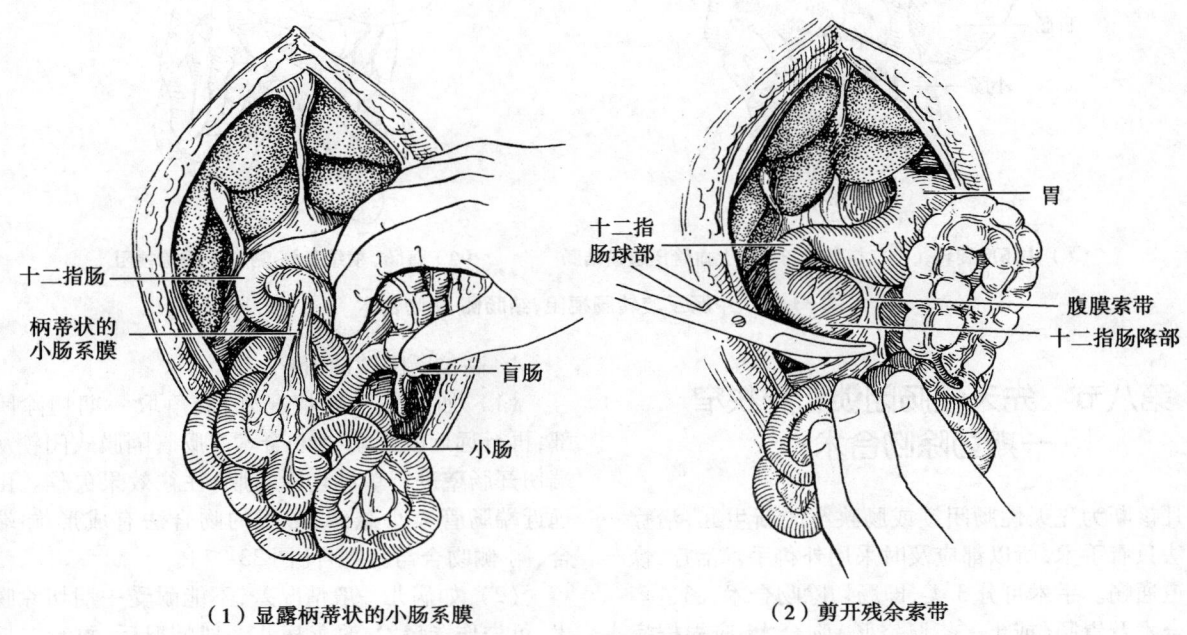

（1）显露柄蒂状的小肠系膜　　　　　　　（2）剪开残余索带

图33-24　解除十二指肠空肠曲的腹膜索带压迫

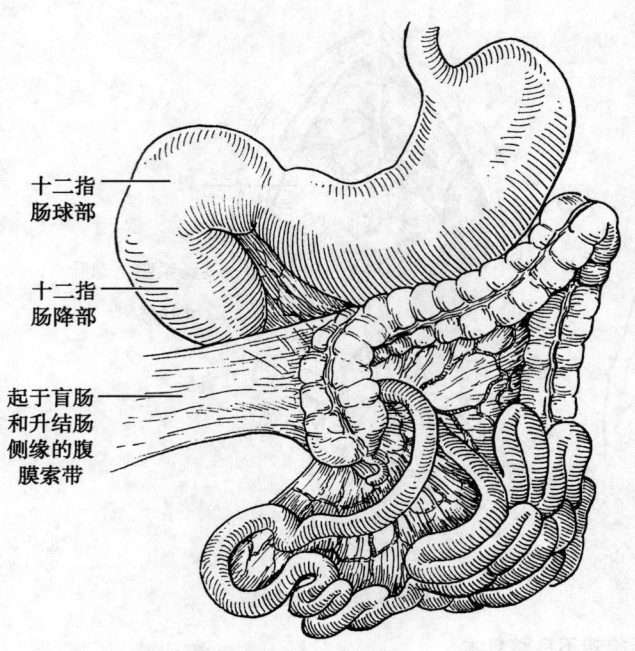

十二指肠球部

十二指肠降部

起于盲肠和升结肠侧缘的腹膜索带

图 33-25 腹膜索带压迫十二指肠造成梗阻

部剪断,才能全部解除梗阻〔图 33-24（2）〕。剪开腹膜索带时,注意勿损伤索带后面的胰腺和前面的肠系膜上血管。

2. 探查中如中肠没有扩张、充血,可以看见右半结肠及盲肠,说明中肠没有扭转,应即考虑腹膜索带单纯压迫十二指肠引起的梗阻,并予以解除〔图 33-25〕。

3. 有少数病儿的病理变化为肠管在胚胎期向相反方向旋转,十二指肠及肠系膜上血管在横结肠前压迫横结肠而引起梗阻〔图 33-26（1）〕。遇此情况,可将梗阻近端的盲肠或升结肠与梗阻远端的横结肠作侧-侧吻合,以解除梗阻〔图 33-26（2）〕。

【术后处理】

1. 输液、输血纠正水、电解质平衡失调和补充营养。

2. 胃肠减压直至胃肠道功能恢复。

3. 注意保暖,防止新生儿肺炎或新生儿硬肿症。

4. 合理应用抗生素。

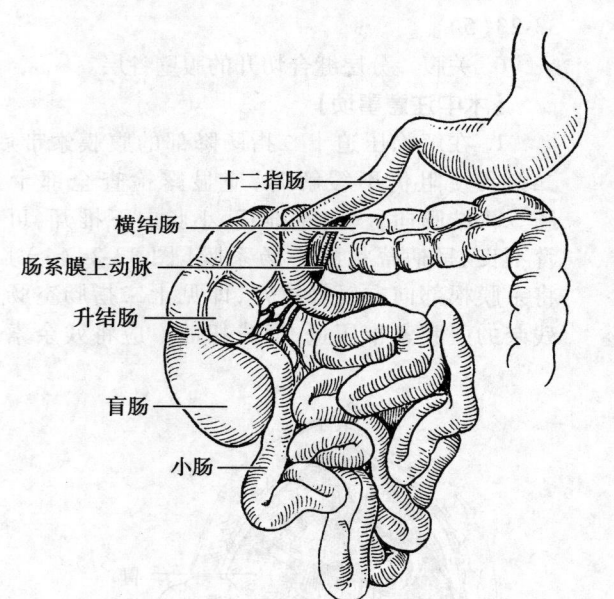

十二指肠

横结肠

肠系膜上动脉

升结肠

盲肠

小肠

（1）中肠反旋转,十二指肠和肠系膜上血管压迫横结肠

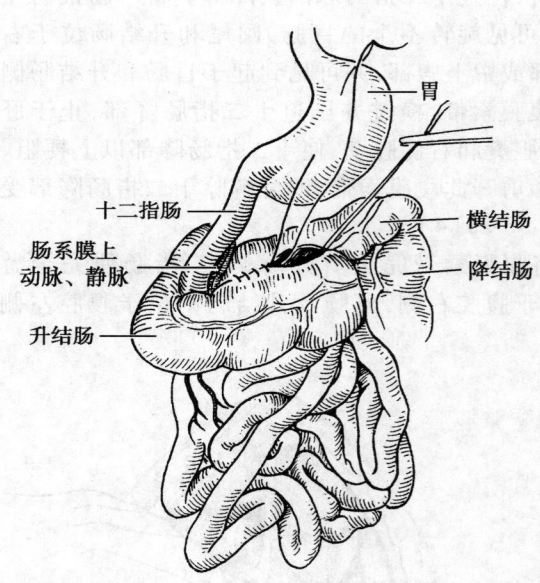

胃

十二指肠

横结肠

肠系膜上动脉、静脉

降结肠

升结肠

（2）盲肠、横结肠侧-侧吻合,解除梗阻

图 33-26 中肠反旋转肠梗阻,结肠侧-侧吻合术

第八节 先天性肠闭锁和肠狭窄一期切除吻合术

凡诊断为先天性肠闭锁或肠狭窄的新生儿,治疗的方法只有手术,所以都应及时采用外科手术治疗,恢复肠道通畅。手术可分 3 类,即肠切除吻合术,肠造瘘肠吻合术及胃肠（或十二指肠空肠）吻合术,应根据病儿情况和梗阻部位的高低不同选择手术方法。

1. 高位肠闭锁的治疗

（1）如病儿一般情况好,应争取一期切除闭锁部,再行远近段肠端-端吻合术。肠管隔膜式闭锁从远端切开肠壁进行单纯切除隔膜,往往效果欠佳。由于远近端肠管大小悬殊,常用的吻合法有成形端-端吻合、侧-侧吻合与斜吻合〔图 33-27〕。

（2）如病儿一般情况差,不能耐受一期切除吻合术,可先作造瘘术,改善病儿一般情况后,再行二期吻合术。造瘘术也可使近段扩大的肠管得到减压,肠管

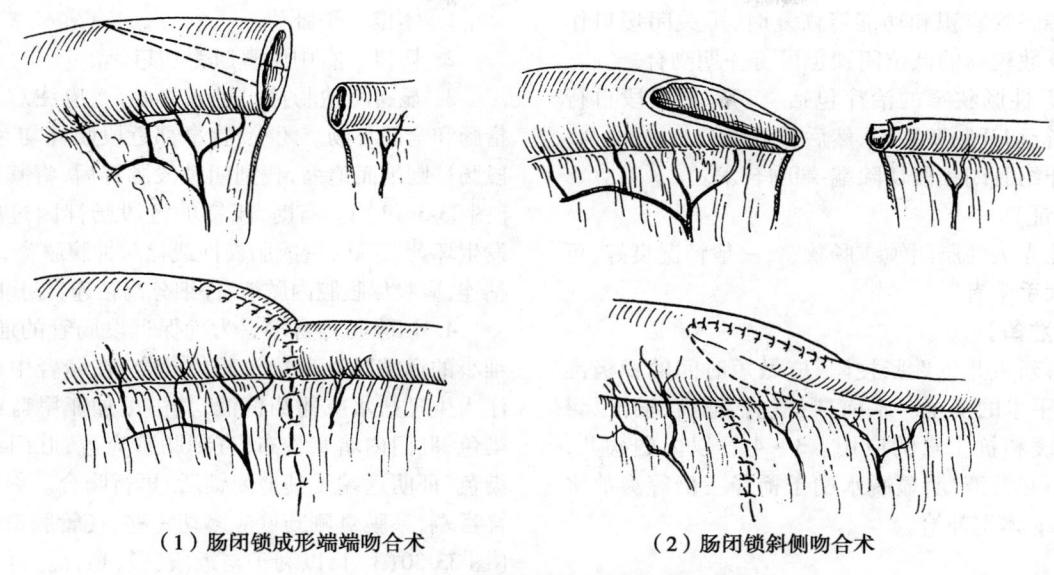

（1）肠闭锁成形端端吻合术　　　　　　（2）肠闭锁斜侧吻合术

图 33-27　一期切除闭锁部肠端端吻合术

口径逐渐缩小,在二期手术时能和细小的肠管吻合容易获得成功。但肠造瘘术后容易引起电解质、营养紊乱,和新生儿难以耐受的液体丢失,死亡率很高。故在病儿情况尚佳时,可同时加作肠管端-侧吻合术(即近端或远端造瘘、远近段肠管端-侧吻合术)〔图 33-28〕。

（3）乏特壶腹部近段十二指肠闭锁或狭窄的病例,做肠切除吻合术有困难时,可采用胃肠吻合捷径手术。如闭锁位于十二指肠横部,胃空肠吻合术后,食物和胆汁仍可进入十二指肠上段发生滞留,继续呕吐,故不宜采用胃空肠吻合术,而应采用十二指肠空肠吻合术〔图 33-29〕。

2. 低位肠闭锁治疗　一般分两期手术为好。先在闭锁处作一双管肠造口,以后自远端瘘口注入葡萄糖液以扩张肠管(每日 1～2 次),待 1～2 个月后,钡

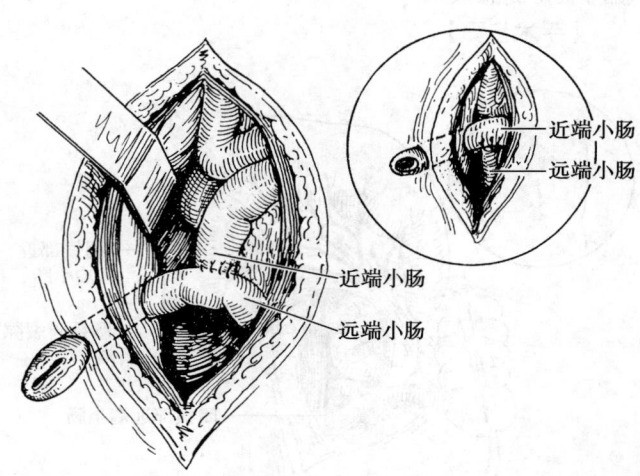

近端小肠
远端小肠
近端小肠
远端小肠

图 33-28　先天性肠闭锁肠造瘘肠端侧吻合术

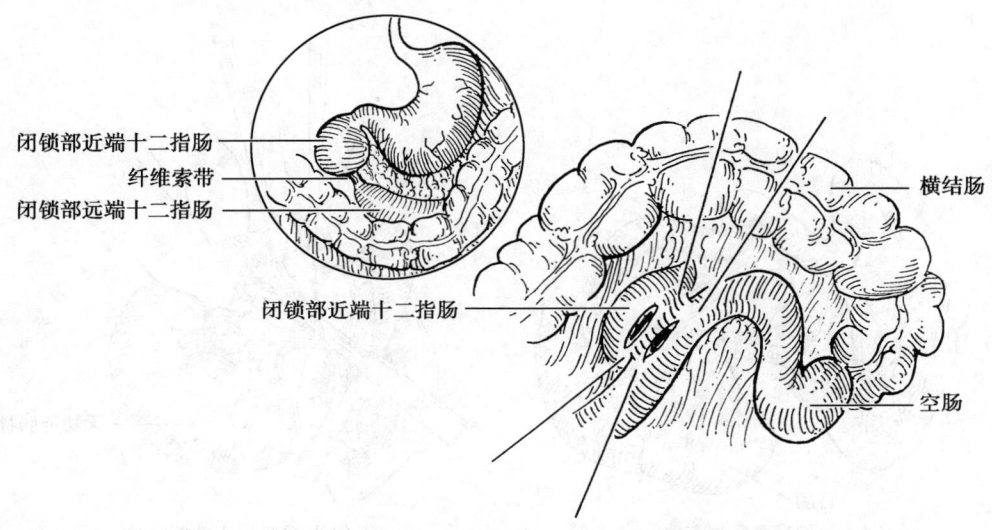

闭锁部近端十二指肠
纤维索带
闭锁部远端十二指肠
闭锁部近端十二指肠
横结肠
空肠

图 33-29　先天性肠闭锁十二指肠空肠侧侧吻合术(结肠后)

餐证明远端肠管容积和功能皆恢复时,可关闭瘘口作肠吻合。少数较高的低位闭锁也可行一期吻合。

3. 先天性肠狭窄的治疗包括　切除狭窄段再行吻合;或纵行切开肠壁狭窄,然后横行缝合。

下面介绍肠闭锁段切除端-端吻合术。

【适应证】

新生儿先天性肠闭锁或肠狭窄,一般情况良好,可以耐受较大手术者。

【术前准备】

如伴有新生儿急性肠梗阻,应做短时间的积极准备,以保证手术的安全。术前准备包括输血、输液、胃肠减压、保暖和抗生素的应用。3~4日以内的病儿,一般术前不必补液,明显脱水酌予稀释三倍等渗盐水20~50ml/kg体重补给。

【麻醉】

高位骶管麻醉或局麻。一般新生儿手术采用局麻就可获得满意效果。

【手术步骤】

1. 体位　平卧位。

2. 切口　右中腹直肌旁切口。

3. 显露闭锁肠袢　进入腹腔后,应注意检查十二指肠和全部小肠。闭锁、狭窄部近段肠袢均有膨胀,远段肠袢则细而瘪缩,找到闭锁段肠袢后,将其提出切口〔图33-30(1)〕。有时,闭锁的近段肠袢因过度膨胀可发生坏死、穿孔,造成胎粪性或化脓性腹膜炎,引起广泛粘连,应吸尽腹腔内脓液,仔细分离粘连,寻找闭锁部。

4. 切除肠袢盲端　为确保远段肠管的通畅,先在细小的远端肠袢盲端作荷包缝合,在缝合中心向肠内注入生理盐水或葡萄糖液,其中可加亚甲蓝或酚磺酞染色,肛门内堵塞纱布,直到肠管充盈,肛门纱布上有染色,证明远端无其他闭锁后,再行吻合。斜切远端肠袢盲端,系膜对侧肠壁应多切一些,使管腔口适当扩大〔图33-30(3)〕,以利于与近段肠管吻合。再切除一段盲端近侧膨大的肠管(该段肠管显著扩张,管壁很薄,血运受阻,无肠蠕动,称为无功能肠袢),一般需切除15~20cm,切至正常肠袢为止〔图33-30(4)〕。

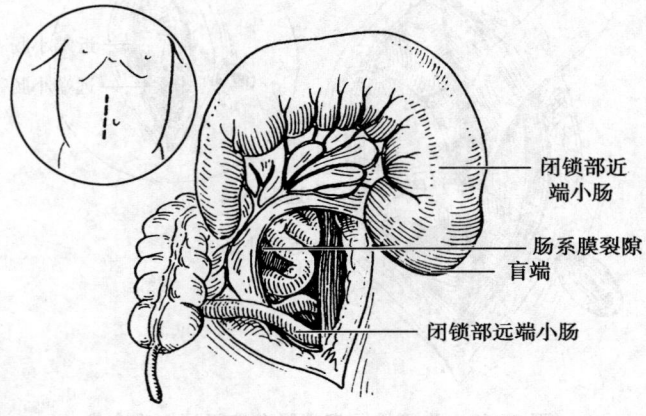

闭锁部近端小肠
肠系膜裂隙
盲端
闭锁部远端小肠

(1)提出闭锁肠袢

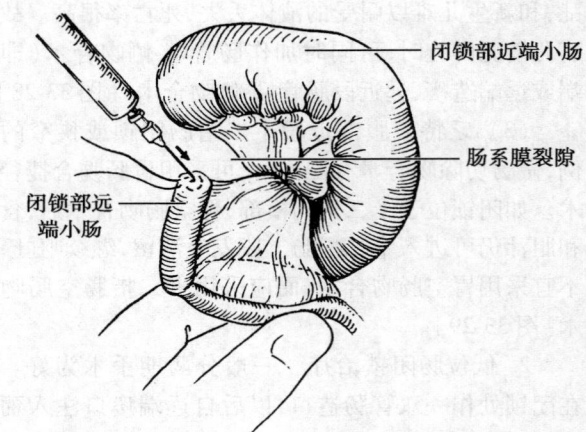

闭锁部近端小肠
肠系膜裂隙
闭锁部远端小肠

(2)远端肠管内注入生理盐水或葡萄糖水染色液

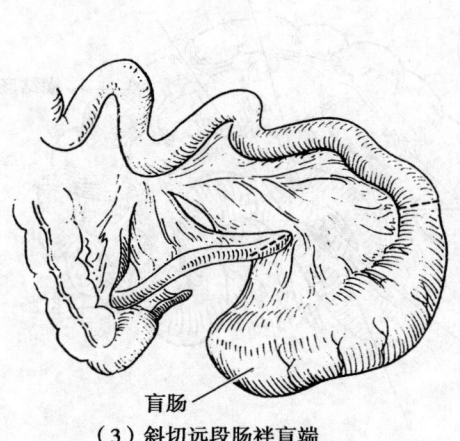

盲肠

(3)斜切远段肠袢盲端

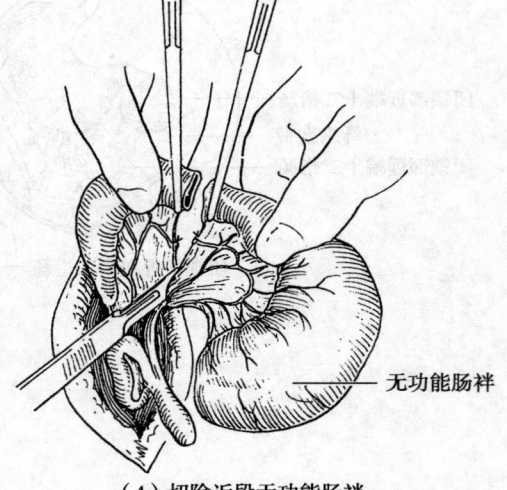

无功能肠袢

(4)切除近段无功能肠袢

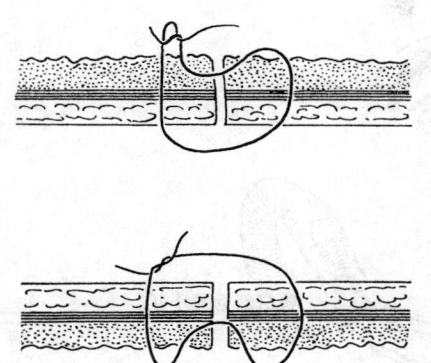

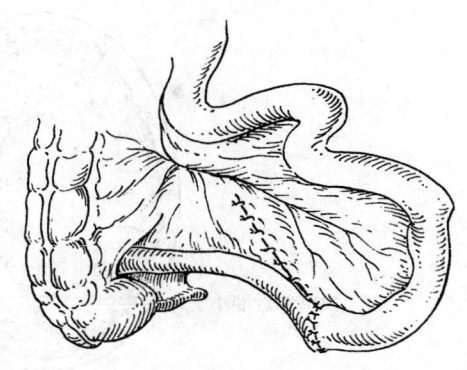

（5）黏膜内翻浆肌层对合单层缝合法　　　（6）近、远段肠管端端吻合完毕，关闭肠系膜裂隙

图 33-30　先天性肠闭锁肠切除端端吻合术

5. 肠管端-端吻合　将近、远端肠管对拢，采用间断单层黏膜内翻浆肌层对合缝合法〔图 33-30（5）〕，以保证吻合口愈合可靠，并避免过多内翻引起狭窄。检查管腔通畅后，关闭肠系膜裂隙〔图 33-30（6）〕。

6. 关腹　逐层缝合腹壁切口，皮下置胶皮片引流。

【术中注意事项】

1. 先天性肠闭锁、狭窄的病理形态可分两类 一类是闭锁上、下段肠管分开，肠系膜不连续，肠系膜血管分别供应闭锁上、下肠祥，或小肠有一段闭锁，闭锁部上、下段肠管分开，中间仅有纤维条索相连〔图 33-31（1）〕；另一类是外观小肠肠管连续，但中间有闭锁、狭窄或有隔膜，使上、下肠腔不通畅，形成闭锁或狭窄〔图 33-31（2）〕。术中应仔细检查，分别处理。

2. 先天性肠闭锁以空肠下段和回肠为多见，十二指肠次之，也可发生在结肠，并可发生多段性小肠闭锁。先天性肠狭窄以十二指肠最多，回肠次之，还有少数病例可有多发性肠狭窄。因此，术中应仔细检查，避免遗漏。

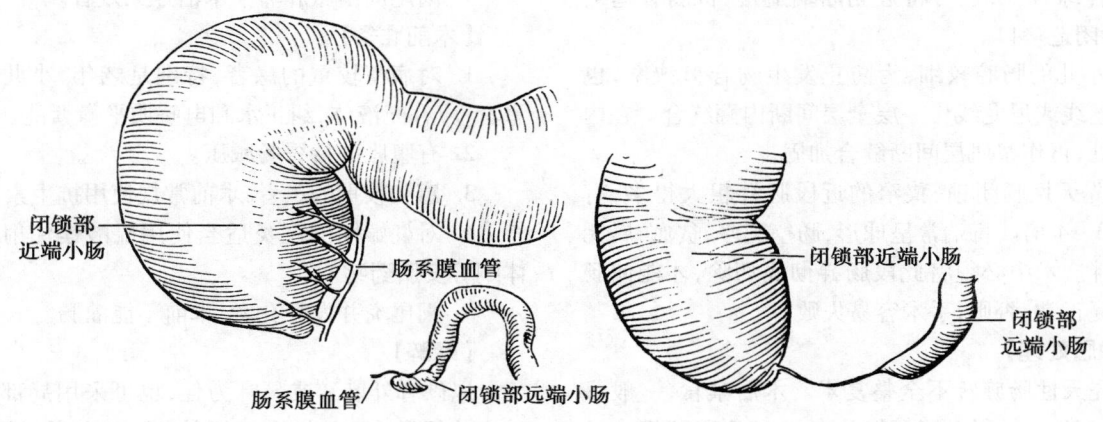

闭锁部近端小肠　　肠系膜血管　　肠系膜血管　　闭锁部远端小肠

（1）闭锁上、下段肠管分开或仅有纤维条索相连

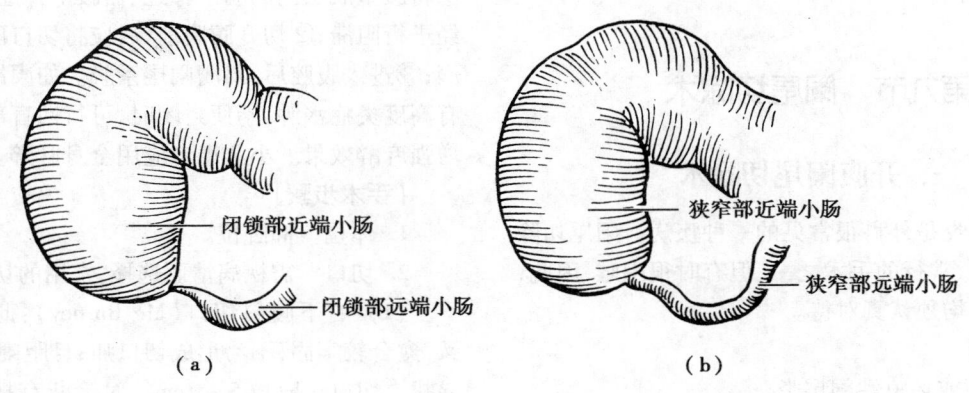

闭锁部近端小肠　　闭锁部远端小肠　　狭窄部近端小肠　　狭窄部远端小肠

（a）　　　　　　　　　　　　（b）

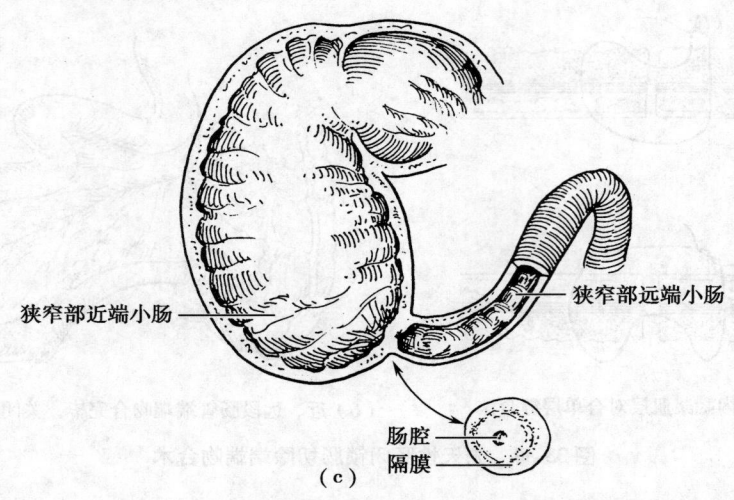

狭窄部近端小肠

狭窄部远端小肠

肠腔
隔膜

（c）

（2）外观肠管连续，但中间有闭锁、狭窄或有隔膜

图33-31　先天性肠闭锁、狭窄的类型

3. 先天性肠闭锁、狭窄端-端吻合术的常见困难是近、远端肠管口径相差悬殊，容易发生吻合口漏。此时，可多切除一段近侧膨大的肠管，使近端口径与远端口径接近；也可将远端斜切，增加远端肠管口径，再与近端肠管作端-端吻合；还可将远、近端肠管作端-侧吻合（近端侧壁与远端斜切端吻合，吻合口应靠近近侧断端，以减少盲袢综合征的机会）。为防止端-侧吻合后的盲袢综合征，也可将近侧断端造瘘，待肠管瘪缩后，再封闭造瘘口。

4. 小儿的肠腔较细，为防止发生吻合口狭窄，也可用细丝线或尼龙线作一层全层间断内翻缝合。在内翻不足处，再作浆肌层间断缝合加固。

5. 先天性肠闭锁、狭窄的近段肠袢粗大得多，有的要粗3～4倍。盲端常呈球形，肠壁肥厚，贫血，属无功能肠袢。术中必须将此段肠袢彻底切除，才能使肠功能恢复正常；否则，手术容易失败。

【术后处理】

同先天性肠旋转不全整复术。术后禁食，一般每日150～250ml稀释5倍等渗盐水或10%葡萄糖水足以维持病儿生活。

第九节　阑尾切除术

一、开腹阑尾切除术

急性阑尾炎是外科很常见的一种疾病。阑尾切除术是最为普通、常行的手术之一，但有时很困难，因此，对每一例手术均须认真对待。

【适应证】

1. 化脓性或坏疽性阑尾炎。

2. 阑尾炎穿孔伴弥漫性腹膜炎。

3. 复发性阑尾炎。

4. 慢性阑尾炎。

5. 蛔虫性阑尾炎。

6. 老年、小儿、妊娠期阑尾炎。

7. 阑尾脓肿。

8. 多数急性单纯性阑尾炎。

9. 阑尾周围脓肿非手术治疗无效者。

【术前准备】

1. 对病情较重的患者，特别是老年、小儿阑尾炎患者，应补充液体，纠正水和电解质平衡紊乱。

2. 有腹胀的行胃肠减压。

3. 感染较重的患者，术前常规使用抗生素。

4. 对妊娠期阑尾炎适当使用硫酸镁注射液和黄体酮等安胎药物。

5. 阑尾炎并发穿孔者，术前不能灌肠。

【麻醉】

以硬脊外麻醉或腰麻为佳，也可采用局部浸润麻醉。若行局麻，为获得较好效果，应注意以下三点：①将腹壁肌层内的肋下神经、髂腹下神经、髂腹股沟神经进行阻滞；②切开腹膜前、后应将切口两旁的腹膜浸润；③进入腹腔后，封闭阑尾系膜。如阑尾系膜过短并有高度炎症水肿，不便封闭时，可行回盲部系膜封闭以增强麻醉效果。小儿患者应用全身麻醉。

【手术步骤】

1. 体位　仰卧位。

2. 切口　需视病情而选择，常用的切口有：

（1）右下腹斜切口（Mc Burney）：此切口肌肉交叉，愈合较牢固，不易形成切口疝；且距阑尾较近，便于寻找。切口一般长5～7cm。对诊断有把握的患者多采用此切口。

（2）右下腹经腹直肌切口：此切口便于延长扩大切口和显露阑尾。年龄较大，诊断不肯定，或估计粘连较重不易操作时，常用此切口。但一旦感染后易形成切口疝。

（3）右下腹腹直肌旁切口：此切口不损伤腹直肌，且便于延长扩大切口和显露阑尾。但一旦感染后易形成切口疝。

（4）横切口：右下腹麦氏点由内向外与皮纹一致的横切口，长约 2.5～4cm。对体型偏瘦、估计粘连较轻、诊断明确的患者可采用此切口。

（5）妊娠期的切口：因阑尾在妊娠期随子宫逐渐增大而向上外侧偏移，故切口也需相应向上外偏移。

3. 寻找阑尾　依次按皮肤、皮下脂肪层切开，脂肪较厚的患者，以拉钩拉开，尽量减少电刀电凝，以免引起脂肪液化致切口积液。切开腹膜后，若有渗出物或脓液溢出时，需立即吸除，以免污染切口。同时常规将腹膜切缘外翻固定于切口保护巾或干纱布，使"切口腹膜化"，这样将腹腔与切口完全隔离开来，可防止切口被直接污染。用拉钩将切口向两侧牵开，寻找阑尾有以下几种方法：①首先找到盲肠。盲肠的色泽较小肠的灰白，前面有结肠带，两侧有脂肪垂。寻到盲肠后，用手指垫纱布捏住肠壁，将盲肠提出，顺结肠带可找到阑尾〔图33-32（1）〕；②以两把无损伤长镊交替提夹结肠带可找到盲肠和阑尾；③有时需以湿纱布沿右结肠旁沟侧腹壁以拉钩将阑尾前方的小肠或大网膜向左侧推开，方能找到盲肠和阑尾；④可寻找回肠末端与盲肠交界处具有特征性的呈扇形的肥厚脂肪垂，即能找到阑尾。

不论阑尾炎症轻重，均不能用止血钳或组织钳夹阑尾本身，以防感染扩散；可用特制阑尾钳钳住，或用止血钳夹住阑尾尖端的系膜提出。此时患者由于系膜的牵拉，常感上腹不适、恶心、呕吐，可在阑尾系膜上用 1% 利多卡因封闭。若阑尾周围粘连为膜性粘连或急性水肿期粘连（3 天内），可用手指将阑尾周围钝性剥离。

4. 处理系膜　切除阑尾的操作应尽量在腹壁外进行；如有困难而需在腹腔内施行时，则应用纱布垫妥善保护好腹壁各层，以防污染。切除阑尾前，需将阑尾系膜及其中的阑尾动脉结扎并切断。如系膜较薄，炎症不重，解剖关系清晰时，可用止血钳在系膜根部阑尾动脉旁无血管处穿一孔，拉过两根 4 号丝线〔图33-32（2）〕，在上下相距 0.5cm 左右处各扎一道后切断系膜〔图33-32（3）〕。近端再结扎或缝扎一道〔图33-32（4）〕。也可直接并排夹两把止血钳后切断，然后再作结扎加缝扎。

若阑尾系膜的急性炎症较重，呈明显缩短或水肿者，宜采用分次钳夹、切断法。以弯止血钳逐步钳夹切断阑尾系膜直达阑尾的根部，然后用 4 号丝线贯穿缝合结扎系膜。约半数患者的阑尾根部系膜有一条来自盲肠后动脉的阑尾副动脉，应注意予以结扎。

5. 保护阑尾及盲肠　用一块小的干纱布包缠阑尾，并用阑尾钳或组织钳夹牢，再用盐水纱布围在阑尾根部的盲肠周围。

6. 荷包缝合　提起阑尾，围绕阑尾根部在距阑尾根部 0.5～0.8cm 处的盲肠壁上（根部粗者距离应较大），4 号丝线作一荷包缝合，暂不收紧。注意每针均应深及肌层，但勿穿入肠腔内〔图33-32（5）〕。

7. 结扎阑尾根部　用一把直止血钳在距阑尾根部 0.5cm 处压榨一下（用后弃去此污染的直钳），防止结扎时缝线滑脱。随即用 4 号丝线在压痕处结扎，如果阑尾根部水肿明显，应逐渐收紧结扎线，力度适当，以防切割组织，造成阑尾残端漏。用止血钳靠阑尾夹住结扎线，贴钳剪去线头。再用直止血钳在结扎线远端 0.4cm 处夹紧阑尾〔图33-32（6）〕。

8. 切断阑尾　在刀刃上涂纯苯酚后，刀刃向上，紧贴阑尾根部夹紧的直止血钳下面，切断阑尾，将刀及阑尾一并移出手术野〔图33-32（7）〕。

9. 阑尾残端处理　用 3 把尖端夹有小棉球的直止血钳将棉球分别蘸上纯苯酚（或 5% 碘酊）、75% 酒精和生理盐水，依次在阑尾残端黏膜面涂擦，然后弃去保护盲肠的盐水纱布〔图33-32（8）〕。

10. 包埋阑尾残端　助手用左手持无齿镊提起荷包缝线线头对侧的盲肠壁，右手持夹住线结的止血钳，将阑尾残端推进盲肠腔内，同时术者上提并收紧荷包缝线，使残端埋入荷包口，结扎后剪断荷包线〔图33-32（9）〕。

11. 覆盖系膜，加固缝合　用 1-0 号丝线，在荷包缝线外周 0.3cm 处，再作浆肌层 8 字缝合，并将阑尾系膜残端或脂肪垂结扎固定，使局部表面光滑，防止术后粘连〔图33-32（10）〕。

12. 关腹　关腹前应以卵圆钳夹一块小纱布团，伸入腹腔，在盲肠周围检查有无渗液、脓液，有无结扎点出血，如有应加以处理，再缝合腹壁各层〔图33-32（11）〕。

急性阑尾炎穿孔并发局限性或弥漫性腹膜炎，感染及污染较重的，有渗液或脓液时；阑尾残端处理不满意，有可能发生残端裂开时；腹膜后软组织在操作中被污染时；阑尾周围脓肿切开后，均须引流腹腔。引流管置于右侧髂窝或盆腔内，在切口外侧另戳小切口引出。术后 2～3 日拔除。

切口污染较重的，腹膜外切口应以过氧化氢溶液、

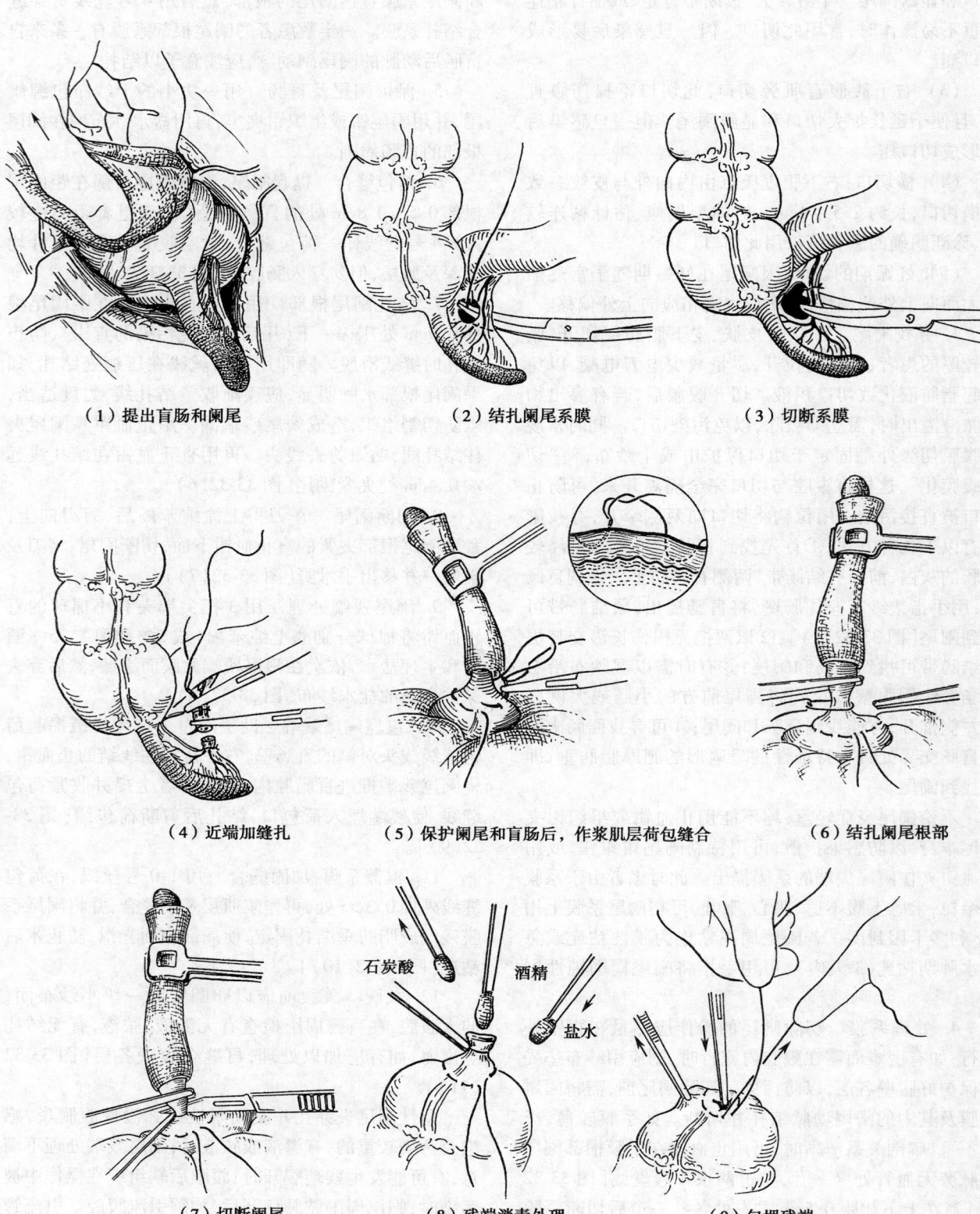

（1）提出盲肠和阑尾　　　　（2）结扎阑尾系膜　　　　（3）切断系膜

（4）近端加缝扎　　（5）保护阑尾和盲肠后，作浆肌层荷包缝合　　（6）结扎阑尾根部

（7）切断阑尾　　　　（8）残端消毒外理　　　　（9）包埋残端

石炭酸　　酒精　　盐水

5

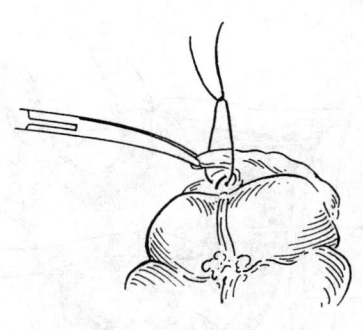

（10）覆盖系膜

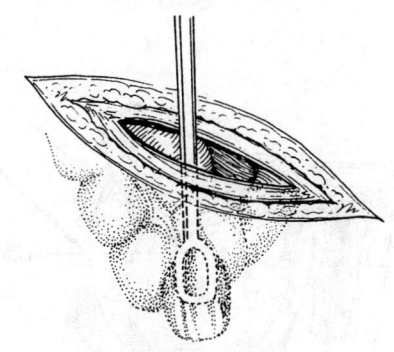

（11）检查后关闭腹腔

图33-32　阑尾切除术

甲硝唑等冲洗。腹膜外间隙应置香烟引流或胶管引流，腹壁各层只作疏松缝合，以利引流。

【术中注意事项】

1. 切口长度　成人以5～7cm为合适。显露必须充分才能妥善切除阑尾，故切口不宜过小。切口过小强行牵拉反致损伤更多的肌肉和深层组织，或因显露不佳，造成手术困难。当然，也不应盲目过大。

2. 寻找阑尾困难时，应注意与有大网膜相连的横结肠和系膜较长、脂肪垂基底较狭小的乙状结肠相区别。然后，沿盲肠端的结肠带向其会合处寻找，即可找到阑尾。如仍未找到，可用手探摸盲肠后面，阑尾是否埋于腹膜后。当阑尾有急性炎症与周围粘连，不易寻找时，可取出拉钩，用右手示指及中指伸入腹腔，沿右侧腹壁向盲肠方向寻找。找到后逐渐分离粘连，提出阑尾〔图33-33〕。有时阑尾过短，或有时穿孔坏疽后在中间折断，均应注意全部取出，不要遗漏。

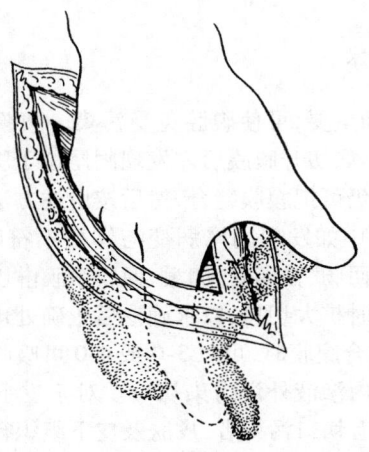

图33-33　分离粘连，提出阑尾

凡遇到意外困难，如紧密炎性粘连，不要勉强切除阑尾，可改用引流及有效的非手术疗法。因为粘连的存在，可防止感染扩散。

3. 当阑尾位于盲肠后，位置固定不易切除时，可切开盲肠外下方的后腹膜〔图33-34（1）〕，再用纱布包住盲肠向上翻转，露出阑尾后，作逆行阑尾切除术。若阑尾较长伴尖端粘连固定，不宜按常规勉强提出末端，改为逆行切除阑尾。先用弯止血钳在靠近阑尾根部处穿过其系膜，带过两根4-0号丝线，双重结扎阑尾根部〔图33-34（2）〕。在结扎远端1cm处夹一把弯止血钳，用刀在止血钳与结扎线之间切断。阑尾残端消毒处理后，根据具体情况行荷包缝合包埋或褥式缝合包埋。再用弯止血钳向阑尾尖端方向分段钳夹、切断阑尾系膜〔图33-34（3）〕最后切除阑尾，一一结扎近端阑尾系膜。

4. 如遇阑尾与大网膜粘连时，应将粘连的大网膜炎性组织一并切除；如与肠管粘连，应仔细分离，切勿盲目硬撕；若与髂动、静脉，输尿管，子宫等重要器官粘连时，更应注意仔细操作，以防血管破裂或脏器穿孔。

5. 阑尾切除线应距根部结扎线0.5cm，残端不宜过长或过短。过长可能形成残腔脓肿；过短可因盲肠内张力牵引，使结扎线松脱，漏出粪液，造成腹腔内感染。也有人主张残端不结扎，只作荷包缝合加8字缝合，以免残端脓肿，又无结扎线松脱的危险。

6. 阑尾残端用苯酚消毒时，勿涂到浆膜，以免灼伤浆膜，增加术后粘连。

7. 阑尾根部结扎线不宜扎得过松或过紧，过松容易滑脱，过紧则可将阑尾扎断，此两种情况均可引起遗留阑尾动脉支出血。荷包缝合与阑尾根部距离不宜过远或过近，一般距阑尾根部0.5～0.8cm，炎症水肿较轻的可距阑尾根部0.5cm左右，较重者应距阑尾根部0.8cm左右。过近不易埋入残端，过远可形成较大死腔，易发生残端感染或脓肿。

8. 阑尾根部穿孔时，常引起盲肠肠壁炎性改变，明显水肿，不易将阑尾残端埋入荷包缝合线内。可在残端两侧盲肠壁上作间断褥式缝合3～5针，一一结扎，将残端埋入，必要时再将阑尾系膜覆盖加固。也可行8字缝合，缝闭残端。

5

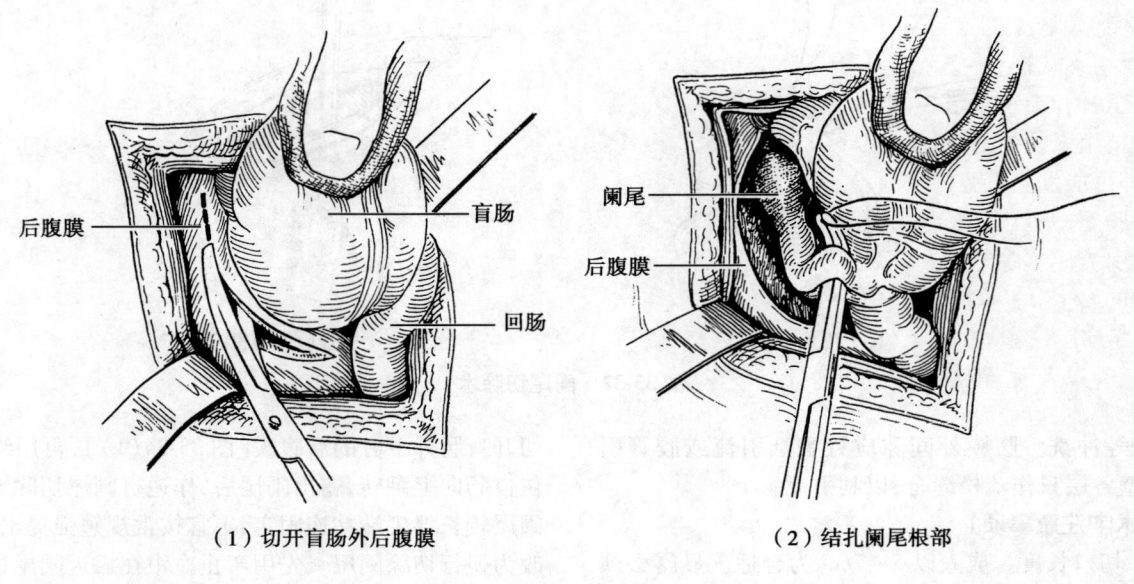

（1）切开盲肠外后腹膜

（2）结扎阑尾根部

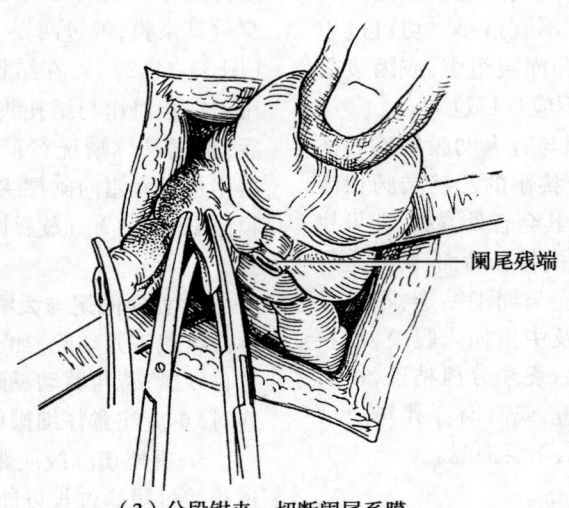

（3）分段钳夹、切断阑尾系膜

图33-34　盲肠后阑尾逆行切除术

9. 如果阑尾残端包埋或缝合不满意,可将周围的阑尾系膜组织或脂肪垂、大网膜缝合覆盖于残端。选用大网膜时不宜选用炎症明显处的大网膜,以免局部形成脓肿导致盲肠壁破溃穿孔。游离大网膜的蒂应极端松弛,以免术后自觉腹部牵扯样痛或因网膜蒂压迫肠道导致肠梗阻。

10. 对阑尾蛔虫症,应在阑尾切开前刺激阑尾壁,使蛔虫退出阑尾。如不成功,应在切开阑尾后将蛔虫推入盲肠内,再扎紧结扎线,处理残端。一般忌将蛔虫经阑尾断端取出,以免污染腹腔;更不应将蛔虫与阑尾一并结扎。

11. 如阑尾位于盲肠后,腹膜外,而且术前已经明确,即可于分开腹横肌之后,小心保护腹膜囊,勿予切开,而完整地将其向内侧推开,从外侧达到腹膜后间隙阑尾所在部位,并切除阑尾。此法对已穿孔的腹膜外阑尾炎更加重要,可使腹腔免受污染。腹膜外间隙要彻底引流。如切开腹膜后才发现阑尾位于腹膜外并已穿孔,此时仍可把腹膜缝合,然后按所述方法处理。

12. 术中如发现阑尾病变与体征不符时,应仔细检查盲肠、回肠、输卵管、卵巢、回肠系膜淋巴结及腹腔液体,必要时扩大切口,以求确诊后正确处理。

13. 缝合腹膜时,可以3-0或4-0可吸收线连续缝合,防止腹内渗液外溢污染切口。对于皮下脂肪组织较厚,可能有切口污染者,皮肤及皮下组织行一层间断垂直褥式缝合,缝线可暂不打结,待三日后切口内渗出液明显减少,再打结关闭切口,可降低切口感染率。

【术后处理】

病情较轻者无需特殊处理,术后当日即可坐起,次日可进食,5~8日后即可拆线。病情较重者,酌情补液,禁食,半坐位,使用抗生素等。

【常见术后并发症及处理】

1. 腹膜炎及腹腔脓肿　术后体温不降,腹部压痛、反跳痛不减轻,即应考虑有腹膜炎的存在。除继续胃肠减压、输液、纠正水和电解质平衡失调外,应给予大剂量抗生素及中药。如术后5~6日感染症状仍未控制,即可能发生腹腔内脓肿,最常见于盆腔、右髂窝、膈下及肠间,一旦确诊,应立即引流。可在超声引导下行穿刺引流。术中充分冲洗、恰当的引流常可避免腹腔脓肿的发生。

2. 切口感染　常见于化脓性阑尾炎或坏疽性阑尾炎,肥胖患者及老年人易出现。术后3~4日体温升高,切口胀痛,可能发生切口感染或化脓,检查如腹壁红肿,压痛明显时,即应拆除1~2针缝线,扩开切口,去除线结,充分引流。个别体弱患者术后可能发生切口裂开,应重新缝合并加减张缝合。长期不愈的窦道,应手术切除。术中注意保护切口,关闭腹膜后应充分冲洗切口,可减少切口感染的发生率,必要时置入切口引流。

3. 腹腔内出血　较少见。一般术后1~2日内,患者突然出现面色苍白,脉快,呼吸急促,出冷汗。血红蛋白下降,并有腹胀,应认为有腹腔内出血,试验穿刺能够证实。放置引流管者可见有大量新鲜血引出,个别患者大量便血。应再次手术,清除积血,寻找出血点,一般为阑尾动脉出血,予以缝扎处理。

4. 肠梗阻　多为术后炎性肠梗阻,常见于阑尾炎症较重,腹腔内积脓者。除作胃肠减压、输液外,还可用针灸及中药治疗。经上述积极处理仍不愈者,可行肠梗阻长导管置入术进行治疗,绝大部分患者可缓解。术中充分冲洗、引流常可避免该并发症。部分患者,特别是老年人存在低钾血症,为麻痹性肠梗阻,充分补钾,结合针灸、中药治疗可缓解。

5. 肠瘘(残端瘘或粪瘘)　来自盲肠,阑尾残端。常见原因有:①阑尾切除时,残端留置过短,仅作了单纯结扎而未作荷包包埋,术后结扎线脱落。②阑尾根部及盲肠壁炎症较重,组织水肿、脆弱,术后残端或盲肠壁愈合不良,坏死穿孔。③包埋之阑尾残端炎症继续发展形成脓肿,穿破肠壁。或术后并发盲肠壁脓肿或盲肠周围脓肿,脓肿穿破肠壁与脓腔贯通。④腹腔放置过硬的引流管,压迫肠壁引起坏死穿孔。⑤盲肠或回肠末段原有的病变(如结核、Crohn病、肿瘤、炎症、放线菌病等),阑尾切除术中未被发现,或虽已发现而未采取预防措施,术后病变继续发展穿破肠壁。⑥术后过早灌肠,致盲肠内压过高,残端破裂(术后处理失误)。

肠瘘多为在原切口处发生的外瘘,好发于炎症波及盲肠的急性坏疽性阑尾炎。此时盲肠壁炎症、水肿严重,缝合后极易撕裂,难以做盲肠浆肌层荷包缝合,易发生肠瘘。此时应以周边的脂肪垂或大网膜覆盖、填塞阑尾残端而防止瘘的发生。肠瘘常发生在阑尾切除术后3~8天,表现为切口感染及腹膜炎的征象。拆除缝线可从切口处流出恶臭并带有粪便之脓液,如腹腔放置引流,亦可见带粪汁之脓液流出。有的病例,引流口经久不愈,形成慢性瘘管,有的可见蛔虫自瘘口钻出。如有怀疑时,经瘘口造影,可见造影剂进入肠腔,诊断即可明确。

对于存在肠瘘高危因素的患者,术后必须延长进流质饮食的时间,流质饮食以无渣要素饮食为主,此间应给予适当的营养支持治疗和有效的抗感染治疗,糖尿病患者应积极控制好血糖。肠瘘一般出现在术后1周左右,如出现肠瘘,经上述治疗后常在术后2~4周左右自行愈合,仅少数病例需行肠瘘闭合术。

6. 切口长期不愈,形成窦道　形成窦道的原因:①感染缝线残留是形成窦道最常见的原因,当污染的切口用不吸收的缝线缝合,特别是多股丝线,一旦伤口感染,缝线成为异物残留创口内,使切口长期不愈形成窦道;②切口感染引流不畅,线结残留死腔中或坏死组织未彻底清除,时间过久则形成具有纤维厚壁的慢性窦道;引流物安放不当,很多学者报道阑尾切除术后切口感染及腹壁窦道形成与引流物从原切口引出有很大关系,不适当的引流不仅不能减少感染,反而增加外源性污染的机会,同时压迫组织易于形成纤维性慢性窦道;③阑尾炎术后并发腹腔脓肿,如阑尾周围脓肿原切口穿破,未及时扩大引流或引流不畅,亦可造成慢性窦道;④阑尾残端遗留过长,长期分泌黏液,以及切口内残留异物亦是窦道形成的原因;⑤阑尾残端漏致窦道形成的可能;⑥回盲部病变,如局限性肠炎、结核、肿瘤、阿米巴性肉芽肿等致阑尾残端愈合不良;⑦阑尾未完全切除,仍有部分留于腹腔内。此时,应行窦道造影,以明确诊断。

7. 窦道的处理　应行窦道造影,了解管道走行,明确有无阑尾残端漏,如果明确,可于阑尾术后3个月再次手术。切口宜选择右下腹经腹直肌切口,进入腹腔内后,沿右侧腹壁可找到原阑尾切口窦道,可确定窦道与阑尾残端的关系。视阑尾残端周围炎症的情况,行阑尾残端处盲肠壁部分切除或回盲部切除术。如未发现残端瘘的依据,可行窦道搔刮或窦道切除术,彻底清除坏死组织及感染线结和异物,搔刮窦道,除去不健康肉芽组织,一般窦道可逐渐愈合,有时需要进行窦道切除。此时宜用可吸收缝线缝合,以避免窦道再次形成。

【述评】

手术切口长度要适宜,不宜一味追求小切口而增加手术难度,造成术中损伤及术后发生并发症。手术时要轻柔仔细,避免损伤正常组织,重视伤口处理。盲肠壁炎症、水肿严重,难以做盲肠浆肌层荷包缝合时,可8字缝合残端,并应以周边的脂肪垂或大网膜覆盖、填塞阑尾残端而防止瘘的发生。对腹腔积脓者要充分冲洗、恰当引流。

不可小视阑尾切除术,有的阑尾切除术并不简单。

二、腹腔镜阑尾切除术

【手术适应证】

腹腔镜阑尾切除手术的适应证与开腹阑尾切除手术相似,主要包括急性阑尾炎,慢性阑尾炎,慢性阑尾炎急性发作。绝大多数患者在外科诊治,少部分患者因为右下腹部疼痛与妇科疾病难于鉴别时在妇科也可遇到。

1. 诊断明确的慢性阑尾炎、急性单纯性阑尾炎、急性化脓性阑尾炎、坏疽或穿孔性阑尾炎,无腹部包块。

2. 诊断虽不明确,但不能排除急性阑尾炎。由于腹腔镜可做探查,并可判断是否要手术,因此,对怀疑阑尾炎而身体状况良好的患者使用腹腔镜是一个很好的选择。

3. 附带手术　其他腹腔镜手术附带阑尾切除时,手术指征可适当放宽。

(1) 患者曾有阑尾炎发作史,患者要求在行其他腹腔镜手术时同时切除阑尾。

(2) 诊断明确的慢性阑尾炎。

(3) 行其他腹腔镜手术时,探查发现阑尾有明显的异常,如肠石梗阻、扭曲、粘连等。

【术前准备】

1. 因为这种手术可用全麻或硬膜外麻醉,如用全麻还应注意全麻的术前准备。

2. 导尿。

3. 交代手术的优、缺点,有中转开腹的可能,费用等问题。

4. 腹腔镜阑尾切除术使用的器械除腹腔镜、气腹针、穿刺套管、分离钳、抓钳、剪刀、电凝器、钛夹和施夹器外,还依术者的习惯不同准备圈套器(Endo—LooP)、针持和缝针缝线、或内镜用的线形钉合切开器(EndoGIA)。如果标本大或污染重还应准备标本袋。

【腹腔镜阑尾切除术的体位和套管位置】

腹腔镜阑尾切除术可在三种情况下进行:①诊断为阑尾炎做阑尾切除术;②腹腔镜其他手术同时做阑尾切除;③做腹腔镜妇科手术时做阑尾切除。三种不同情况患者的体位和套管位置有所不同。一般情况下患者仰卧位,头低脚高和(或)右侧抬高;术者站在患

者的左侧,助手站在患者的右侧或左侧;监视器放在术者的对侧。

用3～4个套管,第一个套管(10mm)在脐部,置入腹腔镜;另两个套管在左下腹部的锁骨中线上,一个平脐,一个在左侧麦氏点〔图33-35〕。有的手术者喜欢在双侧麦氏点各放一套管〔图33-36〕。在做腹腔镜胆囊切除中做阑尾切除,可以不加切口,把患者改为头低脚高位,监视器放在患者的足下,腹腔镜经剑突下套管进腹,脐部套管改为主操作孔。妇科手术中做阑尾切除术可以根据上述原则安排体位和套管。

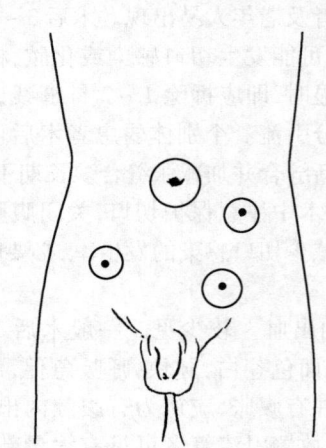

图33-35　腹腔镜阑尾切除术套管的位置

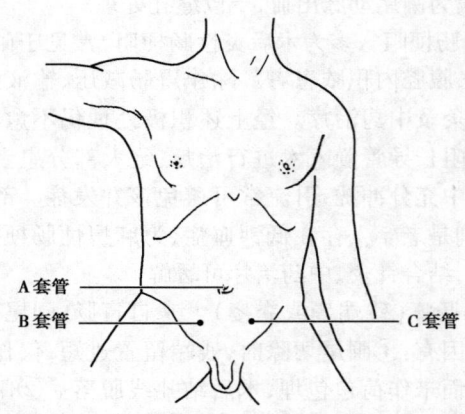

图33-36　腹腔镜阑尾切除术患者的
体位及套管的位置

【手术步骤】

除常规气腹、置管外还应包括:①腹内探查;②寻找阑尾;③切断血管;④切除阑尾;⑤取出标本。

1. 腹内探查　在决定切除阑尾之前应仔细检查右下腹部、盆腔、右上腹部和盲肠后。其中可有以下情况:①阑尾有明确炎症,或阑尾无明确炎症但也未查到右下腹痛的病因,这两种情况都应切除阑尾;②阑尾无急性炎症,但有妇科疾病(卵巢囊肿、盆腔炎等)或回肠、盲肠有炎症或憩室,为防以后混淆,应当把阑尾切

除;③阑尾无炎症,发现有引起腹痛的其他外科疾病,需外科手术治疗者不切除阑尾。上述情况应充分和患者家属沟通,并告知。

2. 寻找阑尾　与开腹阑尾切除手术一样,先找有结肠带的盲肠,向头侧牵拉盲肠,沿结肠带向下找阑尾是常遵循的原则,如果阑尾位置浅表可以容易发现,若阑尾在盲肠后还需切开腹膜才能找到阑尾〔图33-37、图33-38〕。

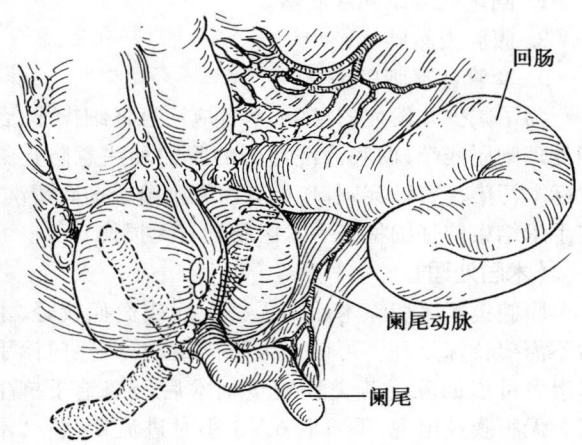

图 33-37　变异的阑尾

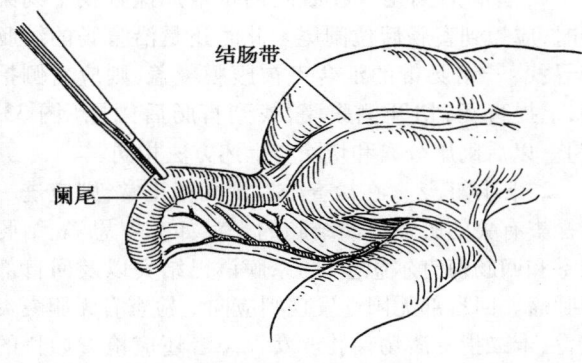

图 33-38　寻找阑尾

3. 夹闭、切断阑尾动脉　找到阑尾,用无损伤抓钳夹住炎症较轻的部分上提,也有用圈套器系住阑尾尖端上提。提起阑尾,如果脂肪不多,可以看到阑尾的血管,在靠近阑尾根部的阑尾动脉主干结扎比较简便〔图33-39〕,但是,保留阑尾周围的系膜多,取标本可能有麻烦。另一种方法是靠近阑尾切断阑尾血管的分支,仅留阑尾,这样取标本较易。主干血管用钛夹夹闭或用线结扎,分支血管用电凝。若用超声刀分离,主干和分支都可用超声刀凝固〔图33-40〕。

4. 切除阑尾　切断阑尾系膜和血管之后,视阑尾的病变情况而定阑尾的切断方法,如果阑尾根部的炎症不重且较细,可以用钛夹双重(或可吸收夹)夹住阑

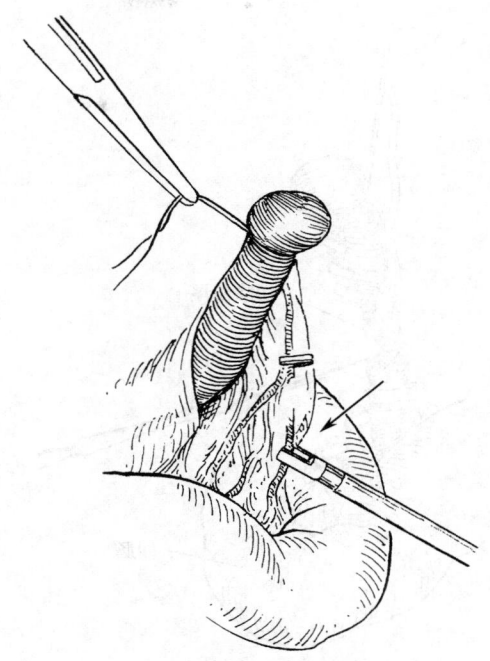

图 33-39　夹闭阑尾动脉

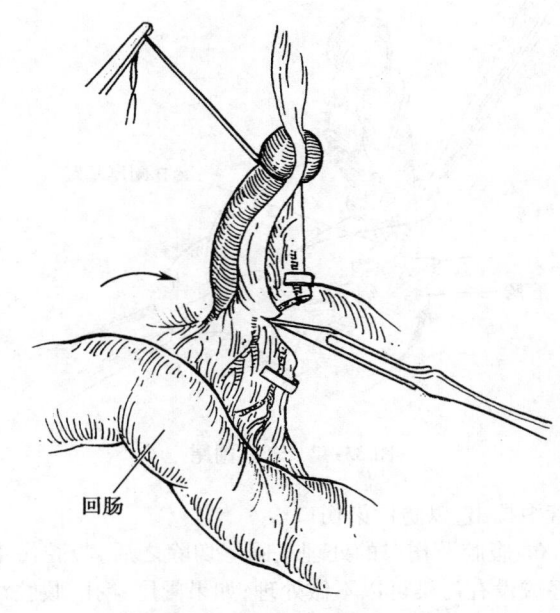

图 33-40　切断阑尾系膜及血管

尾的根部,远端用一个钛夹夹闭切断,残端长 5mm 左右〔图33-41〕。如果阑尾根部因炎症水肿变粗,不宜夹闭而应用线结扎,或以 0 号可吸收线做成套扎线于根部行双重套扎〔图33-42〕。如果阑尾根部已经坏死则应切除后缝合盲肠切口。凡有残端者用电凝破坏残端的黏膜,而残端可以不埋藏。另一种方法是用内镜缝合切割器(Endo-GIA 等)切断阑尾和系膜,但费用较高。

5. 取出阑尾标本　把标本放在标本袋中从 10mm

5

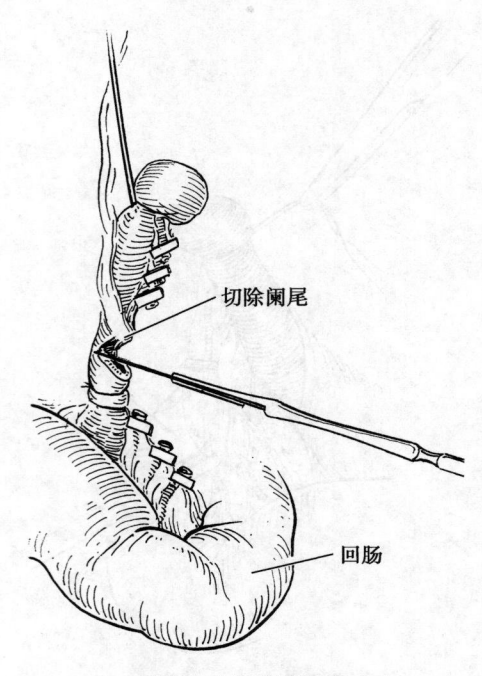

图 33-41 切断阑尾

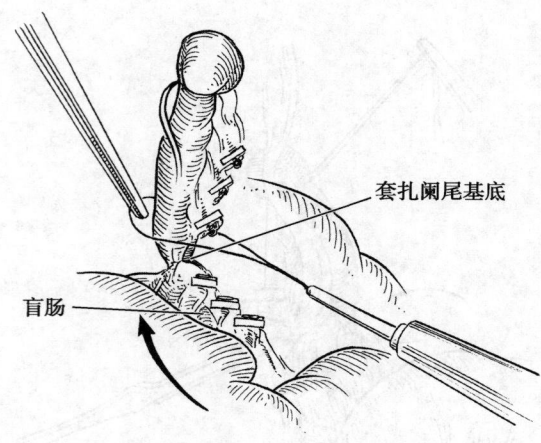

图 33-42 套扎阑尾

套管中拉出,以防污染伤口。

6. 腹腔及伤口的处理 阑尾切除之后,腹腔污染较轻或没有污染可以不做处理;如果阑尾穿孔,腹腔污染严重可做污染部位的冲洗;如果盲肠伤口处理不满意或腹腔内污染很重可以放引流。套管的伤口按一般方法处理。

7. 单孔腹腔镜阑尾切除术 经脐采用穿刺法或开放法置入套管(可以使用带三个或四个操作通道的特殊套管,也可单一切口处分别放置 3~4 个套管),适用于粘连不重、解剖结构清楚的阑尾炎和腹壁较薄的患者。腹腔镜进腹后,经过操作通道放入特殊弯曲抓钳及电凝钩等器械,切除阑尾。也可用抓钳分离电凝阑尾系膜,直达阑尾根部。然后夹住阑尾,连同腹腔镜、套管一并拉出腹外,同时减少腹内气体,在腹外直

视下结扎切断阑尾。完善后将阑尾残端还纳,再造气腹和插入腹腔镜检查。必要时冲洗腹腔。结束手术前要仔细清洗穿刺口。

【术中可能发生的并发症】

除腹腔镜外科共有的并发症外,还有回肠和盲肠损伤,引起肠损伤的原因有:套管刺伤、分离时损伤、电烧伤。

【术后可能发生的并发症】

1. 阑尾残端结扎线脱落。

2. 腹腔内脓肿。

3. 套管针穿刺口感染。

为了减少并发症的发生,术者应注意仔细操作,合理处理阑尾残端,彻底清洗污染的腹腔和注意防止阑尾标本污染套管针穿刺口,如有污染则给予彻底清洗。在手术结束前仔细检查手术区肠管有无损伤。

【术后处理】

腹腔镜阑尾切除术后如无并发症或炎症较轻,术后不需要特殊处理。可以当天下床活动,一些门诊手术患者可以回家。若炎症较重则术后仍需给予抗生素。无腹膜炎出现,手术后 6~8 小时进流质饮食,术后 2~3 天出院。

【腹腔镜阑尾切除术的特殊情况和处理】

1. 盲肠后阑尾 在腹腔内按常规探查找不到阑尾时,应想到盲肠后位阑尾。此时还是沿盲肠的结肠带寻找,若结肠带的汇合点被腹膜覆盖,则应右侧抬高,上提盲肠,切开侧腹膜,找到盲肠后阑尾〔图 33-37〕。以后阑尾分离和切除与上述方法相同。

2. 阑尾正常 在探查中发现阑尾正常,则应进一步探查有关的脏器。回结肠的炎症如克罗恩病、结肠憩室和回肠梅克尔憩室,肠系膜淋巴结炎以及回盲部的肿瘤。回盲部无阳性发现则应向上检查有无胆囊炎或胃、十二指肠溃疡穿孔。女性患者还应检查妇科的盆腔器官有无炎症、肿瘤、异位妊娠、卵巢滤泡囊肿破裂等。正常阑尾是否切除按适应证规定处理。

3. 阑尾穿孔 阑尾穿孔后可能有两种病理改变,一是形成弥漫性腹膜炎,另一可能是形成阑尾包块。弥漫性腹膜炎患者在术前适当补液和给予广谱抗生素和抗厌氧菌药物后,可以做腹腔镜阑尾切除和充分地冲洗腹腔。用腹腔镜冲洗腹腔比开腹阑尾切除更好,它不需扩大切口便可观察和冲洗腹腔各部。阑尾包块有两种情况。一种是炎性包块,若经保守治疗包块缩小,可以先不手术。若包块变大形成脓肿或持续高热,则需要引流,此时注意仔细操作,以防损伤包块中的肠管。

4. 妊娠期阑尾切除术 妊娠期用腹腔镜做阑尾切除手术仍有争议。主要是担心气腹压力可能影响子宫血流、胎儿,甚至流产,盲目放套管又可能刺伤子宫。

5

注意以下几点可以避免：①与开腹手术相同；②用开放法造气腹，以免刺伤子宫；③气腹压控制在12mmHg以下，严密监测血气；④与产科医生合作，在他们的指导下摆好患者的体位，以免子宫压迫下腔静脉。

【述评】

腹腔镜阑尾切除手术是腹腔镜外科比较简单的手术，由于传统开腹手术用小切口也可以较快完成阑尾切除，而且费用较腹腔镜阑尾切除术低，所以至今它还未像腹腔镜胆囊切除手术那样普遍开展。

腹腔镜可以进行腹腔内的广泛探查和彻底冲洗以提高诊断的准确率和治疗效果，是开腹阑尾切除所不能比的。特别是年轻女性，其右下腹痛并非全由阑尾炎所致，用腹腔镜进行探查的同时还可进行明确诊断及相应的合理治疗其他疾病是腹腔镜外科的突出优点。

随着腹腔镜技术的熟练，腹腔镜阑尾切除可实施于各期阑尾炎症；本法的主要优点有：减少伤口感染，减少组织创伤和对肠道的刺激以及因此而引起的粘连和术后肠梗阻；患者术后痛苦少；较好的美容效果，住院时间短和能早日恢复正常活动。

（尚　东）

第十节　肠造瘘术

肠造瘘的目的是：①灌注营养物质，改善全身情况（如空肠造瘘术）；②肠道减压，作为暂时性或永久性人工肛门（如回肠造瘘术、横结肠造瘘术和乙状结肠造瘘术）。

常用的造瘘法有插管、单口、双口和袢式四种。插管式造瘘多用于空肠上段，以便对某些不能经口进食的患者灌注营养物质；在肠切除吻合时，如顾虑肠胀气将影响吻合口愈合，可在吻合口以上插管（结肠吻合在盲肠插管）减压；在结肠急性梗阻或因肿瘤梗阻，不能一期解除梗阻时，也可在盲肠插管造瘘，解除梗阻〔图33-43（1）〕。单口式造瘘多用于回肠末端，为全结

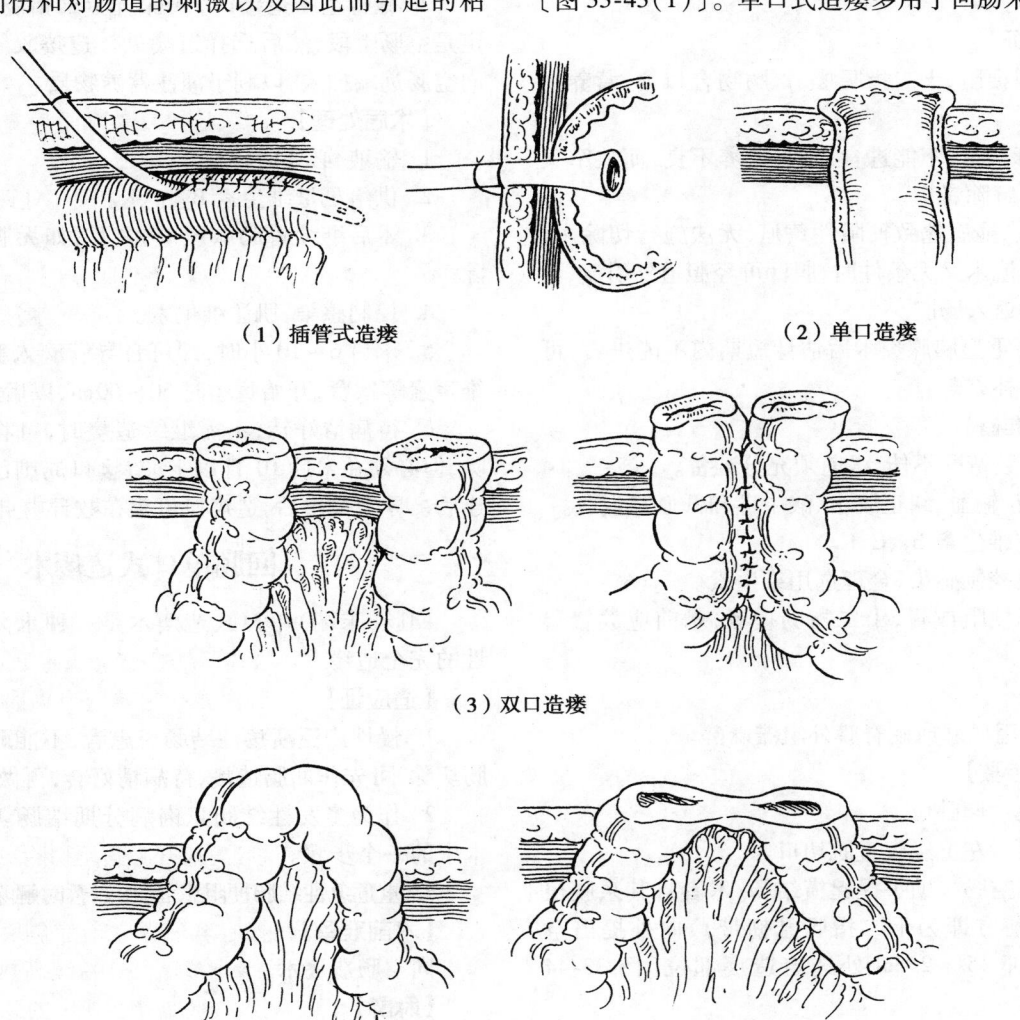

（1）插管式造瘘　　　　　　　　　　（2）单口造瘘

（3）双口造瘘

（4）袢式造瘘

图33-43　各种肠造瘘术

肠切除术作准备，或暂时解除结肠梗阻；也用于结肠，在将远端结肠切除后，作为人工肛门永久保留下去，在先天性肠狭窄或闭锁病儿，还可做单口式造瘘，同时将远、近段肠管作端-侧吻合〔图33-43（2）〕。双口式造瘘多用于肠管坏死或外伤，患者不能耐受一期切除吻合者；在结肠下段癌不能切除时，也常在横结肠行双口式造瘘〔图33-43（3）〕。袢式造瘘多用于小肠坏死或外伤性破裂，患者情况差，不能耐受一期切除吻合者，在情况好转后可切除外置肠袢，改为双口式造瘘；在结肠下段梗阻暂时或永久不能解除，或在左半结肠溃疡性结肠炎，刺激症状严重等情况时，可作横结肠袢式造瘘，暂时减压或称为永久性人工肛门。如将横结肠袢切断，也可改为双口式造瘘〔图33-43（4）〕。

一、空肠造瘘术

空肠造瘘术是一种暂时性的部分造瘘术，多用于插管式造瘘。

【适应证】

1. 幽门梗阻，十二指肠瘘，胃肠吻合口瘘，营养不良者。

2. 食管狭窄，不能进食，全身营养不良，而狭窄又不能用手术解除者。

3. 胰头、壶腹癌致梗阻性黄疸，无法施行切除术，行胆道内引流术又无条件时，胆汁可经胆道外引流，再自空肠造瘘返入肠腔。

4. 急性重型胰腺炎术后估计短期内不能进食，可经空肠造瘘补充营养。

【术前准备】

患者多数情况不佳，术前须充分准备。

1. 输液、输血、纠正脱水、酸中毒和低血浆蛋白。

2. 肌注维生素 B_1、C、K。

3. 积极控制感染，合理选用维生素。

4. 有肠梗阻或胃、十二指肠瘘者，术前应放置胃肠减压管。

【麻醉】

一般采用局麻或硬脊膜外阻滞麻醉。

【手术步骤】

1. 体位 仰卧位。

2. 切口 左上经腹直肌切口。

3. 寻找空肠 助手提起横结肠；术者自其系膜根部（脊柱左前方即为十二指肠悬韧带），向外提出空肠，距起始部 15～25cm 处选定造瘘部位〔图33-44（1）〕。

4. 放置导管 在选定造瘘处的肠系膜对侧肠壁上，用细丝线作一荷包缝合，直径约 1～1.5cm。肠管周围用盐水纱布垫保护后，用尖刃刀在荷包缝合的中央将肠壁戳一小孔，吸引肠内容物；随即向肠腔远端置入一条尖端有 2～3 个侧孔的 16 号胶管，尖端通向空肠远端 10～15cm，将荷包缝线收紧结扎〔图33-44（2）〕。

5. 埋置导管 将导管顺肠管纵轴平置于近端肠壁上，沿导管两旁以细线作浆肌层间断缝合，将导管连同荷包缝合口埋于两侧肠壁折叠而成的沟内，埋藏长度需 5cm 左右〔图33-44（3）〕。

6. 固定肠管 将导管穿过大网膜，并将网膜覆盖造瘘处，经左上腹另戳口引流胶管。将造瘘肠管的浆肌层和壁腹膜固定数针〔图33-44（4）〕，胶管和皮肤固定缝扎一针。

7. 缝合 逐层缝合腹壁切口。

【术中注意事项】

1. 进行肠造瘘时，必须用生理盐水纱布垫围护，避免污染，同时用吸引器吸去肠内容物。

2. 施行空肠造瘘时，须探查十二指肠悬韧带，认定是空肠上段，然后选择造瘘处。造瘘胶管顶端必须向空肠远端插入，以利于灌注营养物质。

【术后处理】

1. 输液，必要时输血。

2. 供给足量维生素 B_1、C、K。

3. 术后继续胃肠减压 1～2 日，如无腹胀即可拔除。

4. 控制感染，肌注维生素。

5. 术后 6～10 小时，即可自导管滴入糖水、牛奶、维生素等饮食，开始每小时 50～60ml，以后逐渐增加。

6. 待病情好转，不需继续造瘘时，可将造瘘管拔除，但必须在术后 10 日以上，造瘘口周围已有瘢痕粘连后。导管拔出后，造瘘口可望在数日内自行愈合。

二、回肠单口式造瘘术

回肠（末端）单口式造瘘术是一种永久性或暂时性的完全造瘘术。

【适应证】

1. 慢性广泛溃疡性结肠炎患者，不能耐受一期结肠切除，可先作回肠造瘘，待病情好转，再做切除。

2. 作为多发性结肠息肉病分期结肠切除术前或术中的一个步骤。

3. 重危急性结肠梗阻患者，用以暂时解除肠梗阻。

【术前准备】

同空肠造瘘术。

【麻醉】

一般采用硬膜外麻醉、腰麻或局麻。

【手术步骤】

1. 体位 仰卧位。

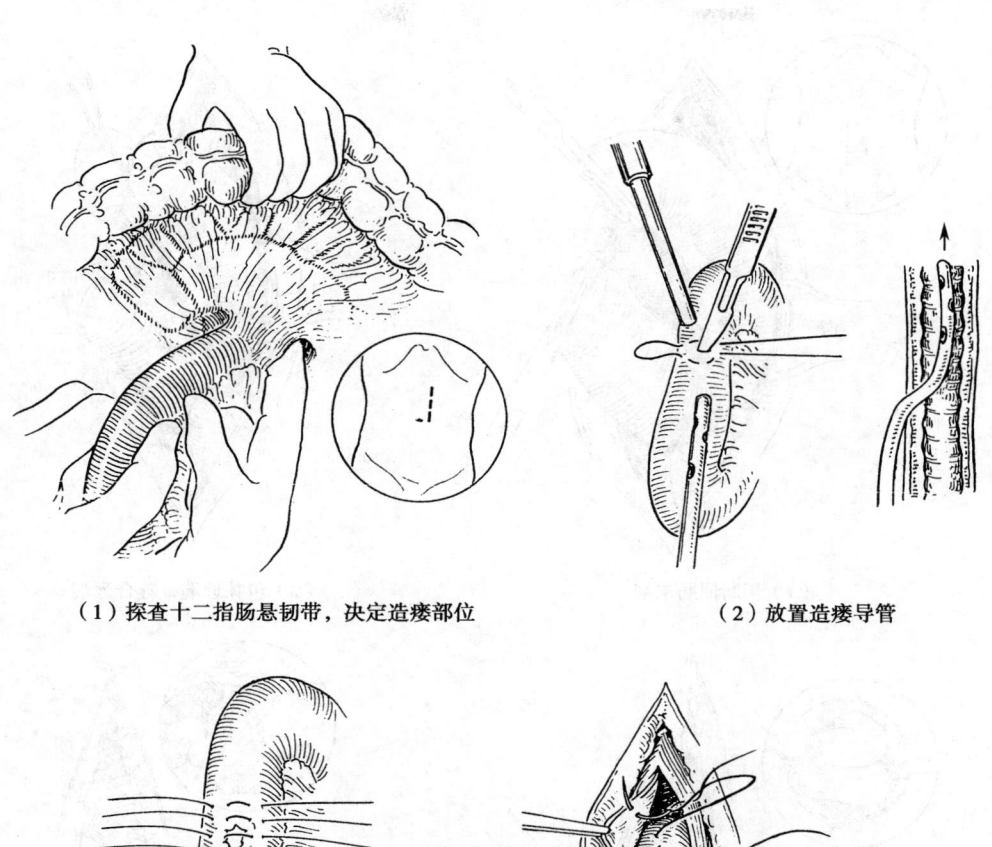

（1）探查十二指肠悬韧带，决定造瘘部位　　　　（2）放置造瘘导管

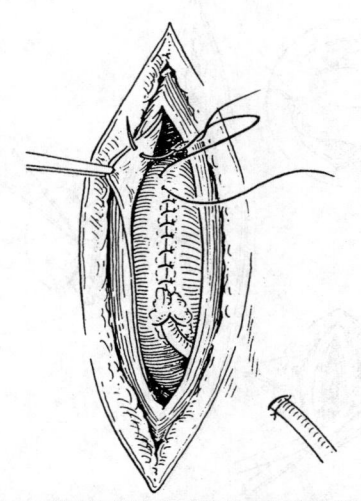

（3）埋藏导管　　　　（4）将导管穿过大网膜,从左上腹壁引出

图 33-44　空肠造瘘术

2. 切口　左下腹旁正中切口。

3. 切断回肠末端、封闭远端回肠　将回肠末端提至切口外,在距回盲瓣约 15cm 处,选一处对近、远端肠管均能充分供应血运的血管弓,将其切断。自肠壁附近至系膜根部,分离回肠系膜,结扎出血点。用两把十二指肠钳夹住肠系膜分离处的回肠,在两钳间切断回肠〔图 33-45(1)〕。近端回肠暂用阴茎套或橡皮膜封闭保护,并用纱布条扎住。远端回肠用细丝线作全层连续缝合,加浆肌层间断缝合予以封闭〔图 33-45(2)〕。

4. 近段回肠造瘘　腹壁上回肠造瘘的位置应在手术前就选择好,并以甲紫在皮肤上划一标志。一般以右下腹部相当于脐与髂前上棘连线中点的内侧为宜,在手术后戴用人工肛门袋时不致与脐孔相重叠。

在造瘘口处,作一直径与回肠相等的梭形或圆形切口(切口大小应能容纳二指而不紧),切除皮肤,腹外斜肌腱膜及腹直肌前鞘,切开腹壁肌肉和腹膜。将带阴茎套的近段回肠引出切口约 6cm〔图 33-45(3)〕,使系膜没有张力。在腹腔内将肠系膜的游离缘缝合于腹前壁腹膜上,以防发生内疝〔图 33-45(4)〕。将回肠末端进行排列固定,以免手术后发生肠脱垂。将回肠系膜与小切口腹膜缝合固定〔图 33-45(5)〕。除去套在近端回肠的阴茎套,将引出的肠壁黏膜外翻,套住回肠外壁,并将外翻的黏膜边缘与小切口的皮肤用细丝线作间断缝合。其中一针需穿过皮肤,肠系膜和黏膜,使外翻的黏膜固定牢靠〔图 33-45(6)〕。造瘘处用凡士林纱布包裹。

5. 缝合　逐层缝合腹壁切口〔图 33-45(7)〕。

【术中注意事项】

1. 施行回肠单口式造瘘时注意腹壁造瘘口的松

575

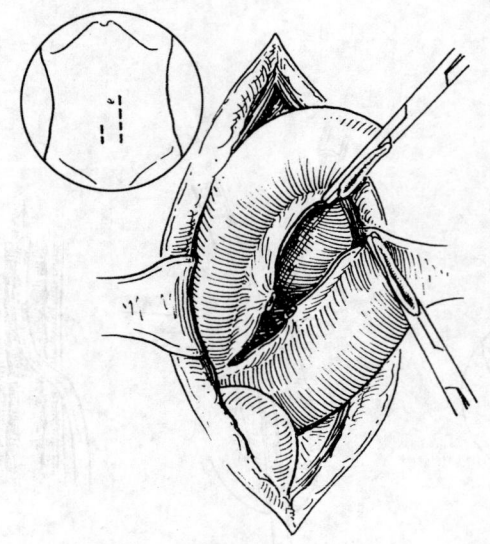

（1）切断回肠末端

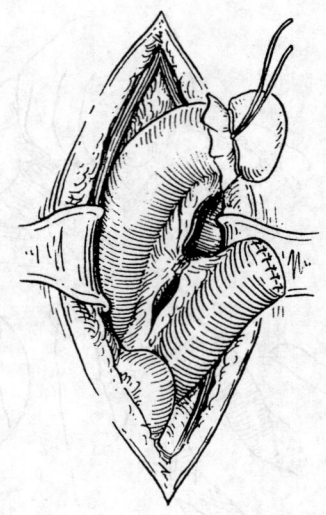

（2）包扎近端，缝合远端

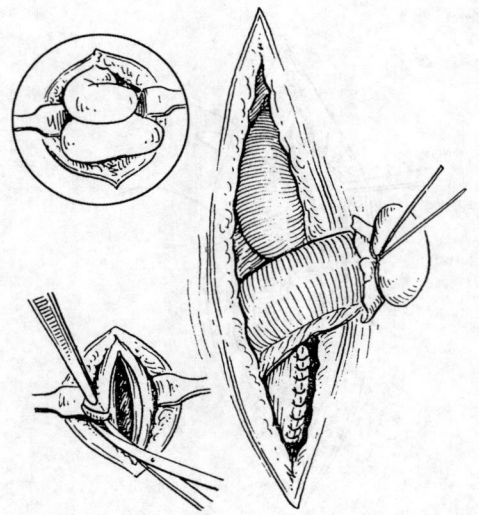

（3）作右下腹小切口

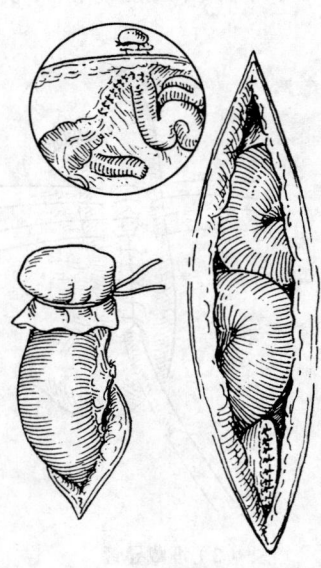

（4）引出回肠近端

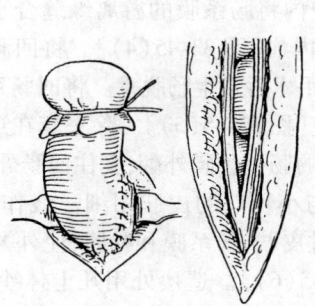

（5）将回肠系膜与腹膜缝合

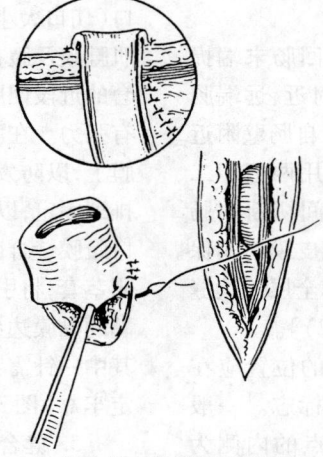

（6）外翻残端黏膜后固定

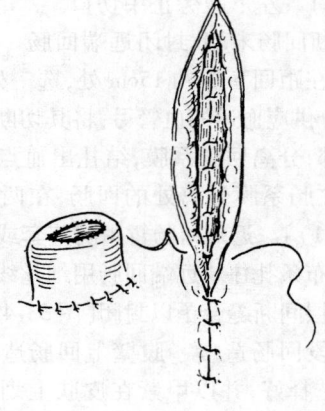

（7）缝合腹壁切口

图 33-45　回肠单口式造瘘术

紧度,一般以能通过两指为合适,以免日后造瘘口脱出或狭窄。

2. 结肠有梗阻症状、回肠远端不能封闭时,可自切口将回肠拉出,做双口式造瘘术。

【术后处理】

1. 回肠单口式造瘘术后可用凡士林纱布包裹造瘘口,周围皮肤用氧化锌软膏保护,根据排便多少和周围皮肤糜烂情况,每日更换敷料一至数次,粪便可用人工肛门袋储存。术后2周起每日或隔日用手指扩张人工肛门1次,以防狭窄。

2. 对管饲饮食者,手术后6小时即可开始注入少量水分,24小时后开始滴注流质饮食,调节好饮食的质量、浓度、温度及滴注速度等,以免发生腹泻或肠痉挛。回肠末段造瘘术后早期肠液丧失较多,应注意保持水与电解质平衡。

三、回肠双口式造瘘术

回肠双口式造瘘术是一种暂时性的不完全性肠造瘘术。

【适应证】

绞窄性肠梗阻、肠坏死或外伤性肠破裂,有严重休克、衰竭、不能耐受一期切除者,可先将肠外置,待患者情况好转,肠壁、腹壁间粘连后,切除肠袢作双口式肠造瘘。

【术前准备】

同空肠造瘘术。

【麻醉】

一般采用局麻。

【手术步骤】

1. 体位　仰卧位。

2. 切口　右或左侧经腹直肌切口,按病变位置而定。

3. 外置病变肠袢　将有病变(坏死、破裂、损伤或感染)的肠袢轻柔提出腹腔,置于切口外,肠袢外置部分应包括病变肠袢两端的正常肠管约3cm,用温生理盐水纱布垫围护包盖〔图33-46(1)〕。将外置肠袢的

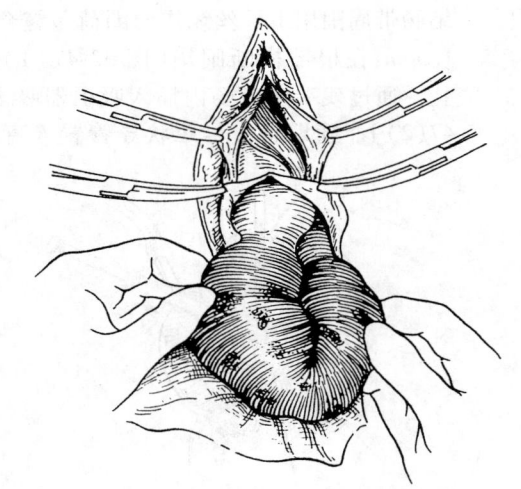

（1）外置病变肠袢

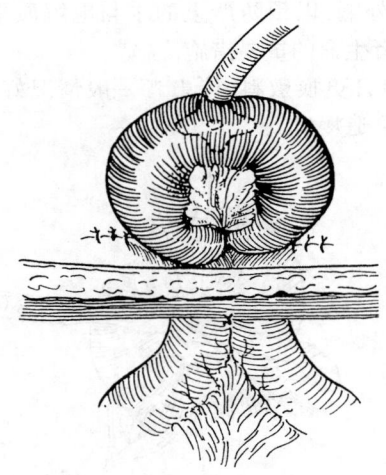

（2）将系膜与腹膜固定后,缝合切口

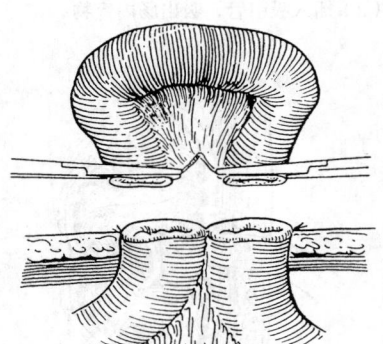

（3）切除坏死肠袢

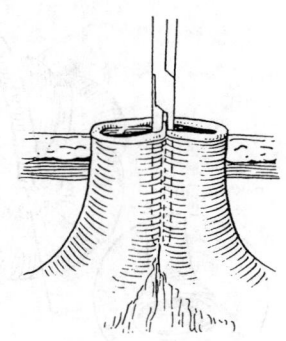

（4）钳夹近端和远端肠管壁,
使局部坏死后互相连通

图 33-46　回肠双口式造瘘术

肠系膜与切口腹膜缝合固定〔图33-46（2）〕。

4. 缝合腹壁　腹膜、腹直肌鞘用中号丝线间断缝合，皮肤用细丝线缝合。外置肠袢周围用凡士林纱布包裹。

5. 处理外置肠袢　若系肠破裂，可经破口放入蕈状导管，用丝线间断或荷包缝合肠壁。若肠管坏死，病情允许，可将坏死部分切除〔图33-46（3）〕。切除后，肠腔内仍放蕈状导管，用丝线荷包缝合，密封肠腔，使肠腔减压，又防止污染切口。造瘘处用凡士林纱布覆盖。如病情不佳，可暂将肠袢置于切口外，延期切除造瘘。为使部分肠腔内容物能继续进入远端肠管，可于4～5日后在造瘘口肠管间加以钳夹，使受夹部分肠管坏死后，近、远段肠管互相连通〔图33-46（4）〕。

【术中注意事项】

将病变肠袢自腹腔提出时，及操作过程中，必须轻柔稳当，以免病变肠袢破裂，肠内容物大量流入腹腔，引起严重腹膜炎。

【术后处理】

1. 术后用弧形玻璃管或胶皮导管连接远、近端肠管，减少肠液外漏，以预防严重的水与电解质平衡失调，是挽救患者生命的重要措施。

2. 术后每日更换敷料，待患者一般情况好转后，及早手术，闭合造瘘口。

四、盲肠造瘘术

盲肠造瘘术是一种暂时性的部分造瘘术。

【适应证】

1. 结肠完全性单纯性梗阻，病情不允许根治者，可作盲肠造瘘术，但排便不如结肠造瘘完全。所以多用于临时性减压，待病情好转后再做根治手术。

2. 结肠吻合（或修补）术前或术后，需要减压以保证吻合口的愈合。

【术前准备】

盲肠造瘘术前应口服红霉素3日，手术前晚及手术日晨清洁灌肠。余同空肠造瘘术。

【麻醉】

局麻或连续硬膜外阻滞

【手术步骤】

1. 体位　仰卧位。

2. 切口　右下腹斜切口（麦氏切口），长约5cm。

3. 切除阑尾，放置造瘘管，显露盲肠及阑尾，术野周围用盐水纱布垫保护。切断阑尾系膜，在阑尾基部结肠带周围用1号丝线作两圈荷包缝合，内圈直径约1.5cm，在根部横断阑尾〔图33-47（1）〕。残端不结扎。通过残端向盲肠内插入吸引器吸去肠液〔图33-47（2）〕。随即将大号蕈状导管置入盲肠内（剪掉顶

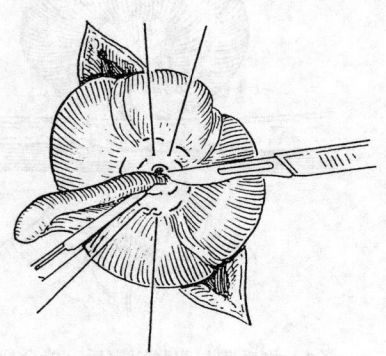

（1）作荷包缝合后，切除阑尾

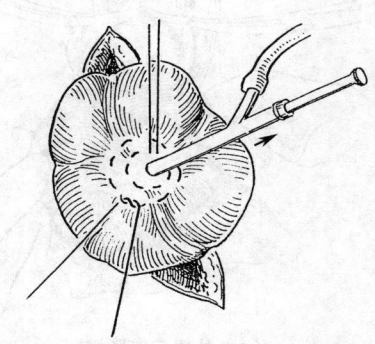

（2）插入吸引管，吸出肠内容物

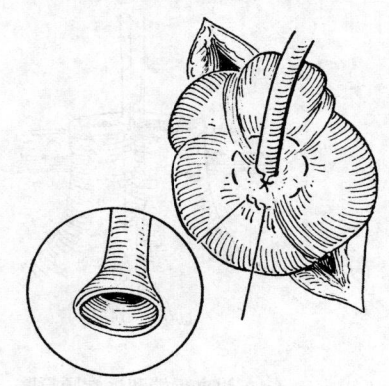

（3）放置造瘘管后，收紧荷包缝线，固定导管

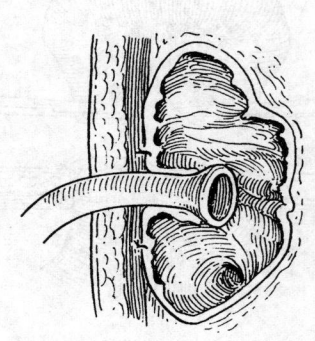

（4）将盲肠与腹膜缝合固定

图33-47　盲肠造瘘术

盖），先收紧第一圈荷包缝合线并结扎，再收紧结扎第2圈荷包缝合线结扎，并固定导管〔图33-47（3）〕。

4. 覆盖大网膜 将导管穿过大网膜，并将网膜覆盖造瘘处，将盲肠壁结肠带部位与切口附近腹膜缝合3～4针固定〔图33-47（4）〕。

5. 缝合 逐层缝合腹壁，将橡胶导管固定于皮肤。

【术中注意事项】

盲肠造瘘的缝合固定，仅能缝合结肠带与肠壁浆肌层，切勿缝透结肠带，以免引起结肠壁渗漏，造成腹腔或切口感染。

【术后处理】

1. 术后将导管接于床旁引流瓶内，每日观察引流量。有时导管易被黏稠的粪便阻塞，可用盐水冲洗。

2. 病情好转，不需继续造瘘时（至少1周后），即可将导管拔出，造瘘口可在数日内自愈。

五、横结肠造瘘术

横结肠造瘘术是一种暂时性的部分造瘘，少数情况可作为永久性人工肛门，一般多用袢式造瘘。

【适应证】

1. 左侧结肠急性梗阻，暂不能根除，可做横结肠造瘘暂时减压。

2. 左侧结肠癌并发急性梗阻，暂时减压，或晚期病例作为永久性人工肛门。

3. 左侧结肠外伤性破裂，或结肠、直肠吻合不可靠时可作暂时减压，以保证修补处愈合。

4. 溃疡性结肠炎，病变限于左半结肠者，横结肠造瘘使粪便改道，解除对病变部位的刺激。

5. 结肠、包括直肠切除术的第一期手术。

【术前准备】

同空肠造瘘术。

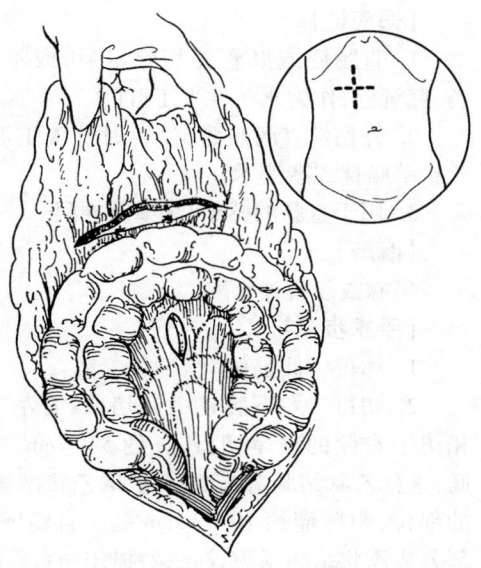

（1）选定造瘘肠段，分离大网膜

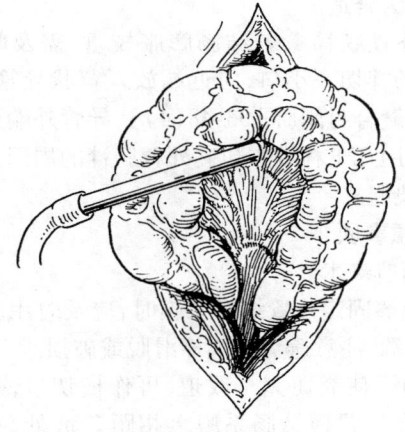

（2）玻璃棒固定外置肠管

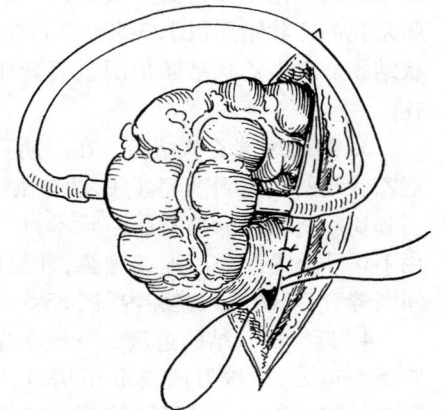

（3）将肠壁脂肪垂与腹膜缝合固定

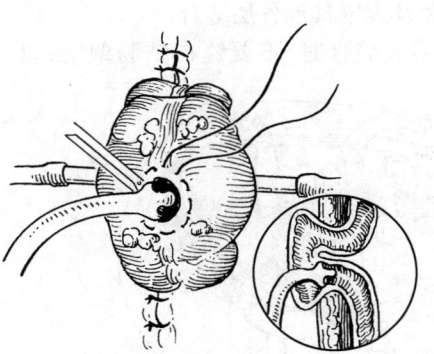

（4）缝合腹壁后置导管减压

图33-48 横结肠袢式造瘘术

5

【麻醉】

硬膜外麻醉。

【手术步骤】

1. 体位　仰卧位。

2. 切口　左上经腹直肌切口或右上腹横切口。

3. 显露横结肠　切开腹膜后,将横结肠提出切口。有时由于梗阻,近端结肠极为扩大。结肠系膜变短,肠袢比较固定,难以提出。遇此情况,可用连接吸引器的粗针头穿刺吸取结肠内的气体,使其瘪缩后提出。

用生理盐水纱布围护,将确定外置部分的横结肠的大网膜分离,结扎出血点,随即将大网膜放回腹腔〔图33-48(1)〕。

4. 固定外置结肠　在外置横结肠系膜无血管区切开一小口,用一短玻璃棒穿过,玻璃棒两端用一段胶管套住固定〔图33-48(2)〕,以防胶管缩回腹腔。

5. 缝合腹腔　如切口过大,可逐层缝合腹壁。将外置肠管的脂肪垂与腹膜缝合。腹膜和皮下用中号丝线间断缝合,皮肤用细丝线间断缝合〔图33-48(3)〕。最后,用手指探查切口松紧度。一般切口与腹壁间隙以能容一手指为合适。

6. 处理外置肠袢　若结肠膨胀较重,需及时减压,可在外置肠袢切一小口,向近端放入蕈状导管,用细丝线作荷包缝合封闭〔图33-48(4)〕,导管外端连接引流瓶。最后用凡士林纱布包裹外置肠袢的周围及肠壁,将玻璃棒垫起。

【术中注意事项】

1. 同盲肠造瘘术。

2. 用玻璃棒固定外置结肠系膜时,应及时用胶管套住玻璃棒两端,注意避免玻璃棒滑脱或破损。

3. 有时为了使粪便完全改道,可作横切口,并外置较长肠管,在外置横结肠系膜上相距3cm处,穿过两根玻璃棒固定〔图33-49〕。也可不放置玻璃棒,而将外置结肠系膜靠近肠壁处切开3cm,并通过切孔将腹壁切口两侧腹膜及腹壁其他各层缝合。

4. 腹膜与肠系膜缝合时,不要缝在结肠壁上,以

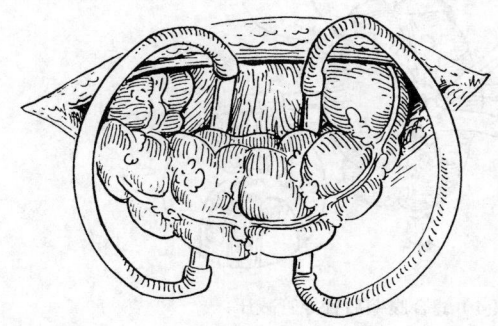

图33-49　外置较长肠管

免结肠收缩时撕裂肠壁形成结肠壁瘘,发生切口或腹腔感染。

【术后处理】

1. 术后3日,沿结肠带切开肠壁,用凡士林纱布覆盖。

2. 术后10日左右拔去玻璃棒。

3. 如作双口式人工肛门,可在2周后切断结肠,腹壁外的肠段一般约长2cm(如外置肠袢过长,可切除部分肠管),便于护理,每日灌洗1次,或定时扩张,以促进定时排便。

4. 若局部愈合良好,原发病灶解除一个半月后,可根据需要,将瘘口关闭。

六、乙状结肠造瘘术

乙状结肠造瘘术是将乙状结肠近段移至左下腹壁,形成单口式造瘘。常为永久性人工肛门,也有用作暂时性人工肛门的。

【适应证】

1. 直肠癌或肛管癌切除术后,或不能切除的直肠、肛管癌,作为永久性人工肛门。

2. 外伤性直肠破裂,作暂时性人工肛门(一般用乙状结肠袢式造瘘术)。

3. 用于直肠的感染、狭窄及梗阻。

【麻醉】

局麻或硬膜外麻醉。

【手术步骤】

1. 体位　仰卧位。

2. 切口　左下腹正中旁切口;或左下腹斜切口,相仿于右侧的阑尾切口,长约5～7cm。切断乙状结肠:选择乙状结肠造瘘处,一般取乙状结肠移动度较大的部位,距肿瘤约10～15cm处。自肠壁侧至系膜根部分离乙状结肠系膜,注意勿损伤肠系膜血管,结扎出血点。用两把十二指肠钳或全齿直血钳,夹住已分离肠系膜的乙状结肠〔图33-50(1)〕,在两钳之间切断乙状结肠。近端乙状结肠用阴茎套套住,并用纱布条结扎。

3. 封闭远端乙状结肠　在一期直肠切除术中,远端乙状结肠也用阴茎套套住,纱布条结扎,然后随肿瘤一起切除。若系分期直肠切除术,远端乙状结肠内层用1-0号丝线作全层连续缝合,外层用丝线作浆肌层间断缝合,随即送入盆腔内〔图33-50(2)〕。

4. 近端乙状结肠造瘘　一般在左下腹直肌外侧,脐下6cm处,作梭形或斜形小切口,即将近端乙状结肠自小切口引出,再用手指探查切口与肠壁间隙,以能容一手指为合适。

将近端乙状结肠引出切口外5cm,将腹腔内的近

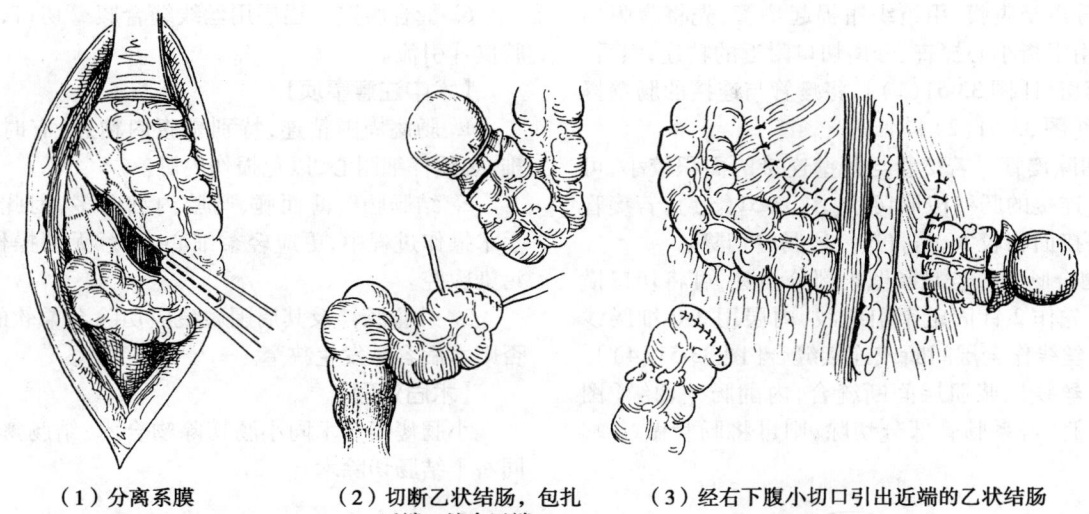

（1）分离系膜　　　（2）切断乙状结肠，包扎　　（3）经右下腹小切口引出近端的乙状结肠
　　　　　　　　　　　　　近端，缝合远端

图33-50　乙状结肠单口式造瘘术

端乙状结肠系膜与左侧腹壁的腹膜用丝线间断缝合固定〔图33-50（3）〕，包扎残端的阴茎套和纱布条不要解开。造瘘处与引出的乙状结肠用凡士林纱布包裹保护。

　　5. 缝合　逐层缝合腹壁切口。

【术中注意事项】

　　施行乙状结肠单口式造瘘术，多系永久性人工肛门，术中应该注意造瘘切口的大小。一般造瘘切口与腹壁的间隙，以能容一手指为合适。过松将引起术后肠管膨出，过紧可发生人工肛门狭窄。在拉出肠管时应注意系膜方向，不要扭转，以免造成梗阻。

【术后处理】

　　乙状结肠造瘘术后引出的肠端，一般在术后2～3日开放。如发生明显腹胀，可放置胶皮导管作荷包缝合，提早开放和减压。外置结肠开放后，初期粪便可能较稀且多，但以后逐渐转干。1周以后，可每天或隔天定期灌肠，以养成有规律的排便习惯。待排便规律，即终止灌肠，应用人工肛门袋储存粪便。局部皮肤保持清洁。避免外翻的肠黏膜与衣物摩擦。2周后，每日或隔日用手指扩张人工肛门1次，以防狭窄。

第十一节　肠瘘闭合术

　　肠瘘闭合术是将肠瘘部分的肠管切除，同时将正常肠管吻合。小肠瘘位置高，闭合手术一般应在出现肠瘘后15～30日，或是更短时间进行；结肠瘘位置较低，可择期施行闭合手术，通常在出现肠瘘后3个月左右。

【适应证】

　　1. 各种肠道手术后形成的肠瘘。

　　2. 各种肠造瘘术后不能自行愈合者。

　　3. 暂时性人工肛门。

　　4. 腹腔感染形成的肠瘘。

【术前准备】

　　1. 静脉输液，必要时输血或血浆，以纠正脱水和贫血。

　　2. 控制感染，使腹腔内和腹壁造瘘处的感染、炎症、水肿消退。

　　3. 术前瘘管用12.5%碘化钠或稀钡做X线检查，查明肠瘘的位置、范围及粘连程度。

　　4. 造瘘下段肠管的病变应已完全愈合或已作过彻底的手术处理，不致因恢复粪流后疾病复发。

　　5. 术前3～5日口服磺胺类药物或革兰阴性菌敏感抗生素。

　　6. 术前3日每日用温生理盐水灌洗瘘管1次，手术日早晨灌洗干净。

　　7. 术前2日改用低渣饮食。

　　8. 手术日晨放置胃肠减压管。

【麻醉】

　　硬膜外麻醉。

一、侧壁肠瘘闭合术

　　此法用于肠壁因外伤、感染或吻合口不愈合形成的瘘管，或作袢式肠造瘘术后病情不再需要造瘘时。

【手术步骤】

　　1. 体位、切口　仰卧位。瘘管周围梭形切口。

　　2. 填塞瘘管　用纱布团将瘘孔塞紧，连同切除的皮肤加以缝合，以防止肠内容物外漏。

　　3. 分离瘘管　自皮下层开始锐性与钝性分离瘘

5

581

管,逐渐分离至腹膜,用组织钳提起瘘管,先将腹膜切一小口,用手指小心探查、分离切口附近的粘连;然后,扩大腹膜切口〔图33-51(1)〕,将瘘管与连接的肠壁提出手术野〔图33-51(2)〕。

4. 切除瘘管　若瘘管与肠壁连接的面积较小,可将与瘘管连接的肠壁梭形切除〔图33-51(3)〕;若瘘管与肠壁连接面积较大,需将这一段肠管切除。

5. 吻合肠管　若是肠壁小部分切除,可将切口横行缝合。先作2针固定牵引缝线,内层用2-0 细肠线或1-0 号丝线作全层间断或连续缝合〔图33-51(4)〕,外层用细丝线做浆肌层间断缝合,内翻肠壁切缘〔图33-51(5)〕。若系肠管部分切除,则可将肠管做端-端吻合。

6. 缝合腹壁　逐层用丝线缝合腹壁切口,皮下置胶皮片引流。

【术中注意事项】

1. 肠瘘周围粘连,特别是腹内粘连,有时分离很难,必须仔细耐心,以免损伤内脏。

2. 结肠肠壁薄而脆,肠腔内细菌多,因此在结肠手术操作过程中,更应轻柔细心,注意无菌操作,以免污染腹腔。

3. 外置肠袢及其周围瘢痕应切除至柔软的肠管,否则术后容易发生狭窄。

【术后处理】

小肠瘘闭合术同小肠切除吻合;结肠瘘闭合术同右半结肠切除术。

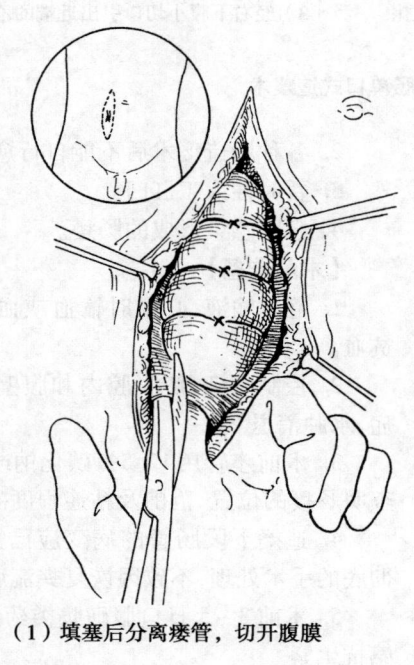

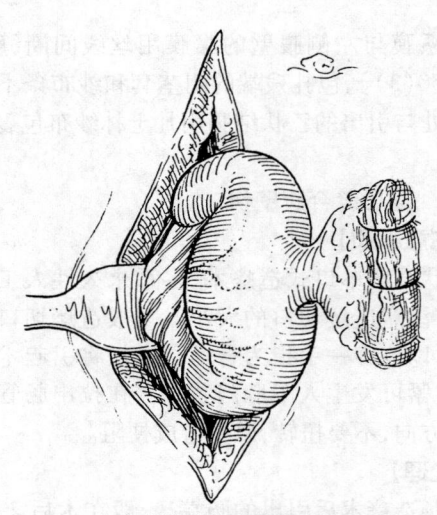

（1）填塞后分离瘘管,切开腹膜　　　　　　　　（2）提出连接瘘管的肠段

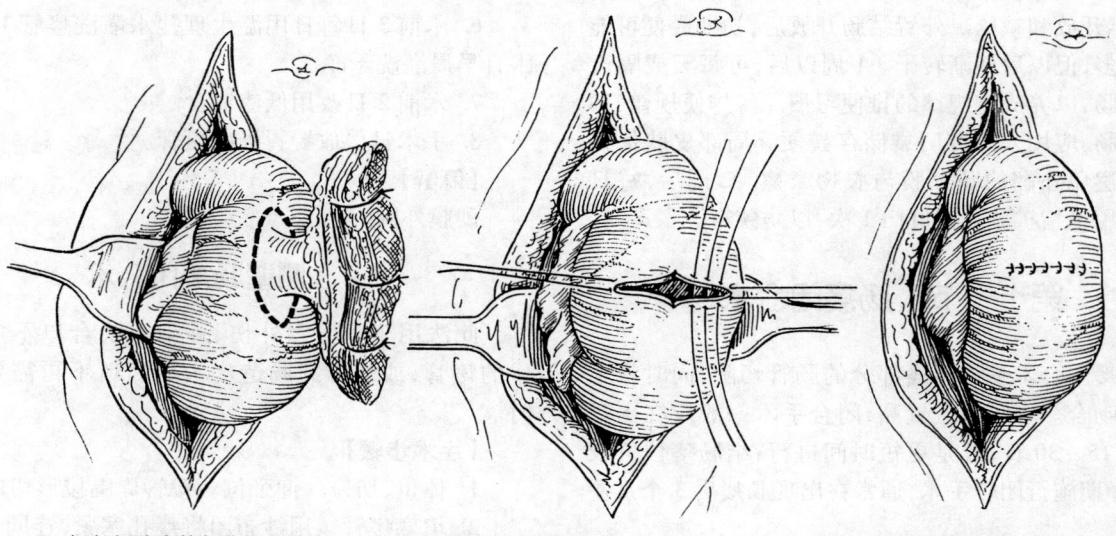

（3）切除瘘管部位肠壁　　　　（4）横形全层缝合肠壁切口　　　　（5）浆肌层缝合,内翻肠壁切口

图33-51　侧壁肠瘘闭合术

二、双口式肠瘘闭合术

【手术步骤】

1. 体位,切口　仰卧位,瘘口周围做梭形切口,切除瘘口周围皮肤。

2. 填塞瘘口　用干纱布填塞瘘口内,缝合两侧皮缘,封住瘘口。

3. 切断造瘘肠袢,吻合肠管　先从梭形切口的一侧切开腹膜,分离粘连,用手指查清造瘘口近、远端肠袢〔图33-52(1)〕,在正常肠管上用十二指肠钳夹住,切断〔图33-52(2)〕。将瘘口侧的肠残端用干纱布包扎封闭。再将腹腔内近、远端肠管行端-端缝合〔图33-52(3)〕。

4. 切除瘘口肠管　从腹腔内切开造瘘肠管另一侧的腹膜。用锐性与钝性分离法自皮下层逐渐分离至深部肌肉,即可将造瘘肠管的残端与其周围组织一并切除〔图33-52(4)〕。

5. 关腹　逐层缝合腹壁切口,皮下置胶皮片引流。

【术中注意事项】

1. 吻合肠管时必须保证近、远端吻合口肠管有良好血运及无瘢痕的正常肠壁,并将肠管分离松弛,使吻合口没有张力,否则,有再度发生肠瘘的可能。

2. 如腹内广泛粘连,不能找到肠瘘的近、远两端肠管时,可从十二指肠悬韧带或回盲部开始探查小肠,肯定肠管的近、远两端后,在肠壁正常处切断肠管,进行端-端吻合。

【术后处理】

同小肠切除术和结肠造瘘术。

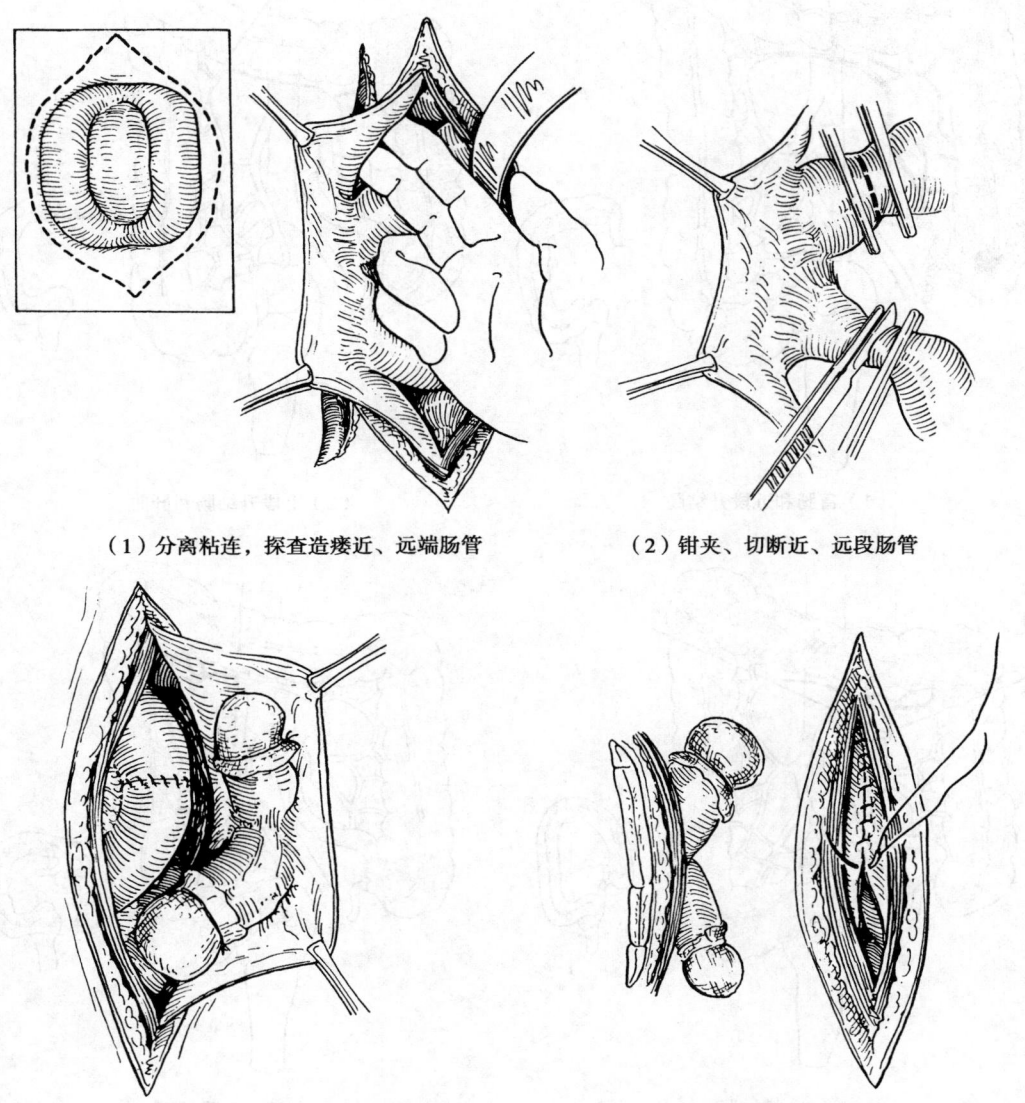

（1）分离粘连，探查造瘘近、远端肠管　　　（2）钳夹、切断近、远段肠管

（3）包扎残端，吻合近远端肠管　　　（4）切除造瘘肠管残端

图33-52　双口式肠瘘闭合术

三、单口式肠瘘闭合术

【手术步骤】

与双口式肠瘘闭合术类似。将远端病变切除,再将近端造瘘口切除,做近、远端肠管端-端吻合。

【术中注意事项和术后处理】

同双口式肠瘘闭合术。

第十二节　结肠切除术

临床上常用的结肠切除术有右半结肠切除术和左半结肠切除术。根据术中发现结肠局部病变的位置、性质和大小,选择结肠部分切除术或结肠次全切除术〔图33-53〕。

【术前准备】

1. 患者常并发贫血与低蛋白血症,术前应尽可能给予改善。给予营养丰富而少渣的饮食,术前一日改用流食,必要时输血或血浆。

2. 注意检查心、肺、肝、肾等重要器官功能,凝血机制及有无远处转移。

3. 肠道准备3~5日,包括:

(1) 如有便秘,入院即可开始用缓泻剂。

(2) 术前3日起,每晚用聚乙二醇电解质散口服或灌肠一次,术前晚做清洁灌肠。

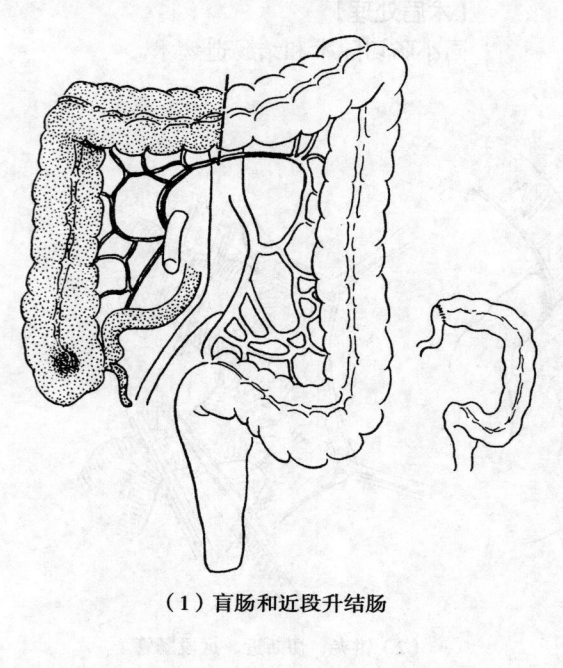

(1) 盲肠和近段升结肠

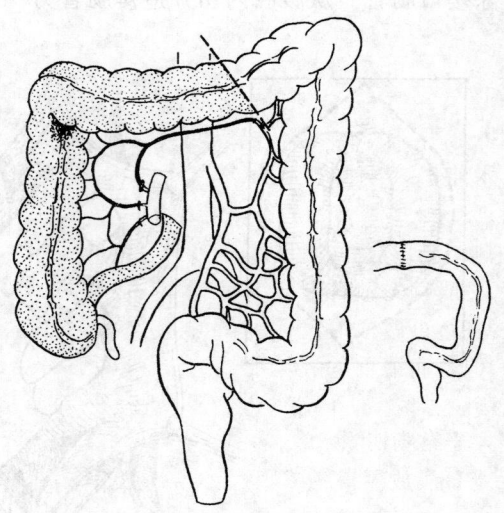

(2) 上段升结肠和肝曲

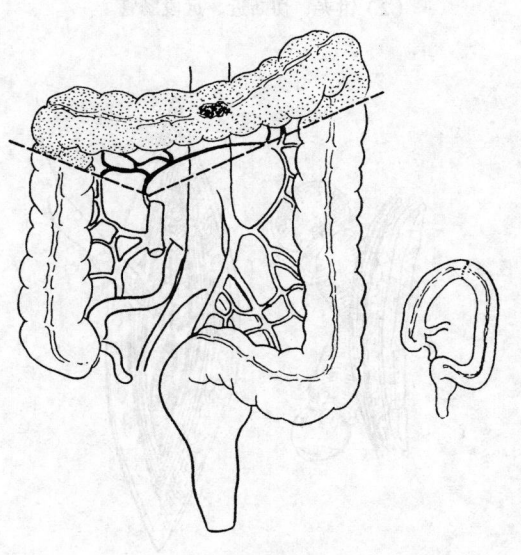

(3) 横结肠

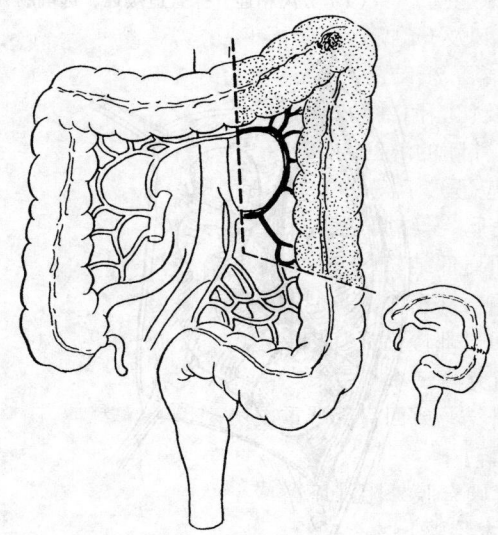

(4) 脾曲和降结肠

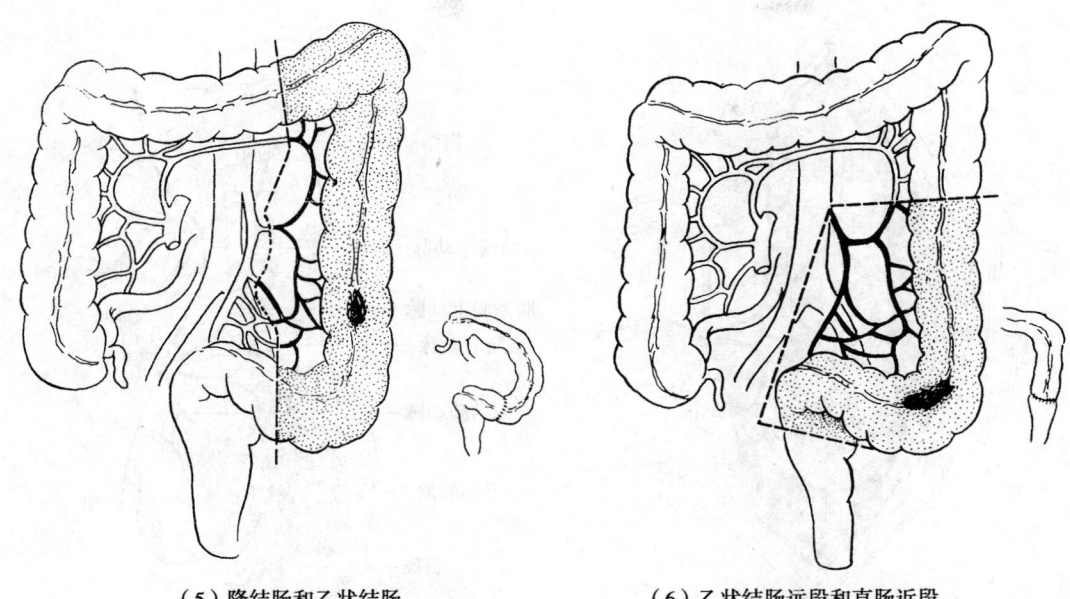

（5）降结肠和乙状结肠　　　　　　（6）乙状结肠远段和直肠近段

图 33-53　各种结肠恶性病变的切除范围

（3）术前 3～5 日口服大环内酯类及灭敌灵等抗生素。

4. 左侧结肠癌合并急性梗阻者，一期切除手术的危险性大，一般宜先做右侧横结肠造瘘，经 2～3 周的减压及准备后，再做根治性手术；而右侧结肠癌，可行一期手术，但若病情重危、梗阻严重者，亦应先做盲肠或结肠造瘘。

5. 行左半结肠切除术者，术前应安放留置导尿管。

6. 手术日晨放置胃肠减压管。

一、右半结肠切除术

【切除范围】

对盲肠及升结肠癌，应同时切除回肠末端 15cm、盲肠、升结肠、横结肠右半部及部分大网膜和胃网膜血管；切断及切除回结肠动脉、右结肠动脉、中结肠动脉右支及其伴随的淋巴结。

【适应证】

1. 盲肠、升结肠或肝曲的癌。

2. 回盲部结核，造成梗阻者。

3. 回盲部套叠、盲肠扭转，已有肠坏死者。

4. 回盲部慢性炎症肉芽肿、外伤、复杂粪瘘、慢性局限性肠炎等。

5. 升结肠或回盲部严重损伤，不能做单纯修补者。

【麻醉】

连续硬脊膜外阻滞麻醉或全麻。

【手术步骤】

以升结肠癌为例。

1. 体位　仰卧位。

2. 切口　右侧经腹直肌切口或右侧旁正中切口。

3. 探查　切开腹膜后，将无菌巾缝合于两侧腹膜上，以保护切口免受污染。探查确定病变的范围，有无肠系膜淋巴结或肝脏的转移，能否做彻底的切除等。有时虽已有肠系膜淋巴结或肝脏的转移，但操作无困难时，仍应争取切除。若肿瘤侵犯至其他脏器，如小肠、输尿管等，可能时应将其一并切除。

4. 显露右侧结肠，结扎肠系膜血管，处理恶性肿瘤的手术特点是着重预防癌细胞扩散，故应首先切断病变结肠的淋巴及血管干，广泛切除肠系膜，最后才分离盲肠及升结肠。相反，治疗回盲部良性病变时，为了便于手术，一般可先分离盲肠及升结肠，对肠系膜则不作过多的切除。

探查后，用温盐水纱布保护小肠及大网膜，并用深拉钩向中线拉开，显露右侧结肠〔图 33-54（1）〕。如为恶性肿瘤，则按血管分布与淋巴引流区，首先切开横结肠中段和回肠末端（距回盲瓣 10～15cm），将结肠右动、静脉，回结肠动、静脉，结肠中动、静脉的右侧分支分离、结扎切断；血管近段再次结扎或加缝扎〔图 33-54（2）〕。然后，在包括肿瘤上、下两端约 5～6cm 处，用细纱布条穿过肠壁边缘的肠系膜，捆扎肠腔，使肿瘤段肠内容物不致上下移动，造成播散〔图 33-54（3）〕。

5. 分离右半结肠　切开升结肠外侧后腹膜〔图 33-54（4）〕。应用钝性与锐性相结合分离法，由回盲部至升结肠，将右侧结肠与结肠系膜沿 Toldt 筋膜间隙向中线推移、游离。显露右侧后腹膜时，需注意避免损伤十二指肠、输尿管及右侧生殖血管〔图 33-54（5）〕。然后，将肝结肠韧带切开，分离结肠肝曲〔图 33-54（6）〕。将胃结肠韧带右侧切开，集束结扎血管，分离横结肠右段〔图 33-54（7）〕。

5

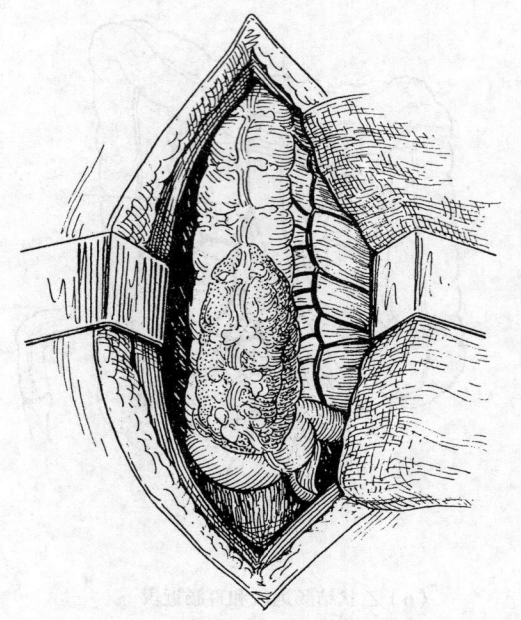

（1）显露右侧结肠

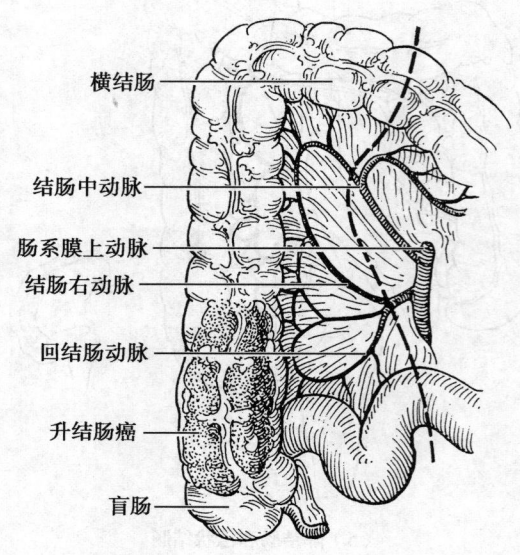

横结肠
结肠中动脉
肠系膜上动脉
结肠右动脉
回结肠动脉
升结肠癌
盲肠

（2）结扎、切断肠系膜血管

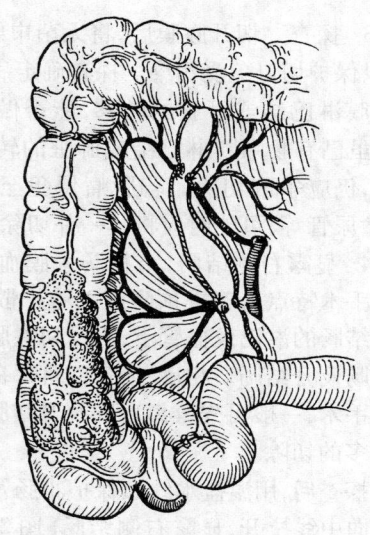

（3）扎紧肿瘤上、下端肠管

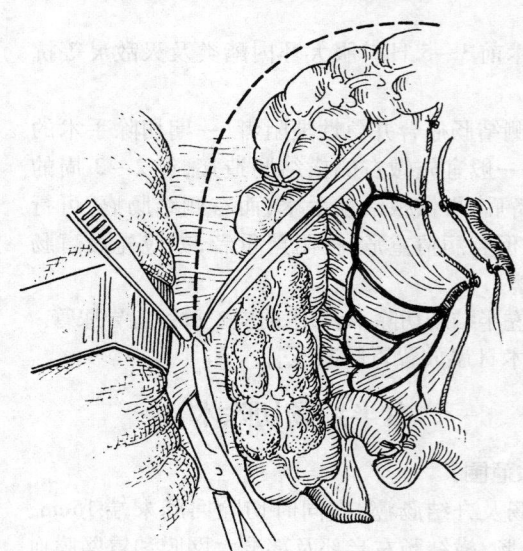

（4）切开升结肠外侧后腹膜

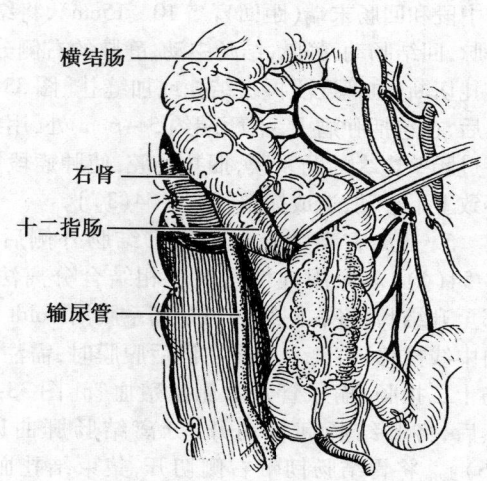

横结肠
右肾
十二指肠
输尿管

（5）将右半结肠推向中线

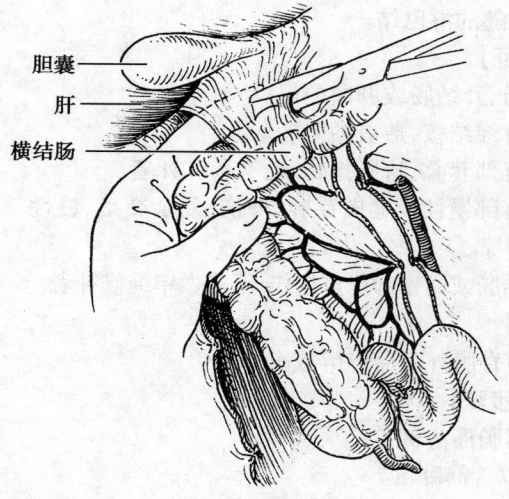

胆囊
肝
横结肠

（6）切开肝结肠韧带

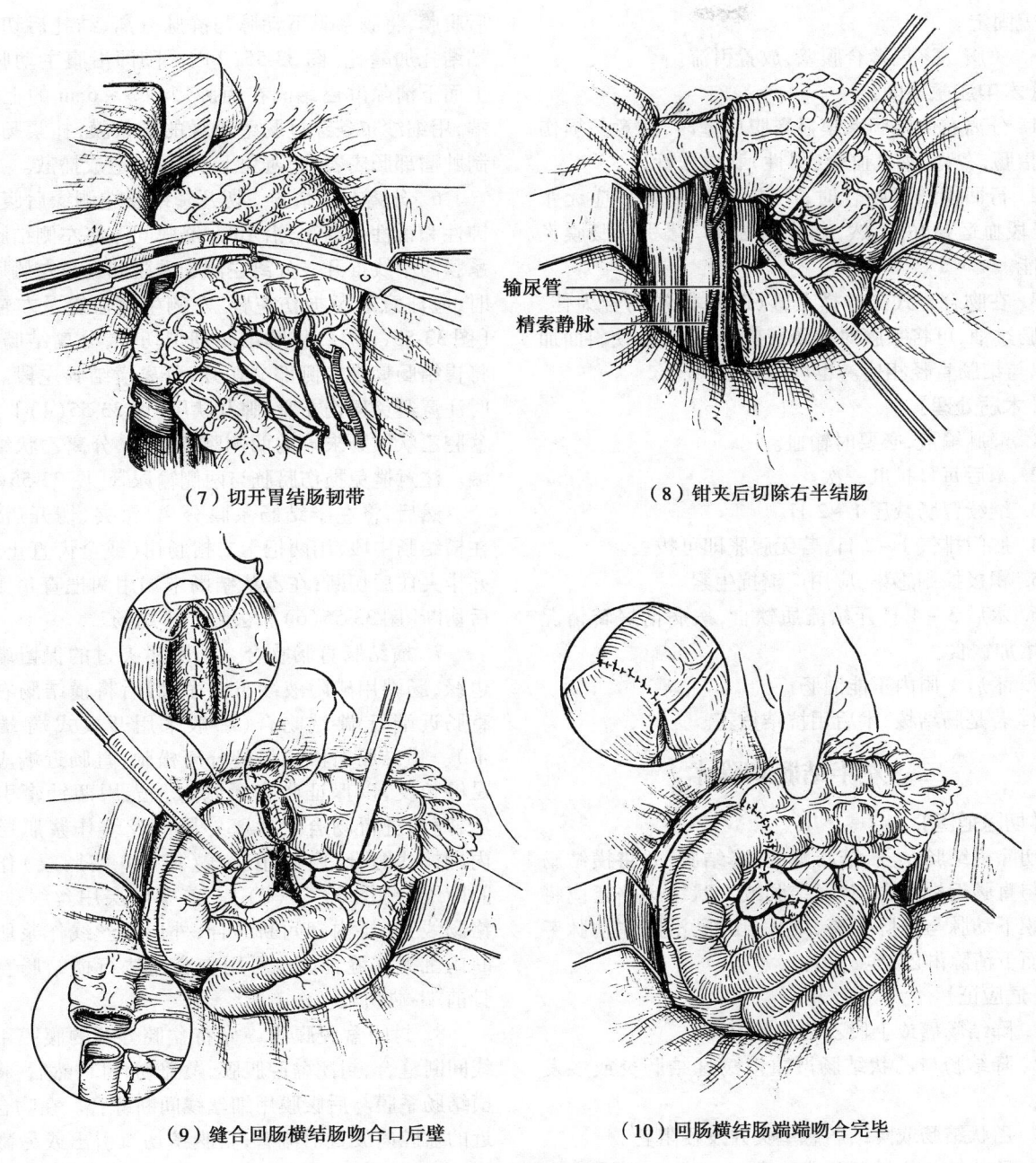

（7）切开胃结肠韧带

（8）钳夹后切除右半结肠

输尿管

精索静脉

（9）缝合回肠横结肠吻合口后壁

（10）回肠横结肠端端吻合完毕

图 33-54　右半结肠切除术

最后，将横结肠中段系膜沿肠壁边缘分离 2cm 左右，结扎、切除该范围内的脂肪垂。脂肪垂内有边缘血管，切勿牵拉损伤，以免引起出血或肠管缺血。而后，用十二指肠钳夹住切除端肠管，保留端以无损伤长钳夹住后切断。以同法切断距回盲瓣 10～15cm 处的回肠末端，取出右半结肠〔图 33-54（8）〕，回肠末端应斜行钳夹切断，多留系膜侧的肠壁，以保证断端血运，并使口径适合与横结肠近端吻合。钳夹切断横结肠时，也应注意使断端有充分的血运。

6. 吻合回肠横结肠　将回肠末端与横结肠断端进行开放式端-端吻合术，先缝 2 针牵引线固定，随即

进行吻合。后壁内层用细丝线或 2-0 铬肠线做全层间断缝合（或间断内翻褥式缝合），线节打在肠腔内，内翻肠壁〔图 33-54（9）〕；前壁内层也同样做全层间断缝合，使肠壁内翻。前、后壁外层用细线做浆肌层间断内翻褥式缝合〔图 33-54（10）〕。也可用吻合器法行横结肠回肠端-侧吻合，先将吻合器钉座置入回肠断端，固定。然后将吻合器身置入横结肠，行横结肠回肠端-侧吻合，再用直线切割闭合器关闭横结肠切断端。

7. 关闭肠系膜间隙　将回肠系膜与横结肠系膜间隙用细丝线间断缝合闭合，以免发生内疝。右侧腹后壁腹膜裂口缺损较大，应尽量缝合或用回肠系膜加

以覆盖固定。

8. 关腹　逐层缝合腹壁，放置引流。

【术中注意事项】

1. 分离右侧结肠系膜显露腹后壁时，注意勿损伤十二指肠，右肾，睾丸血管（男性）和输尿管。

2. 行回横结肠吻合时，严防污染，吻合口应无张力，肠段血运要好；不然，有发生吻合口瘘引起腹膜炎的可能。

3. 在吻合方式的选择上，以选择端-端吻合为佳。如回肠过细，可将系膜对侧肠壁剪开一小段，使斜面加大，以与结肠直径相应。也可用端-侧吻合。

【术后处理】

1. 静脉输液，必要时输血。

2. 术后每日扩肛一次。

3. 继续胃肠减压1~2日。

4. 肛门排气1~2日，若无腹胀即可拔去。

5. 积极控制感染，应用广谱抗生素。

6. 术后3~4日开始流质饮食，按病情好转情况逐渐增加饮食。

7. 术后1周内不能灌肠。

8. 若是肠结核，术后用抗结核药。

二、左半结肠切除术

【切除范围】

切除横结肠左段、结肠脾曲、降结肠，并将横结肠右段与直肠近端吻合，对降结肠或乙状结肠癌还应将肠系膜下动脉与静脉分离、结扎、切断，沿腹主动脉旁自上而下清除淋巴结。

【适应证】

1. 降结肠癌或上段乙状结肠癌。

2. 降结肠与乙状结肠严重溃疡性结肠炎或多发息肉。

3. 乙状结肠或降结肠憩室炎并发梗阻者。

4. 乙状结肠扭转坏死或狭窄。

【麻醉】

同右半结肠切除术。

【手术步骤】

以降结肠癌为例。

1. 体位　仰卧位。

2. 切口　正中切口或左侧正中旁切口。

3. 探查　探查左侧结肠病变性质、大小与活动度，以及淋巴结、肝脏、盆腔有无病变。

4. 显露左半结肠　用温盐水纱布垫保护小肠与大网膜，用深拉钩向中线拉开，显露左侧结肠〔图33-55(1)〕。

5. 结扎肠系膜血管　在十二指肠悬韧带下切开后腹膜，将肠系膜下动脉与静脉分离、结扎后切断，近端结扎加缝扎〔图33-55(2)〕。随即沿腹主动脉旁自上而下清除淋巴结。在距肿瘤约5~6cm的上、下两端，用细纱布条穿过肠壁边缘的肠系膜，扎紧肠腔，控制肿瘤部肠内容物，避免上下流动，造成播散。

6. 分离左半结肠　切开降结肠左侧缘后腹膜，用钝性和锐性分离法，沿Toldt筋膜间隙将左侧结肠及其系膜向中线推开。分离左侧肠系膜和显露左侧后腹壁时，应注意避免损伤左肾、左侧生殖血管及左输尿管〔图33-55(3)〕。将脾结肠韧带切开，分离结肠脾曲；将胃结肠韧带左侧部分切开，分离横结肠左段。分离时注意避免损伤左肾、脾及胰尾〔图33-55(4)〕。再将盆腔乙状结肠末端的两侧腹膜切开，分离乙状结肠末端。注意避免损伤膀胱与两侧输尿管〔图33-55(5)〕。

然后，将左半结肠系膜分离，钳夹、切开后缝扎。在横结肠中段，用两把十二指肠钳（或全齿直止血钳）并排夹住后切断；在乙状结肠末端用两把直角钳夹住后切断〔图33-55(6)〕，去除左半结肠。

7. 横结肠直肠吻合　切除钳夹过的保留端肠壁边缘，肠端用碘附液纱布拭净，然后将横结肠右段与直肠近端行端-端吻合（一般采用开放式端-端吻合术）。横结肠右段应尽量分离松弛，直肠近端应保留足够长度，以保证吻合无张力。先用两针牵引线固定，随即进行吻合。后壁外层用丝线作浆肌层间断内翻褥式缝合，内层用丝线（或2-0铬肠线）作全层间断缝合〔图33-55(7)〕。前壁内层用丝线（或2-0铬肠线）全层内翻间断缝合，外层用丝线作浆肌层间断内翻褥式缝合。也可用吻合器法行横结肠直肠骶骨前端-端吻合。

8. 封闭盆腔腹膜　先将盆腔分开的腹膜用细丝线间断缝合，封闭盆腔腹膜，覆盖吻合口；然后，将右侧横结肠系膜与后腹膜用细丝线间断缝合。在吻合口附近的盆腔内放置引流管，自腹壁切口引出或另戳口引出。

9. 缝合　逐层缝合腹壁。

【术中注意事项】

1. 当分离左侧结肠系膜、显露左侧腹后壁时，必须避免损伤左肾、脾、胰尾及输尿管；特别在分离乙状结肠末端时，要防止损伤两侧输尿管。

2. 当横结肠与直肠吻合时，术野显露常不够满意，需要取头低足高位，帮助显露。

3. 操作要仔细、轻巧、稳当，吻合口应无张力，缝扎松紧合适；否则，有发生吻合口漏的可能。

【术后处理】

术后10日内不能灌肠或服用泻药，需要时可服用液体石蜡。其余同右半结肠切除术。

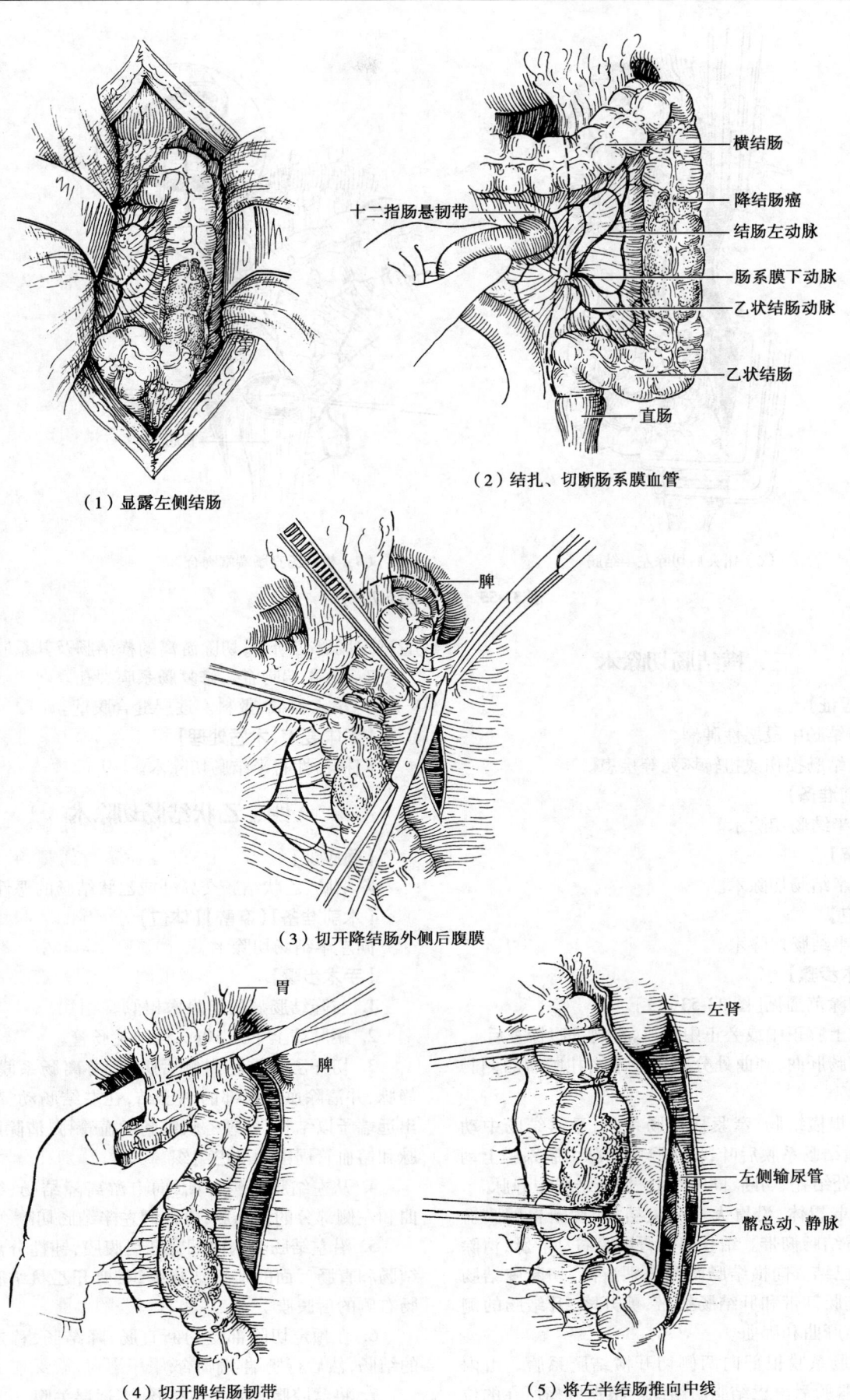

（1）显露左侧结肠

（2）结扎、切断肠系膜血管

横结肠
降结肠癌
结肠左动脉
肠系膜下动脉
乙状结肠动脉
乙状结肠
直肠
十二指肠悬韧带

脾

（3）切开降结肠外侧后腹膜

胃
脾

（4）切开脾结肠韧带

左肾
左侧输尿管
髂总动、静脉

（5）将左半结肠推向中线

5

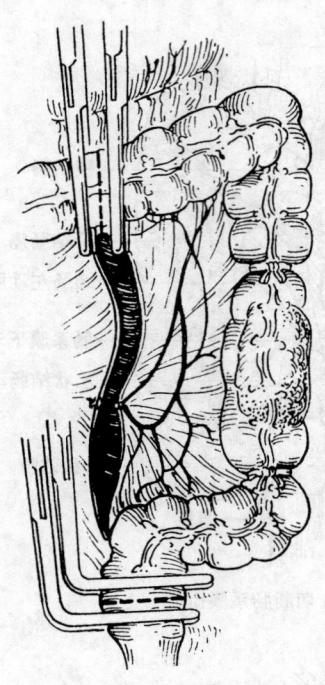

（6）钳夹后切除左半结肠

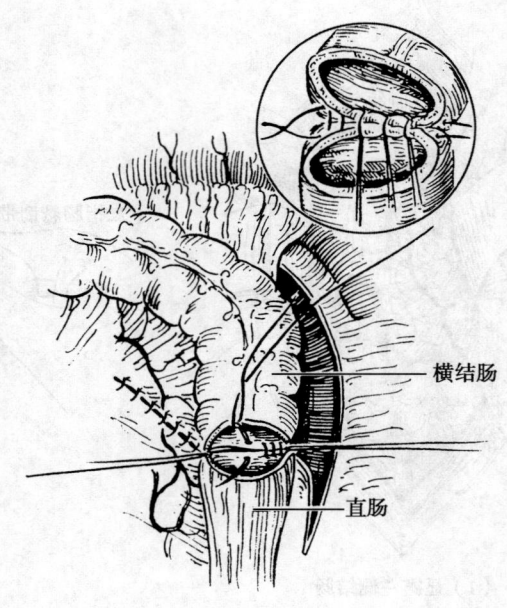

横结肠

直肠

（7）横结肠直肠端端吻合

图33-55　左半结肠切除术

三、横结肠切除术

【适应证】

1. 横结肠中段恶性肿瘤。

2. 横结肠损伤或扭转坏死等疾患。

【术前准备】

同右半结肠切除术。

【麻醉】

同右半结肠切除术。

【体位】

同右半结肠切除术。

【手术步骤】

1. 切除范围见〔图33-53（3）〕。

2. 取上腹正中或旁正中切口，常规进腹探查后。

3. 结肠肝曲、脾曲处分别用纱条结扎肿瘤两侧肠腔。

4. 上提横结肠，牵紧横结肠系膜，显露结肠中动脉，剪开横结肠系膜后叶，将结肠中动脉由肠系膜上动脉起始点处结扎、切断，同时结扎、切断结肠中静脉。

5. 提起胃体，沿胃大弯分束结扎、切断胃网膜血管，游离胃结肠韧带。结扎离断胃网膜右动静脉，清除其间的淋巴结。向横结肠两侧分别游离，切断脾结肠韧带、膈结肠韧带和肝结肠韧带，剪开降、升结肠的侧腹膜，游离肝曲和脾曲。

6. 自肠系膜根部向两侧切开横结肠系膜。由内向外清除腹膜后淋巴结脂肪组织。根据肿瘤所在的位置确定肠管切断线，切除游离的横结肠及其系膜。

7. 行端-端吻合。修复肠系膜裂孔。

8. 清点器械、敷料。逐层缝合腹壁。

【术中要点、术后处理】

同根治性右半结肠切除术。

四、乙状结肠切除术

【适应证】

降结肠、乙状结肠交界处或乙状结肠的恶性肿瘤。

【术前准备】【麻醉】【体位】

同左半结肠切除术。

【手术步骤】

1. 与降结肠癌的切除术相似。

2. 距肿瘤上下约10cm处结扎肠管。

3. 切开乙状结肠内侧后腹膜，游离肠系膜下动、静脉，并清除血管根部的淋巴结，在左结肠动、静脉分出远端予以结扎，处理乙状结肠的血管弓，清除腹主动脉和髂血管周围的淋巴组织。

4. 从左结肠旁沟开始，向上游离降结肠、结肠脾曲和左侧部分的横结肠，方法同左半结肠切除。

5. 沿左结肠旁沟向下剪开后腹膜，钝性分离乙状结肠和直肠后面的疏松结缔组织，剪开乙状结肠和直肠右侧的后腹膜。

6. 在预定切除部位切断直肠、降结肠，移走切除的结肠，然后行肠端-端吻合。

7. 将盆腔腹膜固定在结肠上，逐层关腹。

【术中要点】

游离降结肠上段、结肠脾曲和横结肠时,注意保留系膜内的结肠边缘动、静脉,否则将影响吻合后游离结肠的血运。

【术后处理】

同根治性左半结肠切除术。

五、腹腔镜下肠切除手术

(一) 腹腔镜下右半结肠切除术

【适应证】

与传统开腹右半结肠切除术类似,但不适合较为巨大的肿瘤(直径>10cm)或者肿瘤侵及周围组织和脏器者;而急性梗阻致肠腔扩张明显者亦不适用腹腔镜。

【麻醉】

全麻。

【手术步骤】

1. 体位 采取仰卧剪刀体位,头高足低30°角。术者站在患者左侧,持镜助手站在患者两腿之间;或者术者站在患者两腿之间,助手站在患者两侧。

2. 脐孔穿刺并建立气腹,维持腹内压 12 ～ 15mmHg,于脐孔处或耻骨上行 10mm 戳孔放置镜头,左下腹行 10mm 戳孔作为主操作孔,在右下腹和左右上腹行 5mm 戳孔。

3. 腹腔探查同开腹手术。

4. 确认肠系膜上血管的走行,打开系膜解剖出回结肠血管、右结肠血管及中结肠血管,分别以血管夹夹闭并剪断,同时清扫血管根部淋巴结。结肠肝曲的肿瘤还需切断胃网膜右血管分支,清除幽门下淋巴结。

5. 沿结肠外侧自髂窝至结肠肝曲,剪开侧腹膜,将结肠连同其系膜从腹后壁的筋膜层游离,注意勿损伤十二指肠、输尿管、肾脏、精索内(或卵巢)血管〔图 33-56〕。

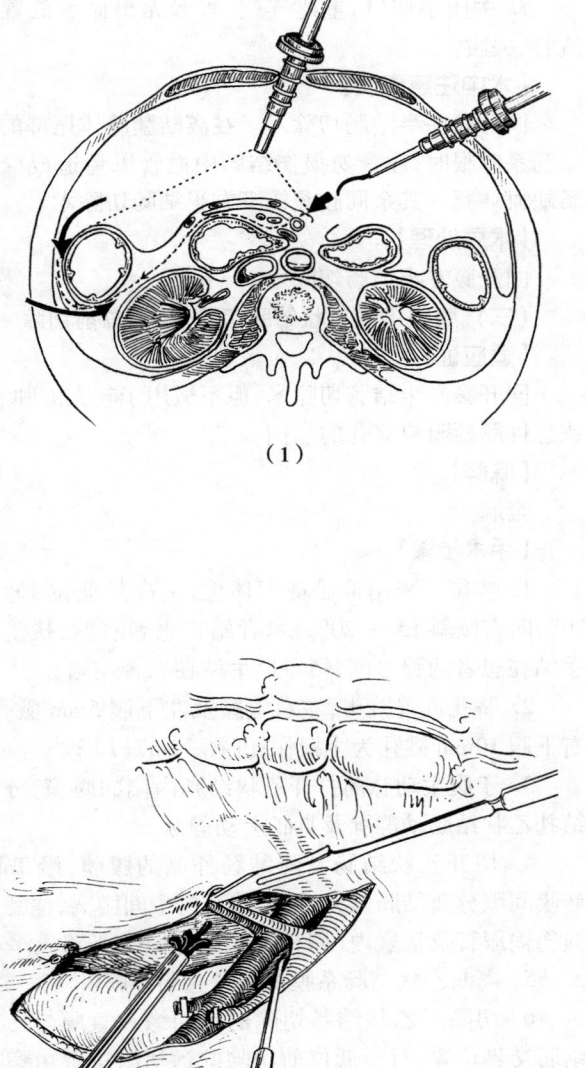

(1)

(3)

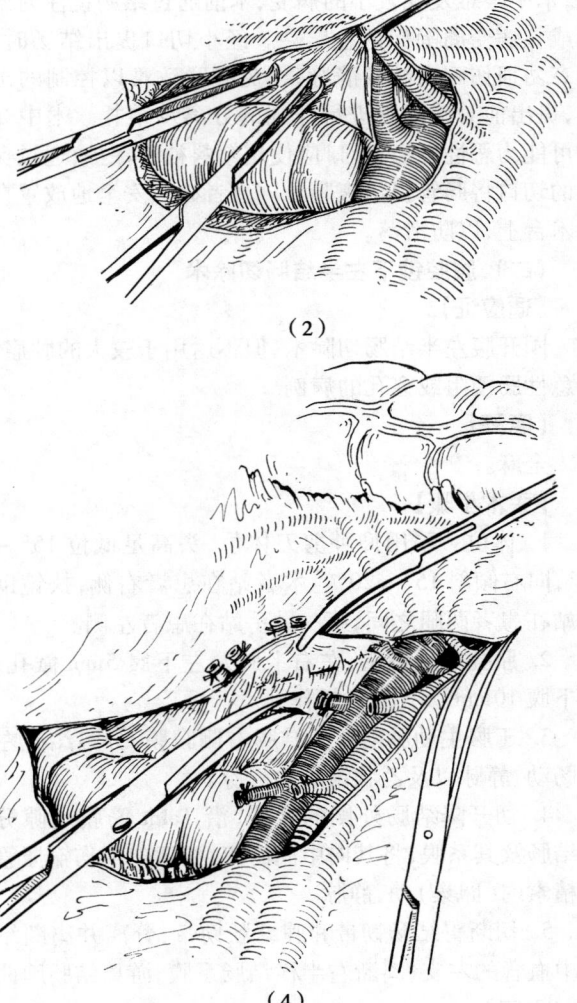

(2)

(4)

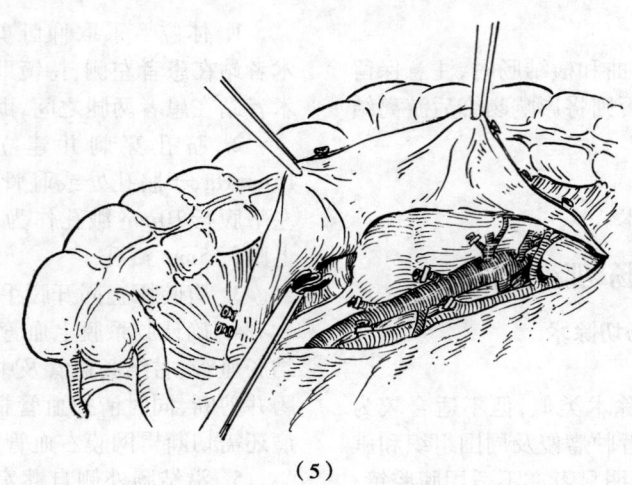

（5）

图33-56 右半结肠切除示意图

6. 右上腹做标本大小的切口,体外切除右半结肠,用吻合器法做回肠横结肠端-端吻合或端-侧吻合。

7. 关闭小切口后,重新建立气腹,放置引流管。

【术中注意事项】

与传统开腹手术相同,因腹腔镜手术失去触觉感应,术中很难发现较小的病变,术前通过结肠镜注射染料或在病变周围标记金属夹。经小切口提出结肠时,注意勿损伤副右结肠静脉,以免撕脱致难以控制的出血,提出前对该静脉进行仔细的分离及结扎。术中怀疑可能为恶性肿瘤,切口应使用塑料袖套保护,通过保护的切口将肠管提出腹膜外。患者必须安全地放置在手术台上,以防滑落。

（二）腹腔镜下左半结肠切除术

【适应证】

同开腹左半结肠切除术,但不适用于较大的肿瘤,或急性肠梗阻或穿孔的病例。

【麻醉】

全麻。

【手术步骤】

1. 体位 采用仰卧剪刀体位,头高足低位15°~20°,向右倾斜15°~20°。术者站在患者右侧,扶镜助手站在患者两腿之间,第一助手站在患者左侧。

2. 脐孔放置镜头,左右上腹及左下腹5mm戳孔,右下腹10mm戳孔为主操作孔。

3. 于腹主动脉前打开结肠右侧腹膜,分离结扎左结肠动、静脉以及乙状结肠动静脉。

4. 切开降结肠外侧的腹膜,沿Toldt筋膜间隙分离结肠及其系膜,将其向中间游离,注意勿损伤输尿管及精索内(卵巢)动、静脉。

5. 切断胃结肠韧带和脾结肠韧带,分离并离断结肠中血管的左支,离断左半横结肠系膜,游离结肠脾曲〔图33-57〕。

6. 左侧腹壁小切口提出并切除游离的左半结肠,行横结肠-乙状结肠端-端吻合。

7. 关闭小切口,重建气腹,查看无出血后放置引流管,关腹。

【术中注意事项】

同开腹左半结肠切除术。在离断胰腺体尾部的横结肠系膜根时,注意勿损伤结肠中血管以免造成横结肠缺血坏死。其余同腹腔镜下右半结肠切除术。

【术后处理】

同开腹左半结肠切除术。

（三）腹腔镜下乙状结肠切除术/低位前切除

【适应证】

同开腹左半结肠切除术,但不适用于较大的肿瘤,或急性肠梗阻或穿孔的病例。

【麻醉】

全麻。

【手术步骤】

1. 体位 采用仰卧剪刀体位,头高足低位15°~20°,向右倾斜15°~20°。术者站在患者右侧,扶镜助手站在患者两腿之间,第一助手站在患者左侧。

2. 脐孔放置镜头,左右上腹及左下腹5mm戳孔,右下腹10mm戳孔为主操作孔〔图33-57(1)〕。

3. 于腹主动脉前打开乙状结肠内侧的腹膜,分离结扎乙状结肠动静脉及直肠上动静脉。

4. 切开乙状结肠及降结肠外侧的腹膜,沿Toldt筋膜间隙分离结肠及其系膜,将其向中间游离,注意勿损伤输尿管及精索内(卵巢)动、静脉〔图33-58〕。

5. 离断乙状结肠系膜及部分直肠系膜。

6. 切除 乙状结肠切除的远切缘在直肠与乙状结肠交界位置,对于低位前切除的远切缘位置由病变的具体解剖部位决定。结扎肠系膜的血管到拟定的切除处的结肠边缘。在肠管远切缘用内镜直线切割器离

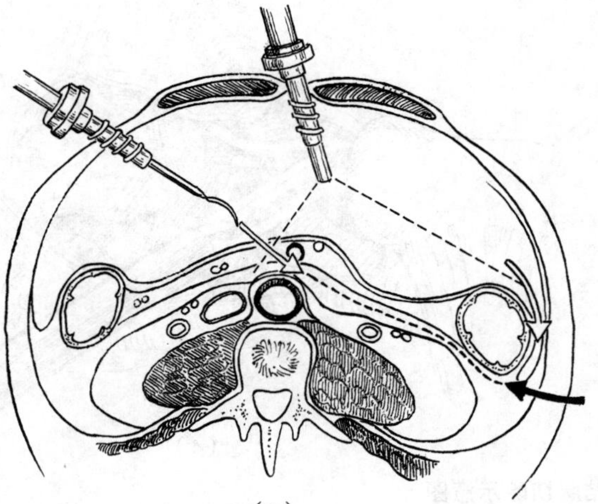

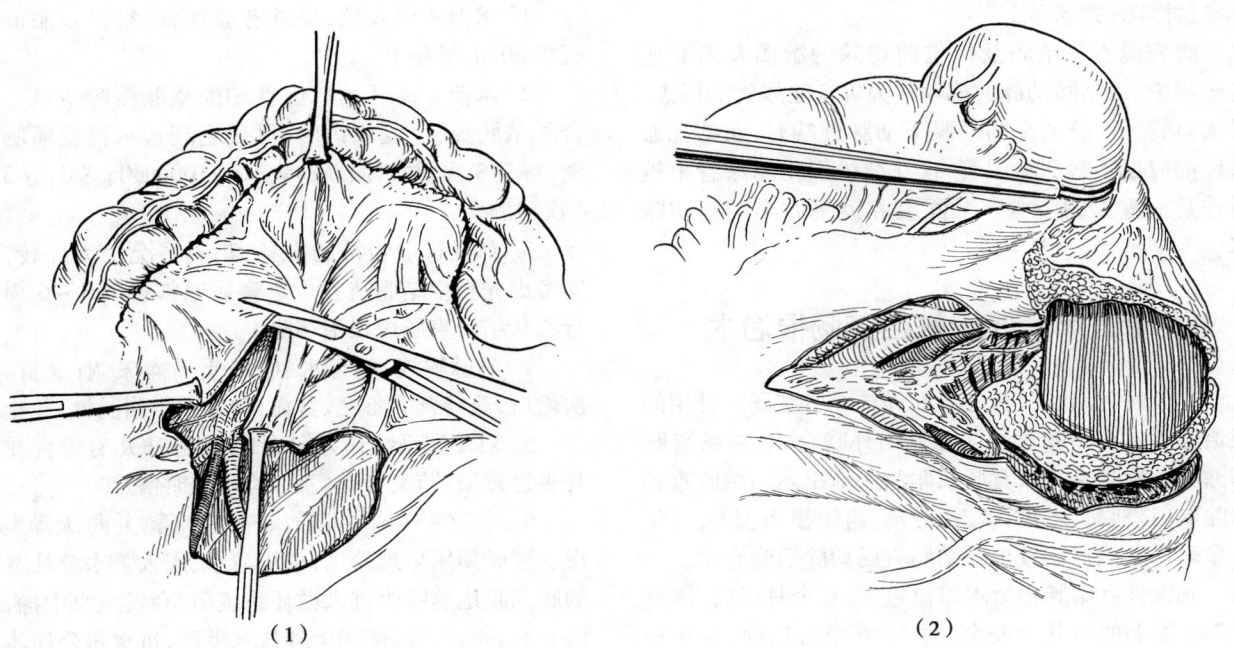

（1）

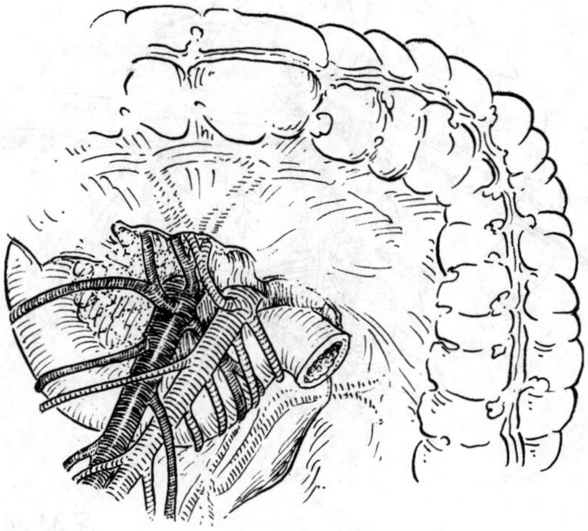

（2）

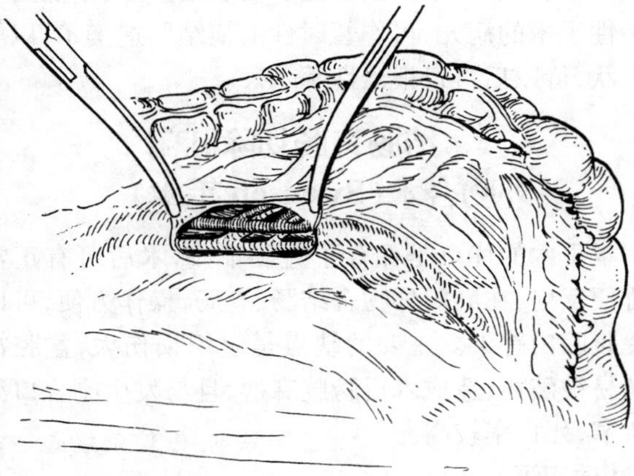

（3）

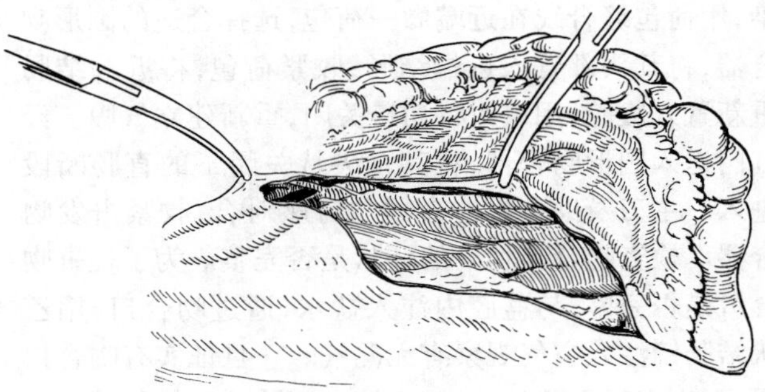

（4）

图 33-57　左半结肠切除示意图

（1）

（2）

5

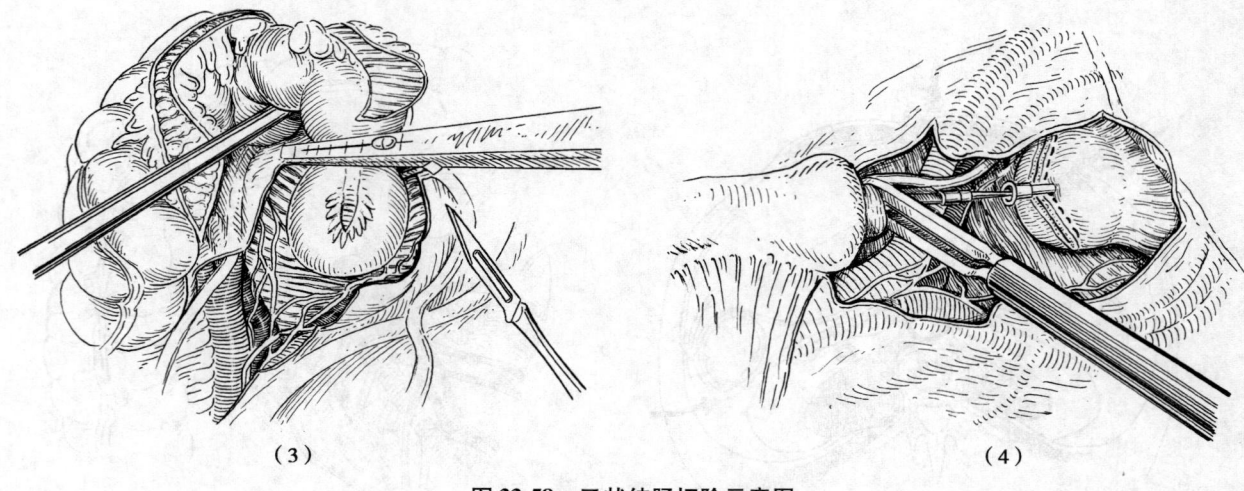

（3）　　　　　　　　　　　　　　　　　　（4）

图 33-58　乙状结肠切除示意图

断肠管。

7. 吻合　在耻骨上的套管针处做一切口,将近端结肠提出腹腔。常规使用塑料袖套保护切口以免污染,用荷包缝合线在近端做一荷包,选择合适的圆形吻合器,将其头部置入近端结肠,收紧荷包,将近端结肠重新置入腹腔,用巾钳将切口关闭,重新建立气腹。经肛门送入圆形吻合器,将其顶尖从关闭了的直肠断段进入。主刀及助手将吻合器与钉座对合,收紧击发吻合器。检查吻合器切下的环状是否完整。为了检查吻合口是否完整,与盆腔内注入盐水,通过吻合口,用乙状结肠镜注入空气观察有无漏气。一旦证实有吻合口漏,医生有以下几种选择:直接在腹腔镜内修复前壁小的缺损;横行扩大耻骨上切口开腹修复;近端转流造口;中转开腹修复。

8. 查看无出血后放置引流管,关腹。

【术中注意事项】

腹腔镜乙状结肠及低位前切除的游离及阻断血管过程中,回结肠动脉的搏动作为确定输尿管的标志。沿无血管平面分离至肠系膜下动脉近端时,在结扎血管以前应当观察到输尿管,这在减少损伤输尿管中被看作是很重要的步骤。余同腹腔镜下右半结肠切除术。

第十三节　先天性巨结肠根治术

先天性巨结肠又称先天性无神经节结肠。常用的根治性手术有结肠直肠切除肛门外吻合术、结肠直肠切除直肠后吻合术及直肠肌鞘结肠拖出术。结肠直肠切除肛门外吻合术需行广泛分离,组织损伤较大,近年来多采用组织损伤较少的结肠直肠切除后吻合术。

先天性巨结肠根治术以出生 3~6 个月以后、体重在 7kg 以上的患儿为安全;对 3~6 个月以内、症状较轻病儿,应以非手术疗法为主。对病情严重,不能耐受根治性手术的病儿,可作暂时性的横结肠造瘘术,以解除症状,待以后再行根治性手术。

一、结肠直肠切除肛门外吻合术（Swenson 手术）

本手术的优点是保存了直肠下段,术后可有正常的排便反射;在肛门外吻合结肠、直肠,操作方便,可以避免腹腔内感染。主要的缺点是组织损伤大,盆腔神经丛易被破坏,造成术后膀胱麻痹,且易发生吻合口漏及狭窄,死亡率较高。

【适应证】

先天性巨结肠经 X 线检查,证实乙状结肠、直肠段有狭窄者。初生儿满 6 个月以上,一般情况良好者。

【术前准备】

1. 术前 4 周入院,少进有渣饮食,每日口服液体石蜡 60ml,灌肠 1~2 次。

2. 术前 2 周开始口服琥珀酰磺胺噻唑等药。如合并结肠炎,反复腹泻时,可用生理盐水反复灌肠冲洗,每日 3 次,并口服新霉素 50~100mg/kg·d,分 3~4 次口服。

3. 如经过适当结肠准备,积粪情况仍无好转,应即考虑先行横结肠造瘘。造瘘后通常再隔 3~6 周进行乙状结肠直肠段根治切除。

4. 静脉输液,纠正水、电解质平衡失调;少量、多次输血,改善营养不良、贫血,加强手术耐受性。

5. 对泌尿系统作详细检查;注意病儿有否合并上呼吸道感染、肺炎等疾病,如有则及时治疗。

6. 术前 48 小时可插入一支肛管,并每天灌肠 3 次。灌肠须用生理盐水,忌用清水,因大量水分从宽广的肠黏膜迅速吸收进入循环系统后,会发生水中毒,导致心衰、死亡。即使用生理盐水灌肠,每次每公斤体重

5

也不应超过 100ml。经以上术前准备,结肠内应无积粪,腹部呈舟状,便可进行手术。

7. 手术日下胃管。

8. 备血、配血 400ml。

9. 有条件时,准备作冷冻切片检查。

【麻醉】

1. 全麻。

2. 硫喷妥钠基础麻醉加骶管麻醉。

【手术步骤】

1. 体位　将小儿平卧在大形板上,臀部垫高,会阴部置于大形板边缘,便于会阴部的手术操作,两上肢与左下肢固定于大形板上,左踝静脉切开,右下肢不固定,以利会阴部操作时随便移动。放置留置导尿管〔图 33-59(1)〕。

2. 切口　左下正中旁切口,自脐上 1cm 至耻骨上缘,长 6～7cm。

3. 腹腔探查　进入腹腔后,将乙状结肠提出切口外进行检视,可见扩张的乙状结肠渐变为狭窄的直肠段,属于无神经节的痉挛段肠管。痉挛段以上肠管继发性扩大,肠壁肥厚、苍白、失去光泽,结肠带稀疏,肠管失去蠕动功能,通常到降结肠上段才转为正常。上述不正常肠袢,应予全部切除。

4. 分离直肠和乙状结肠系膜　切开乙状结肠系膜及直肠两侧以及直肠膀胱窝后腹膜,注意勿损伤两侧的输尿管〔图 33-59(2)〕。为使乙状结肠能充分活动,需将乙状结肠动脉支切断,结扎、切断处应靠近动脉起始点,这样才能保存血管弓,使肠壁有充分的血运。保留结肠左动脉的主干和分支,以保证近段结肠的血运〔图 33-59(3)〕。如需切除大部降结肠,有时还需切断结肠左动脉。在直肠上段分离,达盆底部的肛

提肌水平〔图 33-59(4)〕。为避免损伤膀胱神经,分离直肠时应尽量靠近肠壁。在解剖过程中所遇到的痔上、中动脉,需予结扎切断。

5. 切除乙状结肠直肠段,暂时缝闭残端　切除巨大的乙状结肠和直肠狭窄段〔图 33-59(5)〕。有条件时,应取乙状结肠断端肠壁组织作冷冻切片检查;如不正常,应再切除一段。先缝闭近侧结肠断端,并在其系膜侧用白线,系膜对侧缝一黑线(或一侧用粗线、另一侧用细线)作为标记,以防拉出时肠管扭转。再用丝线连续缝闭直肠残端,外加间断浆肌层缝合〔图 33-59(6)〕。

6. 拉出直肠和结肠残端　用长止血钳或卵圆钳夹碘附棉球从肛门内插入,将直肠内涂拭消毒后,以左手示指从盆腔内顶住直肠残端,并用卵圆钳夹住直肠残端的内壁,向肛门外拉出,使直肠残端翻出,成为黏膜层向外的管套〔图 33-59(7)(8)〕。在距离齿状线以上约 3cm 处,横行剪开直肠残端前壁。然后,从此切口中插入长弯止血钳进入盆腔,夹住近段结肠残端的牵引线,向肛门外拉出近端结肠约 4cm,注意勿使肠管扭转〔图 33-59(9)〕。

7. 吻合直肠、结肠　先在肛门外间断缝合直肠前壁肌层和结肠前壁的浆肌层,再剪除翻出肛门外多余的直肠,缝合直肠后壁肌层和结肠后壁的浆肌层〔图 33-59(10)(11)(12)〕。然后,剪开近段结肠前壁,吸尽结肠内容物,全层间断缝合直肠和结肠前壁。最后,剪开结肠后壁,边剪边将直肠和结肠后壁全层缝合,直至全部切除多余的结肠,完成结肠与直肠在肛门外的吻合手术〔图 33-59(13)～(16)〕。将吻合部送回肛门内,在吻合部后侧置引流管,经肛门后侧小切口引出。

缝合后腹膜切口后,逐层关闭腹壁切口。

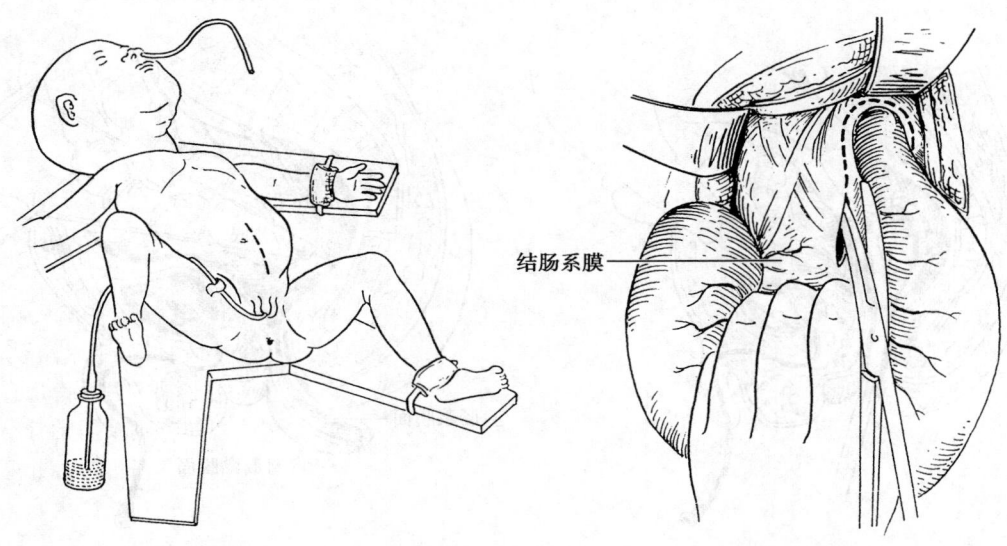

结肠系膜

(1)体位及切口　　　　　　(2)显露巨结肠袢,切开结肠两侧腹膜

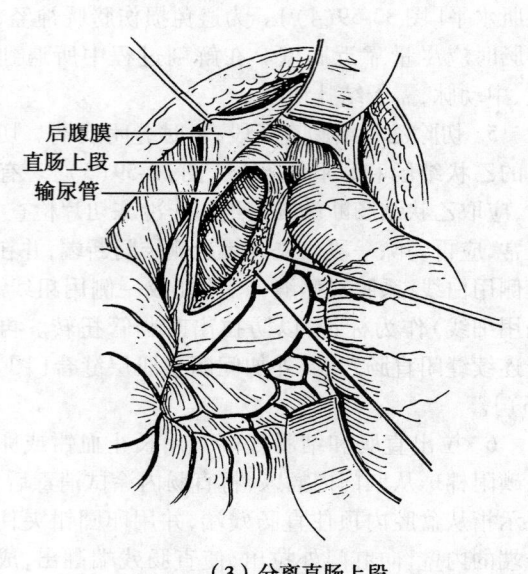

后腹膜
直肠上段
输尿管

（3）分离直肠上段

输尿管

乙状结肠动脉

乙状结肠系
膜血管弓

（4）结扎、切断乙状结肠系膜血管

远端切线

近端切线

（5）切除巨结肠肠袢

直肠残端

（6）暂时缝合结肠和直肠残端

（7）将直肠残端翻出肛门外

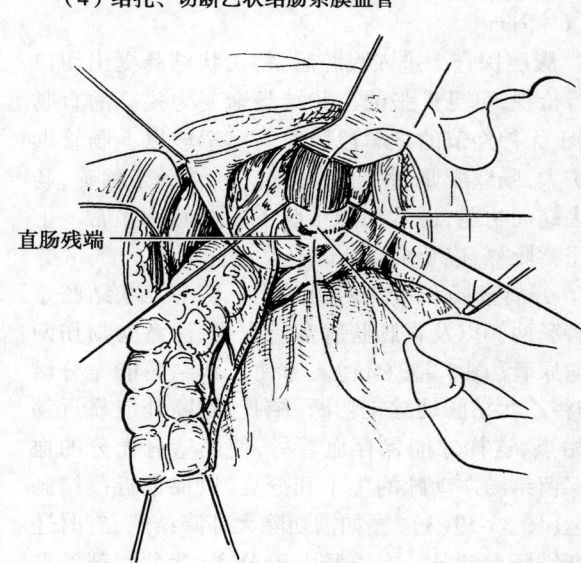

直肠浆膜面

直肠黏膜面

（8）直肠外翻后的残端套管

5

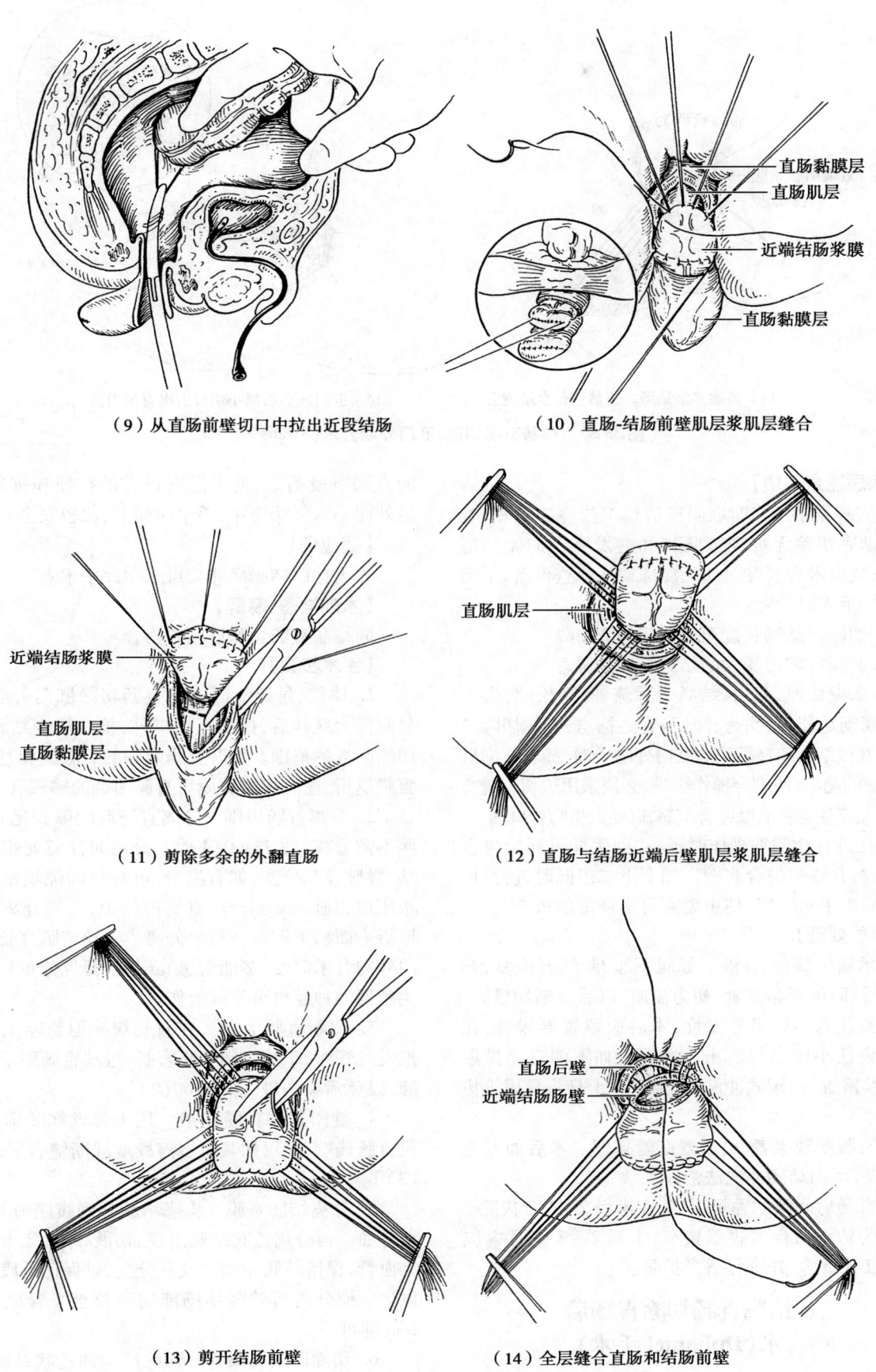

（9）从直肠前壁切口中拉出近段结肠

（10）直肠-结肠前壁肌层浆肌层缝合

直肠黏膜层
直肠肌层
近端结肠浆膜
直肠黏膜层

（11）剪除多余的外翻直肠

近端结肠浆膜
直肠肌层
直肠黏膜层

（12）直肠与结肠近端后壁肌层浆肌层缝合

直肠肌层

（13）剪开结肠前壁

（14）全层缝合直肠和结肠前壁

直肠后壁
近端结肠肠壁

5

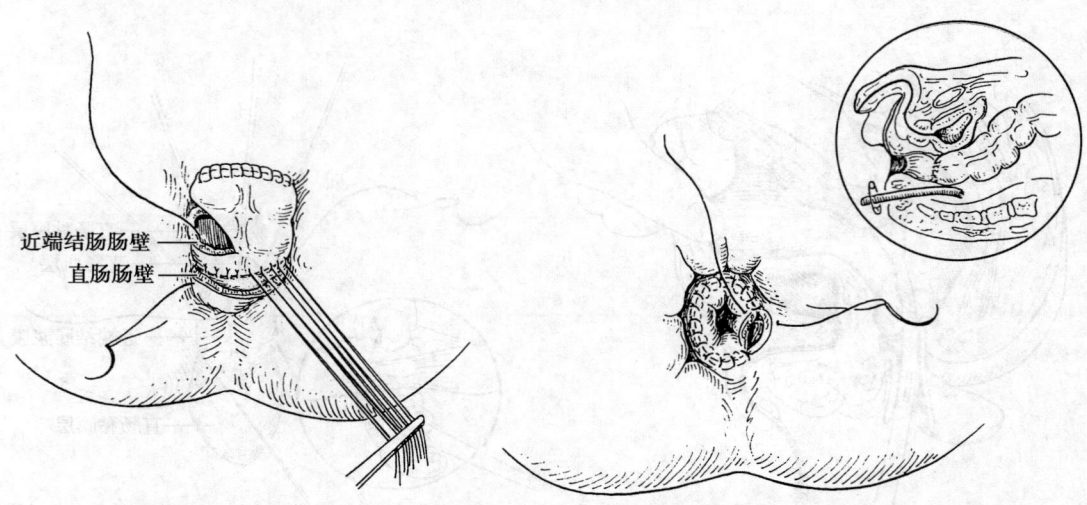

（15）剪除多余结肠，边剪边作全层缝合　　　（16）肛门成形后侧小切口引出香烟引流

图 33-59　结肠直肠切除，肛门外吻合术（Swenson）

【术后注意事项】

1. 应根据手术当时取肠壁活组织作冷冻切片，查明是否彻底切除无神经节肠袢和继发巨大的无功能肠袢，以减少术后复发。如无冷冻切片检查设备，下列几点可做手术时参考：

1）切除巨结肠长度至少应超过 25cm。

2）必须将球形膨大的结肠彻底切除。

3）肠壁肥厚、苍白，结肠带稀疏、肠管松弛，失去弹性及蠕动功能等，均为异常肠管的标志，必须切除。

2. 在做结肠和直肠残端肛门外吻合时，肠管有向肛门内回缩的趋势，使吻合操作困难，必须采用边切边缝合的方法；尤应注意将后壁缝合牢靠，以免发生吻合口漏。

3. 在进行会阴部操作时，第一助手即可同时缝合盆腔腹膜，并逐层缝合腹壁。如上下二组同时进行，可以大大缩短手术时间，使患婴有更多恢复的机会。

【术后处理】

1. 术后需禁食、补液。如腹不胀，肠鸣音恢复，开始排便后，即可开始进食，初为流质，以后逐渐加量。

2. 须注意泌尿道并发症，术后应留置导尿管，在 3~4 日内任小便自行流出。拔管后如不能自动排尿者应继续留置，作潮式冲洗，直到术后十日将导尿管拔去。

3. 有腹胀现象者，可放置肛管排气。术后如发生急性肠炎，可用结肠冲洗法治疗。

4. 直肠后间隙的香烟引流，在术后 2~3 日拔除。

5. 为防止吻合线收缩狭窄，术后 2~3 个月内应定期作肛管指诊，并进行适当扩张。

二、结肠直肠切除直肠后吻合术（Duhamel 手术）

此手术分离范围小，损伤轻，保留了影响排便反射的直肠下段前壁，使术后有正常的排便和排尿功能。另外此手术方法简单，手术时间短，比较安全。

【适应证】

先天性巨结肠病儿均可采用此手术。

【术前准备、麻醉】

同结肠直肠切除肛门外吻合术。

【手术步骤】

1. 体位、显露　同结肠直肠切除肛门外吻合术。显露巨大肠袢后，提出至切口外，检查病变结肠，决定切除肠袢的范围。剪开直肠两旁的后腹膜和直肠前壁腹膜返折，注意保护腹膜后直肠两旁的输尿管。

2. 分离直肠周围　分离直肠后间隙到尾骨尖，两侧不需分离〔图 33-60（1）〕。分离时注意勿损伤骶中动、静脉及其分支，如有渗血，可在该间隙填塞盐水纱布压迫止血。继而分离直肠前间隙，一般分离至腹膜返折平面稍下即可。整个分离步骤较结肠直肠切除肛门外吻合术简便，多能为患儿耐受，而且分布到膀胱和生殖器的神经也可不被损伤。

3. 切断直肠上段　在直肠腹膜返折略上方夹两把支气管钳，于两钳间切断直肠，近端直肠用干纱布包缠，以免污染伤口〔图 33-60（2）〕。

4. 缝闭远端直肠残端　用 1 号丝线 8 形缝合远段直肠残端，外层加浆肌层连续或间断缝合〔图 33-60（3）〕。

5. 分离结肠系膜　将降结肠外侧腹膜剪开，分离至脾曲。再分离乙状结肠系膜，切断、结扎乙状结肠 2 级血管，保留结肠左动脉及其分支，以保证近段肠管的血运。使分离后的降结肠能向下拉至耻骨联合以下 2cm 即可。

6. 切除巨结肠肠袢　切除巨大的乙状结肠肠袢，双层缝合远端。近段结肠的切端用荷包缝合暂时缝闭

5

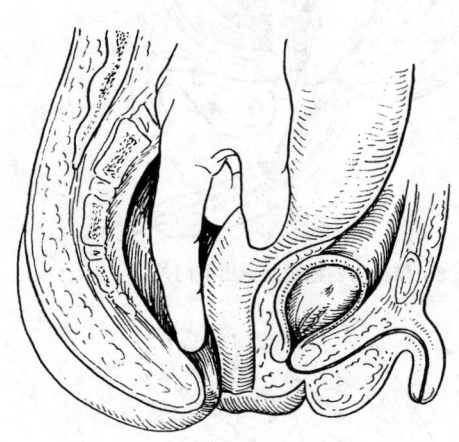

（1）钝性分离直肠后间隙

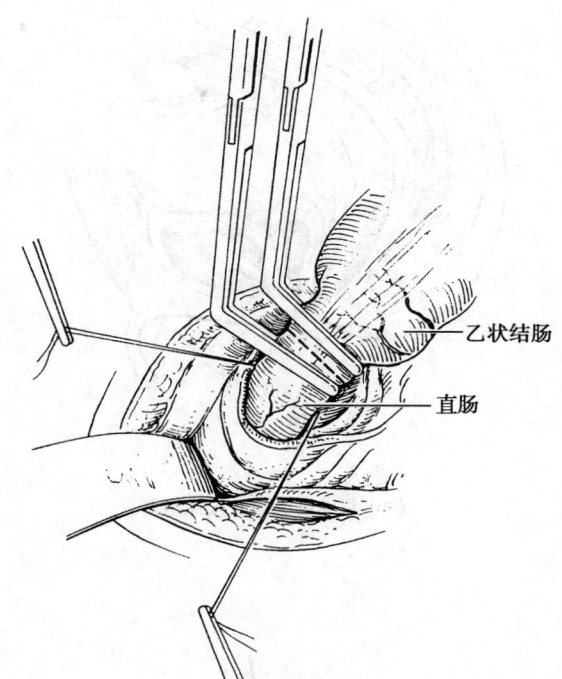

乙状结肠
直肠

（2）切断直肠上段

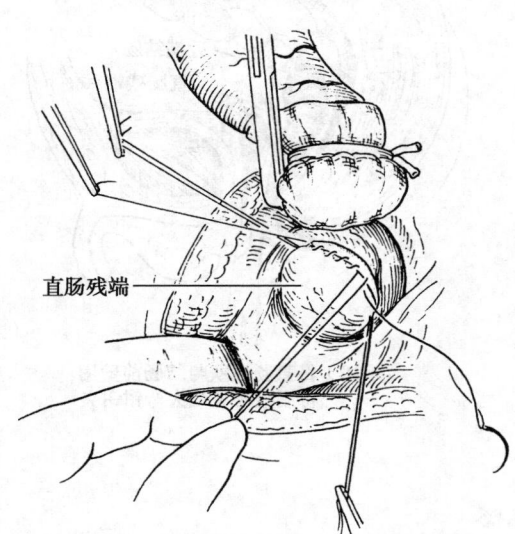

直肠残端

（3）缝闭远端直肠残端，干纱布包裹近端直肠

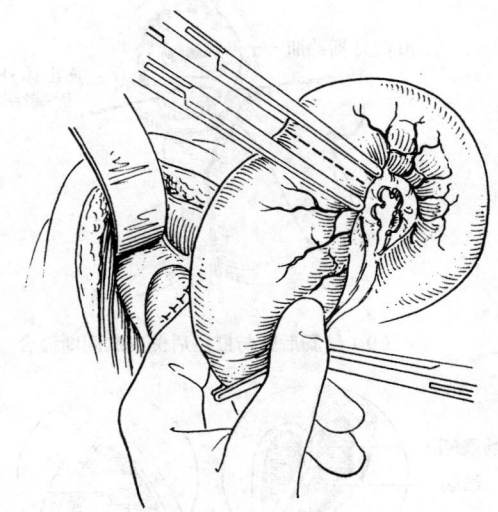

（4）分离结肠系膜切除巨结肠段

5

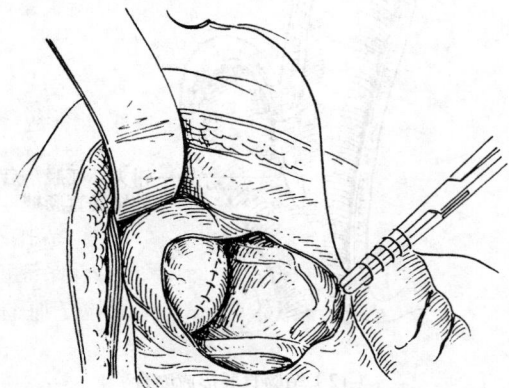

（5）缝合远端，暂时闭合结肠近端

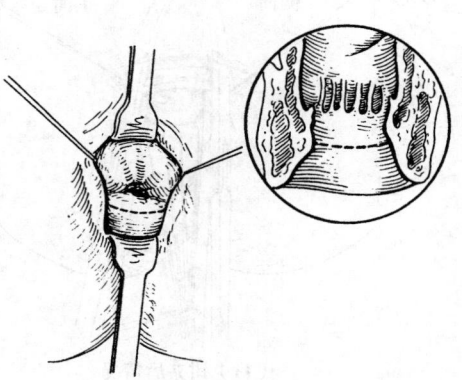

（6）肛门白线上方作半环形切口

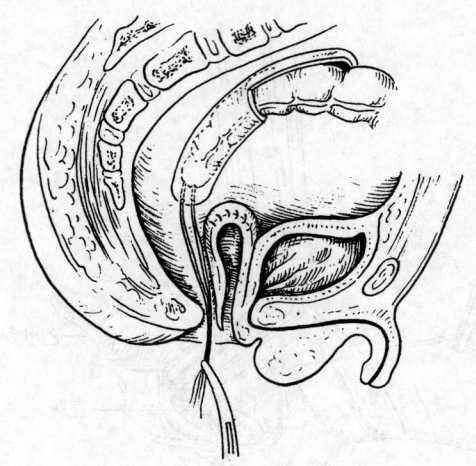

（7）将结肠近端放入拖出器

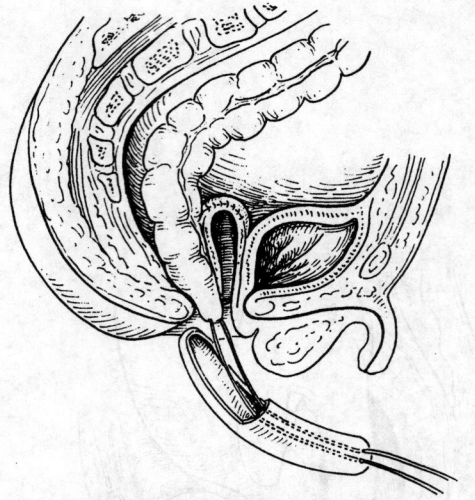

（8）借拖出器把结肠拖出肛门外

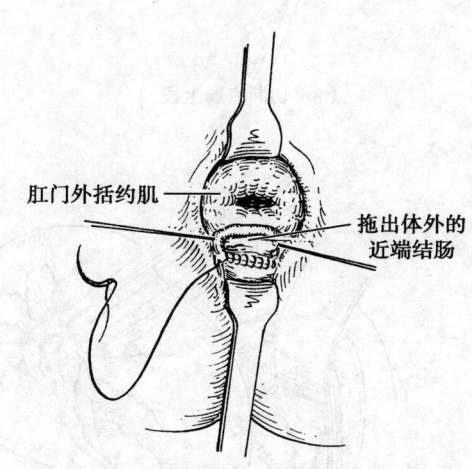

肛门外括约肌

拖出体外的
近端结肠

（9）结肠后壁与肛门后侧皮肤间断缝合

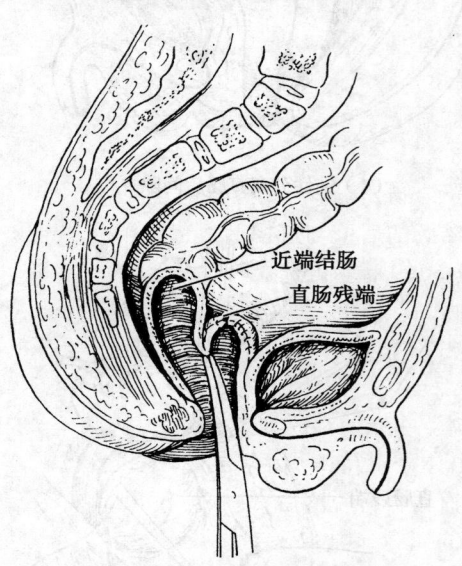

近端结肠

直肠残端

（10）将直肠后壁与结肠前壁用
特制直肠夹或大弯钳钳夹

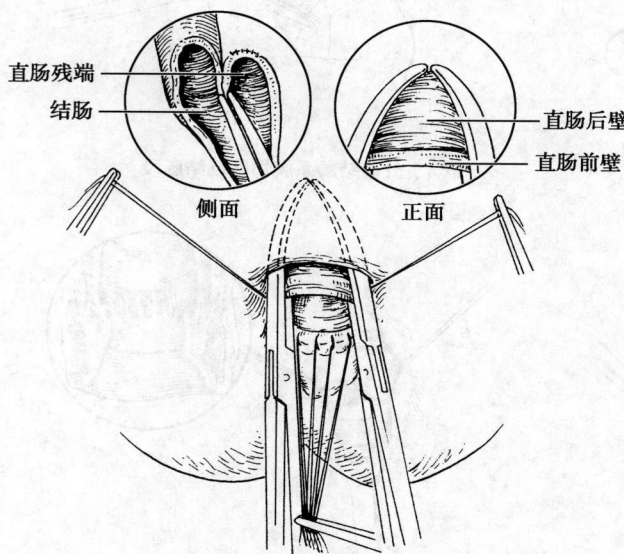

直肠残端

结肠

侧面　　　　正面

直肠后壁

直肠前壁

（11）钳夹后情况

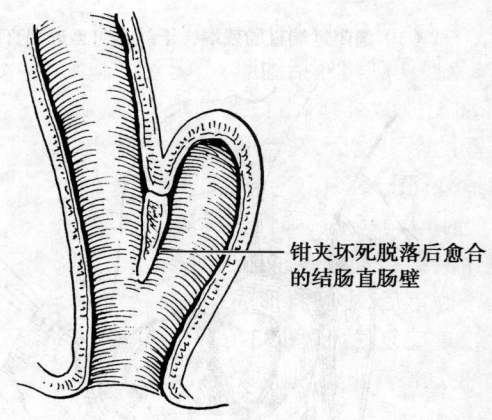

钳夹坏死脱落后愈合
的结肠直肠壁

（12）结肠直肠形成吻合

图 33-60　结肠直肠切除，直肠后吻合术（Duhamel）

或 4 号丝线连续缝合关闭。断端系膜侧和系膜对侧各缝一白、黑牵引线作为标记,以便识别,避免拉出时扭转〔图 33-60(4)(5)〕。

注意上述步骤的关键:直肠应切断在较高平面,这样使远端缝闭方便;但扩大的结肠则应尽量切除。因神经节细胞的缺失病变常可累及结肠至一定高度,增厚的肠壁上常有黏膜溃疡不易愈合,且将巨大的结肠拖出会有困难,在会阴部缝合也难能满意;因此,多数病例的结肠必须分离至脾曲,包括切断结肠左静脉,在拖出结肠时才不至于紧张。

7. 切开肛管白线的后半侧,拉出结肠　术者此时可转至会阴部。用手指扩张肛门括约肌,在肛门两侧各作一牵引线,拉开肛门两侧皮肤,用小钩拉开肛门下方的皮肤,用尖刃刀在肛管后侧白线上作一半环形切开〔图 33-60(6)〕。然后,将肛管与外括约肌分开,向后上方分离达直肠后间隙。将近段结肠放入拖出器之内,借拖出器后侧白线切口把近段结肠拉出体外〔图 33-60(7)(8)〕。

8. 吻合结肠、直肠　先拆除近端结肠的暂时缝线,把近段结肠的后壁与肛门后侧周围的皮肤作间断缝合〔图 33-60(9)〕。再选择两把弹性好、弯度大的全齿长弯止血钳,半圆形钳夹直肠后壁和结肠前壁〔图 33-60(10)(11)〕,然后将两把止血钳靠拢,用粗丝线绑扎固定。

9. 引流　在骶前窝放 1 条引流管,从肛门后另作小切口引出体外。待 1 周后两钳间的结肠直肠壁坏死,两把止血钳自行脱落后,结肠与直肠即可连通〔图 33-60(12)〕。

【术中注意事项】

1. 直肠后间隙必须充分分离,其宽度以能容两指通过,才能使结肠经此间隙拉出体外。

2. 切断直肠上段时,应多保留直肠前壁,以保存术后正常的排便反射。

3. 半环形切开肛门的后半圈时,应位于肛门白线以上,以免损伤肛门外括约肌,引起术后大便失禁。

4. 如无拖出器,可由白线切口处伸入长止血钳,夹住结肠的牵引线后,在盆腔内用手推送的同时,将结肠拉出体外〔图 33-61〕。

5. 选择大小合适,弹性良好且弯度大的全齿长弯止血钳钳夹结肠直肠壁,两把止血钳的尖端必须靠紧,否则钳子脱落后,中间将形成舌状活瓣,使术后吻合不通畅并出现反复便血〔图 33-62〕。

6. 注意长弯止血钳不要插入过深,以免直肠残端穿孔〔图 33-63〕。

7. 用长弯止血钳钳夹肠壁时不要过紧,首次以夹 1~2 个钳扣为宜,不能将 3 个扣全扣紧,因钳夹过紧

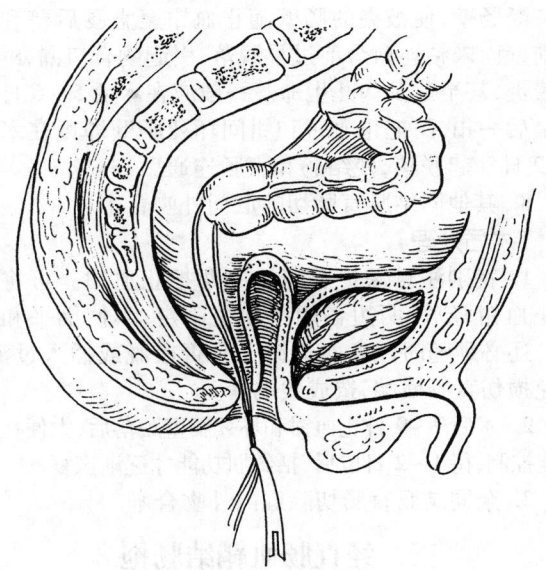

图 33-61　借牵引线把结肠拉出肛门外

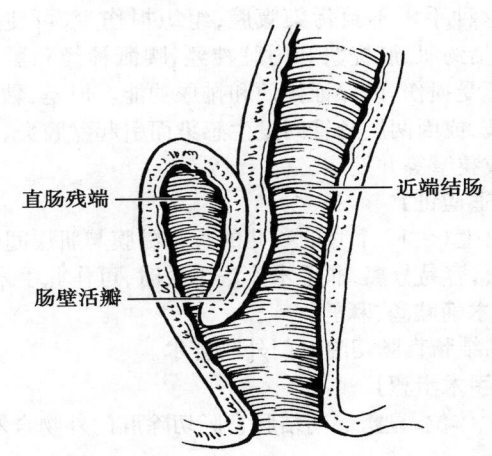

图 33-62　二钳尖未靠紧,造成肠壁活瓣

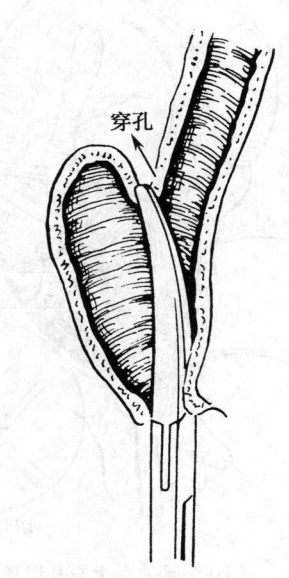

图 33-63　钳夹过深,造成肠壁穿孔

会夹断肠壁,使被夹的肠壁随止血钳至直肠后壁和结肠前壁尚未粘连愈合前过早脱落,引起吻合口漏,继发腹膜炎,甚至危及病儿生命。一般应在术后5~6日再夹最后一扣,两把止血钳和钳间坏死肠壁即可在术后7~9日一起脱落,使结肠和直肠连通。

8. 其他同结肠直肠切除肛门外吻合术。

【术后处理】

1. 特别注意保护肛门口的两把止血钳。可将两把止血钳竖放,两边各用小沙袋固定,不使倒平和移动。还必须随时注意两边钳子是否松脱或插入过深,以免损伤直肠残端,造成残端漏。

2. 术后7~9日止血钳和坏死肠壁脱落后,大便往往不能控制,待1~2日以后,括约肌功能才逐渐恢复。

3. 余同结肠直肠切除肛门外吻合术。

三、经直肠肌鞘结肠拖出术(Soave 手术)

这种手术不致污染腹腔,组织损伤少,可使肛门内、外括约肌、肛提肌和内脏神经、腰骶神经和骶神经丛等不受损伤,以保证排便和排尿功能。但是,黏膜容易剥破,或因两层肠管间发生感染而引起盆腔炎、直肠穿孔或狭窄等并发症。

【适应证】

出生6~12个月的婴儿的直肠黏膜与肌层间隙比较疏松,容易分离,非手术疗法无效时,可作此手术。

【术前准备、麻醉】

同结肠直肠切除肛门外吻合术。

【手术步骤】

1. 体位、显露　同结肠直肠切除肛门外吻合术。

2. 分离直肠上段　切开直肠两侧的后腹膜,避开两侧输尿管。提起乙状结肠,分离直肠上段。

3. 环形切开直肠上段浆肌层　用0.5%普鲁卡因在骨盆入口以上,环形注入乙状结肠远端的浆肌层内,但不要注入黏膜层。环形切开直肠上段的浆肌层,向下分离黏膜下层〔图33-64(1)〕。用剪刀和浸有肾上腺素溶液的小纱布球,作锐性和钝性分离,一直从直肠近端分离至直肠远端,直到肛门,使黏膜下层完全裸露〔图33-64(2)~(4)〕。由于肾上腺素的止血作用,一般渗血不多,只有少数小血管需要结扎。

4. 切开肛管白线　扩肛后,用4把组织钳夹住肛门白线处,拉开、显露肛门内"黏膜"(实际是白线以上的移行上皮)。切开肛管"黏膜"一圈,向上潜行分离"黏膜"下层,使之与直肠上端向下分离的黏膜下层沟通。至此,直肠黏膜层和肌层已完全分离,使直肠成为只有浆膜和肌层的鞘〔图33-64(5)〕。

5. 切断乙状结肠系膜　分离并切断乙状结肠系膜,结扎乙状结肠2级血管,保留近段结肠的血运。

6. 拉出巨结肠肠袢及部分近段结肠　在需切除的结肠壁上界做一缝线作为标记,把直肠黏膜层、巨结肠和近段结肠从直肠肌鞘中拉出肛门外,一直到露出标记线为止〔图33-64(6)〕。这样,直肠肌鞘即与近端的浆膜层相粘合,术后将发生粘连。在距肛门口5~10cm处切断近段结肠,即将巨大的乙状结肠和直肠黏膜层切除。在近段结肠残端内插入肛管,作荷包缝合固定。在直肠肌鞘和结肠浆膜层之间置1条引流管,从肛门口引出体外,以防肌鞘内积血而继发感染。然后间断缝合结肠浆肌层与肛门四周皮肤,再在腹腔内间断缝合直肠肌鞘残端和结肠的浆肌层。缝合后腹膜,关闭腹壁各层。

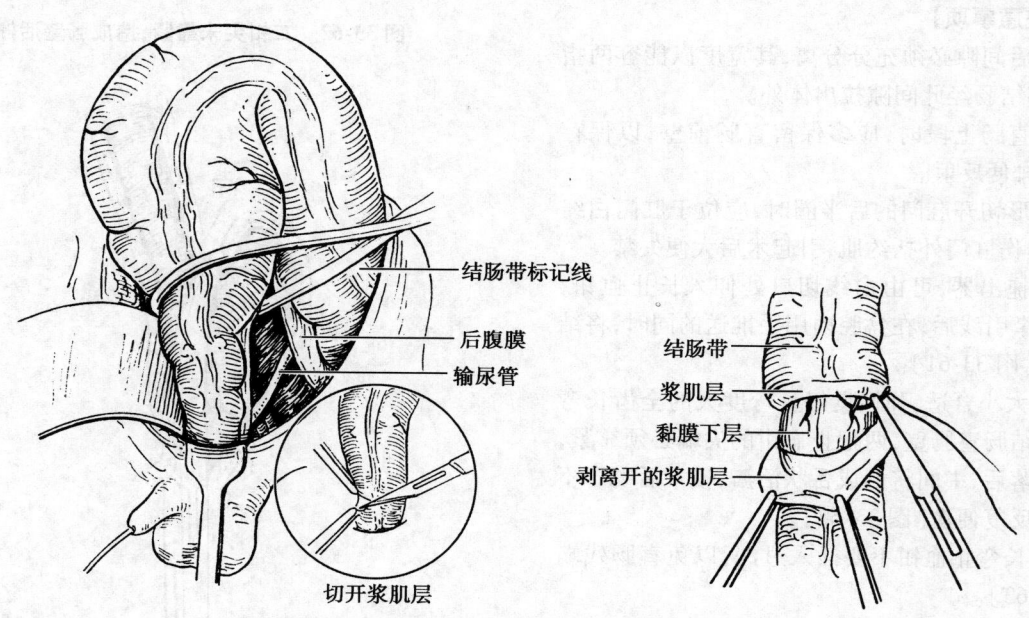

结肠带标记线
后腹膜
输尿管
切开浆肌层

(1) 分离直肠上段并切开浆肌层

结肠带
浆肌层
黏膜下层
剥离开的浆肌层

(2) 环形切开直肠上段浆肌层, 缝扎黏膜下血管

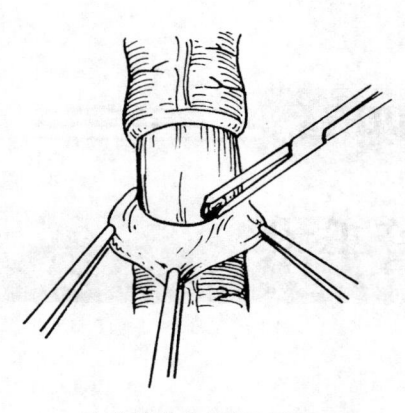

（3）钝性分离黏膜下层

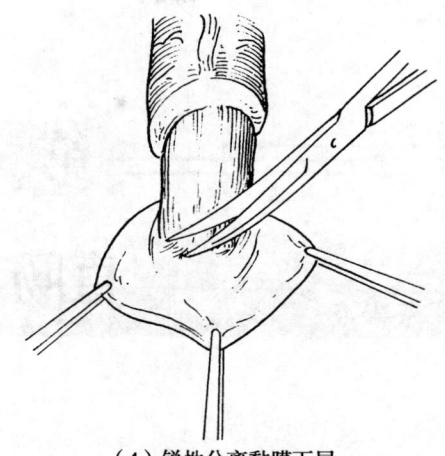

（4）锐性分离黏膜下层

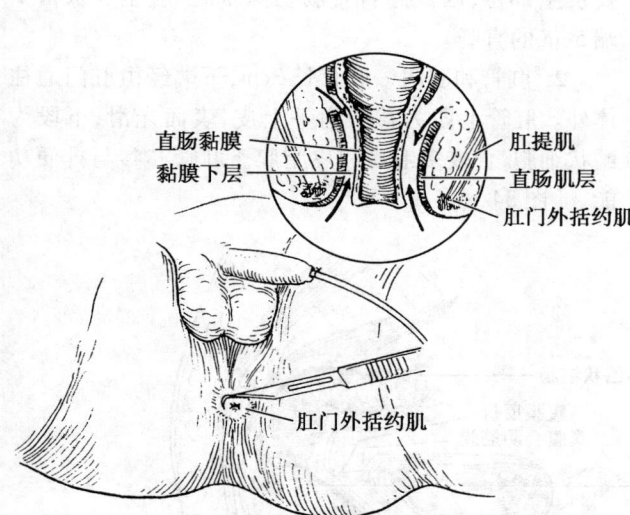

（5）切开肛门白线

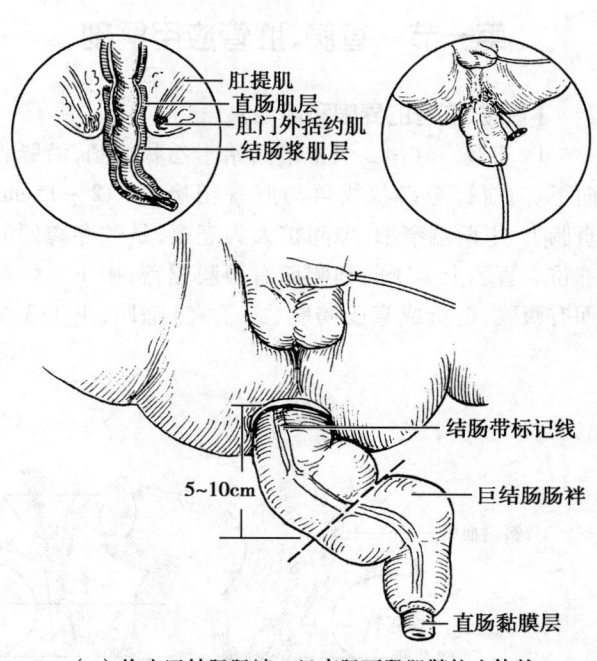

（6）拖出巨结肠肠袢，经直肠下段肌鞘拉出体外

图 33-64　经直肠肌鞘结肠拖出术（Soave）

【术中注意事项】

同结肠直肠切除肛管外吻合术。

【术后处理】

1. 直肠肌鞘内引出的引流管，在术后 2 ～ 3 日拔除。

2. 留在肛门口外的结肠残端，于术后 15 ～ 20 日用电刀在标记处切断，结扎出血点，残端于数小时内即可缩回肛门内；或者用手指轻轻加压，即可回缩。

3. 术后 14 日开始每周扩肛 1 ～ 2 次，直到大便通畅。

（刘 革）

第三十四章

直肠、肛管手术

第一节 直肠、肛管应用解剖

【直肠、肛管的界限和组成】

1. 直肠 在第 3 骶椎平面始于乙状结肠,沿骶骨向下、向前行至齿状线再与肛管相接,长 12～15cm。直肠上、下两端窄细,中间扩大为壶腹,是贮存粪便的部位。直肠上 1/3 前和侧面有腹膜覆盖;中 1/3 仅前面有腹膜,返折成直肠膀胱(或子宫)陷凹;下 1/3 全部在腹膜外。直肠有 3 个黏膜向内突入形成的半月形直肠瓣,上、下在左侧,中间在右侧。

直肠的主要功能是排便,其下端是排便反射的主要发生部位,因此施行直肠切除术时,应至少保留下端 5cm 的直肠。

2. 肛管和肛门 肛管长 3cm,下端经由肛门通往体外。肛管上段为移行扁平上皮,表面光滑;下段为鳞状细胞,含较多毛囊和皮脂腺。肛管亦参与排便功能。〔图 34-1〕

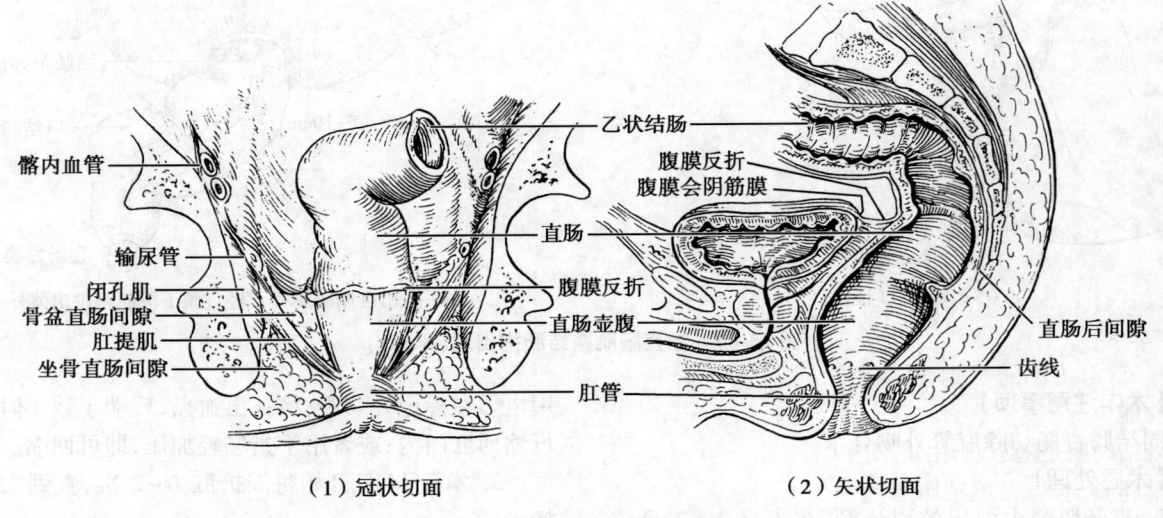

（1）冠状切面　　　　　（2）矢状切面

图 34-1　直肠、肛管的界限和组成

3. 直肠柱、肛瓣、隐窝和肛乳头 在直肠下端与肛管交界处,有 6～10 个纵行黏膜皱襞向肠腔内突出,称为直肠柱;直肠柱最下端的乳头状突起是肛乳头、每两个直肠柱下端间的半月形皱襞称为肛瓣;肛瓣与直肠柱形成许多向上开口的袋状小窝称为隐窝或直肠窦,许多肛门腺开口于隐窝中〔图 34-2〕。

4. 齿状线 直肠与肛管交界处,由于肛乳头和肛瓣结构的存在,形成锯齿状外观,故称齿状线,大多数肛管疾病起源于此,在临床上较重要。齿状线是胚胎时内、外胚叶的交界线,上为黏膜,由自主神经支配,直肠上动脉供血,静脉引至门静脉,淋巴引入盆腔淋巴结;下为皮肤,由脊神经支配,肛管动脉供血,静脉引至下腔静脉,淋巴引至腹股沟淋巴结〔图 34-3〕。

【直肠、肛管的肌肉】

1. 直肠肌肉 结构与结肠相同,外层是纵肌,内层是环肌。

2. 肛门括约肌 分内、外两部分:
内括约肌是直肠壁环形肌下端的增厚部分,受自

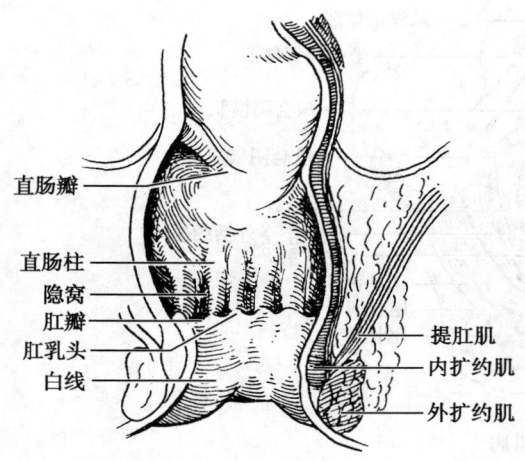

图 34-2　直肠柱、肛瓣、隐窝和肛乳头

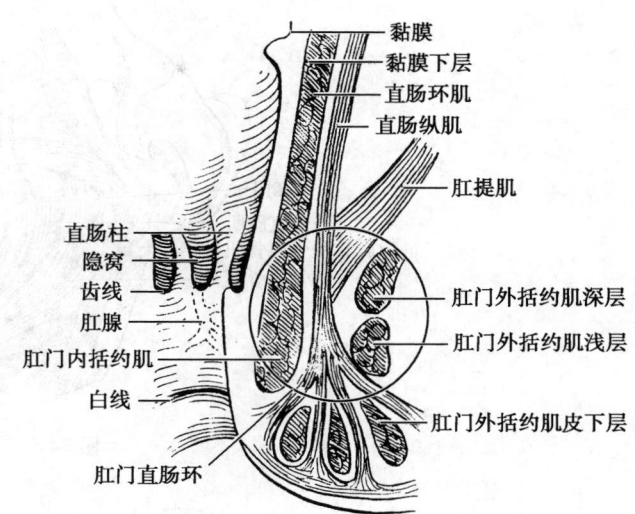

图 34-4　肛门内、外括约肌

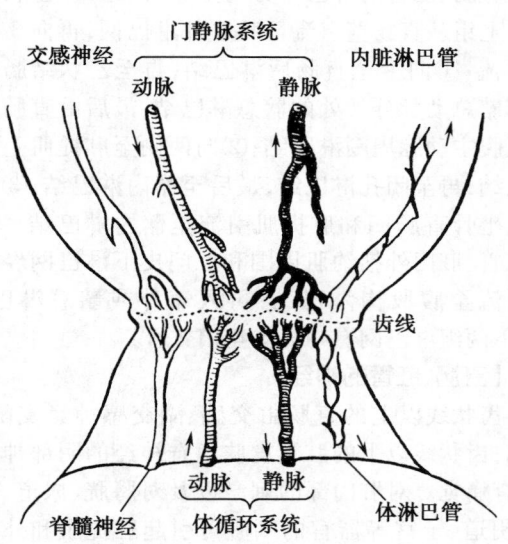

图 34-3　齿线上、下的神经、血管和淋巴分布

主神经支配，为不随意肌，仅能帮助排便，没有括约肛门的功能。

外括约肌是随意肌，由皮下组、浅组、深组组成。皮下组呈环形，本身无单独附着点。仅在后侧与浅组会合，上缘与肛门内括约肌相接，即肛门白线所在处的浅沟，切断后不致引起肛门失禁。浅组起自尾骨尖背侧和肛门尾骨韧带，向前向下，在肛门后方分为左、右两部分，围绕肛管两侧，到肛管前又合为一束，向前止于会阴。深组在浅组上外方，与浅组一起包围在肛门括约肌外面，也呈环形，后侧与肛提肌的耻骨直肠肌会合，前侧则交叉附着在对侧坐骨结节上〔图 34-4〕。

3. 肛提肌　左右各一，由耻骨直肠肌、耻骨尾骨肌、髂骨尾骨肌组成。肛提肌是薄而宽的扁肌，除前侧外，几乎构成盆腔底（盆膈）的全部。肌肉的前侧起自耻骨弓和闭孔内肌相交的腱弓上，斜向后下，止于

直肠壁下部。耻骨直肠肌位置最深，对肛门的括约功能起主要作用，肛门手术时应避免损伤〔图 34-5〕。

4. 肛管直肠环　是一组肌群，由外括约肌的浅组、深组、内括约肌的一部分和耻骨直肠肌等共同组成。它围绕直肠肛管连接处成为一个肌环，维持肛门的括约功能，如受损坏即可发生大便失禁。

5. 盆膈　是盆腔的底壁，由肛提肌、尾骨肌和会阴横肌组成。肛提肌的上、下还各有盆腔筋膜覆盖，形成一坚强的膈，将直肠和肛管支持在一定位置上。〔图 34-6〕

【直肠、肛管的血管】

1. 动脉　由直肠上、直肠下、肛管和骶中动脉供应。

（1）直肠上（痔上）动脉：是肠系膜下动脉的末支，自乙状结肠系膜根部进入盆腔，在第 3 腰椎平面分左右两支分布在直肠壁上部。

（2）直肠下（痔中）动脉：是髂内动脉前支的分支，分布在直肠下部的前壁。

（3）肛管（痔下）动脉：是阴部内动脉的分支，分布在肛管、肛提肌和内、外括约肌上。

（4）骶中动脉：较细小，由腹主动脉发出，分布在直肠后壁。

2. 静脉　分布与动脉相同，主要流入直肠上、直肠下两个静脉丛。

（1）直肠上静脉丛（内痔静脉）：在齿状线以上，向上汇入直肠上静脉，再入肠系膜下静脉和门静脉。这些静脉无静脉瓣，压力增高后可曲张成内痔。

（2）直肠下静脉丛（外痔静脉）：在齿状线以下，汇入直肠下静脉和肛管静脉，最后均汇入腔静脉系统中〔图 34-7〕。

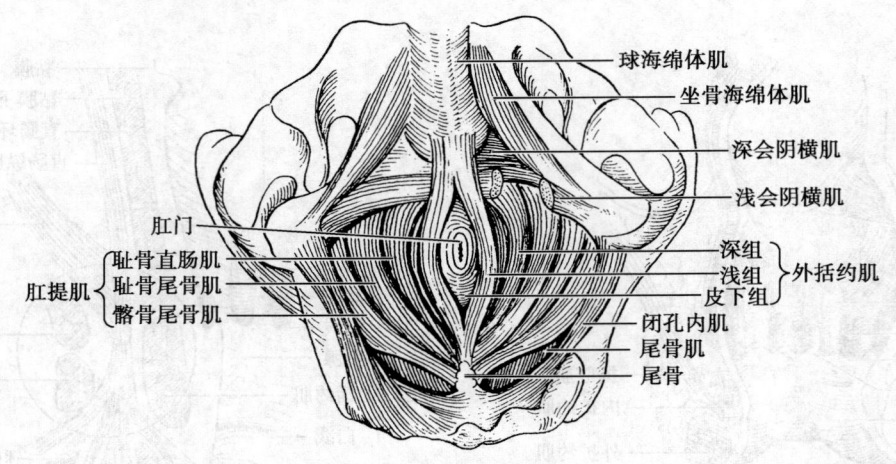

图 34-5 会阴部肌肉

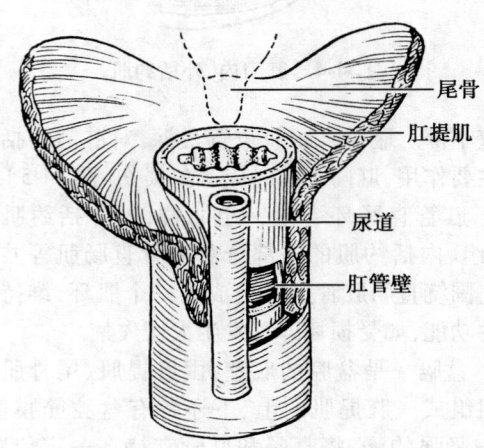

图 34-6 肛提肌立体模式图

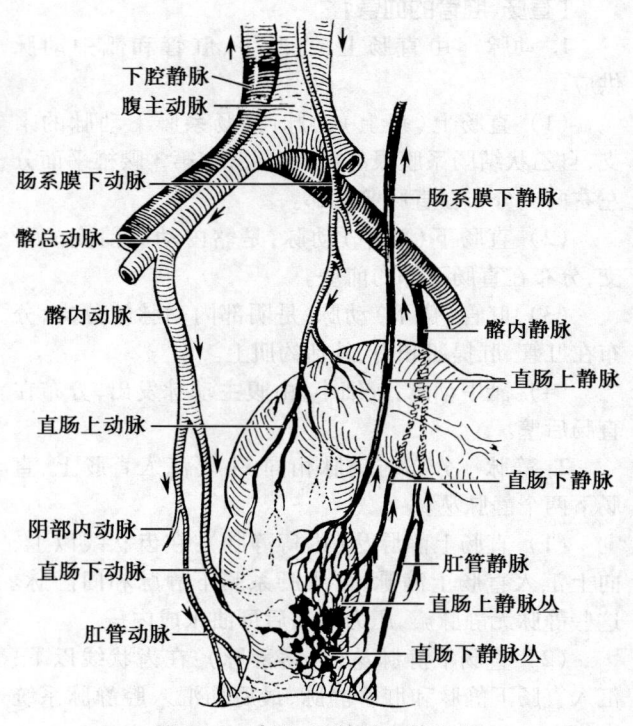

图 34-7 直肠、肛管的血管分布

【直肠、肛管的淋巴引流】

直肠、肛管的淋巴可分为上、下两组,以齿状线为界。上组从直肠壁引流至肠壁外淋巴网,再向 3 个方向引流:①向上至直肠后淋巴结,再至乙状结肠系膜根部髂总动脉分叉处的髂总淋巴结,最后沿直肠上动脉至腹主动脉周围淋巴结;②向两侧至肛提肌上面的淋巴结,再至闭孔淋巴结,最后至髂内淋巴结;③向下穿过坐骨直肠凹和肛提肌引流至髂内淋巴结。下组从肛管、肛门外括约肌周围和肛门皮下淋巴网经会阴部引流至腹股沟淋巴结,再入髂外或髂总淋巴结。上、下两组淋巴网有吻合支互相交通。

【直肠、肛管的神经】

齿状线以上的直肠由交感、副交感神经支配,无痛觉;齿状线以下的肛管皮肤由脊神经的阴部神经支配,有痛觉。对肛门部的刺激以及对膀胱、尿道、前列腺、阴道、子宫等器官的刺激可引起肛提肌和外括约肌的反射收缩。感觉神经又与膀胱颈部神经共同来自第 4 骶神经,所以肛门疾病或肛门手术后常可导致尿潴留,膀胱颈有病变时也可有里急后重的感觉。

【直肠肛门旁间隙】

主要有 5 个间隙,内有脂肪和纤维结缔组织,是发生感染、脓肿的常见部位。以肛提肌为界,上有两个骨盆直肠间隙和一个直肠后间隙,下有两个坐骨直肠间隙〔图 34-1〕。

1. 骨盆直肠间隙 左右各一,前面以膀胱和前列腺为界(女性以子宫阔韧带为界),后面是直肠下动、静脉和周围的结缔组织,上面是腹膜返折,外下面是肛提肌上面的筋膜,内面是直肠壁。此间隙位置较深,感染积脓后不易发现。

2. 直肠后间隙 在直肠后方、骶骨前方,上面是腹膜返折,下面是盆膈。间隙内含有神经组织和骶中动脉等。

3. 坐骨直肠间隙 左右各一,在肛管两侧,上面为盆膈,外面为闭孔内肌,前界是会阴浅横肌,后界是臀大肌下缘。

第二节　直肠息肉切除术

直肠息肉有腺瘤、儿童性息肉、炎性息肉和家族性多发性息肉等。其中腺瘤分为管状腺瘤、绒毛状腺瘤及绒毛状管状腺瘤三种,腺瘤与多发性息肉病有恶变可能,应积极处理,对于较小带蒂的息肉,可在直肠镜、结肠镜下电灼切除,对于较大、广基底、疑有恶变的息肉应手术切除。

一、经肛门息肉切除术

【适应证】

直肠中下段距肛缘 8cm 以下的息肉。

【术前准备】

术前一天口服泻药清洁肠道。

【麻醉与体位】

局麻或腰麻,折刀位。

【手术步骤】

扩肛后,插入扩肛器,对有蒂息肉,用止血钳夹住蒂根部提起,缝扎或双重结扎蒂根部后于远端切断,切除息肉〔图 34-8〕。对于广基息肉,应先缝扎四周提起息肉,支持固定,用电刀沿支持线内一侧开始边切开黏膜边止血,切除息肉,间断缝合黏膜及黏膜下层。对于位置较深的息肉,电刀切除困难或出血者,也可腹腔镜手术用闭合切割器夹闭、切除息肉〔图 34-9〕。

【术中注意事项】

1. 提起息肉时要轻柔,以免拉断蒂部引起出血。

2. 较大广基息肉应多点牵起支持固定后由一端沿基底逐步切开黏膜,分离黏膜下层,切断息肉。

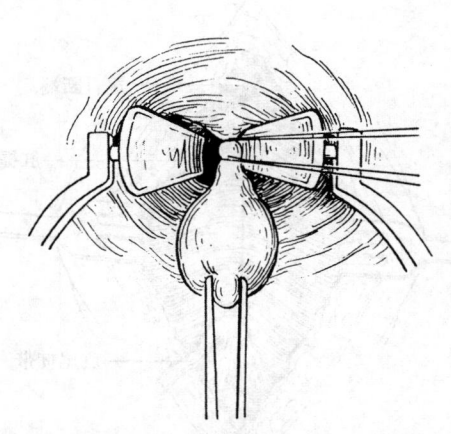
（1）提出息肉,在息肉蒂基底部作双重结扎或缝扎

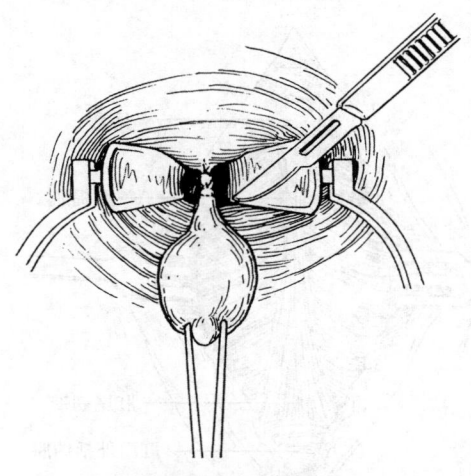
（2）切断蒂部,切除息肉

图 34-8　经肛门有蒂息肉切除术

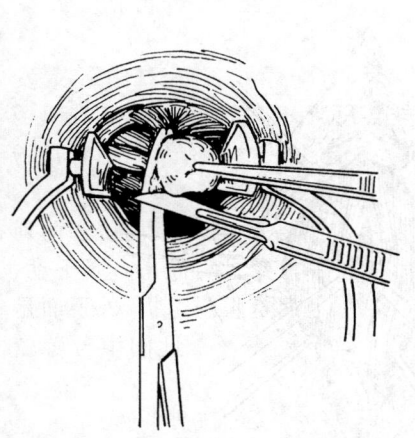
（1）钳夹基底部后切除息肉

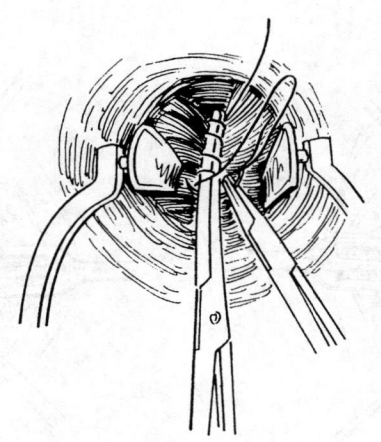
（2）连续缝合

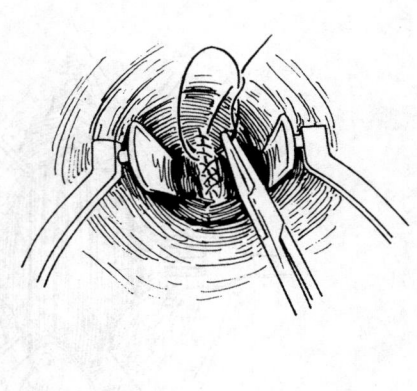
（3）第二层缝合后结扎

图 34-9　经肛门宽基底息肉钳夹切除术

5

【术后处理】

带蒂息肉切除后不需要特殊处理。广基息肉切除：

1. 控制饮食 1~2 天。

2. 保持大便通畅，不干燥，以免引起出血。便后经肛门给予抗生素栓剂。

3. 切除息肉送术后病理，如有早期恶性变者应定期严密随诊或进一步治疗。

4. 术后 4~6 周复查结肠镜。

二、经骶直肠息肉切除术

【适应证】

1. 息肉较大不能经肛门切除，一般局限在直肠后壁，直径小于肠壁周径 1/2。

2. 息肉癌变，局限于黏膜下层。

【术前准备】

同直肠癌手术。

【麻醉与体位】

连续硬膜外麻醉，折刀位。

【手术步骤】

1. 切口　平尾骨距肛门 3cm 以上弧形切口约 6~8cm 或骶骨下端至肛门上 3cm 矢状切口约 6cm。

2. 分离　切开皮肤、皮下组织，显露尾骨、肛尾韧带、肛门外括约肌及肛提肌、臀大肌〔图 34-10(1)〕。

3. 切除　切除尾骨，断肛尾韧带、部分肛提肌、骶前筋膜壁层，进入骶前间隙，游离并打开直肠系膜，显露直肠后壁，纵行切开肠壁，显露息肉，四周分别缝合一针牵引，沿黏膜下层用电刀切除息肉。如疑有恶变，应切除距息肉边缘 1~2cm 的直肠壁，仔细止血〔图 34-10(2)~(6)〕。

4. 缝合　横行缝合直肠壁全层、直肠系膜层，逐层缝合骶前筋膜壁层、肛提肌、肛尾韧带、皮下、皮肤。骶前间隙放置自然引流管一枚〔图 34-10(7)、(8)〕。

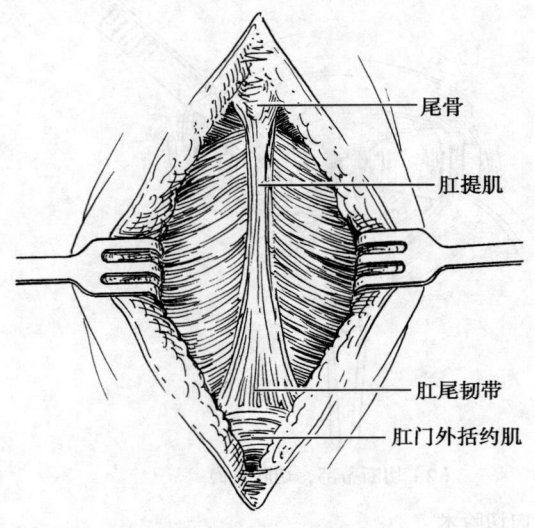

（1）显露肛尾韧带、肛提肌

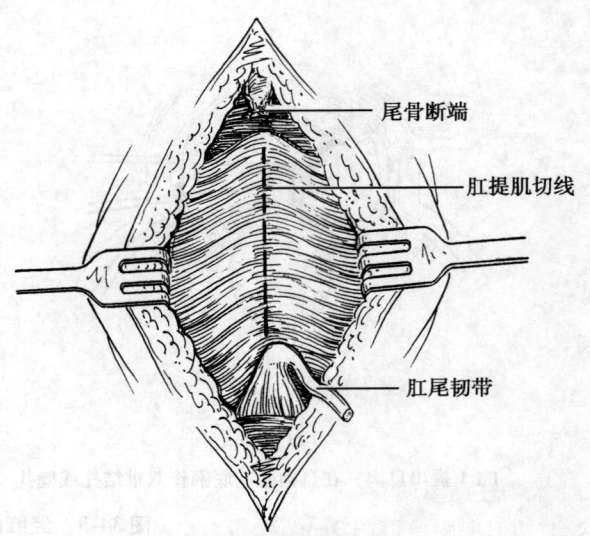

（2）切除尾骨、切断肛尾韧带

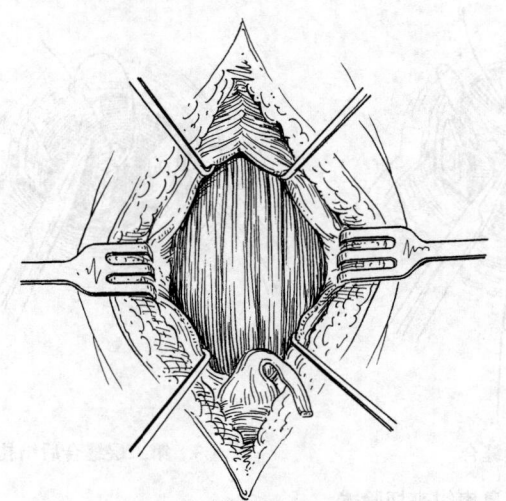

（3）切断肛提肌、显露直肠后壁

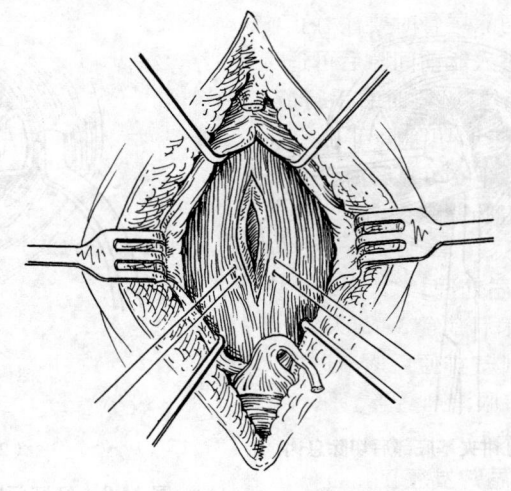

（4）纵行切开直肠后壁

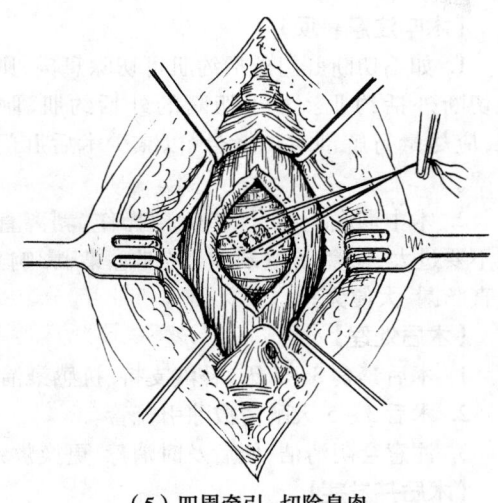

（5）四周牵引、切除息肉　　　　（6）边切边缝直肠后壁

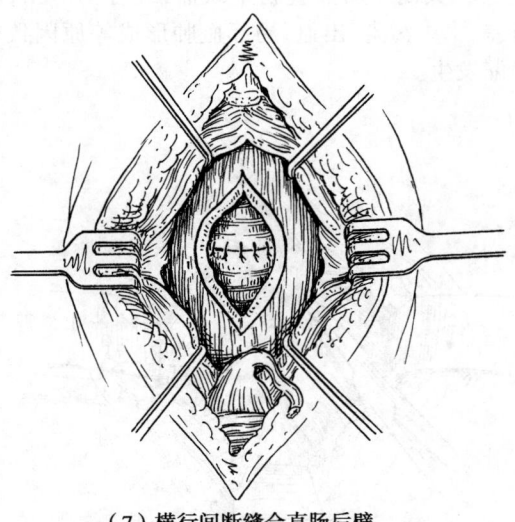

（7）横行间断缝合直肠后壁　　　　（8）间断肌层包埋可靠

图 34-10　经骶直肠息肉切除

【术中注意事项】

1. 切口要距离肛门 3cm 以上,避免损伤肛门外括约肌。

2. 切除尾骨时要注意止血。

3. 进入骶前间隙后可适当游离直肠系膜,确定肿瘤所在部位,必要时右手行肛门指诊定位。如为后壁息肉,可梭形切除局部全层肠壁;如为前或侧壁息肉应在相应部位切开后壁,切除息肉。

4. 直肠壁纵行切开,横行缝合一般不会出现术后狭窄。

【术后处理】

1. 术后禁食 3~5 天,补液、支持、抗感染治疗。

2. 排气排便后逐渐进流食、半流食,2 周恢复正常饮食。口服泻剂适当通便。

3. 术后 3~5 天酌情拔除引流管。

【术后并发症】

1. 创面出血　沿疏松的骶前间隙游离直肠可避

免出血,切除尾骨时要远离骶骨切开骶前筋膜壁层。

2. 肛门失禁　多为解剖不清,损伤肛门外括约肌所致。

3. 直肠漏　直肠系膜内剥离直肠壁不要过大,否则易出现肠壁缺血,发生直肠漏。

三、经肛门括约肌切开息肉切除术

（一）经肛门后括约肌切开切除术

【适应证】

息肉位置近肛门,广基,地毯状,经肛门切除及骶尾切除困难的病例。

【术前准备】

同直肠息肉切除手术。

【麻醉与体位】

连续硬膜外麻醉,折刀位。

【手术步骤】

1. 切口　骶尾至肛门正中切口约 6~8cm。

5

2. 分离　切开皮肤、皮下组织,显露尾骨、肛尾韧带、两侧的肛提肌及肛门外括约肌〔图34-11(1)、(2)〕。

3. 切除　切除尾骨,断肛尾韧带、肛提肌、骶前筋膜壁层,进入骶前间隙,游离直肠系膜,向下断耻骨直肠肌、肛门外括约肌,显露肛管上方直肠后壁,经肛诊确定息肉所在部位,距息肉0.5~1.0cm梭形切除直肠壁全层,横行间断全层加肌层两层缝合直肠壁〔图34-11(3)~(5)〕。如息肉广基,地毯状生长,绕肠壁近一周时,应沿肛提肌深层、直肠深筋膜层,游离直肠系膜一周并穿带牵引,距息肉1cm行直肠局部肠段切除,直肠端-端吻合。可经肛门行双吻合器法吻合直肠,也可手工先行直肠间断全层缝合,再加间断肌层缝合,最后缝合直肠深筋膜层〔图34-11(6)~(8)〕。

4. 缝合　冲洗切口,骶前间隙放置自然引流管一枚,依次缝合肛门外括约肌、耻骨直肠肌、肛提肌、肛尾韧带、皮下、皮肤。

【术中注意事项】

1. 如不切断肛门外括约肌可切除息肉,则尽量避免切断外括约肌。对于切断的外括约肌、耻骨直肠肌,应尽量行解剖对位缝合,以减少术后肛门失禁发生率。

2. 术中彻底止血,严格无菌操作,剥离直肠壁范围不要过大,避免肠壁缺血、局部感染,影响愈合,发生直肠漏、大便失禁。

【术后处理】

1. 术后禁食3~5天,补液支持、抗感染治疗。

2. 术后3~5天酌情拔除引流管。

3. 注意会阴清洁,便后及时消毒,更换敷料。

【术后并发症】

1. 粪漏　局部直肠壁缺血,缝合不严密,肠道准备差,术中污染,出血,局部血肿形成等原因致直肠切口漏发生。

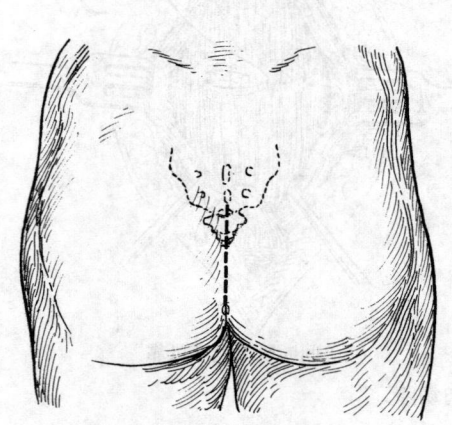

(1) 骶尾部纵切口

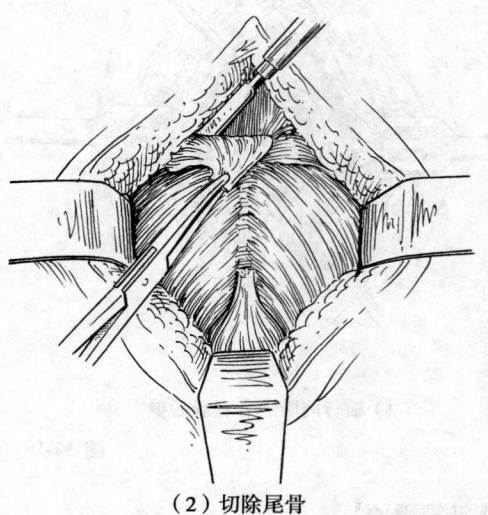

(2) 切除尾骨

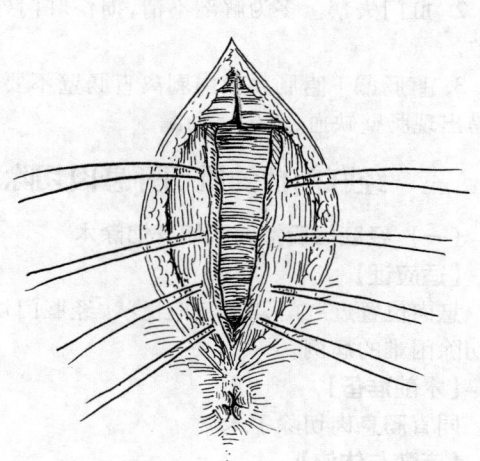

(3) 切断耻骨直肠肌及外括约肌

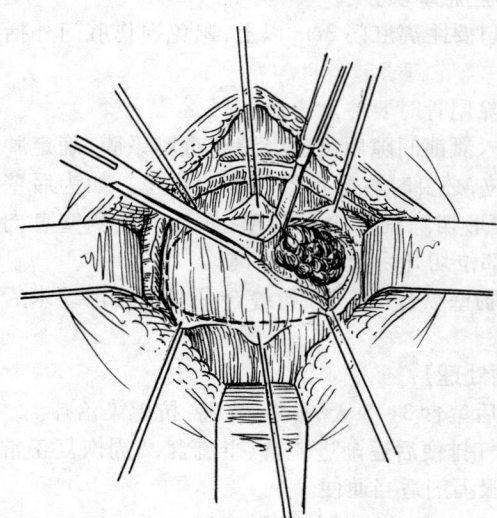

(4) 切除息肉

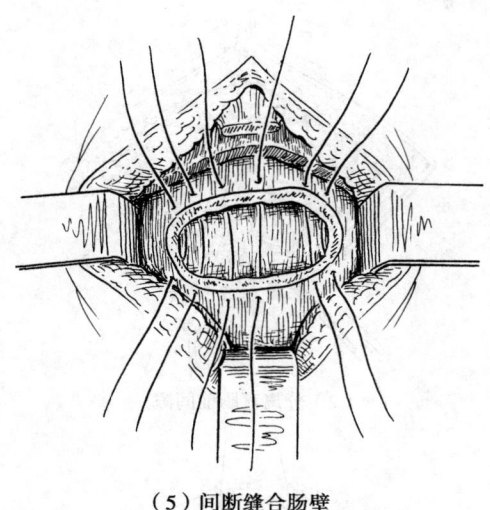

（5）间断缝合肠壁

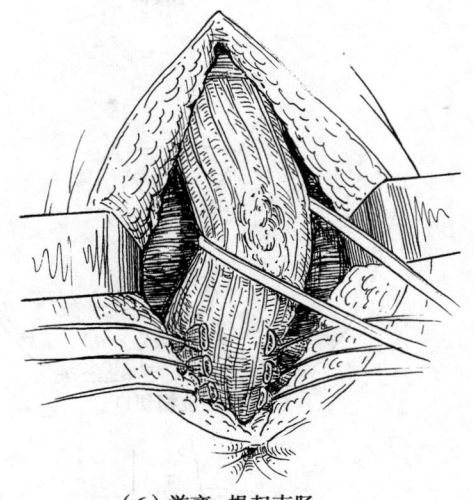

（6）游离、提起直肠

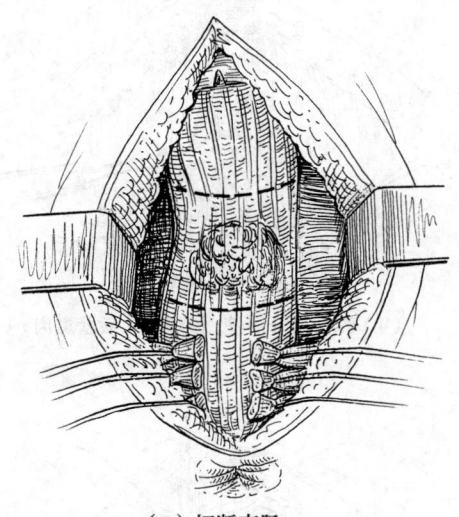

（7）切断直肠

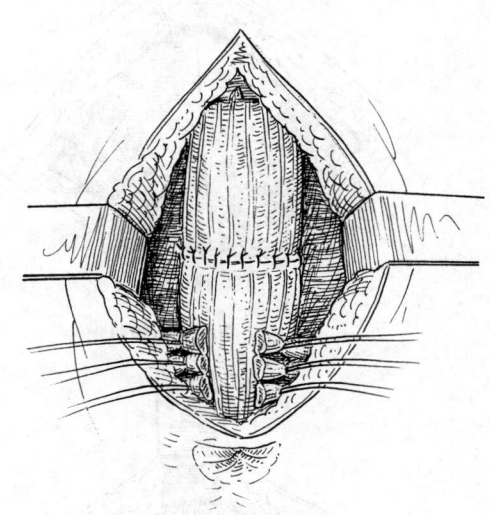

（8）直肠端端吻合

图 34-11 经肛门后括约肌切开切除术

2. 大便失禁 肛门外括约肌及耻骨直肠肌修复不当,同时合并感染等因素所致。

（二）经肛门前括约肌切开息肉切除术

【适应证】

近肛门的直肠前壁广基或地毯状息肉,较大,经肛及骶尾不能切除者。

【术前准备】

1. 同前准备肠道。

2. 术前 3 天用 1：1000 氯己定液冲洗阴道,术前晚涂甲紫标记。

【麻醉与体位】

硬膜外麻醉,截石体位。

【手术步骤】

1. 切口 肛门前横切口约 5 ~ 6cm〔图 34-12（1）〕。

2. 分离 切开皮肤、皮下组织、会阴筋膜,进入直肠阴道间隔,显露肛门外括约肌、直肠前壁。

3. 切除 肛诊定位息肉位置,纵行切开外括约肌、直肠前壁,距息肉 0.5 ~ 1.0cm 切开直肠后壁全层,梭形切除息肉,彻底止血,横行可吸收线间断全层缝合直肠壁〔图 34-12（2）~（5）〕。

4. 缝合 缝合直肠、肛管前壁切开处,解剖修补肛门外括约肌断端,缝合皮下、皮肤〔图 34-12（6）、（7）〕。

【术中注意事项】

1. 按解剖层次进入直肠阴道间隔,疏松间隙。如层次不对,易出血及损伤直肠或阴道。

2. 肛门外括约肌切开时标记,以利于修复。

【术后处理】

1. 术后禁食 3 ~ 5 天,补液支持、抗感染治疗。

2. 注意会阴清洁,便后及时消毒,更换敷料。

【术后并发症】

1. 直肠阴道瘘。

2. 大便失禁。

5

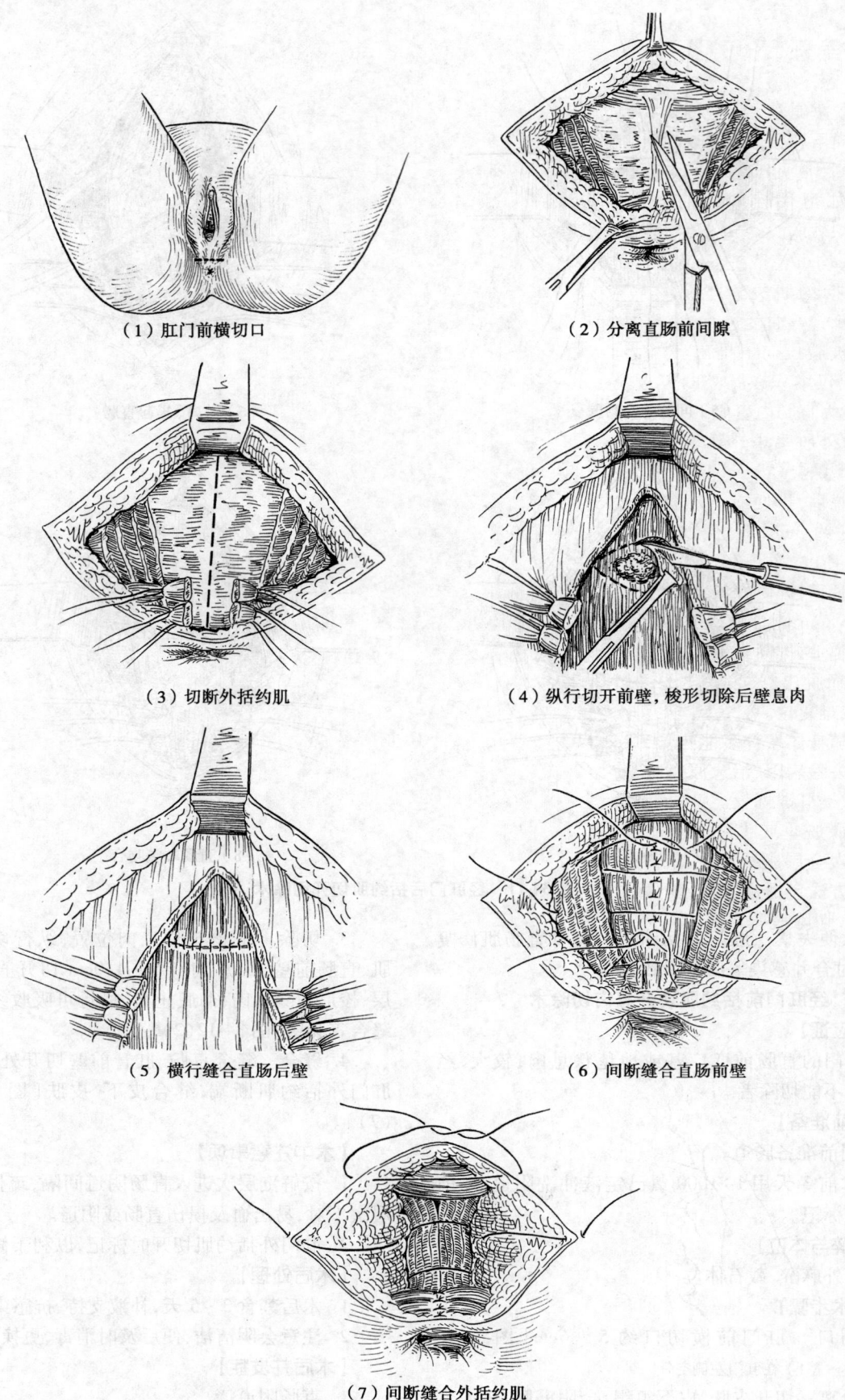

（1）肛门前横切口

（2）分离直肠前间隙

（3）切断外括约肌

（4）纵行切开前壁，梭形切除后壁息肉

（5）横行缝合直肠后壁

（6）间断缝合直肠前壁

（7）间断缝合外括约肌

图 34-12　经肛门前括约肌切开息肉切除术

第三节　直肠脱垂修复术

直肠脱垂是肛管、直肠黏膜、直肠全层甚至部分乙状结肠向下移位脱出或不脱出肛门外的一种疾病。发病率不高,常见于老年和儿童。主要病因有:①腹压增加。如习惯性便秘,长期腹泻,多次分娩等。②盆底组织软弱。幼儿发育不全,年老衰弱或久病后营养不良,均可使肛提肌和盆底筋膜薄弱无力;神经麻痹引起括约肌失禁也是盆底软弱的重要原因。③其他如骶骨弯曲度过直,直肠前陷凹腹膜返折过低使直肠易被腹压向下推出。当直肠腔内黏膜与肌层分离,黏膜仅堆积在肠腔内但未脱出肛门外者,称为内脱垂,或为直肠内套叠。直肠黏膜及全层脱出肛门外者,称为外脱垂。外脱垂的分类方法较多,目前常用三度分型法:

Ⅰ度脱垂,排便或增加腹压时,直肠黏膜脱出肛门外,长度约3cm,触之柔软,便后脱出部分可自行还纳。

Ⅱ度脱垂,排便或增加腹压时,直肠全层脱出,长度可达4~8cm,触之肥厚有弹性,手压迫可复位。

Ⅲ度脱垂,排便或增加腹压时肛管、直肠、部分乙状结肠外翻脱出,长度达8cm以上,触之肥厚,弹性差,手压较难复位。

小儿随身体发育多能自愈,成人多需治疗。一般疗法包括去除病因、治愈原发病、建立定时排便习惯、纠正便秘、提肛锻炼等。针灸和中药对早期病变效果较好。黏膜脱垂或Ⅰ度脱垂可行黏膜下注射硬化剂治疗。成人全层脱垂上述治疗无效时才采用手术治疗。手术方法包括:肛门环缩,修复盆底,抬高直肠前腹膜返折,切除脱垂肠管,固定及折叠悬吊直肠等多种术式。其各有优缺点,采用时必须根据不同病例,针对其病理改变及解剖缺陷,选择一种或几种方法配合治疗。

一、肛门环缩术(Thiersch修复)

【适应证】

1. 老年,一般状态差,手术风险大,不能耐受较大手术者。

2. 肛门收缩乏力或肛门已呈松弛的直肠脱垂病例,常与其他手术相辅应用。

【手术前准备】

1. 术前去除直肠脱垂的诱发因素,如增强体质,治疗腹泻、便秘、慢性咳嗽等。

2. 术前口服泻剂,清洁灌肠。

【麻醉与体位】

局麻或腰麻。截石位或折刀位。

【手术步骤】

1. 切口　0.5%碘附纱布塞入直肠腔内,预防感染,用尖刀在肛门前后正中线、内外括约肌间沟处做纵向切口分别约1~1.5cm大小〔图34-13(1)〕。

2. 穿线环缩肛门　用弯止血钳自前正中切口插入,沿右半内外括约肌间沟潜行,由后正中切口穿出,钳尖夹住双股羊肠线或0号可吸收线,抑或尼龙网带,由前正中切口退出止血钳,使羊肠线于内外括约肌间贯穿肛门右半侧。同样方法弯止血钳由后正中切口插入沿左半内外括约肌间沟潜行由前正中切口穿出,钳夹住羊肠线后,再由后正中切口退出,使羊肠线沿内外括约肌间沟贯穿肛门周围一圈,助手示指插入肛门内,结扎羊肠线,环缩肛门至紧贴示指,用丝线间断缝合肛门前后两处切口,退出示指,取出肛门内碘附纱布条,凡士林纱布包扎〔图34-13(2)、(3)〕。

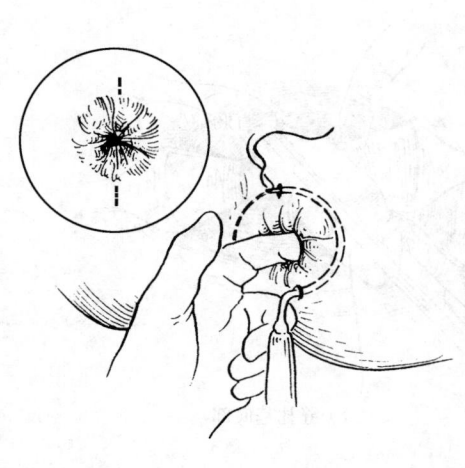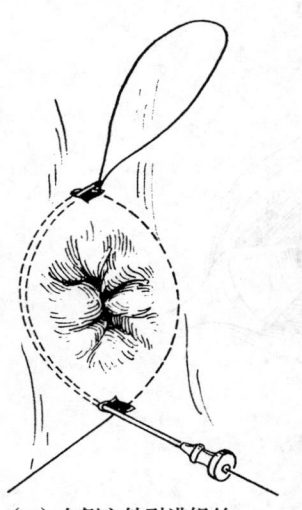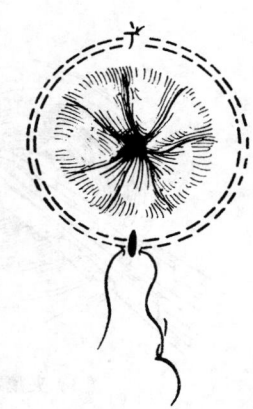

(1)在肛门左侧空针引进银丝　　　(2)右侧空针引进银丝　　　(3)拉紧银丝环后缝合切口

图34-13　肛门环缩术(Thiersch)

5

【术中注意事项】

1. 术中要严格注意无菌操作,止血钳沿肛门内外括约肌间沟潜行,既不要穿入直肠、肛管内,也不要太浅留在肛门皮下。

2. 结扎羊肠线要松紧适度,不要太紧,导致术后排便困难。

【术后处理】

1. 控制饮食 3 ～ 5 天,静脉补液,全身应用抗生素。

2. 通便,便后换药,预防切口感染。

【术后并发症】

1. 局部感染,肛周脓肿形成。

2. 排便困难。

二、直肠瘢痕支持固定术

【适应证】

1. Ⅱ度以上直肠脱垂,伴有明显黏膜松弛者。

2. 老年,一般状态差,不能耐受较大手术者。

【术前准备】

同肛门环缩术。

【麻醉与体位】

局麻。截石位或折刀位。

【手术步骤】

常规消毒,局麻,扩肛,用两手指轻轻将直肠黏膜拖出肛门外,于齿状线上 1.5cm 处,分别选 3、7、11 三点,用止血钳夹住提起黏膜,约直径 1cm 左右大小,用 4 号线结扎可靠。牵拉三点结扎线支持,沿三点方向纵行向上分别结扎 4 ～ 5 处,结扎间距 0.5 ～ 1.0cm 左右。结扎结束后,将脱垂直肠回纳,肛门内留置抗生素栓〔图 34-14(1)～(6)〕。

【术中注意事项】

止血钳钳夹提起黏膜时不要过深,避免损伤肌层,引起疼痛及黏膜出血。

【术后处理】

1. 控制饮食 3 ～ 5 天。

2. 每日肛门内留置抗生素栓剂。

3. 进食后,口服液体石蜡 30 ～ 40ml 每日一次通便。

【术后并发症】

出血。

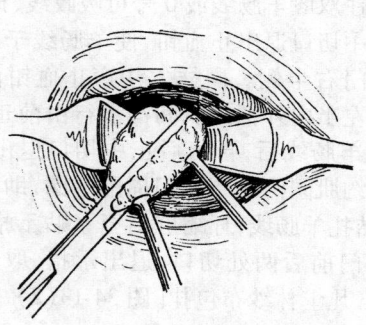

（1）纵夹黏膜

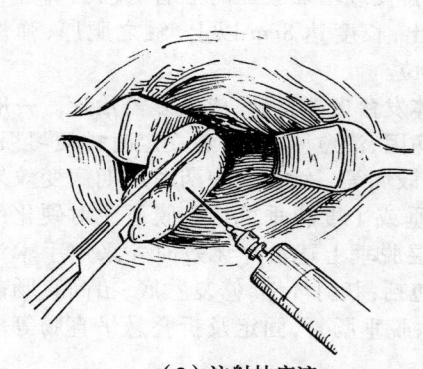

（2）注射枯痔液

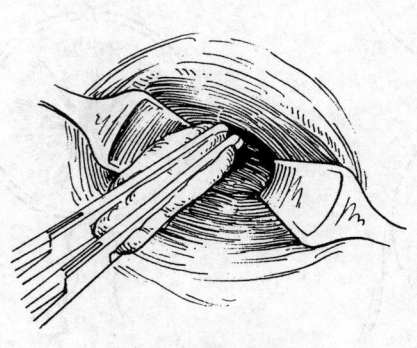

（3）夹瘪黏膜瓣

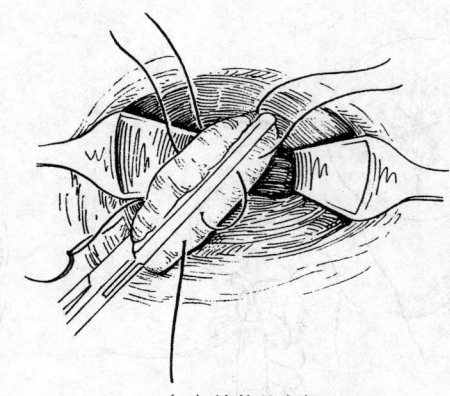

（4）缝扎基底部

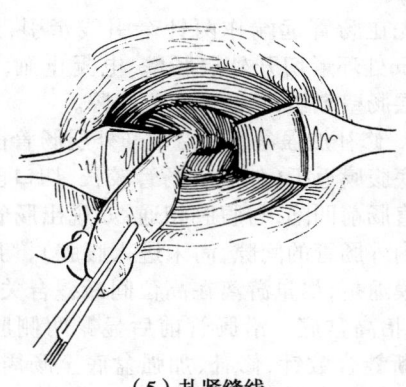

（5）扎紧缝线

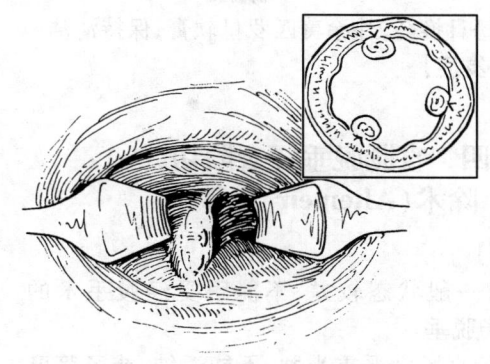

（6）完成手术

图 34-14　直肠脱垂瘢痕支持固定术

三、肛门紧缩术

【适应证】

Ⅱ～Ⅲ度脱垂,伴有肛门括约肌松弛乏力者。

【术前准备】

同肛门环缩术。

【麻醉与体位】

腰麻。截石位或折刀位。

【手术步骤】

1. 切口　在肛门后距肛缘上1cm,由3～9点作半环形切口,深达外括约肌浅层。

2. 分离皮瓣　提起切口上缘皮瓣,沿外括约肌表面剥离上方皮瓣达齿状线平面。

3. 纵行缝合　用0号可吸收线从切口一端进针穿过部分外括约肌浅层,再从切口另一端出针,缝合2～3针,结扎后使半环形切口弯成纵切口,修剪切口皮缘,纵行间断缝合皮下、皮肤,术后肛门能进出1指为宜,无菌纱布覆盖〔图34-15（1）～（4）〕。

【术中注意事项】

手术切口长短,术中贯穿缝合外括约肌的深浅程度,应根据患者肛门松弛程度决定,缝合的松紧度在麻醉下肛门进出两指,术后进出1指为宜。

【术后处理】

1. 控制饮食3～4天,口服抗生素。

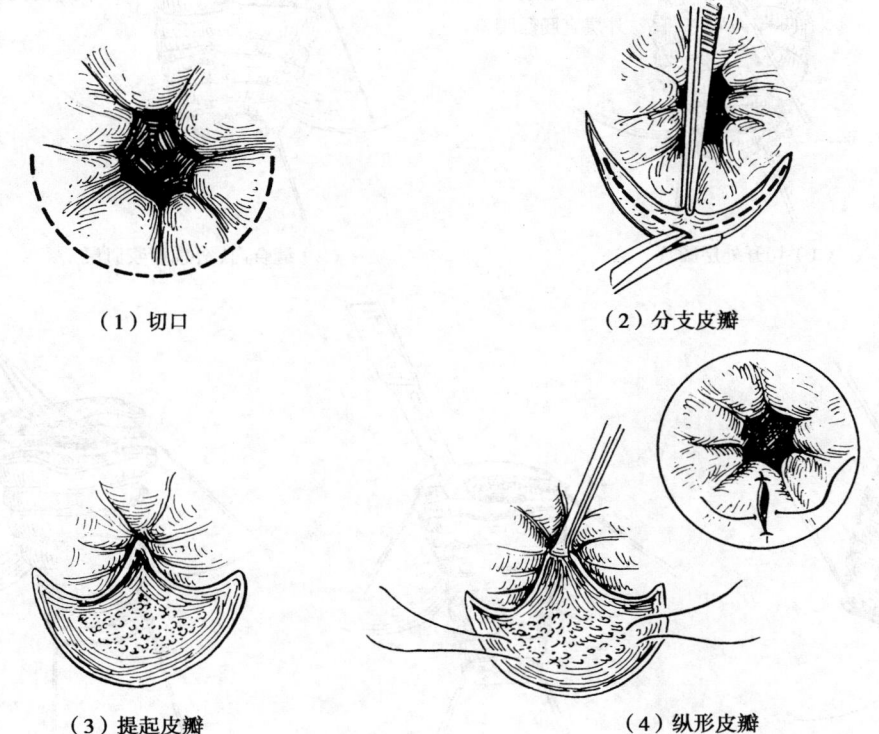

（1）切口

（2）分支皮瓣

（3）提起皮瓣

（4）纵形皮瓣

图 34-15　肛门紧缩术

2. 局部每日换药,外涂莫匹罗星软膏,保持清洁。

【术后并发症】

感染。

四、直肠脱垂经会阴切除术(Altemeir 手术)

【适应证】

1. 老年,一般状态较差,不能耐受经腹手术的Ⅱ~Ⅲ度直肠脱垂。

2. 脱出的直肠已严重水肿,不能返纳,或肠管已有坏死者。

【术前准备】

1. 术前 2 天口服肠道抗生素预防感染。

2. 术前 1 天复方聚乙二醇电解质散 2 盒加 1500ml 温水中口服准备肠道,全身应用抗生素预防感染。

【麻醉与体位】

腰麻或连续硬膜外麻醉。截石位或折刀位。

【手术步骤】

1. 截石位时,臀部垫高,使坠入直肠前间隙内的小肠回入腹腔,以免术中损伤。

2. 切开外层肠管　牵拉脱出肠管,使肠管完全脱出。先在肠管远端作两针牵引线牵引,距齿状线上 1~2cm处环形切开外层肠壁,电凝止血,间断缝合近端外层肠壁牵引,预防回缩入腹腔。

3. 修补加强盆底　沿切开外层肠管前壁,找到切开盆底腹膜返折(如脱出肠管较长,切口已切开腹膜,进入直肠前凹陷,与腹腔相通;如脱出肠管较短,则仅切入内外肠管的间隙,尚未进入腹腔),切除过多的盆底腹膜返折,尽量游离在高位间断缝合关闭盆底腹膜返折,抬高盆底。沿肠管前后显露两侧肛提肌,并牵拢间断缝合数针,修补、加强盆底至肠周前后可容一指〔图 34-16(1)~(4)〕。

4. 切除脱出肠管　提脱出远端肠管,沿前后正中,由远端向近端纵行切开脱出肠管内外层至已环形切开的外层直肠壁处,将前后正中两点的内外两层肠管间断全层缝合牵引。沿环形切开外层肠壁,环形切开内层肠壁,边切边端-端缝合内外两层肠管,预防回缩,这样由前后正中向两侧切开,直至切除脱出肠管,内外两层肠管缝合一周后,止血。

5. 还纳肠管　用手指轻轻将吻合好的肠管送入肛门内,肛门内留置包绕凡士林纱布的直径 1cm 的软胶管减压,肛周外敷料包扎固定〔图 34-16(5)~(8)〕。

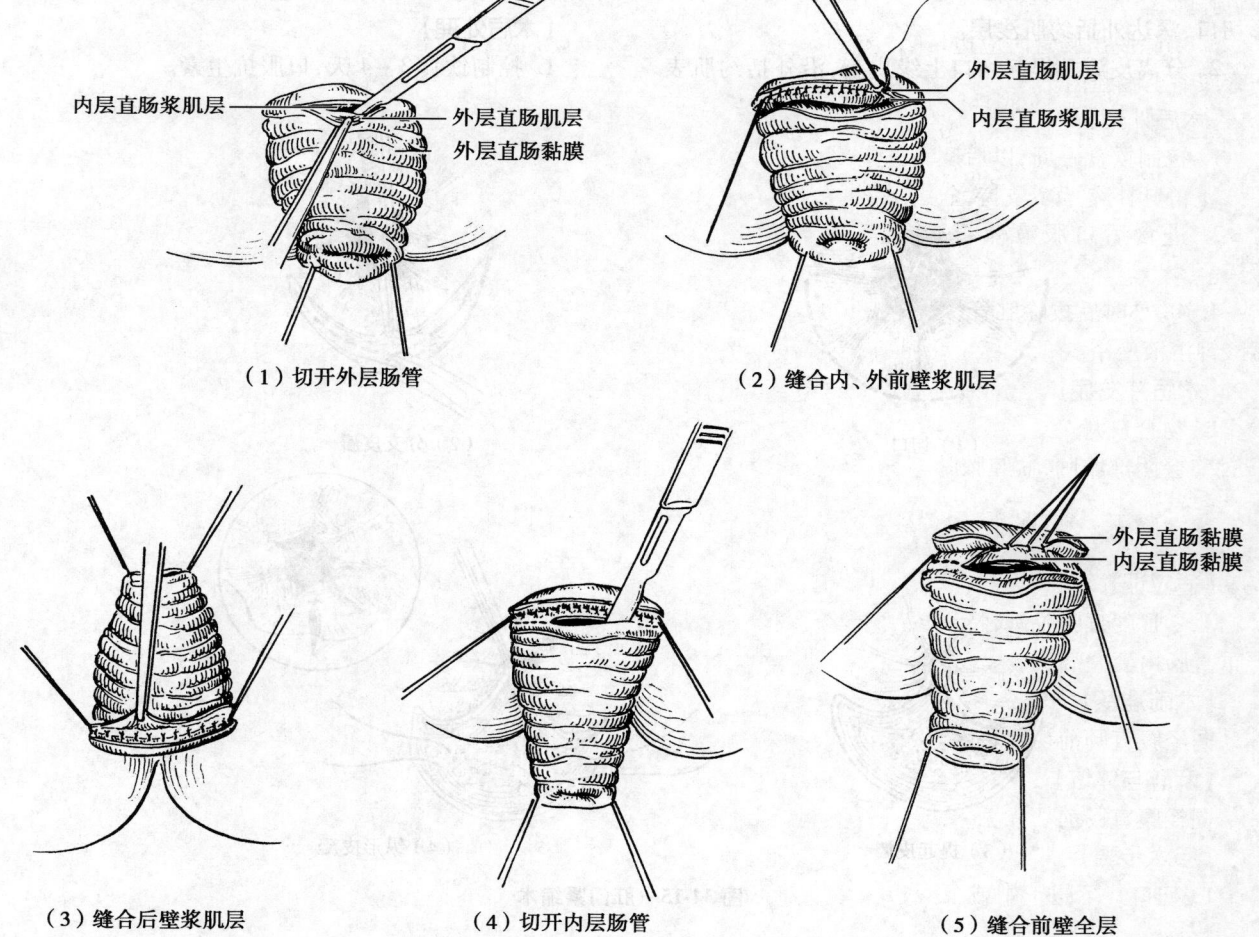

（1）切开外层肠管　　　　　　　　　　　（2）缝合内、外前壁浆肌层

（3）缝合后壁浆肌层　　　　（4）切开内层肠管　　　　（5）缝合前壁全层

内层直肠浆肌层　　　　外层直肠肌层　外层直肠黏膜

外层直肠肌层　内层直肠浆肌层

外层直肠黏膜　内层直肠黏膜

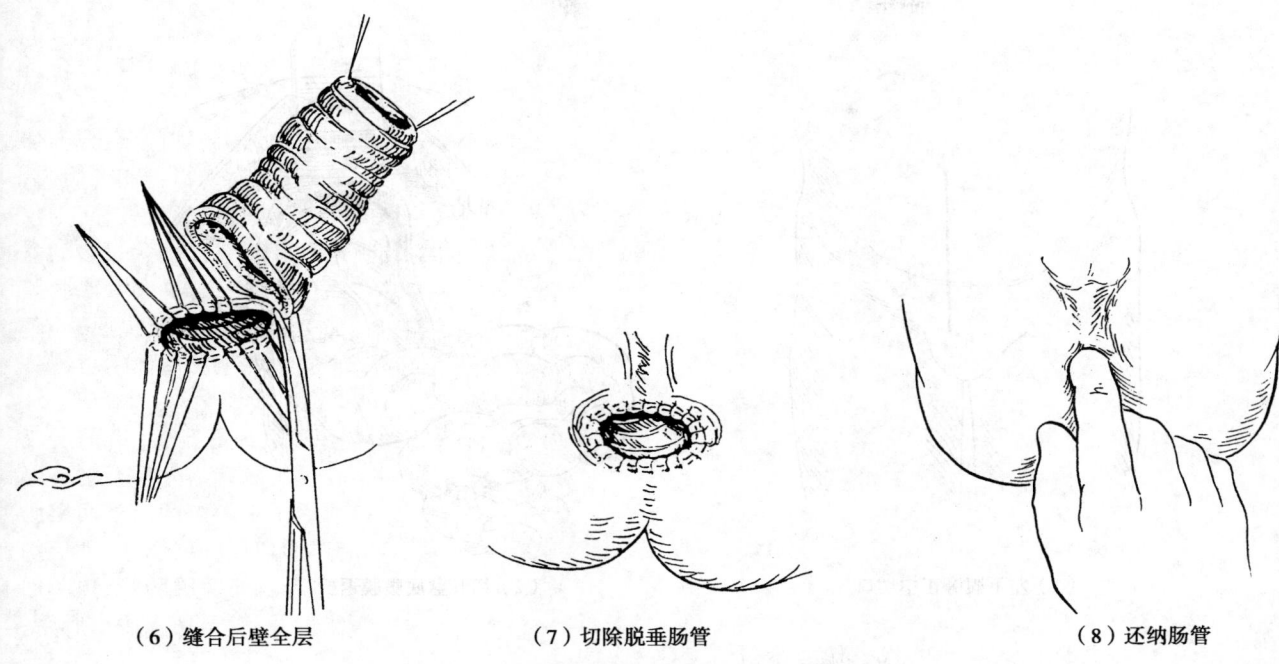

（6）缝合后壁全层　　　　（7）切除脱垂肠管　　　　（8）还纳肠管

图 34-16　直肠脱垂经会阴切除术（Mikulicz）

【术中注意事项】

1. 切开外层肠管可能已进入腹腔，此时应仔细检查有无小肠坠入，避免误伤。同时，应先将小肠还纳入腹腔内。

2. 切除脱出肠管时应边切边缝合牵引，以免内层肠管回缩至腹腔内。

【术后处理】

1. 控制饮食一周，以后逐渐进流食、半流食。

2. 静脉补液，营养支持，全身应用抗生素预防感染。

3. 进食后口服液体石蜡 30 ~ 40ml，每日一次缓泻。

4. 48 小时后拔除肛管，每日换药，便后 1∶5000 高锰酸钾溶液坐浴。

【术后并发症】

1. 吻合口漏。

2. 会阴部脓肿，盆腔脓肿。

五、直肠悬吊、固定手术

【适应证】

Ⅱ ~ Ⅲ度直肠脱垂，特别适用于骶骨直肠分离或严重直肠内套叠病例。

【术前准备】

同经腹直肠前切除手术。

【麻醉与体位】

同经腹直肠前切除手术。

【手术步骤】

1. 切口　下腹正中或下腹旁正中切口 12 ~ 15cm

〔图 34-17（1）〕。

2. 游离直肠　保护切口，隔离小肠，提起乙状结肠下段，打开其两侧腹膜；沿直肠两侧向下至盆底打开腹膜返折；沿骶前筋膜脏层游离直肠后壁至尾骨尖；沿直肠前间隙游离直肠前壁；沿深筋膜游离两侧至侧韧带水平，游离提起直肠中上段。

3. 缝合固定　提起直肠，将直肠中下段两侧壁纵行间断固定于骶前筋膜 3 ~ 5 针，后壁间断固定于骶岬下方 2 ~ 3 针，固定直肠下段〔图 34-17（2）~（7）〕。

4. 关腹　切除过多盆底腹膜返折，间断缝合关闭直肠两侧腹膜及盆底腹膜，抬高盆底，止血可靠可不放引流，也可盆腔放自然引流管一枚于左下腹引出。逐层缝合腹壁各层，无菌纱布包扎切口〔图 34-17（8）〕。另外，网片固定法时（Ripstein 手术），向上牵引提起直肠，用 4cm 宽的 Teflon 网片覆盖在骶岬下直肠的前壁及两侧壁。将网片右侧缘用 4 号丝线间断固定于骶骨正中偏右 1.5cm 的骶前筋膜上 3 针，剪除多余网片，将网片左侧缘用 4 号丝线间断固定于骶骨正中偏左 1.5cm 处的骶前筋膜上 3 针，然后再将网片间断固定于直肠前壁及两侧壁，保持直肠后壁有约 3cm 肠壁无网片覆盖，预防术后梗阻〔图 34-17（9）~（10）〕。也可先将网片中央固定于骶前筋膜上，再包绕固定于直肠的后壁及两侧壁，使直肠前壁有约 3cm 肠壁无网片覆盖〔图 34-17（11）~（12）〕。

【术中注意事项】

1. 分离骶前时要按解剖间隙即骶前筋膜脏层剥离，避免损伤自主神经及骶前静脉。

5

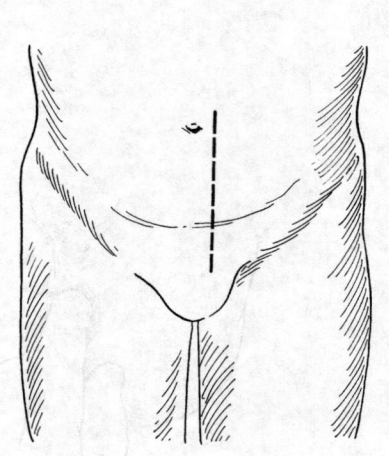

（1）左下腹旁正中切口

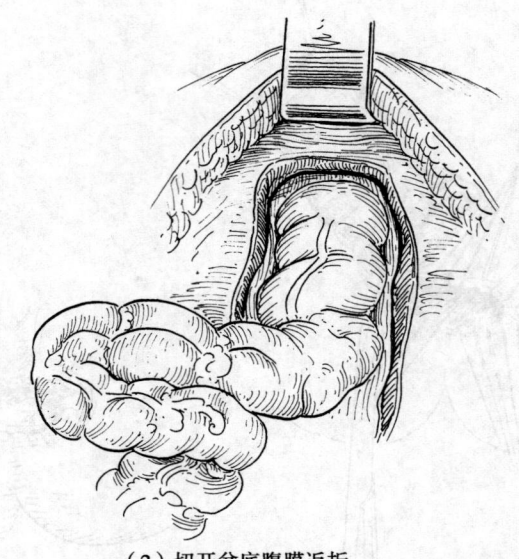

（2）切开盆底腹膜返折

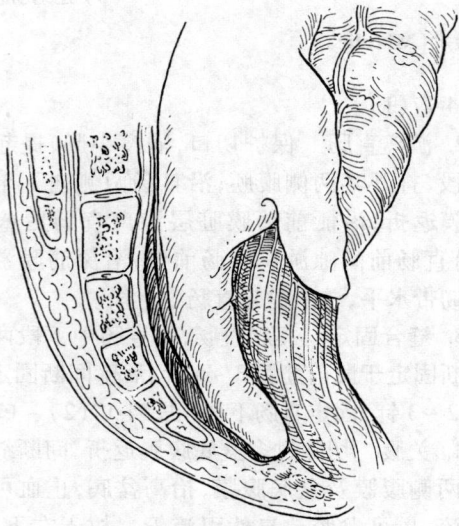

（3）游离直肠后间隙

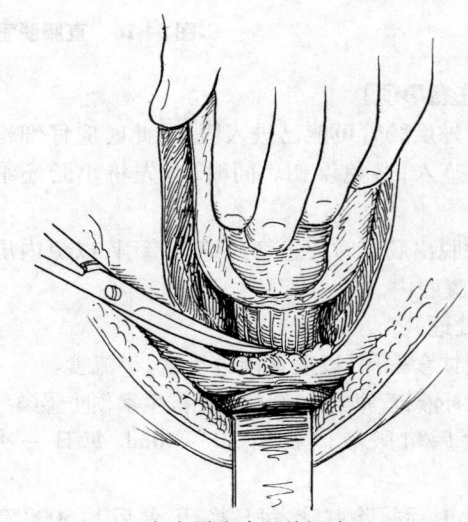

（4）游离直肠前间隙

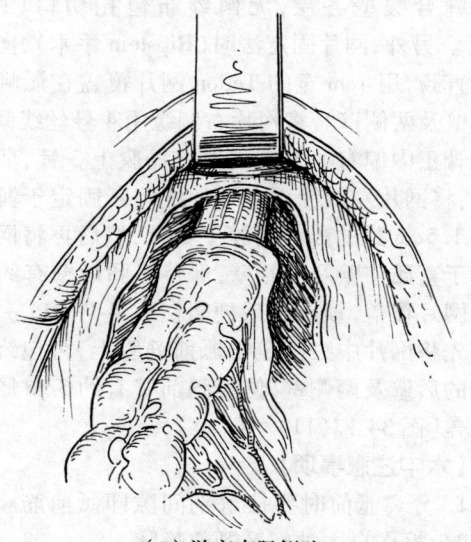

（5）游离直肠侧壁

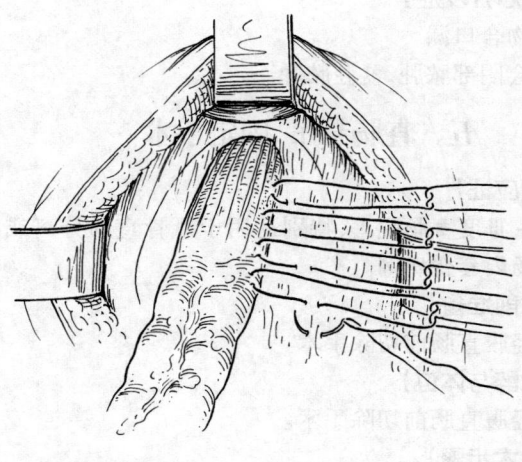

（6）间断将直肠后壁固定于骶前筋膜

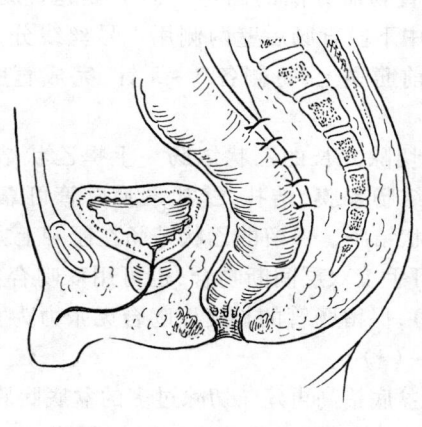

（7）缝合后侧面观

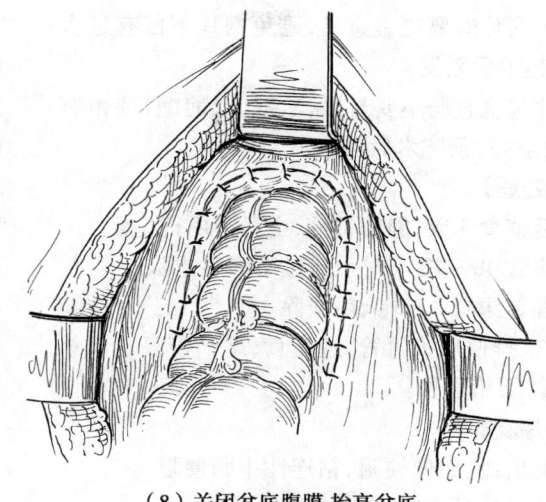

（8）关闭盆底腹膜,抬高盆底

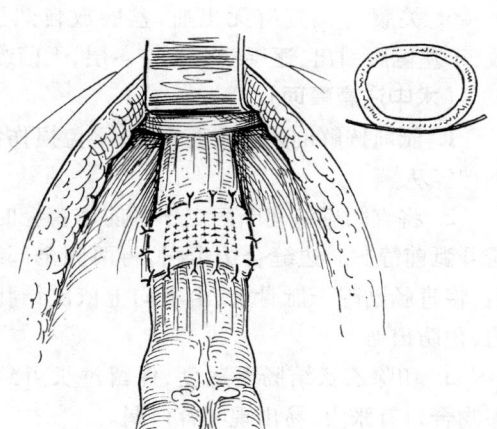

（9）将补片经直肠前、侧后缝合固定

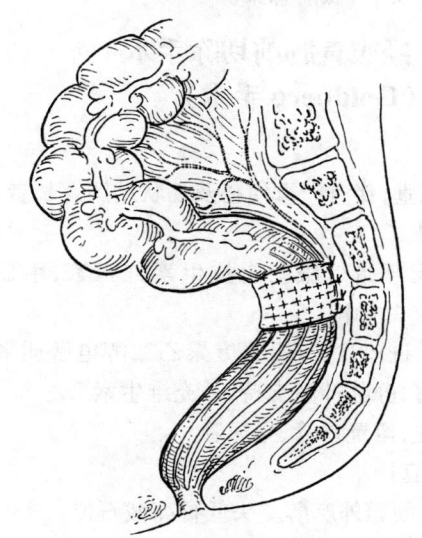

（10）侧面观

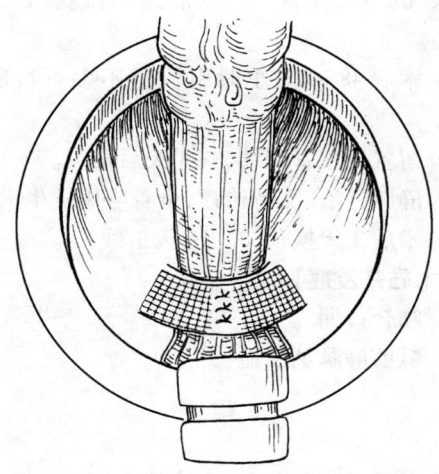

（11）将补片经直肠后、侧方缝合固定

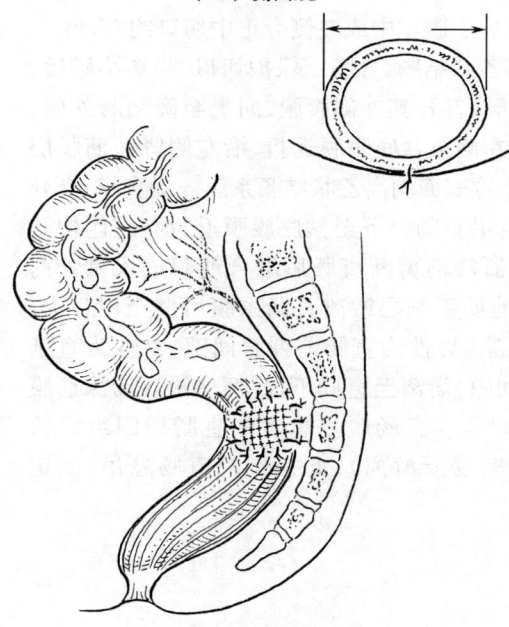

（12）侧面观

图 34-17　直肠悬吊、固定手术

2. 固定网片时要提紧直肠,避免网片下留有过多的直肠,引起术后复发。

3. 网片包绕直肠不要过紧,后壁(或前壁)要留有3cm左右的空隙,预防术后梗阻。

【术后处理】

1. 术后禁食3天,静脉补液,全身应用抗生素。

2. 引流管48~72小时引流量不多后拔除。

3. 留置导尿管2~3天后拔除。

4. 排气、排便后拔胃管,进流食,逐渐恢复正常饮食,口服液体石蜡通便。

【术后并发症】

1. 骶前出血,粪便梗阻,粘连性小肠梗阻。

2. 网片排斥反应,骶前感染。

六、经腹直肠前切除手术
(Goldberg 手术)

【适应证】

Ⅱ~Ⅲ度脱垂,伴有严重便秘及乙状结肠冗长者。

【术前准备】

1. 术前3天开始口服肠道抗生素红霉素、甲硝唑,口服酚酞片2片导泻。

2. 术前2天进流食,口服复方聚乙二醇电解质散1~2盒清洁肠道,静脉补液支持,补充维生素 K_1。

3. 术前备皮,留置胃管、导尿管。

【麻醉与体位】

全麻或连续硬膜外麻醉。头低臀高截石位。

【手术步骤】

1. 切口　下腹正中或左侧旁正中切口约15cm。

2. 游离乙状结肠、直肠　保护切口,隔离小肠后,提起乙状结肠,打开其外侧腹膜,向上至降结肠外侧,向下沿直肠左侧至盆底腹膜返折,沿左侧肾前筋膜层(Toldt 筋膜层)表面剥离乙状结肠系膜。提直肠,打开其右侧腹膜,沿直肠向下至盆底腹膜返折与左侧切开处会合。于骶岬前剪断直肠后融合筋膜进入骶骨前间隙,沿骶前筋膜脏层游离直肠系膜后壁至尾骨尖,沿直肠前间隙(男性为直肠前列腺间隙,女性为直肠子宫、阴道间隙)游离至直肠下段,两侧沿直肠深筋膜至侧韧带水平。(直肠脱垂患者的直肠周围组织疏松,间隙清楚,易于游离),此操作同直肠悬吊、固定手术。

3. 直肠骶骨前的固定　向上提起直肠,将游离的直肠中下段直肠后壁两侧用1号丝线分别向上固定于骶前筋膜上,每侧各3~5针,完成直肠骶骨的固定。

4. 切除冗长的乙状结肠　上提乙状结肠,扇形断乙状结肠系膜,结扎、缝扎系膜血管可靠,切除冗长的乙状结肠。保留的乙状结肠在骶岬上方行端-端吻合(可手工双层间断吻合,也可用双吻合器法经肛门吻合),保留肠管的长度以吻合无张力为宜〔图34-18(1)~(3)〕。

5. 盆底抬高再建　切除过多的盆底腹膜返折,将盆底腹膜切缘(男性为膀胱腹膜返折缘,女性为子宫腹膜返折缘)间断缝合于提高固定的直肠前壁,抬高盆底,间断缝合直肠上段侧腹膜及乙状结肠系膜及后腹膜〔图34-18(4)〕。

6. 关腹　检查有无出血,盆腔放自然引流管一枚,于左侧腹引出,逐层缝合腹壁各层,无菌纱布包扎。

【术中注意事项】

1. 骶前按解剖间隙游离直肠,避免损伤骶前下腹下神经丛。

2. 将直肠后壁间断固定于骶前筋膜上时,要注意避开骶前静脉。边缝合边牵引,将两侧全部缝合结束后,将直肠贴附于骶骨上,由下向上依次结扎,减少张力,预防出血。

3. 切除乙状结肠要适度,保留过长可致复发;过短吻合口有张力,易出现吻合口漏。

4. 切除过多松弛的盆底腹膜,以消除 Douglas 陷凹,抬高盆底。

【术后处理】

1. 术后禁食3~5天,排气、便后拔除胃管,依次进不胀气流食、流食。一周后进半流食,口服液体石蜡通便。

2. 术后48~72小时引流量不多可拔除盆腔引流管。

3. 留置导尿管持续2~3天后拔除。

4. 静脉补液、支持治疗,全身应用抗生素。

5. 术后3天换药,8~10天拆线。

【术后并发症】

1. 吻合口漏。

2. 骶前静脉丛出血。

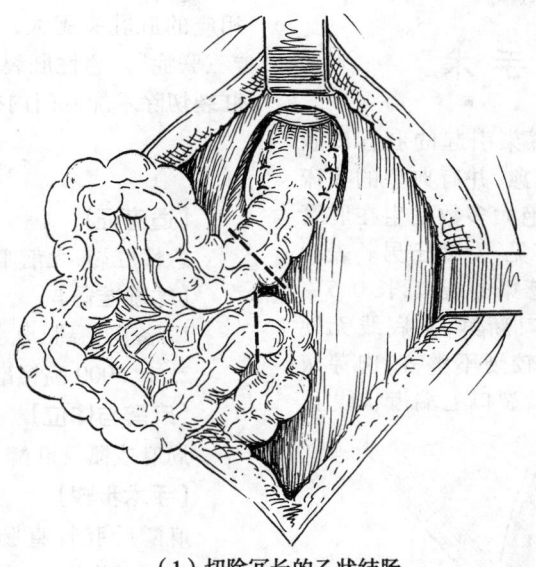

（1）切除冗长的乙状结肠

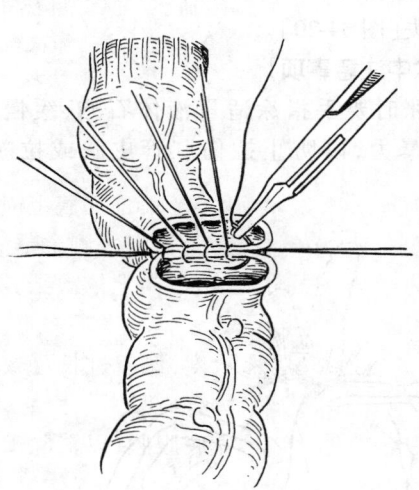

（2）乙状结肠、直肠端端吻合后壁

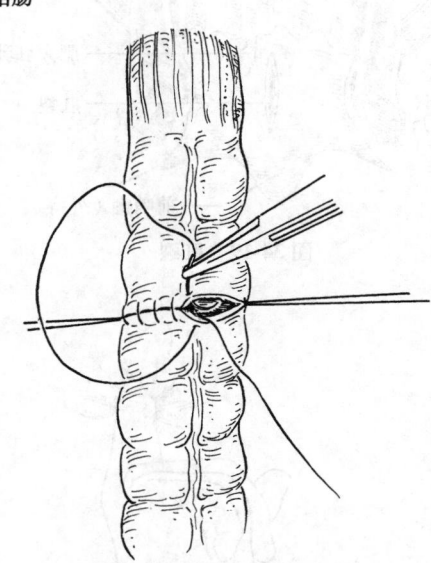

（3）乙状结肠、直肠端端吻合前壁

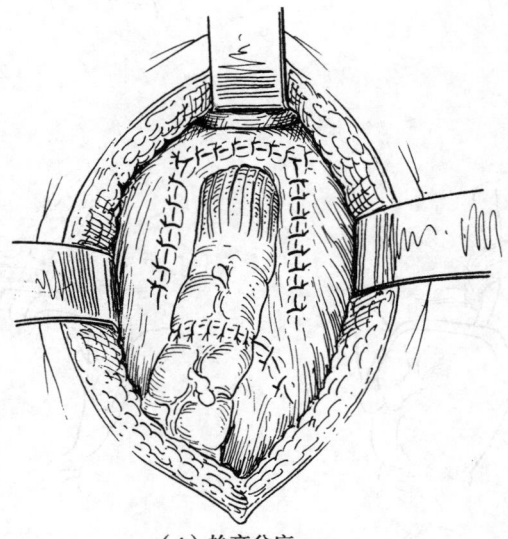

（4）抬高盆底

图 34-18　经腹直肠前切除手术

5

第四节 肛裂手术

肛裂是指由于反复损伤及感染引起的肛管皮肤全层裂开,以至形成溃疡,经久不愈,并有典型的临床症状即疼痛、便秘和出血。肛裂绝大多数发生在肛管后正中,少数在前正中,青壮年多见,女多于男。表现为一单发的纵向、椭圆形溃疡或感染的裂口,长 0.5 ～ 1cm。急性肛裂发病时间短,裂口新鲜,基底线无硬结。慢性肛裂病程较长,基底深较硬不整齐,肉芽灰白,常伴瘢痕形成,反复感染刺激,裂口上端齿状线上

相应的肛乳头肥大,下端常有前哨痔,三者称为肛裂"三联症"。急性肛裂常选用扩肛术,慢性肛裂常选用肛裂切除术加肛门内括约肌切断术〔图 34-19〕。

一、扩 肛 术

【适应证】
急性肛裂,无前哨痔,肛乳头肥大等并发症者。

【术前准备】
1. 备皮,温肥皂水灌肠。
2. 1：5000 高锰酸钾溶液坐浴一次。

【麻醉与体位】
局麻或骶管麻醉,截石位或折刀位。

【手术步骤】
麻醉后肛管直肠环逐渐松弛,但纤维环并未松弛。先两示指探查到纤维环后,再伸入一指或两指行前后或左右扩张,维持 5 分钟左右,使纤维环的勒指感完全消失〔图 34-20〕。

【术中注意事项】
扩张时要手指涂适量液体石蜡,缓慢用力,忌用突发暴力,以防止拉伤肛管皮肤或拉断肛门括约肌。

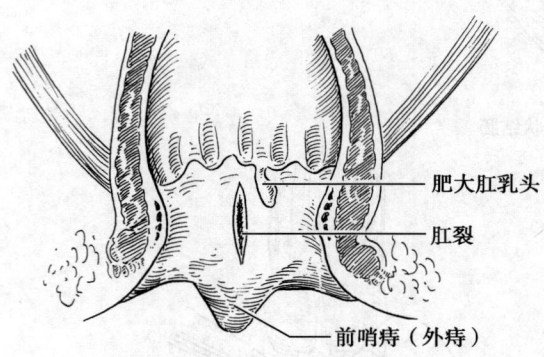

肥大肛乳头

肛裂

前哨痔(外痔)

图 34-19 肛裂

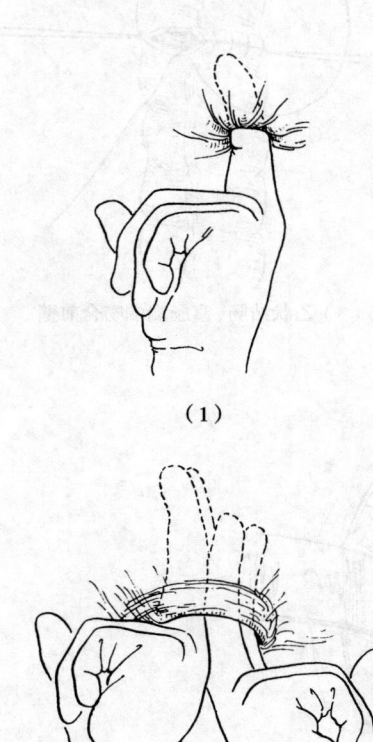

(1)

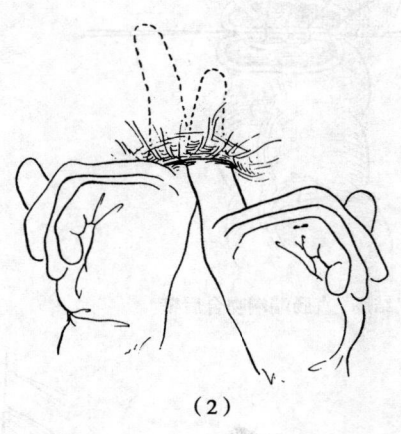

(2)

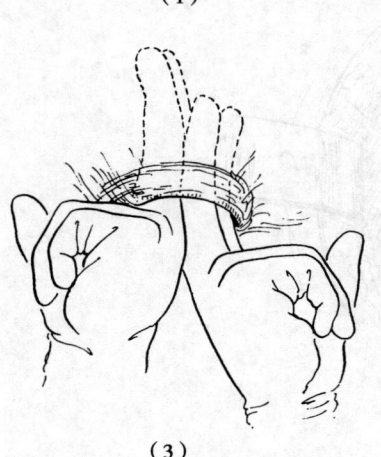

(3)

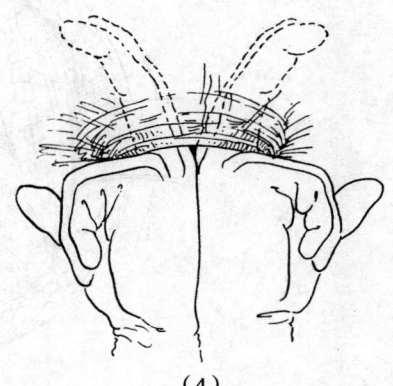

(4)

图 34-20 手指扩张肛门

5

【术后处理】

1. 保持大便通畅。

2. 便后 1∶5000 高锰酸钾溶液坐浴。

【术后并发症】

1. 出血,血肿,肛周感染。

2. 大便失禁。

二、肛裂切除术

【适应证】

1. 具有肛裂三联症者。

2. 经久不愈的慢性陈旧性肛裂。

【术前准备】

备皮,温肥皂水灌肠。

【麻醉与体位】

局麻或骶管麻醉,截石位或折刀位。

【手术步骤】

1. 探查隐窝　消毒后轻轻扩肛,用肛门镜或隐窝钩探查,如发现肛裂与隐窝相沟通或有潜行皮下瘘管,予以切开引流。

2. 切口　由齿状线至肛门外 1.5～2cm 围绕肛裂溃疡而作一棱形或扇形切口,要深达溃疡的基底层〔图 34-21(1)、(2)〕。

3. 切除肛裂　沿切口用血管钳夹住溃疡边缘,锐性分离至溃疡基底部,全部切除肛裂及有病变的隐窝、肥大的肛乳头及前哨痔。

4. 切断外括约肌部皮下部、部分内括约肌,将创口内暴露的变硬、失去弹性的外括约肌皮下部、部分内括约肌,切断〔图 34-21(3)～(5)〕。

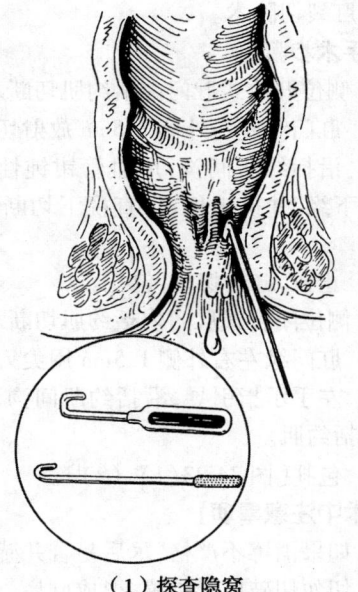

(1)探查隐窝

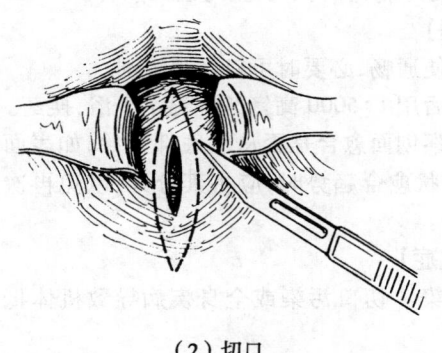

(2)切口

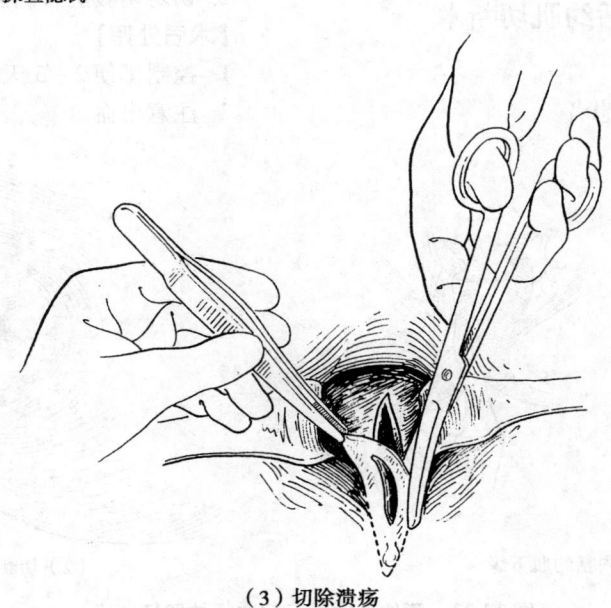

(3)切除溃疡

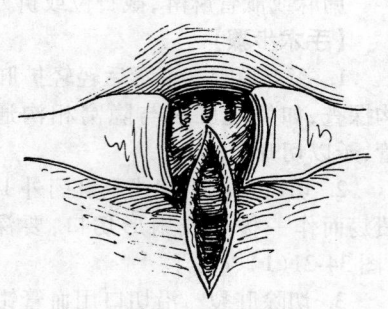
（4）显露外括约肌皮下组织

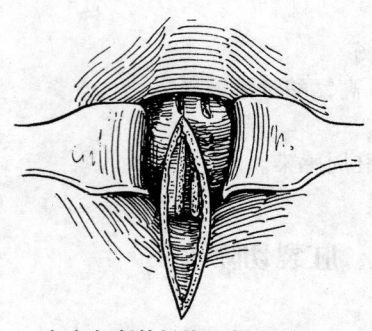
（5）切断外括约肌皮下组织

图 34-21　肛裂切除术

5. 包扎创面　电凝或结扎止血,创面敞开,覆盖凡士林纱布包扎。

【术中注意事项】

1. 肛裂切口要适度,以完整切除溃疡及肉芽的基底层为宜。切口过浅,肛裂切除不彻底,易复发;切口过大,术后局部形成瘢痕易影响肛门功能。

2. 必须切断肛门外括约肌皮下部,以减轻术后括约肌痉挛引起的疼痛,有利于引流与创面愈合。

【术后处理】

1. 保持大便通畅,必要时可口服缓泻剂。

2. 每次便后用 1:5000 高锰酸钾温水坐浴,换药。

3. 注意观察创面愈合是否从基底部开始,如表面粘连,有形成桥状愈合趋势时,应将其分开,以免再次感染,拖延愈合。

【术后并发症】

1. 切口感染　切口污染或全身疾病导致机体抵抗力下降所致。

2. 肛门狭窄　切口太大,术后瘢痕过大。

三、侧位肛门内括约肌切断术

【适应证】

无并发症的急、慢性肛裂患者。

【术前准备】

同肛裂切除术。

【麻醉与体位】

同肛裂切除术。

【手术步骤】

1. 侧位开放式肛门内括约肌切断术

1）肛门缘左右外侧 1.5cm 放射切口 0.5~1cm。

2）沿括约肌间沟,用血管钳钝性分离出部分内括约肌下缘,并挑出切口,直视下切断〔图 34-22(1)、(2)〕。

3）止血,缝合切口,包扎。

2. 侧位闭合式肛门内括约肌切断术

1）肛门缘左右外侧 1.5cm 用尖刃刀刺入皮肤。

2）左手示指引导,沿括约肌间沟,垂直切断下缘部分内括约肌。

3）包扎〔图 34-23(1)、(2)〕。

【术中注意事项】

1. 如果消毒不严格,术后易合并感染,形成脓肿。

2. 切勿切破肛管黏膜,形成肛瘘。

【术后处理】

1. 控制排便 2~3 天。

2. 注意出血。

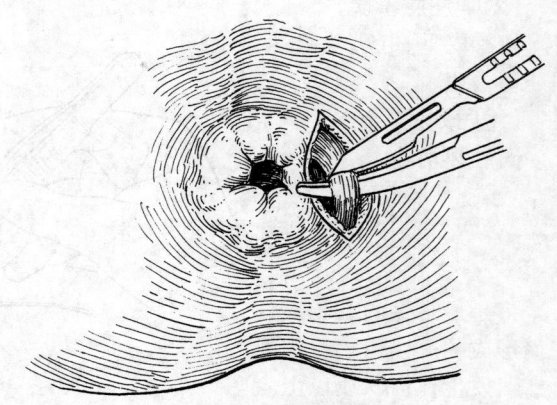

（1）钝性分离内括约肌下缘　　　　（2）切断分离的内括约肌

图 34-22　侧位开放式肛门内括约肌切断术

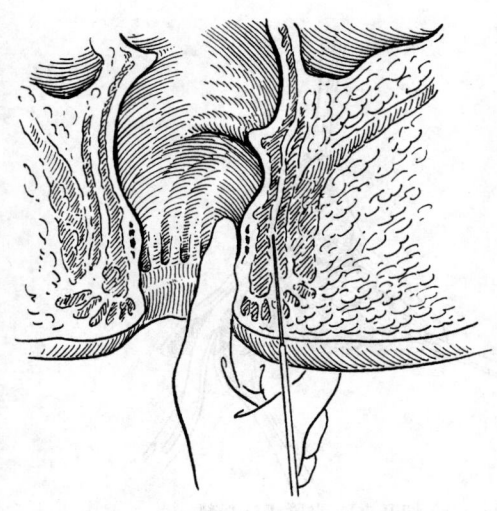 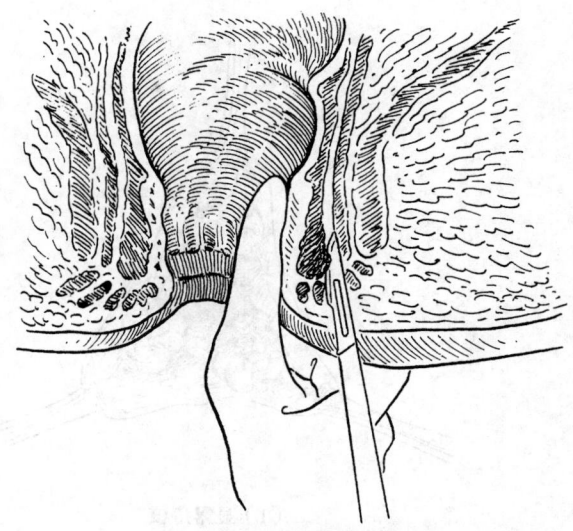

（1）进刀至肛门内、外括约肌间　　　　　　　（2）旋转刀刃切断下部内括约肌

图34-23　侧位闭合式肛门内括约肌切断术

3. 排便后换药,坐浴。

【术后并发症】

1. 肛周感染。

2. 肛瘘形成。

四、肛门外括约肌切断术

【适应证】

外括约肌持续痉挛,溃疡表浅,病程较短的肛裂患者。

【术前准备】

同肛裂切除术。

【麻醉与体位】

同肛裂切除术。

【手术步骤】

在裂口的正中作一纵向切口,上至齿状线,下达肛缘外2cm,深度到达溃疡基底,垂直切断外括约肌皮下部。止血、修剪皮缘,油纱压迫止血,纱布覆盖。

【术中注意事项】

如有皮垂、肛乳头肥大,应予切除;如有内痔,则先处理内痔。

【术后处理】

同肛裂切除术。

第五节　痔切除术

痔是最常见的肛肠疾病,是由直肠上下静脉丛扩张而形成的。以齿状线为界将痔分为内痔、外痔及混合痔。发生在齿状线以上者叫内痔,发生在齿状线以下者叫外痔,跨越齿状线上下者叫混合痔。痔的发生存在多种学说,相互间存有争论,近年来肛垫下移学说被广泛接受。在各种因素的作用下,正常肛垫发生出血、脱垂,形成有症状的内痔。外痔分为炎性外痔、血栓外痔及结缔组织性外痔等。而内痔一般分四期,Ⅰ期无明显症状,仅有少量便新鲜血;Ⅱ期在便血的同时有痔块脱出肛门,但可自行回纳;Ⅲ期,腹压增加时,痔块均可脱出肛门,已不能自行回纳,必须手托复位;Ⅳ期痔块长期在肛门外,手托也不能复位,便血、疼痛,痔块脱出,肛周渗液。便秘等是痔疮的主要临床表现。多数的痔无临床症状,不需要处理,仅症状明显的患者需手术治疗。

一、内痔切除术

【适应证】

1. Ⅱ期以上的内痔。

2. 经注射疗法或枯痔疗法后仍反复出血的内痔。

【术前准备】

1. 术前1日进低渣饮食。

2. 术前晚行清洁灌肠。

【麻醉与体位】

骶管麻醉,截石位或折刀位。

【手术步骤】

1. 探查　扩肛后,用组织钳夹住肛缘皮肤向外牵引,观察内痔数目、大小、部位及有无动脉搏动〔图34-24(1)〕。

2. 钳夹内痔　齿状线上钳夹内痔根部,沿组织钳与齿状线下Ⅴ形切开皮肤约2cm,尖端向外,齿状线上沿黏膜下层剥离至内痔上正常黏膜,间断缝扎痔核上端血管止血〔图34-24(2)、(3)〕。

3. 切除痔核　沿止血钳基部切除痔核〔图34-24(4)〕。

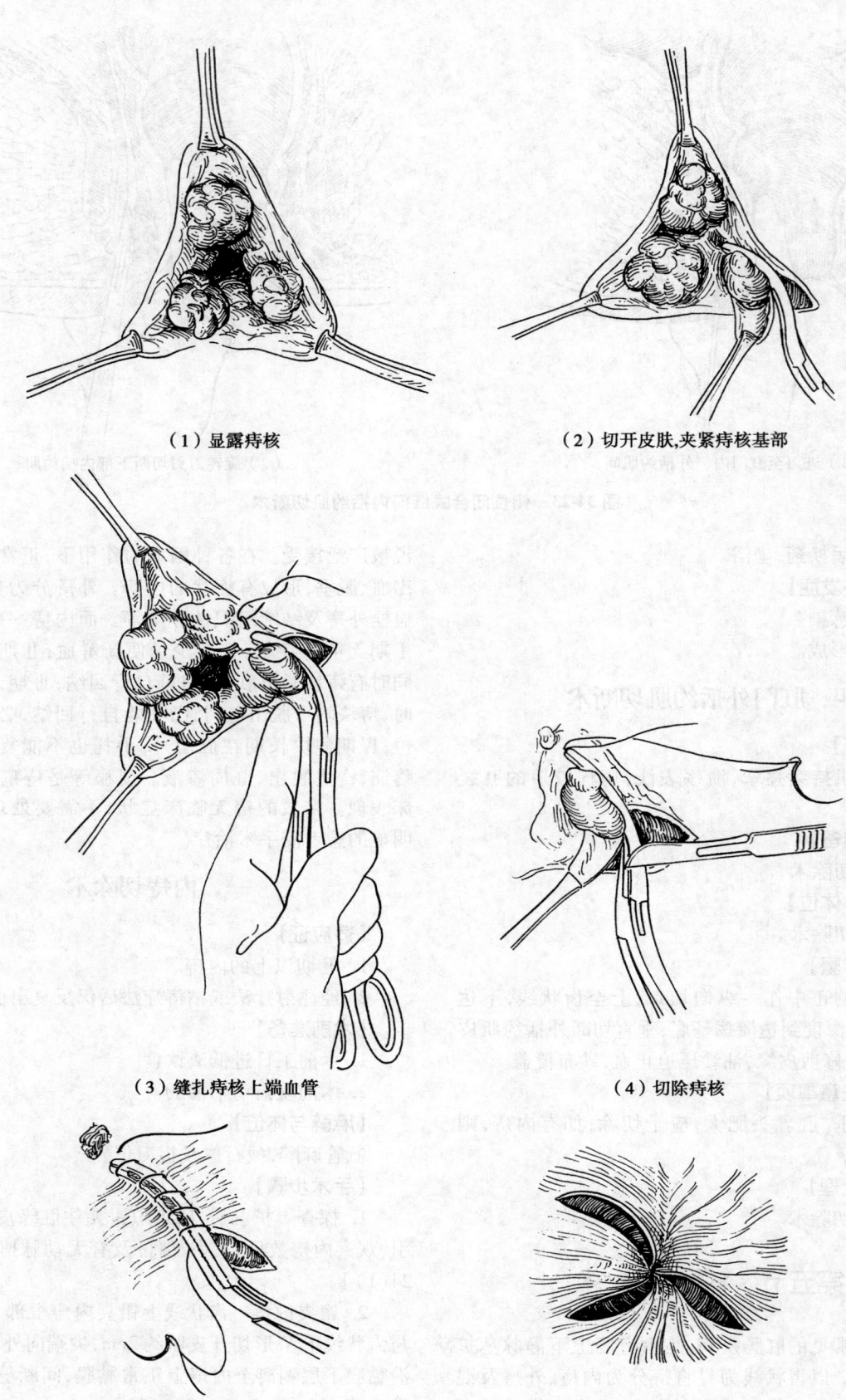

（1）显露痔核　　　　　　　　　（2）切开皮肤,夹紧痔核基部

（3）缝扎痔核上端血管　　　　　　（4）切除痔核

（5）缝合　　　　　　　　　　　　（6）完成手术

图 34-24　内痔切除术

4. 缝合 可吸收线或 1 号丝线绕止血钳作连续缝合,退出止血钳后拉线结扎,一般可同时切除 3 处痔核〔图 34-24(5)、(6)〕。

5. 包扎 仔细止血,肛管内放置凡士林纱布引流,包扎。

【术中注意事项】

1. 每次手术切除不要多于 3 处,切除 2 处内痔间的黏膜应无张力。

2. 缝合黏膜可达浅肌层,起固定肛垫作用,缝线头宜留长些,以免滑脱出血。

【术后处理】

1. 术后 1~2 天进低渣饮食,以后逐渐进普食。

2. 控制排便 1~2 天,以后给予口服液体石蜡缓泻。

3. 便后 1:5000 高锰酸钾坐浴,换药。

4. 疼痛,排尿困难,对症处理。

5. 酌情应用抗生素。

【术后并发症】

1. 出血。

2. 尿潴留。

3. 感染。

4. 肛管、直肠狭窄。

二、环状内痔切除术

【适应证】

1. 环状内痔或超过 4 个以上混合痔。

2. 内痔伴有直肠黏膜脱垂者。

【术前准备】

1. 同内痔切除术。

2. 术前 2~3 日口服肠道抗生素,清洁灌肠。

【麻醉与体位】

同内痔切除术。

【手术步骤】

1. 软木塞法

1)肛周消毒后,扩肛,选一直径与扩肛后肛门口径大小相似的带柄软木塞,液体石蜡润滑后,缓慢插入直肠约 6cm 左右,然后轻轻旋转并向外拉出 2~3cm,使内痔全部随软木塞脱出,将脱出痔核的近顶端处,用大头针呈环状排列固定于软木塞上,各针间距约 1cm〔图 34-25(1)、(2)〕。

2)齿状线上 0.3~0.5cm 环形切开黏膜、黏膜下层,解剖沿肛门括约肌表面剥离内痔核,将软木塞向外再拉出一些,使直肠黏膜进一步脱出,在预定切除的黏膜袖最高点,即第一排大头针上方再用大头针将内层黏膜另作一排环状固定(两排大头针间距一般为 2.5cm 左右)〔图 34-25(3)、(4)〕。在上排大头针下方 0.5cm 处环形切断内层黏膜,然后用 3-0 可吸收线间断缝合黏膜上下缘,边切边缝,边将上排大头针拔出,直至缝完环形一圈。取出软木塞,环痔随之去除。止血,直肠内放外卷凡士林纱布的胶管一根,包扎〔图 34-25(5)~(7)〕。

2. 边切边缝法

1)注射、拉出痔核:消毒,扩肛后,肛管皮下、痔核基底部注射生理盐水,使周围隆起,拖出内痔,间断贯穿缝合各痔核牵引提出〔图 34-26(1)、(2)〕。

2)齿状线下缘约 0.5cm 处作环形切开,沿肛门括约肌皮下部表面解剖,由下向上剥离外痔及内痔至正常直肠黏膜,并向下牵拉,电刀止血,于内痔核上方环形切开黏膜,间断缝合黏膜内血管止血,边切边缝环形切除黏膜及环痔,对位缝合黏膜、皮肤〔图 34-26(3)~(6)〕。

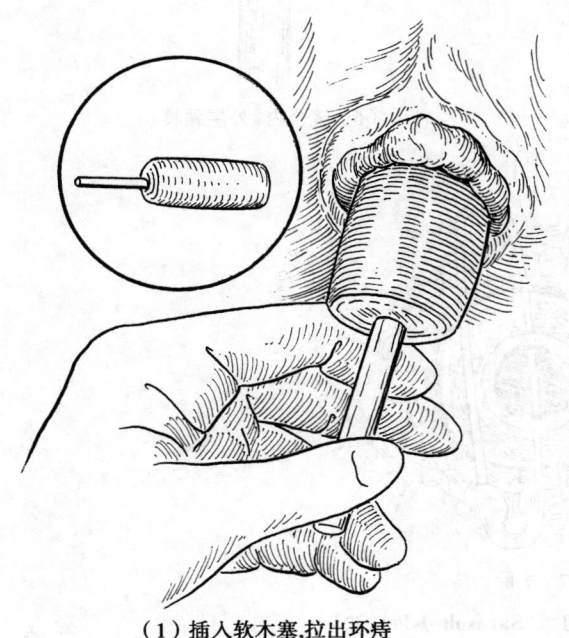

(1)插入软木塞,拉出环痔

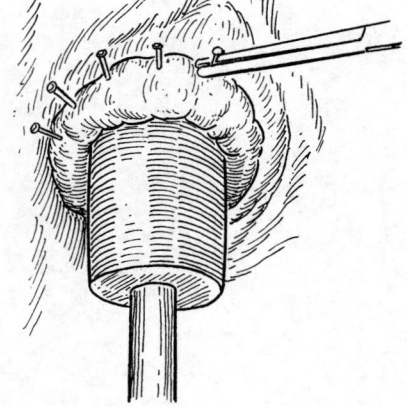

(2)固定环痔

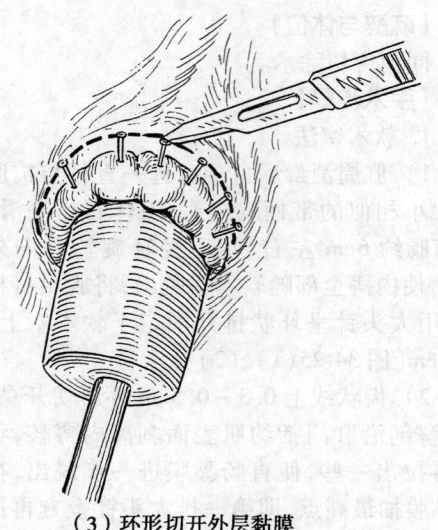

（3）环形切开外层黏膜

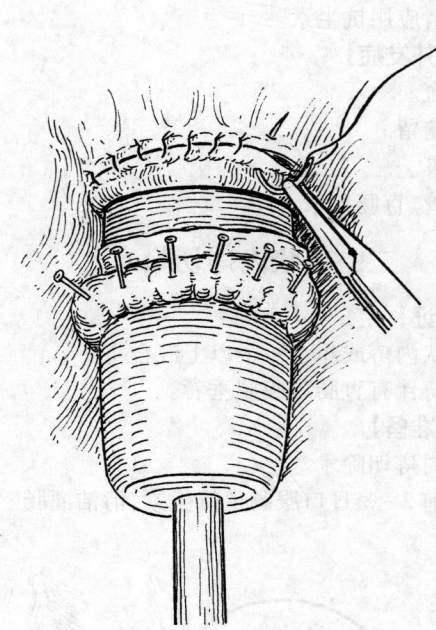

（4）分离痔核后固定内层黏膜

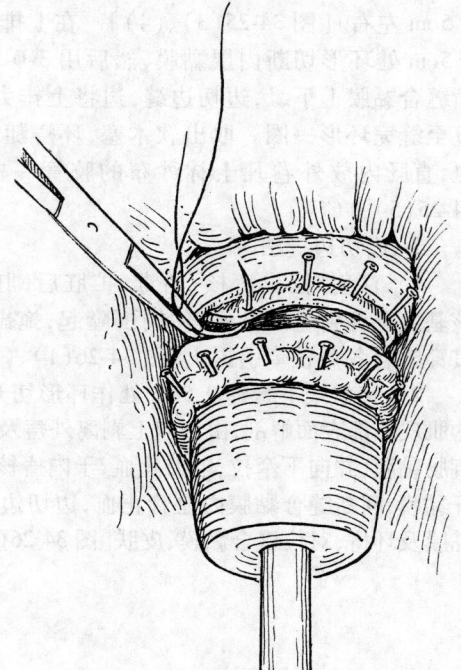

（5）环形切断内层黏膜

（6）缝合内、外层黏膜

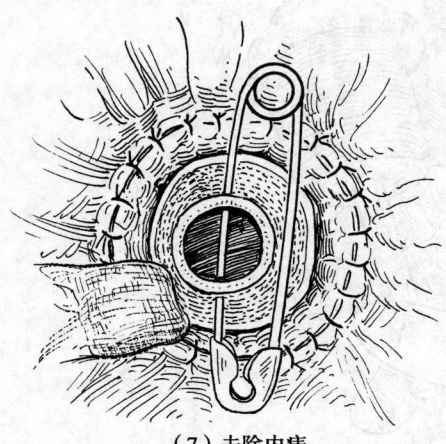

（7）去除内痔

图 34-25　内痔环切术（Sarasola-Klose 法）

5

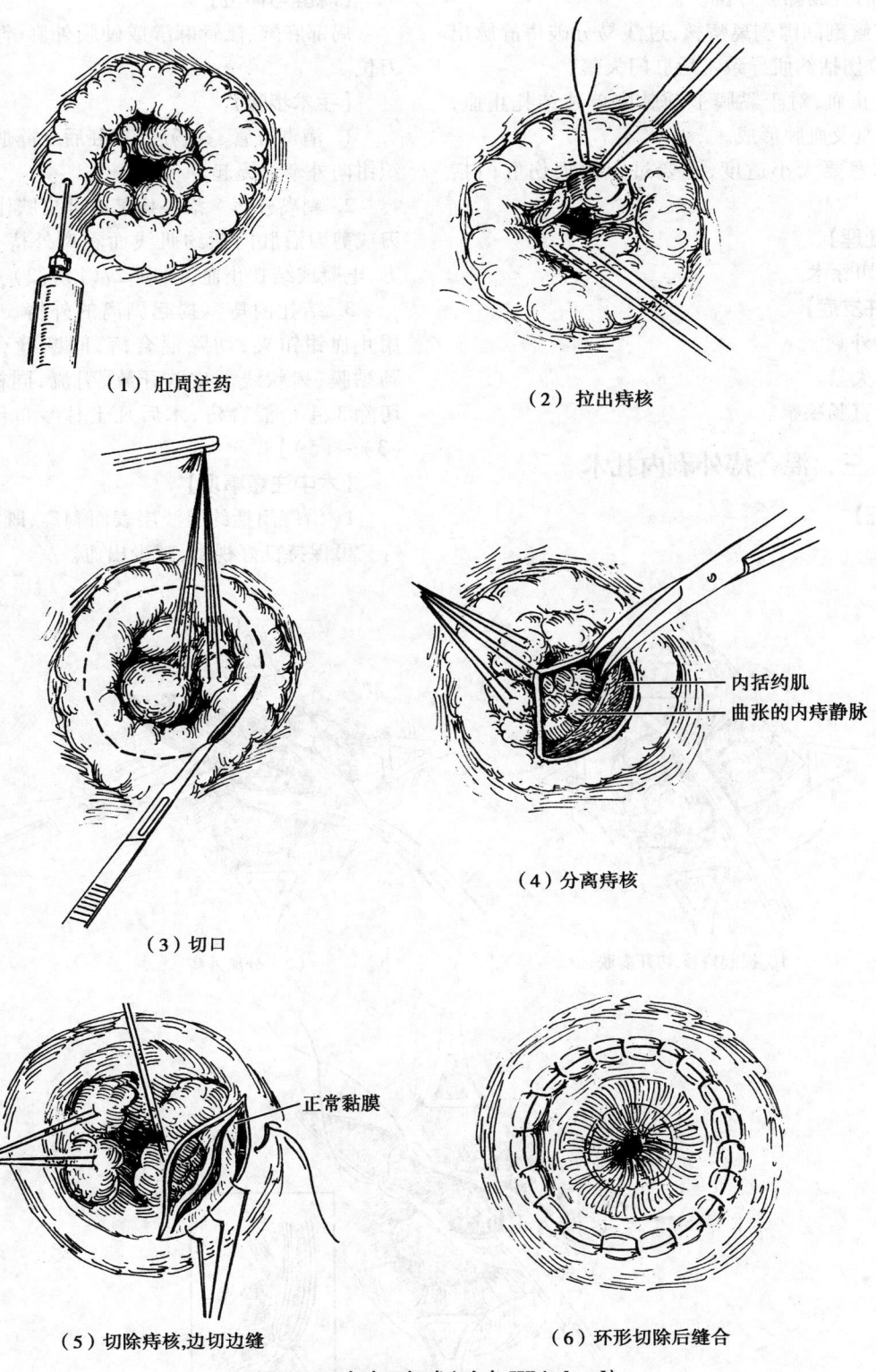

（1）肛周注药

（2）拉出痔核

（3）切口

（4）分离痔核

内括约肌
曲张的内痔静脉

正常黏膜

（5）切除痔核，边切边缝

（6）环形切除后缝合

图 34-26　内痔环切术（改良 Whitehead）

【术中注意事项】

1. 应距齿状线上 0.3 ~ 0.5cm 环形切开,切开偏下易出现术后直肠黏膜外翻。

2. 应按解剖间隙剥离痔核,过浅易分破痔静脉出血,过深易拉伤括约肌导致术后肛门失禁。

3. 彻底止血,对于黏膜下动脉应单独结扎止血,避免术后出血及血肿形成。

4. 软木塞要大小适度,不要过粗而损伤肛门括约肌。

【术后处理】

同内痔切除术。

【术后并发症】

1. 黏膜外翻。

2. 肛门失禁。

3. 肛管直肠狭窄。

三、混合痔外剥内扎术

【适应证】

混合痔。

【术前准备】

同内痔切除术。

【麻醉与体位】

局部麻醉、骶管麻醉或硬膜外麻醉。截石位或折刀位。

【手术步骤】

1. 消毒肛管、直肠后,扩肛后暴露脱出内痔,用组织钳向外牵引提起。

2. 剥离外痔 沿外痔基底部皮肤作 V 形切口,电刀或剪刀沿肛门括约肌浅面剥离外痔至齿状线稍上方,电凝或结扎止血〔图 34-27(1)、(2)〕。

3. 结扎内痔 提起剥离的外痔,近内痔的根部用止血钳钳夹,切除混合痔,间断缝合内痔根部直肠黏膜,齿状线下皮肤开放、引流,同样方法可同时切除 3、4 个混合痔,术后凡士林纱布包扎〔图 34-27(3) ~ (5)〕。

【术中注意事项】

1. 沿肛门括约肌浅层表面剥离,既可完整切除外痔又可保持良好视野,减少出血。

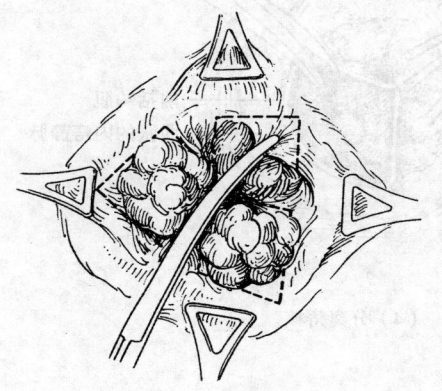

（1）提起痔核,切开皮肤

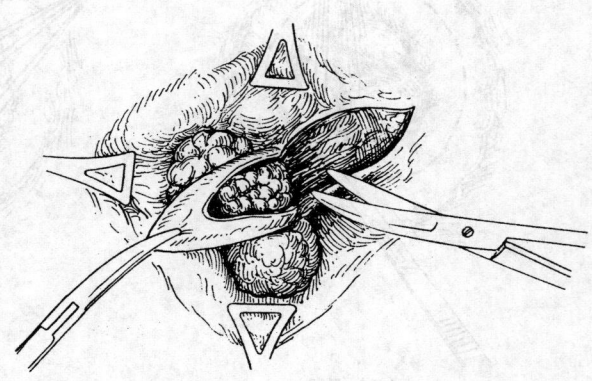

（2）分离外痔

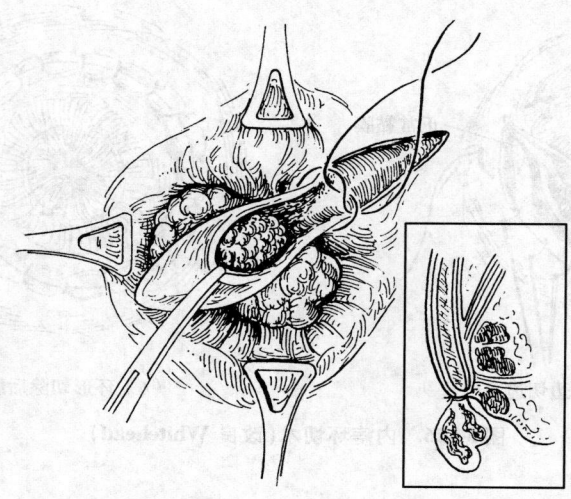

（3）分离内痔后结扎上端

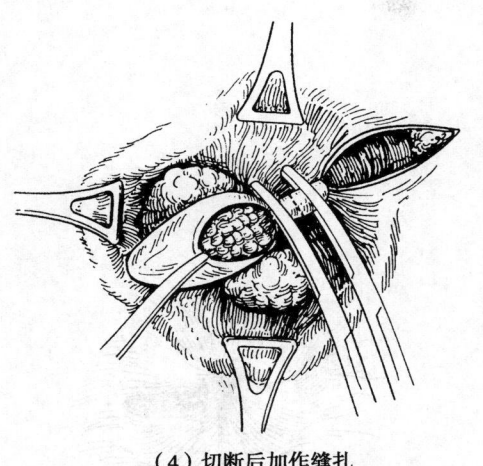

（4）切断后加作缝扎

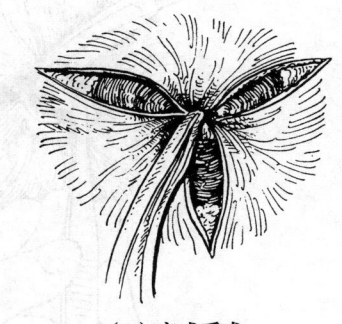

（5）完成手术

图 34-27　混合痔切除术

2. 外痔切除创面间应保留 1cm 以上正常皮肤以避免术后肛门狭窄。

3. 对于内痔基底宽大时，不易过深钳夹切除，尽量保留直肠黏膜，缝扎止血可靠避免渗血。

【术后处理】

1. 同内痔切除。

2. 对术后一周左右缝线脱落时出血的患者应及时缝扎止血。

3. 术后定期直肠指诊检查，了解直肠、肛管有无粘连狭窄。

【术后并发症】

1. 出血。

2. 尿潴留。

3. 肛管、直肠狭窄。

4. 内、外痔复发。

四、血栓性外痔切除术

【适应证】

血栓性外痔较大者，伴疼痛严重者。

【术前准备】

排便或开塞露灌肠。

【麻醉与体位】

局麻，取侧卧位或折刀位。

【手术步骤】

肛周消毒后，以外痔为中心，局部皮肤浸润麻醉在痔上行放射状切口，提起并切除部分痔表面皮肤，沿血栓包膜钝性剥离，连同包膜完整切除血栓痔。止血，凡士林纱布引流，包扎〔图 34-28（1）~（4）〕。

【术中注意事项】

1. 较大的血栓性外痔应切除多余皮肤，以利引流又可避免术后皮赘形成。

2. 多发血栓性外痔应逐一切除，避免术后疼痛。

【术后处理】

1. 控制饮食 1~2 天。

2. 坐浴 1∶5000 高锰酸钾溶液每日 2~3 次。

【术后并发症】

1. 出血。

2. 感染。

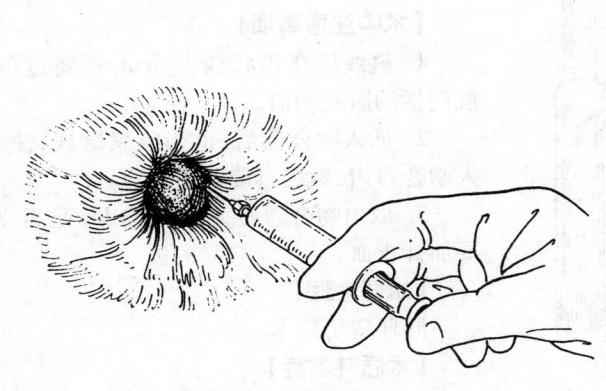
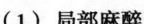

（1）局部麻醉

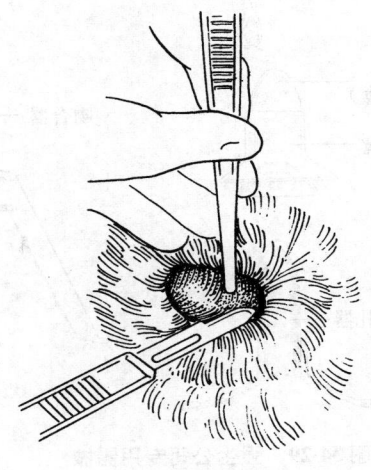

（2）梭形切开皮肤

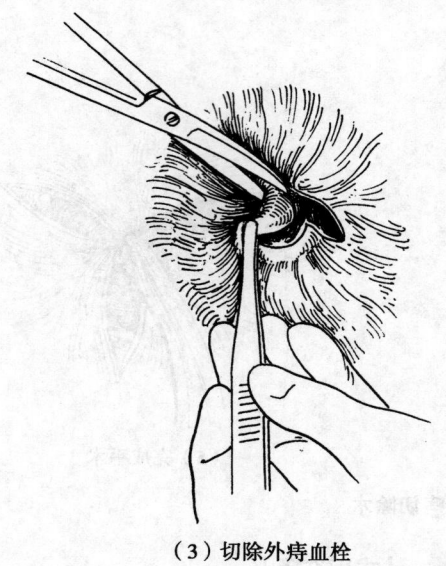

（3）切除外痔血栓　　　　　　　（4）引流伤口

图 34-28　外痔血栓切除术

五、痔吻合器环形切除术

【适应证】

1. 重度环状脱垂内痔（Ⅲ、Ⅳ期）。

2. 内痔伴有重度黏膜脱垂者。

【术前准备】

1. 术前 2 天口服肠道抗生素，术前 1 天口服复方聚乙二醇电解质散 2 盒清洁肠道，改全流饮食，静脉补液支持。

2. 器械　强生公司专用器械。33mm 吻合器（HCS33），持线器（ST100），透明的肛门镜，肛管扩张器（CAD33）和缝扎器〔图 34-29〕。

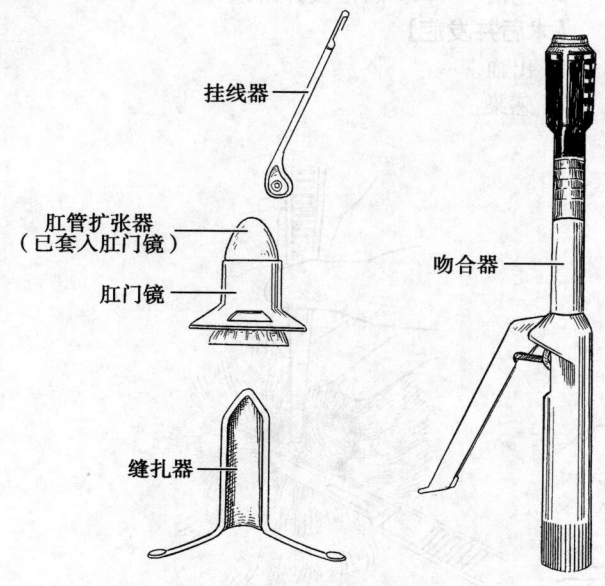

挂线器

肛管扩张器（已套入肛门镜）

肛门镜

吻合器

缝扎器

图 34-29　强生公司专用器械

【麻醉与体位】

腰麻或硬膜外麻醉，折刀位或截石位。

【手术步骤】

1. 扩张肛管，脱出内痔，观察。还纳内痔，慢慢插入肛管扩张器，取出内塞，见脱垂黏膜落入肛管扩张器中〔图 34-30（1）〕。

2. 取出肛管扩张器，通过肛门镜将缝扎器插入，齿状线上 5cm 通过旋转缝扎器，在直肠黏膜上荷包缝合二圈，间距 0.5～1.0cm，深达黏膜下层〔图 34-30（2）〕。

3. 将吻合器张开至最大限度，头端插入到两环扎线上端分别结扎两环扎线，用挂线器通过吻合器侧孔道夹持缝线的末端，适度把持，牵引〔图 34-30（3）、（4）〕。

4. 旋紧吻合器后击发，切除并吻合脱垂黏膜，保持吻合器关闭状态 20 秒，压迫止血。

5. 打开并取出吻合器，通过肛门镜观察吻合环有无出血，必要时间断加针止血〔图 34-30（5）、（6）〕。

6. 观察切除黏膜标本是否完整。

【术中注意事项】

1. 缝线应在齿状线上 5cm，不要过深，以免损伤肛门括约肌及阴道。

2. 插入吻合器后，适当收紧缝线，使脱垂黏膜进入吻合器内，然后再旋紧吻合器。

3. 取出吻合器后，检查吻合口，是否光滑，出血点要加针止血。

【术后处理】

同环痔切除术。

【术后并发症】

1. 尿潴留。

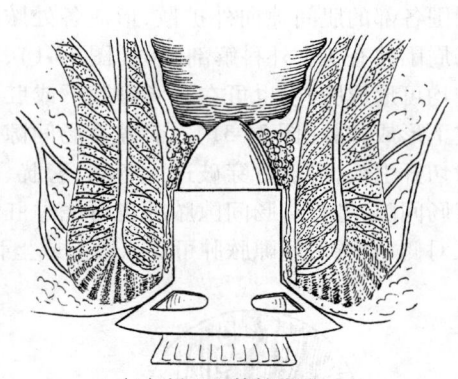

（1）插入肛管扩张器

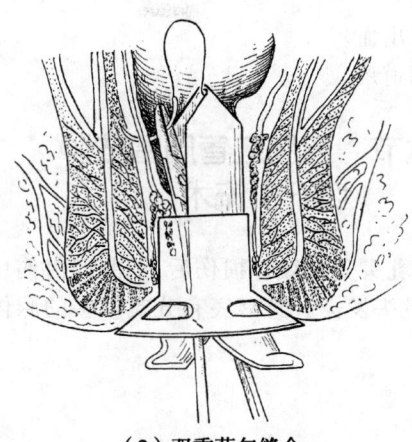

（2）双重荷包缝合

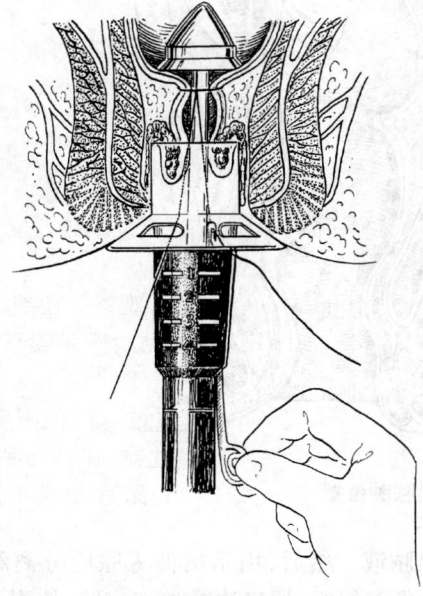

（3）挂线器通过侧孔提出缝线

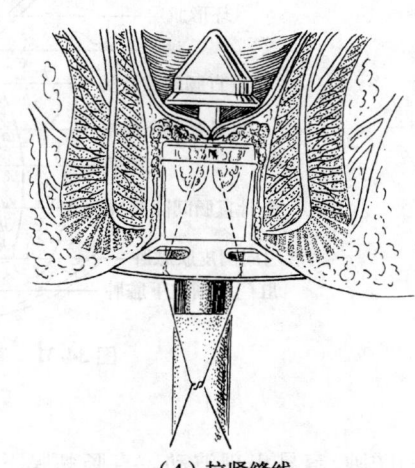

（4）拉紧缝线

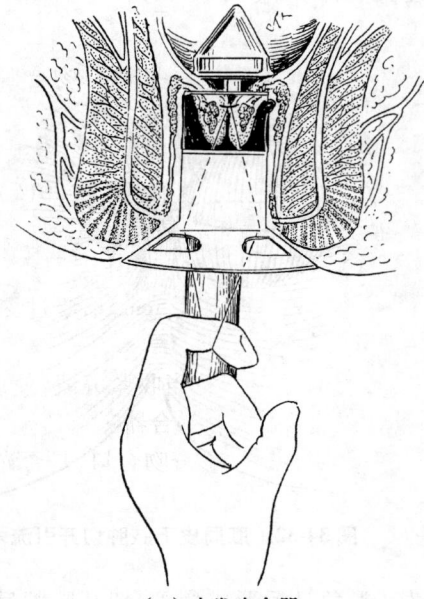

（5）击发吻合器

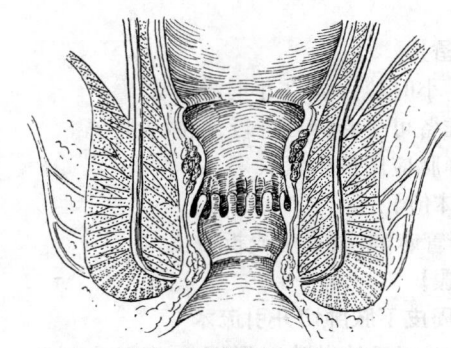

（6）观察吻合口有无出血

图 34-30　痔肠合器环形切除术

2. 吻合口出血。

3. 直肠阴道瘘。

第六节　直肠肛管周围脓肿切开引流术

隐窝或肛乳头受粪块等损伤后,细菌即由伤口侵入,使隐窝及乳头发炎。隐窝底有分支很多的腺体组织,使炎症不易自行吸收,反而顺腺体沿着肛门直肠周围各部的肌间隙向外扩散,形成各处脓肿。肛管直肠周围共有 5 个外科解剖间隙(图 34-1),在这些间隙中均可形成脓肿,也可在直肠黏膜下或肛周皮肤内或皮下形成脓肿〔图 34-31〕。骨盆直肠间隙脓肿如不及时切开引流,可自行穿破进入直肠、膀胱、阴道或坐骨直肠间隙;坐骨直肠间隙脓肿也可绕过肛管前或后穿入对侧;直肠后间隙脓肿可穿入腹腔或坐骨直肠间隙。

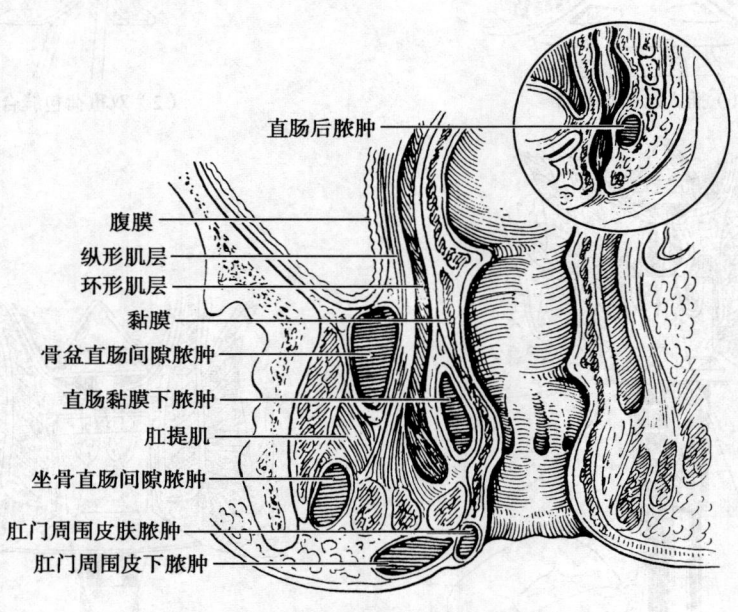

直肠后脓肿

腹膜
纵形肌层
环形肌层
黏膜
骨盆直肠间隙脓肿
直肠黏膜下脓肿
肛提肌
坐骨直肠间隙脓肿
肛门周围皮肤脓肿
肛门周围皮下脓肿

图 34-31　直肠肛管周围脓肿位置

【适应证】

位于浅表的脓肿,容易出现波动。直肠黏膜下脓肿,通过肛门指诊或直肠镜也易发现,但在肛提肌以上的骨盆直肠间隙脓肿,如未穿入浅层,则不可能发现波动,患侧臀部仅可见皮肤变红、水肿、具有硬结,必须依靠穿刺,抽出脓液,才能确诊。直肠肛门周围脓肿一经形成,不易自行吸收,即使自行破溃,引流也不通畅。故一旦确诊,即应切开引流,切勿等待波动出现后才做切开,使更多组织受到不必要的感染后坏死。

【术前准备】

1. 术前 4 小时禁食水,2 小时灌肠。

2. 皮肤准备可于麻醉后进行,以减少疼痛。

3. 适当静脉应用抗生素。

【麻醉与体位】

局麻或骶管麻醉,截石位或折刀位。

【手术步骤】

（一）肛周皮下脓肿切开引流术

在脓肿波动明显处做放射形切口,长度与脓腔大小相当,切开皮肤后,用止血钳钝性分离,进入脓腔,排出脓液。然后,用示指伸入脓腔分离纤维隔,去除腔内坏死组织、切口边缘少许皮肤,使引流通畅,脓腔内填塞凡士林纱布〔图 34-32〕。

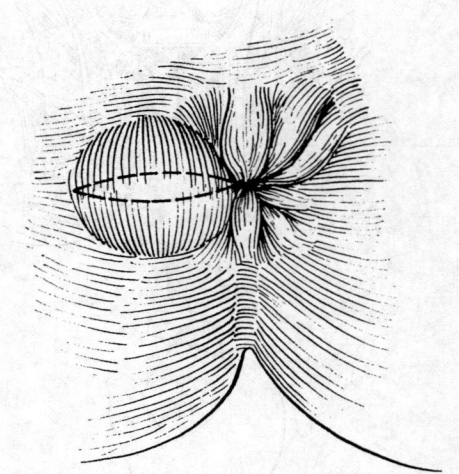

图 34-32　肛周皮下脓肿切开引流术

为了避免日后形成瘘管,切开脓肿后,用探针寻找发炎的隐窝(即内口),将其全部敞开,通畅引流。

如内口在肛管直肠环以上者,则可采用肛瘘的挂线法处理。

（二）直肠黏膜下脓肿切开引流术

扩肛后,插入肛门拉钩,在脓肿隆起处用尖刃刀刺破黏膜,排尽脓液,再用止血钳纵行钝性扩大切口至脓腔大小,清除坏死组织,不放引流〔图34-33〕。

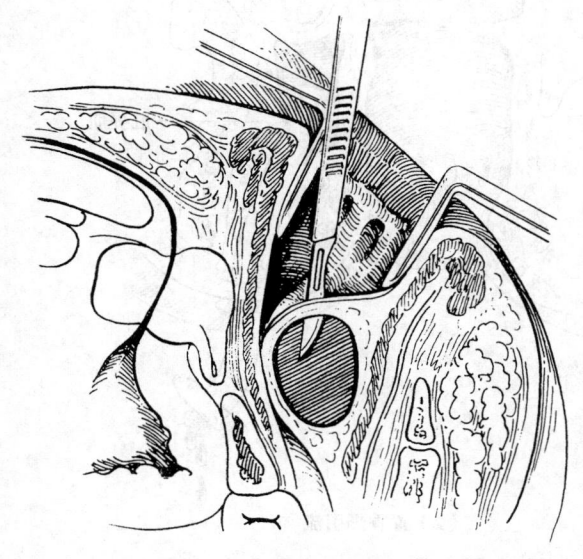

图34-33　直肠黏膜下脓肿切开引流术

（三）坐骨直肠间隙脓肿切开引流术

切口距肛门缘2.5cm以外,尽量靠近肛门,在脓肿波动最明显处做前后直切开或略弧形切开〔图34-34(1)〕。用止血钳钝性分入脓腔,排出浓汁,用示指伸入脓腔分离纤维隔〔图34-34(2)〕。去除腔内坏死组织、探查脓肿大小、扩大切口,修剪皮瓣,使切口呈梭形,通畅引流,止血后脓腔内放置凡士林纱布条引流〔图34-34(3)〕。

（四）骨盆直肠间隙脓肿切开引流术

操作大致与坐骨直肠间隙脓肿切开引流术相同,但切口须偏向肛门后外侧,距肛门缘2.5cm前后方向切开。当止血钳插入坐骨直肠间隙后,用左手示指插入直肠,引导止血钳向深处探入。当止血钳抵达肛提肌时,可感到阻力,用钳尖穿过肛提肌后,继续插进1cm左右,即进入脓腔内,沿前后方向张开止血钳排出脓液〔图34-35(1)〕。再用右手示指伸入脓腔,分开肛提肌,扩大引流,排尽脓液,用抗生素冲洗脓腔,放置软胶管或香烟引流,并用丝线缝合固定〔图34-35(2)〕。

（五）直肠后间隙脓肿切开引流术

在肛门后方距肛门缘1.5cm处向后做纵向切口〔图34-36(1)〕,左手示指在直肠内引导,用止血钳钝性向后、内方分离,进入脓腔,排出脓液〔图34-36(2)〕。将左手示指伸入脓腔扩大引流,用抗生素冲洗脓腔,放置引流管,缝合固定〔图34-36(3)、(4)〕。

【术中注意事项】

1. 波动不明显的深部脓肿切开前,可先将示指伸入直肠作为引导,既能明确脓肿部位又能防止引流时损伤直肠。根据穿刺针的方向、深度,可了解脓肿的位置,必要时穿刺针可不拔出,直接沿针头刺入部位切开,止血钳顺穿刺针进入脓腔引流。

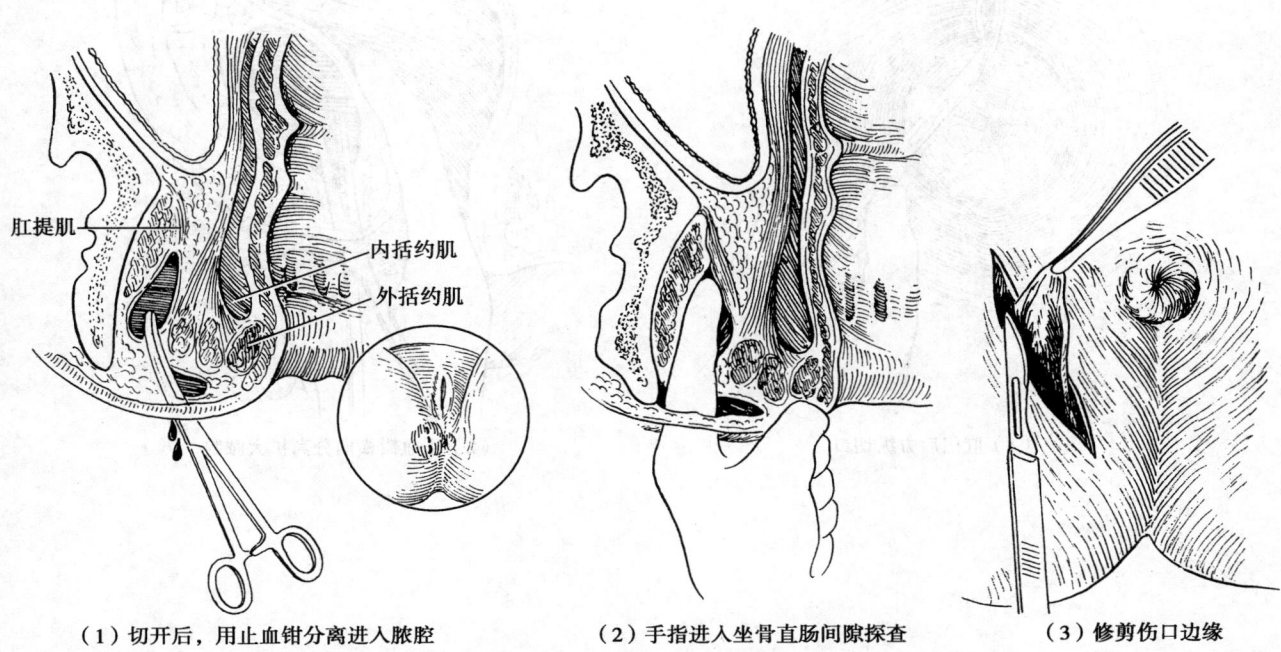

肛提肌　　　　　　　　内括约肌　　　　　外括约肌

（1）切开后,用止血钳分离进入脓腔　　　（2）手指进入坐骨直肠间隙探查　　　（3）修剪伤口边缘

图34-34　坐骨直肠间隙脓肿切开引流术

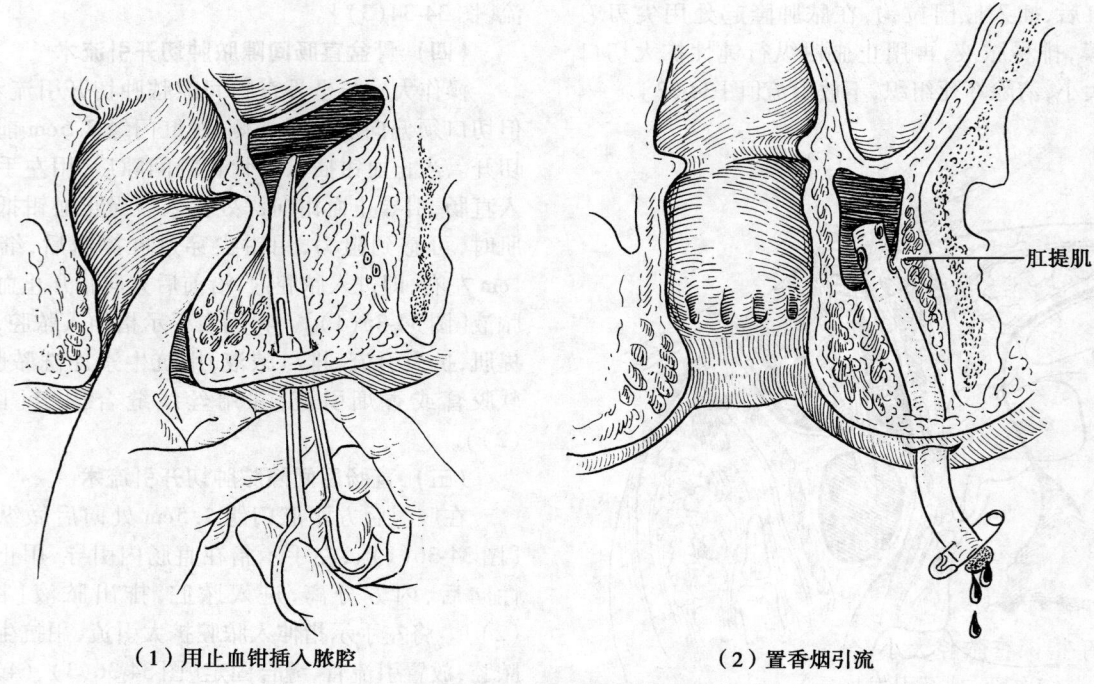

（1）用止血钳插入脓腔　　　　　　　　　（2）置香烟引流

图 34-35　骨盆直肠间隙脓肿切开引流术

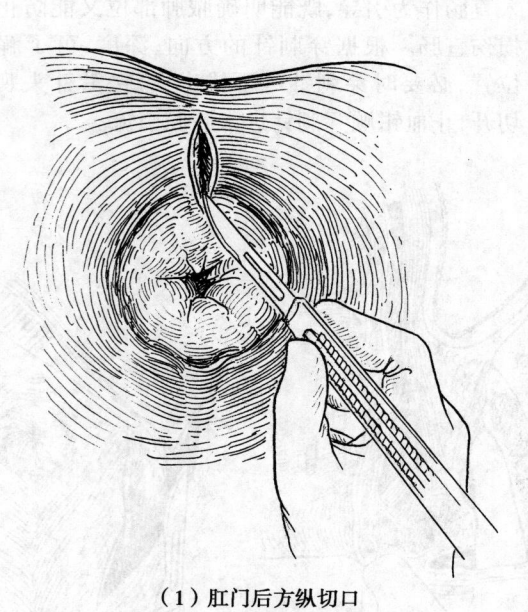

（1）肛门后方纵切口

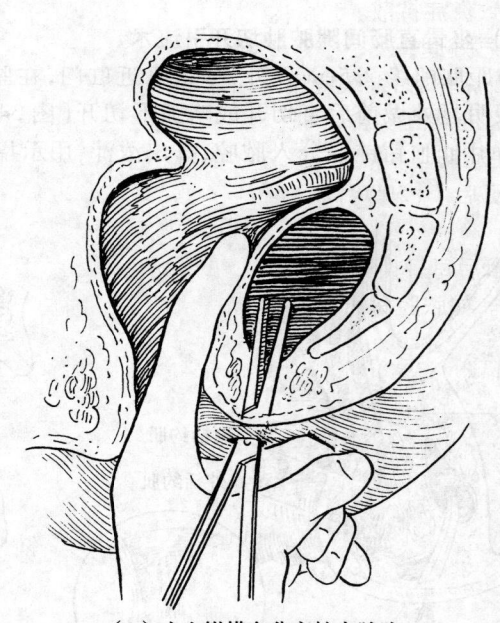

（2）止血钳横向分离扩大脓腔

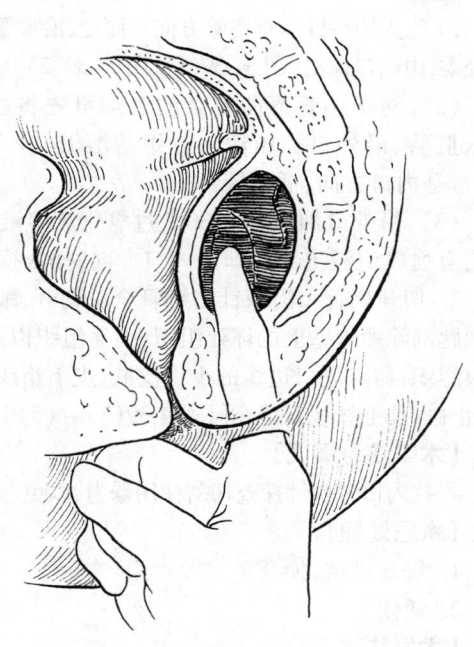
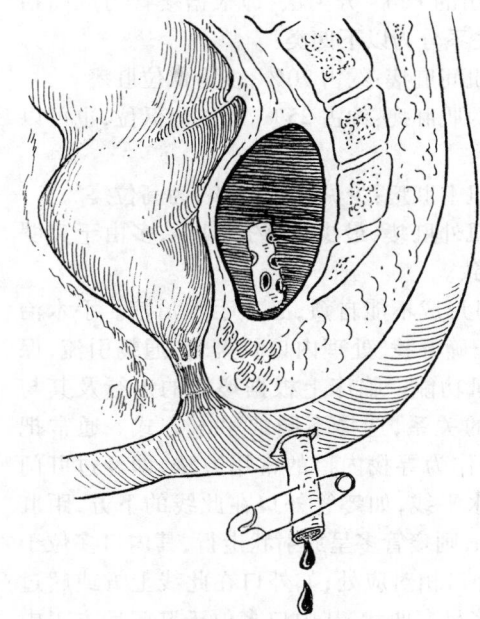

（3）示指扩大引流　　　　　　（4）脓腔放置引流管

图 34-36　直肠后间隙脓肿切开引流术

2. 手指探查脓腔大小、分离纤维间隔时，切勿暴力，以免误伤血管、神经引发出血，引起感染扩散。

3. 深部脓肿一般不用凡士林纱布填塞，以防引流不畅，导致炎症扩散。

【术后处理】

1. 卧床休息，继续应用抗生素控制感染。

2. 宜进低渣饮食，口服液体石蜡或其他缓泻药，保持大便通畅。

3. 便后 1:5000 高锰酸钾溶液坐浴，保持局部清洁。

4. 术后每日换药时更换引流条，切口变浅后改开放、坐浴。如脓腔深而大，引流脓液较多时，放置时间可稍长。

5. 换药时，注意避免桥形愈合，务必使伤口肉芽从底部向外逐渐填满，以免形成瘘管。

【术后并发症】

1. 脓腔出血。

2. 大便失禁。

第七节　肛瘘切除术

肛瘘是常见的直肠肛门疾病，绝大多数肛瘘是由于肛窦感染化脓形成肛周脓肿继发而形成，表现为肛管或直肠与肛周皮肤相通的感染性管道。肛瘘由内口、外口及瘘管组成。内口常位于齿状线附近，很少涉及直肠〔图 34-37〕。肛瘘的分类方法很多，目前多

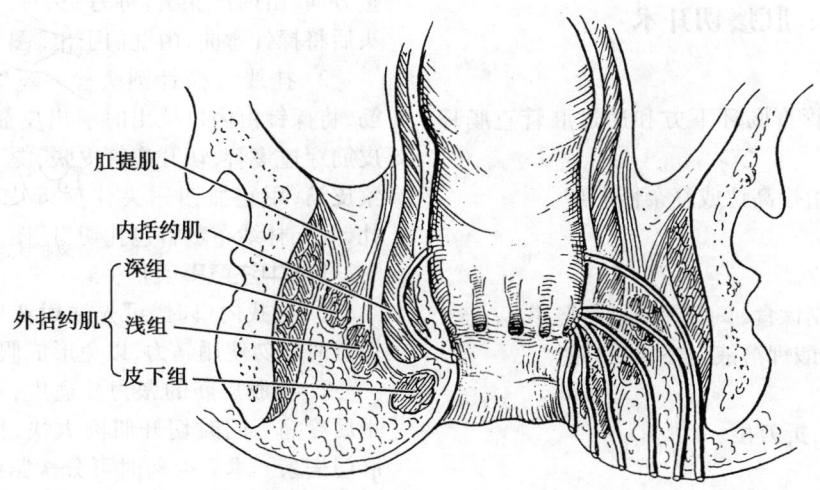

肛提肌
内括约肌
深组
浅组
外括约肌
皮下组

图 34-37　各种瘘管与肛门括约肌的关系

用1969年提出的Parks分类法,即根据瘘管与肛门括约肌的解剖关系分为以下四类:

1. 括约肌间肛瘘:约占70%,多为低位肛瘘。

2. 经括约肌肛瘘:约占25%,可以为低位,也可以为高位瘘。

3. 括约肌上肛瘘:少见,约占5%,为高位瘘。

4. 括约肌外肛瘘:最少见,约占1%,多由于克罗恩病、外伤所致。

肛瘘一旦形成不能自愈,必须手术治疗。手术治疗原则包括正确寻找、处理内口及瘘管,通畅引流,保护肛门括约肌功能。临床上根据瘘管的走行及其与肛管直肠环的关系,选择不同的手术方式。通常把Goodsall定律作为寻找内口的常用方法,即经过肛门中心划一条水平线,如瘘管外口在此线的下方,距肛缘不超过5cm,则瘘管多呈放射状走行,其内口多位于齿状线上与外口相对应处;如外口在此线上方或超过5cm,则瘘管多呈弯曲状,其内口多位于肛门后方正中线附近〔图34-38〕。

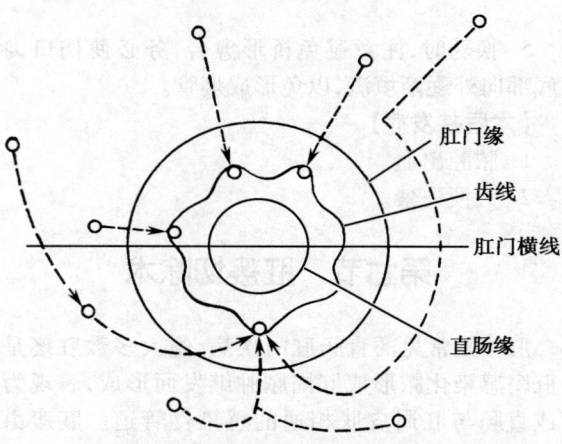

图34-38　肛门前后瘘管内口的常见位置

一、肛瘘切开术

【适应证】

1. 瘘管位于肛管直肠环下方和通过肛管直肠环下1/3的肛瘘。

2. 配合挂线法治疗高位或复杂性肛瘘。

【术前准备】

1. 术前肛周备皮。

2. 术前1天控制饮食,口服泻药准备肠道。

3. 1:5000高锰酸钾溶液坐浴,2～3次。

【麻醉与体位】

腰麻,骶管麻醉,折刀位。

【手术步骤】

1. 寻找内口

(1) 先用探针探查瘘管方向及深度,沿瘘管走向,动作轻柔,由内口探出〔图34-39(1)、图34-39(2)〕。

(2) 对于瘘管弯曲复杂的肛瘘可先将盐水纱布塞入肛管,沿外口加压注入亚甲蓝溶液,纱布染色部位,常是内口方向,插入探针。

(3) 沿外口加压注入30%过氧化氢溶液,观察肛管内有血气泡溢出部位即为内口方向,插入探针。

2. 切开瘘管　沿探针将瘘管全层切开,敞开瘘管,用刮匙刮除瘘管壁上的坏死组织、肉芽组织以及周围的瘢痕组织,剪除创口边缘的少许皮肤、皮下组织,敞开瘘管,止血,凡士林纱布填充〔图34-39(3)～(5)〕。

【术中注意事项】

寻找内口时探针探查切勿使用暴力,以免形成假道。

【术后处理】

1. 每日坐浴,换药。

2. 通便。

【术后并发症】

1. 疼痛。

2. 尿潴留。

二、肛瘘挂线术

【适应证】

1. 瘘管在肛管直肠环上方或通过肛管直肠环上2/3的高位肛瘘。

2. 复杂性肛瘘切开或切除的辅助治疗手段。

【术前准备】

同肛瘘切开术。

【麻醉与体位】

同肛瘘切开术。

【手术步骤】

1. 探查内口　先沿外口注入亚甲蓝溶胶了解内口方向,用探针沿外口轻轻探入,遇阻力,转动探针调整方向,由内口探出,将另一手指伸入肛管,触及探针头后将探针弯曲,由肛门引出〔图34-40(1)〕。

2. 挂线　探针圆头栓一丝线,线远端栓一橡皮筋,将探针由内口拉出时引出皮筋〔图34-40(2)〕,使皮筋穿过瘘管,切开瘘管皮肤、皮下〔图34-40(3)〕,收紧皮筋,用止血钳钳夹住后近皮肤处用丝线双重结扎,凡士林纱布敷料包扎切口〔图34-40(4)〕。

【术中注意事项】

1. 寻找内口时,可先注射亚甲蓝确定方向,探针探查时切勿使用暴力,以免形成假道。

2. 橡胶皮筋的张力要适度,不宜环勒过紧,引起术后疼痛。同时切开肌肉太快,括约肌回缩,易引起肛门失禁。术后换药时可分次紧线,以利于切断的括约肌与周围组织粘连。

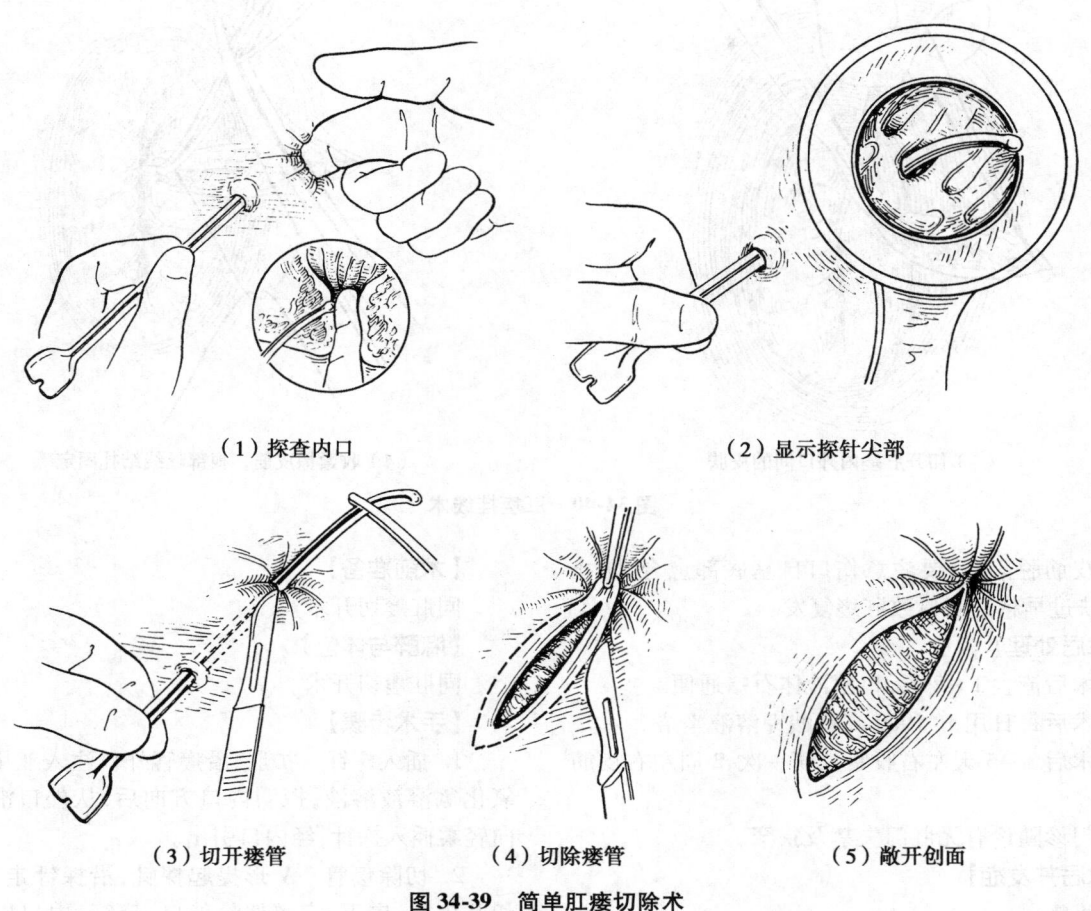

（1）探查内口 （2）显示探针尖部

（3）切开瘘管 （4）切除瘘管 （5）敞开创面

图 34-39 简单肛瘘切除术

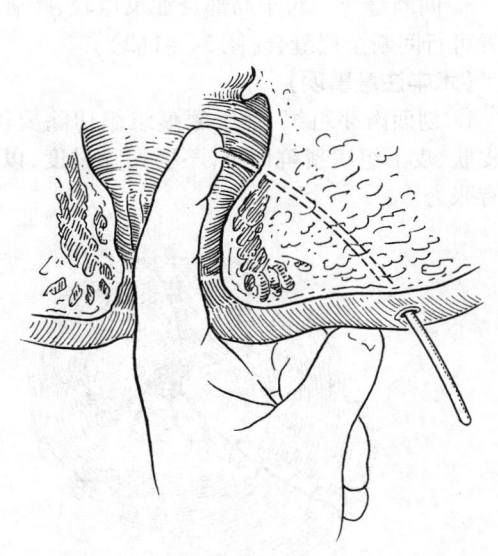

（1）探针检查内口

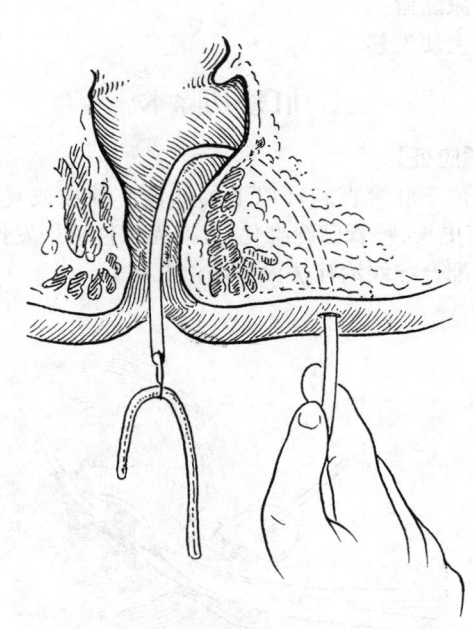

（2）探针绑橡皮筋从内口穿出

5

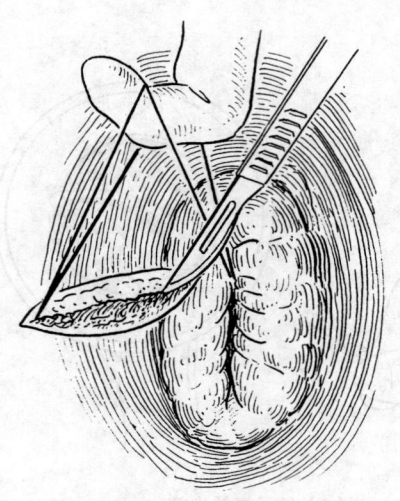

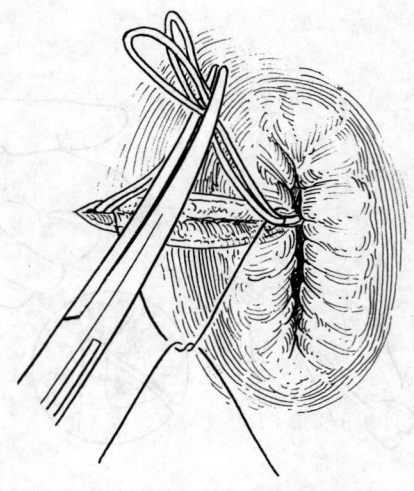

（3）切开肛瘘内外口间的皮肤　　（4）收紧橡皮筋，根部丝线结扎固定

图 34-40　肛瘘挂线术

3. 皮筋脱落后，要注意伤口自基底部愈合，防止表面皮肤过早粘连封口致肛瘘复发。

【术后处理】

1. 术后流食 1~2 天，口服液体石蜡通便。

2. 术后每日用 1:5000 高锰酸钾溶液坐浴。

3. 术后 3~5 天左右收紧皮筋一次，2 周左右皮筋脱落。

4. 门诊随诊有无肛门失禁及狭窄。

【术后并发症】

1. 疼痛。

2. 尿潴留。

3. 大便失禁。

三、肛瘘切除术

【适应证】

1. 位于肛管直肠环以下的低位单纯性或复杂性肛瘘，病史长，瘘管已纤维化，近期无急性感染发作。

2. 配合挂线治疗法治疗高位肛瘘。

【术前准备】

同肛瘘切开术。

【麻醉与体位】

同肛瘘切开术。

【手术步骤】

1. 插入探针　扩肛，沿瘘管外口注入亚甲蓝或过氧化氢溶液溶液，探明内口方向后，从外口沿瘘管方向轻柔插入探针，经内口引出。

2. 切除瘘管　V 形提起探针，沿探针走行方向，切开皮肤、皮下，完整切除外口、瘘管、内口以及周围蓝染的纤维瘢痕组织，显露正常组织〔图 34-41（1）〕。

3. 间断缝合　对于局部炎症反应轻，瘘管清除彻底者可行间断全层缝合〔图 34-41（2）〕。

【术中注意事项】

1. 创面肉芽组织、纤维瘢痕组织切除要彻底，周围皮肤、皮下组织新鲜即可，不要切除过度，以免缝合时有张力。

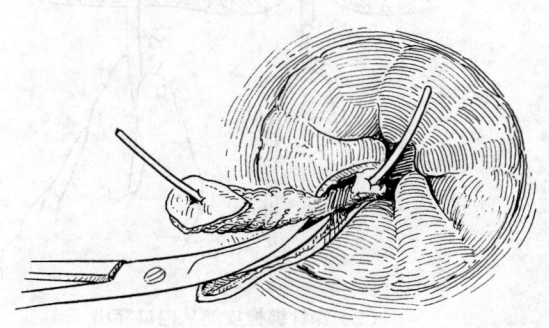

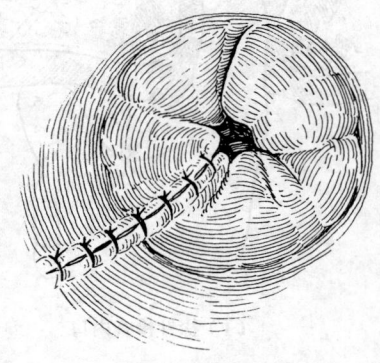

（1）完全切除瘘管　　　　　　（2）全层缝合切口

图 34-41　肛瘘切除术

2. 缝合应由基底部开始,单层缝合,不留死腔,减少缝线反应,以利愈合。

3. 对于创面不新鲜及分支较多的复杂肛瘘,不宜一期缝合。

【术后处理】

1. 控制饮食,口服盐酸洛哌丁胺胶囊 2mg,每日三次,控制大便 3~5 天。

2. 静脉补液,营养支持,全身应用抗生素。

3. 每日换药,或开放切口,外涂莫匹罗星软膏,保持创面干燥。

4. 如切口局部疼痛明确,换药炎症反应较重,应提前间断拆线,引流。

【术后并发症】

切口感染。

四、马蹄形肛瘘切开加挂线术

马蹄形肛瘘多因两侧坐骨直肠脓肿未得到及时正确的治疗所致,临床上以后马蹄形肛瘘多见,内口多位于齿状线附近,外口分散在肛门两侧,瘘管弯曲、复杂,形似马蹄。对于瘘管在肛管直肠环以下的低位马蹄形肛瘘,可采用切除缝合法治疗。临床上多见高位马蹄形肛瘘,应采用切开加挂线法治疗。

【手术步骤】

1. 从病史中最早出现的外口注入亚甲蓝,内口多位于肛管后正中线的齿状线附近,观察内口的位置、数量〔图 34-42(1)〕。

2. 如瘘管位于肛管直肠环的下方,可将其切开或整块切除,然后再逐一探查,切除各分支的外口或内口〔图 34-42(2)~(4)〕。

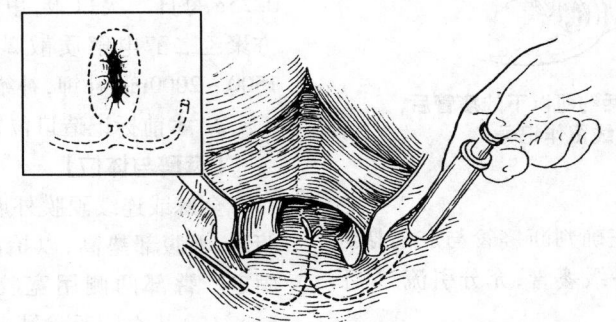

(1)注美蓝探查内口部位

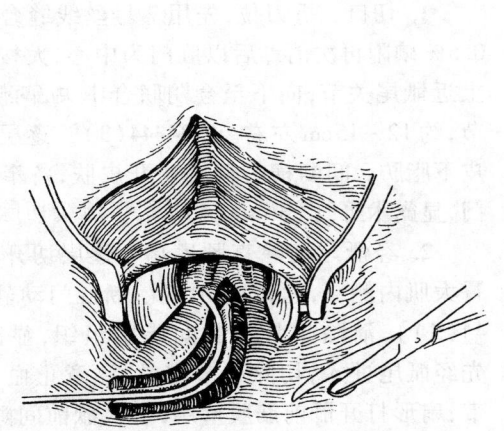

(2)切开浅层肛门括约肌以下的瘘管

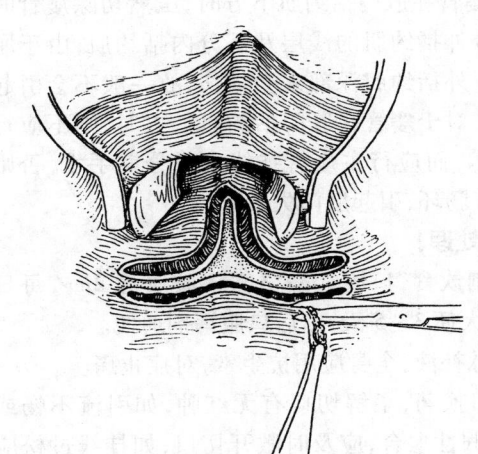

(3)切除瘘管

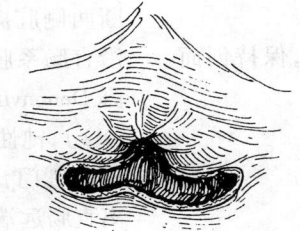

(4)敞开切口

图 34-42 肛门后侧马蹄铁形复杂瘘管切除术

3. 如内口较多,瘘管位于肛管直肠环以上,应先沿外口切开或切除两侧分支瘘管,沿主瘘管插入探针穿橡皮筋,由内口引出,切开瘘管所在皮肤、皮下组织,收紧皮筋,行挂线治疗,这样可以避免一次切断两处或多处肛门括约肌而造成大便失禁〔图34-43〕。

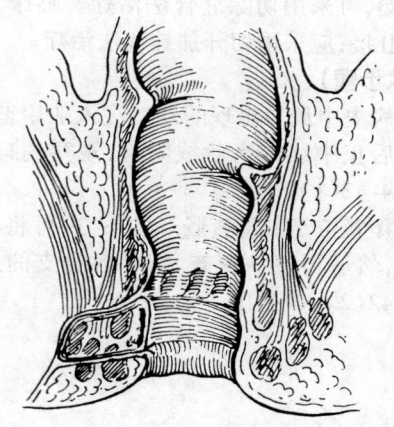

图 34-43　切除浅组肛门括约肌以下的瘘管后,在深层瘘管内穿线留作记号

【术中注意事项】

1. 认真仔细找到内口,正确判断瘘管与肛门括约肌的关系,逐一切开或切除各级瘘管,充分引流,是手术成功的关键。

2. 当瘘管在肛门括约肌下方时,虽然切除瘘管时切开了部分外括约肌的浅层及部分内括约肌,由于耻骨直肠肌及外括约肌深部未受损伤,故一般不会引起肛门失禁。对于瘘管在肛门括约肌上方时,则不应行瘘管切开术,而应行主瘘管挂线术或分期手术,否则损伤肛门直肠环,引起肛门失禁。

【术后处理】

1. 控制饮食,口服盐酸洛哌丁胺胶囊 2mg,每日三次,控制大便 3 ~ 5 天,以后口服泻剂通便。

2. 静脉补液,全身应用抗生素,对症止痛。

3. 每日换药,了解切口有无红肿,如引流不畅或皮缘内翻,假性愈合,应及时敞开切口;如挂线过松应定期收紧皮筋;肉芽组织不新鲜或生长过多,应高渗盐水湿敷或剪除多余肉芽。

4. 便后用 1 : 5000 高锰酸钾溶液坐浴,保持创面清洁,促进愈合。

【术后并发症】

1. 尿潴留。

2. 肛门失禁。

3. 直肠黏膜脱出。

4. 直肠狭窄。

第八节　直肠癌手术

一、经骶尾、腹腔直肠癌联合切除术

【适应证】

1. 肛管癌,肿瘤下缘距齿状线 ≤5cm 的直肠下段癌。

2. Ⅳ期直肠下段癌伴出血,不全梗阻,患者一般状态尚好的病例。

3. 低位保肛手术后局部复发者。

【术前准备】

1. 术前 2 天进流食,口服肠道抗生素,红霉素 0.25g 每日二次口服,甲硝唑 0.2g 每日三次口服;复方聚乙二醇电解质散 2 盒冲服准备肠道;静脉补液 1500 ~ 2000ml,补钾,补维生素 K_1。

2. 术前标记造口位置,胃肠减压,留置导尿管。

【麻醉与体位】

全麻或连续硬膜外麻醉。体位为改良折刀位,先俯卧,下腹部垫高,以抬高臀部,双膝关节屈曲、外展固定。臀部两侧用宽胶布拉开显露肛门〔图 34-44(1)、(2)〕,会阴手术结束后,更换为平卧位。

【手术步骤】

1. 切口　折刀位,先用 7 号丝线缝合关闭肛门,0.5% 碘附再次消毒后以肛门为中心,大梭形切口,向上近骶尾关节,向下至会阴联合中央,两侧近坐骨结节,约 12 ~ 15cm 左右〔图 34-44(3)〕,逐层切开皮肤、皮下脂肪。间断横行缝合切开皮肤,备牵引直肠、肛门,显露术野〔图 34-44(4)〕。

2. 经骶尾切除直肠远端　逐层切开,显露两侧臀大肌内侧缘,远离直肠结扎、断肛门动静脉〔图 34-44(5)〕,清除坐骨直肠间脂肪组织,显露肛提肌。先经骶尾进入,切除末节尾骨,注意止血,断骶尾韧带,扇形打开骶前筋膜壁层,进入骶前间隙疏松组织层内〔图 34-44(6)〕,边游离直肠系膜,边用电刀切断两侧肛提肌,至直肠前壁〔图 34-44(7)〕。此时先沿直肠系膜前方两侧纵行切开盆筋膜脏层,游离显露 Denonvillers 筋膜,进入直肠前间隙〔图 34-44(8)〕,钝性剥离保护前列腺及精囊腺,助手向上牵引提起肛门,用电刀断肛管前会阴联合肛提肌,完全游离直肠远端。此时注意要按层次解剖,避免向前误伤前列腺或阴道血管,引起出血。向上充分游离直肠前间隙,于直肠前方剪开盆底腹膜返折,沿直肠壁向两

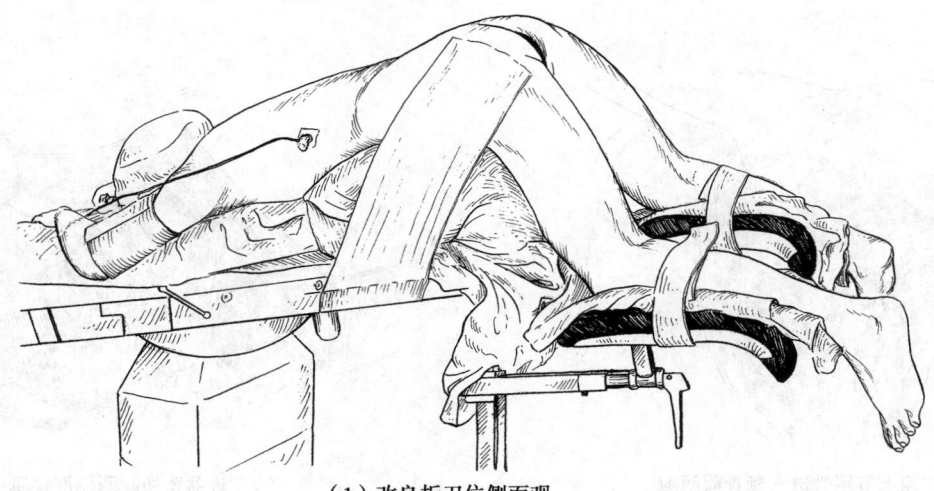

（1）改良折刀位侧面观

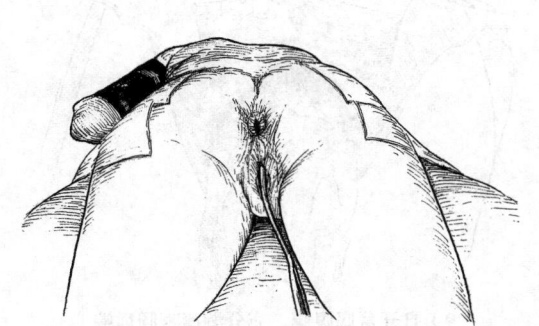

（2）改良折刀位正面观

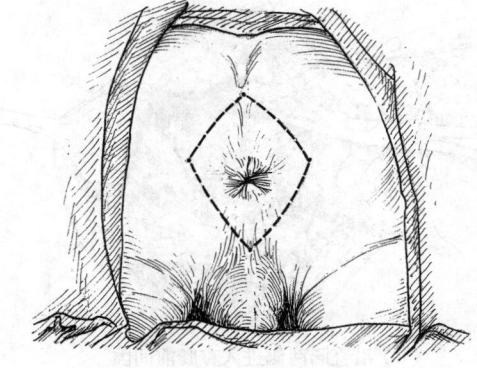

（3）肛门为中心梭形切口

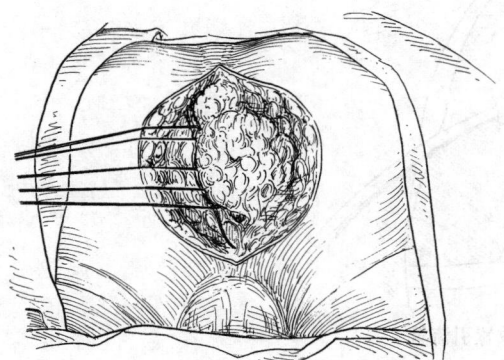

（4）间断缝合皮瓣牵引

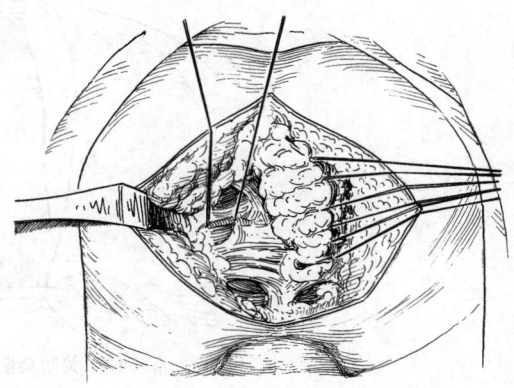

（5）远离直肠结扎，断肛门动、静脉

5

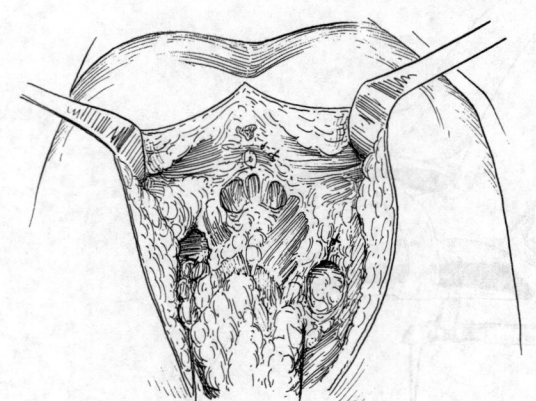

（6）切除末节尾骨进入骶骨前间隙

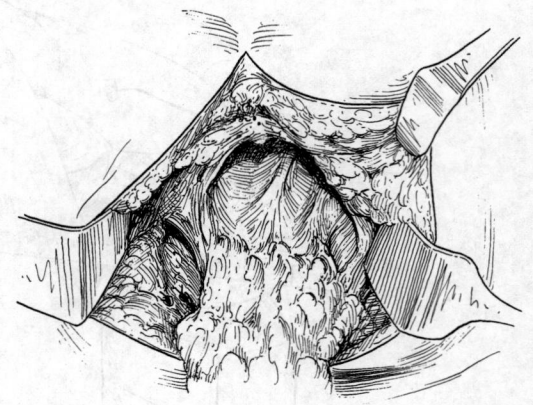

（7）近盆壁切断两侧肛提肌

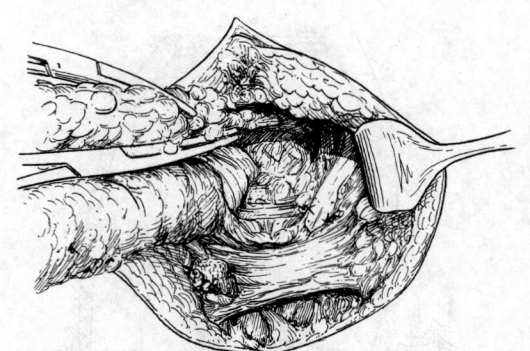

（8）沿直肠两侧进入直肠前间隙

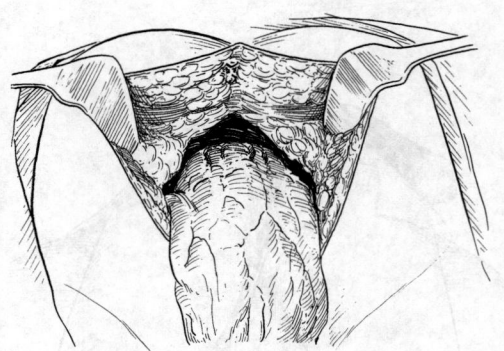

（9）打开盆底腹膜，充分游离直肠远端

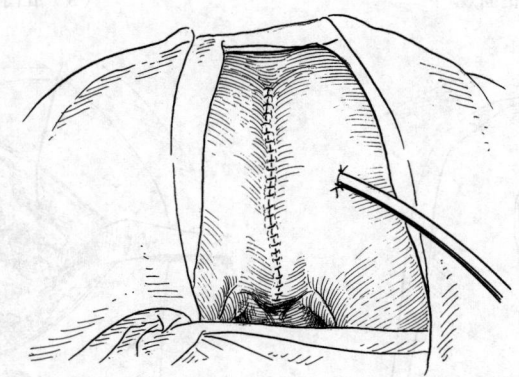

（10）关闭会阴切口，放置引流管

5

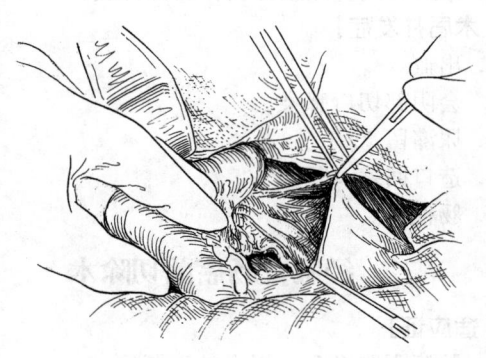

（11）打开乙状结肠外侧腹膜，沿Toldt筋膜层游离

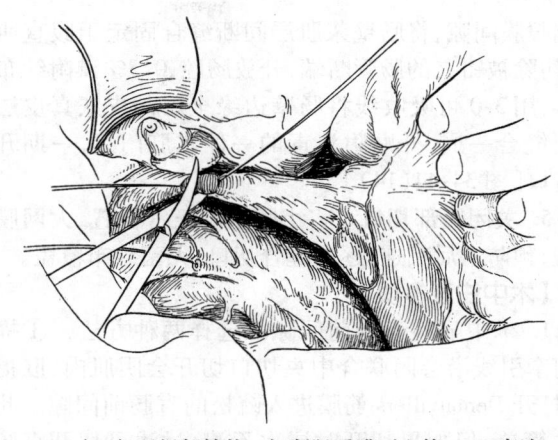

（12）近根部结扎，切断肠系膜下血管，D3廓清

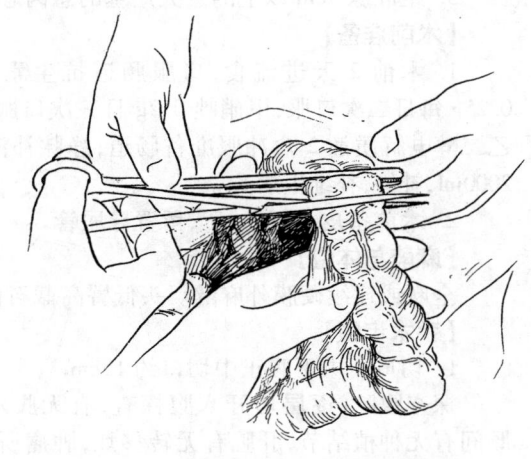

（13）断乙状结肠，切除肿瘤

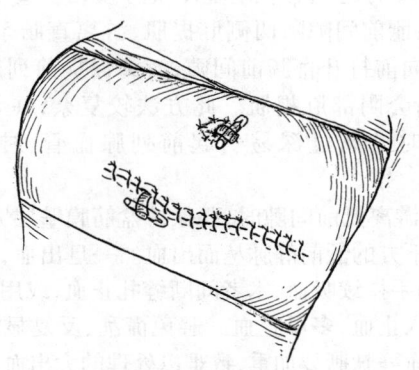

（14）关闭腹部切口，乙状结肠造口

图34-44　经骶尾、腹腔直肠癌联合切除术

侧扩大进入腹腔。向左右提起直肠远端，可见两侧韧带处直肠下血管，该血管走行常有变异，近根部结扎后切断时注意保护两侧盆壁的盆神经丛，此时可见直肠明显游离，牵拉变长。沿骶前间隙尽量游离直肠系膜后壁至骶岬水平〔图34-44（9）〕，将游离好的直肠远端套入阴茎套内结扎、隔离、送入腹腔内，止血，骶前放置自然引流胶管一枚于切口右缘另戳孔引出，逐层缝合切口，包扎〔图34-44（10）〕。

3. 经腹切除直肠肿瘤　更换体位为平卧位，臀部垫高，常规碘附消毒，铺单，下腹正中切口约12～15cm逐层切开入腹探查：有无腹水，腹膜有无种植结节，肝脏有无转移结节，腹主动脉旁、乙状结肠系膜根部及两侧髂血管周围有无肿大淋巴结，进一步探查大肠各段有无多发病灶，术中进行TNM分期。保护切口，隔离小肠，用纱布条结扎肿瘤近端肠管预防肠道内脱落种植。助手提乙状结肠，打开外侧腹膜（Monk'White Line），沿直肠左侧向下至会阴手术已切开的盆底腹膜返折〔图34-44（11）〕，沿肾前筋膜前面（Todlt筋膜层）由左向右、向下剥离乙状结肠系膜，注意保护该筋膜

下的输尿管、精索或卵巢血管、上腹下神经丛（自主神经）。于腹主动脉分叉前打开后腹膜，向上沿至肠系膜下动脉根部，向下沿直肠右侧缘入盆腔与左侧切开之盆底腹膜相汇合，用电刀切开骶前残留的融合筋膜，从盆腔提出直肠。用电刀或双极电凝清除肠系膜下动脉根部淋巴脂肪组织。进一步清除腹主动脉和下腔静脉前、髂血管及闭孔周围的肿大淋巴结及脂肪组织（此操作不作为常规廓清，仅在术中疑有淋巴结转移时进行）。距根部1cm左右双重结扎、切断肠系膜下动脉，扇形断乙状结肠系膜，双重结扎、断边缘血管弓。确定保留肠管后，用两把十二指肠钳垂直夹闭乙状结肠，切除直肠肿瘤〔图34-44（12）、（13）〕。

4. 乙状结肠永久造口　沿术前标记的造口处（左髂前上棘与脐连线的中内1/3交界处）做直径约3cm的圆形切口，柱形切除皮肤、皮下脂肪，"十"字切开腹直肌前鞘，横断部分腹直肌，至可容两横指大小。沿左侧腹壁腹膜外潜行做隧道，将乙状结肠沿隧道经造口拖出（肠管要松紧适度，不要使乙状结肠在腹膜外折叠成袢致术后排便不畅、梗阻），间断缝合乙状结肠

5

与侧腹膜间隙,将肠壁浆肌层间断缝合固定于腹直肌鞘,切除被钳夹的肠管断端,开放肠腔,0.5%碘附纱布消毒,用3-0可吸收线将肠壁边缘全层与皮肤真皮层间断缝合一周,外贴附消毒的一件式肛门袋,一期开放造口〔图34-44(14)〕。

5. 关闭腹部切口　将小肠恢复正常位置,大网膜覆盖,预防术后粘连,逐层缝合切口,无菌纱布覆盖。

【术中注意事项】

1. 术中显露直肠前间隙可选择两种方法　①提肛门牵引线沿会阴联合中央切口切开会阴肌肉、肛提肌,打开Denonvillers筋膜进入疏松的直肠前间隙。此方法简单,但如果切开时层次不清,过浅可切开直肠肛管污染切口,过深可损伤前列腺、尿道,引起出血。在女性术前要常规消毒阴道,如遇困难术中可将左手示指插入阴道内作为标志,预防损伤。②先切除尾骨,进入骶前间隙断两侧肛提肌,游离直肠系膜,沿直肠两侧向前打开直肠前间隙,游离保护前列腺或阴道后,再断会阴部肛提肌。此方法较复杂,在寻找直肠前间隙时游离过深易引起前列腺血管、神经损伤、出血。

2. 游离骶前间隙时,要保持盆筋膜壁层完整,避免损伤其下方的骶前静脉丛而出血。一旦出血,保持术野不变,助手持续吸血,术者间断缝扎止血,或用医用平头圆钉钉入止血,多可止血。避免慌乱、反复显露出血术野致出血静脉撕裂加重,致难以处理的大出血。

3. 盆底腹膜不做常规关闭,术后平卧3天再下床活动。此操作未见增加梗阻、盆底疝等并发症发生。

4. 造口大小以直径3cm为宜,分离腹直肌能容两指即可。过大易引起术后造口疝形成,过小易出现狭窄梗阻。造口肠管应松紧适度,不要过紧,以防造口回缩内陷、坏死。

【术后处理】

1. 术后平卧3天,床上活动。

2. 术后2~3天肠功能恢复,造口排气、便后拔除胃肠减压管,进流食2天改为半流食。

3. 静脉补液、营养支持治疗,注意水电解质平衡,全身应用抗生素。如有出血、渗血倾向,应用止血药物,否则不作常规应用。

4. 术后5~7天松动会阴部自然引流,如引流量少于5ml可拔除。如引流量仍较多,可每1~2天拔出1cm,至引流管侧孔露出后开放引流2~3天后拔除。引流口不要填塞,让其自然愈合,以利引流。

5. 导尿管术后一周始夹管,即夹闭2~4小时后开放排出小便一次,锻炼1~2天,尿意明显可拔除导尿管。造口处肛门袋如有渗漏应及时更换,以防污染切口,造口周围可涂氧化锌软膏保护皮肤。10~12天拆除造口周缝线,2周后每1~2天扩肛一次,预防狭窄。

6. 术后2周拆除腹部及会阴部缝线。

【术后并发症】

1. 出血。

2. 会阴部切口感染。

3. 尿潴留。

4. 造口回缩、坏死。

5. 肠梗阻。

二、经腹直肠癌前切除术

【适应证】

1. 肿瘤距肛缘5cm以上的直肠癌。

2. 乙状结肠下段癌。

3. 距肛缘3cm以上的巨大广基的息肉恶变。

【术前准备】

1. 术前2天进流食,口服肠道抗生素,红霉素0.25g每日二次口服,甲硝唑0.2g日三次口服;复方聚乙二醇电解质散2盒冲服准备肠道;静脉补液1500~2000ml,补钾,补维生素K_1。

2. 术前备皮,胃肠减压,留置导尿管。

【麻醉与体位】

全麻或连续硬膜外麻醉。头低臀高截石位。

【手术步骤】

1. 切口　中下腹正中切口约15cm。

探查腹腔:逐层切开入腹探查,有无腹水,腹膜肠间有无种植结节,肝脏有无转移灶,肿瘤所在部位、大小、浸润深度、是否累及周围组织(子宫、卵巢、膀胱、盆壁)、有无活动度,系膜内及侧盆壁有无肿大淋巴结,近端结肠有无多发病灶,进行术中分期〔图34-45(1)〕。

2. 无瘤隔离　保护切口,用纱布垫将小肠放置于上腹腔隔离。纱布带扎紧肿瘤近端肠管,近乙状结肠系膜根部结扎肠系膜下动静脉。如肿瘤已穿透浆膜,用纱布覆盖病灶局部,周边缝扎、固定、隔离。

3. 游离乙状结肠系膜、直肠系膜,区域淋巴结廓清　提乙状结肠,打开其外侧腹膜,向上沿降结肠外侧至脾曲,向下沿直肠左侧缘至盆底腹膜返折〔图34-45(2)〕。沿肾前筋膜层表面由左向右、向下剥离乙状结肠系膜,保护筋膜下走行的输尿管及自主神经〔图34-45(3)〕。于腹主动脉分叉处纵行切开已游离的后腹膜,向上延至乙状结肠系膜根部,向下沿直肠右缘延至盆底腹膜返折处会合〔图34-45(4)〕。沿肠系膜下血管走行清除血管根部的淋巴脂肪组织,距根部1cm双重结扎后切断(如腹主动脉及腔静脉前、髂血管及侧盆壁见肿大淋巴结则先切除送术中冷冻病理,证实有转移则应行区域廓清,否则不做常规廓清),扇形断乙状结肠系膜,结扎、断边缘血管弓〔图34-45(5)〕。提起直肠上段,用电刀切开骶前之融合筋膜进入骶前间隙,沿骶前筋膜脏层锐性剥离直肠系膜后壁至尾骨尖,切断骶尾韧带〔图34-45(6)〕。提起膀胱侧腹膜返折(女性为子宫侧腹膜返折),向下牵拉直肠,沿直肠前方钝性剥离进入直肠前间隙,保护前方的精囊腺(女性为阴道后壁)〔图34-45(7)、(8)〕。沿直肠深筋膜层向两侧游离,断两侧韧带显露肛提肌,如遇直肠中血管结扎、缝扎止血〔图34-45(9)〕。直肠上段癌,游离直肠系膜至肿瘤下5cm即可;直肠中下段癌,游离直肠系膜应至肛提肌水平。

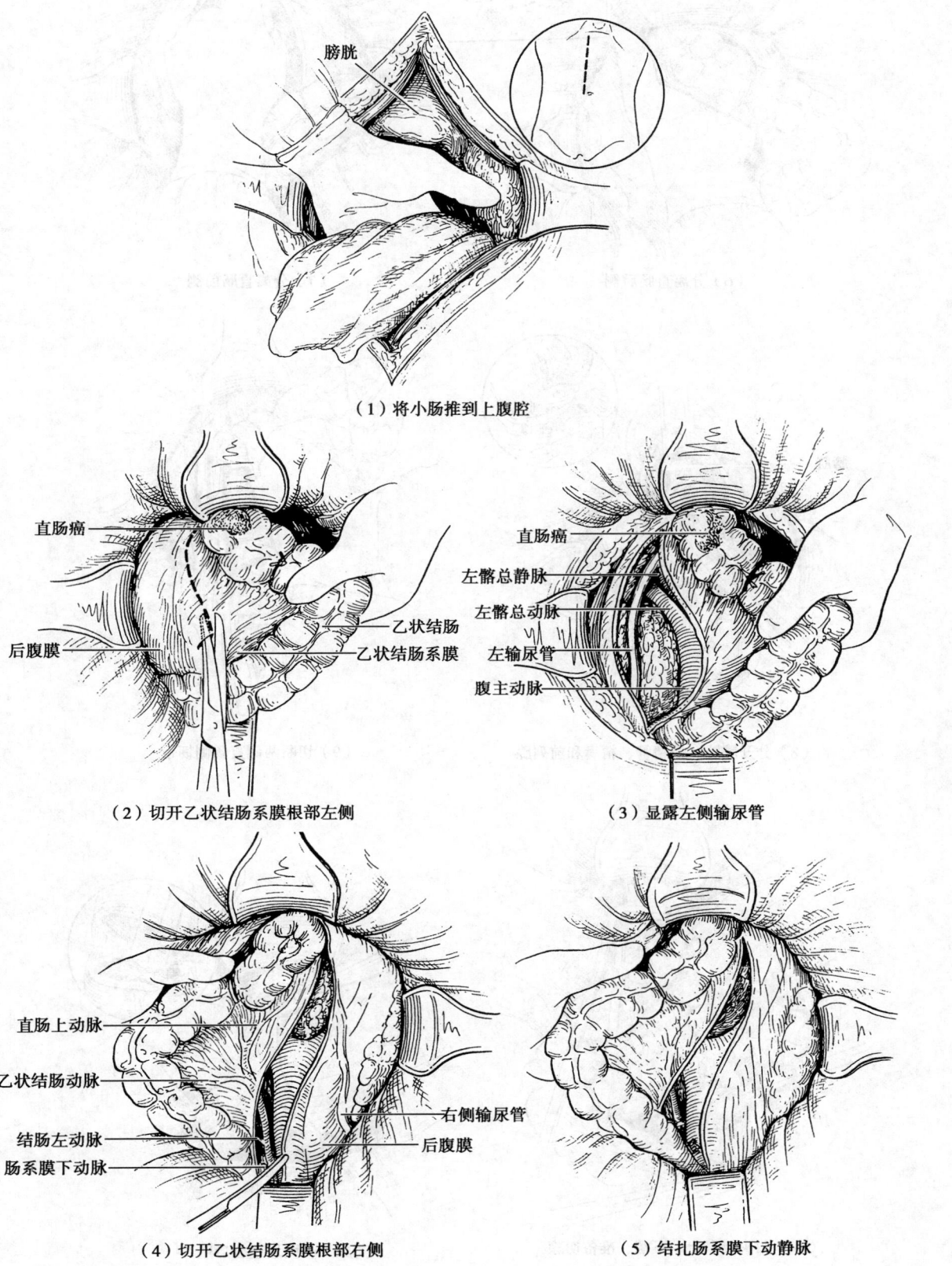

(1)将小肠推到上腹腔

(2)切开乙状结肠系膜根部左侧

(3)显露左侧输尿管

(4)切开乙状结肠系膜根部右侧

(5)结扎肠系膜下动静脉

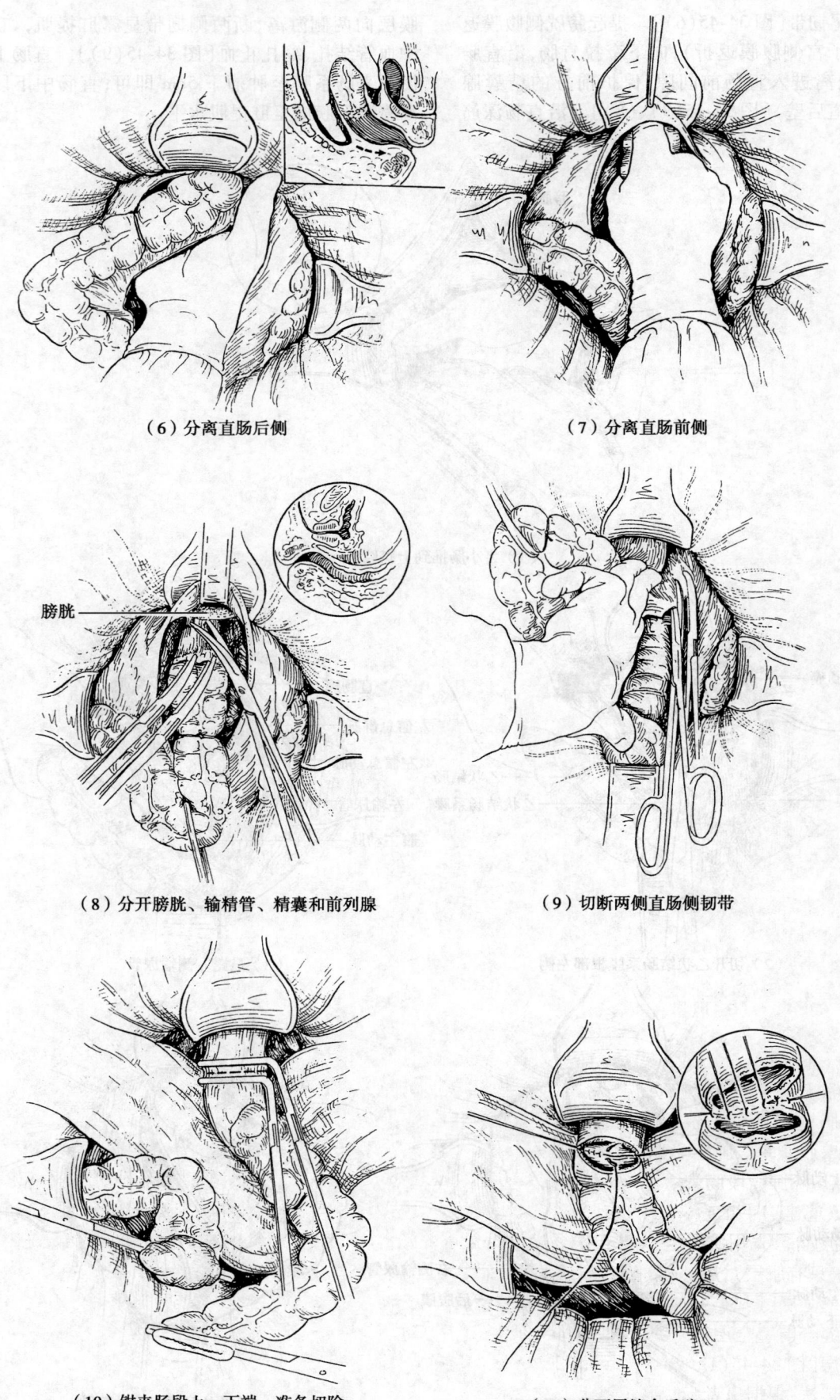

（6）分离直肠后侧

（7）分离直肠前侧

膀胱

（8）分开膀胱、输精管、精囊和前列腺

（9）切断两侧直肠侧韧带

（10）钳夹肠段上、下端，准备切除

（11）分两层缝合后壁

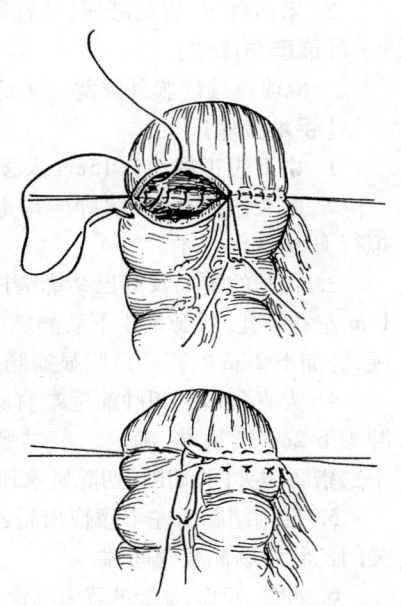

（12）缝合前壁全层及浆肌层

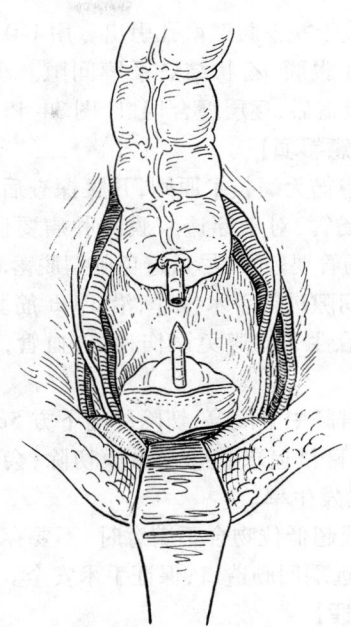

（13）经肛吻合器法结肠、直肠
下段端端吻合正面观

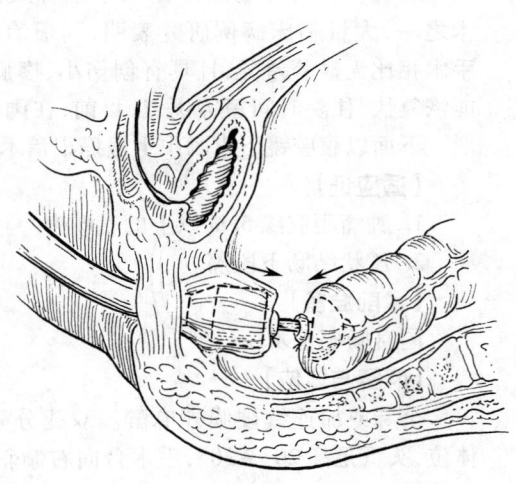

（14）经肛吻合器法结肠、直肠
下段端端吻合侧面观

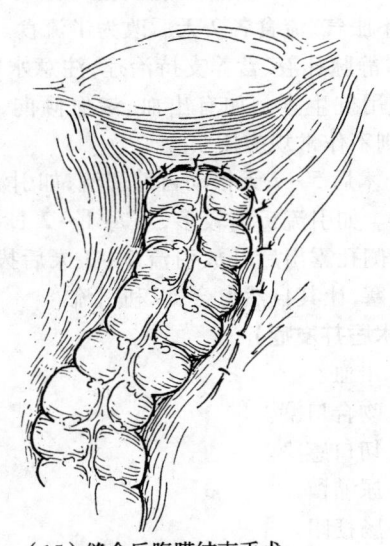

（15）缝合后腹膜结束手术

图 34-45　经腹直肠癌前切除术

4. 切除肿瘤　提直肠,肿瘤下 5cm,垂直断直肠系膜显露直肠壁(如为直肠中下段癌应行全系膜切除),修整肠壁脂肪垂。肿瘤上 10cm,肿瘤下 3cm 断肠管,整块区域切除肿瘤段肠管〔图 34-45(10)〕。

5. 吻合、重建　手工吻合法:将乙状结肠及直肠断端做端-端吻合。先用 1 号丝线间断缝合后壁浆肌层(直肠后壁只有肌层),用 3-0 可吸收线或 4 号丝线,间断缝合后壁全层〔图 34-45(11)〕,线结打在肠腔内。再间断内翻缝合前壁全层。最后,用 1 号丝线间断缝合前壁浆肌层〔图 34-45(12)〕。

双吻合器法:根据患者肠管的具体情况选择 29～

33mm 圆形吻合器。将吻合器钉砧头埋入近端乙状结肠断端,荷包缝合,固定可靠。肛门侧残余直肠扩肛、大量温盐水冲洗后,将吻合器钉砧座插入直肠内,调整方向,使中心杆由直肠断端线头穿出;将乙状结肠送入盆腔,系膜方向右向后将钉砧头套入钉砧座内,旋紧旋钮对合肠管,见绿色标志到指示窗中部时,击发吻合器,完成吻合。状态持续数秒后,旋松旋钮,拔出吻合器,观察两吻合圈是否完整,并送术中冰冻,了解有无癌累及。吻合口外加 3-0 可吸收线间断浆肌层缝合一圈〔图 34-45(13)〕、图 34-45(14)〕。

6. 冲洗、引流、关腹　温盐水冲洗盆腔,骶前放置自然引流一枚于左下腹壁戳孔引出。用 1-0 丝线间断缝合关闭盆底腹膜、乙状结肠系膜间隙。小肠复位,大网膜拉下覆盖后,逐层缝合切口〔图 34-45(15)〕。

【术中注意事项】

1. 手术遵循无瘤技术原则,开腹探查后应先阻断供血血管及肠管,对于穿透浆膜的肿瘤要注意隔离,提拉肿瘤段肠管要轻柔,尽量避免肿瘤脱落转移。

2. 按膜间隙进行手术操作,沿 Toldt 筋膜层剥离,既能保证根治性又能避免误伤神经、血管,增加并发症的发生率。

3. 对于直肠中上段癌,切除肿瘤下方 5cm 的直肠系膜已足够,盲目追求直肠全系膜切除,会增加手术后吻合口漏的发生率。

4. 低位或超低位吻合不满意时,不要存在侥幸心理,应及时行远端回肠造口,保证手术安全。

【术后处理】

1. 术后早期下床活动,导尿管术后 2、3 天拔出。

2. 术后 2~3 天肠功能恢复,可早拔除胃肠减压管,进不胀气、流食各 2 天后改为半流食。

3. 静脉补液、营养支持治疗,注意水电解质平衡,全身应用抗生素。如有出血、渗血倾向,应用止血药物,否则不作常规应用。

4. 术后 5~7 天松动自然引流,如引流量少于 5ml 可拔除。如引流量仍较多,可每 1~2 日拔出 1cm,至引流管侧孔露出后开放引流 2~3 天后拔除。引流口不要填塞,让其自然愈合,以利引流。

【术后并发症】

1. 出血。

2. 吻合口漏。

3. 切口感染。

4. 尿潴留。

5. 肠梗阻。

三、Hartmann 手术

【适应证】

1. 姑息性直肠中上段癌手术中,肿瘤有盆底腹膜转移,已不能根治切除,或切除后有局部较快复发、转移可能者。

2. 根治性切除的直肠癌手术中,患者高龄状态差,不能耐受较长时间手术或术前有急性梗阻,一期吻合有较大吻合口漏风险者。

【术前准备】

1. 术前 2 天进流食,口服肠道抗生素,红霉素 0.25g 日二次口服,甲硝唑 0.2g 日三次口服;复方聚乙二醇电解质散 2 盒冲服准备肠道;静脉补液 1500~2000ml,补钾,补维生素 K_1。

2. 术前备皮,胃肠减压,留置导尿管。

【麻醉与体位】

全麻或连续硬膜外麻醉。头低臀高截石位。

【手术步骤】

1. 中下腹正中切口 15cm 入腹。

2. 腹腔内探查,了解肿瘤局部浸润及转移情况,拟行 Hartmann 手术。

3. 直肠的游离及淋巴结廓清同前切除术,距根部 1cm 左右结扎、断肠系膜下动静脉,扇形断乙状结肠系膜,肿瘤下 2cm 断直肠系膜显露肠壁。

4. 大直角钳夹闭肿瘤远端直肠,用闭合切割器于肿瘤下 2cm 断远端,确定乙状结肠预留肠管,用两把十二指肠钳夹闭、切断,切除肿瘤段肠管。

5. 近端结肠沿左下腹拖出行乙状结肠造口,间断关闭乙状结肠侧腹膜间隙。

6. 冲洗、止血、盆腔放置引流管,逐层缝合腹壁切口。

四、腹腔镜下直肠癌根治术

腹腔镜直肠癌切除术是较早期开展的腹腔镜手术之一,大量临床病例研究表明,其根治效果与开腹手术相比无显著差异,且具有创伤小、疼痛轻、肠道功能恢复快、住院时间短等优点,目前,在国内已广泛开展。下面以腹腔镜下直肠中上段癌根治术为例介绍。

【适应证】

1. 肿瘤距肛缘 5cm 以上的直肠癌。

2. 乙状结肠下段癌。

【术前准备】

同直肠癌手术

【麻醉与体位】

全麻或加连续硬膜外麻醉。双腿分开“人”字形体位,头低足高 20°~30°,手术台向右倾斜 20°。术者与持镜助手站在患者右侧,操作助手站在左侧。

【手术步骤】

1. 建立气腹、采用五孔操作法　右脐旁 2cm 切口插入 10mm Trocar 建立气腹,压力持续保持在 12~14mmHg,放入腹腔镜镜头,右下腹直肌外缘 10mm 为主操作孔,右上腹、左上下腹直肌外缘三处 5mm 辅助孔〔图 34-46(1)〕。

2. 探查腹腔　腹腔内有无粘连,有无腹水,腹膜、肠间有无种植结节,肝脏有无转移灶,肿瘤所在部位、大小、浸润深度、是否累及周围组织,确定拟切除范围。

3. 游离乙状结肠,夹闭、断肠系膜下动静脉　助手用两把无损伤钳提起乙状结肠、直肠上段对系膜缘,用超声刀切开骶岬前后腹膜,沿 Toldt 筋膜层游离乙状结肠系膜,解剖肠系膜下动静脉,近根部可吸收夹夹闭后切断〔图 34-46(2)、图 34-46(3)〕。

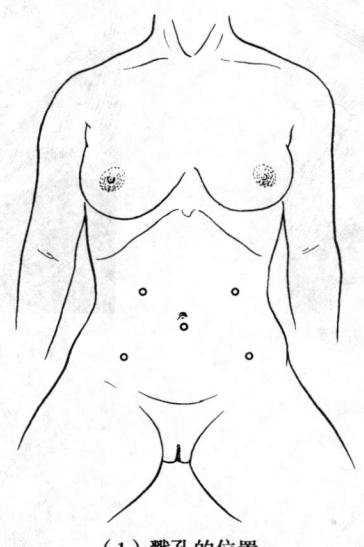

（1）戳孔的位置

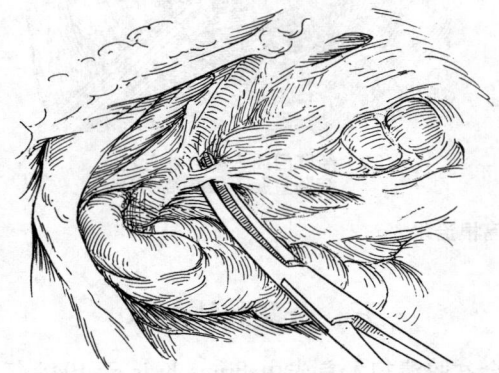

（2）沿Todlt筋膜层游离乙状结肠系膜

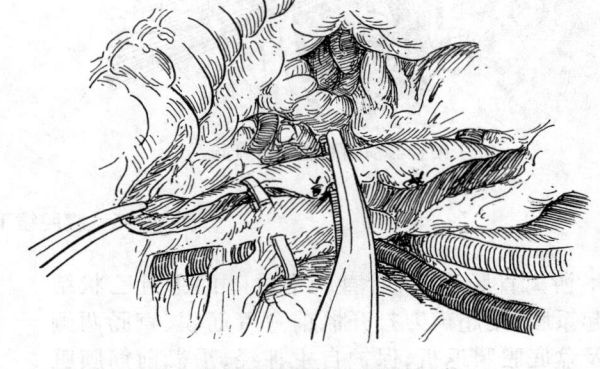

（3）夹闭、断肠系膜下血管

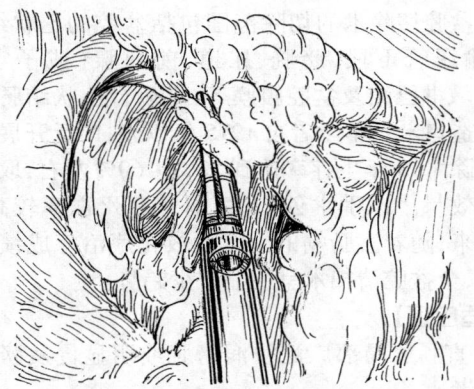

（4）沿骶前筋膜脏层游离直肠后间隙

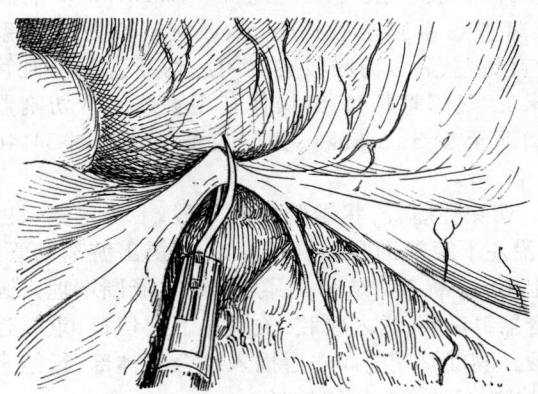

（5）打开乙状结肠外侧腹膜,向上至降结肠

5

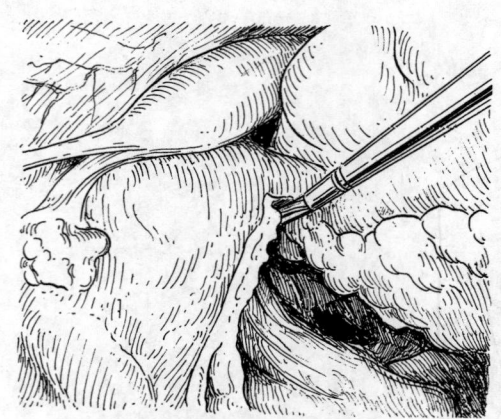

（6）沿直肠固有筋膜层游离直肠系膜左侧

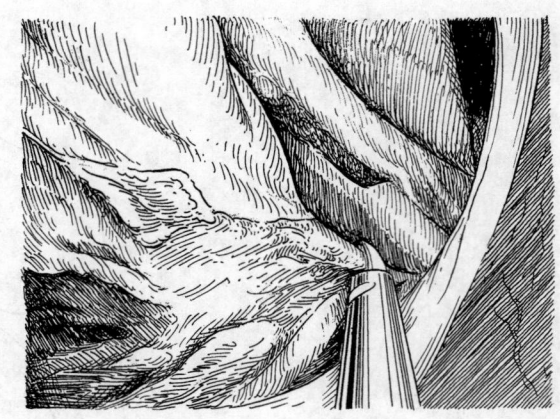

（7）打开直肠前腹膜返折，进入直肠前间隙

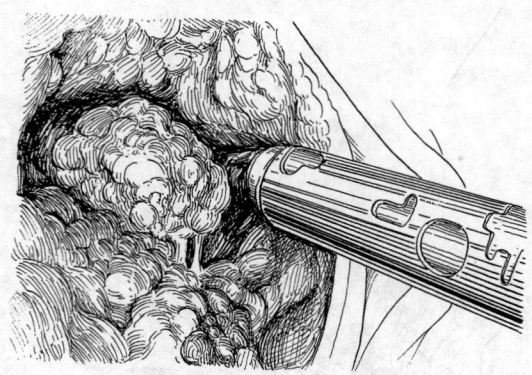

（8）闭合器横断肿瘤下段直肠

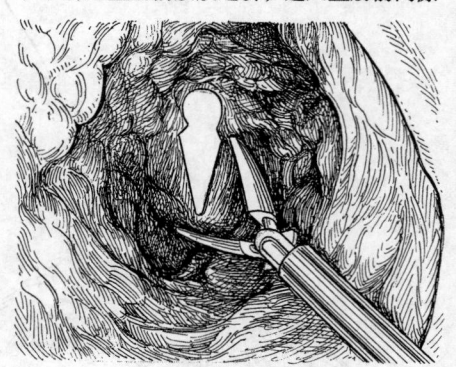

（9）经肛门插入吻合器行乙状
结肠直肠下段端端吻合

图 34-46　腹腔镜下直肠癌根治术

4. 游离直肠系膜、断直肠下段　助手近乙状结肠提起系膜，用超声刀打开骶前愈着筋膜、直肠两侧腹膜及盆底腹膜返折，保护自主神经，沿骶前筋膜脏层、直肠深筋膜层及直肠前间隙（Denonvilliers 筋膜层）游离直肠系膜至肿瘤下 5cm，用超声刀横断系膜，于直肠左、后方可吸收夹夹闭后切断直肠上血管的终末支，显露直肠壁，经操作孔用直线闭合切割器于肿瘤下至少 3cm 横断、关闭直肠远端〔图 34-46（4）～（7）〕。

5. 切除肿瘤、乙状结肠直肠下段端-端吻合　停气腹，沿左下腹辅助孔纵行切开 5cm，提出游离肠管，肿瘤上 10cm 断乙状结肠，切除肿瘤，结肠断端埋入圆形吻合器钉砧头，送入腹腔，关闭左下腹切口，重新建立气腹，经肛门扩肛、冲洗后插入吻合器体部，行结肠端-端吻合〔图 34-46（8）、（9）〕。

6. 引流、关腹　止血，沿右下腹操作孔送入盆腔引流管一枚，停气腹，间断缝合各切口。

【术后并发症】

1. 出血。

2. 吻合口漏。

3. 切口感染。

4. 肠梗阻。

五、全盆腔清扫术

全盆腔清扫术首先由 Brunschwig 于 1948 年施行于子宫颈癌患者。Appleby 于 1950 年施行于直肠癌患者。全盆腔切除术的切除范围包括盆腔的乙状结肠、直肠、输尿管下段、膀胱、尿道、前列腺（或子宫、阴道）、区域淋巴结及盆腔腹膜等，术后行乙状结肠及输尿管双造口。日本学者自 1975 年以来，广泛开展了全盆腔切除术，5 年生存率达到 50% ～60% 左右，取得了良好的效果。该手术创伤大，围术期死亡率较高，由于近年来，随着直肠癌的围术期放化疗治疗成绩的不断提高，全盆腔清扫术呈明显减少趋势。

【适应证】

1. 直肠癌局部广泛浸润膀胱或明显侵及膀胱三角的患者。

2. 直肠癌明显侵及前列腺或尿道的患者。

3. 直肠癌术后吻合口复发或局部复发侵及膀胱、前列腺、尿道的患者。

【术前准备】

1. 术前全面详细检查，明确肿瘤无远隔转移，确定膀胱、前列腺或尿道的浸润情况，判断是否行全盆腔脏器切除术。

2. 正确评估重要脏器的功能及营养状态,判断有无手术禁忌证。

3. 向患者及家属充分说明手术创伤及风险。

4. 肠道准备,必要的营养支持。

【麻醉及体位】

气管插管全身麻醉。膀胱截石位。

【手术步骤】

1. 切口 取下腹正中左侧绕脐切口约 20cm,人工肛门设在左侧,尿路造口设在右侧。术前确定两造口位置〔图 34-47(1)〕。

2. 探查 有无腹膜转移、肝转移、远处淋巴结转移。隔离、保护小肠,进一步探查肿瘤的局部浸润情况。必要时送冷冻切片病理检查,除外炎性粘连,以最后决定是否需行全盆腔切除术。

3. 肠系膜下动脉的处理 其步骤与 Miles 手术相同。沿 Toldt 筋膜层游离乙状结肠系膜,解剖肠系膜下动脉根部,双重切断、结扎,清除系膜根部及腹主动脉旁的淋巴脂肪组织。乙状结肠中部切断肠管。

4. 直肠后方的游离 将乙状结肠远侧断端提起,沿腹主动脉表面自上向下剥离至两侧髂总动脉分叉处,打开骶前间隙,进入直肠后间隙,沿骶前筋膜脏层游离直肠系膜后壁,直视下切开直肠骶尾筋膜,向下达肛提肌。

5. 直肠前方的游离 向前切开侧盆壁腹膜沿膀胱前方达耻骨联合后,游离膀胱前间隙,仔细切断耻骨膀胱韧带,显露耻骨前列腺韧带。向两外侧游离膀胱侧间隙,于盆壁处切断、结扎输精管。远离肿瘤浸润处切断输尿管,其中枢端插入输尿管导管〔图 34-47(2)〕。

6. 髂内动、静脉的处理,侧方廓清 沿两侧髂内动脉向下剥离。臀上动脉分支以下结扎髂内动静脉,以减少出血。依次结扎、切断髂内动脉的各个分支,即膀胱上动脉、膀胱下动脉、臀下动脉和阴部内动脉及伴行静脉,保护闭孔神经及盆神经丛,沿盆壁行侧方廓清达肛提肌腱弓处,显露肛提肌上方,完全游离直肠侧后方〔图 34-47(3)〕。

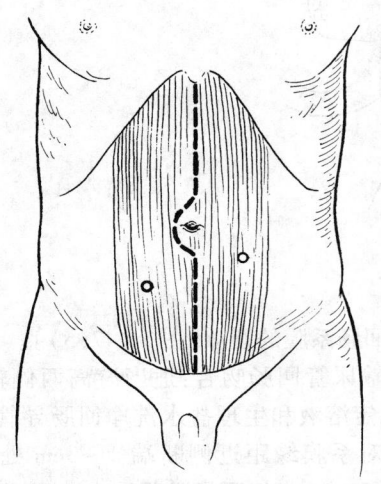

（1）切口与输尿管、乙状结肠造口

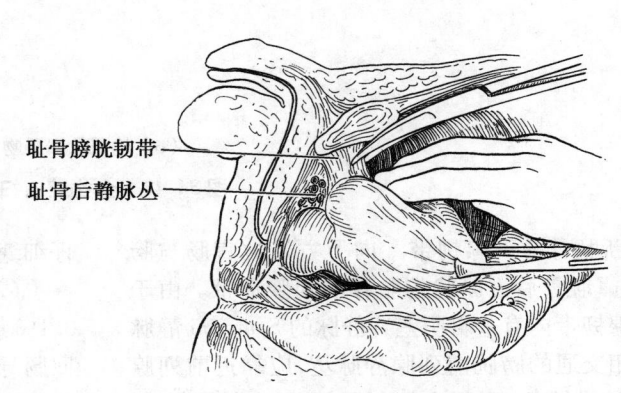

耻骨膀胱韧带
耻骨后静脉丛

（2）沿膀胱前间隙剥离,切断耻骨膀胱韧带

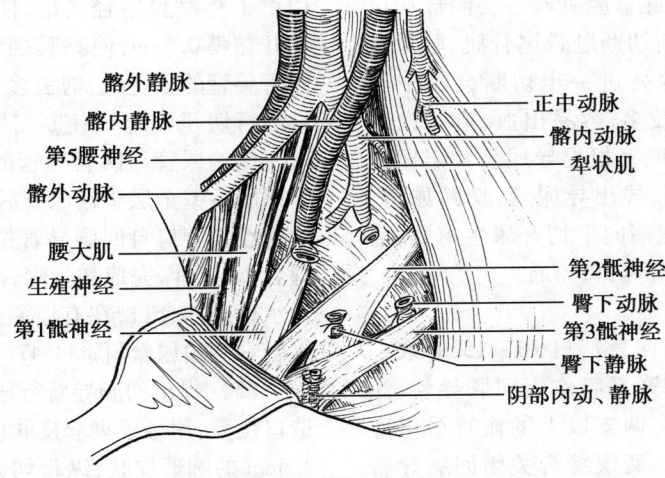

髂外静脉
髂内静脉
第5腰神经
髂外动脉
腰大肌
生殖神经
第1骶神经

正中动脉
髂内动脉
梨状肌
第2骶神经
臀下动脉
第3骶神经
臀下静脉
阴部内动、静脉

（3）处理髂内血管分支,侧方廓清

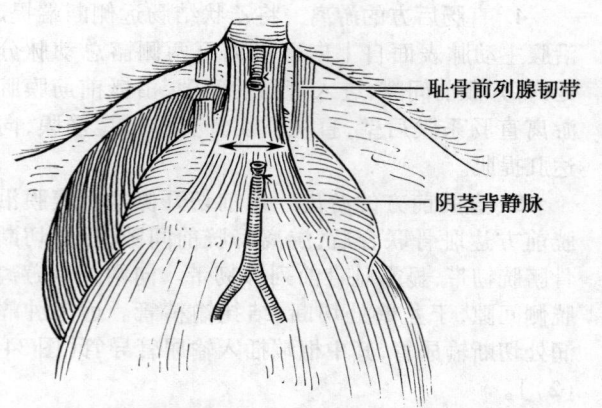

（4）切断耻骨前列腺韧带,处理Santorini静脉丛

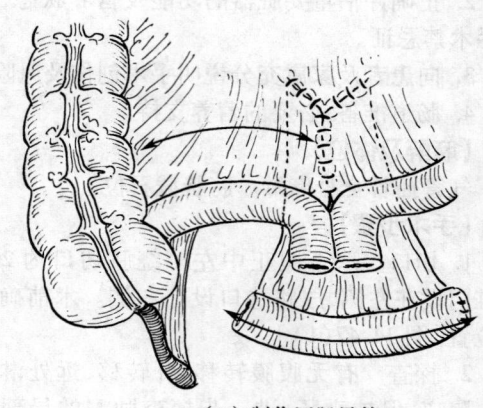

（5）制作回肠导管

（6）输尿管回肠吻合

图34-47　全盆腔清扫术

7. 切断耻骨前列腺韧带　向上方牵拉直肠与膀胱,充分显露耻骨后方膜状的耻骨前列腺韧带。由于耻骨前列腺韧带内有来自阴茎背静脉的Santorini静脉丛及与之相交通的膀胱前列腺静脉丛,应靠近前列腺处先以粗丝线结扎,再逐次切断耻骨前列腺韧带,向下游离达前列腺尖部〔图34-47（4）〕。

8. 会阴部切开,整块切除盆腔脏器　会阴部切口与Miles手术大致相同,向前切断耻骨尾骨肌、耻骨直肠肌及会阴前横肌,再向深处进一步切断会阴中心腱。阴茎海绵体根部静脉较多,容易出血,应逐次缝扎,沿尿道球部后方向上切断。根据导尿管判定尿道膜部的位置,切开尿道膜部,拔出导尿管,切断尿道,远侧端予以缝扎。沿其近侧端向上切开尿生殖膈,前上方与前列腺尖部前方的腹部切口相通。

9. 尿路造口

（1）制作回肠导管:距回盲部口10～15cm取一段15～20cm的肠管扇形切开系膜作为回肠导管,注意保证回肠导管的系膜内有两支以上的血管弓供应及回肠导管提出时无张力。两层缝合关闭回肠导管近端。将被切断的回肠于回肠导管前方行对端吻合,

仔细缝闭回肠系膜的裂隙〔图34-47（5）〕。

（2）输尿管回肠吻合:适当游离两侧输尿管,用0.1%氯己定溶液和生理盐水洗净回肠导管肠腔。在回肠导管对系膜缘距近侧断端2～3cm处开两个小孔,相距约3cm。先切开浆肌层约0.5cm,用小止血钳仔细扩大至与输尿管断端相同大小。先不切破黏膜,用钳子将黏膜轻轻夹出,使之成半球状突出,然后再切开黏膜0.5cm,使黏膜翻转呈圆孔状。拆去固定输尿管导管的固定线,剪去多余的输尿管。在输尿管末端纵行切开0.5cm,使断端呈斜面状,以扩大口径。先行左侧输尿管与回肠导管的吻合,用4-0号肠线先缝合回肠后壁全层于输尿管后壁全层1～2针,将输尿管导管经吻合口自回肠导管拉出,然后于前、左、右再各缝合1～2针,完成初步吻合。经输尿管导管注入生理盐水检查吻合口,在有泄漏处加缝几针。用同样方法吻合右侧输尿管〔图34-47（6）〕。

（3）提出回肠导管行尿路造口:于右下腹选定的造口位置,用镊子夹起皮肤使之高出1cm,切去直径约2.5cm的圆形皮肤,纵行切开腹直肌前、后鞘,切开腹膜进入腹腔。将两侧输尿管放于回肠导管的后方,回

肠导管自盲肠的后方通过,沿侧腹壁向前自腹壁切口处提出,提出的肠管应高出皮肤约5cm,提出时注意回肠导管的系膜不要扭曲、受压。回肠导管的浆肌层分别与腹膜及腹直肌前鞘固定数针。用2-0号肠线行回肠导管开口处与皮肤一期缝合,使黏膜外翻,肠管突出,高出皮肤约2cm,一般要缝12~16针。将两根输尿管导管分清左右并与腹壁皮肤固定。术后将输尿道导管插入无菌引流袋内。

10. 乙状结肠永久造口　见 Miles 手术操作,乙状结肠造口于左下腹腹膜后隧道拉出,肠壁间断固定于腹壁、皮内,一期开放造口。

11. 关腹　逐层关闭腹部切口,盆腔放引流管一枚于会阴切口右侧引出,关闭会阴切口。

【术后处理】

1. 全盆腔清扫术手术范围广,对患者机体损伤大,术后要注意对心、肺等重要脏器的监护,严密注意有无术后出血。

2. 会阴部引流管要保持通畅,最好置双套管低压负压吸引。若术中有污染,最好术后3天开始进行一周左右的局部抗生素生理盐水灌洗。一般术后10天左右拔出会阴部引流管。

3. 手术结束后即将输尿管导管插入无菌引流袋内。术后2周拔出输尿管导管,使用尿路造口器具。

【术后并发症及处理】

1. 大出血。

2. 感染。

3. 尿路狭窄。

4. 其他术后并发症有肠梗阻、肠瘘、腹腔感染等,注意及时发现、及时处理。

第九节　先天性直肠肛门畸形的手术

先天性直肠肛门畸形的手术方式选择由所患畸形类型决定,手术时间选择由合并瘘管与否来决定。

【分类】

根据新国际分类法,以 PC 线(骨盆侧位片上耻骨体中点与骶尾间隙的连线)和 I 线(通过坐骨嵴与 PC 线平行线)为准,分成高、中、低位3种类型。

男性:

（一）高位

1. 直肠肛门发育不全

（1）直肠前列腺尿道瘘:直肠盲端位于 PC 线以上。瘘管开口于后尿道,瘘口细小,排便困难〔图34-48(1)〕。

（2）无瘘:直肠盲端平或高于 PC 线〔图 34-48

(2)〕。

2. 直肠闭锁　直肠盲端止于不同高度,肛门及肛管正常〔图 34-48(3)〕。

（二）中间位

1. 直肠尿道球部瘘　直肠盲端位于 PC 线与 I 线之间,瘘管开口于尿道球部〔图 34-48(4)〕。

2. 肛门发育不全、无瘘　直肠盲端位于 PC 线与 I 线之间〔图 34-48(5)〕。

（三）低位

1. 肛门狭窄〔图 34-48(6)〕。

2. 肛门皮肤瘘　正常肛门位置闭锁,瘘管开口于肛门与尿道之间的任何部位〔图 34-48(7)〕。

女性:

（一）高位

直肠肛门发育不全

（1）直肠阴道瘘:瘘管开口于阴道后壁中部〔图 34-48(8)〕。

（2）无瘘:直肠盲端位于 PC 线以上。

（二）中间位

1. 直肠前庭瘘　直肠盲端位于 PC 线上或稍下,瘘管开口于前庭〔图 34-48(9)〕。

2. 直肠阴道瘘　瘘管开口于处女膜上方〔图 34-48(10)(11)〕。

3. 肛门发育不全,无瘘　直肠盲端位于 I 线上,肛门发育不全。

（三）低位

1. 肛门前庭瘘　瘘口位于阴道前庭部。

2. 肛门皮肤瘘。

3. 肛门狭窄。

【适应证】

1. 经会阴的手术

（1）肛门膜状闭锁适合做十形切开肛门形成术。

（2）肛门狭窄适合做 Z 形延长肛门形成术。

（3）经会阴肛门成形术适应直肠盲端在 PC 线以下的低位畸形,如肛门皮肤瘘、肛门前庭瘘等。

2. 结肠造瘘术

（1）各种中、高型畸形,一般情况欠佳,不能耐受于其他手术者。

（2）中、高位畸形无瘘管者需先行结肠造瘘术,半年后再做根治性手术。

3. 腹会阴肛门形成术

（1）高位型或合并直肠尿道瘘、直肠阴道瘘者。

（2）中、低位畸形或合并直肠尿道瘘、直肠阴道瘘、直肠前庭瘘等。

4. 骶会阴肛门形成术

（1）高、中位型或合并瘘管者。

5

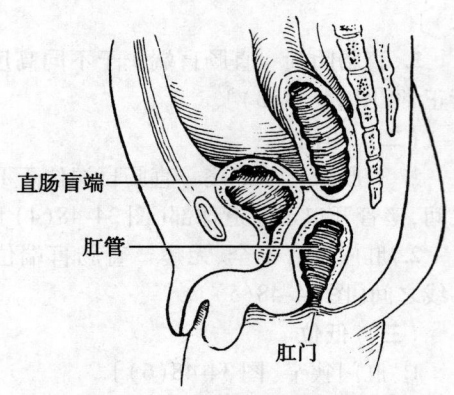

直肠盲端

肛管

肛门

（1）肛门闭锁，直肠尿道瘘开
口于前列腺或尿道膜部

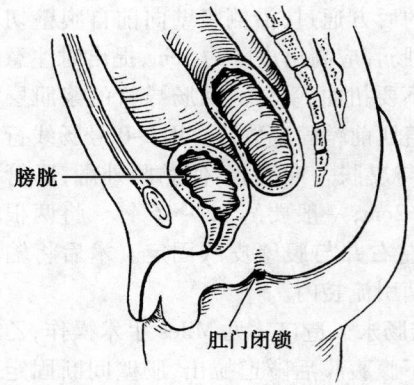

膀胱

肛门闭锁

（2）肛门闭锁，直肠高位盲闭

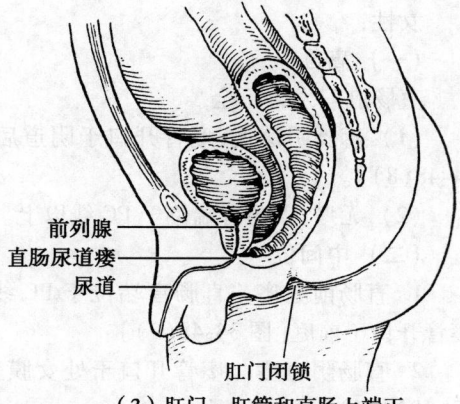

前列腺
直肠尿道瘘
尿道

肛门闭锁

（3）肛门、肛管和直肠上端正
常，直肠在骶骨前盲闭

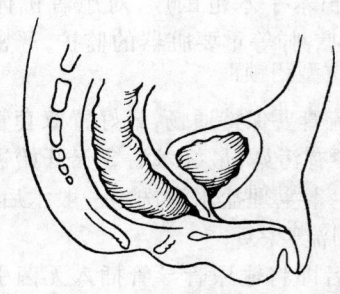

（4）直肠尿道球部瘘

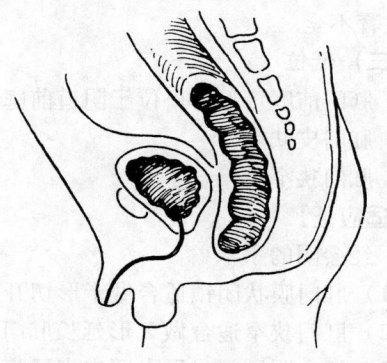

（5）肛门闭锁、无瘘，盲端在PC线以下

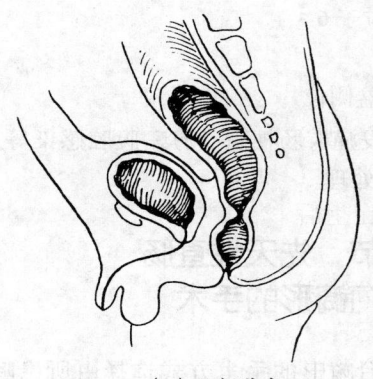

（6）肛门狭窄

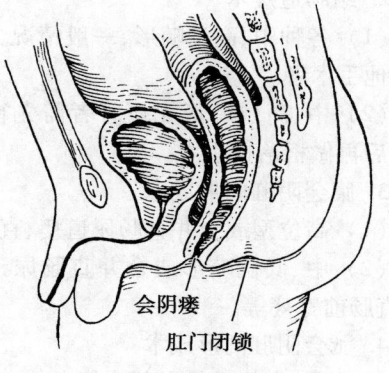

会阴瘘

肛门闭锁

（7）肛门会阴瘘

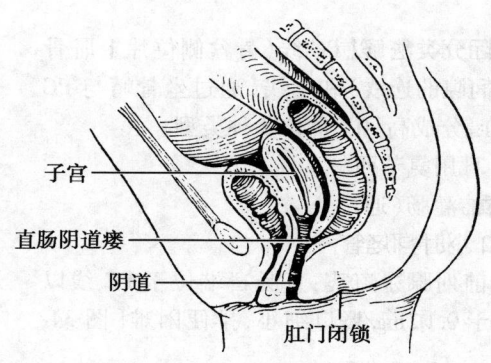

子宫

直肠阴道瘘

阴道

肛门闭锁

（8）肛门闭锁，直肠阴道瘘开口于后壁

5

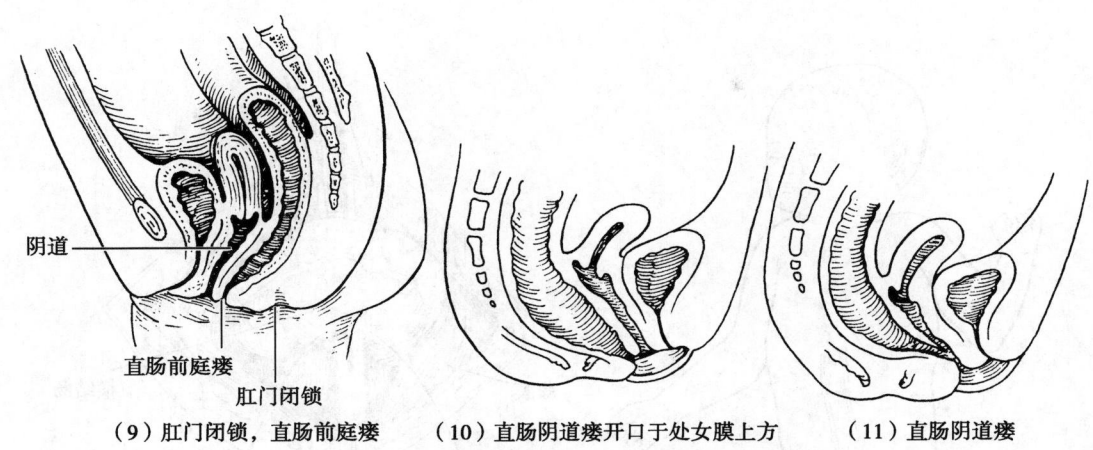

（9）肛门闭锁，直肠前庭瘘　　（10）直肠阴道瘘开口于处女膜上方　　（11）直肠阴道瘘

阴道

直肠前庭瘘

肛门闭锁

图 34-48　先天性直肠肛门畸形分类

（2）低位型合并瘘管者。

【手术时间选择】

1. 高、中、低位型闭锁而无瘘管者,包括肛门膜状闭锁,直肠高位闭锁、肛门和肛管正常或发育不全而直肠闭锁均需急诊手术。

2. 高、中、低位型闭锁合并瘘管,但瘘管细小不能通畅排便者,如高位畸形合并瘘管多属此种情况。应择期手术。

3. 直肠肛门畸形合并粗大瘘管,能通畅排便者,如女孩的直肠肛门畸形合并瘘管,中低位畸形合并瘘管多属此种情况。应于 6 ~ 10 个月后择期手术。

【术前准备】

1. 摄倒立位骨盆侧位片,从充分的直肠盲端位置确定直肠肛门畸形类型,决定手术时间及手术方式。根据直肠盲端对 PC 线与 I 线的相对位置来确定。

（1）新生儿需在生后 12 ~ 24 小时,待吞咽气体达直肠后摄片。

（2）倒立 1~2 分钟,按压腹部,使空气进入盲端。

（3）肛穴贴标记。

（4）以耻骨联合为中心摄 X 线片。

2. 术前放置导尿管,作为分离直肠时保护尿道的标志。

3. 术前纠正水、电解质失调。备血 200 ~ 400ml。术前 12 小时禁食。

4. 放置胃管。

5. 术前 1 日用氨苄西林。

6. 术前清洁灌肠(通过瘘管)。

7. 术前 12 小时自瘘管注入 1% 新霉素液 3ml/kg。

8. 术前 1 小时,肌注苯巴比妥 2 ~ 4mg/kg,皮下注射阿托品 0.01 ~ 0.02mg/kg。

【麻醉】

1. 基础加局部麻醉浸润麻醉。

2. 基础加骶管麻醉。

【手术步骤】

（一）横结肠造瘘术

1. 体位、切口　平卧位。右上腹直肌切口或右上腹横切口 3cm〔图 34-49（1）〕。

2. 提出横结肠　提出横结肠适当长度,在系膜无血管区戳孔,置玻璃棒支撑。用软胶管套住玻璃棒两端〔图 34-49（2）〕。

3. 缝合腹壁　经系膜切口对合两侧腹膜边缘,并作 2 ~ 3 针间断缝合。同法缝合前鞘和皮肤。再缝合结肠曲上下端腹壁各层〔图 34-49（3）~（5）〕。

4. 处理外置肠袢　在外置肠袢切一小口,置入蕈状导管,荷包缝合固定。导管连接引流瓶。垫稳玻璃棒,凡士林纱布覆盖肠袢及切口。7 日后横断外置肠袢,剪除肠管多余部分,翻转缝合到皮肤上〔图 34-49（6）〕。

【术中注意事项】

1. 造瘘口应高于皮肤 1cm。因此外置肠袢长度需 5 ~ 6cm,以免张力过大造成瘘口坏死,或造瘘口回缩,影响造瘘口功能。

2. 腹壁与肠壁的缝合切勿穿入肠腔,以免形成造瘘口瘘和深部感染。

3. 腹壁缝合不要过紧,避免造瘘口狭窄。

4. 双口造瘘可避免袢式造瘘粪便流入远侧肠腔及瘘口脱出的发生。

【术后处理】

1. 保暖以防肺炎及硬肿症。

2. 输液维持营养及水电解质酸碱平衡。

3. 应用抗生素,预防感染。

4. 造瘘口周围皮肤涂氧化锌软膏,选择合适粪袋,防止皮肤糜烂。

5. 7 日后拆线。

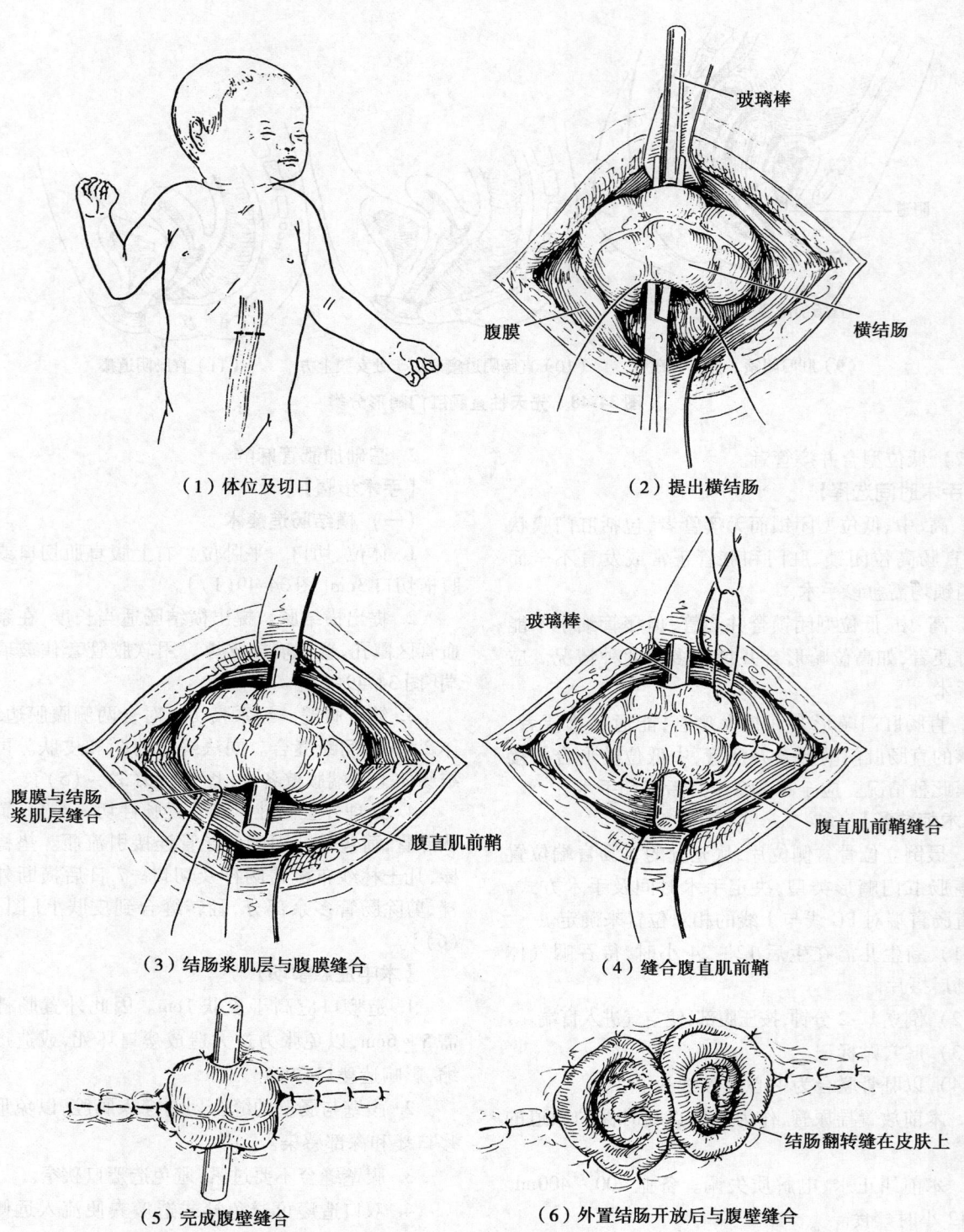

（1）体位及切口

（2）提出横结肠

玻璃棒

腹膜　　横结肠

腹膜与结肠
浆肌层缝合　　腹直肌前鞘

（3）结肠浆肌层与腹膜缝合

玻璃棒

腹直肌前鞘缝合

（4）缝合腹直肌前鞘

（5）完成腹壁缝合

结肠翻转缝在皮肤上

（6）外置结肠开放后与腹壁缝合

图 34-49　结肠造瘘术

（二）经会阴十字形切开肛门形成术

1. 体位、切口　截石位。在肛穴的中心部位、外括约肌表面作+形切口〔图 34-50（1）、（2）〕。

2. 切开直肠盲袋　翻开皮瓣，找到直肠盲袋，在盲袋末端做与皮肤+形切线对应或 45°交错的+形切口。备好吸引器吸净胎粪〔图 34-50（3）〕。

3. 缝合　冲洗干净，将肠壁切开后的 4 瓣与皮肤的 4 瓣相交错嵌插缝合〔图 34-50（4）〕。

【术中注意事项】

1. 皮肤切开后仔细分离辨认外括约肌，以防损伤。

2. 皮下与黏膜间脂肪组织应切除。缝合皮肤肠壁全层时对合要整齐。

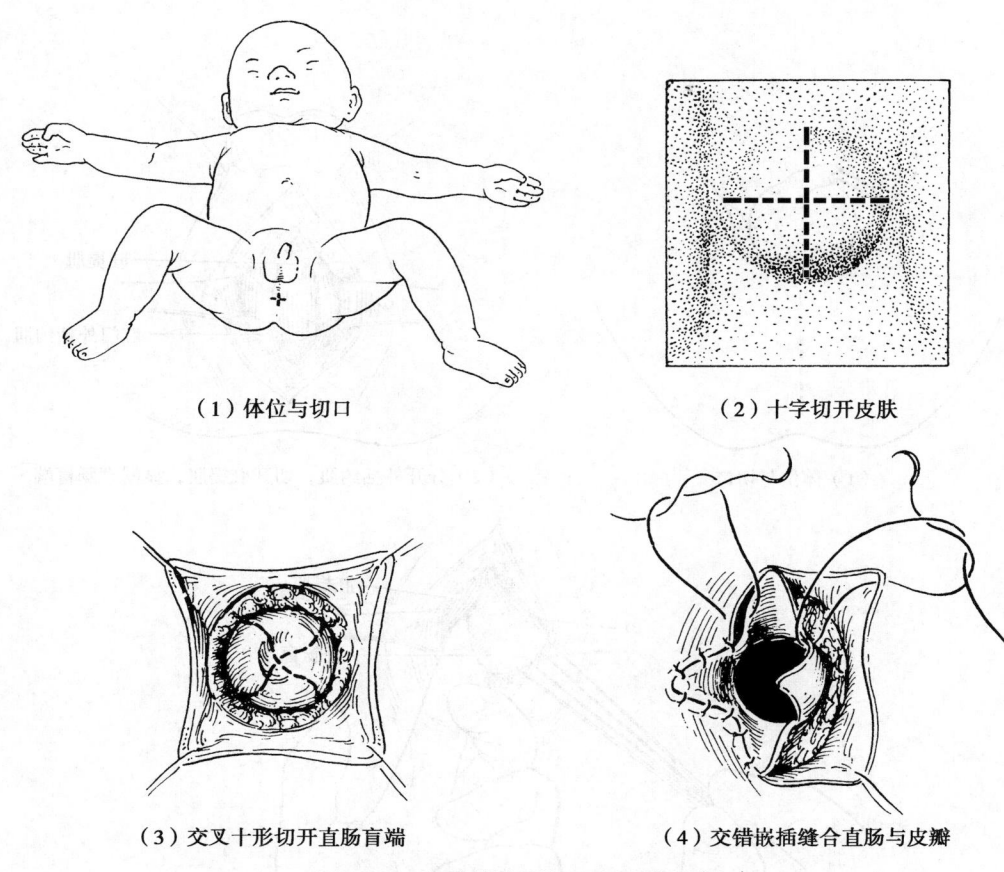

（1）体位与切口　　　　　　　　（2）十字切开皮肤

（3）交叉十形切开直肠盲端　　　（4）交错嵌插缝合直肠与皮瓣

图 34-50　经会阴十形切开肛门成形术

【术后处理】

1. 显露会阴部，及时清理污粪，烤灯烘烤保持干燥。

2. 术后 2 周开始扩肛。初始每日 1 次，两周后改为每周 2 次。从 0.8cm 肛门扩张器开始直到 1.2 ~ 1.5cm 扩张器能顺利置入为止。

（三）经会阴肛门形成术

1. 体位、切口　截石位。于肛穴处作纵切口 1.5 ~ 2.0cm〔图 34-51（1）〕。

2. 显露直肠盲端　分离皮下组织，在切口深处可见纵行的外括约肌纤维，在肌纤维中间部向上分开，即可见圆锥形米蓝色向外突出的直肠盲端〔图 34-51（2）〕。

3. 分离直肠盲端　在盲端 3、6、9、12 点处置牵引线作牵引用。沿盲端周边钝、锐性结合进行分离，边分离边触摸尿道内的导尿管以防损伤〔图 34-51（3）〕。

4. 拉出直肠　分离直肠盲端 5cm 以上，使能在无张力下自外括约肌中间拉出，作皮下浆肌层缝合固定〔图 34-51（4）、（5）〕。

5. 缝合　剪开盲端吸尽胎粪，用棉球堵塞以免胎粪外溢。切除过长部分肠壁，肠壁与皮肤作间断缝合。肛内留置软胶管。

合并瘘管者分离皮下及肛门括约肌后，推开耻骨直肠肌，先轻巧分离直肠两侧壁及后壁，瘘管内置导尿管作标志，再分离瘘管及直肠前壁。分离完毕后，结扎切断瘘管近端，将瘘管自远端翻出缝合。然后将已分离好的直肠拖出，使瘘管直肠端与远端翻出缝合处相互交错〔图 34-51（6）、（7）〕。

【术中注意事项】

1. 分离要轻巧，切勿损伤直肠。

2. 直肠要从两侧括约肌中间拖出，充分利用括约肌功能。

3. 直肠一定要充分游离，使缝合没有张力，否则容易回缩。

【术后处理】

1. 输液维持营养及水电解质酸碱平衡。

2. 应用抗生素，预防感染。

3. 保持肛门清洁干燥。

4. 术后 2 周开始扩肛，方法同经会阴+形切开肛门形成术。

【术后并发症及处理】

1. 黏膜脱垂是最常见的并发症，可根据脱垂情况行局部切除或环形切除，肠线缝合。

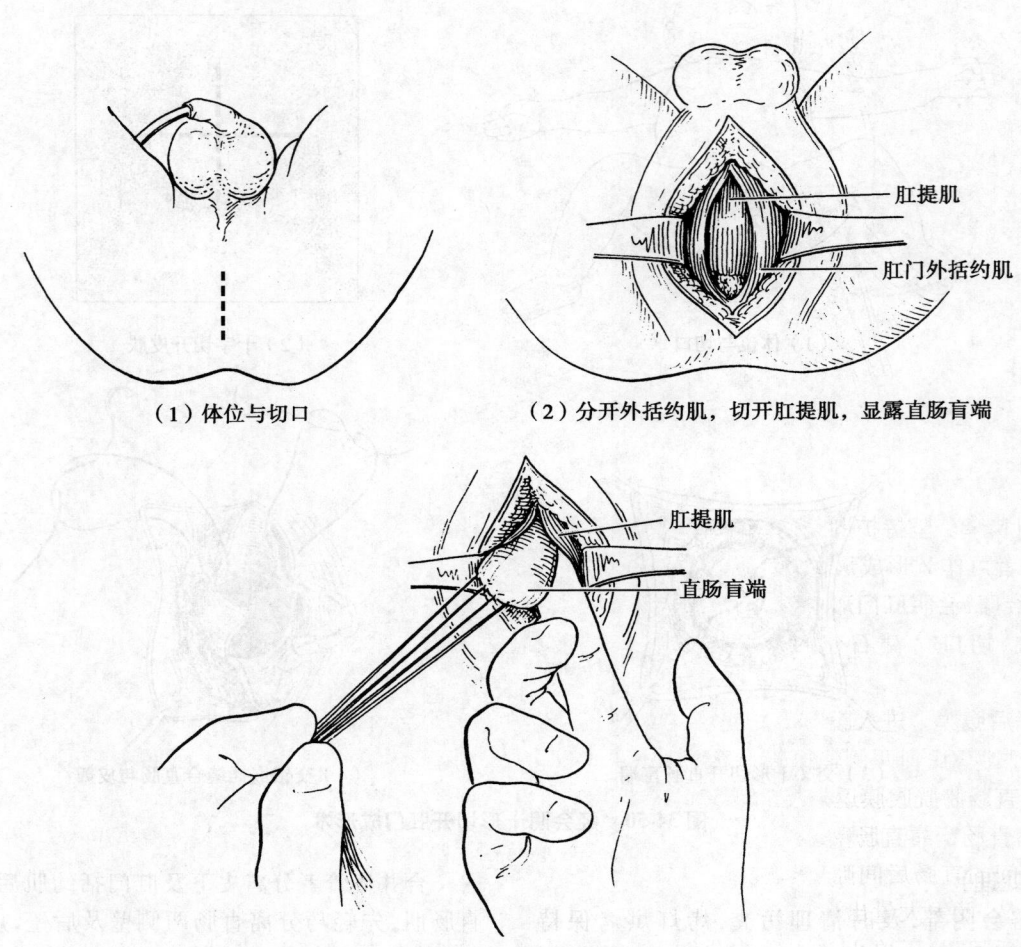

（1）体位与切口　　　　　　（2）分开外括约肌，切开肛提肌，显露直肠盲端

肛提肌
肛门外括约肌

肛提肌
直肠盲端

（3）分开并拉出直肠盲端

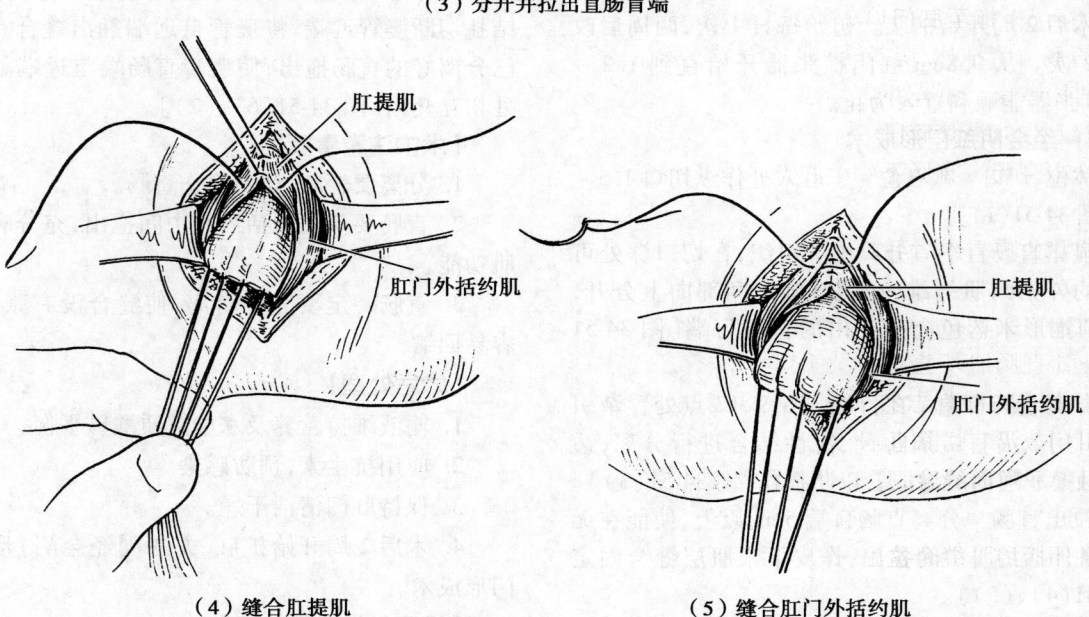

肛提肌
肛门外括约肌

肛提肌
肛门外括约肌

（4）缝合肛提肌　　　　　　（5）缝合肛门外括约肌

5

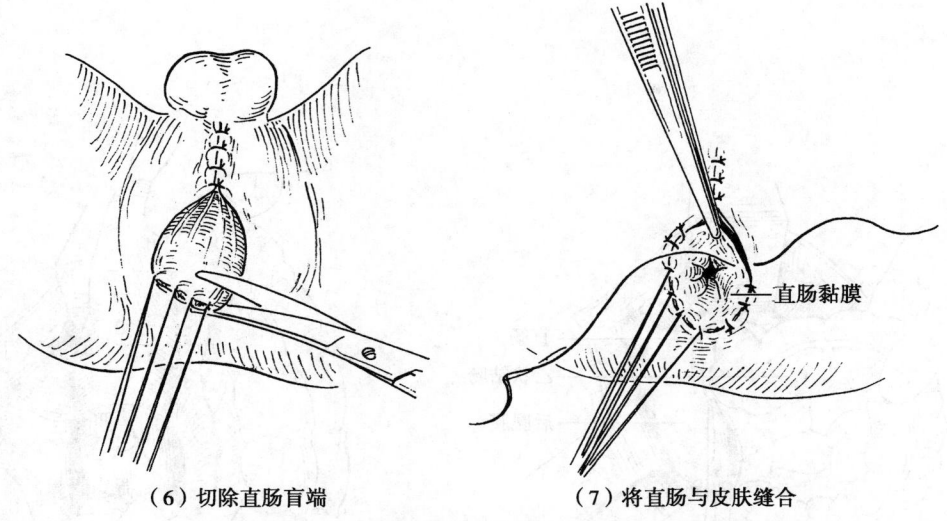

（6）切除直肠盲端　　　　　　　（7）将直肠与皮肤缝合

图34-51　先天性直肠肛门闭锁经会阴肛门成形术

2. 肛门狭窄。坚持扩肛是防止狭窄的最好方法，对严重狭窄者可作Z形成形术，扩大肛门。

（四）经腹、会阴肛门形成术

1. 体位、切口　截石位。左下腹正中旁切口，长8cm。

2. 切开后腹膜　进入腹腔后提起乙状结肠，剪开直肠两侧后腹膜，找到两侧输尿管并套袋保护。在直肠前侧剪开直肠膀胱腹膜返折〔图34-52（1）〕。

3. 分离直肠　靠直肠壁分离直肠周边，以手指在直肠与盆壁间的直肠后间隙进行钝性分离，以避免损伤骶前静脉丛，发生大量出血。分离后以热盐水纱布垫填塞直肠后间隙，压迫止血。完成分离后能使直肠在无张力情况下拖至肛门口。如因血管紧张，拖下困难，可将直肠血管结扎、切断〔图34-52（2）〕。

4. 结扎瘘管　如合并瘘管，应仔细分离，在离膀胱稍远处缝扎，切断瘘管〔图34-52（3）〕。

5. 标志直肠　直肠下端左右侧分别以黑白线作标志。

6. 切开会阴　术者转向会阴部操作。肛门部位皮肤纵切1.5cm。

7. 拉出直肠　在外括约肌中央以止血钳分离，向上通过耻骨直肠肌环直达直肠盲端。将直肠拉至会阴切口处，按黑白线标志勿使扭曲〔图34-52（4）〕。

8. 肛门成形　切除直肠盲端及瘘管，将直肠浆肌层与肛门皮下间断缝合，直肠后放置胶皮片引流〔图34-52（5）〕。

9. 关闭腹腔　缝合盆腔腹膜及后腹膜，逐层缝合切口。

【术中注意事项】

1. 保护输尿管　切开后腹膜前应先观察，切开后应先分离出输尿管，并用套袋保护。

2. 保护输尿管开口　直肠膀胱瘘缝扎瘘管时应离开膀胱壁稍远处缝扎，以免将输尿管开口部缝扎而狭窄。

3. 防止瘘管复发　分离要仔细、耐心，可在瘘管内置导尿管作为标志。成功的关键一是将瘘管翻入直肠内缝扎；二是使瘘管直肠端与膀胱端交错开。

4. 防止狭窄　分离直肠要充分，拖出吻合要无张力，不回缩。

5. 预防大便失禁　分离要轻巧，尽量少损伤发育不全的神经装置。仔细辨认括约肌组织勿使损伤。直肠要从括约肌中央拖出。

【术后处理】

1. 手术损伤大，容易发生休克。故术后应输血、输液、给氧，防止休克。

2. 应用抗生素，预防感染。

3. 保持肛门部清洁干燥。

4. 术后48～72小时拔除胶皮片引流。

5. 术后2周开始扩肛，方法同前。

（五）经骶会阴肛门成形术

1. 体位、切口　胸膝位或右侧卧位，背前倾，臀垫高。肛门部位作+形切口，尾部作4～5cm长切口，切口下端距肛门缘1cm〔图34-53（1）、（2）〕。

2. 分离直肠及瘘管　切开皮肤，皮下组织，剪开肛尾筋膜。横断骶尾关节或用组织钳向上掀起尾骨，找到直肠（为便于寻找，可自瘘口向直肠盲端插入肛管），分离直肠后、侧、前壁。仔细分离瘘管，将直肠拉向一侧，触摸尿道内的导尿管，在尿道后辨认耻骨直肠肌，以直角钳挑起该肌并加以扩张〔图34-53（3）、（4）〕。

3. 结扎瘘管　如瘘管与尿道粘连紧密，不易分开，可切开直肠盲端，在肠腔内找到瘘口，探清走向后再进行分离、缝扎并切断。

5

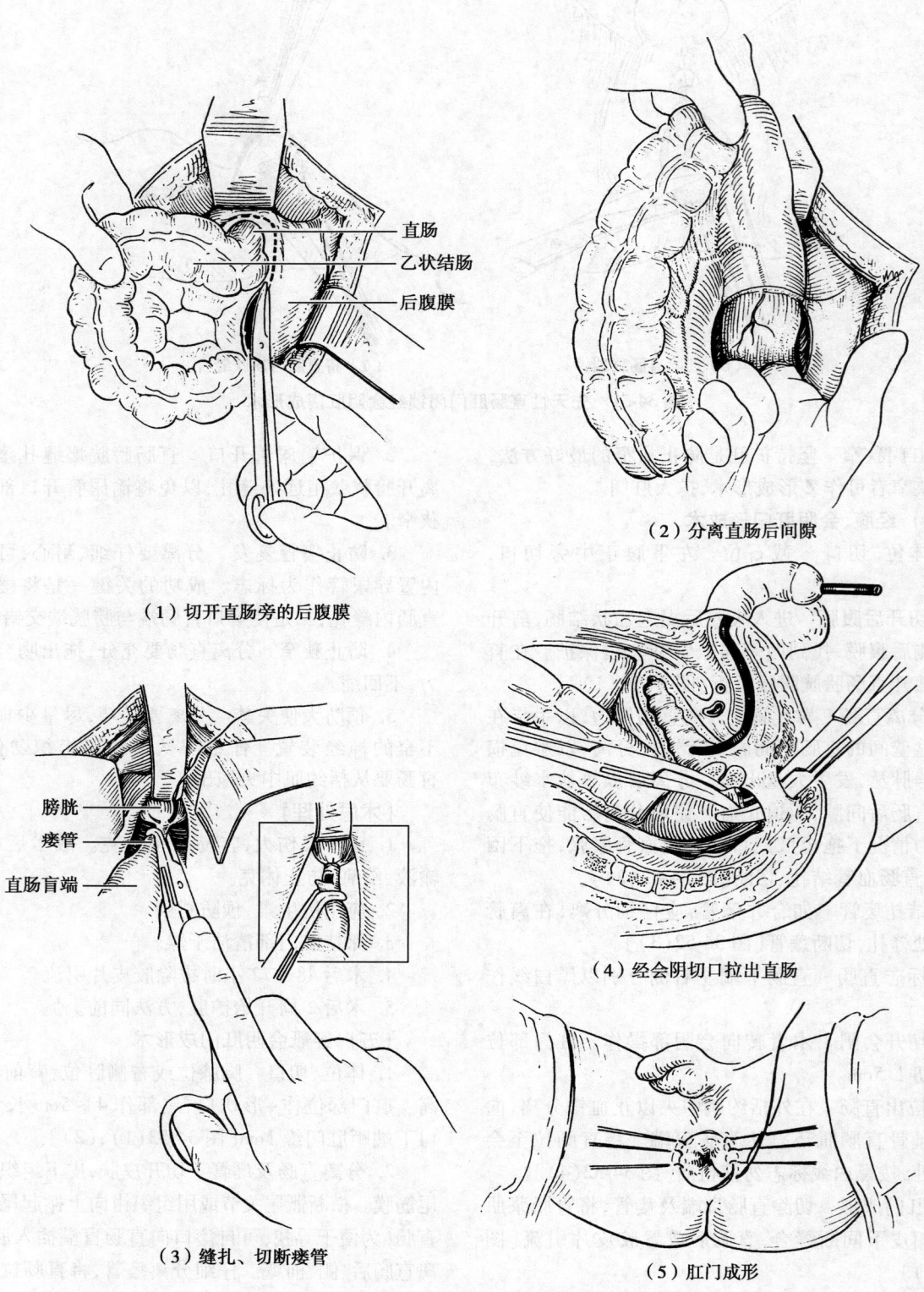

（1）切开直肠旁的后腹膜

直肠
乙状结肠
后腹膜

（2）分离直肠后间隙

膀胱
瘘管
直肠盲端

（3）缝扎、切断瘘管

（4）经会阴切口拉出直肠

（5）肛门成形

图 34-52　先天性直肠肛门闭锁经腹、会阴肛门成形术

5

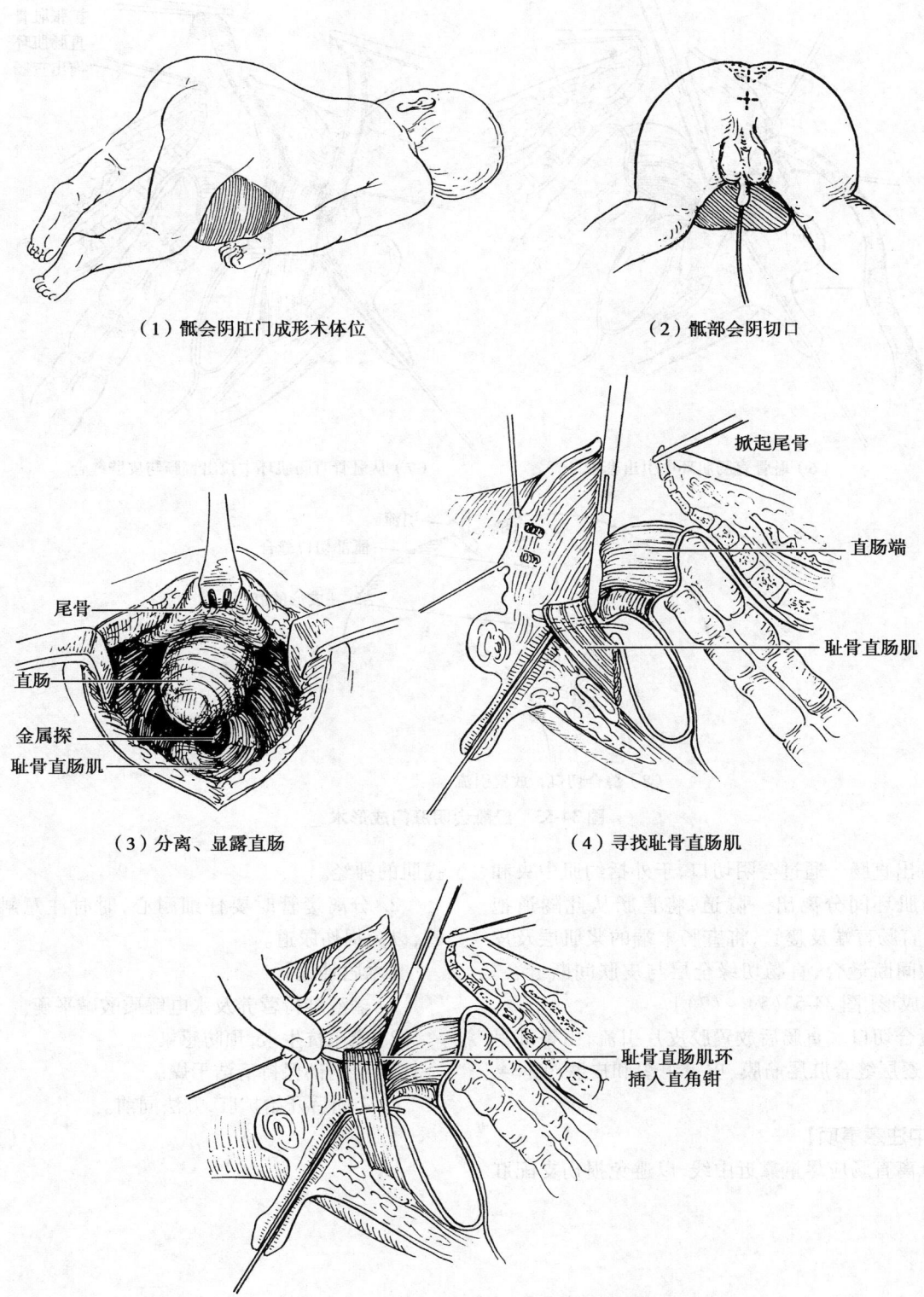

（1）骶会阴肛门成形术体位

（2）骶部会阴切口

（3）分离、显露直肠

尾骨
直肠
金属探
耻骨直肠肌

（4）寻找耻骨直肠肌

掀起尾骨
直肠端
耻骨直肠肌

（5）从耻骨直肠肌环中插入直角钳

耻骨直肠肌环
插入直角钳

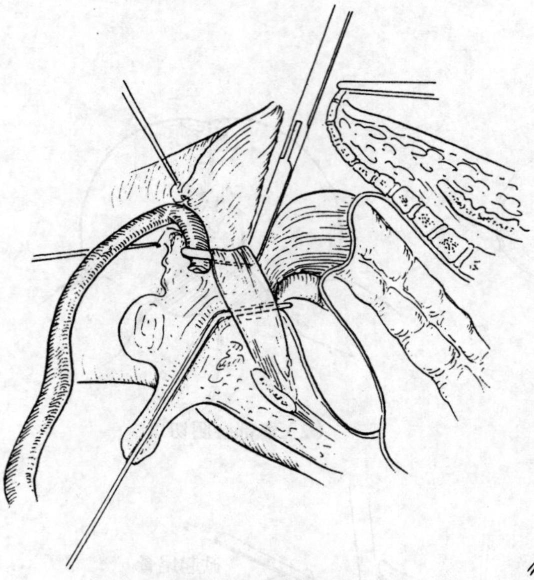

（6）耻骨直肠肌环中引出套带

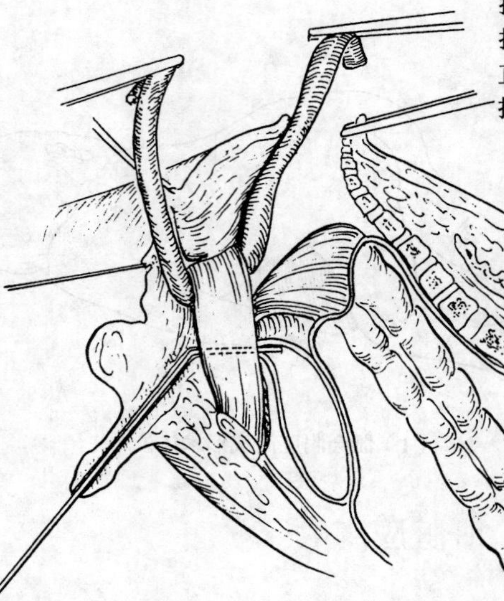

（7）从耻骨直肠肌环中拉出直肠与皮肤缝合

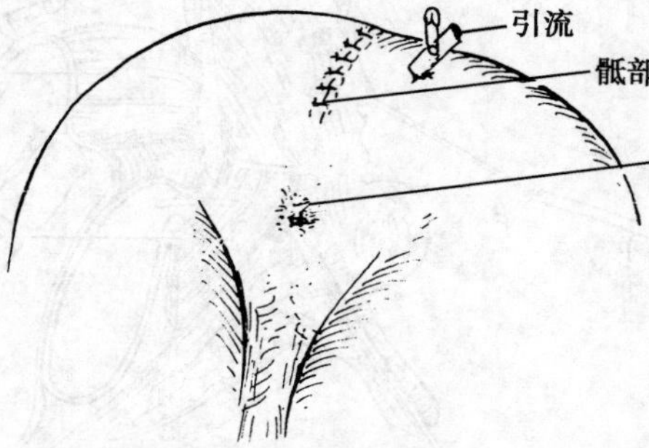

提起套带
扩张耻骨
直肠肌环
拖出直肠

引流
骶部切口缝合
成形的肛门

（8）缝合切口，放置引流

图34-53　经骶会阴肛门成形术

4. 拉出直肠　通过会阴切口,于外括约肌中央和耻骨直肠肌环间分离出一隧道,将直肠从此隧道拖出。切除直肠盲端及瘘管,将直肠末端的浆肌层及皮下组织做间断缝合,直肠切缘全层与皮肤间断缝合。完成肛门成形〔图34-53(5)～(7)〕。

5. 缝合切口　直肠后放置胶皮片引流,由臀部另口引出。逐层缝合肛尾筋膜、皮下组织和皮肤〔图34-53(8)〕。

【术中注意事项】

1. 分离直肠应尽量靠近中线,以避免损伤支配肛提肌的神经。

2. 分离瘘管时要仔细耐心,时时注意触摸导尿管,以免损伤尿道。

【术后处理】

1. 输液维持营养及水电解质酸碱平衡。

2. 应用抗生素,预防感染。

3. 肛门部保持清洁干燥。

4. 2周后开始扩肛,方法同前。

（刘　革）

第三十五章

肝 脏 手 术

第一节　肝脏应用解剖与生理

　　肝脏是人体最大的实质性器官,其大小因人而异,通常占人体的 1/50 ～ 1/60,成人肝重约 1200 ～ 1500g。肝左右径 25cm,前后径 15cm,上下径 6cm。

一、肝脏的外部形态

　　肝脏大部分位于右上腹,隐匿于右膈下及季肋深面,呈不规则的楔形,具有膈、脏二面及前、后、左、右四缘。肝实质除右叶后部分为裸区外,几乎为腹膜包裹。

　　1. 膈面　呈一光滑的凸形,大部分有腹膜覆盖,另一部分腹膜形成韧带,将肝固定于膈下〔图 35-1(1)〕。

　　(1) 肝镰状韧带:下端游离,通过脐连于腹壁,称为圆韧带,其内有脐静脉索。当需要测门静脉压力,门静脉造影或插管时,可用器械扩张脐静脉的潜在腔隙,使其再通,经此进入左门静脉。肝镰状韧带向右上方两侧延伸成肝冠状韧带。

　　(2) 肝冠状韧带:以镰状韧带为界,分为左、右两部分。右冠状韧带前、后二层腹膜之间的肝面无腹膜覆盖,称为肝裸区,可作为经皮经肝胆管造影后方入路的穿刺部位。左、右冠状韧带交界处的冠状韧带后层,与下腔静脉相邻,在肝切除分离韧带时要防止损伤。

　　(3) 肝三角韧带:冠状韧带向左、右延续,形成左、右三角韧带,左三角韧带内可有膈肌到肝的小血管或副肝静脉,故切断时要注意结扎。

　　2. 脏面　有两条纵沟和一条横沟,形成 H 形〔图 35-1(2)(3)〕。

　　(1) 横沟:连接左、右纵沟。此处肝动脉、门静脉、胆管、神经与淋巴管被一层结缔组织鞘包裹进入肝实质,称为肝蒂,即第一肝门,肝切除时在此处理上述重要结构。

　　(2) 右纵沟:由胆囊窝和腔静脉窝组成。此沟后端,是肝静脉汇入下腔静的部位,称第二肝门。该处因位置深在且静脉壁薄血流量大,是肝脏手术最难处理的部位。在肝脏下腔静脉窝处,右肝后下与肝短静脉直接汇入下腔静脉前面与侧面。当肝尾叶肿瘤侵犯下腔静脉时,常需切除并修复肝后下腔,手术风险大。

　　(3) 左纵沟:前部为脐静脉萎缩成的脐静脉索(肝圆韧带),后部为静脉导管萎缩成的静脉导管索(静脉韧带)。肝圆韧带切断时要予缝扎,防止出血。

　　(4) 斜沟:是在横沟的右侧斜向右前方的沟,称为右切迹。

　　肝脏面的腹膜返折增厚形成一些韧带与邻近脏器相连:

　　(1) 肝胃韧带:即小网膜,连于肝脏面及胃小弯,内有胃左、右动脉及迷走神经。

　　(2) 肝十二指肠韧带:在横沟与十二指肠第一部之间,左连肝胃韧带,右缘游离,后方是网膜孔,此韧带内含有肝固有动脉、门静脉及胆管,是肝切除术中第一肝门阻断的部位。

　　(3) 肝结肠韧带:肝的右下方连接于肝与结肠之间。

　　(4) 肝肾韧带:系冠状韧带后层腹膜,越过右肝后面,连接右肾上腺及右肾前方。

二、肝脏的分区

　　Cantlie 对肝脏灌注腐蚀标本研究发现,肝脏内部的若干平面缺乏管道分布,是肝内分叶的自然界线,称为肝裂。肝脏的三个主裂及叶间裂将肝分为左外叶、左内叶、右前叶、右后叶及尾状叶。

　　1. 正中裂　起于胆囊窝的中央向后至下腔静脉左缘,将肝分为左、右两叶。在脏面正中裂将尾状叶分成左、右两半。正中裂内有肝中静脉通过。

665

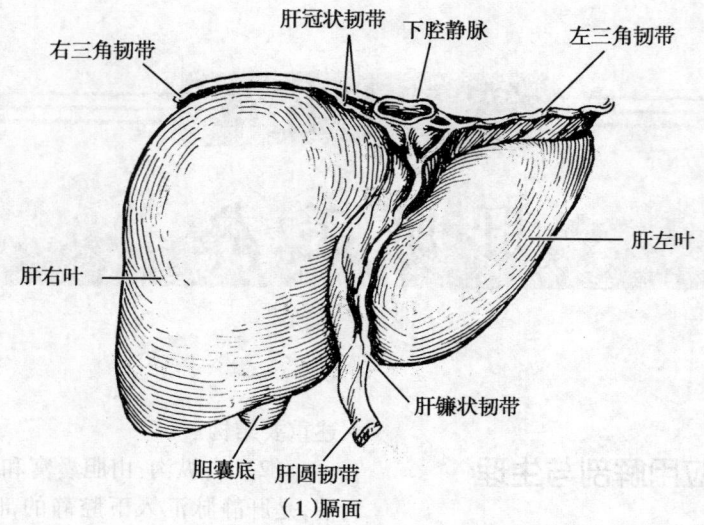

右三角韧带　肝冠状韧带　下腔静脉　左三角韧带

肝右叶

肝左叶

胆囊底　肝圆韧带　肝镰状韧带

（1）膈面

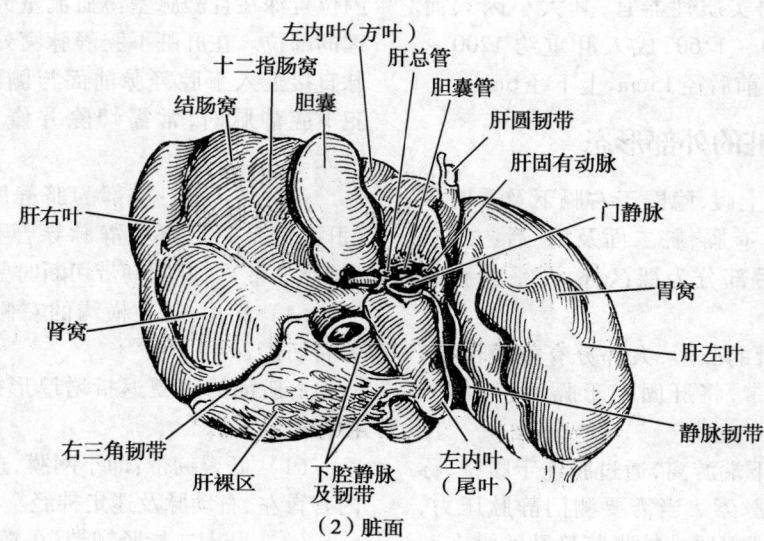

左内叶（方叶）

十二指肠窝　肝总管　胆囊管

结肠窝　胆囊　肝圆韧带

肝右叶　肝固有动脉

门静脉

胃窝

肾窝　肝左叶

右三角韧带　静脉韧带

肝裸区　下腔静脉　左内叶

及韧带（尾叶）

（2）脏面

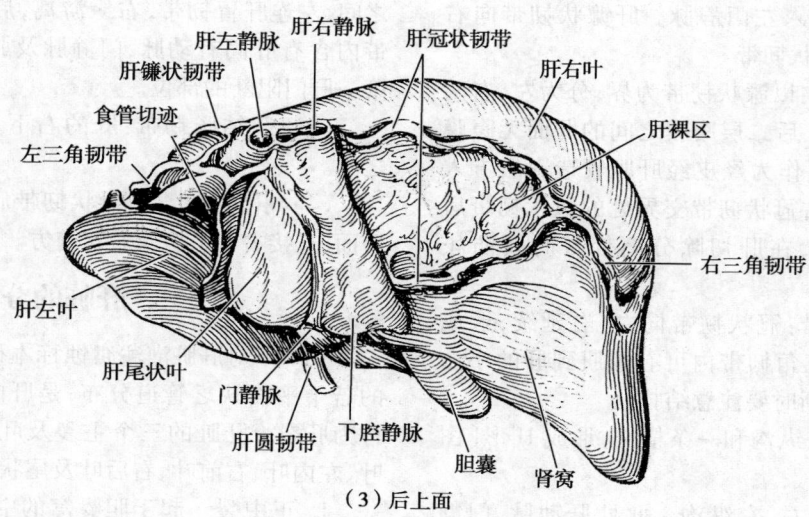

肝左静脉　肝右静脉

肝镰状韧带　肝冠状韧带

食管切迹　肝右叶

左三角韧带　肝裸区

肝左叶

右三角韧带

肝尾状叶

门静脉

肝圆韧带　下腔静脉

胆囊　肾窝

（3）后上面

图 35-1　肝外部形态

5

2. 左叶间裂　相当于肝镰状韧带与左纵沟之间的平面,将左叶分为左内、外两叶。左外叶又被叶间裂(起于左肝静脉入下腔静脉处,止于左肝缘后中1/3)分为前、后两段。左内叶以横沟为界分为方叶及尾叶。

3. 右叶间裂　起于肝右静脉入下腔静脉处,斜向前方再弯向肝右下缘,将肝分成右前叶、右后叶。右后叶膈面小而脏面大,其中有右肝静脉通过,沿右肝静脉分离即为右后叶切除的范围。在后叶又被段间裂(起于斜沟,止于右后叶肝外缘中点)分为上、下两段。

4. 尾裂　是尾叶与其他叶的分界。位于肝下后侧,起于横沟,至肝静脉入下腔静脉处。

肝脏的分叶及分段目前尚无统一命名。常用的命名方法是法国解剖学家 Couinand 以肝内门静脉和肝静脉的分布将肝划分为 8 个段,即左外叶上、下段;左内叶;右前叶上、下段;右后叶上、下段及尾叶〔图 35-2(1)~(3)〕。通常将各肝段用罗马字自 I 至 VIII 编号〔图 35-2(3)〕。另外,尚有按肝静脉作为肝叶的分界线,将肝分成 4 叶〔图 35-2(4)〕。

上述分叶与分段法,对肝脏疾病的定位与开展规则精准肝切除至关重要。

三、肝脏的血管

在第一肝门网膜孔前缘,肝十二指肠韧带包绕着肝动脉、门静脉及胆管,三者共同进入肝脏后由一纤维鞘(Glisson)包裹,此点有别于无纤维鞘包裹的肝静脉系统。肝的血供 25% 来自肝动脉,75% 来自门静脉。肝管道在肝门处变异较多,但进入肝实质后在 Glisson 鞘中,关系比较恒定,行程始终一致,达到相应肝叶、肝段。

左、中、右肝静脉汇入下腔静脉的部分谓之第二肝门。

1. Glisson 系统

(1) 门静脉:由肠系膜上静脉和脾静脉在胰腺颈后方汇合,经十二指肠第一部后进入肝十二指肠韧带,行于胆总管与肝固有动脉深面至第一肝门,分为门静脉左支及右支入肝。门静脉左支先向左行后转向前方,分成横部(分出尾叶左静脉)、角部(分出左外叶上段静脉)、矢状部(分出左外叶下段静脉和左内叶静脉)和囊部四部。门静脉右支较短,在分出尾叶右静脉后立即分为右前叶静脉及右后叶静脉。右后叶

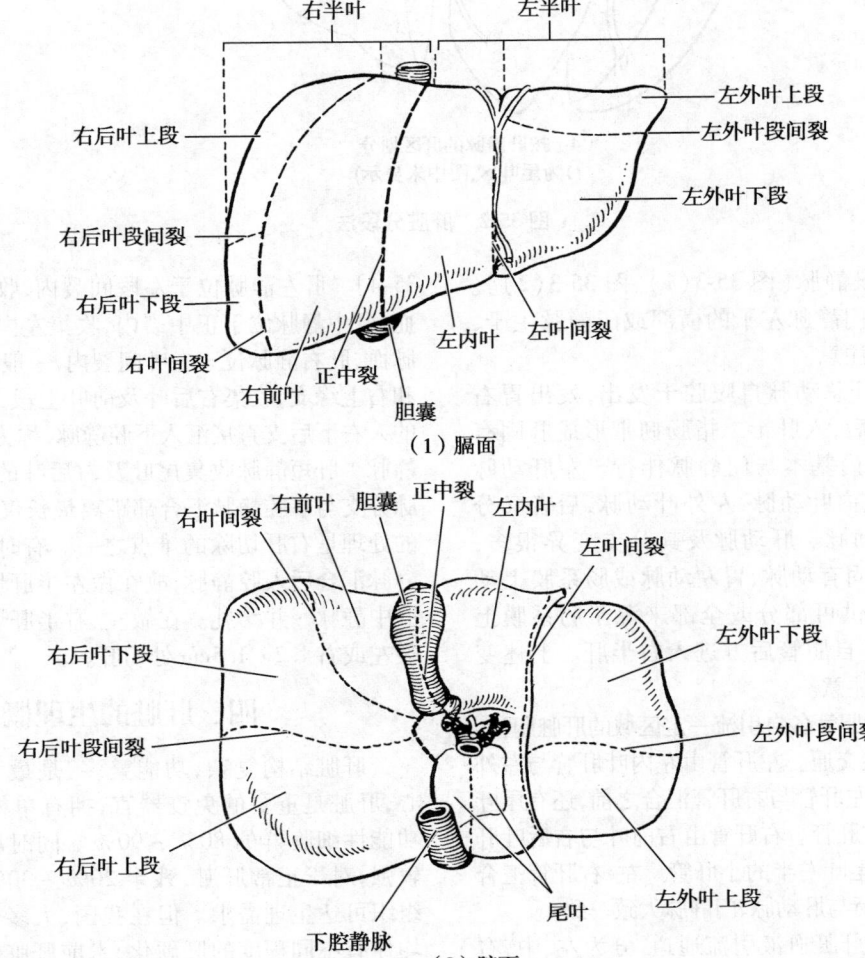

（1）膈面

（2）脏面

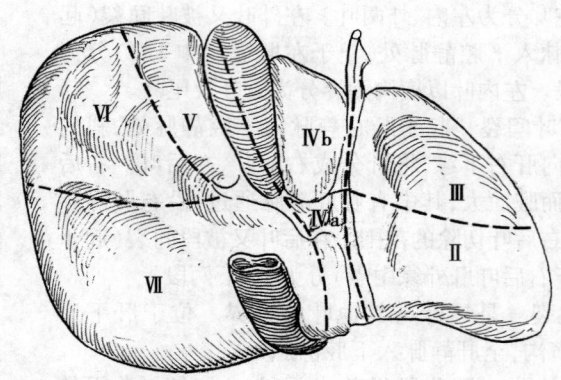

（3）肝脏的Couinand分段法

Ⅰ.尾叶(图中未显示)　Ⅱ.左外叶上段　Ⅲ.左外叶下段　Ⅳa.左内叶上段　Ⅳb.左内叶下段　Ⅴ.右前叶下段
Ⅵ.右后叶下段　Ⅶ.右后叶上段　Ⅷ.右前叶上段

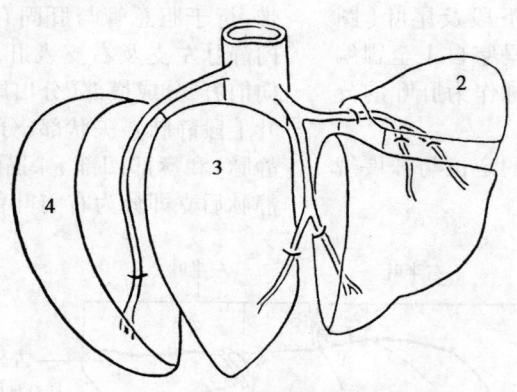

（4）按肝静脉的肝区划分
(1为尾叶区,图中未显示)

图 35-2　肝脏分段法

静脉又分为上、下段静脉〔图 35-3（1）、图 35-3（2）〕。有时右前叶支起于门静脉左干的横部或门静脉主干，在做肝切除时应予注意。

（2）肝动脉：肝总动脉自腹腔干发出，发出胃右与胃十二指肠动脉后，入肝十二指肠韧带形成肝固有动脉。肝动脉在肝内基本与门静脉伴行。左肝动脉常在入肝前分出左内叶动脉、左外叶动脉，后者又分出左外叶前、后段动脉。肝动脉及其分支变异很多，左肝动脉可起于肝固有动脉、胃左动脉或肠系膜上动脉。有时右半肝血供可部分或全部来源于肠系膜上动脉，该变异血管常自胆管后方进入右半肝。上述变异在肝门解剖时应注意。

（3）肝管：肝内胆管各自引流一定区域的肝脏胆汁，彼此间并不形成侧支交通。左肝管由左内叶肝管与左外叶肝管汇合而成，在左肝管与右肝管汇合之前，还有尾叶左半的小肝管汇入左肝管。右肝管由右前叶与右后叶肝管汇合而成，还接受尾叶右半的小肝管。左、右肝管汇合成总肝管，在肝内走行与肝动脉、门静脉大致一致。

2. 肝静脉　是肝脏血液引流通道，分为左、中、右三支主干与肝短静脉。其分布与门静脉不相一致〔图

35-4〕。肝左静脉位于左段间裂内，收集左外叶的静脉血，肝中静脉位于正中裂内，收集左内叶和右前叶的静脉血，肝右静脉位于右叶间裂内，一般有上下后支、前支和右上缘支，收集右后叶及前叶上段的静脉血，约 17%的人右下后支直接汇入下腔静脉，称为肝后静脉或肝旁静脉。肝短静脉收集尾叶及右后叶的静脉血。肝右静脉分支与下腔静脉汇合部距离最长仅 2.5cm，右肝静脉的处理是右肝切除的难点之一。有时肝左静脉与肝中静脉汇合后入腔静脉，故在做左半肝切除时，注意勿将肝中静脉一并结扎。在做左、右半肝切除时，应在正中裂左或右 1.2～1.5cm 处切肝。

四、肝脏的生理概要

肝脏结构复杂，功能繁多，是最大的物质代谢中心，肝脏是重要的免疫器官，拥有单核-吞噬细胞系统功能性细胞群的 80%～90%。同时肝脏的代偿能力较强，对于正常肝脏，残余 20%～30% 的功能性肝脏组织可达生理需求。但在我国，大多数肝脏手术患者均伴有不同程度的肝硬化，术前肝脏储备功能的评估尤为重要，可以弥补一些经验性手术的不足。

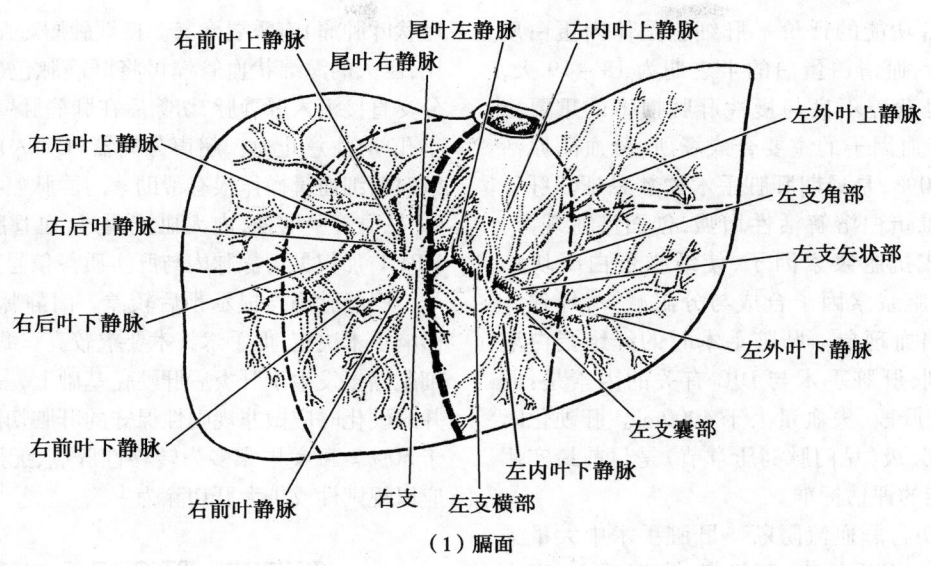

（1）膈面

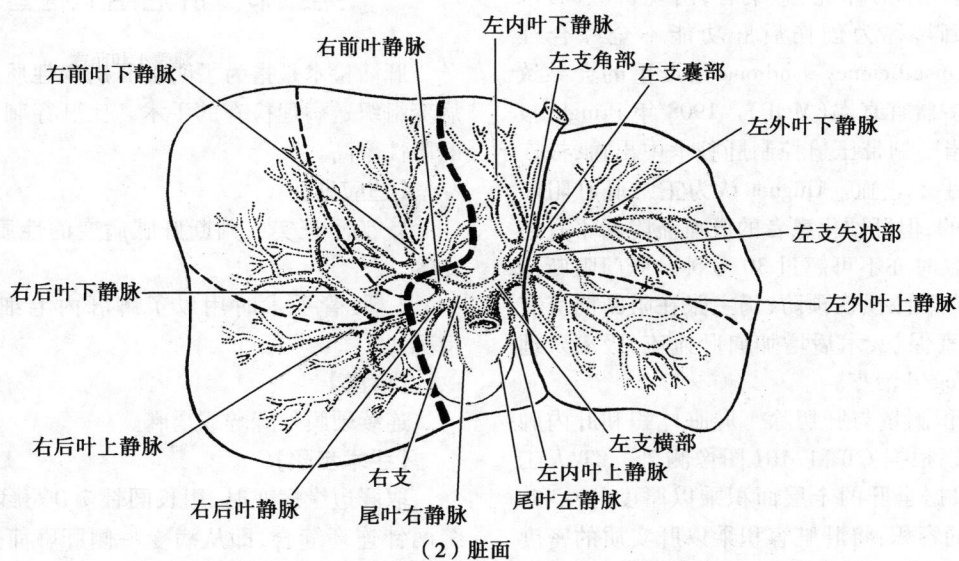

（2）脏面

图 35-3　肝内门静脉分支和肝分区的关系

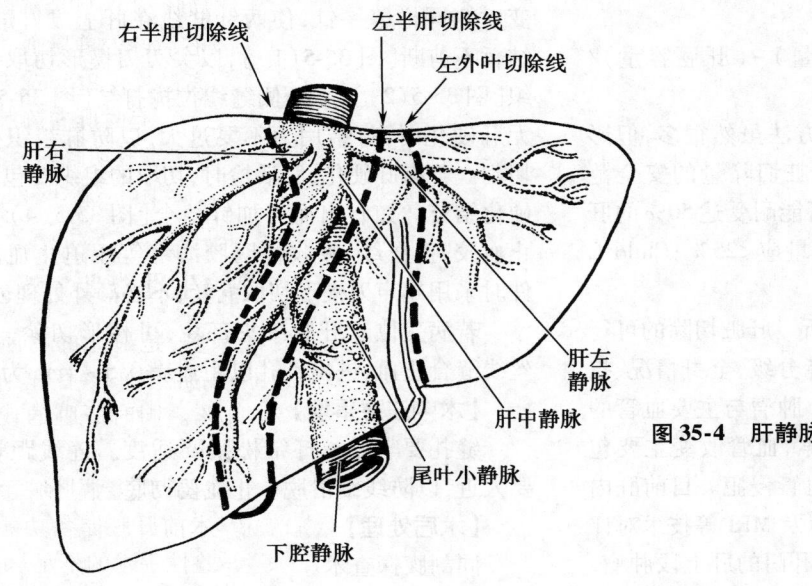

图 35-4　肝静脉属支与肝切除切线的关系

1. 肝脏储备功能的评价　肝细胞是体内蛋白质合成的唯一场所,血清白蛋白的半衰期为 18～19 天,其水平的改变是营养不良与慢性肝脏损害的重要指标。肝脏亦是凝血因子的主要合成场所,凝血酶原活性小于正常的 60%,是择期肝脏手术的禁忌证。肝脏手术时常有纤维蛋白溶解活性增强,创面渗血现象,正常时肝脏合成抗胞浆素因子,使纤维蛋白凝块稳定;肝硬化时抗胞浆素因子合成与分泌减少,导致纤维蛋白溶解与出血现象。肝脏手术时的纤维蛋白溶解应与 DIC 鉴别,肝脏手术与 DIC 有关的因素是:肝切除量大于 2 个肝段、失血量大于 4000ml。肝硬化时肝功能的 Child 分级(见门脉高压章节)是目前最实用的肝脏储备功能的评估标准。

2. 肝脏损伤与肝血流阻断　肝脏手术中大量失血、肝血流阻断及术后休克、感染者,出现黄疸、腹水等肝脏功能障碍,称为创伤后肝功能不全综合征(post-traumatic insufficiency syndrome),严重的会导致肝功能衰竭和多器官衰竭(MOF)。1908 年 Pringle 报道采用肝十二指肠韧带压迫控制肝脏术中出血,被广泛应用于肝脏手术止血。Huguet 认为正常肝脏阻断 60 分钟是安全的,但肝硬化患者的肝血流阻断不宜超过 20 分钟,低温时亦不可超过 30 分钟。肝门阻断造成的肝脏缺血再灌注损伤预防,仍主张在阻断前应有肾上腺皮质激素保护,术后增加向肝血流、吸氧及地塞米松 10～20mg/d 治疗。

3. 肝脏体积测量与肝切除　肝脏体积和肝内肿瘤所占比例可以根据 CT 和 MRI 图像测量。CT 人工测量方法是,根据全肝的全层面积乘以厚度的总和,可以得到肝脏的容积;将肝脏容积乘以肝实质的密度〔肝脏的密度为(1.058 ± 0.011)g/ml〕,就是肝实质量(liver mass),其偏差范围约为±5%。手术前可以预测肝实质切除率(PHRR)。

PHRR=〔(将要切除的肝容量)-(肝癌容量)/(全肝容量)-(肝癌容量)〕×100%

临床上检测肝脏功能储备的方法虽然很多,但影响手术效果的因素更多。对于肝脏切除量的安全范围,一般说来,Child A 的患者,有可能耐受达 50% 的肝切除量;Child B 级者,最大肝切除量应<25%;Child C 级者多为肝切除禁忌证。

4. 肝脏手术切除的可行性分析　肝脏切除的可行性需要结合肿瘤大小、位置、肝功能分级、全身情况、技术条件与术者经验等多因素分析。肿瘤与主要血管的关系是影响肝肿瘤切除的主要因素,血管改变主要包括:受压、推移、癌栓、包绕及直接血管侵犯。目前肝内动静脉血管系统成像(CTA、CTV)以及 MRI 等技术对评估较大肿瘤与难切除肿瘤(近第二肝门的肝上段肿瘤、

尾状叶肿瘤)有重要意义。良性肿瘤对血管只是推移作用,巨大的海绵状血管瘤可将肝静脉包裹,有细小血管分支直接汇入肝静脉,切除后在肝静脉壁留有较多出血小孔,应注意止血。超声分离器(CUSA)与超声刀等器械对精细血管操作很有帮助。门静脉癌栓形成时,强化 CT 见血管壁增强,内无血流通过,血管腔内未见增强。MRI T_1 加权见门静脉内与肝实质等信号,T_2 加权为高信号。门静脉癌栓提示预后较差。门静脉主干癌栓虽不影响手术决定,但手术技术要求较高。我国的原发性肝细胞癌多发生于肝炎后肝硬化基础上,占 85% 以上。合并肝硬化时应做非规则性保守的肝脏切除,切除量应低于 50%。欧美国家多为转移性肝癌,无肝硬化,肝切除应以规则性或扩大肝切除为主。

第二节　肝活组织检查术

肝活检术是指为了明确肝病变性质,切取小块肝病变组织送病理检查的手术。比肝穿刺活检安全,诊断阳性率高。

【适应证】

1. 为了证实或判断肝脏病变的性质,如肿瘤、硬化等。

2. 胆管手术时用以了解肝内毛细胆管的病变情况。

【麻醉】

连续硬膜外麻醉或全麻。

【手术步骤】

取肝边缘病变时,用长圆针 7-0 号线在病变两侧缝两针连环缝合,即从病变一侧肝脏面进针,从肝膈面出针,绕向肝边缘,再从肝脏面第一针与肝缘之间的中点进针,穿透肝脏出针,在肝边缘打结。再在病变对侧同样缝一针,使两针缝线在肝上成∧形,两线结暂不剪断〔图 35-5(1)〕,以尖刃刀楔形切取病变组织〔图 35-5(2)〕,将两侧缝线拉拢打结〔图 35-5(3)〕。无肝硬化时,打结用力不要过大,以防肝组织被缝线切割。若有肝硬化,肝活检时,切取的组织要包括 2 个硬化结节。如有出血可加针缝合〔图 35-5(4)〕,或用止血胶、止血纱、吸收性明胶海绵等压迫止血。有条件时采用超声刀楔形切取病变,不必额外处理创面。

若病变位于肝脏中央部位,可梭形切除,大圆针丝线缝合止血,进出针孔以距边缘 0.5～1cm 为佳。

【术中注意事项】

缝扎要牢靠。打结松紧要适度。缝线距切缘不要太近,以防线结滑脱。止血要彻底。

【术后处理】

同剖腹探查术。

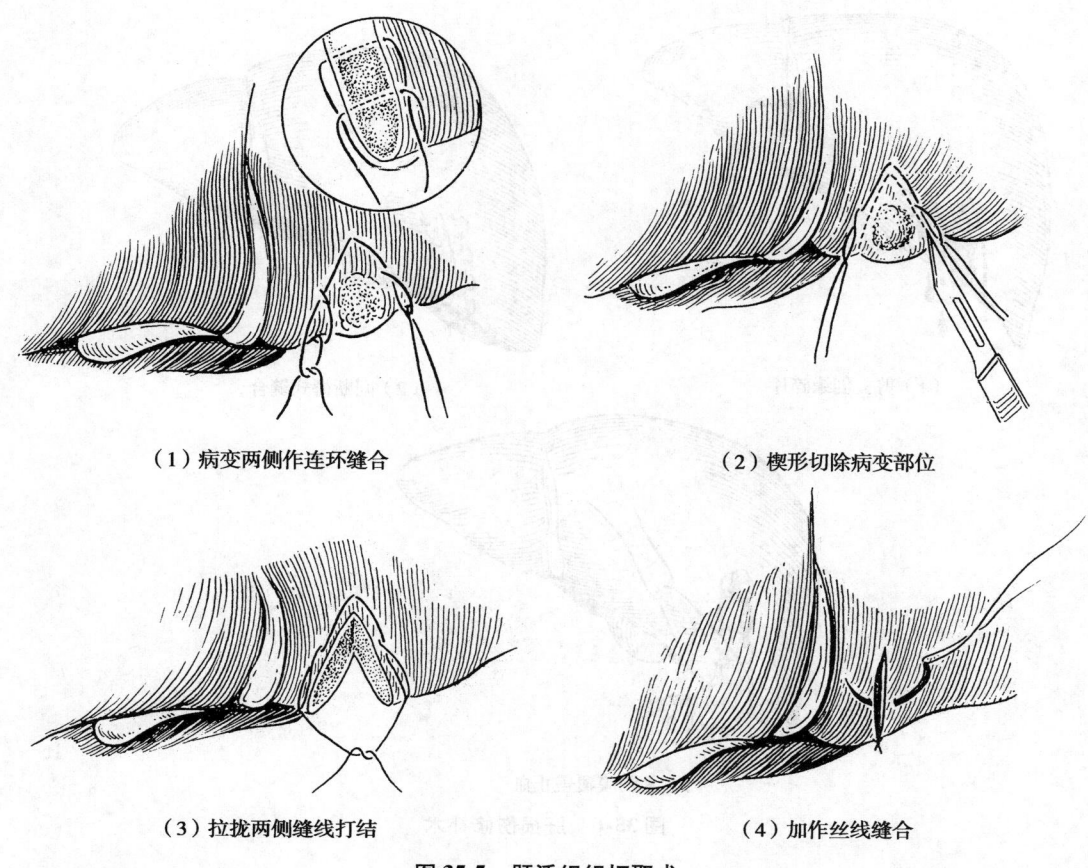

（1）病变两侧作连环缝合　　　　　　（2）楔形切除病变部位

（3）拉拢两侧缝线打结　　　　　　　（4）加作丝线缝合

图 35-5　肝活组织切取术

第三节　肝损伤修补术

【适应证】

1. 裂伤及肝挫裂伤损伤面积不大,创口不深,组织坏死少者。

2. 损伤不合并肝门或肝内重要血管损伤者。

【术前准备】

1. 肝损伤诊断确定,应剖腹探查。对伴有休克者,在积极抗休克治疗的同时做好术前准备,尽早手术。

2. 给予抗生素,保肝药物,给氧,胃肠减压等。

【麻醉】

全麻。

【手术步骤】

多采用肋缘下切口或右上腹经腹直肌切口,开腹后快速吸引,在清除积血及血块的同时,探明肝脏损伤情况。出血较凶猛时,宜先以乳胶管通过网膜孔穿过肝十二指肠韧带控制第一肝门,清理肝损坏创口,切除无生机组织〔图 35-6(1)〕,钳夹结扎活动性出血血管及胆管。对浅表的肝裂伤予以丝线间断褥式缝扎,缝线边距为 1cm〔图 35-6(2)〕,缝针要达裂口基底部,防止遗留死腔,形成肝内血肿或继发感染。如对

拢不全或仍有出血者,可取大网膜填塞缝合〔图 35-6(3)〕。

严重的肝挫裂伤,尤其当伴有肝内较大血管损伤或有较多组织失活时,常需部分肝、肝段、肝叶或半肝切除。若病情危重不能耐受切除,或条件不允许时可行肝总动脉(发出胃右动脉后)、肝左、右动脉,甚至肝固有动脉结扎,以达到止血目的。但上述结扎后造成肝坏死的危险也依次增加。对仍不能止血又很危重的患者,可采用长纱布条填塞止血,从腹壁另造口引出。肝下应放置胶管作体位引流。

【术中注意事项】

1. 要尽量切除失去生机的组织以防感染、再出血等。

2. 对中央型肝破裂要注意在腔内仔细止血,避免缝合后形成死腔,防止继发肝内血肿、感染、胆道出血。对有活动性出血者,腔内可放置引流及胆总管 T 形管引流。

3. 裂口中较大血管及胆管应分别予以缝扎止血,以防术后出血及形成胆瘘。

4. 控制肝门时要注意计时,无肝硬化患者可阻断 30 分钟,有肝硬化时应以 20 分钟以内为宜。限定时间内未完成操作时,可放松 10 分钟局部压迫止血后再次阻断肝门。同时注意充分给氧。

5

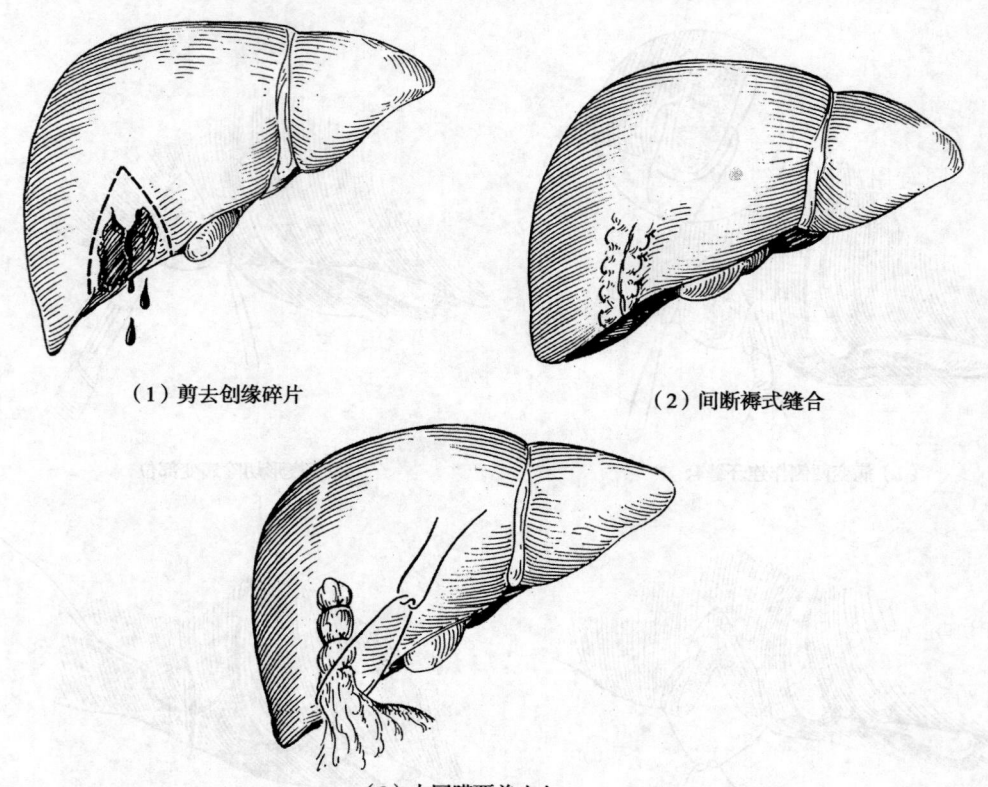

（1）剪去创缘碎片　　　　　　　　（2）间断褥式缝合

（3）大网膜覆盖止血

图35-6　肝损伤修补术

5. 除外肝内一、二级血管损伤,否则尽量不做肝叶切除。

6. 若单纯修补术不能止血,病情又允许时,可行肝部分切除。尽量不采用纱布条填塞的方法,因易继发出血和感染。必须用时,宜先垫一层网膜,以免纱布与肝直接接触粘连,在拔出时引起出血。

7. 腹腔内积血混有胆汁时,除非有严重致命的休克,又无血源者,一般不宜用自体输血。

8. 为了显露术野,必要时可切断肝脏的诸韧带。

【术后处理】

1. 注意血压、脉搏及尿量,测定血红蛋白及血细胞比容,观察血容量补充情况。

2. 注意肝下引流液体的性质及量,观察有无继续出血及胆瘘形成。适时拔除引流管。

3. 测定肝功能及应用保肝药物,尤其对合并肝硬化或术中曾阻断肝门者。48小时内持续给氧以利肝功能恢复。

4. 应用抗生素,防止膈下感染。

5. 引流液内为胆汁时,注意有无腹膜炎表现。注意充分引流。

第四节　肝脓肿切开引流术

【适应证】

1. 细菌性肝脓肿脓腔较大的、经内科治疗效果不佳者、脓肿位置特殊,分隔多难以穿刺引流奏效者、胆源性或慢性肝脓肿、脓肿破溃形成腹腔或膈下脓肿。

2. 阿米巴肝脓肿继发感染或经非手术治疗无效者。

3. 肝包囊虫病继发感染。

【术前准备】

1. 全身支持治疗　少量、多次输血、补液,纠正水电平衡紊乱及低蛋白血症等。

2. 抗感染治疗　根据细菌敏感度测定,估计致病菌株,选择敏感抗生素或联合应用广谱抗生素治疗。

3. 定位　为了进一步证实诊断及决定手术入路,可根据体征、超声波、X线或肝脓肿试验穿刺等方法确定脓肿部位。一般压痛、下胸壁水肿、肋间触痛的部位常是脓肿部位。

【麻醉】

连续硬膜外麻醉或全麻。

【手术步骤】

根据脓肿部位不同可选择不同的脓肿引流入路。

一、经腹腔肝脓肿切开引流术

除肝Ⅶ段脓肿外均可选此入路。

根据脓肿所在肝叶选右肋缘下斜切口〔图35-7（1）〕、经右腹直肌切口或上腹正中切口。开腹后检查肝大小、色泽、质地。脓肿所在之处肝脏炎性水肿,与周围可有程度不等的粘连,肝表面隆起、暗红,扪及肿块,可有波动。对可疑处要行试验穿刺,选距肝表面最近处进针,用干纱布垫在穿刺点周围,试行穿刺,抽出的脓液送细菌培养及药物敏感度测定〔图 35-7(2)〕。保留针头在脓腔中,沿针头插入止血钳扩大引流〔图 35-7(3)〕。同时用吸引器吸尽腔内的脓液,注意勿污染腹腔。伸入手指探查脓腔及分开脓腔内的间隔〔图 35-7(4)〕,以利引流。腔内置入多孔胶管,胶管周围用大网膜包绕,使与腹腔隔开,脓腔外也应置引流。亦可置入双套管引流,以便术后冲洗,充分引流,缩短病程〔图 35-7(5)〕。

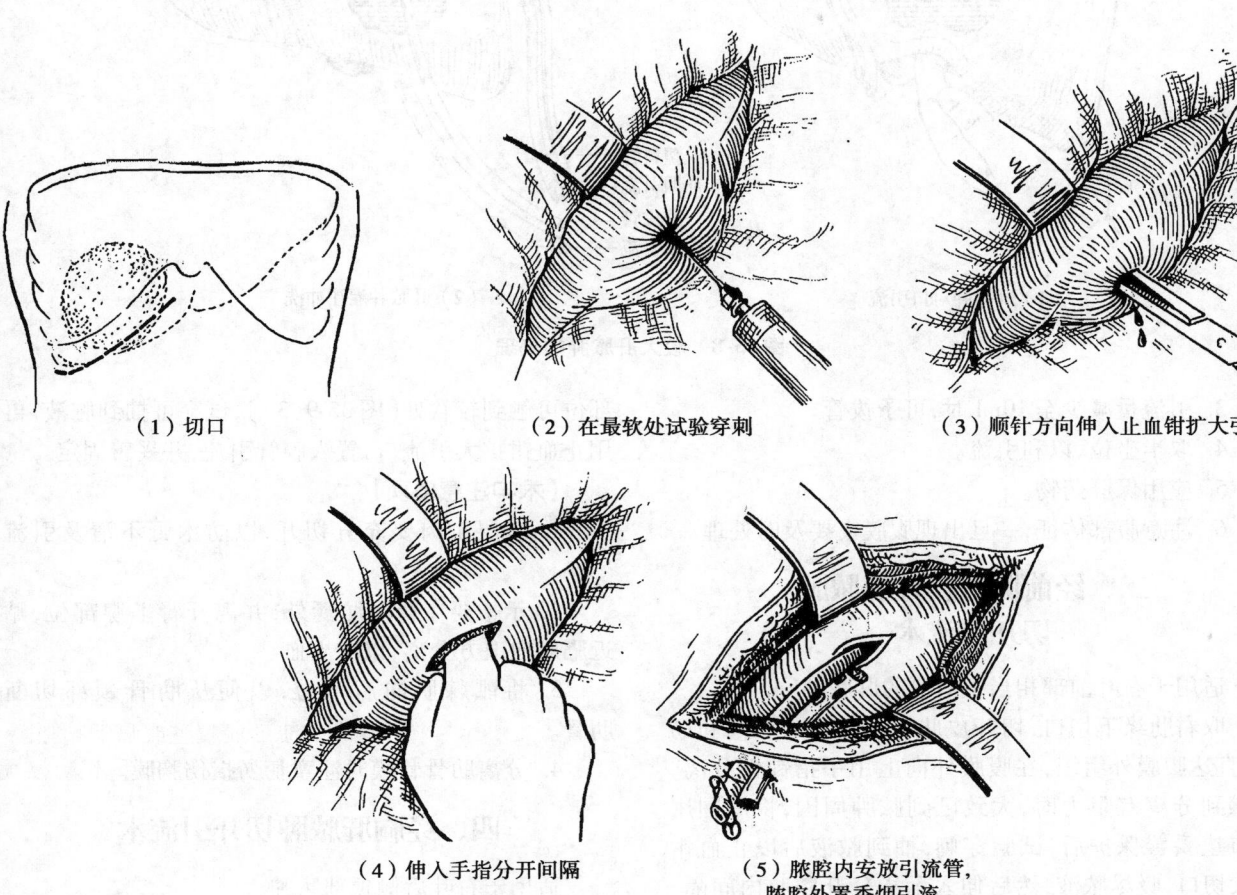

（1）切口　　　　　（2）在最软处试验穿刺　　　　　（3）顺针方向伸入止血钳扩大引流

（4）伸入手指分开间隔　　　　　（5）脓腔内安放引流管,
脓腔外置香烟引流

图 35-7　肝脓肿经腹腔切开引流术

对脓腔较大有肝脓肿:

1. 可在脓液吸尽后将大网膜塞入脓腔内,以促进脓腔闭合。

2. 如脓腔位于上方,已在膈面溃破或即将穿破,必须在上方引流;假如脓腔壁下方组织较薄,必须同时在肝下方用手指钝性分离,行对口引流。否则,术后会因引流不畅而拖延治愈〔图 35-8(1)〕。脓液黏稠者可另置细塑料管于脓腔内,以便术后灌洗〔图 35-8(2)〕。

【术中注意事项】

1. 当腹膜与肝有严重粘连时,不必勉强显露肝脏,可在粘连明显处穿刺找到脓腔后,直接切开,直达脓腔,放置引流。

2. 腹膜与肝无明显粘连时,应注意用纱布垫保护腹腔,以防引起腹膜炎。

3. 当一处试验穿刺不成功时,可从一个进针孔以扇状不同方向穿刺。当抽出液为较多纯血性液时,要退回针头,改变方向再穿刺,防止肝内大血管损伤,引起肝内血肿。

4. 引流管要置入脓腔,引出腹壁时要防止扭曲。

5. 小儿大网膜发育不全,当肝表面与腹膜无明显粘连,病情又允许时,可慎用二期经腹肝脓肿引流术,即先在肝表面和切口内填塞碘仿纱布,使之粘连,2~3 日后抽出碘仿纱布,切开脓肿,放置引流管。此法可防止发生腹膜炎,但将导致二次手术的痛苦。

【术后处理】

1. 继续抗感染,支持治疗。

2. 注意观察及记录引流管引流液的性质和量。有明显出血时要及时处理,引流不畅时要注意调整引流的位置和用手捏挤引流管,以防脓块阻塞。手术后 3 日可用抗生素液冲洗引流管,当脓液过稠时可在冲洗液内加入糜蛋白酶等。

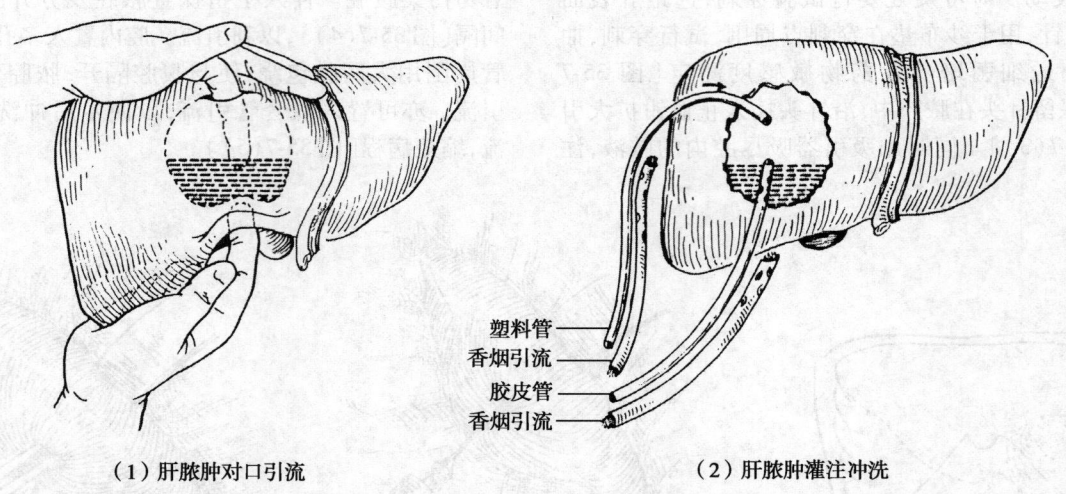

（1）肝脓肿对口引流　　　　　　　（2）肝脓肿灌注冲洗

图 35-8　较大肝脓肿的处理

3. 引流量减少至 10ml 时,可予拔管。

4. 取半坐位,以利引流。

5. 应用保肝药物。

6. 注意腹部体征,一旦出现腹膜炎要及时处理。

二、经前侧腹膜外肝脓肿切开引流术

适用于右叶前部相当于Ⅵ段的肝脓肿。

取右肋缘下切口,切开皮肤、皮下组织、肌肉和筋膜,直达腹膜外组织,在腹膜外向上用手指钝性分离,当感到分离有阻力时,大致已到脓肿周围,将周围用纱布垫妥善保护后,试验穿刺,抽到脓液后以止血钳扩大切口,吸尽脓液,然后伸入示指分开脓腔内间隔,腔内置入胶管引流引出腹壁,并以丝线固定。

【术中注意事项】

在腹膜外钝性分离遇到阻力时,不要强行分剥,以防脓腔破裂脓液进入腹腔。如术野已进入腹腔,在脓肿引流前应先缝闭腹膜,以防污染腹腔。

三、经后侧腹膜外肝脓肿切开引流术

适用于肝右叶后侧的脓肿。

在背部沿右第 12 肋走行水平距背中线 3cm 处开始,做一斜切口前端达第 12 肋尖端〔图 35-9（1）〕,切开皮肤、皮下组织、背阔肌及下后锯肌,切开第 12 肋骨膜,用骨膜剥离器剥离肋骨上、下及深面的骨膜,切除 4～5cm 肋骨〔图 35-9（2）〕,在相当于第 1 腰椎棘突水平,沿肋骨走向切开肋骨床,切开膈肌,以示指在肾脂肪囊外,腹膜外间隙向上分离,越过肾上腺水平,可触及肝后裸区部位,在水肿炎性浸润质硬的肝组织中心

部位可触到较软处〔图 35-9（3）〕,试穿可抽到脓液,再用止血钳扩大引流口,置入胶管引流,并妥善固定。

【术中注意事项】

1. 各层肌肉要充分切开,以防术野不清及引流不畅。

2. 示指要在肾脂肪囊外,并离开肾上腺部位,贴近膈肌向上方分离,以防出血。

3. 将骶棘肌向后牵拉,以便从肋骨颈部切断肋骨。

4. 分离肋骨骨膜时注意切勿损伤胸膜。

四、经胸肝脓肿切开引流术

适用于右叶后侧顶部脓肿。

患者取左侧卧位,可用全麻或肋间阻滞麻醉,在右第 7、8 或第 8、9 肋间斜行切口,切开皮肤、皮下组织及肋骨骨膜,分离、切除肋骨一段约 3～5cm,切开肋床,检查肋膈角胸膜有无粘连。

1. 如胸膜已粘连　可试验穿刺,抽出脓液后,用止血钳扩大引流口,吸尽脓液,置入胶管引流。

2. 如胸膜无粘连

（1）置干纱布或碘仿纱布于创口内,使肋膈角与胸膜粘连,3 日后取出纱布,再行试验穿刺及切开引流。

（2）亦可向上方推开胸膜,切开膈肌,并将膈肌与肋床缝合 2～3 针,再行肝脓肿试验穿刺、引流及置入引流管。若全身毒血症症状较重,需二期切开引流肝脓肿时,可取出干纱布或碘仿纱布,穿刺抽脓以暂时改善病情后,再重新在切口内填入干纱布或碘仿纱布。其他处理与经前侧腹膜外肝脓肿引流术相同。

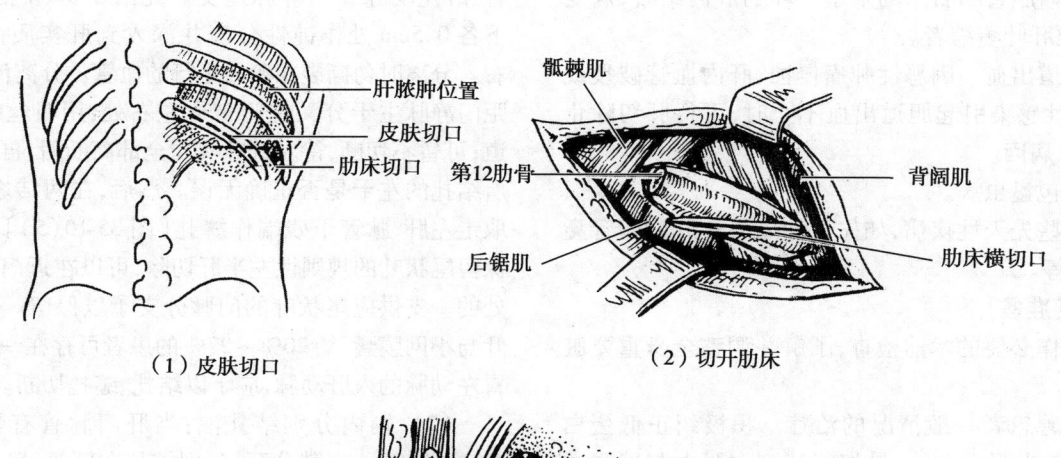

（1）皮肤切口　　　　　　　（2）切开肋床

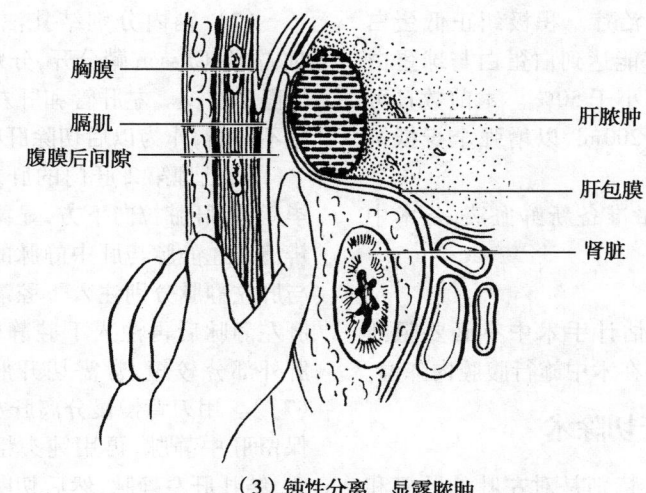

（3）钝性分离，显露脓肿

图 35-9　肝脓肿经后侧腹膜外切开引流术

五、经皮、经肝穿刺置管引流术

肝脓肿的治疗，应积极治疗原发病，改善肝功能并增强自身抵抗力，大剂量应用经药敏筛选的有效抗生素。经积极保守治疗无效，肝脓肿形成完全脓腔，分隔少，伴有其他全身疾病不宜手术者，宜采用 B 超或 CT 引导下的经皮、经肝脓肿引流术。老年肺气肿及不合作的患者不宜采用。

选定穿刺点后局部麻醉，用套管针连接注射器，边进针边回抽，抽到脓液后将针芯拔出，保留套管在脓腔内，并接引流袋引流。亦可用股动脉造影的 Seldinge 法穿刺；用可通过造影导丝的套管针穿刺，拔出针芯导入造影导丝，固定好导线，拔出套管针，再将塑料引流管套在导丝外面，沿导线插入脓肿腔，妥善固定。

【术中注意事项】

1. 定位要准确，动作要轻柔，不要盲目多个方向穿刺，以防发生血胸，腹腔内出血，胸、腹膜炎等。

2. 引流管随呼吸可上下活动，易滑脱，要缝合固定引流管，并用胶布在缝线上贴牢。

第五节　规则性肝叶切除术

肝脏外科是随着对肝内解剖结构的系统研究和术中肝血流控制方法的进步而发展起来的。现在所指的肝部分切除术，是按照肝内分区来进行的，又称规则性肝切除术。根据病变的范围可采用肝段、肝叶、半肝或肝大部分切除等。

【适应证】

1. **肝肿瘤**　良性肿瘤（肝海绵状血管瘤、肝腺瘤、肝囊肿）和恶性肿瘤（肝癌、肝肉瘤）。肝癌分原发性和继发性两类。原发性肝癌仅在非弥漫型的早期，无远距离转移，无恶病质，无明显黄疸、腹水、水肿、门静脉高压时才可切除，继发性肝癌仅在原发灶可获根治及转移灶是单发或局限于某一叶、段者时才可切除。

2. **肝外伤**　肝内较大的血管破裂，使部分肝失去血液供应，大块组织离断、碎裂；肝组织严重挫裂伤，单纯缝合修补不能控制出血或已有严重感染者。

3. **肝脓肿**　并存严重出血和长期治疗不愈的慢性坚壁肝脓肿，在条件许可时，可行肝切除术。

4. 肝内胆管结石　局限于一叶的肝内结石，病变严重，造成肝叶萎缩者。

5. 胆道出血　因恶性肿瘤侵蚀、肝内血管破裂或肝内局限性感染引起胆道出血不止时，可行肝切除止血，并去除病因。

6. 肝包囊虫病。

7. 某些先天性疾病，如先天性局限性肝内胆管囊性扩张症等。

【术前准备】

1. 需作必要的术前检查，了解并调整全身重要脏器的功能。

2. 改善患者一般情况的治疗。积极纠正低蛋白血症和改善出凝血功能，最好能达到白蛋白与球蛋白比例不倒置，凝血酶原时间不小于50%。术前数日可酌情输1～2次新鲜血，每次200ml，以增强全身抵抗力，改善凝血功能。

3. 根据肝切除范围，酌量准备新鲜血液，备术中应用。

【麻醉】

使用气管内插管全麻。估计手术中有必要阻断肝门血流者，可根据具体条件在术中施行腹腔内降温。

一、左半肝切除术

左半肝切除术较常应用，特别是对左叶的肝癌和肝内结石。切除界限在肝正中裂左侧0.5cm左右，这样才不会损伤行径在正中裂中、汇流中间两个肝叶回血的肝中静脉。

【手术步骤】

1. 体位　仰卧位。

2. 切口　一般取双肋下斜切开，并要求略延长肋下切口长度以求左半肝与左三角韧带显露良好。开腹后应仔细探查腹腔各脏器，确定无腹腔内转移，判断肝脏病变的部位、大小，正确评估切除的可行性。

3. 分离左半肝　在切除肝脏之前，先分离附着在左半肝上的结缔组织和韧带。先切断、结扎肝圆韧带，利用其肝侧残端将肝脏轻轻下拉，沿着腹壁剪断镰状韧带。将肝脏向后、向下推开，更好地显露、切断冠状韧带，并结扎、切断在膈面背侧的左三角韧带。然后，切断肝胃韧带和切开肝十二指肠韧带（注意勿损伤肝蒂），左半肝即被分离〔图35-10（1）～（4）〕。

4. 处理第1肝门的肝门脉管　分离肝脏后，用大拉钩将肝脏拉向上方，显露第1肝门。有时为了防止切除肝叶过程中的大出血，可先用一纱布条或导尿管套入肝蒂脉管处，以备控制血流。处理肝门脉管常用的方法有下面两种：

（1）鞘外结扎法：即在Glisson鞘外一并结扎左肝管、肝左动脉和门静脉左支。先沿Glisson鞘左干上、下各0.5cm处作钝性分离并深入到肝实质内1cm左右。分离时勿撕裂在鞘内走行的血管。分离清楚后，在距门静脉主干分叉左侧2cm左右处，用粗丝线结扎两道；可暂不切断，待左肝叶实质全部离断后，再验证一下所结扎的左干是否正确无误。然后，在两结之间切断，取走左肝，脉管干残端作缝扎〔图35-10（5）〕。如果行保留尾状叶的规则性左半肝切除，可以在近门静脉分支处的一支供应尾状叶的门脉支予以保留。显露尾状叶与小网膜囊，约20%～27%的患者可存在一单独发自胃左动脉的入肝动脉，应予以结扎、缝扎切断。

（2）鞘内分别结扎法：当肝门脉管有异常走行时，需将Glisson鞘分开，分别结扎左肝管、肝左动脉和门静脉左支。左肝管和肝左动脉需先切断，门静脉则暂不切断，作为以后切除肝叶的标志〔图35-10（6）〕。

5. 处理第2肝门的肝左静脉　第1肝门处理完毕后，将肝脏拉向下方，显露出第2肝门。此时，需先辨清肝左静脉与肝中静脉的解剖关系，有时肝中静脉与肝左静脉分别注入下腔静脉；有时肝中静脉先汇入肝左静脉后再注入下腔静脉。还应注意肝左静脉在肝外部分较短，常需切开肝包膜才能辨清〔图35-10（7）〕。用刀背慢慢分离肝左静脉与肝中静脉分叉处，保留肝中静脉，再用钝头粗圆针引粗丝线，贯穿肝实质，结扎肝左静脉，然后切断，分离第2肝门〔图35-10（8）〕。

6. 离断左半肝　沿肝中静脉左侧缘0.5cm处切开肝包膜，用刀背钝性分离肝实质，将所遇的左肝脉管，一一用弯止血钳钳夹后切断、结扎。在此过程中切勿损伤肝中静脉主干。再从肝的脏面前缘向肝实质内钝性分离，最后切断门静脉左支，完全离断左半肝〔图35-10（9）（10）〕。肝断面的血管和肝管应一一用细丝线结扎或缝扎，渗血可用热盐水纱布敷压止血。

7. 网膜覆盖肝断面　因左半肝切除术已将肝镰状韧带切除，故肝的断面需用丝线间断缝合再加用小网膜或大网膜缝合覆盖，既预防肠粘连，又有助于止血。如仍有出血，应在创缘用褥式缝合止血。检查无渗血或漏胆汁后，于左半肝窝及网膜孔处各置一香烟引流或双腔管引流〔图35-10（11）〕，再逐层缝合腹壁。

【术中注意事项】

1. 有时肝右前叶门静脉支起源于门静脉左支横部，因此在切断门静脉左支时，应先检查清楚，如发现此情况，应在右前叶门静脉支起源的远端结扎切断。

2. 肝门粘连严重或左半肝巨大肿瘤，血运丰富，左半肝脉管不能显露时，应提前处理第一肝门并准备间歇阻断肝门血流，切开附近肝实质，显露和处理脉管。每次阻断时间不超过15分钟，必要时可分次阻断。

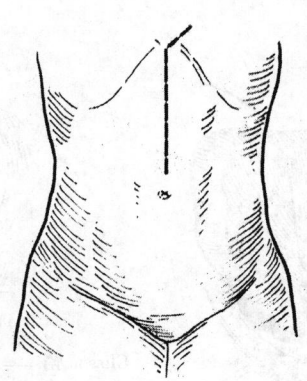

（1）皮肤切口

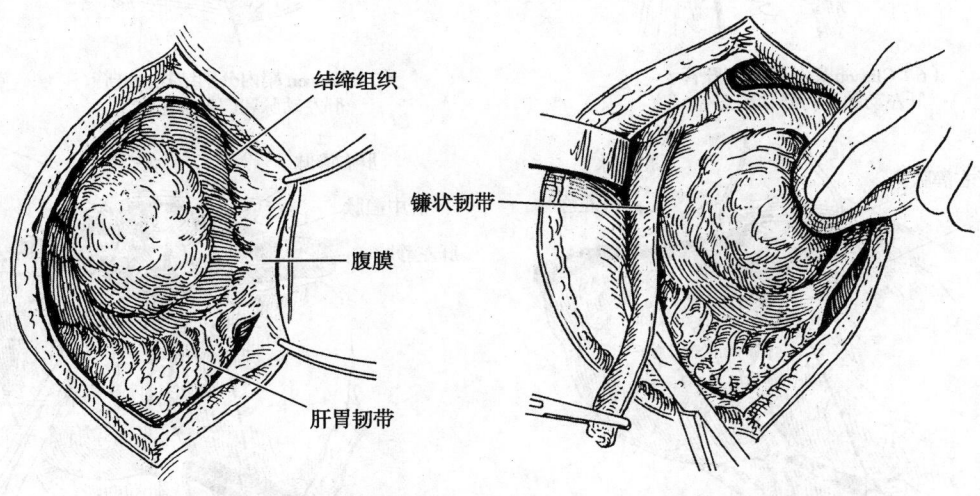

结缔组织

镰状韧带

腹膜

肝胃韧带

（2）分离左半肝上的结缔组织

（3）剪断肝镰状韧带

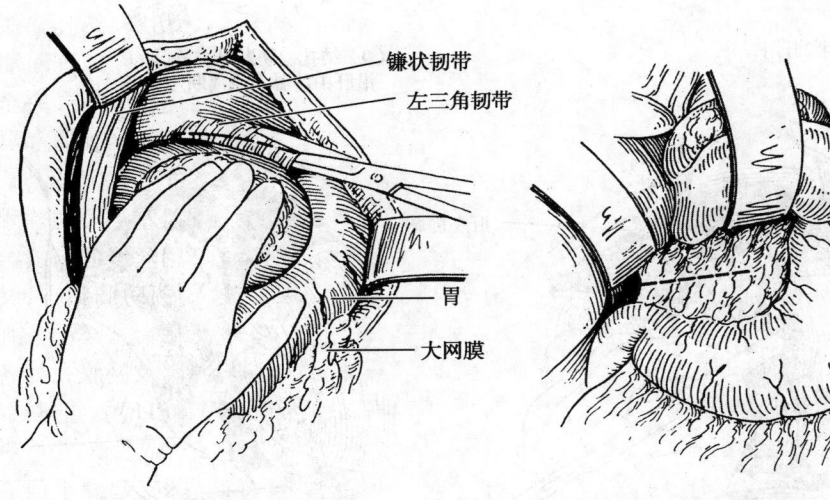

镰状韧带
左三角韧带

胃

大网膜

（4）剪断肝左三角韧带

（5）剪断肝胃韧带及肝十二指肠韧带

5

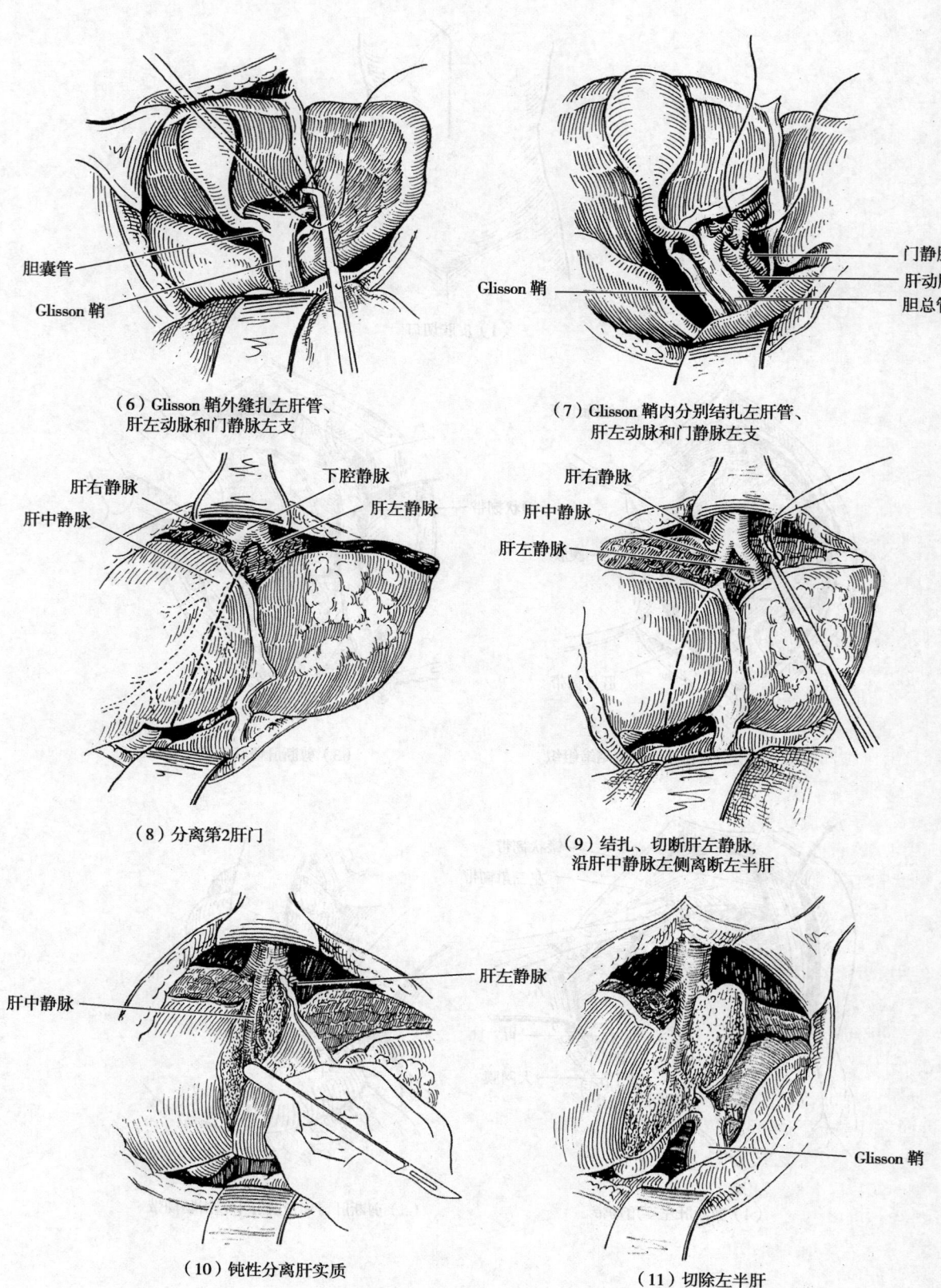

胆囊管
Glisson 鞘

（6）Glisson 鞘外缝扎左肝管、
肝左动脉和门静脉左支

门静脉
肝动脉
胆总管
Glisson 鞘

（7）Glisson 鞘内分别结扎左肝管、
肝左动脉和门静脉左支

肝右静脉
肝中静脉
下腔静脉
肝左静脉

（8）分离第2肝门

肝右静脉
肝中静脉
肝左静脉

（9）结扎、切断肝左静脉，
沿肝中静脉左侧离断左半肝

肝中静脉
肝左静脉

（10）钝性分离肝实质

Glisson 鞘

（11）切除左半肝

图 35-10　左半肝切除术

【术后处理】

1. 肝部分切除术的患者,应注意出血、休克、缺氧、少尿等情况,应采取必要的预防措施。一旦出现,应及时纠正。多次小量输血对预防和纠正低蛋白血症颇为重要。使用抗生素、维生素、保肝药物和充分给氧,也很重要。

2. 腹腔内的香烟引流或双腔管负压引流可在术后3~5日拔出,如出现胆汁或渗血较多,则宜多留置数日。术后如有腹腔感染时应穿刺或扩大引流,并应用抗生素。

3. 肝切除术切口较长,可在术后9~10日拆线。

【常见并发症的处理】

1. 术后出血　发生的原因有术中血管结扎不牢、脱落,或肝组织感染、坏死;也可能因肝功能不佳、凝血功能障碍而发生广泛渗血。发生后应尽量辨清原因,及时处理。如血管出血,应拆开切口缝线,重新缝扎止血;如广泛渗血,则可用纱布条填塞压迫止血。对全身有出血倾向的,可用凝血药物和输新鲜血等。

2. 胆汁性腹膜炎　如肝创面有较大的胆管结扎脱落或坏死,即可发生漏胆而造成胆汁性腹膜炎,这是比较严重的并发症。故在手术中应尽量少使肝组织缺血,胆管结扎要牢靠,术后引流要充分。一旦发生胆汁漏,应充分引流。

3. 肝功能衰竭　肝切除术后易发生肝细胞坏死,而致肝功能衰竭,临床表现有持续高热、出现黄疸、腹水、全身出血倾向、尿少,重者发生昏迷。肝功能衰竭常易发生在麻醉药量大、手术损伤重和术前肝功能差的患者。发生后需积极采取保肝措施,如输注葡萄糖、应用大量抗生素、支链氨基酸、控制蛋白摄入,应用抗生素和结肠灌洗等。

二、右半肝切除术

【手术步骤】

1. 体位　仰卧位,右腰背部用软垫垫高,使身体与手术台平面成15°~30°角。

2. 切口　一般采用肋缘下屋顶状切口或右上经腹直肌切口,当决定行右半肝切除时,因手术范围较大,可向右上方延长,行胸腹联合切口,并切开膈肌〔图35-11(1)〕。婴儿或儿童行左半肝切除术时,可不作开胸,单用右上腹切口或肋缘下切口,必要时切断右肋弓软骨即可。

3. 分离右半肝　先切断肝圆韧带和镰状韧带,轻轻向下拉开肝脏,再切断右三角韧带和冠状韧带〔图35-11(2)〕。切开右三角韧带前层(肝膈韧带)时,勿损伤膈面的肝裸区。然后轻轻向上方翻转右半肝,靠近肝脏剪断冠状韧带后层(肝肾韧带),剪断时注意勿

损伤右肾上腺。继续将肝脏翻向上方,以利显露下腔静脉。分离右半肝时,可能出血较多,操作要仔细,并注意防止撕裂汇入下腔静脉的肝短静脉和右肾上腺血管。

4. 处理第1肝门的肝门脉管　先切除胆囊,并利用胆囊管残端插入T形管,行胆总管造瘘,既有利于术中检查肝切面有无漏胆,又有利于术后胆道减压。当切断胆囊管和胆囊动脉后,即可清楚显示第1肝门的解剖结构〔图35-11(3)〕。然后,分离、结扎、切断右肝管和肝右动脉,显出门静脉右支。因为门静脉右支较短,在肝门深处分出,位置较高,故应仔细分离肝组织,将血管结扎、切断〔图35-11(4)〕。当门静脉右支太短、太深时,可先行结扎,暂不切断,以免引起误伤;待右半肝实质分离完毕,验证门静脉右支结扎部位正确后,再予切断,残端加作缝扎。

5. 结扎切断肝短静脉　将肝右后叶翻向左侧,仔细分离、切断右肝冠状韧带后层残留部分和肝肾韧带,即可显出由肝右后叶直接回流入下腔静脉的肝短静脉。肝短静脉一般有4~5支,较细小,壁薄,又靠近下腔静脉,撕裂后易引起大出血,故应尽量靠近肝实质处仔细结扎后切断,下腔静脉侧残端加作缝扎〔图35-11(5)〕。

6. 处理第2肝门的肝右静脉　将肝右叶放回原处,向下拉开,即可显露第2肝门。分离第2肝门的结缔组织,显露肝右静脉〔图14-11(6)〕,结扎后切断。肝右静脉一般在右叶间裂处,在下腔静脉的前壁或右壁开口,其主支距下腔静脉很近,分离时容易损伤下腔静脉,造成严重出血,故当不易分辨时,宜从肝右叶实质内分离、结扎肝右静脉。

7. 切除右肝叶　将第1和第2肝门处理完毕后,即可见将要切除的肝叶组织色泽变暗,和正常肝组织界限分明。行肝叶切除时,按呈现出的右半肝缺血界限,先用刀切开前、后表面被膜,再稍偏向患侧切开肝组织,然后用刀柄或手指伸入肝组织内,作钝性分离〔图35-11(7)(8)〕。当遇到血管或胆管时,应一一分出结扎、切断。这样,可以避免在切除肝叶时发生大出血。切肝过程中如仍有较多出血时,亦可暂时阻断第1肝门。

8. 处理断面　肝断面的出血点和漏胆处应分别仔细缝扎。再从T形管注入生理盐水10~20ml,检查有无漏胆情况。然后,将创缘尽量用无创肝针或丝线行褥式缝合,再用大网膜覆盖创面,并用丝线将其与肝脏包膜缝合固定〔图35-11(9)〕。

将切断的镰状韧带和肝圆韧带固定在原位,以防术后发生肝下垂。检查无出血、无胆汁漏后,在肝断面下方置引流或双腔管引流,如作胸腹联合切口,胸腔内置一橡胶管引流,缝合切口。

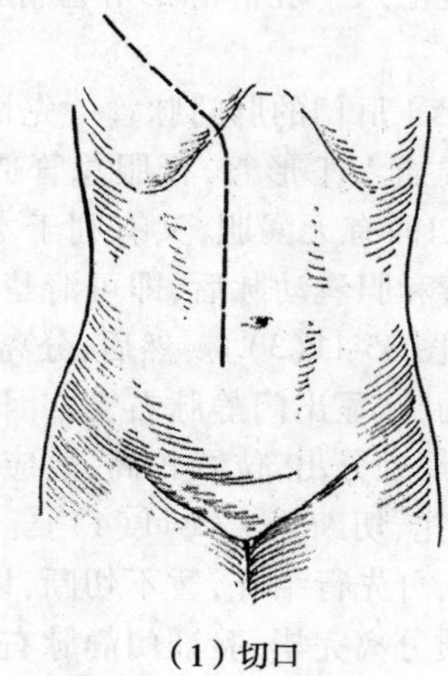

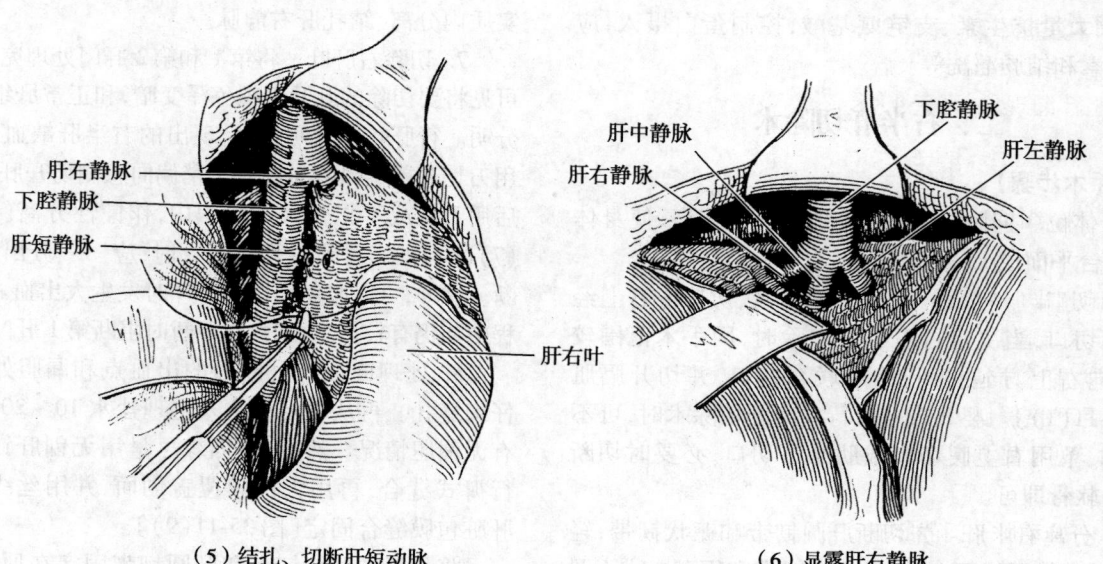

（1）切口

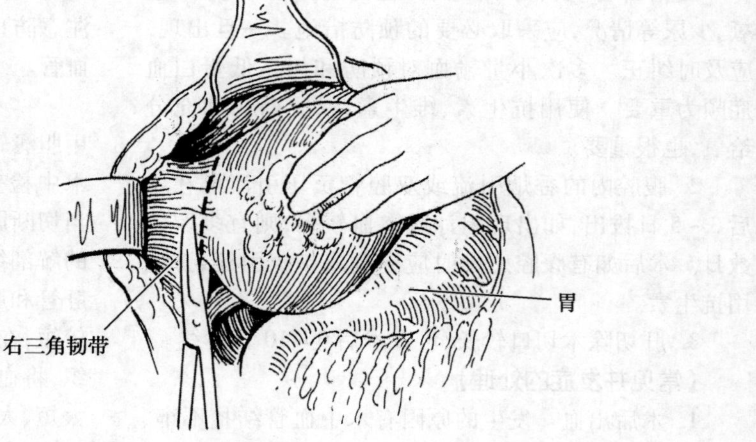

（2）切断右三角韧带

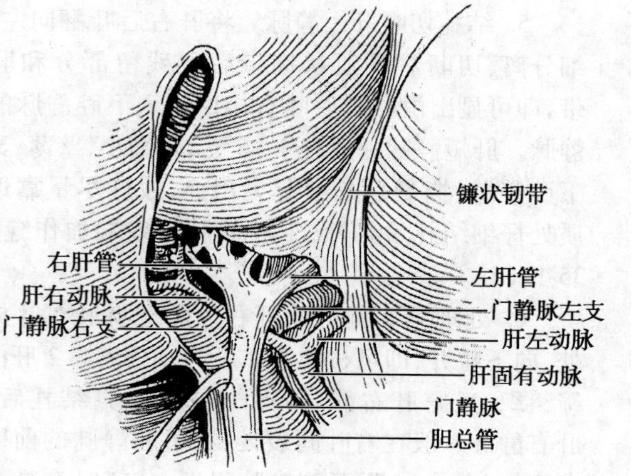

右三角韧带

胃

（3）切除胆囊，显露第1肝门

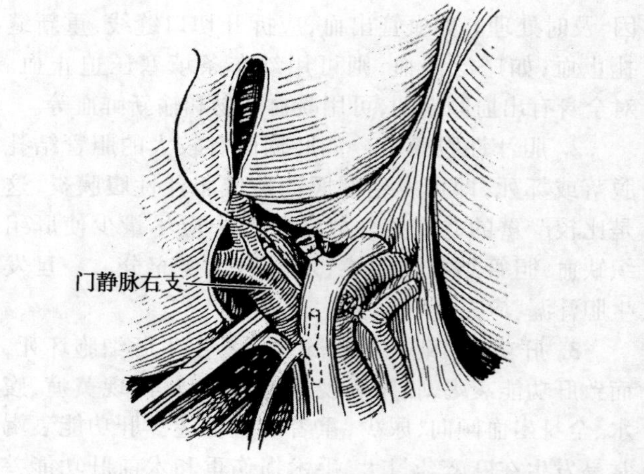

镰状韧带
右肝管
肝右动脉
门静脉右支
左肝管
门静脉左支
肝左动脉
肝固有动脉
门静脉
胆总管

（4）结扎、切断肝右动脉、右肝管及门静脉右支

门静脉右支

（5）结扎、切断肝短动脉

肝右静脉
下腔静脉
肝短静脉
肝右叶

（6）显露肝右静脉

肝中静脉
肝右静脉
下腔静脉
肝左静脉

5

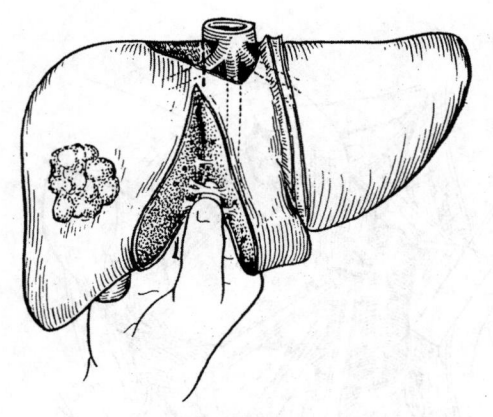

（7）用手指钝性分离

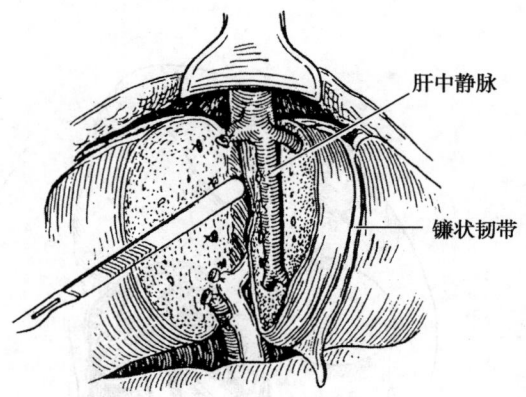

肝中静脉

镰状韧带

（8）结扎、切断肝右静脉，离断右半肝

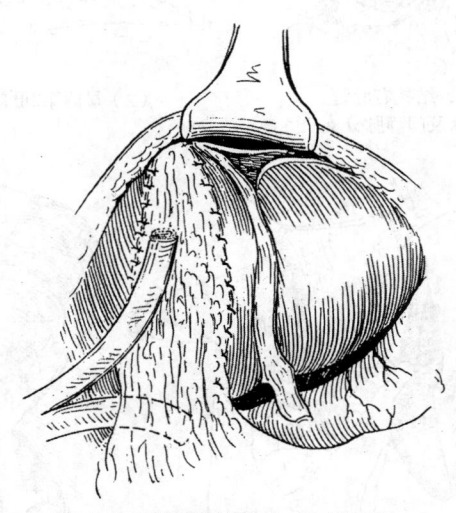

（9）大网膜覆盖肝断面，置香烟引流

图35-11 规则性右半肝切除术

【术中注意事项、术后处理】

同左半肝切除术。术后将T形管引流，如无持续黄疸或胆汁漏现象，可于4~8周后拔除。

三、肝右三叶切除术

这一术式切除肝左外叶以外的全部肝组织，即右半肝加左内叶，占整个器官体积的85%。有肝硬化者不能采用超半肝切除。

【手术步骤】

体位、切口同右半肝切除术。显露第1、2肝门及处理肝后下腔静脉及肝短静脉步骤与右半肝切除大致相同。现对其不同点加以描述。

1. 显露第1肝门 按右半肝方法切断结扎胆囊管、右肝管、右肝动脉及门静脉右支后，继续解剖分离出并保留肝门左侧管道结构。在肝门左侧结构中分离并结扎通向左内叶的胆管、肝动脉及门静脉分支〔图35-12(1)〕。

2. 显露第2肝门 在膈下下腔静脉处解剖出肝右静脉及肝中静脉，在该二条静脉汇入下腔静脉前

0.5~1cm处结扎切断。尤其要注意约有60%的肝中静脉先汇入肝左静脉，合干后流入下腔静脉。因此必须在汇入肝左静脉前结扎切断肝中静脉，而完好保留肝左静脉。一旦肝左静脉同时被误扎损伤，将导致Budd-Chiari综合征的致命后果〔图35-12(2)〕。

3. 切除肝脏 在处理、切断汇入肝后下腔静脉的数支肝短静脉后，分离肝脏与下腔的纤维粘连，使肝脏与脏后下腔完全分离。最后在镰状韧带右侧约1cm处切开肝被膜。用手指、刀柄钝性分离肝实质，遇到管索结构时应予结扎、切断。最后切除右侧半肝和左内叶肝脏〔图35-12(3)〕。

4. 缝合肝断面 将肝断面小血管或小胆管缝扎止血，再用褥式或连锁缝合后，把镰状韧带覆盖粗糙面〔图35-12(4)〕。

【术中注意事项、术后处理】

1. 术中注意保持肝左静脉不得损伤，术毕要把残肝冠状韧带及三角韧带与膈肌缝合固定，以免残肝叶扭曲，影响血液回流。

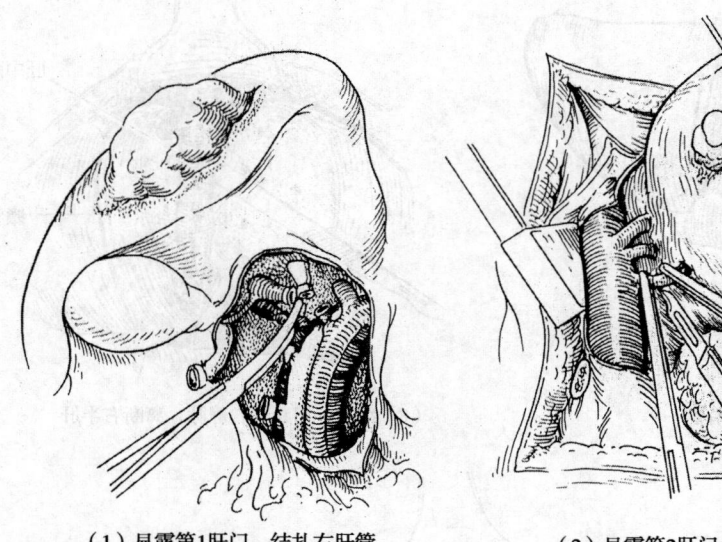

（1）显露第1肝门，结扎右肝管、左内叶胆管、右肝动脉及门静脉分支

（2）显露第2肝门，结扎肝中静脉

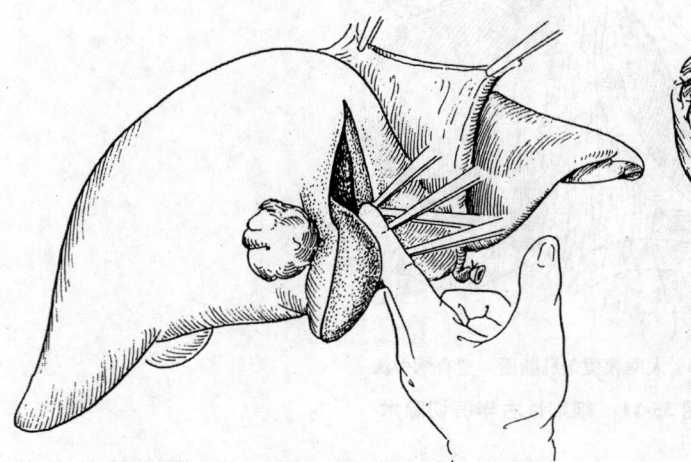

（3）分离肝实质，结扎切断管索结构，切除右侧肝脏

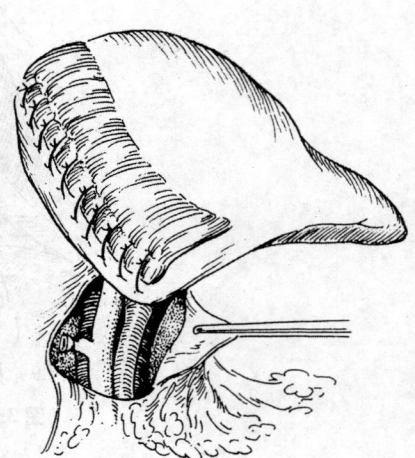

（4）将镰状韧带覆盖肝断面

图 35-12　肝右三叶切除术

2. 术后应用广谱抗生素，给予适量白蛋白、血浆，以免发生低蛋白血症。扩大右半肝切除术后，常有短时性黄疸，可应用少量糖皮质激素，以减轻黄疸。

3. 其他注意事项同右半肝切除术。

四、肝中叶切除术

肝中叶切除是指肝脏中央区的切除，包括右前叶和左内叶，保留右后叶和左外叶，切除量相当于半肝。因涉及上、下两肝中央部的管道，技术较为复杂。〔图 35-13（1）〕为中叶切除示意图。

【适应证】

位于肝脏中央部的肿瘤，包括肝癌、胆囊癌、肝门肝管癌和肝血管瘤，以及肝中部粉碎性损伤无法缝合修补者。

【手术步骤】

1. 体位、切口　同右半肝切除术。

2. 解剖第一肝门　开腹探查后，先切断肝圆韧带和镰状韧带，再切断右侧肝周韧带，分离肝右叶，显露肝后下腔静脉。然后在第一肝门分离切断胆囊管和胆囊动脉，切除胆囊。切开肝十二指肠韧带，分离出胆总管及左、右肝管，肝固有动脉及肝左、右动脉，门静脉主干及左、右门静脉主支。沿右切迹切开 Glisson 鞘，在右切迹外侧可显露出右前叶的门静脉、肝动脉和胆管支，将这些管状结构结扎、切断。再沿肝门横沟向左，在左纵沟处切开 Glisson 鞘，可分离出左内叶的肝动脉支，并在门静脉左主支的矢状部内侧缘显露出门静脉的左内叶支以及左内叶肝管支。将左内叶肝动脉、门静脉及胆管支——结扎、切断〔图 35-13（2）〕。

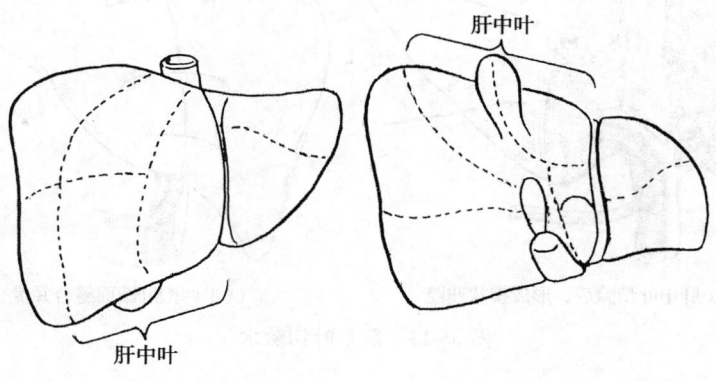

（1）肝中叶切除示意图

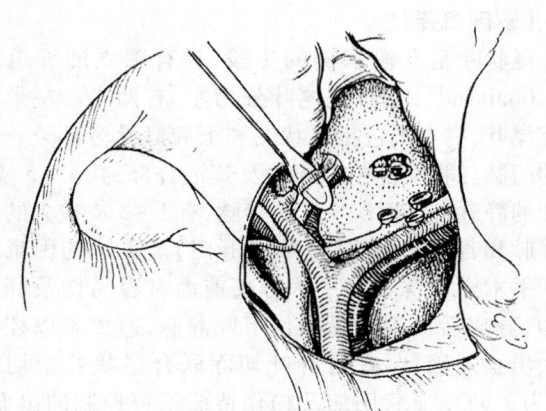

（2）将右内叶肝动脉、门静脉及胆管支
　　——结扎切断

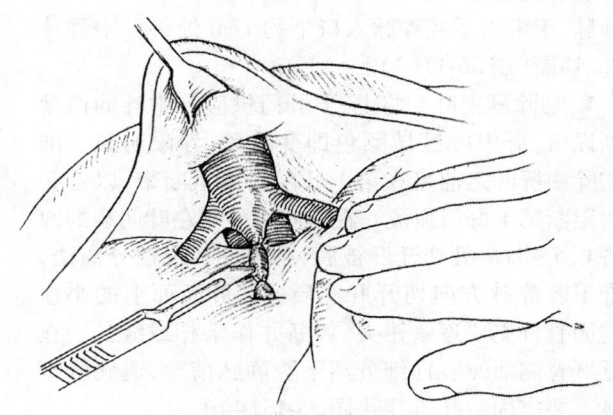

（3）缝扎肝中静脉

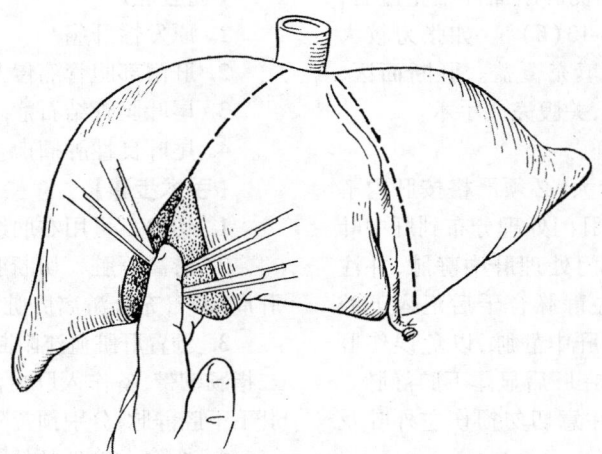

（4）切除肝中叶

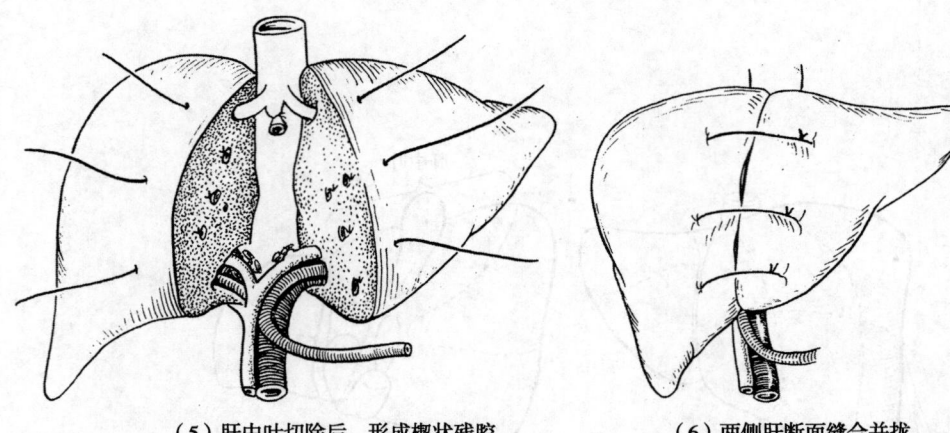

（5）肝中叶切除后，形成楔状残腔　　　　　　（6）两侧肝断面缝合并拢

图 35-13　肝中叶切除术

3. 解剖第 2 肝门　在肝脏顶部，沿中肝裂相当于中肝静脉走行部切开肝实质，深约 2～3cm，分离出肝中静脉，于汇入下腔静脉入口下约 1cm 处将肝中静脉结扎、切断〔图 35-13（3）〕。

4. 切除肝中叶　将上、下肝门供应肝中叶的血管阻断以后，肝中叶区域颜色即变暗紫，界限明显。准备切除中肝叶之前可在第 1 肝门安放阻断带，以备必要时阻断第 1 肝门血流。在右叶间裂和左叶间裂的内侧各 0.5～1cm 处切开肝被膜，用钝性和锐性分离法，对准下腔静脉方向切开肝实质。在肝断面上的小血管与胆管分支要逐一钳夹、切断并作结扎或缝扎。在靠近肝背侧面时要仔细分离下腔静脉前壁，遇到肝短静脉支要牢固结扎、切断〔图 35-13（4）〕。

5. 修复肝断面　肝中叶切除后，形成一上宽下窄的楔形残腔〔图 35-13（5）〕。两侧肝断面仔细止血后，如张力不大可对拢缝合〔图 35-13（6）〕。如张力较大则不宜勉强缝合，可用大网膜填充覆盖。肝断面区、膈下及网膜孔附近各置引流后，关腹完成手术。

【术中注意事项】

1. 中叶切除术技术难度较大，必须严格按肝内解剖进行规则性切除。即在第 1 肝门处理分布到肝中叶的 Glisson 管道系统，在第 2 肝门处理肝中静脉，并注意约有 60% 的肝中静脉与肝左静脉合干后汇入下腔静脉，对此必须在合干前结扎肝中静脉，以免误伤肝左静脉。处理肝短静脉前必须在肝后显露下腔静脉。

2. 在切断肝中叶过程中，注意切勿损伤左外叶及右后叶应保留的主要管道结构。

【术后处理】

同右半肝切除术。

五、肝尾状叶切除术

肝尾状叶于肝门结构和下腔静脉之间，尾叶前邻第一肝门，上近第二肝门，后方则是第三肝门和下腔静脉。这种特殊解剖关系使手术切除极为困难和危险。

【解剖概要】

尾状叶是肝段解剖的Ⅰ段，具有独立的管道系统。Couinaud（1989）把尾叶分为左、右两半。左半即固有尾叶，右半则包括尾状突和下腔静脉旁部分。尾叶的门脉三联发自左右肝蒂及其汇合部，共 1～5 支。尾叶的静脉直接回流入下腔静脉，有 1～5 支较大的肝短静脉和若干细小静脉（第三肝门）。手术的困难还在于手术野的深在。手术分离前面时容易伤及肝门结构，分离后面则容易损伤下腔静脉，造成难以控制的大出血。因此，在行肝叶切除联合尾状叶全切除时，为了防止血管回缩及损伤造成不可控制的出血，往往事先预留血管阻断带〔图 35-14（1）〕。

【适应证】

1. 原发性肝癌。
2. 肝门部胆管癌侵及尾叶。
3. 尾叶胆管结石症。
4. 尾叶良性肿瘤产生压迫症状。

【手术步骤】

1. 切口　可用右肋缘下切口或"人"字形切口。

2. 游离肝脏　切断肝圆、镰状、三角、冠状韧带等肝周韧带，充分游离肝脏。

3. 预置肝脏血流阻断带　将 8 号导尿管绕过肝十二指肠韧带，备作入肝血流控制。再解剖、游离肝上和肝下下腔静脉，分别预置阻断带，备作全肝血流控制。

4. 切除　单独切除尾叶，则先切开肝正中裂，显露第一肝门结构，分别以 8 号导尿管环绕并牵引左右肝蒂，然后分离切断结扎从第一肝门进入尾叶的门脉分支，使尾叶完全脱离第一肝门。接着翻起尾叶，在它和下腔静脉之间进行解剖，显露肝短静脉，分别结扎离断〔图 35-14（2）〕。如切除肝段时需同时行尾叶切除，应先行肝段分离再行尾状叶分离切除。

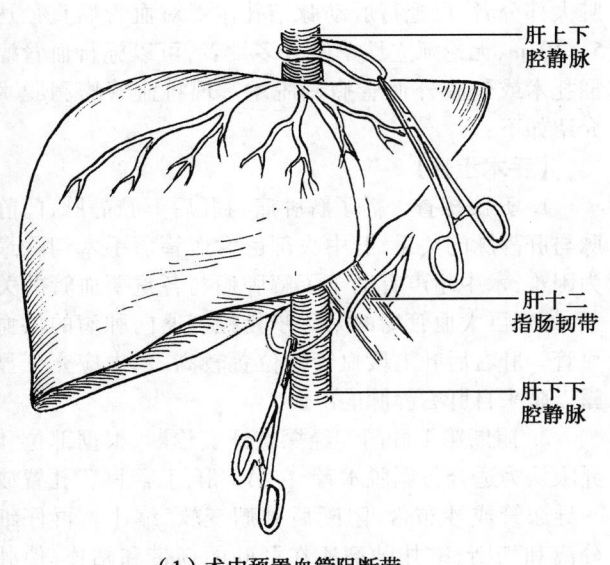

（1）术中预置血管阻断带

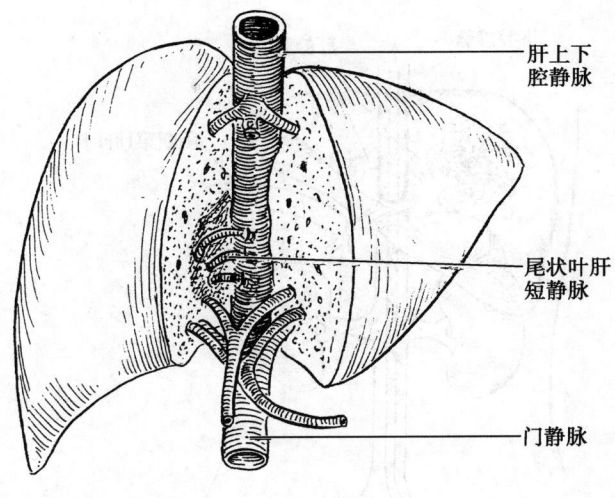

（2）分别结扎尾状叶肝短静脉

图 35-14　肝尾状叶切除

5. 创面止血。

6. 若为肝门部胆管癌侵及尾叶或术中疑有肝十二指肠韧带淋巴结转移时,尚需作区域淋巴结清扫。

7. 引流　冲洗腹腔后分别于膈下及网膜孔各置一根引流管。

【术中注意事项】

关于尾叶切除的进路:根据肿瘤部位不同,尾叶切除有左、右、中三种途径。一般认为左侧途径是充分游离左半肝,向右翻开,显露肝后下腔静脉,适用于左侧尾叶切除;右侧进路是充分游离右半肝,向左翻开,显露右肾上腺和肝后下腔静脉。肝正中裂的中央进路,发现肝正中裂切面上没有重要的胆管,仅有数根肝中静脉分支,整个切面仅 2～3 处需要结扎。一旦完全切开正中裂,尾叶门脉三联很容易游离结扎。术中注意避免肝短静脉断端回缩,造成难以控制的大出血。

六、无血肝切除术

无血肝切除术系指将进出肝脏的血流完全阻断,在肝脏完全处于无血状态下进行肝切除术,故又称为全肝血流阻断切肝术。目前常用的无血肝切除术有多种,现只选择有代表性的 Heaney 常温下全肝阻断切除术介绍如下:

【适应证】

1. 生长在第 1、第 2 肝门区或紧贴下腔静脉的肝癌。

2. 外伤性肝静脉和下腔静脉破裂。

【手术步骤】

1. 分离肝周围韧带　胸腹联合切口。朝下腔静脉方向剪开膈肌,逐一分离、切断肝周的韧带,切断结扎右肾上腺静脉,除肝门血管和胆总管外肝脏必须完全分离。

2. 分离并阻断肝上和肝下大血管及第 1 肝门分离横膈以下、腹腔动脉以上的一段腹主动脉。然后分离出第 1 肝门,再分离肝下方、右肾静脉上方的下腔静脉和肝上方的下腔静脉,用导尿管或纱布带或无损伤血管钳按先后顺序逐一阻断腹主动脉→第 1 肝门→肝下方下腔静脉→肝上方下腔静脉〔图 35-15〕。

3. 无血切肝　将诸血管阻断后,肝脏呈无血状态,即可开始作肝切除。按肝内解剖关系结扎、切断通向病变区的管道分支,保留剩余肝的管道系统。如肿瘤侵及下腔静脉,亦可切除部分下腔静脉壁,并予修补,如此并无大出血或空气栓塞的危险。待切除肿瘤和创面妥善处理后,按阻断时的相反次序,逐一去除阻断带。

【术中注意事项】

阻断时间一般在 30 分钟左右,开放阻断时应缓慢进行,不应过快、过急,以免回心血量骤增,引起急性心力衰竭或急性肺水肿。

【术后处理】

同左半肝切除术。

七、肝海绵状血管瘤切除术

肝海绵状血管瘤是一种较常见的肝良性肿瘤。随着影像诊断技术的广泛应用,临床诊断率也渐提高。小的血管瘤一般多无明显症状;较大的血管瘤可产生肝大、腹痛、腹胀、恶心、呕吐、黄疸;巨大血管瘤可出现贫血、心力衰竭等症状。少数患者可发生自发

图中标注：

（左图）肝上下腔静脉、肝十二指肠韧带、肝下下腔静脉

（右图）肝上下腔静脉、尾状叶肝短静脉、门静脉

5

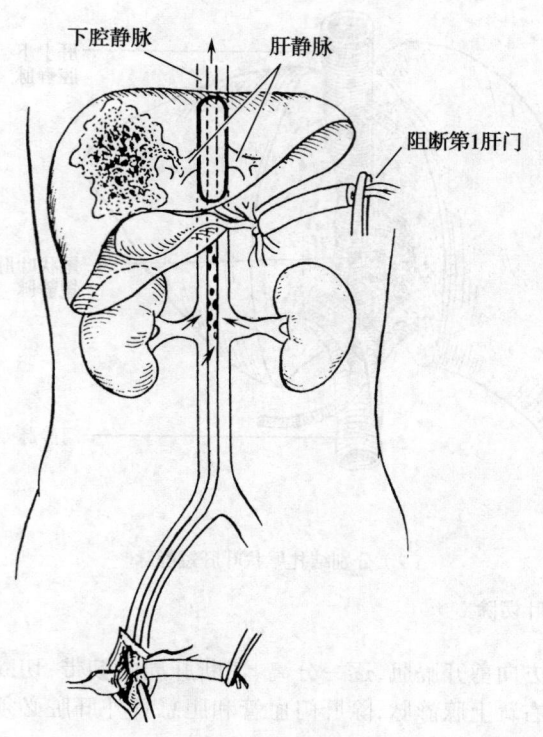

图 35-15　无血肝切除术

性破裂或创伤性破裂,引起腹腔内大出血,甚至死亡。

【适应证】

年龄小于 60 岁伴有临床症状者;凡是临床上有症状的血管瘤以及虽无临床症状但直径大于 5cm 者;如血管瘤小于 5cm,邻近肝门尚未侵犯重要血管者;不能除外恶性者;突出肝表面血管瘤破裂出血者均是手术治疗的适应证。

手术方法包括:肝叶切除术、包膜外剥除术、血管瘤捆扎术和肝动脉结扎术。对于血管瘤紧邻重要血管手术困难的,多发或弥漫性的肝血管瘤以及伴有重要脏器功能障碍的,介入高选择性肝动脉血管栓塞术。凡血管瘤局限性生长占据一叶或半肝者,可施行规则性肝叶或半肝切除。对血管瘤界限不清,累及肝脏大部分者,可施行肝动脉结扎术。对血管瘤直径达 5~10cm,无论孤立性单发或多发者,可以施行血管瘤捆扎术或包膜外血管瘤剥脱术。现将血管瘤剥脱术介绍如下:

【手术步骤】

1. 开腹探查　需了解肿瘤与肝后下腔静脉、门静脉与肝静脉的关系,肝中央部巨大血管瘤手术切除最为困难,术中超声有助于了解肿瘤与各重要血管的关系,处理巨大血管瘤的第一步是控制通向肿瘤的供血血管。肝右后叶上段血管瘤位置较高,术中应充分显露以防来自肝右静脉的出血。

2. 阻断第 1 肝门　经探查证实诊断,根据部位和界限认为适合行剥脱术者,在第 1 肝门,经网膜孔置放一导尿管或纱布带,阻断后肿瘤变软、缩小。再仔细分离和切断、结扎肿瘤所在肝叶的韧带和粘连,使肿瘤充分分离后放松阻断带,再准备进行肿瘤剥离切除。

3. 剥脱肿瘤　准备就绪,再次进行肝门阻断。切线应选择在肿瘤周围靠近正常肝组织,用刀或电刀切开肝被膜,用手指或刀柄在血管瘤包膜外钝性分离,遇到索状物时应予以钳夹后结扎、切断,直至肿瘤完全剥除,放松阻断带。创面经用盐水纱布压迫后如仍有出血点应予以缝扎。最后褥式缝合肝创面或用大网膜覆盖创面,置胶管引流。

【术中注意事项】

1. 常温下阻断第 1 肝门时,每次可阻断 15~20 分钟。第一次阻断时如未能切下肿瘤,可暂时放松阻断带 3~5 分钟,再行第二次阻断,直至把肿瘤切除为止。

2. 切线一定要位于血管瘤周围的正常肝组织一侧的被膜上,然后进行钝性剥离或钳夹,切忌在瘤体上切割或缝扎,以免引起大出血。如遇出血,应及时以纱垫压迫,暂时控制出血后,迅速剥除肿瘤,多能控制出血。

(谭　广)

5

第三十六章

门静脉高压症的手术

门静脉高压症是门静脉系统血流受阻或血流量增加导致压力升高的一种病理状态。其主要病理变化有脾大、脾功能亢进、食管胃底静脉曲张破裂出血、顽固性腹水和肝性脑病等。前三种可通过手术取得一定效果,后两者外科治疗意义不大。

门静脉高压症的手术治疗方法很多,归纳起来有脾切除术(在脾脏手术中详述)、分流术和断流术三大类。

第一节　门静脉应用解剖

门静脉由肠系膜上、下静脉和脾静脉汇合而成,进入肝内肝动脉的小分支汇于肝血窦——肝内毛细血管网。肝脏各小叶的中心静脉最终汇合成肝静脉,再汇入下腔静脉。

1. 门静脉　成人门静脉位于第二腰椎椎体右侧,长约 4~6cm,门静脉与其后方的下腔静脉的关系大都是交叉的(约占 90%),仅 10% 左右是平行的,约有 5% 的人有门静脉后动脉,这在手术分离门静脉时应加注意〔图 36-1〕。

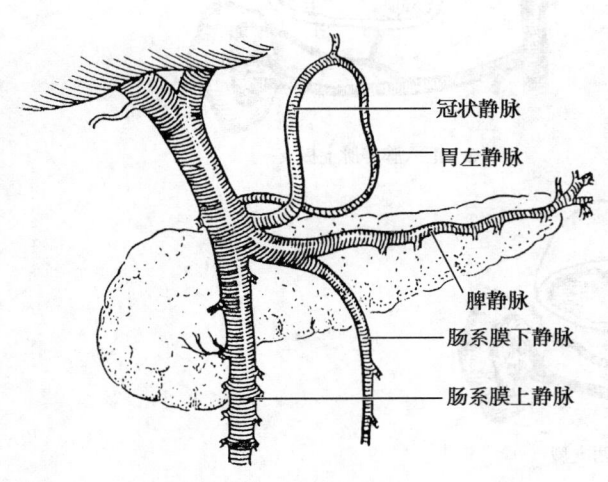

图 36-1　门静脉解剖

- 冠状静脉
- 胃左静脉
- 脾静脉
- 肠系膜下静脉
- 肠系膜上静脉

2. 脾、左肾静脉　脾静脉在胰尾部常从胰腺后中间部下移到胰腺下缘,接纳 4~6 条自胰尾组织来的小静脉,手术时注意仔细分离结扎这些小静脉。胰尾长短不一,短者易于分离脾静脉,但长者不易分离,有时还需切除一段胰尾才能进行脾肾静脉分流术〔图 36-2〕。

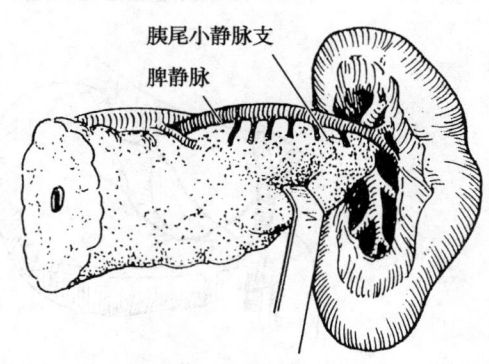

图 36-2　胰尾的静脉

- 胰尾小静脉支
- 脾静脉

左肾静脉多为一主支(85% 左右),长约 6~7cm,直径 1.5cm,易于分离供吻合;但有 15% 的患者有 2~3 支,又较纤细,行分流就有困难。

3. 脾静脉和肠系膜下静脉的关系　行远端脾肾静脉分流术时,先切开胃结肠韧带,显出胰腺,然后剪开胰腺下缘的后腹膜,沿胰下缘向后上方分离即可找到远段脾静脉。

大多数肠系膜下静脉汇入脾静脉(约 1/2);另一部分汇入脾静脉和肠系膜上静脉交角处(35%),少部汇入肠系膜上静脉(14%)。行 Warren 手术时,后两类无影响,前一类则需要结扎切断肠系膜下静脉根部,才能进行分流手术。

4. 肠系膜上静脉的外科干　做肠系膜上静脉、下腔静脉分流术时,需利用外科干这一段,外科干指回结肠静脉和 Henle 干(右结肠静脉与胃网膜右静脉汇合形成)之间的一段肠系膜上静脉。约半数病例的外科干长度大于 2cm,直径大于 1cm,动静脉无重叠,无动脉分支横过,易于供分流吻合用。但有 10% 病例外

5

科干不足 1cm 长,或有其他解剖变异,无法进行肠腔分流术。此外,外科干距下腔静脉平均距离为 2～3cm,一般情况下无法进行侧-侧吻合分流术,而需采用 H 形搭桥吻合术。

5. 胃左静脉(冠状静脉)和胃后静脉　胃左静脉是门静脉的重要属支,它收纳胃小弯贲门近侧的食管支和远侧的胃壁支,在肝胃韧带后侧,走向胃胰襞中,胃左静脉有半数直接汇入门静脉,1/3 汇入脾静脉,

10% 汇入门脾静脉的交角处〔图 36-3〕。

胃左静脉的主干约 7% 有细小属支,分离时须加注意。

胃后静脉也是门静脉的重要属支,在断流术时应予结扎切断。约 60%～80% 病例存在胃后静脉,常从胃体后壁上部穿出,沿胃膈韧带在腹膜后下行,约60% 汇入脾静脉,30% 汇入脾静脉上极支,少数为其他变异汇入者〔图 36-4〕。

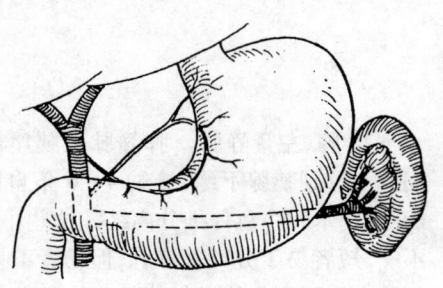

（1）胃左静脉直接汇入门静脉

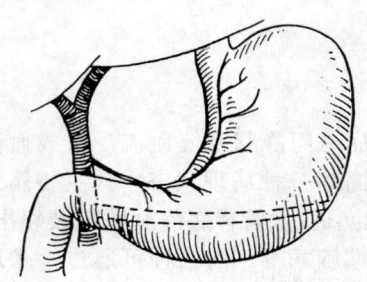

（2）胃左静脉缺如

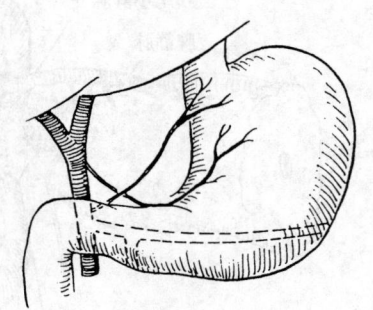

（3）胃底食管支型

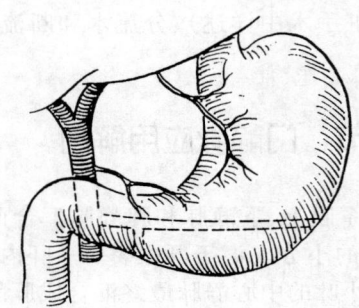

（4）肝内型

图 36-3　胃左静脉及其变异类型

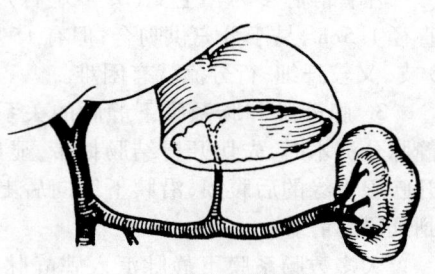

（1）汇入脾静脉

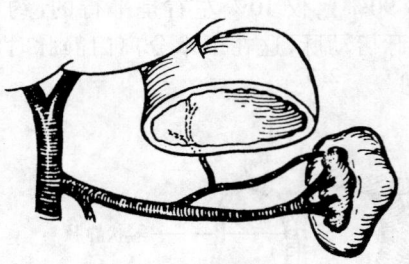

（2）汇入脾静脉上极支

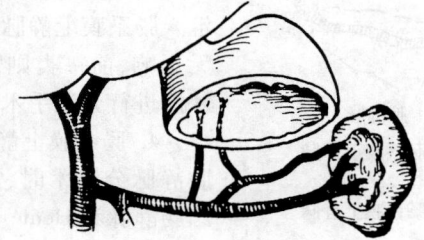

（3）分为两支型

图 36-4　胃后静脉汇入类型

第二节　门体静脉分流术

临床上应用门体静脉分流术治疗门静脉高压症已有近半个世纪的历史,它对降低门静脉压力、防止食管胃底静脉曲张破裂出血有一定效果。但因手术操作较复杂,手术对门静脉血流动力学影响较大,并发症和死亡率均较高,所以必须严格掌握其手术适应证。

分流术可分为全分流和选择分流术两大类,全分流术指门静脉的主干或主支分流至腔静脉系统,包括脾肾分流术、门腔分流术、肠腔分流术、脾腔分流术等。此类手术常剥夺了入肝血流而引起肝性脑病和肝萎缩等严重并发症。选择性分流术指仅有选择性地将门静脉系统的脾胃区静脉分流至腔静脉系统,保存了入肝血流,达到既能防止出血,又减少损害肝功能的目的。临床常使用的术式有远端脾肾分流术和冠腔分流术两种。

【适应证】

有明显门静脉高压,伴有广泛的食管和胃底静脉曲张,并有严重的或反复多次曲张静脉破裂大出血者,即可尽早争取行分流术治疗。手术时机甚为重要,急症出血时尽量避免分流手术,应经保守治疗使出血停止,一般情况好转,肝功能为 A、B 级时再施行手术为宜(表 36-1),此外,年龄最好在 50 岁以下。预防性分流的意见分歧较多,适应证更为慎重。

表 36-1　肝脏功能 Child-Paugh 分级标准

项目	分级标准		
	A	B	C
血清总胆红素(mg/dl)	<2.3	2.3～3.0	>3.0
血清白蛋白(g/L)	>35	30～35	<30
凝血酶原时间延长(s)	<3	3～5	>5
腹水	无	少量、易控制	大量、难控制
肝性脑病	无	轻度	重度

一、脾肾静脉分流术

在行脾切除同时,利用脾静脉近端与左肾静脉前壁行端-侧吻合术,使高压的门静脉血经吻合口流入低压的肾静脉,达到降压目的,同时也解决了脾功能亢进问题。但因吻合口较小,术后易发生狭窄和血栓形成,同时肝性脑病发生率亦较高,近年渐被选择性分

流替代。

【术前准备】

1. 改善肝功能,给予高热量、高蛋白、低脂肪、低盐饮食和丰富的维生素。

2. 加强身体抗病能力,如血浆蛋白过低可多次少量输新鲜血或血浆。

3. 纠正凝血功能不全,应用维生素 K_1、维生素 K_3、凝血酶原和止血剂等。

4. 术前两日开始应用抗生素(新霉素、头孢菌素)、防止肝内感染和坏死。

5. 术前应行双侧肾功能检查。

6. 有条件时术前作脾门血管影像学成像或造影,了解门静脉、脾静脉、左肾静脉口径与长度等,如疑有静脉血栓形成,则不能施行分流术。

7. 钠潴留对肝硬化患者不利,术前应限制钠的摄入,肝硬化患者对醛固酮的反应性增高,故术前可给予螺内酯。

【麻醉】

硬膜外麻醉或气管内全麻。

【手术步骤】

1. 体位　仰卧位,左腰部垫高 30°。

2. 切口　一般可采用左上腹斜切口,自左侧第 9 肋弓斜向内下方,止于脐上两横指处,尽量勿将切口延过中线,以免损伤已有一定分流作用的曲张的脐上腹壁静脉。如脾巨大、显露困难,则可采用左上腹 L 形切口,操作更为方便〔图 36-5(1)〕。

3. 探查　切开腹腔,首先进行仔细检查(包括肝、脾、肾及脾静脉的情况),如有坏死后性肝硬化、肝极度萎缩,或脾静脉、门静脉有血栓形成等情况,则应放弃分流手术。如脾与膈肌紧密粘连,影响显露时,则可考虑开胸,便于分离膈面粘连,并妥善止血。

4. 测压　在切除脾脏以前先测定门静脉压力。用一根下端连接针头的脑压测定管,顶端连上一段胶管,管内充满生理盐水,并排尽空气,再将皮管夹住,将针头刺入大网膜的一支静脉中,固定好针头,开放测定管顶的止血钳,待管内水柱升降稳定后,水柱高度的数值加上测定管下端 0 线至腰椎前缘距离,即为门静脉压力。

5. 切除脾脏　步骤同脾切除术。在切脾过程中,当脾被托出腹腔切口后,先用心耳钳(Satinsky)在远离脾门约 5～6cm 处夹住脾蒂和胰尾,再将脾脏在紧靠脾门处切除〔图 36-5(2)〕。

6. 分离脾静脉、切除胰尾　由于有心耳钳的控制,脾静脉腔内呈无血状态,可以仔细地从胰尾组织中分离出脾静脉,并把从胰腺注入脾静脉的小分支一一结扎、切断。如脾静脉太细,应尽量向主干分离结扎 3～5 个分支,并游离出脾静脉至少 3cm 备吻合。为便于吻合,应将钳夹过的胰尾切除。此时,先在已分

5

离出的脾静脉主干上夹一直角止血夹（Blalock 钳），然后撤去心耳钳。在心耳钳钳夹处近端0.5cm的胰尾上缝一排间断褥式缝合，并在钳夹处切除胰尾远段，胰腺管用丝线8形缝扎。最后，把胰尾残端包膜用丝线间断缝合〔图36-5（3）〕。

7. 分离左肾静脉 助手将钳夹脾静脉的止血夹端及胰尾残端用纱布保护，并拉向上方。另一助手用大深弯钩把结肠曲向下拉开，在肾门内侧扪到肾动脉搏动处稍下方，切开后腹膜并推开脂肪组织，即可见到呈灰蓝色的肾静脉。分离出长约3～4cm、周径约2/3（后壁1/3不必分离）的一段静脉，并将其外膜剪除〔图36-5（4）〕。如精索内（卵巢）静脉有碍吻合，应予结扎、切断。

8. 吻合 将脾静脉移向左肾静脉，在肾静脉前壁上夹一心耳钳或肺动脉钳，剪去一片相当于脾静脉口径的梭形管壁〔图36-5（5）〕，用3-0细丝线在脾静脉和肾静脉切口前缘各缝一针牵引线拉开。

先缝合吻合口后壁，用无损伤针连3-0丝线，涂以液体石蜡后，自吻合口左侧向右侧作吻合口后壁连续外翻褥式缝合。缝针开始在肾静脉切口左角自外向内穿入，然后在脾静脉左角自内向外穿入，再从脾静脉自外向内穿入，经肾静脉自内向外穿出，拉紧缝线。用同样方法连续缝至右角，缝线的针距及边距各约2mm。最后，术者用两手手指轻轻平行牵引，把缝线两端拉紧，并将两端线头用蚊式止血钳夹住暂做牵引〔图36-5（6）～（8）〕。

缝合前壁时，换另一无损伤针线先从左角脾静脉外面穿入，由肾静脉内面穿出，再从肾静脉缝回，形成U形缝合。打结后，将其短线头与后壁线头打结，长线头继续行前壁连续外翻褥式缝合。缝至前壁一半时，应放松止血夹一次，将脾静脉内可能形成的凝血块冲出〔图36-5（9）〕。继续完成前壁另一半缝合，并把线头与后壁右端线头打结。先放松肾静脉壁上的心耳钳，再放松脾静脉上的止血夹。若有少量针孔渗血，可用温盐水纱布压迫止血；如发现有较大的漏血孔，则需间断缝补1～2针即可止血。缝合完毕后，应再次测定门静脉压力，以便与吻合前对照。

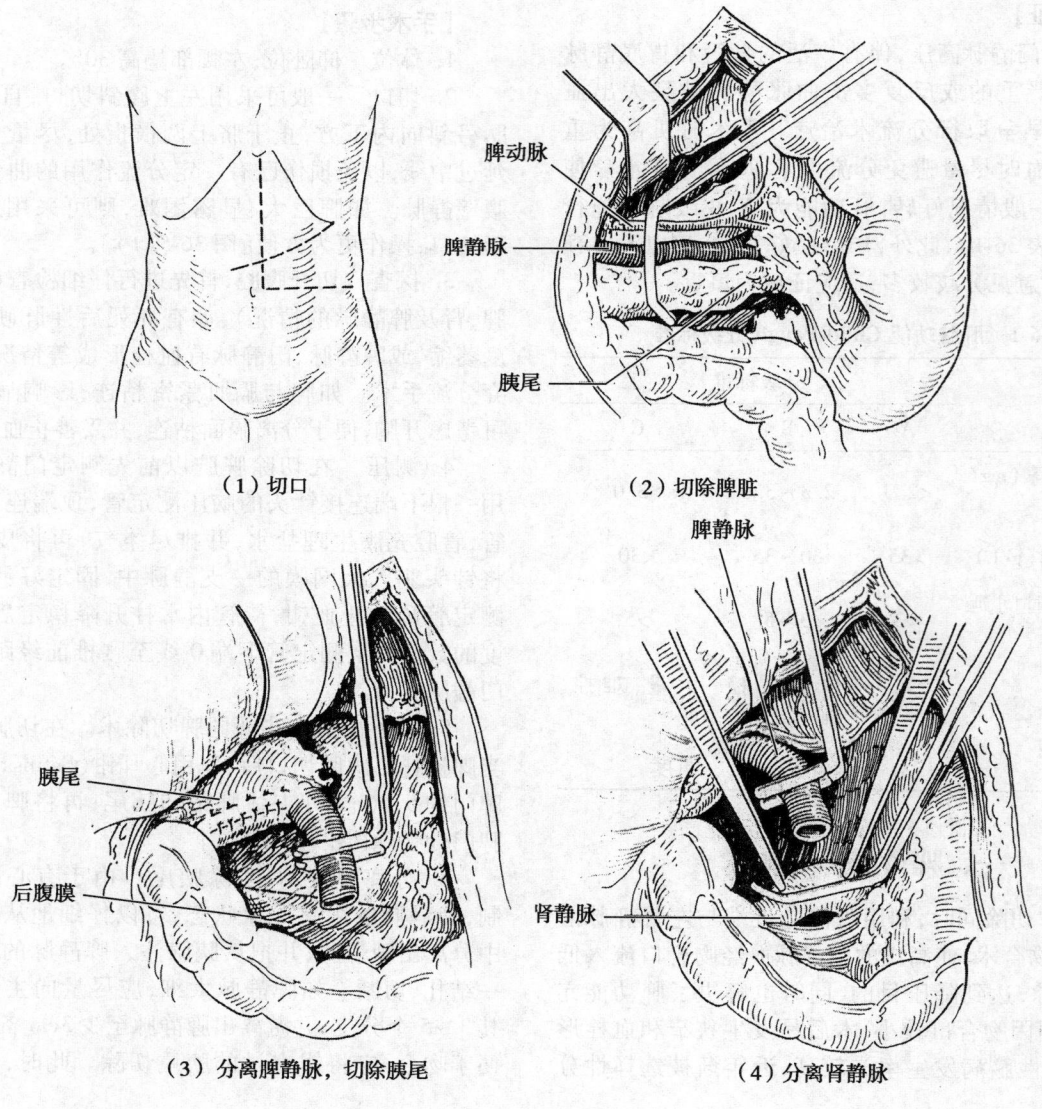

（1）切口　　　　　　　　　（2）切除脾脏

（3）分离脾静脉，切除胰尾　　　（4）分离肾静脉

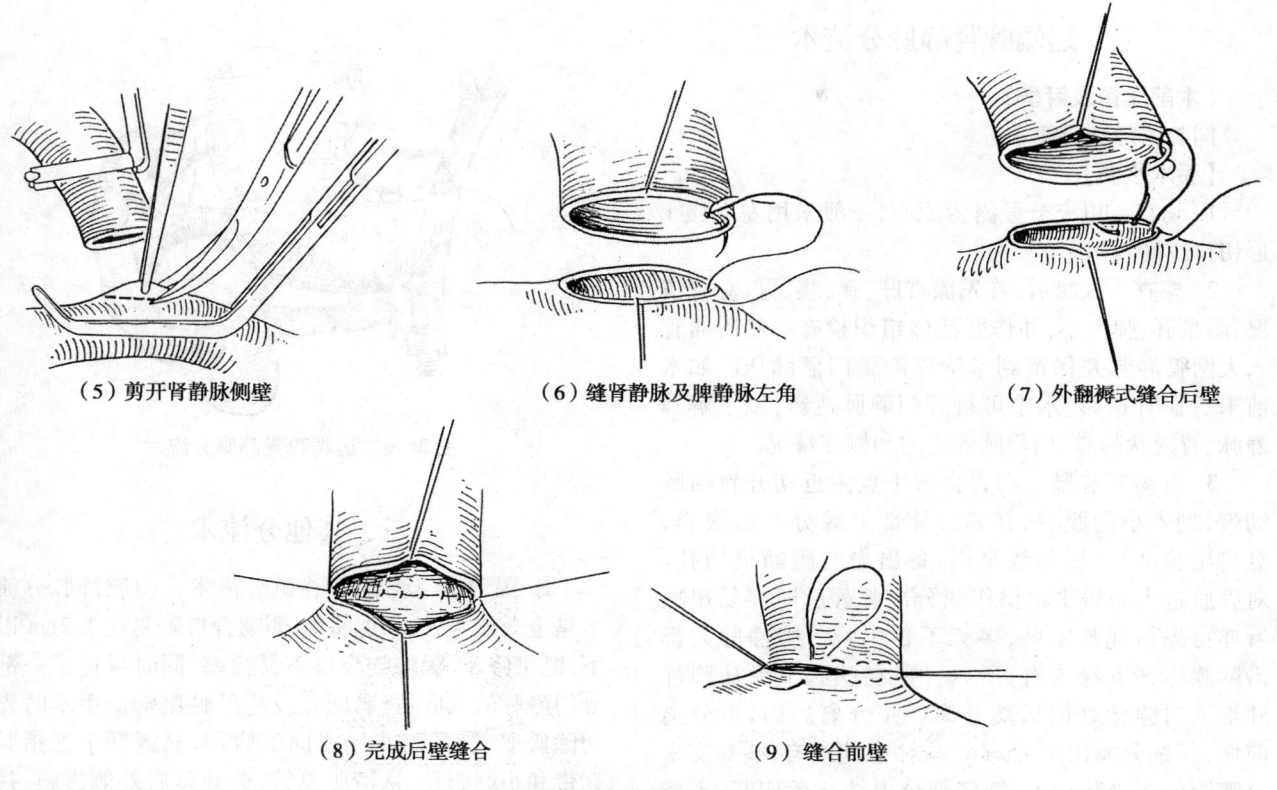

（5）剪开肾静脉侧壁	（6）缝肾静脉及脾静脉左角	（7）外翻褥式缝合后壁

（8）完成后壁缝合	（9）缝合前壁

图 36-5　脾肾静脉吻合术

9. 引流、缝合　仔细检查吻合口、胰尾残端及膈面有无渗血情况。在膈面后方及脾窝处后腹膜常有渗血，凡有可见的出血点，均应缝扎止血。在左膈下置硅胶管引流，胰尾残端附近置一引流，均自左肋缘下另作小切口引出。最后，逐层缝合腹壁切口。

【术中注意事项】

1. 脾静脉常被胰腺组织包绕，胰腺中又常有许多小分支注入脾静脉。分离这些小静脉时，应注意勿造成脾静脉损伤或撕裂。必须分离出一段长约 2 ~ 3cm 的脾静脉主干。分离过长，在吻合完成后常易发生扭曲。血管口径最好是 1.2cm，如不足 1cm，应将其一侧壁稍加剪开以扩大口径。

2. 钳夹脾静脉和肾静脉的直角钳和心耳钳不宜夹得太紧，选用的心耳钳边缘不宜太锐利，以免在吻合过程中不慎动摇此钳造成肾静脉撕裂而发生大出血。

3. 在吻合血管过程中，脾静脉上的直角止血钳必须放开 1 ~ 2 次，以冲出凝血块，避免术后形成血栓。

4. 膈下及后腹膜创面的出血点必须加以缝扎，并作引流，否则易造成膈下积血，以至膈下感染甚至脓肿形成。

【术后处理】

1. 脾肾静脉分流术后发热的原因，大多由于左膈下积液和积血，以至发生膈下感染，故保持引流管通畅和持续负压吸引十分重要。

2. 肝内型门静脉高压症，尤其是肝硬化缩小很明显的患者，经手术和麻醉的创伤及分流后降低了肝脏的供血量，常可发生肝功能衰竭，应积极预防、治疗。在 2 ~ 3 日内，每日静脉滴注 25% 葡萄糖液 1000ml。能进食后，给予大量碳水化合物饮食和丰富的维生素，限制蛋白摄入。必要时静脉滴注能量合剂等。勿用有损肝功能的药物。

3. 分流术后肠道内的氨被吸收，一部分或全部不再通过肝的鸟氨酸循环分解为尿素，而直接进入周围循环血内，以致影响中枢神经代谢，发生神经系统症状。因此，术后需注意限制过量蛋白摄入。一旦出现症状，应给予抗生素，抑制肠道细菌，以减少氨的产生，并给 γ-酪氨酸、谷氨酸、精氨酸等，同时，给硫酸镁、山梨醇口服以导泻。另外，还可灌肠或行透析。中草药（如安宫牛黄丸）对神经系统症状效果较好，可服用。肝性脑病的发生还与假性神经传导介质增多、芳香氨基酸增加而支链氨基酸减少有关。故治疗时应给予多巴胺、甲基多巴等，同时输入高比率支链氨基酸的氨基酸。

4. 肝硬化患者术后腹水常加剧，主要是由于肝功能变差，血浆蛋白减少，肾功能下降，钠潴留等多方面因素所致，故防治上应针对这几方面加以处理。

5

二、远端脾肾静脉分流术

【术前准备及麻醉】

同脾肾静脉分流术。

【手术步骤】

1. 切口　以充分显露为原则,一般采用左上腹 L 形切口或横斜切口。

2. 探查　入腹后,首先探查肝、脾、胰、胃、左肾情况,测量肝、脾大小,并作肝活体组织检查。然后插管入大网膜静脉并保留到术毕以测量门静脉压。如术前未行血管造影,术中可行脾门静脉造影,以了解脾静脉、胃冠状静脉、门静脉的走向和侧支情况。

3. 分离脾静脉　在胃大弯中点附近切开胃结肠韧带,剖入小网膜腔,在胰腺体部上缘分开后腹膜,分离出脾动脉,用丝线牵引,备出血时阻断或结扎。对脾脏过大妨碍手术操作或分离脾静脉时容易出血者亦可先结扎脾动脉,多无不良影响。脾静脉大都沿胰腺体部下缘走行,所以一般在胰腺下缘从脾静脉汇入门静脉处向远端分离。先分离后面,再分离前面,仔细分离出 4~5cm。应注意此段有 4~6 支来自胰腺的小静脉汇入,需仔细分出结扎后切断,不能钳夹以防出血。肠系膜下静脉可在汇入脾静脉处结扎切断。

4. 显露左肾静脉　在左肾门处分离腹膜后脂肪组织,显露一段 3~4cm 长的左肾静脉备吻合用。如左肾上腺静脉和左精索内静脉妨碍吻合时,可结扎、切断。在分离肾蒂脂肪组织时应进行缝扎,以防淋巴液外漏。

5. 脾肾静脉吻合　左肾静脉分离完毕后将脾静脉在汇入门静脉处切断,近端残留 0.5cm 左右,用细丝线连续缝合。脾静脉远端与左肾静脉行端-侧吻合,后层连续外翻缝合,前层间断外翻缝合,可防止吻合口变窄。吻合用 3-0 至 5-0 丝线或尼龙线,吻合口径 1.2~1.5cm 为宜。脾静脉应呈 45°~60°角入肾静脉,不要有张力和扭曲。

6. 将高压的门静脉肠系膜区和低压的胃脾区隔离是手术成败的关键。术中需分别将胃冠状静脉以及胃网膜左、右静脉和脐静脉以及血管造影显示的其他交通支仔细结扎切断。有人主张保留肠系膜下静脉以利结肠静脉的回流。此种方法可影响胃脾区和肠系膜区门静脉的隔离,使高压力的血流通过肠系膜下静脉逆流入脾静脉(一般情况下脾肾静脉吻合口在肠系膜下静脉汇入近端)。

7. 测压、引流　手术完毕后分别测量肠系膜区的门静脉压和脾静脉压,缝合后腹膜。在吻合口附近置一引流后闭合腹腔〔图 36-6〕。

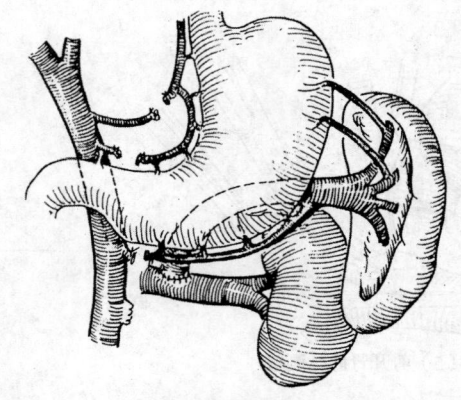

图 36-6　远端脾肾静脉分流术

三、其他分流术

1. 限制性门腔静脉侧-侧分流术　门腔静脉分流术是全分流术式,如能将侧-侧吻合口限制在 1.2cm 以下,既可降压,保持吻合口不易栓塞,同时保持了一部分门静脉的入肝血流,防止发生肝性脑病。手术时先切除脾脏,随后将小肠推向下腹部,显露肝十二指肠韧带和小网膜孔,认清胆总管,剪开其后外侧腹膜,找出并分离出此处的门静脉 2/3 周径,长 4cm。再剪开十二指肠外侧后腹膜,向内下方分离,显出下腔静脉,分离 1/2 周径,长 5cm 一段供吻合。一般情况下,利用三翼血管侧壁钳,分别钳夹门静脉和下腔静脉侧壁,分别在两静脉前壁剪开一直径 9mm 的梭形孔。后壁以 3-0 无损伤针尼龙线连续外翻缝合,一般针距 1.5mm 左右,然后外翻缝合前壁,在两角加针加固。为避免吻合口术后扩大,可在吻合口套一直径 1cm 的塑料环,限制吻合口扩大〔图 36-7〕。

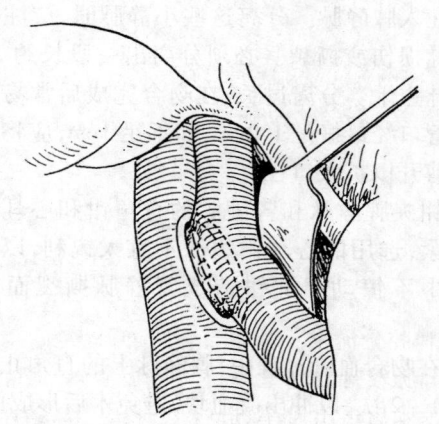

图 36-7　限制性门腔静脉分流术

2. 肠腔静脉分流术　是将肠系膜上静脉与下腔静脉行吻合分流,以减轻门静脉高压,常用肠腔 H 型架桥术、肠腔侧-侧吻合术等。H 型架桥术系利用自体颈静脉或人造血管,将肠系膜上静脉和下腔静脉吻合起来〔图36-8〕,由于桥两端静脉压较大,能使吻合口通畅而不易栓塞,减压效果较好,又能保持部分门静脉入肝血流,疗效较满意。但因术后易发生肝性脑病,手术有两个吻合口,操作繁杂,所以渐被肠腔侧-侧吻合术替代,这种手术不需架桥,简化操作,分流量适中,术后肝性脑病少。吻合口径以12mm直径最佳〔图36-9〕。

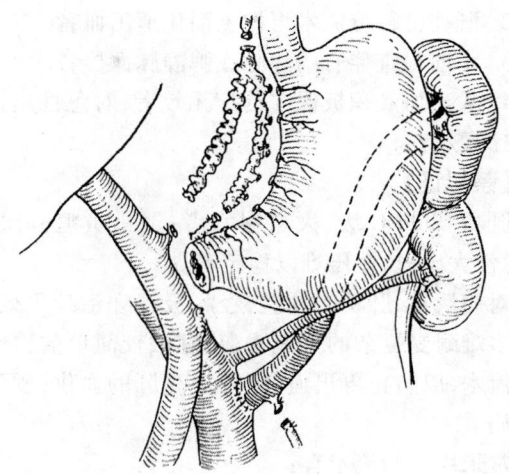

图36-10 脾腔静脉分流术

左右静脉间的交通支。此术式具远端脾肾静脉分流术的优点〔图36-11〕。

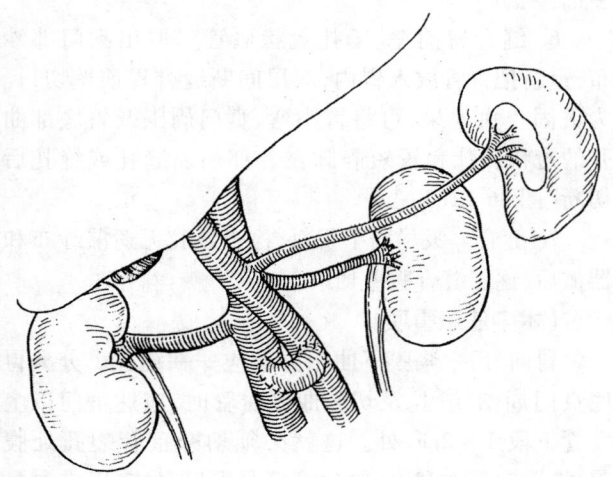

图36-8 肠腔静脉H型架桥术

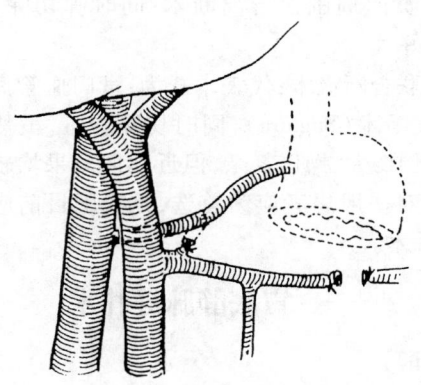

图36-11 选择性胃左静脉分流术

第三节 门奇静脉断流术

食管下段和胃底曲张静脉的血液主要源自胃短静脉和胃左静脉。断流术是脾切除加结扎、切断冠状静脉,在此区将门静脉和奇静脉间的侧支阻断,防止此区静脉出血。手术时宜注意胃底曲张静脉多分布在黏膜下层,而食管下段曲张静脉多分布在黏膜层。断流术操作简便,近期止血效果好,由于可以提高门静脉压加强肝脏灌注,肝性脑病发生率低。由于难以有效降低门静脉压力,新的侧支循环建立在所难免,因此远期出血复发率高,对腹水的治疗较分流术差。

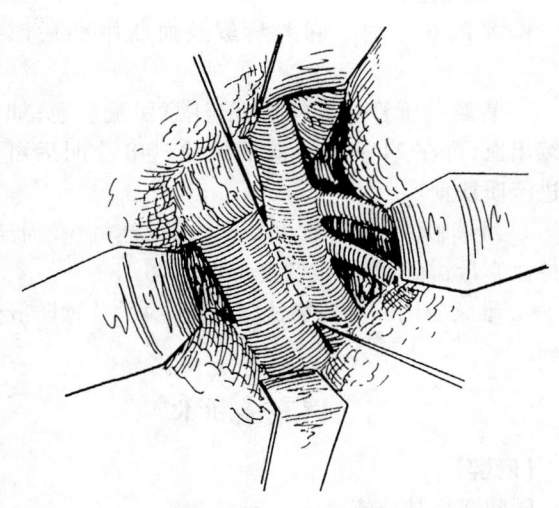

图36-9 肠腔静脉侧侧分流术

3. 脾腔分流术 基本与脾肾静脉分流术相似,仅因下腔静脉较肾静脉壁厚、粗,易于显露,便于手术操作。此术术后再出血率、肝性脑病率较低。但当脾静脉过细或有炎性变时,则难以进行此种手术〔图36-10〕。

4. 选择性胃左静脉分流术(冠腔分流术) 此种手术是利用粗大的胃左静脉与下腔静脉间架桥分流,同时切除脾脏,全部离断脾静脉的头向侧支血管和胃

【适应证】

1. 肝硬化门脉高压症,经胃镜或钡餐确定重度胃底与食管静脉曲张,特别对既往有上消化道出血史者,肝功Child A或B级,是手术适应证,一般不主张

预防性断流术。

2. 既往已行分流术再发上消化道出血者。

3. 术前检查伴有门静脉或脾静脉血栓者。

4. 大出血经积极保守治疗无效者,对急性出血支持治疗无效者。

【禁忌证】

肝功 Child C 级,大量腹水者;严重黄疸;肝性脑病;急性大出血,血压难以稳定者。

对病情重、肝功能较差,经积极保守治疗无效者,患者多难耐受复杂的分流术,只宜做较简单的胃底静脉断流术,以防止再出血,还可提高肝的血供,预防肝性脑病。

常采用的断流术有:

1)结扎术:经胸或腹结扎胃底与食管下段曲张静脉,因远期效果不佳,该手术较少单独应用。

2)横断术:包括:食管下段、胃底横断及胃底环形交锁缝合术,远期效果不理想。

3)贲门周围血管离断术:同时脾切除,手术简便,效果好。

4)联合断流术:代表术式为:贲门血管离断加食管下段横断术(Sugiura),同时切除脾脏,虽然该手术范围广、创伤大、操作复杂,但近远期效果均较其他术式为优,对一般患者应为首选,是我国目前应用较多的一种手术。

一、胃底静脉缝扎术

【麻醉】

同脾肾静脉分流术。

【手术步骤】

1. 体位　仰卧位,左腰垫高30°。

2. 切口　上腹正中切口或左上腹正中旁切口,长度从剑突至脐部,必要时可切断剑突,以利显露贲门部。

3. 探查　进入腹腔后,探查肝、脾大小,判定肝硬化程度,检查胃、十二指肠有无溃疡、食管有无病变,以排除该两个器官的出血。

4. 切开胃壁　确定出血来自胃底或食管后,即可拉开肝左叶(如左肝肥大,可将其三角韧带切断),显露胃底及贲门。在贲门附近沿胃前壁先作缝线牵引,然后纵行切开浆肌层5～6cm〔图36-12(1)〕。缝扎切口两侧黏膜下血管后,切开黏膜层,吸尽胃内积血。暂时将胃管抽至食管后,用纱布分别填塞贲门及幽门,使胃内保持干净。仔细寻找胃底部的活动性出血。

5. 缝扎止血　用小拉钩拉开胃前壁切口,以便显露胃底。发现活动性出血点后,用丝线作 8 字形缝合或连续缝扎止血,同时对胃底区其他所有曲张静脉均一一缝扎〔图36-12(2)〕。将小拉钩向切口上端拉开,显露贲门口,取出填塞贲门口纱布,察看有无新鲜血自食管下端流出,若有,则用丝线间断缝扎一圈,或一一缝扎后切断,以进一步阻断胃底与食管间的血流〔图36-12(3)〕。至此,胃内活动性出血多已停止。

6. 缝合胃前壁、缝扎冠状血管　取出幽门部纱布,重新把胃管放入胃内,双层间断缝合胃前壁切口。为巩固止血效果,可将胃小弯、贲门周围及胃底部曲张的冠状静脉和胃短静脉在外部加以缝扎或缝扎后切断〔图36-12(4)〕。

7. 缝合　吸尽膈下积血,检查腹腔无遗漏纱布和器械后,逐层缝合腹壁切口。

【术中注意事项】

胃前、后壁浆膜下曲张静脉应一一缝扎。分离胃底贲门周围,缝扎及切断曲张血管时,应达贲门以上食管下段 1～2cm 处。这就必须切开食管裂孔处腹膜,将胃向下方牵引,使食管下段得以显露,以求尽量阻断流向食管下段与胃底部的血流。

【术后处理】

1. 平卧 6 小时。麻醉清醒及血压平稳后改半坐位。

2. 胃肠减压管应维持通畅,注意引流颜色;如无继续出血,可在 24～48 小时后拔除。48 小时后可开始进流质饮食。

3. 继续输液,必要时少量多次输新鲜血及血浆,维持血容量,直至能口服饮食为止。

4. 继续应用保肝药物及广谱抗生素,并预防肝性脑病。

二、胃底横断术

【麻醉】

同脾肾静脉分流术。

【手术步骤】

1. 体位　仰卧,右腰部垫高30°左右。

2. 切口　上腹正中切口或左上腹L形切口。

3. 分离胃底部　剖入腹腔后,如检查脾大而需切脾时,可按脾切除手术步骤切除脾脏。然后在胃底部贲门下方5～6cm 处,向上分别分离胃大、小弯,将其中的胃左静脉和胃短静脉尽量全部结扎切断,直达贲门上的食管下段。

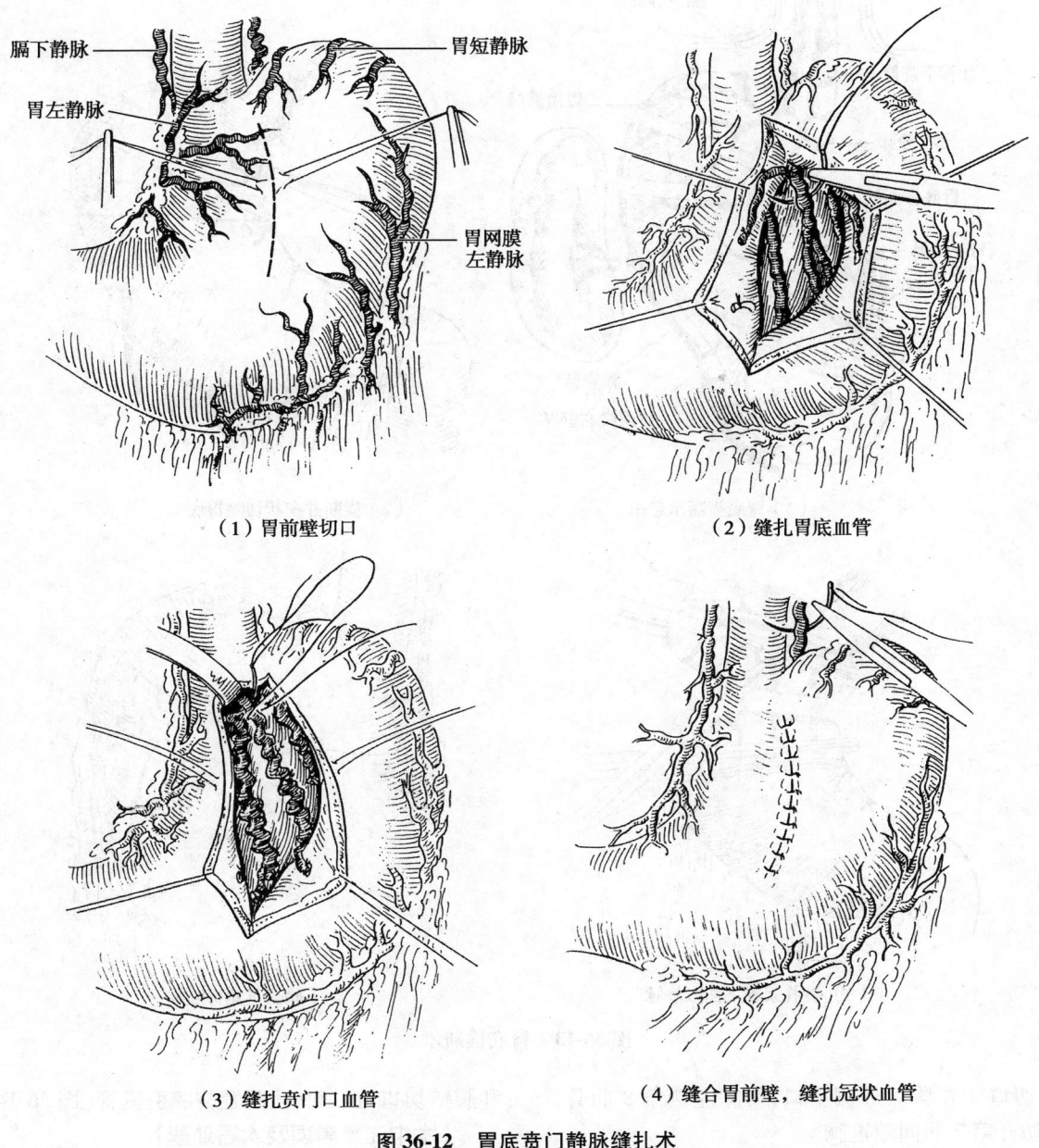

（1）胃前壁切口　　　　　　　　　　　（2）缝扎胃底血管

（3）缝扎贲门口血管　　　　　　　　（4）缝合胃前壁，缝扎冠状血管

图 36-12　胃底贲门静脉缝扎术

4. 切断胃底　用两把大的直钳钳夹胃底部，在两钳之间横断胃底部，并楔形切除一段胃壁，再分别翻起两端胃后壁，一一缝扎胃壁上的曲张静脉。

5. 吻合胃断端　按胃肠吻合的方法，用可吸收线全层连续缝合胃壁两断端，再用丝线间断缝合浆肌层。

6. 关闭腹腔　吸尽腹腔内积血，逐层缝合腹壁切口。如同时行脾切除术，则在左膈下放置引流〔图 36-13（1）~（4）〕。

【术中注意事项与术后处理】

同胃底静脉缝扎术。

三、经胸食管下段和胃底
曲张静脉缝扎术

Sugiura 用直接造影的方法证实，食管的引流静脉由左肺下静脉处开始，最低达胃底部。因此，必须将左肺下静脉平面以下胃底部范围内的曲张静脉完全去除，尤其是裂孔以上 10~12cm 内的食管静脉完全去除，才能真正达到门奇静脉断流的目的。也只有用经胸食管下段和胃底曲张静脉缝扎的手术才能做到此点。

【手术步骤】

1. 体位　右侧卧位，左上臂固定在手术台头部支架上。

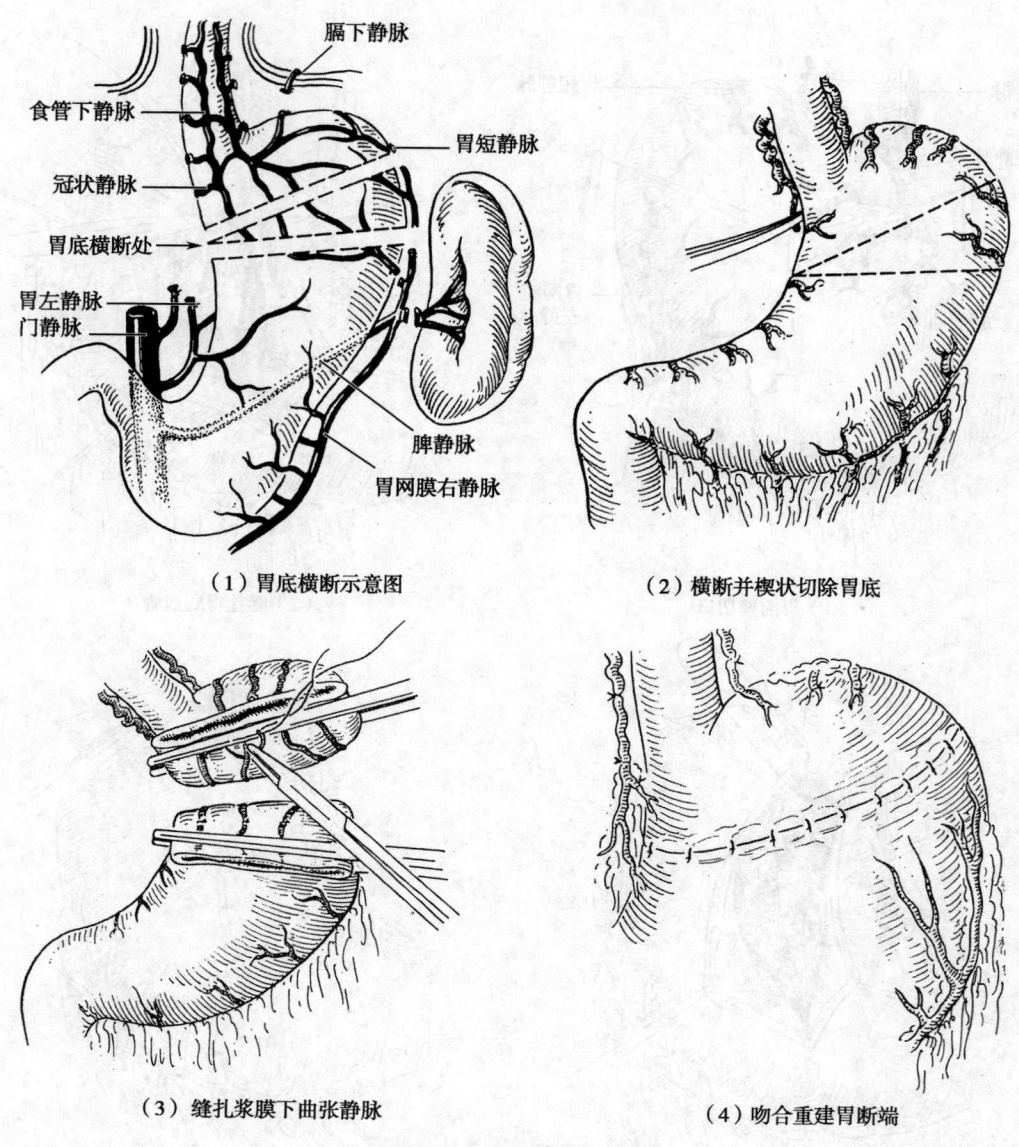

膈下静脉
食管下静脉
冠状静脉
胃短静脉
胃底横断处
胃左静脉
门静脉
脾静脉
胃网膜右静脉

（1）胃底横断示意图

（2）横断并楔状切除胃底

（3）缝扎浆膜下曲张静脉

（4）吻合重建胃断端

图 36-13　胃底横断术

2. 切口　左胸后外侧切口，切除左侧第 8 肋骨，或直接切开第 7 肋间隙进胸。

3. 显露食管下段　将左肺向上推开，切断肺下韧带，分离下段纵隔胸膜，直达膈肌食管裂孔，用缝合丝线将其拉开。分离并切开裂孔左侧膈肌，显露食管下段、贲门和胃底。

4. 切开食管下段　分离食管下段后，用两条纱条将其拉出，纵行切开管壁约 5cm。

5. 缝扎曲张静脉　将食管切缘两侧各缝合两根牵引线，显出食管内粗大蜿蜒的曲张静脉，用丝线缝扎。一般可缝扎 3 排，每排长约 5～6cm。如胃底亦有曲张静脉，则需将食管切口下延 3～4cm 至胃底处，找到胃底曲张静脉缝扎。

6. 缝合食管胃底，闭合腹腔　将食管下段和胃底切口分两层间断缝合，修复纵隔胸膜，缝合膈肌胸壁

和腹壁切口，在第 9 肋间置胸腔引流管〔图 36-14〕。

【术中注意事项及术后处理】

同胃底静脉缝扎术。

四、贲门周围血管离断及食管下段横断术

贲门周围血管离断术是治疗肝炎后肝硬化合并门静脉高压症的首选术式，符合有效、安全、简单、创伤小的治疗原则，是一种比较适应我国门静脉高压症发病的病因和医疗现状的术式。

规范化贲门周围血管离断术要求：①离断胃冠状静脉的胃支、食管支、高位食管支，及其进入食管壁和胃壁的穿壁静脉；②离断胃后、胃短、左膈下静脉和胃网膜左静脉进入胃壁的分支，离断上述静脉伴行的同名动脉；③离断胃胰、胃肾和胃膈韧带，使食管下段至

5

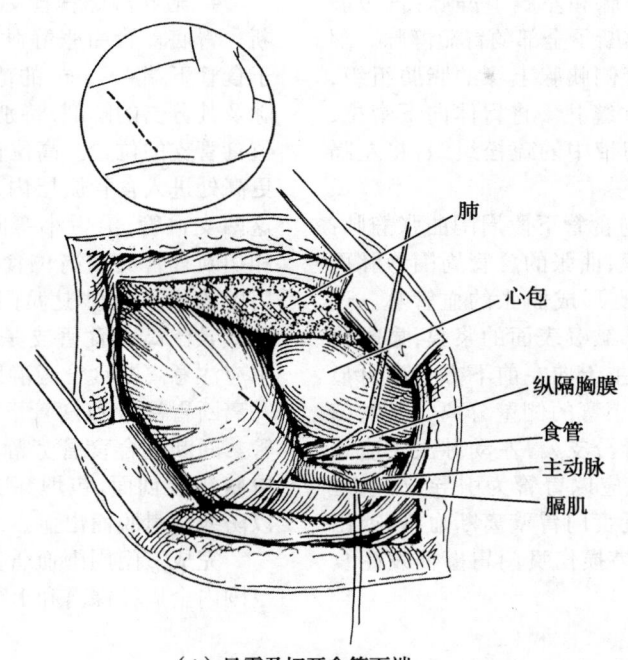

肺
心包
纵隔胸膜
食管
主动脉
膈肌

（1）显露及切开食管下端

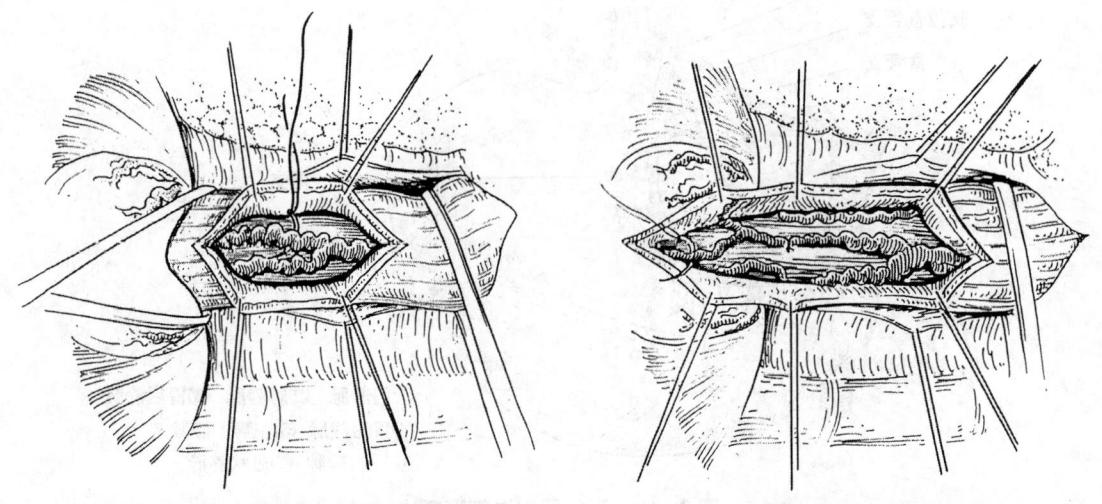

（2）缝扎食管黏膜下曲张静脉　　　　　　（3）缝扎胃底黏膜下曲张静脉

图36-14　经胸食管下端和胃底曲张静脉缝扎术

少6～8cm和上半胃完全游离；④脾切除，切除巨脾可减少约40%的门静脉血流量，还可纠正脾功能亢进；⑤吻合器行食管下段横断吻合术。

【术前准备】

术前、术后应服用非β-受体阻滞剂及 H_2 受体阻滞剂，可预防首次大出血、术后复发出血以及门静脉高压性胃黏膜病变出血。术前应进行保肝治疗，血小板明显减少者可输注浓缩血小板。对术前反复出血，并大量输注悬浮红细胞纠正贫血的患者，应同时补充新鲜血浆与冷沉淀，把纤维蛋白原、凝血酶原时间纠正到正常范围。

【麻醉】

气管插管，静脉与吸入复合麻醉。

【手术步骤】

1. 切口　肋下缘或左上腹L切口为宜，垫高左胸腰部，腹部悬吊拉钩有利于显露膈下视野。

2. 脾切除术　具体步骤参考脾切除章节，门脉高压巨脾与周围组织粘连严重并形成广泛侧支循环。操作粗暴、盲目托脾、高位胃短血管或脾蒂处理不当，均可导致大出血。术中应避免在腹腔内分离脾动脉。脾上极与胃底间的胃短血管短，间隙狭窄，此处钳夹易损伤胃底胃壁。若仅单纯结扎胃壁，术后胃膨胀时结扎线可滑脱，造成胃壁穿孔。损伤时应及时给予修补并将这些部位浆肌层间断缝合使裸区腹膜化。

3. 近端胃韧带与血管离断

5

（1）离断胃短、胃后静脉和左膈下静脉：胃短静脉3~4支，脾脏切除即已离断了全部的胃短静脉。翻起胃后壁，分离紧靠胃小弯侧胰腺上缘的脂肪组织，找到胃后静脉切断后结扎并缝扎。将胃体向下牵拉，显露胃膈韧带，分离胃膈韧带中的疏松组织，将左膈下静脉切断结扎。

（2）离断胃冠状静脉与食管下段周围曲张静脉：切开膈下食管贲门前浆膜，曲张的食管周围静脉可与胃左静脉的食管支和胃支形成曲张的血管丛。逐次分别离断结扎。切开胃胰皱襞表面的浆膜，显露胃冠状静脉主干，沿胃左静脉主干向左前下方分离可显露胃左静脉的胃支，靠近胃小弯的侧壁分离、切断、结扎各分支及伴行的胃左动脉分支，胃左动脉主干应予以保留。在胃小弯离断时，应以胃管为引导，尽量远离贲门和胃小弯。过于靠近贲门胃壁离断血管，或出血时盲目钳夹、缝扎，都容易损伤贲门胃壁而发生食管破裂或胃瘘。

4. 冠状静脉食管支、高位食管支和异位食管支离断　胃底食管曲张静脉破裂出血的部位绝大多数位于食管下端4~5cm的范围内。术前应熟悉胃冠状静脉及其分支的解剖，特别要了解高位食管支和异位高位食管支的位置。高位食管支于贲门上方4~5cm或更高处进入食管肌层内，位置深而隐蔽。仔细解剖这两支血管，沿胃小弯向上分离食管右侧，逐一结扎和切断食管支和高位食管支进入食管肌层和胃底贲门区的分支，至少达贲门上方5~7cm。漏扎高位食管支或异位高位食管支是术后再出血的重要原因。术中应注意离断食管旁静脉进入食管下端的穿壁静脉，并离断胃裸区和食管下端后壁的疏松组织及侧支血管。间断缝合食管旁静脉左侧缘的前后壁浆膜层和胃胰皱襞创面，包埋穿支静脉和胃支动静脉的断端，以防线结滑脱而出血。

完成贲门周围血管离断术将使腹段食管6~8cm范围内全周径裸露和上半胃完全游离〔图36-15〕。

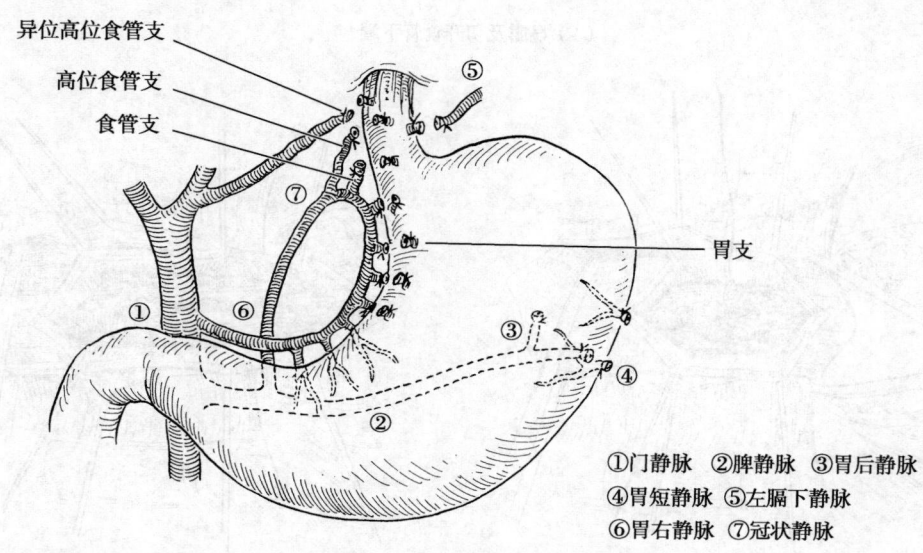

图36-15　贲门周围血管离断术

①门静脉　②脾静脉　③胃后静脉
④胃短静脉　⑤左膈下静脉
⑥胃右静脉　⑦冠状静脉

5. 吻合器行食管下段横断吻合术　食管下段横断吻合术是为了彻底阻断食管黏膜下的血流交通，充分游离腹段食管后，切开近端胃体前壁置入适当的吻合器张开约2cm，7-0丝线结扎食管，于贲门上2~5cm处行食管下段横断再吻合以彻底离断食管下端的反常血流。将食管贲门前浆膜与胃底贲门浆肌层间断结节缝合3~4针以减张并覆盖吻合口前壁。然后将胃肠减压管置入胃腔，腹腔引流管应通过左膈下放置于食管下端吻合口后壁处。

【术中注意事项及术后处理】

1. 术中如遇脾静脉损伤引起急骤的大出血，应立即用手指按压出血点或捏住出血部位，切忌乱夹乱缝，以免引起不易控制的出血或造成胰尾、结肠等周围脏器的损伤。止血时要求麻醉理想，胃呈空虚状态，保持术野清晰。

2. 胃底血供差、壁薄，是术后胃壁缺血坏死的好发部位，尤其要避免损伤，创面和裸区应予浆膜化。胃周围血管离断不能过于广泛，至少应保留胃右血管和胃网膜右血管以防止胃缺血。如血运不佳，尤其是再出血的二次手术，必要时应切除近端胃。

3. 切脾时应从脾门中钝性分离胰尾，靠脾门处理脾蒂，避免大块结扎脾蒂，脾动、静脉应分别游离和结扎，并用腹后壁腹膜及周围组织缝合包埋胰尾，可避免局限性胰腺炎、胰漏和胰尾脓肿。

（谭　广）

第三十七章

胆 道 手 术

第一节　胆道应用解剖

胆系疾病发病率很高,胆管、肝动脉、门静脉相伴而行、在肝内又与肝静脉相交叉,犹如现代交通上的立交桥,关系复杂,加之变异甚多,给手术处理带来一

定困难。因此,熟悉胆道解剖及其变异,是外科医师必备的基础知识。

胆道系统〔图37-1〕可分为肝内胆管与肝外胆道两大部分。毛细胆管、终末小胆管、小叶间胆管、段胆管、叶胆管及左右肝管,属肝内胆管部分;肝总管、胆囊、胆囊管、胆总管及壶腹部,属肝外胆管部分〔图37-2〕。

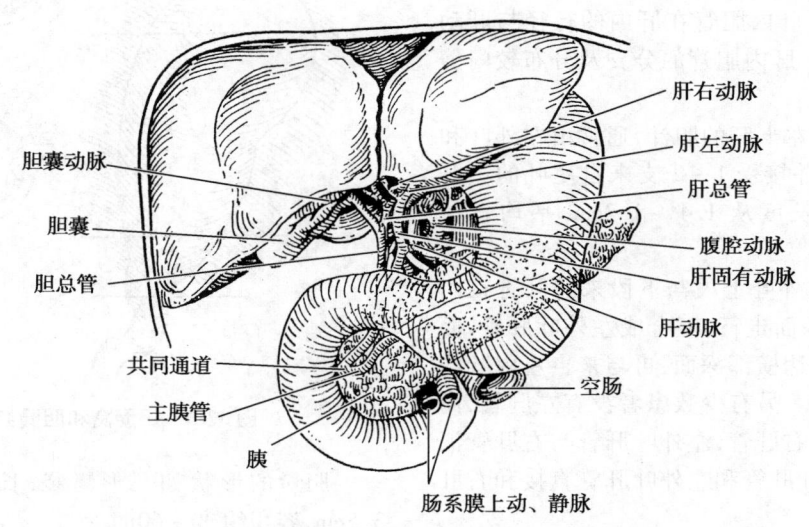

图 37-1　胆道系统解剖

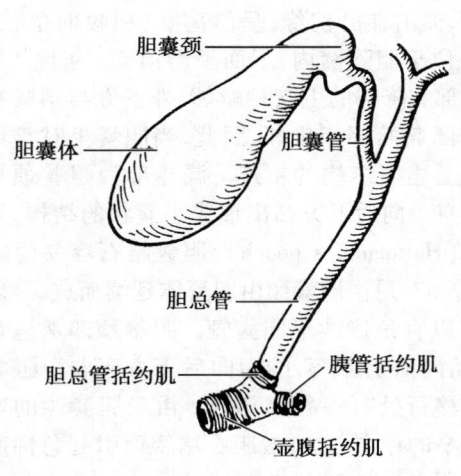

图 37-2　肝外胆管

1. 毛细胆管　在肝细胞之间有毛细胆管腔,腔内有许多微绒毛,由肝细胞膜形成,起着分泌胆汁与水和电解质的交换作用。在毛细胆管两侧的肝细胞膜相接部有连接体,称桥粒体。此桥粒体起着细胞膜的加固作用,并防止胆汁逆流到肝细胞间的肝血窦内。

2. 终末小胆管(亦称 Hering's 管)　胆汁由毛细胆管流经终末小胆管,穿过肝界板而进入小叶间胆管。终末小胆管的直径为 $0.5 \sim 1.5 \mu m$,与一个或两个梭形的胆管细胞和一个肝细胞围成的毛细胆管相连,管壁由低的单层立方上皮细胞构成,与胆汁中的钠、钾、氯、碳酸盐的分泌有关。

3. 小叶间胆管　由终末小胆管汇成,是 4～6 个立方上皮细胞围成,有时可见单根纤毛从细胞内基体

伸向管腔。

4. 段胆管　小叶间胆管汇成段胆管,相当于肝内的三级胆管。左肝外叶分成上段和下段,右肝后叶分成上段和下段,尾叶分成左段和右段,各段有其相应的胆管。另外,还有肝脏外周的区域或次肝段胆管。随着管腔的逐级变大,上皮可由立方细胞变成单纯柱状细胞。肝内胆管壁外并无平滑肌。

5. 叶胆管　段胆管汇合后形成叶胆管,相当于肝内二级胆管。肝脏按生理分为左肝和右肝,左肝分为左肝外叶和内叶,右肝分为右肝前叶与后叶,每叶均有相应的胆管与肝动脉和门静脉并行。段胆管及叶胆管可以有一定变异。

6. 左、右肝管及尾叶肝管　左、右肝管的汇合点,一般比肝动脉及门静脉的分叉点为高并偏右。三者同位于 Glisson 包膜内,剖开此包膜,将肝组织上拉,即可显露;有时其分叉点深埋在肝门内,并有肝组织覆盖,使显露颇为困难。

左、右肝管汇合角多数在 100° ~ 120° 之间,此部即为第一肝门所在。肝内胆管在肝内的行径与肝动脉、门静脉基本一致。肝内胆管的分支及分布较门静脉不规则。

左肝管主要引流左半肝的胆汁,通常由左外叶和左内叶的肝管合成,并接受 1 ~ 2 支来自尾叶的小肝管。左肝管的平均长度从 1.4 ~ 1.7cm,平均直径约 0.34cm。

比较常见的是左外叶上段与下段来的肝管在门静脉矢状部的外侧深面走行,汇合成左外叶肝管,而后在矢状部的内侧面达横部深面,再与来自左内叶的肝管连接形成左肝管。另有少数患者没有左肝管,而由左内叶肝管开口于右肝管,左外叶肝管与右肝管汇合成总肝管;或左内叶肝管和左外叶肝管直接和右肝管汇合成肝总管。

右肝管主要引流右半肝的胆汁,通常由右前叶和右后叶的肝管汇合而成,并接受来自尾叶右段的肝管,其长度为 0.2 ~ 2.5cm,平均为 0.9cm;其最大径平均为 0.5cm。有右肝管者占 73.3%,无右肝管者占 26.7%。

尾叶肝管均较细小,有 1 ~ 5 支不等。尾叶的左、右段肝管分别开口于左、右肝管者约 70%,一并汇入左肝管者 16.7%,汇入右肝管者 13.3%。

左、右肝管的变异虽多,但具一定规律性,左肝管的各种不同类型,主要由左内叶肝管的开口位置决定;而右肝管的类型,主要由右前叶肝管的开口位置决定。

胆囊下肝管对胆囊手术有一定重要性,应注意结扎缝合。

迷走肝管一般较细小,偶尔存在于部分病例,位于下腔静脉周围及肝韧带的结缔组织中,手术中如遇这一情况,应予妥善结扎,以免术后发生胆瘘。

7. 肝总管　左右肝管汇合成肝总管后,在肝十二指肠韧带中走向右下方与胆囊管汇合成胆总管。有时,胆囊管汇入右肝管,则肝总管与胆总管一致,无明确分界线。肝总管长 3 ~ 4cm,直径在 0.4 ~ 0.8cm。肝总管一般位于门静脉的前外方,在肝门的稍下方,肝右动脉自左侧通过肝总管的后方。起于肝右动脉的胆囊动脉,亦位于肝总管的背侧。

8. 胆囊　胆囊的位置在肝脏下面、右纵沟前部的胆囊窝内,其坐向恰与左、右半肝分界线的前端一致,借疏松的结缔组织与肝脏附着,又有肝脏包膜返折包裹胆囊的两侧、下面及底部,将其固定在肝下〔图 37-3〕。

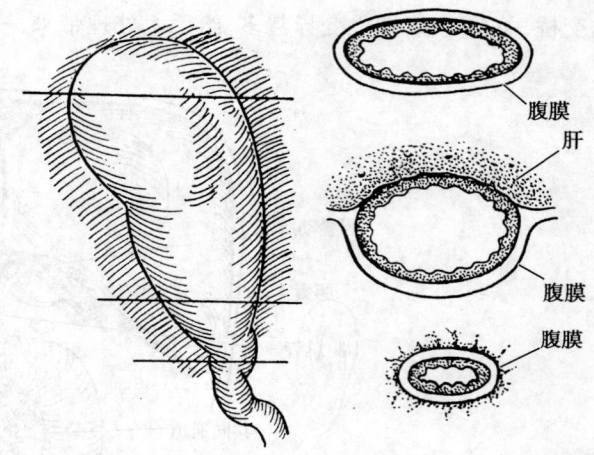

腹膜
肝
腹膜
腹膜

图 37-3　胆囊窝和胆囊浆膜的关系

胆囊的形状如梨形囊袋,长 5 ~ 9cm,宽 2.5 ~ 3.5cm,容积约 30 ~ 60ml。

胆囊分底、体、漏斗和颈四个部分。底部为其圆形盲端,突出在肝前缘,呈游离状,和腹前壁较接近。体部则位于胆囊窝内,下面呈游离面,内下方与十二指肠上部和降部的上端相毗邻,外下方与结肠右曲以及横结肠起始部相毗邻,因此,当胆囊炎时常可发现胆囊与上述诸结构的粘连。漏斗部为胆囊颈与胆囊体之间有一向后下方凸出形成小囊状的结构,又称哈德门袋(Hartmann's pouch),胆囊结石容易隐藏在这袋内〔图 37-4〕。胆囊颈由胆囊体延续而成,一般向下弯曲而以直角接续于胆囊管。胆囊颈部常呈 S 型弯曲,开始向前上方弯,继而向后下方弯曲。胆囊颈与胆囊管移行处有一狭窄部分。由于胆囊颈的弯曲走向和狭窄的存在,常可被胆石堵塞而引起急性胆囊炎或胆囊积水。

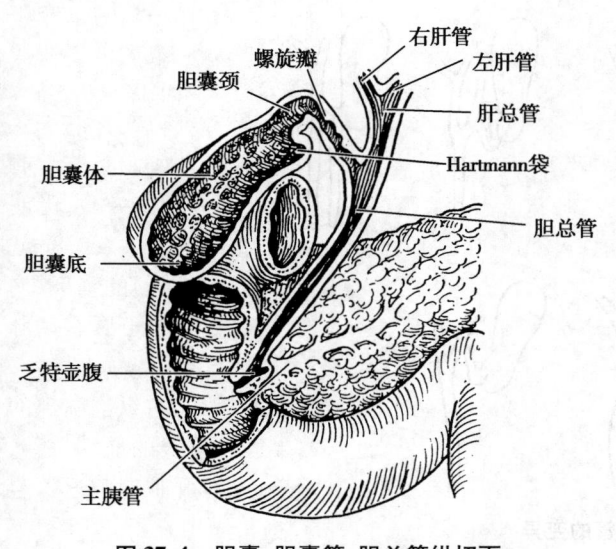

图 37-4　胆囊、胆囊管、胆总管纵切面

胆囊壁可分为黏膜层、肌层和外膜层三层。胆囊黏膜形成许多黏膜皱襞，随胆囊充盈程度而改变其高度。皱襞的存在增加了黏膜对胆汁的吸收能力，使胆汁得到浓缩。具有临床意义的是胆囊在黏膜下由上皮组织内陷而成的罗-阿窦（Aschoff-Rokifansky sinus），这些窦可因胆囊内压力高而发生穿孔，漏出胆汁，引起胆汁性腹膜炎，但不累及其他部分，肉眼也难以见到此穿孔。胆囊肌层由平滑肌组成，内纵外环，也有呈不规则排列。胆囊浆膜与肌层之间有一层疏松的结缔组织，含有血管、淋巴管和神经；胆囊急性炎症时，浆膜浮起，手术剔除胆囊时比较容易。

胆囊动脉供应胆囊血运。此动脉起自肝右动脉，在胆囊管与胆总管相交角的上方发出，即在胆囊三角内，到达胆囊颈部再分为前后两支，分布于胆囊壁。胆囊动脉可有种种变异〔图 37-5〕，胆囊切除时应予注意。

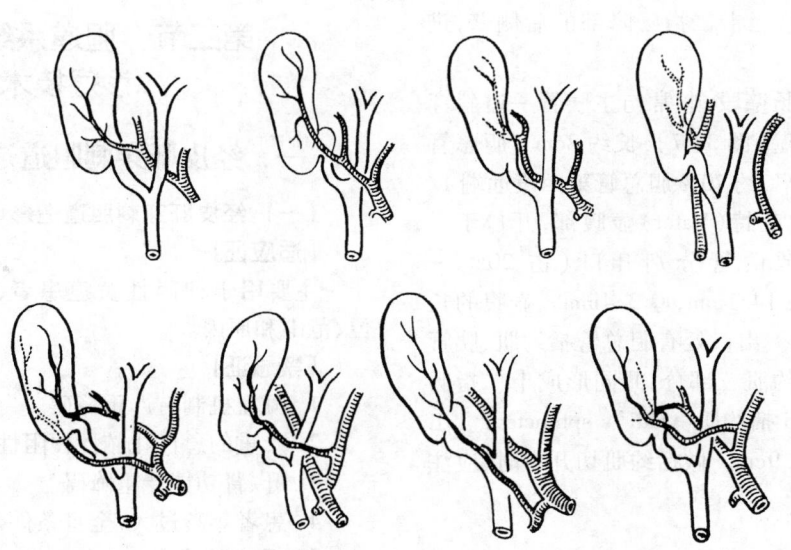

图 37-5　胆囊动脉的变异

9. 胆囊管　胆囊管为胆囊颈部与胆总管之间的连接部分，长度变异较大，一般在 2～5cm 之间，直径约 0.2～0.4cm，形状弯曲，犹如鹅颈，向左后下行，与胆总管呈锐角汇合而成胆总管。其汇合方式呈角型者占 75%，平行型占 20%，螺旋型占 5%，胆囊切除时须小心分离〔图 37-6〕。

胆囊管包括两个部分，一是螺旋瓣（也称 Heister 瓣）部，是由黏膜突入管腔形成 5～7 个环状带，其肌纤维舒缩时，有助于调节胆汁的出入，二是靠近胆总管的胆囊管段，管腔光滑如胆总管，胆囊切除不当，残留胆囊管时，可以再形成一个病态的小胆囊。

胆囊三角，亦称卡洛三角（Calots triangle），由在右侧的胆囊管和胆囊、左侧的肝总管及上方的肝脏、右肝管组成。胆囊动脉、肝右动脉、有时还有副肝管、副肝动脉及门静脉右支在此三角内。胆囊三角是胆道、十二指肠上部手术中的不安全区域，须予注意。

10. 胆总管　胆总管自胆囊与肝总管相接处开始，下达壶腹部而进入十二指肠。胆总管平均长度以 5.0～8.0cm 多见，儿童为 2～4cm；直径在成人以 0.6～0.8cm 为多见。胆总管按其走行可分为四段：

第一段为十二指肠上段，自肝总管与胆囊管汇合处起，至十二指肠上缘止，长约 3.5cm。在网膜孔前面的肝十二指肠韧带中近右缘下行，位于门静脉的前面，肝固有动脉右侧，为胆总管手术切口主要选择区域。

第二段为十二指肠后段，紧贴在十二指肠球部之后，下腔静脉之前，门静脉和胃十二指肠动脉之右。

5

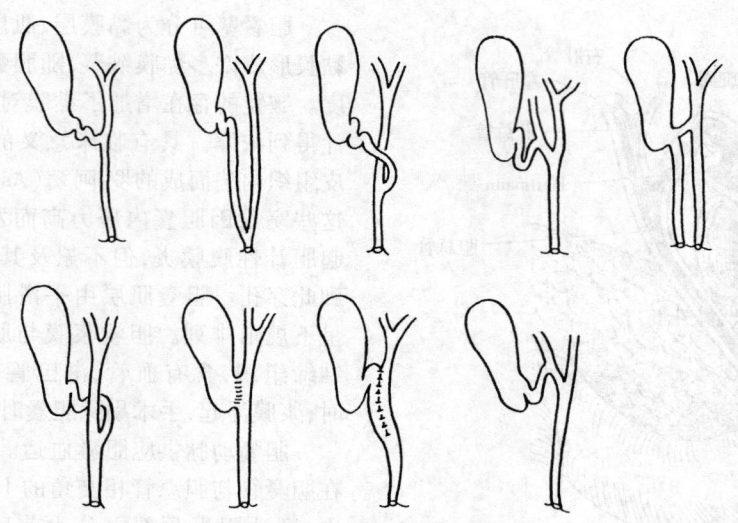

图 37-6 胆囊管的变异

第三段为胰腺段,胆总管在胰头内穿过或在胰头后部沟内通过的一段,至十二指肠降部的后侧壁,进入十二指肠壁内。

第四段为十二指肠壁段,通常与主胰管一道斜穿十二指肠降部后内侧壁〔图 37-7〕,长约 2cm。胆总管十二指肠壁段明显狭窄,约 70% 胆总管第四段远端 1/3 与主胰管汇合,形成乏特(Vater)壶腹部,开口于十二指肠大乳头,少数两管分别开口(占 20% ～26.8%)。乳头平均长 14.1mm,厚 3.4mm。壶腹的长度可超过 0.3 ～ 0.6cm。出口处有胆总管括约肌、胰管末端括约肌和壶腹括约肌三部分,共同形成十二指肠乳头括约肌,又称 Oddi 括约肌(Oddi's sphincter)。出口处的口径为 0.8 ～ 0.9cm。做括约肌切开术时,应注意避免伤及主胰管。

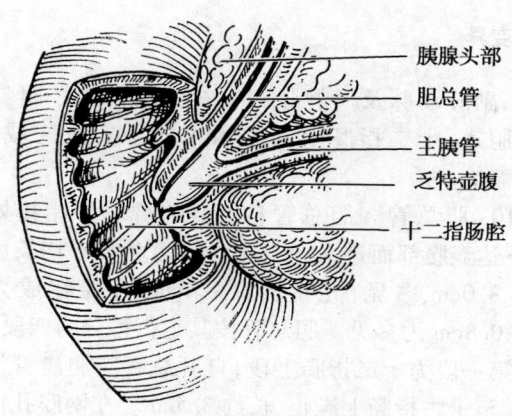

胰腺头部
胆总管
主胰管
乏特壶腹
十二指肠腔

图 37-7 胆总管下段解剖

胆总管的管壁内含有大量弹性纤维,故可高度扩张,有时因其高度扩张而被误认为十二指肠。

(李克军 金实)

第二节 胆道系统的几种诊疗技术

一、经皮肝穿刺胆道造影及引流术

(一)经皮肝穿刺胆道造影(PTC)

【适应证】

主要用于梗阻性黄疸患者,以了解胆道梗阻部位、范围和原因。

【禁忌证】

1. 凝血机制有严重障碍。

2. 严重的急性化脓性梗阻性胆管炎。

3. 肝、肾功能严重障碍。

4. 患者年龄过大,全身条件差者应慎重。

【造影前准备】

1. 造影前一日晚清洁灌肠,并给予镇静剂。

2. 造影前一小时给予镇静剂,但禁用吗啡,以免引起奥狄括约肌痉挛而混淆诊断。

3. 造影前腹部透视,观察肝下有无充气肠管,以免穿刺时误伤。

4. 做碘过敏试验。

5. 做凝血酶原时间测定,如延长应给予维生素 K 以纠正。

6. 备穿刺针 5.5 或 6 号细长针,或长 15cm、外径 0.7mm、内径 0.5mm,针头斜面 30° 的穿刺针,配有可曲性很强的钢针芯,或 76-2 型塑料外套管穿刺针,长 25 ～ 28cm,外径 1.3mm、内径 0.9mm。

【手术步骤】

1. 经腋路肋间穿刺法

(1)穿刺进路,一般采用右腋中线 8 ～ 9 肋或

9～10 肋间隙。有条件时,最好在 X 线监视下,直接观察肝脏的变异,调整穿刺点的高低、方向及进针深度。

（2）消毒,覆巾,穿刺点局麻。

（3）按上述选定的穿刺点进针,水平方向,针尖指向剑突尖。

（4）一般进针 8～13cm 左右,穿及的胆管较粗。当穿刺针刺入胆管时,可有突破感。此时,拔出针芯,换上注射器,一面徐徐退针,一面抽吸,若抽得胆汁即停止外退,表明针尖已在胆管内。如未抽出胆汁,退针至 1/2 的针道时,为穿刺失败,应退针至皮下,稍改变方向再行穿刺。继续 4～5 次,仍未抽得胆汁者应停止操作,以免损伤过多肝组织。

（5）也可以采用下法:进针至适当深度时,先注入少量造影剂,在 X 线荧光屏显示下判断针头的位置。如针头误入血管内,造影剂将被稀释而迅速流走;如针头在肝实质内,造影剂将停留不动;如造影剂进入肝胆管内,则可见造影剂缓慢流向肝门。

（6）穿刺成功后,固定针头,接上带有塑料管的注射器,抽出部分胆汁,送细菌培养;再徐徐注入温热的 30%～50% 泛影葡胺 20ml。患者感觉肝区微胀时,即应停止注射,进行摄片。如胆管高度扩张,可适当增加造影剂剂量。

（7）摄片后,尽量吸出混有造影剂的胆汁,以免漏胆。如照片满意,即可结束检查。如不满意,可再次注入造影剂进行摄片。

2. 经腹部穿刺法　穿刺部位选在右侧肋缘下,穿刺点在剑突下 2cm,腹中线向右 2cm 处,穿刺点与台面成 40°,直刺向肝脏。应用的穿刺针以 12cm 长为宜。本法适用于肝脏肿大的患者。

3. 经腹膜外穿刺法　本法是经肝脏后面裸区进行穿刺。由于该裸区即使在肝脏肿大时仍恒定不变;并且经此穿刺不致损伤重要脏器,亦不致发生胆汁性腹膜炎或腹腔内出血。造影前先行右侧膈神经阻滞术。方法是在右锁骨上 2～3cm 胸锁乳突肌前缘,用 2% 普鲁卡因阻滞。5～10 分钟后透视,如膈肌升高,活动度减低,表明膈神经阻滞有效。

然后患者取俯卧,于右 11 肋骨上缘距后正中线 6～7cm 处行常规局麻后,用 15cm 长的穿刺针穿刺肝脏,针头微指向上内,待刺入 10～12cm 时,用前述方法退针,抽出胆汁表示穿刺成功〔图 37-8〕。

注射造影剂及摄片步骤同前。

此进路远不及经腋路穿刺成功率为高。

【术中注意事项】

1. 避免注入造影剂时造成胆道高压　因可造成造影剂和胆汁沿针头周围漏入腹腔,造成局部胆汁性

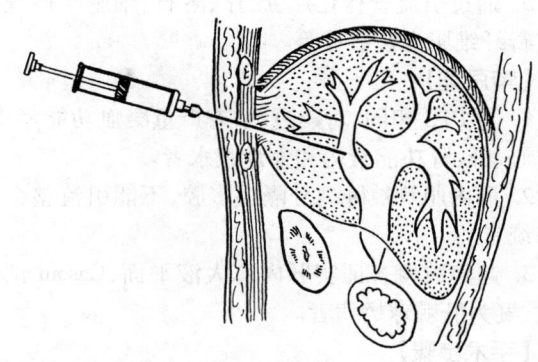

图 37-8　经皮肝穿刺胆道造影（PTC）穿刺法

腹膜炎。故当穿刺针进入胆管抽得胆汁,应尽量抽弃胆汁以达减压。若有测压设备,注入造影剂不应超过抽弃的胆汁量,并先抽出胆汁在注射器中混匀再缓缓注入,造影后也应尽量抽出胆汁,即使有胆血瘘,胆汁入血也较少。

2. 针道胆血瘘的防治　穿刺进入较大管腔时,常有明显的空虚感,应即时抽吸,易吸出血液者证明针尖在血管中,应即退针。针已穿过血管再入胆管时,不应从原针道作 PTCD,应另行穿刺。

3. 避免黏稠胆汁对造影的影响　胆道梗阻和感染时,胆汁黏度增加,不易与造影剂混匀。为避免黏稠胆汁造成误诊,可用少量生理盐水缓缓注入以稀释,再予抽弃、稀释,多次反复,至胆汁颜色减淡后,换注造影剂造影。若不能抽出胆汁,或不能稀释,则不宜即时造影,可插入引流管 3～5 日后,胆汁稀释时再造影。

4. 注意造影剂在胆汁中的浓度及均匀度　造影剂过浓,可掩盖小结石;过淡时,显示不清,均可误诊。

【临床意义】

经皮肝穿刺胆道造影的造影剂分布广泛,影像清晰,诊断正确率高,且不受肝功能障碍、黄疸及特殊设备的限制,本方法安全易行,尤其是利用细针穿刺以来,危险性已大为减少,在胆管增粗者,成功率达 95% 以上,胆管不粗者,成功率亦达 70% 以上。

（二）经皮肝穿刺胆道引流（PTCD）

【适应证】

1. 晚期肿瘤引起的恶性胆道梗阻,行姑息性胆道引流。

2. 深度黄疸患者的术前准备（包括良性和恶性病变）。

3. 急性胆道感染,如急性梗阻性化脓性胆管炎,行急症胆道减压引流,使急症手术转为择期手术。

4. 良性胆道狭窄,经多次胆道修补,胆道重组及胆肠吻合口狭窄等。

5

5. 通过引流管行化疗、放疗、溶石、细胞学检查及经皮行纤维胆道镜取石等。

【禁忌证】

1. 与 PTC 相同,对碘过敏,有严重凝血功能障碍,严重心、肝、肾功能衰竭和大量腹水者。

2. 肝内胆管被肿瘤分隔成多腔,不能引流整个胆管系统者。

3. 超声波检查证实肝内有大液平面,Casoni 试管阳性,疑为肝棘球蚴病者。

【手术步骤】

1. 术前准备及穿刺方法同 PTC。

2. 先用 22 号细针做 PTC 造影,以确定病变部位和性质。

3. 根据造影结果,选择一较粗、直、水平方向的胆管,备作内引流插管用。

4. 另从右侧腋中线第 8 肋间做穿刺点,局麻后用尖刀在皮肤上戳一小口。嘱患者暂停呼吸,在电视监视下将粗针迅速刺入预先选好的胆管,有进入胆管的突破感后,拔出针芯,待胆汁顺利流出后插入导丝,不断旋转和变换方向,使导丝通过梗阻端或狭窄段进入远端胆管或十二指肠,退出穿刺针,用扩张管扩张通道后,将多侧孔导管随导丝通过梗阻端或狭窄段,使导管的侧孔位于梗阻端或狭窄段之上、下方,固定导管,胆汁从导管内顺利流出后,注入造影剂拍片。

5. 引流一周后,再造影,以观察导管位置和引流效果。

【术中注意事项】

1. 为确保插管成功,可将穿刺针的针尾向头侧倾斜 10° ~ 15°,使针尖进入胆管后略向下倾斜,便于导丝沿胆管顺利向下,进入狭窄的远端或十二指肠,如平行进入或针尖向上,导丝易碰到对侧管壁而卷曲或导丝向上并可进入左侧肝管。

2. 虽然 PTC 显示胆道梗阻,但有时导丝仍可通过梗阻端进入十二指肠,如导管不能通过梗阻时,可先行近端引流 5 ~ 7 日,使胆道内感染引起的炎性水肿消退后再插入导丝和导管到梗阻远端。

3. 应防止引流导管脱落和阻塞,每日用 5 ~ 10ml 生理盐水冲洗 1 ~ 2 次,每 3 日更换导管一次。长期置管有发热时,表示导管有瘀塞或移位,需更换导管。一般经引流 10 ~ 14 日后,肝实质内已形成一大于导管的肉芽通道,如导管脱落,可通过导丝引导在 24 小时内再插入导管。

脱管有四种情况:①术后因膈肌和肝脏随呼吸上下移动,使引流管不能完全留于胆管腔内,表现为通而不畅;②管脱入肝实质;③管脱入腹腔;④固定不牢,或被患者误拔。

为预防脱管,可在置管时设法将套管深入胆管内 3 ~ 4cm,在没有导丝穿入胆管时,不急于将套管直插胆管。因此时胆管结石梗阻或角度较小,套管可能顺原针道进入肝实质,需注入造影剂后,胆道较穿刺前扩张、增粗、结石松动、角度增大,在缓慢插入套管,方易深入胆管腔。

【临床意义】

1. PTCD 可以减压、减黄,缓解症状,改善全身情况,进行择期手术,增加手术安全性,减少并发症,降低死亡率。对老年患者、体衰、全身情况差、重要脏器功能不全和重度休克者尤为适宜。

2. 可经引流管冲洗,滴注抗生素,可进行多次造影。

3. 通过留置导管,可以灌注复方桔油乳剂等进行溶石治疗,亦可进行化疗、放疗、进行细胞学检查,经窦道纤胆镜取石。

二、纤维十二指肠镜检查、逆行性胰胆管造影术及经内镜括约肌切开术

【适应证】

1. 梗阻性黄疸。

2. 疑胆道结石症、肝胆管狭窄。

3. 疑壶腹部肿瘤、胰腺囊肿、慢性胰腺炎、胆管肿瘤或转移性腺癌原发灶在胆胰者。

4. 胆道或胆囊术后综合征。

5. 有症状的十二指肠乳头旁憩室。

6. X 线检查或内镜检查疑有胃或十二指肠外固定性压迫者。

【禁忌证】

1. 急性胰腺炎或慢性胰腺炎急性发作。

2. 急性胃炎,急性胆道感染。

3. 对碘过敏,某些不能用抗胆碱药物者。

4. 心肺功能不全,频发心绞痛;降主动脉瘤;食管或贲门狭窄,内镜不能通过者。

5. 胆总管空肠吻合术后,无法将内镜送至吻合处。

6. 全身情况差,不能耐受检查;精神病或意识障碍;或有严重脊柱畸形者。

【相对禁忌证】

1. 咽喉及呼吸道疾病,如咽喉炎、气管炎、肺结核、肺气肿者。

2. 隐性冠心病,检查前应服药物治疗。

3. 高血压病,应控制血压较稳定者。

4. 较重度食管静脉曲张。

5. 乙型肝炎表面抗原(HBsAg)阳性者。

【检查前准备】

1. 备用器械　①侧视式十二指肠镜,毕Ⅱ式胃次全切除术后可用前视式胃镜。②聚氯乙烯导管,内径1mm,外径1.6mm,尖端有3个刻度,每个刻度5mm,金属导丝自末端插至导管中段,以增加导管硬度,便于插管。导管末端连接三通接头。③冷光源、吸引器、活检钳。④带有闭路电视的X线机。

2. 器械消毒　内镜活检导管用0.5%氯己定液反复抽吸3分钟,导管用75%酒精浸泡半小时以上,检查前用无菌生理盐水冲洗备用。HBsAg阳性者,采用专用镜,术毕用环氧乙烷气体消毒或浸泡于2%戊二醛内20分钟。

3. 造影剂　60%泛影葡胺,50%泛影酸钠。造影剂浓度用无菌生理盐水稀释成25%～30%即可,造影前加热至37℃,以减少对胰管上皮的刺激。

4. 患者准备　①作好解释,取得配合。②造影时机离胆管炎发作10日以后,久病体弱的老年患者宜于发作后3周检查。③造影前两日应用抗生素。④造影前一日查血常规,血、尿淀粉酶;做碘过敏试验。⑤术前禁食、禁水、禁烟6～8小时。⑥检查前排空大小便。⑦精神紧张者,检查前20～30分钟皮下注射安定10mg,呃逆或呕吐者可注射阿托品0.5mg或山莨菪碱10mg。体弱者静脉注射高渗葡萄糖。⑧检查前15～20分钟服祛泡剂3～5ml;用2%丁卡因或4%利多卡因作喉头咽部喷雾表面麻醉,共3次。⑨松领口及裤带。

【检查方法】

1. 体位　取左侧半俯卧位。检查器械有无故障及查看患者情况;接通电源;助手右手执镜管,检查者立于患者右方。

2. 进镜　①令患者头后仰,张口咬住牙垫,术者以左手持十二指肠镜距接物镜约20cm处,用右手慢慢将镜插入。当通过咽喉部时,嘱患者做吞咽动作,顺其将镜送入食管后,再进镜检查。②在直视下徐徐进镜,插入45cm左右时可充气,从而使胃腔张开,以便观察胃黏膜。③镜进入胃腔后,可边观察、边吸引,若接物镜被黏液附着影响观察时,可充气或充水。若胃内液体多,可予吸出,要间断吸引,以免误吸胃黏膜致损伤。④先找到胃角,经胃窦达幽门,进而插入十二指肠球部及降部。

3. 找乳头　内镜通过幽门后,将镜顺时针转90°左右,可见十二指肠上曲。再调节角度钮向上,继续进镜越过上曲部,到达十二指肠降部而见环形皱襞。此时再逆时针旋转镜身复位寻找十二指肠乳头。乳头常位于十二指肠降部中间的内侧壁,一般在80cm的深度处。

寻找乳头的要点:在十二指肠降部先找到十二指肠口侧隆起,乳头通常位于其肛侧端,即靠缠头皱襞下方;也可以先找到小带的口侧端,沿带间沟上行可找到乳头;有时在十二指肠降部上段发现小息肉样隆起,为副乳头,其肛侧2～3cm常可找到乳头;此外,乳头表面常呈淡红色椭圆形隆起,有的似轻度糜烂外观,若见有胆汁溢出,即可确认〔图37-9〕。

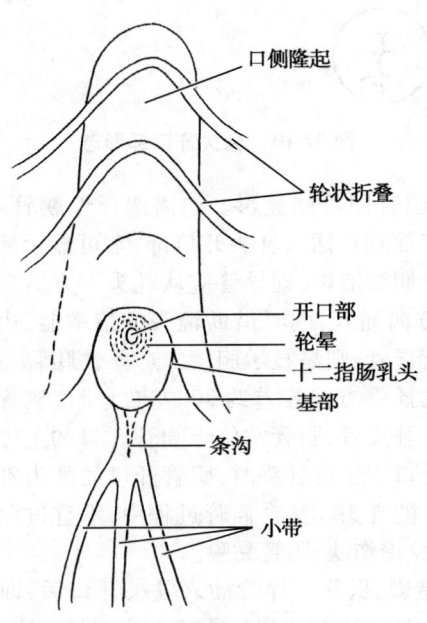

图37-9　十二指肠乳头的基本形态

乳头的形态可呈乳头型、半球形、扁平型及少见的钟乳型、僧帽型、分叶状、沟状。

4. 插管　找到乳头后,患者采取左侧半俯卧位,调整镜身的角度钮。使乳头位于视野中心。静脉注射山莨菪碱10mg,或丁溴东莨菪碱20mg,或25%葡萄糖液20ml中加山莨菪碱10mg,以减少十二指肠的蠕动和分泌,便于插管。

辨清乳头开口,可呈绒毛型、颗粒型、裂口型、纵口型及单孔硬化型〔图37-10〕。将乳头开口置于视野中央,自开口插入尼龙导管,并在透视下确定插管位置。若未看清乳头即盲目插管,会损伤乳头部黏膜,使插管困难。

胰管和胆管的选择性插管:由于胆总管和胰管通向乳头开口的方式不同,常给选择性造影带来一定困难。胆总管和胰管汇合具共同管道者占85%,约长1～10mm不等。此时,若临床需同时显示胰管和胆管,则插管不宜太深,插入1～2个刻度即可。一般第一次注入造影剂时,导管深度不能少于5mm,如果胰、胆管共同管道长度大于5mm,则两管同时显影。若胆管不显影,可退出2mm再注入造影剂。如仍不显影,可退出导管,从乳头下方向上重新插管,此时再注入

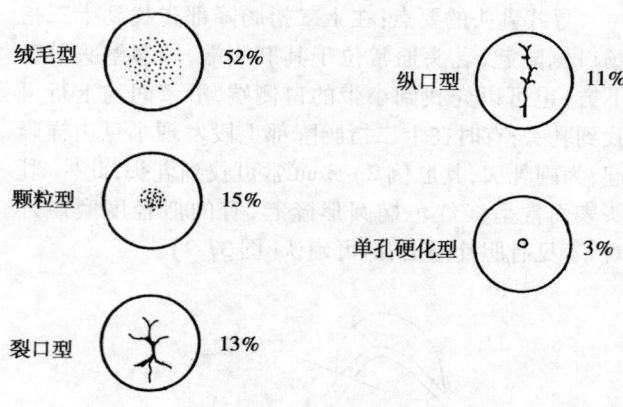

绒毛型　52%　　纵口型　11%

颗粒型　15%　　单孔硬化型　3%

裂口型　13%

图 37-10　乳头开口部形态

造影剂,胆管即可能显影。如需选择性胰管造影,导管应从正面垂直插入乳头开口部,常可显示胰管。如需选择性胆管造影,则导管应从乳头下方沿口侧隆起皱襞的方向插入,同时借助镜头的抬举器,边插管边向上挑起导管,则易显示胆管。选择性胰管与胆管造影两者的插管方向相差约30°左右。胆、胰管分别开口于一个乳头者,胆管常位于胰管开口的上方。若两管分别开口于各自乳头时,胆管开口的乳头常稍高于胰管开口的乳头。整个插管过程中,不宜过深或用力过猛,以免损伤胰、胆管黏膜。

5. 造影、摄片　导管插入乳头开口后,即可在电视屏幕监测下注药摄影〔图 37-11〕。但应注意:①排出导管内气泡。插管前先将造影剂充满导管,关闭导管三通接头,以防注入气泡形成假结石阴影。②经导管缓慢地注入加温的 30% 泛影葡胺,注药速度以 0.2 ~ 0.6ml/s 为宜,压力勿过大,以免造影剂引起胰管分支过度充盈及造影剂进入胰实质,引起胰泡显影。胰管造影时压力以 882.63 ~ 1098.54Pa（90 ~ 110mmH_2O）为宜。胆管造影时以 784.56 ~ 980.67Pa

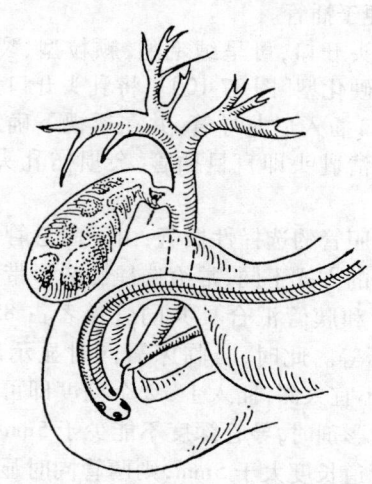

图 37-11　纤维十二指肠镜检查,逆行性胰胆管造影术(ERCP)

（80 ~ 110mmH_2O）为合适。如无测压装置,则视电视屏幕上胰管或胆管能显示清晰为度来控制注药压力。造影剂的用量视胆、胰管的扩张程度而定。胰管显影约需 2 ~ 5ml,胆管造影需 20 ~ 50ml;充盈胆囊则需 50 ~ 80ml。胰腺囊肿注射造影剂不宜太多,因如有梗阻排不出来,可引起中毒致死。③调整体位及摄片。左侧卧位可使造影剂充盈胰管的远端,随即改为俯卧位或仰卧位,可使胰管全部显示清楚。胆管充盈后应改头低足高俯卧位（15° ~ 20°）,使上段胆管及左右肝胆管分支充盈,有时需左右转动体位以获满意图像。另外,常规立位观察胆总管下段是必要的。如果胆囊充盈,用立位和局部加压法常可显示胆囊内隐蔽的结石。在造影剂充盈胰、胆管的过程中,应同时摄片,至少应有两张充盈相,选择不同的体位摄片,以更好地显示病变的部位。在胰管无梗阻的情况下,造影剂最快可在 10 ~ 20 秒内排空,迟者亦可在 3 ~ 4 分钟内排空,胆道内停留时间较长。若胰管内的造影剂 10 ~ 20 分钟内尚未排空、胆管内造影剂 30 ~ 60 分钟内未能排空,表明胰、胆管内有梗阻性病变。所以,疑及梗阻时,应拍15、30 及 60 分钟 X 射线片,以观察造影剂排空情况,为了进一步了解胆囊收缩功能,或欲使胆囊颈和胆囊显示清楚,可在胆囊显影后,进脂肪餐,之后30 分钟及 60 分钟分别摄片,称为功能性内镜逆行胰胆管造影。检查结束后将镜退至胃腔,依次观察幽门、窦部、胃体小弯侧、大弯侧、胃底、贲门及食管。若发现病变,也需摄影、活检或刷片送病理检查。

【检查后处理】

1. 胰管显影者　术后两小时及次晨应查血、尿淀粉酶,如淀粉酶大于 128U（温氏法）,又伴有腹痛、发热时,应按急性胰腺炎处理。

2. 胆道疾病患者　检查后出现黄疸、发热,上腹部绞痛等症状时,应按急性胆道感染积极处理。

3. 每例造影后患者,当日和次日应检查血常规,对白细胞升高者,酌情使用抗生素（庆大霉素或氯霉素）。

4. 显影后 4 小时,X 线随诊观察显影剂排空情况,遇梗阻者,酌情外科手术处理。

5. 造影后一小时,待咽喉部麻醉作用消失,方可进低脂半流质饮食 2 ~ 3 日。

6. 拔镜后若喉痛或声嘶,可结合局部含嗽药。

7. 检查后应休息,避免重体力劳动。

【临床意义】

十二指肠镜逆行性胰胆管造影术具有成功率高（95% 左右）,影像清楚,并发症少,不受肝功能和凝血机制好坏的影响,在梗阻性黄疸的鉴别诊断中具有极为重要的价值。对胆道术后复发的病例、胰腺疾病以及直接观察胆肠吻合口等都是一项重要手段。

三、术中胆道造影

【适应证】

1. 具备胆总管切开的相对适应证者。

2. 胆道畸形。

3. 胆道严重粘连,解剖关系不清者。

4. 不能肯定胆道结石已经取净者。

5. 胆道狭窄,缩窄性胆管炎,某些乏特壶腹周围肿瘤。

【造影方法】

1. 准备　准备可移动的小型 X 线机。患者仰卧手术台或特制造影用手术台。在手术台与患者右上腹胆系区背部之间预置一装有软片的木匣或无菌巾包裹 X 线底片,以备摄片时放置于患者胆区后方。造影时手术野应除去不透 X 线的器械〔图 37-12〕。

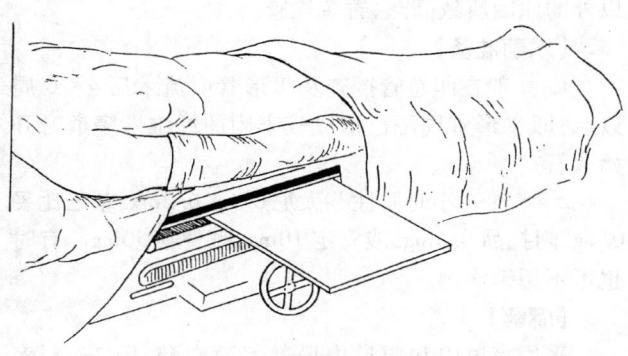

图 37-12　术中胆道造影装置

2. 造影剂　12.5% 碘化钠或碘化钾溶液,35% 碘锐特液,50% 泛影葡胺(稀释成 20% 左右为宜)。

3. 造影途径

(1) 胆囊穿刺法:直接将造影剂注入胆囊内,多用于胆囊正常或不须切除胆囊者。

(2) 经胆囊管插管法:有胆囊造瘘管者可经造瘘管造影,多用于必须切除胆囊者,分离出胆囊,结扎其远端,在近胆总管处将胆囊管切一小口,插入金属导管或细塑料管达胆总管,不要插入十二指肠,抽得胆汁后注药造影,可避免漏胆〔图 37-13〕。

(3) 胆总管穿刺法:在胆囊已切除或胆囊管梗阻者,可直接穿刺或导管插入胆总管,或经胆囊管穿刺胆总管。

(4) 术毕经 T 形管法:可用在胆总管已切开,放置了 T 形管以后。

(5) 肝内胆管穿刺法:用在胆道有先天性畸形、肿瘤等。

(6) 经十二指肠逆行法:当肝外胆道狭窄,解剖关系不清,无法辨认,胆囊切除者,或须作奥狄式括约

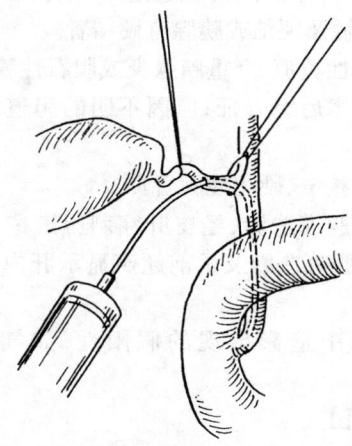

图 37-13　经胆囊管插管造影法

肌切开术时,可切开十二指肠逆行插管造影。

4. 摄片　注意先抽除导管或注射器内的空气,缓慢注入造影剂约 5ml,摄片时控制患者呼吸。第一次投照后,再注入 10～15ml 作第二次投照。

【注意事项】

1. 应先将导管和注射器内气泡排出,以免将气泡注入胆道被误认为是结石。

2. 胆管下端痉挛,多见于经 T 形管造影时,可能因注药太快、造影剂刺激奥狄式括约肌有关。注药速度应以 10～20 秒钟内注完为宜,术前及术中勿用吗啡类药。

3. 造影剂浓度太高,如达 20% 以上,小结石可被掩盖而未能发现。

4. 术中胆道造影与胆总管切开探查两法皆可有假阳性或假阴性,故应相辅应用,才能提高诊断正确率。

【临床意义】

术中胆道造影的价值在于造影正常可避免不必要的胆总管切开,减少胆道残余结石率,正确判断胆道解剖关系,避免胆道损伤,对非结石性疾病,如缩窄性胆管炎、胆道蛔虫症、胆道局限性狭窄、乏特壶腹周围癌的诊断与处理有肯定价值,方法简单,不增加患者痛苦。

四、纤维胆道镜检查

在临床上,胆道镜的应用有以下几种:

(一) 术中纤维胆道镜的应用

【适应证】

1. 胆总管结石,肝内结石。

2. 肝外胆管梗阻、胆管癌。

3. 寄生虫、异物以及胆道内其他所见,如良性肿瘤、息肉、应激性溃疡、肉芽肿等。

4. 胆总管壁增厚、增粗超过 1cm 者;胆汁混浊;胆总管下段可触及硬结或胰腺有硬结者。

5. 梗阻性黄疸、严重胰腺炎或胆石性胰腺炎。

6. 胆道术后综合征;原因不明的胆道出血;胆道测压异常。

7. 胆道狭窄、硬化性胆管炎。

8. 静脉胆道造影、经皮肝穿刺胆道造影、十二指肠镜逆行胰胆管造影及术前超声显示肝内、外胆管有异常。

9. 对术中造影出现的假阳性,如气泡等进行核实。

【禁忌证】

胆总管细,直径小于 0.5cm 或胆总管壁薄而脆。

【使用方法】

纤维胆道镜及其附件以 40% 甲醛气密闭 24 小时进行消毒;或 0.2% 氯己定浸泡 30 分钟;或 1:1000 苯扎溴铵浸泡 1 小时以上备用;或 2% 戊二醛浸泡 20 分钟,对 HBsAg 有效。胆道镜消毒后,以盐水纱布拭净。调整好冷光源亮度,备好冲洗装置系统(普通吊瓶装消毒生理盐水)。

器械保管:用后应冲洗清洁,清洗胆道镜应特别注意不可使目镜沾水,如有污物时,可用纱布或脱脂棉浸消毒用乙醇,挤干后擦拭、擦干,目镜、物镜用擦镜纸轻擦干净,置通风处晾干(包括镜内外)后收藏,不得扭曲,专人保管。钳子用细毛刷仔细清洗干净。

【操作步骤】

切除胆囊后,充分显露胆总管,必要时可分离十二指肠降部,以利窥视胆总管末段。于胆总管下段前壁作 1cm 长的直切口,两边各缝一牵引线。取尽结石后,在无菌操作下,插入胆道镜,同时从冲洗管口灌注生理盐水,并随时吸净。

一般先检视近段胆管,左右肝管、二、三级肝管,有时可达四级肝管,退镜时检查左右肝管汇合处,肝总管及胆囊管口。在内镜下看清胆管内有结石后,再插入取石篮取出结石。而后,再检查胆总管远端,直至看清楚乏特壶腹为止。由胆道镜看到的壶腹括约肌部,半数呈放射状,其他为鱼嘴状、三角形和无定型。放射性壶腹开口较干净,炎症较轻,纤维胆道镜容易通过。

插入胆道镜时,如遇阻力,不可硬插,以免发生并发症。在检查胆总管远端时,不必插入十二指肠。

胆道冲洗,以便冲净胆道中的胆汁、胆泥、血液等,利于窥视病变。冲洗水压不宜过高,否则易引起胆道感染,一般以 20cmH$_2$O 压力即可;或将盐水吊瓶悬高于患者 1m 即可。

胆道镜检查后,于胆总管内置粗 T 形管引流(22~24 号乳胶管),长臂与胆总管垂直,经腹壁戳孔通出,使 T 形管窦道粗、直、短,有助于以后需要时行胆道镜检查取石操作。

【临床意义】

纤维胆道镜能直视胆道内部情况,看到胆管黏膜形态、分支状况、了解奥迪括约肌功能,但其重要的临床意义还在于能较为精确地诊断胆道疾病并进行治疗。

(二) 经 T 形管窦道纤维胆道镜检查(术后胆道镜检查)

【适应证】

凡带有 T 形管引流,疑诊胆道残余结石者,皆适本法。患者若因结石梗阻胆道而致发热者,应果断取石。

【禁忌证】

对严重心功能衰竭及有出血倾向者慎用。胆道以外的原因所致高热,暂缓检查。

【术前准备】

1. 一般在胆总管探查及 T 形管引流术后 4~6 周以后,即 T 形管周围已形成较牢固的纤维性窦道时开始取石。

2. 术前一小时肌注芬太尼 0.1~0.2mg,苯巴比妥 0.1g,阿托品 0.5mg,或安定 10mg,哌替啶 50mg。有时也可不用镇痛剂。

【麻醉】

采用窦道内和胆道内局部表面麻醉,用 2% 利多卡因一次 5~10ml,加 0.1% 肾上腺素 0.1ml。

【操作步骤】

1. 用手术粘合薄膜,贴在窦道右侧,再将患者向右倾斜 5°~10°,以防止向胆道灌注的生理盐水由窦道流出,浸湿患者衣裤。

2. 拔 T 形管,操作野消毒、铺巾。

3. 在无菌条件下,将胆道镜慢慢插入窦道,能见到呈暗红色的肉芽创面,到达胆总管后,色呈淡红。先探视无结石端,后探视结石端。检视上端时,先肝内胆管,后肝外胆管,逐级分支按序检查,着重了解胆管腔有无扩张、狭窄、炎症、残石、虫体、纤维素、肉芽肿及肿瘤等病变,同时注意胆汁黏稠度及混浊度,估计窦道、胆管内腔及结石直径、性质,分别采用异物篮网取石、狭窄扩张、炎症引流等治疗方法。

4. 操作过程中,向胆道持续滴注生理盐水(500ml 中含庆大霉素 8 万 U),以充盈胆管腔,保持视野清晰。

5. 确定结石位置后,将结石置于胆道镜视野左下角,使结石与镜面保持约 1cm 的距离,以免结石挡住视野。

6. 直视下,左手扶镜控制旋钮,右手掌握网篮。

通过胆道镜,插入闭合的取石篮,使其从结石右上角滑过,当取石篮外套管顶端超过结石位置时,张开取石篮,反复作进出、开合的连续动作,左手持胆道镜作回旋及上下动作,使结石在张开的篮外不断滚动。一旦结石入网,即收紧篮网,但应注意力量不能太强,否则结石易碎。

7. 套住结石后,连同内镜一起拉出。当结石不易被篮网套住时,应注意选择取石篮的大小。少数胆总管下端嵌顿结石,可采取推入十二指肠腔的方法。

8. 取石后重新经窦道放置引流管至胆总管内,以保留取石的通道,并应开放引流胆汁 24 小时,以免术后发热。直管置入常易脱落,需妥善固定。可采用粗细适宜的 Foley 球囊导管插入,注气扩张气囊,即可防止脱出。置管时,可通过胆道镜测定窦道长度,而后置入并注意方向和长度,切忌暴力插入。

9. 结石取净后,应对比 X 线胆道造影摄片,以防止残石遗留。

【术中注意事项】

1. 胆道镜检查始终要在直视下进行,动作轻柔,避免穿破窦道。

2. 直视观察结石是否被网住,并配合收网时的感觉,有限制闭网的阻力,是取石成功的重要标志。

3. 1cm 左右大小、质硬的结石较易取出。结石大,虽已入网,但易卡在胆道与窦道交界处不能拉出。此时,助手可压住窦道口周围的腹壁,术者收紧取石网篮,间断地、缓慢地用力向外牵拉,耐心地沿窦道方向进行持续加重牵引。有时牵引达 15～30 分钟方才拉出。如结石质地碎软,可用篮网夹碎结石,逐块取出。如结石质地紧硬,可用活检钳咬碎取出。

4. 结石嵌顿者,应先松动结石,可采用篮网牵拉、三爪钳、双抓钳或活检钳抓取,至结石松动后再行取石。

5. 结石较小,又位于胆道盲端,也可造成取石困难。此因较细胆管盲端难以张开取石篮网,即使套住结石也易滑掉。此时,应张开半网,令患者咳嗽,术者抖动患者腹壁,待结石浮起时迅速收网,但不宜收得太紧,缓缓拉出体外,常可收到满意效果,也可用吸管持续吸引吸出结石。如小结石位于胆总管末端,可用取石篮网或胆道镜尖端将结石向下推入十二指肠。

6. 泥沙状或细小结石,用取石篮网难以将其取出,只要胆总管下端无狭窄,可用逆喷管经胆道镜插入,用加有庆大霉素的生理盐水冲洗,使之排入肠道。

7. 结石较多宜分次取出,每次胆道镜操作时间不宜过长,1～2 小时以内为宜。二次取石间隔 5～10 日。

8. 慢性脓性胆管炎合并泥沙样结石和大量脓性纤维素时,胆汁往往混浊,影响观察视野,可直接快速滴注生理盐水冲洗,并配合篮网多次进出和张闭,直

至冲洗清洁。

9. 经胆道镜 T 形管窦道取石配合经内镜乳头括约肌切开,利于小结石排出。

【临床意义】

经 T 形管窦道纤维胆道镜的应用,为治疗残余胆道结石开辟了新境,可使多数患者免除再次手术。

（金实　李克军）

第三节　胆囊造瘘术

【概述】

胆囊造瘘术是一种较简单的急救手术,目的在于引流胆汁、降低胆压,消除胆道炎症,对耐受力极差而又必须及时引流解除梗阻的胆囊炎或胆石病的重危患者,能挽救生命,改善全身及局部情况,为再次手术打下基础。这种手术必须在胆囊管及肝总管无梗阻时才能奏效。现在,由于大部分患者可行一期胆囊切除,以及胆囊穿刺置管引流术的运用,故此手术已较少应用。

【适应证】

1. 急性坏疽性胆囊炎、胆囊积脓或胆囊穿孔,胆石症伴有中毒性休克、败血症、出血倾向或心、肝、肺、肾代偿功能不全者。

2. 胆囊炎、胆石症病变严重,肝十二指肠韧带区域有严重炎症、水肿,分离易出血,粘连重,解剖关系不清,胆囊切除有困难者。

3. 胆总管下段和乏特壶腹周围癌致胆管梗阻,做内引流术有困难,或作为根治性手术的初次准备性手术。

4. 胆囊底或体部的外伤性破裂,而患者全身情况很差者。

【术前准备】

1. 纠正水、电解质及酸碱平衡失调。

2. 应用广谱抗生素控制感染。

3. 黄疸患者凝血机制多较差,术前需用维生素 K,术中应用止血剂静脉滴注。

4. 重症患者应输血。

5. 中毒性休克患者应积极抢救休克治疗,但经一段时间抢救,休克仍无好转者,则应边抢救边手术。

6. 有肠麻痹或腹胀者,术前行胃肠减压管减压。

【麻醉】

一般选用硬膜外或全麻。对病情危重者,以局部麻醉为宜。

【手术步骤】

1. 体位　仰卧位,头胸部右腰部稍垫高,膝下放软垫使腹肌松弛。

2. 切口　一般采用右上腹直肌切口,长约 12cm,若患者肥胖或肋弓角宽,也可用肋缘下斜切口

5

（Kocher's incision），外侧勿超过第 9 肋尖，不然将影响到很多运动神经。

3. 探查　由于病情严重，不宜行广泛探查，主要检查胆囊及胆道系统。观察胆囊的位置、大小、颜色、有无充血、水肿、坏死穿孔，胆囊内有无结石、蛔虫，尤

其是胆囊颈部有无结石嵌顿。胆囊如无坏死穿孔，可轻挤胆囊，试验能否排空，以证明有无结石梗阻〔图 37-14（1）〕。胆囊周围粘连是保护胆囊的自然屏障，若不妨碍探查，最好不全部分离。病情允许时，应进一步探查胆道，再探查肝、脾、胰等。

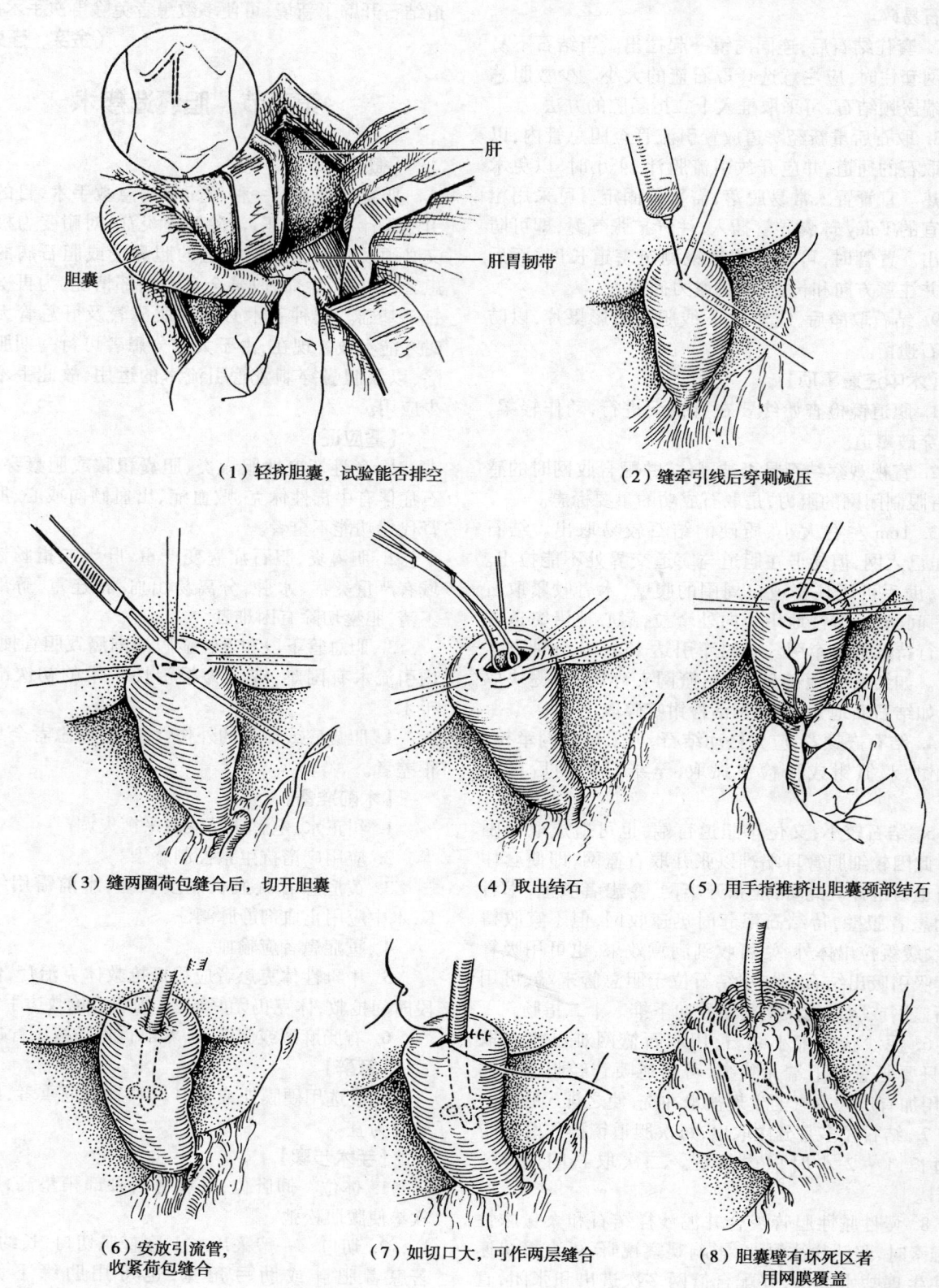

（1）轻挤胆囊，试验能否排空

（2）缝牵引线后穿刺减压

（3）缝两圈荷包缝合后，切开胆囊

（4）取出结石

（5）用手指推挤出胆囊颈部结石

（6）安放引流管，收紧荷包缝合

（7）如切口大，可作两层缝合

（8）胆囊壁有坏死区者用网膜覆盖

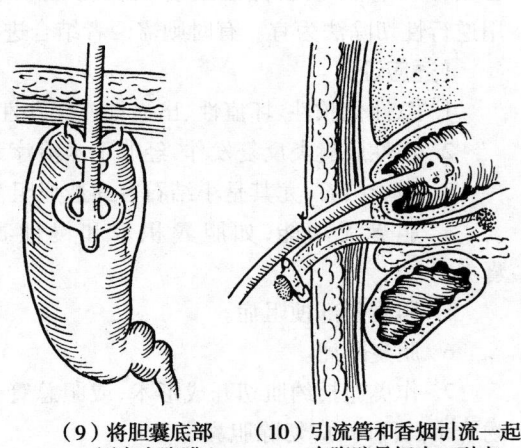

（9）将胆囊底部
固定在腹膜上

（10）引流管和香烟引流一起
自腹壁另切小口引出

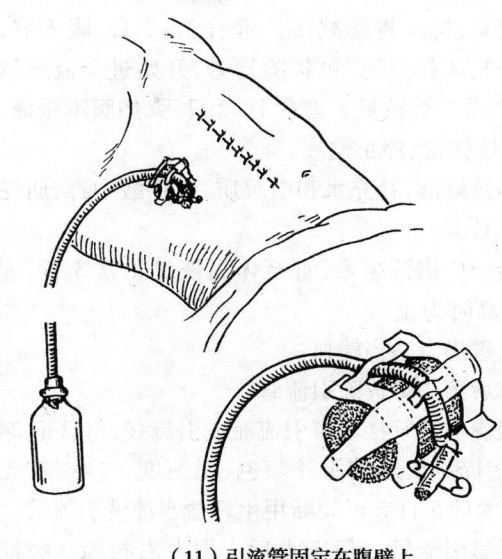

（11）引流管固定在腹壁上

图 37-14　胆囊造瘘术

4. 穿刺减压　显露胆囊底部，其周围以盐水纱布垫隔离保护。选定距肝面下 2cm 处作造瘘，先在胆囊壁上作一直径 1cm 的荷包缝合，暂勿结扎。轻轻提起缝线，在其中央穿刺，抽出胆汁减压。观察胆汁颜色、混浊度，有无脓性改变，并送镜检及培养〔图 37-14（2）〕。

5. 胆囊造瘘　在穿刺孔区用尖刃刀戳一小口〔图 37-14（3）〕，切口大小以能进入示指为合适。用吸引器吸尽胆囊内胆汁。如发现有胆囊结石，应用刮匙或取石钳取出结石〔图 37-14（4）〕。必要时，以手指伸入胆囊内探查有无结石遗留。有时胆囊内有多数小结石，可用生理盐水纱布擦出。胆囊管内嵌顿结石，可用手轻柔推挤，将结石移至胆囊内再取出〔图 37-14（5）〕。胆囊内放入一条蕈状或伞状管，深约 3～4cm。将胆囊壁切口的浆肌层向内翻，拉紧荷包缝线并结扎。于荷包缝扎线以外 0.5cm 处，再做一荷包缝合、结扎固定〔图 37-14（6）〕。如胆囊切口较大时，可用丝线将胆囊切缘作全层间断缝合，外层再褥式内翻缝合〔图 37-14（7）〕。如胆囊壁有坏死区域，则可用大网膜一部分覆盖在胆囊壁上保护，引流管穿过网膜引出〔图 37-14（8）〕。但在一般情况下无此必要，以免增加组织粘连，增加二期手术分离的困难。

6. 处理引流管，缝合腹壁　吸尽腹腔脓液后，在胆囊下放一条引流管引流，与胆囊引流管一起自右侧腹部另作一小口引出。引流切口不可太紧，以免拔引流管时造成困难。也可将引流管周围的胆囊底部与腹膜固定数针〔图 37-14（9）〕。引流管在腹腔内行径需注意，勿使扭曲或过紧。引流管在皮肤缝合处固定

一针，以防脱落。香烟引流用安全针固定〔图 37-14（10）〕，以免滑入腹腔。把大网膜覆盖于胆囊周围，预防胆汁渗漏及胆囊与胃肠粘连，为二次手术创造有利条件。

逐层缝合腹壁切口。引流管宜用纱布卷垫起，固定在腹壁上〔图 37-14（11）〕，以防脱落和扭曲。

【术中注意事项】

1. 病情多危重，手术应尽快解除胆道梗阻和感染，减少不必要的探查和操作。

2. 因胆囊壁常较脆弱，分离粘连时，容易被撕破，扩散感染，应尽量避免。

3. 用刮匙或钳取石时，或用手指推挤胆囊管内结石时，应避免损伤胆囊壁或撕断胆囊管。

4. 穿刺胆囊如为白胆汁，说明胆囊管梗阻不通，则单纯胆囊引流不能解决胆道梗阻和感染问题，应争取作为胆总管探查和引流。

5. 胆囊引流应选用中号质软、有弹性的乳胶管，以保证引流通畅，又不致压迫损伤胆囊壁。

6. 如胆囊底部或体部已有小片坏死，应在坏死部分切开或扩大穿孔，取出结石或蛔虫，放入导管造瘘。如胆囊颈部有穿孔，宜先作缝合，再于胆囊底部造瘘。

7. 如胆囊病变较轻，胆道压力不高，胆囊胀大不明显时，病变可能主要在胆总管、肝总管或肝内胆管，患者即使有黄疸、高热或中毒性休克症状，也不应做胆囊造瘘术，应该探查胆总管、肝总管，解除病源，并做胆总管的 T 形管引流。

【术后处理】

1. 休克患者取平卧位，血压平稳后改半卧位。

5

2. 禁食,持续胃肠减压。术后 2 ~ 3 日,腹不胀,肠鸣音恢复或排气时,可拔除胃管,开始进全流质饮食,并适当减少输液量。进食 1 ~ 2 日后,如腹不胀痛,可改半流质饮食,停止输液。

3. 静脉输液,补充水和电解质,纠正酸中毒,肌注维生素 B、C、K。

4. 给予广谱抗生素,直至体温恢复正常 3 日,血白细胞不高时为止。

5. 危重患者适当输血。

6. 术后第 2 日拔除引流管。

7. 胆囊引流管接消毒引流瓶或引流袋,每日记 24 小时胆汁引流量、观察胆汁颜色、混浊度、气味、有无脓血等。术后 5 日起可间断用生理盐水灌洗引流管。

8. 胆囊引流管一般于术后 2 周左右拔除。拔前先试行夹管 1 ~ 2 日,如无不良反应,经胆囊引流管作逆行胆系造影,显示胆囊、胆管内无异常发现后,方可拔管,否则,引流管应保留至下次手术时拔除。

(李克军 金实)

第四节 胆囊切除术

【概述】

胆囊切除术时是胆道外科常用的手术,分开腹胆囊切除术和腹腔镜胆囊切除术。由于具有手术创伤小,患者痛苦少,恢复快的优点,目前较多采用腹腔镜胆囊切除术。

一、开腹胆囊切除术

分顺行性(由胆囊管开始)切除和逆行性(由胆囊底部开始)切除两种。顺行性胆囊切除,出血较少,手术简便,应优先采用。但在炎症严重,胆囊与周围器官紧密粘连,不易显露胆囊管及胆囊动脉时,则以采用逆行性切除法为宜。有时则需两者结合进行。

【适应证】

1. 急性化脓性、坏疽性、出血性或穿孔性胆囊炎。

2. 慢性胆囊炎反复发作,经非手术治疗无效者。

3. 胆囊结石,尤其是小结石容易造成阻塞者。

4. 胆囊无功能,如胆囊积水和慢性萎缩性胆囊炎。

5. 胆囊颈部梗阻症。

6. 胆囊肿瘤。

7. 作奥迪括约肌切开成形术,或胆总管十二指肠吻合术的同时,应切除胆囊。

8. 胆囊瘘管、胆囊外伤破裂而全身情况良好者。

【术前准备】

1. 急症患者的术前准备见胆囊造瘘术。

2. 慢性病例术前应妥善准备 纠正贫血、改善营养状况,采用高糖高蛋白高维生素的保肝治疗。术前备血 300 ~ 500ml。

【麻醉】

一般选用硬膜外麻醉,对危重患者以局麻为宜。

【手术步骤】

1. 仰卧位,上腹部对准手术台的腰部桥架。术中因胆道位置较深,显露不佳时,可将桥架摇起。膝下放软垫,使腹肌松弛。

2. 切口 一般取右上经腹直肌切口;或右上正中旁切口;肥胖和肋弓较宽的患者,可采用右肋缘下斜切口〔图 37-15(1)〕。

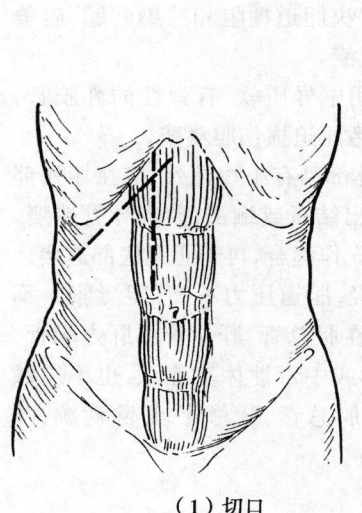
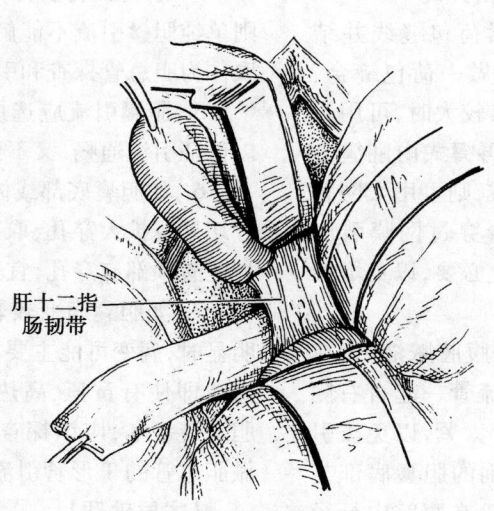
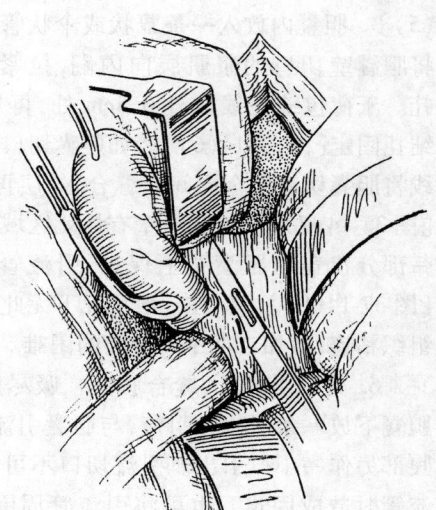

(1)切口   (2)显露肝十二指肠韧带   (3)拉开胆囊颈部,切开肝十二指肠韧带

肝十二指肠韧带

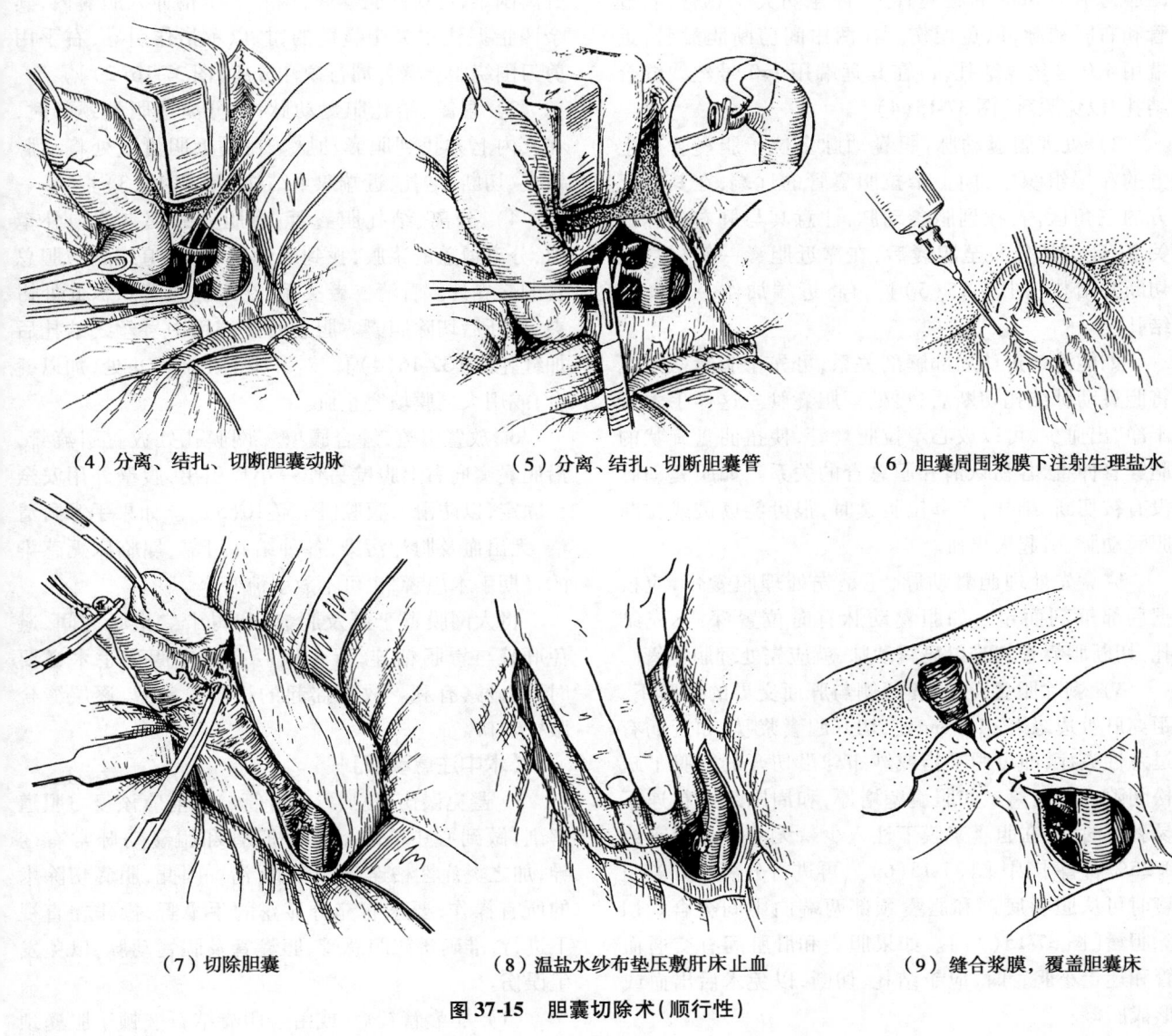

（4）分离、结扎、切断胆囊动脉　　（5）分离、结扎、切断胆囊管　　（6）胆囊周围浆膜下注射生理盐水

（7）切除胆囊　　（8）温盐水纱布垫压敷肝床止血　　（9）缝合浆膜，覆盖胆囊床

图 37-15　胆囊切除术（顺行性）

5

3. 探查　首先探查肝脏色、质，有无肿大或萎缩、异常结节、硬变和脓肿，分别探查右叶膈面和脏面、左叶。其次探查胆囊的形态、大小、有无水肿充血、坏死、穿孔等，轻挤胆囊能否排空，囊内有无结石，胆囊颈及胆囊管有无结石嵌顿，胆囊周围粘连情况。顺势左手示、中指深入网膜孔内，左拇指置肝十二指肠韧带上，自上向下摸诊肝管、胆总管有无结石或蛔虫，淋巴结是否肿大，胰头是否坚硬、肿大。如胆囊膨胀明显，又不能排空，应先在胆囊底穿刺减压后再行探查。穿刺处予以缝闭。然后，仔细检查胃和十二指肠有无溃疡、肿瘤等。必要时，探查脾、胰、横结肠、升结肠、阑尾和右肾等。总之，在病情许可和需要的条件下，应尽量作比较详细的探查，再决定手术方式和步骤。

探查中，若发现胆囊病变只是胆道病变的一部分，则不宜贸然施行胆囊切除术，而应根据发现的其他病变情况，决定处理方法。

4. 显露胆囊和胆囊管　应用 3 个深拉钩垫大纱布垫将肝、胃、十二指肠和横结肠拉开，使十二指肠韧带伸直，胆囊和胆总管即可显露在目〔图 37-15（2）〕。用盐水纱布填塞于网膜孔内，以防胆汁和血液流入小网膜腔。

5. 切除胆囊

（1）顺行性胆囊切除（从胆囊颈部开始）

1）显露和处理胆囊管：用卵圆钳或弯止血钳夹住胆囊颈部，略向右上方牵引。用刀沿肝十二指肠韧带外缘切开胆囊颈部左侧的腹膜〔图 37-15（3）〕，仔细钝性分离出胆囊管。在分离过程中，可不断牵动夹在胆囊颈部的钳子，使胆囊管稍呈紧张状态，以便辨认。明确认清胆囊和胆总管的相互关系后，放松胆囊颈部的牵引，避免胆总管被牵拉成角。用两把止血钳夹于距胆总管 0.5cm 的胆囊管上,注意勿夹胆总管、右肝管和右肝动脉,以免误伤。在两钳间剪断胆囊管,近端用 4-0 号丝线结扎,再在其远端用 1-0 号丝线缝合结扎,以免脱落〔图 37-15(4)〕。

2)处理胆囊动脉:胆囊动脉多位于胆囊管后上方的深层组织中,向上牵拉胆囊管的远端,在其后上方的三角区内,找到胆囊动脉,注意其与肝右动脉的关系,证实其分布至胆囊后,在靠近胆囊一侧,钳夹、切断并结扎〔图 37-15(5)〕,再将近端加作一道丝线结扎。

如能清楚辨认局部解剖关系,可先于胆囊三角区将胆囊动脉结扎切断后,再处理胆囊管。这样手术野干净、出血少,可以放心牵拉胆囊管,使扭曲盘旋状的胆囊管伸直,容易认清和胆总管的关系。如胆囊动脉没有被切断、结扎,在牵拉胆囊时,很可能撕破或拉断胆囊动脉,引起大出血。

究竟先处理胆囊动脉,还是先处理胆囊颈,应根据局部解剖而定。如胆囊动脉有时位置深,不先结扎、切断胆囊管就难以显露动脉,就应先处理胆囊管。

3)剥除胆囊:在胆囊两侧与肝面交界的浆膜下,距离肝脏边缘 1～1.5cm 处,切开胆囊浆膜,如近期有过急性炎症,即可用手指或纱布球沿切开的浆膜下疏松间隙进行分离。如胆囊壁增厚,和周围组织粘连不易剥离时,可在胆囊浆膜下注入少量无菌生理盐水或 0.25% 普鲁卡因〔图 37-15(6)〕,再进行分离。分离胆囊时可从胆囊底部和胆囊颈部两端向中间会合。切除胆囊〔图 37-15(7)〕。如果胆囊和肝脏间有交通血管和迷走小胆管时,应予结扎、切断,以免术后出血或形成胆瘘。

4)肝脏处理:剥除胆囊后,胆囊窝的少量渗血可用热盐水纱布垫压迫 3～5 分钟止血〔图 37-15(8)〕。活动性出血点应结扎或缝扎止血。止血后,将胆囊窝两侧浆膜用丝线作间断缝合,以防渗血或粘连〔图 37-15(9)〕。但若胆囊窝较宽,浆膜较少时,也不一定作缝合。

(2)逆行性胆囊切除(自胆囊底部开始)

1)切开胆囊底部浆膜:用止血钳或卵圆钳夹住胆囊底部做牵引,在胆囊周边距肝界 1cm 处的浆膜下注入少量生理盐水,使浆膜水肿浮起,在该处切开浆膜。

2)分离胆囊:用手指和小纱布球沿切开的浆膜下间隙分离胆囊,由胆囊底部开始,逐渐向下分至体部〔图 37-16(1)〕;必要时,配合锐性分离。任何分离、结扎、切断都必须紧靠胆囊壁进行。若遇粘连紧密、

分离困难,可切开胆囊底,用左手示指伸入胆囊内,其余四指握住钳夹胆囊壁的钳,以示指作引导,右手用剪刀围绕胆囊壁外周行锐性分离〔图 37-16(2)〕。

3)显露、结扎胆囊动脉:当分离达胆囊颈部时,在其内上方找到胆囊动脉。在贴近胆囊壁处将动脉钳夹、切断、结扎,近端双重结扎〔图 37-16(3)〕。

4)分离、结扎胆囊管:将胆囊颈部夹住向外牵引,分离覆盖的浆膜,找到胆囊管,分离追踪到与胆总管的交界处。看清二者关系,在距胆总管 0.5cm 处钳夹、切断后切除胆囊。胆囊管残端用中号丝线结扎后加缝扎〔图 37-16(4)〕。对肝床上出血不止处,加以缝合,或用大网膜填塞止血。

6. 放置引流、缝合腹壁　网膜孔处放置引流管,沿胆囊窝向右上腹壁另作一小口引出,腹壁外用安全针固定,以防滑入腹腔〔图 37-16(5)〕。如果手术野清洁,无出血及胆汁污染,各种结扎可靠,属临床无感染的择期手术患者,也可不放引流管。

将大网膜置于肝及胆囊,和胃十二指肠之间,避免肝脏与胃肠粘连,万一以后有再次胆道手术必要时,对显露有利。放下摇起的桥架。最后,逐层缝合腹壁切口。

【术中注意事项】

1. 避免误伤胆总管、右肝管　术前应该复习胆道解剖,做到心中有数。肝外胆管和胆囊动脉常有变异,加之炎症性粘连,更不易辨清。因此,胆囊切除术的所有操作,要求有充分显露的手术野,操作在直视下进行,准确辨认胆总管、胆囊管及胆囊动脉,以免发生误伤。

(1)胆囊管较短,或由于胆囊结石嵌顿于胆囊颈部,胆囊颈部与胆总管粘连使胆总管移位,术中可将胆总管误认为胆囊管而被切断〔图 37-17(1)〕。

预防:切断胆囊管前必须充分显露胆囊管与胆总管的关系,摸清胆总管内侧的肝动脉,有助于判断胆总管的位置。实有困难时,可采用逆行性胆囊切除术。

(2)胆囊牵拉过紧,使胆总管屈曲成角,而将胆总管一部或全部被结扎切断〔图 37-17(2)〕。术后发生梗阻性黄疸或结扎处坏死形成胆漏。

预防:必须在放松牵拉胆囊,认清胆囊管和胆总管的关系时,才可结扎、切断胆囊管。

(3)结扎胆囊管时太近胆总管,以致结扎残端的瘢痕压迫胆总管或牵拉胆总管而造成狭窄〔图 37-17(3)〕。

预防:胆囊管残端应距离胆总管 0.4～0.5cm 为宜;太短可造成瘢痕压迫,太长日后有形成小胆囊病灶的可能。

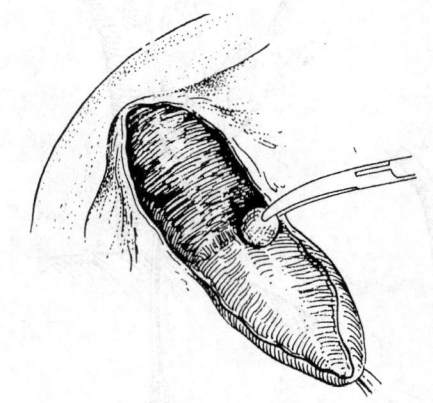
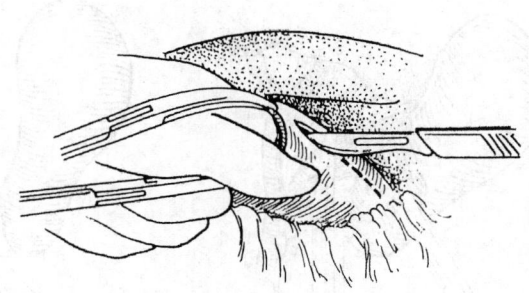

（1）从胆囊底部开始分离胆囊　　　　　　　（2）分离困难时切开胆囊，伸入手指引导分离

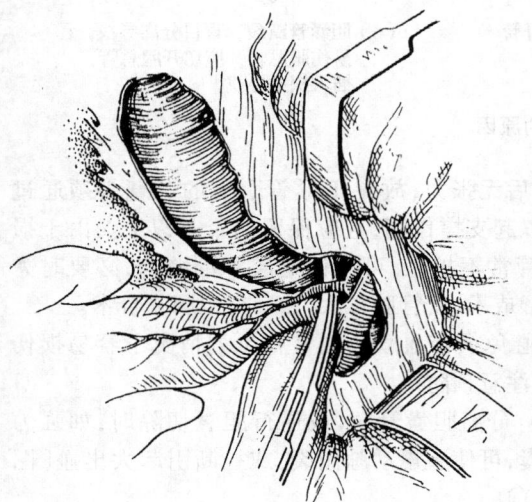
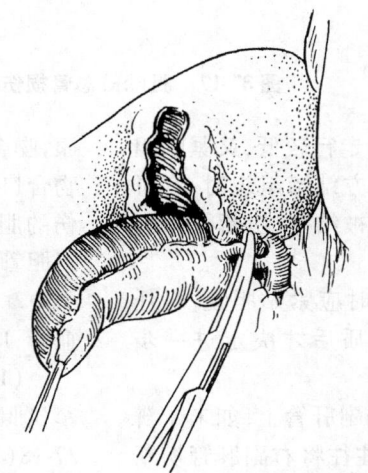
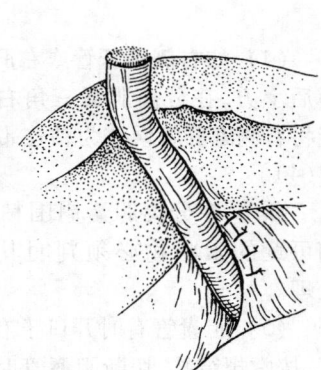

（3）分离、结扎、切断胆囊动脉　　　　（4）分离、结扎、切断胆囊管　　　　（5）网膜孔置烟卷式引流

图 37-16　胆囊切除术（逆行性）

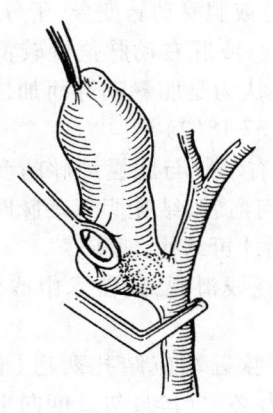
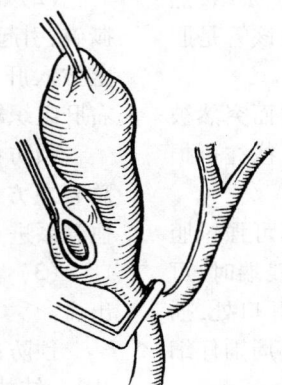
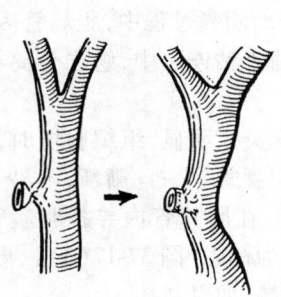

（1）胆囊管短，或局部粘连，　　　　（2）胆总管被牵拉过紧成角　　　　（3）胆囊管结扎太近胆总管
　　　误认胆总管为胆囊管　　　　　　　　　　　　　　　　　　　　　　　瘢痕收缩造成狭窄

5

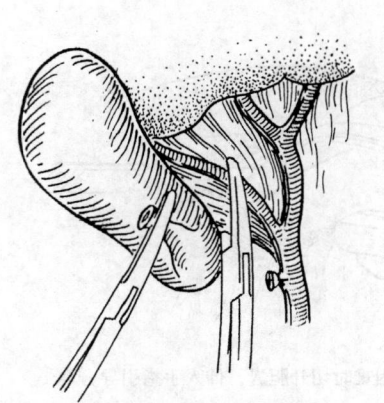
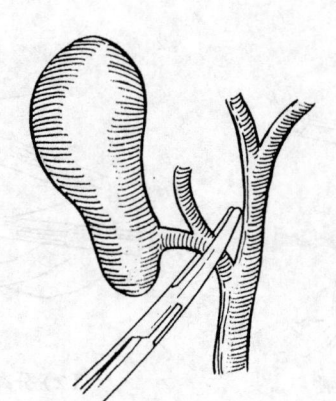
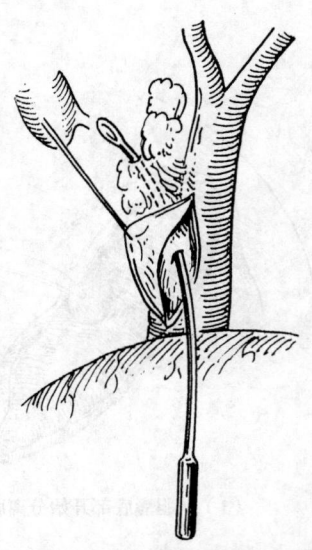

（4）右肝管走行位置低被误扎　　　　（5）胆囊异常开口于右副肝管　　　　（6）胆囊管断裂，盲目分离寻找，
　　　　　　　　　　　　　　　　　　　　　　　　　　　　　　　　　　　易伤胆总管；应切开胆总管，
　　　　　　　　　　　　　　　　　　　　　　　　　　　　　　　　　　　插入探条寻找

图 37-17　胆（肝）总管损伤的原因

（4）如右侧副肝管或右肝管走行较低，又紧贴胆囊后上方，在分离胆囊三角右上方结缔组织时，有可能将右侧副肝管误认为粘连带而被结扎、切断〔图 37-17（4）〕。

预防：在分离胆囊周围粘连时应紧贴胆囊，对任何可疑的索状物必须判明其性质后才决定进一步处理。

（5）胆囊管有时开口于右侧副肝管上，如未予辨清，按常规结扎、切断胆囊管时，往往将右副肝管切断〔图 37-17（5）〕。

预防：胆囊管如较粗大时，一定要注意，应仔细分离胆囊周围的粘连，看清胆囊管与周围关系后，再结扎。如有疑问，可先用丝线围绕胆囊管打一松结，然后自胆囊底部向颈部分离，分离至颈部证明该管是胆囊管，别无分支后，再行结扎、切断。

（6）在分离胆囊过程中，胆囊管因脆弱而突然被撕断，断端回缩于粘连之中，勉强分离寻找，往往可损伤胆总管。

预防：胆囊炎症明显，组织脆弱时，切不可强拉胆囊，以免撕断胆囊管。一旦撕断，不易寻找残端时，可先切开胆总管，在胆总管内寻找胆囊管的开口处，插入金属探条作为标志〔图 37-17（6）〕，再在其周围仔细分离出胆囊残端，加以结扎。

胆囊切除术中损伤胆管多发生在胆囊管汇入区的肝总管或胆总管上，因此手术时该区的操作应特别细致。

术中如发现肝总管或胆总管损伤，应即时在引流的基础上，作胆道端-端吻合术。吻合端的组织必须健康，吻合后无张力，放置 T 形管引流的一臂必须通过吻合口以起支撑作用，且应保留两个月以上。由于损伤的胆管常不扩张，可只做单层外翻缝合，必要时需行胆管形成术，使管腔扩大，然后行胆肠吻合术。

2. 避免损伤血管　通常在下列情况下容易损伤血管，应注意预防。

（1）分离胆囊管时，或逆行胆囊切除时，如强力牵拉胆囊，可使胆囊动脉撕裂，或拉断引起大出血〔图 37-18（1）〕。

预防：在分离、切断胆囊前，有可能时应先结扎、切断胆囊动脉。当胆囊动脉未切断结扎之前，切勿用力牵拉胆囊，以免撕破血管，发生出血。

（2）肝右动脉或胆囊动脉变异，于分离胆囊时被撕破，引起大出血。或肝右动脉位置较低，于胆囊后上方入肝，可被误认为是胆囊动脉而加以结扎，造成右肝组织缺血〔图 37-18（2）〕。

预防：熟悉肝右动脉与胆囊动脉的变异，不在胆总管左方结扎任何血管，结扎胆囊动脉时，必须确认血管系进入胆囊后才可结扎、切断。

（3）血管结扎线滑脱，致使术中或术后发生大出血。

预防：胆囊动脉近端应结扎两道（包括一道缝扎）。结扎时，用力必须均匀，勿过度向上牵拉，以防撕脱。结扎时，用力勿太大，避免结扎线勒断血管，引起出血。每道结扎须打 3 个结，以免滑脱。

（4）门静脉的损伤多发生在侧壁，多为在分离胆囊时不慎引起。门静脉损伤出血量较大，应即刻用手指阻断肝十二指肠韧带，控制出血后，修补破裂处。

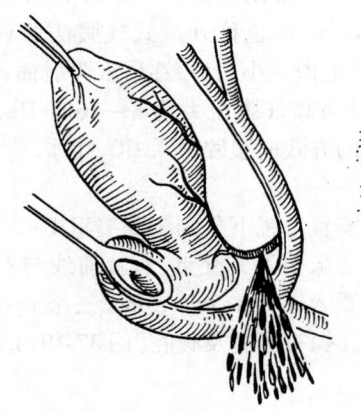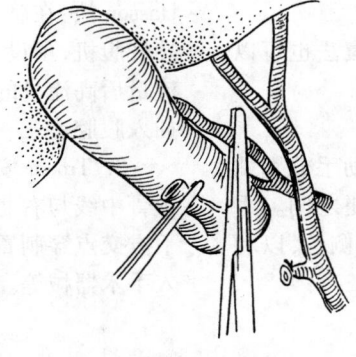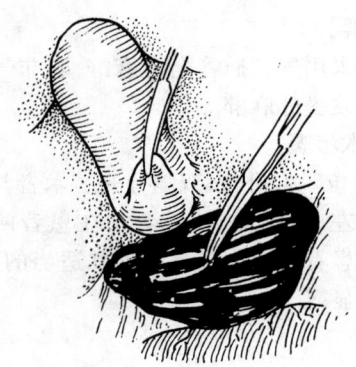

（1）强力牵拉胆囊　　　（2）肝右动脉贴近胆囊后上方走行　　　（3）止血时盲目夹伤

图 37-18　胆囊动脉损伤原因

预防：分离胆囊管或胆囊靠近肝十二指肠韧带侧后缘时，应高度警惕引起门静脉损伤，切勿贸然行事。

（5）术中发生大出血，盲目用止血钳在血泊中钳夹试图止血，或盲目进行缝扎，可将胆总管夹伤或误扎〔图 37-18（3）〕。

预防：遇到胆囊动脉或肝动脉大出血时不要慌张，应立即将左手示、中指插入网膜孔，拇指在肝十二指肠韧带上压迫肝动脉暂时止血，同时吸出流血，使手术野清晰后再略放松指压处，看准出血点后再行准确止血。

3. 胆囊床渗血不止，可以由黄疸日久，凝血机制障碍而术前准备不足所致，可缝闭胆囊床或用填塞法止血。

4. 胆囊极度膨胀，妨碍手术进行时，可穿刺抽吸内容物，但不要全部吸尽，以免胆囊瘪缩，影响剥离。应保留原来内容的 1/3，使胆囊轻度充盈，易于分离。

5. 在胆囊萎缩、粘连紧密、解剖关系不清楚时，可先切开胆总管，用金属探条插入胆总管、右肝管内作为辨认胆总管的标记，再行分离，以免误伤。

6. 如炎症严重，粘连紧密，胆囊切除既困难又危险者，可切开并部分切除胆囊，从内部刮除残余胆囊黏膜、缝闭胆囊管开口，也可达到胆囊切除的要求，有时也可用碘酊、酒精烧灼难以切除的胆囊黏膜，达到破坏分泌黏液的黏膜。

【术后处理】

1. 术后平卧 6 小时。

2. 腹胀、呕吐不严重，术后次日可开始进不胀气流质饮食，并逐步增加饮食量。有严重腹胀肠麻痹者，术后继续禁食 1～2 日，必要时作胃肠减压。服用中药胃肠复元汤，每日一剂，分两次服，可促进肠蠕动早期恢复。禁食期间应静脉输液。

3. 继续应用广谱抗生素，或根据胆汁细菌培养药物敏感度测定结果选用抗生素。

4. 有黄疸者，继续用维生素 B₁、C、K 及保肝药物。

5. 引流管一般于术后 2～3 日拔除。

二、腹腔镜胆囊切除术

【适应证】

同开腹胆囊切除术。

【禁忌证】

同开腹胆囊切除术。

相对禁忌证的选择与术者技术水平密切相关，在经验丰富的内镜外科医师操作下，原来认为是手术禁忌证或相对禁忌证的部分患者，亦列为手术适应证范围。对于初学者，下列复杂类型的胆囊疾病是手术的相对禁忌证：

1. 有上腹部手术史　因为术后粘连可使胆囊及 Calot 三角的显露和分离比较困难。

2. 疑有胆囊癌者　此时剖腹手术探查更为有利。

3. 合并原发性胆管结石及胆道狭窄者。

4. 萎缩性胆囊炎　因反复的胆囊炎症，可使 Calot 三角粘连，解剖不清，增加手术难度且易造成副损伤。

5. 急性胆囊炎和急性化脓性胆囊炎　胆囊急性炎症时，充血水肿，与邻近组织粘连，增加了显露 Calot 三角的难度。

6. 心肺功能不全者　气腹可使腹压升高，减少了回心血量；同时膈肌抬高可影响肺功能，而且二氧化碳吸收入血，可引起高碳酸血症。故对心肺功能障碍及老年患者，施行腹腔镜手术宜慎重。

7. 肝硬化和门静脉高压症　在腹腔镜下止血比较困难。

8. 妊娠合并胆囊结石者。

9. 腹腔内严重感染及腹膜炎者。

10. Mirizzi 综合征等。

【术前准备】

同开腹胆囊切除术。

【麻醉】

一般采用气管插管全身麻醉,若非气腹法也可以采用连续硬膜外麻醉。

【手术步骤】

1. 体位　仰卧位,双腿分开。术者与助手分别站于患者的左、右两侧,持镜者站在患者两腿之间。手术中可将患者改变为头高脚低并适当的左侧位,以利于胆囊的显露。

2. 建立气腹　常用方法有 Veress 针盲穿法也称闭式气腹和 Hasson 法也称开放式气腹法两种。常用 Hasson 法:在脐上做一小切口,逐层入腹后插入 trocar,接气腹机,预设最高气腹压力为 8 ~ 16mmHg,以先低流量后高流量的方式向腹腔注入 CO_2 气体,建立气腹,插入腹腔镜。

3. Trocar 安置　镜下分别于剑突下 1 ~ 1.5cm、右锁骨中线与右肋缘稍下方交点、右腋前线与右肋缘稍下方交点穿刺置入 10mm、5mm、5mm 三个 trocar,以导入手术器械等。探查胆囊及腹腔〔图 37-19(1)〕。

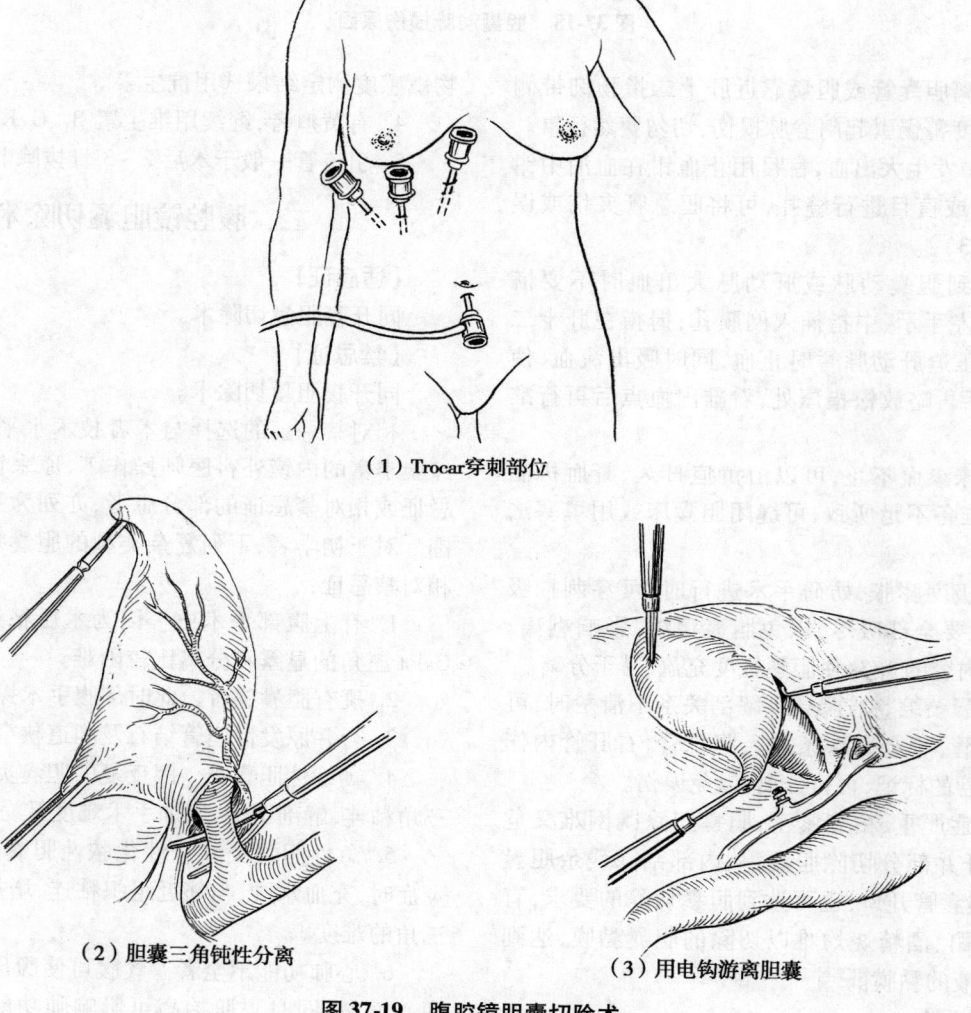

（1）Trocar穿刺部位

（2）胆囊三角钝性分离

（3）用电钩游离胆囊

图 37-19　腹腔镜胆囊切除术

4. Calot 三角区的处理　助手夹持胆囊底将胆囊推向肝膈面,并保持足够张力,钳子越过肝缘以免刺破肝脏。术者左手自锁骨中线 troacr 置入胆囊抓钳,夹住胆囊壶腹将胆囊向腹壁方向牵拉,显露 Calot 三角,应用高频电钩(刀)、超声刀或剪刀在胆囊壶腹与胆囊管交界部平面稍上方环形切开胆囊浆膜,将前三角及后三角的浆膜切开,继续游离胆囊管,可采用钝性剥离,先用分离钳于后三角紧贴胆囊管后方、胆囊壶腹与胆囊管交点处(宁高勿低)进行分离,再于前三角相对应点分离,反复多次分离显露出胆囊管〔图 37-19(2)〕。也可以采用电钩分离,渗血少,术野清晰,注意使电凝钩离开深面组织,以免误伤胆管。明确胆囊管与胆总管的关系后,距胆总管约 0.5cm 处可吸收夹、钛夹或套扎线等器械夹闭胆囊管后切断。在腹腔镜的放大作用下胆囊动脉多能清楚显露,可以超声刀闭合或夹闭。

5. 胆囊剥离 离断胆囊管后将胆囊壶腹向左下或右下牵拉,使胆囊浆膜绷紧后用电钩先切开浆膜层,再处理浆膜下疏松组织,注意每一钩组织都要少而确切〔图 37-19(3)〕;剥离间隙不要太靠近肝脏以免切开肝板导致出血、也不要太靠近胆囊以免钩破胆囊。胆囊底部系膜较长,容易找到正确的分离间隙,因此三角区处理完毕后顺行法剥离,一旦遇到渗血较多、分破胆囊或胆囊床间隙显露困难,即可采用逆行法剥离。

6. 取出胆囊 将切除胆囊装入标本袋,自脐上切口取出。若采用 Veress 针气腹法,则从剑突下戳孔取出,多需要专用的扩张套管扩大戳孔。

7. 胆囊床进行全面的电凝,减少术后胆囊床的出血或渗液,也可以防止"胆囊床型迷走胆管"漏。若胆囊破裂胆汁污染需充分冲洗。拔出各个 trocar,缝合各戳孔。

【术中注意事项】

1. 三角区分离之前应仔细观察肝外胆道解剖,尤其胆总管的走行,可提高手术效率和减少胆管损伤并发症。

2. 胆囊管的全程游离并无必要,增加肝总管的损伤,胆囊管有 0.5cm 的长度即可完成远近端夹闭切断。

3. 少数病例术中因 Calot 三角显露不清、难以控制的出血、疑有胆管损伤等原因而不得不中转开腹手术。但这也并不意味着腹腔镜手术的失败。因为在任何情况下,保障手术质量及患者安全都是第一位的,医师有责任采取最合适的措施。

【术后处理】

术后 6 小时可离床活动,术后第一天可进低脂半流食,术后第 3 天停用抗生素。

(金实 李克军)

第五节 胆总管切开探查术

胆总管切开探查术的目的主要是:探查胆道的病变;取出胆道内的结石、蛔虫、血块等;引流胆总管,以解决胆道的梗阻和感染。

临床上经常施行的是开腹胆总管切开探查术和腹腔镜胆总管切开探查术,随着腹腔镜技术的迅速推广和成熟,目前腹腔镜胆总管切开取石术已逐渐成为治疗胆管结石的主要方法之一。

一、开腹胆总管切开探查术

【适应证】

1. 急性化脓性梗阻性胆管炎。

2. 胆道感染并发肝脓肿、胆道出血或中毒性休克者。

3. 患者有反复胆绞痛、黄疸、高热或并发胰腺炎者。

4. 梗阻性黄疸并胆管炎者。

5. 胆道造影示胆总管有较大结石者。

6. 严重肝外伤缝合或切除,以及肝外胆管修复或吻合术后,应行胆总管切开引流术。

7. 在胆囊切除术中,遇有下列情况时应切开胆总管探查。

a)胆囊内有多发性小结石存在,胆囊管粗而短,估计结石有可能排入胆总管者。

b)胆总管明显增粗、肥厚、有炎症者。

c)胆总管触及有结石、蛔虫或血块者。

d)有反复发作黄疸病史者。

e)胰腺头部肿大或坚硬者。

f)穿刺胆总管发现胆汁内含胆砂、血液或脓液者。

g)术中胆道造影显示肝、胆总管内有结石、蛔虫者。

【术前准备】

1. 急症手术 所有患者都必须进行 6～24 小时不等的术前准备,以改善全身情况,使能耐受手术治疗。

(1)禁食,肠麻痹腹胀重者安置胃肠减压。

(2)静脉输液,纠正水、电解质和酸碱平衡失调,必要时输血或血浆。

(3)适当应用广谱抗生素。

(4)黄疸者注射维生素 B_1、C、K,有出血倾向者静脉注射六氨基己酸、对羧基苄胺等。

(5)有中毒性休克时,应积极抢救休克。

2. 择期手术 当患者有长期黄疸,脱水,肝、肾功能受损,一般情况不良时,术前应积极纠正,改善营养状况,应用高糖、高维生素等保肝治疗。

3. 术者应仔细了解病史、体检、化验及各项辅助检查资料,对病情有足够的分析和估计。

4. 结石患者术前当日晨应复查 B 超,以观察结石移动变化,以防结石排出胆道,徒施手术。

【麻醉】

一般选用硬膜外麻醉;必要时可用全麻。

【手术步骤】

1. 体位 仰卧位,上腹部对准手术台的腰部桥梁。术中因胆道位深显露不佳时,可将桥梁摇起。膝下放软垫,使腹肌松弛。

2. 切口　通常采用右上腹经腹直肌切口,或右上正中旁切口。

3. 探查　同胆囊切除术。

4. 显露胆总管　第1个深拉钩放在胆囊左侧肝上,钩下垫一块小纱布,将肝叶向上拉开。用盐水纱布垫隔开胃、十二指肠与横结肠。第2个深拉钩将胃向左拉,防止胃突入手术野。第3个深拉钩将横结肠和十二指肠部向下拉开,使肝十二指肠韧带保持伸直紧张。再把一条盐水纱布填入网膜孔内,以防胆汁或血液流入小网膜腔。拉钩要有足够的深度,拉力要持久、均匀,使在整个手术过程中不让上述器官进到手术野来。

5. 切开胆总管　将肝十二指肠韧带右侧腹膜切开,用止血钳夹小纱布球,仔细分离腹膜,使肝十二指肠韧带段胆总管显露清楚〔图37-20(1)〕。在胆总管前壁常有细小血管横过,应用细丝线缝扎,以防出血。

在拟定的胆总管切口处(一般取十二指肠上缘和胆囊管进入胆总管处之间),用细丝线在胆总管前壁两侧各缝一针牵引线,在两牵引线间做实验穿刺〔图37-20(2)、(3)〕。如抽出胆汁,即证实为胆总管(胆汁送细菌培养,及药物敏感度测定);否则,应再次确定胆总管位置。梗阻性黄疸日久后胆汁色深与血液颇似;当胆道出血时,胆汁内也混有血液,外观难以鉴别。可用少量抽出的内容物注射在白纱布上,若为胆汁,即呈黄色,且有黏液。当胆总管内可以清楚扪及结石时,可省去这一步骤,直接在结石上切开胆总管。

穿刺获胆汁后,必要时可接着做胆道内压力测量;有条件和需要者,可做胆道造影。然后,将牵引线两侧提起,在牵引线中间穿刺针眼处沿胆总管纵轴用尖刃刀做1.5~2cm长切口。先垂直于胆总管壁刺入,但勿太深,以免刺破胆总管后壁或伤及门静脉,再向上、下方扩大切口。同时,助手用吸引器吸除流出的胆汁〔图37-20(4)〕。

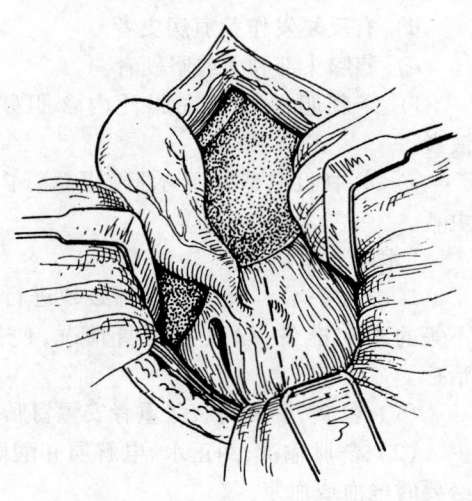

（1）显露、切开肝十二指肠韧带

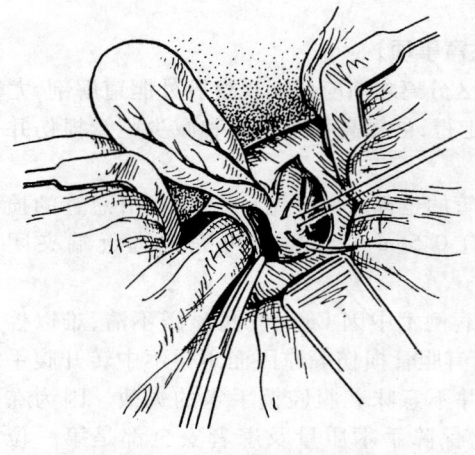

（2）显露胆总管,在前壁缝两针牵引线

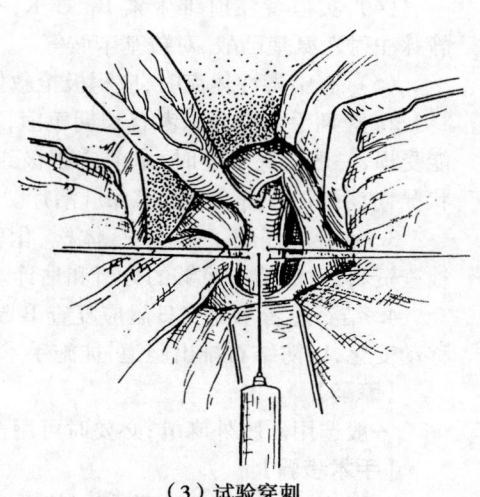

（3）试验穿刺

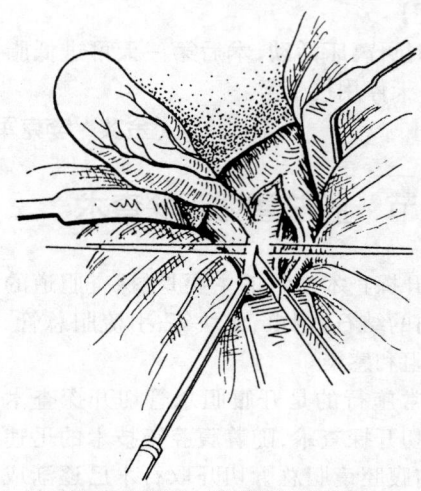

（4）切开胆总管,吸尽流出的胆汁

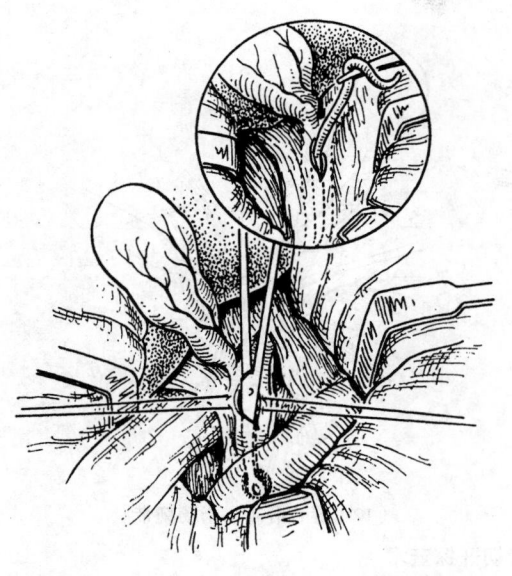

（5）用取石钳取出胆石（附图为取出蛔虫）

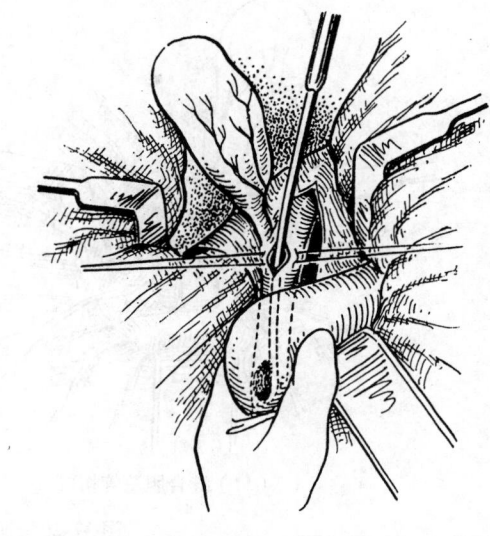

（6）胆总管下段结石，在左手帮助下伸入刮匙取石

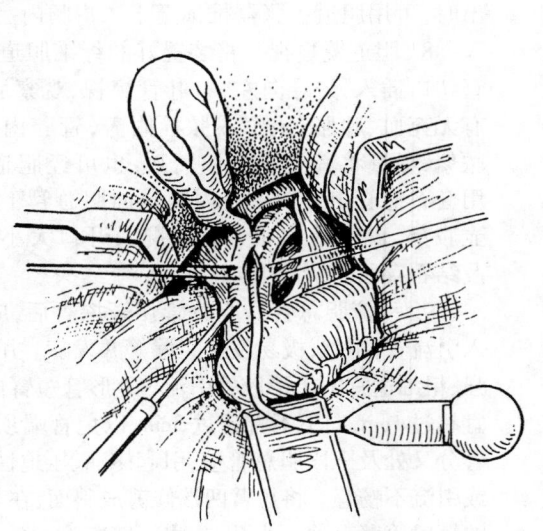

（7）冲洗左、右肝管泥沙样结石

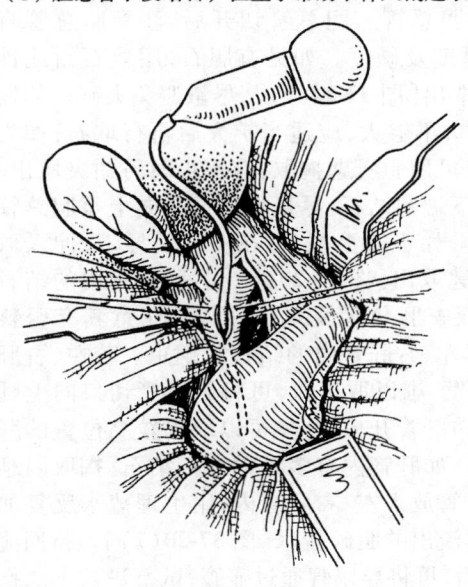

（8）灌洗胆总管下段

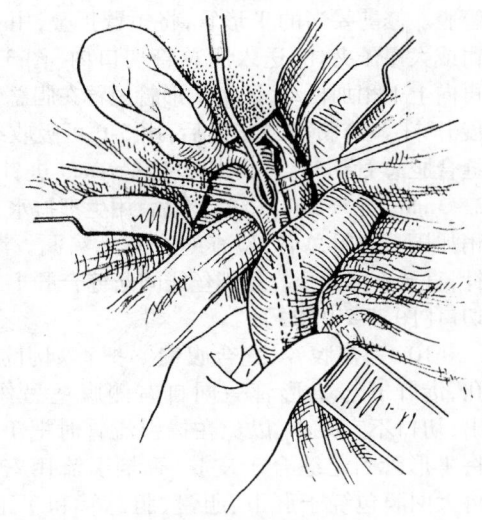

（9）扩张胆总管下端

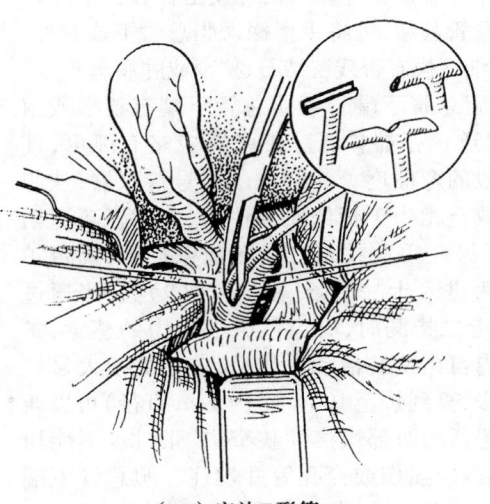

（10）安放T形管

5

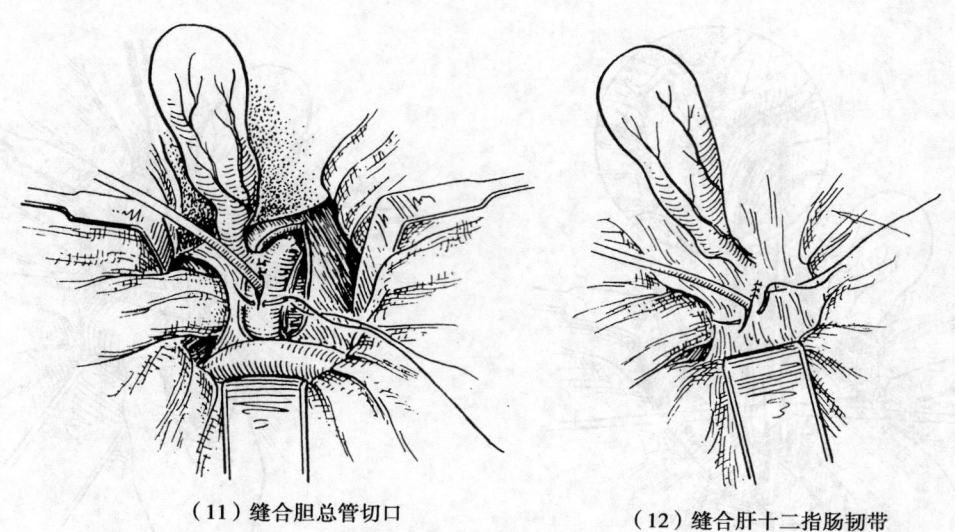

（11）缝合胆总管切口　　　　　　　　（12）缝合肝十二指肠韧带

图 37-20　胆总管切开探查术

6. 探查胆总管　胆总管切开后,注意胆总管直径,管壁的厚度及硬度。如见有胆石,用取石钳或钝刃刮匙小心取出〔图37-20(5)〕,尽量避免夹碎。如发现胆总管切口不够大,应适当扩大后再行取石;如为泥沙样结石,可用胆石匙掏取;有蛔虫时可钳夹取出。位于胆总管下端的结石,尽量将其推挤向上至胆总管切口处取出。如不能上推,可在左手引导下,伸入取石钳或胆石匙取出〔图37-20(6)〕。胆总管内的结石取尽后,再探查肝总管及左、右肝管,注意其有否狭窄,努力取尽左、右肝管内的结石或蛔虫。若左、右肝管内结石多发,难以取出时,可将胆总管切口向上延长,直达左、右肝管开口,这样可以取出较高位置的肝内胆管结石。如肝管内有多量泥沙样结石,掏取困难时,可用导尿管放入左、右肝管内,用生理盐水反复加压冲洗,吸尽流出的胆砂盐水〔图37-20(7)〕。待回流液基本澄清后,再将导尿管通过壶腹,试行进入十二指肠。并用生理盐水冲洗;若无回流,表明胆总管下端通畅;如有回流,表明胆总管下端仍有梗阻存在〔图37-20(8)〕。如胆总管甚粗,可将手指探入胆总管下段及左、右肝管内,仔细探摸有否残留结石、狭窄或肿瘤病变。

7. 扩张胆总管下端　疑胆总管下端有狭窄或阻塞时,需用胆道扩张器扩张。扩张器应略有弧度,使适应胆管下段的弯曲度。一般先用小号扩张器,从胆总管内向下放至相当于括约肌部位后,向前轻巧适当加压,同时用另一手放在十二指肠前壁扪诊,确定扩张器末端是否进入十二指肠〔图37-20(9)〕。当通过括约肌进入十二指肠时,有突然失去阻力的感觉,扩张器可在肠内自由旋转活动。然后,依序更换大号扩张器进行扩张,直到扩至10号探子(1cm直径)可以通过为止。但遇括约肌部瘢痕性狭窄,扩张时也不能粗暴硬扩,以免造成损伤或穿孔等并发症。胆总管下端出口过细,应考虑手术纠正,行括约肌切开成形术。

有时,结石嵌顿于壶腹部,用取石钳或胆石匙无法取出时,可用胆道扩张器推顶至十二指肠内。

8. 胆道镜窥视　将装置好的纤维胆道镜,自胆总管切口插入,先导向左、右肝管窥视,观察肝管壁黏膜有无充血、肿胀、狭窄或脓栓附着,管腔内有无结石、脓絮,尽量将其夹出。如失败,也可经胆道镜将结石用套石篮套出。然后将内镜转向胆总管下段,窥视至壶腹部,观察括约肌开合情况及开口大小,有无狭窄及结石存留,并作相应处理。

9. 引流胆总管　胆总管切开探查后,应自剖口置入引流管,不然,极易发生胆漏等并发症。用质软、弹性强、粗细适宜的T形胶管引流。T形管短臂向肝门段不宜超过1cm,向下不宜超过3cm,以免管端顶在左、右肝管分叉处及下段胆总管壁,引起疼痛、压迫性溃疡、出血或引流不畅等。将短臂两端修剪成斜面,在与长臂相对的短臂管壁上剪一小孔,或将管壁剪除一条,形成沟形,以便日后拔出。有时,可将其底部侧壁剪除一半,开放管腔。修剪妥当的T形管,将短臂折叠,用一长弯止血钳或大镊子夹住,送入胆总管切口内〔图37-20(10)〕。再向上下稍加松动,证实T形管短臂在胆总管内确已舒展开来,没有折叠或扭曲后,用3-0可吸收线全层间断缝合胆总管切口,在距切口边缘1mm进针,每针间距2~3mm〔图37-20(11)〕。然后,用生理盐水自T形管稍稍加压灌注胆总管,检查缝合有无渗漏。渗漏处应补针,直至不漏为止。用细丝线间断缝合肝十二指肠韧带切口〔图37-20(12)〕。

10. 引流腹腔、缝合腹壁　把香烟引流置于网膜孔,沿肝下与T形管一同自右侧腹壁另作小切口引出,切口不宜太小,以免在拔引流管时把T形管带出。将T形管固定缝合于皮肤,香烟引流用安全针固定。将大网膜包绕于肝下、胆囊、胆总管和T形引流管周围,以免T形管压迫十二指肠,形成十二指肠瘘;避免十二指肠与肝、胆囊粘连,将来可能再手术时,易致分破肝脏或十二指肠,造成困难。

最后,逐层缝合腹壁各层。

【术中注意事项】

1. 二次手术,显露胆总管区可能遇到右上腹广泛粘连,如粘连不易分离时,手术最好避开原切口,先进入没有粘连的腹腔部分,然后严格沿着肝下缘脏面进行分离,将粘连团分向下方,分出网膜孔;再在网膜孔前方,十二指肠上缘处,用细穿刺针试验穿刺,如未抽得胆汁,决不要轻易切开。任何操作都必须在直视下进行,以免损伤其他脏器。

寻找胆总管困难常见的原因有:①胆道再次手术,粘连重,解剖标志不清;②肝十二指肠韧带炎性增生;③解剖变异;④硬化性胆管炎。

寻找胆总管的方法:①首先采用十二指肠上段胆总管寻找法,如胆囊未切除,可沿胆囊管或经胆囊管放入探子到胆总管,借以扪及胆总管。对胆囊已经切除,无法找到胆总管时,可作横行分离和深部穿刺寻找法。②肝门处肝管寻找法,十二指肠上段寻找失败后,可在肝门处剖露(或穿刺)肝总管或左、右肝管。如解剖过程中流出胆汁,可从损伤处探入,找到肝、胆总管。③不得已时,也可采用十二指肠后段寻找法;或胰后段寻找法;或经十二指肠切开寻找肠壁段法;或肝内肝管插管寻找法。

2. 胆总管内已有引流管存在,二次手术时,进入腹腔后可循引流管找到胆总管。在未找到胆总管前,不可轻易拔掉引流管。

3. 胆总管切开引流同时需要切除胆囊者,应先做胆总管切开引流,然后切除胆囊,这是因为:有时术中病情急转直下,做完胆总管切开引流后,胆道已通畅,胆囊可暂不切除,待病情好转再做胆囊切除,也可得到满意效果,有时术中发现胆总管解剖变异或其他病理改变,不能引流,需要做胆囊和肠道的吻合。

4. 胆总管切开探查的切口,取靠近十二指肠上缘1cm处,因此处解剖变异较少。

5. 因血管变异,或局部炎症粘连严重,显露胆总管时,可引起大出血或渗出不止。

胆总管表面炎性浸润,偶有曲张静脉,甚至呈静脉瘤状,应紧靠胆总管表面,将其缝扎或分离后结扎、切断,以免显露胆总管时损伤出血。

少数患者的门静脉在胆总管前方走行,故切开胆总管前,必须先做穿刺,以免误将门静脉切开,引起大出血。

由胆管狭窄或肝内结石引起的胆汁性肝硬化患者,常已行多次手术,以致局部粘连致密,侧支循环丰富,肝门部的曲张静脉和脂肪沉着也多,手术极易引起广泛渗血。对这类患者一般应分期手术,先行脾切除及分流术,以后再行胆管手术。如胆管梗阻、感染严重者,可先行胆管引流减压,待感染控制后行脾切

除及分流术,以后再行胆管手术。

6. 术中用胆石钳或匙取出结石后,应用手指探查或胆道镜检查,以免结石遗留或狭窄。

7. 用胆道扩张器时,动作必须轻柔,以免损伤括约肌,引起出血,日后形成瘢痕狭窄,甚至穿破胆总管,形成假道。

8. 肝内胆管有蛔虫时,特别是多条蛔虫时,可用手轻柔按摩肿大的肝膈面,驱使蛔虫下行,以便取出。

9. 有多发性肝内结石者,应仔细探查肝表面,如有局限结节、硬化萎缩、脓肿等应作进一步处理。

10. 必须在直视下向外引出T形管,避免扭曲、成角,也不可牵拉太紧,将胆总管牵拉成角,影响胆汁引流。

【术后处理】

1. 同胆囊切除术。

2. 引流管一般于术后2~3日拔除;如引流物多,可适当延缓。拔除时,应轻柔旋转,逐渐外拔,以免不慎连同造瘘管一起拔脱,造成胆漏和胆汁性腹膜炎。

3. 将T形管连接于消毒引流瓶或引流袋。术后每日观察引流胆汁的颜色、容量、臭味、脓絮等,必要时可做胆汁镜检和培养。术后5日起,可用生理盐水灌洗引流管。术后10日,可经T形管做胆道逆行造影检查。如无特殊,夹管1~2日,无特殊反应时即可拔管。

拔T形管的指征是:①无腹痛发作,体温、脉搏、白细胞均正常;②黄疸消退;③大便颜色正常;④引流量逐渐减少,胆汁澄清、无脓球、虫卵等;⑤试夹T形管1~2日,无腹痛、腹胀,或发热等反应;⑥胆道造影正常,胆道下端通畅。

二、腹腔镜胆总管切开探查术

【适应证】

同开腹胆总管切开探查术。

【禁忌证】

在开展腹腔镜胆总管切开取石术的初期,胆总管直径小于1cm、有过胆道手术史的患者是手术的相对禁忌证。

【术前准备】

同开腹胆总管切开取石术。

【麻醉】

一般采用气管插管全身麻醉,若非气腹法也可以采用连续硬膜外麻醉。

【手术步骤】

1. 体位、建立气腹、Trocar安置与腹腔镜胆囊切除术相同。

2. 切除胆囊 操作步骤同胆囊切除术。可先不切除胆囊,以留做牵引用。当胆囊较大或本身空间较小时,胆囊的存在会影响局部的操作,先切除胆囊,胆囊管保留一定长度供牵引用,手术结束时再切除多余部分。

3. 胆总管的显露与切开　于肝十二指肠韧带右侧找到胆总管,用电钩或超声刀切开浆膜显露胆总管前壁1～2cm,穿刺胆总管抽出胆汁或拔出针头有胆汁流出即确认为胆总管。于十二指肠上方沿胆总管纵轴方向用剪刀或胆总管切开刀切开胆总管前壁,应避免插入过深损伤门静脉,切口长约1～1.5cm,依术前B超等提示的结石大小而定,以能够取出结石为宜。

4. 取石　位于胆总管切口附近的结石可直接用腹腔镜弯钳或拔除剑突下Trocar后用胆道取石钳、刮匙取石;若胆总管管径较粗,可用一钝头钳自下而上挤压胆总管将结石挤到切口处挤出或用钳取出〔图37-21(1)〕;游离的和活动度好的结石也可以加压冲洗,用吸引器直接吸出;纤维胆道镜探查及网篮取石是腹腔镜胆总管切开取石术的最基本、最有效的方法,即使网篮难以套住结石也可以通过胆道镜冲洗或直接用胆道镜将结石推入十二指肠腔。

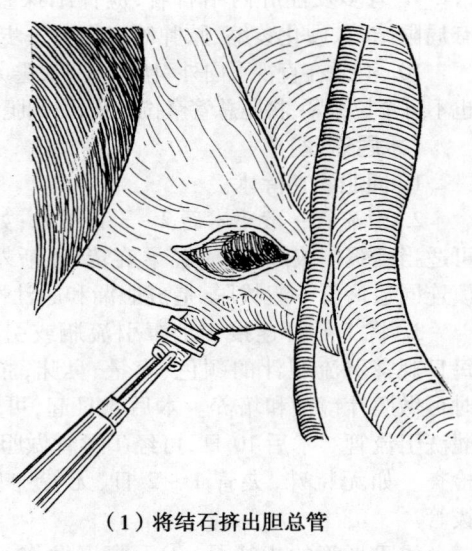

（1）将结石挤出胆总管

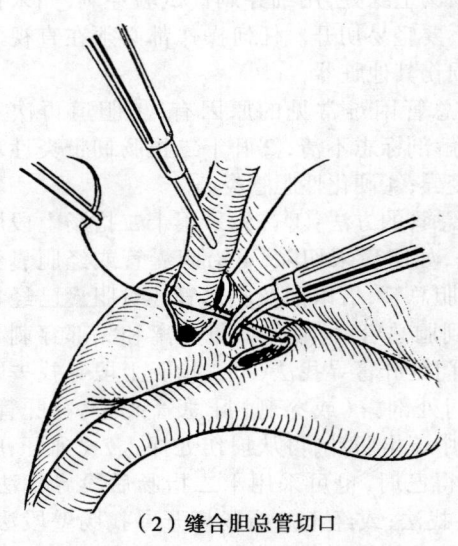

（2）缝合胆总管切口

图37-21　腹腔镜胆总管切开探查术

5. 放置T形管　T形管的口径根据胆总管的直径大小选择,修剪后的T形管短臂应有1.5cm长,以防术中术后滑脱。缝合时用3-0可吸收线,缝合要严密,缝合进针离切口边缘1.5mm,针距3mm,连续、间断缝合均可,用止血钳打结〔图37-21(2)〕。缝合时在胆管切口一端先缝合一针暂不结扎,从切口的另一端开始缝合,完成后再结扎,可使T形管缝合更紧密。T形管缝合后低压注水检查是否通畅或渗漏,术后在腹腔镜监视下气腹边放气边拉出一段T形管长臂,既可避免在腹腔内过长折叠不通,也可使日后形成的窦道短而直,方便纤维胆道镜检查、取石。

6. 腹腔冲洗后在温氏孔附近留置引流管,自右腋前线处切口引出,以在发生胆瘘时能及时发现和处理。T形管自锁骨中线处切口引出,妥为固定。

【术中注意事项】

对于术前B超、CT等检查未发现肝内胆管结石,术中胆道镜检查明确无结石残留、无脓性絮状物或较少、无胆道狭窄者,可一期缝合胆总管。但对于胆道感染较重、低蛋白血症或年老体弱合并有其他系统疾病的复杂患者仍以放置T形管为主以策手术安全,对于肝内结石或术中明确有结石残留者则必须放置T形管以利术后经窦道取石。

【术后处理】

术后6小时可离床活动,术后第一天可进低脂半流食,术后第3天停用抗生素,视引流情况拔出腹腔引流管。术后10天开始夹闭T形管,术后6周行胆道镜检查,无残留结石或其他特殊情况拔出T形管。

（金实　李克军）

第六节　十二指肠乳头括约肌成形术（经十二指肠）

十二指肠乳头括约肌成形术的目的主要是解决胆总管下端狭窄或阻塞所引起的胆流障碍。手术的方法是切开胆道括约肌的所有纤维,并楔形切除一部分,再把十二指肠黏膜缝合,是扩大胆总管下端,沟通胆总管与十二指肠的手术。

【适应证】

1. 嵌顿性壶腹部结石,特别是泥砂样结石。

2. 壶腹部炎性瘢痕狭窄、增生。

3. 慢性复发性胰腺炎,伴奥迪括约肌痉挛或狭窄者,在做括约肌成形术时,要检查胰管开口,如有狭窄可同样做成形术以解除狭窄。

4. 胆总管十二指肠吻合术后,反复并发胆管炎,远段胆总管内存留结石,胆总管下端不通者。

【禁忌证】

1. 继发性胆总管结石,胆汁清澈,仅有少数大结石,乳头直径大于3mm,胆道镜显示胆道内无异常,或胆道造影正常。

2. 胆总管下端呈管状狭窄,长度超过胆总管十二指肠内段以上者。

3. 胆管近端异常者(如肝管狭窄)。

4. 有乏特壶腹旁憩室者。

5. 包括胰管在内的胆道炎症性疾病。

【术前准备】

同胆总管切开探查术。

【麻醉】

一般采用硬膜外麻醉;必要时全麻。

【手术步骤】

1. 体位　仰卧位。

2. 切口　右上经腹直肌或正中旁切口。

3. 探查胆总管　分离粘连,显露胆总管,在前壁两针细丝线牵引下,将胆总管纵行切开约1.5cm。然后,用小号胆道扩张器扩张探查胆总管下端,通过壶腹进入十二指肠,切开约1.5cm。然后,用小号胆道扩张器扩张探查胆总管下端,通过壶腹进入十二指肠,作为肠壁切开处的标志〔图37-22(1)〕。

4. 切开十二指肠　沿十二指肠降部外侧缘切开后腹膜,分离十二指肠降部。随即用手指在其前壁触摸胆道扩张器的头部,在该区纵行或横行切开约2～3cm,用吸引器吸去十二指肠液,结扎出血点。

5. 显露十二指肠乳头　用两把组织钳夹住并拉开十二指肠切口的两侧肠壁,将两块生理盐水纱布分别填塞于十二指肠腔内的上、下端。找到胆道扩张器的头部,即可找到十二指肠乳头〔图37-22(2)〕。

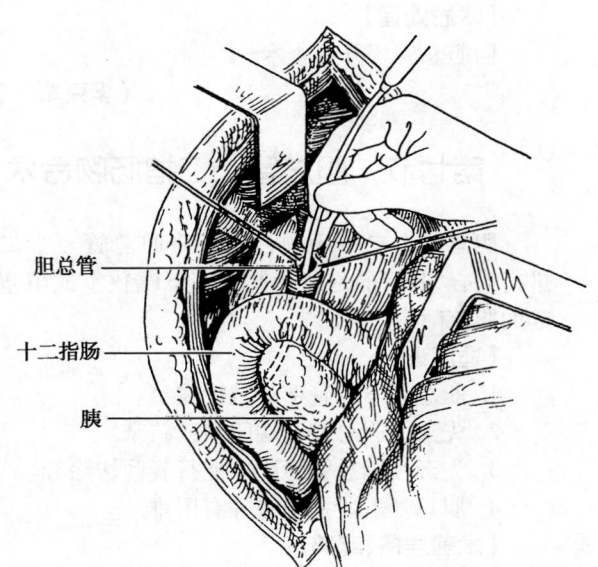

(1)切开胆总管,往下端放入胆道扩张器,作为肠壁切开标志

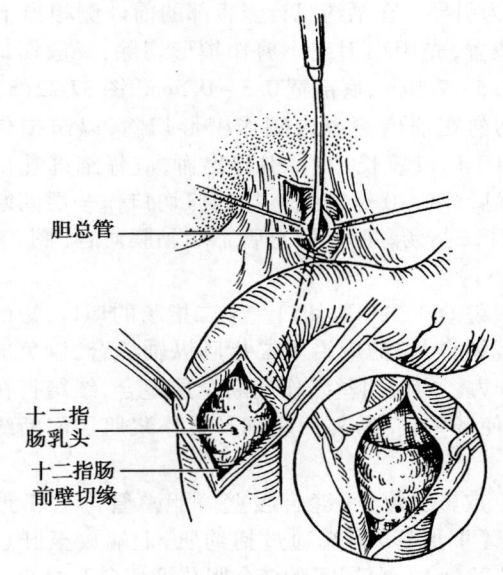

(2)分离十二指肠降部,切开肠壁,找到十二指肠乳头

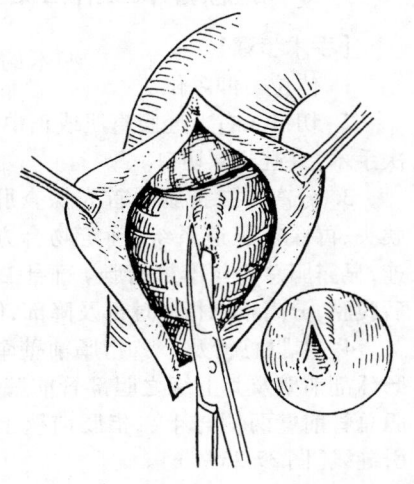

(3)在乳头前外侧楔形切除俄狄括约肌

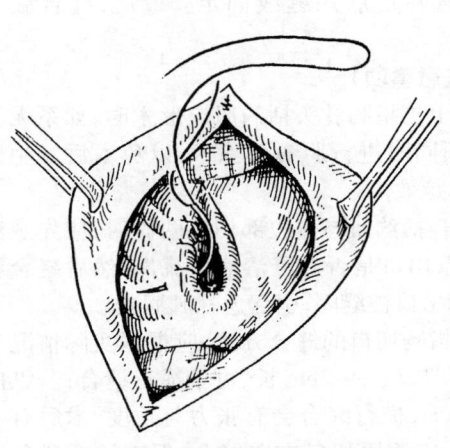

(4)全层间断缝合十二指肠与胆总管切口

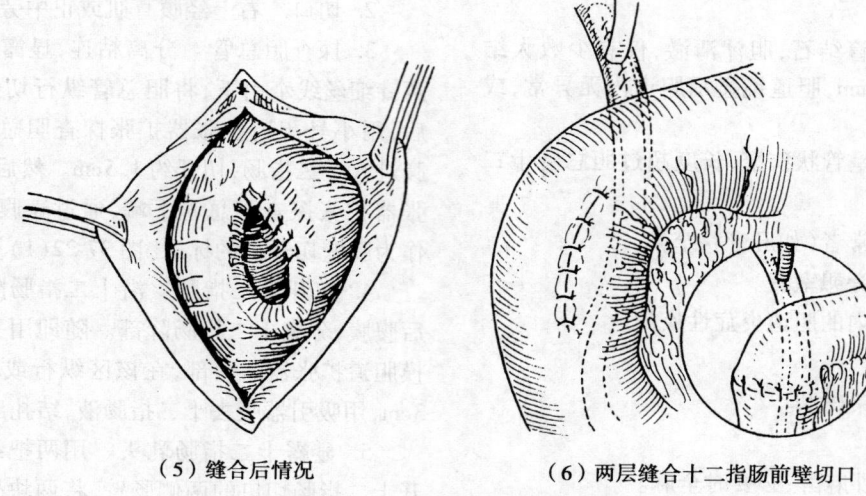

（5）缝合后情况　　　　　（6）两层缝合十二指肠前壁切口

图 37-22　十二指肠乳头括约肌成形术

6. 括约肌成形　将胆道扩张器置于括约肌乳头处,作为引导。在括约肌与壶腹部的前外侧相当于 10 点钟位置,先用小刀或小剪作楔形切除,一般切口长度为 1.5~2.0cm,底部宽 0.3~0.5cm〔图 37-22(3)〕。注意切勿在前内侧或内侧作楔形切除,以防损伤胰管。由于切口较长,容易引起出血,应仔细缝扎出血点。然后,用 4-0 铬肠线将括约肌切口作全层间断缝合,使十二指肠黏膜与胆总管下端黏膜对合〔图 37-22(4)、(5)〕。

7. 缝合十二指肠切口　十二指肠的切口,短的可以横行缝合,长的应沿十二指肠纵轴缝合,以免成角并有张力。内层用丝线作间断全层缝合,线结打在肠腔内,使肠壁内翻,外面用细丝线作浆肌层间断缝合加固。

8. 放置引流管、缝合腹壁　胆总管内放 T 形管(或长臂 T 形管)下端通过括约肌,上端放至肝总管〔图 37-22(6)〕,分层间断缝合胆总管切口及腹膜。在十二指肠缝合处附近放引流管,沿肝下与 T 形管一同自右侧腹壁另作小切口引出。香烟引流用安全别针固定。T 形管在皮肤用缝线固定。最后,缝合腹壁切口。

【术中注意事项】

1. 施行十二指肠乳头括约肌成形术时,如系无功能胆囊,必须同时进行胆囊切除术,以免术后发生感染,影响手术疗效。

2. 在缝合括约肌与壶腹部切口两侧时,应先观察壶腹部的胰管出口是否有澄清液体流出,然后缝合黏膜,以免胰管出口被缝闭,引起急性胰腺炎。

3. 十二指肠切口的缝合方法,应根据实际情况决定。如纵向切口仅 2~3cm 长,可予横行缝合;若纵向切口为 4~5cm,横行缝合会有张力与角度,术后有可能发生肠瘘,应按原切口方向缝合,但需注意避免过多的内翻,造成狭窄。

【术后处理】

同胆总管切开探查术。

（李克军　金实）

第七节　胆总管十二指肠吻合术

胆总管十二指肠吻合术是将胆总管与十二指肠进行吻合,其目的是解除胆总管下端狭窄或阻塞所引起的胆流障碍。

【适应证】

1. 胆总管下端管壁纤维性狭窄。

2. 先天性胆总管下端闭锁或狭窄。

3. 先天性胆总管囊肿不能行囊肿切除者。

4. 胆总管下段损伤修补有困难。

【术前准备、麻醉】

同胆总管切开探查术。

一、胆总管十二指肠侧-侧吻合术

【手术步骤】

1. 体位　仰卧位。

2. 切口　右上经腹直肌或正中旁切口。如系第 2 次手术,宜避开原切口。

3. 分离十二指肠　首先探查肝、胃、十二指肠及胰头,再探查胆道系统,确定吻合方法。仔细分离粘连,显露胆总管与十二指肠。于十二指肠外侧缘切开后腹膜,分离十二指肠球部及降部,便于吻合。

4. 作胆总管及十二指肠前壁牵引线　取十二指肠球部前壁及其上缘之胆部管前壁为吻合部位,可将胆总管前壁两侧与十二指肠前壁上缘作两针固定牵引缝线〔图 37-23(1)〕。

5. 吻合　在牵引线之间将胆总管上段纵行切开

2～3cm长,吸除胆汁。再在十二指肠球部上缘作一与肠管纵轴平行的切口,长度与胆总管切口相等,随时吸除外溢的肠液。结扎黏膜下出血点〔图37-23(2)〕。用细丝线在距切缘0.2cm处将吻合口后壁作浆肌层间断缝合(也可不缝),使胆总管切口两侧中点与十二指肠切口两端对拢,而后用4-0～3-0可吸收线作吻合

口后壁内层全层间断缝合。吻合口前壁内层也用可吸收线作全层间断内翻缝合〔图37-23(3)〕。吻合口的前壁外层作浆肌层间断缝合〔图37-23(4)〕。

在缝合前壁时,可在胆总管前壁另作一小纵向切口,内放一T形管,然后再缝合吻合口前壁。如吻合口够大,也可不放T形管。

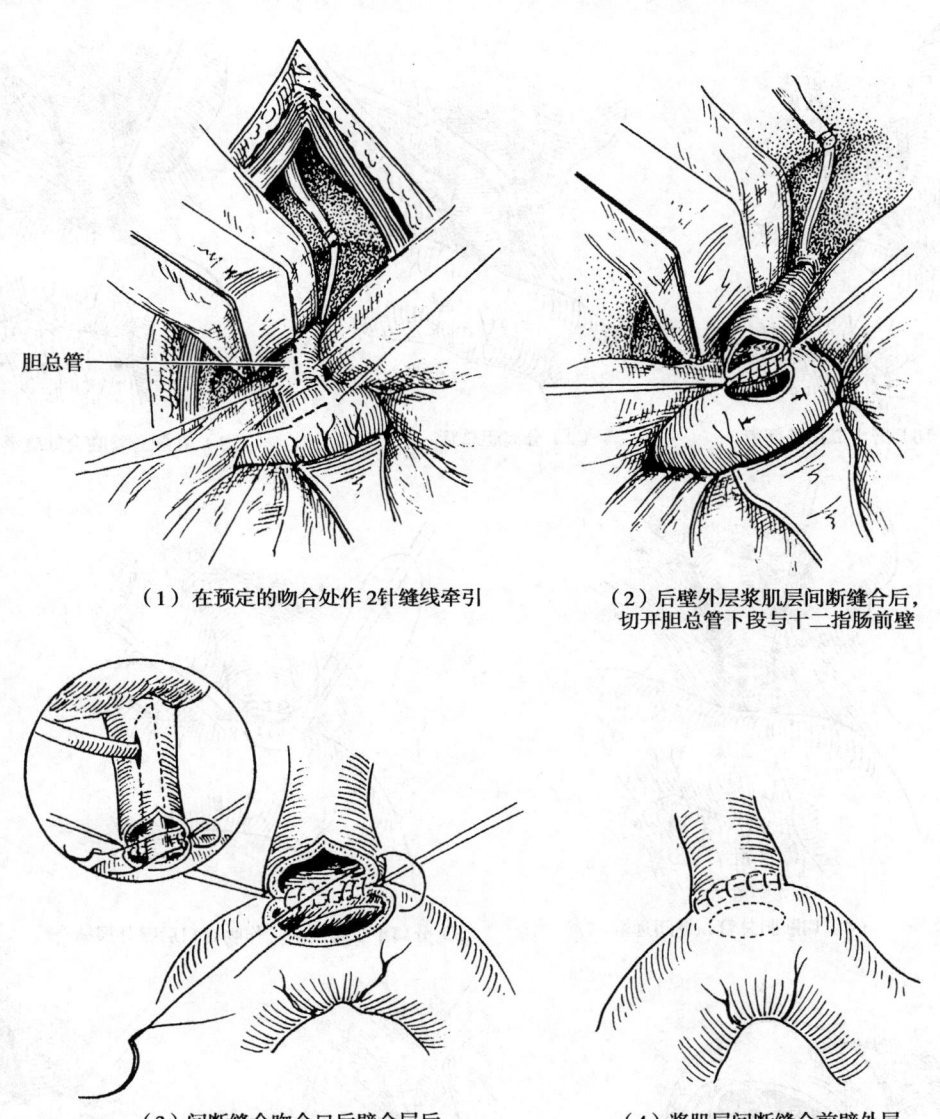

（1）在预定的吻合处作2针缝线牵引

（2）后壁外层浆肌层间断缝合后,切开胆总管下段与十二指肠前壁

（3）间断缝合吻合口后壁全层后,间断内翻缝合吻合口后壁全层

（4）浆肌层间断缝合前壁外层

图37-23　胆总管十二指肠侧侧吻合术

【术中注意事项】

1. 胆总管十二指肠吻合术多系再次手术,往往粘连广泛而紧密,在分离肝门时,必须仔细、耐心,注意避免损伤血管,以防引起大出血。

2. 一般胆总管十二指肠吻合术多在胆囊切除术后施行;如有胆囊存在,则应同时进行胆囊切除术,以防术后逆行感染。

3. 吻合口必须保持无张力,并用大网膜覆盖保护,以防吻合口裂开,渗漏胆汁。吻合口要有一定宽度,约2cm左右,缝合黏膜要对齐,管壁内翻不宜过多,以免术后吻合口狭窄。

4. 放置T形管有如下作用　①作胆管引流;②管内支撑;③术中或术后灌洗、造影;④防止术后发生吻合口漏,引起胆汁性腹膜炎。

【术后处理】

同胆总管切开探查术。

5

二、胆总管十二指肠端-侧吻合术

【手术步骤】

1. 分离胆总管　切开肝十二指肠韧带〔图 37-24（1）〕,显露胆总管〔图 37-24（2）〕,注意勿损伤肝动脉及门静脉。在贴近十二指肠处,将胆总管的两侧缝两针牵引线〔图 37-24（3）〕,在缝线以下将分离的胆总管切断。然后,缝闭胆总管远端。内层用细丝线作全层间断内翻缝合,外层用细丝线作浆膜间断缝合〔图 37-24（4）〕。

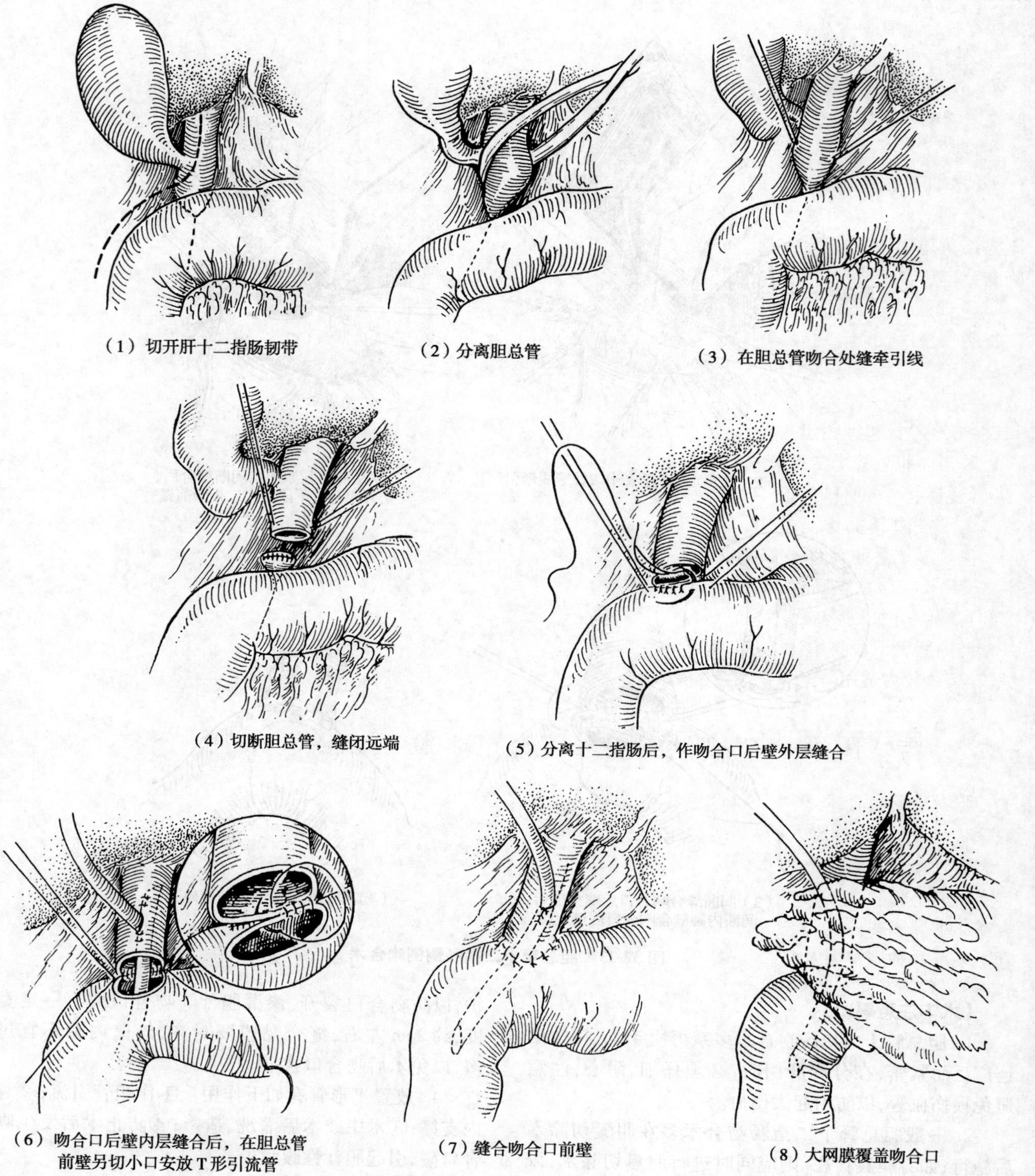

（1）切开肝十二指肠韧带　　　　　　（2）分离胆总管　　　　　　　（3）在胆总管吻合处缝牵引线

（4）切断胆总管,缝闭远端　　　　　　　（5）分离十二指肠后,作吻合口后壁外层缝合

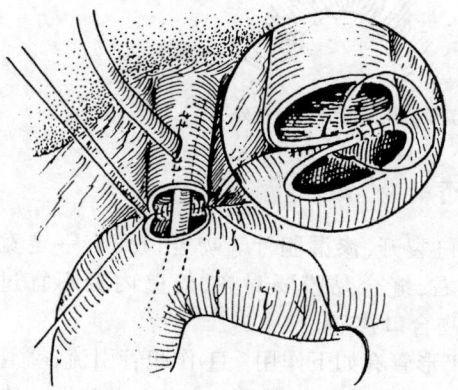

（6）吻合口后壁内层缝合后,在胆总管
前壁另切小口安放 T 形引流管

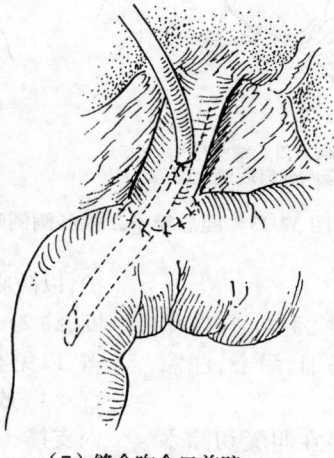

（7）缝合吻合口前壁

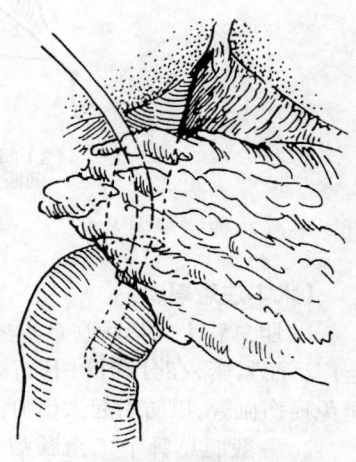

（8）大网膜覆盖吻合口

图 37-24　胆总管十二指肠端侧吻合术

2. 分离十二指肠　切开十二指肠降部外侧缘腹膜，钝性分离十二指肠球部及降部，使十二指肠向上移，使其与胆总管近端贴近，以免吻合口有张力。

3. 缝合吻合口　将胆总管近端两侧与十二指肠球部前上壁作两针固定牵引线，拉拢吻合口。吻合法与侧-侧吻合术相同〔图37-24（5）~（7）〕。最后用手指探查吻合口直径大小与通畅情况后，用大网膜覆盖吻合区，并在周围固定缝合数针〔图37-24（8）〕。

4. 引流、缝合　在吻合口附近放置引流管，自右肋缘下腹壁小切口引出，用安全别针固定。最后逐层缝合腹壁。

【术中注意事项及术后处理】

1. 胆总管十二指肠端-侧吻合时，胆总管不要分离太长，管壁不宜分离太干净，以免管壁缺血坏死，影响吻合口愈合。

2. 如胆管短，无法安置T形管时，也可在胆管十二指肠吻合后，由十二指肠置入导尿管，通过吻合口。方法是于十二指肠降部中段前壁纵行切开十二指肠，放入导尿管，其头端经吻合口进入胆管。缝合肠壁切口，并缝合数针包埋固定导尿管于十二指肠壁。

其余同胆总管十二指肠侧-侧吻合术。

【述评】

本术式因其操作简单、安全易行而临床广泛应用。但是多年来的实践证明，本术式不是一种理想的术式，手术后存在胆肠反流引起急性感染、吻合口狭窄和盲端综合征的潜在危险。但在结石性胆囊炎合并单纯的胆管下段狭窄，尤其在老年患者或手术耐受性较差者，较为适用。

第八节　胆囊小肠吻合术

胆囊小肠吻合术适用于胆总管下端梗阻而不能解除时，可使胆汁分流入肠，消退黄疸，改善肝功能。有胆囊管狭窄者不应做本手术。

胆囊小肠吻合术分为胆囊十二指肠吻合术与胆囊空肠吻合术两种，前者手术简易、操作方便，但胆总管下端恶性肿瘤常累及十二指肠，术后易较快发生吻合口狭窄；后者又有胆囊空肠Y形吻合术及肠袢式胆囊空肠吻合术。

一、胆囊十二指肠吻合术

【适应证】

壶腹周围癌（胰头癌、壶腹癌、十二指肠癌或胆总管下端癌）致胆道低位梗阻，估计生存时间小于6个月。

【术前准备】

同胆总管切开探查术。

【麻醉】

硬膜外麻醉或全麻。

【手术步骤】

1. 体位　仰卧位。

2. 切口　右上经腹直肌切口。

3. 探查　先探查肝、胃、十二指肠与胰腺，再探查胆总管下端狭窄或梗阻的性质和情况，确认胆囊与胆总管是否通畅。如系肿瘤，应探查肿瘤范围大小、能否移动，附近淋巴结及肝脏有否转移，必要时取活组织检查。根据探查情况，再选择合适手术方法。

4. 牵引胆囊并减压　在胀大的胆囊底部穿刺抽吸胆汁，以减低胆囊张力。然后，用组织钳牵引胆囊底部，向下拉至十二指肠〔图37-25（1）〕。

5. 分离十二指肠　切开十二指肠降部外侧缘腹膜，充分分离出十二指肠球部和降部，以免吻合部有张力。

6. 胆囊十二指肠吻合　用肠钳控制十二指肠吻合口远端，避免肠液外漏。将胆囊底部与十二指肠上段靠拢，在预定的胆囊底部和十二指肠前壁的吻合口两端用丝线作两针固定牵引线，相距2.5~3cm〔图37-25（2）〕。吻合口的后壁外层用0号丝线作浆肌层间断或褥式缝合〔图37-25（3）〕。在离缝线两侧约0.2cm处切开胆囊与十二指肠（胆囊壁最好能剪去梭形一块，以保持吻合口呈张开状态）。十二指肠黏膜下止血〔图37-25（4）〕。用可吸收线全层间断或连续缝合吻合口后壁内层〔图37-25（5）〕。其后，间断缝合前壁内层，再行外层浆肌层间断缝合〔图37-25（6）〕。最后，将大网膜覆盖吻合口，并在周围固定几针，以防吻合口渗漏胆汁〔图37-25（7）〕。

【术中注意事项】

1. 吻合口应避免张力，否则易裂开，形成胆漏和肠漏。

2. 缝合时吻合口黏膜对齐，完全内翻，以免以后瘢痕狭窄。

3. 吻合口大小以3cm左右为合适，过大易引起严重的胆道感染，过小有可能形成狭窄。

4. 手术野须以盐水纱布垫妥善保护。切开胆囊或肠壁时，应及时用吸引器吸引，以防污染腹腔。

【术后处理】

同胆囊造瘘术。

二、胆囊空肠Y形吻合术

【适应证】

1. 壶腹周围癌晚期，致胆道低位梗阻。

2. 胆总管先天性狭窄伴有胆囊胀大。

3. 由结石或炎症造成不易解除的胆总管下端梗阻、胆总管狭窄增厚，扩张不显著，但胆囊通畅。

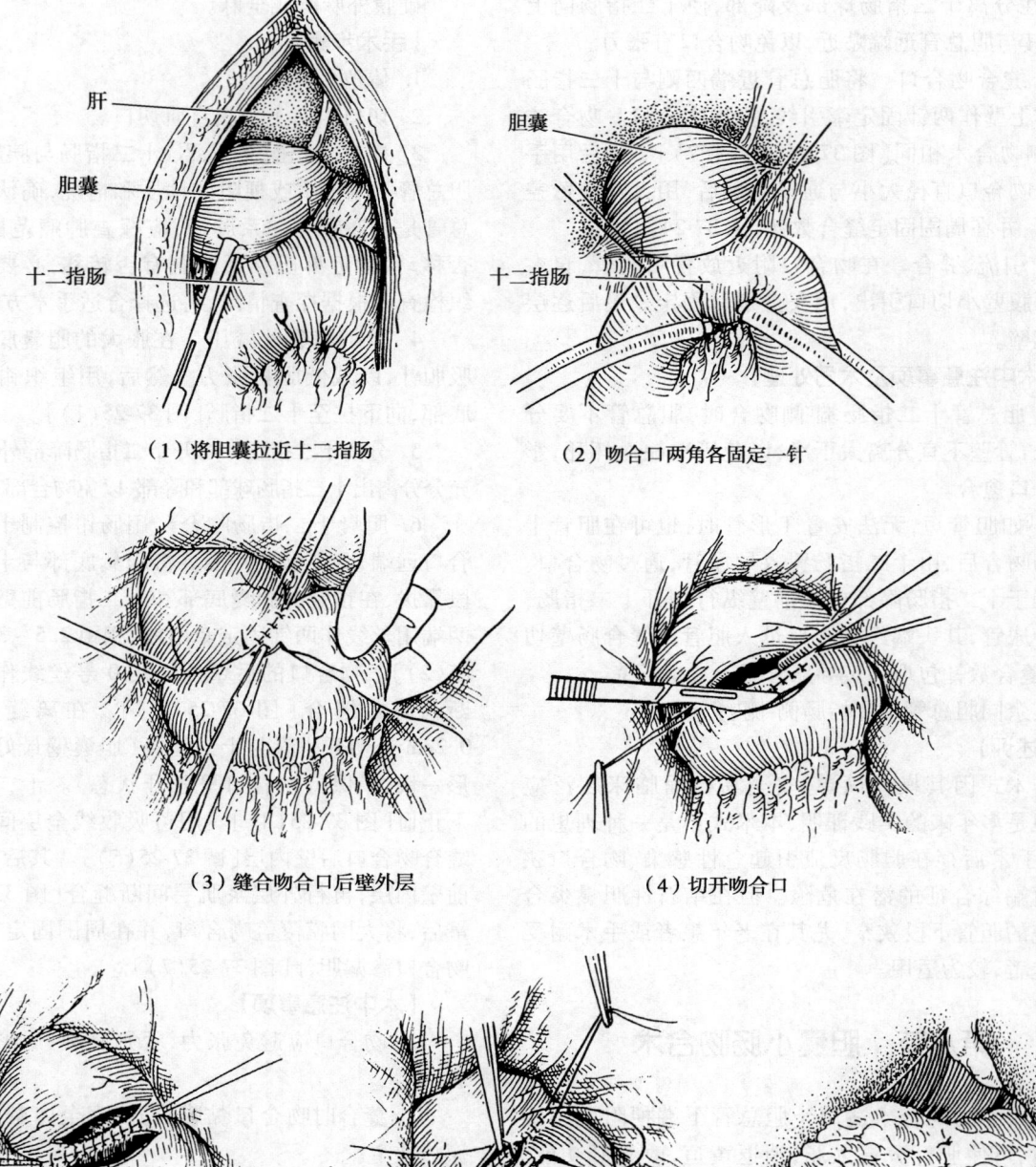

（1）将胆囊拉近十二指肠

（2）吻合口两角各固定一针

（3）缝合吻合口后壁外层

（4）切开吻合口

（5）缝合吻合口后壁内层

（6）缝合吻合口前壁

（7）大网膜覆盖固定

图37-25　胆囊十二指肠吻合术

【手术步骤】

1. 切断空肠上段　在空肠上段距十二指肠悬韧带15cm处,注意系膜血运分布,在保证切断空肠的两端血运良好情况下,分别用肠钳和十二指肠钳夹住空肠近端和远端,切断空肠及其系膜,以免肠内容物外溢〔图37-26（1）〕。也可以直线切割闭合器进行该项操作。

2. 胆囊空肠吻合　在结肠中动脉右侧无血管区

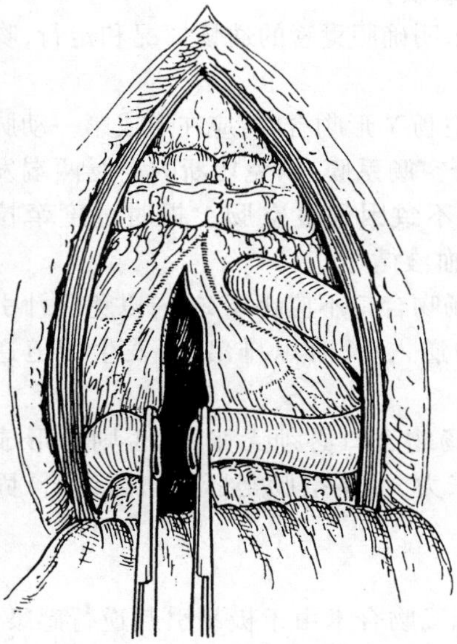

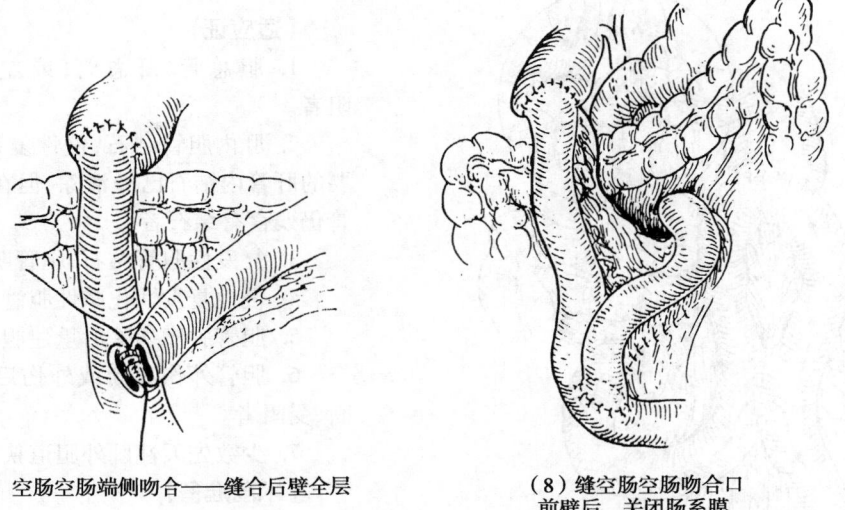

（1）切断空肠上段 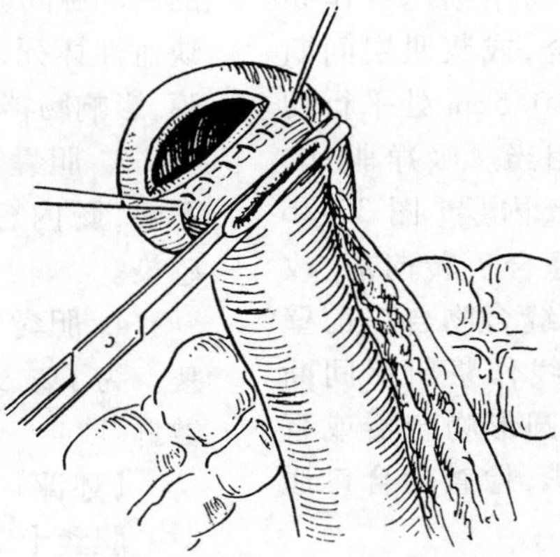　　　　（2）上拉空肠远段，缝合吻合口　　　（3）剪去空肠边缘部
　　　　　　　　　　　　　　　　后壁外层后，切开胆囊底部

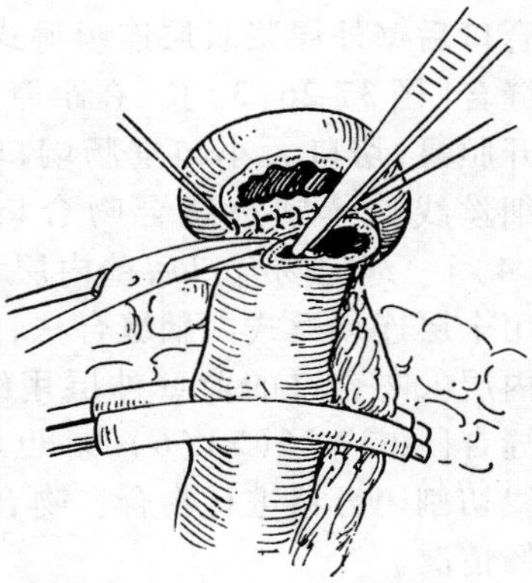

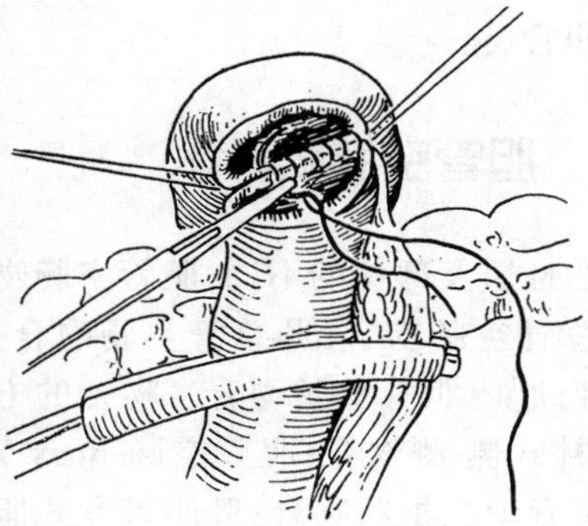

（4）缝合吻合口后壁内层 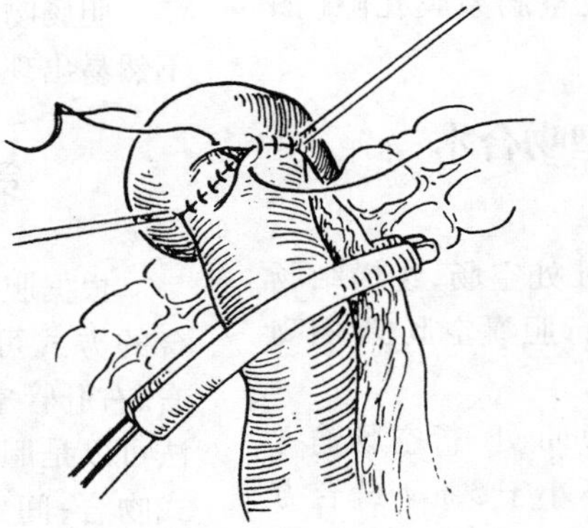　　（5）缝合吻合口前壁外层 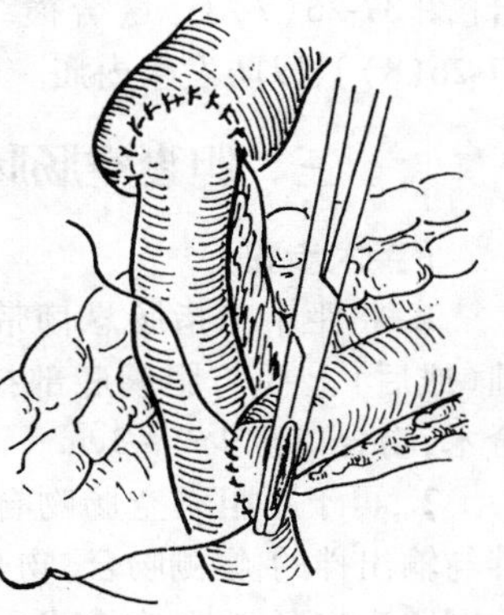　　　（6）空肠空肠吻合——缝合浆肌层

（7）空肠空肠端侧吻合——缝合后壁全层　　　（8）缝空肠空肠吻合口
　　　　　　　　　　　　　　　　　　　　　前壁后，关闭肠系膜

图 37-26　胆囊空肠 Y 形吻合术

5

剪开横结肠系膜,将空肠远侧断端经此系膜切口上提与胆囊接近〔图37-26(2)〕,与胆囊底部行底端吻合。切去十二指肠钳夹伤的空肠远侧端肠壁,移去肠钳。将空肠端两角各缝一针固定于胆囊底部,以此缝线作为牵引,在两牵引线之间用细丝线作吻合口后壁外层浆肌层连续褥式缝合,或浆肌层间断缝合〔图37-26(3)〕。在距缝合线0.5cm处平行切开胆囊,切口大小与空肠端口径相当。吸净胆汁,细丝线连续锁边缝合吻合口后壁内层〔图37-26(4)〕。缝完吻合口后壁内层,将缝合折转向前,改用全层连续褥式内翻缝合法,继续缝合吻合口前壁内层。吻合口的前壁外层用细丝线作浆肌层间断缝合〔图37-26(5)(6)〕。也可以圆形吻合器或直线切割闭合器进行吻合。吻合完毕,检查吻合口通畅情况。

3. 空肠空肠吻合　将切断的空肠近端与空肠远端距胆囊空肠吻合口30~40cm处作端-侧或侧-侧吻合〔图37-26(7)〕。缝合横结肠及空肠系膜孔隙〔图37-26(8)〕,以防发生内疝。

三、胆囊空肠肠袢型吻合术

【手术步骤】

1. 将距十二指肠悬韧带45cm处空肠,经横结肠前(或后)上提与胆囊底部接近,行胆囊空肠侧-侧吻合术,吻合口至少2~3cm。

2. 再于距胆囊空肠吻合口30cm处,行空肠输入袢与输出袢的侧-侧吻合,吻合口不小于5cm。缝合方法同胆囊空肠Y形吻合术。吻合口间两肠袢应并排固定数针〔图37-27〕。

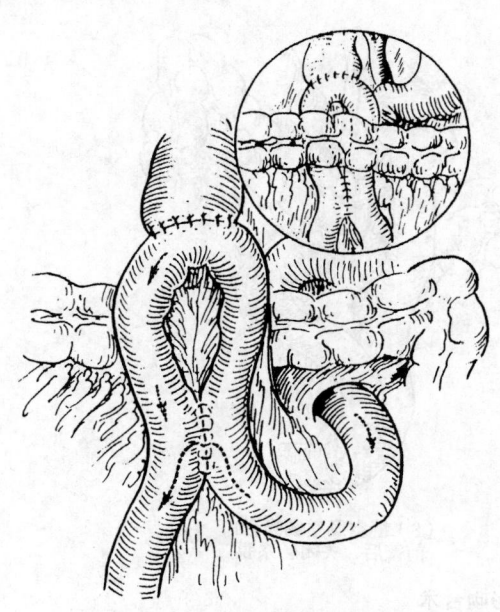

图37-27　胆囊空肠肠袢式吻合术

【术中注意事项】

1. 有时为了明确胆囊管的通畅情况和走行,吻合前可行胆囊造影。

2. 做胆囊空肠Y形吻合时,应在形成第一动脉弓的两动脉间剪开空肠系膜,以免切断的空肠两端发生缺血性坏死,亦不致因远段空肠上提时过度牵拉系膜,影响肠袢的血液循环。

3. 胆囊空肠吻合口不应小于2cm,以免胆汁引流不畅,肠内容物逆入后,难以排出,而发生胆道逆行感染。

4. 胆囊空肠吻合口必须无张力,否则易形成胆瘘。为了减少张力,可将空肠与肝脏边缘缝合、固定数针。

【述评】

胆囊十二指肠吻合术由于极易引起逆行感染,此术式已基本被胆囊空肠Y形吻合术和胆囊空肠肠袢型吻合术所替代。

胆肠吻合口距空肠-空肠吻合口应有足够的距离,不然易出现反流性胆管炎。

第九节　胆管空肠吻合术

根据胆管病变的性质及部位的不同,胆管空肠吻合的方式可有:胆总管空肠吻合;肝总管空肠吻合;右、右肝管空肠吻合;肝内胆管空肠吻合。吻合的方法可以是胆管空肠袢式侧-侧吻合;胆管空肠Roux-Y式吻合;间置空肠胆管十二指肠吻合;肝胆管盆式胆肠内引流术以及联合的手术方法。

一、胆管空肠Roux-Y式吻合术

【适应证】

1. 胆总管、肝总管,或左、右肝管炎症狭窄梗阻者。

2. 肝内胆管结石,慢性复发性化脓性胆管炎,主要的肝管内结石已经清除,但在二级分支以上的肝胆管仍残存有结石者。

3. 复发性胆管结石,胆管明显扩张者。

4. 慢性复发性化脓性胆管炎,胆管明显扩张者。

5. 胆管肿瘤切除后重建胆肠内引流者。

6. 胆管外伤离断或外伤后瘢痕狭窄而致胆流中断、受阻者。

7. 少数先天性肝外胆道狭窄或闭锁。

【术前准备】

1. 患者全身情况较差,肝功能经常受到一定损害,需予纠正。

2. 有胆道感染,或多有胆道反复感染史的,即使目前没有临床症状,隐性感染常有存在,术前宜应用抗菌药物。

3. 少数经长期胆道外引流者,常有水和电解质失衡,术前均应适当纠正。

4. 黄疸严重者,宜先作 PTCD,待黄疸减轻,肝功能改善后再予手术。

5. 需注意凝血机制障碍的纠正。

6. 术前有肠蛔虫症者应予驱虫。

7. 准备上消化道。

8. 术晨下胃肠减压管。

【麻醉】

一般选用全麻或硬膜外麻醉。

【手术步骤】

1. 体位 仰卧位,垫高手术区域。

2. 切口 右上腹经腹直肌切口,或右上腹正中旁切口。

3. 探查与显露 进入腹腔,先行探查,确认胆道病变及有行胆管空肠 Roux-Y 式吻合术的指征后,按胆总管切开探查术介绍的方法,显露肝门部胆总管区。

4. 切开胆管,处理胆管病变 切开十二指肠肝韧带,显露胆总管,在管壁缝两针牵引线,左右各一。在牵引线间先穿刺获胆汁后,纵行切开胆总管;病变主要在上段,切口应尽量向上;根据需要剖开肝总管及左、右肝管,以有利于清除肝内结石及肝门部狭窄。肝门部的狭窄应该切开整形〔图 37-28(1)～(5)〕。结石应用取石钳钳取,刮匙刮出,泥砂石用生理盐水冲洗,用胆道镜伸入各分支胆管察看肝内胆管病变情况。如有结石残留,可用取石篮套取,或于结石旁置细导管备术后灌注溶石。

5. 横断胆总管 为避免胆总管盲端综合征,建立新胆肠通道前必须横断胆总管。横断前应确定胆总管远端是否通畅,避免残留结石。横断部位以在十二指肠上缘为宜。胆总管左侧为肝固有动脉,后面为门静脉,相互为邻,其间有疏松结缔组织相连。横断胆总管需根据胆总管壁的特征及胆总管与周围粘连情况而定。

若胆总管无明显炎症水肿,周围无明显瘢痕粘连,解剖结构清楚,可从右侧缘开始分离胆总管。也可从右缘及左缘分别向后壁分离,于中央会师。应用钝头止血钳,钳尖朝上,紧贴胆总管壁逐步进行。随时注意勿损伤门静脉。胆总管横断部位不宜太高,因易损伤门静脉;但若太低,则易损伤胰腺致较多出血。胆总管的分离不需要太长,0.5cm 即可,以免残端缺血。

若胆总管轻度炎症水肿,周围有粘连,可先紧贴胆总管壁注入适量生理盐水,而后按以上方法横断胆总管。

若胆总管壁厚,与周围致密粘连无法分离,可将胆总管内膜切开达胆总管壁外的平面,采用边缝、边扎、边切、边牵技术(缝、扎、切、牵 4 字技术),横行扩大切口,逐步横断胆总管〔图 37-28(6)〕。

关闭胆总管远端,如胆总管直径小于 1.5cm,其远端用 4-0 号丝线作 8 字形贯穿缝扎关闭。如胆总管直径大,胆总管壁厚,其远端可用丝线作间断或连续缝闭〔图 37-28(7)〕。

在横断胆总管过程中,若不慎撕裂门静脉,可先提紧肝十二指肠韧带止血带,用示指和拇指捏紧门静脉撕裂处,吸净手术野积血,捏压门静脉裂孔的近肝门端,用 5-0 无损伤血管缝线连续或间断缝补,可以止血。

胆总管近端暂用无损伤钳夹住,或用纱布将管腔暂时堵塞,以免胆汁流入腹腔。

6. 切断空肠上段 提起横结肠,顺其系膜向下,找到十二指肠空肠曲。在距十二指肠悬韧带约 15cm 处切断空肠,但要注意保留空肠系膜上的第一支空肠动脉,切断第二支空肠动脉,分离切断结扎空肠系膜,使空肠远段有足够的游离度,以胆肠吻合后不存在张力为度。

吻合时一般不宜用空肠断端,因其不一定适合于胆管的口径,手术后容易发生吻合口狭窄。将游离的空肠远端缝合关闭,经结肠后或结肠前提至肝门准备吻合〔图 37-28(8)〕。

7. 空肠近切端与远段空肠行端-侧或侧-侧吻合 距空肠远切端 50～60cm 处与空肠近端行端-侧或侧-侧吻合。空肠胆管臂以 45～50cm 为宜,过短空肠内容有逆入胆道可能,过长则肠袢发生屈曲而增加胆道内压。吻合口内层用 3-0 或 4-0 可吸收线间断或连续全层缝合,外层用细丝线间断浆肌层缝合。缝合完毕后,将空肠近端与空肠远端上段作浆肌层缝合 3～4针,使之同步〔图 37-28(9)〕,呈 Y 形,使肠内容物由空肠近端顺利进入空肠远端。空肠系膜予以缝闭,以免术后发生内疝。横结肠系膜裂孔也予缝闭 3 针。

8. 胆管与空肠行端-侧吻合 将自横结肠系膜裂隙上提的远端空肠,在已缝合残端的肠系膜对侧缘的侧方切一小口,方向与肠管长轴平行,大小与整修后的胆管口相应,并与之进行吻合。胆管空肠吻合用 3-0 或 4-0 可吸收线行黏膜对黏膜的外翻褥式吻合,也可行间断或连续缝合〔图 37-28(10)、图 37-28(11)〕。视病情需要,吻合口一般以安置 T 形引流管为宜。T 形管安置的方法是,在吻合口前壁未缝闭前,于距吻合口约 12cm 处的空肠壁上,行荷包缝合,暂勿扎紧,于中央切一小孔,由此置入 T 形管,将两短臂通过吻合口置入左、右肝管。

5

然后收扎荷包缝合线,固定T形管。最后缝闭吻合口前壁〔图37-28(12)(13)〕。如果T形管易从胆肠吻合口脱出,可将缝合吻合口前壁的可吸收线薄薄缝合一针于T形管臂上,以防脱出吻合口。

空肠切端的系膜可与肝十二指肠韧带适当缝吊,以减少吻合口的张力。

9. 引流 在肝下间隙放置引流管一枚,与T形管自右上腹壁分别戳创口引出。

10. 关腹 分层缝合腹壁切口。对年老体弱者,宜用减张缝合,以防止腹壁切口裂开。

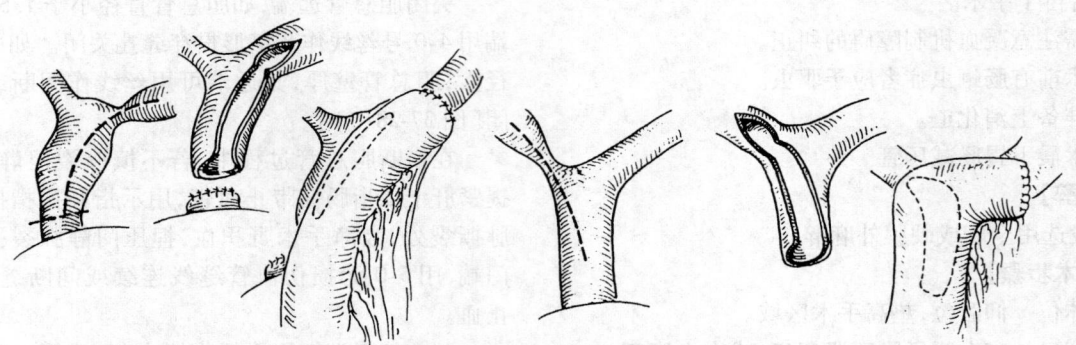

（1）在十二指肠上缘切断胆总管,将胆总管或肝总管的端或侧与空肠吻合,单侧狭窄部作纵行剖开,以扩大吻合口

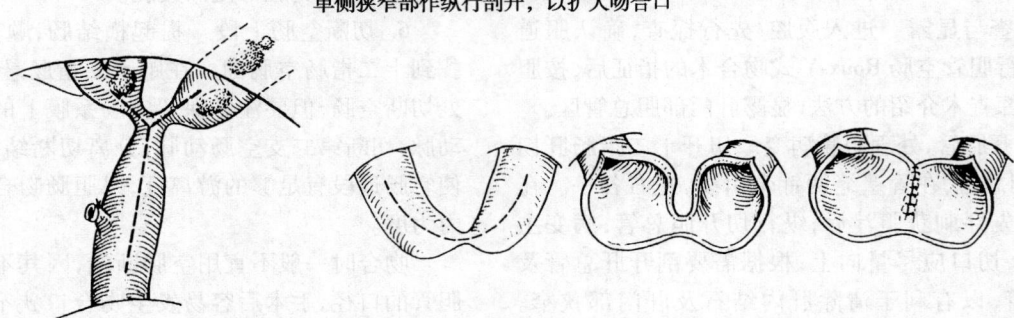

（2）双侧狭窄作"Y"形切开 （3）肝胆管狭窄的成形示意

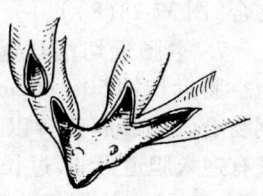

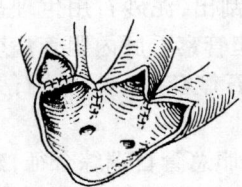

（4）肝胆管狭窄成形示意 （5）复杂肝胆管狭窄成形示意

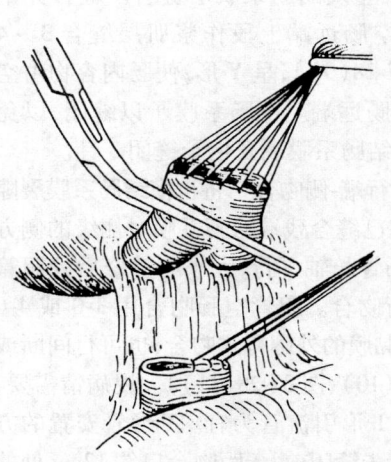

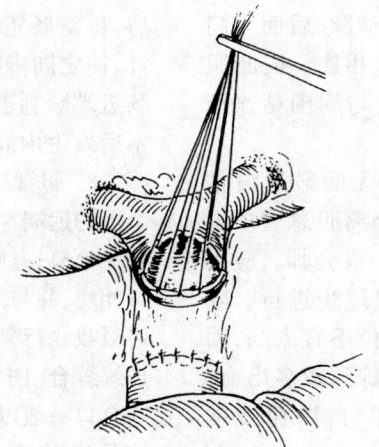

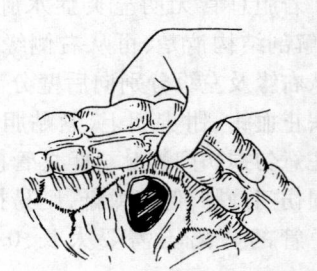

（6）在十二指肠上缘切断胆总管 （7）关闭胆总管的远端 （8）在横结肠系膜无血管区切开,将空肠远端上提至肝门处吻合

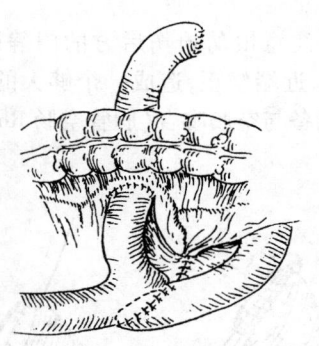

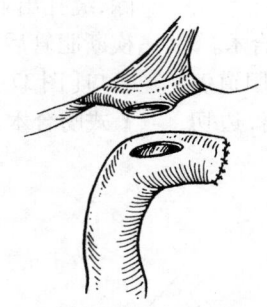

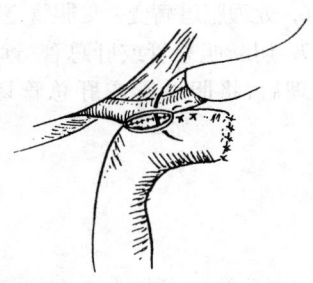

（9）空肠近端与空肠远段行端侧　　　（10）空肠远端的侧面切小口与胆管吻合　　　（11）胆管与空肠作单层外翻缝合
　　　吻合，关闭肠系膜裂孔

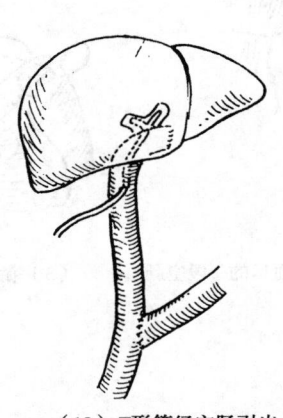

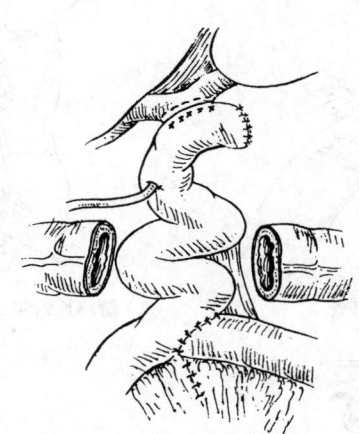

（12）T形管经空肠引出　　　　　（13）胆管与空肠吻合完毕

图 37-28　胆管空肠 Roux-Y 式吻合术

【术中注意事项】

1. 胆囊必须切除　内引流术后胆道系统已失去括约肌调节作用，胆汁由此自由流入肠道，胆囊成了胆道系统的一个憩室，若不切除，易继发炎症。

2. 吻合口上方病变要彻底清除　临床实践证明，残余结石、胆管狭窄等吻合口以上梗阻因素是各种内引流手术后胆道症状复发的主要原因。因此，手术时要彻底清除肝内外胆管结石，切除病肝，狭窄胆管要予成形。

3. 安置 T 形管引流的适用范围　胆管壁一般都因反复感染而增厚，吻合口以上病变处理较彻底，胆肠吻合时不必再留置 T 形管。但是对胆管壁不增厚者，吻合口上方宜置 T 形管引流。若如不置引流，胆汁易从缝合针孔中渗出，如安置 T 形管，将胆汁外引流两周左右，可减少渗出，避免并发症。如吻合口以上结石未能彻底清除，术后准备行胆道镜取石或灌注溶石者，或有狭窄而未能成形，拟经胆道镜行球囊扩张者，亦应安置 T 形引流管。

4. 系膜裂孔必须缝合关闭，以防发生内疝。

【术后处理】

1. 香烟引流　一般术后 3～4 日拔除，如引流物多，还可适当延缓。若渗出多，可随时换双腔管吸

引。T 形管一般术后 10 天抬高，术后 2 周造影夹闭。4 周后如果造影检查未发现结石残留、胆管狭窄等异常，可拔出。但需根据病情（如肝内胆管狭窄需 T 形管支撑者、年老体弱者等）适当延缓拔出 T 形管的时间。

2. 余同胆囊切除术及胆总管切开探查术。

二、间置空肠胆管十二指肠吻合术

【适应证】

同胆管空肠 Roux-Y 式吻合术。

【术前准备及麻醉】

同胆管空肠 Roux-Y 式吻合术。

【手术步骤】

1. 体位　仰卧位，手术区域垫高。

2. 切口　右上腹经腹直肌切口或右上正中旁切口。

3. 探查与显露　进入腹腔，先予探查，确定肝胆病变，决定采取术式。显露肝门部胆管区。

4. 切开胆总管，处理胆道病变　同胆管空肠 Roux-Y 式吻合术。

5. 切除胆囊　切除胆囊，以避免继发性胆囊炎。

操作方法见胆囊切除术。

6. 处理胆道病变　见胆管空肠 Roux-Y 式吻合术。

7. 切断胆总管或肝总管,远端缝合关闭　胆道病变处理后,将胆总管或肝总管切断。应边分离,边切

除,缝扎出血点止血。注意慎勿损伤后方的门静脉。横断胆管后,缝合远端,近端修正,造成一个够大的胆管口〔图 37-29(1)〕,以备与空肠吻合(胆管空肠 Roux-Y 式吻合术)。

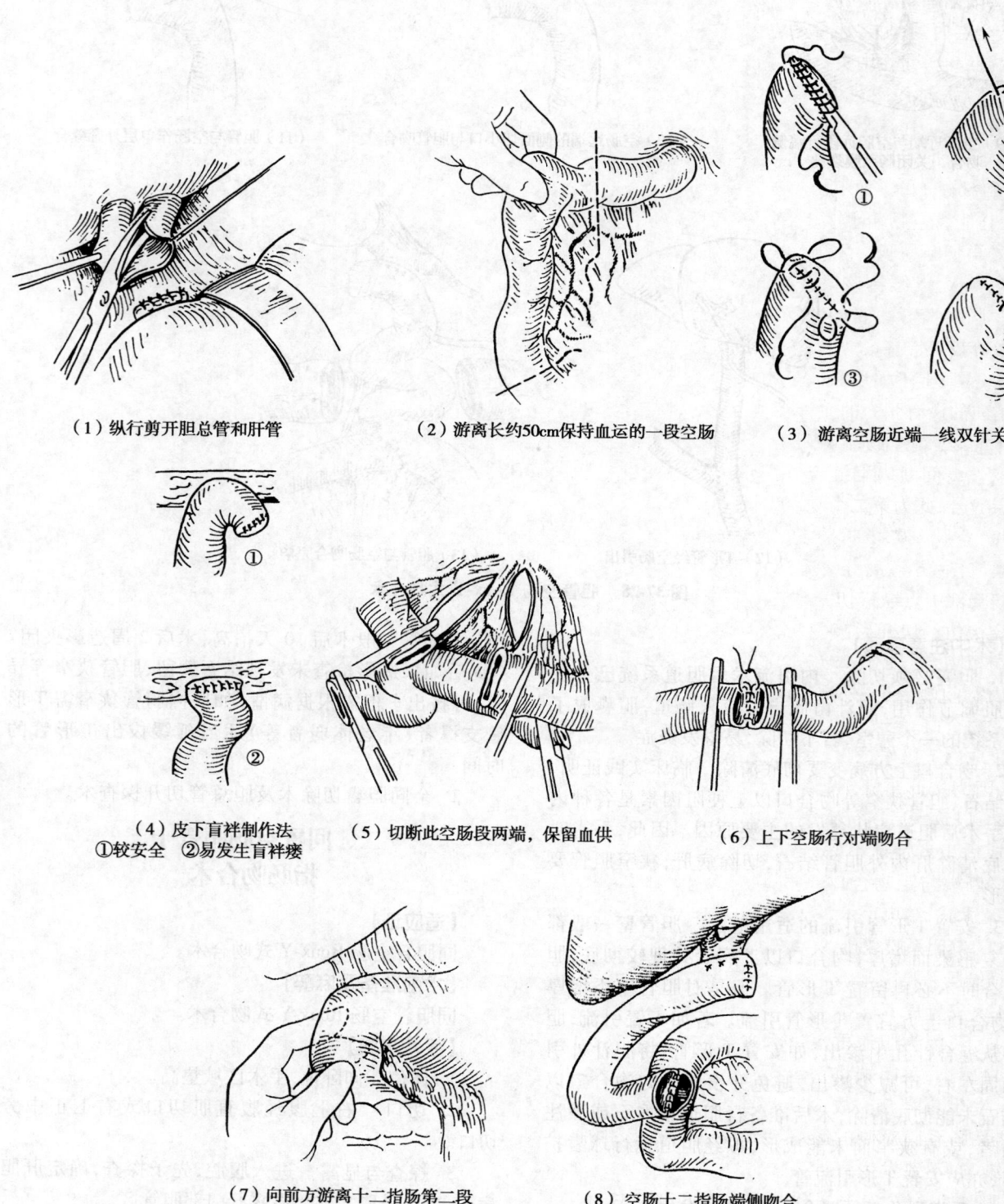

（1）纵行剪开胆总管和肝管　　　　（2）游离长约50cm保持血运的一段空肠　　　（3）游离空肠近端一线双针关闭法

（4）皮下盲袢制作法
①较安全　②易发生盲袢瘘　　　（5）切断此空肠段两端,保留血供　　　（6）上下空肠行对端吻合

（7）向前方游离十二指肠第二段　　　（8）空肠十二指肠端侧吻合

图 37-29　间置空肠,胆管十二指肠吻合术

8. 切取带蒂空肠袢,进行胆肠吻合　在十二指肠悬韧带下 20cm 左右处,切断空肠〔图 37-29(2)〕。近侧断端缝闭游离肠段。可采用一线双针法关闭带蒂空肠。方法为:①先在十二指肠钳上作连续全层内翻缝合;②渐渐抽紧缝线,并渐渐撤去十二指肠钳,此时肠壁已全层内翻;③将原缝线由两侧向中央作连续浆肌层内翻缝合;④在中央打结〔图 37-29(3)〕。近侧端缝合关闭后,钳夹四只银夹留作日后 X 线下定位标志,并置于皮下作皮下盲袢〔图 37-29(4)〕。

距上关闭端 10～15cm 与胆管做结肠后端-侧吻合,为第一吻合口。如不做盲袢间置术,则离盲端 4～5cm 处作胆管空肠端-侧吻合术,然后在距吻合口 40～60cm 处再切断空肠。注意此游离空肠段需保留 1～2 支供应动脉,以维持该段血液循环的供应〔图 37-29(5)〕。肠系膜切忌带有张力,在肠系膜短的病例,必须妥为剪裁。带有张力的肠系膜,形式上虽能保留两支动脉,实质上不如切断一支动脉,使整个系膜松解。一个单向的没有张力的血管弓,反易保持血流通畅。

9. 近、远端空肠端-端吻合　空肠近段与空肠远段采取丝线间断内翻缝合,内层为全层缝合,外层为浆肌层缝合,此为第二个吻合口〔图 37-29(6)〕。

10. 空肠十二指肠端-侧吻合　切开十二指肠外侧腹膜,自后方解剖分离十二指肠,便于吻合。在十二指肠降部中点纵行切开十二指肠前侧壁,切口与空肠口径相仿。切开后吸除肠内容物并与空肠游离段的下端相吻合〔图 37-29(7)(8)〕。吻合内层用丝线全层内翻间断缝合,外层用丝线间断浆肌层缝合,此为第三吻合口。

采取以上操作步骤的优点是:①保证间置空肠顺蠕动,因为按此步骤不会搞错,误将间置空肠吻合成逆蠕动,以致术后逆行感染非常严重。②如第一吻合口完成后患者情况不好,可不再切断远处空肠,将近侧空肠断端与距吻合口 60cm 处空肠吻合,完成一般 Roux-Y 术式,结束手术,以策安全。

11. 缝闭系膜裂孔　包括空肠与空肠系膜裂孔,空肠与横结肠系膜裂孔,必须缝合关闭,以防发生内疝。

12. 安置皮下盲袢　不宜将盲袢缝合关闭端直接置于皮下,因为胆道再次手术的切口感染率较高,一旦切口感染,关闭端将直接浸泡于脓液中,以致愈合不良,发生盲袢瘘。故应将盲袢的关闭端置于腹腔内,将其肠系膜对侧的肠壁置于皮下。这样,即使切口感染,亦不致发生盲袢瘘〔图 37-30〕。对于盲袢安置在腹壁的部位,应根据肝内结石的分布而定。右肝胆管结石的盲袢应置于切口部,左肝管结石患者的盲袢应置于右肋缘下。这样,以后需要从盲袢取石时,则取石钳或胆道镜易于进入患侧肝胆管。

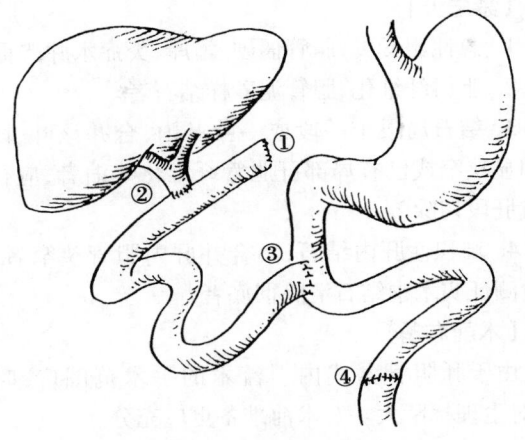

图 37-30　盲袢间置术示意图
①近端空肠盲袢　②第 1 吻合口(间置离盲端 4～5cm,盲袢间置术离盲端 10～15cm)　③第 3 吻合口离胆肠吻合口 50cm　④第 2 吻合口离十二指悬韧带 20cm

三、肝胆管盆式胆肠内引流术

肝胆管结石并狭窄是目前施行肝肠内引流术的主要原因。肝胆管结石传统的手术方法,是经胆总管切口,借助于取石钳夹或胆石匙掏、挖,肝外挤压,以达到清除结石的目的,而后做肝肠内引流术,但结果残石率高达 32%～76%,再手术率 30%～56%。

总结以往的失败教训,是肝内结石并狭窄只在肝外处理是其原因。肝胆管结石并狭窄外科手术的重点不是挖石,而是肝胆管狭窄的解除。

针对肝内胆管结石合并狭窄的情况,采用广泛显露肝内胆管的方法,将狭窄部分进行切开整形,形成"肝胆管盆",然后再与肠道行内引流术。这条手术治疗途径,可以解决狭窄和胆汁潴留,减少结石残留和复发的可能。

【适应证】

1. 1～3 级肝管口狭窄,狭窄近端囊状扩张,其内充填块状和泥砂样结石者。

2. 肝外胆管扩张、管壁增厚,有典型的夏科征(Charcot's triad)反复发作史,说明不断成石,不断排石;另外,肝内胆管繁多,术中不可能将 3 级以上的胆管探查显露清楚,结石不可能完全解除。

3. 复发结石与胆道残余结石。内引流术可避免多次手术及 T 形管的不良作用;同时,由于彻底解决了胆汁引流不畅的问题,其防止术后结石再生的效果亦远较暂时外引流为佳。对于无法取尽的肝管结石,只要对肝内 1～3 级肝管狭窄作了满意处理,肝肠吻合后,从上段肝管坠入肝肠吻合口内的结石可以迅速排出,不致引起胆道阻塞。

【禁忌证】

1. 急性胆囊炎,胆管僵硬、增厚、炎症水肿严重。

2. 胆树纤维化、胆管泥砂样结石者。

3. 结石局限于一段或一叶肝内,合并该叶、段胆管明显狭窄或已有局部肝胆管纤维化萎缩者,应行肝叶或肝段切除。

4. 堆积性肝内结石,不合并肝内胆管狭窄者,通过检测证实术中结石清除彻底者。

【术前准备】

由于肝胆管盆式内引流术的手术范围广,时间长,对生理扰乱大。对术前准备更应充分。

1. 同胆管空肠 Roux-Y 式吻合术。

2. 血清白蛋白达 35g/L 以上。

3. 备血 1000mL。

4. 留置导尿管。

【麻醉】

连续硬膜外麻醉或全麻。

【手术操作】

1. 体位　平卧,右腰背部略垫高,并对准手术台桥架。

2. 切口　右上腹 J 形切口,自剑突左侧腹白线,于脐上 3cm 向右转,达 11 肋骨尖。亦可采用倒 T 形切口〔图 37-31(1)〕或屋顶形或奔驰形切口。切缘应注意严加保护,保持干燥,以防湿浸污染。

3. 探查与显露一级肝门　进入腹腔后,探查肝、脾、胆、胰及胃肠情况,决定术式。

由于不少病例系再次手术,或是多次手术。右上腹区常有广泛粘连,造成显露困难。显露一级肝门是进入肝内的第一关;而肝周粘连松解又是显露肝门的第一关。

首先要发现胆总管,然后向上达肝门部。为此,根据具体病情,下列途径可供选择:①于十二指肠球部上方达胆总管前方;②循胆囊管达胆总管的右壁;③紧贴右肝前叶、方叶脏面向下,循十二指肠第二段、第一段右上缘达网膜孔,找到胆总管;④肝十二指肠韧带已显露,可由右向左逐步穿刺,抽出胆汁确定胆总管;⑤自胃窦、幽门环、十二指肠球部上缘达胆总管;⑥切开肝胃韧带,于胃窦后壁向右达网膜孔,沟通后显露胆总管;⑦经十二指肠切开,通过奥迪括约肌插入探针进入胆总管;⑧经 T 形管窦道进入胆总管;⑨胆总管空肠 Roux-Y 术后,可切开吻合前面的空肠,经吻合口显露胆总管。

在寻找胆总管,显露一级肝门时,常需松解粘连。分离粘连要根据粘连的特性,采取相应的分离方法。

一般,肝周粘连多采用锐性分离。越是致密的粘连,越应采用锐性分离。分解粘连前,应辨明粘连块系哪些组织和器官。胆囊、肠管等空腔器官的粘连松解时,应注意辨清浆膜及肌层。分离这种粘连时,术者左手示指和拇指应捏挤,推开肌层,在浆膜下间隙切割分离粘连带。分离肝下间隙粘连时,应紧贴肝脏脏面进行。肠与肝间的致密粘连分解时,一定要注意保存肠的完整,必要时可作肝被膜下剥离。窦道粘连分解时应紧贴窦道进行,用窦道里放置的导管作引导,由疏松至致密,由容易分离至难分离处,视野清楚,步步前进。一旦肠管破裂,即予修补。

4. 胆囊切除　如胆囊未切除,应予切除〔图 37-31(2)〕。胆囊床不关闭,以利右 1~3 级肝管切开。

5. 切开、处理胆总管病变　于胆总管第 1 段缝两针牵引线,试验穿刺获胆汁后,纵行切开胆总管,清除胆总管内结石,测定奥迪括约肌部通过几号胆道探子,冲洗通畅〔图 37-31(3)〕。

6. 1~3 级肝管切开　1~3 级肝管切开和肝胆管盆的建立,是肝胆管结石并狭窄手术治疗的核心。

自胆总管切口向上切开肝总管,包括以后的肝内胆管的显露,基本技术是引导、边缝、边扎、边切、边牵和穿刺(缝、扎、切、牵、穿、引六字技术)。

左肝胆管结石占整个肝胆管结石的 60%~85%,因此,左侧 1~3 级肝管的切开对肝胆管结石并狭窄的处理很重要。

(1) 左肝管(一级肝管)切开:左肝管长约 2~4cm,门静脉左支的分支大多跨越左肝管前方,需注意处理好。一般多经肝总管切口,向左纵行切开左肝管前壁,采用边缝、边扎、边切、边牵等基本技术〔图 37-31(4)〕。熟悉和处理好门静脉左支分支,对左肝管切开极为重要。门静脉左侧分支有 1~3 支跨越左肝管前壁,一支者占 90%,大部分跨越在左肝管末端。门静脉左侧分支直径<0.6cm,不伴肝中动脉者,应予切断缝扎。若该血管直径>0.6cm,或伴肝中动脉,多见于右肝萎缩、左肝代偿性肥大患者,则不切断而采取保留的方法。保留的方法一般用双肝胆管盆式内引流术,或称之为肝胆管盆式立交桥吻合。此时,门静脉左侧分支跨越处两侧胆管应留存 0.5cm,以方便"肝胆管盆"与空肠吻合〔图 37-31(5)〕。

下列情况时左肝管切开宜用会师法:①一级肝管广泛致密粘连、瘢痕,解剖结构不清,左肝管口针尖大小;②左肝管呈管状狭窄;③门静脉左侧分支直径>0.6cm;④门静脉跨越左肝管前壁;⑤左肝管末端严重、广泛瘢痕或狭窄。会师法先切开肝总管和左内叶或左外叶胆管,而后将切口向左肝管延长,切开左肝管。会师法进达左肝管的进路有:①经肝圆韧带,切开左内叶胆管;②经左外叶切开左外叶胆管,进达左肝管;③经左肝管"结石感"明显处,直接切开左肝管;④经左外叶切除进路,循左外叶胆管或左肝管远端达左肝管。

左肝管切开,需要时可切断左肝三角韧带和左冠状韧带,有助于左肝管的显露。有时,为了显露,需切除肝方叶。若经左肝管"结石感"进路,切开左肝管时应选先穿刺欲切处,确定该处无血管跨越。在肝管两侧以圆针丝线沿左肝管纵轴平行全层贯穿缝扎、牵引,而后以尖刃刀在二线间轻轻切一小口〔图37-31(6)〕,切缘以圆针丝线全层缝扎并牵引,循肝管走向延长切口。

(2)左内叶胆管、左外叶胆管和左尾叶胆管(二级胆管)切开:左肝管切开后,左内叶胆管口、左外叶胆管口和左尾叶胆管口便显露于手术野。左内叶胆管和左外叶胆管的近端在肝实质外。左尾叶胆管竖直向下,完全在肝实质内。

根据术前的检查,结合术中的发现,配合纤维胆道镜的检查,进行全面综合分析,不难确定病变的胆管所在。这些术中的病理发现如:①肝表面粘连和纤维瘢痕,反映了长期反复胆道感染致使局部肝脏呈纤维瘢痕样改变,因此,这些改变提示了肝胆管结石并狭窄病灶所在。②区域性淤胆肝,如左外叶呈墨绿色,说明左外叶胆管梗阻的存在。③肝面结石感,对确定病变位置,有重要价值。④肝胆管口狭窄,提示病变在该胆管。⑤胆管壁增厚,结石或脓性胆汁,是确定肝胆管病灶的最有力的依据。根据以上确定病灶所在,手术即可向该胆管进行。

左尾叶胆管一般为一支,走行方向多竖直向后,是二级胆管中最易处理的一支,但常被术者忽略。处理左尾叶胆管病变时,如遇狭窄而弹性较好的病例,可用适度的胆道扩张器,由小到大,轻巧、持续用力扩张〔图37-31(7①)〕。当左尾叶胆管口呈环状、真性狭窄及左尾叶胆管明显扩张时,可选用适度的钳子,探入左尾叶胆管,轻轻向上挑起,寻找与左肝管紧贴的呈膜状的部分,予以V形切开,切缘用圆针丝线间断缝合〔图37-31(7②)〕。如果已切开的尾叶胆管口的菱形创面较宽大时,可选取自体静脉片覆盖创面。静脉片边缘用5-0无损伤缝线间断缝合固定〔图37-31(7③)〕。已切开成形或修补的胆管,应放置胶管或胆道气囊导管支撑、扩张、按摩,防止胆管再狭窄。

左内叶胆管进路,先切开左内叶下段胆管,进达左内叶胆管。有时,从左肝脏面或膈面"结石感"明显处切开胆管,而后循胆管走行,逐步进达左内叶胆管。左二级肝管显露、切开时,应灵活运用边缝、边扎、边牵、边切、穿刺、引导等基本技术。

左外叶胆管进路,先切开左外叶下段胆管,逆行进达左外叶胆管;或选择"结石感"最明显处进行。另外,必要时采用肝段切除进路,切除左外叶下段,显露进达左外叶胆管。无论是用左肝外叶胆管进路,还是会师法显露切开左外叶胆管,都必须移除或切开胆管前肝组织。肝组织断面出血时以圆针丝线将肝和胆管切缘一并缝扎为宜。

(3)左外叶上段和下段胆管、左内叶上段和下段胆管(左三级肝管)切开:三级肝管一般在肝实质内,其外覆盖的肝组织由厚渐薄,没有大的门静脉分支跨越,故较为安全,处理也不困难。

经肝圆韧带内侧,延长左内叶胆管切口,切开左内叶下段胆管。或延长左内叶4~5级肝管切口,经圆韧带内侧,切开左内叶下段胆管。

经左外叶胆管切开,向远端延长,切开左外叶下段胆管。或延长左外叶4~5级肝管切口,向近端切开左外叶下段胆管。

亦可经结石感明显处直接切开左三级肝管;或经左肝内叶或外叶结石感明显的4~5级肝管切开,达三级肝管;或是沿已切开的左内叶或左外叶胆管所扪及结石感明显处,切开三级肝管。

(4)右肝管(一级肝管)切开:右肝管一般长(0.84±0.56)cm。欲切开右侧1~3级肝管,需先切除胆囊,由胆囊床作为进路。胆囊切除后,右肝管清楚地显现在肝实质外。分离肝管前壁的纤维结缔组织,以适度的钳(胆囊钳、直角弯钳、取石钳等)探入肝管作为引导,顺行切开右肝管前壁〔图37-31(8)〕。如右肝管口仅针尖大小,瘢痕粘连严重,但结石感明显,可直接切开右肝管后逆行会师,切开右肝管口。如属肝内型肝门,右肝管陷入肝实质内,可紧贴肝总管右前壁,用"花生米"将肝组织轻轻推开,以显露右肝管前壁。肝总管、右肝管切缘的缝线应分别用蚊式钳向左外下方牵引,以利右肝管切开。

(5)右前叶胆管和右前叶下段胆管(右前2~3级肝管)切开:右前2~3级肝管均在胆囊床内进行切开。以示指或适当的钳子(胆囊钳、取石钳等)探入右前叶胆管和右前叶下段胆管内,向盆腔方向略作牵、撑。以空针沿胆管走行,相距0.3cm,逐一穿刺右前叶胆管前壁,探明是否有肝中静脉分支跨越。肝中静脉分支跨越右前叶胆管处多在胆囊床的中线上。切断

5

肝中静脉,宜用圆针线作血管、胆管前壁一并缝扎。如果在右前叶胆管前壁穿刺时发现粗大血管,经局部试夹15分钟后右前叶肝颜色变紫,说明该血管不能结扎切断。过去未作过胆囊切除者,右前叶胆管前壁外肝组织一般厚约0.5~1cm。如过去已施胆囊切除者,右前叶胆管前壁外肝组织和瘢痕的厚度约1.5cm左右。但因其是瘢痕组织,一般出血不多。可以钳夹、切开、结扎或手指钝性压挤剔除胆管前壁外肝组织,以显露右前叶胆管和右前叶下段胆管前壁,然后顺行

切开〔图37-31(9)〕。有时可用圆针丝线贯穿缝扎胆管前壁和胆管前壁外肝组织。

如果右前叶膈面结石感明显,可先于该部切开,取石,循胆管从膈面到脏面,切开右前叶下段胆管〔图37-31(10)〕;或逆行会师切开右前叶下段胆管和右前叶胆管。

若结石感不明显,经胆囊床顺行切开右前叶胆管困难,可切除右前叶下段肝组织,通过肝断面右前叶下段胆管,经胆囊床逆行切开右前叶胆管。

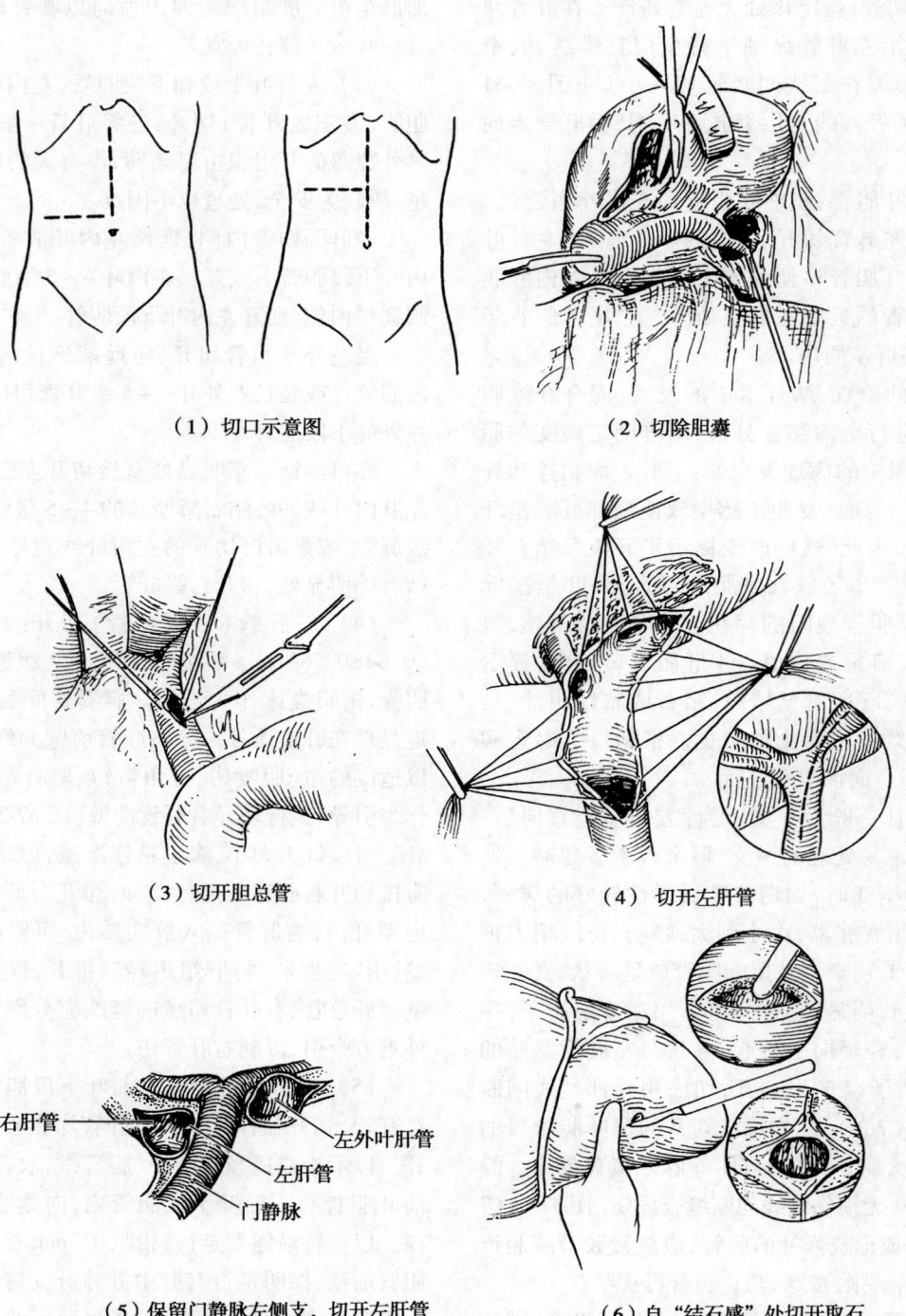

（1）切口示意图　　（2）切除胆囊

（3）切开胆总管　　（4）切开左肝管

右肝管　左外叶肝管　左肝管　门静脉

（5）保留门静脉左侧支,切开左肝管　（6）自"结石感"处切开取石

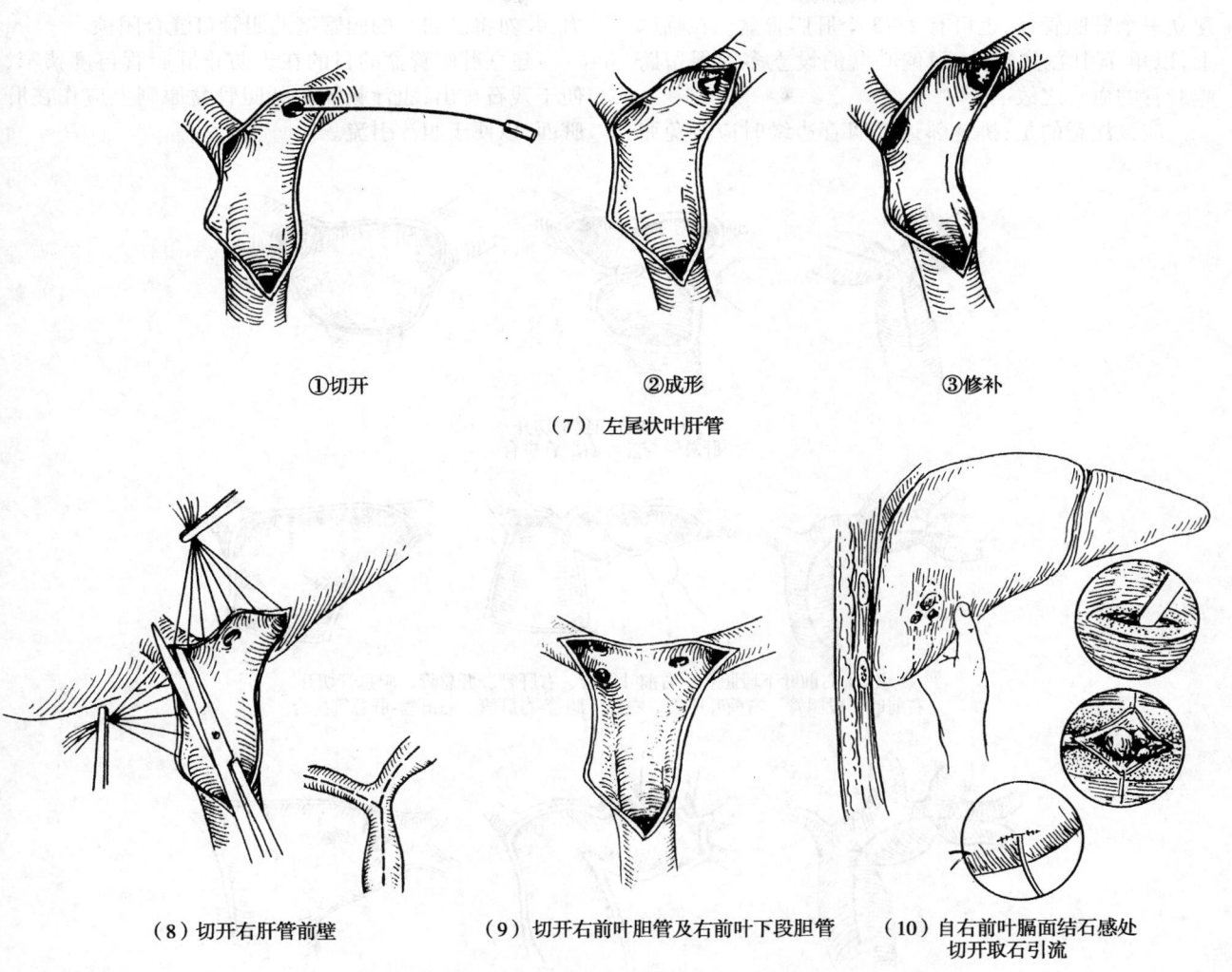

①切开　　　　　　　②成形　　　　　　　③修补

（7）左尾状叶肝管

（8）切开右肝管前壁　　　（9）切开右前叶胆管及右前叶下段胆管　　　（10）自右前叶膈面结石感处
切开取石引流

图 37-31　肝胆管盆式胆肠内引流术

（6）右后叶胆管、右尾叶胆管（右后二级肝管）和右前叶上段胆管（右前三级肝管）切开：当右肝管、右前叶胆管和右前下段胆管切开后，右后叶胆管、右尾叶胆管和右前叶上段胆管的开口均在已切开的上述肝胆管的后壁。仔细探查上述诸胆管，取净结石，并用生理盐水冲洗。如发现有关胆管有狭窄，处理的方法主要是扩张、成形、修补三种。为了便于操作，可切断肝右三角韧带、冠状韧带，膈下填以 2～3 块大纱布垫以托出右肝，有利于上述胆管处理。胆管的扩张：取导尿管、止血钳、胆道扩张器、胆道扩张球囊等，由小到大，轻巧持续扩张胆管口，顺胆管走行，防止损伤穿通胆管壁而形成假道。当胆管口呈轻度膜样环状狭窄时，这种方法可作为一种治疗措施。但当胆管口严重狭窄时，仅能作为胆管成形的准备。

胆管的成形：是处理右后叶胆管口、右尾叶胆管口及右前叶上段胆管口狭窄等常用的方法。成形的方式包括：右尾叶胆管与右后叶胆管成形；右尾叶胆管与右肝管成形；右前叶上段胆管与右前叶胆管成形；右后叶胆管与右前叶上段胆管成形等。成形的方法为在邻近胆管壁的膜状部分进行，作 V 形切口，切缘应充分止血。胆管成形后的胆管开口应略大于狭窄以上胆管的最大直径。其内置胆道气囊导管支撑。

胆管口的修补：为防止切开的胆管口再度狭窄，常用自体的静脉片修补覆盖切开胆管形成的菱形创面。多用于右后叶胆管口严重瘢痕狭窄切开的创面处理。修补后应置放气囊导管支撑。

（7）右后叶上段胆管和右后叶下段胆管（右后三级肝管）切开：由于右肝肥厚，深藏于膈下，显露困难。但右后叶 3 级肝管结石并狭窄较左侧少。

7. 建立肝胆管盆　肝胆管是将已切开的肝总管、1～3 级肝管邻近的边缘拼合，用 5-0 无损伤缝线间断缝合，线结打在胆管外，使成为一内壁光滑、边缘整齐，无 1～3 级肝管口狭窄的宽大的肝胆管。因其状似盆，故称肝胆管盆〔图 37-32（1）～（6）〕。"肝胆管盆"可由肝总管和 1～3 级肝管组成，位于肝中心部，称中心盆（central basin）。亦可以由 2～3 级肝管组成，位于肝周者，称为偏心盆（partiality basin）。一个患者可建立一个肝胆管盆,也可有2~3个肝胆管盆。在临床上,以单个中心盆多见,而偏心盆的设立多因保留跨越肝管的血管之故。

应该注意的是,拼缝邻近肝胆管边缘时应避免张力;并勿将已切开的胆管壁的胆管口缝合闭锁。

建立肝胆管盆的目的在于防止肝胆管再度狭窄,便于残石排出,胆汁畅流。肝胆管盆原则上应作在肝脏面,以便于胆汁引流。

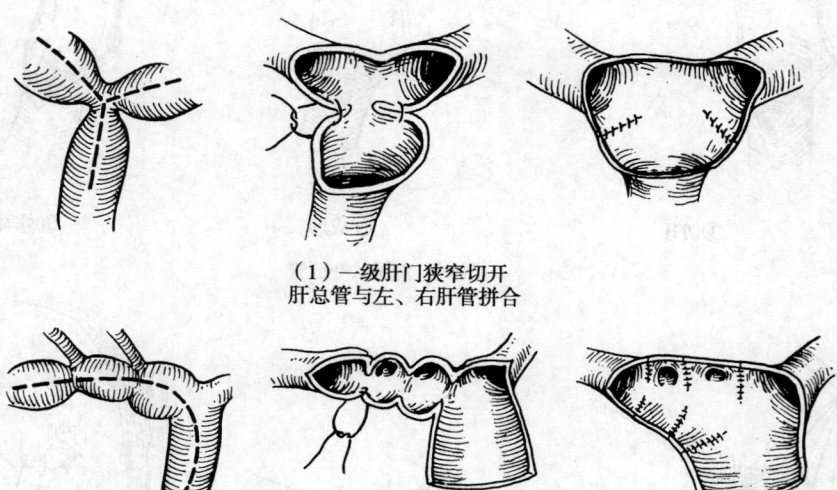

（1）一级肝门狭窄切开
肝总管与左、右肝管拼合

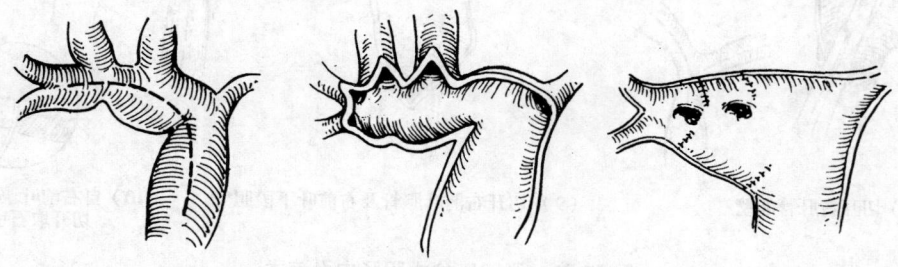

（2）右前叶下段胆管、右前叶胆管、右肝管、肝总管、胆总管切开
右前叶下段胆管、右前叶胆管、右前叶胆管-右肝管、右肝管-肝总管拼合

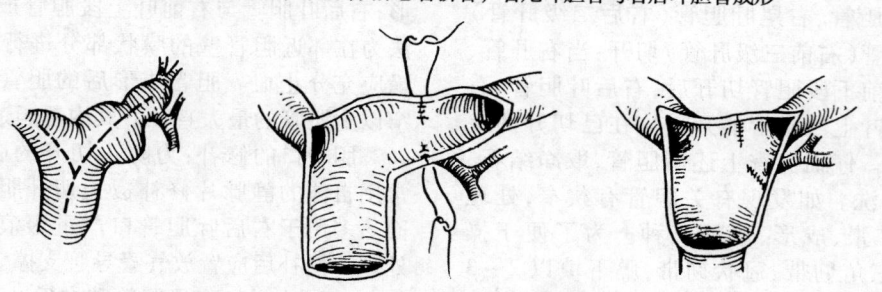

（3）右前叶胆管、右肝管肝总管切开
右前叶胆管-右肝管,右肝管-肝总管拼合,右尾叶胆管与右后叶胆管成形

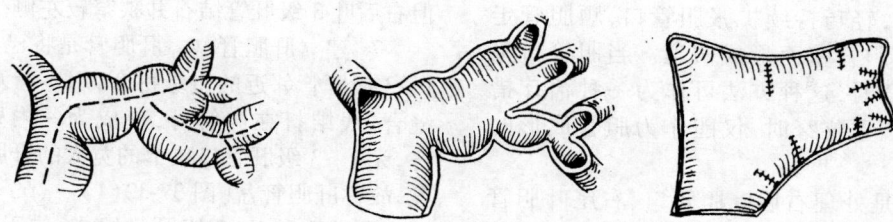

（4）左内叶胆管、左肝管肝总管切开
左内叶胆管、左肝管拼合

（5）左内叶上段和下段胆管、左外叶上段和下段胆管左内叶和外叶胆管、左肝管、肝总管切开
左内叶上段和下段胆管-左内叶胆管左外叶上段和下段胆管-左外叶胆管左内叶胆管-
左肝管、左外叶胆管-左肝管、左肝管-肝总管拼合

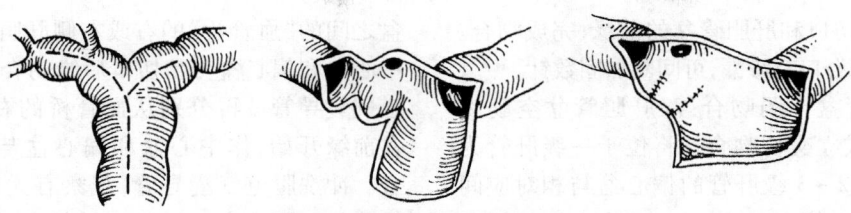

（6）右前叶胆管、右肝管、肝总管切开
右前叶胆管-右肝管、右肝管-肝总管拼合

图 37-32　肝胆管盆建立模式图

8. 胆总管横断　横断前应确定胆总管远端是否通畅。横断方法见胆管空肠 Y 式吻合术。

9. 间置或失功能空肠袢的制备　间置或失功能空肠袢的切断位置：提起横结肠，于其根部找到十二指肠悬韧带，牵出空肠，在起始部 15～30cm 处借助灯光透照，辨清肠系膜血管，并试将拟切空肠置入肝胆管盆，选择肠系膜最松部位，确定空肠切断位置。

妥善处理肠系膜血管弓，分离肠系膜：为了使间置或失功能空肠袢系膜松弛，多采用如〔图 37-33〕所示方法作系膜切口，剪开预切线上肠系膜两侧浆膜，钳夹、切断、结扎肠系膜 2 级、3 级血管弓。如果 2 级、3 级血管弓短，可用 4-0 号圆针丝线缝扎拟切血管后，再在二结扎线间切断。

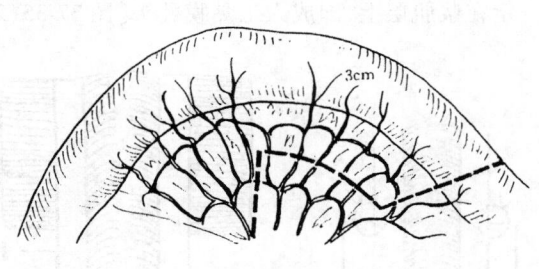

（1）失功能空肠袢切取

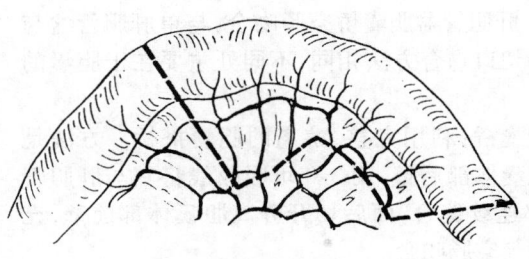

（2）间置空肠袢切取

图 37-33　失功能或间置空肠袢切取

关于间置或失功能空肠袢长度：如间置空肠袢安置人工乳头为主的联合抗反流装置以 20cm 左右为宜，如以肠的长度抗反流则以 60cm 为宜。失功能肠袢若安置以肠套叠为主的联合抗反流装置则以 30cm 为宜。但若以肠的长度抗反流则应取 60cm。另外，如果肝胆管盆的直径越长，切取的空肠也宜长些。间置空肠系膜的动脉血管以两支为宜。在切取时系膜周围的浆膜及软组织不宜剥光，系膜应松弛，但不能扭曲。

于横结肠系膜的结肠中动脉右侧无血管处戳孔，将拟切的空肠段经横结肠系膜戳孔引至横结肠系膜上，然后用两把直科克钳经横结肠系膜戳孔，分别在横结肠系膜上、下钳夹，切断空肠。这样，间置或失功能空肠袢便自然在肝下间隙。

关闭间置或失功能空肠袢近端。

作失功能或间置空肠袢近端对系膜缘侧切口。一般切口长 5～7cm。切口的近端距肠近端的长度不宜超过 2cm。切开时，肠黏膜下血管应缝扎或钳夹、结扎止血。

作原空肠端-端吻合；或原空肠端失功能空肠侧吻合。

横结肠系膜戳孔边缘应间断缝合数针，将其固定在穿越的间置或失功能空肠袢上。肠系膜切缘应间断缝闭，以免形成内疝。

10. 肝胆管盆与空肠吻合　肝胆管盆与空肠吻合，有肝胆管与间置空肠或失功能空肠近端侧切口吻合两种方式，现以前者为例予以说明。

肝胆管的直径大于 4cm 者多用连续缝合，小于 4cm 者多用间断缝合。双肝胆管盆多用立交桥式吻合。肝胆管的右侧部过长，可用"胆囊搭桥"或 P 形肠袢。

（1）单肝胆管盆与间置空肠侧切口吻合：将间置空肠近端侧切口靠近肝胆管盆，将肝胆管盆边缘的牵引线经间置空肠侧切口的上方，向外下方牵拉，用 3-0 或 4-0 可吸收线自肠切口后缘中点与肝胆管盆后缘中点，作间断外翻全层缝合，选向左侧进行，至左侧转角处，针距 2.5mm 左右；边缝边剪除牵引线。左后方缝毕后，再缝右后方至右下角稍上为止。按需要放置胆道气囊导管，自间置肠段距吻合口 10cm 处引出，双荷包缝合，扎紧固定引流管。

同法缝合肠侧切口和肝胆管盆的前缘,完成吻合。冲洗气囊导管,如吻合口有渗漏,可间断加固数针。

(2) 双肝胆管盆空肠吻合:双肝胆管盆空肠吻合,又称肝胆管盆式立交桥吻合。将位于一级肝管为主的中心盆和位于 2～3 级肝管的偏心盆与相对应间置或失功能空肠近端的两个侧切口吻合。按单肝胆管盆与间置空肠侧切口吻合方法,先后从两个肝胆管盆之间的"血管桥"的右或左侧肝胆管盆后缘开始,作中心盆和偏心盆与肠切口后缘吻合后,按需要放置胆道气囊导管。再分别从血管桥的右或左侧的肝胆管盆前缘开始,作中心盆和偏心盆与肠切口的前缘吻合。冲洗胆道气囊导管,观察有无胆漏,特别是肝胆管盆与空肠吻合口的前后壁转角处和肝胆管盆的右上角处,注意加固〔图 37-34〕。

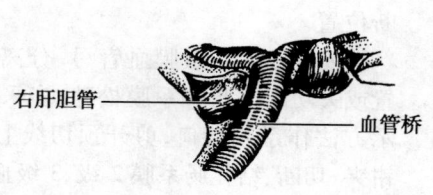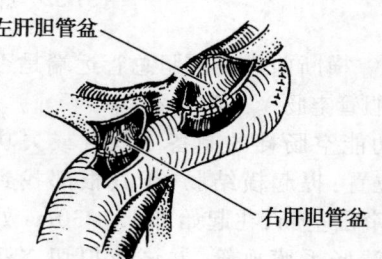

图 37-34　"双肝胆管盆"式内引流术

(3) 肝胆管盆胆囊桥空肠吻合:与单肝胆管盆与间置空肠切口吻合方法相同,不同处主要在于胆囊的处理。

全胆囊桥:利用完整、游离的胆囊搭桥。方法是先切开胆囊体部后壁,用 3-0 可吸收线将其与肝胆管盆右半部连续缝合,而后切开分离胆囊体部前壁,充分止血后与空肠吻合。

次全胆囊桥:次全切除胆囊,留胆囊体后壁作桥。方法是直接在残余胆囊后壁,边缝、边扎、边切、边牵引切开右肝管、右前叶胆管及右前叶下段胆管,完成右肝管及右前叶 2～3 级肝管与残存胆囊体的边缘与空肠侧切口吻合。

胆囊浆膜桥:在浆膜下切除胆囊时尽量多留浆膜,将残留的胆囊浆膜切缘与肝胆管盆的右半部缝合,而后将空肠侧切口与胆囊浆膜的基部缝合。

作胆囊桥,其内应放置胆道气囊导管支撑。

11. 抗反流装置　肠内容物反流可致反流性胆管炎,所以,抗反流装置是一重要措施。临床上常用的抗反流装置有:

(1) 人工全层乳头:于间置空肠远端全层外翻空肠 1cm,以 1 号圆针丝线将外翻肠缘的全层与空肠浆肌层间断缝合固定 12～16 针,即成人工全层乳头〔图 37-35(1)〕。

间置空肠远端整个黏膜外翻形成的人工乳头过大,可以在外翻前先斜形切除空肠端周径的 1/2,切缘全层缝合,而后将黏膜外翻缝合固定于空肠浆肌层上,使外翻后形成的人工乳头可容 1.5cm 直径即可。

(2) 人工黏膜乳头:将间置空肠远端浆肌层切除,黏膜外翻,以圆针丝线将外翻黏膜缘间断缝合固定在浆肌层上,即成人工黏膜乳头〔图 37-35(2)〕。

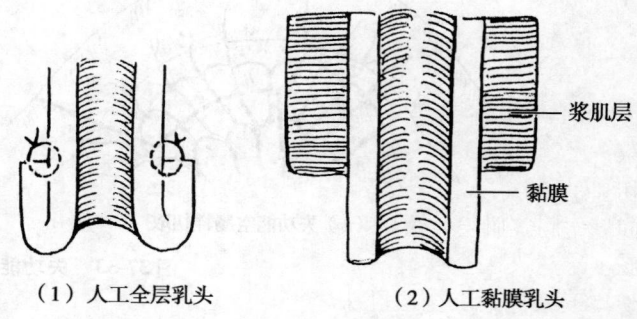

(1) 人工全层乳头　　(2) 人工黏膜乳头

图 37-35　抗反流装置

(3) 顺蠕动肠套叠:安置两把肠钳,相距 8cm,与肠纵轴垂直,完全夹持拟作肠套叠的空肠,以圆针丝线分别在距二钳缘 1cm 处将两端肠管浆肌层间断缝合 12 针后松去肠钳,逐一打结即可〔图 37-36〕。

(4) 同步缝合:于肠吻合口的近端将输胆肠袢与原肠管作浆肌层间断缝合固定,长度为 6～10cm〔图 37-37〕。

(5) 延长间置或失功能肠袢:一般在 50～80cm,以肠管的长度阻止肠内容物反流入肝管。

实践证明,联合抗反流装置较单一的好。肝胆管盆 Roux-Y 术的抗反流装置包括:①同步缝合;②顺蠕动肠套叠。肝胆管盆间置术的抗反流装置包括:①人工全层乳头;②同步缝合。

12. 间置空肠与十二指肠吻合　吻合部位以选择在十二指肠第二段的十二指肠乳头相对应处为妥。

作十二指肠横切口:游离十二指肠的第二段,作与十二指肠乳头相对应处的十二指肠前壁横切口,其长度略短于人工乳头的横径。

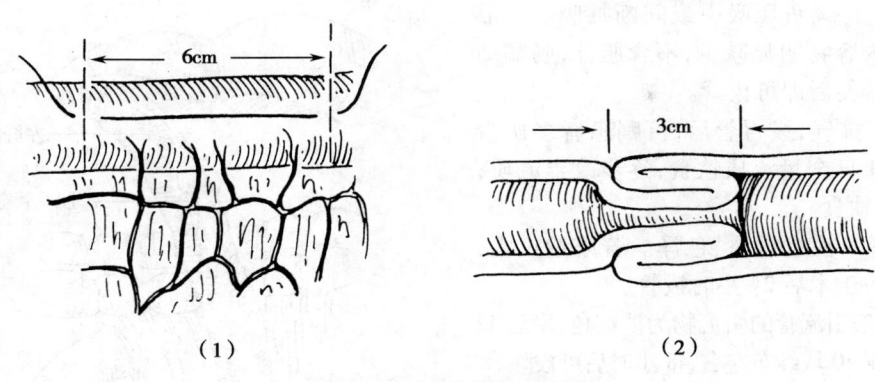

图 37-36　顺蠕动肠套叠

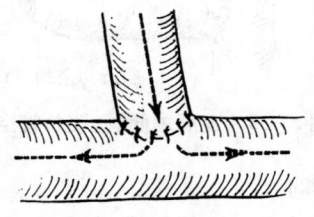

（1）垂直吻合，肠内容物分流

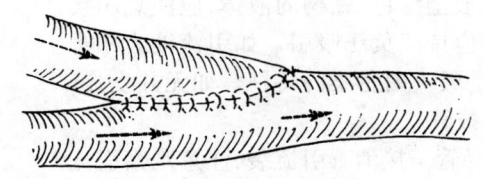

（2）同步缝合，肠内容物不分流

图 37-37　同步吻合

人工乳头与十二指肠吻合。一般行两层缝合。第一层缝合以 3-0 或 4-0 可吸收线间断缝合十二指肠切口的上缘、人工全层乳头后壁外翻空肠边缘全层、间置空肠浆肌层共约 8～12 针，逐一打结，完成十二指肠上缘与人工全层乳头后壁吻合。同法作十二指肠切口下缘与人工全层乳头前壁吻合。第二层缝合紧贴第一层吻合缘做宽约 0.5cm 的十二指肠与空肠浆肌层间断缝合，包埋第一层吻合缘，并组成人工括约肌囊，以增强抗反流效应。缝第一层时注意不要损伤乳头黏膜，乳头的系膜侧与十二指肠切口的内侧角容易发生瘘，应多加小心。乳头十二指肠吻合完成后，将十二指肠放回原来解剖位置。

13. 在肝下间隙放置胶管或香烟引流一支，与置于胆肠吻合处的气囊导管一起，自右上腹壁分别戳口引出。

14. 分层缝合腹壁切口。

【术中注意事项】

1. 术中取石时，可配合纤维胆道镜观察结石是否取尽，有否狭窄及扩张。如有结石，可借助取石篮取石。

2. 肝胆管盆式内引流术对治疗胆管结石和胆管狭窄虽较彻底，但仍不能解决全部问题，需配合胆道镜取石，置管溶石，置气囊导管扩张等综合治疗措施。

3. 术前准备　肠道，尤其在多次手术患者，估计粘连广泛，一旦涉及结肠损伤，需行修补或一期切除、吻合时不致被动。

4. 左肝管炎症水肿、瘢痕粘连严重时，强行分离门静脉左侧分支，可致血管撕裂、大出血。若遇此情况，先以左手示指从管内顶压止血，再用圆针丝线，连同左肝管前壁贯穿缝扎两针，然后在二线结间切断，较为安全。

5. 鉴别门静脉左侧分支能否切断，可以阻断带阻断 15 分钟。如显示左肝缺血，则不能切断。一旦结扎、切断门静脉左侧分支和肝中动脉后，左肝外叶或左肝缺血时，应作相应的肝段或肝叶切除。但余肝的 1～3 级肝管狭窄一定要解除。否则术后易形成胆瘘、膈下感染、结石复发等并发症。

6. 经膈面切开左内叶上段胆管或左外叶上段胆管时，防止损伤肝中静脉或肝左静脉。

7. 跨越左肝管的门静脉左侧分支直径>0.6cm 者，多见于右肝萎缩、左肝代偿性肥大患者，切开左肝管时此门静脉分支不应切断。

8. 左肝萎缩、右肝肥大的病例，对跨越右前叶胆管前壁的血管应持慎重态度。

9. 肝胆管盆原则上应作在肝的脏面，以便于胆汁引流。

10. 胆管成形或内吻合前，应扩张狭窄胆管口，插入探子，仔细探明胆管走行。成形或内吻合应在胆管的膜状部分上进行。

【术后处理】

1. 体位　平卧，全麻清醒后鼓励患者深呼吸，次日半坐位、翻身及活动四肢。

5

2. 胃肠减压　持续负压吸引或间断抽吸。一般持续 2～3 日。胃内容物明显减少,不含胆汁,肠蠕动恢复,肛门排气或排便后即可拔管。

3. 饮食　肛门排气,拔胃管后,可嘱患者多次少量流质饮食;术后 4 日全量流质饮食,逐步改半流质;一周后可恢复普通饮食。

4. 留置导尿管　注意尿量、色泽。若尿量正常,既往无排尿困难,应于术后 24 小时拔管。

5. 引流管　一般引流管的引流物为淡红色,术后 12 小时引流物大概浸湿 10 块纱布左右,48 小时后可拔除。

6. 腹腔引流管　一般腹腔引流液在手术当日为血性,量约 50～100ml。发现引流液多且鲜红,应考虑腹腔内出血;腹腔液呈绿色、黏稠的液体,应注意胆瘘的发生,如果量多应持续负压吸引。如引流液为咖啡色,具有粪臭,常是厌氧菌感染的特征。如无并发症,可于术后 3～7 日拔管。

7. 胆道气囊导管　接消毒引流袋,注意观察引流胆汁的质与量。术后 7 日开始经气囊导管作胆道冲洗,每日 1 次。一般于术后 15 日左右做胆道造影。造影前常规足量、短程、预防性应用抗生素是必要的。如用胆道气囊导管作肝肠吻合口的扩张、按摩,以术后 14 日开始为宜;应将气囊导管留置 3 个月左右。充气时,须先将主气囊充胀,然后将支气囊充胀扩张肝管。充气量由少到多,逐步增加。

造影见胆管无异常,不需要扩张者,夹管 1～2 日无反应即可拔管。瘘口可于拔管后 2～3 日内闭合。

8. 术后服用胆道排石汤等利胆清湿热中药,可排除残余的小结石,防治胆道炎症。

9. 余同胆囊切除术及胆总管探查术术后处理。

四、左肝内胆管、胆总管空肠侧-侧吻合术

【适应证】

凡胆总管狭窄伴有左肝管狭窄,可利用扩张的左肝内胆管及胆总管,与空肠作双重吻合,借以达到引流胆汁的目的。

【手术步骤】

1. 显露胆总管及肝管,并确定狭窄部位及程度。

2. 在扩张的肝外胆管处,纵行切开胆管,吸尽胆汁,取出结石,并用胆道探子探查或胆道镜窥视左肝管的狭窄情形。

3. 仔细探查左肝叶,触摸肝内扩张的胆管,并沿其走行方向切开肝实质及扩张的肝内胆管,取出结石。

4. 将左侧肝内胆管与空肠、胆总管与空肠、空肠与空肠作 Roux-Y 式吻合。吻合后可将空肠悬吊于肝圆韧带 1～2 针,以减少吻合口张力〔图 37-38〕。

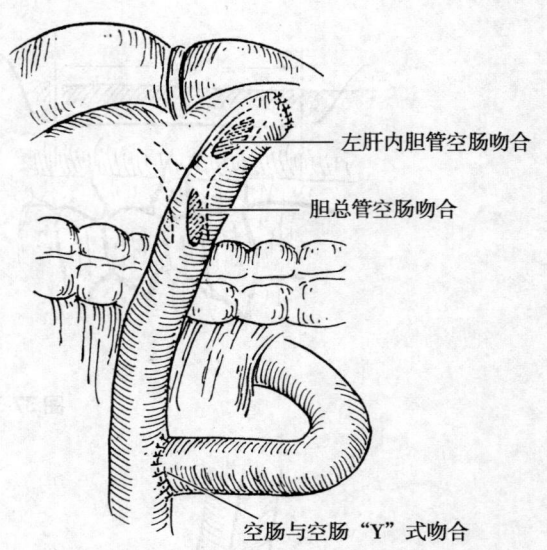

左肝内胆管空肠吻合
胆总管空肠吻合
空肠与空肠 "Y" 式吻合

图 37-38　左肝内胆管、胆总管空肠吻合术

【述评】

1. 胆管空肠袢式侧-侧吻合法,操作较简单,节约时间,但由于近端空肠未被切断,食糜转流不彻底,不能很好地防止肠内容物流入胆道内。术后不少患者有多量肠内容及食物碎渣自 T 形管流出,并可发生上行性胆道感染。也有采用将空肠输入段在侧-侧吻合口的远端缝合数针将其关闭以减少食糜流向胆道〔图 32-26〕。但此法仍不可靠,缝合处易再度畅通,给以后治疗造成困难。目前在治疗良性胆道疾病时,已很少采用空肠袢式吻合。

2. 胆管空肠的 Roux-Y 式吻合,其主要优点在于吻合口可以毫无张力,不致发生吻合口瘘;空肠游动性大,可与肝内外胆管进行各种方式吻合;吻合口可以做得很大;一般能较好地转流食糜,手术后反流至胆道内的机会少,因此是目前较常采用的方法。但是仍有部分患者有食糜反流胆管引起反流性胆管炎的发生。在防止反流问题上,应注意旷置空肠袢长度要适宜,曾经有采用人工乳头等抗反流的术式,但效果并不十分理想;另外,诱发溃疡病及空肠盲袢综合征也是值得引起重视的问题。

3. 间置空肠和皮下盲袢间置空肠胆管十二指肠吻合术,是以前在国内曾经开展的术式。近年又出现皮下通道胆囊肝总管吻合术。有学者认为它具有如下优点:可避免胆肠反流及由此引起的胆管炎;保持正常的胃肠消化吸收功能;可保持胃肠道正常酸碱度,防止术后溃疡病;便于术后复查胆道;便于治疗残余和复发结石等。

4. 肝胆管盆式胆肠内引流术,是目前开展的治疗肝胆管结石并狭窄的常用手术,它结合肝切除术是目前肝胆管结石取石较彻底、狭窄解除较满意的一种治

疗术式。

第十节 肝外胆管损伤及狭窄修复术

胆管缺如和胆管狭窄,有的属先天性畸形,但多数系手术误伤所致。胆管缺损修建术可分两类:一类适用于较小的胆管缺损,如胆管部分狭窄修复术、胆管端-端吻合术;另一类适用于较大的胆管缺损,如胆管十二指肠吻合术、肝外胆管空肠端-端吻合术。胆管修建术比较复杂、困难,应根据患者的病情严格掌握适应证。由于胆管再次手术修建更加困难,应争取一期完成手术,仅在必要时分两期进行,第一期引流胆管,第二期修建胆管,恢复、畅通胆道。

【适应证】

1. 由于手术(多见于腹腔镜胆囊切除术)或外伤引起的胆管离断,宜即刻施行胆管端-端吻合术或行胆管空肠 Roux-Y 吻合术。

2. 由于结石、慢性炎症经多次手术,遗有瘢痕狭窄,宜行瘢痕切除和胆管修建术。

3. 少数先天性肝外胆管狭窄或闭锁,也可通过胆管重建术沟通胆道与肠道。

4. Mirizzi 综合征 Csendes Ⅲ 型及 Ⅳ 型者需行胆管修复。

【术前准备】

1. 胆管缺损患者,病情常较复杂,必须详细了解病史。术前应采用 ERCP、PTC 等方式行胆道造影,确定胆管位置、缺损程度,以便选择合宜的术式。

2. 患者常有黄疸、贫血、消瘦、脱水;同时,手术时间延长,需作充分术前准备。具体准备见胆总管切开探查术。

3. 作好术中造影及胆道镜准备。

【麻醉】

一般采用硬膜外麻醉或全麻。

【手术步骤】

(一)胆总管部分狭窄修复术

常由于切除胆囊时,胆囊管牵引过紧,误扎胆总管壁的一部分所引起。

患者取仰卧位。经右上腹直肌切口显露胆道。探查确诊后,在狭窄部分作小纵切口,或将狭窄段楔形切除。然后,用 5-0 无损伤线或可吸收线间断外翻缝合或连续缝合,针距及边距视胆管直径及管壁厚度而定。在近段胆总管前壁另作小切口,放置 T 形管作支架,用可吸收线间断缝合〔图 37-39〕。检查无胆汁无渗漏后,在修复处放引流,与 T 形引流管自同侧腹壁另作小切口引出体外,然后按层缝合腹壁。

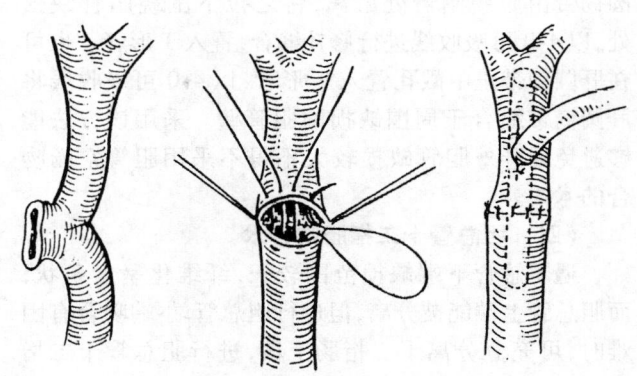

图 37-39 胆总管部分狭窄修复术

(二)胆总管端-端吻合术

当胆总管全被误扎、切断,或缺损部分较短时,可将胆总管修整或部分切除,进行胆总管端-端吻合,以恢复胆道的正常解剖关系,并保留括约肌作用。

1. 分离十二指肠 充分显露胆总管后,剪开十二指肠第二部外侧的后腹膜,充分游离十二指肠,以保证胆总管吻合后无张力。

2. 缝牵引线 在胆总管狭窄部或离断的胆总管上、下端各缝一牵引线。

3. 切除狭窄部 切除胆总管的狭窄部分(若有胆囊应同时切除)。

4. 吻合 胆总管两端行单纯间断外翻或连续吻合。

5. 在外层用 3-0 线缝合肝十二指肠韧带腹膜,以减小张力。

6. 置 T 形管 在吻合口上端或下端作小切口置放 T 形管作内支持,再用可吸收线紧密间断缝合〔图 37-40〕。

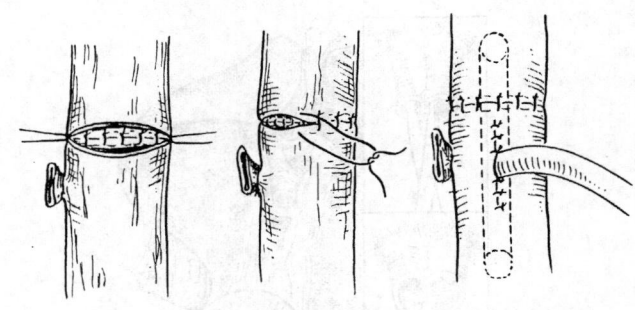

图 37-40 胆总管端端吻合术

(三)肝圆韧带代替部分胆管壁进行修补

对于肝外胆管缺损较大者,如腹腔镜损伤肝外胆管较大者或 Mirizzi 综合征 Csendes Ⅲ 型及 Ⅳ 型需行胆管修复者,可采用肝圆韧带代替胆管壁修补法。将肝

5

圆韧带由腹膜附着处游离,将之拉下围绕胆管缺损处,以4-0可吸收线进行修补缝合,置入T形管。也可在肝圆韧带正中戳孔置入T形管,以4-0可吸收线将肝圆韧带缝合于周围缺损的胆管壁。采用该方法能够避免因肝外胆管缺损较大不得不采用胆管空肠吻合的术式。

（四）胆总管十二指肠吻合术

遇胆总管下端缺损范围较长,纤维化呈索条状,而胆总管上端能被分离,但进行胆总管端-端吻合有困难时,可充分分离十二指肠上段,进行胆总管十二指肠吻合术。吻合手术步骤同胆总管十二指肠端-侧吻合术。但此术式易引起胆道逆行感染,应尽量行胆管空肠Roux-Y吻合术。

（五）肝外胆管空肠吻合术

一般用肝总管或左、右肝管与空肠上段作Y形吻合,以防止胆道逆行感染。

本手术是对不宜行胆管端-端吻合术病例(如胆管壁有较大范围缺损、高位胆管损伤、胆管不扩张等)的常用术式。

1. 分离肝门胆管　仔细分离肝门部肝总管或左、右肝管,切除瘢痕组织,尽量保留肝总管及左、右肝管。如左、右肝管贴近,可将左右肝管的前、后壁互相缝合,再剪开缝合的左右肝管间壁,使成一个新的肝总管〔图37-41(1)〕。或尽量保留肝总管及左、右肝管的后壁,将其前壁修呈卵圆形。吻合时以肝总管及左、右肝管的后壁作为吻合口的后壁,以吻合的空肠作为前壁。

2. 切断空肠上段　在空肠上段距十二指肠悬韧带约15cm处切断空肠,切开肠系膜至近根部,注意勿损伤肠系膜血运〔图37-41(2)〕。将空肠远端缝合关闭后,自横结肠前或后上提至肝门〔图37-41(3)〕,以备吻合。

3. 胆管空肠吻合　先将上提至肝门的空肠远端缝于肝门部后侧的瘢痕组织上〔图37-41(4)〕。再在空肠距盲端2~3cm的肠系膜对侧肠壁切一小口,大小相当于整修后的肝管口,将空肠与肝管两口间用3-0或4-0可吸收线间断或连续缝合,也可以1号丝线行单层外翻间断褥式吻合。先缝合吻合口后壁〔图37-41(5)〕,再选用适宜的T形管或气囊导管置于吻合口内作支架引流〔图37-41(6)〕,经距吻合口10cm远段空肠小切口引出。用双层荷包缝合缝闭该处小切口。然后,缝合吻合口的前壁。将吻合口两侧与肝包膜加固缝合1~2针。

如肝管太短或口径太小,与空肠吻合有困难,可将空肠与肝门瘢痕结缔组织缝合,仅将胆管套入肠管中即可〔图37-41(7)〕。将大网膜(引流胶管穿过大网膜)覆盖吻合口,固定缝合1~2针。

4. 空肠空肠端-侧吻合　将空肠近端与空肠远段距肝管空肠吻合口约30~40cm处进行端-侧或侧-侧吻合。外层用细丝线作浆肌层间断缝合,内层用3-0可吸收线作全层间断内翻缝合〔图37-41(8)〕。同步缝合3针,呈Y形,防反流。缝闭肠系膜间隙,以防发生内疝。

5. 放置引流　在胆管空肠吻合口附近放置引流,与胆道引流管一同沿肝下自右侧腹壁分别从小切口引出。引流胶管用细丝线缝合固定1~2针。逐层缝合腹壁切口。

【术中注意事项】

坚实的胆道外科解剖基础,丰富的胆道外科手术经验是预防胆管损伤的基础,一旦发生胆道损伤,精细的修补及吻合技术是一期修复的关键。

对横断伤吻合及侧壁伤修补,均应注意以下事项:

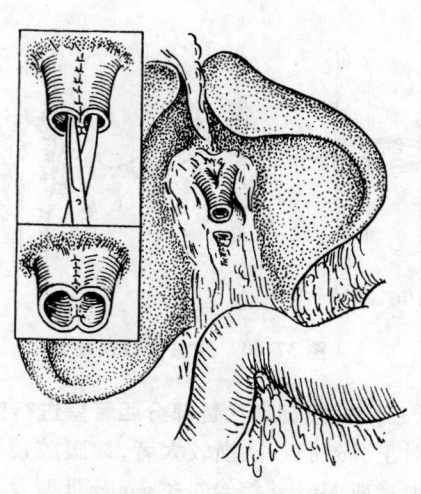

（1）分离胆（肝）总管上段（附图示缝合左、右肝管，剪开内壁，形成新肝总管）

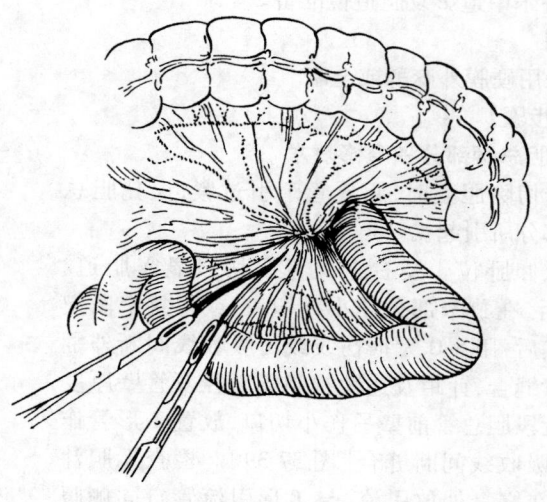

（2）距十二指肠悬韧带下约15cm处切断空肠

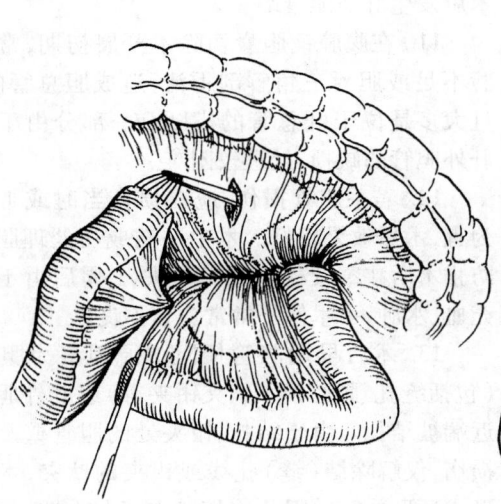

（3）自结肠后上提空肠远段

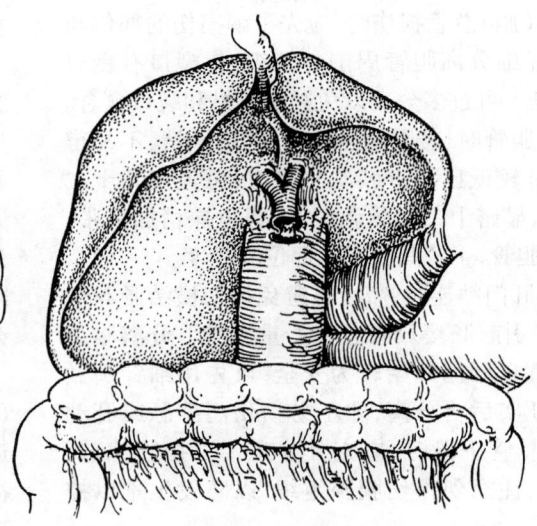

（4）将空肠远端固定在肝门旁瘢痕组织上，
在肠端切一小口备吻合

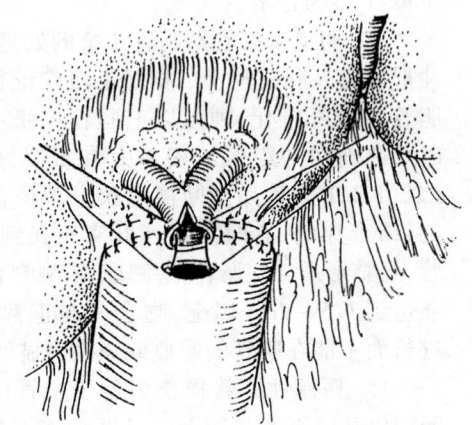

（5）肝总管前壁纵切小口以
增加吻合口直径

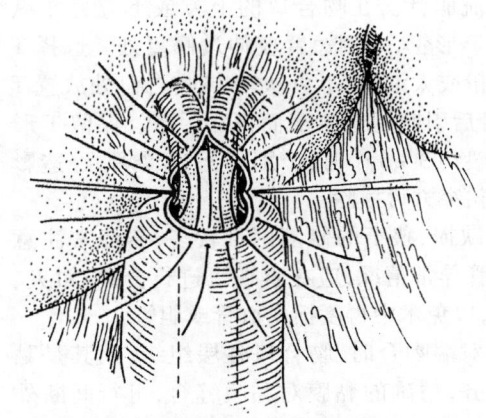

（6）缝合吻合口后壁后放入胶皮管并与
肠壁固定，其下端自空肠远段小切口
引出，然后缝合吻合口前壁

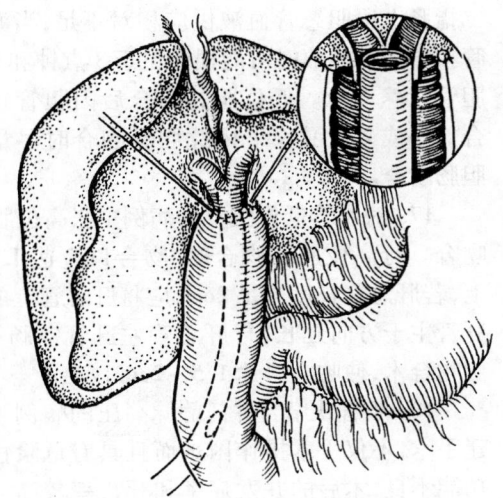

（7）吻合口两侧加固定缝合2针
（附图为肝管与空肠套入吻合）

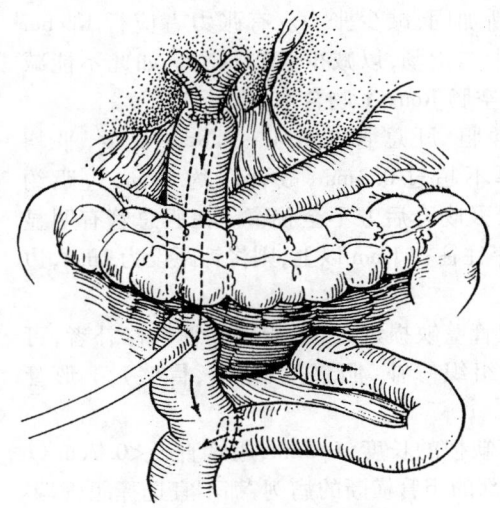

（8）空肠与空肠端侧吻合

图 37-41　肝外胆管空肠端端吻合术

1. 在肝(胆)总管损伤时,应先了解损伤的部位与大小,然后仔细分离胆管周围的组织,使裂口有良好的暴露,但是不可过多分离以免影响血供和裂口愈合。

2. 分离胆管时,若因粘连较多,解剖不清,不易辨认,狭窄部位较低已接近胰腺水平时,可先切开十二指肠第二部,显露十二指肠乳头,用胆道探稍加扩张,并向上伸入胆管,了解其狭窄的部位和程度。

3. 分离肝门粘连时,需注意避免损伤横结肠与十二指肠,以免引起肠瘘及腹腔内严重感染。分离胆总管上段时,宜自肝门开始较为安全,可先用细针头做试验穿刺,证实后再分离,才不易损伤门静脉或肝动脉。分离胆总管下段时,应充分分离十二指肠球部、降部及胰头,注意勿损伤胰腺组织,以防发生难以控制的大出血。

4. 在修复胆管缺损及狭窄时,上段胆管常有扩大、增生、充血、水肿和肥厚,应放置 T 形管或胶管作为支架并引流胆汁。在吻合口的上方或下方另作纵向切口放置 T 形管,一侧短臂应伸过修复处。选择 T 形管不能太粗或太细,切不可从端-端吻合口处放置 T 形管,以免日后引起胆道狭窄而再次手术。保留 T 形管的时间一般约 3~6 个月,个别可至 12 个月,经造影确认无胆道狭窄方可拔除。

5. 胆管缺损、狭窄的修复困难较多,需经常注意肝动脉及胆管异常情况,应在直视下进行分离、钳夹、切开或剪断,以免术中再度损伤血管或胆管。

6. 胆管对端吻合时,吻合口各层组织,尤其是黏膜一定要对齐,精确的黏膜对黏膜缝合,可行间断外翻或连续缝合,管壁不能内翻以免线结于内成为胆道狭窄、结石形成的诱因。并保证吻合口无张力,才能愈合良好。可外用 3-0 或 5-0 丝线缝合肝十二指肠韧带腹膜,间断加固,减少张力。有张力者应行 Kocher 游离,松解十二指肠,以减少胆管张力。如此不能减张则做胆管空肠 Roux-Y 吻合术。

7. 正常胆、肝总管在 0.4~0.8cm 长度,平均 0.7cm,壁厚不超过 0.3mm,故针距约 1mm,边距约 0.5mm,修补及吻合后方不至狭窄。在胆总管有明显炎症时,壁厚往往在 1mm 以上,则将针距设为 2mm,边距 1.0mm。

8. 对胆管壁缺损过大,不能直接缝合修补者,可行带血管蒂组织修补(胆囊壁、韧带、胃壁),T 形管支撑。

9. 胆管缺损的长度>0.5cm,胆管直径<0.7cm 以及接近肝门部的胆管横断的病例,都不宜选择胆管端-端吻合术。

10. 胆管狭窄应早期手术治疗。病程长会加重肝功能的损害,即使手术成功,肝功能也很难恢复,甚至术后发生肝功能衰竭。

11. 在腹腔镜胆囊切除术开展初期,常常由于经验不足或胆囊三角解剖不清,造成胆总管的损伤,而且大多是位于肝总管的横断。一部分由于电凝造成肝外胆管的缺损,处理较困难。

12. 若系胆管损伤,应在损伤当时或 1 周内手术为宜,术后效果较好。术中一期成功处理胆道损伤对防止术后狭窄及梗阻意义重大,1 周后由于局部组织充血、水肿,手术修补常常愈合不良。

13. 术后早期胆管梗阻的原因多为胆管被结扎(包括缝扎、腹腔镜下钛夹钳夹等)或肝外胆管横断后近端被结扎。由于结扎、钳夹处的胆管壁及黏膜已受损伤,仅解除结(缝)扎线或钳夹的钛夹,术后胆管将形成环形狭窄。因此应切除包括结(缝)扎处胆管壁在内的一段胆管,然后再行胆管空肠端-侧或侧-侧 Roux-Y 型吻合术。

14. 胆道术后晚期胆管狭窄的处理 这类患者往往形成第一肝门至十二指肠上段广泛粘连,梗阻以下胆管多数纤维化,梗阻以上胆管扩张不一定明显,此时术前确切的影像学资料尤其重要,应通过 MRCP、PTC、ERCP 等确切判断梗阻狭窄部位,术中耐心地解剖,结合穿刺,有时需切开肝实质找到狭窄上方的胆管,经整形后与空肠作端-侧或侧-侧吻合,吻合口尽可能达到 1.5~2cm 以上,吻合应在正常胆管壁组织上进行而不能在胆管的瘢痕或炎症明显处。

15. 医源性胆管损伤多位于胆管中上段,十二指肠因以往的手术与周围的脏器粘连不易分离,胆管十二指肠吻合有一定的张力,术后可能形成瘘或狭窄。所以应采用胆管空肠 Roux-Y 型吻合术。

16. 由于供应胆总管血液的血管呈轴向分布,十二指肠上段胆总管血液供应相对不足,当游离切除胆管狭窄处的瘢痕时可能损伤位于 3 点钟和 9 点钟处的胆管营养动脉。低位胆肠吻合后因胆管缺血而致吻合口瘘或复发狭窄。因此胆肠吻合时尽量选择高位胆肠吻合。

17. 对胆管低位狭窄的病例主张高位胆肠 Roux-Y 吻合。行高位胆肠吻合时,吻合口应达 1.5~2cm 以上,若肝总管长度不足 2cm,应将肝总管上的切口向左肝管主干方向延长,行肝总管左肝管空肠 Roux-Y 侧-侧吻合术,使吻合口达 1.5~2cm 以上。

18. 胆管狭窄合并门静脉高压的病例施行胆道重建手术,不仅手术操作困难而且具有危险性。由于肝功能不良,术后的并发症率和死亡率较高。对胆管狭窄合并门静脉高压的病例,目前主张经内镜或 PTC 行球囊胆管扩张,支架置入。待病情稳定,门静脉高压症解除后,再行胆肠 Roux-Y 吻合。

19. 胆管端-端吻合术不宜用于复发性胆管狭窄。而胆管空肠 Roux-Y 吻合术是修复高位胆管损伤、复杂胆管损伤或二期修复胆管损伤的首选可靠方法。

【术后处理】

同胆总管切开探查术。

【述评】

由于腹腔镜胆囊切除术的广泛开展，腹腔镜手术造成的胆道损伤报道逐渐增多。而腹腔镜手术造成的胆管损伤，由于大部分是电凝烧灼伤，而且损伤的胆管部位较高，往往是肝总管和右肝管，胆管位置高、管径细，所以此类胆管损伤的修复比较困难，行胆管空肠 Roux-Y 吻合术后，常伴有后期的吻合口狭窄和反流性胆管炎。不仅给患者带来了痛苦，同时也给医生带来了巨大的压力。

第十一节　肝动脉结扎术

【适应证】

1. 胆道出血不能去除原因时。
2. 严重的肝破裂出血。

【麻醉】

一般选用硬膜外麻醉或全麻。

【手术步骤】

1. 体位　仰卧位。
2. 切口　右上经腹直肌切口。
3. 探查　进入腹腔后仔细探查肝、胆囊、十二指肠、胃、脾等情况。然后，以左手示指伸入网膜孔，用示指与拇指详细触摸胆总管及肝动脉。
4. 显露肝固有动脉　肝固有动脉正常时位于胆总管的左侧。用拉钩牵开肝和十二指肠，沿胆总管方向纵行剪开肝十二指肠韧带，以便寻找肝固有动脉。于胆总管左侧小心钝性分离肝固有动脉。注意切勿损伤胆总管及门静脉。
5. 结扎肝固有动脉　自肝固有动脉后方引过两条中号丝线，双重结扎肝固有动脉。用细丝线间断缝合肝十二指肠韧带〔图 37-42〕。
6. 逐层缝合腹壁各层。

【术中注意事项】

1. 手术应结扎肝固有动脉，不应结扎肝总动脉。因肝总动脉结扎后，仍有胃右动脉和胃十二指肠动脉的侧支分流，效果欠佳。

肝固有动脉被结扎后，一般有从腹主动脉分出的迷走肝动脉等侧支循环，供给肝脏必要的动脉血；同时，肝固有动脉结扎后，增加了门静脉的供血量，故很少发生肝坏死。肝固有动脉结扎后，可降低门静脉压力 $294.21 \sim 343.24 Pa(20 \sim 30 mmH_2O)$。

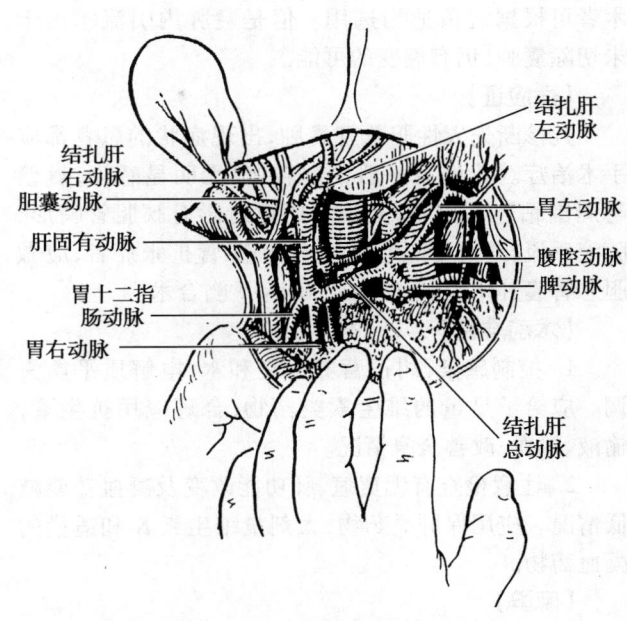

图 37-42　肝动脉结扎的位置

2. 若胆管周围粘连多，肝固有动脉不易显露，可先用左手示指插入网膜孔与拇指捏住肝固有动脉暂时止血，再设法显露并结扎肝固有动脉。

【术后处理】

术后积极改善肝功能，给予大剂量广谱抗生素静脉滴注，必要时适当给氧。因为个别患者由于肝固有动脉的侧支循环较少，结扎后易导致肝小叶中心缺血、坏死，继而并发严重的感染而致肝脓肿形成。

【述评】

如果病情允许，应尽量根据肝破裂的解剖位置，行左肝动脉结扎或右肝动脉结扎。

目前逐渐被介入超选肝动脉栓塞术取代。

第十二节　先天性胆总管囊肿手术

先天性胆总管囊肿手术的方法很多，可分下列 3 种：

1. 囊肿切除，胆管空肠 Roux-Y 吻合术　由于囊肿有恶变的可能，因此囊肿切除术是目前常用的术式。
2. 囊肿外引流　是暂时性的手术，适用于病情较重，不能耐受较复杂的囊肿切除术或内引流手术者。待病情稳定、全身情况改善，再行二期囊肿切除术。
3. 囊肿内引流　包括囊肿胃吻合术、囊肿十二指肠吻合术、囊肿空肠吻合术和 Y 形手术等。囊肿十二指肠吻合术比较简单，但易引起胆道逆行感染、结石形成。Y 形手术的逆行感染机会少，但手术较复杂。

术者可根据病情适当选用。但是囊肿内引流术由于未切除囊肿，仍有癌变的可能。

【适应证】

凡诊断先天性胆总管囊肿，出现症状的患者都应手术治疗。若患者一般情况较好，无明显感染，囊壁与周围粘连不重者，尤其经胆道造影有胰胆管畸形、胰液反流，进而可能形成肝内、外胆管扩张症者，应做胆总管囊肿切除，胆管空肠 Roux-Y 吻合术。

【术前准备】

1. 控制感染，纠正营养不良和水、电解质平衡失调。应给予足量的维生素类药物，合理应用抗生素，输液、输血，改善全身情况。

2. 注意检查有无黄疸、肝功能改变及凝血功能减低情况。应用保肝类药物，大剂量维生素 K 和适量的凝血药物。

【麻醉】

1. 小儿用全麻或硫喷妥钠或氯胺酮基础麻醉加高位骶管麻醉。

2. 成人用硬膜外麻醉或全麻。

【手术步骤】

（一）先天性胆总管囊肿切除，胆管空肠 Roux-Y 吻合术

1. 体位　仰卧位，右侧垫高。

2. 切口　右上经腹直肌切口，或右上正中旁切口或肋缘下切口。

3. 探查　明确胆道扩张的范围。若囊肿太大，界限不清，可先将囊内胆汁抽吸一部分后再行探查。当明确肝外胆管属囊状扩张型，与周围粘连不重时，可行囊肿切除胆道重建术。

4. 显露囊肿　首先将结肠肝曲分离，显露十二指肠降部。切开降部外侧后腹膜，显露囊肿下端。在胰十二指肠上缘平行切开肝十二指肠韧带的腹膜，显露出囊肿下端漏斗部，分离与周围的粘连，于漏斗部结扎后切断胆总管下端。远侧残端用 1 号丝线间断或连续缝合关闭。牵引囊肿下端，仔细解剖分离与在其左侧的肝动脉及门静脉的粘连。继续分离囊肿后壁达胆囊管水平，靠近胆囊颈部结扎并切断胆囊动脉，从胆囊床上切下胆囊。继续向肝门解剖，直达左、右肝管汇合部〔图 37-43(1)〕。

如果囊肿炎性粘连严重，左侧壁和后壁与胰腺、门脉及肝动脉紧密粘连，可采用囊内切除法，保留囊肿后及左侧壁的外层，以策安全。即先在囊肿前壁缝牵引线，在拟切线上注射含肾上腺素的生理盐水达囊壁黏膜下，使之减少出血并易于分离。然后横行切开囊壁前侧部分，保留后壁及左侧壁以避免损伤重要血管等结构〔图 37-43(2)〕。

5. Roux-Y 空肠袢的制备　根据空肠系膜血管弓的分布，选择距十二指肠悬韧带 10～15cm 处切断空肠及其系膜。关闭远段空肠的断端。在横结肠系膜的右侧无血管区剪一孔，将远段空肠通过该孔送入肝门处。在胆管囊肿的上端(一般在左右肝管汇合部以下 1～2cm 处)切断肝总管，备吻合〔图 37-43(3)〕。

6. 胆管肠道吻合及肠道重建 Roux-Y 式重建胆管与肠道的连续　首先行空肠肝总管吻合。在距缝闭端 3～4cm 的肠系膜对侧缘切开空肠。切口较肝总管口径略大些，以免吻合后狭窄。用 3-0 或 4-0 可吸收线间断缝合后壁全层后，再缝合前壁全层，完成空肠胆管吻合。最后在距空肠胆管吻合口以下约 50cm 处行近段空肠断端与远段空肠端-侧吻合，同步 3 针，以完成 Y 式消化道重建，缝合肠系膜间隙，防止内疝。完成 Y 式消化道重建〔图 37-43(4)〕。

间置空肠胆管十二指肠吻合术　本术式的优点是既可避免逆流性胆管炎，又可保持正常的十二指肠内胆、胰消化功能，还能降低因 Roux-Y 式吻合后的溃疡病发生率。空肠胆管吻合的手术操作同 Roux-Y 术式。在胆肠吻合口以下 20～30cm 处切断空肠，保留该肠段系膜血供。肠段的长度，儿童通常约 20cm，成人约 30cm 即可。在十二指肠第二部近第三部外侧壁切开，用 3-0 或 4-0 可吸收线间断缝合空肠和十二指肠全层肠壁，并作浆肌层缝合加固。最后把留下的近、远段空肠行端-端吻合，以恢复肠道的通畅〔图 37-43(5)〕。

（二）先天性胆总管囊肿十二指肠吻合术

1. 体位　仰卧位，右侧垫高。

2. 切口　右上经腹直肌切口。

3. 显露胆囊　进入腹腔后，将肝脏拉向上方，即可见圆球状扩大的胆总管，其下方即为十二指肠球部，穿刺可得深绿色的胆汁，应尽量将胆汁抽尽；或切一小口，将胆汁吸出，便于吻合〔图 37-44(1)〕。

4. 囊肿十二指肠吻合　在囊样扩张的胆总管最低位及十二指肠第一部欲行吻合处，将二者作浆肌层连续褥状缝合，并以缝线牵引〔图 37-44(2)〕。平行于缝线切开囊肿及十二指肠壁，二者切口大小不应小于 5cm〔图 37-44(3)〕。用细丝线作锁边或间断全层缝合吻合口后壁内层〔图 37-44(4)〕。吻合口前壁外层以浆肌层间断内翻缝合法缝合〔图 37-44(5)〕。

5. 缝合　吻合毕，检查吻合口应可容二指以上通过。在网膜孔处放引流管一枚，经切口外侧另戳小口引出体外，逐层缝合腹壁。

（三）先天性胆总管囊肿空肠吻合术（Y 形吻合）

1. 按上述步骤显露胆总管囊肿及十二指肠第一部。

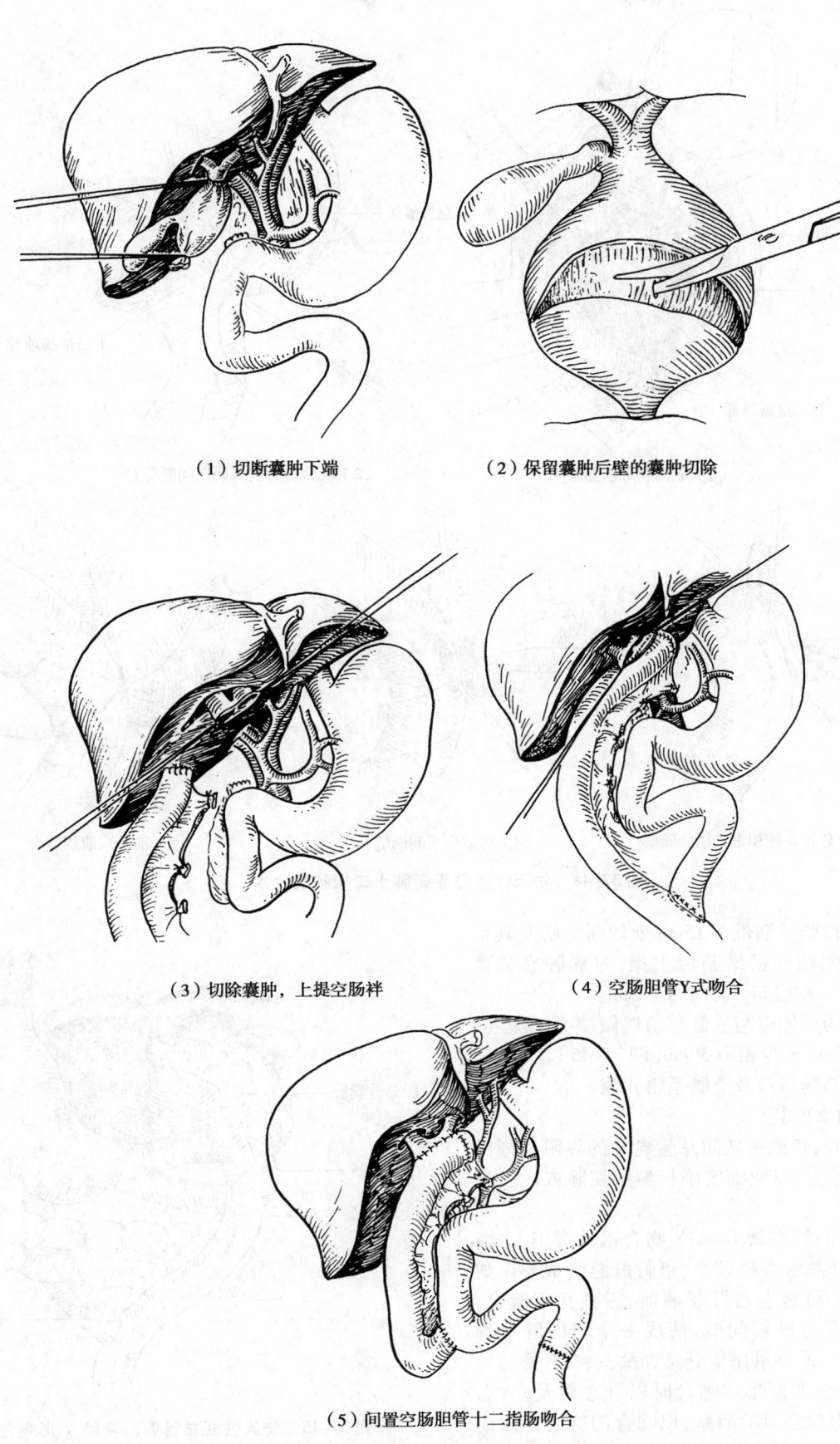

（1）切断囊肿下端　　　　　　　（2）保留囊肿后壁的囊肿切除

（3）切除囊肿，上提空肠袢　　　　　　（4）空肠胆管Y式吻合

（5）间置空肠胆管十二指肠吻合

图 37-43　先天性胆总管囊肿切除术

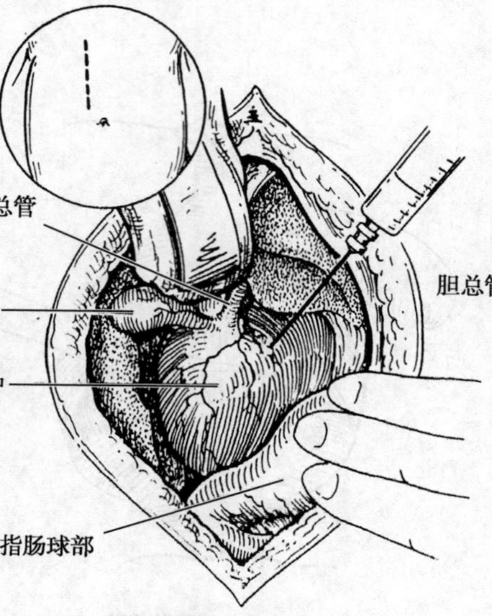

肝总管

胆囊

胆总管囊肿

胆总管囊肿

十二指肠球部

十二指肠球部

（1）显露胆总管囊肿 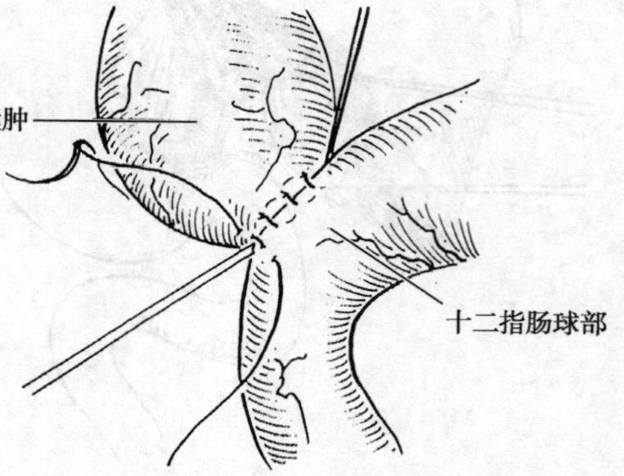　　　　　　　　（2）吻合口后壁浆肌层间断缝合

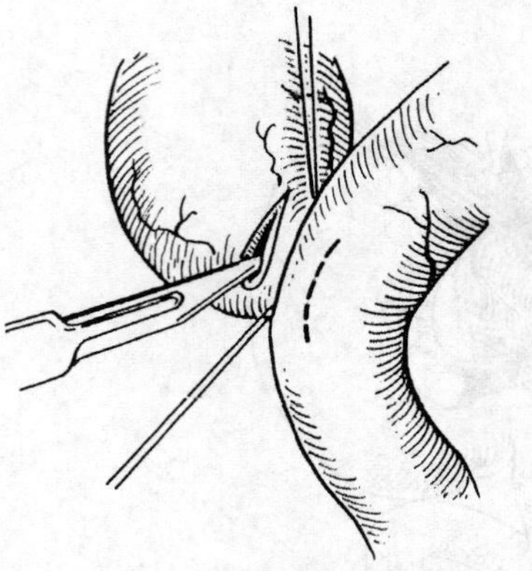

（3）切开胆总管囊肿和十二指肠肠壁 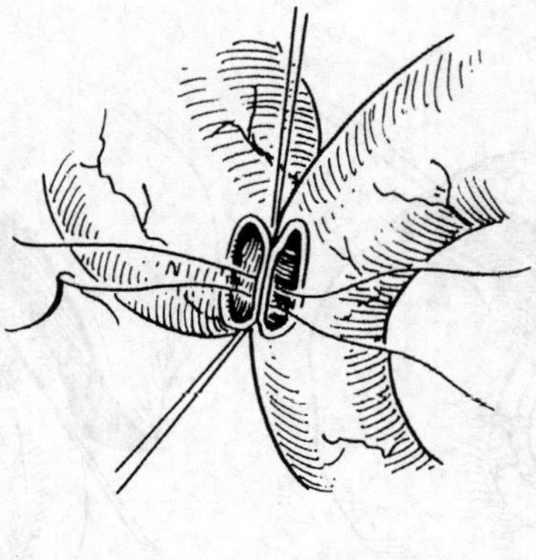　　　（4）后壁全层间断缝合 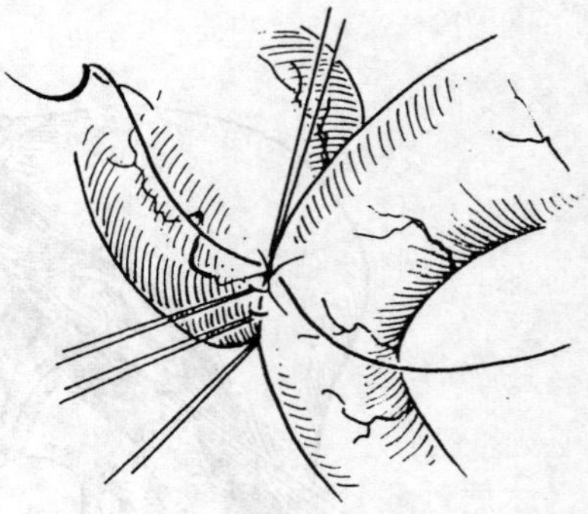　　　　　（5）前壁浆肌层缝合

图 37-44　先天性胆总管囊肿十二指肠吻合术

2. 在十二指肠悬韧带下 15cm 处切断空肠及其系膜。将空肠远侧端自横结肠后上提，与囊肿底部接近，并与之吻合。吻合口不小于 4~5cm。

3. 再将空肠近侧端与远侧空肠祥做端-侧或侧-侧吻合。两个吻合口至少相距 30cm〔图 37-45〕。

4. 缝闭横结肠系膜及空肠系膜孔隙。

【术中注意事项】

1. 进入腹腔，正确辨认胆总管囊肿的界限和周围的解剖关系很重要，以便确定施行囊肿切除或内引流术〔图 37-46〕。

囊肿切除，胆管空肠 Roux-Y 吻合术是常用式，如果囊肿上端肝总管直径较小，可行肝总管成形。如左、右肝管贴近，可将左右肝管的前、后壁互相缝合，再剪开缝合的左右肝管间壁，使成一个新的肝总管〔图 37-41（1）〕。或尽量保留肝总管及左、右肝管的后壁，将其前壁修呈卵圆形。吻合时以肝总管及左、右肝管的后壁作为吻合口的后壁，以吻合的空肠作为前壁。这样可以扩大吻合口，防止狭窄和结石形成。

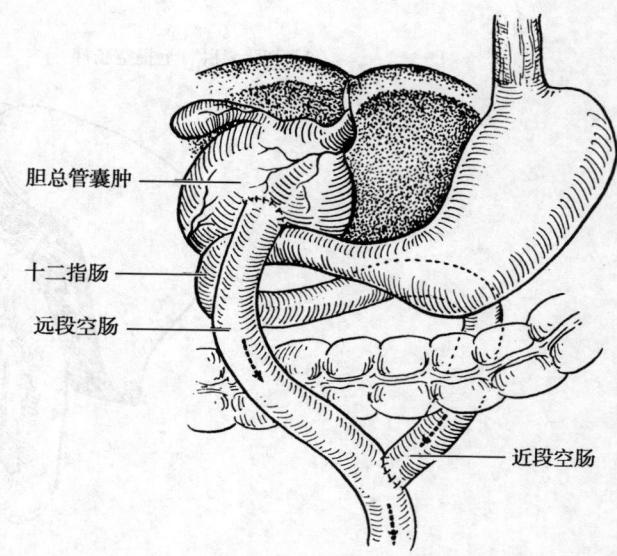

胆总管囊肿

十二指肠

远段空肠

近段空肠

图 37-45　先天性胆总管囊肿空肠 Y 形吻合术

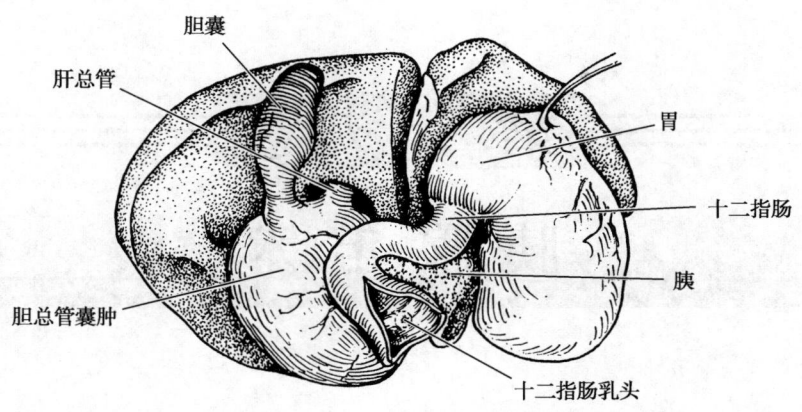

图 37-46 胆总管囊肿的辨认
（图示上翻的肝脏和胃体,部分切除胰腺,剖开十二指肠降部,显露胆总管开
口,扩大的胆总管如球状,肝总管比正常增粗数倍）

2. 如行内引流术,吻合口应够大。囊肿内缺乏上皮性内膜,与肠管吻合后易发生吻合口狭窄或闭塞,达不到胆汁引流的目的。必要时可在吻合处切除少许囊壁再行吻合。

3. 若囊肿过大,可将其前壁作大部切除,再与肠管吻合。

4. 为了引流通畅,可将空肠断端缝闭,另在缝合端的侧壁作一较大切口与之吻合,以扩大吻合口。

5. 如行囊肿切除,间置空肠胆管十二指肠吻合术,必须注意间置肠段的血供。

【术后处理】
同胆总管切开探查术。

【述评】
囊肿切除,肝胆管空肠 Roux-Y 吻合术是目前比较理想的手术方式。长期临床实践证明,单纯胆总管囊肿引流术或囊肿十二指肠吻合术效果不佳,除有较高的逆行感染率和结石形成外,囊肿恶变率为 2%,总病残率高达 60%,再手术率 40%。因此,囊肿切除术日益受到重视。其优点有:①完全切除病灶,消除胆汁滞留、感染和结石形成的来源。②显然可以防止病灶的恶性变。③明显减低病残率和再手术率。婴幼儿的囊肿壁薄而很少粘连,易于手术完整切除。而成人型的囊肿因长期反复发作的感染及胆管周围炎,囊肿壁厚而且界限不清,与周围组织粘连严重,血运丰富,不易完整切除。常采用囊肿后壁的内膜下剥离术,以免伤及后方的门静脉。

（尚　东）

5

第三十八章

胰 腺 手 术

第一节　胰应用解剖

　　胰是人体仅次于肝的第二大腺体,位于上腹中部腹膜后,横卧于第 1、2 腰椎体前方,分为头、颈、体、尾四部〔图 38-1〕。

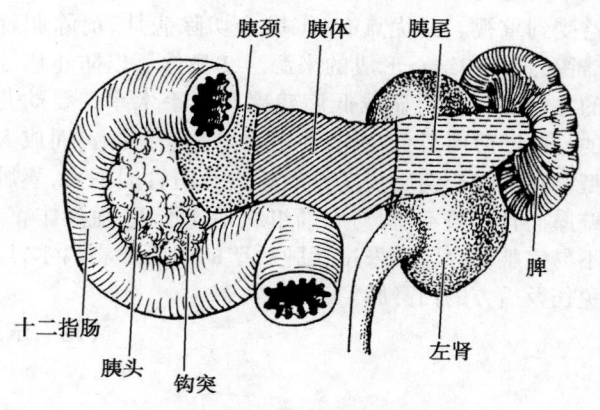

胰颈　胰体　胰尾

脾

左肾

十二指肠

胰头　钩突

图 38-1　胰的分区

　　头部是胰的宽大部分,被十二指肠所环绕,胰头的左下部向右、再向左上方返折延伸形成钩形,将肠系膜上血管包绕起来,称为钩突部,是胰十二指肠切除中较难处理的部位。胆总管下段走在胰头后的沟内,最后穿入胰头的实质,开口于十二指肠降部内侧的十二指肠乳头。有人报告十二指肠乳头开口部位在第 2 段(降部)者占 90%,而在第 1 段和第 3 段各占 5%,了解这一解剖变化,对胃、十二指肠手术中避免胆道损伤和做经内镜逆行胆胰管造影术(ERCP)检查寻找乳头均有实际帮助。

　　胰颈是连接胰头和胰体的狭窄而扁薄部分,其后方恰为肠系膜上静脉与脾静脉汇合成门静脉处,并由此上行入肝。在胰十二指肠切除术中能否将肠系膜上静脉和门静脉与胰颈部分开亦是一个关键。

　　再向左即胰体、尾部,上缘有脾动脉,后方或偏下缘有脾静脉并行,沿途有许多动、静脉小支进出胰腺,故在胰体、尾部肿瘤切除时,常需一并切除脾脏。但近年来,由于对脾功能和胰尾、脾解剖的进一步的认识,对于胰腺体尾部良性疾病(如胰腺体尾部损伤、胰腺体尾部慢性胰腺炎伴钙化或结石、胰腺体尾部胰瘘、胰腺体尾部真性囊肿、囊性肿瘤、内分泌肿瘤、血管瘤等)可考虑行保留脾脏的胰体尾切除术。另外在施行远端脾肾静脉分流时,经胰体下缘显露脾静脉比较方便。胰的前面有一层腹膜覆盖。当有感染或发生肿瘤时,病变易侵入腹腔。

　　胰管:胰的外分泌导管位于胰实质内,有主胰管和副胰管。主胰管又称 Wirsung 管,直径约 2~3mm,横贯胰实质全长,沿途收纳许多小支而逐渐变粗。穿过胰颈后转向后下,70% 以上与胆管汇合呈膨大的壶腹后开口于十二指肠降部后内侧的乳头。这种胆汁与胰液的汇合,形成"共同通道",是引起急性胰腺炎的主要原因。副胰管又称 Santorini 管,较细而短,引流胰头腹侧胰液,多数在主胰管上前方直接进入十二指肠乳头上方 2cm 处。

　　胰的血管:供应胰腺的血液主要来自胰十二指肠上动脉(起源于胃十二指肠动脉)、胰十二指肠下动脉(起源于肠系膜上动脉)和脾动脉。胰头、颈部的动脉供应,一部分来自胰十二指肠上动脉前、后支,一部分来自肠系膜上动脉的胰十二指肠下动脉的前、后支。胰体、尾部的动脉来自脾动脉及胃网膜左动脉的分支。在胰头与十二指肠之间,可见胰十二指肠前动脉弓,它由胰十二指肠上、下动脉前支吻合而成;胰十二指肠上、下动脉后支亦吻合而成胰十二指肠后动脉弓,从两弓上发出分支供应胰头及十二指肠。胰十二指肠上动脉常有分支左行,与起自脾动脉的胰背动脉右支吻合构成胰前动脉弓。脾动脉沿胰腺上缘走行,以直角方式分支出胰背动脉、胰大动脉以及数目众多口径较细的胰体动脉、胰尾动脉,直接进入胰腺实质。胰没有独立的静脉系统,静脉回流伴随相应的同名动脉。胰头、颈的静脉直接汇入胰十二指肠上、下静脉。脾静脉从胰尾部后下方贯穿胰体部,沿途收集许多胰、脾小静脉分支,最后汇入门静脉。约有50%的胃冠状静脉在胰颈上缘直接汇入脾静脉。门脉高压症断流术或选择性分流术常在此处结扎冠状静脉〔图38-2〕。胰腺周围重要血管很多,胰腺钩突包绕肠系膜上动脉,头部深面为下腔静脉和肾静脉,颈部深面有肠系膜上动脉和门静脉,体尾部深面有腹主动脉,体尾部上缘为脾动脉。胰腺癌极易侵犯这些血管,致使

肿瘤难以切除;此外胰腺损伤时常常伴有血管损伤,引起大出血。

胰的淋巴:胰头上、胰头下和胰十二指肠前淋巴结,主要经幽门下淋巴结流入腹腔淋巴结;钩突和胰颈部的淋巴流入肠系膜上淋巴结。少量淋巴向上直接流向肝总动脉周围或腹主动脉周围淋巴结,或向下、向后流入肠系膜淋巴结及腹主动脉前淋巴结。这些淋巴结在胰腺癌根治手术中,必须按组、按站加以清除〔图38-3〕。

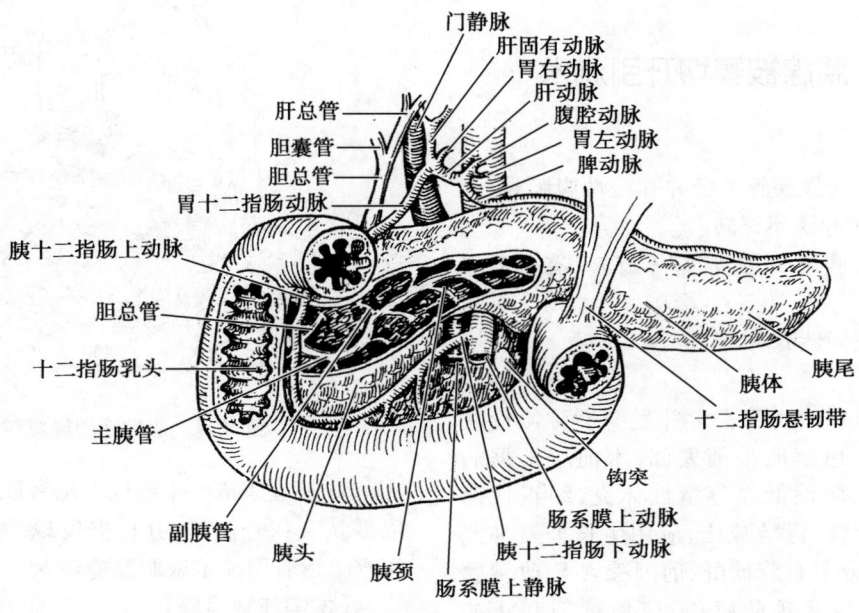

图 38-2　胰的应用解剖

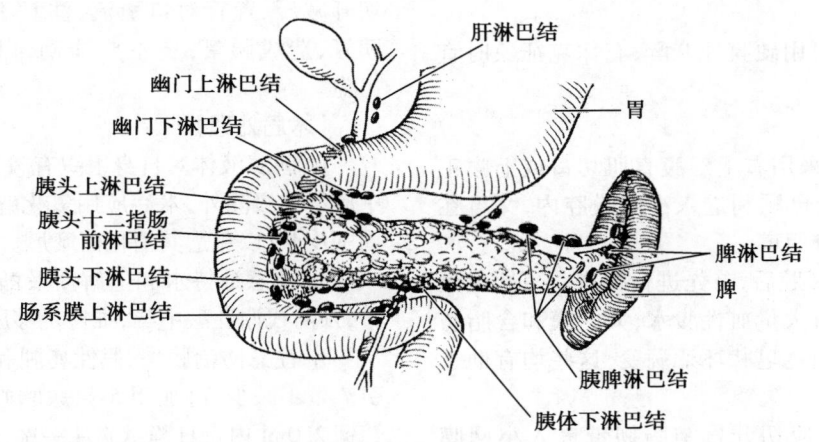

图 38-3　胰的淋巴引流

胰腺的神经支配:胰腺神经是腹腔神经丛及肠系膜上神经丛的分支,腹腔神经丛和肠系膜上神经丛均位于胰体后部或后上部。胰腺炎症或肿瘤均可刺激或压迫神经丛,造成顽固性的、剧烈的腰背部疼痛。故腰背部疼痛常常是晚期胰腺癌或胰腺炎的主要症

状。晚期胰腺癌或慢性胰腺炎患者可通过神经丛阻滞达到止痛的目的。胰腺的外分泌受迷走神经支配,在胰腺炎或其他需要抑制外分泌的情况下,可以应用迷走神经抑制药物加以控制。

胰腺的组织结构:胰腺实质被胰腺被膜伸入其间

的结缔组织分隔成许多小叶,表面呈细分叶状。每个小叶由无数腺泡构成。腺泡细胞之间有腺泡中心细胞(泡心细胞)。泡心细胞实际上是突入腺泡内的部分闰管。闰管汇集成小叶内导管,再汇集成小叶间导管和总导管(即主胰管和副胰管),引流胰液。

胰腺的功能:外分泌的功能是分泌含有消化酶的胰液,其中有水、电解质、各种酶类等,参与食物的消化吸收。胰腺的内分泌功能由胰腺腺泡之间的胰岛细胞群组成,主要分泌胰岛素、胰高血糖素、促胃液素等激素。

第二节　胰腺被膜切开引流术

【适应证】

1. 急性出血坏死性胰腺炎合并弥漫性腹膜炎,腹腔渗液多,经非手术疗法不好转者。

2. 急性胆源性胰腺炎,经治疗不好转,有必要以手术去除病因者。

3. 并发脓肿或假性囊肿者。

【术前准备】

因急性出血坏死性胰腺炎常并发急性弥漫性腹膜炎,造成全身水、电解质平衡失调,术前应根据病情输液、补充胶体,防治低血容量性休克,纠正代谢性酸中毒。同时禁食、胃肠减压、应用生长抑素抑制胰液分泌、应用低分子右旋糖酐、前列腺素 E_1 改善胰腺微循环、使用抗生素预防感染、应用钙剂和止痛药物。

【麻醉】

无休克征象时可用硬膜外麻醉;有休克征象时宜选用全麻。

【手术步骤】

1. 切口　一般采用右上经腹直肌切口或上腹正中切口,此种切口既可顺利进入小网膜腔内,又可在合并胆道疾病时探查胆道。

2. 探查　进入腹腔后,首先进行探查。急性出血性坏死性胰腺炎常有大量血性腹水,大网膜和含脂肪较多的组织常有黄白色皂状坏死病变,这些均有助于诊断。

为了探查胰腺,应切开胃结肠韧带进入小网膜腔,将胃向上拉开,横结肠向下拉开,即可显露胰腺。急性胰腺炎时,胰腺常弥漫肿胀,包膜水肿,并有散在灶状或大片的坏死。病程较长者还可出现脓肿或假性囊肿。

3. 切开引流　急性出血坏死性胰腺炎的胰腺包膜肿胀、坏死严重,应将包膜切开减压,使血运改善,减少坏死,防止病变恶化,但切开不宜过深,以免伤及

胰管,引起胰瘘〔图38-4〕。一般情况下需置胶管行会师对口引流,引流管宜分别从上、下或左、右两个切口引出固定,以保证腹部切口愈合。在急性期不提倡对坏死胰腺组织进行切除,应尽量减轻对胰腺的刺激,以免加重胰腺炎。只需在胰腺周围及胰床区放置多条引流。必要时放置盆腔引流,术后行腹腔灌洗,可提高生存率。

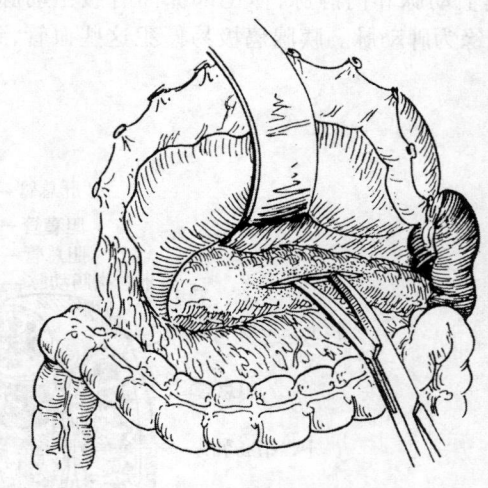

图38-4　急性胰腺炎腹腔引流术

4. 探查胆道　半数以上患者原来有胆道疾病,所以需认真探查胆道,并根据发现,考虑行胆总管切开探查 T 形管引流术或胆囊造瘘术。

【术中注意事项】

术中尽量减少对胰腺的刺激,只进行胰腺被膜切开减压、置管对口引流,注意不要过深,以免损伤胰管,造成胰瘘;更不要搔刮,以免损伤血管,造成出血。

【术后处理】

1. 胰腺液体对自身组织有较强的消化作用,除术中应尽量吸除外,术后应用氧化锌软膏保护引流管口周围皮肤,以免遭其消化而糜烂。

2. 注意维持水和电解质及酸碱平衡。扩充血容量,预防代谢性酸中毒,维持足够尿量,预防肾衰竭。

3. 注意防治胰瘘、假性囊肿和糖尿病的发生。如引流量不减少,可加用 5-氟尿嘧啶 250mg 加到 5% 葡萄糖 250ml 内每日静脉滴注一次,持续 1 周,也可应用生长抑素以减少胰液分泌。如引流量多,持续时间较长,可能有胰瘘形成,应持续引流。半年后仍未愈合者,应手术处理。

第三节　微创腹腔引流、灌洗术

重症急性胰腺炎的治疗随着对该病基础理论研

究的深入,经过多年的探索和发展,治疗原则已经达成共识。重症急性胰腺炎全病程可分为 3 期,即急性反应期、全身感染期、残余感染期。

早期即急性反应期,对于一些腹腔渗出液很多、腹膜炎体征重、合并腹腔感染的,或合并器官功能障碍的重症急性胰腺炎患者应采取对机体干扰小、简单、切实可行的处理方式,腹腔镜或小切口腹腔灌洗以其可行性和微创性恰恰能满足这一要求。

经腹腔镜或小切口行灌洗、引流是治疗重症急性胰腺炎的重要手段之一。

经腹腔镜或小切口灌洗、引流治疗重症急性胰腺炎有以下优点:

1. 腹腔镜对机体干扰小、机体所承受的打击小,该手术腹腔镜操作简单不延长手术时间,术后恢复快;

2. 腹腔镜治疗能对腹腔进行充分的灌洗从而稀释胰酶并引流;

3. 腹腔镜下能适当地进行胰床松解、肠系膜根部及侧腹膜切开、后腹膜腔减压;

4. 引流管能摆放到比较恰当的位置,能达到充分引流的目的。

一、小切口腹腔引流、灌洗术

【适应证】

1. 急性出血坏死性胰腺炎合并弥漫性腹膜炎。

2. 腹腔穿刺抽出褐色或暗血性液者,测定腹水淀粉酶证实为胰性腹水。

3. 腹腔渗液多,腹腔间隔室综合征者。

4. 合并急性肺损伤,不适宜全麻者。

【术前准备】

因急性出血坏死性胰腺炎常并发急性弥漫性腹膜炎,造成全身水、电解质平衡失调,术前应根据病情输液、补充胶体,防治低血容量性休克,纠正代谢性酸中毒。另外,要注意使用抗生素、钙剂和止痛药物充分镇痛。

【麻醉】

无低血容量休克征象时可用硬膜外麻醉;有休克征象时宜选用局麻。

【手术步骤】

1. 穿刺置管部位的选择　一般采用三管置入灌洗引流法。腹腔引流的置管部位分别选择脐上缘及右、左点处。

2. 方法　采用常规腹腔引流管,以 1% 盐酸利多卡因局部逐层麻醉,起效后作 2~3cm 小切口逐层切开,提起腹膜,剪开,放置腹腔引流管,其中经脐上缘放置的腹腔引流管指向胰腺方向,右、左下腹放置的

腹腔引流管指向盆腔方向,并缝合固定于皮肤,引流管接引流袋,保证引流管通畅,患者保持斜坡体位以利于引流。引流液常规送细菌培养及药敏试验,以指导进一步针对性地选用抗生素。

【术中注意事项】

对于合并有急性肺损伤患者,不适宜行全麻,因可能加重肺功能的损害,所以推荐应用局麻或硬膜外麻醉。对于有低血容量休克征象的患者推荐应用局麻。

【术后处理】

1. 引流管放置　6~8 小时内以引流为主,待腹内压明显降低后,即行腹腔灌洗,腹腔灌洗应 24 小时持续滴入,每分钟 40~60 滴,并注意灌注量与引流量的平衡。灌洗液采用林格液及甲硝唑交替,其内可加入庆大霉素预防感染,加入肝素(1 单位肝素/毫升液体)预防引流管阻塞。经脐上缘引流管滴入灌洗液,右、左下腹放置的腹腔引流管开放引流,灌洗量 5000~10 000ml/24h,每分钟 60~100 滴,并注意灌注量与引流量的平衡,持续灌洗 3~5 天(视患者恢复情况酌情增减灌洗时间)。如果灌注量远远超过引流量,说明引流不畅,可适当松动引流管以通畅引流,或 3 天后考虑为腹腔内分隔影响引流,此时可将各引流管分别灌洗 500~1000ml 后,自行开放引流。每日重复 2~3 次。

2. 停止灌洗及拔管的指征　当患者腹膜刺激征消失,灌洗液清亮,细胞计数正常,灌洗液淀粉酶水平正常,细菌培养阴性时,可考虑停止腹腔灌洗或拔管。引流最长不超过一周,以免引起继发腹腔感染。

二、腹腔镜下胰腺被膜切开、腹腔引流、灌洗术

【适应证】

1. 急性出血坏死性胰腺炎合并弥漫性腹膜炎。

2. 腹腔穿刺抽出褐色或暗血性液者。

3. 腹腔渗液多,腹腔间隔室综合征者。

4. 无急性肺损伤者。

【术前准备】

因急性出血坏死性胰腺炎常并发急性弥漫性腹膜炎,造成全身水、电解质平衡失调,术前应根据病情输液、补充胶体,防治低血容量性休克,纠正代谢性酸中毒。另外,要注意使用抗生素、钙剂和止痛药物充分镇痛。

【麻醉】

全麻。

5

【手术步骤】

气腹压力为 15～17mmHg。脐下缘作 1cm 切口置入 30° 腹腔镜，分别于锁骨连线中点右肋缘下 1.5～2.0cm、剑突下 1.5cm 置入 0.5cm 及 1.0cm 穿刺锥鞘作操作孔，根据引流需要分别于左右肋缘下腋前线和左右 McBurney 点戳创引流，术中吸出腹腔内液体，于胃结肠韧带处打开小网膜囊，切开胰包膜前层，打开两侧结肠旁沟及肠系膜根部腹膜，彻底进行腹腔灌洗。

根据需要分别置腹腔引流管于小网膜囊、Winslow 孔、两侧结肠旁沟、坐骨肛门窝引流，手术结束。术后若出现残余脓肿及时进行腹腔及后腹膜引流。

【术中注意事项】

1. 由于重症急性胰腺炎患者有不同程度的胃肠胀气、后腹腔炎性水肿，CO_2 气腹压力应相对腹腔镜其他手术时高一些才能使腹腔达到一定的空间以满足手术的需要，腹腔压力一般设定为 15～17mmHg。

2. 腹腔镜操作中要求置管位置合适，不能扭曲、成角，保持引流通畅，必要时置多管引流。

3. 进行该项治疗应由一组既有腹腔镜操作经验又有治疗重症急性胰腺炎临床经验的医师担任，从而达到既能有效治疗又不增加医源性并发症的目的。

【术后处理】

1. 在进行腹腔镜治疗的同时切不可忽视其他治疗措施。

2. 特别要注意术后引流管的通畅。

3. 进行肺功能的检测。

【述评】

重症急性胰腺炎时常出现感染中毒和腹腔间隔室综合征(abdominal compartment syndrome, ACS)，其中一个原因就是大量腹腔渗液迅速积聚，其内含有大量的炎症介质等有毒物质，腹内脏器充血水肿引起，治疗极为棘手。充分引流腹腔渗液可减轻胰腺局部坏死程度和全身炎症反应综合征(SIRS)，可以使大量的含有消化酶和炎症介质的毒性渗液得以引流、稀释，同时缓解腹内高压，减少肠道细菌移位，降低 SIRS 和腹腔脓肿的形成。同时采用通里攻下中药，畅通肠道，减轻胃肠麻痹，使胃肠道功能尽快恢复，二者相辅相成，使腹内压明显下降。

局麻小切口置管腹腔灌洗：适用于早期出现急性肺损伤、急性呼吸窘迫综合征或不能耐受全麻，全身状况严重衰竭的患者。由于为局麻，对患者呼吸及循环功能几乎无不良影响。但是置管位置不确切，胰腺病变严重程度无法观察。

腹腔镜下探查、置管腹腔灌洗：腹腔镜下探查全面，引流、冲洗充分，可打开小网膜囊进行胰腺病变严重程度的观察和引流，并且置管位置确切。可分别于胰床、小网膜囊、盆腔各置引流管行腹腔灌洗。但是要求患者心肺功能要好。

由于重症急性胰腺炎患者常常合并 MODS，特别是呼吸功能障碍较常见，所以我们常常采用局麻小切口微创腹腔置管灌洗引流术，同时配合通里攻下中药，疗效明显，使病死率明显下降。

第四节　胰腺假性囊肿引流术

胰腺囊肿分为真性和假性两类。真性囊肿体积小，具有包膜，多位于胰体或胰尾部，常无明显症状，多不需外科治疗；胰腺假性囊肿是继发于急、慢性胰腺炎或胰腺损伤后的常见并发症之一。

假性囊肿为急性胰腺炎或胰腺外伤时胰腺渗出液外漏，积聚在小网膜腔内，刺激周围组织，引起纤维性假膜包裹所致。囊肿形成的早期(小于6周)、囊壁尚未成熟或囊肿较小者(小于6cm)可采取非手术治疗，如应用中药(活血化瘀、破瘀散结)、理疗等。如果出现胃肠道受压症状，或出现囊内出血、感染、增大迅速有破裂危险及不能排除胰腺囊性肿瘤者而需外科手术治疗。

【适应证】

1. 胰腺假性囊肿手术的适宜时间　凡炎症和外伤后形成的假性囊肿，应在假性囊肿壁形成后(一般6周左右)才能手术。最好是3个月以后，囊肿壁较坚固，吻合不易漏。如时间较短，应先行保守治疗，以免行吻合手术时囊壁太薄，易发生吻合口漏。

2. 胰腺假性囊肿的切除　胰腺囊肿切除术、胰体或胰尾切除术、囊肿外引流术等的适用范围很小，并且各有缺点，除个别真性囊肿可做切除外，其他的不宜采用。

3. 胰腺假性囊肿内引流术　临床常用的有三种。

(1) 囊肿胃吻合术：位于胃上方、胃后方、与胃壁相贴近的囊肿，宜采取此种术式。

(2) 囊肿十二指肠吻合术：位于胰头部或囊壁与十二指肠肠壁相贴近的囊肿，宜采取此种术式。

(3) 囊肿空肠吻合术：位于小网膜腔的大而膨胀性的囊肿，以及位于胰头部但又不与十二指肠肠壁接近的囊肿，宜采取此种术式。

【术前准备】

胰腺假性囊肿内引流术操作较复杂，且此种患者常因进食受限而影响营养。故术前应纠正水和电解质的平衡失调,应用抗生素预防感染,并作好输血准备。手术前需准备肠道,术前下胃管。

【麻醉】

全麻或硬膜外麻醉。

【手术步骤】

手术方式应根据囊肿形成时间、病期、囊肿大小、部位、数目、有无并发症以及患者全身情况等因素综合考虑而定。

(一)胰腺假性囊肿胃吻合术

1. 体位、切口　仰卧位。根据囊肿具体位置选用上腹正中切口或经腹直肌切口。

2. 探查　进入腹腔后,首先探明囊肿的确切位置〔图38-5〕,并做穿刺抽液确诊。同时,注意囊肿和胃与结肠及其系膜的关系,如发现囊肿位于胃上方或后下方,即可决定行囊肿胃吻合术。

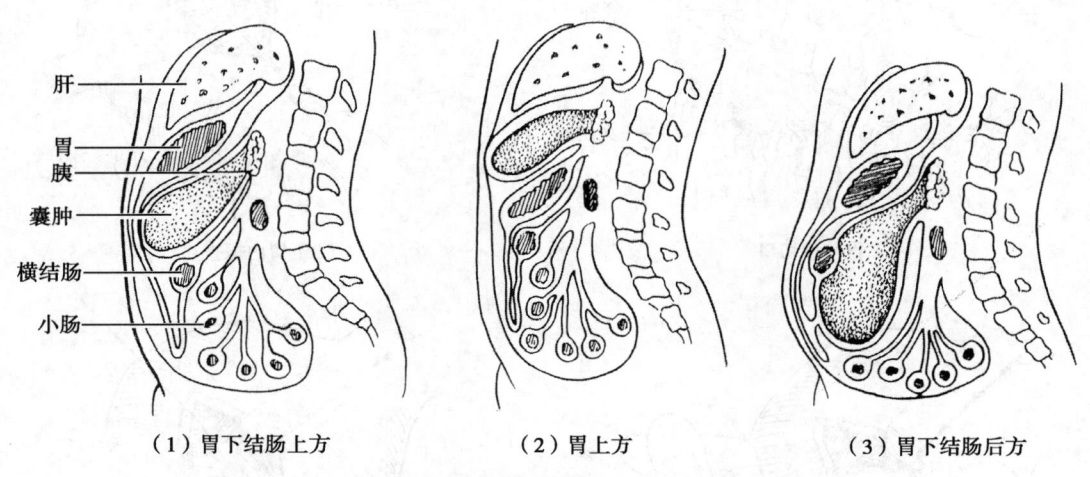

（1）胃下结肠上方　　　　（2）胃上方　　　　（3）胃下结肠后方

图38-5　胰腺假性囊肿常见的位置

3. 切开胃前壁　在胃前壁沿长轴作一纵向切口,长约6cm。先切开浆肌层,在直视下用1号丝线逐个缝扎并切断黏膜下层的各血管分支,防止出血〔图38-6(1)〕。

4. 胃内探查　用小拉钩拉开胃前壁,于胃腔内后壁仔细触诊检查,再于胰腺囊肿位置上试验穿刺,以求进一步证实〔图38-6(2)〕。

5. 经胃后壁切开囊肿　在穿刺针孔处切开已互相粘连的胃后壁及囊肿前壁,吸出囊肿内液体,扩大切口并剪去3cm×2cm胃后壁组织和囊肿壁(既可行快速病理检查又扩大了吻合口),以保证吻合口通畅。仔细止血后,用手指插入囊肿,探查囊壁情况,以了解有无多发囊肿或恶变可能〔图38-6(3)〕。

6. 缝合吻合口　将胃后壁与囊肿前壁的切口,用可吸收线作锁边缝合一圈〔图38-6(4)〕。

7. 缝合胃前壁　作全层间断内翻缝合胃前壁切缘,外层加浆肌层间断内翻褥式缝合〔图38-6(5)〕。一般腹腔不必引流,逐层缝至皮肤。

(二)胰腺假性囊肿十二指肠吻合术

取右上经腹直肌切口,进入腹腔检查后,先将结肠肝曲分离,推向下方,再分离十二指肠降部。切开胆总管,置入胆道探子探查囊肿与胆总管位置关系后,在离十二指肠乳头较远处切开十二指肠前壁。穿刺证实囊肿后,避开胆总管及其开口,于其上外侧或

下方,将十二指肠与囊肿相贴的肠壁及囊壁切开,并剪3cm×1cm左右囊肿壁组织(既可行快速病理检查又扩大了吻合口)〔图38-7(1)〕。

将十二指肠后壁和囊壁吻合口用可吸收线作一圈锁边缝合〔图38-7(2)〕。横行缝合十二指肠前壁。如肠壁切口较长,亦可纵行缝合,以免扭曲成角。胆总管置T形管引流,十二指肠切开处附近置一软质胶管引流后,逐层缝合腹壁。

(三)胰腺假性囊肿空肠吻合术

1. 胰腺假性囊肿空肠 Roux-Y 式吻合术　本法可避免食物残渣及胃肠道内容物反流至囊内,术后很少发生继发感染,是一种较为理想的术式;但必须在充分准备和有一定的技术条件下施行,才为安全。方法是在距十二指肠悬韧带15~20cm处切断空肠,将远段提至结肠前与囊肿行端-侧吻合,近端空肠再与囊肿空肠吻合口以远30~35cm处的远端空肠行端-侧或侧-侧吻合,同步3针,成Y形,防反流〔图38-8〕。

如果囊肿位置较低,近于肠系膜根部,可在横结肠系膜根部较薄弱无血管区穿刺,证实为囊肿后,沿穿刺处逐渐小心电刀切开肠系膜,直至囊肿前壁。切除囊肿前壁约3cm×2cm左右。特别注意勿损伤系膜根部血管。然后行囊肿空肠 Roux-Y 式吻合术。此术式由于吻合位置低,引流较充分。

5

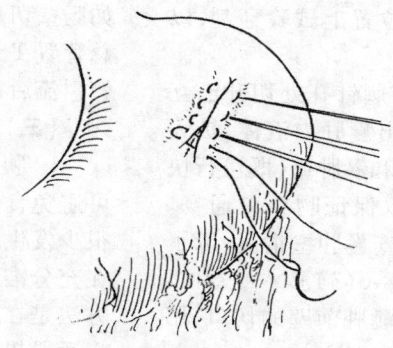

（1）胃前壁切口

囊肿

大网膜

（2）胃内探查

（3）经胃后壁切开囊肿

（4）锁边缝合吻合口

（5）缝合胃前壁

图 38-6　胰腺囊肿胃吻合术

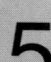

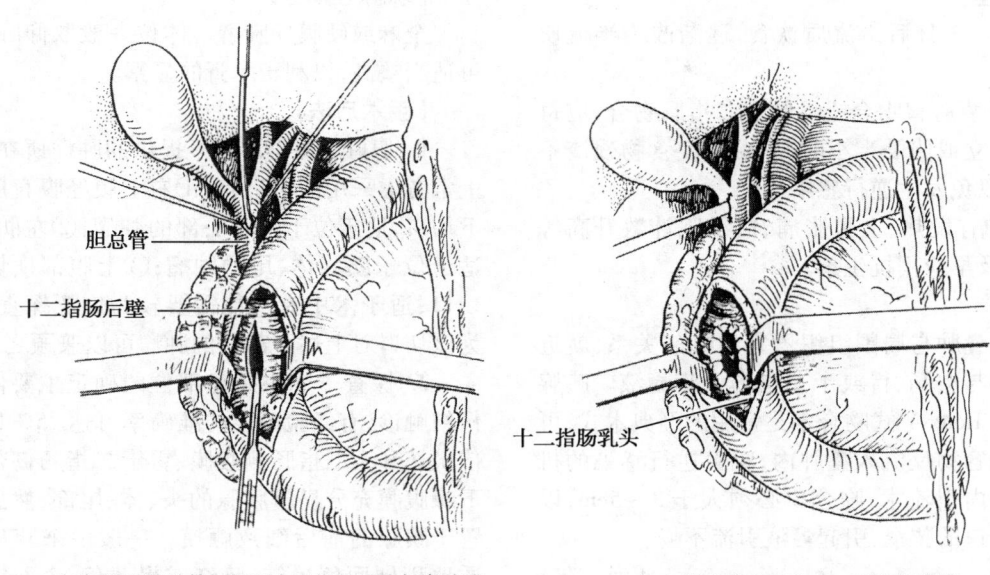

（1）探查胆总管，切开十二指肠后壁与囊肿壁

（2）锁边缝合吻合口，引流胆总管

图 38-7　胰腺假性囊肿十二指肠吻合术

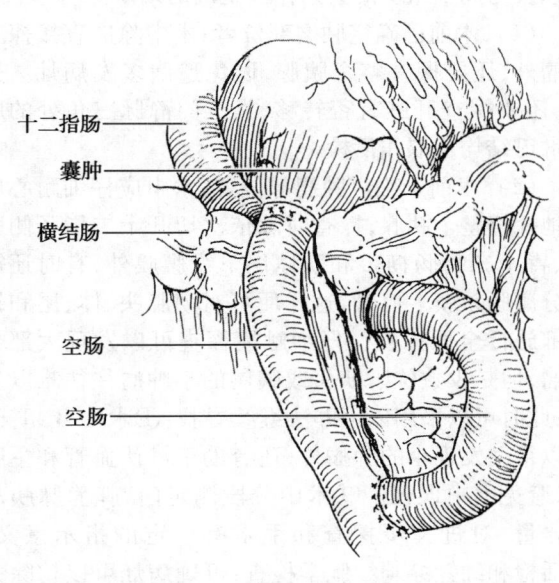

图 38-8　胰腺囊肿空肠 Y 形吻合术

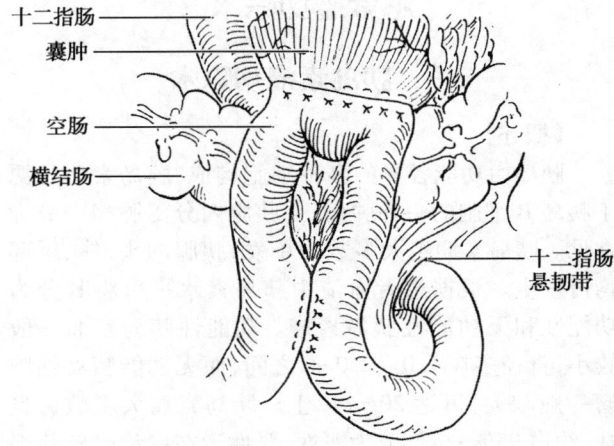

图 38-9　胰腺假性囊肿空肠侧侧吻合术

2. 胰腺假性囊肿空肠侧-侧吻合术　本法较为简便易行，且无肠襻血运障碍的弊病。方法是将距十二指肠悬韧带 30cm 处的空肠提到横结肠前，行空肠与囊肿侧-侧吻合术，空肠近、远段在距吻合口 10cm 处再行侧-侧吻合术〔图 38-9〕。

【术中注意事项】

1. 切开囊肿前，必须常规试验穿刺，以除外腹主动脉瘤或胆总管囊肿等异常情况，切勿直接切开，以免发生意外。

2. 保持术后吻合口通畅，是手术成败的关键。术中应注意剪去一块 3cm×2cm 的胃壁及囊肿壁组织，并

在吻合口边缘作一圈锁边缝合。切口应大于 4cm，可以防止术后吻合口收缩闭塞，使引流畅通无阻，不易发生逆行感染。锁边缝合可以起到充分止血，以及防止自吻合口渗漏胃液、肠液和胰液等多方面的重要作用。

3. 术中须用手指仔细探查囊内的情况，应仔细探查，明确是否有多发性囊肿存在，以防遗漏而复发。如遇多房囊肿，应以深拉钩将其暴露，并剪开间隔的囊壁。

4. 对于囊肿壁较薄者，为预防出现吻合口漏，可于囊肿空肠吻合口处置入 24FT 形管，经距吻合口 10cm 的空肠处戳口引出，戳口处双层荷包缝合固定。该引流管一般 3 个月后拔出。

【术后处理】

1. 禁食 2~3 日后给流质饮食,逐渐改为半流质饮食和普食。

2. 如果是囊肿胃吻合或囊肿十二指肠吻合,应每次饮食后,坐、立或俯卧半小时左右,以使食物残渣不致进入囊内,以免发生逆行感染。

3. 术后如有发热、上腹胀痛、白细胞计数升高等感染症状,应及早应用抗生素。

【述评】

根据假性囊肿与周围组织器官的毗邻关系,就近选择假性囊肿与空肠、胃或十二指肠引流囊液。胰腺假性囊肿空肠 Roux-Y 式吻合术是常用的经典术式,可以防止胃肠内容物反流入囊肿内,减少逆行感染的机会。无论何种内引流术,吻合口必须大于 3~5cm,以防止出现吻合口的狭窄,引起囊液引流不畅。

(尚　东)

第五节　胰岛素瘤和胃泌素瘤切除术

一、胰岛素瘤切除术

【概述】

胰岛由功能各异的多种细胞构成,胰岛素瘤是源于胰岛 B 细胞的一种肿瘤,在胰腺内分泌肿瘤中最为常见。胰岛素瘤绝大多数为单发,胰腺的头、体、尾部均可发生。根据患者血清中胰岛素水平可将其分为功能性和无功能性胰岛素瘤。功能性胰岛素瘤一般较小,直径多在 1.0~2.0cm 之间,而无功能胰岛细胞瘤一般较大,可达 20cm 以上。胰岛素瘤大多数为良性,约占 95%;少部分为恶性,恶性者在确诊时转移率可达 10%~15%。功能性胰岛素瘤临床表现主要为 Whipple 三联症。良性瘤手术切除可治愈,术后 80%~90% 低血糖症状可消失,死亡率为 6%~9%。

【适应证】

胰岛素瘤一经确诊后,均应及早施行手术治疗。因为反复发作的低血糖性昏迷,可使脑细胞产生不可逆转的改变,故在晚期即使手术切除了肿瘤,也只能解决低血糖症状,对已经出现的神经精神症状难有改善的可能。

【术前准备】

胰岛素瘤患者的术前准备主要是纠正水和电解质的平衡失调。术前应尽量不输入含糖液体,以免影响术中通过血糖监测判断胰岛素瘤是否彻底切除的准确性。如出现低血糖症状可静脉注入 50% 葡萄糖 20ml。

【麻醉与体位】

全麻或硬膜外麻醉。体位一般取仰卧位,腰背部可适当垫高,以利于术野的显露。

【手术方法】

1. 切口　根据影像学提供的肿瘤所在部位,临床上常考虑采用的切口有:①右上腹经腹直肌或右肋缘下切口,适于位于胰腺头部的肿瘤;②左肋缘下切口,适于位于胰腺体、尾的肿瘤;③上腹部横切口或弧形切口,适于术中有可能需要较为广泛探查的患者,因为该切口对上述多部位的肿瘤可以兼顾之。

2. 探查　术中肿瘤部位的确定主要依靠术者的仔细触诊,有经验医生的准确率可达 75% 以上。术中依次切开十二指肠侧腹膜、胃十二指肠韧带和胰体尾下缘腹膜充分显露胰腺的头、体、尾部,然后双手分别置于胰腺的前后细致触摸。一般说来胰岛细胞素瘤质地稍硬而色褐红、暗红或褐黄色,表面或周围有小血管密集,与正常胰腺组织的淡黄色对比明显。探查时除了要明确肿瘤的部位外,还应对其大小、数目、深浅以及与周围组织的关系作出正确的判断。

(1) 术前已确定肿瘤部位者:术中除应直接探查肿瘤外,还要探查整个胰腺,以免遗漏多发病灶。另外,还要探查肝脏有否转移,靠近门静脉三角处的肿大淋巴结均应取作活检。

(2) 术前未确定肿瘤部位者:术中应仔细耐心广泛地探查整个胰腺,探查时除依次切开十二指肠侧腹膜、胃十二指肠韧带和胰体尾下缘腹膜外,有时还需要分离肠系膜上血管,这样便可对胰腺头、体、尾和钩突部施行全面探查。仔细触摸探查可以发现大部分肿瘤,但是少数位于胰头或胰尾的小肿瘤往往难以发现,此时可以采用以下办法继续寻找:①术中 B 超:除可以帮助发现小的肿瘤外,还有助于辨认血管和主胰管,避免术中误伤。②术中分段测定门、脾静脉胰岛素含量:对进一步探查和手术有一定的指示意义。③活检和细针穿刺细胞学检查:可疑病灶可以切除并作术中病理检查;对病灶位置较深者则宜采用细针穿刺细胞学检查。④分段切除胰腺:当采用上述方法仍不能确定肿瘤位置时,则患者有可能为胰岛增生。此时可行自胰尾向胰头部的分段切除,若切除后血糖下降明显且术中病理证实胰岛增生时,绝大多数患者术后可解除症状。

3. 切除肿瘤

(1) 单纯肿瘤切除术:沿肿瘤被膜分离将肿瘤完整切除。该法适用于较小、单发、良性、浅表的胰岛素瘤。钩突部靠近胰腺后方的肿瘤可切开十二指肠侧腹膜向左侧翻起十二指肠和胰头部再将肿瘤切除。

(2) 胰体、尾部切除术:适用于肿瘤位于胰体、尾部,边界不清、较大较深、良恶难辨以及多发者。为了检查胰尾、免于解剖脾血管并减少出血,可把脾脏一并摘除。

(3) 肿瘤楔形切除、胰空肠 Roux-Y 式吻合术或胰头十二指肠切除术:当肿瘤位于胰头部,位置较深,解剖关系复杂,造成手术处理上的困难。可先作冷冻切片证实为良性肿瘤,方可采用楔形切除术。切缘应距肿瘤 0.5~1.0cm;避免伤及胰管,若伤及胰管时,应考虑行保留胆总管的胰头切除术,并行胰腺空肠 Roux-Y 式吻合术。若胆总管和胰管同时损伤或肿瘤为恶性无转移者,则应行胰头十二指肠切除术。

(4) 渐进式胰尾、体部切除术:适用于隐匿的、经广泛仔细探查找不到肿瘤者,且因位于尾、体部肿瘤发生率占 2/3 以上,故可行盲目的渐进式胰尾、体部切除术。其方法是:先由尾部开始,每切一次送冷冻切片检查并作血糖和血浆内胰岛素含量测定。若虽经冷冻切片已证实为胰岛素瘤,而血糖仍低,血浆内胰岛素含量不降者,可能为多发性肿瘤,应继续再行渐进式切除胰尾、体部,直至再次冷冻切片证实第二个肿瘤,而血糖水平升高,血浆内胰岛素含量下降,方可停止手术。若切除 80% 胰腺,已达肠系膜血管左侧,血糖仍不升高,胰岛素的含量仍高者,也应停止手术。手术的要点主要是在术前、术中和术后严密监测血糖变化,直至血糖稳定为止,胰腺切除以 80% 为度。

4. 恶性患者的处理　转移是判断恶性胰岛素瘤的唯一指标,若术中发现有肝转移,即可确诊为恶性胰岛细胞瘤。应尽可能切除原发灶和转移瘤,以达到减轻患者症状、延长生存时间的目的。不适合手术治疗的患者,可用药物维持治疗。

【术中注意事项】

术中血糖或胰岛素监测是判断胰岛素瘤是否完全切除的重要手段,常用的判断方法有二,其中第一种更为简单、常用。无论采用哪种方法为保证判断准确,除血糖过低外(1.11mmol/L 以下),术中应尽量不输含糖液体和血液。

(1) 血糖定量法:肿瘤切除后,若血糖较肿瘤切除前上升了 2.78mmol/L(50mg/dl)以上,提示肿瘤切除彻底。自肿瘤切除到血糖升高至基本稳定一般需时一个小时以上。

(2) 胰岛素定量法:若条件允许可采用细针穿刺门静脉血快速测定胰岛素含量来判定肿瘤切除的彻底性,采用放免法测定胰岛素一般需时 45 分钟左右。

【术后处理】

1. 术后 5 日内每日测定血糖,部分病例可出现暂时术后高血糖,可调节葡萄糖的输入速度来控制之,或应用胰岛素予以控制,短期内可消失。若血糖仍很

低与术前相同,应考虑到肿瘤尚未切除。宜补充足够的葡萄糖液,查明原因,创造条件进行第二次手术。

2. 必须注意预防胰瘘、假性胰腺囊肿、胰腺炎、膈下感染、切口感染、出血和腹壁裂开等并发症的发生。

二、胃泌素瘤切除术

【概述】

1955 年 Zollinger & Ellison 首次提出:某种难治性消化性溃疡病是胰腺分泌的激素造成的,并将该病命名为 Zollinger & Ellison 综合征,后称之为胃泌素瘤。胃泌素瘤源于胰岛的 G 细胞,在胰腺内分泌肿瘤中居第二位,约 2/3 的患者为恶性,往往伴有淋巴结、肝脏转移;约 1/4 至 1/3 患者同时伴有其他内分泌肿瘤。胃泌素瘤的临床特点是难治性消化道溃疡和腹泻,与肿瘤导致的高促胃液素血症有关。溃疡多位于十二指肠球部。有学者曾将源于胰腺的胃泌素瘤称为 Zollinger & Ellison 综合征 II 型,或胰源性溃疡;源于胰外(常见为十二指肠壁和胃壁)的则称为 Zollinger & Ellison I 型。

【适应证】

虽然 H$_2$ 受体阻滞剂和质子泵抑制剂能有效地控制胃泌素瘤引起的症状,但长期用药可能产生耐药性,且停药后症状很快复发。因此从根本上讲外科手术是胃泌素瘤最为有效的治疗方法,一旦诊断明确,只要没有手术禁忌都应积极手术治疗。药物治疗可作为术前准备的一部分。

【术前准备】

主要是应用 H$_2$ 受体阻滞剂和质子泵抑制剂控制患者的症状。

【麻醉与体位】

同胃泌素瘤。

【手术方法】

1. 肿瘤切除术　如术中探查发现肿瘤局限于胰腺内而无转移,可行单纯肿瘤切除。如果切除后术中胃酸测定立即下降,则结束手术。手术步骤与胰岛素瘤手术方法相同。

2. 全胃切除术　若肿瘤单纯切除后胃酸无明显下降,或手术中发现肿瘤已有广泛转移无法切除时,为消除促胃液素作用的靶器官——胃壁细胞,以矫正腹泻和防止消化性溃疡的复发应作全胃切除。手术步骤见全胃切除术。

3. 胰头十二指肠切除术　除了极少部分位于胰头部的肿瘤无法行单纯切除外,应尽量避免行胰头十二指肠切除术。

4. 高选择性迷走神经切断术　若术中探查未发现肿瘤,而术前药物治疗有效,可考虑施行该术,以减

少术后的用药量。否则应选择全胃切除术。

5. 胃泌素瘤患者同时并有甲状旁腺瘤时,二者均应切除。术后的腹泻、消化性溃疡症状多能减轻,且血清促胃液素水平下降,胃酸分泌减少。也有人主张先切除甲状旁腺瘤,术后观察患者病情变化情况,再评估是否需要下一步手术。

【术后处理】

术式选择不同,术后观察、处理也各异,请根据所完成的手术参见胰岛素瘤切除术、全胃切除术、迷走神经切除术及胰头十二指肠切除术等相关章节。

(王忠裕)

第六节　胰头十二指肠切除术

一、经典胰头十二指肠切除术

【概述】

胰头十二指肠切除术 1912 年由 Kausch 所创,1935 年 Whipple 报告了二期胰头十二指肠切除术,即第一期手术行胆囊空肠吻合术;第二期为十二指肠、胰头大部切除术,胆总管下端及胰管均结扎,胰断端缝扎,术后 22 个月患者死于肝转移。以后将胰头十二指肠切除术统称之为 Whipple 手术。继 Whipple 之后,陆续有不少二期胰头十二指肠切除术的报道。1941年 Whipple 完成了第一例一期胰头十二指肠切除术,他认为一期切除有如下优点:①术前使用维生素 K 可使术中渗血得到基本控制;②避免了短期内两次大手术的风险;③避免了腹腔粘连;④连续硬膜外麻醉以及输血、血浆使一期手术趋于安全。在此之后引起了很多外科医师的重视和参与并进行了许多的技术改进,包括切除范围、吻合方式、是否加作胆囊切除术和是否保留幽门等。重要的有 1944 年 Child 所做的改良,主要有以下两方面:①改变了胰、胆、胃与空肠的吻合顺序,即将 Whipple 术式的胃肠-肠肠-胆肠吻合顺序变为胰肠-胆肠-胃肠吻合顺序。他认为此改变有如下优点:可减少胃肠吻合口溃疡、降低一旦胰漏时的危害以及减少上行性胆道感染的机会。②变胰管-空肠吻合为胰腺-空肠对端套入吻合,据认为这样做简化了手术操作,降低了胰漏发生的可能性。至 20 世纪 40 年代末,胰头十二指肠切除术已基本规范,切除范围包括胆总管、胆囊、胰头、十二指肠、部分空肠和部分胃以及上述器官周围的淋巴结。但是在 20 世纪 80 年代以前,胰头十二指肠切除术的死亡率高达 10% ~ 44%,平均在 20% 左右,而 5 年生存率却不足 5%。因此对于胰头十二指肠切除术的价值一直存在争论,很多医师认为即使可切除的肿瘤,短路手术的效果也比

胰头十二指肠切除术要好一些。20 世纪 80 年代后期随着外科技术的不断成熟,加之麻醉、输血、输液、外科营养、影像学的进展以及围术期处理等方面的不断进步,已使胰头十二指肠切除术的死亡率降至 5% 以下,而 5 年生存率却升至 20% 左右,近年来还有不少无病死率或接近于 0 的报道。可以相信随着有关胰头十二指肠切除术的基础和临床研究的不断深入,胰头十二指肠切除术将更具有光明的前景。

【适应证】

胰头十二指肠切除的适应证主要包括以下几个方面:①Vater 壶腹周围的肿瘤:常见的有胰头癌、Vater 壶腹癌、胆总管下段癌、十二指肠肿瘤(癌、类癌、间质细胞瘤等)。②其他肿瘤,比较常见的有胃癌侵及十二指肠或胰头部,通过胰头十二指肠切除可达到根治目的的患者。③胰头部或十二指肠严重外伤无法修补者等。④慢性胰腺炎,尤其是肿块性胰腺炎,临床上不能除外胰腺癌者。

毫无疑问,胰头十二指肠切除术是壶腹周围癌和十二指肠癌患者可能获得长期生存的唯一手术方式。但是并不是每一个患者开腹后都能按原计划施行胰头十二指肠切除术,亦即有一定的单纯剖腹探查率,因此术前对其切除的可能性作出正确判断是十分重要的。如果术前发现以下情况,可作为无法切除的依据:①肝脏或远处已有转移,包括已有腹膜转移者。②除十二指肠外的邻近器官已受到侵犯,包括肠系膜转移。③主要血管受侵、栓塞或被肿块包裹,包括肠系膜上动、静脉、门静脉、腹腔动脉等。④胰周软组织广泛受侵。如何作出上述判断是十分重要的,以往多需经过开腹探查后方能作出决定,但这种方法导致了高达 48% 的单纯开腹率,难以令人接受。多年来外科医师一直致力于术前各种影像学方法,包括 CT、内镜超声(EUS)、螺旋 CT、MRI、选择性内脏血管造影(SVA)等来提高术前判断的准确性。研究结果表明联合应用上述检查确可提高术前的判断的准确性,但过多的检查造成的经济负担使多数患者难以接受。就单项检查而言螺旋 CT 检查效果最好,其判断不能切除的敏感率虽然仅为 63%,但判断可切除的特异性则为 100%。近年来一些作者尝试在行胰头十二指肠切除术前 15 分钟作判断性腹腔镜检查。Washaw 等发现在经 CT、MRI、SVA 等项检查后认为可切除的病例中,单纯腹腔镜检查可发现 25% ~ 30% 的患者已有肝、腹膜或大网膜的转移而改判为不能切除。John 等证实在单纯腹腔镜检查的基础上,如果再用腹腔镜超声检查又可从中发现 25% 的病例因有转移而改判不能切除。腹腔镜超声检查的敏感性为 92%、特异性为 88%、准确性为 89%,使不必要的开腹率从 48% 降到

了9%。国内目前尚未见到有关这方面的报道。

总之,如果十二指肠癌诊断明确,利用我们目前可以使用的检查方法未发现其他组织或器官的转移,患者年龄不超过70岁,无严重的并存疾病,能够耐受大手术者可视为适于行胰头十二指肠切除术。

【术前准备】

由于壶腹周围癌的患者受到肿瘤和梗阻性黄疸两方面的影响,故患者可能存在食欲不佳、恶心、呕吐、营养障碍、贫血、低蛋白血症等不利因素,此时若行分离范围广、切除器官多、消化道重建技术复杂的胰头十二指肠切除术对患者来说无疑是一个很重的负担,因此必须做好术前准备,以防患于未然。一般说来除腹部手术的常规准备外,术前准备应注意以下几个方面。

1. 纠正低钾、钠等离子紊乱,维持酸碱平衡　尤其在行 PTCD 等胆汁外引流的情况下,易出现水、离子紊乱和酸碱失衡,应注意发现并及时纠正。

2. 营养支持　国内外调查结果表明住院患者营养不良者约占一半,而手术的打击将使患者更加处于应激和高分解代谢状态,机体发生一系列内分泌和代谢反应,对患者的治疗和术后恢复极为不利。因此加强十二指肠癌患者术前的营养支持,给予必要的代谢调理,对于确保胰十二指肠切除术的成功和达到预期治疗目的均具有十分重要的临床意义,因此应给予患者高蛋白、高糖饮食,口服胆盐和胰酶制剂。如果患者营养不良,术前一周就应该进行营养支持并少量多次输入新鲜血液、血浆或白蛋白,以改善贫血、纠正低蛋白血症、提高机体对手术的耐受力、降低手术死亡率及并发症的发生率。对于进食少的患者可采用静脉营养支持。

3. 加强护肝治疗　每日口服或静脉注射高渗葡萄糖及多种维生素,如维生素 B_1、C 等。

4. 纠正出血倾向　合并梗阻性黄疸的患者,因胆汁不能进入肠道,影响了维生素 K 的吸收,所以需要补充维生素 K。一般于术前 5~7 日开始,肌内注射维生素 K_3 8mg,每日二次或每日一次静脉滴注维生素 K_1 40mg,使凝血酶原时间接近于正常。

5. 对于重度梗阻性黄疸的患者根治术前是否先行减黄手术尚有不同的意见,我们一般对重度梗阻性黄疸患者尤其是黄疸时间长、伴有胆道感染以及身体条件较差的患者先行减黄手术。一般多采用开腹内或外引流术、经内镜鼻导管胆管引流术(ENBD)或经皮经肝胆管引流术(PTCD)。外科医生可根据医院的条件和个人的习惯进行选择,经上述治疗后的患者多数在 2~3 周后可行胰头十二指肠切除术。

6. 一般于术前 1 日开始全身应用广谱抗生素,以预防和治疗感染。

7. 对有可能行结肠联合切除的患者,术前应常规行肠道准备。

8. 术前放置胃管。

9. 糖尿病的术前准备　需行胰头十二指肠切除术的患者以中老年患者为主,部分患者往往伴有糖尿病,在并有梗阻性黄疸的患者中更为常见。一方面因为手术涉及胰腺,可能加重糖尿病的程度,促使糖尿病相关代谢并发症的发生,有时甚至成为术后致死的主要原因;另一方面糖尿病对胰头十二指肠切除术造成许多不利的影响,合并糖尿病的患者术后并发症的发生率和死亡率都显著高于非糖尿病患者。因此做好胰十二指肠切除术前的准备十分重要。临床实际工作中应注意以下几点:①对于部分血糖和尿糖检查阴性,但临床上不能除外糖尿病的患者,尤其是老年患者,应于术前反复多次检查血、尿糖或进行糖耐量试验。②已经确诊为糖尿病的患者,应注意检查有无糖尿病的心血管、肾、神经系统、眼底的并发症。③有效控制高血糖和糖尿。④如存在酮症酸中毒应彻底纠正。术中也应注意动态监测血糖,注意避免因应激状态引起的血糖进一步升高。

【麻醉与体位】

可根据患者情况选择连续硬膜外麻醉或气管内插管全身麻醉。连续硬膜外麻醉的优点是:麻醉时间可按手术要求延长、麻醉过程反应小、肌肉松弛;其缺点是:对心血管系统和肝功能有负面影响,有出血倾向的患者也不宜使用,以免发生硬膜外血肿。气管内插管全身麻醉相对安全,对并有心血管系统疾患、有出血倾向和一般情况较差的患者同样适用。术中应禁止使用对肝脏毒性大的药物,麻醉过程力求平稳,避免发生缺氧与二氧化碳蓄积、低血压,充分补液,以维持足够的尿量。

体位多取仰卧位,右腰背部可适当垫高,以利于术野的显露。

【手术方法】

1. 切口　选择手术切口的原则是有利于术野的显露和术中操作。常用的手术切口有三:右上腹经腹直肌切口、与肋弓平行的右肋缘下斜切口和上腹部横切口。右上腹经腹直肌切口比较常用,其显露比较充分,但一般需将切口延长至脐下 3~4cm,对于体型肥胖的患者此切口显露稍嫌困难。右肋缘下斜切口应比胆囊切除术的切口低约 2cm,内侧过中线至左上腹。此切口基本上与胰腺走行平行,术野显露较为理想。上腹部横切口术野显露也比较充分,但肌肉损伤较大,故一般较少使用〔图 38-10〕。

2. 一般性探查　其目的在于了解病变性质,是否

5

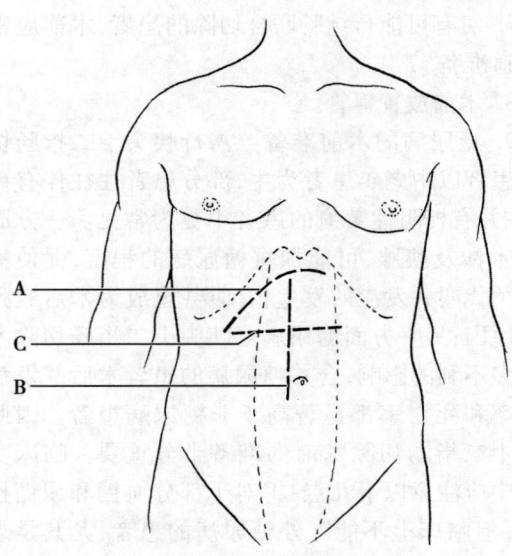

图 38-10　手术切口选择
A. 右肋缘下斜切口;B. 右上腹经腹直肌切口;C. 上腹部横切口

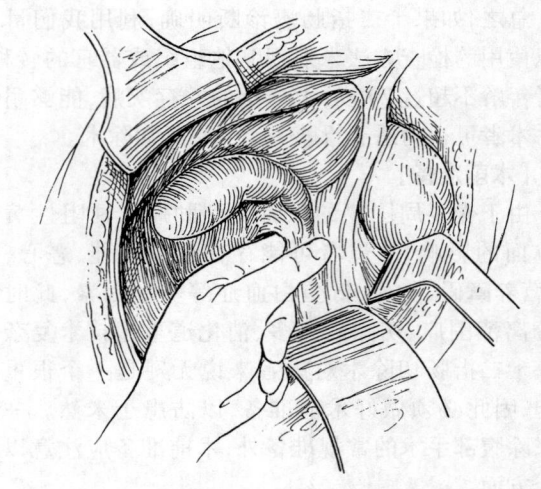

图 38-11　一般性探查

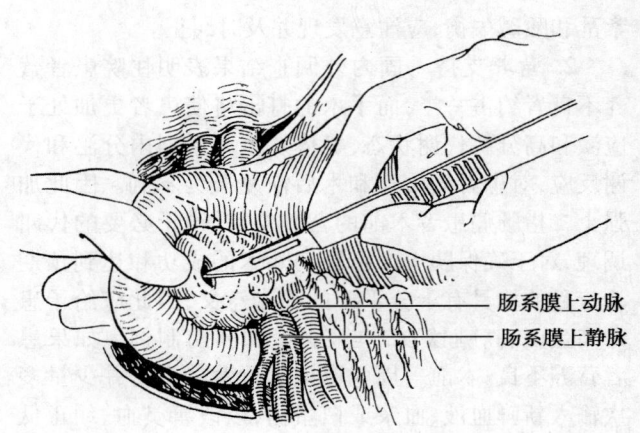

肠系膜上动脉
肠系膜上静脉

图 38-12　胰头活组织检查

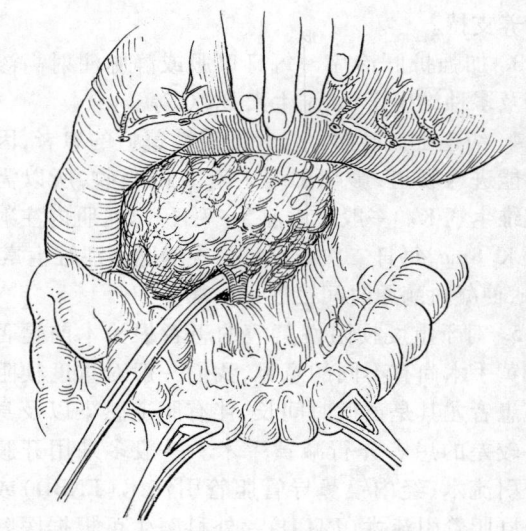

图 38-13　结扎、切断胰头部肠系膜上静脉的属支

需要和能够手术切除。开腹后首先应注意腹腔内有无腹水和腹膜转移。如患者伴有梗阻性黄疸,胆囊明显胀大影响探查时,可先于胆囊底部穿刺吸出胆汁以有利于探查。和所有的肿瘤一样,探查的顺序应遵循由远及近的原则,依次顺序为盆腔、肝脏和腹腔淋巴结,包括腹主动脉旁、横结肠系膜根部、小肠系膜根部、胰腺下缘等部位有无肿大的淋巴结及肿瘤的直接侵犯。最后将左手的示指伸入 Winslow 孔内,拇指置于十二指肠前壁、肝外胆管及胰头部,仔细触摸其周围有无肿大的淋巴结〔图 38-11〕。对于难以确定病变性质的胰头肿块,可以行肿块的穿刺或切取小块组织行术中快速病理检查,取活检时应注意勿损伤血管和胰管〔图 38-12〕。对于较小的十二指肠癌患者,应特别注意十二指肠降部内侧乳头部有无肿物,必要时可切开十二指肠作进一步探查或术中活体组织病理检查。经过上述探查一般基本上可确定病变的性质,如未发现远隔转移,局部病变可活动,即可进行下一步切除前分离;否则应停止探查改行姑息性手术。

3. 切除前分离(可切除性判断)　切除前分离的目的在于进一步确定胰头十二指肠切除术的可行性,主要分以下三个步骤。

(1)外侧分离:首先分离切断肝结肠韧带和胃结肠韧带,将游离的结肠肝曲和横结肠推向下方。剪开横结肠系膜与胰头之间的疏松组织,结扎、切断走向胰头部的小静脉〔图 38-13〕。

行 Kocher 切口切开十二指肠外侧后腹膜并延至十二指肠水平部及横结肠系膜根部。十二指肠及胰头后部与其后的组织之间为一正常的解剖间隙,可用手指钝性分开,分离的范围应达到腹主动脉的前方。然后将十二指肠与胰头部一起向左侧翻转,如确信肿块与下腔静脉和腹主动脉无浸润,可继续下一步分离,否则应放弃胰十二指肠切除术〔图38-14〕。

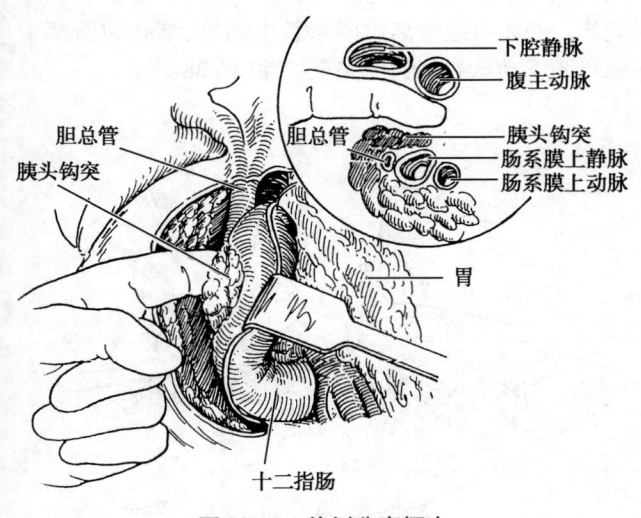

图38-14　外侧分离探查

（2）下部分离:剪断横结肠系膜与胰头之间的疏松组织后即可显露出肠系膜上静脉,也可沿结肠中静脉寻找、显露肠系膜上静脉。于胰腺后方用手指或钝头弯止血钳沿肠系膜上静脉与胰腺之间,向门静脉方向分离〔图38-15〕。如无阻力说明肠系膜上静脉与胰腺之间无浸润;如已固定说明肿瘤已侵犯血管,不要硬性分离以免大出血。

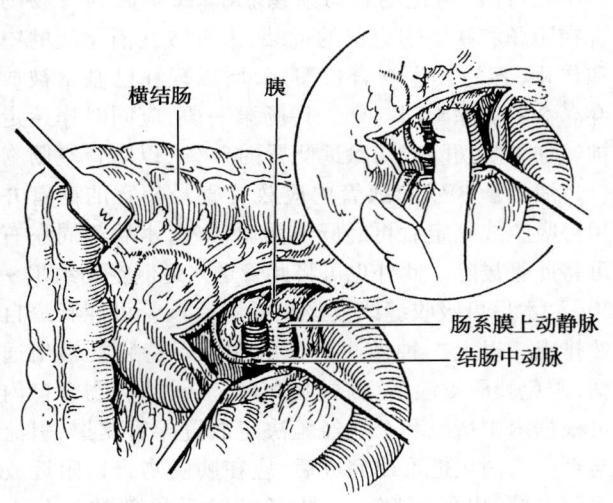

图38-15　下侧分离探查

（3）上部分离:在十二指肠上缘纵行切开肝十二指肠韧带至肝门处,分离出胆总管与肝动脉。在靠近幽门的小弯侧分离出右胃动脉和胃十二指肠动脉,分别予以切断、结扎和缝扎。此时一般可显露出门静

脉。用左手示指或钝头弯止血钳沿门静脉表面向下分离,如果肿瘤未侵及血管,此手指可与下侧向上伸的手指相遇〔图38-16〕。否则意味着肿瘤与血管有侵犯,此时根据患者的情况和术者的经验来决定是否继续手术。一般说来,如果只是部分侵犯,可以将门静脉壁部分切除后行修补或端-端吻合;如果门静脉的侧壁和后壁都受到了侵犯,再行包括门静脉在内的胰十二指肠切除术,则难以达到延长患者生命的目的,反而会增加并发症发生率和死亡率,故应改行姑息手术。

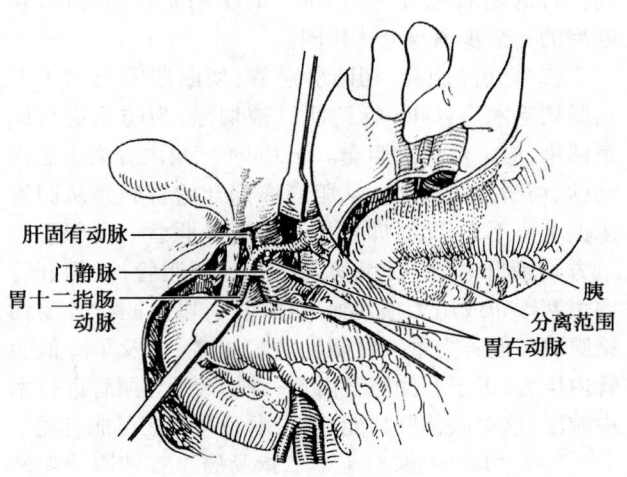

图38-16　上侧分离探查

如果顺利完成了上述切除前的分离,则可断定胰头十二指肠切除术可行,可继续下面的步骤。

4. 胰头十二指肠切除　标准胰十二指肠切除术的切除范围包括胃远侧、全部十二指肠、胆总管下段、胆囊、胰腺的头、颈和钩突部以及近侧10cm左右的空肠〔图38-17〕。我院一般按胃、胆管与胆囊、胰颈、空肠、钩突的顺序进行切除,具体步骤如下。

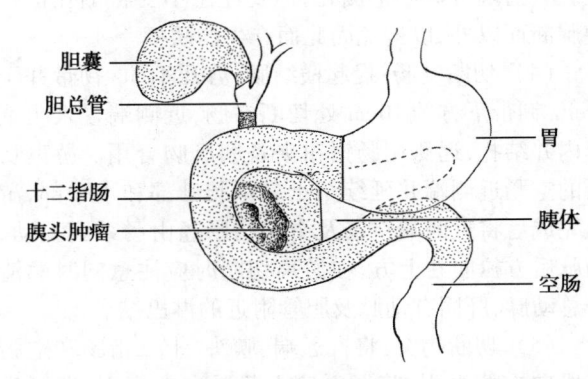

图38-17　胰头十二指肠切除术的切除范围

（1）切断胃远侧:胃的切除范围取决于患者的年龄及胃酸的高低。对于老年与低胃酸患者,一般切除胃远侧的1/3即可;对于50岁以下和高胃酸的患者,

为预防术后吻合口溃疡的发生,应切除远侧胃的 1/2。游离胃的大小弯侧网膜,于胃的预定切除线置胃钳和十二指肠钳并于二钳间切断。胃切断后,近侧端用干纱布包裹好并翻向左侧,远侧缝合闭锁后向右侧牵引胰显露胰腺。切除过程中要注意连同胃网膜和幽门区淋巴结一同切除。如拟行保留幽门胰十二指肠切除术应于根部结扎、切断胃网膜右动脉,在肠系膜上静脉的分支处结扎、切断胃网膜右静脉,游离十二指肠球部,最后在幽门括约肌下 2～4cm 处切断十二指肠。胃的切断也可选用 10cm 的切割闭合器完成,切断后的其余步骤与上述相同。

(2) 切除胆囊、切断肝总管:切断胆管与胰十二指肠切除术后,Oddi 括约肌已被切除,为防止逆行胆道感染,应常规切除胆囊。于 Calot 三角内分离出胆囊动脉、切断并结扎之。从胆囊底部开始将胆囊从胆囊床上剥离下来,此时即可显露出肝外胆管。在胆囊管上方切断肝总管,以粗丝线结扎远侧胆管;近侧肝管内填塞纱布或用无损伤血管钳钳夹,以免胆汁外溢污染腹腔。但若为重度梗阻性黄疸患者,为及早降低胆管内压力,可于肝侧胆管内置一根 16 号导尿管进行术中减压,这对改善肝功能、减少术后并发症可能有益。

(3) 切断胰腺:对于十二指肠癌患者胰腺的切断线在肠系膜上静脉走行的前方,即胰颈部即可。切断胰腺前,为减少切断时断面出血,应在预定切除线的胰腺尾侧上下缘各缝一 7 号丝线并结扎之,以阻断胰腺的横向血管。胰头侧也可用一粗丝线结扎之。切断胰腺时可在切断线下方放置一把大血管钳子,以保护后方的血管。胰腺的断面应使其呈楔状。边切断,边注意寻找主胰管,主胰管一般位于胰腺的后上方,找到后距胰腺断面 0.5cm 处切断之,然后向其内插入直径相宜的硅胶管约 5cm 并用可吸收丝线缝扎固定,硅胶管前端可剪数个侧孔,但要注意不要将侧孔留在胰腺断面以外,以避免因此而产生的胰瘘。

(4) 切断空肠:提起横结肠,剪开 Treitz 韧带并于 Treitz 韧带下方约 10cm 处切断空肠,近侧端置入阴茎套内并结扎,远侧用肠钳钳夹备胰肠吻合用。游离切断的空肠近侧端并延续至十二指肠升部和水平部,游离完成后将近侧端空肠及十二指肠经由肠系膜上动、静脉后方拉向右上方,在游离切断时应注意同时廓清肝总动脉、肝固有动脉及胆管附近的淋巴结。

(5) 切断钩突:将胃远端、胰头、十二指肠和空肠上段向右侧牵引,将肠系膜上静脉向左牵引,即可显露出从胰腺注入肠系膜上静脉的数条小静脉,下缘较粗的是胰十二指肠下静脉,将这些小静脉一一结扎后切断。有时分离出的静脉壁较短,不宜用血管钳钳夹,以免因损伤门静脉或肠系膜上静脉而致大出血,

可用细线缝扎后再切断。用拉钩将肠系膜上静脉轻轻地拉向左侧,便可显露后面被神经丛包绕着的肠系膜上动脉。以左手示指插入钩突后方,拇指放在胰头前面,用手指将钩突提起并向右侧剥离,在靠近肠系膜上动、静脉处以血管钳逐步由上而下分束钳夹后切断钩突,断端双重结扎或缝扎,至此胰十二指肠切除完毕。必要时应分离出肠系膜上动脉、结扎切断胰十二指肠下动脉并将钩突完全切除〔图 38-18〕。

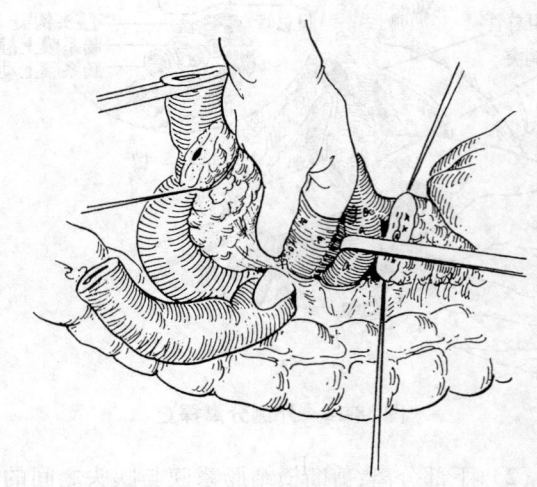

图 38-18　分离并切断胰腺钩突

5. 消化道重建

(1) 基本原则:胰十二指肠切除术后消化道重建有以下几个基本原则:①胆汁、胰液应在胃肠吻合口近端引流入空肠。因为胆汁和胰液为碱性消化液,可以中和胃酸,防止吻合口溃疡。Cattel 法因为胃肠吻合在胆肠和胰肠吻合口的近端,未有碱性消化液的中和作用,容易发生吻合口溃疡,所以现在已基本被放弃。②若切除幽门与十二指肠第一段,应同时作迷走神经加胃窦切除或切除远侧胃的 70%,以防胃空肠吻合口溃疡。③残胰胰管内应放置直径相宜的硅管并用可吸收线固定后再经肠道引出体外,术后 3 周左右可将此管拔除。此外也可将此管送入远侧空肠约 20～30cm,术后可吸收缝线被吸收松解后该管可经肠道自然排出。以上二种做法的目的在于保持胰液输出通畅,避免胰酶被激活而腐蚀吻合口。④胆肠吻合口内可根据术中情况和个人经验决定放置导管支撑、引流与否。⑤消化道重建完成后,应在胰肠吻合口附近放置引流管,以保证胰十二指肠切除后局部的充分引流,防止感染。

(2) 常用术式:胰十二指肠切除术后消化道重建的主要方法有:Child 法、Whipple 法和 Cattel 法〔图 38-19〕。其中以 Child 法和 Whipple 法较为常用,这两种方法的共同优点是不易发生上行感染和胃肠吻合口

溃疡。Child 法一旦发生胰瘘仅有胰液引出，只要引流通畅即可治愈；而 Whipple 法一旦形成胰瘘，则胆汁与胰液同时被引入腹腔内，胰酶易被胆汁激活而腐蚀血管，引起大出血。至于保留幽门胰十二指肠切除术后的胃肠道重建，吻合顺序与 Child 法相同，术后也很少发生胰瘘。

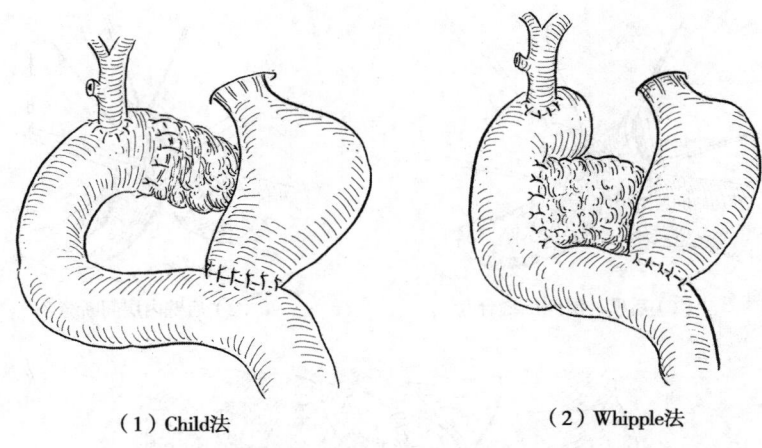

（1）Child法　　　　　　　　　（2）Whipple法

图 38-19　消化道重建的常用方法

（3）操作技术

1）胰腺残端处理：残胰的处理是胰十二指肠切除术成功的关键步骤之一，目前临床上较为常用的残胰处理方法主要有胰-肠吻合和胰-胃吻合。此外还有胰管栓塞法等不常用的方法。

胰-空肠吻合　是临床上应用最为广泛的残胰处理方法。又可分为两种术式：①残胰-空肠端-端套入式吻合法：经横结肠系膜将空肠远侧端拉到残胰附近，先于两断端 2～3cm 处将空肠后壁浆肌层与胰腺后壁间断缝合，然后再行空肠后壁全层与胰腺后缘及前缘的间断缝合，接近吻合完成时，在距吻合口15～20cm 的空肠处戳孔将主胰管内插管引出，荷包缝合后行浆肌层间断缝合，将该管埋入 2～3cm。继续完成剩余的空肠前壁全层与胰腺前缘的间断缝合，距吻合处 2cm 再行空肠前壁与胰腺前壁的间断缝合，完成后即可将残胰套入空肠内〔图 38-20〕。

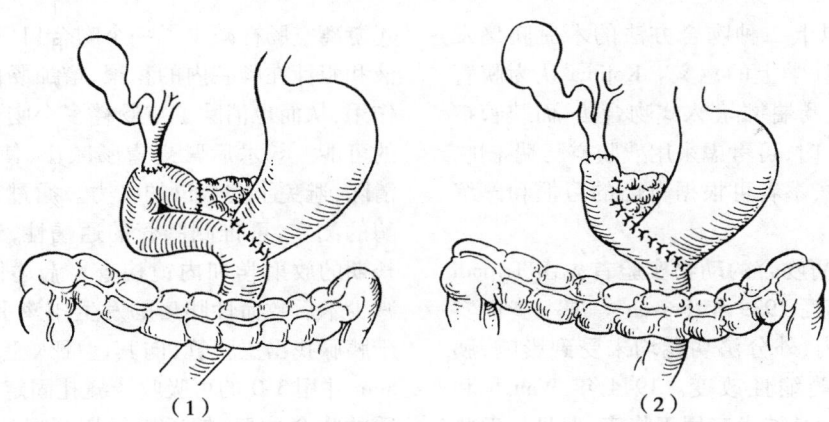

（1）　　　　　　　　　　　　（2）

图 38-20　胰肠端端套入吻合法

需要注意的是结扎不宜过紧，以免因组织切割而造成针孔性胰液外溢。这种吻合方法比较简单是其优点，其缺点是胰腺残端暴露在肠腔内，易发生继发性出血和胰管开口处瘢痕挛缩和狭窄。针对这些缺点国内彭淑牖设计了捆绑式套入吻合法。操作步骤如下：先将空肠断端翻转 3cm，再用苯酚或电灼将翻转外露的黏膜烧毁。然后进行胰肠吻合，缝线仅穿过空肠正常黏膜而不穿透浆肌层。吻合结束后，将翻转的空肠复原，直接覆盖在残胰断端上，最后用可吸收缝线环绕覆盖残胰的空肠，将两者捆绑一圈。捆绑式套入吻合法的优点在于：彻底消除了缝线间隙，胰液几乎没有可能从胰肠吻合口渗出。此外该法操作简单、缝合容易，只需单层缝合加一圈捆绑。②胰管-空肠端-侧吻合法：首先在空肠对系膜缘纵行切开浆肌层，切开的长短应与胰腺断面等大，用蚊式钳在黏膜下层轻轻地分离，注意不要将黏膜层分破。

用 4 号丝线在胰腺断面的后缘与空肠浆肌层后层之间作间断缝合。然后在空肠黏膜中央戳一个小孔,用 5.0 的线在胰管与空肠黏膜之间作间断缝合,线结应打在黏膜外。向胰管内插入直径相宜的硅管约 3～5cm,最后间断缝合胰腺前缘与空肠浆肌层前层〔图 38-21〕。

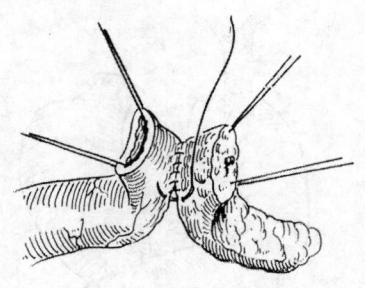

（1）后壁外层间断缝合

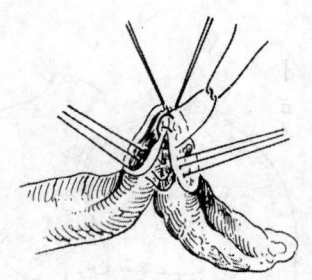

（2）后壁内层间断缝合

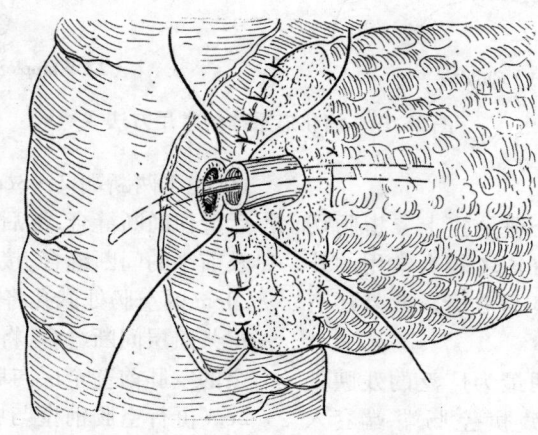

图 38-21 胰空肠端侧吻合法

综合文献报道以上二种吻合方法的术后胰瘘发生率相差不多,无统计学上的意义。Kojima 认为胰管较细时宜采用残胰空肠端-端套入式吻合法,而胰管扩张如果在 3cm 或以上时,可考虑采用残胰空肠端-侧吻合法。在具体选择时,术者可根据自己的习惯和熟练程度决定之。

胰-胃吻合 胰-胃吻合的动物实验首先由 Tripodi 等于 1934 年完成,随后 1939 年 Person 等进一步证实胰-胃吻合后胰腺的内、外分泌功能均未受到影响,胰腺组织学上也未见萎缩性改变。1944 年 Waugh 和 Clagett 首先将胰-胃吻合技术应用于临床,但只是近些年胰-胃吻合才较多地用作胰-肠吻合的替代方法。一般认为胰-胃吻合较胰-空肠吻合有以下优点:①残胰紧贴胃后壁,吻合更为方便且吻合后张力小。②胃壁较空肠壁厚,血液供应丰富,对胰-胃吻合口的愈合有利。③胰-空肠吻合法的胰-肠吻合口直接暴露于胰腺的消化液中,胰液中的胰酶易被激活,这是术后胰瘘发生的重要原因之一。而胰-胃吻合胰液被引流入胃,在酸性的条件下胰酶不易被激活,况且胃内无肠激酶对胰酶的激活作用,减轻了对吻合口的消化作用。

④游离空肠袢减少了一个吻合口,避免了术后早期胰液和胆汁在肠腔内的积聚、增加肠内压和肠袢重量的作用,从而也消除了空肠袢多个吻合口导致空肠扭结的可能。⑤术后常规胃肠减压,使胃液、胰液不断被清除,避免了吻合口的张力。通过对胃管引流液淀粉酶的测定,可推测胰管的通畅性,还可经此途径进行长期的放射学和内镜检查。上述优点综合起来应能减少术后致命性胰瘘的发生。该手术的要点主要有:于胰腺找出主胰管,向其内插入直径相宜的硅管 3～5cm 并用 3-0 的可吸收线缝扎固定。在胃后壁找出合适的吻合位置,然后横行切开胃的浆肌层,用纹式钳分离黏膜下层,使胃黏膜膨出,行黏膜下层止血并剪除膨出的胃黏膜。胃的切口应与胰腺端面大小相当。用 4 号丝线间断缝合胰腺前缘与胃上缘,然后完成胰腺后壁与胃下缘之间的吻合,吻合时应注意胰腺的进针点应距胰腺断缘 1cm,这样吻合完成后胰腺即可套入胃内。有作者将胰-胃吻合与胰-空肠吻合作了比较,认为胰-胃吻合效果良好,术后胰瘘的发生率很低,甚至也有胰瘘发生率为 0 的报道。但也有作者对套入胃内的胰管的通畅情况表示怀疑,主张采用胰管与胃

黏膜吻合法,但在胃黏膜肥厚及胰管不扩张时胰管与胃黏膜吻合较为困难。

2）胆-肠吻合:以 Child 法为例,在距胰腺-空肠5～7cm处作胆-肠吻合,空肠切口大小依肝外胆管直径决定。可行单层缝合,一般先行胆管后壁与空肠后壁的间断缝合,然后再以同样的方法缝合前壁。我们常采用前后壁半圈3个0可吸收线连续缝合,既缩短了手术时间,也同样获得了良好的手术效果。在吻合结束前一般在胆管内放置 T 形管,T 形管的长臂从近肝侧胆管另作小切口引出,短臂的一端经吻合口放置在空肠内,作为术后胆管减压用。也可向胆管内插入 16号导尿管,在距吻合口20cm处的空肠戳孔引出,荷包缝合并行浆肌层缝合3cm,最好与主胰管内引流管一道经腹壁引出体外〔图38-22〕。也有学者认为只要胆管扩张达到一定口径且吻合可靠,不放置引流管也是安全的。我们对此表示赞同,术者可结合患者全身状况、术中情况和个人行胆肠吻合的经验与熟练程度决定是否放置胆管内引流。

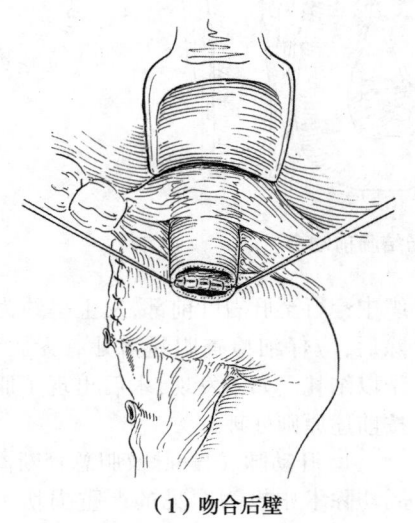
（1）吻合后壁

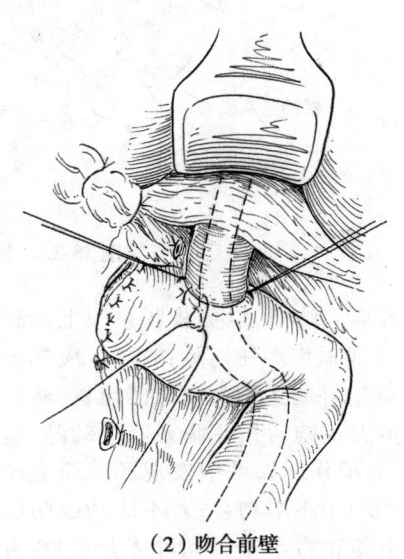
（2）吻合前壁

图 38-22　胆管空肠端侧吻合

3）胃-肠吻合:胃空肠吻合一般采用横结肠前空肠输入端对胃小弯侧的端-侧吻合方式,亦可采用全口吻合,胃空肠吻合口距第2个吻合口之间的距离应在35～40cm〔图38-23〕。吻合结束后将胃管可送入输入段内。输入端空肠不宜对胃大弯侧,以免食物反流。最后将空肠浆肌层与横结肠系膜裂孔边缘缝合。

4）腹腔引流:于网膜孔和胰-肠吻合口附近放置多孔硅胶引流管,由右侧腹壁戳孔引出,胆道和主胰管引流管也同法引出腹腔外。

【术中注意事项】

1. 静脉出血　分离门静脉与肠系膜上静脉以及处理胰腺钩突部是胰十二指肠切除术的几个重要步骤。术中操作如不小心,容易损伤门静脉、肠系膜上静脉或其分支,特别是当门静脉、肠系膜上静脉与胰腺粘连紧密或钩突部肿瘤浸润静脉壁以及钩突小静脉因变异而汇入肠系膜上静脉前壁时,更易因撕脱而发生大出血。预防术中静脉系统出血关键在于术中操作时动作轻柔。分离肠系膜上静脉时,应在胰腺下缘用钝头钳子沿静脉表面轻轻向上分离,如遇阻力切忌暴力以免撕裂门静脉或肠系膜上静脉。此时可先切断胆总管,在门静脉表面向下分离。处理钩突时,将胰头向右侧推开,逐渐显露出钩突部汇入肠系膜上静脉的3～4条小静脉,仔细分离并逐一带线结扎后切断。如肿瘤已浸润门静脉,不要强行分离,向上下分离出一段血管,各约2cm,这样易于在切除部分静脉壁后进行修补或切除一段静脉后再行静脉端-端吻合。术中一旦发生静脉系统出血,切忌盲目钳夹、缝扎,以免使破裂口扩大。应先用左手压迫出血处,吸净积血,然后右手持无损伤血管钳,慢慢移开按压手指,准确钳夹破口后用无损伤线修补之。如裂口较大,可用布条或心耳钳先行阻断裂口上下方血管再行修补。若为脾静脉出血,可行脾静脉结扎加脾切除。

2. 动脉出血

（1）迷走肝动脉与胰十二指肠动脉弓:行胰十二指肠切除时,较易损伤肠系膜上动脉发出的迷走肝动脉和胰头前后方的胰十二指肠动脉弓,术中操作时应仔细解剖,确认各条动脉,分离后可以双重结扎或结扎加缝扎。

（2）肠系膜上动脉:术中误伤肠系膜上动脉也偶有报道。在切除钩突时,左手应避免过分用力向右侧

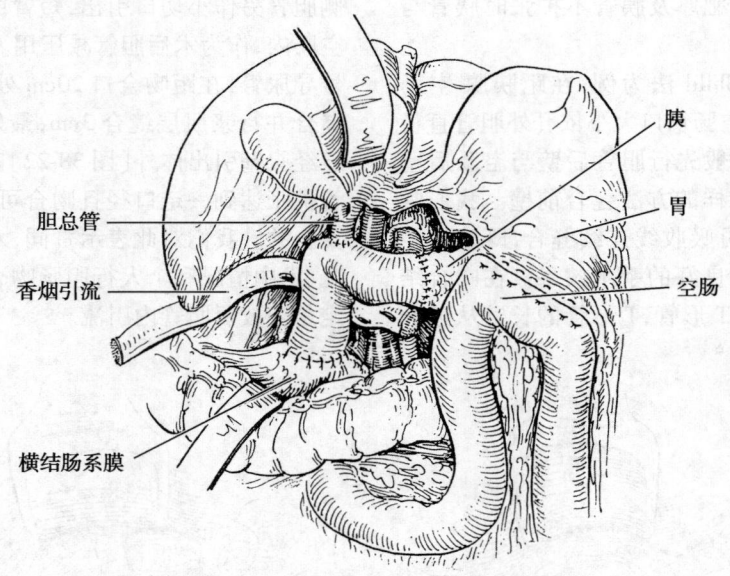

图 38-23　胃空肠结肠前吻合

牵拉,对于瘦型患者更应注意,以免将肠系膜上动脉误认为钩突组织而造成损伤。在切除钩突时,应先根据动脉搏动用手指确定好肠系膜上动脉的位置,然后左手握胰头,左手指尖在胰后顶住肠系膜上动脉,这样即可避免不必要的损伤。如术中发现肠系膜上动脉损伤,应立即行动脉的端-端吻合;若不成功或肠已坏死,则只能行全小肠和右半结肠切除术加残胰-胃吻合。

(3)肝右动脉:胰十二指肠切除术后因 Oddi 括约肌已被切除,为防止胆道上行感染,一般主张切除胆囊。胆囊动脉多数位于 Calot 三角内,分离与结扎时应再仔细辨认,不要损伤肝右动脉。约有 2/3 的肝右动脉经胆总管后方进入 Calot 三角,也有的经肝总管前方进入 Calot 三角后上方,后者具有一定的危险性,如术者缺乏认识,易将肝右动脉误认为胆囊动脉而结扎,导致术后肝功能改变。

3. 胆管损伤

(1)副肝管:副肝管指的是在肝门区除左、右肝管外,从某一叶肝实质发出并直接与肝外胆道某一段相汇合的胆管。副肝管的发生率约为 5% ~15%。副肝管多见于右侧,大多数位于胆囊三角内,与胆囊管关系密切,走行近似。因此在切断胆囊动脉和胆囊管以及切断胆总管的过程中,应注意有无副肝管,以免损伤。一旦损伤术中又能及时发现,可行缝扎;若术中未能及时发现,则会引起继发性胆汁性腹膜炎,若腹膜炎为局限性,腹腔引流又畅通,可非手术治疗待其自然愈合,否则应手术治疗。

(2)胆囊下肝管:胆囊下肝管指的是连接肝与胆囊的小胆管,大多数在胆囊体与胆囊窝之间的结缔组织中穿行至肝右叶前部,发生率约为 12%。在胆囊切除后,应仔细检查胆囊窝处有无胆囊下肝管,如有应予以结扎。如未发现,术后出现了胆汁性腹膜炎则应按前述原则处理。

4. 肝动脉、门静脉及胆总管断离　属于胰十二指肠切除术中极为罕见的严重损伤。其原因多为在解剖分离时组织层次不清或在十二指肠癌侵及肝十二指肠韧带时强行分离,盲目钳夹时误伤。一旦确认误伤,应立即行肝动脉和门静脉的重建术。术中应注意肝热缺血不应超过 30 分钟;在低温、低压时也不宜超过 60 分钟,以防止术后发生肝衰竭。

5. 术中可切除性判断失误　胰头十二指肠切除术能否完成主要取决于两个方面:一是胰头后面与下腔静脉和腹主动脉之间有无癌性浸润;二是胰腺与门静脉、肠系膜上静脉之间有无癌性浸润,一般说来如无血管切除条件,只要二者有其一就不适合做胰头十二指肠切除术。如果一旦未探查清楚,在切断了胃才发现不能行胰头十二指肠切除术,可将胃重新吻合;若胆总管已被切断,可行胆总管-空肠吻合术;若胰腺颈部已被切断,如被浸润的血管能行局部切除,可与胰头一起切除,然后再行血管修补、血管端-端吻合、血管移植、门腔或肠腔吻合术。如无条件,则可将浸润血管的病变组织留在血管侧,然后做姑息性切除。

【术后处理】

1. 胰头十二指肠切除术属于创伤性很大的手术且术后并发症较多,因此术后如有条件应采用生命体征检测仪常规监测血压、心率、血氧饱和度及呼吸等情况,重症患者应转入外科 ICU 观察治疗。

2. 硬膜外麻醉 6 小时或全麻清醒后,如生命体征平稳,可取半卧位。

3. 持续性胃肠减压,直至胃肠道功能恢复。一般应持续 5~7 日,肠蠕动恢复后可以拔除胃管并进流食。

4. 腹腔、胰-肠和胆-肠吻合引流管分别接引流袋并记录引流量与性质。若术后恢复顺利,腹腔引流管可于 1~2 周左右拔除;术后 3 周可相继拔除胰肠和胆肠引流管;若术中发现肝外胆管无明显扩张,为防止后期胆肠吻合口狭窄,胆肠引流管应长期放置以起支撑作用,此时一般应放置 3 个月以上后拔除。若术后发生了胰漏或胆漏,则应继续引流直至漏口愈合。

5. 经胃肠外给予营养支持,一般持续 2 周左右。同时注意补充维生素 C 和维生素 K 以及血浆、白蛋白等。

6. 应用广谱抗生素预防或控制感染,因为梗阻性黄疸对肝、肾功能已经造成了一定的损害,因此应注意避免使用对肝、肾功能影响较大的抗生素,以免进一步加重损害。

7. 术后可用生长抑素持续泵入或静滴,以减少胰液等消化液的分泌量,降低胰漏发生的可能性。剂量为 6mg/24h,一般用 3~5 天。

8. 可给法莫替丁 20mg 静脉注射,每日二次,以维持胃内酸度在 pH 5.0 左右,1 周左右可停药。

9. 术后患者,尤其是术前就已合并糖尿病的患者,应常规监测血糖、尿糖和酮体,根据监测结果及时处理。

【术后并发症的预防与治疗】

胰十二指肠切除术是治疗十二指肠癌以及其他壶腹周围癌的有效术式,随着外科技术的进步近年手术死亡率已降至 5% 以下,但术后并发症发生率仍高达 27%~50%。其中最主要的是胰漏、出血和腹腔感染,此外还有胃排空障碍、糖尿病、外分泌功能不足及切口感染等。

1. 胰瘘 胰瘘是胰十二指肠切除术后最主要的并发症之一,发生率在 5%~25% 之间。胰瘘还是胰十二指肠切除术后致死的主要原因,术后发生胰瘘的患者死亡率约在 20%~50% 之间。胰瘘多见于术后 3 日之后,这时腹腔引流液含有大量的淀粉酶(高于正常血清淀粉酶上限 3 倍以上)。根据胰液的日引流量可将胰瘘分为高流量胰瘘(超过 200ml/d)和低流量胰瘘(200ml/d 以下)。胰液中含有大量的水、电解质和蛋白质,电解质中 HCO_3^- 的含量约为 115mmol/L;Na^+、K^+、Ca^{2+} 的含量与血浆基本相同。胰液蛋白含量约占 1%~3%,其中 90% 是消化酶,包括胰蛋白酶、胰脂肪酶和胰淀粉酶。因此胰液长期的大量丢失,会引起水与电解质紊乱、酸碱失衡、消化与吸收障碍;胰液在体

内积聚可造成周围组织坏死、继发感染甚至消化道瘘和致命性的大出血。

胰瘘发生的原因包括:①非技术原因:属于全身方面的有:年龄超过 65 岁、术前中度至重度黄疸、肝脏功能障碍、糖耐量异常等;属于局部方面的有:胰管细小、胰腺柔软等。一般认为胰管扩张和胰腺纤维化发生术后胰瘘的可能性较小,因为前者易于施行胰管对空肠黏膜的吻合或胰管内插管;而后者因腺体的纤维化使吻合较为容易且胰外分泌功能相当不足,从而减少术后胰瘘。②技术原因:常见原因为吻合技术欠佳和胰腺周围脏器手术时医源性损伤。其中影响胰瘘发生的最重要的技术原因是胰腺残端处理不当。约 1/3 的患者的主胰管在胰颈部明显偏后,胰管后面又有一层纤维被膜或菲薄的胰腺组织覆盖,于此处行胰腺切断、胰肠吻合时可引起胰管损伤或误扎胰管,是术后胰瘘发生的主要原因。如果遇到这种情况,应再向左侧游离至少 1cm,这样主胰管就会接近于残留胰腺的中央,使胰肠吻合变得方便。预防胰十二指肠切除术后胰瘘在于:①加强术前准备,减少非技术因素影响。②强化技术训练,提高胰十二指肠切除术后吻合技巧。胰十二指肠切除术后有两种胰-肠吻合方式:胰-空肠与胰-胃吻合。前者包括套入式端-端胰-空肠吻合和端-侧胰-空肠吻合;后者指残胰与胃后壁的吻合。胰空肠和胰胃两种吻合方式只要方法得当都能很好地预防术后胰瘘,一项前瞻性研究结果表明两种吻合方式术后胰瘘发生率分别为 11.1% 和 2.3%,两者之间并无统计学方面的差异。若采用捆绑式胰-空肠吻合术,术后胰瘘的发生率可能更低。关于胰-胃吻合,Sikora 报道对预防胰头十二指肠切除术后胰瘘效果良好,术后胰瘘发生率可降低到 1.8%,与胰瘘相关的死亡率仅为 0.2%。不管采取何种吻合方式,吻合结束前在胰管内留置与胰管直径相当的硅管做术后引流,能够更好地起到预防术后胰瘘的作用。留置时应注意硅管在胰管内不要插入得太深,在胰管外不要留有侧孔。胰管栓塞和胰管结扎术曾被认为是替代胰-空肠或胰-胃吻合、减少术后胰瘘的安全方法,其术后胰瘘发生率为 7%,胰瘘死亡率为 12.5%,但是胰管栓塞和胰管结扎术是以牺牲胰腺外分泌功能为代价的,因此除非胰腺质地过分柔软,经不起吻合或术者手术技巧难以完成吻合,不应推广这项技术。此外术中应用生物粘合剂也可以降低术后胰瘘的发生率,其机制为促进组织粘合、填充死腔、控制表面出血以及减少残胰液渗漏。术后一旦发生胰漏首先应采取非手术治疗,主要包括:①禁食。②纠正水、离子紊乱。维持酸碱平衡及静脉营养代谢支持。③保持腹腔引流管通畅。④选用广谱抗生素。⑤应用生长抑素或

其类似物,该药物能减少胰液流量、降低胰液中的淀粉酶和碳酸氢盐的含量,因而能够促进胰漏的愈合,对高流量胰漏效果更为明显。经过上述处理约80%的胰瘘患者在术后3~6个月内可自行治愈,据统计,引流量小于200ml/d的胰瘘,窦道平均愈合时间是10.8±3周;引流量大于200ml/d的胰瘘,窦道平均闭合时间为13.2±4周。⑥手术治疗:急性胰瘘时,若腹腔引流不畅需重新开腹置管引流,对少数并有其他严重并发症的患者如脓毒血症、出血也需手术治疗。手术的目的在于:清除腹腔感染、控制胰漏、再次胰肠吻合或切除残胰。有人报道切除残胰可使50%的患者得以挽救生命。对于经过非手术治疗窦道未闭合的慢性胰瘘患者,若窦道造影显示窦道与主胰管相通、主胰管内有狭窄或结石以及窦道部位的皮肤和皮下组织形成了假性囊肿,应在胰瘘或假性囊肿形成3个月后行窦道或囊肿-胃肠吻合,使消化液直接流入消化道。内引流是目前疗效最确切、复发率最低的手术措施,对于病情较重、囊肿进行性增大或囊肿继发感染的患者也可先行囊肿外引流术,待病情好转后再择期行内引流术。近年来,在B超或CT引导下经皮囊肿穿刺置管引流和内镜下电灼、激光行囊肿胃肠道引流也在不少医院开展,为胰腺假性囊肿的治疗开了新的途径。

2. 术后出血 胰十二指肠切除术后出血的发生率为2%~8%,因出血而导致的死亡率为14%~58%。胰十二指肠切除术后出血可表现为消化道出血和经引流管出血。按照胰十二指肠切除术后出血发生的早晚可分为:①早期出血:指发生在术后2周以内的出血。术后24小时内的出血可能为腹腔内血管结扎松脱或所致,也可能为吻合口出血。术后5日以内的出血,可能来自消化道和边缘性溃疡或腹腔内出血,后者多因吻合口胰液渗漏腐蚀血管所致,表现为引流管出血。此外,对于重度梗阻性黄疸患者,其凝血机制障碍及手术创面大导致创面广泛渗血也是原因之一。术后出血的预防应注意术中操作要细致轻巧,止血要彻底;术前、术后应常规应用维生素K。术后早期出血应先行抗休克治疗,包括输血、补液、使用止血药等,随后多需手术止血,必要时可行残胰切除术。如为消化道出血可先行内镜治疗。②晚期出血:胰十二指肠切除术后2周以后的出血谓之晚期出血。其原因常为吻合口或边缘性溃疡出血,少数情况下为胆道出血或胰腺出血。出血部位的确诊可经内镜、选择性动脉造影等方法。如为吻合口或边缘性溃疡出血可先行内镜治疗,同时应用止血药物、抑酸剂(法莫替丁或奥美拉唑)等。如发现为某支动脉出血,可行栓塞治疗。

3. 腹腔感染与脓肿 胰十二指肠切除术后腹腔内感染发生率可达10%,是术后死亡率增高的主要原因之一。腹腔感染的主要原因为胰肠、胆肠、胃肠吻合口的渗漏以及腹腔广泛渗血后合并感染。临床上患者可表现为发热、腹痛、腹胀、肠鸣音减弱、食欲下降、白细胞计数升高、贫血、低蛋白血症等;但部分患者也可没有明显的临床表现。防治上应包括:①改善术前营养状况,纠正低蛋白血症、贫血及水离子紊乱,对于重度梗阻性黄疸患者必要时行术前减黄。②术中严格按照无菌原则操作,减少胃肠等消化液对腹腔的污染,术毕冲洗腹腔。③术前、术后预防性全身用广谱抗生素或中药清热解毒剂。④保持腹腔引流管通畅。⑤加强全身支持疗法,包括营养代谢支持和适量输入血液、血浆或白蛋白等。⑥如腹部超声、CT等影像学检查发现了腹腔内积液或积脓,应行经皮穿刺或开腹引流。

4. 胆瘘 胰十二指肠切除术后胆瘘相对少见,一旦发生,患者有腹痛、腹胀和高热,由腹腔引流管引出胆汁或肠内容液。术后胆瘘的原因有二:①胆-肠吻合口缝合技术欠佳,多为手术后1~2日内经腹腔引流管引出胆汁样液,主要原因为缝合时间距过大不够严密。②胆管坏死多发生在手术后5~7日,可能为术中游离肝外胆管过长,致胆管远侧端因血运障碍坏死或腹腔内感染腐蚀吻合口,从而发生胆瘘。术后胆瘘是采取手术治疗还是非手术治疗主要根据患者的腹部情况和引流管是否通畅来决定。如果无腹膜炎或腹膜炎趋向局限,腹腔引流管通畅且引流量不多,可采取非手术治疗法治疗并严密观察病情变化;如已发生腹膜炎,尤其是腹膜炎有逐渐扩大的趋势,腹腔引流管引流量又在200~300ml以上,说明瘘口较大,非手术治疗往往难以奏效,应行手术治疗。对于术后早期瘘应行开腹手术修补加引流;对于晚期瘘,因此时瘘口周围炎症较重,修补难以成功则不宜进行修补,应选择18~20号导尿管,经瘘口向空肠插入5~6cm,并以大网膜包绕于瘘口周围,以防渗出物污染腹腔。同时应做空肠营养造瘘,以解决术后营养问题。

胆肠吻合口瘘的预防主要在于:①胆管游离长度不应超过1cm,以确保胆管的血液供应。②胆肠吻合口内留置引流管,并在吻合完成后经引流管注入生理盐水,检查吻合口有无渗漏。③术中应注意无菌操作,避免腹腔内感染致胆瘘。围术期应注意纠正低蛋白血症、贫血、营养不良等不利于术后恢复的因素。

5. 术后急性肾衰竭 与梗阻性黄疸关系密切的另一个术后并发症是急性肾衰竭,也是胰十二指肠切除术后死亡率仍然较高的主要原因之一。据国内外文献统计胰头十二指肠切除术后急性肾衰竭的发病率在 8% ~10%，而发病者中 64% ~80% 的患者会因此而丧生。目前认为发生术后急性肾衰竭的主要原因有：①内毒素血症：梗阻性黄疸时胆汁酸不随胆汁流入十二指肠内，小肠屏障功能因此受损，致使肠源性内毒素吸收增加；又因此时肝脏受胆汁瘀滞的影响，Kuffer 细胞清除内毒素的能力明显下降，由此引发内毒素血症。内毒素通过直接或间接的毒害作用，使肾小球滤过率下降，导致急性肾衰竭。②高胆红素血症：高胆红素血症对远、近曲小管有毒性作用，是诱发术后急性肾衰竭的原因之一。③高胆汁酸血症：血液中胆汁酸浓度增高可致肾皮质缺血，促发急性肾衰竭。④迷走神经兴奋性增高：梗阻性黄疸时迷走神经兴奋性增高，也可使肾皮质缺血。⑤全身液体分布紊乱：血容量不足可能导致肾灌注不足，从而成为术后急性肾衰竭的一个潜在原因。从上述因素出发，在术前准备中应注意补充血容量；口服胆盐制剂或泻剂及抗生素，能减少肠道内的细菌和内毒素负荷，对预防术后急性肾衰竭有一定的作用；对于重度梗阻性黄疸患者应于术前行减黄手术，以期对肾功能的恢复有一定的帮助；此外在我们的动物实验研究中证明中药黄芪具有一定的肾功能保护作用。术中应注意及时补充血容量及液体，避免发生低血压及缺氧，维持 24 小时尿量不低于 1500ml，必要时可输注 20% 甘露醇液以维持利尿状态。

6. 应激性溃疡　胰十二指肠切除术后应激性溃疡多发生在术后 3 ~7 日，但也可短至 10 小时或长达 4 周以上。应激性溃疡的发病机制尚不完全清楚，但倾向认为由多因素引起，主要包括：胃黏膜缺血导致 H^+ 在组织中积蓄、黏膜酸化；内在重碳酸盐产生下降；胆汁反流破坏胃黏膜屏障等。应激性溃疡临床表现为经引流管引出黑褐色或咖啡色胃液、出血量大者可为鲜血，呕血、黑便、低血容量性休克、偶有胃穿孔。胃镜检查可见为黏膜呈广泛性糜烂，且有多发性浅表小溃疡。应激性溃疡的治疗包括非手术和手术治疗两种。非手术治疗：①持续性胃肠减压，以清除血块减轻腹胀。②局部止血药：冰生理盐水 100ml 内加去甲肾上腺素 8mg 经胃管注入胃内并夹闭胃管一小时，4 ~6 小时可重复一次，该法的缺点是可能加重胃黏膜缺血。还可以经胃管注入凝血酶、云南白药等。③全身止血药：包括奥曲肽、注射用血凝酶、酚磺乙胺、维生素 K 类等。④抑酸药物：可应用法莫替丁、奥美拉唑等。⑤内镜治疗：常用的有：注射或喷洒药物、热凝固、钳夹、激光等。⑥经选择性动脉插管，在胃左动脉内滴注血管收缩药也有一定的疗效。多数患者经上述处理后可治愈，如有下述情况可考虑手术治疗：①开始即为大出血，虽经快速输血但血压不升。②持

续少量出血，24 ~48 小时输血量达 2000 ~3000ml。③经上述非手术治疗出血仍不停止或止血后又再出血。手术方法可选择胃血管断流术（除保留胃短动脉外，结扎全部胃血管）、胃内出血点缝扎、迷走神经切断加幽门成形、胃大部或全胃切除术。在选择术式时应考虑是否能够达到止血的目的和患者是否能够耐受该手术。

7. 胃排空障碍　胰头十二指肠切除术后胃排空障碍指的是术后 10 日以上仍不能恢复进食的患者。胰十二指肠切除术后胃排空障碍的发生率在 19% ~70% 之间。胃排空障碍虽不增加死亡率，但可影响患者的营养状态、增加患者的住院天数和费用。胰头十二指肠切除术后发生胃排空障碍的主要机制有以下几个方面：①术中切除了十二指肠运动的起搏点，破坏了胃与十二指肠的连接点，导致胃张力下降。②胃窦与幽门肌缺血。③术后并发症如吻合口瘘、腹腔内感染等致胃节律障碍。④由于术中切除了十二指肠，使血液中胃动素减少（胃动素主要由十二指肠和近端空肠中的嗜铬细胞分泌）。诊断胰十二指肠切除术后胃排空障碍首先要除外胃空肠吻合口的机械性梗阻，上消化道造影或内镜检查是常用的检查方法。治疗上主要包括：①持续性胃肠减压。②肠内或肠外营养支持。③维持水、离子和酸碱平衡。④应用促进胃动力药，如红霉素、甲氨酰甲基胆碱、甲氧氯普胺等。红霉素可通过与胃动素受体结合来促进胃肠道运动，治疗效果良好。

8. 术后糖尿病　虽然胰十二指肠切除术切除了大约 30% ~40% 的胰岛细胞，但大部分患者术后仍可保持血糖正常，仅 8% 的患者会因此发生术后胰岛素分泌不足并引发糖代谢紊乱。表现为高血糖症和尿糖；若胰腺切除量超过 70%，患者常于术后晚期出现糖尿病且难以控制，其原因可能与残胰内 A 细胞相对增加有关。胰头十二指肠切除术后糖尿病的临床表现、诊断和治疗与一般糖尿病无异。此外胰十二指肠切除术尚可引起胰多肽的不足。

9. 外分泌功能不足　应用 PABA（对氨基苯甲酸，P amino benzoic acid）吸收试验对胰头十二指肠切除术后患者的残胰外分泌功能研究发现：胰头十二指肠切除术后患者残胰的外分泌功能较正常对照明显不足。患者主要表现为胰源性消化不良，包括腹胀、厌食、腹泻、消瘦等。一般认为影响术后胰腺外分泌功能的因素有：①胰管狭窄或闭塞。②胰腺的慢性炎症、纤维化、钙化等使分泌胰液、胰酶的导管细胞和胰泡细胞的数量明显减少，致使胰腺外分泌功能不足。③消化道内分泌激素分泌失衡。胃窦和十二指肠的切除时术后患者的促胃液素、胰泌素与胰酶泌素分泌减少，

导致残胰外分泌功能不足。④胰腺的再生能力差。因此在胰十二指肠切除术后早期即应给予外源性胰酶，以维持正常的消化功能。部分患者因胰管不畅需终生补充胰酶。

10. 其他并发症　少数患者可发生胃肠吻合口瘘,老年患者因其体质较差或伴有慢性咳嗽者,术后易发生肺部感染,还有切口感染和切口裂开等。

二、保留幽门胰头十二指肠切除术

【概述】

1944 年 Watson 首先报道了保留幽门胰头十二指肠切除术(pylorus preserving pancreaticoduodenectomy, PPPD),但是当时并未引起重视。1978 年 Traverso 和 Longmire 再次报道了 PPPD 手术后才逐渐得以推广。国内在 20 世纪 80 年代开始推广该手术。国内外学者均认为:PPPD 手术不仅能够避免胃大部切除后胃肠吻合口溃疡、胆汁反流性胃炎等并发症,而且在适应证范围内并不影响手术的切除范围和术后长期生存率。该手术受到争议主要有以下二点,其一是对于某些恶性肿瘤切除范围是否足够,因此当远端胃、近端十二指肠受到肿瘤侵犯或幽门周围有淋巴结转移时不宜实行 PPPD 手术;其二是该术式术后发生胃排空障碍的较多。

【适应证】

1. Vater 壶腹癌。
2. 胆总管下段癌。
3. 未侵及十二指肠及幽门且无幽门周围淋巴结转移的胰头癌。
4. 胰腺周围良性病变,如肿块性胰腺炎、胰胆管合流异常等。

【术前准备】

同胰头十二指肠切除术。

【手术方法】

1. 麻醉、体位、切口选择及探查步骤与胰头十二指肠切除术大致相同。
2. 切断十二指肠　在幽门部及十二指肠球部与胰腺之间分离、切断周围小血管,胃右动脉(良性病可保留之)和胃网膜右动脉,在幽门下方 2～4cm 处切断十二指肠〔图 38-24〕。其余切断和切除同胰头十二指肠切除术。
3. 消化道重建　消化道重建原则和技术与前述胰头十二指肠切除术相同。实践中多数医生采用类似 Child 法行胃肠道重建,即胰腺残端与空肠行端-端或端-侧吻合;肝外胆管与空肠端-侧吻合;十二指肠与空肠在结肠前或后行端-侧吻合〔图 38-25〕。

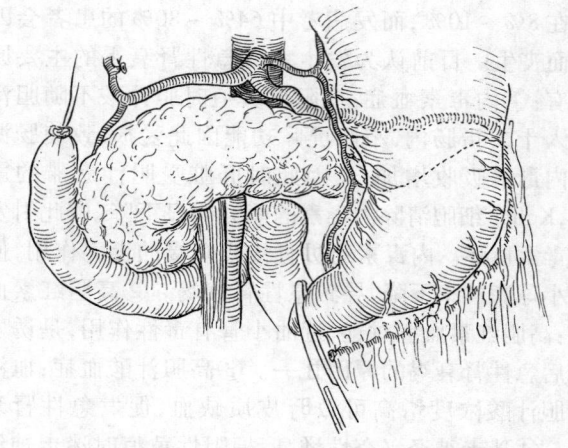

图 38-24　幽门下切断十二指肠

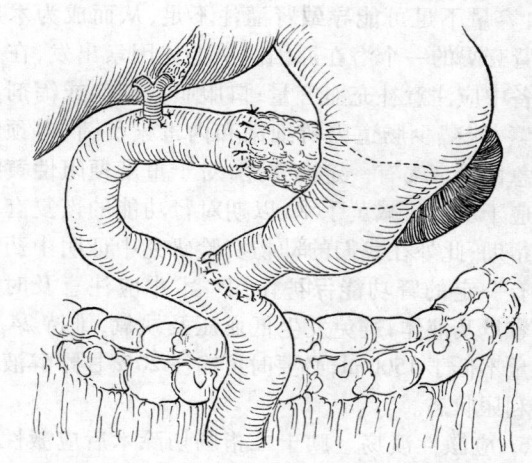

图 38-25　PPPD 消化道重建方法之一
(结肠前类 Child 法)

也有按照十二指肠与空肠、胰腺残端与空肠、肝外胆管与空肠顺序进行吻合的,临床效果也令人满意〔图 38-26〕。

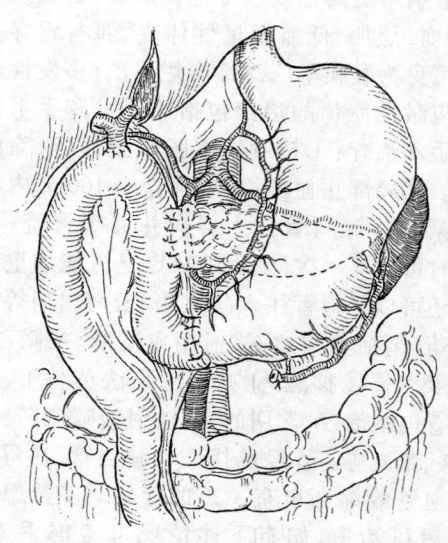

图 38-26　PPPD 消化道重建方法之二

PPPD 的术中注意事项、术后处理以及术后并发症的预防与处理与胰头十二指肠切除术基本一致。

三、保留十二指肠胰头切除术

（一）Beger 术式

【概述】

经典胰头十二指肠切除术创伤大，对消化道的连续性也有较大的破坏。Beger 等人于 1972 年首倡了保留十二指肠胰头切除术（duodenum-preserving pancreatic head resection，DPPHR）用于治疗胰头部肿块型慢性胰腺炎。其后诸多学者在 Beger 术式基础上作了各种改良。无论是 Beger 术式，还是改良术式其优点都在于保留了肠-胰轴，因而能够较好地维持生理性胰岛素分泌，降低了术后胰岛素依赖型糖尿病的发生率。

【适应证】

1. 胰头部肿块型慢性胰腺炎伴有顽固性腹痛。
2. 胰头部钙化与胰管结石。
3. 胰头部良性肿瘤、囊肿。
4. 胰头部神经内分泌肿瘤不适于施挖出术者。
5. 也有人用于胰头部低度恶性肿瘤。

【术前准备、麻醉与体位】

同胰头十二指肠切除术。

【手术方法】

1. 切口　根据患者情况和医生习惯可选择右上腹经腹直肌切口、上腹正中切口或右肋缘下斜切口。

2. 探查　术中应仔细探查明确胰头部肿块的性质与范围，若不能除外肿块为癌性时，可采用经十二指肠细针肿块穿刺或组织检查，若为恶性（除少数低度恶性且术者经验丰富外）应改行经典胰头十二指肠切除术或保留幽门胰头十二指肠切除术。

3. 切断胰颈部　一般于门静脉前方切断胰颈部，方法同经典胰头十二指肠切除术。

4. 次全切除胰头部　术者左手示指置于胰钩突后，拇指置于胰腺头侧断端并轻轻地向右侧牵拉显露出门静脉右侧壁，切断并结扎胰头部汇入门静脉的小静脉，最后将胰钩突从肠系膜上动、静脉分离开来（该步骤与经典胰头十二指肠切除术的钩突切除大致相同）〔图 38-18〕。

距十二指肠内缘 5~8mm 处平行十二指肠内侧缘缝一排标志线（目的在于避免损伤胰十二指肠动脉弓），于标志线左侧由浅入深切开胰腺组织。一般先从十二指肠上部下缘切开，此部胰腺组织较薄易于显露胰腺段胆管，沿该段胆管前壁分离可显露其全程而不致损伤。胰头次全切除后，再将胆总管与十二指肠之间（也有学者主张保留胆总管后方及胆总管与十二指肠之间的薄层胰腺组织，以保障胆总管胰腺段的血供，减少术后胆瘘的可能）、胰腺钩突与十二指肠三、四部相邻处的薄层胰腺切除，结扎头侧胰管，切除完毕〔图 38-27〕。

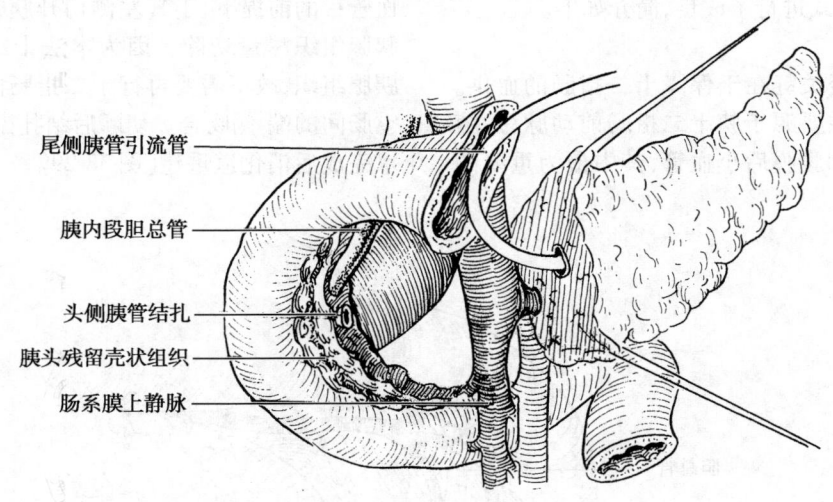

尾侧胰管引流管
胰内段胆总管
头侧胰管结扎
胰头残留壳状组织
肠系膜上静脉

图 38-27　Beger 法胰头次全切除

5. 胰空肠吻合　Treitz 韧带下切断空肠并经横结肠系膜无血管区拉入结肠上区与远侧残胰行端-端套入式吻合〔图 38-20〕。上述吻合完成后再行十二指肠内侧缘残留胰腺与空肠的端-侧吻合，先结节缝合残胰背侧与空肠浆肌层，切开肠壁行残胰后切缘与空肠后壁全层结节缝合；最后以同样的方法转为前壁缝合〔图 38-28〕。

【术中注意事项】

切除胰头后要仔细检查十二指肠的血供情况，如有血供障碍应改行其他术式，如保留幽门胰头十二指肠切除术等。

术后处理与并发症的预防同经典胰头十二指肠切除术后。

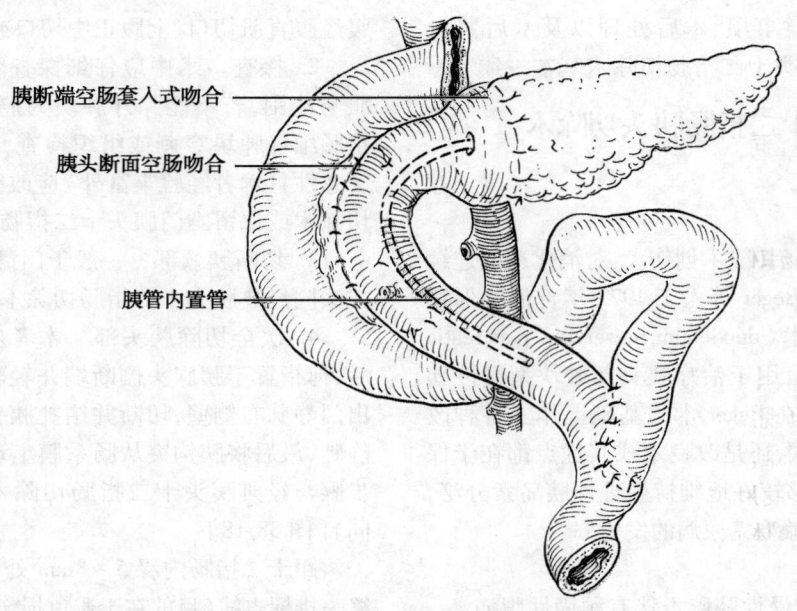

胰断端空肠套入式吻合

胰头断面空肠吻合

胰管内置管

图 38-28　Beger 法保留十二指肠切除术——消化道重建

（二）改良方法

【概述】

Beger 术式在设计上保留了部分十二指肠侧胰腺组织,目的在于避免损伤胰十二指肠前、后动脉弓,保证十二指肠的血供、减少术后十二指肠瘘的发生。由于保留了十二指肠侧部分胰腺使切除后的消化道重建相对复杂和切除不够彻底〔图 38-27〕。对此国内外一些学者对 Beger 术式进行了改良,简介如下。

【手术方法】

手术的成功与否关键在于保障十二指肠的血供。十二指肠降部血供主要源于胰十二指肠前动脉弓、胰十二指肠后动脉弓和腹膜后小血管,其中最为重要的是胰十二指肠前、后动脉弓。手术要求至少保留胰十二指肠前、后动脉弓中的一条。

术中在切断胰颈、切断并结扎胰钩突汇入门静脉的数条小静脉、将胰钩突完整地从肠系膜上动、静脉分离开来后,在十二指肠上部下方切开胰腺被膜,分离并显露出胰腺段胆总管。此时可清楚见到走行于十二指肠内侧缘与胰头之间的静脉弓,在保证不损伤血管弓的前提下,于其左侧切开胰被膜并将被膜下的胰腺组织尽量切除。因为本法十二指肠内侧缘几无胰腺组织,故不需要再行十二指肠内侧缘残留胰腺与空肠间的端-侧吻合。切断后结扎副胰管和主胰管,手术完成后消化道重建〔图 38-29〕。

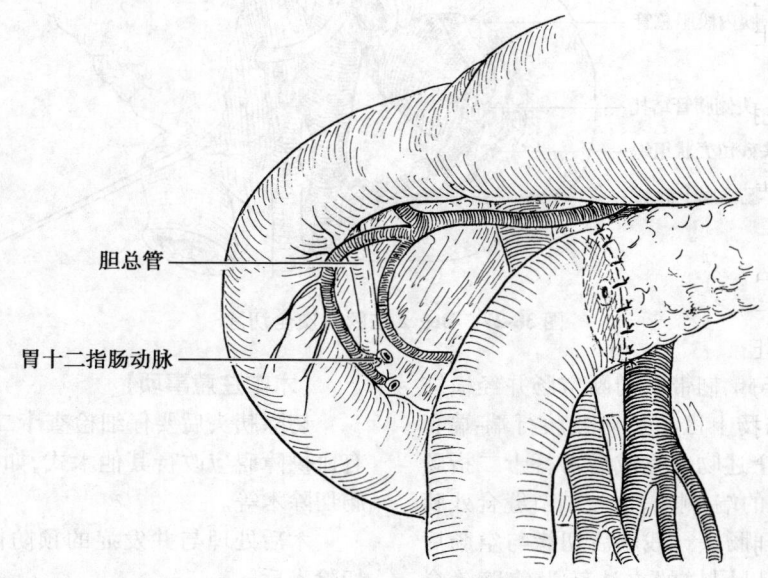

胆总管

胃十二指肠动脉

图 38-29　改良法保留十二指肠胰头切除术——消化道重建

【术中注意事项】

慢性胰腺炎采用本法时出血较多、难度也较大，Beger 术式似更稳妥一些。

术后处理与并发症同 Beger 术式。

（王忠裕）

第七节 胰体、尾部切除术

【概述】

胰腺癌发生在胰体、尾部者约占 1/3。因其早期症状多不明显，及至出现左上腹包块和左腰部疼痛已届晚期，手术切除很困难。近年来随着 B 型超声和 CT 等影像学诊断技术的发展，对胰体、尾部肿瘤的早期发现日益增多，因而胰体、尾部切除术的机会也随之增加。

【适应证】

1. 胰体、尾部癌，无广泛侵犯或转移者。
2. 胰体尾部胰岛素瘤或癌。
3. 胰体、尾部局部良性囊肿不能单纯切除者。
4. 胰体尾部胰管结石。
5. 慢性胰腺炎伴胰头侧胰管狭窄或堵塞者。
6. 部分因癌侵及或淋巴结廓清需要的胃癌患者。

【术前准备】

术前应纠正贫血、低蛋白血症等，糖尿病患者应注意控制血糖。若有切除结肠的可能则应作肠道准备。

【麻醉与体位】

气管插管全身麻醉，仰卧位即可。

【手术方法】

1. 切口 左上腹旁正中切口、左肋缘下斜切口或两侧肋弓下弧形切口，上腹部横切口和左上腹 L 形切口现已较少应用。

2. 探查 开腹后先探查肝脏、肝门区及肠系膜根部等处有无转移灶。继而切开胃结肠韧带〔图 38-30（1）〕，显露胰腺，触摸胰腺表面，必要时从胰体、尾部下缘切开后腹膜，探清肿瘤的部位、大小及肿瘤浸润程度和范围，以决定能否切除。对良性肿瘤应尽量保留脾脏，对恶性肿瘤应一并切除，以利清除胰腺上缘脾动脉淋巴结及脾门淋巴结。

3. 分离脾脏 助手用拉钩向左侧牵拉腹壁，术者用左手握住脾向右侧牵拉，显露出后外侧的脾肾韧带及脾膈韧带，用剪刀剪断这些韧带与后腹壁的连接〔图 38-30（2）〕。继续沿胃大弯侧向胃底方向分离、切断胃脾韧带，并一一结扎其中的胃短血管〔图 38-30（3）〕。

4. 分离胰体、尾部 完全游离胃大弯与脾脏后，切开胰体、尾部上下缘的后腹膜，在胰体、尾部后部用手指从胰尾侧向胰体侧分离，直达胰颈部〔图 38-30（4）〕。

5. 结扎、切断脾动、静脉 提起脾脏连同胰体、尾部一起翻向右侧，显露出在其后侧走行的脾动、静脉，脾动脉靠胰腺上缘，脾静脉走行于胰腺中间。尽量靠近胰颈部分别双重结扎脾动、静脉并予切断〔图 38-30（5）〕。如果肠系膜上静脉或门静脉恰在胰体、颈交界处后方，应把该血管与胰腺分离开，以免误伤。

6. 切除胰体、尾及脾脏 在预定切线近端的胰腺上、下缘各缝一针，要有一定深度，以结扎胰腺横行血管，减少出血。然后在切线远端上一把 Satinsky 钳，按预定切线楔形切断胰腺以便于胰腺残断的闭合，移出胰体尾及脾脏〔图 38-30（6）〕。切断胰腺时应注意分离出胰管，双重结扎或缝扎之。

7. 胰腺残端的处理 用 3-0 无损伤缝线或 4-0 号丝线褥式缝合胰腺残端断面〔图 38-30（7）〕。检查后腹膜创面区并充分止血后，于胰腺残端和脾窝处放置双腔负压引流管，逐层缝合腹壁切口。

8. 胰腺空肠吻合术 假如残余的胰头呈慢性炎性改变，质地较硬或胰管明显扩张，提示头部胰管引流不畅。为预防残端胰瘘发生，可行胰腺空肠吻合。首先把残端胰管及胰腺实质前壁纵行切开 1.5～2.0cm 以扩大吻合口径〔图 38-30（8）〕。按标准的 Roux-en-Y 式吻合术操作，先自横结肠无血管区切口并上提远端空肠，在空肠远侧端距空肠断端 5cm 处空肠游离缘的侧方作一切口，切口的大小应与胰腺管口相对应，准备与胰腺吻合。内层管腔吻合用 3-0 无损伤缝线缝合〔图 38-30（9）〕，外层用 3-0 无损伤缝线或 1-0 号丝线行浆肌层缝合，以覆盖胰腺残端粗糙面。最后把原先插入胰腺管腔内的塑胶管通过空肠游离祥并经腹壁戳孔引往体外〔图 38-30（10）〕。

【术中注意事项】

若良性病变应尽可能行保留脾脏的胰体尾切除术。若为恶性病变，胰腺分离创面往往有癌残留，有条件时可行术中放射治疗，以减少术后复发。

【术后处理与并发症的预防】

1. 术后应给予积极的营养支持，血白蛋白过低者可适量补充血浆或白蛋白制品。

2. 因部分胰岛被切除，患者术后可能出现糖代谢异常，应注意监测血、尿糖并给予适量的胰岛素控制之。

3. 注意引流液性状与量并测定其淀粉酶含量，以确定有无胰瘘的发生。如无胰瘘的发生，术后一周左右可拔除腹腔引流管；若有胰瘘发生则按胰瘘处理，见本章第五节。

781

（1）切开胃结肠韧带显露胰腺

（2）显露脾肾韧带及脾膈韧带并剪断

（3）切断胃脾韧带，结扎胃短血管

（4）游离胰体尾部

（5）结扎、切断脾动、静脉

（6）在预定水平面切除胰体、尾及脾

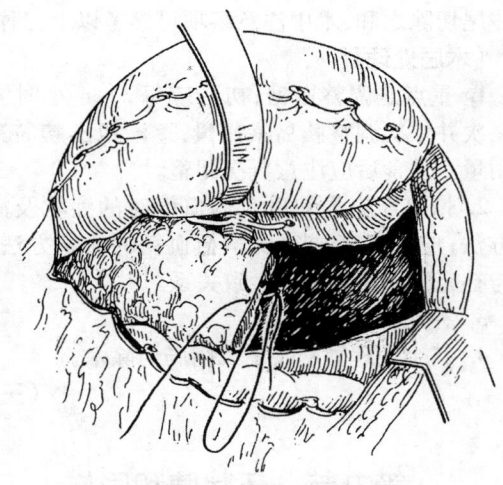

（7）结扎胰管，胰头断面行褥式缝合

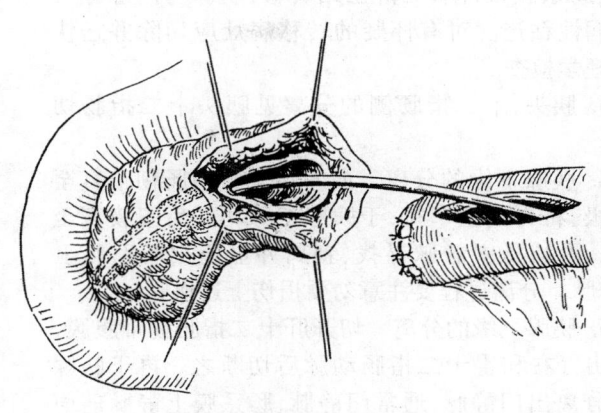

（8）将残端胰管及胰实质前壁纵形切开1.5~2.0cm

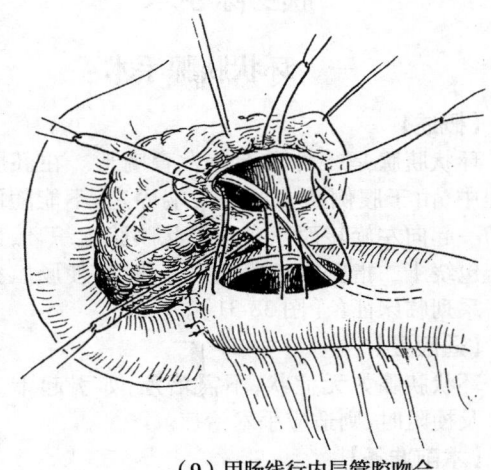

（9）用肠线行内层管腔吻合

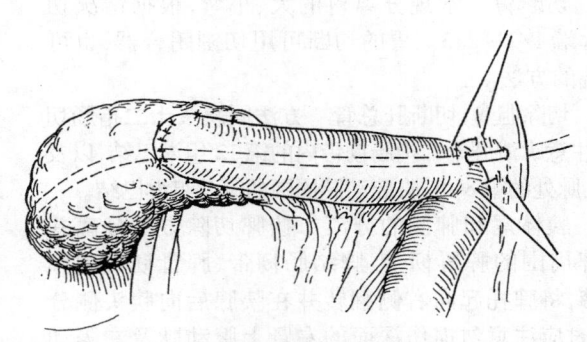

（10）将塑料管通过空肠游离袢并经腹壁戳孔引流体外

图38-30　胰体、尾切除术

（王忠裕）

5

第八节　全胰腺切除术

全胰切除术的切除范围包括胃远端、十二指肠、空肠上段、胆道下段、胰腺，然后将空肠与胆道、空肠与胃作吻合，重建消化道。

【适应证】

全胰切除术后，患者的胰腺内、外分泌功能将终生完全丧失，特别是无胰腺的糖尿病，常常难以控制，无论是良性或恶性病变，均应严格掌握其手术适应证。

1. 胰腺癌　胰腺癌发生胰管内种植、多中心病灶或癌广泛在胰内浸润时，行胰头十二指肠切除术或胰体尾部切除术，有癌残留可能者；胰内淋巴引流复杂，即使肿瘤位于胰头部，亦有经淋巴路向胰体尾部转移的可能，行部分胰腺切除达不到充分的淋巴结廓清时，应选择全胰切除术。

2. 慢性胰腺炎　胰腺病变弥漫、胰管内有多发结石、多发囊肿，有明显的症状且估计行胰管空肠吻合或胰尾侧次全切除术，不能消除症状者。

3. 胰岛过度增生　行胰尾侧次全切除术，症状不能消失者。

【术前准备】

基本上同胰头十二指肠切除术，但全胰切除术对全身影响更为严重，故术前准备应该更加充分。

【麻醉、体位】

采用气管内插管麻醉。取仰卧位，背部可适当垫高。

【手术方法】

1. 切口　可采用上腹正中切口，上自剑突、左侧绕脐、下抵脐下5~6cm。也采用上腹部沿肋弓弧形切口。

2. 一般性探查　大体上同胰头十二指肠切除术，

特别要注意腹主动脉旁、肝十二指肠韧带、腹腔动脉周围、肠系膜根部有无淋巴结转移,胰腺与门静脉有无浸润性粘连。对有怀疑的转移病灶应切除并送快速病理学检查。

3. 胰头、十二指肠侧的分离见胰头十二指肠切除术。

4. 胰腺下缘的分离　向左切开胃结肠韧带直至脾下极,将胃向上牵拉,于胰腺下缘切开后腹膜直至胰尾。沿结肠中静脉寻找、剥离并显露出肠系膜上动、静脉。分离过程要注意勿要损伤上述血管。

5. 胰腺上缘的分离　切开肝十二指肠韧带腹膜,分离出胃右和胃十二指肠动脉后切断之。再于胰腺上缘分离出门静脉,通常门静脉、肠系膜上静脉前面无分支,以左手示指在胰腺与门静脉之间向肠系膜上静脉方向轻柔钝性分离至胰腺下缘,也可用右手示指或钝头弯钳向门静脉方向同法分离。

6. 切断胃　常规分离胃的大、小弯,根据情况切除胃远端 1/2 ~ 2/3。胃的切断可用切割闭合器,也可用常规的方法。

7. 切除胆囊、切断肝总管　方法同胰头十二指肠切除术,注意廓清肝十二指肠韧带内的第 12 组淋巴结,以及肝总动脉处的第 8 组、腹腔动脉周围的第 9 组淋巴结。

8. 胰体尾和脾侧的分离　按脾切除方法分离并切断脾周围的脾胃韧带、脾结肠韧带、脾肾韧带和脾膈韧带,将脾托起向右侧翻转并在胰腺后向胰头侧分离,此时应注意勿损伤深面的左肾上腺动脉及左膈动脉。靠近脾动、静脉根部结扎、切断脾动、静脉。

9. 切断空肠　在 Treitz 韧带空肠端约 10cm 切断空肠,游离切断的空肠近侧端系膜并延续至十二指肠升部和水平部,游离完成后将近侧端空肠及十二指肠经由肠系膜上动、静脉后方拉向右侧。远侧端经横结肠系膜无血管区拉向横结肠上区被消化道重建用。

10. 切断胰头与钩突　此时只有胰头与钩突与门静脉及肠系膜上动、静脉相连。将胰头部轻轻牵向右侧,显露胰腺汇入门静脉及肠系膜上静脉的小静脉支,细心分离,结扎后切断。肠系膜上动脉向钩突发出许多小动脉支,其中主要的为胰十二指肠下动脉,于根部结扎后切断。移出已切除的上述器官,全胰切除完成。

11. 重建消化道　有下列二种方法:

(1) 胆、胃吻合法:先行肝外胆管空肠端-侧吻合,后在胆肠吻合口下约 40cm 行结肠前胃空肠端-侧吻合。结节缝合横结肠系膜裂孔与空肠浆肌层。

(2) 胃、胆吻合法:先行胃空肠端-侧吻合,再行肝外胆管空肠端-侧吻合,二吻合口之间不要有张力。

12. 引流　温生理盐水冲洗腹腔,在胆肠、胃肠吻合口后以及脾窝处放置多侧孔的引流管。关腹术终。

【术中注意事项】

全胰切除术大致相当于胰头十二指肠切除和脾

胰体尾切除之和,术中注意事项可参考以上二种手术。

【术后处理】

1. 重点是调整血糖,初始应每 3 ~ 4 小时测定血糖一次并依次调整胰岛素用量,逐渐找出胰岛素的合理用量。进食后应注意再次调整。

2. 恢复期应告知患者低血糖时的症状及简单处理方法,应让患者或家属学会血糖的测定方法,测定值与补充胰岛素之间的大致关系。

3. 补充胰酶制剂。

4. 其余处理同胰头十二指肠切除术。

(王忠裕)

第九节　环状胰和异位胰切除手术

一、环状胰腺手术

【概述】

环状胰腺是一种先天性发育畸形。在胚胎发育过程中,由于腹侧胰腺始基尖端固定,不能随同十二指肠一起向左旋转而遗有一带状胰腺组织环,部分或完全包绕十二指肠第一段或第二段,致使肠腔狭窄导致一系列临床征象〔图 38-31〕。

【适应证】

环状胰腺如无症状,不需治疗,如引起十二指肠狭窄及梗阻时,则适应手术治疗。

【术前准备】

环状胰的手术较为复杂,而且患者的病史一般较长,体质消耗较大,营养多较低下,故应给予充分调理,纠正水和电解质的平衡失调,应用抗生素,备血,手术前夜洗胃并下胃管。

【麻醉与体位】

气管插管全身麻醉或硬膜外麻醉,仰卧位即可。

【手术步骤】

1. 体位　上腹正中切口或右上经腹直肌切口。

2. 探查　仔细探查是选择术式的前提,进入腹腔后,首先要探明十二指肠狭窄并梗阻的部位,再进一步探明是完全性环状胰腺或不完全性环状胰腺,还应查清胆总管和胆囊等脏器的变化。

3. 手术方式

(1) 环状胰切除:如环状胰组织较薄,血管分布不多,与肠壁粘贴不紧,可将环状胰作部分或全部切除,以解除肠管梗阻,或加作十二指肠纵行切开横行缝合,使十二指肠腔扩大。本术式的缺点是术后有可能发生胰瘘、十二指肠瘘和胰腺囊肿等并发症以及术后十二指肠狭窄或梗阻未能彻底解除,而需再次手术。故手术效果不如捷径手术。

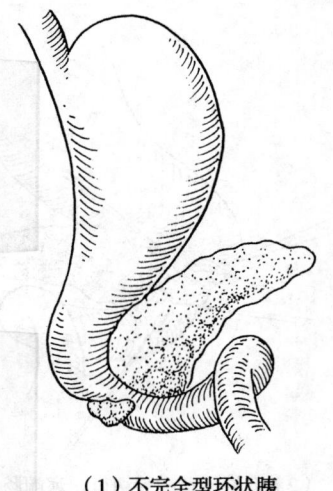

（1）不完全型环状胰

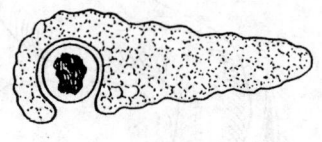

（横断切面）

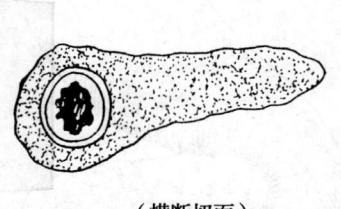

（横断切面）

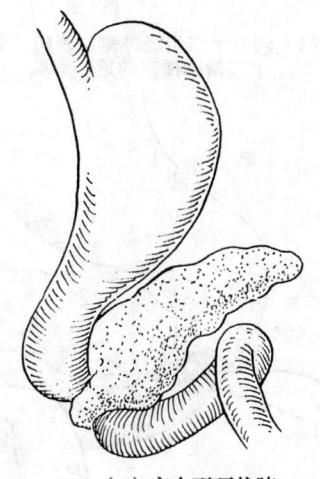

（2）完全型环状胰

图 38-31　环状胰腺示意图

（2）捷径手术

1）单纯胃空肠吻合术：在成人病例中较为常用，但必须结合迷走神经切断，否则易发生吻合口溃疡。也可行毕Ⅱ式胃大部切除术，术后效果较为理想。

2）十二指肠空肠吻合术：将一段距十二指肠悬韧带 15～20cm 的空肠在横结肠后，侧-侧吻合到梗阻近端的十二指肠降段。术式操作简单，解除梗阻有效，多适用于儿童患者〔图 38-32〕。

3）十二指肠与十二指肠吻合术：先在十二指肠外侧缘切开后腹膜，分离梗阻的十二指肠〔图 38-33（1）〕，然后在梗阻近端的扩张部分前壁作两针牵引线，在梗阻远端肠管前壁亦作两针牵引线，分别在梗阻近端肠壁作全层横向切口，在远端肠壁作全层纵向切口〔图 38-33（2）〕，用 1 号丝线或无损伤线间断全层吻合，可行单层肠壁吻合，针距 2mm 为宜〔图 38-33（3）（4）〕。此法比较符合生理，适用于新生儿和婴幼儿病例。对于胆总管下端梗阻的病例，除解除十二指肠的梗阻外，还必须解除胆道的梗阻，胃大部切除后行胆总管与十二指肠梗阻远段吻合效果较好〔图 38-34〕。

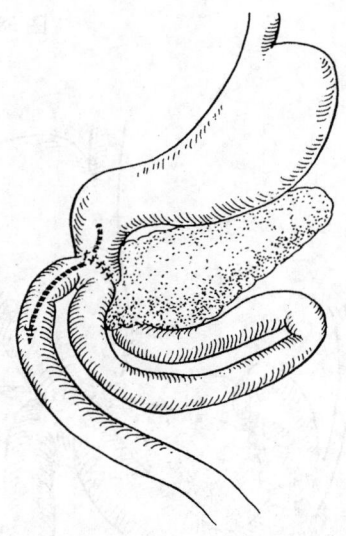

图 38-32　十二指肠空肠吻合术

【术中注意事项】

探查或手术操作时，动作要轻柔准确，勿伤及胰头等部位的包膜和血管，吻合针距要恰当。注意预防吻合口瘘等并发症的发生。

785

5

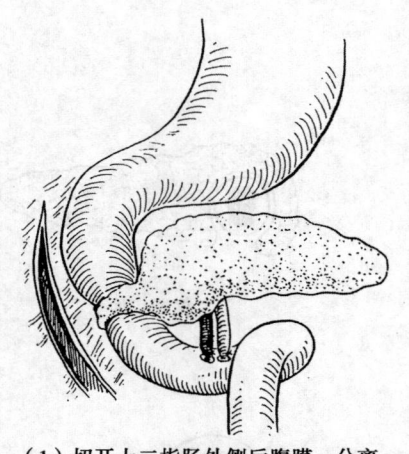

（1）切开十二指肠外侧后腹膜，分离
十二指肠梗阻的近、远端

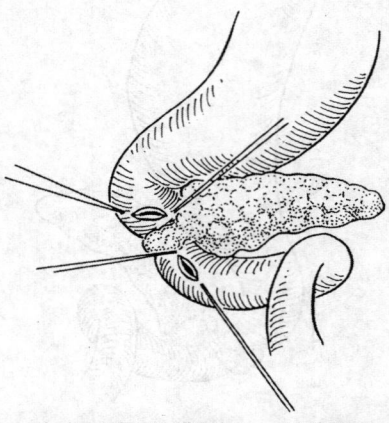

（2）近端肠壁横行切口，远端肠壁
纵行切口缝牵引线后，全层肠壁切开

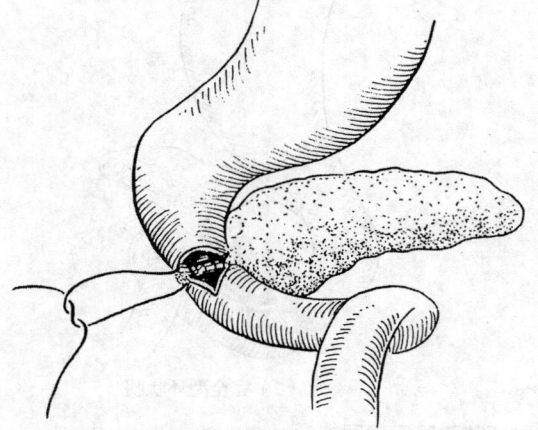

（3）细丝线间断缝合吻合口后壁

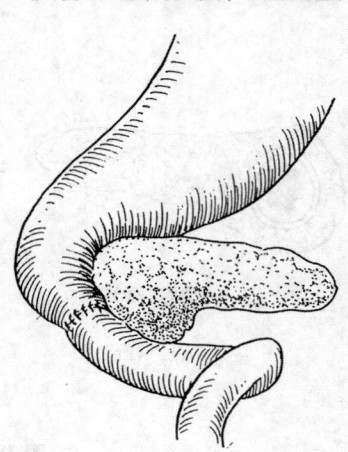

（4）间断缝合吻合口前壁

图 38-33　十二指肠梗阻远、近端吻合术

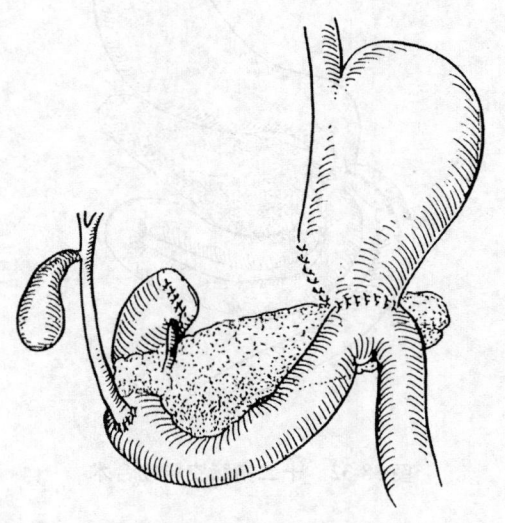

图 38-34　胃大部切除并胆总管远侧十二指肠吻合

【术后处理】

1. 胃肠减压　维持持续有效的负压吸引是避免

吻合口瘘的重要措施之一。

2. 加强营养支持　提高血浆蛋白的总量和白蛋白量，维持水和电解质的平衡。

二、异位胰腺手术

【概述】

亦称迷走胰腺。凡在胰本体以外生长的、与正常胰不相连的零散胰组织，均称异位胰腺。异位胰腺是始于胚胎期的先天性解剖变异。异位胰腺分布于十二指肠者最多，约占 27.7%，胃次之，约占 25.5%，空肠约占 15.0%，回肠仅占 2.8%。此外，在肠系膜、大网膜、脾、胆囊、胆管、肝、横结肠、阑尾以及纵隔的畸胎瘤内，偶可发现〔图 38-35〕。

异位胰腺的手术属于不定型手术，应随发病部位而选择适当术式。术中应注意以下问题：

【术中注意事项】

1. 若在术中偶然发现，患者术前虽无本病所致的症状，切除不难，也不妨碍原定手术，一般应予切除。

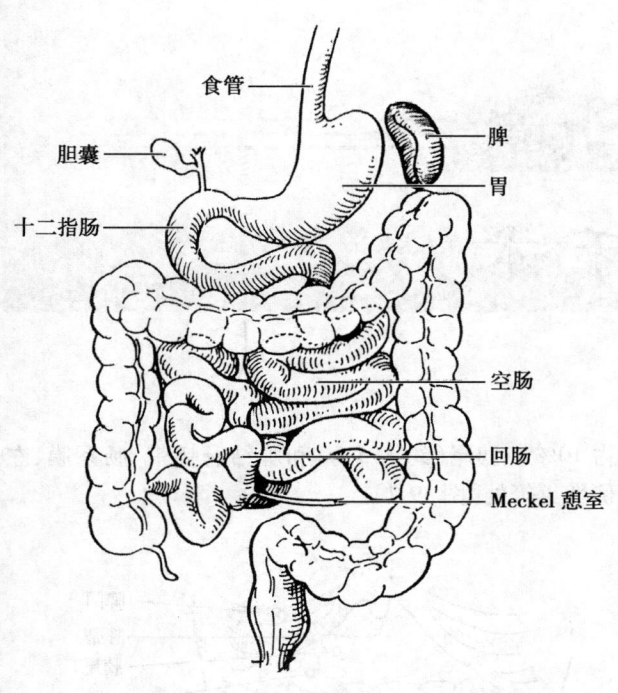

食管

胆囊

十二指肠

脾

胃

空肠

回肠

Meckel 憩室

图 38-35　异位胰腺发生的部位

2. 对有各种症状的异位胰,具有手术切除的指征。

3. 切除方法应作部分胃壁或肠壁部分切除,再缝合胃壁或作肠管吻合;绝对禁止从肠壁中单纯剥出异位胰腺组织。

4. 术中应作冷冻切片,若有癌变,应扩大切除或行根治性手术。

5. 其他部位的异位胰腺若伴有不同的临床表现者,应根据情况给予相应处理。

(王忠裕)

5

第三十九章

脾 脏 手 术

第一节 脾应用解剖和生理

【应用解剖】

脾位于左季肋区的左膈肋窦下方,为左第9~11肋骨所遮盖,受到很好的保护,正常情况下不能在肋下触及。脾分为膈面与脏面,膈面与膈肌相贴;脏面为脾门,内有脾动、静脉血管蒂,且与胰尾紧密相连。上半部与胃相贴,下半部与左肾毗邻。分上、下两极,上极偏前,平第9肋骨平面,下极偏后,在腋前线第11肋骨处。还有前、后两缘,前缘有切迹,脾大时常可触及切迹而确诊,后缘为肾压迹〔图39-1〕。脾血运极丰富,包膜很薄,左上腹或左季肋部外伤(特别是左第9~11肋骨骨折)时,极易发生脾破裂。

副脾的大小、位置和数目变异很大,最常见的位置在脾门(约占50%)、脾蒂(约占25%)、大网膜(约占10%)、胰尾(约占5%)和脾结肠韧带、肠系膜、左侧卵巢等处〔图39-2〕。

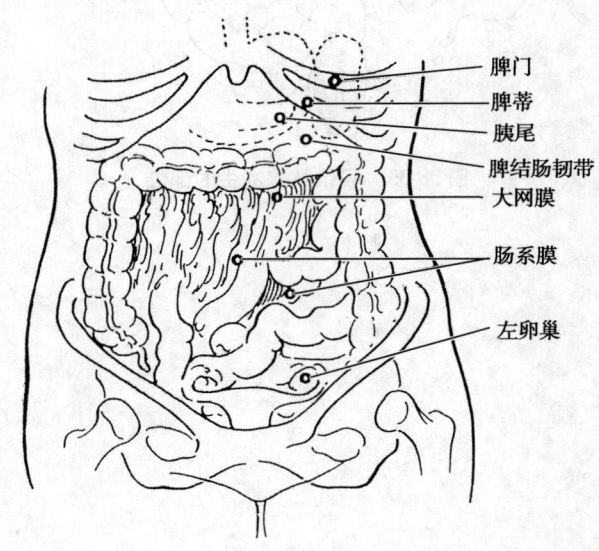

图 39-2 副脾的常见位置

除了脾门以外,整个脾脏为腹膜所覆盖。这些腹膜返折附着在附近的组织器官上,形成固定脾脏的四条韧带:①胃脾韧带:在脾脏的脏面,经脾门至上极,与胃相连(即小网膜腔的前左壁),内有胃短血管和胃网膜左血管。②脾结肠韧带:在脾下极,横伸于膈肋部,和结肠脾曲相连。③脾肾韧带(又称脾胰韧带):在脾门下方,连接左肾前的后腹壁,内有脾血管和胰尾。④脾膈韧带:在脾上极,与膈肌相连〔图39-3〕。如这些韧带过松,脾蒂过长,则会发生游走脾。另外,在门静脉高压症时,侧支循环的交通支血管多在脾膈韧带和脾肾韧带中发生曲张,血流比较丰富,脾膈韧带和胃脾韧带上部,又常发生粘连,分离时极易出血。

脾蒂由脾动、静脉,神经和淋巴管组成,外面有腹膜覆盖。脾蒂处的腹膜共有两层,上部(浅层)为胃脾韧带,下部(深层)为脾肾韧带〔图39-4〕。脾动脉起源于腹腔动脉,在胰腺上缘自右向左走行,在进入脾脏

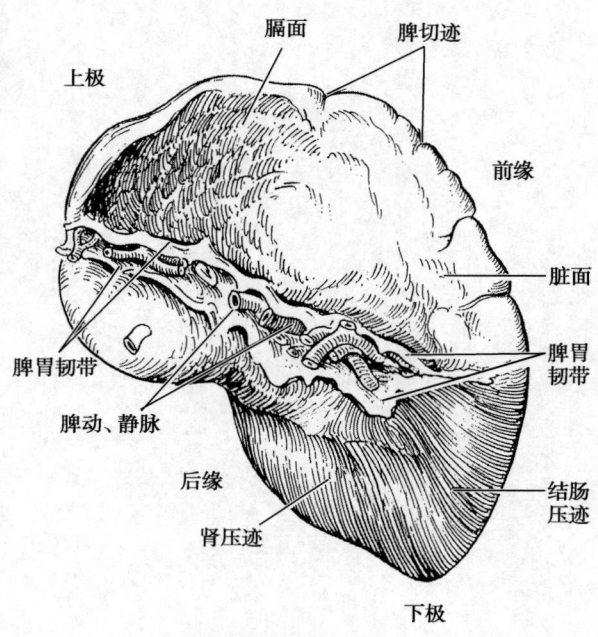

图 39-1 脾的外表

5

788

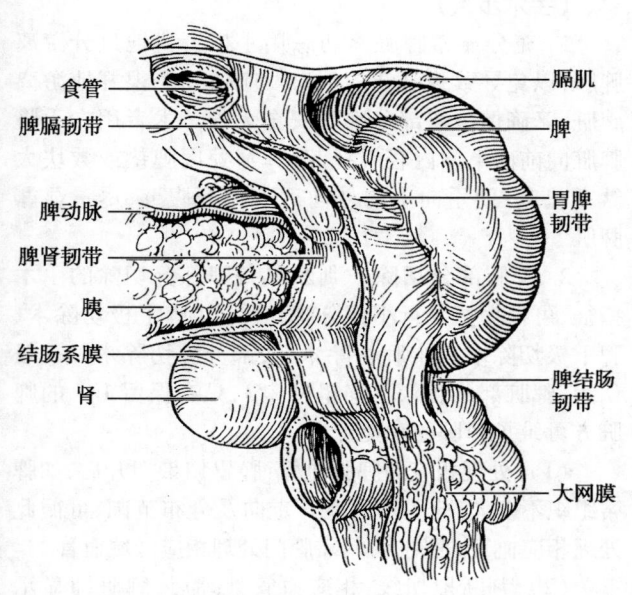

食管
脾膈韧带
脾动脉
脾肾韧带
胰
结肠系膜
肾

膈肌
脾
胃脾韧带
脾结肠韧带
大网膜

图 39-3　脾的附着韧带

前,向上分出胃短动脉,向下分出胃网膜左动脉。脾静脉在脾动脉的下方,与动脉平行,自左向右走行,与肠系膜上静脉汇成门静脉。当门静脉高压症时,脾静脉常变粗、发生炎症,术中容易被撕破,发生大出血。

脾动脉在脾门部分支进入脾实质。多数脾(84%)可分为上、下两个脾段,少数脾(16%)分为上、中、下三个脾段,各段之间没有交通并具有一个无血管的平面。根据脾段的解剖学,可以作脾段切除术、脾部分切除术或脾次全切除术。

【脾的生理】

脾有制造、贮存、破坏和吞噬红细胞的作用。在脾切除术后,这些功能可由骨髓和身体其他部位单核-吞噬细胞系统的特殊细胞和副脾所代偿。所以脾切除后,对上述功能无大影响。近年来人们发现,脾在某些情况下可以产生淋巴细胞和抗体,具有重要的免疫和防御功能,在婴幼儿甚至在任何年龄的成人,脾切除术后会发生严重的败血症或难以控制的感染,因

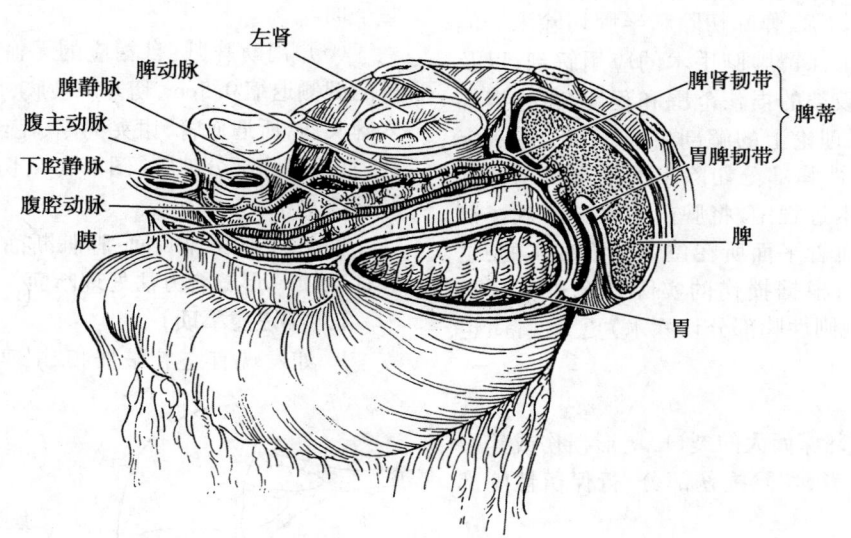

左肾
脾静脉
脾动脉
腹主动脉
下腔静脉
腹腔动脉
胰

脾肾韧带
脾蒂
胃脾韧带
脾
胃

图 39-4　脾蒂的解剖

而主张在脾损伤的治疗中,尽量保留脾脏,施行脾缝合修补术、脾动脉结扎术和脾部分切除术。在脾脏无法保留时,行脾组织碎块的腹腔内移植术。

第二节　脾缝合修补术

【适应证】

脾挫裂伤范围局限者,应行脾缝合修补术。

【术前准备、麻醉】

同脾切除术。

【手术步骤】

1. 清除脾创面的凝血块、脾包膜下血肿和失活的脾组织。

2. 创面用细丝线缝扎止血。

3. 对于表浅的裂伤(伤口在2cm以内),可用1-0～2-0号铬肠线或7-0号丝线缝闭。对于较深的创口,可先作与创缘平行并深达创底的间断U形缝合,再间断缝闭创口。创腔内可填塞带蒂的大网膜或吸收性明胶海绵块,以帮助止血和结扎时减张〔图39-5〕。

【术中注意事项】

1. 创面出血难以控制时,可结扎脾动脉主干或其分支,以帮助止血。

2. 缝扎线的松紧程度,以达到止血而不割裂脾组织为度。

【术后处理】

同脾切除术。

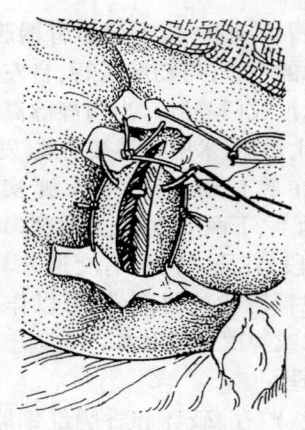

图 39-5　脾缝合修补术

第三节　脾部分切除术

脾部分切除术包括规则性脾部分切除术和非规则性脾部分切除术两种。前者是依照脾内血管分布规律所施行的脾段切除、脾叶切除和半脾切除术。但是,由于过分强调了保留脾脏手术的应用解剖,以及在实际工作中,脾破裂的损伤范围和程度,在相当部分患者中已超过了理论上的解剖界线,因此,在一定程度上限制了保留性脾部分切除术的临床应用和推广,而且在实际手术过程中,将脾门血管分布规律搞清楚,然后判断无血管平面所在位置是不现实的,也是不必要的。因此,根据损伤的实际情况进行选择(实际上大多是非规则性脾部分切除术)更为实际,也便于掌握和应用。

【适应证】

1. 脾上部或下部深而大的裂口,星形损伤或碎裂无法缝合修补保留者,切除损伤部分、行保留性脾部分切除术。

2. 脾上或下部同时重度损伤难以修补缝合者,应切除损伤部分,保留脾中部的脾部分切除术。

3. 局限在脾脏某一部分的良性囊肿。

4. 局限性脾内血肿。

5. 脾门处的某一叶、段血管损伤无法修补,脾脏已出现界线明显的部分脾脏供血障碍,需切除部分脾脏。

6. 脾脏实质深而大的裂伤,经缝合后止血不可靠或反复出血,或缝合后部分脾脏出现血液循环障碍。

7. 脾脏部分重度裂伤,但无危及生命的多脏器损伤,无严重的胸腹联合伤或脑外伤者。

8. 脾脏部分损伤,年龄在 60 岁以下而且重要生命器官功能基本完好,允许保留性脾手术顺利进行。

【术前准备、麻醉】

同脾切除术。

【手术步骤】

1. 充分显露脾脏　切忌用手指盲目地过分游离脾脏,以免导致脾脏新的裂口。应做到既很好地游离脾脏,又确保拟留部分脾脏安全无误。术者用右手将脾脏向前向下向内轻轻托起,脾窝处用脾垫或数块大纱布垫起;助手向上向外向后方拉开腹壁,尽量显露脾脏。

2. 脾脏部分切除　判断具备脾部分切除的手术指征,可根据情况行小部分脾切除术(脾上极切除术、脾下极切除术)、半脾切除术、大部分脾切除术。一般认为,脾脏部分切除不宜超过 2/3,只有保留 1/3 的脾脏方可维护脾脏的功能。

(1) 处理相应的脾脏血管:脾胃韧带切开后,如脾蒂组织不多,能分明辨清血管走向及分布范围,可循此处理相应血管;否则,可紧靠脾门处理相应区域血管。

(2) 判断拟切线:相应血管处理后,脾脏即显示血运障碍及血运良好的明确界线,此处即相应的无血管平面。

(3) 离断脾脏:自相应的无血管平面,向血运良好的健侧退缩 0.5cm,切开脾被膜,用超声刀或刀柄切入脾实质,所遇血管,钳夹离断,用细丝线靠近健侧结扎,直至切除部分脾脏〔图 39-6〕,切除的脾脏放入 4℃肝素盐水中。

(4) 处理残脾断面:脾脏断面可有少许渗血,以肝针交锁 U 形缝合方法处理断面。

【术中注意事项】

1. 如发现有空腔脏器损伤,要放弃脾部分切除

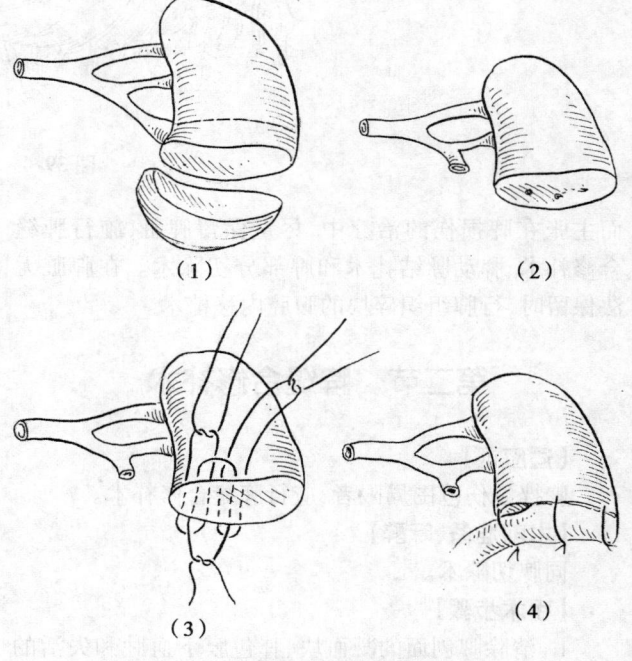

(1)　　　　　　　　　　(2)

(3)　　　　　　　　　　(4)

图 39-6　脾部分切除及断端缝合

术,改为全脾切除术。

2. 脾部分切除术中,如发现残留脾脏有不太大的裂口,可同时行缝合修补术。

3. 术中如果患者一般状态不佳,血压较低,抢救生命是第一位的,保脾是第二位的,此刻要迅速切除脾脏,尽快终止手术。

4. 脾断面的血管处理后,断面一般出血甚少,为了慎重起见,断面还是常规 U 形交锁缝合,以策安全。缝合时以肝针、不吸收的 7 号丝线为好,打结时要松紧适度,过紧可切割撕裂组织,过松不起作用会导致出血。缝合后针眼出血用温盐水纱布压迫片刻后多能即止。

5. 分离的脾床要缝合,保留脾脏周边韧带组织要与胃或后腹膜固定数针,防止脾扭转的发生。

6. 部分脾切除的切线,要注意多保留脾门的组织。靠近脾门的脾破裂,血肿可进入脾蒂的血管鞘中。

7. 引流管一定要质地柔软,引流端不要直接接触脾断面,以防损伤致再出血。

【术后处理】

同脾切除术。

第四节 脾切除术

一、开腹脾切除术

【适应证】

1. 脾外伤 左上腹或左季肋部穿透性损伤及闭合性损伤引起的脾破裂或包膜下破裂,自发性脾破裂,以及手术中损伤等,均可引起致死性的大出血,须立即行脾切除术止血,挽救生命。

2. 游走脾(异位脾) 由于脾蒂过长,脾可过度活动而成游走脾,甚至出现脾蒂扭转,造成脾坏死。无论脾蒂扭转与否,均应行脾切除术。

3. 脾局部感染 脾脓肿常发生在脓毒血症后,如脓肿局限在脾内,可行脾切除术,如脓肿周围炎症已波及脾脏四周,则仅能做引流术。局限性脾结核,也可行脾切除术。

4. 肿瘤 原发性肿瘤比较少见,但不论良性的(如血管瘤)或恶性的(如淋巴肉瘤)均应行脾切除术。转移性肿瘤较多见,大多数已广泛转移不适宜手术。

5. 囊肿 上皮性、内皮性和真性囊肿,非寄生虫性假性囊肿,寄生虫性囊肿(如脾包囊虫病),均易继发感染、出血、破裂,应予切除。

6. 胃体部癌、胃底贲门癌、胰体尾部癌、结肠脾曲部癌行根治切除术时,无论有无脾的转移,为清除脾动脉周围或脾门部淋巴结,均应行脾切除术。特别是

肿瘤与脾有粘连时,更应一并切除脾脏。

7. 肝内型门静脉高压症合并脾功能亢进者,肝外型门静脉高压症,如脾动脉瘤,脾动、静脉瘘及脾静脉血栓等引起充血性脾大者。

8. 其他疾病 包括:①原发性血小板减少性紫癜,适于年轻患者,首次发作,经药物治疗半年不愈;慢性反复发作者;急性型,药物治疗后不能控制出血(儿童宜在 1～2 周内手术)和早期妊娠的患者(4～5个月内手术)。②先天性溶血性贫血,适于药物(激素)治疗后 1 个月内不见效者;长期用药发生严重副作用,无法继续用药者。术前应行放射性[51]铬肝脾区测定,表明脾为红细胞主要破坏场所者则手术;如肝为红细胞主要破坏场所时,则不宜手术。③原发性脾性中性粒细胞减少症。④原发性全血细胞减少症。⑤再生障碍性贫血,适于药物治疗无效,骨髓检查存在代偿性增生者(周围血内网织红细胞检查多次为零者不宜手术)。⑥后天性溶血性贫血(选择性病例)。

【术前准备】

1. 紧急手术 脾破裂紧急手术时,应在术前准备的同时防治失血性休克,使手术在最短的时间内施行。严重脾破裂的患者,多伴有失血性休克,需大量快速输血,必要时可行动脉加压输血,并充足备血。需做中心静脉置管,快速输入胶体或晶体液。同时应注意其他脏器的多发性损伤,并给予处理,必要的请其他科室会诊。术前应作胃肠减压,以免胃膨胀,妨碍显露;导尿。如创伤重、疼痛剧烈,可给予哌替啶或吗啡。还应给予足量的抗生素,以预防感染。当术前准备基本完成,手术器械备齐后,就应在抗休克治疗下,尽早手术止血,不应等待休克纠正。

2. 择期手术

1)除破裂之外的慢性脾脏疾病均应行择期手术。

2)术前应作胃肠减压,对于食管静脉曲张的患者,应选择软质胃管,下管前应服少量液体石蜡,要特别留意,以防大出血。术前还应适量备血,作好输血准备。亦应给予抗生素。

3)血液性疾病患者如已应用激素治疗,术前应继续使用,同时给予抗生素。

4)先天性溶血性黄疸患者,即使有严重贫血,术前也不能输血。其他类型患者可依据情况术前适量输血或血小板。

【麻醉】

一般情况尚可时可选择连续硬膜外或全身麻醉。对于巨大脾切除,应行全身麻醉。失血性休克较重或有全麻禁忌时,可选局部麻醉,或手术前加肋间神经阻滞麻醉。

【手术步骤】

1. 体位 平卧位,左腰部垫高。

2. 切口 脾脏肿大不显著时,常采用左上腹正中旁切口或经腹直肌切口,操作方便,并可向上延长,充分显露常有粘连的脾上极。当脾较大或估计粘连较重时,可采用左上腹 L 形切口或在上述切口的基础上补充作横切口,以更好地显露脾脏。亦有的作左肋下斜切口或上腹横切口〔图 39-7〕。

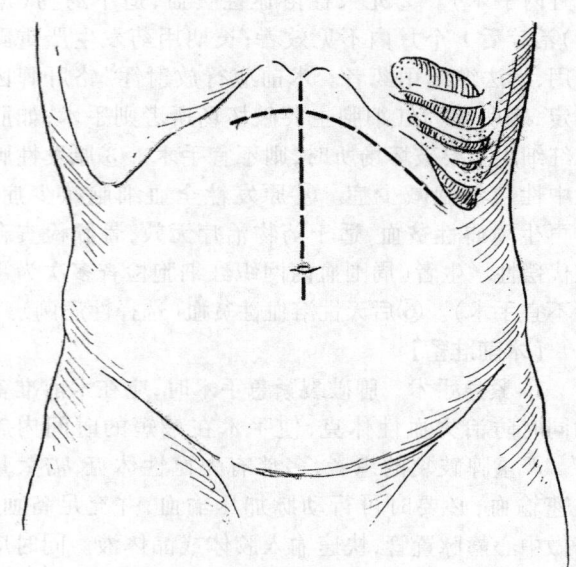

图 39-7 脾切除手术切口

3. 检查 择期手术进入腹腔后,需检查的项目有:①肝:大部分脾切除是用以治疗门静脉高压症的,故应常规检查肝。如肝已萎缩,属晚期病变,应尽量减少手术操作,减轻患者的负担。必要时切取肝活组织,作病理切片检查。②脾:主要了解脾脏的大小和周围(尤其是与膈肌)粘连的情况,有助于防止分离粘连时出血。此外尚需了解副脾的位置和数目。③腹部其他情况:如腹水的多少,胆道及胰腺有无病变等。④测定门静脉压力。

4. 结扎脾动脉 对于脾脏较大者,应结扎脾动脉,使脾缩小,便于操作,减少血液的丢失,使脾内大量的血液流入循环血内,成为最好的自体输血。操作时,先切开胃结肠韧带和胃脾韧带〔图 39-8(1)(2)〕,逐一结扎韧带中的血管,进入小网膜腔,显露出胰体、尾部。在胰上缘触到搏动的脾动脉,并在胰体、尾交界处选一脾动脉隆起部分,切开后腹膜,用直角钳仔细分离出脾动脉,并绕以粗丝线结扎〔图 39-8(3)〕结扎脾动脉时须扎两道(两道相距 0.5cm 左右),结扎不要过紧,以能闭合管腔为度,以防撕裂动脉壁;但也不能太松,以免起不到阻断血流的作用〔图 39-8(4)〕。此外,还要注意尽量避免损伤其下方平行的脾静脉。

5. 分离脾脏 当脾动脉血流阻断后,将脾稍加按摩即可迅速缩小 50% 以上。先将脾向上推开,结扎、剪断附着在脾下极的脾结肠韧带〔图 39-8(5)〕再将脾拉向内侧,剪开、结扎脾肾韧带〔图 39-8(6)〕。此时脾已大部分离,即可用右手伸入脾上极的后方,抓住脾脏向下内方柔缓牵拉旋转,将其轻轻托出;另一只手可协助托出上极〔图 39-8(7)〕。脾膈韧带处的膜状粘连可被钝性分离,如粘连带较粗时,应用止血钳钳夹、切断并结扎,即可将脾托出〔图 39-8(8)〕。在处理胃脾韧带上部和脾膈韧带时,最好在直视下进行,否则常易损伤胃大弯部组织或撕破胃短血管,导致出血。

6. 切除脾脏 将脾托出切口外面,即刻向脾窝内填塞大纱布垫,既利止血,又可防止脾重新滑回腹腔。然后清理脾蒂周围的结缔组织,将脾门动、静脉分别结扎切断(近端血管需结扎加缝扎)。如脾较大,脾蒂较厚,则应在脾门处用 3 把大止血钳平行钳夹脾蒂,在远端两把钳间切断,在余下两把止血钳近端用粗丝线结扎,然后再在两把钳间缝扎一道〔图 39-8(9)〕。如血管较粗,则可将脾动、静脉分别结扎处理。在处理脾蒂时,应注意避免损伤胰尾。

7. 止血、检查 脾切除后(特别是门静脉高压症脾切除后),腹膜后和脾膈韧带、脾肾韧带处,常有撕裂的曲张静脉渗血,造成术后膈下积血、继发感染和膈下脓肿,故术中出血点要一一结扎止血。特别是在膈面和左肾上极后腹膜处,要用左手将胃向右侧推开,再用长持针器夹针间断缝合出血点。此外,还需将胰尾部创面缝合,并用后膜缝合覆盖。然后将大网膜放在左肾区和脾窝内,以建立侧支循环,还有利于结肠脾曲的复位。

有门静脉高压症的患者,在脾切除后,需再测一次门静脉压力,和术前对比,以估计疗效。

8. 引流、缝合 由于患者肝功能较差,凝血功能不佳,即使术中止血彻底,术后仍有可能发生创面渗血,甚至术后发热和膈下感染,应在脾窝处和胰尾处常规放置引流管。

如皮下渗血较多,可于皮下放引流,术后 24 ~ 48 小时拔除。

【术中注意】

脾切除术(尤其是紧急脾切除术)中,最易发生的两种严重并发症是大出血和附近脏器损伤。

1. 避免大出血 引起大出血的原因很多,常见的有:

(1) 撕裂脾附近的韧带出血:多因分离脾各附着韧带尚未充分时,就急于将脾托出进行脾蒂处理。这种出血多为持续性,常会导致失血性休克。防止办法是尽量分离、切断、结扎各附着韧带后再将脾托出。

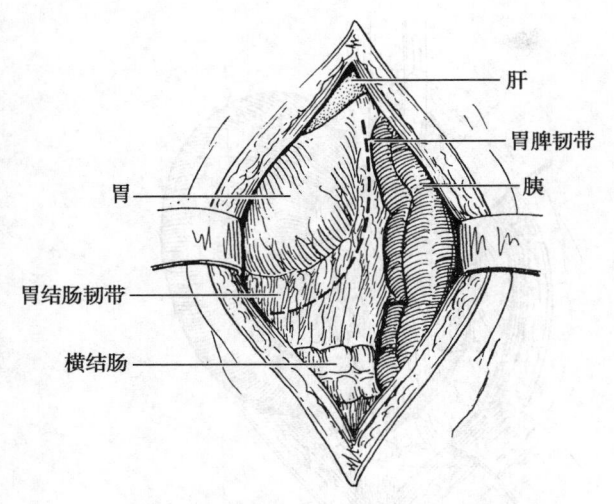

肝
胃脾韧带
胃
胰
胃结肠韧带
横结肠

（1）显露胃脾、脾结肠和胃结肠韧带

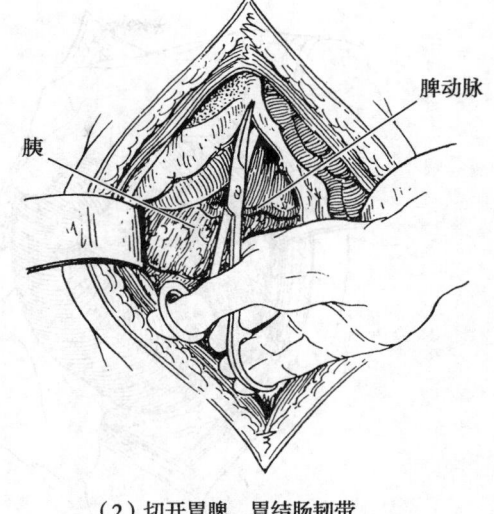

脾动脉
胰

（2）切开胃脾、胃结肠韧带

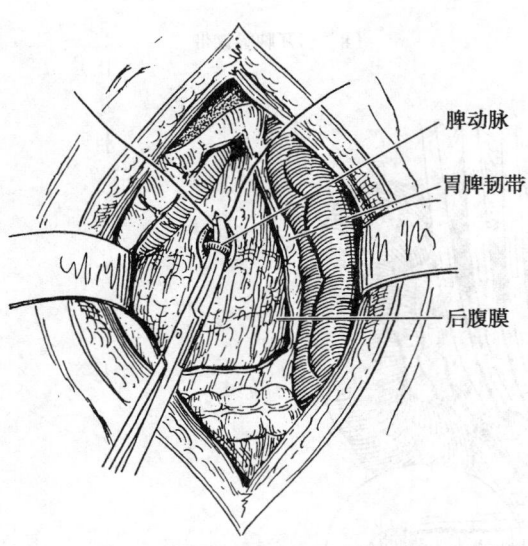

脾动脉
胃脾韧带
后腹膜

（3）切开后腹膜，显露脾动脉

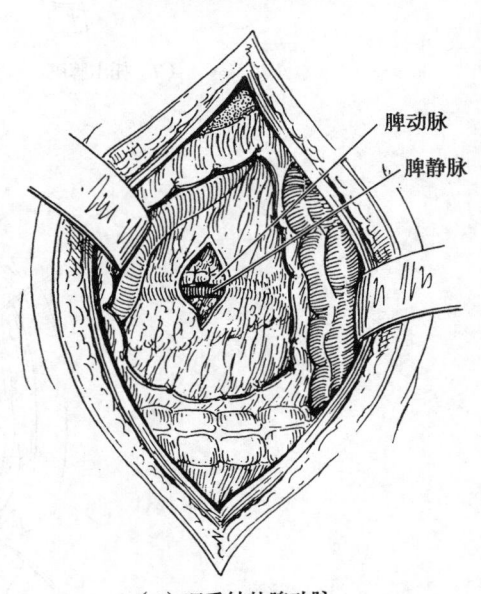

脾动脉
脾静脉

（4）双重结扎脾动脉

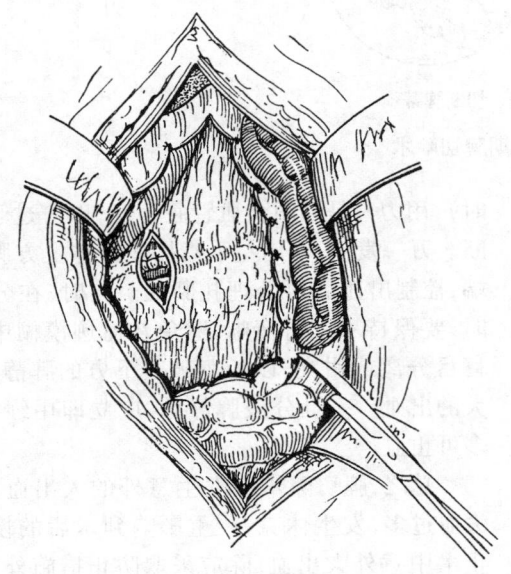

（5）切开脾结肠韧带

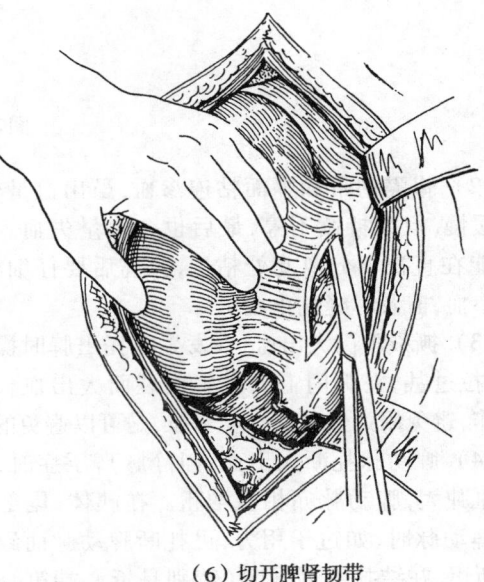

（6）切开脾肾韧带

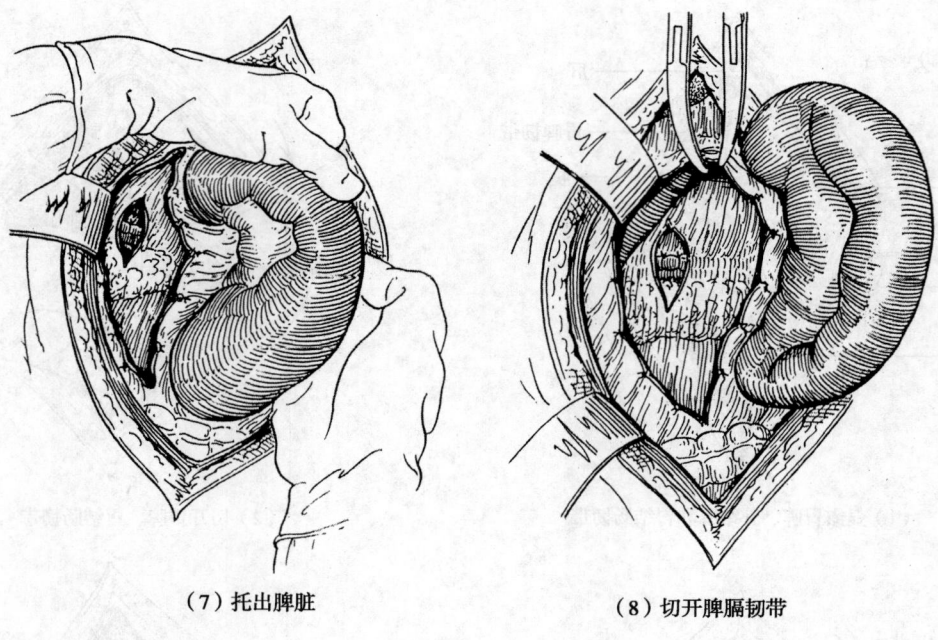

（7）托出脾脏　　　　　　　　　（8）切开脾膈韧带

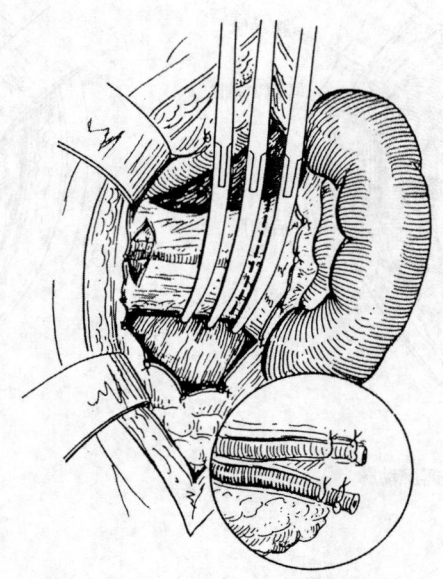

（9）钳夹、切断脾蒂

图 39-8　择期脾切除术

（2）脾膈韧带和膈面粘连渗血：虽出血量较少，速度缓慢，但如持续不停，最后也会大量失血。术中最好能在直视下分离此处粘连，分离后要仔细检查，如有渗血，需及时缝扎止血。

（3）撕裂脾门大出血：多发生在托出脾时操作不当，牵拉过甚，在脾门上方发生撕裂而大出血。如仔细操作，避免用力过猛或过度牵拉，是可以避免的。

（4）脾动脉扎断大出血：门静脉高压症时，脾极度充血肿大，脾动脉亦相应增粗。在胰体、尾部分离结扎脾动脉时，如过于用力，可扎断脾动脉而致大出血。所以，在结扎脾动脉时（特别是近心端第一个结

时），用力只是以闭合血管腔为度，以防过于用力而扎断。万一发生，可用左手指按住胰体上方脾动脉的近端，控制出血后再处理扎断处。同时，在分离脾动脉时，要保持手术野清晰，避免在血迹模糊中用止血钳盲目分离或钳夹，以免刺破其下方的脾静脉，引起更大的出血。一旦分破脾静脉，应立即用纱布垫压迫，多可止血。

总之，脾切除术中发生意外的大出血，常使患者失血过多，发生休克，严重影响到术后的恢复。为防止术中意外大出血，除应采取防止措施外，还需在术前作好输血准备，包括良好的输液通道、充足备血等，

一旦发生大出血,可及时抢救。

2. 避免附近脏器损伤　最易损伤的是胃大弯部、胰尾、结肠脾曲等。发生的原因是显露不佳,出血较多时盲目钳夹所致。除了术中仔细操作、检查外,在脾切除后还要仔细检查,如发现损伤,应及时修补。

3. 脾破裂引起腹腔内大出血时,病情紧急,施行脾切除就不能像择期手术那样按部就班地进行。同时,在出血后,脾及其附近脏器的正常解剖关系常不能辨认清楚。在做紧急脾切除时,应注意以下几点:

（1）采用左上腹正中旁切口或经腹直肌切口,操作方便、迅速。剖腹后尽快吸出腹腔内积血和血块,便于找到出血来源。

（2）右手迅速伸入左膈下区,证实是脾破裂后,将脾握住向内前方托出。如有困难,则可用示指和中指钝性分离脾后部的腹膜(即脾肾韧带左叶)〔图39-9（1）〕。

（3）将厚纱布垫塞入左膈下脾窝部,压迫止血,以防止脾再滑入腹腔,便于操作〔图39-9（2）〕。

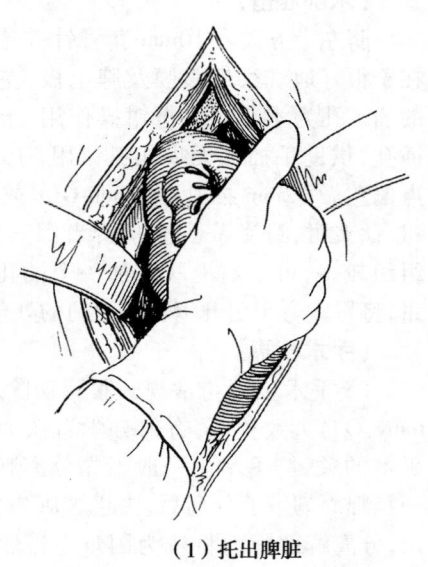

（1）托出脾脏

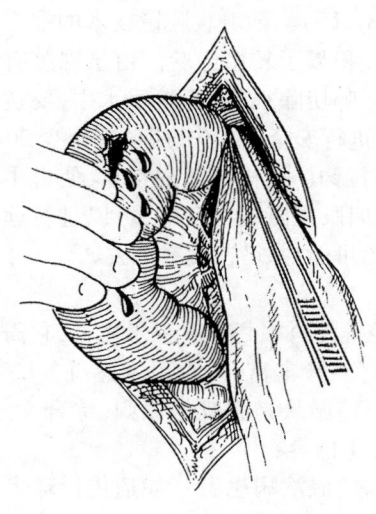

（2）将纱布垫填入脾窝

图 39-9　紧急脾切除术

（4）用三钳法处理脾蒂。此时还需要注意在紧急情况下,是否有误夹附近脏器(如胃大弯、胰尾和结肠等)的情况。

（5）脾切除后,要取尽腹内残留的脾碎块组织。去除纱布垫后,要检查和结扎脾膈韧带或脾肾韧带处的止血点。其他和择期脾切除术一样,缝合腹壁前,左膈下须放置引流。

【术后处理】

1. 观察有无内出血,常规监测血压、脉搏和血红蛋白的变化。观察膈下脾窝引流管的情况,如有内出血倾向,应及时输血补液,如确系持续性大出血,则应考虑再次手术止血。

2. 脾切除术对腹腔内脏器(特别是胃)的刺激较大,所以应置胃肠减压管,防止术后发生胃扩张。术后2~3日再恢复进食。

3. 很多施行脾切除术的患者,肝功能较差,术后应充分补充维生素、葡萄糖等,如疑有肝性脑病时,应及时采取相应的防治措施。

4. 注意肾功能及尿量的变化,警惕肝肾综合征的发生。

5. 术后常规应用抗生素,以防治全身和膈下感染。

6. 及时测定血小板计数,如迅速上升$50×10^9$/L以上,则可能发生脾静脉血栓,如再出现剧烈的腹痛和血便,则提示血栓已蔓延到肠系膜上静脉中,须及时使用抗凝血治疗,必要时手术治疗。

【术后并发症】

1. 腹部并发症　①出血:术后迟发性腹内出血常发生在脾功能亢进和肝功能不佳的患者。对于这些患者应在术前、术后采取措施,改善凝血功能,以防治出血。②膈下感染或脓肿:多继发于膈下积血的患者。术后3~4日后,体温又复升高者,要高度警惕,及时详查。如已形成脓肿,应及时切开引流。③术后急性胰腺炎:虽较少见,但病情很严重,常由于术中损伤引起。对于有剧烈上腹或左上腹疼痛的患者,应及时测定淀粉酶,以明确诊断,及时处理。

2. 肺部并发症　肺不张和肺炎最为常见,尤其是老年人更易发生。如有左侧胸腔反应性积液,应疑有膈下感染,但亦可为肺部并发症所致,应及时行胸腔穿刺抽液,进一步诊治。

5

3. 其他并发症　①脾静脉炎：术中结扎脾静脉后，因近端成为盲端，极易产生血栓，如并发感染后常出现高热、腹痛和败血症等症状，应注意防治。脾静脉炎常为脾切除术后高热不退的主要原因，但也须注意除外由于脾切除术后，患者免疫力下降易导致感染的可能。②术后黄疸和肝性脑病：多发生在肝硬化的患者，一般预后较差，应提高警惕，及时防治。

二、腹腔镜脾切除术

1991 年 Delaitre 报道了首例腹腔镜脾切除术(laparoscopic splenectomy,LS)。随着腹腔镜技术的推广应用，国内外学者已经积累了较多经验。由于脾脏有着特殊的解剖，直视下脾切除很难，开腹手术中，要达到良好的手术视野及进行安全的操作，应该有至少 20cm 左右的切口并使用拉钩。这样的解剖特点，使得小切口、长手术器械、比肉眼视野更为良好、可以进行远隔部位操作的 LS 成为可能，并迅速发展下去。

【适应证】

LS 手术是腹腔镜外科中高难度手术之一，它需要术者内镜技术全面，经验丰富，开腹手术熟练。LS 手术适应证的选择应遵循从易到难的原则，综合文献，LS 适应证主要有以下内容：

1. 需行脾切除的血液病患者　如遗传性球形细胞增多症、遗传性椭圆红细胞增多症、原发性血小板减少性紫癜、霍奇金病。免疫性血小板减少性紫癜(ITP)的患者脾脏不大，使 LS 变得简便易行，是开展 LS 的最理想适应证。对于患有霍奇金病的患者，既可切除受累的脾脏，同时又能对肝脏、膈下、肠系膜及腹主动脉旁淋巴结探查活检，从而获得组织学诊断资料，以正确地将霍奇金病进行病期划分，有利于治疗方法的选择及预后判断。

2. 脾外伤　腹部外伤患者，腹腔镜探查脾粉碎性破裂，无法保脾者，可行急诊 LS。

3. 脾脏定性占位性病变　如脾错构瘤、脾多发性囊肿等。

4. 门静脉高压症脾脏中度肿大患者　现今许多学者认为 LS 不应只限于血液病患者。LS 同样适用于脾大的患者。如因脾大明显而不能将其装入取脾用尼龙袋，可在下腹部做一小的切口取出，从而避免了上腹部大切口。

5. 最近研究表明 ITP 与 HIV 感染有关　对 HIV 感染的患者，用一次性器械施行 LS 既可以减少患者创伤，保护患者的免疫力，又能避免传播 HIV。

【禁忌证】

1. 患者心、肺、肝、肾等重要脏器功能差，不能耐受麻醉者。

2. 肝硬化性脾大伴巨脾者，因脾明显肿大者视野显露困难，出血倾向以及脾脏不易取出。

3. 血液病患者伴有明显的出血倾向，有难以纠正的凝血功能障碍者。

4. 外伤性脾破裂出现休克，估计出血较为凶猛者。

5. 急性腹膜炎、有左上腹手术史者，上腹及脾脏周围有严重粘连，难以在镜下分离者。

6. 中、晚期妊娠。

【术前准备】

脐左上方插入 10mm 套管针并置入腹腔镜，目的在于很好地观察后腹膜及脾上极，左肋弓下做 10mm 的插入孔为术者双手持钳操作用，于剑突下做 10mm 插孔，供助手插入无损伤抓钳用，于心尖与脐连线中点偏左做 12mm 插孔供 Endo-GIA 或电剥离钩、分离钳、钛夹钳、圈套等通过，肥胖者因其胃脾韧带的脂肪组织较多，可于右上腹追加一个插孔，使用胃壁把持钳，将胃大弯牵引开以利于脾门的处理。

【手术步骤】

LS 手术步骤与常规开腹脾切除术(open splenectomy,OS)大致相同，有部分学者认为：脾门的处理是手术的关键，手术中一般不先分离脾周韧带，原因是一旦脾周韧带被分离后，由于脾脏失去韧带的固定作用，分离解剖脾门将较为困难。当然，如果熟练后也可以先分离脾周韧带。LS 手术步骤如下。

1. 剥离脾下极与结肠脾曲。由脾下极开始，先用无创伤钳或肠钳将脾区结肠向下牵开，显露出脾结肠韧带、充分确认后，用电凝钩分离，血管用钛夹夹闭，切断，将脾结肠韧带切开分离，由于结肠几乎与脾下极相接，电凝或电切分离时，切不可碰到结肠壁。此处距脾门较近，且有脾动、静脉的分支存在，操作时应力求谨慎确切。

2. 切开脾胃韧带。挑起脾下极，电凝钩剥离脾肾韧带，暴露脾胃韧带，用钳子夹住脾胃韧带，脾上极与胃大弯之间用电刀切开，较粗血管用钛夹夹住、切断。脾上极与胃贲门部之间较狭窄，内含胃短血管，必须慎重仔细操作，如脾上极暴露确实困难者可留在脾门处理之后再做处理。

3. 剥离脾门部脾动、静脉。脾胃韧带中下部分离后脾门部血管即可显露，于胰尾上缘找到搏动的脾动脉主干，用带弯度的钳子剥离脾动、静脉。如脂肪组织较多，可使用超声波手术刀，它可以破碎血管周围的脂肪组织而使较硬的血管组织保留下来，被破碎的组织和水一起被吸出体外，可达到安全剥离而无副损伤的目的。

4. 双重结扎脾动、静脉。脾动、静脉用 2-0 丝线，通过体外结扎杆尽量于体外结扎后推向血管侧。如果胰尾部与脾之间有少许距离的话，可以不进行脾动、静脉的剥离，结扎线可以自脾背侧旋转至脾动静脉而进行一次性结扎，安全性较高，也需双重结扎，当然此种方法只有在脾周围完全游离后方可进行，如胰尾与脾门距离紧密时，分离时注意勿损伤胰尾及脾包膜。

5. 分离脾背侧后腹膜。自脾下极开始分离，此时将视野移至脾的背侧，将脾向内下方牵拉，脾背侧的后腹膜用 GCP 钳子牵拉住，边电凝边分离，直至脾上极，分离脾膈韧带、脾肾韧带。

6. 游离脾上极后腹膜及胃大弯。

7. 应用 Endo-GIA 进行脾切除。脾动、静脉已被双重结扎，血运被阻断，脾脏已为暗红色，靠近末梢一侧，用 Endo-GIA 完全切除脾脏。如脾上极及脾下极剥离充分，3cm 的 GIA 足够。73% 的患者胰尾距离脾门不到 1cm，30% 的患者胰尾紧贴脾蒂，插入宽大的 Endo-GIA 并非易事，因此插入 Endo-GIA 时应避开胰尾，避免损伤胰尾。

8. 尼龙袋收取脾脏。用尼龙袋收纳脾脏，将其袋口的线绳引至体外，然后将装入脾的尼龙袋取出体外。如无脾大，扩大 D 孔到 2.5cm，经扩张器将取脾袋放入腹腔，把脾装入袋内，用抓钳夹闭袋口，从扩张器内拉袋口至腹外，展开袋口，用剪刀从袋内将脾剪碎易取出。当有脾大时，可将皮肤切口扩大至 4~5cm。

9. 于左侧腹部做小切口取出脾脏。检查腹腔，确认左膈下、后腹膜等处已确切止血。于脾窝处放置引流管一枚，自取脾的皮肤切口处引出，一般第二日拔除。

【术后并发症】

脾脏外科，无论是开腹手术还是腹腔镜手术都有相当的并发症发生率和致死率。死亡或并发症的出现皆因于原发疾病和治疗过程中的技术上或判断上的失误，专业人员的训练和监督，很好地选择适应证，精细解剖加确切出血可以避免绝大多数的技术上的失误。

据报道，OS 并发症发生率为 15%，有报道高达 61%，而 LS 为 0~14%。并发症死亡率分别为 OS 6%~13%，LS 为 0~5%。然而，多数 OS 为脾损伤或医源性脾损伤，因此，发生率和死亡率均较高。影响并发症的发生因素有原发疾病、患者年龄、合并的其他疾患。例如患者如因诊断目的或原发脾大而行脾切除术则预后较好（并发症发生率为 6.4%，死亡率 1%）。

（1）手术并发症

1）气腹对心血管的影响：气腹所致心血管的影响少见，但仍可致低血压及心律失常。血流动力学改变，通常出现于气腹建立过程中，发生率约 0.2%，一般与迷走神经反射和静脉回流减少有关，此种血流动力学改变可通过输液或肌注阿托品得到纠正。较严重的心律失常甚至心血管系统衰竭时，气腹必须立刻解除，同时治疗心律失常及心衰。预防上述情况的出现，建立气腹时需从低流量（1L/min）开始，逐渐增加每分流量，维持腹内压的稳定，严防开始时 CO_2 流量过大而导致心律失常。对伴有心肺疾病、年老体弱、肥胖和气腹时间较长的患者应加强呼吸、循环、血气、心电图的监测，维持正常的 CO_2 分压，发现问题及时处理。

2）胃肠道损伤：LS 中胃肠道损伤发生率低，而且一般发生于建立气腹的过程中。气腹可通过闭合技术应用气腹针或应用开放技术及应用带钝头的 Hasson 套管针获得。开放式腹腔镜技术并不能降低胃肠道损伤的发生率，但可以使损伤的确定及修补更便利。无论应用何种技术，有过腹部手术史及腹膜炎病史的患者胃肠道损伤的危险性明显增加，既往腹部手术史是 LS 的相对禁忌证。气腹针所造成的胃肠道损伤一般不需要进一步处理，小肠穿孔或破损可考虑行单纯修补术，广泛的肠损伤需切除损伤的肠管。留置穿刺针于损伤处可帮助判断损伤位置。未做术前肠道准备的结肠损伤应考虑结肠造瘘。

3）血管损伤：血管损伤可发生于气腹针或穿刺套管置入时。开放式腹腔镜技术，因为用带钝头的 Hasson 套管针可有效减低腹内大血管损伤的危险性。由气腹针所致的血管损伤很少致大量出血，而由套管针所致的大血管的损伤可出现致命大出血。大出血主要由于腹主动脉和髂总动脉的损伤，死亡率高达 15%。大血管损伤需进一步处理的在腹腔镜手术中发生率为 0.64%。套管置入时损伤腹壁血管可致腹壁血肿，这些可通过置入前仔细选择置入部位而避免。

4）出血：LS 最多发生的术中并发症为出血，有文献报道约 5%，相当于 OS 手术中出血发生率的 75%。凝血因子缺乏及血小板减少导致脾窝粗糙面、膈面、后腹膜，甚至胰表面出血，有时需局部应用止血药。有时对于弥漫性渗出性出血，氩气刀相当有效。由于结扎线脱落而致某一血管出血可能将不得不再次手术。这种情况可通过术中精细解剖及确切止血而避免。

出血可发生于脾血管被结扎时，脾血管及其分支可在解剖时撕裂或刺破，因而解剖时需动作轻柔，避免粗暴，并变换腹腔镜的位置及观察角度以观察血管的侧面及后面。一旦发生出血，可用一把持钳压迫受

5

损血管,同时吸净出血显示清楚术野,必要时可另置一枚套管以帮助显露、结扎受损血管。如系脾被膜破裂出血,最好应用局部止血剂或氩气刀。

毗邻器官的损伤:脾周围毗邻器官的损伤,据报道在 OS 中为 1%～3%,而在 LS 中非常少见。腹腔镜技术提供了手术所需的良好视野,使医源性损伤明显减少。胰腺:胰腺损伤在 OS 中的发生率为 1%～3%。胰腺损伤的征象有腹痛、肺不张、胸腔渗出、血淀粉酶及血脂肪酶升高。避免胰腺损伤应注意脾蒂解剖和结扎脾血管时应靠近实质侧。一旦怀疑胰腺损伤应留置负压吸引引流。胃、膈:脾切除术中胃损伤发生率不足 1%,这些损伤多是直接损伤,偶尔也可因血供不佳,肿大脾后面的复杂解剖等所致。过度电凝(或电切)及脾、胃之间分界定位不清可致热损伤及缺血损伤。可因电剪分离脾膈间致密粘连造成膈损伤,这种损伤在腹腔镜手术中因为难以手工钝性分离而更易发生。肺不张、肺炎或膈下感染可提示上述损伤的存在。

(2)术后并发症:见脾切除术。

(巩 鹏)

第 六 篇

泌尿及男性生殖系统手术

第四十章

肾 手 术

第一节　肾脏解剖及手术入路

【肾脏解剖】

肾脏是一对腹膜后器官，位于脊柱两侧，其位置相当于第12胸椎～第3腰椎水平〔图40-1〕，右肾稍低于左肾。双侧肾脏均有肾周筋膜（Gerota筋膜）和肾周脂肪包绕，其前方有肋骨保护，后方紧邻腰大肌和腰方肌，肾上极的后方为膈肌。

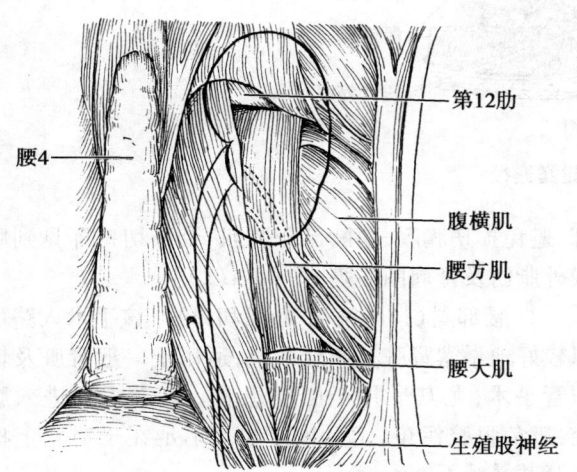

图40-1　肾脏位置

双侧肾上腺位于各侧肾脏上方，右肾前方2/3毗邻肝右叶，前下1/3毗邻结肠肝曲，内侧为下腔静脉，十二指肠降部紧邻右肾门；左肾前上方为胃，外侧为脾脏，胰腺尾部接近肾门处，下方邻近结肠脾曲〔图40-2〕。

肾脏长约10～12cm，宽4.5～6.5cm，厚3～4cm，重约120g，形如蚕豆，内侧凹陷处为肾门，是肾动脉、静脉、淋巴、神经及输尿管出入处。肾实质分成髓质和皮质，皮质较薄，髓质含10～20个锥体，内含髓袢和集合管。锥体的尖部被肾小盏所环绕，多个肾小盏联合形成肾大盏，大盏汇合从而形成肾盂。肾盂位于肾

血管的后方，大部分位于肾内，少部分凸出于肾外。

肾脏的动脉多为一条总干，在肠系膜上动脉下方出自腹主动脉，右肾动脉在下腔静脉和肾静脉后方走行，部分左肾动脉位于左肾静脉的后方，而部分位于左肾静脉的稍上方。肾动脉在进入肾门之前发出肾上腺下动脉，及滋养肾盂和输尿管上段的分支。此外，还有部分变异见副肾动脉发自腹主动脉，于肾的上极或下极进入肾脏。肾静脉位于肾动脉的前方，由多个吻合支汇合而成，右肾静脉极少接受肾外的分支，汇入下腔静脉；而左肾静脉接受膈下静脉、肾上腺静脉、腰静脉及左卵巢或左精索静脉，走行于腹主动脉的前方，汇入下腔静脉。

肾实质内的淋巴由皮质和髓质淋巴网构成，引流汇集到肾门及肾蒂周围淋巴结，而后右侧淋巴液汇集到主动脉间淋巴结，而左侧淋巴液汇入主动脉外侧淋巴结。

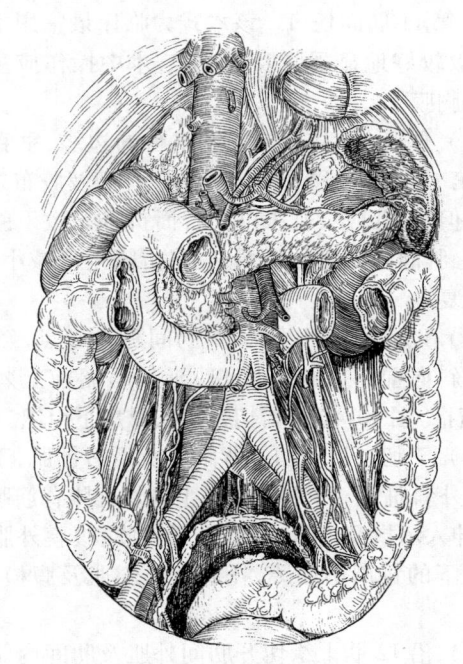

图40-2　肾脏解剖

肾脏的神经支配对手术无意义。

【手术入路】

手术入路的选择需考虑的因素包括病变的性质、大小、部位,基础疾病病史,既往手术史,患者体型等,常见的入路包括腹膜外腰部切口,腹部切口,胸腹联合切口及腰背切口〔图40-3(1)(2)〕。

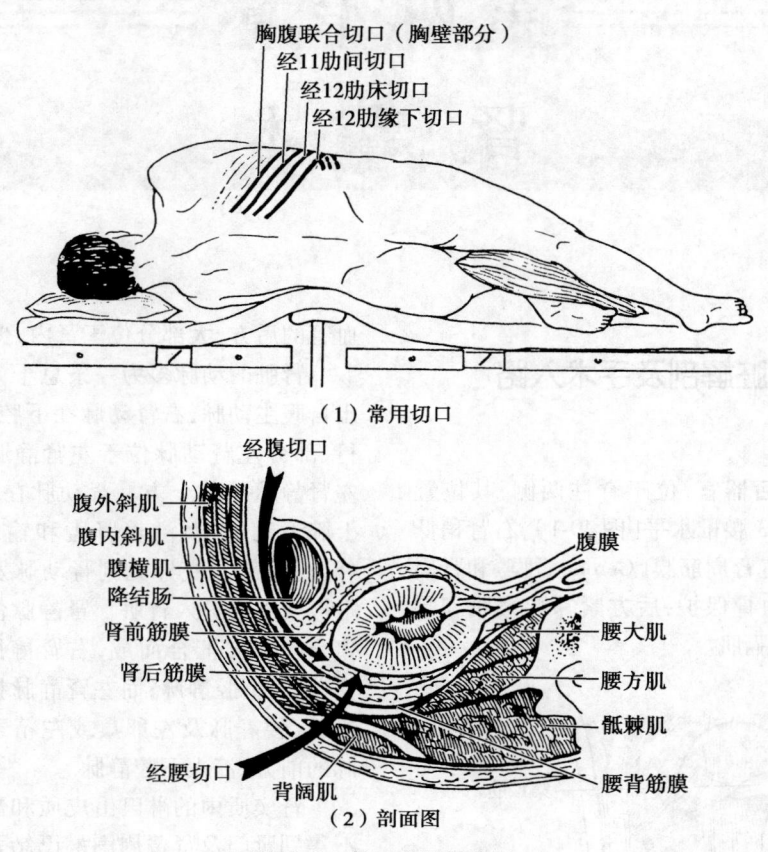

(1) 常用切口

(2) 剖面图

图 40-3　肾手术显露途径

(一) 腹膜外腰切口

1. 第11肋间切口　该术式为临床最常用术式之一,可以较好地显露肾及肾上腺,术中操作应注意避免损伤胸膜。

(1) 侧卧位,背部接近手术台的边缘,垂直于台面,将第12肋对在腰桥上,用软垫、托架及胶布条固定体位。但右侧卧位,血压可因台面折降导致下腔静脉受阻,心脏静脉回流量降低,应将折降角度减小,直至血压恢复。

(2) 以骶棘肌外缘第11肋间隙为起点,经第12肋尖端斜向前下方作一切口,延长至髂前上棘上方2～3横指〔图40-4(1)〕,切开皮肤及皮下组织。

(3) 于切口后侧切开背阔肌及下后锯肌,于前方切开腹外斜肌,于12肋骨尖的上缘切开腰背筋膜及肋间肌,伸入示指及中指,向前推开腹膜、腹膜外脂肪及腹横肌下的肾周围筋膜,托起腹外斜肌及腹横肌,将其切断。

(4) 沿12肋上缘切开肋间外肌及肋间内肌外侧段,伸入手指至肋骨前方做钝性分离,推开胸膜折返部,避免损伤胸膜,切断部分膈肌,牵开切口即见到腹膜外脂肪及肾周围筋膜〔图40-4(2)〕。

2. 腰部斜切口(第12肋下切口)　该手术入路可以较好地暴露肾脏及集合系统,适用于一般肾脏及输尿管手术,尤其适用于肥胖患者。该术式不进入腹腔,避免腹腔污染,术后恢复快。不足在于对肾上极及肾蒂暴露不够满意。

(1) 选择同11肋间切口体位。

(2) 以骶棘肌外缘第12肋下缘1.0cm处为起点,经腰部向前向下,止于髂前上棘前上方两横指,也可根据手术性质决定切口长度,可以直行,也可以呈S形〔图40-5(1)〕。

(3) 切开皮肤、皮下组织,切开背阔肌及下后锯肌,显露腰背筋膜〔图40-5(2)(3)〕。于髂嵴上方切开腹外斜肌腱膜,分离肌肉,显露腹内斜肌〔图40-15(4)(5)〕。切开腰背筋膜及腹横肌起始部腱膜,将中指及示指伸入,避免损伤髂腹下神经及肋下神经,在腹横筋膜下向前推开腹膜及腹膜外脂肪组织,托起腹横肌及腹内斜肌,将其切断〔图40-5(6)〕。

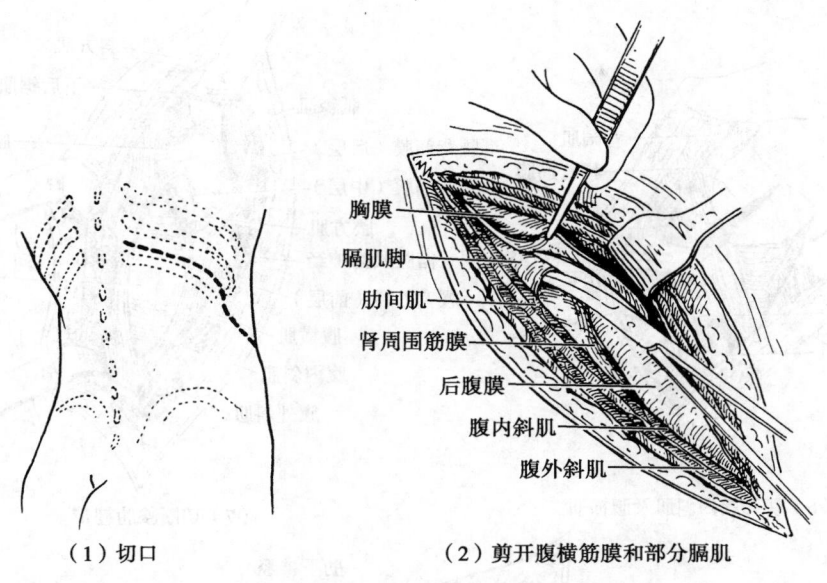

<table>
<tr><td>胸膜</td></tr>
<tr><td>膈肌脚</td></tr>
<tr><td>肋间肌</td></tr>
<tr><td>肾周围筋膜</td></tr>
<tr><td>后腹膜</td></tr>
<tr><td>腹内斜肌</td></tr>
<tr><td>腹外斜肌</td></tr>
</table>

（1）切口 　　　　　　　　　（2）剪开腹横筋膜和部分膈肌

图 40-4　肾手术经 11 肋间切口

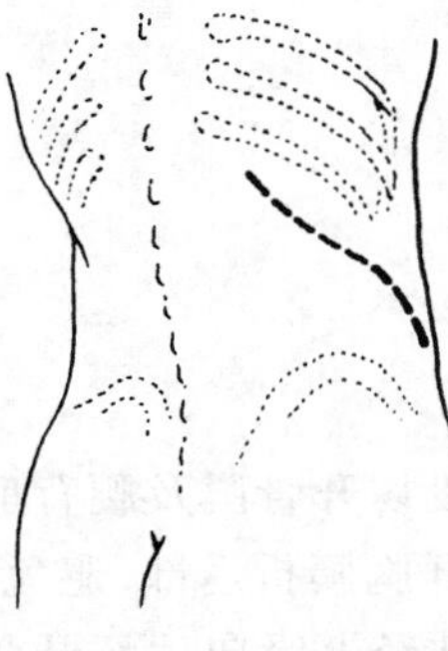

（1）腰部斜切口 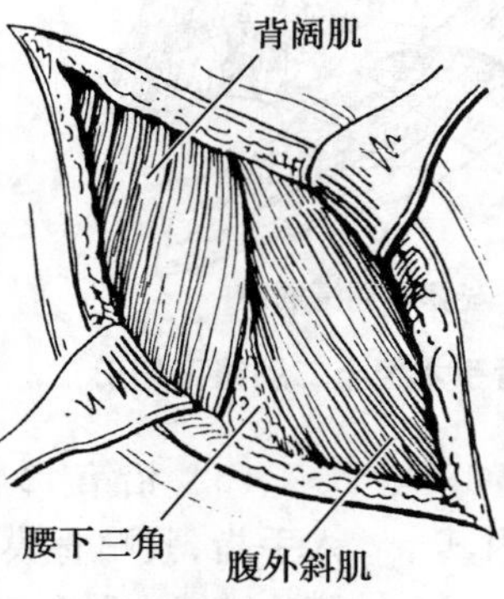　　　　（2）显露外层肌肉及腰下三角 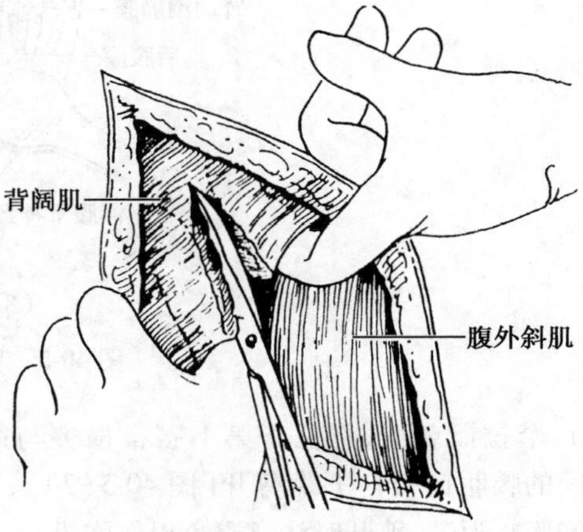　　　　（3）切开背阔肌

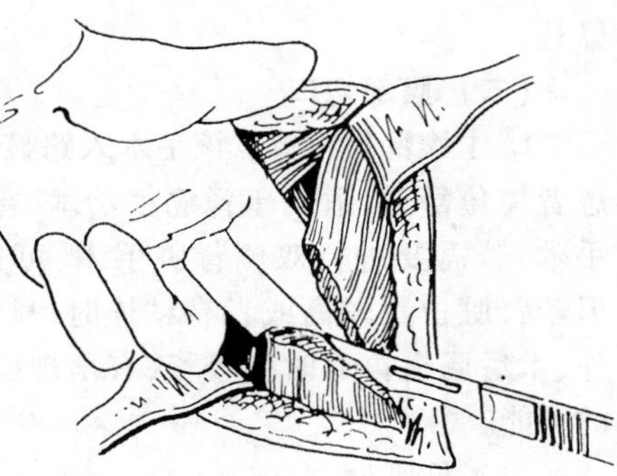

背阔肌

背阔肌

腹外斜肌

腰下三角　　腹外斜肌

背阔肌
下后锯肌
腰背筋膜
髂腹下神经
腹内斜肌

（4）切开腹外斜肌 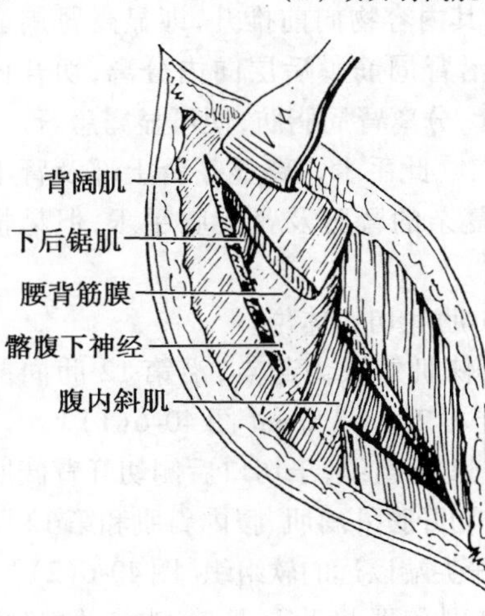　　　　　（5）显露腹内斜肌与下后锯肌之间的腰上三角

6

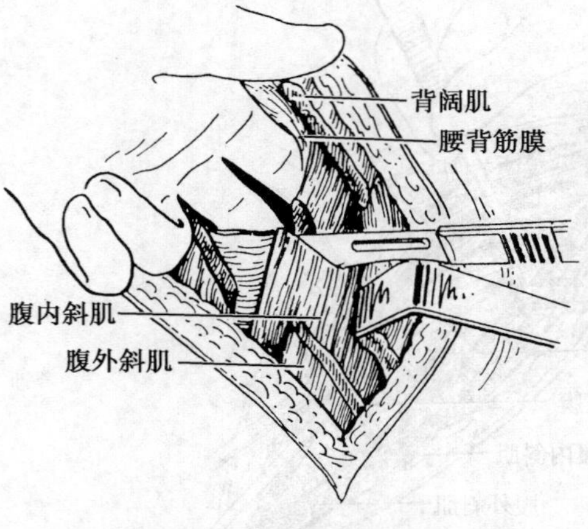

（6）切开腹内斜肌及腹横肌

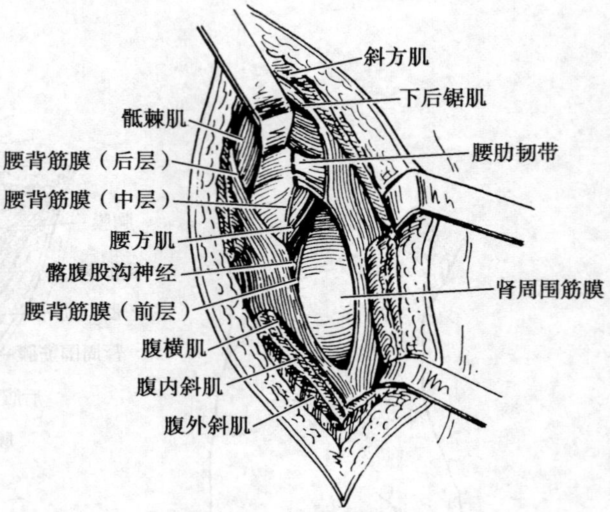

（7）切断腰肋韧带

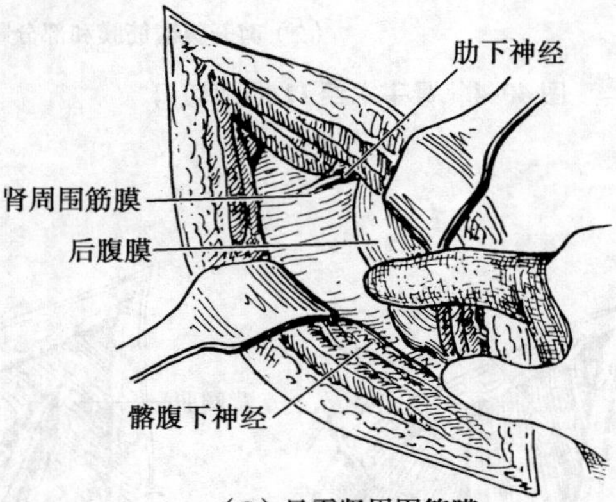

（8）显露肾周围筋膜

图 40-5　肾手术经十二肋缘下切口

（4）牵拉骶棘肌，将位于第 1 腰椎横突与第 12 肋骨之间的腰肋韧带自下缘剪开〔图 40-5（7）〕，因其深面有胸膜折返部，剪开时注意避免损伤胸膜。

（5）将腹膜及其内容物向前推开，即显露肾周筋膜〔图 40-5（8）〕。沿肾周筋膜后层向内分离，切开该层，便进入肾脂肪囊，分离肾周脂肪，便可显露患肾。

3. 第 12 肋切口　此手术入路显露肾上部及肾上腺较好，适用于较复杂的肾脏及肾上腺手术，但易损伤胸膜。

（1）选择同 11 肋间切口体位。

（2）切口以骶棘肌外缘为起点，沿第 12 肋向前向下，达髂前上棘上方 2.5～3.0cm〔图 40-6（1）〕。

（3）切开皮肤、皮下组织，于切口后侧切开背阔肌及下后锯肌，于前方切开腹外斜肌、腹内斜肌和第 12 肋骨的外面骨膜及肋骨尖端以远的软组织〔图 40-6（2）〕。

（4）使用骨膜剥离器将肋骨骨膜剥离，按照外面、肋骨尖端、沿肋骨尖内面向椎体方向剥离，避免损伤胸膜，后切除肋骨，用咬骨钳咬平肋骨残端〔图 40-6（3）～（5）〕。

（5）沿第 12 肋床前段切开骨膜及腰背筋膜，伸入手指，紧贴骨膜下面推开胸膜折返部，避免损伤胸膜。继续沿肋骨下血管、神经上缘向后切开骨膜，向下前方伸入示、中指，使得腰背筋膜同肾周筋膜分离，将腹膜和肾周筋膜一起向前推开〔图 40-6（6）〕。切开腹横肌及肾周围筋膜，进入脂肪囊后分离肾周围脂肪，显露患肾。如胸膜在操作中损伤，应立即缝合修补。

（二）腹部切口

1. 上腹部横切口　该手术入路显露肾蒂较满意，患者体位舒适，适用于肾癌根治术、肾血管及肾上腺手术，若需要进行双侧肾脏手术，可适当延长切口。但若肾脏位置较高或者有粘连时，显露效果欠佳，此外，术后肠道再通时间较长，有出现肠梗阻等并发症的可能。

（1）仰卧位。

（2）以 11 肋骨尖为起点，向内达脐上两横指〔图 40-7（1）〕，该切口可根据需要向上、向后或向侧延长，切开皮肤及皮下组织。

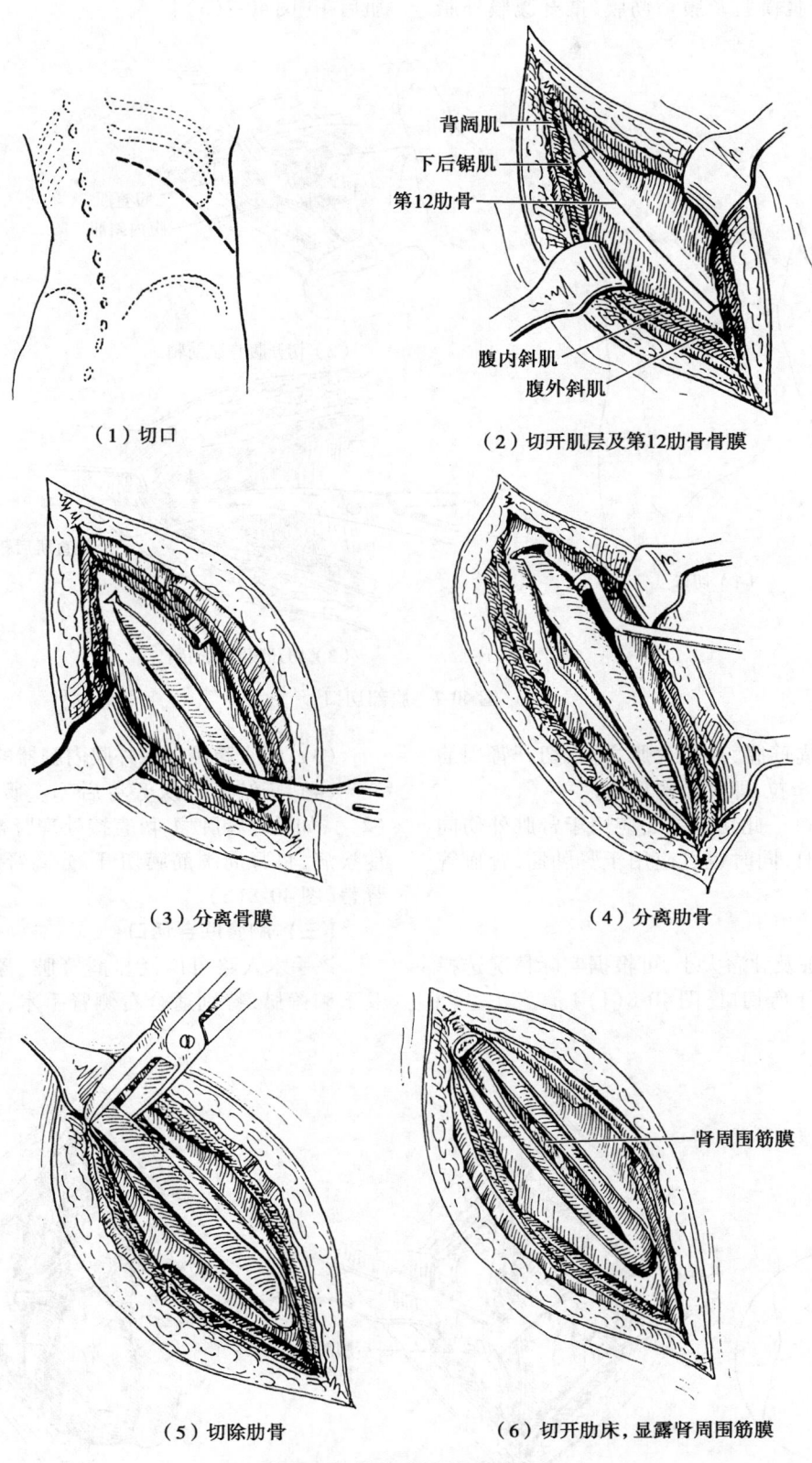

（1）切口

（2）切开肌层及第12肋骨骨膜

背阔肌
下后锯肌
第12肋骨

腹内斜肌
腹外斜肌

（3）分离骨膜

（4）分离肋骨

（5）切除肋骨

（6）切开肋床，显露肾周围筋膜

肾周围筋膜

图 40-6　肾手术经 12 肋床切口

6

（3）切开腹外斜肌、腹内斜肌及腹直肌前鞘〔图40-7（2）〕，后切开腹横肌及腹横筋膜，推开腹膜外脂肪、腹膜及肾周筋膜，将腹直肌向内侧牵拉，切开腹直肌后鞘〔图40-7（3）〕。

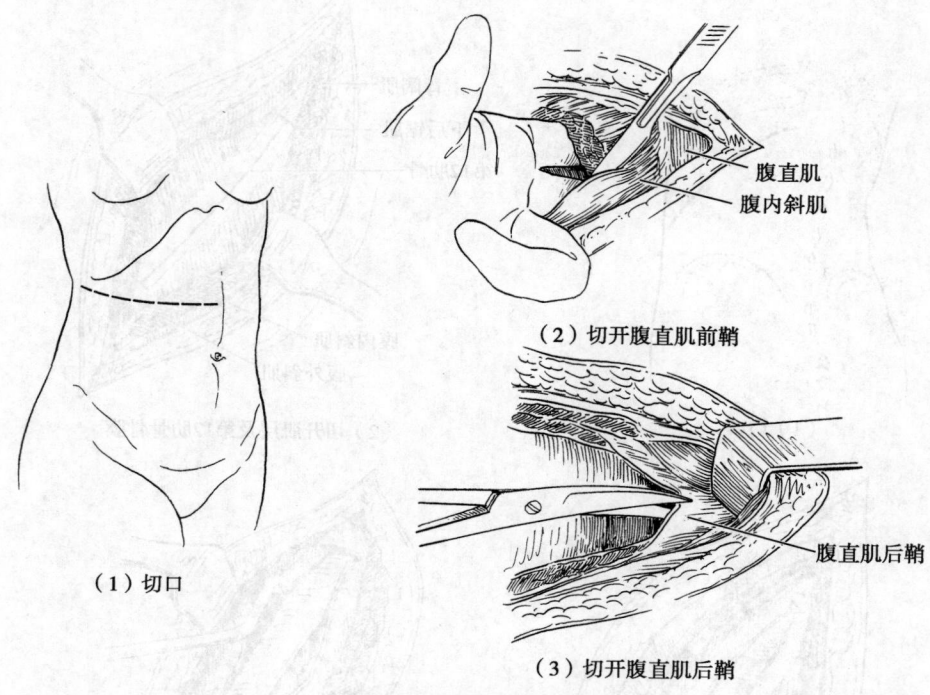

（1）切口

（2）切开腹直肌前鞘

腹直肌
腹内斜肌

（3）切开腹直肌后鞘

腹直肌后鞘

图40-7　腹部切口

（4）游离肾周筋膜，达腰大肌之前，切开肾周筋膜，将腹膜向内侧牵拉，即可显露肾脏。

2. 腹部纵切口　此切口主要应用于肾脏外伤同时探查其他脏器时，同时也可应用于肾肿瘤、肾血管及双侧肾上腺手术。

（1）仰卧位。

（2）根据肾脏及肿瘤大小，可根据实际情况选择腹直肌旁、肋骨弓下等切口〔图40-8（1）〕。

（3）探查腹腔以除外腹内脏器的病变。

（4）于结肠外缘旁将后侧壁腹膜切开〔图40-8（2）〕，如处理肾肿瘤，可直接处理肾蒂；如处理肾脏其他疾病，将肾周围筋膜切开，分离肾周围脂肪后处理肾蒂〔图40-8（3）〕。

（三）胸腹联合切口

该手术入路可广泛显露肾脏、肾血管、腹主动脉及下腔静脉，特别适合右侧肾手术，适用于巨大肾肿

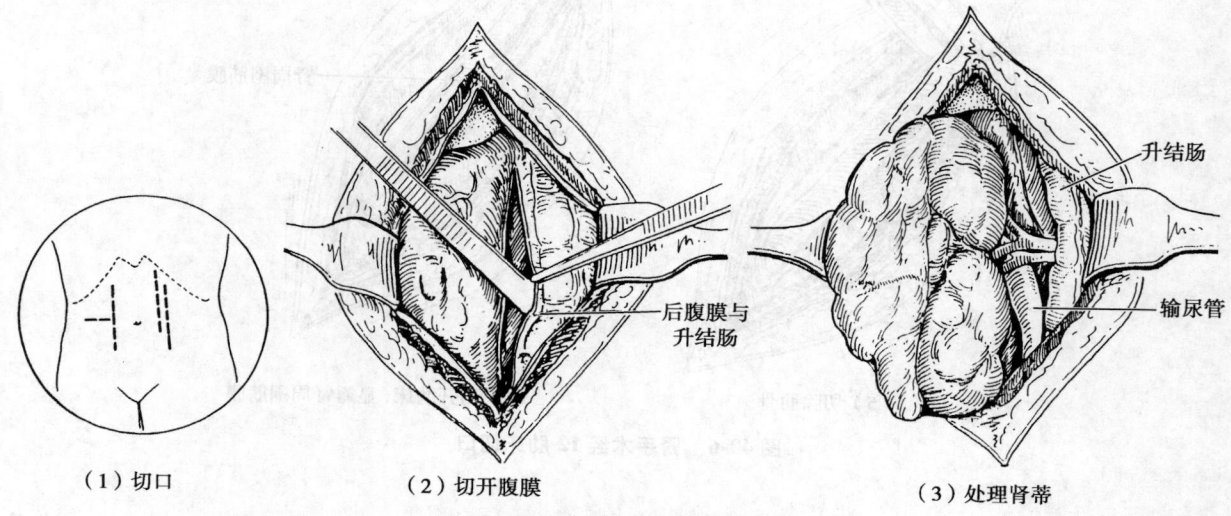

（1）切口

（2）切开腹膜

后腹膜与升结肠

（3）处理肾蒂

升结肠

输尿管

图40-8　肾手术经腹腔切口显露途径

瘤(尤其是肾上极巨大肿瘤及腔静脉癌栓)及巨大肾上腺肿瘤。

1. 侧卧位,患肾在上。

2. 以第10胸椎棘突旁1cm处为起点,沿第11肋骨向前延伸至同侧腹直肌外缘〔图40-9(1)〕。

3. 切开肌层,显露第11肋骨,将其在骨膜下全长切除,并在切口的前角切断腹壁肌肉。

4. 在第11肋骨床处切开一小口,用示指堵住并间断松开,使患者逐渐适应气胸,避免伤及胸膜下肺脏〔图40-9(2)〕。

5. 使用胸腔拉钩暴露术野,用温盐水纱布保护肺脏,按皮肤切口方向切开膈肌及下面的腹膜〔图40-9(3)〕。

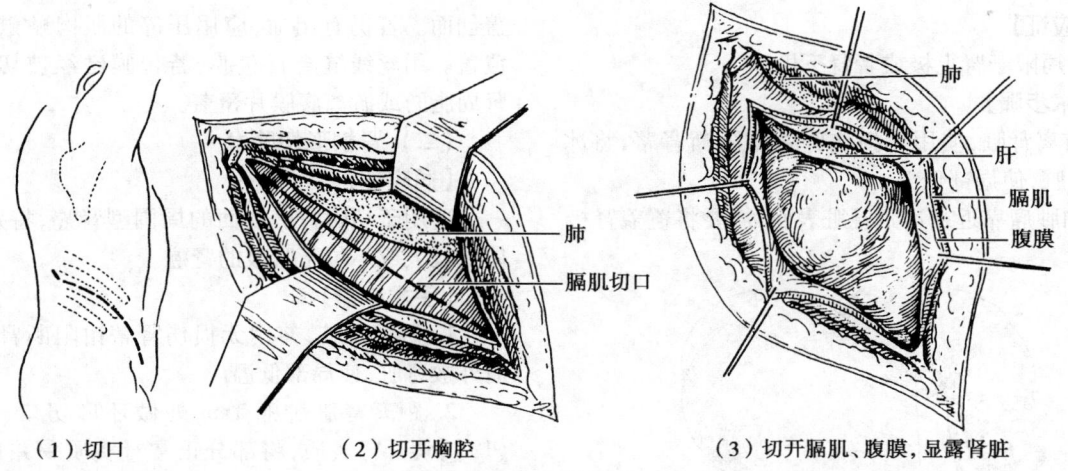

（1）切口　　（2）切开胸腔　　（3）切开膈肌、腹膜,显露肾脏

图40-9　肾手术经胸腹联合切口

6. 如肿瘤位于右肾,用拉钩将肝脏向外上拉开,把十二指肠推向内侧,便可显露肾脏。如肿瘤位于左肾,便把脾、胃推向内侧。

（四）背侧腰切口

适用于较小的肾脏切除及肾开放活检,具有手术时间短,切口愈合好,术后疼痛少等优点,但不足之处在于不能完全显露肾及肾血管,如术中血管破裂将难以控制及处理。

1. 俯卧位。

2. 于背部距脊柱中线5cm处,相当于第1~4腰椎水平做一纵向切口。

3. 自第12肋下缘和骶棘肌交叉处,向下至髂骨嵴,于腰背筋膜后层纵行切开,显露骶棘肌,将其拉向内侧,纵行切开其下的腰背筋膜前层,把下面的腰方肌向内侧牵拉,显露腰大肌及肾筋膜。

4. 切开肾筋膜,推开肾周脂肪组织便显露肾下极及肾盂。

第二节　肾肿瘤手术

一、肾部分切除术

【适应证】

1. 肾脏良性肿瘤。

2. 保留肾单位手术绝对适应证　孤立肾恶性肿瘤,双侧肾脏恶性肿瘤。

3. 保留肾单位手术相对适应证　肾肿瘤伴有对侧肾脏已发生病变或存在损害肾脏功能的潜在危险,前者包括轻至中度的肾功能不全,肾结石,反复感染,膀胱输尿管反流,慢性肾盂肾炎,先天性或后天性上尿路梗阻等;后者危险因素包括糖尿病、高血压、高龄等。

4. 保留肾单位手术选择适应证　单侧肾脏恶性肿瘤(T_{1a}期,肿瘤直径≤4cm)。

而具体手术方法需根据肿瘤的大小、性质、位置而定,包括肾极切除术、肾楔形切除术及肾肿瘤剜除术及体外肾部分切除及自体肾移植术。

【术前准备】

检查身体重要脏器器官,尤其注意肾功能检查的测定(包括尿常规、尿素氮及肌酐等),明确健侧肾代偿情况。

术前行CT、IVU等影像学检查,明确肿瘤的大小、部位、血管供应及有无完整假包膜等情况。

备血400~800ml,并准备冰屑、利尿剂及肌苷术中使用。

【麻醉】

1. 通常选择硬膜外阻滞麻醉。

2. 小儿手术可在基础麻醉(硫喷妥钠或氯胺酮肌注)后,行高位骶管阻滞或硬膜外阻滞麻醉,也可以在气管内插管全身麻醉下进行。

3. 经胸腹联合切口途径者,需在气管内插管全麻下进行,近年来也用硬膜外阻滞麻醉下复合全身麻醉。

4. 巨大肿瘤或下腔静脉瘤栓形成,估计麻醉平面高选用气管内麻醉。

【体位】

侧卧位或平卧位,依手术入路而定。

（一）肾极切除术

【适应证】

肿瘤局限于肾上极或者肾下极。

【手术步骤】

1. 游离肾脏,使用无损伤肾蒂钳阻断肾蒂,将冰屑外敷肾脏,使局部低温。

2. 如肿瘤靠近或达到肾脏表面,需要将覆盖肾极

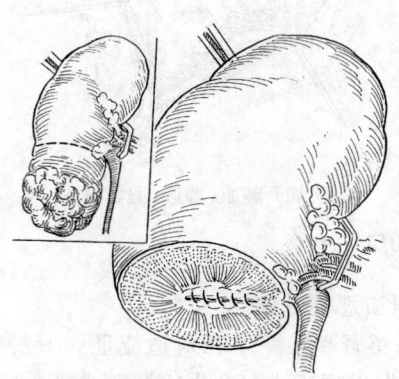

图 40-10　横断肾脏

（三）肾肿瘤剜除术

【适应证】

肾脏表浅小肿瘤,单发或多发。

【手术步骤】

1. 游离肾脏,分离至肾蒂,根据术中情况决定是否阻断肾蒂血流。

的肾周脂肪一起切除。距肿瘤 1cm 处横断肾脏,肿瘤远离肾包膜者,应于手触及肿瘤的部位沿肾凸缘切开包膜,钝性剥离并翻开,然后横断肾脏〔图 40-10〕。

3. 创面血管断端应用 4-0 肠线 U 形缝扎,肾盏漏斗部的断端用 4-0 肠线做连续缝合。

4. 开放肾蒂钳,结扎各出血点;应用止血纱布覆盖创面。若仍有出血,应用压碎的肌肉贴敷,用包膜覆盖。用丝线缝合肾包膜,若包膜已经被切除,应用肾周脂肪或游离腹膜片覆盖。

（二）肾楔形切除术

【适应证】

适用于切除肾脏表面的周围型肾癌,特别适用于体积较大或不位于肾极的肾癌。

【手术步骤】

1. 游离肾脏,使用无损伤肾蒂钳阻断肾蒂,将冰屑外敷肾脏,使局部低温。

2. 距离肾脏肿瘤 1cm 处做环形切口〔图 40-11（1）〕,切开肾实质,将部分正常肾实质一并切除。如进入肾窦,将切除组织与肾窦组织细心分离;如切除组织与肾盏相连,分离该肾盏,在漏斗部将其离断。

3. 创面血管断端应用 4-0 肠线 U 形缝扎,肾盂及肾盏应用 4-0 肠线做连续缝合。开放肾蒂钳,彻底止血〔图 40-11（2）〕。应用带蒂大网膜覆盖肾脏创面,并用线将其固定于肾包膜创缘〔图 40-11（3）〕。

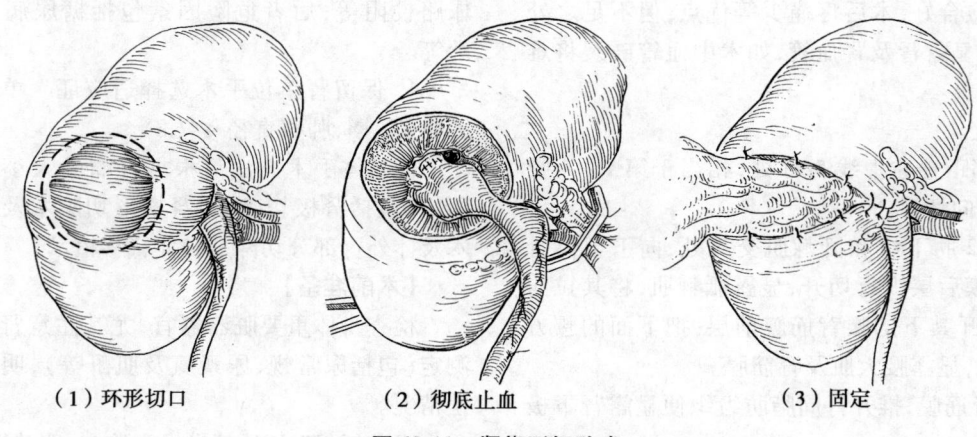

（1）环形切口　　　　　（2）彻底止血　　　　　（3）固定

图 40-11　肾楔形切除术

2. 如术中未阻断肾蒂,用手指挤压肾实质阻断血供,应用小圆刀距肿瘤凸起部位 0.5cm 处切开肾包膜〔图 40-12（1）〕,应用刀柄钝性分离覆盖肿瘤的肾皮质,达包膜外假包膜,沿包膜外剜出肿瘤〔图 40-12（2）〕。

3. 创面血管断端应用 4-0 肠线缝扎〔图 40-12（3）〕,应用吸收性明胶海绵及止血纱布覆盖创面。如仍有出血,用压碎的肌肉覆盖创面。

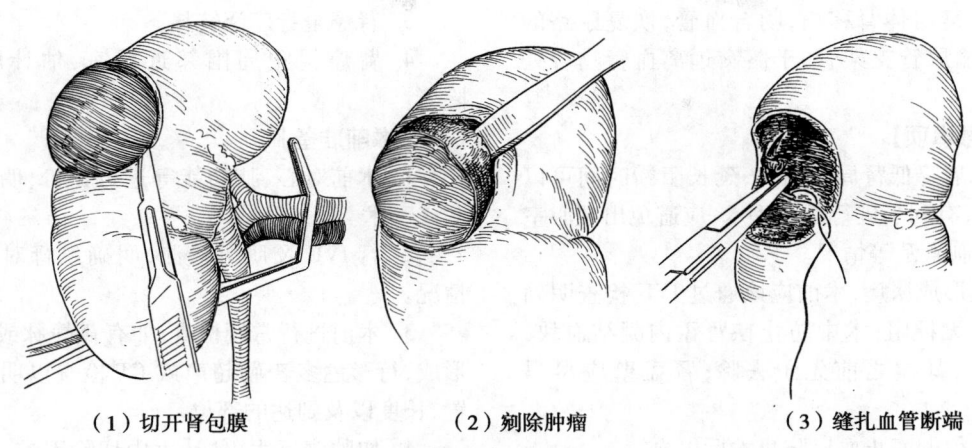

（1）切开肾包膜　　　　　（2）剜除肿瘤　　　　　（3）缝扎血管断端

图 40-12　肾肿瘤剜除术

4. 将肾脏复位,将带蒂肾周脂肪填入创面,用缝线将其固定于肾包膜,置多孔胶管引流,缝合切口各层组织。

（四）体外肾部分切除及自体肾移植术

【适应证】

适用于大体积肿瘤累及肾门。

【手术步骤】

1. 选择腹正中切口,逐层进入,游离肾脏,暴露肾蒂,切断肾动静脉〔图 40-13（1）〕。用 500ml 冷电解质液灌洗肾脏,并浸没在冰屑盐溶液中保持低温。术中尽量不切断输尿管。

2. 于腹腔外进行体外手术操作。如输尿管未切断,则进行暂时性阻断以避免血液逆流;如输尿管切断,则将肾单独放于另一工作区进行操作。同时,医生可同时进行自体肾的髂窝移植。

3. 体外手术需保证充分肾灌注并保持肾表面低温〔图 40-13（2）〕。切除肾脏肿瘤后持续进行灌注,直至将血管断端和可能出血点结扎〔图 40-13（3）〕,缝合肾脏肿瘤术后的肾断面,确保肾脏无渗漏〔图 40-13（4）〕。

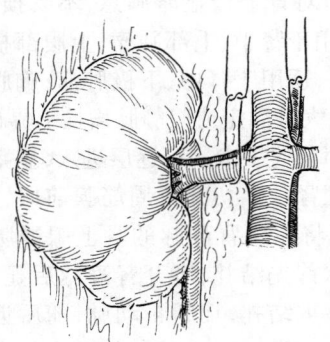

（1）将肾移至Gemta筋膜

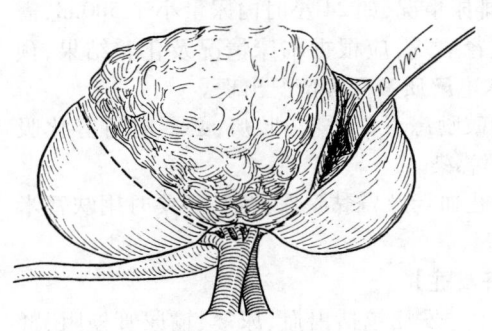

（2）切除肿瘤并保留正常肾实质的血管

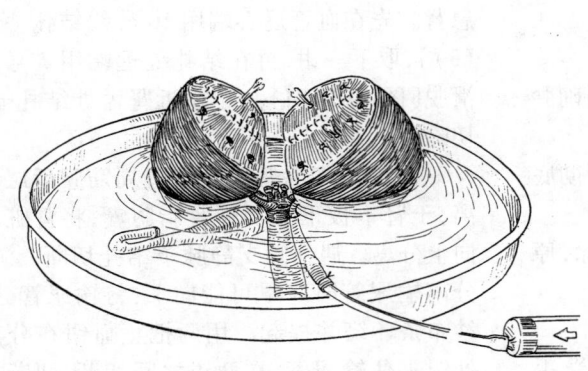

（3）反复灌注肾以寻找横断的血管

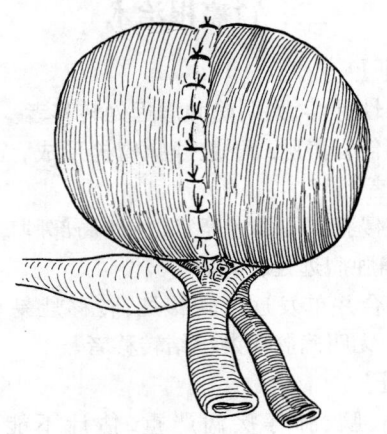

（4）关闭肾断端

图 40-13　体外肾部分切除及自体肾移植术

809

4. 进行髂窝自体肾移植,吻合血管,恢复尿路的连续性,放置输尿管支架管,于髂窝远离血管吻合处放置引流管。

【术中注意事项】

1. 应用冰屑降低肾局部温度,延长阻断时间可以至 2 小时以内,有利于进行复杂手术,应避免出现心室纤颤和凝血机制紊乱等情况。

2. 为避免形成尿瘘,术前应该通过 IVU 检查明确肾盂连接部有无梗阻;术中防止在肾盂内凝结血块,并在缝合肾盂、肾盏之前先予去除;肾盂壁应尽早缝合。

3. 断面必须彻底止血以防止术后出血。

4. 分离肾脏时必须辨认清楚,避免损伤肾脏血管及输尿管。

5. 手术应尽量多保留肾组织,因为肾实质至少达到存肾的 3/5 才能维持肾功能。

【术后处理】

1. 绝对卧床 1 周,避免手术创面出血。引流管于术后 2~3 天后无液体引出时拔出。

2. 术后如进食量少,需由静脉补液;如腹胀,可采用胃肠减压、肛管排气等。

3. 应用抗生素防治感染。

4 注意排尿情况,如 24 小时内尿量小于 500ml,需警惕脱水或肾衰竭,应根据临床情况及化验结果,预防酸中毒、水电解质紊乱等情况出现。

5. 术后鼓励患者深呼吸,咳痰,必要时行雾化吸入,以防肺部感染。

6. 使用止血药及胃黏膜保护剂,必要时用呋塞米维持足够尿量。

【术后并发症】

常见手术并发症包括出血、尿瘘、输尿管梗阻、肾功能不全及感染。

二、肾癌根治术

【适应证】

1. 局限性肿瘤,无明确肿瘤远处转移者。

2. 肾癌伴肾静脉或下腔静脉瘤栓形成,无明确肿瘤远处转移者。

3. 肾癌侵犯周围邻近器官,估计局部肿瘤可彻底切除,无明确肿瘤远处转移者。

4. 肾癌合并单发远处转移灶,转移灶易切除,原发灶可切除,无明确肿瘤淋巴结转移者。

【禁忌证】

1. 因心、脑、肺等疾病严重,估计不能耐受手术者。

2. 患有严重出血性疾病。

3. 肾癌全身广泛转移。

4. 肾癌侵犯周围邻近器官,估计肿瘤无法切除者。

【术前准备】

1. 术前对心、肺功能等进行评价,明确患者能否耐受手术。

2. 行 IVU 及肌酐检测,明确患肾对侧肾脏功能情况。

3. 术前进行常规检查,如有肾静脉或腔静脉瘤栓形成,行彩色多普勒超声或 CT 检查以明确瘤栓的位置、长度以及到达的部位。

4. 如肿瘤巨大,估计术中切除困难,可于术前 24 小时行肾动脉栓塞,减少术中出血。

5. 备血 400~800ml。

6. 选择经腹入路需留置胃管。

【麻醉】

同肾部分切除术。

【体位】

侧卧位或平卧位,依手术入路而定。

【手术步骤】

1. 切口选择 手术入路的选择需根据肿瘤的大小、位置、有无腔静脉瘤栓形成以及瘤栓上界的位置。11 肋间切口对肾上极显露满意,不易损伤胸膜,术后恢复快,适用于肾中、上部肿瘤;上腹部横切口显露肾蒂血管满意,适用于肾中、下极肿瘤;胸腹联合切口适用于肿瘤巨大且固定或腔静脉瘤栓上界位置较高者。

2. 依照前述手术入路逐层进入,显露肾周筋膜。

3. 处理肾蒂 切开肾周筋膜前层,显露肾静脉,左侧手术可将注入肾静脉的肾上腺静脉及精索静脉或卵巢静脉首先结扎,牵开肾静脉后显露肾动脉,用丝线近端双重结扎,切断肾动脉,随后近端双重结扎切断肾静脉〔图 40-14(1)〕。如肿瘤较大或显露肾血管不满意,可以用三把止血钳将肾动静脉一同夹住〔图 40-14(2)〕,在远心端两钳之间切断肾血管,取出患肾。先在血管近心端用 10 号线结扎一道〔图 40-14(3)〕,取下一钳,再在结扎处远端用 7 号线缝扎以防滑脱〔图 40-14(4)〕,于靠近肾盂处结扎输尿管,暂不切除。

4. 游离切除肾脏 在肾周筋膜后层与腰肌间游离,于肾下极下方切断肾脂肪囊,将肾脏向下牵引后向上分离。遇到侧支静脉予结扎切断。游离肾下极、分离输尿管时应尽可能向下:将输尿管分离腰段,用纱布条环绕并提起。用两把止血钳在分离段的最低处钳夹住输尿管,在两钳之间切断,两断端向后用小棉球蘸苯酚、75% 酒精及生理盐水处理。然后将输尿管远端结扎及缝扎。

6

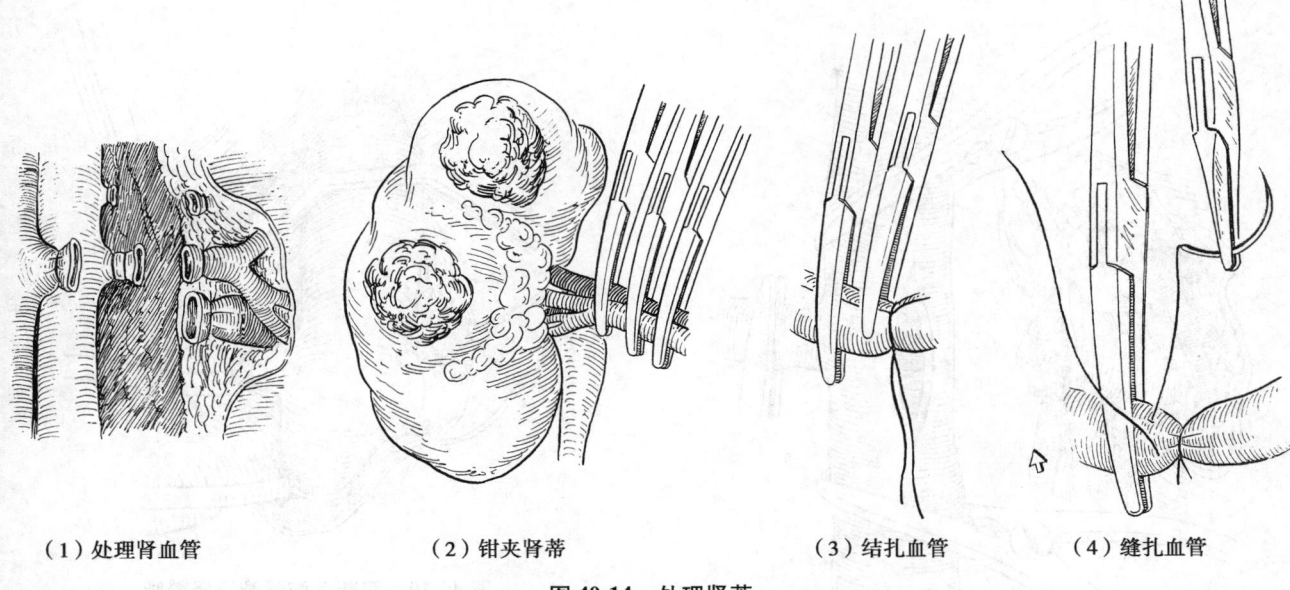

（1）处理肾血管　　　　（2）钳夹肾蒂　　　　　　（3）结扎血管　　　（4）缝扎血管

图 40-14　处理肾蒂

5. 完整切除肾脏、肿瘤及肾周组织,如肿瘤位于肾上极或者考虑肾上腺有转移时应将同侧肾上腺一并切除。

6. 肾切除后将热盐水纱垫填塞肾窝片刻,再仔细止血,清除参与病变组织。

7. 清除淋巴结　经典的肾癌根治术应当包括区域性淋巴结的清除,但就其治疗价值还存在争议。左侧清除腹主动脉旁淋巴脂肪组织,右侧清除腔静脉周围淋巴脂肪组织。左侧范围自横膈下方至腹主动脉分叉处,右侧自横膈下方至腔静脉分叉处〔图 40-15〕。

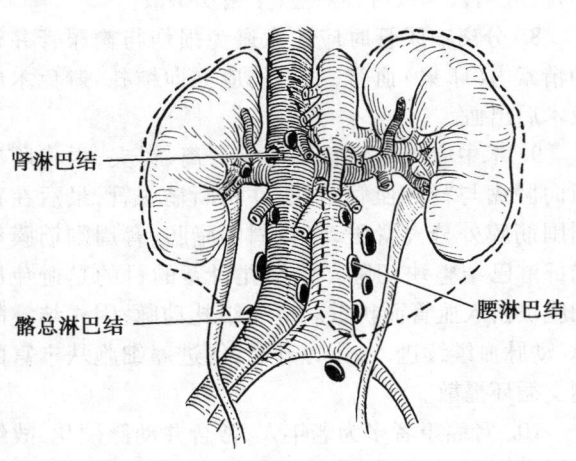

肾淋巴结

髂总淋巴结　　　　　　　腰淋巴结

图 40-15　肾周淋巴结

8. 腔静脉及肾静脉瘤栓处理　术前检查疑有腔静脉及肾静脉瘤栓,应明确瘤栓的大小、位置及瘤栓上界位置。如瘤栓仅到达肾静脉远端,则只要在肾静脉瘤栓近端结扎肾静脉〔图 40-16〕,位于开口处的瘤栓,用心耳钳阻断部分腔静脉壁,切除肾静脉及部分

肾静脉开口处的腔静脉,应用 5-0 线缝合腔静脉壁〔图 40-17、18〕。如为腔静脉内瘤栓,应阻断瘤栓上下端的腔静脉及对侧肾静脉,环形切开取出瘤栓,缝合腔静脉切口〔图 40-19〕。

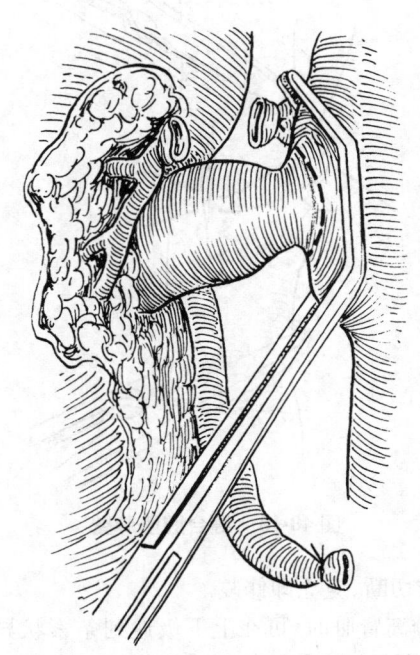

图 40-16　结扎肾静脉

【术中注意事项】

1. 在切开及分离腹横筋膜和肾周筋膜时,避免损伤髂腹股沟神经、髂腹下神经及腹膜,如腹膜撕裂应立即缝合;避免将上述神经缝扎在内,如术中神经切断应立即修复。

2. 避免损伤胸膜,如胸膜损伤,应立即缝合,如术

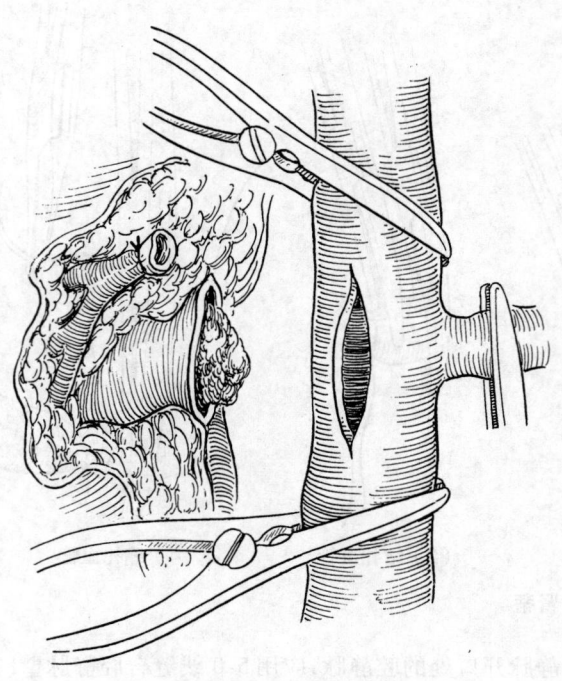

图 40-17　切开下腔静脉

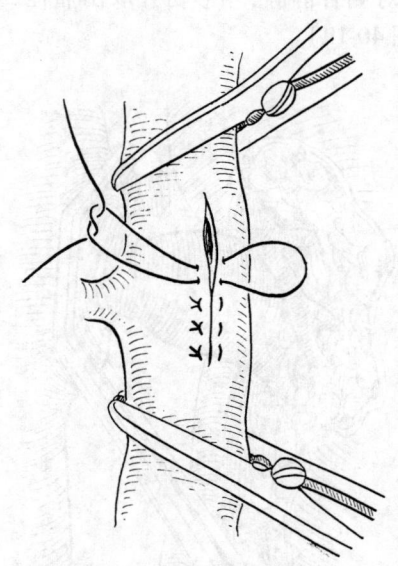

图 40-18　缝合腔静脉壁

中神经被切断,应立即修复。

3. 分离肾脏时,可在上下极遇到条索状异位肾血管,避免误认为纤维条索,应予钳夹、切断及止血。

4. 分离肾门是该手术的关键步骤,其分离的难易受组织粘连情况等因素影响。如粘连紧密,包膜外分离困难时应行包膜下肾切除术,但应避免损伤肾实质避免出血。

5. 钳夹肾蒂应当在直视下或手触知下进行。应在明确钳夹位置后先行试夹,复位满意后再夹紧。切断肾蒂前,必须检查吸引器以避免血液积聚。结扎肾

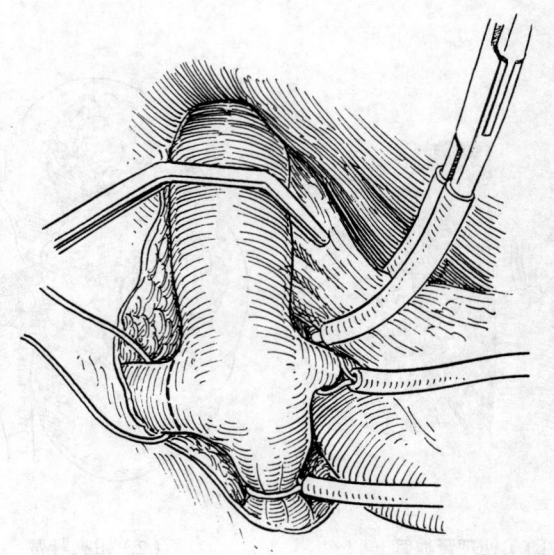

图 40-19　阻断下腔静脉及肾静脉

蒂时,一助应当缓慢松开近心端钳,术者同时逐步收紧第一道结扎线。

6. 如术中发生肾蒂钳滑脱大量出血时,切不可盲目乱夹,避免伤及重要组织,应立即用较大的干纱布垫向椎体紧压出血处止血,将伤口内血液吸尽,待患者经加压输血情况好转,备血充足后,再轻轻移去纱布垫,显露并查清出血部位,直视下用止血钳迅速夹住。

7. 显露肾脏后,应注意肾与输尿管的大体病理,如发现输尿管外形正常或肾脏病理同术前检查所见不符,应当认真核对,避免发生错切事故。

8. 分离输尿管时应注意避免损伤与输尿管并行的精索内(卵巢)血管,如损伤应立即结扎,避免术中及术后出血。

9. 术中应当先将肾蒂血管分离、钳夹,再将所有通向肿瘤与肾的血管结扎,并切断输尿管,最后在肾周围筋膜外分离肾脏,将肾周围脂肪、肾周围筋膜和局部淋巴结整块切除。先结扎肾蒂的目的是避免癌细胞被挤入血管而扩散。应先结扎动脉,因先结扎静脉,动脉血继续进入,压力升高,促进癌细胞从丰富的侧支循环播散。

10. 肾癌患者多为老年人,常合并动脉硬化,故结扎肾蒂时要扎紧,但不是越紧越好,因结扎过紧会造成手术缝线切割动脉,导致出血。

11. 目前对术中是否切除肾上腺仍存在争议,但如出现有远处转移的肾癌、肿瘤位于上极、术前检查或术中疑有肾上腺转移时应切除肾上腺。

12. 如患者合并肾静脉、下腔静脉瘤栓形成,按照一般方法处理肾蒂,会使瘤栓脱落而进入血液循环。

6

13. 多数情况下瘤栓与下腔静脉仅有少许粘连，易于分离切除。极少数情况下癌细胞直接侵犯下腔静脉壁。如需切除下腔静脉，应考虑对侧肾静脉侧支循环建立情况，避免结扎对侧肾静脉远端后造成的永久性肾功能损害。

14. 术前检查未能明确诊断是肾癌还是肾盂癌时，应将切除标本在手术室内剖开以明确诊断，如为肾盂癌应行肾盂癌根治术。

【术后处理】

1. 肾癌根治术后需平躺2~3天，无并发症后可下床适当活动，引流管于术后2~3天后无液体引出时拔出。

2. 术后禁食，保留胃管至肛门排气。经腹腔途径手术胃肠功能恢复较慢，如出现腹胀较重，可行胃肠减压。

3. 心肺分流、深低温心脏停搏取瘤术后患者应用呼吸机维持至自主呼吸恢复，密切监测病情变化。

4. 余同肾部分切除术。

【术后并发症】

常见手术并发症包括出血、下腔静脉损伤、周围脏器损伤、胸膜损伤、肺瘤栓栓塞、肾衰竭及感染。

三、肾盂癌根治术

【适应证】

1. 肾盂癌。

2. 多发性肾盂乳头状瘤，有或无同侧输尿管及膀胱肿瘤者。

3. 上尿路多源性肿瘤。

【术前准备】

1. 术前进行常规检查和准备。

2. IVU及尿脱落细胞学检查。

3. 膀胱镜检观察膀胱内有无肿瘤。

4. 行CT或MRI检查了解肿瘤位置及周围浸润等情况。

5. 备血400~800ml。

【麻醉】

全身麻醉或硬膜外麻醉。

【体位】

单切口法选择侧卧位，而双切口法首先选择侧卧，待处理完肾脏后改平卧位，依手术方式选择体位。

【手术步骤】

1. 切口选择　目前手术切口选择分为单切口法及双切口法，单切口法可选择11肋间或12肋切口，而双切口法选择11肋间切口或腰部斜切口+下腹正中切口或下腹弧形小切口。

2. 首先进行肾输尿管上部手术，依照手术入路逐层进入，显露肾脏。于腹膜后游离出输尿管并结扎，

以防止肿瘤细胞脱落、种植。游离肾脏，暴露肾蒂，如前述结扎肾蒂血管〔图40-20〕，切断肾蒂，近心端贯穿缝扎，将患肾整体游离下来。然后沿输尿管走行方向尽量向下分离。与输尿管下部手术不同，将患肾推入髂窝或者在输尿管下端结扎后切断输尿管，将患肾取出，逐层缝合切口，留置多孔引流管。

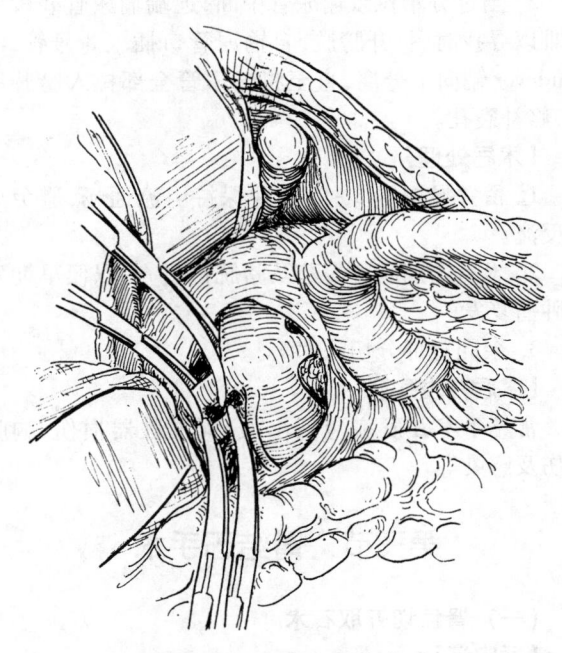

图40-20　结扎、切断肾静脉

3. 接下来进行输尿管下部手术。包括膀胱外分离法，经裂孔输尿管切除法，改良电切拉出法等。

(1) 膀胱外分离法：将输尿管继续向下分离，结扎切断输尿管末端供应血管，用小圆刀锐性及钝性切开膀胱肌层，游离壁段输尿管，在距离输尿管口2cm处环形切除部分膀胱黏膜，将输尿管拉出，3-0肠线修补膀胱裂孔，留置导尿管。

(2) 经裂孔输尿管切除法：低位结扎输尿管后切断输尿管，取出肾脂肪囊及其内容物、部分输尿管。应用血管钳牵拉输尿管残端，沿输尿管外膜游离，缝合切口。变换体位，在下腹正中做切口，切开膀胱，缝合输尿管管口，沿管口周边2cm处环形切除膀胱黏膜，于Waldeyer鞘内游离输尿管，将残留输尿管拉入膀胱后取出，修补膀胱，留置导尿管。

(3) 改良电切拉出法：麻醉下行膀胱镜检，在输尿管导管引导下应用电切镜切除输尿管壁内段的前壁，一边退出输尿管导管一边切除后壁和周围膀胱黏膜。更换体位后处理肾及输尿管，将肾及全程输尿管拉出。

【术中注意事项】

1. 当肾盂肿瘤侵及周围组织或邻近器官，使得肾

蒂血管失去正常解剖位置,可采用经腹腔切口,于肠系膜上动脉后下方找到左肾静脉。当处理右肾肿瘤时,在腔静脉与腹主动脉之间小心牵开左肾静脉,即显露右肾动脉;当处理左肾肿瘤时,结扎左肾静脉、生殖静脉和腰静脉后,牵开左肾静脉,于主动脉左侧见左肾动脉。

2. 当过分牵拉致输尿管中断,远端输尿管残段回缩难以寻找时,打开膀胱,自输尿管口插入 8 号管,沿 Waldeyer 鞘向上分离,直至将输尿管全部拉入膀胱取出,修补裂孔。

【术后处理】

1. 留置导尿管 3~5 天并保持引流通畅,避免尿液反流。

2. 术后定期膀胱灌药及膀胱镜复查,以便早期发现肿瘤复发。

3. 余同肾部分切除术。

【术后并发症】

常见手术并发症包括出血、周围脏器损伤、胸膜损伤及感染等。

第三节　肾结石手术

(一) 肾盂切开取石术

【适应证】

肾外型肾盂结石或者易经肾盂钳取的肾盂肾盏结石。

【术前准备】

1. 术前进行常规检查和准备。

2. 术前拍摄 KUB 以核实结石位置。

3. 如术前检查示尿路感染,应使用抗生素治疗感染。

【麻醉】

同肾部分切除术。

【体位】

侧卧位。

【手术步骤】

1. 选择腰部斜切口。

2. 在肾下极切开肾周筋膜,剥离肾周脂肪组织显露肾盂,用手指触及结石部位后,于预计切开处两侧分别缝牵引线,V 形或纵行切开肾盂。

3. 吸净肾盂内尿液,用取石钳取出结石〔图 40-21〕,如结石位于肾盏内,用小指经肾盂切口插入肾盏内探到结石后,应用不同弯度的取石钳取出结石,待证实结石取净后,用 8 号导尿管插入肾盂,注水证实通畅后,向上冲洗肾盂。

4. 经肾盂切口向膀胱内插入输尿管支架管,用 4-

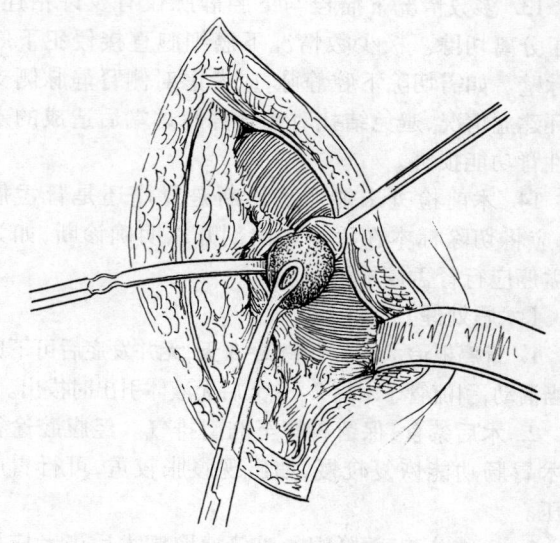

图 40-21　取出结石

0 可吸收线间断全层缝合肾盂切口,再用细线间断缝合肾盂外膜,并用周围脂肪组织覆盖。

5. 冲洗创面,肾脏复位,置多孔引流,逐层关闭切口。

【术后处理】

1. 应用抗生素防治感染。

2. 引流管于术后 2~3 天后无液体引出时拔出。

3. 放置输尿管支架管,勿使折曲,原则上不做冲洗,如有血块堵塞,应用盐水冲洗,留置导尿管并保持引流通畅,避免尿液反流,术后一个月左右在膀胱镜下拔出输尿管支架管。

(二) 肾窦内肾盂切开取石术

【适应证】

1. 肾结石经中西医治疗无效者。

2. 结石大于 1cm 或为鹿角形结石、肾内型肾盂结石、肾盏结石,肾功能未减退者。

【术前准备】

同肾盂切开取石。

【麻醉】

同肾部分切除术。

【体位】

侧卧位。

【手术步骤】

1. 选择腰部斜切口,逐层进入,显露肾周筋膜。

2. 为避免损伤在肾盂前上方横过的肾血管,多从背侧显露肾盂〔图 40-22（1）〕。打开 Gerota 筋膜后游离肾背侧及下极,将肾脏翻向前侧,暴露上段输尿管,肾盂的上部名为肾窦,有脂肪组织将其与肾实质间隔。这层脂肪组织与肾实质紧密粘连,中间有进入肾实质的肾血管及毛细血管。脂肪组织层与肾盂壁间有层结缔组织相隔。在肾盂外膜下分离,避免损伤脂肪组织中丰富的小血管及肾动脉后支。同时将肾盂与输尿管连接部分离,用以纱布绕过提起,防止小结石掉入输尿管。

3. 用钝圆小拉钩将肾窦部后缘拉开,用手指触及结石部位后,于预计切开处两侧分别缝牵引线,周围用纱布保护,V 形或纵行切开肾盂〔图 40-22(2)〕。

4. 吸净肾盂内尿液,先用小指伸入肾盂内,探查结石位置〔图 40-22(3)〕,用取石钳取出位于肾盂内结石〔图 40-22(4)〕,如结石位于肾盏内,用小指经肾盂切口插入肾盏内探到结石后,应用不同弯度的取石钳取出结石,待证实结石取净后,将导尿管插入肾盂,用盐水冲洗肾盂。

5. 经肾盂切口向膀胱内插入输尿管支架管,如无严重感染或不渗血,用 4-0 可吸收线间断全层缝合肾盂切口〔图 40-22(5)〕,再用细线间断缝合肾盂外膜,并用周围脂肪组织覆盖。如有严重感染或者渗血,可经肾盂切口放置引流管。

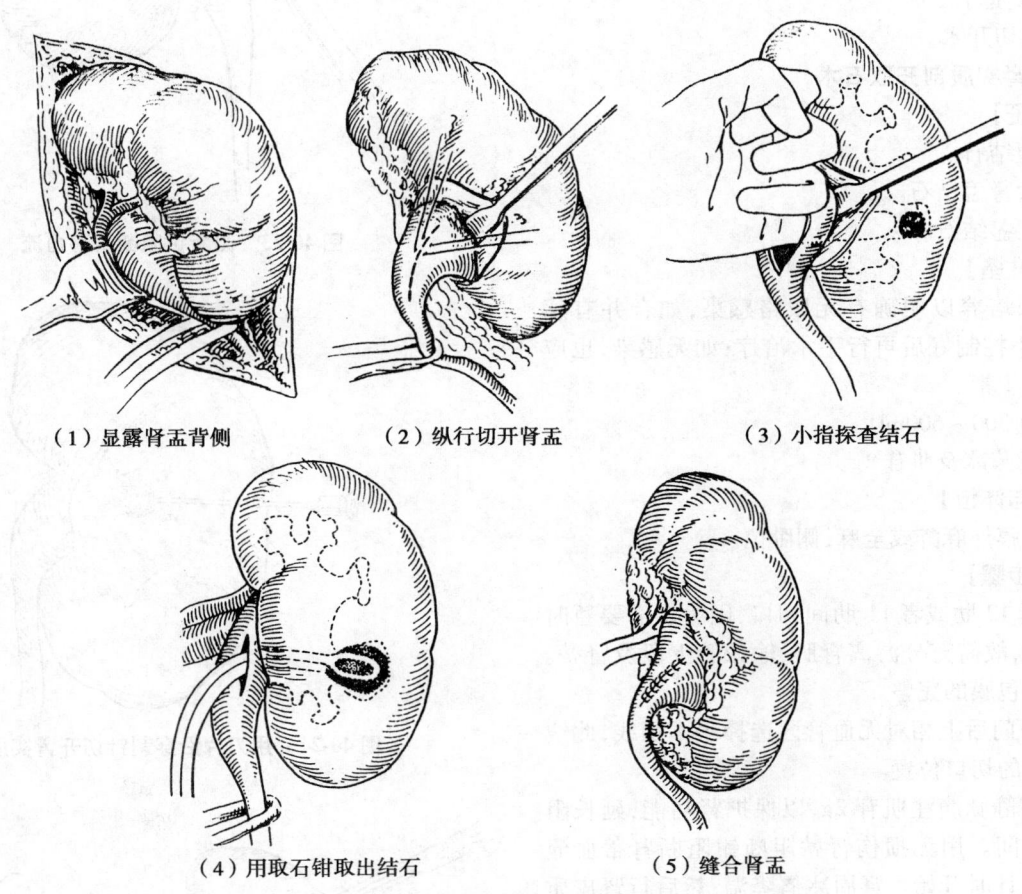

（1）显露肾盂背侧　　（2）纵行切开肾盂　　（3）小指探查结石

（4）用取石钳取出结石　　　　（5）缝合肾盂

图 40-22　右侧肾盂切开取石术

6. 冲洗创面,肾脏复位,置多孔引流管,逐层关闭切口。

【术中注意事项】

1. 根据 KUB 及 IVU 结果,肾脏位置的高低,结石的位置、形态、大小、数量及结石取出困难程度选择合适切口。肾脏位置较低,单纯肾盂结石可选择腰背直切口,但小、中鹿角形多发肾结石合并肾脏位置较高,应选择 11 肋间或经 12 肋切口。

2. 找到肾窦正确平面是该术式的关键,可以防止肾窦内血管损伤。

3. 根据结石的大小、形态、位置、单发或多发,适当选择肾盂切口。单一中、小结石易于取出,如鹿角形结石应用肾盂切开显露不满意,应将结石向外牵引,把结石嵌顿处的肾盏漏斗部拉出,然后将切口向肾盏延长。如肾盏内结石分支较大,可应用弹道碎石器将其击碎。对于多发肾盂肾盏结石,可采用凝块法肾盂切开取石术。如经肾盂切口取石不成功,应改行肾切开取石术。

4. 术中应将结石彻底取出,取出动作要轻巧,避免将结石夹碎,不要误夹黏膜,通过与术前 X 线片比对,以判断结石是否完全取出。如术中无摄片条件,可将钝头探针向肾盂、肾盏内轻巧探查,如触到结石,会出现擦石声和感觉;将手指伸入肾盏内,另一手在肾表面触诊,可触及结石;将细导尿管放入肾盂,用生

6

理盐水冲洗,可将肾盏内小结石冲出。

5. 术中应彻底止血,切开肾盂时,避免损伤肾动脉后支或近肾窦部的肾实质,如出血考虑为提拉肾蒂太紧而部分阻断肾静脉回流加重出血,应放松牵拉,将肾脏放回原处,热盐水纱布压迫便可止血。如损伤肾后静脉,可将其加扎。如为损伤肾盂或肾盏黏膜引起的出血,可用手指夹紧肾脏即可止血,或用冷盐水反复冲洗,如认为止血不可靠,可从肾盂切口放入导管,留作引流及冲洗用。

【术后处理】

同肾盂切开术。

(三) 肾实质剖开取石术

【适应证】

1. 铸型结石。

2. 巨大肾盂结石。

3. 肾大盏结石。

【术前准备】

1. 行尿培养以明确有无尿路感染,如合并有感染,须待感染控制好后再行手术治疗;如无感染,也应使用 3 天抗生素。

2. 备血 300 ~ 600ml。

3. 备无菌冰及肌苷 2g。

【麻醉与体位】

连续硬膜外麻醉或全麻,侧卧位。

【手术步骤】

1. 选择 12 肋或者 11 肋间切口,因为多需要暂时阻断肾血流,故需充分游离肾脏、输尿管上段及肾蒂。注意保护肾包膜的完整。

2. 在肾门后上相对无血管区选择手术切线,此线是肾切开术的切口位置。

3. 术前静脉滴注肌苷 2g,以保护肾功能,延长阻断肾血流时间。用无损伤肾蒂阻断钳阻断肾蒂血流〔图 40-23〕,计时开始。肾周冰屑降温,然后行肾皮质切开取石术。

4. 根据结石和肾盂肾盏解剖关系确定肾脏的切口位置和长度。沿标记好的手术线切开肾包膜,用刀柄分离肾脏实质,遇到横跨的静脉分支可切断缝扎,切开肾实质后可以清楚地显露肾盂及后组肾小盏的漏斗部。对于单纯肾实质切开取石术,可先用一针头在结石部位的肾实质表面穿刺,当针尖触及结石后,用刀片沿穿刺针切开肾实质,直至结石表面,轻轻将结石取出〔图 40-24〕;而对于肾盂及肾实质切开取石术,可先切开肾盂,伸入一手指在肾盂肾盏内探查结石,当触及结石后,用手指顶住,在相应位置切开肾实质〔图 40-25〕。

5. 如结石分支嵌顿于肾盏部分的肾实质应切开,

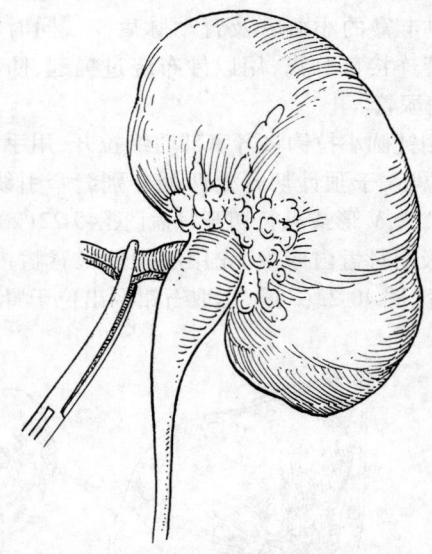

图 40-23　阻断钳阻断肾蒂血流

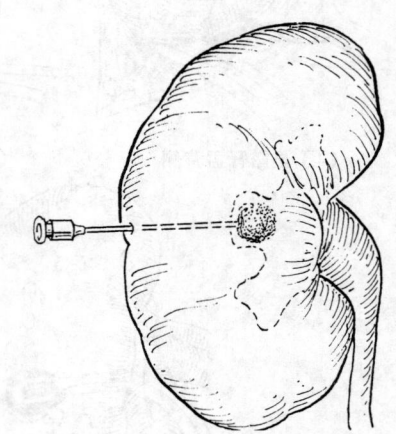

图 40-24　用刀片沿穿刺针切开肾实质

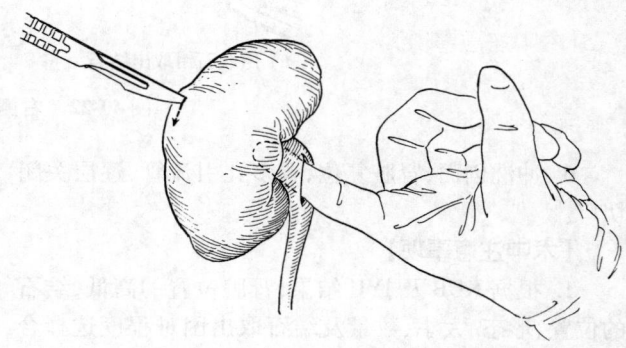

图 40-25　用手指顶住,在相应位置切开肾实质

但切口长度可较结石更短一些,因为被嵌顿的部分被取出后,其余部分也能够顺利取出。对于较大的铸型结石,可先取出较短的部分轻轻转动方向即可提出。如结石分支凸入肾盏,可小心拨开肾盂漏斗部,撬出结石分支。将取石钳伸入肾盏,取出小结石,冲洗肾盂。

6. 结石取出后,放入一导尿管于肾盂内反复冲洗,直至冲出其内的血块及结石。

7. 用3-0可吸收线缝合肾盂切口,并间断缝合使肾切口和肾盂隔开,避免术后肾实质血流入肾盂。检查肾创面,止血完善。用肝针贯穿肾皮质,中间垫止血纱布,1号可吸收线8字缝合肾皮质〔图40-26〕。开放肾蒂钳,计时结束。静脉推注呋塞米20mg,局部温盐水复温,以利肾功能恢复。若肾实质切开较小,可先开放肾蒂钳,两手抓捏拢切开止血。对于较小的渗血,可用湿纱布压迫止血。如肾内渗血较多,应作肾盂造口或肾造口术。

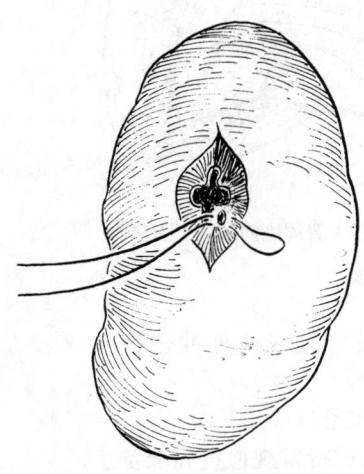

图 40-26　缝合肾皮质

8. 用尖刀在肾盂上切开一小孔,放入输尿管支架管,以提供良好的引流及减少尿外渗,留置肾旁引流,逐层关闭切口。

9. 如果结石较大,需要行无萎缩肾切开取石术,则切口选择在Bridi线。

【术中注意事项】

1. 肾脏在缺血的条件下耐受力较差,常温下阻断肾血流一般不超过15分钟,故多数情况下需行肾脏局部降温。在无菌冰冷却肾脏的情况下,120分钟内的缺血对肾脏功能并无影响,故在缝合肾实质及集合系统时应仔细认真,避免术后出血、感染及尿漏的发生。

2. 切口位置应根据结石大小、位置、形态等预先设计,切口可适当拉直,不要过度成角,也不要向不同方向去延长。对于较大的铸型结石,应先取较小的分支,然后转动结石,便可将其他分支取出。

3. 阻断肾段动脉时,应避免损伤血管,因广泛剥离会导致动脉损伤或持久痉挛。长时间阻断或过度挤压会造成内膜的损伤,造成肾段缺血无法恢复。剥离时只要是能将一个小弯钳通过血管后方,便可进行阻断,以显示肾段边界。

4. 肾实质用钝性分离,而肾包膜及肾盂用锐性分离,避免弓状动脉或叶间动脉损伤。

5. 如遇到肾盏漏斗部狭窄,应进行整形。

6. 避免肾乳头损伤,同时在缝合及止血过程中也应注意避免肾乳头损伤。

【手术意外的处理及预防】

1. 出血　如阻断肾蒂后肾切面仍出血,应调整肾蒂钳,防止肾静脉受压而动脉阻断不全。如有副肾动脉存在,也应该同时阻断。肾切开应在相对无血管区选择切口切开肾包膜,而肾实质则用刀柄正对肾门中点方向伸入,尽量使切口形成规则的平面。取石过程中应小心轻柔,避免损伤肾窦内的血管。

2. 粘连　如肾周粘连,可从无粘连或粘连较轻处分离。如遇到较疏松的粘连可用钝性分离,如遇到粘连紧密时,可用小圆刀在肾包膜外分离,充分显露分离平面后,应小心将纤维瘢痕组织切断,避免损伤周围器官及肾包膜。

3. 结石残留　对于铸型结石合并肾盏内多发小结石,可先从肾盂内注入凝血酶、牛纤维蛋白原及钙,待凝块形成后再切开肾脏取出铸型结石,然后取出凝块便可以避免小结石的残留。取出的结石应与术前X线片所示结石的数目、位置及形态相比较,避免遗漏结石,必要时可术中使用X线以确定是否有结石残留。

【术后处理】

1. 绝对卧床一周。

2. 应用抗生素预防感染。

3. 密切观察血尿情况。

4. 手术中放置了肾盂引流,需在手术后7～10天拔除。

第四节　肾周围脓肿切开引流术

【适应证】

1. 肾周围炎形成脓肿者。

2. 肾周围炎经非手术治疗不见好转,而有扩大趋势者。

【术前准备】

1. 术前进行常规检查和准备。

2. 应用抗生素控制炎症。

【麻醉与体位】

1. 同肾部分切除术。

2. 侧卧位。

【手术步骤】

1. 一般常采用第12肋缘下切口,但因术中不需要完全显露肾脏,切口可适当缩短。逐层进入,显露肾周筋膜。

2. 用粗针穿刺肾周围间隙〔图40-27(1)〕,如抽出脓液,可顺穿刺针孔切开,以手指插入肾周围间隙作引导,将周围筋膜充分剪开并分离脓肿间隔。

3. 将末端带侧孔的较粗胶皮引流管插入脓腔进行引流,胶皮管的上、下各置一引流管〔图40-27(2)〕。如肌肉分离不大,不必缝合,如分离较大,可将切口的两端缝合,但不可过紧。

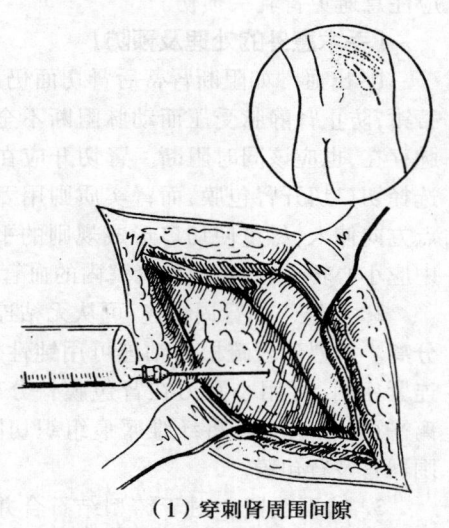

（1）穿刺肾周围间隙　　　　（2）肾周围间隙放置引流管

图40-27　肾周围脓肿切开引流术

【术中注意事项】

1. 切口不宜太小,因脓肿较深,且向深层探查,部分患者还需分开纤维隔,如切口太小,操作不便,且引流不畅。

2. 如并发髂窝脓肿,应在同侧髂窝作一斜切口,行对口引流。

3. 手指分开纤维隔时,应在肾前或肾后横行分离,不可将周围完全分离,以免发生肾下垂。

【术后处理】

1. 继续应用抗生素控制感染。

2. 每日更换敷料,先不移除引流管(但可在换药时稍微转动,以促进引流),待脓液减少后可拔除引流管,此后逐日向外分次拔出引流管,并改用凡士林纱布引流。

第五节　肾造瘘术

【适应证】

1. 输尿管因某种原因造成梗阻(如损伤或结核等),患者严重肾积水或积脓,肾功能不全,全身情况不允许用其他方法解除梗阻者。

2. 梗阻性无尿不能耐受复杂手术者。

3. 输尿管、膀胱、前列腺等恶性肿瘤,发生梗阻性病变无法切除者。

4. 某些肾、肾盂及输尿管术后为保障手术成功者。

5. 经皮肾镜或体外冲击波破碎较大肾结石术后者。

【术前准备】

1. 术前进行常规检查和准备。

2. 如术前检查示尿路感染,应使用抗生素治疗感染。

【麻醉】

同肾切除术。

【体位】

侧卧位。

【手术步骤】

1. 通常选择第12肋缘下切口,切口可稍缩短(5~8cm),逐层进入,切开腰背筋膜及肾周筋膜后显露肾脏。

2. 在肾实质最薄处或下极背侧凸缘内1cm处切开肾实质。切口宜小,只要能通过一把止血钳,将蕈状导尿管插入肾盂即可进行引流。如果肾皮质比较厚,则可先在肾盂后面作一纵形切口,伸入一弯止血钳,从肾下极偏后侧向外穿出肾实质,夹住蕈状导尿管将其引入肾盂内〔图40-28(1)~(3)〕。

3. 证实造瘘管通畅后,用肠线缝合肾盂切口及肾切口〔图40-28(4)〕。造瘘口外留置多孔引流管,用3-0肠线于肾包膜作荷包缝合,固定造瘘管。

【术中注意事项】

在显露肾实质及肾盂时,不可将肾周围完全分离,以免术后发生肾下垂。

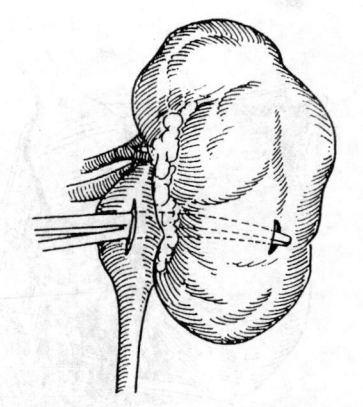

（1）经肾盂切口伸入弯止血钳从肾下极偏后穿出

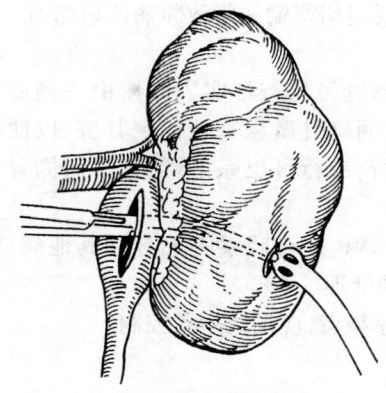

（2）夹住蕈状导尿管

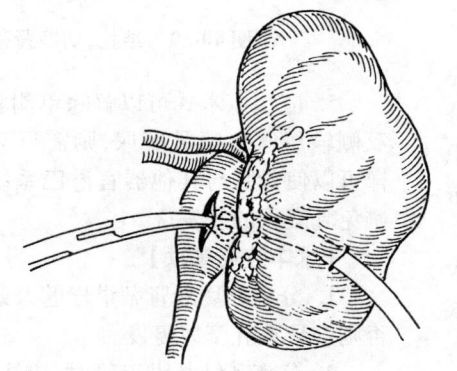

（3）将蕈状导尿管引入肾盂内

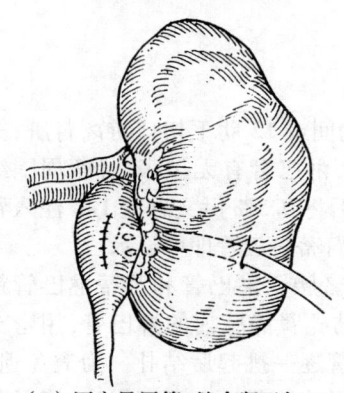

（4）固定导尿管，缝合肾盂切口

图 40-28　肾盂造瘘术（肾皮质厚者）

【术后处理】

1. 术后即将蕈状导尿管连接到灭菌的胶皮管和尿袋，患者应常取仰卧位以利引流，并注意保持引流管通畅和不脱落。多孔引流于术后 2～3 日拔除。暂时性的导尿管原则上不作冲洗。若导尿管被血块、脓块或坏死组织堵塞时，可用 1：5000 氯己定溶液或 1% 新霉素溶液冲洗，以保持通畅。

2. 造瘘管引出的尿液沉淀物较多时应进行肾盂尿液培养、细菌计数及药物敏感试验。还应根据尿 pH 给予碳酸氢钠或氯化铵各 1.0g，每日 3 次；或亚甲蓝 100mg，每日 3 次，防止沉淀形成结石。

3. 造瘘管留置日久可能堵塞不通，应予更换。第一次在术后 3～4 周更换，以后每 2～3 周更换一次。在更换造瘘管时，必须强调预先准备好另一条管径相同的灭菌蕈状导尿管或一般导尿管，在拔出原造瘘管后，立即插入新管。如未预先准备，耽误了时间，再做插管时可能因瘘管径路变动而不易插入。

4. 拔除造瘘管前需要进行静脉肾盂造影，观察肾盂及输尿管有无梗阻，造影剂使用 12.5% 碘化钠或 15% 泛影酸钠溶液，造影完后以生理盐水冲洗并注入 1% 新霉素溶液，夹管保留半个小时；暂时性肾造瘘拔管前需夹管 24～48 小时，在夹管期间，无腰胀腰酸，也

无发热而膀胱排尿增多，开放造瘘管后肾盂残余尿量不多者，可予拔除。瘘管在拔管后 1～2 日内可自行愈合。

第六节　肾蒂淋巴管结扎剥脱术

乳糜尿是丝虫病的一种并发症，多数人认为乳糜尿是丝虫病或由其引起的病变使胸导管阻塞或发生动力变化所致。肾内淋巴管主要分布在小叶间隙和肾小球周围，肾内静脉压和肾盂压力升高能加速肾淋巴回流，而淋巴回流受阻时，压力增大将使淋巴管胀破，淋巴液流入肾脏，形成乳糜尿。本病有自愈的可能，一般可通过饮食调节、中草药和肾盂灌洗疗法治愈，只有少数患者需行手术治疗。

【适应证】

1. 应用中、西医治疗后经久不愈的严重乳糜尿，症状严重，乳糜块导致排尿困难，或持久乳糜血尿，以致营养不良和贫血，严重影响劳动者。

2. 经膀胱镜检证实一侧或双侧输尿管口有乳糜尿喷出者。

3. 淋巴穿刺造影示有肾乳头穹隆部造影剂回流者。

6

4. 乳糜凝块反复堵塞输尿管致腹痛或尿潴留。

【术前准备】

1. 术前应行膀胱镜检查证实乳糜尿由一侧或双侧输尿管口喷出,明确乳糜尿来自何侧肾脏,以便决定手术在何侧进行,或行淋巴系造影,证实何侧肾蒂淋巴管曲张。

2. 行 KUB 及 IVU 检查观察有无合并其他病变,可考虑手术时一并处理。

3. 合并尿路感染者,应用抗生素控制。

【麻醉】

硬膜外麻醉。

【体位】

侧卧位。

【手术步骤】

1. 选择第 11 肋间或 12 肋下切口游离肾脏,充分显露肾蒂,检查肾蒂淋巴管有无扩张,肾蒂周围组织有无淋巴水肿。然后将 0.5% 伊文思蓝 1ml 注入肾蒂周围组织,5 分钟后肾蒂淋巴管即可显示。

2. 因乳糜尿患者腰干淋巴管和肾蒂淋巴管粗大易辨认,故先游离结扎肾静脉前的淋巴管,用弯头或直角止血钳将淋巴管逐一挑起后结扎。为避免遗留,可沿肾盂、肾静脉、肾动脉前后上下四周边,将肾蒂周围组织及脂肪剥离干净〔图 40-29〕,用 1 号丝线结扎〔图 40-30〕。结扎时应注意有无血管分支。

3. 在两结扎线间剪除 1cm 以上淋巴管,避免淋巴管再管化造成复发。

4. 应用同法结扎肾蒂后淋巴管,后将肾放回原位并固定。放置引流管并关闭创口。

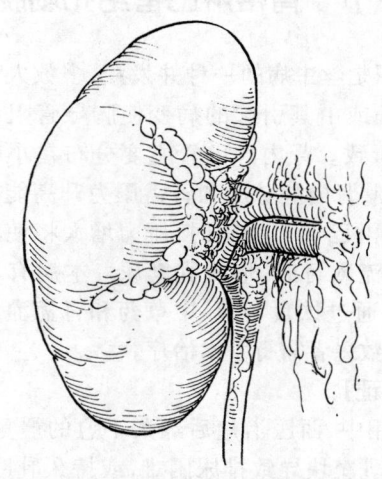

图 40-29　处理肾蒂周围组织及脂肪

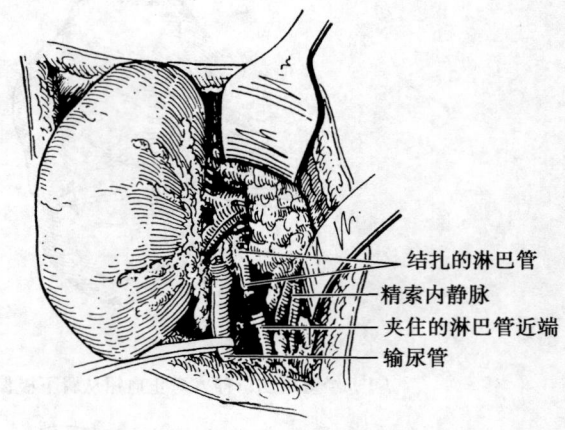

结扎的淋巴管
精索内静脉
夹住的淋巴管近端
输尿管

图 40-30　结扎、切断肾蒂淋巴管

5. 应用该术式可以解除单侧乳糜尿,如膀胱镜示双侧输尿管口喷乳糜尿,则需行双侧结扎剥脱术,这样可以使肾脏与其他器官淋巴系统的联系隔绝,可以避免乳糜尿的复发。

【术中注意事项】

1. 分离和切断肾蒂淋巴管及疏松组织必须彻底,否则会导致乳糜尿复发。

2. 分离和结扎淋巴管时,应注意勿误扎肾动脉分支,或损伤肾静脉。

3. 分离静脉时,可能撕断静脉小支,一般用纱布压迫片刻即可止血。

4. 分离、钳夹肾动脉周围组织前应先轻夹,随时注意肾脏有无缺血发绀区,只有在证实没有动脉被夹后,方可将其结扎、切断。

5. 误伤肾血管主干时,应行修补。

6. 分离肾盂及输尿管上段周围组织时,应注意勿将其损伤。

7. 剥离的淋巴管要确保结扎,否则易引起创口淋巴瘘或淋巴囊肿。

8. 术后复发来自术侧,可能为淋巴管结扎不全、有遗漏的淋巴管未扎或淋巴管再通;如复发来自对侧,则为术前定位失误。

【术后处理】

1. 术后卧床数日以利肾脏与周围组织粘连固定。引流管在术后 2～3 日拔除。

2. 抗生素预防感染。

3. 观察尿液,判断疗效。

(宋希双)

第四十一章

肾上腺切除术

第一节 肾上腺解剖及手术入路

(一) 肾上腺解剖

肾上腺位于肾脏内侧上方,被腹膜后脂肪和肾上腺周围脂肪所包围。质脆,左右各一。成人的肾上腺长度为3~5cm,宽度为3~3.5cm,厚0.5~1cm,每个重约6g。

左侧肾上腺呈半月形,贴近肾血管,上动脉位于其内侧,距腹主动脉侧缘仅1~2cm,胃、胰在其前方,脾血管在其上方。右侧肾上腺呈锥体状,较扁平,位于肝脏下方,其前方有十二指肠,内缘距下腔静脉仅0.5~1.0cm〔图41-1〕。

肾上腺动脉有上、中、下三条分支。肾上腺上动脉起自膈下动脉,肾上腺中动脉起自腹主动脉,肾上腺下动脉来自肾动脉,管径小于1~1.5mm,这三条动脉又分为若干细小分支进入肾上腺〔图41-2(1)、(2)〕。

肾上腺一般仅有一条肾上腺静脉,约3mm粗细,

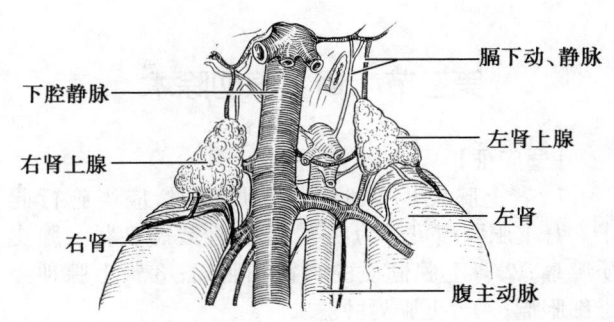

图41-1 肾上腺毗邻

右侧较短,向内上方注入下腔静脉,左侧斜向下内注入肾静脉〔图41-2(3)〕。

肾上腺淋巴引流同肾上腺静脉相伴行,注入腹主动脉旁淋巴结。肾上腺神经来自膈神经丛、腹腔神经丛、腹主动脉神经丛等。

(二) 手术入路

肾上腺手术入路:单侧手术一般选择第11肋间、第12肋切口或胸腹联合切口,双侧手术采用经腹入路。具体步骤参照肾脏手术入路。

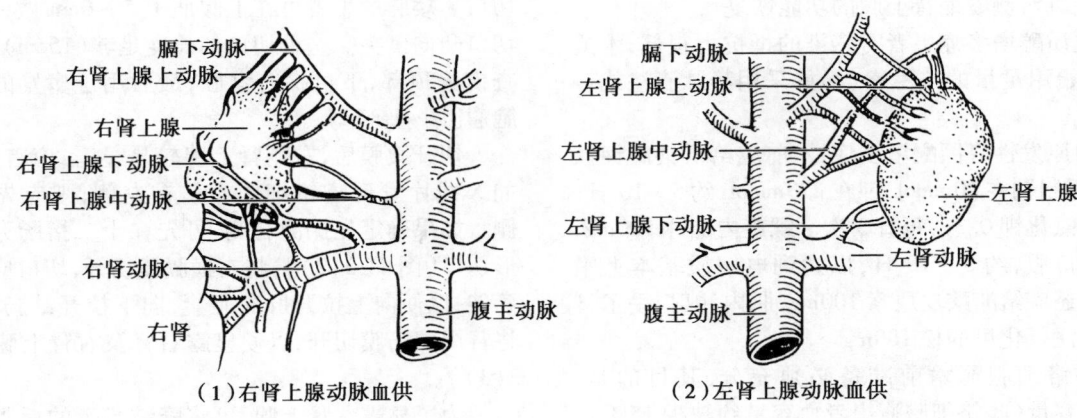

（1）右肾上腺动脉血供 　　　　（2）左肾上腺动脉血供

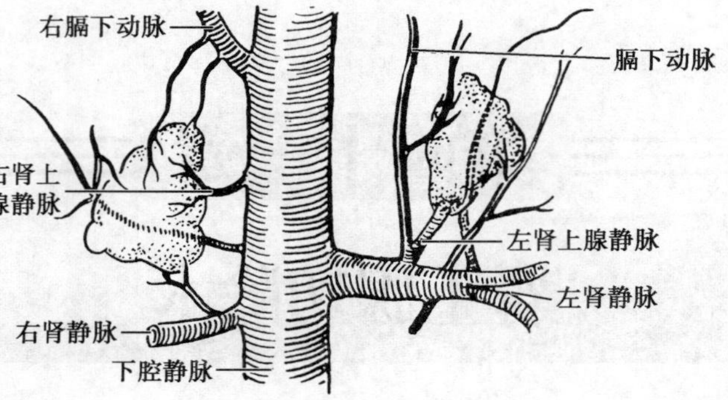

（3）肾上腺静脉回流

图 41-2　肾上腺动静脉的分布

第二节　肾上腺切除术

【适应证】

1. 肾上腺发生良性或恶性肿瘤时,应当施行此术。肾上腺肿瘤可分为四类:①良性或恶性肾上腺皮质腺瘤;②肾上腺髓质的嗜铬细胞瘤;③肾上腺神经母细胞瘤;④肾上腺囊肿。

2. 肾上腺皮质增生引起皮质醇增多症(库欣综合征)者,应考虑将一侧肾上腺全部切除,另一侧肾上腺切除 85% ~ 90%。

【术前准备】

1. 对肾上腺皮质醇增多症患者,术前应行肾上腺皮质激素补偿疗法(术前 2 日肌内注射醋酸皮质素,每次 50mg,每 6 小时一次)。手术日继续肌内注射醋酸皮质素,剂量同上。术中静脉滴注氢化可的松 100mg 溶于 500ml 5% 葡萄糖溶液。

2. 术前已确诊为肾上腺皮质肿瘤者,除补充上述激素外,还应在术前两日加用促肾上腺皮质激素(ACTH),剂量为 25 ~ 50mg,肌内注射,每日 2 次持续 1 周,以促进对侧萎缩肾上腺的功能恢复。

3. 皮质醇增多症患者对感染的抵抗力很低,术前 1 日应开始用足量的抗生素(最好采用静脉滴注或口服法)。

4. 对原发性醛固酮增多症,术前应给低钠高钾饮食,每日限制钠在 20mmol,钾在 270mmol,约 5 ~ 10 日。术前给予氯化钾 0.3g,每日 3 次。螺旋内酯片 100mg,每日 3 次口服,约 5 ~ 10 日,以达到电解质基本上平衡。术前还应给醋酸皮质素 100mg,肌内注射,手术日晨静脉滴注氢化可的松 100mg。

5. 嗜铬细胞瘤术前准备必须充分,其目的是:①恢复血容量(嗜铬细胞瘤患者血容量约缺少 15%)。②防止出现高血压危象。③避免某些可能发生的并发症,如糖尿病、心肌病等。一般使用:①酚苄明每次 10mg 每日 3 次,直到症状消失,再用最小维持量继续

10 ~ 14 日,术前 2 日改用酚妥拉明。②甲酪氨酸(Metyrosine)250mg,每日两次,逐渐增至 500mg 每日 4 次,可使去甲肾上腺素的合成减半。③哌唑嗪每次 0.5mg,每日 3 ~ 4 次,逐渐增至每次 1.0mg,每日 3 ~ 4 次。作用比酚苄明快。④柳胺苄心定每次 100mg,每日 3 次。术前心率>140 次/分者,可口服普拉洛尔或普萘洛尔 40 ~ 60mg/d。

【麻醉】

一般可选用硬膜外麻醉,嗜铬细胞瘤宜选用全身麻醉。

【手术步骤】

1. 手术显露途径

(1) 经第 11 肋间显露途径:这种途径对单侧肾上腺显露最直接,因此适用于 X 线片上已显示的肿瘤切除。但这种切口不能同时检查对侧肾上腺和异位肾上腺。

(2) 经腹腔显露途径:这种途径可以检查双侧肾上腺和异位肾上腺。患者仰卧,切口可纵切或横切。纵切时,上端起自剑突旁上方,必要时可将剑突切除,由此中线绕脐部延至 4 ~ 5cm。也可做左侧经腹直肌切口。矮胖的患者可在上腹肌上 5 ~ 6cm 做一横弧状切口凸向剑突。这种切口如长度足够(15cm),上可探查横膈顶部,下可探查盆腔,最后用于多发的嗜铬细胞瘤〔图 41-3(1)〕。

切开腹膜后,右侧肾上腺较易显露,应首先探查,如 X 线片发现嗜铬细胞瘤是在左侧,则应先探测左侧。如果确定先探测右侧,可先在十二指肠旁作一弯形切口〔图 41-3(2)〕,将右横膈膜切开,切口应略向上延伸,以便向上拉开肝和胆囊,向下拉开结肠。然后,将肾周围筋膜切开,以便显露右肾及右肾上腺〔图 41-3(3)〕。

为了显露左肾上腺,可将降结肠旁的后腹膜切开〔图 41-4(1)〕,然后向内翻转降结肠,显露左肾上腺〔图 41-4(2)〕。也可切开胃结肠韧带,穿过小腹腔,切开胰尾上的后腹膜,游离结肠脾曲,显露左肾上腺。

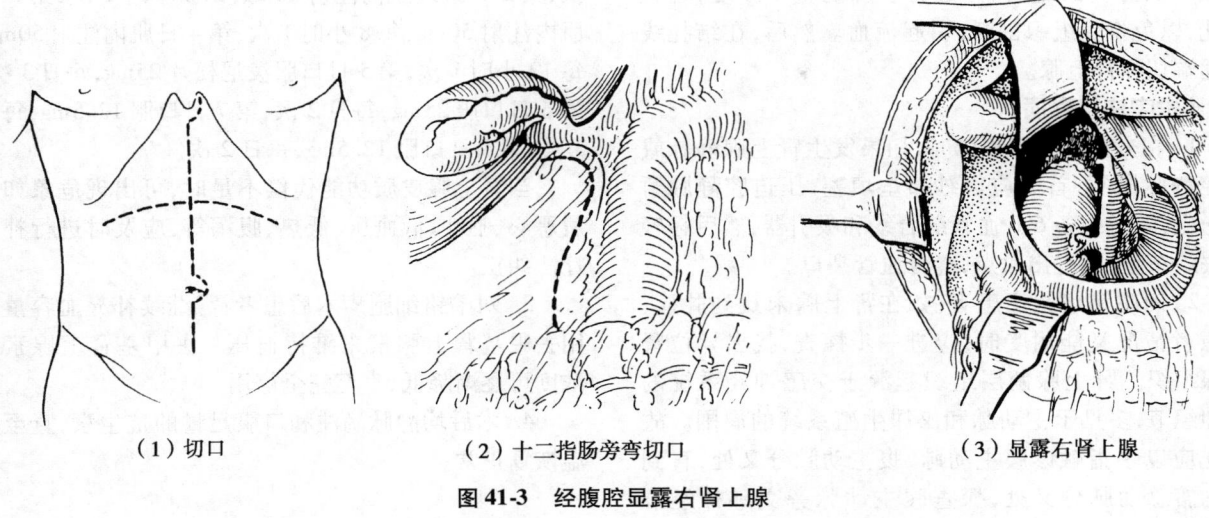

（1）切口　　　　　　　　（2）十二指肠旁弯切口　　　　　　　　（3）显露右肾上腺

图 41-3　经腹腔显露右肾上腺

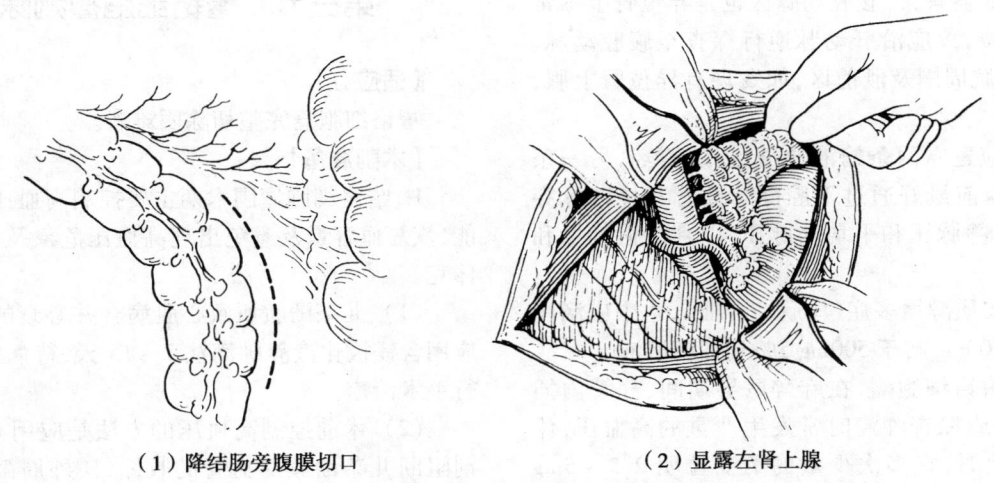

（1）降结肠旁腹膜切口　　　　　　　　（2）显露左肾上腺

图 41-4　经腹腔显露左肾上腺

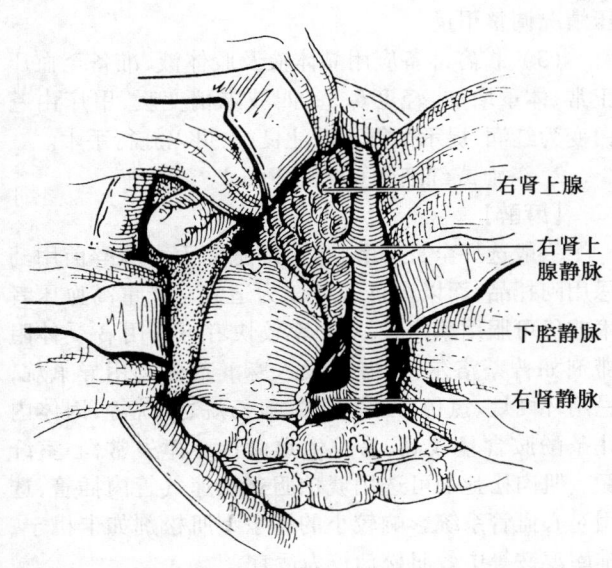

图 41-5　显露下腔静脉、右肾静脉及
右肾上腺静脉

2. 显露肾上腺（以右肾上腺切除为例）。为了显露右肾上腺，必须用长无钩镊提起下腔静脉前的脂肪和结缔组织，并将其剪开，显露下腔静脉的前面、右肾静脉及右肾上腺静脉〔图 41-5〕。

3. 分离腺体和切除腺体　如果病变为肿瘤，应将肿瘤所在的整个肾上腺切除。先分离外面再分离下方，至下极处将肾上腺下动脉夹住，切断并用 5 号丝线双重结扎。分离粗短的右侧肾上腺静脉时，要注意防止损伤下腔静脉，用直角血管钳小心夹住并用 5-0 号丝线将断端双重结扎。牵开下腔静脉分离肾上腺后部，分离并结扎肾上腺中动脉。然后分离肾上腺上极，使与下腔静脉全部分开，结扎切断肾上腺上动脉并将肾上腺全部摘下。

如病变适合肾上腺次全切除时（一般是一侧全切除，另侧切除 85%～90%），则应将肾上腺前、后面显露，分离上缘，切断下缘外 1/2 或 2/3 的动脉小支，然后根据腺体大小估计切除范围。在拟定的切除的部

6

位做一贯穿褥式缝合,穿过肾上腺的整个厚度,轻轻结扎,以免将腺组织割断,引起流血。然后,在结扎线的远端切除肾上腺。

【术中注意事项】

1. 在分离肾上腺静脉时,如果发生肾上腺静脉或下腔静脉撕裂,首先应以纱布垫填塞,压迫腔静脉暂时止血,随时准备 6-0 血管缝合线和吸引器,然后轻轻揭去纱布垫,检查出血点,缝合血管裂口。

2. 对嗜铬细胞瘤患者,如在肾上腺未找到肿瘤,而患者情况又能耐受时,应进一步探查,找出异位肾上腺组织。肾上腺髓层组织起源于交感神经系统的副神经节,多见于主动脉和泌尿生殖系统的周围。故首先应以手指触诊腹主动脉、腹主动脉分叉处,直到两侧髂总动脉分叉处,探查腹主动脉旁交感神经节(Zucker-Kandl 器官)。腹腔动脉区也是异位肾上腺常见的分布部位,故应沿肝动脉逆行探查至腹腔动脉。然后,探查膀胱周围及骶前区,如发现有异位肾上腺,应予切除。

3. 术中应建立两条输液通道,一条给药,另一条输血输液。术前最好通过下腔静脉插管和桡动脉穿刺,检测中心静脉压和平均动脉压,以判断血容量和循环功能。

(1) 对皮质醇增多症(库欣综合征),术中应滴注氢化可的松 100mg 溶于 500mg 5% 葡萄糖溶液。

(2) 对嗜铬细胞瘤,在麻醉诱导期间、气管内插管、体位改变或探查肿瘤时常发生严重的高血压,伴心律不齐。此时,宜多次少量的酚妥拉明 2.5 ~ 5mg 静脉注射予以控制,但此药在使用时可引起代偿性心律过速,对心脏功能低下及冠状动脉硬化的患者颇为危险。合成的 β-肾上腺激素能受体阻滞剂普拉洛尔、普萘洛尔或硝普钠可使心率减慢,心肌氧消耗量减少,防止心室纤维性颤动的发生。此外,手术时对肿瘤应减少不必要的挤压,降低肿瘤儿茶酚胺的分泌,对安全度过手术也十分重要。如术中出现室上性心动过速及心力衰竭,也可用利多卡因和快速洋地黄静注治疗。

肿瘤切除后常有严重的低血压,故在阻断肿瘤血管前应有升压准备。肿瘤切除后,激素减少,血管扩张,术前血容量不足的表现将更为明显。适量的输血及应用去甲肾上腺素是保持血压稳定的主要措施;用去甲肾上腺素升压效果不好时,可改用释放儿茶酚胺的麻黄碱,其他药物如美芬丁胺等也可使用。

【术后处理】

1. 术后常规给予禁食、输液及抗生素。

2. 对皮质醇增多症,术后需继续静脉滴注氢化可的松,第 1 日肌内注射醋酸皮质素 50mg,每 6 小时 1

次;第 2 日继续肌内注射 50mg,每 6 小时 1 次;第 3 日肌内注射 50mg,每 8 小时 1 次;第 4 日肌内注射 50mg,每 12 小时 1 次;第 5 日口服泼尼松片 25mg,每日 3 次;第 6 日口服 25mg,每日 2 次;第 7 日口服 12.5mg,每日 3 次;第 8 日口服 12.5mg,每日 2 次。

当肾上腺皮质功能代偿不足时,可出现危象如清晨恶心、呕吐、低血压、低热、腹泻等,应及时进行补偿疗法纠正。

3. 对嗜铬细胞瘤术后患者,需继续补充血容量和用去甲基肾上腺素来维持血压。去甲基肾上腺素的浓度可逐渐降低,直至完全停用。

4. 术后均静脉滴注和口服足量的抗生素,直至体温恢复正常。

第三节　嗜铬细胞瘤剜除术

【适应证】

嗜铬细胞瘤完整切除困难者。

【术前准备】

1. 嗜铬细胞瘤围术期主要控制高血压、改善心功能、恢复血容量及避免出现高血压危象及低血容量性休克。

(1) 儿茶酚胺所致心肌病合并心衰的患者,术前应用含镁极化液静脉滴注 7 ~ 15 天,待病情稳定后才行手术治疗。

(2) 术前控制高血压的方法是应用 α-受体阻滞剂阻断儿茶酚胺对血管的收缩,使外周微血管扩张,增加血容量,稳定血压,增加手术安全性,酚苄明 10mg,每日 3 次,或乌拉地尔 30mg,每日 3 次,根据血压情况调整用量。

(3) 扩容准备应用晶体液及胶体液,准备至血压正常、体重增加、轻度鼻塞、四肢末梢变暖,甲床由苍白变为红润,提示微循环灌注良好,可以施行手术。

2. 备血或红细胞 600 ~ 1200ml。

【麻醉】

一般选择全身麻醉,嗜铬细胞瘤手术麻醉前用药忌用阿托品,而以东莨菪碱较为适宜。严重高血压者术前仍可服用苯丙胺,对心率较快者可服用 β-受体阻滞剂如普萘洛尔,全麻时吸入麻醉剂多选用异氟烷,忌用环丙烷、氯仿、三氯乙烯、氯乙烷、氟烷等,因体内儿茶酚胺含量较高,易发生致命性心律失常,心室纤颤。肌肉松弛剂可选用琥珀胆碱快速气管内插管,选用对心血管系统影响较小的竞争型肌松剂如卡机宁、维库溴铵等中效肌松剂较为适宜。

【手术步骤】

1. 手术入路的选择　根据肿瘤的大小及解剖位

置,多取经腹入路,可以显露大血管,便于早期结扎肾上腺静脉;11 肋间切口适用于处理上极及外侧的肿瘤;右侧大肿瘤需采用胸腹联合切口;异位嗜铬细胞瘤则采用经腹正中切口。

2. 如术中发现肿瘤难以切除、计划做剜除术,做好准备工作。

3. 将可以分离的周围器官尽可能从包囊外分离,将肾脏游离并牵开。术者于血管较少处切开纤维包膜,用示指将肿瘤与包囊分开,迅速将肿瘤剜出〔图41-6〕。剜除后的创面用湿纱布填塞。

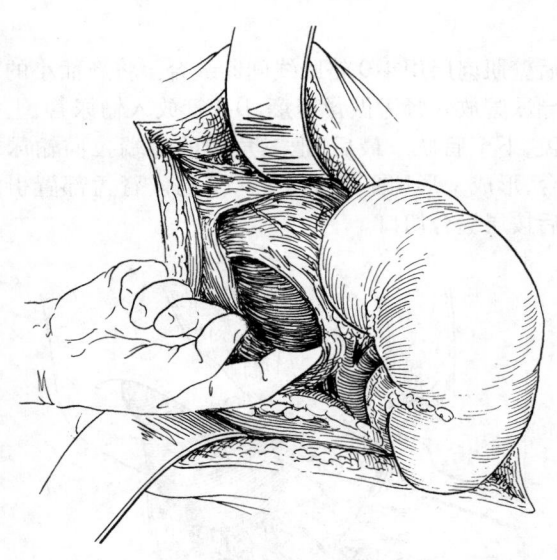

图 41-6　剜除肿瘤

4. 患者情况稳定后缓慢拔出纱布,发现供血动脉的血管断端,用镊子夹住后更换血管钳钳夹,用丝线结扎。

5. 肿瘤切除后切除部分肿瘤包囊,剩余部分用苯酚、酒精涂抹,再用抗癌药物及生理盐水冲洗创面。消灭残留肿瘤细胞,止血完善后将带蒂肾周脂肪填入残留的包囊内,伤口内置橡皮引流管,缝合切口。

【术中注意事项】

1. 术中对肿瘤的分离要求准确和迅速,避免过多挤压肿瘤。

2. 早期结扎肾上腺中静脉,减少儿茶酚胺进入血管引起血压变化。

3. 当肿瘤较大时,会与周围粘连,避免伤及肾血管、下腔静脉及十二指肠。

【术后处理】

1. 密切注意血压、脉搏及呼吸变化,记录 2 小时尿量。持久的低血压应使用升压药物控制血压。

2. 双侧肾上腺手术致肾上腺皮质功能低下者,应补充肾上腺激素。

3. 术后常规给予禁食、输液及抗生素。

第四节　带蒂肾上腺背部皮下移位术

【适应证】

垂体病变分泌 ACTH 增多致双侧肾上腺皮质增生,分泌过多皮质醇,也称为库欣病。

【术前准备】

按照“肾上腺切除”章节中所提及的肾上腺皮质醇增多患者的术前准备。

【麻醉】

一般可选用硬膜外麻醉。

【体位】

平卧位或侧卧位。

【手术步骤】

1. 选择经腹或者第 11 肋切口,先行左肾上腺手术,于肾脏后上方切开肾周筋膜,向后上方钝性分离肾脂肪囊,找到肾上腺。

2. 证实为增生后,按照外、下、前、后、内的顺序游离腺体,游离、结扎肾上腺中、下血管,保留肾上腺上血管及周围结缔组织,使之形成一蒂状结构,蒂根部附着于膈肌,长约 5 ~ 6cm。无张力地将腺体经 11 肋间拉至背部皮下。此路径越短越好,从而减少蒂的张力。

3. 用丝线将蒂与附近肋间肌缝合、固定,切除左肾上腺体的 20% ~ 30%,残端渗血者用丝线缝合,将其固定于背部皮下。

4. 用银夹数枚标记腺体以备术后定位拍片。

5. 切除右侧肾上腺。如左侧移位失败或不满意,可用同法行右侧肾上腺移位术。

【术中注意事项】

1. 选择切口要合适,目前常用第 11 肋切口或经腹切口,以保证术后有良好的血管蒂。

2. 肾上腺上极不要做过多的游离,以免蒂中的血管破坏过多,影响肾上腺的存活。在肾上腺中、下极游离结扎后,上极稍做游离,使得血管蒂无张力地拉至背部皮下即可。

3. 左肾上腺中心静脉汇入左肾静脉,而右肾上腺中心静脉较短,大多直接汇入下腔静脉,此外,右侧手术因邻近肝脏难度较大。

4. 由于解剖的情况,右侧血管蒂的形成不要勉强,否则施行右肾上腺全切术。

5. 术后平卧位,将双腰部垫高,以免腺体受压影响存活。

【术后处理】

按照“肾上腺切除”章节中所提及的肾上腺皮质醇增多患者处理。

（宋希双）

第四十二章

输尿管手术

第一节　肾盂输尿管交界处狭窄成形术

【适应证】

肾盂与输尿管的连接部分,由于有一纤维肌肉环或偶尔同时存在异位血管,可造成狭窄,引起肾盂积水。如肾实质尚属正常,肾功能有恢复的可能者,应用手术方法解除梗阻。

若肾盂积水严重,肾实质已萎缩,而对侧肾功能正常时,应做肾切除术。

【术前准备】

1. 检查身体重要器官情况,尤其注意肾功能检查(一般应包括尿常规、血肌酐尿素氮测定及核素肾图等),明确健侧肾能否代偿泌尿系功能。

2. 术前必须进行尿路造影,明确两肾情况,同时应反复核实病肾是在何侧。

【手术步骤】

一、肾盂输尿管连接部 y-v 成形术（Foley 术）

1. 体位、切口　侧卧位。腰部斜切口(或平卧位,腹部切口)。

2. 注入盐水检查　将肾盂、输尿管连接部分离。应注意有时该部外表正常而实际仍有狭窄,可用生理盐水注入肾盂,观察能否排空〔图 42-1〕。

3. 切开输尿管上段探查　肾盂不能排空时,应纵行切开肾盂输尿管连接部以下的输尿管上段,以探针向上探查,可在肾盂输尿管连接部遇到阻挡(图 42-2)。

4. 切除狭窄部分　将切口向上延长,y 形切开肾盂,显露并切除肾盂输尿管连接部的纤维肌肉环〔图 42-3(1)、(2)〕。

5. 肾盂输尿管吻合及肾盂造瘘　将肾盂及输尿

管后壁肌肉层用 4-0 铬肠线间断缝合。将新而小的蕈状导尿管放入肾盂做肾造瘘,D-J 管放入输尿管,上达肾盂,下至膀胱。最后,把三角瓣的尖端拉向输尿管缝合,形成 v 形〔图 42-4(1) ~ (3)〕。肾盂部置引流管后按层缝合切口。

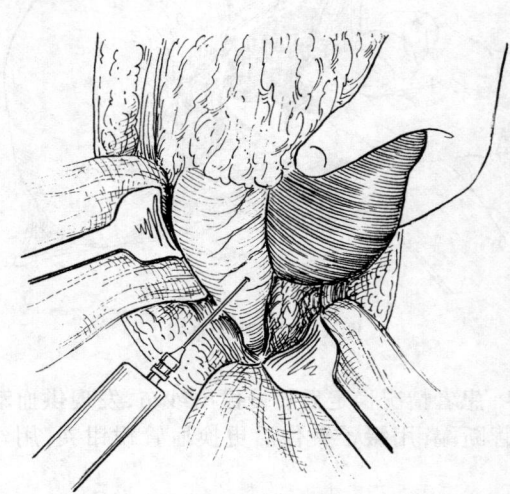

图 42-1　肾内注入盐水检查

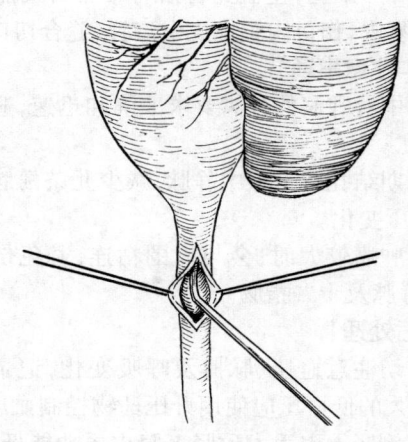

图 42-2　切开输尿管上段探查

6

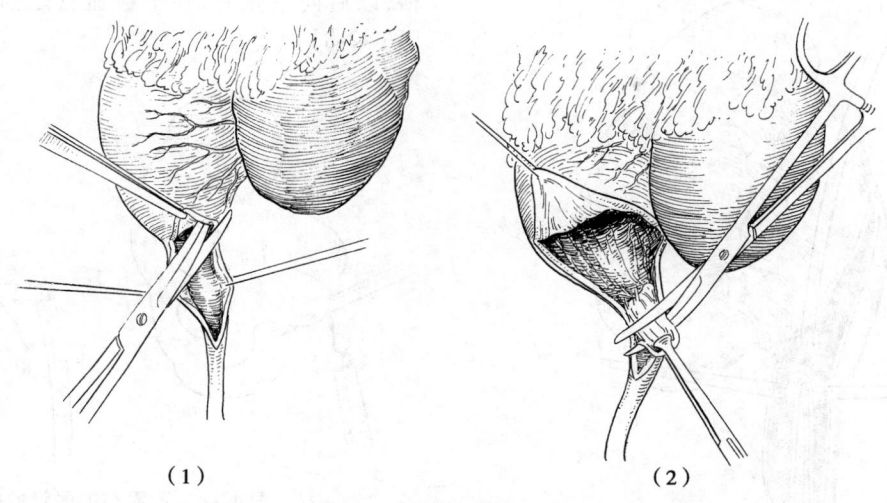

（1）　　　　　　　　　　　　　　　（2）

图 42-3　切除狭窄部分

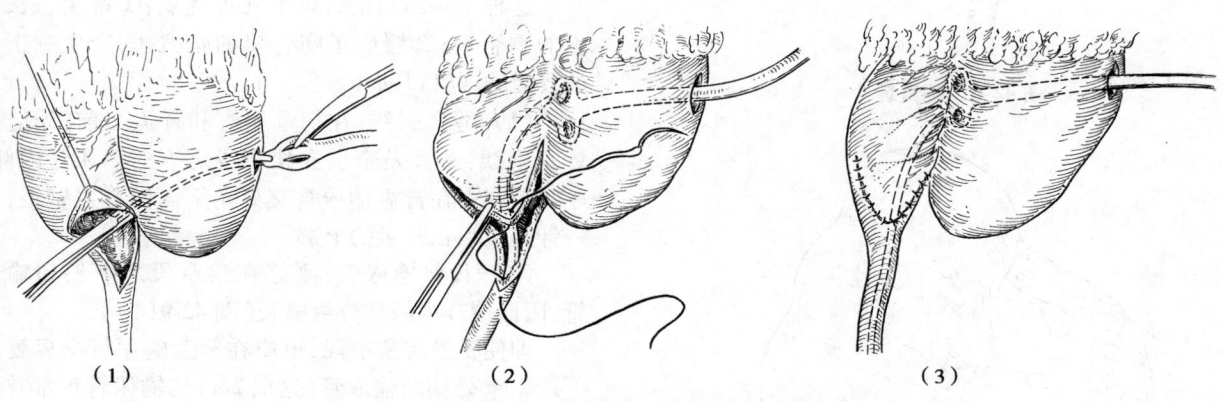

（1）　　　　　　　　（2）　　　　　　　　（3）

图 42-4　肾盂输尿管吻合及肾盂造瘘

二、舌状肾盂瓣成形术（Culp）

1. 体位、切口　同 y-v 成形术。

2. 肾盂切口　做一细长的舌状肾盂瓣，切口的大部做在肾盂后侧，瓣尖绕过肾盂上部弯向前侧，切口的一端位于肾盂输尿管连接部的后内侧，另一端沿输尿管越过狭窄处纵行向下〔图 42-5〕。

3. 翻瓣缝合　把舌状肾盂瓣向下翻转，使舌状瓣接近输尿管切线，将二者的后壁用 3-0 铬肠线间断缝合〔图 42-6〕。

做肾切口，将蕈状导尿管及塑料管经此切口引入，分别放至肾盂及健康的输尿管内〔图 42-7〕。然后，用 3-0 铬肠线缝合肾盂及输尿管。肾盂外部置引流管后，逐层缝合切口。

三、斜槽形肾盂成形术 （Anderson and Hynes）

1. 分离肾盂　在肾脏下极内侧的脂肪组织中找到输尿管，用吊带套住，沿输尿管向上分离。约 35%

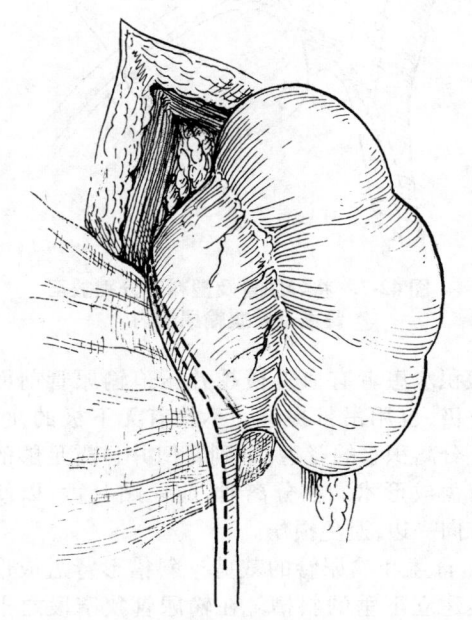

图 42-5　肾盂切口

827

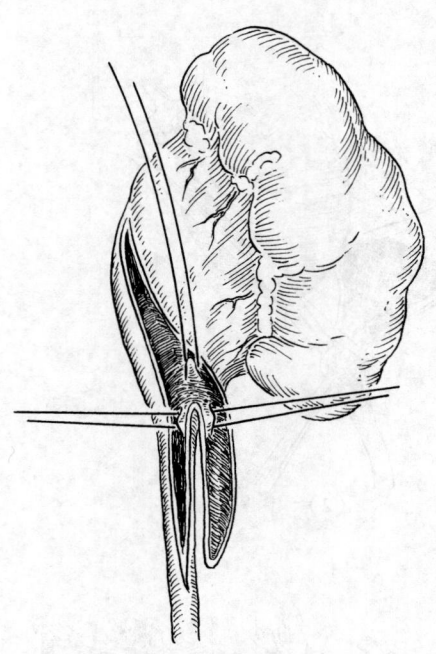

图 42-6　翻瓣缝合

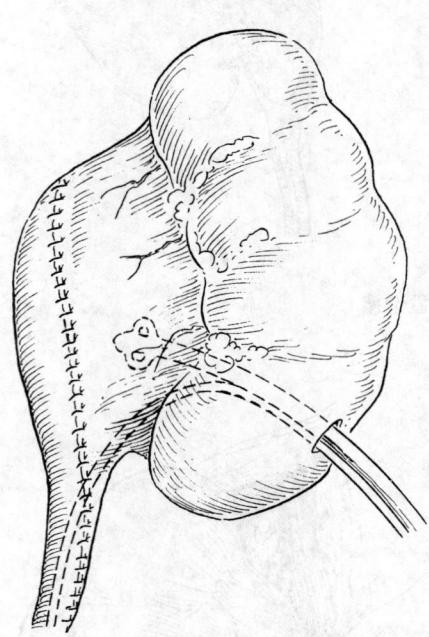

图 42-7　将导尿管及塑料管分别放至
肾盂及健康输尿管内

的肾盂积水患者有血管横越并压迫输尿管前面供应肾脏下极，也用吊带提起。不管有无下极的血管，均应向上分离积水的肾盂，直到肾门并显露足够的范围进行肾盂成形术。在分离时，应紧贴肾盂，以便将肾血管推向一边，避免损伤。

2. 肾盂和输尿管的裁剪　斜槽形肾盂成形术的关键是建立下垂的斜槽。在输尿管狭窄段之下切断并剪成压舌板形之后，应在肾盂输尿管交界处作一切口弯向肾门，然后向上，弯向肾盂上缘，这将产生一斜

槽，以后向下张开，在下极血管之前，与输尿管吻合〔图 42-8〕。

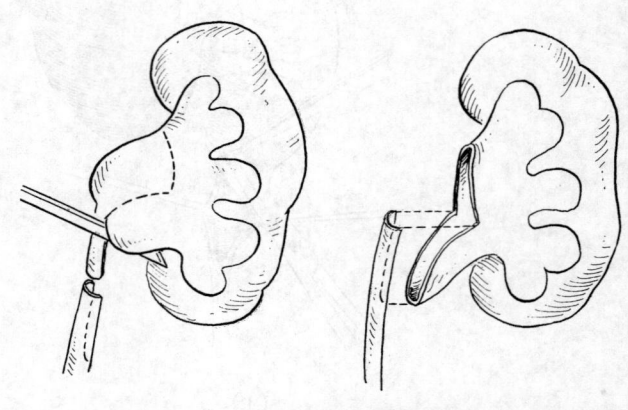

图 42-8　肾盂和输尿管的裁剪

这种下垂的斜槽有以下几种优点：①产生一长而斜的吻合口；②缓解了吻合口的张力；③产生一正常的肾盂输尿管口漏斗。

（1）缝牵引线：在切输尿管和肾盂之前，先缝三针牵引线：一针是牵引在狭窄段之下的输尿管内侧；一针是牵引在肾盂输尿管交界角下面的肾盂壁上；另一针是牵引在肾盂的上部。

（2）裁剪输尿管：刚好在狭窄段之下斜切输尿管，因而使其内缘比外缘略长〔图 42-9（1）〕。

即使是没有狭窄段，也应在肾盂输尿管交界处之下约 2cm 处切断输尿管（这段 2cm 的输尿管正常并不传递蠕动，故应切除）。去除输尿管上的吊带。将输尿管沿其侧缘按要做的吻合口长度（大肾盂 3cm，小肾盂 2cm）〔图 42-9（2）〕，将输尿管端做成压舌板形。向输尿管的远段插输尿管尿管以除外远段狭窄〔图 42-9（3）〕。

（3）裁剪肾盂：将肾盂的前后壁对拢，在输尿管与肾盂交接处的外侧部形成，用弯剪同时剪开，先与

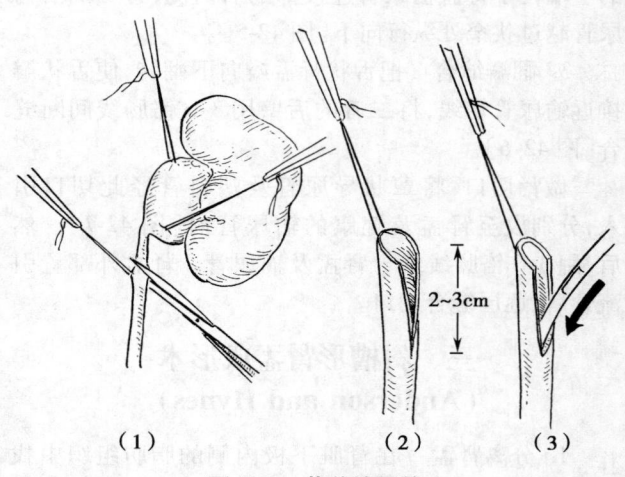

图 42-9　裁剪输尿管

肾盂下缘呈直角,使在张开时,斜槽的尖部呈斜平状;这将保持斜槽壁的最大血运〔图42-10〕。

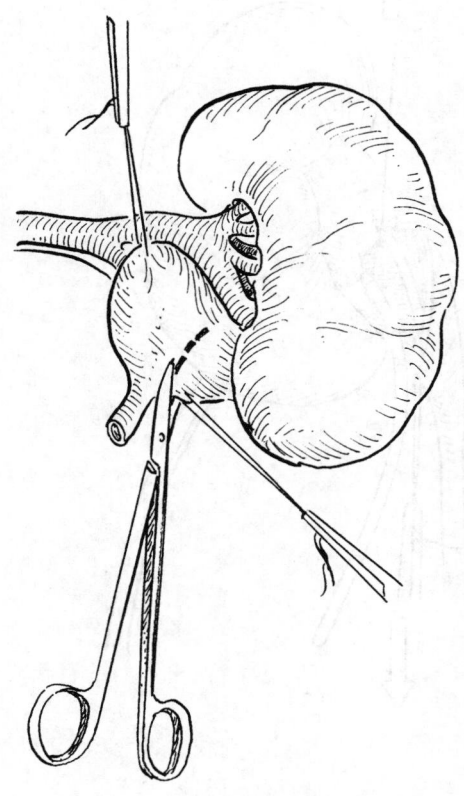

图 42-10　裁剪肾盂

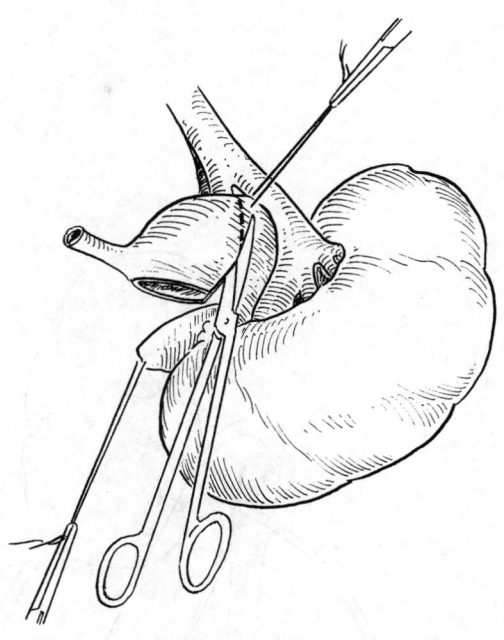

图 42-11　切除多余的肾盂

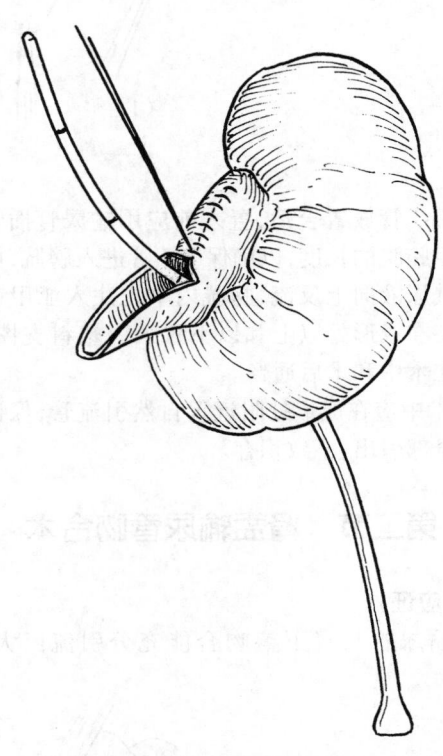

图 42-12　置入 D-J 管

（4）完成切割斜槽:切割应缓慢弯向并最终指向肾门〔图42-11〕,使斜槽有最大向下张开的动度。斜槽的长度应与输尿管压舌板形上段相等。在斜槽基部和肾盂上缘间,应形成直线,平行于肾脏纵轴,切除过多的肾盂。宁可少切,不可多切,因为一旦梗阻缓解,肾盂将变小。

3. 置入 D-J 管,以作引流及支撑〔图42-12〕,手术后2个月经膀胱镜拔除。

4. 进行吻合　将斜槽放在肾下极血管前面,取出环绕肾下极血管的吊带。将肾盂的上部用能吸收的细肠线连续缝合。最好只缝外层,而将黏膜层内翻。在到达斜槽基部之前改用锁边缝合〔图42-13（1）〕。作一牵引缝合将压舌板状输尿管端连接到斜槽基部,然后将锁边缝连接到输尿管端和斜槽基部的后壁,开始吻合;最后再连接到它们的前壁〔图42-13（2）〕。缝合针距应密,离切缘应近,以防漏尿。在输尿管上端,应仔细关闭输尿管和肾盂前后壁之间所形成的小三角空隙,使吻合完满。整个过程用一根连续缝合线。

防止尿漏的要诀,除使用管内支架外（D-J 管）,是作肾盂和输尿管的小针距缝合,大针距缝合可致缺血坏死。

5. 引流和缝合　在皮肤切口前下方另戳一小切口,引出放在吻合口旁的自然引流管,并缝合固定。

【术中注意事项】

1. 术中必须严格止血,以免术后血块形成造成肾盂尿流堵塞,引起血、尿外渗和成形缝合处破裂。

2. 术中必须消除造成肾盂输尿管连接部梗阻的原因,如切除肾盂输尿管连接部的纤维肌肉增生环等。

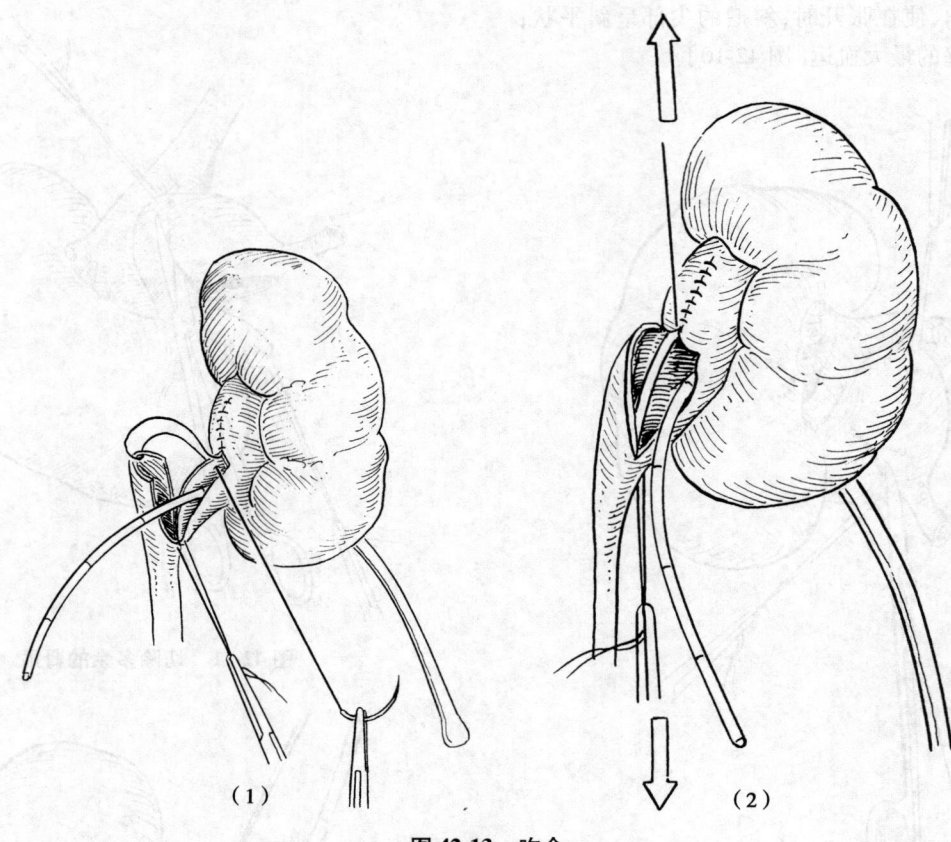

（1）　　　　　　　　　　　　（2）

图 42-13　吻合

3. D-J 管放置合适,置入前应用输尿管插管测量切开点距膀胱的长度,以确保 D-J 管进入膀胱,此时可见到膀胱尿液向上反流,膀胱内事先注入亚甲蓝有助于观察。在成形处以上和以下置入一塑料支撑导管,保证它在术中和术后通畅。

4. 术中应在成形处附近置自然引流管,保证渗出的液体全部引出,不致积存。

第二节　肾盂输尿管吻合术

【适应证】

1. 输尿管与肾下盏吻合能充分引流巨大积水肾。

2. 肾盂成形术时因局部粘连,瘢痕分离后输尿管过短不能和肾盂吻合。输尿管与肾下盏吻合是解决问题的一个办法。

3. 明显扩张的肾盏表面的肾实质受压变薄。

【手术步骤】

1. 沿冠状线切开肾被膜并分离足够面积,切除肾下盏表面之肾实质以显露肾下盏漏斗部,分离出足够的肾下盏边缘以供吻合。缝扎遇到的血管〔图 42-14（1）、图 42-14（2）〕。

2. 剪开输尿管外侧以扩大吻合口,使其与肾盏口一致〔图 42-14（3）〕。

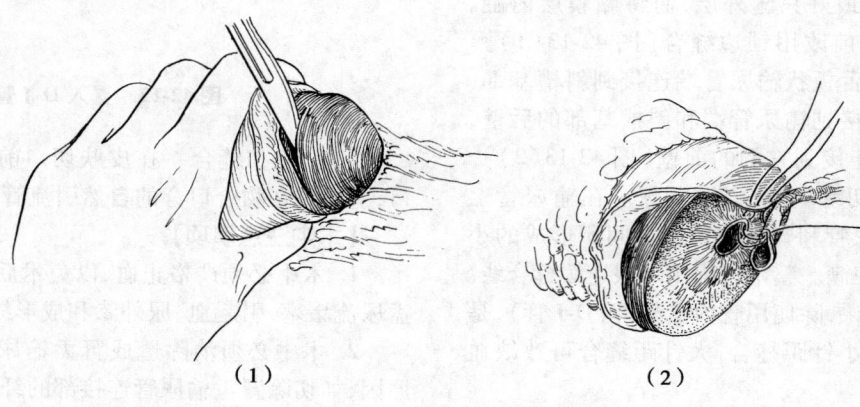

（1）　　　　　　　　　　　　（2）

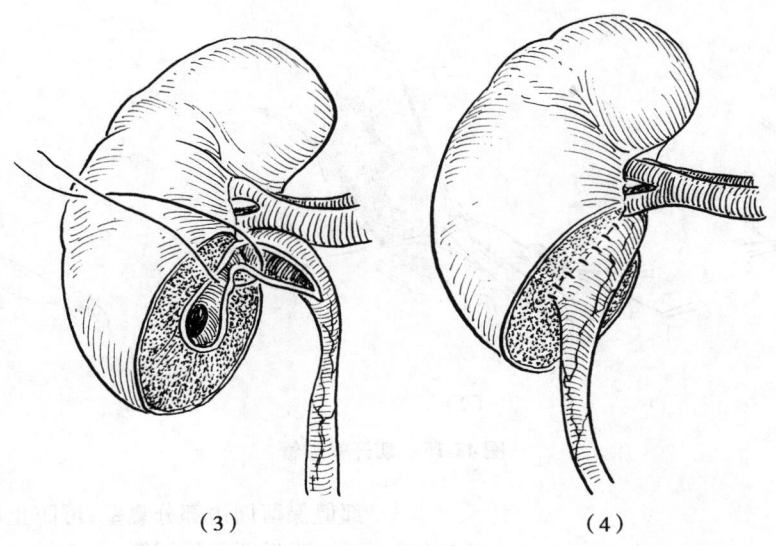

（3）　　　　　　　　　　　（4）

图 42-14　肾盂输尿管吻合术

3. 吻合　可吸收线将输尿管最低处与肾下盏内侧端及肾被膜缝合,输尿管最高处与肾盏外侧及对应部位的肾被膜缝合,然后分别间断缝合前壁及后壁〔图 42-14(4)〕,关闭切口前放置 D-J 管,分别插至肾盂及膀胱。

4. 放置肾造瘘管。

5. 肾周放置自然引流管,术后 3 天左右无引流后拔出。

6. 术后 10 天左右夹闭造瘘管,观察能否承受夹管,无不良反应后拔除造瘘管。

7. 术后 2～3 个月通过膀胱镜拔出 D-J 管。

第三节　巨输尿管成形术

巨输尿管症分为原发性和继发性,梗阻性和动力性,其共同特点为输尿管自膀胱壁段以上全程扩张积水,迂曲。对于原发性巨输尿管症,由于末端存在因肌肉发育障碍、管壁纤维化等导致的 3～4cm 无蠕动段,致功能性梗阻,因此,巨输尿管症修复手术的关键是切除末端病变输尿管后与膀胱再移植并建立抗反流措施。

【适应证】

1. 原发性、梗阻性、反流性巨输尿管症造成肾功能损害者。

2. 合并结石、感染不能控制,输尿管进行性扩张。

【麻醉】

连续硬膜外麻醉。

【术前准备】

除一半的外科常规准备外,应行 IVU、逆行尿路造影、膀胱造影、ECT 检查了解分肾功能、输尿管扩张程度。

【手术步骤】

1. 切口　下腹斜切口或正中纵向切口。

2. 腹膜外切开膀胱,显露患侧输尿管口并插入 8F 导管至肾盂,环绕输尿管末端开口切开黏膜〔图 42-15(1)〕,膀胱内游离输尿管,保留输尿管外膜,分离附着之输尿管周围组织,保护输尿管血管,一般可将 5～6cm 输尿管拉入膀胱〔图 42-15(2)(3)〕,如果游离不能充分,则需在膀胱外游离。

3. 输尿管裁剪　输尿管在空虚状态下直径超过 1.5cm,应予裁剪〔图 42-18〕。剥离和裁剪长度不应超过输尿管长度的一半。一般仅作下段裁剪即可。少数患者因有输尿管全长严重扩张,以及难治性尿路感染,须在 6～8 周后再做上段输尿管裁剪。

4. 辨认输尿管血管,于无血管处切开外膜,设计裁剪宽度并缝合标志线,然后沿标志线修剪,可吸收线间断缝合,置入 12F 导管做支架,做漂浮式输尿管膀胱吻合。吻合方法:输尿管拉入膀胱 1.5cm 长,分别于膀胱内、外用可吸收线各间断输尿管浆肌层与膀胱黏膜及肌层缝合 4～6 针。注意输尿管进入膀胱处不能成角,缝合方向应平行于输尿管纵轴〔图 42-17〕。

【术后处理】

1. 抗生素预防感染。

2. 留置导尿管 3～5 天,并保持通畅。

3. 术后 2～3 周拔除输尿管支架引流。

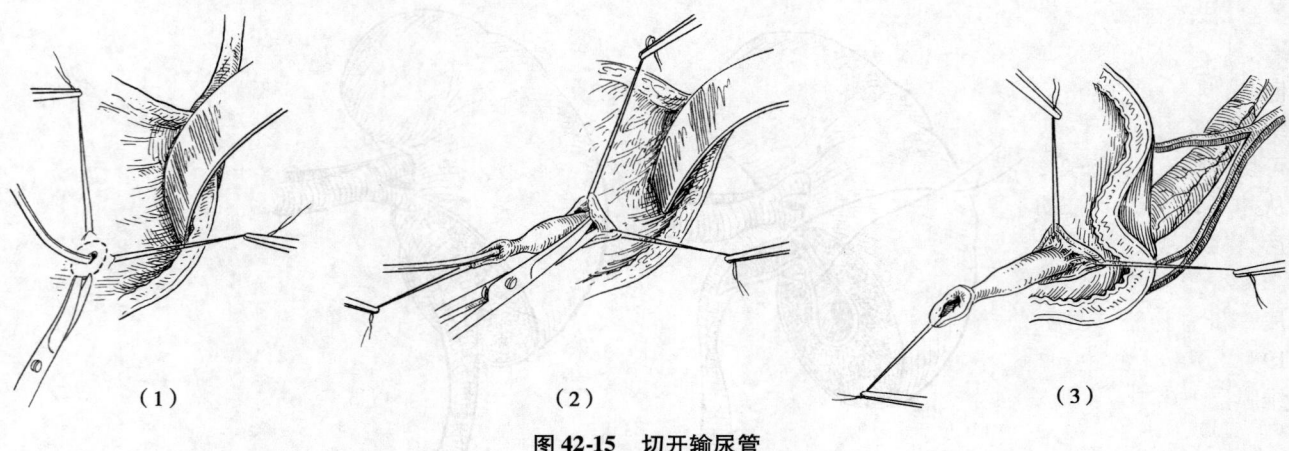

（1）　　　　　　　　　（2）　　　　　　　　　　（3）

图 42-15　切开输尿管

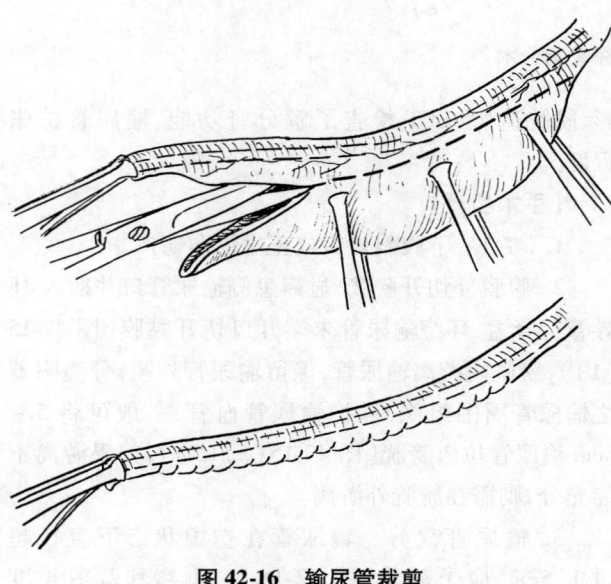

图 42-16　输尿管裁剪

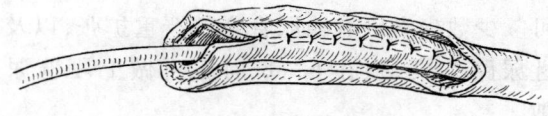

图 42-17　缝合

部但保留周边部分囊壁,可防止反流〔图 42-18〕。
术后留置导尿管 3～5 天。

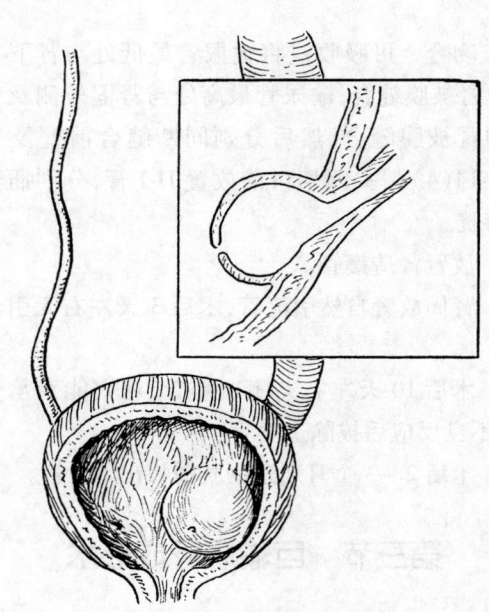

图 42-18　切除囊肿顶部并保留周边囊壁,可防止反流

第四节　经尿道输尿管囊肿去顶术

【适应证】

小的输尿管囊肿可以观察,如合并同侧上尿路梗阻,引起输尿管扩张或肾积水时需要手术治疗。

【麻醉与体位】

硬膜外麻醉或腰麻。取膀胱截石位。

【手术步骤】

经尿道放入电切设备,如电切镜、等离子切割器等。镜下可见患侧输尿管口区囊肿,顶部见针眼状小孔并喷尿,囊肿大小随喷尿有大小变化。切除囊肿顶

第五节　盆段输尿管吻合术

盆段输尿管吻合术包括输尿管端-端吻合术、输尿管膀胱移植术、输尿管膀胱壁瓣吻合术三种方法,每种方法对应不同的症状:输尿管端-端吻合术适用于盆腔手术时的输尿管损伤和短于 2cm 的输尿管狭窄。输尿管膀胱移植术适用于因输尿管下段狭窄、损伤或肿瘤而需切除输尿管下段时,但剩余输尿管必须有足够长度,使吻合口没有张力。输尿管膀胱壁瓣吻合术适用于残余输尿管较短的患者,可用膀胱顶部翻起的壁瓣弥补输尿管的切除部分。

【麻醉与体位】

硬膜外麻醉或腰麻。仰卧位,患侧臀部略垫高。

【手术步骤】

1. 手术切口　由髂前上棘内侧平行腹股沟韧带向耻骨联合部作斜行或弧形切口。切开皮肤、皮下组织和腹外斜肌腱膜,切断腹内斜肌与腹横肌。必要时可切开腹直肌前鞘以扩大切口。此处有腹壁下血管从外下向内上斜过,如不能避开,可予结扎、切断。然后,将腹膜与腹壁肌层分离,向内上拉开。

2. 显露输尿管病变部位　将紧贴于腹膜后的输尿管和与膀胱交界处的输尿管分离和显露〔图 42-19〕。分离时注意保护输尿管纤维膜层,以免损伤纤维膜层下面丰富的血管吻合支,影响血液供应。

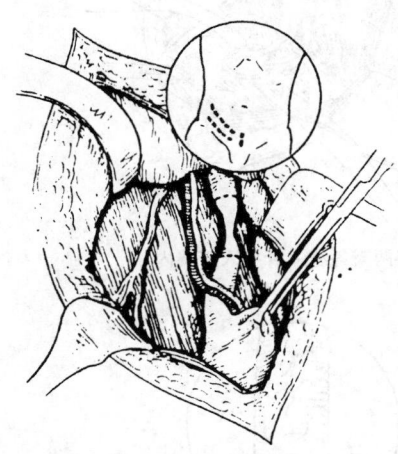

图 42-19　显露输尿管狭窄部

3. 吻合输尿管　根据不同情况可采用如下三种吻合方法:

(1) 输尿管端-端吻合术:首先将两断端分离或将病变切除后的两断端分离,以两断端在对合时不紧张为度。如有可能,将两断面斜切,以增加其周径。然后,将较粗的输尿管导管一端经近端插入肾盂,另一端经远侧断端向下插入膀胱,在膀胱前外侧壁上切一小口引出,再通过下腹正中另做的皮肤切口引出〔图 42-20〕。

将两断端用 3-0 可吸收线作间断缝合。缝线穿过纤维膜层和肌层而不穿过黏膜层。吻合处利用附近组织疏松覆盖。吻合口外放引流。

(2) 输尿管膀胱移植术:输尿管膀胱吻合口的位置最好选在原有的输尿管口附近,但也可在膀胱顶部。正中切开膀胱前壁,探查后将病变部切除,结扎切断的输尿管远端,把近段经膀胱端切口(或经另作的 0.8cm 长的膀胱切口)拉入膀胱内 1.5cm。先在膀胱外的入口处四周将膀胱肌肉层和输尿管浆肌层用可吸收线间断缝合,将输尿管前面非供应血管处纵行切开 0.5cm,然后将全层输尿管口作套袖式翻转(将两瓣各缝一针拉入膀胱内,边缘和膀胱小切口边缘黏膜

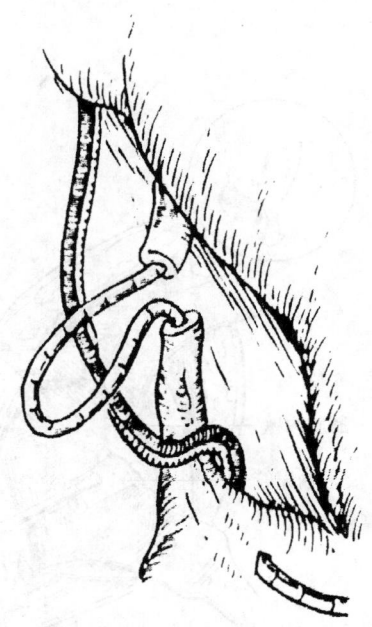

图 42-20　输尿管导管插入上、下端
输尿管后端端吻合

对黏膜吻合,形成突入膀胱内之乳头状开口。由新形成的输尿管口插入输尿管导管留置,在膀胱内放置蕈状导尿管作膀胱造瘘,输尿管导管从蕈状导管内穿出,二者均经膀胱前切口引出。分二层缝合膀胱前切口。在下腹正中另作一引流口,将两管引出。吻合口外与耻骨后均放引流〔图 42-21(1)～图 42-21(5)〕。

(3) 输尿管膀胱壁瓣吻合术:在膀胱前壁做壁瓣,瓣的宽度应根据输尿管的粗细而定,一般为 3～6cm,长度可达 10cm 以上,壁瓣基底部应宽于顶部。方法是首先用生理盐水充满膀胱,用亚甲蓝在膀胱壁上标出欲形成的壁瓣,基底的内侧起自膀胱底部的中点,向下伸延,到达健侧的膀胱下角;基底的外侧起自膀胱患侧缘的中点,向下伸延,止于对侧耻骨支之后的一个点,由此点剪至上述膀胱下角的点,即为壁瓣的顶部。将壁瓣向上翻起,在顶部的边缘中点黏膜下注射生理盐水,使黏膜与肌层分开,用剪刀在此二层之间作一隧道,把隧道末端上的黏膜剪开一小口,将切断的输尿管近端经此隧道由此小口穿出。此近端亦按前法制成乳头状,以防狭窄。在壁瓣顶缘将输尿管的浆肌层与膀胱顶缘的浆肌层固定缝合,结扎远端输尿管。

将输尿管导管经新输尿管口插至肾盂,其远端经尿道外口引出。围绕输尿管近端双层缝合膀胱瓣成为管状,并将膀胱切口缝合,第一层用 2-0 可吸收线作全层连续缝合;第二层用丝线作肌层间断内翻缝合或褥式内翻缝合。然后行耻骨上膀胱造瘘。在吻合口外和耻骨后放置自然引流后,逐层缝合腹壁切口〔图 42-22(1)～图 42-22(5)〕。

6

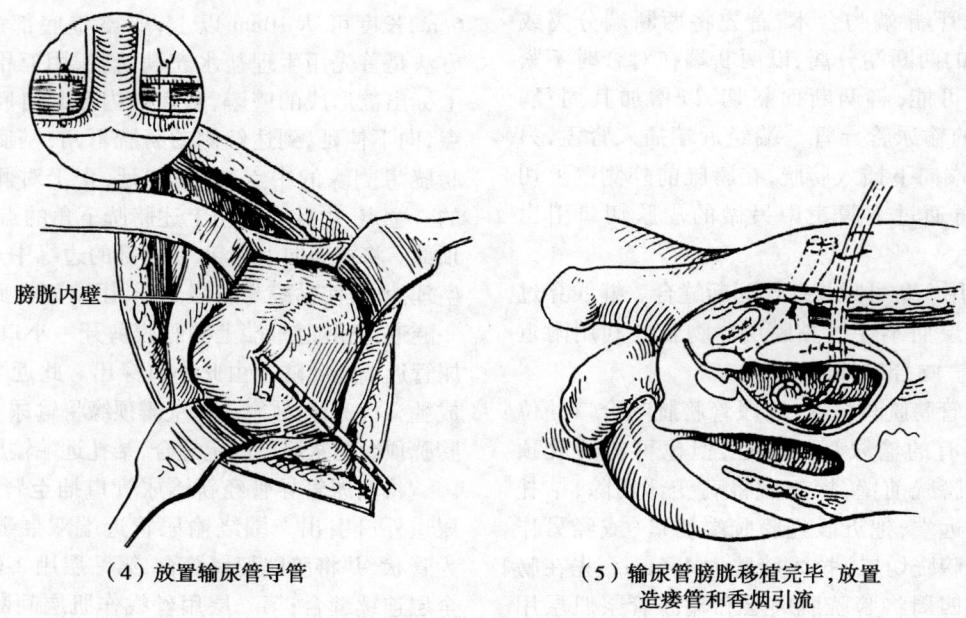

膀胱内壁

输尿管

（1）将输尿管拉入膀胱内

（2）将两瓣各缝一针拉入膀胱内

（3）缝合输尿管、膀胱壁肌层

膀胱内壁

（4）放置输尿管导管

（5）输尿管膀胱移植完毕,放置
造瘘管和香烟引流

图 42-21 输尿管膀胱移植术

6

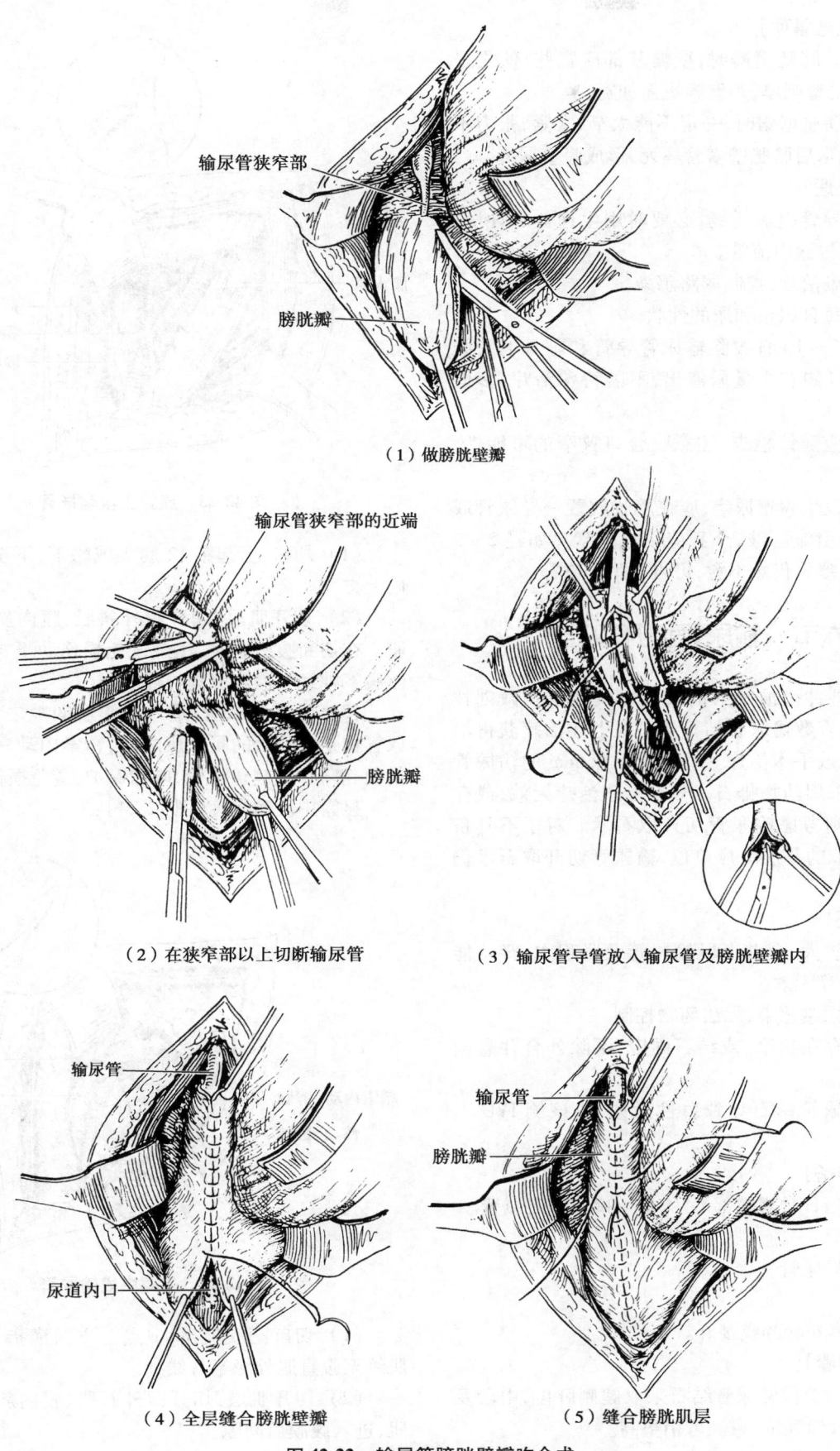

（1）做膀胱壁瓣

输尿管狭窄部的近端

（2）在狭窄部以上切断输尿管

（3）输尿管导管放入输尿管及膀胱壁瓣内

（4）全层缝合膀胱壁瓣

（5）缝合膀胱肌层

图 42-22　输尿管膀胱壁瓣吻合术

【术中注意事项】

1. 在设计膀胱壁瓣时,壁瓣基部应宽些,使之呈梯形。如膀胱壁肥厚,则壁瓣更需加宽。

2. 缝合膀胱壁瓣时,一定不能太窄、太紧,张力不可太大,以免术后膀胱壁瓣管坏死,形成腹壁尿瘘。

【术后处理】

1. 保持导管引流通畅,必要时用生理盐水冲洗。术后 48 小时拔除引流管。

2. 抗感染治疗,控制尿路感染。

3. 注意每日尿量和尿的性状。

4. 术后 7 ~ 10 日拔除输尿管导管和耻骨上膀胱造瘘管。伤口如有少量尿渗出,不需特殊治疗,多能自行愈合。

5. 术后应随诊检查,注意吻合口狭窄的可能性,及时诊治。

6. 一旦发生腹壁尿瘘,应在膀胱放置一导尿管或造瘘管,充分引流尿液,全身应用抗生素。如经 2 ~ 3 个月治疗后,瘘管仍然不愈,可再行手术修补。

第六节　输尿管切开取石术

鉴于体外冲击波碎石的发展以及腔内及微创技术的进步,大多数输尿管结石均可经上述治疗获得治愈,不需要开放手术治疗。直径小于 0.6cm 的输尿管小结石应先采用药物排石。只有上述治疗无效,或存在禁忌证时则考虑输尿管切开取石术。对于不具备腔镜及 ESWL 的基层医疗单位,输尿管切开取石术仍在广泛应用。

【适应证】

1. 结石较大,合并上段输尿管及肾积水,肾功能受损,保守治疗无效。

2. 合并尿路感染,无法药物控制。

3. 远端存在狭窄,或结石固定,不除外合并息肉或肿瘤者。

4. 双输尿管结石导致急性无尿,或该侧 IVU 不显影。

【术前准备】

1. 手术当日常规腹部平片,最后确定结石位置。

2. 灌肠。

3. 留置导尿管。

【麻醉】

连续硬膜外麻醉或腰麻。

【手术步骤】

1. 体位　上段输尿管结石采取健侧卧位,中段及下段取石术取仰卧位,患侧可稍垫高。

2. 显露输尿管　显露上段输尿管〔图 42-23〕

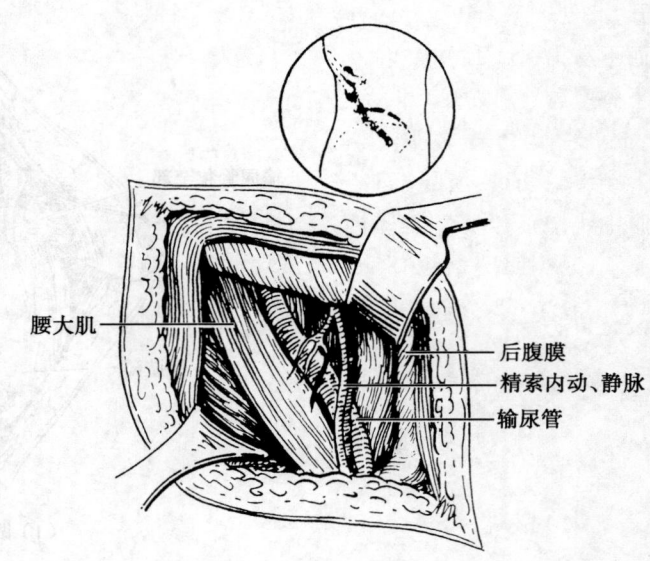

图 42-23　显露上段输尿管

(1) 切口:上起第 12 肋尖或略下,下至髂前上棘内上方。

(2) 切开肌层:切开腹外斜肌、腹内斜肌及腹横肌。在切断腹横肌时,注意避免损伤肋下神经、血管、髂腹下神经和髂腹股沟神经。

(3) 显露输尿管:进入腹膜后间隙之后,可见输尿管位于腹膜后的腰大肌之前,精索内动、静脉(或卵巢动、静脉)横越输尿管,应加保护,避免损伤。

显露中段输尿管〔图 42-24〕:

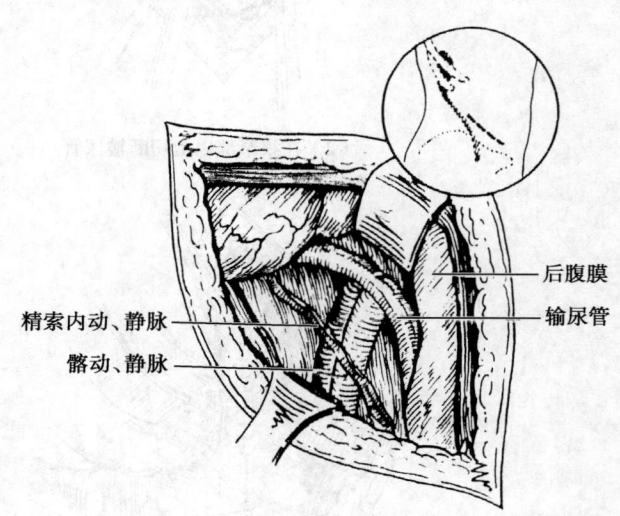

图 42-24　显露中段输尿管

(1) 切口:上起髂嵴中点上方两横指,顺腹外斜肌纹至腹直肌外缘半月线处。

(2) 切开肌层:切开腹外斜肌、腹内斜肌及腹横肌,进入腹膜后间隙。

(3) 显露输尿管:将腹膜及腹腔内容物向内拉

开,此处输尿管常与腹膜粘连,易与腹膜一起被拉开而不易找到。精索内(卵巢)血管在此段输尿管的外下侧跨过髂动、静脉。

显露下段输尿管:

(1)切口:上起髂前上棘内侧约2cm处,向下向腹中线作弧形切口,至耻骨联合上1cm处。

(2)切开肌层:沿肌纹切开腹外斜肌,切断腹内斜肌及腹横肌,再横行切断联合肌腱,必要时可切开腹直肌前鞘。肌肉切开后,在切口下角可看到腹壁下动、静脉,应避免损伤〔图42-25(1)〕。必要时也可将其结扎、切断,以利手术进行。

(3)显露输尿管:在输尿管下段,女性有子宫动、静脉,男性有输精管和精索内动、静脉跨越,分离时应注意保护〔图42-25(2)〕。

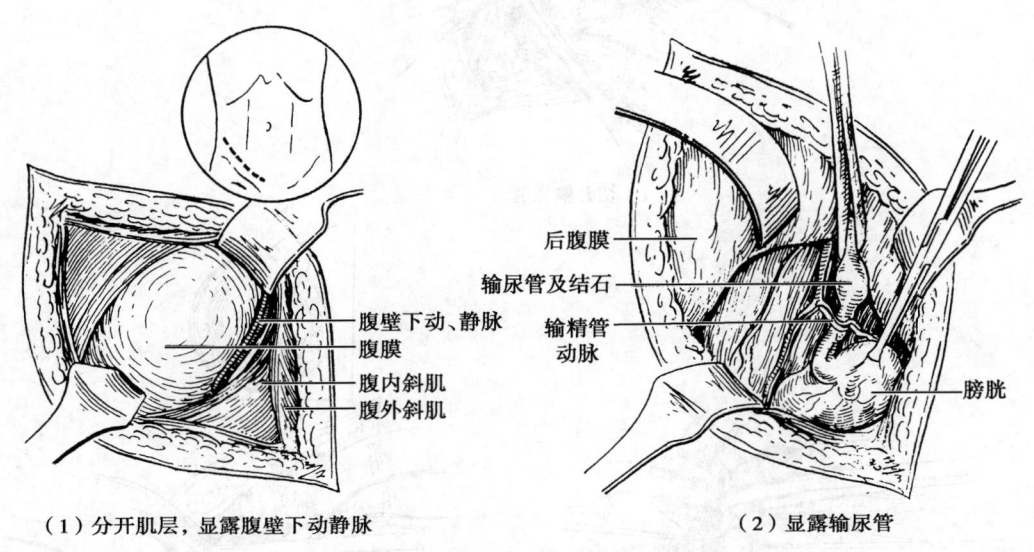

（1）分开肌层,显露腹壁下动静脉　　　　　　　　（2）显露输尿管

图42-25　显露下段输尿管

3. 明确结石部位　用手指沿输尿管触摸,常可摸到一处鼓起的硬性团块,即为结石嵌顿之处。如一时不能明确,应随时参考X线片,然后钝性分离该段输尿管周围组织。

4. 切开输尿管取石　在结石上、下端各用一纱布带牵拉输尿管,以防结石滑走。在输尿管周围放纱布垫,以防切开输尿管时脓液或尿液外溢污染。然后,纵行切开结石处的输尿管,用弯止血钳或镊子取出结石〔图42-26(1)(2)〕。

5. 探查　用吸引器吸尽外溢的尿液。用输尿管导管经输尿管切口插向上、下,上至肾盂,下至膀胱,探查输尿管有无结石、狭窄或其他原因的梗阻。

6. 缝合输尿管　用小弯针穿3-0可吸收线间断缝合输尿管2~3针。缝线仅可穿过外层和肌层,而不穿过黏膜,以免结石再发〔图42-26(3)〕。取出切口周围的保护纱布垫,将周围的脂肪组织覆盖输尿管缝合处,用1~2针可吸收线固定脂肪组织。若输尿管结石部位炎症较重,可置入D-J管,以作引流及支撑,手术后2个月经膀胱镜拔除。置入前应用输尿管插管测量切开点距膀胱的长度,以确保D-J管进入膀胱,此时可见到膀胱尿液向上反流,膀胱内事先注入亚甲蓝有助于观察。

7. 缝合切口　检查伤口无出血及异物存留后,在输尿管切口旁置自然引流。逐层缝合肌肉、皮下组织及皮肤。

【术中注意事项】

1. 术中探查结石位置时避免用力挤压,造成结石滑走,一旦滑走,应在术中拍摄肾、输尿管和膀胱平片,以确定结石的隐蔽部位。

2. 输尿管取石部位纵行切开横行缝合,以避免术后发生输尿管切口的瘢痕狭窄、肾积水形成。

3. 输尿管缝合后,无论留置或未留置支撑导尿管,均需在附近放置自然引流,以防局部漏尿。

【术后处理】

1. 注意伤口渗血及血尿情况。

2. 鼓励患者多饮水。

3. 继续给予抗感染治疗。

4. 若放置输尿管引流,一般在术后9~10日取出。取出后,伤口有少量漏尿,数日后多能自行愈合,少数可延至2~3周后愈合。

5. 自然引流一般于手术后3日拔除;如有渗尿等情况,可适当延长。

6

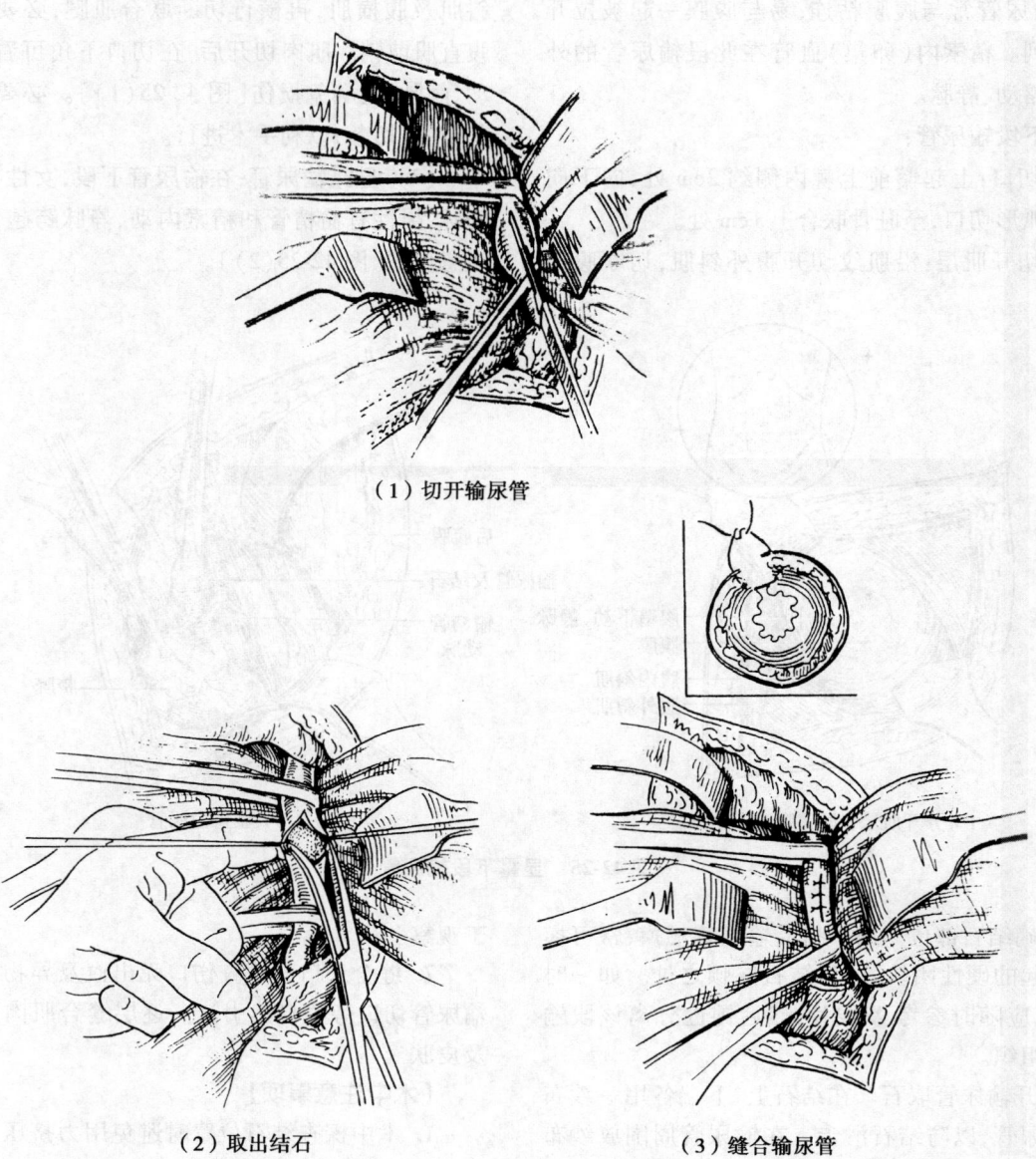

（1）切开输尿管

（2）取出结石　　　　　　　　　　　（3）缝合输尿管

图 42-26　输尿管切开取石术

第七节　输尿管乙状结肠吻合术

【适应证】

1. 膀胱癌全膀胱切除后。

2. 完全型膀胱外翻。

3. 难修复的膀胱阴道瘘。

4. 某些永久性尿失禁经成形术无效者。

【术前准备】

1. 术前 3 日进高热量、高蛋白、低渣饮食以加强营养;术前 24 小时给予流质饮食(双份)。

2. 磺胺脒 1g,每日 4 次,连续服 3 日。或术前 36 小时开始口服链霉素,每 6 小时 0.5g。

3. 术前数日可行 200ml 生理盐水灌肠 1 次,使其潴留并下地行走以试有无失禁状态。

4. 术前 48 和 24 小时,各服蓖麻油 15ml。术前 2 日每晚用 2000ml 温盐水灌肠。术前 2 小时用 500ml 1% 新霉素作直肠灌肠,清除肠腔污物。

5. 测血钾、钠、氯离子和 CO_2 结合力。

【手术步骤】

以黏膜下隧道吻合法为例。

1. **体位**　患者取仰卧头低位,使盆腔内的肠管向上移,便于操作。

2. **切口**　耻骨上腹部中线偏左切口。

3. **分离、切断输尿管**　进入腹腔后用纱布垫将小肠覆盖、堵塞、推开,将输尿管前的后腹膜切开,露出输尿管,并于盆腔输尿管最低位或距病变适当处切断,将远端结扎。近端输尿管内置输尿管导管暂时引流尿液,减少腹腔污染。

4. 形成结肠带隧道　选择部位合适的乙状结肠段,在其上选择合适的结肠带作一长 3 ~ 4cm 的纵向切口,切开浆膜及肌层,在黏膜下层向两旁潜行分离各约 1 ~ 1.5cm,使成一隧道〔图 42-27(1)(2)〕。注意止血,不要分破黏膜。

5. 修整输尿管近端　将输尿管近段分离,但不可将输尿管周围组织完全剥离,以免影响血运。输尿管近侧断端周围组织则需分尽,并纵行剪开 1.5cm,然后将管口修成椭圆开的斜面,这样可使吻合口扩大 3 倍,保证引流通畅。

6. 吻合输尿管乙状结肠　在乙状结肠浆肌层的

最下端将黏膜切一小口,与输尿管端椭圆形断面等大,将两处切口对齐,作端-侧吻合,先用 4-0 可吸收线将输尿管全层和肠壁黏膜层边缘的上下两角各缝一针,再作间断缝合约 8 ~ 10 针〔图 42-27(3)〕缝合两缘。

7. 缝合隧道　输尿管安置在隧道内后,将输尿管壁与隧道内肠壁肌层用细丝线固定 2 ~ 3 针,以减少吻合口张力。然后,将肠壁的浆肌层用细丝线间断缝合 4 ~ 5 针,以包埋输尿管于隧道内〔图 42-27(4)(5)〕。

8. 缝合后腹膜　最后将后腹膜切口内侧边缘缝合在吻合线的外侧,再将外侧后腹膜缝合在吻合线的内侧,使吻合处重新位于腹膜外〔图 42-27(6)〕。

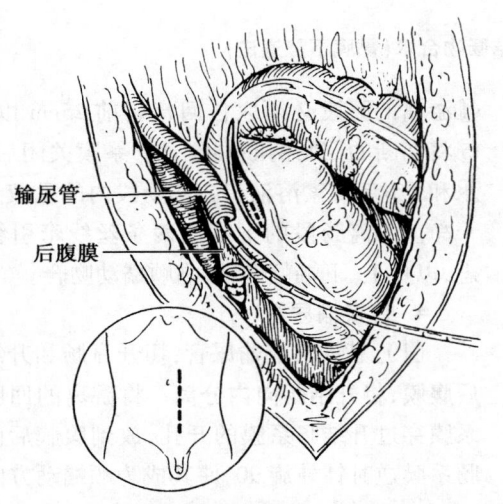

（1）切开后腹膜,结扎远端输尿管,近端
输尿管内插一输尿管导管

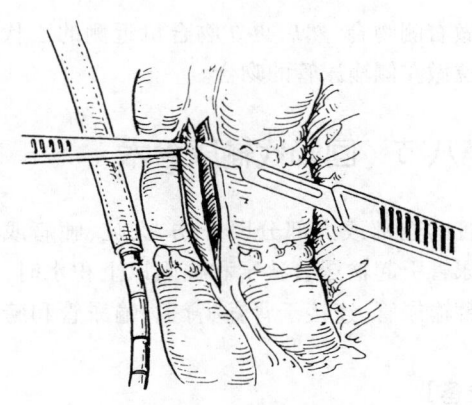

（2）结肠带切口,黏膜下向两侧分离

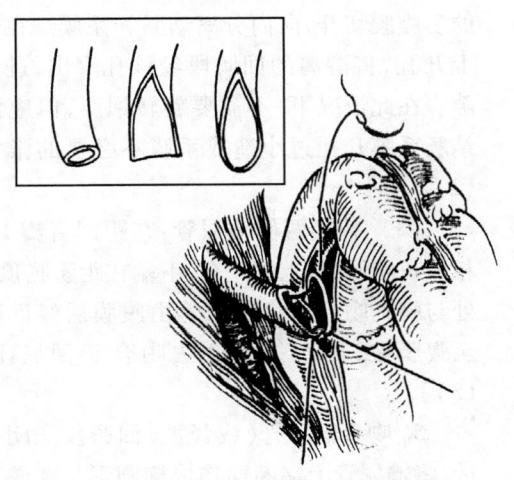

（3）将输尿管近端修成椭圆形
斜口,开始吻合

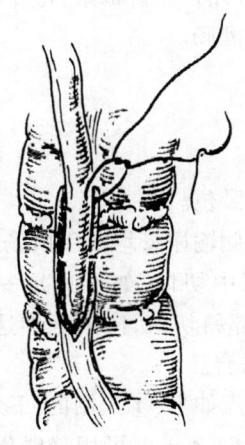

（4）输尿管置于结肠隧道
内固定数针

6

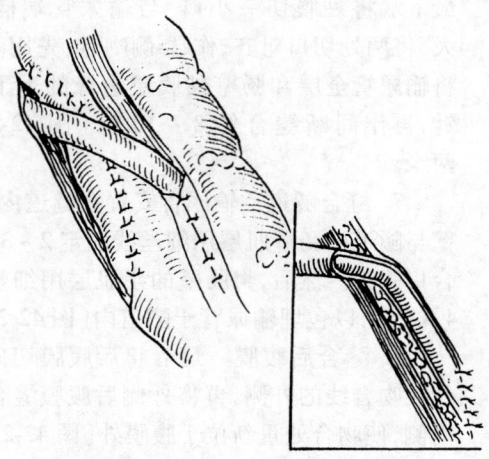

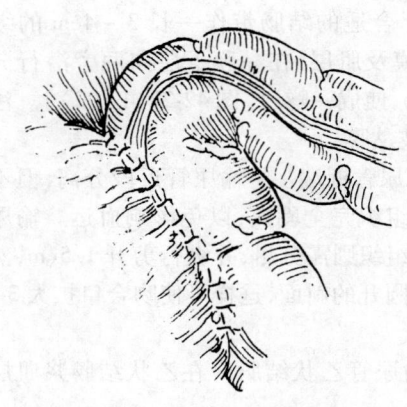

（5）隧道壁浆肌层缝合，并将内侧后腹膜
缝在隧道外侧

（6）将外侧后腹膜覆盖吻合口

图 42-27　右侧输尿管乙状结肠吻合术（黏膜下隧道法）

一般先做右侧吻合，然后再在吻合口近侧的乙状结肠适当部位做左侧输尿管的吻合。

第八节　回肠代输尿管术

当输尿管的全部或大部分因外伤、炎症、肿瘤或先天性巨输尿管引起输尿管狭窄和梗阻以上积水时，可用回肠代替输尿管，连接于肾盏、肾盂、输尿管和膀胱之间。

【术前准备】

1. 术前 3 日进高热量、高蛋白、低渣饮食以加强营养；术前 24 小时给流质饮食。

2. 术前 36 小时开始口服链霉素，每 6 小时 0.5g。

3. 术前当晚清洁灌肠。

【麻醉】

连续硬膜外麻醉

【手术步骤】

1. 体位　选择仰卧位。

2. 切口　如果两侧输尿管均需用回肠代替，可由剑突到耻骨联合作正中切口，如果只是一侧需要代替，则可作延长的腰部斜切口，向内延伸达腹直肌外缘，然后向下至耻骨联合。

3. 选择肠管　要点如下：①选用的回肠段必须比需要的输尿管长度长 5～6cm。可用缝线作为量尺来计算拟游离小肠的确切长度。②游离的肠段必须血运良好，肠系膜血管弓宽度足够。③肠段长度必须应用尽可能短的跨度，以减少尿内容物的吸收。大多数全输尿管替换术所需要的适当长度是 25～30cm。上端吻合完成后，在下端吻合之前应将多余回肠切除。

④游离的肠段必须取自回盲瓣前 25cm 以上的回肠。⑤将切断的回肠两断端吻合。系膜关闭后，用生理盐水和 1% 新霉素溶液将游离肠段内的黏液及粪渣冲洗干净。游离肠段的下端用两条丝线牵引缝合作为标志，以免上、下端颠倒，影响顺蠕动吻合。

4. 替换输尿管

（1）替换右侧输尿管：切开盲肠和升结肠外侧的后腹膜，将升结肠向内分离。将游离的回肠段及其肠系膜穿过升结肠系膜的开孔，放到腹膜后间隙。将回肠系膜逆时针外旋 90°使其成为顺蠕动方向〔图 42-28（1）〕。

（2）替换左侧输尿管：将降结肠和乙状结肠外侧的后腹膜切开，向内分离结肠和系膜。在降结肠系膜上开孔，将游离的回肠段经该孔穿出，进入腹膜后间隙。在此情况下，不需要旋转回肠，但应注意不要因结肠系膜开孔过小造成系膜不必要的张力〔图 42-28（2）〕。

（3）替换两侧输尿管：在距回盲瓣 15cm 处游离相应长度回肠，上端闭合，下端在距膀胱顶部以下 3cm 处与膀胱吻合。将输尿管由腹膜后经后腹膜切口移至腹膜腔，用直接吻合法吻合于回肠上〔图 42-28（3）〕。

5. 吻合输尿管（或肾盂）回肠段　闭合回肠段上端，将输尿管上端断面作成椭圆形。在游离的回肠上部切开肠壁，口径与输尿管端的断面等大，用 4-0 可吸收线吻合〔图 42-28（4）〕。

当肾盂与回肠段上端吻合时，需注意不得损伤肾血管供应。将回肠段上端在系膜对侧缘切开，使大小适合于肾盂。吻合口用 4-0 可吸收线连续缝合或间断缝合〔图42-28(5)〕。

6. 吻合回肠下端与膀胱　下端的吻合以在膀胱内进行最为方便。将膀胱后腹膜分离,切开膀胱前壁,在合适部位用手指将膀胱后壁由外向内顶入,用组织钳将顶起的膀胱壁钳夹,作环状切除,大小需与回肠段的断端相适应。将回肠下端的牵引线自膀胱开孔处引入膀胱,调节游离回肠的长度,将多余部分剪去,肠壁出血处要妥善止血。用2-0吸收线将肠壁和膀胱壁全层间断缝合。浆肌层用丝线间断缝合

加固〔图42-28(6)〕。

7. 插输尿管导管引流　由膀胱经替换的输尿管插一输尿管导管引流肾盂,将该管与膀胱造瘘管一起从腹壁切口下端引出。

8. 缝合手术切口　将结肠放回原位,覆盖于代替的输尿管前。游离的回肠段系膜与后腹膜缝合,以免形成内疝。膀胱壁内层用2-0可吸收线、外层用丝线间断缝合。各吻合口附近放香烟引流后,逐层缝合切口。

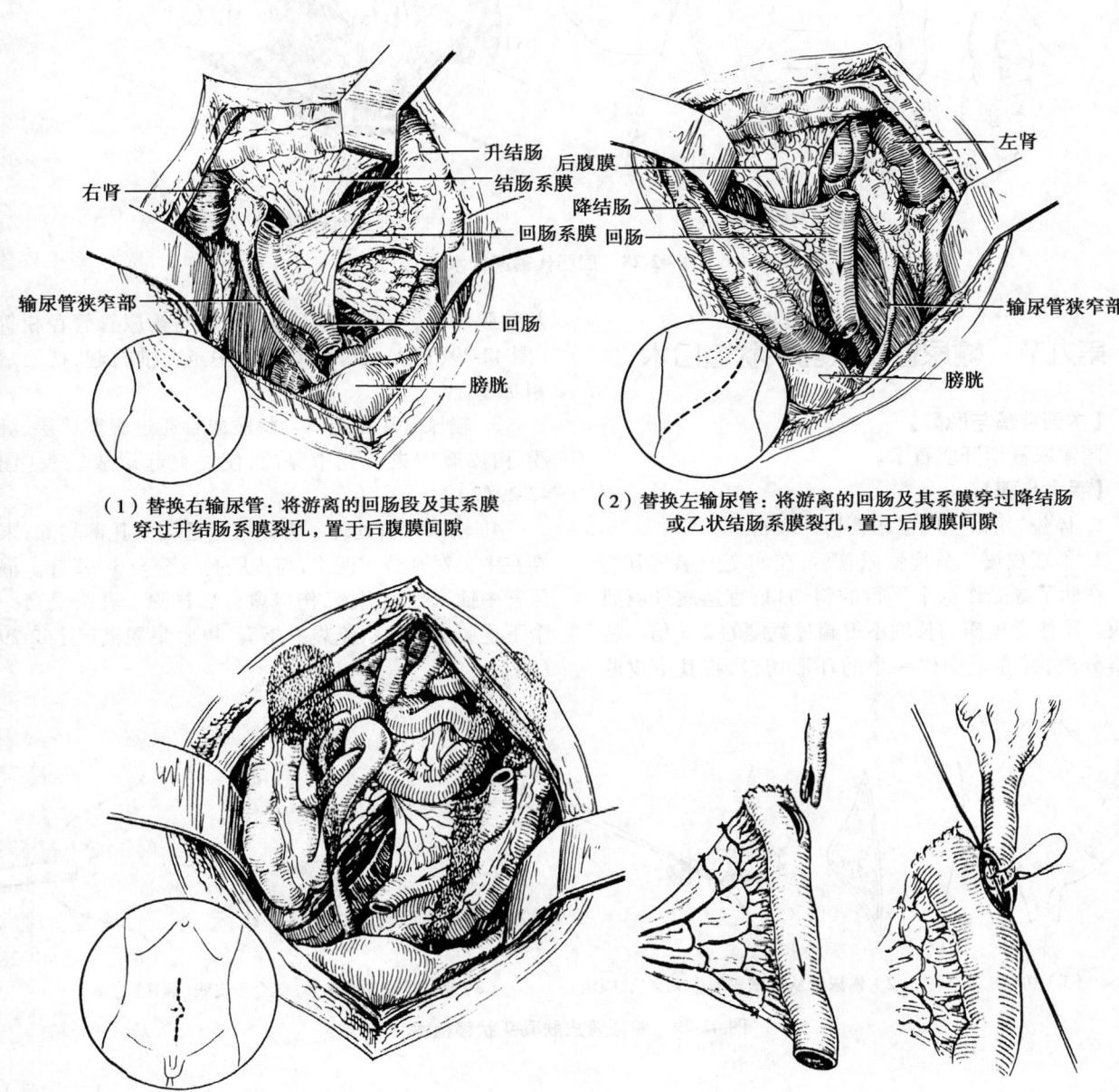

（1）替换右输尿管:将游离的回肠段及其系膜穿过升结肠系膜裂孔,置于后腹膜间隙

（2）替换左输尿管:将游离的回肠及其系膜穿过降结肠或乙状结肠系膜裂孔,置于后腹膜间隙

（3）替换双侧输尿管

（4）输尿管与回肠直接吻合法

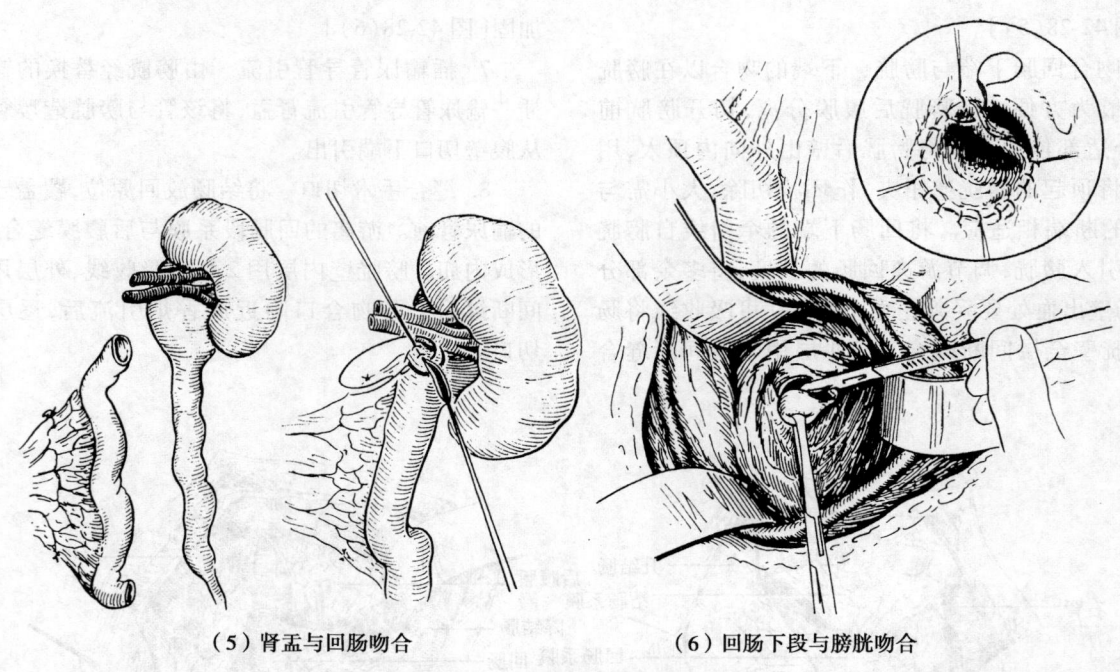

（5）肾盂与回肠吻合　　　　　　　（6）回肠下段与膀胱吻合

图 42-28　回肠代输尿管术

第九节　输尿管皮肤乳头状造口术

【术前准备与麻醉】
同输尿管切开取石术。

【手术步骤】
1. 体位、切口　同输尿管切开取石术。
2. 形成皮瓣　分离输尿管后,在病变上端将其切断。在肋下缘处作两个平行的斜切口,直达腹外斜肌腱膜。需注意皮瓣的长度不得超过宽度的 2.5 倍。将皮瓣分离,并在正中作一小的环形切口,将其中皮肤

及腱膜切除,分开深层肌肉,大小与输尿管管径相等〔图 42-29(1)〕。此时,将皮瓣中点向前拉起,把两端相对缝合。

3. 输尿管皮肤造口　将输尿管通过腹壁肌层、腱膜,由皮瓣中央开孔中穿出,使之突起形成乳头〔图 42-29(2)〕。

4. 输尿管口处理　将输尿管近端结扎部切除,末端在中央对开分成两半,与皮肤孔缘缝合 3 ~ 4 针。输尿管中插入导管引流,伤口愈合后拔除。乳头上套一个下连胶皮管及引流袋的指套,以收集尿液〔图 42-29(3)〕。

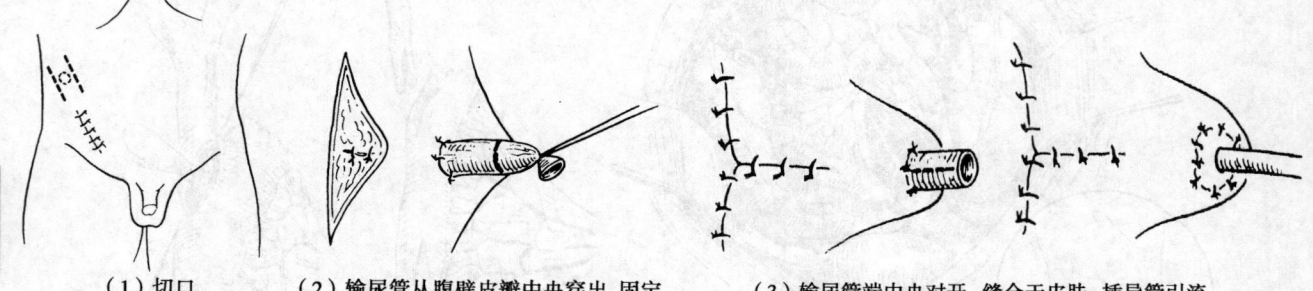

（1）切口　　（2）输尿管从腹壁皮瓣中央穿出、固定　　（3）输尿管端中央对开,缝合于皮肤,插导管引流

图 42-29　输尿管皮肤乳头状移植术

（李泉林）

第四十三章

膀 胱 手 术

第一节 膀胱的应用解剖及手术入路

【应用解剖】

1. 膀胱的毗邻关系 膀胱前方与耻骨联合及闭孔内肌之间为膀胱前间隙。该间隙下界,男性为耻骨前列腺韧带;女性为耻骨膀胱韧带。内有丰富的静脉丛及蜂窝组织。膀胱的两侧与肛提肌、闭孔内肌、盆壁筋膜相邻,男性尚有输精管,女性与子宫圆韧带相邻。膀胱后下壁(底)与直肠相邻,在男性,二者之间有精囊腺、输精管、输精管壶腹和腹膜会阴筋膜。在女性膀胱后面为膀胱子宫陷窝及子宫体。其后下壁即在陷窝的下方借疏松结缔组织与阴道和子宫颈紧密结合。膀胱的上面被以腹膜,常附以小肠祥和乙状结肠,有时为横结肠、盲肠和阑尾。

2. 膀胱的韧带

(1) 耻骨前列腺韧带和耻骨膀胱韧带:在耻骨后面和盆筋膜腱弓前部与膀胱颈,或前列腺前外侧部之间,连有两条结缔组织韧带,男性的称为耻骨前列腺韧带,女性的称为耻骨膀胱韧带。它们是成对的,其间仅为一孔隙分隔,孔隙中有阴茎(蒂)背深静脉通过,该韧带对膀胱或前列腺起固定作用。

(2) 膀胱外侧韧带:在膀胱或前列腺外侧的腹膜下的结缔组织中,含有至膀胱的血管和神经,一部分输尿管和输精管,这些结缔组织、血管和神经形成膀胱的血管神经蒂,常称此为膀胱外侧韧带。该韧带起于膀胱与前列腺外侧,向外上方连至肛提肌表面的筋膜。

(3) 膀胱后韧带:位于膀胱两侧,由前向后的膀胱静脉丛及其汇成的膀胱静脉、膀胱下动脉、膀胱神经丛等被其周围的结缔组织束包裹而成,它有承托膀胱的作用。

(4) 脐正中韧带:脐正中韧带为胚胎期遗留的脐尿管索,由膀胱顶连至脐部,贴附于腹前壁下部内面正中线,被腹膜遮盖形成脐中襞。在胚胎7周左右,膀胱位于脐区,逐渐沿腹前壁下部内面下移,终降至盆腔,其上部逐渐缩小成一管状结构名脐尿管。生后管腔大部分闭锁从而形成一结缔组织索条。如生后管腔未全闭锁,则称开通脐尿管,这种发育异常必将导致脐部瘘口间歇流尿,临床称为脐尿管闭锁不全或先天性脐尿管瘘,后天性脐尿管瘘也是由于脐尿管在发育中存在潜在的缺陷,多因男性尿道梗阻而诱发。如生后脐尿管中段仍保留着管腔则可形成脐尿管囊肿,这种囊肿可发展至很大,并有癌变可能。

3. 膀胱的血供

(1) 动脉:膀胱上动脉由脐动脉未闭合部分发出,供给膀胱上外侧壁;膀胱下动脉由髂内动脉发出,分布于膀胱下部和底部。直肠下动脉的膀胱支分布于膀胱后面和精囊腺的一部分。在女性,子宫动脉发出分支到膀胱底。有时尚有膀胱中动脉,由髂内动脉或膀胱上动脉发出,分布到膀胱的后面。这些动脉在膀胱周围形成一网,其分支深及膀胱黏膜。

(2) 静脉:在膀胱壁上构成静脉网,主要位于膀胱底部,汇入膀胱下静脉,入髂内静脉。在男性与前列腺精囊腺的静脉相连,构成膀胱前列腺丛。此静脉网向后与直肠丛或子宫阴道丛吻合,并向前与膀胱前间隙内的阴部丛吻合。

4. 淋巴 膀胱前壁的淋巴沿脐动脉到髂内淋巴结。膀胱后壁的淋巴流入髂外淋巴结。有的注入髂内淋巴结、髂总淋巴结和骶淋巴结。膀胱三角区的淋巴注入髂外淋巴结和髂内淋巴结。膀胱颈的淋巴有些直接注入主动脉旁淋巴结(腰淋巴结)、主动脉淋巴结或主动脉后淋巴结。

5. 膀胱的神经 主要由下腹下丛的交感神经和盆神经的副交感神经形成的膀胱丛来支配。膀胱丛分两部分,即位于膀胱两侧的膀胱旁丛和在膀胱壁内的固有膀胱丛。两丛均含有内脏运动(交感和副交

6

感)和感觉两种纤维。副交感神经起自 S_{2-4} 脊髓节,经盆内脏神经至膀胱,可兴奋膀胱逼尿肌,抑制膀胱括约肌,使膀胱颈松弛、膀胱排空。交感神经起自 T_{11-12} 脊髓节段和 L_{1-2} 脊髓节段,经上腹下丛和下腹下丛到达膀胱,抑制逼尿肌,使膀胱松弛并兴奋膀胱括约肌,使膀胱颈收缩而储尿。尿道膜部括约肌(尿道外括约肌)为骨骼肌,它由阴部神经支配,可使尿道外括约肌收缩,控制排尿或使会阴各肌收缩,辅助控制排尿。

【手术径路选择】

1. 手术入路　一般使用经尿道路径及下腹部正中切口,体型肥胖者可采用下腹部弧形切口。膀胱阴道瘘手术亦可经阴道路径进行修补。经尿道手术主要用于膀胱肿瘤电切术、膀胱碎石术及前列腺电切术

等。原则上应在腹膜外施行手术,如有必要进入腹腔,术毕应将腹膜切口缝合。

2. 手术区引流　膀胱切开或切除手术后,伤口必须放置引流物,一般使用胶管引流,如果估计有较多尿液或引流液需放置双腔管作负压引流。

3. 切口选择　包括下腹正中切口及下腹弧形切口,体位均为平卧位。臀部垫高。

(1)下腹正中切口的手术步骤:

①下腹正中线切口,下由耻骨联合上缘向上达所需长度,切开皮肤及皮下组织〔图 43-1(1)〕。

②切开腹白线,钝性分开腹直肌及锥状肌,拉开切口显露膀胱前脂肪组织及腹膜返折。

③手指垫纱布向上推开腹膜返折,显露膀胱前壁〔图 43-1(2)〕。

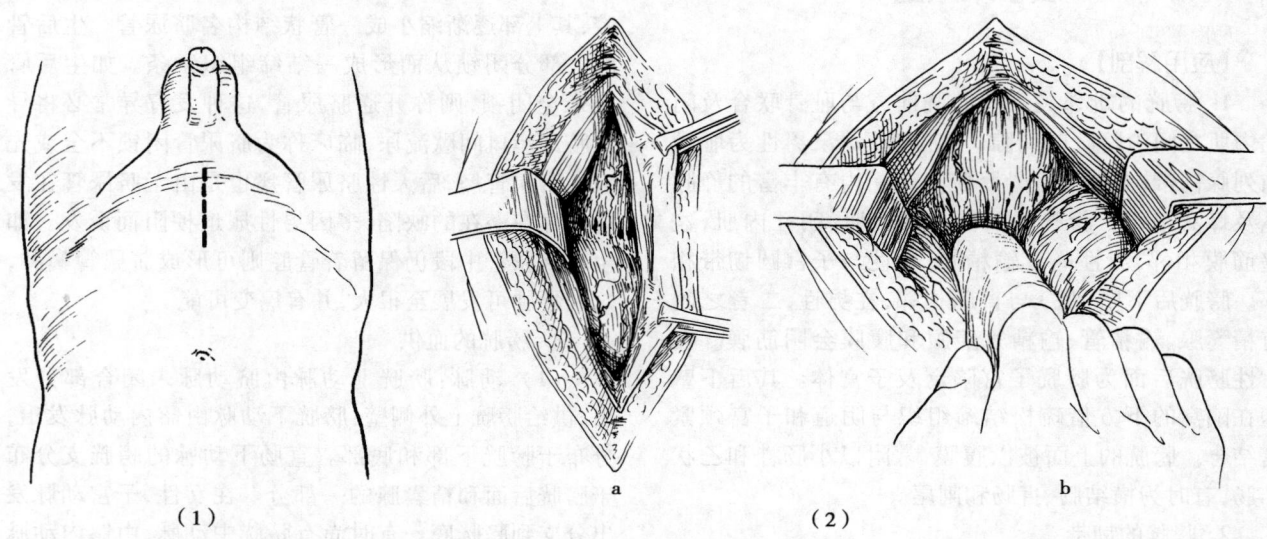

图 43-1　下腹正中切口手术步骤

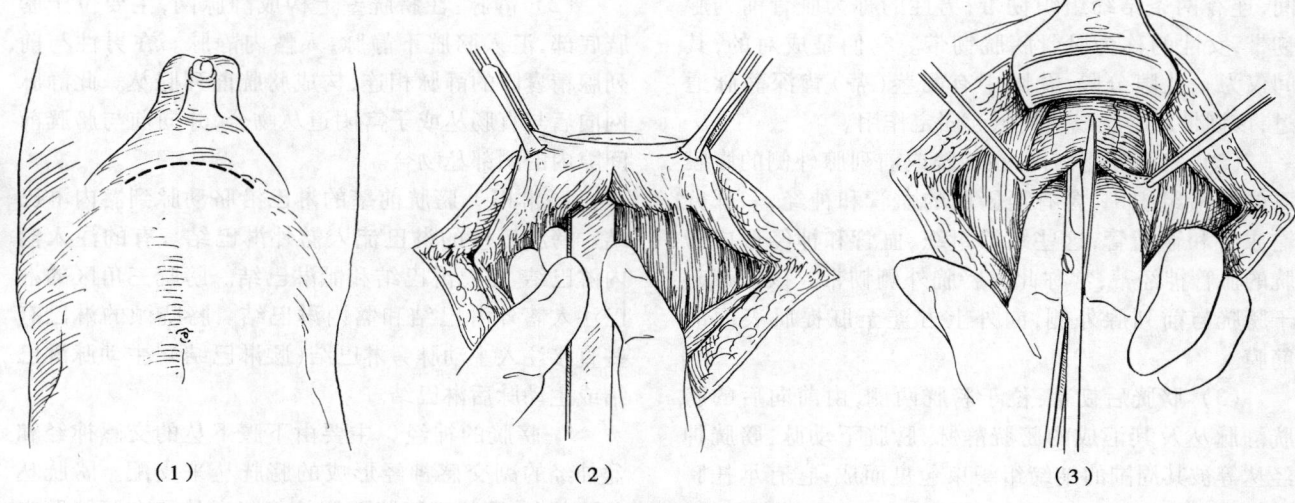

图 43-2　下腹弧形切口手术步骤

（2）下腹弧形切口的手术步骤：

①距耻骨联合上缘2cm做皮肤弧形切口，两端超过腹直肌外缘。切开皮肤及皮下组织〔图43-2（1）〕。

②潜行分离腹直肌及锥状肌表面后切开腹直肌前鞘，并钝性分开肌肉。

③上推腹膜返折显露膀胱前壁〔图43-2（2）、（3）〕。

第二节　脐尿管手术

脐尿管异常可分为五种类型：①脐尿管囊肿；②脐尿管窦；③脐尿管憩室；④脐尿管未闭；⑤膀胱脐尿管瘘。临床表现为脐部有分泌物或尿液流出，合并感染时可出现下腹疼痛、发热、下腹压痛性包块。脐尿管憩室合并感染或感染的脐尿管囊肿破溃入膀胱，则出现膀胱刺激征。诊断可通过以下高分辨率的B超、膀胱造影、窦道造影或探针检查、膀胱镜检查、CT等确立。治疗为手术切除瘘管，但需注意，如有下尿路梗阻，应预先或同时解除。

【手术步骤】

1. 根据不同类型的脐尿管异常选择不同的切口。一般脐尿管未闭、脐尿管囊肿及憩室可选择耻骨上横切口〔图43-3（1）〕，此切口与脐下皮肤切口相比，更易修复且美观；脐尿管窦及膀胱脐尿管瘘选择环形切口，但应保留尽量多的脐部；也可选择下腹部弧形切口或球拍样切口〔图43-3（2）〕。

2. 辨认脐尿管　如脐尿管不易辨认，可用4F～8F塑料管插入脐尿管，如插不进，可用输尿管导管或钝针头试插；若仍不成功，则可用稀释的亚甲蓝注入脐尿管或窦道，使术中易辨认。

3. 经尿道插入一根气囊导尿管并充盈膀胱。

4. 纵行切开腹白线，拉开腹直肌，显露膀胱顶部。

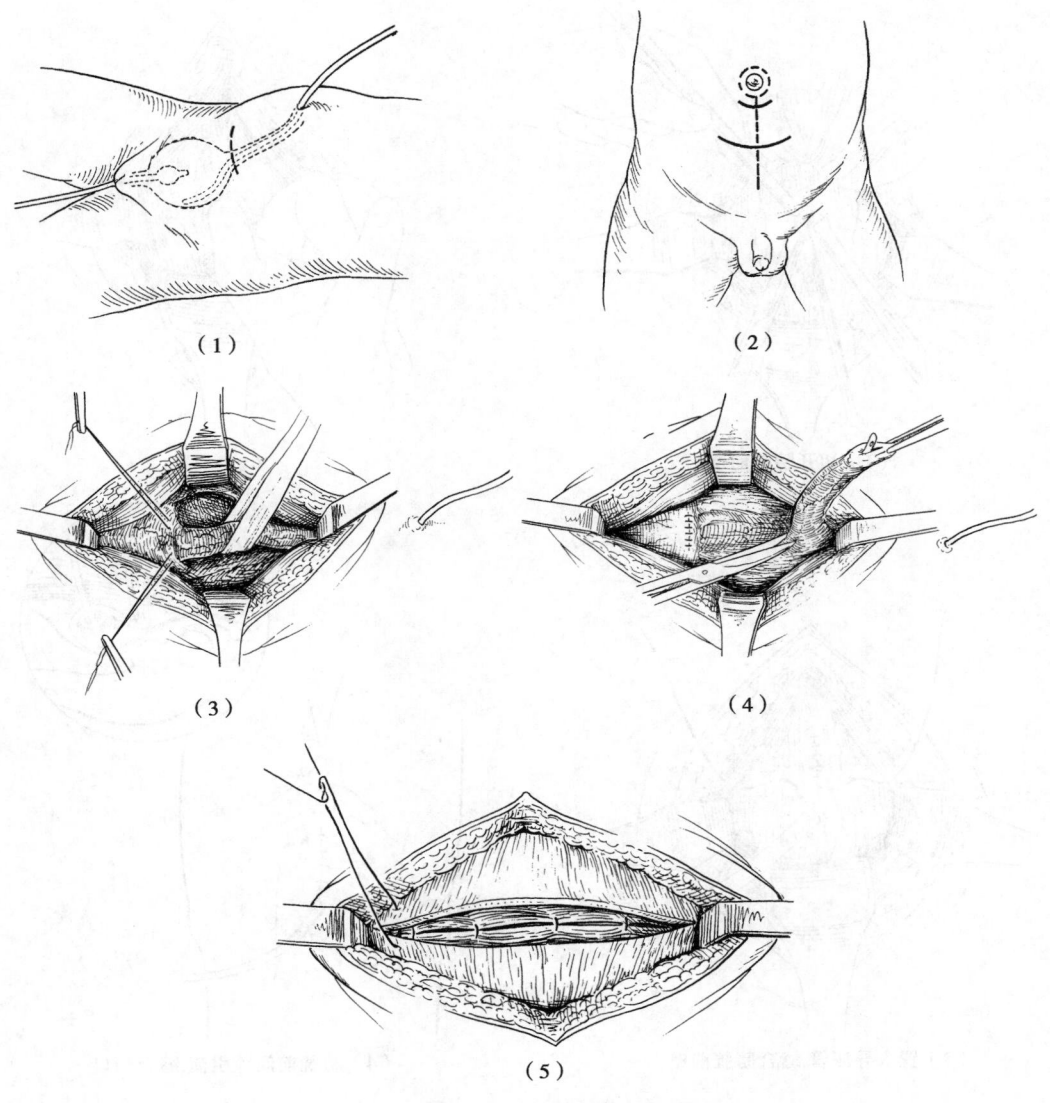

（1）　　　　　　　　　　　（2）

（3）　　　　　　　　　　　（4）

（5）

图43-3　脐尿管手术

6

5. 分离膀胱顶部与腹膜,显露两条脐动脉及其间的脐尿管,并沿脐尿管向下分离至膀胱,边切边缝将脐尿管自膀胱壁切除〔图43-3(3)、图43-3(4)〕。

6. 可吸收线缝合膀胱壁各层〔图43-3(5)〕。

7. 向上分离脐尿管至脐部,将脐尿管及两条脐动脉末端一起切除。缝合脐孔缺损,尽量多保留脐部。

8. 膀胱区放置自然引流管,术后24～72小时无引流物时拔除。

9. 留置导尿管1周。

第三节　耻骨上膀胱切开取石术

【适应证】

膀胱结石一般可用膀胱镜下液电碎石术、气压弹道碎石术、钬激光碎石术或体外冲击波碎石术。巨大的膀胱结石,碎石术不能粉碎的坚硬结石、异物形成的膀胱结石及膀胱结石并发膀胱内病变者应行耻骨上膀胱切开取石术。

【麻醉】

连续硬膜外麻醉或局麻。

【手术步骤】

1. 麻醉后插入留置导尿管,生理盐水冲洗膀胱,以减少术后感染机会。

2. 体位及切口见本章第1节。

3. 显露膀胱前壁并切开膀胱〔图43-4(1)、图43-4(2)〕,吸去尿液,以取石钳或卵圆钳取出结石,如有膀胱假性憩室应检查憩室内有无结石残留。

4. 放置留置导尿管或膀胱造瘘管后可吸收线全层缝合膀胱,浆肌层加强缝合〔图43-4(3)、图43-4(4)〕。

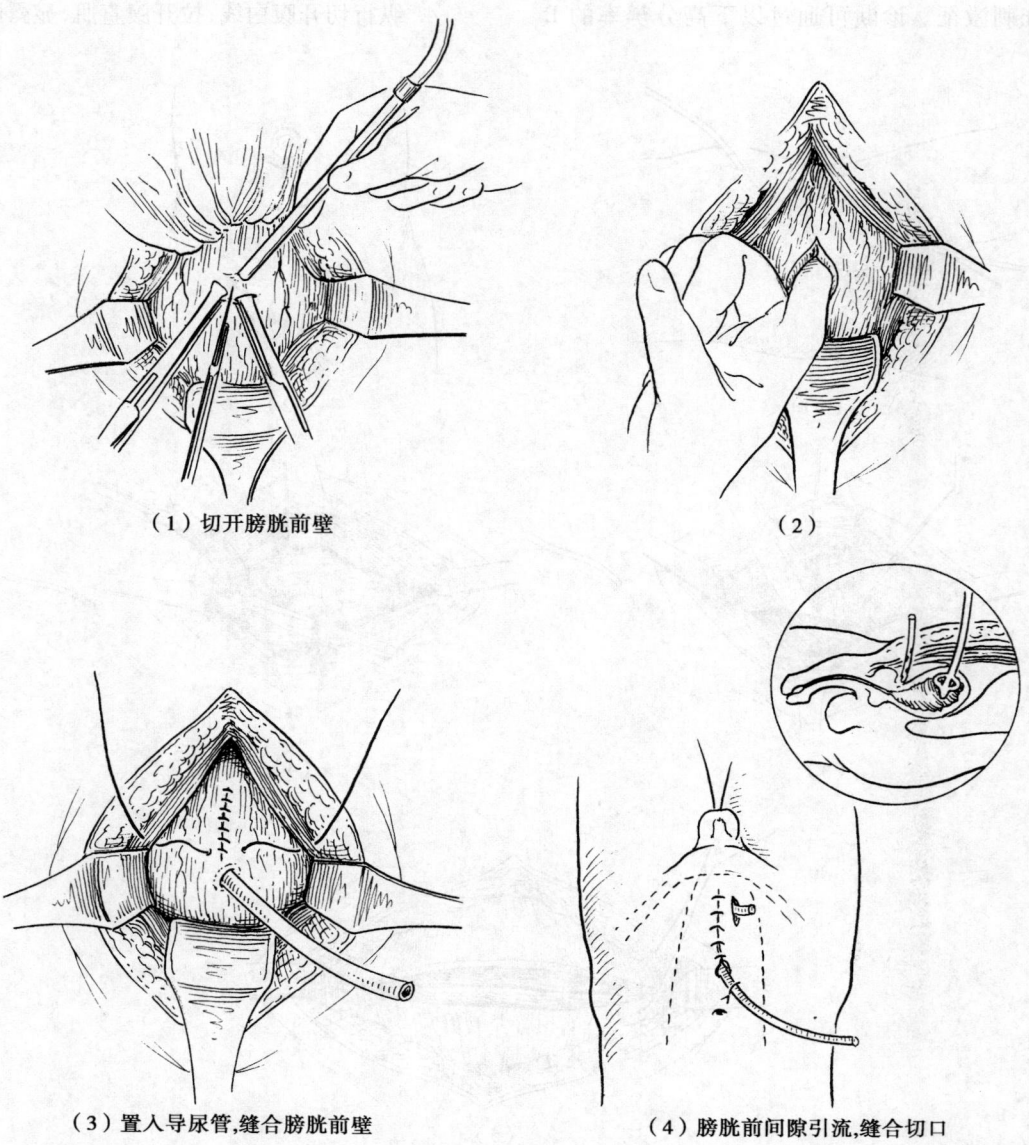

（1）切开膀胱前壁　　　　　　　　　　（2）

（3）置入导尿管,缝合膀胱前壁　　　　（4）膀胱前间隙引流,缝合切口

图43-4　耻骨上膀胱切开取石术

5. 耻骨后放置自然引流。

6. 分层缝合腹直肌前鞘,皮下层及皮肤。

【术中注意事项及术后处理】

1. 膀胱切开后,除探查结石外,须同时探查膀胱颈有无缩窄及前列腺有无增生,以便做相应的处理。

2. 夹取结石时,尽可能不要将结石夹碎,以免结石碎渣遗留于膀胱,导致结石复发。

3. 妥善固定留置导尿管,并保持留置导尿管的通畅。

4. 耻骨后引流于术后 24~48 小时后拔除。

5. 术后 7 天拆线,术后 7~10 天拔除留置导尿管。

第四节 膀胱憩室切除术

【适应证】

1. 膀胱憩室较大,尿液引流不畅。

2. 输尿管口位于憩室内或邻近憩室,伴有膀胱输尿管反流。

3. 憩室位于膀胱基底部,造成膀胱出口梗阻或膀胱输尿管反流。

4. 膀胱憩室合并结石、感染、出血或肿瘤。

【麻醉】

连续硬膜外麻醉。

【手术步骤】

切除膀胱憩室可选用膀胱内或膀胱外切除的方法。

一、膀胱内切除法

1. 作耻骨上膀胱切开,探查并确定膀胱憩室的位置、憩室和输尿管的关系、膀胱颈及输尿管间嵴有无肥厚。如果憩室较小,与周围组织粘连不多,可用直血管钳从憩室开口插入,钳住憩室底部的黏膜,将憩室翻入膀胱内〔图 43-5(1)〕。

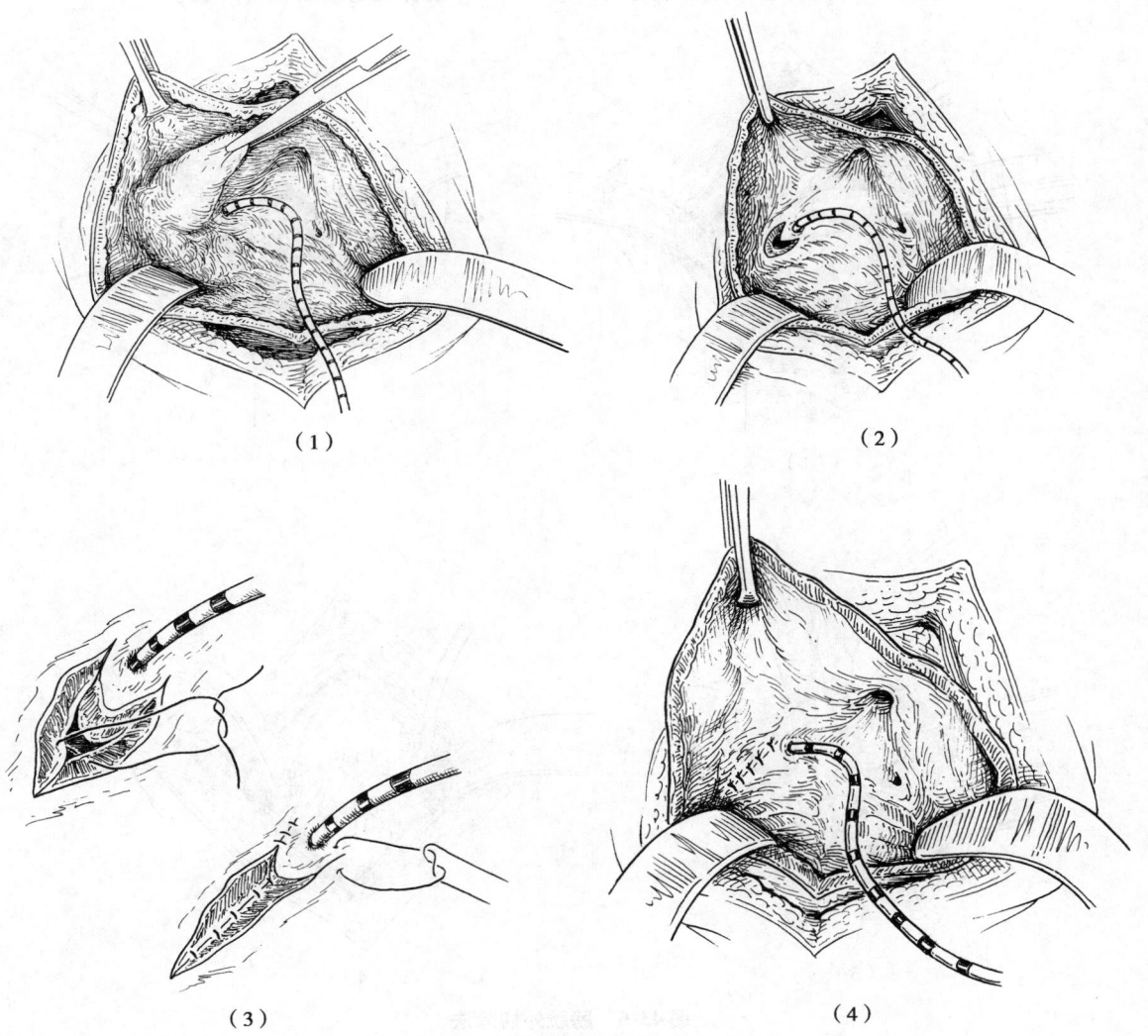

（1）

（2）

（3）

（4）

图 43-5 膀胱内切除法

2. 环绕憩室颈部切开膀胱黏膜及黏膜下层，注意避免损伤输尿管，如输尿管开口于憩室颈部，应先插入输尿管导管，在输尿管后外侧作 V 形切口〔图 43-5（2）〕，缝合时应将其置于膀胱内的正常位置。环切憩室颈部后，将憩室黏膜及黏膜下层剥离并切除，钳扎出血点。当憩室切除后，周围组织即退回原位，用手指探查创面，注意腹膜有无破损。

3. 切除较大的憩室后，留下创面的渗液较多，需从膀胱外将多孔引流管放入此间隙。

4. 缝合膀胱缺损，用 2-0 号可吸收线间断缝合膀胱肌层及周围筋膜，内层用 3-0 号可吸收线连续缝合膀胱黏膜〔图 43-5（3）、图 43-5（4）〕。

5. 留置膀胱造瘘管后关闭膀胱切口。

二、膀胱外切除法

1. 作耻骨上膀胱切开，探查膀胱。若膀胱憩室较大，与周围组织粘连，不能将其内翻时，则可于膀胱外用黏膜剥离的方法将憩室切除。朝憩室部位把膀胱与周围组织分离，将膀胱壁切口延长至憩室口，并将憩室前外侧壁切开〔图 43-6（1）〕。

2. 环绕憩室口切开膀胱〔图 43-6（2）〕。若输尿管靠近憩室，须插入输尿管导管，用手指伸入憩室内探查，隔着憩室壁常可扪到输尿管导管。用手指在憩室内作为向导并紧张憩室壁以便进行分离。

3. 在分离过程中，将膀胱拉向对侧，并将憩室前方的周围组织切开，使达到充分显露。将憩室黏膜与周围组织作钝性分离，切除憩室〔图 43-6（3）、图 43-6（4）〕。当憩室与周围组织发生紧密粘连时，往往不能将憩室黏膜完整地剥离，此时可用小圆刀或刮匙细心将残余的黏膜刮除，剥离憩室过程中，注意避免损伤输尿管及输精管。

4. 如输尿管开口在憩室内，除切除膀胱憩室外，还应做抗反流的输尿管膀胱吻合术。

5. 膀胱憩室内伴有恶性肿瘤，应包括膀胱憩室和憩室周围膀胱壁，疏松组织和邻近的腹膜等整块切除。

6. 做膀胱造瘘后缝合膀胱。

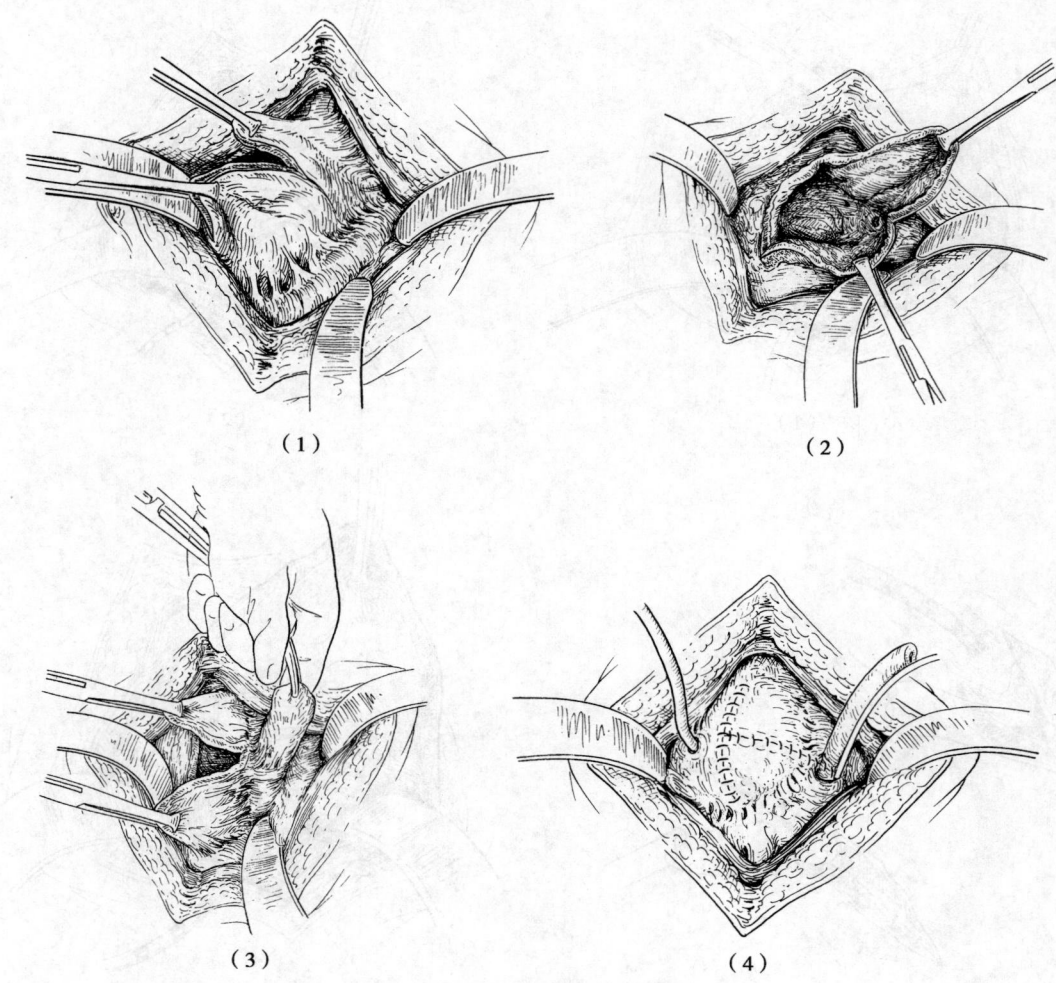

（1）

（2）

（3）

（4）

图 43-6 膀胱外切除法

【术中注意要点】

1. 单纯膀胱憩室切除为腹膜外手术,注意尽量不损伤腹膜。

2. 注意认清膀胱憩室的边界,于憩室开口处切断。

3. 术后注意膀胱尿液引流通畅。

第五节　膀胱破裂修补术

膀胱损伤分挫伤及破裂两种病理类型。膀胱挫伤一般不需要手术,血尿较重者,可留置导尿管引流。膀胱破裂分为腹膜内破裂、腹膜外破裂及腹膜内外破裂 3 种临床类型,除极少数裂口较小的腹膜外型膀胱破裂且尿外渗不严重者,可考虑行留置导尿管引流并加强抗感染治疗外,膀胱破裂均应行手术治疗。

【手术步骤】

1. 做耻骨上下腹部正中切口。

2. 逐层切开,显露膀胱,清除膀胱周围的血肿。

3. 探查以明确膀胱破裂的类型。

4. 腹膜外膀胱破裂修补时,需要剪除裂口周围挫伤组织,用 2-0 可吸收线做全层间断或连续缝合,再用细丝线缝合浆肌层。腹膜内膀胱破裂修补时,需要将裂口处腹膜与膀胱稍做游离后再行膀胱修补。

5. 行膀胱造瘘。

6. 于耻骨后间隙放置自然引流 1 根。

【术中注意事项】

1. 术中应探明有无合并伤。

2. 术后 2～3 天拔除自然引流。

3. 术后 10～14 天拔除耻骨上膀胱造口管。

第六节　神经源性膀胱外科治疗

神经源性膀胱所引起的膀胱出口梗阻,常见的有两种类型。一是骶髓以上脊髓病变引起的逼尿肌和外括约肌收缩不协调;另一种为骶髓以下运动神经元病变造成膀胱收缩无力。这两种类型的病变治疗方法很多,但经尿道电切术至今仍不失为简单有效的治疗手段。

【适应证】

神经源性膀胱诊断明确,且有排尿困难、尿失禁、大量残余尿、肾盂输尿管积水和顽固性尿路感染者,均可试行经尿道电切术治疗。下运动神经元病变、无张力型膀胱可作膀胱颈部切开术,逼尿肌和外括约肌收缩不协调,应作外括约肌切开术;近端平滑肌括约肌功能失调者,可作近端括约肌切开术。

【术前准备】

1. 术前洗澡,清洁会阴。

2. 残余尿较多,较严重的尿路感染或肾功能不良者,应留置导尿管持续引流尿液,以消除感染和改善肾功能。

3. 尿路感染者,应常规作尿液培养和药物敏感试验。术前 3～5 天使用抗生素。

【麻醉与体位】

一般采用硬膜外麻醉和膀胱截石体位。对会阴部感觉障碍的患者,也可不做麻醉,直接电切。

【手术方法】

1. 经尿道膀胱颈部切开术　主要适于下运动神经元病变所造成的膀胱出口梗阻。切开的部位可分为三种:即膀胱颈部 12 点切开术,3 点及 9 点切开术,4 点及 8 点切开术〔图 43-7(1)～(3)〕。这些部位切开较为安全,阳痿发生率低。对女性患者应采用 12 点处切开。作切开术时,可用冷刀,也可用电刀。切除深度 5～6mm 左右达到全层,长度为 10～15mm。若切除术后效果不理想。可能系三方面原因:①切除深度不够,膀胱颈部仍较狭小。②可能同时存在前列腺增生症。③可能是逼尿肌和外括约肌收缩不协调。对第一种情况应再次手术,进一步切开。若同时有前列腺增生、则要进行前列腺电切术。对逼尿肌和外括约肌收缩不协调者,应做外括约肌切开术。

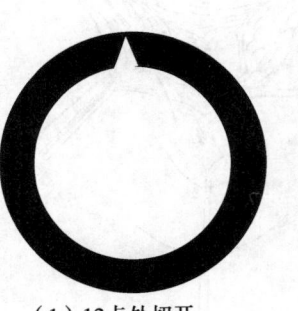
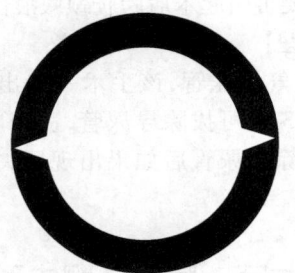

（1）12点处切开　　　　　（2）4、8点处切开　　　　　（3）3、9点处切开

图 43-7　三种切开部位

2. 经尿道尿道外括约肌切开术 尿道外括约肌切开术是治疗上运动神经元病变外括约肌不松弛所致膀胱出口梗阻的有效方法,但有时可并发尿失禁,故必须严格掌握适应证。本手术只适于逼尿肌和外括约肌收缩不协调时,骶髓以上腰椎损伤引起的上运动神经元病变。

手术方法有两种:第一种是对全身情况较差、无自行活动能力的患者,为改善其肾功能,防止和消除尿路感染,可作内外括约肌切开术,以造成永久性尿失禁。术后可应用阴茎套和集尿袋。

第二种方法是仅切开外括约肌,其目的是使患者能正常地排尿,而不出现尿失禁。本法适于全身情况良好,但因出口梗阻、排尿困难、有大量残余尿的上运动神经元病变。

电切的部位可分为12点切开;11点和1点切开;3点和9点切开;5点和7点切开。但目前多数学者认为以12点切口最为理想。该处切开出血少,阳痿发生率低,约4%。切开的长度应从精阜至尿道球部,长约25～30mm,必须将黏膜、黏膜下层、平滑肌层和外括约肌层全部切开。

3. 经尿道膀胱颈加外括约肌切开术 对大多数颈段或胸段脊髓完全性损伤患者,需做外括约肌切开术。对于罕见的完全性颈段脊髓损伤,伴有低压性双侧输尿管反流,逼尿肌无反射和外括约肌痉挛的患者,多采用经尿道膀胱颈加外括约肌切开术,术后造成完全性尿失禁,但为控制感染和保护肾功能所必须。女性尿失禁料理困难,因此,该手术施于女性患者应慎重。

【术中注意事项】

1. 严格掌握切开的长度及深度。膀胱颈部切开时,应从颈部到精阜全层切开内括约肌;外括约肌切开应从精阜切到球部尿道,深度约5～6cm,切开全层外括约肌。

2. 括约肌切开一般无活动性出血,少量渗血不需做电凝止血。遇活动性出血时,须仔细准确电凝止血,因过多电凝可引起术后膀胱颈瘢痕性狭窄。

【术后处理】

术后留置气囊尿管,该手术一般出血较少,不必持续冲洗,2～3天可拔除导尿管,适当应用抗生素以预防感染,拔除导尿管后如果出现尿失禁,可使用阴茎套和集尿袋。

第七节 膀胱外翻成形术

膀胱外翻为下腹壁和膀胱前壁缺损,膀胱后壁向前外翻,输尿管口暴露在外并不断喷出尿液,浸渍而刺激腹部及腿部的皮肤,衣裤常湿,臭味外扬。小儿出生后很易诊断。

【适应证】

1. 腹前壁及膀胱前壁缺损。

2. 有耻骨联合分离、行走不稳,需作截骨术同时修补膀胱颈及腹前壁。

3. 膀胱外翻,输尿管口外露所致尿失禁。

【术前准备】

1. 了解肾功能及双侧上尿路有无畸形。

2. 根据情况可作一次修复、分次修复及尿流改道术。

根据患者条件可选择其中之一手术方法,如膀胱内翻缝合术。若耻骨联合间过宽,对于出生后7～10天估计不能缝合者作骨盆截骨术及膀胱内翻缝合术。伴有尿道上裂畸形者可同时或延期作尿道上裂修补术。若长期慢性炎症导致矫形手术困难者可行尿流改道术。

【手术步骤】

1. 阴茎头部作一针牵引线,将膀胱黏膜与皮肤交界处沿膀胱切开,沿切口向深部达 Buck 筋膜平面分离,通过皮下组织及纤维组织分离出外翻膀胱的黏膜及肌层〔图43-8〕。

2. 游离阴茎海绵体,间断缝合阴茎海绵体使重建尿道转入阴茎腹侧面〔图43-9〕。

3. 重建尿道外口,第二层阴茎海绵体减张缝合,

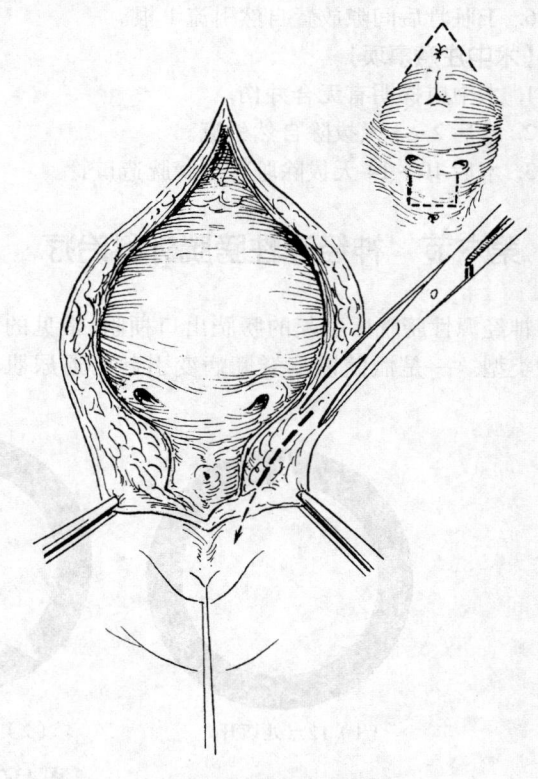

图 43-8 沿膀胱黏膜切口

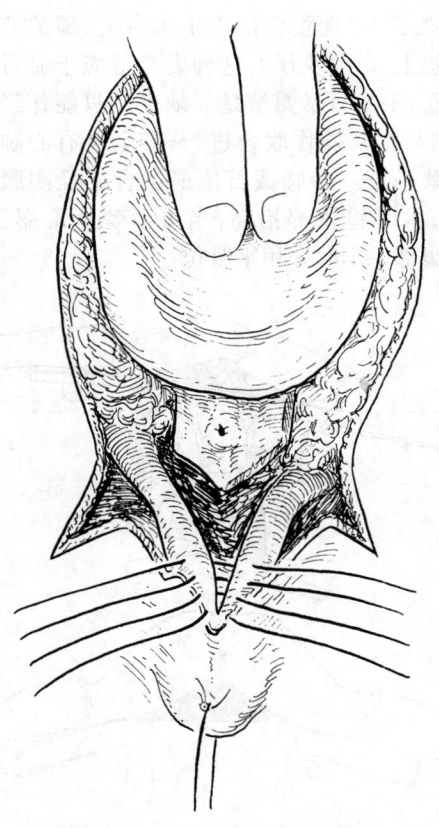

图 43-9　间断缝合阴茎海绵体

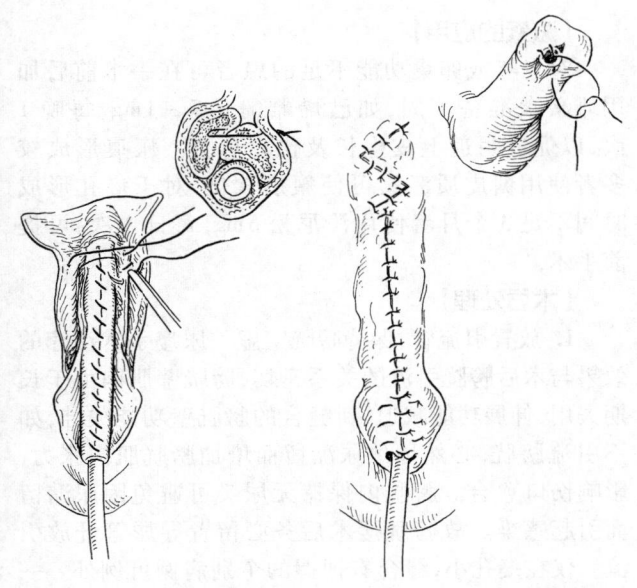

图 43-10　重建尿道外口

丝线间断缝合皮肤,膀胱造瘘引流尿液〔图 43-10〕。

4. 游离、缝合阴茎海绵体,使尿道转至阴茎腹侧,缝合皮肤。

【术中注意事项】

1. 膀胱外翻修复术前先作骨盆截骨术,在臀部左右骶髂关节外侧,将髂骨凿开,把离开的耻骨联合相

互靠近,缝合皮肤,用石膏固定两个月。对以后腹壁的缝合和走路的摇摆均有好处。骶髂关节松解是否要做,尚有争论。合并腹壁疝应同期修补。

2. 手术分离时,尽量仔细,有出血应妥善止血。

3. 后尿道两侧多余黏膜应切去,缝合好后尿道,利用周围软组织加强缝一层,这样避免术后尿失禁。

4. 缝合腹壁时,避免有张力,若缝合有困难时,用腹肌筋膜移植,以免手术后切口裂开。

5. 若尿道上裂成形术有困难时,可分期手术。

6. 部分严重畸形患者,因整形术有困难可行尿流改道(直肠膀胱或输尿管皮肤造口等),膀胱切除术。

【术后处理】

1. 手术后 1 周内使用镇静剂,必要时使用雌激素,以防阴茎勃起,影响切口愈合。

2. 伤口有污染时,应及时更换敷料。

3. 耻骨上膀胱造瘘于术后两周取除。

4. 使用抗生素,防治感染。

【术后并发症及处理】

1. 尿瘘　术后膀胱尿道交界区,最易发生尿瘘。瘘口小有时会自行愈合。术后保持尿液通畅引流,防止切口感染。

2. 切口裂开　做好减张缝合,术后避免腹胀。

第八节　膀胱(尿道)阴道瘘修补术

一、膀胱瘘手术治疗概述

【手术时机选择】

因外伤、手术损伤和子宫破裂引起的膀胱损伤,术中发现应立即修补,术后 3～4 天发现也应立即修补。难产所致以压迫坏死和感染为主形成的尿瘘,一般主张在 3～6 个月后进行修补;过早修补,瘘孔周围炎症反应未全消退,组织不健康,影响愈合。小的瘘孔在短时间内有自愈的可能性,这也是不主张过早修补的原因。在等待手术期间应积极治疗炎症,适当缩短等待时间,以减少患者的痛苦。有月经的患者一般于经后数日进行。

【术前准备】

为提高手术成功率,膀胱瘘修补术前必须作好充分准备。

1. 仔细询问病史、全面体检及必要的特殊检查。包括血常规、尿常规、胸透、心电图,尽可能作肝功能、肾功能检查。有膀胱镜检查指征者要作膀胱镜检查。

2. 术前应用抗生素 3～5 天．并纠正贫血和营养不良。

6

3. 外阴皮炎、湿疹者应坐浴及局部用药,皮炎痊愈后再施行手术。

4. 手术前1天晚给予清洁灌肠,以保证手术野不被大便污染。

5. 拟俯卧位施术者,术前几日训练患者,使其适应这一特殊体位。

【手术途径选择】

由于尿瘘的成因不同、损伤部位及范围各异,故应根据具体情况来选择手术途径。一般对分娩造成的尿瘘,如膀胱阴道瘘、膀胱尿道阴道瘘、尿粪联合瘘等,这些瘘孔从阴道暴露良好,适宜从阴道进行修补。经阴道手术组织损伤小、并发症少,失败后可多次重复修补,全身干扰少,患者乐于接受。故膀胱修补以经阴道修补为主。

高位尿瘘,如膀胱宫颈阴道瘘或高位膀胱阴道瘘宫颈固定者可考虑经腹修补。

复杂尿瘘单独经阴道或经腹部都感暴露困难者,可采用经腹及经阴道联合修补。

第1次修补失败,再次修补时也应根据第2次手术前的具体情况决定手术途径。也有人认为再次修补宜经膀胱或膀胱阴道联合手术以保证手术成功。

尿粪联合瘘除去个别患者外,一般可1次完成手术,术前作好肠道或阴道准备。手术中先修补直肠瘘,然后更换器械、手套,重新消毒后再修补尿瘘。

尿瘘合并结石,若结石不大,未嵌入膀胱黏膜内,膀胱局部组织水肿和炎症不太明显者,应取结石的同时修补瘘孔。反之,结石大,局部炎症反应明显,可先取结石,3周后再修补瘘孔。

合并子宫脱垂的尿瘘,修补尿瘘可与子宫脱垂的各种手术同时进行。

【手术器械】

修补尿瘘最好用专用的器械。除一般阴道手术应用的器械外,尚需以下特殊器械:①尖端锐利的长柄弯剪刀;②锋利的长柄小尖刀;③女用金属导尿管;④长柄针持;⑤缝合肠管用的小细圆针或无损伤缝合针;⑥小吸引器;尖端细小的镊子和钳子。

【麻醉与体位】

尿瘘修补手术是在盆腔内进行,手术野深在,暴露困难,所以必须在无痛和合作的状态下进行手术,采用适当的体位、良好的麻醉,使术野充分暴露,方能保证手术顺利进行。

较简单的膀胱瘘可用骶管麻醉或鞍麻。瘘孔复杂、需时较长,最好采用硬膜外麻醉。

尿瘘修补手术常用的体位为跪俯卧位和膀胱截石位及平卧位。

采用跪俯卧位时〔图43-11〕,患者两膝分开,跪在

凳子或架子上,胸腹部伏于手术台上,膝关节及腹部用棉垫垫上,以免受压。这种姿势适应于耻骨联合上方的瘘孔,手术野暴露清楚。缺点是只能作经阴道手术,不能与腹部操作联合进行,年老及有心肺疾病的患者为禁忌证。膀胱截石位最适合于经阴腹联合修补手术,术时将臀部抬高,当可清楚地暴露手术野。单独经腹部手术时采用平卧位。

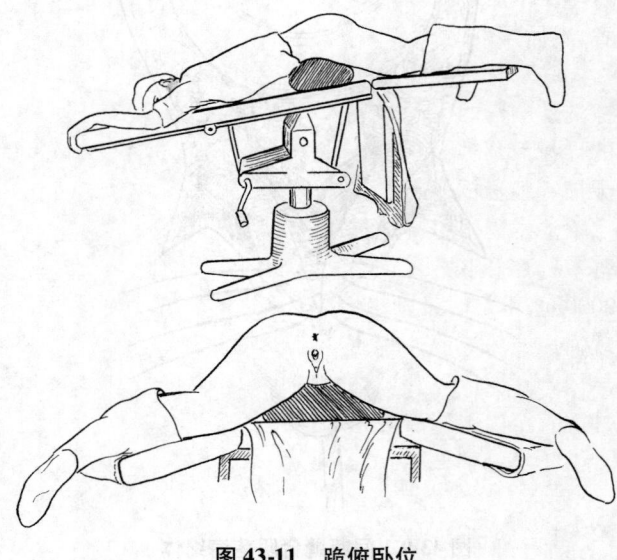

图 43-11　跪俯卧位

【激素的应用】

对老年或卵巢功能不足的患者可在手术前后加用雌激素准备1周,如己烯雌酚0.5~1mg,每晚1次,以促进阴道上皮生长及伤口愈合。瘢痕形成较多者使用糖皮质激素可使瘢痕软化,对于瘘孔形成时间不足3个月者使用泼尼松5mg,每日3次,可提前手术。

【术后处理】

1. 放置引流管,保持膀胱空虚　尿瘘手术治疗的效果与术后膀胱引流的关系密切,膀胱壁肌肉由于长期失用,伸展功能减退,新缝合的膀胱壁功能欠佳,如不引流膀胱,必然导致尿潴留而增加膀胱肌肉张力,影响伤口愈合。膀胱内保持无尿又可避免因尿潴留而引起感染。故膀胱瘘术后务必留置导尿管开放引流。仅在瘘孔小,缝合有把握的个别病例可例外。一般主张引流1~2周,瘘孔小,可放置时间短些,个别复杂尿瘘须放置3周。导尿管务必保持通畅,前端以多孔为宜。术后出血较多的,应在手术结束后立即用无菌生理盐水将膀胱冲洗干净。拔管前1~2天间断放尿,拔管前从导尿管注入亚甲蓝稀释液,观察30分钟,阴道确未发现蓝染者方可拔管。

2. 体位　术后取无瘘孔侧侧卧最好,避免下蹲及坐位。

3. 抗生素的应用　为了有效地预防感染,从术前3天开始使用抗生素,术后继续使用7天。

4. 术后护理　膀胱瘘术后良好的护理、保持膀胱引流通畅和预防刀口感染是保证手术成功的关键之一。

患者手术完毕返病房要注意血压、脉搏,每半小时测量1次,直至平稳。

手术后一般进无渣普通饮食,同时行直肠瘘修补者,术后禁食3天,3天后进流质饮食。

注意保持外阴清洁,每天用1∶1000苯扎溴铵棉球擦洗外阴部两次,尤其是尿道口周围以及靠近尿道口的导尿管必须保持清洁干燥,阴道口分泌物多时,用干棉签轻轻拭净。

注意观察引流是否通畅,且勿使导尿管阻塞或脱落,观察每日尿量及尿液性状,一般应保持每日尿量2000ml,不足时鼓励患者多饮水,或由静脉内补液,发现血尿或尿液混浊时,应用1∶2000呋喃西林溶液冲洗导尿管,每日用注射器推进5～10ml又抽出,反复多次冲洗直至肉眼尿液清亮为止。

二、经腹膀胱外腹膜内修补术

【适应证】

1. 阴道不易暴露的高位膀胱阴道瘘,膀胱子宫瘘。

2. 子宫切除术或剖宫产术后的膀胱阴道瘘。

3. 盆腔有粘连者。

【体位】

臀高仰卧位。

【麻醉】

连续硬膜外阻滞麻醉。

【手术步骤】

1. 细纱条填塞阴道使瘘孔居高位,便于修补。

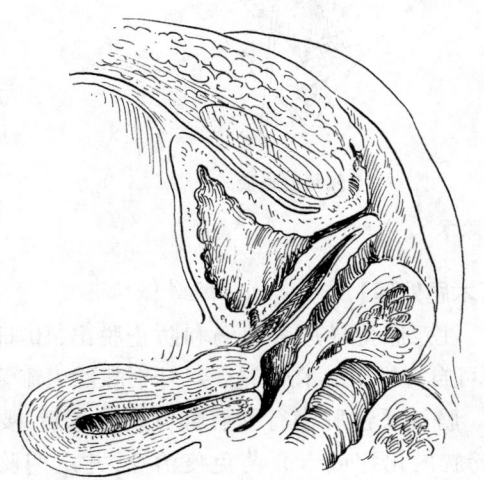

图43-12　高位膀胱阴道瘘经腹腔手术

2. 开腹　下腹部正中纵向切口,自耻骨联合向上依次切开腹壁各层,进入腹腔〔图43-12、图43-13〕。

3. 暴露膀胱阴道间隙　切开膀胱子宫腹膜反折,两侧达圆韧带,亦可切断一侧或两侧圆韧带以充分暴露膀胱阴道间隙,分离此间隙直达瘘孔并剪除瘘孔周围瘢痕,将膀胱自宫颈或阴道前穹隆分离直到瘘孔全部游离〔图43-14〕。

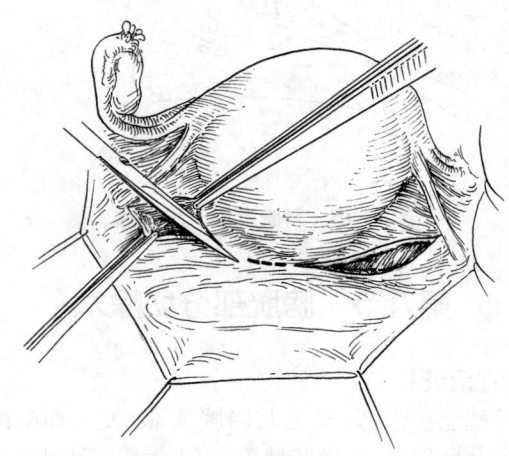

图43-13　剪开膀胱腹膜反折

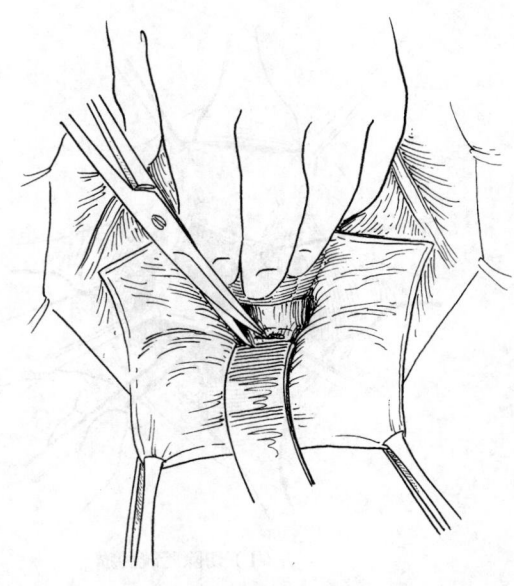

图43-14　剪开锐性分离,退下膀胱

4. 缝合　将膀胱拉开,充分暴露阴道壁上的瘘孔,以0号肠线将阴道瘘孔作间断缝合,注意勿缝及阴道内的纱布。3-0号肠线间断缝合膀胱黏膜和肌层,再作水平褥式包埋缝合阴道瘘孔及膀胱瘘孔。膀胱壁第一层缝线〔图43-15〕。

5. 缝合腹膜和圆韧带、关腹抽出阴道内纱布条,并留置导尿管。

6

853

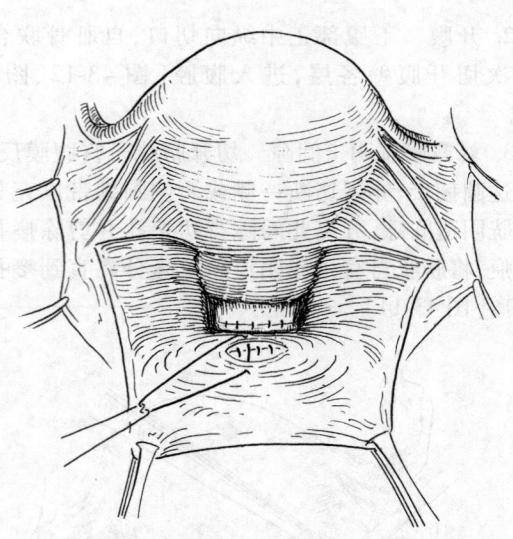

图 43-15　膀胱壁第一层缝线

第九节　膀胱部分切除术

【适应证】

膀胱能扩张部分(尤其膀胱顶部)发生局限的无蒂或短蒂肿瘤时,可做膀胱部分切除术。顽固性溃疡经药物治疗无效,以及膀胱邻近器官恶性肿瘤累及膀胱者均可施行膀胱部分切除术。

【麻醉】

同耻骨上膀胱造瘘术。

【术前准备】

同耻骨上膀胱造瘘术。

【手术步骤】

1. 体位　仰卧位,头稍低。

2. 术前留置导尿管,注以生理盐水 200～300ml 填充膀胱,并用钳夹住导尿管,如系膀胱恶性肿瘤,则注入蒸馏水 100ml 内含塞替派 60mg。

3. 切口　耻骨上正中切口。

4. 切开膀胱　用纱布推开腹膜后,将膀胱壁四角用 4 把组织钳夹住,然后切开膀胱,显露肿瘤。

5. 切除病变　用高频电刀或手术剪在距肿瘤边缘 2cm 处,将以肿瘤为核心的膀胱壁作部分切除〔图43-16(1)〕。粘连的腹膜一并切除。如果肿瘤位于输尿管口,应将输尿管口连同下端输尿管一并切除,将输尿管重新吻合于膀胱壁无肿瘤部位。

6. 修复膀胱壁　病变部膀胱壁切除后,将缺损膀胱边缘用 2-0 肠线连续缝合,内层缝线缝合黏膜下肌层,不得穿过黏膜层;外层用 4-0 号丝线间断缝合肌层〔图 43-16(2)〕。

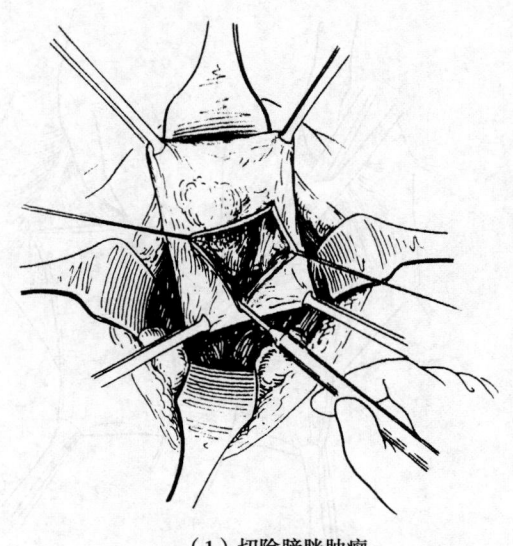

(1) 切除膀胱肿瘤

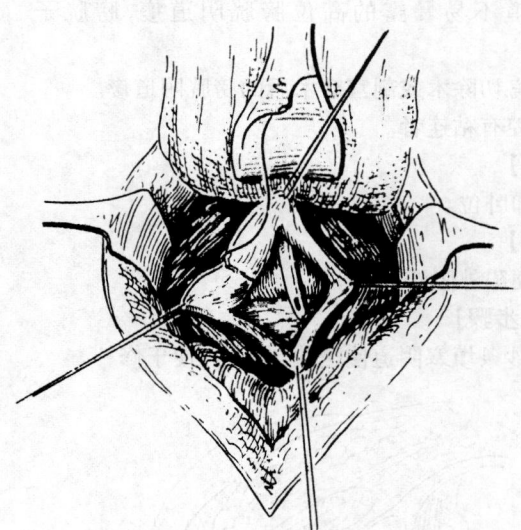

(2) 修复膀胱壁

图 43-16　膀胱部分切除术

7. 冲洗膀胱　切口可用生理盐水 300ml 加氮芥 6mg 或用蒸馏水冲洗 5 分钟后即吸去,以破坏残存肿瘤细胞。

8. 膀胱造瘘　膀胱造瘘,缝合膀胱和腹壁等步骤与膀胱造瘘术同。也可经尿道放置导尿管而不在耻骨上造瘘,膀胱前间隙置自然引流。

【术后处理】

1. 注意保持导尿管通畅和防止脱出,10 日后拔管,即可自行排尿。术后 24～48 小时拔除引流管。

2. 膀胱恶性肿瘤行膀胱部分切除术后,要行规律性膀胱内化疗或卡介苗免疫治疗,并定期膀胱镜复查。

第十节 膀胱造瘘术

【适应证】

1. 膀胱内手术（如取膀胱结石、异物），切除带蒂的膀胱肿瘤、膀胱憩室，以及膀胱损伤修补术、经膀胱切除前列腺术后等。

2. 尿潴留引流。

【术前准备】

1. 术前控制泌尿系感染。改善全身情况如出血、休克、水电解质平衡失调等。

2. 备皮。

3. 术前膀胱冲洗，并用冲洗盐水充盈膀胱。

【麻醉】

成人选用硬膜外麻醉或腰麻。全身情况不良或高血压者可用局麻。儿童采用基础麻醉加局麻。

【手术步骤】

1. 体位　仰卧位略头低脚高位，使腹内肠管移向头侧。

2. 切口　作耻骨上正中切口，长 6～10cm，将腹直肌与锥状肌向两旁分开，直达膀胱前间隙。

3. 显露膀胱前壁　用纱布裹手指向上钝性分离腹膜前脂肪与腹膜反折，显露出有纵行血管的膀胱前壁〔图43-17（1）（2）〕。

4. 切开膀胱前壁　在膀胱前壁稍高位置的中线两旁，用两把组织钳夹住，提起膀胱壁，在两钳之间用注射器穿刺，抽吸出充盈膀胱的盐水后切开膀胱〔图43-17（3）〕。作膀胱造瘘术时切开 1～2cm，可容手指探查即可；其他手术可酌情扩大。溢出的灌洗液用吸引器吸尽。

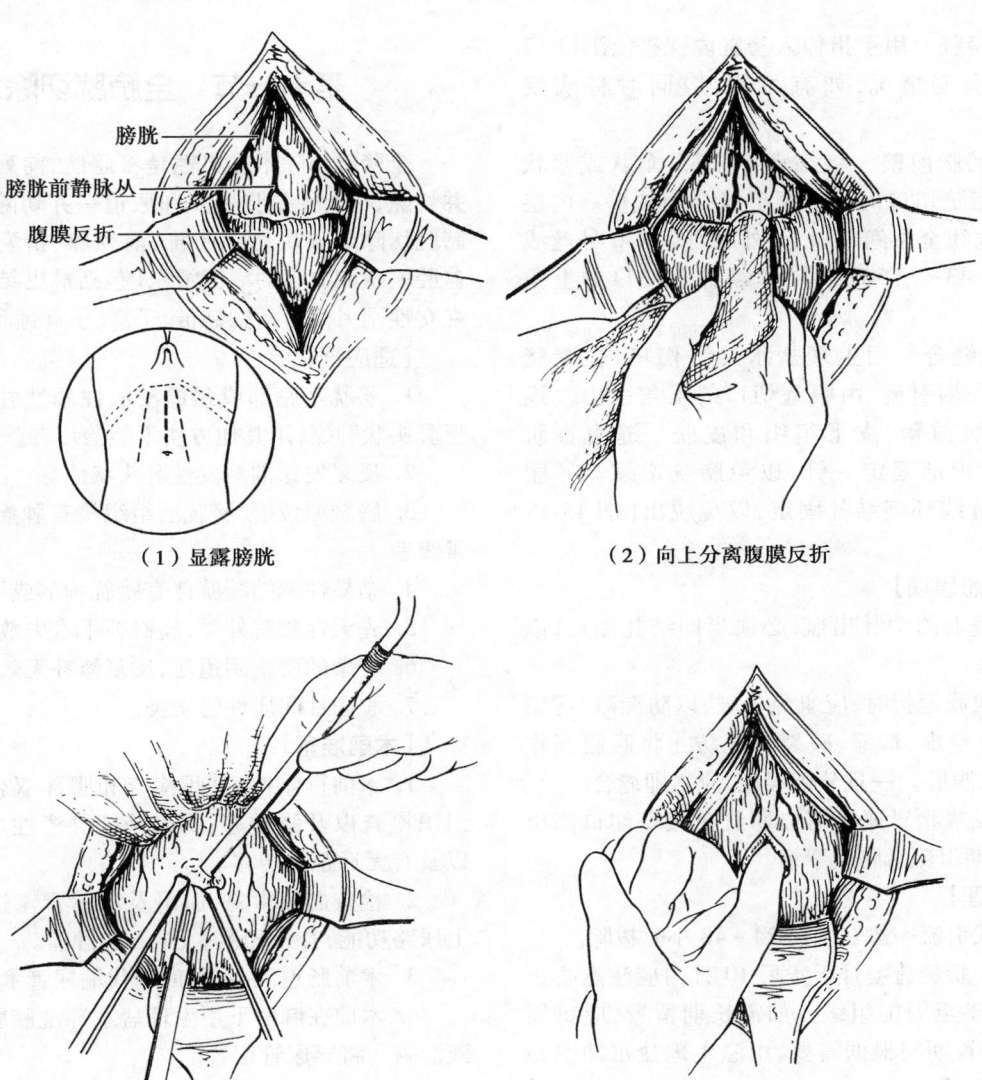

膀胱
膀胱前静脉丛
腹膜反折

（1）显露膀胱　　　　　　　　（2）向上分离腹膜反折

（3）切开膀胱前壁　　　　　　　（4）手指深入膀胱内探查

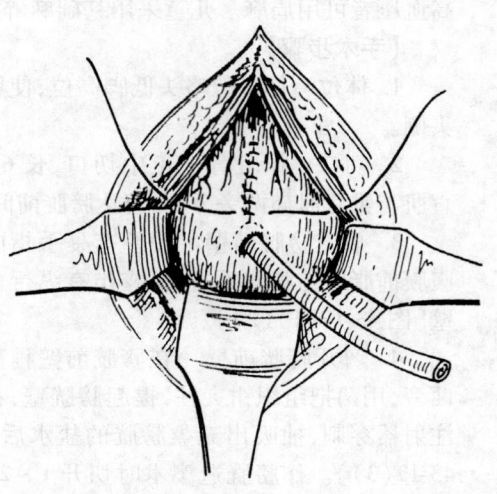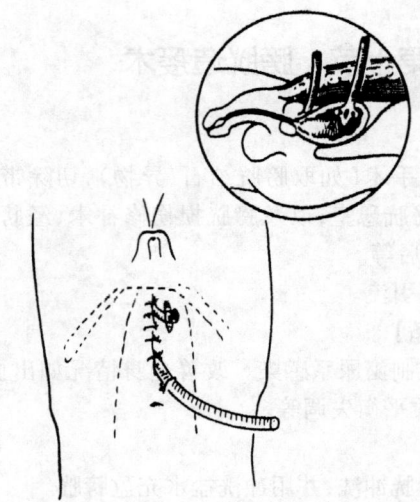

（5）置入导尿管,缝合膀胱前壁　　　　　　（6）膀胱前间隙引流,缝合切口

图43-17　耻骨上膀胱造瘘术

5. 探查膀胱　用手指伸入膀胱内探查〔图43-17
（4）〕,明确病变情况,如有可能,应同时将病变
去除。

6. 缝合膀胱前壁　将气囊导尿管,伞状或蕈状
导尿管置入膀胱切口内。分两层缝合膀胱壁。内层
用2-0可吸收线全层间断缝合,外层再以4-0号丝线
间断缝合〔图43-17（5）〕。导管经腹壁切口的上角
引出。

7. 引流、缝合　用生理盐水冲洗伤口,在膀胱
前间隙置一香烟引流,由腹壁切口的下角引出。逐
层缝合腹直肌前鞘、皮下组织和皮肤。缝腹直肌
时,可在膀胱顶部固定一针,以免膀胱挛缩。导尿
管需用皮肤缝线环绕结扎固定,以免脱出〔图43-17
（6）〕。

【术中注意事项】

1. 膀胱壁上的动脉出血,必须当即结扎出血,以
免回缩再出血。

2. 分离腹膜返折时,应避免分破,以防漏尿,污染
腹腔。在膀胱空虚、挛缩、破裂时应防止将腹膜当作
膀胱而误切入腹腔。一旦分破腹膜,应立即缝合。

3. 伞状或蕈状导尿管需自膀胱及腹壁切口高位
引出,以防长期引流后膀胱挛缩。

【术后处理】

1. 烟卷式引流一般在术后24~48小时拔除。

2. 耻骨上膀胱造瘘管于术后10日内应注意防止
脱出,以免尿渗至周围组织。如需长期留置,应每周
更换1次。留置期间根据需要,用温生理盐水冲洗膀
胱,以防堵塞和感染。

3. 术后鼓励患者多饮水。

4. 每日更换床边消毒引流袋1次。

第十一节　全膀胱切除术

全膀胱切除术在男性是将膀胱、前列腺和精囊一
并切除,在女性是将膀胱和尿道一并切除。根治性全
膀胱切除是整块切除膀胱、前列腺、精囊、盆腔腹膜、
盆腔侧壁和血管的周围组织（包括淋巴结和淋巴管）;
在女性则另外包括阔韧带、子宫、子宫颈和部分阴道。

【适应证】

1. 膀胱基底部或颈部浸润性恶性肿瘤或膀胱广
泛乳头状肿瘤,用其他方法不能治疗者。

2. 反复发作的多发性乳头状癌。

3. 膀胱原位癌,膀胱活组织检查肿瘤细胞为Ⅱ~
Ⅲ级者。

4. 结核性挛缩膀胱伴有膀胱颈部或尿道狭窄者。

5. 先天性膀胱外翻,经修补手术失败者。

6. 复杂的膀胱阴道瘘,反复修补无效者。

7. 顽固性间质性膀胱炎。

【术前准备】

1. 术前行体检、直肠检查和腹部双合诊、肿瘤活
组织检查以及胸透等,明确膀胱肿瘤性质、侵犯深度
以及有无远距离转移。

2. 检查血尿素氮、肌酐及静脉肾盂造影等,了解
上尿路功能,有无肾积水、结石和肿瘤。

3. 术前肠道准备,同回肠代输尿管术。

4. 术前在麻醉下用生理盐水冲洗膀胱,直至回流
液清晰。将导尿管留置。

5. 术前留置肛门管,可作为直肠标志,减少直肠
损伤几率。

6. 备血1000~1500ml。

【麻醉】

连续硬膜外麻醉或全麻。

【手术步骤】

1. 体位　头低仰卧位,用海绵垫将骶尾部垫高。

2. 切口、显露　下腹正中切口,分离膀胱前间隙及膀胱两侧,推开腹膜返折部,显露膀胱前壁直达前列腺〔图43-18(1)〕。

3. 探查腹腔　切开前腹膜,探查肝脏及腹膜后和盆腔淋巴结有无转移,如肝脏无转移,可行手术。盆腔以上淋巴结如有肿大,应首先将高位的肿大淋巴结送冷冻切片检查,明确有无转移;有转移者,不宜手术。其次,探查膀胱局部病灶,如一小段小肠或乙状结肠肠袢与之粘连,不应作为不能切除的依据。

4. 切断输尿管　在盆腔边缘切开后腹膜,分离输尿管,将输尿管在盆腔边缘之下4～5cm处切断,远端结扎加缝扎,留待与膀胱一并切除(因输尿管常被肿瘤淋巴浸润,故切除不宜过短)。近端内插入输尿管导管,将尿引流出手术区,减少腹腔污染。早期切断输尿管,可避免膀胱存尿后膨胀,影响操作〔图43-18(2)(3)〕。

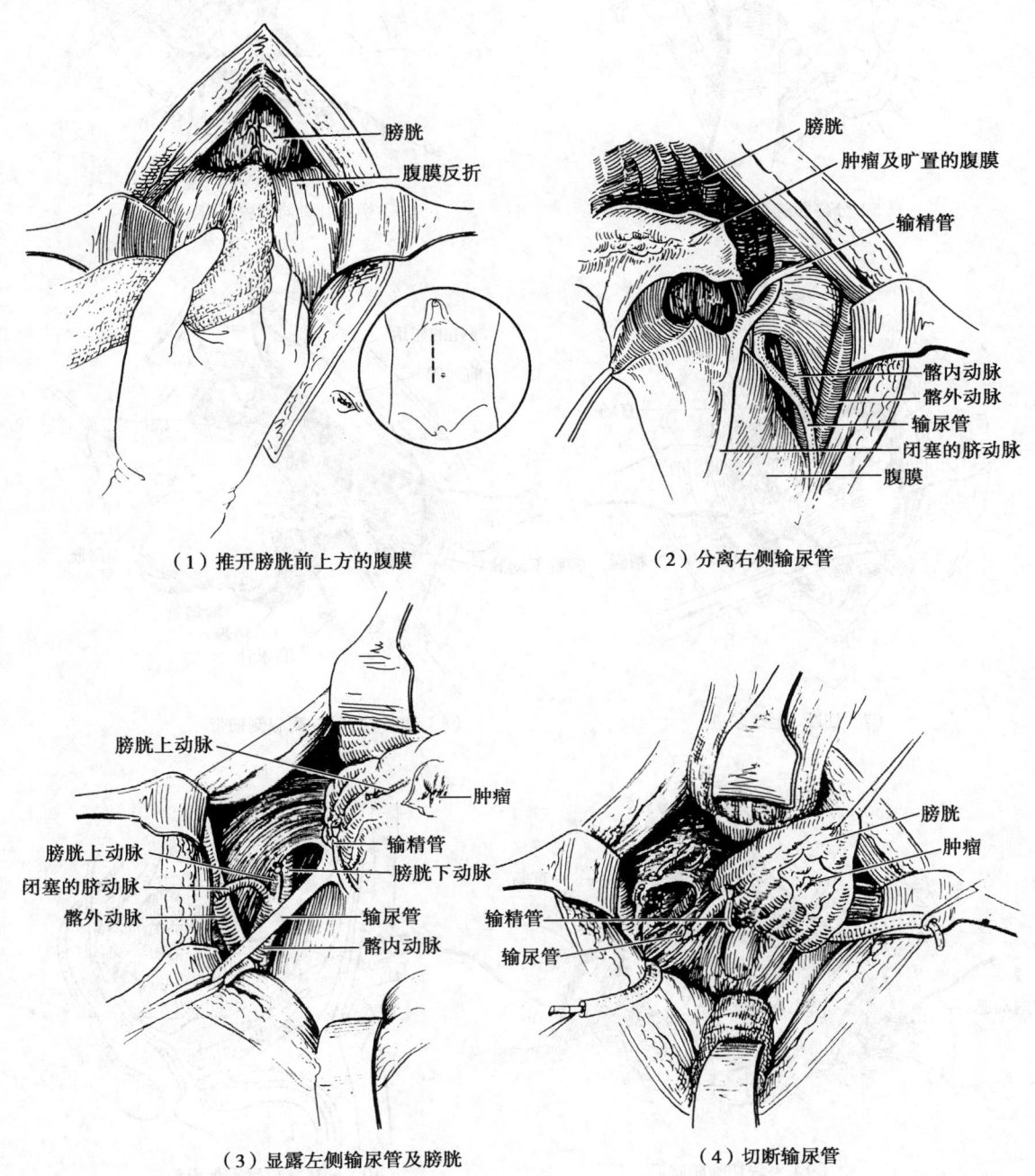

（1）推开膀胱前上方的腹膜

（2）分离右侧输尿管

（3）显露左侧输尿管及膀胱

（4）切断输尿管

6

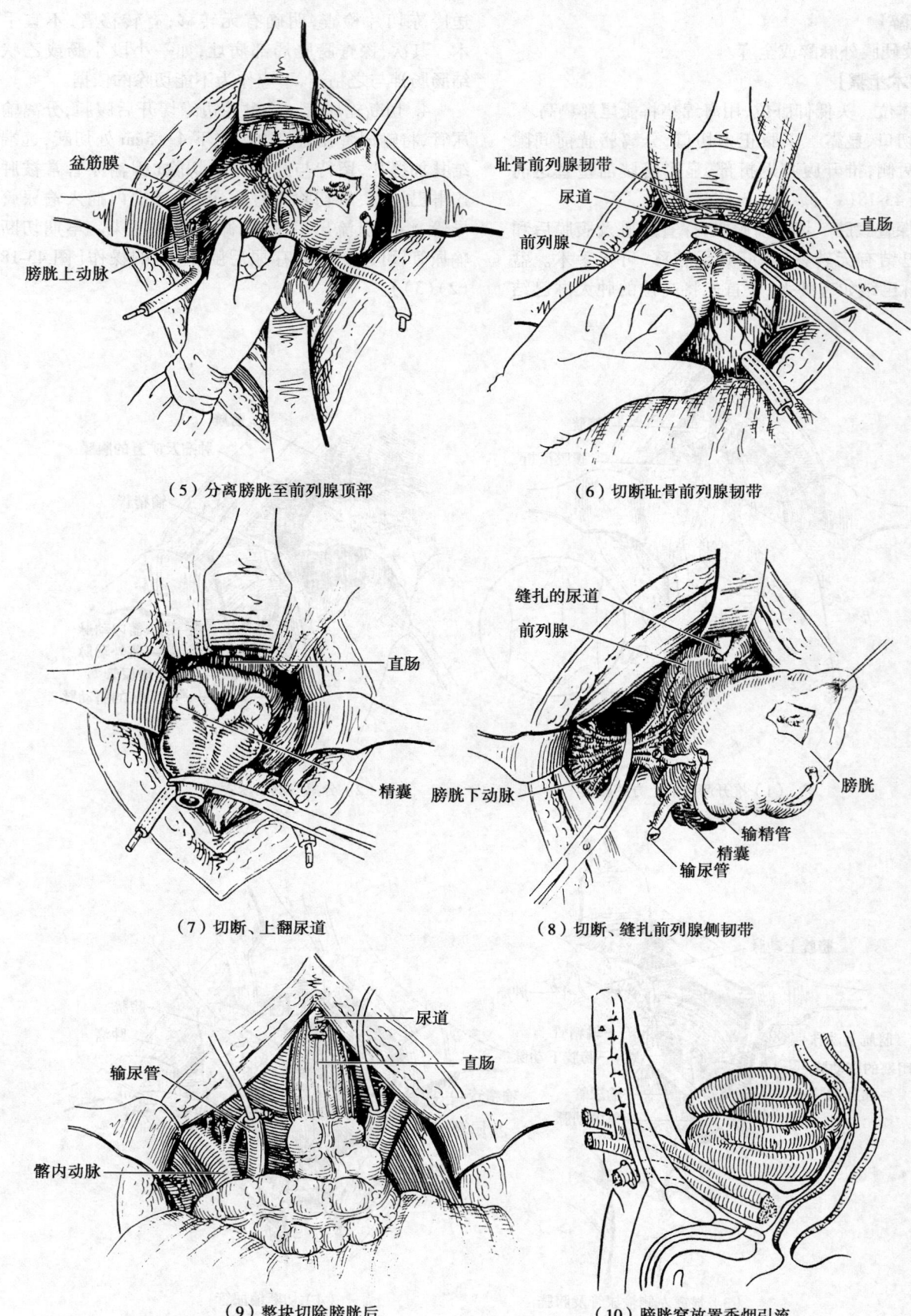

（5）分离膀胱至前列腺顶部

盆筋膜

膀胱上动脉

（6）切断耻骨前列腺韧带

耻骨前列腺韧带

尿道

前列腺

直肠

（7）切断、上翻尿道

直肠

精囊

（8）切断、缝扎前列腺侧韧带

缝扎的尿道

前列腺

膀胱下动脉

输尿管

精囊

输精管

膀胱

（9）整块切除膀胱后

尿道

直肠

输尿管

髂内动脉

（10）膀胱窝放置香烟引流

图 43-18　全膀胱切除术

5. 分离膀胱 继续将膀胱顶部和后部腹膜剥离，当腹膜与膀胱壁粘连，疑有局部浸润时，应在距粘连部边缘 2cm 以上处环形剪开腹膜，使粘连部腹膜保留在膀胱壁上，留待一并切除。然后，从后腹膜侧切口将腹膜向侧壁分离，分别切断和结扎闭塞的脐动脉和输精管。沿两侧输精管下段向内、向下分离，直至膀胱底部。将膀胱上动脉切断和结扎。将髂总动脉分叉处以下的淋巴结与输精管一起向下分离。钝性分离膀胱和前列腺，直至前列腺顶部〔图 43-18（4）（5）〕。

分离前列腺和直肠之间的 Denovillier 筋膜时，注意防止损伤直肠前壁。将耻骨前列腺韧带分离、切断，结扎其间的阴茎背深静脉〔图 43-18（6）〕。

6. 切断尿道 将尿道内导尿管拔出，尿道用长钳钳夹后切断，将近端向上翻起，远端用 0 号可吸收线缝扎〔图 43-18（7）〕。

7. 局部清除 将膀胱及前列腺侧韧带和供应膀胱及前列腺的膀胱下动脉切断、结扎〔图 43-18（8）〕。将前列腺、精囊、膀胱及局部淋巴结（髂血管附近、股神经之内及腹主动脉分叉之下的淋巴结）一并取除。检查如有出血，大多来自阴部静脉丛，可用纱布垫放于耻骨联合下压迫止血，于输尿管乙状结肠吻合术或回肠膀胱术后取出，一般出血多能停止，因此不必留置纱布塞条〔图 43-18（9）〕；如仍不止，可留置纱布塞条。

8. 尿流改道 方法有双输尿管腹壁造瘘术，回肠膀胱术，盲肠升结肠可控性膀胱术，原位新膀胱术等（见相关章节）。

9. 引流、缝合 在膀胱窝置自然引流，切口逐层缝合〔图 43-18（10）〕。

【术中注意事项】

1. 注意防止直肠的损伤 在进行分离膀胱后壁和直肠前壁之间时，可用手指推开直肠，在手术的前方剪断前列腺尖部。一旦将直肠损伤，应即用肠线和丝线间断缝合两层，在会阴部放一香烟引流并行结肠造瘘术引开粪流。术前留置肛管，可作为直肠标志，减少直肠损伤几率。

2. 防止阴部血管丛出血 在处理膀胱和前列腺侧韧带时易损伤该静脉从而发生出血。一旦发生出血，应立即用纱布垫压迫出血，然后进行其余手术步骤，待其他手术步骤结束，再逐步取除纱布垫，多已止血。

【术后处理】

1. 禁食和胃肠减压 3～4 日。

2. 应用抗生素防止感染。

3. 保持尿液引流通畅。

4. 注意水电解质平衡。

5. 注意营养，可适当给予静脉高营养。

第十二节 膀胱镜检查术

【适应证】

膀胱镜检查术指将膀胱镜经尿道插入膀胱以直接观察膀胱和尿道内病变的检查方法。也可向输尿管口插入输尿管导管分别收集双侧肾盂尿和进行逆行性泌尿系统造影，使肾盂和输尿管的影像更为清晰。经过膀胱镜还可进行肿瘤切除、碎石和前列腺增生切除术。

【禁忌证】

1. 尿道、膀胱处于急性炎症期不宜进行检查，因可导致炎症扩散，而且膀胱的急性炎症充血，还可使病变分辨不清。

2. 膀胱容量过小，在 60ml 以下者，说明病变严重，患者多不能耐受这一检查，也容易导致膀胱破裂。

3. 包茎、尿道狭窄、尿道内结石嵌顿等，无法插入膀胱镜者。

4. 骨关节畸形不能采取截石体位者。

5. 妇女月经期或妊娠 3 个月以上。

6. 肾功能严重减退而有尿毒症征象、高血压而且心脏功能不佳者。

【麻醉与体位】

男性用 1% 丁卡因 5～10ml 注入尿道，保留 10 分钟；女性用棉签蘸 1% 丁卡因留置尿道内 10 分钟，即达到麻醉目的。必要时可用鞍麻或骶管阻滞麻醉。

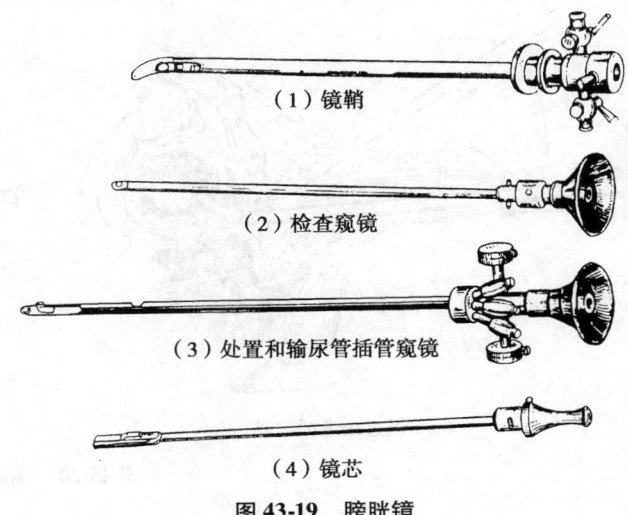

（1）镜鞘

（2）检查窥镜

（3）处置和输尿管插管窥镜

（4）镜芯

图 43-19 膀胱镜

膀胱截石位。

【检查步骤】

1. 器械准备　取出消毒好的膀胱镜和各种器械，用无菌盐水洗净窥镜上的消毒溶液。检查窥镜目镜和物镜是否清晰，调节镜灯高度，在镜鞘外面涂以灭菌甘油以利滑润。液体石蜡在盐水中会形成油珠，使视野不清，影响检查，不可使用。预先将输尿管导管插入输尿管插管窥镜备用〔图43-19〕。

2. 插入膀胱镜　男性患者在插膀胱镜前，探查尿道是否正常或有无狭窄，然后换用窥镜慢慢沿尿道前壁推至尿道膜部，遇有阻力时，可稍待片刻，等

尿道括约肌松弛即能顺利进入膀胱。插入时切忌使用暴力，以免损伤尿道，形成假道〔图43-20〕。女性患者容易插入，但应注意窥镜不得插入过深，以免损伤膀胱。如所用为凹型镜鞘，需将膀胱镜旋转180°〔图43-21〕。

3. 检查膀胱、输尿管插管　窥镜插入膀胱后，将镜芯抽出，测定残余尿量。如尿液混浊（严重血尿、脓尿或乳糜尿），应反复冲洗至回液清晰后，换入检查窥镜。将生理盐水灌入膀胱，使其逐渐充盈，以不引起患者有膀胱胀感为度（一般约为300ml）。将窥镜缓慢向外抽出，看到膀胱颈缘为止。在膀胱

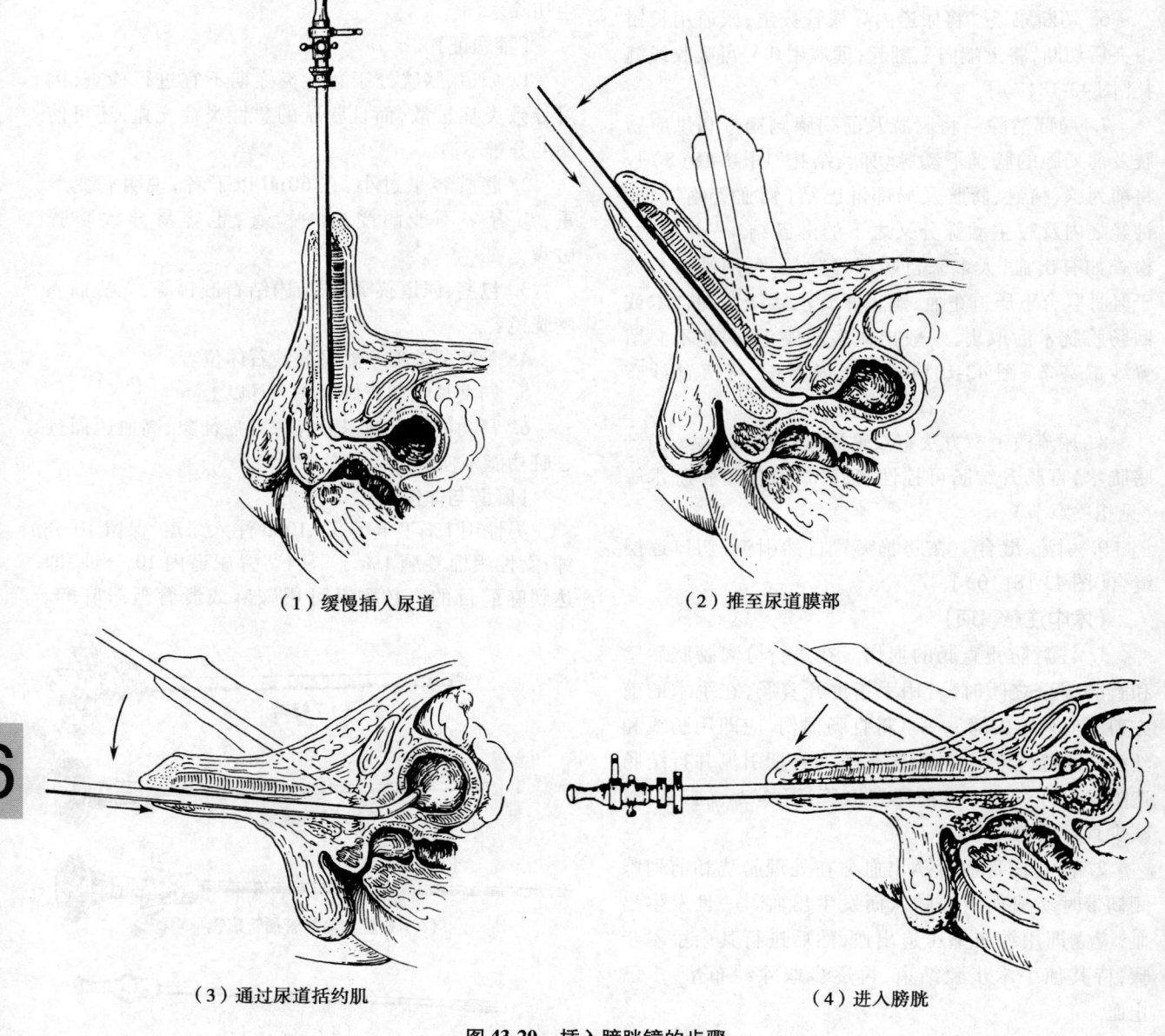

（1）缓慢插入尿道　　　　　　　　　　　　　（2）推至尿道膜部

（3）通过尿道括约肌　　　　　　　　　　　　（4）进入膀胱

图43-20　插入膀胱镜的步骤

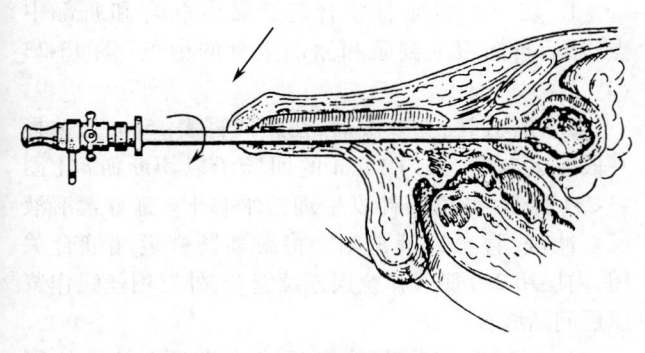

图 43-21　旋转膀胱镜

颈缘的两下角处将窥镜推入 2~3cm,即可看到输尿管间嵴。在时钟 5 点到 7 点的方位、输尿管间嵴的两端,可找到两侧输尿管口〔图 43-22〕。如细心观察,可见管口有蠕动排尿、排血或排乳糜现象。最后,应系统、全面、由深至浅地检查全部膀胱,以免遗漏。

膀胱镜检查以及输尿管导管插完以后,将输尿管导管再插入膀胱一段,然后退出膀胱镜,用胶布将输尿管导管固定于外阴,以免脱出。膀胱内操作动作必须轻柔,检查时间不应超过 30 分钟。

4. 尿液检查　收集输尿管导管导出的尿液作常规检查,必要时还可作细菌检查和培养。当由导管持

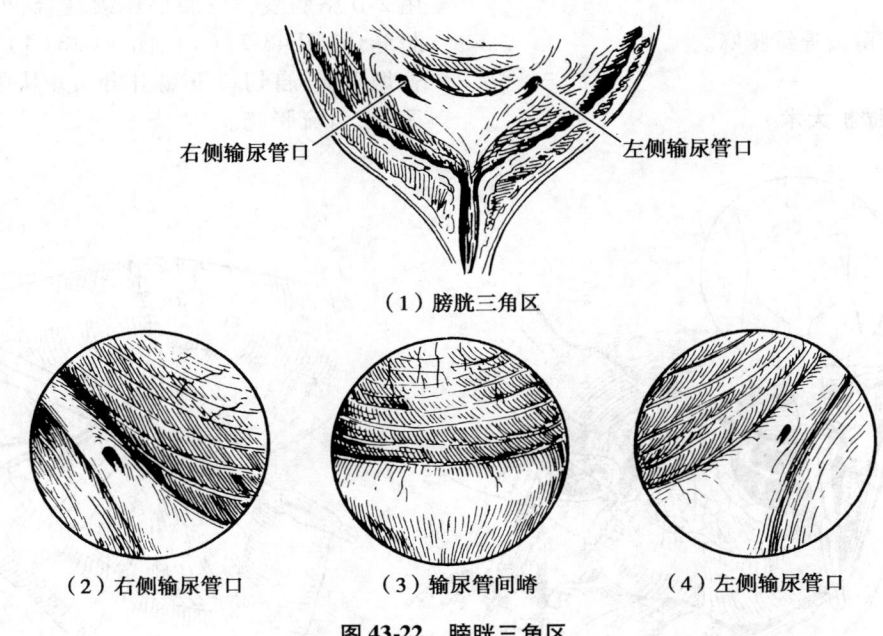

（1）膀胱三角区

右侧输尿管口　　　　　　　　　　　　　左侧输尿管口

（2）右侧输尿管口　　　（3）输尿管间嵴　　　（4）左侧输尿管口

图 43-22　膀胱三角区

续滴尿较快,如用注射器自导管吸尿,一次可吸出 10~20ml 以上时,应怀疑有肾盂积水。

5. 肾功能检查　如在膀胱镜检查中未作靛胭脂试验而又需作分侧肾功能检查时,应按规定剂量静脉注射酚磺酞或靛胭脂,分别观察两侧肾盂导出的尿内出现颜色时间和浓缩时间。

6. 逆行肾盂造影　将输尿管导管连接注射器,注入造影剂进行肾盂造影,常用造影剂为 12.5% 碘化钠溶液,每侧注入 5~10ml,注入应缓慢而不可用力,患者有腰痛时应立即停止并维持压力。

【术后处理】

1. 膀胱镜检查后常有血尿发生,为术中损伤黏膜所致,一般 3~5 日后即止。

2. 术后尿道灼痛,可让患者多饮水利尿,并给止痛剂,1~2 日后即能转轻。

3. 如无菌操作不严密,术后将发生尿路感染、发

热及腰痛,应用抗生素控制。

4. 膀胱镜检查后,必须把检查所见填表记录。

第十三节　肠膀胱扩大术

肠膀胱扩大术包括回肠、结肠和回盲肠膀胱扩大术,其中以回肠和乙状结肠膀胱扩大术较为常用。

【适应证】

1. 泌尿系结核,病肾已切除,膀胱已经瘢痕化,膀胱容量不足 100ml,经抗结核药物治疗半年以上,尿内已无脓细胞、结核菌,体内其他部位结核已稳定者。

2. 非炎症性尿频,膀胱容量在 50ml 以内者。

3. 女性间质性膀胱炎久治不愈者。

4. 膀胱肿瘤行膀胱部分切除术膀胱容量太小,或

6

膀胱全切除者。

5. 输尿管乙状结肠吻合术后有严重并发症,不能控制,而下尿路已恢复正常者。

【禁忌证】

1. 严重尿道狭窄,短期内不能治愈者。

2. 膀胱尿道括约肌功能不良者。

3. 回肠或结肠有病变者(如结核性病变或多发性憩室等)。

4. 全身或泌尿系统仍有进行性结核者。

【术前准备】

同输尿管代膀胱术。

【麻醉】

连续硬膜外麻醉或连续腰麻。

【手术步骤】

(一)回肠膀胱扩大术

1. 切口 自耻骨联合起到耻骨联合和脐部中点,然后折向右上到脐和髂前上棘的中点〔图43-23(1)〕。

2. 游离回肠 开腹后,在距回盲瓣15cm处选择一段血运良好、长约15cm的回肠予以切断游离〔图43-23(2)〕。游离肠袢以生理盐水与1%链霉素溶液反复冲洗,直至回液清晰。将游离肠袢近端缝合关闭,内层用2-0肠线作全层连续缝合,外层用丝线作浆肌层间断缝合。

3. 回肠膀胱吻合 将挛缩膀胱壁不健康的部分切除,剩余部分与游离回肠袢的远端吻合,内层用2-0铬肠线作黏膜层连续缝合,外层用细丝线间断缝合〔图43-23(3)、图43-23(4)〕。吻合口外放香烟引流,自切口下端引出。并从尿道插入留置导尿管,引流膀胱。

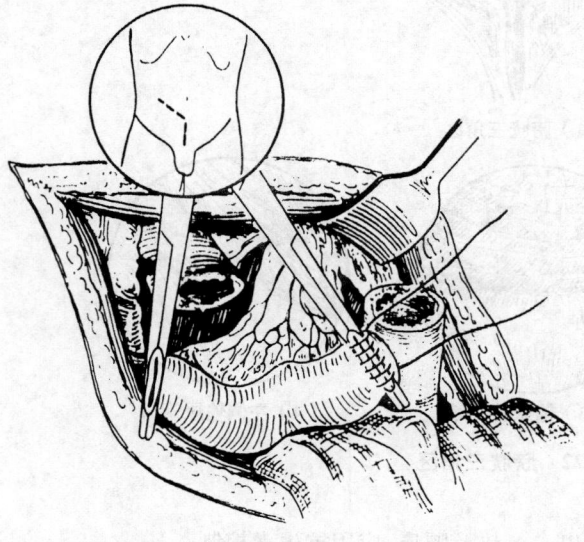
(1)游离回肠

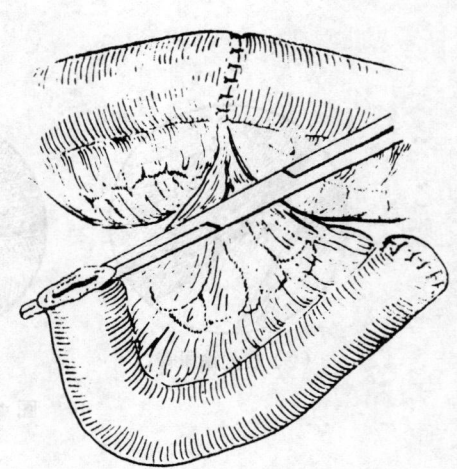
(2)肠管端端吻合,缝合关闭游离肠袢近端

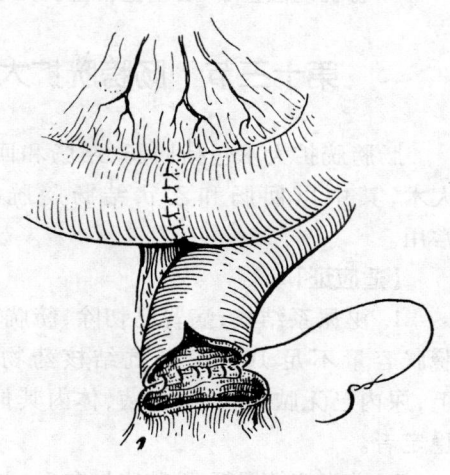
(3)回肠远端与膀胱后壁吻合

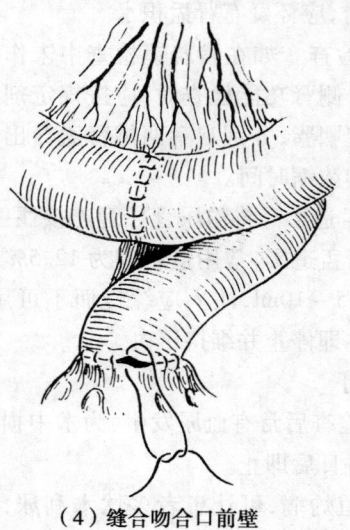
(4)缝合吻合口前壁

图43-23 回肠膀胱扩大术

4. 关闭后腹膜　将游离肠袢置于腹膜外,游离肠袢系膜缘与后腹膜缝合,以免形成内疝。然后,逐层缝合腹壁切口。

（二）乙状结肠膀胱扩大术

1. 切口　下腹正中切口,腹膜外分离膀胱;如膀胱太小,不易辨认,可将一金属尿道探子由尿道放入膀胱以助识别。分离范围应超过膀胱上半部。

2. 分离输尿管　分离时注意保留其供应血管,以备以后切断并与乙状结肠肠袢吻合。

3. 选择与游离乙状结肠肠袢　于中线切开腹膜,提出乙状结肠,选择适当的乙状结肠肠袢,估计该肠袢游离后必须与膀胱吻合时没有张力,而且游离系膜中保存的乙状结肠动、静脉分支应能维持肠袢足够的血运。游离肠袢的长度约15cm,切断肠管,向游离肠腔内注入1%链霉素溶液和生理盐水,反复冲洗,直至回流液清晰为止〔图43-24（1）〕。

4. 恢复肠道连续性　于游离肠袢的左侧,将乙状结肠的近端与远端吻合,以恢复其连续性〔图43-24（2）〕。吻合前,应将两断端附近的脂肪垂剥离,以免嵌入吻合口影响愈合,形成粪瘘。

5. 切除病变膀胱　将输尿管在近膀胱处切断,用8号输尿管导管自断端插入肾盂,引开尿流,术后还可作为输尿管结肠吻合处的支架引流。切除膀胱的后上部,尽可能切除病变组织,使剩余的膀胱呈一蝶形,以减少术后吻合口狭窄的机会〔图43-24（3）〕。

6. 吻合游离乙状结肠袢和膀胱后壁　将游离乙状结肠肠袢远端与膀胱作对端吻合,先用细丝线间断缝合吻合口的后壁外层,然后用2-0铬肠线连续缝合后壁的黏膜层。前壁留待输尿管与游离乙状结肠肠袢吻合后缝合。

7. 吻合输尿管和游离乙状结肠　将输尿管与乙状结肠肠袢作黏膜下隧道法吻合。在结肠带上作长约3~4cm的黏膜外纵切口,形成隧道〔图43-24（4）〕,将输尿管从隧道远端的黏膜小切口放入肠腔,由乙状结肠肠袢与膀胱吻合口未缝合的前壁拉出,然后作输尿管断端与肠黏膜切口的端-侧吻合〔图43-24（5）〕。再缝合隧道壁以包埋输尿管于隧道内。在膀胱前壁或肠袢前壁另作一小切口,将输尿管导管经此切口拉出并引流到腹壁外,小切口周围用肠线缝合并固定导管〔图43-24（6）〕。另外,再从尿道插入留置导尿管,引流膀胱。

8. 吻合游离乙状结肠肠袢和膀胱前壁　将乙状结肠袢与膀胱吻合口的前壁缝合,黏膜层用2-0铬肠线连续缝合,外层用细丝线间断缝合〔图43-24（6）〕。

9. 关闭游离乙状结肠肠袢近端　用2-0铬肠线将游离乙状结肠肠袢近端作全层连续缝合。从留置导尿管注入生理盐水,检查各缝合口有无漏水。

10. 固定肠袢、引流、缝合　用细丝线缝合乙状结肠系膜上的缺口,将结肠袢固定于后腹壁,以防肠袢扭转。然后,缝合后腹膜,将乙状结肠肠袢膀胱的吻合口置于腹膜外。冲洗创面,耻骨后间隙放香烟引流,与输尿管导管同自切口下端引出。最后,逐层缝合腹壁切口〔图43-24（7）〕。

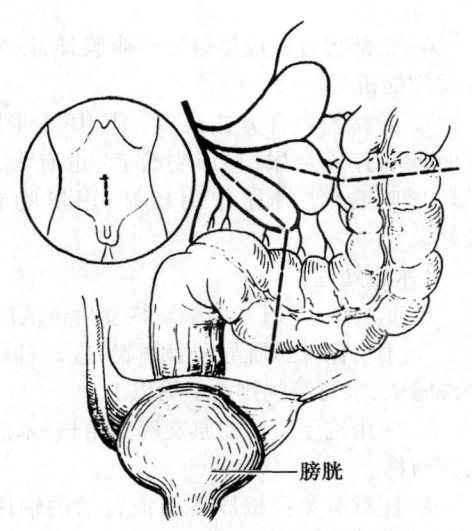

（1）切口及选择乙状结肠袢

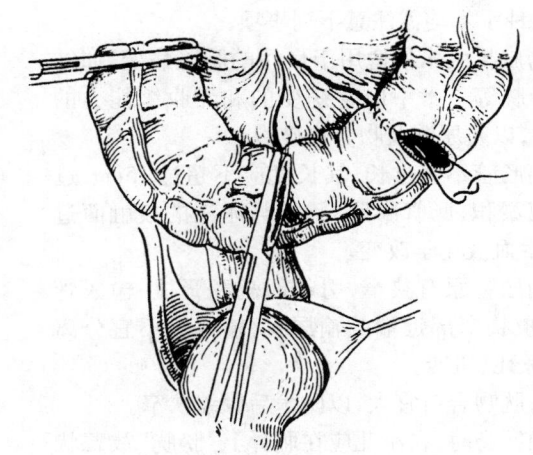

（2）游离乙状结肠袢与恢复肠道连续性

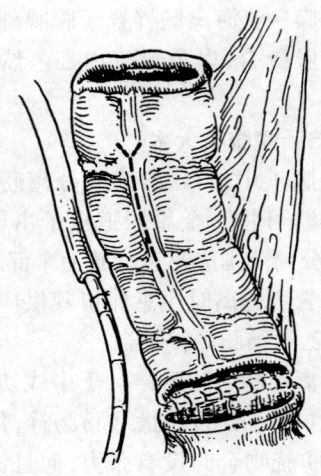

输尿管

输尿管导管

（3）切断输尿管，肠袢远端
后壁与膀胱进行吻合

（4）在肠袢前壁结肠带上
切开，做成隧道

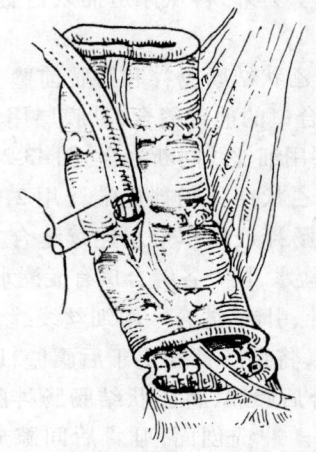

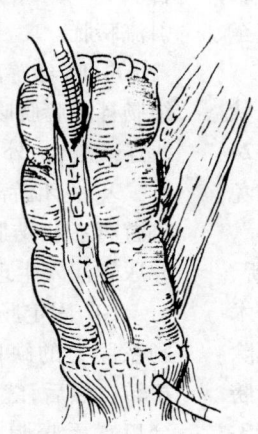

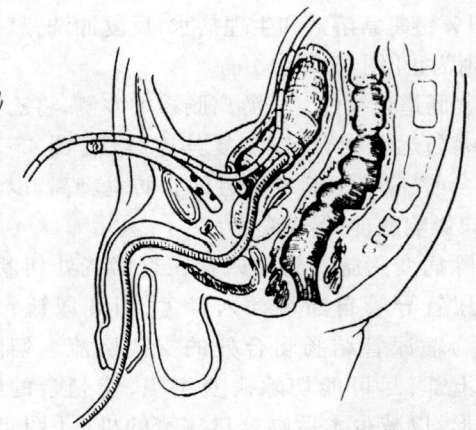

（5）输尿管与肠袢吻合，
将输尿管导管插入肠袢腔内

（6）缝合隧道及膀胱乙状
结肠前壁，缝合肠袢近端

（7）将输尿管导管和耻骨上香烟引流在
耻骨上引出体外，导尿管经尿道引出体外

图 43-24 乙状结肠膀胱扩大术

【术中注意事项】

以上两种手术均需注意下列事项：

1. 肠膀胱扩大术最适用于良性的膀胱病变，如结核性挛缩膀胱等。术中应将病变的和无收缩能力的膀胱壁切除，以防尿漏及吻合口破裂。

2. 游离肠管不宜过长，其长度应不超过 15cm，过长可使尿液淤积，肠管膨胀，肠管与尿液的接触面过大，以致发生血液化学改变。

3. 如输尿管原有狭窄，引起回流和肾盂、输尿管积水，应移植狭窄部近端的输尿管，输尿管不宜分离过长，以免坏死、扭转。

4. 肠膀胱吻合口宜大，以防术后收缩狭窄。

5. 采用回肠时，在小儿应在耻骨上"膀胱"放蕈状导管引流，以免大量黏液将导管堵塞；采用结肠时，应放输尿管导管引流肾盂，经结肠肠袢或膀胱前壁引出。

6. 全部吻合口应尽量置于腹膜外，以减少腹膜炎并发症的机会。

7. 肠膀胱吻合方式很多。其中，T 形吻合者，排尿时远端有残余尿；环形吻合者，也有大量残余尿；猫尾形吻合者，排尿作用较好；扇形吻合者，效果最好。

【术后处理】

1. 禁食 1～2 日。肠蠕动恢复后进流质饮食。

2. 术后保证膀胱导尿管通畅，应每日用生理盐水冲洗膀胱，维持膀胱排空 1 周以上。

3. 应用抗生素。如原发病为结核，术后还应用抗结核药物。

4. 注意避免经输尿管引流肾盂的输尿管导管脱出体外，或管腔被黏液堵塞。术后 7～9 日拔除。

5. 自然引流于术后 2～3 日拔除。

6

第十四节 经尿道膀胱活组织检查术

【适应证】

疑有新生物的膀胱内病变或原因不明的慢性膀胱炎。

【禁忌证】

凝血机制不良、肿瘤位于膀胱顶部或膀胱颈部上方,操作有困难者。

【麻醉】

鞍麻或骶管阻滞麻醉。

【术前准备】

同膀胱镜检查术,并增加经膀胱的活组织检查钳。

【手术步骤】

截石位,用尿道探探查尿道,决定选用膀胱镜型号。先以膀胱镜检查,肯定病变部位,再换用手术镜,插入活组织钳,可从肿瘤或疑有病变的部位钳取约2mm³大小的组织,为明确肿瘤或原位癌浸润范围,可在病变外围再取2～3块。一般膀胱创面出血在2～3分钟内停止,若持续不止,可电凝止血〔图43-25〕。

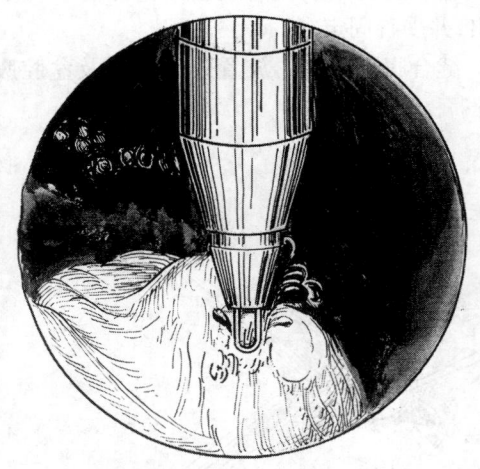

图43-25 电凝止血

第十五节 去带盲升结肠异位可控性膀胱术

【手术步骤】

1. 沿升结肠旁沟切开后腹膜,游离盲肠升结肠,于离回盲瓣8～10cm处切断回肠,离盲肠20cm处切断升结肠,分离其系膜,保留供应隔离肠段的血供。于其前方作回结肠端-端吻合。用200ml碘附溶液及生理盐水冲洗隔离的回肠。切除阑尾,包埋残端。

2. 沿前结肠带和网膜结肠带两旁小心切开黏膜,

于环状基层表面切除结肠带。此时结肠袋变浅,肠管增长,肠腔增宽,蠕动减弱〔图43-26(1)〕。

3. 于离结肠断端3cm处用黏膜沟法作输尿管结肠吻合。缝合闭锁结肠断端,输尿管支架引流管从结肠壁小戳孔穿出,并用5-0肠线将其固定〔图43-26(2)〕。

4. 从回肠断端插入12号多孔导尿管至盲结肠储尿囊内,于系膜对侧缘将回肠壁内翻折叠,至回盲瓣部位起,用0号丝线间断缝合,达回肠断端〔图43-26(3)〕,外加一层浆肌层连续缝合。折叠完毕,回肠膀

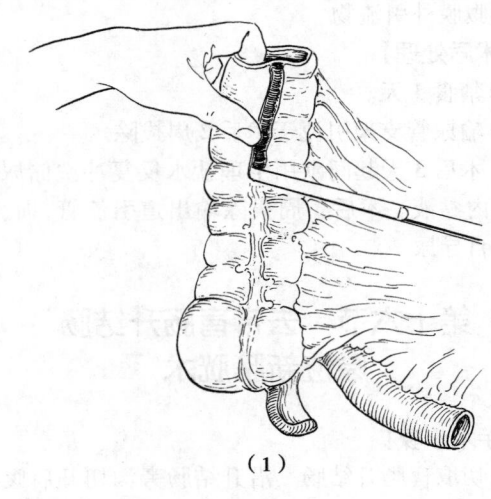

（1）

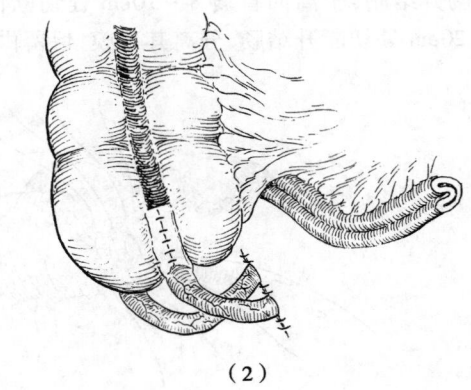

（2）

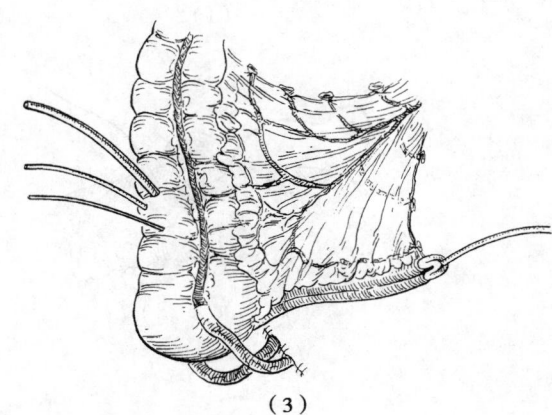

（3）

图43-26 去带盲升结肠异位可控性膀胱术

胱可顺利通过 16 号导尿管。输出袢亦可采用回肠剪裁法，去除部分回肠壁，以缩窄肠腔。

5. 切除脐底部皮肤及深部组织，形成一通道，将缩窄的回肠输出道末端固定在脐孔边缘，用丝线间断缝合。固定输出道的引流管。调整输出道的行径，使导尿管能顺利到达储尿囊底部。用丝线将储尿囊及输出道固定于腹前壁。

6. 尿管支架引流管从膀胱小切口引出。缝合肠系膜间孔道。缝合部分切开的后腹膜，将输尿管吻合口置于腹膜外。缝合腹部切口。按具体情况放置或不放置腹膜外引流物。

【术后处理】

1. 禁食 3 天。

2. 输尿管支架引流于术后 2 周拔除。

3. 术后 3 天起间歇用生理盐水反复冲洗储尿囊，清除其内黏液。术后 3 周拔除输出道引流管，训练患者间歇自导尿。

第十六节　去带盲肠升结肠原位新膀胱术

【手术步骤】

1. 切取盲肠升结肠　沿升结肠旁沟切开后腹膜，游离盲肠升结肠，于离回盲瓣 8 ~ 10cm 处切断回肠，离盲肠 20cm 处切断升结肠，分离其系膜，保留供应隔

离肠段的血供。于其前方作回结肠端-端吻合。用 200ml 碘附溶液及生理盐水冲洗隔离的回肠。切除阑尾，包埋残端。

2. 盲肠升结肠去带并形成储尿囊（新膀胱）沿前结肠带和网膜结肠带两旁小心切开黏膜，于环状基层表面切除结肠带。此时结肠袋变浅，肠管增长，肠腔增宽，蠕动减弱〔图 43-27(1)〕。无水酒精泡洗储尿囊 15 分钟。

3. 吻合输尿管　于距离回肠断端 3cm 处漂浮法作输尿管回肠吻合。缝合闭锁回肠断端，输尿管支架引流管从结肠壁小戳孔穿出，并用 5-0 肠线将其固定〔图 43-27(2)〕。

4. 吻合新膀胱与尿道　于盲肠最低处戳孔，自尿道外口插入气囊导尿管并由盲肠戳孔送入储尿囊，气囊管注水 30ml，可做牵引用〔图 43-27(3)〕。用 2-0 可吸收线先于 6 点及 12 点缝两针吻合线，先不打结，然后分别在两侧各加 2 ~ 3 针，最后一同打结，同时牵引导尿管帮助新膀胱与尿道断端吻合，完成打结后吻合口应无张力。

5. 缝合肠系膜间孔道。缝合部分切开的后腹膜，将新膀胱及回肠输尿管吻合口置于腹膜外。

6. 新膀胱留置造瘘管。

7. 输尿管支架引流管及膀胱造瘘管由皮肤另戳口引出，并妥善固定。

8. 缝合腹部切口。放置腹腔引流及盆腔腹膜外引流。

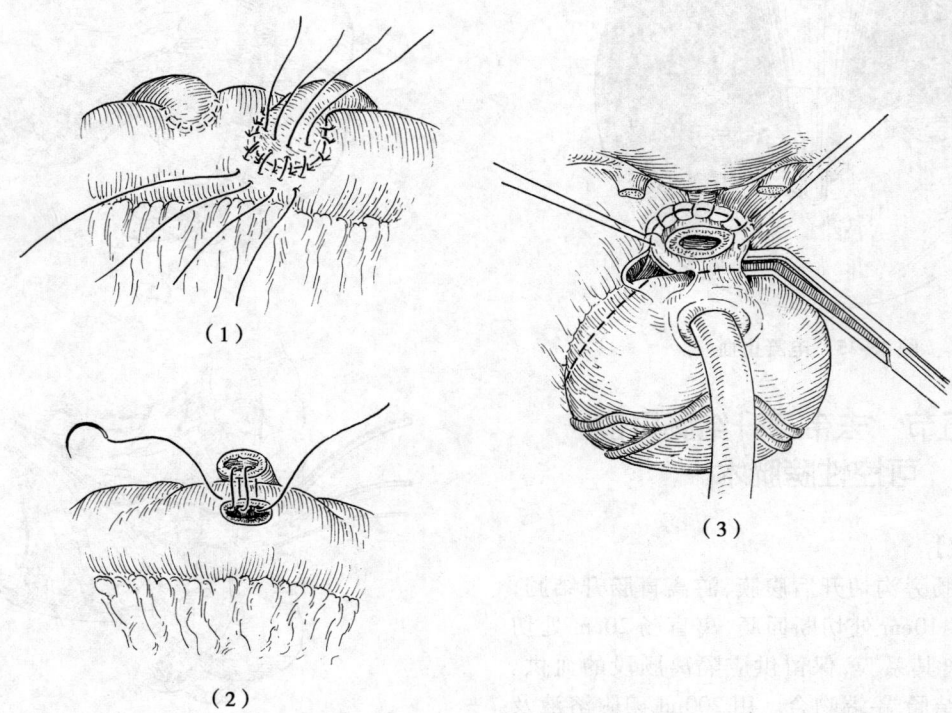

（1）

（2）

（3）

图 43-27　去带盲升结肠原位新膀胱术

6

【术后处理】

1. 禁食水,排气后拔除胃肠减压管,并酌情进食。

2. 输尿管支架引流及新膀胱造瘘管于术后 2 周拔除,拔除新膀胱造瘘管前应先夹管观察排尿情况。

3. 术后 3 天起间歇用生理盐水反复冲洗新膀胱,清除其内黏液。

第十七节 去带乙状结肠原位新膀胱术

【手术步骤】

1. 根治性全膀胱切除。开放法,可顺行或逆行(先切断血管筋膜复合体、尿道,提起前列腺后切断前列腺侧韧带、膀胱侧韧带);也可腹腔镜下施行(包括盆腔淋巴结清扫、分离膀胱、前列腺,切断血管筋膜复合体及尿道,切断膀胱、前列腺侧韧带等)。

2. 取乙状结肠 15～25cm 肠段,切断作为贮尿囊,

行远近端乙状结肠端-端吻合,恢复消化道。

3. 于游离的乙状结肠段中点偏后侧留 2 分硬币大小面积的浆肌层作为尿道吻合口,肠段两端保留后侧结肠带 3cm,切开结肠带按 Leadbetter 法(包埋输尿管抗反流法)使用 4-0～5-0 号可吸收线行输尿管贮尿囊吻合,留置 F6D-J 管或硅胶管作为输尿管支架。

4. 将两条结肠带(对系膜缘带、独立带)以及两带之间的浆肌层完整连续剔除,仅保留黏膜下层即可,可见黏膜下层血管网,结扎切缘的出血点,此时整个肠段可增加 0.5～1 倍的长度,充盈后在同等压力下容量较去带前可增加 4～6 倍,呈现管球状〔图 43-28(1)、图 43-28(2)〕。

5. 用 2-0 可吸收线荷包缝合关闭乙状结肠段两端,于左侧近输尿管吻合处肠壁戳孔留置 F22 胶管作为新肠壁造瘘管,该管顺肠段长度等长放置,带多个侧孔便于引流。

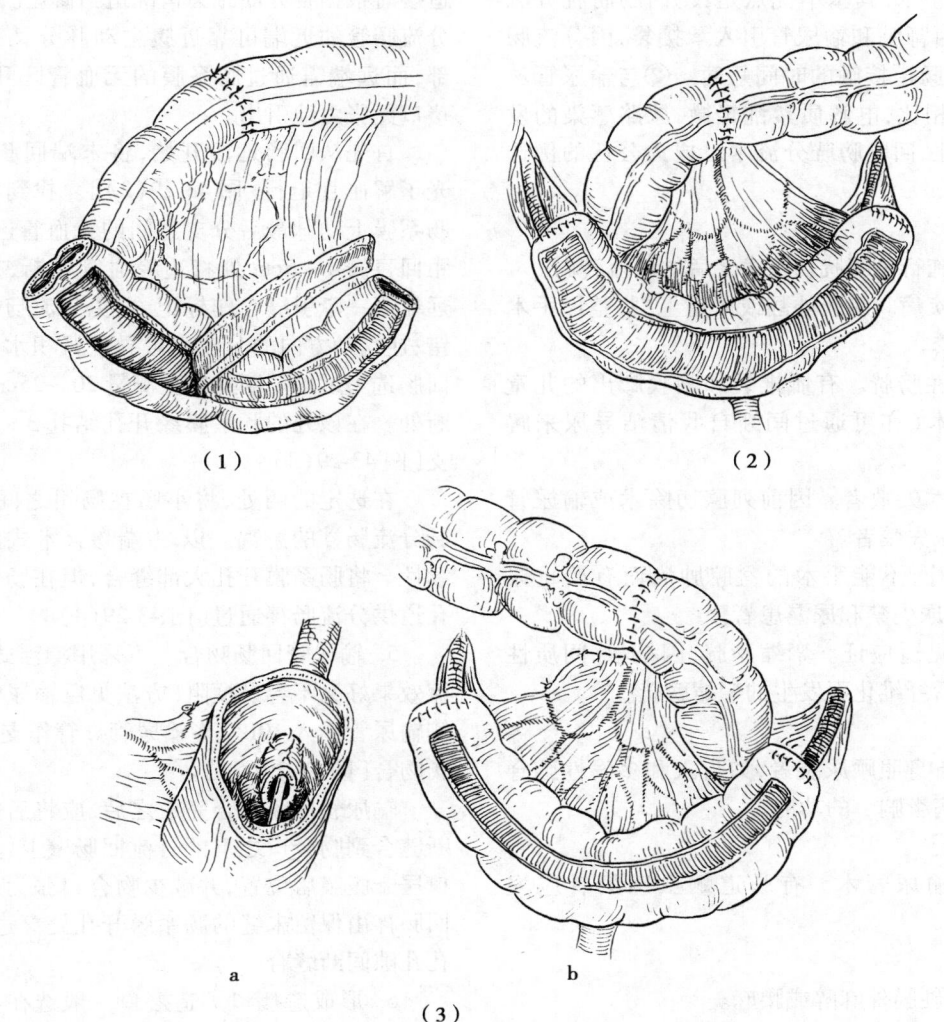

(1)

(2)

a

b

(3)

图 43-28 去带乙状结肠原位新膀胱术

6

6. 将乙状结肠肠段 U 字形排列于盆腔,中点戳孔,采用 2-0 可吸收线于 2、4、6、8、10、12 六点与尿道残端间断缝合,将新膀胱与尿道吻合,留置 F20～22 三腔导尿管〔图 43-28(3)〕。

7. 间断缝合关闭后腹膜,将输尿管、去结肠带裸面隔离于腹膜后外侧,使新膀胱成为腹膜间位器官,既防止内疝和粘连又使新膀胱利用腹腔有足够的伸展空间贮存尿液,保证膀胱足够容量,不致尿频。

8. 于直肠与新膀胱间放置盆腔引流管,引出体表,逐层关闭腹前壁各层,术终,仅留有新膀胱造瘘管、盆腔引流管和导尿管三管。

【术后处理】

同去带回结肠可控性膀胱术。

第十八节 回肠膀胱术

回肠膀胱术由 Bricker 于 20 世纪 50 年代首创,因此也叫 Bricker 手术,其基本优点是:①回肠膀胱分流能很快使尿液由肾脏和输尿管引入承接袋,因分流肠道短,使尿与该肠道接触的时间短暂。②与输尿管乙状结肠吻合术相比,电解质紊乱轻微,尿路感染的发病率较少。因此,回肠膀胱分流术已成为公认的优选手术方法。

【适应证】

1. 膀胱癌施行全膀胱切除术之后的尿流转向。

2. 先天性疾病。膀胱外翻或尿道上裂,整形手术后仍然有尿失禁。

3. 神经源性膀胱。有骶椎裂和脑膜膨出的儿童常需施行分流术(亦可通过间断自我清洁导尿来解决)。

4. 以往手术失败者。因前列腺切除术或输尿管结肠吻合术后尿失禁者。

5. 姑息治疗,不能手术的盆腔肿瘤而有严重尿频、持续血尿和尿失禁和尿漏患者。

6. 其他罕见适应证。挛缩膀胱,因结核、间质性膀胱炎或放射后纤维化而发生的挛缩膀胱。

【禁忌证】

患者不能自身照顾尿袋者,如盲人和多发性脑脊髓硬化症等疾病影响手的功能。

【术前准备】

同回肠代输尿管术。有肠道蛔虫感染者应先驱虫。

【麻醉】

全身麻醉、硬膜外麻醉或腰麻。

【手术步骤】

此术式最常用于膀胱肿瘤性全膀胱切除术后,故以此为例说明。

1. 游离双侧中下段输尿管,注意保存其血液供应,将 8 号输尿管支架管插入肾盂。

2. 用手指于骶骨岬前方、乙状结肠系膜后方做钝性分离,形成一通道,将左侧输尿管经此通道移至右侧。

3. 做阑尾切除术。

4. 游离分流回肠袢 分流回肠袢应很快使尿液通过,并在很低的压力下进入尿袋。分流肠管应该短、顺蠕动和血运良好。回肠优于结肠因为蠕动较活跃而吸收能力、腔内压力和容量较小。

分流肠管的最短途径是穿经腹腔,它比腹腔外分流肠管阻塞的机会要小,分流肠管由腹主动脉分叉处到中线一侧的造瘘口,由于外侧间隙宽广,不易引起肠梗阻,因此不必试图将其关闭。

用末段回肠作为分流肠管。其最终长度约为 15cm,但开始可分出一较长肠段(20～25cm),以便在造瘘时根据各方面张力情况适当修短〔图 43-29(1)〕。分流肠管的近端可靠近腹主动脉分叉处和肠系膜根部,而远端需通过肠系膜的无血管区开孔,由腹壁造瘘口无张力地引出。

首先从回肠远段开始,将末端回肠提起,通过照光了解血管走行〔图 43-29(2)〕。找到回结肠动脉与肠系膜上动脉最后分支之间的无血管区开孔,然后在距回盲瓣 4～5cm 处将边缘血管切断,在分流肠管的远端用一牵引缝合作标记,避免分流肠袢蠕动方向弄错;逆蠕动方向的分流术可导致肾积水。然后顺末段回肠选为远端切断处向上测量 20～25cm,作为近端切断处。在该处的肠系膜缘开孔结扎 3～4 支终末血管支〔图 43-29(3)〕。

在选定的两处,将小肠在肠钳之间切断,完成回肠分流肠袢的游离。以端-端吻合术式恢复肠道的连续性。将肠系膜开孔大部缝合,但在肠系膜根部留出孔道供分流肠袢通过〔图 43-29(4)〕。

5. 输尿管回肠吻合 可采用漂浮式吻合法,抗逆流效果好又不容易梗阻(方法见巨输尿管手术),将两侧输尿管插入 10f 气囊输尿管导管作支架后分别与回肠吻合〔图 43-29(5)〕。

输尿管回肠吻合完成之后,应将后腹膜开孔缘间断缝合到吻合口之上的分流回肠壁上,这样可使吻合口居于腹膜后位置,并减少吻合口张力。然后将分流回肠袢由保留未缝的肠系膜开孔处穿过,将多余的开孔孔隙间断缝合。

6. 形成造瘘口 造瘘口一般选在右下腹髂前上棘与脐连线中、外 1/3 处。将前腹壁的皮肤全层切除,剪成椭圆形出口,于出口中部以垂直方向切断两侧的腱膜和肌肉,并将腹外斜肌腱膜和腹横肌膜相对创缘做间断缝合,形成足够宽阔之纽空状通道,不宜太大,以免形成腹壁疝。

由腹壁开口处探入腹腔一把肠钳,轻轻夹住分流肠袢的远端,经腹壁开口处拉出,至少拉出6~8cm,才够翻出适当长度的造瘘口。勿须将分流肠袢固定到

腹壁各层,只需用几针间断肠线将其固定在浅筋膜即可。将分流肠袢的远端翻转,作3针穿过切缘的皮下组织,分流肠袢浆肌层深部以及该肠袢切缘的间断肠线固定缝合,保持其翻转的状态。此时造瘘口应凸出在皮肤表面2cm之上,并呈现健康的粉红色〔图43-29(6)〕。

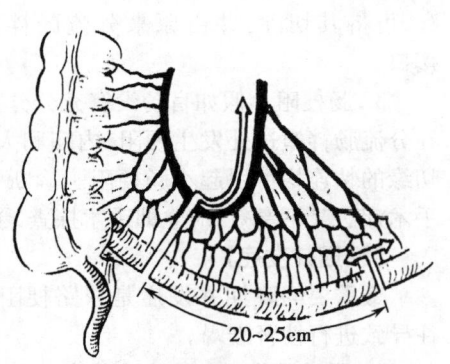

（1）肠段的不同两断端需经不同的处理

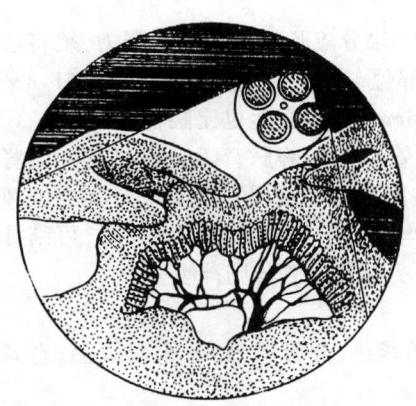

（2）用照明法研究血管的走行

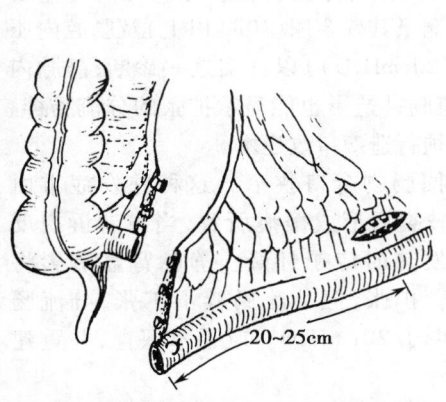

（3）肠段的近端处需切断后四根血管弓

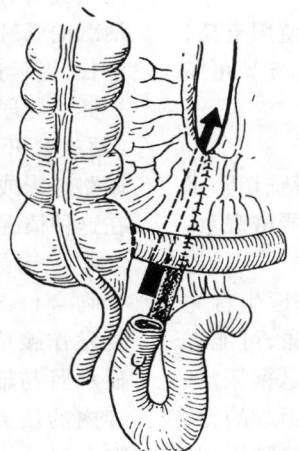

（4）吻合肠道关闭肠系膜留出一窗孔,引出游离肠

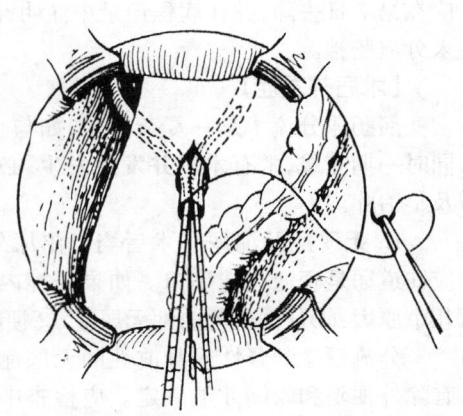

（5）向输尿管放支架后将前缘缝合

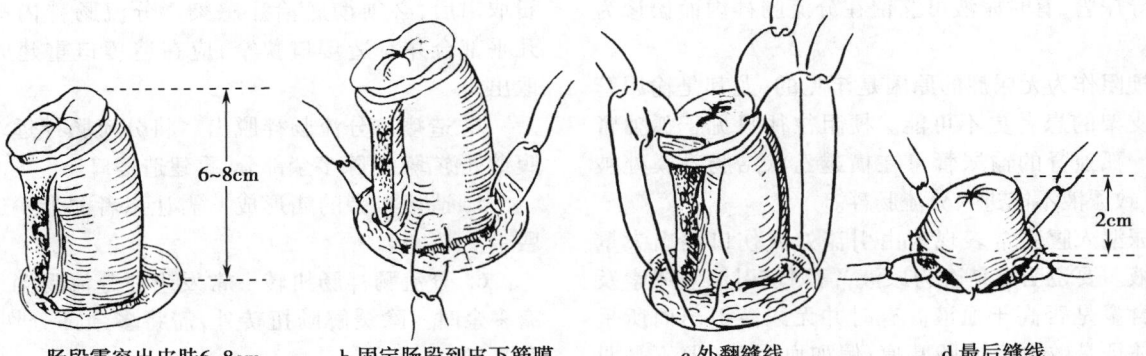

a.肠段需突出皮肤6~8cm　　b.固定肠段到皮下筋膜　　c.外翻缝线　　d.最后缝线

（6）造口的形状

图 43-29　回肠膀胱术

【术中注意事项】

1. 游离分流肠袢时应注意不损害其血液供应,一般切开分流肠袢远端的系膜应深些,因为远端需达到皮肤。偶尔在游离分流肠袢时虽作了各种努力,肠袢的颜色仍然比正常为暗,肠蠕动虽仍存在,但肠系膜出现斑点。如经热敷仍然不能很快改善,应将其切除,另选其他肠段。

2. 造瘘口 如果分流肠袢远端出现张力,须将造瘘口选择在另一部位,或做一不翻转的平造瘘口。平造瘘口可节省出 5cm 回肠,血运也比翻转的更好。

3. 单个输尿管 假如静脉肾盂造影显露一侧肾脏无功能,可用核素肾图鉴别属于梗阻或肾实质破坏引起的无功能。当肾实质大部被结核破坏时,可结扎患侧输尿管,而将另侧输尿管与肠袢吻合。

【术后处理】

1. 禁食,胃肠减压,静脉输液 48 小时以上,直到肠麻痹期度过。

2. 不可立即装置永久性尿袋。术后造瘘口可发生水肿,应先使用一临时透明尿袋。

3. 引流管应在术后第 4 日去除。如曾使用支架,应在第 7 日去除,并在病程记录中注明,因为支架可缩入分流肠袢。

【术后并发症】

回肠尿分流术是一复杂手术,如与全膀胱切除术同时一期完成,常有术后并发症发生,必须严密观察,及早治疗。

1. 无尿症及漏尿 术后当日泌尿外科医生首先应知道尿是否通过造瘘口。如果肠袢内无尿,可能有几个原因:①肾性或肾前性无尿症;②梗阻;③漏尿。

分流后诊断肾性或肾前性的无尿症是困难的,只有除外梗阻和尿漏才能确定。应检查中心静脉压,并静脉输入 100～200ml 20% 甘露醇冲击治疗,观察有无尿液增加。如果未使用输尿管支架,可在造瘘口内插入一导尿管,有时尿液可潴留在分流肠袢内而误诊为无尿。

梗阻作为无尿症的原因是罕见的,尤其是输尿管放了支架的患者更不可能。梗阻往往只见于孤独肾患者。孤独肾的输尿管可在横越乙状结肠系膜处被阻,以致尿液不能进入分流肠袢。

尿漏入腹腔常表现为由引流处或伤口漏出大量分泌液。要说明它是否为尿液,需测定引流液尿素及肌酐含量是否高于血液。有时并无尿液引出而所呈现的体征是败血症或肠麻痹;假如血尿素(但不是肌酐)值升高,应怀疑尿漏,即需作分流肠袢造影证实,可看到尿外渗。用虹吸引流的非手术疗法有时能治愈尿漏,但最好还是进行手术探查,尤其对尿漏已持续 72 小时以上者。往往尿漏是来自输尿管回肠吻合处,应在输尿管支架上修补。

2. 造瘘口或分流肠袢坏死 造瘘肠袢如呈粉红色,表示血运良好,如呈暗灰色表明缺血。这种颜色如果进一步恶化,需探查患者,弄明是造瘘口肠壁还是整个分流肠袢受到影响。假如整个分流肠袢缺血,须将其切除,连接的输尿管闭合并做双侧肾造瘘术,3 个月之后,另作新分流肠袢。如果只是造瘘口肠壁坏死,可将其切除,并由原来分流肠袢制成新的平造瘘口。

3. 肠梗阻 假如盲肠没有充分分离,末段回肠可在分流肠袢横过处发生梗阻,内疝和大网膜与肠系膜切缘的粘连均可引起小肠梗阻。诊断一经确定,而非手术疗法又不奏效,应立即手术探查,予以缓解。

【晚期并发症】

最重要的晚期并发症是尿路梗阻,合并感染,往往导致进行性肾衰竭。

1. 造瘘口狭窄 造瘘口狭窄往往引起局部缺血。测量其管径可证实它减小。健康的分流肠袢显示有活跃的肠蠕动,每 2～5 分钟排出一股尿;如间隔时间延长,提示造瘘口狭窄,分流肠袢扩张。可向分流肠袢插一导尿管,测量其残余尿(10ml 以上)及肠腔内压(超过 1.96kPa(20cmH$_2$O))以证实这一诊断;静脉内尿路造影或分流肠袢造影也能显示扩张的分流肠袢。在这种情况下,须行造瘘口改建术。

2. 输尿管回肠吻合口狭窄 这种并发症常由于吻合口部分破裂后形成瘢痕所致,当患者诉说反复发作腰痛和发热时应予怀疑。静脉肾盂造影将显示肾与输尿管扩张,但分流肠袢不扩张,分流肠袢内的压力可少于 20cmH$_2$O。应手术探查,并重建吻合口。

3. 结石形成 肾内结石往往是感染性的,为变形杆菌所引起,可像其他肾结石那样治疗。所有结石取出后,必须彻底治疗感染。分流肠袢内的结石几乎都合并有造瘘口狭窄,应在造瘘口重建时将其取出。

4. 造瘘口分流肠袢脱出 将分流肠袢远端从前腹壁处游离,切除多余部分,重建造瘘口。

5. 造瘘口旁的疝形成 需让患者配带一适当的腰带。

6. 分流肠袢肠扭转 常发生在分流肠袢过长而有多余时。除缓解肠扭转外,需将多余部分切除,避免复发。

7. 分流肠袢周围形成内疝 偶尔小肠可疝到分流肠袢的右侧。应还纳该疝,并用腹膜关闭侧腹壁、盲肠及分流肠袢系膜之间的空隙。

第十九节　可控性回肠膀胱术

可控性回肠膀胱术是对回肠膀胱术的改进,由 Kock1982 年首次报道。该法应用回肠套叠形成抗反流乳头瓣,防止尿液外溢,以去除回肠膀胱术所必须依赖的尿袋。

【适应证】

1. 同全膀胱切除术。
2. 已做其他尿路改流手术而不愿佩带尿袋者。
3. 已经做过其他尿流改道手术而结果不满意者。

【禁忌证】

肾功能受损、肌酐高于正常者为主要手术禁忌证。

【麻醉与术前准备】

同全膀胱切除术。

【手术步骤】

1. 游离肠段　在距回盲部 50cm 处游离带系膜回肠段 60~70cm,远端 12cm 用于建立出口和抗反流的肠套叠乳头瓣;近端 16cm 用于输尿管植入和建立抗反流的肠套叠乳头瓣〔图 43-30(1)〕。

2. 切开肠腔　先将中段约 40cm 回肠对折或 U 形,用 3-0 号尼龙线连续缝合系膜对侧缘浆肌层,使 U 形固定,紧靠缝线切开肠壁,近侧端多切开 3cm 使回肠袋形成后两个乳头瓣不在一个平面上,用可吸收肠线连续缝合吻合口后壁全层〔图 43-30(2)〕。

3. 形成乳头瓣　通过切开的肠腔,把未切开的两端回肠拉入,分别形成 5cm 长的套叠,套叠的间隙及外缘分别用丝线缝合固定 4 排,建立近端抗反流,远端抗外溢的肠套叠乳头瓣,切开乳头与其相应部位的储尿囊黏膜,用细线缝合两创缘,术后即发生粘连可避免脱套〔图 43-30(3)〕。

4. 植入输尿管　缝合关闭游离回肠段的近侧端,并于此端和抗反流瓣基底之间将两侧输尿管植入回肠,其内留置支架导管。

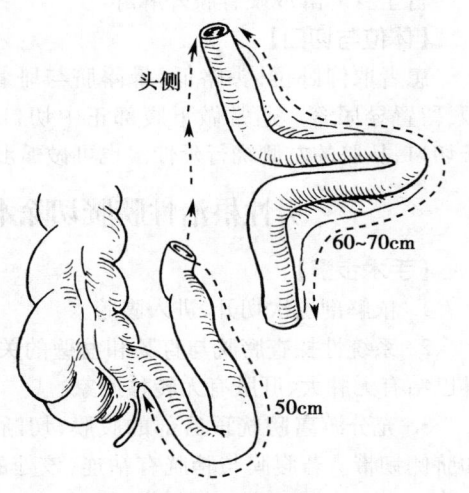

（1）游离回肠段放置成U型,远端向头侧,U型底向左侧

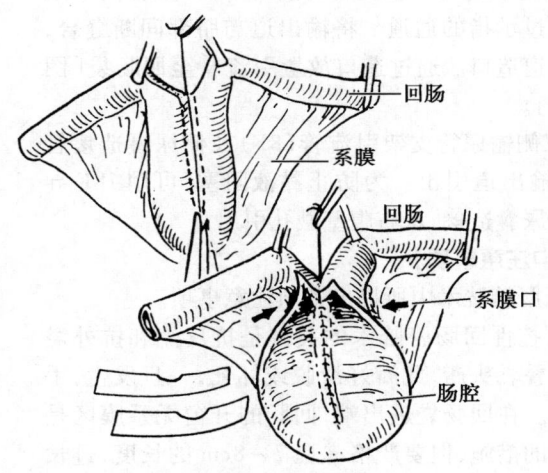

（2）肠系膜做一开口,取约1cm宽的腹直肌前鞘或尼龙绸通过此开口

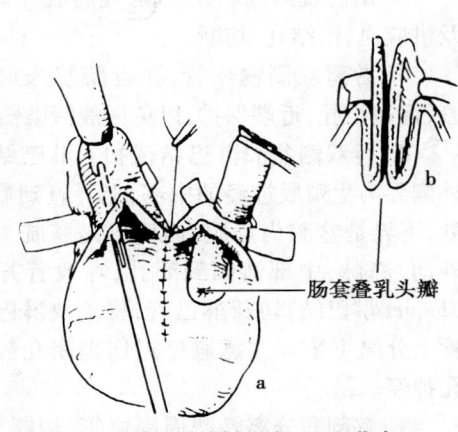

（3）a.肠套叠乳头瓣形成于回肠袋内
b.胃肠缝合器固定,防止肠套叠滑脱

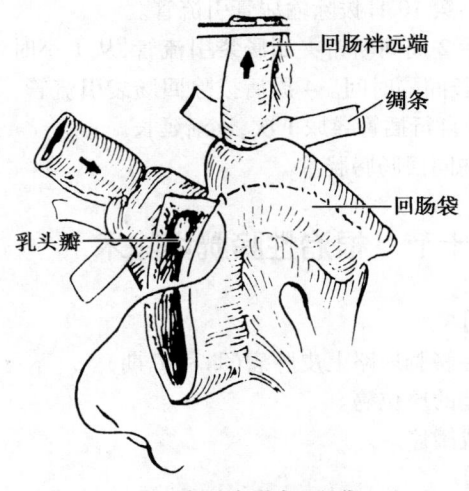

（4）对折缝合形成回肠袋

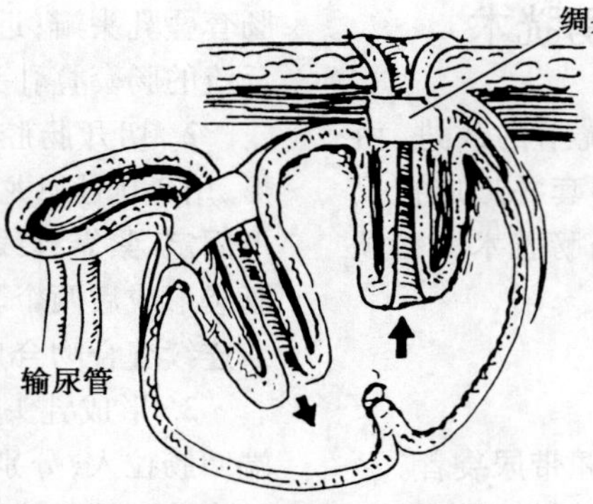

（5）可控性回肠膀胱形成

图43-30　可控性回肠膀胱术

5. 形成回肠袋　将切开的回肠袢外缘对折,用可吸收缝线作全层内翻连续缝合,形成吻合口前壁,并用3-0号尼龙线作浆肌层加强缝合,完成储尿回肠袋〔图43-30(4)〕。并将储尿回肠袋下推至盆腔内,关闭系膜间隙。

6. 固定输出道至腹壁直至脐部。切除脐部,形成可顺利通过示指的通道。将输出道与脐部间断缝合,形成输出道造口。通过造口放置引流管至回肠袋〔图43-30(5)〕。

7. 双侧输尿管支架引流管(8F)及储尿囊造瘘管(14F)自输出道引出。为防止黏液阻塞,可用18F导尿管作储尿囊造瘘,从右腹壁戳孔引出。

【术中注意事项】

1. 回肠膀胱术中所提出各项注意事项。

2. 可控性回肠膀胱术的关键是抗反流和抗外溢两个肠套叠乳头瓣,此瓣好滑脱或坏死,一旦发生,手术即失败。在回肠袋进出端,回肠的开窗无系膜区是防止滑脱的措施,但要严格掌握7~8cm的长度,过长将影响肠管的活力。

【术后处理】

1. 手术后第10日拔除输尿管引流管。

2. 手术后2周间断钳夹回肠袋引流管,从1小时开始,逐渐加长间隔时间。4周后拔除回肠袋引流管,开始每3小时自行插管导尿1次,逐渐延长。

3. 其余均同回肠膀胱术。

第二十节　根治性膀胱切除术

【适应证】

1. 浸润性膀胱尿路上皮肿瘤(T_2和T_3期)。

2. 分化差的原位癌。

3. 腺癌或鳞癌。

【禁忌证】

1. 已有远处转移。

2. 膀胱肿瘤局部侵犯骨盆、耻骨和直肠(T_4期)。

3. 患者伴有脑、心、肺、肝或肾功能严重障碍,身体状况差,不能耐受手术。

【麻醉】

行全身麻醉或硬脊膜外麻醉。

【体位与切口】

患者取仰卧位,头略低,暴露脐与耻骨之间的区域,留置导尿管。通常做下腹部正中切口,如需要延长切口,从脐的左侧绕行延伸。也可做弧形横切口。

一、男性根治性膀胱切除术

【手术步骤】

1. 依解剖层次切开,进入腹腔。

2. 系统性探查膀胱与直肠和盆壁的关系、髂血管淋巴结有无肿大、肝脏有无转移迹象。

3. 充分游离膀胱顶后部的腹膜,切断、结扎脐中和脐侧韧带。若腹膜与膀胱有粘连,该处的腹膜一并切除。

4. 将肠道推向上腹部并牵开,清楚暴露手术区域。

5. 沿膀胱两侧切开腹膜,在膀胱外侧找出输精管及供应血管,结扎、切断。

6. 游离双侧输尿管,在近膀胱入口处切断输尿管,远端结扎,近端保护,以免尿液污染伤口。

7. 行双侧盆腔淋巴结清扫。淋巴结清扫范围的外侧界为生殖股神经的中部,上界直到髂总动脉分叉处,下界是盆腔内筋膜,内侧界是膀胱。解剖全程髂外动、静脉,中部清扫到闭孔,在股管开口处解剖出Cloquet淋巴结,切断淋巴管,将整块淋巴组织从髂血管上分离下来。注意避免损伤副闭孔静脉和显露闭孔神经。

8. 解剖和分离膀胱周围血管,切断和结扎(或缝扎)闭锁的脐动脉和膀胱上、下动、静脉〔图43-31(1)、

图 43-31（2）〕。

9. 沿膀胱筋膜平面游离膀胱，显露膀胱与直肠之间的平面，在直肠前分离膀胱、前列腺和精囊。

10. 游离前列腺两侧韧带，切断结扎，然后切断耻骨前列腺韧带并结扎。

11. 在前列腺尖部切断尿道，将游离的膀胱、输尿管下段、前列腺、精囊和后尿道完整切除〔图 43-31（3）、图 43-31（4）〕。

12. 尿道断端贯穿缝扎闭合。术中发现前列腺尖部尿道有肿瘤侵犯，需要做全长尿道切除。

13. 尿流改道术。将输尿管与替代膀胱的一段回肠或结肠吻合〔图 43-31（5）～图 43-31（7）〕。

14. 在耻骨后放置引流管，引流膀胱切口周围的渗液，皮肤处缝线固定。

15. 依解剖层次缝合腹直肌前鞘、腹壁下脂肪和皮肤〔图 43-31（8）～图 43-31（10）〕。

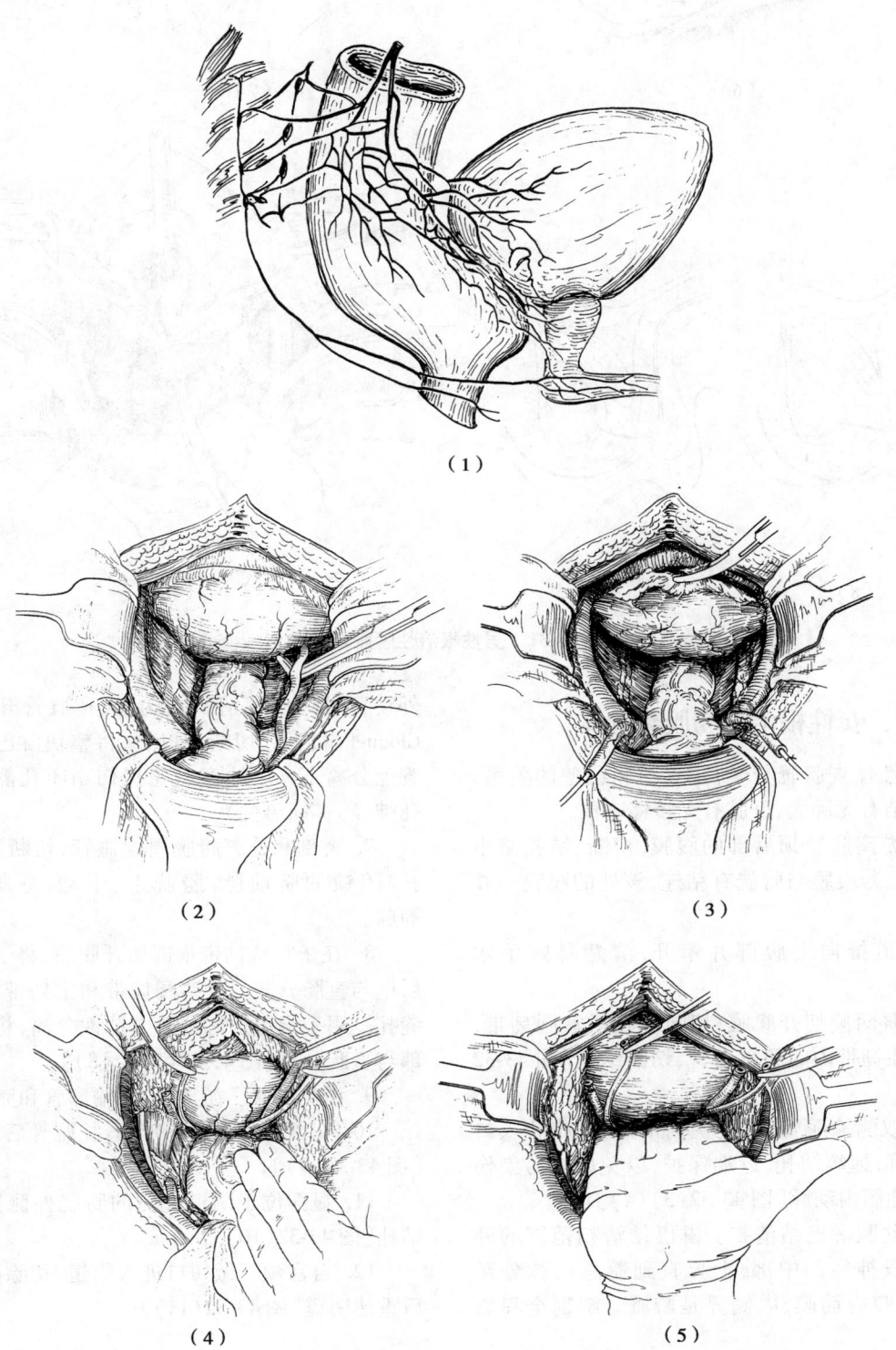

（1）

（2）

（3）

（4）

（5）

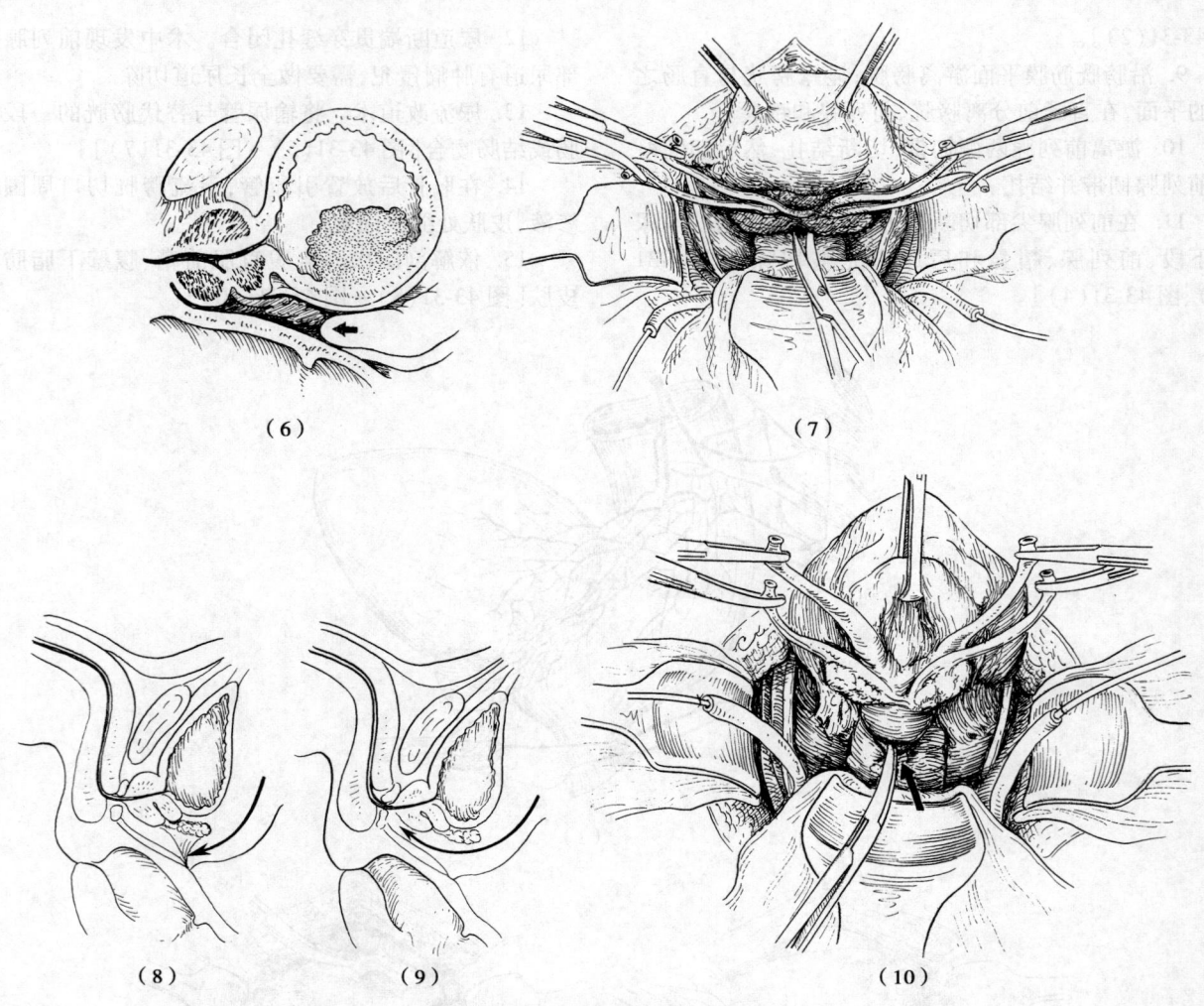

（6）　　　　　　　　　　　（7）

（8）　　　　　（9）　　　　　（10）

图 43-31　男性根治性膀胱切除术

二、女性根治性膀胱切除术

1. 系统性探查膀胱与子宫、直肠和盆壁的关系，髂血管淋巴结有无肿大，肝脏有无转移迹象。

2. 充分游离膀胱顶后部的腹膜，切断、结扎脐中和脐侧韧带。若腹膜与膀胱有粘连，该处的腹膜一并切除。

3. 将肠道推向上腹部并牵开，清楚暴露手术区域。

4. 沿膀胱两侧切开腹膜，切断结扎子宫圆韧带，分离卵巢漏斗韧带内的卵巢血管，切断结扎〔图 43-32（1）（2）〕。

5. 游离双侧输尿管，靠近主韧带，在近膀胱入口处切断输尿管，远端结扎，近端保护，以免尿液污染伤口。分离结扎髂内动脉〔图 43-32（3）（4）〕。

6. 双侧盆腔淋巴结清扫。淋巴结清扫范围的外侧界为生殖股神经的中部，上界直到髂总动脉分叉处，下界是盆腔内筋膜，内侧界是膀胱。解剖全程髂外动、静脉，中部清扫到闭孔，在股管开口处解剖出 Cloquet 淋巴结，切断淋巴管，将整块淋巴组织从髂血管上分离下来。注意避免损伤副闭孔静脉和显露闭孔神经。（同男性）

7. 解剖和分离膀胱周围血管，切断和结扎（或缝扎）闭锁的脐动脉，膀胱上、下动、静脉和子宫动、静脉。

8. 在子宫阔韧带根部切开腹膜，将子宫颈和阴道后壁与直肠分开。分离阔韧带和主韧带，切断并贯穿缝扎。用手指与子宫颈后方钝性分离，将其与阴道上部与直肠分离〔图 43-32（5）～（8）〕。

9. 游离膀胱。游离子宫、输卵管和卵巢。

10. 切断耻骨尿道韧带，缝扎耻骨后静脉丛，止血〔图 43-32（9）〕。

11. 显露位于阴道左侧的膀胱外侧韧带并切断、结扎〔图 43-32（10）〕。

12. 自宫颈下做切口进入阴道，切除阴道前壁，然后重建阴道〔图 43-32（11）〕。

6

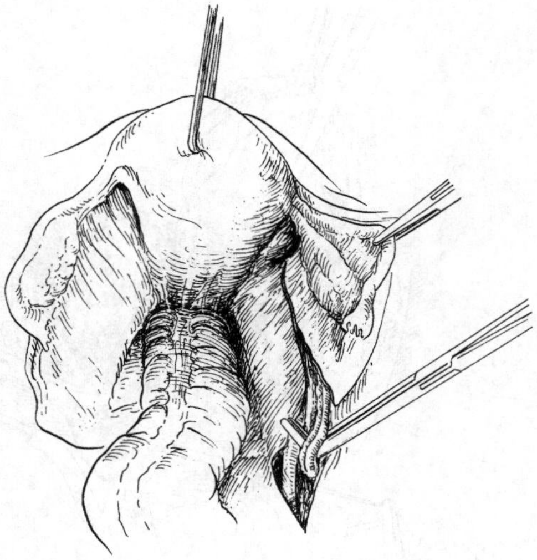

（1）

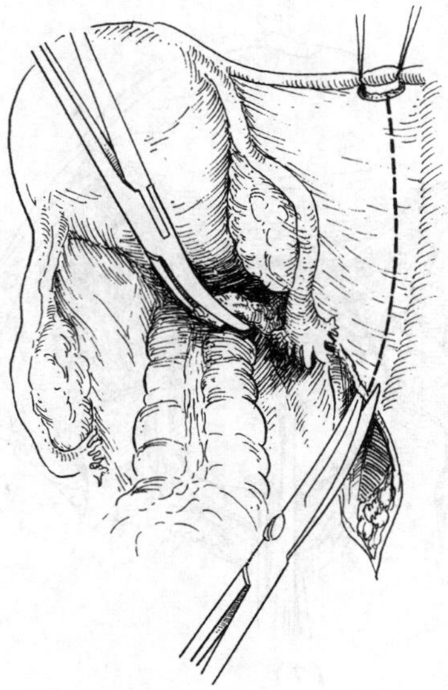

（2）

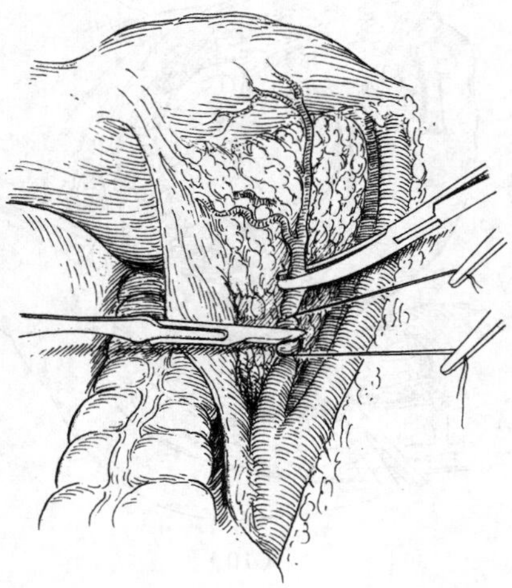

（3）

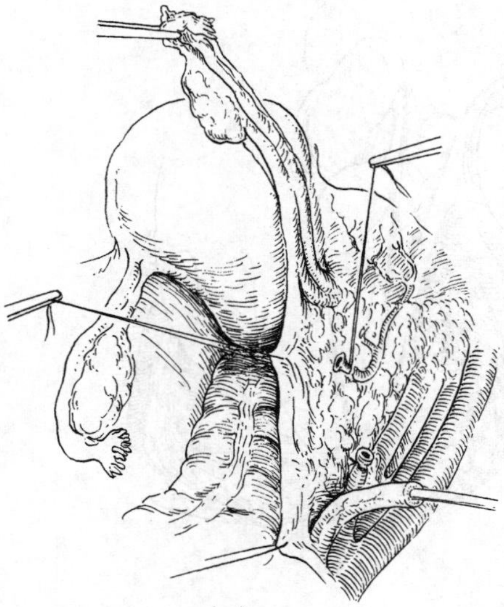

（4）

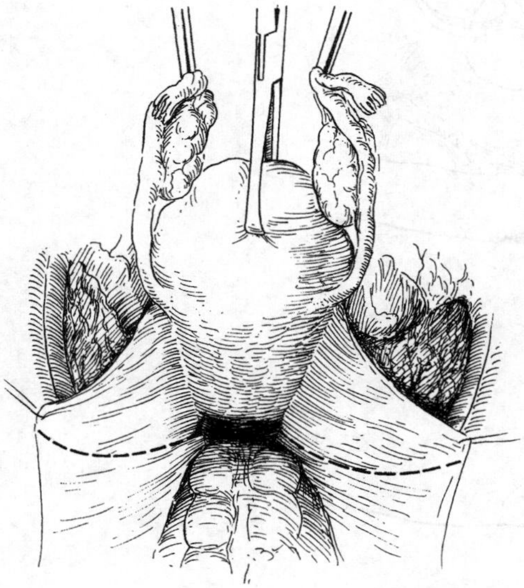

（5）

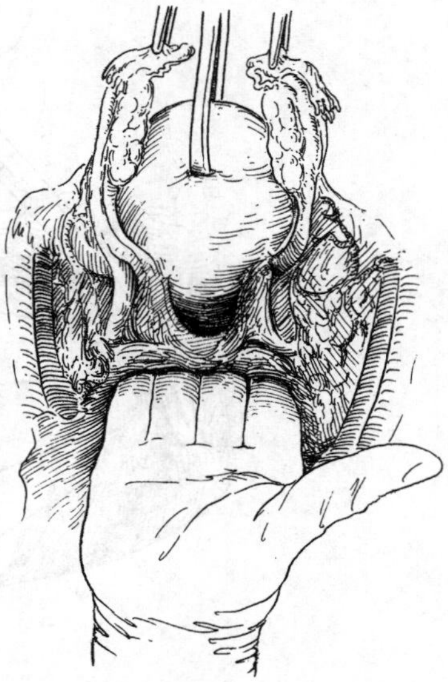

（6）

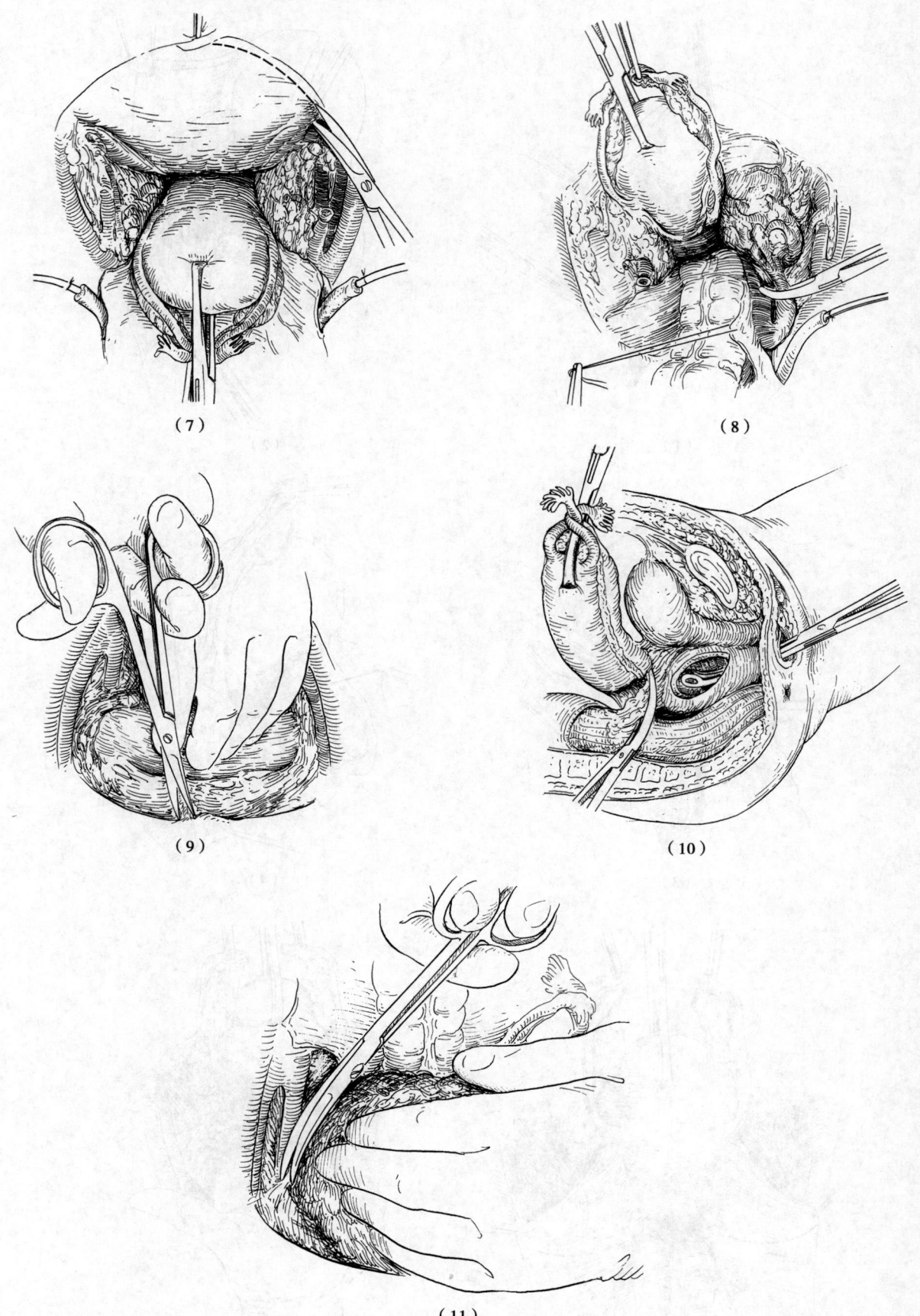

（7）

（8）

（9）

（10）

（11）

图43-32　女性根治性膀胱切除术

13. 将膀胱、尿道、子宫、输卵管、卵巢、子宫颈和上段阴道完整切除。

14. 尿流改道术。将输尿管与替代膀胱的一段回肠或结肠吻合。

15. 在耻骨后放置引流管，引流膀胱切口周围的渗液，皮肤处缝线固定。

16. 依解剖层次缝合腹直肌前鞘、腹壁下脂肪和皮肤。

【术中注意事项】

1. 游离膀胱时勿穿破膀胱，以免尿液污染及肿瘤种植。

2. 注意手术止血。

3. 在游离膀胱后壁、三角区、前列腺和精囊时，应在狄氏筋膜前游离，避免损伤直肠。

4. 在做盆腔淋巴结清扫时，看清闭孔神经，避免损伤。一侧损伤无严重后果，若双侧切断需要一起修复。

5. 如拟行原位新膀胱手术，则在远端尿道断端12、3、5、6、7、9 点钟处留置 2-0 可吸收线，备与新膀胱吻合。注意缝合时包括少量尿道外括约肌以免尿道回缩。

（李泉林）

6

877

第四十四章

前列腺手术

（林里东）

第一节　前列腺应用解剖学

前列腺是一纤维肌性腺体,位于耻骨后下方、直肠前方,尿生殖膈上方,前列腺状如去顶的圆锥,上下径约 2.0cm,前后径 3.0cm,左右径约 4.0cm。其间有后尿道穿过,射精管穿过腺体的后部开口于后尿道精阜的侧方〔图 44-1〕。

前列腺分为外周带、中央带、移行带和尿道周围腺体〔图 44-2〕。外周带是前列腺癌的好发部位;移行带和尿道周围腺体则是良性前列腺增生的发生部位。当前列腺增生时,来自的腺体上皮和尿道周围的纤维肌质成分形成多中心的增生结节,增生结节进行性生长,压迫外层前列腺形成所谓的"外科包膜"(假包

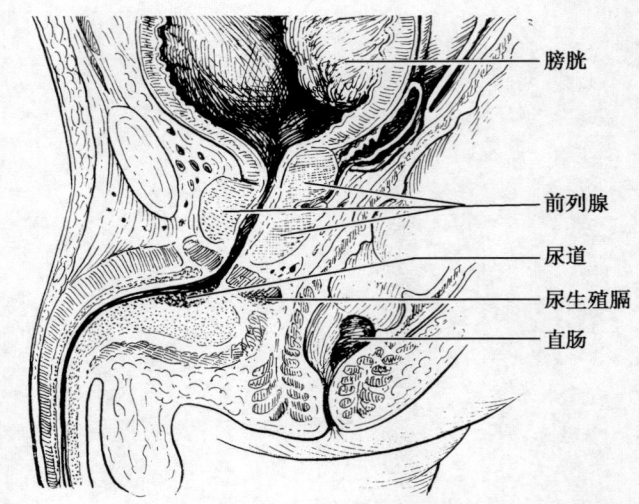

图 44-1　前列腺与周围结构关系

膀胱
前列腺
尿道
尿生殖膈
直肠

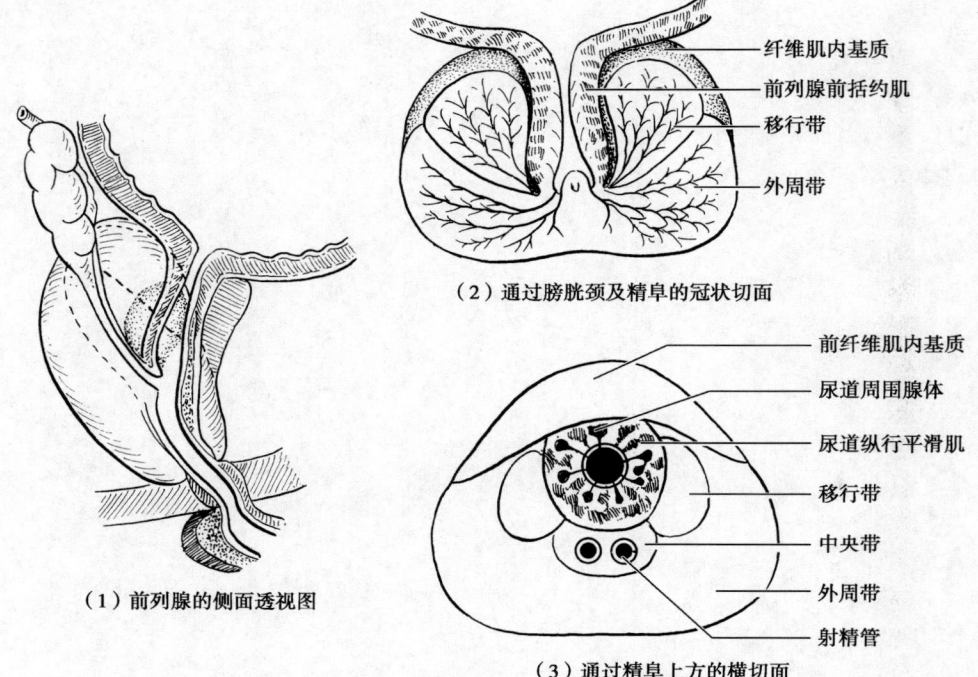

（1）前列腺的侧面透视图

纤维肌内基质
前列腺前括约肌
移行带
外周带

（2）通过膀胱颈及精阜的冠状切面

前纤维肌内基质
尿道周围腺体
尿道纵行平滑肌
移行带
中央带
外周带
射精管

（3）通过精阜上方的横切面

图 44-2　前列腺腺体分区和肌纤维部分

膜）。这一外科包膜在开放性前列腺切除及腔内前列腺手术中均具有重要的定位价值。

　　前列腺主要动脉来自髂内动脉的下分支，主要为膀胱下动脉，多在前列腺体、膀胱颈的下方进入前列腺，分成尿道组和包膜组。尿道组动脉供应膀胱颈和尿道周围部分的腺体，此组动脉随年龄而增多，尤其在前列腺增生时。在前列腺剜除时，此组动脉的主要分支在膀胱颈的后侧方，因此前列腺切除术中强调膀胱颈后唇 5、7 点缝扎前列腺动脉。包膜组动脉在骨盆侧壁行走，在后侧面抵达前列腺，供应前列腺外侧部分腺体〔图 44-3〕。

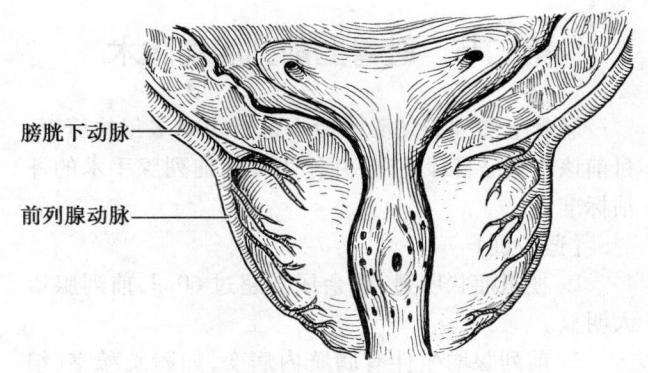

图 44-3　前列腺动脉血供

左侧标注：膀胱下动脉、前列腺动脉

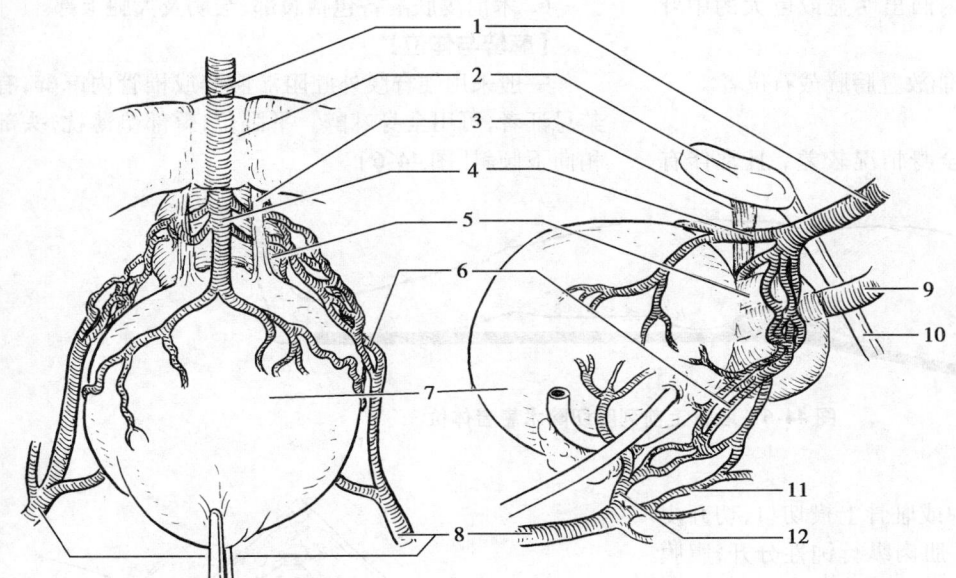

图 44-4　前列腺的静脉丛
1. 阴茎背深静脉；2. 耻骨联合；3. 耻骨前列腺韧带；4. 阴茎背深静脉的浅支；5. 前列腺；6. 侧静脉丛；7. 膀胱；8. 髂内静脉；9. 尿道；10. 尿生殖膈；11. 痔中静脉；12. 膀胱下静脉

　　前列腺静脉回流入前列腺静脉丛，此静脉丛在前列腺的前面和侧面尤为明显。在耻骨前列腺间隙接受阴茎背静脉，最后汇入髂内静脉〔图 44-4〕。经尿道前列腺切除或前列腺癌根治手术时若损伤静脉丛，可引起难以控制的出血或冲洗液的大量吸收而致电切综合征的发生。

　　骨盆脏器和外生殖器的自主神经来自盆腔神经丛，位于腹膜后直肠两侧的盆腔丛的内脏支支配膀胱、输尿管、精囊、前列腺、直肠、膜部尿道和阴茎海绵体。支配海绵体的神经支位于直肠和前列腺之间的侧盆筋膜的背侧，近前列腺尖部行走在侧方，在膜部尿道 3 点、9 点穿过尿生殖膈，进入海绵体。前列腺手术时注意保护该神经，可避免术后发生勃起功能障碍。

　　前列腺淋巴主要流入髂内淋巴结和骶前淋巴结，此外也可回流至髂外淋巴结。大多数输出淋巴管主要在前列腺后方。一组淋巴管随膀胱下动脉进入髂外淋巴结。另一组进入骶旁淋巴结，与精囊和直肠的淋巴有丰富的交通，然后汇入髂总淋巴结。第三组淋巴回流至胃肠淋巴链的膀胱旁淋巴结〔图 44-5〕。

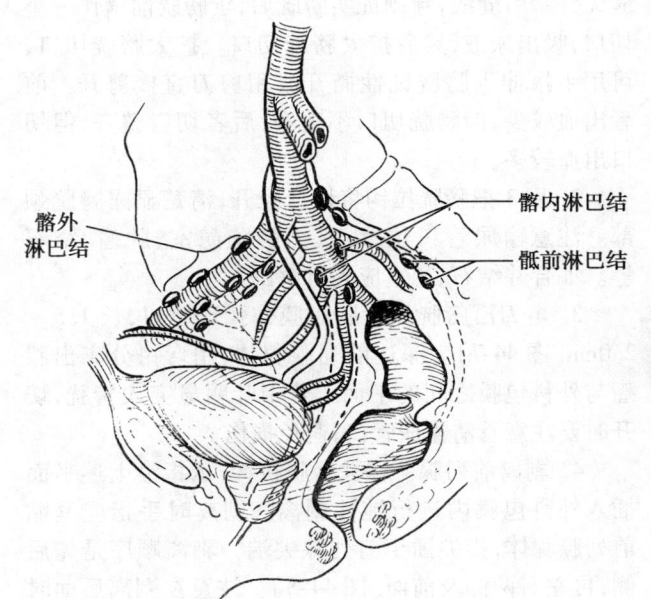

图 44-5　前列腺的淋巴回流

标注：髂外淋巴结、髂内淋巴结、骶前淋巴结

6

第二节 耻骨上前列腺切除术

耻骨上前列腺切除术距今已有 100 多年的历史,目前该术式已日臻完善,并作为其他前列腺手术的评估标准。

【适应证】

1. 梗阻症状明显,残余尿量超过 60ml,前列腺增大明显。

2. 前列腺增生伴有膀胱内病变,如膀胱憩室、结石、肿瘤等。

3. 增生前列腺向膀胱内凸出明显或巨大的中叶增生者。

4. 髋关节僵直患者,不能放置膀胱截石位者。

【术前准备】

1. 患者多为老年人,全身情况较差,且常伴有其他疾病(如高血压、心脏病及糖尿病等),应先予治疗,待病情稳定后方可手术。有慢性尿潴留导致肾功能不全者,应引流膀胱,待肾功能好转后手术。

2. 合并泌尿系感染者应用抗菌药物。

3. 膀胱镜检查,可直接观察膀胱状况、前列腺肥大的类型和膀胱有无其他并发症(如结石、憩室等),但不需术前常规施行。

4. 尿动力学检查。

5. 备血 400 ~ 600ml,手术前晚给予缓泻药物或灌肠。

6. 术前皮肤准备包括腹部、会阴及大腿上部。

【麻醉与体位】

一般采用硬脊膜外腔阻滞麻醉或椎管内麻醉,有禁忌证者,可用全身麻醉。平卧位,臀部垫薄枕,头部稍向下倾斜〔图 44-6〕。

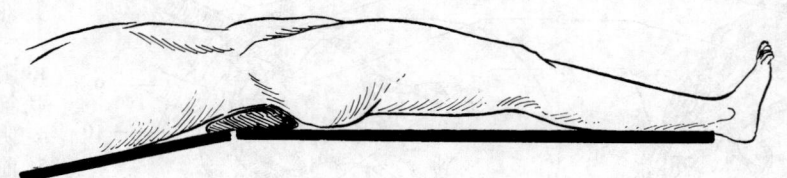

图 44-6 耻骨上前列腺切除术患者体位

【手术步骤】

1. 切口 取下腹部正中或耻骨上横切口,切开皮肤皮下组织及腹直肌前鞘。肌肉纵行钝性分开,腹膜向上推开显露膀胱前间隙,钳夹膀胱前壁或用细丝线缝 2 针牵引缝线,穿刺证实膀胱后,于膀胱前壁作一小切口,吸出尿液,然后扩大膀胱切口。扩大膀胱切口,可用手指伸入膀胱钝性撕开或用剪刀直接剪开。前者出血较少,但膀胱切口不整齐,后者切口整齐,但切口出血较多。

2. 用 3 把膀胱拉钩将切口拉开,清楚显露膀胱颈部。注意输尿管口位置,有无膀胱憩室、肿瘤、结石等。如合并结石、憩室应先行解决。

3. 电刀沿膀胱颈后唇黏膜作弧形切口,长 1.5 ~ 2.0cm〔图 44-7〕。深达前列腺腺体,用弯钳分离出腺瘤与外科包膜之间的平面。若中叶明显突入膀胱,切开时要注意看清输尿管口,避免损伤。

4. 剥离前列腺 移去膀胱拉钩,示指沿上述平面插入外科包膜内进行钝性剥离。剥离时手指应紧贴前列腺腺体,指尖插至前列腺尖端.剥离顺序是先后侧,再左右两侧及前面〔图 44-8〕。注意在剥离后面时不可过分向下用力,以免损伤直肠壁。

5. 剜除前列腺 前列腺剥离完毕,将前列腺尖部尿道用手指捏断或剪刀剪断,切忌过分牵拉尿道,以

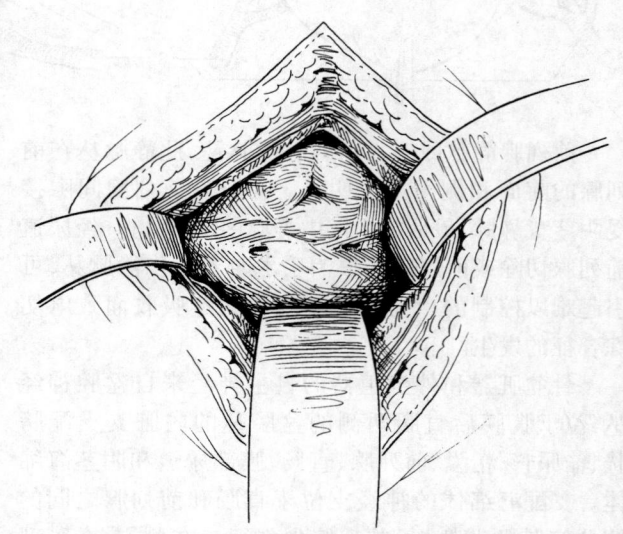

图 44-7 显露尿道内口及输尿管口

免撕伤膜部尿道和外括约肌,造成术后尿失禁或尿道狭窄〔图 44-9〕。若前列腺过大,亦可分叶挖出。剜出腺体应仔细察看是否完整,如有遗留,应进一步摘除干净。

6. 针对两侧叶明显增生的前列腺,另一种剥离腺瘤的方法是用示指插入前列腺尿道并用力压向前联合,此时前联合处黏膜容易撕裂。逆行分离腺瘤远

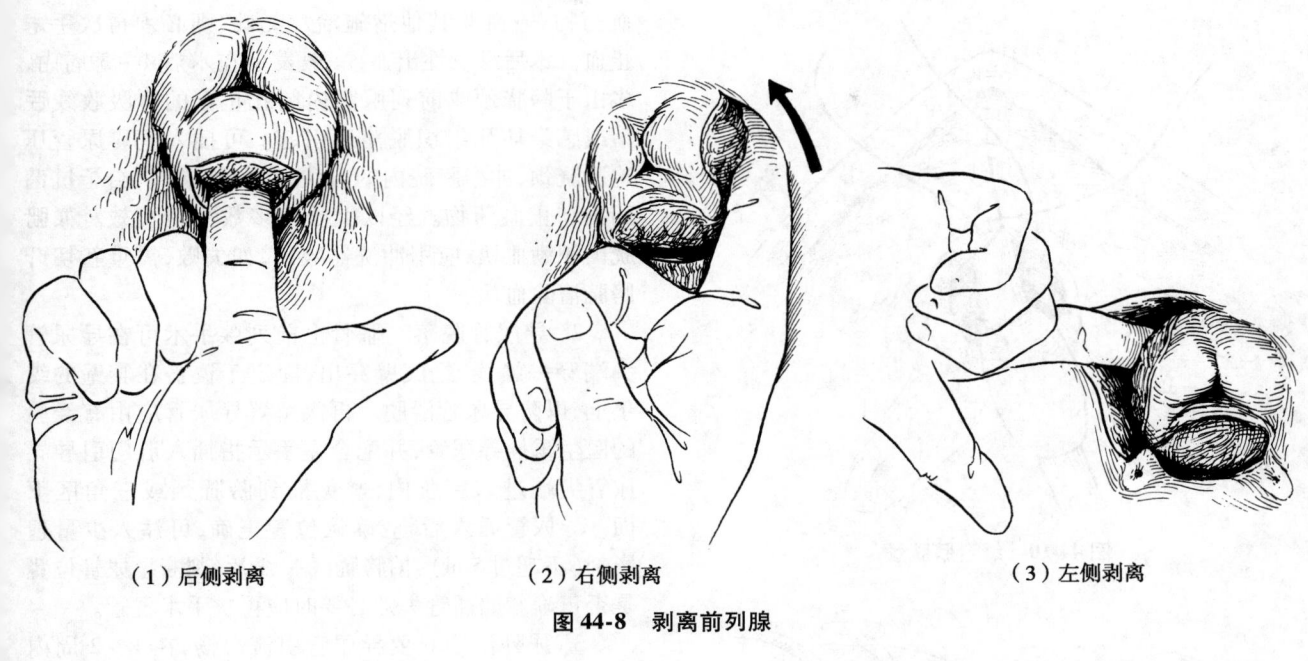

（1）后侧剥离　　　　　　　　　（2）右侧剥离　　　　　　　　　（3）左侧剥离

图 44-8　剥离前列腺

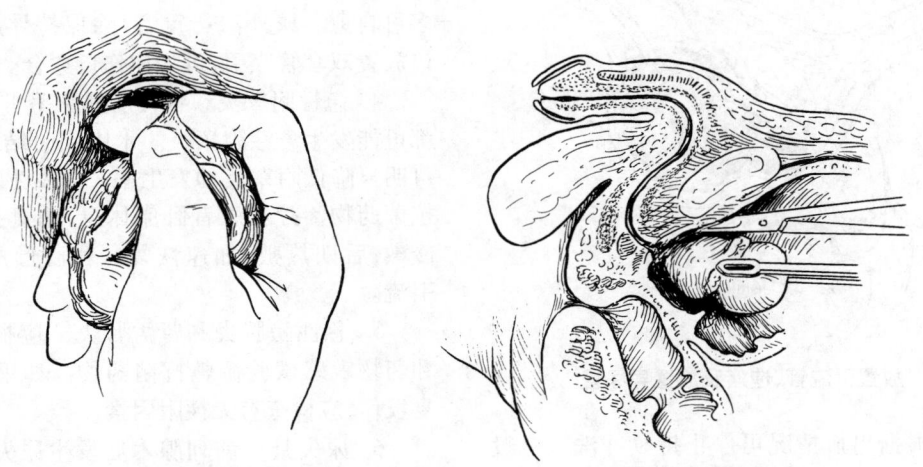

（1）手指捏断　　　　　　　　　　　（2）剪刀剪断

图 44-9　离断前列腺尖部尿道

处,然后分离外侧及背侧,见两侧叶分别剜除。

7. 前列腺摘除后,应迅速暴露前列腺窝,用热盐水纱布加压填塞于前列腺窝内,持续压迫 5 分钟。在膀胱颈后缘 5、7 点处分别用 2-0 可吸收线 8 字形贯穿缝合,缝线应穿过前列腺包膜及膀胱壁肌层和黏膜以结扎前列腺动脉。取出热盐水纱布,前列腺窝内的出血可电凝或细可吸收线缝合止血。

8. 楔形切除抬高的膀胱颈后唇,并将该处黏膜和前列腺窝后壁缝合。如有输尿管间嵴肥大,应同时作楔形切除。

9. 从尿道插入 F20～22 气囊导尿管,若膀胱颈过宽,可于导尿管前方 3-0 可吸收线间断缝合腺窝前缘 1～2 针,以缩窄膀胱颈,容一示指尖通过为宜〔图 47-10〕。气囊内注水 30ml。一般主张气囊放在膀胱内,

这样前列腺窝能正常收缩,有利于止血。如果前列腺窝内渗血较多,可将气囊尿管轻轻牵引并用纱布固定于尿道外口,使气囊压迫膀胱颈口,有助于止血。

10. 膀胱壁切口缝合,第 1 层用 2-0 可吸收线间断缝合膀胱黏膜层和肌层,第 2 层用丝线间断缝合。常规膀胱造瘘,有利于术后膀胱冲洗,防止血块阻塞导尿管。关闭腹壁切口前,从导尿管注入盐水冲洗膀胱,洗尽膀胱内的血块,并检查切口有无漏水,如有漏水,给予加强缝合。耻骨后膀胱前间隙放橡皮管引流〔图 44-11〕,缝合腹壁切口。

【术后处理】

1. 术后膀胱持续冲洗,以防血块形成,阻塞引流导管。一般从导尿管滴入冲洗盐水,从耻骨上膀胱造口管引出。冲洗液滴入速度根据出血情况调节。术

6

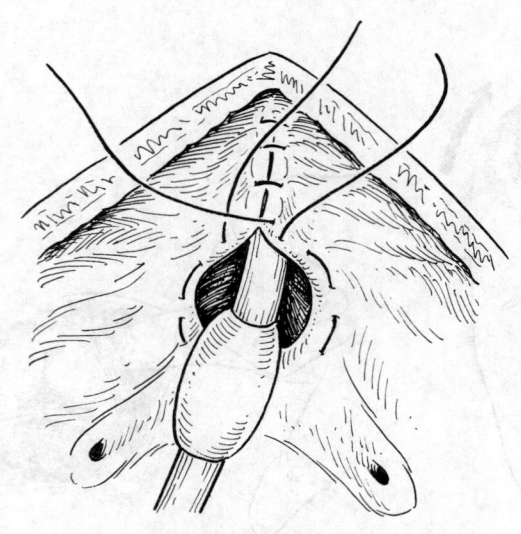

图 44-10 缝合膀胱颈

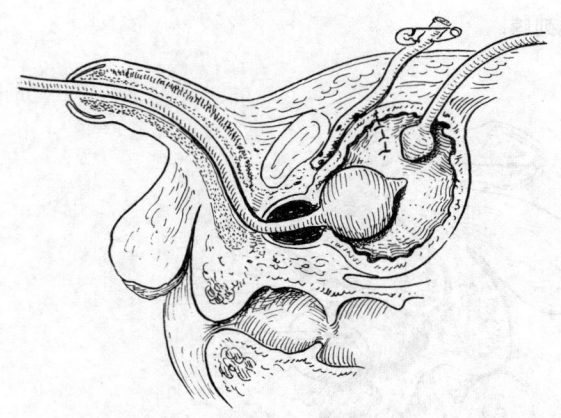

图 44-11 放置引流管、造瘘及放置导尿管

后 24～48 小时根据出血情况可停止持续冲洗。一般于术后 5～7 天拔除导尿管。早期拔除气囊导尿管,可减轻患者的不适和膀胱痉挛,减少尿道炎症和后期尿道狭窄形成的机会。

2. 术后 24 小时内解除尿道外纱布压迫。如出血较重可重复加压。

3. 耻骨后引流管一般于术后 48～72 小时内拔除。

4. 患者术后一般护理 术后当天禁食,静脉输液,应用广谱抗生素,静脉给予止血药。第 2 天根据肠蠕动恢复情况,开始进流质饮食,随患者饮食恢复,停止静脉输液,改口服或肌注抗菌药物。鼓励患者早期活动,卧床期间可做深呼吸和下肢活动。

5. 膀胱造瘘管一般于术后 12 天夹闭,自行排尿顺利后,拔除造瘘管,造瘘口予以凡士林纱条堵塞,确保无尿外渗,48 小时后造瘘口可自行闭合。

【术后并发症】

1. 出血 术后早期出血,尿色鲜红,有血块,经止

血药物、输血及其他措施治疗无效,则必须再次手术止血。术后继发性出血,一般发生在术后 1～3 周内,多由于膀胱颈或前列腺窝内结扎止血的可吸收线脱落或感染坏死组织脱落后引起。可插入气囊尿管压迫膀胱颈,冲净膀胱内的血块,并静脉输液,给予抗菌药物和止血药物。经以上处理多数都能奏效。如膀胱内积满血块,应用冲洗器吸出,如失败,需重新切开膀胱清除血块。

2. 导尿管脱落 耻骨上前列腺手术可在导尿管头端穿一缝线,经腹壁穿出,固定于覆盖在腹壁的纱垫上,以防导尿管滑脱。再次留置导尿管应由有经验的医生重插导尿管,并配合左手示指插入肛门引导导尿管尖端进入膀胱内,避免插到膀胱颈或三角区下面。导尿管插入后,应确认位置正确,可注入少量造影剂(不超过 5ml),拍膀胱区 X 线片,判断导尿管位置是否正确。如插管失败必要时应再次手术置管。

3. 尿外渗 只要导尿管引流通畅,在 1～2 周内多可自愈。尿外渗严重者,除保持导尿管通畅外,伤口放置双套管吸引,可加速伤口愈合。

4. 急性附睾炎 各种前列腺手术后几天至数周,都可能发生急性附睾炎。术中同时结扎双侧输精管,可明显降低附睾炎的发生率。如发生附睾炎,应加强抗菌药物治疗。患者卧床休息,阴囊抬高,早期局部冷敷,后期热敷,加速恢复。若已形成脓肿,应切开引流。

5. 急性膀胱炎和肾盂肾炎 应根据尿细菌培养和药物敏感试验调整抗菌药物。如果炎症持续或反复发作,应检查有无梗阻因素。

6. 尿失禁 前列腺术后发生尿失禁多为暂时性的,持续数天至数周自行消失。少数患者括约肌松弛尿失禁持续时间较长,鼓励患者作缩肛门练习,在半年至 1 年内仍有恢复的希望。个别患者由于膀胱颈和尿道外括约肌损伤较重或支配外括约肌的神经损伤,可发生永久性尿失禁,应采取其他治疗措施。

7. 直肠损伤 多因患者肥胖,切口较深,或因前列腺与周围粘连紧密,未紧贴腺体进行分离,用力方向不对或暴力撕扯所致。如术中不慎发生直肠损伤,应立即予以修补应予以扩肛,禁食 2～3 天,术后插肛管,深约 15cm 切忌冲洗。必要时需作暂时性乙状结肠造口。

8. 排尿困难 前列腺手术后可发生尿道狭窄和膀胱颈狭窄。主要临床表现是排尿困难,尿线细,严重的患者可发生充溢性尿失禁。插导尿管困难有助于诊断。约 1%～2% 耻骨上前列腺切除术术后发生膀胱颈狭窄。膀胱颈狭窄的预防是术中做膀胱颈三角区黏膜楔形切除。后尿道狭窄的预防是留置导尿

管时间不宜过长,导尿管不宜太粗,用刺激性较小的硅胶导尿管。若已发生尿道或膀胱颈狭窄,一般做1~2次尿道扩张即可,少数对扩张无效的应作内切开处理。

9. 耻骨骨髓炎 较少见。

10. 勃起功能障碍 主要原因为阴茎深动脉血供受损或阴茎海绵体神经受损。

11. 静脉血栓形成 前列腺手术是深静脉血栓形成的高危因素,术后早期活动双下肢是预防的关键。

12. 其他 如切口感染、裂开、肺部感染、心功能不全、术后水电解质及酸碱平衡失调等。

第三节 保留尿道前列腺切除术(Madigan 术)

【概述】

Madigan 将良性前列腺术后并发症归结为术中损伤了膀胱颈和尿道,从而破坏局部正常生理解剖所导致的结果。因此 1990 年 Madigan 提出了保持膀胱颈和尿道完整的前列腺切除术,即 Madigan 术。

【适应证】

1. 重度良性前列腺增生患者下尿路症状明显影响生活质量,保守治疗无效者。

2. 改良 Madigan 术对中叶增生或合并膀胱结石、膀胱憩室者亦可采用。

3. 合并慢性前列腺炎及前列腺纤维化患者,因腺体与尿道紧密粘连,容易损伤尿道,应慎重选择 Madigan 术。

【禁忌证】

对于前列腺切除术后复发和前列腺癌患者应列为 Madigan 术的禁忌证。

【术前准备】

同耻骨上前列腺摘除术。

【麻醉与体位】

硬膜外麻醉或腰麻,也可行全麻,臀部垫高。

【手术步骤】

1. 术前常规 18F~22F 三腔气囊导尿管行留置导尿。取下腹部正中切口,暴露膀胱与前列腺达耻骨前列腺韧带〔图 44-12〕。

2. 在耻骨后显露前列腺包膜,在距膀胱颈部 1cm 处两排丝线横行交锁缝合,贯穿前列腺包膜全层,两端达前列腺侧方〔图 44-13〕。

3. 用电刀切开两排缝线间的包膜,暴露腺体〔图 44-14〕。首先向膀胱颈方向游离充分,而后游离前列腺两侧及后部;显露前列腺尖部尿道。

4. 解剖尿道 为该术式的关键操作步骤。边解

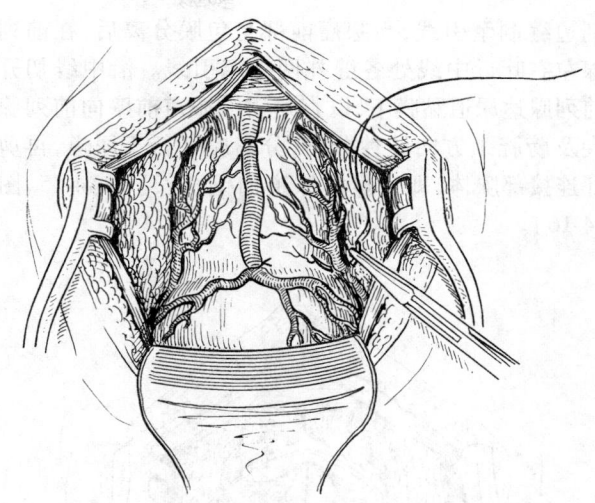

图 44-12 暴露范围及缝扎前列腺血管

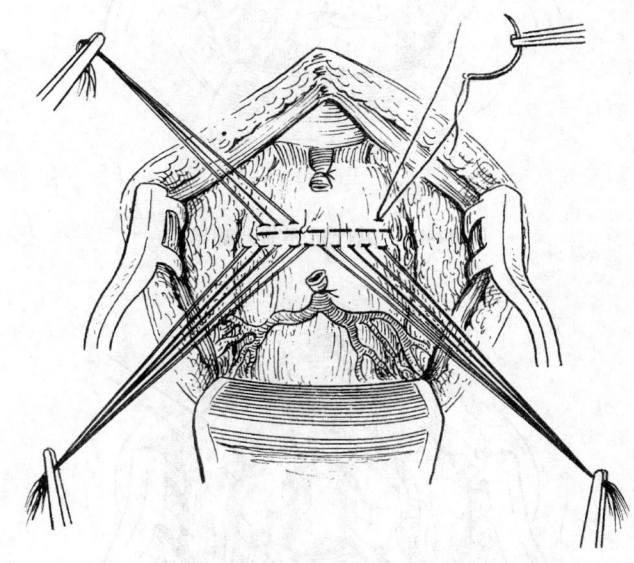

图 44-13 缝扎前列腺前方静脉丛

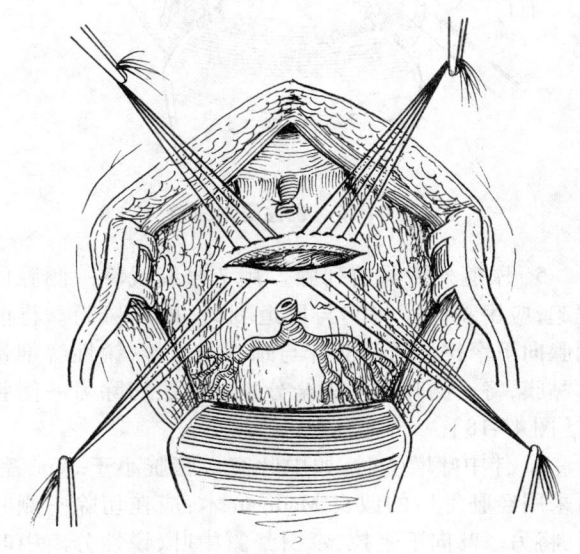

图 44-14 横行切开前列腺包膜

6

剖边缝制牵引线,当腺瘤前部与包膜分离后,在前列腺左右叶近中线处各缝扎两条牵引线。沿中线切开前列腺达尿道黏膜下,以直角钳沿尿道前壁向前列腺尖及膀胱颈方向钝性分离,分离应平行于尿道,再剪开连接部腺体,即可显露尿道前壁全长〔图44-15、图44-16〕。

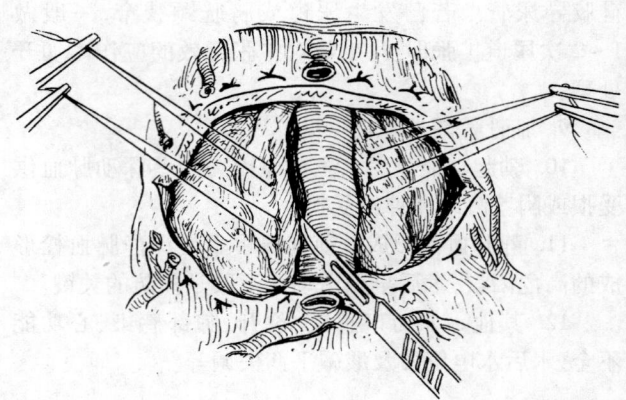

图44-17　尿道外切除前列腺

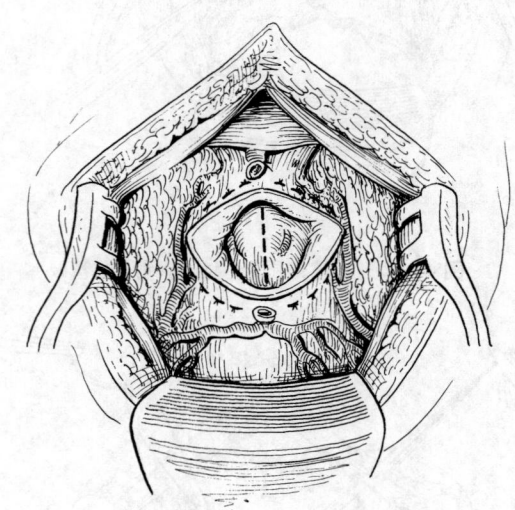

图44-15　纵行切开前列腺组织

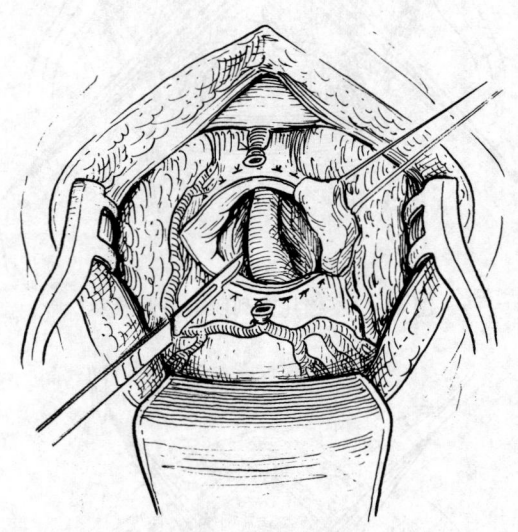

图44-16　锐性解剖尿道

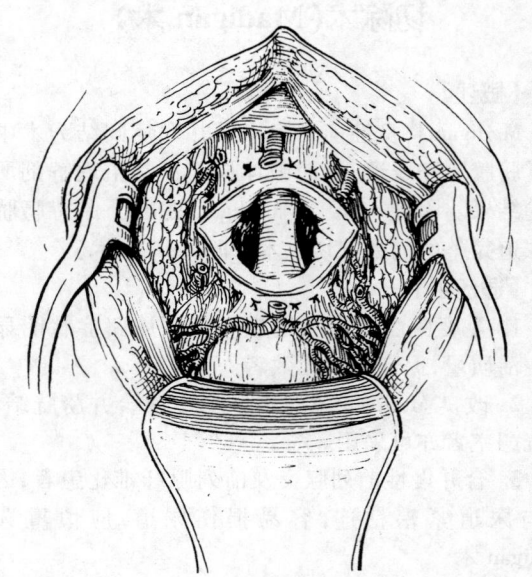

图44-18　完整切除两侧叶腺体

5. 尿道外切除前列腺　用7号缝线将一侧腺体提起,应用剥离子将其与尿道剥离〔图44-17〕。将前列腺向下牵拉暴露两侧叶与颈部的连接,锐性解剖颈部黏膜,将一侧叶腺体完全分离。同法切除另一侧腺体〔图44-18〕。

6. 伴中叶增生时,如中叶突入膀胱小于3cm者,可采用经耻骨后的改良Madigan术:应在切除一侧叶后,将另一叶向下牵拉,牵引暴露中叶,锐性分离中叶与尿道、膀胱颈下唇黏膜与前列腺包膜后壁,可将中叶和另一侧叶一并切除〔图44-19〕。如中叶突入膀胱大于3cm者,可采用经膀胱的改良Madigan术:当两侧叶从尿道及膀胱颈分离后,侧叶近端与中叶在膀胱颈后方相连,切开膀胱前壁,于中叶上方行横梭形切口至前列腺表面,从远侧切口向下锐性游离〔图44-20〕,在尿道内口后方与尿道会合,将尿道完全游离。再从梭形切口的近侧钝性沿腺体与后包膜间隙向下及两侧叶剥离,上下贯通,将中叶完全游离〔图44-21〕。

7. 探查有无腺体残留;切除多余颈部黏膜,缝合颈部切口〔图44-22〕。

8. 如有尿道及膀胱黏膜损伤,可用5-0吸收线行修补,前列腺窝电凝止血,缝合前列腺包膜,耻骨后引流,常规不做膀胱造瘘。

【术中注意事项】

1. 充分暴露　对于过度肥胖或骨盆较深者,可切断耻骨前列腺韧带以利显露。

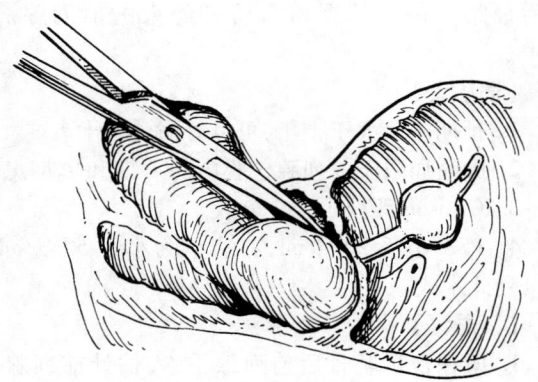

图 44-19 锐性分离膀胱颈部前列腺

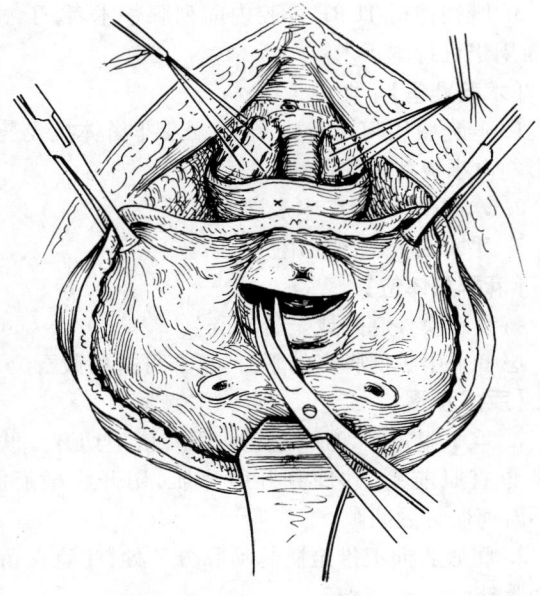

图 44-20 经膀胱的改良 Madigan 术

2. 充分止血 彻底缝合结扎前列腺包膜全层,如中叶向膀胱内突出较重,近端采用可吸收线缝合,防止穿透膀胱壁造成异物。

3. 防止尿道、膀胱颈部损伤是手术成功的关键 避免过度牵拉前列腺,可先用手指钝性游离前列腺,然后以尿道中的导尿管为指示物,锐性游离尿道与前列腺间隙,必要时可残余少量腺体。

【术后处理】

1. 术后可根据出血情况决定是否持续膀胱冲洗,一般来说本式式术后充血较少,不需要常规冲洗。

2. 膀胱痉挛及膀胱刺激征较耻骨上式术为轻,可对症治疗。

3. 保持留置导尿管及引流管通畅。

【术后并发症】

1. 尿道损伤 前列腺段尿道无海绵体,肌层极少,黏膜较脆弱,术中容易将其撕裂。如有较大裂口可用5-0可吸收线间断缝合。较小裂口可不修补,亦

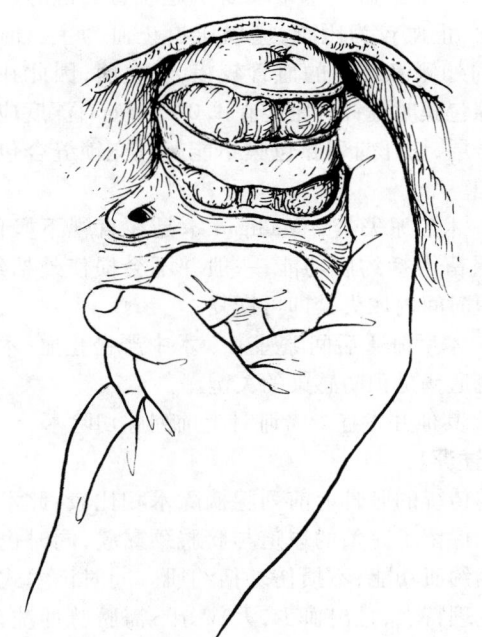

图 44-21 切除增生的前列腺中叶

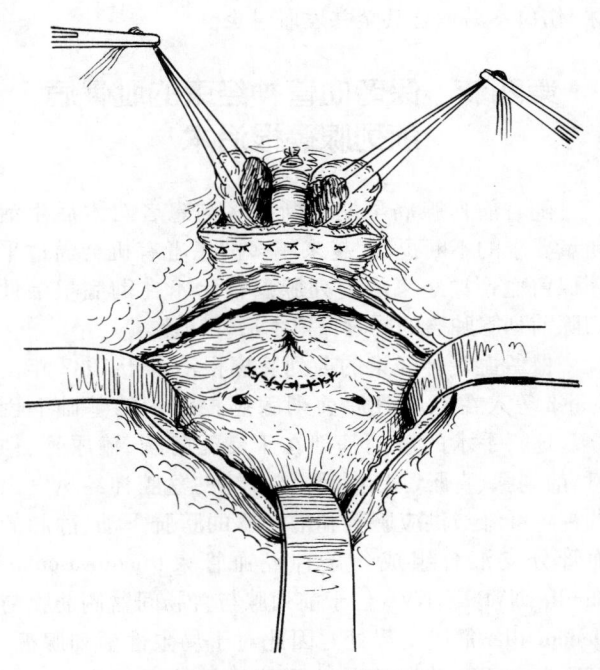

图 44-22 缝合颈部切口

不增加并发症发生。

2. 膀胱颈损伤 当前列腺中叶较大特别是伴有粘连时,膀胱颈黏膜被牵拉变形易误伤,损伤部位均是膀胱颈后唇。膀胱颈部损伤用5-0可吸收线修补,术后适当延长留置导尿管时间。

3. 直肠损伤 如术中不慎发生直肠损伤,应立即予以修补应予以扩肛,禁食2~3天,术后插肛管,深约15cm切忌冲洗。必要时需作暂时性乙状结肠造口。

6

4. 术中出血　术中较易引起耻骨后静脉丛的严重出血,止血较为困难,应以压迫止血为主。前列腺两侧的外侧静脉丛的血管较粗,管壁脆,因此在缝扎前列腺包膜时缝针针距应在 1.0~1.5cm,深度应穿过包膜全层,切开前列腺包膜不能超过交锁缝合包膜血管范围。

5. 术后尿失禁　Madigan 术是在直视下操作,可完整保留内括约肌功能,一般并不会损伤外括约肌,术后短时间内尿失禁即可恢复。

6. 术后耻骨后间隙感染　术中严密止血,术后保持引流通畅是预防感染的关键。

7. 其他并发症参考耻骨上前列腺切除术。

【述评】

与传统的耻骨上前列腺摘除术相比较,此术式优点在于保留了完整的尿道与膀胱颈黏膜,同时也保留了内括约肌功能,不损伤外括约肌。同时该术式合乎解剖生理特点,且出血少,大部分不需膀胱冲洗,留置导尿管时间短,无膀胱阵发性痉挛。但该术式缺点是操作比较复杂,需剥离耻骨后间隙,如并发感染或漏尿,伤口不易愈合甚至并发耻骨炎。

第四节　保留血管神经束的耻骨后前列腺癌根治术

随着前列腺癌早期诊断技术与患者对术后生活质量要求的不断提高,越来越多的患者有机会通过采用保留血管神经束的前列腺癌根治术在彻底根治性切除前列腺肿瘤的同时保留术后性功能。

保留血管神经束的前列腺癌根治术于 1987 年由 Walsh 等人在经耻骨后前列腺癌根治术的基础上创立。这一手术的解剖基础在于支配膀胱、输尿管、精囊、前列腺、直肠、尿道和阴茎海绵的盆腔神经丛发出的神经纤维与供应膀胱和前列腺的膀胱下动、静脉的血管分支汇合组成一条神经血管束(neurovascular-bundle,NVB)。NVB 位于前列腺与直肠间盆侧筋膜与 Denonvillier 筋膜交界处。因此对于局限性前列腺癌,可通过在前列腺包膜与盆侧筋膜间的界面分离达到既根治性切除前列腺癌又保留 NVB,从而减少、防止术后勃起功能障碍的发生。

保留血管神经束的前列腺癌根治术可分为经耻骨后及经会阴两种途径。经耻骨后途径的好处在于可同时探查盆腔淋巴结肿瘤浸润情况,同时进行盆腔淋巴结清扫,手术野显露好,解剖相对清楚,便于掌握。而经会阴途径出血较少,如能掌握局部解剖,则术后恢复快,也能取得较好的疗效;但术后尿失禁及勃起功能障碍发生率高于经耻骨后径路。现以耻

骨后径路为例介绍保留血管神经束的前列腺癌根治术。

【适应证】

1. 预期寿命大于十年,可良好耐受手术者。

2. 肿瘤局限于前列腺包膜内的 T_1 期和 T_2 期患者。

3. Gleason 评分小于 7 分者。

4. PSA 小于 20ng/ml,亦有认为小于 50ng/ml 也可接受此术式。

【禁忌证】

1. 既往曾行耻骨后前列腺手术,估计前列腺、膀胱及盆腔间粘连紧密者。

2. 前列腺癌 T_2 期以上者。

3. 既往曾行 TURP 等腔内前列腺手术者,于术后 6~8 周仍可行本手术。

【术前准备】

1. 避免服用阿司匹林、维生素及非甾体抗炎药物等影响血小板功能的药物。

2. 术前一天流食,术晨灌肠。

3. 手术当天术前应用抗生素。

【麻醉与体位】

持续硬膜外麻醉或全身麻醉。

患者采用头低脚高的平卧位,亦可采用截石位。

【手术步骤】

1. 取下腹正中切口腹膜外入路,依次切开皮肤皮下及腹直肌前鞘,钝性分开腹直肌,切开腹横筋膜。先不游离耻骨后间隙。

2. 将腹膜向上推至髂总动脉分叉处,注意保留髂外动脉外脂肪。

3. 游离切断输精管。

4. 清扫闭孔淋巴结,此举主要为了术后的正确分期。

5. 分离耻骨后间隙,良好暴露盆内筋膜。

6. 切开盆内筋膜,切口位于盆内筋膜与盆壁的返折处,向前上耻骨前列腺韧带延长,切口与前列腺及膀胱保持一定距离以避开两侧的 Santorini 静脉丛〔图 44-23〕。用手指将两侧肛提肌从前列腺表面分开直至前列腺尖部。

7. 切断耻骨前列腺韧带　用剪刀剪断耻骨前列腺韧带直至暴露前列腺尖部及背侧静脉复合体交界处〔图 44-24〕。

8. 缝扎切断背侧静脉复合体　暴露背侧静脉复合体,3-0 可吸收线于前列腺尖部远侧穿过背侧静脉复合体,继续反向缝合耻骨联合软骨膜,然后打结〔图 44-25〕。在缝线与前列腺尖部之间切断背侧静脉复合体,断端缝合止血。

9. 切断尿道　显露前列腺尖部与尿道结合部,用

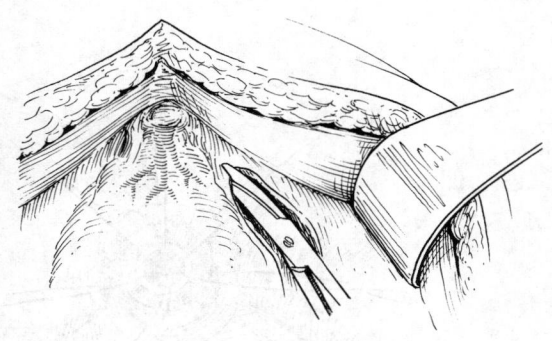

图 44-23 切开盆筋膜

剪刀剪开尿道前壁〔图 44-26〕，可看到导尿管。将导尿管自远端拉入，钳夹后在远端剪断导尿管，近侧留作牵引。将前列腺牵向头侧，断开尿道后壁。3-0 可吸收线在 12、2、5、7、10 与 6 点留置缝线以备吻合〔图44-27〕。

10. 保留血管神经束 血管神经束位于肛提肌筋膜与前列腺筋膜之间。用直角钳自膀胱颈部开始将盆侧筋膜前层游离剪开，在前列腺后外侧可见血管神经束向远侧尿道外侧走行〔图 44-28〕。

11. 分离前列腺直肠间隙 将导尿管向头侧向上方牵拉，在前列腺与 Denonvillers 筋膜之间分离，将De-nonvillers 筋膜完全留在精囊腺上面〔图 44-29〕。将血管神经束走向前列腺基底部的分支切断，使血管神经束落向后方，有助于前列腺侧韧带的分离。

12. 处理前列腺侧韧带 在精囊与盆侧筋膜之间自外向内分离切断前列腺侧韧带〔图 44-30〕。

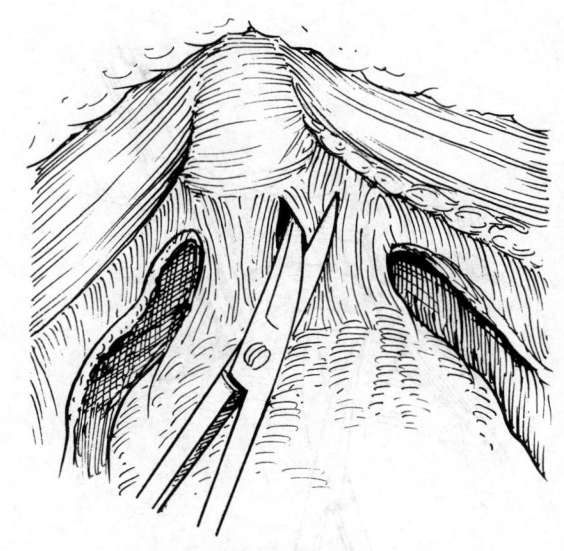

图 44-24 切断耻骨前列腺韧带

13. 游离精囊。

14. 切除前列腺及精囊 在前列腺与膀胱结合处电刀切开直至黏膜，牵拉导尿管扩大膀胱切口，注意止血及输尿管口损伤。紧贴精囊前面分离，将精囊与膀胱颈部分离，完整取出标本〔图 44-31〕。

15. 膀胱颈重建 应使重建后的膀胱颈与吻合的尿道直径相一致。重建后的膀胱颈用四针可吸收线将黏膜外翻〔图 44-32〕。

16. 膀胱尿道吻合 插入新的 16F 气囊导尿管，将预留的缝线与相对应的膀胱颈缝合，将导尿管置入

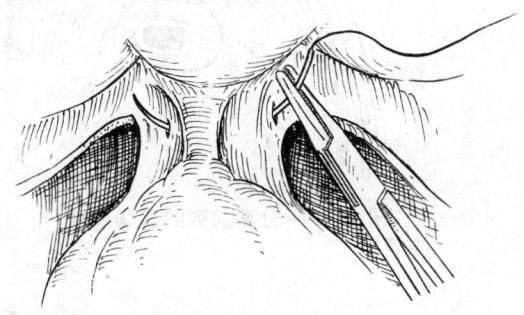

（1）尖端远侧穿过背侧静脉复合体

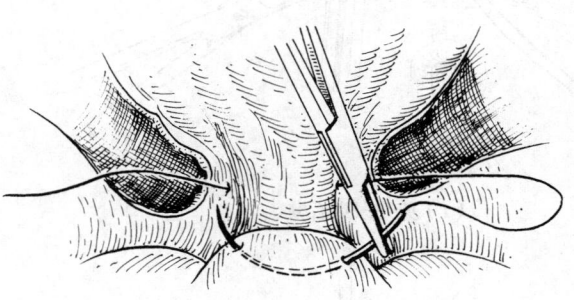

（2）反向缝合耻骨联合软骨膜

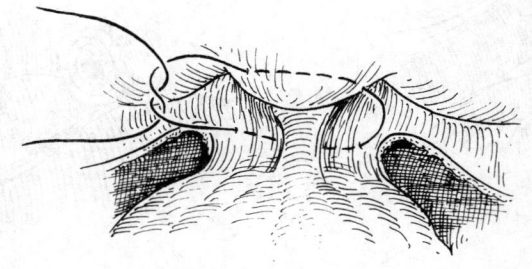

（3）打结

图 44-25 缝扎切断背侧静脉复合体

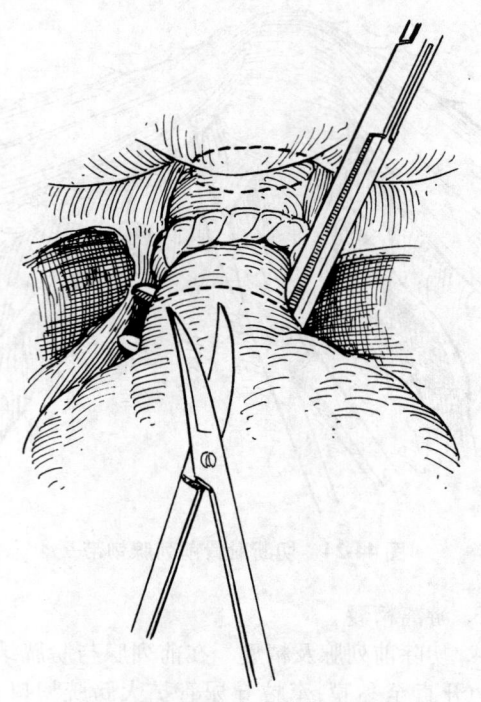

图 44-26　切断背侧静脉复合体

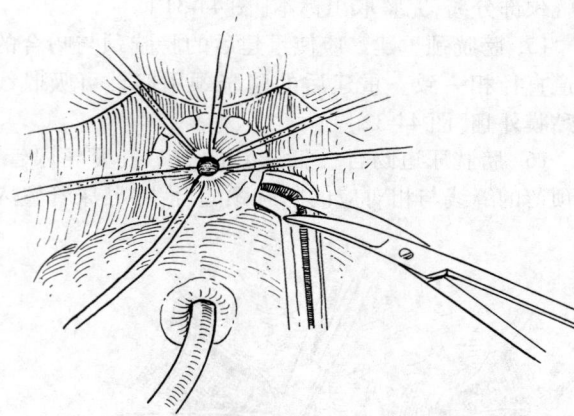

（1）剪开尿道后壁

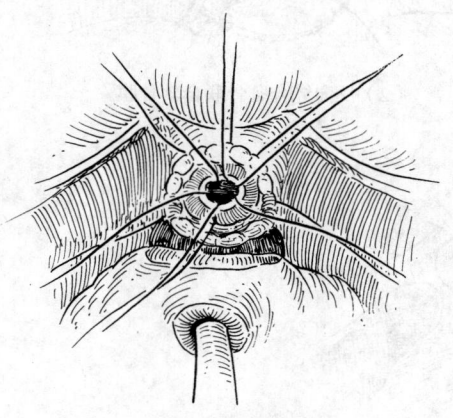

（2）留置缝线

图 44-27　切断尿道

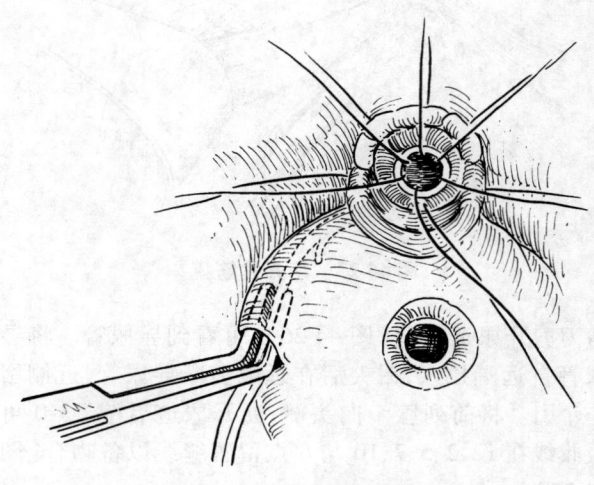

图 44-28　保留血管神经束

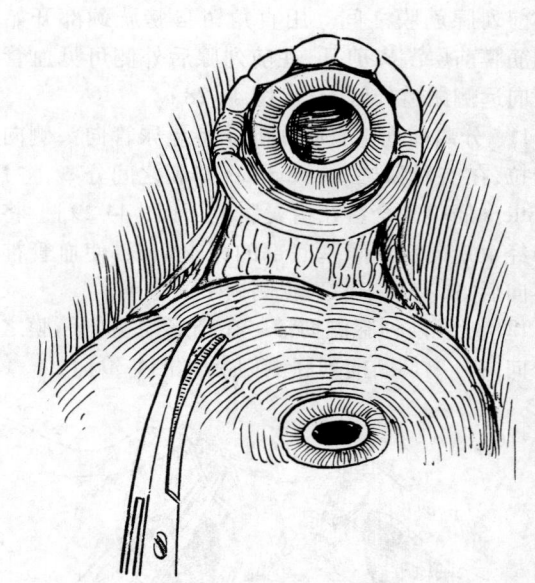

图 44-29　分离前列腺直肠间隙

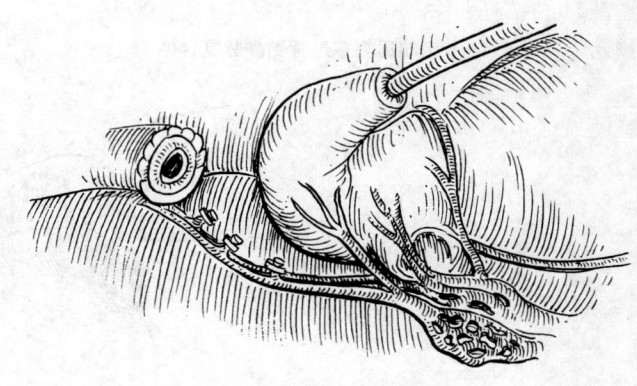

图 44-30　处理前列腺侧韧带

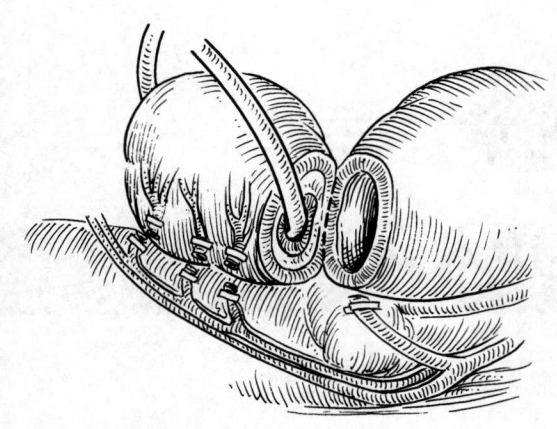

图 44-31　切除前列腺及精囊

膀胱,气囊注水 15ml,牵拉气囊并依次打结〔图 44-33〕。

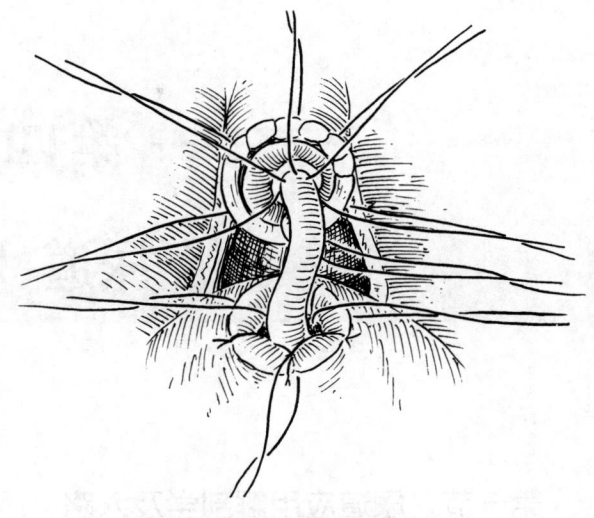

图 44-33　膀胱尿道吻合

3. 如果吻合满意,导尿管术后 10 天左右拔除,如果膀胱尿道吻合不满意,导尿管至少留置 2 周。拔除导尿管后抗菌药物继续应用 1 周。

由于术中保留了支配盆底肌肉及阴茎海绵体的血管神经,术后尿失禁及勃起功能障碍发生率均较单纯前列腺癌根治术显著减少。

【术后并发症】

1. 直肠损伤　早期发现,及时治疗直肠损伤。一般不致发生严重后果。

2. 尿漏　拔除导尿管后若引流口漏尿,且 1 ~ 2 日内不消失,应再插导尿管数天。

3. 吻合口狭窄　如果发生狭窄,通常采用扩张治疗,逐渐延长间隔时间。如果扩张治疗无效,可采取膀胱颈尿道内切开。

4. 尿失禁　术后早期尿失禁常见,多为轻、中度,常于术后半年内好转。如术中损伤尿道外括约肌则可导致真性尿失禁,须手术植入人工括约肌假体治疗。

5. 局部肿瘤复发　术前肿瘤局部浸润的患者术后肿瘤局部复发达 5% ~ 10%,但发生尿道梗阻的却较少,有尿道梗阻者,可能存在远处转移。如发生双侧输尿管梗阻,应作永久性尿流改道,对那些估计寿命超过 6 个月的患者有一定价值。

（车翔宇）

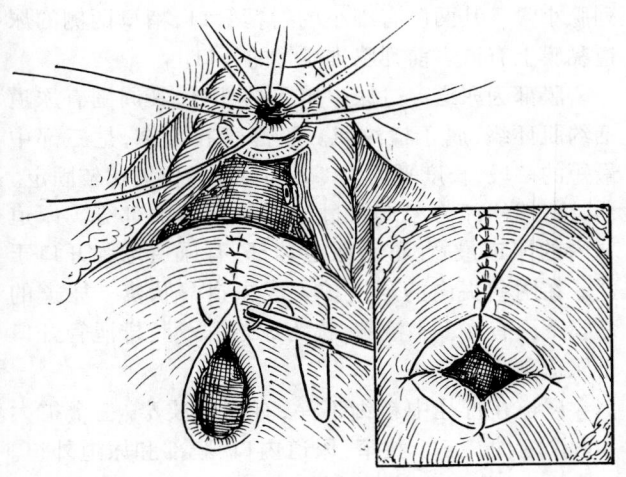

图 44-32　膀胱颈重建

17. 彻底冲洗膀胱,切口旁置负压引流。依次关闭切口。

【术后处理】

1. 一般术后处理与前列腺增生症手术相同,术后输液,抗生素应用,保持导尿管引流通畅,软化大便,预防术后心肺并发症。

2. 引流管一般术后 4 天左右拔除,如引流液较多或膀胱尿道吻合欠满意,可适当延长引流时间。

第四十五章

尿道、阴茎手术

第一节 尿道应用解剖学及入路

男性尿道兼有排尿和排精功能。起自膀胱的尿道内口，止于尿道外口。男性成人尿道长约 16 ~ 22cm，管径平均为 5 ~ 7mm。全长分为三部：前列腺部、膜部和海绵体部。临床上把前列腺部和膜部称为后尿道，海绵体部称为前尿道。

阴茎可分为头、体和根三部分。后端为阴茎根，藏于阴囊和会阴部皮肤的深面，固定于耻骨下支和坐骨支，为固定部。中部为阴茎体，呈圆柱形，以韧带悬于耻骨联合的前下方，为可动部。阴茎前端的膨大部分为阴茎头，头的尖端有矢状较狭窄的尿道外口。头后较细的部分为阴茎颈。

阴茎主要由两个阴茎海绵体和一个尿道海绵体组成，外面包以筋膜和皮肤。阴茎海绵体为两端细的圆柱体，左、右各一，位于阴茎的背侧。左、右两者紧密结合，向前伸延，尖端变细，嵌入阴茎头后面的凹陷内。阴茎海绵体的后端左、右分离，称为阴茎脚，分别附于两侧的耻骨下支和坐骨支。

尿道海绵体位于阴茎海绵体的腹侧，尿道贯穿其全长。中部呈圆柱形，前端膨大为阴茎头，后端膨大称为尿道球，位于两阴茎脚之间，固定在尿生殖膈的下面。每个海绵体的外面都包有一层厚而致密的纤维膜，分别称为阴茎海绵体白膜和尿道海绵体白膜。海绵体内部由许多海绵体小梁和腔隙构成，腔隙是与血管相通的窦隙。当腔隙充血时，阴茎即变粗变硬而勃起。三个海绵体外面共同包有浅、深阴茎筋膜和皮肤。

阴茎的皮肤薄而柔软，富有伸展性，皮下无脂肪组织。皮肤在头和颈处与深层贴附紧密，其余部分则疏松易于游离，阴茎皮肤自颈处向前返折游离，形成包绕阴茎头的双层环形皮肤皱襞，称为阴茎包皮。包皮的前端围成包皮口，在阴茎头腹侧中线上，连于尿道外口下端与包皮之间的皮肤皱襞，称为包皮系带。

前列腺部为尿道穿过前列腺的部分，管腔最宽，长约 2.5cm。后壁上有一纵行隆起，称为尿道嵴，嵴中部隆起的部分称为精阜。精阜中央有小凹陷，称为前列腺小囊。其两侧有细小的射精管口，精阜两侧的尿道黏膜上有许多前列腺排泄管的开口。

膜部为尿道穿过尿生殖膈的部分，其周围有尿道括约肌环绕，属于横纹肌。膜部管腔狭窄，是三部中最短的一段，长度平均为 1.2cm。此段位置比较固定。

海绵体部为尿道穿过尿道海绵体的部分。尿道球内的尿道最宽，称为尿道球部，有尿道球腺开口于此。在阴茎头内的尿道扩大成尿道舟状窝。尿道的黏膜下层有许多黏液腺，称为尿道腺。其排泄管开口于尿道黏膜。

尿道在行径中粗细不一，有三个狭窄、三个扩大和两个弯曲。三个狭窄：尿道内口、膜部和尿道外口。三个扩大：前列腺部、尿道球部和尿道舟状窝。一个弯曲为耻骨下弯，在耻骨联合下方 2cm 处，凹面向上，包括前列腺部、膜部和海绵体部的起始部。此弯曲恒定无变化。另一个弯曲为耻骨前弯，在耻骨联合的前下方，凹面向下，位于阴茎根和体之间。如将阴茎向上提起，此弯曲可以消失。当向男性尿道插入导尿管或器械时，便采取这种位置。

第二节 外伤性后尿道狭窄成形术（拖入法）

尿道拖入术也称尿道套入术，是经会阴途径切除瘢痕组织建立一通道后，将远端尿道套入近端尿道，两断端不作对端吻合，而是将远侧尿道断端借助导尿管的牵引作用，拖至近侧尿道断端上，以重建尿道的连续性。此手术操作简单，愈合后瘢痕较少，疗效肯定。主要适宜于狭窄段在 5cm 以内，前尿道无病变，经会阴施行尿道对端吻合困难的后尿道狭窄。

6

【适应证】

后尿道狭窄,位置较深,狭窄范围较广,或已做过尿道手术,尿道缺损较长,经尿道扩张失败者。再行尿道吻合术确有困难者,可行尿道拖入术。

【术前准备】

1. 合并泌尿系感染者应用抗菌药物。

2. 术前常规尿道造影,了解狭窄段具体情况。

3. 备血 400~600ml,手术前晚给予缓泻药物或灌肠。

4. 术前皮肤准备包括腹部、会阴及大腿上部。

【麻醉与体位】

硬脊膜外腔阻滞麻醉。膀胱截石位。

【手术步骤】

1. 体位　截石位。

2. 切口、显露与切断尿道狭窄部　作会阴部弧形或人形切口。沿中线切开球海绵体肌,并将其向两旁分离,切开阴茎筋膜,分离尿道海绵体。从尿道插入金属尿道探子,直达尿道狭窄部远端。在瘢痕狭窄段之远端切断海绵体部尿道,充分游离尿道远侧断端,自尿道外口插入导尿管,其尖端至断端露出长约5cm。在距尿道远端的近侧1cm处用7号丝线缝扎固定导尿管。

3. 显露近侧尿道断端　切开膀胱,经膀胱向后尿道内插入金属尿道探子顶于瘢痕狭窄段的近端,在探子引导下彻底切除瘢痕,至显露出近侧尿道断端。

4. 牵引远侧尿道断端　经膀胱插一导尿管经尿道近侧断端穿出。此导尿管尖端缝一粗丝线,缝线再缝于远侧尿道内之导尿管尖端上〔图45-1〕。牵出膀胱内之导尿管,使尿道远侧断端随导尿管的牵引而紧贴于近侧尿道断端上。将导尿管尖端缝线经膀胱拉出,微微用力牵引,使远端尿道套入扩张的近端尿道0.5cm,套入处缝合加固。

5. 固定牵引线,关闭切口　将导尿管尖端的缝线经膀胱拉出,微微用力牵引并固定于腹壁上,以使尿道两断端对合。耻骨后置烟卷引流,作膀胱造口,再逐层关闭腹部及会阴部切口〔图45-2〕。

【术中注意事项】

1. 远侧尿道断端必须充分游离,使其能在无张力状态下拖至近侧尿道断端,牵引后两断端间不留空隙。

2. 后尿道不需游离,但瘢痕必须彻底切除,露出的近侧尿道断端应有足够宽度。瘢痕切除后,其创道应容一示指通过,方不致使拖入的尿道管腔受压变窄。

3. 会阴创面必须彻底止血,避免尿道两断端之间发生血肿。

【术后处理】

1. 术后14~21天,牵引导尿管上的丝线松脱,可

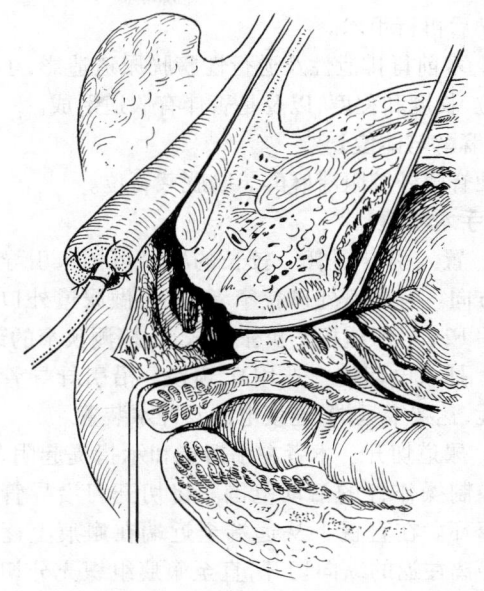

图45-1　尿道拖入术
将远端尿道固定

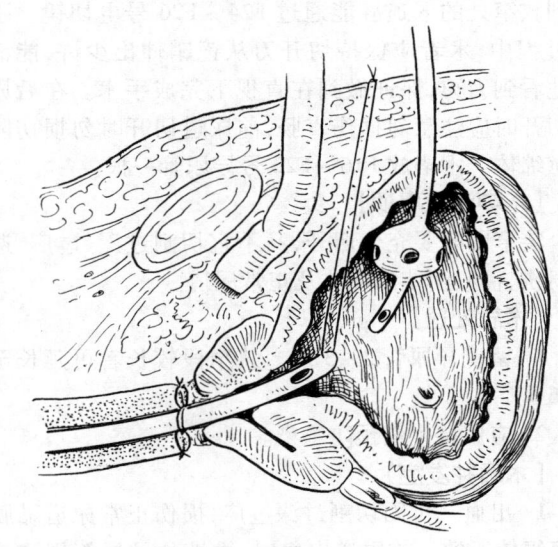

图45-2　尿道拖入术
将远端尿道拖入固定于腹壁

拔出导尿管。

2. 拔除尿道留置导尿管后,观察排尿情况,排尿通畅后再关闭耻骨上膀胱造口。

第三节　前尿道狭窄手术

前尿道狭窄常采用直视下尿道内切开术。

【适应证】

先天性、创伤性、炎症性尿道狭窄均适于作尿道内切开术。

【术前准备】

1. 有急性尿道炎和尿道旁脓肿等炎症病变者,控

制感染后再行手术。

2. 术前行排泄性及逆行性膀胱尿道造影,了解狭窄部位、长度和程度,以及是否伴有假道形成。

【麻醉与体位】

硬脊膜外腔阻滞麻醉。膀胱截石位。

【手术步骤】

1. 置入引导导管 较长的狭窄可插入引导导管确定方向。有尿道外口狭窄者,应先做尿道外口切开术。用 F24 号尿道探子扩张前尿道,探测狭窄的部位。

2. 插入电切镜 选用 0°窥镜。沿引导导管插入电切镜,达狭窄远端,连接电源及冲水装置。

3. 尿道切开 术者左手拇指和示指提起阴茎头,右手控制操作杆的活动范围。将切开刀沿导管进入至狭窄环。在直视下从远端至近端在瘢痕上逐步地作短距离往返的纵向切开,直至瘢痕组织充分切开为止。切开的位置,多主张在 12 点位。前尿道可做 6 点处切开,亦可在狭窄环上作相邻的多点放射状切开,直到狭窄处的尿道腔能通过 F24 ~ F26 号电切镜。手术过程中,术者应保持切开刀从镜鞘伸出少许,能清楚地看到刀刃,保证做到在直视下完成手术。在后尿道切开时应注意勿损伤直肠,前尿道切开时勿损伤阴茎海绵体。术毕放 F16 ~ F22 号导尿管一根。

【术中注意事项】

狭窄段既要充分切开,又不宜切割过深、过广,避免损伤直肠、阴茎海绵体及正常尿道。

【术后处理】

1. 留置导尿管 2 ~ 3 周。狭窄段较长者可延长至 4 ~ 6 周。

2. 应用抗生素预防感染。

【术后并发症】

1. 出血 可因切割过深过广,损伤正常尿道黏膜和海绵体所致。前尿道出血时,血液从导尿管周围流出;后尿道出血时,血液常流入膀胱,然后从导尿管流出或在膀胱内形成血块。出血一般仅需用手指按压切开部位或更换粗导尿管即可止住。

2. 冲洗液外渗 多因术中切割过深,穿通尿道形成假道所致。一般少量冲洗液外渗可自行吸收,不需要特殊处理。严重外渗时需局部切开引流。

3. 尿道热 常因术前尿路感染未经彻底控制而造成,常出现寒战、发热、局部疼痛等症状。因此,术前、术后应常规使用抗生素。

4. 狭窄复发 术后出现排尿困难,多因术中狭窄处切开不充分。因此术中狭窄段要充分切开,直到狭窄处尿道能顺利通过 F24 ~ F26 号电切镜。亦有因电切处纤维组织过度增生,引起狭窄复发,术后服用激素类药物可减轻、减少狭窄复发。

第四节 尿道外口切开术

适用于尿道外口狭窄病例。多见于包皮龟头炎、部分阴茎截除手术后或尿道下裂修补手术后的患者,可于尿道外口的腹侧纵行切开,以形成一轻度的尿道下裂,切开的两侧尿道黏膜与阴茎头部的皮肤缝合以止血。

【适应证】

先天性和炎症性尿道外口狭窄。

【术前准备】

清洁阴茎及阴茎头。

【麻醉与体位】

1% 普鲁卡因局部浸润麻醉或骶管麻醉。平卧位。

【手术步骤】

1. 尿道外口切开术 先天性尿道外口狭窄,应用尖刀向背侧切开尿道外口直至舟状窝,用丝线将尿道黏膜与阴茎头皮肤缘作横行间断缝合。若为炎症性尿道外口狭窄,则应向腹侧切开尿道口至正常尿道处。

2. 包皮瓣尿道外口成形术 沿冠状沟横切包皮系带,于阴茎海绵体白膜外潜行分离。牵开皮瓣,切开尿道狭窄部,达正常尿道处。于尿道切口的近端缝一针牵引线。在已游离的包皮处切取长 2 ~ 3cm,宽 1.5cm 的皮瓣,包皮瓣基部靠近尿道创面。用 4-0 肠线将包皮瓣两侧固定于尿道切口边缘或白膜上,以形成尿道。缝合包皮切口。作耻骨上膀胱造口。

【术中注意事项】

1. 如尿道外口呈针孔状,先插入探针作为尿道外口标志。

2. 尿道狭窄区充分切开,直达正常尿道。

3. 尿道黏膜外翻与皮肤边缘缝合,以免尿道外口再度狭窄形成。

第五节 尿道憩室切除术

【适应证】

先天性尿道憩室。

【术前准备】

1. 合并感染者,应用抗生素预防感染。

2. 肾功能不良者,应先引流尿液,待肾功能恢复后再行手术。

【手术步骤】

1. 切口 手术切口可根据憩室部位选择,部分靠前者采用正中切口,位置靠后者采用倒 u 形切口。切开皮肤、皮下组织及深筋膜后,即显露出尿道球海绵体肌。纵行切开球海绵体肌,在海绵体肌深面向两侧仔细分离,寻找出憩室囊壁,从尿道口插入导尿管有利于手术操作。

2. 切除憩室　用组织钳将憩室提起,在其颈部剪开并环形切断,切除憩室。憩室切除后,可见到尿道内的导尿管,用4-0铬肠线间断褥式缝合。如憩室切除有困难,可将憩室大部切除,残余部分内翻缝合。

3. 关闭切口　用生理盐水冲洗伤口,丝线缝合球海绵体肌,安放橡皮引流片,逐层关闭切口,并行耻骨上膀胱造口。

【术中注意事项】

术中寻找憩室时,术者用手指压迫远端尿道,让助手压迫膀胱使尿道及憩室充盈,即可发现憩室的部位。憩室口宽大者,憩室切除后应行尿道成形术,修补尿道缺损。

【术后处理】

1. 应用抗生素预防感染。

2. 48 小时内拔除橡皮引流条。10~14 天拔除导尿管,并让患者试行排尿。排尿后伤口处无尿外渗现象,排尿通畅,即可拔除膀胱造口管。

3. 保持敷料清洁,污染后随时更换敷料。

【术后并发症】

尿道憩室术后常因憩室近端尿道扩张,排尿时尿道修补部位有一定阻力,而发生尿外渗或尿漏。术中注意,切除憩室后,如尿道缺损较大,应作尿道成形术。术后导尿管拔除不宜过早。在拔除导尿管后观察患者排尿的同时,应注意尿道修补部位有无肿胀,如发现有肿胀,应开放膀胱造瘘管继续引流尿液,延迟排尿时间。

第六节　男性尿道癌手术

男性尿道癌以手术治疗为主,辅以放射治疗和化学治疗。手术治疗的方法,亦根据尿道癌的部位及其病变程度。

1. 舟状窝及阴茎部尿道癌的手术治疗　对低度恶性浅表性肿瘤,可经尿道切除、电灼、肿瘤局部切除尿道端-端吻合术。但最常用的手术是经阴茎部分切除术及阴茎全切除术,手术较彻底,复发率低,切除后可根据情况将尿道口植于阴茎残端或行会阴部尿道造口术。腹股沟淋巴结肿大者,应行腹股沟淋巴结活检,疑有转移者,应行腹股沟淋巴结清除术。具体手术步骤请见阴茎癌的手术治疗。

2. 球部及球膜部尿道癌的手术治疗　对病变局限的球部尿道癌,可连同病变及近、远侧正常尿道2cm距离一并切除,再行尿道端-端吻合。病变范围较广或球膜部尿道癌,应行广泛性切除,即将全部阴茎、阴

囊、会阴、尿生殖膈、前列腺、精囊、膀胱等整块切除,并施以尿流改道,同时行盆腔淋巴结清除,有的还主张切除部分耻骨及坐骨。

3. 前列腺部尿道癌的手术治疗　早期仅局限于黏膜或黏膜下者,可经尿道电切除术;肿瘤已侵及前列腺者,行前列腺根治性切除术,膀胱颈与尿道重吻合;当肿瘤已波及膀胱时,应行全膀胱、前列腺及球膜部尿道切除术,并行盆腔淋巴结清除术〔图45-3〕。手术方法可见前列腺癌及膀胱癌根治术。

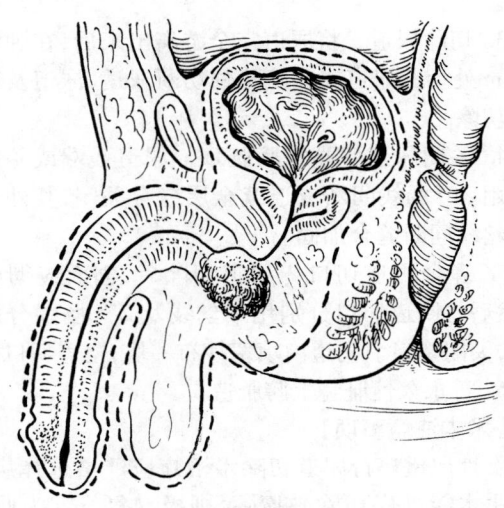

图 45-3　前列腺部尿道癌手术切除范围

第七节　女性尿道癌手术

原发性女性尿道癌少见,女性尿道癌可发生于尿道的任何部位,但半数位于尿道下段(远端)及尿道外口。

下段尿道癌多为鳞状细胞癌,发现早,多向腹股沟淋巴结转移,预后较好;上段尿道癌多为移行细胞癌,发现晚,多向盆腔转移,预后差;腺癌的预后亦较差。

女性尿道癌的治疗,主要依据其部位和分期。治疗方法包括经尿道切除术、肿瘤切除术、部分或全部尿道切除术、放疗、单纯膀胱尿道切除术及外阴切除术,并视情况作淋巴结清除术。本节重点介绍女性尿道切除术。

【适应证】

1. 早期尿道下段癌,未侵及尿道周围组织,可行尿道部分切除术。

2. 上段尿道癌,局限而无转移,或下段尿道癌已侵至中段尿道者,可行尿道全切除术。

【麻醉与体位】

硬脊膜外腔阻滞麻醉或椎管内麻醉。膀胱截

石位。

【手术步骤】

1. 切口　距尿道外口边缘 0.5cm 作绕尿道外口的环形切口,在环形切口 6 点钟处再作阴道前壁正中纵切口,纵切口的长度视尿道切除长度而定,一般 3 ～ 4cm 即可。

2. 游离尿道　阴道前壁纵行切开后,用组织钳夹住阴道壁创缘,于阴道壁与尿道壁之间的平面将尿道分离出来。此平面组织疏松,易于分离,出血较少。

3. 切除尿道　将尿道完全游离出来后,在肿瘤上方 2cm 处切断尿道或齐膀胱颈切断尿道,尿道及肿瘤即被切除。

4. 关闭尿道残端或膀胱颈　尿道残端或膀胱颈断端用 3-0 肠线间断或连续全层缝合关闭,其外层再用细丝线间断缝合加固。

5. 缝合阴道切口　尿道切除后,创面应彻底止血,然后将阴道切口分别用细丝线及 2-0 肠线分两层缝合,关闭切口。阴道内填塞纱布一块,覆盖切口。

6. 行永久性耻骨上膀胱造口。

【术中注意事项】

女性尿道癌行尿道切除术治疗应严格选择病例,保证手术能彻底切除肿瘤,否则极易复发。为此,术中应对切除之尿道残端行冷冻切片检查,确定残端是否已达正常组织,触到腹股沟淋巴结者,应行双侧腹股沟淋巴结清扫。

【术后处理】

1. 术后 3 天拔除填塞于阴道内的纱布。

2. 应用抗菌药物及止血药物预防术后感染及出血。

3. 保持膀胱造口管引流通畅,定时冲洗。

第八节　男性尿失禁手术

尿失禁的治疗依原因及类型不同而方法各异。完全性尿失禁则以手术矫正为主。

【适应证】

1. 前列腺手术或其他盆腔手术后及严重后尿道损伤所致完全性尿失禁,药物不能控制者。

2. 先天性膀胱外翻、尿道上裂手术后的完全性尿失禁。

3. 部分伴有尿失禁的神经性膀胱患者。特别是脊髓发育不良、无反射性膀胱和尿道失神经支配者,但须能排空膀胱、无逼尿肌反射亢进。

4. 人工尿道括约肌装置也适用于女性尿道括约肌功能损害,利用自身组织修复失败者。

【术前准备】

1. 纠正患者全身情况,若有肾功能损害应予改善。

2. 应用抗生素控制泌尿系感染。

3. 术前 3 天浸泡洗涤会阴部。

4. 术前 3 天起进流质无渣饮食,避免术后早期排便。

5. 术前 1 天剃净阴毛,洗涤会阴部。

6. 插 16 ～ 18 号导尿管。

【麻醉与体位】

硬膜外麻醉或腰髓麻醉,而小儿用全身麻醉。取膀胱截石位。

一、会阴部肌肉缝合术

【手术步骤】

1. 切口　取会阴部倒 U 形切口。

2. 显露肛提肌及尿生殖膈　切开皮肤、皮下组织及深筋膜,向两侧分离显露两侧肛提肌,向上分离显露尿生殖膈。

3. 缝合肛提肌　将肛提肌内缘游离,用 1-0 肠线将两侧肛提肌内缘间断缝合于中线,再将其上缘与尿生殖膈缝合,加强缝合盆底肌肉,增加尿道阻力。

4. 若尿生殖膈松弛,用 1-0 肠线褥式折叠缝合 2 ～ 3 针。

5. 伤口置橡皮引流条后,依次缝合切口,包扎。

【术中注意事项】

1. 缝合肛提肌应稍有张力,缝线不宜在一个平面上,以免肌肉撕裂。

2. 折叠缝合尿生殖膈时,松紧要适宜,以 18 号导尿管在尿道内活动稍有阻力为宜。

3. 应用此手术治疗创伤后尿失禁时,应将前列腺尖部和尿道生殖膈区域的瘢痕彻底切除后,再行肌肉缝合。

【术后处理】

1. 卧床 7 ～ 10 天。

2. 应用抗生素预防感染。

3. 伤口稍加压包扎,3 天后解除。

4. 手术 1 周后自行排尿。

5. 排尿正常后拔除耻骨上膀胱造口管。

二、尿道折叠术

【手术步骤】

1. 切口　取会阴部倒 U 形切口。耻骨上穿刺造口。

2. 显露并切开球海绵体肌　切开皮肤、皮下组织及深筋膜,显露覆盖尿道的球海绵体肌。两侧游离后,将海绵体肌中线纵行切开,显露尿道。

3. 游离尿道 沿尿道海绵体表面将尿道游离长约10cm。

4. 尿道拉向一侧,分离阴茎海绵体中膈,游离两侧阴茎海绵体脚约12cm。

5. 缝合阴茎海绵体 尿道复位后,于尿道前方,用2-0肠线将两侧阴茎海绵体肌从脚部向上中线间断缝合,覆盖于球部尿道,增加尿道阻力。然后缝合球海绵体肌。

6. 拔除尿道内导尿管。依次缝合切口,稍加压包扎。

【术中注意事项】

1. 阴茎海绵体于中膈分开,两侧尽量向其脚部游离。游离的长度应比游离的尿道稍长。注意避免分破阴茎海绵体。

2. 缝合阴茎海绵体尽量靠近脚部,缝合后对尿道的压力宜均匀,松紧度适宜,以抽动导尿管稍有阻力为宜,以免过紧压迫坏死或术后尿潴留。

【术后处理】

同会阴部肌肉缝合术。若尿道有损伤,耻骨上膀胱造口保留2周。

三、尿道球部折缝术

【手术步骤】

1. 切口 取倒U形切口。耻骨上膀胱穿刺造口。

2. 显露球部尿道 切开皮肤、皮下组织及深筋膜,显露球海绵体肌,并于中线纵行切开,显露球部尿道。

3. 于大腿切取长5~6cm,宽1.5~2cm之阔筋膜片。将阔筋膜片围绕球部尿道。

4. 将阔筋膜片打结或折叠缝合,使球部尿道紧缩。

5. 折叠缝合球海绵体肌,覆盖球部尿道。

6. 依次缝合切口,拔除导尿管,加压包扎。

【术中注意事项】

阔筋膜片不宜太窄,以1.5~2cm为宜。结扎阔筋膜片过程中要反复活动导尿管,使松紧合适,既不能过紧以免压迫坏死,又要矫正尿失禁。

【术后处理】

同会阴部肌肉缝合术。

四、尿道内口缩小术

【手术步骤】

1. 切口 平卧位。取下腹部正中切口。

2. 切开膀胱前壁,显露尿道内口。看清两侧输尿管口。于膀胱颈后唇,尽量于尿道内口处做一Ⅱ形黏膜瓣,并将其翻向膀胱后壁。

3. 于膀胱颈后唇处深深地楔形切除颈口组织。

4. 用1-0肠线间断缝合膀胱颈部楔形切口,缩小尿道内口。

5. 将黏膜瓣修剪成V形,用3-0肠线缝合,覆盖于裸露的肌肉创面上。

6. 留置18号气囊导尿管。做耻骨上膀胱造口。缝合膀胱及腹壁切口,包扎。

【术中注意事项】

1. 术中须良好地显露两侧输尿管口,有时需两侧输尿管分别插入输尿管导管,避免将其损伤或缝扎。

2. 翻起黏膜瓣后,用手指触摸增厚变硬的后唇组织,确定楔形切口的位置及范围。

3. 膀胱颈后唇组织切除的多少依颈口的大小而灵活掌握,以切除缝合后,颈口缩小至置18号导尿管不紧张为宜。过小可引起术后排尿障碍,反之尿失禁不能矫正。

4. 后唇切口及黏膜瓣缝合应对合整齐,使之平整光滑,以减少术后瘢痕。

【术后处理】

1. 留置导尿管2周。

2. 应用抗生素预防感染。

3. 排尿正常后拔除耻骨上造口管。

【术后并发症及防治】

1. 狭窄 表现为排尿不畅、残余尿及尿潴留。主要因后唇切除过多,颈口过小或瘢痕增生所致。术中切除组织要适宜,切口对合整齐减少瘢痕,多能防止其发生。一旦出现狭窄,应定期尿道扩张,必要时可施行尿道内切开或电切除术。

2. 尿失禁 尿失禁术前症状未改善或改善不明显。首先要除外充盈性尿失禁。主要因膀胱颈后唇切除组织过少,颈口缩小不足。观察3~6个月仍无改善,可改行其他手术矫正或再次缩小颈口。

五、人工尿道括约肌装置植入术

【装置及原理】

人工尿道括约肌装置由括约肌袖套、泵囊、压力调节囊(贮液囊)和连接器四部分组成。前三部分及各自相连的管均为硅橡胶制成,连接器由不锈钢制成,其内含有控制液体流动方向的瓣膜及延缓括约肌袖套充盈装置。当患者有尿意时,挤压、放松泵囊,使括约肌袖套内液体流向压力调节囊,直至排空,即能排出尿液。液体从压力调节囊流回括约肌袖套是自动的,延缓括约肌袖套充盈装置限制流回液体的速度,以使有适当的时间排尿。当括约肌袖套内压力与压力调节囊内压相平衡时,液体不再回流,即压力调节囊内压力决定括约肌袖套内压力。压力调节囊内的压力一方面取决于注入液量,另一方面取决于膀胱内、腹腔内压力及外力对其压迫。压力调节囊放置于耻骨后间隙,当膀胱充盈或外力压迫时,压力调节囊内压增加,括约肌袖套内压力也增加,以致不会漏尿。当休息时,压力调节囊及括约肌袖套内压力低于组织灌注压,可保护括约肌袖套下的组织。

人工尿道括约肌装置有 As 791 型和 As 792 型。As 791 型用于男性,括约肌袖套置绕于球部尿道。As 792 型括约肌袖套置绕于膀胱颈部,男性、女性均可应用。泵囊置于阴囊或大阴唇皮下。

【术前准备】

1. 做尿液常规及尿培养无泌尿系感染,若有感染必须彻底治愈。

2. 术前 3 ~ 5 天应用抗生素。

3. 术前 3 天开始洗涤会阴部,每日 1 ~ 2 次。

4. 术前 1 天晚肥皂水灌肠。

5. 进入手术室后剃净阴毛,洗涤后,再用 1‰ 苯扎溴铵纱布覆盖手术区皮肤 10 分钟。

6. 人工括约肌各部件消毒后,用 12.5% 泛影酸钠溶液灌注,检查是否漏液,并相互连接证实性能良好。

【麻醉与体位】

全身麻醉或硬脊膜外麻醉。取膀胱截石位,

【手术步骤】

(一) 人工尿道括约肌 As 791 型球部尿道置入术

1. 切口　会阴部切口为会阴部正中纵向切口。下腹部取耻骨上横切口,切开皮肤、皮下组织及浅筋膜。

2. 经会阴部切口,正中切开球海绵体肌,显露球部尿道。

3. 游离尿道　将球海绵体肌向两侧牵开,在直视下仔细游离尿道,尤其游离尿道背侧时要用直角钳轻柔分离,避免损伤尿道。

4. 人工括约肌袖套植入　尿道游离后,先用一条聚乙烯管,由尿道背侧穿过,围绕尿道,测定尿道周径。根据测定结果选择长度合适的括约肌袖套,用直角钳从尿道背侧引出。

5. 再次检查袖带长度及无漏液后,把袖带两端靠拢,结扎端线,将其固定。

6. 括约肌袖套管经球海绵体肌戳孔及皮下通道引至下腹部切口、腹直肌前鞘及腹壁浅筋膜之间。用 4-0 肠线间断缝合球海绵体肌,覆盖括约肌袖套。

7. 横行切开腹直肌前鞘,中线分开腹直肌达耻骨后间隙,并分离一个能容纳压力调节囊的腔。

8. 泵囊置入　在括约肌袖带管的同侧,于下腹切口皮下分离至阴囊,将泵囊植入阴囊皮下。

9. 压力调节囊置入　再次验证调节囊不漏液后,经分开的腹直肌间隙将压力调节囊置入耻骨后间隙腔内。

10. 连接括约肌装置各部分　压力调节囊管经腹直肌及前鞘戳孔引出。囊内注入 12.5% 泛影酸钠溶液,注入量按产品要求的数量。各管保留适当长度,分别嵌合于连接器各自的孔上,连接处用尼龙线结扎固定。

11. 缝合腹直肌前鞘及切口,包扎。尿道内置 14 号导尿管。

(二) 人工尿道括约肌 As 792 型膀胱颈部置入术

1. 切口　取下腹部耻骨上横切口,切开皮肤、皮下组织,横断腹直肌,分离耻骨后间隙,显露膀胱颈部。

2. 游离膀胱颈部　直视下仔细游离膀胱颈部,用直角钳分离颈部后方,使其能通过括约肌袖套。引过一条聚乙烯管。

3. 测量膀胱颈部周径　将聚乙烯管围绕膀胱颈并做标记。

4. 取下聚乙烯管测量膀胱颈长度,选择合适的括约肌袖套。

5. 选好的括约肌袖套用 12.5% 泛影酸钠溶液充盈后,一端套一特制的柔软套管,以使括约肌袖带易于通过膀胱颈部。

6. 置入括约肌袖套　牵引括约肌袖套外套管,使其通过膀胱颈后方,围绕膀胱颈。

7. 结扎袖套端线,使两端嵌合,再缝合将其包埋。

8. 转动袖套,使袖套管位于前正中(12 点位)。压力调节囊置入耻骨后间隙,按产品要求的数量注入 12.5% 泛影酸钠溶液。泵囊置于阴囊或大阴唇皮下。连接器置于腹直肌前鞘浅层,各管保留适当长度后,与连接器上各自的孔嵌合连接,固定。留置 14 号导尿管,固定。缝合切口,包扎。

【术中注意事项】

1. 游离球部尿道或膀胱颈部时须在直视下进行,仔细、轻柔,尤其是分离后方,更应小心。既要游离充分,又不损伤尿道或颈部。

2. 选用括约肌袖套长度一定要适合。过短可造成术后排尿困难或压迫坏死,过长则不能矫正尿失禁。

3. 人工尿道括约肌装置的各部件,在置入前必须反复检查,证实无漏液及性能正常时方可置入。各条管道与连接器连接时认准各自的接口,千万不可接错。装配完毕后,启动泵囊,验证人工尿道括约肌性能完好后方缝合切口。

【术后处理】

1. 应用大剂量抗生素防止感染。

2. 应用止血剂减少渗血。

3. 术后第二天启动泵囊。若按下泵囊,尿道内导尿管松动,活动无阻力,表示括约肌袖套排空,装置性能良好,即可拔除导尿管。若术中膀胱或尿道损伤破裂,需保留导尿管 1~2 周。

4. 患者出院前,应拍摄括约肌袖带排空与充盈的 X 线片。

【术后并发症及防治】

1. 感染　因人工尿道括约肌装置置入为机体异物,若术前准备不充分,术中损伤、出血多或无菌操作不严格,很易引起感染。轻度感染可应用抗生素控制。严重感染,用药物不能控制时,需将括约肌装置取出。

2. 机械性能失常　连接器内控制液体流动方向和延缓括约肌袖套充盈的装置为机械性,长时间应用易出现括约肌袖套不能排空而不能排尿,或充盈过快,无排尿时间。需切开调整、更换或取出。

3. 囊内液外漏　压力调节囊、泵囊、括约肌袖套及各自连接的管均为硅橡胶制作,且与连接器有三个接口,长时间应用可引起损伤、老化,囊内液外漏,使囊内压降低,而丧失控制尿液性能。需手术更换或取出。

第九节　精囊腺切除术

精囊腺为一对迂曲的盲管,位于膀胱底,在输精管壶腹的外侧。精囊腺分泌一种黄色黏稠的液体,富含果糖和维生素 C,这为射精时的精子提供营养和能源。约 70% 的精液来自精囊腺。精囊腺由黏膜(上皮和固有膜)、肌层和外膜构成。上皮由一层不连续的近似圆形的为数不多的基底细胞和表层的立方形或矮柱状细胞构成,固有膜是黏膜的第二种组成成分,含较致密的结缔组织,弹力纤维特别丰富;肌层中含两层平滑肌,神经纤维丛和小的交感神经节,内层由交织的环形和斜行平滑肌组成,外层含纵行的平滑肌,在射精时,聚集在腺内的精囊腺分泌物借助于平滑肌的收缩而排出;外膜很薄,主要由胶原纤维和弹力纤维组成,并含血管。精囊腺的大小因年龄而异。

第十节　隐匿性阴茎矫正术

【适应证】

适应于存在阴茎肉膜发育异常和形成纤维索带的真性隐匿性阴茎。对于手术年龄目前尚有争论,但多数学者认为以学龄前为宜,对于就诊较晚者,也可在任何年龄手术。

【手术步骤】

1. 患者取仰卧位。阴茎头缝一牵引线,将一根气囊导尿管插入尿道。

2. 将包皮尽量上翻,显露狭窄的包皮口。于背侧中线纵行剪开包皮内外板,边作皮下分离,边延长切口,直至阴茎头完全外露,分离时注意保护好皮下的血管。若包皮内板与阴茎头、冠状沟粘连,须进行彻底游离。当包皮完全翻转后,切口已变成菱形,显露增厚的肉膜。用有齿镊子提起肉膜,向耻骨方向剥离并横行剪开,显露其深面的阴茎背血管和背神经。

3. 向两侧横行延长阴茎皮肤形成的菱形切口的两侧角,环绕阴茎将肉膜与阴茎筋膜分离,边分离边行环形剪开。分离过程中若发现有纤维索条组织存在,应将其向两端剥离直至其附着处,然后将其切除。由于病变的肉膜及条索组织向近侧是与腹壁筋膜相延续,而不是止于阴茎悬韧带,因此需避免将阴茎悬韧带切断。

4. 将阴茎背伸,显露腹侧,横行延长皮肤切口,同法继续剥离及横断腹侧的肉膜。于肉膜下游离直至阴茎根部,使阴茎完全松解并充分伸直。一旦增厚挛缩的肉膜与腹壁筋膜完全离断后,腹壁筋膜即向上退缩至耻骨区,原本被牵拉向下移位的脂肪组织亦将退回腹部,原来阴茎周围的臃肿外观亦会变平坦。若阴阜尚有过于肥厚的脂肪垫,可同时将其一并切除。若需广泛切除脂肪组织,则要将精索充分游离,以免损伤。再用可吸收缝线将下腹部皮肤固定于耻骨区,并将阴茎皮肤固定于阴茎基部的白膜上。

5. 在缝合皮肤前,宜先找出包皮内板皮下弹性良好的会阴浅筋膜,并用 5-0 缝线将其固定于阴茎基部的白膜上。然后将阴茎的环形切口创缘缝合,缝线穿过阴茎基部的阴茎筋膜(Buck 筋膜),以防止退缩。

6. 用弹性网纱稍加压对整个阴茎进行包扎,敷料需覆盖住全部的阴茎皮肤,仅将阴茎头外露。缝合敷料,并用缝线固定于附近的耻骨联合下方及阴囊皮肤。外加数层纱布包扎,以防皮下水肿。

【术后处理】

1. 需要时留置导尿管 3~4 天,避免排尿时弄湿敷料,引起感染。

2. 术后使用广谱抗生素 1 周以预防伤口感染,并服用安定和己烯雌酚控制夜间阴茎勃起。

3. 术后 10 天拆除阴茎的纱布敷料,继续保留网纱包扎 3~4 周。过早解除包扎会发生顽固性的阴茎皮肤水肿。

【术后并发症】

1. 在阴茎体固定成形术中,有于阴茎根部采用环

6

897

行皮肤切口者,但术后即形成局部环行瘢痕,亦伴有术后阴茎包皮水肿严重,因此采用两侧皮肤小切口的方法,具有操作简单,创口出血少,局部水肿轻,疗效满意之优点。

2. 手术之关键在于必须将阴茎根部白膜牢固地固定于周围皮下组织,否则术后阴茎仍回缩隐匿于皮下,导致手术失败。

第十一节　小阴茎延长术

【适应证】

青春期或成年阴茎长度小于5cm,勃起长度小于10cm,影响性生活。

【术前准备】

1. 术前1日剃净阴毛,用肥皂水清洗外生殖器及外阴部。

2. 皮肤消毒用1%碘酊及70%酒精,阴茎阴囊用1‰苯扎溴铵或硫柳汞酊。

【麻醉与体位】

硬脊膜外麻醉,小儿可用全麻。取平卧位,下肢稍分开。

【手术步骤】

1. 于阴茎头缝一牵引线并拉紧,在阴茎基底部背侧做V字形切口。按术前设计线切开皮肤及浅筋膜,游离皮瓣,此时可见阴茎部有2~3条皮下浅静脉,该静脉切断后不会造成阴茎的血液回流障碍。

2. 向耻骨方向分离,显露阴茎浅悬韧带,分离韧带两侧的疏松结缔组织和浅筋膜,紧贴耻骨联合将韧带完全切断。再向深部分离至深悬韧带,切断部分深悬韧带以达至阴茎深静脉为限。切断深悬韧带时,避免损伤阴茎深静脉,以防造成静脉血回流障碍,引起阴茎坏死。

3. 剪除阴茎根部阴毛毛囊。缝合伤口时将三角瓣向远离阴茎的方向推进,行Y形缝合。

4. 术后加压包扎。

【术中注意事项】

1. 游离阴茎根部组织时要完全,使阴茎海绵体充分显露。

2. 缝合时要靠近阴茎海绵体根部。

【术后注意事项】

1. 术后24小时内,注意观察阴茎的血运,一旦发现血运障碍,应及时分析病因,并采取相应措施。

2. 术后2~3天换药,拔除引流条,术后7天拆线。

3. 常规静脉滴注抗生素3~5天,以防感染。

4. 每日口服己烯雌酚3~5mg,以防阴茎勃起。

第十二节　阴茎折断手术

【适应证】

阴茎折断、海绵体破裂,远端血液供应尚好。

【术前准备】

纠正全身情况,准备阴茎及会阴部皮肤。

【麻醉与体位】

硬膜外麻醉或全麻。平卧位。

【手术步骤】

1. 麻醉后,常规皮肤消毒。在冠状沟近侧约2~3mm处环状切开阴茎皮肤,并使其翻转至阴茎根部。清除血肿,显露损伤部位。

2. 白膜破裂用丝线间断缝合修复。如合并有海绵体破裂,宜用肠线缝合。

3. 将翻转的皮肤复位后间断缝合。安放留置导尿管,阴茎外加压包扎。

【术后处理】

1. 术后卧床休息,应用抗生素预防感染。

2. 应用己烯雌酚,每日3~5mg口服,直至伤口愈合,以防止阴茎勃起。

3. 术后8天拆除缝线,并拔去导尿管。

第十三节　阴茎离断再植术

【适应证】

阴茎截断后,断离部分组织挫伤不严重,热缺血时间一般以6小时为"临界点"。但亦不应完全受临界点之限制,如断离的时间虽长些,只要彻底清创和血管吻合良好,就有再植成功的可能性。

【术前准备】

同阴茎皮肤撕脱伤修复术。备手术显微镜及显微器械。

【手术步骤】

1. 做耻骨上膀胱造口术,使尿流暂时改道。

2. 局部彻底清创及阴茎断离部分的处理要同时进行。将断离部分阴茎放入冰冻的含青霉素和链霉素的乳酸林格液或生理盐水中。阴茎背动脉、深动脉和阴茎海绵体用冷肝素盐水冲洗,直到静脉流出液清澈为止。

3. 阴茎残端经清创后,可见海绵体创面有渗血,其中可能有小的搏动性出血。如果截断发生在阴茎阴囊交界以远的部位,可在近端保留部分上止血带止血。否则,对阴茎背动脉的搏动性出血可用无损伤显微血管钳夹住。解剖出近端的动、静脉及神经,插入聚乙烯管,用肝素化盐水冲洗。清理两断端创面并去除已失去活力的组织,游离尿道海绵体少许。

4. 通过截断部分的尿道外口插入一条 14 号 Foley 导尿管,并再通过近端尿道插入膀胱,作为支架及引流尿液,同时可使阴茎结构排成一直线,以便于吻合。

5. 首先吻合尿道,吻合口剪成斜面,用 4-0 无损伤铬肠线将尿道海绵体行端-端吻合。再用 4-0 铬肠线间断缝合阴茎海绵体白膜及中膈。这两部分组织必须首先缝合,因为它们提供下一步微血管吻合所必需的稳定性。需要提及的是,有些外科医师喜欢吻合阴茎深动脉,对此,应该在尿道吻合后海绵体吻合前完成动脉吻合,而这一动脉在损伤后常不易找到,其结果亦不重要,可将其结扎。

6. 在手术显微镜下,将阴茎背深和背浅静脉用 9-0 或 10-0 尼龙线分别吻合。两条静脉手术中常常仅能找到一条,如能吻合良好也已足够。然后集中精力用 10-0 尼龙线吻合两条阴茎背动脉,放开显微血管钳后,立即可见动脉吻合口之远端有明显搏动。吻合的静脉充盈,阴茎和阴茎头立即变成粉红色。断端边缘的出血点这时可逐一结扎。完成止血后,再用 10-0 尼龙线缝合两条阴茎背神经。

7. 阴茎 Buck 筋膜用 5-0 尼龙线松松地间断缝合。皮肤用 4-0 或 5-0 丝线缝合。必要时于阴茎背侧及腹侧面纵行切开皮肤,以便减张。最后将创面盖一层细网油纱布后,用敷料包扎阴茎并固定在腹壁呈背伸位,使吻合的血管处于松弛状态,以利血流通畅。

【术后处理】

1. 术后卧床,常规应用抗生素预防感染。

2. 每日观察阴茎头颜色及测量阴茎背侧、腹侧和阴茎头表面温度,以明确再植后阴茎远端的血运。

3. 应用低分子右旋糖酐及尿激酶,预防血栓形成。

4. 术后第 8 天拆线,两周拔除导尿管,试夹耻骨上膀胱造口管,试行排尿,通畅后再拔除造口管。

第十四节 动脉性 ED 手术

由于血管病变引起的阳痿可行血管外科手术治疗。属于动脉性原因者均系动脉供血不全引起。阴茎血供障碍的部位可分为两部分:近端部分包括主-髂动脉处病变,可同时影响盆腔及下肢的血液供应;远端部分包括腹壁下动脉、阴部内动脉及其分支(尿道球动脉、阴茎背动脉及阴茎海绵体动脉)。老年人多患粥样硬化病变,大多发生在主-髂动脉水平及腹壁下动脉的起端。动脉硬化性病变常见于腹壁下及阴部内动脉。青年男性较多见的病因为骨盆骨折或耻骨分离时发生的阴部内动脉及其分支的损伤性病变,以及因阴茎海绵体发育不全所致的原发性阳痿。现将介绍常见的动脉性阳痿手术。

腹壁下动脉-阴茎背动脉吻合术

【适应证】

本手术适用于阴部内动脉水平或其近端有明显血管病变,导致的动脉性勃起障碍。

【手术步骤】

硬膜外麻醉。平卧位。作下腹部腹直肌旁切口,切开腹直肌鞘后将腹直肌牵开,先游离及转移腹壁下动脉。将其从髂外动脉的起点处解剖游离至脐上,在脐平面处切断腹壁下动脉,远端结扎,近端用小血管夹夹持。用肝素化等渗盐水冲洗,并用罂粟碱灌注腹壁下动脉使其扩张。通过腹壁(切开部分筋膜)或腹股沟韧带下后方,将血管蒂移至阴茎近端。于耻骨联合部作一长约 3cm 的纵向切口,暴露阴茎背动脉,使两血管接近。用罂粟碱 30mg 注射入阴茎海绵体内,稍待阴茎即勃起。若有狭窄,沿动脉可见微弱的搏动。此时自输液的静脉内注射肝素 50mg,达到全身肝素化。然后采用显微外科方法用 10-0 尼龙线作腹壁下动脉与阴茎背动脉的端-侧吻合术,吻合口尽量接近耻骨联合,以防术后性交时损伤。吻合毕松开血管夹后即可见阴茎背动脉有搏动。若用磁血流计记录流率应为 4~30ml/min。近期手术成功率约 60%。但术前必须明确阴茎背动脉是通畅的,因为有广泛性血管病变者,吻合后的血管容易发生阻塞。

【术后处理】

1. 术后 5 天内应用抗生素预防感染。

2. 术后应用抗凝剂及血管扩张药以防血栓形成。应坚持用药 1 个月以上。

3. 应用血管活性药物,如 α-阻滞剂及罂粟碱等。

4. 节制影响动脉痉挛的因素,如吸烟等。

5. 术后近期效果满意,以后如有勃起能力减退可应用性功能治疗机或性生活助兴器,并配合心理治疗。必要时可用含血管活性药的肝素化等渗盐水灌注,每 3 个月使用一次。

腹壁下动脉-阴茎海绵体吻合术

【适应证】

与腹壁下动脉-阴茎背动脉吻合术同。

【手术步骤】

硬膜外麻醉。平卧位。作下腹部腹直肌旁切口,游离腹壁下动脉的步骤与上节腹壁下动脉-阴茎背动脉吻合术同。

将游离的腹壁下动脉的远端由腹股沟韧带的后下方转移至阴茎部位。在准备造口处的海绵体上下端用橡皮筋阻断血流,在造口处将阴茎海绵体白膜切开,切口长 3mm,形成一个连接几个血管腔隙的空隙。

采用显微外科技术吻合。在放大 25~40 倍的手术显微镜下,用 10-0 尼龙线将腹壁下动脉与阴茎海绵体作端-侧吻合,边缝合边用肝素等渗盐水冲洗吻合口。缝合腹壁下动脉的内膜与海绵体腔隙的血管内膜,使腹壁下动脉的开口直接对合海绵体边缘和浅层腔隙,并与白膜对齐,共缝合 6~8 针。

开放血管夹和橡皮筋止血带,稍待,阴茎即可发生勃起。应用磁血流计记录流率,如能达到 50~70ml/min 时,表示足以能使阴茎恢复正常勃起。

静脉性 ED 手术

阴茎血液通过以下静脉回流:①阴茎背浅静脉引流阴茎皮肤,进入大隐静脉。②阴茎背深静脉引流阴茎头、阴茎海绵体的远中段,进入前列腺前静脉丛。③尿道静脉引流尿道海绵体。④海绵体静脉引流阴茎海绵体近端,与尿道静脉会合成阴部内静脉,尿道海绵体远端有很小的静脉与阴茎背深静脉发生联系。勃起开始时,阴茎海绵体窦状隙的平滑肌和小动脉松弛,动脉血流迅速增加,由于窦状隙的扩张,外面又有致密的白膜包裹,使窦状隙之间的小静脉受压。与此同时,导致静脉也受压,限制阴茎海绵体血流流出,发生阴茎勃起。

如果阴茎静脉引流系统发生障碍即可发生阳痿。如先天性或医源性阴茎海绵体与龟头之间的瘘管,白膜的静脉畸形等,均可使海绵体被过度引流。

【适应证】

1. 用罂粟碱 30mg 注射入阴茎海绵体内,观察 10 分钟,阴茎不勃起或勃起不坚,站立位时阴茎与身体纵轴的勃起角小于 90°(正常 90°~130°,平均 96°),阴茎呈下垂状态。

2. 阴茎动脉、肱动脉血压指数(PBI)　用多普勒听诊测量阴茎动脉血压,PBI>0.7。

3. 人工勃起试验　局麻下用 16 号针头穿刺阴茎海绵体。快速注入等渗盐水,速度 120~140ml/min,不能勃起者为阳性。

4. 阴茎海绵体造影及测压　于阴茎海绵体内注射罂粟碱 30mg,使阴茎动脉、阴茎静脉及阴茎海绵体均处于功能状态时进行。对注入血管活性药物后的阴茎海绵体内压、诱导勃起灌注率及维持勃起灌注率进行测定,同时观察阴茎海绵体、尿道海绵体、阴茎头及静脉系统的显影情况及显影顺序。正常人只有阴茎海绵体显影,若出现阴茎海绵体外的显影,则认为存在静脉漏。同时注意诱导勃起灌注率,正常值为 50ml/min 以下(注入罂粟碱之后),高于此值则认为有静脉漏存在。

（一）阴茎背深静脉结扎术

【手术步骤】

局麻下在阴茎背侧根部作 1cm 横切口,分离阴茎

筋膜,暴露正中的阴茎背深静脉,可见其明显增粗,外径可达 4~5mm。将其游离 2cm,结扎并切除之。同时结扎白膜周围的小静脉属支,结束手术。

（二）阴茎海绵体松解术

【手术步骤】

硬膜外麻醉。在冠状沟近端作环形切口。将包皮连同阴茎筋膜一起分离,如同袖状向近端退缩。细心分离尿道海绵体与阴茎海绵体之间的小血管,逐一结扎切断。分离粘连,使尿道海绵体远端 2/3 完全游离。充分止血。将包皮复位,缝合包皮切口,皮下放一引流条。用环形绷带加压包扎 3 天,防止渗血及血肿。

【术中注意事项及效果评价】

海绵体松解术需要完善的麻醉,采用硬膜外麻醉或骶管麻醉均可。分离海绵体前应插导尿管,便于辨认尿道,防止剥破尿道。分离时应耐心仔细,如剥破白膜可引起海绵体出血。术终缝合前用温热盐水纱布压迫止血。术后适当加压包扎,防止渗血或水肿。

静脉性 ED 占器质性 ED 的 80% 以上,其发生机制虽有许多说法,但目前尚不清楚。手术结扎异常显影的静脉,从而使阴茎勃起时静脉回流血液减少,海绵体内压可保持在高水平。WesPes 等报道静脉结扎治疗 ED 的有效率高达 80%,因此应重视开展这项手术治疗。

第十五节　阴茎异常勃起手术

阴茎异常勃起是指在无性刺激情况下,阴茎的持续性痛性勃起状态。可发生于任何年龄,但青壮年多见。虽然部分患者由于局部因素(炎症、外伤、肿瘤),血液疾病(镰状细胞贫血、白血病、磷酸葡萄糖异构酶缺乏)及神经系统病变引起,但大多数为特发性。其基本病理生理改变为阴茎海绵体静脉收缩或动脉灌注量增多,使流入海绵体的血液超过静脉流出的血液,导致海绵体充盈、扩张,静脉血淤滞。若静脉淤血及勃起过久,则血液的二氧化碳张力增高,黏稠度增加,海绵体内充满淤泥样血液,造成海绵体腔隙及汇集静脉的交界处发生梗阻、血栓形成,终至静脉和小动脉栓塞,海绵体广泛纤维化,失去勃起能力,导致永久性 ED。阴茎异常勃起表现为阴茎海绵体极度勃起肿胀,伴有疼痛,扪之质硬而有弹性,有压痛。阴茎头及尿道海绵体较松软。部分患者有排尿困难或不能自行排尿。早期阴茎海绵体造影显示静脉回流受阻。

本病的治疗原则为使阴茎恢复松软状态,防止继发 ED。早期可试用镇静止痛剂、肌肉松弛剂、肝素及局部冷敷、神经封闭等治疗。如无效,应于起病后 12~

36 小时内采用海绵体抽吸冲洗术。若再不成功,宜采用手术治疗,即将阴茎海绵体内回流受阻的血液分流至另一静脉系统。

经保守治疗效果不佳者,应及早进行手术治疗,手术成功与否,关键在于掌握时机,应争取在阴茎海绵体未形成血栓之前施行手术。手术的目的是消除淤血,减少阴茎动脉血供应,恢复性功能。

常用的手术方式有:阴茎海绵体-尿道海绵体分流术,阴茎头-阴茎海绵体分流术,大隐静脉-阴茎海绵体分流术及阴茎背静脉-阴茎海绵体分流术。

男性对阴茎异常勃起一定要尤其重视,观察勃起的时间,如发现异常及时治疗,以免造成阳痿,甚至器质性损害。

【适应证】

阴茎异常勃起经保守治疗无效者。

【术前准备】

1. 应用镇静剂。

2. 静脉滴注低分子右旋糖酐。

3. 准备会阴部皮肤。

4. 仔细检查神经系统及血液系统,以明确原因。

【麻醉与体位】

硬脊膜外麻醉或腰髓麻醉。平卧位或膀胱截石位。

（一）阴茎海绵体穿刺抽吸冲洗术

【手术步骤】

常规消毒铺单。用 14 号针头穿刺阴茎海绵体,抽吸积存的黏稠血液,并用含有肝素的生理盐水反复冲洗,直到有新鲜血液流出,阴茎松软为止。然后,用敷料稍加压包扎。必要时间隔 8～12 小时重复抽吸冲洗,可重复三次。也可于抽吸冲洗后用小儿血压表袖带缠绕阴茎,间断加压。压力超过收缩压（约 26.7kPa,即约 200mmHg）,每隔 15 分钟一次。

（二）阴茎海绵体尿道海绵体分流术

【手术步骤】

1. 切口　在会阴部阴茎阴囊交界正中纵向切口,长约 5cm。

2. 显露海绵体　切开皮肤、皮下组织及球海绵体肌,显露尿道海绵体及阴茎海绵体。

3. 切开阴茎海绵体并冲洗　自尿道海绵体一侧分离阴茎海绵体至中线会合处。在平行与尿道球部平面切除阴茎海绵体约 1.0～1.5cm 的椭圆形白膜。挤出阴茎海绵体内暗红色黏稠血液,并用肝素盐水反复冲洗,直到有新鲜血液流出。

4. 吻合　阴茎松软后,在相应的尿道海绵体上做近似的切口。用 5-0 尼龙线间断或连续吻合两切口的

前壁和后壁。仔细止血,皮下置橡皮条引流。缝合切口,包扎。

【术中注意事项】

1. 游离阴茎海绵体时可先经尿道外口置入导尿管,便于分离,并可避免损伤尿道。

2. 切开阴茎海绵体后应排尽黏稠血液,彻底冲洗,阴茎松软后再行吻合。若切开一侧阴茎海绵体阴茎不松软或松软不满意,应同法切开对侧,施行两侧阴茎海绵体尿道海绵体吻合术。

3. 吻合时,尿道海绵体应仅缝合筋膜,切勿伤及尿道壁,以免形成尿道海绵体瘘。

【术后处理】

1. 术后卧床一周。

2. 应用抗生素预防感染。

3. 应用己烯雌酚防止阴茎勃起。

4. 术后注意尿道口有无血液或脓液流出,若有出现,可行尿道造影,一旦证实海绵体尿道瘘,应行耻骨上膀胱造口术。

（三）大隐静脉阴茎海绵体分流术

【手术步骤】

在卵圆窝向内下做一长约 5cm 斜切口。显露大隐静脉,仔细游离。于距股静脉 10cm 处切断大隐静脉,近端结扎。在阴茎根部游离大隐静脉一侧切开皮肤 3cm。两切口间分离皮下隧道。大隐静脉入股静脉处夹无损伤血管钳。经皮下隧道于精索前方将游离的大隐静脉引至阴茎切口。在相应部位,阴茎海绵体切除直径约 1cm 的圆形白膜,挤出黏稠积血,用肝素盐水冲洗至流出新鲜血液,阴茎松软。大隐静脉端剪成斜面,与阴茎海绵体切口吻合。松开大隐静脉远端血管夹。仔细止血。缝合切口。阴茎稍加压包扎。

【术中注意事项】

1. 游离大隐静脉不应短于 10cm,以免过短吻合有张力。大隐静脉分支可逐一结扎。

2. 吻合口不宜过大,以免静脉血回流过多,发生阳痿。

【术后处理】

基本同上。可应用抗凝剂,防止吻合口血栓形成。

【术后并发症及处理】

1. 阴茎异常勃起复发　多因吻合口血栓形成或吻合口过小,阴茎海绵体静脉血回流受阻引起,经抗凝治疗无效时,可施行对侧大隐静脉阴茎海绵体吻合术或改用其他手术。

2. 阳痿　多为吻合口过大,静脉血回流过多所致。一旦发生,可将吻合的大隐静脉结扎,可望恢复阴茎的勃起功能。

6

（四）阴茎背静脉阴茎海绵体分流术

【手术步骤】

在阴茎根部背侧正中做长约4cm的纵切口，切开皮肤、皮下组织和阴茎筋膜。显露阴茎背浅静脉和背深静脉，选择较粗的一条，将其游离约2cm，于远端切断。结扎远心端，近心端剪成斜面。牵开阴茎背神经、背动脉。在拟行吻合的位置，切开一侧阴茎海绵体白膜长0.5cm。挤出黏稠的积血，并按上法彻底冲洗海绵体。阴茎松软后，用6-0尼龙线将阴茎背静脉与海绵体切口间断或连续吻合，仔细止血。缝合切口。阴茎稍加压包扎。

【术中注意事项】

阴茎背静脉管径较细，在阴茎勃起时手术比较困难，应仔细操作，待阴茎松软后再行吻合。吻合后阴茎松软不满意时可改用其他手术方法。

【术后处理】

同大隐静脉阴茎海绵体分流术。

（五）阴茎头阴茎海绵体分流术

本术是经阴茎头切开阴茎海绵体，两者间形成一内瘘，将阴茎海绵体的血液引入阴茎头，经尿道海绵体回流。

【手术步骤】

在阴茎头背侧，用小尖刀刺入阴茎头，再深入刺开阴茎海绵体白膜，刺入深度约4~5cm。刺破阴茎白膜时常有阻力突然减低感。然后刀尖退出阴茎海绵体白膜，刀刃旋转90°，再次刺开白膜，使白膜的切口呈十字形，以达到充分分流。挤压阴茎，排出积血，并彻底冲洗。可在阴茎根部刺入阴茎海绵体一粗针头，注入肝素盐水进行冲洗。缝合阴茎头切口，包扎。

【术中注意事项】

术中一定要将阴茎海绵体白膜作十字形切开。挤出积血、彻底冲洗后，可见阴茎头膨胀，阴茎随之松软。若阴茎头膨胀不良，阴茎松软不满意，应经阴茎头原切口，将对侧阴茎海绵体白膜同法切开，以保证充分分流。注意勿伤及尿道；若尿道内有血液渗出，表明已损伤尿道，应改用其他手术方法。

【术后处理】

同大隐静脉阴茎海绵体分流术。

（六）经皮阴部内动脉栓塞术

阴茎异常勃起的原因也可能为阴茎海绵体动脉灌注量超过静脉回流血量而引起。这一学说由海绵体穿刺抽出压力很高的鲜红动脉血和盆腔动脉造影显示阴部内动脉扩张，经阴部内动脉结扎或栓塞，阴茎立即松软而证实。因阴部内动脉结扎术后易发生阳痿而将此结扎法放弃。采用经股动脉插管至阴部内动脉，用自体凝血块将其栓塞效果良好。因盆腔动

脉造影发现左侧阴部内动脉扩张明显，故多施行左侧阴部内动脉栓塞术。

【适应证】

适应于阴茎海绵体动脉血流量过多引起的阴茎异常勃起。

【术前准备】

1. 同阴茎海绵体分流术。

2. 做碘过敏试验。

3. 术前清洁灌肠。

4. 准备动脉穿刺、插管、造影及栓塞所需器具。

【麻醉与体位】

局部麻醉，儿童用全身麻醉。平卧位。

【手术步骤】

在X线电视屏幕监视下手术。按严格无菌技术操作。选用17G号动脉穿刺套针，PE240号导管及相应导丝。于腹股沟韧带下2~3cm穿刺股动脉，确定穿刺针在动脉内后拔出针芯，置入导丝，退出穿刺针，再沿导丝插入导管。在电视屏幕监视下将导管推入，经股动脉、髂内动脉置入阴部内动脉。注射造影剂摄片，证实导管位置恰当后，经导管注入自体凝血块3cm。待数分钟再注入少许造影剂摄片，证实阴部内动脉栓塞。后则拔出导管，动脉穿刺口加压包扎。

【术中注意事项】

手术过程中操作应耐心、轻巧，造影证实导管确实在阴部内动脉后再注入自体凝血块。再次注射造影剂检查栓塞完善后拔管。在注射造影剂或栓塞剂时会阴或阴茎有灼热感。栓塞后若阴茎松软不满意，尤其发病时间较长的患者，应行阴茎海绵体抽吸冲洗。

【术后处理】

1. 股动脉穿刺口压迫10~15分钟，放松无出血后再加压包扎。

2. 术后严密观察血压及足背动脉搏动情况。

【述评】

1. 阴茎异常勃起的原因及机制仍不清。静脉回流受阻和动脉供血量过多是两种完全不同的情况，治疗方法也不相同。因此，在治疗前应先行阴茎海绵体穿刺，尤其发病较早的患者，若吸出压力很高的鲜红动脉血，表明动脉供血量过多的可能性大，宜用阴部内动脉栓塞术治疗；反之，吸出黏稠暗红色血，则采用阴茎海绵体分流术。

2. 阴茎勃起中枢位于脊髓S_{2-4}，同时受T_{12}、L_1中枢及大脑的影响及控制。因此，手术麻醉应选择T80。若为神经性阴茎异常勃起，则麻醉后阴茎即可松软。

3. 阴茎海绵体分流术，首先须排除黏稠积血，然后彻底冲洗至新鲜血流出。阴茎头阴茎海绵体分流术手术较简单，分流量较大，效果较可靠，且不易引起

6

阳痿。大隐静脉阴茎海绵体分流术分流量大,效果可靠,但易发生阳痿,幸而再结扎吻合的大隐静脉可恢复勃起功能。尿道海绵体阴茎海绵体分流术效果较好,但有可能损伤尿道而致海绵体尿道瘘或海绵体皮肤瘘。

4. 应进行全面检查,若已查明原发病,应积极治疗原发病。

5. 手术治疗成功的关键是掌握好手术时机,应在海绵体内血栓形成之前进行手术。只要妥善处理,大部分都可恢复阴茎勃起功能。

第十六节 阴茎假体植入术

【常用阴茎假体的种类和构造】

1. 半硬性阴茎假体 是两根由硅橡胶制成的棒状假体,外形酷似阴茎海绵体,头端为椭圆形,尾端类似阴茎脚呈长圆锥形。国产可屈性硅胶-银假体是在硅胶中嵌入盘曲呈螺旋状、纯度达 999.7‰的银丝,使假体具有耐曲折、不易折断等特性。由于银丝可以固定于某一弯曲的角度,使能按需要将阴茎改换成各种位置。目前规格有 1.0cm×16cm,1.1cm×17cm,1.2cm×18cm 三种。

2. 可膨胀性阴茎假体 是由三个主要部件所组成,即两根柱状硅囊(阴茎圆柱),一个按动式输液泵和一个贮液袋,由硅胶管加以连接。使用时可膨胀性柱状硅囊植入于阴茎海绵体中,输液泵植入于阴囊中,供充盈硅柱用的 60ml 贮液器则植入耻骨上或腹股沟皮下,通过阴囊皮肤按动输液泵,将贮液器中的液体泵入硅囊,硅囊即充盈扩张而呈勃起状态。推动位于阴囊中的泵底面的释放阀即将液体输回贮液器贮存,阴茎又恢复萎软状态,故较接近于生理情况〔图 45-4〕。

【适应证】

适应于各种原因引起的器质性阳痿,包括损伤

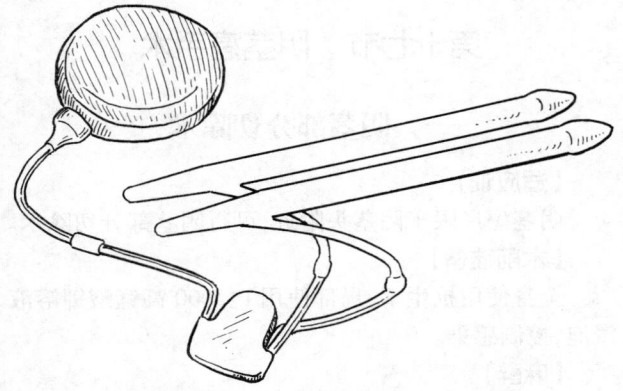

图 45-4 可膨胀性三件套式阴茎假体

性、手术后、糖尿病性、生殖器畸形及特发性阳痿等。对于精神性阳痿经各种方法治疗及性治疗无效者,夫妇双方迫切要求手术,从心理学上预测也适宜进行植入者,也可考虑作假体植入术。

【禁忌证】

禁忌作阴茎假体植入手术者有:①患者患有器质性脑部疾病者。②患有严重内科疾病者。③患有精神病或严重精神抑郁症者。④严重个性障碍、要求过高或易引起医疗纠纷者。⑤社会因素:如动机不明者。

【术前准备】

由于感染是手术失败的主要原因,故而术前准备关键在于预防感染。术前 3 日开始用肥皂水彻底清洗腹部及外生殖器,术前 1 日准备皮肤,并用消毒液刷洗(常用 1‰苯扎溴铵溶液),同时开始用青霉素、链霉素注射。术前插入 Foley 导尿管,有助于辨认及保护尿道。术前准备好各种型号的假体,以便术中选用。

一、半硬性假体植入术

【手术步骤】

1. 麻醉 一般选用硬脊膜外麻醉。

2. 阴茎背侧进路 平卧位。消毒下腹部及外生殖器皮肤后铺巾,插 F12 号 Foley 导尿管并连接至引流瓶。用粗圆针穿 7 号丝线自龟头横缝一针,血管钳夹住丝线作为牵引,使阴茎保持在中线位置。用宽的橡皮引流条自阴茎根部围绕作为止血带。于阴茎中段背侧中线作长 3cm 的纵切口。牵开背侧的动、静脉和神经,直达阴茎白膜,先后从阴茎海绵体白膜外纵向分开会阴浅筋膜和阴茎筋膜,显露白膜后用两针悬吊线固定,在白膜上作 2cm 纵切口,用金属尿道扩张器扩张成一隧道,远端达到阴茎头下,近端达到阴茎悬韧带,先用 F20 号扩张,逐渐扩大至 F30 号。依同法做对侧手术。扩张后用硬膜外针头插入海绵体,以 2%利多卡因 2ml 作阻滞麻醉,然后交叉牵拉两针悬吊线避免伤口出血,将选好的两根假体同时从两侧切口向近侧插入深达阴茎脚,再用肾窦拉钩牵开切口远侧,同时将阴茎头向阴茎腹侧倾斜,即可将假体头端纳入。假体应尽可能顶住阴茎头基底部,用 0 号丝线连续缝合白膜,逐层缝合皮下筋膜和皮肤,稍加压包扎,尿道插入 Foley 导尿管引流尿液 2 天。术后 7 天拆线。用少量液体石蜡涂于阴茎表面使其润滑。

3. 会阴进路 患者取截石位。插入 Foley 导尿管。经中线切开皮肤、皮下组织至球海绵体肌,通过肌肉打出尿道内的导尿管,将球海绵体肌拉向右侧,在阴茎脚及一部分阴茎海绵体上游离坐骨海绵体肌,并作垂直切开,此区常有多数小静脉需仔细电灼止血。应始终将尿道牵开保护或保留于视野内防止损

伤。在海绵体及阴茎脚切开后,从近端开始扩张,方向不要太向后,需接近坐骨结节,但不能穿透阴茎脚。扩张不宜过度,以免假体尾部产生弯曲,或失去对假体的支持。继续向远端扩张,仍需将尿道海绵体牵开以免发生穿孔。扩张延伸至阴茎头上下,尿道扩张器弯度应面向外侧,以免尖部指向尿道而穿透尿道。植入假体的方法与阴茎背侧进路相同。用0号丝线缝合海绵体白膜。依法做对侧手术。最后逐层缝合皮下组织及皮肤。

二、可膨胀性假体植入术

【手术步骤】

硬膜外麻醉。截石位。在阴囊前壁上方做正中切口,在球海绵体肌表面分离,沿中线切开球海绵体肌,在其深面向两侧分离。切开阴茎筋膜,牵拉球部尿道海绵体,暴露一侧阴茎海绵体。沿阴茎海绵体白膜表面剥离,近端至阴茎海绵体脚,远端至阴茎头,切开白膜,Furlow 充填导引器测量阴茎角和阴茎体的长度,选取 18cm 长的圆柱体,置于紧靠阴茎海绵体的白膜之下。然后向阴茎脚处插入圆柱体。先作左侧腹股沟皮下环处切开,用手指作钝性分离。牵拉精索用血管钳向腹股沟作潜行分离。再向上方及深部分离,直达膀胱前间隙,向耻骨上膀胱前间隙输送贮液袋。注入 30% 泛影葡胺 65ml,测试注入量和流出量均等。将连接圆柱体的导管,经右侧腹股沟管引入,再从左侧腹股沟管引出,最后将连接导管的泵置于左侧阴囊内。液体在贮液袋内时阴茎松软。挤压阴囊内的泵时,贮液袋中的液体即进入圆柱体内,引起圆柱体膨胀,阴茎随即勃起。如果挤压阴囊内泵的活瓣时,圆柱体内的液体即重新流回至贮液袋内,阴茎又随即松软。依次缝合白膜、阴茎筋膜、球海绵体肌、双侧腹股沟皮下环处切口,安置 Foley 导尿管持续导尿 48 小时。术后应用氨苄西林 5 天。术后 6 周内暂不启用,待局部反应消退,假包膜形成,再行试用。

【术后并发症及防治】

1. 感染　感染是手术失败的主要原因。因为假体一旦感染,处理较困难,常难免被迫将假体取除。即使取除,由于海绵体组织纤维化,再次手术植入亦甚为困难。为预防感染,术前、术中、术后均需适当应用抗生素。术前应严格准备皮肤,不符合要求者暂不手术。选用的假体须事先浸泡在消毒液中。重视无菌操作及术后敷料的清洁。选用的假体应大小适当。轻度感染可应用抗生素治愈,严重感染则手术取出假体。

2. 尿道损伤　尿道损伤后尿液极易污染阴茎海绵体、伤口感染导致假体脱出。故应先插入导尿管,术中由助手在阴茎腹侧夹住导尿管固定尿道,这样既可防止阴茎扭转,又可正确判断切口和扩张方向。

3. 阴茎海绵体出血及阴茎阴囊血肿　术中采用 0 号丝线连续缝合白膜切口。对已发生血肿者早期可用粗针头抽吸,加压包扎;如血肿较大,应切开引流。

4. 阴茎头及尿道压力性坏死　多因选用的假体长度不适当,海绵体远端扩张过度,阴茎因感觉缺失致使被长期压迫所致。若有迹象显示假体即将通过皮肤脱出,可将突出处变薄的白膜折叠缝合,将假体重置于阴茎头下。

5. 包皮水肿和阴茎皮肤坏死　有包皮过长或包茎者,事先应行包皮环切术。阴茎皮肤缝合后过紧者,应在背侧皮肤做减张切开,创面敷凡士林油纱布,1 周后常自行愈合,且不留瘢痕。

6. 持续疼痛　阴茎的感觉神经很丰富,故假体植入后可有一些不适感觉。通常在几周后消失。持续疼痛常集中于阴茎远端及会阴部。由于假体近端位于阴茎角的末端,邻近阴部神经,故可产生会阴及阴囊痛,有时可被认为是睾丸痛。通常疼痛逐渐转为不适而消失。但如长期疼痛超过 6 周且很严重,多因假体较长引起;如 6 周后仍有严重疼痛,可通过冠状沟作小切口取出半硬性假体,修除 0.5cm 后再置入,可很快解除疼痛。

7. 机械故障　多见于可膨胀性假体。常见的故障有连接管扭曲、漏液、仪器失灵所致的不能充盈或排空,圆柱体或贮液器破裂,圆柱体局限性膨大等。预防方法有:①注意保护假体气囊,避免损伤刺破。②使用前先用气体充盈气囊,并在水盆内测试有无漏气。③圆柱直径应较隧道小 0.5cm。④充盈气囊时不过分注气,不使圆柱体及贮液器负荷过重。⑤白膜在圆柱置入前先穿好缝线,在置入后再结扎,以免缝针刺伤圆柱。⑥泵应放置于阴囊低位,防止连接管扭曲,必要时使用弯接头连接。⑦缝合前至少运转 6 次,在每层关闭后运转一次。

第十七节　阴茎癌手术

一、阴茎部分切除术

【适应证】

阴茎癌局限于阴茎头附近,可行阴茎部分切除术。

【术前准备】

全身使用抗生素,局部使用 1∶5000 高锰酸钾溶液浸泡,控制感染。

【麻醉】

鞍麻或硬膜外麻醉。

【手术步骤】

1. 体位　平卧位。

2. 手术野的准备　消毒者带灭菌手套,在下腹、腹股沟、大腿上部、阴茎、阴囊及会阴用肥皂水及消毒盐水清洗后消毒,将阴茎癌部及邻近阴茎干放入消毒阴茎套内,在其近端以粗丝线扎紧,然后脱掉手套,铺敷布。阴茎根部扎止血带。

3. 切口与结扎阴茎血管　在离肿瘤上缘2cm处环切阴茎皮肤,达阴茎筋膜,在皮下和阴茎筋膜之间分离出阴茎背浅静脉,在其近端结扎并切断,再切开阴茎筋膜。分离阴茎背深静脉、阴茎背动脉及神经,分别将其结扎和切断〔图45-5(1)〕。

4. 切断阴茎海绵体　切断阴茎海绵体,但保留与尿道相邻的阴茎白膜,以防尿道坏死和外口狭窄〔图45-5(2)〕。继之向远端分离尿道,在距阴茎海绵体断端1~1.5cm处横断尿道,然后水平位切开尿道末端,形成上下两瓣。阴茎创面用生理盐水和1%~2%氮芥溶液冲洗。

5. 缝合阴茎海绵体　用4-0号丝线间断或褥式缝合阴茎海绵体断端,缝线穿过两侧阴茎白膜及纵隔〔图45-5(3)〕。

6. 缝合皮肤　放开止血带,完善止血后,将皮肤创缘缝合〔图45-5(4)〕。

7. 尿道口成形　将尿道末端上、下两瓣的黏膜外翻与皮缘缝合〔图45-5(5)〕。

8. 留置导尿管　从尿道外口插入导尿管至膀胱,并用缝线将其固定。

【术中注意事项】

1. 阴茎部分切除术中,必须注意选择阴茎切除部位。如切缘接近肿瘤,将有复发的危险;切除过多则残端过短,排尿不便。

2. 海绵体止血不完善可发生术后出血,关键在于将两侧阴茎海绵体的白膜与纵隔适当间断缝合,尿道海绵体的出血可用电凝止血。

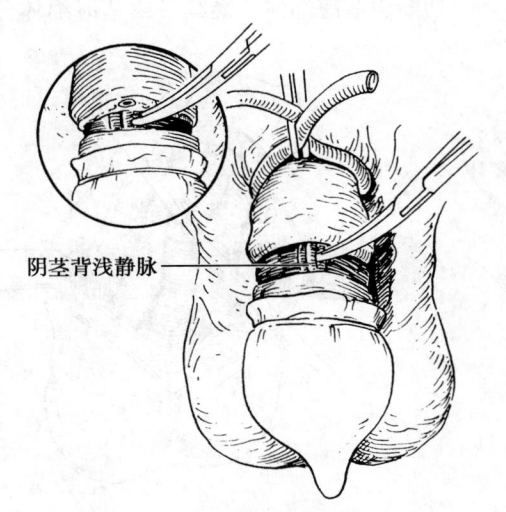

（1）切口及结扎阴茎血管

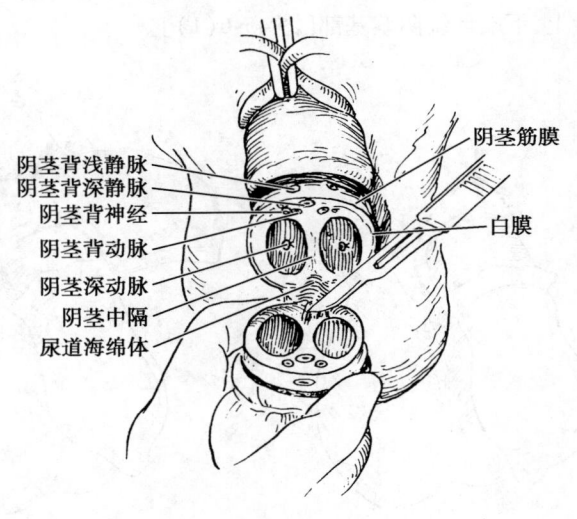

阴茎背浅静脉
阴茎背深静脉
阴茎背神经
阴茎背动脉
阴茎深动脉
阴茎中隔
尿道海绵体

阴茎筋膜
白膜

（2）切断阴茎海绵体

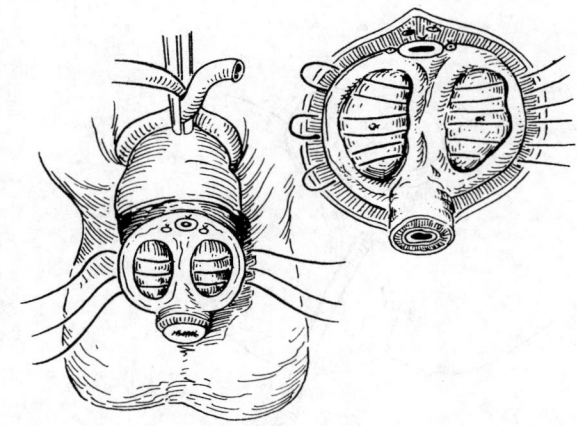

（3）切断尿道后缝合阴茎海绵体

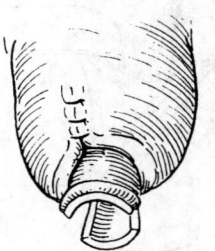

（4）纵行缝合皮肤

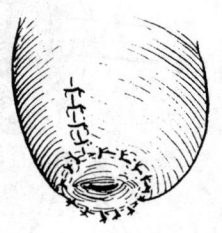

（5）尿道口成形

图45-5　阴茎部分切除术

6

3. 尿道末端应保留一定长度,露出阴茎残端,如过短,可回缩至皮内,形成术后尿道狭窄;同时,术中应注意保留尿道末端两瓣的血运,以防坏死而形成尿道狭窄。

【术后处理】

1. 使用抗生素,预防和控制感染。

2. 使用镇静剂防止阴茎勃起。

3. 术后 7 日拔除导尿管。

二、阴茎全切除术

【适应证】

肿瘤侵犯阴茎已较广泛,肿瘤近端的阴茎不足 3cm 者,应行阴茎全切除术,以减少复发机会。

【术前准备、麻醉】

同阴茎部分切除术。

【手术步骤】

1. 体位　截石位。

2. 切口　环绕阴茎根部作梭形皮肤切口,上端达耻骨上,下端环绕阴茎基部〔图 45-6(1)〕。

3. 分离阴茎基部皮下组织　将耻骨上切口以下和两侧精索与阴茎基部之间的脂肪从深筋膜上分离,以备与阴茎一并切除〔图 45-6(2)〕。

4. 切断尿道海绵体　将尿道及尿道海绵体在距离肿瘤 2.5cm 处用电刀切断。尿道保留的长度需足够在会阴部造口〔图 45-6(3)〕。

5. 分离近端尿道海绵体　用剪刀向近端分离尿道海绵体。尿道海绵体与阴茎海绵体紧密相接,不易分离,需避免损伤尿道〔图 45-6(4)〕。

6. 尿道改道　在肛门与阴囊基部之间的会阴正中作一小切口,将近端尿道海绵体由小切口引出 1cm,剪去多余部分。横切尿道末端,形成上下两瓣,将黏膜外翻与皮缘缝合。经改道的尿道口插入导尿管后用丝线缝合固定〔图 45-6(5)〕。

7. 切断、结扎阴茎血管　于中线切断阴茎悬韧带,并切开阴茎筋膜。于正中分离阴茎背深静脉、阴茎背动脉与神经,分别将其切断和结扎〔图 45-6(6)〕。

8. 切断阴茎海绵体　继续沿阴茎海绵体分离,直

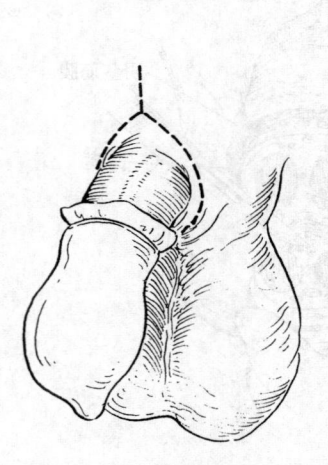

（1）切口

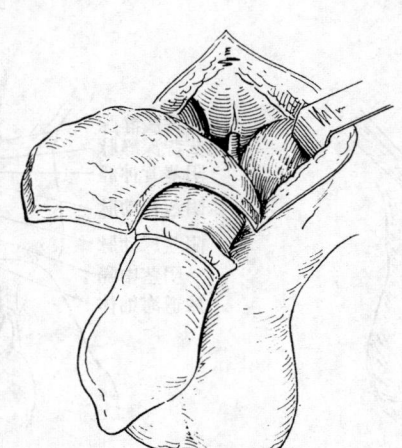

（2）分离阴茎基部皮下组织

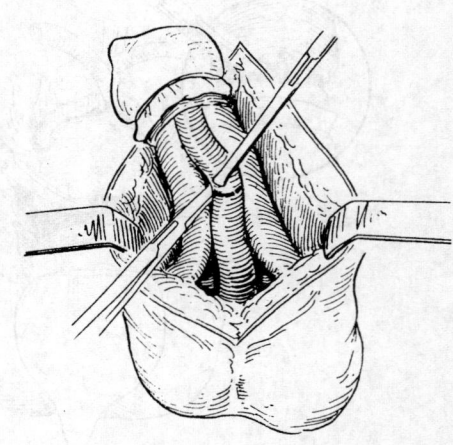

（3）切断尿道海绵体

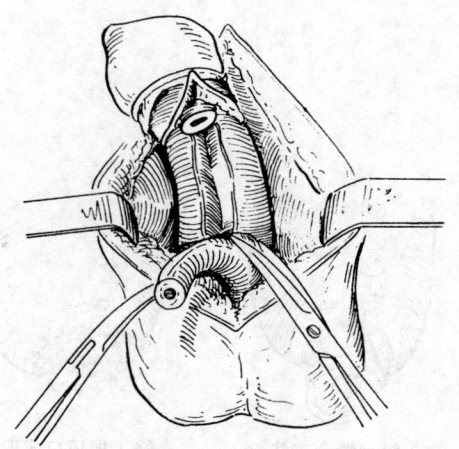

（4）分离近端尿道海绵体

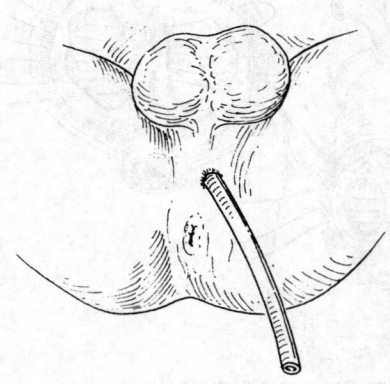

（5）尿道改道

6

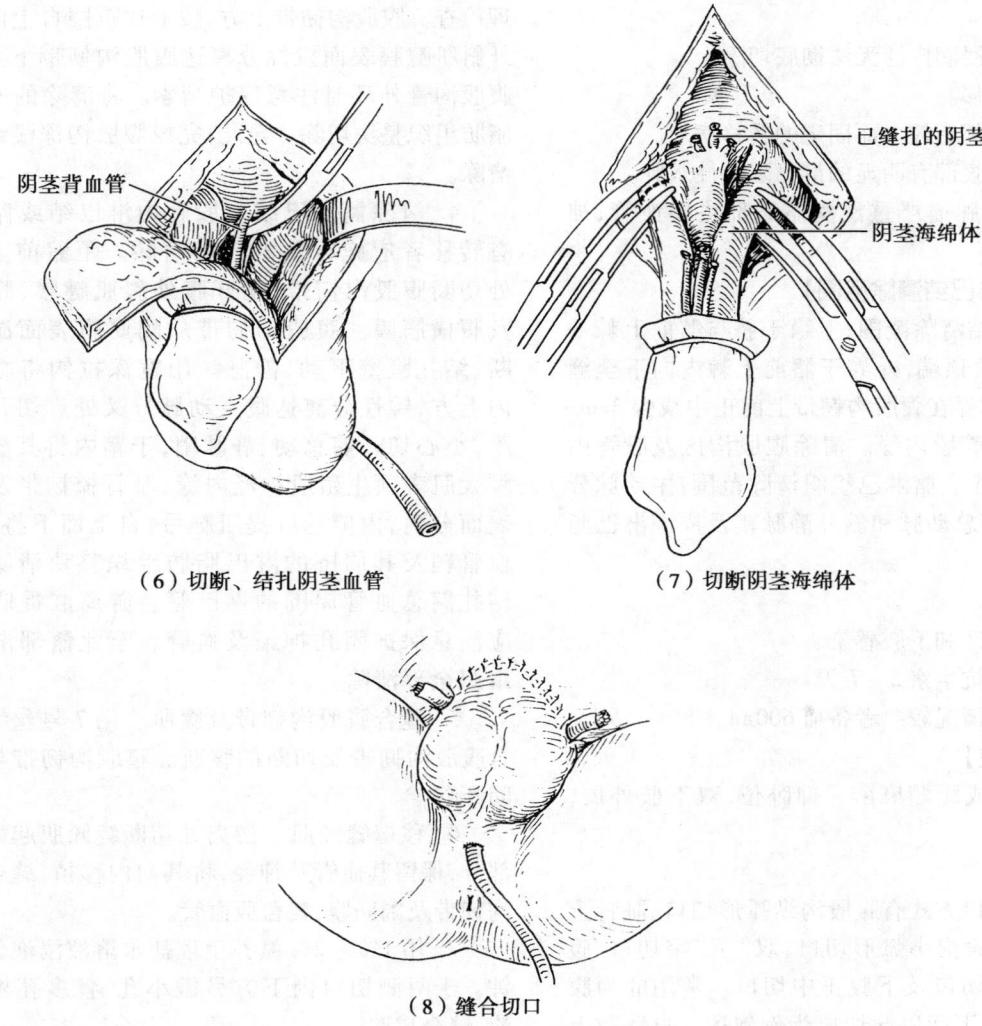

（6）切断、结扎阴茎血管

阴茎背血管

（7）切断阴茎海绵体

已缝扎的阴茎背血管

阴茎海绵体

（8）缝合切口

图 45-6　阴茎全切术

达其耻骨支的附着处。用纱布保护尿道球部，在近耻骨支处将阴茎海绵体切断〔图 45-6（7）〕，其残端用丝线间断缝合。

9. 清洁伤口　伤口用 1% ~ 2% 氮芥生理盐水溶液浸泡 5 分钟。

10. 缝合切口　将阴囊切缘中点与耻骨上切口的上角缝合，以提高阴囊，避免其下垂，影响排尿〔图 45-6（8）〕。

【术中注意事项】
同阴茎部分切除术。

【术后处理】
1. 注意避免尿道口狭窄的形成，并作及时处理。

2. 术后发现腹股沟淋巴结或股管淋巴结明显肿大，经抗生素 4 ~ 6 周治疗后，无明显缩小，冷冻切片检查结果为阳性者，应行腹股沟淋巴结清除术或扩大的髂腹股沟淋巴结清除术。

第十八节　髂腹股沟淋巴结清除术

【适应证】
1. "前哨淋巴结"或腹股沟淋巴结活检证实有肿瘤转移者。

2. 阴茎远端的小肿瘤、癌细胞 Ⅰ ~ Ⅱ 级、腹股沟淋巴结不肿大者，切除阴茎后严密观察。腹股沟淋巴结肿大者应使用抗生素 2 ~ 4 周，淋巴结不缩小者施行淋巴结活检，腹股沟淋巴结有肿瘤转移，而股管淋巴结无转移者则施行腹股沟淋巴结清除术。

3. 肿瘤大、浸润范围较广、癌细胞 Ⅲ ~ Ⅳ 级或股管内淋巴结有转移者，施行髂腹股沟淋巴结清除术。

淋巴结活检术可与阴茎手术同时进行，证实有转移者，可于术后 2 ~ 3 周二期施行淋巴结清除术。术前已证实淋巴结有转移时，阴茎手术和淋巴结清除术可一期完成。

6

【禁忌证】

1. 原发肿瘤浸润广泛无法彻底切除。

2. 有远处转移。

3. 盆腔或腹部有较大而固定的转移病灶。

4. 下肢及下腹部有明显的淋巴阻塞性水肿。

5. 术中发现肿瘤严重浸润髂股部主要血管、神经者。

【髂腹股沟淋巴结清除范围】

腹股沟淋巴结清除范围：上缘于脐与髂前上棘平面，下缘达股三角顶端，外界于髂前上棘内向下至缝匠肌肌内侧缘，内界在腹股沟韧带上前正中线旁3cm、腹股沟韧带下阔筋膜内缘。清除腹股沟区及股管内所有淋巴脂肪组织。髂淋巴组织清除范围：主动脉分叉以下盆筋膜，髂总动脉和髂外静脉鞘及周围淋巴脂肪组织。

【术前准备】

1. 治愈手术区和下肢感染。

2. 全身应用抗生素5～7天。

3. 患者一般情况较差者备血600ml。

【麻醉与体位】

硬膜外麻醉或腰髓麻醉。仰卧位，双下肢外展，膝下垫高。

【手术步骤】

1. 切口　切口方式有腹股沟纵弧形切口、耻骨上横弧形切口及腹股沟小弧形切口、双"丁"字切口、腹股沟韧带上下双切口及下腹正中切口。常用的为腹股沟纵弧形切口，下面以此切口为例叙述。自髂前上棘内侧2cm，平行腹股沟韧带，经腹股沟韧带中点向下切开6～8cm。两侧分组同时进行。若肿瘤浸润局部皮肤时，应距其边缘2cm以上做梭形切口，切除局部皮肤。

2. 游离皮瓣　切开皮肤及浅筋膜，在浅筋膜深面做锐性潜行分离。皮瓣厚度0.5～1.0cm，向皮瓣根部应逐渐增加厚度。游离范围如上述，将该区的淋巴脂肪组织整块清除。

3. 清除腹股沟淋巴结　腹股沟韧带以下于股内侧开始，沿阔筋膜表面分离至股三角内侧缘，向下解剖出大隐静脉，距其根部5cm处切断，远端双重结扎。提起大隐静脉近端，清除大隐静脉周围淋巴脂肪组织，因大隐静脉两侧有较多的淋巴管，应注意结扎。大隐静脉近端于其根部切断，近端双重结扎。外侧于缝匠肌内侧缘，沿阔筋膜表面分离。已游离的组织牵向上方，自下向上清除。分离缝匠肌起始端内下方时，注意保护股外侧皮神经。切开阔筋膜解剖股三角，于股三角内下方切开股动、静脉鞘，游离并外牵股静脉，自下向上清除股管内淋巴脂肪组织，做快速病

理检查。腹股沟韧带上方，按上述范围自上向下沿腹外斜肌腱膜表面锐性分离达腹股沟韧带下方。分离腹股沟管外环时注意保护精索。将清除的所有淋巴脂肪组织整块切除。至此，完成腹股沟深浅组淋巴结清除。

4. 清除髂淋巴结　股管内淋巴结或髂淋巴结有转移者应施行髂淋巴结清除。距髂前上棘2cm处切断腹股沟韧带，切开腹外斜肌腱膜、腹内斜肌及腹横筋膜。腹股沟韧带从阔筋膜表面游离。切断、结扎腹壁下动、静脉。用宽深拉钩将腹膜拉向内上方，钝性分离达腹主动脉分叉处。切开盆内筋膜，小心切开髂总动、静脉鞘，于鞘内将其游离。沿腰大肌表面生殖股神经内缘、耻骨梳韧带及闭孔肌表面分离，内侧达肛提肌腱弓，自上而下将盆筋膜、血管鞘及其周围的淋巴脂肪组织整块清除。注意结扎髂总血管周围的淋巴管。游离肛提肌腱弓时应注意保护闭孔神经及血管。至此髂部淋巴脂肪组织全部清除。

5. 缝合腹股沟韧带及腹肌　用7号丝线间断缝合腹股沟韧带及切断的腹肌。腹股沟韧带与阔筋膜间断缝合。

6. 移植缝匠肌　游离并切断缝匠肌起始部内侧部分，保留其血管及神经，将其向内移植，缝合于腹股沟韧带及阔筋膜，覆盖股血管。

7. 用1%～2%氮芥生理盐水溶液浸泡创面5分钟。于两侧切口内下方另戳小孔，置多孔橡胶管引流，缝合皮肤。

【术中注意事项】

1. 腹股沟区肿瘤转移累及皮肤时，应距浸润区2cm以上作梭形切口，一并切除浸润区皮肤。

2. 较晚期患者手术时宜先剖腹探查。髂外血管近端和骶部神经丛处浸润不重时应积极手术切除。若股骨的肌肉床、骨膜、骨盆受到累及时，可慎重选择半骨盆切除术。若肿瘤严重浸润血管、神经、融合固定，则应放弃手术。

3. 转移淋巴结与血管壁粘连较紧时，应耐心、轻柔、仔细地进行剥离。点片状浸润可用心耳钳钳夹后切除浸润处血管壁，用细丝线缝合，切勿粗暴操作，以免损伤血管，导致大出血。一旦发生大出血，避免在血泊中盲目钳夹止血，应压迫数分钟后用心耳钳或无损伤血管钳控制出血，用细丝线缝合修补血管破裂处。

4. 闭孔区淋巴结转移浸润闭孔神经时，可将该侧闭孔神经切除，但不宜切除双侧闭孔神经，以免双侧股部内收肌瘫痪，导致行走困难。

5. 清除大血管周围的淋巴脂肪组织时，应注意结扎淋巴管，以减少术后淋巴渗液。

6

【术后处理】

1. 伤口引流管接负压吸引装置,持续吸引3～4天,伤口无渗液后方可将其拔除。

2. 双下肢抬高,卧床2周。

3. 术后应用止血剂。

4. 使用广谱抗生素预防伤口感染。

5. 若肿瘤浸润重要血管、神经,清除不彻底者,伤口愈合后应施行放射治疗或化学治疗。

【术后并发症及防治】

1. 切口感染 术前充分备皮,应用抗生素控制原发肿瘤的局部感染及术中操作轻柔、止血彻底,仔细结扎切断的淋巴管等可减少其发生。一旦发生感染,应积极处理,早期切开引流,清除坏死组织。

2. 皮瓣坏死 主要因皮瓣供血障碍和伤口感染引起。游离皮瓣不宜太薄,且向皮瓣根部逐渐增厚。缝合皮肤无张力。术后持续负压抽吸引流管,避免渗液积存,防止皮瓣漂浮。若发现皮瓣坏死,应加强处理,除去坏死组织,外敷生肌膏等促使创面愈合。必要时植皮修复创面。

3. 大血管破裂出血 为最严重的并发症。多因肿瘤浸润、皮瓣坏死血管暴露及感染腐蚀血管引起。术中应用周围组织或大网膜充填残腔、覆盖血管,缝匠肌内侧半内移,防止感染等防止其发生。一旦发生,须紧急处理。

4. 下肢及阴囊淋巴水肿 由于淋巴清除后,淋巴液回流障碍,术后常发生下肢及阴囊水肿,于1～2年方逐渐消退,且每久立、劳动、长途走路时加重。偶可发展为象皮肿。早期宜多卧床休息,减少走路及体力劳动、抬高阴囊,应用弹性绷带缠绕下肢,按摩及治疗等促进侧支建立代偿。长期严重水肿或发生象皮肿者可施行淋巴管-静脉吻合术治疗。

第十九节 女性尿道外口肉阜手术

尿道肉阜为女性尿道末端的良性息肉样组织。其病因还不甚了解。一般认为可能与局部损伤和慢性炎症的长期刺激有关。尿道肉阜为上皮、血管和炎性肉芽所组成,按其主要的成分不同,可为分三种类型:①乳头瘤型尿道肉阜,以上皮增生为最显著;②血管瘤型尿道肉阜,其中多数为毛细血管和海绵状间隙;③肉芽肿型尿道肉阜,以肉芽组织最显著。

传统的治疗原则是,无症状者不必处理。较大或有症状者则手术将尿道肉阜切除,缝合缺损的黏膜,然后留置导尿管24～48小时。因手术切除对患者打击较大,且仍有复发趋势。近十多年来,各地常采用高频电流烧灼治疗,但单纯局部电灼常不彻底,容易复发,而且该法的最大缺点在于,烧灼后的局部组织易形成瘢痕,很多人不主张使用。

【手术步骤】

1. 麻醉成功,截石位,术区碘附消毒、铺巾。

2. 留置F20三腔导尿管,向腹部牵引,尿道肉阜多见于尿道6点处,深红色肿物。表面光滑。

3. 分别在尿道肉阜边缘3,6,9点处以7号丝线缝牵引线。在牵引线外侧以眼科剪刀剪开尿道黏膜,向外侧牵引尿道,暴露尿道肉阜上缘。继续用眼科剪刀将尿道肉阜完整切除。

4. 彻底止血,清点纱布器械无误后,以4-0可吸收缝合线对位缝合尿道黏膜。术毕。

【手术小结】

1. 麻醉满意,术中顺利,无副损伤。

2. 缝合创缘无渗血。尿道外口无偏斜。

第二十节 尿道下裂手术

包括一期和分期修复法。

一、一期修复法

(一)阴茎背侧皮管尿道成形法(Broadbent)

【手术步骤】

1. 体位 同阴茎伸直术。

2. 切口 于阴茎腹侧围绕尿道口做两条平行斜切口,间距约为阴茎周径的1/3,两切口斜向阴茎背侧直达冠状沟,可略超过背侧中线。然后连接在一起,此为形成皮管的皮瓣C。

3. 阴茎伸直、尿道成形 首先沿冠状沟做一附加切口,使成皮瓣A。将A瓣掀起,显露阴茎腹侧中央的纤维束带,予以彻底切除,充分伸直阴茎。然后自尿道口置入导尿管,将C瓣周缘稍事分离后包绕导尿管,形成创面朝外的管状,用5-0尼龙线或丝线间断缝合,线结打在管道内面,令其术后自行脱落。于阴茎头做一隧道,将已制成的管道远端埋入隧道内,管道外口与阴茎头创缘缝合固定。如此形成的尿道虽略有弯曲,但不影响尿流通畅。

4. 封闭创面 分离A、B瓣,并于冠状沟做附加横切口,将皮瓣向腹侧中央拉拢对合后做两排缝合(同皮条埋藏尿道成形术)。术终,拔出导尿管,于新形成的尿道口置放胶皮片引流条,用牵引线或细钢丝固定阴茎于腹壁上。

【术后处理】

术后48小时拔出胶皮片引流条,7日后拆除减张缝线,10～14日分次拆除其余缝线及牵引线。余同阴茎伸直术。

（二）前尿道延伸阴茎伸直位固定法

【手术步骤】

1. 体位　平仰卧位，双腿略分开或截石位。

2. 切口　先自尿道口置入导尿管至膀胱，缝线固定，并做标志。然后沿尿道外口周缘 3mm 环行切开，并沿尿道走行纵行延长切口至阴囊部，切开阴囊中缝 1～2cm。

3. 阴茎伸直、延伸前尿道　充分松解、伸直阴茎（同阴茎伸直术）后，锐性分离尿道海绵体，直达球部，甚至球后。于阴茎头部做隧道，将导尿管和尿道海绵体一并自隧道引出，尿道口周缘皮肤与阴茎头部创缘间断缝合固定。于尿道海绵体与两阴茎海绵体间行间断缝合数针固定。

4. 封闭创面　按 Z 成形原则调整阴茎和阴囊部皮肤，缝合成锯齿状。阴囊切口底端置胶皮片引流条。助手轻轻前提导尿管使阴茎呈伸直位，术者用碘仿凡士林纱布缠绕阴茎后，厚层敷料加压包扎。

【术中注意事项】

1. 分离尿道海绵体时要仔细、准确，并不断用手指触知尿道内的导尿管，以免误伤尿道。

2. 尿道海绵体分离后，其背侧和腹侧一定要标识好，切勿扭转。

3. 余同阴茎腹侧皮管尿道成形术。

【术后处理】

1. 平仰卧位 1 周。

2. 常规应用止血剂 2 日，抗生素 1 周，雌激素 1 周。

3. 48 小时后拔胶皮片引流条，1 周后撤除留置导尿管，10～14 日分次拆线。

（三）阴囊中线超长皮瓣尿道成形术

用阴囊皮瓣行尿道成形，早有报道，但偶有远端缺血坏死情况。近年报道采用含肉膜的皮瓣可免此不足，虽术后早期部分病例显得臃肿，但后期可不明显。部分病例皮瓣长度不够，可延伸至会阴部或大腿根部。

【手术步骤】

1. 体位　平仰卧位，双腿稍分开或截石位。

2. 切口　先于尿道口内留置导尿管以支撑。然后切取以尿道口周缘 5mm 为蒂的沿阴囊中线向根部延伸的舌形皮瓣，宽 2cm，长度要比尿道口至阴茎头顶端的距离长出 1～2cm，厚度包括肉膜层。

3. 伸直阴茎、尿道成形　充分松解、伸直阴茎（同阴茎伸直术）后，掀起皮瓣，包绕导尿管，形成创面朝外的管道，用 5-0 尼龙线或丝线间断缝合成再造的尿道。将再造尿道外口固定于阴茎头顶端，并缝线固定导尿管。将再造尿道与两阴茎海绵体间缝合数针

固定。

4. 封闭创面　将阴茎皮肤按 Z 成形原则调整皮缘后，间断缝合成锯齿状。阴囊部皮缘拉拢后缝合，可置放胶皮片引流条。用碘仿凡士林纱布覆盖切口后，厚层敷料加压包扎。

【术中注意事项】

1. 掀起的皮瓣上的脂肪组织切忌过度修剪，以免影响再造尿道的血供。

2. 术终，将整个阴茎阴囊部行弹性加压包扎，包扎一定要牢靠，此系防止术后水肿的重要措施。

二、尿道下裂分期修复法

先施行阴茎伸直术，6 个月以后瘢痕软化，再行尿道修复术。

1. 阴茎伸直术　牵引龟头，自尿道外口两侧至冠状沟方向切开皮肤达阴茎筋膜，于冠状沟处横行切开，在阴茎筋膜与白膜间锐性分离，将纤维索带及发育不良的阴茎筋膜切除，在尿道内插入导尿管，将尿道口周围的纤维组织剥离切除，并将尿道口两侧阴茎筋膜切开，任尿道口后移，使阴茎完全伸直。阴茎皮肤丰富者，可将皮肤切口直接缝合。如阴茎体部皮肤不足而背侧包皮丰富者，可用包皮翻转覆盖创面〔图 45-7〕。

2. Thiersh-DuPlay 重建尿道法　于阴茎腹侧绕尿道外口作一 U 形切口，切口一侧在原道沟边缘，另一侧根据形成尿道的粗细设定离中线稍远，远端止于冠状沟。分离距中线稍远侧之皮瓣，翻转与皮瓣的另一侧缝合，形成尿道〔图 45-8〕。充分游离阴茎皮肤覆盖尿道，如皮肤张力大可在阴茎背侧作减张切口。

3. 局部皮瓣重建尿道法（Cecil 法）　牵引阴茎头，绕过尿道外口作 U 形切口。止于冠状沟，并在尖端切除一小块三角形阴茎头组织。将皮瓣外缘分离后，经尿道外口插入导尿管，皮瓣包绕导尿管缝合形成尿道。在阴囊前正中做切口，与阴茎等长，阴茎翻向阴囊，与阴囊创面缝合。三个月后，将阴茎与阴囊皮肤分离，阴茎伸直。此法因用阴囊皮肤覆盖创面，血运好，无张力，成功的机会多。特别适于阴茎型和阴茎阴囊交界型。缺点是手术周期长，需多次手术。

4. 埋藏皮条重建尿道法（Denis Browne 法）　绕尿道外口至冠状沟作两平行切口，形成一皮条。游离两侧皮肤，阴茎背侧作减张切口。将两侧皮肤拉拢覆盖皮条，减张缝合，皮肤边缘用肠线缝合〔图 45-9〕。行耻骨上造瘘。该术式利用阴茎及阴囊皮肤形成尿道，而皮瓣不需缝合，适用于各种类型尿道下裂，且所需皮瓣比其他术式为少，可在婴幼儿时期进行。缺点是形成的尿道与外界只隔一层很薄的皮肤，易并发

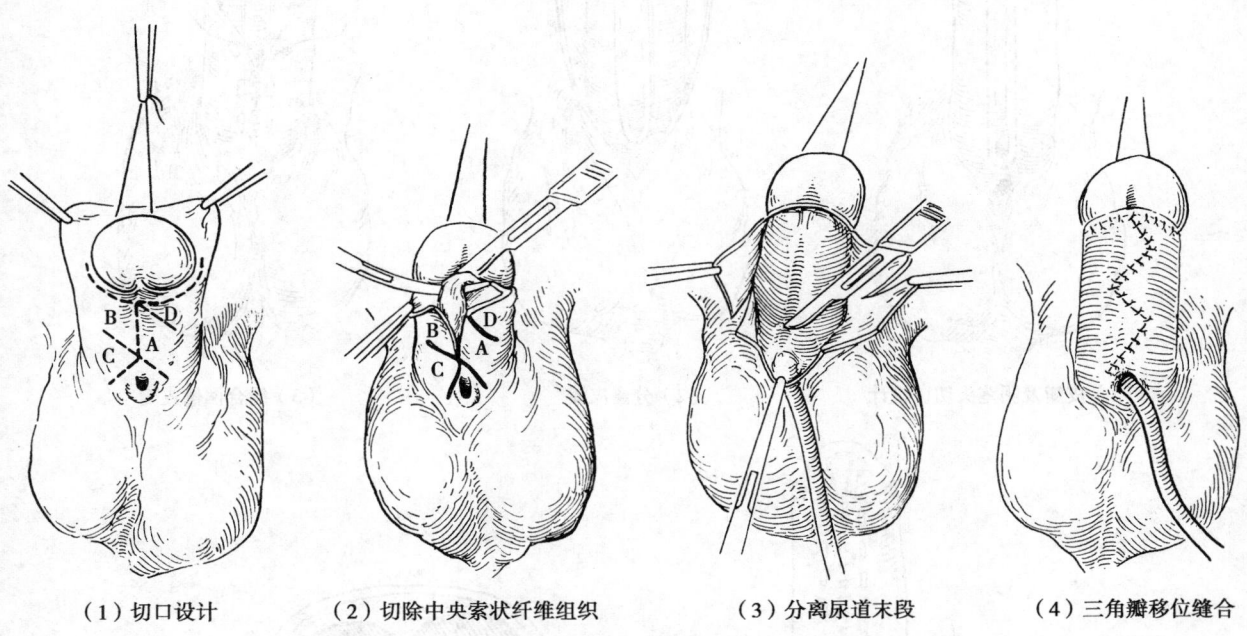

（1）切口设计 （2）切除中央索状纤维组织 （3）分离尿道末段 （4）三角瓣移位缝合

图 45-7　尿道下裂阴茎伸直术

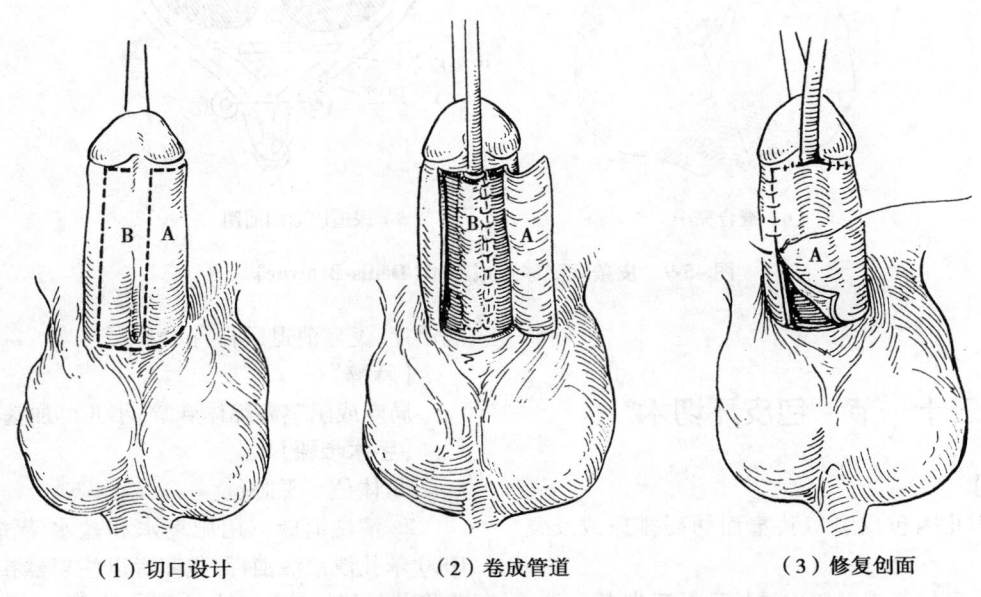

（1）切口设计 （2）卷成管道 （3）修复创面

图 45-8　阴茎腹侧皮管尿道成形术（Thiersch-Duplay）

6

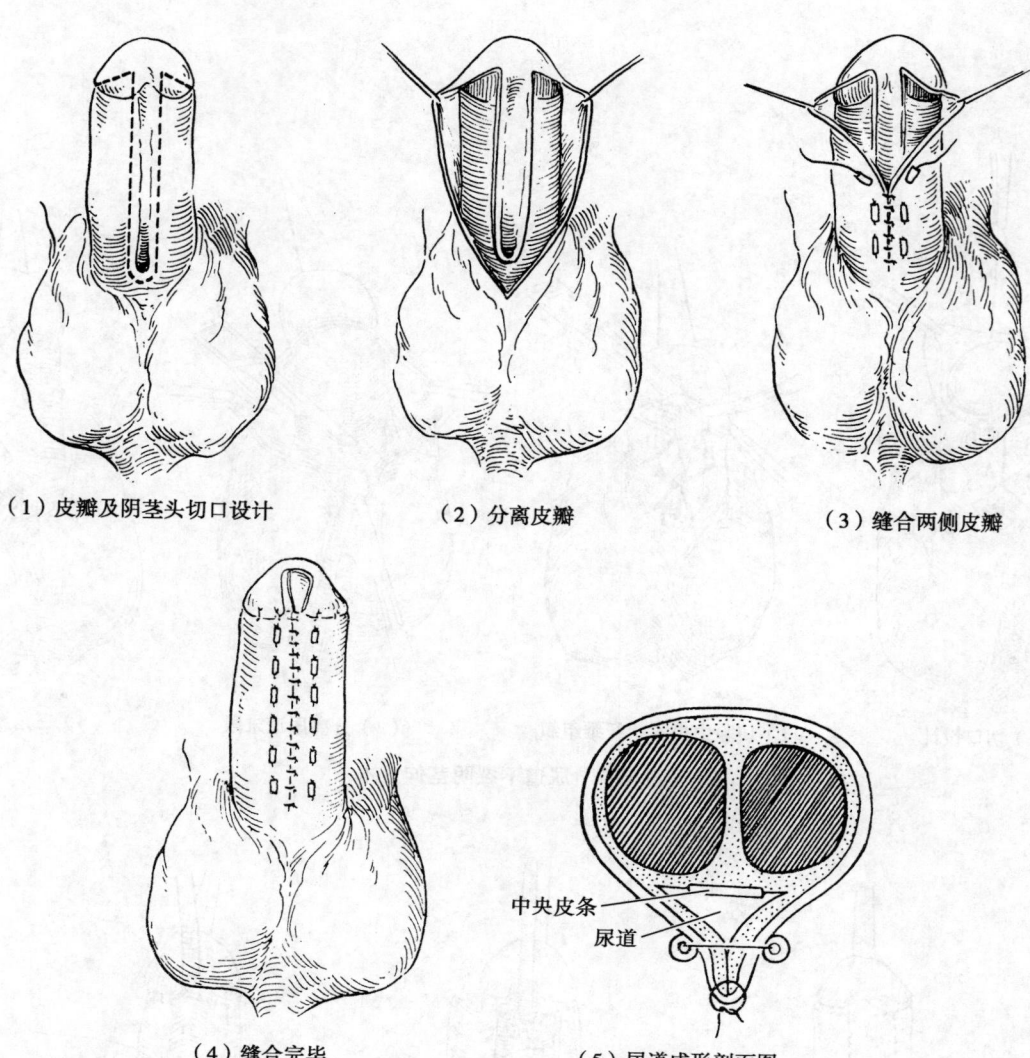

（1）皮瓣及阴茎头切口设计　　　（2）分离皮瓣　　　（3）缝合两侧皮瓣

（4）缝合完毕　　　（5）尿道成形剖面图

图 45-9　皮条埋藏尿道成形术（Denis-Browne）

尿漏。

第二十一节　包皮环切术

【适应证】

1. 包茎病儿因包皮囊口狭窄而妨碍排尿或反复感染者。

2. 成年人患包茎或患包皮过长反复感染者。

儿童期的包皮过长是正常的,婴儿有包茎或儿童有包皮过长,如无并发症,不应施行包皮环切术。因为 3 岁以下小儿的包茎多随年龄的增长而自行消失;另一部分儿童只要反复将包皮向上退缩,扩大包皮囊口,就会露出阴茎头,也不必手术切除。

【术前准备】

1. 手术前夜及手术当日,嘱患者清洗局部。

2. 并发包皮、阴茎头炎者,需选用药物和局部浸泡治疗,炎症消退后再行手术。

【麻醉】

局麻或阴茎海绵体麻醉;小儿可加基础麻醉。

【手术步骤】

1. 体位　平卧位。

2. 清洗消毒　用肥皂水和盐水清洗局部,用 1 : 1000 苯扎溴铵液消毒;包茎者以注射器接静脉切开针头将苯扎溴铵液注入包皮囊内消毒。

3. 分离粘连　有包皮口狭窄及包皮与阴茎头粘连者,先用止血钳扩大包皮口,再用两把止血钳夹起背侧缘正中部位(两钳相距 0.2cm)。用有槽探针分离粘连,直至阴茎头与包皮完全分开。再用消毒生理盐水清洁包皮囊及阴茎头。

4. 设计切口　用一把止血钳夹住包皮系带处,以提起包皮。以刀尖在包皮外板距冠状沟缘远端 0.5cm 处划一切痕,准备作为环切切口,要防止切除过多。

5. 背侧切开 用剪刀沿探针槽剪开包皮内、外板,包皮内板也应剪至距冠状沟缘约 0.5cm 处。

6. 切除包皮 将包皮内、外板对齐,向外拉开夹在包皮背侧及系带处的止血钳,再复查包皮外板切痕作为环切切口是否适当。如果适当,用弯剪沿距冠状沟约 0.5cm 的切痕处剪去右侧皮瓣,然后再剪左侧。包皮系带处的内外板可以不剪去,或者多保留一些。

7. 止血 将阴茎皮肤向上退缩,显露出血点后止血,应特别注意将阴茎背侧正中的阴茎背浅静脉结扎。

8. 缝合 用细丝线先在环形切口的背、腹、左、右处各缝合一针,结扎不要太紧,以免组织水肿时勒坏皮肤。缝线不剪短,留作固定敷料。再用每两针缝线之间缝合 1~2 针,缝针应靠近切缘穿出。

9. 包扎 将一条凡士林纱布(毛边叠在里面)环绕包皮切口处,用留长的缝线固定,然后用数层纱布包扎。

【术中注意事项】

1. 包皮环切术中,内、外板间的血管断端往往向近侧退缩,必须找出,加以结扎,否则可以形成大血肿。

2. 包皮不可切得过多,以免引起痛性阴茎勃起。一般包皮内板应剪至距冠状沟约 0.5cm 处。系带部也不可留得过少。

【术后处理】

1. 术后 3~4 日内于睡前服镇静剂,以防阴茎勃起,引起疼痛和出血。

2. 告知患者排尿时勿弄湿纱布。

(姜 涛)

913

第四十六章

睾 丸 手 术

第一节　睾丸扭转复位固定术

睾丸扭转是指精索沿其纵轴旋转,使睾丸血液供应受阻,而造成睾丸缺血性病变。睾丸扭转的原因为先天性睾丸系膜过长,附睾睾丸接合不完全,以及睾丸引带发育不良、精索过长和阴囊过大等。睾丸扭转可分为鞘膜外精索扭转、鞘膜内精索扭转及睾丸附睾间扭转。睾丸扭转造成睾丸缺血性病变的程度与扭转的程度和时间长短有关。据报道,睾丸扭转 2～24 小时内即发生睾丸坏死。

睾丸扭转虽成人亦可发生,但多发生于儿童,是泌尿外科重要的急症之一。病情特点是急骤发病,阴囊剧痛并迅速肿胀,可伴恶心、呕吐,患侧阴囊内容肿大,压痛明显,常被无临床经验的医师误诊为急性附睾炎而延误治疗,造成严重后果,应引以为戒。儿童极少发生急性附睾炎。若遇上述情况,宁可急症手术探查也不要失去早期手术的时机。多普勒超声检查可见睾丸血流中断,有助于诊断。

睾丸扭转的治疗是早期复位,鉴于手法复位成功率低,因此应尽早手术探查。术中将扭转的精索睾丸复位。如睾丸色泽正常,将睾丸固定于阴囊壁上,以免再次扭转;若睾丸已坏死,应做睾丸切除术。

睾丸扭转复位固定术是将扭转的睾丸复位后,若睾丸血液循环恢复,睾丸色泽正常,则将睾丸固定于阴囊壁上,以防止睾丸再度发生扭转。

【适应证】

确诊或疑诊为睾丸扭转者。

【术前准备】

1. 症状严重者可对症处理。

2. 术前剃除阴毛(儿童可免除此项准备)。

【麻醉与体位】

椎管内麻醉,或硬膜外麻醉。小儿用全身麻醉。仰卧位。

【手术步骤】

1. 切口　取阴囊外上方切口。

2. 睾丸精索复位　切开阴囊皮肤、肉膜,直至睾丸鞘膜壁层。切开睾丸鞘膜,见精索睾丸扭转〔图 46-1〕,立即将其复位,观察睾丸血液供应情况。

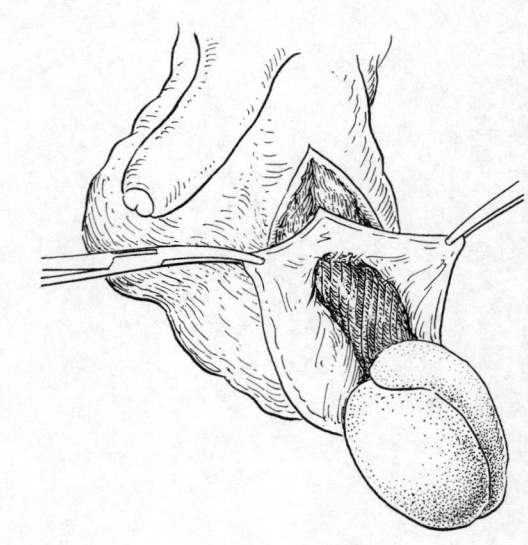

图 46-1　精索睾丸扭转

3. 睾丸精索固定　用热等渗盐水纱布敷精索数分钟,促进睾丸血液循环恢复。如睾丸色泽恢复正常,用细丝线将精索睾丸白膜固定在邻近鞘膜内〔图 46-2〕。

4. 关闭切口　阴囊内放置橡皮片引流,从阴囊底部引出,用细丝线垂直褥式缝合阴囊皮肤切口。

【术中注意事项】

1. 凡疑诊睾丸扭转者,应立即手术探查。2 小时内手术,几乎睾丸全部均可保留,24 小时后几乎全部睾丸缺血坏死,即使手术探查不是睾丸扭转,而是急性附睾炎,也可行附睾减压引流术。

2. 扭转复位后,应仔细观察睾丸血运。睾丸因血

6

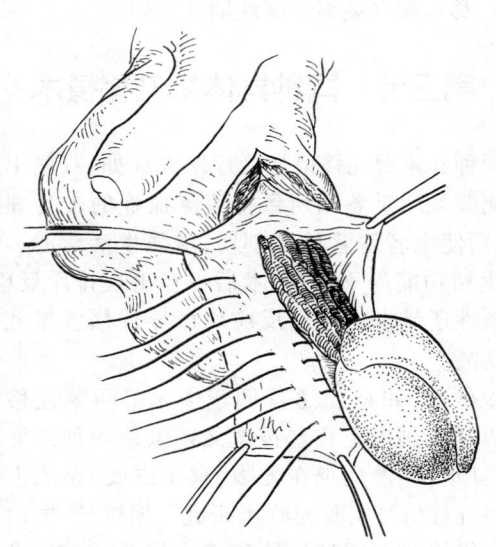

图 46-2　精索睾丸白膜固定在邻近鞘膜内

运障碍而显苍白色、蓝色或黑色,鞘膜内往往有血性液体。若睾丸血运恢复良好,则转成浅红色,可以保留睾丸。如睾丸在复位后仍呈黑色,质地极软,说明已缺血坏死,应将睾丸切除。

【术后处理】

1. 应用抗菌药物防治感染。

2. 可将阴囊稍稍托起。

3. 阴囊引流物于术后 24～48 小时拔除。

【术后并发症】

1. 出血。

2. 感染。

3. 睾丸萎缩　由于术中对睾丸血供情况观察不仔细,或勉强保留睾丸造成。睾丸萎缩无不适者,可暂不考虑手术处理;若有感染疼痛则应再次手术行睾丸切除。

第二节　自体睾丸移植术

自体睾丸移植是高位腹腔隐睾的外科治疗方法,也适用于睾丸牵引固定术失败的患者。1985 年王玲珑等报告 14 只自体睾丸移植(人、犬各 7 只),术后移植睾丸功能及形态均获良好。综合国内 7 组 38 只自体睾丸移植资料,术后 35 只睾丸,3 只睾丸萎缩;2 例成年高位隐睾患者自体睾丸移植术后行移植睾丸活检,术后 120 天见有精子细胞,术后 1 年睾丸组织学已接近正常;4 例成年患者于术后 1 年在精液中出现少量活动精子。1993 年 OesterWi 等统计 245 例自体睾丸移植患者,其成功率为 87%,并强调静脉吻合理想与否对其成功至关重要。因此,对于高位隐睾者,采用常规手术无法使睾丸下降至阴囊内者,以选用自体睾丸移植术较为理想。

【适应证】

1. 高位隐睾无法行睾丸牵引固定者。

2. 外伤或手术损伤精索血管而无法修补者。

3. 睾丸牵引固定失败者。

4. 睾丸异位无法牵引到阴囊内者。

【禁忌证】

成人单侧隐睾已萎缩者。

【手术步骤】

1. 切口　自外环口到内环口,逐层切开,暴露腹股沟管,必要时向上延长,向内推开腹膜依次探查寻找睾丸,特别注意内环口、髂窝及肾下极。如确找不到睾丸,可以从膀胱后外侧先找到输精管,再沿输精管找到睾丸〔图 46-3〕。

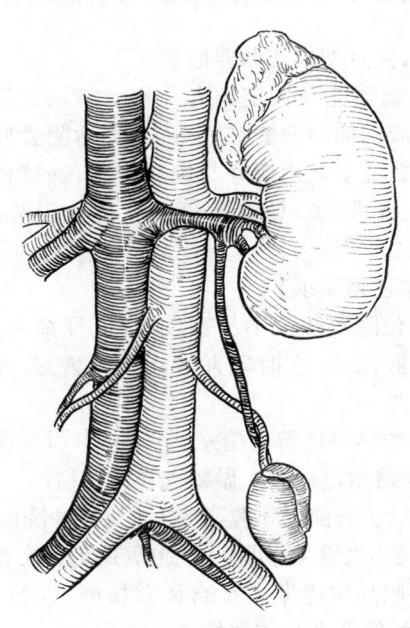

图 46-3　高位隐睾的探查

2. 解剖腹壁下动静脉　于腹直肌与腹膜之间找到腹壁下动静脉,游离足够长度后,动静脉分别标记切断,血管远心端结扎,近心端用微型血管夹夹住,血管周围滴入肝素普鲁卡因溶液,盐水纱布保护备用。

3. 游离精索血管　切断睾丸引带,游离精索血管,尽可能向近心端分离,在精索血管起始部分离出精索内动静脉,分别标记切断,近心端结扎,远心端用微型血管夹夹住;立即将睾丸置入盛有等渗盐水的弯盘中,并用肝素等渗盐水溶液冲洗精索内动静脉。在显微镜下修剪血管断端的外膜和内膜。

4. 血管吻合　在手术显微镜下,将精索动静脉分别与腹壁下动静脉端-端吻合,用 10-0 无损伤尼龙线间断缝合,吻合完毕后,先去静脉血管夹再去动脉血管夹〔图 46-4〕,若输精管长度不够,可向盆腔方向游

6

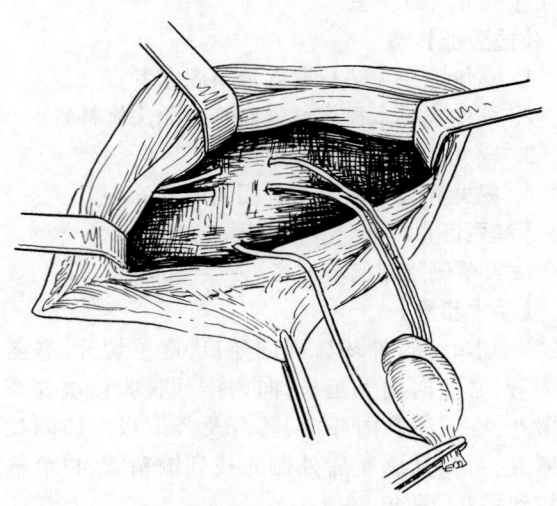

图 46-4　精索血管与腹壁下动、静脉吻合

离输精管,注意勿损伤营养血管。

5. 分离阴囊及固定睾丸　用示指从切口下角的腹壁浅筋膜深面向阴囊钝性分离,直达阴囊底部形成囊袋。将睾丸牵入阴囊并与肉膜固定,保持血管及精索无扭转,无张力。阴囊底部留置皮片引流,缝合腹股沟切口。

【术中注意事项】

1. 高位隐睾往往不易被发现,应仔细寻找,必要时打开腹腔探查,有时睾丸被疝囊包裹,打开疝囊即可找到睾丸。

2. 术中尽可能游离精索,将睾丸牵引至阴囊内固定,只有在精索过短时才做睾丸自体移植。

3. 吻合血管前用肝素等渗盐水反复冲洗血管断端,若发现内膜不光滑,应切除部分血管,避免血栓形成。

4. 双侧高位隐睾需行自体移植时,先行一侧,半年后再行对侧睾丸自体移植。

【术后处理】

1. 卧床休息 1 周。

2. 严密观察睾丸大小、硬度,如睾丸明显肿大、阴囊严重水肿,应立即减压。

3. 应用低分子右旋糖酐,每天 500~1000ml,连用3~5 天。用时注意有无伤口渗血,如渗血严重,应即停止使用。

4. 应用小剂量血管扩张剂,如双嘧达莫等。

5. 应用抗生素预防感染。

【术后并发症】

1. 阴囊皮肤明显水肿　可垫高阴囊,用红外线烤灯照射,促进血液循环、防止血管痉挛。水肿严重者,可用粗针穿刺放液或切开引流。

2. 渗血　如发现伤口明显渗血,一般在停用扩血管药物后渗血即可停止。

3. 移植睾丸萎缩　属晚期并发症。

第三节　同种异体睾丸移植术

同种异体睾丸移植是治疗睾丸缺如、双侧小睾丸或双侧睾丸严重萎缩所致低睾酮血症的较为理想方法,从而使患者解除精神创伤,增强生活信心。但是术后生精功能尚不理想,术后一旦出现排斥反应,无论是急性还是慢性排斥反应均可导致移植睾丸丧失生精功能。

1978 年 Silber 报道首例孪生兄弟间睾丸移植成功。1984 年国内王玲珑报道父亲供睾同种睾丸移植成功。1988 年詹炳炎在美国《移植进展》杂志上报道同种睾丸移植的实验与临床研究。据统计,国内已开展成人供体睾丸同种异体移植术约 50 例中,术后有85.3% 的患者性功能明显改善,70% 的患者睾酮恢复正常,但有生育者仅占 5.88%。

【适应证】

1. 先天性或外伤性睾丸缺如。

2. 先天性睾丸发育不良或双侧睾丸严重萎缩并伴有低睾酮血症。

3. 双侧腹腔型隐睾行睾丸固定或自体睾丸移植术后睾丸萎缩、坏死者。

但对上述情况尚能维持正常雄性激素水平,或睾丸有正常内分泌功能仅无生精能力而要求恢复生精功能,不属于手术适应证。

【术前准备】

1. 供者术前准备　①常规体格检查及血尿常规、肝肾功能、心电图、胸部 X 线片、血型、静脉肾盂造影等辅助检查。②生殖系统检查:排除双侧睾丸、附睾及输精管疾病,必要时行双侧输精管造影证实输精管是否通畅。③精液常规检查:供者必须具有正常生育能力,精液检查应在完全正常范围,若在近期内生育过健康孩子更好。④血清男性激素水平(包括睾酮、FSH 和 LH)检测正常。

2. 受者术前准备　①一般检查:常规体格检查及血尿常规、肝肾功能、心电图、胸部 X 线片、血型、静脉肾盂造影等辅助检查。②生殖系统检查:证实是先天性无睾或其他原因引起的睾丸缺如、双侧睾丸功能丧失。无睾症可以通过 HCG 试验、睾丸血管造影等判断,必要时可以行睾丸探查,证实确定无睾症。无功能睾丸必须作睾丸组织学检查。先天性无睾丸症或其他原因睾丸缺如的患者,如果长期应用睾酮制剂,可以具有正常的第二性征和正常的性欲和性功能。大多数先天性无睾丸患者,阴囊内可存在输精管残迹,残留输精管正好可作为移植睾丸时输精管吻合用。③精液常规检查：精液内无精子，但精液容量、pH等基本正常，果糖试验阳性，说明前列腺和阴囊的发育和功能正常。精液内无精子，应排除双侧输精管梗阻，必要时行双侧输精管造影。④血清男性激素水平检测：FSH 和 LH 水平可高于正常，而 T 水平低于正常。⑤受者在青春期发育阶段，因无睾丸而影响性征发育。这时应开始应用长效睾酮促进第二性征发育，并使其获得性功能。⑥组织配型供受体 HLA 相符合，术前口服硫唑嘌呤 2～3 天，每日二次，每次 50mg。

3. 睾丸灌洗液配制　平衡液 500ml，20% 甘露醇 5ml，25% 硫酸镁 0.36ml，肝素 100ml，三磷腺苷 40ml，10% 葡萄糖液 20ml，pH7.5。

【麻醉与体位】

1. 供体可用腰麻。

2. 受体用持续硬膜外麻醉。

3. 供、受体均平卧位。

【手术步骤】

手术分两组进行（以活体供睾为例）。

取睾丸组

1. 切口　腹股沟韧带中点上方 1～2cm 作平行于腹股沟韧带的斜切口，依次切开皮肤、皮下脂肪及筋膜、腹外斜肌腱膜，保护腹股沟神经和髂腹下神经，必要时切开腹内斜肌、腹横肌。

2. 游离精索血管及输精管　切开提睾肌，游离精索、输精管和睾丸，于内环口上方分离精索内动、静脉，用丝线分别标记。切断精索内动、静脉及输精管，近端分别结扎。

3. 睾丸灌洗　立即将离断后的精索血管、输精管和睾丸取出，置于盛有 4℃ 冰屑盐水的小盆内。用硬膜外导管小心插入精索内动脉管腔内，4℃ 睾丸灌洗液在压力 4～5kPa（40～50mmHg）下进行睾丸灌注，直至静脉流出液接近清亮为止。

4. 修整血管　在手术显微镜下，小心剪除血管断端的外膜和内膜，将血管断端修剪整齐，用肝素等渗盐水冲洗血管腔，然后将睾丸、精索血管、输精管保存在 4℃ 冰屑盐水容器内备用。

5. 关闭切口　缝合提睾肌、腹内斜肌、腹外斜肌腱膜及皮下组织和皮肤。

移植组

1. 切口　取平行于腹股沟管斜切口，切开腹直肌前鞘，将腹直肌向内牵开，显露腹壁下动、静脉，并游离出足够长度。血管远心端结扎，近心端分别用血管夹夹住再剪断。在手术显微镜下剪除血管断端的外膜和内膜。肝素等渗盐水冲洗血管腔。

2. 游离输精管　保留输精管动脉，于内环口处切断输精管，远端保留备用，近（阴囊）端结扎。

3. 血管吻合　在手术显微镜下用 10-0 尼龙线将供者精索内动、静脉分别与受者腹壁下动、静脉端-端吻合。血管吻合方法同睾丸自体移植。

4. 输精管吻合　输精管吻合可行输精管一层吻合法和输精管二层吻合法。7-0 尼龙线间断吻合。

5. 分离阴囊　用手指从切口下角的腹壁深筋膜深面向阴囊分离，在皮肤与肉膜间分离一个足以容纳睾丸的腔隙。

6. 固定睾丸　将睾丸置于阴囊皮下肉膜外间隙内，加以固定。将吻合的血管与周围组织固定两针，避免血管迂曲扭转，影响睾丸血供。

7. 关闭切口　缝合腹直肌前鞘、腹外斜肌腱膜、皮下组织及皮肤。阴囊内放置橡皮引流条。

【术中注意要点】

1. 由于精索内静脉管腔细小、管壁极薄，在静脉皱缩状态下不易吻合，术中可用肝素等渗盐水冲洗静脉腔，血管浸在液体中，使静脉张开而便于吻合。

2. 受者如有发育不良或萎缩的睾丸，术侧的萎缩睾丸及远端精索应切除。

【术后处理】

1. 免疫抑制剂的应用　①术前 3 天服用硫唑嘌呤 100mg/d，至术后 14 天改为 50mg/d，维持 6 个月以上；②术中及术后 2 天内，应用地塞米松 20mg/d；术后 3～7 天减至 5～10mg/d；术后 8 天改为口服泼尼松 20～30mg/d，1.5 天后减至 10mg/d，维持 1～3 个月。有条件者用环孢素 A（CsA）代替硫唑嘌呤更好。

2. 定期复查血液常规及精液常规，复查血清 T、FSH、LH 水平。

3. 严密观察移植睾丸的大小、硬度、伤口渗血及全身情况，以了解睾丸是否缺血或是否发生排斥反应，每日观察 3～4 次。

4. 有急性排斥反应发生时，应立即采用冲击疗法，方法与其他器官移植处理相同。

5. 一般处理与睾丸自体移植相同。

【术后并发症】

除与自体睾丸移植相同外，应特别注意急、慢性排斥反应。同种异体睾丸移植术后急性排斥反应的主要表现为：移植睾丸突然增大变硬，伴体温升高、恶心、呕吐、局部压痛明显。可用甲基泼尼松龙 400～500mg/d 静滴，3～4 天可逆转。

第四节　性别畸形外科手术

一、阴囊重建术

【手术指征】

两性畸形患者欲成为男性。

【术前准备】

充分清洗外阴部。

【麻醉】

蛛网膜下腔麻醉或全身麻醉。

【体位】

平卧位,两腿分开。

【手术步骤】

作两侧股内侧和外阴部切口,自下而上把皮瓣小心游离,注意妥善止血。把分开的两腿向正中移动,先缝合两侧股部切口,缝合阴部切口,同时在建成的阴囊内放入睾丸假体,置橡皮条引流。术后 24～48 小时去除橡皮条引流〔图 46-5～图 46-8〕。

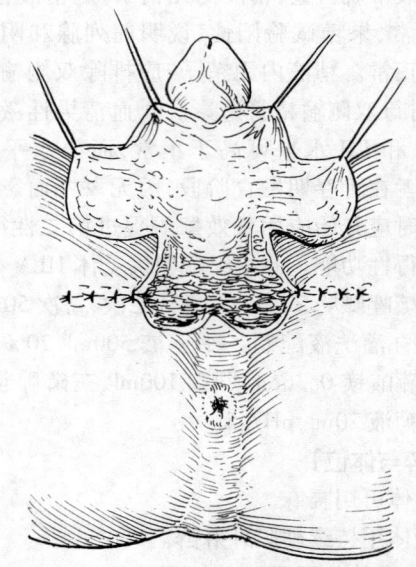

图 46-7 把分开的两腿向正中移动,
先缝合两侧股部切口

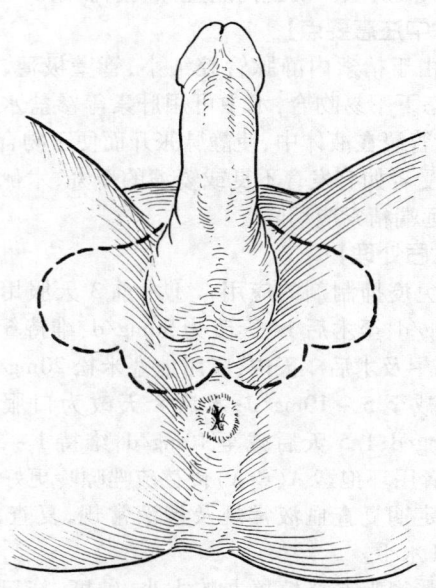

图 46-5 作两侧股内侧和外阴部切口

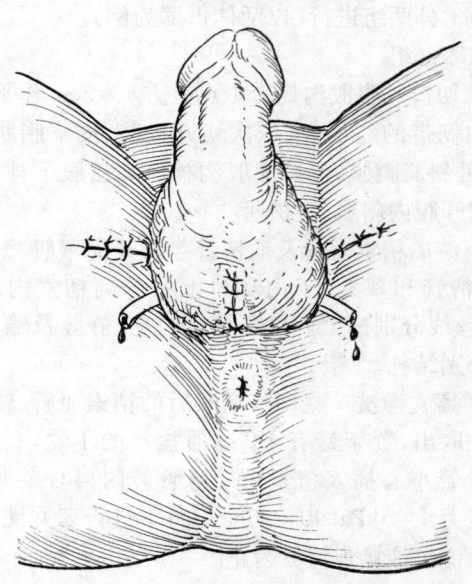

图 46-8 缝合阴部切口,同时在建成的
阴囊内放入睾丸假体,置橡皮条引流

二、男性转性手术——Edgarton 两期手术

【手术指征】

男性易性者。

【术前准备】

1. 肠道准备 低渣饮食 3～5 天,术前 24 小时流质饮食并口服抗生素。

2. 术前晚上及当天早晨清洁灌肠各 1 次。

3. 术前预防性给予广谱抗生素。

4. 反复清洗下腹部、外阴部、会阴部、两股内侧。

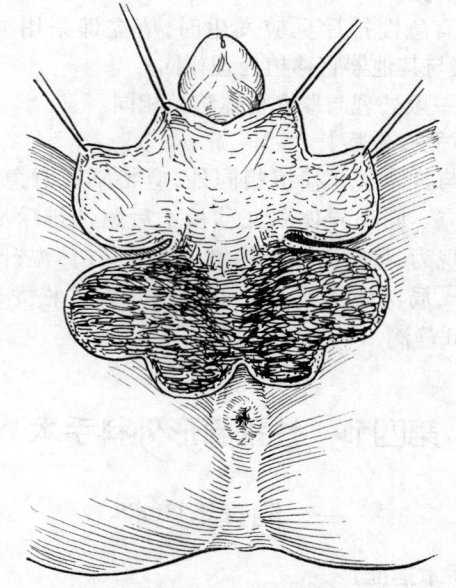

图 46-6 自下而上把皮瓣小心游离,注意妥善止血

【麻醉】

连续硬膜外麻醉或全身麻醉。

【体位】

过度膀胱截石位。

【手术步骤】

皮肤消毒后,粗丝线缝一针在阴茎头部作为牵引,在阴茎根部背侧作一例 U 形切口,游离皮肤切缘。

先将两侧睾丸自阴囊分离出来,沿着精索游离至腹股沟部,在此处将两侧睾丸和精索切除。

沿着 Buck 筋膜用剪刀把两个海绵体从阴茎皮肤游离出来,直至冠状沟。

在距冠状沟约 0.3cm 处把海绵体切断。这样仅阴茎头和阴茎卷筒状皮肤相连。将会阴部中心腱切断,沿着直肠前壁和前列腺后侧面之间进行分离直至腹膜反折,慎勿损伤直肠壁,必要时以示指伸入肛门加以引导。把尿道海绵体游离出来,将其切断。然后在两脚处切断两侧阴茎海绵体。自切断的尿道端插入导尿管。用拇指和示指捏住阴茎头端,使阴茎皮筒的创面翻向外。塞入已分离好的会阴部腔隙内,阴茎头将成为今后的"子宫颈"。纱布条填塞皮筒,使创面和腔隙的壁紧贴,手术结束后加以固定〔图 46-9 ~ 图 46-16〕。

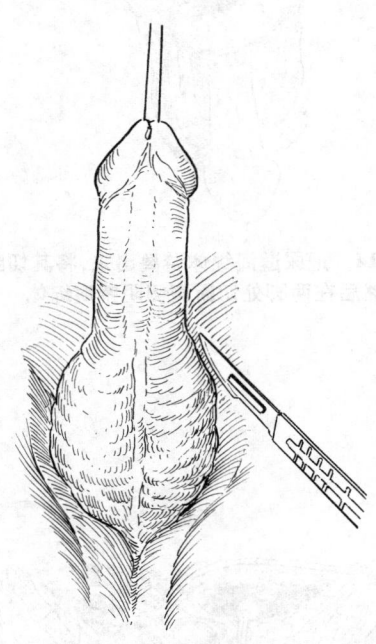

图 46-9 皮肤消毒后,粗丝线缝一针在阴茎头部作为牵引,在阴茎根部背侧作一例 U 形切口,游离皮肤切缘

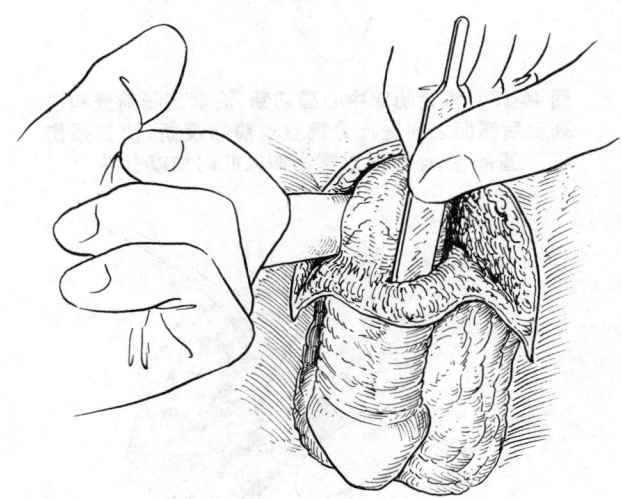

图 46-11 沿着 buck 筋膜用剪刀把两个海绵体从阴茎皮肤游离出来,直至冠状沟

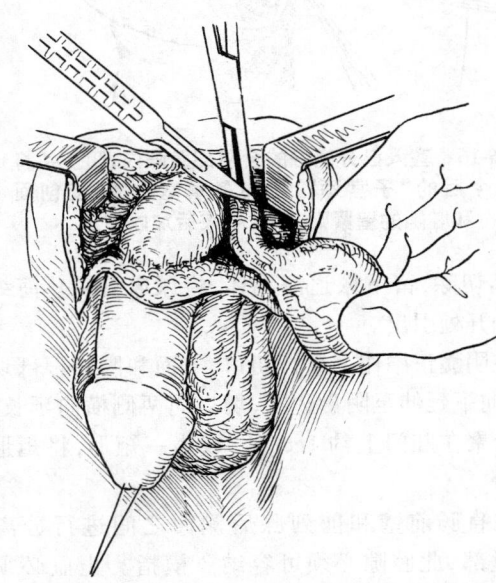

图 46-10 先将两侧睾丸自阴囊分离出来,沿着精索游离至腹股沟部,在此处将两侧睾丸和精索切除

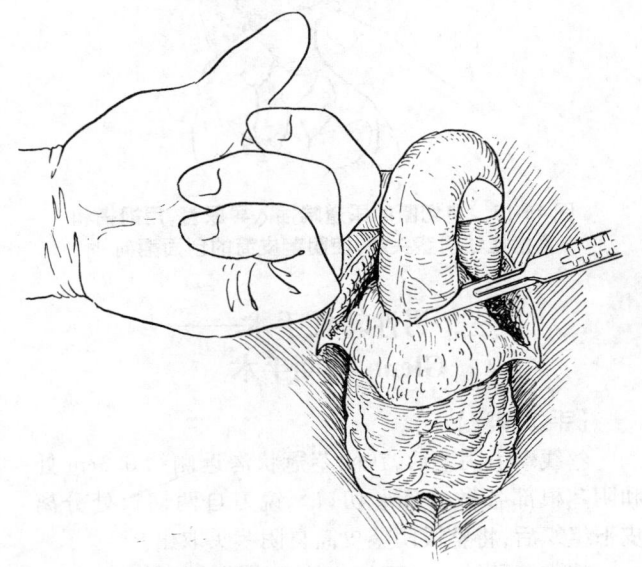

图 46-12 在距冠状沟约 0.3cm 处把海绵体切断,这样仅阴茎头和阴茎卷筒状皮肤相连

6

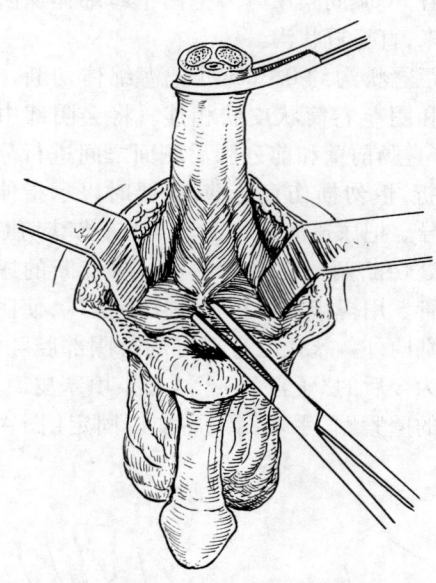

图 46-13　将会阴部中心腱切断,沿着直肠前壁和前列腺后侧面之间进行分离直至腹膜反折,慎勿损伤直肠壁,必要时以食指伸入肛门加以引导

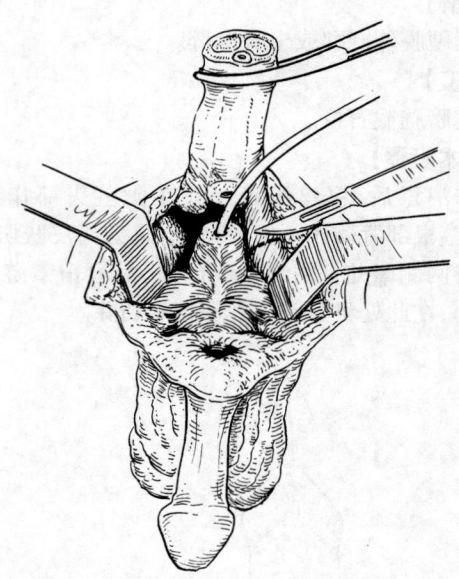

图 46-14　把尿道海绵体游离出来,将其切断,然后在两脚处切断两侧阴茎海绵体

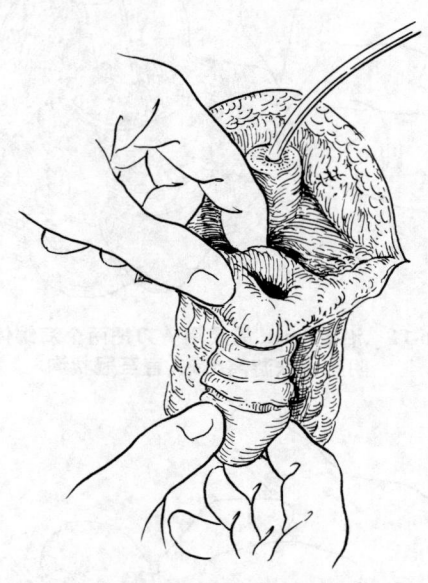

图 46-15　自切断的尿道端插入导尿管,用拇指和食指捏住阴茎头端,使阴茎皮筒的创面翻向外

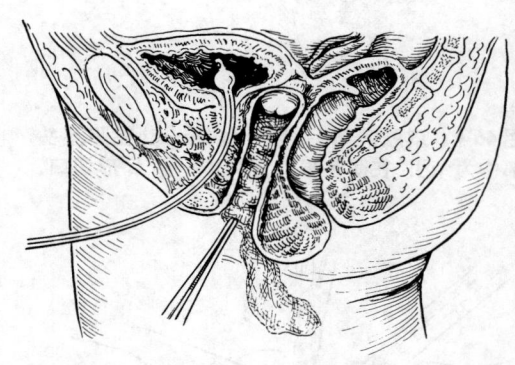

图 46-16　塞入已分离好的会阴部腔隙内,阴茎头将成为今后的"子宫颈",纱布条填塞皮筒,使创面和腔隙的壁紧贴,手术结束后加以固定

三、男性转性手术——
Glenn 一期手术

【手术步骤】

丝线牵引阴茎后,在阴茎冠状沟近侧约 0.3cm 处和阴茎根部各做一环形切口。锐刀自两切口处分离皮下组织后,将整段阴茎皮筒自阴茎头取出。

将皮筒翻转。皮下组织全部剪除,套在硅胶制成的阴道模型上,以 4-0 可吸收缝线间断或连续缝合皮筒之一端,使之成为阴道的盲端。然后把无皮肤包裹

的阴茎切除,留下尿道海绵体,将尿道自阴茎海绵体两脚分开处引出。

在阴囊正中作一纵行切口,上面和阴茎根部切口相连,向下延伸至阴囊边缘,切口向两侧横向延长,然后再会聚在肛门上约 1cm 处,成为一矩形,将矩形皮肤切除。

在直肠前壁和前列腺后侧面之间进行分离直至精囊部,此腔隙必须可容纳 3 横指。止血必须仔细。两侧阴囊皮瓣都向肛门方向牵拉以覆盖整个创面,丝线缝合。把包以阴茎皮筒的阴道模型塞到

6

腔隙内。阴囊皮瓣和尿道及阴道皮肤缝合，并放置引流。模型加以固定。保留导尿。术后处理同男

性转性手术——Edgarton 两期手术〔图 46-17 ～ 图 46-19〕。

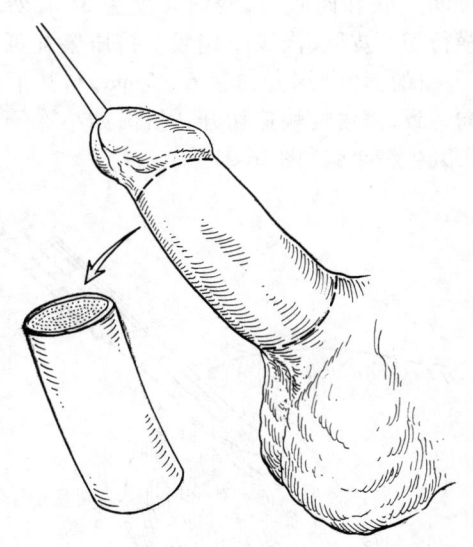

图 46-17　将皮筒翻转，皮下组织全部剪除，套在硅胶制成的阴道模型上，以 4-0 可吸收缝线间断或连续缝合皮筒之一端，使之成为阴道的盲端，然后把无皮肤包裹的阴茎切除，留下尿道海绵体，将尿道自阴茎海绵体两脚分开处引出

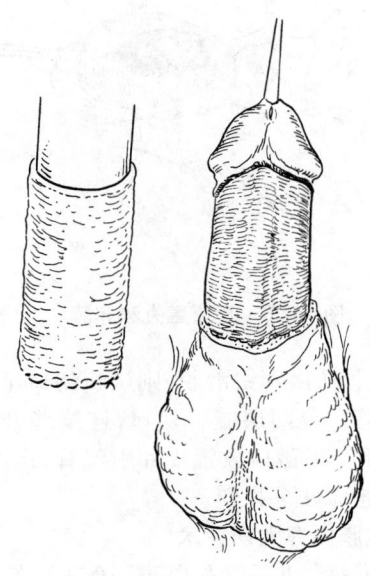

图 46-18　在阴囊正中作一纵形切口，上面和阴茎根部切口相连，向下延伸至阴囊边缘，在那里切口向两侧横向延长，然后再会聚在肛门上约 1cm 处，成为一矩形，将矩形皮肤切除

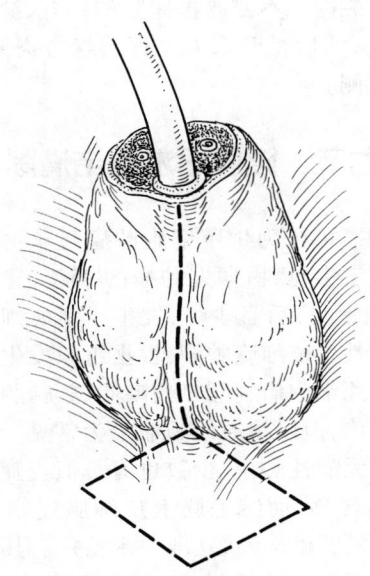

图 46-19　阴囊皮瓣和尿道缝合

第五节　睾丸切除术

睾丸肿瘤发生率仅占全身肿瘤发生率 1%，恶性较多见。怀疑睾丸肿瘤时，切忌做穿刺活体组织检查，或切除一块组织做活检，除非在手术中阻断精索血管后，立即做冷冻切片。睾丸切除术比较简单，但

由于睾丸病变的性质与被切除的病因不同，而采取的手术途径、方法也不同。前列腺癌患者可通过经阴囊包膜内睾丸切除以达到去势的目的。睾丸肿瘤手术只能经腹股沟途径。仅是触诊有所发现时，不必勉强患者同意睾丸切除。

【适应证】

1. 睾丸、附睾及精索恶性肿瘤。
2. 睾丸结核睾丸广泛受累，附睾头结核累及精索，难于分离精索动静脉。
3. 睾丸扭转致睾丸坏死。
4. 严重的单侧睾丸损伤。
5. 成人单侧高位隐睾。
6. 前列腺癌患者双侧睾丸切除，以减少雄性激素产生。

（一）　单纯睾丸切除术

用左手示指和拇指握住睾丸，使阴囊皮肤绷紧变薄，沿阴囊皮肤顶定切口线注入 1% 利多卡因 3 ～ 5ml，长约 5cm。作 4cm 长的切口，最好为横行，经过肉膜层和提睾肌层至睾丸鞘膜。或作一长的横切口显露双侧睾丸，切开时应尽量避开皮下可见血管，电凝或结扎出血点。显露睾丸和鞘膜。或切开睾丸鞘膜，挤出睾丸〔图 46-20〕。

向下牵拉睾丸并钝性游离出精索，切断和结扎输精管。将残留精索分成 2 ～ 3 束，切断后结扎。检查出

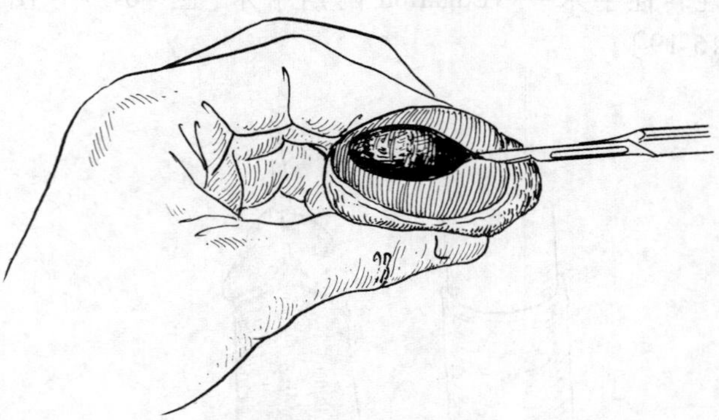

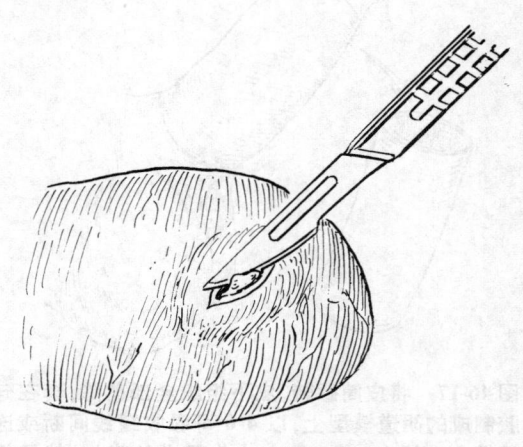

图 46-20　显露睾丸和鞘膜

血情况,如血管从血管钳滑脱,则延长切口至腹股沟,切开腹股沟管。分两层缝合切口,连续缝合肉膜,后返回缝合皮下。另戳口放置皮片引流管,也可不放引流管。同法进行对侧手术。

(二) 包膜内睾丸切除术

显露睾丸后,切开睾丸白膜,切口与睾丸等长,每侧用 3 把钳子夹住白膜边缘,外翻。用纱布包住手指,将生精小管从白膜内面剥离,剥下所有内容物,电凝白膜的血管,结扎睾丸门,然后用电刀切断,电凝基底部以破坏残留的间质细胞。连续缝合白膜,分两层缝合切口,一般不需引流,同法行对侧手术。

(三) 经腹股沟睾丸切除术

采用腹股沟疝切口,睾丸肿瘤体积较大时,切口可向阴囊延长 1 ~ 3cm,使睾丸能顺利地在无挤压的情况下拉出阴囊上口。切开皮肤及腹外斜肌腱膜后,注意勿伤髂腹股沟神经或髂腹下神经。找到精索,将其游离出来。如果是睾丸肿瘤,于腹股沟内环处上止血钳夹住精索后切断精索,结扎。分离远段精索及输精管,逐渐将阴囊内容物(鞘膜、睾丸及附睾)拉出切口以外。用止血钳夹住并剪断睾丸引带,睾丸完全游离切除。如肿瘤与阴囊粘连时,应把该部阴囊皮肤一起切除。腹内斜肌与联合肌腱间断缝合在腹股沟韧带上,腹外斜腱膜间断缝合,使外环口完全封闭,可防止日后腹股沟斜疝的发生。在阴囊最低处做一小切口,引出橡皮条引流。

第六节　睾丸活检术

【适应证】

1. 睾丸大小正常的无精子症患者,确定睾丸是否具有产生精子的能力。

2. 无精症患者行人工辅助生育,不能通过附睾获得精子时,可以通过睾丸活检获得人工辅助生育的

精子。

【手术步骤】

左手握住睾丸,捏挤睾丸使皮肤绷紧,用 1% 利多卡因浸润皮肤和肉膜层,浸润长度为 3cm,勿注入白膜。横行切开皮肤、肉膜及鞘膜。挤压睾丸可使这几层牵开。横行切开睾丸白膜 6 ~ 7mm,与其下的小血管方向一致,需锐性快速切开。挤出如小珠子大小的一团睾丸生精小管〔图 46-21〕。

图 46-21　睾丸曲细精管

用小弯剪剪下挤出的睾丸组织,用剪刀直接将标本放在标本袋内。不要放松握紧的睾丸,缝合白膜观察出血情况,然后松开睾丸。逐层缝合肉膜及皮肤。同法处理对侧。

第七节　腹膜后淋巴结清除术

睾丸肿瘤可分为生殖细胞肿瘤与非生殖细胞肿瘤两类。前者多见,占睾丸肿瘤的 95%,它发生于生精小管生殖上皮;后者少见,发生于间质细胞或睾丸间质。原发性生殖细胞肿瘤,根据组织发生学的特点又可分为精原细胞瘤、胚胎癌、畸胎癌、畸胎瘤及绒毛膜上皮细胞癌,但以精原细胞瘤最为常见。常表现为逐渐增大的无痛性肿块,少数也有类似炎症表现。肿瘤多经淋巴转移,而绒毛膜上皮细胞癌则经血行转移。一旦诊断明确,必须立即手术治疗。其基本手术为睾丸切除术。如为胚胎癌、畸胎癌及畸胎瘤,还应行腹膜后淋巴清除术。

腹膜后淋巴清除术适用于治疗非精原细胞睾丸肿瘤(如胚胎癌、畸胎癌),它们对放射治疗不敏感,因此在睾丸切除同期或睾丸切除后第 2 期行腹膜后淋巴清除术。

睾丸淋巴引流沿精索淋巴管到达腹膜后,沿腰大肌表面上行,于第 4 腰椎水平跨过输尿管,再分支向上、向内进入肾蒂淋巴结和腹主动脉、下腔静脉淋巴

结。而左右两侧的淋巴管互相交通。睾丸肿瘤沿上述淋巴引流途径转移,经精索转移到肾蒂淋巴结和腹主动脉、下腔静脉前、旁、间淋巴结。并且两侧淋巴又互相交通。这些淋巴组织受累后,淋巴管被肿瘤阻塞,可沿侧支或逆行淋巴扩散,转移至主动脉、腔静脉后淋巴结、对侧腰淋巴结及髂淋巴结。

腹膜后淋巴清除范围包括患侧肾周筋膜内所有的淋巴、脂肪和结缔组织;外侧上自肾蒂,下达腹股沟内环的精索血管及淋巴、脂肪和结缔组织;内侧上自肾蒂上方一横指,下达髂血管和髂外血管的近1/3,以及对侧的髂总动脉分叉处之淋巴、脂肪及结缔组织。

【术前准备】

1. 备血 1000ml。
2. 术前 2 天起口服肠道抗菌药物。
3. 术前 1 天剃去阴毛及腹部皮肤准备。
4. 术前清洁灌肠,并留置导尿管和胃管。
5. 向患者及家属说明术后可能影响射精功能。

【麻醉与体位】

椎管内麻醉或持续硬膜外麻醉。仰卧位。

【手术步骤】

1. 切口 如双侧腹膜后淋巴结清除术,取腹部正中切口,上起剑突稍下方,下至耻骨联合上缘,切开皮肤、皮下、腹白线及腹膜。切开腹膜后,先探查肝胆胰脾及双肾情况,注意有否肿瘤转移;再检查腹膜后淋巴结,以决定能否行腹膜后淋巴结清除术,如仅行患侧腹膜后淋巴结清除术,可取腹正中旁切口,必要时还可加做横切口,从腹膜外显露患侧腹膜后间隙〔图46-22〕。

2. 右侧腹膜后淋巴清除 从结肠肝曲至盲肠外

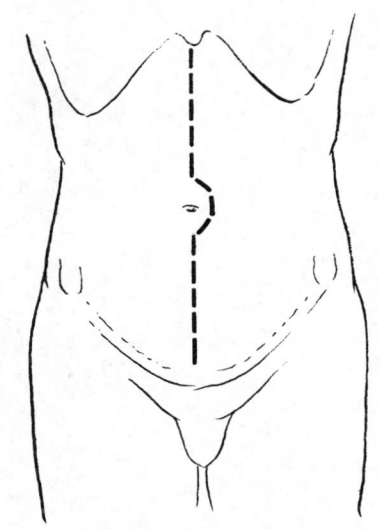

图46-22 从腹膜外显露病侧腹膜后间隙

侧切开结肠旁沟的后腹膜,将结肠肝曲至盲肠完全游离,显露右肾下极及输尿管。后腹膜切口的下端再绕过盲肠向内侧延长,横过髂血管,沿小肠系膜根部左侧向上,达十二指肠空肠悬韧带,游离十二指肠横部并向上牵开,显露主动脉、腔静脉和肾蒂,注意避免损伤肠壁及其供应血管〔图46-23〕。

沿横结肠右缘切开胃结肠韧带,游离结肠肝曲。再切开覆盖十二指肠降部外侧缘的腹膜返折,游离十二指肠降部,即可进一步显露腔静脉、肾蒂、肾脏及肾上腺,从而使右侧腹膜后间隙即充分暴露。为显露方便,可将已游离的右半结肠及小肠拉出腹壁切口外,用湿盐水纱布保护后置于软塑料袋中〔图46-24〕。

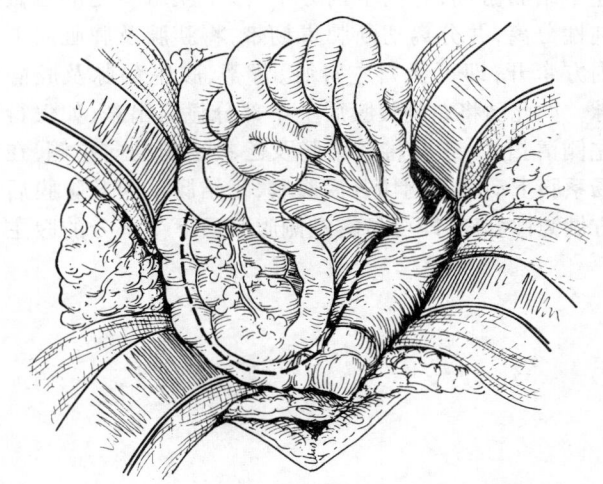

图46-23 切开结肠旁沟及后腹膜

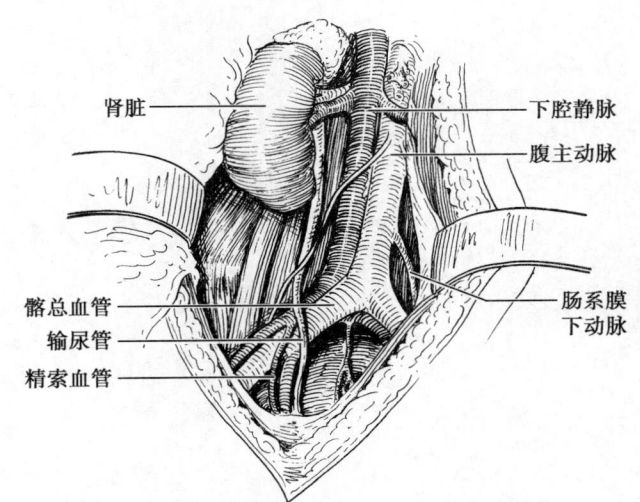

肾脏 — 下腔静脉
— 腹主动脉
髂总血管 —
输尿管 —
精索血管 — — 肠系膜下动脉

图46-24 显露腔静脉、肾蒂、肾脏及肾上腺

显露右侧腹膜后间隙后,即可进行淋巴清除:于下腔静脉前壁右侧精索静脉汇入处将其结扎切断,将

右侧输尿管游离出来并向外方牵开,注意保存其血液供应。从肾蒂上方 2cm 处开始清扫,将右侧肾周筋膜及其内的肾周脂肪,肾蒂周围、下腔静脉及腹主动脉前、旁、间的淋巴、脂肪和结缔组织,以锐性及钝性剥离方法自上而下一并切除。遇到较大的淋巴管应予结扎切断,再继续向下清扫至患侧髂总血管、髂外血管的上 1/3 及对侧髂血管分叉处。外侧再沿精索血管向下达腹股沟内环,将原睾丸切除时高位结扎之精索残端拉出,再于膀胱后方切断结扎输精管,也将其原结扎之残端拉出,右侧腹膜后淋巴清除即告结束。

3. 左侧腹膜后淋巴结清除　切开降结肠外侧的腹膜返折部,再沿横结肠左侧缘切开胃结肠韧带,将左半结肠游离,并向下内方牵开,于胰腺体尾部后做钝性分离,并分离切断脾胃韧带,将胰腺及脾脏向上内方牵开,即可显露左肾脏、肾蒂、腹主动脉及腔静脉。如此已将左侧腹膜后上半部分显露出来、如仅行左侧清扫术,还应将降结肠及乙状结肠推向左侧,在肠系膜下动脉左侧切开后腹膜,于结肠系膜及腹膜后方做钝性分离,即可显露左侧腹膜后下半部分的腹主动脉、下腔静脉及髂血管。

左侧腹膜后淋巴清除术的操作方法与右侧相同。术中尽可能保留肠系膜下动脉,若动脉周围有淋巴浸润,也可于靠近主动脉处切断。

4. 引流、缝合　腹膜后间隙及腹腔内冲洗。创面彻底止血,腹膜后间隙放入橡皮管引流管,于腹壁另切一小口引出。按常规缝合切口。

【术后处理】

1. 卧床休息 7～10 天,然后开始在床上坐起活动。

2. 禁食及胃肠减压 2～3 天,如肠蠕动恢复可进流质饮食 2～3 天,然后改半流饮食,至普通饮食。

3. 注意脉搏、血压及 24 小时尿量和水电解质情况。

4. 术后应用抗菌药物防治感染。

5. 如有腹膜后引流管,将其连接于负压吸引装置。24～48 小时后无液体吸出,可拔除引流管。

6. 如淋巴结有肿瘤转移,伤口痊愈后(一般 2 周)再行化学药物治疗或放射治疗。

(王　斌)

第四十七章

输精管、精囊手术

第一节　输精管吻合术

【适应证】

1. 输精管结扎后需要再生育者。

2. 输精管意外损伤需要吻合者。

【术前准备】

局部皮肤的准备,应在术前2日每日洗涤会阴部1次。

【麻醉】

局麻或腰麻。

【手术步骤】

1. 体位　仰卧位,两下肢稍分开。

2. 切口、分离输精管　将输精管结扎术的皮肤瘢痕切除,扩大切口至2~3cm,将输精管远、近两端分离清楚,用缝线将两端提起。再沿输精管向两端分离,以切除残端后的吻合口无张力为度〔图47-1〕。不宜分离过多,以免影响输精管血运。切除远、近残端瘢痕。

3. 将支架线引入输精管一端　用7~8号针头从输精管近端插入管腔,至离断端1.5cm处穿出管壁,并经阴囊皮肤穿出。将尼龙线导入针腔〔图47-2〕,退出针头,使尼龙线留在管腔内,末端露在皮肤外面,并将皮肤端用丝线缝合固定在皮肤上。

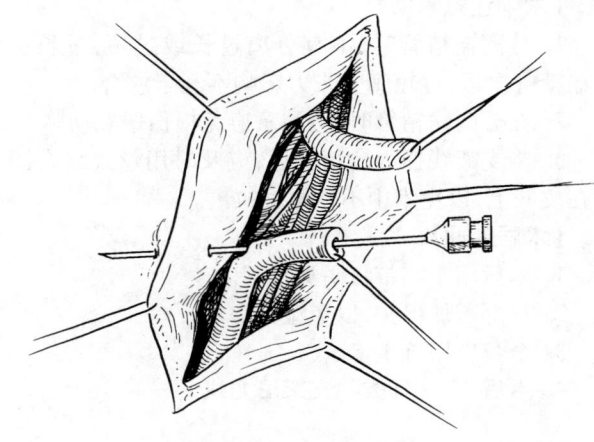

图 47-2　引入支架线

4. 向输精管另一端管腔插入支架线　将尼龙线的另一端向上插入远端输精管腔内4~5cm,留作管腔支架之用〔图47-3〕。

5. 吻合输精管　用7-0尼龙线或5-0丝线将输精管间断缝合3~4针作端-端吻合。

6. 输精管减张　用丝线间断缝合输精管周围组织,一般只缝2~3针以覆盖输精管,然后缝合皮肤切口〔图47-4〕。

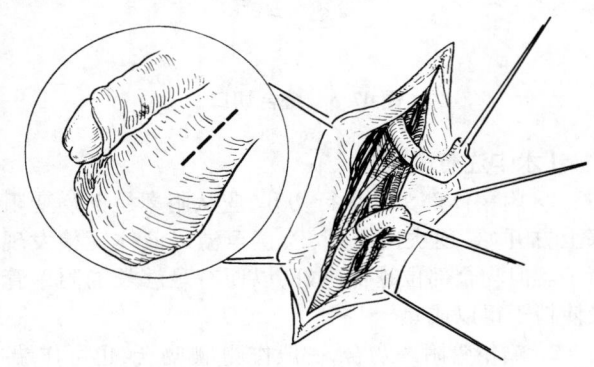

图 47-1　分离输精管,切除瘢痕

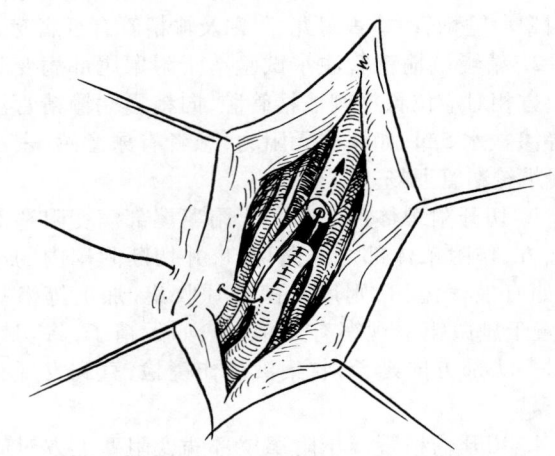

图 47-3　将支架线插入输精管另一端

6

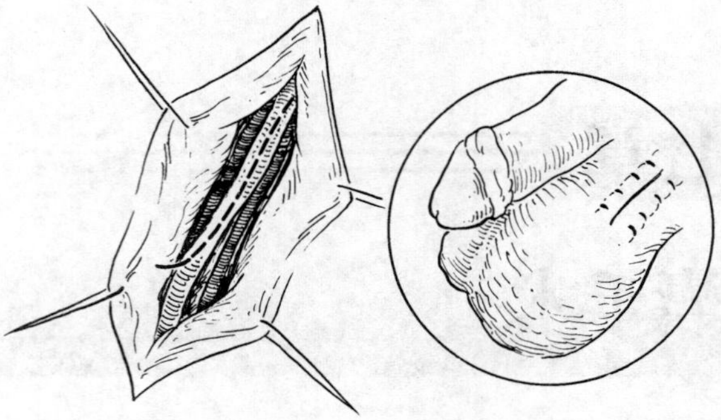

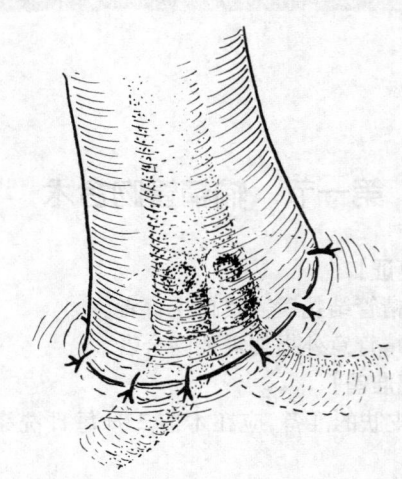

图 47-4　输精管吻合及缝合皮肤切口

【术中注意事项】

1. 分离输精管时,不宜分离过长或过短,过长有碍输精管血运,过短则受张力影响不利于愈合。

2. 在分离输精管时,应注意避免损伤睾丸动脉。

3. 当支架线插入输精管后,应及时用丝线缝合固定在皮肤上,以免术中不慎再被拉出。

【术后处理】

1. 术后用丁字带将阴囊托起。

2. 局部需加保护,以免湿污。

3. 全身应用抗生素。

4. 术后 7～9 日拔除支架尼龙线。

第二节　输精管附睾吻合术

【适应证】

精液内无精子,附睾尾部有梗阻性病变,睾丸活组织检查正常者。

【手术步骤】

1. 切口及探查阴囊内容物　作阴囊前侧中线纵向切口,切开皮肤、肉膜、诸筋膜,直至睾丸鞘膜壁层。于壁层外钝性分离,将睾丸鞘膜连同阴囊内容物一起挤出切口外,切开睾丸鞘膜,显露睾丸、附睾,并分离出附睾段输精管,检查睾丸、附睾及输精管有否病变。

2. 精囊端输精管注水试验　于附睾尾部病变阻塞上方相对应位置穿刺输精管腔,向精囊端输精管注入等渗盐水 5ml,如注水无阻力,患者有尿意感,表示精囊端输精管通畅。

3. 切开附睾体部头部　于附睾尾部病变阻塞部位上方,作附睾体部之纵向切口,并切断附睾内的小管,如有液体溢出,则用无菌玻片收集,加上等渗盐水,置于显微镜下观察有无精子。如无精子,将切口向附睾头部方向延长,收集液体作镜检,直到发现有精子。

4. 切开输精管　于附睾尾部病变阻塞上方对应部位的输精管向上作纵向切口,其长度与附睾体部头

部纵向切口相当。并将 3-0 尼龙线通过注射针头从输精管纵向切口上端插入管腔,再经管壁穿出,并引出皮肤之外。

5. 输精管附睾吻合　用 8-0 尼龙线行输精管附睾侧-侧吻合。先缝合上下两端,结扎后线尾做牵引,并将尼龙支撑线下端经吻合口从吻合口下角引出,再于输精管附睾吻合口之两侧作间断缝合。最后,再将尼龙支撑线下端线尾引出阴囊皮肤外〔图 47-5〕。

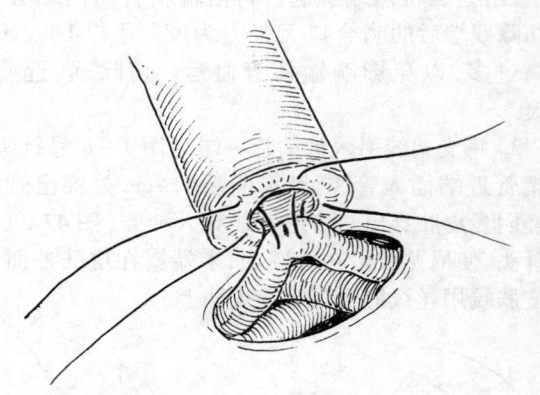

图 47-5　输精管附睾吻合

6. 同法施行对侧手术。

7. 缝合切口　检查切口内无出血,放置橡皮引流条,用细丝线垂直褥式缝合阴囊切口,最后,将尼龙支撑线上下两线尾于皮肤外结扎固定〔图 47-6〕。

图 47-6　缝合切口

【术中注意事项】

1. 附睾体部头部纵行切开,应从附睾尾部病变阻塞上方开始,逐次向上切开,直至溢出液体镜检发现精子。但吻合部位越低越好,以便有足够长的附睾管段使精子得以成熟。

2. 输精管附睾吻合,一般作侧-侧吻合,也可作端-侧吻合,如有膨大之附睾小管还可以作端-端吻合术。

3. 手术应在手术放大镜或手术显微镜下施行。

【术后处理】

1. 将阴囊托起。

2. 术区需加以保护,以防切口及支撑物被污染。

3. 应用抗菌药物防治感染。

4. 术后5天内每晚内服己烯雌酚3mg。

5. 如有阴囊皮肤缝线,术后5～7天拆除。

6. 如有输精管支撑物,术后8～12天拔除。

7. 术后1个月开始检查精液,大多数患者术后1个月开始出现精子,极少数乃至半年到1年才出现精子。

第三节　精囊切除术

精囊是由胚胎中的中肾管发育而成,位于膀胱后面,左右各一,位于前列腺上方,紧贴膀胱后壁并与输尿管下端交叉,其后为直肠前壁。当精囊出现了病变,就要考虑进行精囊切除手术。

精囊切除术主要用于治疗早期精囊恶性肿瘤、良性肿瘤、症状严重的精囊结石及久治不愈的局限性精囊结核。精囊位置深在,手术显露困难,以往大多采用经会阴途径,手术操作较简单,但容易导致术后阳痿。近年来,多采用耻骨上膀胱外或经膀胱途径,效果较好。

【术中注意事项】

1. 经耻骨上膀胱外精囊切除术　硬膜外麻醉。平卧位,臀部垫高。下腹正中切口。上推腹膜游离膀胱。沿前列腺筋膜分离膀胱后壁及底部,于精囊后方直达前列腺尖部。游离两侧输精管,切断结扎。仔细将精囊与直肠分离,然后沿前列腺后面被膜完整切除精囊。用肠线缝合创面。膀胱周围置引流。如精囊肿瘤累及前列腺应将前列腺一并切除。精囊结石可施行精囊切开取石术。术后留置导尿管,应用抗生素。若为结核则应用抗结核药物。

2. 经膀胱精囊切除术　麻醉、体位同经耻骨上膀胱外精囊切除术。下腹正中切口,游离膀胱两侧、沿前列腺筋膜分离膀胱底部。在膀胱前壁近颈部横向切口。显露输尿管开口,并置入输尿管导管避免将其损伤。认清膀胱三角,在其与膀胱颈交界处横行切开,两侧牵开,可清楚地显露精囊。游离切断输精管,沿前列腺后背膜完整切除,仔细止血,用肠线缝合膀胱后壁及前壁切口。耻骨上膀胱造瘘。膀胱两侧置引流管,缝合切口。

3. 经会阴精囊切除术　取膀胱截石位。会阴部倒U形切口。显露、切断会阴中心腱。沿直肠前壁向上分离,显露、切断直肠尿道肌。然后于前列腺筋膜前后层之间向上分离,牵开会阴深横肌,即显露出尿道、前列腺及精囊。为避免直肠损伤,分离深部时,术者可用左手示指插入直肠内作引导。牵开伤口,沿输精管壶腹部向上分离,切断输精管。注意勿伤及输尿管。然后钝性分离精囊,沿前列腺后筋膜将其切除。创面用细肠线间断缝合。放置香烟引流。修复会阴中心腱。逐层缝合切口。

（姜　涛）

第四十八章

腔内泌尿外科手术

第一节　经尿道膀胱肿瘤电灼术

【适应证】

1. 单发膀胱乳头状瘤,表浅,瘤蒂细长,直径小于1cm,位于膀胱三角区及侧壁。

2. 膀胱部分切除术后复发的乳头状瘤,直径小于1cm。

【禁忌证】

1. 膀胱乳头状瘤直径大于1cm,肿瘤多发,位于膀胱顶、膀胱前壁及膀胱颈部的肿瘤。

2. 膀胱乳头状瘤伴有急性出血,膀胱镜下观察困难者。

3. 膀胱憩室内肿瘤。

【术前准备】

1. 常规术前准备。备皮、备血、灌肠等。

2. 术前应行静脉尿路造影(IVU)或泌尿系增强CT检查,一定要排除上尿路肿瘤。

3. 评估全身情况,心肺功能不良者需术前改善心肺功能。

4. 控制感染,急性出血者要待止血后方可手术。

【麻醉与体位】

连续硬膜外麻醉、鞍麻或骶管麻醉;截石位。

【手术步骤】

1. 手术前,准备好电切镜,一般以30°为宜。

2. 常规消毒铺巾,自尿道插入电切镜,接监视器,接循环冲洗水,冲洗装置高度应距患者一米处,电切时冲洗水选择5%葡萄糖溶液、甘露醇或山梨醇,也可以选择蒸馏水,但蒸馏水可导致溶血,一般不选用。插入电极头。

3. 观察膀胱内景,确定肿瘤位置,大小及肿瘤特点。辨认双侧输尿管口位置,避免手术时误伤输尿管口。

4. 电灼前建议先取组织活检,电灼的肿瘤都较

小,如直接电灼,有取不到病理的可能。

5. 电灼从肿瘤基底部开始,并将周围膀胱黏膜一并电灼。

6. 创面彻底止血,循环冲洗膀胱内,取冲洗液沉淀物送病理,拔出电切镜,自尿道置F20#Foley导尿管做留置导尿。

（王建伯）

第二节　经尿道膀胱肿瘤电切术

【概述】

膀胱肿瘤是泌尿系统最常见的肿瘤之一,大部分膀胱肿瘤病理为尿路上皮癌(90%以上),其他病理类型如鳞癌、腺癌及非上皮肿瘤肉瘤等不到10%。膀胱肿瘤约70%为非肌层浸润型膀胱癌(T_{is},T_a和T_1期),约20%左右为肌层浸润型膀胱癌。对于非肌层浸润型膀胱癌的治疗,经尿道膀胱肿瘤手术已经成为"金标准"。

【适应证】

对于腔镜可及的低分期、低分级的肿瘤都可以采用经尿道膀胱肿瘤电切术(TURBt)。低分期是指T_{is}、T_a、T_1和T_{2a}期肿瘤;低分级是指病理分级Ⅰ、Ⅱ级的肿瘤。另外,对于高分期、高分级的肿瘤,患者一般情况较差,不能耐受开放手术的病例,也可以采用TURBt,但这时,手术的目的是为了减瘤、止血等目的,属姑息手术。

【术前准备】

1. 常规术前准备。备皮、备血、灌肠等。

2. 术前应行静脉尿路造影(IVU)或泌尿系增强CT检查,一定要排除上尿路肿瘤。

3. 评估全身情况,心肺功能不良者需术前改善心肺功能。

【麻醉与体位】

连续硬膜外麻醉或全麻,截石位。

6

【手术步骤】

1. 手术前,准备好电切镜,一般以30°为宜。

2. 常规消毒铺巾,自尿道插入电切镜,接监视器,接循环冲洗水,电切时冲洗水选择5%葡萄糖溶液、甘露醇或山梨醇,也可以选择蒸馏水,但蒸馏水可导致溶血,一般不选用〔图48-1(1)〕。电切环一般选用直径3~5mm,100~300Hz。

3. 观察膀胱内景,确定肿瘤位置、大小及肿瘤特点。辨认双侧输尿管口位置,避免手术时误伤输尿管口。

4. 切除肿瘤。所有的肿瘤应完全切除,切割深度应到达肌层。有蒂的肿瘤,一般从蒂部开始切割,当蒂部切断后,肿瘤漂离视野,继续切除蒂部膀胱壁,深度达肌层。对于广基的肿瘤,应由一侧肿瘤冠部逐步切割,直至完全切除肿瘤,切除深度达肌层。术中边切割边止血,保持术野清晰,是手术顺利完成的关键〔图48-1(2)(3)〕。

5. 电灼气化肿瘤周围1cm范围正常膀胱黏膜。完全切除肿瘤后,对于肿瘤易复发的周边1cm范围内的膀胱黏膜,应电灼气化,可有效地防止肿瘤原位复发。亦有学者提出二次电切可有效降低肿瘤的原位复发率。

6. 创面彻底止血,冲洗出切除之肿瘤组织,清查确认膀胱内无活动性出血、膀胱内无肿瘤残余后,拔出电切镜,自尿道置F20#Foley导尿管做留置导尿。

【术中注意要点】

1. 电切时间要严格掌握,一般不宜过长,时间过长可导致水中毒。

2. 目前可选择等离子双极电刀进行手术,这时可采用生理盐水作为介质,可有效降低水中毒发生。

3. 对于邻近输尿管口的肿瘤,手术时要避免损伤输尿管口,必要时手术时可先行输尿管插管,再行电切,以避免输尿管口误伤。

4. 对于膀胱侧壁肿瘤,手术时可导致闭孔肌痉挛,易造成膀胱穿孔。可在术前行闭孔神经阻滞,或手术时适当降低电切功率也是预防闭孔神经反射的有效方法。

5. 对于较小的肿瘤,直径小于0.5cm的肿瘤,由

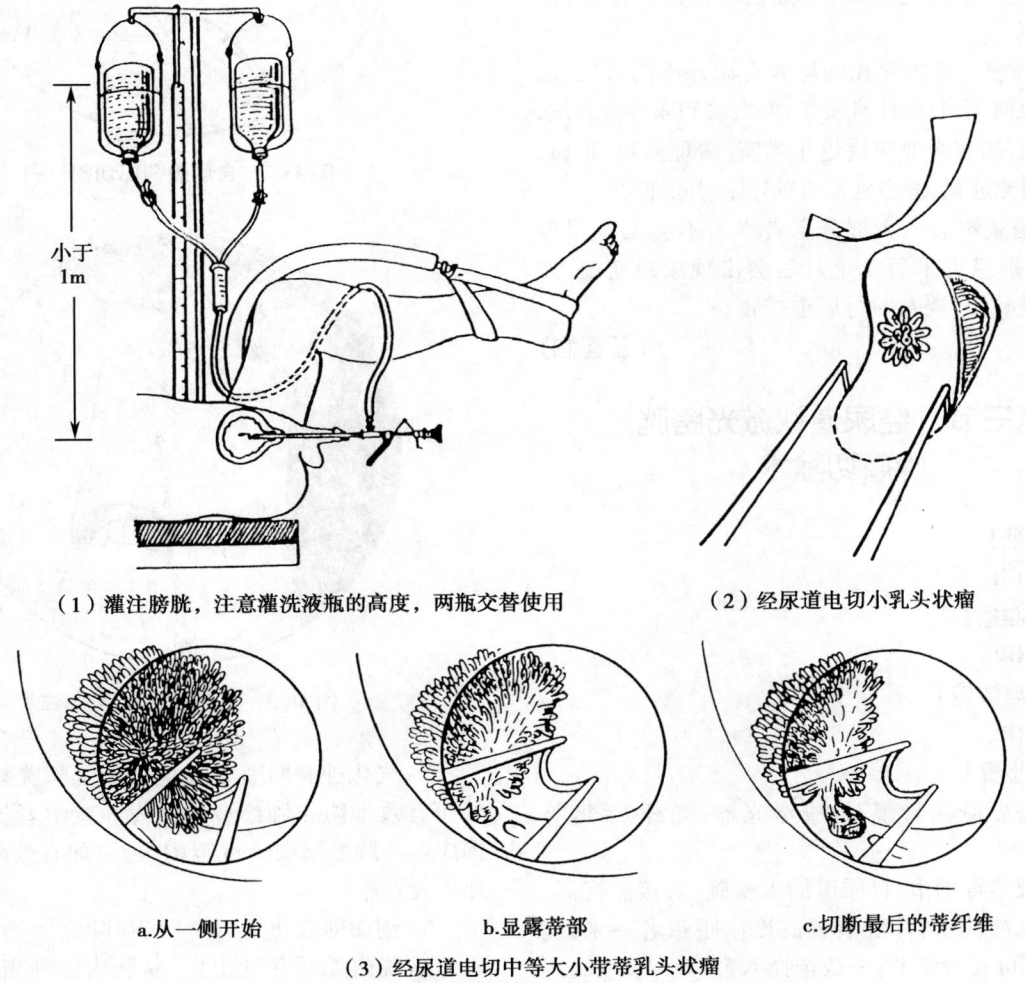

(1) 灌注膀胱,注意灌洗液瓶的高度,两瓶交替使用

(2) 经尿道电切小乳头状瘤

a.从一侧开始　　　　b.显露蒂部　　　　c.切断最后的蒂纤维

(3) 经尿道电切中等大小带蒂乳头状瘤

图48-1　经尿道的膀胱手术

6

于电切可直接破坏肿瘤细胞结构,病理较难辨认,故建议在术前先取病理组织,然后电切。

6. 所有的电切手术均要做好开放手术的准备,术中如出血较多,止血效果不好,视野不清,无法辨认肿瘤的具体情况时,应果断改开放手术,以免造成严重的并发症。

7. 膀胱穿孔。闭孔肌痉挛或切割过深时可导致膀胱穿孔,一般只要保证留置导尿管通畅,均可自行愈合。

8. 对于创面较大,留置导尿颜色较深者,可行膀胱持续冲洗,一般1~2天,尿色可自然转清。

【术后处理】

1. 留置导尿管一般1天左右,可以拔除,第二天可出院。对于尿色较深者,可适当延长1~2天。对于膀胱穿孔者,可留置导尿管7~10天。

2. 出院前预约复查时间和膀胱灌注时间。

【术后并发症】

1. 出血。术后应严密观察尿液颜色,观察是否有血块积存,血尿颜色过深,可行膀胱持续冲洗,同时一定要观察耻骨上有无膨隆,有凝血块要及时冲出,保证引流通畅。

2. 尿外渗。膀胱穿孔的患者有尿外渗的可能,患者会出现腹痛,有时会伴有发热,如血块和尿外渗并发,应及时处理,如有必要应重返手术室,清理血块,止血,一般保持引流通畅,适当延长留置导尿时间即可。

3. 尿道狭窄。绝大部分患者术后不会发生尿道狭窄,极个别患者术后几个月后会出现尿线变细,如确定有尿道狭窄,要及时行尿道扩张。

（王建伯）

第三节　经尿道钬激光膀胱肿瘤切除术

【适应证】

同 TURBt。

【术前准备】

同 TURBt。

【麻醉与体位】

同 TURBt。

【手术步骤】

1. 准备膀胱插管镜,检查激光器、光纤、手柄等器械。

2. 常规消毒铺巾,自尿道插入膀胱镜,接监视器,接生理盐水冲洗水,冲洗装置高度应距患者一米处。钬激光功率可自行调节,一般选择1.5~2.5J,20Hz。

3. 观察膀胱内景　确定肿瘤位置、大小及肿瘤特

点。辨认双侧输尿管口位置,避免手术时误伤输尿管口。

4. 切除肿瘤　所有的肿瘤应完全切除,切割深度应到达肌层。有蒂的肿瘤,一般从蒂部开始切割〔图48-2、图48-3〕,当蒂部切断后,肿瘤漂离视野,继续切除蒂部膀胱壁,深度达肌层〔图48-4〕。对于广基的肿瘤,应由一侧肿瘤冠部逐步切割,直至完全切除肿瘤,切除深度达肌层。钬激光切割深度为0.4mm,切割时应逐层切割,直至显露膀胱肌层,可见肌纤维。术中边切割边止血,保持术野清晰,是手术顺利完成的关键。

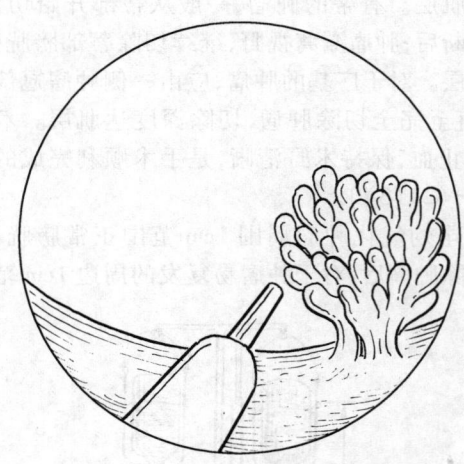

图48-2　自肿瘤蒂部切割(一)

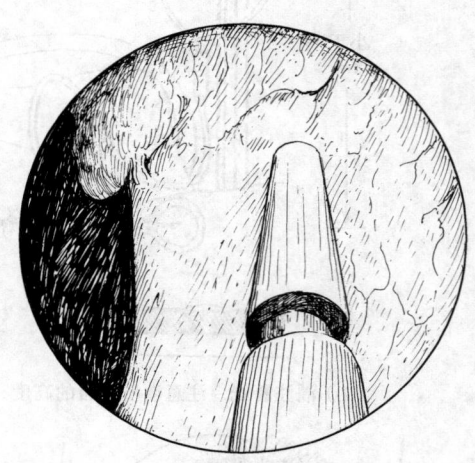

图48-3　自肿瘤蒂部切割(二)

5. 气化肿瘤周围2cm范围正常膀胱黏膜〔图48-5〕可有效地防止肿瘤原位复发。有学者提出气化范围应选择肿瘤周围3cm范围,可更加有效降低肿瘤的原位复发率。

6. 创面彻底止血,冲洗出切除之肿瘤组织,清查确认膀胱内无活动性出血、膀胱内无肿瘤残余后,拔出膀胱镜,自尿道置F20气囊导尿管做留置导尿。

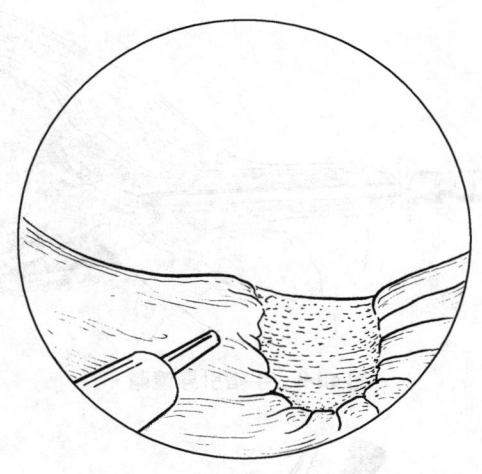

图 48-4　切割深度达膀胱肌层

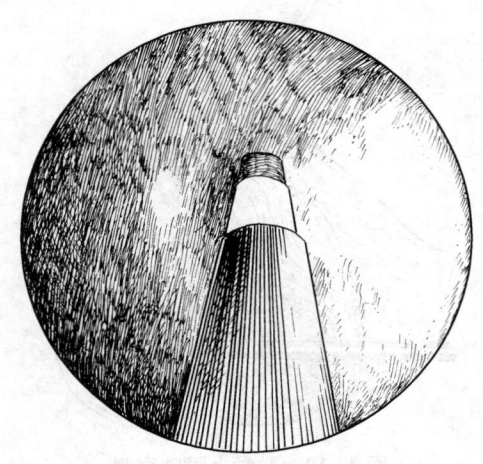

图 48-5　气化肿瘤周围 2cm 范围正常黏膜

第四节　经尿道前列腺电切术

经尿道前列腺切除(transurethral resection of prostate,TURP)起始于 20 世纪 30 年代,20 世纪 80 年代引进中国。随着经尿道电切设备的不断改进及电切技术的进步,TURP 已成为治疗良性前列腺增生的首选手术。

【手术器械与设备】

1. 电切镜　包括窥镜、镜鞘、闭孔器、工作件(手柄)、切割环〔图 48-6〕。

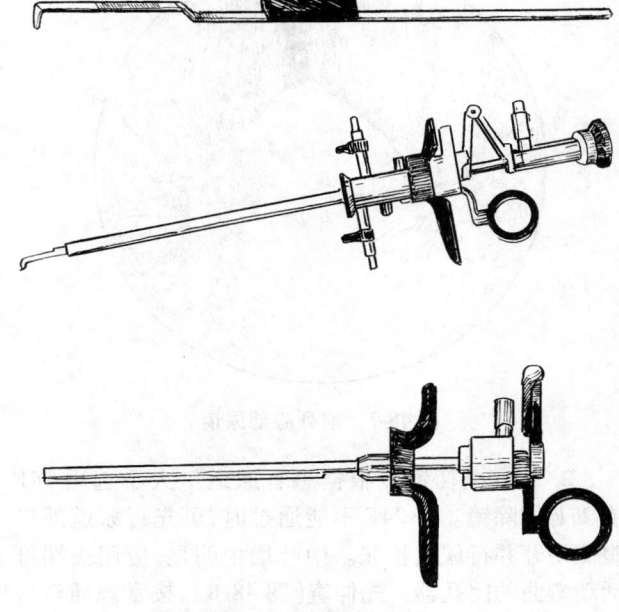

图 48-6　电切镜组件

2. 内镜监视摄像系统。

3. 高频发射器(高频电刀)　①真空管电流,用作切除前列腺;②火花隙电流,用于凝固止血。

4. 冷光源。

5. 冲洗器。

6. 膀胱造瘘套管穿刺器　可降低术中膀胱内压力,减少水分吸收,预防经尿道电切综合征的发生。

此外,还应准备 21F 膀胱镜、冲洗用大而深的盛水容器、大容量灌注器、尿道探子(16F ~ 28F)、三腔气囊导尿管和为引导其进入膀胱的金属芯条等。

【适应证】

1. 适应证同耻骨上前列腺切除术。

2. 前列腺体积的大小并不是手术的禁忌证。一般认为 80ml 以下更适合行经尿道前列腺手术。

3. 对于急性尿路感染、尿道狭窄经扩张无法置入电切镜或无法摆截石位的患者可视为手术禁忌证。

【术中注意事项】

1. 对于直径小于 0.5cm 的肿瘤,由于钬激光可直接气化肿瘤组织,较难取到病理,故建议在术前先取病理组织,然后手术。

2. 术中如出血较多,止血效果不好,视野不清,无法辨认肿瘤的具体情况时,应果断改开放手术,以免造成严重的并发症。

3. 膀胱穿孔　钬激光较少发生闭孔肌痉挛,膀胱穿孔机会大大下降,如发生膀胱穿孔,一般只要保证留置导尿管通畅,均可自行愈合。

4. 对于创面较大,留置导尿颜色较深者,可行膀胱持续冲洗,一般 1 ~ 2 天,尿色可自然转清。

【术后处理】

同 TURBt。

【术后并发症】

同 TURBt。

(王建伯)

【术前准备】

同耻骨上前列腺切除术。

【麻醉与体位】

最常用低位硬脊膜外腔阻滞麻醉,截石位。

【手术步骤】

1. 膀胱镜初步检查　检查膀胱有无病变,检查三角区、输尿管口的位置,以及它们和增生前列腺的关系。通常前列腺尿道由正常的 2～3cm 增加到 4～6cm,侧叶增生致尿道腔变成一条缝隙,顶至基底部距离增加〔图 48-7〕。

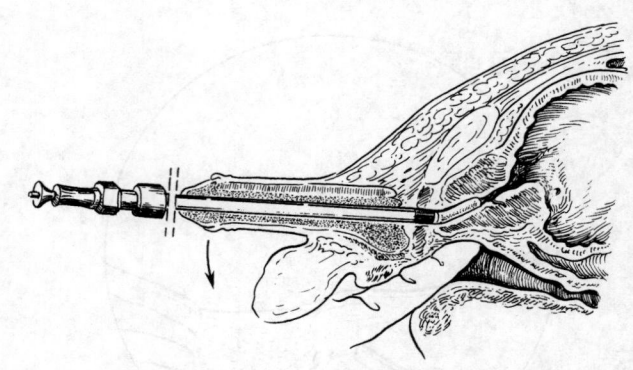

图 48-9　手指引导镜鞘

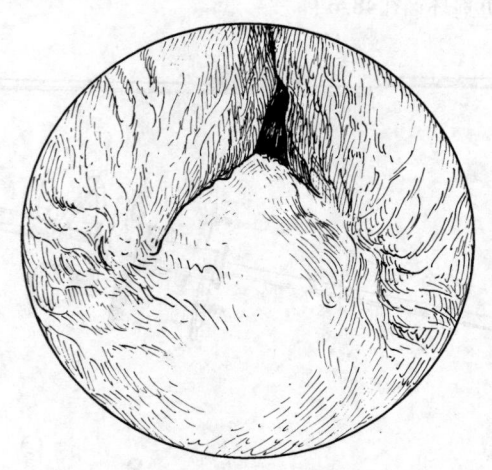

图 48-7　前列腺部尿道

2. 插入电切镜　根据患者尿道口大小选用 24F 或 27F 切除镜。若 24F 不能通过时,可先行尿道外口腹侧切开并行尿道扩张。中叶增生明显,应用头端可活动弯曲的闭孔器。先伸直〔图 48-8〕,按常规插至后尿道不能前进时,稍后退,闭孔器头端弯曲向前方,引导镜鞘入膀胱内〔图 48-9〕。退出闭孔器,置入切除操作器和窥镜。

3. 耻骨上膀胱穿刺　术中可维持膀胱内低压,可有效减少冲洗水的吸收。因回流装置的普及,目前并不作为常规手段〔图 48-10〕。

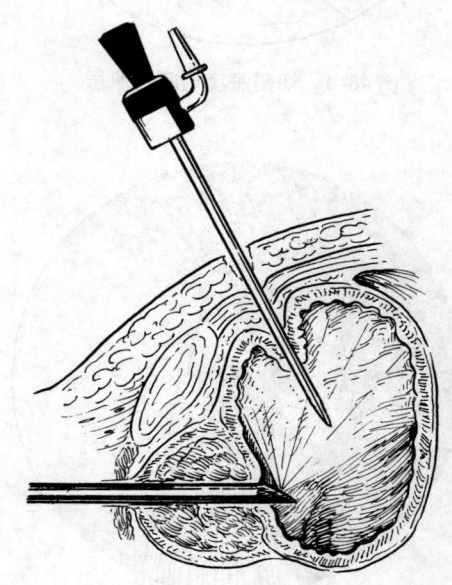

图 48-10　耻骨上膀胱穿刺

4. 切除前列腺主体部分组织　以精阜为标志,在精阜与膀胱颈部之间依次切除前列腺增生组织。除前列腺中叶或膀胱颈部增生组织平切外,由于前列腺组织为一球状之腺瘤,因此,切除应浅-深-浅〔图 48-11〕。膀胱颈之前列腺增生组织切至环状纤维时,不宜再切,否则将造成术后膀胱颈挛缩,而且膀胱前列腺连接部很薄,深切可能造成穿孔。一侧叶切除后,在切另侧叶时,可发现开始切除的一侧出现内翻 V 字形组织,应再行切除,顺时针或逆时针方向再检查有无类似情况,凡有悬挂之组织都应切除。对于较大的前列腺增生,上述情况可能多次出现,应进行多次轮流切除。但必须经常检查是否超过精阜水平,精阜是一"界标",务必保存,超出精阜水平,即易伤及外括约肌〔图 48-12〕。三叶皆增生,先切中叶,否则干扰操作,但不宜切得过深。

5. 前列腺尖部的切除　最后切除前列腺尖部组织。应在较为清晰的视野下仔细操作,亦可避免尿道外括约肌的损伤,也是术后通畅排尿的保障。将窥镜

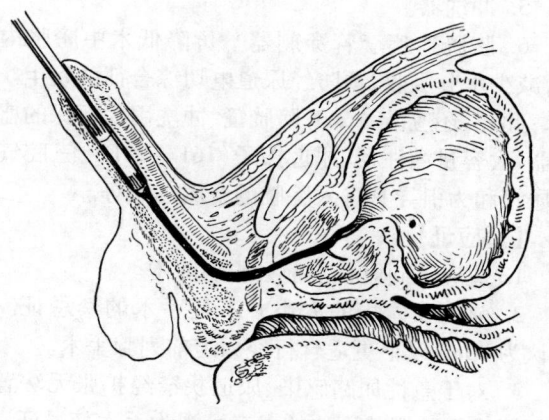

图 48-8　插入电切镜

6

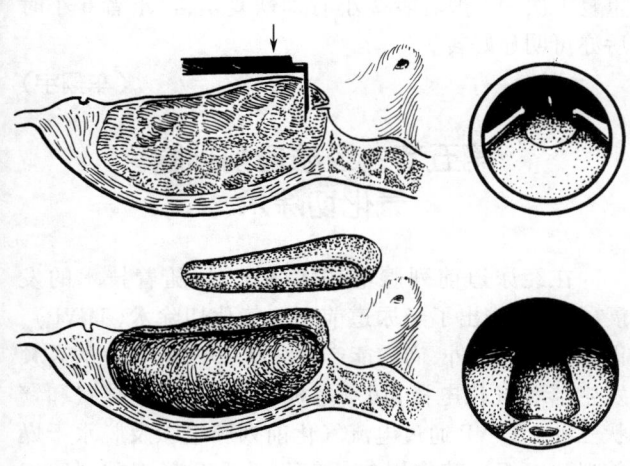

图 48-11　精阜标志切除前列腺

拖至精阜水平,可见圆形膀胱颈,则证明前列腺切除较为满意〔图 48-13〕。

6. 结束电切　彻底止血后,反复冲洗膀胱,收集所有组织切屑并予以称重。再次检查创面并止血,留置 20F～22F 三腔气囊导尿管,可根据出血情况牵拉压迫。

【术中注意事项】

1. 止血　辨别出血点和有效止血是 TURP 过程中重要的一环。动脉出血可以是脉冲式,也可以是持续性射出,鲜红。一般来说动脉出血易被电凝控制〔图 48-14〕。开放的静脉窦出血,暗红色血液涌出而不是射出,很难用电凝止血,失血量可能较大。需要尽快而仔细地结束切除,插入气囊导尿管,置适当水囊压迫以控制静脉窦出血。止血的主要原则是在切

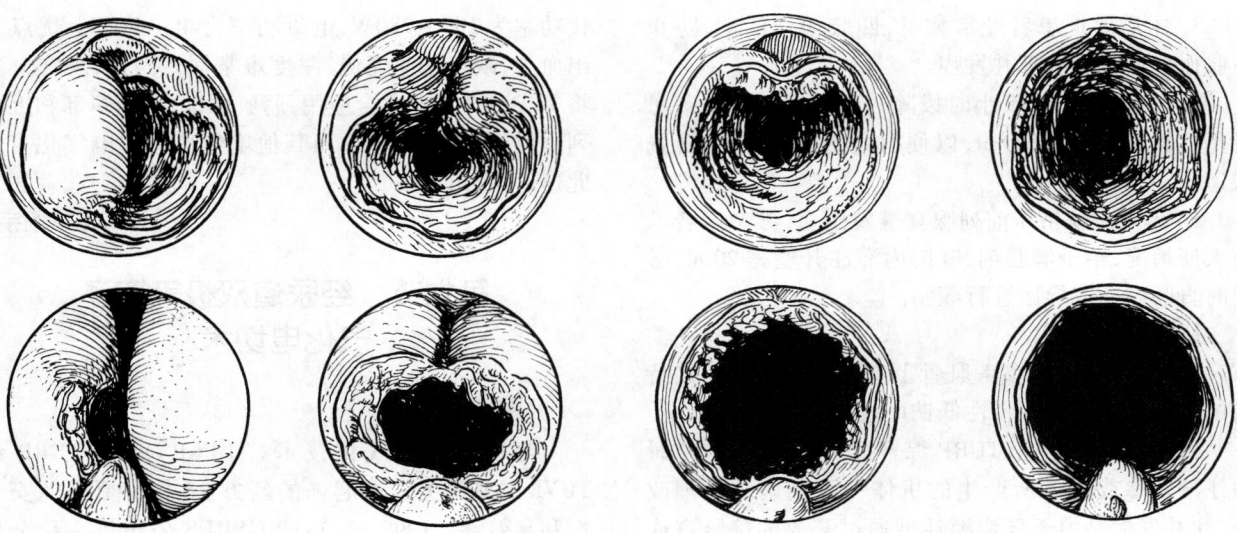

图 48-12　切除前列腺步骤

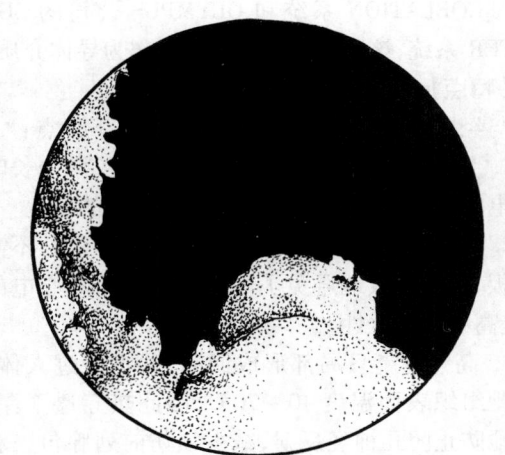

图 48-13　切除后膀胱颈

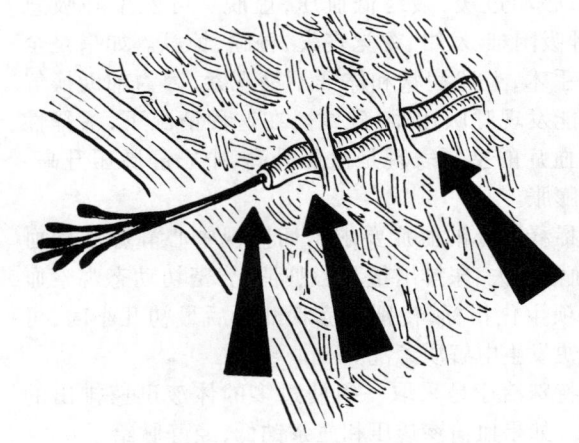

图 48-14　止血

6

除一个区域后,必须将这一区域出血点牢固地制止,然后再切另一区域,否则就会造成多处出血,视野模糊,影响切除。

2. 判断切割是否彻底　由于前列腺增生并不规则,每个区域应切多深才够标准,这主要凭观察和经验。切割彻底的标志是膀胱颈部见环状纤维即止。

3. 12 点位不宜切得过深,因前列腺前方即是极为丰富的耻骨后前列腺静脉丛,最易切破致难以控制的大出血。

【术后处理】

1. 为牵拉气囊导尿管,尿道外口系拴之纱布,应在术后 2~3 小时内松解,以防长时间牵引压迫括约肌,引起尿失禁。

2. 保持持续膀胱冲洗的通畅。根据冲洗液颜色于术后 1~2 天停止。

3. 术后要求患者经常翻身,四肢稍作活动,防止下肢血栓形成和肺部并发症。

4. 于术后 72~96 小时拔除气囊导尿管。并嘱患者每日饮水至少 1500ml,以便有足够尿液冲洗膀胱尿道。

5. 为防便秘挤压前列腺窝继发出血,参考患者术前大便情况,给予润肠剂、肛门内灌注开塞露 20ml,必要时直肠内插入导尿管行灌肠。

【术后并发症】

TURP 并发症可参考耻骨上前列腺切除术。其特有的重要并发症为稀释性低钠血症(TURP 综合征)。

稀释性低钠血症(TURP 综合征)是指在 TURP 时灌注液外渗或内渗所产生的机体一系列病理生理改变,此并发症是由于低渗灌注液通过开放的静脉窦或前列腺包膜穿孔进入血管腔内所致。稀释性低钠血症的体征和症状以及它的并发症包括收缩压、舒张压升高,心动过缓,最终低血压,虚脱。可发生呼吸急促、呼吸困难、发绀、视觉丧失、昏睡、惊厥。如果是全麻下手术,上述症状和体征不易观察,因为辅助换气常不能发现呼吸困难、发绀。在这种情况下,稀释性低钠血症的主要表现是血压升高、中心静脉压升高、腹部膨胀。

稀释性低钠血症要求密切监视中心静脉压和血气、血液丢失、尿排出量和心脏情况,密切动态观察血清各项生化指标,特别在症状开始后最初几小时,可以很快发生电解质紊乱。

特殊治疗是采取一组使过多的体液迅速排出的措施。如果血清渗透压和血浆钠低,经静脉给予 40~100mg 呋塞米,并严密观察心血管衰竭和脑水肿症状。关于用高渗盐水,还有不同观点。但通常都用 3%~5% 氯化钠 25 000ml 静脉输入。必要时过 3~4 小时

重复 1 次。一般轻者 2 小时即恢复正常,重者 6 小时后亦可明显好转。

(车翔宇)

第五节　经尿道前列腺气化切除术

在经尿道前列腺电切术基础上,随着技术的发展,临床又推出了经尿道前列腺气化切除术(TUVP),设备除电切镜外,尚需能产生 200~300W 功率的高频发生器和气化电极,切割电极有滚桶柱状、祥状和铲状三种。TUVP 通过电流气化前列腺组织及脱水干燥前列腺组织。其作用包括气化干燥及凝固前列腺组织。气化深度达 3~4mm,其下可产生 1~3mm 凝固层。其冲洗液、麻醉、体位和技术与 TURP 同。一般气化功率为 180~280W,电凝功率为 40~70W。优点为出血少,缺点是速度慢、深度难掌握。因此,现在大多将 TVP 和 TURP 联合应用,膀胱颈部、近精阜部和近前列腺增生外侧用电切,而其他增生部位用电气化。如此速度快、出血少。

(车翔宇)

第六节　经尿道双极等离子气化电切术

【概述】

等离子双极气化技术(TUPKP)是在 TURP 和 TUVP 的基础上发展起来的新方法,具有更高的安全性和高效性。1998 年,英国 GYRUS 公司将一种全新的等离子体技术用于前列腺切除,目前常用的设备有 GYRUS 公司的 PLASMAKINETIC 系统、ACMI 公司的 VISTA COBLATION 系统和 OLYMPUS 公司的 SURG-MASTER 系统,该系统使用等渗盐水作为导体介质。

【特点】

与经尿道电切、气化电切相比,有以下优点:

1. 用生理盐水作为导电液体,避免了术中长时间用非电解质溶液灌洗所致的 TUR 综合征的发生。

2. 工作电极和回路电极均位于电切环内,不需要副极板,从而有效地避免了电流通过人体对心电的影响,提高手术安全性。

3. 高频电流只局部形成回路,并不通过人体,手术时靶组织表面温度 40~70℃,因此热穿透不深,能有效地防止闭孔神经反射,减少损伤前列腺包膜和包膜外的勃起神经,减少术后勃起功能障碍的发生。

4. 等离子体的效应与组织的阻抗有关　增生组织切除效率很高,包膜切除效率低,提高了手术安全性。

5. 切割的同时止血效果好,术后创面凝固层坏死脱落的程度减少。

但也存在一些缺点,比如:

1. 外鞘较粗,使一部分患者因置入困难而需要尿道扩张。

2. 电极导线连接处不能见水,否则会发生短路损坏电极。

3. 电切环较小,遇到较大的前列腺时,切割速度较慢。

适应证和禁忌证、术前准备、麻醉、体位、并发症处理、术后处理均与 TURP 相同。

【注意事项】

1. 等离子电切镜的外鞘一般较粗,一般为 27F,若强行扩张进入,术后常并发尿道外口狭窄,故先做尿道外口切开再进镜。

2. 彻底止血 切割腺体时不仅要做到切割有序,最重要的血供处要做到彻底止血,如 5、7、3、9 点及精阜附近或两侧。

3. 切割 12 点处腺体时,每次切割不宜过深,每次切割半环,连续切割 2～3 次即可达到被膜,同时采用终点切割法。

4. 如两侧叶增生达到精阜远端,应将其切除,否则会影响术后排尿功能。

5. 切除突入膀胱的中叶及前列腺尖部 要将突入膀胱的中叶切除,切此处时要使膀胱略充盈,可更准确地辨认需切除的组织,同时避免损伤膀胱。

6. TUPKP 具有包膜识别功能,切割环在前列腺包膜或脱水的组织表面只有电凝输出不能电切出现打滑现象;但在持续切割状态下,此功能会失去,导致包膜穿孔,损伤周围组织。故术者应具备一定的 TURP 操作基础。

7. 虽然 TUPKP 用盐水做冲洗液,不易出现 TUR 综合征。但手术时间较长者也可能因液体吸收致心脏负荷增大,术中应注意监测,及时发现及时处理。冲洗液的吸收速度与膀胱压力有关,而与电切时间的长短及切除组织多少无关,因此术中应经常检查膀胱区,保持膀胱低压状态,减少水吸收。

8. 并发膀胱结石者,应先处理结石,后行 TUPKP,以免结石残留于前列腺窝创面,术后不易排尽。

(车翔宇)

第七节 经尿道内切开 治疗尿道狭窄

由于尿道内腔镜手术器械的改进日趋完美精良,许多以往需经开放性手术治疗的尿道狭窄疾病,目前已可经尿道内腔镜手术治愈,其中包括尿道肿瘤和瓣膜、精阜增生,而最多者则施用于尿道外伤性或炎症性狭窄或闭塞。尿道狭窄和闭塞所采用的内腔镜手术方法取决于病变的部位、狭窄或闭塞的长度、狭窄的病因、既往施行过何手术,以及局部瘢痕厚硬度、有无感染及并发症等因素。腔内手术创伤小,较易操作,可反复施行。根据各类病变,可选择各种尿道镜腔内手术。

【适应证】

1. 病变长度小于 2.5cm 的无炎症狭窄和闭塞长度小于 1.0cm 者应首选腔内切开术。

2. 狭窄长度大于 3.0cm,或闭塞长度大于 2.0cm,或尿道轴线变异严重,或合并憩室、假道、尿瘘者,应先考虑开放手术。

【术前准备】

参阅男性尿道手术的术前准备。

【麻醉与体位】

一般选择硬脊膜外腔阻滞麻醉,单纯尿道狭窄小于 1.0cm 者用尿道表面麻醉或骶麻即可。麻醉后,患者仰卧于专用 X 线膀胱镜检查台。截石位,男性患者包皮过长者应翻转清洗。

【手术步骤】

1. 尿道狭窄的直视内切开术 直视下尿道镜插至狭窄部,置冷切刀操作器,通过插管孔插入 5F 输尿管导管,直视下穿过狭窄区至膀胱引出尿液,沿输尿管导管插入锯齿冷刀[图 48-15],依次用冷刀作截石位 12、5、7 点位切开[图 48-16]。边切边将内镜沿着

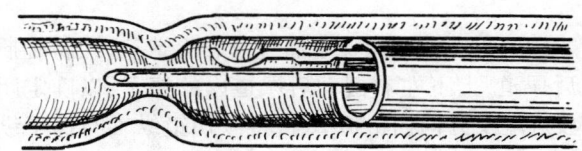

图 48-15 沿导管插入锯齿冷刀

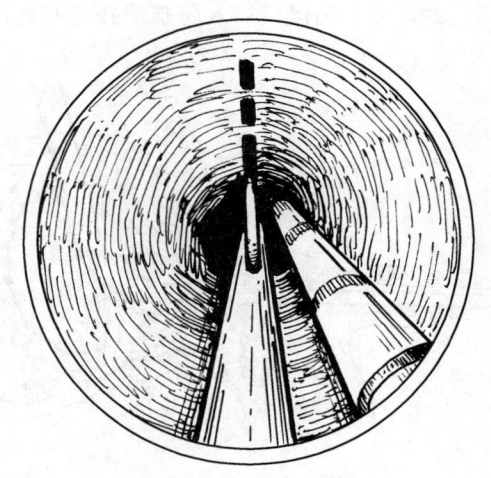

图 48-16 沿导管切开

输尿管导管向前推进,直至内镜进入膀胱。冷切开之瘢痕可以再复原,必须根据各自所具备条件将不规则之瘢痕组织处理消除,以钬激光或等离子双极电切损伤为轻。瘢痕切除只限于后尿道,切除时应尽量避免电灼。

2. 尿道闭塞的直视内切开术 此类病例绝大多数为创伤性和术后所致,位于后尿道,带有耻骨上膀胱造口。其术式的关键在于闭锁隔膜的最薄处,可采用以下三种方法。

(1) 置入冷刀切开器后,耻骨上膀胱内注入亚甲蓝,如见有蓝色尿液自针状狭窄口溢出,可小心切开蓝色孔处,并试插输尿管支架〔图48-17〕。

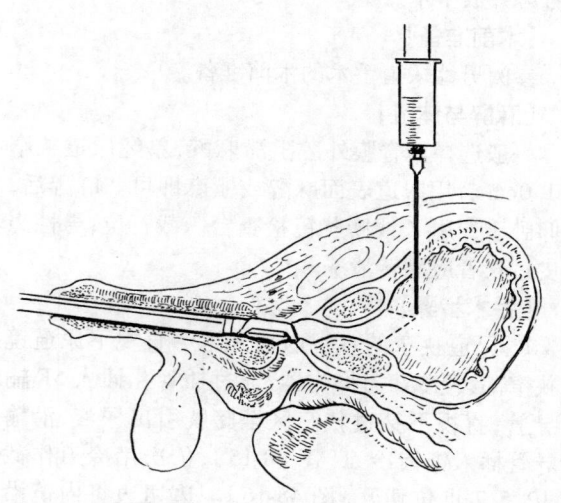

图48-17 耻骨上膀胱注入亚甲蓝

(2) 助手将金属探子通过耻骨上造口,经膀胱插入后尿道,上下左右摆动后尿道内的探子,以确定闭塞段近端及方向〔图48-18〕,将冷切镜纵轴与探子纵轴摆在同一水平线上,有条件者应在X线荧光屏监视下确定位置。

(3) 经耻骨上造瘘口插入膀胱镜并打开光源,将

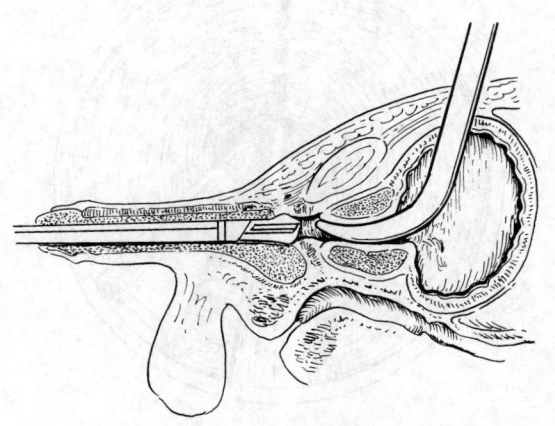

图48-18 金属探子引导

膀胱镜插入后尿道,用冷刀切开器在透亮最明显处纵向次切,并试插输尿管导管〔图48-19〕。

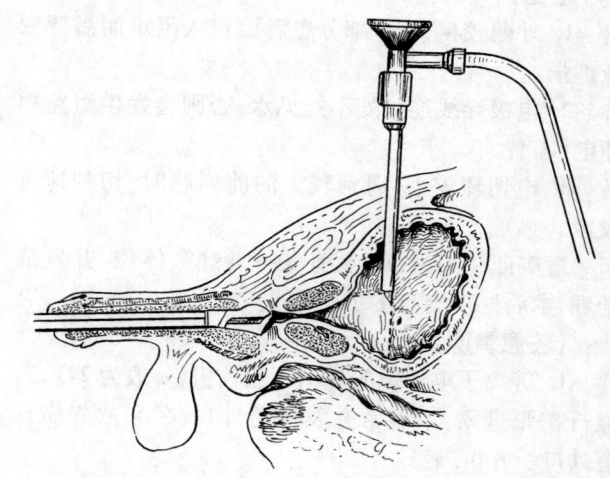

图48-19 耻骨上膀胱镜光源引导

一旦上述方法成功插入输尿管支架,其他步骤同前。

【术中要点】

1. 直视尿道内切开由于各部位瘢痕厚度不一,又由于外伤后尿道变形,如操作不慎易切透正常组织,使冲洗外渗、出血、穿孔、感染。发现后留置导尿管,抗生素控制感染。局部可切开引流。同时局部热敷,促进吸收。

2. 后尿道狭窄闭塞,尽量不向腹侧盲目穿切,以免损伤直肠,必须在手指引导下进行。

3. 背侧切开也勿过多,以免伤及前列腺背侧静脉丛。若遇此情况电凝无效,只能以20F气囊导尿管压迫。

4. 必须保护尿道外括约肌。

【术后处理】

1. 留置导尿管2~3周。

2. 继续抗感染治疗。

3. 定期随访,需要时酌情行尿道扩张,以防再狭窄。

术后处理及术后并发症与尿道手术相同。

(车翔宇)

第八节 经尿道钬激光碎石术

【概述】

钬激光波长2.1μm。钬激光的碎石作用主要依靠热效应。碎石过程中,结石表面的水和结石中的水吸收钬激光的能量后汽化形成小球,汽化小球随后裂解,所形成的冲击波产生二次压力,使结石粉碎。钬

激光以脉冲式发射,发射时间为 0.25 秒,瞬时功率可达到 10kW,足以粉碎各种成分和密度的结石。水吸收了大量的能量,减少了对周围组织的损伤。同时钬激光对人体组织的穿透深度很浅,仅为 0.4mm。因此在碎石时可以做到对周围组织损伤最小。钬激光碎石过程中结石很少跑动,而且钬激光光纤是可弯曲的,不仅可以通过硬性输尿管镜导入,还可以通过软性输尿管镜导入进行碎石。目前钬激光与腔内器械联合已成为治疗泌尿系结石的一种重要手段。它对输尿管结石、肾结石均可进行有效治疗,用钬激光治疗膀胱结石只需通过膀胱镜的工作通道将钬激光光纤引入,然后发射激光,结石就被击碎并通过尿道排出。研究表明,腔内镜下钬激光碎石单次成功率在 95% 以上,治疗膀胱结石可达 100%〔图 48-20、图 48-21〕。

【适应证】

1. 适用于体外冲击波碎石法无法碎解的、坚硬的

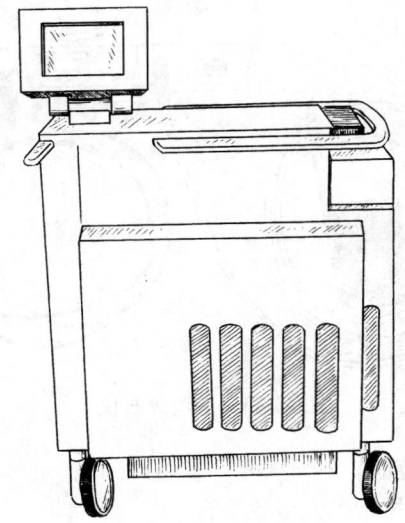

图 48-20　钬激光碎石机

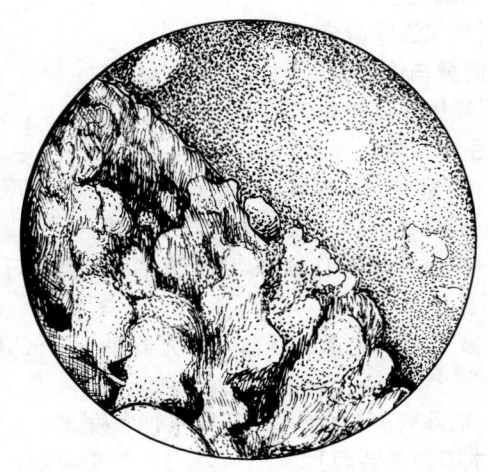

图 48-21　钬激光碎石

肾结石、输尿管结石和膀胱结石。

2. 体积较大、数目较多的结石为相对禁忌证。

【术前准备】

1. 控制尿路感染。

2. 术前需除外尿道狭窄,膀胱容量过小及全身出血性疾病。

3. 完善检查明确结石成因。

4. 改善患者一般身体状况,使其具备手术条件。

【麻醉与体位】

患者摆截石位,采用持续硬膜外麻醉或表面麻醉。

【手术步骤】

1. 经尿道置入膀胱镜。

2. 经操作通道放入钬激光光纤。

3. 光纤伸出操作通道 5mm 左右,接触结石后激发激光。

4. 充分破碎结石后,以冲洗器冲出全部结石碎屑。

5. 撤除膀胱镜,放置 F20 导尿管一枚。

【术中注意事项】

1. 操作轻柔,避免损伤黏膜导致出血,影响术野。

2. 如有尿道外口狭窄或尿道狭窄,可先用尿道探子扩张,不要勉强用力下镜。

3. 碎石过程中注意控制光纤位置,勿损伤膀胱黏膜或损伤内镜。

【术后处理】

1. 术后留置导尿 2～3 天。

2. 预防尿路感染。

3. 如有血尿,可嘱患者多饮水或适当应用止血药。

【术后并发症】

1. 膀胱损伤、穿孔。

2. 术后尿道狭窄。

3. 术后血尿、尿路感染。

4. 结石残留或复发可能。

（张日强）

第九节　经尿道超声碎石术

【概述】

超声碎石是利用电能转变成声波,声波在超声转换器内产生机械振动能,通过超声电极传递到超声探杆上,使其顶端发生纵向振动,当与坚硬的结石接触时产生碎石效应,但对柔软的组织并不造成损伤。超声探杆为中空探杆,口径很粗,灌洗液和结石屑可通过中空的探杆吸出,因此视野清晰,不易残留结石屑。超声碎石所用的频率为 23～27kHz,探杆尖端的振幅

为 30～100μm。优点是安全性大,结石碎片可由吸引器吸出,视野清晰。缺点是要求很粗的肾镜,而且只能在硬性肾镜下使用〔图 48-22〕。

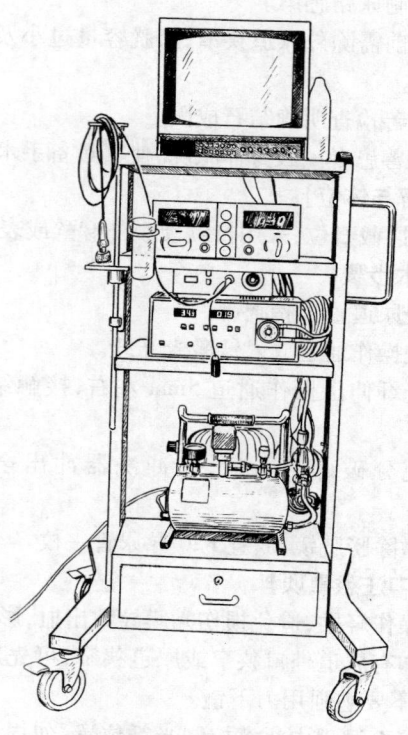

图 48-22　超声碎石机

【适应证】

1. 适用于绝大多数结石。碎石力较小,对草酸钙结石效果差。

2. 体积较大、数目较多的结石为相对禁忌证。

【术前准备】

同经尿道钬激光碎石。

【麻醉与体位】

同经尿道钬激光碎石。

【手术步骤】

1. 经尿道置入膀胱镜。

2. 经操作通道放入超声碎石探头。

3. 碎石探头伸出操作通道 5mm 左右,接触结石后实施碎石。

4. 充分破碎结石后,以冲洗器冲出全部结石碎屑。

5. 撤除膀胱镜,放置 F20 导尿管一枚。

【术中注意事项】

同经尿道钬激光碎石术。

【术后处理】

同经尿道钬激光碎石术。

【术后并发症】

同经尿道钬激光碎石术。

第十节　经尿道液电碎石术

【概述】

1955 年前苏联工程师 Yutkin 发明液电碎石技术,液电碎石仪微电极放电时,在其尖端产生一个电火花,这个电火花可以在很小的范围内产生高热,在液体介质中,可使少量的冲洗液汽化,形成一个气泡,产生的冲击波撞击结石使其破碎。冲洗液冷却,气泡破碎,第二个冲击波继之发生。探头放电可在 1/800 秒内完成,并连续发放,从而击碎结石。通过膀胱镜的操作通道,将微电极引入膀胱,在距离结石 5mm 处放电,达到击碎结石的目的〔图 48-23〕。

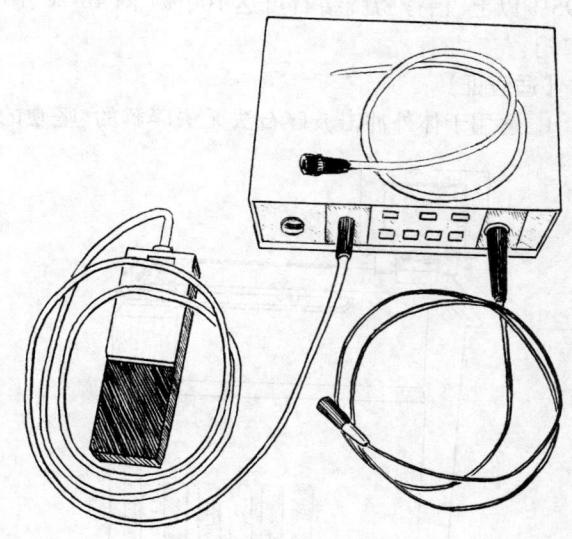

图 48-23　液电碎石仪

【适应证】

1. 适用于绝大多数结石。

2. 体积较大、数目较多的结石为相对禁忌证。

【术前准备】

同经尿道钬激光碎石术。

【麻醉与体位】

同经尿道钬激光碎石术。

【手术步骤】

1. 经尿道置入膀胱镜。

2. 经操作通道放入液电碎石微电极。

3. 电极伸出操作通道 5mm 左右,接触结石后实施碎石。

4. 充分破碎结石后,以冲洗器冲出全部结石碎屑。

5. 撤除膀胱镜,放置 F20 导尿管一枚。

【术中注意要点】

同经尿道钬激光碎石术。

【术后处理】

同经尿道钬激光碎石术。

【手术并发症】

同经尿道钬激光碎石术。

【述评】

液电碎石仪具有运行费用低,输出功率大,碎石能量较超声强,时间短,成功率高,直视下碎石安全等优点。但因其产生的冲击波未经聚焦,有灼伤组织的可能,结石每次得到的冲击能量也不稳定,应用不当还会损坏内镜。

第十一节　输尿管镜检查术

【适应证】

1. 评估上尿路造影检查时的充盈缺损或梗阻。

2. 单侧尿液细胞学阳性的评估。

3. 单侧肉眼血尿的检查。

4. 上尿路移行细胞癌腔内治疗后随访。

【术前准备】

1. 控制尿路感染。

2. 术前需除外尿道狭窄,膀胱容量过小及全身出血性疾病。

3. 完善检查明确结石成因。

4. 改善患者一般身体状况,使其具备手术条件。

【麻醉与体位】

通常采用硬膜外麻醉,也可采用静脉麻醉。采用截石位,双下肢尽量低垂,使输尿管开口与尿道外口尽量处在一条直线上。此外,可根据术中情况采用健侧或患侧下肢低垂的截石位〔图48-24〕。

【手术步骤】

1. 常规消毒会阴部,铺巾。用生理盐水冲洗输尿管镜〔图48-25〕及各种器械,注意输尿管镜及各种导管的内腔也必须冲洗干净。

2. 女性患者先分开小阴唇,确定尿道外口后,直视下将输尿管镜插入膀胱内。男性患者需提起阴茎,使耻骨下弯消失,入镜至尿道球部时,可见12点处弯月状突起,为耻骨后弯尿道固定处,将镜体下压越过尿道膜部,到达精阜后镜体转为水平,在灌注泵的水压作用下后尿道被冲开,可重新看到腔道,同时将镜体推入膀胱。

3. 镜体先退至膀胱颈部,找到输尿管间嵴,沿间嵴两端找到输尿管开口,插入一根3F输尿管导管,大致判断输尿管壁内段的走行,注意导管不要插入过深〔图48-26〕。

4. 将输尿管镜顺导管贴输尿管开口,镜体内旋,镜尖利用导管挑起输尿管口游离缘,液压灌注扩张输

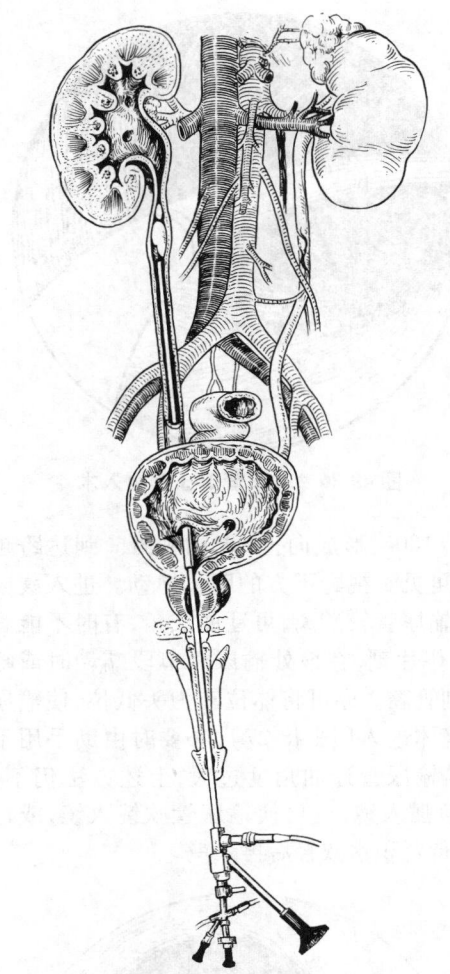

图 48-24　经尿道输尿管硬镜碎石取石术

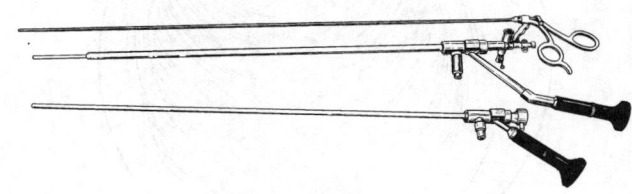

图 48-25　输尿管镜

尿管口,可见到靠近内侧壁的间隙,轻推镜体沿此间隙进入壁间段,再将镜体转为原位。因输尿管开口各异,有时亦可外旋镜体入镜,或利用抖动的方法一步入镜。

5. 进入壁间段后,调小输尿管镜的进水开关,利用灌注液使输尿管膨胀,慢慢推进镜体,注意保持整个输尿管管腔位于输尿管镜视野中央。入镜至输尿管转折处时,可能出现视野一片白色,称为"白视现象",是因为镜尖过于贴近黏膜所致,可稍向后退镜,并轻摆镜体,沿导管方向重新找回管腔。进入盆段输尿管后有一段"爬坡",可下压镜体入镜,必要时可将

6

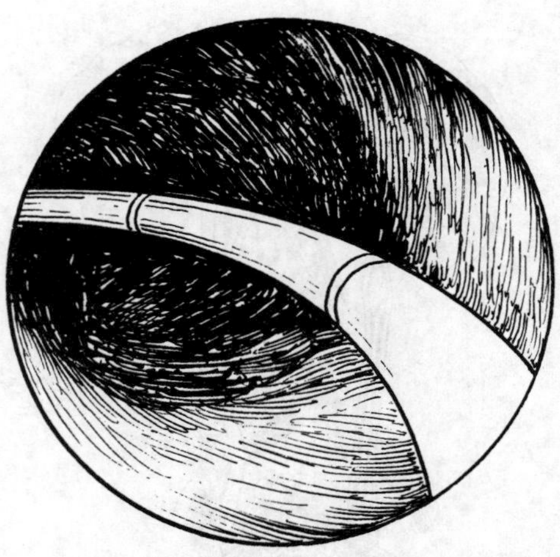

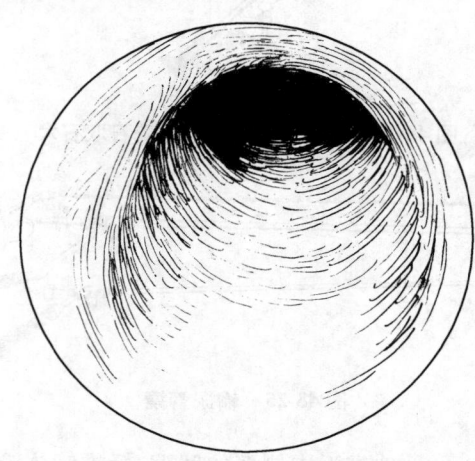

图 48-26　输尿管 D-J 管置入术

镜体旋转 180°,形成向上 10°的视野。到达跨越髂血管处时,可见到视野下方的明显搏动。进入腹段输尿管后,因输尿管较游离,可迂曲成角,有时不能看到管腔,可等待片刻,在该处输尿管节段蠕动时或呼气末多可找到管腔。亦可将体位转为头低位,使输尿管拉直便于镜体进入〔图 48-27〕,必要时由助手用手托起肾区。若输尿管迂曲角度过大,上述方法仍不成功,则不要勉强入镜,可更换输尿管软镜入镜,或行肾穿刺造瘘,待肾积水减轻后再入镜。

图 48-27　输尿管镜检

6. 操作过程中应避免冲水过多使肾内压力过高,而引起肾内反流和术后腰痛。入镜时可调节输尿管镜的进水开关,调整灌注压力能保持视野清晰即可。进入肾盂后可打开输尿管镜的出水开关,连接注射器抽吸肾内积液,避免肾内压的持续升高。

【术后处理】

1. 术后留置导尿管 2 ~ 3 天。

2. 预防尿路感染。

3. 如有血尿,可嘱患者多饮水或适当应用止血药。

【术后并发症】

1. 出血　常由于术中输尿管损伤所致,一般较轻,不需要特殊处理。如出血较重,要考虑损伤周围器官的可能,必要时行介入治疗或开放手术。

2. 黏膜撕裂和黏膜下假道形成　一般较轻,可置管保守处理。有时大的黏膜下假道可引起输尿管缺血致术后管腔狭窄,甚至坏死。操作时应尽量动作轻柔,避免导管、导丝引起的黏膜损伤。

3. 穿孔　输尿管穿孔常由于导管、导丝损伤所致。一般置管引流常可解决问题。穿孔后的处理最重要的是保持输尿管的引流通畅,避免尿性囊肿形成。

4. 黏膜撕脱或套叠、断裂　黏膜撕脱和套叠是输尿管镜术最严重的并发症。小的黏膜撕脱(<0.5cm)可先作保守处理。如黏膜撕脱或套叠较长,应马上开放手术,视损伤部位和长度采用输尿管膀胱吻合或肠代输尿管。黏膜撕脱主要发生于试图钳夹出较大的结石块时,术中应尽量避免钳夹过大的结石块。套叠较少见,主要发生于输尿管镜试图通过一个较窄的输尿管腔时。术中如感觉镜体嵌入输尿管内较紧时,应避免手术时间过长或将镜体反复进出输尿管,此时可先内置输尿管 D-J 管,待其被动扩张后作进一步的处理。严重的撕脱甚至可以导致输尿管全层断裂,需紧急开放手术处理。

5. 发热和感染　输尿管镜术后发热较常见,一般作对症处理后可缓解。

6. 感染性休克和败血症　是输尿管镜术后最凶险的并发症。常发生于输尿管梗阻并感染或肾积脓时。术前宜先行经皮肾造瘘引流,待感染控制后再作输尿管镜术。术前、术后需要给予足量的敏感抗生素。

7. 术后肾绞痛　常由于输尿管水肿或血块暂时阻塞输尿管所致,口服止痛药常能缓解。

8. 输尿管狭窄或闭锁　主要由于局部输尿管壁缺血所引起。早期镜体较大时常有发生,输尿管镜体制作小型化后此并发症已不多见。

9. 膀胱输尿管反流　输尿管镜术后反流偶有发生,具体发生率尚无一致意见。不伴尿路感染的成人膀胱输尿管反流的临床意义不大。

第十二节　经尿道输尿管镜碎石术

【适应证】

适合中、下段输尿管结石,对于上段输尿管结石行经输尿管镜取石(ureteroscopic lithotomy, URL)时结石常被冲上肾盂内而需结合体外冲击波碎石或微创经皮肾镜取石术。

6

【术前准备】

同输尿管镜检查术。

【麻醉与体位】

同输尿管镜检查术。

【手术步骤】

1. 以上节所述方法入镜后,轻推镜体使其接近结石〔图48-28〕。

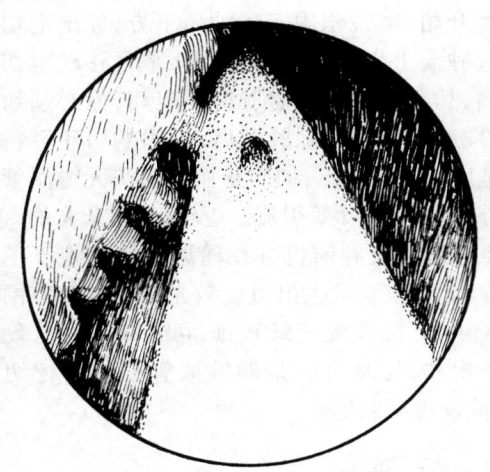

图48-28 入镜后轻推镜体使其接近结石

2. 用腔内碎石器击碎结石。如用弹道碎石器击打结石,应使碎石杆尽量击打结石的近端,这样可以避免结石向上移位。而用钬激光碎石时可将频率设置稍低,一般为10~20次/分,避免结石上移〔图48-29〕。

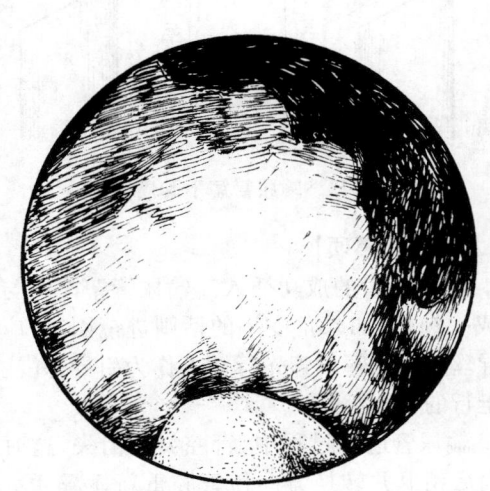

图48-29 输尿管镜钬激光碎石

3. 用取石钳将较大的结石块钳夹到膀胱内。钬激光碎石时可将结石碎至3mm以下,从而不需钳夹,可任其自然排出〔图48-30〕。

4. 术后根据术中情况决定是否留置输尿管内D-J管。简单病例留置一根外支架管即可。

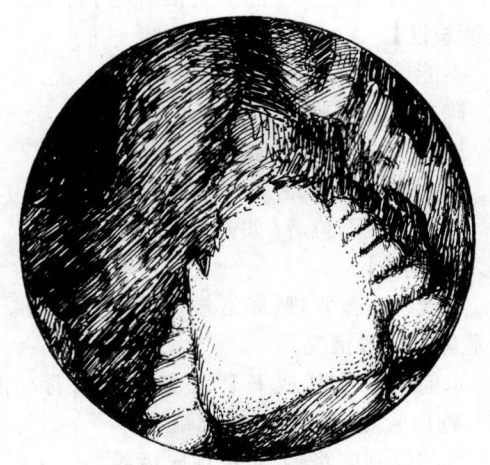

图48-30 用取石钳将较大的结石块钳夹到膀胱内

【术中注意事项】

1. 术中如结石被息肉包裹而影响视野时,可先钳夹部分息肉,或直接击打结石使其偏离息肉区而便于操作。

2. 术中如输尿管腔较窄感觉镜体较紧时,应尽早结束手术,留置输尿管D-J管,不能强行取石。

【术后处理】

1. 术后留置导尿2~3天。

2. 预防尿路感染。

3. 如有血尿,可嘱患者多饮水或适当应用止血药。

4. 术后2~4周门诊拔除D-J管。

【术后并发症】

同输尿管镜检查术。

第十三节 经输尿管镜肾盂、输尿管肿瘤切除术

上尿路上皮性肿瘤比较少见,占泌尿系上皮肿瘤的5%~6%。近年来由于诊断技术和膀胱肿瘤术后生存率的大幅提高,上尿路肿瘤的发病率有增加的趋势。上尿路肿瘤大多为移行细胞癌,单侧多见,约占75%。肾盂肿瘤比输尿管肿瘤多见,肾盂肿瘤发病率是输尿管肿瘤的3~4倍。上尿路肿瘤传统手术方法是肾输尿管全切术。对于孤立肾或对侧肾功能不全以及分化较好、分期较低的上尿路移行细胞癌患者,也可采取腔内治疗。

【适应证】

1. 乳头状瘤或低分级低分期的上尿路移行细胞癌(G_{1-2}级,T_a~T_1期)。

2. 孤立肾、肾功能不全需保留肾脏或双侧上尿路肿瘤。

6

3. 高龄或体质差、不能耐受根治性手术者。

【禁忌证】

1. 不能控制的全身出血性疾病。

2. 严重的心肺功能不全,无法耐受手术。

3. 未控制的泌尿系感染。

4. 严重尿道狭窄,腔内无法手术解决。

5. 无法摆截石位者(如髋关节畸形)。

【术前准备】

1. 常规检查血常规、尿常规、肝肾功能、出凝血时间,了解患者一般情况。

2. 术前应做 CTU 或 IVU,了解患者双肾功能、尿路形态、输尿管走向、粗细、有无畸形。

3. 术前控制尿路感染,常规尿培养。

【麻醉与体位】

1. 通常采用硬膜外麻醉,也可采用静脉麻醉。

2. 截石位,此外,可根据术中情况采用健侧或患侧下肢低垂的截石位。

【手术步骤】

1. 男性患者首先提起阴茎使镜体达精阜后再将阴茎和镜体转为水平,在灌注泵水压作用下使后尿道冲开,同时将镜体进入膀胱。女性患者用左手手指分开小阴唇,确定尿道外口后,直视下将输尿管镜插入膀胱内。

2. 输尿管镜下先观察膀胱,了解膀胱内情况和双侧输尿管开口情况,包括开口大小、位置、有无结石,最后进行术侧输尿管镜进镜。

3. 向手术侧输尿管内插入斑马导丝,输尿管镜顺导丝贴近管口,再将镜体旋转180°,斜面朝上,镜尖贴近 6 点处,液压灌注下使输尿管口冲开,轻推镜体使其进入壁间段后,再将镜体转为原位。

4. 利用灌注液使输尿管膨胀,慢慢推进镜体,注意保持整个输尿管管腔位于输尿管镜视野中央〔图48-31〕。

5. 输尿管镜进入输尿管后,沿着导丝逐步进入,

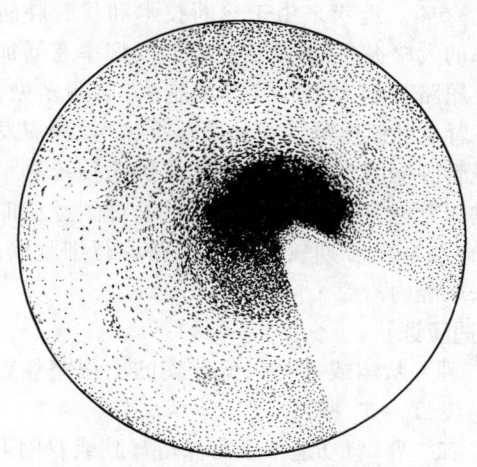

图48-31 输尿管腔位于输尿管镜视野中央

行检查或治疗。在输尿管镜上行过程中,应始终保持导丝在视野中央,严禁暴力上行,防止输尿管穿孔或撕脱。

6. 如果用输尿管镜行肿瘤电灼、电切可采用葡萄糖水或蒸馏水作为灌洗液。浅表小的肿瘤,或有蒂的肿瘤,可用单纯电灼治疗。电灼范围为肿瘤基底部及其周围 2mm 的输尿管黏膜。电切环应从肿瘤的远侧基底部开始,将镜鞘固定于肿瘤下方,伸出电切环使其超过肿瘤上界,钩起部分肿瘤,平行移动电切环切除肿瘤,切割方法类似膀胱肿瘤电切,但必须切割至肌层〔图48-32〕。切除肿瘤后,再用电切环轻轻电凝肿瘤基底部和出血点,彻底止血。证实无输尿管损伤及尿外渗后,置 D-J 管引流。近年来,钬激光的广泛应用使上尿路浅表肿瘤也可在输尿管镜直视下予以彻底切除,而且很少发生出血。激光切除肿瘤范围同输尿管镜电切,因激光光纤较细,可在细输尿管硬镜或软镜下操作,切除方法是顺输尿管长轴平行切除肿瘤,切除深度至肌层。

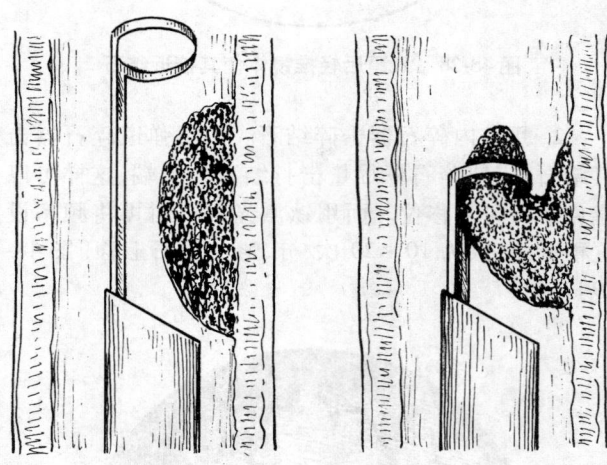

图48-32 输尿管镜下肿瘤切割

【术中注意事项】

1. 输尿管口的成功插入 输尿管壁内段与尿道方向成一钝角,如果角度小的话则进镜困难,应该用斑马导丝或输尿管导管先行插入作为引导,并注意输尿管走行的生理弯曲。

2. 输尿管进镜过程中,管腔突然消失,这时需将镜体向后稍退并转换方向使管腔重新显露才可以继续进镜,否则容易造成输尿管穿孔。

3. 输尿管退镜过程中,也应该保持输尿管腔位于视野中心,缓慢退镜,如果有张力存在,应该边旋转镜鞘边退镜,切忌粗暴。

【术后处理】

1. 留置内引流,1~3 个月拔出,预防输尿管狭窄。

2. 留置导尿管,防止尿液反流,7 天后拔出导

尿管。

3. 早期患侧肾盂输尿管灌注。

4. 每 3 个月行尿脱落细胞学和膀胱镜检查,6 个月行输尿管镜检查。

【术后并发症】

1. 输尿管穿孔　输尿管纤细,走行弯曲,如果术中视野不清,动作粗暴,容易发生穿孔。

2. 输尿管狭窄　如果肿瘤环形生长,术后容易发生狭窄。

3. 输尿管黏膜袖状剥离　进镜和退镜动作粗暴,或者麻醉不充分,输尿管壁未松弛等原因都可以引起。术中镜下可见灰白色输尿管黏膜呈衣袖样剥离,应停止手术,放置 D-J 管引流 1 ~ 2 个月,拔管。

4. 低钠综合征　输尿管冲洗液没有回路,灌注液逆行回流到淋巴或者肾静脉,造成低钠综合征,神志淡漠,血压升高,烦躁等临床表现,应立即停止手术,予呋塞米利尿,监测生命体征。

5. 感染　术后感染也是输尿管镜手术的严重并发症之一。轻者患者出现发热、重者患者出现脓毒血症、败血症,甚至感染性休克危及生命。输尿管镜手术本身属于一种介入性治疗方法,手术时会有不同程度黏膜的损伤,破坏了原有的生理屏障,同时,为了保持术中视野的清晰需高压水灌注,但这样易导致肾小管、淋巴管、肾窦部的反流,使病原菌入血。另外器械污染、尿外渗、术后引流不畅、尿路梗阻等也可导致感染。因此,严格无菌操作,调节灌洗液流速及压力,压力不能过高,尽量减少操作时间,术后留置内引流管,保证引流通畅,适当应用抗生素等可大大减少术后感染的几率。

6. 血尿　正常操作情况下,输尿管镜术后均伴有不同程度血尿,一般不需特殊治疗,多能自行消失。如 3 天后仍有肉眼血尿,可用止血药,如氨甲苯酸、白眉蛇毒血凝酶等。手术操作时要轻巧,以减少损伤,从而减少出血。

(李先承)

第十四节　经皮肾镜碎石取石术

经皮肾镜技术通过在腰部建立的由皮肤至肾脏集合系统的操作通道对肾脏和输尿管上段疾病进行诊断和治疗,大大减少了传统开放手术的创伤。经皮肾镜技术、输尿管镜技术和体外冲击波碎石技术的联合应用已成为现代泌尿系结石的主要治疗方法,基本上替代了传统的开放手术。

【适应证】

1. 肾结石,包括开放取石术后或经皮肾镜取石术

后残留的肾结石、体外震波碎石后无法自行排出的肾结石和复发的肾结石。

2. 输尿管上段结石及部分输尿管中段结石,包括开放取石术后或经皮肾镜取石术后残留的输尿管结石、体外震波碎石后或输尿管镜碎石术后无法自行排出的输尿管结石。

3. 复杂性肾结石,包括多发性肾结石、鹿角形肾结石、马蹄肾肾结石、多囊肾肾结石、移植肾肾结石和孤立肾肾结石等。

【禁忌证】

严重心肺功能不全、严重凝血机制障碍、极度肥胖扩张器无法达到的穿刺深度。

【术前准备】

1. 患者术前心理疏导　肾结石患者因长期遭受疼痛之苦及其他不适,加上 PCNL 是近年来新开展的手术,患者对该手术方法很陌生,尤其担心手术效果及并发症,存在不同程度的恐惧与焦虑,因此术前向患者介绍手术的优点、手术方法,消除其紧张情绪,以最佳的心理状态配合手术是非常重要的。

2. 准备恒温灌注液　手术过程中由于大量灌洗液的冲洗,患者会发生术中及术后低体温。因此,经皮肾镜手术时最好使用加温至 37℃ 的灌注液,可以减少热量的散失,有助于减少和预防围术期并发症的发生。

3. 患者体位的准备　患者在手术过程中需要采取截石位和俯卧位两种体位。俯卧位时间较长,患者术中不易耐受。因此术前应指导患者练习俯卧位,从 30 分钟开始逐渐延长至 1 ~ 2 小时。

4. 特殊器械物品的准备　穿刺引导设备(B 超或 X 线透视机)、穿刺器械(穿刺针、导丝、扩张器、操作鞘)、肾镜和输尿管镜、碎石设备、压力灌注泵、灌注液、各种导管(输尿管导管、D-J 管、肾造瘘管、尿管等)。

【麻醉】

连续硬膜外麻醉或全麻。

【手术步骤】

1. 逆行置入输尿管导管　患者取截石位,于输尿管镜下向患侧输尿管内置入 0.035 英寸(1 英寸 = 2.54 厘米)斑马导丝,留置导丝,退出输尿管镜,沿导丝向患侧输尿管内置入 F6 ~ F8 输尿管导管,退出导丝,留置 F16 导尿管,改经皮肾镜手术体位俯卧位。

2. 选择穿刺点　术前根据影像学检查选择兼顾最多肾盏的穿刺点。对于肾盂狭长者,通常穿刺下盏较易处理上盏结石;对于肾盂空间较大者,通常穿刺中、下盏均可兼顾其余各盏;对于输尿管上段结石,通常选择穿刺肾脏中、上盏。穿刺位置通常在第 12 肋

下、第 11 肋间或第 10 肋间。俯卧位选择穿刺点的范围较大，一般位于腋中线至肩胛下角线之间〔图 48-33〕。

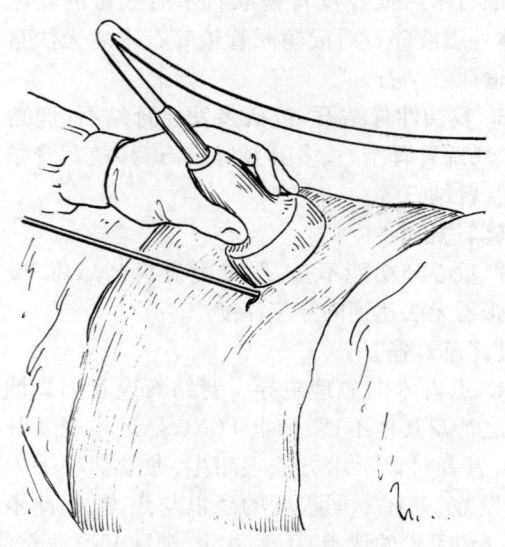

图 48-33　选择适当的穿刺点

3. B超或 X 线定位下穿刺　超声检查能清晰地监视穿刺的进针过程。一般超声仪均配有穿刺引导架，以保持穿刺针总是位于超声扫查切面内，当针尖抵达穿刺目标后，探头可撤离。如无穿刺引导架，穿刺针可置于探头的周边任一位置，但以置于探头两极中部更利于监视穿刺过程〔图 48-34〕。注意在屏幕上显示的只是在扫查切面内的针体，可能有相当长度的针体未能在图像上显示，在穿刺过程中必须随时确认实际针尖的位置。来回抽动穿刺针并摆动探头可明确针尖的实际位置。穿刺过程中应注意体会突破感，穿入目标肾盏后拔出针芯，即有尿液滴出，据此则可

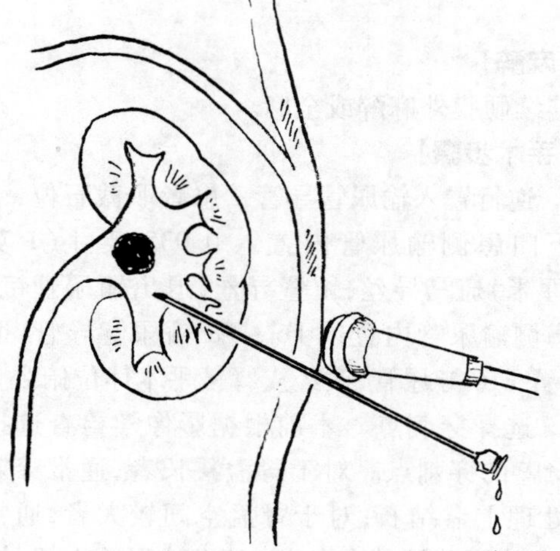

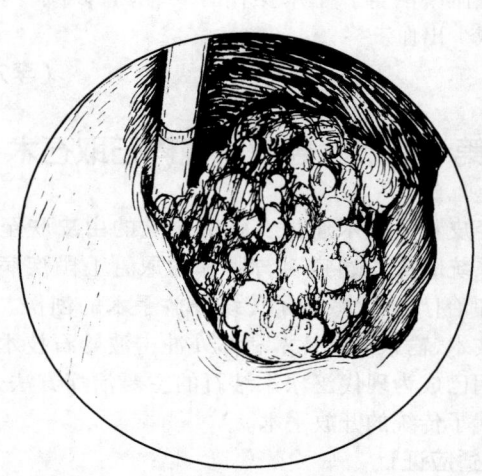

图 48-34　在超声监视下穿刺

确定穿刺成功。如果拔除针芯后无尿液流出，安上一个注射器，一边抽吸一边退针，以免最初穿刺时过深。

C 臂 X 线机引导穿刺应首先透视结石所在位置，逆行注入稀释的造影剂显示肾脏集合系统〔图 48-35〕，并用钳尖标定穿刺目标的体表投影位置。俯卧位时根据患者背部肌肉的情况，穿刺方向通常与水平面成 30°～60°角，透视下对准目标穿刺，注意避免穿刺过深。穿刺到位后拔出针芯，观察有无尿液滴出。

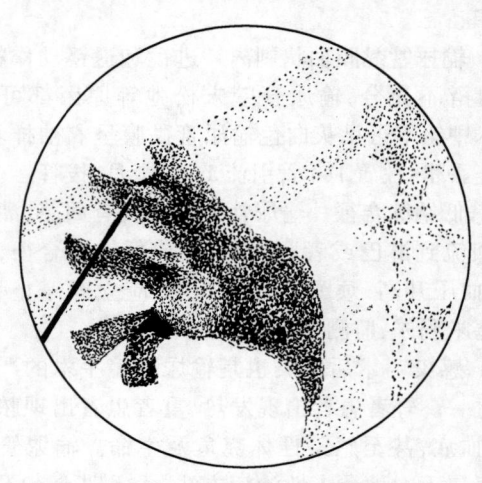

图 48-35　造影剂显示肾脏集合系统

4. 扩张建立经皮肾通道　经过穿刺针鞘将 0.035 英寸（1 英寸＝2.54 厘米）金属导丝或斑马导丝置入肾脏集合系统。根据进针深部预计扩张器进入的深度。沿穿刺针尖刀切开皮肤并向深处切割至腰背筋膜，留置导丝，退出针鞘。如扩张建立 F20 以下经皮肾通道，则沿导丝以筋膜扩张器扩张，从 F10～F12 开始，由细到粗逐步旋转扩张，将最终的扩张器连同相应 Peel-away 鞘一起置入肾脏集合系统〔图 48-36〕，保留导丝和 Peel-away 鞘，退出扩张器。筋膜扩张器的扩张要领。术者一手保持导丝位置不变，另一手来回旋转扩

图 48-36　扩张器置入肾脏集合系统

张器,同时沿着穿刺方向将扩张器向深部推进。到达预计深度后停止扩张,观察有无尿液流出。重度积水的肾脏实质较薄。在扩张器的压力下容易塌陷、扩张时应比预计深度适当加深,此时应仔细体会扩张器通过肾实质进入集合系统的"突破感"。

如扩张建立 F24 或 F24 以上的经皮肾通道,则首先用筋膜扩张器扩张置入 F14 或 F16 Peel-away 鞘,沿导丝将同轴金属扩张器置入 Peel-away 鞘内,直至遇到阻力不能推进,固定金属扩张器,退出 Peel-away 鞘,由细到粗套叠式扩张置入 F24 或 F24 以上的外鞘。保留导丝,退出同轴金属扩张器。

同轴金属扩张器的扩张要领:金属扩张器的扩张阻力较筋膜扩张器大,因此,常先用筋膜扩张器扩张出适当的通道,再换用金属扩张器〔图 48-37〕,这样可以简化扩张的过程。术者一手固定轴芯,保持其位置不变这是防止金属扩张器扩张过深的关键。另一手将部分套叠的金属扩张器旋转推进至完全套叠的位置。两金属扩张器间常掺入部分脂肪或纤维组织,增加了扩张的摩擦力。如扩张阻力较大,应固定轴芯,退出扩张器,将塞入扩张器间的组织清除后再行套叠式扩张,最后将外鞘沿金属扩张器旋转推进入肾集合系统。术者术前应仔细比较外鞘与金属扩张器的长度,避免扩张过深或过浅的情况。

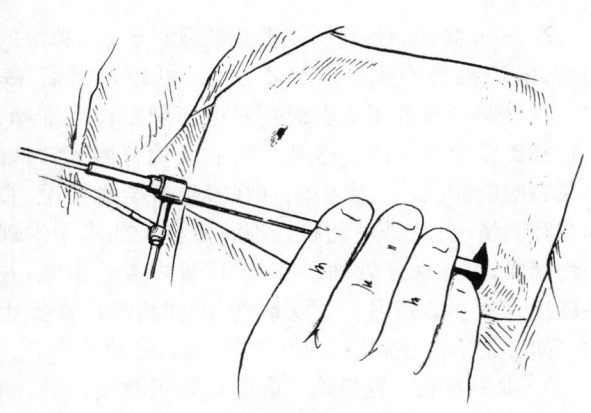

图 48-37　用金属扩张器扩张

5. 自外鞘置入肾镜或输尿管镜进行观察碎石,取石　根据术前的 X 线片,了解结石的位置、大小,转动和摆动镜子寻找并对准结石。调整 Peel-away 鞘的深浅与角度稍固定结石,利于气压弹道碎石或钬激光腔内碎石〔图 48-38〕。碎石与取石中,气压弹道碎石机从结石一角或边缘,采用短促间断连击的方法碎石,能加快对结石的破碎。利用逆行导管和灌注泵高压脉冲往返灌洗,将细小的碎石从 Peel-away 鞘中冲出,稍大的用取石钳取出。此法可加快取石速度,提高结石的取净率。结石清除后,输尿管镜从肾盂进入输尿

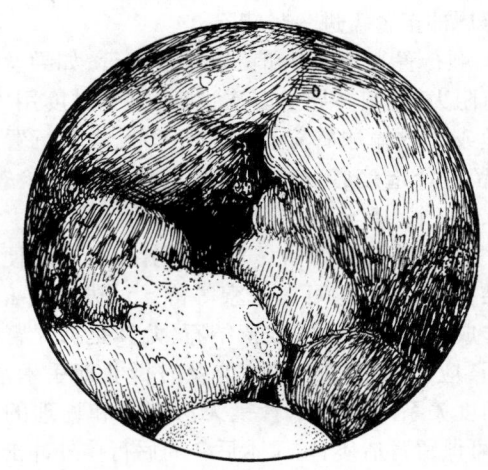

图 48-38　用钬激光碎石

管。拔除逆行导管,直视下将斑马导丝顺行送达膀胱。必要时,进行 X 线检查,确认结石清除及 D-J 管位置,因角度太大,输尿管硬镜摆动无法到达的肾盏内结石,不必强行取出,以后可配合 ESWL 处理。及时终止手术。

6. 放置引流　留置 F14～F16 的造瘘管或硅胶导管引流。常规夹闭引流管 30～60 分钟,使肾盂有一定压力,减少术后出血。

【术中注意事项】

1. 预防术中出血应注意以下六点:

(1) 采用 B 超引导穿刺较 X 线引导穿刺更为直观和定位准确,尤其在穿刺引导架的帮助下,发生穿刺过深而损伤对侧肾实质导致出血的可能性极小。如应用彩超引导,穿刺针道可避开较大的血管,减少了出血机会,尤其适用于畸形肾脏。另外,B 超可明确肾脏与周围脏器的关系,避免穿刺时造成不必要的损伤。

(2) 扩张时,宁浅勿深,以防损伤对侧肾实质致出血。如镜下发现扩张鞘未进入肾盏,将肾镜或输尿管镜直视下沿导丝插入肾盏,再将扩张鞘推入肾盏。

(3) 防止盏颈或肾盂输尿管交界处撕裂:对于盏颈狭窄或因角度关系不易进入的肾盏,不应强行置入肾镜,以免撕裂盏颈导致出血。必要时另外建立经皮肾通道碎石。

(4) 控制超声或气压弹道探针,防止探针对肾盂、肾盏或输尿管黏膜的直接损伤。

(5) 碎石时尽量使结石的光滑面接触肾盂和肾盏黏膜,击打其粗糙面,减少结石棱角对黏膜的损伤。

(6) 探针将结石抵压在黏膜上时,应避免过度用力并掌握碎石的力度,以防将结石碎块嵌入肾实质导致出血。

2. 肾盂、肾盏内结石清除完毕后,将输尿管导管退至输尿管上段,边退边冲水,将落入输尿管上段的

6

结石碎屑冲至肾盂进一步清除。

3. 顺行置入 D-J 管和留置肾造瘘管,如导丝插入时遇有阻力,应旋转导丝多次试插,避免过度用力,折曲导丝或导致输尿管穿孔。如导丝无法顺行置入膀胱,先留置肾造瘘管,改截石位,行输尿管镜检查,逆行置入 D-J 管,上至肾盂,下达膀胱。

4. 残余结石的防治　对不易引起上尿路梗阻的残留结石,原则上均可以观察等待。对拔除 D-J 管后容易造成上尿路梗阻的残留结石,尤其是孤立肾的残留结石,应在肾造瘘管拔除前及时行 Ⅱ 期手术清石。对因角度关系 Ⅰ 期手术肾镜无法窥及和处理的肾盏结石,可保留肾造瘘管,于术后 2 周后行体外冲击波碎石,待肾盏内的碎石进入肾盂后,经原肾造瘘管 Ⅱ 期手术清石。

5. 邻近脏器的损伤　B 超引导穿刺可避免胸膜、肠、肝、脾等的损伤。术中应密切注意观察患者的全身情况,尤其是腹部和呼吸情况,做到早发现早处理。如术中发现损伤结肠,应积极开放手术。

【术后处理】

1. 术后如肾造瘘管引流新鲜血性尿液,可暂时夹闭肾造瘘管 30 分钟,一般情况下出血均可以止住。

2. 术后第二天摄腹部平片,观察有否残余结石及 D-J 管位置。

3. 术后第二天可拔除导尿管。术后早期拔除导尿管可减少尿道狭窄的发生机会。

4. 通常于术后 5~7 天拔除肾造瘘管。如肾皮质较薄,D-J 管位置良好,术后肾造瘘管引流尿色较清,可于术后 5 天拔除肾造瘘管;如肾皮质较厚,建议 7 天后拔除肾造瘘管。如术后腹部平片提示 D-J 管远端未置入膀胱,若患者无发热,可暂时观察,术后 2 周行输尿管镜拔除 D-J 管;若患者持续发热,应及时于输尿管镜下将 D-J 管远端拖入膀胱。

5. 通常于术后 3 周拔除引流管。

6. 术后出血的防治应注意以下四点

(1) 对术中出血较重和术后肾造瘘管引流血尿颜色较深的患者,应嘱其卧床休息,根据肾造瘘管引流尿液的颜色变化酌情下床活动。

(2) 如术后持续引流新鲜血性尿液,应暂时夹闭造瘘管 24 小时,如反复夹闭肾造瘘管不奏效,可考虑行肾动脉造影进一步明确出血原因。

(3) 术后剧烈咳嗽、恶心或突然变换体位后肾造瘘管出血时,应考虑到造瘘管脱出肾脏的可能,可暂时夹闭造瘘管观察,也可在 X 线透视下向造瘘管内注入造影剂进一步明确其位置。如造瘘管脱出肾周,可先给予注意观察血红蛋白和尿色的变化,必要时行肾动脉造影及栓塞止血。

(4) 拔除肾造瘘管后窦道严重出血,应先压闭窦道,并给予静脉应用止血药物和输血等保守治疗。如膀胱内形成血块,影响排尿,可在膀胱镜下清除血块,并留置导尿管行持续膀胱冲洗。如持续出血,应行肾动脉造影寻找出血点并栓塞止血,必要时开放手术止血。

7. 预防感染　术后泌尿系感染是肾功能破坏的主要原因之一。在防治经皮肾镜取石术后感染的方面应注意以下几点:

(1) 术前中段尿细菌培养和药物敏感试验应作为常规,以备术后参考用药。

(2) 术毕应用呋塞米并补足液体,使肾脏大量产尿,对细菌和毒素起到冲刷的作用。

(3) 肾造瘘管拔除后,皮肤瘘口内应常规置纱布条引流,直至窦道内无尿液及渗出液流出,以免窦道内积液积存造成感染。

【术后并发症】

1. 出血　术中出血影响视野及操作,可暂封闭通道,使用止血药如注射用血凝酶等,待 10~20 分钟继续手术;如出血未能停止,最好处理方法是终止手术。经 Peel-away 鞘插入相应口径的造瘘管,夹闭 30~60 分钟,出血一般可自行停止。可待 3~5 天后二期取石。只有很少情况下,出血难以控制需介入栓塞止血或开放手术处理。

2. 邻近器官的损伤　主要指胸膜、肠、肝、脾等的损伤,出现机会不大。但如不注意,可致严重后果。如出现气胸可放置闭式引流。术中穿刺定位要准确,入针和扩张宁浅勿深。尽量在腋后线后背侧入针,以避免胸腹脏器损伤。术中注意观察患者全身情况、腹部和呼吸情况,及早发现和处理并发症。如术中发现损伤结肠,可先保守处理,马上输尿管内置管引流、将造瘘管置于结肠内。予以禁食,静脉给予广谱抗生素。如感染不能控制,腹膜炎扩散,则需开放手术。

3. 术中寒战　发抖除了麻醉药物吸收反应外,须注意在结石合并感染的基础上快速灌注冲洗造成肾内压升高,细菌或毒素进入血液,即菌血症或毒血症的可能。术前预防性使用抗生素,术中注意灌注液流出顺畅。一旦出现寒战,可推注地塞米松 10mg。

(李先承)

第十五节　腹腔镜精索静脉高位结扎术

【概述】

精索静脉曲张是泌尿外科常见病,因阴囊内精索静脉蔓状静脉丛异常迂曲、扩张、伸长所致。蔓状静脉丛由精索内静脉、精索外静脉和输精管静脉组成。精索内静脉经腹股沟管在腹膜后上行,左侧汇入肾静脉,右侧汇入下腔静脉,因其走行长、血流阻力大,因此本病实际上主要是精索内静脉曲张,分为原发性(先天性解剖因素)和继发性(后天性因素)两种。

在男性青少年中发病率为 10% ~ 15% ,在男性不育症患者中,30% 可见精索静脉曲张,目前认为本病可以影响精子质量导致男性不育。手术是治疗本病的金标准,腹腔镜精索静脉高位结扎术因其创伤小、恢复快、效果好的特点,在临床上得到越来越广泛的应用。

【适应证】

适用于所有本病患者,尤其是青少年,男性不育症和双侧精索静脉曲张者。

【术前准备】

1. 精液常规,血、尿常规,肝、肾功能,心电图,B超,胸片等检查。

2. 下腹部、会阴部皮肤准备。

3. 留置导尿管、清洁灌肠。

【麻醉】

全麻。

【手术步骤】

以左精索静脉曲张为例。

1. 体位　仰卧位。

2. 于脐上 0.5cm 处(A 点)做弧形切口长约 2.5cm ,两侧巾钳提拉腹壁,Veress 气腹针以 45° 角刺入腹腔,注入生理盐水 3 ~ 5ml 以确认之。

3. 将 Veress 针与气腹机连接并注入 CO_2 气体约 4L ,建立人工气腹,维持腹压 14mmHg 左右。

4. 将直径 1.2cm 穿刺器(Trocar)自 A 点穿入腹腔,放入窥镜观察腹腔内情况,于内环处找到精索血管,牵拉睾丸确认之。

5. 在窥镜监视下,分别于右 Mcburney 点(B 点)和下腹正中(C 点)用直径 0.5cm 和 1.2cm 的 Trocar 穿刺入腹腔,A、B、C 三点近呈等边三角形〔图 48-39〕。

6. 于内环口上方切开后腹膜约 3cm ,将腹膜提起,顺血管束方向远近端分别剥离腹膜。用分离钳夹住精索血管束外膜,先向内侧牵拉精索,沿外膜从腹膜外脂肪中游离,游离精索静脉主干 4 ~ 5cm 。三枚钛夹或生物夹夹闭精索内静脉,若精索静脉曲张严重,可折叠夹闭以缩短之〔图 48-40〕。

7. 排出腹腔内 CO_2 气体,撤出器械,拔除 Trocar ,闭合切口。右侧病变可同时同法处理。

【术中注意事项】

1. 在气腹针和 Trocar 穿刺时避免暴力,以防腹腔内脏器和血管损伤。

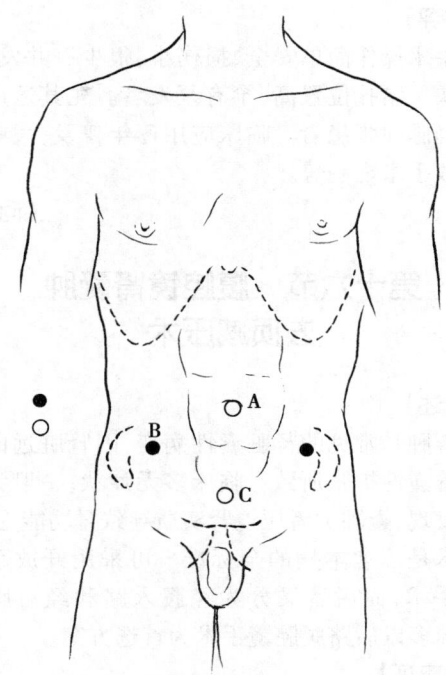

图 48-39　体位和穿刺点

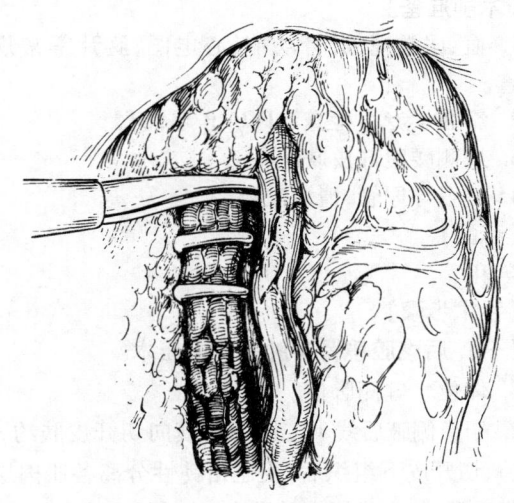

图 48-40　游离并夹闭精索内静脉

2. 注入 CO_2 气体时应先慢后快,气腹形成后保持压力稳定。

3. 分离精索静脉时尽量保留伴行的动脉血管。

【术后处理】

早期下床活动以减少肠粘连发生。

【术后并发症】

1. 腹腔脏器及大血管损伤。

2. 高碳酸血症。

3. 血液循环阻滞。

4. 气体栓塞。

5. 腹腔内感染。

6. 皮下气肿。

6

【述评】

该手术操作简单安全、损伤小,很少有并发症,术后恢复快。结扎位置高,罕有复发者。尤其适用于双侧精索静脉曲张患者。临床应用逐年普及,大有取代传统开放手术之趋势。

(何中舟)

第十六节　腹腔镜肾囊肿去顶减压术

【概述】

肾囊肿是常见的肾脏囊性病变,因肾脏远曲小管或集合管囊性扩张所致。临床多无症状,一般为影像学检查发现,囊肿大者压迫肾实质导致肾功能受损。

手术是治愈本病的金标准。可采用开放手术和腹腔镜手术,而后者又分为经腹入路和经后腹腔入路。目前多以后路腹腔镜手术为首选方案。

【适应证】

直径大于 5cm 的肾囊肿。

【术前准备】

1. 血、尿常规,肝肾功能,心电图,胸片等常规术前检查。

2. 影像学专科检查　IVU,B 超,CT。

3. 患侧腰腹部皮肤准备。

4. 留置导尿管,清洁灌肠。

【麻醉】

全麻。

【手术步骤】

（一）后腹腔镜肾囊肿去顶减压术

1. 体位　健侧卧位。

2. 于患侧腋后线十二肋下缘横向切开皮肤约 3cm（A 点）,切开皮下组织后,止血钳钝性分离各肌肉层进入腹膜后间隙,示指探入并游离,然后置入球囊扩张器,注入气体约 800～1000ml 扩张后建立操作空间。

3. 在腋前线十二肋下切开皮肤约 1cm,直径 0.5cm Trocar 穿刺入后腹间隙（B 点）。

4. 髂嵴上切开皮肤约 1.5cm,直径 1.2cm Trocar 穿刺入后腹膜间隙（C 点）。

5. 自 A 点放入直径 1.2cm Trocar,充入二氧化碳气体并保持压力稳定,C 点放入窥镜,A、B 点放入操作器械。观察术野,注意:①有无出血。②以腰大肌和腹膜为解剖标志,以确定肾脏位置。③腹膜有无破损〔图 48-41〕。

6. 清理腹膜外脂肪,显露 Gerota 筋膜,切开后游离肾周脂肪,暴露肾脏寻找囊肿。吸引器刺入囊腔吸尽囊液后充分游离囊壁,并距肾实质 0.5cm 处环形切除囊壁〔图 48-42〕,残缘电凝止血。自 B 点置入 F16

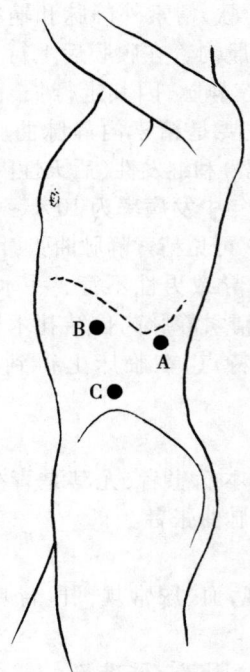

图 48-41　体位和穿刺点

引流管 1 枚,镜下观察术区无异常情况后撤出器械和窥镜,排放 CO_2 气体,拔除 Trocar,缝合切口。

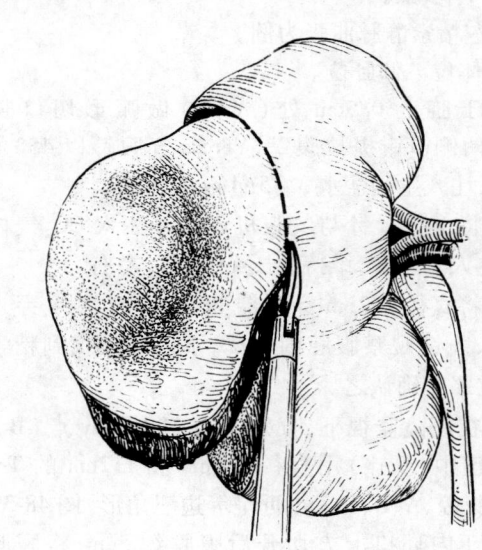

图 48-42　囊壁切除

（二）经腹腔入路

1. 平卧位脐下 0.5cm（A 点）切开完成气腹,直径 1.2cm Trocar 穿入腹腔并放入窥镜。

2. 体位变为患侧向上的斜卧位,在窥镜监视下分别在锁骨中线平脐水平（B 点）;腋前线肋缘下（C 点）、上腹正中（D 点）穿入 Trocar。

3. 切开升结肠外侧的后腹膜分离肾周脂肪,显露肾囊肿切开囊壁,吸出囊液,距肾实质 0.5cm 处环形切除囊壁。

【术中注意事项】

1. 保持手术视野清晰,避免操作时损伤肾脏、腹膜及腹腔脏器。

2. 囊壁残缘止血要可靠。

【术后处理】

注意引流量及性质。

【术后并发症】

1. 肾脏和腹腔脏器损伤。

2. 囊壁残缘肾实质出血。

【述评】

该术式因创伤小、恢复快、易于掌握,明显优于传统开放手术,后路手术因操作在腹膜外,降低了经腹入路腹腔镜手术风险和对腹腔内脏器的生理干扰,已成为肾囊肿去顶减压术首选术式。

(何中舟)

第十七节　腹腔镜肾切除术

【概述】

首例腹腔镜肾切除术是 Clayman 于 1991 年成功完成的。与开放手术相比,该术式除具备腹腔镜手术的优点外,对患者的肺功能影响小而减轻患者对手术的应激反应。经不断完善和发展,目前在临床上已广泛开展,被认为是肾切除的标准手术方式之一。手术入路分为经腹腔和经后腹腔两种。

【适应证】

1. 良性疾病所致肾脏功能丧失。

2. 肾移植活体取肾。

【术前准备】

总肾功能和分肾功能测定,包括血肌酐测定,IVU,必要时行 CT、MRI 等影像学检查,余同前。

【麻醉】

全麻。

【手术步骤】

(一) 经腹腔入路

1. 体位及 Trocar 位置及放置过程同经腹腔镜肾囊肿去顶减压术〔图 48-43〕。

2. 游离结肠　左肾切除术时,以髂血管水平沿 Toldt 线切开降结肠外侧腹膜至脾上缘。切断膈结肠、脾结肠及脾肾韧带。右肾切除术时,腹膜切开至结肠肝曲水平。切断三角韧带、冠状韧带及肝横结肠韧带。

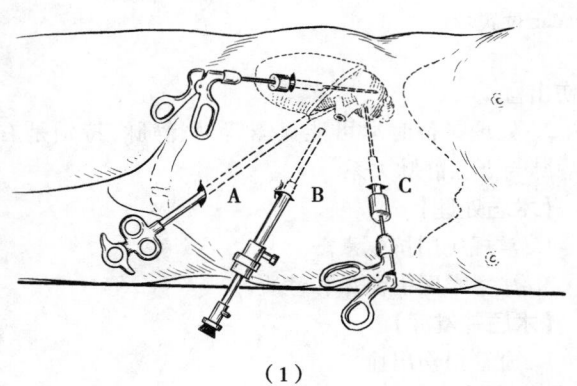

(1)

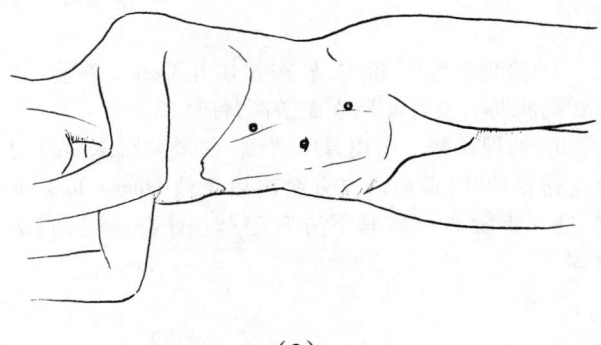

(2)

图 48-43　经腹入路体位和穿刺点

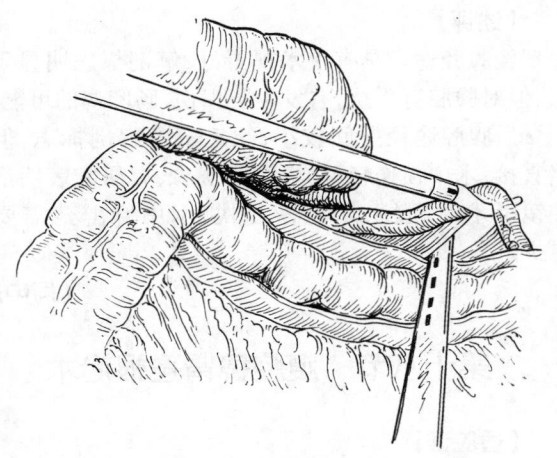

图 48-44　游离输尿管

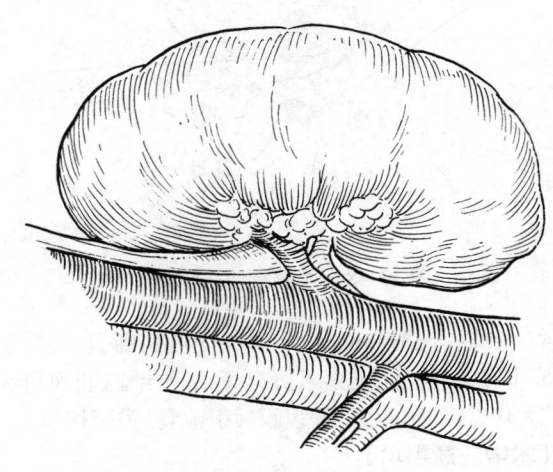

图 48-45　显露肾蒂

6

3. 游离输尿管和肾脏　在腰大肌前内侧缘与下腔静脉或主动脉间找到输尿管并游离〔图48-44〕，切开肾周筋膜和肾脂肪，沿肾实质表面游离肾脏至肾蒂。

4. 处理肾蒂　充分暴露肾动静脉〔图48-45〕后，近心端2枚、远心端1枚Hom-o-lock夹闭动脉、静脉后切断或用直线切割吻合器切断肾蒂〔图48-46〕。

5. 最后切断输尿管，取出肾脏，降低气腹压力量至3～5mmHg。检查术野有无活动性出血。

（二）后腹腔镜肾切除术

1. 建立后腹腔操作空间同后腹腔肾囊肿去顶减压术〔图48-47〕。

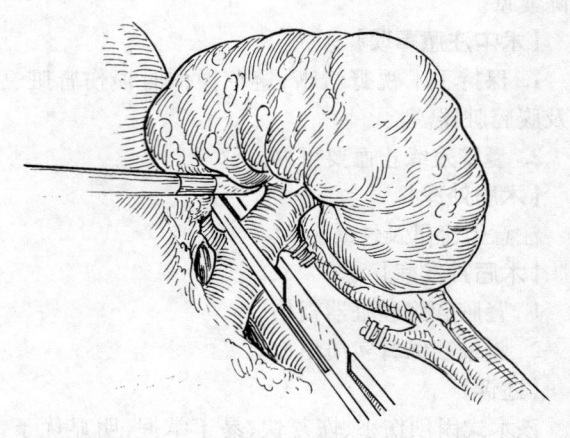

图48-46　游离肾动、静脉，结扎、切断

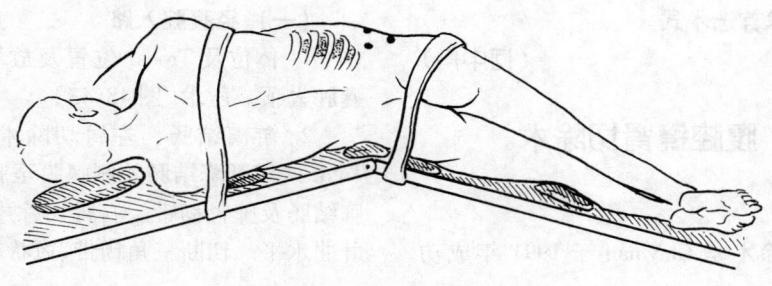

图48-47　体位和Trocar位置

2. 清理腹膜后脂肪，显露并切开Gerota筋膜，游离肾周脂肪后沿肾实质表面游离肾脏。

3. 处理肾蒂　游离肾脏背侧，在腰大肌深面肾门处显露肾动脉，直角钳充分游离后3枚Hom-o-lock夹闭，进一步游离显露其下方肾静脉〔图48-48〕，同法处理。

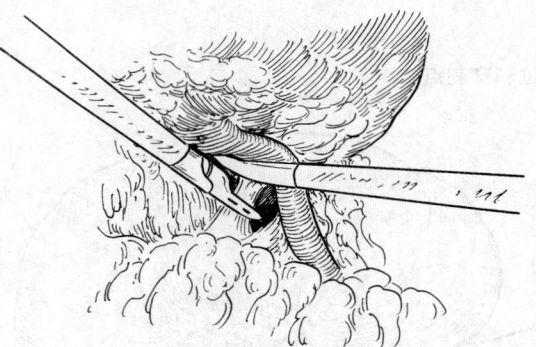

图48-48　显露肾动、静脉

4. 游离输尿管，Hom-o-lock夹闭后切断。

5. 降低气腹压，观察术野有无活动出血，止血可靠后，扩大切口，取出肾脏，置腹膜后引流管，关闭切口。

【术中注意事项】

1. 游离肾脏时应注意肾上、下极迷走血管，防止损伤出血。

2. 处理肾蒂时尽可能显露肾动、静脉，特别是右肾静脉与下腔静脉关系。

【术后处理】

1. 常规应用抗生素。

2. 注意术区引流量和性质。

【术后并发症】

1. 血管损伤出血。

2. 脏器损伤，主要是肝、脾、胰、肠等。

3. 术后肠粘连、肠梗阻。

【述评】

经腹腔途径具有手术视野好，解剖标志明显等优点，但对腹腔有干扰，有发生肠损伤、肠麻痹的可能。

后腹腔途径空间较小，缺乏清晰解剖标志，但入路直接，术中损伤轻，对腹腔干扰少，有研究表明后腹腔镜手术时间短，术后恢复快，术中麻醉药需要量更少。

（何中舟）

第十八节　腹腔镜肾癌根治术

【适应证】

局限性肾肿瘤（分期T_1-$T_2N_0M_0$），肾癌的大小并不是腹腔镜手术选择的唯一标准,常依据术者腹腔镜手术的熟练程度。

【术前准备】

总肾功能和分肾功能测定,包括血肌酐测定,IVU,必要时行 CT、MIR 等影像学检查,余同前。

【麻醉】

全麻。

【手术步骤】

（一）经腹腔入路

1. 体位及 Trocar 位置及放置过程同经腹腔镜肾囊肿去顶减压术。

2. 游离结肠　左肾切除术时,以髂血管水平沿Toldt 线切开降结肠外侧腹膜至脾上缘。切断膈结肠、脾结肠及脾肾韧带。右肾切除术时,腹膜切开至结肠肝曲水平。切断三角韧带、冠状韧带及肝横结肠韧带。

3. 游离输尿管和肾脏　肾脏切除应于 Gerota 筋膜外游离,切除肾周脂肪组织,肾上极肿瘤同时切除同侧肾上腺〔图 48-49〕,若需区域淋巴结清扫,则清除肾蒂周围、下腔静脉与腹主动脉周围的淋巴结和脂肪组织。

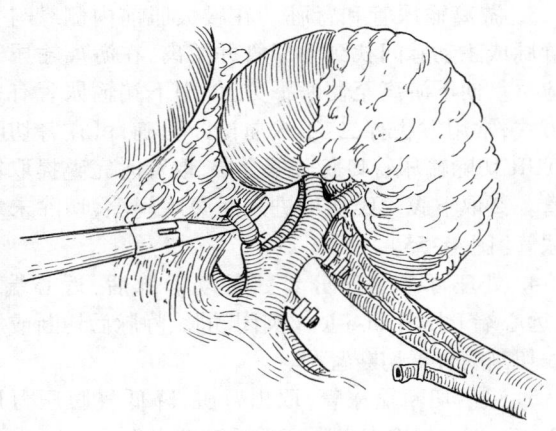

图 48-49　游离输尿管和肾脏

4. 处理肾蒂　充分暴露肾动静脉后,近心端 2 枚、远心端 1 枚 Hom-o-lock 夹闭动脉、静脉后切断或用直线切割吻合器切断肾蒂〔图 48-50〕。

5. 最后切断输尿管,取出肾脏,降低气腹压力量至 3～5mmHg。检查术野有无活动性出血。

（二）后腹腔镜肾癌根治性切除术

1. 建立后腹腔操作空间同后腹腔肾囊肿去顶减压术〔图 48-51〕。

2. 清理腹膜后脂肪显露 Gerota 筋膜,于 Gerota 筋膜外游离,切除肾周脂肪组织,肾上极肿瘤同时切除同侧肾上腺,若需区域淋巴结清扫,则清除肾蒂周围、下腔静脉与腹主动脉周围的淋巴结和脂肪组织。

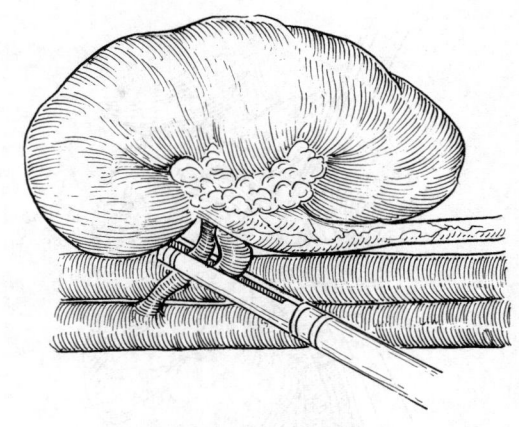

图 48-50　处理肾蒂

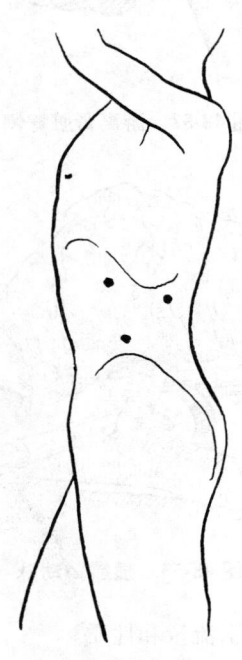

图 48-51　体位

3. 处理肾蒂　游离肾脏背侧〔图 48-52〕,在腰大肌深面肾门处显露肾动脉〔图 48-53〕,直角钳充分游离后 3 枚 Hom-o-lock 夹闭,进一步游离显露其下方肾静脉,同法处理。

4. 游离输尿管,Hom-o-lock 夹闭后切断。

5. 降低气腹压,观察术野有无活动出血,止血可靠后,扩大切口,取出肾脏,置腹膜后引流管,关闭切口。

【术中注意事项】

1. 游离肾脏时应注意肾上、下极迷走血管,防止损伤出血。

2. 处理肾蒂时尽可能显露肾动、静脉,特别是右肾静脉与下腔静脉关系。

【术后处理】

1. 常规应用抗生素。

6

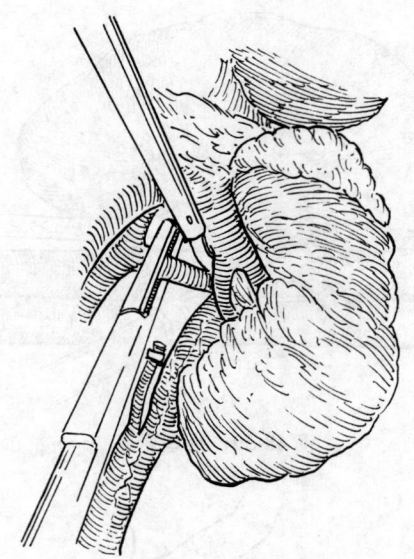

图 48-52 游离肾脏背侧

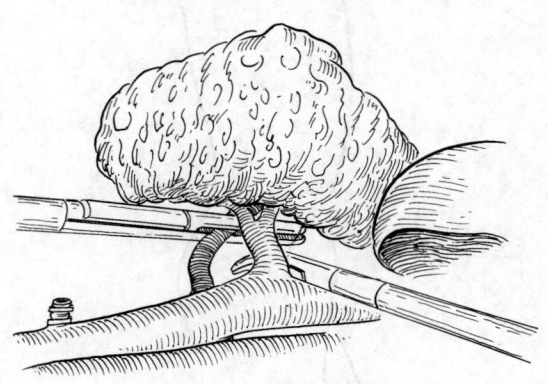

图 48-53 显露肾动脉

2. 注意术区引流量和性质。

【术后并发症】

1. 血管损伤出血。

2. 脏器损伤,主要是肝、脾、胰、肠等。

3. 术后肠粘连、肠梗阻。

【述评】

同肾切除术。

(何中舟)

第十九节 腹腔镜肾盂癌根治术

【适应证】

局限在肾盂输尿管内分期为 $T_{a-3}N_0M_0$ 的肾盂输尿管肿瘤。对于 T_4 期肾盂输尿管肿瘤或影像学上已发现区域性淋巴结增大者,应选择开放手术治疗。

【术前准备】

总肾功能和分肾功能测定,包括血肌酐测定,IVU,必要时行 CT、MIR 等影像学检查,余同前。

【麻醉】

全麻。

【手术步骤】

（一）经腹腔入路

1. 体位〔图 48-54〕、Trocar 位置及放置过程同经腹腔镜肾囊肿去顶减压术。

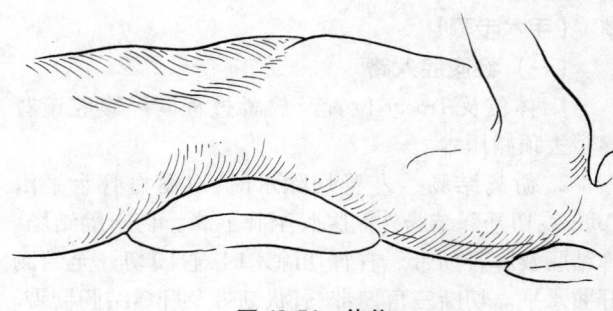

图 48-54 体位

2. 游离结肠 左肾切除术时,以髂血管水平沿 Toldt 线切开降结肠外侧腹膜至脾上缘。切断膈结肠、脾结肠及脾肾韧带。右肾切除术时,腹膜切开至结肠肝曲水平。切断三角韧带、冠状韧带及肝横结肠韧带。

3. 游离输尿管和肾脏 在腰大肌前内侧缘与下腔静脉或主动脉间找到输尿管并游离,在游离输尿管时应尽量向下游离至髂嵴下方,处理下端输尿管有多种方式,常用方法有二:①术前诊断明确,可在肾切除前 TUR 切除输尿管口膀胱壁全层,取肾时完整提取输尿管。②取下腹麦氏切口进入后腹膜间隙,切除末端输尿管〔图 48-55〕。

4. 处理肾蒂 充分暴露肾动静脉后,近心端 2 枚、远心端 1 枚 Hom-o-lock 夹闭动脉、静脉后切断或用直线切割吻合器切断肾蒂。

5. 最后切断输尿管,取出肾脏,降低气腹压力量至 3～5mmHg。检查术野有无活动性出血。

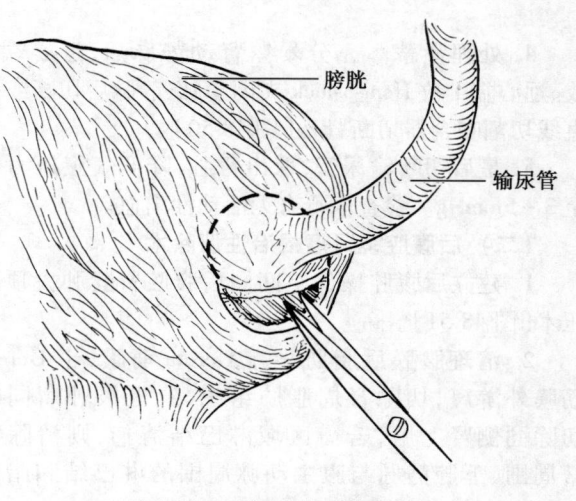

膀胱

输尿管

图 48-55 切除末端输尿管

（二）后腹腔镜肾盂癌根治术

1. 建立后腹腔操作空间同后腹腔肾囊肿去顶减压术。

2. 腰方肌外缘纵行切开侧椎筋膜、腰方肌筋膜，进入腰方肌间隙，用超声刀充分分离此间隙至膈肌下方，向上分离找到肾蒂〔图48-56〕，超声刀切开肾动脉鞘，分离显露2～3cm肾动脉，近端用大号Hom-o-lock锁夹2枚，远端用钛夹夹闭。

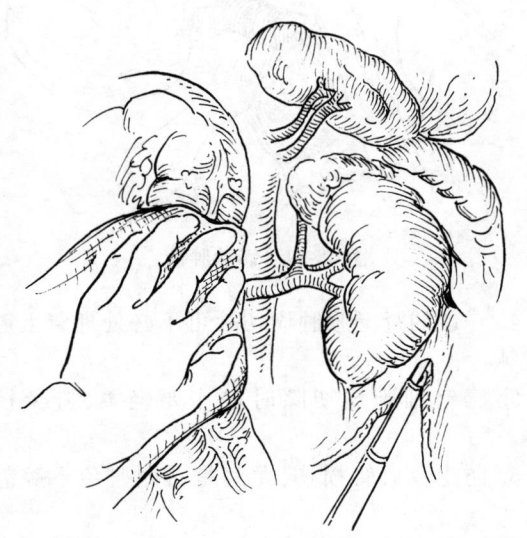

图48-56 分离腰方肌、寻找肾蒂

3. 剪断肾动脉后，在其深面或稍上及下方找到肾静脉，先用钛夹夹闭并切断肾上腺静脉、腰静脉及性腺静脉。然后加大号Hom-o-lock近端2枚、远端1枚锁夹肾静脉，剪断肾静脉。

4. 最后切断输尿管，取出肾脏，降低气腹压力量至3～5mmHg。检查术野有无活动性出血。

【术中注意事项】

1. 游离肾脏时应注意肾上、下极迷走血管，防止损伤出血。

2. 处理肾蒂时尽可能显露肾动、静脉，特别是右肾静脉与下腔静脉关系。

3. 肾脏肿瘤在Gerota筋膜外游离肾脏。

【术后处理】

1. 常规应用抗生素。

2. 注意术区引流量和性质。

【术后并发症】

1. 血管损伤出血。

2. 脏器损伤，主要是肝、脾、胰、肠等。

3. 术后肠粘连、肠梗阻。

【述评】

经腹腔途径具有手术视野好，解剖标志明显等优点，但对腹腔有干扰，有发生肠损伤、肠麻痹的可能。

后腹腔途径空间较小，缺乏清晰解剖标志，但入路直接，术中损伤轻，对腹腔干扰少，有研究表明后腹腔镜手术时间短，术后恢复快，术中麻醉药需要量更少。

肾切除术前TUR切除输尿管口膀胱壁全层这种方法，可以避免术中更换体位所带来的不便，更为广大临床工作者所接受。

（何中舟）

第二十节 腹腔镜肾上腺肿瘤切除术

【适应证】

肾上腺肿瘤包括原发醛固酮增多症、皮质醇增多症、肾上腺性征异常症、嗜铬细胞瘤等。

【术前准备】

1. 根据血、尿、肾上腺功能测定和影像学检查进行定性定位诊断。

2. 纠正代谢紊乱

（1）原发性醛固酮增多症：术前服用螺内酯同时补钾，纠正代谢性碱中毒。

（2）皮质醇增多症：手术前一天开始补充氢化可的松，术后根据病情逐渐减量，2～3个月停药，个别患者需用药6～8个月。

（3）嗜铬细胞瘤：术前应用α-受体阻滞剂，心率过快者可在此基础上加服β受体阻滞剂，适量扩充血容量。

3. 胃肠道准备。

4. 留置导尿。

【麻醉与体位】

全麻健侧卧位。

【手术步骤】

（一）经腹腔入路

1. 建立人工气腹及Trocar置入同经腹入路腹腔镜肾囊肿去顶减压术〔图48-57〕。

2. 切开侧腹膜，左侧切断脾肾韧带，右侧切断肝肾韧带显露肾上腺区。

3. 在肾上极与胰腺下缘之间切开Gerota筋膜，在肾上极内侧寻找肾上腺及肿瘤，避免损伤胰腺和脾静脉〔图48-58〕。

4. 切除肿瘤 沿肿瘤表面仔细游离肿瘤。于基底部超声刀凝固后切除肾上腺肿瘤或Hom-o-lock夹闭后切断摘除肿瘤〔图48-59〕。切除组织放入标本袋从腹壁切口取出。

5. 术区充分止血，取出肿瘤，置术区引流管后关闭切口。

6

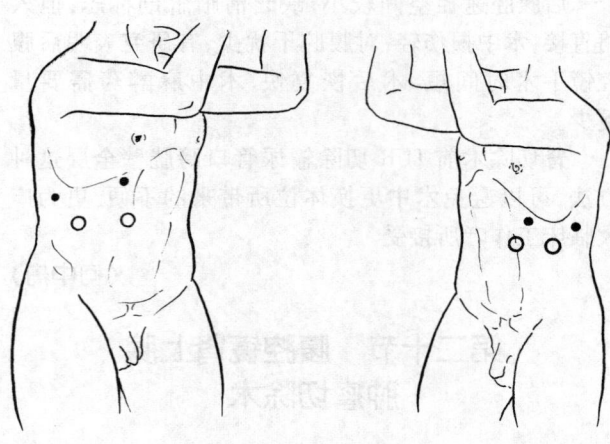

图 48-57 体位

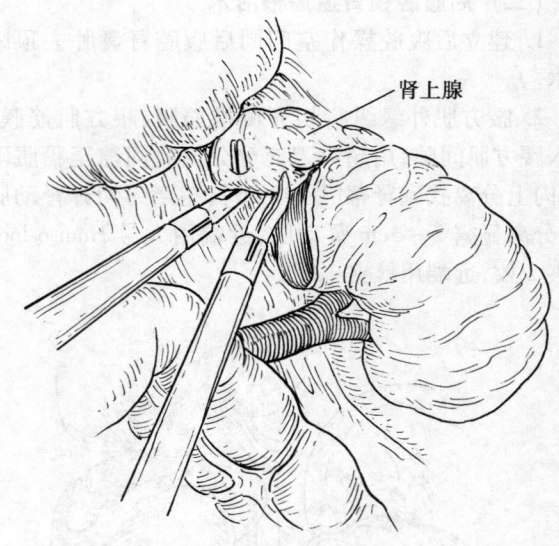

肾上腺

图 48-59 切除肿瘤

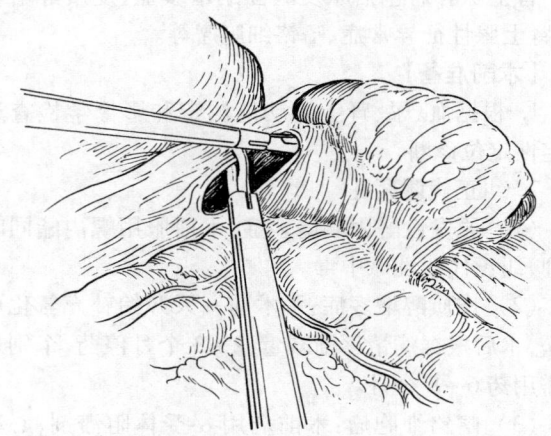

图 48-58 切开 Gerota 筋膜,寻找肾上腺及肿瘤

（二）后腹腔镜肾上腺肿瘤切除

1. 制备腹腔后操作空间并放置 Trocar 参阅后腹腔镜肾囊肿去顶减压术〔图 48-60〕。

2. 清理腹膜外脂肪后,沿肾外侧腰大肌前间隙向上游离至肾上极水平,然后向内侧游离显露肾上腺区〔图 48-61〕。

3. 寻找肾上腺及肿瘤,切除肿瘤操作同前述。

【术中注意事项】

1. 经腹入路注意勿损伤腹腔脏器。

2. 经后路勿损伤腹膜。

3. 术中仔细辨认肾上腺肿瘤防止遗漏。

4. 一般的肾上腺肿瘤切除可不必处理肾上腺中央静脉。

5. 嗜铬细胞瘤切除时操作要轻柔、避免挤压瘤体。

6. 防止肾血管损伤,尤其是右侧避免下腔静脉损伤。

【术后处理】

1. 注意引流量及性质。

2. 监测生命体征变化,尤其是嗜铬细胞瘤患者。

3. 皮质醇症患者术后要严格按计划补充皮质激素,防止肾上腺危象发生,定期复诊调整激素用量。

【术后并发症】

1. 术中出血。

2. 周围脏器损伤。

【述评】

1992 年,Gagher 应用腹腔镜完成首例肾上腺切除术,经不断完善和发展,技术日臻成熟,文献报道与开放手术比较在手术时间、出血量、麻醉剂量、平均住院日、死亡率方面有明显优势。目前是治疗肾上腺肿瘤的金标准。目前,对于肾上腺良性肿瘤,行肾上腺肿瘤切除还是行肾上腺切除,各家报道不一。但一些研

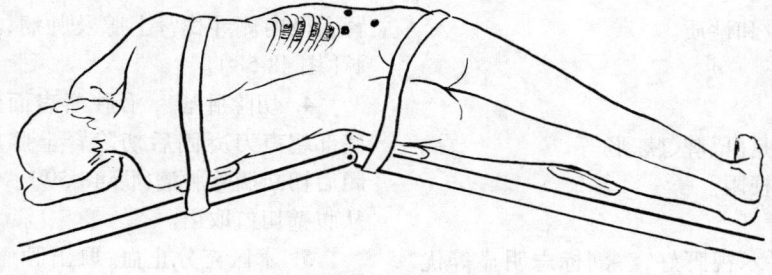

图 48-60 体位

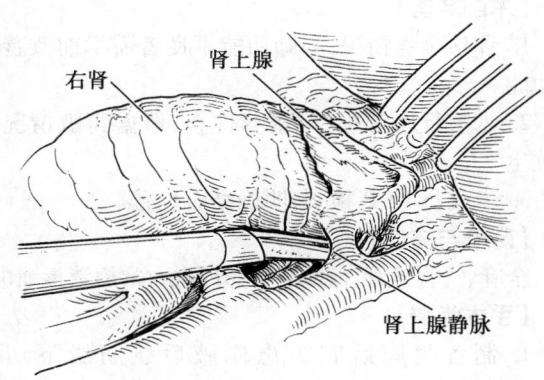

图 48-61　清理腹膜后脂肪,显露肾上腺区

究表明,对于治疗效果并无明显差异。

(何中舟)

第二十一节　腹腔镜盆腔淋巴结活检术

【适应证】

1. 前列腺癌的分期诊断。

2. 膀胱癌、睾丸肿瘤、阴茎癌的分期诊断。

【术前准备】

1. 肠道准备,术前 3 天开始应用抗生素,术前 1 天清洁灌肠。

2. 留置导尿。

【麻醉与体位】

全麻平卧位。

【手术步骤】

(一) 经腹腔途径手术

1. Trocar 置入位置,A 点位于脐上 0.5cm 处,B 点位于下腹正中,C、D 分别位于髂前上棘内上方 2～3cm 处〔图 48-62〕。

2. 检查腹腔内情况,辨认膀胱脐尿管韧带、结肠、髂血管、精索血管、内环等解剖标志。

3. 沿髂血管走行方向切开后腹膜及髂血管鞘,远端至腹股沟内环,近端至左右髂总动脉分叉处,在近腹股沟内环口处游离输精管,牵开输精管,显露清扫区域的淋巴结。分离髂外动脉〔图 48-63〕,游离髂外动脉表面及内侧的脂肪组织,然后游离髂内动脉,并将髂内外动脉间的脂肪和淋巴结彻底清除。

4. 沿髂内动脉向闭孔附近分离,解剖出闭孔神经,将其周围脂肪、淋巴组织完整切除。将切除的全部淋巴组织放入标本袋,取出体外。

(二) 经腹膜外途径手术

1. 制备气腹并放置 Trocar　脐下缘弧形切开皮肤

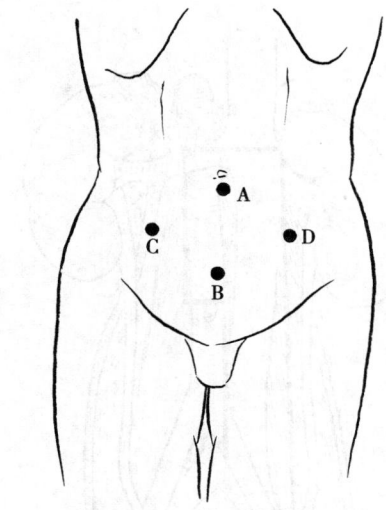

图 48-62　Trocar 置入位置

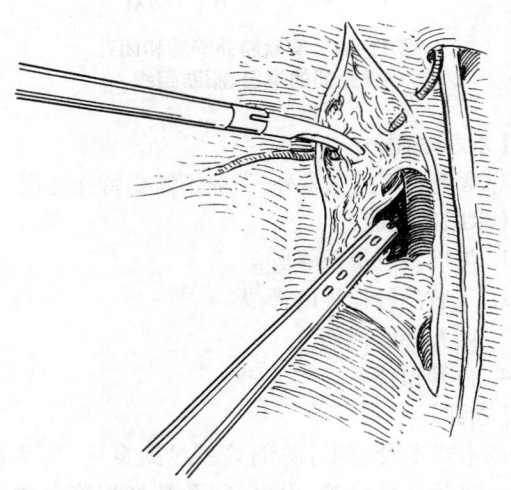

图 48-63　分离髂外动脉

约 3cm(A 点),显露腹直肌前鞘,横行切开腹直肌前鞘,钝性分离腹直肌,手指伸入腹直肌后鞘前游离,置入球囊扩张器至腹膜外间隙,充气 300～500ml,建立操作空间,置入腹腔镜,直视下在脐下 3～4cm 腹直肌外缘放置两枚 Trocar(B、C 点),在右侧髂前上棘内侧 3～4cm 放入直径 5mm Trocar(D 点)。

2. 辨认耻骨后间隙解剖标志,包括耻骨、膀胱前壁、前列腺、髂外血管等。

3. 髂外动脉内下方游离脂肪淋巴组织显露髂外静脉,在髂静脉内下缘沿耻骨支内侧壁向深部游离,显露闭孔神经,自下而上整块清除髂外静脉和闭孔神经间的淋巴、脂肪组织〔图 48-64〕。

【术中注意事项】

1. 术中注意电凝或夹闭较粗的淋巴管。

2. 保护好闭孔神经。

3. 防止髂血管损伤。

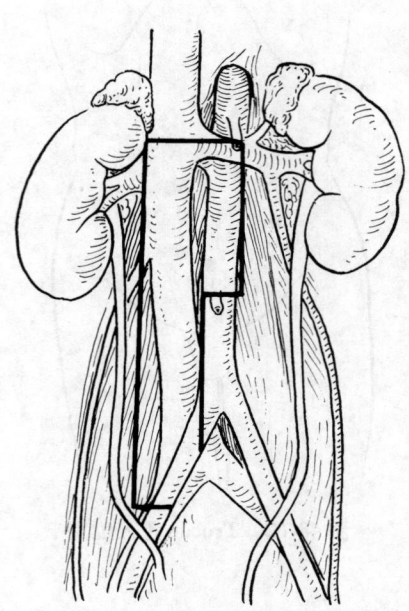

图 48-64　清除髂外静脉和闭孔
神经间的淋巴、脂肪组织

【术后处理】

除常规应用抗生素外,一般不需要特殊处理。

【术后并发症】

1. 淋巴漏或淋巴囊肿。

2. 下肢静脉血栓的形成。

3. 闭孔神经损伤。

4. 血管损伤。

【述评】

该术式术野清晰,解剖关系显露良好,可更精确处理小血管和淋巴管,出血、闭孔神经损伤和淋巴漏等并发症明显减少,与开放手术相比,创伤小,更安全。

（何中舟）

第二十二节　后腹腔镜输尿管切开取石术

【概述】

输尿管结石大多数可以通过体外冲击波碎石(ESWL)、输尿管镜来处理,而对于较大的结石或 ESWL 和输尿管镜碎石失败的病例,往往采用开放手术的方法取出结石,随着腹腔镜技术在临床的不断推广,对于这一类病例,也可以通过腹腔镜下输尿管切开取石术治疗。

【适应证】

对于较大结石,结石周围炎症包裹或嵌顿,ESWL、输尿管镜碎石失败者。

【术前准备】

1. 评估全身情况,心肺功能不良者需术前改善心肺功能。

2. 术前行尿常规、尿培养检查,根据药敏情况选用抗生素。

3. 术晨行 KUB 检查,明确结石位置。

【麻醉与体位】

全麻、气管插管,健侧卧位,升腰桥,常规消毒铺巾。

【手术步骤】

1. 制备腹膜后腔　患侧腋后线肋缘下切口 1.5cm,切开皮肤、皮下,止血钳钝性分离肌层,进入腹膜后间隙,气囊扩张出腹膜后腔,示指引导下于腋前线肋缘下置入 5mm Trocar,腋中线髂嵴上方置入 11mm Trocar,第一切口置入 12mm Trocar,髂嵴上 Trocar 置入腹腔镜,接气腹,注入 CO_2 气体,调节压力 14mmHg,肋缘下 Trocar 分别置入操作器械〔图 48-65〕。

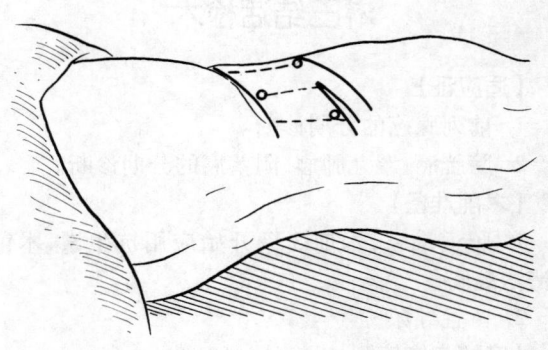

图 48-65　Trocar 穿刺点

2. 显露输尿管　清理腹膜外脂肪,显露肾筋膜,仔细辨别腹膜返折,腰大肌等解剖标志,沿腰大肌前方切开肾筋膜,肾下极水平沿腰大肌表面向内侧游离,显露输尿管,结石部可见输尿管膨大,钳夹可感觉到质地坚硬〔图 48-66〕。

3. 取石并置入 Double-J 管　无损伤钳钳夹结石

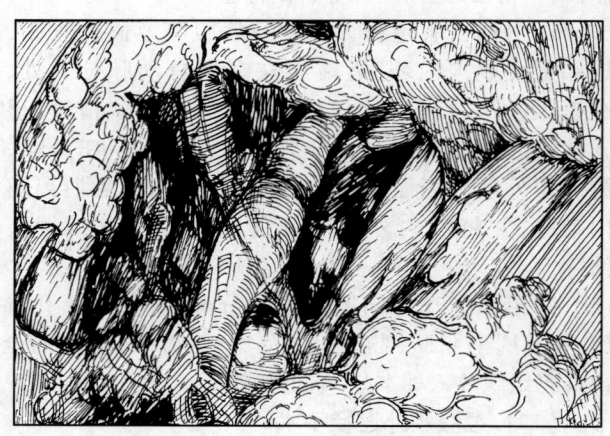

图 48-66　显露结石部位输尿管

6

近端输尿管,于膨大部切开输尿管〔图48-67〕,松动结石后取出〔图48-68〕,注意结石周围是否有炎性包裹,是否有息肉,需一并切除,必要时可以术中病理。自输尿管切口置入 D-J 管,上至肾盂,下至膀胱〔图48-69、图48-70〕,3-0 可吸收线间断关闭输尿管切口〔图48-71〕。

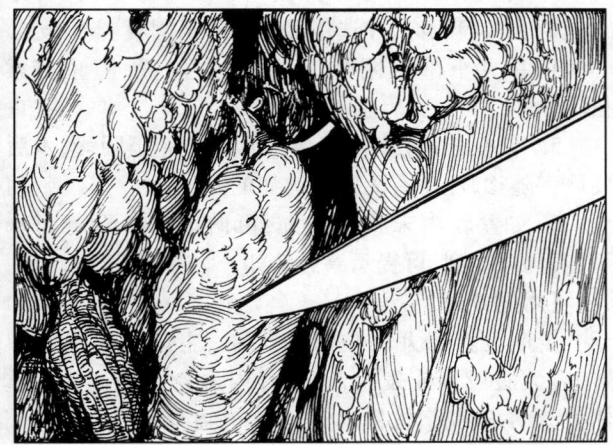

图 48-67 尖刀切开输尿管壁

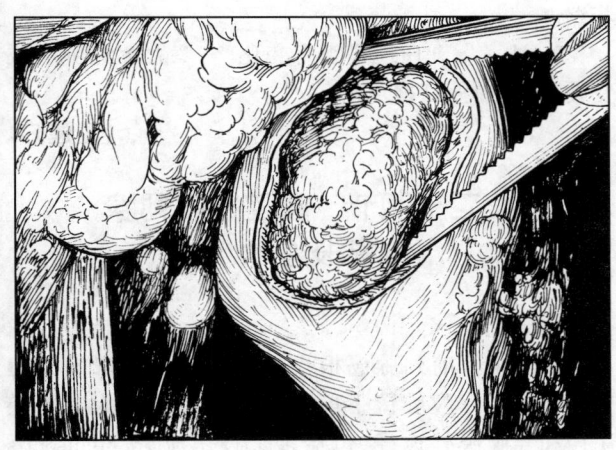

图 48-68 取出结石

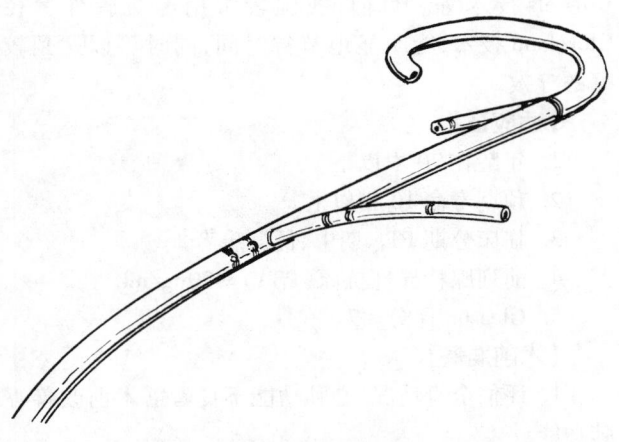

图 48-69 用输尿管导管做内支架的 D-J 管

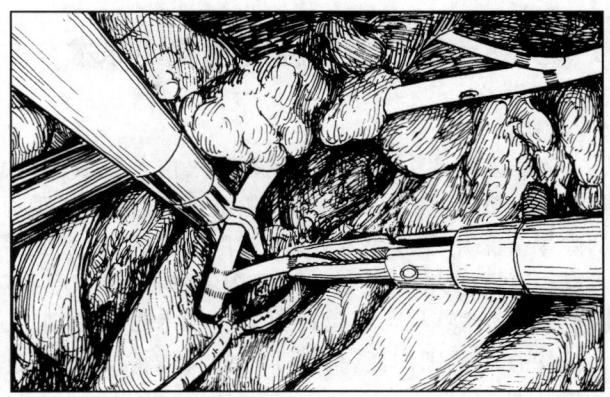

图 48-70 放置 D-J 管入输尿管

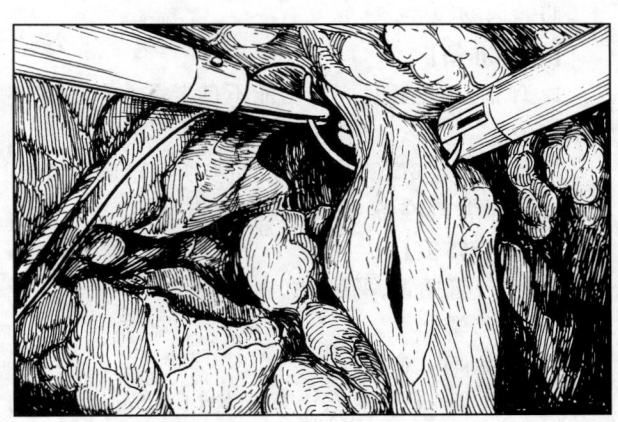

图 48-71 缝合输尿管切口

4. 放置腹膜后引流一枚,关闭切口。

【术中注意要点】

1. 充分清理腹膜外脂肪,使术野宽敞,显露输尿管时要在肾下极水平,取石前无损伤钳钳夹结石近端输尿管,防止结石滑落至肾盂。

2. D-J 管置入要可靠,下端一定要放置膀胱内,术前可将甲紫溶液注入膀胱,并夹闭留置导尿管,D-J 管置入膀胱可见蓝色尿液自 D-J 管流出。

【术后处理】

术后 3~5 天拔除腹膜后引流,根据具体情况,如引流量较多,可适当延长拔管时间。术后一周拔除留置导尿管,观察有无发热,出院前行 KUB 检查,确定D-J 管位置是否良好。术后 1~3 个月拔出 D-J 管。门诊定期复查超声和 IVU。

【术后并发症】

1. 术后输尿管切口漏尿 腹膜后引流量较多,可适当延长腹膜后引流管放置时间,注意 D-J 管保持通畅。

2. 输尿管狭窄 输尿管切开时,要注意在输尿管扩张部位切开,可以有效地防止输尿管狭窄。输尿管狭窄一旦发生,可考虑腔内球囊扩张或手术成形。

(王建伯)

6

第二十三节　腹腔镜隐睾切除术

【概述】

隐睾发生率1%～3%，多数隐睾位于腹股沟，大约60%～70%，仅有20%左右位于腹腔，位于腹股沟的隐睾多采用开放手术处理，若位于腹腔内，开放手术探查则损伤大，且受切口位置限制，有时难以寻找。腹腔镜诊治隐睾症，不仅可以减轻手术带来的创伤，而且探查的范围广泛，根据术中的具体情况，选择进一步处理方法。

【适应证】

腹腔内型隐睾。

【术前准备】

1. 评估全身情况，心肺功能不良者需术前改善心肺功能。

2. 术前行超声、CT等检查，初步明确隐睾位置。

3. 术前常规准备，备皮、灌肠等。

【麻醉与体位】

全麻、气管插管，平卧位。

【手术步骤】

1. 常规消毒、铺巾。

2. 置入Trocar。取脐上横向切口1.5cm，逐层切开皮肤、皮下，切口两侧巾钳提起腹壁，Veress针穿入腹腔，注水法证实置入腹腔后，接气腹机，注入CO_2气体，维持压力14mmHg，自该切口置入11mm Trocar，接腹腔镜，接气腹，维持压力14mmHg。腹腔镜监视下，于下腹正中置入11mm Trocar一枚，健侧下腹（麦氏点）置入5mm Trocar一枚。

3. 探查睾丸。观察盆腔解剖结构，仔细辨认精索血管与输精管，膀胱底两侧可见输精管走行，输精管外侧可见精索血管，沿精索血管找到隐睾。镜下见隐睾呈粉红色，表面光滑，一端与输精管、隐睾相连，另一端与睾丸引带相连。

4. 游离睾丸、精索与输精管。切断睾丸引带，打开隐睾表面腹膜，腹膜后仔细游离睾丸隐睾和精索，注意不要损伤精索血管，避免损伤髂血管，最后游离输精管，游离长度在8～10cm为宜，保证有足够的长度使睾丸降至阴囊。

5. 下降睾丸。于患侧阴囊作一切口，以阴囊皮肤和肉膜间分离出一腔隙，能容纳下睾丸即可。腹腔镜监视下止血钳经阴囊切口自外环口直接穿入腹腔，通道稍作扩张后，自该通道将睾丸直接拖入阴囊，将睾丸置于肉膜外固定，方法同开放手术。

6. 检查术野，拔出各Trocar，排空气体，关闭切口。

【术中注意事项】

1. 如果镜下未找到睾丸，只看到精索血管盲端，或未看到输精管及精索血管，则提示睾丸未发育，睾丸缺如。

2. 如镜下看到睾丸发育不良或萎缩，则行睾丸切除术。

3. 有学者认为，术中如精索长度不足，可先将睾丸Ⅰ期置入腹股沟，在选择Ⅱ期下降至阴囊。

4. 睾丸下降至阴囊后，要注意位置，防止精索扭转。

5. 本术式由于睾丸直接由外环口降至阴囊，术后要严密随诊，注意有无腹股沟疝的发生。

6. 如盆腔内未找到睾丸，可向上探查至肾门水平，若仍未找到，可提示睾丸缺如。

【术后处理】

定期检查睾丸的位置与大小，注意有无精索扭转，有无腹股沟疝发生，三个月内避免剧烈运动和重体力劳动，避免牵拉精索，影响睾丸血运。

【术后并发症】

1. 注意睾丸血运情况，个别患者可发生术后睾丸萎缩。

2. 注意睾丸质地是否有变化，若睾丸突然肿大或变硬，要警惕癌变之可能。

（王建伯）

第二十四节　腹腔镜前列腺癌根治术

【概述】

腹腔镜下前列腺癌根治术是近十余年来发展起来的新技术。腹腔镜下前列腺癌根治术分为经腹腔途径和经腹膜外途径，包括多个技术流派，Moutsouris技术、Heilbronn技术、Cleveland技术、Creteil技术和Brussels技术等。目前，我国较常用经腹膜外途径Cleveland技术，能明显地节省时间，同时可以达到较好的疗效。

【适应证】

1. 年龄在70岁以下。

2. 预期寿命10年以上。

3. 临床分期PT_{1-2}期中、低危患者。

4. 前列腺特异性抗原（PSA）≤20ng/ml。

5. Gleason评分≤7。

【术前准备】

1. 评估全身情况，心肺功能不良者需术前改善心肺功能。

2. 术前行MRI、CT等检查，初步明确临床分期。

3. 术前常规准备,胃肠减压、备皮、备血等。

4. 术前 3 天口服抗生素行肠道准备,术前一天晚上清洁灌肠。

【麻醉与体位】

全麻,气管插管。仰卧位,头低脚高位 15°,双髋关节略外展,监视器置于双下肢之间。

【手术步骤】

1. 制备腹膜外腔,置入 Trocar。常规消毒,铺巾。取脐下横切口 3cm,逐层切开皮肤、皮下,切开腹直肌前鞘,钝性分开腹直肌,腹直肌与其后鞘之间间隙分离扩大腹膜外间隙,气囊扩张出腹膜外腔,置 12mm Trocar,并固定,接气腹,调节压力 14mmHg,接监视器。腹腔镜监视下于第一切口下方两横指腹直肌外缘左右分别置入 10mm、5mm Trocar 各一枚,双侧髂峰内 3cm 处各置入 5mm Trocar 一枚,5 枚 Trocar 呈扇形排列〔图 48-72〕。

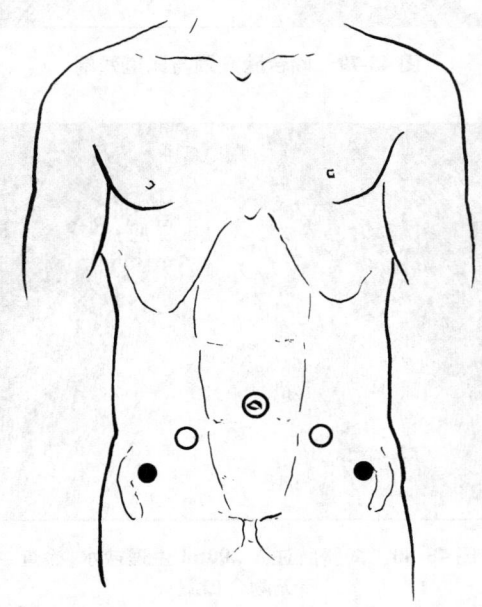

图 48-72 美国 Cleveland 技术套管放置位点示意图

2. 分离膀胱前壁及耻骨后间隙疏松组织,清理前列腺、膀胱腹侧脂肪组织,显露前列腺腹侧〔图 48-73〕,将前列腺压向右侧,向下分离,显露左侧盆筋膜,切开盆筋膜,见疏松组织〔图 48-74〕,沿前列腺表面向远端分离,可见肛提肌,将肛提肌推向盆壁,显露前列腺尖部;同法,切开右侧盆筋膜,显露右侧前列腺尖部。

3. 切断耻骨前列腺韧带,缝扎阴茎背深静脉复合体。超声刀切断耻骨前列腺韧带,2-0 可吸收线 8 字缝扎阴茎背深静脉复合体,注意结扎要可靠,以避免不必要的出血〔图 48-75〕。

4. 离断膀胱颈部。分离钳自前列腺尖部向膀胱颈部触及前列腺,由硬变软处提示膀胱颈部,沿该部

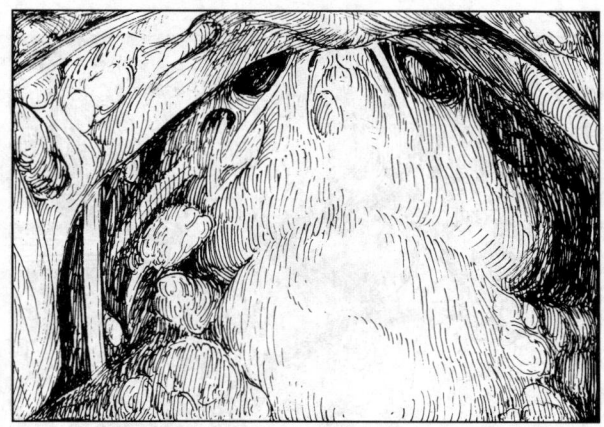

图 48-73 显露耻骨后解剖,可见耻骨弓、前列腺、膀胱

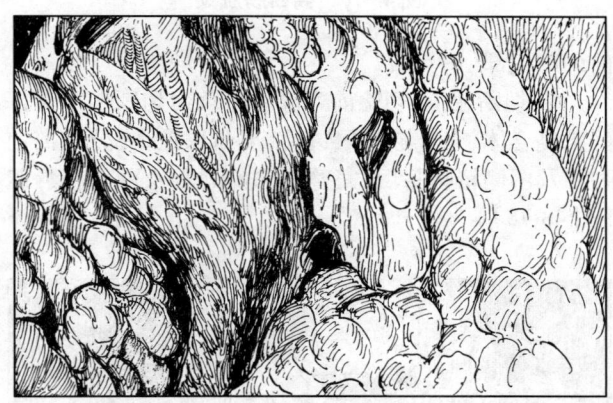

图 48-74 打开盆筋膜

切开前列腺与膀胱颈部交界,紧贴前列腺切开膀胱颈前壁与两侧,仔细辨认双侧输尿管口,注意不要误伤输尿管口,紧贴前列腺切断膀胱颈后壁,使膀胱颈完全离断〔图 48-76〕。

5. 分离精囊腺,游离前列腺背侧。沿膀胱颈 5、7 点处向下分离,显露输精管,切断输精管,进一步游离出两侧精囊腺,牵拉两侧精囊腺,于其深侧见 Denonvillier 筋膜,横行切开 Denonvillier 筋膜,见直肠前脂肪,提示进入到直肠前间隙,沿此间隙向远端游离至

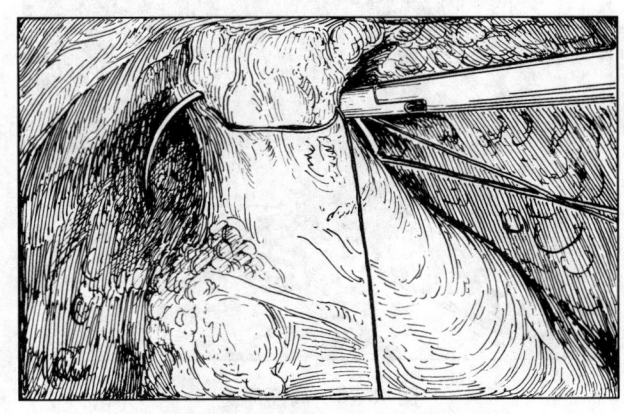

图 48-75 "8"字缝扎背深静脉丛

6

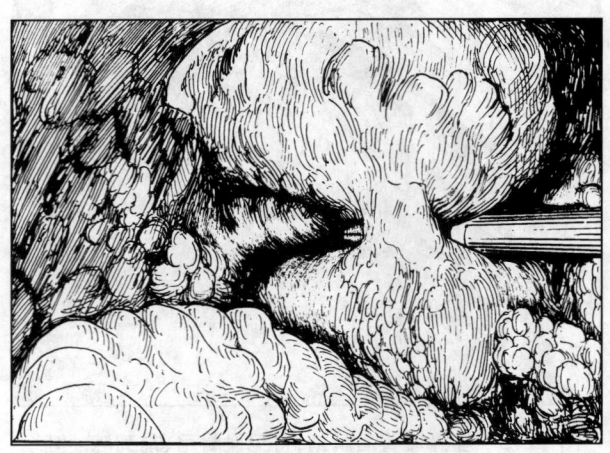

图 48-76 离断膀胱颈

前列腺尖部〔图 48-77〕。

6. 切断尿道，切除前列腺。超声刀切断阴茎背深静脉复合体，充分游离尿道后，离断尿道，充分游离前列腺及两侧精囊腺后，完整切除前列腺及两侧精囊腺〔图 48-78〕。

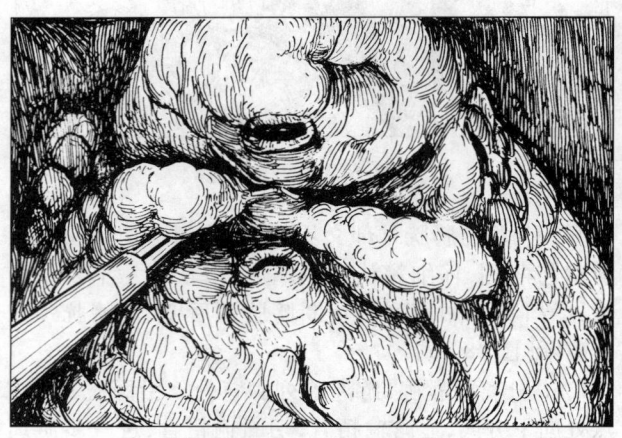

图 48-77 分离精囊腺

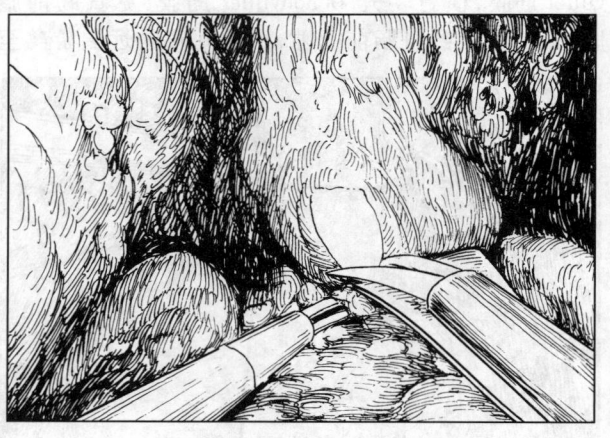

图 48-78 离断尿道

7. 尿道、膀胱颈吻合。3-0 可吸收线间断缝合膀胱颈与尿道，一般采用 4~6 针间断缝合〔图 48-79〕，也可 3-0 可吸收线连续缝合。吻合前自尿道插入气囊导尿管，吻合后气囊注水 30ml，可自导尿管注水 200ml，观察是否有吻合口漏〔图 48-80〕，如有吻合口漏，可酌情加针。

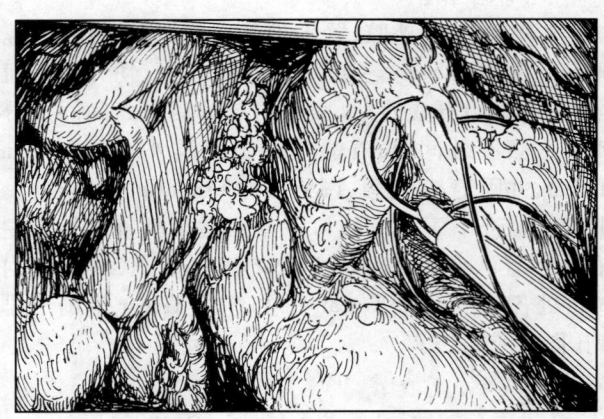

图 48-79 吻合膀胱颈与尿道残端

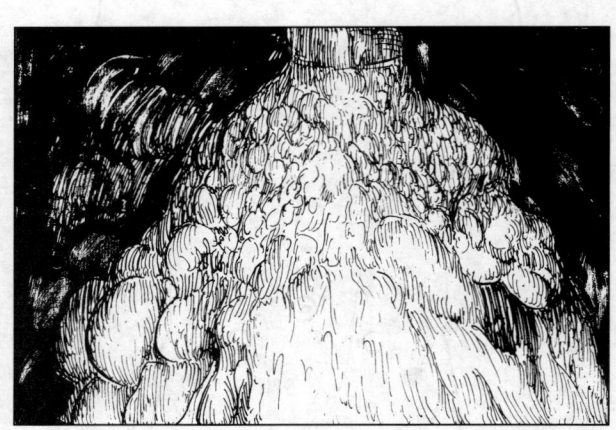

图 48-80 向膀胱注入 200ml 生理盐水，检查有无吻合口漏

8. 创面彻底止血，清点器械、纱布后，取物袋取出标本，置耻骨后引流管，拔出各 Trocar，排空气体，关闭切口。

【术中注意事项】

1. 切开盆筋膜时，不要紧贴前列腺，前列腺包膜有丰富的血管，易出血，一般应距前列腺 2~3mm，切开后可见疏松组织，沿此间隙分离，可避免出血。

2. 如保留阴茎勃起功能时，在分离双侧精囊腺和前列腺尖部时，要紧贴精囊腺和前列腺分离，仔细操作，避免神经血管束损伤。

3. Denonvillier 筋膜非常薄，切开 Denonvillier 筋膜时，应仔细操作，辨别直肠前脂肪，提示进入到直肠前间隙，轻柔分离，避免直肠损伤。

4. 膀胱颈与尿道吻合时，如膀胱颈保留完好，可直接吻合。如膀胱颈口过大，可先于膀胱颈后壁适当缩窄膀胱颈口至与尿道口基本一致后，再吻合，缩窄膀胱颈口时注意不要误伤双侧输尿管口。

5. 切断阴茎背深静脉复合体应在最后进行，避免早期切断出血影响视野。处理前列腺血管蒂，应紧贴前列腺包膜，如有必要可使用 Hom-o-lock 可有效减少出血。

【术后处理】

1. 常规使用抗生素预防感染。

2. 引流管在引流基本消失后可拔除，如有尿漏，则应在漏口完全愈合后拔除。

3. 留置导尿管 3～4 周，如有尿漏发生，则应在尿漏完全愈合后拔除。

4. 肛门排气、肠鸣音恢复后可进饮食，如有直肠损伤，要适当延长进食时间。

5. 术后根据病理情况及 PSA 情况，酌情考虑是否需要辅助内分泌治疗。

【术后并发症】

1. 出血　常见阴茎背深静脉复合体出血，阴茎背深静脉复合体缝扎要可靠，手术结束前要仔细检查，如有出血要及时处理。

2. 直肠损伤　切开 Denonvillier 筋膜时，应仔细操作，辨别直肠前脂肪，提示进入到直肠前间隙，轻柔分离。如发生损伤，要及时修补，一般交叉缝合两层，术后适当延长进食时间，同时应用足量广谱抗生素，大部分可以愈合。

3. 阴茎勃起功能障碍　在分离双侧精囊腺和前列腺尖部时，要紧贴精囊腺和前列腺分离，仔细操作，避免神经血管束损伤。

4. 输尿管口损伤　如膀胱颈口过大，缩窄膀胱颈口时要看清双侧输尿管口，注意不要误伤双侧输尿管口。

5. 尿失禁　分离前列腺尖部时，要充分游离尿道，要在尿道括约肌近端 1cm 处切断，切断膀胱颈口时，要紧贴前列腺，争取最大限度保留膀胱内括约肌。

（王建伯）

6

第四十九章

体外冲击波碎石术

第一节 体外冲击波碎石的基本原理

一般而言,所有的碎石机都由最基本的两部分组成,即能够粉碎结石的冲击波源和对结石的精确定位系统,冲击波源是碎石机的核心。冲击波发生的基本原理是通过高电压、大电流、瞬间放电,在放电通道上形成一个高能量密度的高温、高压等离子区,将电能迅速转换为热能、光能、力能和声能,放电过程中放电通道急剧膨胀,在水介质中形成压力脉冲,也就是冲击波。

冲击波的传递在水中最为理想,这是由于不同介质的阻抗不同,其耗损也不同,在水中冲击波能量耗损最少,而在空气中能量耗损极大。因此治疗时患者仰卧于水中,因为体液与水的特性阻抗相近,冲击波经水传入人体时能量耗损较少,冲击波迅速进入人体而到达结石击碎结石,而对组织不造成明显损伤。冲击波粉碎结石是利用冲击波在两种声阻抗不同的传播媒质(组织与结石)的界面发生反射,它在结石的前缘产生压应力,在其后缘产生拉应力,两种媒质的声阻抗的差别越大,应力就越大,物质(结石)结构越容易破坏。在结石面对冲击波源的界面上的压力使结石破裂,而空化作用产生水的射流使裂口内面的结石剥落,一连串的冲击波使结石由表及里地逐层破碎,直到完全粉碎成为细小的颗粒排出体外。

尽管冲击波在水中传播损耗的能量很少,但毕竟存在损耗,空化效应是其能量衰减的主要因素。冲击波在肌肉或脏器中产生空化效应则会造成损伤,所以空化效应既是 ESWL 中有效碎石的必要条件,也是碎石过程的有害因素。因此如何提高冲击波的基本特性参数以加速冲击波通过人体组织,减少空化效应在组织中产生,是不断完善和改进碎石机所面临的重要课题。

除液电冲击波源外,尚有电磁波源、压电晶体波源等冲击波源。

电磁式体外冲击波碎石机:电磁式冲击波是将电能首先转换成磁能,再转换成机械能,通过声透镜或抛物面反射体将机械波聚焦后而形成。电磁冲击波的重要特点是脉冲放电稳定,每个冲击波形几乎一样,故而焦点相对稳定。电磁冲击波聚焦效率高,没有散射冲击波。此外,冲击波源可连续使用,不需要频繁更换电极。电磁冲击波的出现,是 ESWL 技术的重大发展。目前,电磁冲击波技术已日趋成熟,国外著名的 Dornier 公司出产的 ESWL 碎石机已全部采用电磁冲击波源。

液电式体外冲击波碎石机:液电晶体是一种电能与机械能能量转化的材料。数百块液电晶体元件在一球形盘内等距排列,球状体内充满水。当向各液电元件同时施加高频脉冲电流时,由于液电效应,各液电元件产生冲击波,并均指向焦点。由于其聚焦区很小,碎石过程是从结石外部逐层侵蚀或剥落,形成的碎块细小呈细沙或粉末状而易于排出。但其功率较低,所以重复治疗率高,治疗时间长。

第二节 适应证与禁忌证及体外冲击波碎石术中、术后并发症及其处理

体外冲击波碎石术(ESWL)由西德 Chaussy (1980)首先创制,即用 X 线定位的 Dornier 型体外震波碎石机,并很快在世界各国推广应用。国内自行设计研制成功同类的体外震波碎石机,即 JT-ES-WL-I型,并不断改进为 II、III 型机,已广泛应用于临床,都证实为治疗肾结石最为理想的方法。

【适应证与禁忌证】

目前对肾结石患者的治疗均首先考虑选择体外冲击波碎石术,随着碎石机性能不断完善及临床经验的不断累积,适应证也在不断扩大,由 20 世纪 80 年代

初的单一肾结石,直径<2.0cm,输尿管上段结石至目前的全尿路结石。除结石以下部位的梗阻、狭窄外,绝大多数结石患者可用单一 ESWL 或配合经皮肾镜取石、输尿管肾镜取石术等治疗,效果良好。从广义上讲,尿路结石除远端有器质性梗阻外均可采用体外震波碎石术治疗。

目前的适应证为:

1. 肾和输尿管内单个或多个结石;

2. 部分性或完全性的鹿角形结石;

3. 感染性结石;

4. 孤立肾中的肾结石等。

但在临床工作中,下述情况应列为禁忌证:

1. 全身出血性疾患,未经纠正者;

2. 新近发生的脑血管疾患;

3. 传染病的活动期;

4. 未控制的糖尿病,特别是对患有复杂肾结石的患者不宜碎石;

5. 妊娠妇女,特别是结石在输尿管下段者;

6. 体型过胖,其体表至结石距离大于半椭圆体至第二焦点距离;

7. 结石以下尿路有器质性梗阻,在梗阻未解除之前不宜碎石;

8. 严重肾功能不全者;

9. 尿路感染;

10. 无症状的肾盏憩室结石;

11. 不能定位的阴性结石或结石过小、阴影过淡等。

【术后并发症】

震波时并发症可有局部皮肤疼痛、血压改变、心绞痛、窦性心动过速或窦性心动过缓及心律失常等,经对症治疗后大多可以完成震波。

震波后近期并发症有血尿(100%)、肾绞痛(约70%)、发热(约 1% ~ 5%)、局部皮肤瘀点、恶心、呕吐、食欲缺乏、咯血、肾周围血肿、大便隐血或痰中带血等。

震波后远期并发症有高血压(8% 左右)、结石复发(2 年后为 6%,4 年后为 20%)及肾功能损害等。

【震波后的处理】

每次震波完毕即予静脉补液,并维持 2 ~ 3 天;鼓励患者多饮水以利排石;用解痉剂、抗生素、排石汤和黄体酮等。及时观察和收集结石排出情况。尚需定期复查尿路平片和静脉肾盂造影,对停留在输尿管的碎石不下降者,或形成输尿管阻塞时,应及时给予再次震波或行输尿管扩张等措施。并发肾严重感染者应行肾造瘘引流。对于大的肾结石治疗亦先经膀胱镜行输尿管插入 S 型导管内引流,一端在肾盂,另一端

在膀胱内。

(李先承)

第三节　肾结石体外冲击波碎石治疗

一般小于 2cm 的肾结石,特别是位于肾盂内,可一次完全粉碎,随尿液排出体外,磷酸镁胺结石轰击 800 次左右多可以粉碎,草酸钙结石约 1000 ~ 2000 次,胱氨酸结石则需 2500 次。必须将较大颗粒全部粉碎才能保证排石顺利。下面着重对鹿角状结石的治疗作以阐述。

鹿角状结石也称铸状结石。指肾盂结石已很大,且伸入肾盏。其形状颇似鹿角而得名,有全鹿角状结石(指结石已伸入大多数肾盏)及部分鹿角状结石(指结石只伸入 1 ~ 2 个肾盏)之分。ESWL 可选择肾内肾盂型患者,结石虽为鹿角状,但总的结石体积较小,且无大的积水。治疗是先从肾盂开始轰击约需 800 次左右,然后依次治疗下盏、中盏及上盏各 400 次左右,尚余 500 余次可以用,故在此治疗后仔细全部观察,发现有较大颗粒或怀疑有较大颗粒处再补充治疗,力争碎石颗粒小于 2mm。如果结石较大,又无条件先行 PCN 时,理论上可以划区分次治疗,以减少过多的碎石屑进入输尿管造成堆积。除了巨大的结石之外,最好争取一次全部粉碎,以免留有较大结石颗粒进入输尿管引起梗阻,为此也有人采用治疗前先在患侧肾及膀胱间放双猪尾导管,一则起引流作用,二则导管占据在输尿管内,只允许小的结石碎屑通过,大的颗粒保留在肾内,1 周后可再次进行治疗。巨大鹿角状肾结石患者,如果单纯用 ESWL 治疗,常需反复多次,且治疗后发生输尿管内碎石堆积和梗阻,严重时发生败血症的机会也增多。因此,理想的治疗方法是 ESWL 和 PCN 联合治疗,可明显缩短疗程,提高疗效,减少费用。

治疗时的工作电压应随不同厂家的碎石机而定。Dornier 公司的碎石机工作电压为 16 ~ 24kV 为宜,轰击次数视结石粉碎为度,若结石不能完全粉碎时,其轰击总数不宜超过 2500 次。对于小儿肾结石和孤立肾结石,应适当调低工作电压和减少轰击次数,尽量减少其对肾脏的损害。

第四节　输尿管结石体外冲击波碎石治疗

随着 ESWL 临床经验的不断累积和碎石机的改进,用 ESWL 治疗输尿管结石的效果也不断提高。ESWL 治疗输尿管结石效果与结石在输尿管内停留时

间,特别是结石所在部位的炎症反应和瘢痕包绕程度有关。一般认为结石停留时间过久,由于结石的不断刺激,其周围可发生较显著的炎症反应,甚至在其下方产生息肉样增生和瘢痕形成,致使结石被紧紧包绕而难以击碎,即使击碎也难于排出,临床已有不少病例行 ESWL 治疗后结石未排空,行手术取石时发现结石已碎,但未能排出。此外结石过大时必然紧紧嵌塞于输尿管内,也难于一次击碎。

一般来说,行 ESWL 可以髂嵴为界,其上为上段,其下为下段,上段输尿管位于脊柱旁,下段输尿管的后方则有髂骨翼或骶髂关节,治疗时,若以常规体位进行,则冲击波需穿过骨骼可达结石处,故采取俯卧位才能避开骨骼对冲击波的阻挡,直接通过腹部到达结石以利治疗。

输尿管结石原位治疗因输尿管管腔狭小,结石周围很少有腔隙,特别是结石停留较久或结石较大时更为突出,故早年有学者主张使用不同导管将结石推回肾盂再进行 ESWL 治疗,在肾盂内结石极易击碎。但随着治疗病例的不断积累,逐渐发现并不是每个患者的结石皆可推回肾盂,经过大量病例统计发现推回肾盂后结石易粉碎,但也有相当一部分患者的结石无法推回肾盂,而在原位治疗的成功率也不低,因此,现在国际上的一致看法是,输尿管结石的 ESWL 治疗仍以原位治疗为首选。

一般在以下两种情况下需置入输尿管导管:①插放导管后,以导管做标志,帮助定位,特别是对骨骼重叠处的小结石更加需要;②阴性结石用 X 线定位看不到,可通过导管注入造影剂以辨认结石部位。

治疗输尿管上段结石,都采用仰卧位,再加上稍向患侧倾斜,这种体位可稍避开脊柱对 X 线定位时的影响,有利于定位,更主要的是使结石位置相对后移,椎体前移,从而避开椎体对冲击波的阻挡,提高碎石效率〔图 49-1〕。输尿管下段结石是在骶髂骨前方,仰

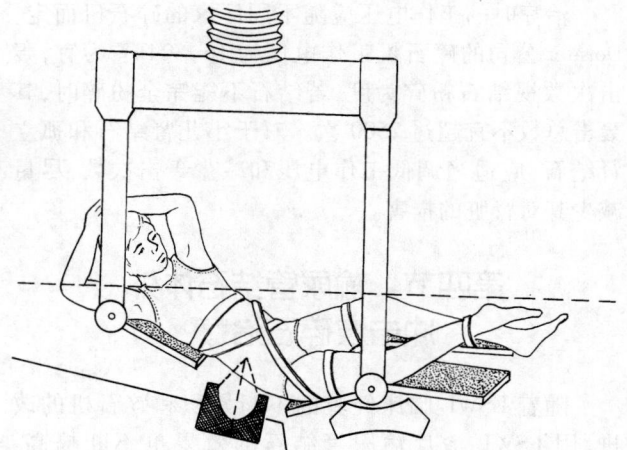

图 49-1　治疗输尿管上段结石时仰卧向患侧倾斜位

卧位无法进行,用俯卧位治疗取得满意效果,可以避开骨骼对冲击波的阻挡,从而扩大了 ESWL 治疗的适应证,也提高了疗效,现已被普遍采用〔图 49-2〕。用俯卧位对输尿管末端的结石同样可获得满意效果。

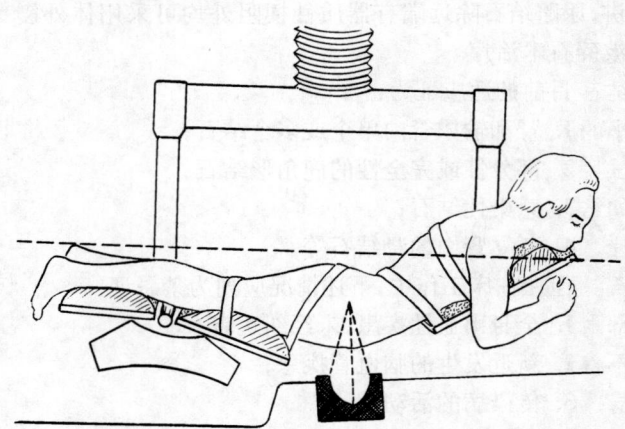

图 49-2　治疗输尿管中、下段结石时俯卧位

如前所述,输尿管结石行 ESWL 治疗时有一定难度,故治疗时可适当提高工作电压,以加速结石的粉碎过程,同时可适当增加一些轰击次数,以 Dornier HM3 型碎石机为例,一般电压用 20～24kV,轰击次数视结石粉碎情况而定。如结石影变化不大时可增至 2700 次,以提高碎石率。国产 HB-VG 型碎石机电压 5～9kV。

总之,输尿管结石仍以原位行 ESWL 治疗为首选,如无法碎石,可行输尿管镜取石或手术取石。在治疗过程中结石的定位以 X 线为佳。

第五节　膀胱结石体外冲击波碎石治疗

随着人民生活水平的显著提高,尿石症的发病部位也发生很大变化,膀胱结石显著减少。体外冲击波碎石广泛用于临床后,特别是采用俯卧位进行 ESWL 治疗后,以 ESWL 治疗膀胱结石虽然很容易,但是临床病例较少。因为膀胱结石可经尿道碎石,无论是机械碎石、超声碎石、液电碎石或激光碎石都比较容易。因此,目前只在个别不能接受经尿道处理的病例采用 ESWL 治疗,治疗体位宜采取俯卧位。目前认为膀胱充盈时行碎石为宜,因为膀胱充盈时可将肠管上推,冲击波可直接通过腹壁进入膀胱,不经过肠管,且膀胱内有尿液时空隙大,粉碎的结石易于散开利于全部粉碎,因此,不必排空膀胱。此外,ESWL 治疗前应查清病因,治疗后应尽快去除病因如前列腺增生、尿道狭窄等,以防止结石复发。

（宋希双　郑伟）

第六节　尿道结石治疗

【概述】

尿道结石按成因可分为原发性尿道结石和继发性尿道结石,按结石部位可分为前尿道结石和后尿道结石。根据尿道结石部位,可采用不同手术方式。较小的尿道结石可经过尿道镜取出。后尿道结石可尝试用尿道探子将其推入膀胱内,再用腔内方法碎石。如结石过大或经上述治疗未能排出者,应开放手术治疗。尿道外口附近舟状窝结石,可经尿道外口切开取石。后尿道结石,可经耻骨上尿道切开取石。尿道球部附近结石,可经会阴尿道切开取石。尿道结石一般不首选 ESWL 治疗,如上述操作无法取出结石,或患者身体状态无法耐受开放手术治疗,可考虑行 ESWL 治疗,采用半坐位,用铅板保护阴囊防止 X 线损伤性腺,定位及治疗方法同一般尿路结石。

【治疗原则】

1. 尽量取尽结石,避免结石残留。

2. 避免严重损伤尿道,尿道切口缝合应仔细,严格无菌操作,避免尿瘘形成。

3. 尽量经尿道镜取出结石或将结石推入膀胱内用腔内手术方法碎石,上述方法失败后方考虑开放手术取石。

4. 对于原发性尿道结石,取石手术时应一并处理原发病。

一、尿道外口切开取石术

【适应证】

嵌顿于舟状窝的结石无法直接取出者。

【术前准备】

使用抗生素预防及控制尿路感染。

【手术步骤】

于尿道外口下方切开尿道,取出结石后放置留置导尿,可吸收线缝合尿道。

【术后处理】

1. 使用抗生素预防及控制尿路感染。

2. 保持留置导尿通畅,术后 10 天拔除留置导尿。

二、耻骨上尿道取石术

【适应证】

嵌顿于后尿道处无法推入膀胱内的结石。

【术前准备】

使用抗生素预防及控制尿路感染。

【手术步骤】

1. 切开膀胱　下腹正中切口,显露并切开膀胱

前壁。

2. 探查结石　用尿道探子自尿道外口插入抵住结石,扩张尿道内口并松动结石。

3. 取出结石　用尿道探子将结石推入膀胱内,或用取石钳将结石取出〔图 49-3〕。

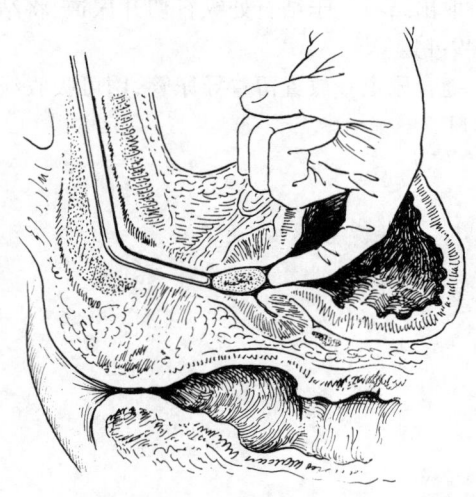

图 49-3　后尿道结石用尿道探子顶入至膀胱内,再按膀胱结石处理

4. 关闭切口　留置导尿管,用可吸收线缝合膀胱,放置耻骨后引流管,关闭切口。

【术后处理】

1. 使用抗生素预防及控制尿路感染。

2. 保持留置导尿管通畅,术后 7 天拔除留置导尿管。

3. 术后 2 天拔除耻骨后引流管。

三、经会阴尿道切开取石术

【适应证】

结石位于尿道球部附近,无法推入膀胱内进一步处置者。

【术前准备】

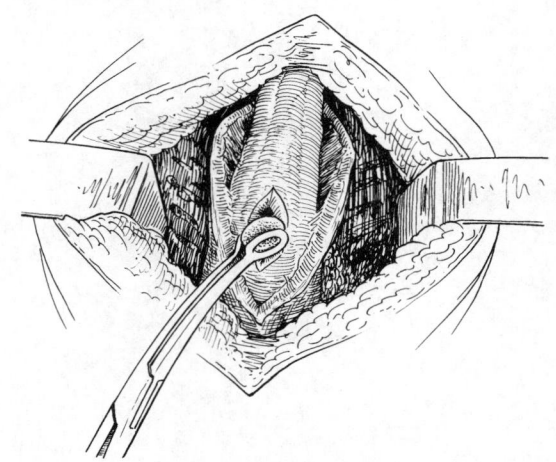

图 49-4　输尿管切开取石

6

使用抗生素预防及控制尿路感染。

【手术步骤】

1. 切口　截石位,会阴部正中纵向切口,逐层切开皮下、浅筋膜和球海绵体肌。

2. 游离尿道球部。

3. 取出结石　于结石处纵行切开尿道,将结石取出〔图49-4〕。

4. 缝合尿道　放置留置导尿管,用可吸收线缝合尿道切口。

5. 关闭切口　缝合球海绵体肌,放置皮片引流管,关闭切口。

【术后处理】

1. 使用抗生素预防及控制尿路感染。

2. 保持留置导尿管通畅,术后10～14天拔除留置导尿管。

3. 术后2天拔除皮片引流管。

(宋希双　王启飞)

第 五 十 章

肾 移 植 术

第一节 活体供肾获取术

【适应证】

年龄一般认为 20~50 岁，供者应完全出于自愿，对手术风险预后知情同意；身体健康、精神心理正常，供、受体间的关系符合法律法规的要求。

供肾者主要是与受者有或无血缘关系的亲属。从组织配型相合的角度，亲属供肾中以同卵孪生为最佳，其次依次为异卵孪生、同胞兄弟姐妹、父母和有血缘关系的近亲。无血缘亲属主要指配偶。活体供肾以 HLA 配型相合度高者为好。供、受体的淋巴细胞毒实验应为阴性。

【术前准备】

主要检查项目包括血细胞计数、血型和凝血功能测定、尿常规分析、心电图、血压测定、肝炎病毒、人免疫缺陷病毒和梅毒检查、胸腹 X 线片，肾小球滤过率测定、肾血管造影、静脉肾盂造影、HLA 配型，混合淋巴细胞培养和淋巴细胞毒交叉配合实验等。

【麻醉与体位】

一般选择硬膜外阻滞麻醉，也可采用静脉基础麻醉联合气管内麻醉。侧卧位、亦有采用平卧位经前肋缘下弧形切口、从上腹到下腹部的腹直肌切口或正中切口。

【手术步骤】

左侧取肾

一般取供者的左肾，因为左肾静脉长，左侧肾蒂血管显露比右肾容易，且左肾的动静脉变异较右肾少。左肾动脉为多支血管的青年妇女供者，因为妊娠时易使右肾发生妊娠期肾积水，可选用右肾。

1. 第 12 肋缘下经腰斜切口，依层切开，仔细止血，达肾脂肪囊。

2. 切开肾筋膜及脂肪囊，沿肾脏表面钝性分离肾脏。结扎贯穿肾包膜的血管。注意保留肾门及肾下极内侧脂肪以保证输尿管血运不被破坏。注意不要损伤肾上腺组织。

3. 解剖肾血管前面的脂肪及结缔组织，最好采用锐性分离，避免引起肾血管痉挛。切断并结扎肾静脉的属支，如精索（或卵巢）静脉、肾上腺静脉及其他静脉，然后依次解剖肾静脉，结扎周围结缔组织、血管，直到肾静脉根部。近肾门处保留一些脂肪及结缔组织，以免造成出血和影响输尿管的血供。

4. 向下牵开肾静脉，显露肾动脉，游离肾动脉主干到主动脉分岔处，结扎切断周围分支，如肾上腺下动脉、精索（或卵巢）动脉等。肾动脉后面的结缔组织可能含有供应腰背部的细小血管，均应结扎切断。然后将输尿管连同其系膜游离至髂血管平面切断，远端双重结扎。

5. 用血管钳紧靠根部分别钳夹肾动脉、静脉，然后切断。取出完全游离肾脏，拿出体外进行灌洗。将肾动脉、静脉残端分别用 10 号丝线结扎加缝扎。肾窝完全止血后，放置引流管，逐层缝合切口。

右侧取肾的手术操作和左侧取肾相同，要特别注意的是处理好右肾静脉。如果带腔静脉片，腔静脉切口要仔细缝合。

【术中注意事项】

1. 胸膜损伤 术中分离胸膜返折有可能损伤胸膜。胸膜损伤后，一般应立即缝合。缝合胸膜时，应将胸腔的气体排出，缝合时需将附近肌肉一起缝合，以免再次撕裂胸膜。

2. 术中出血及肾蒂血管的损伤，肾上极可能有肾上腺的血管，在肾静脉后缘有时可有腰升静脉，分离时应注意结扎。分离肾血管时，以锐性分离为宜，忌用钝性分离，避免过度牵拉引起肾动脉痉挛。

3. 影响输尿管血运，供肾的输尿管血管主要来源于肾门血管，在分离肾血管时，尽量保留肾门区脂肪组织，一般应保留肾门周围 2cm 的脂肪，防止输尿管因血运差而坏死。

6

第二节　尸体供肾获取术

【适应证】

年龄以青壮年为好,40岁以上少用。无传染性疾病;无高血压,糖尿病或血液疾病;无肿瘤和严重心、肺、肝、肾疾病。ABO血型相容,淋巴细胞毒性试验低于10%。

【术前准备】

1. 有关检查　ABO血型,血常规,尿常规,肝功能及肾功能。淋巴细胞毒交叉试验,HLA配型和混合淋巴细胞培养有条件时争取检查。

2. 为防止供肾凝血,以及扩张供肾血管的目的。取肾前2小时,肌内注射肝素12 500U,酚卡明100mg。

一、尸肾整块摘取法

【人员组成和手术器械】

术者1人,助手2人。组织剪2把,手术刀2把,长弯钳1把,大孔巾1块,0.75%碘酊1瓶,HCA灌注液2袋(每袋500ml)。输液管2条,肾灌洗包1个。

【手术步骤】

1. 采用腹部正中大十字切口进入腹腔〔图50-1〕,将肠管推向上方或拿出腹腔;切开升结肠外侧腹膜,向下切到回盲部,向上至肠系膜根部,剪断肠系膜下动脉。向上行锐性分离,分离时应尽可能远离肾血管。并将十二指肠和胰腺推向上方。剪开升结肠外侧腹膜时,应同时提起乙状结肠,暴露乙状结肠系膜,并将系膜剪开,上达结肠脾曲、下至直肠上方〔图50-2〕。

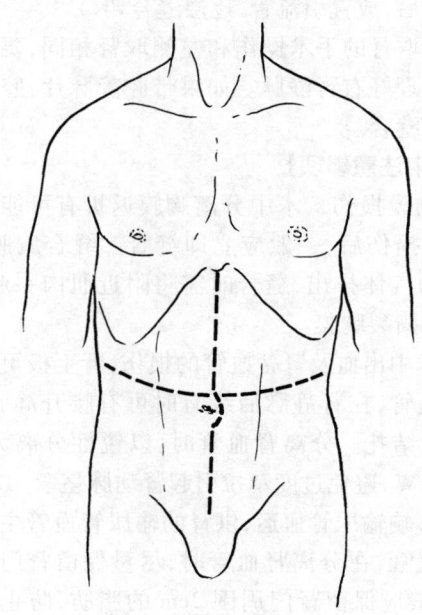

图 50-1　皮肤切开

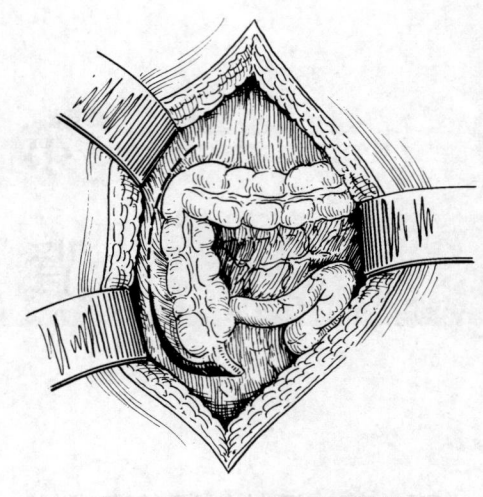

图 50-2　切开升结肠外侧腹膜

2. 钝性分离腹腔动脉和肠系膜上动脉,清楚显露这两条动脉,在距离腹主动脉前壁处将其剪断。继续向上作钝性分离,直至膈下。

3. 剪断脾肾韧带,于肾周筋膜外整块游离左肾及肾周脂肪。保护好左肾。

4. 剪断肝肾韧带,于肾周筋膜外将右肾游离。注意保护好右肾〔图50-3〕。

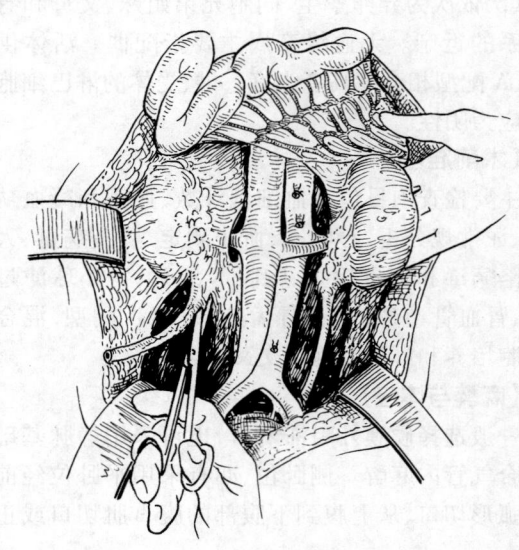

图 50-3　游离右输尿管

5. 在膈肌处切断腹主动脉,用9寸钳钳住并提起腹主动脉远端,并将托起双肾。用剪刀将下腔静脉和门静脉剪断,紧贴脊柱向下锐性分离腹主动脉后壁至髂血管分叉处。

6. 沿腰大肌表面向下做钝性分离至髂血管处,在该水平横断输尿管。整块切取包括双肾,主要血管及输尿管。将整块切取的组织放入盛有无菌冰屑的无菌盆内〔图50-4、图50-5〕。

剪开腹主动脉后壁,在腹腔动脉和肠系膜上动脉开

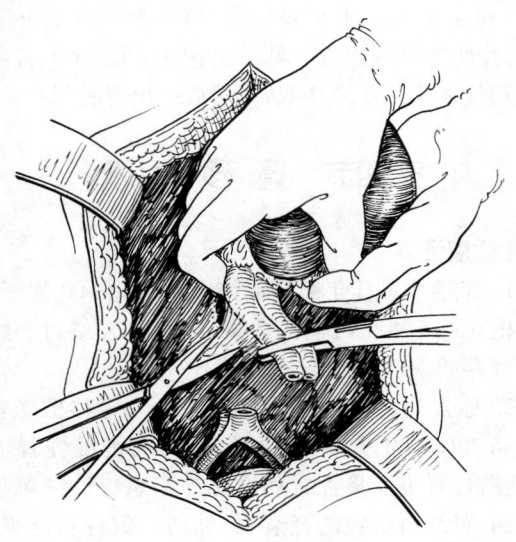

图 50-4 离断腹主动脉、腔静脉

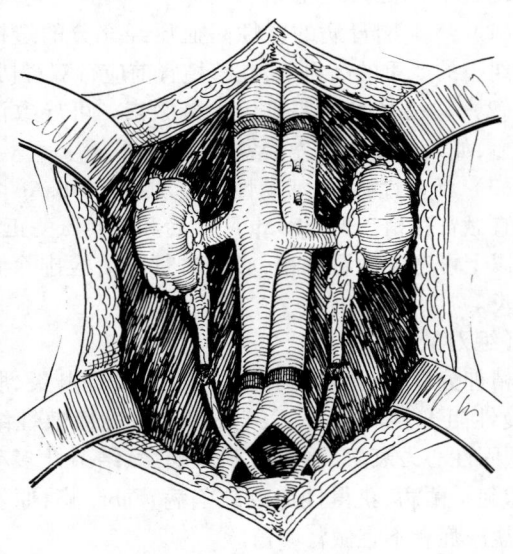

图 50-5 切下整块双肾

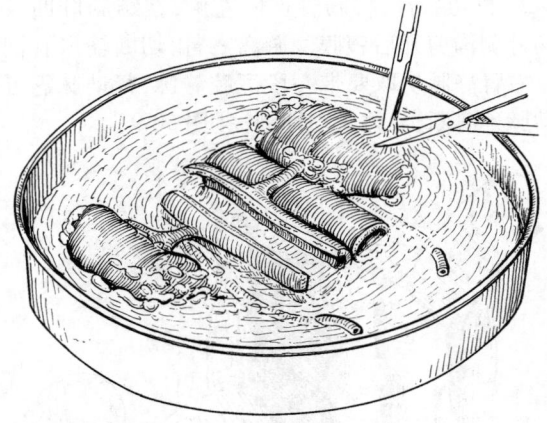

图 50-6 修肾

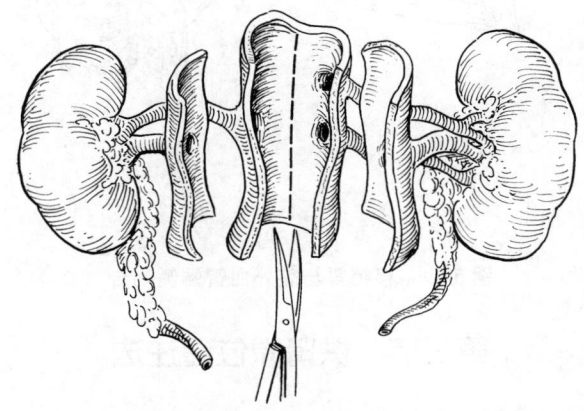

图 50-7 纵向切开腹主动脉、腔静脉

肾,将肠管推向右侧,首先切开结肠脾曲及降结肠外侧沟进入后腹膜腔。游离左肾及输尿管,于髂血管平面离断输尿管,肾静脉靠近腔静脉切断,肾动脉带腹主动脉片离断。离体肾放置于 2℃ 至 4℃ HCA 肾保存液内,肾动脉插入硅胶管并立即开始灌注〔图 50-8〕。

口的外下方找到两侧肾动脉开口,分别插入硅胶灌洗管,用 2℃ 至 4℃ HCA 肾灌洗液灌洗,灌注袋高度应低于 1.2m。常规灌注液量为 200 ~ 500ml,如肾表面转为苍白色,表示灌洗已充分,可放入盛有 HCA 肾保存液的塑料袋中,封口后置于装有冰屑的容器内〔图 50-6、图 50-7〕。

【术中注意事项】

游离供肾时应用手保护好肾脏,再剪断肝肾韧带、脾肾韧带及周围的筋膜组织;应在肾周脂肪囊外游离肾脏,以免损伤肾门处的血管或肾小动脉。钝性分离肾脏时应避免过度牵拉。远离肾血管区。

二、尸肾分侧摘取法

【手术步骤】

1. 采用腹部正中大十字切口进入腹腔。先切左

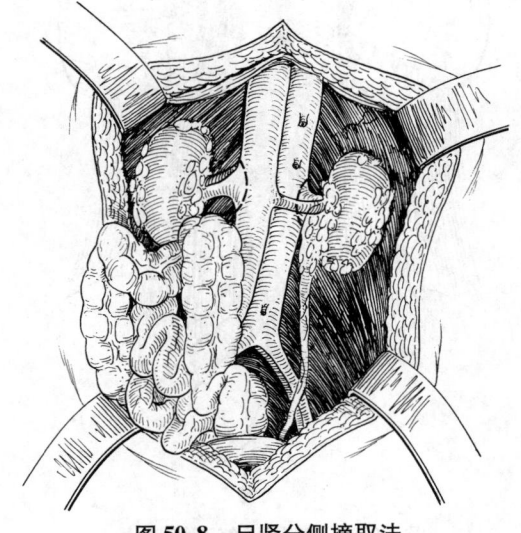

图 50-8 尸肾分侧摘取法

2. 再切右肾,将肠管推向左侧,在结肠肝曲及升结肠外侧沟剪开后腹膜。游离右肾,切断输尿管同左侧。右肾静脉切取要带一段下腔静脉,肾动脉靠近腹主动脉处离断,离体肾立即灌注〔图50-9〕。

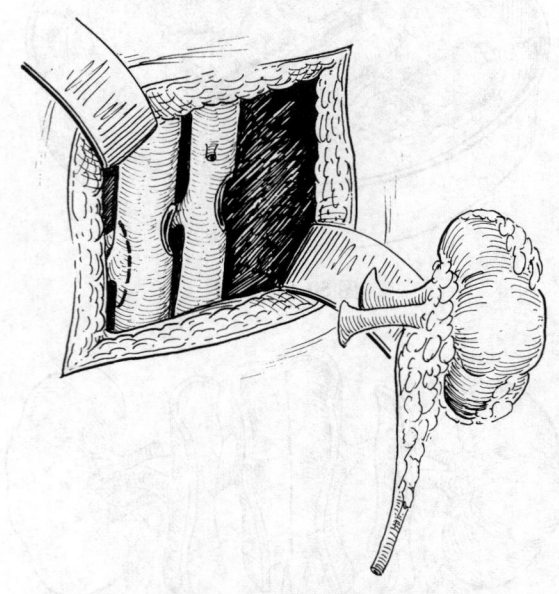

图50-9　移植肾与髂外血管端侧吻合

第三节　供肾原位灌注法

常用三尾双气囊管插管法〔图50-10〕:进入腹腔后,先找到腹主动脉、髂总动脉分叉处,在分叉处水平之上切开腹主动脉前壁,逆行向上插入三尾双气囊导

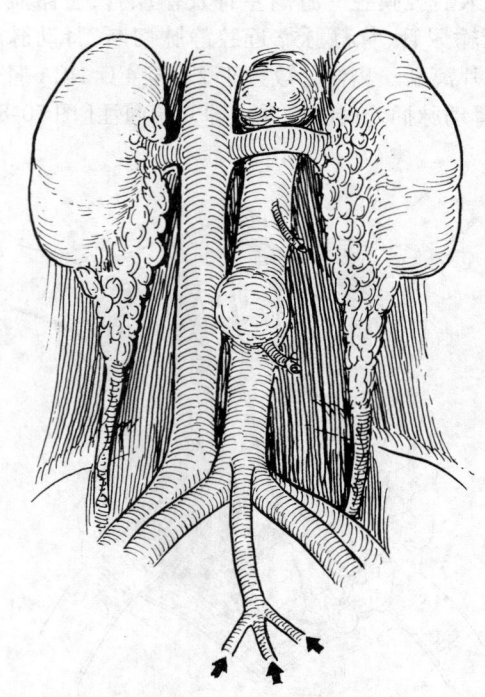

图50-10　三尾双气囊插管法

管,在肾蒂平面上下扩张气囊,肾下极平面剪开下腔静脉,作为灌洗液出口。然后迅速用2℃~4℃肾保存液经双气囊管侧孔灌注双肾,然后取出肾脏保存。

第四节　肾移植术

【适应证】

1. 年龄　最佳年龄是活体肾移植2~60岁,尸体肾移植6~45岁。可适当放宽,年龄过大或过小影响移植肾存活率。

2. 原发病种类　国内常见适合做肾移植受者的原发病70%以上是肾小球肾炎,其次是慢性肾盂肾炎、间质性肾炎及囊性肾病。此外有系统性红斑狼疮性肾病、肾结石所致的肾衰竭、外伤所致肾功能丧失、观察2年以上无转移并需长期透析的肾肿瘤等。

3. 患者的健康状况

(1) 终末期肾病的肾性高血压经充分的透析仍不能纠正的严重的高血压,在移植肾前应行双肾切除。

(2) 移植肾术后要应用大量激素。可导致消化道出血,如发现溃疡应先治愈,再手术。

(3) 活动性感染,活动性肝炎及新近HBsAg阳性者不宜做肾移植。但HBsAg阴转后和肝转氨酶正常6个月以上可考虑做肾移植,必要时行肝活检排除活动性肝炎。

【绝对禁忌证】

精神分裂症、转移性肿瘤、慢性活动性肝炎、肝硬化、慢性阻塞性肺病、支气管扩张,有过播散性结核病、顽固性心力衰竭、凝血机制缺陷病、结节性多动脉炎、球孢子菌病、获得性免疫缺陷病、Fabry病,原发性草酸盐尿症者不宜做肾移植。

【移植前准备】

1. 移植前透析　血液透析患者手术前24小时内做一次充分透析。脱水量视血压、心功能、水肿和残余肾功能等情况而定。脱水量以患者体重2%~5%为宜。透析结束后给予相应剂量的鱼精蛋白。

2. 移植前输血,移植前输血的利与弊仍有争论。多数认为移植前输血,无论对尸体或活体肾移植都有益,特别对单用泼尼松和硫唑嘌呤作为基础免疫抑制剂者,或对HLA部分或完全不匹配者。

3. 组织配型

(1) 血型:供受者的血型不一定要相同,但必须相容。O型血供者可供肾给任何血型的受者,而AB型血受者可接受任何血型供者的肾。

(2) 淋巴细胞毒交叉实验:小于10%被认为阴性。

(3) 群体反应抗体(PRA):术前PRA高者,可通过血浆置换，静脉滴注高剂量丙种球蛋白，不急于做肾移植手术。待 PRA 降低，HLA 配型避开抗体相应抗原，淋巴细胞毒性交叉实验阴性才能手术。

（4）HLA 配型：活体肾移植 HLA 匹配的程度影响移植肾的存活率。对于尸体移植，HLA 配型的作用尚有争论。目前认为 HLA 配型好坏与尸体移植肾存活率有关，其中 HLA-DR 是否匹配极为重要，其次是 HLA-B。

【手术步骤】

1. 采用下腹弧形切口（第一次手术采用右下腹弧形切口），平脐水平沿腹直肌外侧缘方向切开皮肤，髂前上棘水平横向内上方 3cm 止于正中耻骨联合上缘 3cm。显露腹外斜肌腱膜，腹直肌鞘外侧缘切开，剪开腹横筋膜见腹膜；切开腹外斜肌和腹直肌筋膜，牵开腹直肌纤维，切断结扎腹壁下动静脉。钝性分离腹膜牵向内侧，显出腹膜后区血管，充分游离圆韧带（精索）。

2. 剪开外髂动脉鞘筋膜，显出髂内外动脉连接部，如果髂内动脉无明显硬化，可用作吻合，则向下游离，依次结扎切断分支血管。在总髂血管分支处用 Satinsky 钳阻断髂内动脉，在已游离的髂内动脉远端横断血管，血管腔内注入肝素生理盐水，以供吻合用。游离髂外静脉上方至内髂静脉连接处，向下腹股沟韧带水平，结扎小分支血管。

3. 在冷冻盒内取出修整好的供肾，找好肾动、静脉排列位置和理想的吻合位置后，将供肾置入塑料袋内并加入碎冰，袋下端剪开一小口，引出肾静脉，注意肾的位置。先作肾静脉和髂外静脉端-侧吻合，髂外静脉用 Satinsky 钳作血管部分阻断，纵行切开管壁，用 6-0 号尼龙褥式缝口两端，然后连续缝合前后壁的静脉。接着 6-0 尼龙线吻合动脉，肾动脉和髂内动脉端-端吻合时，髂内动脉应剪成斜口，以防狭窄，先缝合两端然后连续或间断缝合吻合口。肾动脉于髂外动脉端-侧吻合也可用同样方法，但每一针都必须穿透血管内膜，均匀紧密对合，闭合吻合口前用肝素生理盐水灌入腔内，排出血块和空气。

4. 血管吻合完毕，用哈巴狗钳阻断吻合口远端肾动、静脉，去除原先血管阻断钳，观察吻合口有无漏血，如有漏血，适当补缝 1~2 针止血。如仅有渗血，置棉片覆盖 3~5 分钟可止血。开放全部阻断钳，如肾供血良好，肾实质即变为粉红色，触之有搏动感，若肾颜色欠佳，肾动脉或其分支搏动差，可能是供肾动脉内膜分离，取尸肾时用力过度撕裂所致，应马上阻断血管，沿吻合口切开，重新修剪后再吻合。如果肾静脉阻塞，肾动脉搏动良好，肾胀大，应阻断静脉，解开静脉吻合口一小部分，灌注肝素生理盐水，扩大静脉吻

合口，重新吻合。右侧切口供肾也为右侧时，必须将供肾上下极倒置后才作血管吻合，这样输尿管便在血管前方移行，万一术后肾盂输尿管缺血坏死，处理较易。

5. 输尿管植入法，通常将输尿管植入膀胱。经尿道插入 Foley 导尿管，经导尿管向膀胱内注入生理盐水 200ml。于切口下方游离侧腹膜，显露同侧膀胱前壁。用两把组织钳钳住膀胱壁，牵引显露，用钝性分离膀胱前壁肌层，见膀胱黏膜，通过血管钳向近端黏膜下潜行 2cm 后出膀胱外，形成黏膜下隧道。往输尿管腔内插入硅胶支架管并缝合固定，通过精索（圆韧带）下方引入膀胱黏膜下隧道，剪除多余输尿管，断口纵行剪开 0.3cm 成斜口供吻合，用尖刀刺开原先分离好突起的膀胱黏膜，支架管在膀胱前壁另开一孔引出。然后用 5-0 号羊肠线间断作输尿管膀胱黏膜吻合，用 3-0 号羊肠线间断缝合浆肌层覆盖吻合，固定支架管。

6. 彻底止血，切口内置入引流管，逐层缝合切口。

7. 肾血管吻合口开放后，通常有大量尿液从输尿管端口喷出。若无尿，移植肾变成紫黑色萎缩，为超急性排斥反应，多数并发在血管吻合口开放 1 小时，遇此情况应立刻切除移植肾。

8. 手术期间和术后按常规使用免疫抑制剂。

【术中注意事项】

1. 如果受者髂内动脉严重硬化，不能使用，或供肾多条动脉，修肾时保存部分主动脉壁呈袖口状与受者髂外动脉作端-侧吻合。

2. 遇双支肾动脉，髋外动脉有硬化，管腔不够大，可将双支肾动脉于髂内动脉分支端-端吻合，或修肾时双支动脉开口处带盘状主动脉壁，供肾双支动脉于腹主动脉端-侧吻合，肾静脉与下腔静脉端-侧吻合。

3. 输尿管过短，可采用输尿管与受者输尿管作端-端吻合。

4. 肾血管吻合采用内髂动脉-肾动脉端-端吻合或髂外动脉-肾动脉端-侧吻合，受者收缩期血压应分别在 120mmHg 或 150mmHg 以上，才有满意尿液流出。当血压未达到上述要求，应静脉输注白蛋白，监测中心静脉压，必要时静脉滴注少量间羟胺升高血压。

【术后并发症】

1. 出血或血肿　早期出血来自伤口、移植肾、动静脉吻合口、动脉血栓或自发性肾破裂。迟发性出血为动脉瘤破裂。尿毒症易出血，加上术前血液透析时用肝素，故手术时切口应止血彻底，出血也可来自移植肾表面，特别是肾门区。当血管吻合开放后，修肾时漏扎的小血管处于痉挛状态不出血，术后才呈活动性出血，这与修肾技术有关。术后早期血压下降，引

流血性液多、多尿转少尿,切口疼痛,B超示肾周有大血肿,或吻合口破裂致休克,应马上手术。

2. 尿瘘　尿瘘发生率在2%~10%,其原因有:输尿管支架管扭曲,纤维蛋白或血块阻塞,部分吻合口漏缝,导尿管阻塞,取肾或修肾时损伤支配输尿管血液供应的肾下极血管,肾盂动脉栓塞。一旦诊断尿瘘,应及早处理。首先考虑采用经皮肾穿刺造瘘,解决尿外渗,同时或分期设法置入支架管入膀胱。暂时性肾造瘘可解决尿外渗,改善全身和伤口情况,为以后手术创造有利条件。

尿瘘也可发生在拔出输尿管支架后,尿液从支架膀胱壁吻合口漏出。可通过手术技术改良而预防。术中行输尿管膀胱吻合时,采用猪尾支架管,一端插入肾盂,另一端从膀胱前壁供吻合的膀胱黏膜切开处放入膀胱内,用5-0号肠线连续缝合行输尿管膀胱吻合,既可防止渗血入膀胱,又可避免吻合口漏尿。留置导尿管时依病情拔除导尿管。所置猪尾内支架,需拔出时由膀胱镜取出。

3. 输尿管膀胱吻合口狭窄或梗阻　早期原因包括膀胱壁输尿管隧道不够宽,输尿管扭曲,缝合不良,支架管扭曲,后期输尿管缺血坏死出现输尿管狭窄,术后早期不明原因少尿、无尿、移植肾区疼痛、氮质血症,B超、核素肾动态摄像或静脉肾盂造影检查显示肾盂积液,膀胱镜逆行插管不易成功,考虑吻合口狭窄或梗阻。支架管扭曲可调整支架管位置。如失败则先经皮穿刺肾造瘘,待肾功能恢复至原有水平后,再视其原因加以处理,如狭窄者有报道可经经皮穿刺肾造瘘孔道用内镜置入支架管、气囊导管扩张,狭窄的吻合口切开。

4. 血管并发症　常见的有肾动、静脉血栓,肾动脉狭窄,肾动脉破裂出血等,大都由于外科技术失误所致。

5. 术后少尿、无尿　尸肾移植术发生急性肾小管坏死占10%~20%,是少尿及无尿的主要原因之一,主要原因包括取肾技术、温和冷缺血时间、移植技术、药物毒性、术中和术后受者情况以及急性排斥等。

6. 淋巴囊肿　主要肾门、输尿管淋巴管切断后未予以结扎,以及髂血管周围淋巴为未结扎。小的无症状淋巴囊肿不必处理。中等度者采用穿刺抽液,腔内注入金胶或聚维酮碘。大的囊肿可手术将囊肿腔壁于腹膜开窗,使淋巴液引入腹腔吸收。

7. 切口感染　肾移植患者,术后接受免疫抑制剂治疗,因并发症多次手术,导致切口感染。发现肾周血肿、积液或脓肿形成应及时手术引流。

第五节　移植肾切除术

肾移植术后,因排斥反应、内外科并发症及其他原因造成移植肾功能丧失,且移植肾对患者产生危害时,需切除移植肾。

【适应证】

1. 急症切除移植肾,如超急排斥反应,移植肾严重出血,移植肾破裂丧失功能等。

2. 移植肾丧失功能后伴发局部和全身症状,移植肾明显肿大,肾区胀痛;持续低热或高热不退;严重胃肠道症状;不能控制的感染症等。

3. 有功能移植肾切除,如肾动脉狭窄,严重高血压,尿路梗阻及尿瘘并发严重的伤口感染等经治疗无效。

4. 移植肾丧失功能不伴有临床症状,在是否切除移植肾上有不同意见,有人积极主张切除,理由是丧失功能的移植肾随时可发生排斥、感染、严重出血等,采用择期切除移植肾,患者较为安全。也有人认为移植肾可以逐渐被吸收、萎缩,不必积极切除丧失功能的移植肾。一旦出现症状,只要处理及时,患者仍然安全。目前大多数人持后一种意见,甚至有人主张移植肾丧失功能后,若出现排斥现象,如移植肾明显肿大,肾区胀痛,发热等,在排除感染、肾积水、严重造血功能障碍的情况下,可采用移植肾局部放射治疗,经放射性破坏后,移植肾可被逐渐吸收、萎缩。

【术前准备】

1. 移植肾切除前24小时要完成一次有效的血液透析,不用或少用肝素,防止切口渗血。

2. 保护心功能,纠正水、电解质以及酸碱平衡紊乱,给予积极支持疗法。

3. 一旦决定切除移植肾,应立即停用一切免疫抑制剂。

4. 加强抗感染措施,选用有效的抗生素。

【麻醉及体位】

硬膜外麻醉,也可采用气管内麻醉或静脉麻醉加局部麻醉。体位为仰卧位。

【手术步骤】

1. 切口,沿原切口腹膜外途径。儿童、成人第三次移植者需经腹腔。

2. 逐层切开,由于粘连,腹膜往往覆盖于移植肾表面,需特别注意不要分破腹膜。一旦损伤,撕裂腹膜,应立即缝合,避免腹水外溢和腹腔感染。

3. 肾包膜外切方法

(1) 移植肾周围粘连不紧密,可沿肾包膜表面分离,逐步达肾门处。

(2) 首先找到肾动脉,如果是与髂内动脉端-端吻合时,需在吻合口近心侧(即髂内动脉)用丝线双重结扎切断。如果肾动脉与髂外(或髂总)动脉端-侧吻合,应在吻合口的远心侧(即肾动脉)用丝线双重结扎切断。

（3）肾静脉均为与髂外（或髂总）静脉端-侧吻合。因此应在吻合口的远侧用丝线双重结扎切断。一般不宜采用拆除吻合口。

4. 肾包膜下切除法

（1）由于肾周粘连严重，可切开肾包膜，沿肾包膜下小心分离移植肾，该平面容易分离，但渗血较多。

（2）分离至肾门处，将移植肾轻轻托起，用血管钳紧靠肾门阻断肾蒂，于血管钳上方切除移植肾，用丝线紧靠血管钳下方分束缝扎肾蒂组织，仔细检查肾蒂，找到肾动静脉，再分别用丝线结扎和缝扎。

（3）肾盂、输尿管因粘连严重，不必切除，但末端需缝合关闭。

（4）肾窝创面要仔细止血，可用丝线折叠缝合以缩小创腔，避免渗血-血肿导致继发感染。

5. 放置引流管，然后关闭切口。

【术后处理】

1. 患者症状重者，必须密切观察病情变化，术后12~24小时，需注意可能发生继发性出血。

2. 术后尽量少补液，以免因液体过多需急诊血液透析。术后2~3天内安排首次血透，不用或少用肝素（或等量鱼精蛋白中和），如果装有腹透管，可在术后24~48小时开始透析。

【手术意外的预防及处理】

1. 腹膜撕裂　肾移植术后肾周粘连不明显，可沿肾包膜外分离；若肾周粘连严重，应在肾包膜下分离，以免腹膜破裂，一旦破裂应立即缝合。

2. 术中大出血及髂血管损伤，术前应了解肾移植血管吻合的情况，如肾动脉是与髂内还是与髂外动脉吻合，有无分支血管等。术中小心游离肾蒂，防止血管撕裂。包膜外肾切除时，尤其因漏尿、感染等原因需切肾时，肾蒂血管较脆，阻断结扎应十分小心，特别是肾动脉与髂外动脉端-侧吻合，用血管钳阻断肾动脉

时应轻轻钳夹，用丝线结扎肾动脉时，应轻轻结扎，以免血管破裂。肾静脉阻断结扎时应小心，必要时可用心耳钳阻断髂外静脉大部分管壁，用6-0尼龙线连续缝合髂外静脉吻合口。包膜内肾切除时，肾蒂血管阻断，应紧靠肾门钳夹，不要过高提起肾脏，一次钳夹肾蒂。在切断肾蒂前，应检查有无足背动脉搏动，排除钳夹了髂外动脉。若粘连严重，肾蒂分离不满意，可以包膜内分次切除移植肾组织。

3. 肾窝创面广泛渗血，术中可用纱布填塞肾窝减少出血。移植肾切除后，肾窝内可填塞碘仿纱布压迫止血，术后24小时后开始逐步拔除，至术后2~5天拔完。

第六节　再次和多次肾移植术

【首次移植肾的处理】

下述情况应先切除移植肾：移植肾积水、感染、局部胀痛、高血压、严重血尿、反复出现排斥症状、肾炎复发等。

如无上述情况，即使移植肾保留在体内，仍可进行再次移植。

【再次移植的时机选择】

由于排斥丧失肾脏者，再次移植时间最好在切除排斥肾脏半年后进行。对于首次移植因急性肾小管坏死、肾破裂、肾血管栓塞等丧失肾脏者，在身体情况允许下可尽早接受再移植。

【再次移植的手术方法】

一般第二次移植手术切口选择对侧部分，如果第二次手术时间在首次移植失败的一周内进行，可利用原切口及原动、静脉吻合口。多次移植切口可选择腹直肌旁L形切口，多选用肾动脉、肾静脉与髂动、静脉端-侧吻合。

（吴东军）

第 七 篇

骨科手术

第五十一章

骨与关节显露途径

第一节　上肢手术显露途径

一、锁骨与肩胛骨显露途径

（一）锁骨显露途径

【体位】

仰卧位,肩后稍垫高,或沙滩椅位。

【操作步骤】

1. 切口　沿锁骨前上面做切口,其部位及长短根据病变情况而定。

2. 手术方法　切开颈阔肌,沿骨面切开骨膜,做骨膜下剥离,内上为胸锁乳突肌锁骨部,内下为胸大肌锁骨部,外上为斜方肌,外下为三角肌。

【术中注意事项】

1. 锁骨内侧 2/3 凸向前,呈三棱棒形,外侧 1/3 凸向后,呈扁平形,二者之间交界处较薄弱,锁骨骨折多发生于此。

2. 在剥离锁骨后下面时,应紧贴骨面剥离锁骨下肌,避免损伤位于锁骨内侧 2/3 后方的锁骨下静脉的

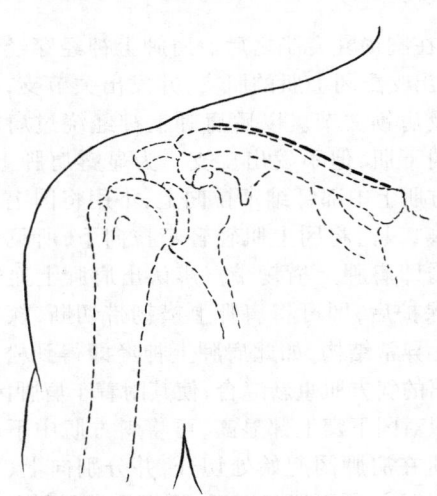

图 51-1　锁骨显露途径

危险。〔图 51-1〕。

（二）肩锁关节显露途径

【体位】

仰卧位,患侧肩部垫高,或沙滩椅位。

【操作步骤】

1. 切口　从肩峰前上缘沿锁骨外 1/4 作弯形切口,可从喙突开始向上外沿锁骨外端下缘绕肩锁关节至肩峰与肩胛冈交界处〔图 51-2(1)〕。

2. 手术方法　切开浅、深筋膜。在三角肌胸大肌间隙找出头静脉。显露三角肌及其从锁骨上及肩峰前缘的起始,或将其前缘部分纤维牵向内侧;或将三角肌前部纤维起始处自锁骨远端及肩峰游离,并稍予横行切断,牵向下外。将斜方肌前侧纤维稍游离牵向后上外方,胸大肌锁骨部外侧纤维稍游离牵向内下方,三角肌牵向外下方,如此锁骨远端、肩峰、喙突、肩锁韧带及喙锁韧带均被暴露〔图 51-2(2)〕。

切开肩锁前韧带及肩锁关节囊,观察关节面完整情况,是否存在关节盘〔图 51-2(3)〕。如切除锁骨外端,其缺损可用剥离的骨膜折叠填充缝合。术毕缝合残余肩锁关节囊及其表面的肩锁韧带。缝合三角肌及切口。

【注意事项】

1. 在切断三角肌前部纤维时,应注意腋神经由后向前在三角肌深面横过,约距三角肌起始处 5~6cm。

2. 需要修补喙锁韧带时,需充分显露锁骨肩峰端下面的斜方韧带及锥状韧带。这一韧带对于稳定肩锁关节极为重要。

（三）肩胛骨背侧显露径路

肩胛冈的上缘有一小的 U 形切迹,其上横过一条短而坚韧的肩胛上横韧带,肩胛上神经在其下通过,而肩胛上动脉则在其上通过。外侧缘(腋缘)最厚,根部向外移行于肩胛颈,与关节盂的边缘形成冈盂切迹。

【体位】

半俯卧位,与床面倾斜成 30°,患侧上肢用无菌巾包裹,以便术中随时移动。

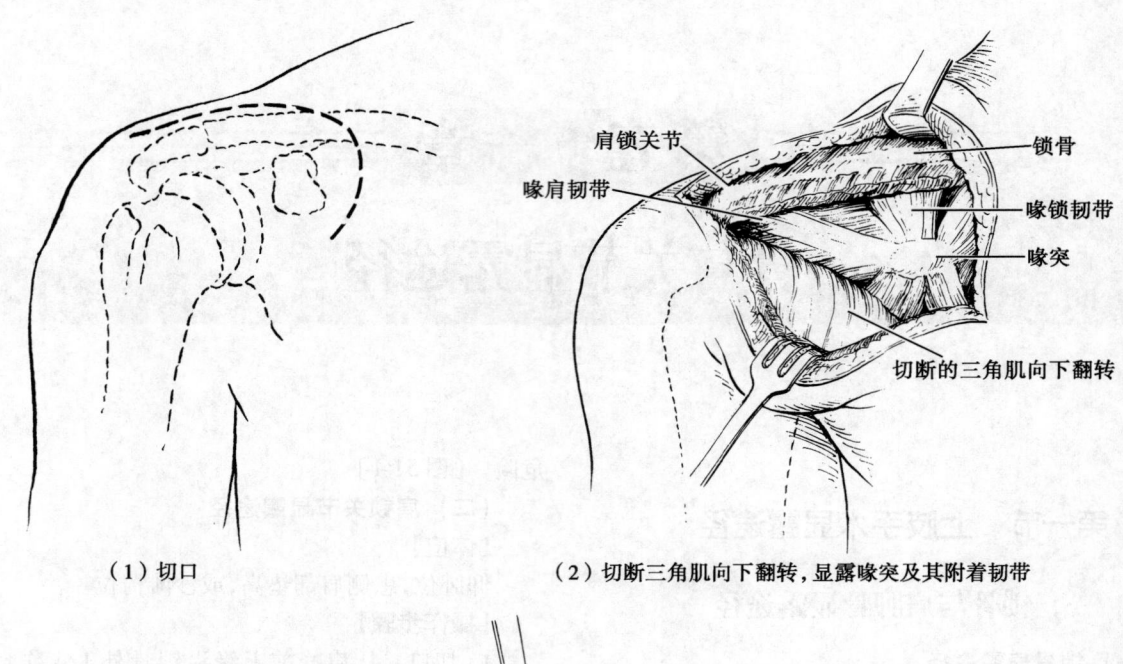

（1）切口　　　　　　　　　　（2）切断三角肌向下翻转，显露喙突及其附着韧带

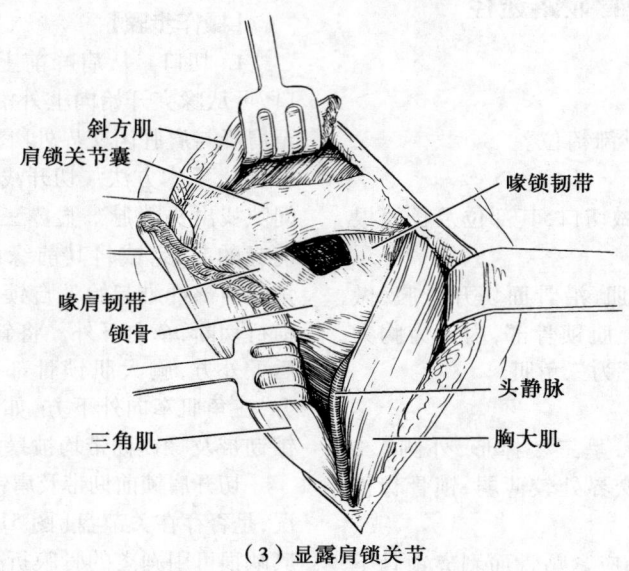

（3）显露肩锁关节

图 51-2　肩锁关节显露途径

【手术步骤】

1. 切口　对肩胛骨冈上窝及冈下窝上部一般沿肩胛冈做横切口，对肩胛骨内侧缘或肩胛下窝内侧也可沿内侧缘作纵向切口。根据不同部位显露需要，将横、纵两切口结合成 L 形、倒 L 形。如只需要显露肩胛骨的上、下角，也可在相应部位作小切口〔图 51-3（1）〕。

2. 手术方法　切开浅、深筋膜。沿切口方向横行或纵行切开附于肩胛冈及内侧缘的肌肉〔图 51-3（2）〕。如拟显露冈上窝，先将斜方肌中部纤维切开。贴肩胛冈骨面切开骨膜，两者之间有一薄脂肪层，将冈上肌连同其上覆盖的斜方肌作骨膜下剥离，即可将冈上窝全部显露。

肩胛上神经起自臂丛上干，即 C_5、C_6 神经根，其发出处相当于 Erb 点，即在锁骨上 2～3cm 处，位于 C_6 横突水平，在胸锁乳突肌之后。肩胛上神经穿经肩胛切迹后，发出支配冈上肌的肌支，并发出关节支，支配盂肱关节及肩锁关节。以后肩胛上神经绕过肩胛冈外缘支配冈下肌，但不发出皮支。为显露肩胛上神经，仅将斜方肌上中部纤维牵拉向上，不用将冈上肌自上窝剥离，只需将冈上肌轻轻牵拉向下，所见白色发亮的结构即肩胛上横韧带。辨认出肩胛上血管及神经并予保护后，即可将肩胛上横韧带切断，探查肩胛切迹有无异常结构，如此肩胛上神经即得到松解。最后将剥离的斜方肌重新缝合，使其附着于肩胛冈。

如拟对冈下窝上部显露，可将斜方肌中下部纤维及三角肌在肩胛冈起始处切开，并分别向上、下牵开〔图 51-3（3）〕，冈下肌显露后，可作骨膜下剥离〔图 51-3（4）〕。接近腋缘上端即关节盂下方时，应注意由小

7

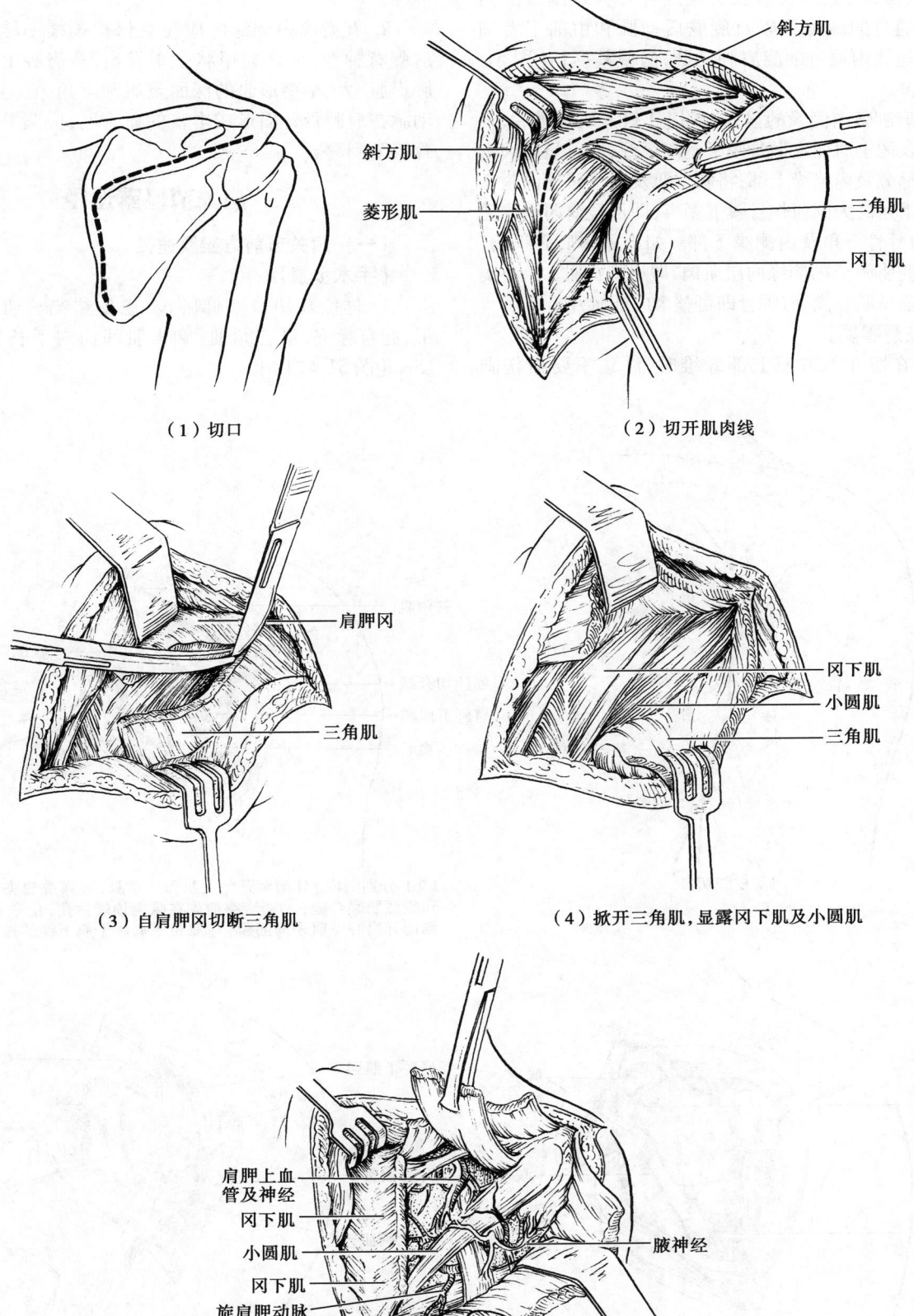

（1）切口

（2）切开肌肉线

斜方肌
菱形肌
斜方肌
三角肌
冈下肌

（3）自肩胛冈切断三角肌

肩胛冈
三角肌

（4）掀开三角肌，显露冈下肌及小圆肌

冈下肌
小圆肌
三角肌

（5）剥离冈下肌，显露肩胛骨背面的血管吻合

肩胛上血管及神经
冈下肌
小圆肌
冈下肌
旋肩胛动脉
肱三头肌长头
腋神经

图51-3 肩胛骨背侧显露径路

7

圆肌、大圆肌、肱三头肌长头及肱骨外科颈围成的四边孔内通过的腋神经以及旋肱后动脉和由前三者围成的三边孔内通过的旋肩胛动脉,勿使其损伤〔图51-3(5)〕。

对肩胛骨内侧缘的显露,在切开斜方肌纤维后,将斜方肌及冈上肌向上做骨膜下剥离牵开,即可显露冈上窝内侧部分及内侧缘上部;将斜方肌及冈下肌连同附于肩胛骨下角的大圆肌作骨膜下剥离,即可显露冈下内侧部分、肩胛骨下角及内侧缘下部。如拟显露肩胛下窝,则需同时将附于内侧缘内层肌肉,即肩胛提肌、大、小菱形肌及前锯肌剥离,肩胛骨即可整个向外掀开。

【注意事项】

1. 在切开斜方肌上部纤维时,注意不要损伤副神经。

2. 在游离内侧缘时应注意保护颈横动脉降支及肩胛背神经,前者自甲状颈干发出,从肩胛上角经肩胛提肌、大、小菱形肌的深面至肩胛下角,它与旋肩胛动脉在肩胛骨背面形成丰富的血管网,应紧贴骨面做骨膜下剥离。

二、肩关节显露途径

(一)肩关节前方显露途径
【手术步骤】

1. 体位及切口　仰卧位,患侧垫高。切口呈弧形,起自喙突,沿三角肌、胸大肌间沟向下长约10～15cm〔图51-4(1)〕。

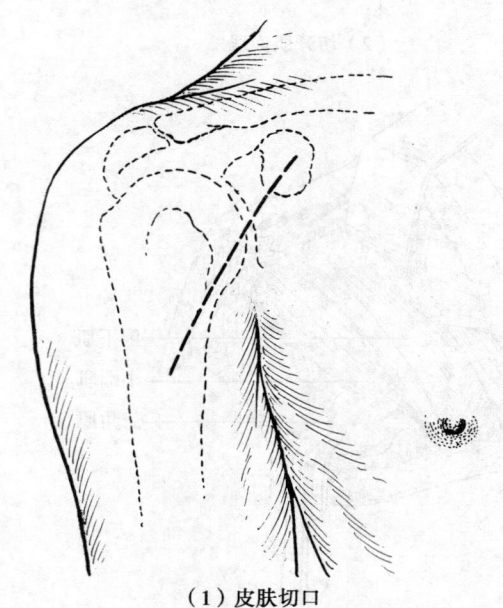

(1)皮肤切口

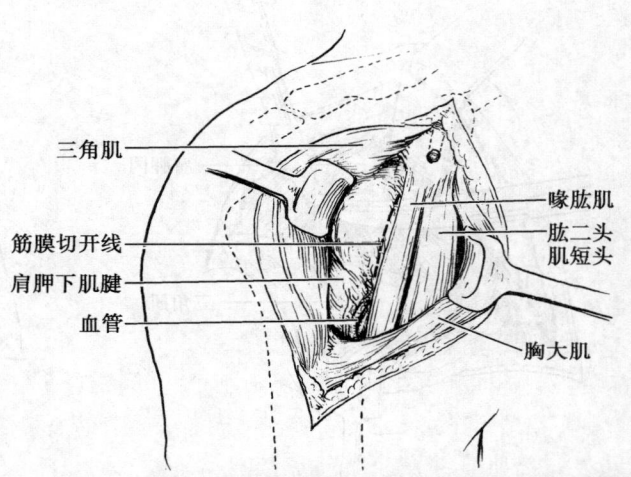

(2)分别向内、外侧牵开胸大肌和三角肌,显露肱二头肌短头和喙肱肌联合腱,凿断喙突前先在喙突顶端钻孔,沿联合腱外侧切开肩胛下肌表面筋膜,注意位于肩胛下肌下缘的血管束

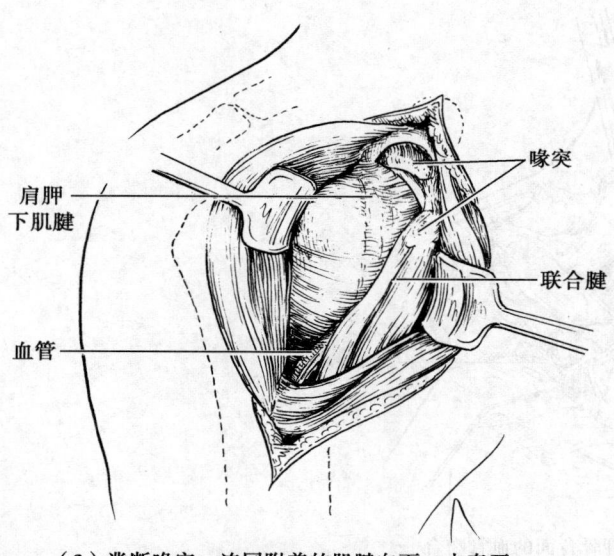

(3)凿断喙突,连同附着的肌腱向下、内牵开,充分显露肩胛下肌

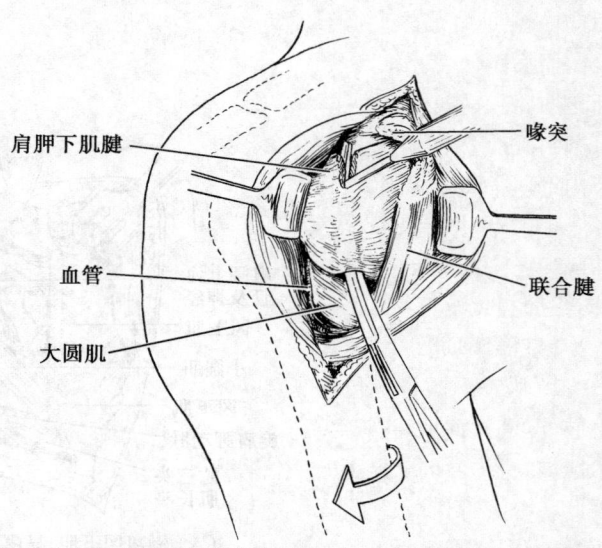

(4)在肩胛下肌和关节囊之间,从下向上插入一弯血管钳,位于切口下端的血管束标志着肩胛下肌的下缘

7

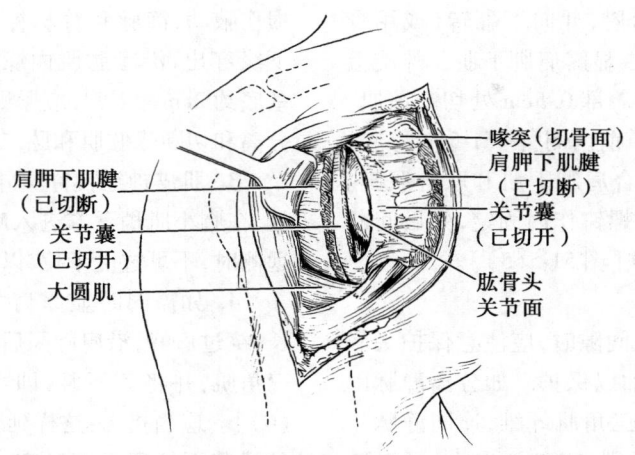

喙突（切骨面）
肩胛下肌腱（已切断）
关节囊（已切开）
肱骨头关节面

肩胛下肌腱（已切断）
关节囊（已切开）
大圆肌

（5）纵向切开关节囊，显露关节腔及肱骨头

图 51-4 肩关节前方显露途径

2. 手术方法

（1）于三角肌、胸大肌间沟分离出头静脉并予以保护；将上述肌肉向两侧牵开（头静脉向内外牵开均可），即可显露肩关节前方〔图 51-4（2）〕。

（2）进入肩关节前方，需将肱二头肌短头和喙肱肌移向内侧。一般情况下只需要将上述两肌腱表面的筋膜切开，分离出肌腱，牵向内侧即可。如需更充分的显露，可将这两根肌腱从喙突起点下方 1cm 处切断。也可以将喙突的顶端凿下，凿骨的位置约离喙突顶端 1cm，因胸小肌腱附着在喙突基底部，应予保留。将凿断的喙突连同附着在上的肌腱牵向内、下方即可显露肩胛下肌〔图 51-4（3）〕。外旋上肢可使肩胛下肌紧张并显露出肌腹部，有利于识别此肌的上、下缘。在肩胛下肌和关节囊之间从下向上插入一弯血管钳，用缝线先将肩胛下肌肌腹部标记好，以防止肌肉切断后向内侧回缩消失，并有助于将切断的肌肉重新缝合。而后距肱骨小结节肩胛下肌止点 1cm 处，垂直切断该肌，将其内侧翻开即可显露肩关节囊前壁〔图 51-4（4）〕。纵向切开关节囊，即可显露肱骨头及肩关节内部〔图 51-4（5）〕。

（3）手术结束后，先缝合肩胛下肌和联合肌腱。如喙突已凿断，应予复位，用螺钉作内固定，然后间断缝合三角肌、皮下组织及皮肤。

【注意事项】

1. 腋动脉被臂丛包绕 臂丛位于胸小肌的深层，上肢外展时，此血管神经束紧张并抵至喙突顶端的手术区域；臂内收时，此血管神经束则松弛并远离喙突。因此在喙突部进行手术操作时，应注意保持上肢于内收位。

2. 分离喙肱肌和肱二头肌短头联合腱表面筋膜时，应在喙肱肌外侧缘进行，以避免损伤从喙肱肌内侧缘进入肌肉的肌皮神经。过度地向下牵拉喙突及其附着的肌腱，会导致肌皮神经麻痹，应引起注意。如果不凿断喙突，附着其上的肌肉可以保护肌皮神经不受牵拉损伤。

3. 旋肱前血管束横行于肩胛下肌的下缘，术中应注意保护，避免损伤。外旋上肢还可以使从四边孔穿出的腋神经远离肩胛下肌的切口。

（二）肩关节前内侧显露途径

【手术步骤】

1. 体位及切口 仰卧位患侧垫高。切口呈弧形，起自肩峰，经喙突沿三角肌前缘向下，止于三角肌中、下 1/3 交界处。如需同时显露肱骨上端，切口可向下延长至三角肌止点；如需同时显露肩关节后侧，切口上端可绕过肩峰，沿肩胛冈向后延长 3~5cm〔图 51-5（1）〕。

2. 手术方法

（1）沿切口线切开皮肤、皮下组织，显露浅层肌肉。在三角肌前缘找出头静脉〔图 51-5（2）〕。分离和保护头静脉后，沿三角肌胸大肌间隙分开，并将两者向两侧拉开，（头静脉随胸大肌拉向内侧），即可显露关节的前侧。但此切口显露范围狭小，除可施行肩关节引流术等简单手术外，难以满足复杂手术的要求。为进一步显露肩关节的前外侧，须沿切口走行，在锁骨和肩峰下 0.5cm 处，横断部分三角肌，将三角肌连同皮瓣向外侧翻开〔图 51-5（3）〕。

（2）在锁骨下肱骨头的内侧扪清喙突，辨认①附着于喙突的肱二头肌短头和喙肱肌的联合腱，呈白色；②将上臂内旋，可见肱二头肌长头；③分离联合腱的内缘和外缘，并向内侧拉开，即可显露肩胛下肌。

在喙突下 0.5cm 处切断联合腱，并向下翻转（或用骨刀凿断喙突，随腱向下翻转），显露肩胛下肌。外旋上臂，使肩胛下肌紧张，在距附着部 0.5cm 处切断该肌，并翻向内侧，即可显露肩关节前内侧〔图 51-5(4)〕。

（3）手术结束后，先缝合肩胛下肌和联合肌腱。如喙突已凿断，应予复位，用螺钉作内固定，然后间断缝合三角肌、皮下组织及皮肤〔图 51-5(5)〕。

【术中注意事项】

1. 分离三角肌和胸大肌间隙时，应注意保护头静脉。一般将静脉分离出来，加以保护。如分离静脉困难，可在静脉外侧保留部分三角肌纤维，连同静脉一起拉向内侧。如静脉妨碍显露，或破裂出血，可以结扎后切断。

2. 分离和切断联合腱或凿断喙突时，应注意避免损伤腋动、静脉和臂丛神经。该血管、神经从胸小肌下缘穿出，沿喙肱肌内缘的深面进入上臂，距喙突的基底约 2cm。因此，应紧贴喙突，并在胸小肌的浅面，分离和切断喙肱肌和肱二头肌短头的联合腱。

3. 肌皮神经自臂丛外侧束斜行，约在喙突下 5cm 处，在胸小肌稍下方进入喙肱肌深面。故联合腱翻向远侧时，不可过度牵拉，以免损伤肌皮神经。

4. 如需同时显露肩关节后侧，可将切口上端延长，绕过肩峰，沿肩胛冈后延 3~5cm，沿皮肤切口切断三角肌，并将其下翻，即可显露肩关节后侧〔图 51-5(6)〕。应当指出：这样延长切口，对组织损伤太大，而且从前面处理后侧病变，操作也不方便；只有当术中出现意外，或术前估计病变在前侧，而术中发现在后侧，不得已时才采用。

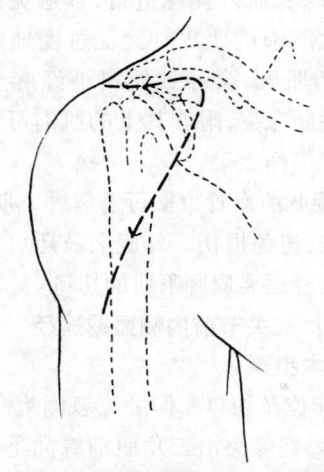

（1）切口（两个箭头之间为常用切口范围，箭头以外为可能延伸部位）

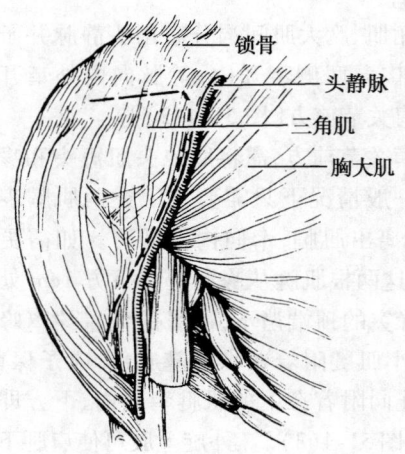

锁骨
头静脉
三角肌
胸大肌

（2）分开三角肌和胸大肌间隙，横断部分三角肌（虚线示切开部位）

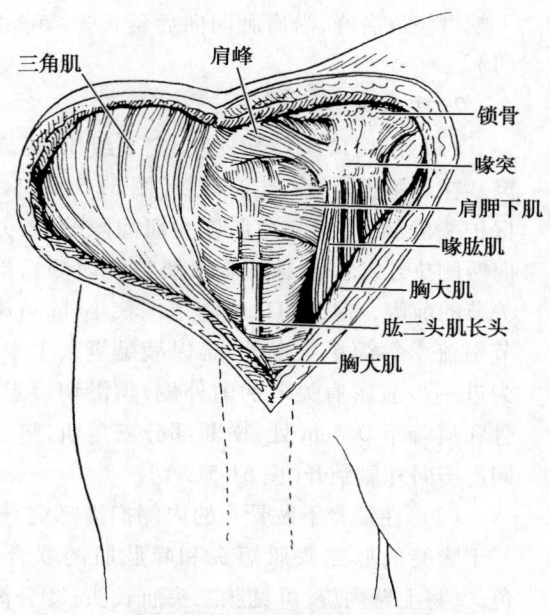

三角肌　　肩峰
锁骨
喙突
肩胛下肌
喙肱肌
胸大肌
肱二头肌长头
胸大肌

（3）翻开三角肌皮瓣，显露肩关节前外侧

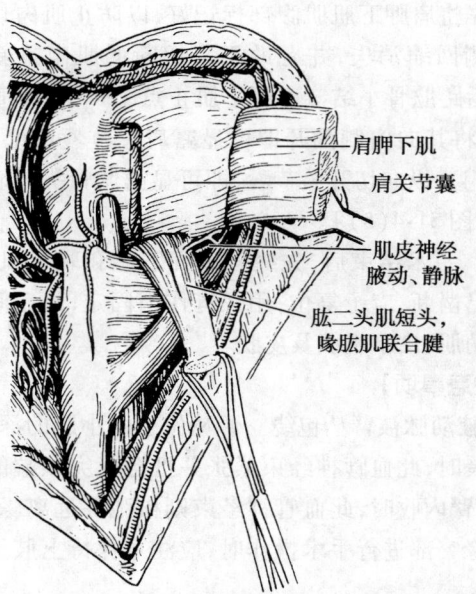

肩胛下肌
肩关节囊
肌皮神经
腋动、静脉
肱二头肌短头、喙肱肌联合腱

（4）翻开联合腱和肩胛下肌，显露肩关节前内侧

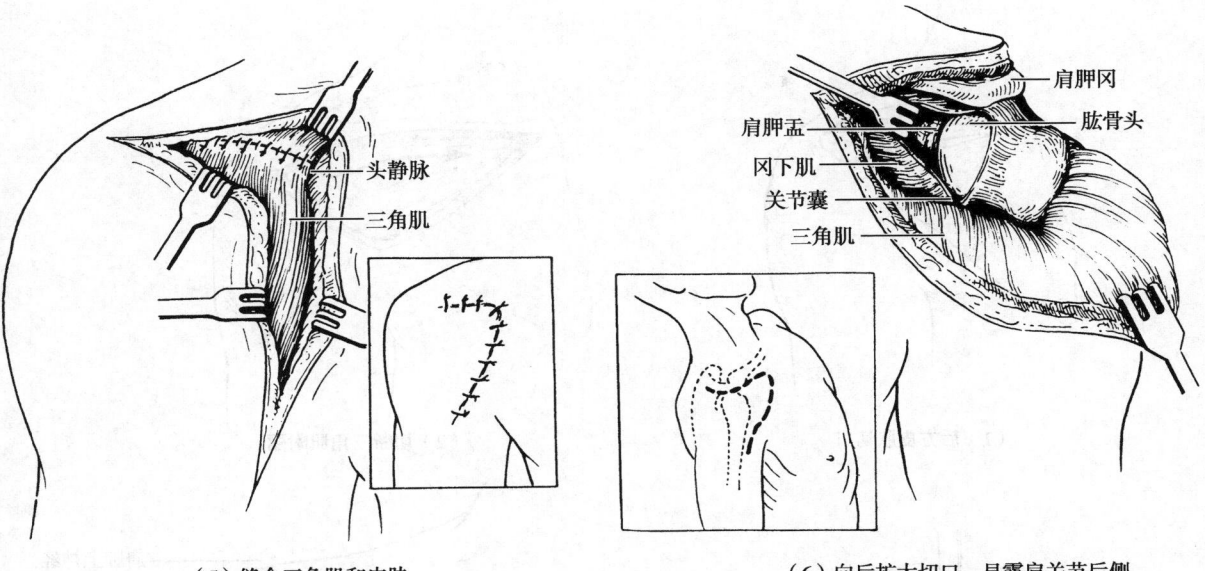

（5）缝合三角肌和皮肤　　　　　　　　　　（6）向后扩大切口，显露肩关节后侧

图 51-5　肩关节前内侧显露途径

（三）肩关节经肩峰显露途径

【手术步骤】

1. 体位及切口　仰卧位患侧垫高。起自肩峰后缘，绕过肩峰上面抵肩峰前缘，往下止于肩峰下 6cm 处。根据手术显露的要求可取用上段肩峰段或下段肩峰段，必要时可向下延长。也可以采用 3cm 以内小切口，分离三角肌，直接显露肩袖裂口。

2. 手术方法

（1）如需切除肩峰，在切开肩峰上面的皮肤后，在皮下向内、外侧剥离，充分显露肩峰，然后切开骨膜作骨膜下剥离，切断喙肩韧带后，根据手术要求决定肩峰前外侧部分切除范围。原则上应保持肩锁关节的完整性。

（2）顺三角肌纤维方向切开肌膜，钝性分离三角肌。向内、外两侧牵开三角肌，显露其下的滑囊，在切开滑囊壁前，在切口内、外两侧各缝两针牵引线，以便术后闭合滑囊。切开滑囊壁，稍作剥离，即可显露肩关节前方结构，内旋上臂可以显露肱骨大、小结节及结节间沟，肱二头肌长头腱。向内侧牵开三角肌可显露喙突和肱二头肌短头，喙突下缘韧带和喙肩韧带。喙突外缘，喙肱韧带深面为肩袖间隙，喙突下缘有横过肩关节囊前方的肩胛下肌，止于肱骨小结节的前内缘。上臂后伸、内收及旋前可显露肩峰下滑囊，切开滑囊显露冈上肌肌腱。向下牵引患臂，扩大肩峰下间隙，显露肩峰前外缘的下面。在肩峰前外侧切除后，冈上肌腱显露更加充分。

（3）如已有肩袖破裂口，则可由大破裂口进入关节腔。若无肩袖裂口，可切断喙肱韧带，在肩袖间隙（冈上肌与肩胛下肌之间）进入关节腔。

（四）肩关节后侧显露途径

1. 后方横切口

【手术步骤】

（1）体位及切口：俯卧位，患者前侧垫高。从肩峰开始，沿其后缘肩胛冈下缘作皮肤切口，长 10~12cm〔图 51-6〕。

（2）手术方法

1）沿三角肌后缘分离出三角肌于肩胛冈的附着部，在肩胛冈下缘切断三角肌，保留 1~2cm 的残端长度，便于手术缝合。使三角肌肌瓣向外下翻转并牵开，显露冈下肌和小圆肌。应避免过度牵拉三角肌或向下牵拉低于小圆肌下缘，而导致腋神经和旋肱动脉的损伤。也不可直接进入冈下肌，以免损伤其深面的肩胛上神经分支。

2）切开冈下肌和小圆肌之间的筋膜，从肩胛骨和肩关节后侧关节囊剥离冈下肌，并轻轻向上牵引。肩胛上神经就在关节盂颈后面，经肩胛上切迹进入冈下窝，在冈下肌深面行走，必须避免损伤这一神经。再将小圆肌向外、下牵开，即可显露肩关节的后关节囊。

3）与关节间隙平行，纵行切开肩关节的关节囊。或附加一横切口，使呈横卧 T 形切口。牵开关节囊能显露后关节间隙，后部与后下部关节盂，后下盂唇及肱骨头的后面。

2. 后方直切口

【手术步骤】

（1）体位及切口：同肩关节后方横切口。起自肩峰下角下缘，与后侧关节间隙平行，指向腋尖，长 6cm〔图 51-7〕。

7

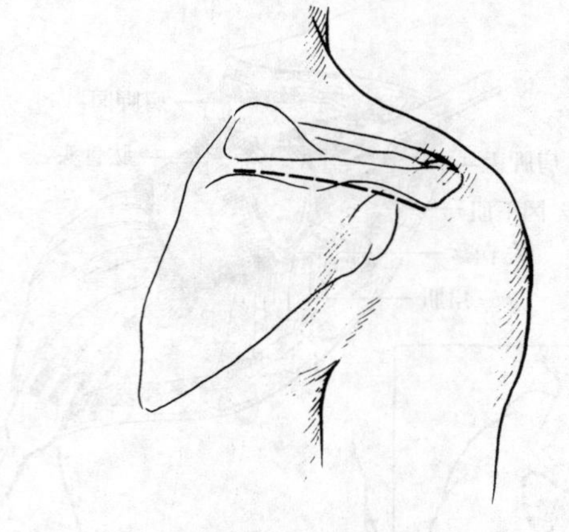

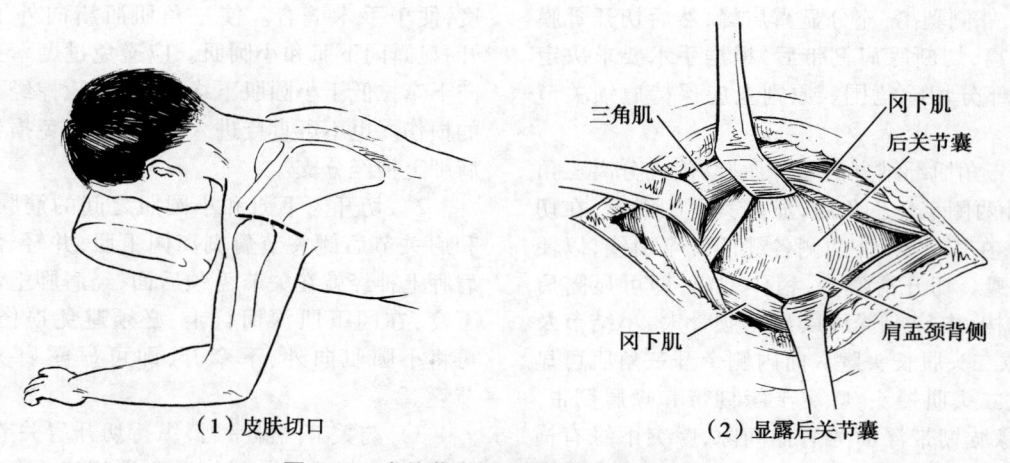

（1）后方皮肤切口 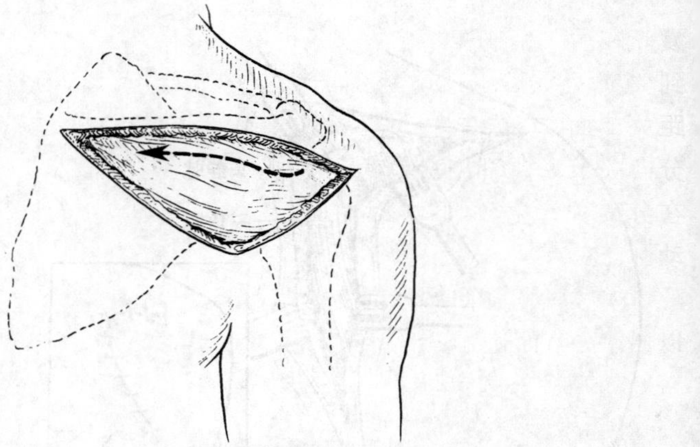　　　　　　　　　　　（2）切断三角肌附丽

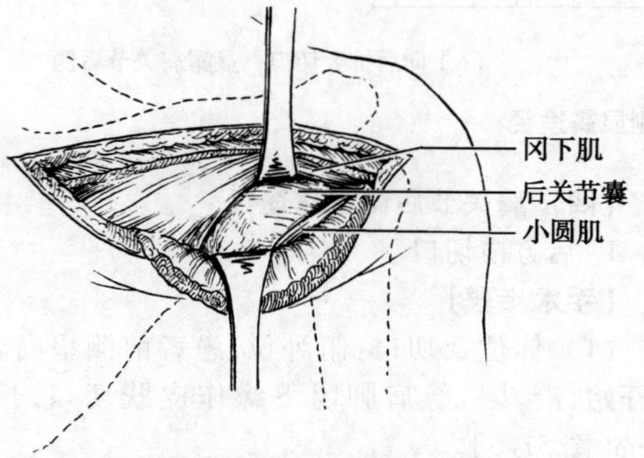

冈下肌
后关节囊
小圆肌

（3）在冈下肌和小圆肌之间显露后关节囊

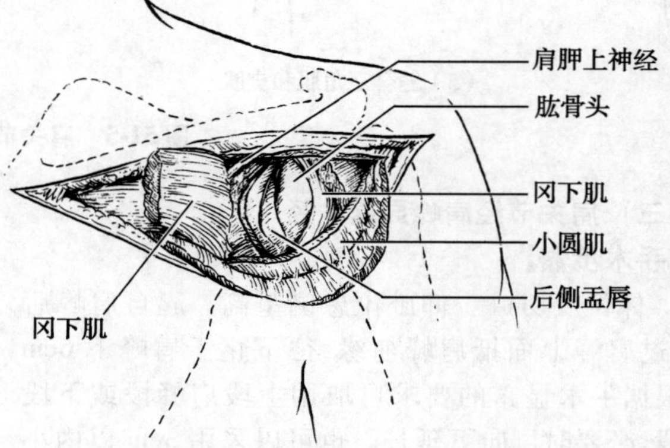

肩胛上神经
肱骨头
冈下肌
小圆肌
后侧盂唇
冈下肌

（4）切开后关节囊，探查关节腔

图 51-6　肩关节后侧显露途径：后方横切口

（1）皮肤切口

三角肌
冈下肌
后关节囊
冈下肌
肩盂颈背侧

（2）显露后关节囊

图 51-7　肩关节后侧显露途径：后方直切口

（2）手术方法

1）切开皮下筋膜，显露三角肌后部。在三角肌后下缘分离，向外、上牵开三角肌，显露其深面的肩胛下肌。牵引三角肌不宜过度用力，以免损伤腋神经。

2）横行切开冈下肌肌膜，沿肌纤维方向横行分离肌纤维。分别向上、下方牵开冈下肌，即可见肩关节后关节囊及关节盂的颈部。应避免过度向内侧牵拉冈下肌而造成肩胛上神经冈下肌支损伤。

3）沿关节间隙方向纵行切开关节囊，也可附加一个横向切口，使呈横 T 形切口。牵开关节囊，探查关节盂后下部及肱骨头的后部及下部。

7

4）单纯做关节盂截骨成形术也可不切开关节囊。在后关节间隙内侧0.8～1.0cm处向下分离找到关节盂颈部，略向外侧剥离关节囊附着部，到达距关节面0.5～0.8cm范围，进行截骨。应避免过分向关节盂颈部内侧剥离而造成肩胛上神经损伤，在分离关节盂颈下方时应注意避免损伤旋肱后动脉。

如做肩胛盂下部骨折复位固定，应切开关节囊，以便使关节面达到解剖复位。

3. 肩胛外侧缘切口

【手术步骤】

（1）体位及切口：俯卧位。沿肩胛骨外侧缘做皮肤切口，依据手术显露范围要求，如处理肩盂后下缘骨折，切口可以偏上方，如作为前斜角肌瘫痪的肌肉移植，切口可以偏下方。

（2）手术方法

1）切开皮肤及皮下筋膜层，显露肩胛外侧缘肌肉。上端可见三角肌的下缘，小圆肌与冈下肌间隙以及大圆肌与冈下肌间隙。

2）向上牵开三角肌下缘，在肩胛嵴部切断冈下肌附着部，向内剥离冈下肌，即可显露肩胛骨外缘及外侧肩胛骨体部。向上分离并牵开三角肌，即可显露盂肱关节后下方。

3）如拟显露盂肱关节后方，可以在分离冈下肌肌腱与关节囊间隙之后进行。

【注意事项】

（1）显露冈下窝时，应注意避免损伤肩胛上神经及肩胛上动脉在肩胛外侧缘的返支。

（2）上段切口显露后关节囊时应注意避免损伤

盂下通过的腋神经。

三、肱骨干显露途径

（一）肱骨干前上部显露途径

【手术步骤】

1. 体位及切口　仰卧位，前臂置于胸前。自喙突下方起始沿三角肌前缘作弧形切口，向下至三角肌粗隆。根据需要，切口上段可向上延伸，与盂肱关节的前内侧切口相连。向下至肱骨髁5cm以内。

2. 手术方法　沿切口方向切开浅、深筋膜。找出三角肌胸大肌间沟，将沟内走行的头静脉连同少数三角肌前侧纤维一同游离，并牵向内侧。在结节间沟下方，即在胸大肌、大圆肌及背阔肌附着点以下将三角肌止点及下部纤维做骨膜下剥离，不要进入盂肱关节囊。在切口上段，将三角肌牵向外侧，肱二头肌牵向内侧，以显露肱骨干上段。

【注意事项】

1. 必要时可切断胸大肌止腱，但术终需重新缝合。

2. 为显露肱骨前上部向外剥离三角肌时，应注意勿损伤由后向前横行的腋神经及由其发出的多数肌支。

（二）肱骨干中下段显露途径

【手术步骤】

1. 体位及切口　仰卧位，患肢轻度外展。根据病变部位，可作内侧切口，自三角肌前下缘沿肱二头肌内侧沟向下〔图51-8（1）〕；或作前外侧切口，沿肱二头肌外侧沟向下。

2. 手术方法

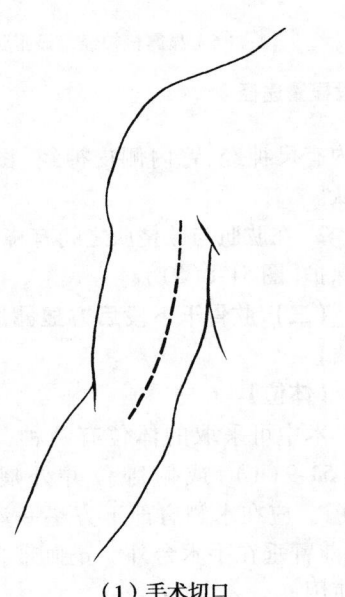

（1）手术切口

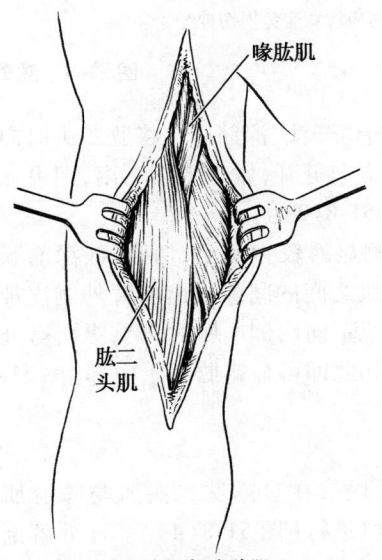

（2）显露肱二头肌与喙肱肌

喙肱肌

肱二头肌

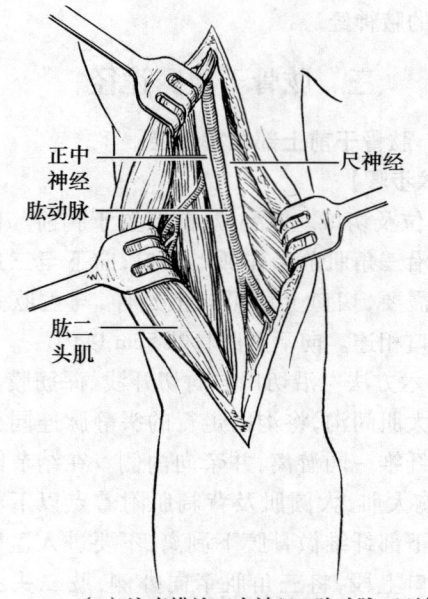

正中神经
肱动脉
肱二头肌
尺神经

（3）注意辨认正中神经、肱动脉、尺神经

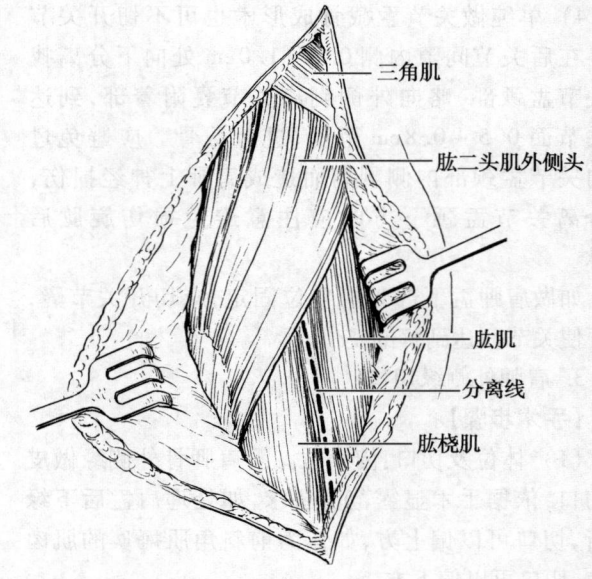

三角肌
肱二头肌外侧头
肱肌
分离线
肱桡肌

（4）肱肌与肱桡肌之间分离

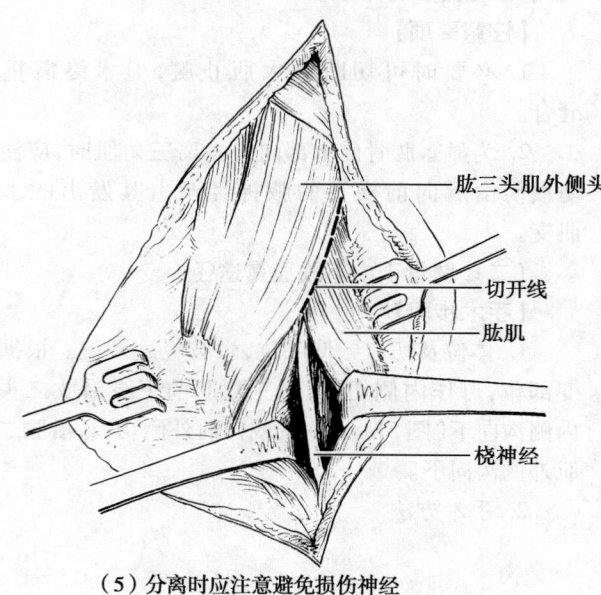

肱三头肌外侧头
切开线
肱肌
桡神经

（5）分离时应注意避免损伤神经

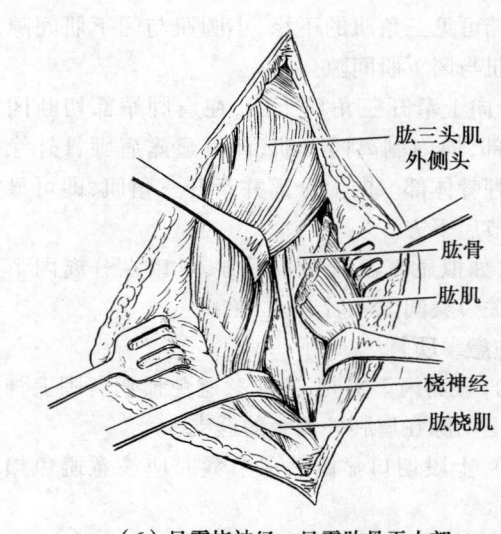

肱三头肌外侧头
肱骨
肱肌
桡神经
肱桡肌

（6）显露桡神经，显露肱骨干中部

图51-8　肱骨干中下段显露途径

（1）沿切口方向切开浅、深筋膜。将肱二头肌向外牵开，顺肱肌纤维方向劈开，做骨膜下剥离，即可显露肱骨前内侧部〔图51-8（2）〕。

（2）上臂前外侧显露较为安全，切开浅、深筋膜后，在肱二头肌与肱肌之间的间隙找出前臂外侧皮神经，将其连同肱二头肌牵向内侧。屈肘90°，纵向劈开肱肌并向两侧牵开，如此即可显露肱骨干中部〔图51-8（3）〕。

【注意事项】

1. 如作前内侧显露，在显露肱二头肌与喙肱肌后，宜在肱二头肌内侧进行〔图51-8（4）〕。此处解剖结构较多，应注意正中神经与肱动脉之间的关系，其

后内有尺神经、臂内侧皮神经〔图51-8（5）〕，应一一辨认。

2. 在肱肌与肱桡肌之间有桡神经通过，术中应注意保护〔图51-8（6）〕。

（三）肱骨干下段后方显露途径（肱骨远端后方入路）

【体位】

术中可采取的体位有两种：患肢在上的侧卧位〔图51-9（1）〕或俯卧位并外展患肢90°〔图51-9（2）〕。应在术侧肩部下方垫一沙袋，并使肘关节屈曲，前臂垂在手术台外。止血带将妨碍手术，因此不应使用。

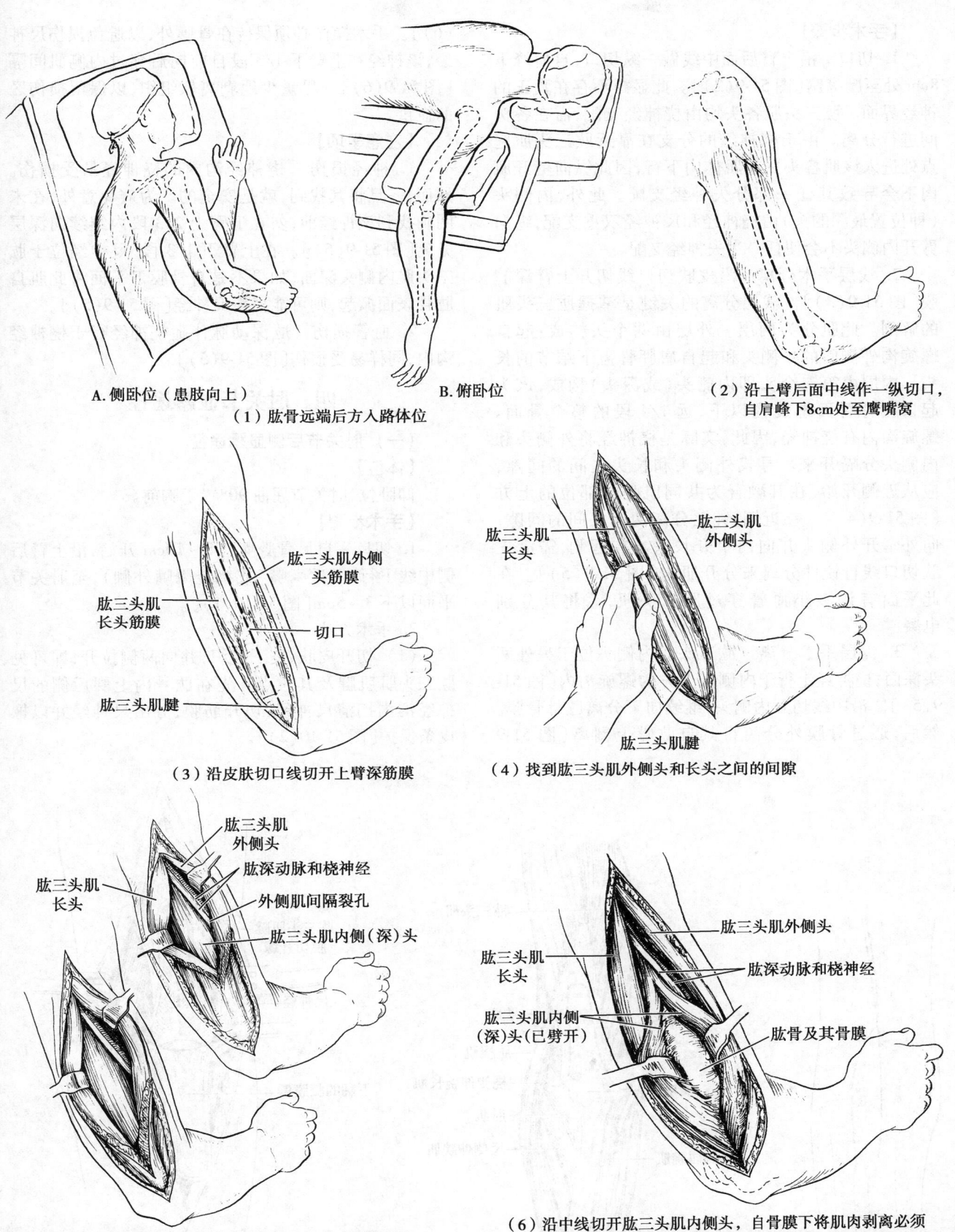

A. 侧卧位（患肢向上）
B. 俯卧位
（1）肱骨远端后方入路体位

（2）沿上臂后面中线作一纵切口，自肩峰下8cm处至鹰嘴窝

肱三头肌长头筋膜
肱三头肌外侧头筋膜
切口
肱三头肌腱

（3）沿皮肤切口线切开上臂深筋膜

肱三头肌长头
肱三头肌外侧头
肱三头肌腱

（4）找到肱三头肌外侧头和长头之间的间隙

肱三头肌长头
肱三头肌外侧头
肱深动脉和桡神经
外侧肌间隔裂孔
肱三头肌内侧（深）头

（5）沿两头之间的间隙向近侧钝性分离，向外牵开外侧头并向内牵开长头，沿皮肤切口线向远侧锐性分离，劈开两头共同的肌腱，找出桡神经及其伴行的肱深动脉

肱三头肌长头
肱三头肌外侧头
肱深动脉和桡神经
肱三头肌内侧（深）头（已劈开）
肱骨及其骨膜

（6）沿中线切开肱三头肌内侧头，自骨膜下将肌肉剥离必须找出并保护桡神经，该神经走行于内侧头起点上方的桡神经沟内，剥离肌肉必须是在骨膜下平面进行，以防损伤穿过内侧肌间隔的尺神经，尽可能多地保留肱骨上的软组织附着

图 51-9　肱骨干下段后方显露途径

7

【手术步骤】

1. 切口　沿上臂后面中线做一纵切口,自肩峰下8cm处至鹰嘴窝〔图51-9(2)〕。此显露不存在真正的神经界面。肱三头肌各头均由桡神经支配,需在各头间进行分离。由于桡神经的分支在靠近肱三头肌起点处进入该肌各头并在肌体内下行,因此纵向劈开肌肉不会导致其任一部分失神经支配。此外,内侧头(即位置最深的头)由桡神经和尺神经双重支配,纵向劈开内侧头不会使任一半失神经支配。

2. 浅层手术分离　沿皮肤切口线切开上臂深筋膜〔图51-9(3)〕。浅层分离的关键是掌握肱三头肌的解剖。此肌分为两层。外层由两个头构成:起自螺旋沟外侧唇的外侧头和起自肩胛骨盂下结节的长头。内层由第三个头即内侧头(或深头)构成,该头起自肱骨后面螺旋沟以下、远1/4段的整个骨面。螺旋沟内有桡神经,因此,实际是桡神经将外侧头和内侧头分隔开来。寻找外侧头和长头之间的间隙,应从近侧开始,在其融合为共同肌腱的部位的上方〔图51-9(4)〕。在近侧,钝性分离两头之间的间隙,向外牵开外侧头并向内牵开长头。在远侧,需沿皮肤切口线行锐性分离来分开肌肉〔图51-9(5)〕。在此平面有许多小血管穿过肱三头肌,需将其分别电凝。

3. 深层手术分离　肱三头肌内侧头位于另外两头深面;桡神经走行于内侧头上方的螺旋沟内〔图51-9(5)〕。沿中线切开内侧头,继续向下分离肱骨骨膜。然后,通过骨膜外分离将其自肱骨上剥离〔图51-9

(6)〕。手术操作必须保持在骨膜外,以避免损伤尺神经,该神经在上臂下1/3段自前向后穿过内侧肌间隔〔图51-9(6)〕。尽量少地剥离软组织,以保留损伤区的血供。

【注意事项】

1. 神经损伤　桡神经沟内的桡神经易受损伤。然而,一旦将其找到,就是安全的。为避免意外,在未明确找到该神经前,勿在上臂上2/3段内继续向深层分离〔图51-9(5)〕。在上臂下1/3段,尺神经位于肱三头肌内侧头深面,如果不是自骨膜下平面将此肌自肱骨表面掀起,则可能损伤尺神经〔图51-9(5)〕。

2. 血管损伤　肱深动脉伴随桡神经行于桡神经沟内,同样易受损伤〔图51-9(5)〕。

四、肘关节显露途径

(一)肘关节后侧显露途径

【体位】

仰卧位,肘关节屈曲90°置于胸前。

【手术步骤】

1. 切口　自尺骨鹰嘴上8~10cm开始,沿上臂后侧中线下行,经过鹰嘴(或绕经鹰嘴外侧),至肘关节平面以下3~5cm〔图51-10(1)〕。

2. 手术方法

(1)切开皮肤、皮下组织,并向两侧拉开,即可见肱三头肌肌腱及其止点。先在肱骨内上髁后侧的尺神经沟内扪清尺神经,切开筋膜,分出尺神经并以橡皮条保护〔图51-10(2)〕。

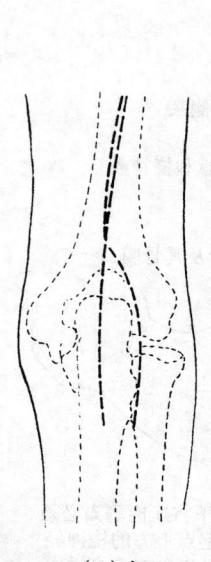

(1)切口

肱三头肌
尺神经
肱肌
肱桡肌
桡侧伸腕长肌
鹰嘴
肘肌
尺侧屈腕肌
尺侧伸腕肌

(2)分离并牵开尺神经(虚线示肱三头肌腱切开部位)

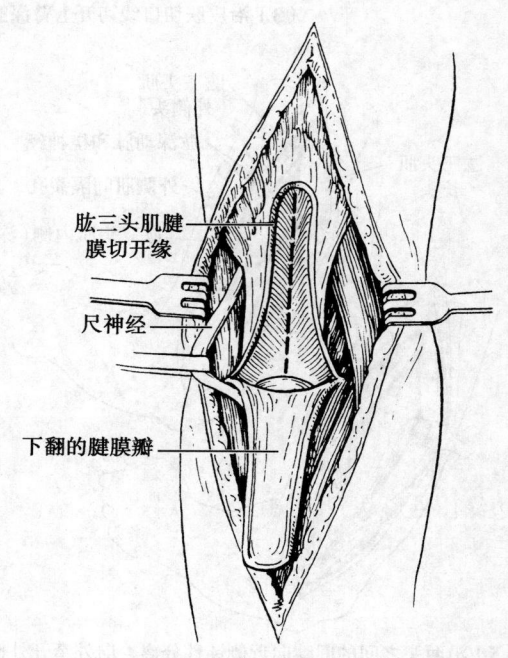

肱三头肌腱膜切开缘
尺神经
下翻的腱膜瓣

(3)形成舌形腱膜瓣(虚线示肱三头肌切开线)

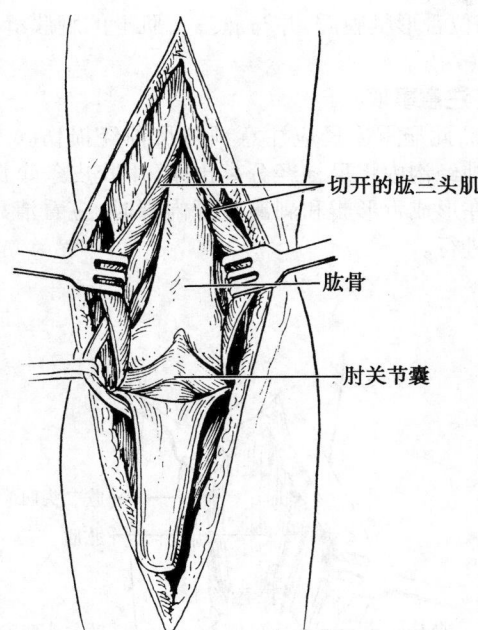

切开的肱三头肌

肱骨

肘关节囊

（4）切开肱三头肌，显露肘关节后侧

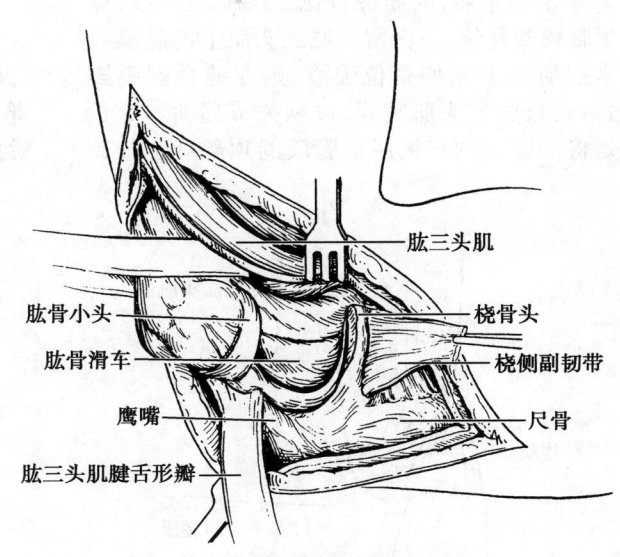

肱三头肌

肱骨小头

肱骨滑车

鹰嘴

肱三头肌腱舌形瓣

桡骨头

桡侧副韧带

尺骨

（5）将关节脱位，提起肱骨，
显露肘关节前面

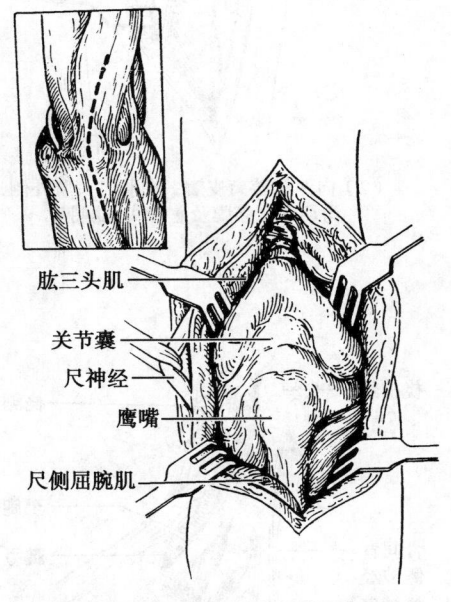

肱三头肌

关节囊

尺神经

鹰嘴

尺侧屈腕肌

（6）纵行切开肱三头肌，显露关节囊
（附图示肱三头肌切开线）

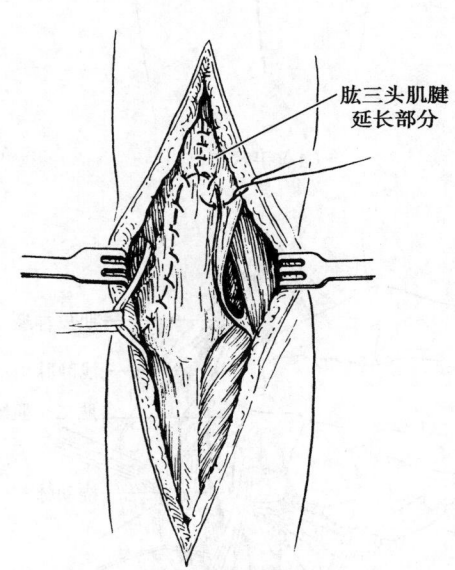

肱三头肌腱
延长部分

（7）缝合并延长肱三头腱

图 51-10　肘关节后侧显露途径

（2）如肱三头肌已有挛缩，或需广泛显露肘关节，可将肱三头肌腱膜形成舌形瓣，即沿该肌腱膜的边缘作舌形切开，其基底位于关节线上。切开时，肱三头肌肌纤维的边缘应保留部分腱膜，以利缝合。切开后，锐性分离腱膜下的肌纤维，在舌形瓣的中段及基底可保留部分肌肉，直到鹰嘴，并将之向下翻开〔图51-10（3）〕。沿肱骨后侧中线切开肱三头肌直达骨膜，在骨膜下剥离肱三头肌，并向两侧拉开，使肱骨下端及肘关节后侧显露。切开关节囊，即进入关节〔图

51-10（4）〕。如欲显露整个肱骨下端，可于骨膜下紧贴肱骨继续剥离附着于肱骨内、外上髁的肌肉、韧带等，以及肱骨前面的骨膜和关节囊，使关节脱位，用纱布条绕过肱骨下端，并将之提起，即可显露肘关节的前面〔图51-10（5）〕。

（3）如肱三头肌无挛缩，或手术操作简单，不需广泛显露，亦可不做舌形腱膜瓣，而将腱膜及肱三头肌一起纵行切开，直达骨膜，并向两侧剥离、拉开，即可显露肱骨下端及肘关节后侧〔图51-10（6）〕。不做

7

舌形腱膜瓣,可以剥离少,损伤小,愈合快,有利于早期功能锻炼。

（4）手术结束后,间断缝合肱三头肌肌纤维,然后将舌形腱膜瓣复位,与保留在肱三头肌上的腱膜缝合。如术前肘关节呈伸直位强直,则在缝合腱膜瓣时,应适当延长肱三头肌腱膜,以利关节屈曲。延长的方法是将保留在肱三头肌上腱膜的顶部缝合数针后,复位舌形腱膜瓣,并与肱三头肌上的腱膜缝合〔图51-10(7)〕。

【注意事项】

1. 此显露途径应注意预防尺神经损伤。方法是自尺神经沟内将尺神经分离出来,用胶皮条牵出手术野。在形成舌形瓣和剥离肱骨内髁时,应看清尺神经后再进行。

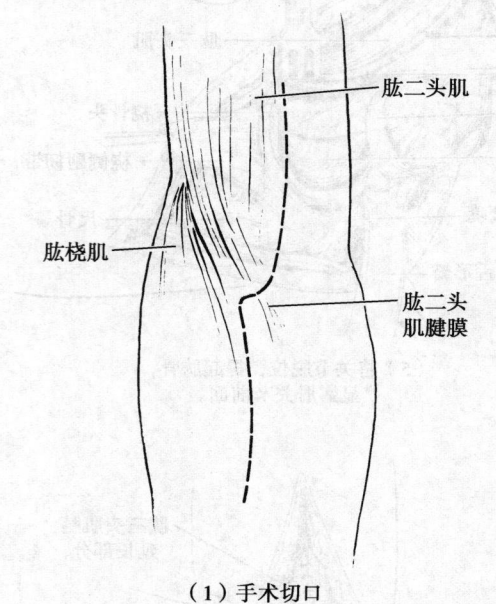

（1）手术切口

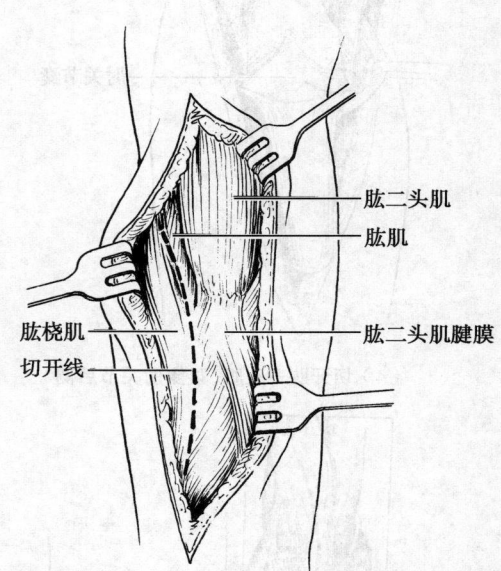

（2）向两侧游离皮瓣,在肱二头肌外侧沟切开深筋膜及肱二头肌腱膜

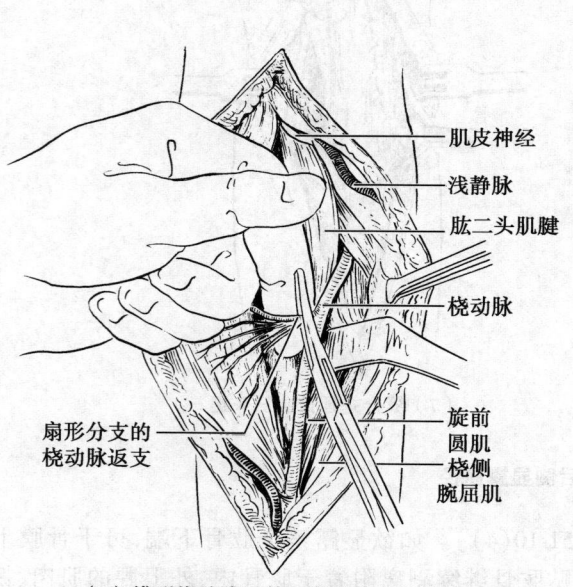

（3）辨明桡动脉及其呈扇形分布的分支桡侧返动脉,在桡侧返动脉根部切断、结扎

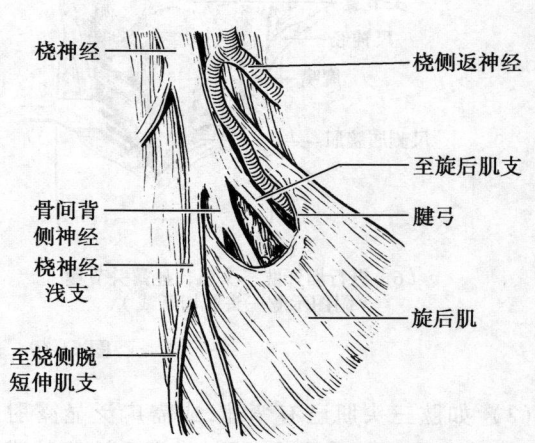

（4）桡神经深支或骨间后神经穿入旋后肌腱弓

图51-11　肘关节前侧显露途径

2. 显露肱骨下端和肘关节前面时,要注意防止前侧血管、神经的损伤。一般先于骨膜下剥离肱骨干,再用纱布将肱骨干前面的组织隔开,然后逐渐分离关节部分。

（二）肘关节前侧显露途径

【体位】

仰卧位患肢外展。

【手术步骤】

7

1. 切口　在肘前侧作一S形切口,自肘屈侧横纹上方5cm起,沿肱二头肌内侧缘下行至肘屈侧横纹,再沿此横纹向外侧延伸至肱桡肌内侧缘,继沿肱桡肌内侧缘向下延伸5cm〔图51-11(1)〕。

2. 手术方法

(1) 向两侧游离皮瓣,在肱二头肌外侧沟切开深筋膜及肱二头肌腱膜〔图51-11(2)〕。

(2) 辨明桡动脉及其呈扇形分布的分支桡侧返动脉。在桡侧返动脉根部切断、结扎〔图51-11(3)〕。

(3) 桡神经位于桡动脉的外侧,当其自上臂穿过外侧肌间隔进入桡管后,分为浅、深二支。桡神经浅支不仅是感觉神经,还发出至桡侧腕短伸肌的肌支。桡神经深支或骨间后神经穿入旋后肌腱弓〔图51-11(4)〕。要很好地辨认桡神经浅、深支的走行。将肱二头肌牵向内侧或外侧,沿肱肌纤维纵行劈开,作骨膜

下剥离,切开关节囊,即可显露肘关节的前侧部分。

【注意事项】

1. 应避免皮肤切口与肘屈侧横纹成90°交角。

2. 前臂外侧皮神经自肱二头肌腱和肱肌之间穿过,分布于前臂桡侧皮肤,切开深筋膜时应予以保护。

3. 肱动脉恰位于肱二头肌腱的深层,切开腱膜时应避免损伤。

(三) 肘关节外侧显露途径

【体位】

仰卧位,肘关节屈曲置于胸前。

【手术步骤】

1. 切口　切口起自肱骨外上髁,沿指伸肌群后缘向远侧延长4～5cm至尺骨上端外侧缘〔图51-12(1)〕。

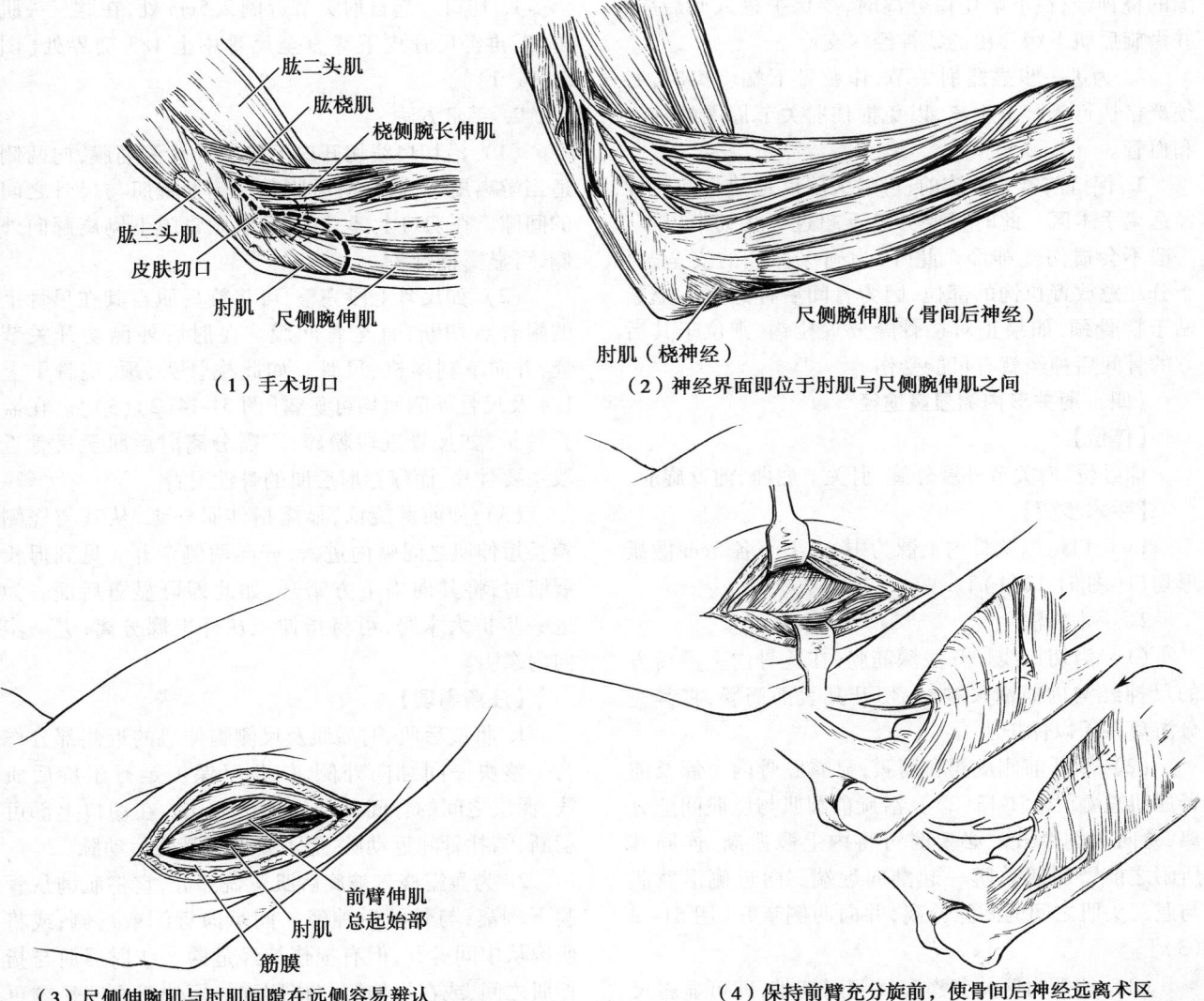

(1) 手术切口

(2) 神经界面即位于肘肌与尺侧腕伸肌之间

(3) 尺侧伸腕肌与肘肌间隙在远侧容易辨认

(4) 保持前臂充分旋前,使骨间后神经远离术区

图 51-12　肘关节外侧显露途径

2. 手术方法

（1）沿切口切开皮肤、皮下组织，并将皮瓣适当向两侧游离，沿切口线切开筋膜，显露肱骨外髁、肘肌及尺侧伸腕肌〔图51-12（2）〕。

（2）于肘肌外缘与尺侧伸腕肌内缘，上至肱骨外上髁，下至尺骨上端外缘，做分开两肌的切口〔图51-12（3）〕。

（3）保持前臂充分旋前，使骨间后神经远离术区〔图51-12（4）〕，并向两侧剥离，则可显露出肱骨下端、肱骨小头、桡骨头与尺骨鹰嘴。

（4）纵行切开关节囊，显露桡骨头颈及环状韧带。

【注意事项】

1. 在肱三头肌与肱桡肌，肘后肌与尺侧腕伸肌间隙作深部显露时，在上端的肱三头肌与肱桡肌之间分离时不能过高，以免损伤由桡神经沟向前下进入肌间隙的桡神经；在下端切口分离时，要保护进入旋后肌、并沿旋后肌下缘穿出的桡神经深支。

2. 为进一步显露肘关节，作肱骨下端剥离时，必须严格执行骨膜下剥离，以免损伤肘关节周围的神经和血管。

3. 保持前臂充分旋前，可最大限度地使骨间后神经远离手术区。此时只要分离不超过环状韧带以下，一般不会损伤此神经。此外，为确保神经的安全，要十分注意放置拉钩的部位，因为骨间后神经实际上紧贴于桡骨颈，如果正对桡骨隆放置拉钩，则位于其后方的骨间后神经就有可能受伤。

（四）肘关节内侧显露途径

【体位】

仰卧位，肩关节外展外旋，肘关节屈曲，前臂旋前。

【手术步骤】

1. 切口　以肱骨内上髁为中心，上下各5cm做弧形切口〔图51-13（1）〕。

2. 手术方法

（1）沿切口线切开浅深筋膜，在肱骨内上髁后方的尺神经沟内摸清尺神经，切开其表面筋膜，将其充分游离并予以保护。

（2）牵开前侧皮瓣和筋膜，显露肱骨内上髁及前臂屈肌总腱〔图51-13（2）〕，沿旋前圆肌与肱肌间隙分离，并向两侧牵开。必要时可将内上髁凿断，连同其所附之前臂屈肌总腱一起翻向远端。向近侧沿肱肌与肱三头肌之间的间隙分离，并向两侧牵开〔图51-13（3）〕。

（3）切开内侧关节囊和尺侧副韧带，即可显露尺骨冠状突、滑车切迹及肘关节内侧部分〔图51-13（4）〕。

【注意事项】

1. 向前牵拉旋前圆肌需轻柔，避免损伤正中神经。〔图51-13（5）〕

2. 如有必要可做肱骨内上髁截骨，不要剥离前臂屈肌总腱。

3. 做肱骨内上髁截骨之前，必须先从尺神经沟中游离出尺神经并加以保护。

4. 避免向远侧过度牵拉内上髁和附着其上的屈肌群，以免损伤正中神经进入前臂屈肌群的神经分支及其另一重要分支——骨间前神经。

五、桡、尺骨显露途径

（一）尺骨上1/3及桡骨上1/4后外侧显露途径
【体位】

仰卧位，肘关节屈曲置于胸前。

【手术步骤】

1. 切口　起自肘关节近侧2.5cm处，在肱三头肌外侧，再经尺骨皮下缘直至尺骨中上1/3交界处〔图51-14（1）〕。

2. 手术方法

（1）沿切口线切开皮下组织及浅深筋膜，向两侧适当游离皮瓣，显露肘后肌和尺侧伸腕肌与尺骨之间的间隙。在切口上部，将肘后肌做骨膜下剥离翻向外侧，可显露桡骨头。

（2）如尺骨上段完整，可将旋后肌自其在尺骨上的附着点切断，直至骨间膜。在肘后外侧切开关节囊，并向下剥离桡、尺骨。如此桡骨头、颈、桡骨干上1/4及尺骨外侧面均可显露〔图51-14（2）（3）〕。在孟氏骨折，如尺骨近段粉碎，不需分离肘后肌至尺骨近段主要骨片，而保存肘后肌的骨性附着。

（3）使前臂旋前，显露指伸肌外缘，从其与桡侧腕长短伸肌之间隙内进入，分向两侧牵开。见到拇长展肌时，将其向内下方牵开，如此即可显露后面。为进一步扩大术野，可将指伸肌从外上髁分离，进一步向内牵引。

【注意事项】

1. 将旋后肌、肘后肌及尺侧腕伸肌的近侧部分作为一整块一同翻向外侧，如此可保护走行于旋后肌浅、深层之间的骨间后神经免于损伤。在切口上部可切断、结扎骨间返动脉，但不要切断骨间后动脉。

2. 为显露桡骨被旋后肌覆盖部分，宜将肌肉从骨膜下剥离，与骨间后神经一同牵向近侧或远侧；或将肌肉从中间劈开，但有损伤神经危险。在肘后肌与指伸肌之间，或在指伸肌与桡侧腕长短伸肌之间显露更为安全，不仅可避免损伤骨间后神经，也可保存至肘后肌的肌支。

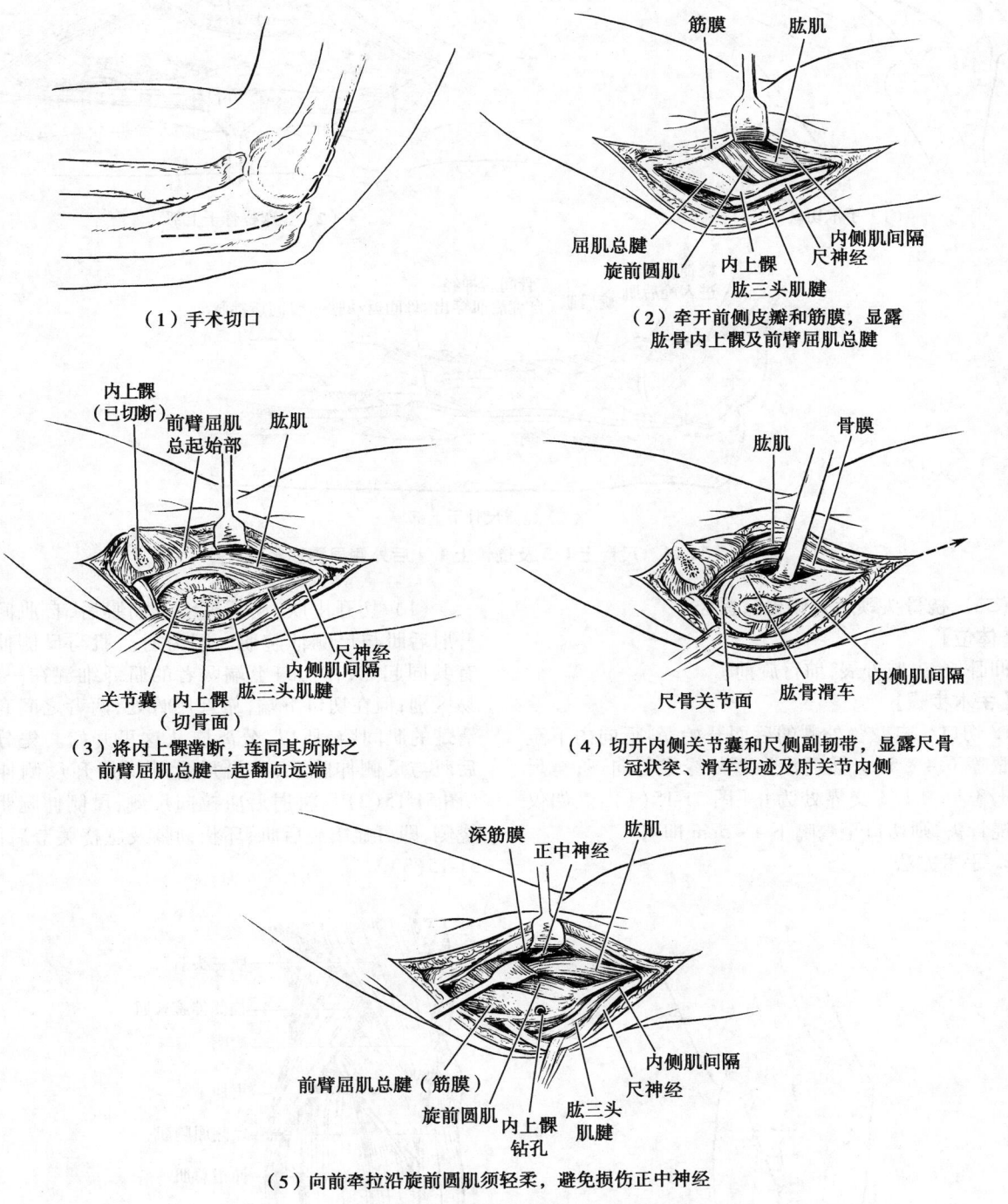

（1）手术切口

（2）牵开前侧皮瓣和筋膜，显露
肱骨内上髁及前臂屈肌总腱

（3）将内上髁凿断，连同其所附之
前臂屈肌总起始部一起翻向远端

（4）切开内侧关节囊和尺侧副韧带，显露尺骨
冠状突、滑车切迹及肘关节内侧

（5）向前牵拉沿旋前圆肌须轻柔，避免损伤正中神经

图 51-13　肘关节内侧显露途径

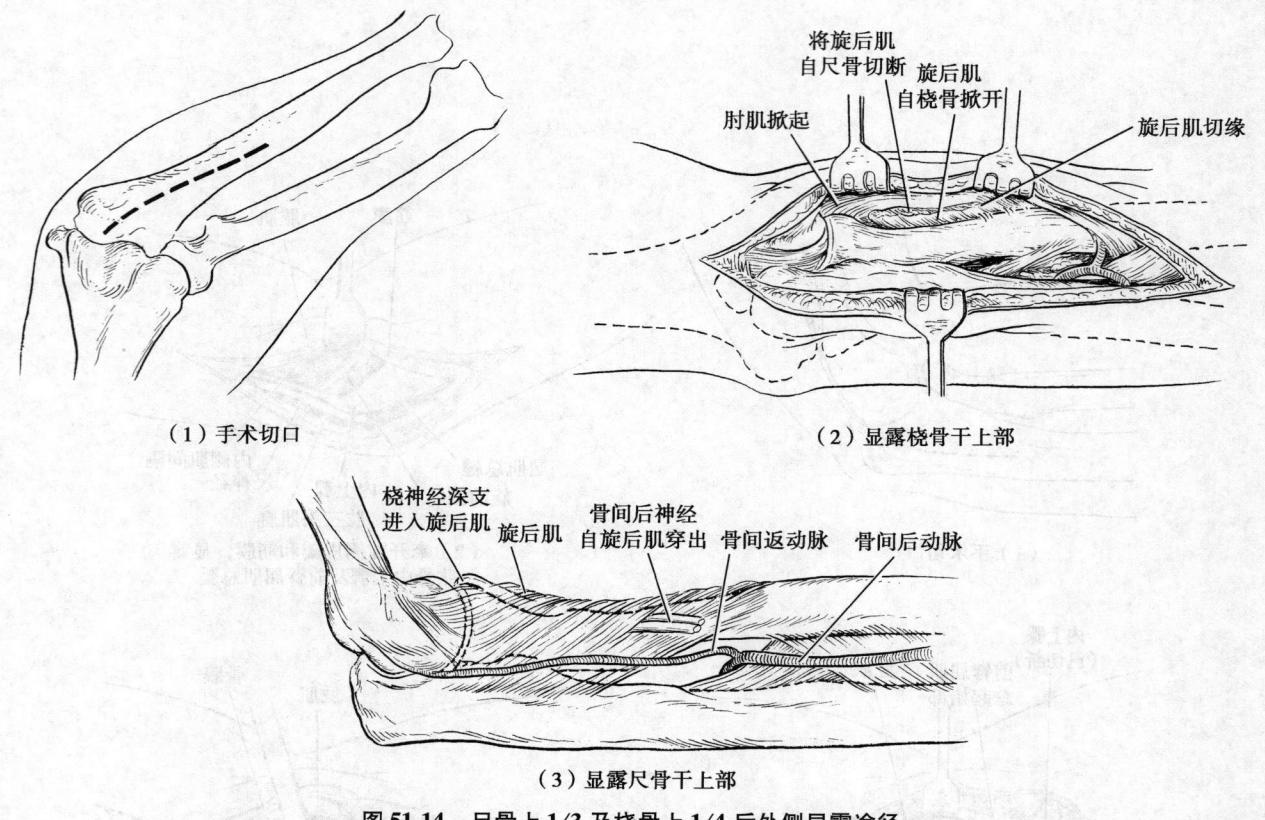

（1）手术切口

（2）显露桡骨干上部

（3）显露尺骨干上部

图 51-14 尺骨上 1/3 及桡骨上 1/4 后外侧显露途径

（二）桡骨头颈后外侧显露途径

【体位】

仰卧位，患肢外展，前臂旋前。

【手术步骤】

1. 切口 自肱骨外髁的后面开始，斜行向内下至尺骨鹰嘴下 4～5cm，然后沿尺骨外缘纵行向下，至尺骨上 1/3 与中 1/3 交界处为止〔图 51-15（1）〕。如仅显露桡骨头，则切口至鹰嘴下 4～5cm 即可。

2. 手术方法

（1）切开皮肤、皮下组织及筋膜后，自肌间隙分开肘后肌与尺侧伸腕肌。因为肘后肌与尺侧伸腕肌有共同起点，在切口上端两者的肌纤维混在一起，不易区别；但在切口下端，靠近尺骨处，两者之间有比较清楚的肌间隙，所以，分离应从这里开始。先分离肘后肌与尺侧伸腕肌，再沿尺骨外缘切开尺侧伸腕肌〔图 51-15（2）〕，将肘后肌拉向尺侧，尺侧伸腕肌拉向桡侧，即可显露旋后肌、环状韧带及肱桡关节后侧〔图51-15（3）〕。

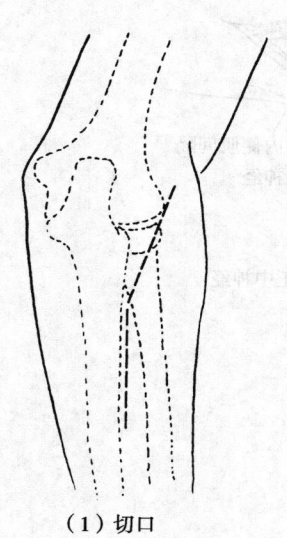

（1）切口

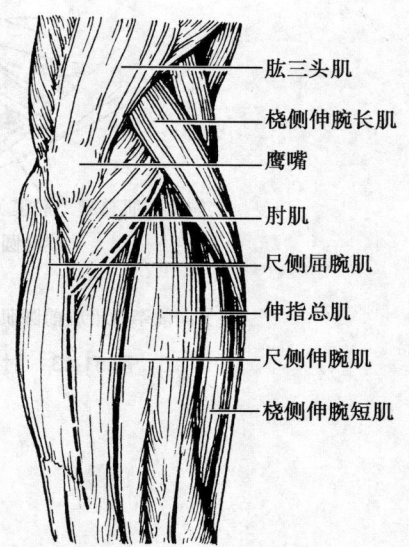

（2）从肘肌和尺侧伸腕肌间隙分开

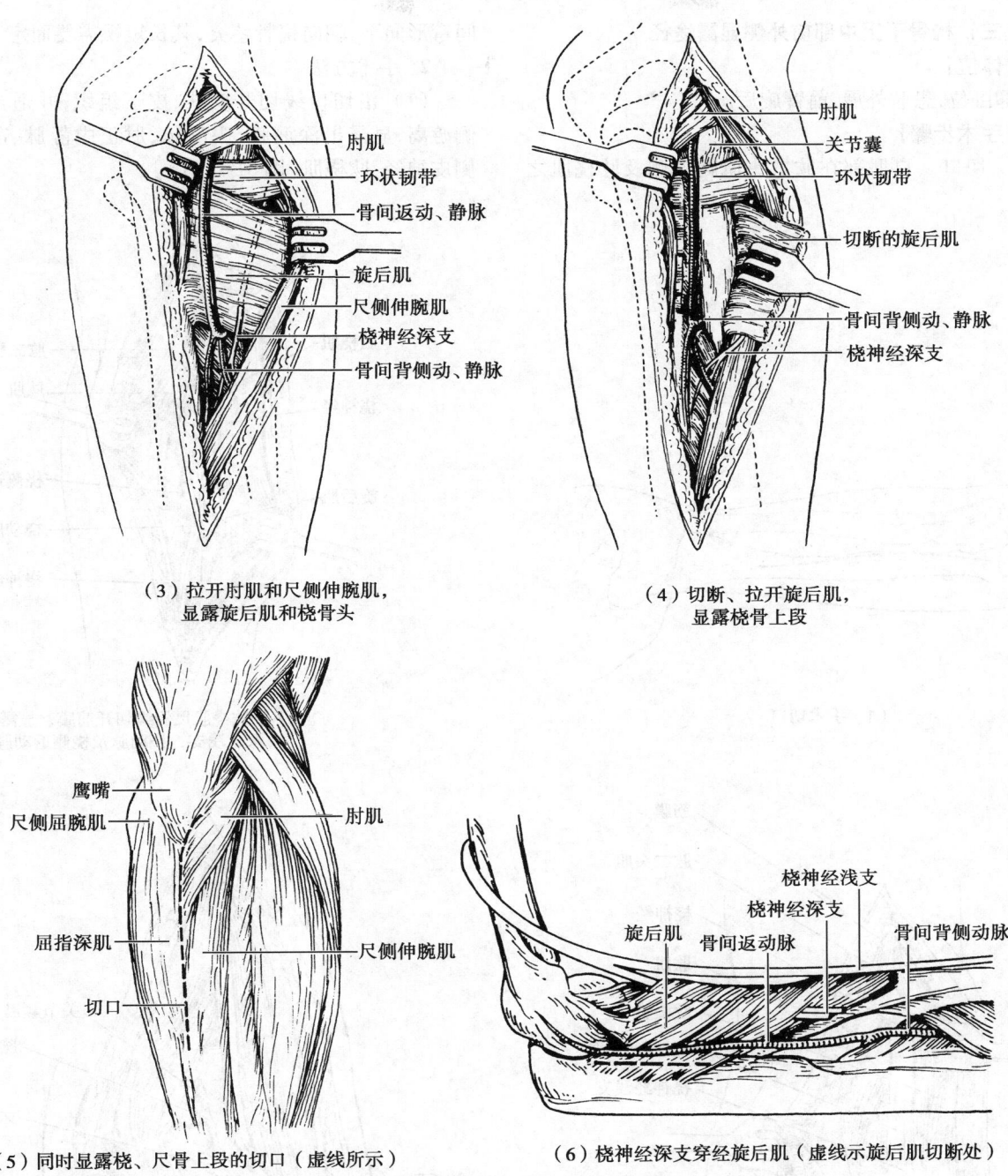

（3）拉开肘肌和尺侧伸腕肌，
显露旋后肌和桡骨头

（4）切断、拉开旋后肌，
显露桡骨上段

（5）同时显露桡、尺骨上段的切口（虚线所示）

（6）桡神经深支穿经旋后肌（虚线示旋后肌切断处）

图 51-15　桡骨头颈后外侧显露途径

（2）先看清自旋后肌下缘外侧穿出的桡神经深支和骨间背侧动静脉在旋后肌表面上行的返支，后者如妨碍显露可结扎切断。再贴近尺骨切断旋后肌，并向外侧拉开，即可显露肱桡关节和桡骨上段〔图 51-15（4）〕。切开关节囊，即可显露桡骨头。

（3）如需同时显露桡骨头和尺骨上段，可将切口自肱骨外髁斜行向内下，至尺骨鹰嘴，然后沿尺骨外缘下行，至尺骨上 1/3 与中 1/3 交界处。切开筋膜，将肘后肌、尺侧伸腕肌和旋后肌自尺骨骨膜下剥离，并

向外侧拉开〔图 51-15（5）〕，即可显露肱桡关节及尺骨上段。

【注意事项】

1. 桡神经深支从旋后肌外侧下缘的肌纤维中穿出，切断此肌时必须靠近尺骨，以免损伤〔图 51-15（6）〕。

2. 只做桡骨头切除的患者，不必从尺骨外缘分离尺侧伸腕肌，只分开肘后肌和尺侧伸腕肌的间隙，并向两侧拉开，即可显露肱桡关节后侧，纵行切开关节囊，就可显露桡骨头。

7

（三）桡骨干上中部前外侧显露途径

【体位】

仰卧位，患肢外展，前臂旋后。

【手术步骤】

1. 切口　自肘部在肱二头肌腱外侧及肱桡肌之间弯形向下，朝向桡骨茎突，其长短视需要而定。

2. 手术方法

（1）沿切口线切开皮肤、皮下组织，并适当向两侧游离，显露出深筋膜、头静脉、肘正中静脉、前臂外侧皮神经、肱桡肌〔图51-16（1）〕。

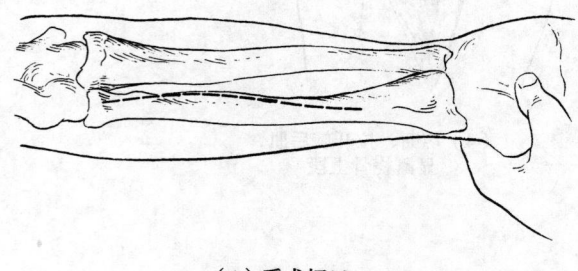

（1）手术切口

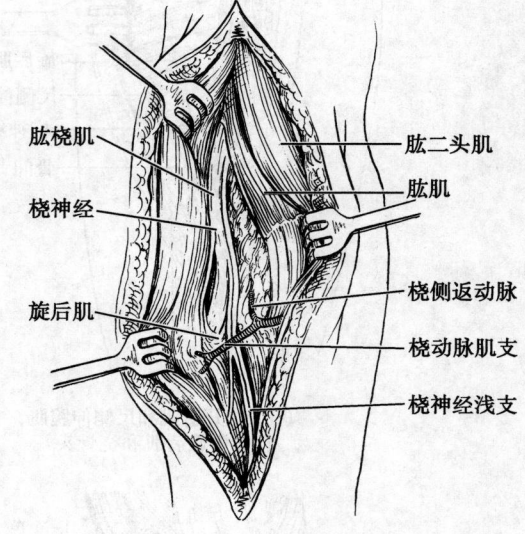

（2）于肱桡肌尺侧缘切开筋膜，显露桡神经深、浅支，桡动脉及桡侧返动脉

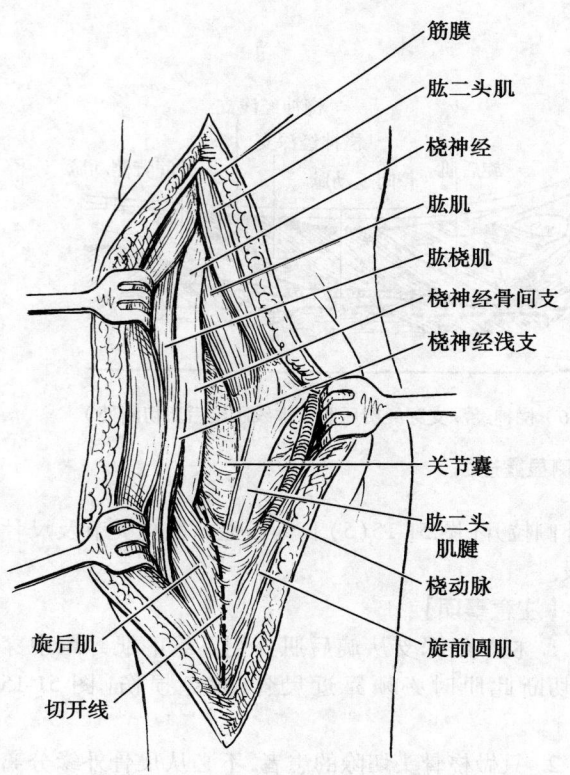

（3）沿旋后肌与旋前圆肌交界处切开

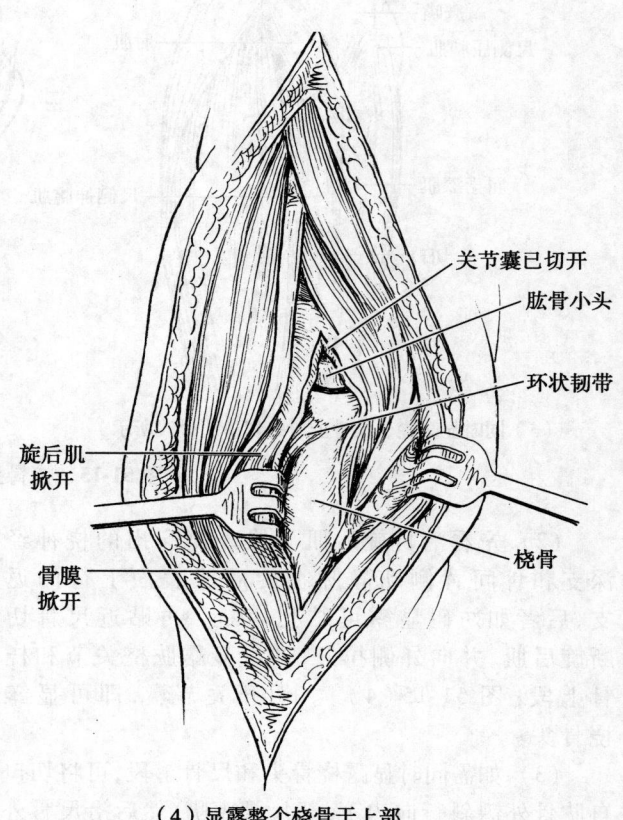

（4）显露整个桡骨干上部

图51-16　桡骨干上中部前外侧显露途径

（2）结扎切断肘正中静脉，于肱桡肌尺侧缘切开筋膜，将肱二头肌腱及旋前圆肌牵向内侧，肱桡肌牵向外侧，显露出该肌深面的桡神经深、浅支，桡动脉及桡侧返动脉〔图51-16（2）〕。

（3）将桡动脉连同桡侧屈腕肌向尺侧牵开，显露出旋后肌与旋前圆肌在桡骨的附着部。结扎切断桡侧返动脉，再沿旋后肌与旋前圆肌交界处切开〔图51-16（3）〕，深达骨膜下，向桡侧与背侧剥离，必须严格执行骨膜下剥离，以免损伤桡神经深支。在肱二头肌外缘与桡骨交角处切开肱桡关节囊，如此即可显露整个桡骨干上部〔图51-16（4）〕。

【注意事项】

1. 手术前要熟悉该局部的解剖，手术中层次要清晰。须在直视下分离桡动脉与桡侧腕屈肌，一同牵向

尺侧，并保护之，以免损伤。

2. 在做肱桡肌向桡侧牵开时，必须解剖出该肌深面的桡神经浅深支，并保护之，以免损伤。

3. 骨间后神经在绕过桡骨颈进入旋后肌部最易损伤，确保安全的关键是正确地从桡骨上剥离旋后肌，只有当前臂充分旋后，旋后肌止点才能充分暴露。当骨膜下剥离此肌起点，骨间后神经就相对安全了，但过度牵拉仍可引起神经功能性麻痹。

（四）桡骨干下部前外侧显露途径

【体位】

仰卧位，患肢外展，前臂旋后。

【手术步骤】

1. 切口　在前臂下部于肱桡肌与桡侧腕屈肌之间作纵向切口，直至桡骨茎突〔图51-17（1）〕。

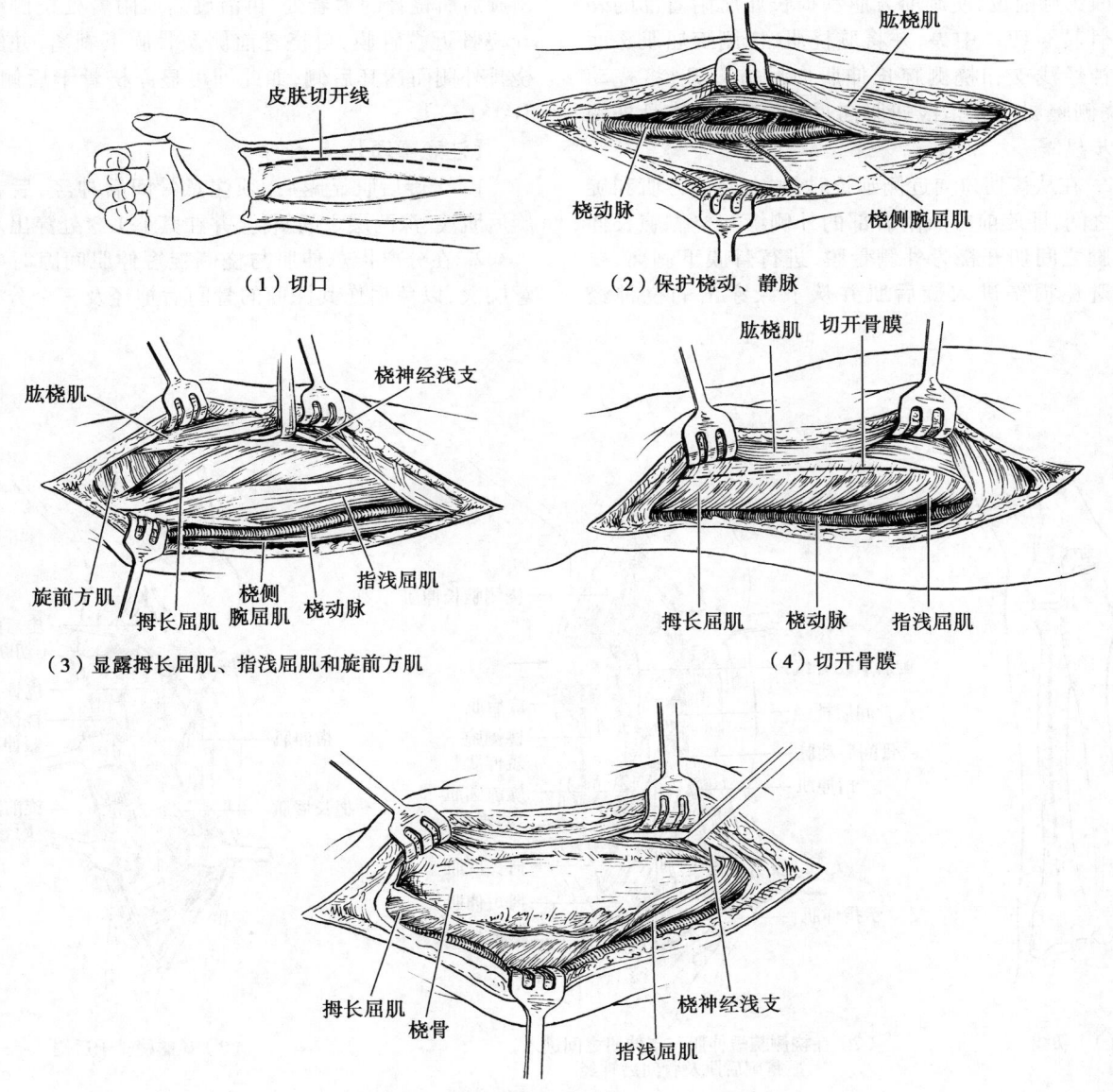

（1）切口

（2）保护桡动、静脉

（3）显露拇长屈肌、指浅屈肌和旋前方肌

（4）切开骨膜

（5）显露桡骨干下部

图51-17　桡骨干下部前外侧显露途径

2. 手术方法

（1）沿切口切开皮肤、皮下组织，将皮瓣适当向两侧游离，注意保护头静脉及前臂外侧皮神经。在肱桡肌腱与桡侧腕屈肌腱之间切开深筋膜，并将上述二肌向两侧牵开，显露位于其深侧的桡动、静脉及桡神经浅支，并予以保护〔图51-17（2）〕。

（2）将前臂旋前，显露拇长屈肌、指浅屈肌及旋前方肌〔图51-17（3）〕。在桡骨前外侧自骨膜下将拇长屈肌和旋前方肌向内侧剥离，切开骨膜〔图51-17（4）〕，即可显露桡骨干下部〔图51-17（5）〕。

【注意事项】

1. 该切口向近侧延长可与桡骨上段前外侧切口相连，显露桡骨干全长，但术中首先要解剖出位于桡侧腕屈肌深面的桡动脉和桡神经浅支并予以保护；将前臂改为旋前位，使旋前方肌和拇长屈肌附着部的外侧桡骨转至切口中央，并将肱桡肌、桡侧腕屈肌深面的桡神经浅支和桡侧腕长伸肌向后方牵开，将桡动脉、桡侧腕屈肌和指浅屈肌向尺侧牵开，使桡骨外侧进一步显露。

2. 在从该切口向近侧延长时，须在旋前方肌和旋后肌之间，即旋前方肌附着部的外侧缘与桡侧腕长伸肌肌腱之间切开桡骨外侧骨膜，进行骨膜下剥离，要注意避免损伤进入旋后肌并从下缘穿出的桡神经深支。

（五）桡骨干后侧显露途径

【体位】

仰卧位，屈肘30°前臂旋前。

【手术步骤】

1. 切口　自肱骨外上髁后下方沿桡骨外侧向下，朝向腕背中心，切口长短视需要而定〔图51-18（1）〕。

2. 手术方法

（1）切开皮肤皮下组织，将皮瓣向两侧适当游离。于桡侧腕短伸肌与指总伸肌之间切开深筋膜，将指总伸肌向后方牵开，桡侧腕短伸肌向前方牵开，显露出旋后肌〔图51-18（2）〕。将患肢充分旋后，解剖出由旋后肌下缘穿出的桡神经深支及其分支。

（2）为进一步显露桡骨近段，将前臂旋后，显露出旋后肌桡骨的附着处，再沿旋后肌附着处桡侧缘切开桡骨近端骨膜，自桡骨前侧做骨膜下剥离，并围绕桡骨外侧而达其后侧，如此即可显露桡骨干后侧〔图51-18（3）〕。

【注意事项】

1. 当旋后肌显露后，须注意骨间后神经，后者在旋后肌浅、深两层之间斜行，并在其下1/3处穿出。

2. 在分离指总伸肌与桡侧腕短伸肌间隙时要注意层次，以免损伤其深面的骨间后神经及三个分支。

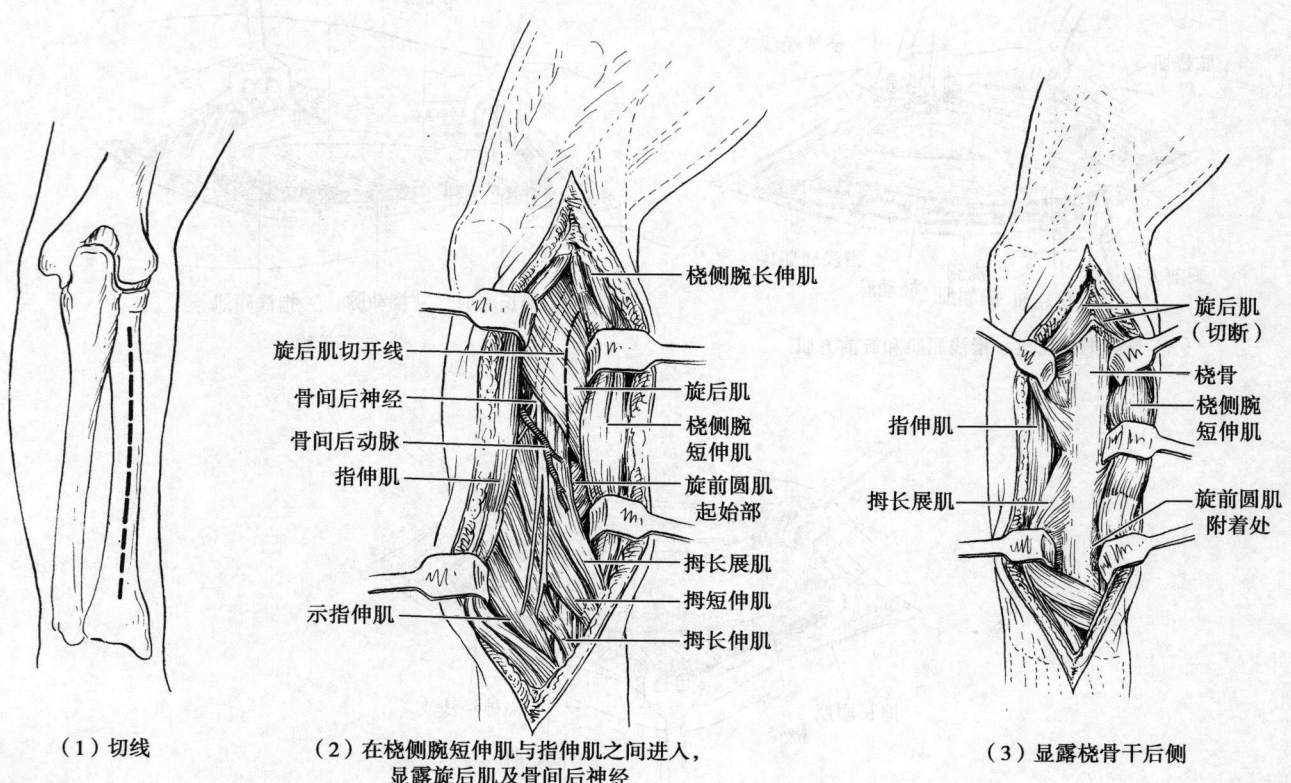

（1）切线　　　　　（2）在桡侧腕短伸肌与指伸肌之间进入，　　　　　（3）显露桡骨干后侧
　　　　　　　　　　　显露旋后肌及骨间后神经

旋后肌切开线
骨间后神经
骨间后动脉
指伸肌
示指伸肌

桡侧腕长伸肌
旋后肌
桡侧腕短伸肌
旋前圆肌起始部
拇长展肌
拇短伸肌
拇长伸肌

旋后肌（切断）
桡骨
桡侧腕短伸肌
旋前圆肌附着处
指伸肌
拇长展肌

图51-18　桡骨干后侧显露径路

后沿旋后肌附着部的前缘做桡骨近端骨膜切开时,要注意由指总伸肌深面进入旋后肌并从该肌下缘穿出的骨间后神经不可切断。

3. 剥离骨膜时,必须严格执行骨膜下剥离,以免损伤骨间后神经。

(六)尺骨干后侧显露途径

【手术步骤】

1. 体位及切口　自鹰嘴开始,沿尺骨皮下缘纵行向下延伸,至尺骨茎突为止〔图51-19(1)〕。手术时,可根据病变部位,选择适当的切口长度。

2. 手术方法　切开皮肤、皮下组织后,即抵尺骨。切开骨膜,于骨膜下剥离尺骨屈腕肌和尺侧伸腕肌、肘肌,将尺侧屈腕肌拉向尺侧,将肘肌和尺侧伸腕肌拉向桡侧,即可显露全部尺骨〔图51-19(2)〕。

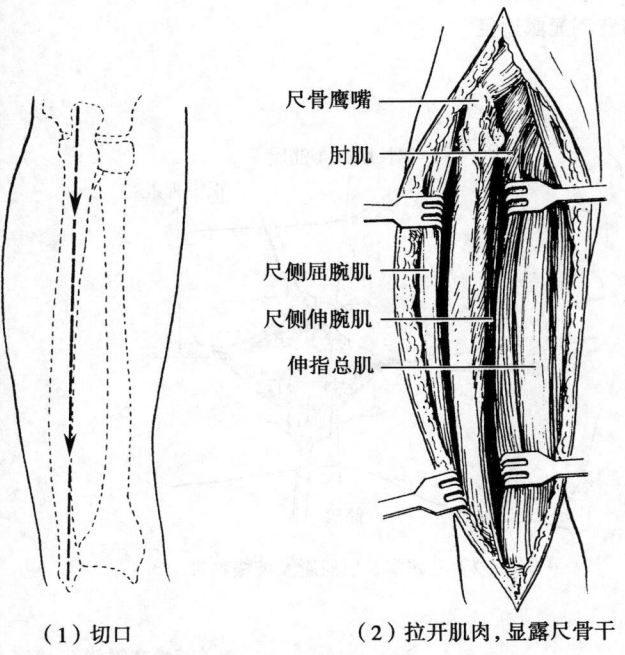

尺骨鹰嘴
肘肌
尺侧屈腕肌
尺侧伸腕肌
伸指总肌

（1）切口　　　　　（2）拉开肌肉,显露尺骨干

图51-19　尺骨后侧显露途径

六、腕关节显露途径

(一)腕关节背侧显露途径

【手术步骤】

1. 体位及切口　仰卧位,患肢外展。有纵切口、横切口和S形切口三种〔图51-20(1)〕:①纵切口:在伸指总肌的桡侧或尺侧,以腕关节为中心做长约7～8cm的纵切口。②横切口:自桡骨茎突始,沿背侧腕横纹,至尺骨茎突。③S形切口:自伸指总肌尺侧开始,向远侧做一直切口,再沿腕横纹做横切口,至伸指总肌的桡侧后,又向近侧做切口。一般说来,直切口的瘢痕挛缩易影响关节活动。横切口虽可减少瘢痕挛缩的影响,但显露范围狭小。S形切口兼有两者优点,较常用。

2. 手术方法

（1）切开皮肤、皮下组织后,向两侧拉开,显露腕背韧带与桡、尺骨嵴间隔构成的6个骨筋膜管,为伸肌腱(自桡侧开始顺序为:外展拇长肌腱和伸拇短肌腱、桡侧伸腕肌腱、伸拇长肌腱、伸指总肌腱、小指固有伸肌腱、尺侧伸腕肌腱)所通过。依病变部位,在伸指总肌腱的桡侧或尺侧切开腕背韧带(可通过伸屈2～5指,辨认伸指总肌),拉开伸指总肌腱,即抵腕关节背侧〔图51-20(2)〕。

（2）如病变偏桡侧,将伸指总肌腱拉向尺侧;如病变偏尺侧,则将伸指总肌腱拉向桡侧,然后纵行切开腕关节囊及桡骨骨膜,即入腕关节。如欲显露桡骨下端,可自骨膜下剥离,并将筋膜管抬起(不必再切开腕背韧带及筋膜管);如同时将关节囊自腕骨锐性剥离,即可显露腕关节〔图51-20(2)〕。

【注意事项】

术中依靠腕骨的部位和形态来确定是哪一块腕骨,存在困难,应在术前或术中作X线摄片定位,以免发生错误。

(二)腕关节掌侧显露途径

【手术步骤】

1. 体位及切口　仰卧位患肢外展,前臂旋后。沿腕屈侧横纹作横切口,或从腕上4cm先纵行向下,至腕横纹处稍横行,再弯向下方做S形切口〔图51-21(1)〕。

2. 手术方法

（1）沿切口切开皮肤,皮下组织,并将皮瓣适当向两侧游离,显露掌长肌肌腱和腕掌侧韧带〔图51-21(2)〕。

（2）切开腕掌侧韧带近侧的深筋膜,使掌长肌得到充分游离,并注意深面的正中神经,以免损伤。后将掌长肌肌腱向桡侧牵开,显露腕横韧带,并将其纵行切开,使腕管内的正中神经、指浅深屈肌腱、拇长屈肌腱得以显露〔图51-21(3)〕。

（3）注意保护正中神经,同时将拇长屈肌腱、桡侧腕屈肌腱、掌长肌腱和指浅屈肌腱牵向桡侧,将指浅、深屈肌腱牵向尺侧,则腕关节掌侧关节囊得以显露〔图51-21(4)〕。

（4）做关节囊横行切开,牵向桡侧和尺侧,使腕关节掌侧得以显露〔图51-21(5)〕。

【注意事项】

1. 该切口系腕关节掌侧最常用的切口,是做腕部正中神经和屈肌腱断裂吻合的主要切口。在做正中神经与屈肌腱断裂缝合时,要重视肌腱与正中神经位

7

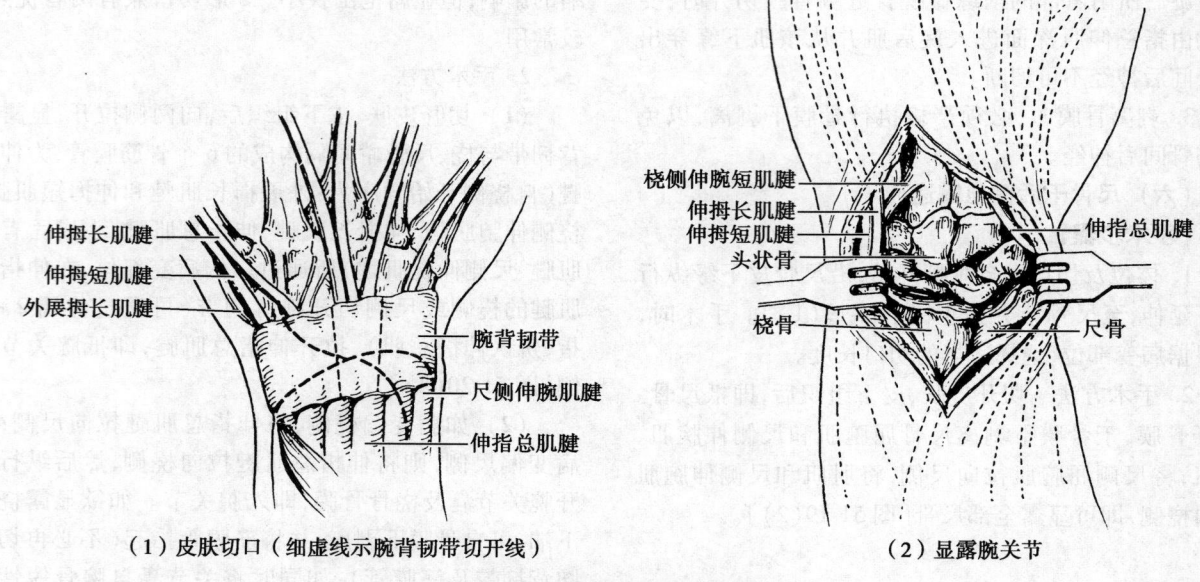

伸拇长肌腱
伸拇短肌腱
外展拇长肌腱
腕背韧带
尺侧伸腕肌腱
伸指总肌腱

桡侧伸腕短肌腱
伸拇长肌腱
伸拇短肌腱
头状骨
桡骨
尺骨
伸指总肌腱

（1）皮肤切口（细虚线示腕背韧带切开线）

（2）显露腕关节

图 51-20 腕关节背侧显露途径

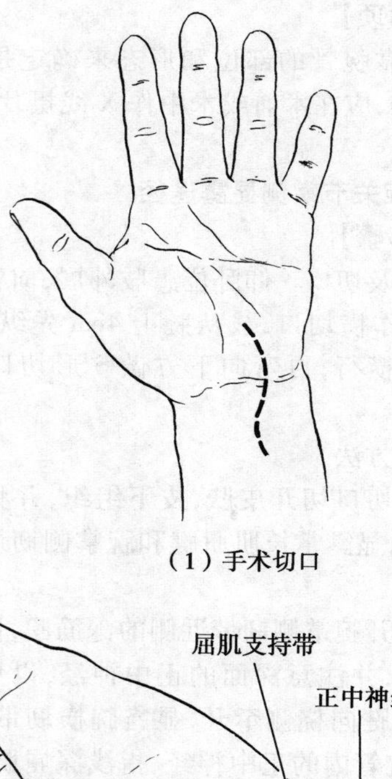

（1）手术切口

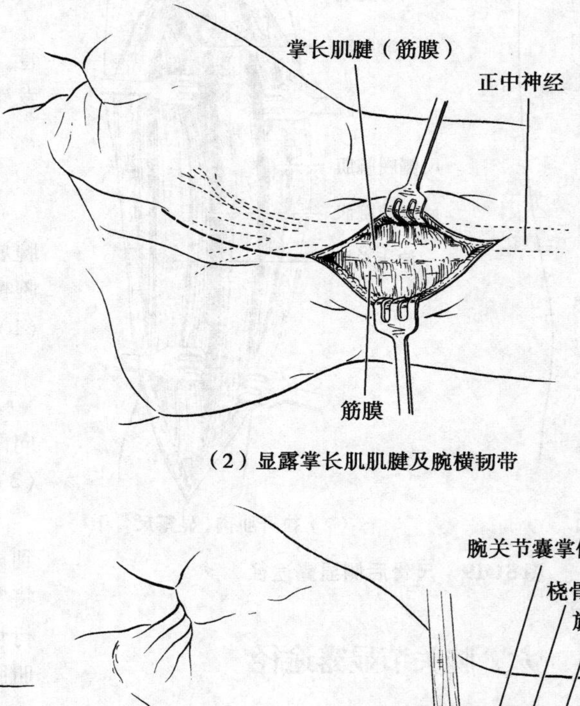

掌长肌腱（筋膜）
正中神经
筋膜

（2）显露掌长肌肌腱及腕横韧带

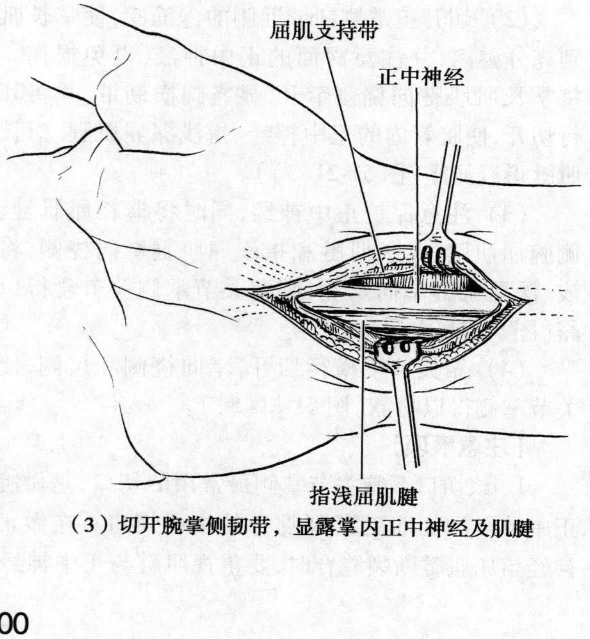

屈肌支持带
正中神经

指浅屈肌腱

（3）切开腕掌侧韧带，显露掌内正中神经及肌腱

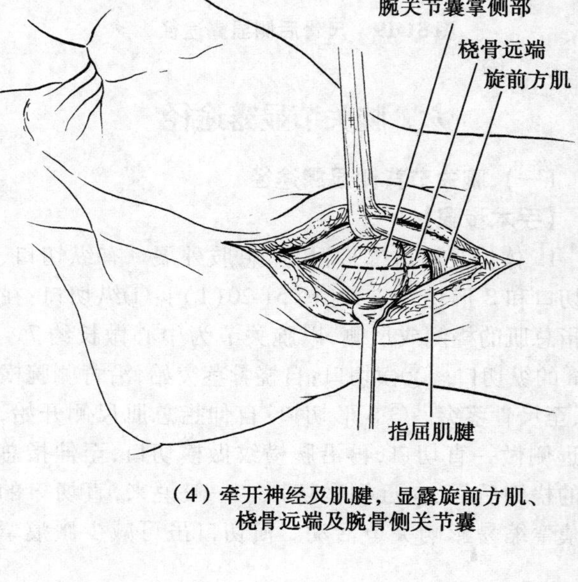

腕关节囊掌侧部
桡骨远端
旋前方肌

指屈肌腱

（4）牵开神经及肌腱，显露旋前方肌、
桡骨远端及腕骨侧关节囊

7

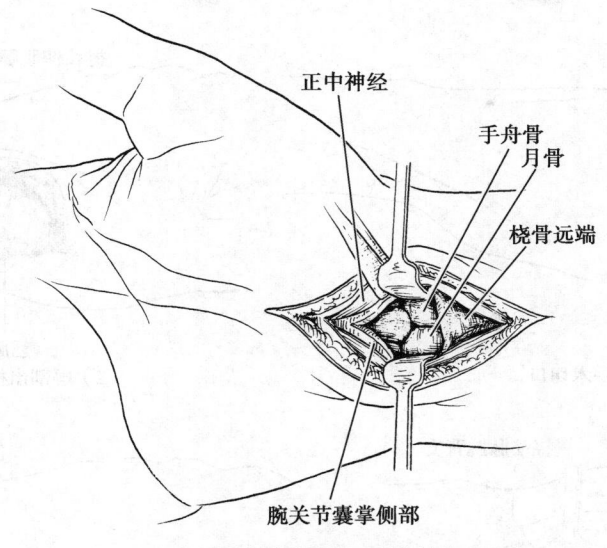

（5）切开关节囊，显露腕关节

图 51-21 腕关节掌侧显露途径

置,以免接错。在做掌侧月骨缺血性坏死摘除术时,须注意定位。其方法为术前透视下定位,插注射针头,如仍有困难可解剖出桡骨远端,月骨即位于桡骨远端的内侧缘桡侧。或者解剖出第 3 掌骨基底部,其第 3 掌骨的轴心线通过月骨。

2. 术中注意保护正中神经,不可以损伤。

（三）腕关节桡侧手术路径

【手术步骤】

1. 体位及切口 平卧位,患肢外展。切口以鼻咽窝中点为标志,作纵行或横行 5～6cm 的切口〔图 51-22(1)〕。

2. 手术方法

（1）沿切口切开皮肤和皮下组织,解剖出桡神经浅支,用橡皮条保护,以免在分离皮瓣时损伤〔图 51-22(2)〕。

（2）切开深筋膜,向两侧分离,显露出拇长伸肌腱与拇长展肌腱、拇短伸肌腱以及桡动脉,用橡皮条保护〔图 51-22(3)〕。

（3）拇长伸肌腱牵向背侧,拇长展肌腱和拇短伸肌腱牵向掌侧,显露腕关节囊的桡侧,在此处作腕关节囊、腕背侧韧带和骨膜的纵行切开,并于骨膜下背侧和掌侧剥离,并向两侧牵开,显露舟骨、桡骨茎突和桡骨下端〔图 51-22(4)〕。

【注意事项】

1. 该切口是在直视下显露舟骨和桡骨茎突的手术进路,便于进行舟骨和桡骨茎突的手术,但须要显露桡骨动脉、拇短伸肌、拇长伸肌以及桡神经浅支。

2. 该切口局部解剖较复杂,手术中必须熟悉局部解剖。在切开皮肤后首先注意桡神经浅支,以免损

伤。在切开深筋膜时,应解剖出拇短伸肌、桡动脉以及拇长伸肌,以免在手术中损伤。同时可从拇长伸肌腱与拇短伸肌腱之间进入腕关节的外侧间隙。

（四）腕关节尺侧显露途径

【手术步骤】

1. 体位及切口 平卧位,患肢外展,前臂旋前。切口起自尺骨下端至尺骨茎突,先弯向后方,再弯向前方,至第 5 掌骨近端,再向下约 2cm。如需显露尺骨下端前侧,可沿尺骨前侧做纵切口。

2. 手术方法

（1）沿切口线切开浅、深筋膜及腕背侧韧带。在切口上部,将尺侧腕屈肌腱向掌侧牵开,尺侧腕伸肌腱向背侧牵开。尺骨头位于桡腕关节之外,不需要切开桡腕关节囊,不要损伤附于尺骨茎突的三角纤维软骨。

（2）如拟切除尺骨头,可在尺骨茎突以上 2cm 处切断,尺骨下端及骨膜必须充分切除,桡骨骨膜亦需切除,否则可引起骨质增生。

（3）显露腕关节盘时,在腕尺侧将小指伸肌腱向桡侧牵开,即达桡尺远侧关节。切开关节囊,先沿桡骨尺切迹近端切断关节盘的移行部,此时关节盘已基本松弛,顺次切断掌侧、背侧与滑膜的附着部,最后自尺骨茎突完全切除。对桡腕关节已被破坏需作桡腕关节融合时,可将尺骨远侧 2.5cm 包括尺骨头切除。

【注意事项】

切开浅筋膜时注意勿损伤尺神经背支,它在尺骨头远侧绕腕背分 3 个皮支,支配小指两侧及环指尺侧半皮肤感觉。

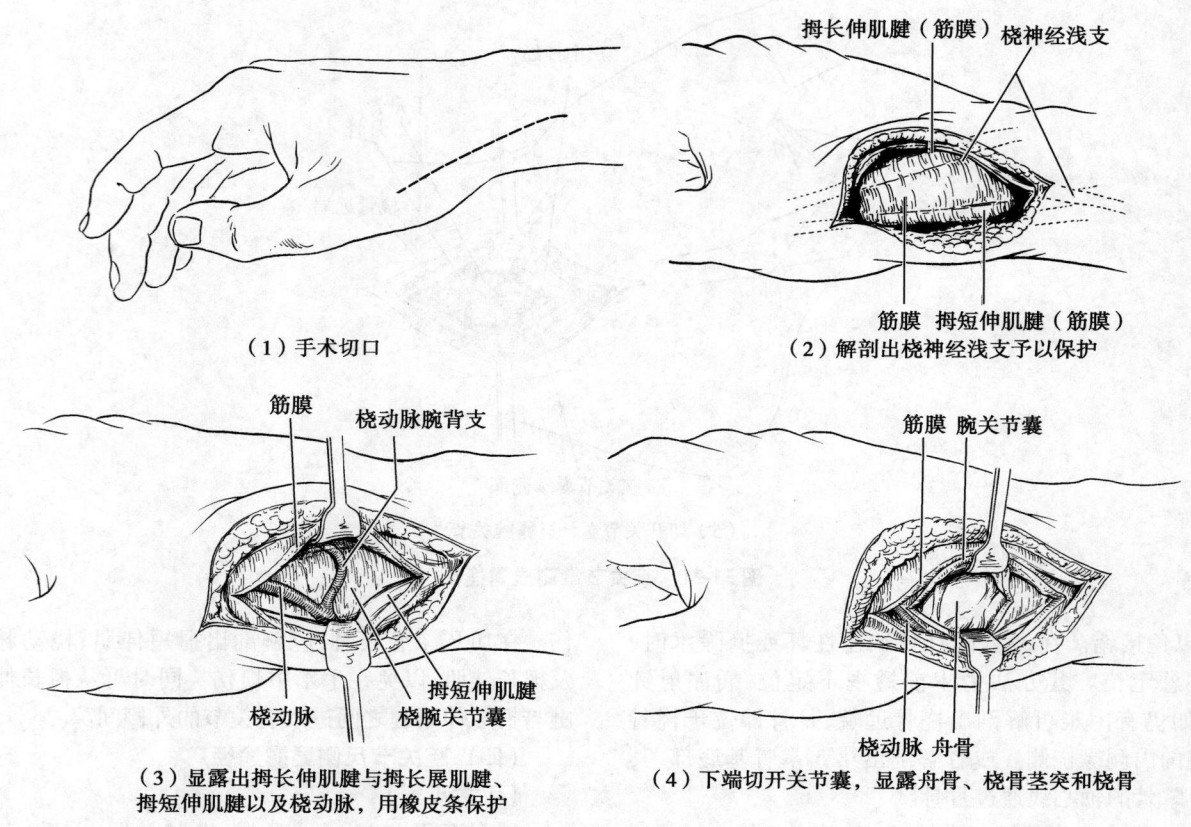

（1）手术切口

　　　　　　　　　　　拇长伸肌腱（筋膜）桡神经浅支

筋膜　拇短伸肌腱（筋膜）
（2）解剖出桡神经浅支予以保护

筋膜　桡动脉腕背支

桡动脉　　　拇短伸肌腱
　　　　　　桡腕关节囊
（3）显露出拇长伸肌腱与拇长展肌腱、拇短伸肌腱以及桡动脉，用橡皮条保护

筋膜　腕关节囊

桡动脉　舟骨
（4）下端切开关节囊，显露舟骨、桡骨茎突和桡骨

图 51-22　腕关节桡侧手术入路

第二节　下肢手术显露途径

一、髋关节显露途径

　　髋关节手术是骨科最常见的手术之一。全髋关节置换治疗髋关节疾病已很普遍。此外，半髋关节置换、髋臼骨折、髋关节周围肿瘤以及髋关节感染等疾病治疗也是骨科临床上常用的手术。

　　（一）髋关节前方显露途径

　　此显露途径又称 Smith-Petersen 入路，简称 S-P 切口。以前应用较多，可显露髋关节和髂骨。入路损伤小，显露好；入路经由缝匠肌（股神经）和阔筋膜张肌（臀上神经）之间的间隙进入。

　　【体位】

　　患者仰卧于手术台上，如果要行骨盆截骨，需在患侧骨盆下垫一小沙袋，使患侧骨盆向对侧倾斜。

　　【操作步骤】

　　1. 切口　由髂嵴前半部经髂前上棘向远端延伸 8～10cm，切口指向髌骨的外侧缘〔图 51-23（1）〕。若手术野显露更广泛时，可将切口向髂嵴延伸。

　　2. 手术方法　切开皮肤、皮下组织，外旋下肢使缝匠肌紧张便于辨认，沿阔筋膜张肌和缝匠肌之间的间隙钝性分离。股外侧皮神经紧邻肌间隙穿出深筋膜，应避免损伤〔图 51-23（2）〕。紧贴阔筋膜张肌内侧缘切开深筋膜，将缝匠肌牵向内上方、阔筋膜张肌牵向外下方，即可显露深部的股直肌和臀中肌〔图 51-23（3）〕。

　　股直肌直头起自髂前下棘，返折头起自髋臼上唇，返折头有部分纤维起自髋关节前方的关节囊，由于与关节囊的关系紧密，分离二者比较困难。如果辨别股直肌和臀中肌间隙有困难，可通过股动脉来识别，股动脉搏动位于该肌间隙的内侧。显露股直肌在髂前下棘的起点，切断并向远侧翻转。将臀中肌牵向外侧，即可显露髋关节关节囊〔图 51-23（4）〕，下内方是走向小转子的髂腰肌，将其牵向内侧。内收并充分外旋下肢，显露关节囊。根据手术需要，纵行或 T 形切开关节囊，外旋下肢使髋关节脱位。

　　【注意事项】

　　1. 股外侧皮神经一般在髂前上棘下方 2.5cm 处，位于缝匠肌表面，偶尔位于其深部或肌间。切开阔筋膜张肌和缝匠肌间的筋膜时必须保护该神经。切断该神经可导致痛性神经瘤和股外侧皮肤感觉缺失。在腹股沟韧带的下方，髂前上棘和腹股沟韧带中点之间进入股部。该神经紧贴髂前上棘下内侧穿过阔筋

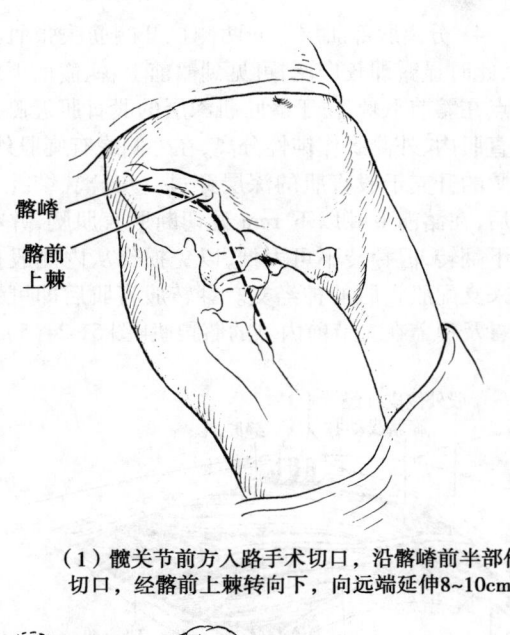

（1）髋关节前方入路手术切口，沿髂嵴前半部作切口，经髂前上棘转向下，向远端延伸8~10cm

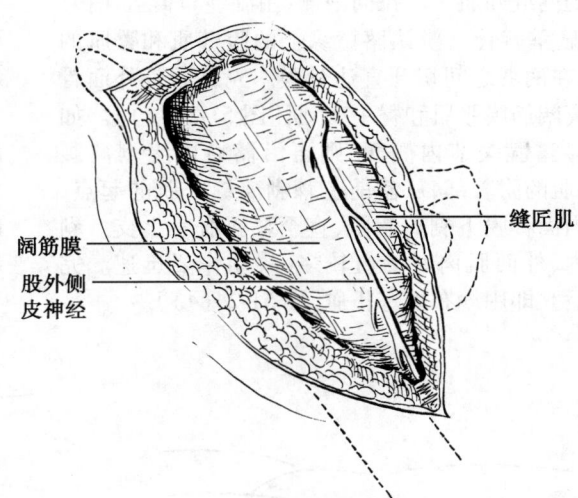

（2）股外侧皮神经经阔筋膜张肌和缝匠肌之间穿出，进入皮下

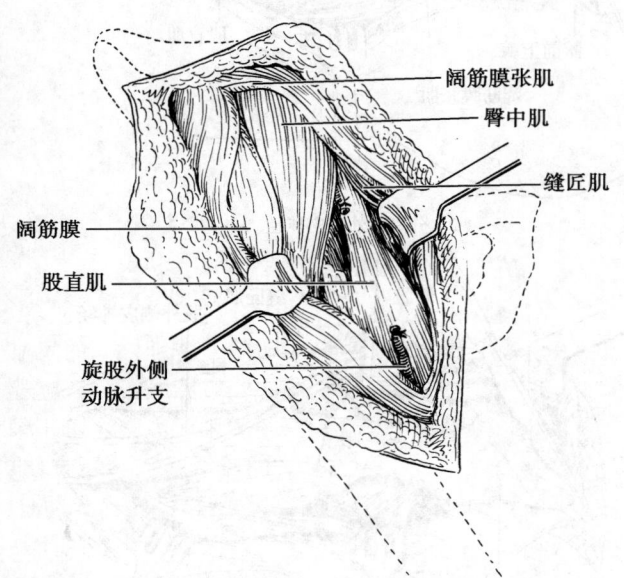

（3）牵开臀中肌和缝匠肌，显露旋股外侧动脉升支，并结扎、切断

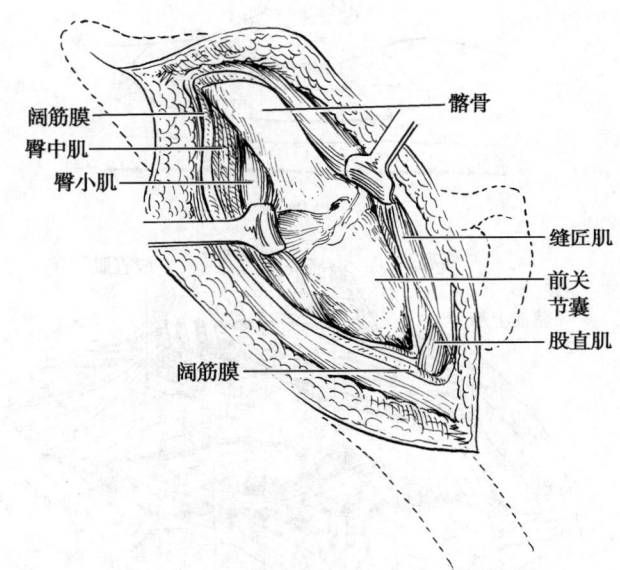

（4）切断股直股直头，显露关节囊

图 51-23　髋关节前方显露途径

膜，其走行路径有很大变异，可以走行于缝匠肌旁或穿过该肌。

2. 股神经位于髋关节前方的股三角内。由于神经位于股直肌内侧，因此，分离时应离开缝匠肌和股直肌侧，以避免损伤该神经。如果在深层分离时定位困难，可根据股动脉搏动定位。在股三角内，股动脉和股神经紧密相邻。

3. 旋股外侧动脉的升支经过手术野，走行于阔筋膜张肌和缝匠肌间隙的近侧。分离该间隙时结扎该动脉或电凝止血。

（二）髋关节前外侧显露途径
【体位】
患者仰卧于手术台上，患侧偏向手术台的边缘，

患髋悬空，也可采取侧卧位。
【手术步骤】
1. 切口　始自髂嵴中部沿髂嵴至髂前上棘，然后向远端（略偏外侧）延伸至大腿中部的前外侧。如要使显露广泛，切口可自髂嵴后部开始〔图 51-24（1）〕。

2. 分离与保护股外侧皮神经　切开皮肤和筋膜，在髂前上棘之下有旋髂浅动脉横越向外，需结扎切断。在髂前上棘的下内方1.5cm 处，可见股外侧皮神经于缝匠肌外侧部分的肌上或肌内穿出〔图 51-24（2）〕，应细心分离。一般股外侧皮神经有两个分支，再分成若干小分支，最外侧的小分支常影响显露，可予以切断，其余的要妥为保护。然后，从阔筋膜张肌和缝匠肌的肌间隙分开两肌，并向两侧拉开。股外侧

皮神经随同缝匠肌一起拉向内侧,用湿纱布覆盖保护。

3. 显露髂骨　辨认髂嵴缘上的腹壁肌和臀肌的附着部,在两者之间切开直达骨膜。先自髂骨外面骨膜下剥离阔筋膜张肌和臀中、小肌〔图51-24(3)〕。如需广泛显露髋关节内侧面,则再沿髂嵴内缘剥离腹内、外斜肌的附着部,从髂前上棘剥离缝匠肌的起点,自髂骨内面骨膜下剥离髂肌,直至显露耻骨上支。剥离髂骨内、外面肌肉时渗血较多,故动作要迅速。完成剥离后立即用纱布填塞止血〔图51-24(4)〕。

4. 分离股部肌层　向两侧拉开阔筋膜张肌和缝匠肌,此时显露即较广泛,可见到髂前上棘、髂前下棘以及起点在髂前下棘、位于缝匠肌深层的股直肌近侧段。在股直肌内、外侧缘作钝性分离,在外侧缘有旋股外侧动、静脉的升支于股直肌的深层穿过,应分离、结扎、切断。然后,在髂前下棘以下1cm处切断股直肌腱,并将肌腹向下翻转,但翻转不可太低,以免损伤从内侧股神经分出来支配股直肌的神经支。翻转股直肌后即可看到关节囊及覆盖在关节前内侧的髂腰肌〔图51-24(5)〕。

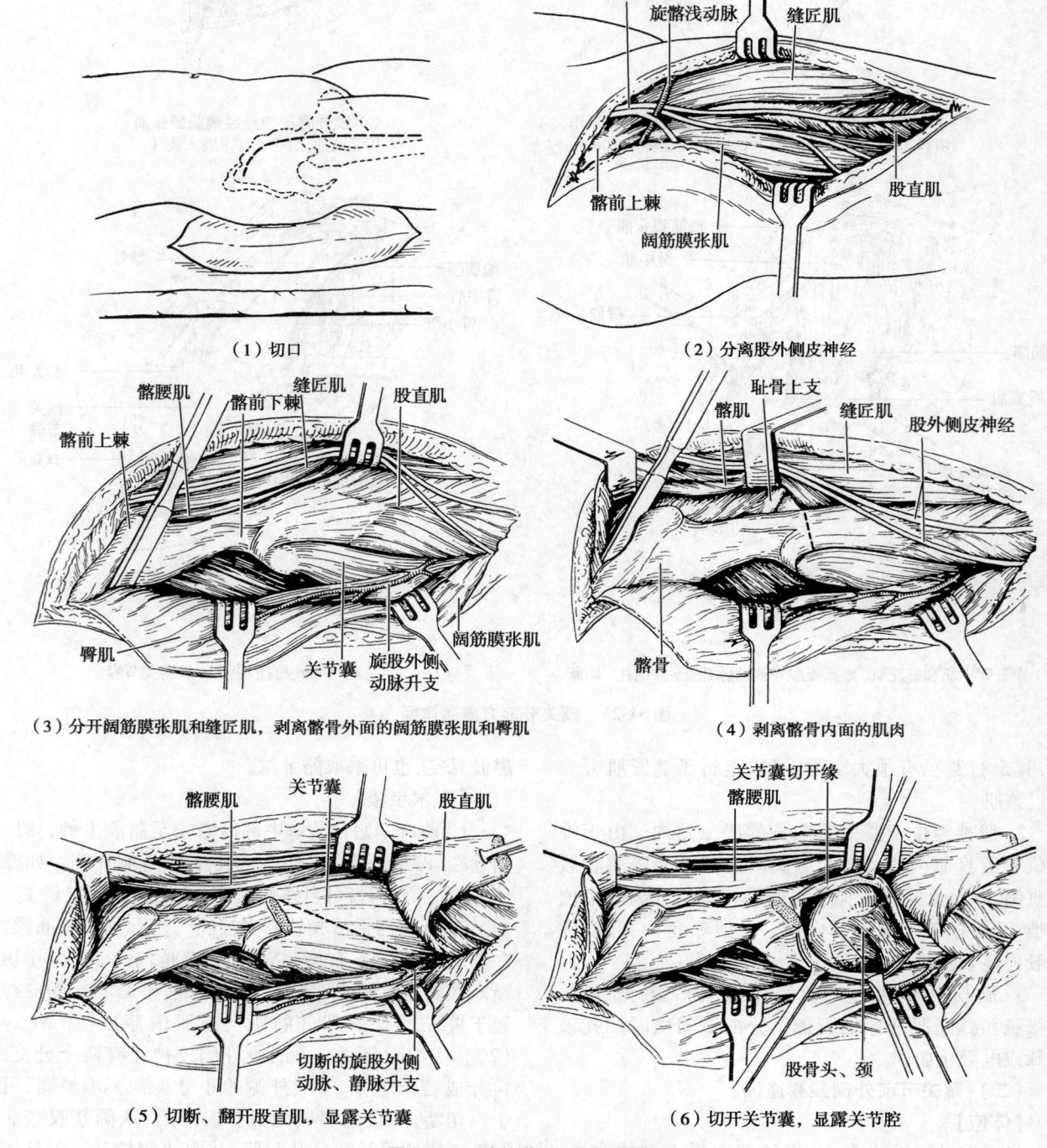

（1）切口

（2）分离股外侧皮神经

（3）分开阔筋膜张肌和缝匠肌,剥离髂骨外面的阔筋膜张肌和臀肌

（4）剥离髂骨内面的肌肉

（5）切断、翻开股直肌,显露关节囊

（6）切开关节囊,显露关节腔

图51-24　髋关节前外侧显露途径

5. 显露关节　在关节囊表面分离髂腰肌并向内侧拉开,此时即可显露关节囊的前、内、外侧。沿股骨颈纵轴切开或 T 形切开关节囊,即可显露股骨头、颈和髋臼上缘〔图 51-24(6)〕。

【注意事项】

1. 股神经位于股三角神经血管束的最外侧,邻近术野,最易损伤。术中应避免置入髂腰肌中的拉钩直接损伤。

2. 髋关节脱位时可引起股骨干骨折。术中应充分松解关节囊,在助手轻柔外旋股骨的帮助下使股骨头脱位,个别髋臼严重内陷的患者,有时需要清除髋臼缘的骨赘才能脱位。

（三）髋关节外侧显露途径

直接外侧显露途径可为髋关节置换提供良好的显露。由于大部分臀中肌保持完好,并且避免截骨,术后可以早期活动。由于没有截骨,显露稍不如前外侧入路,因此经此入路行全髋关节翻修术时较困难。

【体位】

患者仰卧位,患髋大转子置于床边,使臀部肌肉和脂肪下垂,以免干扰术野。

【操作步骤】

1. 手术切口　起于大转子尖端上方 5cm,纵行向下经过大转子顶端中心。再沿股骨干向远端延长约 8cm。

2. 分离肌肉　切开皮肤、筋膜,于髂前上棘到大转子之间找出并分开臀中肌和阔筋膜张肌间隙,向前侧拉开阔筋膜张肌,向后侧拉开臀中肌,即可显露髋关节囊的外方。如欲显露更广,可将臀中肌止点从大转子上切下,或将大转子小部分凿下,连同臀中肌一起向后侧拉开〔图 51-25(1)〕。

3. 切开关节囊　沿股骨颈纵行切开关节囊,向后侧拉开,即可进入关节〔图 51-25(2)〕。

4. 显露大转子　沿大转子基底股外侧肌附着部及腹外侧肌后缘切开,骨膜下剥离,将该肌翻下,即可显露大转子下部〔图 51-25(3)〕。

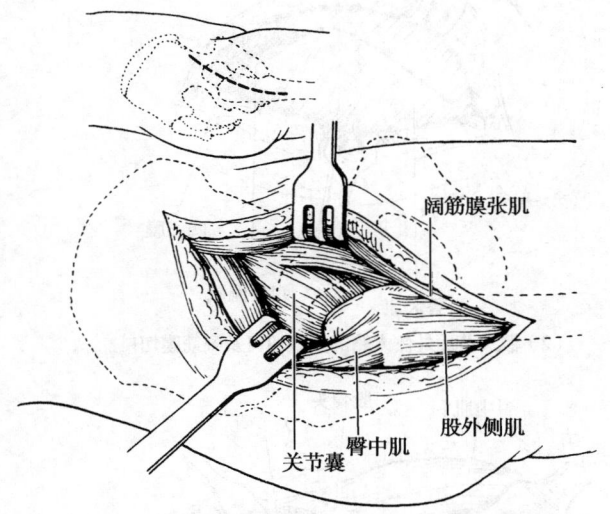

（1）分开阔筋膜张肌和臀中肌,显露关节囊

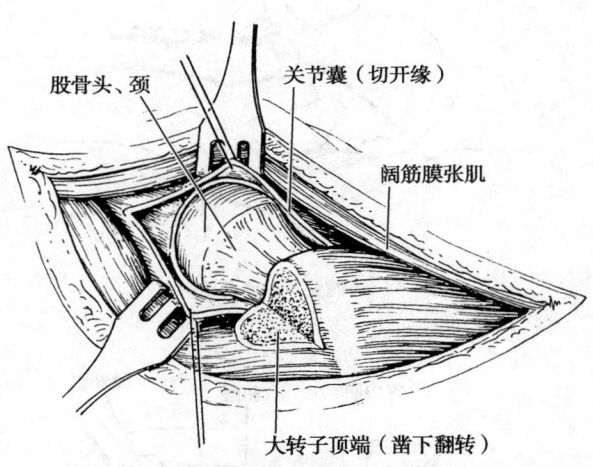

（2）凿下大转子前部,翻开臀中肌,切开关节囊,进入关节

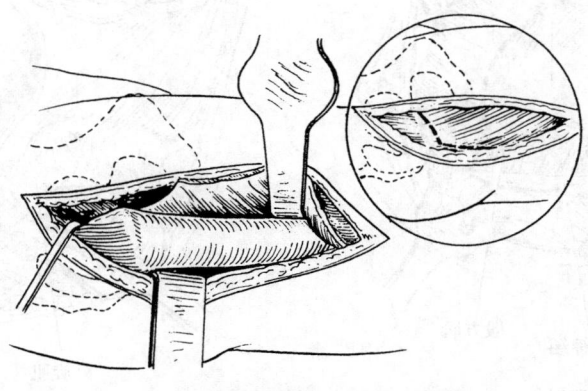

（3）剥离股外侧肌,显露大转子

图 51-25　髋关节外侧显露途径

7

【注意事项】

1. 在大转子上方约 3 ~ 5cm 处，臀上神经走行于臀中肌和臀小肌之间，向近端过度分离，可能会损伤神经。因此，分离臀中肌时，应在上端留置缝线，防止术中过度向上分离。

2. 股神经位于大腿神经血管束的最外侧，拉钩放置不当，可以引起损伤。前方拉钩必须安放于髋臼骨质上，而不能置于髂腰肌内。

3. 股动脉和股静脉也容易被拉钩损伤。分离股外侧肌时，会切断旋股外侧动脉的横支，应电凝止血。

（四）髋关节后外侧显露途径

此入路是显露髋关节的最常用途径，受到 Moore 的极力推崇，又被称为南方入路（southern approach）。

后外侧显露途径可以方便、安全、快速地达到髋关节，并且不干扰髋关节外展结构，从而避免了术后短期的外展肌力丧失。后外侧途径也可以清楚显露

股骨干，因而也可用于需要置换股骨假体的翻修病例。

【体位】

行侧卧位，患肢在上。

【手术步骤】

1. **切口**　以大转子后缘为中心，作一长 10 ~ 15cm 的弧形切口，切口起自大转子后上方约 6 ~ 8cm 处，沿此点分离臀大肌肌纤维至大转子后缘股骨干向下。如果髋关节屈曲 90° 可作经大转子后缘的直切口，当下肢伸直时，就会成为一条"moore 型"曲线切口。

2. **手术方法**　切开阔筋膜张肌，显露股外侧肌。沿皮肤切口的方向延长筋膜的切口，钝性分离臀大肌的纤维〔图 51-26（1）〕。臀大肌的血供来自臀上动脉和臀下动脉，动脉进入肌肉深部，并向外分支，酷似自行车轮的辐，因此，分开肌肉时，最好将其轻轻提起，从而可将穿行其中的血管钳夹、切断、电凝止血，以免

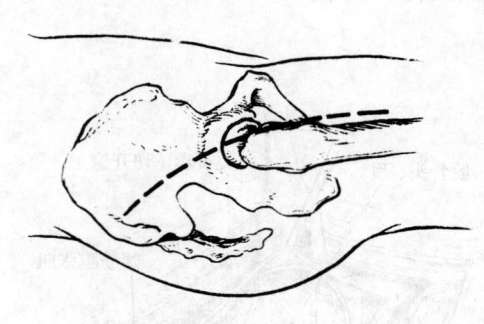

（1）髋关节后外侧切口

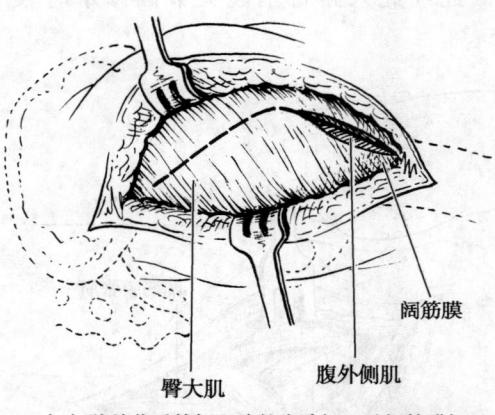

阔筋膜

臀大肌　腹外侧肌

（2）髋关节后外侧入路的皮肤切口及阔筋膜切口

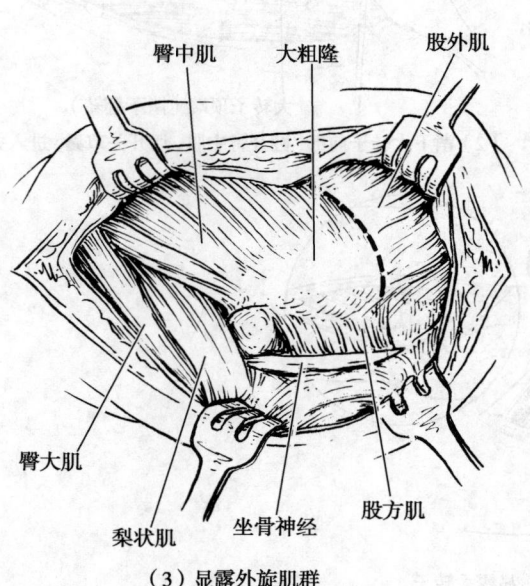

臀中肌　大粗隆　股外肌

臀大肌

梨状肌　坐骨神经　股方肌

（3）显露外旋肌群

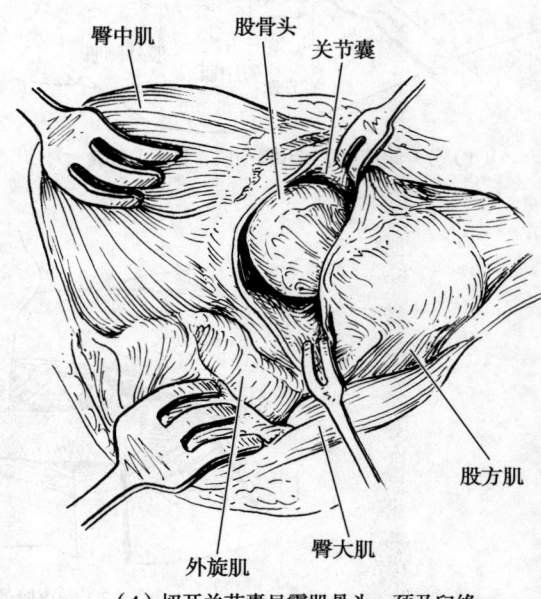

臀中肌　股骨头　关节囊

股方肌

外旋肌　臀大肌

（4）切开关节囊显露股骨头、颈及臼缘

图 51-26　髋关节后外侧显露途径

7

血管缩回肌肉内造成止血困难。坐骨神经通过坐骨大切迹离开骨盆,经闭孔内肌、上、下孖肌和股方肌浅面,在大腿后面下行。可于外旋肌外侧找到该神经,并容易触及。但不要刻意分离神经,否则可引起其周围脂肪内的不必要出血〔图 51-26(2)〕。内旋髋关节拉紧外旋肌,使坐骨神经进一步远离手术野。在梨状肌和闭孔内肌的大转子止点处留置缝线,紧贴股骨止点切断外旋肌,并将其连同后外侧的坐骨神经一并牵向后方〔图 51-26(3)〕。股方肌上部也需完全分离,以便暴露关节囊的后面〔图 51-26(4)〕。但此肌肉内含有起自旋股外侧动脉的血管,应避免切断该肌肉。至此,髋关节囊的后面已完全暴露,可纵向或 T 形切开关节囊,关节囊切开后,内旋股骨使髋关节脱位,显露股骨头和股骨颈及髋臼。

【注意事项】

1. 此入路极少能暴露或切断坐骨神经。然而,应预防损伤该神经。在使用自动牵引器分离臀大肌时,有可能在切口后缘压迫神经,引起神经损伤。因此,应始终保持牵引器在外旋肌的断面,这样可以利用外旋肌肉保护坐骨神经。

2. 臀下动脉在梨状肌下面离开骨盆,它向头侧延伸供应臀大肌的深部。分离臀大肌时,将不可避免地切断其分支,因此应仔细分离止血。

二、股骨干显露途径

(一)股骨干上端及转子部的外侧显露途径

这一手术入路是显露股骨上 1/3 最常用的手术入路,如将筋膜切开向下延伸可暴露股骨全长。该入路仅需分开外侧肌肉,操作简捷。

【手术步骤】

1. 切口 自大转子顶点上方 2～4cm 开始,向下经大转子中点,沿大腿外侧作一纵皮肤切口,切口长度可根据手术需要而定〔图 51-27〕。

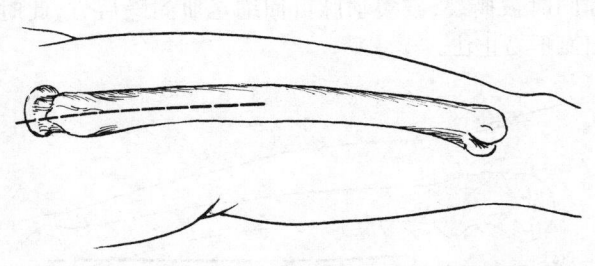

图 51-27 股骨上段外侧入路的皮肤切口:起自大转子顶点上方 2～4cm,经大转子中点,沿大腿外侧作一纵形切口

2. 沿皮肤切口线切开阔筋膜,在切口上方可沿阔筋膜张肌下部切开阔筋膜,以免切开阔筋膜张肌〔图

51-28〕。将阔筋膜和阔筋膜张肌向前拉开,显露出股外侧肌及其在大转子下缘的起点。

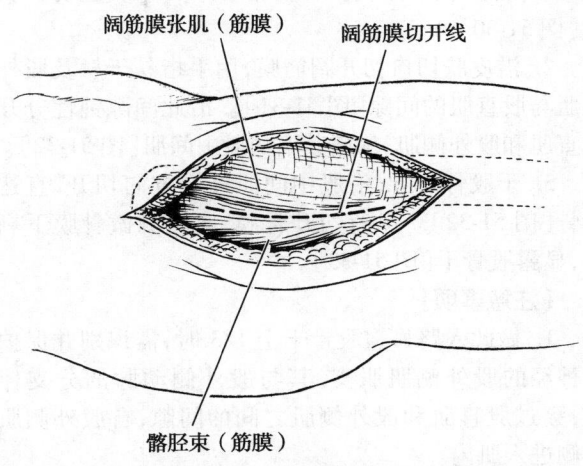

图 51-28 沿阔筋膜张肌后缘切开阔筋膜

3. 仔细切开股外侧肌表面筋膜,将两 Homan 拉钩插入股外侧肌,使其尖端达股骨干前后侧,向两侧拉开,分开肌纤维。然后切开骨膜,做骨膜下剥离,显露股骨干。若遇到手术区的小血管,应注意结扎或电凝〔图 51-29〕。

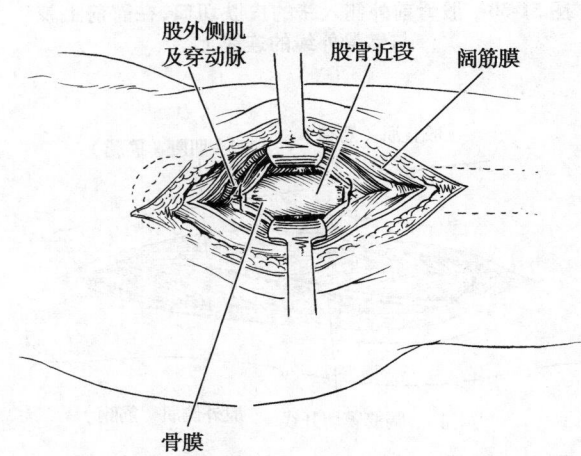

图 51-29 插入两 Homan 牵开器,分别达股骨干的前方与后方,钝性分开股外侧肌,骨膜下剥离,显露股骨干

【注意事项】

轻柔地钝性分开股外侧肌较锐性切开更易辨清穿动脉,有利于结扎或电凝。

(二)股骨干前外侧显露途径

【适应证】

该入路可以显露股骨干全长,并可与髋关节前外侧入路相连,从而暴露整个股骨。但由于该入路需分开股中间肌,术后易发生股四头肌各肌肉之间以及股中间肌和股骨之间的粘连,影响膝关节的屈伸功能。

【手术步骤】

1. 切口 自髂前上棘下方5cm至髌骨外缘连一直线,即为皮肤切口线。可根据手术要求决定切口长度〔图51-30〕。

2. 沿皮肤切口切开阔筋膜,用手指易于触及股外侧肌与股直肌的间隙〔图51-31〕。沿此间隙钝性分开股直肌和股外侧肌,暴露其下的股中间肌〔图51-32〕。

3. 于股骨前方,沿股中间肌纤维方向切开,直达股骨〔图51-32〕。纵行切开骨膜,向两侧做骨膜下剥离,显露股骨干〔图51-33〕。

【注意事项】

1. 做此入路显露股骨干上1/3时,需识别并保护股神经的股外侧肌肌支,其与股外侧动脉的分支伴行,穿过股直肌和股外侧肌之间的间隙,自股外侧肌内侧进入肌内。

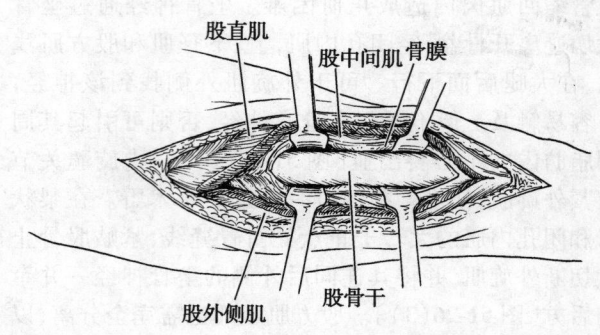

图51-33 纵行切开骨膜,骨膜下剥离显露股骨干

2. 由于该入路需分开股中间肌,术后易发生粘连,影响膝关节的屈伸活动,故早期膝关节功能锻炼十分重要,有利于恢复。

（三）股骨干外侧及后外侧显露途径

股骨干外侧入路可由股骨干上端及转子部的外侧显露途径向下扩大至膝关节,从而从外侧显露股骨干。股骨干后外侧显露途径:患者为仰卧位,患侧臀后垫一沙垫,使下肢内旋,大腿外侧转至前方,充分展示股后外侧手术野。

【手术步骤】

1. 切口 在大腿后外侧做纵行皮肤切口,终止于股骨外上髁〔图51-34〕。切口长度根据手术需要而定。

2. 沿皮肤切口线或髂胫束前缘切开阔筋膜〔图51-35〕。

3. 辨明阔筋膜深面的股外侧肌,其后方是外侧肌间隔〔图51-36〕,沿外侧肌间隔前面分离,直至股骨粗线。锐性剥离起自股骨粗线的肌肉。结扎或电凝穿动脉。做骨膜下剥离,以显露股骨干〔图51-37、图51-38〕。

【注意事项】

穿动脉横穿外侧肌间隔进入股外侧肌,在分离过程中必须逐一结扎或电凝之。若穿动脉与外侧肌间隔同时被撕裂,破裂动脉可回缩至肌间隔后方,此时出血不易止住。

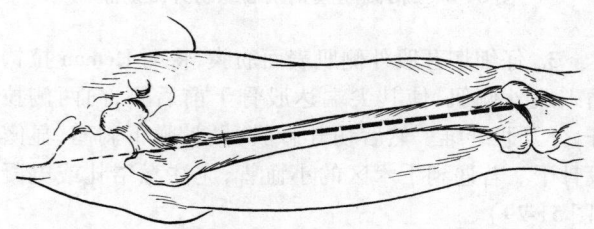

图51-30 股骨前外侧入路的皮肤切口,在髂前上棘与髌骨外缘的连线上

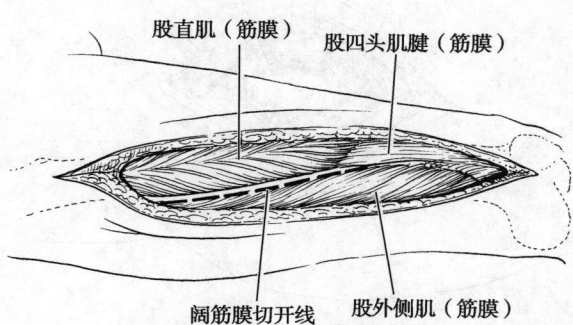

图51-31 沿皮肤切口线切开阔筋膜,辨明股外侧肌与股直肌之间的间隙

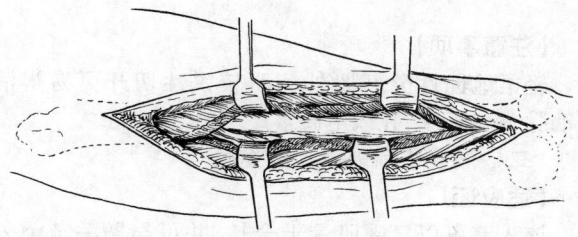

图51-32 钝性分开股直肌和股外侧肌,向内、外牵开,暴露股中间肌。注意位于切口上部的骨神经分支和旋股外侧动脉分支。虚线为股中间肌切开线

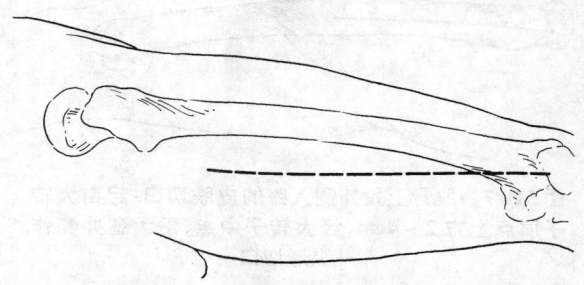

图51-34 股骺外侧入路的皮肤切口

7

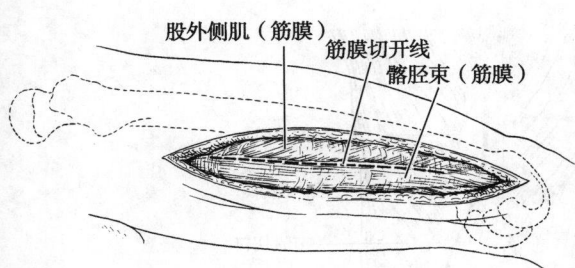

图 51-35 沿髂胫束前缘切开阔筋膜

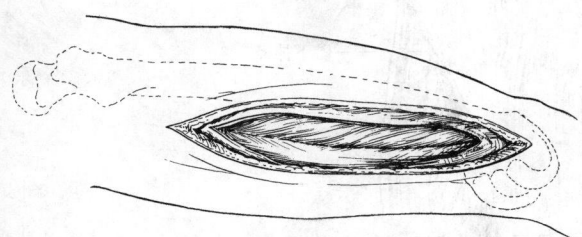

图 51-36 位于阔筋膜深面的股外侧肌

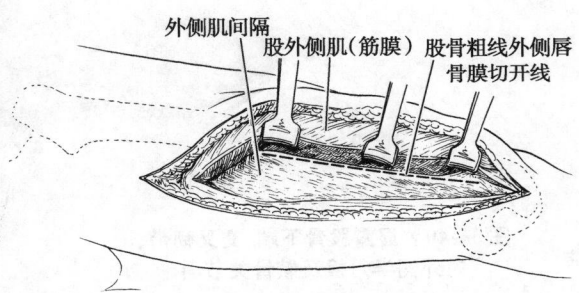

图 51-37 沿股骨粗线的前缘切开骨膜

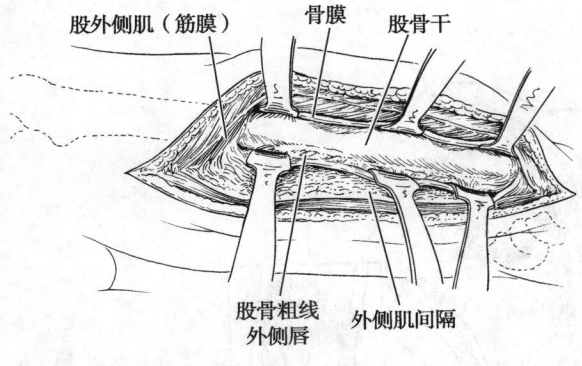

图 51-38 骨膜下剥离显露股骨干

三、膝关节显露途径

（一）膝关节前内侧显露途径

这一显露途径是自股四头肌腱和股内侧肌之间进入，显露较充分，为临床常用。

【手术步骤】

1. 切口 自髌骨上 8～10cm 股四头肌内缘开始，纵行向下，至髌上 2cm 处，绕过髌骨内缘达胫骨粗隆内缘〔图 51-39（1）〕。

2. 切开关节囊、显露关节 切开皮肤、皮下组织及筋膜后，将股四头肌和股内侧肌分开，沿髌骨和髌韧带内缘切开关节囊和滑膜。在切口下端内侧须注意避免损伤髌下神经〔图 51-39（2）〕。屈膝 90°，将髌骨拉向股骨外髁外侧，即可显露股骨下端、交叉韧带、内外侧半月板及髌骨关节面〔图 51-40〕。

（二）膝关节前外侧显露途径

【手术步骤】

1. 切口 自髌骨上 8cm，相当于股外侧肌与股四头肌腱交界处，弧形向下，经髌骨、髌韧带外缘，直达胫骨粗隆下 2.5cm 止〔图 51-41（1）〕。

2. 切开关节囊、显露关节 切开皮肤、皮下组织及筋膜后，沿切口方向，切开股四头肌腱、关节囊和滑膜。屈膝 90°，将髌骨和髌韧带拉向内侧，即可显露股骨外髁，外侧半月板、胫骨上端关节面〔51-41（2）〕。

【注意事项】

前外侧途径不如前内侧途径显露宽广，因髌骨不易向内侧拉开，故只能显露膝关节外侧部分。如欲显露关节两侧，成人可凿下胫骨粗隆，儿童则切下粗隆上一层软骨，然后分离髌韧带。这样，可使股四头肌、髌骨、髌韧带旋转 90°以上而移向内侧，使关节两侧均可显露。手术完毕后，可使胫骨粗隆回复原位，以螺钉固定。

（三）膝关节后内侧显露途径

【体位】

患者仰卧位屈膝 60°，同侧髋外展外旋位。

【手术步骤】

1. 切口 切口沿股内侧肌后缘自内收肌结节近侧 3cm 起，向远端向前弧形跨越内侧关节间隙，止于胫骨结节内侧。

2. 沿皮肤切口分离皮下筋膜，靠近切口远端 1/3 处仔细识别并保护隐神经发出的髌下支。沿着缝匠肌前缘切开浅层筋膜，缝匠肌和在其下方的其余鹅足向后方牵开。显露浅层内侧侧副韧带，于韧带前纵向切开关节囊，显露膝关节腔，将膝关节极度屈曲，鹅足进一步牵向后方，在切口近端将腓肠肌内侧头从后关节囊剥离。于内侧侧副韧带后缘切开关节囊，显露关节内后间隙〔图 51-42〕。

【注意事项】

在分离皮下筋膜靠近切口远端 1/3 处时，应仔细识别并保护隐神经发出的髌下支。

（四）膝关节后外侧显露途径

【体位】

患者仰卧位，屈膝 90°。

7

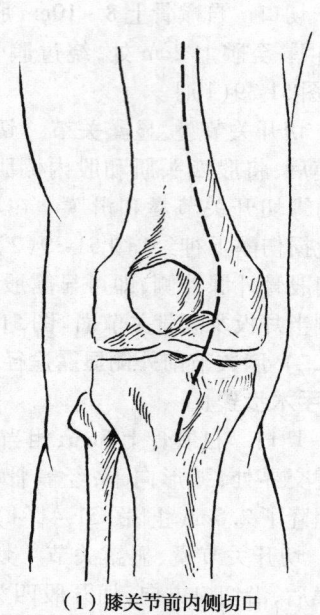

股四头肌

股内侧肌

关节囊切口

髌骨

髌韧带

髌下神经

（1）膝关节前内侧切口　　　　（2）肌层、关节囊切口

图 51-39　膝关节前内侧显露途径

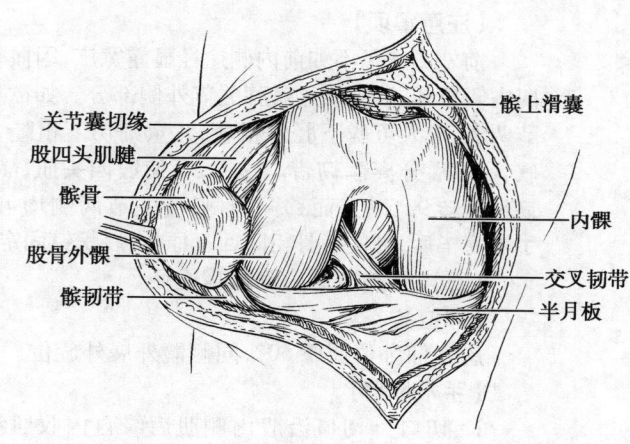

关节囊切缘

股四头肌腱

髌骨

股骨外髁

髌韧带

髌上滑囊

内髁

交叉韧带

半月板

图 51-40　显露股骨下端、交叉韧带、
内外侧半月板及髌骨关节面

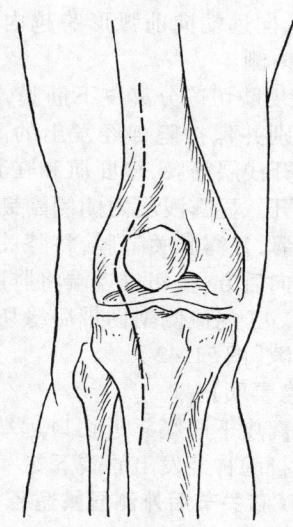

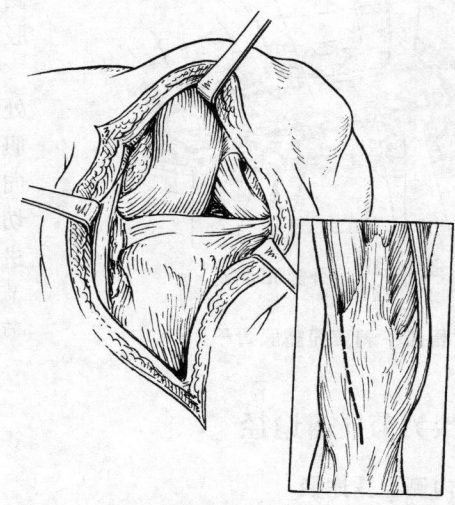

（1）前外侧切口　　　　（2）切开股四头肌腱及关节囊，显露膝关节

图 51-41　右膝关节前外侧显露途径

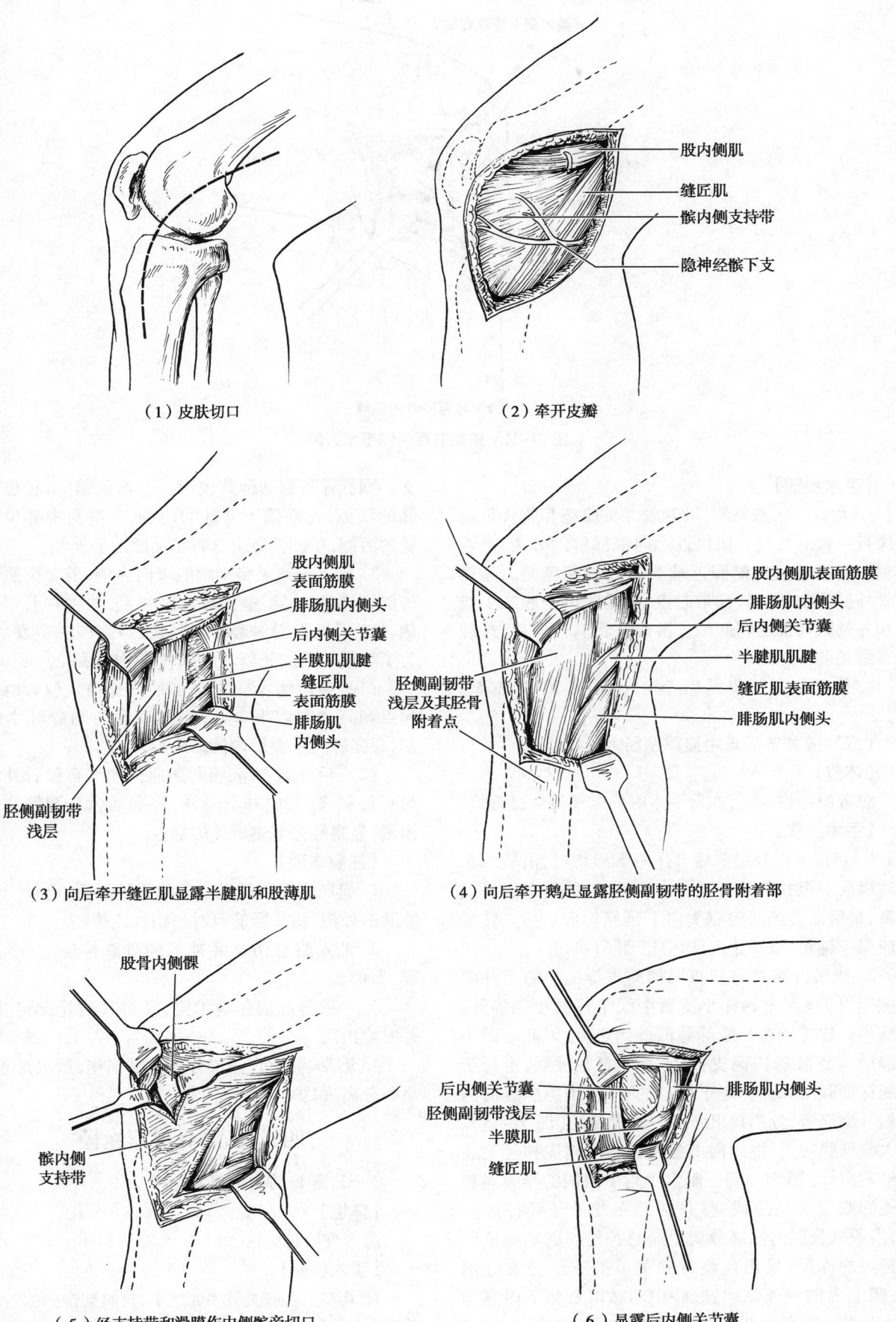

（1）皮肤切口

（2）牵开皮瓣

股内侧肌
缝匠肌
髌内侧支持带
隐神经髌下支

股内侧肌
表面筋膜
腓肠肌内侧头
后内侧关节囊
半膜肌肌腱
缝匠肌
表面筋膜
腓肠肌
内侧头

胫侧副韧带
浅层

（3）向后牵开缝匠肌显露半腱肌和股薄肌

股内侧肌表面筋膜
腓肠肌内侧头
后内侧关节囊
半腱肌肌腱
缝匠肌表面筋膜
腓肠肌内侧头

胫侧副韧带
浅层及其胫骨
附着点

（4）向后牵开鹅足显露胫侧副韧带的胫骨附着部

股骨内侧髁

髌内侧
支持带

（5）经支持带和滑膜作内侧髌旁切口

后内侧关节囊
胫侧副韧带浅层
半膜肌
缝匠肌

腓肠肌内侧头

（6）显露后内侧关节囊

7

1011

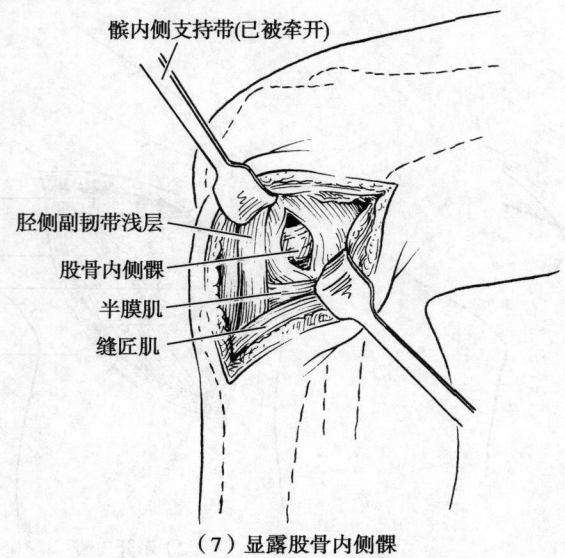

（7）显露股骨内侧髁

图 51-42 膝关节后内侧手术入路

【手术步骤】

1. 切口 于膝外侧,沿着股二头肌腱和腓骨近端前缘行一弧形切口。切口近端向深部解剖分离,沿着外侧肌间隙至股外侧髁近端 5cm 处的粗隆嵴。显露股骨外侧髁和外侧副韧带起点,股后肌位于股二头肌腱和外侧副韧带之间间隙。游离并将其拉向后方,即可暴露关节外侧面。

2. 纵行切开关节囊和滑膜,显露关节腔〔图 51-43〕。

（五）膝关节后正中显露途径

【体位】

患者俯卧位,实行血管手术时要方便辨认血管。

【手术步骤】

1. 切口 在膝关节后方作一 S 形切口,沿股二头肌后缘向下至关节处转弯向内行,继沿膝后皱纹横过腘窝,最后沿腓肠肌内侧头向下延伸切口。切口转弯处应保持钝角,以防止皮肤坏死〔图 51-44〕。

2. 浅层分离 将切口两侧的皮瓣适当游离并向两侧牵开,显露出约在小腿后中线上行的小隐静脉。腓肠内侧皮神经在小隐静脉的外侧走行,因此可循小隐静脉找到腓肠内侧皮神经,其发自胫神经,走行于小腿深筋膜的深面。先于切口的下端、小隐静脉的内侧切开腘筋膜,分离找出腓肠内侧皮神经〔图 51-45〕。扩大腘筋膜向上,继续向上游离腓肠内侧皮神经至胫神经发出处〔图 51-46〕。腘窝上角由内侧的半膜肌和外侧的股二头肌形成,腓总神经在此处与胫神经分开,沿股二头肌内侧缘分离出腓总神经。腘动脉位于胫神经的深层,发出包绕着膝关节的三组分支分别是:膝上内侧和外侧动脉,膝中动脉以及膝下内侧和外侧动脉。如需切开腘动脉,可将上述分支结扎 1～2

支。腘静脉与腘动脉共包于一个血管鞘中,它位于动脉的浅面,先略偏于动脉的内侧,在腘窝中部位于动脉的后侧,于膝关节上方行至动脉的后外侧。

3. 深层分离 将半腱肌牵向内侧,股二头肌牵向外侧,游离腘动脉、腘静脉及胫神经,并将它们牵向内侧,然后再将腓总神经牵向外侧,显露膝关节囊后部。为了显露地更加充分,可用下列两种入路之一:

（1）后内侧入路:将腓肠肌内侧由从股骨内侧髁起点剥离并向内下牵开,将腘动脉与腘静脉牵向外侧,显露膝关节囊后内侧部分。

（2）后外侧入路:将腓肠肌外侧头自股骨外侧髁起点处剥离,并向外下牵开,将腘动脉与腘静脉牵向内侧,显露膝关节囊后外侧部分。

【注意事项】

1. 腓肠内侧皮神经位于腘筋膜深面,走行于小隐静脉的外侧,切开腘筋膜时勿伤及该神经。

2. 此入路易伤及胫神经和腓总神经,应小心分离、保护。

3. 小隐静脉因影响术野,常将其结扎,结扎后无并发症出现。

4. 腘动、静脉在深层分离时易损伤,后果严重,应小心分离、保护。

四、胫、腓骨显露途径

（一）胫骨前内侧显露途径

【体位】

患者仰卧位。

【手术步骤】

1. 切口 在膝关节平面之下,自髌韧带内侧沿胫骨前缘内侧或外侧向下切开,其长度根据手术需要而定。

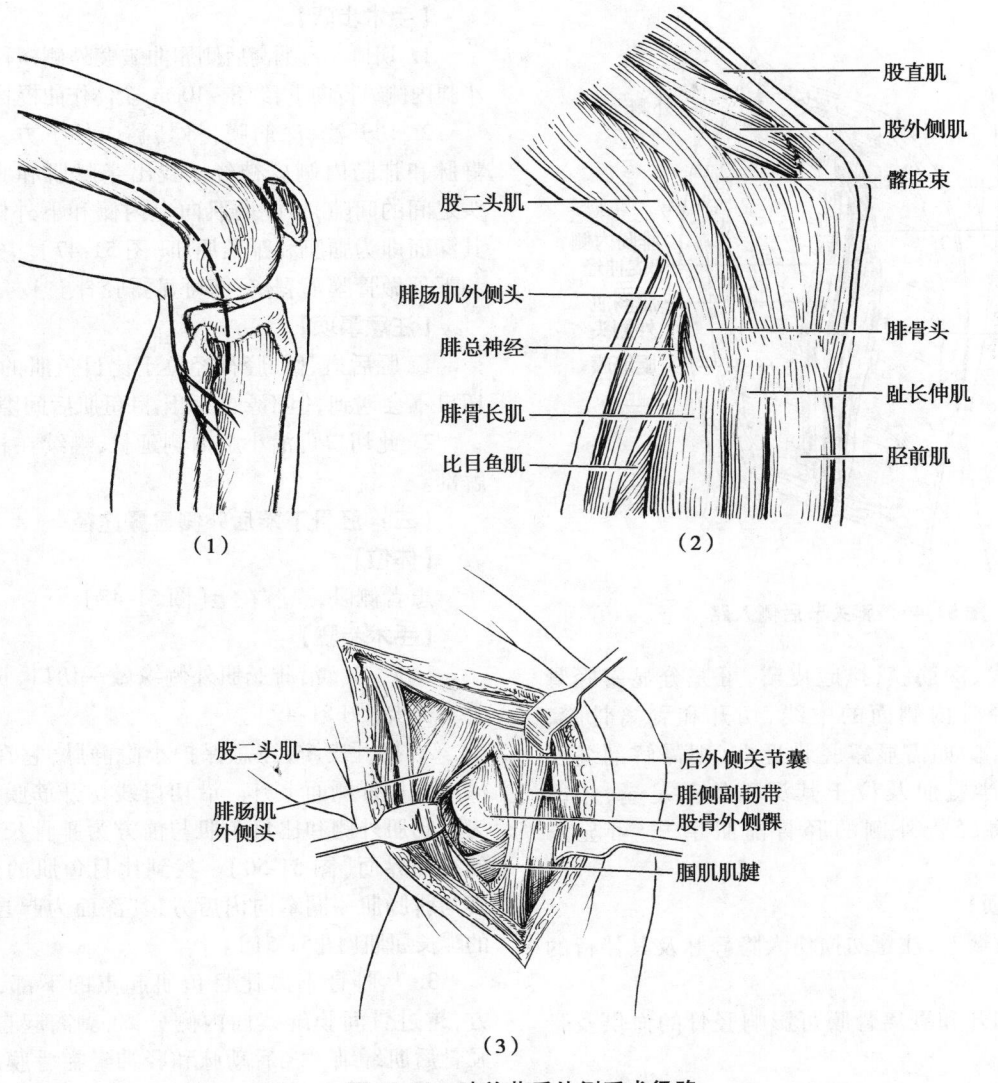

图 51-43　膝关节后外侧手术径路

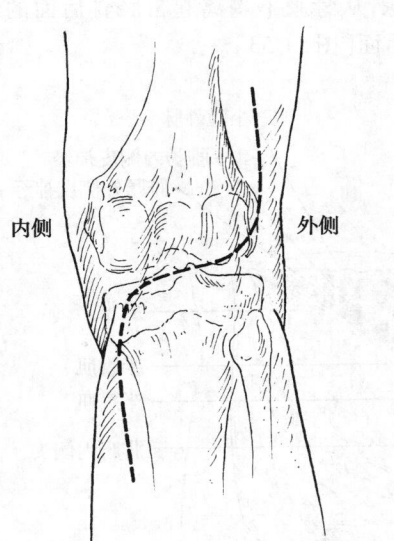

图 51-44　膝关节后侧入路的"S"形切口,沿股二头
肌后缘向下切开,至关节处横过腘窝,再沿腓肠肌
内侧头向下至小腿上部

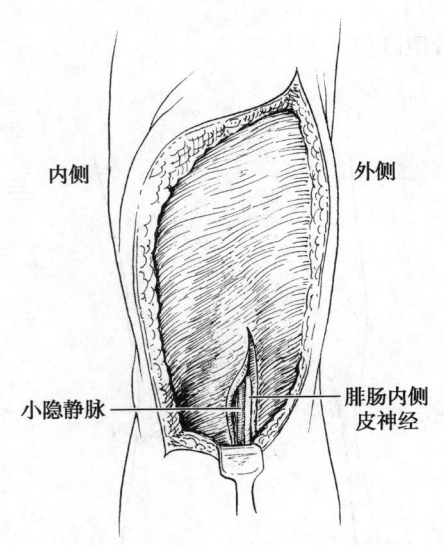

图 51-45　牵开皮瓣,显示小隐静脉和腓肠内侧皮
神经,腘筋膜切口在小隐静脉内侧

7

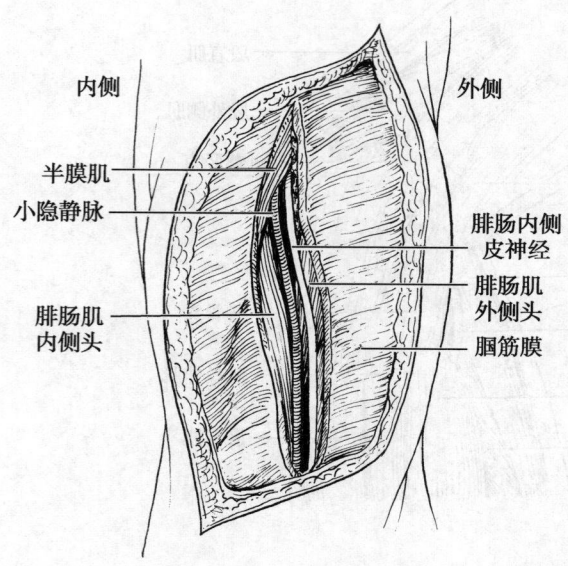

图 51-46　膝关节后侧入路

2. 切开浅、深筋膜，掀起皮瓣，可充分显露胫骨内侧面。沿胫骨内侧面的中线，切开和剥离骨膜，即可显露胫骨。如需显露胫骨近端，则需解剖缝匠肌、骨薄肌和半腱肌及位于其深面的鹅足囊，才能达到骨质。将胫骨外侧的胫骨前肌牵开，可显露胫骨。

【注意事项】

1. 掀起皮瓣时，注意勿损伤大隐静脉及其伴行的隐神经。

2. 过度切开和剥离骨膜可影响胫骨的血供及骨的再生。

（二）胫骨上内段后侧显露途径

【体位】

患者俯卧位。

【手术步骤】

1. 切口　自腘窝后侧屈曲皱襞外侧横行向内，再沿小腿内侧纵行向下，约 8～10cm，全体作曲棍状或倒 L 形。

2. 切开浅、深筋膜，将其翻向外下方。辨认小隐静脉和腓肠内侧皮神经。找出半腱肌和腓肠肌内侧头之间的间隙，将此两肌向上内侧和下外侧牵开。在其深面即为腘肌和趾长屈肌〔图 51-47〕。分别向上内和下外做骨膜下剥离，即可显露胫骨上 1/4。

【注意事项】

1. 胫后血管和胫神经位于比目鱼肌的深面，经此切口不会遇到，但不要误入比目鱼肌后间隙。

2. 此切口可沿小腿内侧延长，继续在相同肌间隙解剖。

（三）胫骨下端后外侧显露途径

【体位】

患者侧卧，患肢在上〔图 51-48〕。

【手术步骤】

1. 切口　沿腓肠肌外侧缘做一切口，长度取决于手术需要〔图 51-49〕。

2. 掀开皮瓣，注意保护小隐静脉，它在外踝后方沿小腿后外侧面上升。沿切口线切开筋膜，找出后方为腓肠肌外侧和比目鱼肌与前方为腓骨长、短肌之间的神经界面〔图 51-50〕。找到比目鱼肌的外侧缘，将其与腓肠肌一同牵向内后方，其深面为起自腓骨后面的蹞长屈肌〔图 51-51〕。

3. 从腓骨剥离比目鱼肌起点的下部，牵向后内方，越过骨间膜继续向内侧分离，剥离起自骨间膜和胫骨后肌纤维。胫后动脉和胫神经在骨膜后方，由胫骨后肌和蹞长屈肌隔开〔图 51-52〕。沿骨间膜至胫骨外侧缘，从骨膜下剥离起自胫骨后面的肌肉，暴露胫骨的后面〔图 51-53〕。

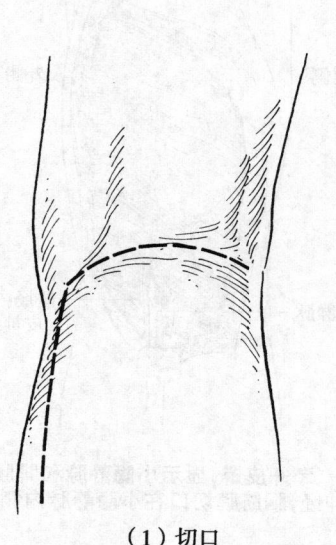

（1）切口

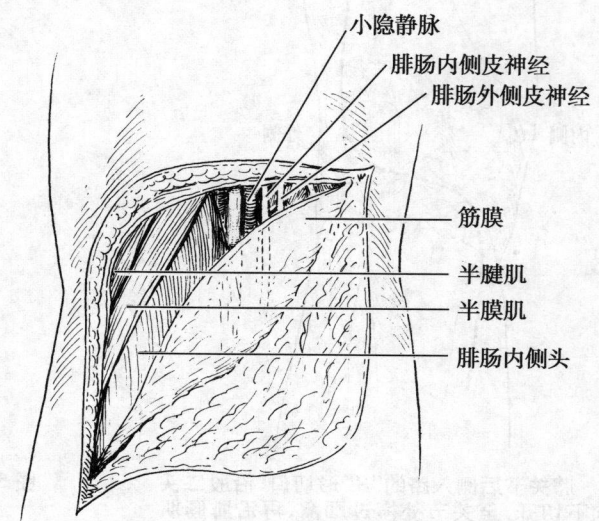

（2）将切开皮肤及深筋膜翻向下外

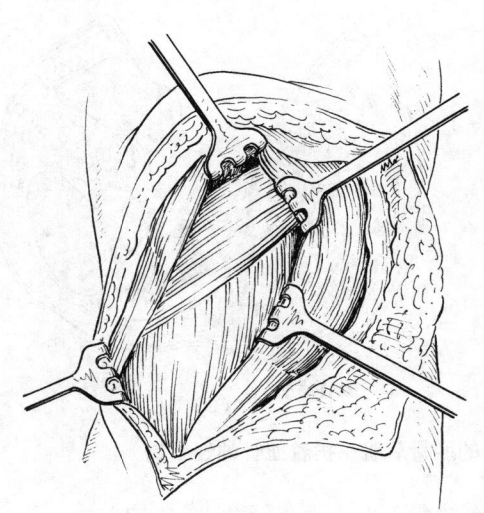

（3）在腘肌与趾长屈肌之间切开

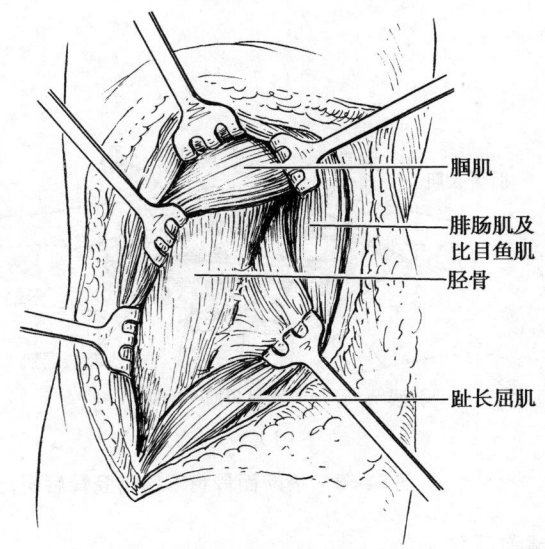

胭肌

腓肠肌及
比目鱼肌

胫骨

趾长屈肌

（4）将腘肌与趾长屈肌自骨膜下剥离以显露胫骨

图 51-47　胫骨上内段后侧显露径路

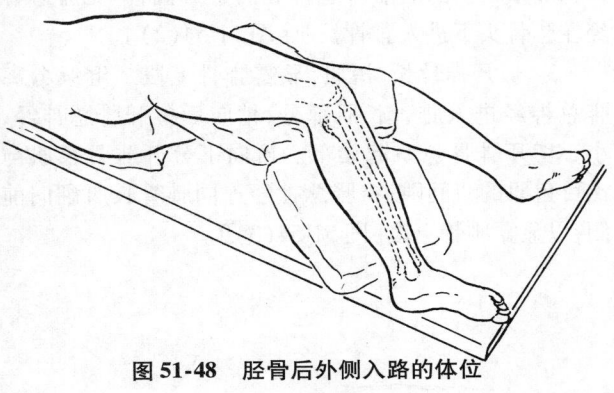

图 51-48　胫骨后外侧入路的体位

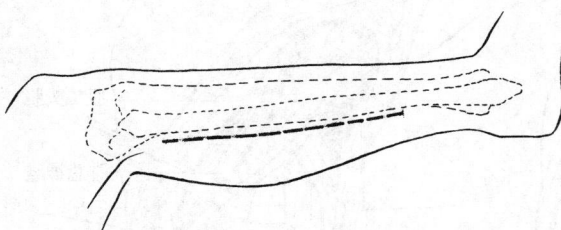

图 51-49　腓肠肌外侧缘的切口

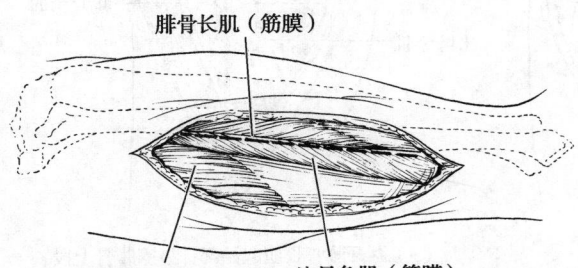

腓肠肌外侧头（筋膜）　　比目鱼肌（筋膜）

图 51-50　掀开皮瓣，沿切口切开深筋膜，找
出腓肠肌外侧头和比目鱼肌（后方）与腓骨
长、短肌之间的神经界面

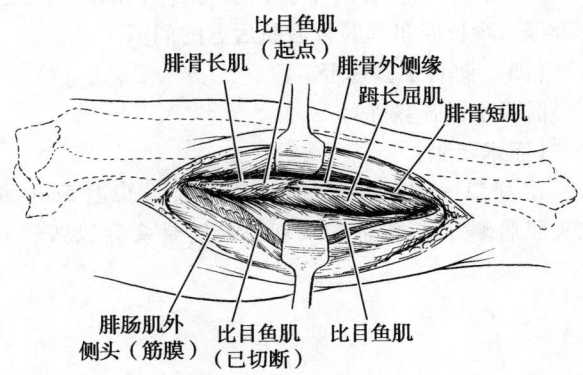

比目鱼肌
（起点）

腓骨长肌　　腓骨外侧缘　　跛长屈肌　　腓骨短肌

腓肠肌外
侧头（筋膜）　　比目鱼肌
（已切断）　　比目鱼肌

图 51-51　剥离比目鱼肌在腓骨的起点，与
腓肠肌一同牵向后、内方剥离跛长屈肌在腓
骨的起点

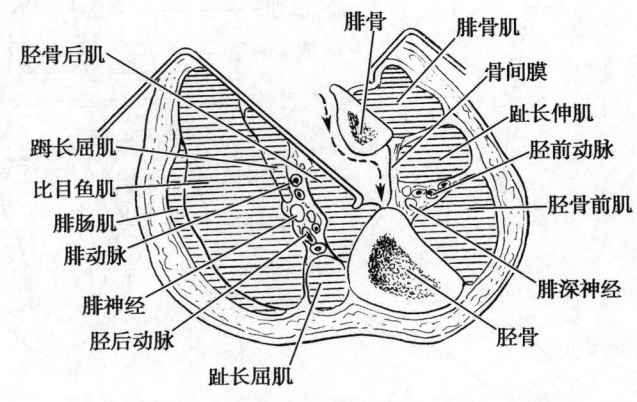

腓骨　　腓骨肌

胫骨后肌　　骨间膜

跛长屈肌　　趾长伸肌

比目鱼肌　　胫前动脉

腓肠肌

腓动脉　　胫骨前肌

腓神经　　腓深神经

胫后动脉　　胫骨

趾长屈肌

图 51-52　横断面腓骨和骨间膜向后方解
剖，继续越过直至到达胫骨外侧缘，注意胫
骨后肌保护的神经血管结构

7

1015

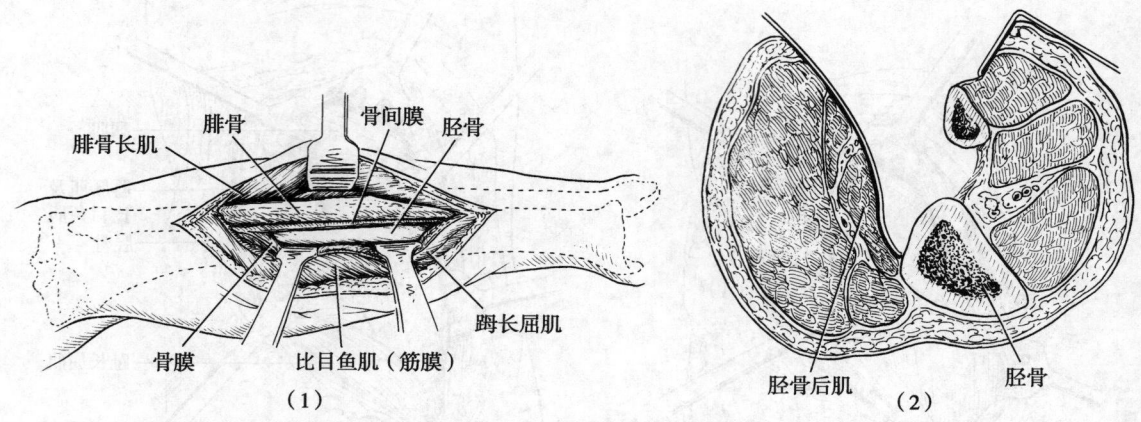

腓骨长肌　腓骨　骨间膜　胫骨

胟长屈肌

骨膜　比目鱼肌（筋膜）

（1）

胫骨后肌　胫骨

（2）

图51-53　横断面骨膜下暴露胫骨后面，已剥离的胫骨后肌保护着血管神经结构

【注意事项】

1. 当游离皮瓣时注意保护小隐静脉，必要时可将其结扎，并不妨碍小腿的静脉回流。

2. 紧贴骨膜操作时不会损伤胫后动脉和胫神经，不要误入胟长屈肌和胫骨后肌后方的间隙。

（四）腓骨显露途径

腓骨上段显露途径

【手术步骤】

1. 切口　患侧膝半屈，切口自腓骨头上5cm、股二头肌后侧开始，沿股二头肌腱及腓骨头后缘弧形向

下，至腓骨上1/3为止〔图51-54（1）〕。

2. 寻找腓总神经　切开皮肤、皮下组织及筋膜，于股二头肌腱后内侧缘找出腓总神经，用橡皮条标记并稍加牵引。然后沿腓总神经向下分离，即见腓总神经在腓骨头下进入腓骨长肌〔图51-54（2）〕。

3. 切开腓骨长、短肌，显露腓骨上段　继续分离腓总神经进入腓骨长肌部分，稍向后拉开腓总神经，小心切开腓骨长肌起始部。再向下分开腓骨长肌与比目鱼肌的肌间隙，将腓总神经连同腓骨长肌翻向前侧，以显露腓骨上段〔图51-54（3）〕。

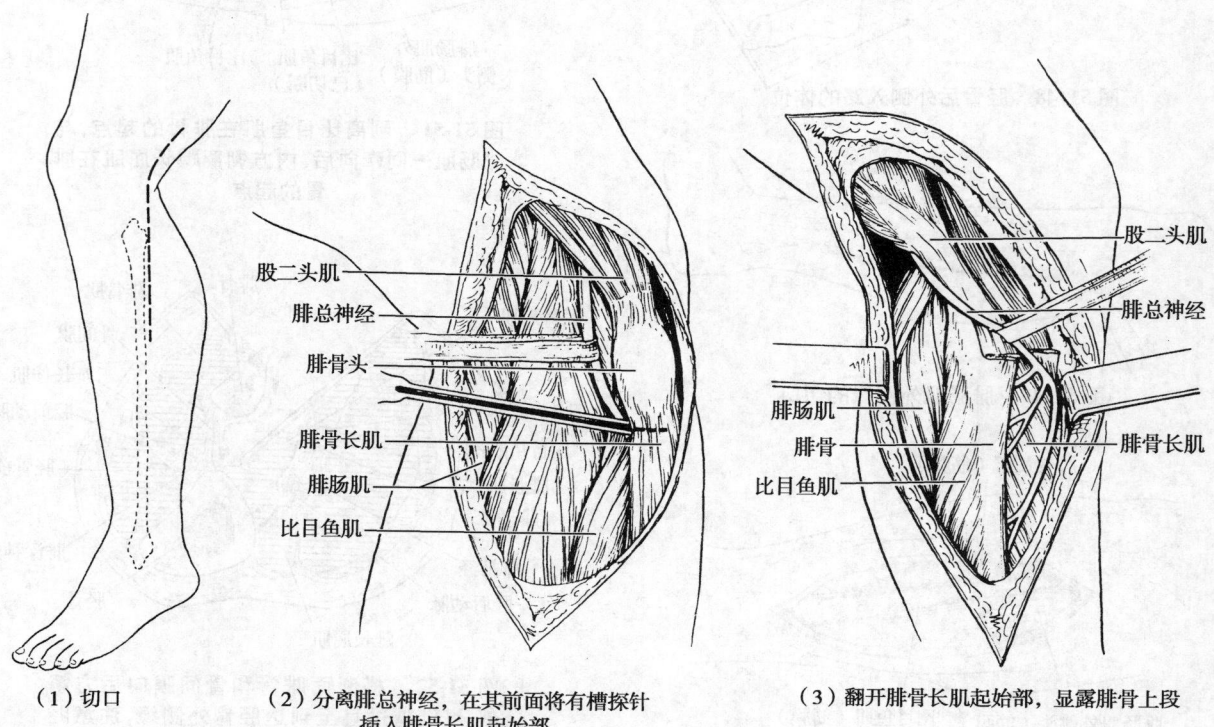

股二头肌

腓总神经

腓骨头

腓骨长肌

腓肠肌

比目鱼肌

股二头肌

腓总神经

腓肠肌

腓骨

比目鱼肌

腓骨长肌

（1）切口　　（2）分离腓总神经，在其前面将有槽探针插入腓骨长肌起始部　　（3）翻开腓骨长肌起始部，显露腓骨上段

图51-54　右侧腓骨上段显露途径

7

【注意事项】

在显露腓骨上段时,须熟知腓总神经的解剖位置。操作时应先分离出神经,妥为保护后才能显露腓骨,以免损伤腓总神经。

腓骨中、下段显露途径

【手术步骤】

1. 切口 自腓骨上、中 1/3 交界处起,沿腓骨后

缘纵行向下,至外踝后缘为止〔图 51-55(1)〕。

2. 拉开腓骨长、短肌以显露腓骨 切开皮肤、皮下组织及筋膜,分开腓骨长、短肌及比目鱼肌,分别向前、后拉开,做骨膜下剥离,即可显露腓骨中段。因为腓骨长、短肌于外踝上方转向后面,在显露腓骨下段时,应将腓骨长、短肌向后拉开,将伸趾长肌等向前拉开〔图 51-55(2)〕。

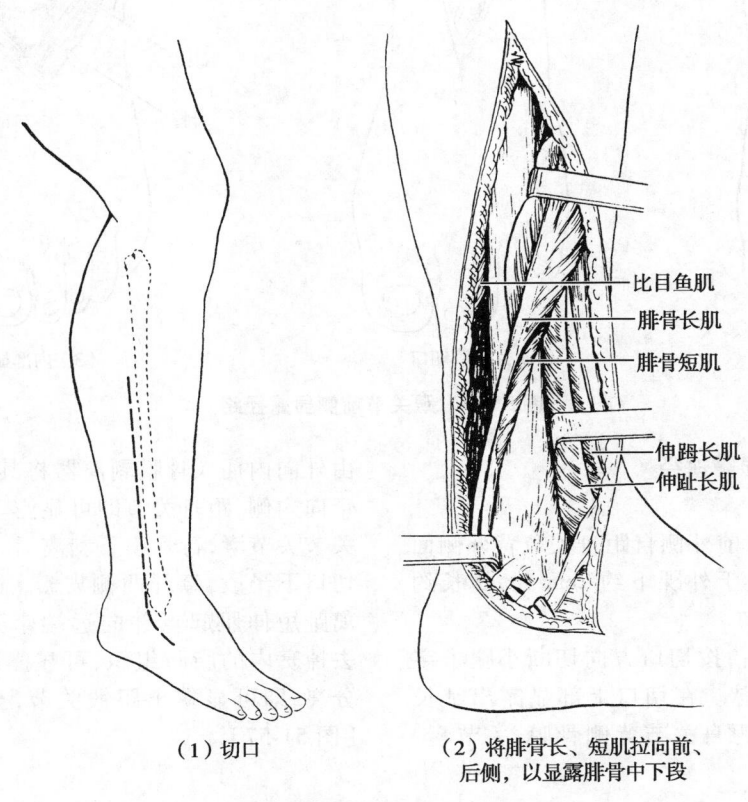

（1）切口

（2）将腓骨长、短肌拉向前、后侧,以显露腓骨中下段

比目鱼肌
腓骨长肌
腓骨短肌
伸蹬长肌
伸趾长肌

图 51-55 右侧腓骨中、下段显露途径

五、踝关节显露途径

（一）踝关节前侧与前外侧显露途径

【体位】

患者仰卧位。

【手术步骤】

1. 切口 于踝关节前方,在内、外踝连线中点处做一 10～15cm 长的纵向切口。使切口在关节上 6～8cm,沿胫前肌外缘向下,越过踝关节向足背延伸 3～5cm 止。

2. 切开皮肤和皮下组织,将皮瓣适当游离后向两侧牵开。再按切口方向切开深筋膜、小腿横韧带、小腿十字韧带,显露出胫骨前肌、胫前动脉、腓深神经、蹬长伸肌腱、趾长伸肌腱等。于胫骨前肌与趾长伸肌之间作适当分离,将胫前动脉、腓深神经牵向内侧。沿皮肤切口方向切开骨膜和关节囊,行骨膜下剥离,即

可显露胫骨下端、踝关节腔和距骨〔图 51-56〕。

3. 踝关节前外侧切口 位于腓骨前缘内侧,沿腓骨第三肌外侧缘向下越过踝关节后,再经距骨体和跟骰关节的前方至第四跖骨基底部。术中与腓骨第三肌腱外缘切开小腿横韧带和十字韧带,继之切断并结扎外踝前动脉。然后将内侧皮瓣、小腿横韧带、十字韧带、趾长伸肌腱、蹬长伸肌、足背动脉、腓深神经向内侧牵开,余向内侧牵开,显露踝关节。该切口,如在其下方切开、剥离并向两侧牵开趾短伸肌;即可在直视下显露胫距关节、距舟关节和跟骰关节,而且不需要通过踝关节前方和后方的主要血管和神经,因而较多应用。

【注意事项】

以上两入路术后要缝合好小腿横韧带和十字韧带,以免术后伸肌腱失去支撑。

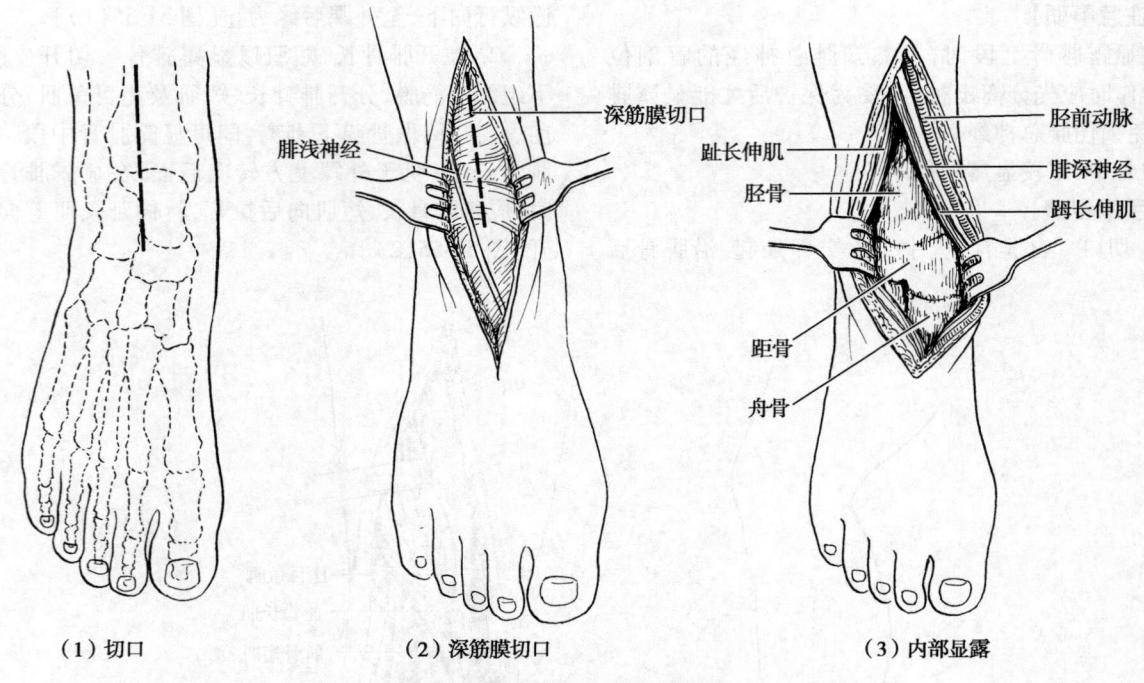

（1）切口　　　　　　（2）深筋膜切口　　　　　　（3）内部显露

图 51-56　踝关节前侧显露径路

（二）踝关节外侧显露途径

【手术步骤】

1. 切口　在踝关节前外侧自距舟关节背外侧面起，斜向外下方延伸，止于外踝下约 2cm 处，做长约 8～10cm 的弧形皮肤切口。

2. 显露到深筋膜后，按切口方向切断小腿十字韧带，为保护好足背动脉。在切口上部显露出趾长伸肌腱，在其下方紧靠距舟关节背侧骨膜、关节囊，

由外向内插入骨膜剥离器将其连同踇长伸肌腱一起牵向内侧，距舟关节即可显露。然后切开骨膜、距舟关节关节囊，行骨膜下剥离后，即可进入关节腔。在切口下半段，牵开两侧皮瓣，显露趾短伸肌，切断剥离趾短伸肌起点并向远端牵开，即可显露跗骨窦。去掉窦内的脂肪组织，可显露距下关节。再向下方分离，即可显露出跟骰关节，至此三关节均已显露〔图 51-57〕。

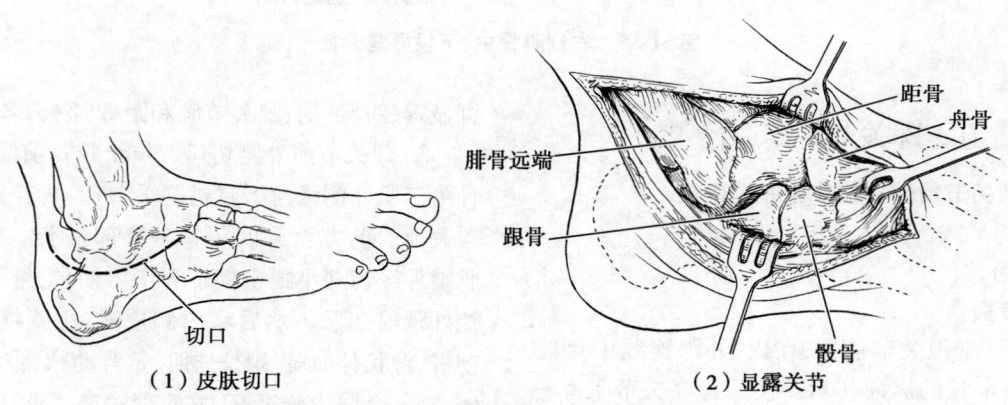

（1）皮肤切口　　　　　　　　　（2）显露关节

图 51-57　踝关节外侧短弧形显露径路

【注意事项】

术中注意切开皮肤后，皮下不宜作游离，应使皮肤形成尽量厚的皮瓣，以免术后发生皮肤边缘坏死。

（三）踝关节后内侧显露途径

【体位】

患者仰卧位，健侧臀部垫一扁枕；膝关节稍屈曲，

内侧向上或取俯卧位。

【手术步骤】

1. 切口　于跟腱后方内侧缘，以踝关节水平为中心，作 10～12cm 的纵切口。

2. 切开皮下组织后，适当游离皮瓣并向两侧牵开，此时即可显露出跟腱。如需从后方显露踝关节行

关节内手术时,则将跟腱牵向后侧,将蹈长屈肌腱、趾长屈肌腱等牵向前侧。然后切开关节囊,胫骨远端后缘,距骨和跟骨即可显露。如踝关节显露不充分,则

可切开跟腱外膜,并做跟腱矢状或冠状 Z 形切断,并把断端向上、下翻转牵开,便可充分显露出胫骨远端后缘、距骨和跟骨的后部〔图 51-58〕。

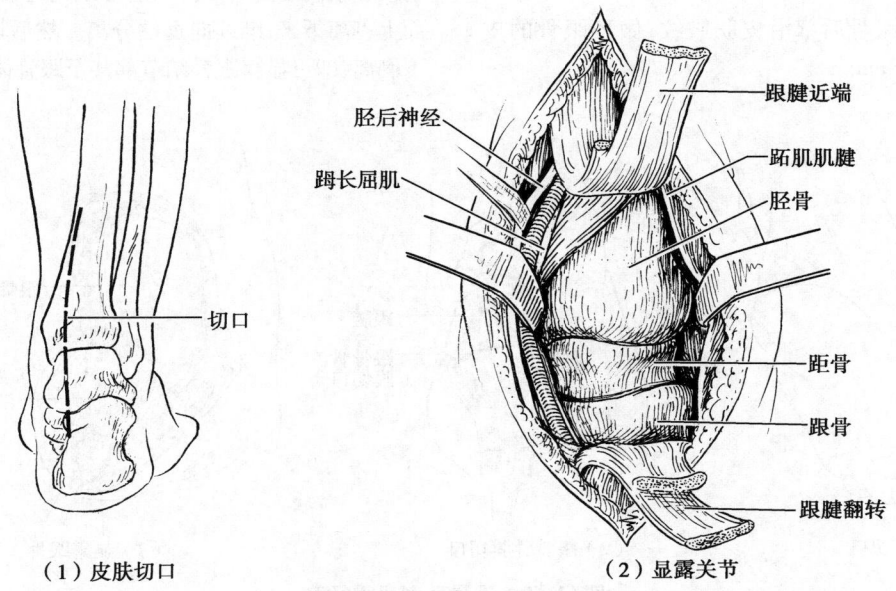

（1）皮肤切口　　　　　　　　（2）显露关节

图 51-58　踝关节后内侧显露径路

【注意事项】

该切开可通过 Z 字形延长跟腱,然后从蹈长屈肌和腓骨肌腱之间向深层解剖显露踝关节后方,距骨后端、距跟关节后方。因显露较充分,处理上述病变较为满意。特别是伴有跟腱挛缩者,术中可同时行跟腱延长术。

六、跟骨显露途径

（一）跟骨外侧显露途径
【体位】

患者仰卧位。

【手术步骤】

于跟骨外侧、腓骨肌腱下方,以跟骨结节外侧为中心,做自上向下的斜行约 7cm 皮肤切口。也可以病变为中心做弧形切口。

切开皮下组织后,游离皮瓣即可显露跟骨骨膜,切开骨膜,行骨膜下剥离显露出跟骨〔图 51-59〕。

【注意事项】

1. 此切口皮缘易发生坏死,做切口时力争直接切向骨膜,术中注意保护皮瓣。

2. 骨膜下剥离,注意保护腓骨长、短肌腱。

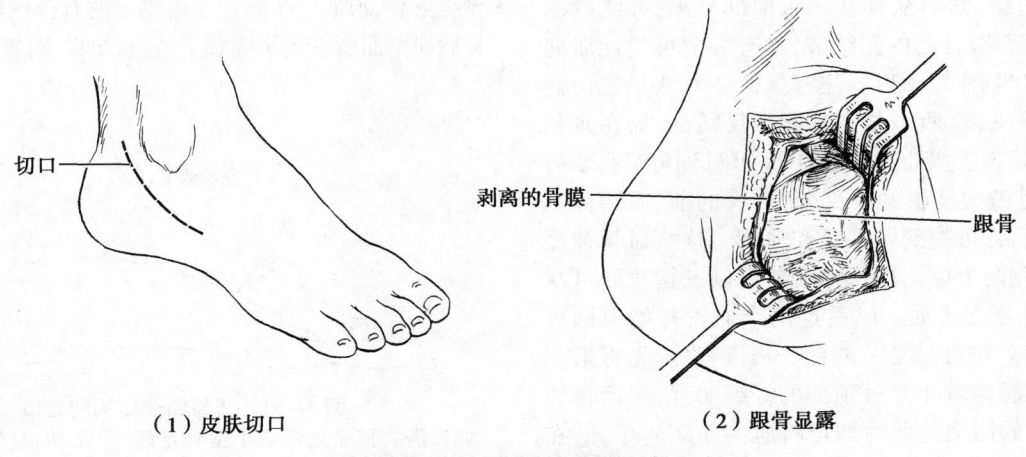

（1）皮肤切口　　　　　　　　（2）跟骨显露

图 51-59　跟骨外侧显露径路

（二）跟骨后侧显露途径

【体位】

患者仰卧位或侧卧位，患侧在上。

【手术步骤】

1. 切口　于跟骨后部沿皮肤皱纹，做环跟骨的皮肤切口，长约 6~8cm。

2. 切开皮下组织后潜行游离皮瓣　于跟腱附着处远侧切开骨膜，并将其向下方翻开显露跟骨。如需显露更大范围的跟骨结节部，可延长切口，在跟骨下部切开跖筋膜和肌肉的附着点推向前方或用骨刀将这些组织由骨面上剥离下来，继续向远端分离。然后切开骨膜，行骨膜下剥离，即可显露跟骨结节部甚至跟骨体部〔图 51-60〕。

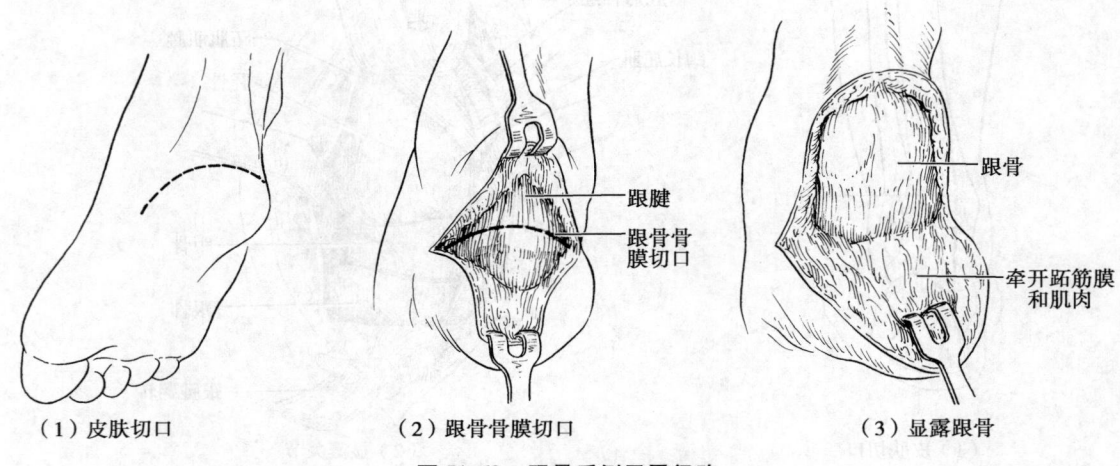

（1）皮肤切口　　　（2）跟骨骨膜切口　　　（3）显露跟骨

图 51-60　跟骨后侧显露径路

【注意事项】

应在跟腱附着点远侧切开骨膜，切勿伤及跟腱。

（三）跟骨足底内侧显露途径

【体位】

患者侧卧位，患侧在下伸直，健侧在上方屈曲膝关节。

【手术步骤】

1. 切口　应尽量避免在足的跖面做切口，本入路是在足的内侧缘切开皮肤和浅筋膜，从跟骨内侧经过足舟骨结节做弧形切口〔图 51-61〕。

2. 手术方法　在第一跖骨的内侧找到踇短屈肌的肌腱。将肌腱作为向导，分离不太易于辨认的踇展肌肌腹的边缘，然后从环状韧带前部分离，并继续向下分离。直至跟骨的内侧结节，如有必要可将此肌向足底翻转90°〔图 51-62〕。注意保留一对从足底内侧神经来的分支，这两个分支都紧靠反转处，约在舟骨结节之后 2~3 指宽处。如有损伤，可见到踇展肌断裂纤维和较粗糙的筋膜的一部分，筋膜的前、后两侧不完整，在其后方可找到跖神经和血管。这些血管神经形成内、外侧两个束。在跖骨结节后侧三指宽处可找出它们开始分支之处。以后这两个血管神经束即被筋膜所覆盖。在舟骨结节外侧一踇指宽处，先将第二层两个长肌腱附着于足弓顶部的纤维切开，然后再切开踇短屈肌的肌肉。此时即可将肌肉向跖侧牵开，在第一层肌背侧寻找神经和血管。内侧神经血管束沿着踇长屈肌腱的内侧行走，而后向前穿过被薄层筋膜

覆盖的沟。此沟是在第一层的背侧面，即在踇展肌及趾短屈肌之间。外侧神经血管束沿趾方肌的内侧面向第五跖骨基部斜行进入由趾短屈肌和小趾展肌构成的小沟内。到达第五跖骨基部后，此神经血管束的一部分则再一次转向内侧。因此，外侧神经血管束的一部分即两次跨过足底；第一次是在第一、二层之间向外；第二次是在三、四层之间向内。主要的事实是两个神经血管束均系第一层的重要附属结构，因此当从跗骨弓顶分开这一层时，神经血管束也同时被移开。

3. 韧带　最先看到的是跖短韧带。它的纤维在外侧的跖长韧带和内侧的"弹簧"韧带之间踇跖斜行〔图 51-63〕。最后是跟舟下韧带，它在内缘与三角韧带远侧缘融合，形成一个悬挂在内侧下的有弹性的隔板。胫骨后肌的肌腱在这个隔板下绕过，协助支持距骨头。

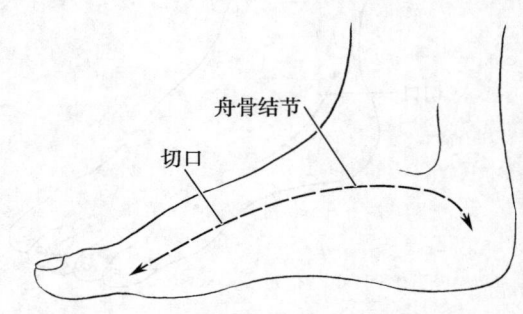

图 51-61　显露跖侧结构的切口

如果需要神经血管从小腿到足底，可将切口转向小腿延伸，而不向下至足跟。这样将剥起一广阔范围的皮瓣，甚至是够剥至跟骨的表面

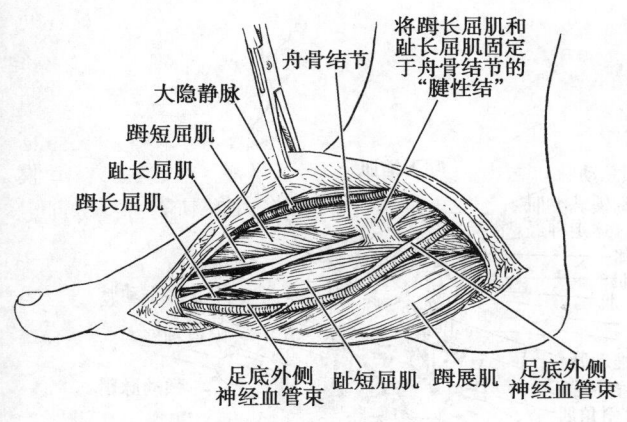

图 51-62　显露足跖面

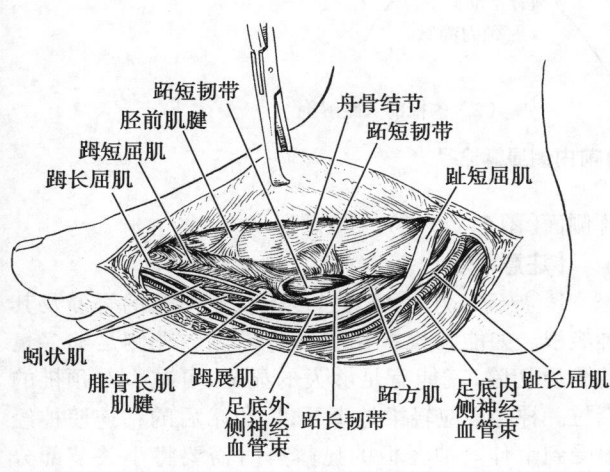

图 51-63　进一步显露跖底深层结构

第三节　脊柱手术显露途径

一、颈椎显露途径

（一）颈椎前侧显露途径

上颈椎前侧显露途径

【体位】

仰卧头颈后伸位。

【手术步骤】

自右或左一侧乳突向下绕过下颌角，与下颌缘平行，相距一横指向内延伸至中线切开皮肤、皮下。垂直于该切口向下至胸锁乳突肌长轴中线，沿该肌斜向下与上述切口近似 T 形切开至皮下。在颈阔肌深面剥离切口上下之皮瓣〔图 51-64〕。

上部可见颌下腺。在显露需要时可切除。沿胸锁乳突肌内缘切开颈深筋膜，并在颈动脉鞘内侧向椎前与咽后间隙方向钝性解剖，达显露的目标。在此过程中，在上部切断茎突舌骨肌、二腹肌后腹；下部切断舌骨甲状肌之后可见横行的血管与神经结构。颈前

静脉，甲状腺上动、静脉，面动脉，舌下动脉，以及颞浅动、静脉均可结扎、切断。而喉上神经、咽神经、舌下神经均应予以保护。在完成上述操作之后，将咽部向对侧牵拉，下颌向上牵拉，可见显露部位。

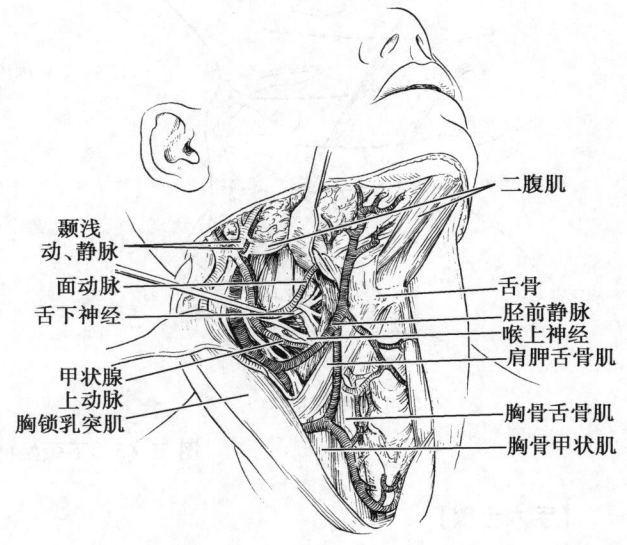

图 51-64　上颈椎前内侧显露途径

下颈椎（$C_3 \sim C_6$）前侧显露途径

【体位】

仰卧位，头颈略后伸。

【手术步骤】：

皮肤切口能够左或右侧，或斜行〔图 51-65（1）〕，或横向切口以显露 $C_3 \sim C_6$，并采用右侧横切口为例介绍显露过程。平第一气管环状软骨横向切开皮肤、皮下组织与颈阔肌。在该肌深面向上、下游离皮瓣。上下拉开皮瓣。在胸锁乳突肌内侧缘切开深筋膜，稍加钝性分离。可见肩胛舌骨肌由内上向外下斜行于切口中。解剖并且切断该肌，用中号丝线结扎断端，分别牵开。左手示指触摸颈总动脉搏动，并将示指置于颈动脉鞘内侧加以保护。用小号钝性骨膜剥离器沿甲状腺、气管、食管外侧缘钝性分离，并向内侧推离上述结构。此时可见甲状腺中静脉，结扎切断。有时可能见到甲状腺下动脉、静脉与喉返神经。为显露充分，该动、静脉可结扎切断但需小心保护喉返神经。此后，用颈椎拉钩将上述颈前部结构拉向对侧，可见椎前间隙，在双侧颈长肌之间纵向切开椎前筋膜，则显露椎体前面与前纵韧带〔图 51-65（2）〕。

（二）颈椎后侧显露途径

【体位】

俯卧位，颅骨牵引下头颈屈曲，以使棘突间隙张开。头颅置于头架上。用棉垫圈保持头部位置于正中线上，以免术中位置改变。

7

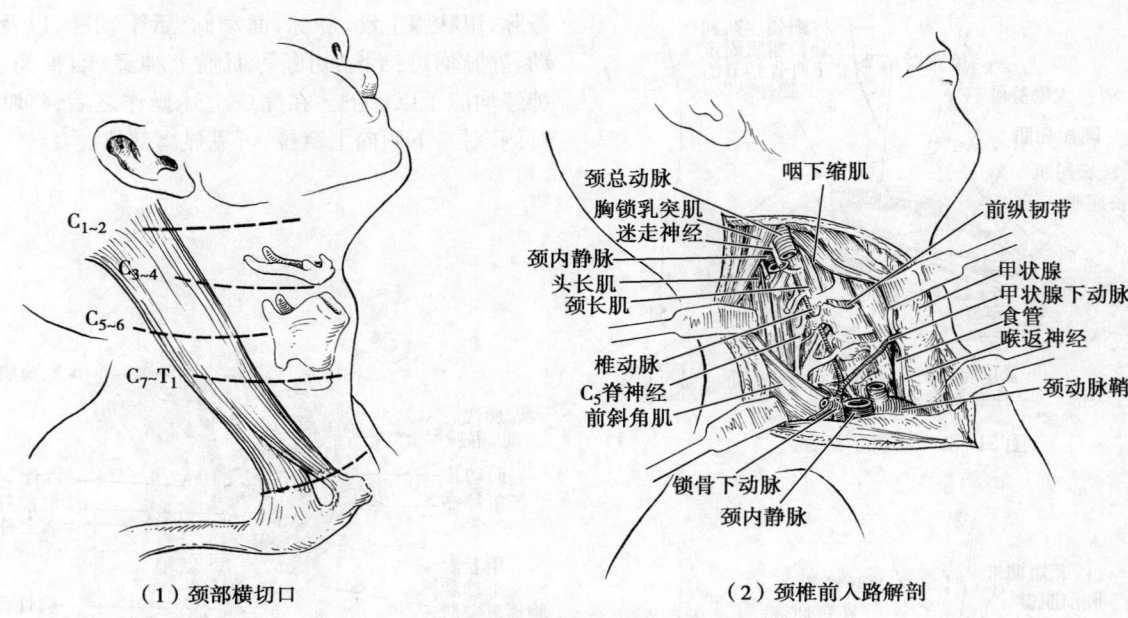

（1）颈部横切口

颈总动脉
胸锁乳突肌
迷走神经
颈内静脉
头长肌
颈长肌
椎动脉
C_5脊神经
前斜角肌
锁骨下动脉
颈内静脉

咽下缩肌

前纵韧带
甲状腺
甲状腺下动脉
食管
喉返神经
颈动脉鞘

（2）颈椎前入路解剖

图 51-65 下颈椎（$C_{3\sim6}$）前内侧显露途径

【手术步骤】

枕外粗隆下方 1～2cm 处起，延后正中线至 T_1 或 T_2 棘突分层切开皮肤、皮下与项韧带。电凝止血。由 C_7 至 C_3 电刀切断棘突一侧的肌肉附着点，由 cobb 骨膜剥离器沿椎板后表面做骨膜下剥离。并向侧方推离，达关节突背侧面的外缘。用纱条填压止血。取出止血纱条，完善止血后，在切口上、下段分别置颅后窝自动拉钩，则可直视 C_3～C_7 棘突，椎板与两侧关节突的背侧面〔图 51-66（1）～（3）〕。

【注意事项】

1. 神经 小心切勿过度牵拉已显露的脊髓及其神经根。如能在椎板切除时将内侧和外侧足够多量的骨质切除，就能有足够大的显露，可减少对颈椎的牵拉。神经根应轻柔地牵开，以免术后的粘连使神经根受到牵伸。神经根的显露有时需要将小关节部分地切除。

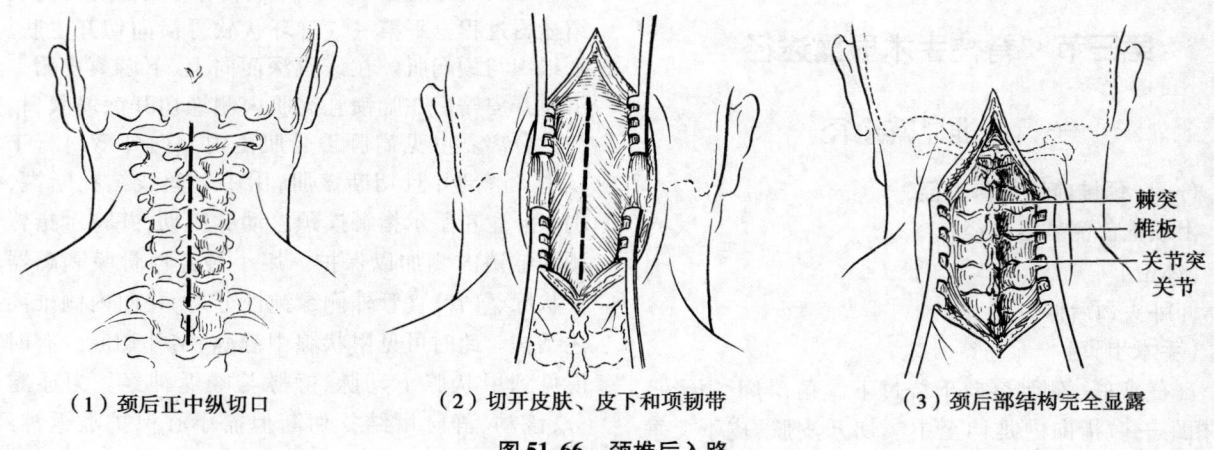

（1）颈后正中纵切口

（2）切开皮肤、皮下和项韧带

棘突
椎板
关节突
关节

（3）颈后部结构完全显露

图 51-66 颈椎后入路

2. 椎动脉 通行于第 1 至第 6 颈椎横突孔，位置偏外侧，只要手术分离不到达横突，一般不易伤及它。如术中不慎破坏了横突孔的后壁，便可能会损伤此动脉。如横突已有病理改变，则危险性更大。

二、胸椎显露途径

胸椎周围的重要结构与颈椎不同。胸椎前面有主动脉和腔静脉等大血管，后侧有脊髓，两侧沿肋骨走向有肋间血管和神经。一般肋间血管和神经切断后，不引起严重后果。因此，胸椎可从前侧、后外侧及后侧正中显露。

胸椎前侧显露，即经过一侧胸腔，抵达胸椎前面。其优点是显露宽广，一次可显露多个椎体，且可同时显露椎体的两侧，可在直视下手术，操作方便。其缺点是损伤较大,对心、肺功能有一定的扰乱,还可能引起胸腔感染。胸椎后外侧显露需切除肋骨和横突,又称肋骨横突切除术。其优点是在胸膜外手术,损伤小,对心、肺功能的干扰小,不会污染胸腔,较安全。其缺点是显露不充分,一次只能显露2~3个胸椎,而且常不能清楚地显露椎体的对侧。因此,后外侧显露常用于病变范围较小,且局限于椎体的一侧者。胸椎后外侧显露再加上椎弓切除,即可显露椎体的后侧和脊髓的前面和侧面,称侧前方减压术,常用于胸椎骨折或椎体病变所引起的脊髓压迫。胸椎显露途径常用以下三种入路:后侧正中途径、后外侧椎旁途径和经胸途径。

(一)后侧正中显露途径

胸椎后侧正中显露适用于椎板减压术;椎管探查术;脊椎后路内固定术和后路融合术等。

【手术步骤】

1. 体位　俯卧位。安置体位时,应尽量使患者舒服,特别是选用局麻时更应如此。为了减少对呼吸的影响,可用软枕垫高两侧肩部及骨盆。

2. 切口　以病椎为中心,沿后正中线作纵切口或弧形切口,长度应超过病椎上、下各1~2个椎体。如手术需要,切口可适当延长。

3. 显露椎板　切开皮肤、皮下组织及筋膜后,向两侧拉开,显露棘上韧带并于正中切开棘上韧带,并向两侧作锐性分离。然后用电刀于骨膜下切断附着于棘突及椎板的竖脊肌,直至关节突平面,填塞干纱布条压迫止血〔图51-67〕。用同样方法顺序剥离同侧需要显露的棘突和椎板,止血后拉开肌肉,剪断及切除尚附着于椎板的骶棘肌及脂肪组织,使一侧的棘突及椎板清楚显露。再用相同的方法显露对侧的棘突及椎板,拉开椎旁肌肉,使棘突、棘间韧带、椎板、椎板间韧带及黄韧带显露。

【注意事项】

此手术为椎管外手术,脊髓有骨骼结构保护,比较安全。但在先天性畸形(如隐性脊椎裂)或椎板骨折时,剥离椎旁肌肉时易将骨膜剥离器插入椎管,损伤脊髓。因此,术前应仔细阅片,疑有椎板骨折者,如有条件可进一步做CT检查,明确诊断。有椎板损伤或缺陷者,在剥离其他椎板后,伤区或缺陷部宜用尖刃刀或剪刀作锐性分离。

(二)后外侧显露途径

胸椎后外侧显露是通过切除胸椎横突和相应的肋骨头而达到的,故又名肋骨横突切除术。

【手术步骤】

1. 体位　患者侧卧并稍前倾,使胸后壁与手术台面成60°,术侧向上。

2. 切口　在棘突旁3cm,以病椎为中心做一与棘突连线平行的切口。切口两端应超过需要显露椎体的上、下各1~2个棘突〔图51-68(1)〕。

3. 显露肋骨和横突　切开皮肤、皮下组织及筋膜,显露背部肌肉。背部肌肉分3层:第1层为斜方肌和背阔肌(如切口位于上、中背部,则仅见斜方肌)。先用止血钳顺肌纤维方向分开肌肉,然后伸入手指,在压迫止血下纵行切开斜方肌或背阔肌〔图51-68(2)〕,边切,边结扎止血。

拉开已切断的斜方肌,显露第2层肌肉。上端为大、小菱形肌,下部为后下锯肌。根据病椎的高低,切断大、小菱形肌或后下锯肌及其腱膜〔图51-68(3)〕并向外侧拉开,即显露第3层肌肉。第3层肌肉自内向外顺序为棘肌、最长肌和髂肋肌,三者合称骶棘肌〔图51-68(4)〕。顺切口方向分开骶棘肌并向两侧拉开,剥离和切断附着于横突和肋骨的肌腱,即可显露肋骨和横突。

4. 切除肋骨和横突　切除肋骨和横突的数目根据病椎的部位和数目而定,一般至少要切除2根肋骨和横突,方可比较满意地显露椎体。因此,术前应先从X线片上确定病椎的部位,术中再在切口内数出应切除的肋骨(下背部切口,在第2、3层肌肉间用手指自第12肋向上数至需要切除的肋骨;上背部切口,手指自第2、3层肌肉之间向上伸,最高的1根肋骨即第2肋,向下数至需要切除的肋骨)。如第7、8胸椎结核,用手指自第12肋向上数至第7、8肋,即为需要切除的肋骨,而相邻的第7、8胸椎横突,即为需要切除的横突。

确定应切除的肋骨和横突后,将拟切除的肋骨与横突间的肋横突韧带和关节囊切开〔图51-68(5)〕,并将横突周围的肌肉和韧带切断,使之游离,再用咬骨钳咬去横突。切除横突后,即可显露肋骨颈。在拟切除的肋骨面上I型切开骨膜,进行骨膜下剥离,剥离肋骨上缘骨膜时,要从后向前推;而剥离下缘骨膜时,要从前向后推。剥开肋骨上、下缘后,用钝头剥离器剥离肋骨深面的骨膜,此时应特别注意勿损伤胸膜。剥开一处肋骨深面骨膜后,置入钩状剥离器,推开肋骨骨膜〔图51-68(6)〕,使肋骨充分游离。在距横突5cm处剪断肋骨,修平远侧断端,以防撕破胸膜。用持骨钳夹住并提起近侧断端,切断肋颈韧带后,先剥离肋骨深面的骨膜,用拉钩将骨膜及胸膜向前拉开,锐性剥离肋骨与椎体的联系。剥离时一面轻轻转动肋骨,一面用肋骨剥离器徐徐将肋骨头撬起,则整段肋骨连同肋骨头即可完整地摘除〔图51-68(7)〕。按同样步骤,切除另一条需要切除的肋骨。

7

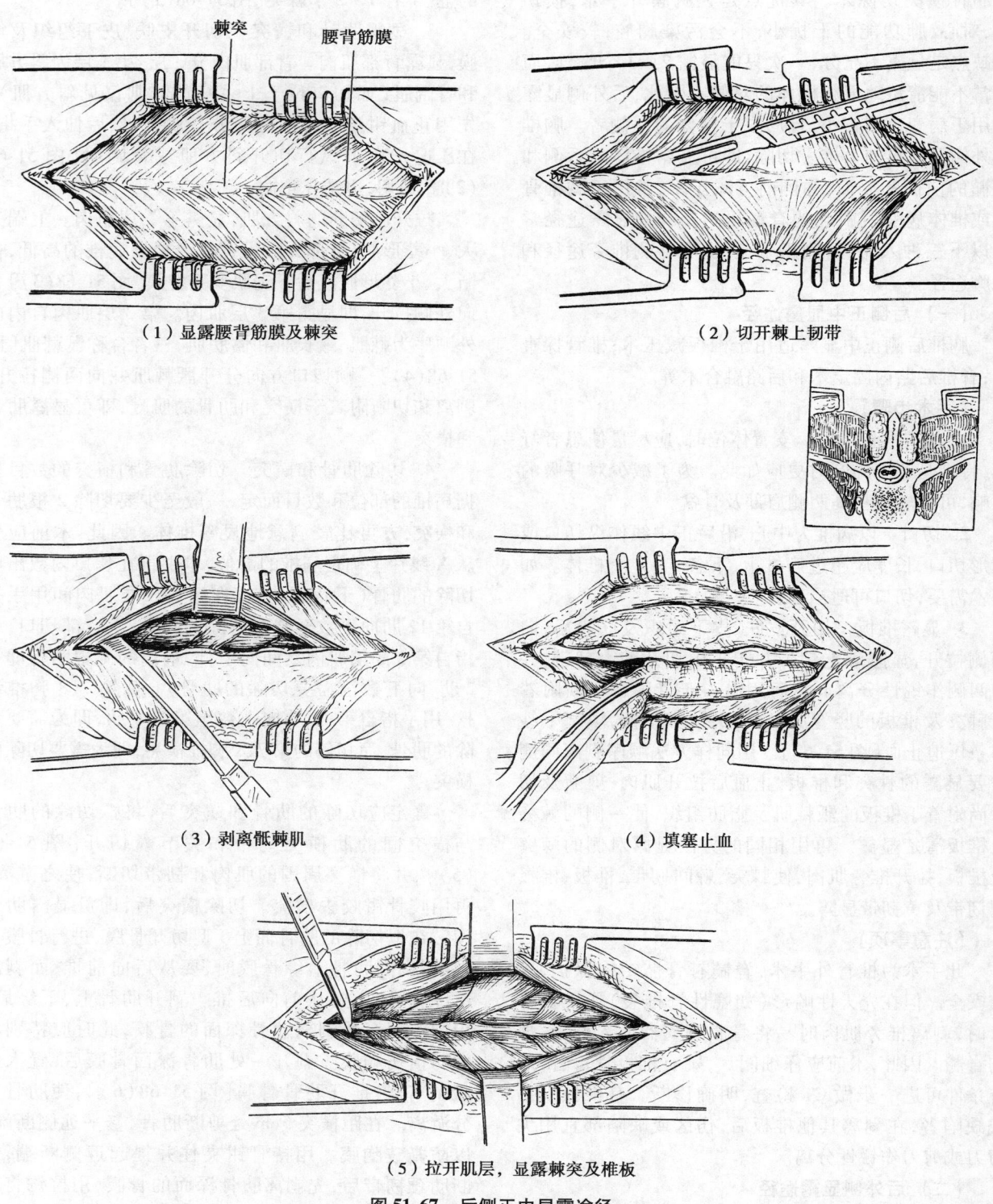

（1）显露腰背筋膜及棘突

（2）切开棘上韧带

（3）剥离骶棘肌

（4）填塞止血

（5）拉开肌层，显露棘突及椎板

图 51-67 后侧正中显露途径

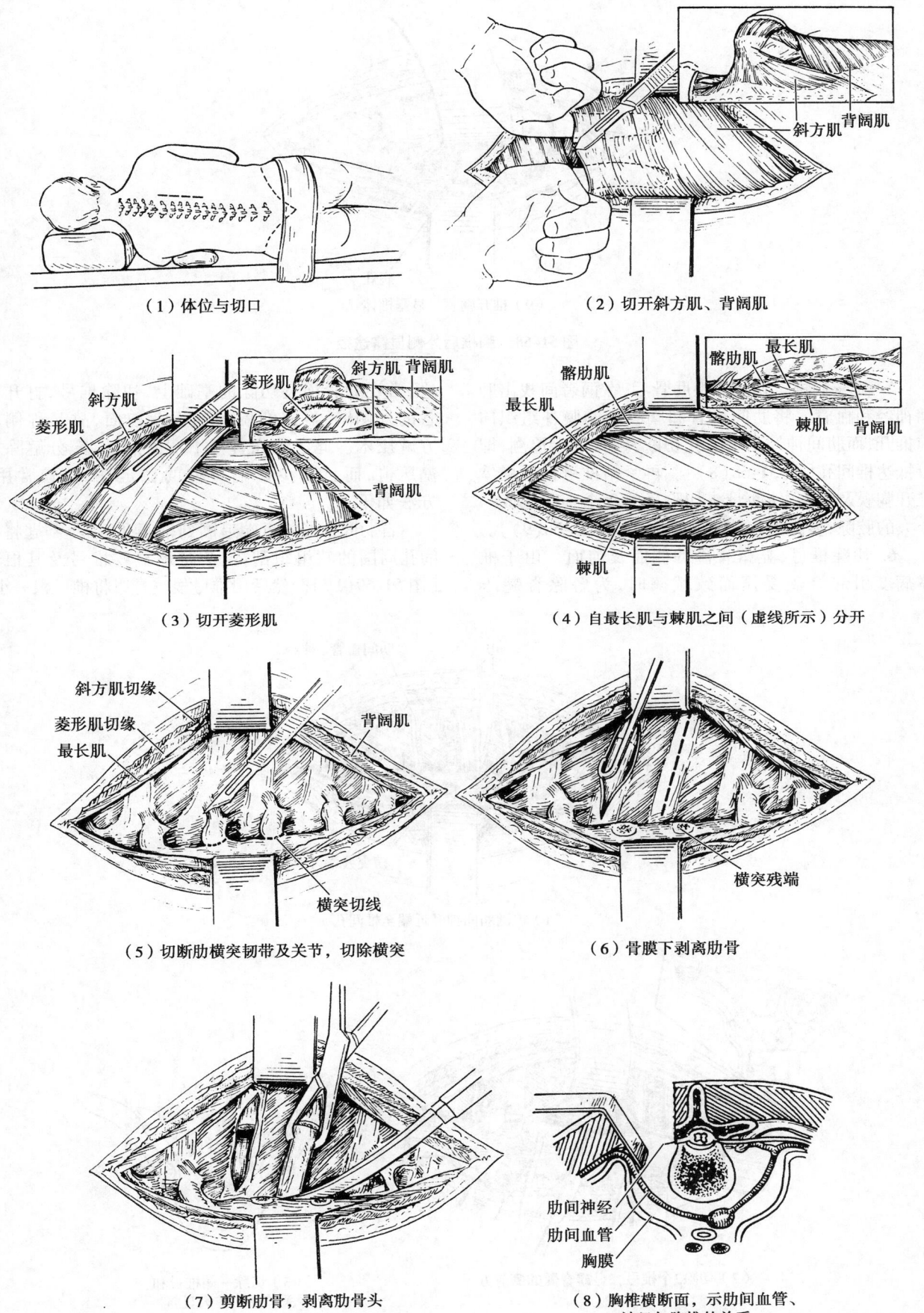

（1）体位与切口

（2）切开斜方肌、背阔肌

斜方肌　背阔肌

斜方肌　菱形肌　斜方肌　背阔肌

菱形肌　菱形肌　背阔肌

（3）切开菱形肌

髂肋肌　最长肌　髂肋肌　最长肌

最长肌　棘肌　背阔肌

棘肌

（4）自最长肌与棘肌之间（虚线所示）分开

斜方肌切缘　背阔肌

菱形肌切缘

最长肌

横突切线

（5）切断肋横突韧带及关节，切除横突

横突残端

（6）骨膜下剥离肋骨

（7）剪断肋骨，剥离肋骨头

肋间神经

肋间血管

胸膜

（8）胸椎横断面，示肋间血管、
神经与胸椎的关系

7

1025

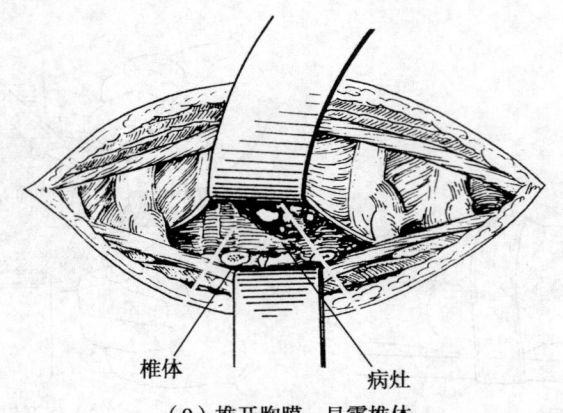

（9）推开胸膜，显露椎体

图51-68　胸椎后外侧显露途径

5. 显露病椎　切除2根肋骨后，在两者间找出肋间神经和血管。将肋间血管和胸膜及胸膜外组织向前推开，而肋间神经则予结扎切断，顺其近端追溯，即可抵达椎间孔〔图51-68（8）〕。再紧贴椎弓根及椎体推开胸膜及纵隔，使肋骨头切除后的2个小腔连成一个大的腔隙，显露椎体的侧面及前面〔图51-68（9）〕。

6. 切除椎弓，显露脊髓的侧面及前面　由于椎体病变引起脊髓受压而致截瘫时，为解除脊髓压

迫，常在肋骨横突切除的基础上，切除椎弓，打开椎管的外侧壁，显露脊髓的侧面及前面，故又称侧前方减压术。此法能在直视下清除病灶，充分解除脊髓压迫，而且较少影响脊柱的稳定性，比较常用。方法如下：

自肋间神经的近端追溯到椎间孔，用小刮匙将椎间孔周围的软组织刮尽，清楚地显露椎弓及其根部〔图51-69（1）〕。然后用椎弓根咬骨钳将椎弓根一小

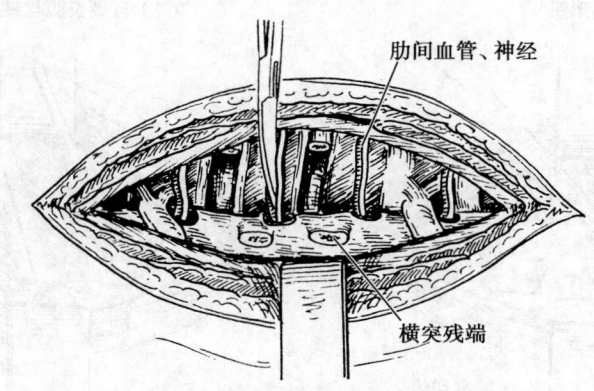

（1）追溯肋间神经近端至椎间孔

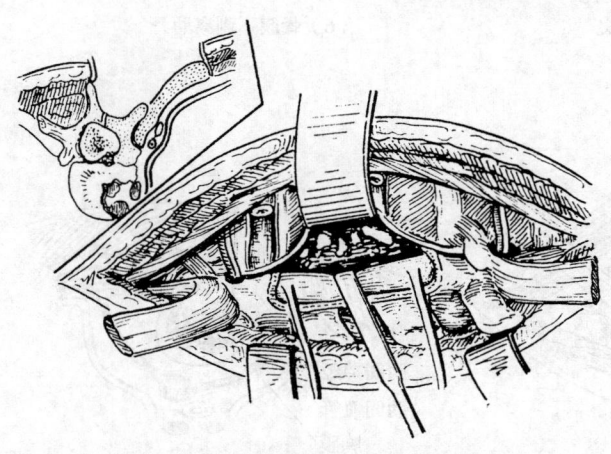

（2）切除2个椎弓，显露脊髓的侧前方

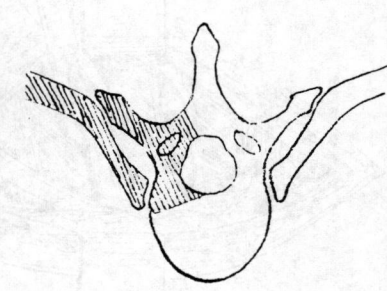

（3）切除一侧椎板和关节突，扩大显露

图51-69　脊髓侧前方显露

块一小块地咬除。同法切除相邻的上一个和下一个椎弓，显露脊髓的侧面。仔细清除病灶，小心分离保护脊髓，逐渐显露脊髓的前侧〔图51-69(2)〕。如果病灶向椎管后侧蔓延，为彻底减压，可自椎板剥离棘肌或切断棘肌，将两断端向上、下翻开。沿椎弓向后切除关节突及椎板，显露半侧椎管〔图51-69(3)〕。

【注意事项】

1. 胸膜损伤多因剥离胸膜时操作不慎所致。剥离时器械应紧贴肋骨，顺肋间肌方向前进，并用手指垫于剥离器的前端，以防失手刺破胸膜。一旦胸膜撕破，切忌直接缝合，应将周围肌肉翻转覆盖破口，缝合固定数针即可。

2. 显露椎体时，应先辨认大血管的部位，操作应轻柔，避免损伤大血管。

3. 提起肋间神经时，操作要轻柔。移动器械及敷料时，应注意肋间神经的牵引线，以免失手使牵引线移位过大，误将肋间神经及部分脊髓抽出而损伤。

4. 用椎弓咬骨钳切除椎弓时，手要稳，套住椎弓咬骨时应向外用力。切忌向脊髓方向加压，以免失手误将咬骨钳插入脊髓。

5. 如无必要，不要扩大切除椎管侧壁，以免影响脊柱的稳定性。如必须切除，则应同时行椎体间植骨术或半侧椎板植骨术。

（三）经胸腔显露途径

胸椎经胸腔显露途径可以同时显露第4至第11胸椎的前侧，第4胸椎以上和第11胸椎以下，由于胸廓和膈肌的限制，操作困难，宜选用其他显露途径。

【手术步骤】

1. 体位　侧卧位，术侧(一般多选用椎体破坏明显，病变产物多，而胸膜无粘连的一侧为术侧。第9胸椎以下病变，右侧胸腔下部因有肝脏和膈肌，显露困难，以经左胸入路为宜)向上，两上肢向前放在上肢架上。腋下垫一软枕，以防压伤臂丛神经，也有利于胸腔显露。

2. 切口　后侧起自骶棘肌外缘，绕肩胛骨下角，沿第7肋骨或预定切除的肋骨向前，止于腋前线〔图51-70(1)〕。切除的肋骨应根据病变的部位，选择第5～9肋骨中的任一肋骨。一般应切除与病椎或与病变最明显的椎体对应的肋骨，如第7胸椎肿瘤或第6、7、8胸椎结核，而以第7胸椎破坏最重，则应切除第7肋骨。这样视野清楚，操作方便。

3. 开胸　开胸步骤同"开胸术"。

4. 显露椎体　开胸后，如无胸膜粘连，肺叶将逐渐萎陷；如有胸膜粘连，则用纱布球或纱布包裹手指分离粘连至肺叶塌陷。用盐水纱布垫保护胸壁后，用肋骨扩张器缓慢扩开胸壁，推开肺叶和纵隔，显露胸腔后壁的胸膜，并可触及胸椎椎体。纵行切开椎旁胸膜，分离出病椎上、下的肋间血管，并将之缝扎和切断。拉开胸膜，纵行切开前纵韧带，并用骨膜剥离器向两侧推开，即可显露胸椎椎体和椎间盘〔图51-70(2)〕。

【注意事项】

1. 此切口切断肌肉较多，为防止肌肉出血，应在手指压迫下，逐渐切断胸壁各层肌肉。

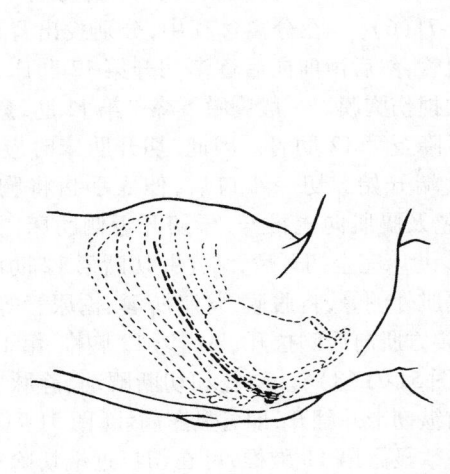

（1）切口

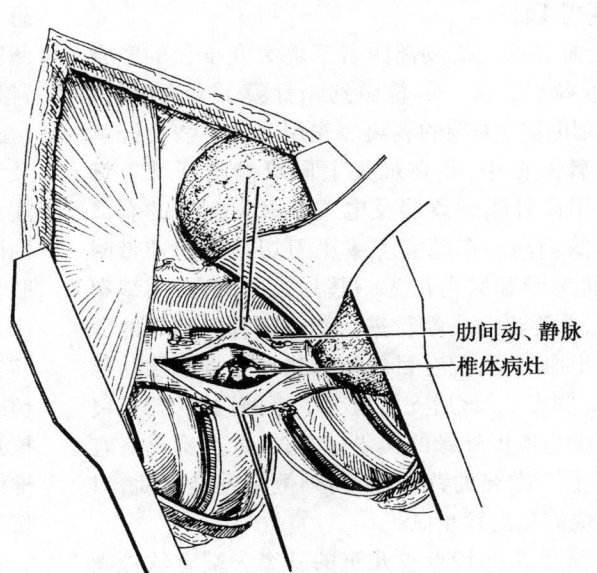

肋间动、静脉
椎体病灶

（2）缝扎肋间血管，切开前纵韧带，显露胸椎

图51-70　胸椎经胸腔显露途径

2. 清除病灶以前，要先缝扎病椎上、下的肋间血管，以免切开后壁胸膜时，误伤肋间血管，导致出血。如肋间血管看不清楚，可在椎体两侧，相距约 1.5cm，作两排缝扎止血，然后在两排缝线之间切开后胸膜。

三、胸腰椎显露途径

（一）后正中显露途径

为显露胸腰段脊椎的椎弓或椎管，施行病变切除、脊髓和神经根减压、脊柱融合与内固定、畸形矫正等手术，均可采用后侧正中途径。

【手术步骤】

1. 体位　一般采取俯卧位。使患者俯卧于脊柱手术架上，腹部悬空，髋关节微屈。

2. 切口　沿背正中或棘突顶点连线作纵向切口。切口长度以上下两端均能显露拟手术区的上下各 1 或 2 个正常脊椎的棘突为宜。

3. 手术方法参阅第四节"胸椎显露后侧正中途径"之手术步骤。

在脊柱胸腰段手术容易发生脊椎定位的差错。不可采用体表标志作为脊椎手术定位依据，触摸第 12 肋骨也不是精确的定位方法。定位依据：①术前已确认某一脊椎的椎板、棘突或关节突有骨折或破坏性病变、或隐性裂或棘突变异等，可依此作为该脊椎定位依据。②一般情况下，必须做手术中的定位照片或 C 形臂机透视检查，插针（或用其他金属物）在预定脊椎的棘突根部的头端作标志，根据照片所示来判断该脊椎的确切位置，若原判断有误，则根据照片重作定位以决定手术范围。

【注意事项】

1. 止血要点　①剥离附着于棘突和椎板的竖脊肌时，不可撕裂肌肉。尽量做到经骨膜下剥离，肌肉整块的、从尾端向头端的剥离。先用刀从中线切开棘上韧带及棘间韧带，并在棘突上向双侧削开棘上韧带。然后用锐骨膜剥离器及电刀做棘突侧壁的剥离和椎板后的剥离。在棘突上缘用刀切削棘间韧带附着，然后将韧带和肌肉作为一整片推向侧方，用纱布填塞止血，并逐步向头端行进。②若竖脊肌剥起的深面有一处出血难止，应有目的地寻找和电凝节段动脉的后支（背侧支）。该后支由横突下缘的内侧，即横突根部的下缘与椎板外缘的交界转角处，向后穿出。宜先剥离其上下横突的背侧面，向外侧牵开竖脊肌，以双极电凝烧灼此血管止血。

2. 儿童手术的特点　儿童的棘突尖端有软骨帽（生长骨髓），儿童的骨膜较成年人厚。做棘上韧带中线的纵向切开时，用锐刀切透软骨帽直达骨质。用骨膜剥离器向两侧推开软骨帽，即可较顺利地经骨膜下

剥离棘突侧壁达椎板背面。

（二）胸腰段脊椎后外侧显露途径

胸腰段脊椎是指第 11、12 胸椎和第 1、2 腰椎而言。胸腰段脊椎是活动度较大的腰椎与相对固定的胸椎的连接部，易致伤病。此外，由于肝脏及膈肌的限制，第 11、12 胸椎病变，不能用胸椎前侧显露途径。第 1、2 腰椎病变，由于腰神经不能切断，难以应用外侧显露。因此，胸腰段脊椎常选用后外侧显露途径，经背腹部联合切口，显露椎体前面。

【体位】

侧俯卧，使腹壁与手术台成 60° 角。腰下垫一软枕，使季肋部与髂骨分开，以便显露〔图 51-71（1）〕。

【手术步骤】

1. 切口　切口的高低因病椎的部位而有所不同。如欲显露第 1、2 腰椎，切口应自第 12 胸椎棘突旁 3 ~ 5cm 开始；如欲显露第 11、12 胸椎，则切口应自第 10 胸椎棘突旁开始，与后正中线平行下行至第 12 肋，然后沿第 12 肋下缘弧形向外，延至髂前上棘的内上。如无腰大肌脓肿，切口下端可适当缩短〔图 51-71（2）〕。

2. 切开肌层　切开皮肤、皮下组织及筋膜后，沿第 12 肋骨切断背阔肌、下后锯肌直达骶棘肌外缘。自第 12 肋剥离骶棘肌，并将之部分切断，显露第 12 肋骨〔图 51-71（3）〕。

3. 切除肋骨　拉开骶棘肌，切开第 12 肋骨骨膜，于骨膜下剥离第 12 肋骨，提起肋骨游离端，向近端剥离肋骨，并切除第 12 胸椎横突及全部肋骨〔图 51-71（4）〕。

4. 显露椎体　切除第 12 肋骨后，摇动手术台，使患者背部后倾，与手术台成 60° 角。在手指压迫下，切断腹内、外斜肌及腹横肌〔图 51-71（5）〕，露出腹膜及肾外脂肪，用纱布球将腹膜及肾外脂肪向中线推开〔图 51-71（6）〕。在分离过程中，分别找出肾、输尿管及大血管，然后由前向后逐渐切开第 12 肋床，切开时注意勿损伤胸膜。一般胸膜下缘平第 11 肋，愈近脊柱则渐下降至第 12 肋骨。因此，切开肋床时应自第 12 肋骨远端开始。切一小口后，伸入手指将胸膜自肋床、胸壁及膈肌向上推开，再切开近侧肋床〔图 51-71（7）〕。肋床完全切开后，结扎并切断第 12 肋间血管，切断膈肌外侧缘，将腹膜、肾脂肪囊、输尿管等向中线拉开，腰方肌向后侧拉开，显露第 12 胸椎、第 1、2 腰椎椎体〔图 51-71（8）〕。结扎和切断腰动、静脉后，舌状切开前纵韧带并翻开，即可显露病灶〔图 51-71（9）〕。

如欲显露第 11 胸椎，可在切口近端切除第 11 胸椎的横突和第 11 肋的一段，结扎并切断第 11 肋间神经，推开胸膜并切断部分膈肌脚，即可与下面的切口会合。

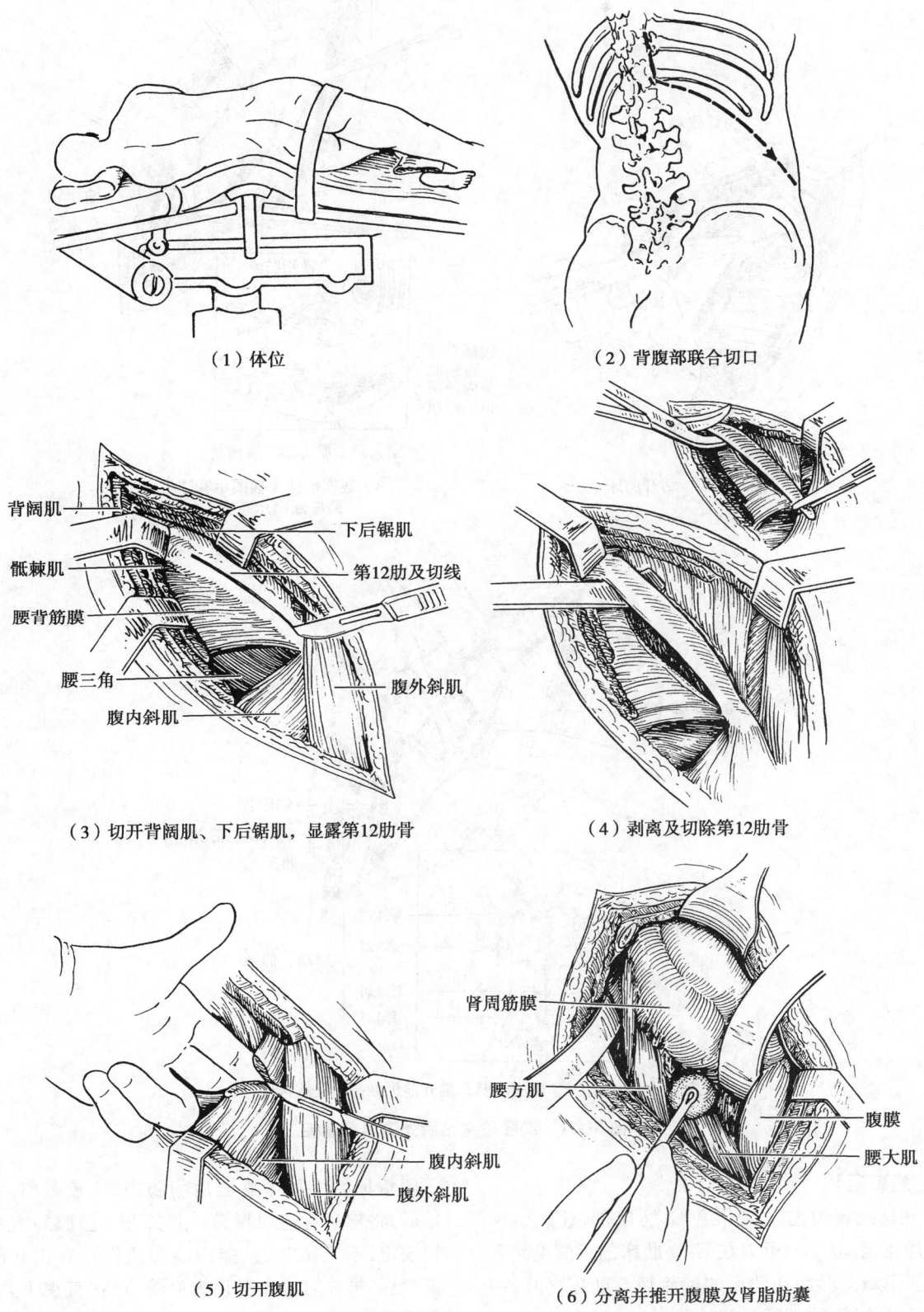

（1）体位

（2）背腹部联合切口

背阔肌
骶棘肌
腰背筋膜
腰三角
腹内斜肌

下后锯肌
第12肋及切线
腹外斜肌

（3）切开背阔肌、下后锯肌，显露第12肋骨

（4）剥离及切除第12肋骨

腹内斜肌
腹外斜肌

（5）切开腹肌

肾周筋膜
腰方肌
腹膜
腰大肌

（6）分离并推开腹膜及肾脂肪囊

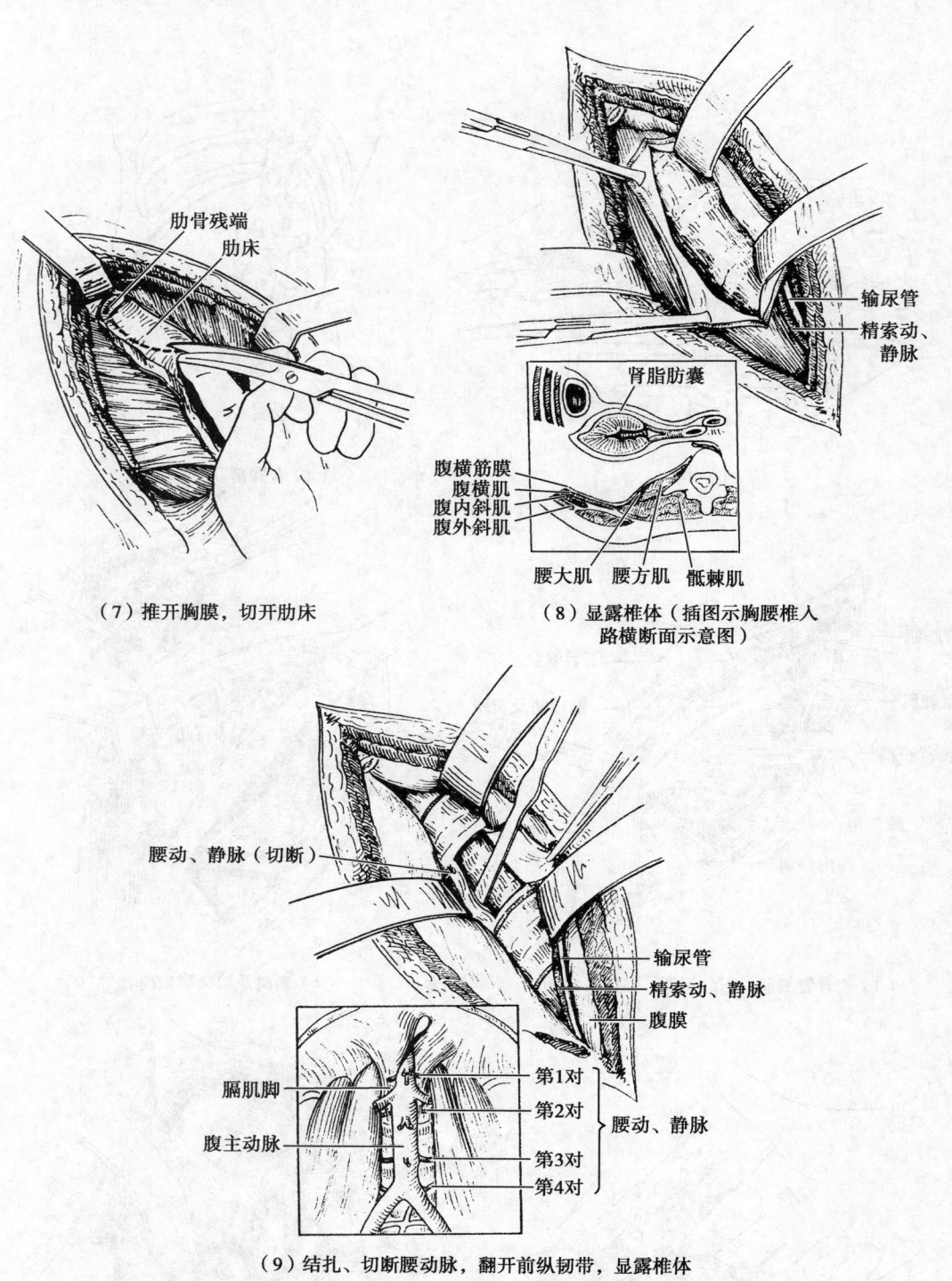

肋骨残端
肋床

（7）推开胸膜，切开肋床

输尿管
精索动、静脉

肾脂肪囊

腹横筋膜
腹横肌
腹内斜肌
腹外斜肌

腰大肌 腰方肌 骶棘肌

（8）显露椎体（插图示胸腰椎入路横断面示意图）

腰动、静脉（切断）

输尿管
精索动、静脉
腹膜

膈肌脚
腹主动脉

第1对
第2对
第3对
第4对

腰动、静脉

（9）结扎、切断腰动脉，翻开前纵韧带，显露椎体

图 51-71 胸腰段脊椎后外侧显露途径

【注意事项】

1. 预防胸膜损伤　切开第 12 肋床前，让患者深呼吸或加压辅助呼吸，可以在第 12 肋床的近侧见到移动的胸膜下缘。然后在肋床的远侧切开肋床，伸入手指向上推开胸膜，再切开近侧的肋床。

2. 预防腹膜后大血管和输尿管的损伤　推开腹膜时应仔细辨认输尿管、主动脉、腔静脉及其分支。

一般输尿管多处于腹膜后脂肪内，比较游离，辨认清楚后，将输尿管连同腹膜一起拉开。腹膜后大血管比较固定，不易拉开，只能用纱布垫保护。切开前纵韧带，显露椎体时应先辨认大血管，再在直视下切开，以免损伤。

（三）胸膜外、腹膜后显露途径

此入路可显露 T_{11}、T_{12} 及 L_1、L_2 椎体。因而，特别

适用于临床常见的 T_{12} 和 L_1 椎体爆裂骨折的前路减压和脊椎重建手术。

【手术步骤】

1. 体位　患者侧卧于万能手术床上，左侧在上。双上肢向前平伸，置于双层上肢托架上，腋下垫软枕，以免右侧肩部及腋下的神经血管束受压。腰下垫枕或摇起手术床的腰桥，使患侧髂嵴分开。骨盆前后方置卡板，并使用约束带使患者保持端正侧卧体位。手术中可根据显露需要使床位向一侧倾斜，而改变患者卧姿（对地平面而言）为斜俯卧位或斜仰卧位。

2. 切口　先从 T_{10} 棘突旁开 5cm 处向下做短段直线切开，然后沿第 11 肋向前下方斜行，切口下端止于第 11 肋软骨前段。

3. 显露并切除横突及肋骨　切开皮肤和浅筋膜，沿 11 肋行走方向切断背阔肌，切断下后锯肌及竖脊肌的外侧部（髂肋肌）。将竖脊肌由第 11 肋骨剥离并向后牵拉，切除第 11 胸椎的横突。切除第 11 肋骨，沿第 11 肋骨中轴线切开其骨膜，仔细做肋骨的骨膜下剥离〔图 51-72〕。注意肋骨上缘由后向前剥离、肋骨下缘由前向后剥离的原则，保持肋骨骨膜的完整性。在第 11 肋骨大部分游离后，即可切断肋骨头上附着的韧带而切除第 11 肋骨。

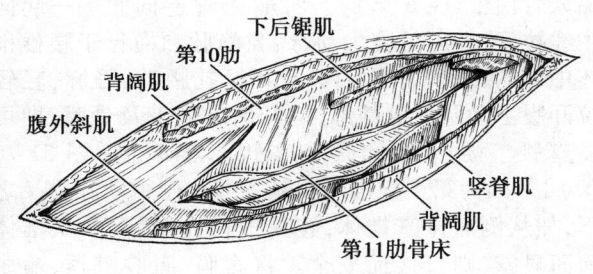

图 51-72　经第 11 肋骨床胸膜外入路

4. 胸膜的剥离　以利刀仔细在肋骨床上作小切口，只切透肋骨骨膜，提起肋骨骨膜切缘，用弯止血钳夹住"花生米"样小纱布球推开其下的胸膜。顺肋骨床中轴线逐步剪开肋骨骨膜并逐步推开胸膜，操作必须轻柔，勿使胸膜破裂。到达腹膜后，为了显露 L_1 椎体常需扩大手术野，切口前端在第 11 肋骨尖端向前下方顺延 3cm，以中号止血钳在第 11 肋软骨前方分开腹侧壁的三层肌肉和腹横筋膜，推开其深面的腹膜，术者示指探入达肋软骨深面，然后沿其中轴线切开第 11 肋软骨〔图 51-73〕。在此处胸膜外间隙与腹膜后间隙已相通。切开膈肌的内侧弓状韧带，进一步作胸膜外和膈肌下的腹膜后分离时，膈肌的肋部起点常随 11、12 肋骨深面分离〔图 51-74〕。将胸膜囊推向上、向前，剪断膈肌起点（膈肌在此处通过内外侧弓状韧带起于 L_1、L_2 横突），剪开内侧弓状韧带即到达椎体旁。在使

用胸腔自持拉钩撑开切口之前，还需在胸膜外向上多分离 5~6cm 使胸膜囊充分游离，以免撑开时撕破胸膜。

5. 椎旁组织的解剖　切开膈肌的内侧弓状韧带后，即可分离腰大肌前方的筋膜，把肾周脂肪连同肾脏向中线推开，到达 L_1 椎体侧方；即可用胸腔自持拉钩向前上与后下方向撑开切口。摸清 T_{11}、T_{12} 椎体，在椎体侧方结扎肋间动、静脉，然后可经骨膜下剥离椎体；为显露 T_{12} 椎体后部还需切除第 12 肋骨头颈部分。切断并向后分离腰大肌的起点，直到显露椎体后部、椎弓根及横突的前面〔图 51-75〕。追踪第 12 肋间神经（肋下神经），到达相应的神经孔，作为下一步手术操作的标识。

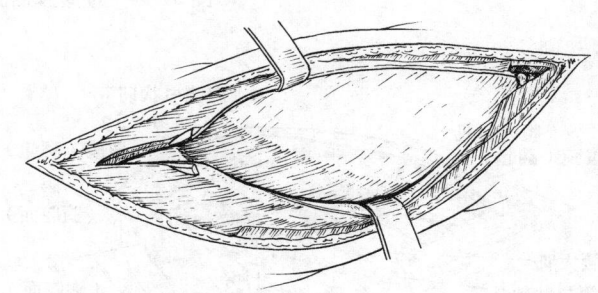

图 51-73　经第 11 肋骨床胸膜外入路仔细切开肋骨床，将胸膜囊游离并推向前上方

【注意事项】

1. 术中若发现胸膜破裂已成气胸，应常规放置胸腔闭式引流管。尽可能缝合胸膜破口，然后逐层缝合切口。

2. 术中应注意处理好节段血管，应在椎体侧壁的中份结扎肋间血管及腰动静脉，然后做椎体的骨膜下剥离，防止血管结扎脱落。

四、腰骶椎显露途径

（一）腰骶椎腹膜外显露途径

腰椎的侧面有腰神经通过，切断腰神经将影响下肢功能，而骶椎的两侧与髂骨构成关节。因此，腰骶椎的外侧显露较为困难，常用前侧显露和后侧显露（见脊柱后侧显露）。腰骶椎的前侧显露常用的有两种：即经腹膜外前侧显露和经腹腔前侧显露。经腹腔前侧显露时，用腹正中切口，切开腹膜，推开肠管，再切开后腹膜，此显露途径的优点是可以显露全部椎体；可以看清腹膜后的大血管及其分支。其主要缺点是在腹腔内操作，对腹腔扰乱较大，对盆腔刺激较重，术后易发生腹胀、尿潴留等并发症，甚至可能引起肠粘连，椎体病变的腹腔内扩散等。经腹膜外显露是用腹部斜切口或正中旁切口，切开腹壁，推开腹膜，显露

7

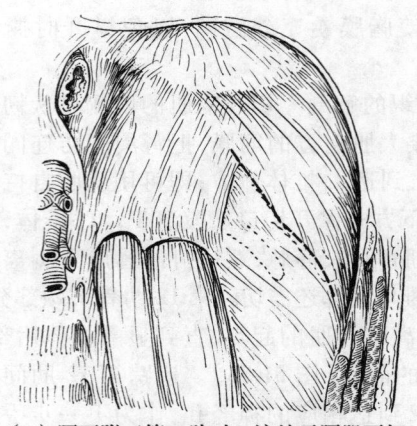
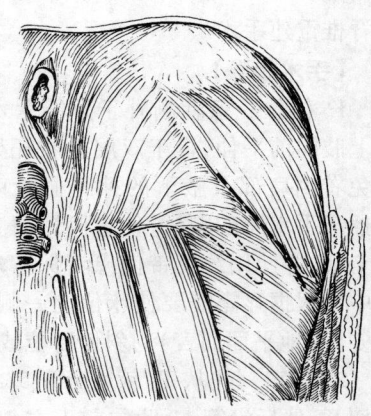

（1）膈不附于第12肋时，该处无膈肌可切　（2）膈肌起自第12肋时，需切开一段膈肌　（3）膈肌为横行弓状走向，菲薄，不附于第12肋，手术时推开即可

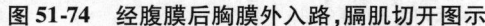

图51-74　经腹膜后胸膜外入路，膈肌切开图示

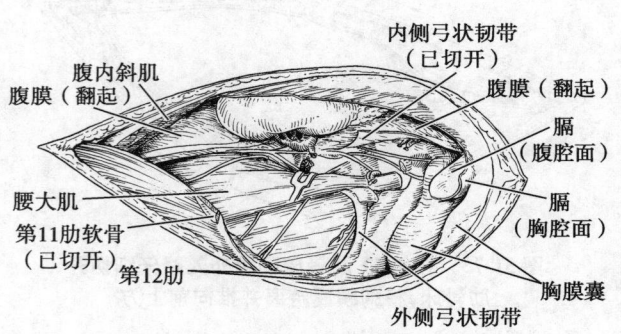

图51-75　胸膜外、腹膜后显露途径，弓状韧带切开后，椎旁解剖

椎体。此显露途径的优点是不经过腹腔，对腹腔的干扰小，术后腹部并发症少，比较安全，通常多选用腹膜外显露途径。其缺点是需要推开腹膜，显露椎体，常由于大血管的限制，显露多不够充分，处理椎体对侧病变有一定的困难。

【体位】

用正中旁切口时，患者仰卧，腰部垫以软枕，使腰椎前凸，便于手术。如用外侧斜切口，在取上述体位的同时，再在术侧臀部及背部垫以薄枕，使骨盆及躯干的背面与手术台呈15°角。

【手术步骤】

1. 切口　外侧斜切口起自肋骨下缘与腋前线的交点，斜向下内，止于耻骨结节上外3～5cm。正中旁切口由脐上3～4cm，距中线3cm处开始，纵行向下，止于耻骨上方〔图51-76（1）〕。

2. 切开腹壁　切开皮肤、皮下组织后，外侧斜切口顺肌纤维方向切开腹外斜肌及其肌膜，显露腹内斜肌〔图51-76（2）〕。将腹内斜肌顺其肌纤维方向切一小口，先用止血钳分开腹内斜肌和腹横肌，再伸入手指分离腹横肌并推开腹膜。在手指压迫下，沿切口方向切断肌肉，边切边止血，显露腹膜〔图51-76（3）〕。

正中旁切口则沿切口方向纵行切开腹直肌前鞘，分离腹直肌的内缘，并向外侧拉开，显露腹直肌后鞘。在距中线约5cm处，纵行切开腹直肌后鞘，注意勿切开腹膜〔图51-76（4）〕。提起腹直肌后鞘，用裹着纱布的手指从腹直肌后鞘逐渐向外侧分离腹膜，直到腹膜返折处〔图51-76（5）〕。

3. 显露椎体　分离前外侧腹膜后，继续自腰大肌筋膜上推开腹膜，可见髂总动、静脉及跨越其上的输尿管〔图51-76（6）〕。将输尿管连同腹膜一起向中线拉开，即可见腹主动脉、腔静脉和横行于腰椎椎体中部的腰动、静脉。切断和缝扎腰动、静脉，轻轻拉开腹主动脉或腔静脉，切开前纵韧带及骨膜，即显露腰$_3$、腰$_4$椎体和腰$_{3～4}$和腰$_{4～5}$椎间盘〔图51-76（7）〕。因为第5腰椎和腰骶关节位于主动脉分叉之下，如从侧面显露椎体，容易损伤大血管；如从椎体前面显露，则直接而安全。将腹膜、腹腔脏器、输尿管等拉过中线，认清主动脉及腔静脉分叉的位置。一般，动脉搏动明显，易识别，而静脉无搏动，辨认较困难，易误伤，特别要警惕左髂总静脉，因其位于动脉的内侧，接近中线〔图51-76（8）〕。因此，切开骶前软组织时，应先在后正中线试行穿刺，如无血液，方可切一小口，逐渐扩大，找出骶中动、静脉，将之缝扎后切断，再切开前纵韧带及骨膜，即可显露椎体〔图51-76（9）〕。

【注意事项】

1. 预防大血管损伤　腰骶椎的前面和侧面为大血管所包围，有些部位的手术，如显露腰、骶的椎体几乎是在大血管的间隙中进行，较易损伤大血管。预防的方法是①显露充分，术野清楚，在直视下手术；②熟悉大血管的解剖部位，术中仔细辨认，特别是髂总静脉和髂内静脉；③辨认困难时，应先行穿刺，如无血液，方可切一小口；④操作要细致、正确，遇到大血管应小心分离拉开。

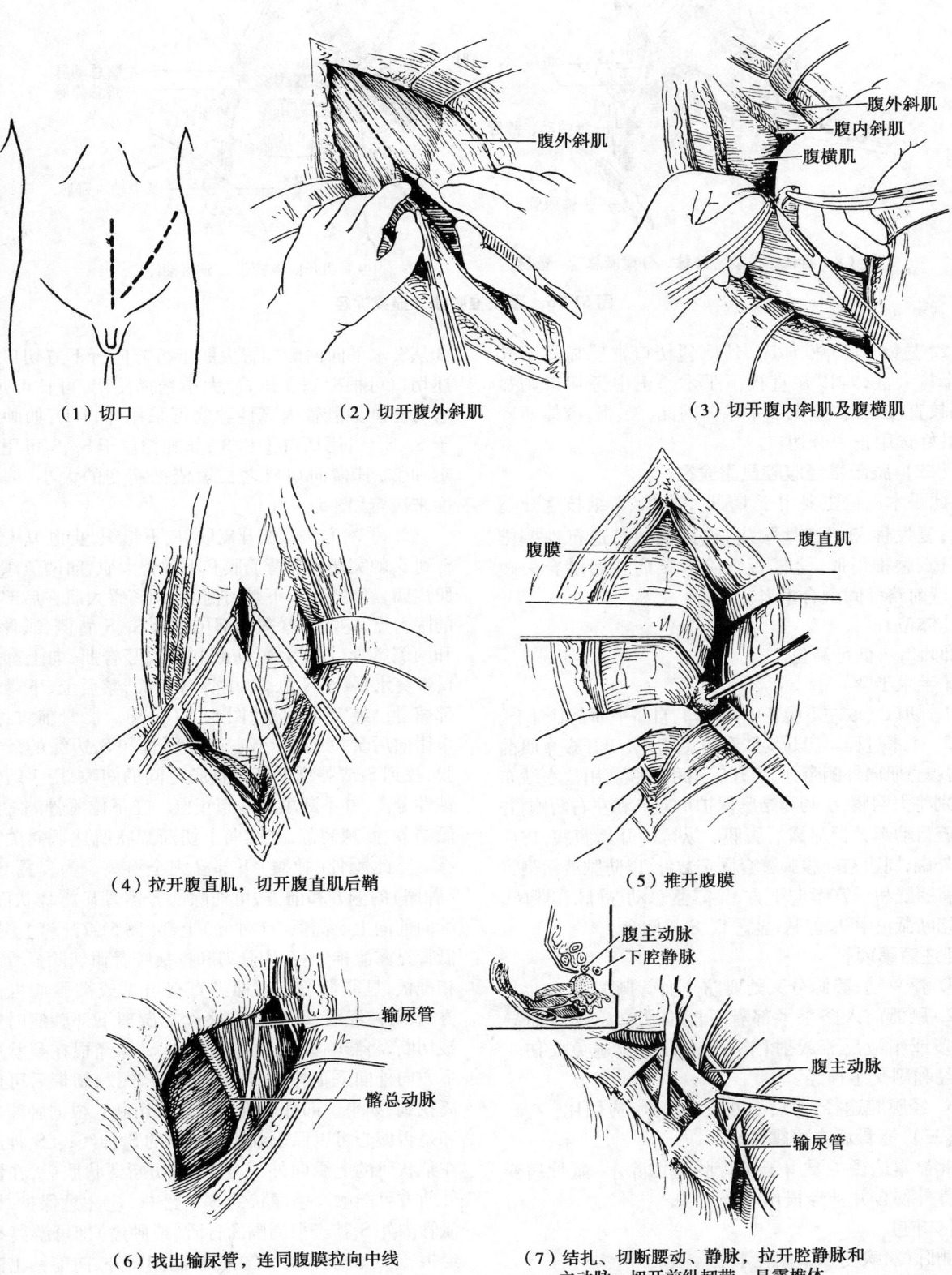

（1）切口

（2）切开腹外斜肌
腹外斜肌

（3）切开腹内斜肌及腹横肌
腹外斜肌
腹内斜肌
腹横肌

（4）拉开腹直肌，切开腹直肌后鞘

（5）推开腹膜
腹膜
腹直肌

（6）找出输尿管，连同腹膜拉向中线
输尿管
髂总动脉

（7）结扎、切断腰动、静脉，拉开腔静脉和
主动脉，切开前纵韧带，显露椎体
腹主动脉
下腔静脉
腹主动脉
输尿管

7

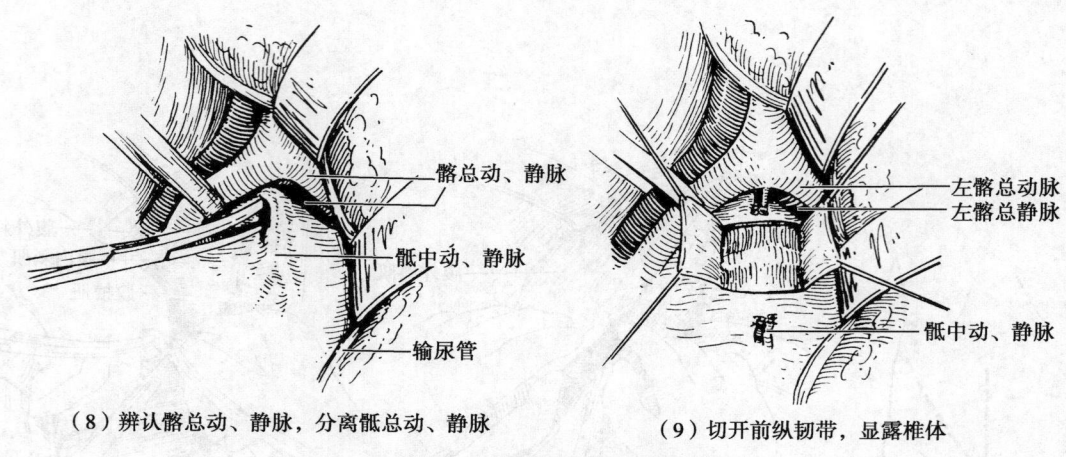

（8）辨认髂总动、静脉，分离骶总动、静脉　　　　（9）切开前纵韧带，显露椎体

图 51-76　腰骶椎腹膜外显露途径

2. 显露 L_5、S_1 椎体时，外侧斜切口常感显露不充分，牵拉太甚，难以在直视下手术。正中旁切口则显露比较直接，可在直视下手术。因此，腰$_5$骶$_1$椎体病变时，最好选用正中旁切口。

（二）腰骶椎经腹腔显露途径

此手术途径主要用于 L_4、L_5，及 L_5、S_1 结核病灶清除术；复发性和持续性腰痛，包括椎间盘退行性变椎间不稳、腰椎滑脱、全椎板切除后腰痛和后融合失败等需行前路椎间融合术者。

【体位】

仰卧，头低足高位。

【手术步骤】

1. 切口　取左下腹正中旁切口，自脐平面至耻骨上。

2. 手术过程　切开皮肤和皮下组织，切开腹直肌前鞘，将腹直肌向外侧牵开，切开后鞘和腹膜。用盐水纱布垫分别将大网膜、小肠和结肠保护推向上和左右两侧，并用腹腔自动牵开器显露后腹膜。纵行切开后腹膜，将后腹膜外翻，周边与前腹膜缝合固定数针，以防脓液污染腹腔。将膀胱和子宫牵向下方，显露髂总动、静脉和骶岬。结扎切断骶正中动、静脉，显露 L_5、S_1 椎间盘。

【注意事项】

1. 髂总动、静脉分叉处要防止血管撕裂。

2. 腰骶前入路手术都有可能损伤交感神经而导致阳痿或精液反流或射程减退，因此，应避免损伤交感神经和副交感神经。

3. 经腹腔途径，术后易并发肠粘连，应慎用。

（三）骶骨后方显露途径

此显露途径主要用于骶骨肿瘤切除术；骶骨病变和骶骨外伤合并神经损伤。

【体位】

侧卧位，病变严重侧在上。

【手术步骤】

1. 切口　有如下三种方式：①从 L_5 或 S_1 棘突纵行向下到 S_5 棘突；②从 L_5 或 S_1 棘突向两侧髂嵴延伸；③从 S_5 水平向两侧顺臀大肌走行方向行下方切口。上述切口可根据病变位置、大小选择使用，可长可短，不求对称。如骶管内囊性肿物可采用切口①；如肿物位于 S_4、S_5，可用切口①和③；如肿物位于 S_1、S_2 可用切口①和②，其横向切口之长短依据病变的大小、偏心程度来决定〔图 51-77（1）〕。

2. 手术方法　切开皮肤、皮下组织，止血。从 L_5 或 S_1 到 S_5 棘突切开腰背筋膜和下部臀大肌，向两侧翻起臀肌皮瓣，经髂后上、下棘，骨膜下剥离臀大肌在后部髂骨的附着点，达需要暴露的部位。从 S_3、S_4 背侧、骶骨棘突和两侧髂骨后部髂嵴，切断和剥离竖脊肌，向上翻起到 L_5 棘突水平，至此骶骨、尾骨背侧面，髂后上、下棘和后部髂骨已经完全显露〔图 51-77（2）〕。骶骨前方：用布巾钳向后牵拉尾骨，小心切开尾骨和 S_5 边缘的骶前筋膜，找到 S_5 或肿物下极与直肠之间的间隙，用手缓慢地钝性分离，并不断填塞纱布止血。在下位骶骨侧缘切断骶结节、骶棘韧带，继续向上切断梨状肌达骶髂关节下缘。至此骶骨（肿瘤）下部已完全游离。为显露 S_1、S_2（肿瘤）的侧方和前方，可切除部分髂骨显露耳状面，继续向前向上游离骶骨（肿瘤）上部〔图 51-77（3）〕。打开骶管显露骶神经：①用骨刀和椎板咬骨钳切除骶骨棘突和椎板，显露骶管，$S_{4,5}$ 神经直视可见或被肿瘤推向后方；②S_5 神经根、尾神经和终丝在游离下部肿瘤时通常被切断，将影响会阴部的感觉；③S_4 神经根在梨状肌的下方向外向下走行，在切断骶结节、骶棘韧带后可以游离找到，如果下部肿瘤较大时易被切断。根据肿瘤大小和是否偏心可以保留双侧或单侧的 S_4 神经；④S_3 神经根在梨状肌的上缘向外下方走出，切断梨状肌后，在骶骨外前方可能触及条索状的 S_3 神经根，应注意保护，切除骶管内外 S_3 神经根周围的骨质（或肿瘤）即可游离 S_3 神经根；⑤S_1、S_2 神经根均在骶管两侧向外、向前钻出骶神经孔，在分块切除上部肿瘤时，注意保护肿瘤中的条索，在大部分肿瘤被切除后，再仔细游离切除神经周围的肿瘤组织〔图 51-77（4）〕。

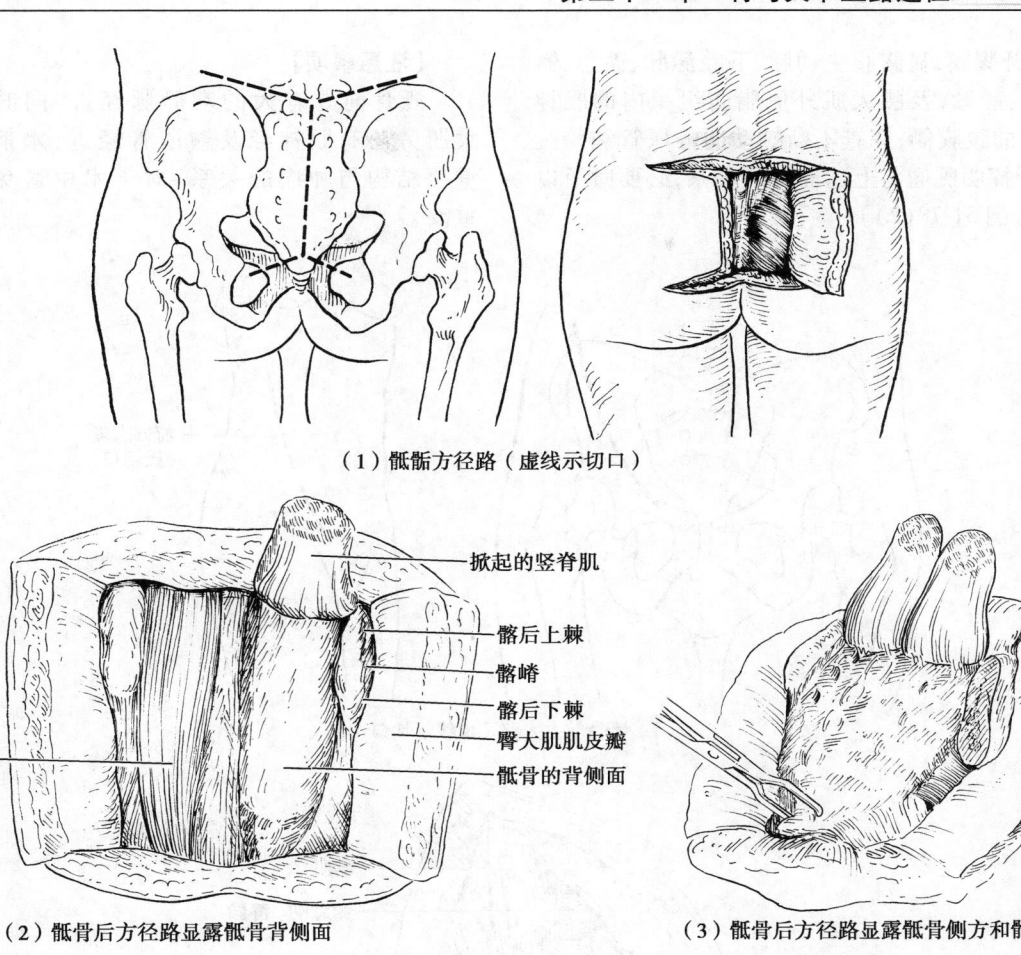

（1）骶髂方径路（虚线示切口）

掀起的竖脊肌
髂后上棘
髂嵴
髂后下棘
臀大肌肌皮瓣
骶骨的背侧面

未掀起的竖脊肌

（2）骶骨后方径路显露骶骨背侧面

（3）骶骨后方径路显露骶骨侧方和骶髂关节

S₃神经
S₄神经

竖脊肌
髂后上棘
髂嵴
髂后下棘
臀大肌肌皮瓣
直肠

（4）骶骨后方入路显露骶神经与骶骨切除后的直肠

图 51-77　骶髂方入路

【注意事项】

1. 术前根据骶部病变的部位及大小设计手术切口的形状及走向很重要。

2. 咬除骶骨显露时要特别注意保护各骶神经,尤其在骶部肿瘤的切除手术,由于肿瘤的挤压或粘连,导致神经走行异常,以及与骶骨间隙很小,暴露时易致损伤。

（四）骶骨前方显露途径

此入路主要用于切除骶骨前方的软组织肿瘤;探查突向盆腔的骶骨肿瘤,如与大血管相连紧密应做游离保护,以防在后方切除肿瘤时损伤,造成大出血;不能进行介入栓塞或栓塞不满意时,为减少术中出血,可结扎或暂时阻断盆腔大血管。

【手术步骤】

1. 切口　切口起自耻骨结节经麦氏点向上向外到肋缘〔图 51-78（1）〕。

2. 手术方法　切开皮肤、皮下组织,切开腹壁三层肌肉,推开腹膜,显露腹主动脉、下腔静脉、髂总、髂内、髂外动、静脉,及腰大肌外侧脂肪组织内的股神经。在推开的腹膜侧,探查不断蠕动的输尿管和膀胱予以保护。探明肿瘤与上述器官的关系,必要时予以分离、保护〔图51-78(2)〕。

【注意事项】

骶骨前方有大的动静脉经过,同时腹膜外腰大肌旁还有股神经及输尿管经过,术前明确这些重要结构与肿瘤的关系,对于术中避免损伤至关重要。

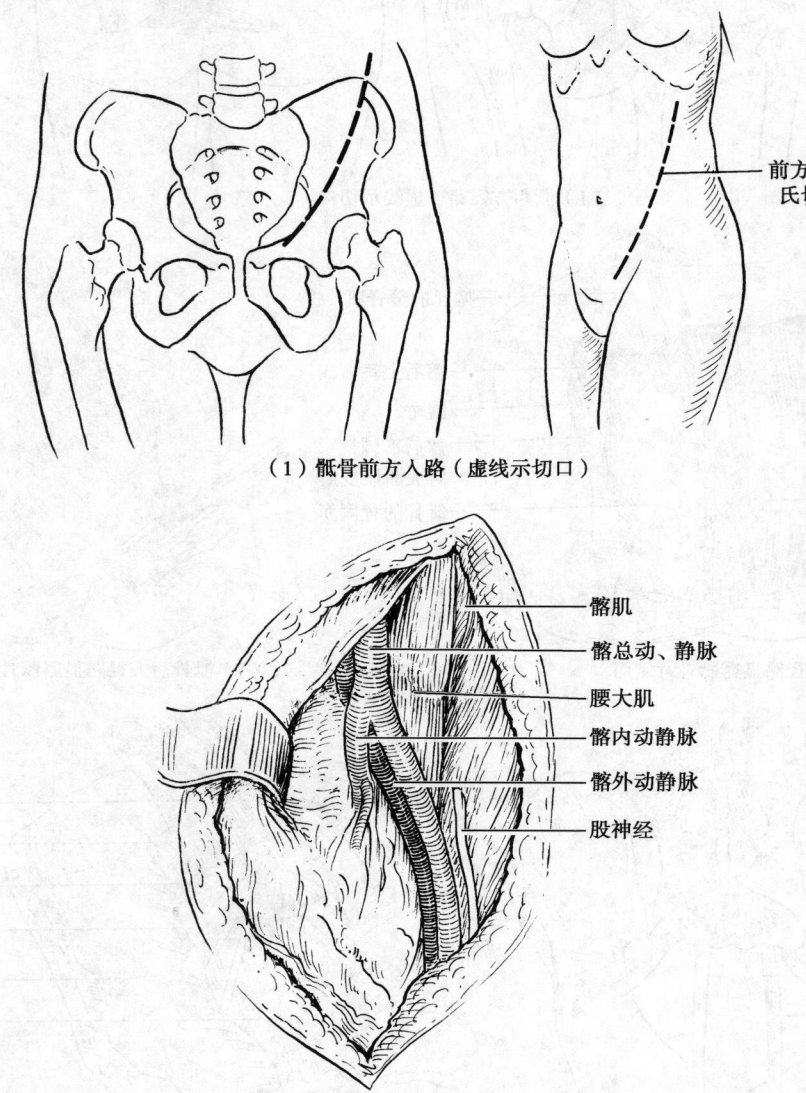

（1）骶骨前方入路（虚线示切口）

前方大麦氏切口

髂肌
髂总动、静脉
腰大肌
髂内动静脉
髂外动静脉
股神经

（2）骶骨前方入路示盆腔后壁重要器官

图 51-78　骶骨前方入路

（李杰　王宏）

第四节　骨盆手术显露途径

一、骶髂关节显露途径

（一）后侧显露途径

【体位】

患者侧俯卧,腹壁与手术台成60°角,患侧向上,腰下垫薄枕,患髋、膝微屈,健髋、膝屈45°。

【手术步骤】

1. 切口　沿髂嵴后1/3的外侧缘经髂后上、下棘,弯向大转子做切口,止于坐骨切迹〔图51-79(1)〕。

2. 骶髂关节显露　切开皮肤、皮下及筋膜,将皮瓣向外翻,向深部分离到髂嵴,从其上分离下腰背筋膜,将骶棘肌腱膜与骨膜一起切断向内侧牵开,显露骶髂关节后缘,这种显露对关节外融合已经足够了。如果为了引流或关节内融合而需要显露关节面时,则将皮肤切口从髂后上棘向外侧和远端延长5～

3cm。沿肌纤维分开臀大肌或切断臀大肌在髂嵴、骶棘肌腱膜和骶骨上的起点,向外侧和远端翻开,显露髂骨的后侧部分。用骨凿从髂骨的髂后上棘和髂后下棘之间的后缘开始,向后和略向上延长 4~5cm,

去除一部分宽 1.5~2cm 的全层厚的髂骨。这部分的下缘与坐骨神经大切迹上缘大致平行。关节的显露程度受限于切除部分的大小〔图 51-79(2)~(4)〕。

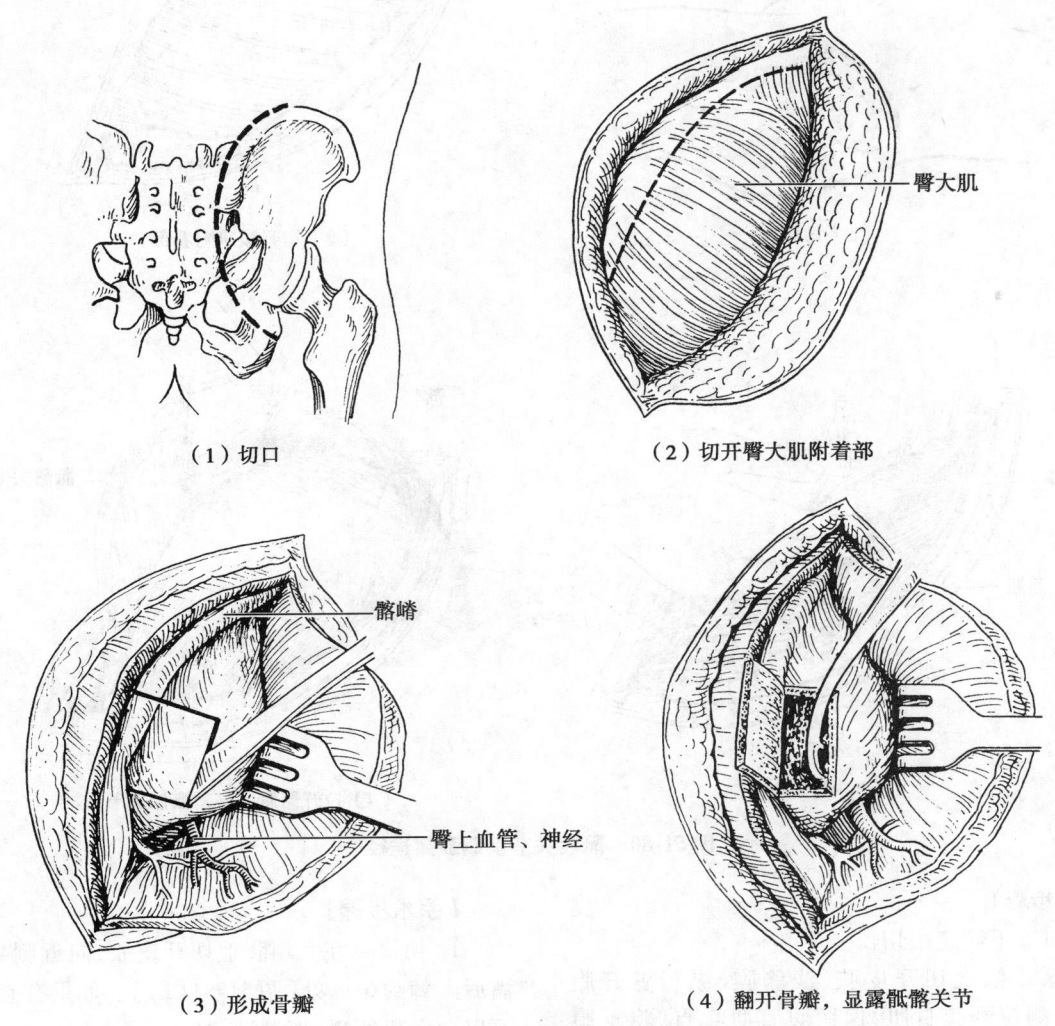

（1）切口

（2）切开臀大肌附着部

臀大肌

髂嵴

臀上血管、神经

（3）形成骨瓣

（4）翻开骨瓣,显露骶髂关节

图 51-79　骶髂关节后侧显露途径

（二）前侧显露途径

【体位】

患者侧卧位,患侧向上,背部与手术台成 90°角。

【手术步骤】

1. 切口　从髂前上棘开始,沿髂嵴向后延伸,止于髂后上棘〔图 51-80(1)〕。如先显露骶髂关节后侧,此时将原切口沿髂嵴伸延,止于髂前上棘。

2. 显露　切开皮肤、皮下组织后,沿髂嵴将腹肌附着部切开〔图 51-80(2)〕直至腹膜。将腹肌、腹膜一起拉开,显露髂肌并切开,沿髂骨内侧做骨膜下剥离,直达骶髂关节前面〔图 51-80(3)〕。紧贴髂骨切开附着于骶髂关节的髂肌并向内推开,即显露骶髂关节〔图 51-80(4)〕。

【注意事项】

1. 推开腹膜时,应辨认髂内、外动、静脉的部位。切开髂肌时应看清髂内、外动、静脉后再行切开。

2. 股神经自髂肌与腰大肌的间隙下行,至骶髂关节附近移行于髂肌前面,在腹股沟韧带的下面进入股部。因此显露骶髂关节前面严格骨膜下剥离,以免损伤神经。如切开髂腰肌筋膜,必须认清髂动、静脉及股神经,妥为保护后再切开。

二、骨盆显露途径

（一）髋臼显露途径

Stoppa 显露途径

【体位】

患者仰卧位。

7

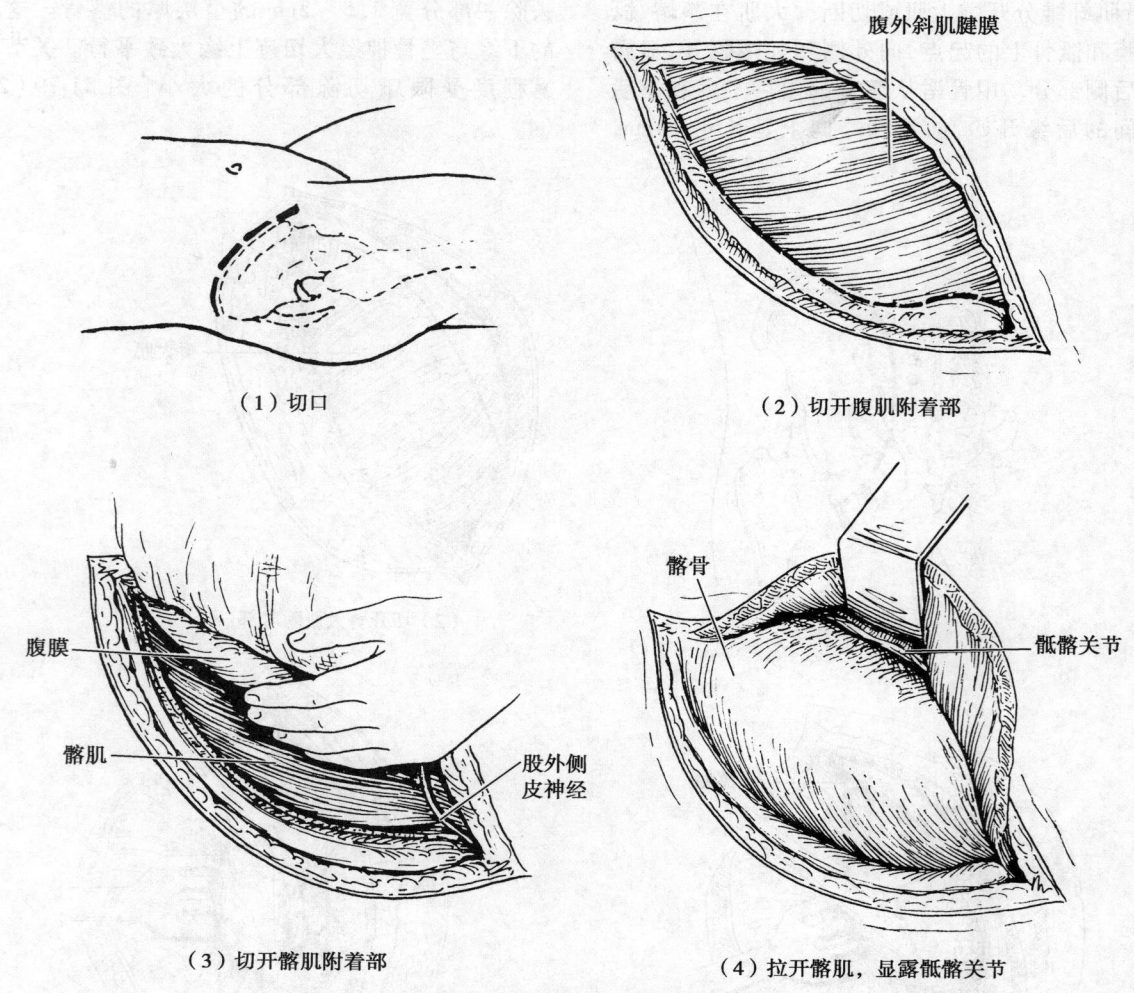

（1）切口　　　　　　　　　（2）切开腹肌附着部

腹膜

髂肌

股外侧
皮神经

髂骨

骶髂关节

（3）切开髂肌附着部　　　　（4）拉开髂肌，显露骶髂关节

图51-80　骶髂关节前侧显露途径

【手术步骤】

1. 切口　下腹正中切口。

2. 显露　依次切开皮肤、浅筋膜、纵行劈开腹白线、向两侧拉开腹直肌，保留腹直肌止点，将下腹壁肌、髂外血管、股神经、髂腰肌拉向前外侧，腹膜外盆腔脏器拉向后内侧，即可暴露耻骨联合至骶髂关节的真性骨盆边缘，对骨盆四边体做骨膜下剥离。

【术中注意事项】

1. 注意保护腹膜，避免腹部脏器损伤。

2. 骨盆骨膜下剥离，保护盆腔脏器。

髋臼后侧显露途径（K-L 显露途径）

结合 Kocher 入路及 Langenbeck 入路描述称作 Kocher-Langenbeck 入路，提供了到髋臼后壁及后柱的显露。

【体位】

患者患髋向上侧卧，如果使用了骨折床及股骨髁上牵引的话，应保持膝关节至少 45°屈曲，以避免过度牵拉坐骨神经。

【手术步骤】

1. 切口　在大粗隆上切开皮肤，向近侧延伸到距髂后上棘约6cm处〔图51-81（1）〕。如果有必要，切口可以向大腿外侧远端延长 10cm。

2. 显露　沿皮肤切口切开浅筋膜并沿臀大肌肌纤维方向钝性劈开臀大肌〔图51-81（2）〕。保护臀下神经支配臀大肌前上部分的分支，避免肌肉失去神经支配，辨别并保护股方肌上的坐骨神经〔图51-81（3）〕。切断短外旋肌群在大粗隆的止点，并向内侧翻转，进一步保护坐骨神经〔图51-81（4）〕。保留股方肌的完整以保护旋股内侧动脉的升支。臀大肌在股骨上的腱性止点可以切开以便增加显露。然后，将臀中肌与臀小肌从髂骨后外侧骨膜下剥离。可以在髂骨坐骨大切迹上插入两枚斯氏针将这两块肌肉挡开。在坐骨大切迹出口处辨明并保护臀上神经及血管。此时前后柱都得到显露。可以通过大粗隆截骨术和翻转腘绳肌在坐骨结节的止点则能得到更大的显露〔图51-81（5）〕。在关闭切口时，用两个 6.5cm 拉力螺丝钉将大粗隆复位固定。

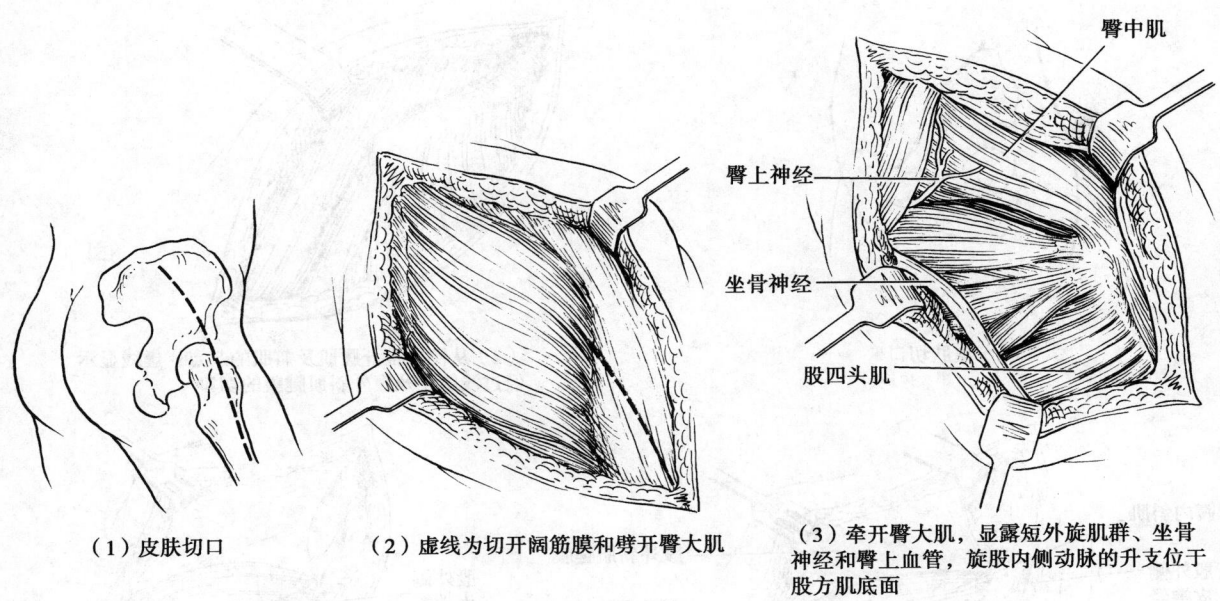

（1）皮肤切口　　　（2）虚线为切开阔筋膜和劈开臀大肌　　　（3）牵开臀大肌，显露短外旋肌群、坐骨神经和臀上血管，旋股内侧动脉的升支位于股方肌底面

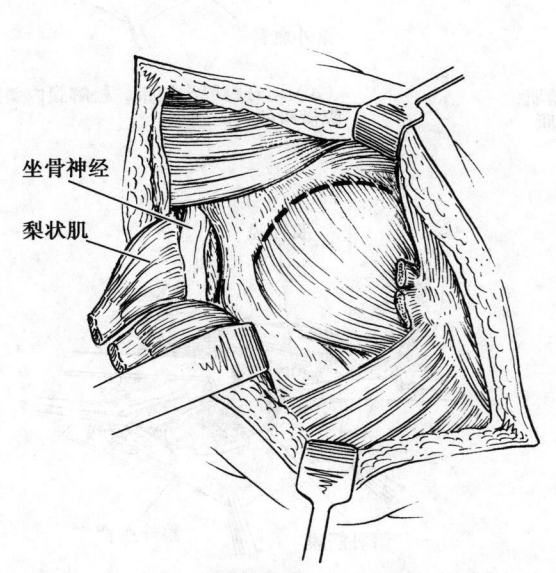

（4）切断并向后牵开短外旋肌群，显露髋关节囊，保留股方肌完整

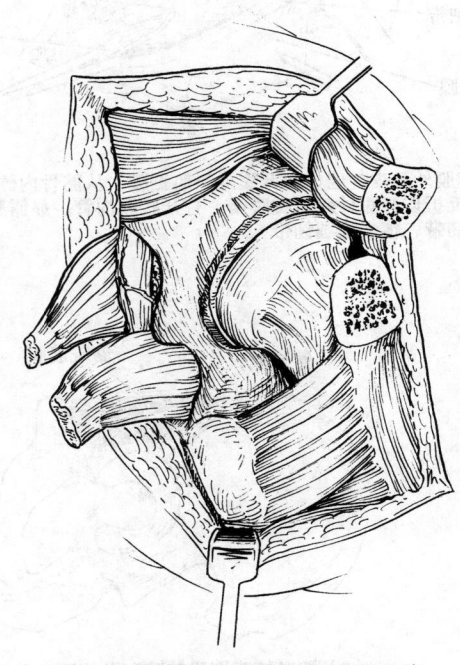

（5）大粗隆截骨，将腘绳肌的坐骨粗隆起点反折，扩大显露

图 51-81　髋臼后侧显露途径（K-L 显露途径）

【注意事项】

坐骨神经经梨状肌下孔出盆腔至臀大肌深面，在坐骨结节与大转子连线中点深面下行入股后区，术中劈开臀大肌后，以下步骤可保护股方肌上的坐骨神经：①术中伸髋、屈膝。②用髋臼拉钩插入坐骨小切迹时松弛外旋肌。③牵拉坐骨神经轻柔。

髋臼前侧显露途径（髂腹股沟显露途径）

【体位】

患者仰卧于骨科牵引床上，患者股骨远端插入钢针进行牵引。对于对侧上下耻骨支骨折的患者则不宜采用牵引，因为来自会阴后方的压力会造成骨盆前环的畸形。有必要的话，施行侧方牵引则可在大粗隆穿过牵引螺丝钉，并连接至牵引床侧方的支架上。

【手术步骤】

1. 切口　始于耻骨联合上方 3cm，向侧方延长横过下腹部至髂前上棘。沿髂嵴方向向后方延伸达髂嵴中后 1/3 交界处〔图 51-82（1）〕。

7

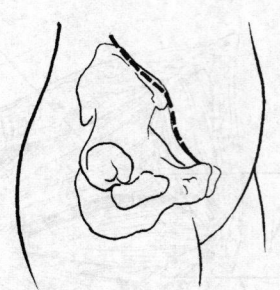

（1）皮肤切口

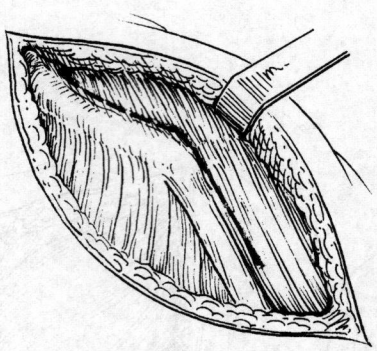

（2）从髂嵴推开腹肌及髂肌的起点：虚线显示
经过浅筋膜及腹外斜肌腱膜的切口

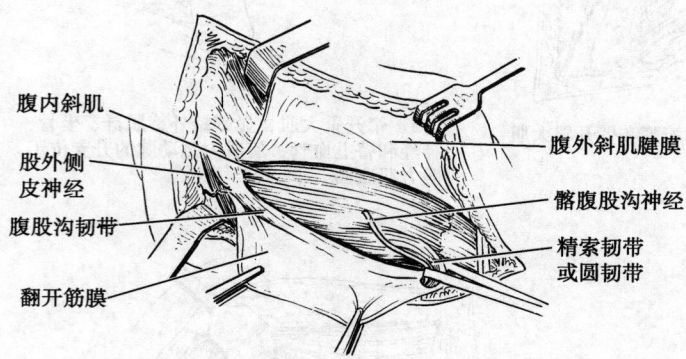

腹内斜肌
股外侧
皮神经
腹股沟韧带
翻开筋膜

腹外斜肌腱膜
髂腹股沟神经
精索韧带
或圆韧带

（3）髂股外侧皮神经，切开腹外斜肌腱膜，从髂骨内侧翻转髂肌，
向远端反折切开腹外斜肌腱膜瓣，打开腹股沟管，显露腹内斜肌、
腹股沟韧带、精索或圆韧带

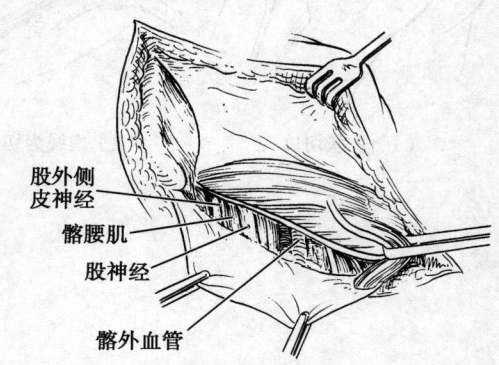

股外侧
皮神经
髂腰肌
股神经

髂外血管

（4）切开腹股沟韧带，松解腹内斜肌及
腹横肌的共同起点

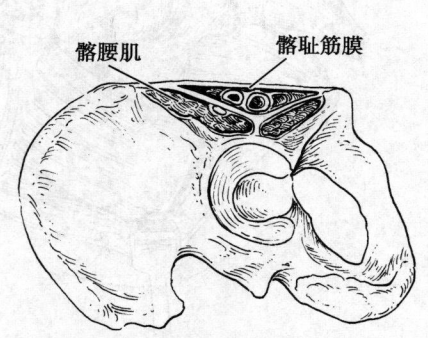

髂腰肌　　　髂耻筋膜

（5）髂耻筋膜把肌腔隙和脉管腔隙分隔

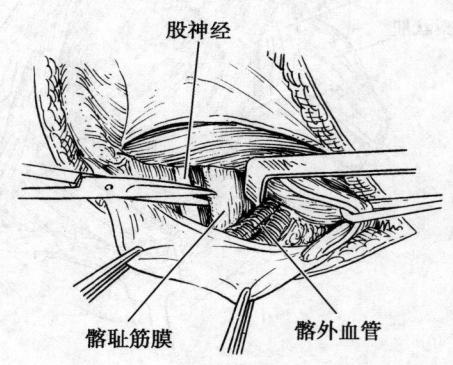

股神经

髂耻筋膜　　　髂外血管

（6）向耻骨隆起方向切开髂耻筋膜

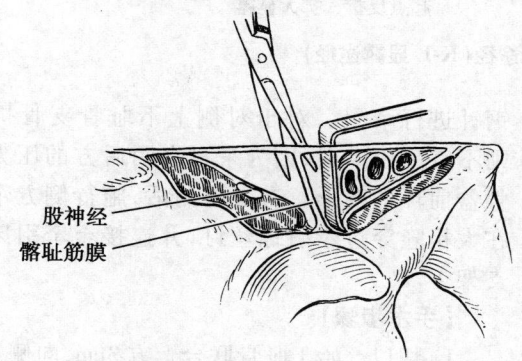

股神经
髂耻筋膜

（7）分离髂内血管，并从髂耻筋膜向内侧牵开

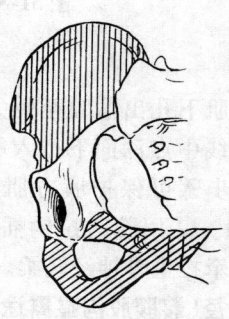

（8）本入路可显露的骨盆的三个区域

图 51-82　髋臼前侧显露途径（腹股沟显露途径）

7

2. 显露　锐性推开外展肌和髂肌在髂嵴的止点。将髂肌从髂骨内板做骨膜下剥离,一直可剥离至骶髂关节前面。继续向前切开浅筋膜到达腹外斜肌腱膜及腹直肌腱膜〔图51-82(2)〕。沿皮肤切口锐性切开腹外斜肌与腹直肌腱膜,距腹股沟环外侧近端至少1cm。牵拉并翻开腹外斜肌腱膜远侧端和腹直肌相连筋膜,打开腹股沟管〔图51-82(3)〕,辨别精索或圆韧带及邻近的髂腹股沟神经,钝性松解这些组织并用一橡皮条拉开。从腹股沟韧带上清理蜂窝组织,然后沿腹股沟韧带方向小心切开腹股沟韧带,保持它有1cm韧带附着于腹内斜肌、腹横肌及腹横肌筋膜〔图51-82(4)〕。在腹股沟韧带上松解了腹内斜肌和腹横肌共同起点后,即可进入腰大肌鞘。继续保护腹股沟韧带下股外侧皮神经。为了向内侧获得更好的显露,向外侧牵开精索或圆韧带,显露腹横筋膜和联合肌腱,他们组成了腹股沟管的底部。分离腹内斜肌与腹横肌的联合肌腱及腹直肌肌腱在耻骨上的附着点,显露耻骨后间隙。

小心地将髂外血管及淋巴管从髂耻筋膜上钝性分离并向内侧牵开,将髂耻筋膜从它下方的髂腰肌上分开,牵出用剪刀剪开至耻骨结节〔图51-82(6)(7)〕。继续在髂腰肌下向外侧方松解,直至肌肉及附近的筋膜与其下方的骨盆边缘完全游离。用一个橡皮条将下方的髂腰肌、股神经及股外侧皮神经牵开。

用手指在髂外血管及淋巴管间从外向内钝性分开。同时在血管的内后方探查闭孔动脉及神经。有时闭孔动脉不是从髂内动脉而是从腹壁下动脉上分出。如果发现是变异的闭孔动脉,则可钳夹、结扎并分离之,以避免因牵引造成动脉撕裂伤。将第三条橡皮条包绕髂外血管及淋巴管,保持血管及淋巴管周围蜂窝组织的完整性。

如欲显露髂骨内窝及邻近的骨盆的边缘,将腰大肌及股神经向内侧牵开,由骨膜下推开髂肌到骨盆的四边面(至所需处)。在沿四边面向近端分离时要避免损伤髂内和臀血管。为进一步显露耻骨支,向外侧牵开髂血管,并松解耻骨肌的起点。

为获得远至耻骨上支的外侧缘、髋臼的前壁、四边面及闭孔上缘的整个骨盆边缘的入路,可向外侧牵开腰大肌及股神经,并向内侧牵开髂外血管。为获得闭孔上缘及耻骨上支的显露,将髂外血管向外牵开,同时将精索或圆韧带向内侧牵开。为获得耻骨上支内侧缘及耻骨联合的显露,向外侧牵开精索及圆韧带。

如果有必要的话,从髂前上棘上松解开腹股沟韧带及缝匠肌,并将阔筋膜张肌和臀肌从髂骨翼的外侧推开。在修复骨盆骨折时,要注意保护骨折块上所有附着的肌肉组织,以免骨骼失活。

在关闭切口前,将一个负压吸引管放入耻骨后间隙和四边间隙上的髂内窝,将腹部筋膜与髂嵴的阔筋膜用粗线缝合。将腹直肌肌腱与耻骨骨膜缝合,再将腹横筋膜、腹内斜肌、腹横肌与腹股沟韧带缝合。将分隔髂腰肌与腹肌筋膜及腹外斜肌腱膜的髂耻筋膜修复。

【注意事项】

1. 辨别并保护股外侧皮神经,它靠近髂前上棘或在其内侧3cm左右。

2. 特别注意避免破坏腹股沟韧带下的结构。腹股沟韧带下的结构包括在两个腔隙内。肌肉腔隙位于外侧,包含髂腰肌、股神经及股外侧皮神经。脉管腔隙在内侧,包括髂外血管和淋巴管。由髂耻筋膜或腰大肌鞘隔成两个腔隙〔图51-82(5)〕。

3. 向任一侧牵拉髂外血管时,都要经常检查髂内动脉的搏动情况,如果发现搏动中断,就要适当减轻牵拉力。

4. 髂外动脉和闭孔动脉间常有变异的吻合支,如损伤会造成难以控制的出血。

（二）耻骨、坐骨显露途径

【体位】

截石位、骶臀部垫高。

【手术步骤】

1. 切口　改良Milch切口。起自腹股沟韧带中部下0.6cm处,平行向内在阴茎根部或阴阜外侧,向下弯向阴囊或大阴唇外侧,沿耻骨下支到坐骨结节〔图51-83(1)〕。

2. 显露　切开皮肤和皮下组织,从坐骨和耻骨骨膜下剥离内收肌和闭孔外肌,显露部分耻骨体、耻骨下支外侧缘、坐骨下支和坐骨结节〔图51-83(2)〕。如需更充分地显露坐骨和耻骨,牵开或沿切口切开臀大肌下缘,再从坐骨结节外侧切断腘绳肌和股方肌;骶结节韧带从坐骨结节内侧面剥离。注意骨膜下剥离坐骨海绵体肌和闭孔内肌,以免损伤Alock管及内部的神经、血管。沿坐骨下部内侧缘和耻骨支骨膜下剥离会阴浅、深横肌、阴茎脚和尿道括约肌。然后,从耻骨联合下缘切断尿生殖膈,应避免损伤尿道、阴茎背侧深动、静脉及神经。从耻骨处切断腹直肌和锥状肌。并于耻骨处切断腹股沟韧带,将耻骨肌沿耻骨上支的耻骨线从起点游离〔图51-83(3)〕。牵开耻骨肌,骨膜下切断闭孔内、外肌,尽可能保护闭孔动静脉和闭孔神经。

【注意事项】

注意保护阴茎血管和神经,该神经血管束是从坐骨大孔发出并跨过坐骨嵴和骶结节韧带进入坐骨小孔,再向前至闭孔内肌筋膜内的Alcock管。

7

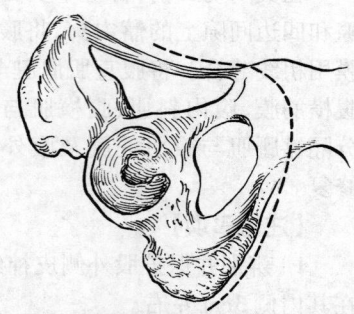

（1）耻骨、坐骨显露切口起自腹股沟韧带中部下0.6cm处，平行向内在阴茎根部或阴阜外侧，向下弯向阴囊或大阴唇外侧，沿耻骨下支到坐骨结节

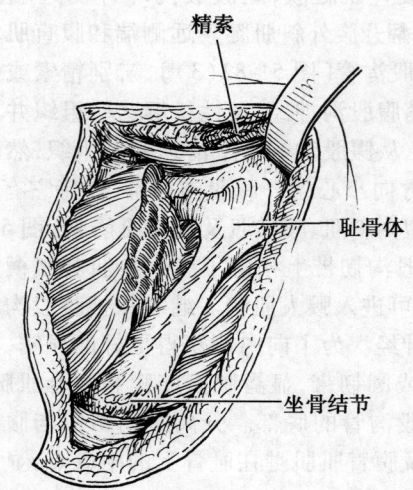

（3）如需充分显露坐骨和耻骨，切开臀大肌下缘，再从坐骨结节外侧切断腘绳肌和股方肌。骨膜下剥离坐骨海绵体肌、闭孔内肌，沿坐骨下部内侧缘和耻骨支骨膜下剥离会阴、深横肌、阴茎脚和尿道括约肌，耻骨处切断腹股沟韧带，耻骨肌沿耻骨上支的耻骨线从起点游离

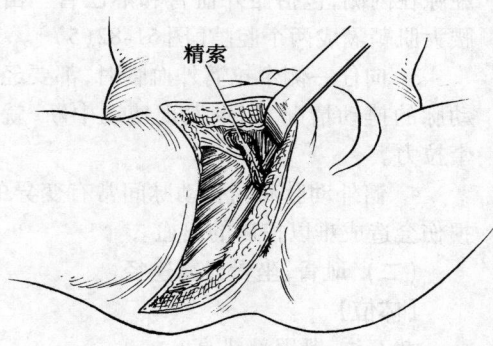

（2）从坐骨和耻骨骨膜下剥离内收肌和闭孔外肌，显露部分耻骨体，耻骨下支外侧缘、坐骨下支和坐骨结节

图51-83　耻骨、坐骨显露途径

（李　杰）

7

第五十二章

骨折内固定手术

第一节　骨折切开复位术

骨折切开复位术是用手术方法显露骨折端,施行骨折端的修正和复位;并根据骨折的不同情况,选用各种内固定物,保持复位后的位置,称为内固定术。一般,骨折切开复位后,多同时行内固定术。

骨折切开复位的优点,是可以在直视下利用器械及手法进行复位,使骨折端达到解剖复位。解剖复位对某些骨折(如关节内骨折等)争取保留全部或部分关节功能是比较重要的措施。另外,在切开复位的同时,可以将一些影响骨折愈合的不利条件转变为有利条件(如清除夹在骨折端之间的软组织,切除骨折不愈合的硬化骨质,钻通髓腔,施行植骨或坚强的内固定,矫正畸形等),为骨折愈合创造条件。某些新鲜骨折切开复位后,可选用坚强的内固定,术后不用外固定,可以早期离床,有利于功能锻炼,减少术后并发症,做到骨折愈合与功能恢复齐头并进。但骨折切开复位术也存在以下缺点:①骨的部分血运来自骨膜与周围软组织,尽管在手术中注意轻巧仔细操作,但软组织与骨膜的剥离仍不可避免地会破坏血运,使骨折端的坏死区增大,引起延迟愈合,甚至不愈合;②切开复位时,血肿的清除必将干扰人体自身的修复能力,影响骨折愈合的过程与时间;③更严重的是切开复位术使闭合性骨折人为地变为开放性骨折,增加了感染的机会。因为骨折部位的组织由于暴力的作用,本来已有严重损伤,手术势必增加局部损伤,影响血运,使局部组织抵抗力进一步降低,细菌更容易在切口内生长、繁殖。一旦发生感染,后果严重,不但给伤员带来不必要的痛苦,甚至还可能造成残疾;④切开复位术必将引起软组织之间或软组织与骨之间的粘连,如粘连广泛,特别是关节附近的粘连,将影响关节功能的恢复。

骨折治疗的目的是让伤员在痛苦少,安全程度高

的前提下,尽可能地保留损伤肢体的潜在功能。大量病例证明,绝大多数骨折,包括手法复位难度大,对位程度要求高的,都可以用手法复位、外固定治愈。因此,手法复位是基本的治疗方法,只对切开复位的结果肯定能优于手法复位的少数骨折病例,或不能用手法复位者,才采用手术切开复位。儿童及少年自身的塑形能力强,而抗感染的能力低,切开复位更应慎重。一旦决定切开复位,即应针对其缺点,采取有效措施如术中尽量缩小骨膜剥离的范围,减少血运损害;严格执行无菌技术,避免伤口感染等。清除或减少不利因素,以保证手术成功。

【适应证】

1. 骨折累及关节面有显著移位,不宜手法复位,或手法未能复位或复位后不能保持位置者(如肱骨髁、股骨髁、胫骨髁及踝关节骨折等)应切开复位。其目的是争取关节面的解剖复位,避免关节不稳和损伤性关节炎。同时行坚强的内固定,如肱骨髁间骨折,用接骨板和螺钉固定,以便早日进行关节功能锻炼。

2. 骨折合并同一骨骼的关节脱位(如股骨骨折合并髋关节脱位),由于脱位关节的远端有骨折,施行手法复位有困难者。

3. 一骨数处骨折或同一肢体的股骨和胫骨骨折,或多发性骨折,为了预防并发症和便于患者在床上活动,可选择某些手法复位困难或外固定不易维持对位的骨折,行切开复位内固定术。

4. 有明显移位的撕脱骨折,如髌骨骨折,尺骨鹰嘴骨折等,手法复位困难,复位后难以维持折端对位者。

5. 两骨折端之间有软组织嵌入,手法复位失败者。

6. 骨折合并主要血管或神经损伤,在修复血管或神经前,必须先行切开复位术,恢复骨架的支撑作用。

7. 伤员未能及时就医,来院时已不能进行手法复位或牵引复位治疗,而骨折移位明显,日后势必影响

肢体功能者。

8. 某些血液供应有障碍的骨折,如股骨颈骨折等,外固定不利于维持复位和愈合,应行切开复位或手法复位内固定,以期牢固固定,促进骨折愈合。

9. 有明显移位的骨骺骨折,复位不良或两骨折端不能紧密接触者。

下面所列的指征与其说是手术复位及固定的绝对适应证,不如说是那些需要用手术治疗才更有可能获得最佳功能的情况:

1. 移位的关节内骨折,适合手术复位和固定。

2. 经适当的非手术治疗后失败的不稳定骨折。

3. 伴有重要肌肉-肌腱单元或韧带断裂,并已证明非手术治疗效果不佳的大的撕脱骨折。

4. 非临终患者的移位性病理骨折。

5. 已知经非手术治疗功能会很差的骨折,如股骨颈骨折、Galeazzi 骨折-脱位及 Monteggia 骨折-脱位。

6. 具有阻碍生长倾向的移位的骨骺损伤(Salter-Harris Ⅲ、Ⅳ型)。

7. 伴有间室综合征需行筋膜切开术的骨折。

8. 非手术治疗或手术治疗失败后的骨折不愈合,尤其是复位不佳者。

经手术复位和固定后会有中等程度的可能性使功能获得改善的骨折:

1. 不稳定的脊柱损伤、长骨骨折和不稳定的骨盆骨折,特别是发生在多发性创伤的患者时。

2. 适当地试用非手术治疗后发生的延迟愈合。

3. 即将发生的病理性骨折。

4. 不稳定的开放性骨折。

5. 伴有复杂软组织损伤的骨折(Gustilo 3B 型开放性骨折、骨折表面有烧伤或原有的皮炎)。

6. 患者经长期制动会导致全身并发症增加的骨折(如老年患者的髋部和股骨骨折,患者严重程度评分小于 18 的多发骨折)。

7. 不稳定的感染性骨折或不稳定的感染性骨不愈合。

8. 伴有需要手术修补的血管或神经损伤的骨折,包括合并有脊髓、圆锥或近端神经根损伤的长骨骨折。

骨折手术后功能改善的可能性较低的情况:

1. 为不损害功能的骨折畸形愈合做矫形。

2. 因经济上的考虑而进行手术固定,让患者尽快离开重症监护病房,但在功能上与非手术疗法相比并没有明显的改善。

【禁忌证】

1. 伤员一般情况不好,或并发休克者,必须先行抢救,待休克稳定,一般情况好转后,才能进行手术。

2. 如有危及生命的头颅、胸腔或腹腔等重要脏器损伤,必须首先处理,骨折的治疗退居次要位置,可先行临时外固定,待病情稳定后再处理骨折,或采用非手术治疗,尽可能争取较好的复位。

3. 骨折局部有超过 8～12 小时的开放性伤口。

骨折手术治疗有较高的失败几率的情况:

1. 骨质疏松骨太脆弱而不能承受内固定。

2. 由于瘢痕、烧伤、活动性感染或皮炎导致骨折或计划手术部位的软组织覆盖太差,此时如行手术内固定将破坏软组织覆盖或使感染恶化,这种情况适于外固定。

3. 骨髓炎　对这类情况,目前最流行的治疗方法是外固定,同时结合生物学方法控制感染。

4. 已不能成功地进行重建的粉碎性骨折。这情况最常见于由冲击暴力破坏了关节面的严重关节内骨折。

5. 一般来说,如果患者的全身情况不能耐受麻醉,那么骨折的手术治疗也是禁忌证。

6. 无移位骨折或稳定的嵌入骨折其位置可以接受时不需做手术探查或复位。但在特殊情况下(如嵌插的或无移位的股骨颈骨折)行预防性固定会有好处。

7. 当没有足够的设备、人力、训练和经验时。

【切开复位的时间】

对骨折切开复位的时间有不同的看法,一般说来,应根据全身情况和局部伤情而定。其原则如下:

1. 开放性骨折或脱位在 8～12 小时以内,污染较轻者需紧急手术,如清创彻底,也可行内固定术。12～24 小时的开放性骨折,也应清创。术中手法复位骨折,可选用简单的内固定,如钢丝、螺钉等以维持对位。术后用石膏固定或牵引固定。超过 24 小时的,一般不清创,应敞开伤口,充分引流,同时做牵引复位和固定,或手法复位,石膏固定。

2. 并发主要血管损伤的骨折、伴有手术区撕裂伤或全层皮肤脱套的骨折、神经障碍正在加重的脊柱损伤、危及肢体或局部软组织血运的骨折-脱位以及并发筋膜间室综合征的骨折、无法复位的大关节脱位。在这些情况下,延迟手术将导致感染、神经损伤、截肢,并可能危及生命,应紧急手术。

3. 闭合性骨折已决定需行切开复位者,如全身情况允许,又无手术禁忌证,应争取早期手术。一般以伤后 2～4 日为宜。在此期间可有充分时间作术前准备、计划手术和准备器械;此时组织虽已水肿,但骨折周围的组织间隙尚可辨认,手术尚无很大困难;此时骨折愈合刚刚开始,手术对骨折愈合的干扰不大。有人认为在伤后 1～2 周后手术为宜,因为此时骨折端的血供丰富,有利于骨折愈合。但另一方面,此时血肿

7

已机化，并有肌肉痉挛等，手术有一定困难，对骨折愈合的干扰较大。如再往后延期，则骨折已初步愈合，软组织挛缩，手术困难增大，对骨折愈合的干扰更大。

4. 来诊较晚的闭合骨折，肿胀严重，皮肤发生水疱者，又无紧急手术的适应证时，应暂行外固定或牵引，抬高患肢。待肿胀消退，痂皮脱落，皮肤洁净后再行手术。

【术前准备】

1. 骨折是严重外伤引起的，患者多有剧痛和失血，术前应给予止痛和配血。对一般情况欠佳或已有休克者，应给予输液、输血等抗休克治疗，待病情稳定后手术。

2. 术前骨折部位应摄正侧位 X 线片，骨折较复杂者，有条件的话应做 CT，以明确骨折的部位、形态和移位情况，便于决定术式和内固定物。对术中需摄 X 线片者，应事先通知放射线科及手术室做好准备。

3. 术者应提出需用的特殊器械，并检查器械准备是否齐全，以免临时准备，延长手术时间。

4. 开放性骨折应即用抗生素和破伤风抗毒素；或原为开放性骨折因故延迟手术达 2 周以上者，应再用抗生素及重复注射破伤风抗毒素。

5. 切开复位后需用内固定物或骨移植者，应于麻醉后立即静脉滴注抗生素，以后每 6 小时 1 次，共用 4 次。

6. 骨折部位要有足够范围的清洗和消毒准备，参加手术者当日应避免接触化脓伤口，严格执行洗手规程等，以防切口感染。

7. 因故需延期手术的患者，应先行牵引，既可复位，又可暂作固定，且能克服软组织挛缩，减少手术时复位困难。

8. 需同时植骨的骨折，如延迟手术的骨干骨折，愈合缓慢的骨折等，术前应做好供骨区的准备。

【麻醉】

在疼痛和肌肉痉挛的情况下，进行骨折的复位是很困难的。因此切开复位术要求完全无痛和肌肉松弛。麻醉方法可以根据年龄、骨折部位来选择。一般，儿童多选用全麻；成人上肢可用颈丛或臂丛麻醉，下肢选用腰麻或硬膜外麻醉；躯干多选用气管内插管麻醉或硬膜外麻醉。

【手术步骤】

1. 体位　体位因骨折的部位不同而有差异，总的要求是：①便于手术显露和操作；②不妨碍骨折的复位；③患者舒适。例如髋关节后脱位的切开复位，选用后侧途径时，不建议用俯卧位，因俯卧位将妨碍复位时的屈髋牵引，故以采用侧卧位或侧俯卧位为宜。此外，行组织移植以修复组织缺损时，常需两组人员

同时手术，此时体位应考虑供区和受区手术的需要和方便。

2. 切口　切口部位选择的要求是：①显露充分，操作简便，损伤小，出血少，愈合后瘢痕不影响功能；②不要选在皮肤下即有骨骼或骨突起的部位，以免日后瘢痕粘连及疼痛；③切口最好不经过关节，必须经过关节时，应采用 ⌐ 形切口，以免瘢痕挛缩而影响关节功能。

3. 显露骨折端　循某一显露途径，切开皮肤、皮下组织和筋膜，沿肌间隙分开肌肉或切开肌肉，直达骨膜。切开骨折端可能影响复位的少许骨膜，远离骨折端的部位应在骨膜外分离软组织，尽可能保留骨膜及其血运，显露骨折端〔图 52-1(1)〕。显露过程应遵守：①尽可能从肌肉间隙进入。这样，解剖层次清楚，损伤小，出血少，术野清晰，不易误伤神经、血管。②尽量保留骨与骨膜的联系，尽可能多地保持骨折端的血供。③剥离骨膜的范围只要能满足复位即可，不要剥离过多，内固定物应放置在骨膜外，以免破坏骨折端的血运而影响愈合。

4. 骨折区的处理　骨折区的处理包括：①清除凝血块与损毁的组织〔图 52-1(2)〕；②与软组织相连的碎骨片原则上应保留，游离的小骨片或骨屑清除后回植于骨折端，完全游离的大骨片不能清除，应复位固定，以免引起骨缺损（开放性骨折的大碎骨片用生理盐水洗净，再用 1∶1 000 苯扎溴铵液浸泡 5～10 分钟后复位）；③两骨折端之间嵌入的软组织应予松解和复位；④新鲜骨折的折端不需要修整，而对陈旧性骨折或骨折不愈合者，要用骨刀将折端修整，凿成新创面，并钻通骨髓腔〔图 52-1(3)〕。

5. 骨折复位　一般都在直视下，利用器械和手法进行。轻微的重叠移位和侧方移位，可用骨膜剥离器插入骨折端之间，利用杠杆作用，撬升骨折端，在助手轻轻牵引肢体远端并矫正旋转成角移位的同时，术者用手指或另一骨膜剥离器矫正侧方移位〔图 52-1(4)〕。较明显的重叠移位和侧方移位，在两位助手的手法牵引和反牵引矫正重叠移位和旋转移位后，术者用持骨钳夹住两骨折端，反向用力以矫正侧方移位〔图 52-1(5)〕。陈旧性移位骨折可借助骨折复位器逐步调整复位。

6. 内固定或植骨　除污染严重和超过 12 小时的开放性骨折外，一般在切开复位的同时行内固定术（方法见内固定术）。2 周以后的骨折、陈旧性骨折以及血运不好、愈合有困难的新鲜骨折，应在切开复位的同时行植骨术，以促进骨折愈合。

7. 缝合　彻底止血，冲洗伤口后，逐层缝合。切口大、渗血较多者应作负压引流。

7

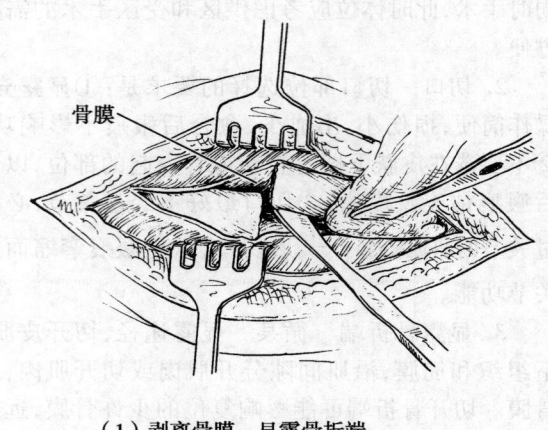

（1）剥离骨膜，显露骨折端

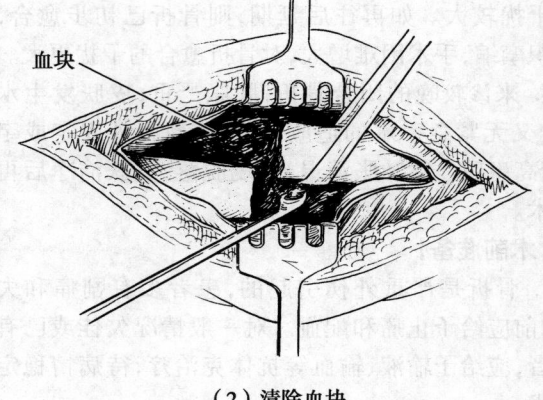

（2）清除血块

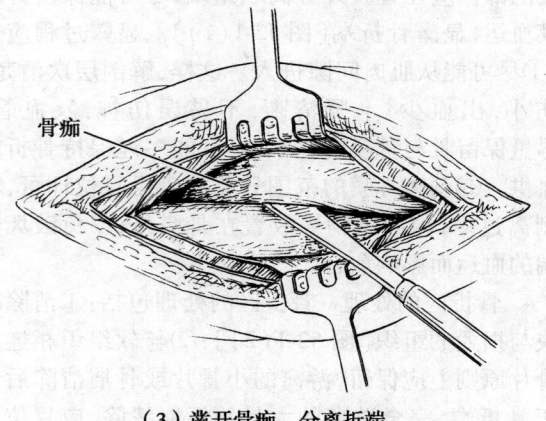

（3）凿开骨痂，分离折端

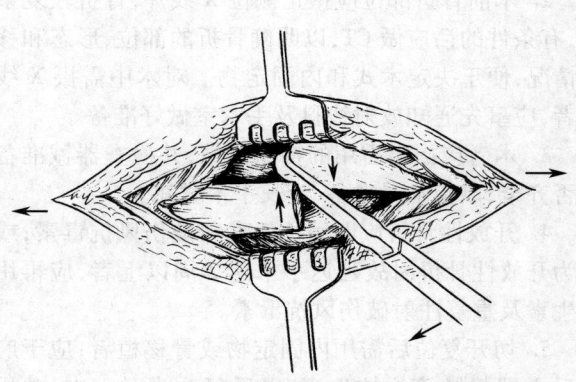

（4）用骨膜剥离器插入骨折端间，撬拨复位

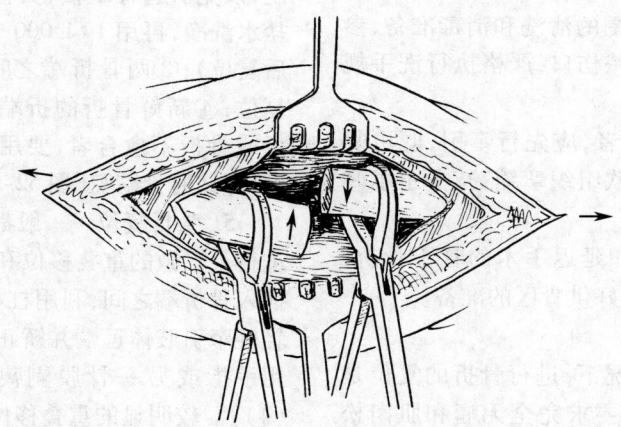

（5）用持骨钳夹住骨折端，在手法牵引下反向牵拉复位

图 52-1　骨折切开复位术

【注意事项】

1. 术中应严格执行无菌技术，这是预防感染的关键。消毒铺巾后用护皮膜或消毒"袜套"保护切口，使切口与周围皮肤隔离。尽量避免手指接触切口或伸入关节内，以防污染。

2. 如无禁忌，术中应当使用充气止血带，使出血减少，解剖层次清楚，便于手术进行。但每次使用时间不得超过 1 小时，松开止血带后要仔细止血。

3. 骨折端复位后，缝合切口前应检查骨折端对位情况。关节内骨折应摄片检查，如发现复位不满意，应重新复位及内固定。

【术后处理】

1. 切开复位内固定术后，一般常用各种类型的石膏作外固定。石膏固定完成后，应待其干燥硬固后，始可搬动患者。

2. 抬高伤肢，密切观察肢体的血运和指（趾）的活动,如有异常情况,应迅速查明原因,及时处理。如为外固定太紧应立即放松,如有神经受压,要及时解除压迫。

3. 在医师指导下,鼓励患者尽早做伤肢肌肉和关节的功能锻炼。

4. 术后24~48小时拔出负压引流管。术后10~14日拆线。

【常见并发症的预防及处理】

1. 休克　由于骨折局部出血与疼痛的强烈刺激,可发生休克或处于休克前期。切开复位术又是损伤较大、出血量较多的手术,如术前没有很好地准备而贸然手术,必将加重或引起休克。因此,预防休克的关键是在术前、术中进行必要的输液、输血,以补充血容量,术中应按失血量等量输血。此外,必须禁忌粗暴的操作,以减少损伤刺激。如发生休克,应暂时终止手术,积极进行抢救。

2. 切口感染　这是切开复位术的严重并发症。切口感染意味着骨折端的感染(即化脓性骨髓炎)。感染后,局部长期充血,骨折端受脓液浸泡,组织坏死释放出大量分解产物,均不利于骨折的愈合,使延迟愈合和不愈合的发生率大为增高,肢体的功能受到影响,甚至发生残疾。因此,切口感染的预防极为重要,关系到手术的成败以及肢体功能的恢复,预防的关键,在于术前、术中采取严格的无菌技术。此外,手术时注意操作轻巧,避免加重损伤,也很重要。

已发生感染者,应及早通畅引流,并给予足量的抗生素以控制感染。同时,不应放弃骨折的治疗,仍需外固定或牵引以保持骨折复位。感染后,内固定物虽已成为异物,可不必急于取出,待急性炎症消退后,行病灶清除,组织转移或移植术,以消灭创面,促进骨折愈合。

3. 延迟愈合和不愈合　几乎所有经切开复位的骨折,临床愈合时间都要延长。如术中血运破坏较多,骨折端处理不良,内、外固定不可靠,术后处理不当或切口感染等,则更易造成延迟愈合和不愈合。因此,必须注意预防感染,尽量少分离组织和剥离骨膜,操作要轻巧,减少软组织损伤,以保证骨折端有充分血运。Girdlestone曾告诫大家:骨折是一个只能被促进而不能被强迫的愈合过程。骨骼就像一棵树,它的根深深地扎在软组织的土壤中;一旦根被破坏,血供就被破坏,因此骨折治疗需要的不仅是我们的技术,还要有园丁般的呵护和理解。对时间较长及血运不良的骨折,应进行植骨或行带血管的骨块或骨膜移植,以促进愈合。

已发生延迟愈合的骨折,应仔细分析,去除其原因。不愈合的骨折只有重新手术,修整骨端,施行骨移植和牢靠内固定才能治愈。

第二节　内固定术及常见内固定材料

一、概　论

用金属螺钉、接骨板、髓内针、钢丝或骨板等物直接在断骨内或外面将断骨连接固定起来的手术,称为内固定术。这种手术多用于骨折切开复位术及截骨术,以保持折端的复位。

内固定术的主要优点是可以较好地保持骨折的解剖复位,比单纯外固定直接而有效,特别在防止骨折端的剪式或旋转性活动方面更为有效。另外,有些内固定物有坚强的支持作用,术后可以少用或不用外固定,可以减少外固定的范围和时间,坚强的内固定有利于伤肢的功能锻炼和早期起床,减少因长期卧床而引起的并发症(如坠积性肺炎、静脉血栓、膀胱结石等)。

但对内固定的缺点,也应有足够认识。不论何种金属内固定物,对人体总是异物,临床上常见到在内固定物的下面及周围发生骨质疏松或吸收及内固定松动。一旦发生感染,金属异物将会严重地阻碍伤口和骨折愈合。同时,安置内固定,需广泛剥离软组织和骨膜,必然影响血运,延迟骨折的愈合。

由于无菌技术的发展,手术技术不断熟练,内固定物的金属质量逐渐改善,恰当地选用内固定术,对某些骨折的治疗确可提高疗效。但必须指出:片面追求骨折的解剖复位,滥用内固定是极其错误的,必须严格掌握适应证。同时,还应认识内固定不过是保持复位的暂时性措施,虽有一定的支持作用,但不能代替骨折的愈合,术后必须采取不同的保护性措施,直至骨折愈合为止。否则,将会发生内固定物疲劳、弯曲或折断。

根据骨折端间保持一定压力的坚强内固定可形成骨折一期愈合(即骨折端间不经过骨痂而由新生骨直接连接骨端)的概念,设计的各种加压内固定物(如加压接骨板、加压螺钉等)除可促进骨折愈合,尚可不用或少用外固定,以便早期活动甚至负重。加压内固定也有一般内固定固有的缺点,同时,坚强内固定尚可引起骨折部骨萎缩,甚至拆除内固定后发生再骨折。

【适应证】

1. 骨折复位后,用外固定或牵引难以保持骨折端复位者,应行内固定:①骨折一端有肌肉强烈收缩者(如尺骨鹰嘴骨折、胫骨结节骨折、髌骨横断骨折等);②关节内骨折,特别是下肢的负重关节,需要解剖复位者;③一骨多处骨折或全身多发性骨折,单用外固定难以维持复位或不利于护理和并发症的预防者;④脊柱骨折合并截瘫,术后为保持脊柱的稳定性者。

2. 内固定可以促进骨折愈合者。如股骨颈骨折,多发生于老年人,外固定效果差,并发症多,内固定治疗可以提高愈合率,减少死亡率。

3. 骨折治疗不当或其他原因所致的不愈合;先天性胫骨假关节症;骨切除术或严重损伤等原因所致的骨缺损等。在治疗中需要同时作骨移植,必须有牢靠的内固定,才能保证植骨的愈合。

4. 按计划截骨矫正畸形后,需行内固定,以保持矫正后的良好位置(如膝、肘部内、外翻的截骨矫形术,股骨转子间、转子下截骨,脊柱截骨术等)。

5. 8~12小时以内、污染轻的开放性骨折,彻底清创和复位后,可行内固定术。但以简单的内固定物为宜(如螺钉、钢针、钢丝、小型接骨板等)。

【禁忌证】

1. 对粉碎性骨折,内固定不能有效地保持复位,手术又能损害骨折块血运,以往多不作切开复位、内固定,现在由于新型内固定材料的不断涌现,可以进行有限切开复位,桥接接骨板内固定或闭合复位髓内针内固定。但关节内粉碎性骨折和长骨蝶形骨折复位后不能保持位置者,应施行内固定。

2. 开放性骨折超过12小时,或虽在12小时以内,但污染较严重者。

3. 骨折区有急性感染者。

【术前准备】

除同骨折切开复位术的术前准备外,尚需作下列准备。

1. 内固定物的金属质量　应无电解作用,不锈,硬度适当,规格合适。不宜同时应用两种不同金属的制品,避免产生电解作用,导致骨质吸收、内固定物松动,影响愈合。内固定物的表面应光滑,损坏的或折弯后又复原的不宜使用。

2. 应对骨折的性质、形态、部位及患者情况作充分研究,再决定内固定物的品种。并应充分估计术中可能发生的情况,准备换用的其他品种的内固定物。在术前应对照X线片,选择粗细、长短、宽厚合适的内固定物,最好再准备比已选定的内固定物大、小各一号的内固定物以备术中选用。

3. 关节内骨折、股骨颈骨折施行内固定时,应有

X线摄片的准备,以便及时观察复位及内固定的情况,指导手术的进行和保证手术的成功。

4. 对血运不好、陈旧性骨折畸形愈合或不愈合的病例,在切开复位、内固定的同时,应行骨移植术,或带血管的骨膜移植术,术前需作好相应的准备。

二、螺钉内固定术

螺钉凭其螺纹与骨质的密切咬合,而达到固定骨折的目的。如能恰当运用,对某些骨折可以较好地保持复位与内固定的作用。这种手术的切口小,剥离骨膜有限,故具有对软组织及骨组织损伤小,异物小,操作简单的优点;但其固定力量有限,在骨质疏松的骨折,固定效果欠差,如用普通螺钉固定,必须用足够的外固定,直至骨折愈合。

【适应证】

1. 髁、踝、粗隆或结节的撕裂骨折(如股骨、胫骨内、外髁骨折,踝部骨折,尺骨鹰嘴突骨折、肱骨大结节骨折,胫骨结节骨折等),特别是累及关节面者。这些骨折的骨片小,肌牵引力较大,易移位,外固定难以达到保持复位的目的,螺钉固定最为合适〔图52-2(1)~(4)〕。

2. 手法复位失败的长骨螺旋骨折、长斜骨折、蝶形骨折等〔图52-2(3)〕。

3. 股骨颈基底部骨折,用加压松质骨螺钉加垫圈固定,可以起固定与加压双重作用〔图52-2(5)〕。

【术前准备】

1. 螺钉的选择　术前应根据X线片选出长短合适,又合乎规格的螺钉,准备的数量应适当多些,以供选用。螺钉之螺纹要锋利,其深度不宜太浅,螺距不宜太密,螺头凹槽要完整〔图52-3〕。临床上常用的螺钉有普通螺钉(machine screws)和加压螺钉(AO screws)两种。加压螺钉又分为皮质骨螺钉和松质骨螺钉两种。皮质骨螺钉为全长螺纹,也用于加压接骨板的固定;而松质骨螺钉,螺纹较宽大,仅占螺钉长度1/3~1/2左右,二者均无自攻沟槽〔图52-4〕。普通螺钉和标准皮质骨螺钉的区别见表52-1。

2. 钻头的选择　钻头最好是不锈钢制的,虽无工具钢制的锋利,但不易折断。直径应稍小于螺钉,一般与螺纹基底部的直径(即螺纹底径)相同〔图52-5(1)〕。长骨骨端与松质骨用的钻头直径更应小些,螺钉才能牢固地咬住骨质,充分发挥固定作用。加压皮质骨螺钉仅当其螺纹固定住对侧骨皮质时,才有加压作用。故钻滑动孔(近螺钉头的钻孔),钻头直径应与其螺纹直径相等,而钻螺纹孔(对侧骨皮质的钻孔)钻头应小于其螺纹直径〔图52-5(2)〕。

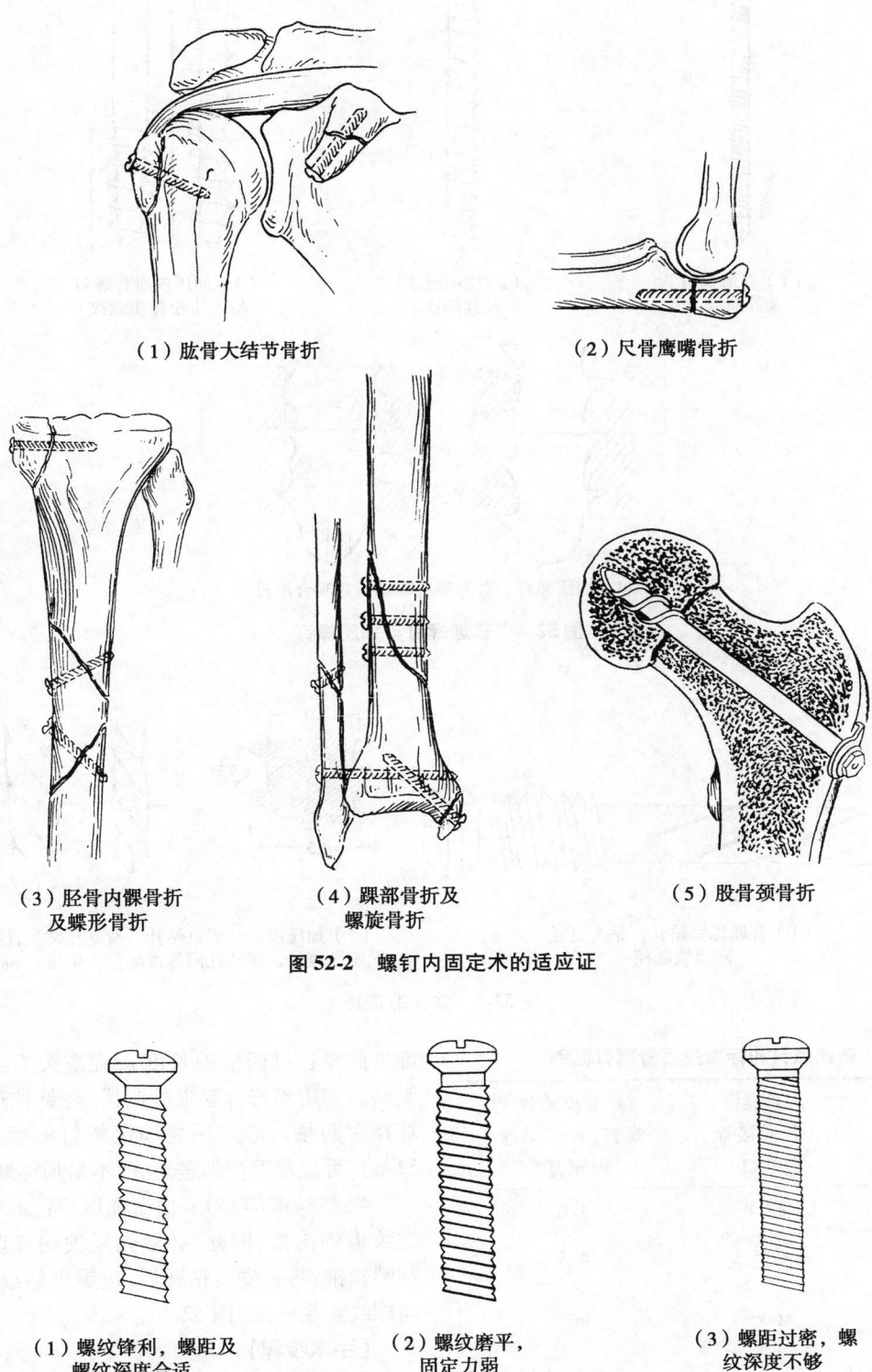

（1）肱骨大结节骨折　　　　　　　（2）尺骨鹰嘴骨折

（3）胫骨内髁骨折　　　（4）踝部骨折及　　　（5）股骨颈骨折
　　及蝶形骨折　　　　　　螺旋骨折

图 52-2　螺钉内固定术的适应证

（1）螺纹锋利，螺距及　　　（2）螺纹磨平，　　　（3）螺距过密，螺
　　螺纹深度合适　　　　　　固定力弱　　　　　　纹深度不够

图 52-3　螺钉的选择

7

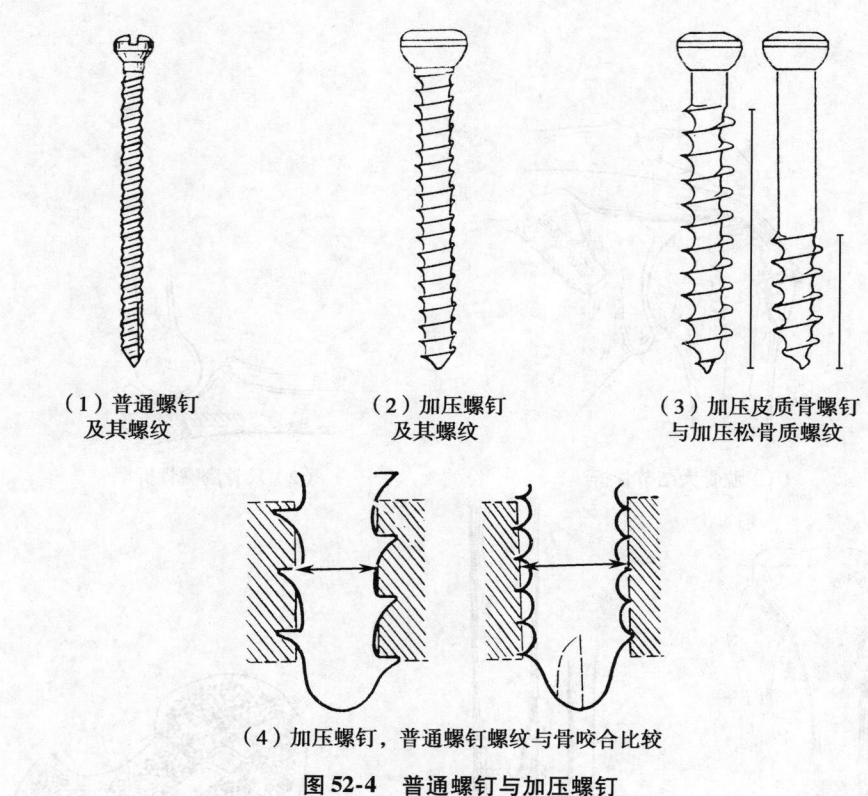

（1）普通螺钉
及其螺纹

（2）加压螺钉
及其螺纹

（3）加压皮质骨螺钉
与加压松骨质螺纹

（4）加压螺钉，普通螺钉螺纹与骨咬合比较

图 52-4　普通螺钉与加压螺钉

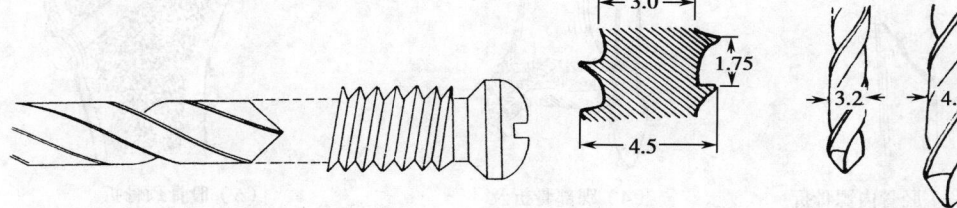

（1）普通螺钉钻孔，钻头直径
同螺纹底径

（2）加压皮质骨螺钉钻孔，滑动孔钻头直径
同螺纹直径，螺纹孔同螺纹底径（单位：mm）

图 52-5　钻头的选择

表 52-1　普通螺钉和标准皮质骨螺钉区别

螺钉类型	普通螺钉（普通接骨板螺钉）	标准皮质骨螺钉（加压接骨板螺钉）
螺柱直径(mm)	<3.0	3.0
螺纹直径(mm)	3.5	4.5
近侧螺纹与螺柱所成角度	60°	90°
螺钉末端	有沟槽	无沟槽

3. 旋凿（螺丝刀、改锥）的要求　旋凿分普通直形、十字形和六角形三种，后二者用于加压螺钉。旋凿头的宽度和厚度必须与螺钉的螺头凹槽相适应（宽度最好要超过凹槽的长度），旋凿头要与凹槽的底部紧贴。如用不符合要求的旋凿，在旋拧过程中容易损坏螺头凹槽。最好用能固定螺钉的套筒式旋凿〔图 52-6〕，可以稳而快地进退，而不易损坏螺头凹槽。

4. 螺丝锥（Tap）　由于加压螺钉末端无自动旋出螺纹道的沟槽，因此，必须先用尖端有切割作用的锐利螺丝锥，将骨皮质钻孔后，攻旋出螺纹道，其直径应与螺纹直径一致〔图 52-7〕。

【手术步骤】

1. 保持复位　切开复位后，骨折的复位必须在内固定手术全过程中稳定保持，以免移位，否则又需重新复位钻孔，增加损伤。不同部位的骨折需用不同的器械来保持复位：长骨干需用持骨钳保持；骨突、髁、踝部可用巾钳保持〔图 52-8（1）〕。

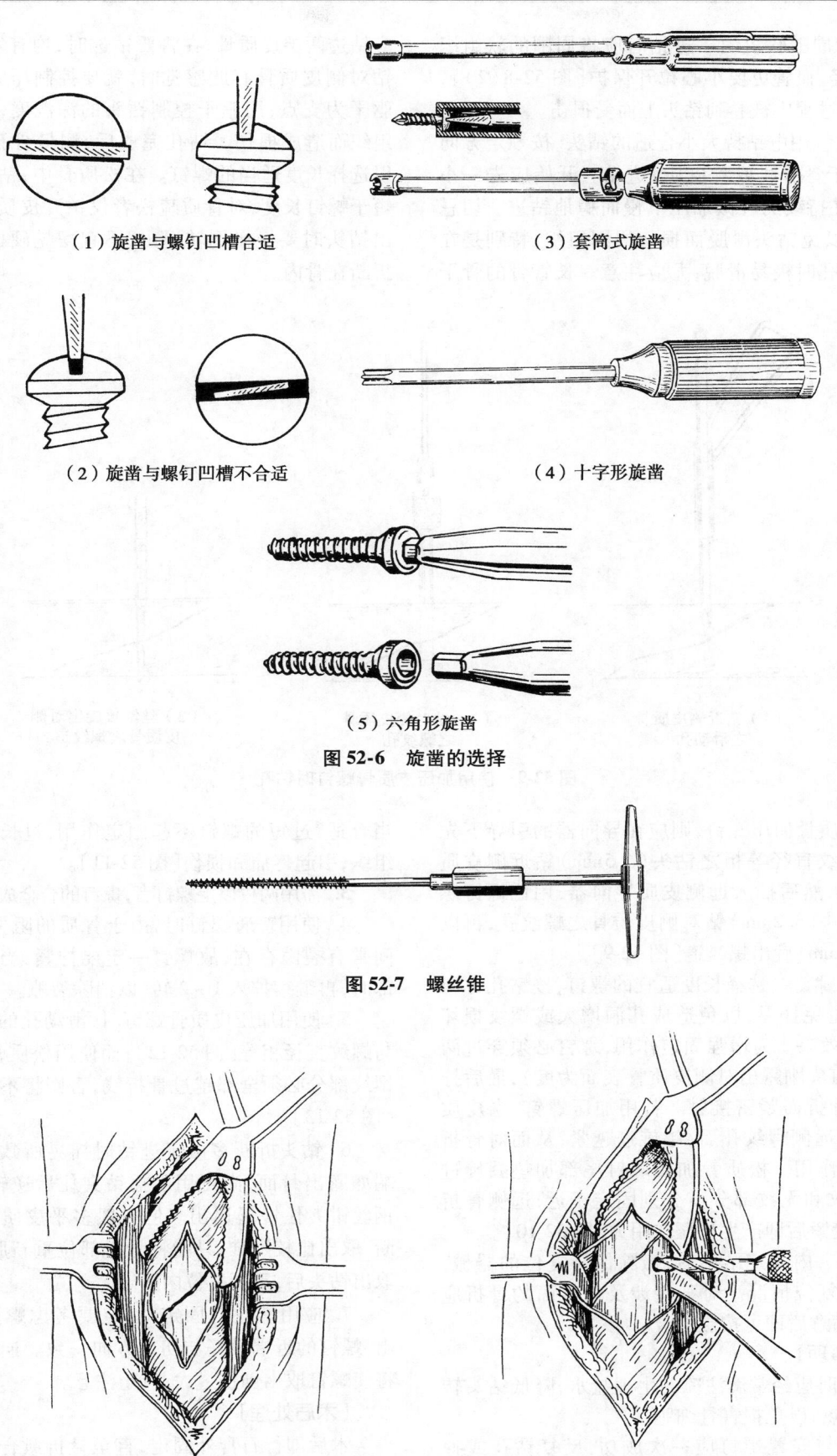

（1）旋凿与螺钉凹槽合适　　　　　　　　（3）套筒式旋凿

（2）旋凿与螺钉凹槽不合适　　　　　　　　（4）十字形旋凿

（5）六角形旋凿

图 52-6　旋凿的选择

图 52-7　螺丝锥

（1）切开复位后用持骨钳保持复位　　　　　（2）拉开周围软组织进行钻孔

图 52-8　切开复位后，在持骨钳保持下钻孔

2. 保护周围软组织　进钻时应将周围的软组织拉开,对神经、血管更要小心拉开保护[图52-8(2)],以免在进钻过程中被卷到钻头上而受损伤。

3. 钻孔　用电钻持大小合适的钻头,按预定方向(一般垂直于骨折线或骨皮质)进钻。开始应先一小凹痕,然后在持续的轻微加压下慢而稳地钻进。切忌用力太猛,以免钻头滑脱而损伤周围组织,特别是在皮质骨上钻孔时极易滑脱,尤应注意。长管骨的骨干应钻透两层皮质骨,在将要钻透时,均有发涩的感觉,钻对侧皮质骨有此感觉时,就要控制压力,持钻手以躯干为支点,用躯干控制钻头的深浅度,避免钻入软组织而造成损伤。钻孔完成后,测量骨孔的深度,据以选择长度适当的螺钉。在松质骨中,钻进深度应稍短于螺钉长度,对骨质疏松者仅钻开皮质骨即可。拔出钻头时要慢慢倒转退出,不宜摆晃硬拔,以免钻头折断在骨内。

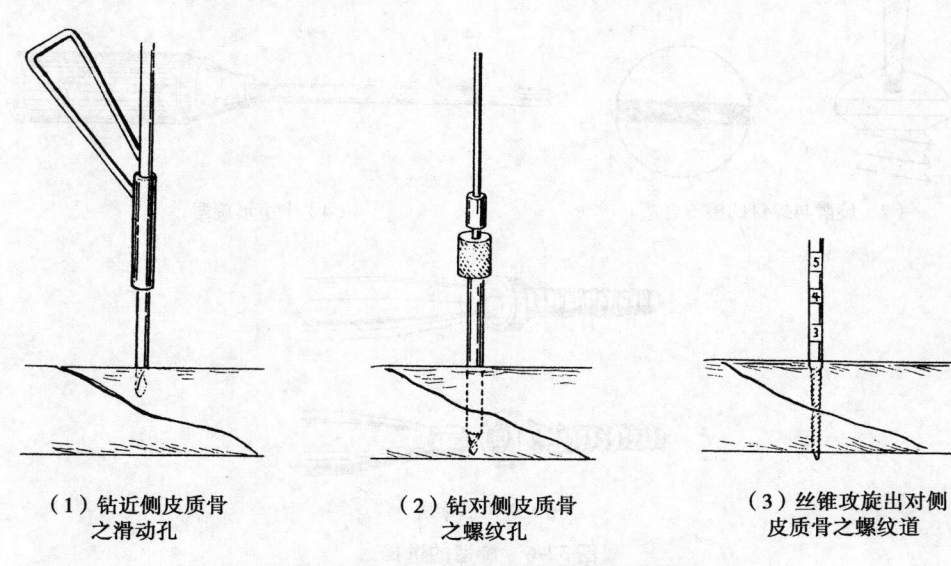

（1）钻近侧皮质骨　　　　（2）钻对侧皮质骨　　　　（3）丝锥攻旋出对侧
之滑动孔　　　　　　　之螺纹孔　　　　　　皮质骨之螺纹道

图52-9　使用加压皮质骨螺钉时钻孔

如用皮质骨加压螺钉,则应在导向器的引导下先用与螺钉螺纹直径等粗之钻头(4.5mm)钻近侧皮质骨的滑动孔,然后插入远侧皮质导向器,用比螺钉螺柱略粗之钻头(3.2mm)钻对侧皮质骨之螺纹孔,再以丝锥攻(4.5mm)旋出螺纹道[图52-9]。

4. 拧入螺钉　选择长度适宜的螺钉,按钻孔方向慢慢旋入,避免摇晃,以免造成孔洞增大或螺纹损坏而影响固定效果。为增强固定作用,螺钉必须穿过两层皮质骨(钉尖刚露出对侧皮质骨表面为度),最后拧紧螺钉,使骨折面紧密接触。若用加压螺钉,当皮质骨螺钉进入远侧螺纹孔后,越旋进越紧,从而对骨折端产生加压作用。松质骨加压螺钉尾部加垫圈旋进后,钉的有纹和无纹部分需分别固定于近、远侧骨段内,螺钉旋紧后即产生加压作用[图52-10]。

5. 缝合　内固定结束后,撤除保持复位的器械,检查骨折端复位情况。对某些涉及关节面的骨折应摄片检查,满意后即可按层缝合。

【注意事项】

1. 进钻时应经常滴注凉的生理盐水,降低钻头转动时产生的热,以免损害骨细胞。

2. 钻孔与安置螺钉应一次成功,反复钻孔或拧钉,势必影响固定作用。钻孔方向应位于骨折块中心,螺钉置入的方向应与钻孔方向一致。螺钉长短应当合适,过短的螺钉不起固定作用,过长则会突入软组织,引起疼痛和损伤[图52-11]。

3. 需用两枚以上螺钉者,螺钉的合金成分应一致。

4. 使用普通螺钉时,由于骨质的阻力,骨折端之间常有裂隙存在,故螺钉一定要拧紧,当螺钉拧到尾部时,再继续拧入1~2转,以消除裂隙。

5. 使用加压皮质骨螺钉时,滑动孔的直径至少要与螺纹直径相等[图52-12];而使用松质骨螺钉时,其螺纹部分必须全部越过骨折线,否则将不起加压作用[图52-13]。

6. 钻头折断多由于进钻时摇晃所致。钻头的断端如露出骨面,尚可用手摇钻夹住后逆转拔出,或用钢丝钳夹住慢慢退出。但一般多平皮质骨的表面折断,取出比较困难,只能将骨折部位重新脱开,显露和取出钻头后,重新复位内固定。

7. 应用螺丝钉固定,一定要考虑螺丝钉如何取出,螺钉的近端最好与切口方向一致。逆行螺钉固定将使螺钉取出创伤过大,应予注意。

【术后处理】

术后即行石膏外固定,直至骨折愈合。如用加压螺钉,固定牢靠,则可不用外固定。骨折完全愈合后,取出螺钉。临床无症状,位置很深的,可以不取出。

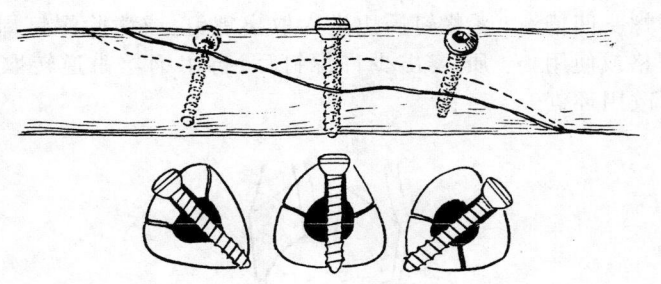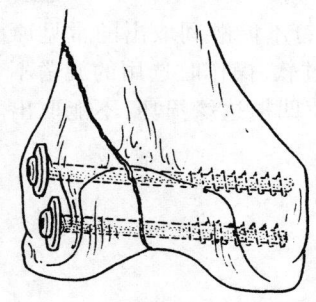

（1）皮质骨螺钉加压作用　　　　　　　（2）松质骨螺钉加压作用

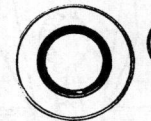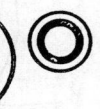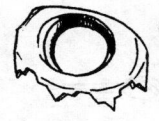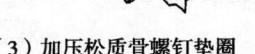

（3）加压松质骨螺钉垫圈

图 52-10　加压螺钉固定骨折

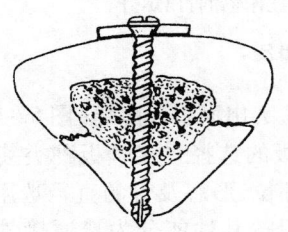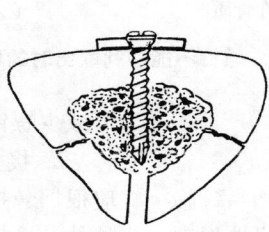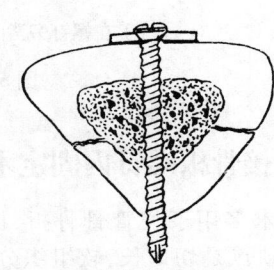

（1）正确固定　　　　　　　（2）螺钉太短　　　　　　　（3）螺钉太长

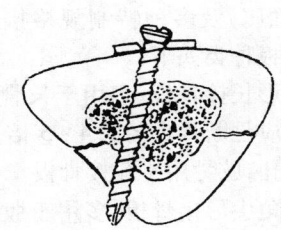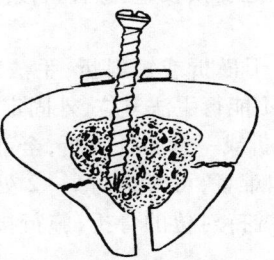

（4）钻孔方向不对　　　　　　　　　　（5）螺钉拧入方向不对

图 52-11　钻孔、拧入螺钉注意事项

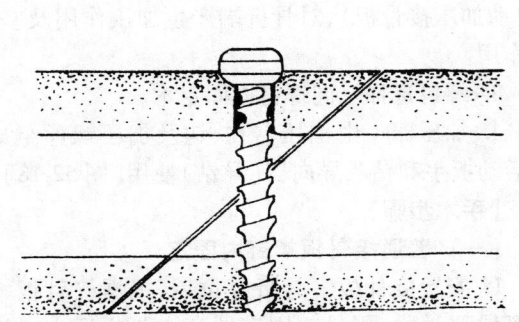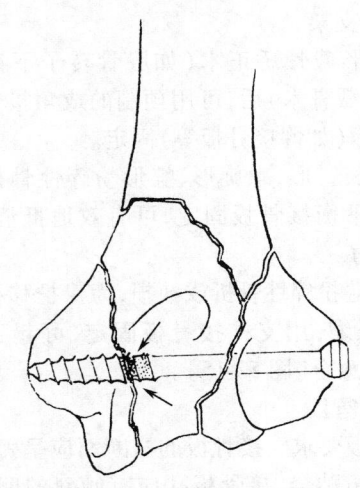

图 52-12　加压皮质骨螺钉滑动孔直径与螺纹直径一致　　　**图 52-13　加压松质骨螺钉螺纹未越过骨折线**

7

术后螺钉不能顺利取出的常见原因是螺头凹槽太浅，钢质过软，操作时选用的旋凿不合规格或使用不得法，致使凹槽边缘损坏，不能取出。可改用环锯

沿螺钉周边进入取出螺钉；或凿除螺钉周围部分骨质，露出少许螺钉后，再用钢丝钳逆转取出〔图52-14〕。

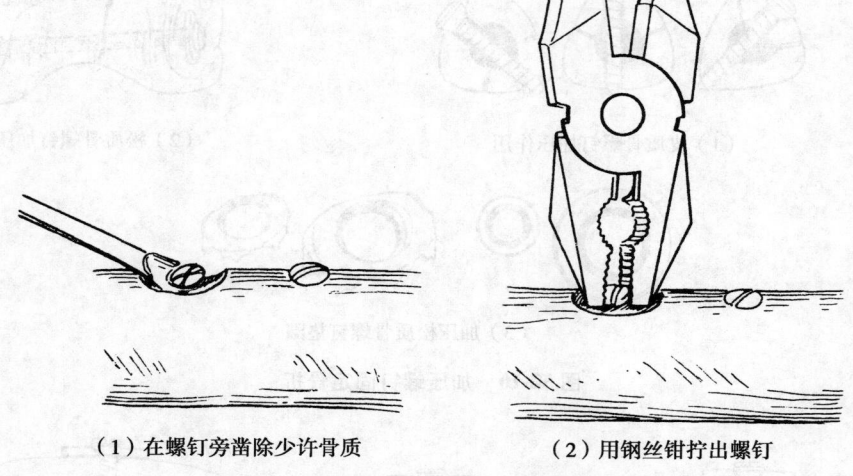

（1）在螺钉旁凿除少许骨质　　　　（2）用钢丝钳拧出螺钉

图52-14　螺钉不能顺利取出时的取出法

三、接骨板螺钉内固定术

这种内固定术多用于长管骨骨折，比较牢靠，临床应用较多。但缺点是切口长，软组织分离和骨膜剥离较广泛，骨折端的血运受损较重，愈合较慢。

【适应证】

1. 四肢长管骨骨干横折或短斜折，手法复位、外固定失败或其他原因不能行手法复位、外固定者。

2. 全身多发性骨折或一骨多处骨折，全部用手法复位、外固定处理有困难者，可考虑对1～2处手法复位困难或外固定不易维持对位的骨折，施行接骨板螺钉内固定术。

3. 骨折畸形愈合或不愈合需施行手术治疗时（如截骨矫形、骨移植等），多需同时应用接骨板作内固定，以恢复骨支架。

4. 骨畸形截骨矫正术（如股骨转子下截骨术或股、肱骨髁上截骨术）后，可用预制的成角接骨板或加压成角接骨板（如髁接骨板等）固定。

5. 某些长斜形、螺旋形、蝶形粉碎性骨折亦可用加压螺钉及平衡接骨板固定，可有效地抵消扭转、剪刀和弯曲应力。

6. 干骺端粉碎性骨折或缺损，为保护移植骨及碎骨片，以防压缩，用支柱接骨板固定，可起到架桥作用，保证植骨愈合〔图52-15〕。

【术前准备】

1. 接骨板要求　接骨板的横断面应呈弧形，与圆形骨面可密切贴合，接骨板孔应有倾斜的凹陷部，使半沉头式的螺钉头可以相应嵌入，增加固定效果，并

可减少螺钉头突出而引起疼痛〔图52-16〕。

2. 接骨板的选择　接骨板种类甚多〔图52-17〕，应根据骨折部位、形态及骨的直径选用固定效果好的品种。接骨板按其性能分为普通接骨板和加压接骨板两种，后者有圆孔（静力加压）和自身加压接骨板（动力加压）及多种特制规格接骨板。现举几种常用的接骨板种类如下：

直形长接骨板：多用于长骨干骨折。选用接骨板的长度应是断骨直径的4～5倍。一般股骨用8孔，胫骨用6孔，肱骨用4孔接骨板。

成角尖形接骨板：多用于股骨髁上骨折或股骨转子间截骨术。

成角接骨板：用于长骨截骨矫形术。

转子接骨板：用于股骨颈骨折转子间截骨术后内固定。

三叉形接骨板：用于髁部Y或T形骨折。

加压接骨板：较普通接骨板宽厚，使用时配以加压皮质骨螺钉，利用加压器或利用特殊设计之接骨板（自动加压接骨板），对骨折端产生加压作用及坚强固定作用。

3. 螺钉选择　同螺钉内固定术。

4. 加压器　由加压器孔、钩及加压螺丝组成，配以活动扳手和钻头导向器（导钻）使用〔图52-18〕。

【手术步骤】

（一）普通接骨板螺钉内固定

1. 安置接骨板　骨折复位后，根据接骨板大小，剥离局部骨膜，用骨折固定器套入骨折后方，将接骨板安置在骨面上，并将骨折端加压靠拢，然后拧紧骨

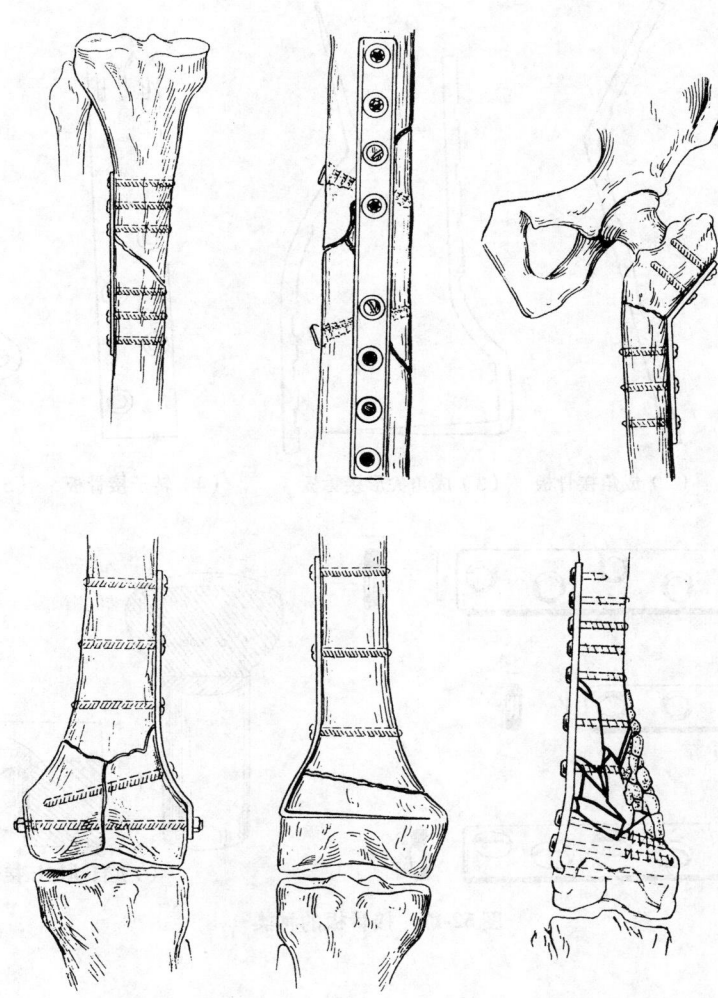

图 52-15 接骨板螺钉内固定术适应证

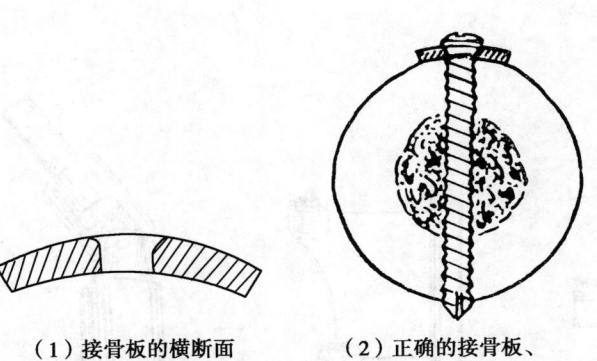

（1）接骨板的横断面　　　（2）正确的接骨板、
呈弧形，孔有斜面　　　　　螺钉固定

图 52-16 接骨板的要求

7

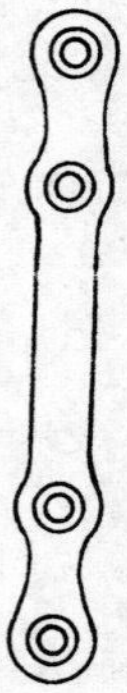

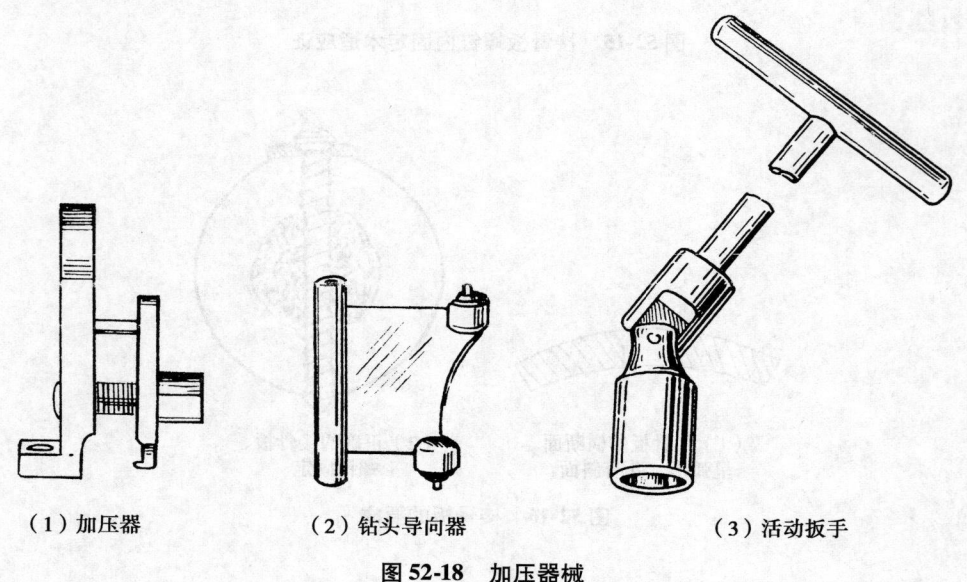

（1）直形长接骨板 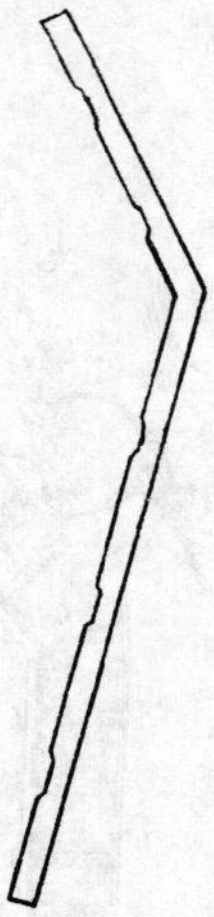　（2）成角接骨板 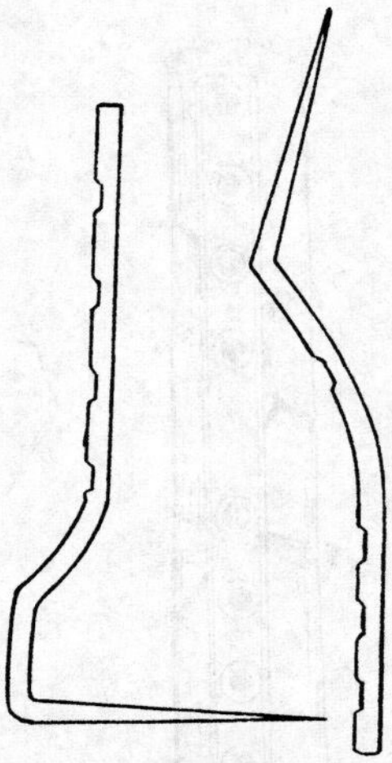　（3）成角尖形接骨板 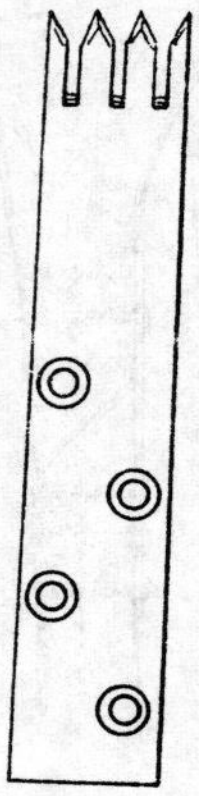　　（4）转子接骨板 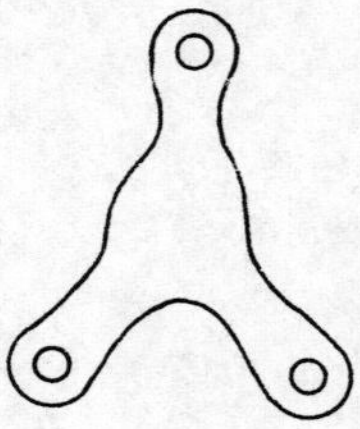　（5）三叉形接骨板

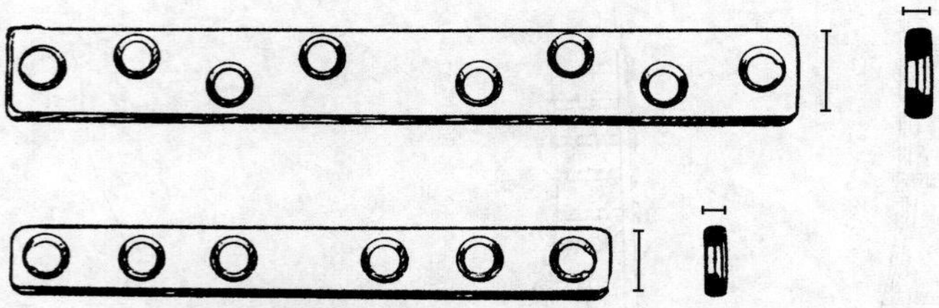

（6）圆孔加压接骨板

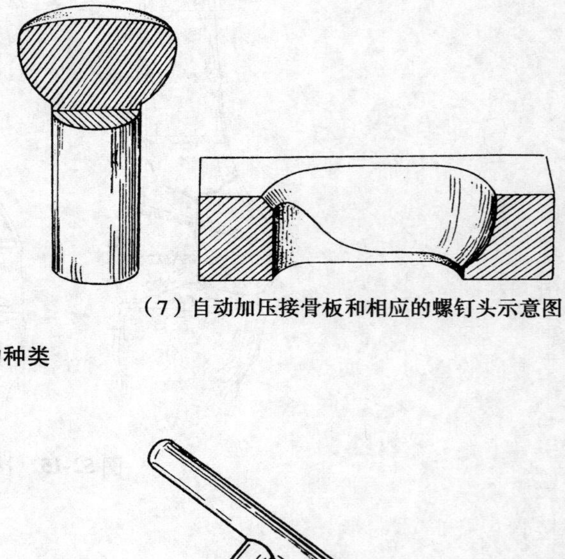

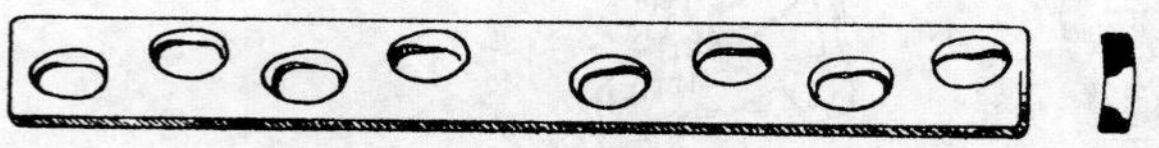

（7）自动加压接骨板和相应的螺钉头示意图

图 52-17　接骨板的种类

（1）加压器　　　　　　（2）钻头导向器　　　　　　（3）活动扳手

图 52-18　加压器械

7

折固定器的滑动部分,骨折部与接骨板即可暂时被固定在一起,但应注意露出全部接骨板孔以便钻孔〔图52-19(1)〕。

2. 钻孔、拧入螺钉　先在接骨板两端各钻一个骨孔。钻头需在接骨板孔的中心垂直进钻。钻透两侧皮质骨后,用骨孔测深器测量骨的直径,加上接骨板的厚度〔图52-19(2)〕,按此长度选择与之等长的螺钉(除钉尖外),顺钻孔方向拧入。再按接骨板各孔钻骨孔,拧入螺钉,并顺次拧紧。钻孔及安置螺钉方法同"螺钉内固定术"。

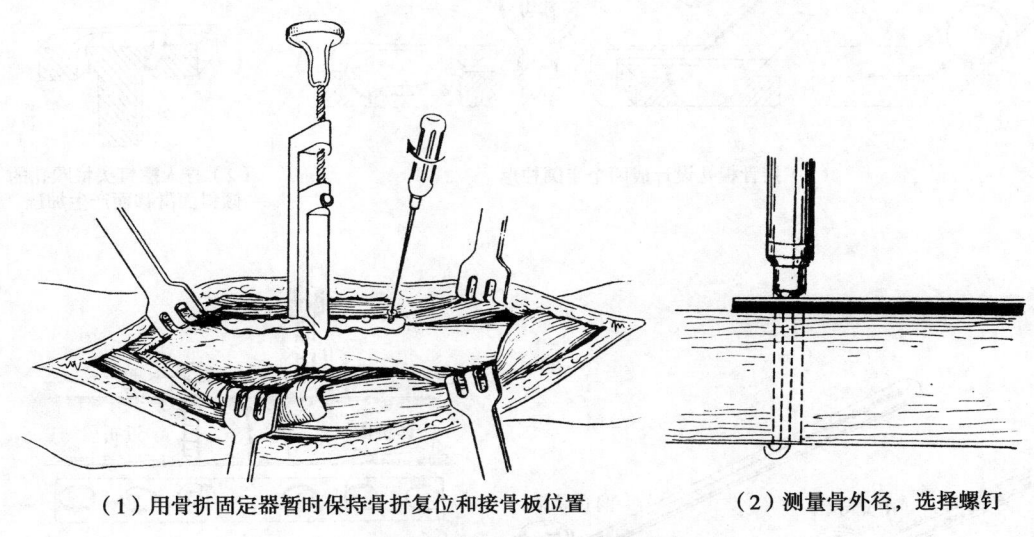

（1）用骨折固定器暂时保持骨折复位和接骨板位置　　　　（2）测量骨外径,选择螺钉

图52-19　接骨板螺钉内固定术

(二) 自动加压接骨板螺钉内固定

应用自动加压接骨板时,则不需要使用加压器。由于接骨板孔是按两个半圆柱图案设计制造的〔图52-20(1)〕。其原理是利用球形滑动原则,即当螺钉由倾斜圆柱端拧入后,其螺钉头沿接骨板孔之倾斜承重平面向水平滑动平面移动,骨折端即产生向心性水平方向的移动,从而产生加压作用〔图52-20(2)〕。

安置接骨板后,于近折段的骨折端,在中立导钻引导下钻孔〔图52-20(3)〕,旋攻螺纹道,拧入第一枚皮质骨螺钉,但不拧紧,准确复位骨折,并用钩子插入接骨板孔向远端牵拉接骨板,这样,使第一枚螺钉处于接骨板孔的偏心位上。然后于远折段骨折端用偏心导钻(承重导钻)引导〔图52-20(3)〕,钻偏心位孔,钻孔位置宜尽量靠近该接骨板孔远端,同法拧入第二枚皮质骨螺钉并拧紧,接着再拧紧第一枚螺钉,即可使骨折端靠拢,产生加压作用。然后,于接骨板孔的中心或略偏心位拧入其余螺钉〔图52-20(4)〕。

(三) 植骨

伤后超过3周以上的骨折,特别在不易愈合的部位(如桡骨下段、尺骨上段、胫骨下段),内固定术的同时应施行骨移植,促进愈合。

【注意事项】

1. 软组织的分离和骨膜的剥离应尽量减少,显露以能供接骨板的安置即可,以减少对骨折端血运的损害。

2. 接骨板宜放在骨干较平的一面,必须与骨面紧贴。才能保证骨折端的紧密靠拢;如桡骨不应放在侧面,股骨不应放在后面。尽量不将直接骨板变形去适应骨的弯度,以免降低其强度。加压接骨板的安放,要根据张力带原则,即接骨板置于骨折的张力侧,接骨板即承受张力,经接骨板施行加压后,使骨折张力侧的张力转变为压力:在负重条件下,张力侧在人体重心线的对侧,例如股骨干骨折,其张力侧在股骨颈对侧,即外侧略偏后;在不负重条件下,则根据肌群作用、骨折特点以判断其张力侧。如误将接骨板置于张力侧的对侧;必将增加张力侧的张力,使骨折端分离,既容易造成接骨板断裂,也影响骨折愈合〔图52-21〕。

3. 接骨板要安置在有肌肉覆盖的骨面,不致使骨板与皮肤直接接触产生疼痛。

4. 钻头必须在接骨板孔中心垂直进钻,应用加压接骨板时需用导钻,如有偏斜,螺钉头就不能紧密拧入接骨板孔的凹陷部,固定效能必将减弱〔图52-22〕。

【术后处理】

术后应即外固定,直至骨折愈合。应用加压接骨板则不需要外固定,拆线后开始扶双拐负重练习,X线显示骨愈合阴影时改用单拐1～2个月后再弃拐行走。骨折愈合后取出接骨板,通常加压接骨板于术后1～2年取出。

7

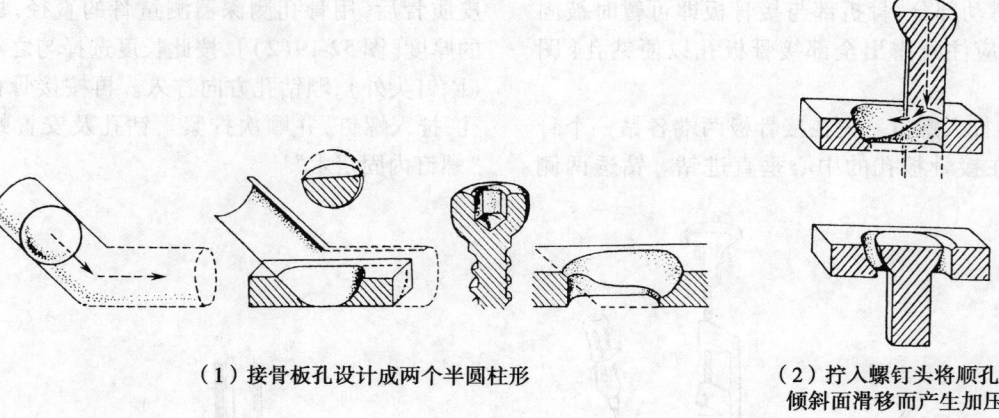

（1）接骨板孔设计成两个半圆柱形　　（2）拧入螺钉头将顺孔的
　　　　　　　　　　　　　　　　　　　倾斜面滑移而产生加压

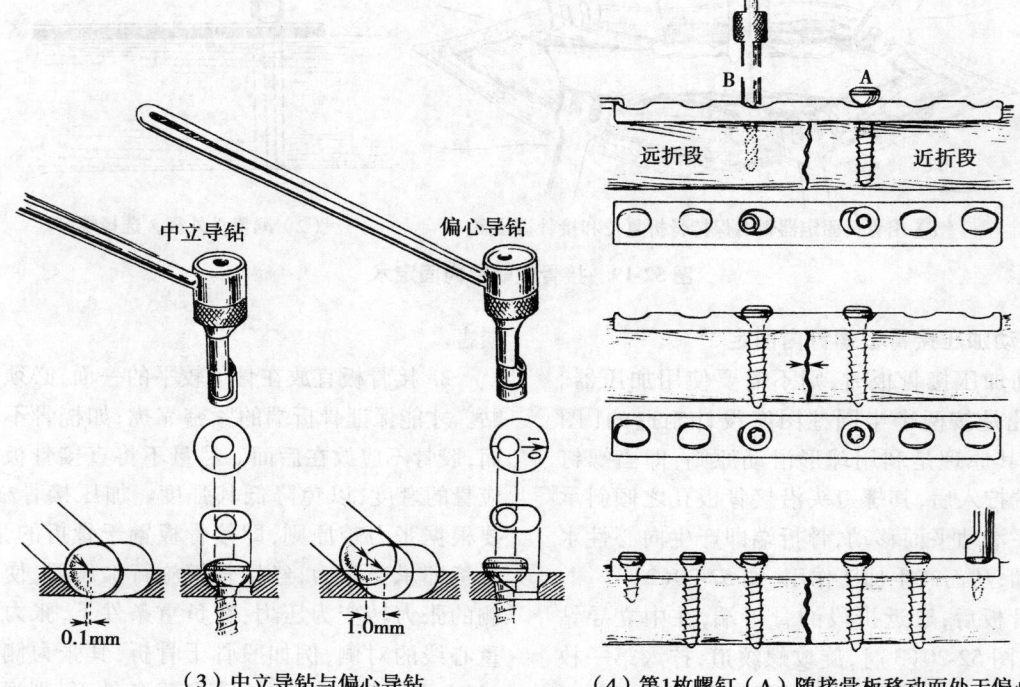

（3）中立导钻与偏心导钻

（4）第1枚螺钉（A）随接骨板移动而处于偏心
位，偏心导钻拧入第2枚螺钉（B），拧紧螺钉加压

图 52-20　自动加压接骨板内固定术

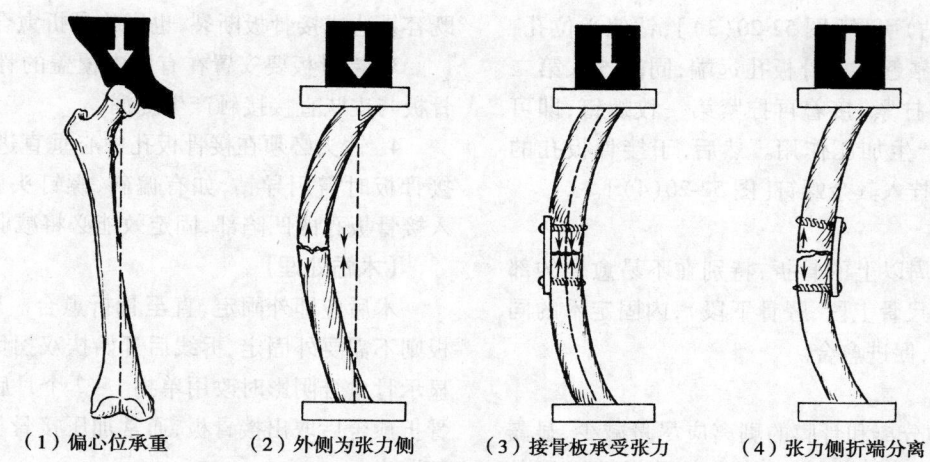

（1）偏心位承重　　（2）外侧为张力侧　　（3）接骨板承受张力　　（4）张力侧折端分离

图 52-21　股骨骨折根据张力带原则安放接骨板

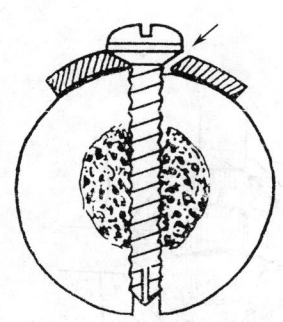

图 52-22 钻孔不在中心,螺钉不能紧密拧入

【术后并发症的预防及处理】

1. 接骨板弯曲、断裂 发生的原因多由于不用外固定或外固定时间过短,过分依赖接骨板有限的固定力量去负重或活动,以致造成接骨板弯曲或断裂。一旦发生应重新手术,取出接骨板并另行内固定。

2. 接骨板取不出 有时取出接骨板会遇到很大困难,主要原因是螺头凹槽损坏,旋凿不能发挥作用。应将一端螺钉周围的骨皮质凿除少许厚度,用钢丝钳下压接骨板;露出少许螺钉,就可用钢丝钳夹住螺钉旋出,然后将接骨板掀起,依次同法取出其他螺钉。

3. 用加压接骨板行坚强内固定后,由于接骨板与骨的弹性系数相差悬殊,肢体负重应力大部分通过接骨板而不通过其下的骨质,造成接骨板固定部位的骨萎缩,在接骨板末端正常骨质与萎缩骨质交界处容易折断或在去接骨板后发生再骨折。故接骨板取出后,仍需适当保护 3~6 个月,以免折断。再骨折多发生于接骨板最远端钉孔部位,为预防其发生,接骨板最远端螺钉可只穿过一侧皮质骨。这样,可避免肢体负重应力集中于接骨板端面而是逐渐向接骨板过渡,以缓冲接骨板固定下的骨质与正常骨质间弹性系数的突然转变。

四、钢丝内固定术

【适应证】

钢丝的缺点是固定作用较小,应用范围也相应较小。容易断裂,还能引起受压处的骨质吸收。骨膜血运受损,从而失去固定作用,影响骨折愈合。但钢丝具有直径细和可屈的特点,可以穿过骨内人工隧道环扎或固定,能有效地保持某些骨折的复位,这是它的优点。不锈钢丝内固定术多用于下列情况〔图 52-23〕。

1. 髌骨横断骨折;

2. 尺骨鹰嘴突横断骨折;

3. 指骨末节撕脱骨折;

4. 作为其他内固定的辅助固定,以固定游离骨片;

5. 不稳定的颈椎骨折、脱位。

【术前准备】

1. 根据骨折块的大小和局部收缩力的强弱,选用相应直径、质软、易弯、拉力强的不锈钢丝。

2. 准备钢丝缝针、钢丝剪、拧钢丝的止血钳(或钢丝钳)以及钻孔用的电钻。

【手术步骤】

1. 穿引钢丝 穿引钢丝的方法随骨折的部位而不同,一般常用环形固定法和 8 形固定法两种。

环形固定法:多用于髌骨骨折。用粗圆针穿以钢丝,贴近骨的边缘,在腱内环形缝合;或先在骨折的两侧对应地用小钻头各钻一隧道,而后用钢丝环形穿过隧道。

8 形固定法:常用于尺骨鹰嘴骨折,先在骨折两端各钻一横行隧道,然后将钢丝 8 形穿过,钢丝交叉在骨外。

2. 收紧钢丝 先用巾钳等器械将骨折复位,并保持位置,然后慢慢收紧钢丝,以免切断骨质及软组织,或把钢丝拉断。待完全收紧至骨折端紧密相接后,才可将钢丝两端拧结成绳状〔图 52-24〕。松紧度要适当,过松骨折断端间会遗留裂隙,影响愈合,过紧则容易拉断钢丝。

3. 处理残端 剪除多余的钢丝,留下 3~5mm 的残端,将其弯向骨面或埋于凹陷处的软组织中,不使刺及皮肤而致疼痛。

【术后处理】

骨折骨性愈合后,可将钢丝取出。环形钢丝位于皮下者,只需在拧结处作一小切口,找到残端,剪断钢丝拔出即可。对 8 形固定钢丝,常需在对侧加作一小切口,剪断钢丝的中段后取出。

五、钢针内固定术

【适应证】

钢针比螺钉细,损伤小,占位少,小块骨折的固定及需要穿过骨骺时,用钢针固定较好,针尾可露于皮外或埋于皮下,取针简单;但其缺点是针体圆滑,没有螺纹,固定力不及螺钉。因此,只用于儿童及下列情况(图 52-25)。

1. 骨折片较小的髁、踝、茎突骨折。

2. 不稳定性干骺端骨折、骨骺骨折或骨骺分离,外固定不能保持复位者。

3. 多发性短管骨(如指、掌、趾、跖骨等)的横断折、短斜折或在 8~12 小时以内的开放性骨折,手法复位外固定有困难者。

7

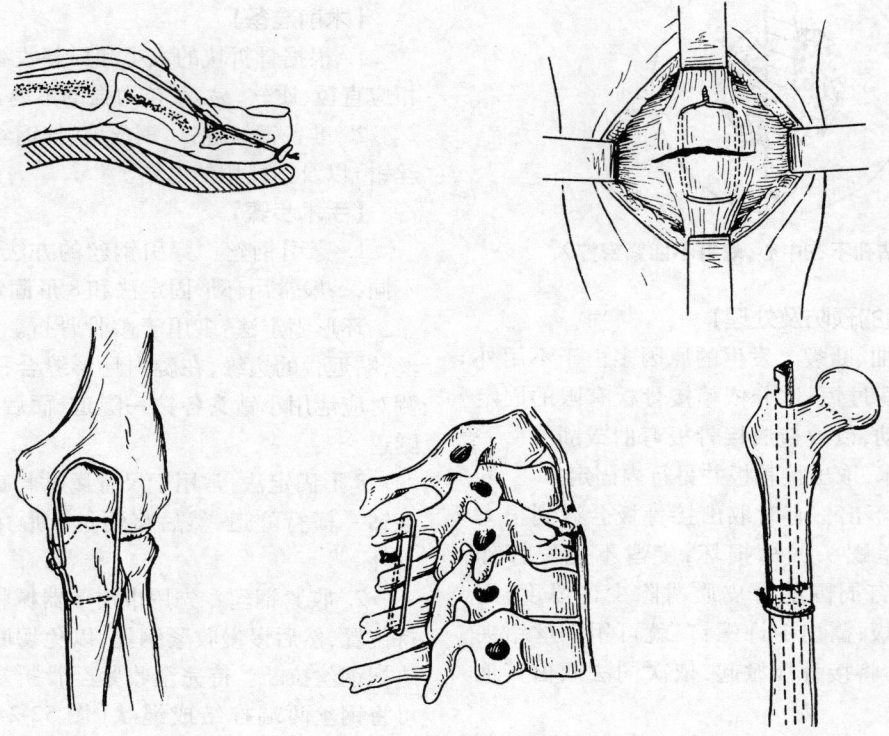

图 52-23　钢丝内固定术适应证

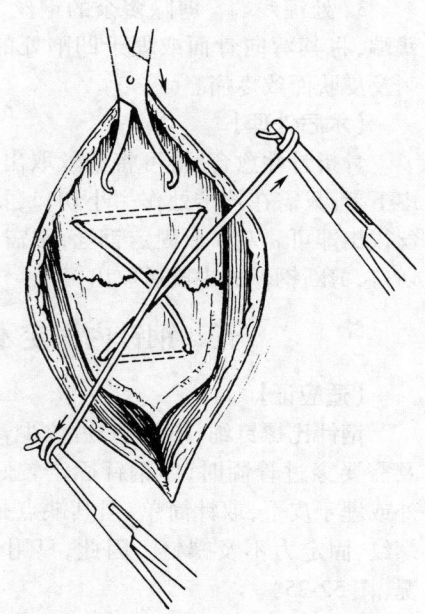

（1）复位、钻孔、穿引钢丝，逐渐收紧

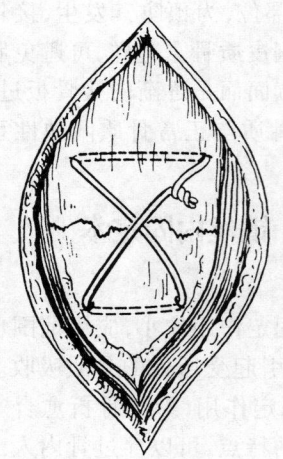

（2）拧紧钢丝后剪断，残端弯向骨面

图 52-24　钢丝内固定术

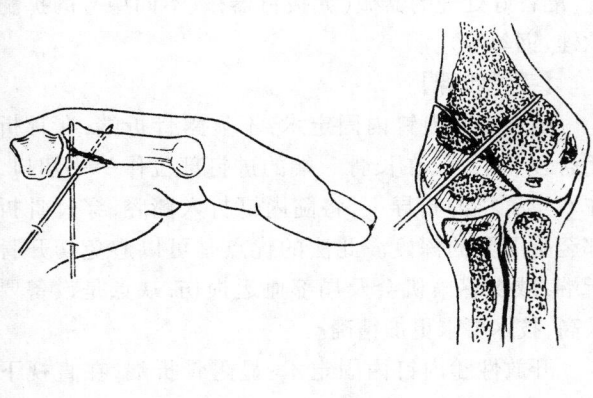

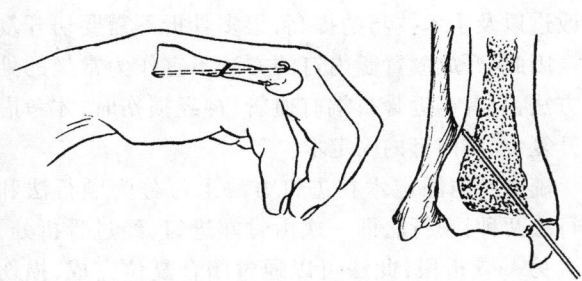

图 52-25　钢针内固定适应证

【术前准备】

根据骨折情况,选择长短、粗细不同的不锈钢针,准备手摇钻、剪针钳(或钢丝钳)、小锤等器械备用。

【手术步骤】

1. 插入钢针　骨折复位后由助手稳定地保持复位,术者持手摇钻夹住钢针,钻过皮质,穿过骨折线,达预定深度〔图 52-26(1)〕。要求一次成功,避免反复进退,影响固定效果。如骨折块较大,可互成角度进入两根针,固定要比平行进针牢靠。如附着在骨折块的肌肉拉力较大时,可将钢针穿过对侧皮质骨以加强固定力。但注意不可穿入软组织过多,以免损伤重要血管、神经。

2. 消除裂隙　在插针过程中,骨折端间可能发生裂隙,应在插针结束后,将骨片轻轻捶击,使骨折面紧密相接,以保证愈合〔图 52-26(2)〕。

3. 处理针尾　剪断露在骨外的钢针,只保留 2～3mm,以供拔针时用。最好将尾端弯成角度,使贴于骨面,以减少对皮肤的刺激性疼痛〔图 52-26(3)〕。内固定时间不长的可将针尾留在皮外用无菌纱布包好,便于术后拔针。再次检查骨折面对位情况良好后,分层缝合。

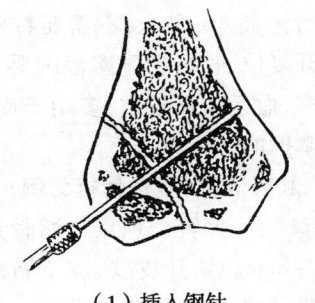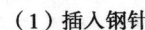

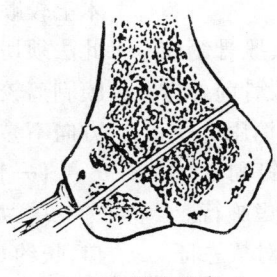

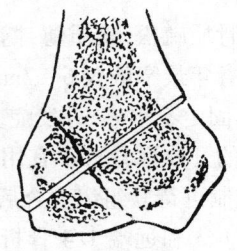

（1）插入钢针　　　　　　（2）消除裂隙　　　　　　（3）弯曲针尾

图 52-26　钢针内固定术

【术后处理】

术后需加用外固定。骨折愈合后拔除钢针,但通过骨骺的钢针,在临床愈合后应提早拔除。

六、髓内钉内固定术

髓内钉内固定多用于长管骨(如股、肱、尺、胫、桡骨等)骨干骨折。其优点是:髓内钉本身比较坚实牢靠,术后可以少用或不用外固定,有利于伤肢的早期活动锻炼;切口及进钉点远离骨折部位,通过闭合穿钉法可以减少骨折部位软组织及骨血供的破坏,从而降低感染及骨折不愈合的发生率;髓内钉长而有不同形状棱角,嵌入髓腔,可以达到牢靠的内固定,能够避免旋转、侧移及成角移位的发生;带锁髓内钉的应用扩大了手术适应证范围,可用以对抗骨折的轴向和旋转畸形,目前最为常用。特别是治疗负重骨的骨折

时,优于接骨板或外固定的固定方法。其缺点是:需有一定设备,操作较为复杂。

用髓内钉固定长管骨的骨折,犹如用一根轴穿过两节竹管。如果髓内钉的外径等于长管骨的内径,这样固定作用就好,可以稳定地保持对位、对线。在长管骨的最狭窄段(如股骨的上、中 1/3 交界处)发生骨折,相应宽度的髓内钉可直接紧密地嵌在髓腔周围的皮质骨内层上,使钉的横断面能起到良好的弹性固定作用,钉的两端又能固定于松质骨中或进钉处的皮质骨上,防止各种移位,是较理想的内固定。当骨折发生在长管骨的非狭窄段,通过采用带锁髓内钉同样使骨折达到牢固固定。

髓内钉的种类有非带锁髓内钉和带锁髓内钉。自从应用了带锁髓内钉后,单根的非带锁髓内钉除 Ender 钉、Rush 钉等具有特殊的适应证以外,其他非带

7

锁髓内钉基本已被废弃。目前带锁髓内钉已广泛用于股骨、胫骨和肱骨，但在前臂尚未广泛应用。带锁髓内钉有扩髓腔的髓内钉和不扩髓腔的髓内钉。扩髓腔的髓内钉能使髓腔扩大，插入直径更粗，更适合髓腔直径的髓内钉，能更好地控制旋转，但扩髓腔破坏了滋养动脉以及皮质内的血供，而且有增加肺栓塞和呼吸窘迫综合征的发生率的风险。不扩髓腔的髓内钉多为实心且带有尖端，对骨内膜的血供破坏小，但钉被卡住的可能性较大，且所用的髓内钉较细，其强度不够。

【适应证】

1. 长骨的大部分骨折，特别是在狭窄段周围的横折或短斜折；

2. 长骨一骨多处骨折，或合并全身多发性骨折，手法复位外固定有困难，骨折部位适合于髓内钉固定者；

3. 部位适合的骨折畸形愈合（或不愈合），需切开复位者；

4. 部位适合的病理性骨折。

【禁忌证】

1. 小儿长骨骨折，虽合乎上述适应证，也不宜应用，以免损伤骨骺；

2. 老年患者骨质疏松，皮质薄，髓腔大，股骨髓腔直径可达15mm（青年最窄的仅6~7mm），股骨前外方弯度增大，髓内钉固定不牢靠，并发症多，须慎用。

3. 严重污染的开放性骨折不宜用髓内钉固定，一旦感染，将难以控制可待软组织愈合后再考虑施行。

4. 胫骨近端1/3和远端1/4骨折是相对禁忌证。桡骨近端1/4和远端1/3，尺骨冠状面近端与尺骨远端1/4不宜使用髓内钉固定。

【术前准备】

1. 术前应摄长骨全长正位及侧位X线片，必要时进行CT扫描，以免遗漏骨干以外的近端及远端骨折。

2. 髓内钉的选择　必须选择粗细、长短合适的髓内钉，才能发挥充分的固定作用。髓内钉的长度可按健侧骨测量的长度，宽度则根据X线片髓腔最窄处的测量结果。比较正确的办法是将已知宽度的髓内钉，固定在伤骨或健侧骨同一平面，一起摄片对比测量。但这些方法只供粗略估计，手术室必须具有不同直径和长度的髓内钉和锁钉，供术中选用。术中可直接将髓内钉插入髓腔狭窄部试验，但遇有阻力不可勉强插入，以免造成骨质劈裂或拔出困难。一般应选择与该段直径一致或稍宽一点的髓内钉，以达到最大的横断面弹性固定作用。

3. 术者应充分估计术中可能发生的困难与并发症，准备好处理的器械（如拔钉器械、不同型号的扩髓软锉、钢丝等）。

【手术步骤】

闭合性髓内钉内固定术：不显露骨折端，在骨折闭合复位后，仅在长骨一端的进钉部位作一小切口，在C形臂机的指导下，将髓内钉打入髓腔，穿过骨折部至所需要的深度。此法的优点是可以避免切开骨折端，减少感染机会及局部血运损伤；缺点是设备要求高，技术要求更加精确。

开放性髓内钉内固定术：显露骨折端，在直视下复位、穿钉。随着影像增强X线机的进步、手术器械的改进以及手术技巧的提高，很多骨折不需要切开复位。因此，开放放置髓内钉的方法不宜作为常规的处理方法，只有当近骨折端有血管、神经损伤时，才考虑切开复位、髓内钉内固定术。

髓内钉内固定术在进钉方法上可分为顺行法和逆行法两种：顺行法即一次由骨端进钉，经过骨折处，进入另一骨折段，此法可以通过闭合复位完成，损伤小，临床上最为常用。逆行法是先将髓内钉自骨折端近端逆行打出骨端，复位后再顺行打入骨折远段，技术上较顺行法简单、安全，不需要特殊的手术台。但此法须切开复位，骨折端显露范围要大，切口较长，骨膜剥离较广，血运破坏较重，多用于周围肌肉多，进钉方向不易掌握的骨折。

（一）顺行法（以股骨骨折为例）

1. 切口　从大转子顶点至髂骨翼水平位行直切口，长约6~8cm。切开皮肤、皮下脂肪、深筋膜，钝性分开外展肌，触及大转子顶点。

2. 定进钉点　各骨的进钉处各不相同，股骨为大转子顶点偏内后即梨状窝（也有髓内钉需要在大转子顶点进钉），胫骨为胫骨结节上缘、髌腱止点上方，平台下0.5~1cm处，尺骨为鹰嘴顶端桡侧，桡骨为桡骨远端桡背侧，肱骨为大结节〔图52-27〕。进钉点选好后，用骨锥钻透骨皮质并扩大入口〔图52-28(1)〕。

3. 放置导针及扩大髓腔　通过大转子进针点，插入圆头导针，经过牵引使骨折复位，旋转圆头导针使其进入骨折远端，导针应放置髓腔中央部分。如果骨折无法牵引复位，则在近侧骨折段内插入复位杆，将它作为杠杆控制近侧骨折段的位置，设法使骨折端适当对合，便于导针通过骨折部位〔图52-28(2)〕。一旦导针进入远侧骨折段，取出复位杆，通过测量导针即可确定选用髓内钉的长度。然后使用扩髓软锉扩髓，扩髓应从直径8mm钻头开始，每次增加0.5mm，直到遇到明显阻力为止〔图52-28(3)〕。一般来讲，扩大的髓腔应比插入钉粗 1mm。当扩髓遇到阻力时,应在该处反复扩髓,直到满意为止,更换髓腔锉时,助手应把持导针,防止其退出。如果髓腔锉卡在髓腔内,不要强力往外拔也不能逆时针旋转,可略等数分钟待钻头冷却后再继续扩髓,也可以利用圆头导针将锉退出。然后,在圆头导针旁边,将非圆头尖端直导针插入髓腔,拔出圆头导针,或插入硬质塑料管更换导针〔图52-28(4)〕,新一代髓内钉内芯允许圆头导针通过,可以不必更换导针。

4. 进钉 选用合适的髓内钉与打入器牢固固定,钉的弧度应向前,沿导针顺髓腔方向慢慢用骨锤锤入直至骨折远端〔图52-28(5)〕,主钉打入后,髓内钉尾端高度应与大转子顶点在同一水平。拔除导针,于近端锁钉导向孔放入一导向套管,在套管与皮肤接触处做一长 1cm 的切口,切开阔筋膜,将套管沿切口推至大转子外侧皮质,用直径 5mm 的长钻头,钻透小转子皮质〔图52-28(6)〕,测量孔深,选择相应的全螺纹自

攻螺钉拧入。同法通过远端锁钉定位器或借助 C 形臂机用徒手技术于远端锁定孔分别拧入两枚螺钉〔图52-28(7)〕。

5. 骨折端的处理 髓内钉主钉进入后,应检查骨折端的复位与异常活动情况。如有裂隙,应叩击骨端,使骨折间紧密相接。如有异常活动,说明所选髓内钉宽度不足,应拔出另换较粗的髓内钉。延期手术的骨折或陈旧性骨折,应同时施行骨移植,以促进骨愈合。最后分层缝合切口。

(二)逆行法(以股骨骨折为例)

切开显露骨折端后,先将髓内钉钉尾从骨折近端髓腔逆行向上打入,达股骨大转子部位时,即在该处局部皮肤作一小切口,显露该处骨皮质〔图52-29(1)〕。再手锥钻透骨皮质,继续逆行进钉,从转子处引出髓内钉,直至钉前端与骨折近端平齐〔图52-29(2)〕。然后,复位骨折端,再按顺行法将钉锤入骨折远段〔图52-29(3)〕。

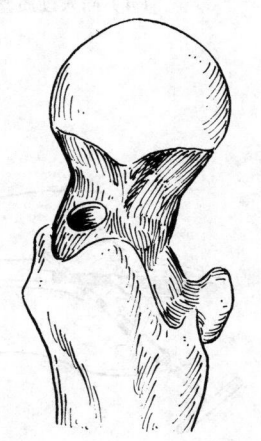 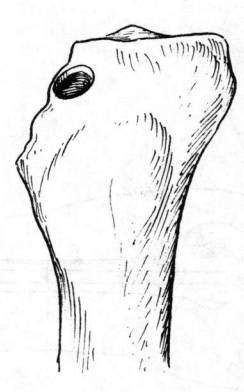

(1)股骨大转子　　　　　(2)胫骨平台下

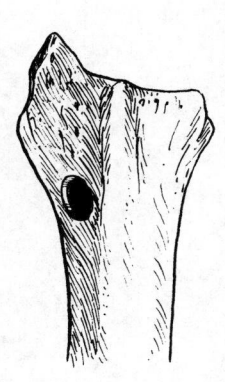 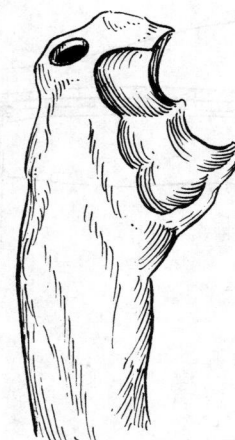 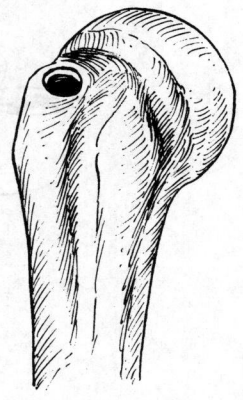

(3)桡骨远端　　　(4)尺骨鹰嘴　　　(5)肱骨大结节

图 52-27　髓内钉内固定进钉部位

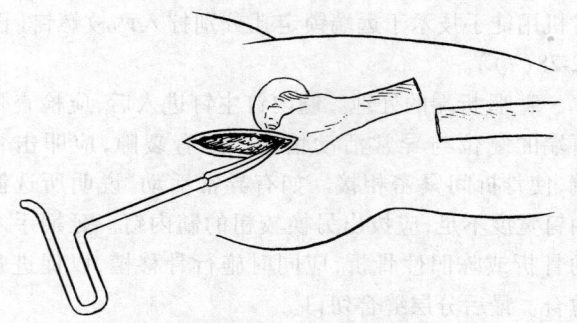

（1）用骨锥在大转子窝钻透骨皮质并扩大入口

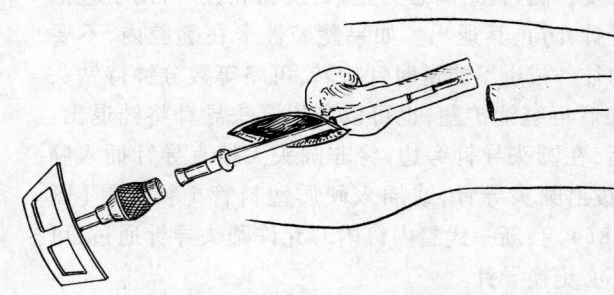

（2）利用复位杆进行骨折复位，使用头导针进入远侧骨折段髓腔

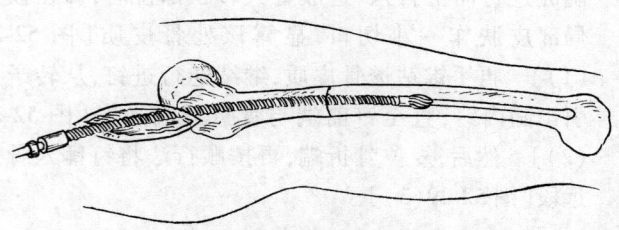

（3）沿圆头导针扩大股骨髓腔

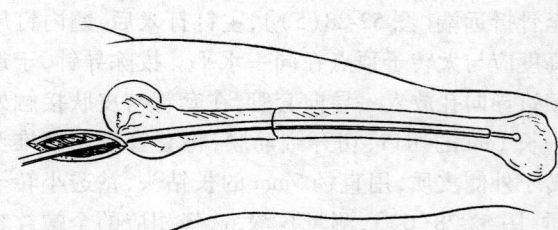

（4）插入硬质塑料管更换导针

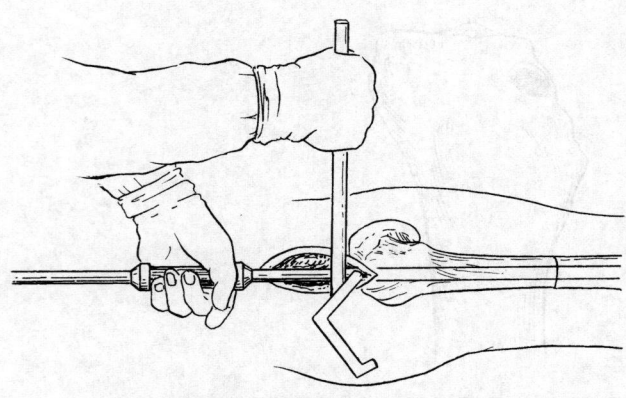

（5）将髓内钉用骨锤锤入髓内钉尾端与大转子顶点平齐

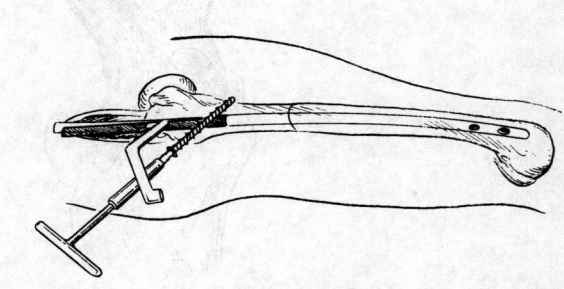

（6）通过导向器置入近端锁钉

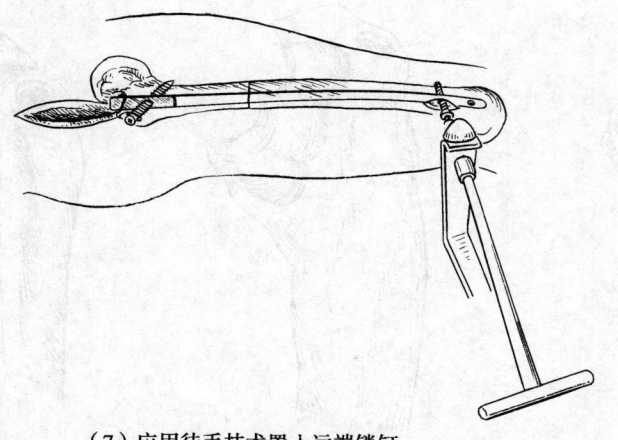

（7）应用徒手技术置入远端锁钉

图 52-28　顺行法股骨干髓内钉内固定术

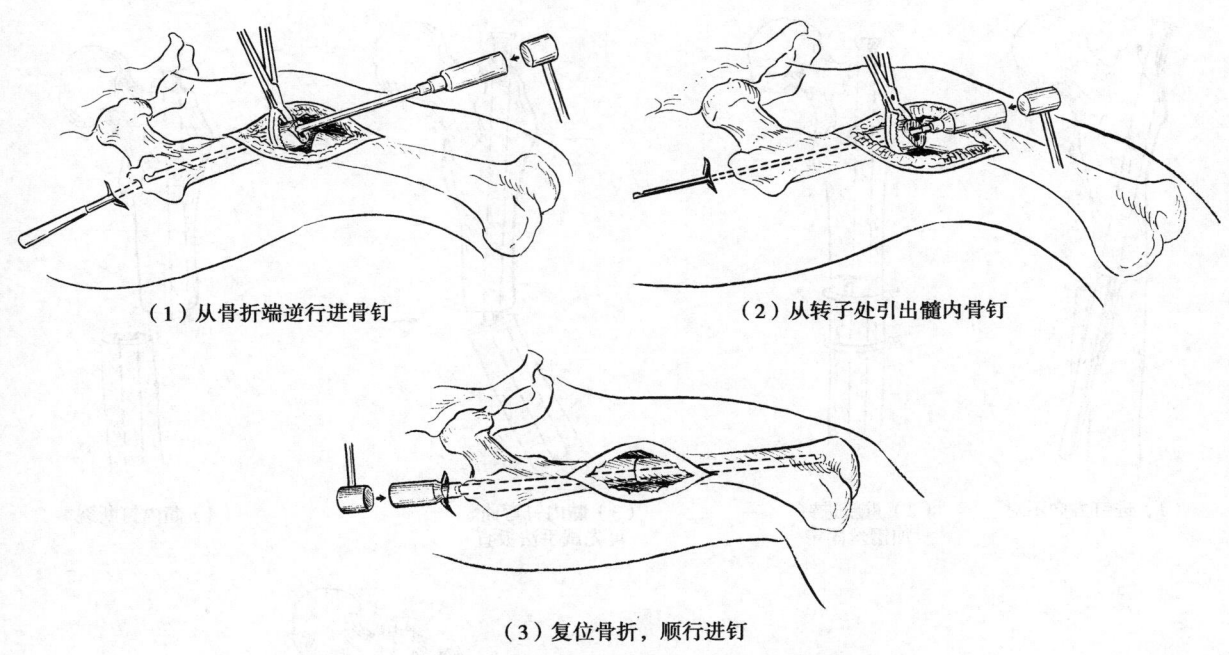

（1）从骨折端逆行进骨钉　　　　　　　（2）从转子处引出髓内骨钉

（3）复位骨折，顺行进钉

图 52-29　逆行法股骨干髓内钉内固定术

【注意事项】

1. 髓内钉的选择很重要，太长将打入关节或在骨外残留过长，可以发生疼痛和跛行；太短则达不到固定作用；太粗容易造成骨的劈裂；太细则固定力弱，不能控制移位，容易发生骨折延迟愈合或不愈合。

2. 打入髓内钉时，应缓慢细心。正常情况下，只能遇到轻微阻力。如阻力较大或有实质的音响，则不能继续强行进钉，应仔细研究原因：一般常因髓内钉过粗所致；如髓内钉粗细合适，则可能是进钉的方向不对，倾斜进入皮质骨，应立即拔出，调整方向后再进钉。

3. 不要过度扩髓，若扩髓超过狭窄部骨皮质的1/3，钉打入时易引起骨皮质劈裂。近端锁钉导向器比较准确，但也有锁钉未穿过锁孔的病例。远端锁钉导向器目前还不完善，术中一定要耐心，否则易导致锁钉放置失败。

【并发症的预防和处理】

1. 髓内钉嵌顿　多因髓内钉过粗，卡在髓腔狭窄部，或进钉方向不对，插入皮质骨所致。术中应注意选择髓内钉的大小及掌握进钉方向。一旦发生，应及时拔出改正，以免陷入进退两难的局面。

2. 劈裂骨折　进钉点未凿除部分骨质就勉强进钉，或髓内钉嵌顿未及时纠正，反而强行进钉，即可造成劈裂骨折。处理方法须根据骨折情况决定。或拔出重插，加用钢丝固定〔图52-30（1）（2）〕；或改用其他内固定术。

3. 髓内钉弯曲、折断　多因髓内钉过细、不够坚固所致；也可由于过早、过多的负重或再受损伤所致。预防的方法在于选用合适的髓内钉，术后不要过早负重，活动时要注意保护。髓内钉弯曲后，可在麻醉下先试行手法扳直〔图52-30（3）〕，加用外固定。断裂者则需取出更换。取出时，近段骨髓内钉可用拔出器拔出，远段骨髓内钉则需在骨折端凿去部分骨质，用尖端钳夹住髓内钉拔出，然后重新打入带锁髓内钉。骨缺损处植骨〔图52-30（4）～（6）〕。

4. 感染　必须强调严格遵守无菌操作技术。超过8～12小时的开放性骨折应先处理伤口，待软组织愈合后才能施行内固定术。一旦术后发生感染，不必急于拔出髓内钉，先按急性骨髓炎处理。至骨折端有部分骨痂后，再取出髓内钉，施行骨髓炎手术。

5. 脂肪栓塞　骨折时有少量脂肪粒进入血液循环到肺产生栓塞，是髓内钉内固定术少见的并发症。改善创伤患者全身休克情况，加强肺部支持治疗，可以减少髓内钉手术时脂肪栓塞的发生。

【术后处理】

1. 如选用的髓内钉坚固有力，可不用外固定。用支架抬高伤肢5～7日，尽早锻炼肌肉，保持其张力，对骨折端产生纵向挤压力，以利骨折愈合。如果骨折稳定，术后只要疼痛可以忍受，1～2周后即可扶拐下床，逐渐负重活动，但必须避免损伤，直至骨性愈合。如术中发现固定不甚牢靠，必须适当加用外固定，负重应延迟至术后6～12周。

7

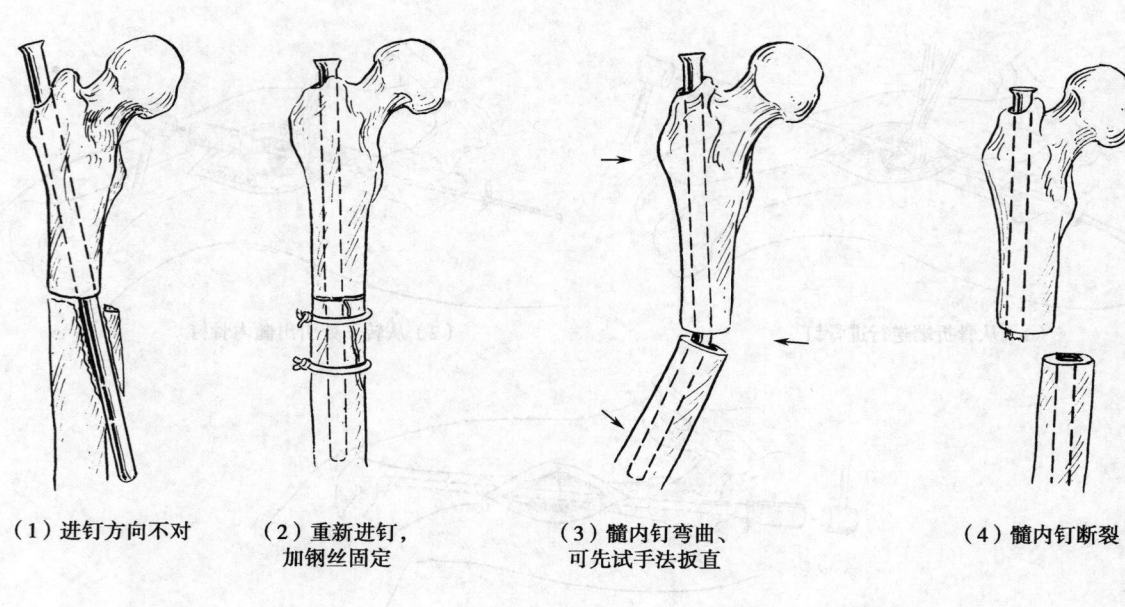

（1）进钉方向不对　　（2）重新进钉，
加钢丝固定

（3）髓内钉弯曲、
可先试手法扳直

（4）髓内钉断裂

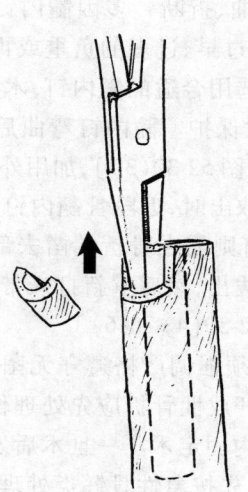

（5）凿除部分骨质，取出
远折段髓内钉

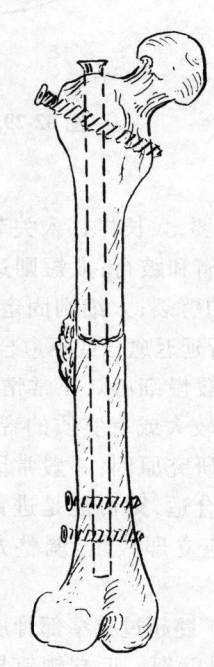

（6）重新打入带锁髓内钉，
骨缺损处植骨

图 52-30　髓内钉内固定术并发症的处理

2. 骨折完全骨性愈合后，方可拔出髓内钉（一般在一年至一年半拔出为宜）。拔钉步骤（以股骨为例）：患者侧卧，髋屈曲、内收。先取出近端和远端锁钉，待锁钉完全取出后，于大转子顶点经原切口进入，

显露髓内钉近端，取出器的前端与钉尾的螺纹拧紧，取出器尾端与连接杆固定在一起，用滑动锤将钉取出〔图 52-31〕。

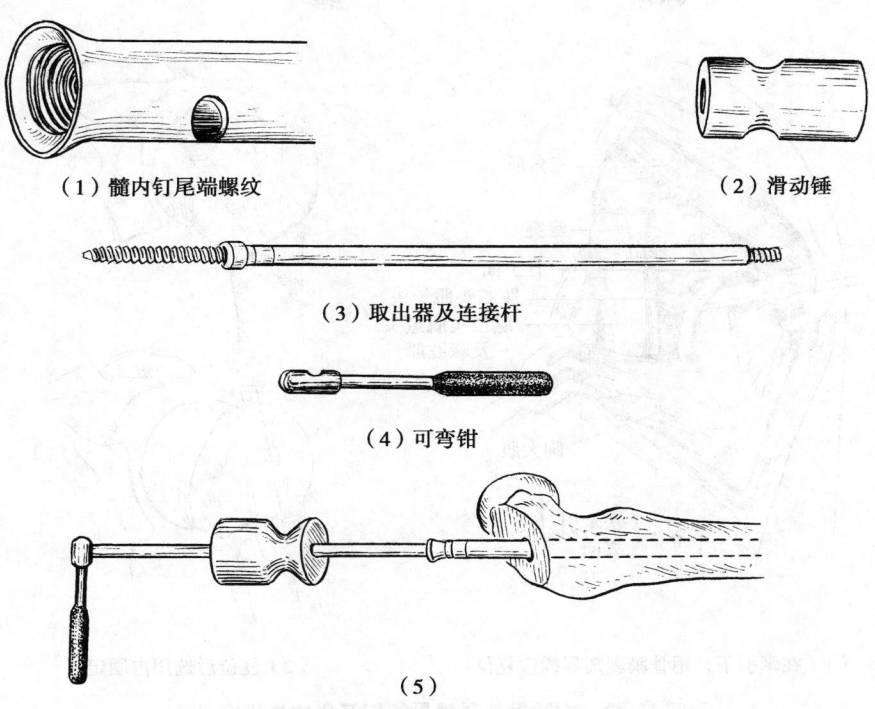

（1）髓内钉尾端螺纹　　　　　　（2）滑动锤

（3）取出器及连接杆

（4）可弯钳

（5）

图 52-31　髓内钉取出术及器械

第三节　上肢骨折切开复位内固定术肱骨外科颈骨折切开复位内固定术

一、肱骨外科颈骨折切开复位内固定术

【适应证】

老年人的肱骨外科颈骨骨折,术后容易继发肩关节周围炎,功能恢复不良,手术与否应慎重考虑,其他的适应证如下:

1. 移位明显的内收型骨折,关节囊或肱二头肌腱夹在两折端之间,阻碍手法复位者。

2. 有移位的外展型骨折,并发大结节骨折,并有碎骨片嵌于肩峰之下,影响外展功能者。

3. 有移位的内收型骨折,外展型骨折或骨骺骨折,手法复位失败者。

4. 骨折已 2～4 周,但复位不满意者。

5. 肱骨外科颈骨折合并肱骨头脱位者。

【术前准备】

同骨折切开复位术和内固定术。

【麻醉】

一般选用全麻。

【手术步骤】

1. 体位　仰卧位或沙滩椅位,伤侧肩部垫高30°。

2. 切口、显露　用肩关节前侧显露途径,弧形切

开皮肤。从三角肌、胸大肌间隙分开,将三角肌向外侧拉开,注意保护头静脉,即可显露肩前关节前侧。然后,循肱二头肌腱长头向上分离,即可显露骨折端。

3. 骨折复位　骨折近段多呈外旋、外展移位,骨折远段呈内收、向上移位。故助手应握伤肢向下牵引,并旋转上臂,对准结节间沟后,术者用骨膜剥离器插入骨折端间撬开,利用杠杆作用使骨折端复位〔图52-32(1)〕。如复位有困难,特别是就医晚的伤员,应适当分离周围组织,清除两骨折端间的瘢痕和骨痂后,再进行复位。复位后助手继续牵引,或用巾钳夹住骨折端,维持对位。

4. 内固定　复位后可用 1～2 枚螺钉或钢针,自骨折线下 2～3cm 的肱骨外侧,斜向肱骨头钉入。如骨折不稳定,稍一活动即可发生移位者,应切断部分三角肌,显露肱骨大结节,选长度合适的髓内钉或肱骨近端解剖接骨板固定〔图 52-32(2)〕。如有肱骨头骨骺分离,应改用 1～2 支克氏针固定,以减少对骨骺的损伤。

【注意事项】

1. 用螺钉内固定时,螺钉应有足够的长度;亦可用松质骨螺钉,以便牢固固定骨折段。

2. 用克氏针作内固定时,应在肱骨外面留 0.5～1.0cm 的针尾,并弯成钩形,以免针尾全部进入骨内,将来取针困难。

3. 骨折并发肱骨头脱位的患者,切开复位时,应尽量避免或减少切开关节囊和分离附着于大结节的软组织,以免损害肱骨头的血液供应。

7

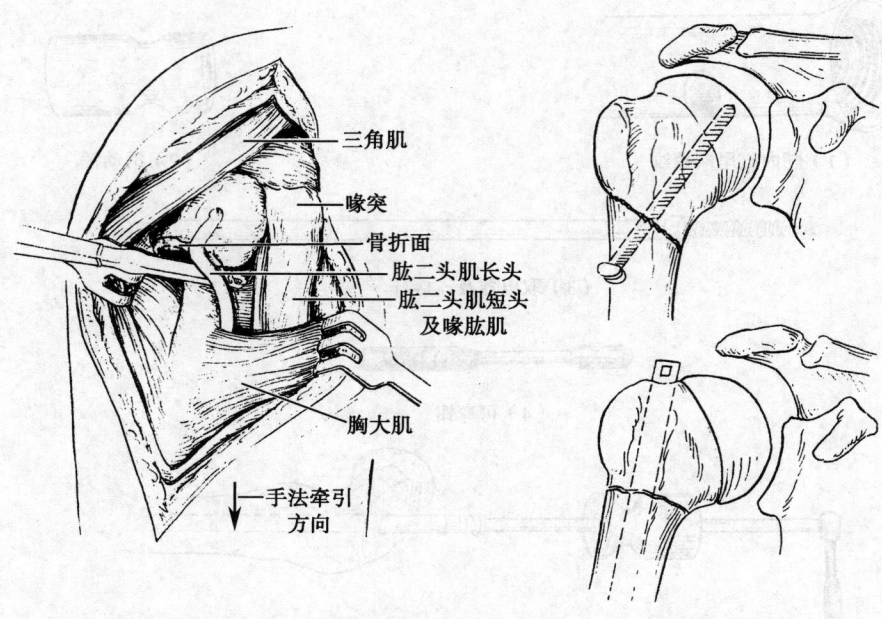

（1）在牵引下，用骨膜剥离器撬拨复位　　　（2）复位后选用内固定

图 52-32　右肱骨外科颈骨折切开复位内固定术

【术后处理】

术后用外展支架将伤肢固定于外展前屈位 3~4 周，以后逐步进行肩关节的功能锻炼。

二、肱骨干骨折切开复位内固定术

【适应证】

1. 保守治疗不能达到满意的对位对线，以及不稳定的横断或长螺旋形骨折。

2. 开放骨折、多发创伤。

3. 病理骨折。

4. 骨折伴血管、桡神经损伤。

5. 骨折不愈合。

6. 漂浮肘。

【术前准备】

同骨折切开复位术和内固定术。

【麻醉】

一般选用全麻。

【手术步骤】

1. 体位　仰卧位，上肢外展。

2. 切口、显露　用肱骨前外侧显露途径，于肱肌及肱桡肌之间找到桡神经，将之分出，予以保护。沿肌纤维方向切开肱肌，即可显露肱骨干中段骨折部位；远端肱二头肌与肱桡肌间隙分离，即可显露肱骨干下段骨折部位。

3. 骨折复位、固定　对于简单骨折，可选择合适长度的加压接骨板，预弯后在骨折端形成均匀的加压；对长斜形骨折，可复位后先用拉力螺钉固定，再用

接骨板固定；对粉碎性骨折，可用桥接接骨板跨过骨折区，固定于完整的远近端骨皮质，从而恢复长度和对线，控制旋转〔图 52-33〕。

【注意事项】

手术操作应避免过多的软组织剥离，保护骨膜，减少对骨折部位血运的干扰。接骨板骨折两端完整皮质必须至少各有 3 枚螺钉固定，最佳是各有 4 枚螺钉固定。

如果骨折粉碎严重，不要尝试固定所有骨折碎片，以免干扰血运，导致骨折不愈合。

【术后处理】

1. 术后上肢悬吊胸前 2 周，可行手、腕关节功能锻炼。

2. 2 周后行肩、肘关节功能锻炼。

3. 手术 1~2 年后取出内固定物。

三、肱骨髁上骨折切开复位内固定术

肱骨髁上骨折是儿童最常见的骨折，绝大多数新鲜骨折用手法复位小夹板固定治疗，疗效满意。部分患者肿胀严重，不宜手法复位者，亦可用尺骨鹰嘴牵引来解决。此外，儿童（特别是 9 岁以下）的塑造能力很强，即使手法复位不满意，畸形愈合，也不必急于手术。凡与肘关节活动方向一致的畸形，可在生长发育过程中，逐渐自行矫正；而与肘关节活动垂直的畸形，如肘内、外翻，则可发生永久畸形，亦可待以后截骨矫形。因此，新鲜的肱骨髁上骨折，极少需作切开复位。只有出现下列情况时，才需手术。

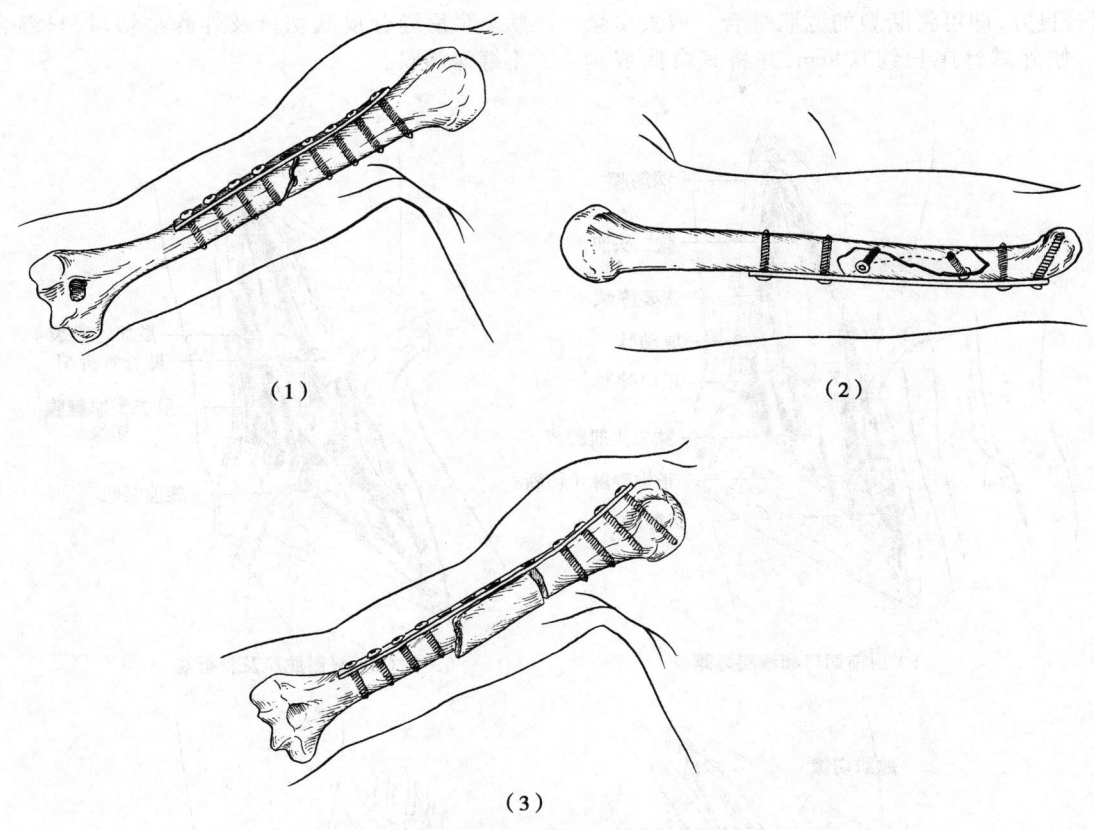

（1）

（2）

（3）

图 52-33　肱骨干骨折切开复位内固定术

【适应证】

1. 肱骨髁上骨折并发肱动脉或正中神经损伤者。

2. 肱骨髁上骨折并发骨筋膜室综合征者。

3. 肱骨髁上骨折手法复位失败,特别是远折段有尺偏移位者。

4. 肱骨髁上骨折已 2 周,有肘内翻畸形,不能用手法复位或鹰嘴牵引复位者。

【术前准备】

同骨折切开复位术和内固定术。

【麻醉】

臂丛麻醉或全麻。

【手术步骤】

1. 体位　新鲜骨折合并血管损伤者,因前侧切口,故取仰卧位,伤侧上肢外展,前臂旋后,置于手术台旁的小桌上。对无血管损伤,仅有内翻畸形者,或骨折已有纤维愈合者,应取后侧切口,患者取仰卧位,伤肘置胸前。

切口　S 形前切口,起自肘上内侧 8cm,沿肱二头肌、肱三头肌间隙下行,至肘横纹横切达肘关节外侧,再沿肱桡肌内缘下行 4cm。

显露肱动、静脉　切开皮肤,将皮瓣向两侧翻开,结扎、切断影响的正中静脉、沿肱二头肌内缘仔细切开肘前深筋膜(切开时注意勿损伤其下的肱动、静脉),清除深筋膜下的血肿,向下分离肱动、静脉和在其内侧下行

的正中神经。在肘窝中心,动脉前方有肱二头肌腱膜覆盖〔图 52-34(1)〕。切断腱膜,即可完全显露肱动、静脉,并可进行探查。向外侧拉开肱二头肌及其腱,即可显露位于其后的肱肌。肱骨髁上骨折时,肱肌多有断裂,骨折端可以突出肌外〔图 52-34(2)〕。

2. 处理血管　如血管受压或损伤,应优先处理,尽早恢复前臂血运。肱骨髁上骨折,由于近端前移,肱二头肌腱膜紧张,常使位于二者之间的肱动、静脉受压。一般,切断肱二头肌腱膜即可减压。有时肱动、静脉被骨折近端直接压迫,应在直视下细心施行手法牵引,将骨折端分开,把动、静脉分离出来,解除压迫。如有血管痉挛,用温盐水纱布敷热,臂丛麻醉,苄唑啉 25mg 肌注或温热的 2% 普鲁卡因溶液湿敷等,常可解除。如有血管破裂,应予修复。

3. 骨折复位　纵行分离肱肌,向两侧拉开,即可见到肱骨髁上骨折的情况。助手握住前臂牵引,克服重叠移位;术者用骨膜剥离器撬开骨折端,手法复位,并用骨膜剥离器向后顶住骨折近端,暂时保持复位。注意骨折端间不要夹入软组织〔图 52-34(3)〕。

4. 内固定　肱骨髁上骨折多用两枚克氏针交叉固定。先拉开内侧切口,显露肱骨内髁,在肱骨内髁处将克氏针与骨干成 45° 角斜形钉入,通过骨折面,直达对侧皮质骨。然后在外髁另作一小切口,同样钉入另一钢针,与对侧钢针交叉固定〔图 52-34(4)〕。检查

7

如骨折对合良好,即可将断裂的肱肌缝合。剪去多余的克氏针,使外露针尾长约 0.5cm,并将其弯曲成钩状。最后缝合皮肤切口及外髁小切口,只缝合皮肤,不缝深筋膜。

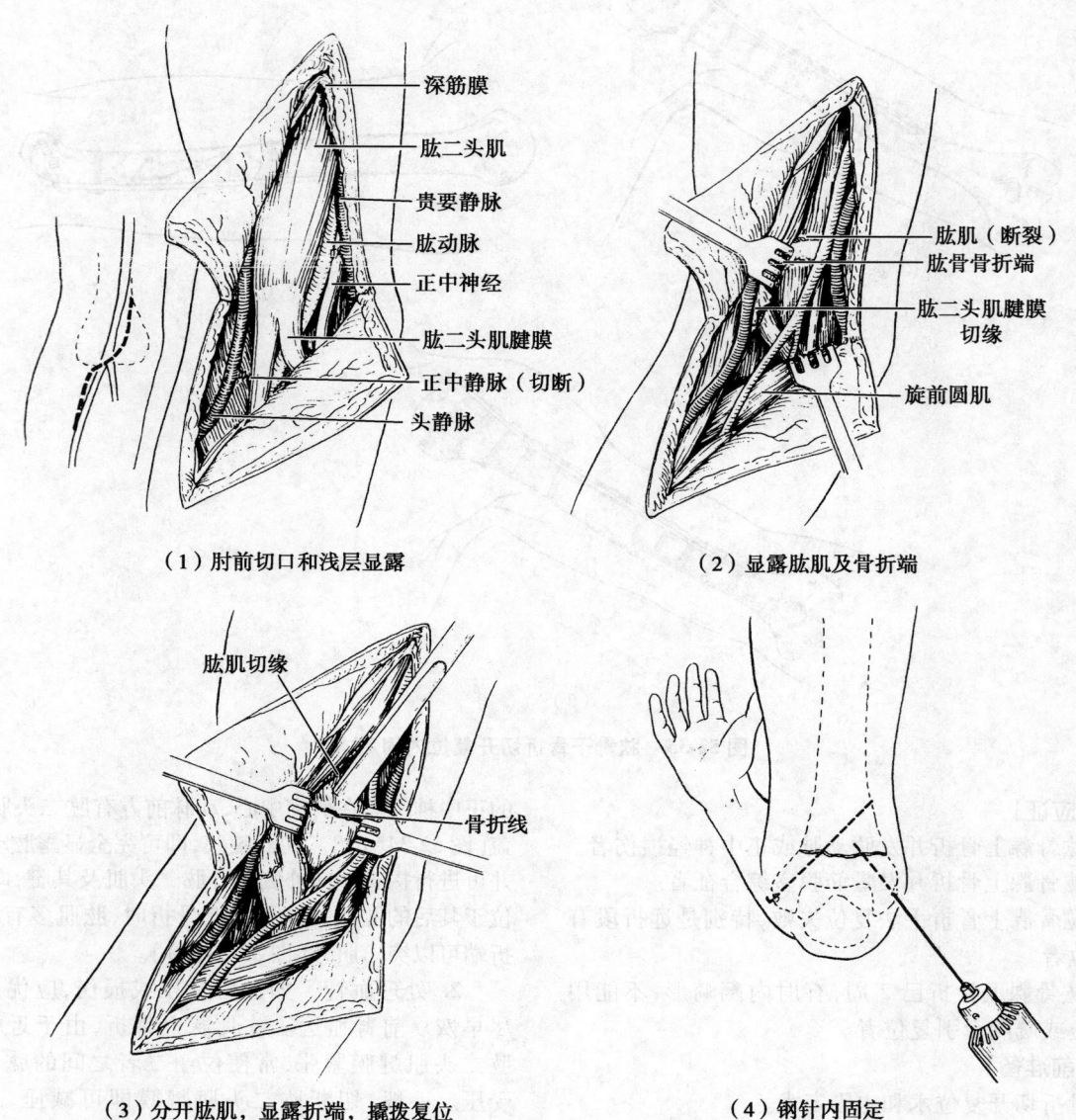

（1）肘前切口和浅层显露

（2）显露肱肌及骨折端

（3）分开肱肌,显露折端,撬拨复位

（4）钢针内固定

图 52-34　右肱骨髁上骨折切开复位内固定术

【注意事项】

如肱动脉受压时间较长,或前臂肿胀严重,疑有前臂骨筋膜室综合征时,应同时行筋膜切开减压术,即于肱骨内髁与尺骨茎突连线的上 1/3,切开皮肤及筋膜,分离尺侧屈腕肌和屈指浅肌后,只缝合皮肤或作二期缝合或植皮。

【术后处理】

1. 术后用石膏托固定伤肢于屈肘 90°,并做紧握拳头等功能锻炼。

2. 儿童于 3～4 周后(成人于 6～8 周后)去石膏固定,并开始肘关节伸屈功能锻炼。

3. 骨折愈合后,拔除克氏针。

四、肱骨髁骨折切开
复位内固定术

儿童时期的肱骨下端有 4～5 个骨化中心及骨骺线,出现于不同年龄。而且前有冠状窝,后有鹰嘴窝,髁部的骨支架比较薄弱,易发生骨折。由于肱骨外髁有伸肌群附着,内髁有屈肌群附着,所以髁部骨折极易发生翻转移位;而且移位后,难以用手法复位;即使手法复位成功,也极易因肌肉的牵拉而再移位。此外,髁部骨折常累及关节面和骨骺,如不及时给予恰当的治疗,不但可以影响关节的伸屈功能,而且还可以影响骨骺的发育,出现生长畸形。常见的肱骨髁骨折有肱骨外髁骨折和内上髁骨折两种。内上髁骨折易并发尺神经损伤,检查时应注意。这两种髁部骨折块多为软骨,X 线片不显影,有时易被忽视〔图 52-35〕。

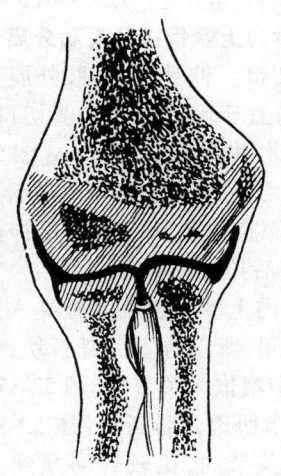

图 52-35　肱骨下端骨骺

【适应证】

1. 新鲜肱骨髁骨折有移位,手法复位失败,或手法复位后再移位者。

2. 就医较晚的肱骨髁骨折,有移位者。

【术前准备】

同骨折切开复位和内固定术。

【麻醉】

臂丛麻醉或全麻。

【手术步骤】

（一）肱骨外髁骨折

1. 体位、切口　仰卧位,伤肢置胸前。肘外侧弧形切口,起自肱骨外上髁上 5cm,在肘关节外侧做一切口,止于桡骨颈部〔图 52-36（1）〕。

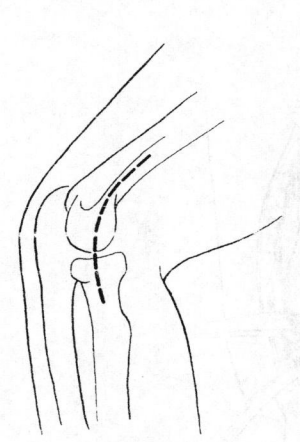

（1）肘外侧切口

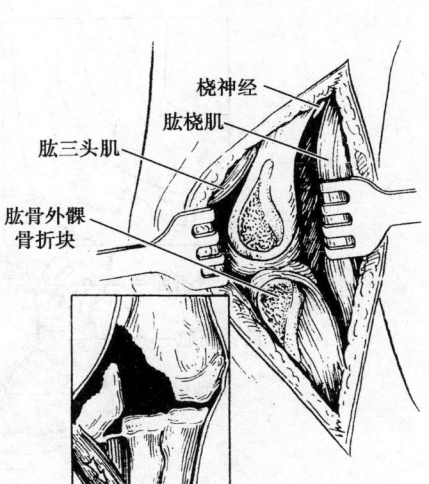

（2）显露骨折块

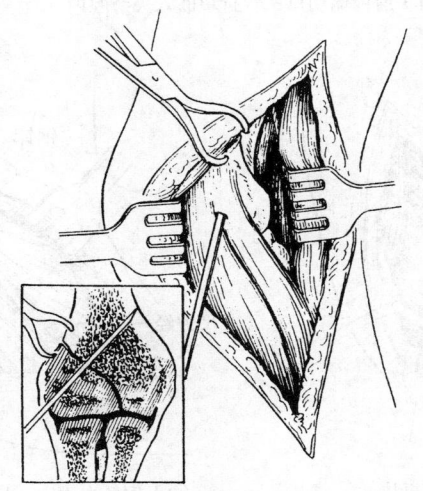

（3）复位后钢针内固定

图 52-36　右肱骨外髁骨折切开复位内固定术

2. 显露骨折处　切开皮肤、皮下组织后，在肱桡肌、桡侧伸腕长肌和肱三头肌间隙分离（桡神经从肱肌与肱桡肌之间穿向前侧，分离切口上端时需注意避免损伤），并分别向前后拉开，即可显露骨折。骨折块呈不同程度的旋转，常常是粗糙的骨折面向着肘关节外侧，而光滑的关节面向着肱骨干和滑车的骨折面〔图52-36（2）〕。因为软骨不显影，骨折块远大于X线片所显影的大小（包括外上髁、肱骨小头骨骺、部分滑车骨骺和小块干骺端骨质）。显露时，注意不要切断骨折块的前臂伸肌腱附着处，以保存骨块的血运。

3. 复位　有时手术辨认延迟几周手术的骨折移位有一定困难。应在清除关节内血肿、折端肉芽、骨痂及骨屑后，对照X线片，反复辨认骨缺损外观及移位的骨折面。确认后，屈肘使前臂伸肌松弛，用巾钳夹住移位的骨块反向复位。

4. 内固定　在巾钳维持复位下，用2根克氏针将外髁固定于肱骨干，其方向自外下斜向内上，与肱骨干长轴成40°~60°角固定〔图52-36（3）〕。

（二）肱骨内上髁骨折及骨骺分离

1. 体位、切口　仰卧位，伤肢外展置于手术台旁小桌上，或屈肘置于胸前。肘内侧切口，以肱骨内上髁部位为中心，作纵向切口，长5cm〔图52-37（1）〕。

2. 显露　切开深筋膜，即可见肱骨内上髁部位有粗糙骨折面。探查位于其后内侧尺神经沟内的尺神经，并予以分离后拉开保护。

3. 复位　内上髁骨折块常被夹入尺骨半月切迹与肱骨滑车之间，所以看不见骨折块，仅可见到屈肌及腱膜连同关节囊嵌入关节内〔图52-37（1）〕，应仔细用弯止血钳挑出肌肉及骨折块〔图52-37（2）〕。骨折块有时没嵌入关节内，比较容易找到。复位时要屈肘，使前臂屈肌松弛，即可将骨折块完全复位。

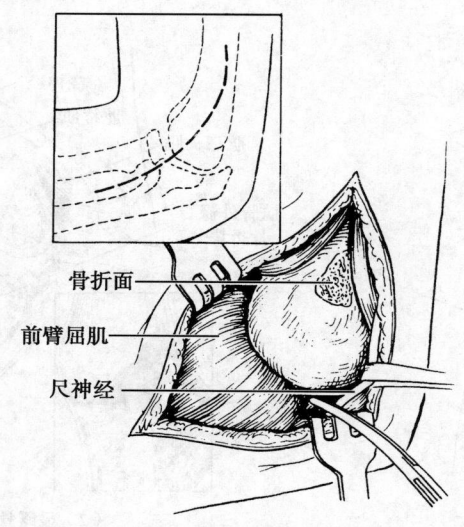

骨折面
前臂屈肌
尺神经

（1）肘内侧切口，骨折块嵌入关节腔内

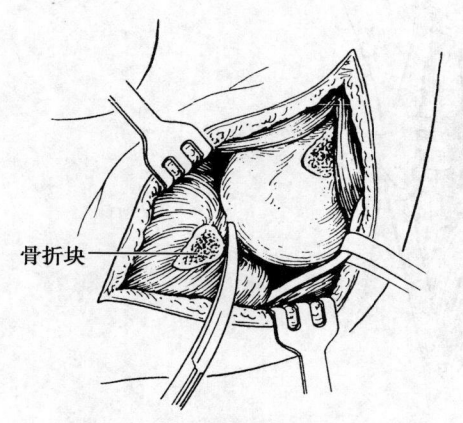

骨折块

（2）从关节腔内挑出骨折块

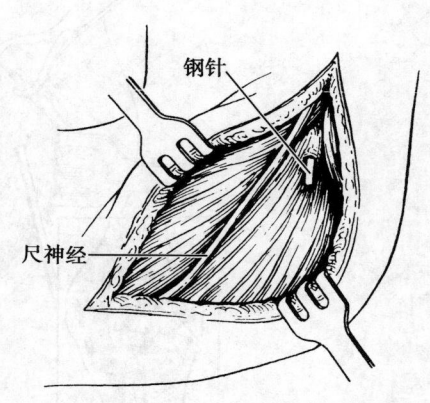

钢针
尺神经

（3）钢针内固定，尺神经移位至肘内前方

图52-37　右肱骨内上髁骨折及骺分离切开复位内固定术

4. 内固定　将骨折块复位保持对位后,用克氏针从骨折块中心向上、向对侧斜形钻入肱骨下端松质骨内作内固定。骨折愈合后,尺神经沟会因骨质增生而变得狭小或不平,可能以后发生尺神经的迟发性瘫痪。一般应在内固定后同时行尺神经前移术〔图52-37(3)〕。

【术后处理】

术后用石膏托固定伤肢于屈肘90°位,3周后去石膏外固定,并开始逐渐锻炼肘的主动伸屈活动,克氏针可在3～4周后拔除,螺丝钉则待骨折坚强愈合后取出。

五、桡骨近端骨折切开复位内固定术

【适应证】

桡骨头除与肱骨小头构成肱桡关节,还与尺骨构成上尺、桡关节,两者具有旋转功能。如桡骨颈骨折导致成角移位,不但可以引起旋转功能障碍,而且可以引起损伤性关节炎。因此,移位超过30°～60°,手法复位失败,或在X线透视下用克氏针撬拨复位失败者,应行切开。

【术前准备】

同骨折切开复位术和内固定术。

【麻醉】

臂丛麻醉或全麻。

【手术步骤】

1. 体位　仰卧位,外展上肢,前臂旋前置于手术台旁小桌上,或伤肘置于胸前。

2. 切口、显露　用桡骨头后侧显露途径,分开肘肌和尺侧伸腕肌间隙,切开关节囊,显露桡骨头部,注意避免损伤桡神经深支。

3. 复位、内固定　显露桡骨头部后,清除血肿,可见桡骨头多呈成角移位。儿童的桡骨头颈骨折常为青枝骨折,外侧骨膜多未断裂。复位时只需用手指轻轻向上推压桡骨头,矫正成角移位,切勿用力过猛或矫枉过正,使骨膜完全撕裂,桡骨头失去血供,而引起缺血性坏死。此外,禁用器械钳钳夹桡骨头,以免损伤骨骺。复位后旋转前臂,观察复位稳定情况,比较稳定的可不必用内固定,但必须试验在何种位置最为稳定(一般在屈肘135°的旋转中立位最为稳定),即可用石膏托固定于此位置。如很不稳定或骨骺分离者,应在屈肘90°位,用克氏针对准桡骨干纵轴,穿过肱骨小头,将桡骨颈骨折作髓腔内固定。克氏针要露出皮肤外或留在皮下〔图52-38〕。克氏针贯穿固定后,即不能再伸屈肘关节,以免克氏针折断,外露的克氏针妥善包扎后石膏外固定。成人桡骨头、桡骨颈骨折可用2.0mm或2.4mm接骨板固定〔图52-39〕。最后清

洗关节腔,按层缝合。

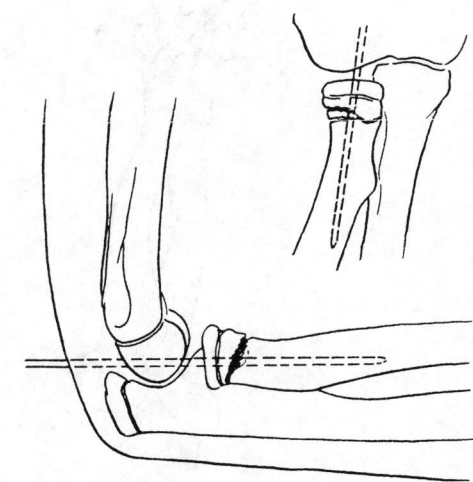

图 52-38　右桡骨颈横折钢针内固定术

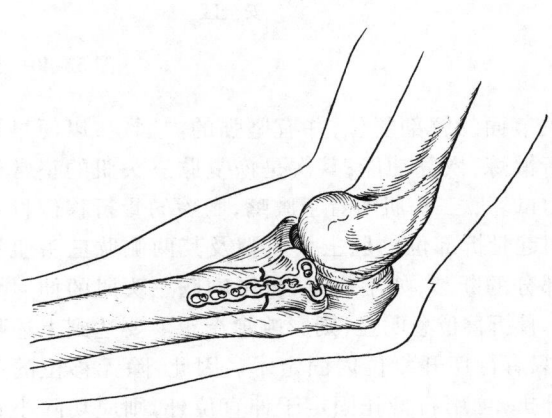

图 52-39　桡骨头、颈骨折接骨板内固定术

【注意事项】

1. 桡骨头严重粉碎性骨折,其骨折片明显分离,解剖形态不能还原,可行桡骨头切除术。

2. 接骨板应放置在“安全区”内,避免旋转时尺桡骨的撞击〔图52-40〕。

3. 术中修复环状韧带时不能过紧,以免术后肘关节旋转活动受限。

【术后处理】

1. 克氏针如露出皮外,术后2周拔除,3周后即可解除外固定,逐步活动锻炼。

2. 接骨板固定石膏保护肘关节两周,拆除石膏后行肘关节屈伸功能锻炼。

六、尺骨鹰嘴骨折切开复位内固定术

【适应证】

尺骨鹰嘴骨折治疗有两个目的;首先是半月状切

7

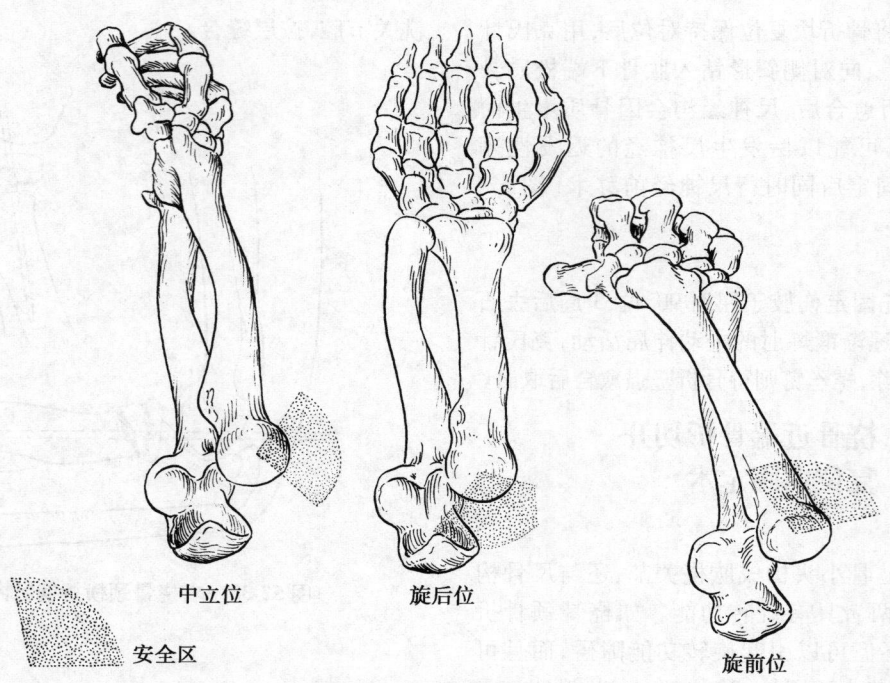

中立位　　　旋后位

安全区

旋前位

图 52-40　接骨板放置的安全区

迹关节面的解剖复位,并有坚强的内固定,以便早期进行锻炼,恢复功能;其次是恢复肱三头肌的正常伸肘力量。肱三头肌附着于鹰嘴,鹰嘴的骨折移位肯定会引起骨折部位的肱三头肌腱及其两侧肱三头肌扩张部分的断裂,如不修复,将影响肱三头肌的伸肘力量。骨折移位愈明显,则影响愈严重。要达到上述目的,只有行切开复位内固定术。因此,除无移位的鹰嘴骨折,可用石膏托固定于伸直位外,则应切除小骨块,修复肱三头肌。

【术前准备】

同骨折切开复位术和内固定术。

【麻醉】

臂丛麻醉或全麻。

【手术步骤】

1. 体位　仰卧位,外展上肢;或仰卧位,上肢置于胸前。

2. 切口、显露　用肘关节后侧切口,以骨折处为中心纵行切开皮肤,长约6cm。在皮下可见移位的骨折端和其浅面撕裂的筋膜。纵行切开筋膜、骨膜以显露骨折远段。

3. 复位　先把肘关节屈曲,分开骨折端,显露并探查肘关节腔。清除关节腔内的积血、骨屑以及常夹入折端间的筋膜,然后伸直肘关节,用点状复位钳住近端骨折块向下牵拉,即可复位,并保持复位。

4. 内固定　一般都选用不锈钢丝内固定。如近侧骨折块较短,可先在骨折远端距离骨折线约1～2cm

处,钻一条隧道。再用注射器针头引不锈钢丝,贴近尺骨鹰嘴突边缘的肱三头肌腱膜内作半圆形缝合,然后将钢丝通过骨折远段的隧道呈8形交叉(钢丝交叉于骨折的后方,固定作用强,可直接防止骨折处发生向后成角畸形),检查复位良好且无筋膜夹入骨折端之间〔图52-41(1)〕,即可剪去多余的钢丝,缝合肱三头肌腱膜后,缝合切口。

如骨折近端较长,可在骨折的近、远侧各钻一隧道,穿过钢丝作8形固定〔图52-41(2)〕。

【注意事项】

1. 鹰嘴骨折用不锈钢丝内固定时,应避免作钢丝环扎〔图52-42(1)〕,因为肱三头肌收缩时,肱骨下端顶住半月状切迹作为支点,易形成向后成角〔图52-42(2)〕。如果用钢丝作环形结扎,则应使钢丝环扎位于尺骨纵轴的后面,或可避免骨折端向后成角〔图52-42(3)〕。

2. 钢丝结扎后,应伸屈肘关节,检查固定是否可靠。如果近折段有向后成角趋势时,可插入两根克氏针形成克氏针〔图52-42(4)〕和钢丝强力带固定。

3. 近年来由于内固定材料的进展,尺骨鹰嘴骨折可选用松质骨螺钉髓内固定或接骨板内固定。

【术后处理】

术后用石膏托固定于屈肘90°位,3周后除去外固定,间断主动活动肘关节。骨折愈合后才能取出内固定。

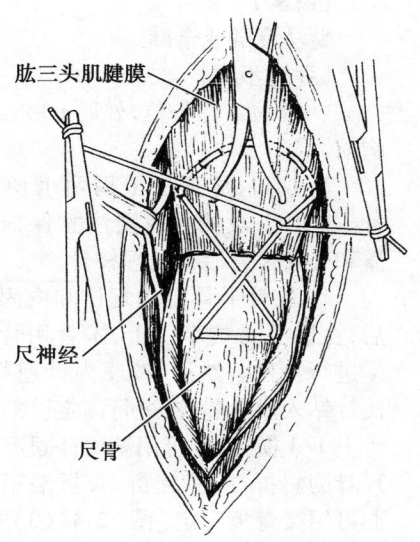

肱三头肌腱膜

尺神经

尺骨

（1）近折段短的钢丝8形固定

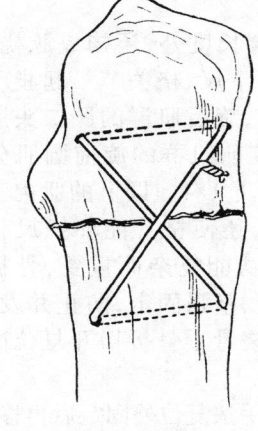

（2）近折段长的钢丝8形固定

图52-41 右尺骨鹰嘴突骨折切开复位内固定术

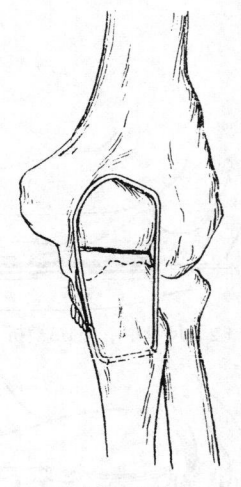

（1）钢丝环扎

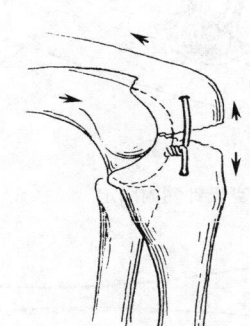

（2）环扎易形成向后成角畸形

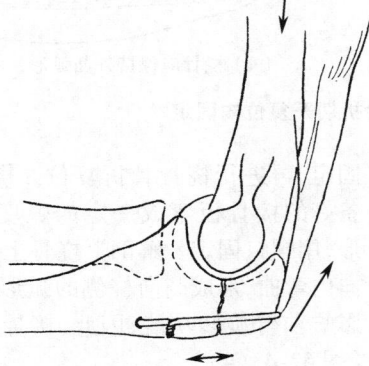

（3）环扎孔应位于尺骨纵轴之后

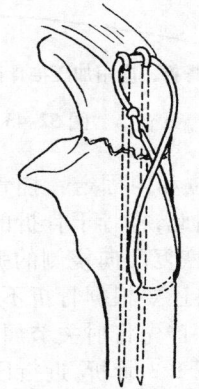

（4）克氏针加钢丝张力带固定

图52-42 鹰嘴骨折向后成角的预防

七、桡、尺骨骨干骨折切开
复位内固定术

【适应证】

尺、桡骨除提供前臂长度外,还构成肱桡关节、肱尺关节、腕关节及上、下尺、桡关节。起止于前臂的肌肉除伸肌和屈肌外,旋后肌群的肱二头肌及旋后肌止于桡骨上 1/3;旋前肌群的旋前圆肌分别止于桡骨中 1/3 和桡骨的下 1/4。以上的肌肉和关节除使尺、桡骨能伸屈外,还使桡骨能环绕尺骨进行旋转。由于尺、桡骨的功能复杂而重要,骨折的治疗方针应当是解剖复位、坚强固定,防止并发症,尽早恢复功能,因此,尺、桡骨干骨折切开复位的适应证是:

1. 闭合复位失败或手法复位外固定后再移位者。
2. 历时已 1~2 周尚未复位而有严重移位者。

【术前准备】

同骨折切开复位术和内固定术。如需植骨,应准备髂部皮肤。

【麻醉】

臂丛麻醉或全麻。

【手术步骤】

1. 体位 仰卧位,外展上肢;或仰卧位,上肢置于胸前。

2. 切口、显露 采用两个切口,分别显露桡、尺骨。桡骨上段的显露要注意保护桡神经。一般先显露和处理尺骨后再处理桡骨。

3. 尺骨干骨折的复位和内固定 显露尺骨折端后,在助手对抗牵引下,术者用骨膜剥离器撬开骨折端进行复位。然后,按髓内针逆行穿针法,用钻将克氏针钻入尺骨髓腔,进行固定〔图 52-43(1)〕。如为尺骨上 1/3 横折,亦可用髓内针固定〔图 52-43(2)〕。如尺骨为斜折,或螺旋折,骨折端不稳定,易再移位时,亦可用接骨板固定〔图 52-43(3)〕。一般,尺骨中、上 1/3 骨折,接骨板最好置于尺骨后侧,下 1/3 骨折最好置于尺骨前侧,使接骨板有软组织覆盖。尺骨骨折固定牢靠后,用纱布覆盖伤口,再进行桡骨骨折的内固定术。

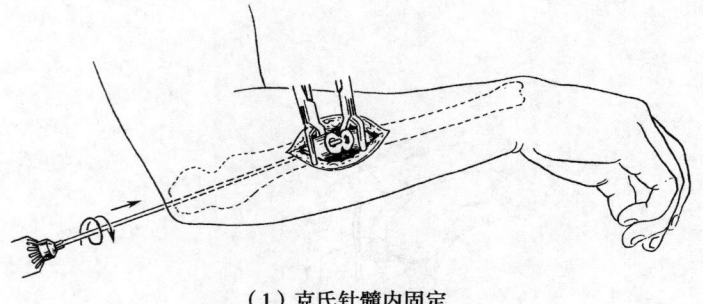

(1) 克氏针髓内固定

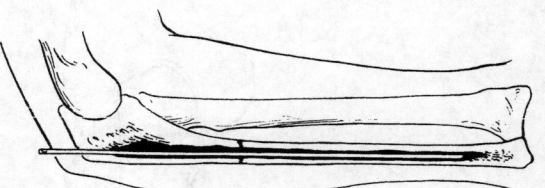

(2) 尺骨中、上1/3横折,应用髓内针固定

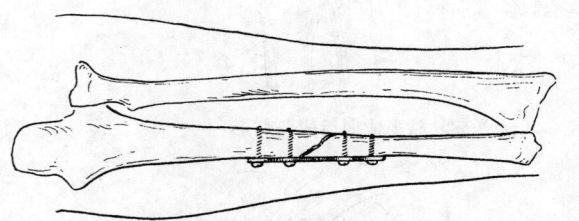

(3) 尺骨不稳定骨折,应用加压接骨板固定

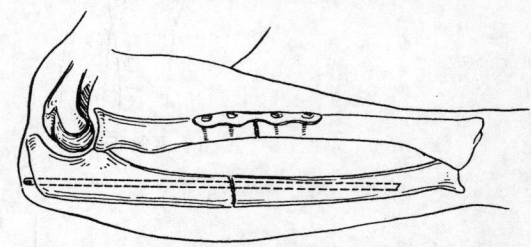

(4) 桡骨应保持外凸弧形,宜用加压接骨板固定

图 52-43 右桡、尺骨干骨折切开复位内固定术

4. 桡骨干骨折的复位和内固定 桡骨在前臂的旋转活动中至关重要。因此,桡骨干骨折的复位不但要求解剖复位,而且要求恢复凸向桡侧的弧形。复位时,不但需要牵引和撬拨,还要根据骨折不同的部位,将前臂置于不同的位置。首先将肘关节屈曲,以松弛肌肉。桡骨干上 1/3 或下 1/3 骨折,近折段由于旋前圆肌与旋后圆肌牵拉,处于旋转中立位,远折段也应置于中立位,有利于复位。如按上述方法操作,复位仍有困难时,应检查尺骨骨折端有无因桡骨骨折的复位,而发生移位。如有移位,应重新复位后用持骨器固定,再进行桡骨骨折复位。桡骨正确对位后,用准备好的接骨板弯成一定的弧度,使之符合桡骨的外形,用螺钉固定。解剖上桡骨上 1/2 向外弯曲,下 1/2 向内弯曲,形成凸向桡侧的弧形,此弧形如被破坏,将影响前臂旋转功能,因此,接骨板应置于桡骨的前面〔图 52-43(4)〕。

5. 植骨 骨折延迟愈合或不愈合,或陈旧性骨折,或尺骨上 1/3 骨折或桡骨中、下 1/3 骨折,应予植骨,移植骨块取髂骨。最好行髓腔内植骨。如用碎骨片移植,可将碎骨片置于骨折部位的前面、后面及侧面,避免之间置碎骨片,以防交叉愈合。植骨完成后,逐层缝合。

【注意事项】

1. 术中注意勿损伤骨间膜,以免将尺、桡骨各自分开的切口直接相通;并在内固定完成后,清除两骨间的碎骨片或骨屑,以防交叉愈合。如果尺、桡骨折相通,应将软组织缝合或修复隔开。

2. 想尽一切办法,使尺、桡骨达到解剖复位,并恢复桡骨向外侧凸出的弧形,以恢复前臂旋转功能。骨折复位是否正确,可根据骨折齿状面的对合判定。如为陈旧性骨折,齿状面消失或不清晰时,可利用骨表面的解剖标志(如骨嵴等)进行对位。

【术后处理】

1. 用普通接骨板作内固定者,术后用石膏将伤肢固定于屈肘90°,前臂旋转中立位,腕关节背屈25°,直至骨折愈合,一般需时3～4月。固定期间应做功能锻炼。

2. 用加压接骨板作内固定者,可以不用外固定。如为粉碎骨折或患者不能很好配合者,可用石膏托固定4～6周,同时进行功能锻炼,一般于术后12～16个月取出加压接骨板。

八、桡骨远端骨折切开复位内固定术

对于简单、稳定的关节外骨折及部分关节内骨折

采用传统的石膏或小夹板外固定,可取得较为满意的效果。但对不稳定的桡骨远端粉碎性骨折,尤其是关节内骨折,单纯的石膏外固定很难做到关节面良好的对位和稳定的固定,进而造成腕关节僵硬、骨性关节炎、顽固性腕痛等并发症。目前越来越提倡采用切开复位内固定治疗桡骨远端不稳定骨折。

【适应证】

1. 骨折移位　①桡骨短缩超过5mm;②桡偏角丢失超过10°;③关节面台阶超过2mm;④掌侧或背侧移位超过2mm。

2. 开放骨折、伴有广泛肌腱软组织损伤。

3. 干骺端掌侧粉碎骨折,干骺端背侧粉碎骨折范围超过前后径的50%。

4. 复杂的关节内骨折。

【术前准备】

同骨折切开复位术和内固定术。

【麻醉】

一般选用臂丛麻醉或全麻。

【手术步骤】

1. 体位　仰卧位,上肢外展。

2. 切口、显露　用桡骨远端掌侧入路显露,沿桡侧屈腕肌,做纵行皮肤切口,注意保护桡动脉。将桡动脉向桡侧牵开,在桡动脉与桡侧屈腕肌之间分离,显露旋前方肌。自桡骨剥离旋前方肌,可显露骨折部位〔图52-44〕。

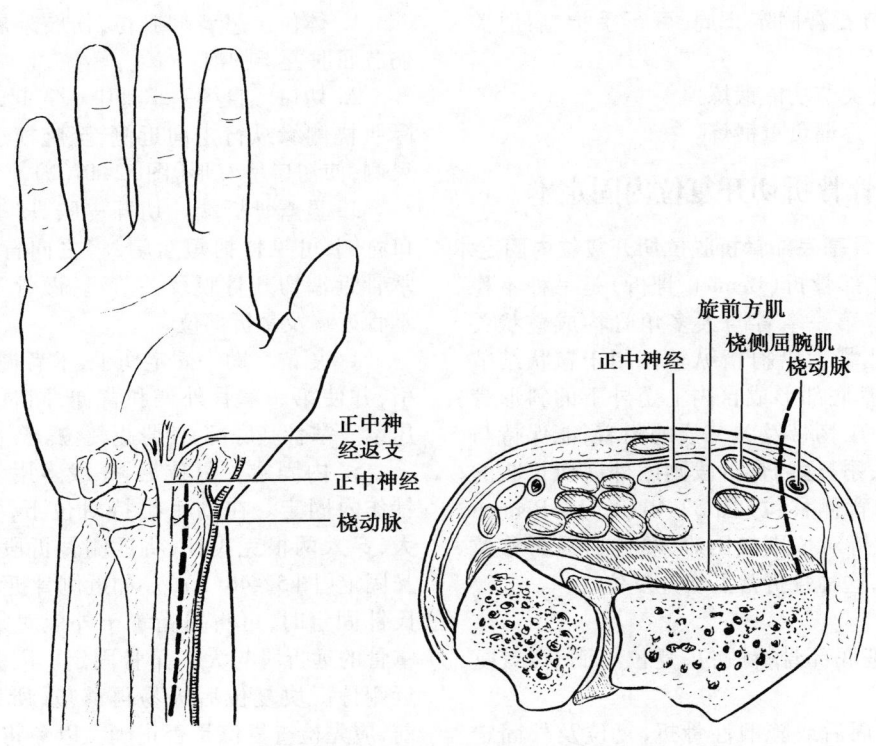

正中神经返支
正中神经
桡动脉

旋前方肌
桡侧屈腕肌
桡动脉
正中神经

图52-44　桡骨远端的掌侧显露途径

3. 骨折复位、固定 清理骨折断端血肿，助手对抗牵引，术者用骨膜剥离器撬开骨折端进行复位。屈曲腕关节维持复位，将 T 形接骨板按着桡骨下端掌侧骨面的角度预弯，放置在桡骨下端。先在接骨板滑动孔穿入螺钉，调整 T 形板的位置，再打入其他各螺钉〔图 52-45〕。

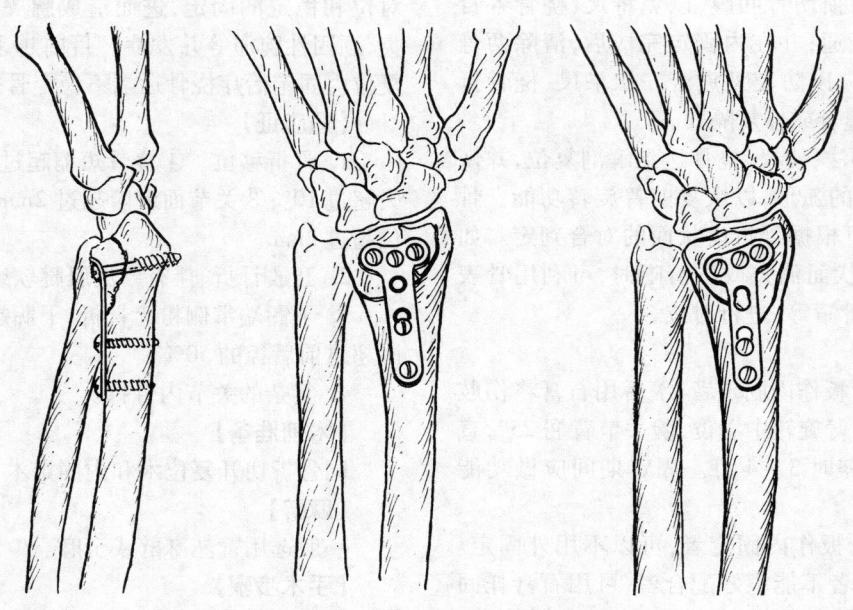

图 52-45 桡骨远端骨折切开复位内固定术

【注意事项】

1. 对于紧贴关节面的骨折，可选用 2.4mm 接骨板系统固定。

2. 术中骨质缺损，需要植骨。

【术后处理】

1. 术后腕关节石膏固定 2 周，可行手指、肩肘关节功能锻炼。

2. 2 周后行腕关节功能锻炼。

3. 6 周后开始逐渐负重锻炼。

九、掌、指骨骨折切开复位内固定术

（一）第一掌骨基底部骨折脱位切开复位内固定术

第一掌骨基底部骨折（Bennett 骨折）是一种不稳定性骨折。解剖上第一掌骨与大多角骨构成鞍状关节，灵活而稳定，当暴力沿拇指纵轴作用于鞍状结节时，可于第一掌骨基底部形成自内上至外下的斜形骨折。近侧骨折块由于韧带及关节囊的附着，能保持与大多角骨的解剖关系，远侧骨折段则因外展拇长肌的牵拉，而向桡侧和背侧移位〔图 52-46（1）〕。Bennett 骨折复位较易，维持对位则较困难，复位后易再移位而畸形愈合，因此，这种骨折常需切开复位。

【适应证】

1. 第一掌骨基底部骨折脱位，复位不满意，或复位后再移位者。

2. 骨折 1～2 周后或陈旧性骨折，复位及外固定有困难者。

【术前准备】

同切开复位术和内固定术。

【麻醉】

常用臂丛麻醉或局麻。

【手术步骤】

1. 体位 患者仰卧位，伤肢外展置于小台上；或伤肢屈肘置于胸前。

2. 切口 自第一掌骨中 1/3 起，沿掌骨桡侧与鱼际肌桡侧缘纵行走向近侧，至腕横纹后，沿横纹走向尺侧，使切口呈 L 形〔图 52-46（2）〕。

3. 显露骨折端 切开皮肤，皮下及筋膜后，于切口背侧，可见伸拇短肌腱，将之向背侧拉开。于第一掌骨近端切开骨膜及关节囊，做骨膜下剥离，以显露掌骨近端及骨折部位。

4. 复位 助手固定伤手，术者握住伤员的拇指牵引，并使第一掌骨外展和背伸，同时用另一手拇指按压第一掌骨基底部，使骨折复位。

5. 内固定 复位后，一般多用 1mm 直径的克氏针作内固定。在助手维持对位下，如近侧骨折块较大，穿入两根克氏针，将远侧骨折段与三角形骨块交叉固定〔图 52-46（3）〕。如近侧骨折块很小，难以用克氏针固定时，可将拇指置于外展对掌位，用克氏针将掌骨的远折段与大多角骨固定。因为 Bennett 骨折的近侧骨折块复位后极易再移位，所以克氏针固定以前，应先检查复位是否正确。以免将骨折块在移位情况下固定，导致畸形愈合。

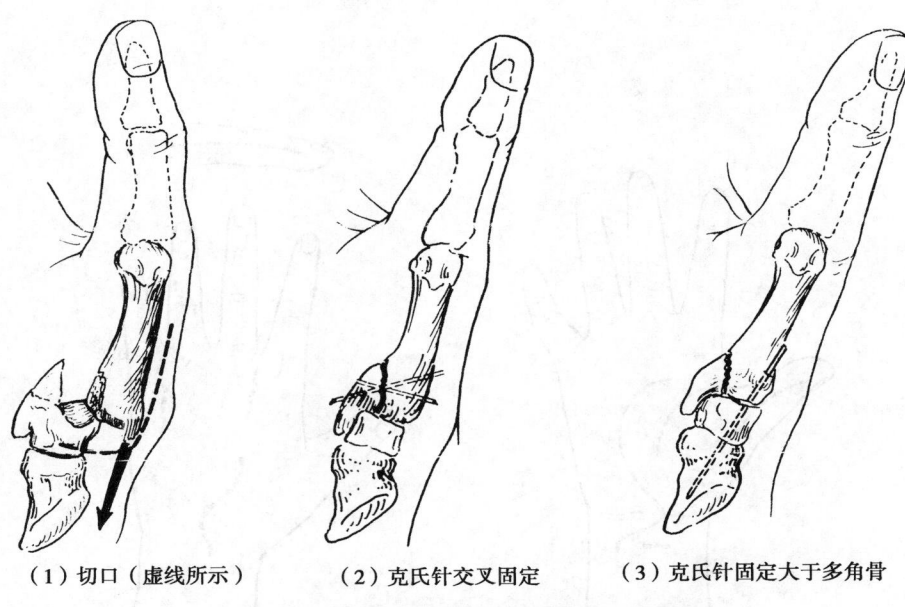

（1）切口（虚线所示）　　　（2）克氏针交叉固定　　　（3）克氏针固定大于多角骨

图 52-46　第一掌骨基底部骨折切开复位内固定术

内固定完成后,逐层缝合,并将克氏针尾部弯成钩状,埋于皮下。

【术后处理】

术后用石膏托固定前臂及腕关节于功能位,拇指外展对掌位。2 周后拆线,并去除外固定。4~6 周后,拔出克氏针。

（二）掌、指骨骨折切开复位内固定术

【适应证】

1. 开放性手外伤合并掌、指骨骨折,常于清创修复时行内固定术。

2. 闭合性掌、指骨骨折仅在复位失败,或复位困难（如骨折时间过久）或不稳定性骨折时,行切开复位内固定术。

【术前准备】

同切开复位术及内固定术。

【麻醉】

多选用臂丛麻醉。

【手术步骤】

1. 体位　仰卧位,上肢外展置于手术台上。

2. 切口　常用掌、指骨折切口如图所示〔图 52-47（1）〕。图示的掌骨切口最适用于相邻的两根掌骨,单一掌骨骨折可将切口移至伤骨背侧的伸肌腱侧面。指骨骨折可以根据骨折的部位,选用其中的一段。

3. 显露　切开皮肤及筋膜,拉开伸指肌腱,可见血肿与移位的骨折,纵行切开骨膜并向两侧剥离,骨折端即可显露〔图 52-47（2）（3）〕。对掌骨颈部骨折和近节指骨骨折,显露时应避免损伤指伸肌腱扩张部分。更应注意勿切断蚓状肌腱及骨间肌腱,以免引起手指功能的严重障碍。

4. 复位和内固定　掌、指骨骨折复位比较容易,手法牵引,加骨膜剥离器撬拨,即可复位。复位后,常用克氏针内固定,其方法有:

单针贯穿内固定:多用于掌骨骨折,其步骤如下:①先用骨膜剥离器将骨折远端撬出,用电钻将直径 1~1.2mm 的克氏针插入骨髓腔,使克氏针从掌骨头的桡侧背面钻出皮肤;②在克氏针的远侧端,将克氏针向远端退出,直至针尖与远折端持平;③将折端复位后使克氏针向近折端进针,并自掌骨基底的尺侧背面钻出皮肤;④将电钻换至克氏针的近端,将克氏针向近端退出,直至针尖刚退入掌骨头内,掌指关节能活动自如为止〔图 52-47（2）〕。剪去多余的克氏针,针尾弯成钩状,埋于皮下。

双针交叉固定:多用于指骨骨折,其步骤如下:①先将骨折远端撬出,稍偏尺侧和桡侧,斜向钻入两根克氏针,分别从指骨头部近侧的桡侧面和尺侧面钻出皮肤,针不应贯穿指骨头;②将钻换到克氏针的远端,将克氏针向远端退针,直至针尖与远折端持平;③骨折复位后,两根克氏针分别自指骨基底部远侧的尺侧面和桡侧面穿出,针也不应穿过关节面;④再将钻换到克氏针的近端,向近端退针,直到针尖刚露出皮质骨 1~2mm 为止〔图 52-47（3）〕。剪去近端多余的克氏针,尾端弯成钩状,埋于皮下。

双针交叉固定最适用于指骨干横折。其他部位骨折和不同类型骨折的克氏针固定如图所示〔图 52-47（4）〕。

5. 缝合　固定完成后,活动指间关节、掌指关节和腕关节,观察有无骨折移位、关节活动是否受限。如骨折固定可靠,关节活动不受限,即可逐层缝合。

7

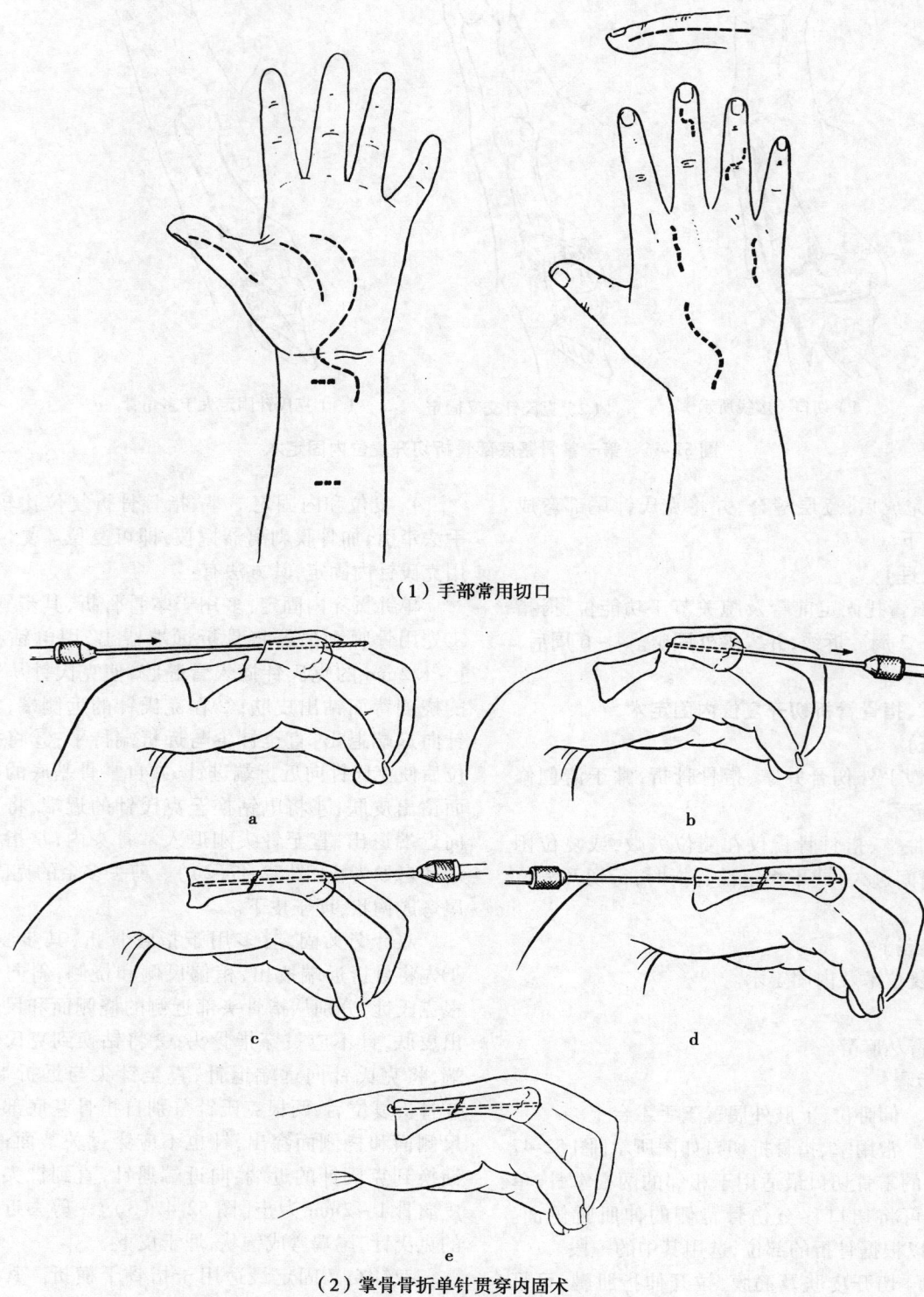

（1）手部常用切口

a

b

c

d

e

（2）掌骨骨折单针贯穿内固术

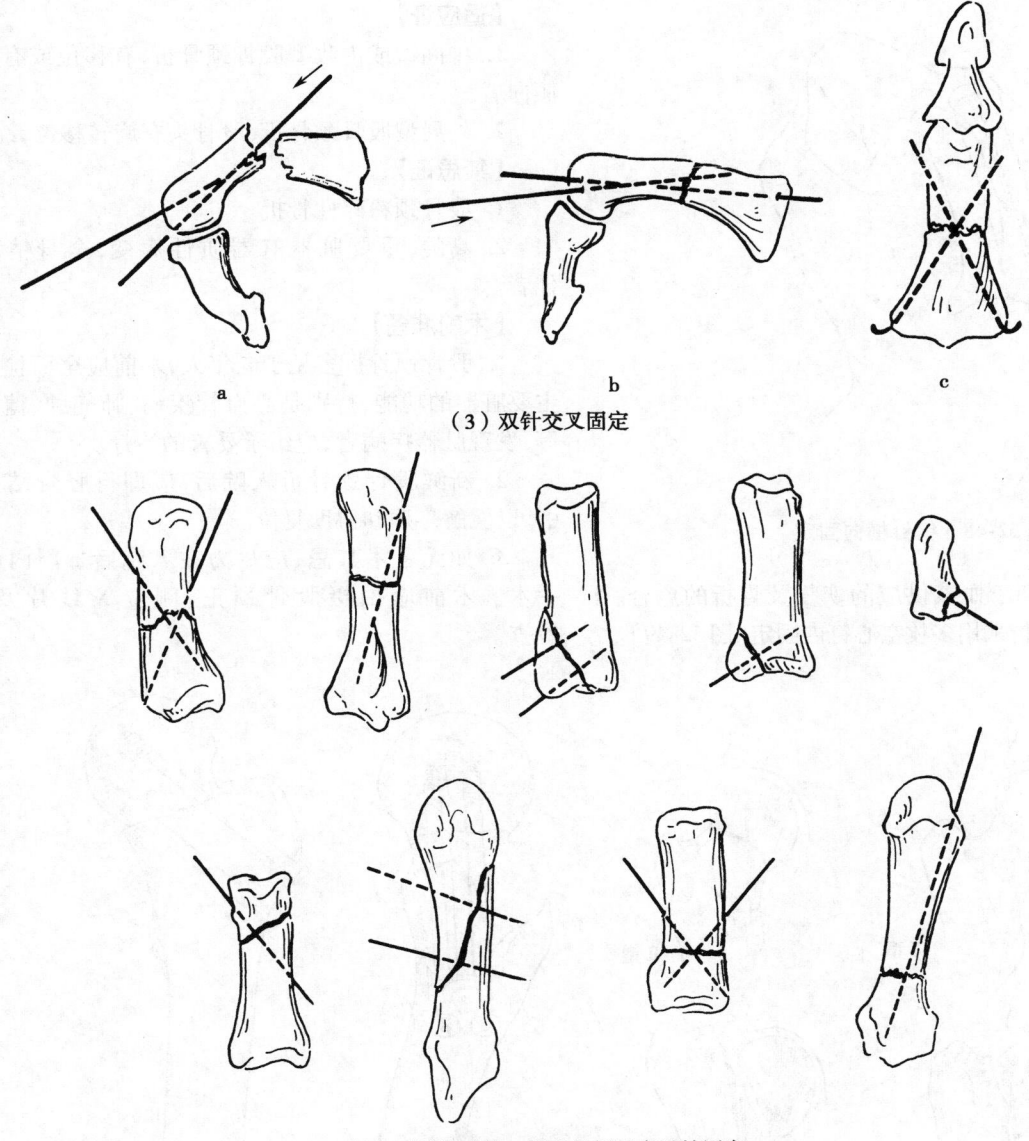

（3）双针交叉固定

（4）不同类型掌、指骨骨折的克氏针固定

图 52-47　掌、指骨骨折切开复位内固定术

【注意事项】

1. 4 根掌骨并列,相互之间有肌肉联系无旋转活动,故可用单针贯穿固定,而 4 个手指各自分开,单根贯穿固定,不易控制旋转活动,宜用双针交叉固定。

2. 不稳定型掌骨骨折用单针贯穿固定后,如骨折端不稳定,可自骨折的远折段横向穿入一根克氏针,与相邻的掌骨横向固定〔图 52-48〕。

【术后处理】

1. 术后指骨骨折用铝板,掌骨骨折用石膏托固定于功能位。

2. 2~3 周后除去外固定,主动进行功能锻炼。

3. 术后 4~6 周,取出克氏针。

第四节　下肢骨折切开复位内固定术

一、股骨颈骨折复位内固定术（空心钉内固定术）

老年人,由于骨质疏松,很小的暴力容易引起股骨颈骨折;交通事故伤及高处坠落,往往是青壮年股骨颈骨折的常见发病因素。由于股骨头、颈血供的特殊性,骨折后会引起骨折不愈合及股骨头坏死,其发生率在 10%~15%。因此,股骨颈骨折的治疗仍是目前临床治疗的重点和难点。早期解剖复位、骨折嵌插

7

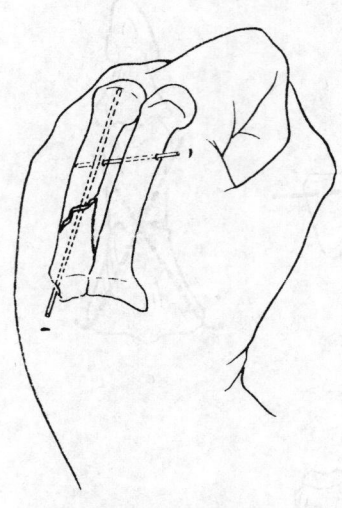

图 52-48 钢针横向固定

和坚强内固定有利于血液供应的恢复及骨折的愈合。近年来,股骨颈骨折采用多枚空心钉内固定〔图 52-49〕。

【适应证】

1. 中间型或内收型股骨颈骨折,有移位或有移位倾向者。

2. 外展型股骨颈骨折,股骨头有旋转移位者。

【禁忌证】

1. 股骨颈粉碎性骨折。

2. 高龄、重要脏器有器质性病变,全身情况不佳者。

【术前准备】

1. 股骨颈骨折多见于老年人,术前应全面检查各主要脏器的功能,特别是心血管疾病、肺气肿、糖尿病等,发现脏器疾病者,应给予妥善的治疗。

2. 新鲜股骨颈骨折入院后,应即行胫骨结节牵引,以缓解疼痛和协助复位。

3. 如无手术禁忌,应尽力在入院后 1 周内施行手术。术前应拍摄股骨颈正、侧位 X 线片及 CT 检查。

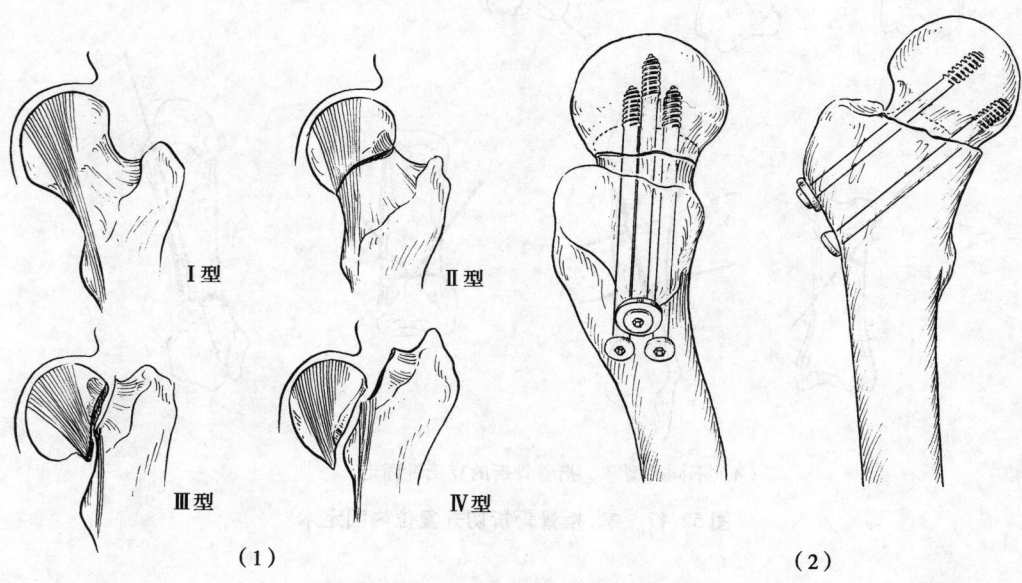

图 52-49 股骨颈骨折分型与内固定

【麻醉】

如无禁忌,一般多选用连续硬膜外麻醉或腰麻。

【设备与器械】

1. 骨科手术牵引床。

2. C 形臂机,监视手术过程。

3. 几种不同长度的空心钉。

【手术步骤】

1. 体位 仰卧位。

2. 复位 一般多采用闭合复位,在骨科牵引床上尽可能达到复位标准,方法有两种:

(1) 屈膝、屈髋 90°,手持踝,另一前臂插入腘窝内,轻轻摇转以松解骨折端嵌插部分。然后向上牵引,并在持续牵引下外展、内旋,逐渐伸直伤肢,复位后,可将足跟放在掌心上观察,如复位完善,足无外旋倾向,即可将伤足绑在足托板上,维持外展 20°～30°、足内旋 45°位,使骨折端稳定和股骨大转子、颈和头部在同一水平位。然后,C 形臂机透视检查复位情况。如不符合要求,应重新复位。复位时严禁使用暴力。

(2) 牵引复位:用骨科牵引床。

3. 切口显露 常规消毒皮肤,铺手术巾,用缝线固定于皮肤上(不要用巾钳夹,以免影响术中摄片)。在大转子下 2cm 侧方作纵切口,长约 4～5cm,切开髂胫束,钝性分离股外侧肌进入,显露股骨上段的外侧皮质骨。

4. 固定　大粗隆下方2.5~3cm打入一枚导针，C形臂机透视，观察导针位置，理想的正位是该针位于股骨颈轴线略偏下，侧位位于股骨干中线上，并继续钻至股骨头软骨下8~10cm。安放平行导向器，成品字型分布打入三枚导针，测深，4.5mm空心钻沿导针扩大骨道，用7mm空心丝锥攻丝，拧入7.3mm空心钉，最后，拔出导针，冲洗伤口，逐层缝合〔图52-50〕。

5. 切开复位，空心钉内固定　多次手法复位失败或复位后再移位者，或多次插置导针，位置不满意者，或后方有缺损需植骨，可考虑切开复位。将切口向髂前上棘延长，即类似髋关节外侧显露，拉开阔筋膜张肌及臀中肌，可见关节囊，切开关节囊，即可在直视下复位，以后的步骤同闭合复位内固定。

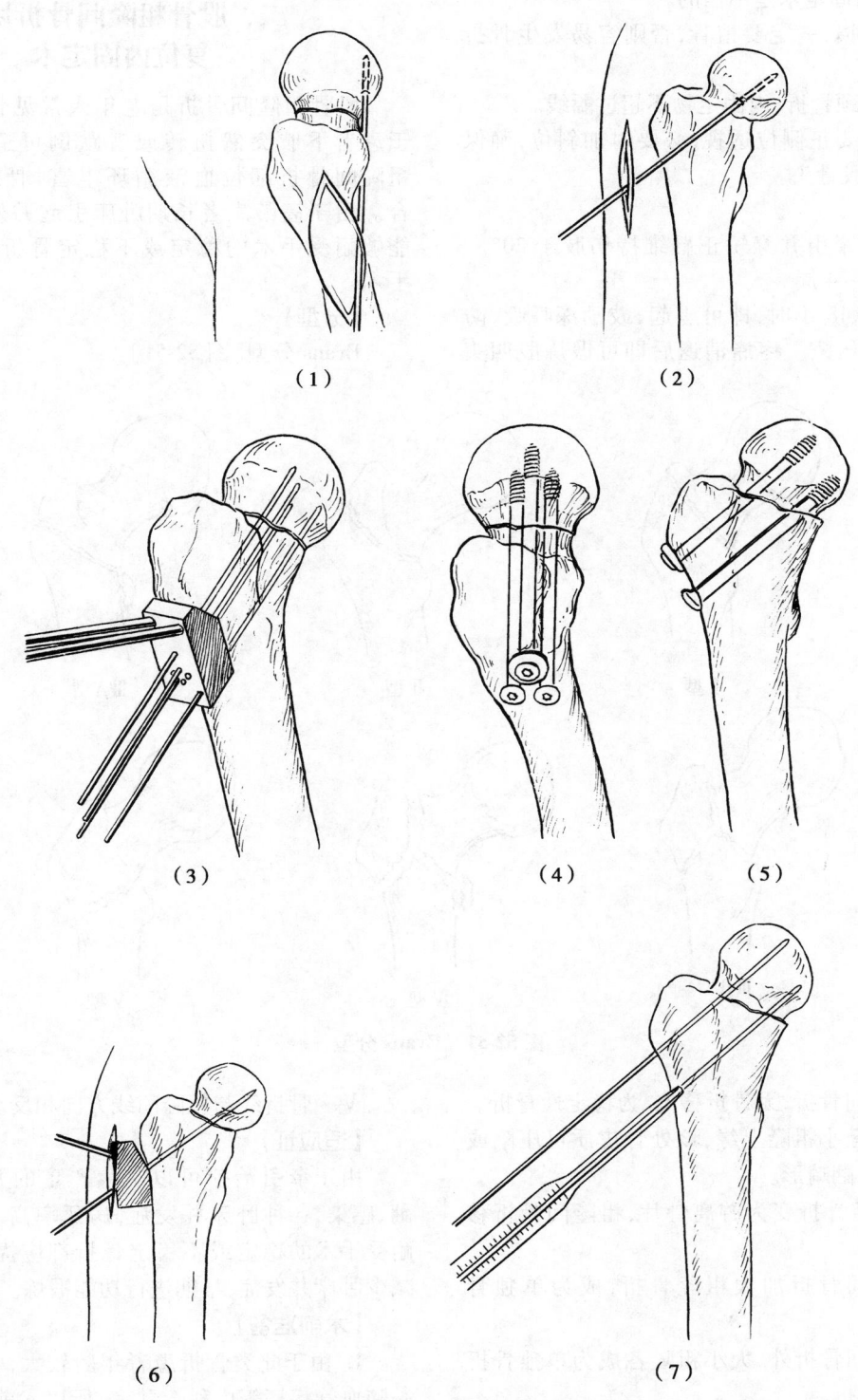

（1）　　　　　　　　（2）

（3）　　　　　（4）　　　　（5）

（6）　　　　　　　　（7）

图52-50　股骨颈骨折操作步骤

【注意事项】

手术的关键在于复位和导针的插置。这两者如获成功，植入空心钉就比较容易。

术中应注意下列事项：

1. 正确复位是手术成功的先决条件，多数可以一次复位成功，但少数会遇有困难，如复位失败，应该研究失败的原因，耐心地再次复位。在复位不满意的情况下，勉强施行内固定术是不当的。

2. 后方有缺损，一定要植骨，否则容易发生骨折不愈合。

3. 儿童股骨颈骨折，内固定物不超过骺线。

4. 术中一定要正侧位透视，必要时加斜位，确保内固定物不穿出股骨头。

【术后处理】

1. 术后用皮牵引并穿矫正鞋维持伤肢于 20°～30°外展内旋位 3～4 周。

2. 术后 24～48 小时，即可坐起，鼓励深呼吸，防止肺部并发症及压疮。疼痛消退后即可锻炼股四头肌和髋、膝关节的活动

3. 术后 4～6 周，可持双拐下地活动，但伤肢不负重。3～4 个月后摄片复查，固定良好者改持单拐，伤肢可部分负重。骨折坚固愈合，而股骨头无缺血坏死时，方可弃拐负重行走。

4. 空心钉可以不取出，如需取出时，应在骨折坚固愈合以后，一般多在术后 2 年以后取出。

二、股骨粗隆间骨折切开复位内固定术

股骨粗隆间骨折是老年人常见骨折损伤，常见于患者下肢突然扭转或者跌倒可造成此类骨折。粗隆间骨折部位血液循环丰富，骨折后极少不愈合。由于高龄患者长期卧床引起并发症较多，所以能够耐受手术的稳定或不稳定骨折都应提倡早期手术。

【分型】

Evans 分型〔图 52-51〕

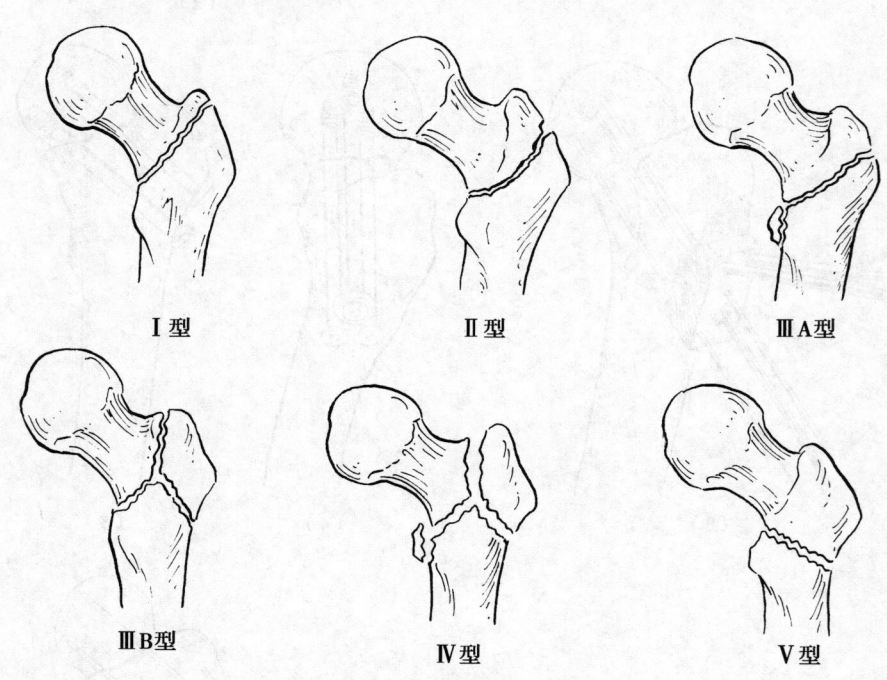

图 52-51　Evans 分型

Ⅰ　顺粗隆间骨折，无骨折移位，为稳定性骨折。

Ⅱ　骨折线至小粗隆上缘，该处骨皮质可压陷或否，骨折移位呈内翻畸形。

ⅢA　小粗隆骨折变为游离骨片，粗隆间骨折移位，内翻畸形。

ⅢB　粗隆间骨折加大粗隆骨折，成为单独骨折块。

Ⅳ　除粗隆间骨折外，大小粗隆各成为单独骨折块，亦可为粉碎骨折。

Ⅴ　骨折线与粗隆间线方向相反。

【适应证】

由于牵引治疗可以产生严重的并发症，如髋内翻、感染、各种卧床并发症，病死率高，所以凡是能够耐受手术的稳定或不稳定骨折都应提倡早期手术以减少卧床并发症，早期进行功能锻炼。

【术前准备】

1. 由于此类骨折患者年龄较大，常并发糖尿病、心脑血管疾病等内科合并症，所以术前应充分完善相

关系统的检查,发现合并症应尽快请相关科室会诊,迅速、有效地控制合并症,这是减少手术并发症的关键。

2. 术中需应用C形臂机进行术中透视。

【麻醉】

连续硬膜外麻醉或全身麻醉。

【手术步骤】

可选择髓内固定与髓外固定两种内固定方法。

(一) 髓外固定:动力髋螺钉(dynamic hip screw,DHS)

优点:动力髋螺钉在临床应用时间较长,操作技术已被广泛掌握。骨折段显露广泛。并发症少。

缺点:结构上无有效的抗旋转作用,不能有效防止折端旋转移位,这就需要在DHS的基础上加上防旋转螺钉。操作中切口大,出血较多。骨质疏松者,当螺钉位于股骨头外上方时,易发生螺钉从股骨头外上切出。

1. 手术体位　麻醉生效后,将患者仰卧位置于专门的骨折牵引床上。

2. C形臂机下闭合复位　将患肢稍外展,通过足部的牵引架,沿下肢长轴方向进行牵引,然后内旋固定,透视下确认复位的情况。

3. 手术入路　切口始于大粗隆顶点2cm,经大粗隆向大腿外侧延伸约10cm〔图52-52〕。

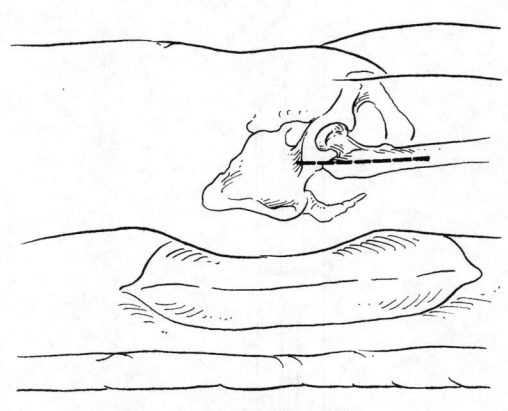

图 52-52　切口示意图

4. 显露　切开皮肤及皮下组织直至阔筋膜。切开阔筋膜,并将阔筋膜及阔筋膜张肌向两侧牵开,可见到股外侧肌及该肌在大粗隆下的起点。将股外侧肌起点于粗隆下横行切断,翻开向外提起,沿股外侧肌的后缘剪开附着于股骨粗线的部分。用骨膜剥离子行骨膜下剥离,向股骨远端推开,即可显露大粗隆基底及近端股骨干的外侧面〔图52-53〕。

5. 内固定　患者取仰卧位,外侧入路,首先为了判断股骨颈的前倾角,第一枚克氏针用手轻柔地在股骨颈上滑动,插入至股骨头。运用DHS角度导向器,与第一枚克氏针平行,插入导针,这样既规定了颈干角又兼顾了前倾角。术中透视,导针在正位上需要在股骨颈的中下1/3,侧位下需在股骨颈的中心。导针的尖端应距关节10mm。用测深尺测量导针的长度。用DHS三联扩孔器,按照测量的长度进行扩孔。拧入DHS髋螺钉。置入合适孔数的DHS接骨板。近端加用一枚松质骨螺钉可增强其抗旋转能力〔图52-54〕。

(二) 髓内固定:股骨近端髓内钉与股骨近端抗旋转髓内钉

股骨近端髓内钉(proximal femur nail,PFN),而股骨近端抗旋转髓内钉(proximal femur nail anti-rotation,PFNA)即是PFN的改进和换代产品。

适合所有类型的粗隆间骨折,尤其针对骨质疏松不稳定型及反粗隆骨折。

优点:手术切口小,出血量少,手术时间短。有效的抗旋转作用。髓内固定更符合股骨的生物力学。

缺点:价格较昂贵。

1. 手术体位　患者仰卧于牵引床,将未受伤的腿固定在支架上,并且尽可能远离,以便术中检查,将患肢与躯干保持10°~15°内收并固定,以暴露髓腔。

2. C形臂机下闭合复位　在C形臂机帮助下,闭合复位,如果效果不满意则切开复位。

3. 手术入路　在大粗隆顶端以上约5~10cm做一个5cm切口。在前后位上,PFNA进钉点通常位于大粗隆顶点或稍外侧〔图52-55〕。

4. 内固定　在插入点安放保护套筒及钻头套筒,插入导针。在正位上,导针应与髓腔保持6°的外偏角度,侧位上导针应位于髓腔中央且没有弯曲。沿导针通过保护套筒插入17.0mm空心钻头,钻至保护套筒上的限深处,移除保护套筒及导针。安装PFNA,在C臂辅助下,尽可能远地插入PFNA,当预计螺旋刀片可以插入股骨颈的下半时,PFNA插入的深度就足够了。安装130°瞄准臂及螺旋刀片套筒,使套筒经皮通过软组织达到外侧皮质。测量导针长度,首先用空心钻头打开外侧皮质,然后在11.0mm空心扩髓器上将固定环固定于测量的长度标记上。沿3.2mm导针推动扩髓器,直至限深处。插入PFNA螺旋刀片,并将其锁定。PFNA螺旋刀片的正确放置位置是关节面下约5~10mm。按照需要锁定远端螺钉,插入并旋紧尾端钉〔图52-56〕。

【注意事项】

1. 动力髋螺钉(dynamic hip screw,DHS)手术前的良好复位是关键。

2. 股骨近端髓内钉与股骨近端抗旋转髓内钉手术开始前,在骨折牵引床上尽可能达到复位标准。

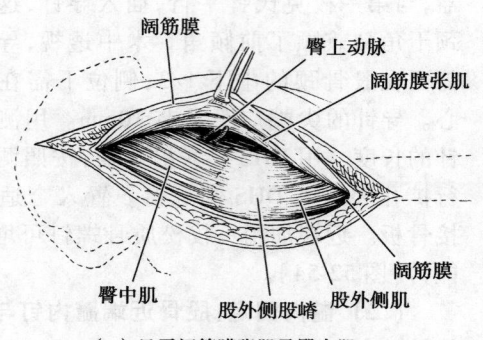

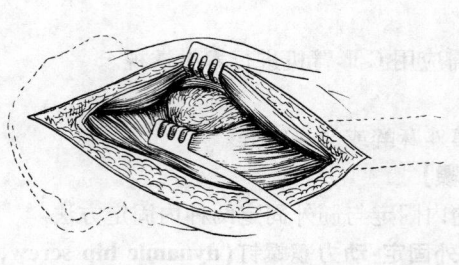

（1）显露阔筋膜张肌及臀中肌　　　　　　（2）牵开阔筋膜张肌，显露关节囊

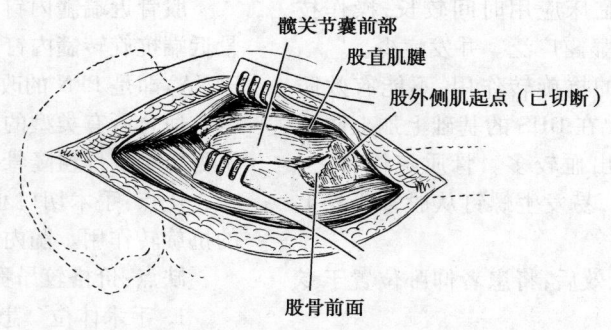

（3）钝性分离关节囊，显露大转子基底和股骨干上端

图 52-53　显露示意图

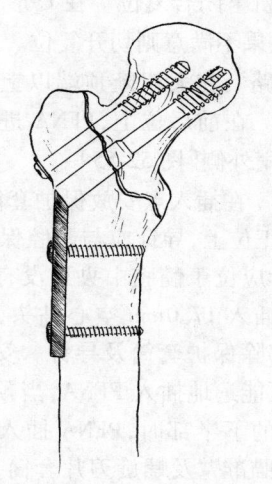

图 52-54　DHS 固定后示意图

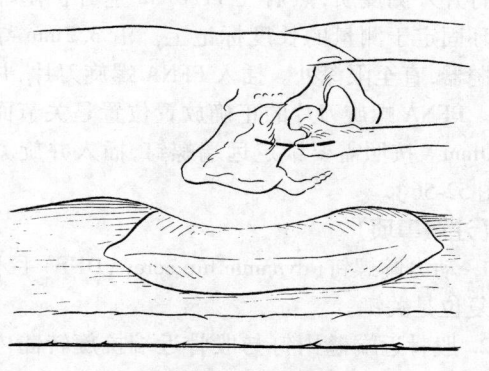

图 52-55　切口示意图

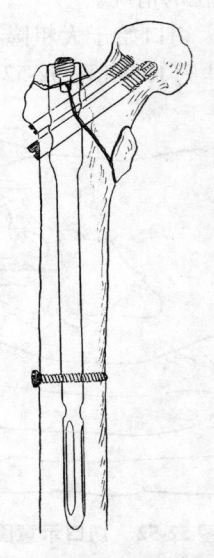

图 52-56　PFN 固定后示意图

3. 年龄较大的患者若不准备骨折愈合后取内置物时，可省去安装尾端钉。

【术后处理】

一般根据患者年龄、骨折类型、内置物的不同选择相应的功能锻炼方法。一般来说，术后第二天就应当进行床上功能锻炼，待局部伤口愈合后，建议在有支撑保护下进行部分负重。

三、股骨干骨折切开复位内固定术

【适应证】

对比较稳定的股骨干骨折,软组织条件差者可以用持续牵引复位及小夹板固定治疗。只是在股骨干骨折复位不良,或就诊较晚,难以闭合复位者;或骨折不愈合及有功能障碍的畸形愈合者;或并发血管神经损伤者;或多发骨折为便于护理者;或老年人的骨折,不宜长期卧床者;或污染不重的开放性骨折,可采用切开复位内固定。

【术前准备】

1. 同切开复位术和内固定术。

2. 股骨周围肌肉丰富,骨折后多明显移位,出血较多,易引起休克。术前应输液、输血、或配血待用,以防休克。

3. 对就医较晚的患者,股骨有重叠移位但尚未愈合者,应先作骨牵引,纠正重叠移位和克服肌肉挛缩后才手术,使术中复位比较容易,并避免加重损伤。

【麻醉】

椎管内麻醉或全身麻醉。

【手术步骤】

1. 体位　仰卧位,伤侧臀下垫高15°。

2. 切口、显露　多选用股骨前外侧或外侧切口。以骨折部为中心,长约15cm。依层切开皮肤、皮下组织,沿前外侧或外侧间隙达骨折端。

3. 复位　显露骨折近远端及前外侧放置接骨板处,清除血肿、肉芽或骨痂,用骨膜剥离器剥离骨折两端少许骨膜,注意应尽可能减少骨膜的剥离。检查骨折移位情况,确定复位方法。复位时助手执伤肢踝部向下牵引,另一助手在患者头侧拉住事先置放的会阴部牵引带作对抗牵引,术者用持骨器把持骨折远近端回旋旋转及折顶手法整复骨折,也可用骨膜剥离器撬顶骨折端使其复位。若仍无法复位,可用骨折牵开器牵开骨折端,帮助复位。复位后,检查股骨后侧的股骨嵴是否解剖复位,以防旋转移位。如果是粉碎骨折,可先用螺钉将较大的骨折块复位。

4. 内固定　股骨干是人体最长的管状骨,髓腔圆形,骨干仅在中段略为向前向外弯曲。因此既可选用髓内针也可用加压接骨板内固定。但中上段骨折应以髓内针为首选,下段多选用加压接骨板。以加压接骨板内固定术为例,接骨板通常置于前外侧。对于横型或短斜折,先通过接骨板中央孔垂直骨折线拧入拉力螺钉,即用4.5mm钻头于接骨板侧骨皮质钻孔,换3.2mm钻头钻透对侧骨皮质,以4.5mm丝锥攻丝,拧3.2mm皮质骨螺钉一枚使骨折断面间加压。随后拧满其余各螺钉,骨折两端每端不少于4枚双侧骨皮质

螺钉固定〔图52-57〕;对于蝶形骨折,如骨片位于外侧,则复位后可通过接骨板中央两个螺孔分别用两枚拉力螺钉垂直骨折线将骨片固定于骨折两端。再拧入其余各螺钉。如骨片位于前方或后方,先将骨片整复于骨折近端,拧入拉力螺钉固定,再与骨折远端复位拧入拉力螺钉固定,再放置接骨板,拧满接骨板两侧螺钉〔图52-58〕;对于粉碎骨折如骨片较大,可采用拉力螺钉固定,如果粉碎骨片难以固定,缺损难以修复者,可采用桥接接骨板或波形接骨板固定,并在骨折缺损部移植松质骨〔图52-59〕。

5. 缝合　彻底止血,放置引流管一枚,分层缝合切口。

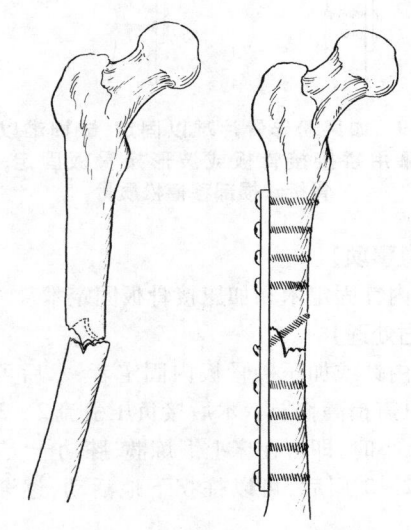

图 52-57　股骨干中段短斜型骨折,接骨板内固定,骨折端拉力螺钉固定

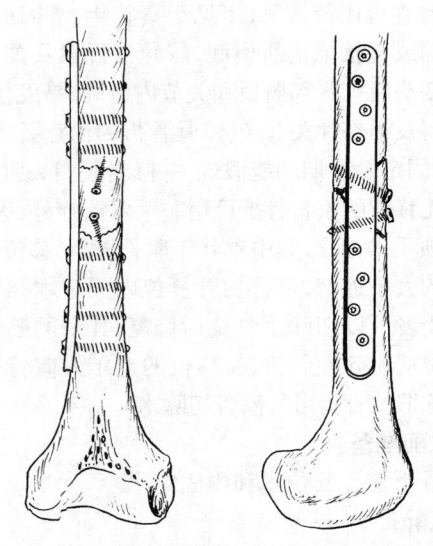

图 52-58　股骨下1/3蝶形骨折,两枚拉力螺钉固定骨折端后,接骨板内固定

7

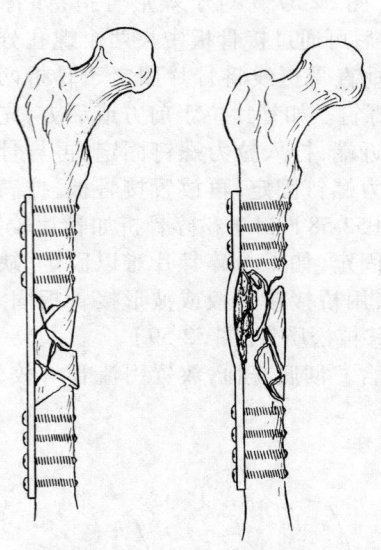

图 52-59　如果粉碎骨片难以固定,缺损难以修复者,可采用桥接接骨板或波形接骨板固定,并在骨折缺损部移植松质骨

【注意事项】

同髓内针固定术和加压接骨板固定术。

【术后处理】

用髓内针或加压接骨板内固定者,术后可以不用外固定,只需抬高伤肢。术后接负压引流 2～3 天。术后 24～48 小时,即可在床上锻炼髋、膝功能,有利于防止粘连。2～3 周后,可以拄拐下地活动,逐渐增加伤肢负重量。

四、髌骨骨折切开复位内固定术

【适应证】

髌骨骨折比较常见,多见于青壮年,常因股四头肌猛烈收缩或直接撞击所引起,髌骨骨折累及关节面,常伴有股四头肌扩张部撕裂和关节内血肿,易发生膝关节功能障碍及损伤性关节炎,髌骨骨折的治疗要求解剖复位,牢靠固定及早期功能锻炼,并修复股四头肌扩张部。一般除无移位的髌骨骨折可用非手术治疗外,大多数髌骨骨折须手术治疗,其中青壮年髌骨横折,移位明显,两骨折块的大小近似,可行切开复位内固定术;对骨折块一大一小者可以切除小骨块后修复;其余的髌骨骨折,如有移位的粉碎性骨折、有移位的老年人髌骨骨折、有移位的陈旧性骨折可行髌骨切除术。

【术前准备】

同骨折切开复位术和内固定术。

【麻醉】

腰麻。

【手术步骤】

1. 体位　仰卧位。

2. 切口、显露　前侧 U 形切口较为适宜〔图 52-60(1)〕,显露较横切口充分,术后切口与骨折部分不易发生粘连而影响屈曲功能。

3. 探查和清理关节腔　切开皮肤、皮下组织后,向上翻开皮瓣,即可见到髌骨骨折块。损伤严重者,骨折块的分离较大,两侧的关节囊和股四头肌扩张部的撕裂亦大。将近远两端骨折块拉开,即可进入关节腔,显露并探查股骨前面,彻底清除关节内积血、骨碎屑以及骨折块间夹有的软组织〔图 52-60(1)〕。

4. 复位　先伸直膝关节,以松弛股四头肌,利用巾钳夹住骨折块牵拉对拢,使之复位并由助手暂时保持定位〔图 52-60(2)〕

5. 内固定　对两骨折块较大块髌骨横断折,常用不锈钢丝作为内固定物。常用的固定方法有下列 3 种:

(1) 环扎固定法:用 18～28 号不锈钢丝,以粗圆针引导,紧贴髌骨缘在周围软组织内缝合一圈,然后将髌骨骨折复位,把钢丝逐渐收紧、拧牢〔图 52-60(3)〕。这方法比较简单,固定也较完善,但易产生成角畸形,一般适用于移位不太大的骨折或尚能复位的粉碎性骨折。

(2) 贯穿固定法:用 2mm 钻头在近侧骨折块断面上 1cm 的内外侧,垂直于髌骨纵轴,钻一隧道;用同样方法,在远侧骨折块的相应部位也钻一隧道,8 形穿过钢丝。但须注意隧道应位于髌骨全厚中点的后方。用巾钳复位、拧紧钢丝固定之〔图 52-60(4)〕。这种固定直接、有力、比较牢靠,适用于移位较大的骨折。由于钢丝在髌骨前面交叉,可以防止屈膝时引起的向前成角。

(3) 张力带固定法:用直径 1.5mm 的克氏针,自近折块折面的内、外侧钻入,沿髌骨纵轴,自骨折块的顶端钻出,用手摇钻调整克氏针至针头刚露出折面。复位后,用同一克氏针从近折块向远折块折面的对应点钻入,沿髌骨纵轴自远折块的下端钻出。用手摇钻调整克氏针,使两端在肌膜外面露出约 3～5mm,针尾弯成钩状,然后用 18～28 号钢丝绕过两枚克氏针的后面,逐渐收紧拧牢〔图 52-60(5)〕。拧紧时,注意钢丝应穿过克氏针的后侧并收紧。这样,钢丝收紧后,克氏针将受到一定的压力,促使骨折块互相靠拢,加速愈合;还应注意绝不可使纵行跨过骨折线的钢丝过分偏向侧方,从而失去张力带固定的作用。

6. 恢复四头肌扩张部及关节囊　检查髌骨关节面完全对合,关节腔内无积血及碎骨片后,将两侧撕裂的股四头肌扩张部、关节囊及髌前腱膜用丝线间断缝合。然后冲洗伤口,逐层缝合〔图 52-60(6)〕。

7

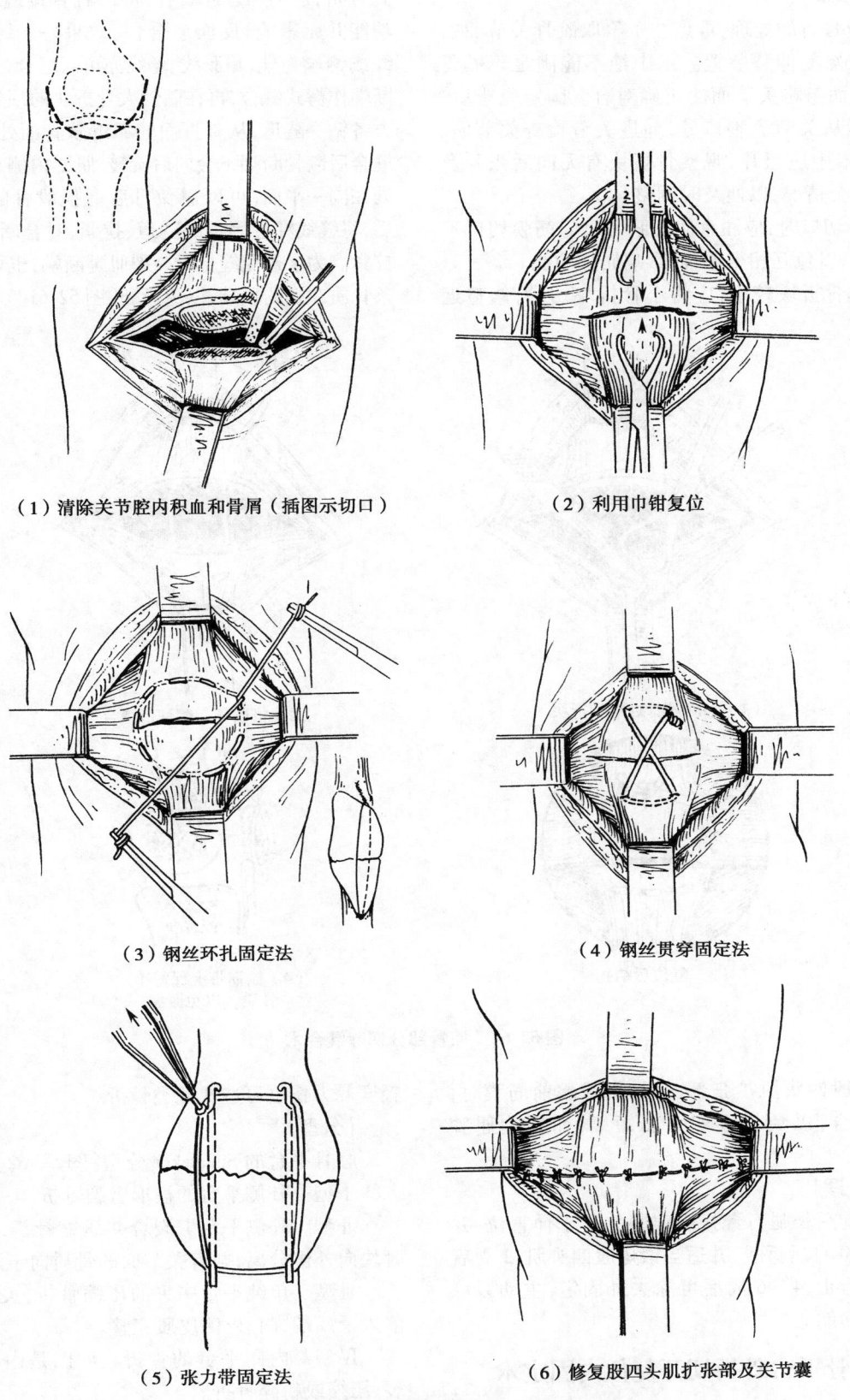

（1）清除关节腔内积血和骨屑（插图示切口）　　（2）利用巾钳复位

（3）钢丝环扎固定法　　（4）钢丝贯穿固定法

（5）张力带固定法　　（6）修复股四头肌扩张部及关节囊

图 52-60　髌骨横断骨折切开复位内固定术

【注意事项】

1. 髌骨骨折的处理,重点在于争取髌骨关节面的解剖复位及修复伸膝装置。术中绝不能满足于髌骨前面的平整而忽略关节面的正确对合。固定完毕后,应当用手指从关节囊裂口处,伸进关节检查关节面。有条件时,术中应摄片,观察骨折块有无向后张开及关节面的对合情况,以便及时调整。

2. 选择切口时,应注意使皮肤切口与筋膜切口不在同一平面,以免互相粘连,而影响屈膝功能。

3. 如远骨折块较小,应将小骨折块切除,修整近

侧骨折面与肌腱断端后,将二者直接缝合,这对关节功能并无影响,反而愈合快、效果好。缝合以阔筋膜线或钢丝为佳,粗肠线、丝线亦可。缝合方法:先将肌腱断端作褥式缝合,再在髌骨大骨折块的顶端两侧斜向后方各钻一隧道,从骨折面的靠近软骨面处钻出。这样,缝合后髌骨断端不会向后旋转,肌腱内侧与软骨面会合处在同一平面,可以避免日后磨损股骨的关节面。然后,将缝线穿过髌骨的隧道、拉紧、对合断面,再结扎或拧紧。为了避免缝合时撕裂肌腱断端,也可保留一小横条骨质在腱的顶端,以免撕裂〔图52-61〕。

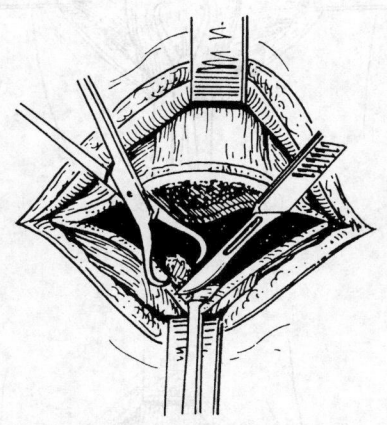

(1)切除髌骨远端骨折块

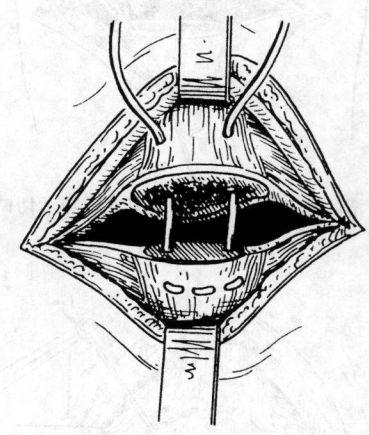

(2)将髌骨、髌韧带缝合

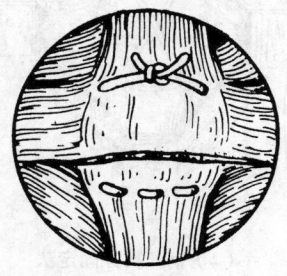

(3)复位后结扎

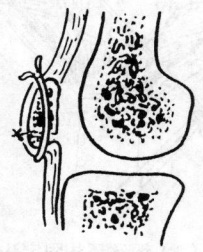

(4)髌韧带上保留小片
骨质,以免撕裂

图52-61 髌骨部分切除缝合术

4. 缝合股四头肌扩张部、髌韧带或髌前筋膜时,勿作重叠缝合,以免使股四头肌短缩,而影响屈膝功能。

【术后处理】

术后用前后长腿石膏托固定膝关节于伸直位,并抬高伤肢。10日后拆线,并适当锻炼股四头肌,2周后扶拐不负重行走,4~6周后可除去外固定,主动锻炼伸膝及屈膝功能。

五、胫骨平台骨折切开复位内固定术

胫骨平台骨折可由间接暴力或直接暴力引起,受伤机制复杂,骨折类型多变,是一种关节内骨折。常见于交通事故、严重撞击伤,而运动伤、坠落伤及其他

轻度暴力伤也可造成此类骨折。

【分型】

胫骨平台的 Schatzker 分型〔图52-62〕

Ⅰ型 外侧平台的楔形劈裂骨折。

Ⅱ型 外侧平台劈裂合并压缩骨折,劈裂的楔形骨块向外侧分离,并有关节面的骨质向干骺端塌陷。

Ⅲ型 单纯平台中央的压缩骨折,关节面被压缩陷入干骺端,内、外侧皮质完整。

Ⅳ型 内侧平台的骨折。可以是内侧平台的劈裂、压缩或粉碎骨折。

Ⅴ型 双侧平台的劈裂骨折。

Ⅵ型 除平台骨折之外,骨折线累及干骺端,可以是干骺端的简单或粉碎骨折。

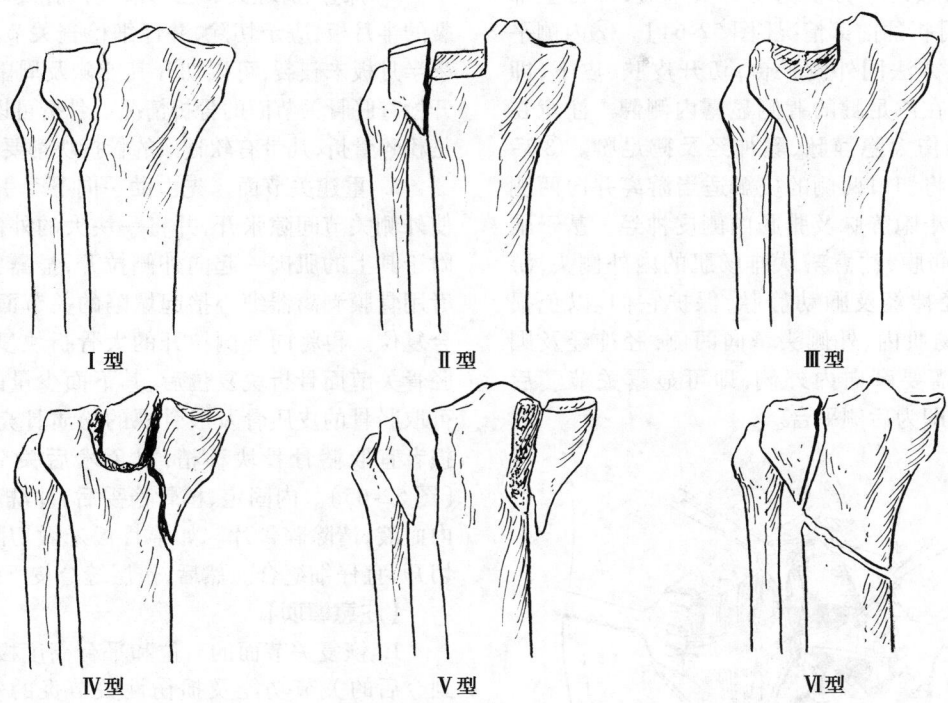

图 52-62　胫骨平台的 Schatzker 分型

【适应证】

对于关节内骨折,如骨折塌陷<2mm,劈裂移位<5mm,或存在手术禁忌者,可采用保守治疗。凡是无明显手术禁忌证者,都应提倡早期进行手术治疗,这样可以早期功能锻炼,尽可能恢复膝关节的功能。

【术前准备】

1. 胫骨平台骨折常合并有膝关节侧副韧带、交叉韧带和半月板的破裂,要在术前做必要的检查,并准备应用的器械。

2. 术中发现的骨折情况常较术前 X 线显示的重,要有足够估计。

3. 骨折有关节面压缩凹陷改变者,抬起关节面后多有骨质缺损,要准备植骨。

【麻醉】

连续硬膜外麻醉。

【手术步骤】

1. 体位　胫骨内、外侧平台手术采取仰卧位,后侧平台手术取俯卧位。

2. 切口　①胫骨外侧平台的切口:自外侧副韧带开始,沿关节间隙向前作横切口,经髌韧带外缘处拐向下,这样便形成倒 L 形皮肤切口〔图 52-63〕。②胫骨内侧平台的切口:在膝内侧,自膝关节线上方1cm侧副韧带后起,向下达胫骨结节内缘做弧形皮肤切口。切开皮肤、皮下,即可看到鹅足腱,在鹅足腱的背侧显露内侧髁,关节的显露方法同外侧平台。注意在

显露时,避免损伤大隐静脉、隐神经及鹅足腱。③胫骨内侧平台切口:患者取俯卧位,于膝关节后方做一 S 形切口,沿股二头肌后缘向下至关节处弯向内行,继沿皱纹横过腘窝,最后沿腓肠肌内侧头向下延伸切口。

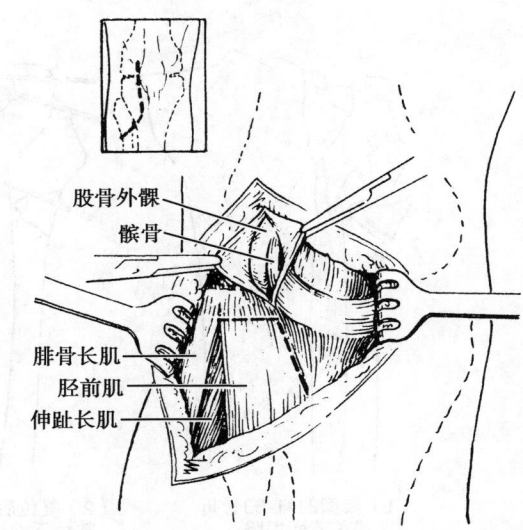

图 52-63　皮肤切口,显露肌层,切开胫前肌起始部

3. 显露　①外侧平台的显露:切开皮肤及皮下组织,骨膜下剥离胫骨前肌,并向下外翻开,以显露外侧平台及骨折线。注意在剥离时,向外不要超过腓骨头,以免损伤腓总神经;向内不要超过胫骨结节到达内侧,造成过多的软组织剥离,影响皮瓣血运。沿关

节间隙,在半月板的下方横向切开关节囊,即可全部显露外侧平台骨折的前部情况〔图52-64〕。②内侧平台的显露:显露方法同外侧平台,切开皮肤、皮下,即可看到鹅足腱,在鹅足腱的背侧显露内侧髁。注意在显露时,避免损伤大隐静脉、隐神经及鹅足腱。③后侧平台的显露:将切口两侧的皮瓣适当游离并向两侧牵开,注意保护小隐静脉及腓肠内侧皮神经。基于腘窝中央纵行腘筋膜,注意辨认腓肠肌的内外侧头,游离腓总神经、胫神经及腘动静脉,保护它们,以免损伤。分别将腓肠肌内、外侧头牵向两侧,胫神经及腘动静脉可根据需要牵向内外侧,即可显露关节囊后部,切开关节囊即为后侧平台。

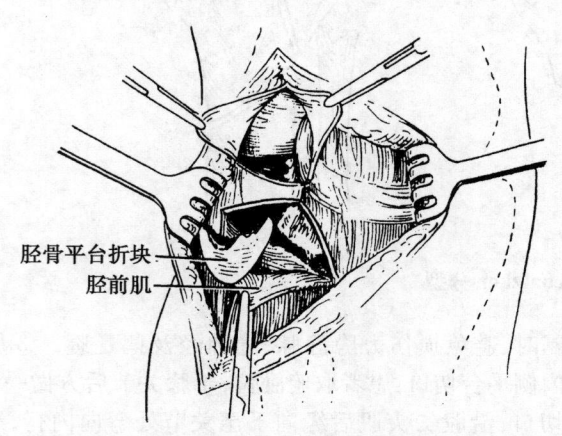

胫骨平台折块
胫前肌

图52-64　拉开胫前肌,显露外侧平台骨折

4. 探查、清理关节腔　清除血肿及碎骨屑,如有破裂的半月板,应予切除,并仔细检查关节面的情况。如果半月板未破裂,可以切开其前侧及周围的软组织,拉开检查胫骨关节面的骨折情况。骨折可以是单块,但多是粉碎骨折,凡带有软骨面的骨折块都要保留。

5. 重建关节面　先由助手向下牵引并内收小腿,使外侧关节间隙张开,并将一块大的外侧骨折块连同附于其上的肌肉一起向外侧拉开,显露深部骨折。术者用骨膜剥离器细心抬起塌陷的关节面,使关节面对合复位。再将向外侧拉开的大骨折块复位。然后,将胫骨关节面骨折块复位后,其下面少量的骨质破损区可取胫骨的皮质骨及股骨髁的松质骨充填;大块骨缺损者宜取髂骨骨块移植,以免术后关节面再度塌陷〔图52-65〕。内固定、植骨稳妥后,冲洗和吸尽关节腔内血液,清除碎骨片。如半月板未做切除而周围已经切开,宜仔细缝合。然后,按层缝合皮下组织及皮肤。

【注意事项】

1. 恢复关节面的对位和平台高度极为重要,关系到今后的关节功能及损伤性关节炎的发生率。如塌陷较重,必须将关节面抬起,然后以皮质骨与松质骨充填,才能避免再塌陷。

2. 显露外髁时,注意不要伤及腓总神经深支及胫前动脉。显露内髁时,避免损伤大隐静脉、隐神经及鹅足腱。显露后侧平台时,注意不要伤及腓总神经、胫神经及腘动静脉。

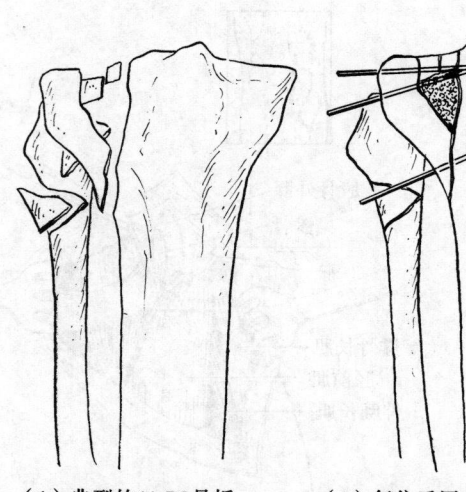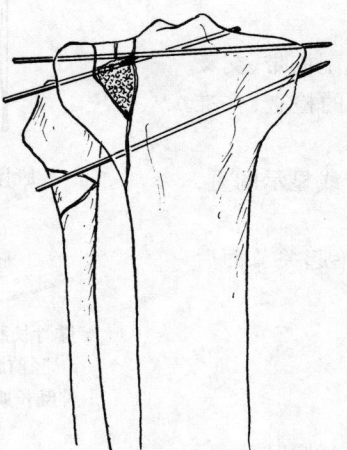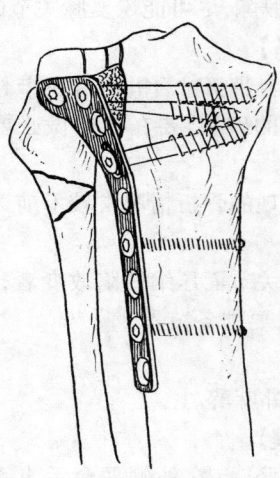

（1）典型的41-B3骨折
伴关节面塌陷

（2）复位后用克氏针临时固定,
软骨下骨缺损用自体松质骨
或皮质松质质填充

（3）最后使用胫骨外侧
支持接骨板固定

图52-65　胫骨平台骨折重建关节面及固定

3. 进行取自体髂骨移植时,笔者建议取颗粒状的松质骨,因为这种骨质富含干细胞,可以向各种机体需要的细胞进行分化,促进骨愈合。取下后用盐水纱布包裹,以免干燥,损害干细胞。

【术后处理】

1. 术后用管形石膏固定于功能位,手术反应消失后,即可锻炼股四头肌的舒缩活动。

2. 一月后可以持双拐下地行走,但伤肢不可负重。3～4 个月后,X 线证实骨折愈合,伤肢方可逐步负重。

第五节　脊柱骨折

一、颈椎骨折脱位

颈部脊椎特别容易受到创伤。Jefferson 发现,创伤引起颈椎损伤常涉及两个特殊区域:$C_{1\sim2}$ 和 $C_{5\sim7}$,后者更常见,本节主要讨论下颈椎损伤。颈椎损伤中大约 40% 合并神经损伤,大约 10% 创伤性颈脊髓损伤患者无明显脊椎损伤的 X 线证据,多见于患颈椎病的老年患者或先天性椎管狭窄的年轻患者的过伸损伤。

Allen 等提出的按受伤机制将下颈椎损伤分 6 种类型:压缩屈曲型,纵向压缩型,牵张屈曲型,压缩后伸型,牵张后伸型和侧方屈曲型。

颈椎损伤的治疗目的是:①恢复脊柱序列;②预防未受损伤神经组织功能丧失;③促进神经功能恢复;④获得并维持脊柱稳定;⑤获得早期的功能恢复。

许多颈椎损伤不需要手术治疗,用牢固的颈部支具制动 8～12 周就可以达到治疗目的。对无神经压迫的稳定型颈椎损伤,稳定的椎体压缩性骨折,无移位的椎板,侧块或棘突骨折可使用颈部支具固定;经过牵引已经复位的单侧小关节脱位,稳定的 Jefferson 骨折,Hangman 骨折,I 型和Ⅲ型齿突骨折的患者可使用头环背心制动。

无论有无神经损伤,颈椎的不稳定性损伤一般都需要手术治疗,因此稳定性的判断对于决定是否采取手术治疗很关键。White 和 Panjabi 将脊柱的临床不稳定定义为:脊柱失去了在生理负荷下维持椎体间稳定关系的能力,丧失了使脊髓或神经根不受损伤或刺激,不产生畸形或疼痛的能力。下颈椎的支持结构可分为前侧(前中柱)和后侧(后柱)两部分,如果一个运动单位所有的前侧成分和一个后侧的成分完整,或所有的后侧成分和一个前侧成分完整,那么在生理负重条件下脊柱就能够保持稳定。当运动单位所有的前侧成分或后侧成分丧失功能时,就可认为该运动单位是不稳定的。

在颈椎屈伸位 X 线侧位片上,如果一节椎体相对邻近椎体水平移位超过 3.5mm,则说明存在颈椎不稳定〔图 52-66〕;当一节椎体与相邻椎体之间的角度大于 11°,也说明有颈椎不稳定〔图 52-67〕。

牵引试验可以帮助判断下颈椎是否稳定,但对于创伤造成的急性不稳定,有一定危险,目前一般选择 CT 和 MRI 帮助医师明确诊断。亚急性或慢性不稳定

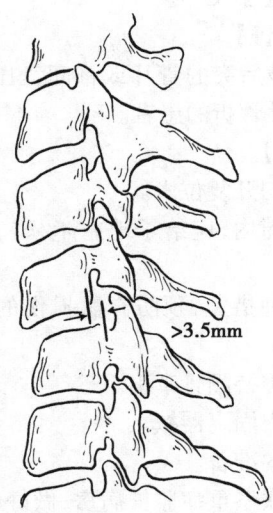

图 52-66　邻近椎体水平移位超过 3.5mm,则说明存在颈椎不稳定

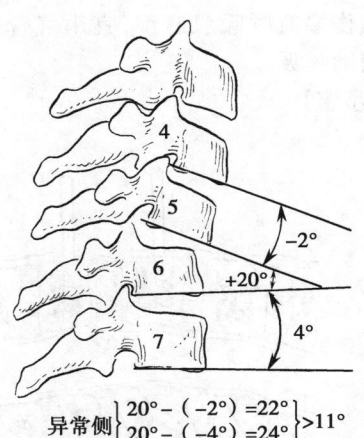

$$异常侧\begin{cases}20°-(-2°)=22°\\20°-(-4°)=24°\end{cases}>11°$$

图 52-67　相邻椎体之间的角度移位大于 11°,则说明存在颈椎不稳定

可以采用屈伸侧位片来协助诊断。

对于骨折脱位患者,在不损伤神经功能的前提下,术前应力争通过颅骨牵引尽早使骨折脱位复位。颅骨牵引的初始重量一般为 5kg,总的原则是头部的牵引重量是 5kg,每增加一个节段增加 2kg。重量最多可加到体重的 1/3 或 25kg,调整牵引重量时每次增加 2kg。每次增加重量后都要检查神经症状有无改变,如出现神经症状改变,或有椎体前侧或后侧成分异常分离,则应马上减少重量,改为维持牵引。每次增加重量后都要拍床头(牵引状态下)颈椎侧位片。如通过牵引达到了复位,则应减少一半的重量,以维持复位,并做 MRI 明确有无椎间盘突出,确定治疗方案。

手术技术:根据损伤类型可选择前路减压融合术、后路稳定手术、前后路联合手术和后路椎管扩大成形术。

7

前路减压融合术

【手术适应证】

适于神经被后突的骨片或椎间盘压迫,有神经损伤的颈椎爆裂性骨折的患者。

【术前准备】

1. 同骨折切开复位术。

2. 伤后 1 周内,应给予地塞米松、甘露醇等静脉滴注。

3. 采取各种措施,预防脊髓损伤的并发症,如压疮、尿路感染等。

4. 术中需维持颅骨牵引。

5. 颈前路内固定器械。

6. 髂植骨的准备。

7. 术前需联系重症监护病房,做好术后患者不能脱离呼吸机的准备。

8. 术中透视准备。

【麻醉】

颈髓损伤多有呼吸肌麻痹,宜用气管内麻醉,以便吸痰和辅助呼吸。

【手术步骤】

1. 体位　仰卧,维持颅骨牵引或采用头钉固定颈椎于中立位。

2. 切口　颈前路右侧横切口,或沿胸锁乳突肌前缘斜行切口,一般为 3～5cm。切开皮肤和皮下组织和颈阔肌,胸锁乳突肌内侧缘与颈内脏鞘之间钝性分离,准确确定颈动脉鞘和颈内脏鞘并将其分开,即可抵达椎体和椎间盘前部。于颈内脏鞘外侧可见肩胛舌骨肌,从其外侧进入而不必将其切断。白色隆起者为椎间盘,红色凹陷者为椎体。

3. 定位　新鲜颈椎外伤有椎体骨折或前纵韧带损伤者,凭直观观察即可定位。对陈旧性骨折或单纯椎间盘损伤者,直视下有时难以分辨,可将定位针插入椎体,C 形臂机透视定位。电刀切开椎前筋膜和前纵韧带,暴露损伤椎间隙和上下椎体。两侧分离以不超过颈长肌内侧缘 2～3mm 为宜,以免损伤椎动脉和交感神经丛。

4. 撑开椎体、复位　于骨折、脱位节段上下位椎体中央分别拧入撑开器螺钉,安装撑开器,将椎间隙撑开〔图 52-68(1)、图 52-68(2)〕,以利于行椎间盘切除操作。

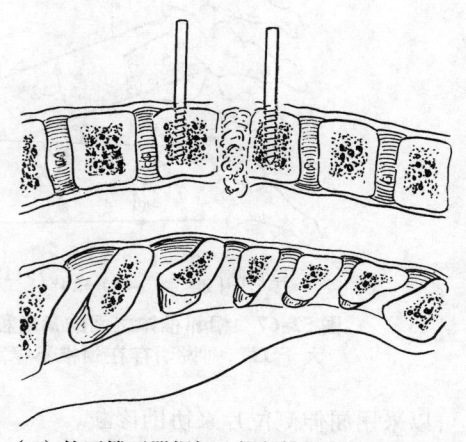
（1）拧开撑开器螺钉,拟行椎间盘切除

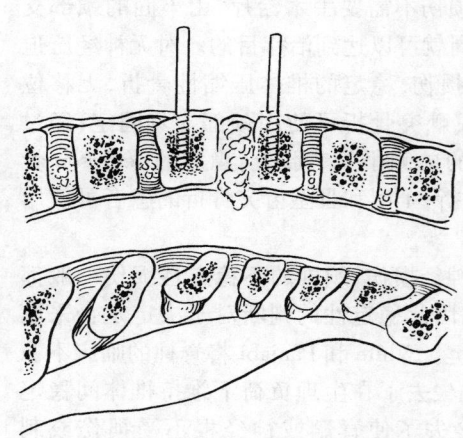
（2）拧开撑开器螺钉,拟行椎体切除

图 52-68　推开椎体、复位

5. 摘除椎间盘和(或)骨折椎体次全切除　尖刀切开椎间盘的纤维环外层,髓核钳摘除髓核〔图 52-69〕。接近椎体后缘时改用刮匙,将残余的椎间盘组织和软骨板刮除。用硬而尖的钩子钩起纤维环后部和后纵韧带并将其切断,椎板钳将其咬除,至椎体后缘与硬膜外间隙通畅,无残余致压物,彻底减压。如行骨折椎体次全切除〔图 52-70〕,则在确定骨折椎体的上下方椎间盘后,用尖刀切开纤维环,髓核钳取出破碎的椎间盘组织。用咬骨钳咬除骨折椎体的前皮质骨和大部分松质骨。接近椎体后缘时暂停,先用刮匙将椎间盘和终板全部刮除,用神经剥离子分离出椎体后缘与后纵韧带间的间隙,伸入薄型冲击式咬骨钳逐步将椎体后皮质骨咬除,此时形成一个长方形的减压槽,可见后纵韧带膨起。小心地用冲击式咬骨钳或刮匙将减压槽底边扩大,将致压物彻底切除。如后纵韧带有瘢痕形成,可在直视下用神经剥离子或后纵韧带钩钩住后纵韧带,用尖刀将后纵韧带逐步进行切除,完成减压。

6. 椎体间植骨　试模测量椎间隙高度,选择大小合适的融合器(cage),装满同种异体骨植入椎间隙,或自髂骨翼(臀肌结节后方处厚度比较)切取 1 个三面皮质骨的髂骨块,修剪后植入上下椎体间〔图 52-71、

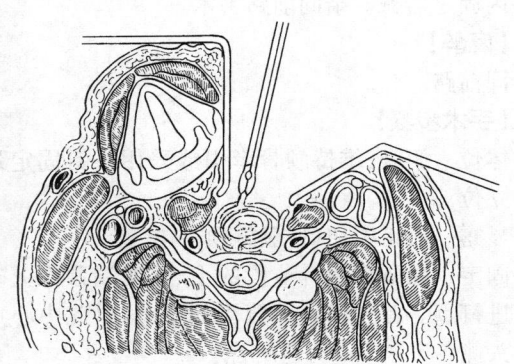

图 52-69　摘除椎间盘

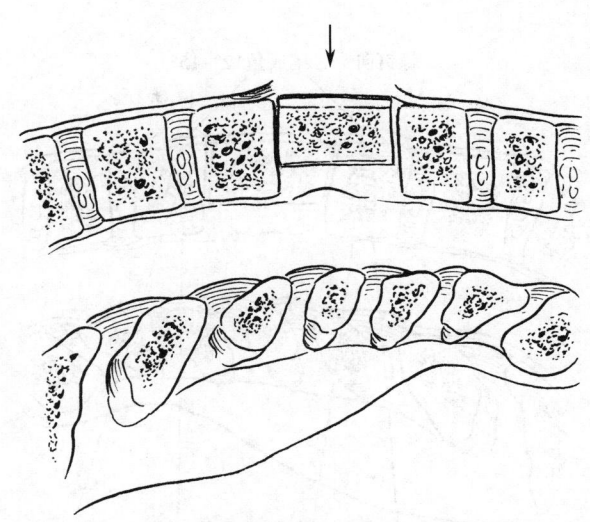

图 52-72　骨折椎体次全切除后植骨

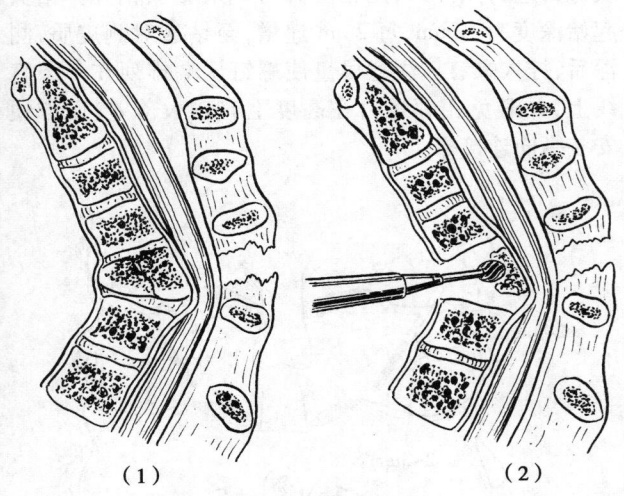

（1）　　　　　　　　（2）

图 52-70　骨折椎体次全切除

小应保证螺钉能穿入椎体的上部。要防止螺钉穿入融合平面上下椎间盘,而且应避免接骨板跨越正常的椎间盘〔图 52-73,图 52-74〕。C 形臂机检查接骨板的位置与螺钉的深度。目前有普通前路 H 形接骨板,前路带锁接骨板,前路 Orion 接骨板及前路 ABC 接骨板可供选用。

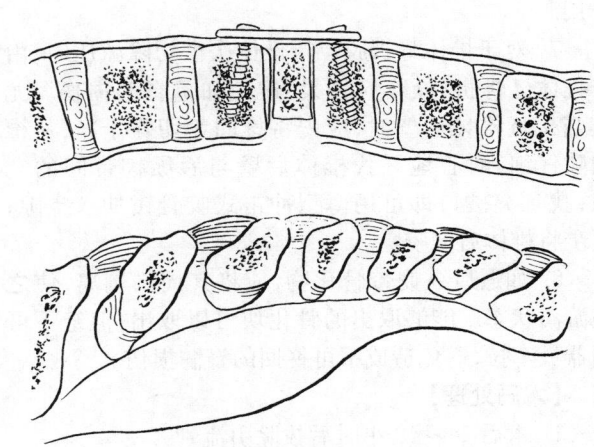

图 52-73　摘除椎间盘植骨后接骨板固定

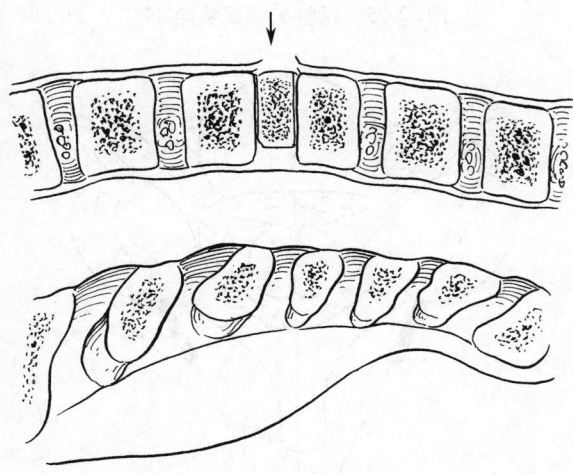

图 52-71　摘除椎间盘后植骨

8. 缝合切口　用生理盐水冲洗切口,放置胶管引流 1 枚,逐层缝合关闭切口。

【术中注意事项】

1. 显露过程必须注意解剖层次,准确辨认,确保在血管鞘与内脏鞘之间进入是防止血管神经及颈内脏器官损伤的关键。

2. 准确定位。定位方法很多,但以 C 形臂机透视或术中拍摄颈椎侧位片最可靠。

3. 前路椎体撑开复位时,注意避免撑开力量过大,不要强行复位,以免损伤脊髓和韧带。对于无法复位者可只行前路减压术。

图 52-72〕。如椎体前缘有增生骨赘,将其咬除,使椎体前方平整。

7. 固定　选取一长度合适的短接骨板固定脱位的椎体,使颈椎前柱获得即刻的稳定效果。接骨板大

7

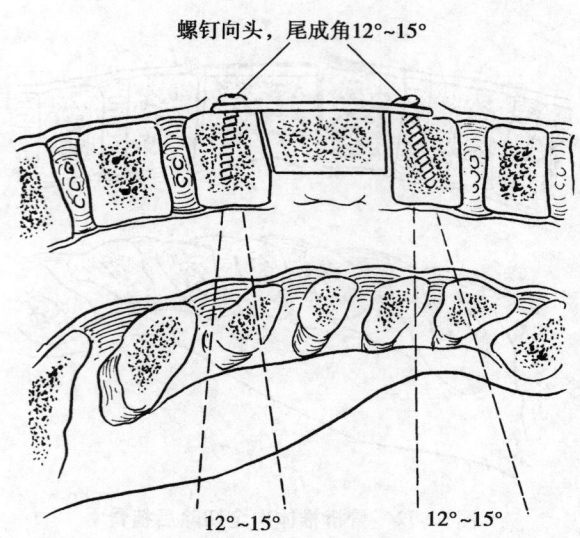

图 52-74　骨折椎体次全切除植骨后接骨板固定

4. 切除椎间盘时应逐步进行，因椎间盘已有突出，压迫脊髓，动作粗暴易加重脊髓损伤。

5. 移植骨块不可过小，植入时必须锤击紧密，否则易造成植骨块的脱落，导致脊髓压迫。

6. 强调发挥椎体撑开器和颈椎前路接骨板的作用。

7. 对于椎体骨折脱位行椎体次全切除减压时，由于椎体已骨折，操作应轻柔，避免加重脊髓损伤。尤其当接近椎体后壁时，应先将椎间盘切除干净，从椎间隙仔细、耐心地寻找椎体后壁与后纵韧带间的空隙，找到突破口即可用薄型冲击式咬骨钳伸入空隙，逐步将椎体后壁咬除。

8. 如遇后纵韧带骨化物，应将其周围剥离，使之呈游离状态。能够取出的骨化块可以取出，但绝不可用器械牵拉，避免造成不可挽回的脊髓损伤。

【术后处理】

1. 术后 24 ~ 48 小时后拔除引流管。

2. 术后除非患者出现神经压迫症状，否则不常规脱水治疗，但为减轻全麻术后喉头水肿，可予地塞米松 10mg 每日一次静滴，3 天停药。适当应用抗生素预防感染。

3. 全麻清醒后即鼓励患者坐起。术后颈托保护 3 周即可。

后路稳定手术

【手术适应证】

适于后方骨性或韧带结构损伤致颈椎不稳定，同时不伴有明显的椎体损伤的患者。也适用于小关节脱位术前复位未成功的患者。

【术前准备】

术中需维持颅骨牵引或采用头钉固定，并准备颈

后路内固定器械。余同前路手术。

【麻醉】

同前路。

【手术步骤】

体位　俯卧，维持颅骨牵引或采用头钉固定颈椎于中立位。

显露　后正中切口，显露颈$_{3~7}$椎板。

固定　在所需融合节段的上、下两端颈椎上确定螺钉进钉点。首先确定其侧块的中点，以此中心点向内向头侧各 1 ~ 2mm 为进钉点。

进钉角度：矢状面向头侧 45°与小关节面平行〔图 52-75〕，水平面向外侧 25°〔图 52-76〕。用开路锥在侧块螺钉进钉点开口，用钻套和可调节钻头钻孔。钻头起始深度为 12mm，每 2mm 递增，至钻透对侧皮质，测深后，拧入螺钉。注意尽量使螺钉尾端排列在一条直线上，并避免相邻螺钉在高度上有较大落差，以方便安装纵向连接棒。

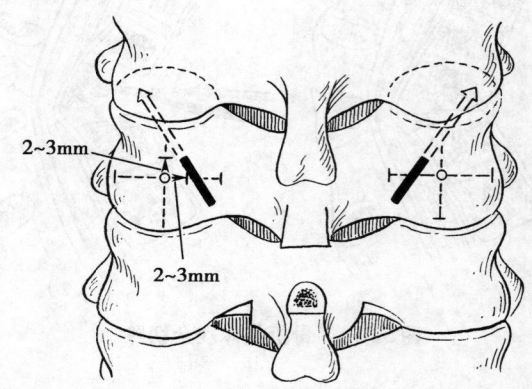

图 52-75　螺钉矢状面头倾 45°

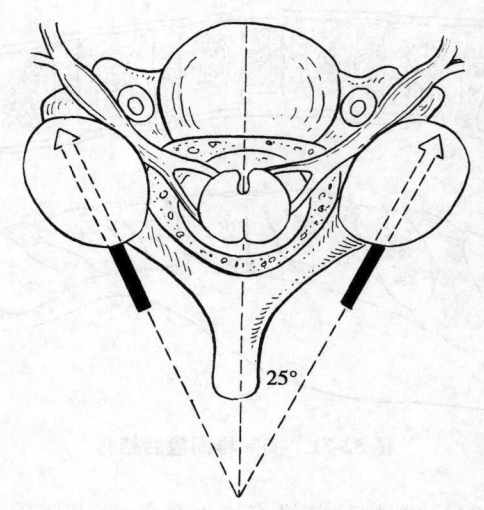

图 52-76　螺钉水平面外倾 25°

1. 如需切除椎板减压，即去除小关节的关节囊和软骨并植骨。如不需切除椎板减压，即将固定区椎板

去皮质植骨。

2. 放置胶管引流,依次缝合切口。

【注意事项】

术中如小关节脱位复位困难,不可强行复位,可切除小关节少部分辅助复位,以免造成神经损伤。

【术后处理】

1. 术后 72 小时以内拔除引流管。

2. 全麻清醒后即鼓励患者坐起。术后颈椎支具固定 8～12 周,然后拍摄屈伸位侧位 X 线片。当有融合的证据和屈伸位侧位片显示稳定后,可以去除颈椎支具。

3. 余同前。

前后路联合手术

【手术适应证】

适于颈椎严重不稳定,并且有明显神经压迫的患者。也适用于小关节脱位术前复位未成功,同时脊髓前方受压的患者。

【术前准备】

同前路和后路手术。

【手术步骤】

如脊髓前方受压明显,先仰卧位行前路手术,再改俯卧位行后路手术。对于小关节脱位术前复位未成功的患者,先俯卧位行后路手术,恢复颈椎序列,再改仰卧位行前路手术。余同前。

【术中注意事项】

同前。

【术后处理】

同前。

后路椎管扩大成形术适于无骨折脱位型颈髓损伤伴有椎管狭窄症的患者,具体见相关章节。

二、胸腰椎骨折

脊柱骨折十分常见,约占全身骨折的 5%～6%,其中胸腰段骨折最多见。约有 50% 的脊柱骨折及 40% 的脊髓损伤发生于胸腰段(胸$_{11}$～腰$_2$),因为胸腰段脊柱是胸椎前凸与腰椎后凸两个生理弧度的交汇处。暴力是引起胸腰椎骨折的主要原因。

胸腰椎骨折先后出现了很多种分类方法,包括 Nicoll 分类法、Holdsworth 分类法、McAfee 分类法、AO 分类法、Denis 分类法以及 Games AW 等通过对各种脊柱骨折植入物重建的负荷分配(load sharing)特性的研究建立的负荷分配分类法(load-sharing classification)和美国脊柱损伤研究小组制订的胸腰椎损伤分类及损伤程度评分系统(thoracolumbar injury classification and severity score,TLICS)。目前在文献中使用较多的是后两种分类方法。

负荷分配分类法:

(1)损伤造成椎体粉碎的程度:最好通过矢状位 CT 重建评估。椎体粉碎 ≤30% 记 1 分;椎体粉碎 30%～60% 记 2 分;>60% 则记 3 分〔图 52-77〕

(2)骨折部位骨折碎片的排列:最好用 CT 平扫评估。碎片移位 0～1mm 记 1 分;碎片移位 ≥2mm 但范围<50% 的记 2 分;碎片移位 ≥2mm 并范围>50% 的记 3 分(图 52-78)。

(3)后凸畸形矫正或需矫正的程度:最好用术前术后平片测量。矫正 ≤3° 记 1 分;矫正 4°～9° 记 2 分;矫正>10° 记 3 分〔图 52-79〕。

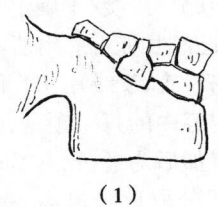 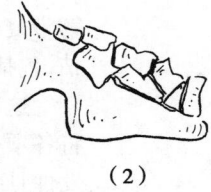 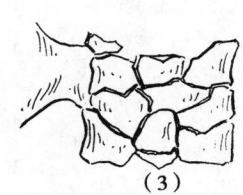

（1） （2） （3）

图 52-77 椎体粉碎的程度

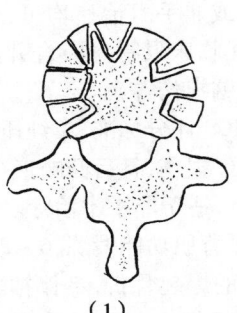 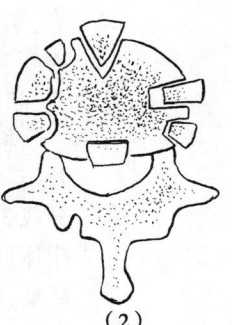 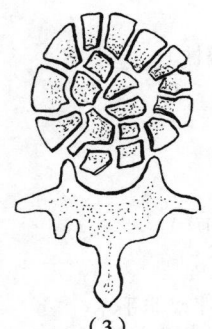

（1） （2） （3）

图 52-78 骨折碎片的移位程度

7

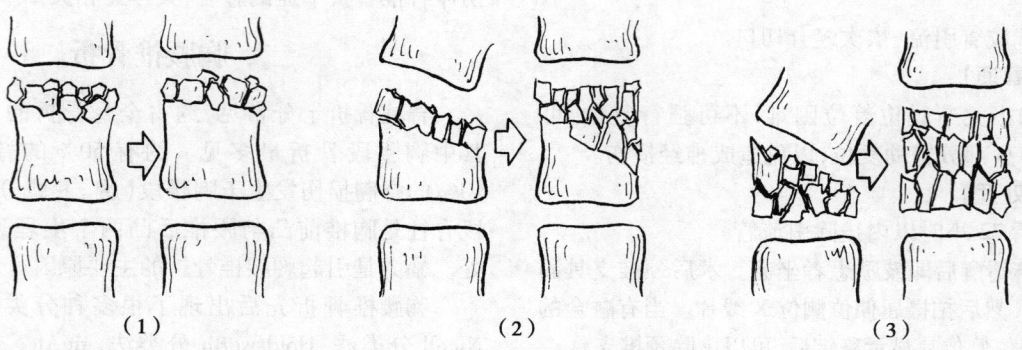

（1）　　　　　　　　　（2）　　　　　　　　　（3）

图 52-79　后凸畸形矫正或需矫正的程度

（4）此分类评分 3~9 分，≤6 分则估计椎体有较好的负荷能力，单纯通过后路椎弓根系统固定即可达到良好稳定，而评分在 7 分以上则考虑椎体负荷能力不足，单纯椎弓根内固定易造成断钉等内固定失效，应改用前路固定植骨融合或二期行前路支撑植骨融合。

胸腰椎损伤分类及损伤程度评分系统（TLICS）：

2005 年 Vaccaro 等提出胸腰椎损伤的 TLICS 评分系统（the thoracolumbar injury severity score）此分类方法简明、合理、实用性很强，能直接指导临床治疗，是较理想的胸腰椎骨折分类和评价系统〔表 52-2〕。

表 52-2　胸腰椎骨折分类和损伤严重程度评分

分类	分值
骨折机制	
压缩骨折	1
爆裂骨折	1
平移性损伤/旋转	3
拉伸性损伤	4
精神受累	
未受累	0
神经根	2
脊髓/圆锥,不完全	3
脊髓/圆锥,完全	2
马尾	3
后侧韧带复合体完整性	
未受损	0
可疑损伤/不确定	2
损伤	3
评分≤3——非手术治疗	
评分≥5——手术治疗	
评分＝4——手术治疗或非手术治疗,决定于一些限制:合并症、有无其他损伤等	

TLICS 方法包括 3 个方面的评价:损伤的形态、后方韧带复合体的完整性、神经功能状态。TLICS 中 3 项根据不同的情况分别给予由程度最轻的 1 分至程度最重的 4 分。

TLICS 中骨折的损伤形态包括压缩、平移/旋转和牵张。其中将爆裂归为压缩的严重类型。根据损伤机制评分时,压缩 1 分,如有爆裂加 1 分;滑移或旋转 3 分;牵张 4 分。骨折形态的评估通过 X 线片和 CT 扫描进行评估。

TLICS 中对神经功能状态评分时,正常 0 分;神经根性损伤 2 分;脊髓或圆锥损伤中完全损伤 2 分、不完全损伤 3 分;马尾损伤 3 分。神经受累情况通过体格检查进行评估。

TLICS 中后方韧带复合体（posterior lignentous complex,PLC）包括棘上韧带、棘间韧带、黄韧带和小关节囊,这些结构被称为"后方张力带"。因 PLC 自身修复能力差,故损伤后多需手术治疗。对 PLC 的完整性评价时,完整 0 分;可疑/不确定 2 分;损伤 3 分。后侧韧带复合体完整性则几乎用所有常用的方法进行评估,包括:体格检查,X 线片,CT 和 MRI。

这三项内容中的每一项通过评估得到一个分值,将各项得分累加后为总分,作为选择治疗的依据。多发性骨折的评分取评分最高一节的分值。如果患者的评分在 3 分或 3 分以下应该行非手术治疗,而在 5 分或 5 分以上应该行手术治疗。如果患者评分为 4 分,手术治疗或非手术治疗均可,如果拟行手术,那么必须明确有无临床限制（如:合并症,多系统多发性损伤,闭合性颅脑损伤等）。

根据 TLICS 评分标准,单纯压缩骨折,稳定的爆裂骨折,不伴神经损伤,且后凸畸形<25°的患者评分在 3 分或 3 分以下,适于非手术治疗。单纯压缩骨折,可卧床休息并作腰背肌功能锻炼,6~8 周后佩带支具下地活动;而稳定的爆裂骨折,不伴神经损伤,且后凸畸形<25°时,可选择闭合复位过伸胸腰骶（TLSO）支具固定:建议 24 小时均佩带 TLSO 支具;3、6、9 和 12 周摄

站立位 X 线片评估治疗状态。12 周后可去除支具并作腰背肌功能训练。

不稳定的爆裂骨折,伤后脊髓神经损伤趋于加重,且证明神经有压迫的患者,椎体压缩 50% 以上和脊柱后凸 30° 以上的患者,完全性的脊髓神经功能损伤病例虽不需要减压,但稳定性明显受损,根据 TLICS 评分标准,评分在 5 分或 5 分以上,如无禁忌证,适于手术治疗。

手术治疗的目的在于神经减压,骨折脱位复位和脊柱的稳定。手术时机的掌握:不完全性脊髓及马尾神经损伤呈进行性加重时,需行急诊手术治疗;合并脊髓及马尾神经损伤患者应在 72 小时内手术治疗;完全性脊髓及马尾神经损伤合并严重多发创伤者,待全身情况稳定后,尽早手术治疗;不合并脊髓及马尾神经损伤,在全身情况稳定的条件下,尽早手术治疗。

手术入路选择:应根据患者实际情况、医疗设备及技术条件,结合负荷分配分类法(load sharing)评估结果,从简单到复杂,尽可能在单一入路下完成手术目的:致压物来自前方或后方并伴有后方韧带复合体断裂可选择后路手术;致压物来自前方或后方且不伴后方韧带复合体断裂可选择前路或后路手术;存在明确的脱位,应选择后路或前后路手术,以便于脱位的复位。

手术内容包括减压、固定、融合三方面:手术应力求解剖复位和彻底减压,恢复椎体的高度、序列与曲度;术中应使用内固定重建胸腰椎的稳定性,减少复位丢失及后凸畸形的加重,以达到脊柱的长期稳定;对骨折脱位,骨折伴有椎间盘损伤,后方韧带复合体损伤及骨折复位不理想者,术中应行脊柱融合术;椎体爆裂骨折并同时累及上下终板,横截面上骨折粉碎程度较重,术中后凸畸形需矫正 >10°,应加做前柱的支撑重建;长节段的后路固定能够降低术后内固定失败的风险;大多数固定技术,尤其是后路短节段固定,存在术后后凸矫正丢失的倾向;经椎弓根椎体内植骨不能有效地防止术后后凸畸形矫正的丢失。

胸腰椎骨折前路手术

【适应证】

1. 所有胸腰椎不稳定性骨折。

2. 伴有不全神经损伤的胸腰椎骨折,影像学检查提示脊髓前方或侧方受压。

【术前准备】

1. 同骨折切开复位术。

2. 伤后 1 周内,应给予地塞米松、甘露醇等静脉滴注。

3. 采取各种措施,预防脊髓损伤的并发症如压疮、尿路感染等。

4. 胸腰椎前路内固定器械。

5. 术中透视准备。

6. 取髂植骨的准备。

7. 适量备血。

【麻醉】

采用全麻。

【手术步骤】

1. **体位**　侧卧位,使用腰桥,神经受压重的一侧在上。

2. **切口和显露**　两侧受压相等时应取左侧入路,以腰₂骨折为例,切口上起于第 10 肋骨水平,距棘突两横指,先与棘突平行向下,至第 12 肋水平,再沿第 12 肋转向外下方走行,至髂前上棘与脐之间。经腹膜外入路显露椎体侧方及前方,详细步骤见手术入路有关章节。

3. **显露损伤椎体**　结扎椎体节段性血管,将腰大肌向后侧牵,显露椎体侧面,切除损伤椎体上下椎间盘。

4. **椎管减压**　保留椎弓根,去除损伤椎体大部分,但椎体对侧及前侧部分骨质保留,以利植骨融合〔图 52-80〕,前侧减压应达到对侧椎弓根基部能看到为止,使椎管得到充分地减压〔图 52-81〕。有时爆裂性骨折碎骨片向后突入椎管,需用刮匙从椎间孔平面小心地刮除,出血可用吸收性明胶海绵填塞。

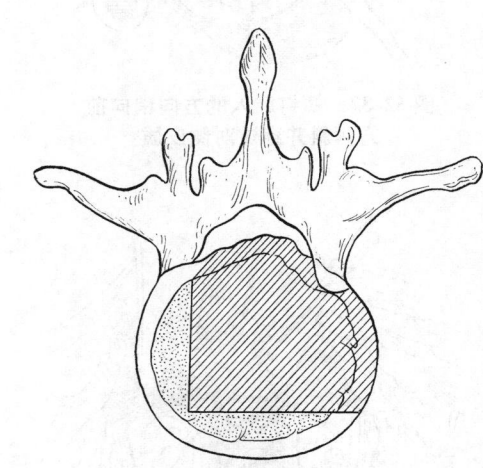

图 52-80　椎体切除减压范围示意图

5. **应用脊柱固定器**　应用椎体螺钉将椎体板固定在损伤相邻的椎体侧面螺钉旋入的方向稍向前方倾斜,要求穿过对侧皮质〔图 52-82〕。可用指尖触摸螺钉尖,防止螺钉穿出太长〔图 52-83〕。

6. 应用撑开钳纠正后凸畸形,测量骨缺损情况,取自体髂骨植骨。有时,陈旧性创伤性后凸畸形,需在椎间盘平面横断前纵韧带,再用撑开钳纠正后凸畸形和植骨。用于植骨的髂骨,应有三面皮质骨,减压过程中取

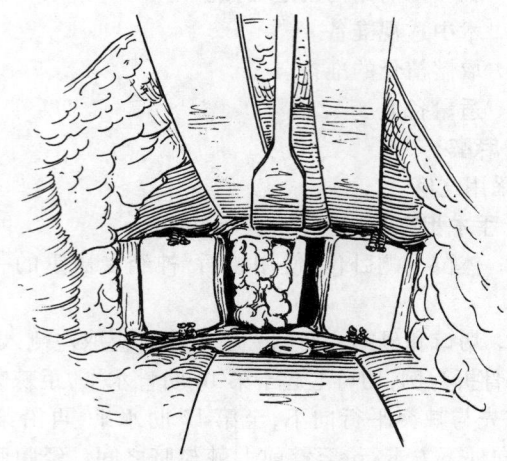

图 52-81　椎体切除减压范围

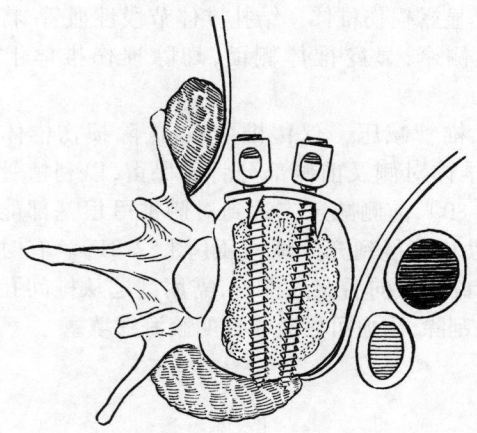

图 52-82　螺钉旋入的方向稍向前
方倾斜并穿过对侧皮质

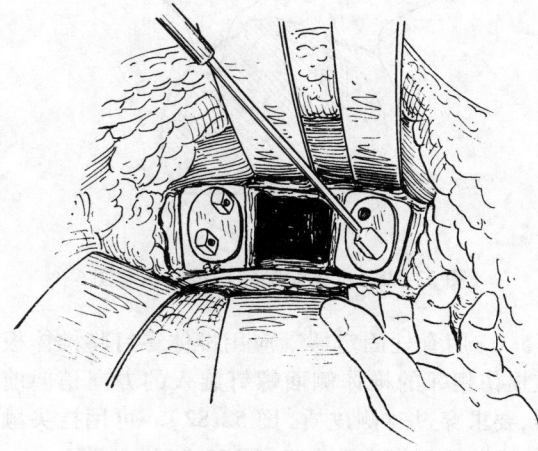

图 52-83　指尖触摸螺钉尖防止螺钉穿出太长

出的肋骨和椎体的碎骨屑,也应用于充填植骨,以增加植骨的牢固性〔图 52-84〕。也可将减压过程中取出的肋骨和椎体的碎骨屑装在钛网中植于椎体间。

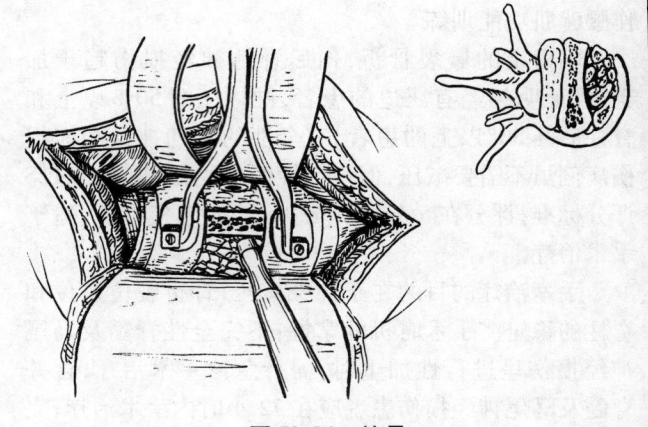

图 52-84　植骨

7. 用两根支撑杆穿入椎体螺钉,前侧支撑杆比后侧长,以利在支撑时纠正后凸畸形。当骨折复位及脊柱序列满意时,将固定螺母旋紧。良好的固定应使植入的骨块受到加压,这一点应特别强调。两根支撑杆螺母旋紧后,再将两个横臂连于支撑杆,以加强固定器强度。横臂的连接对防止旋转和屈伸不稳定起重要的作用〔图 52-85〕。

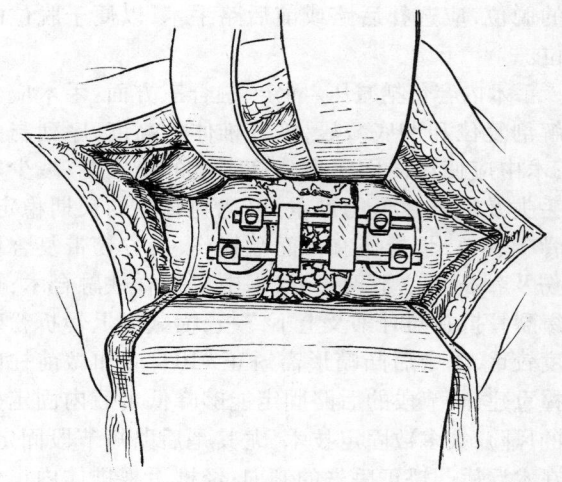

图 52-85　固定

8. 冲洗伤口,留置负压吸引管。逐层缝合切口。

【术中注意事项】

1. 准确定位。

2. 移植骨块不可过小,植入时必须锤击紧密,否则易造成植骨块的脱落,导致脊髓压迫。

3. 行椎体次全切除减压时,操作应轻柔,避免加重脊髓损伤。

4. 内固定缩紧前,需摇平腰桥,并透视确认脊柱无侧弯。

【术后处理】

1. 术后 1 周,可在聚丙烯背心固定下下床活动。

2. 聚丙烯背心固定20~24周,直至植骨愈合,一般在6个月内可获得牢固愈合。

3. 若植骨未愈合,有假关节形成,应行后路内固定和植骨融合。

胸腰椎骨折后路手术

【适应证】

1. 早期不稳定性胸腰椎骨折或骨折脱位。

2. 晚期胸腰椎外伤性畸形和不稳定。

【术前准备】

准备胸腰椎后路手术固定器械,余同前路。

【麻醉】

采用全麻。

【手术步骤】

1. 体位　俯卧位。

2. 切口和显露　取后正中切口,以骨折椎体为中心,一般应显露上下各1个节段椎体,切开皮肤和皮下组织以及棘上韧带,骨膜下剥离显露棘突和椎板以及关节突关节和横突。

3. 定位　确定损伤椎体后,再确定上、下椎体的椎弓根位置,即螺钉入点。T_{12}的理想进针点位于横突中分线和椎板外侧缘。当由此向上逐渐进入中胸椎($T_{7~9}$)时,其进针点有逐节靠向中线和头端的趋势。$T_{7~9}$的进针点最靠近中线,位于横突上缘线与上关节突基底部中点外侧的交点处。在中胸椎以上的节段,进针点有逐渐向侧方和尾侧移动的趋势。T_4的进针点位于横突上三分之一和椎板外侧缘的交界处。而T_1的进针点在横突中分线和椎板外侧缘的交界处〔图52-86〕。

尽管横突在腰椎椎弓根定位中是可靠的外标记,但这种关系在胸椎变化较大,仅有中等程度的可靠性。因此,切除部分椎板,直视下植入椎弓根螺钉也不失为一种安全的选择。

"漏斗技术"也是确定胸椎椎弓根螺钉入点一个较好的方法。以磨钻在上述螺钉入点处磨除外层骨皮质,如看到松质骨渗血,则证实入点选择正确,偶尔由于胸椎椎弓根窄小,松质骨量少,渗血不明显。

胸椎椎弓根内倾角度从T_1到T_{12}递减。上胸椎椎弓根螺钉应与矢状面呈10°~20°的内倾角,中下胸椎椎弓根螺钉应与矢状面呈0°~10°的内倾角,也有人认为内倾角应比上述内倾角大10°。由于内倾角度过大可能造成严重后果,因此,一个小技巧是,开始时宁可内倾角度稍小一些,再逐渐向内侧调整找到椎弓根通道。

腰椎椎弓根螺钉入点通常根据横突中点水平线与上关节突外缘垂线的交点或人字嵴顶点来确定。L_1至L_3椎弓根螺钉应与矢状面呈5°~10°的内倾角,L_4

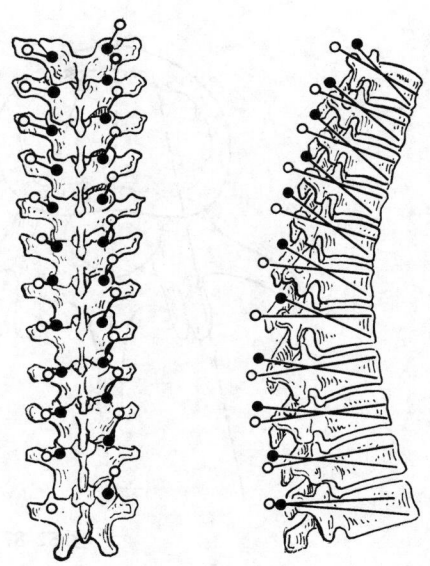

图52-86　胸椎椎弓根螺钉入点与方向

至L_5椎弓根螺钉应与矢状面呈10°~15°的内倾角〔图52-87〕。

骶椎椎弓根螺钉入点为通过上关节突外缘的垂线与通过上关节突下缘的水平线的交点。椎弓根螺钉应与矢状面呈25°的内倾角。

4. 旋入螺钉　确定入钉点和椎弓根通道方向后,用细的松质骨探子(最好是弯的)进入椎弓根通道,球头探子探查上、下、内、外和前方5壁均完好后,测深,选择合适长度和直径的螺钉,先以直径比螺钉小0.5~1.0mm的丝纹攻丝,然后旋入螺钉。胸椎椎弓根螺钉直径:T_1~T_5选3.5~4.0mm,T_6~T_{10}选4.0~5.0mm,T_{11}、T_{12}选5.5~6.5mm。腰椎椎弓根螺钉直径通常用6.5mm。骶椎椎弓根螺钉直径通常用7.0mm。椎弓根螺钉进入椎体深度一般不宜超过椎体前后径的80%,在胸椎一般为20~40mm,腰椎一般为40~45mm,骶椎一般为30~35mm。

5. 骨折复位与减压　取直径7mm的纵向连接杆,塑形后,锁紧头端或尾端,用器械撑开,利用韧带复位效应对骨折进行复位。如果术前计划切除椎板减压,则去除减压侧纵向连接杆,椎板减压,并用L形打击器将突入椎管的骨块向前打压复位。

6. 植骨与固定　如果术前计划进行椎体间植骨,则切除减压侧关节突关节,经椎间孔切除椎间盘,行椎体间植骨。在确认无神经组织受压后,将塑形后的纵向连接杆锁紧固定,通常使用横连。如减压完成后有椎板和关节突关节保留,则去除关节面,将椎板外层骨皮质打毛,取髂骨或行同种异体骨植骨。

7. 置管、关创　留置负压吸引管,按层次缝合切口。

7

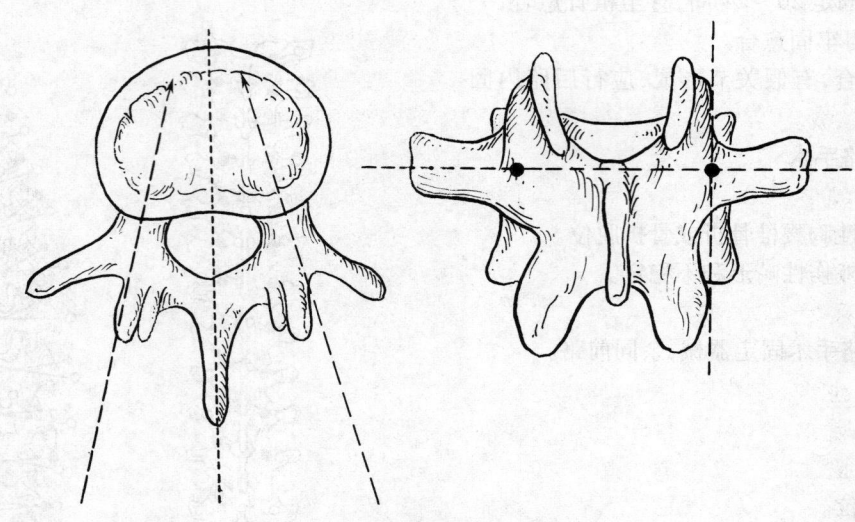

图 52-87　胸椎椎弓根螺钉入点与方向

【术后处理】

1. 48 小时后可拔除引流管。

2. 因内固定牢固,若无神经症状,可在腰围保护下,下床活动。

3. 术后 9～12 个月可去除内固定。

脊髓急性损伤

脊髓损伤是脊柱骨折的严重并发症,由于椎体移位或碎骨片突入椎管,使脊髓或马尾神经产生不同程度的损伤,表现为损伤平面以下感觉、运动功能障碍。

病理上按脊髓损伤的部位和程度可分为:脊髓震荡、脊髓挫伤与出血、脊髓断裂、脊髓受压和马尾神经损伤。

脊髓损伤在脊髓休克期间表现为迟缓瘫,2～4 周后逐渐演变为痉挛瘫。由于脊髓内损伤部位的不同可表现为脊髓半切综合征、前脊髓综合征、后脊髓综合征、脊髓中央管周围综合征、脊髓圆锥损伤和马尾神经损伤。脊髓圆锥损伤表现为会阴部皮肤鞍状感觉缺失,括约肌功能丧失和性功能障碍,双下肢感觉、运动正常。马尾神经损伤表现为损伤平面以下迟缓瘫。

脊髓损伤后功能丧失程度可以用截瘫指数表示。"0"代表功能完全正常或接近正常;"1"代表功能部分丧失;"2"代表功能完全丧失或接近完全丧失。一般记录肢体自主运动、感觉及二便功能情况,相加后即为截瘫指数。三种功能完全正常的截瘫指数为 0,三种功能完全丧失的截瘫指数为 6。

另两个常用的神经损伤分级为 Frankel 神经损伤分级和美国 SCI-ASIA 神经损伤分级。目前文献倾向于使用后者。

美国 SCI-ASIA 神经损伤分级

A-完全性损伤平面以下感觉、运动丧失,骶髓保留亦丧失。

B-不完全性损伤平面以下仅存在感觉,而无运动。

C-不完全性损伤平面以下保留运动功能,但重要肌群肌力不超过 3 级。

D-不完全性损伤平面以下保留运动功能,但重要肌群肌力达到或超过 3 级。

E-损伤平面以下感觉、运动均正常。

脊髓损伤的治疗原则

1. 合适的固定,以防止因损伤部位移位而产生脊髓的再损伤。

2. 应用减轻脊髓水肿和继发性损害的药物

(1) 甲泼尼龙的应用:为了有效,必须在伤后 8 小时内即应用。伤后 3 小时内应用的剂量:最初 15 分钟,30mg/kg,间隔 45 分钟,而在以后的 23 个小时中,则为 5.4mg/(kg·h)。伤后第 3～8 小时应用的剂量:最初 15 分钟,30mg/kg,间隔 45 分钟,而在以后的 47 个小时中,则为 5.4mg/(kg·h)

(2) 地塞米松 10～20mg,静脉滴注,连用 5～7 天。

(3) 20% 甘露醇 250ml,静脉滴注,每天 2 次,连用 5～7 天。

3. 高压氧治疗。

4. 手术治疗　手术只能解除对脊髓的压迫和恢复脊柱的稳定性,目前还无法使损伤的脊髓恢复功能。手术的效果难以预料,一般术后神经损伤分级可望至少提高一级。对于完全瘫的患者而言,提高一级不能解决多少问题,但对于不全瘫的患者,提高一级可能意味着改善生活质量。因此,对于不全瘫的患者更应持积极态度。这也是为什么在 TLICS 评分系统中,不完全损伤(3 分)较完全损伤(2 分)评分高的原因。

经皮穿刺椎体成形术和后凸成形术

随着人口老龄化,骨质疏松症患者明显增加。骨质疏松性椎体压缩骨折是老年人常见骨折。传统采用非手术治疗或手术治疗,效果均不理想。近年采用经皮穿刺椎体内注入填充剂进行椎体强化(称为椎体成形术,vertebroplasty),或先用球囊或其他机械装置撑开压缩的椎体,使后突畸形得到部分或完全纠正后,再注入填充剂进行椎体强化(称为后突成形术,kyphoplasty),可以达到稳定骨折、恢复椎体力学强度和缓解疼痛的目的。经皮穿刺椎体成形术或后凸成形术是微创方法,其缓解因骨质疏松性椎体压缩骨折引起的疼痛,有效率率达75% ~ 95%。

【适应证】

1. 椎体后缘完整的新鲜骨质疏松性压缩性骨折。

2. 因骨质疏松引起的近期椎体压缩骨折,椎体后缘完整但椎体前柱塌陷逐渐加重,持续疼痛者。

【术前准备】

1. 确定产生疼痛的椎体:对单一椎体的压缩性骨折,如 X 线片和查体的局部叩痛一致,则可明确为该骨折椎体是疼痛的部位。如有多个椎体楔形变,而不能确定是新鲜骨折时应行 MRI 检查,在 T_2 加权像表现为高信号者为新鲜骨折椎体。

2. 碘过敏试验:如选择球囊作为扩张器(后突成形术)而需注入含碘的显影剂时,应做碘过敏试验。

3. 如采用局麻,应建立静脉通道,同时进行心电监护,并向患者说明做椎体穿刺和注入填充剂时会感到胀痛等不适。

【麻醉】

局部麻醉。

【手术步骤】

1. 体位　俯卧位。

2. 穿刺入路　病变椎体在胸₈以下者可采用椎弓根入路,而病变椎体在胸₈以上者应采用椎弓根外入路。

3. 经椎弓根入路　此入路穿刺针始终在椎弓内行进。透视下确认要进行治疗的椎体,左侧进针点在椎弓根外上缘的 10 点处,右侧进针点在椎弓根外上缘的 10 分处。透视下(正位)定位穿刺针尖位于上述两点,在皮肤投影点处穿刺(如采用局部麻醉,除进行皮肤麻醉外,应在椎弓根的进针点附近实施麻醉)。在皮肤做一长 0.5cm 切口,插入穿刺针向内下方穿刺,当接触到骨皮质后再透视,确认正位上针尖位于椎弓根外缘 10 点或 10 分的部位,侧位上进针的方向通过

椎弓根后再穿入,在正位上当针尖接近椎弓根内侧缘时,侧位透视针尖应已经椎弓根穿过椎体后缘。如未达到此标准,应调整进针的内外倾斜角度。如位置正确,则将穿刺针穿至椎体的前 1/3 内,正位上接近或位于椎体的中心部位〔图 52-88〕。

4. 经椎弓根外入路　此入路穿刺针在开始首先穿过横突,沿椎弓根的外侧行进,在椎弓根与椎体的连接部进入椎体。透视下(正位)定位穿刺针尖位于上述两点,在椎弓根皮肤投影点的外上方 1.5cm 处穿刺(如采用局部麻醉,除进行皮肤麻醉外应在横突的进针点附近实施麻醉)。在皮肤做一长 0.5cm 切口,插入穿刺针向内下方穿刺,当接触到骨皮质后再透视,确认正位进针点在椎弓根外缘的外上方即 10 点10 分的方位上。侧位上进针的方向通过椎弓根后再穿入,穿刺针穿透横突后在椎弓根与肋骨颈之间行进。在正位上当针尖达椎弓根外侧缘时,侧位透视针尖应已穿过椎弓根到达或超过椎体后缘。如未达到此标准,应调整进针的内外倾斜角度。如位置正确,则将穿刺针穿至椎体的前 1/3 内,正位上接近或位于椎体的中心部位。

5. 椎体成形术　将穿刺针芯拔除,插入导丝,再拔除穿刺针,沿导丝插入较粗的工作套管超过椎体后缘 2mm 即可,将导丝取出,将调制好的骨水泥装入推杆套管内待到牙膏期时,通过工作套管插入椎体前1/3 内推注骨水泥。

6. 后突成形术　将穿刺针芯拔除,插入导丝,再拔除穿刺针,沿导丝插入较粗的工作套管超过椎体后缘 2mm 即可,将穿刺针取出。将丝锥插入工作套管,在椎体内扩大通道至距椎体前缘 3 ~ 5mm 后拔出。将带有压力表的高压注射器抽入造影剂至少 20ml,连接头端带球囊的导管后排出气体,将球囊端插入到椎体前缘的通道顶端,向球囊内注入造影剂,先注入到压力达到 50psi(3.4atm)时拔除球囊导管内带的探针,再注入造影剂。透视下观察球囊扩张和骨折复位情况,椎体的骨皮质壁要保持完整。一般情况下球囊的压力不要超过 300psi。球囊扩张完毕后注入骨水泥。15mm 长的球囊扩张后注入的骨水泥的量不要超过 4ml,20mm 长的球囊扩张后则不要超过 6ml〔图 52-89〕。

7. 骨水泥注入完毕后,工作套管和推杆套管一同拔除。切口直接用无菌敷料覆盖即可。

【注意要点】

(1) X 线的透视位置一定要正确,使呈现在荧光屏上的椎体影像是标准的正侧位图像,如不正确,应调整患者体位或 X 线管球的投照方向。这样便于正确地判断穿刺针的方向与位置。

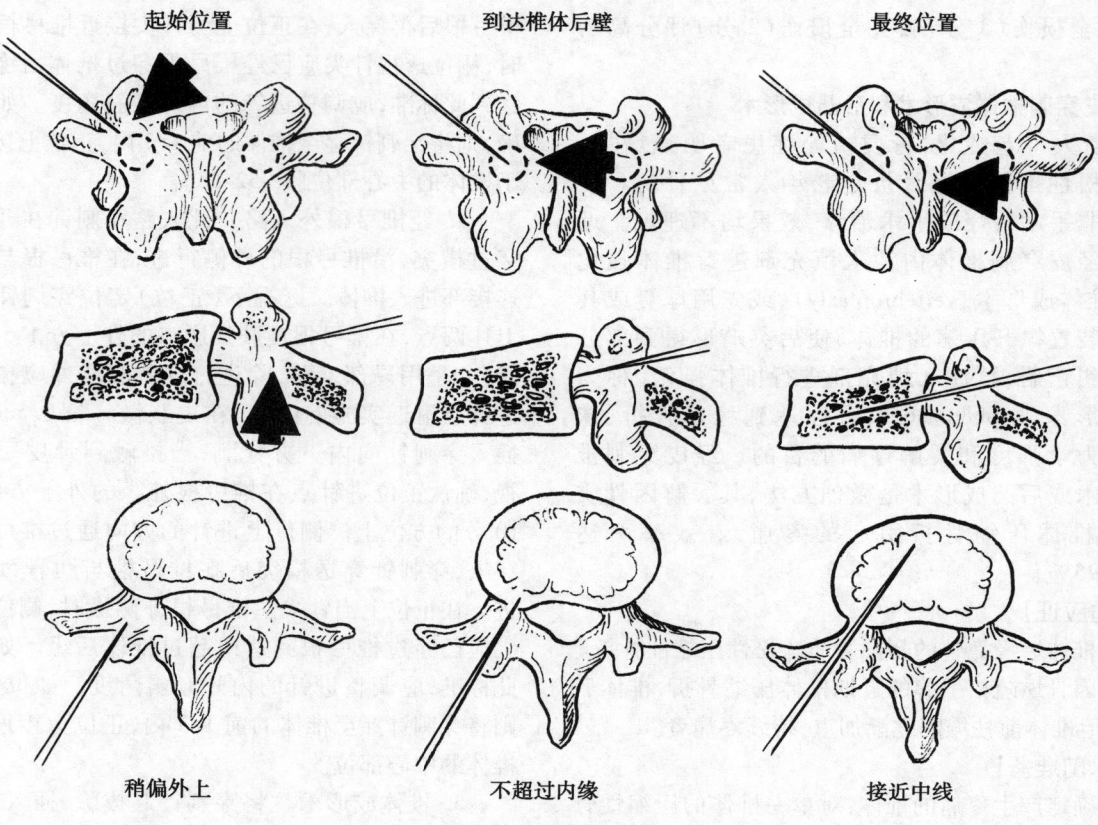

起始位置　　　　到达椎体后壁　　　　最终位置

稍偏外上　　　　不超过内缘　　　　接近中线

图 52-88　经椎弓根入路

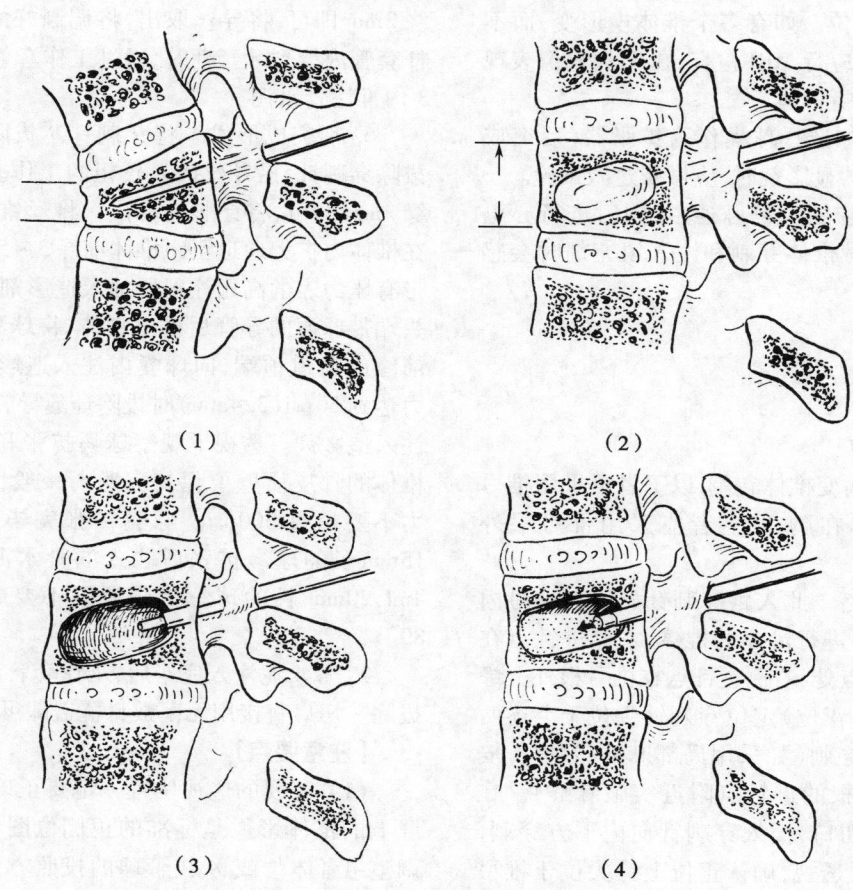

（1）　　　　　　　（2）

（3）　　　　　　　（4）

图 52-89　球囊扩张与注入骨水泥

7

（2）根据手术时椎体的复位情况调整穿刺方向和穿刺点。如单纯治疗骨质疏松症和无病理性压缩性骨折的椎体肿瘤,可选择上述标准穿刺方法,如椎体压缩较重,可将上述进针点稍向外下方调整,在不穿透椎弓根下壁的基础上尽量与压缩的上终板平行。

（3）注入骨水泥时要在侧位透视下进行,当见到骨水泥到达椎体后缘时或有外漏椎体的趋势时应停止注入。

（4）注入骨水泥时及以后应注意患者的心电和血压的监测,同时在患者的心功能能承受的情况下,快速静脉输液,进行水化,以减少骨水泥的毒性作用。

（5）不要在有阻力的情况下抽出球囊导管,如抽出时有阻力,插深套管套住球囊导管,再抽出;如阻力仍较大,可将套管和球囊导管一同取出。

（6）手术完毕患者翻身平卧后,再进行心电和血压的监测20分钟,待一切情况平稳后再回病房。

【术后处理】

术后24小时内尽量卧床休息,同时继续水化治疗。常规应用抗生素预防感染,第2天可带腰围下地活动。

（汤欣　傅重阳　李鑫　于利　刘谟震

孙立众　黄辽江　李锐）

第五十三章

关节脱位切开复位术

关节脱位切开复位常用的手术方法有:①切开复位术。②切开复位与关节成形术或人工关节置换术。③切开复位与关节融合术。④截骨矫形术。手术方法的选择取决于患者的年龄、职业、脱位的关节以及骨、软骨的病理改变等。

【适应证】

1. 手法复位多次失败的新鲜脱位,应考虑有软组织,如关节囊、韧带或肌腱等嵌入关节内,阻碍复位,应行切开复位。

2. 脱位并发同一骨骼的骨干骨折,如肩关节脱位并发肱骨外科颈骨折。由于骨骼支架断裂,牵引或其他手法不能作用到脱位的关节,应行切开复位。但脱位合并撕脱骨折,如肩关节脱位并发肱骨大结节骨折,由于骨骼支架保持完整,仍可手法复位。一般肩关节脱位复位后,肱骨大结节的撕脱骨折亦随之复位。

3. 脱位并发关节面骨折,如有移位的臼盂骨折或关节头部骨折,或由于骨折块进入关节内妨碍复位,或由于复位不良或骨折块缺血坏死可引起损伤性关节炎等,故应及早切开复位。

4. 陈旧性脱位 儿童及青年人多考虑切开复位。中年以上的患者,则应根据脱位的关节、脱位时间的长短、职业及局部病理改变,以及对关节功能的要求程度选择治疗方法。

5. 脱位并发重要血管神经损伤,如肩关节脱位合并腋动脉撕裂、肘关节脱位合并肱动脉撕裂患者,应立即手术治疗,避免发生休克。关节脱位合并重要神经损伤患者,如三个月内仍无神经功能恢复,应手术探查。

6. 开放性关节脱位。

【麻醉】

同骨折切开复位术。

【术前准备】

基本同骨折切开复位术。

1. 陈旧性脱位由于周围软组织已有不同程度的挛缩,应先行骨牵引,尽量恢复肢体的长度,并使已挛缩的软组织松开。一般牵引 1 周左右,即可将关节头拉到盂臼平面,这样术中复位才能比较容易,损伤较小;复位后不易因肌肉挛缩而脱位;关节软骨也不会因肌肉挛缩,压力过大而坏死。

2. 在切开复位术的同时,拟行韧带重建者,应准备一侧股部的皮肤,以便取阔筋膜。

3. 在切开复位术的同时,拟行关节融合者,应准备一侧髂骨,以便取骨。

4. 在切开复位术的同时,拟行人工关节置换者,应按人工关节置换术进行准备。

第一节　肩关节脱位切开复位术

肩关节新鲜脱位合并肱骨颈、干骨折,或肩盂骨折块嵌入关节内,或肱二头肌长头嵌于关节间,或合并血管、神经损伤者,应行切开复位术。儿童及青年人的陈旧性脱位,亦应行切开复位;而对中年以上的陈旧性脱位,如已有关节软骨变性,则应根据职业和年龄在切开复位术的同时,选用关节融合术或人工关节置换术。反之,中年以上的陈旧性脱位,如无症状,又有一定的活动度,可不作任何手术,进行功能锻炼,改进肩关节的活动,使之能进行日常的生活。

【体位】

消毒时,患者取侧卧位,伤肩向上,消毒灭菌和铺巾后,使患者取仰卧,伤肩垫高 30°位。

【手术步骤】

1. 切口和显露　按肩关节前内侧显露途径,切开皮肤、皮下组织后,分开三角肌和胸大肌间隙,在锁骨下及肩峰下 0.5cm 处切断三角肌,外翻肌瓣,拉开胸大肌,即可显露被一层纤维组织包裹的肱骨头〔图 53-1(1)〕,轻柔转动上肢时手指可触及肱骨头及其活动。切断部分胸大肌附着部,并于喙突下 0.5cm 处切断喙肱肌和肱二头肌短头的肌腱,将之

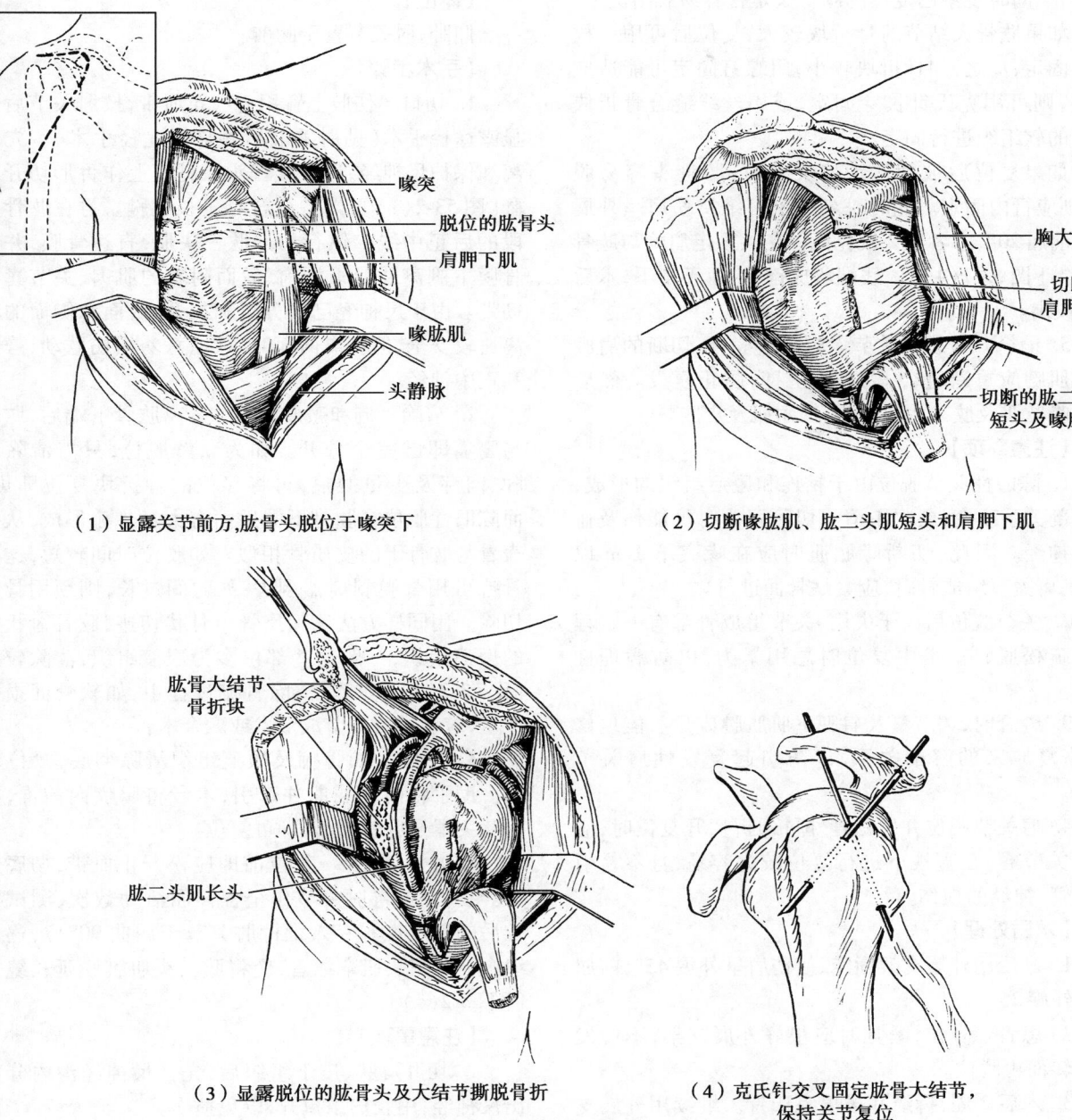

（1）显露关节前方,肱骨头脱位于喙突下

标注：喙突、脱位的肱骨头、肩胛下肌、喙肱肌、头静脉

（2）切断喙肱肌、肱二头肌短头和肩胛下肌

标注：胸大肌、切断的肩胛下肌、切断的肱二头肌短头及喙肱肌

（3）显露脱位的肱骨头及大结节撕脱骨折

标注：肱骨大结节骨折块、肱二头肌长头

（4）克氏针交叉固定肱骨大结节,保持关节复位

图53-1　肩关节脱位切开复位术

下翻。切断时应注意勿损伤自喙突下经过的腋动、静脉及臂丛神经。然后,扣清肱骨小结节,并将肱骨外旋,找出肩胛下肌附着部,将之切断〔图53-1(2)〕,显露肩关节的前面。

2. 清理肩盂　如为新鲜脱位,关节囊的破口多在肩盂的前方和下方,沿破口切开关节囊,即可清除盂内的血块、碎骨片等。如为陈旧性脱位,则沿肱二头肌长头向上追溯到关节囊,在肩盂的内侧切开关节囊,清除关节内的瘢痕组织,并查清软骨和盂唇损伤情况,修改手术设计。清除瘢痕组织时,应尽量保留关节囊。

3. 松解肱骨头　扣清肱骨头后,紧贴肱骨头切开粘连,切除覆盖肱骨头的纤维组织及影响肱骨头复位的瘢痕组织,并轻轻反复旋转肱骨,充分松解肱骨上端。肱骨大结节的骨折片常位于肱骨头的外侧,或卡在肩盂附近,可用骨膜剥离器撬开,用巾钳夹住,连同附于其上的外旋肌一起翻向外上侧〔图53-1(3)〕。

4. 复位及内固定　清除瘢痕组织后,拉开肱二头肌长头肌腱。牵引臂部,并使之外展、内收和内旋,同时用手向肩盂推压肱骨头,使之复位。复位后,应轻柔地将肩关节作各方向的被动活动,直至达到正常范

7

围为止,同时观察已复位的肱骨头是否容易脱出。

如果肱骨大结节的骨折块较大,复位后可用一枚螺钉固定;反之,如骨折块较小,用螺钉固定可能造成劈裂,则可用克氏针贯穿固定,或用丝线缝合骨折块周围的软组织进行固定。

如果复位后被动活动肩关节时,肱骨头容易脱位,则应行内固定。此时一名助手可维持伤肩呈外展45°,前屈20°,术者用2枚克氏针交叉固定肩峰与肱骨大结节〔图53-1(4)〕。残端弯成钩状,留于皮下,术后2周拔出。

5. 缝合　破裂的关节囊应尽量缝合,切断的肩胛下肌肌腱应重新缝合,以加强前壁,防止复发。然后缝合喙肱肌及肱二头肌短头,三角肌及皮肤。

【注意事项】

1. 陈旧性关节脱位由于粘连和瘢痕组织的形成,使解剖关系改变,层次不清。切除瘢痕时可能伤及血管和神经。因此,切断喙肱肌时应在喙突下1cm以内;剥离关节组成骨时,应紧贴骨面进行。

2. 关节脱位后由于失用,关节组成骨都有一定程度的疏松脱钙。术中复位时忌用暴力,以防病理性骨折。

3. 缝合时,关节囊及肩胛下肌肌腱应尽可能地修复,恢复原来的解剖关系,以防引起复发性肩关节脱位。

4. 肩关节脱位并发肱骨外科颈折切开复位时,应切开关节囊,在直视下进行复位较为容易,且不易引起血管、神经的损伤。

【术后处理】

1. 术后用外展支架固定,使伤肩呈外展45°,前屈20°,外旋25°。

2. 患者半卧位,睡觉时应垫好外展支架,不使发生旋转而再脱位。

3. 术后2周,拆线并拔出克氏针。继续用外展支架固定,但白天可解除绷带,锻炼关节功能;晚上仍用绷带固定。如此持续2~3个月。

第二节　肘关节脱位切开复位术

肘关节脱位多为后脱位。早期手法复位,绝大多数伤员效果良好。陈旧性脱位及并有鹰嘴骨折、或内上髁骨折块嵌入关节腔、或并有血管、神经损伤的新鲜脱位需行切开复位术。陈旧性脱位切开复位的疗效取决于手术时间的早或迟,手术愈早,疗效愈好。脱位时间长久者,术后关节功能多不满意,常需要考虑关节成形术或人工关节置换术或关节融合术。

【体位】

仰卧,肘关节置于胸前。

【手术步骤】

1. 切口　伤肢上臂用充气止血带,按肘关节后侧显露途径手术(见肘关节后侧显露途径手术)。先分离和保护尺神经,后在肱三头肌腱膜上作舌形切开下翻〔图53-2(1)〕,以备缝合时延长肌腱。再在肱骨下段的后正中线上纵行切开肱三头肌,直达骨膜,并于骨膜下剥离肱骨下端前、后面附着的肌肉、关节囊和韧带。由于尺神经已经分离和拉开,后面和侧面的剥离比较安全,但剥离前面时,须注意勿损伤肱动、静脉和正中神经。

2. 清除骨痂和瘢痕组织　分离肱骨下端后,肱骨与鹰嘴即已完全分开。如为新鲜脱位,只需清除血肿、肉芽及少量瘢痕,再将移位的骨折块复位即可。而陈旧性脱位在肱骨下端后面有大量骨痂形成,从外表看与肱骨干的皮质骨相似。如脱位时间较短,这些骨痂可用骨膜剥离器剥去;如时间过长,则须用骨刀切除。用同样方法清除尺骨半月状切迹,肱骨冠状窝的瘢痕组织,一般这些部位多为瘢痕组织,清除较易〔图53-2(2)(3)〕。清除骨痂过程中,如软骨面损伤严重,应考虑行关节成形术或融合术。

3. 复位　如骨痂及瘢痕组织清除彻底,复位较易。助手将前臂屈曲并牵引,术者将鹰嘴向前推,待冠状突滑过肱骨滑车,即可复位。

4. 止血、缝合　复位前即应松开止血带,彻底止血。复位后,将肘关节作全程伸屈活动数次,测试复位后的稳定性。专人维持肘关节于屈曲90°位,逐层缝合。肱三头肌挛缩者,应将肱三头肌腱膜延长缝合〔图53-2(4)〕。

【注意事项】

1. 切开皮肤、皮下组织后,先自尺神经沟内分离出尺神经,用胶皮条拉开,以免损伤。

2. 剥离肱骨下端时,为防止损伤前面的肱动、静脉和正中神经,先自骨干部分自后向前做骨膜下剥离,将骨干前面的骨膜剥开,再将纱布置入肱骨前面与骨膜之间。这样可以扩大骨与骨膜的间隙,向前推开血管神经,有利于进一步向远端做骨膜下剥离。

【术后处理】

1. 术后用石膏托将肘关节固定于屈曲90°位。

2. 术后10日拆线,并每日取下石膏托数次,作肘关节伸屈活动,逐渐增加频度及力量。

3. 待肘关节已恢复部分有力的自主活动后,可以白天去掉石膏,作功能锻炼及理疗,晚上睡觉时仍用石膏托保护,共6~8周。

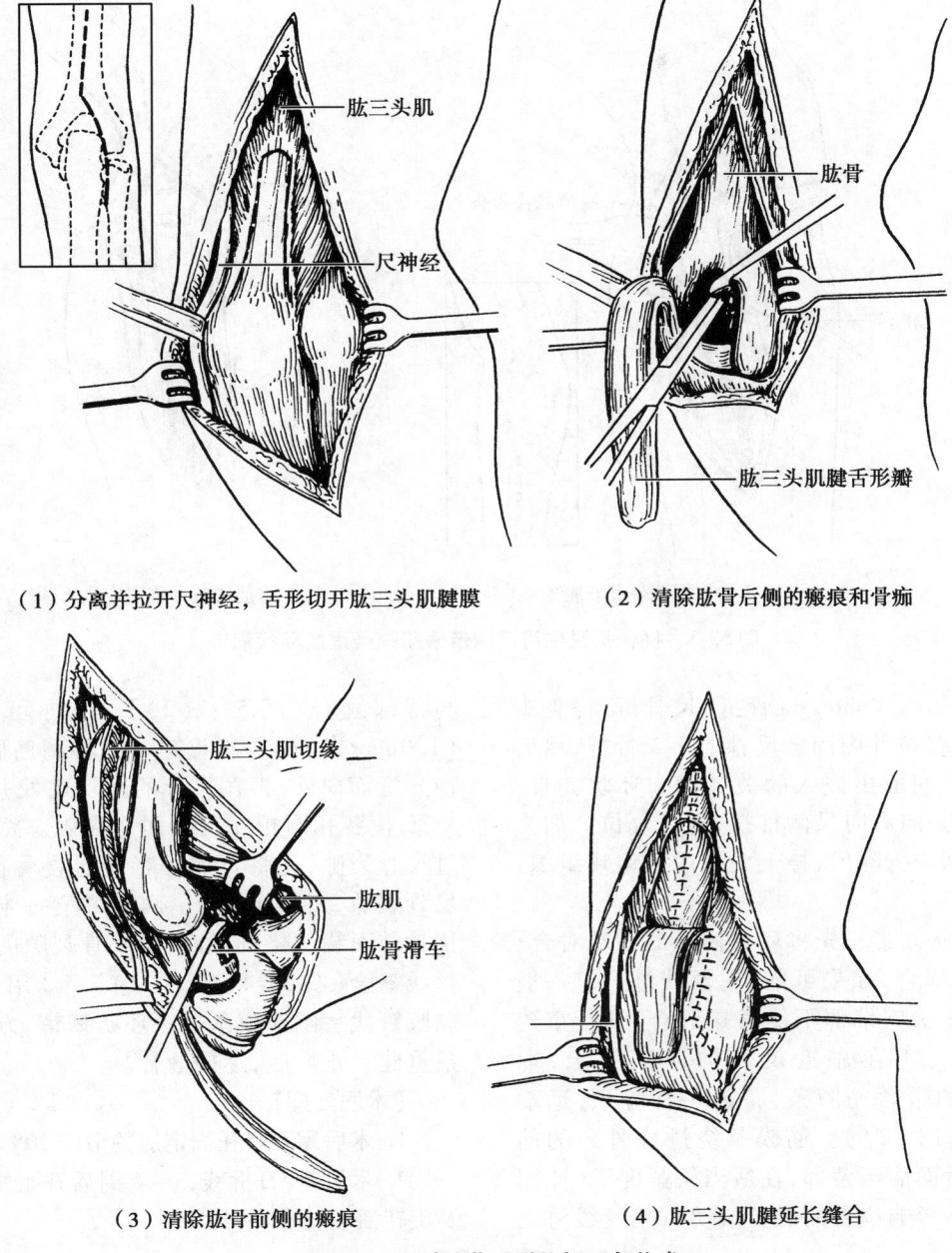

（1）分离并拉开尺神经，舌形切开肱三头肌腱膜

（2）清除肱骨后侧的瘢痕和骨痂

（3）清除肱骨前侧的瘢痕

（4）肱三头肌腱延长缝合

图 53-2　右肘关节后脱位切开复位术

（汤欣　李鑫）

第三节　陈旧性桡骨头脱位切开复位、环状韧带重建术

单纯桡骨头脱位少见，大多数桡骨头脱位并有尺骨上 1/3 骨折。桡骨头脱位一般都有环状韧带断裂，断裂的环状韧带可以嵌在尺、桡上关节之间而妨碍复位。此外，桡骨上端有肱二头肌附着，在环状韧带断裂的条件下，肱二头肌的收缩，易导致桡骨头再脱位。因此，陈旧性桡骨头脱位，或新鲜脱位手法复位失败，或新鲜脱位手法复位后再脱位，或桡骨头脱位并有桡神经损伤者，均应行切开复位术及环状韧带重建术。

【体位】

平仰卧，伤肢外展置于手术台旁的小台子上，或屈肘置于胸前。

【手术步骤】

1. 切口、显露　用桡骨头及桡骨上段的后侧显露途径，自肘肌与尺侧伸腕肌间分开，沿尺骨缘切断旋后肌，并翻向桡侧，即可显露桡骨头、颈部〔图 53-3（1）〕。

7

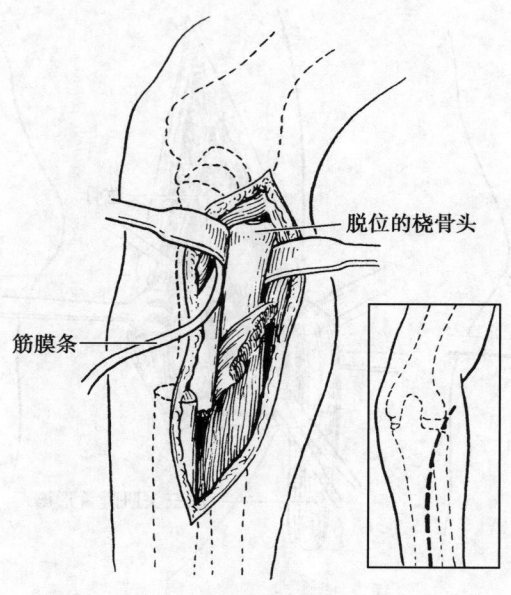
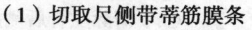
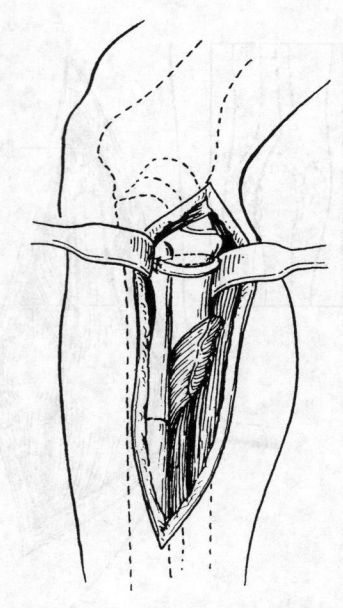

脱位的桡骨头

筋膜条

（1）切取尺侧带蒂筋膜条　　　　　（2）将筋膜条环绕固定桡骨颈

图53-3　桡骨头脱位用尺侧带蒂筋膜条重建环状韧带

2. 复位　如为 Monteggia 骨折（尺骨折、桡骨头脱位），一般先复位并内固定尺骨上 1/3 骨折，然后在尺、桡上关节间取出嵌入的关节囊和环状韧带，用拇指将桡骨头向后向尺侧推挤，即可复位。如为陈旧性脱位，则须清除尺、桡上关节内的瘢痕组织，始可复位。

3. 重建环状韧带　先将环状韧带的断端对合，检查能否直接缝合，如果可能，用丝线缝合。一般说来，大多数环状韧带都不能直接缝合，须行重建术。方法有三：①在靠近尺骨的肌筋膜上，取 1.0cm×10cm 的带蒂筋膜条，蒂部平桡骨颈，远端切断〔图 53-3（1）（2）〕。筋膜条绕过桡骨颈的前面，经外侧及后面而至蒂部，在适当松紧度下（能固定桡骨头，又不影响桡骨的旋转活动），用丝线将之

与蒂部缝合〔图 53-3（2）〕。②亦可取阔筋膜条（1.0cm×10cm）进行重建。先将阔筋膜折叠缝合，使光滑面向外；再在尺骨的桡切迹处并排钻孔 2～3 个，使各孔洞相互沟通而成裂隙。将阔筋膜条穿过尺骨裂隙，先将背侧一半绕过桡骨前面，返回至尺骨裂隙，用丝线缝合。再将掌侧一半阔筋膜条从桡骨前面绕至桡骨后面，与尺骨裂隙的阔筋膜条用丝线缝合〔图 53-4（1）～（4）〕。③用 2mm 直径的硅胶管代替阔筋膜条重建环状韧带，方法同阔筋膜条重建。止血后，逐层缝合。

【术后处理】

1. 术后用石膏托固定肘关节于 90°，前臂中立位。

2. 术后 10 日拆线，3～4 周后开始主动锻炼伸屈及旋转活动。

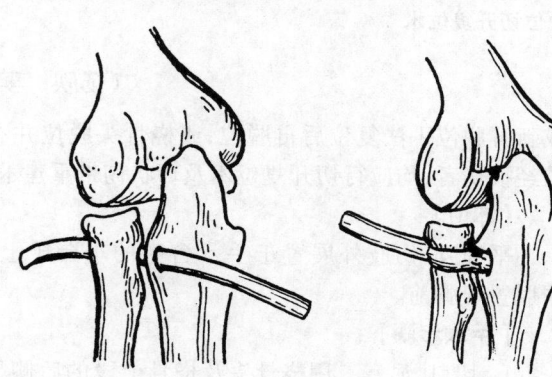
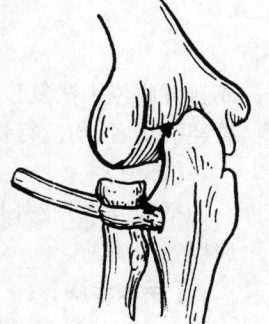
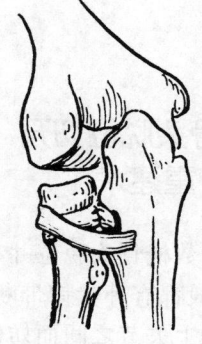
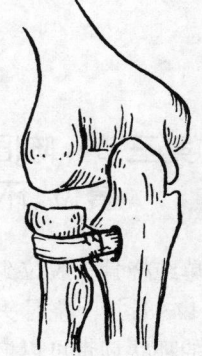

（1）阔筋膜条穿过尺骨的桡切迹部　　（2）背侧筋膜条环绕桡骨颈后缝合　　（3）掌侧筋膜条环绕桡骨颈至后方　　（4）将前侧筋膜条缝于背侧条根部

图53-4　用阔筋膜条重建环状韧带

7

第四节　髋关节脱位切开复位术

髋关节脱位分为前脱位与后脱位两大类,临床常见为后脱位。一般说来,髋关节新鲜脱位无论前后,在完善的麻醉下,手法复位甚易成功,疗效也好。但陈旧性脱位;并有大块髋臼骨折或股骨头骨折,因而妨碍手法复位的新鲜脱位;或并有坐骨神经损伤,或手法复位失败的新鲜脱位,则均须切开复位。陈旧性脱位还应在切开复位的同时,根据患者的年龄、职业及股骨头病理改变等行关节融合术或人工关节置换术,由于前脱位甚少,本节仅介绍后脱位的切开复位术。

【术前准备】

1. 陈旧性脱位术前应作持续骨牵引 1 周左右。

2. 显露途径的选择　髋关节脱位的显露途径可选用前外侧显露途径或后侧显露途径。前者取仰卧位,手法复位比较方便,但脱位的股骨头位于髂骨的后面,比较深,分离有一定困难。后侧显露一般取俯卧位,显露股骨头、坐骨神经及髋臼比较直接、容易,但手法复位不方便。如将体位改为侧卧位或侧俯卧位,则可克服此困难。因此,前脱位及某些不需探查坐骨神经,不需内固定髋臼的新鲜后脱位;或虽为陈旧性后脱位,但股骨头的活动度较大者可考虑用前外侧显露。反之,后脱位并有坐骨神经损伤或大块髋臼骨折,或脱位的股骨头在髋臼以上,而且活动度甚小者,可考虑用后侧显露途径。

【手术步骤】

1. 体位、切口与显露　采用前外侧显露途径,患者仰卧,将患侧腰背部及臀部垫高,与手术台面成 20°~30°。作前外侧切口,近侧于骨膜下剥离髂骨翼内、外侧的肌肉,远侧自缝匠肌及阔筋膜张肌之间进入,下翻股直肌,即抵髋关节的前面。采用后侧显露则患者取侧卧或侧俯卧位,使患者腹部与手术台成 45°角。作后侧切口,裂开臀大肌,先探查坐骨神经,予以分离和保护〔图 53-5〕。自大转子切断梨状肌、闭孔内肌及上、下孖肌肌腱,并翻向内侧,即可见脱位的股骨头〔图 53-6〕。

2. 分离股骨头和颈部　一般髋关节后脱位时,股骨头穿破后侧关节囊,位于髋臼的后上方。前外侧显露时,助手轻轻转动伤肢,术者用手指查明股骨头的位置及其与周围组织的关系。新鲜脱位在清除血肿后,仔细寻觅妨碍复位的原因。一般多为移位的骨折块阻挡复位,或大片关节囊卷入髋臼。陈旧性脱位则需沿股骨头及颈部分离周围的粘连。先扪清颈部无条索状物,即可在颈部切一小口,而后紧贴骨质逐渐

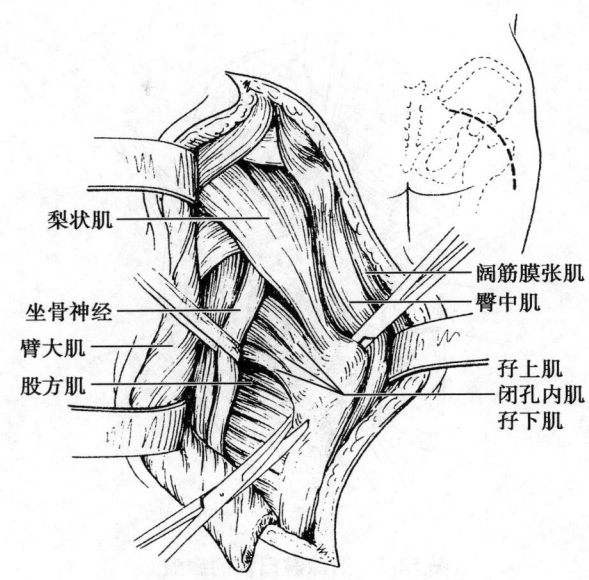

图 53-5　分离并保护坐骨神经

梨状肌
坐骨神经
臀大肌
股方肌
阔筋膜张肌
臀中肌
孖上肌
闭孔内肌
孖下肌

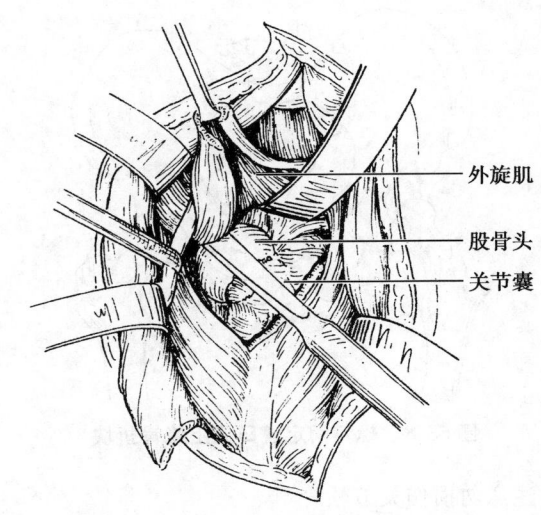

图 53-6　分离股骨头和颈部

外旋肌
股骨头
关节囊

向股骨头分离,直至股骨头及颈部游离。分离时应注意:①不要切开剥离股骨颈远侧 1/3 的关节囊,以免伤及供应股骨头及颈部的血管;②关节囊尽可能 T 形切开,使附着于髋臼的关节囊保留 0.5~1.0cm,以便修复;③避免损伤坐骨神经。偶有脱位时将坐骨神经套在股骨颈的前面,分离时如触及索状物,应仔细分离辨认,或用针刺激,有无肌肉收缩,以防损伤。后侧显露时,由于坐骨神经已被分离和保护,而且股骨头和颈部显露比较直接,可在直视下切开关节囊,逐渐分离股骨头和颈部周围的粘连。如有髋臼后上缘骨折,可于骨膜下向上剥离臀小肌,扩大显露。

3. 清理髋臼　将伤侧大腿外旋,使股骨头不遮盖髋臼,即可将髋臼内的血肿、肉芽、瘢痕组织、小骨片及圆韧带等,用刀、剪或刮匙全部清除〔图 53-7〕。清

7

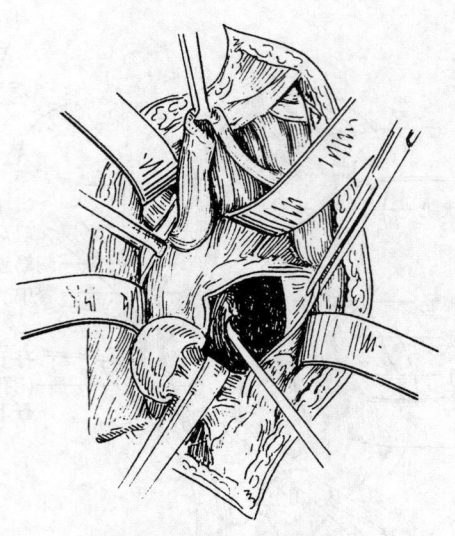

图 53-7　清除髋臼内的瘢痕

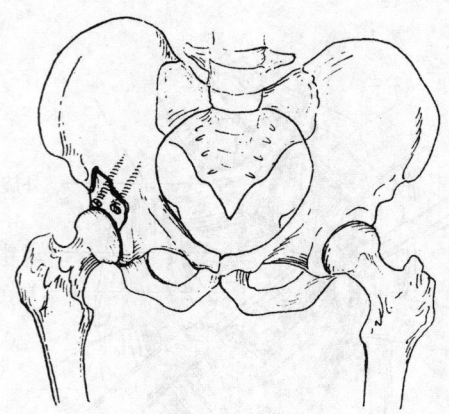

图 53-8　螺钉固定髋臼后上缘骨折块

除时注意勿损伤关节软骨。

4. 骨折处理　髋关节后脱位并发骨折常有三种情况。①完全游离的小骨块,应清除之。②股骨头骨折:常为圆韧带的撕脱骨折,它在股骨头上造成的缺损不在负重的关节面上,应连圆韧带一起切除,以免妨碍股骨头的复位。即使是负重关节面的骨折块,也以切除较复位为佳。因为复位后骨折块必将引起缺血性坏死,而致损伤性关节炎。③髋臼骨折:常为髋

臼后上缘的三角形骨折块,向外侧和前侧旋转移位。复位后用 1~2 枚螺钉固定。螺钉应斜行向上,指向髂嵴中线〔图 53-8〕,以免穿透关节。

5. 复位　在分离股骨头和颈部的粘连,彻底清理髋臼以后,助手固定骨盆,屈髋牵引,术者用手指向髋臼方向推股骨头,即可复位,并无困难。如不能复位,应查明原因。一般多为瘢痕和粘连剥离不够,或股骨头被挛缩的关节囊夹住,应进一步松解。此时切忌强行手法复位或利用剥离器等器械的杠杆作用进行复位,以免造成骨折或关节软骨面的损伤。

6. 修复关节囊及缝合　复位后,专人维持位置。修整关节囊,尽可能缝合修复〔图 53-9〕。止血后逐层缝合。

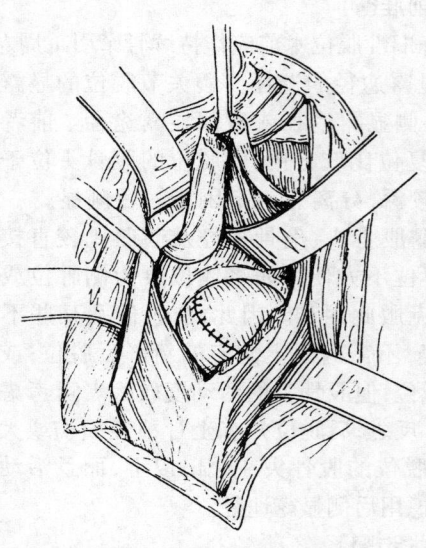

图 53-9　修复关节囊

【术后处理】

1. 未并发骨折的脱位　术后行皮牵引或骨牵引 4 周。4 周后开始持拐行走,6~8 周后逐渐开始负重。

2. 并发骨折的脱位　术后行骨牵引,尽早作股四头肌舒缩的功能锻炼。术后 6~8 周去牵引,并锻炼髋关节功能。有股骨头骨折者,术后 12 周才能负重。

（王寿宇　郑希福）

第五十四章

骨与骨膜移植术

第一节 常用骨移植术

一、松质骨移植术

松质骨移植的优点是刺激成骨作用大,爬行代替过程快,抗感染力较强,且可形成碎片,填充于骨端间的任何裂隙。因此,它应用的范围较广。它的缺点是质地较软,内固定作用较弱。故临床上常需与皮质骨移植或金属内固定合用,一般,松质骨移植多用于骨肿瘤或炎症刮除后形成的骨腔的填充、关节融合、骨折不愈合、骨缺损等。此外,在血供不良的骨折行切开复位(如胫骨下1/3骨折时)也可用松质骨碎片移植,以促进骨折愈合。

髂骨有较多优质的松质骨,需用大量松质骨时,可从髂骨采取;亦可取自肋骨。需用少量的松质骨时,则可在病骨邻近的骨端采取,但含脂肪较多,质量较差。

【适应证】

1. 骨肿瘤切除术后或损伤后所引起的骨缺损。

2. 先天性胫骨假关节,或骨折不愈合所引起的假关节。

3. 各种良性骨肿瘤或炎症病灶行刮除术后所遗留的空腔,可植骨充填,以恢复骨骼的坚固性。

4. 各种关节内、外融合术、肢体延长术、截骨矫形术以及骨折部血运不良作切开复位者,植骨可以填充缺损,促进愈合,加强融合。

5. 先天性髋关节脱位行髋臼加盖或髋骨旋转截骨者。

6. 血供不良的骨折,如股骨颈囊内骨折,或缺血性骨坏死,如成人股骨头坏死,可行吻合血管的骨移植,以代替硬化骨质,增加局部血供,促进骨愈合。

【术前准备】

1. 预防伤口感染是骨移植术成功的重要保证。

移植骨的抗感染力很弱,一旦感染,移植骨被脓液浸泡,会发生坏死,而导致失败。预防措施是:对受骨区和供骨区要严格准备皮肤;贮存骨的贮存过程必须有严格的无菌要求;有骨与软组织感染者,必须在感染治愈3~6个月后才可施行植骨手术,否则手术容易激发局部潜伏的细菌,使感染复发。这类患者术前应用抗生素,术时应尽量利用抗感染力较强的松质骨移植或吻合血管的骨移植。

2. 受骨区周围软组织及承受骨的血运要丰富,生长力要旺盛,才能保证骨移植愈合过程的进行。局部皮肤、软组织如有广泛瘢痕,必然血运不好,而且骨移植后内容增多,皮肤缝合困难,容易发生感染,形成窦道。因此,术前应先切除瘢痕,作皮瓣移植,为骨移植的愈合创造条件。

3. 很多需要植骨的患者,都已经过多次手术或长期外固定,以致伤肢肌肉萎缩,骨质脱钙疏松,有不同程度的关节活动限制,血液循环不好,抗感染力低,组织生长能力也差。植骨术后必不可少的一段时间的外固定,将会造成肌萎缩与关节僵硬加重。因此,术前应进行一段时间的功能锻炼与理疗,对无移位的下肢骨折不愈合或骨缺损患者,可在支架或外固定的保护下进行功能锻炼。

4. 术前摄X线片,了解病骨情况,根据病情设计手术(包括植骨部位、植骨片的大小和植骨方式)。如拟作吻合血管的骨移植,术前应对移植骨的全长摄正、侧位X线片,以便选择植骨的部位和长度。

5. 吻合血管的骨移植 术前,应当用超声血流仪探测供区和受区肢体的主要动脉是否存在及血流情况,以便设计手术。一般受区动脉多选用肢体主要动脉的分支作吻合,如股动脉的股深动脉,旋股内、外侧动脉等。如受区有2条主要动脉如尺、桡动脉,胫前、后动脉,亦可选用其中1条主要动脉作吻合,其先决条件必须是另1条主要动脉经超声血流仪或临床检查证实供血良好。受区的静脉一般多选用浅静脉作吻合,如头静脉、贵要静脉、大隐静脉、小隐静脉及其分支。因此术前应检查受区的浅静脉有无损伤或炎症，近期用作穿刺、输液的浅静脉不能用作接受静脉。

【麻醉】

下肢用腰麻或硬膜外麻醉，上肢用臂丛麻醉。

【手术步骤】

松质骨移植常与其他手术合用，以填充骨腔缺损和促进愈合。

1. 根据骨折部位选用合适的切口，以显露骨折不愈合的部位，彻底切除瘢痕组织和折端硬化骨质，并凿通两端髓腔，用髓内钉、接骨板或皮质板作内固定〔图54-1〕。骨质缺损区用松质骨碎块填满所有裂隙及角落，并轻轻捶紧。最后缝合骨膜和切口。

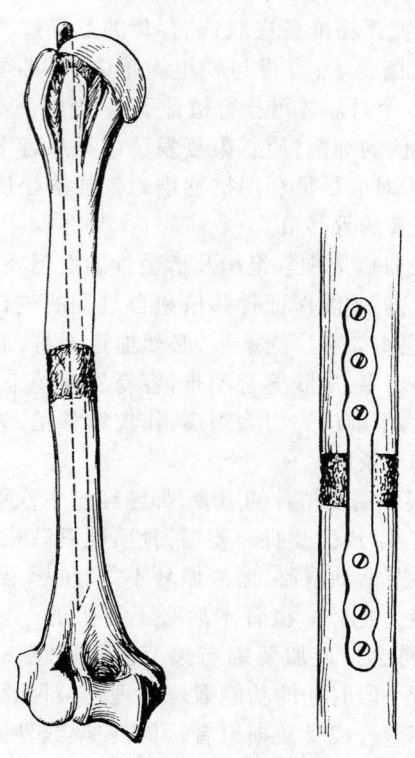

图54-1　金属内固定，松质骨移植术

2. 良性骨囊肿或骨肿瘤显露后，先在病灶周围钻孔，只钻通一侧皮质骨，各个钻孔排成矩形，再用骨刀切开各孔间的骨质，即可取下一块皮质骨，将病变组织搔刮干净后，将松质骨填入。如病变位于负重区，应加用适量皮质骨移植，轻轻捶紧后，按层缝合〔图54-2〕。

【术中注意事项、术后处理】

同骨上骨移植术和内固定术。

二、骨上骨移植手术（上盖骨移植或外置骨移植手术）

骨上骨移植术（即上盖骨移植或外置骨移植）是取皮质骨板固定于两段病骨上，促使骨愈合的手术。皮质骨板坚硬，临床多用以治疗长管骨骨干的骨折不愈合，骨干缺损以及关节融合手术时的关节外植骨。这种植骨术除有刺激成骨作用外，主要利用其内固定作用。实际应用时常并用松质骨移植，以填充空隙及加强刺激成骨作用。骨上骨移植术的缺点是骨移植后承受骨的直径要增粗，伤口缝合困难，同时，皮质骨抗感染的能力弱，有潜在感染的患者最好不用。

【骨移植的作用】

1. 刺激成骨作用　从正常骨骼取下的骨质（称移植骨）移植到患者的病骨（称承受骨）上时，移植骨不仅是等待承受骨成骨细胞的爬行代替，还可刺激承受骨产生活跃的成骨作用，加速爬行代替过程，促进移植骨和承受骨间的愈合。

2. 桥梁作用　如骨有缺损，其间隙必然会有骨膜萎陷和瘢痕形成，阻碍骨的连接。如在骨缺损两端之间填充植骨，可以撑开骨膜，充当桥梁，使承受骨的成骨细胞从移植骨的两端同时进行爬行代替，最后融合成一块完整的骨骼。

3. 内固定作用　硬的皮质骨可以修成板状，或修成柱状插入病骨两端。用螺钉固定，除有上述两种作用外，还可以起到一定的内固定作用，以保持骨折（或

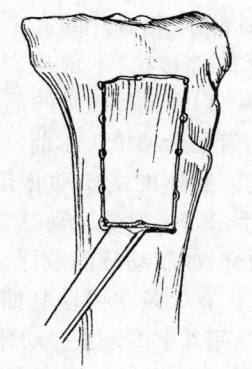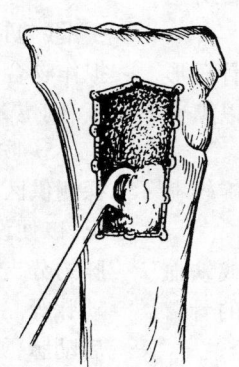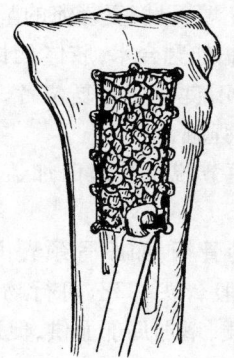

图54-2　病灶刮除，松质骨移植术

病骨)端的对位,为骨折的愈合创造有利条件。

4. 代替作用　吻合血管的骨移植后,除具备上述三种作用外,因其具备独立的血液循环系统,血管接通后,移植骨立即成活,使不吻合血管骨移植的爬行代替过程,变为骨折愈合过程,加速了移植骨的愈合,缩短了外固定的时间,有利于肢体功能的恢复。此外,吻合血管的骨移植多为全骨移植,不但可以代替缺损的骨骼,还可以为受区提供新的血供,因此,吻合血管的骨移植,一般适用于大块缺损和缺血性骨坏死。

【适应证】

1. 骨肿瘤切除术后或损伤后所引起的骨缺损。

2. 先天性胫骨假关节,或骨折不愈合所引起的假关节。

3. 各种良性骨肿瘤或炎症病灶行刮除术后所遗留的空腔,可植骨充填,以恢复骨骼的坚固性。

4. 各种关节内、外融合术、肢体延长术、截骨矫形术以及骨折部血运不良作切开复位者,植骨可以填充缺损,促进愈合,加强融合。

5. 先天性髋关节脱位行髋臼加盖或髋骨旋转截骨者。

6. 血供不良的骨折,如股骨颈囊内骨折,或缺血性骨坏死,如成人股骨头坏死,可行吻合血管的骨移植,以代替硬化骨质,增加局部血供,促进骨愈合。

【术前准备】

1. 预防伤口感染是骨移植术成功的重要保证。移植骨的抗感染力很弱,一旦感染,移植骨被脓液浸泡,会发生坏死,而导致失败。预防措施是:对受骨区和供骨区要严格准备皮肤;贮存骨的贮存过程必须有严格的无菌要求;有骨与软组织感染者,必须在感染治愈3~6个月后才可施行植骨手术,否则手术容易激发局部潜伏的细菌,使感染复发。这类患者术前应用抗生素,术时应尽量利用抗感染力较强的松质骨移植或吻合血管的骨移植。

2. 受骨区周围软组织及承受骨的血运要丰富,生长力要旺盛,才能保证骨移植愈合过程的进行。局部皮肤、软组织如有广泛瘢痕,必然血运不好,而且骨移植后内容增多,皮肤缝合困难,容易发生感染,形成窦道。因此,术前应先切除瘢痕,作皮瓣移植,为骨移植的愈合创造条件。

3. 很多需要植骨的患者,都已经过多次手术或长期外固定,以致伤肢肌肉萎缩,骨质脱钙疏松,有不同程度的关节活动限制,血液循环不好,抗感染力低,组织生长能力也差。植骨术后必不可少的一段时间的外固定,将会造成肌萎缩与关节僵硬加重。因此,术前应进行一段时间的功能锻炼与理疗,对无移位的下肢骨折不愈合或骨缺损患者,可在支架或外固定的保护下进行功能锻炼。

4. 术前摄X线片,了解病骨情况,根据病情设计手术(包括植骨部位、植骨片的大小和植骨方式)。如拟作吻合血管的骨移植,术前应对移植骨的全长摄正、侧位X线片,以便选择植骨的部位和长度。

5. 吻合血管的骨移植术前,应当用超声血流仪探测供区和受区肢体的主要动脉是否存在及血流情况,以便设计手术。一般受区动脉多选用肢体主要动脉的分支作吻合,如股动脉的股深动脉,旋股内、外侧动脉等。如受区有2条主要动脉如尺、桡动脉,胫前、后动脉,亦可选用其中1条主要动脉作吻合,其先决条件必须是另1条主要动脉经超声血流仪或临床检查证实供血良好。受区的静脉一般多选用浅静脉作吻合,如头静脉、贵要静脉、大隐静脉、小隐静脉及其分支。因此术前应检查受区的浅静脉有无损伤或炎症,近期用作穿刺,输液的浅静脉不能用作接受静脉。

【麻醉】

下肢用腰麻或硬膜外麻醉,上肢用臂丛麻醉。

【手术步骤】

1. 供区手术　根据病骨的需要,自骨库选择大小合适的异体长管骨,或从自体胫、腓骨切取一定长度、宽度和厚度的皮质骨板。一般,骨板的长度为承受骨直径的5倍,其两端至少与承受骨重叠2~3cm,宽度应为承受骨周径的1/6~1/4。

2. 受区手术　依病骨的部位选用合适的显露途径,显露病骨的两端,切除骨端的硬化骨质和瘢痕组织,凿通或钻通骨髓腔,使两骨端形成新的创面。然后将移植的皮质骨板置于承受骨的表面,植骨面应选在承受骨无弯曲或少弯曲的一面,并将该面的皮质骨凿去一薄层,其面积应稍大于移植的皮质骨板,这样可使移植骨与承受骨密切接触,有利于固定和加速愈合。在骨端复位并放好移植的皮质骨后,用螺钉固定。然后,在骨缺损区和移植骨的周围,用松质骨碎块填充所有的缝隙和缺损。

【注意事项】

1. 移植骨板应有足够的长度、宽度、厚度和硬度(最好是长管骨皮质骨),才能起到一定的内固定作用。

2. 移植骨与承受骨间应密切接合,如有缝隙,应用条状或片状松质骨堵塞,以促进植骨愈合。

3. 骨移植后,应由专人保护术侧肢体,直至完成石膏固定,以免折断植骨块。

4. 骨上骨移植一般作单片皮质骨移植即可达到目的〔图54-3(1)〕。但如有较大骨缺损,靠近关节的骨不连接,以及病骨有明显骨质疏松时,则单一骨板的固定不牢靠,宜用两块骨板夹住病骨相对固定(即双重骨上骨移植术)。这种手术固定作用好,可发挥两块骨板的钳式固定作用,在靠近关节一端的病骨很短时也能发挥固定作用。然后,用松质骨碎块紧密填充在两块骨板之间的骨缺损区,以促进愈合〔图54-3(2)〕。如采用贮存骨,其内面的板质骨可以保留,按骨缺损的形状切成凸形,使突起部紧紧嵌入缺损区,可促进骨愈合〔图54-3(3)〕。

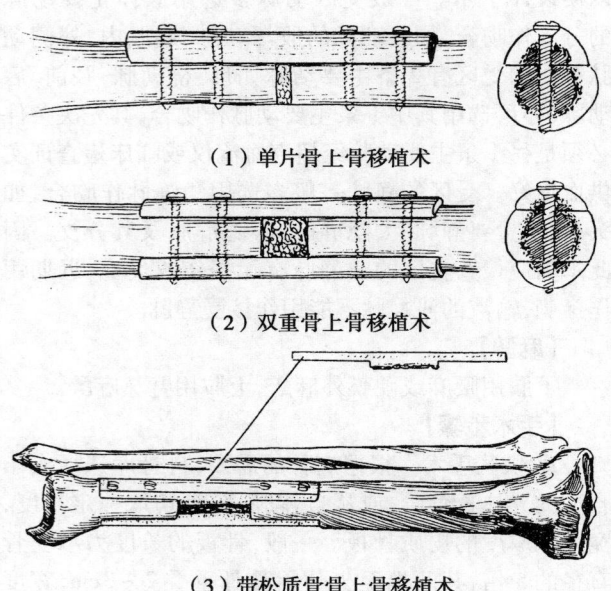

(1)单片骨上骨移植术

(2)双重骨上骨移植术

(3)带松质骨骨上骨移植术

图54-3 骨上骨移植术

【术后处理】

术后应立即将病肢作石膏托外固定于功能位,抬高病肢。2周后拆除缝线,另换管形石膏固定,直至植骨完全愈合。术后应早期作功能锻炼。

三、嵌入骨移植手术

嵌入骨移植术是在病骨的两端切除一定的长度和宽度的一条皮质骨片,然后取同样大小的一整块骨片嵌入骨槽,用螺钉将骨板固定于病骨上,达到刺激成骨作用和内固定作用,促进骨愈合。这一方法的优点是植骨后病骨的直径不增粗。其缺点是需要有一定的设备(如双锯片电锯),内固定作用不如骨上骨移植术可靠,有骨缺损者应用此手术则更不牢靠,因此,多用于无骨质缺损的骨折不愈合及各种关节融合术。

【适应证】

1. 骨肿瘤切除术后或损伤后所引起的骨缺损。

2. 先天性胫骨假关节,或骨折不愈合所引起的假关节。

3. 各种良性骨肿瘤或炎症病灶行刮除术后所遗留的空腔,可植骨充填,以恢复骨骼的坚固性。

4. 各种关节内、外融合术,肢体延长术、截骨矫形

术以及骨折部血运不良作切开复位者,植骨可以填充缺损,促进愈合,加强融合。

5. 先天性髋关节脱位行髋臼加盖或髋骨旋转截骨者。

6. 血供不良的骨折,如股骨颈囊内骨折,或缺血性骨坏死,如成人股骨头坏死,可行吻合血管的骨移植,以代替硬化骨质,增加局部血供,促进骨愈合。

【术前准备】

1. 预防伤口感染是骨移植术成功的重要保证。移植骨的抗感染力很弱,一旦感染,移植骨被脓液浸泡,会发生坏死,而导致失败。预防措施是:对受骨区和供骨区要严格准备皮肤;贮存骨的贮存过程必须有严格的无菌要求;有骨与软组织感染者,必须在感染治愈3~6个月后才可施行植骨手术,否则手术容易激发局部潜伏的细菌,使感染复发。这类患者术前应用抗生素,术时应尽量利用抗感染力较强的松质骨移植或吻合血管的骨移植。

2. 受骨区周围软组织及承受骨的血运要丰富,生长力要旺盛,才能保证骨移植愈合过程的进行。局部皮肤、软组织如有广泛瘢痕,必然血运不好,而且骨移植后内容增多,皮肤缝合困难,容易发生感染,形成窦道。因此,术前应先切除瘢痕,作皮瓣移植,为骨移植的愈合创造条件。

3. 很多需要植骨的患者,都已经过多次手术或长期外固定,以致伤肢肌肉萎缩,骨质脱钙疏松,有不同程度的关节活动限制,血液循环不好,抗感染力低,组织生长能力也差。植骨术后必不可少的一段时间的外固定,将会造成肌萎缩与关节僵硬加重。因此,术前应进行一段时间的功能锻炼与理疗,对无移位的下肢骨折不愈合或骨缺损患者,可在支架或外固定的保护下进行功能锻炼。

4. 术前摄X线片,了解病骨情况,根据病情设计手术(包括植骨部位、植骨片的大小和植骨方式)。如拟作吻合血管的骨移植,术前应对移植骨的全长摄正、侧位X线片,以便选择植骨的部位和长度。

5. 吻合血管的骨移植术前,应当用超声血流仪探测供区和受区肢体的主要动脉是否存在及血流情况,以便设计手术。一般受区动脉多选用肢体主要动脉的分支作吻合,如股动脉的股深动脉,旋股内、外侧动脉等。如受区有2条主要动脉如尺、桡动脉,胫前、后动脉,亦可选用其中1条主要动脉作吻合,其先决条件必须是另1条主要动脉经超声血流仪或临床检查证实供血良好。受区的静脉一般多选用浅静脉作吻合,如头静脉、贵要静脉、大隐静脉、小隐静脉及其分支。因此术前应检查受区的浅静脉有无损伤或炎症,近期用作穿刺、输液的浅静脉不能用作接受静脉。

【麻醉】

下肢用腰麻或硬膜外麻醉,上肢用臂丛麻醉。

【手术步骤】

根据病骨部位选择合适切口,以显露骨折不愈合区,切开并剥离部分骨膜,露出皮质骨面。按手术设计,用具有两块锯片并可调整间距的电锯,在骨折不愈合的两端切除一长条皮质骨(宽度为骨周径的 1/6～1/4,长度为病骨直径的 5 倍,一般至少需 4～6cm)形成骨槽。然后,自对侧胫骨取同样大小的骨条,嵌入骨槽,用螺钉固定〔图 54-4(1)〕。植骨条也可利用从病骨上取下的骨条。即在骨折不愈合的两端锯成长短两条梯形骨片,长的一头稍宽,短的一头稍窄,然后将较长皮质骨片滑嵌在骨折不愈合处,借宽窄不等的横径可以起到内固定作用,可不用螺钉固定〔图 54-4(2)〕或先用双片锯在骨折不愈合一端切下长条皮质骨片 2～3cm,然后按同一宽度和轴线在另一端切除长一倍的皮质骨片,将两条骨片互换位置嵌入,使长骨片跨越骨折端,用螺钉固定〔图 54-4(3)〕。

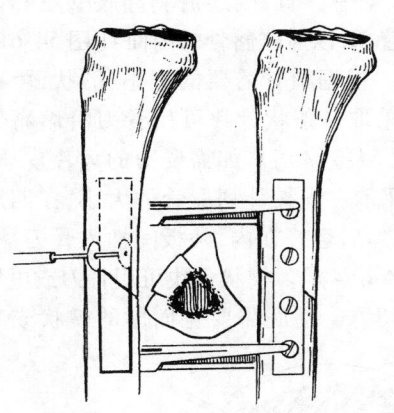 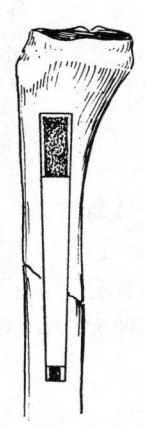 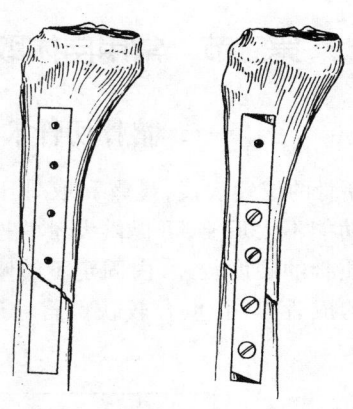

(1) 在病骨上锯除一条骨片形成骨槽,从对侧胫骨取骨片移植于骨槽中,用螺钉固定　　(2) 锯下梯形骨片,滑嵌移植于骨折不愈合处　　(3) 先锯下等宽骨片,钻好孔,上下骨片互换位置后,用螺钉固定

图 54-4　嵌入骨移植式

融合关节时常常在关节内融合的同时,并用嵌入骨移植作关节外融合,以促进骨愈合和加强固定。关节内融合后,将关节置于功能位,先在组成关节的短骨上凿一骨槽或骨隧道,再在组成关节的另一长骨上取一条等宽的,长度为短骨骨槽或隧道一倍的长条骨片,跨过关节,嵌入骨槽或插入隧道。如关节组成骨上不能采取骨片,也可单纯凿槽,另取自体或异体骨片嵌入,然后用螺钉作内固定〔图 54-5(1)～(3)〕。

【注意事项】

1. 切取移植骨条和形成承受骨骨槽时,最好用双锯片电锯切取,这样切取的移植骨条和形成的骨槽大小一致,嵌入不会发生困难。如无双锯片电锯,可用

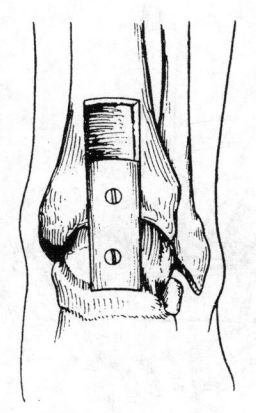 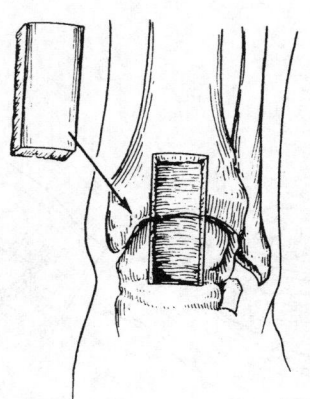 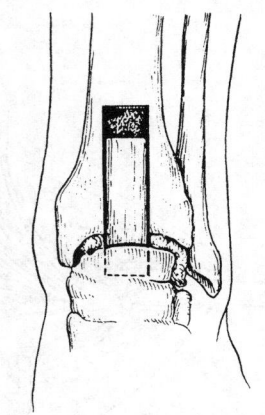

(1) 在距骨前面凿槽,从胫骨下端取骨片滑嵌于关节间,用螺钉固定　　(2) 在胫、距骨前面凿槽,另取骨片嵌入移植　　(3) 在距骨凿一隧道,从胫骨下端取骨片插入距骨中

图 54-5　嵌入骨移植踝关节融合术

手摇钻及骨刀取骨。这样，虽然可能出现切取的移植骨条与形成的骨槽大小不一致，但稍微加以修整后，仍可嵌入。

2. 虽称为嵌入骨移植，但承受骨与移植骨之间，骨折端之间仍有裂隙，可用松质骨碎片植入，以促进愈合。

【术后处理】

同骨上骨移植术。

（王寿宇　郑希福）

第二节　常用自体取骨术

一、髂骨切骨术

髂骨的位置表浅，显露和取骨比较方便，而且髂骨的功能不太重要，可提供大量的松质骨和皮质骨。除皮质骨的硬度较差，内固定不够坚强外，松质骨有优良的成骨作用，愈合较快。髂骨还可以取各种大小、长短的骨块，以满足某些手术的特殊需要。此外，不论患者取何种体位手术，都可以从髂骨取得供移植的骨块。因此，髂骨是骨移植术最常用的供骨部位。

【手术步骤】

1. 体位　随承受骨手术而定。

2. 切口　沿髂嵴的下缘（即臀肌与腹肌、腰肌的附着部之间）切开，直达骨骼〔图54-6（1）〕。紧贴骨面做骨膜下剥离（避免插入臀肌，以减少出血。只需松质骨及少量皮质骨时，可仅剥离臀肌，露出髂骨的外面，如需取全厚髂骨，则还需剥离腹壁肌和髂肌在髂骨上的附着部，以显露髂骨的内面）〔图54-6（2）〕。

3. 取骨　根据植骨需要的大小、形状，可在髂骨的不同部位采取。条状骨片可用骨刀沿髂嵴作平行方向切取〔图54-6（3）〕。如需要薄的大片皮质骨，可在髂骨外板采取。先按计划取骨的大小，在四周用骨刀轻轻切开，然后轻轻在内、外板间插入骨刀撬开，即可取出〔图54-6（4）〕。楔状骨块可用骨刀或电锯在全厚的髂嵴上切取。基底需要宽而厚的楔状或其他开

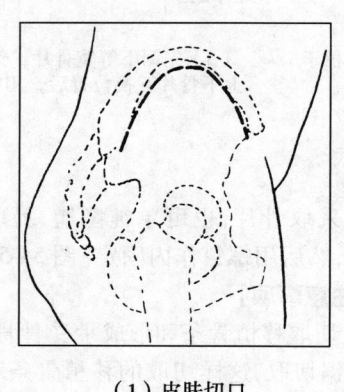

（1）皮肤切口

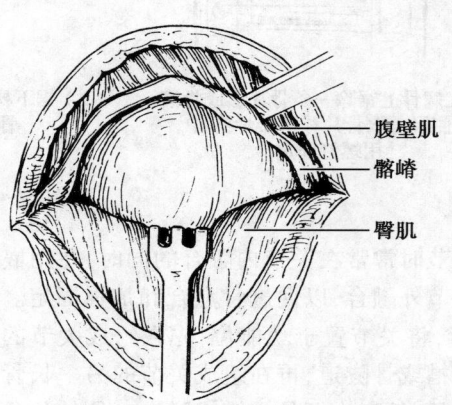

（2）剥离臀肌，显露髂骨外面；剥离腹壁肌、髂肌，显露髂骨内面

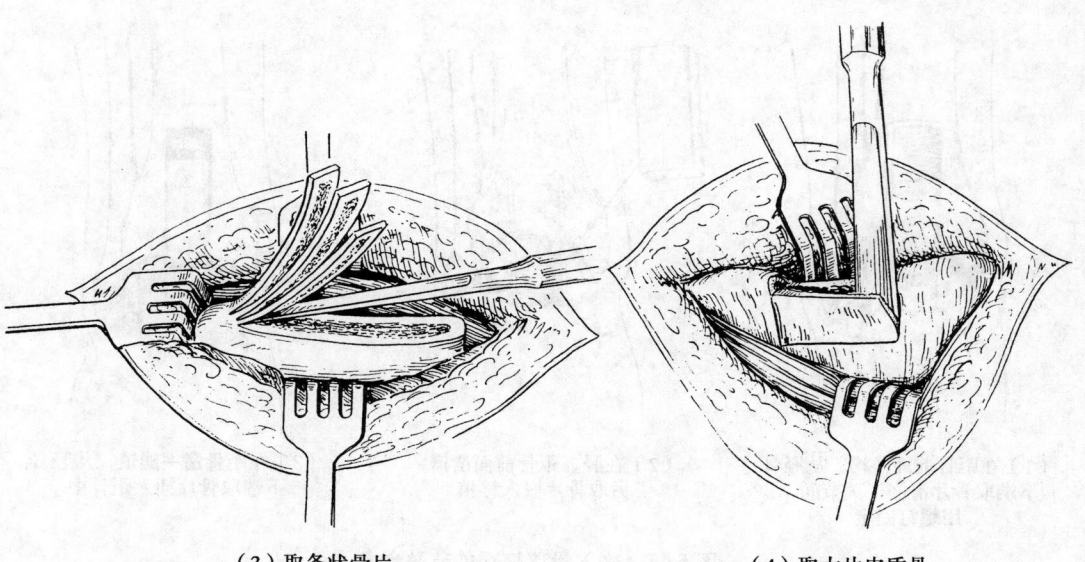

（3）取条状骨片　　　　　　　　　　（4）取大片皮质骨

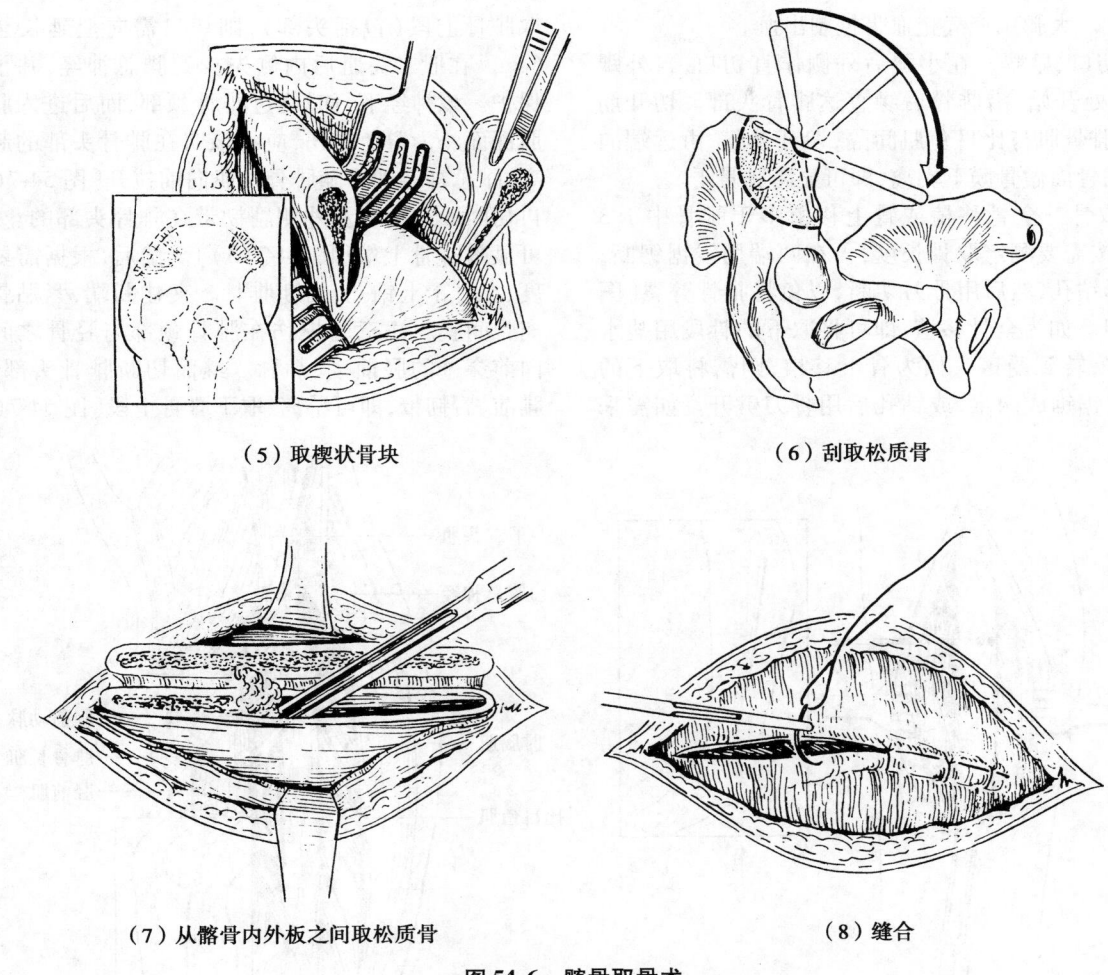

（5）取楔状骨块　　　　　　　　　　　（6）刮取松质骨

（7）从髂骨内外板之间取松质骨　　　　　　（8）缝合

图 54-6　髂骨取骨术

头的骨块,可在骨质较厚的前 1/3 或 1/3 髂嵴采取〔图 54-6(5)〕。单取松质骨时,可在髂前上棘或髂后上棘处作小切口,在髂前、髂后上棘切去小块皮质骨,用刮匙伸入髂骨内、外板之间刮取〔图 54-6(6)〕,或切除部分髂嵴后,于内、外板间采取〔图 54-6(7)〕。当骨缺损需要大块松质骨时,可在髂前上棘的后方,在髂骨内、外板间用骨刀切取;如同时需要皮质骨,可将外板一起切下。髂骨的血运丰富,切面有活跃的出血,可用骨蜡止血。

4. 缝合　取骨后,髂骨上遗留的尖角状突起应修圆、修平,以免术后刺激皮肤引起疼痛。先将骨膜连同肌肉的附着部准确对合后缝合,最后缝合皮肤〔图 54-6(8)〕。

5. 儿童髂骨小,可取量不多,最好不用。必须取骨时,应保留骨骺,可在骺下与骺平行切断髂骨,将髂嵴及其腹壁肌肉的附着处翻向内侧,剥离髂骨外、内面,即可在髂骨上取骨。取骨完毕后,将髂嵴复位,缝合。

【术后处理】

1. 术后用腹带轻轻包扎骨盆,以减少局部出血。

2. 术后 10 日拆线后,即可离床活动。

【注意事项】

1. 骨膜下剥离髂骨内、外面时,应紧贴骨面细心剥离,注意避免失手造成软组织或腹腔内脏器的损伤。在剥离中出血较多,应迅速用干纱布堵塞止血;但纱布一端必须留在切口外,以免将纱布遗留在伤口内。

2. 取骨时,髂嵴应尽可能保留,以保持外形,使腰带有所支托。全厚骨应尽量在髂骨前、后 1/3 区采取,不要在中 1/3 区过多地采取,以免引起腹外疝的发生。

二、腓骨取骨术

腓骨除外踝上 5cm 一段为稳定踝关节所必需之外,其余部分均可供移植。由于腓骨位置比较浅表、平直、无弧度,而且腓骨头与桡骨下端相似。因此,自体腓骨移植除在长管骨骨干骨折不愈合时用作骨上移植外,还可于长管骨骨缺损和桡骨下端缺损,用腓骨全骨移植或带腓骨头的全骨移植以代替缺损的长管骨和桡骨下端。

【手术步骤】

1. 体位　仰卧位,垫高取骨侧臀部;或侧卧位,取骨侧向上。大腿用充气止血带控制出血。

2. 切口、显露 在小腿后外侧作直切口，自外踝上 10cm 处开始，沿腓骨后缘直达腓骨头部。切开筋膜，分开腓骨肌与比目鱼肌间隔，切开骨膜，由远端向近端紧贴骨面做骨膜下剥离，即可显露腓骨干。

3. 取骨 全骨移植或骨上移植多于腓骨中 1/3 取骨，先按需要测定取骨长度，再在两端用线锯锯断；或先环形钻孔，然后用骨刀切断，以免将腓骨劈裂〔图 54-7(1)〕。如为全骨移植，即可将取下的骨段用盐水纱布包好，转到受区。如为骨上移植，则需将取下的骨段用电锯锯成两半，或钻孔后用骨刀劈开。如需采

取腓骨上段(包括头部)，则切口需向上延长至膝上6cm。在股二头肌后内侧先找到腓总神经，并予分离保护。该神经下行时绕过腓骨颈部，而后进入腓骨长肌深面。为避免损伤，应将该肌在腓骨头部的起点分离，腓总神经即可随腓骨长肌向前拉开〔图 54-7(2)〕。再切断股二头肌及外侧副韧带在腓骨头部的止点，即可显露腓骨上端〔图 54-7(3)〕。然后，根据需要的长度，在骨干上钻孔，切断腓骨。夹住断端，紧贴骨面剥离骨间膜。注意勿损伤在腓骨颈部与胫骨之间由后向前穿过的胫前动、静脉。继而切断腓骨头部的胫、腓前、后韧带，即可游离、取下腓骨上段〔图 54-7(4)〕。

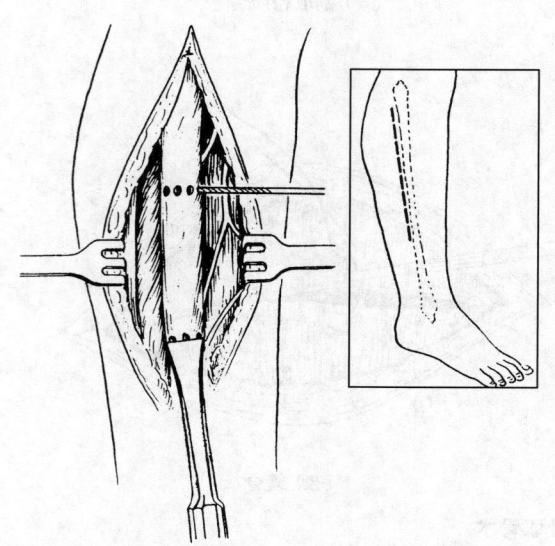

（1）腓骨中段取骨，环行钻孔后，骨刀切取

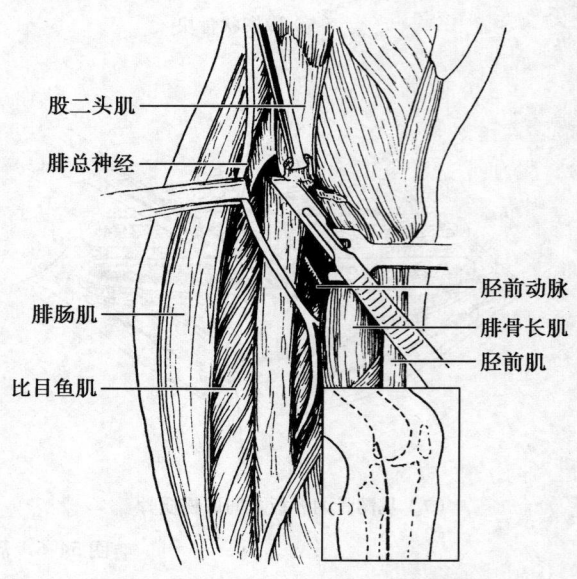

（2）腓骨上段取骨，首先分离和保护腓总神经

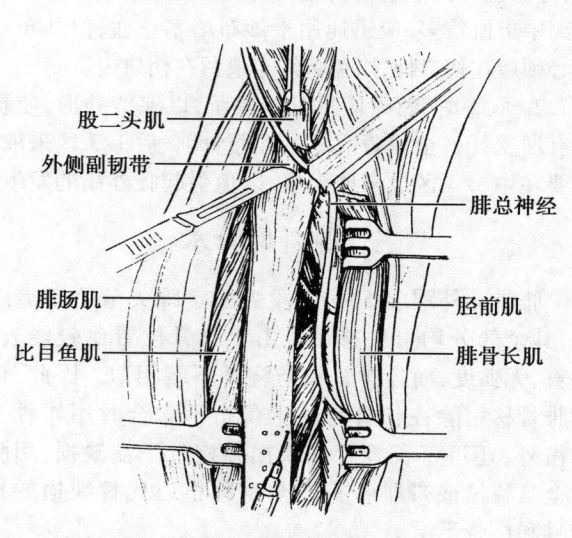

（3）拉开腓总神经，剥离腓骨上端

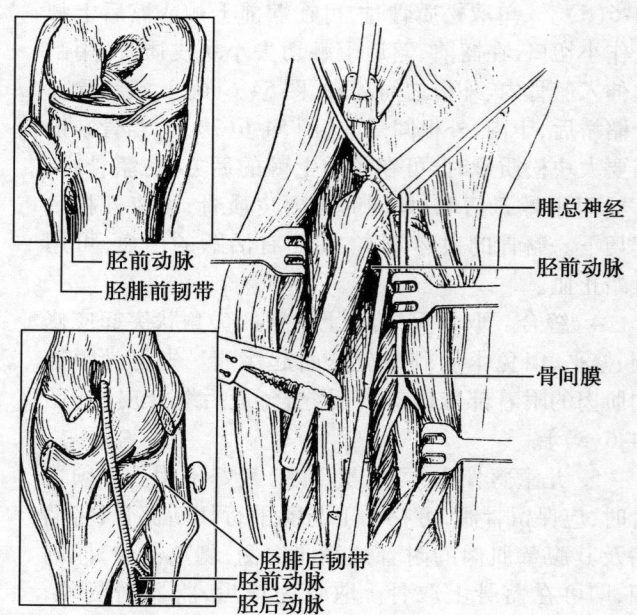

（4）切断胫腓前、后韧带，分离骨间膜，游离腓骨头

图 54-7 腓骨取骨术

将取下的腓骨妥为保存备用。

4. 缝合　腓骨中段取骨后，缝合比目鱼肌和腓骨长肌间隙。腓骨上段取骨后，将切断的股二头肌腱及外侧副韧带的止点，在适当张力下缝合于胫骨平台外侧面的骨膜或附近软组织上，将腓骨长肌起点与腓总神经恢复原位。松开止血带，彻底止血，然后逐层缝合。

【注意事项】

1. 术中应注意避免损伤腓总神经及胫前动脉，特别在游离腓骨头部时更需注意。术中应先将腓总神经分离保护，切断腓骨长肌的起点时，应特别警惕，骨膜下剥离应紧贴骨面。

2. 腓骨下 1/4 段必须保留，以保持踝关节的稳定性。

【术后处理】

术后用绷带自足至膝作均匀压力包扎，不需要外固定。2 周后拆除皮肤缝线。

三、胫骨取骨术

胫骨位置表浅，其前内侧面平而宽，适合采取骨板作骨上骨移植或嵌入骨移植。但治疗胫骨骨不连结时，最好不要从对侧健康的下肢取骨，以免因术后并发症，而影响健肢。可以从病骨上直接取骨。

胫骨骨板的优点是质地坚硬，具有较好的内固定作用，最适用于治疗骨干缺损及骨折不愈合等。缺点是爬行代替过程较慢，术后固定时间较长。为缩短愈合时间，可同时行松质骨移植。

需要少量松质骨时，可在采取胫骨骨板的同时，在胫骨髁中刮取，但需注意不要伤及骨骺或关节面。

【手术步骤】

1. 体位　仰卧位，大腿部用充气止血带控制出血。

2. 切口、显露　按植骨所需的长度，在胫骨中、上段作一弧形切口，沿胫骨嵴外缘纵行切开，两端向内侧弯曲。切忌在胫骨内面做切口，以免引起切口瘢痕与骨组织的粘连而致术后疼痛。切开皮肤后，在皮下稍作分离，向内侧拉开皮瓣，纵行切开骨膜，做骨膜下剥离，显露胫骨前内侧面〔图 54-8（1）〕。

3. 取骨　可用电锯取骨，也可用骨刀取骨。电锯取骨前，应先按计划需要移植骨的长、宽度，用骨刀轻

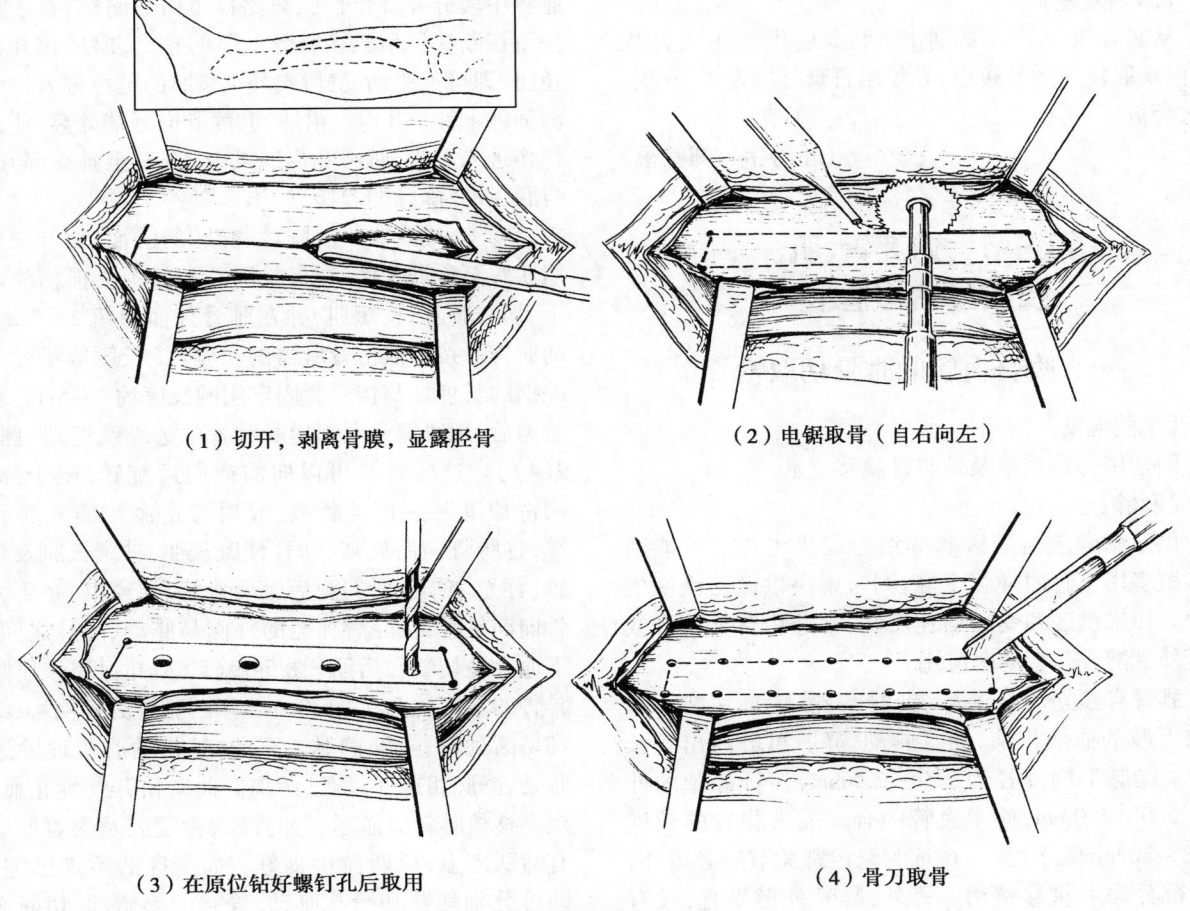

（1）切开，剥离骨膜，显露胫骨　　（2）电锯取骨（自右向左）

（3）在原位钻好螺钉孔后取用　　（4）骨刀取骨

图 54-8　胫骨取骨术

轻划出长方形的外形,然后,将周围软组织拉开,在长方形的四角先各钻一孔,再用单片电锯自右至左锯开(自左至右逆方向锯时,锯片不易进入)。取骨范围不能超过胫骨嵴及内后缘,锯片不要锯入太深,不要超过四角的钻孔(特别是远端骨孔),以免降低胫骨的坚固性。锯时要经常用凉的生理盐水滴注,以降低局部产生的高热,避免损坏移植骨的活力,并注意防止锯屑飞溅,造成污染〔图54-8(2)〕。将移植骨片锯开后,暂不从胫骨上取出,根据螺钉固定的需要,先钻4～6个骨孔后再取下〔图54-8(3)〕,用温盐水纱布包好备用。

如没有电锯,可用骨刀取骨。首先在胫骨上刻出移植骨条的长方形外形,再在刻出的线上钻一排小孔,孔距约1.0cm,用骨刀在孔间逐一轻轻凿开〔图54-8(4)〕。

4. 缝合　将骨膜与深筋膜一起缝合较为牢靠,然后缝合皮肤。覆盖伤口后,从足部向上用绷带适度压迫包扎,以减少渗血及术后水肿,而后松开止血带。

【术中注意事项】

电锯取骨片时,应将四周软组织拉开,妥为保护,以免误伤。

【术后处理】

从胫骨上采取小的骨板,手术后供区不需外固定;但采取较大的骨板后,必须用石膏外固定4～6周,以防骨折。

(王寿宇　郑希福)

第三节　游离骨、肌、皮瓣复合移植术

一、吻合血管的腓骨切取术

【术前准备】

同常用骨移植术及骨与骨膜移植术。

【麻醉】

供区麻醉应与受区麻醉结合起来考虑。一般肋骨移植多用气管内插管全麻,同时解决供区与受区的麻醉。如果供区和受区均在四肢,常选用臂丛麻醉或硬膜外麻醉或两者同时应用。

腓骨有独立的血供系统(腓动、静脉),切断后不影响下肢的血液供应,而且腓动、静脉可分离出较长的蒂。动脉平均外径为2.0～2.5mm,伴行静脉的外径为2.0～3.0mm,便于血管吻合。成人腓骨的长度为28～30cm,除下端5～6cm为稳定踝关节所必需外,其余部分均可供移植用。另外,腓骨外形平直,没有弧度或弯曲。因此,腓骨最适于修复四肢长骨大块骨

缺损。常用于:

1. 因先天性疾病(先天性胫骨假关节)、肿瘤段切除或外伤引起的四肢长管骨骨干大块骨缺损者。

2. 血源性或外伤性骨髓炎所引起的长管骨骨干大块骨缺损,伤口完全愈合3～6个月以上者。

3. 桡骨下端切除术后,用腓骨头及腓骨上端作半关节移植者。

【手术步骤】

1. 体位　如受区为上肢,供区为对侧腓骨,患者取半侧卧位、上肢伸肘,外展90°,置于手术台旁的小台上。如受区为对侧下肢,则患者平仰卧,受区肢体伸直;供区臀部垫高30°～45°,供肢屈膝并内收股部;或先取半侧卧位,腓骨完全游离后,再改平卧位。

2. 切口　从腓骨头的后侧开始,向前至腓骨颈,再沿腓骨外后侧下行至所需的长度,但不超过腓骨远侧1/4〔图54-9(1)〕。如需切取腓骨头,则切口可沿股二头肌腱后缘向上伸延5～6cm。

3. 显露血管、神经　切开皮肤,皮下组织及筋膜后,先于股二头肌的后内侧缘找出腓总神经,用胶皮条牵开,并向下分离。在有槽探针保护下切开腓骨长肌,分离出腓浅神经及腓深神经〔图54-9(2)〕。再自腓骨中段分开腓骨长肌与比目鱼肌的间隙,在手指保护下切断比目鱼肌在腓骨上段的止点,向后拉开比目鱼肌,即可见腓动、静脉自屈踇长肌的腱弓进入该肌的深面〔图54-9(3)〕。沿腓动、静脉向近端分离,注意勿损伤进入腓骨、肌肉和皮肤的分支,直至腓动、静脉发自胫后动、静脉的起始点。

4. 切取腓骨　沿腓动、静脉的浅面,切开屈踇长肌肌腹至所需长度,在保护腓总神经不受损伤的前提下,切开腓骨长、短肌,并在腓骨外面保留2～3mm厚的肌肉。按受区植骨所需的长度(该长度等于受区骨缺损的长度加与接受骨固定用的长度约4～5cm)剥离肌肉后,用线锯或电锯切断腓骨的远端及近端〔图54-9(4)〕。这样腓骨可以向前或向后旋转,便于分离。用持骨钳夹住腓骨断端,或用弯止血钳插入腓骨近端,将腓骨向后旋转,切开伸趾长肌,伸踇长肌及骨间膜(注意勿损伤骨间膜后胫后血管、神经束)。再将腓骨向前旋转,在胫后神经的外侧与腓动、静脉之间,自下而上地切断胫后肌〔图54-9(5)〕,并保留该肌附于腓骨的厚度达0.5～1.0cm。切断腓骨的远侧端,结扎和切断远侧腓动、静脉。至此,移植的腓骨段除近侧腓动、静脉相连外,均已游离。此时松开气性止血带,观察移植腓骨的血运。如骨膜、骨髓腔及附着的肌肉有活跃出血,说明血供良好。如受区的手术已完成,即可分别切断和缝扎腓动、静脉的起始部,切断血管的远端不结扎〔图54-9(6)〕。切断后将带腓动、静脉

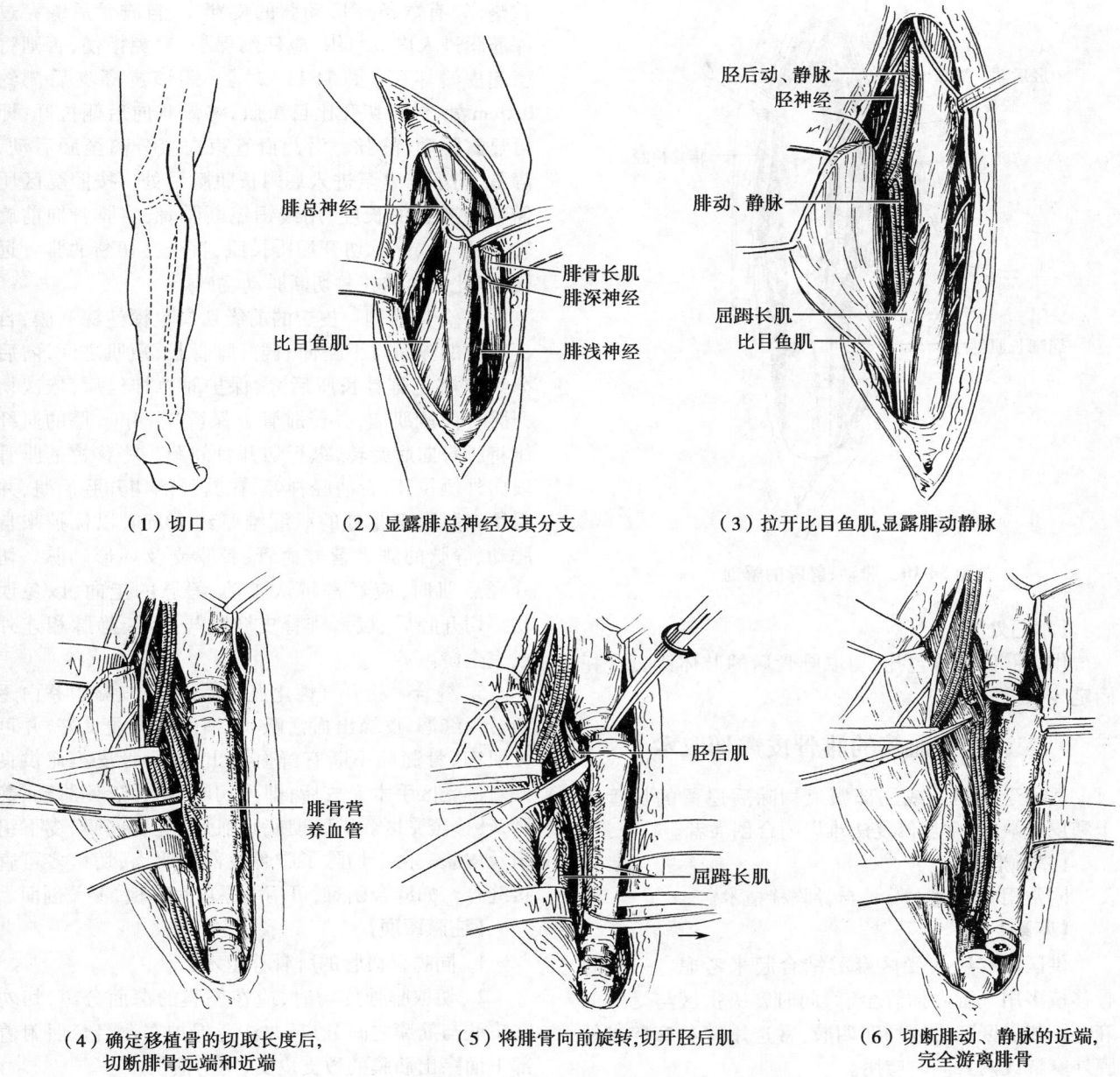

（1）切口　　　　　（2）显露腓总神经及其分支　　　　　（3）拉开比目鱼肌,显露腓动静脉

（4）确定移植骨的切取长度后,　　　（5）将腓骨向前旋转,切开胫后肌　　　（6）切断腓动、静脉的近端,
　　切断腓骨远端和近端　　　　　　　　　　　　　　　　　　　　　　　　　完全游离腓骨

图54-9　吻合血管的腓骨切取术

的腓骨转移至受区。

5. 切取带腓骨头的腓骨　如需切取带腓骨头的腓骨,应在游离并保护腓总神经后,先在腓骨头的尖端切断股二头肌腱及外侧副韧带的附着部。再切开腓骨长肌及比目鱼肌的附着部,并保留部分肌纤维于腓骨头。最后切开胫腓前、后韧带及关节囊。即可用骨膜剥离器插入胫腓上关节,并将之撬开,游离腓骨头,其他步骤同上。

6. 缝合　供区彻底止血,逐层缝合。

【注意事项】

1. 腓骨下1/4段为稳定踝关节所必需,设计腓骨移植时,必须保留外踝上5~6cm的腓骨。

2. 切开皮肤及筋膜后,先显露腓总神经。手术的全过程应在保护腓总神经下进行。

3. 分开腓骨长肌和比目鱼肌后,向后拉开比目鱼肌,即可见腓动、静脉进入屈踇长肌的腱弓,这是解剖上辨识腓动、静脉的特征〔图54-10〕。

4. 分离腓动、静脉至起始部后,即可锯断腓骨,以便旋转腓骨,切开附着于腓骨的肌肉。

5. 如需移植腓骨头,分离胫腓上关节时,除注意保护腓总神经外,还应注意勿损伤胫前动、静脉。因胫前动、静脉正从胫、腓上关节稍下的骨间膜孔穿出,行至骨间膜的前方。为防止误伤,可先显露胫前动、静脉,妥善保护后,再分离胫腓上关节。

7

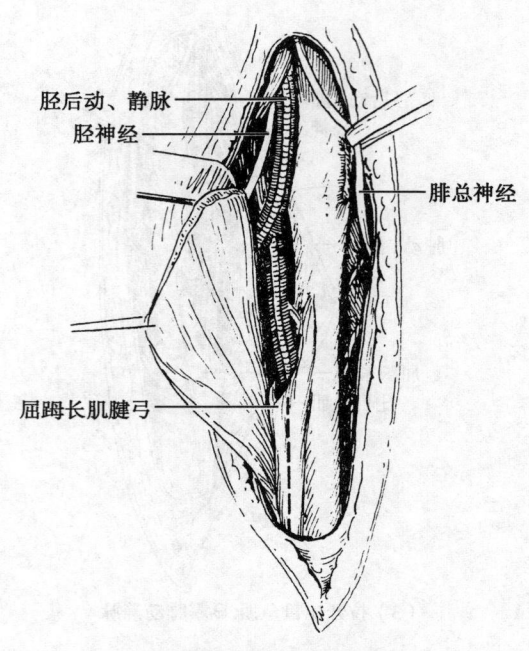

胫后动、静脉
胫神经
腓总神经
屈踇长肌腱弓

图 54-10　腓动、静脉的解剖

【术后处理】

供区肢体妥善包扎,切取腓骨后的肢体用石膏托固定 2～3 周。

二、吻合血管的腓骨皮瓣切取术

适用于清创后或局部瘢痕切除后遗留的长管骨干和皮肤缺损,常规修复法难以闭合创面者。

【术前准备】

同常用骨移植术及骨与骨膜移植术。

【麻醉】

供区麻醉应与受区麻醉结合起来考虑。一般肋骨移植多用气管内插管全麻,同时解决供区与受区的麻醉。如供区和受区均在四肢,常选用臂丛麻醉或硬膜外麻醉或两者同时应用。

【手术步骤】

1. 体位　同吻合血管的腓骨移植术。

2. 切口　以腓骨为纵轴,按受区的皮肤缺损面积外加 10%～15% 设计皮瓣。皮瓣一般呈梭形,近侧尖端位于腓骨颈,远侧尖端可依皮瓣的大小而定,但最长不超过 20cm^2。皮瓣的宽度可自皮瓣纵轴向前和向后各达 5cm。因此,皮瓣切取范围可达 10～20cm^2〔图 54-11(1)〕。

3. 分离后侧　用画线笔在皮肤上描出皮瓣的大小。先切开皮瓣的后缘,自皮肤直达深筋膜,从深筋膜的深面与腓肠肌、比目鱼肌之间,向前分离皮瓣。分离时应注意切勿进入皮下组织,一定要在深筋膜的深面向前分离,以免损伤血供。分离至腓骨后缘时,应特别注意在比目鱼肌附着腓骨的最下部稍向远侧

数毫米,有数条环形动脉的皮穿支,自腓骨后缘穿过深筋膜进入皮下组织,应仔细保护,避免损伤,否则将引起皮瓣坏死〔图 54-11(2)〕。距该皮穿支后侧约 0.5cm 处,纵行切开比目鱼肌,将该肌向后侧拉开,即可显露腓动、静脉。沿此血管束向上分离至胫后动、静脉,向下分离至进入屈踇长肌腱弓处。按照受区所需移植腓骨的长度,用线锯锯断腓骨,将腓骨向前旋转,沿腓动、静脉切开屈踇长肌,直至已切断的腓骨远端,于此平面结扎并切断腓动、静脉。

4. 分离前侧　皮瓣的前缘切口也深达深筋膜,自深筋膜的深面与小腿伸肌群,腓骨长、短肌之间,向前分离皮瓣至腓骨长肌后缘,保护腓总神经后,依次切开腓骨前侧肌肉,并于腓骨上保留 3～4mm 厚的肌纤维将腓骨向后旋转,纵行切开骨间膜。将移植的腓骨段向外侧拉开,看清胫神经,在其外侧切开胫后肌,并保留该肌附于腓骨的肌纤维厚约 10mm,以保护来自腓动、静脉的腓骨营养血管、骨膜支及环形动脉。切开胫后肌时,应经常辨认腓动、静脉的走向,以免误伤。切开胫后肌后,腓骨皮瓣除与腓动、静脉相连外已完全游离。

5. 缝合　松开气性止血带后,可见皮瓣由苍白逐渐转为红润,皮缘出血活跃,毛细血管充盈良好,并可见肌肉、骨髓腔不断有鲜血渗出,提示骨皮瓣血供良好。待受区手术完成后,即可切断、结扎近侧腓动、静脉,转移至受区。供区彻底止血后,缝合筋膜、皮下组织及皮肤。由于切除了腓骨及部分肌肉,切口多可直接缝合。如缝合困难,可用中厚皮片移植,覆盖创面。

【注意事项】

1. 同吻合血管的腓骨移植术。

2. 切取腓骨皮瓣时,应在筋膜的深面分离,切勿在皮肤与筋膜之间分离,并注意保护在比目鱼肌附着部下面穿出筋膜的数支皮支,切勿损伤。

【术后处理】

同吻合血管的腓骨切取术。

三、吻合血管的肋骨切取术

肋骨亦有独立的血供系统,即肋间动、静脉。肋间动脉起自主动脉背侧,在脊椎旁分为前支与后支。后支供应椎旁肌肉、脊膜及脊髓,前支即肋间动脉〔图 54-12(1)〕。肋间动脉穿过胸膜和肋骨下缘,进入肋间内肌和最内肌之间,分为上、下两支。上支斜向肋骨角,进入上一肋的肋骨沟;下肢沿下一肋骨的上缘前行。上、下两支的行程中都与胸廓内动脉的肋间支吻合〔图 54-12(2)〕。此外,肋间动脉还有许多肌皮动脉供应骨膜、肋间肌及其上的皮肤。因此,根据临床需要可行吻合血管的肋骨移植,或肋骨皮瓣移植。

7

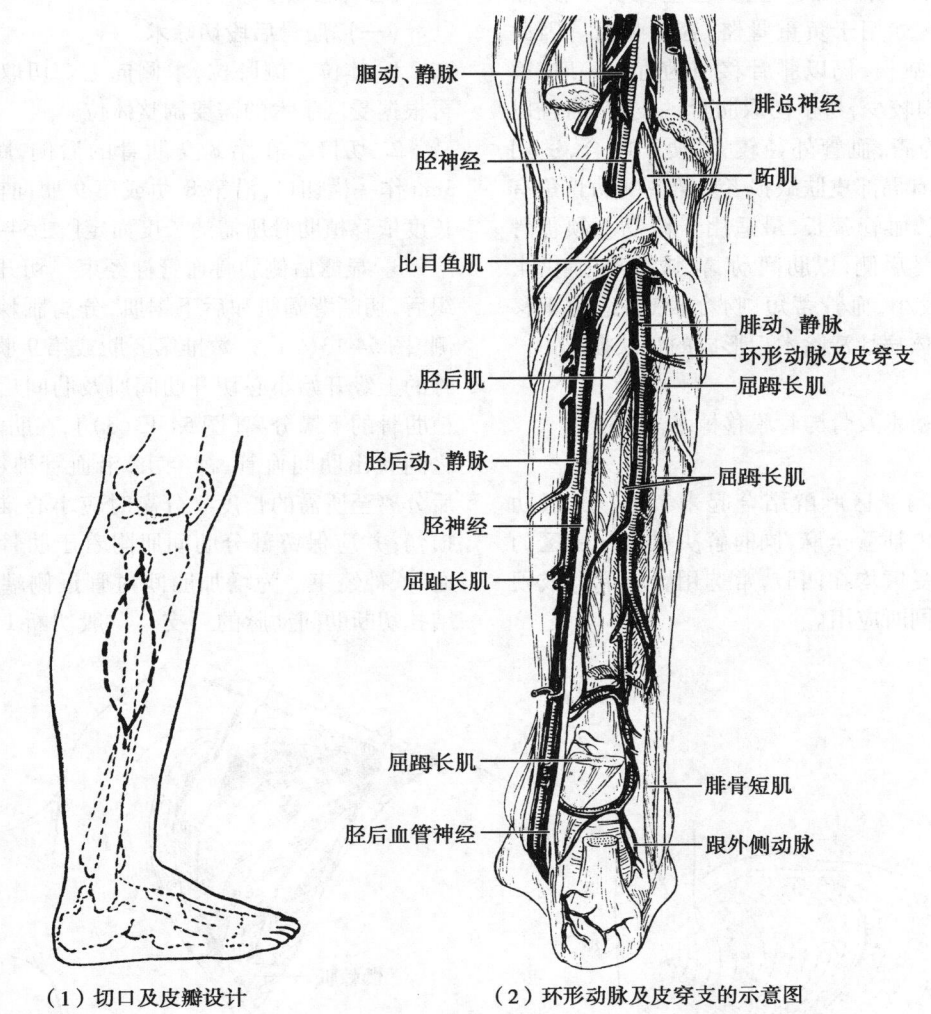

（1）切口及皮瓣设计　　　　　　（2）环形动脉及皮穿支的示意图

图 54-11　吻合血管的腓骨皮瓣切取术

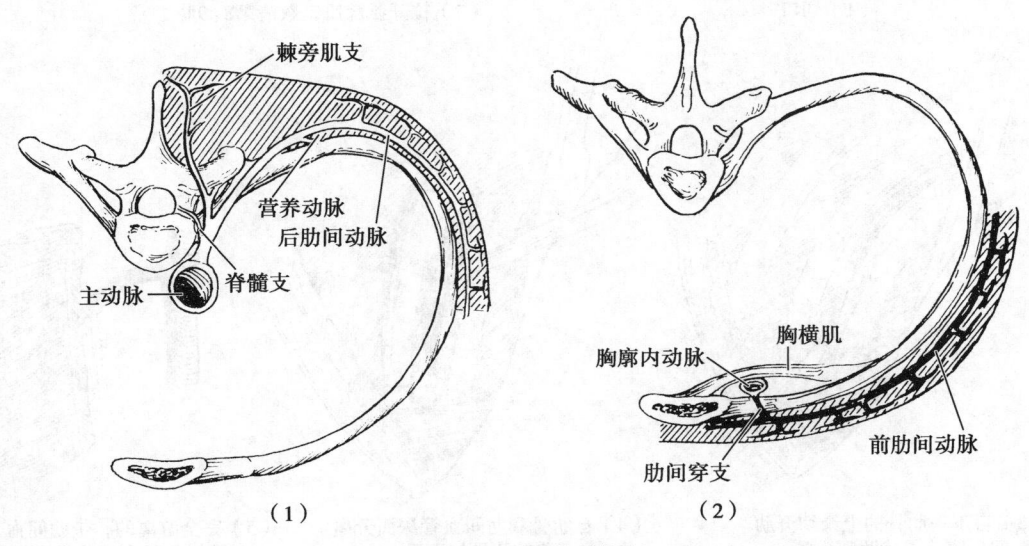

（1）　　　　　　　　　　　　（2）

图 54-12　肋间血管解剖

肋骨主要为松质骨，易于生长，但坚硬度不够，而且有一定的弧度，如用于负重骨骼，容易骨折。因此下肢长管骨的骨缺损，仍以腓骨移植为宜。一般，第4、5肋骨前侧肌肉较少，易于切取肋骨一皮瓣，而且以胸廓内动、静脉为蒂，血管外径较大，便于吻合，适用于四肢骨缺损伴有局部皮肤缺损者。第8、9肋骨角有自然弯曲的弧度，血管蒂长，最适用于修复下颌骨骨缺损。第8、9肋骨后侧，以肋间动、静脉为蒂，血供丰富，但血管外径较小，血管蒂短，吻合较难，适用于移位修复或填充椎体病灶清除术后形成的骨缺损。

【术前准备】

同常用骨移植术及骨与骨膜移植术。

【麻醉】

供区麻醉应与受区麻醉结合起来考虑。一般肋骨移植多用气管内插管全麻，同时解决供区与受区的麻醉。如供区和受区均在四肢，常选用臂丛麻醉或硬膜外麻醉或两者同时应用。

【手术步骤】

（一）肋骨后段切除术

1. 体位　侧卧位，术侧向上。切取肋骨完成后，再根据受区手术的需要调整体位。

2. 切口　在第8、9肋骨的后侧，距后正中线的3cm作一横切口，沿第8肋或第9肋向前伸延。切口长度依移植肋骨所需的长度而定〔图54-13（1）〕。

3. 显露后侧肋骨血管神经束　切开皮肤、皮下组织后，切断背阔肌和后下锯肌，分离骶棘肌，并拉向内侧〔图54-13（2）〕。数准第8肋或第9肋后，自下1肋骨的上缘开始小心切开肋间肌及肋间后膜，并向欲移植肋骨的下缘分离〔图54-13（3）〕，在肋间后膜与胸膜之间找出肋间血管、神经束，沿血管神经束向前或向后分离至所需的长度。分离时应小心推开胸膜，以免损伤；并应保留部分肋间肌附着于肋骨，以保留肋间血管、神经束。为增加肋间血管近侧端的长度，可以结扎切断肋间动脉的后支。一般切断1~2支后支血

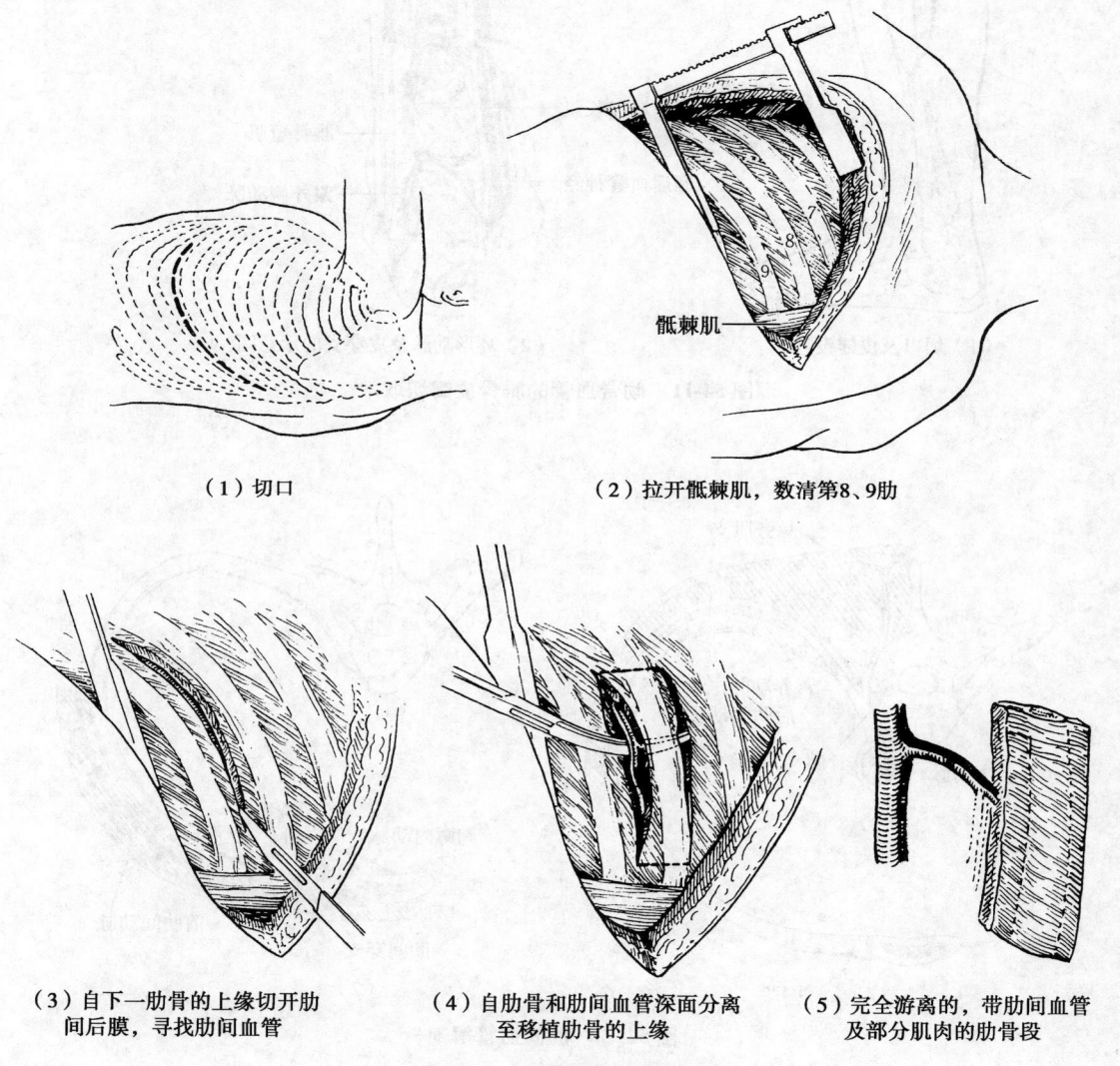

（1）切口

（2）拉开骶棘肌，数清第8、9肋

骶棘肌

（3）自下一肋骨的上缘切开肋间后膜，寻找肋间血管

（4）自肋骨和肋间血管深面分离至移植肋骨的上缘

（5）完全游离的，带肋间血管及部分肌肉的肋骨段

图54-13　肋骨后段切取术

管,不至影响脊髓的血供。

4. 切取肋骨　于肋间血管、神经束及肋骨的深面推开胸膜,并逐渐向肋骨上缘分离,切开肋骨上缘的肋间肌,并保留部分肋间肌附着于肋骨。再沿肋骨的深面向前及向后推开胸膜。按所需的长度切断肋骨〔图54-13(4)〕,平肋骨的前端结扎切断肋间血管。如骨髓腔及肋间肌有活跃出血,提示肋骨血供良好。待受区手术完成,即可在尽可能靠近肋间血管的起始部结扎并切断〔图54-13(5)〕,将带肋间血管的肋骨转移至受区。

5. 缝合　肋骨切取后,逐层缝合。

(二) 肋骨前端切取术

1. 体位　仰卧位。

2. 切口　于第4肋间自胸骨外侧缘开始,向后作横切口,其长度根据移植肋骨所需的长度而定。为更好显露胸廓内动脉,可在胸骨外侧缘作纵切口,形成"⊣"形切口〔图54-14(1)〕。

3. 显露血管　切开皮肤及皮下组织后,横行切开并剥离第4或第5肋软骨膜,切除肋软骨,再切开肋软骨床,即可于胸骨外缘、胸横肌的前面找出胸廓内动、静脉及其肋间支〔图54-14(1)(2)〕,并将胸廓内动、静脉与胸膜分离。

4. 切取肋骨　分出胸廓内动、静脉以后,将皮肤及皮下组织自筋膜分离,并向上下拉开,以显露肋骨,按所需的长度横行切断肋骨的外侧端,再切断肋骨上下的肌肉,注意应保留部分肌肉附着于肋骨,下缘更应多留些,以保护肋间血管。平肋骨切断处结扎和切断肋间血管、神经束。最后于肋骨和肋间血管、神经束的深面推开胸膜,使移植肋骨除与胸廓内动、静脉相连处完全游离〔图54-14(3)〕。

5. 切取肋骨皮瓣　如受区也有皮肤缺损,需行肋骨皮瓣移植时,可以根据受区皮肤缺损的大小,外加10%~15%,用画线笔在欲切除肋骨的皮肤下,画出移植皮瓣的范围〔图54-15〕。注意单根肋骨-皮瓣移植时

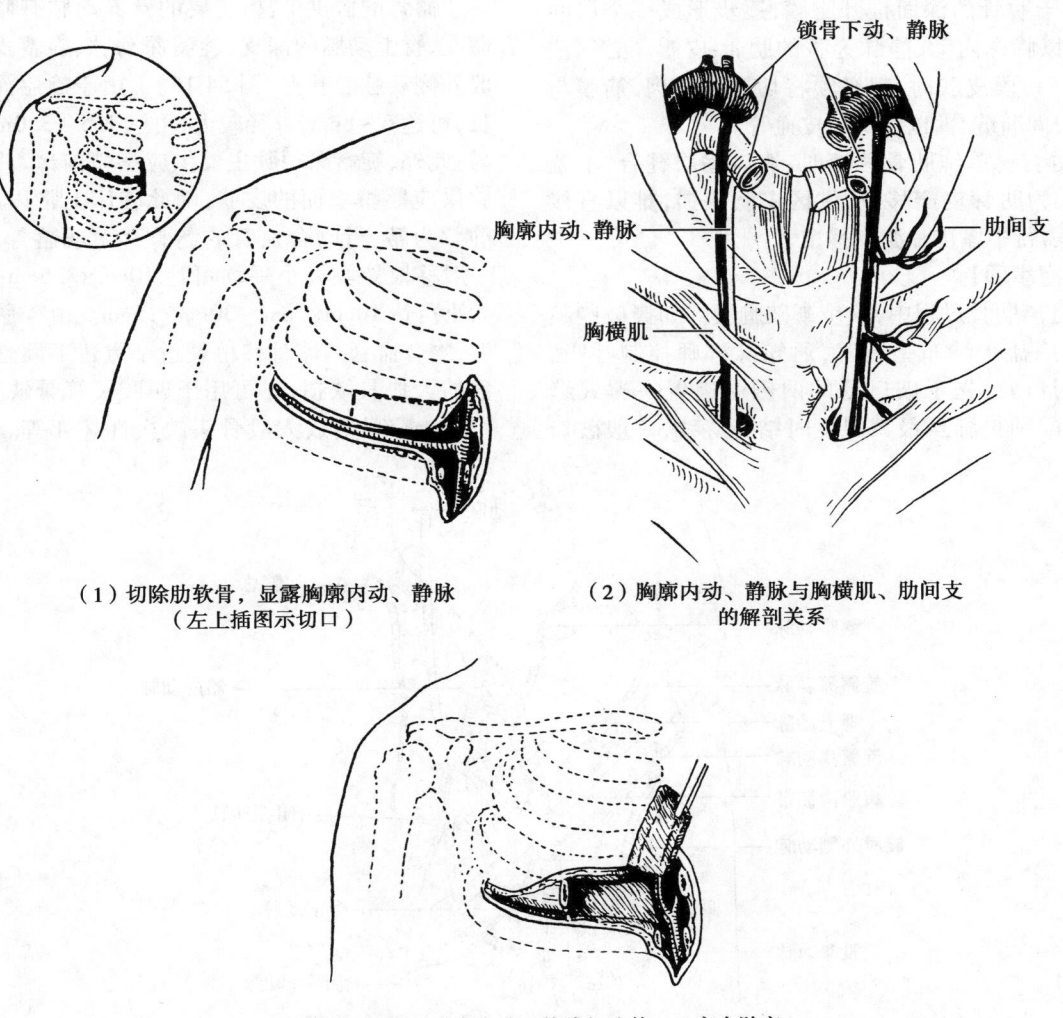

(1) 切除肋软骨,显露胸廓内动、静脉
（左上插图示切口）

(2) 胸廓内动、静脉与胸横肌、肋间支
的解剖关系

(3) 肋骨段除与胸廓内动、静脉相连外,已完全游离

图 54-14　肋骨前段切取术

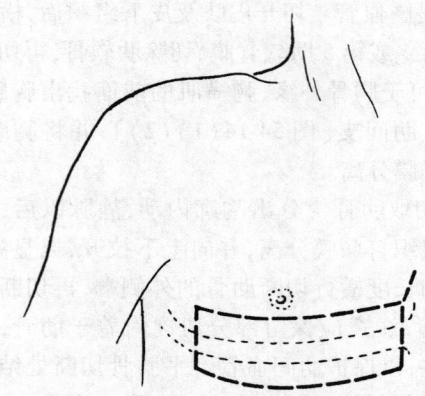

图 54-15　肋骨皮瓣切取术的切口和皮瓣设计

皮瓣的宽度不应超过 6cm,长度与移植的肋骨等长。先切开皮瓣的内侧缘,找出胸廓内动、静脉及其肋间支,妥为保护。然后按描出的皮瓣范围切开皮肤,切开时必须是皮肤、皮下组织、筋膜及肌肉整体切开,不允许在肋骨与皮肤之间作任何分离。再小心切开肋间肌肉,于肋骨的深面推开胸膜,逐步形成一个以肋骨为轴,以胸廓内动、静脉为蒂的肋骨-皮瓣。必须注意每切开一段皮肤时,都必须将切开的肌肉、筋膜与皮下组织间断缝合,以保护肌皮血管。

6. 缝合　单纯肋骨移植时,切口逐层缝合,不置引流。如为肋骨皮瓣移植,供区皮肤缺损,难以直接缝合时,需行中厚皮片游离移植术。

【注意事项】

1. 分离肋骨过程中,较易撕破胸膜。如撕破胸膜较小,可用盐水纱布垫覆盖,通知麻醉师控制呼吸。待缝合切口时,先于破口处的两侧肌肉置一褥式缝线,请麻醉师扩肺至最大限度时结扎缝线,一般破口

多可闭合,术后不用作闭式引流。

2. 肋间血管、神经束多沿肋骨下缘行走,切取肋骨后段时,最好先从下一肋骨的上缘开始分离。找出肋间血管、神经束后,沿其下缘切开肋间肌,以免损伤。

3. 胸廓内动、静脉起源于锁骨下动脉,沿胸骨柄的外侧缘约 1～2cm 下降。自第 3 肋软骨以下,胸廓内动、静脉的深面有胸横肌经过〔图 54-12(2)〕。分离时不易损伤胸膜。因此,肋骨前段移植时,常选用第 4 肋或第 5 肋。

4. 肋骨皮瓣移植时,必须使肋骨与覆盖其上的软组织保持整块移植,绝不将肋骨与软组织分开,以免引起皮肤坏死。

【术后处理】

1. 加压包扎。

2. 对移植皮片要妥善固定敷料,勿使滑动。

四、吻合血管的髂骨切取术

髂骨的血供丰富,主要的营养动脉有髂腰动脉的髂支、臀上动脉的深支、旋髂深动脉、旋髂浅动脉及旋股外侧动脉的升支〔图 54-16〕。由于旋髂深动脉的蒂长,可达 6～8cm,外径较大,可达 1.5～3.0mm,显露较易;此外,旋髂深动脉主要供应髂嵴前部,并有肌皮动脉供应髂嵴浅面的皮肤,因此临床上常以旋髂深动、静脉为蒂,行吻合血管的髂骨移植或髂骨皮瓣移植。一般移植骨块大小平均可达 10cm×3.5cm;移植皮肤大小可达 10cm×7cm～30cm×15cm。由于髂骨稍有弧度,吻合血管的髂骨移植最适于重建下颌骨和修复骨盆的大块骨缺损,亦可用于四肢长管骨缺损;还有人用于治疗早期成人股骨头缺血性坏死等。吻合血管

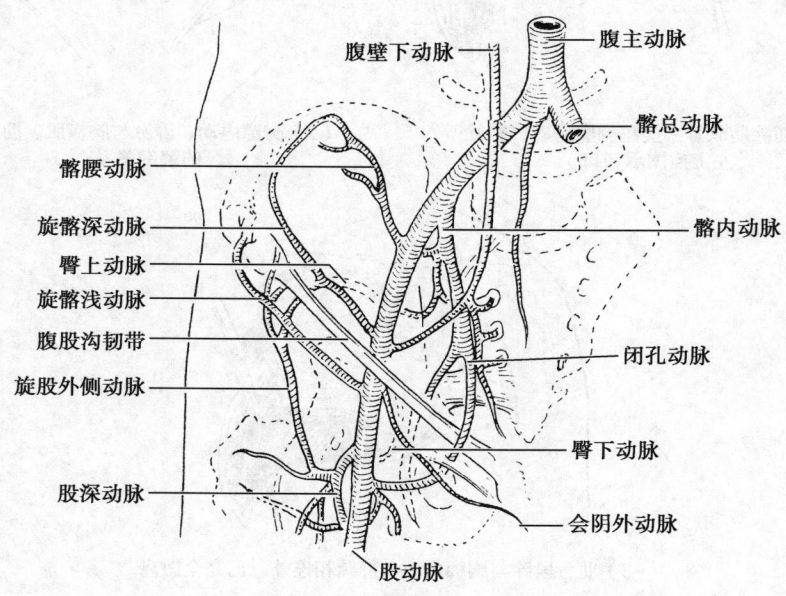

图 54-16　髂骨的营养血管

腹壁下动脉　腹主动脉　髂总动脉　髂内动脉　闭孔动脉　臀下动脉　会阴外动脉　股动脉　股深动脉　旋股外侧动脉　腹股沟韧带　旋髂浅动脉　臀上动脉　旋髂深动脉　髂腰动脉

7

的髂骨皮瓣移植多用于同时有骨缺损和皮肤缺损的患者,如外伤性或肿瘤切除后所引起的皮肤和骨骼缺损。

【术前准备】

同常用骨移植术及骨与骨膜移植术。

【麻醉】

供区麻醉应与受区麻醉结合起来考虑。一般肋骨移植多用气管内插管全麻,同时解决供区与受区的麻醉。如供区和受区均在四肢,常选用臂丛麻醉或硬膜外麻醉或两者同时应用。

【手术步骤】

1. 体位 患者平仰卧,供区臀部垫高。如受区肢体手术需要某种体位,可适当调整。

2. 切口 切口自髂嵴中点开始,沿髂嵴至髂前上棘,再斜行至腹股沟韧带的中点,并向下纵行 3～4cm 〔图 54-17(1)〕。

3. 显露血管 切开皮肤、皮下组织后,于切口下端切断腹股沟韧带,在股三角内显露股动脉及髂外动脉。在腹股沟韧带上下仔细寻找起自股动脉外侧或髂外动脉外侧的旋髂深动脉。凡在此处找到斜向髂

前上棘行走、有伴行静脉的动脉,并在髂外动脉内侧的对应部位有腹壁下动脉发出者〔图 54-17(2)〕,即可判定该动脉为旋髂深动脉。沿旋髂深动脉切开腹横肌和腹内斜肌,逐渐向外上分离,直达髂前上棘的内侧。该动脉在髂前上棘附近分为终支与升支,升支上行至腹内斜肌与腹横肌之间,供应前外侧腹壁的肌肉。于分支处结扎切断升支,继续分离终支。一般,终支经髂前上棘内侧,在髂筋膜与髂肌之间,沿髂嵴内侧缘弧形向后,约在髂前上棘后面 3～5cm 处进入腹横肌,在腹内斜肌与腹横肌之间向后弧行,最后与髂腰动脉吻合。终支沿髂嵴内侧缘向后行走过程中,分出许多小分支供应肌肉和髂骨。

4. 切取髂骨 按受区需要设计移植骨块大小。先沿髂嵴外侧缘,切开臀肌及阔筋膜张肌,将之拉开,显露髂嵴前部的外侧骨膜〔图 54-17(3)〕。距髂嵴内侧缘 2cm 处,沿内侧缘由前向后切开腹内斜肌及腹横肌,使约有 2cm 厚的肌肉附着于髂嵴,以保护旋髂深动、静脉〔图 54-17(4)〕。髂嵴分离的长度足够后,切开腹横筋膜,将腹膜外脂肪及腹膜推向内侧。腹膜用纱布垫保护后,用深拉钩拉向内侧,同时用拉钩拉开

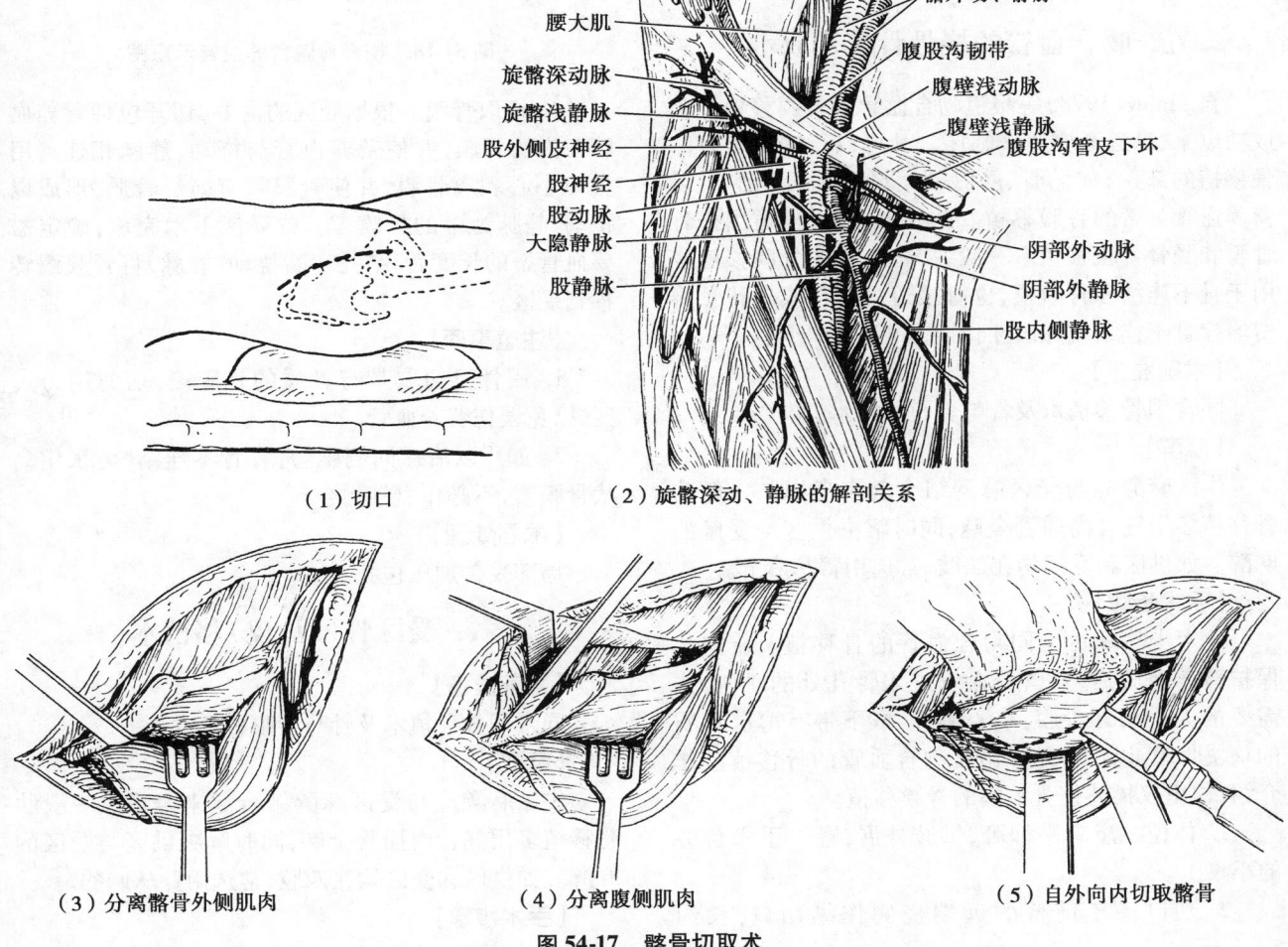

（1）切口　　　　　　　　　　（2）旋髂深动、静脉的解剖关系

（3）分离髂骨外侧肌肉　　　（4）分离腹侧肌肉　　　（5）自外向内切取髂骨

图 54-17 髂骨切取术

臀肌,显露髂嵴的内侧面与外侧面,用骨刀自髂骨外侧面向内侧切取大小合适的骨块〔图54-17(5)〕。切取骨块时,用力不能太大,以免骨刀误入盆腔。将髂嵴逐步切断,形成以旋髂深动脉为蒂的髂骨骨块。如骨块的髓腔、骨膜及附着的肌肉有活跃出血,提示血供良好。

5. 如单纯切取髂骨,一般直接缝合切口多无困难;若有困难时,应行中厚皮片移植。缝合切口前应重建腹股沟韧带。

【注意事项】

1. 旋髂深动脉位于腹股沟韧带上、下的髂外动脉的外侧,或股动脉的外侧。如在此处找到的动脉难以肯定是否为旋髂深动脉时,可在髂外动脉内侧或股动脉内侧的对应部位寻找腹壁下动脉。如对应部位存在腹壁下动脉,则找出的动脉为旋髂深动脉。

2. 用骨刀自外向内切取髂骨块时,必须用纱布垫及深拉钩保护好骨盆腔,以免失手误伤盆腔内脏器。

3. 沿髂嵴内侧缘至少要保留2cm厚的肌肉附着,以便保护旋髂深动脉及其分支。

【术后处理】

局部加压包扎,以防血肿形成。

五、吻合血管的桡骨骨膜切取术

自 Finley(1978)等报道吻合血管的骨膜移植试验成功以来,已逐渐应用于临床。凡可以行吻合血管的骨移植的部位,如髂骨、肋骨、腓骨等,都可以形成以营养血管为蒂的骨膜移植。此外,还有人报道用桡骨骨膜和胫骨骨膜移植。一般,吻合血管的骨膜移植应用于骨不连结和骨缺损,也有报道用带蒂或岛状骨膜瓣治疗骨不连结或陈旧性骨折,如腕、舟骨骨折。

【术前准备】

同常用骨移植术及骨与骨膜移植术。

【麻醉】

供区麻醉应与受区麻醉结合起来考虑。一般肋骨移植多用气管内插管全麻,同时解决供区与受区的麻醉。如供区和受区均在四肢,常选用臂丛麻醉。

【手术步骤】

手术步骤基本上同吻合血管的骨移植。显露并保护营养血管后,自营养血管进入骨孔处的对侧,按需要的大小切开骨膜,小心剥离,取下带有薄层骨质的整块骨膜,以供移植。由于吻合血管的骨移植已作介绍,这里仅描述桡骨下端的骨膜移植。

1. 体位　患者平仰卧,供肢外展,置于手术台旁的小桌上。

2. 切口　于前臂的远端桡侧作纵切口,长约5～6cm。

3. 显露血管　切开皮肤、皮下组织及筋膜后,向掌侧和背侧分离,于掌侧找到桡动、静脉,并切断肱桡肌腱(手术完毕后修复)。小心分离桡动、静脉,在旋前方肌平面,可见一组较粗的营养血管,环绕桡骨,走向背侧,供应桡骨背侧骨膜〔图54-18〕。

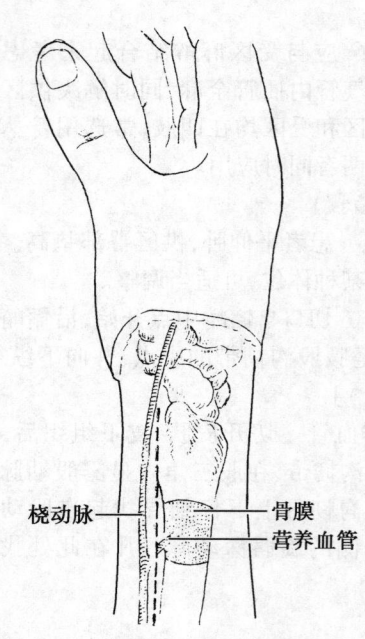

桡动脉—　　　—骨膜
　　　　　　　—营养血管

图54-18　桡骨骨膜营养血管示意图

4. 切取骨膜　根据受区的需要,切开包括营养血管在内的骨膜,并使营养血管与桡动、静脉相连。用骨刀小心剥离骨膜,并使骨膜带有薄层骨质,形成以桡动、静脉为蒂的骨膜瓣。待受区手术完成,确定需要血管蒂的长度后,结扎切断桡动、静脉,将骨膜瓣转移到受区。

【注意事项】

1. 用骨刀切取带有骨质的骨膜瓣,切勿用力过猛,以免误伤营养血管。

2. 如用以治疗同侧腕、舟骨骨不连结,可采用岛状骨膜瓣,不必作血管吻合。

【术后处理】

局部妥善加压包扎。

六、受区骨(肌、皮)移植术

【术前准备】

同常用骨移植术及骨与骨膜移植术。

【麻醉】

供区麻醉应与受区麻醉结合起来考虑。一般肋骨移植多用气管内插管全麻,同时解决供区与受区的麻醉。如供区和受区均在四肢,常选用臂丛麻醉。

【手术步骤】

1. 体位　患者体位应兼顾供区及受区,以便供区和受区同时开始手术。如确有矛盾,应先照顾供区手术,待供区手术基本完成后,再调整体位。

2. 切口　根据切取受区病变和显露接受血管(包括动脉、伴行静脉和浅静脉,如桡动、静脉及头静脉)的需要,设计切口。如一个切口难以兼顾两者,特别是受区有轻度感染时,常另做切口显露接受血管,使血管吻合能在清洁切口内进行,以减少感染的机会。

3. 切除病变组织　总的要求是病变组织必须彻底切除。

(1)瘢痕组织(包括皮肤及软组织瘢痕)应彻底切除,使移植的骨骼有一个血供良好的移植床。

(2)骨折后骨不连、外伤性或炎性骨缺损者,应切除硬化骨端,凿通骨髓腔,形成新的创面,以利愈合。

(3)对先天性胫骨假关节,应全部切除假关节两端及周围的纤维组织和不正常的骨组织。切除后,不但两骨端为正常骨组织,其周围也应是正常的肌肉和皮下组织。

(4)低度恶性骨肿瘤的瘤段切除时,两端至少应距肿瘤组织3~5cm,并在术中取骨髓组织切片,检查切除是否彻底。

4. 显露接受血管　肢体的接受血管一般选用主要动脉的分支,如肱动脉的分支有肱深动脉、旋肱前、后动脉、尺动脉、桡动脉等,股动脉的分支有股深动脉、旋股内、外侧动脉、腓动脉、胫前、后动脉等。静脉除选用伴行静脉外,还应准备1~2支浅静脉,如头静脉、贵要静脉、大、小隐静脉及其分支。按解剖部位显露接受血管,在手术显微镜下分离一段,暂不切断,用显微血管夹阻断接受动脉,松开止血带,观察肢体血供情况。如无血供障碍,此动脉才可切断作端-端吻合;如有血供障碍,则此动脉不能切断,只能作端-侧吻合,或另选接受血管。另外,还须注意接受血管的外径和长度,最好与移植血管的外径接近,并可切取较长的长度,以便与接受血管吻合。

5. 移植骨(骨膜)的固定　移植骨与接受骨之间必须作内固定,但以简单、实用为原则。髓内钉因破坏骨内膜,一般不用。如移植骨比接受骨细小,可将移植骨嵌入接受骨的骨髓腔约2cm,然后用2枚螺钉固定〔图54-19(1)〕。如供骨与受骨的大小相仿,可将每个骨端各自锯成L形,互相对合,用2枚螺钉固定〔图54-19(2)〕。也可以将一端嵌入,另一端作L形固定〔图54-19(3)〕。因此,供骨切取的长度应比实际缺损长4~5cm。

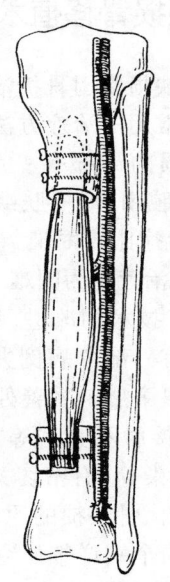 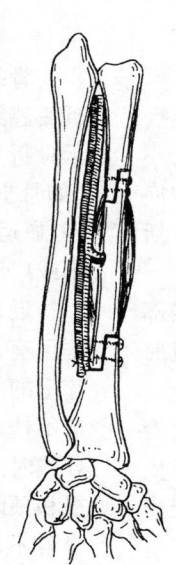 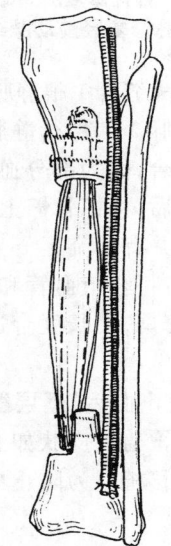

(1)移植骨嵌入髓腔,　　　(2)植骨区修成L形,　　　(3)一端嵌入髓腔,一端修成
　　用螺钉固定　　　　　　　用螺钉固定　　　　　　　L形,用螺钉固定

图 54-19　移植骨的固定方法

如果为骨膜移植治疗骨不连,可待骨端内固定后,将骨膜展开,包绕骨折部位的周围,移植骨膜边缘与接受骨骨膜间断缝合固定。如骨膜移植用以治疗骨缺损,可先行嵌入植骨,或骨上植骨,或髓腔内植骨,或先用接骨板螺钉固定骨折端,折端间缺损用松质骨填充,再用骨膜包绕,并与受骨骨膜间断缝合

固定。

6. 血管缝合　移植骨或骨膜固定后,即可缝合血管。如为清洁切口,血管缝合可在原切口内进行;如为污染切口,最好另做切口显露接受血管,然后将移植骨骼的血管蒂,经皮下隧道引入清洁切口,进行缝合。缝合方法可切断接受血管,与移植骨骼的血管蒂

7

作端-端吻合;如受区仅有 1 根动脉供血,则只能作端-侧缝合。如受区除骨缺损外,同时有主要动脉缺损,则应行腓骨移植修复骨缺损,同时将腓动、静脉嵌入缺损血管之间,恢复血流〔图 54-20〕。

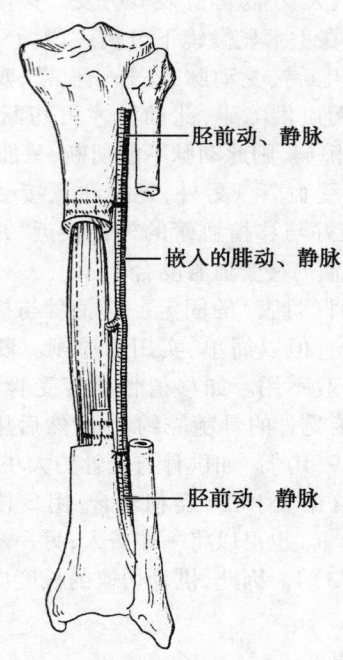

胫前动、静脉

嵌入的腓动、静脉

胫前动、静脉

图 54-20　腓骨修复胫骨缺损,腓动、静脉修复胫前动脉缺损

缝合顺序一般先缝合 1 根静脉,后缝合 1 根动脉,最后再缝合 1 根静脉。如伴行静脉外径一大一小,小的伴行静脉可不缝合,因为部分血液可通过骨髓腔回流。血液循环重建后,移植骨骼上附着的肌肉即有活跃出血,静脉充盈,并有回流。

血管缝合前,应将移植血管和接受血管转至浅部互相对合,并适当修剪,使长度合适,并注意避免扭曲或形成锐角。

7. 缝合　彻底止血后,逐层缝合切口,注意血管吻合口必须有肌肉覆盖。皮肤如有缺损,可用局部皮瓣转移或中厚皮片移植。为防止血肿形成,应置胶皮片引流或负压引流。

【术后处理】

1. 外固定　受压肢体由于内固定不够坚强,需用牢固的石膏托固定,2 周拆线后,改用管形石膏,直至骨折愈合。

2. 常规预防性应用抗生素。外伤性或炎性骨缺损应根据细菌培养及抗生素敏感试验,选用抗生素。

3. 常用使用抗血管痉挛药物,如罂粟碱 30mg 肌注,每 6 小时 1 次,共 7 日。

4. 常规静脉滴注低分子右旋糖酐,每日 500 ~ 1000ml,共 5 ~ 7 日。

5. 观察移植骨骼或骨膜的血供情况

(1) 如为吻合血管的骨皮瓣移植,可通过皮瓣的颜色、温度及毛细血管充盈时间等,判断血供情况,如有血液循环障碍,应及时手术探查。

(2) X 线摄片检查:术后 4 ~ 6 周以内,如承受骨和移植骨的密度一致,说明移植骨的血供良好;反之,如移植骨的密度增大,说明血供中断,移植骨坏死。4 ~ 6 周后,如移植骨的四周骨质增生明显,说明血供良好;反之,如无骨质增生,说明血供中断,移植骨坏死。

(3) 动脉造影:可以显示吻合口的通畅情况,但此检查为损害性,且可以引起动脉痉挛、内膜损伤,不宜常规应用。

(4) ^{99m}锝或^{113m}铟扫描及 γ 照相:此项检查应在术后 3 ~ 10 日内进行。因为此时期内渗血业已停止,但侧支循环尚未建立,如移植骨摄取锝或铟增多,显影浓厚,说明血供良好。

(5) doppler 血流仪测定:用 doppler 超声血流仪于吻合口远端探测,如有血流响声,说明吻合口通畅。

(王寿宇　郑希福)

第四节　骨折不愈合, 骨缺损骨移植术

骨折不愈合和骨缺损常因骨折治疗不当,或因骨折后感染所致。两者常用的治疗方法是骨移植,但由于骨折不愈合、骨缺损的局部有一系列的病理改变(如骨折端硬化、骨髓腔闭合、皮肤缺损、软组织瘢痕多、血运不好等),使治疗比较困难。如以前曾多次手术或广泛反复感染,则治疗更为困难。

近几十年来,由于技术的改进,骨移植术的成功率已有所提高,但仍有一部分病例失败,其原因与治疗上的缺点(如软组织瘢痕未妥善处理、植骨周围血运不佳、植骨量不足、接触不紧密等,内、外固定不充分或时间不足、术后感染等)有密切关系,必须予以重视和预防。骨折不愈合、骨缺损的原因和局部病理改变各不相同,术前必须个别详细研究,判定有效的措施,力争通过一次手术取得成功。

骨移植术成功的重要条件如下:

1. 彻底治愈局部骨和软组织的感染,以消除潜在感染和术后感染复发的机会。

2. 局部如有较大的皮肤和软组织瘢痕,应先行切除,用适当皮瓣移植修复。

3. 骨折端的硬化区及其周围的瘢痕组织必须充分切除,骨髓腔必须钻通,以在植骨周围创造一个血运丰富、生长力活跃的移植床,保证植骨成功。

4. 植骨的数量要充足,移植骨与接受骨之间应有

广泛而紧密的接触,并应用牢靠的内固定,最好采用新鲜自体皮质骨作骨上移植,加松质骨骨端间移植。

5. 外固定的范围要足够,时间要充分。固定期间应进行功能锻炼,改善局部血液循环,促进愈合。

6. 严格的无菌技术,预防伤口感染。

【术前准备】

除同骨移植术及取骨术的术前准备外,还应注意下列几点:

1. 骨折不愈合　骨缺损的患者,多数卧床时间较久,屡经手术,反复感染,全身情况欠佳,术前应予以改善;并应在指导下进行功能锻炼,以改善心、肺功能,增强对手术的耐受力;同时改善肌力、关节功能和骨质疏松脱钙。

2. 以往有感染史者,术前应采用抗生素治疗,以防感染复发。

3. 因骨缺损而短缩的肢体,特别是下肢,应先行牵引1～2周,以恢复肢体长度。

【手术步骤】

1. 体位　应根据病史部位和取骨部位来选择体位。

2. 切口和骨折端显露　在病变部位选择显露充分、损伤小的切口,其长度应根据移植骨的长度而定。

骨折端的显露应尽量从肌肉间隙进行,以减少出血;并注意保护切口周围的血管、神经,慎勿损伤。骨折端的显露以能满足硬化端的切除和移植骨板的置放与固定为度,尽量保留周围肌肉与骨骼的附着。骨膜的剥离应尽量减少,使裸露的骨面与移植骨板的面积相仿即可,尽量保留骨膜及软组织与接受骨的附着,以保存良好的血运和成骨功能〔图54-21(1)〕。

3. 软组织与骨折端的处理　主要的目的是创造一个血运丰富的环境。软组织瘢痕应全部切除,直到正常组织。骨折端的硬化骨质,应用线锯或骨刀切除,直至断面大部为血运丰富的正常皮质骨为止(一般硬化皮质骨坚硬,象牙色,增厚,而无血运)〔图54-21(2)〕。然后,将闭合的骨髓腔用手摇钻钻通或小圆凿凿通〔图54-21(3)〕。

4. 复位与骨移植　如计划用骨上骨移植作内固定,应将骨折两端与移植骨接触的皮质骨凿平〔图54-21(4)〕,使移植骨与接受骨紧密接合。至此,骨移植前的手术步骤已完成,可行复位及植骨。为了促进骨内膜的成骨作用,髓腔内可以插入一小段松质骨。然后,利用持骨钳夹住骨折的两端,在助手牵引下进行复位,并使髓腔内植骨的另一端插入对侧髓腔〔图54-21(5)〕。复位时除注意骨折面的对合外,应特别注意

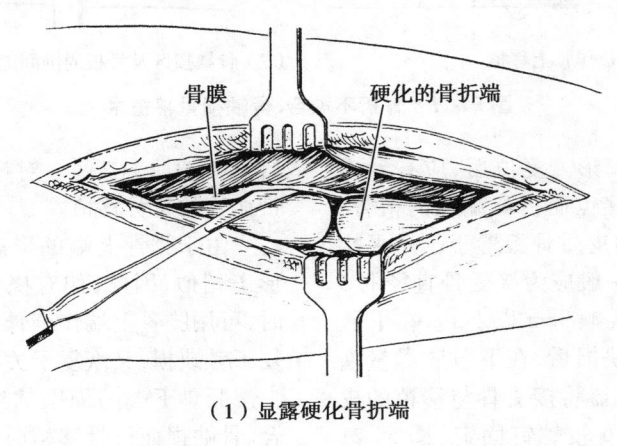

（1）显露硬化骨折端

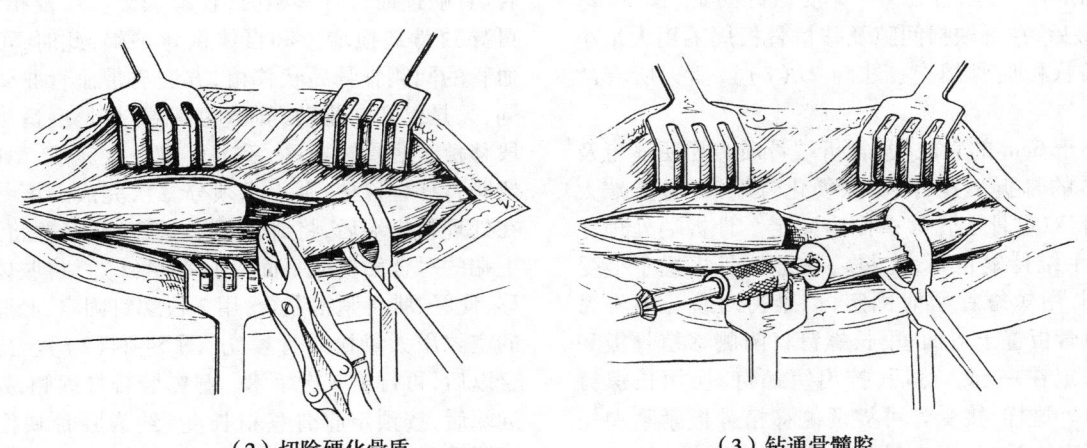

（2）切除硬化骨质　　　　　　　　　　（3）钻通骨髓腔

7

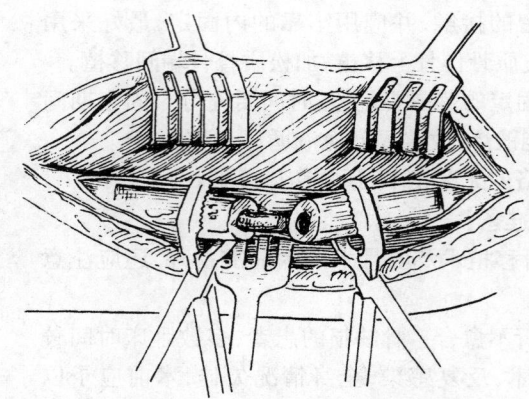

（4）凿平皮质骨表面，髓腔内植骨　　　　　（5）在手法牵引下，用持骨钳将骨折端复位

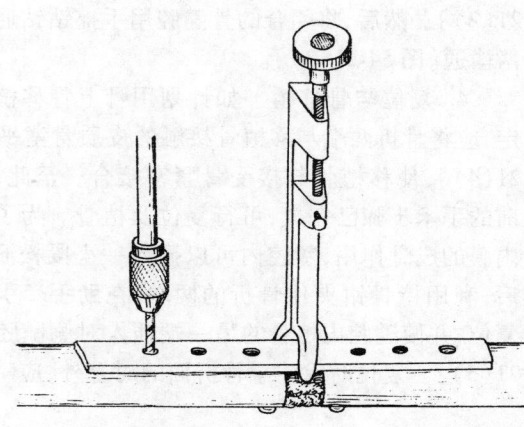

（6）用皮质骨板作骨上移植

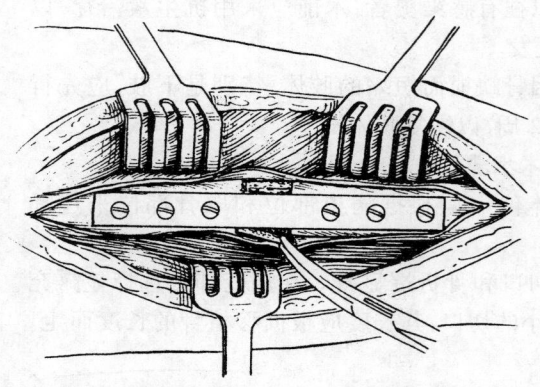

（7）骨缺损区及骨板周围间隙用松质骨充填

图 54-21　骨折不愈合、骨缺损骨移植术

轴线的对准，以免形成旋转畸形。复位后，应有专人维持肢体位置，以免骨折端移位而折断髓腔内植骨。将业已切取完毕，等待移植的皮质骨板置于已凿平接受骨的骨面上（骨板的长度一般应为接受骨直径的 5 倍，保证两端各与接受骨面接触 3cm 以上）。在上肢应尽量对合骨折面，消灭骨缺损后，在下肢应尽量恢复肢体的长度后，用骨折固定器将接受骨与移植的皮质骨板固定在一起，并以 4～6 枚螺钉固定〔图 54-21（6）〕。最后，在骨缺损间隙及移植骨板周围用大量小块及小条状松质骨填充〔图 54-21（7）〕，消灭所有的空隙。

对小于 6cm 的骨缺损、骨折端骨质疏松明显者及靠近关节的骨折不愈合，切除硬化骨端后，骨折端太短时，应行双重骨上骨移植作内固定。骨折端处理完毕，在助手维持复位下，先将一块移植骨板置于接受骨的一侧，用短螺钉暂时固定，以维持对位。再将另一块移植骨板置于对面，用长螺钉将两侧移植骨板和接受骨固定在一起。然后，拧出短螺钉，换用长螺钉进行固定。这样，接受骨可被两侧移植骨板紧紧夹住而牢靠固定。最后，用大量的松质骨块充填骨缺损区

〔图 54-22（1）（2）〕。对超过 6cm 的骨缺损，最好采用带血管的腓骨移植。

由于腓骨上端的形态与桡骨下端和腓骨下端的形态相似，因此，如有桡骨下端缺损或腓骨下端缺损时，可用腓骨上端作全骨半关节移植〔图 54-23〕，既修复了骨缺损，又恢复了关节功能。

胫骨下端的周围软组织少，血供差，因骨折不愈合、骨缺损而行骨移植时，较易失败。反复植骨失败，可导致骨缺损增大和自体供骨枯竭，此时，可选用带血管的同侧腓骨岛状移植，方法与带血管腓骨移植相同，只是仅切断腓动、静脉的一端，将长度适当的腓骨段移植于胫骨缺损区，手术可以一次完成。如选用同侧腓骨移位移植，则手术须分二次完成。第一次手术在处理骨折端后，将腓骨近端斜行锯断，并将胫、腓上端的对合面凿成平面〔图 54-24（1）〕，将肢体远端内移，使胫、腓骨紧密贴合，用 2 枚螺钉固定，胫腓骨上段的空隙用大量松质骨填充〔图 54-24（2）〕。待植骨愈合以后，再行第 2 次手术。显露胫腓骨远侧，处理胫骨远端后，按预定腓骨移植长度（约为胫骨缺损长度加胫腓骨两端重叠的长度），锯断腓骨远端，再将肢体远

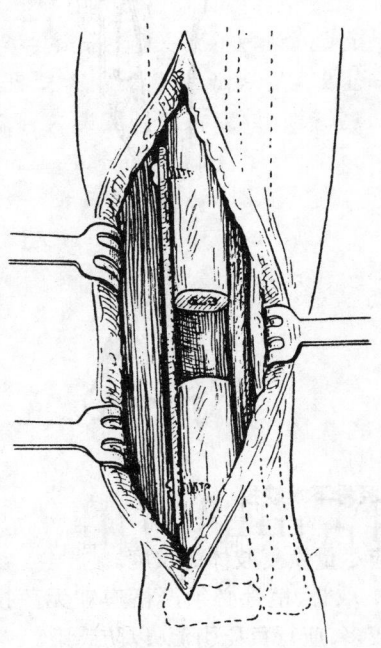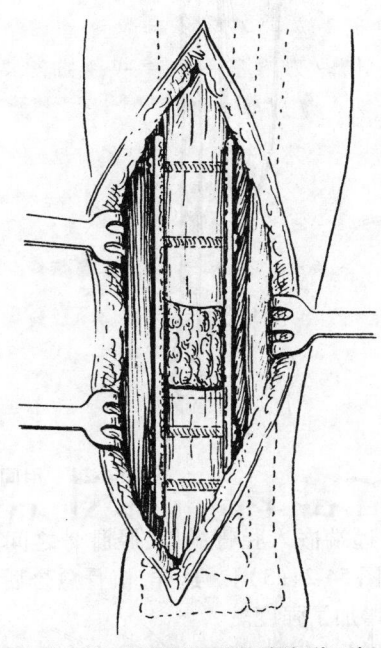

（1）先用短螺钉暂时固定一侧骨板　　　　　　（2）置放对侧骨板，用长螺钉将两侧
骨板和接受骨固定在一起

图 54-22　骨折不愈合双重骨上骨移植术

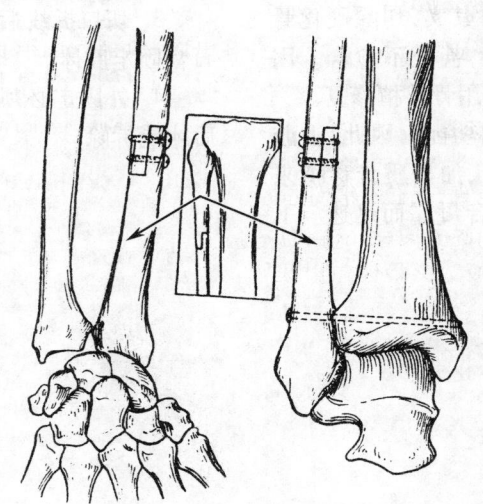

图 54-23　用腓骨上端移植，修复桡骨或腓骨下端的缺损

7

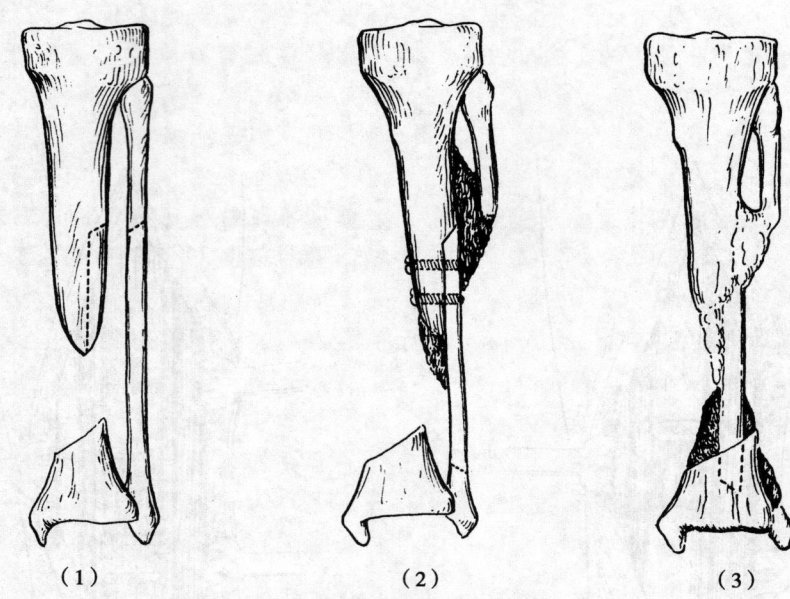

图 54-24 用同侧腓骨移植修复胫骨下端缺损

段外移,将腓骨远端嵌入胫骨髓腔,胫腓骨之间用大量松质骨填充〔图 54-24(3)〕。这样,植骨愈合后,胫、腓骨融为一体,增加了强度。

5. 缝合 松开止血带,彻底止血。在专人保持肢体位置下松开骨折固定器,然后,逐层缝合。

【注意事项】

1. 保证手术成功的条件很多,但彻底切除软组织瘢痕和硬化骨端,创造一个血运良好的环境是先决条件。切除软组织瘢痕时,慎勿损伤邻近重要的血管和神经。切除硬化骨端时常有姑息心理,唯恐切除过多,将导致骨缺损增多,愈合困难。其实,切除硬化骨质不彻底,反而会使骨折愈合困难,甚至不愈合。因此,硬化骨质必须彻底切除,骨缺损用骨移植修复。

2. 上肢稍有短缩,一般不影响功能。因此,上肢长骨骨缺损,常用将两骨折端对合、加松质骨移植来解决,这样,不但手术简单,而且愈合可靠而迅速。下肢则应尽量恢复肢体的长度。

3. 取骨、植骨必须严格遵守无菌技术;缝合时如渗血较多,应行负压引流,以防感染。

4. 骨移植后,切口内容增多,缝合时如缝线结扎困难,绝不可在张力下勉强缝合,应当用局部皮瓣转移覆盖创面,皮瓣供区用皮片移植覆盖。

【术后处理】

1. 创口用均匀压力绷带包扎后,用石膏托将肢体固定于功能位,并抬高肢体。

2. 术后预防性抗生素应用 1~3 日。

3. 切口拆线后,去石膏托,改用管形石膏或人字石膏固定肢体。

4. 外固定必须带 X 线摄片,证实植骨完全愈合以后才能拆除。

(王寿宇 郑希福)

第五十五章

骨、关节化脓性感染手术

第一节　急性化脓性关节炎切开引流术

急性化脓性关节炎是一种有严重后果的疾病，其积液、积脓对关节结构及软骨有严重的破坏性，如能及早控制感染，可以改善局部情况，保留一定的关节功能。化脓性关节炎的治疗必须遵循三原则：①关节充分引流；②全身应用抗生素；③局部制动。因此，一经明确诊断，关节腔内有脓性渗出，即应在全身应用足量敏感抗生素的同时，及时引流关节内脓液。这是重要的一环，应根据适应证分别采用穿刺冲洗注药、切开冲洗、切开引流或闭式灌洗吸引等措施。

一般说，如在早期浆液性渗出期，对于表浅关节像膝关节，可采用每日或隔日穿刺冲洗注入抗生素的方法治疗。如关节液已成浆液纤维蛋白性或黏稠脓性，上法将难以奏效，可经套管穿刺针插入较粗引流胶管2根，做冲洗、引流或较长期抗生素溶液持续灌洗。如仍不能畅通引流，则需采用手术切开处理。

临床上，本病多见于儿童；但近期报道成人发病率也有所增加，多见于免疫功能不全、糖尿病、类风湿关节炎及人工关节置换术后急性感染患者。常发生在髋、膝关节。

本章仅就此二者详述于后。

【适应证】

1. 经穿刺冲洗注药疗法数日，全身和局部情况未见改善或改善不明显。

2. 脓液黏稠或纤维蛋白沉积多，不能用穿刺冲洗疗法。

3. 关节炎由邻近骨髓炎蔓延引起，骨髓炎需要一并处理者。

【术前准备】

1. 全身应用足量敏感的抗生素24小时以上，必要时应给予输血、输液等支持疗法，以提高身体抵抗力。

2. 局部制动　在急性期是重要的措施之一，可以遏制病变蔓延、减轻疼痛、防止畸形及关节病理性脱位，多用皮牵引或石膏外固定，前者还可减轻关节软骨的受压和坏死。

3. 应及早行关节穿刺，既有助于明确诊断，又可以了解致病菌的种类及其对抗生素的敏感程度，以便选用有效抗生素。

4. 病例均应行 X 线摄片检查，了解骨与关节破坏情况，以便决定治疗方针。

【麻醉】

根据年龄、关节部位和全身情况选用硬膜外麻醉、腰麻或全麻。

一、髋关节切开引流术

髋关节位置较深，解剖层次多，附近有重要神经、血管，显露较复杂，引流不易通畅，应细致处理。

【手术步骤】

1. 体位　俯卧位。

2. 切口、显露　最好采用后侧切口，此切口的优点是术后当患者仰卧时，引流口位于低位，脓液流出通畅（仅做关节切开冲洗或负压引流术，或髋关节脓肿合并前外侧脓肿时，也可采用前侧或外侧切口）。具体显露步骤见髋关节显露途径，唯切口要缩短〔图 55-1（1）〕，显露时注意勿伤及坐骨神经，分开短外旋肌层即可显露关节囊〔图 55-1（2）〕。

3. 切开关节囊、清除脓液　关节囊在被脓液胀满时容易辨认，外观膨隆，触之有张力感。穿刺证实后即可沿股骨颈纵轴作全长纵行切开或作十形切开，吸引涌出的脓液，关节囊内用大量生理盐水彻底冲洗，关节间隙可插入细导管注水冲洗〔图 55-1（3）〕。向外侧牵引并旋转大腿，部分显露髋臼和股骨头颈部，检

7

查关节软骨破坏情况,清除残留的纤维素膜及坏死游离的软骨碎片,肉芽组织应予刮除。

4. 引流　在关节内放 2 条细塑料管后缝合关节囊和切口,露在皮肤外面的塑料管应用无菌纱布保护,备术后冲洗引流注药用。关节破坏严重或脓液黏稠者,可做关节内引流,将引流管放在关节囊切开处,缝合关节囊,或直接将关节囊切开缘缝合于臀肌筋膜上,以利引流〔图 55-1(4)〕。

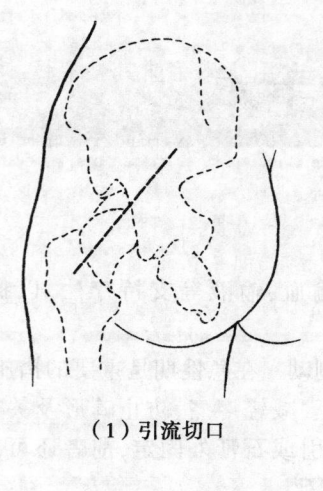

（1）引流切口

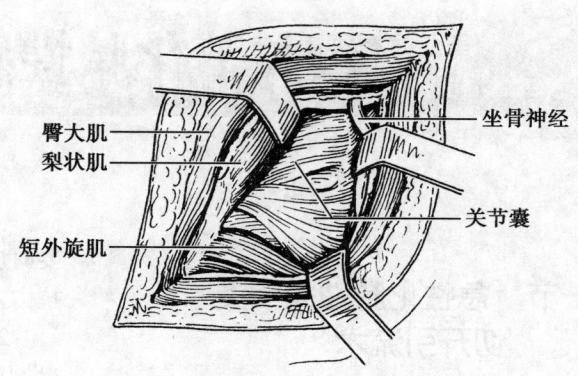

臀大肌
梨状肌
短外旋肌
坐骨神经
关节囊

（2）分开短外旋肌,显露关节囊

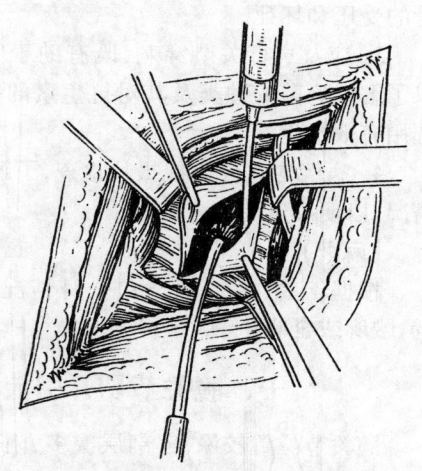

（3）切开关节囊,冲洗,吸净脓液

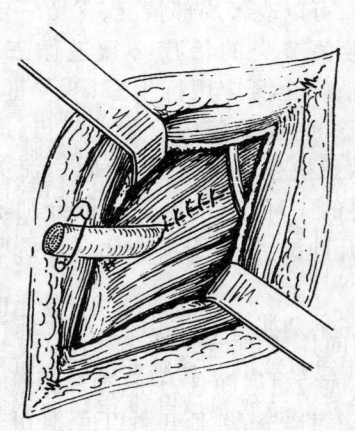

（4）放置引流

图 55-1　左侧髋关节脓肿切开引流术

【术后处理】

1. 继续全身抗生素治疗及支持疗法。

2. 局部外固定于功能位,最好作皮牵引,以防止挛缩畸形和减少关节软骨面受压。

3. 关节囊已缝合者,术后仍需继续用关节穿刺冲洗注药治疗,并仔细观察全身情况和局部体征以及脓液的转化,以便及时采取相应措施。

4. 关节内放塑料管者,术后应进行抗生素溶液灌洗和负压吸引,严格按无菌原则处理。

5. 关节病变轻者,急性炎症消退后,应指导患者逐步进行关节功能锻炼,以防关节强直。

6. 关节破坏严重者,关节强直势不可免,应予外固定于功能位,直到骨性愈合为止。

二、膝关节切开引流术

【手术步骤】

1. 体位　仰卧位。

2. 切口、显露　膝关节比较浅,通常在髌骨两旁做前外侧及前内侧切口,自髌骨上极平面至胫骨结节平面〔图 55-2(1)〕,切开筋膜和髌骨旁支持韧带,即可显露关节囊。后侧切口应处于肢体在仰卧时的低位,有利于引流,但容易自动闭合且可引起小腿后部筋膜间隙感染,仅在必要时才加用后外侧或后内侧切口作为对口引流。如需作后外侧或后内侧切口,可用止血钳从前侧切口插入关节腔,从后外侧的股二头肌腱前缘突出,作为对口切开的指标,以免损伤腓总神经。后内侧切口需以同法自半腱肌、半膜肌之间切开〔图

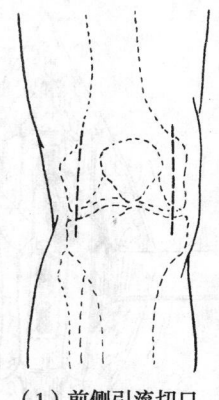

（1）前侧引流切口　　　　　（2）后侧引流

图 55-2　右侧膝关节脓肿切开引流术

55-2（2）〕。

3. 切开关节囊、清除脓液　纵行切开关节囊,吸出脓液,边活动膝关节、边彻底冲洗,同时检查关节面破坏情况,并清除腔内所有纤维蛋白渗出物和坏死、脱落的软骨片屑。根据髋关节切开引流术的同样原则与措施处理,或缝合关节囊或切开不缝。

【术后处理】

同髋关节切开引流术。

第二节　急性骨髓炎切开引流术

急性血源性化脓性骨髓炎(简称急性骨髓炎)多发生在儿童,好发于长管骨的干骺端,最常见于股骨、胫骨。早期诊断,早期治疗是提高治愈率、预防残疾的关键。早期治疗包括及早、足量、有效的全身抗生素治疗和支持疗法,和及时的局部切开减压、引流(包括骨髓腔钻孔或开窗),以达到解除骨内脓肿的压力,避免向髓腔扩散,防止及减少骨质的破坏与坏死的目的。术后应继续应用抗生素直至炎症消失。

【适应证】

1. 急性骨髓炎一经明确诊断,用抗生素等全身治疗不见显著效果者,应及时切开作病变区骨内或髓腔钻孔探查,如有脓液应开窗引流。

2. 局部穿刺证实有骨膜下脓肿者或X线片示骨膜下阴影增厚者,除切开引流外,应作髓腔引流。

3. 骨膜下脓肿穿破至软组织并形成脓肿,应同时引流软组织脓肿和髓腔内脓肿。

【术前准备】

急性骨髓炎都伴有较严重的全身败血症或脓毒血症症状,病儿多数病情较重。为使病儿能耐受手术,术前应采取以下措施,改善全身情况:

1. 全身应用足量、敏感的抗生素控制感染。

2. 全身情况衰弱、贫血、病情危重或有中毒性休克者,应积极输血、输液、纠正脱水、酸中毒等,待病情好转后手术。

3. 将病肢做牵引或外固定制动,抬高患肢。

【麻醉】

根据病变部位、年龄,采用臂丛麻醉、腰麻、硬膜外麻醉或全麻。

【手术步骤】

以胫骨上端骨髓炎为例:

1. 体位、切口　仰卧位,前内侧切口或在体征最明显的部位做切口〔图55-3(1)〕,长3~5cm切口中点应位于临床压痛、肿胀最明显处。

2. 显露、钻孔探查　切开皮肤,常可发现骨膜水肿、肥厚或被骨膜下脓肿所抬起。有骨膜下脓肿,经穿刺证实即纵行切开骨膜引流出脓液并送培养,若无脓液,也常可见病变区皮质骨轻度粗糙,色泽灰白。可将骨膜向两侧稍作剥离(剥离尽量减少,以保证骨的供血),用骨钻钻孔数个,直达骨髓腔,以探查有无骨髓腔脓肿。如髓腔无脓液溢出,钻孔已达减压作用,即结束手术,局部置抗菌药物后缝合切口〔图55-3(2)〕。

3. 开窗扩大引流　钻孔后,发现有脓液自髓腔内流出,应立即用骨凿在钻孔部位凿除1cm宽、适当长度的皮质骨,开窗以通畅引流。用生理盐水冲洗,除去坏死组织和游离的碎骨片,但不要作髓腔内搔刮〔图55-3(3)〕,以免扩散感染。

4. 引流、缝合　吸净脓液,冲洗伤口,置入敏感抗生素粉剂后,松松缝合切口,切口深部放一塑料管以利术后引流、冲洗和注药治疗。脓多腔大者可置双管闭合灌洗负压引流。对骨破坏严重、脓液黏稠者,宜在骨开窗口放置引流条开放引流。

【注意事项】

1. 剥离骨膜范围必须尽量缩小,以减少发生骨局部缺血性坏死的机会。

2. 开窗时,凿除皮质骨不宜过多,尽量减少局部

7

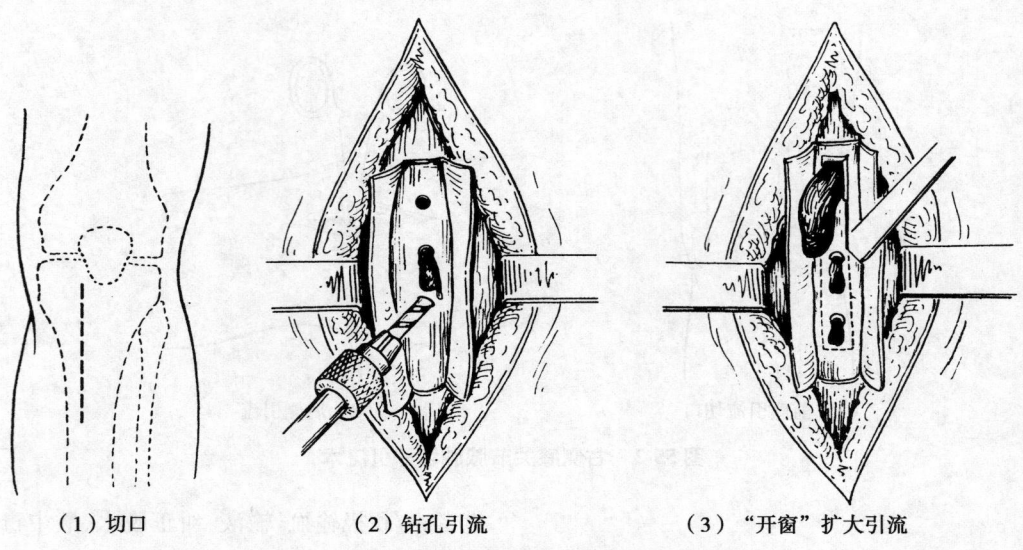

（1）切口　　　　　（2）钻孔引流　　　　　（3）"开窗"扩大引流

图 55-3　左侧胫骨急性骨髓炎切开引流术

扰乱与损伤,以能达到髓腔内减压,引流的目的即可。

3. 一般缝合伤口有利于防止继发感染,但应取决于全身与局部感染的程度。对脓液多、局部炎症重、全身中毒症状重者,应行开放引流。

【术后处理】

1. 继续全身应用抗生素,至体温正常后 2～4 周。缝线于术后 12～14 日拆除。

2. 制动或牵引并抬高病肢到急性症状消退为止。骨破坏严重、范围大者应用包括病骨两端关节、制动有效的石膏外固定,防止病理性骨折发生。一般在 1～2 日后摄片复查,根据观察的病骨演变情况,决定下一步治疗。

3. 置引流管的要保持引流通畅,当脓腔变小、引流物很少时才逐渐拔除。双管闭合灌洗负压引流见本章第四节。开放引流的伤口,经换药后分泌物不多,创面肉芽健康,可作延期缝合。一期缝合的伤口如果有感染加重,应及时开放引流。

第三节　慢性骨髓炎病灶清除术

慢性骨髓炎长期不愈的主要原因有二:①死骨或其他异物的存留;②骨内死腔形成,死腔内感染物存留,引流不畅。二者均使病灶反复急性发作,形成大量瘢痕组织,窦道长期不愈。在这种情况下,抗生素等药物已难以奏效,需要采取手术治疗,以摘除死骨和消灭死腔。

一、死骨摘除术

【适应证】

小的死骨往往能逐渐液化成为脓液或随脓液排至体外或软组织内,但较大的死骨则不能排出,存留在骨腔内成为异物,是造成感染持续不愈的根源,必须手术取出。术前 X 线片及 CT 证明死骨存在,已经完全与周围组织分离,其周围有足够的新骨包壳形成,估计术后在保护下不会发生病理骨折时,才可施行手术。

【术前准备】

1. 术前应用抗生素 1～2 周以控制感染。最好先做脓液细菌培养及抗生素敏感试验,全身情况不佳的应加以改善。局部急性炎症应使之完全消退。

2. 手术范围大的,应准备一定量的血液,以供术中应用。

3. 常规术前摄患骨正、侧位 X 线片检查死骨、死腔及新骨的情况,以正确决定手术的时机和显露途径。必要时应 CT 摄片或作窦道造影供判断参考。

4. 术前皮肤准备必须认真,以减少继发感染的机会,不能因为是感染伤口而忽略。

5. 合并病理骨折,必须治疗至骨折基本愈合,估计取出死骨后能有足够的骨痂支持时方能手术。

【麻醉】

下肢用硬膜外麻醉或腰麻;上肢用臂丛麻醉或全麻。幼儿不合作者用全麻。

【手术步骤】

1. 体位、切口　体位随切口而定。四肢手术用充气止血带。切口的设计,应根据 X 线片所显示死骨的位置,选择最直接的、对组织损伤小的途径。如沿窦道进入,一般均可到达病灶;若窦道位于重要神经、血管的周围,或距离病灶太远,则应考虑另选比较安全、直接的途径。

2. 显露病灶　如计划沿窦道进入病灶,可先用探针了解窦道方向并以此作为引导。然后,根据需要长度切开皮肤,并切除窦道及瘢痕组织。再将软组织分离,直达骨面。切开骨膜,稍向两侧剥离(不可过广,以免影响骨血运),即可显露病灶〔图55-4(1)〕。

3. 清除病灶　病骨可见骨壳粗糙不平,有多个骨瘘孔,按局部及 X 线片指示的定位寻觅死骨。对不能

摘除的死骨,应凿除其周围少量骨质,扩大开口,以便将死骨用腐骨钳夹住后取出〔图55-4(2)〕。彻底括除骨腔内、窦道内坏死组织和炎性肉芽,彻底清除脓液,送细菌培养及抗生素敏感测定,反复用灭菌生理盐水冲洗骨腔和伤口。然后,放松止血带,彻底止血。

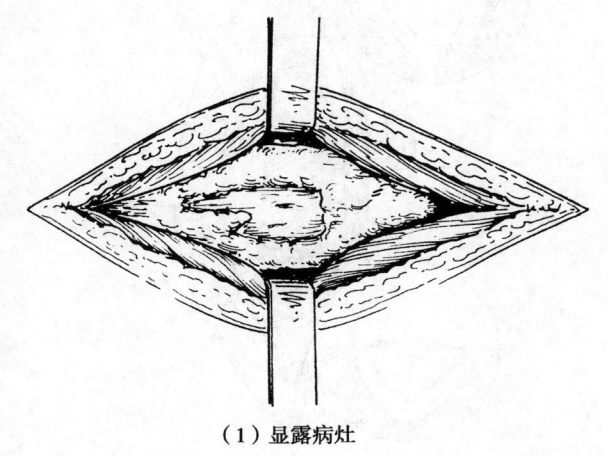

（1）显露病灶

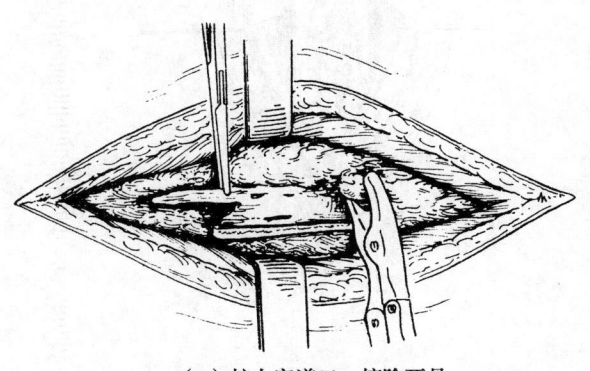

（2）扩大窦道口，摘除死骨

图55-4　死骨摘除术

4. 伤口处理　残留骨腔浅而小,血运较好者,病灶清除彻底,可放入抗菌药物后一期缝合,或置入凡士林纱布引流,松松缝合切口两端。残留骨腔较大,则需进一步作闭式灌洗、负压引流疗法、碟形术或骨腔填充术。

【注意事项】

1. 窦道周围瘢痕较多,局部解剖关节不易辨清,术中必须防止重要神经、血管的损伤。

2. 慢性骨髓炎手术出血较多,因此,最好能在止血带下进行手术。术中输血、输液等预防休克的措施也不可忽略。

3. 摘除死骨必须彻底,必要时可在术中摄片检查,瘢痕组织应尽量予以切除,尽量不用丝线结扎止血,减少异物存留,深层组织坚强缝合,才能保证手术成功。

【术后处理】

1. 继续应用抗生素至体温正常后 1~2 周。缝线于术后 10~14 日拆除。

2. 抬高病肢,局部石膏或牵引制动(尤其是负重骨骼),防止发生病理性骨折。

3. 术后密切观察全身情况和局部体征,体温持续不降,或切口又出现红肿,须穿刺检查或拆除部分缝线检查和处理。

4. 开放引流者,引流物很少,伤口洁净,肉芽新鲜,可延期缝合或游离皮片移植,消灭创面。

二、碟　形　术

碟形术就是把深如壶状或瓶状死腔变成口大底浅的碟状,以利于引流和周围软组织下陷而消灭死

腔。但位于关节附近或下肢主要负重骨骼的死腔,宜行大型碟形术,以免损伤关节腔、感染的扩散和影响骨骼的坚固性。

【适应证】

1. 慢性骨髓炎经死骨摘除术后,残留的死腔,大而深,但口小,估计引流不通畅者。

2. 位置表浅的骨骼,胫骨、尺骨、桡骨等慢性骨髓炎,缺乏软组织包围,皮肤瘢痕较大者。

3. 骨腔周围骨质硬化、血运不佳者。

【术前准备、麻醉】

同死骨摘除术。

【手术步骤】

1. 切口、显露病灶、取出死骨　具体操作同死骨摘除术。手术应在止血带下进行。

2. 敞开死腔　先按死腔大小设计需凿除的骨质。然后,用骨凿沿死腔边缘凿除骨质,直至成为浅碟状为止,为防止凿时引起骨折,可在预定切除骨的四周钻孔〔图55-5(1)〕,再沿孔间凿开,凿骨应达骨腔壁出血,但应注意切勿凿除过多正常骨质,以免影响骨的坚固性而发生病理性骨折。

3. 伤口处理　如修整碟形满意,凭周围软组织塌陷就能消灭死腔者,可作一期缝合,局部加压包扎,促使软组织紧贴腔壁。如周围无软组织,则需用凡士林纱布填入骨腔〔图55-5(2)〕,再用无菌敷料覆盖,上一筒形石膏封闭病区和外固定。

【注意事项】

1. 不能为求碟形而不适当地扩大凿除正常骨质,

7

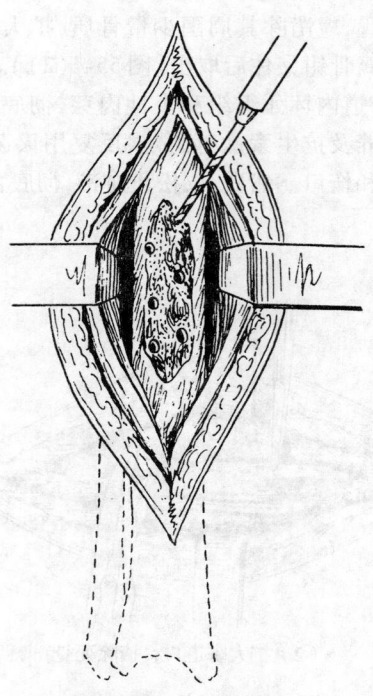

（1）在预定切除骨的四周钻孔

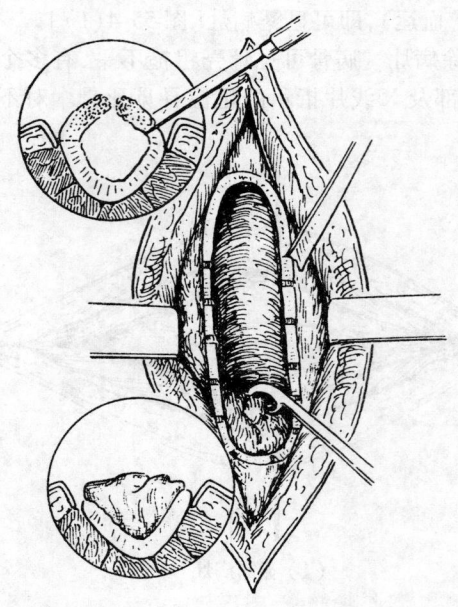

（2）凿除骨质（左下图示填入凡士林纱布）

图 55-5 碟形术

对承重长骨更应注意,以免日后易致骨折,应改用其他方法消灭死腔。

2. 死腔整修后应具有较丰富血运的腔壁,但必须放松止血带,彻底止血后才能缝合或用凡士林纱布填充。

3. 骨腔凡士林纱布填充不可过紧,以免影响引流。

【术后处理】

1. 碟形术后应用石膏外固定,防止骨折。

2. 对石膏封闭疗法的患者应密切观察全身和局部情况。如有发热和局部肿痛,应及时检查和处理伤口。情况正常,则在术后每 3～6 周更换一次敷料和石膏。这样既可以免去经常更换敷料的痛苦,减少对创面的干扰及发生继发性感染的机会,又能保证肢体局部休息。一般需要换数次石膏,3～4 个月后伤口即可愈合。其唯一的缺点是伤口脓性分泌物会发出恶臭。为此,对脓液多的,也可将石膏在引流部位开窗,定时换药以减少臭味,待脓液减少后再封闭窗口。经过一段时间的处理,伤口内将长满肉芽,周围皮肤向中心生长、覆盖。较大的创面可植皮消灭。

三、带蒂肌瓣填充术

石膏封闭疗法的缺点是臭味重、疗程长,往往患者不愿接受治疗;有些患者既不适宜于做碟形术,也不适宜应用石膏封闭疗法。带蒂肌瓣填充术是在清除病灶的基础上,用骨腔附近的带蒂肌瓣填充,消灭死腔,一期缝合伤口。此法既可缩短疗程,又能减少切除正常骨质,保持骨的坚固性,是比较理想的治疗方法。

【适应证】

周围有较丰富的健康肌肉可供填充骨腔（如股骨、肱骨以及胫、腓骨、桡、尺骨近端）的慢性骨髓炎,可选用带蒂肌瓣填充术。周围缺乏肌肉的桡、尺骨远端、胫骨前内侧、掌骨、指骨、跟骨等,以及骨质缺损过多的负重骨骼,则不宜选用。脓性分泌液多或皮肤缺损,伤口不能一期缝合者,也不宜选用。

【术前准备】

主要是肌瓣的选择和设计:

1. 带蒂肌瓣原则上应该从距离骨腔最近、最大的肌肉上采取,以便就近填充骨腔。根据需要,采取的肌瓣一般长 5～15cm,直径 1～4cm,但其长度不应大于直径的 6 倍,才能保证肌瓣有充分的血运。

2. 从有独立功能的肌肉上采取肌肉时,不得超过肌肉总体积的 1/3。如骨腔较大,一个肌瓣不够,可部分从另一肌肉上采取。

3. 肌肉小而功能重要的,不可用作肌瓣,以免发生功能障碍或畸形。

4. 各部位骨腔可采取的肌瓣如表 55-1 所示。

5. 带蒂肌瓣的形式有近侧蒂、远侧蒂及双侧蒂等 3 种。以近侧蒂肌瓣血运最好,临床常用此法。双侧蒂肌瓣适用于骨腔呈长舟状者。

表 55-1　各部位骨腔填充用肌瓣来源

骨腔部位	采取肌肉
肱骨上、中 1/3	三角肌、肱三头肌
肱骨下 1/3	肱三头肌、二头肌、肱肌
骨盆	臀大肌、臀中肌
股骨上、中 1/3	臀大肌、股四头肌、缝匠肌
股骨下 1/3	股外侧肌、内侧肌、中间肌
胫骨上、中 1/3	腓肠肌、胫前肌、比目鱼肌
胫骨下 1/3	比目鱼肌、胫前肌

【麻醉】

同死骨摘除术。

【手术步骤】

1. 体位、切口、显露　同死骨摘除术。

2. 处理死腔　死骨摘除及骨腔修整步骤同死骨摘除术。病灶清除应彻底,并有一个敞口的、血运较好的骨床。

3. 形成肌瓣　彻底冲洗骨腔和伤口后,更换手套及手术器械,重新铺无菌小手术巾,骨腔内放抗菌药物。根据所需肌瓣的长度和宽度,延长皮肤切口,切开筋膜。充分显露肌腹,沿肌纤维先用止血钳分开,再插入手指顺肌纤维方向作钝性分离,在适当的长度处切断肌瓣远端。采取肌瓣时,应注意肌瓣距离骨腔不可太远,以免张力过大,影响血运;并需保留其供应的神经、血管,避免损伤〔图 55-6(1)〕。

4. 肌瓣填充　将肌瓣填入骨腔,肌瓣的蒂不可屈曲、扭转,以免发生血运障碍。在骨缘与肌瓣间可间断缝合数针固定,以防止肌肉移位〔图 55-6(2)〕。

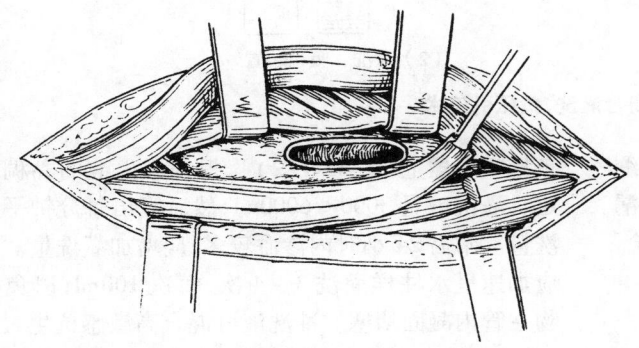
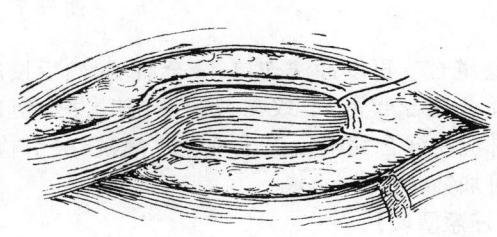

（1）分离肌瓣　　　　　　　　　　（2）肌瓣填充与固定

图 55-6　带蒂肌瓣填充术

5. 伤口处理　一般都可作一期缝合。骨腔未被填满,应放置引流。肌瓣采取部位留有较大空隙,不能被消灭时,可另作皮肤小切口,放置引流,以免积液、感染。

【术后处理】

同死骨摘除术。

第四节　闭合灌洗、负压引流术

骨关节化脓性感染在全身应用足量有效抗生素的同时,彻底清除病灶、充分引流为外科重要原则。闭合灌洗、负压引流术是在病灶清除以后,将双管置入伤口,切口完全闭合,选用有效的、含有一定浓度的抗生素溶液持续灌洗引流,应用于有适应证者。此法具有下列优点:①持续灌洗可以有效地将脓液稀释,使坏死组织脱落,通过负压引流可通畅地排出,使伤口保持洁净,抑制细菌繁殖,形成无菌环境,利于肉芽生长及伤口愈合;②减少关节内粘连;③伤口完全闭合,防止继发感染,可以达到一期愈合;④有利于术后功能恢复。临床应用日广,不但可以作为辅助治疗,有的可用为主要治疗方法,故单节描述。

【适应证】

1. 急、慢性骨髓炎的脓腔、死骨、死腔处理后残留腔洞不能用充填法治疗,但伤口必须能被严密缝合者。

2. 急性化脓性关节炎有脓液渗出者,早期效果更好。

3. 骨关节结核合并窦道、继发感染。

4. 骨关节手术后,内固定术、假体置换术后早发、晚发感染。

5. 污染严重的开放性骨关节损伤。

【术前准备、麻醉】

同死骨摘除术。

【手术步骤】

1. 体位、切口、显露病灶、清除病灶　同死骨摘除术。

2. 修整死腔　用骨凿在死腔周围将硬化骨分小块凿除,直至骨的色泽近乎正常、有较好的血运为止。虽不需凿成碟状,但也应修成敞口的骨腔,注意勿凿除过多的正常骨质,也不要大块凿除,以免发生骨折。然后放开止血带,用压迫和热敷渗血骨面止血。

3. 安放双管　一般选用 18 号导尿管或用 3～5mm 直径、30～40cm 长的硅胶管 2 根,根据伤口底部长度将管的一端剪 4～5 个侧孔,平放在伤口的两侧;另一端顺方向穿过邻近肌肉和皮肤小戳口引出皮肤外〔图 55-7(1)〕,用无菌纱布包扎保护。并将管缝、固定于戳口皮肤上〔图 55-7(2)〕。

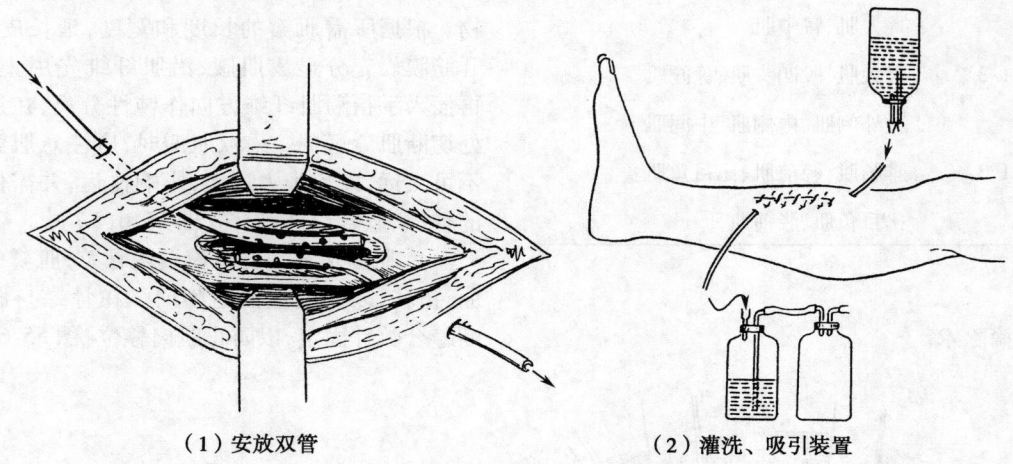

（1）安放双管　　　　　　　　（2）灌洗、吸引装置

图 55-7　闭合灌洗,负压引流术

4. 缝合　再度冲洗伤口,缝合肌层,然后按层缝合。要求缝合严密,不致在持续灌洗时发生伤口漏水。并应在缝合完毕后以生理盐水灌洗、吸引检验,漏处可加针缝合。

【注意事项】

1. 如系关节内灌洗,先切开关节囊,吸尽脓液或积液,清除所有纤维素、坏死组织,同时取脓液作细菌培养及抗生素敏感试验。检查关节腔内病变情况和相应处理后,用大量盐水彻底冲洗。安放灌洗和引流管时,灌洗管应放在关节腔低位,吸引管应放在高位,使关节腔始终充满抗生素液。严密缝合关节囊等各层,双管应分别经肌层穿孔在皮肤上戳口引出,并用丝线固定于皮缘上。

2. 选管不应太硬或太软,太硬易折曲成角,太软易在吸引过程中管壁瘪陷堵塞管腔。

3. 引流管穿出皮肤的小戳口应大小适当,正好容纳引流管通过,以免术后漏液。并注意勿使引流管扭转或呈锐角,以免引流受阻。

4. 切口缝合前,应彻底止血,仔细冲洗及清除凝血块、纤维素膜及坏死组织,以防管腔被堵。

【术后处理】

1. 回病房后,立即将双管端各连接到灌洗液瓶和负压吸引器上〔图 55-7(2)〕,根据渗出液的黏稠度决定日灌洗液量 3000～6000ml,然后算出每分钟平均灌洗量。术后 24 小时内渗血较多,应增加灌洗量。每日应加速呈水柱样灌洗 3～4 次,每次 100ml,以免渗出物在管内凝固堵塞。冲洗液可混合高敏感抗生素。

2. 定时更换冲洗瓶及引流瓶,注意无菌技术。每周做灌洗液细菌培养及药敏试验,更换有效的抗生素溶液。

3. 注意保持吸引管通畅是治疗成功的关键之一,堵塞原因多为凝血块或坏死组织碎屑,应随时观察。如有堵塞,应及时用注射器注入盐水加压冲洗解决。1 周后如碎屑尚多,可每日注入 α-糜蛋白酶滞留半小时再灌洗,以溶解和洁净创面。另外应注意避免引流管受压折曲或脱落,在患者睡眠时尤须注意。

4. 一般冲洗应持续 2～4 周。拔管指征是:①体温正常;②切口周围无炎症现象;③吸引出液体清晰透明;④细菌培养阴性;⑤如果为骨腔病变,容积变小至 10ml 以下。此时可先拔掉灌洗管,1～2 日后再逐步拔出吸引管。

5. 体温正常后全身继续应用抗生素 2～4 周。局部处理如抬高患肢,肢体牵引等根据需要使用。

（王寿宇　郑希福）

第五十六章

骨、关节结核病灶清除术

目前中国是世界上结核病疫情比较严重的国家，发病人数仅次于印度，排名世界第二，占全球所有结核病例的15%左右，且耐多药结核病患者的数量居世界首位。骨、关节结核多继发于肺结核及消化系统结核。肺外结核中，骨、关节结核约占10%。脊柱结核在骨、关节结核中发病率最高，约占骨、关节结核的40%~50%。近年来，骨、关节结核的发病率有明显反弹的趋势。2004年、2008年和2009年分别举行了三届全国脊柱及骨、关节结核病专题研讨会，明确了脊柱及骨、关节结核治疗的最基本措施是：抗结核药物治疗、局部制动、全身营养支持治疗。在抗结核药物治疗的基础上施行病灶清除术，可大大提高骨、关节结核的疗效，缩短疗程。

1954年方先之先生早期采用适当的外科手术，直接进入结核病灶，清除寒性脓肿、结核性肉芽、病骨和死骨。1957年方先之先生命名该术式为结核病灶清除术，并在国内广泛推广应用。病灶清除术成为骨、关节结核外科治疗的基础术式。病灶清除术的定义是：采用手术方法直接进入结核病灶，尽可能地清除冷脓肿、死骨、结核性肉芽组织、坏死组织以及增生肥厚的滑膜组织。病灶清除术可以达到下列目的：①彻底切除某些骨、关节（如股骨大转子）结核病灶，使之于短期内愈合。②某些骨、关节（如脊柱）结核，由于解剖关系，虽难以彻底切除，但可清除大部分，制止病变进一步发展，并可同时施行椎体或椎板融合术，从而稳定局部病变，减少复发。③单纯滑膜结核或单纯骨结核，早期施行病灶清除术，可以停止病变发展，保存全部或大部分关节功能。④清除病灶后，可使久治不愈的窦道愈合。⑤病灶清除术可切除或破坏结核病灶周围的缺乏血供的坚硬厚壁，引起局部急性充血，利于人体抵抗力及抗结核药物发挥作用，从而加速治愈。⑥对脊柱结核并发截瘫的患者，在病灶清除术同时可解除脊髓压迫，使截瘫恢复。⑦骨、关节结核并发畸形（如髋关节结核并发屈曲畸形等）者，在病灶清除术同时可矫正畸形。⑧成人骨、关节结核，关节软骨破坏严重者，可于病灶清除术的同时行关节成形或融合术。

必须指出的是，骨、关节结核病灶清除疗法虽有很多优点，但不是所有骨、关节结核患者均需施行手术治疗，需要手术治疗的仅是其中具有适应证、全身情况允许手术的部分患者。近代非手术疗法也有不少进展，如能做到早期诊断，早期非手术治疗（包括休息、营养、药物治疗和局部注药等），部分骨、关节结核是可以达到治愈的，特别是乳幼儿的修复能力强，应较多地先采用非手术疗法。病灶清除术虽是某些骨、关节结核治疗中的重要环节，但不是唯一环节，更不能取代其他疗法。骨、关节结核是全身结核的局部表现，只能在全身及药物治疗的基础上才能进行病灶清除术。

【适应证】

1. 四肢单纯骨结核，有明确死腔、死骨或窦道者。

2. 四肢单纯滑膜结核非手术治疗无显效者。

3. 关节部位深在、穿刺注药治疗有困难、非手术治疗效果不明显者（如髋关节结核）。

4. 四肢全关节结核，有明显的关节软骨破坏，有死骨或并发窦道、畸形者。

5. 脊柱结核伴有冷脓肿、死骨、截瘫或长期不愈的窦道及有较多脓液排出者。

【禁忌证】

1. 身体其他部位有活动性结核病灶（如浸润性肺结核、结核性脑膜炎等），应视为手术禁忌（如经合理治疗，病灶稳定或痊愈后，仍可考虑施行病灶清除术）。

2. 全身多发性结核，一般情况不佳者。

3. 脊柱结核并发截瘫，已有广泛压疮、严重泌尿系感染、贫血、水肿等全身情况不良者，应积极治疗，好转后争取手术。

4. 经链霉素及其他抗结核药物治疗后，全身中毒症状无明显改善者。

5. 老年人对手术的耐受力较差,乳幼儿的修复能力较强,均应先采用非手术疗法。

【术前准备】

骨、关节结核是一种慢性消耗性疾病,多数患者的全身情况较差。为了保证患者能安全地进行手术,使手术收到好的效果,必须做好充分的术前准备,切忌在准备不足的情况下手术。除一般手术的术前准备以外,骨、关节结核尚需做下列术前准备。

1. 取得患者合作　骨、关节结核是一种慢性病,疗程较长,治疗后往往有一定程度的功能障碍,因此,多数患者有急躁情绪和思想负担。术前须深入做好解释工作,实事求是地将治疗计划及后果(包括手术次数、外固定及卧床时间、用药时间及可能功能障碍程度等)告诉患者及其家属,以取得合作。

2. 进行必要的检查　术前应仔细体检并进行胸部透视,以便发现体内有无其他结核病灶。对病期长,窦道分泌物多的患者,应检查肝、肾功能。病变局部应作 X 线片检查,必要时脊柱结核并发截瘫应做 CT 和 MRI 检查,了解病变情况,以便进行手术设计。

3. 改善全身情况　入院后应立即卧床休息,并进行卧床排便训练,以免术后由于不习惯而造成排便困难。一般来讲,结核患者的食欲较差,术前应设法增进患者食欲。尽可能加强营养,改善全身情况。

4. 药物治疗　抗结核药物的应用是术前准备的重要环节,主要是防止病变的扩散。诊断一经确定,应开始应用抗结核药物。1963 年和 1978 年,全国结核病学术会议上制订的抗结核药物治疗肺结核的原则是"早期、联合、全程、规律、适量",这一原则同样也适用于脊柱结核的药物治疗。抗结核化疗的方案包括:标准化疗(长程化疗)方案,短程化疗方案和超短程化疗方案。①标准化疗(长程化疗)方案:自 20 世纪 60 年代起一直沿用至今,为国内普遍所采用。标准化疗方案常用的药物有链霉素(SM)、异烟肼(INH)、乙胺丁醇(EMB)、利福平(RFP)、吡嗪酰胺(PZA)、对氨基水杨酸钠(PAS)等药物。标准化疗包括强化期和持续期(巩固期)两个阶段。期限疗程在 12 ~ 24 个月不等,如 3SHP/15HE、3SHRE/9HRE,其治愈率高,复发率低。②短程化疗方案:随着对细胞内、外结核菌均有杀菌活性的 RFP 以及 PZA 对细胞内菌群的灭活作用被认识,缩短化疗疗程成为可能。短程化疗的疗程较标准化疗缩减一半,而疗效不减,如 4SHRE/5HRE、4SHRE/5H₃R₃E₃、2SHRZ/6H₃R₃L₁、2SHRZ/5H₃R₃L₁(药物代号前方数字代表用药持续月数,如 4SHRE 代表 SM、HIN、RFP、EMB 持续用 4 个月;药物

代号下标数字代表每周给药次数,如 H₃表示 INH 每周给药 3 次,其余类推;斜线之前为强化阶段,斜线后为巩固阶段。)脊柱结核短程化疗同样由强化治疗阶段和巩固治疗阶段组成。强化阶段至少联合两种或两种以上全效杀菌药物,如 RFP、INH 等,巩固阶段至少有 2 种杀菌药物。短程化疗可有连续治疗和间歇治疗。间歇治疗因用药次数减少,用药剂量应适当增加。短程化疗疗程较短,利于患者接受,但适用范围不及标准化疗广,只适用于早期初治、无严重并发症的病例。③超短程化疗方案:超短程化疗目前仍处于研究阶段,其目的是缩短脊柱结核的治愈时间,减轻患者的经济负担和痛苦,如能成功,是利国利民的好事。

5. 局部制动　脊柱结核患者应卧硬板床或石膏床,四肢结核,特别因严重疼痛或肌肉痉挛而致关节畸形者,应作外固定或牵引,以减轻疼痛、痉挛,患者可得充分休息,并可预防病理性脱位或逐渐矫正畸形,减少手术操作困难。

6. 脊柱结核、髋关节结核病灶清除手术创伤较大,应配血备用。

【手术时机】

骨、关节结核患者经过术前准备,达到要求的条件者,可以进行病灶清除术;如条件尚不具备,应适当延长术前准备时间,但不宜过长,以免引起细菌耐药性。手术条件是:

1. 患者自觉精神状态改善,全身有力,一般情况好转。

2. 体重稳定或稍有增加。

3. 结核中毒症状好转,食欲增加,盗汗减少。

4. 体温正常。多数患者经抗结核药物治疗后,体温很快恢复正常。少数伴有巨大冷脓肿的患者治疗后,中毒症状好转,唯仍有低热,然临床实践证明经病灶清除后,体温能很快下降,恢复正常。对这类患者不必等体温正常后才手术。

5. 多次检查对比,血沉下降,或血沉虽快,但较稳定。

上述各项中以第 3、4 项为主要。如体温正常,全身中毒症状好转,说明患者抵抗力尚佳,结核菌株对抗结核药物敏感,手术不致引起结核播散,比较安全,术后抗结核药物对局部残留病变可以发挥良好的作用,效果会比较满意。

第一节　颈椎结核病灶清除术

颈椎结核比较少见,约占所有脊柱结核的 0.27% ~ 2.8%。由于颈椎结核的位置相对表浅,所以临床症状

出现比较早。颈椎结核的非手术治疗方法包括：牵引、颈椎制动、抗结核药物治疗。颈椎结核的手术治疗主要是前路病灶清除、植骨融合、内固定。颈椎椎体后为脊髓，两侧有椎动脉及颈神经，由于解剖上的限制，采用后路或侧前路显露椎体有困难且危险大，一般多选用前路显露。颈椎前侧显露途径除颈椎$_{1,2}$（寰、枢椎）需经口腔外，颈椎$_3$到胸椎$_1$范围内病灶可用斜切口或横切口。但斜切口仅能清除一侧病灶，如欲清除对侧病灶，需另作对侧切口或再次手术，增加患者负担，术后瘢痕也比较明显。横切口瘢痕不明显、可同时清除两侧病灶，但显露范围较差，最适用于颈$_5$～颈$_7$的病变。

一、经口腔结核病灶清除术

【适应证】

颈$_1$、颈$_2$结核并发咽后壁脓肿。

【术前准备】

除骨、关节结核的一般术前准备外，尚需注意以下各点：

1. 如有鼻窦炎、龋齿等口腔内病灶，应积极处理后手术。

2. 术前3日用含漱剂消毒口腔，并用抗生素溶液进行口腔、鼻腔喷雾。

3. 全身应用抗生素。

4. 手术当日作颅骨牵引以稳定脊髓，防止脊髓损伤。当寰椎有严重破坏、脱位或截瘫时，牵引更为重要。幼儿或不便行颅骨牵引者，事先应做好带头石膏床（颈呈过伸位）。

【麻醉】

一般多选用经气管切开气管内麻醉，其优点是：①患者不会感到在术中长时间张口引起的不适；②不会有像表麻或局麻不完善引起的恶心、挣扎，妨碍手术进行；③可以防止脓液误入气管，引起吸入性肺炎或结核播散；④可以防止术后咽喉水肿引起呼吸困难。施行麻醉前，应先摆好手术体位，再于局麻下作颅骨牵引及气管切开术，然后经气管切开插入带气囊的气管导管，将气囊充气后即可进行气管内麻醉〔图56-1〕。

【手术步骤】

1. 体位　仰卧位，肩部垫软枕，颈呈过伸位，头向后仰。

2. 张口及显露病灶部位。

3. 切开脓肿　拉开缝牵引线的腭垂，显露咽后壁脓肿。于其四周填塞纱布，以防脓液流入气管。口内置入带灯压舌板及吸引器。穿刺证实脓肿后，沿咽后壁中线纵行切开脓肿壁，即有脓液涌出，将其吸尽〔图

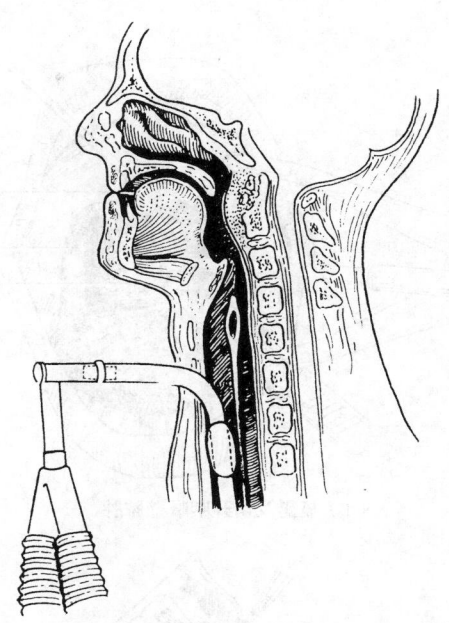

图56-1　经气管切开气管内麻醉

56-2（1）〕。

4. 显露病椎　用止血钳探查脓腔，有时脓肿为哑铃形，于椎前筋膜上可见一小孔，经孔切开椎前筋膜，用4根丝线缝过椎前筋膜两侧缘向两侧拉开，即可显露病椎〔图56-2（2）〕。

5. 清除病灶　直视下用止血钳或刮匙清除死骨、结核性肉芽及坏死组织。如有渗血，可用纱布球加压止血，然后冲洗病灶，伤口内置入青、链霉素粉剂，椎前筋膜与脓肿壁分别用细肠线缝合，不置引流〔图56-2（3）〕。

6. 更换气管套管　手术结束后，用导管插入气管，吸出可能误入气管上端的血液、脓液。待患者复苏，咳嗽反射恢复后，拔出气管插管，置入气管套管〔图56-2（4）〕。

【注意事项】

1. 经口腔手术，术野深，一切操作均通过器械间接进行，所以器械的柄要长。操作要求细致、正确，以防损伤。

2. 切开脓肿切忌偏离中线　剥离椎前筋膜时，应参考X线片所示椎体及椎弓宽度，切忌向两侧剥离过大，以免损伤椎动脉。

3. 清除病灶必须在直视下进行，切忌盲目搔刮，以免误伤脊髓。能清除的病灶应尽量清除，操作轻巧。切忌由前向后用力清除病灶（如用刮匙强行塞入椎间后方刮除死骨），以免将结核产物推向后方压迫脊髓，引起截瘫或死亡。因此，清除病灶时应在直视下用止血钳清除。

4. 用开口器张开口腔时，操作要轻柔，以防损伤

7

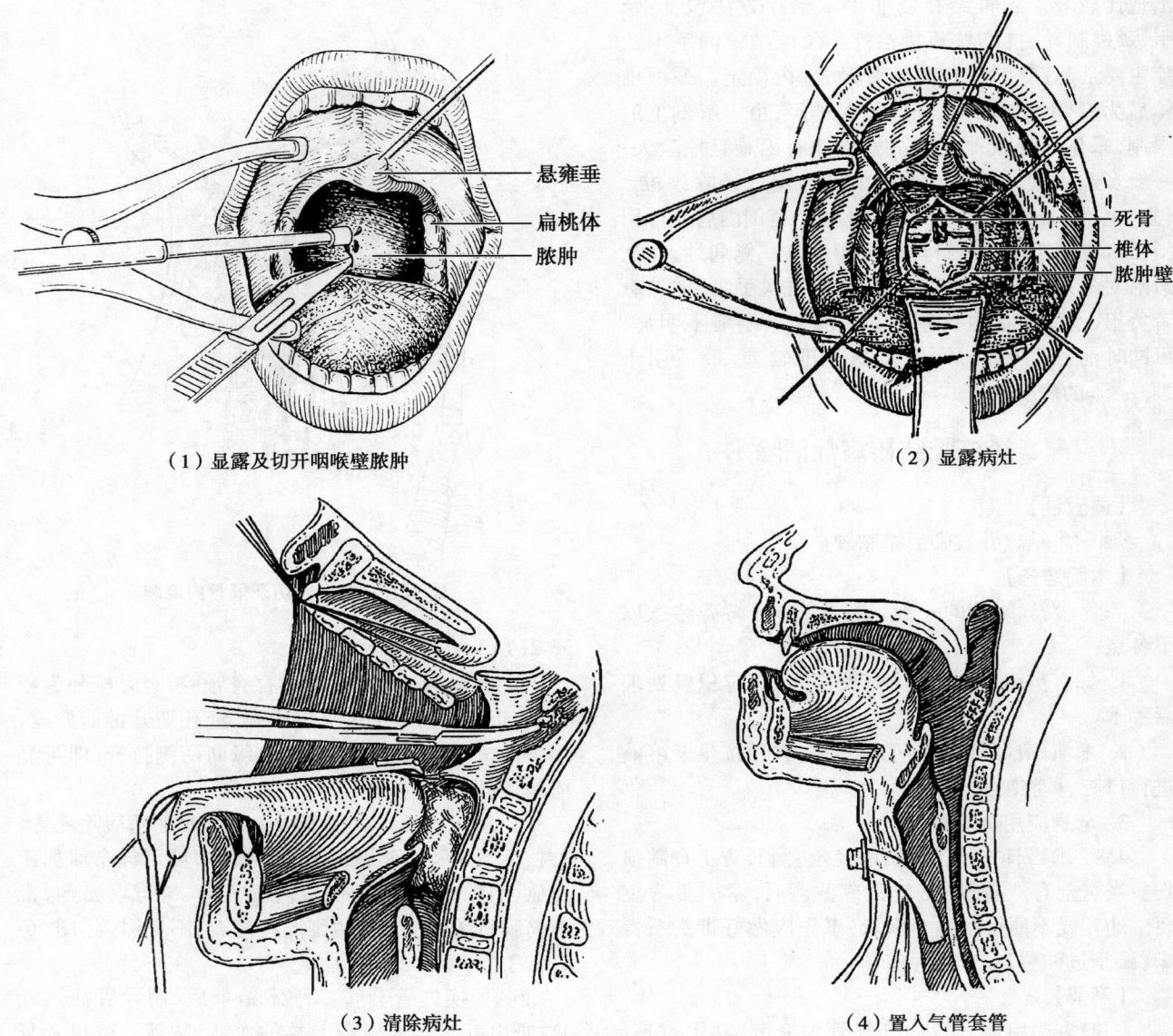

（1）显露及切开咽喉壁脓肿

（2）显露病灶

悬雍垂
扁桃体
脓肿

死骨
椎体
脓肿壁

（3）清除病灶

（4）置入气管套管

图 56-2 颈椎₁,₂结核病灶清除术

牙齿或引起下颌关节脱位。

【术后处理】

1. 术后应注意有无截瘫。如原有截瘫加重,应严密观察呼吸、脉搏及血压的改变,并采取有效措施。

2. 做好气管切开护理,随时吸出气管内分泌物,鼓励咳嗽,以防肺炎。

3. 局部制动是保证病灶愈合的重要措施,术后继续颅骨牵引。如颈椎破坏严重,影响稳定性者,应于术后 4～6 周行寰、枢椎椎板融合术。如颈椎破坏不大,术后 1 个月左右可去除颅骨牵引,改用颈围石膏或头、颈、胸石膏固定,直至病变愈合。临床愈合的标准是:患者无自觉症状;局部无炎症征象;血沉多次检查正常;X 线检查病灶已经修复,病骨轮廓清楚,植骨愈合。

4. 进流质饮食 3 日,以后改半流质,注意增加营养。

5. 继续应用抗结核药物。药物总量及疗程按病变发展情况及病灶清除是否彻底而定。一般来说,对早期结核病变、病灶清除比较彻底者,手术前后链霉素总量 30～60g,疗程 3～6 个月;反之,对晚期结核,病灶清除不彻底者,则疗程应延长至 6～12 个月;对全身情况不良者,可以延长至 18 个月,总量可达 60～90g。长期应用异烟肼时,宜同时并用维生素 B₆。

6. 咽后壁缝线不必拆除,待其自行吸收或脱落。切口可能有分泌物或白膜形成,术后定时用口腔消毒液含漱,抗生素喷雾,一般 5～6 日即可愈合。

7. 术后 1 周左右,先将气管套管堵塞,如无呼吸困难即可拔管。

二、经颈结核病灶清除术

【适应证】

适用于颈椎$_{3-7}$结核。

【术前准备】

除与骨、关节结核的一般术前准备相同外,对椎体缺损多,有明显后突畸形者,术前应尽量采用颅骨牵引,使颈部过伸,矫正畸形,以利于显露与椎间植骨。也可用颅骨环加石膏牵引矫正。

【麻醉】

选用颈丛阻滞或局麻可以避免术后肺部并发症,对伴发截瘫者尤为有利。也可选用气管内麻醉,优点是清除病灶牵拉气管时不妨碍气体交换。

【手术步骤】

1. 体位 患者仰卧,肩下用薄枕垫起,使颈略过伸。经斜切口时面转向对侧。前侧显露途径见下颈椎前侧显露途径。

2. 切口、显露 采用经颈斜切口或横切口。

3. 清除病灶 显露椎体前脓肿后〔图56-3(1)〕,先穿刺证实。然后在前正中线纵行切开椎前筋膜与脓肿壁。颈长肌外侧,椎体与横突交界处有椎旁交感神经节和链,前斜角肌前有膈神经斜向越过,肌后有椎动脉与臂丛神经,正中切开可避免伤及。切开脓肿后吸尽脓液,在脓肿壁切缘缝牵引线拉开,向两侧剥离骨膜,但不可超过横突内侧缘,以免损伤椎动脉。必要时可以横行切断部分内侧颈长肌纤维,以充分显露病灶。然后,用刮匙或止血钳清除结核性肉芽组织、死骨及坏死组织〔图56-3(2)〕。在清除椎体后缘病变时,应小心进行,以免损伤脊髓。一般颈椎椎体较窄,椎体病灶的显露与清除比较满意,但对侧颈部软组织脓肿不能显露,应在对侧颈部加压,检查有无脓液流入病灶。如有脓液流出,可用刮匙轻轻从窦道

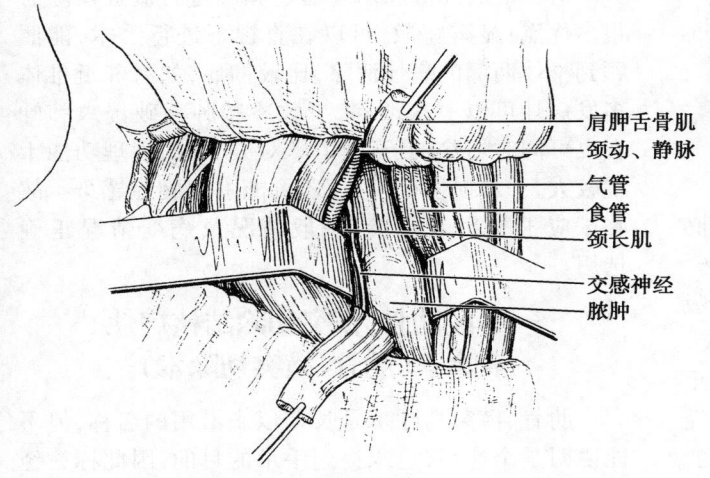

肩胛舌骨肌
颈动、静脉
气管
食管
颈长肌
交感神经
脓肿

(1)显露椎体前脓肿

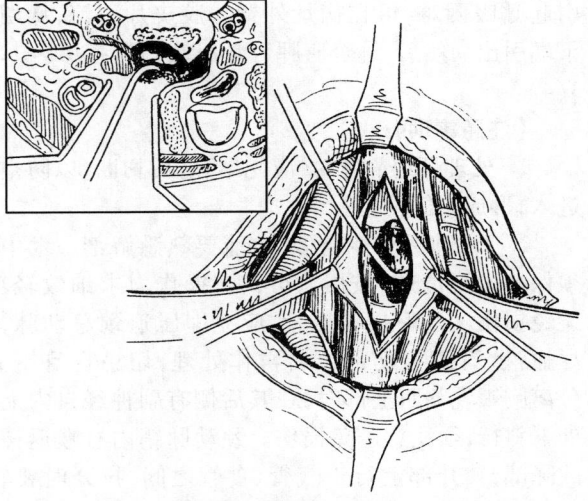

(2)切开脓肿,清除病灶

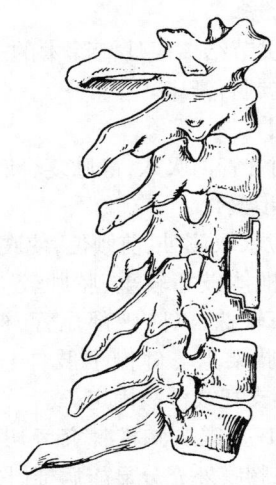

(3)椎体间植骨

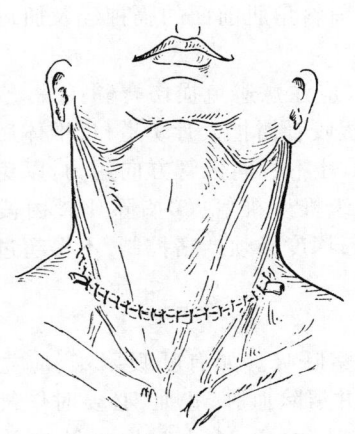

(4)缝合和引流

图56-3 经颈横切口颈椎结核病灶清除术

7

伸入对侧脓肿内搔刮,并伸入金属管或导尿管,用生理盐水加压冲洗。如脓液黏稠不能流出,应作对侧切口清除,病情不允许者,可留待二期处理。

4. 椎体间植骨　彻底冲洗病区及止血后,对病灶清除彻底、有椎体缺损的病例宜同时进行椎体间植骨术,以促进愈合、矫正或预防畸形。先将缺损区上、下椎体骨面修成新鲜骨面,再在前面凿一浅槽,根据缺损的大小及槽的长度,取相应的 T 形髂骨一块,轻轻牵引头部,使颈过伸,拉开颈椎间隙后,嵌入颈椎病区。然后,慢慢放松牵引,置颈部于中立位,移植骨即被紧紧嵌住于上、下承受骨之间。因 T 形骨块的两臂架在椎体前面的浅槽内,故植骨不会突入椎管而压迫脊髓。但骨块不能过多高于椎体前缘,以免妨碍吞咽〔图 56-3(3)〕。如植骨不稳,使用接骨板螺钉内固定。

5. 缝合　病灶内置入链霉素粉剂 1g,缝合椎前筋膜,紧紧固定住植骨。为避免伤口内出血压迫气管,引起呼吸困难,可在病灶外置一胶皮片引流,从切口下端引出。然后,缝合肩胛舌骨肌及切口各层〔图 56-3(4)〕。

【注意事项】

1. 处理颈部静脉时,应先结扎,后切断,以防空气进入,形成空气栓塞。

2. 颈部血管、神经多,术前要熟悉解剖。术中必须保持术野清楚,按层次分离。操作力求细致轻巧,避免损伤。万一损伤血管,应立即压迫颈总动脉,吸尽血液,看清损伤部位后再作处理,切忌盲目钳夹。分离胸锁乳突肌上部时,在其后侧有副神经自内上至外下斜行,须注意避免损伤。颈动脉鞘内有喉返神经的降部,其升部上行于气管、食管之间,拉开时要轻,以免损伤。切开椎前筋膜及脓肿壁应在其前正中位,以免损伤颈长肌外缘的交感神经节及链(损伤后将引起 Horner 综合征)、前斜角肌前面的膈神经及肌后面的椎动脉、臂丛神经。

3. 清除病灶时,应注意避免损伤脊髓:①一般可用尖头咬骨钳或椎板咬骨钳扩大骨窦道口,椎体后方忌用骨凿;②清除病灶不可向椎管方向用力,以免将死骨或坏死间盘组织推入椎管;③摘除死骨由浅及深,应在直视下进行,深度必须严格控制,不得超过椎体范围。

【术后处理】

术后应严密观察呼吸。如有呼吸困难,应立即拆除缝线检查伤口并清除血肿、止血,必要时作气管切开。如无特殊情况,术后 24 小时取出胶皮片引流,缝线于术后 5 ~ 7 日拆除。其余参考经口腔病灶清除术。

第二节　胸椎结核病灶清除术

胸椎结核的发病率在脊柱结核中最高,约占脊柱结核的 30% ~ 60%。胸椎结核多分布于中下胸椎,上胸椎相对少见。胸椎结核通常具有比较典型的表现,三大典型表现包括:后凸畸形、广泛椎前脓肿、脊髓受累下肢瘫痪。胸椎周围的重要结构与颈椎不同。胸椎前面为主动脉和腔静脉,两侧沿肋骨走向有肋间神经及血管。肋间血管、神经切断后不致引起严重后果,因此胸椎结核病灶清除多采用经肋骨横突切除途径或经胸腔显露途径。

经肋骨横突切除途径以显露病灶的方法适用于整个胸椎。其优点是在胸膜外手术,损伤较小,较安全,对心肺的干扰小,不会污染胸腔,对老年患者及儿童较为适用,但其缺点是显露不够充分,亦不易彻底清除病椎对侧的病灶,有时尚需在 4 ~ 6 周后施行另一次对侧的病灶清除术。通过胸腔进行病灶清除有很多优点:显露宽敞,可以在直视下进行手术,能照顾到椎体两侧的病灶清除,比较彻底,如有邻近椎体多发病灶可以一次清除,少数冷脓肿穿破侵入肺叶者也可同时切除;但开胸手术对心、肺的生理功能干扰较大,手术损伤也较大,还可能引起胸腔感染。故临床应根据患者年龄、一般情况及病变情况正确选用。

一、经肋骨、横突切除结核病灶清除术(肋骨、横突切除术)

肋骨、横突切除术是长期以来沿用的名称,但不能说明是个途径,也未提到手术的目的,因此称为经肋骨、横突切除结核病灶清除术较为适当。

【术前准备】

同骨、关节结核病灶清除术的一般术前准备。破坏严重者先制石膏床。

【麻醉】

多选用气管内吸入,静脉复合麻醉。

【手术步骤】

1. 体位　取侧卧、前倾位,使腹壁与手术台成 60°角,大多取椎体破坏较重、脓肿较大的一侧向上。于胸部下垫一软枕,以防腋部血管、神经受压。上肢前伸,置于上肢架上。健侧下肢伸直,患侧下肢屈曲。躯干前后用支托或沙袋固定。

2. 切口、显露　胸椎棘突旁切口、显露和切除肋骨、横突,在胸膜外充分显露胸椎〔图 56-4(1)〕。

3. 清除病灶　摇动手术台,使患者向后倾斜,与地面成 60°角,以利手术。在直视下吸尽脓液,刮除结核性肉芽、坏死组织,清除死骨及坏死的椎间盘等。有时死骨在椎体深处,表面仅见小的骨瘘孔,容易忽略,应对照 X 线片、CT 片及术中发现来定位,然后用凿扩大瘘孔,摘除死骨。如死骨偏于椎体后方,为预防损伤脊髓,宜采用椎管侧壁切除病灶清除术方法清除病灶,并清除对侧的所有病灶〔图 56-4(2)〕。

4. 椎体间植骨　如病灶清除彻底,椎体间有缺损存在;或脊柱稳定性不佳,而患者全身情况良好,病灶又无混合感染时,可用椎体牵开器将两端椎体牵开,施行椎体间植骨充填缺损,以预防和矫正部分后突畸

形,促进病变愈合,加强脊柱稳定,可免除第 2 次融合手术。用骨凿在 2 个或以上病椎的侧方凿宽、深均约 1~1.5cm 的骨槽,上、下端必须达正常骨质。骨槽内如有椎间盘及软组织应予切除。将取下的正常肋骨纵行剖成两半,截成比骨槽长度稍长的骨段,重叠一起,用肠线捆住植入骨槽。也可以从髂骨取一相应大小的骨块植入。植入时,术者也可用手顶住后突椎体,助手将躯干两头慢慢向后推压,扩大病椎间隙,然后将骨嵌入骨槽。当去外力后,植骨即被紧紧夹在椎间,不致术后发生植骨移位〔图 56-4(3)〕。

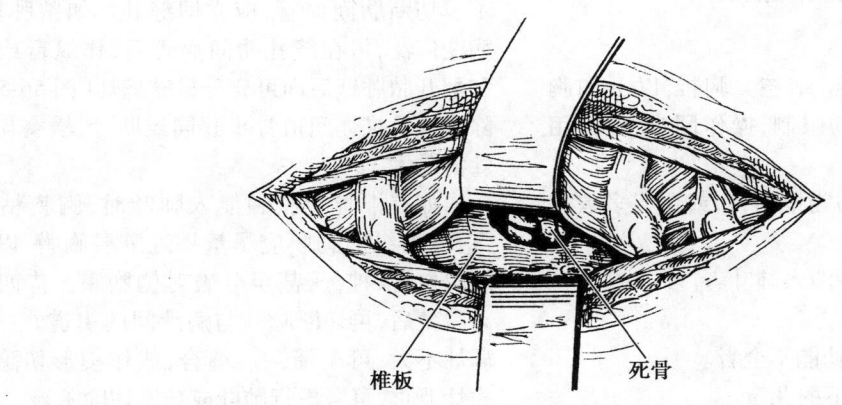

椎板　　　　　　　　　死骨

（1）牵开胸膜,显露病灶

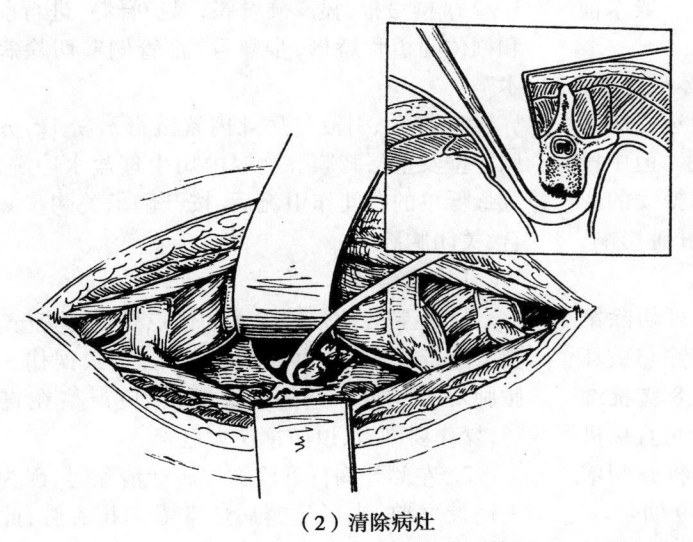

（2）清除病灶

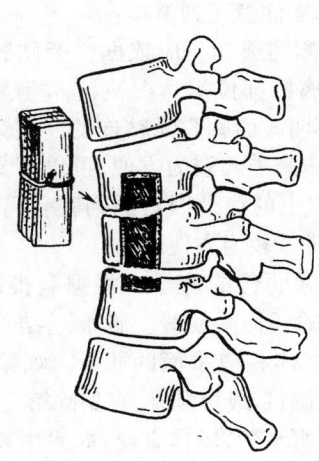

（3）椎体间植骨

图 56-4　胸椎结核经肋骨、横突切除病灶清除术

5. 缝合　手术完毕,用生理盐水冲洗伤口,于病灶内置入链霉素粉 1g 后,逐层缝合肌肉、筋膜及皮肤,不置引流。

【注意事项】

1. 胸膜损伤多因剥离肋骨不慎所致。一般病灶附近胸膜多增厚,只要紧贴骨面剥离,逐渐前进,当可避免。一旦胸膜破裂,应即用盐水纱布盖住,防止空气进入胸腔。不要企图直接缝合破口,可将周围肌

肉翻转覆盖缝合固定数针即可,结扎缝线前应先正压扩肺。如胸膜腔污染较重,应置胸腔引流管经肋间引流。

2. 清除病灶时注意避免损伤脊髓,强调在直视下清除,由后向前刮除,避免将病变组织推入椎管。

3. 胸椎前面有主动脉、腔静脉、奇静脉等大血管,清除病灶时应注意避免损伤。搔刮脓肿壁的肉芽时,应于直视下或手指引导下进行,操作要轻柔。万一发

7

生大出血,应立即用纱布填塞止血,同时加压输血。如出血停止,患者全身稳定,可不动纱布,待4~5日后慢慢取出。如出血不停,应在纱布及手指加压下紧急开胸止血。

【术后处理】

如无并发症,术后处理同颈椎结核病灶清除术。对椎体间植骨不很稳定者,应睡石膏床。植骨稳定者可不用石膏床,卧硬板床休息即可,唯翻身时应避免扭转,直至植骨愈合,以免植骨片脱出或折断。

二、经胸结核病灶清除术

【适应证】

1. 适用于胸椎₅~胸椎₁₁结核。胸椎₅以上和胸椎₁₁以下,由于胸廓与膈肌的限制,操作困难,宜选用其他术式。

2. 病变超过2个椎体的胸椎结核,或侵犯多数胸椎的边缘型骨结核。

3. 胸椎结核的椎旁脓肿溃入肺叶者。

【禁忌证】

1. 胸椎结核并有心、肺功能不全者。

2. 年老体衰或10岁以下的儿童。

【术前准备】

除参阅肺切除术及结核病灶清除术的一般术前准备外,尚需注意下列事项:

1. 术侧的选择　应依据椎旁脓肿、椎体破坏、胸膜粘连及病椎部位等情况决定术侧。一般选择脓肿较大、破坏明显而胸膜无粘连的一侧为术侧。但中段胸椎以经右胸进入较为方便,可以不受心脏搏动的影响;胸椎₈以下的病灶因右侧胸腔受膈肌及肝脏影响,以经左胸进入较为方便。

2. 切除肋骨的选择　根据病椎部位,可切除第5~9肋中的任何一肋骨。胸椎_{5~9}结核应切除与破坏最明显的椎体相应平面的肋骨。如第6、7、8胸椎结核,破坏以胸椎₇最为显著,宜切除第7肋骨,可直接进入病灶,视野清楚,操作方便;如术中需加作椎管侧壁切除时也较简捷。但胸椎_{10~11}结核宜切除第9肋骨。

【麻醉】

同肺切除术。

【手术步骤】

1. 体位　侧卧位,术侧向上,胸廓下垫枕,两上肢伸向前,放在上肢架上。

2. 切口、开胸　沿预定切除的肋骨作后外侧切口,后侧起自骶棘肌外缘,止于腋前线〔图56-5(1)〕。开胸步骤与开胸术相同。切下的肋骨应妥善保管,以备植骨用。扩开胸腔后,如肋骨后侧残端过长,突出于伤口内,有可能刺伤肺脏或妨碍操作时,应补充切

除一段。如有胸膜粘连,可用纱布球或裹以纱布的手指分离至肺叶塌陷、椎旁脓肿完全显露为止。

3. 显露、清除病灶　开胸后,摇动手术台,使患者背部与地面成60°角。拉开肺叶,显露病灶。必要时,右侧可切断奇静脉;左侧可以切断肺下韧带,以增加显露〔图56-5(2)(3)〕。

切开脓肿前,应用盐水纱布保护和隔离周围组织,以免脓液流出污染胸腔。如脓肿不大、病灶仅局限于两个椎体者,可顺肋骨头中心方向横行剪开脓肿壁,以免损伤经肋骨下缘进入脓肿壁的肋间血管。如不慎切断肋间血管,应立即缝扎。如脓肿较大,椎体病变广泛,可在缝扎肋间血管后,作纵行或T形切开和翻开脓肿壁后即可充分显露病灶〔图56-5(4)〕。清除病灶及椎体间植骨步骤同经肋骨、横突切除结核病灶清除术。

如有椎管旁脓肿溃入肺叶时,胸膜粘连多较严重,分离纵隔胸膜应尽量靠近脏层胸膜,以免误伤纵隔内血管、神经,甚至分破对侧胸膜。待四周完全分离清楚后,再切断肺叶与病灶间的窦道。一般肺叶内病灶不大,可于搔刮后缝合,或作楔形切除。如肺叶病灶严重,可考虑行肺叶或肺段切除术。

如合并截瘫或死骨位于椎体后部,可显露并切除1~2个椎弓根,显露硬脊膜,保护脊髓,进行前方清除和椎体间植骨矫形,步骤见"椎管侧壁切除病灶清除术"。

4. 缝合、引流　病灶内置链霉素粉1g,分层缝合脓肿壁及壁层胸膜。胸腔内用生理盐水冲洗,在腋后线最低位的肋间作引流后,按开胸术关胸步骤逐层缝合,关闭胸腔。

【注意事项】

1. 经胸腔病灶清除术的优点是显露充分,可在直视下进行手术,大血管清晰可见,不致误伤。但切开脓肿及搔刮脓肿壁的肉芽时,也应严格在直视下进行,操作要细致,以防损伤大血管。

2. 左侧开胸行下段胸椎病灶清除时,因为心脏处于病灶之前,为了显露病灶常需牵拉心脏,此时应特别注意,不要猛力牵拉或加压,以免影响心脏舒缩和心搏出量。

3. 经胸病灶清除术显露直接、充分,病灶清除可较彻底。但必须指出:脊髓损伤并不因此不发生或减少发生。发生脊髓损伤的原因和经肋骨、横突切除结核病灶清除术的相同,应特别注意防止。

【术后处理】

同肺叶切除术及颈椎、胸椎结核病灶清除术。肺内病灶同时切除者,胸腔引流管拔除时间比一般患者晚1~2日。

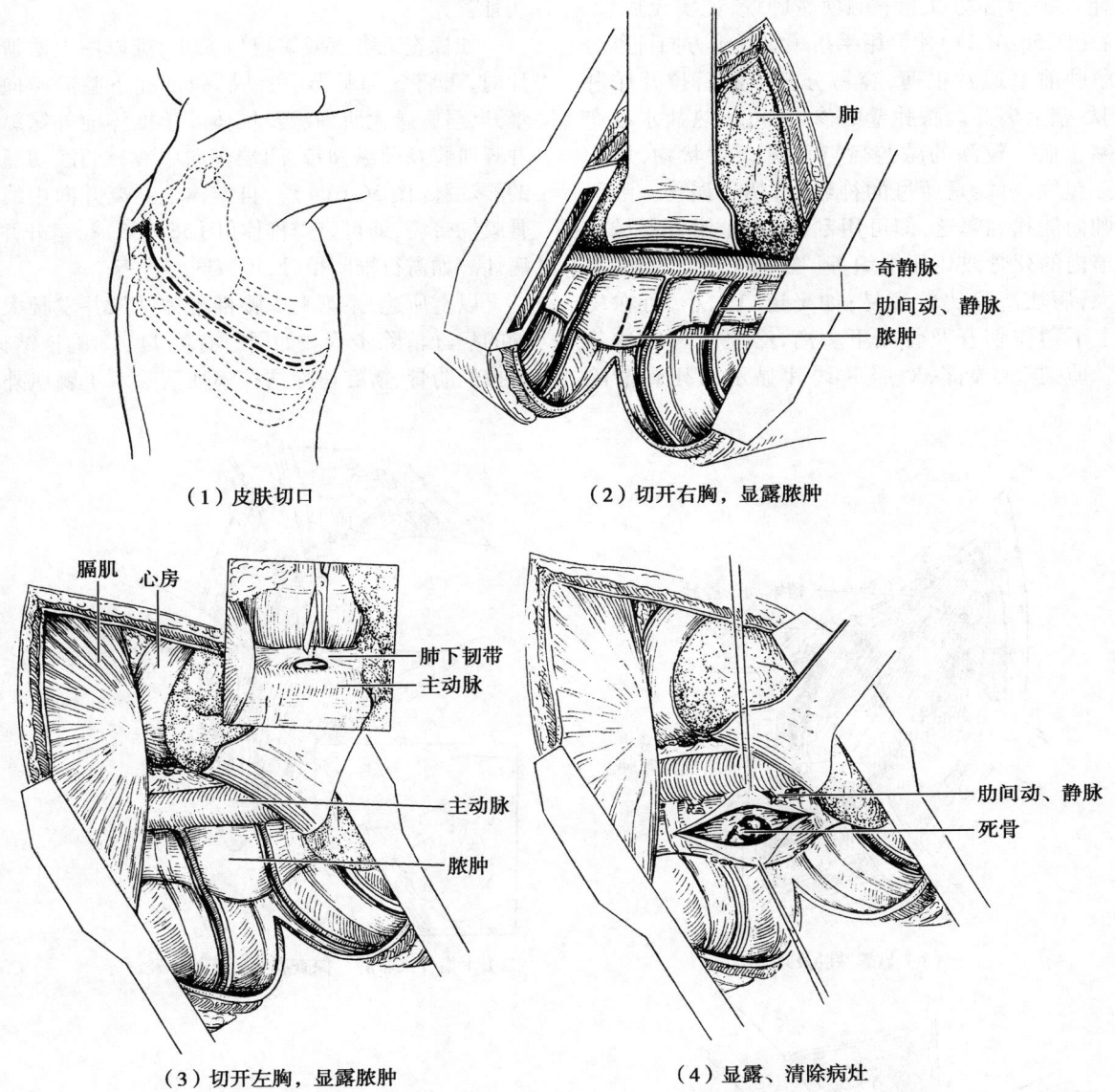

（1）皮肤切口

（2）切开右胸，显露脓肿

膈肌　心房
肺下韧带
主动脉

主动脉
脓肿

（3）切开左胸，显露脓肿

肋间动、静脉
死骨

（4）显露、清除病灶

图 56-5　经胸胸椎结核病灶清除术

第三节　胸腰段脊椎结核病灶清除术

胸腰段脊椎结核是指第 11 胸椎至第 2 腰椎结核。该段处于腰、胸段连接部分，发生结核后，除在椎旁发生脓肿外，尚可顺腰大肌下流成髂窝脓肿。胸腰段脊柱活动度大，应力集中，对稳定性要求高，手术要注意维持或恢复该节段脊柱的稳定性。胸腰段结核手术入路选择，如果病灶偏上部位，可采用经胸腔腹膜外入路。如果病灶偏下部位，可采用胸膜腹膜外标准肾切口入路。如患者具有两侧腰肌脓肿，手术需分两期进行：第 1 期先清除脓肿较大一侧的病灶；如清除彻底，患者情况允许，可立即改仰卧位，在对侧下腹部作

小斜切口清除脓肿。如椎体另一侧病灶未彻底清除，则需在 4~6 周后再行二期清除对侧病灶。对不合并有腰大肌脓肿的第 11、12 胸椎结核，可单行肋骨、横突切除病灶清除术。

【麻醉】

术中有可能撕破胸膜，最好选用气管内麻醉。如选用其他麻醉，应作好辅助呼吸的准备。

【手术步骤】

1. 体位、切口、显露　见脊柱显露途径。

2. 清除病灶　牵开腹膜及输尿管，显露腰大肌脓肿后〔图 56-6（1）〕，穿刺如无血液，也无股四头肌收缩，仅抽出脓液时，可在盐水纱布保护四周创面后先戳一长约 1cm 的小切口，插入吸引器吸尽脓液。有时腰肌脓肿位于腰肌深部或后侧，神经干被推向前侧，

7

故需伸入手指沿切口上下触摸脓肿壁,证实无血管、神经后〔图56-6(2)〕才可用手指顺肌纤维方向钝性分开。脓肿前壁通常很薄,容易分开。然后拉开脓肿壁,刮尽壁上肉芽。脓肿壁的渗血,可用热盐水纱布垫填塞止血。较深的脓腔后壁可见条索状物,周围为肉芽包绕,可能是通过的神经干,切勿误伤。继而在脓肿内侧找到窦道,即可用刮匙、止血钳等器械清除窦道内的死骨或坏死组织等〔图56-6(3)〕。如窦道口大,病灶清除比较容易;如窦道口太小,可在窦道口上下稍作切开及骨膜下剥离,必要时可以凿除部分骨质,扩大显露,对照 X 线片显示的死骨清除

病灶。

如探查无窦道或窦道口太小,难以用上法清除病灶时,可将腹部脏器、主动脉腹部和下腔静脉向对侧牵开,显露腰大肌内缘及椎体。于椎体前外缘纵行切开膈肌脚及前纵韧带,两端弯向中线,结扎、切断横行的腰动脉〔图56-6(4)〕,自椎体上剥离并向中线翻开骨膜韧带瓣,即可显露椎体〔图56-6(5)〕,凿开并清除病灶。如需行椎间植骨,可以同时进行。

以上所述,系第1、2腰椎椎体结核并发腰大肌脓肿的病灶清除步骤。如同时有第11、12胸椎结核,则可按经肋骨、横突切除结核病灶清除术于棘肌外缘分

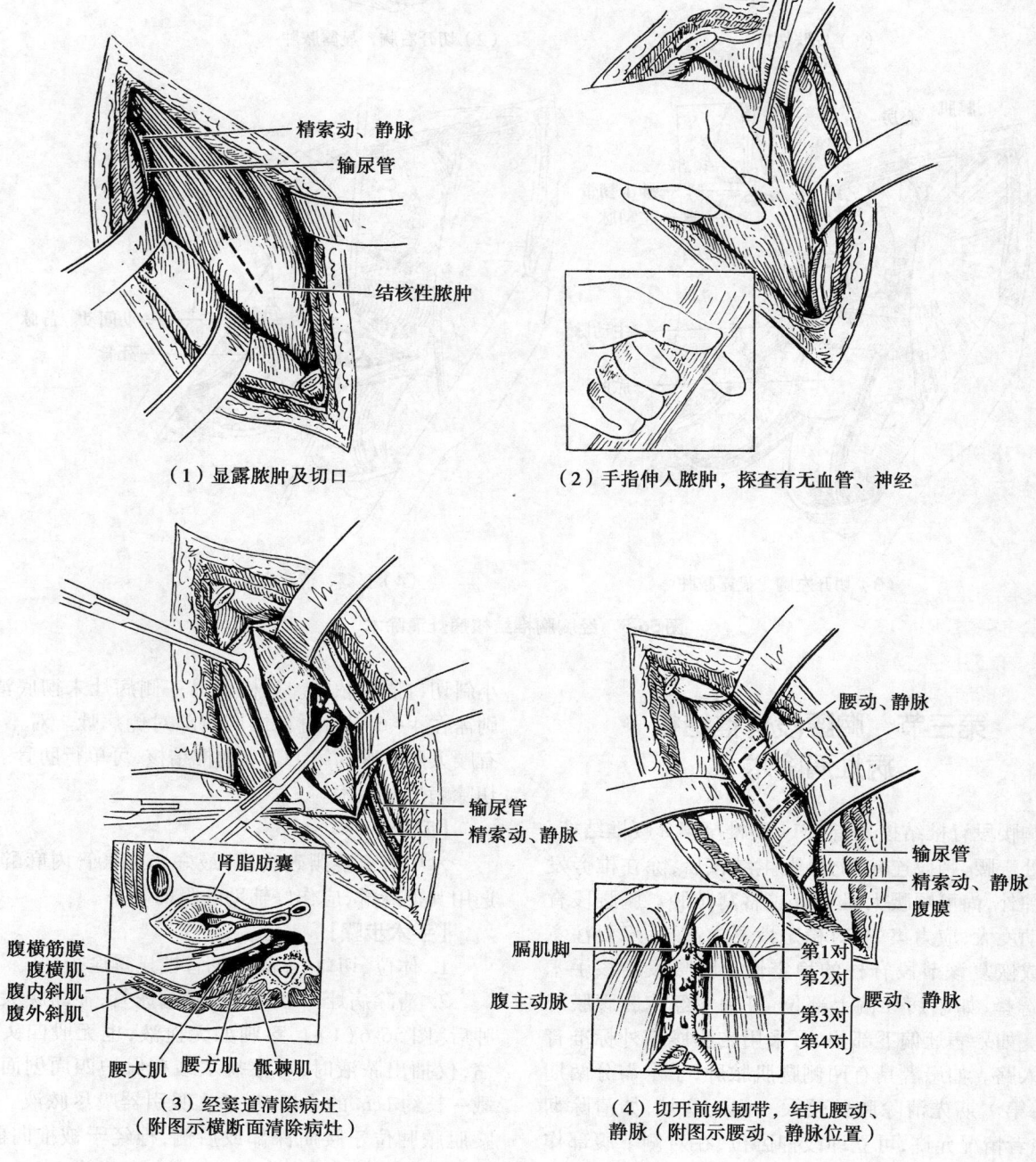

（1）显露脓肿及切口

（2）手指伸入脓肿,探查有无血管、神经

（3）经窦道清除病灶
（附图示横断面清除病灶）

（4）切开前纵韧带,结扎腰动、
静脉(附图示腰动、静脉位置)

7

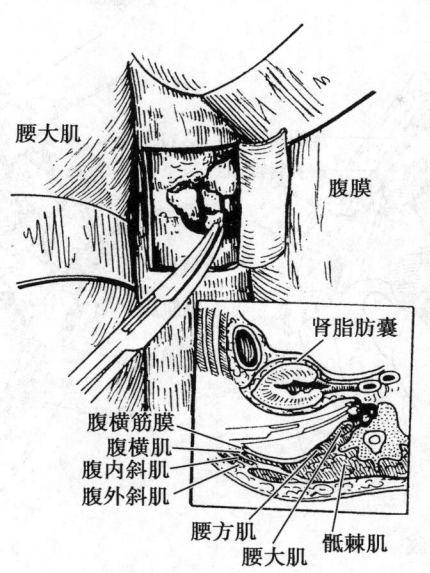

（5）剥离前纵韧带，显露病灶（附图示横断面）

图 56-6　腰椎$_{1,2}$结核病灶清除术

开最长肌，切除第 11 肋骨脊柱端的一段（包括肋骨头，第 11、12 胸椎横突），结扎并切断肋间神经及血管，胸膜外显露第 11、12 胸椎椎体。沿第 12 肋床的下缘，向后完全切开肋床。将胸膜自膈肌与胸壁向上推开〔图 56-7（1）〕，于椎体前外侧切开膈肌脚〔图 56-7（2）〕，再切断第 11、12 肋间的肋间肌，使胸、腰椎病灶相通。将肾脏和腹主动脉等向对侧拉开，将腰方肌向后拉开，即可同时显露胸、腰椎病灶与腰大肌脓肿，然后彻底清除病灶〔图 56-7（3）〕。

3. 缝合　热敷压迫创面止血后，用生理盐水冲洗伤口，置入链霉素粉剂 1g，缝合椎前韧带、腰肌筋膜，逐层缝合肌肉、皮肤，不置引流条。

【注意事项】

1. 预防胸膜损伤　切开第 12 肋床时，较易损伤胸膜。预防方法是：切开前让患者深呼吸或加压辅助呼吸，以识别胸膜下缘。先自第 12 肋骨床远端切开，然后逐渐向上分离并推开胸膜，再切开脊柱缘肋床。如一旦分破胸膜，应先用盐水纱布压迫，防止空气进入，再用肌瓣覆盖修补。

2. 预防腹膜后大血管和输尿管损伤　清除病灶时，应防止损伤大血管和输尿管，预防方法是：推开腹膜后，仔细辨认输尿管、主动脉腹部、下腔静脉及其分支。一般输尿管位于腹膜后的脂肪内，比较游离，手摸呈硬索条感，刺激有蠕动，辨认清楚后，应连同腹膜一并牵开以防损伤。腹膜后大血管比较固定，可用纱布垫保护后轻轻拉开；切开前纵韧带、刮除病灶时，尤应特别注意保护。一旦损伤腹膜后大血管，造成大出血，术者务必沉着、镇静，立即用手指或纱布压迫出血

点，在加压输血下，吸尽外涌血液，查清出血部位及损伤情况，然后进行修补或结扎。如出血剧烈，无法修补或结扎时，对非主要血管可用止血钳夹住出血点，对主要血管用纱布条填塞止血，待 7～10 日后取出止血钳或逐渐抽出纱布条，可能挽救患者生命。

3. 预防腰动脉损伤　腰动脉共 4 对，起自主动脉腹部后侧，横越椎体中部，向后自腰大肌（第 1、2 腰动脉还穿经膈肌脚）与脊椎之间穿出，分为前、后两支，供应脊椎、腰大肌、腰方肌及骶棘肌，手术切开前纵韧带及扩大窦道时极易将它损伤。因为术野深而小，腰动脉又位于如韧带、肌腱等较硬组织之内，损伤后虽不致有严重后果，但止血困难，妨碍手术操作。预防方法是：在切开前纵韧带及扩大窦道之前，应先找出腰动、静脉，结扎、切断后再清除病灶。一旦损伤腰动、静脉，开始出血较剧，此时不急于缝扎，应先压迫止血，数分钟后，由于血管收缩，出血将大为减少，再行缝扎或电凝止血。

4. 预防股神经损伤　股神经由腰$_{2,3,4}$神经根组成，神经干沿髂肌和腰大肌间隙下行，至骶髂关节附近转至腰大肌前面。如存有巨大腰大肌脓肿，切开腰肌筋膜向下延长切口，特别是采用 T 形切口时尤应注意避免损伤神经。预防方法是：切开腰肌筋膜前，先在选点切口四周用针穿刺，观察股四头肌有无收缩，如无收缩，可于该点作一条 1cm 长的切口，经孔伸入示指，协同拇指检查脓肿壁中有无索状物。扩大切口时，应避开索状物。若无索状物，也不要作锐性切开，宜用手指慢慢分开。万一不慎损伤神经，应即行吻合术修复。

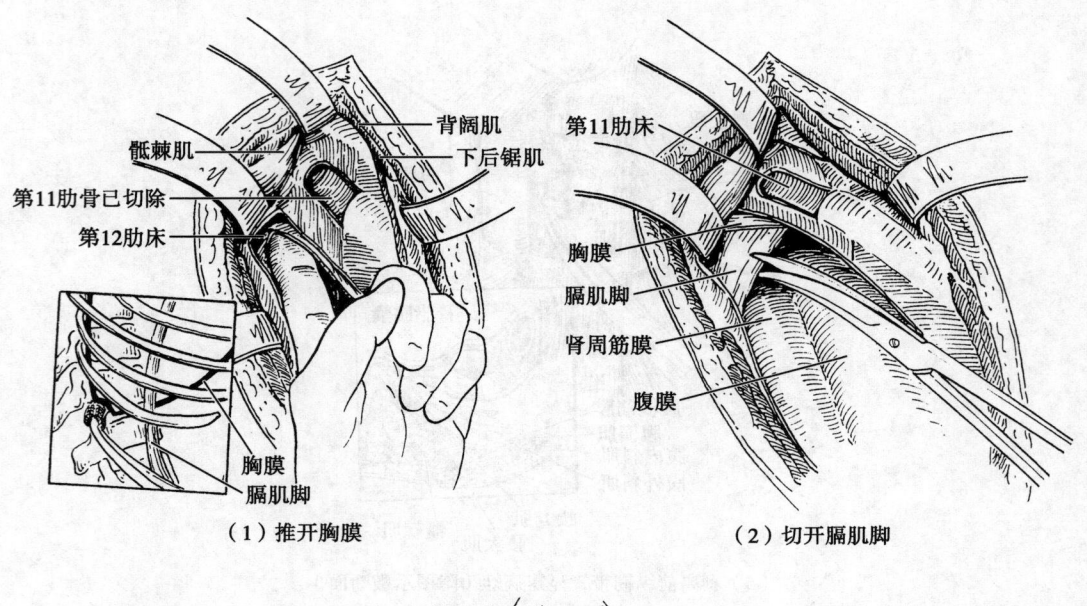

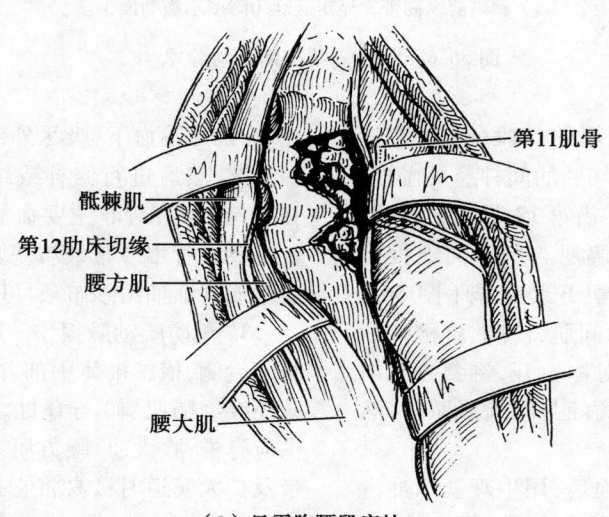

（1）推开胸膜　　　　　　　　（2）切开膈肌脚

（3）显露胸腰段病灶

图 56-7　胸椎$_{11}$～腰椎$_2$结核病灶清除术

【术后处理】

同胸椎结核经肋骨、横突切除病灶清除术。但需特别注意下列两点：

1. 术中如损伤胸膜，术后应注意气胸情况，必要时行穿刺或引流术。

2. 术后如有血尿，提示可能有输尿管损伤，应进一步检查和处理。

第四节　腰骶段脊椎结核病灶清除术

腰骶椎结核多由腰椎结核波及，孤立性骶椎结核很少见。腹主动脉于第四腰椎下缘分为左右髂总动脉，经腹腔前方入路可充分显露腰$_5$骶$_1$椎体；如果累及腰$_4$椎体或椎体骨质破坏严重，由于髂血管的遮挡，前路内固定困难，须行后路椎弓根钉内固定稳定脊柱。

腰骶段脊椎结核是指第 3 腰椎至第 3 骶椎椎体的结核。临床常用前侧显露途径，又可分为经腹膜外和经腹腔途径两种。经腹腔病灶清除术是经腹正中切口，切开腹膜，推开肠管，再切开后腹膜，显露及清除病灶。因其切口居中，显露虽较为直接，但对两侧腰大肌脓肿处理不方便，或需另作后腹膜切口才能清除。由于通过腹腔操作，对腹腔扰乱较大，对盆腔刺激也较重，术后易产生腹胀、尿潴留等，甚至可能引起肠粘连或腹腔内结核感染。经腹膜外病灶清除术是经腹旁侧切口，推开腹膜，在腹膜后显露及清除病灶。其缺点是一个切口不能清除两侧病灶，需在对侧另做切口进行手术或分次手术。另外，切口偏居侧方，处理椎体病灶不够直接。但如能改进操作技术,仍可较彻底地清除病灶,同时还可避免经腹腔途径的缺点,比较安全。因此,临床上多采用经腹膜外病灶清除术。只有在多次经腹膜外途径手术失败,估计有严重的粘连,难以再从腹膜外到达病灶者,才采用经腹腔病灶清除术。这里只介绍经腹膜外病灶清除术。

【麻醉】

由于手术部位较深,腹膜后分离较广,牵拉较重,要求腹肌松弛,如无禁忌最宜选用硬膜外麻醉。

【手术步骤】

1. 体位、切口与显露　见脊柱显露途径。

2. 清除病灶　用盐水纱布垫保护好从脓肿壁分离出的腹膜及其内容和输尿管、腹主动脉(或下腔静脉)及其分支,并牵向对侧,以充分显露脓肿。切开脓肿,吸尽脓液。脓肿在腰大肌前侧者,前壁较薄,切开

时一般不会伤及腰神经丛;但当腰大肌脓肿大而深在、局部炎性浸润明显、髂肌与腰大肌间隙不清时,识别股神经较为困难,术中必须伸入手指检查,以避免损伤股神经。同时,向下扩大脓肿壁切口时,应用手指钝性轻分,切勿用刀切,以免损伤髂总或髂外动、静脉。然后,刮尽脓腔内壁的肉芽组织,热敷止血后仔细寻找窦道〔图56-8(1)〕。以后的手术步骤,因病灶部位及局部解剖不同而有所差异。

如为第5腰椎以上的结核,在清除腰大肌脓肿后,局部可以找到窦道。窦道较大者,即可经此清除病灶;如窦道较小,则先仔细保护并拉开椎体前面的大血管,然后用尖刃刀在椎体中部的前外侧切开骨膜,结扎、切断腰动、静脉后〔图56-8(2)〕,用骨膜剥离器紧贴椎体向前、后剥离,扩大显露,再扩大窦道口,即可清除病灶〔图56-8(3)(4)〕。

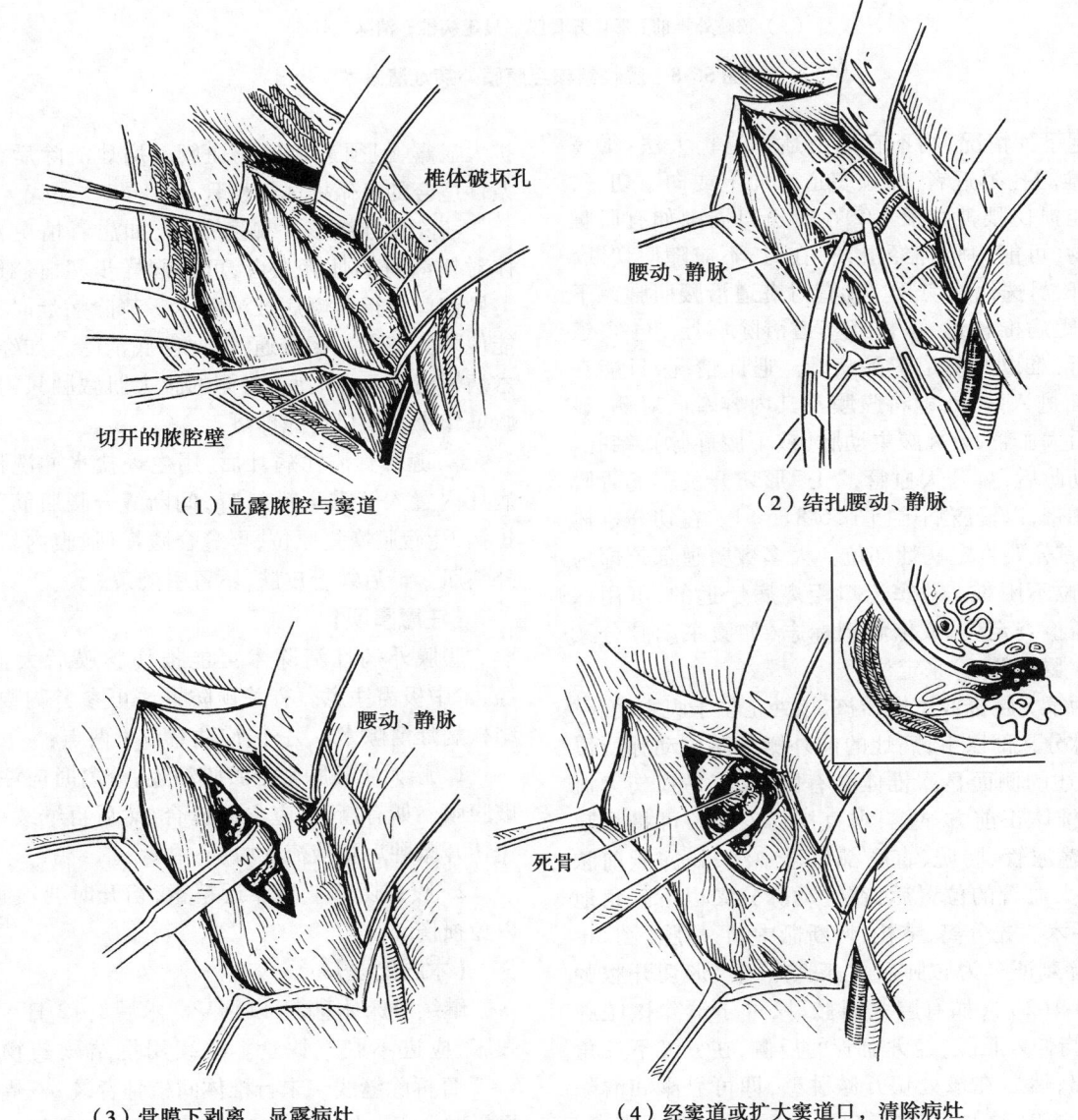

(1)显露脓腔与窦道　(2)结扎腰动、静脉

(3)骨膜下剥离,显露病灶　(4)经窦道或扩大窦道口,清除病灶

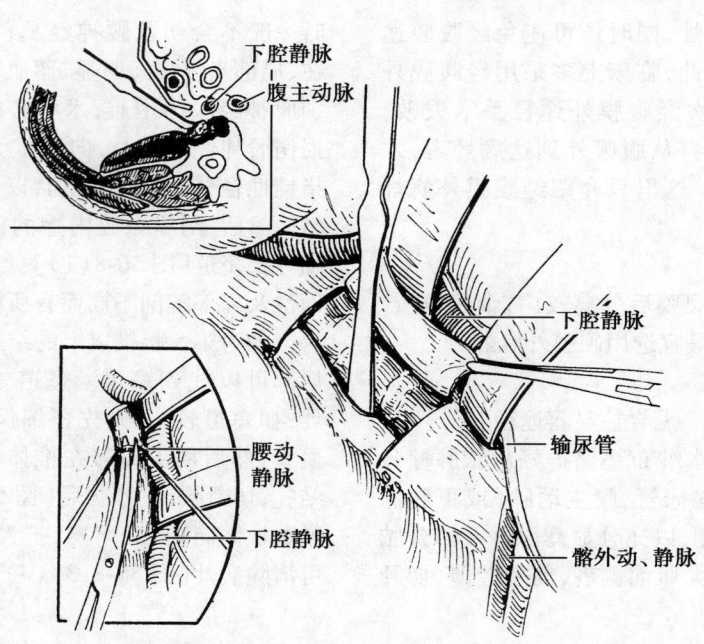

（5）脓腔外椎前 I 形切开骨膜，显露病椎，清除病灶

图 56-8　腰椎结核经腹膜外病灶清除术

但遇下列情况，则不宜用上述窦道扩大法：①窦道位于椎间孔附近者，如顺窦道口向上或向下切开，即有可能损伤腰神经根。②在窦道口周围如有肌腱样索状物（可能为腰神经根）存在时，不应随便切断，而应避开，另选他处切开。③有时窦道沿腰肌腱束下行破出，距病椎较远，不宜经窦道清除病灶。④窦道小而曲折，难以经窦道清除病灶。遇此情况，只能在脓肿外面进入病灶，即将腹膜及其内容牵向对侧，显露腹膜后大血管，分离腹主动脉（或下腔静脉），结扎、切断腰动脉后，拉开大血管，"工"形切开及剥离骨膜和前纵韧带，以显露病椎〔图 56-8（5）〕。在切开椎体骨膜前，首先要肯定病灶部位。大多数窦道部位即为病椎，定位不困难。对窦道口距离病灶远的，可用探针循窦道检查定位，或依解剖标志（如腹主动脉分叉位于第 4 腰椎平面）来定位。

如为第 5 腰椎或骶椎结核，该处正位于腹主动脉、下腔静脉分叉部以下，病灶的前外侧为髂总动脉所覆盖，用上述的侧面显露椎体会有困难，容易损伤大血管；如从椎体正前方显露，则直接而安全。可将腹膜及脏器、输尿管、膀胱、直肠都拉过中线，显露骶前脓肿，认清大血管的位置后，在主动脉分叉以下三角地区进行手术。先分离、结扎、切断骶中动、静脉〔图 56-9（1）〕，穿刺证实为脓肿后，"工"或"土"形切开脓肿壁〔图 56-9（2）〕；如有腰大肌脓肿，可于清除该脓肿后，用手指伸入脓腔，经大血管的后侧，在分叉下三角地区顶出，然后在该处切开脓肿壁，即可显露和清除病灶〔图 56-9（3）〕。如窦道口不大，可做骨膜下剥离，

扩大显露，但须避免损伤血管。病灶清除后，如局部条件适合的可做椎体间植骨。

清除腰椎结核一侧病灶后，如患者情况良好，椎体对侧尚有病灶存在者，可按同样步骤，自对侧腹壁另做切口进行对侧病灶清除术。清除病灶时，应尽可能使两侧窦道互相贯通，以便彻底清除。如经一侧手术病灶清除已经彻底，对侧的腰大肌脓肿只需在对侧腹壁作小斜切口清除即可。

3. 缝合　清除病灶后，用生理盐水冲洗伤口，于病灶内置入链霉素粉剂 1g，间断缝合腰肌筋膜，移去拉钩，让腹膜恢复原位，再缝合腹横肌、腹内斜肌和腹外斜肌。最后缝合皮肤，不置引流条。

【注意事项】

腹膜外病灶清除术可能损伤腹膜后大血管、神经，术中极需注意。有关预防方法可参考胸腰段脊椎结核病灶清除术。另外，应注意以下两点：

1. 腰大肌脓肿常与腹膜粘连，分离时应注意勿撕破腹膜。如有撕破，应立即缝合，然后再继续手术，以免切开脓肿后脓液流入腹腔。

2. 腹壁切口下端靠近精索，切开时要注意保护，以免损伤。

【术后处理】

继续卧床休息，可以翻身。术后 1 ~ 2 日可能发生腹胀，应进不胀气饮食。继续用抗结核药物。术后 5 ~ 7 日拆除缝线。未行椎体间植骨者，4 ~ 6 周后施行椎板融合术。植骨愈合后方可起床。

7

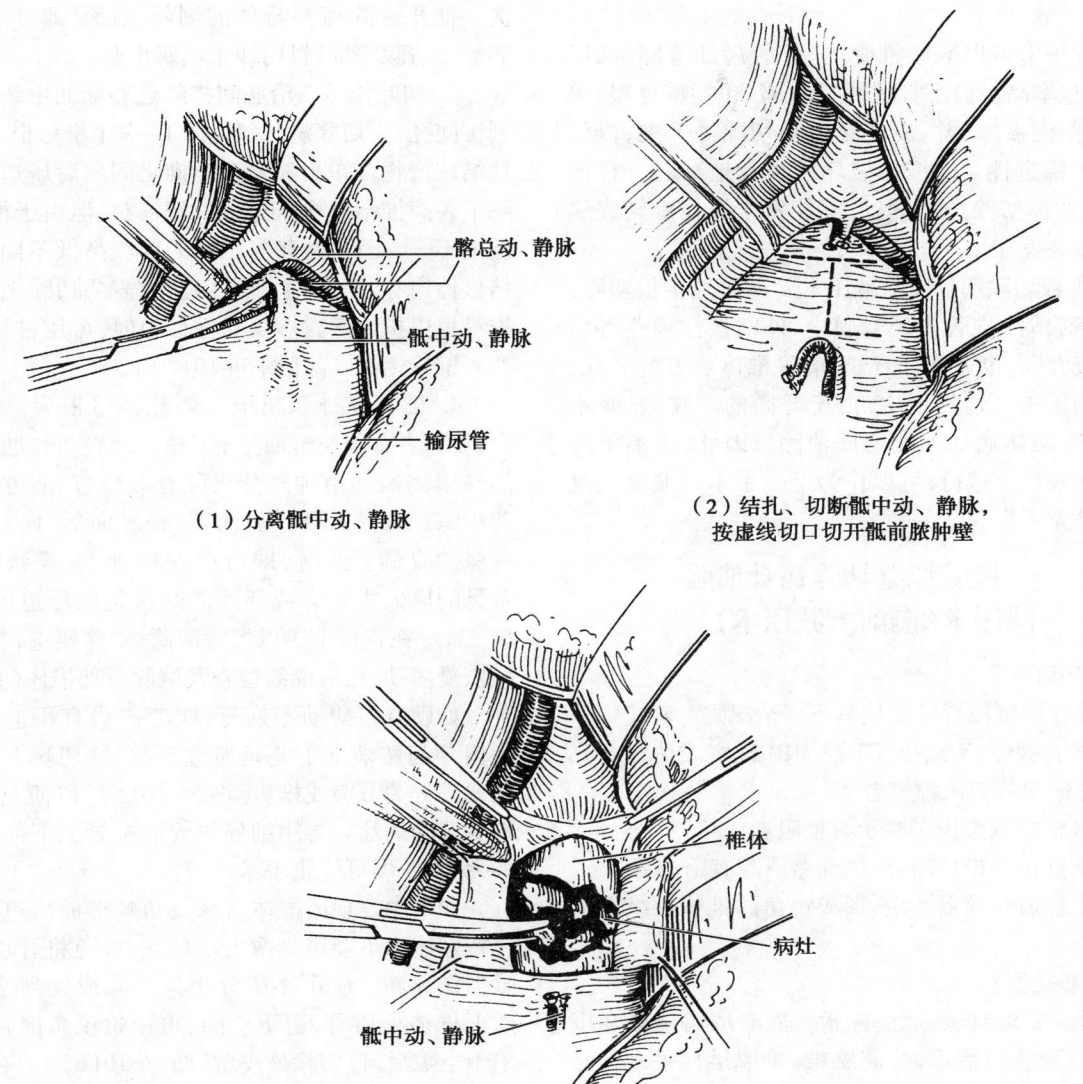

（1）分离骶中动、静脉

（2）结扎、切断骶中动、静脉，
按虚线切口切开骶前脓肿壁

（3）显露和清除病灶

图 56-9　腰骶椎结核经腹膜外病灶清除术

第五节　脊柱结核并发截瘫
病灶清除减压术

　　截瘫是脊柱结核的一种危及患者生命的严重并发症，由于长期卧床及下身瘫痪，此类患者常因压疮、尿路感染、肺炎、败血症等而死亡。截瘫平面愈高，后果愈严重。截瘫最多见于颈椎及胸椎结核，其发生率约为44.4%。对此部位的结核应及早治疗，预防截瘫的发生。

　　脊柱结核引起截瘫，主要是因结核病灶的产物（如死骨、肉芽、脓肿及坏死组织等）突入椎管压迫脊髓所致。因此，必须彻底清除椎管内的病变，使被压脊髓充分减压，才能使截瘫早日恢复。病灶清除愈早、愈彻底，疗效愈好。病灶清除术后截瘫未恢复

者，除少数患者系因脊髓长期受压而变性以外，主要原因是病灶清除不彻底，压迫未能解除。因此，及早彻底清除病灶，解除脊髓压迫，是治疗脊柱结核截瘫的关键。

　　一般的病灶清除术虽可清除脓肿和大部分病灶，达到部分减压，却不能彻底清除椎管内病变，故治愈率不高。盲目清除椎管内病灶，有加重损伤脊髓的可能性。比较理想的手术是显露椎管，在直视下保护脊髓、进行椎管内病灶清除与减压，既安全又彻底，效果也好。目前对脊柱结核并发截瘫的手术有两种：

　　1. 椎管侧壁切除病灶清除减压术　即按肋骨、横突切除或经胸途径进入，清除椎体病灶后，显露并切除椎管侧壁，进入椎管清除病灶并减压。一般切除术侧肋骨头、横突及椎弓根，就可显露脊髓的侧面及前面；必要时可再切除关节突及椎板，以显露脊髓的侧

7

后面。

此种手术可以兼顾椎管内、外的病灶清除,减压彻底,治愈率高。但不宜将侧壁全部(包括椎弓根、关节突、半侧椎板)切除,应尽量避免切除关节突,以保持脊柱的稳定性。因椎体破坏已很大地减弱脊柱的稳定性,如再切除全部侧壁,可能发生脊柱旋转或脱位的严重并发症。

2. 椎板切除病灶清除减压术　即单纯椎板切除,显露椎管,清除椎管内硬脊膜内、外结核性肉芽等病灶及探查脊髓,也可牵开脊髓,清除椎体后方的病灶,解除脊髓压迫。这种手术,由于脊髓的存在,显露不能充分,对椎体病灶不能彻底清除。因此,多不单独用此手术来治疗截瘫,可以作为上一手术后截瘫恢复不好的补充手术。

一、椎管侧壁切除病灶清除
减压术(侧前方减压术)

【适应证】

胸段和胸腰段脊柱结核具下列情况之一者:

1. 伴有截瘫,X 线片、CT 或 MRI 证实或估计有死骨或坏死组织等突入椎管者。

2. 腰椎穿刺奎氏试验示有梗阻者。

3. 病灶位于椎体后方,侧前路清除有困难者。

4. 椎体后凸畸形严重,形成锐角的椎体后缘压迫脊髓者。

【术前准备】

同骨、关节结核病灶清除术。如有尿路感染及压疮者,术前应积极治疗,控制感染,争取早日手术。此外,为使手术达到解除脊髓压迫的目的,术前必须精确定位,根据截瘫平面及破坏最重的椎体,确定应切除的肋骨、横突及椎弓根。

【麻醉】

气管内吸入、静脉复合麻醉。

【手术步骤】

1. 体位　一般选择椎体破坏比较严重、死骨较多、椎旁脓肿较大、截瘫较重的一侧作为术侧。体位同肋骨、横突切除病灶清除术,取侧卧位,术侧在上。

2. 显露、清除椎体病灶　如取经胸途径,可参阅经胸结核病灶清除术的手术步骤。如取后侧途径,切口同"经肋骨、横突切除结核病灶清除术"。唯应靠近后正中线做纵行或做弧形切口,以备术中需要时可扩大显露、切除关节突及椎板〔图 56-10(1)〕。切口长度超过病椎上、下各两个椎体。必要时可切断骶棘肌以充分显露。一般先切除两条后段肋骨与横突,如病变广泛,可切除 3 ~ 4 条。在肋骨下缘分离出肋间神经〔图 56-10(2)〕,将其结扎、切断,并将近心端翻向对

侧。推开胸膜,显露椎体的侧面、前面,即可清除椎体病灶。清除完毕,暂用纱布填塞止血。

3. 切除椎弓　沿肋间神经近心端向中线分离,找到椎间孔,先切除病灶邻近的 1 ~ 2 个椎弓根。一般脊柱结核产物多在相邻两个病椎之间向后压迫脊髓,切除下一病椎椎弓根,正好可以显露。但由于椎体破坏范围不一,死骨、肉芽等压迫的部位高低不同,尤其是结核性肉芽肿可向上、下蔓延,故需要切除上、下其他椎弓根以扩大显露。切除椎弓根时,可用椎板咬骨钳伸入椎管逐渐咬除〔图 56-10(3)〕。

4. 椎管探查和减压　切除椎弓根后,摇动手术台,使患者背部与地面呈 60°角。轻轻牵拉肋间神经,用硬膜剥离器沿神经分离硬脊膜侧方、前方,刮除肉芽组织。再置入硬膜剥离器,轻轻向后、向对侧拉开并保护脊髓。此时,即可探查椎管,明确致瘫原因。常见的原因为死骨或坏死的间盘组织压迫〔图 56-10(4)〕,应在直视下予以彻底清除、解除压迫,直至硬脊膜恢复搏动,然后继续检查及清除后部椎体的病灶。

如硬脊膜搏动不恢复,应考虑仍有压迫存在,多为肉芽与脓液上下蔓延所致,应继续切除上、下椎弓根或部分关节突或椎板〔图 56-10(5)〕以便充分显露,彻底清除病灶。再用细导尿管沿椎管上下伸入探查,如无阻塞,即可终止手术。

如术中发现因椎体后缘锐角畸形而压迫脊髓时,应特别注意不能用骨凿大块切除,以免将骨块突入椎管损伤脊髓。应用小凿分小片切除或先刮空后缘皮质下椎体松质骨,留下空隙,再压迫锐角部骨皮质下陷于空隙后,再切除该皮质〔图 56-10(6)〕。在椎管侧壁切除后,脊柱稳定性将有所减弱,椎体间植骨可有一定的支持作用,并可促进愈合〔图 56-10(7)〕。对扩大椎管侧壁切除而不稳者应加用内固定。如术后截瘫不恢复,椎体间融合也可为二次切除椎板探查创造条件。植骨步骤见经肋骨、横突切除结核病灶清除术。

5. 缝合　清除病灶及解除脊髓压迫以后,用生理盐水充分冲洗伤口,病灶内置入链霉素粉剂 1g,将伤口内填塞的纱布取出,然后逐层缝合,不置引流。

【注意事项】

脊髓损伤是这一手术最严重的并发症,将导致患者终身残疾。为防止这种并发症,应注意以下各点:

1. 提拉肋间神经时,操作要轻柔。移动器械及敷料时,应注意神经牵引线,以免过大牵动造成肋间神经及部分脊髓神经抽出而损伤。

2. 用椎板咬骨钳切除椎弓根时,手要稳,套住椎弓根咬骨时应上提,切忌向脊髓方向加压,以免失手损伤脊髓。

3. 探查椎管及清除病灶时,一定要用硬膜剥离器

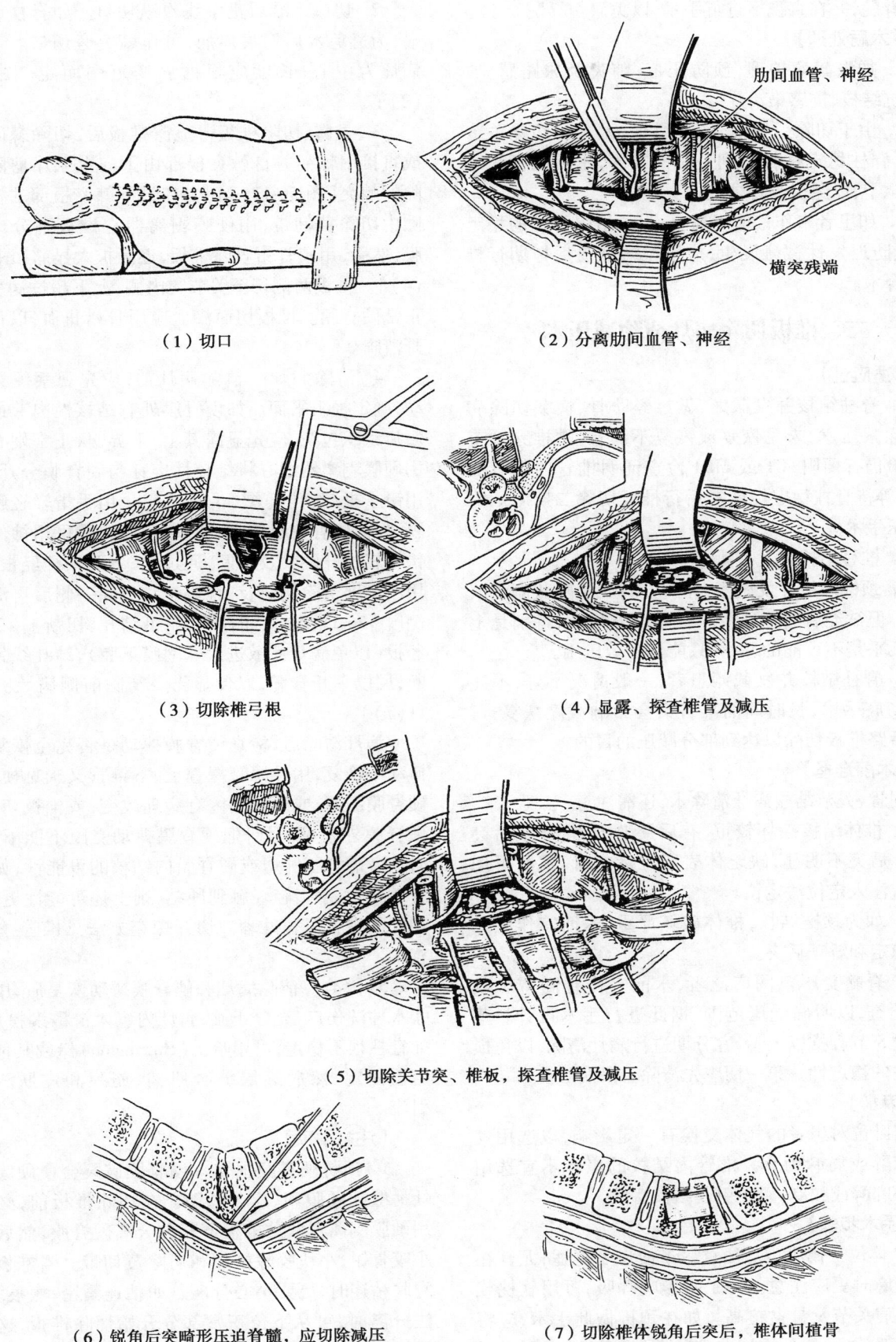

（1）切口

肋间血管、神经

横突残端

（2）分离肋间血管、神经

（3）切除椎弓根

（4）显露、探查椎管及减压

（5）切除关节突、椎板，探查椎管及减压

（6）锐角后突畸形压迫脊髓，应切除减压

（7）切除椎体锐角后突后，椎体间植骨

图 56-10　椎管侧壁切除病灶清除减压术

保护脊髓,并在直视下进行手术,以免误伤脊髓。

【术后处理】

1. 加强截瘫护理,预防压疮、肺炎及尿路感染。继续抗结核、抗感染治疗。

2. 由于切除一侧肋骨、椎弓根,尤其是切除关节突后,脊柱稳定性将受到一定的损害,术后翻身切忌扭转躯干,以免引起脊柱脱位。

3. 如患者未作椎体间融合,为了增强脊柱的稳定性,预防迟发性截瘫发生,应于截瘫恢复后择期行椎板融合术。

二、椎板切除病灶清除减压术

【适应证】

1. 脊柱结核并发截瘫,做过经肋骨、横突切除病灶清除减压术,未见恢复或恢复不满意,腰椎穿刺奎氏试验仍有梗阻,CT 或 MRI 检查证明椎管内仍有病灶,可等待脊柱稳定性恢复后行椎板切除二期病灶清除减压手术。

2. 椎弓结核并发截瘫。

3. 颈椎结核并发截瘫,经前方病灶清除截瘫无改善者。但欲经后路达到清除脊髓前方病灶,特别是上颈椎几乎是不可能的,一般只能作为减压用。

4. 脊柱结核并发截瘫患者,一般情况不好,不能耐受彻底手术,长时间的准备又会影响截瘫恢复,可先行后路椎板切除以达到部分减压的目的。

【术前准备】

同骨、关节结核病灶清除术,还需注意:

1. 椎体结核破坏较重,有后突畸形者,可按后突定位。后突不明显,缺乏体表定位标志者,术前可用亚甲蓝注入定位法定位。

2. 如为颈椎结核,椎体破坏严重,术前宜作颅骨牵引稳定和矫正后突。

3. 脊髓受压范围广泛者,术前宜作脊髓造影或CTM 检查,以明确受压范围,据此进行手术设计。范围超过 5 节脊椎以上者,宜分期进行病灶清除,以免损害脊柱的稳定性。第一期应先清除上段病灶。

【麻醉】

俯卧位对患者的气体交换有一定影响,以选用气管内麻醉或局麻为宜。椎管内结核的患者不宜选用硬膜外麻醉或腰麻,以免引起结核播散。

【手术步骤】

1. 体位 俯卧位。注意尽量使患者舒适,尤其在选用局麻时更应注意。为了不影响呼吸,可用软枕或支架将肩关节及骨盆垫高。如在颈椎做此手术,应将头部支架放低,使颈椎屈曲,减少颈椎前凸,以利显露〔图 56-11(1)〕。

2. 切口 沿后正中线作纵切口。如脊柱后突明显,为避免术后瘢痕疼痛,可作棘突旁切口。切口以病灶为中心,长度应根据病变范围而定〔图 56-11(2)〕。

3. 显露、切除椎板 显露椎板后,切除棘间韧带或直接用棘突剪自棘突根部由下向上顺序剪除欲切除的棘突〔图 56-11(3)〕。在最下棘突根部的椎板间隙中切除黄韧带,用硬膜剥离器在椎板下分离硬脊膜,然后,用咬骨钳咬除椎板,逐渐扩大显露〔图 56-11(4)〕。椎板两侧切至关节突内侧,上下超过病变区至正常硬脊膜。椎板切面渗血应用骨蜡止血,以保持术野清晰。

4. 清除病灶 清除病灶前,应先观察硬脊膜搏动,确定梗阻平面。如硬脊膜外有结核性肉芽或纤维瘢痕组织包绕,应先显露其上、下界,从正常硬脊膜外用硬膜剥离器细心将结核性肉芽与硬脊膜分开,然后用镊子提起剪除〔图 56-11(5)〕。用手指轻轻触摸硬膜,如前侧有突起感觉,在颈、膜段脊髓可用神经根拉钩轻轻拉开硬膜及脊髓,通过上、下两根神经根之间,用小刮匙清除侧面及前侧病灶,清除一侧后再清除对侧〔图 56-11(6)〕;如在胸椎,可结扎、切断 1~2 根神经根(以免病灶播散进入蛛网膜下腔),结扎线暂不剪断,用以牵开脊髓,以便显露及清除前侧病灶〔图 56-11(7)〕。

病灶清除后,检查硬脊膜搏动是否完全恢复。如搏动不恢复,用导尿管探查上、下椎管又未见梗阻,而硬脊膜肥厚,或硬脊膜内有病理改变;或椎板切除后,硬脊膜外未见病灶,但硬脊膜搏动受阻不能下传,此时应考虑脊髓肿瘤或硬脊膜内结核的可能性;如该段脊髓膨大,手指轻轻触到硬结,则上述可能性更大,应切开硬脊膜探查处理。切开探查方法见椎管-脊髓探查术。

5. 缝合 清除病灶和硬脊膜搏动恢复后,用生理盐水冲洗伤口,充分止血,病灶内置入链霉素粉剂 1g。如脊柱很不稳定,可用哈氏(Harrington)棒或其他内固定器固定,然后逐层缝合肌肉、筋膜和皮肤。不置引流。

【注意事项】

1. 预防硬脊膜损伤 硬脊膜破裂会使硬膜外病灶播散到硬膜内,应予预防。在切除椎板前,必须先用硬膜剥离器紧贴椎板下充分分离硬脊膜,然后伸入小咬骨钳,小块咬除椎板和切除黄韧带。当椎板与硬脊膜粘连时,更要小心分离。如粘连紧密,瘢痕多,无法分离时,可从下位正常部分开始切除椎板,这样容易辨认和分离,不易损伤。当骨片因粘连不能随同咬骨钳取出时,不应用力撕拉,以免撕破硬脊膜。应将

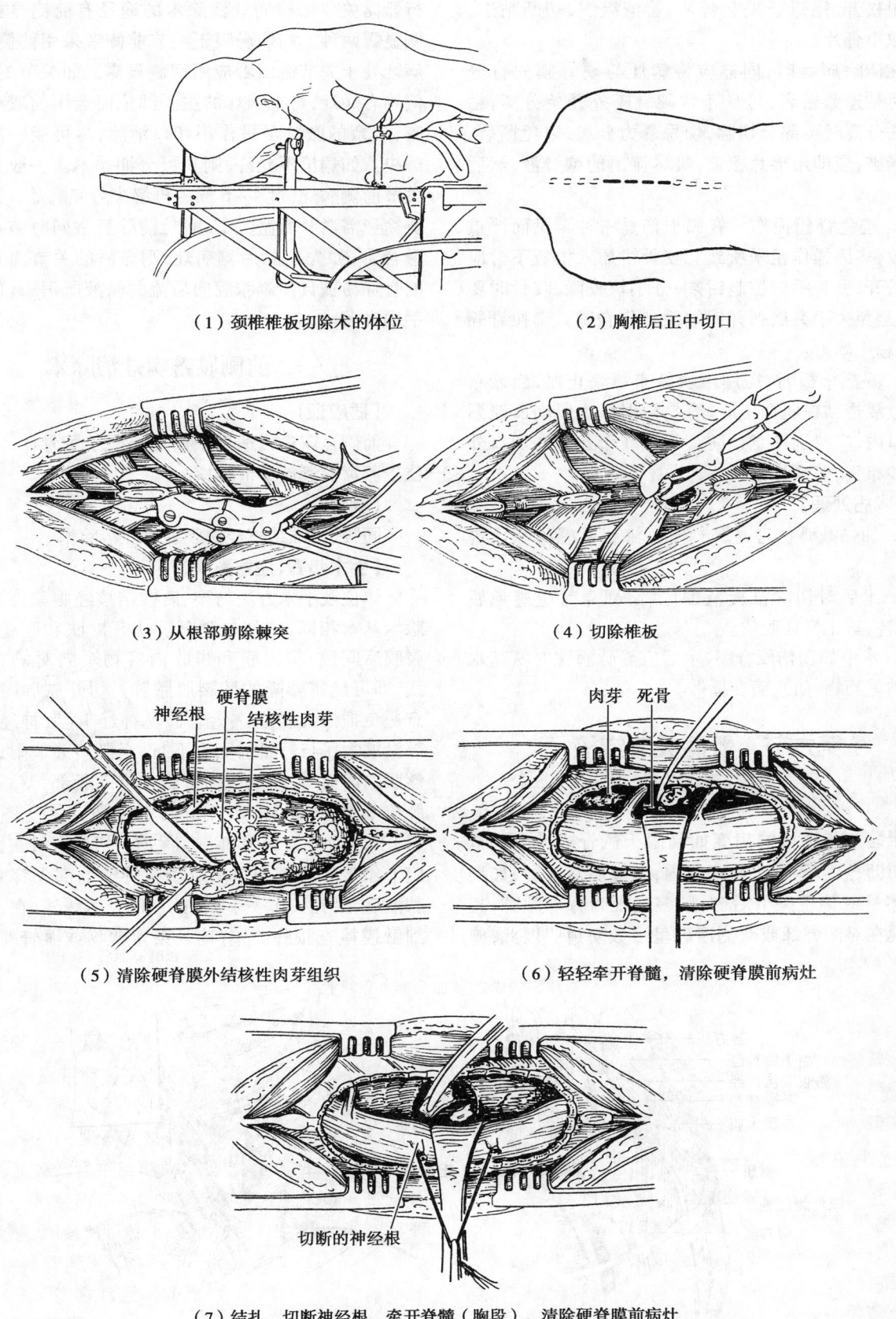

（1）颈椎椎板切除术的体位

（2）胸椎后正中切口

（3）从根部剪除棘突

（4）切除椎板

（5）清除硬脊膜外结核性肉芽组织

（6）轻轻牵开脊髓，清除硬脊膜前病灶

（7）结扎、切断神经根，牵开脊髓（胸段），清除硬脊膜前病灶

图 56-11　椎板切除病灶清除减压术

7

咬骨钳松开,用镊子提起骨片,看清组织,切断粘连,然后取出骨片。

在清除病灶时,同样应将病灶与硬脊膜先行分离。对粘连紧密者,可从正常硬脊膜外开始分离,粘连无法分离时可部分切除,切忌暴力分离,以免撕裂。万一撕破,应即用棉片覆盖,吸尽流出的脑脊液,然后修补。

2. 避免脊髓损伤 脊髓损伤是一种罕见而严重的事故,多因操作粗暴所致。咬骨钳插入椎板下时应完全松开,另一手应控制钳端,分小块咬除,咬骨时要稳妥,避免失手突然弹开钳端而挫伤脊髓。牵拉脊髓要轻,忌用暴力。

3. 显露椎板时,需用多块纱布填塞止血,当纱布为血液浸透粘在肌肉上时,容易被误认为肌肉而遗漏在伤口内,应特别注意预防。每块纱布必须在切口外露出纱布头,并须计数。

【术后处理】

1. 加强截瘫护理,预防肺炎、泌尿系感染和压疮发生。

2. 术后对切除椎板范围广者,翻身时应避免屈曲、扭转,防止脊柱脱位。

3. 术中如损伤硬脊膜,术后应静脉滴注对氨基水杨酸钠等药物,防止病变播散。

第六节 骶髂关节结核 病灶清除术

骶髂关节结核的病变如局限于骶骨或偏于关节前侧,其脓液多积聚于髂腰肌内,形成髂窝脓肿;如局限于髂骨或偏于关节后侧,则多表现为臀部脓肿,甚至出现在对侧臀部或双侧溃破呈多数窦道。因此,施行骶髂关节结核病灶清除术的途径有前侧显露与后侧显露两种。病灶局限于关节前侧者采用前侧显露;病灶处于关节后面者应用后侧显露。如关节的前、后侧均有病灶,可视病灶的主要部位而选用前或后侧显露,剩余的脓肿可另作小切口清除,尽可能一次手术解决。如病情不允许,则只可分期手术。一般先解决关节前侧病灶,过4~6周后再解决后侧病灶。因为后侧途径需凿开骶髂关节,病灶清除后常同时施行植骨融合术;如先清除后侧病灶,则显露的关节面及移植的骨片易被自前侧脓腔向后流的脓液所污染,而导致手术失败。

一、前侧显露病灶清除术

【适应证】

前侧显露途径适用于病灶局限于骶骨体,或脓肿位于髂窝的骶髂关节结核。

【麻醉】

同腰、骶椎结核经腹膜外病灶清除术。

【手术步骤、注意事项】

体位及手术方法与腰、骶椎结核经腹膜外病灶清除术基本相同,唯切口稍低。切开皮肤和腹壁,分离腹膜后间隙,将腹膜和腹腔内容物牵向对侧直达中线,即可显露膨隆的髂腰肌脓肿。切开脓肿时,要注意避免损伤大血管、神经。腰丛神经干(股神经)在上部沿腰大肌与髂肌的间隙下行,至骶髂关节附近穿到髂肌的前面,在腹股沟韧带后方进入股部;髂总动、静脉位于脓肿的内前方,由内上向外下行〔图56-12(1)〕,均应仔细辨明和妥善保护。切忌盲目在髂肌筋膜上作T形或横切口。应于脓肿壁上部先穿刺抽得脓液后,沿针头作一小纵向切口,吸尽脓液,在手指仔细触摸检查脓肿前壁,确无条索状物或血管搏动后,

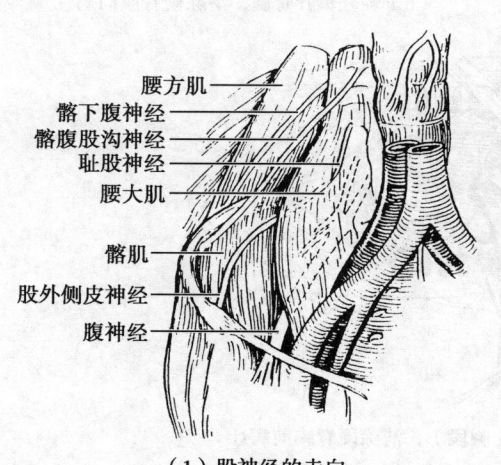

腰方肌
髂下腹神经
髂腹股沟神经
耻股神经
腰大肌

髂肌
股外侧皮神经
腹神经

神经
死骨

(1)股神经的走向　　　　　(2)切开脓肿,显露和清除病灶

图56-12 右侧骶髂关节结核病灶清除术(前侧显露途径)

逐渐钝性扩大切口；如有触及，应予分离保护。然后，刮除脓肿壁肉芽，用热盐水纱布压迫止血。伸入手指于脓腔内壁探查与骶髂关节相通的窦道，窦道小的可以在骨膜下剥离，凿除部分骨质，扩大窦道口以清除病灶〔图56-12(2)〕。如有骶前脓肿，可将腹膜及其内容牵过中线，在脓肿壁另做切口，以清除病灶。病灶清除彻底的，可在髂骨取松质骨移植，融合骶髂关节。如臀部有脓肿，患者情况好的，可改侧卧位，在臀部另作小切口清除，如情况不好可暂穿刺抽尽脓液或留待二期手术。

【术后处理】

术后继续卧床休息。关节融合者待骨性愈合后起床活动，术后继续抗结核药物治疗。

二、后侧显露病灶清除术

【适应证】

适用于病灶主要位于髂骨、脓肿在臀部的骶髂关节结核。

【麻醉】

腰麻或硬膜外麻醉。

【手术步骤】

1. 体位、切口、显露　见脊柱显露途径。

2. 凿开关节，清除病灶　自髂后上棘的上外方至坐骨大切迹顶部的区域，大体相当于骶髂关节。通常在髂后上、下棘之间凿一带蒂的长方形骨瓣(约4cm×3cm)。骨瓣仅凿透上、下及外侧3面，内侧不凿开，任其与后侧的骶髂长韧带相连，形成带蒂的骨瓣，翻开骨瓣，即可显露病灶〔图56-13(1)〕，用骨刀、刮匙等清除病灶及切除显露的关节面，使骶髂关节形成新的骨粗糙面〔图56-13(2)〕，取髂骨松质骨充填骨腔，融合骶髂关节。

然后，用生理盐水冲洗创口，置入链霉素粉剂1g，将骨瓣复位，使之紧紧嵌入骨槽内〔图56-13(3)〕。将臀大肌瓣复位，缝合骶棘肌筋膜，再逐层缝合切口。最后，将患者翻身仰卧，在下腹部另作小斜切口，清除腰肌脓肿。

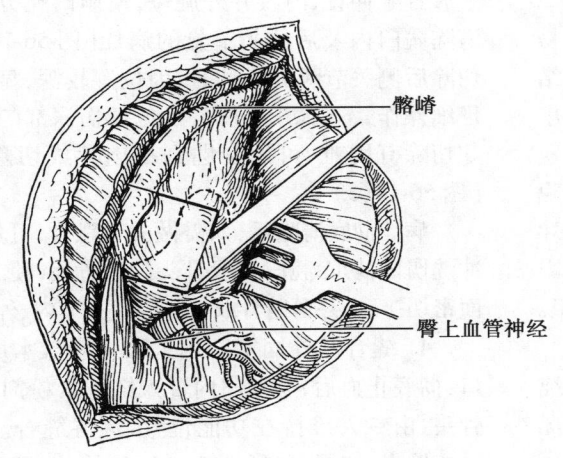

髂嵴

臀上血管神经

（1）翻开臀大肌，凿开骨质，形成骨瓣

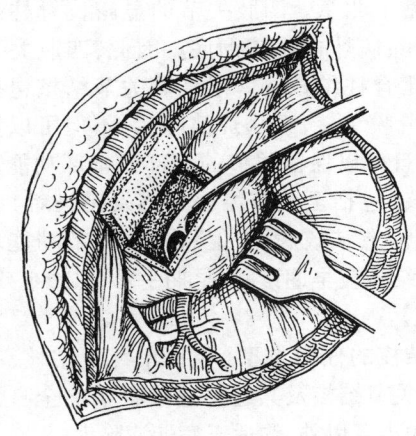

（2）翻开骨瓣，清除病灶

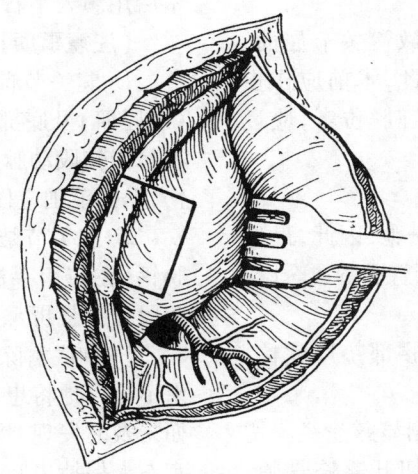

（3）病灶腔内植骨后，将骨瓣复位

图56-13　右侧骶髂关节结核病灶清除术（后侧显露途径）

【注意事项】

1. 臀上动脉来自髂内动脉，自坐骨大切迹顶端偏外穿出骨盆供应臀肌，术中一旦损伤，臀上动脉近心端即可缩回盆腔，使止血困难。其预防方法是：①剥离臀大肌时，可先顺髂后上棘向下剥离至髂后下棘（后者是坐骨大切迹内上方的最低点），再由此向上向外顺坐骨大切迹上缘剥离至该切迹顶端。②臀上动脉处于骨膜外，剥离臀大肌时，特别是沿坐骨大切迹剥离时，必须严格控制于骨膜下进行，切勿分破骨膜。

2. 凿开骶髂关节形成骨瓣时，应注意不能用力过猛，以免骨刀误入盆腔，损伤盆腔后壁的血管和神经，凿进时应经常检查骨刀进入的深度。

【术后处理】

同本节前侧显露病灶清除术。

（唐　开）

第七节　髋关节结核病灶清除术

髋关节结核的发病率仅次于脊柱结核而居第二位。本病多见于儿童。四肢关节的显露比脊柱容易并且清楚，清除病灶也比较彻底。因此，四肢关节结核的治愈率比脊柱结核高。早期髋关节结核包括单纯骨结核或滑膜结核，经病灶清除后，不但可以治愈结核病变，而且可以保留关节的大部或全部功能。晚期髋关节结核（包括全关节结核及继发感染者）病灶清除后，虽可治愈结核病变，但将丧失关节功能。因此，对髋关节结核应早期诊断，早期手术，以减少残疾。

【适应证】

髋关节结核的任何类型（包括单纯骨结核、单纯滑膜结核、全关节结核及其继发感染者），除全身情况太差或年龄太小者以外，均适于病灶清除术。

【术前准备】

髋关节常因保护性肌肉痉挛，以致髋关节屈曲、内收畸形，甚至引起病理性脱位。因此，术前应作皮牵引以减轻疼痛，纠正畸形。对有病理脱位者，应逐渐将股骨头拉至髋臼平面，以利手术。

【麻醉】

术中需将髋关节脱位，要求肌肉松弛，因此，最好选用腰麻或硬膜外麻醉；小儿可选用骶管麻醉或全麻。

【手术步骤】

1. 体位　患者仰卧，术侧臀部及腰部垫以软枕，使背部与手术台呈15°～20°角。

2. 切口、显露　采用髋关节前外侧显露途径。切开皮肤，分离并保护股外侧皮神经。切开髂嵴骨膜，显露髂骨内、外面，外侧要剥离至髋臼上缘，内侧要剥离至髂前下棘及耻骨上支。然后，分开缝匠肌、阔筋膜张肌，切断下翻股直肌上段，将髂腰肌拉向内侧，即可充分显露关节囊的前侧与内、外侧。

3. 清除病灶　切开关节囊前壁，吸尽脓液，然后切除已显露的包括滑膜在内的关节囊〔图56-14(1)〕。此时缓慢屈曲、内收并外旋髋关节，在不用暴力的情况下将股骨头自髋臼脱位。通常脱位并不困难，关节破坏越严重，脱位越容易。但在单纯骨结核或关节纤维强直时，脱位则比较困难。单纯骨结核的圆韧带完整而妨碍脱位时，应一面轻轻将下肢外旋，使股骨头与髋臼部分分离，一面将手术刀伸入髋臼，切断圆韧带，即可脱位。关节纤维强直时，应尽可能先切除已经显露的关节囊。并发关节内收屈曲畸形者，还须将髂腰肌止点切断，解除挛缩。然后，轻轻将下肢外旋，用骨膜剥离器或髋臼凿插入股骨头与髋臼之间，分开粘连或凿开纤维强直部分，直至股骨头的后侧，即可一面轻轻使用手法，一面用骨膜剥离器将股骨头撬起，使之脱位。

脱位后，先清除股骨头及股骨颈的病灶，然后将下肢置于伸直、内收并外旋位，使髋臼充分显露，以便清除髋臼内及后侧关节囊的病灶〔图56-14(2)〕。在切除后侧关节囊的病灶时，因位置较深，显露较小，应仔细操作，不能切除过深，以免损伤深部的坐骨神经。如切除有困难，可用刮匙刮尽肉芽或切除部分滑膜〔图56-14(3)〕。

病灶彻底清除后，如需做关节融合，可用生理盐水冲洗伤口，切除髋臼及股骨头的软骨面，使二者的粗糙面密切接触，并自髂骨取自体骨做关节内、外融合。

4. 缝合及外固定　用灭菌生理盐水反复冲洗伤口，彻底止血后，于髋臼内置入链霉素粉剂1g，复位股骨头，由专人维持在功能位置，逐层缝合。股直肌肌腱挛缩者，应予延长〔图56-14(4)〕，伤口不置引流条。术后用髋人字石膏外固定于功能位。

【注意事项】

1. 髋关节前外侧显露手术，是在股三角的外缘（缝匠肌）及底部（耻骨肌、髂腰肌）的外侧进行，一般不易损伤股动脉及股神经。为预防该血管、神经的损伤，操作范围应以缝匠肌及髂腰肌为界。

2. 髋关节结核多见于儿童，股骨细弱并有失用性脱钙，在使用手法脱位股骨头时切忌用暴力，以免引起股骨干骨折。

3. 彻底清除病灶、复位髋关节、按层缝合以后，如果不恰当地将患肢屈曲、内收，可引起髋关节再脱位；如未及时发现，将导致残疾。因此，股骨头复位后，应有专人保持患肢位置，直至缝合和石膏外固定完毕为止，以防髋关节脱位。术后石膏干燥后，即行X线摄片检查，以确定有无关节脱位。

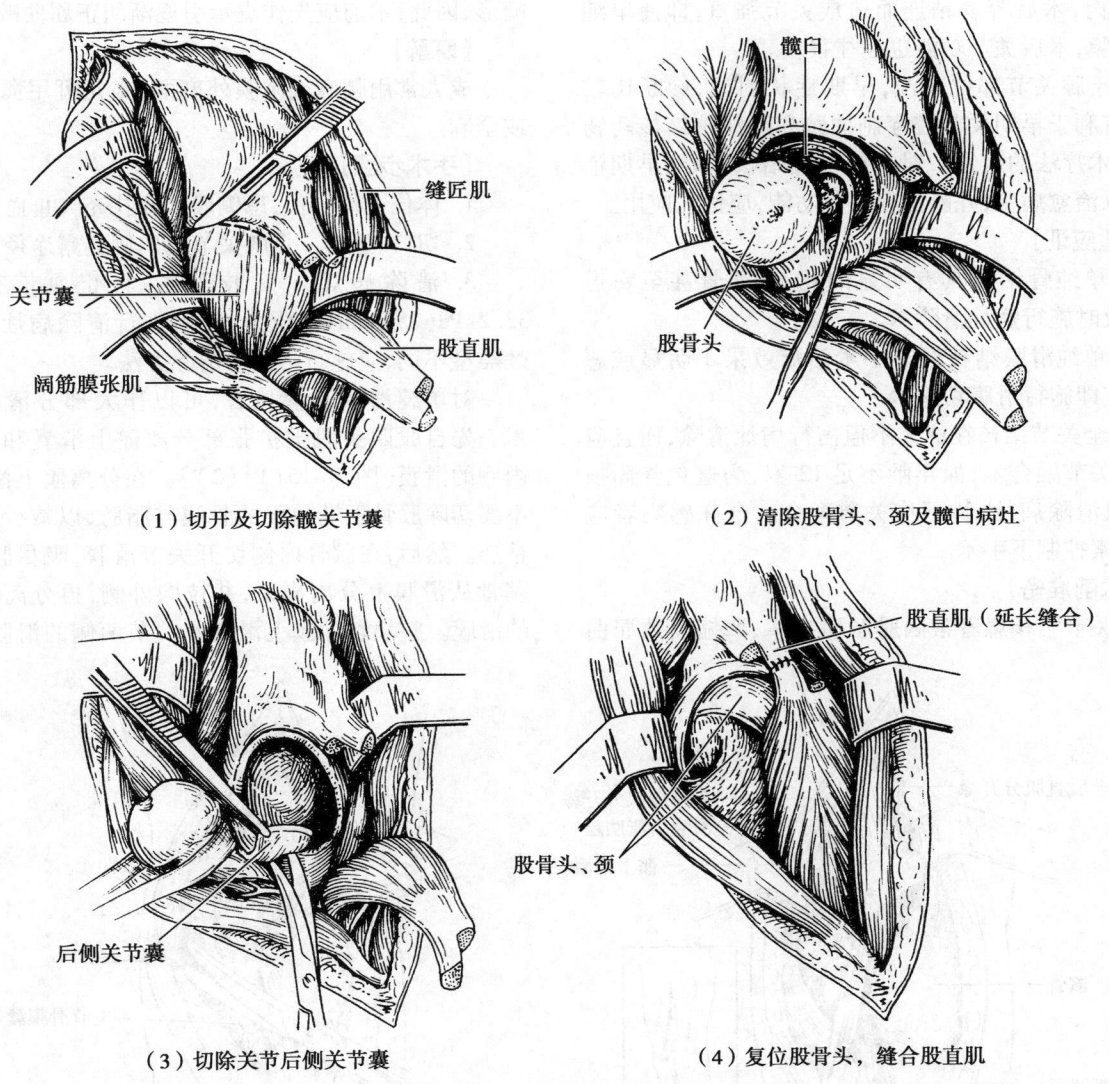

（1）切开及切除髋关节囊　　　　　　　　（2）清除股骨头、颈及髋臼病灶

缝匠肌
关节囊
阔筋膜张肌
股直肌
髋臼
股骨头

（3）切除关节后侧关节囊　　　　　　　　（4）复位股骨头，缝合股直肌

后侧关节囊
股骨头、颈
股直肌（延长缝合）

图 56-14　右侧髋关节结核病灶清除术

【术后处理】

1. 髋关节结核病灶清除术的目的是治愈结核病变，并尽可能保存关节功能，因此术后固定常因病灶类型、手术方式及患者年龄的不同而有所差异。

（1）单纯滑膜结核仅作滑膜切除手术，年龄在10岁以下者，术后用髋人字石膏固定3个月，然后除去石膏，锻炼活动；年龄在10岁以上者，用髋人字石膏固定4周后，宜拆去石膏，改作皮牵引，如无肿胀、疼痛，可间断除去牵引重量，锻炼髋、膝关节功能，3个月后扶拐离床，锻炼负重与行走。

（2）单纯骨结核病灶不大，清除时不必将髋关节脱位者，术后仅用皮牵引6～8周即可；如已将髋关节脱位或股骨颈部病灶较大者，术后宜用髋人字石膏固定3个月。

（3）全关节结核如在清除病灶的同时行关节融合者，术后应髋人字石膏固定至髋关节呈骨性愈合为止，一般需6个月左右。如因年龄太小或破坏不严重，可仅作病灶清除，术后外固定可按单纯滑膜结核处理，以观后效。

外固定期间应注意功能锻炼。未固定的关节应尽可能活动；固定的肢体也应定时进行肌肉收缩活动，以防肌肉萎缩、关节僵硬。

2. 皮肤用丝线间断缝合者，应于术后10～14日将石膏在切口部位"开窗"，拆除缝线，然后再修补石膏。

3. 髋人字石膏未干前极易在髋、膝部折断，故应尽速烤干，可以早期翻身活动，防止并发症发生。尤需避免大、小便湿污石膏。

第八节　膝关节结核病灶清除术

膝关节显露比较方便而宽敞，易达到彻底清除病灶的目的，手术治愈率可达95%以上。但膝关节周围缺乏肌肉,术后容易粘连而造成关节强直,即使单纯切除滑膜,术后关节功能也往往很差。

由于膝关节部位表浅,早期症状明显,诊断比较容易,有利于早期关节腔穿刺抽脓和灌注抗结核药物等非手术疗法的应用。对单纯滑膜结核,如能早期治疗,可以治愈病变,并能保存关节功能,应优先应用。

【适应证】

1. 单纯骨结核具有明显的死腔、死骨甚至窦道者,应及时施行病灶清除术。

2. 单纯滑膜结核经非手术治疗效果不明显或恶化者,应即施行滑膜切除术。

3. 全关节结核在成人不但需行病灶清除,而且应同时做关节融合术;如年龄不足 12 岁,为避免骨骺损伤,可仅清除病灶,暂不作关节融合。合并感染者应在抗生素控制下手术。

【术前准备】

膝关节结核患者常因腓肠肌痉挛、挛缩而致屈曲畸形,因此,术前应先作皮牵引逐渐纠正屈曲畸形。

【麻醉】

成人常用腰麻或硬膜外麻醉,小儿可用骶管麻醉或全麻。

【手术步骤】

1. 体位　仰卧位,患侧股部环扎充气止血带。

2. 切口、显露　见膝关节前内侧显露途径。

3. 清除病灶　病肢驱血,将止血带充气约 33.2kPa(250mmHg)压力,然后进行清除病灶。因病灶类型不同,应施行不同的清除方法。

对单纯滑膜结核患者,可以作大部分滑膜切除术。先自股四头肌腱扩张部分离髌上滑囊和膝关节内侧的滑膜〔图 56-15(1)(2)〕。在分离髌上滑囊时,不要切除股骨下端前面的骨膜与脂肪,以减少术后的粘连。然后,在髌骨内侧切开关节滑膜,吸尽脓液,将髌骨从滑膜上分离出来,并拉向外侧,再分离膝外侧的滑膜。整块切除髌上滑囊及关节两侧的滑膜,尽量

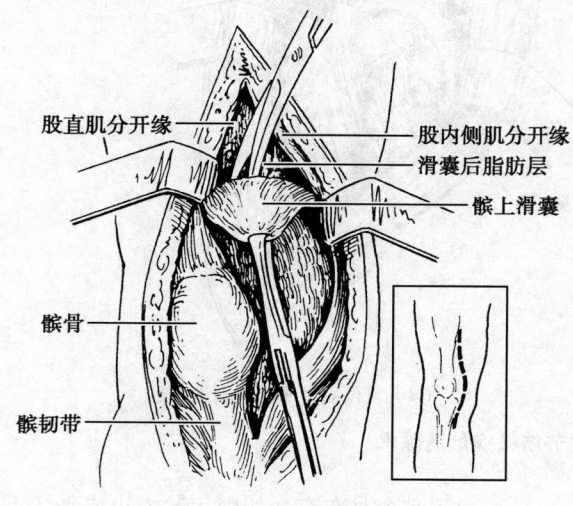

（1）分离髌上滑囊

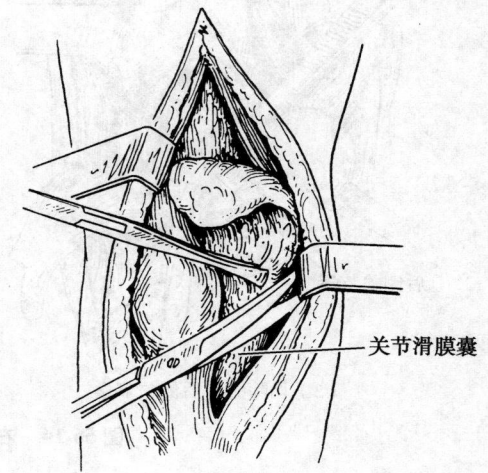

（2）分离膝关节内侧滑膜囊

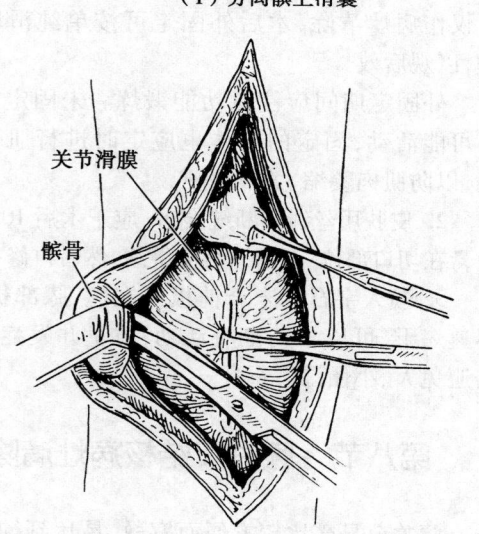

（3）分离膝关节外侧滑膜囊,整块切除前侧滑膜

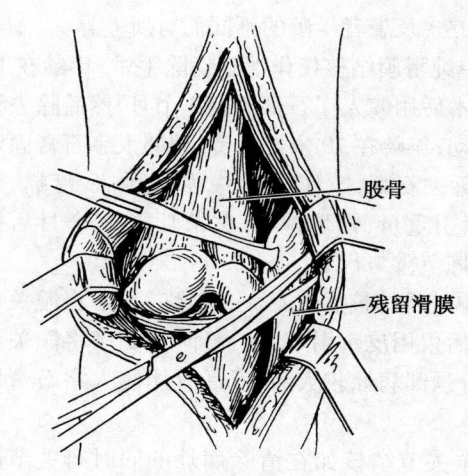

（4）切除残留滑膜

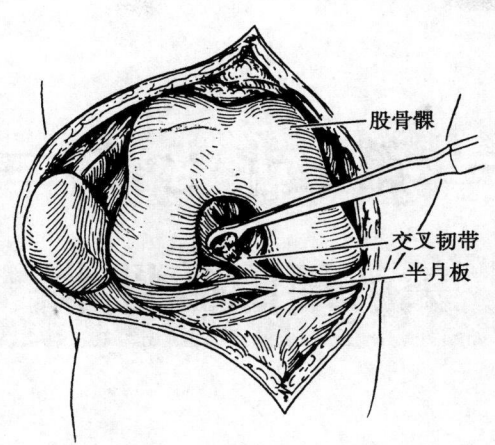

股骨髁
交叉韧带
半月板

（5）刮除关节腔内肉芽组织

图 56-15　右侧膝关节结核病灶清除术

切除残余的滑膜以及髌下脂肪垫〔图 56-15（3）（4）〕，但需保留两侧副韧带、半月板和交叉韧带。后侧关节囊用锐利刮匙从两侧伸入搔刮。最后，将关节腔内的肉芽仔细清除〔图 56-15（5）〕。

全关节结核需行关节融合者，可直接采用膝关节前侧切口，切断股四头肌腱，向下翻开，切除髌骨，以充分显露关节腔。在清除前侧及两侧的病灶以后，屈膝 90°，自关节侧面切断侧副韧带及关节囊，切断交叉韧带，完全分离股骨与胫骨，即可充分显露并切除关节后部的滑膜。检查病灶已彻底清除后，冲洗伤口，即可行关节融合（见膝关节加压融合术）。

4. 缝合　用生理盐水充分冲洗伤口，注入链霉素 1g 后分层缝合。

【注意事项】

为避免损伤腘窝部的血管、神经，清除关节囊后壁的结核病灶时，应仅切除滑膜，不包括关节囊，切忌切除太深而损伤腘窝血管。如病灶已侵犯到关节囊外，应放松止血带，辨清腘窝血管、神经的位置后再行清除。在关节融合锯骨时，应注意保护和拉开血管、神经，以免损伤。

【术后处理】

1. 单纯滑膜结核仅做病灶清除未行关节融合者，术后采用小腿皮牵引，固定患膝于伸直位。3 周后开始锻炼膝关节伸屈功能；6 周后除去牵引，扶拐离床下地活动。

2. 全关节结核仅清除病灶未融合者，术后用长腿石膏固定 8～12 周，12 岁后考虑融合关节。

3. 同时做病灶清除与关节融合者，术后处理同关节融合术。

（张　振）

第五十七章

关节周围截骨术

截骨术是切断骨骼后,按设计重新连接,以矫正畸形;或改变不正常的力线,以改善功能的手术。

截骨术很早就应用于临床,虽是一个古老的手术,但它不进入病灶,不需要复杂的设备就可以矫正畸形,手术简单、有效、安全,所以至今实行此种手术仍不少。由于对疾病的病因、病理及其发展的认识不断深化,器械和截骨术的方法不断改进,技术操作越来越熟练,临床的应用范围也有所扩大,几乎所有骨骼均可做截骨术。

【截骨术的治疗作用】

1. 矫正畸形,改变力线(人体负重线)以改进人体局部的功能,这是截骨术最重要的作用。正常人体的力线通过脊柱达于骨盆,然后分载于两个下肢。下肢的正常力线在伸直位多为 3 点(即髂前上棘、髌骨中心及 1、2 足趾间)连接成的直线来表达,这条力线与骨盆的水平线应呈直角或外展 10°。上肢的正常力线在肘部有 5°~10° 的外翻(即提携角)。如果骨骼有病理性弯曲,或关节强直于非功能位置,力线就会改变,肢体的功能就会受影响,特别是下肢,功能影响就更大,邻近关节将会产生继发性病理改变。临床上常见的畸形有膝内、外翻,髋内、外翻,髋屈曲内收、屈曲外旋,足跖屈、仰趾、内翻、外翻,肘内、外翻以及脊柱前凸、后凸、侧凸等。这些畸形的严重程度与功能障碍的程度成正比。截骨术可以改变不正常的力线为正常或接近正常的力线,以改善功能〔图 57-1〕。

2. 加强稳定性　如先天性和陈旧性损伤性髋关节后脱位未经治疗,股骨头没有复位,在髂骨外面虽可有一假臼持重,但由于假臼线,肢体内收内旋,“关节”很不稳定,患者容易发生疼痛与疲劳。如加强稳定,改善功能,可以在股骨转子下做一截骨术,或将骨盆做旋转性截骨,改变力线〔图 57-2〕。有时,先天性髋关节后脱位患者有前倾角增大,如不矫正,日后仍有脱位再发可能,应在切开复位的同时做股骨的旋转性截骨术,以矫正不正常的前倾角。

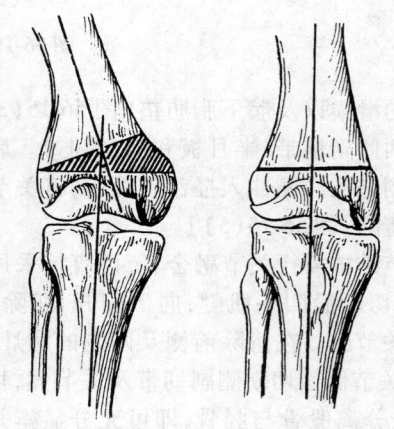

图 57-1　截骨矫正畸形,恢复正常力线

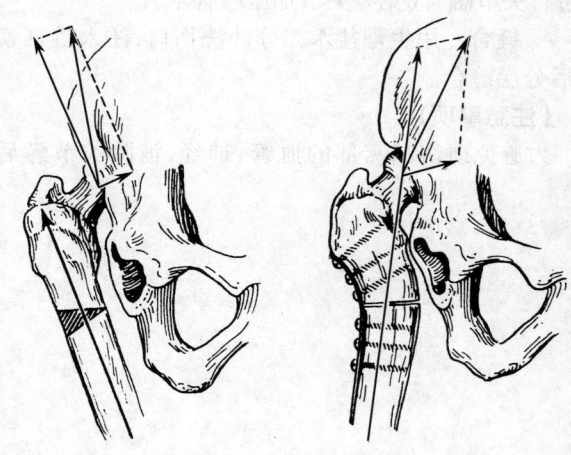

图 57-2　转子下截骨,改变力线方向,加强关节稳定

3. 促进骨折的愈合　这种情况可用在股骨颈骨折内固定失败,或陈旧性股骨颈骨折、股骨头尚无坏死而又不适合人工股骨头置换的病例,做大转子部(转子间或转子下)截骨术使力线内移,改变力线方向,可以消除或减少骨折端间的剪力,促进骨折愈合〔图 57-3〕。

4. 减轻骨性关节炎的疼痛,改善功能　髋膝关节好发骨性关节炎,致使患者疼痛与功能障碍,用截骨

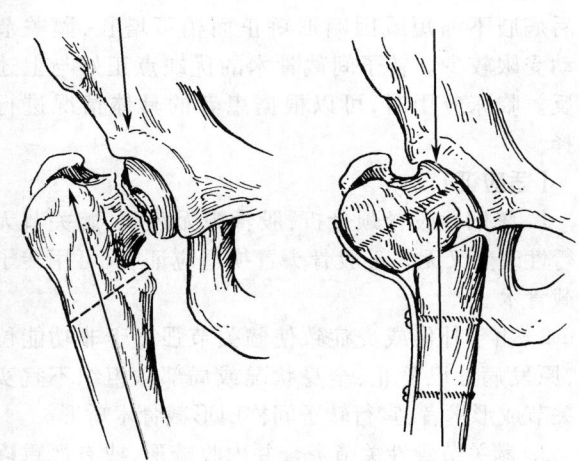

图57-3　转子部截骨,将远段骨力线内移或改变方向,以减少骨折端剪力

术来治疗,可收到一定的疗效。可能由于截骨术后,关节面旋转,接触面增广,或改变力线和关节着力点而收效〔图57-4〕;也有可能由于转子部截骨术后改善了股骨头部的血运,而改变病理过程的缘故。

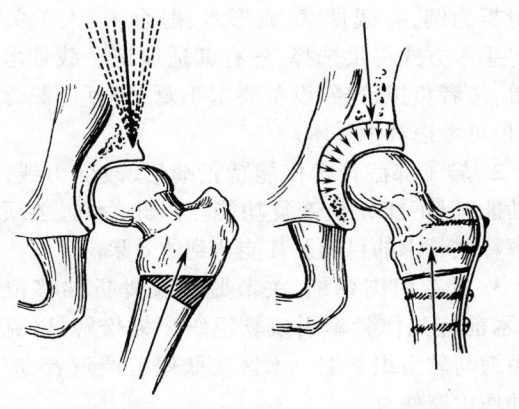

图57-4　截骨改变力线,使股骨旋转增广头臼接触面

【截骨术的种类】

截骨术的方法很多,各有其优缺点,应根据不同情况,恰当选择,才能收到较好效果。常用的典型术式有下列几种〔图57-5〕:

1. 直线形截骨术　此种方法多用于旋转性畸形的矫正(旋转性截骨术),成角性畸形用此法矫正,虽较简单,但矫正后中间有空隙,需要植骨填充(儿童骨端截骨可不植骨),接触面不稳定,愈合较慢,然可保留肢体长度。

2. 楔形截骨术　楔形切除一块多余的骨块,以矫正各种骨的弯曲、成角畸形。此种截骨术对位稳定,愈合快,适用范围广,但要牺牲一些肢体长度。

3. 杵臼形截骨术　这种截骨术最适用于多种畸形并存的患者,如髋关节屈曲、内收、内旋畸形,如用楔形截骨,需要有多方向的楔形截骨,比较复杂;而杵臼形截骨可以简单地一次全部矫正,同时接触面大,易于愈合,在术后尚可矫正残留畸形为其独到优点。

4. V形截骨术　可以矫正长骨的严重弯曲畸形。优点是对位稳定,接触面大,易于愈合。

5. 阶梯形截骨术　此种截骨术后,切面呈阶梯形,接触面广,容易愈合,但需准确设计。

截骨术按部位来分有两种:

1. 关节外截骨术　一般多在干骺端截骨,这里骨的直径大,皮质骨薄,松质骨少,血运丰富,切骨端稳定而易愈合。但有些长骨的畸形如按手术设计在骨干截骨矫正效果较好时,则仍应在骨干截骨。干骺端截骨也可用来矫正有畸形的强直关节,但这种畸形矫正是间接的,只宜用于轻度关节畸形及关节病变,不适于关节内手术者。儿童干骺端截骨应尽量远离骨骺,以免损伤而日后发生畸形。

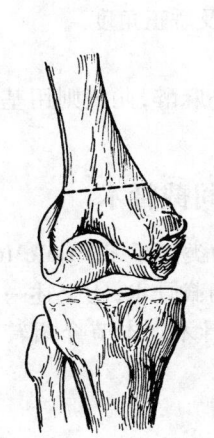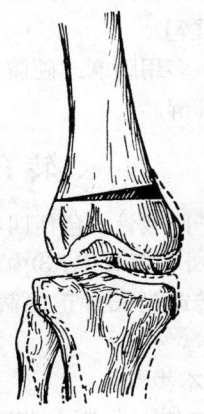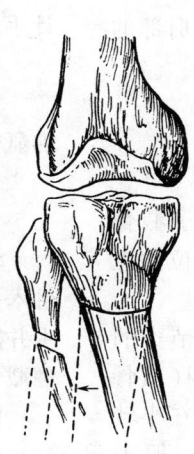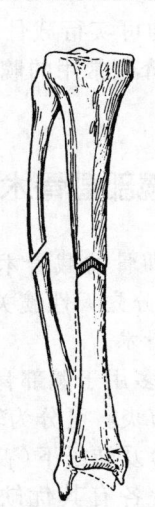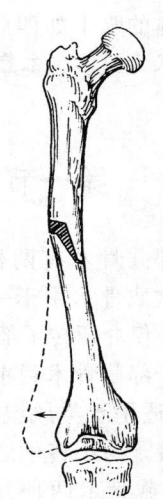

(1)直线形截骨　　(2)楔形截骨　　(3)杵臼形截骨　　(4)V形截骨　　(5)阶梯形截骨

图57-5　常用的截骨术式

7

2. 关节内截骨术　有严重畸形的关节强直,从关节内截骨矫正比较直接,效果也好,有其优点〔图57-6〕。但直接进入有病变的关节,病变有复发之虞,有时对骨的愈合也有一定影响,必须等待病灶全部稳定,两部骨质也无严重硬化才能手术。

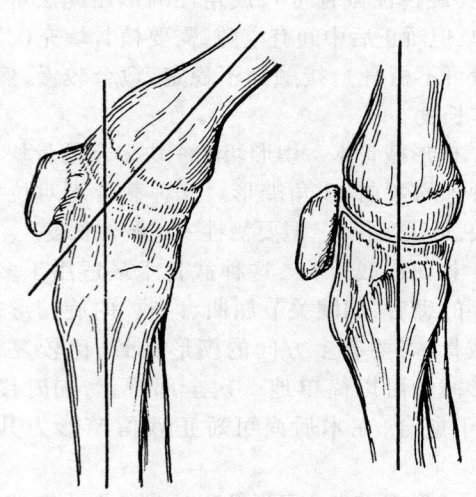

图57-6　关节内截骨术

虽然截骨术简单有效,但也不能忽视其复杂的一面。首先,畸形有轻有重,有简单有复杂,随患者的职业、年龄不同,要求也各不相同,因此,畸形的矫正不能一律对待。其次负重线只能依靠在X线片、CT片或人体表面标志上间接的测量与估量,矫正不够达不到手术目的,矫枉过正更会给患者带来痛苦。再者是如何通过一次截骨术,能全部或基本矫正畸形等。从这些方面要求看,截骨术也是一个复杂手术。因此,要求术者具备一定的解剖学和生物力学的知识,根据病情反复研究,精心设计手术方案,才能取得满意的疗效。

人体的躯干如四肢,均可实行截骨术,但以下肢施行此术为最多。本章仅介绍常用的髋、膝及肘部的截骨术。

第一节　髋部截骨术

髋部截骨术有两种,即骨盆截骨术和转子截骨术。骨盆截骨术用于一部分先天性髋关节脱位的患者。本章仅介绍转子部截骨术。

转子部截骨术目前较多用于髋部骨性关节炎的治疗,不适用于类风湿关节炎。可分为转子间(截骨线在大转子与小转子之间)及转子下(截骨线在小转子以下)截骨术两种,二者各有其优缺点。一般来说,转子下截骨术的缺点是必须用内固定来维持断端对位,有时会发生畸形愈合和不愈合;优点是截骨

术后病肢不缩短或因畸形矫正而稍可增长,髋关节活动受限较少。转子间截骨术的优缺点正好与上述相反。临床应用时,可以根据患者的具体情况进行选择。

【适应证】

1. 陈旧性股骨颈骨折,股骨头无坏死、髋关节无退行性改变又无人工股骨头置换适应证者,可用转子间截骨术。

2. 由于外伤或炎症致使髋关节强直于非功能位置,原发病灶已静止,全身状况或局部软组织不宜实行关节成形术者,宜行转子间杵臼形截骨术矫形。

3. 髋关节骨性关节炎合并内收畸形,或有严重疼痛、影响功能者,常用转子下截骨术。

4. 其他如髋内翻、股骨头骺滑脱,先天性或陈旧性损伤性髋关节脱位等,也可选用转子部截骨术,以改进功能或减轻疼痛。

【术前准备】

1. 术前应根据患者的年龄、职业、全身情况及局部条件慎重选择适应证。如以最常见的陈旧性股骨颈骨折为例,有截骨术、成形术、融合术、人工关节置换等手术方式可供选择,各有其适应证。截骨术比较简单,患者负担较轻,设备要求不复杂,万一截骨术无效,仍可考虑其他手术。

2. 转子部截骨术仅能矫正畸形、改变力线,以改善功能;但不能完全恢复功能。因此,术前必须向患者解释截骨术的目的及其能达到的效果。

3. 凡有肌肉挛缩、关节脱位及骨折端移位的患者,术前应先作骨牵引或软组织挛缩松解,以克服肢体短缩与软组织挛缩。术区皮肤瘢痕严重者,应先切除并作皮瓣修复。

4. 摄X线片,需要双下肢负重位全长片,了解股骨头、颈的位置,力线的改变和髋臼情况,以便精心设计手术方案,确定切骨部位及矫正角度。

【麻醉】

成人多用腰麻或硬膜外麻醉,儿童则用基础麻醉加骶管麻醉。

一、转子间截骨术

转子间截骨术包括四种类型手术:①McMurray截骨术;②外翻截骨术;③内翻截骨术;④上述一种截骨术并旋转或延长矫正的截骨术。本节介绍转子间外翻截骨术。

【手术步骤】

1. 体位　除髋关节畸形严重,需取特殊体位者外,一般均取仰卧位。

2. 切口显露　用股外侧切口,切开皮肤及皮下组

织,见阔筋膜张肌及阔筋膜,纵行剖开股外侧肌,直达骨膜〔图 57-7(1)〕。骨膜下剥离股骨前侧及后侧,显露股骨转子部位〔图 57-7(2)〕。也可从股外侧肌后方肌间隔分离,向前拉开股外侧肌而显露转子部。

3. 切骨 用撬骨板扳开并保护软组织后,沿股骨前面伸入示指,于股骨内后侧触及小转子,在与小转子同一平面的股骨外侧面上,用凿刻一标记,从此斜

向小转子上缘的一条线即是截骨线〔图 57-7(3)〕。沿截骨线,用电钻钻一排孔,以防凿骨时骨骼劈裂。再沿此线用锐利骨刀(骨刀宽度应与股骨前后径相仿)或摆锯轻轻凿断股骨,将远侧端推向内侧 2cm 左右(约占远端断面的 1/2),并外展肢体约 15°。

4. 内固定 以螺钉,斯氏针,角形加压接骨板或DHS 接骨板内固定〔图 57-7(4)〕。

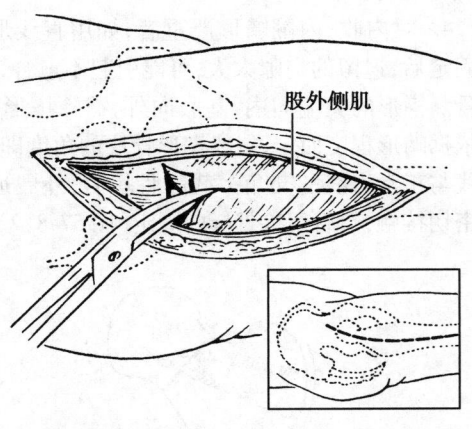

股外侧肌

(1)纵形切开股外侧肌(插图示皮肤切口)

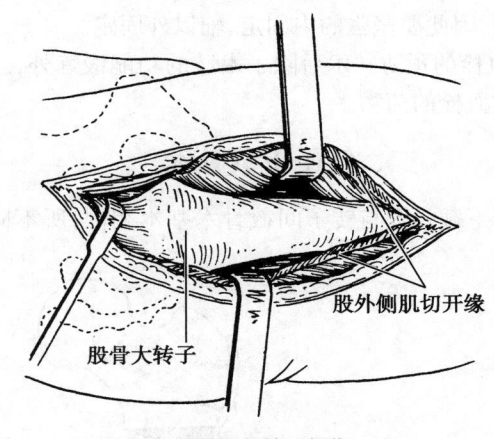

股外侧肌切开缘

股骨大转子

(2)显露股骨转子部位

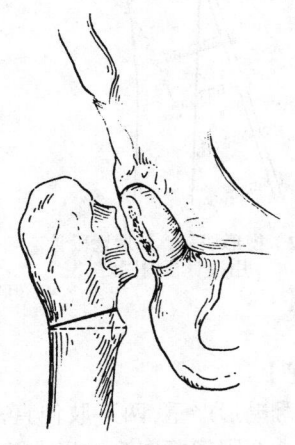

(3)转子间直线形截骨

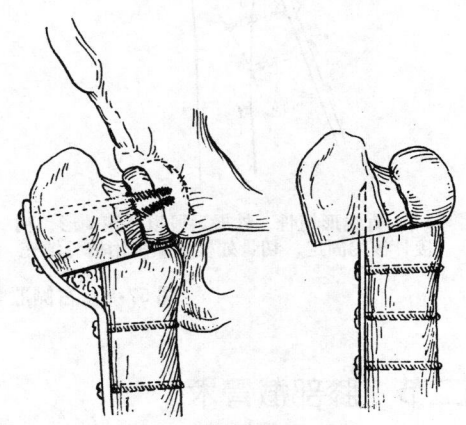

(4)截骨后内固定

图 57-7 右侧股骨转子间截骨术

5. 留置负压吸引,然后冲洗缝合。以螺钉或斯氏针固定的则需髋人字石膏固定。

【注意事项】

1. 切骨时注意保护软组织,选择与股骨等宽的骨刀,必须在直视下并以手指指引下进行切骨,以免损伤重要血管、神经。

2. 骨质的劈裂多因用钝的骨刀猛烈凿劈所致,一旦骨被劈裂就不能按计划切骨,难获满意效果。为防止此可以避免的并发症的发生,一定要用锐利骨刀,凿前先沿截骨线钻孔,或在小转子上缘切骨线终点凿一裂口,然后轻轻凿进。

3. 严重髋内收畸形常有内收肌挛缩,切骨前应先

予切断松解,以免影响肢体外展。

【术后处理】

1. 多数患者年龄较大,术后应经常鼓励咳嗽及早期活动,以预防发生肺炎、血栓性静脉炎、肺栓塞等并发症,术后 2 周拆线;对于接骨板内固定的患者,术后次日术肢被动活动,拔管后可增加活动幅度,一周后可扶双拐下地作不负重行走,X 线片证实截骨愈合后逐渐负重行走。

2. 如用石膏外固定,更应鼓励咳嗽与活动肢体,如患者体力佳,应鼓励早期带石膏离床活动。术后固定时间的长短,应根据 X 线片显示的愈合情况决定。一般 8~10 周后可拆除石膏,斯氏针可于术后四周拔

7

除,进行功能锻炼。

【手术并发症】

1. 血管损伤　当截断股骨内侧皮质时,要把握骨刀前进深度,以免骨刀误入软组织内,损伤小转子内侧的旋股内侧动脉。因其位置较深不易止血,可先用手指在腹股沟区压住腹主动脉,再将切口向内侧牵开,进行止血。

2. 骨折不愈合或延迟愈合　这往往是固定不可靠造成的,因此要坚强的内固定,辅以外固定。

3. 血栓的预防　术后除了术肢的功能锻炼外,还应辅以防血栓的药物。

二、转子下截骨术

转子下截骨术与转子间截骨术基本相同,所不同者为:

1. 此手术适用于髋内外翻畸形的患者。

2. 截骨线在小转子之下。

3. 截骨线不倾斜,而系水平位,直线形截骨后,远折端不向内移,仅将远折端外展15°左右。用 L 形接骨板或普通接骨板弯成合适角度后,用螺钉固定。断面空隙用取自大转子的松质骨碎块或取自髂骨的骨块填充植骨〔图57-8〕。

4. 对内收、内翻畸形严重者,如用直线形截骨、外展固定后,遗留的空隙太大,可能引起不愈合,宜作楔形截骨。楔形的尖端向内,基底向外,截除楔形骨块的大小依据畸形程度而定,一般楔形骨块的角度即畸形股骨轴线与正常力线的交角。截除骨块后,外展远端,使断面密切接触,然后用接骨板内固定〔图57-8(2)〕。

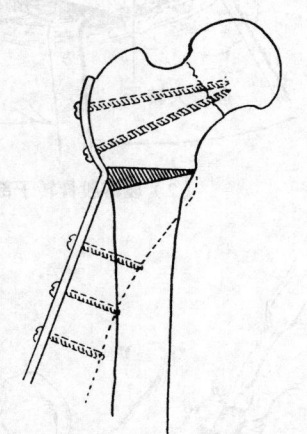 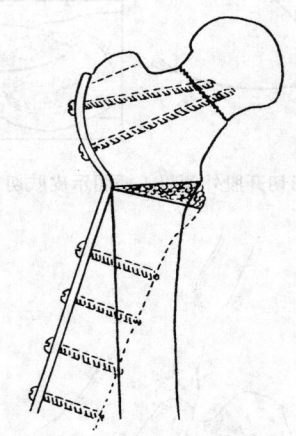

（1）直线形切骨,外展远段以矫正畸形,用　　　　（2）楔形切骨,外展远段骨,
接骨板内固定,切骨处楔形缺损用植骨填充　　　　用接骨板内固定

图57-8　右侧股骨转子下截骨术

第二节　膝部截骨术

膝部截骨术常用于矫正膝关节及其附近的畸形。在膝关节畸形中,以膝外翻及膝内翻为最多见。其不仅影响外观,且可造成下肢负重线转移,日久可继发张力侧膝韧带松弛,退化性关节炎,髌骨脱位,髌骨软骨软化等疾患。引起膝内、外翻的原因很多,最常见者为佝偻病,常为双侧内翻或外翻;外伤为次要原因,多为单侧;尚有部分患者的原因不明,统称为特发性膝内、外翻。有佝偻病引起的膝内、外翻畸形,应待病儿成长至5~6岁,经治疗病变静止,畸形不好转时才行截骨术。如因外伤引起或原因不明者,则最好待骨骺闭合以后手术,以免畸形再发。但是,如畸形严重,为了防止畸形继续发展,甚至引起继发畸形(如膝外翻可继发引起足内翻),就应早期实行切骨矫正术,但需向患者解释清楚,可能畸形再发,需再次手术矫正。

【适应证】

膝内外翻畸形严重,两下肢伸直,两膝相碰时,单侧外翻畸形者两踝间距在5cm以上,双侧畸形在10cm以上;或两踝相碰,单侧内翻畸形两膝间距>5cm,双侧畸形的>10cm以上,引起行走困难或膝关节疼痛者均应施行截骨矫形术。

【术前准备】

1. 判断畸形的主要部位　术前需要判断膝内、外翻主要是胫骨还是股骨的畸形所引起。如以股骨畸形为主,应行股骨截骨术;如以胫骨为主,则应行胫骨截骨术。少数严重畸形者,股、胫骨均有明显畸形,则二者应先后施行截骨术,间隔8周左右。简单有效的判断方法是在 X 线透视下观察整个下肢,以判断畸形的主要部位。

2. 测切骨部位与截骨角度　以骨畸形为主者摄包括畸形骨及其上下两个关节,以关节畸形为主者摄包括该关节及其上下两骨的大部分的 X 线片,同时摄双下肢负重位片,以决定截骨的部位。

股骨下段畸形:先划一膝关节的平面线 AB,在其中点作一垂直线 CD(即正常力线),再作一股骨干的纵轴线 EF,CD 与 EF 线的夹角即为需要纠正的角度,也就是需要楔形截除骨质的顶角(或是直线形截骨矫形中施行楔形植骨的顶角)〔图 57-9〕。截骨平面 A′B′(即 AB 的平行线)应选在 CD 线与 EF 线的交叉点最为理想。愈近关节,矫正愈准确,但应与骨骺线有一

定距离,并留出接骨板固定的部位,以免伤及骨骺。一般选在干骺端适当部位。再作 EF 的垂线 GH,与 AB 相交于股骨外侧皮质,两线夹角的楔形骨质即为需截除的骨质。

胫骨畸形:先作胫骨上下骨骺的平面线 AB、GH,在骨骺的中点作垂直于各骨骺平面线的垂线 CD、EF,其交点即为截骨的平面,其夹角即为需要纠正的角度〔图 57-10〕。

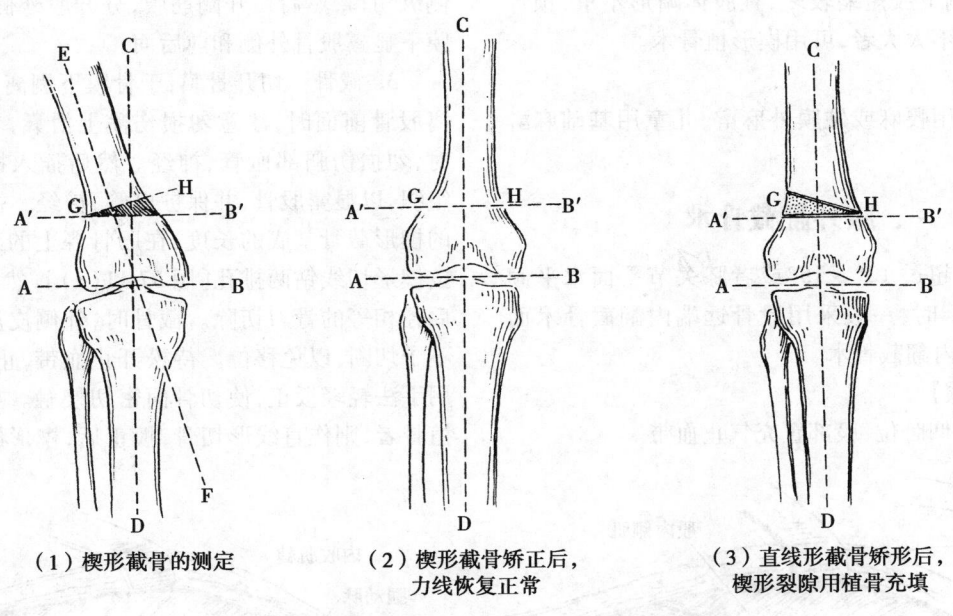

(1)楔形截骨的测定　　(2)楔形截骨矫正后,力线恢复正常　　(3)直线形截骨矫形后,楔形裂隙用植骨充填

图 57-9　右侧股骨下段截骨术(角度与部位测定)

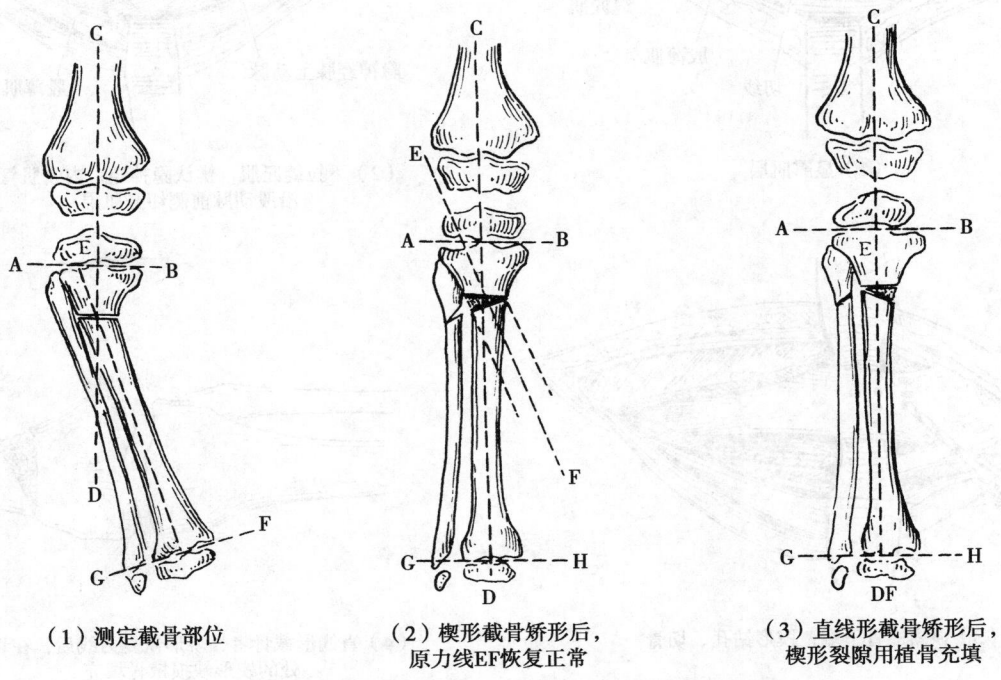

(1)测定截骨部位　　(2)楔形截骨矫形后,原力线EF恢复正常　　(3)直线形截骨矫形后,楔形裂隙用植骨充填

图 57-10　右侧胫骨截骨术(角度与部位的测定)

7

3. 楔形截骨或楔形植骨的选择　楔形截骨,即按设计切除一块楔形的骨质,矫正畸形和恢复正常力线后两骨端可以密切对合;楔形植骨,即作直线形截骨,按设计矫正畸形后,骨断端间形成楔形缺损,另以骨块移植填充。二者各有其优缺点:楔形截骨后,肢体稍有短缩,但不愈合的机会极少;而楔形植骨后,肢体稍有增长,但愈合时间较长,有可能不愈合。临床上一般多用楔形截骨术。除非躯干与下肢相比显得下肢短,或比对侧下肢短缩较多,且肢体畸形不重,预计切骨后骨缺损不太大者,可用楔形植骨术。

【麻醉】

成人一般用腰麻或硬膜外麻醉,儿童用基础麻醉加骶管麻醉。

一、膝外翻截骨术

当膝外翻超过 12°~15° 或者膝关节平面水平倾斜成角大于 10° 时,一般采用股骨远端内翻截骨术而不用胫骨近端内翻截骨术。

【手术步骤】

1. 体位　仰卧位,股部置充气止血带。

2. 切口、显露　用股骨内侧切口,自股骨内髁处向上做6cm、向下做2cm长的纵切口。切开缝匠肌与股内侧肌间隙〔图57-11(1)〕,向后拉开缝匠肌,辨认隐神经,并于切口上端的后面伸入手指,触摸股动脉搏动,辨认内收肌,在股动脉前面切开肌层〔图57-11(2)〕。将内收大肌下部、隐神经及股动、静脉向后侧拉开,将股内侧肌向前侧拉开,即可显露股骨下段〔图57-11(3)〕。如采用直线形切骨也可采用股骨下段外侧纵切口,然后切开阔筋膜,分开股外侧肌纤维,在骨膜下显露股骨外侧和前后面。

3. 截骨　切开骨膜,于骨膜下剥离股骨下段。剥离股骨前面时,注意勿损伤髌上滑囊,剥离下段后侧时,勿损伤腘部血管、神经。然后插入撬骨板扳开软组织,以显露股骨,并保护血管、神经。按X线片测定的楔形截骨基底的长度,在股骨髁上的外侧面用电钻按楔形切线钻两排孔〔图57-11(3)〕,然后用与股骨前后径相等的骨刀切除。截骨时,外侧皮质骨应尽可能不予切断,以免移位。待松开止血带,止血完毕后,再用手法轻轻扳正,使切骨面密切接触。如计划作楔形植骨者,则作直线形切骨,扳正后,楔形缺损处从髂骨

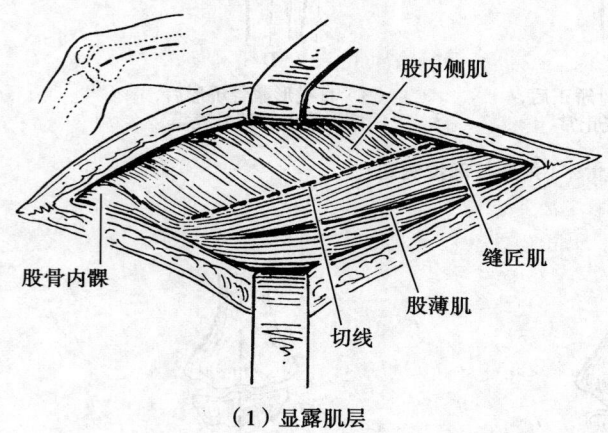

（1）显露肌层

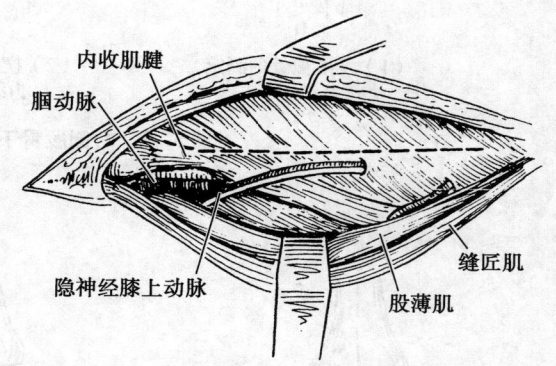

（2）下拉缝匠肌,辨认隐神经,内收肌管,
沿股动脉前侧切开肌层

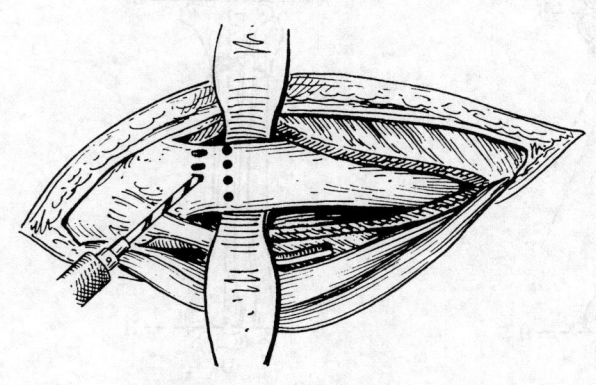

（3）显露股骨下端,楔形钻孔、切骨

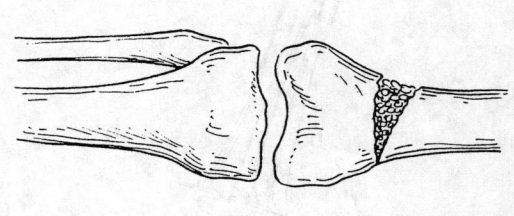

（4）直线形截骨者,矫形恢复力线后,在切骨
处的楔形缺损植骨填充

图 57-11　右侧膝外翻截骨矫形术

7

或局部取松质骨填充植骨〔图57-11(4)〕。检查畸形矫正满意后,以髁接骨板固定,逐层缝合。儿童则用克氏针固定,术后用下肢长腿石膏外固定。

【注意事项】

1. 患者最好在骨科手术台上进行手术,术后不用搬动患者即可行髋人字石膏外固定,以防止折端移位。

2. 楔形截骨后,检查髂前上棘至踇趾与第2趾间的连线,如通过髌骨的中点,则矫正满意。如截骨太少,矫正不满意,应再截除部分骨质。如截骨太多,矫正过度,则应用截除的骨质剪成碎块,填入截骨断面之间,但这种情况必须尽量避免发生。

【术后处理】

1. 术后10～14日拆线。若用股骨髁接骨板固定,术后次日可扶双拐下地,术肢不负重行走。不需要石膏固定,可早期开始膝关节不负重活动。石膏外固定时间,成人需10～12周,儿童需6～8周。

2. 术后应作X线片,观察对位情况。如发现有剩余畸形,应在术后1～2周内,在截骨平面楔形切开石膏,透视下另作手法矫正,再修补石膏固定。

【术后并发症】

1. 畸形复发或矫正不足或过度。

2. 关节内骨折,感染等早期并发症。

3. 近端截骨块缺血坏死,骨不连,关节僵硬或不稳。

对于膝外翻未超过12°或者胫骨平台倾斜未超过10°的患者,可采用胫骨高位内翻截骨术矫正畸形。

二、膝内翻截骨术

【手术步骤】

1. 体位 仰卧位,大腿上部置充气止血带。

2. 切口、显露 在胫骨前内侧作长约5cm的纵切口,直接切至骨膜。自骨膜下剥离胫骨,用撬骨板扳开并保护周围软组织。

3. 截骨矫正 按事先计划的截骨平面,用电钻钻一排孔,再用骨刀自内向外将胫骨横行凿开(外侧皮质不要凿断)。如畸形严重,应在小腿外侧上1/3另作小切口将腓骨斜形凿断,然后手法扳正畸形(以髂前上棘至踇趾和第2趾间的连线通过髌骨中点为准),使在胫骨内侧形成楔形缺损,用取自髂骨的楔形骨块紧紧嵌入,并填满缺损〔图57-12〕。逐渐松开手法扳正的力量,如检查畸形矫正满意,以门型钉或T形接骨板内固定,松开止血带,止血后,逐层缝合,用前、后长腿石膏托外固定。石膏固定前,应检查足背动脉搏动情况。有时截骨后肢体增长,可能牵伸动脉,以致肢体血运不佳,甚至引起坏死。

【注意事项】

1. 正常股骨与胫骨轴线并非在一直线,而是稍呈

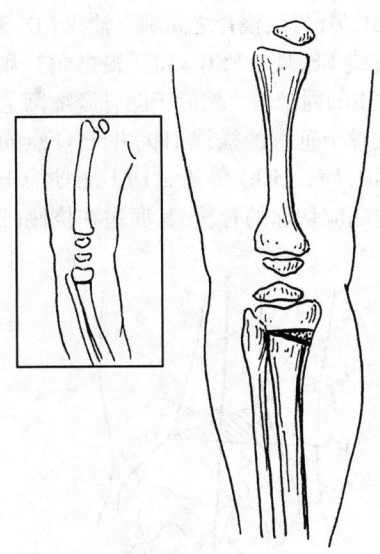

图57-12 右膝内翻截骨术

外翻。膝内翻畸形的内侧软组织挛缩,易使畸形复发,故膝内翻截骨时,必须过度矫正5°左右。

2. 缺损处不能全用松质骨碎骨填充。胫骨断面内缘受压力最大,应该用整块髂骨(包括内、外骨板)以免软组织挛缩将松质骨压扁而再发畸形;残余缺损处可用松质骨碎块填满。

【术后处理】

术后注意肢体血运。早期摄X线片,观察对位及畸形矫正情况。如有剩余畸形,可以手法矫正,另行石膏外固定。10～14日后拆线。一般石膏外固定的时间,成人约10～12周,儿童6～8周。T形接骨板内固定的术后康复同膝外翻。

【术后并发症】

同膝外翻手术,但是要注意防治小腿筋膜间室综合征的发生。

第三节 肘部截骨术

肘部截骨术一般多用于肘内翻或肘外翻的截骨矫形。正常肘部约有10°提携角,由于肘部骨折或疾病,此角度可减少或增大,大于此角为肘外翻,此角消失或向内倾斜为肘内翻。由于畸形严重,功能障碍,一般多需截骨矫形。

【适应证】

1. 10°以上的肘内翻和20°的肘外翻,形成功能障碍的成人或儿童严重畸形者。

2. 肘外翻并发尺神经功能障碍者。

【术前准备】

摄患肘伸直位正位X线片,测量出肘内翻或肘外翻的角度,然后算出应予矫正的角度。如为肘内翻,先画出

7

肱骨轴线 AB,另沿尺、桡骨之间画一轴线 CD,于其相交点 E,再划一直线 EF,使∠FEB = 10°(提携角),则∠DEF 即为需切骨矫正的内翻角。然后于肱骨鹰嘴窝上 1.5 ~ 2cm 处画一与肱骨干垂直的横线 HO,并于 O 点向肱骨桡侧划一斜线 GO,使∠HOG 等于∠DEF,楔形 GHO 即为设计矫正肘内翻应切除的骨块,其底边在桡侧〔图57-13〕。

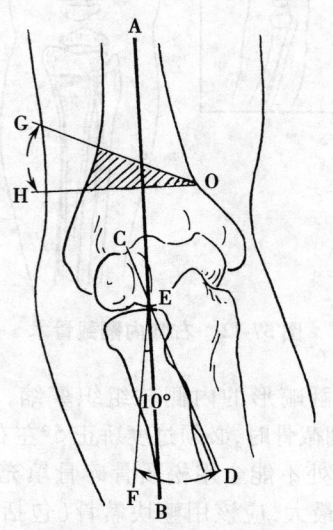

图57-13 肘内翻楔形截骨测定使∠HOG = ∠DEF

如为肘外翻,测量法同肘内翻,但其所截除的楔形骨块底边在尺侧,其截骨角度应为外翻角减去 10°提携角。

【体位】
仰卧位,患肢外展,置外侧小桌上。

【麻醉】
成人用臂丛麻醉,儿童多用全麻。

一、肘内翻截骨术

【手术步骤】

1. 切口 在上臂下 1/3 外侧,沿肱骨外髁嵴做一长约 6cm 的纵向切口〔图 57-14(1)〕。

2. 显露肱骨下段 在深筋膜下,判明肱三头肌与肱桡肌的间隙〔图 57-14(2)〕,分开并向前拉开肱桡肌与桡神经,将肱三头肌向后拉,沿外上髁纵行切开骨膜,在骨膜下剥离肱骨下 1/3 至鹰嘴窝上缘为止,以显露肱骨的前后外侧骨面〔图 57-14(3)〕,毋需剥离其内侧的骨膜,也不可损伤关节囊。

3. 楔形截骨 按设计在鹰嘴窝上约 1.5 ~ 2cm 处,和肱骨干垂直的横切面(HO)上,先用电钻钻一排约 3 ~ 4 个穿透前后骨皮质的小孔,再在与测量截骨相

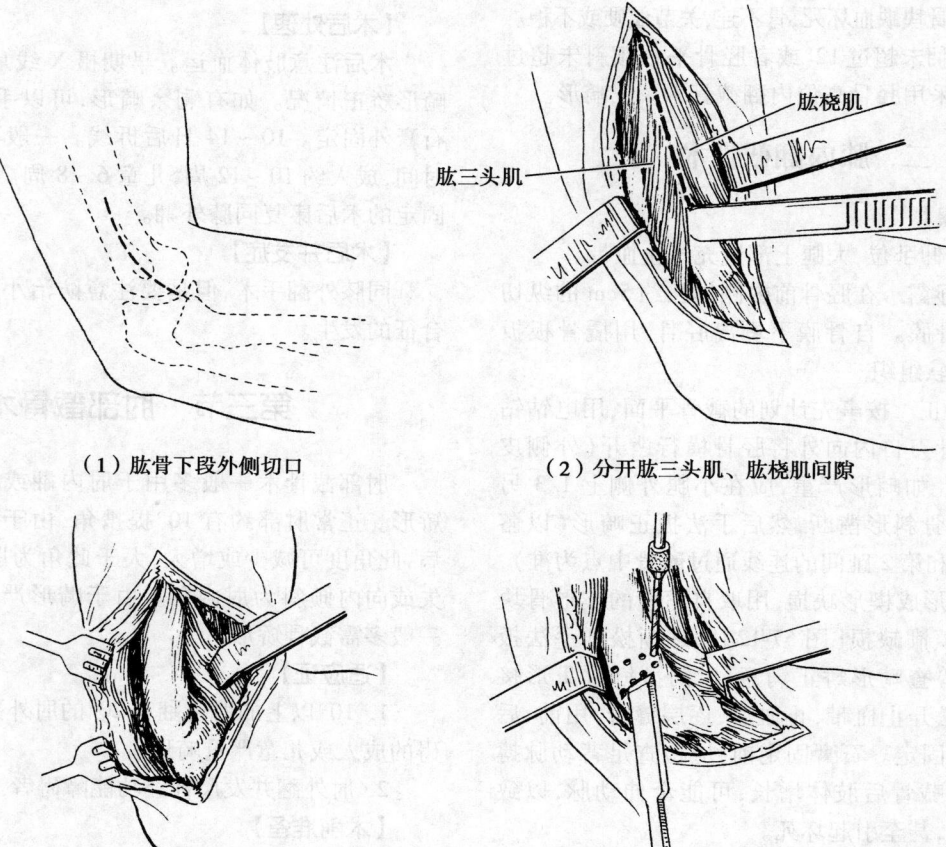

（1）肱骨下段外侧切口

（2）分开肱三头肌、肱桡肌间隙

肱桡肌
肱三头肌

（3）显露肱骨下段

（4）沿切骨线钻孔后凿开

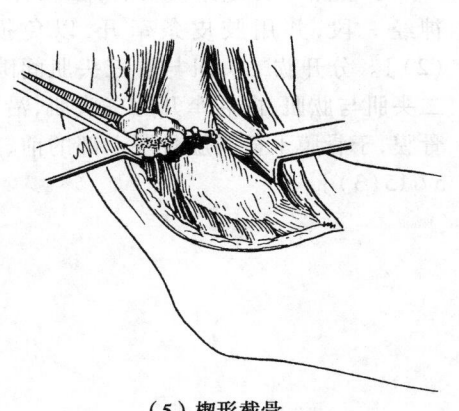
（5）楔形截骨

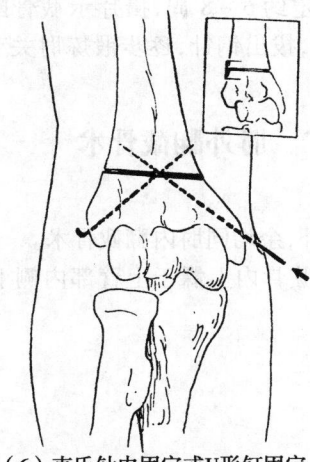
（6）克氏针内固定或U形钉固定

图57-14　肘内翻截骨术

同角度的另一斜面（GO）上，钻一排小孔〔图57-14（4）〕，用锐利骨刀由外向内截骨，至对侧骨皮质时不要完全凿断，以免截骨端不稳定而易发生移位，取下所切掉的楔形骨块〔图57-14（5）〕。

4. 矫正和内固定　切骨后将前臂伸直，手掌朝上，固定截骨近段，将前臂逐渐外展，使截骨面对合，矫正达到要求后，用两根克氏针，分别自肱骨内外上髁钻入，通过截骨面，达到并恰好穿透对侧骨皮质为止，折弯尾端于骨外〔图57-14（6）〕；亦可用U形钉内固定〔图57-14（6）〕。

5. 缝合　彻底止血，需要时，可摄X线片复查，了解畸形矫正是否满意，否则重新复位与内固定。克氏针尾端埋在皮肤下，分层缝合切口。术毕，用前后长臂石膏托外固定肘关节于功能位。

【注意事项】

1. 在显露肱骨下1/3段时，注意勿损伤桡神经。桡神经在肱桡肌深面，可一并牵开，避免拉钩牵引力量过大而损伤神经。

2. 注意勿将肱骨切骨处内侧骨膜横行切断，应保留其上下完整性，凿骨时内侧骨皮质可保留一小部分，矫正时小儿可成为青枝骨折，以使稳定切骨断端，有利于切骨后的骨愈合。

3. 用两根克氏针交叉固定时，在内上髁进针处注意勿损伤尺神经；当穿过切骨断端达到对侧骨皮质后，以用手指摸到针尖即可，过深有损伤神经、血管的危险。

【术后处理】

1. 术后注意患肢血运，抬高患肢及活动手指。

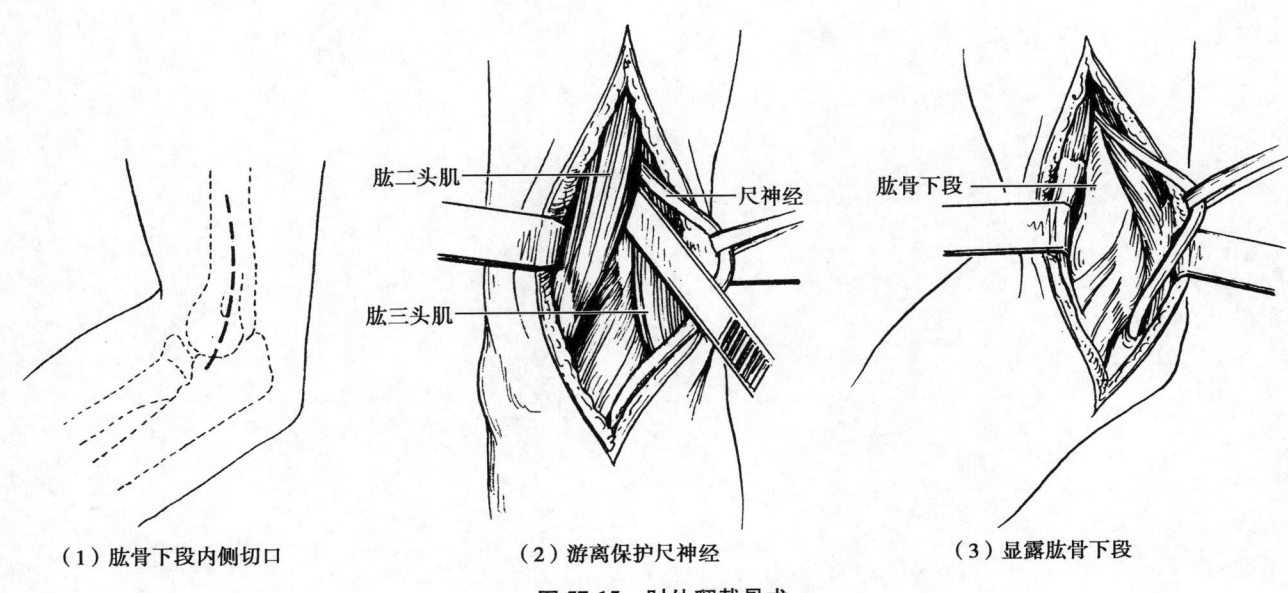

（1）肱骨下段内侧切口　　　　（2）游离保护尺神经　　　　（3）显露肱骨下段

肱二头肌　　尺神经　　肱三头肌　　肱骨下段

图57-15　肘外翻截骨术

7

2. 石膏外固定约 6～8 周,摄片示截骨断端骨愈合后,可去掉石膏,拔出钢针,逐步锻炼肘关节伸屈及前臂旋转活动。

二、肘外翻截骨术

【手术步骤】

除下列两点外,余均同肘内翻截骨术。

1. 切口 沿肱骨内上髁于上臂部内侧下 1/3,做一长约 6cm 的纵向切口〔图 57-15(1)〕。

2. 显露 切开深筋膜后,在尺神经沟中游离尺神经一段,并用胶皮条牵开,以免损伤〔图 57-15(2)〕。分开肱二头肌与肱三头肌间隙,向前牵开肱二头肌与肱肌,向后牵开肱三头肌,沿内上髁嵴切开骨膜,于骨膜下显露肱骨髁上部的前、后、外侧面〔图 57-15(3)〕。

(葛全胜)

第五十八章

关节融合术

关节融合术是通过手术使严重影响功能的伤病关节发生骨性融合,并永久固定于功能位。其目的是解除疼痛,稳定关节;或促使局部病变稳定和愈合。以丧失关节的活动功能为代价,使整个肢体恢复一定的功能,满足患者日常生活、工作的需要。对于下肢及脊柱,其主要功能是负重,要求有稳定的关节,适宜行关节融合术。但上肢(特别是肘关节)要求有灵活的功能,应尽量采用关节成形术或关节切除术以保留一定的活动度。体力劳动者要求关节稳定有力,可选行关节融合术,对非体力劳动者则需慎重考虑,分别对待。因此,在施行关节融合术之前,必须根据病情需要、患者年龄、职业、伤病关节的特殊性及患者的要求,作出全面的分析。

近代人工关节置换术兴起,关节融合术的应用范围日渐缩小,但人工关节置换术亦有其适应证及一定的局限性,对于某些病例,如关节严重创伤、感染、结核,神经肌肉病变所致的关节极度不稳,以及人工关节置换失败又不宜翻修的患者等,关节融合术仍有较大的临床应用价值。同时,近年来各种内、外固定技术以及微创技术的应用,关节融合术亦得到不断的发展和完善,成功率明显提高。

关节融合术大致分为 3 类:

1. 关节内融合术 系指切开关节囊,切除对应的关节软骨面,使粗糙的骨面互相接触,辅以松质骨填充,造成关节骨性愈合以达到功能位固定者。临床上多用于全关节结核,也适用于各种关节病变并发畸形者,可以在关节融合的同时矫正畸形。但单纯关节内融合时,大多关节接触面小,愈合较慢。

2. 关节外融合术 系指不切开关节囊,在关节囊外的相邻两骨之间施行骨移植,以达到关节的永久性固定者。这种手术在抗生素问世之前较为常用,为的是避免进入病灶,以免病变扩散。但缺点是未清除病灶,仍有复发之虞。目前已很少单独应用。

3. 关节内、外混合融合术 系指上述两种方法同时并用,是目前最常用的、融合效果可靠的方法,适用于各种关节病变。

【适应证】

1. 由于关节外伤、炎症、退行性变等原因引起的关节严重破坏、失稳、畸形、功能障碍或顽固性疼痛,影响工作和生活,经非手术治疗无效,又不适合用其他手术来保留关节活动度者,宜施行关节融合术。

2. 成人全关节结核,关节面破坏,估计不能保留关节功能,可在病灶清除的同时施行关节融合术。

3. 关节成形或人工关节置换术失败又不宜施行翻修手术的病例。

4. 由于神经病变或损伤而致肌肉瘫痪,引起关节严重不稳,而单纯肌腱转移又不足以维持关节稳定和恢复足够的有效功能,固定局部关节可以改善肢体功能者,宜施行关节融合术。

5. 因创伤或肿瘤切除造成的关节附近骨缺损,不适合做关节置换者。

6. 脊柱疾患行前路或后路融合术。

【禁忌证】

除一般择期手术的禁忌证以外,有下列情况者也应禁忌融合:

1. 邻近关节已有骨性强直者,不宜作关节融合术。如髋关节融合后,其活动可由正常的腰椎及膝关节来代偿,以适应工作与生活的需要。若下腰椎或膝关节已经僵硬,髋关节融合将会给患者造成极大困难。

2. 两侧肢体的相同关节中,一侧已有强直者,对侧不宜施行关节融合术。如髋关节两侧均融合,起、卧、行、坐均会有很大困难。

3. 儿童关节软骨丰富,关节融合不易发生骨性融合,并易损伤骨骺,影响生长发育;同时,儿童在肢体发育阶段和肌肉的持续作用下,已融合的关节可再发生畸形。因此,年龄在 12 岁以下的儿童,不宜施行关

7

节融合术。

【术前准备】

1. 关节融合术实际上可能包括病灶清除、关节融合、矫正畸形、骨移植、内外固定等一系列手术,比较复杂,术前应全面考虑,做好手术方案。

2. 关节融合后活动丧失,会引起患者的思想顾虑,术前应予释疑:融合一个影响肢体功能的关节,会改善整个肢体的功能。

3. 肩、髋等大关节的关节融合术中,出血较多,有发生休克的可能,术前应配血备用。肘、膝以下关节施行手术时,应用气囊止血带,保持术野清晰,以利手术进行。

4. 炎性关节病变(如结核性、化脓性)应于术前应用抗生素或抗结核药物,以控制感染或防止已静止的病灶复发。

5. 如关节有软组织挛缩,在术中畸形将不易被矫正,关节复位也会有困难,即使勉强复位也难以保持稳定;如术中强力矫正,会引起神经、血管等的损伤,也会引起术后肌肉的痉挛,甚至造成再脱位等并发症。因此,术前应先行牵引,尽量克服挛缩;并设计在术中解除挛缩的步骤。

第一节　肩关节融合术

肩关节融合术将肩肱关节融合于功能位置,通过肩胛胸壁的活动和肘关节的运动来代偿部分上肢功能,患者的手能触及面部和头部,能达到躯干前、后的中线,以满足其日常生活的最低需要。一般认为关节融合的位置在外展 $25° \sim 40°$,前屈 $20° \sim 30°$,内旋 $25° \sim 30°$。术中行内固定可增加接触面的稳定性,促进关节融合,并能缩短石膏或支具的固定时间,尽早恢复肢体的功能。

【手术适应证】

1. 细菌或结核等慢性感染导致肩关节疼痛及关节功能丧失,在充分清除感染灶及死骨后,可行肩关节融合术。

2. 臂丛神经损伤或脊髓灰质炎引起的三角肌瘫痪者可行肩关节融合,但肩胛胸壁间活动必须正常,控制关节活动的肌肉(如斜方肌、前锯肌、肩胛提肌)的肌力必须正常,肘关节及手的功能必须良好。不正常者应为融合禁忌。

3. 肩关节置换手术失败后。

4. 习惯性肩关节脱位各种治疗方法治疗失败,又不适宜关节成形手术者。

5. 重度肩袖破裂,手术修复失败,影响肩部功能者。

6. 肿瘤切除术后骨缺损,不适宜关节置换手术者。

一、Watson-Jones 肩关节融合术

【麻醉与体位】

全身麻醉。体位取仰卧位,头转向健侧,患侧肩胛部及躯干下垫以沙袋,使病肩离开手术台〔图 58-1(1)〕。

【手术步骤】

1. 切口、显露　肩关节前内侧切口。切口后端沿三角肌后缘适当后延 $4 \sim 5$ cm,以扩大显露。沿切口走向将三角肌起点下 0.5cm 处从锁骨、肩峰及肩胛冈切下,连同皮瓣向后翻转。在分开三角肌后缘时,应注意避免损伤经小圆肌下缘穿出的腋神经和旋后动脉,在前侧应保护在喙突及联合腱内后方下行的腋动、静脉及神经干。而后切开肱横韧带,分离并拉开肱二头肌腱长头〔图 58-1(2)〕,沿肱骨纵行切断肩胛下肌,再横行切开腱袖及关节囊,充分显露肱骨头与肩胛盂〔图 58-1(3)〕。

2. 切除软骨面、关节内融合　如关节有病变,先外旋上臂,将关节脱位,切除有病变的滑膜及关节囊后,凿除肱骨头及肩盂的软骨面〔图 58-1(4)〕;冲洗伤口,清除残留的软骨屑,复位关节。如关节面不对应,则尽量修整骨面,使粗糙的骨面能保持密切接触。如关节面有缺损,或对应面大小很不相称,复位后很不稳定,可用 $1 \sim 2$ 根克氏针或螺钉,从肱骨大结节穿过肱骨头直达肩胛盂内,内固定关节在功能位。

3. 关节外骨移植加强融合　骨膜下剥离肱骨大结节,沿矢状面不全凿开大结节(保持其基底部与肱骨的连续性),以备植骨嵌入用〔图 58-1(5)〕。然后,在骨膜下剥离部分肩峰及肩胛冈后缘。剥离时须注意避免损伤位于肩胛切迹部的肩胛横动脉与肩胛上神经,将肩峰表面凿毛,然后凿下一长、宽度与大结节凿开的裂口相应的骨片,向下滑行嵌进大结节的裂口内,形成肩峰与大结节间的桥状连结〔图 58-1(6)〕。此后,肩关节应由专人保持在功能位,关节间移植骨片下的空隙用取自肱骨或髂骨的松质骨碎骨填充。检查无明显出血,关节融合位置合适后,即可复位肌肉瓣,钢针内固定的针尾弯曲、切断于骨外,逐层缝合。

4. 外固定　术后立即用外展支架或胸肱石膏固定病肢,保持肩关节功能位(外展 $25° \sim 40°$,前屈 $20° \sim 30°$,内旋 $25° \sim 30°$)及肘屈 $90°$ 位。

【注意要点】

1. 切开关节囊前,应仔细辨认喙突及起于其上的肱二头肌短头和喙肱肌的联合肌腱。在其内下方有血管、神经束通过,应注意避免损伤。清除病灶时更

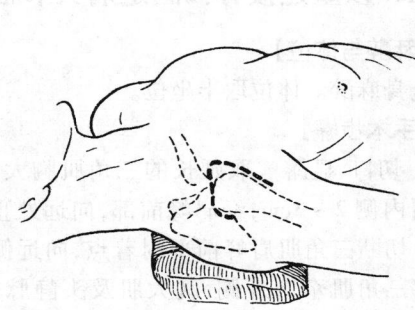

（1）仰卧、病侧肩垫高，肩关节前内侧切口

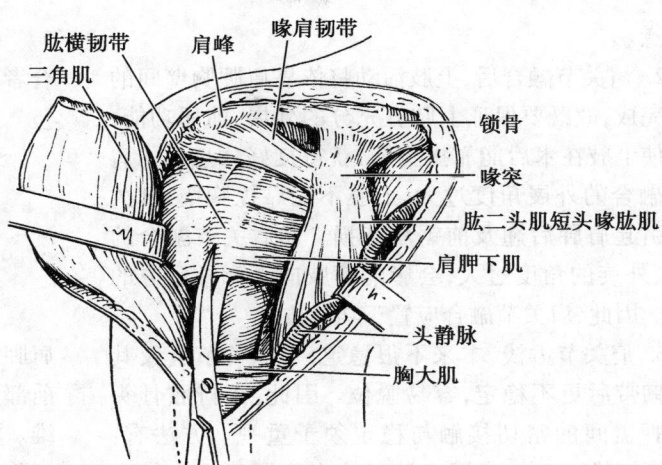

（2）切开肱横韧带，分离肱二头肌

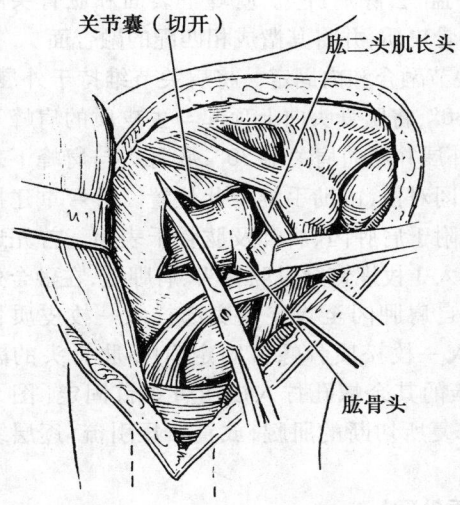

（3）切开肩关节囊与腱袖，
显露关节腔

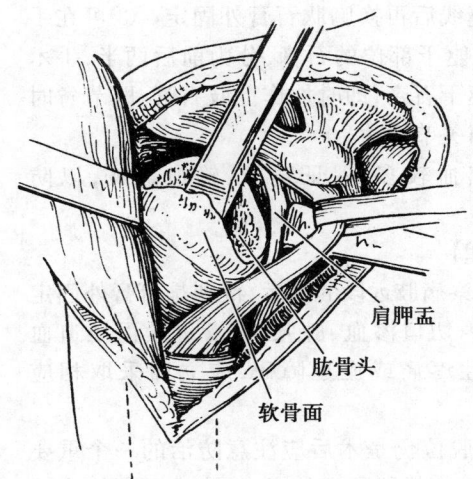

（4）凿除肱骨头和肩胛盂的软骨面，
露出正常松质骨面

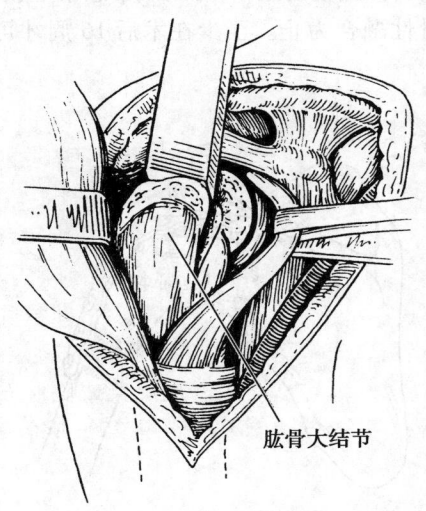

（5）凿开肱骨大结节

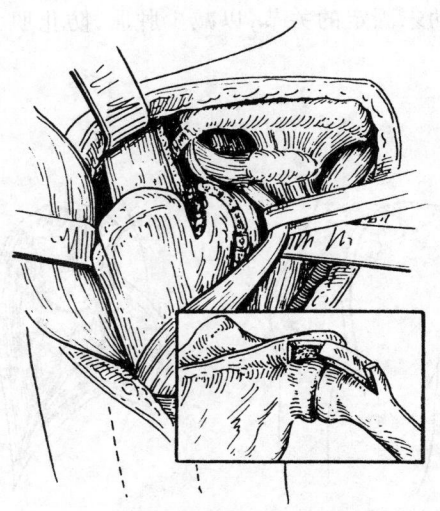

（6）取肩峰骨滑行嵌入大结节裂隙
植骨，加强融合

图 58-1　Watson-Jones 肩关节融合术

应注意。

2. 肩关节融合后,上肢活动将依靠肩胛胸壁间的滑动完成,故既要保证上肢有充分的外展、前屈功能,又要使上肢在术后能靠拢胸壁,获得良好休息。如肩关节融合的外展角度过大,上肢不能靠拢胸壁,日久容易引起肩胛后翘及前锯肌劳损。如肩关节融合的前屈、外旋的角度过大,会影响病肢向下和外后方的活动。因此,肩关节融合应置于功能位。

3. 肩关节盂浅,本来不很稳定,切除关节囊及其周围韧带后更不稳定,容易脱位。因此,保持肱骨头与肩胛盂间的密切接触与稳定须予重视。方法有:①用螺钉或克氏针内固定肱骨头在肩胛盂上。②应有专人保持关节于功能位置,直至外固定完成。最好术后先用上肢外展架固定,如有位置不妥,尚可及时调整,待拆除缝线后再换胸肱石膏外固定。③可在手术前预先制备躯干部位的石膏,分为前后两半,手术结束后,合拢躯干石膏,即时加作上肢石膏,既节省时间,又可减少肩关节活动。

4. 术中出血较多,保证输液、输血通畅,以防休克。

【术后处理】

1. 严密观察病肢远段的血运,特别是石膏外固定的患者,可能因切口渗血、肿胀、石膏过紧而压迫血管,如有缺血性疼痛或血运障碍,应立即采取相应措施。

2. 肩关节脱位仍是术后应注意防治的一个重要问题。用外展支架暂行固定的患者,病肢要用枕头或沙袋垫好,以防位置变动,并需在石膏固定前摄X线片检查,如有变位,可用手法矫正。

3. 早期活动未固定的关节,以减少肿胀,防止肌肉萎缩。

4. 外固定10~12周,摄X线片检查证实骨性愈合者,进行理疗及锻炼。

二、以重建接骨板固定肩关节融合术

【麻醉与体位】

全身麻醉。体位取半坐位。

【手术步骤】

1. 切口、显露　取延长的三角肌胸大肌切口,自肩胛冈内侧2~3cm,经肩峰前部,向远处止于肱骨干前部。切断三角肌肩峰前部附着点,向远侧劈开肌纤维。将三角肌牵向外侧,胸大肌及头静脉牵向内侧,切除肩袖,显露关节〔图58-2(1)(2)〕。

2. 关节暴露和处理　将肱骨头向前外侧脱位,可暴露肩胛盂,去除肩胛盂、肩峰下表面和肱骨头的关节软骨及骨皮质,并将其凿成相匹配的融合面。

3. 关节融合和内固定　将肩关节维持于外展、前屈、内旋30°,将肱骨头向上顶起与去皮质的肩峰下表面接触,外展并屈曲肩关节30°,肱骨头与肩峰下表面及肩胛盂冈对位,由助手维持此位置。折弯重建接骨板使之贴附于肩胛冈、肩峰及肱骨干表面。首先通过接骨板拧入3枚螺钉穿过肱骨头、肩胛盂,在融合处加压。然后自肩胛冈至喙突基底部拧入一枚皮质骨螺钉,再拧入一枚松质骨螺钉固定肩峰-肱骨头的融合面,接骨板的其余螺孔拧入皮质骨螺钉固定〔图58-2(3)〕。修复所切断的肌腱,放置负压引流,逐层缝合切口。

【术后处理】

术后肩人字石膏或外展支架固定。术后6周后如X线片上无内固定松动迹象,可用吊带悬吊上肢,直至X线片示骨性融合为止。至少在术后16周才可开始用力活动。

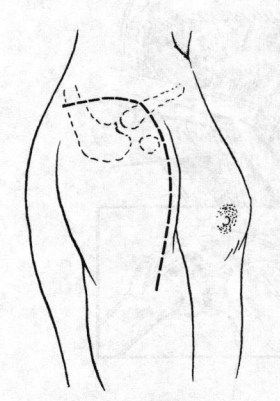
（1）延长的三角肌胸大肌切口

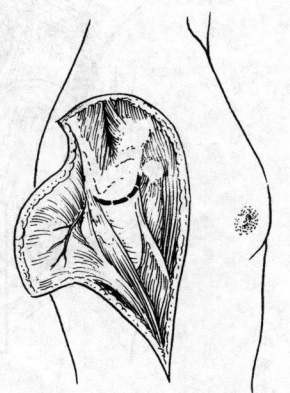
（2）切开三角肌在锁骨和肩峰外侧的附着点,向外侧牵开

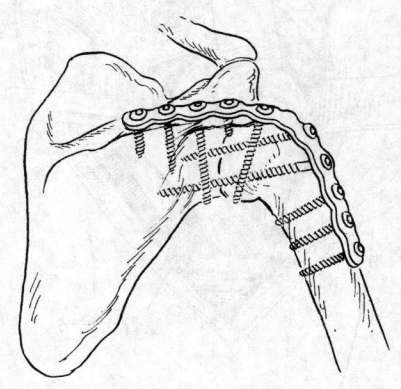
（3）重建接骨板及螺钉固定

图58-2　重建接骨板内固定肩关节融合术

7

第二节　肘关节融合术

肘关节固定后,对工作与生活的影响较大。只有在关节病变伴周围软组织有过多的瘢痕,不宜用其他方法处理时,才考虑行肘关节融合。单侧肘关节融合术,融合位置要求屈曲90°。双侧肘关节融合术很少有适应证,一般一侧肘关节需融合于110°,使其可触及嘴,另一肘关节需融合于65°,以方便其个人卫生。肘关节的融合位置可随患者职业需求的不同而有所变化。

【手术适应证】

1. 肘关节持续性感染,包括结核感染。

2. 不能施行肘关节成形术或关节置换术的严重粉碎性关节内骨折或创伤后关节炎。

3. 肘关节成形术或人工关节置换术失败病例。

【麻醉与体位】

臂丛或全身麻醉。体位取仰卧位,病肘置于胸前。如病肘僵硬于伸直位,则将患侧躯干稍垫高。也可采用侧卧位,患侧在上,上肢前伸,置于侧面小手术台上。

【手术步骤】

1. 切口、显露　做肘后纵切口或S形切口。起自肘上10cm,止于鹰嘴下3cm。切开皮肤及深筋膜后,首先分离尺神经(如瘢痕粘连较多,应在近端正常组织中找出,然后顺延向下分离),用胶皮条拉开保护。纵行切开肱三头肌及其附于鹰嘴上的腱膜直达骨面。

对肱三头肌有挛缩者,应将其腱膜作舌状切开,以便延长。紧贴皮质骨做骨膜下剥离,显露肱骨下端、鹰嘴和桡骨头。在剥离肘关节前侧时,要注意避免损伤前侧血管、神经,并填入纱布隔离保护后才能继续以后的关节内操作。关节内有粘连的,可用骨刀分离。对关节呈骨性强直者,应用骨凿凿开,不要用暴力屈曲,以免骨质折裂,造成手术困难。关节分离后,屈肘即可显露关节组成骨。

2. 切除软骨面和桡骨头　如关节腔有病灶,应将之与肥厚的滑膜彻底清除,然后凿除肱骨滑车及鹰嘴的软骨面〔图58-3(1)〕。再用线锯(或骨刀)在桡骨颈部切除桡骨头,锉平其残端,用周围筋膜缝合覆盖〔图58-3(2)〕,以保证前臂旋转功能。

3. 关节融合、固定(Steindler法)　将肘屈曲于90°位,在滑车上部肱骨下段后面凿一长7cm、宽1.5cm的纵行浅骨槽,在骨槽延长线上相应的鹰嘴顶部凿一短槽〔图58-3(3)〕,取大小合适的植骨片嵌入槽内,两端用螺钉内固定于肱、尺骨上,取松质骨碎片填充关节间和植骨片下的空隙〔图58-3(4)〕。

4. 以接骨板内固定肘关节融合术　切口显露同上,切除肱骨远端及鹰嘴的所有关节软骨及滑膜,修整肱尺关节面(也可将尺骨近端修整成方形的平台,肱骨远端修整成相匹配的形状),使之于融合位相互匹配紧密接触。折弯一8~12孔接骨板,角度与所需融合角度一致,融合面间加压固定于肘后。如有必要可在融合部位植骨〔图58-3(5)〕。

5. 缝合、外固定　缝合肱三头肌腱膜,挛缩者给

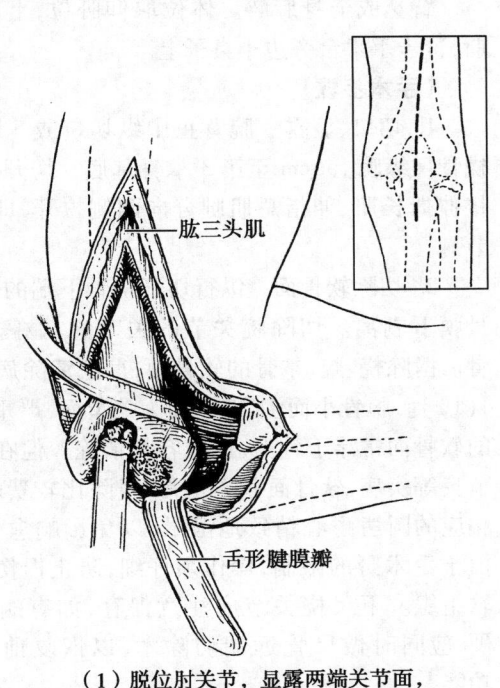

（1）脱位肘关节,显露两端关节面,并切除骨面直达松质骨面

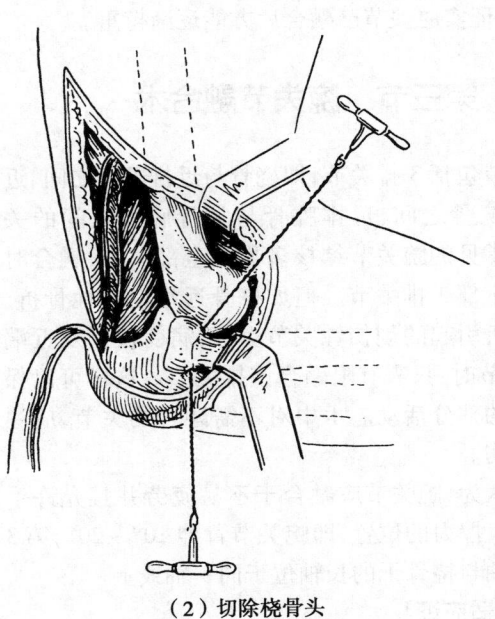

（2）切除桡骨头

7

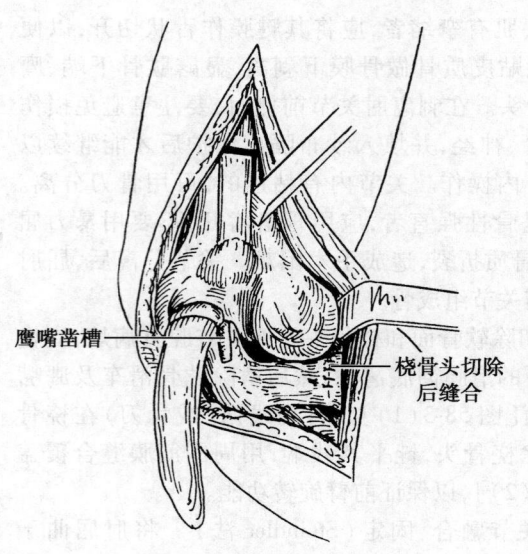

鹰嘴凿槽

桡骨头切除后缝合

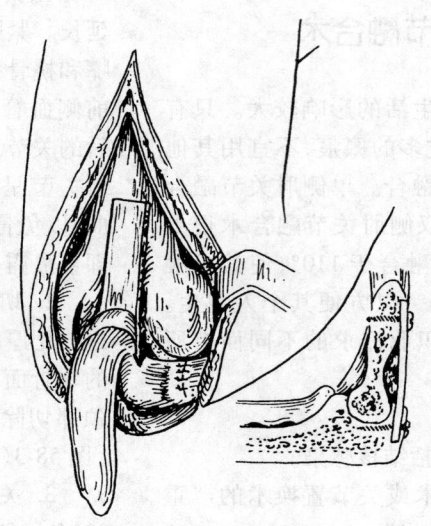

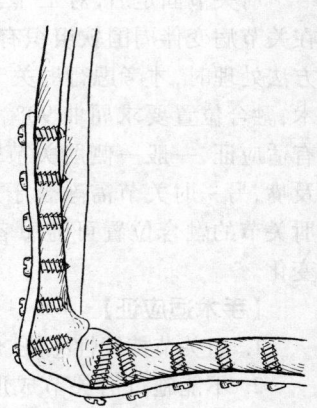

（3）肱骨下段与鹰嘴突凿槽，备植骨用　　　　　　（4）植骨内固定　　　　　（5）接骨板内固定肘关节融合术

图58-3　肘关节融合术

予延长。肘关节位于上肢中点，杠杆作用大，容易造成植骨片骨折或关节变位，操作过程中需有专人保持位置。为防止延迟性尺神经麻痹的发生，术中可将尺神经扩大分离后，前移至肘关节的内前侧皮下〔图58-3(6)〕。冲洗伤口，放置引流，逐层缝合切口。前、后长臂石膏托外固定。

【术后处理】

基本同肩关节融合术。10～14日后拆线，改用上肢管形石膏固定，用三角巾悬于颈部，直至骨性愈合为止。接骨板内固定术后可用石膏托固定4～6周，早期开始手、腕、前臂旋转和肩部活动锻炼。术后3～6个月，X线证实肘关节已融合后方能逐渐持重。

第三节　腕关节融合术

腕关节包括3排关节，即桡骨与近排腕骨之间、近排与远排腕骨之间、远排腕骨与掌骨底部之间的关节。临床常见的腕关节结核多累及全部关节，融合时也应包括全部3排关节。但如桡骨远端粉碎性骨折、舟状骨骨折引起的创伤性关节炎等，病变仅累及近端1～2排关节时，只需有限融合该排关节。这样可以保留腕关节的部分活动。术中对不需融合的关节，应注意避免损伤。

一般认为，腕关节应融合于不易疲劳并且允许手部发挥最大握力的位置，即腕关节背伸10°～20°，第3掌骨的长轴与桡骨干的长轴位于同一轴线上。

【手术适应证】

1. 创伤性关节炎、关节疼痛、破坏是腕关节融合

术常见的适应证，如舟骨骨折不愈合、畸形愈合并发创伤性桡腕关节炎者以及桡骨远端的严重粉碎性骨折。

2. 腕关节结核、类风湿关节炎。

3. 感染或肿瘤切除术引起的关节破坏。

4. 全腕关节成形术失败。

5. 与肌腱转移术连用、稳定瘫痪的腕关节和手。

6. 纠正痉挛性偏瘫引起的腕屈曲畸形。

【麻醉与体位】

臂丛或全身麻醉。体位取仰卧位，上肢外展、旋前，置于手术台旁边小桌子上。

【手术步骤】

1. 切口、显露　腕背正中纵切口或S形切口，从桡骨尺缘腕上5cm至第3掌骨基底。切开腕背韧带，将伸拇长肌、伸指总肌腱分向两侧拉开，即可见腕关节囊。

2. 切除软骨面　纵行切开桡骨下端的骨膜，并作骨膜下剥离。切除腕关节的关节囊，显露关节组成骨。凿除桡、腕、掌骨的软骨面，彻底清除病灶〔图58-4(1)〕。腕骨小而多，四周均为关节面，严重结核患者的软骨面常浮于骨上，比较容易清除。但在创伤性关节炎等疾病，软骨面基本正常，凿除比较费时，可利用相应的圆凿耐心精致地凿尽，以免影响愈合。同时，由于手术野的限制，操作须仔细，防止损伤掌内侧的软组织。下尺桡关节应注意保存，如有病变已呈僵硬，应同时做尺骨远端切除术，以恢复前臂的旋转功能。

3. 关节外融合（滑行植骨法）　将腕关节置于融

合位置,由专人保持。在腕骨和第2~4掌骨基底部的正中线上,用骨凿凿一宽1.5cm、深0.5cm的骨槽〔图58-4(2)〕。在桡骨下段取6cm长、与骨槽等宽的骨片,向远端作滑行嵌入移植〔图58-4(3)〕。关节间隙及承受骨与植骨之间的缝隙,用碎骨片紧密填充。缝合腕背韧带,即可稳定地固定植骨片,最后缝合皮肤。

4. AO接骨板固定腕关节融合术 手术切口同上,显露桡腕关节、腕骨间关节以及第3腕掌关节基底部。用骨刀切除Lister结节并使桡骨背侧皮质与接骨板的弧度一致,以便于接骨板的平整放置。清除桡腕关节及腕骨间的关节软骨,利用切下的骨块或自桡骨

远端取骨,在间隙中填塞骨松质。将腕关节维持于功能位,选取合适的预塑形接骨板放置于第3掌骨、头状骨、桡骨远端背侧面,3枚2.7mm螺钉固定于第3掌骨中央,桡骨远端使用3~4枚3.5mm螺钉按加压的方式拧入,以对桡腕关节、腕骨间关节加压固定〔图58-4(4)〕。

【注意要点】

1. 滑行植骨法取桡骨植骨片不能太厚,以免缝合困难,外形难看。植骨片要与骨槽底部紧密贴合,避免植骨架空而难以愈合,又要保持腕关节于功能位。

2. 关节间隙和植骨片空隙必须用松质骨填充以

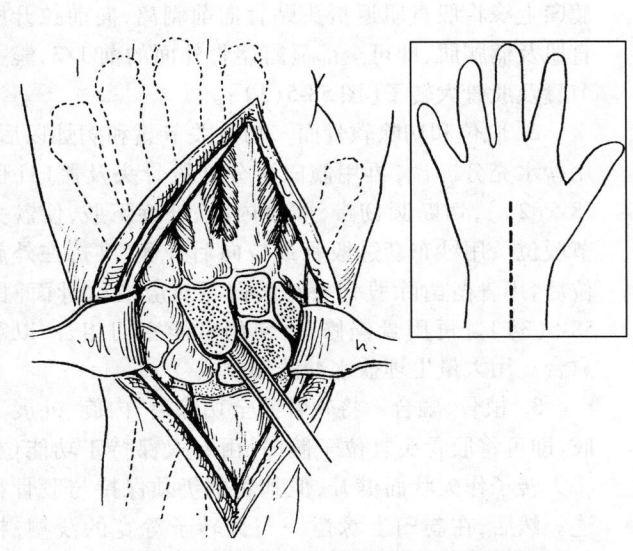

(1)切除掌骨基底部、桡骨和腕骨的关节软骨面

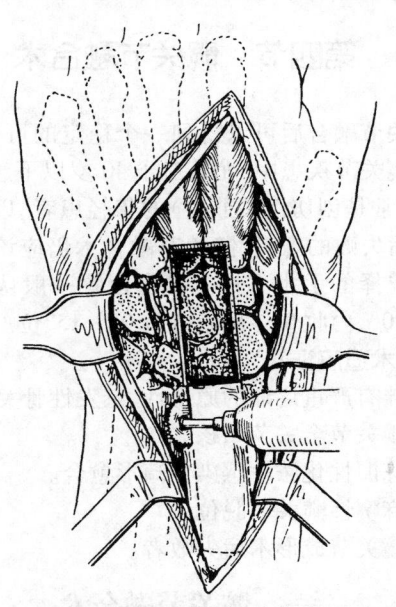

(2)在腕掌骨基底部凿槽,从桡骨下段切取骨片

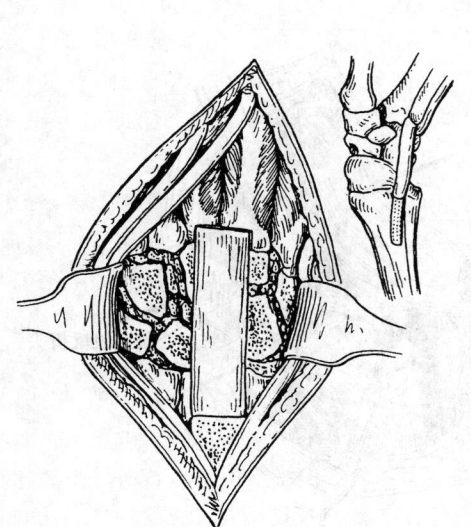

(3)将桡骨片滑行嵌入骨槽植骨,
用碎骨填充骨间隙

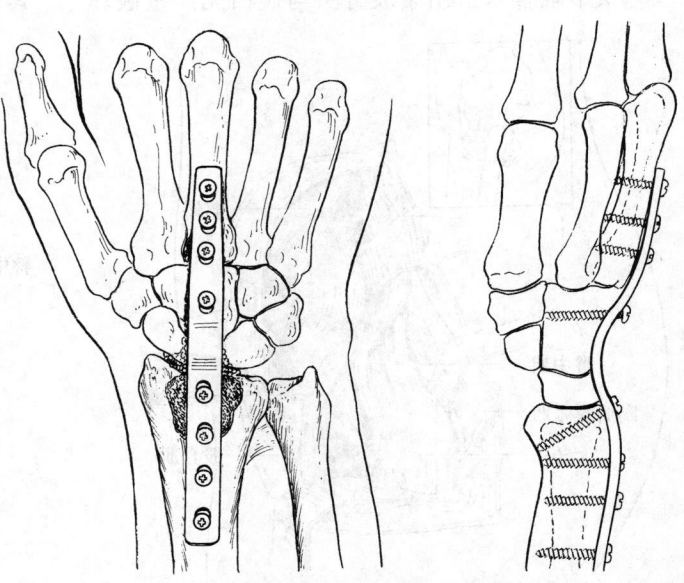

(4)应用AO接骨板内固定腕关节融合术

图58-4 腕关节融合术

7

保证愈合。

3. 对儿童施行腕关节融合时,应注意避免损伤桡骨远端的骨骺线,以免影响发育。如骨骺线已经部分破坏,则应将之全部刮除,以防术后发生畸形。

【术后处理】

术后自肘上至掌骨头部做石膏托固定于 90°、前臂中立位和腕关节背伸 10°~20°位。如一掌骨与腕骨间关节被融合,需将此关节固定在对掌位。2 周后拆线,改用前臂管形石膏固定,直至骨性愈合。如接骨板固定则 3 周后更换短臂石膏维持 10~12 周,直至牢固骨性愈合。

第四节　髋关节融合术

髋关节融合后可以得到一个稳定的可负重关节,在治疗髋关节疾患中,尤其对于 40 岁以下患有严重关节炎(通常是创伤性关节炎)的年轻患者,以及髋关节成形术后失败的患者,髋关节融合术仍应该被作为一种可供选择的手术方法。融合位置一般认为在髋关节屈曲 30°、内收 0°~5°及外旋 0°~15°位。

【手术适应证】

1. 伴有严重疼痛的原发性、继发性骨关节炎。
2. 髋关节全关节结核。
3. 陈旧性化脓性感染伴畸形愈合。
4. 麻痹性髋关节脱位。
5. 髋关节成形术后失败者。

一、髋关节融合术

髋关节融合术适用于股骨头与髋臼无严重破坏

者,也是髋关节融合的基本手术之一。

【麻醉与体位】

连续硬膜外阻滞或全身麻醉。体位取仰卧位,患侧臀部及躯干用沙袋垫高 45°。

【手术步骤】

1. 切口、显露　临床多用髋关节外侧切口,显露广,操作容易。切口从髂嵴前 1/3 开始,经髂前上棘下延至股骨大转子下,再弯向后侧至股骨后缘〔图 58-5(1)〕。切开皮肤、筋膜,分开缝匠肌及阔筋膜张肌间隙,从髂骨翼的外面骨膜下剥离阔筋膜张肌及臀中肌,平切口下缘切断阔筋膜,连同皮瓣向后翻开。然后,从大转子上切断臀中肌的止点并向后拉开,再在髋臼上缘将股直肌返折头贴骨向前剥离,向前拉开股直肌及髂腰肌,即可全部显露髂骨外面的前 1/3,髋关节囊及股骨大转子〔图 58-5(1)〕。

2. 脱位和切除软骨面　切除关节囊和病灶以后,用盐水充分冲洗,再用髋臼凿分开股骨头及髋臼〔图 58-5(2)〕,切断圆韧带,同时内收、外旋下肢,使髋关节脱位。用纱布套过股骨颈拉向后外侧,维持在外旋位后,用骨凿凿除股骨头与髋臼相对应的软骨面〔图 58-5(3)〕。再用骨锉修整,使两者能密切相合,以利愈合。用大量生理盐水冲洗伤口。

3. 植骨、融合　将软骨面全切除后,内旋、外展下肢,即可将股骨头复位于髋臼,由专人保持于功能位。将大转子作矢状面劈开,但基底部仍须保持与股骨相连。然后,在髋臼上缘凿一与大转子等宽的浅槽,将股骨颈上面凿成粗糙面。再从髂骨外面取下植骨片,其长度等于髋臼凿槽的顶点至大转子裂口底部的长

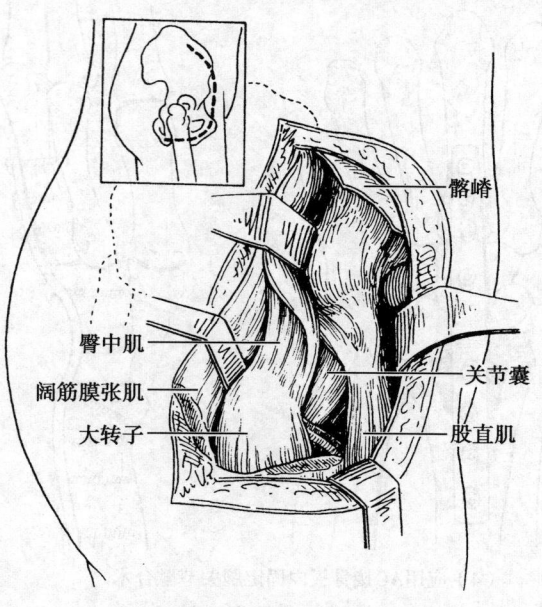

（1）髋关节外侧切口，翻开阔筋膜张肌瓣，
从髂骨外面剥离臀中肌

髂嵴

臀中肌

阔筋膜张肌

大转子

关节囊

股直肌

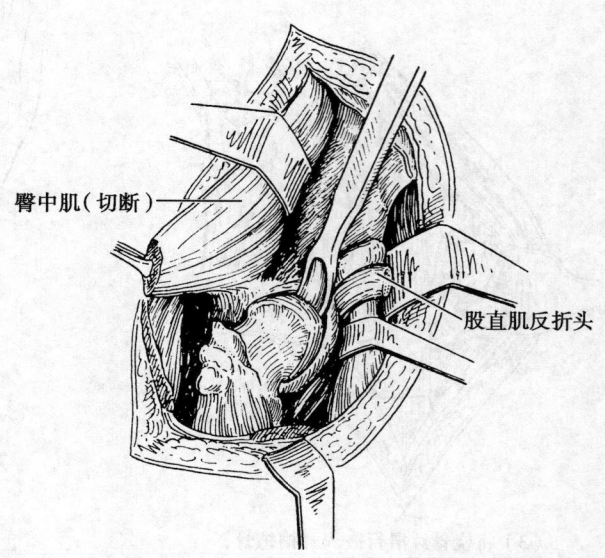

（2）从大转子上切下臀中肌止点后向外拉开，向内拉
开股直肌，用髋臼凿插进髋关节进行分离

臀中肌（切断）

股直肌反折头

7

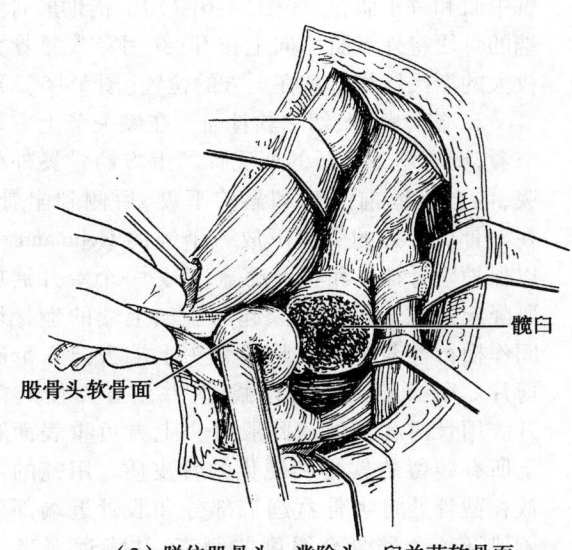

股骨头软骨面　　　髋臼

（3）脱位股骨头，凿除头、臼关节软骨面

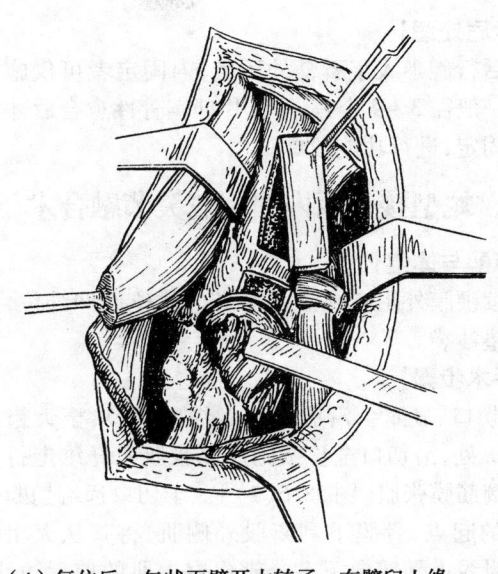

（4）复位后，矢状面劈开大转子，在髋臼上缘凿槽，凿毛股骨颈上面，从髂骨取植骨片

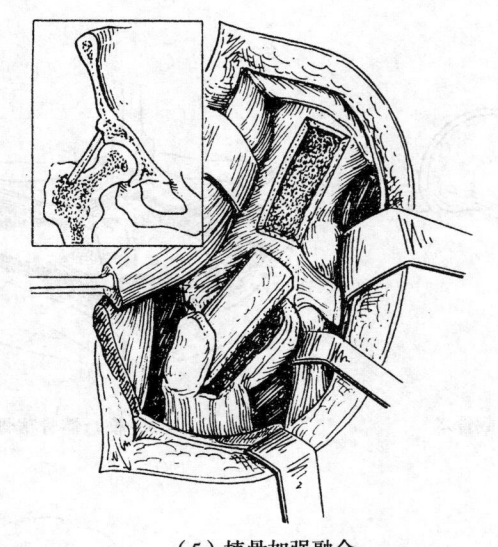

（5）植骨加强融合

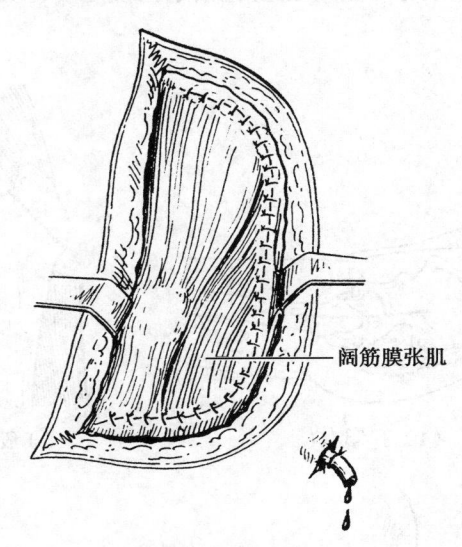

阔筋膜张肌

（6）缝合肌层

图 58-5　髋关节融合术

度，宽度相当于大转子的宽度〔图 58-5（4）〕。植骨时，先稍内收下肢。以增大髋臼、转子间距，将骨嵌入槽内后，外展下肢即可使骨片紧紧嵌入槽内〔图 58-5（5）〕，需要时植骨块可用螺钉固定。在关节间隙及植骨缝隙用取自髂骨的小骨片紧密填充，放置负压引流管，关闭切口〔图 58-5（6）〕。术后作髋人字石膏固定。

【注意事项】

1. 髋部手术出血较多，术中应注意止血，并保证输液、输血通畅，以防休克。

2. 髋关节的功能位一般是屈曲 30°、内收 0°～5° 及外旋 0°～15°，但对不同病情应分别处理。对病肢短的要相应增大外展角度（但不大于 20°），这样，在行走时骨盆稍向患侧倾斜。可以改善跛行；如对侧髋关节也有脱位或半脱位，则外展角度不宜增大，以保持

对侧髋关节的稳定性。再者，由于负重和肌肉的作用，髋关节融合后，多会有部分内收和屈曲增大，因此，固定的外展角度应比预定的要稍大一些，屈曲角度要稍小些。特别是年龄较小的患者，加上肢体发育的因素，术后变位明显，宜固定在伸直位和较大外展位。

3. 为保证固定位置、促进愈合和提前康复治疗，可选用 1～2 个松质骨螺钉由髂骨内侧面向外通过髋臼固定股骨头；如在融合术中，畸形不能被完全矫正时，可同时施行转子下截骨术补充矫正，使用转子间接骨板内固定。

4. 髋关节融合达到骨性愈合需要较长时间卧床和限制活动，老年人难以耐受，故应尽量选用早期离床的如人工关节置换等手术。

7

【术后处理】

术后行髋半人字石膏外固定,内固定者可仅施以牵引。一般需 3~4 个月,X 线片证实骨性愈合后才能拆除外固定,进行功能锻炼。

二、蛇型接骨板内固定髋关节融合术

【麻醉与体位】

连续硬膜外阻滞或全身麻醉。体位取仰卧位,同侧臀下垫沙袋。

【手术步骤】

1. 切口、显露　沿股骨干做纵向切口,至大粗隆远端 8cm 处,沿切口全长按阔筋膜张肌肌纤维走行方向切开阔筋膜张肌〔图 58-6(1)〕。于切口远端切断股外侧肌的起点,骨膜下剥离股外侧肌,将其从大粗隆和股骨粗线上翻转向下。分辨出臀中肌的前后边缘,用摆动锯或骨刀做大粗隆外侧截骨,使近端骨块带有臀中肌和臀小肌止点〔图 58-6(2)〕。借助股骨大粗隆端的骨块将外展肌群向上拉开,并用穿入髂骨翼的两枚大的斯氏针维持其在上方的位置〔图 58-6(3)〕。

2. 髂骨截骨、切除软骨面　在髋关节上方切开关节囊,剥离用于牵开的斯氏针的上方髂骨翼外板的骨膜,前方到髂前上棘和髂前下棘,后侧到坐骨切迹。在坐骨切迹处的骨膜下放一个钝的 Hohmann 牵开器以保护坐骨神经和臀上动脉,将另一个牵开器放在髂耻隆起前方。在髂耻隆起与髋臼上端的坐骨切迹之间作横行髂骨截骨。从股骨头上端去掉 0.5cm 的骨薄片。用摆动锯行髂骨截骨,并用骨刀使其完全断开。用骨凿和刮匙清除股骨头上方负重表面和髋臼上所有残留的软骨和硬化的骨皮质。用钝的弯骨刀放在截骨处将半骨盆远端部分和股骨近端部分向内侧错开一个髋骨全厚度的距离,并将远端半骨盆撬起 1cm。

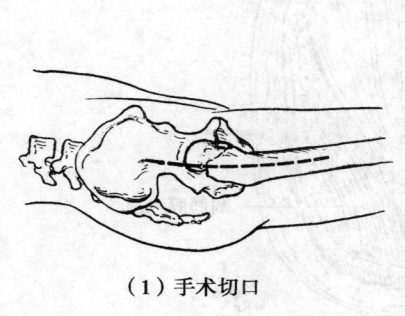
（1）手术切口

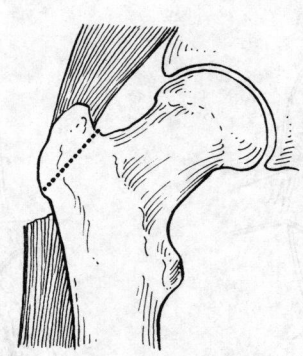
（2）股骨大转子截骨术

（3）横行髂骨截骨术

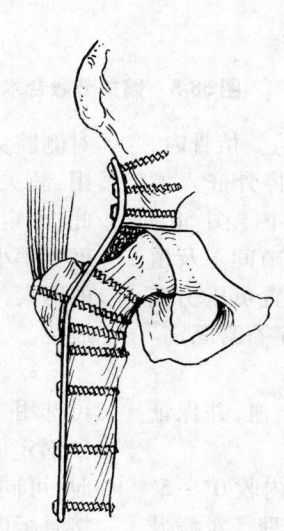
（4）蛇型接骨板塑性后加压固定

（5）接骨板内固定后前后位

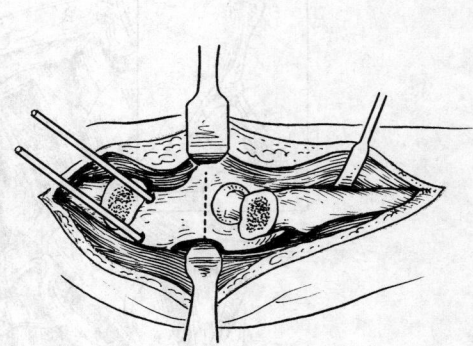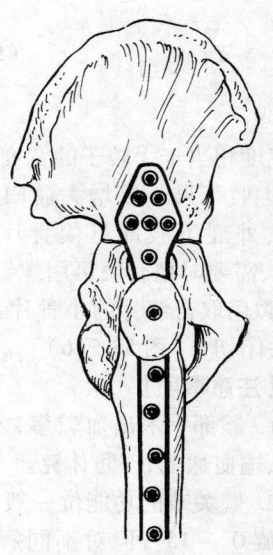
（6）接骨板内固定和重新固定的股骨大转子侧位

图 58-6　蛇型接骨板内固定髋关节融合术

3. 关节融合、固定 去掉沙袋并在两髂前上棘上各穿入一根斯氏针,用斯氏针与长臂量角器确定下肢的内收和外展。通过观察髌骨和内外踝与两根垂直的斯氏针的相对位置来评定下肢的内外旋。将髋关节置于25°屈曲、内外旋中立位及内收和外展中立位上。将9孔蛇型接骨板适当折弯与相应部位骨的轮廓一致,近端用一枚4.5mm的皮质骨螺丝钉将接骨板固定到髂骨上,在接骨板的远端,用一个4.5mm的单侧皮质骨螺丝钉将AO加压器固定到股骨的外侧〔图58-6(4)〕。用加压器进行加压以确保髋关节融合处有满意的骨接触,然后用4.5mm的双侧骨皮质螺丝钉通过接骨板上9个孔中的8个孔将接骨板固定于股骨外侧,然后去掉加压器。在接骨板近端上拧入4.5mm的皮质骨螺丝钉,注意保护好骨盆内板上的神经血管结构。去掉牵开器和斯氏针,在股骨大粗隆近端骨块中心钻一个4.5mm的孔。在近端股骨钻孔并通过蛇型接骨板的第三或第四个孔拧入一枚3.2mm的双侧皮质骨螺丝钉,用一枚4.5mm的皮质骨螺丝钉和垫圈将股骨大粗隆复位固定〔图58-6(5)(6)〕。

4. 植骨、关闭切口 在髋关节周围填塞剩余骨质。拍摄前后位骨盆X线片检查接骨板、螺丝钉和髋关节的位置。彻底冲洗伤口后,放置负压引流管,关闭切口。

【术后处理】

在术后第二天或第三天鼓励患者部分负重活动。使用双拐部分负重行走6周。

第五节 膝关节融合术

膝关节对合面大,故单用关节内融合即可得到坚强的骨性愈合。有时为使外观近乎正常,将髌骨作为关节外融合的植骨。膝关节融合的方法很多,其中以加压融合术的优点为多,操作简单,愈合率高,为临床广泛采用。需要作膝关节融合的患者,常伴有不同程度的挛缩畸形,如拟单靠融合时多切除骨质来矫正畸形,必然使原来已经短缩的肢体更短,影响肢体功能与身体平衡。因此,在术前必须先施以牵引或手术尽量矫正挛缩畸形,然后再行关节融合术。如有腓总神经紧张,应切除腓骨小头减张。

【手术适应证】

1. 全膝关节成形术失败后的补救。

2. 严重的单关节关节病,但不适于全膝关节成形术的患者,特别是青年患者,因为有时考虑到他们的体重、职业或活动量,关节固定术比关节成形术更为适合。

3. 感染后疼痛性膝关节强硬、结核、创伤、麻痹性

疾病引起的严重畸形、神经病性关节病。

4. 股骨远端或胫骨近端恶性肿瘤,为保肢而行膝关节融合术。

【麻醉与体位】

连续硬脊膜外阻滞麻醉或全麻。体位取仰卧位。

【手术步骤】

1. 切口、显露 用膝前正中或前内侧切口,∧形切开股四头肌腱,沿髌骨两侧切开关节囊,连同髌骨下翻,即可显露膝关节腔前面〔图58-7(1)〕。也可切断髌韧带,连同髌骨上翻,显露关节腔。

2. 清除病灶 先切除前侧有病变的关节囊、滑膜、髌下脂肪垫及髌骨,髌骨健康部分可保留不切,备作植骨用。然后,屈曲膝关节,将两侧皮瓣拉向后侧,紧贴骨面锐性剥离内、外侧副韧带,再切断前后交叉韧带,切除半月板,即可将关节完全脱位〔图58-7(2)〕。用纱布绕过股骨下端提起,彻底清除后侧病灶。注意防止损伤后侧的腘窝血管与神经。

3. 切除骨端 根据病变的范围及切除平面的设计,将骨端周围的软组织作适当的骨膜下剥离,特别是后侧关节囊附着处要分离好,使股、胫骨的端部至少露出2~3cm〔图58-7(3)〕。拉开并妥善保护周围软组织后,用摆动锯或宽骨刀切除骨端。一般先切除股骨,然后切除胫骨。切除时,可互用对侧骨端来保护,以免损伤软组织及后侧的重要血管、神经〔图58-7(4)(5)〕。此外,还须注意下列3点:

(1) 骨端切除范围应尽量缩小,以保存肢体的最大长度,但又要彻底切除病骨。如果实施全膝关节成形术失败后的关节融合术时,可不必再从股骨和胫骨上切除过多骨质,只要彻底清除交错不齐的表面获得尽可能多的接触即可。因此,对各种不同的骨破坏,应个别设计。对破坏较小的可以一次性平面切除;对两端骨面破坏不匀的,应以余补缺;如有较大骨缺损的,可作局部切除,利用髌骨或取髂骨块填充〔图58-7(6)〕。

(2) 膝关节融合的功能位以微屈约10°为最合适,但不能有侧向成角或扭转。骨端切除应呈水平位,不要倾斜,以免加压后发生移位。因此,为达到这一理想角度,锯骨时,可先将股、胫骨干互放在85°屈位,然后将两个关节面呈直角切除,使切断平面与骨干纵轴的角度成为微屈5°〔图58-7(7)〕。

(3) 切骨面要平整,才能使接触面大,愈合快,愈合牢靠。

4. 穿钉加压固定 将股、胫骨断面密切对合,置小腿于无内、外旋转和内收、外展的中立位,由专人保持位置。在距离骨断面3~5cm处选定股、胫骨穿钉点,上、下穿钉点的连线必须与骨断面垂直。因此,穿钉点不一定一律要在骨前、后径的中心,可以稍行偏

前或后来适应切断平面〔图58-7(8)〕。穿钉前先将皮肤的切口对合,在相应骨穿钉点的皮肤上用刀尖刺破一小口,将钉刺入皮下各层软组织(股骨穿钉由内向外,胫骨由外向内,以免损伤神经、血管)。将钉尖放在预定的骨穿钉点,用锤轻轻捶入,或用电钻慢慢钻入,使之穿出对侧皮肤小切口,并使两边露出钉的长度相等。进钉时应注意钉的方向,两钉必须平行,又垂直于骨干的纵轴线,否则容易发生膝内、外翻或股、

胫骨旋转移位。然后,套上膝关节加压融合器,拧紧螺丝,加压固定〔图58-7(8)〕。一般加压至钢钉稍有弯曲,轻轻抬起小腿时骨断面比较稳定而不移位即可。压缩过度反而引起骨质吸收。在加压前,应注意在两骨之间勿夹入软组织;加压后,应再检查骨面的对合情况,如有骨突起应加以修整,如有缝隙应加以植骨充填。最后冲洗伤口,放开止血带,彻底止血后逐层缝合,长腿石膏托外固定。

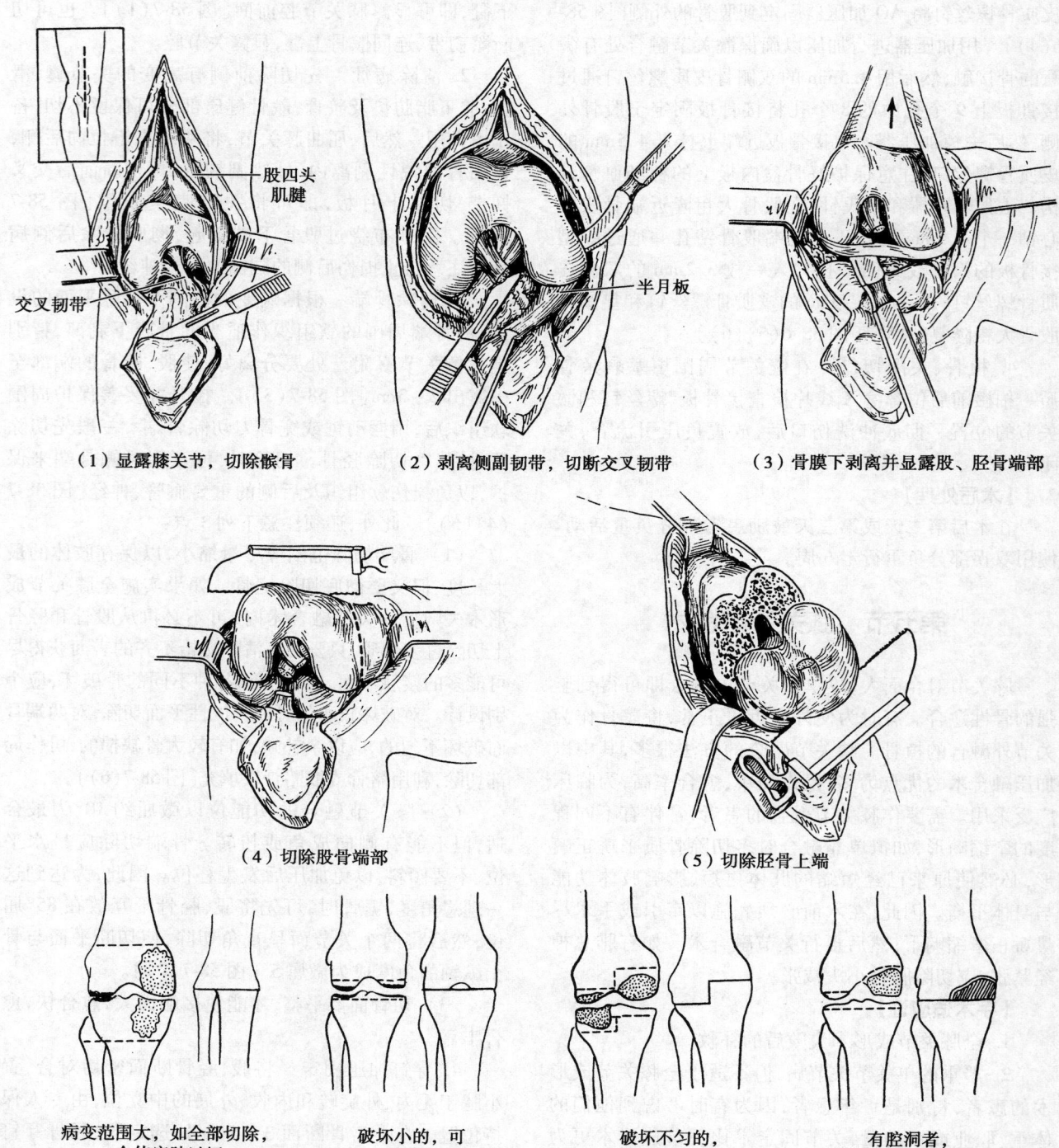

(1)显露膝关节,切除髌骨　　　(2)剥离侧副韧带,切断交叉韧带　　　(3)骨膜下剥离并显露股、胫骨端部

(4)切除股骨端部　　　　　　　　　　(5)切除胫骨上端

病变范围大,如全部切除,　　破坏小的,可　　　　破坏不匀的,　　　　有腔洞者,
　　会使病肢过短　　　　全部切除　　　应以余补缺　　　　植骨填充

(6)骨端切除范围的设计原则

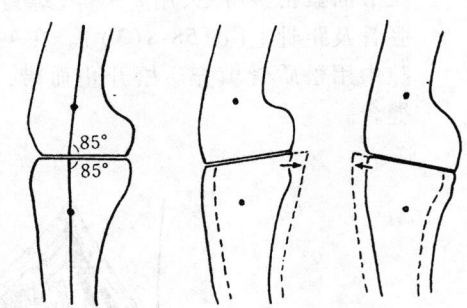
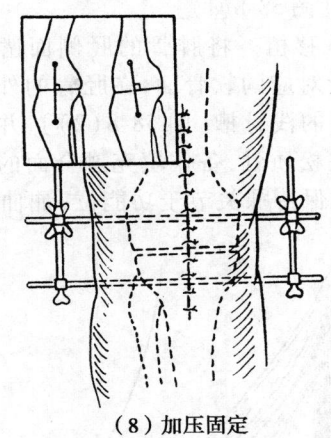

（7）切除关节端后的平面不应倾斜太多，以免移位　　　　　　　（8）加压固定

图58-7　膝关节加压融合术

【注意事项】

1. 膝关节融合中引起神经、血管的损伤在临床上虽不多见，但一旦损伤，后果严重。腘窝神经、血管有可能在清除关节后方病灶时或在锯骨时损伤；腓总神经则多在切断外侧副韧带时及牵拉切口过猛时损伤，或直接受穿钉的损伤和压迫。另外如果膝关节屈曲挛缩畸形在术前未作矫正或不能矫正，术中切除骨质又不充分，勉强将膝伸直对位，势必引起腘窝软组织的紧张而损伤血管、神经。以上均应特别注意避免。

2. 在止血带下手术，仍应尽量结扎或电凝可见出血点，以免松开止血带同时出现很多出血点而不能迅速止血。再者，止血带应在加压融合后才放松，以防骨面大量渗血。缝合软组织前应彻底止血，软组织渗血可用热盐水纱布压敷，以免术后血肿形成。

【术后处理】

1. 术后抬高病肢，肢体下要均匀垫好，并注意肢端血运，有障碍时应立即松开石膏。

2. 术后4～6周可除去加压器，改用长腿管形石膏固定4周。固定期间可负重行走。X线片证实骨性愈合后，即可除去外固定。

第六节　踝关节融合术

当踝关节融合时，无疼痛及明显畸形，仍可步行并完成各种劳动，故术后效果多较满意，至今仍是临床常用手术之一。踝关节融合应维持于功能位，即直角中立位，女性可适当跖屈。若将踝关节固定在背伸5°位，就会造成患者行走如木制假腿样步态和严重病残；如于跖屈位融合，则跖骨头承重过大过久，可造成尖足、小步跛行步态，并导致前足诸多骨性关节炎。

踝关节融合术按常规显露途径可分为前路、侧路（内、外侧）和后路。其植骨融合方式，临床常用关节内融合及关节外融合两种。目前踝关节融合固定的方式较多，环形外固定支架、Ilizarov器械、螺钉、接骨板、髓内钉固定以及关节镜下微创融合技术已应用于临床，手术的关键还在于融合面的处理和提供融合所需的稳定及加压。

【手术适应证】

1. 踝关节骨折或脱位所引起的创伤性关节炎；距骨脱位、骨折所引起的距骨缺血性坏死。

2. 结核性或化脓性关节炎后期遗留严重关节疼痛者。

3. 严重类风湿关节炎或骨关节炎患者。

4. 神经肌肉性关节疾患等。

5. 人工踝关节置换术失败。

一、外侧踝关节融合术

【麻醉与体位】

连续硬脊膜外阻滞麻醉或全身麻醉。体位为向前侧斜卧位，与手术台呈45°，用沙袋垫好。

【手术步骤】

1. 切口、显露　沿腓骨下段后下缘弧形切开，下端自骰骨前缘开始，上端至外踝上8cm处，拉开腓骨肌腱，骨膜下剥离腓骨（其下端的距腓、跟腓韧带须保留），在踝上6～7cm处切断腓骨下翻，即可显露踝关节。

2. 切除软骨面　在骨间膜处纵行切开胫骨骨膜，骨膜下剥离胫骨下端的外侧面。如有病灶，应作病灶清除，在前方应将伸肌腱、足背动、静脉、神经拉开保护后清除病灶，切除关节囊，然后将足内翻，使踝关节脱位，继续清除关节腔内病灶，伤口内冲洗后，凿除胫距关节的软骨面〔图58-8(1)〕。

3. 腓骨嵌入移植　将腓骨的胫侧面凿成粗糙面,切除距、腓骨对应的软骨面,在胫骨的外侧凿一与腓骨下段相应的浅骨槽〔图58-8(2)〕,并自其下段刮除部分小块松质骨,备作填充融合面的残余间隙,然后,由专人保持踝关节于功能位(屈曲90°、中立位,注意防止内、外翻或内收、外展)。将腓骨复位,嵌入胫骨骨槽内,再将踝关节上下加压、使胫距关节面紧密接触后,用2~3枚螺钉内固定腓骨干于胫骨及距骨上〔图58-8(3)〕。在关节间隙及植骨缝隙中用松质骨填充。松开止血带,彻底止血后逐层缝合。

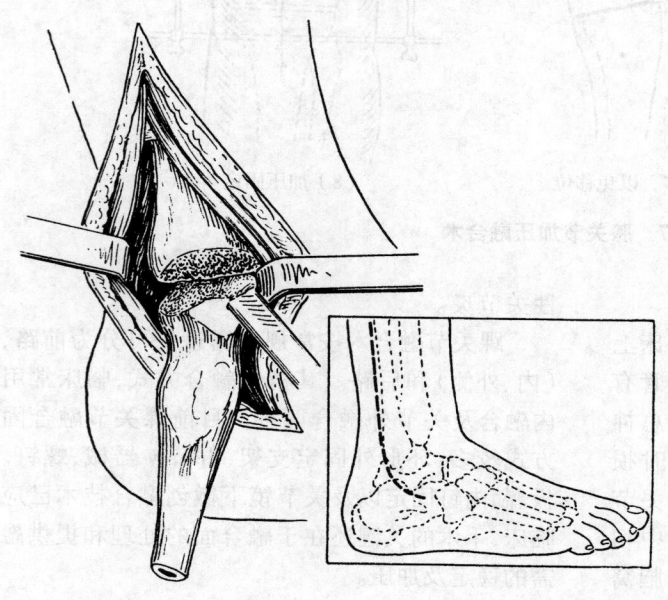

（1）显露并脱位踝关节，清除病灶后切除
关节软骨面（插图示皮肤切口）

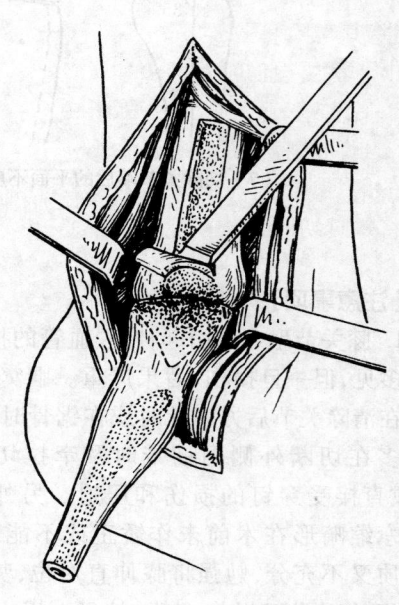

（2）将胫骨下端外面凿槽，再将
腓骨胫侧面凿毛

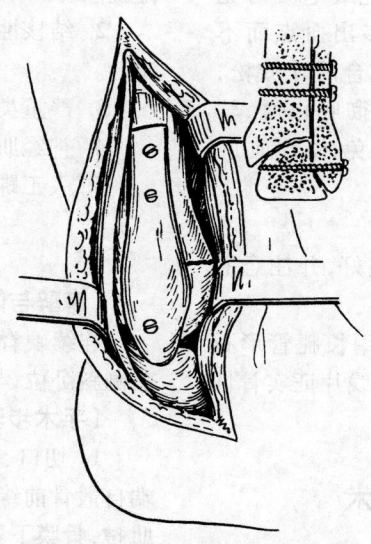

（3）将腓骨下端嵌入胫骨槽内，用螺钉固定

图 58-8　踝关节融合术

【术后处理】

术后用石膏托将踝关节固定于功能位。注意观察趾端血运。拆线后改用小腿管形石膏外固定,直至骨性愈合(一般需3个月)。

二、前侧踝关节融合术

【麻醉与体位】

连续硬脊膜外阻滞麻醉。体位取仰卧位。

【手术步骤】

1. 切口、显露 踝关节近侧8cm到内侧楔骨作一前侧纵向切口〔图58-9(1)〕。在踇长伸肌腱和趾长伸肌腱之间分离,向内侧牵开血管神经束,即可显露胫骨下段和踝关节囊。

2. 清除病灶,切除关节软骨 横行切开关节囊,切除滑膜,清除关节内病灶。如果有距骨缺血性坏死,则将其切除〔图58-9(2)〕,必要时可以将其切成小块取出。不要损伤距骨的头和颈。

3. 修整关节面 置关节于中立位,如踝关节有内、外翻畸形,应切除距骨或胫骨多余的骨质而矫正。轻度的跖屈畸形,一般经软骨切除后即可矫正,严重者需将跟腱切断延长才能矫正。

4. 植骨融合、内固定 切开骨膜,剥离胫骨下段前面,凿取长5cm、宽2.5cm的全厚皮质骨。置踝功能位,在于胫骨取骨片处相应位置的距骨上凿一深2cm的横槽,将胫骨片滑动插入槽中〔图58-9(3)〕,以螺丝钉固定〔图58-9(4)〕。之后,通过跟骨纵行向上穿入一枚斯氏针,深度达到胫骨远端3～10cm处以增加稳定性。所有骨间隙用松质骨紧密填充。这种开槽植骨不宜在骨骺未闭合者应用。

【术后处理】

术后长腿管形石膏固定,膝关节屈曲30°。术后6周拆除石膏并拔除斯氏针,更换短腿行走管形石膏至牢固融合。

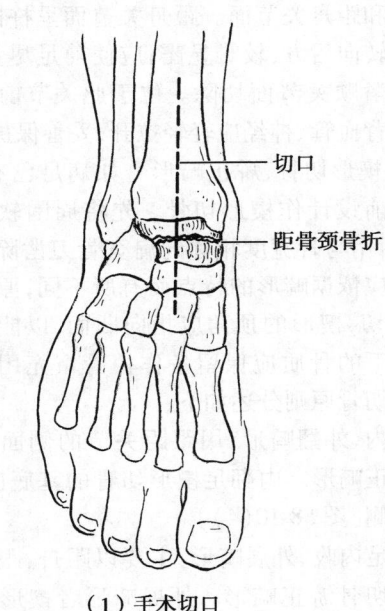

(1)手术切口

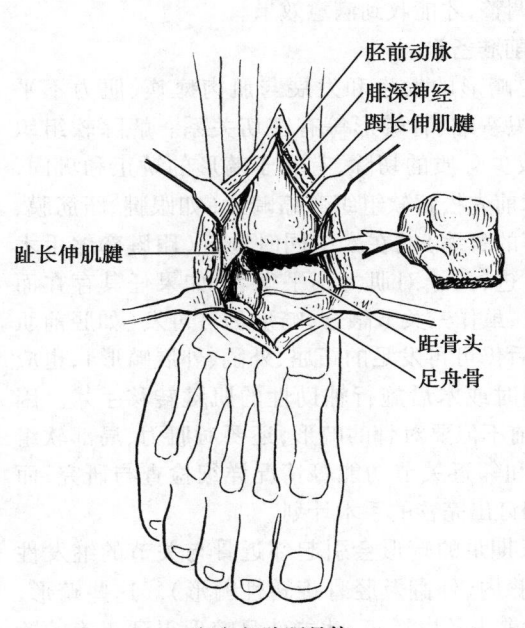

(2)切除距骨体

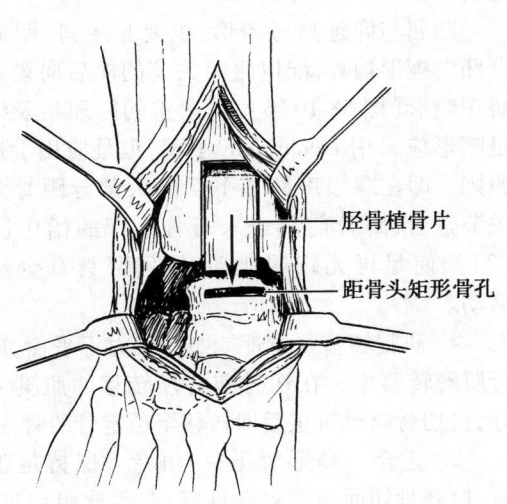

(3)滑动植骨

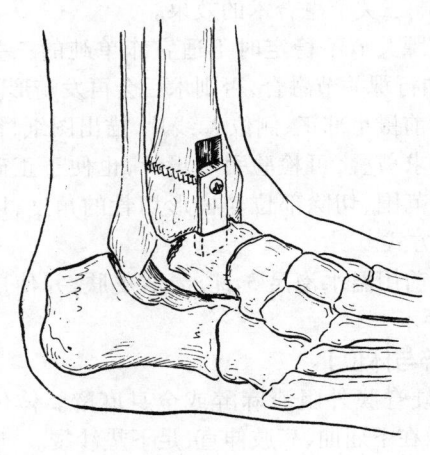

(4)植骨的最后位置

图58-9 前侧踝关节融合术

第七节　足三关节融合术

足三关节融合术是指跟距、跟骰、距舟3个关节的融合手术〔图58-10(1)〕。术后踝关节仍保持有活动度。手术目的是稳定足部关节，矫正畸形，并恢复其功能。由于这3个关节面位于两个互相垂直的平面上，采用不同的楔形切除，可以矫正足的跖屈、仰趾、内翻、外翻、内收、外展或高弓畸形；两个平面的联合楔形切除，就可以对上述的各种联合畸形作三维矫正。足的畸形种类不同，程度不一，因此，三关节的切骨程度、固定方法也各有不同。术前应充分研究，对不同的畸形作出不同的设计；术中还应根据发现的情况，随时调整，才能收到满意效果。

【术前准备】

1. 足畸形的发生和发展与肌肉瘫痪、肌力不平衡、软组织挛缩、骨畸形等有密切关系。解除软组织挛缩能减少骨质的切除，有利于畸形的矫正和巩固，故应在术前先松解软组织挛缩畸形（如跟腱、跖筋膜、关节囊等的挛缩）或在术中同时进行（跟腱挛缩手术不宜同时进行）。对肌力不平衡者，如果任其存在而不予纠正，虽作三关节融合，畸形仍可再发（如胫前肌瘫痪，术后仍可再发足的跖屈、外翻、外展畸形），也应在术中同时或术后施行辅助性的肌腱转移手术。因此，在术前不但要对骨的畸形，还要对肌力、局部软组织、步态和邻近关节功能等情况详细检查与研究，而后才能制订出完善的手术计划。

2. 长期足的畸形会引起邻近骨与关节的继发性畸形（如膝内、外翻及胫骨旋转性畸形）。这些畸形，最好在术前先予以矫正，才能使足畸形得到正确的矫正；如不能在术前矫正，也应安排在术后短期内进行，不然会影响三关节融合术的效果。

3. 在踝关节不稳定时不适宜作单纯的三关节融合术，须加行踝关节融合，否则术后会再发畸形。

4. 术前摄足正、侧位X线片，描出图纸，根据功能位的要求剪叠，可检验手术设计，也便于正确设计骨的切除范围、切除部位与楔形切骨的角度，以及选择手术的方式。

5. 术前用温水泡足3日，清洁皮肤，并使皮肤变软，以利手术。

【麻醉与体位】

连续硬脊膜外阻滞麻醉或全身麻醉。体位取侧卧位，健肢在下屈曲，病肢伸直，足下垫沙袋。

【手术步骤】

1. 切口、显露　用外踝弧形切口，前端起自舟骨前面，后端绕过外踝后缘〔图58-10(1)〕。显露中要注意少作皮下分离，应连同深层组织分离后全层拉开，以保证血运。骨膜下剥离附着在跟骨外侧面的伸趾短肌时，应注意保持肌肉的完整，不要损伤来自内侧的神经、血管供应支，以便覆盖骨面与填充死腔。向远端翻过该肌，即可显露三关节〔图58-10(2)〕。

2. 切除关节面　如病足无畸形，只需用骨刀切除3个关节的软骨面，使之密切对合即可。一般先切除跟距关节面，其后部显露比较困难，容易有软骨面的遗漏而影响愈合。为了防止遗漏，宜先切断距跟骨间韧带，再切除跟距后关节的距骨前缘突出部分〔图58-10(2)〕，而后，将跟骨内翻，即可充分显露后关节。在直视下切除全部跟距关节软骨面〔图58-10(3)〕。在切除该关节的内侧时，要小心防止骨刀损伤胫后神经血管束、屈趾长肌腱或甚至穿透皮肤。继之切除跟骰关节面和距舟关节面。距舟关节面呈杵臼形，其内侧面弧形转向后方，较难显露；应使前足尽量内收，并使用弯圆凿顺关节面切除。位于此关节前面的伸趾肌腱及足背血管、神经应轻轻拉开，妥善保护。

3. 楔形切骨、矫正畸形　如病足已有骨质畸形，应按术前设计作楔形切骨。先将周围软组织分开保护，然后用与骨宽度相称的扁宽骨刀凿除。凿除骨质的多少应依据畸形的特点而有所不同，原则是畸形突起面多切，楔形的顶角应指向凹面，以能矫正畸形为度。凿下的骨质应保留备作植骨填充用。现将各种畸形的切骨原则分述如下：

足内、外翻畸形：用跟距关节的侧面楔形切骨为主来矫正畸形。内翻足楔形切骨的基底向外侧，外翻时向内侧〔图58-10(4)〕。

前足内收、外展畸形：主要以距舟、跟骰关节的侧向楔形切骨矫正畸形。外展畸形者楔形切骨的基底向内侧，内收时向外侧〔图58-10(5)〕。

跖屈与仰趾高弓畸形：主要是距舟、跟骰关节的背跖向楔形切骨，配以跟距关节的前后向楔形切骨来矫正畸形〔图58-10(6)〕。严重的跖屈足及瘫痪性屈足畸形应采用Lambrinudi手术，也是应用上述方案的原则。即在踝极度跖屈下切除大部分距骨为主的三关节融合，距骨前部嵌入舟骨下部的槽中〔图58-10(7)〕，使足再无跖屈活动，但仍可具有少量的背屈活动。

4. 肌腱转移及植骨　如有肌力不平衡，应同时进行肌腱转移术。在切骨前将须转移的肌腱完全准备好，将切骨畸形矫正后即转移至预定骨的骨内。

5. 缝合　畸形矫正后，由专人保持足于功能位置，检查骨切面是否对合良好，有无软组织夹入骨间。如骨对合面有缝隙，应利用切除的松骨质填充。对合面可利用U形钉内固定，记忆合金钉有一定的加压作

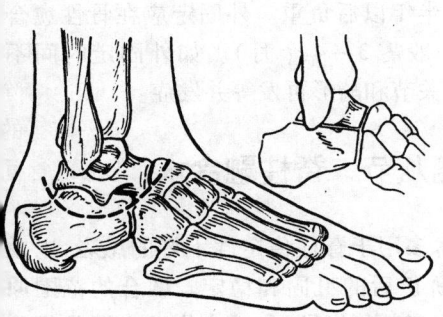

（1）三关节融合术皮肤
切口和融合示意图

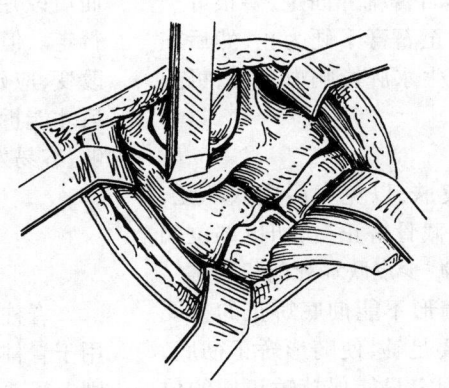

（2）显露三关节后，切断跟距韧带，
切除距骨后关节面前缘的突起

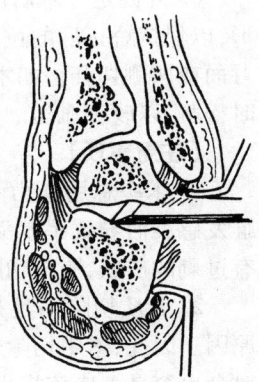

（3）内翻跟骨以充分显露
并凿除跟距后关节面

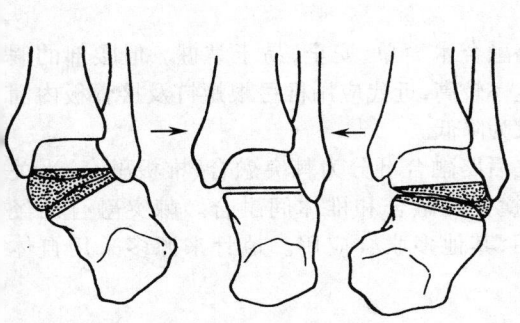

（4）用跟距关节侧向楔形切除
矫正足内外翻畸形

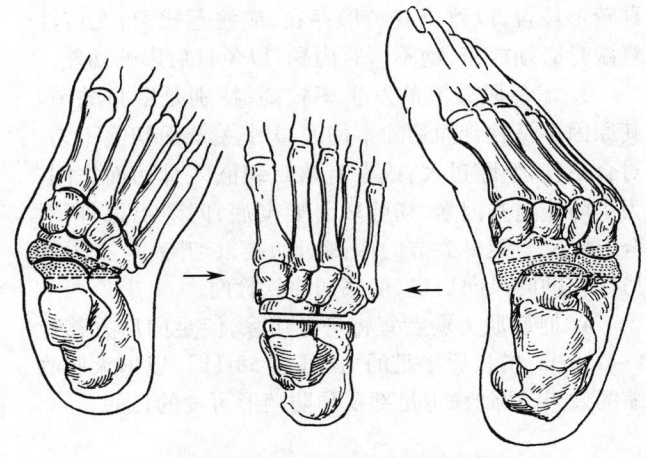

（5）用跟骰、距舟关节侧向楔形切除矫正
前足内收、外展畸形

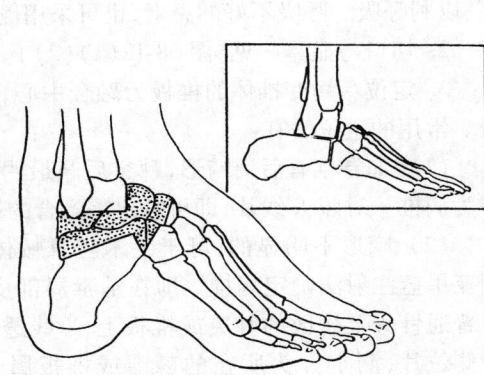

（6）用三关节不同方向的楔形切除，
矫正仰趾高弓畸形

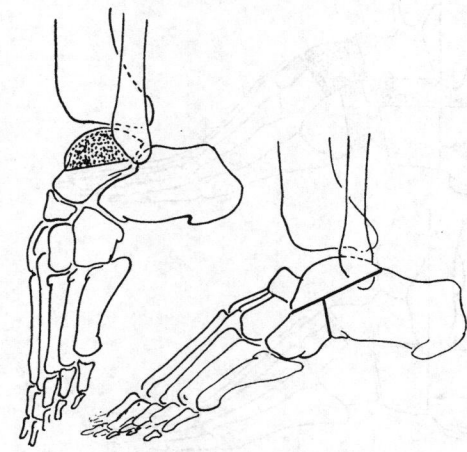

（7）用切除距骨为主的三关节不同方向楔形切除
矫正严重的足跖屈畸形（Labrinudi手术）

图 58-10　足三关节融合术

7

用更好。最后将伸趾短肌及软组织填入跗骨窦,以消灭死腔,即可逐层缝合。

6. 外固定　术后用长腿石膏靴外固定,要很好塑形,以保持矫正后的位置,直至石膏干硬为止,然后在背面或两侧切开。如术后发生水肿影响血运时,可及时松解,以改善血运。

【注意事项】

1. 术中忌用暴力牵拉皮肤,以免术后皮肤坏死,继发感染而导致手术失败。截骨矫正后,切口部位如有过剩的皮肤,应予切除,以减少皮肤坏死的机会。

2. 骨质切除不足是足畸形不能彻底矫正的主要原因。因此,术中切除骨质要足够,使畸形矫正彻底,对合也容易。应该指出,外固定只能保持矫正后的位置,不能替代矫正骨的畸形。足畸形矫正不足的另一原因是:骨切除后,未能固定在功能位,而被固定在各种畸形位置,以致仍有畸形存在,应注意避免;尤应注意跟骨必须放正,绝不可有内翻,以免日后影响功能。

3. 术后假关节的发生率较高,特别是距舟关节。其原因多是软骨面切除不彻底;3 个关节面切除不匀,对合不佳,空隙过大;或者有软组织嵌入骨切面之间。为了防止这些因素,切除软骨要彻底,间隙要植骨,对合要紧密。距舟关节的内侧面如难以切除,应在内侧另作辅助的纵向切口,彻底切除软骨面。

4. 腓肠肌力弱者宜将舟骨切除,使足向后方移位 $1 \sim 1.5cm$,增长后半足的力距〔图 58-11〕,以增大肌收缩的效果,达到稳定足部及预防畸形再发的目的。

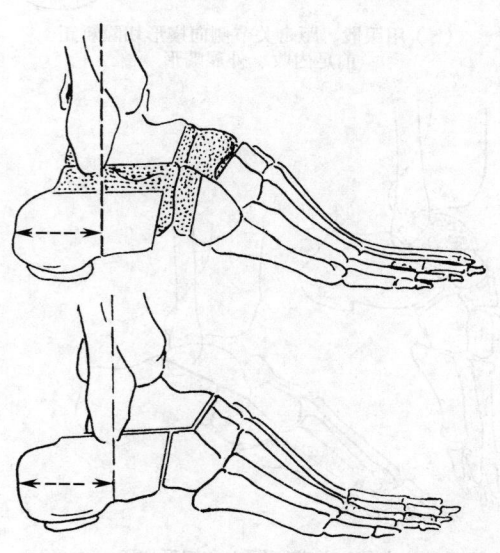

图 58-11　跟腱力弱者,宜将足后移

5. 一般在石膏固定后才松开止血带。为了减少出血,要求术中随时处理可见的血管。

【术后处理】

术后抬高病肢,防止水肿。严密观察肢端血运,

如有障碍,应及时松解石膏。术后 2 周拆除石膏,拆去缝线。如有发现有轻度畸形,可在麻醉下手法矫正,而后改用短腿石膏靴固定,装配行走支架,早期负重行走。但距骨头、颈大部切除者,有可能发生缺血性改变,应延迟至半年以后负重。外固定应在骨性愈合后才能拆除(一般需 3～4 个月)。如外固定时间不够,容易发生假关节和畸形再发等并发症。

第八节　脊柱融合术

脊柱融合术多用于脊柱稳定性不好的患者,以及用于脊柱畸形矫正后的巩固和稳定。融合的范围原则上只要达到病变部稳定即可,不宜作不必要的超范围融合。尤其在腰椎更应限于最小范围。

后路融合多为脊柱后方的附件,但也可通过后路作椎体间融合。由于椎体病变位于脊柱前方,除寰枢椎、腰骶椎外在后方作正确定位比较困难,故在术前或术中应利用 X 线片或透视正确定位,以免融合错误。

后路融合术简单、安全,易于掌握。但腰部的假关节发生率较高,近代应用椎弓根螺钉及接骨板内固定后已大为降低。

脊柱后路融合可分为棘突融合、椎板融合、小关节融合、横突间融合和椎体间融合。棘突融合已经很少应用,其他多联合应用。植骨来源多采用自体髂骨。

一、椎板融合术

【手术步骤】

1. 体位　俯卧位,头转向一侧,躯干两侧用枕垫高,以利呼吸。呼吸不好的患者,也可采用侧卧位。

2. 切口与显露　见〔图 58-12(1)(2)〕。

3. 定位　病变椎体的椎板为融合中心,需精确定位。常用的定位法有:

(1) 如脊椎有后突畸形,棘突后凸最明显的椎体多为病椎。对照 X 线片,即可数出需融合的椎板。

(2) 畸形不明显的,可于手术当日按体表标志,用亚甲蓝注射法确定病椎。即在消毒局部皮肤后,插一普通针头至病区的棘突或椎板上,X 线透视或摄 X 线侧位片,测定针头所在的棘突或椎板属于哪个椎体,然后注入亚甲蓝 0.2ml。手术显露时,可按有亚甲蓝染色的棘突或椎板,并对照 X 线片定位。

4. 凿毛椎板　先将预定融合的棘突自其根部剪断,骨片保留备植骨用〔图 58-12(3)〕。用骨凿自棘突根部的皮质骨下开始,将两侧椎板的皮质骨向两侧作片状劈开,直至关节突,但不要凿下。将骨瓣向两侧

翻开,形成一条骨槽〔图58-12(4)〕。用凿时斜面朝下,直面朝上,轻轻捶敲,以免凿深损伤脊髓。亦可用娥眉凿凿成长鱼鳞样骨片翻开,上下重叠。

5. 植骨　将取自髂骨的骨片及剪下的棘突,清除软组织,剪成小条状骨,均匀铺在椎板的粗糙面上〔图58-12(5)〕。植骨量不宜太少,以免日后发生折断。特别在活动多,张应力大的颈椎、腰椎、颈胸段及胸腰段,植骨量更要大一些。再用纱布盖上,用凿柄轻轻将植骨条捶紧,使之密切接触,然后将纱布揭除,分层缝合。

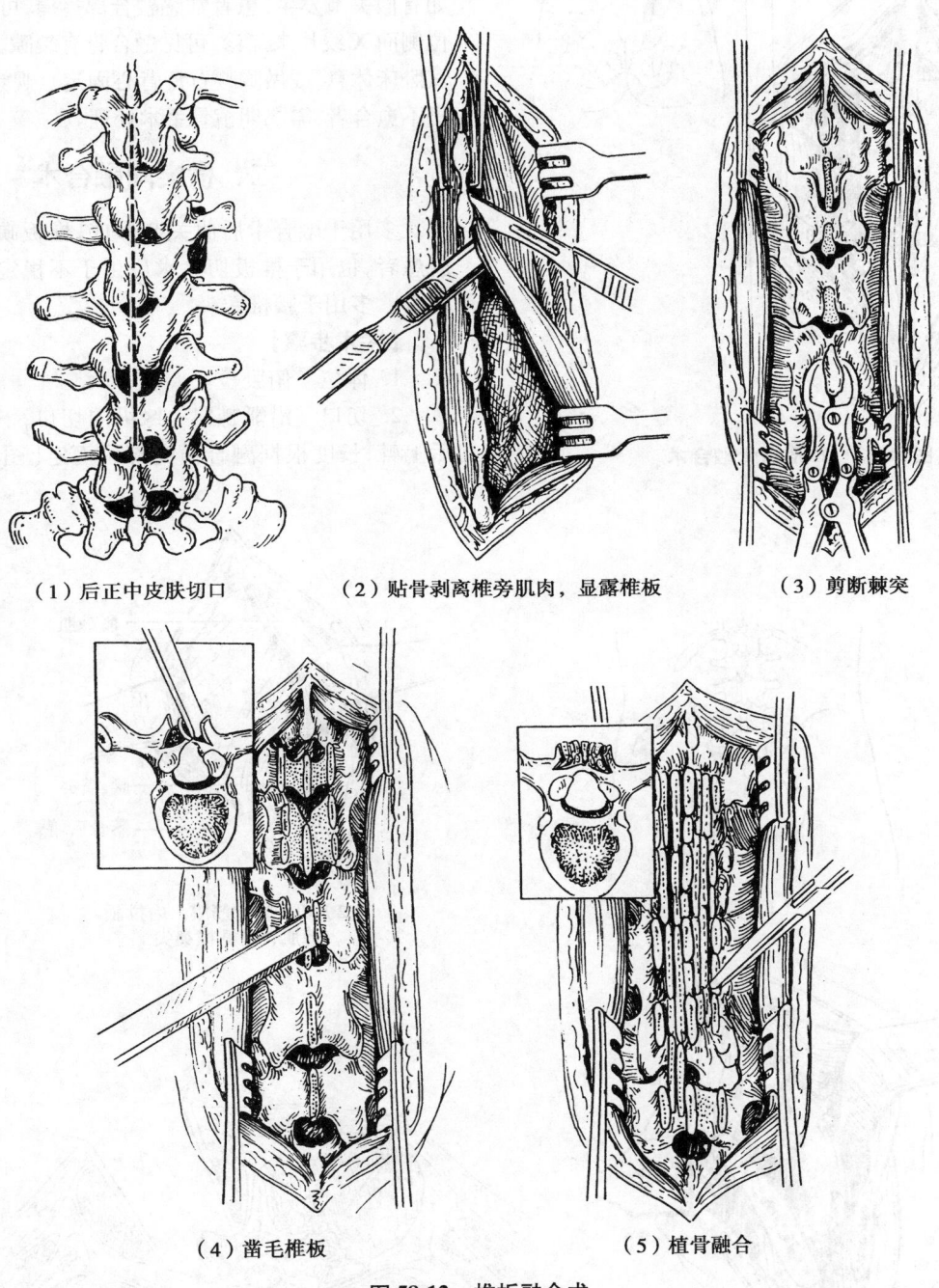

（1）后正中皮肤切口　　　（2）贴骨剥离椎旁肌肉,显露椎板　　　（3）剪断棘突

（4）凿毛椎板　　　（5）植骨融合

图58-12　椎板融合术

【注意事项】

1. 有脊椎裂、椎板缺损或骨折者,最好先显露正常椎板,然后在直视下锐性剥离病变椎板、以免误入椎管,损伤脊髓。

2. 融合的脊椎节数过多、过少都不适当。融合范围不足,不能达到预期的固定作用;过多则容易发生骨折与假关节,脊柱活动功能也要受到限制(尤其是颈、腰椎),对工作与生活将发生严重影响。因此,腰椎结核融合范围只宜包括病椎及其上、下两个正常椎体的椎板,其他病种只需融合病椎的椎板即可。

7

3. 对有椎板缺损者,可取整片髂骨外板修剪成 H 形,将两端缺口嵌紧在上下棘突之间,两侧关节突部凿毛用松质骨条植骨〔图 58-13〕。

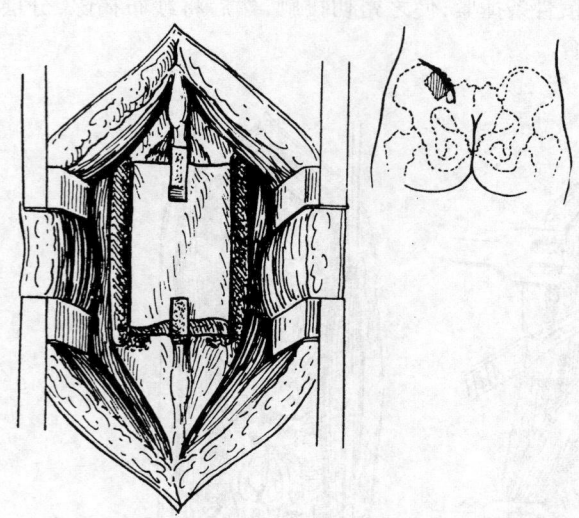

图 58-13　H 形植骨融合术

【术后处理】

术后卧硬板床,翻身时应避免扭转或屈曲脊柱;如系儿童,则应在术前先做好前、后石膏床,术后即以此固定,直至骨性愈合。术后 2 周拆线,卧床 2~3 个月,摄 X 线片示骨性愈合后,即可锻炼腰背肌,逐步下床活动。如有假关节发生,患者常感融合部疼痛,可摄脊柱伸、屈位侧面 X 线片来确诊,可见融合骨有裂隙。治疗上可先试卧床休息,或做胸腰石膏背心固定。观察 1~3 个月,仍不愈合者,需二期植骨手术处理。

二、横突间融合术

多用于融合术后假关节形成、椎板缺损和腰椎滑脱患者,也用于椎板切除术后由于不稳定导致疼痛的患者。多用于腰椎。

【手术步骤】

1. 体位　俯卧位。

2. 切口　沿骶棘肌外缘纵向切口,下端弧形向髂后上棘,长度根据融合横突部位而定〔图 58-14(1)〕。

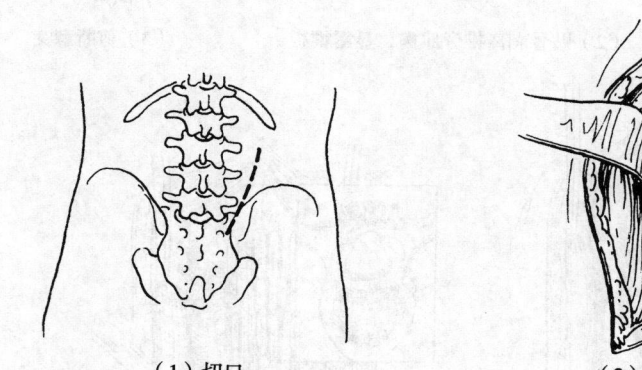

（1）切口

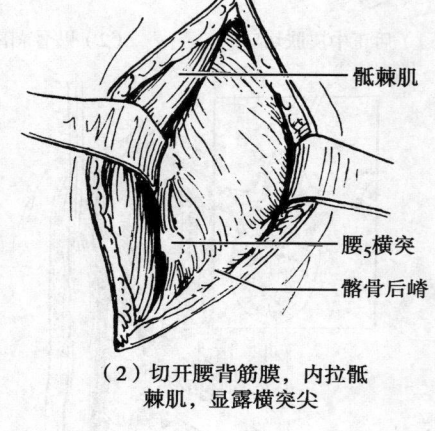

骶棘肌
腰₅横突
髂骨后嵴

（2）切开腰背筋膜,内拉骶棘肌,显露横突尖

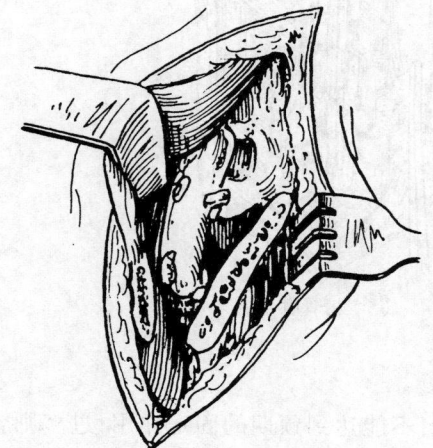

（3）劈下部分髂嵴和小块骨作横突间植骨

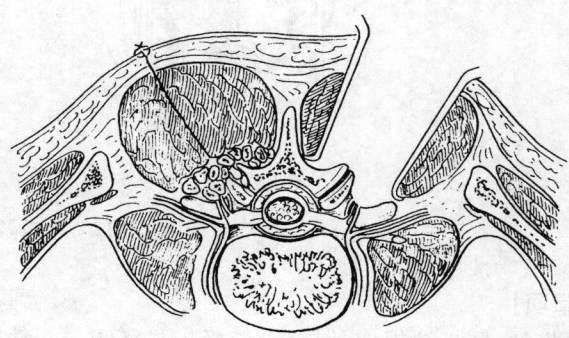

（4）切除小关节囊及软骨面植骨强化融合

图 58-14　横突间融合术

也可用正中切口,兼顾两侧横突。

3. 显露　切开皮肤、腰背筋膜,沿骶棘肌外缘分开并拉向内侧,深部可触及横突,顺其纵轴切开骨膜,分开附在其上的肌肉、韧带;也可劈开骶棘肌,向两侧分开,显露横突背面及关节突〔图58-14(2)〕,压迫止血。如融合腰骶关节,需显露骶骨背面。

4. 植骨融合　将需要融合的横突、关节突或骶骨背面凿毛,取大块骨架在骨上,周围辅植以松质骨。然后压紧〔图58-14(3)〕。需要时,关节突间的关节囊和软骨面应予以切除〔图58-14(4)〕。植骨取自下端切口的髂骨。

【术后处理】

同椎板融合术。

三、椎体间融合术

目前无论前方融合还是后方融合,都常常和内固定联合使用。近年来,随着后路椎弓根螺钉内固定材料及相关技术的发展,通过后路既可以进行后外侧融合,还可以进行前方椎体间融合,同时可以对椎管内压迫进行减压,使后路手术日益盛行。现介绍后路腰椎椎体间融合术(posterior lumbar interbody fusion,PLIF)。

【手术步骤】

1. 体位　俯卧位,腹部垫空。

2. 切口与显露　以病变椎体棘突为中心后正中纵向切口,显露棘突、椎板、关节突关节和双侧横突。

3. 椎弓根螺钉固定　以椎体上关节突外侧缘与横突水平线中线的交点为进钉点,C臂X线机透视辅助,确定椎弓根螺钉的进钉方向和深度,分别拧入椎弓根钉〔图58-15(1)〕。

4. 神经根及硬膜囊减压　咬除减压椎体棘突全部、切除椎体的上下椎板各1/2左右,向两侧切除小关节内侧1/2部分,切除椎板间黄韧带,显露硬膜囊及神

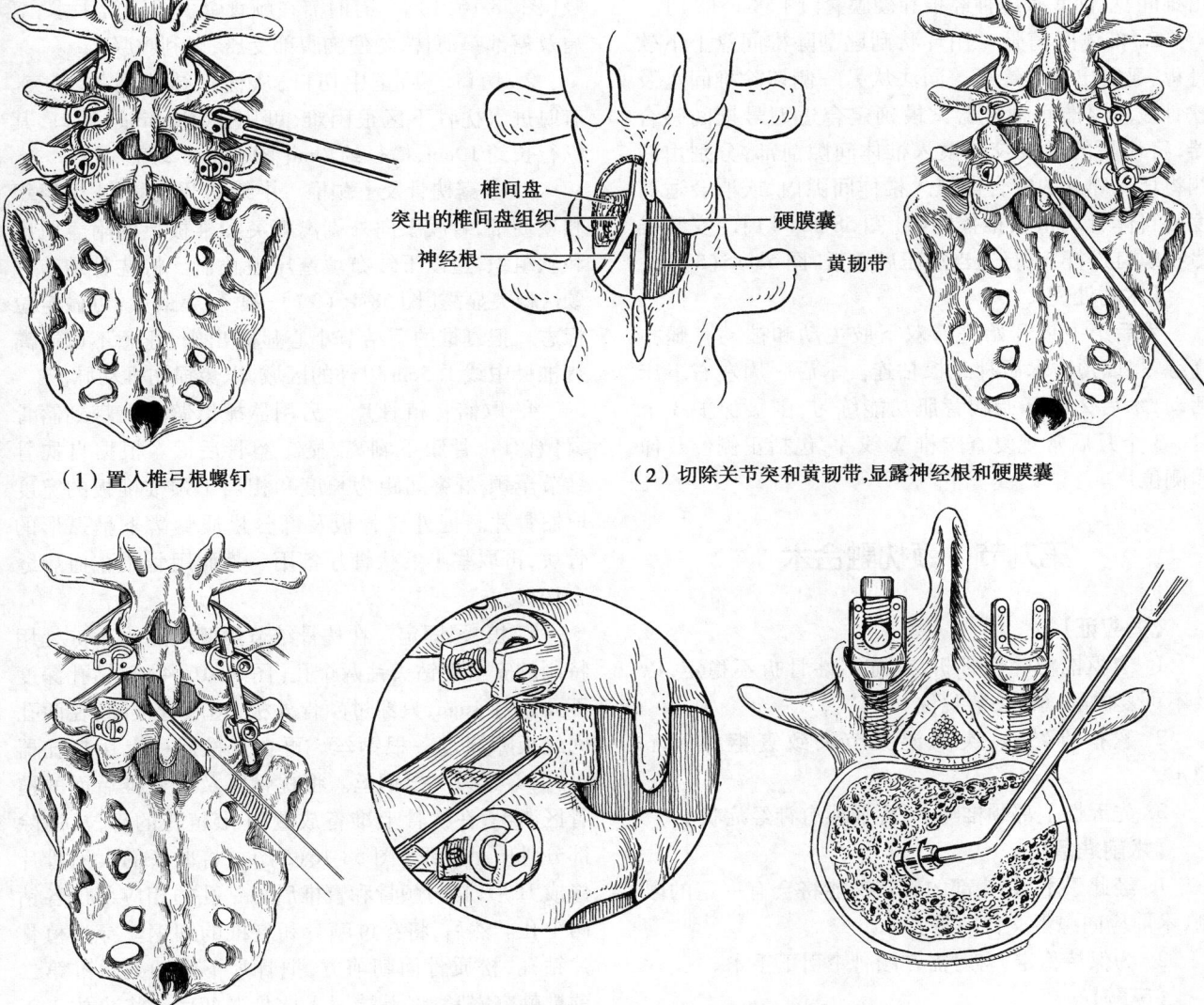

椎间盘
突出的椎间盘组织
神经根
硬膜囊
黄韧带

(1)置入椎弓根螺钉

(2)切除关节突和黄韧带,显露神经根和硬膜囊

(3)硬膜囊外侧的纤维环开窗,切除间盘减压

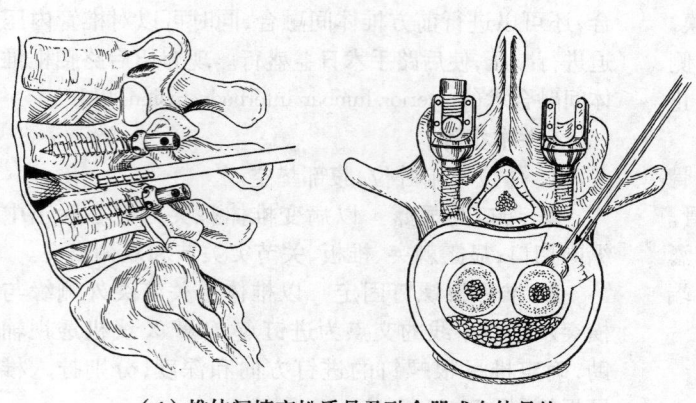

（4）椎体间填充松质骨及融合器或自体骨块

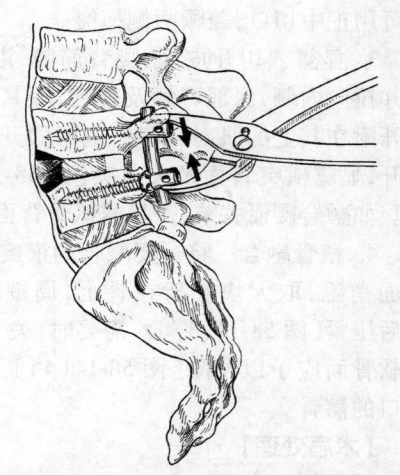

（5）安装椎弓根螺钉连杆,进行适当加压后锁紧

图 58-15 椎体间融合术

经根〔图 58-15（2）〕。用神经拉钩将硬膜囊及神经根轻轻拉向内侧,显露出椎间盘,切开纤维环并切除突出椎间盘,彻底减压神经根和硬膜囊〔图 58-15（3）〕。

5. 椎体间植骨 用环状刮匙刮除椎间盘上下软骨板,显露出椎体终板。同法从另一侧切除椎间盘及软骨板。用椎间融合器试模确定合适型号椎间融合器,将切除的椎板咬碎填入椎体间隙前部,分别由两侧将填入碎骨的融合器植入椎体间隙内,或取合适高度的自体骨块植入椎体间隙〔图 58-15（4）〕。安装椎弓根螺钉连杆,进行适当加压后锁紧〔图 58-15（5）〕。

【术后处理】

术后第一天开始进行双下肢主动和被动直腿抬高练习,以预防术后神经根粘连。术后一周左右下床活动,术后 2 周开始腰背肌功能练习,围腰保护 3 个月。3 个月后常规复查腰椎 X 线片,包括正侧位及伸屈侧位片。

第九节 颈枕融合术

【适应证】

1. 寰枢椎粉碎性骨折,或陈旧性骨折不稳定,以及不可复位的寰枢关节脱位。

2. 寰枢椎结核,类风湿关节炎致寰枢椎间不稳定。

3. 先天性上部颈椎畸形、疼痛或有神经症状。

【术前准备】

1. 经此手术后,头部的旋转功能将会有一定的限制,术前应向患者交代清楚。

2. 为保持稳定,有时需在颅骨牵引下手术。

【麻醉】

多用局麻,儿童用气管内麻醉。

【手术步骤】

1. 体位 俯卧位,用头架托住额部,使不影响呼吸〔图 58-16（1）〕。有时需在颅骨牵引下进行手术,双肩及髂部垫薄枕,勿使胸腹部受压,以利呼吸。

2. 切口 后正中切口,从枕骨结节到颈$_5$棘突。有时进入枕骨下区很困难,可用 T（Cushing）切口,其纵行长约 10cm,横行约 7cm〔图 58-16（2）〕。

3. 显露枕骨及上颈椎 中线切开皮肤、皮下组织和项韧带,骨膜下向外剥离棘突和椎板上的附着肌肉和软组织,边以干纱布填塞压迫止血。将枕骨结节和颈$_{2,3}$棘突显露〔图 58-16（3）〕,颈$_2$棘突最大,可做定位标志。把寰椎的后结节小心显露出来,注意不可剥离寰椎弓中线 1.5cm 以外的区域,以免损伤椎动脉。

4. 取髂骨植骨片 另用器械沿髂后上棘到髂骨翼做切口,骨膜下剥离、显露髂骨后面。根据自枕骨结节至颈$_3$棘突间距为长度和相当于颈椎椎板的宽度取髂骨片。把外层骨板及部分松质骨凿下呈弧形的骨块,再取些小条状骨片备用。骨面用骨蜡止血后缝合切口。

5. 植骨、固定 在枕骨结节两侧间隔约 2cm 处用特制的安全细钻头钻两个孔〔图 58-16（4）〕,钻孔深度不要超过 4mm,只穿过颅骨外板,达颅骨板障,在两孔间经板障穿过一根钢丝。再在寰椎后弓上用打孔器打孔,穿过另一根钢丝。将枕骨区及寰枢椎后面的植骨区凿毛,在枕骨上准备放置 H 形植骨的部位,凿除部分骨质呈凹形〔图 58-16（5）〕。将取下的大髂骨片修成 H 形,在与颅骨和寰椎后弓钻孔的相应部位各钻两个孔。然后,将穿过颅骨和寰椎的细钢丝穿过植骨片钻孔,松质骨面朝前方,把骨片下端凹处对准第二颈椎棘突嵌紧,将上端嵌入枕骨凿凹区。将头放于正常位,把上下两根钢丝扎紧,骨片即牢靠贴紧枕骨和

7

颈椎后面。再用细条小骨片充填在 H 骨片两侧,以强化融合〔图 58-16(6)(7)〕。如需强化内固定,亦可采用沿轴线拧成直角的接骨板,用螺钉或钢丝加植骨方法〔图 58-16(8)〕。

也可使用枢椎椎弓根螺钉固定:在枢椎下关节突中心点选定穿刺点,用钻磨出一个洞,细手锥由此沿枢椎椎弓峡髓腔钻入,拔出手锥,攻丝后拧入直径 3.5mm、长 24mm 的椎弓根螺钉。对侧同样操作。用颈枕固定板弯成合适的曲度,头端用三枚短螺钉固定于枕骨,尾端套入枢椎椎弓根螺钉的尾部螺杆,用螺母锁定〔图 58-16(9)〕。从髂后取骨剪成颗粒状,置于枕骨和枢椎后弓的表面,压实。

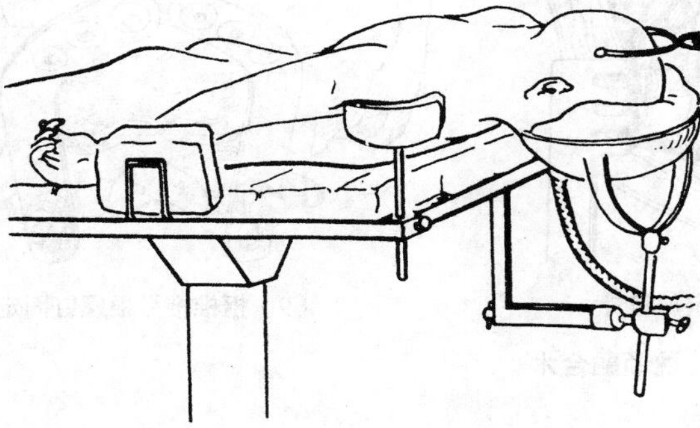

（1）俯卧体位

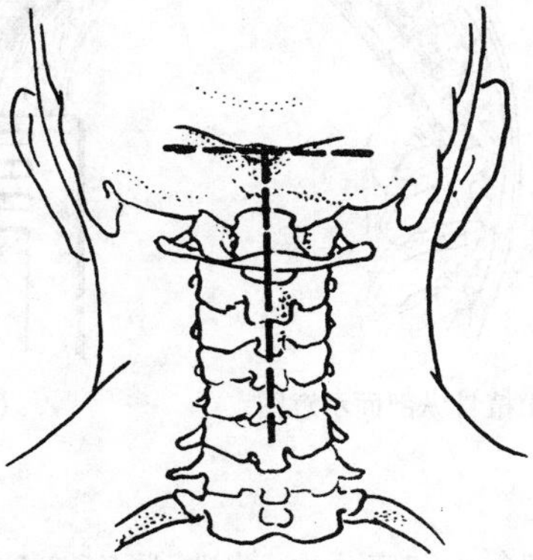

（2）颈后切口

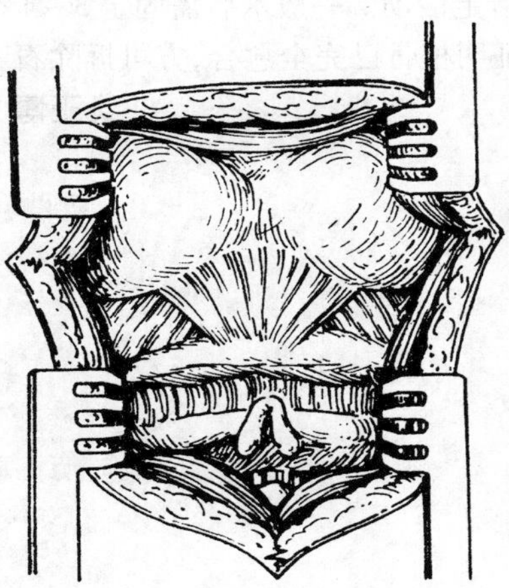

（3）显露枕骨和颈椎$_{1、2}$椎板

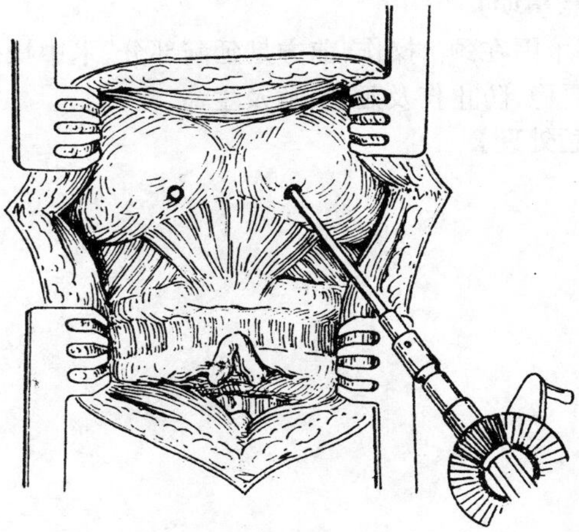

（4）枕骨两侧钻孔,经板障沟通,穿钢丝

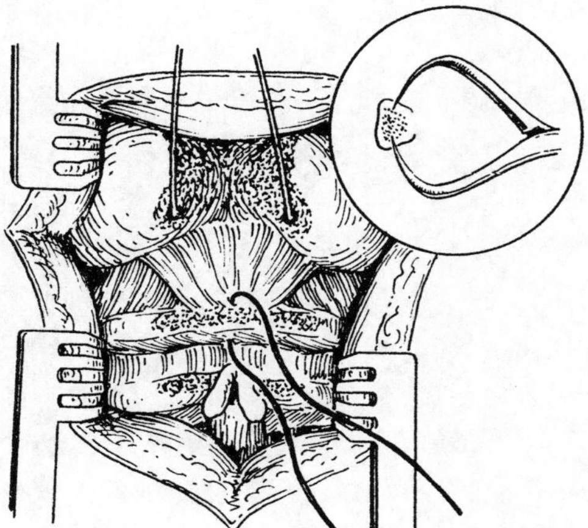

（5）在环椎后弓上打孔,穿过钢丝,凿毛植骨区

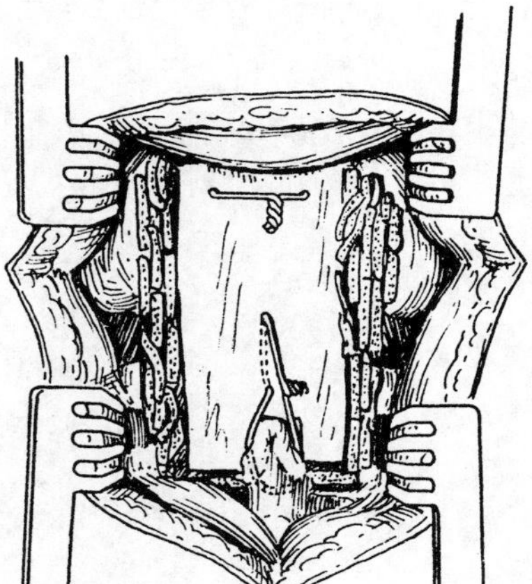

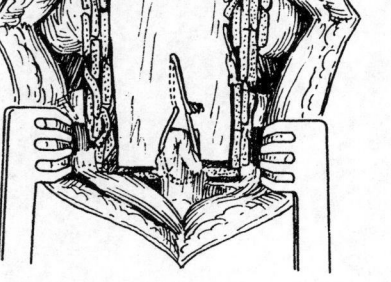

（6）H植骨,钢丝固定

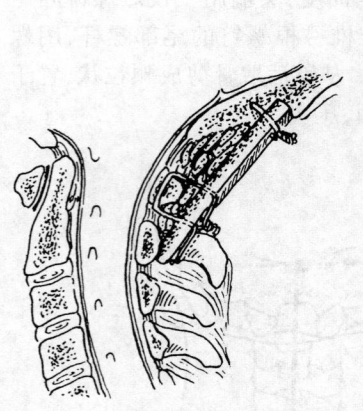

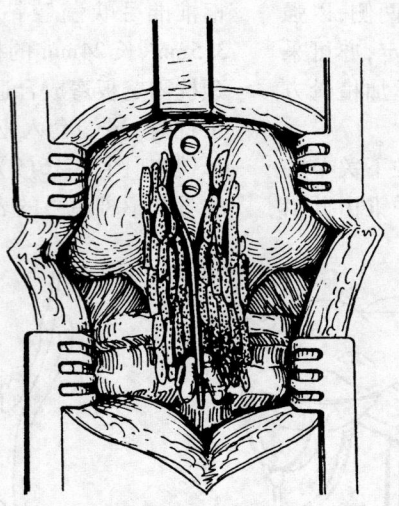

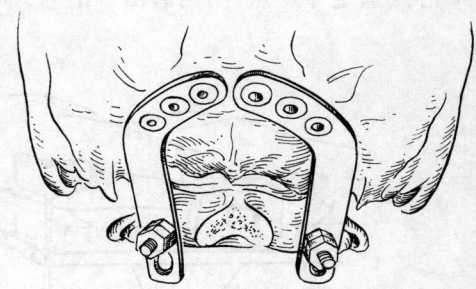

（7）H植骨纵剖面示意图　　　　　（8）接骨板内固定加植骨　　　　　（9）枢椎椎弓根螺钉固定

图 58-16　枕颈融合术

6. 缝合　彻底止血,冲洗,紧密缝合项韧带、皮下组织和皮肤。

【注意事项】

本手术因在颈$_{1,2}$操作,前方是延髓部分,术中操作要轻,手要稳,防止伤及延髓,危及生命。

【术后处理】

术后患者仰卧,翻身要头身一致,垫好枕头。也可术后颅骨牵引,2 周后拆线,换头颈胸石膏外固定,可以下地行走活动。一般术后需固定 3~4 个月,直到 X 线拍片证明植骨已完全愈合,方可拆除石膏。

（王博　张德强）

第五十九章

关节畸形手术

第一节　先天性髋关节脱位手术

先天性髋关节脱位在国内并不少见,随着人们的重视与诊断水平的提高,求治的患者逐年增多。早期发现、早期诊断、早期治疗可以不经手术获得良好效果。但是,由于忽略新生儿髋关节的常规检查,以致较多病儿要到学步时才引起家长的注意,有的甚至到学龄年或更晚才来求治,对这些晚期病例,由于脱位引起的继发性骨与关节的改变越发严重,虽经手术治疗,也不易矫正正常,不但治疗困难,而且效果难以令人满意。

由于髋关节脱位,将引起一系列局部改变:关节囊松弛、肥厚、粘连、闭锁,髋臼变浅、变小,髋臼角增大,髋臼盂唇增大内翻,圆韧带粗大,股骨颈前倾角增大,股骨头变形、变大,邻近肌肉挛缩变短等。这些变化因人而异,轻重程度不同,尤其是上述各种改变并非同步,有些改变还需要关节造影来显示。因此,手术不可能有规定模式统一施行,必须对病情进行充分研究,精心设计手术方案,强调对各种改变,特别是关节的改变,施行各种不同方法、不同程度要求的矫正,使之尽量达到正常解剖关系,这就要求医生对脱位的病理有正确的判断,对手术有良好的设计,充分的术前准备和熟练的技术,才能使病儿恢复正常的功能。手术方法很多,多针对脱位的主要病理改变即髋臼发育不良进行设计,如髋臼加盖术、骨盆截骨术,髋臼成形术和旋转术等,以加大髋臼对股骨头的覆盖,通过调整髋臼的方向(即髋臼位调或成形),或增加髋臼上沿的宽度(即臼顶外延)来达到目的。根据作者多年来的经验,髋臼发育不良的形态、程度不一,不少较严重的病例如单纯用某种术式来处理,往往不能达到满意的疗效。应复合2~3种术式于一次手术,如臼顶外延+臼成形(shelf-pemberton),臼顶外延+臼位调(shell-salter),臼成形+臼位调(pemberton-salter),臼顶外延+

臼成形+臼位调(shelf-pemberton-salter)才能完满地达到手术目的。当然,其他的局部的继发性病理改变,也需针对解决,以消除本病的多元、多形的病理变化。如股骨颈前倾角过大,应行股骨上端旋转性截骨术;关节囊松弛者应予紧缩缝合;对髋臼过浅者应予以加深等。本节仅介绍几种常用的手术方法。

【适应证】

1. 4~5岁以内的病儿经手法复位失败者,或不适宜于非手术疗法的5~9岁病儿,均可行髋关节切开复位术。年龄大、病理改变重者需辅以其他手术。

2. 髋臼、股骨头相称,但臼较浅,髋臼角在45°以内的病儿,可在切开复位的同时行旋转切骨术,如髋臼角大于45°,应施行髋臼成形术。

3. 髋臼小而浅,不能容纳股骨头,应在切开复位的同时施行髋臼加盖术;年龄较大,股骨头脱位已不可能切开复位,假臼平浅,关节又很不稳定者,可考虑原地假臼加盖术,以改善功能。

4. 股骨颈前倾角超过45°或颈干角在140°以上者(正常前倾角为15°,颈干角为120°~130°),应在髋关节切开复位的同时或二期手术行股骨旋转切骨术或内收切骨术。

5. 成年先天性髋关节半脱位的患者;男性儿少年先天性髋关节脱位不适宜施行骨盆旋转切骨术、髋臼成形或加盖术者,可施行骨盆内移切骨术(Chiari手术)。

6. 15岁以上的患者不宜施行以上各种手术时,对严重畸形、关节不稳定、负重线不佳而引起髋关节或腰背部疼痛的患者,可考虑做改善负重线和稳定性手术(如股骨转子下切骨术或髋关节融合术等)。

【术前准备】

1. 术前须常规行病肢牵引,使股骨头从髋臼的后上方回到髋臼水平,这一步骤十分重要。牵引可使挛缩的肌肉松弛,一方面可使手术复位容易成功,并可防止术后再脱位;另一方面可以减少股骨头复位后因受压而发生软骨面坏死和股骨头缺血性坏死的机会。

年龄较小的、脱位不重的病儿可用皮牵引；年龄较大的应采用胫骨粗隆牵引。一般牵引2~3周即可使股骨头下降到髋臼平面，经X线摄片证实后，适当减轻重量，维持股骨头在该平面1~2周，即可施行手术。

2. 若经过牵引，股骨头下降不明显，应检查是否由于股内收肌或臀肌挛缩紧张所致。有此情况者应作内收肌起点切断术或松解术，再继续牵引病肢，达到牵引要求为止；一般来讲，凡超过2~3岁者，均需切断或松解。

3. 术前患侧髋关节周围和下肢备皮3日。

4. 术前要较准确地测定前倾角，髋外翻角，选定加盖部位，髋切骨部位，然后作好股骨或髋骨切骨后旋转角度、植骨块大小等的手术设计。

5. 备血200~600ml。

【麻醉】

1. 全麻。

2. 基础麻醉加骶管麻醉或硬膜外麻醉。

一、切开复位术

除少数先天性髋关节脱位因过去未经治疗，而成年后不可能复位者，其余先天性髋脱位患者的基本手术是切开复位术。手术年龄可达少年青春期，如为半脱位可延长至成年期或更晚。对病理改变不重、多数在4岁以内的幼儿，单纯切开复位即可使之完全治愈；但对病理改变重，尤其是髋臼改变大者，切开复位必须辅以相应的矫形手术才得痊愈。

切开复位术的目的是使股骨头在髋臼内得到同心圆坐落，也即是恢复髋关节的解剖学位置，从而为患者能恢复正常功能创造条件。要达到这一目的，需要消除所有阻碍股骨头复位的因素，包括关节内、关节外因素，也包括骨性的和软组织性的因素。

【手术步骤、注意事项】

1. 体位　平卧位，患侧臀部垫高，使臀部与手术台呈30°角。

2. 切口、显露　采用髋关节前外侧切口。但此种患者多为儿童，髂嵴骨骺应注意保留，以免病儿骨盆发育障碍。显露髂嵴软骨后，先沿其中线纵行切开软骨〔图59-1(1)〕。再在骨骺线平面向两侧切至骨膜下，用骨膜剥离器把髂肌连带内半髂嵴软骨从髂骨翼内侧面作骨膜下推开〔图59-1(2)〕，迅速用干纱布在骨膜下填塞止血；再将外侧的阔筋膜张肌、臀中肌、臀小肌连带外半髂嵴软骨从髂骨翼外侧面作骨膜下推开〔图59-1(3)〕，同样以干纱布迅速填塞止血。用小拉钩把缝匠肌拉向内侧，于髂前下棘切断股直肌，将其向下翻开。此时，髂骨翼内、外侧面和髋关节均可充分显露。在髋臼的后上方可找到脱位的股骨头和

随之向后上延伸、增厚的髋关节囊〔图59-1(4)〕。

3. 清理关节、消除复位障碍　先沿髋臼的边缘1.5~2cm处弧形切开增厚的关节囊，检查关节囊有无狭窄变形。股骨头向髋臼后上方脱位，常使髂腰肌挛缩，成为一条索带，压迫关节囊呈葫芦形而妨碍股骨头复位。遇此应将髂腰肌在止点切断或作Z形延长〔图59-1(4)〕，再切开关节囊狭窄部。然后，屈曲、外旋髋关节，从关节囊内显露并探查髋臼和其后上方的股骨头。股骨头多发育差而变形，软骨面色暗、无光泽、有不整齐的压迹，圆韧带被拉长并增粗。髋臼浅，臼内被脂肪、纤维组织和增生的软组织所充填，有时在臼缘上有翻入臼内的盂唇软骨；在髋臼下缘有横韧带阻碍复位。所有影响股骨头复位的髋臼内充填物，均应予以切除，为股骨头复位准备条件〔图59-1(5)(6)〕。

4. 加深和扩大髋臼　髋臼面用刮匙或圆形髋臼锉去除一层软骨组织，加深和扩大髋臼，但以不露出骨面为度〔图59-1(7)〕。对不平整的股骨头软骨面，应予修圆；对股骨头较大不能适应髋臼者，可用球凹面髋臼锉磨去少许软骨面使之缩小。然后测量髋臼、股骨头的直径及深度，至二者相称时，才进行复位，使股骨头能稳定地存留在臼窝内。头大臼小时复位，必然头顶不能落入臼底，股骨头将不会稳定，日后有可能复发脱位，应予注意。

5. 复位　内旋、伸直病肢，向下牵引，使股骨头还纳入髋臼内。试验股骨头在髋臼内的稳定性和软组织的紧张度，如中度屈髋和内收股骨头无脱位倾向，伸直位牵拉股骨头仅有少许松弛度，可认为复位比较稳定。即应由专人保持下肢于适度外展、内旋位，直至完成石膏固定，以防脱位。如需其他辅助手术，可于复位后进行。

6. 缝合、外固定　上部关节囊的多余部分应予切除后缝合、或重叠缝合，以增强关节后上壁及关节的稳定性，消除复发的机会。然后，延长缝合髂腰肌腱，冲洗伤口，置胶管负压引流后按层缝合〔图59-1(8)〕。术毕即作患侧髋关节外展、内旋位的双侧髋人字石膏固定。石膏固定应松紧合适，以免术后关节再度脱位。

【术后处理】

1. 严密观察患者血压、脉搏和呼吸情况。保证输液、输血通畅。注意观察下肢血运、神经功能。

2. 术后3日摄片检查关节复位情况。如有脱位或复位、位置不佳，应研究、消除原因，调整位置或麻醉下手法复位，重新石膏外固定，甚至及早行二次切开复位等手术。

3. 注意尿液处理，勿使浸湿石膏。石膏外固定于术后4~6周拆除，摄片复查情况良好者，应鼓励活动，

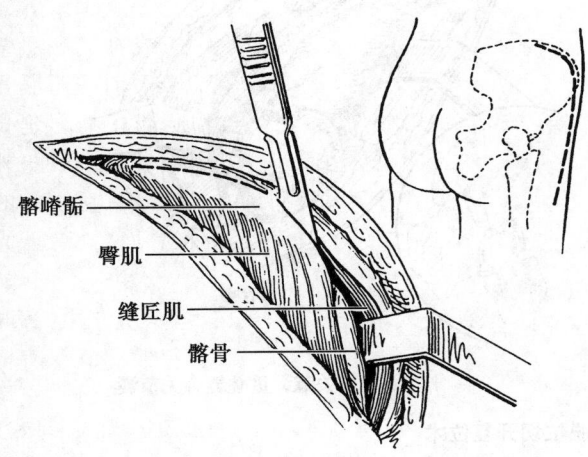

（1）前外侧皮肤切口，显露切开髂嵴

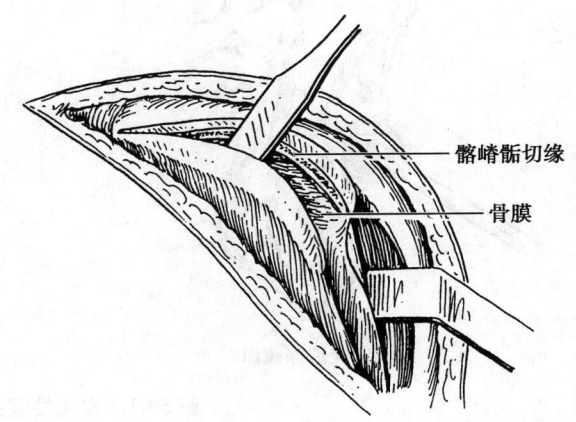

（2）骨膜下剥离，显露髂骨翼内侧面

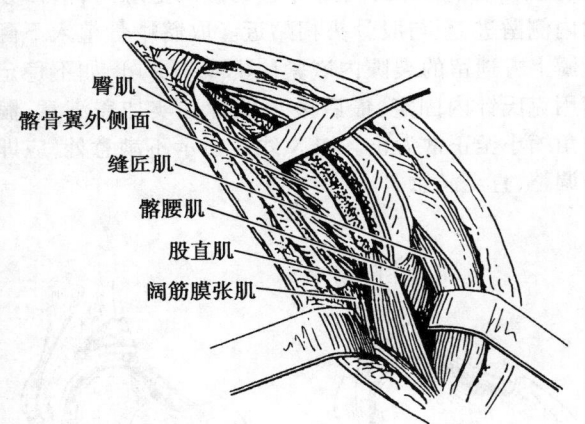

（3）骨膜下剥离，显露髂骨翼外侧面

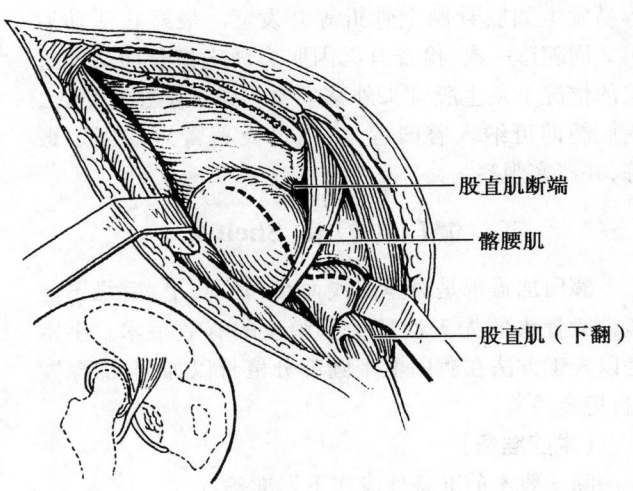

（4）延长髂腰肌，显露并切开葫芦形关节囊

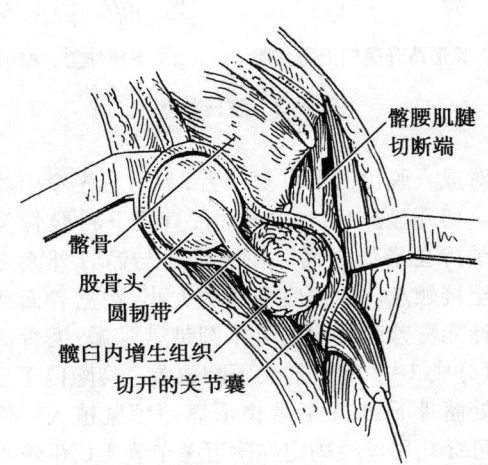

（5）外旋下肢，显露关节腔

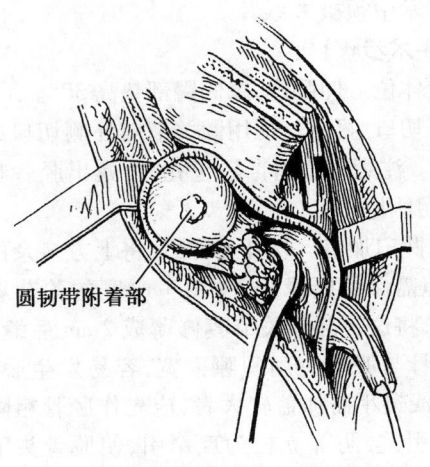

（6）清除髋臼内充填的组织

7

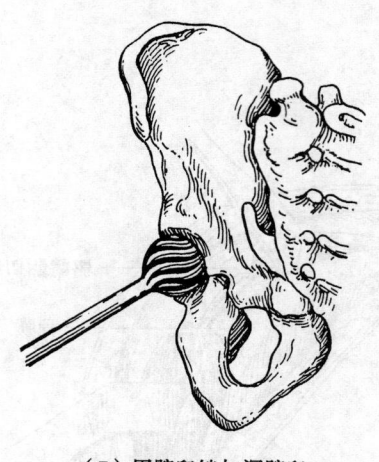

（7）用髋臼锉加深髋臼

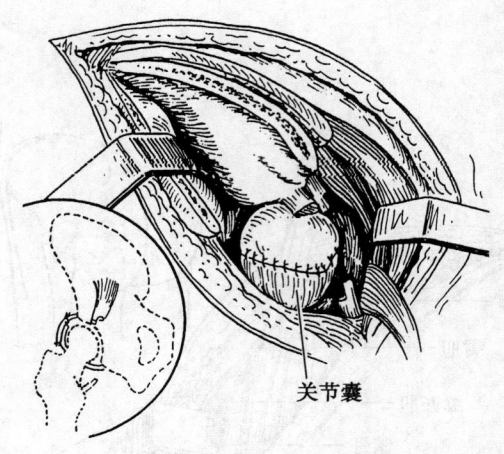

关节囊

（8）复位关节，重叠缝合关节囊

图 59-1　先天性髋关节脱位切开复位术

髋、膝关节能屈曲 90°后才下地逐渐负重。过早下地容易发生如股骨髁上骨折等并发症。最好在活动后第 2 周随诊一次，检查有无因肌力尚未恢复而活动过快的情况下发生股骨头外移现象。如发生这种情况，内旋髋即可纳入髋臼者，应用贝氏石膏短期固定锻炼，并严密观察。

二、髋臼加盖术（Shelf 术）

髋臼加盖术是对髋臼浅而小，其前、上、后缘不能覆盖股骨头的先天性髋关节脱位的有效手术。手术是以人工方法在髋臼上半圆部分植骨以加宽、加深髋臼，稳定关节。

【术前准备】

除一般术前准备外应作下列准备：

1. 准备消毒的骨牵引针、弓、绳备术中牵引用。应在骨科手术床上手术，准备会阴立柱和足牵引架。

2. 术中须摄 X 线片。

【手术步骤】

1. 体位　仰卧位，患侧臀部垫高 30°。

2. 切口、显露　可用髋关节前外侧切口或外侧切口显露。注意皮肤消毒后包扎时，露出胫骨粗隆部备作骨牵引用。

3. 髋臼加盖　切开复位后，将上方多余的关节囊切除，但需保留臼缘外 1～1.5cm 宽的关节囊以覆盖股骨头，将这一部分关节囊修薄成 2mm 后缝合（太厚会使植骨与股骨头间间隙太宽，容易发生脱位）。对髋臼过浅过小需加盖较大者，应先作胫骨粗隆部穿针作骨牵引，会阴部立柱为反牵引，使股骨头下降并维持在最佳平面，必要时摄片证实。然后，沿髋臼上缘的关节囊止点以远 2cm 的髂骨上，用圆凿凿一半圆形痕迹〔图 59-2（1）〕（宽度应以能覆盖股骨头软骨部分

为准），先沿髂骨面凿下 2～3mm 厚的骨质片，边凿边向下压，使之成为多数不全骨折的骨瓣覆盖股骨头；如有髋臼发育不良，则凿骨达到髋臼上缘时，沿臼顶向内侧凿进，至与股骨头相贴近。取髂嵴骨植入下翻骨瓣上方遗留的裂隙内嵌紧〔图 59-2（2）〕，如不稳定即用克氏针内固定，最后摄 X 线片证实加盖满意，髋臼角缩小至正常为止。如 X 线片显示不满意处，应即予调整，直至满意。

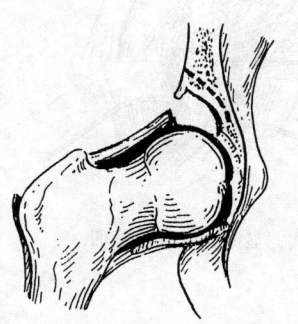
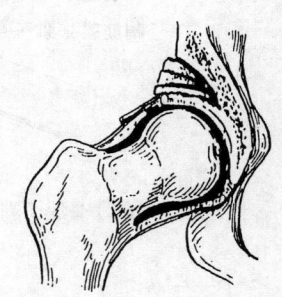

（1）弧形凿开髋臼上方骨质　　（2）下压加盖，楔形植骨

图 59-2　髋臼加盖术

对成人脱位已不可复位者，术前应先牵引松解软组织。切开显露后，术中牵引，直视下将股骨头牵引到并维持在最低平面。在股骨头与髂骨外面之间分离直至接触点。根据股骨头的大小，在髂骨面或假臼上设计能覆盖股骨头的上半圆带蒂骨瓣，因骨瓣呈扇形，可分成 2～3 瓣按前法下翻覆盖。裂隙以千层饼式取该处髂骨下翻，最后取楔形髂嵴填紧植入。带蒂骨瓣也可穿孔用丝线固定在附近关节囊上〔图 59-3〕。

4. 缝合、外固定　仔细止血后缝合髂腰肌腱和股直肌，成人假臼加盖者仅显露髂骨外面不需缝合该肌腱，逐层缝合切口，保持病肢在髋轻度屈曲、内旋和外

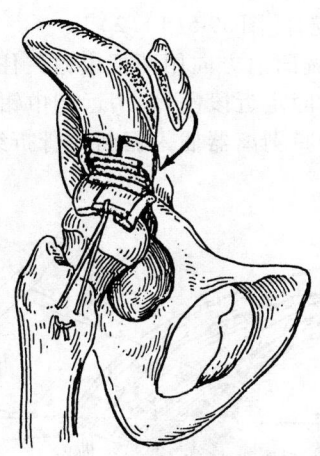

图 59-3　高位髋臼加盖术

正后的纠正角度(测定的股骨颈前倾角 15°),利用骨痕的指示,外旋股骨远侧段矫正〔图 59-4(2)〕。

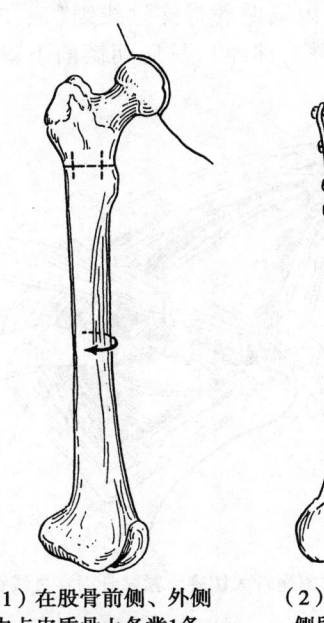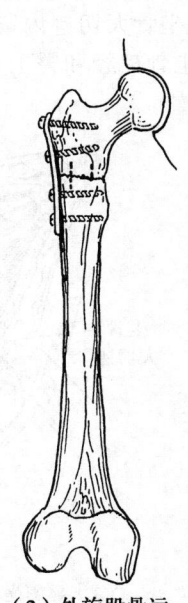

（1）在股骨前侧、外侧中点皮质骨上各凿 1 条相距 90° 的刻痕

（2）外旋股骨远侧段,矫正过大的前倾角

图 59-4　股骨转子下旋转截骨术

展位、膝关节伸直位,作半人字石膏固定。

【注意事项】

1. 骨瓣下翻加盖后,其上方裂隙中的楔形植骨块应嵌紧,不稳定者应用克氏针或其他内固定物固定牢靠,以防止植骨脱落而影响骨瓣下翻覆盖的位置。

2. 加盖时,应牵引和维持股骨头在最佳位置和平面,只有术中骨牵引才能达到目的。这一措施十分重要,可预防加盖位置过高和预防术后股骨头上移,以致加盖移位而失效。为此,术中必须持续而稳定地骨牵引,直至半人字石膏固定好牵引针后才能撤除牵引弓及牵引力。

3. 不能复位的髋脱位,加盖的位置要适当,过高不能有效地发挥作用,过低会影响关节活动和股骨头血运,应根据软组织挛缩松解后牵引而达到的位置来判定。

4. 加盖的大小应以能稳定住股骨头而不会脱位为准,太小不起作用。对不能复位的患者加盖必须特别坚固,才能起到支持作用。

【术后处理】

1. 加固植骨的钢针内固定于术后 3 周拔除,胫骨粗隆部牵引钢针在术后 6~8 周拔除,石膏外固定在术后 8~10 周拆除,证明植骨愈合后逐渐锻炼下肢活动和负重。

2. 同"切开复位术"。

三、股骨转子下旋转截骨术

【手术步骤】

截骨及内固定步骤详见截骨术。

1. 截骨纠正　骨切断后,需要纠正旋转角度的多少,可用以下两种方法判断:

（1）确定截骨平面后,以股骨外周为圆周,在股骨皮质的外侧和前侧中点各凿一相距 90° 的纵行骨痕〔图 59-4(1)〕。然后,切断股骨,按术前设计和术中校

（2）先将下肢内旋,使股骨头正对髋臼中心,股骨颈前倾 15° 左右,在截骨平面上股骨颈部水平位钻入一支克氏针,在平面下按纠正角度在股骨前面钻入另支克氏针。水平位针由专人保持位置不动,防止股骨头旋转。截骨或线锯锯断后,将截骨下段外旋,使二针在同一水平位,检查髌骨朝向正前方向,测量髂前上棘至第 1、2 趾间连线通过髌骨中点即认为矫正满意。

2. 内固定　在旋转矫正位用 4 孔接骨板螺钉内固定股骨的侧面,使截骨端紧密接触。

3. 缝合冲洗伤口,按层缝合切口。用髋半人字石膏固定。

【术后处理】

1. 石膏外固定于术后 6~8 周拆除,逐步锻炼活动。X 线显示骨性愈合后负重行走。

2. 接骨板螺钉于截骨处骨性愈合后取除。

四、髋骨旋转截骨术(Salter 术)

先天性髋关节脱位髋臼角过大(倾斜度过小),不能完全覆盖股骨头的外侧和前侧,导致不稳而脱位。髋骨旋转截骨术是将髋骨在髋臼上水平切断,以耻骨联合为轴心,旋转髋臼覆盖股骨头,达到稳定目的。

【手术步骤】

1. 体位、切口、显露　切开复位同切开复位术。

2. 切断髋骨　在髂前下棘部位,用骨膜剥离器于

骨膜下剥离髂骨内、外侧面，直达坐骨大切迹前后缘，并前后相通。拉开两侧肌肉，在骨膜剥离器的保护下，从坐骨大切迹内紧贴髂骨穿过线锯（应注意避免损伤坐骨神经和臀上神经），然后朝髂前下棘尽量在

水平位锯断髂骨〔图59-5(1)(2)〕。

3.矫正髋臼　方向用两把巾钳夹住截骨两侧骨段，近侧巾钳固定近段髂骨，用远侧巾钳牵引远段髂骨，同时用骨膜剥离器插入锯断的骨折线裂缝内，在

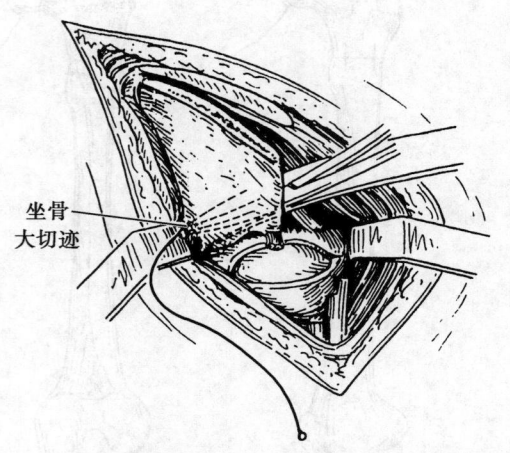

（1）显露坐骨大切迹，紧贴骨面穿过线锯

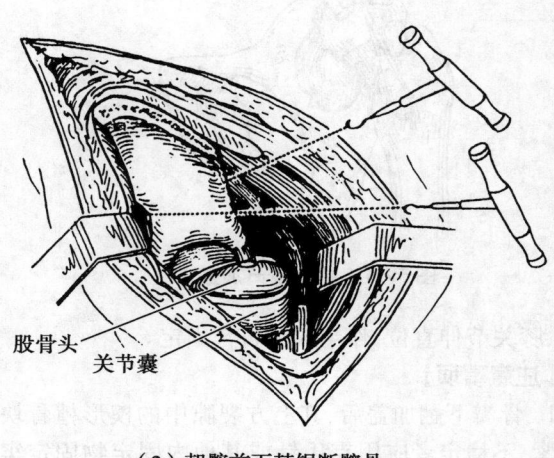

（2）朝髂前下棘锯断髂骨

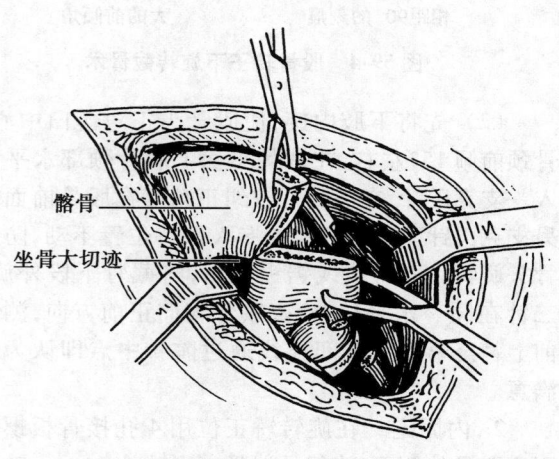

（3）用巾钳夹住切骨上下端，分开、旋转髋臼方位

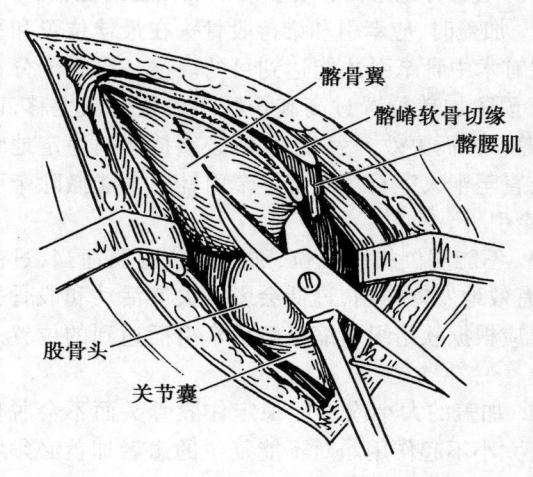

（4）从髂骨嵴上采取楔形骨块

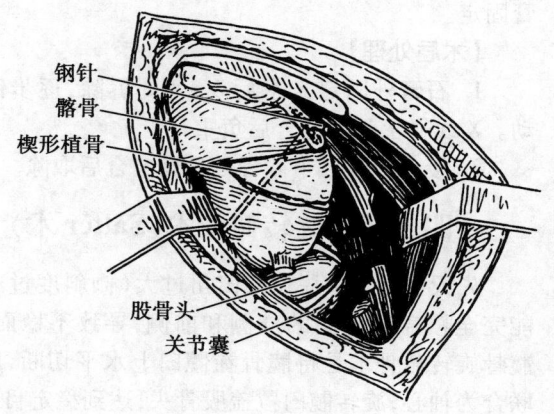

（5）将楔形骨块植入髂骨裂隙，用钢针内固定

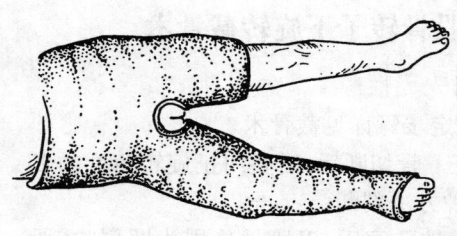

（6）石膏外固定

图59-5　髋骨旋转截骨术（Salter）

撬开下压的协助下,以耻骨联合为轴心,使远段髋骨和髋臼旋转向下、向前、向外侧倾斜,至髋臼能完全覆盖股骨头,伸直、内收、外旋下肢时股骨头不易脱出时为止〔图59-5(3)〕。

4. 取髂骨移植　在髂骨前侧凿取一块楔形骨块,其长度相当于髋臼上缘的髂骨前后径,其基底厚度决定于截骨旋转后裂隙的大小〔图59-5(4)〕。修整后移植于髂骨裂隙内,用克氏针固定植骨块于髂骨近、远段间,克氏针的尾端应变成直角置于髂嵴外,以免滑入盆腔内,也便于以后拔除〔图59-5(5)〕。然后,由专人保持下肢于轻度内旋、外展位,以防股骨头脱位,根据摄X线片检查矫正情况予以调整。

5. 缝合　切除多余关节囊后缝合,缝合髂腰肌和股直肌,将劈开的髂嵴骨骺连同软组织合拢缝合于原位。最后按层缝合。

6. 外固定　术后即用双侧髋人字石膏固定患侧髋关节于外展20°、轻度内旋、屈曲位,膝关节稍屈位〔图59-5(6)〕。

【注意事项】

1. 手术关键在于旋转髋骨远段和髋臼到理想方位,而非牵开截骨处。一定要保持楔形裂隙的内端互相接触。如内端牵开距离,容易造成不稳,使远截骨段退回原位而手术失败。同样楔形骨块必须与楔形裂隙对应,过大同样会造成上述不稳现象。

2. 必须强调在矫正髋臼方向、植骨后摄X线片检查,确实达到手术目的后才能缝合,以免因小失大,遭受两次手术之苦。

【术后处理】

术后6~8周拆除石膏外固定,拔除克氏针,逐渐锻炼活动。X线片证实植骨愈合后练习负重行走。

五、髋臼成形术(Pemberton 术)

髋臼成形术是在髋臼上部的髂骨组成骨上围绕关节囊作弧状截骨,深达Y形软骨,并以此为铰链,将髋臼上部向前、外方下压,改变臼顶部的方向,使股骨头稳定于臼内。

【适应证】

1. 先天性髋关节脱位、半脱位,合并有髋臼发育不良,股骨头可被牵引到Y-Y线水平者。

2. 可复位的先天性髋关节脱位,股骨头偏大,髋臼小而浅,头臼不相称,或髋臼浅平、髋臼角超过45°者。

【术前准备】

1. 骨牵引患肢,使股骨头牵引到髋臼Y形软骨水平或以下(摄X线片证实)。超过3岁,手法牵引内收肌紧张者,应先行内收肌腱切断手术。如牵引后股骨头仍不下降到Y形软骨水平,应辅助行臀中、小肌起点下移松解手术。

2. 术前配血备用。

3. 准备牵引手术台,保持术中在牵引下手术。

【麻醉】

全麻,骶管麻醉或硬膜外麻醉。

【手术步骤】

1. 体位、切口、显露　用髋关节前外侧显露途径。将双下肢固定于牵引手术台的牵引足板上,会阴部置立柱作反牵引。切开后要求显露髂骨的前1/3内、外侧面,达到坐骨大切迹的前后方。

2. 切开复位　在关节囊前侧作T字形切开。观察记录关节囊的形态、囊壁厚度、股骨头形态与大小、髋臼形状等。清除髋臼内任何限制与影响复位的软组织,如:髋臼内脂肪纤维组织、圆韧带、髋臼缘的内翻下垂的软骨盂唇及臼下缘的横韧带等。在直视下进行患肢牵引行髋关节复位,并摄片检查证实股骨头已下降到要求水平,在髋臼内已达到正确位置。可见股骨头与髋臼间有一间隙,此间隙高度即为髋臼应该下降的高度。术中应再一次测定股骨颈前倾角数值。如前倾角大于45°时,应做转子下截骨纠正。

3. 关节囊成形　复位后,将髋关节上半部增厚的关节囊削薄,切除多余关节囊组织。使髋臼前、上、后缘附着的关节囊仅有0.5cm的厚度。

4. 髋臼成形　髋臼前后用带齿髋拉钩于骨膜下插入坐骨大切迹,显露髂骨内、外板。在关节囊缘(髋臼缘上0.5cm处),平行于髋臼缘用骨刀作一弧形截骨线。再用髋臼凿沿该线顺髋臼顶凿开骨质,直到近髋臼中心的Y形软骨处〔图59-6(1)、图59-6(2)〕。边凿进,边向前外方压下,逐渐扩大外板截骨间隙,以改变髋臼方向。最后利用Y形软骨作为旋转铰链,将髋臼顶压向前外方,使髋臼适度向前外侧倾斜,完全覆盖住股骨头,臼头间隙消失,髋臼指数达到0〔图59-6(3)〕。如前侧倾斜不够,可将髂骨后的截骨端向后延长。

5. 植骨　在髂骨前上1/3处切取大小适合的三角形骨块。在截骨上下面上作浅骨槽,将植骨块修整后沿槽插入截骨间隙深达Y形软骨附近〔图59-6(3)〕。通常截骨间隙开大到2.5~3cm,植骨后遗留间隙用碎骨填充。如植骨块插入后不稳定,可用克氏针1~2根内固定。此时,应再摄术中X线片证实复位良好,髋臼方向满意才可结束手术。如有不足,应及时矫正。

6. 缝合　充分冲洗切口,用1:1000苯扎溴铵液浸泡切口5分钟,再用生理盐水冲洗,吸净。重叠缝合关节囊,保持一定张力,用14号导尿管置切口内,经另作小切口引出皮外,作负压吸引。逐层缝合切口。

7. 石膏外固定 继续在牵引下进行髋人字石膏固定,或半人字石膏固定,上沿需达乳线,下至趾部。将骨牵引针固定于石膏中,以保证髋臼成形术后不变形,减轻股骨头部的压力〔图59-6(4)〕。

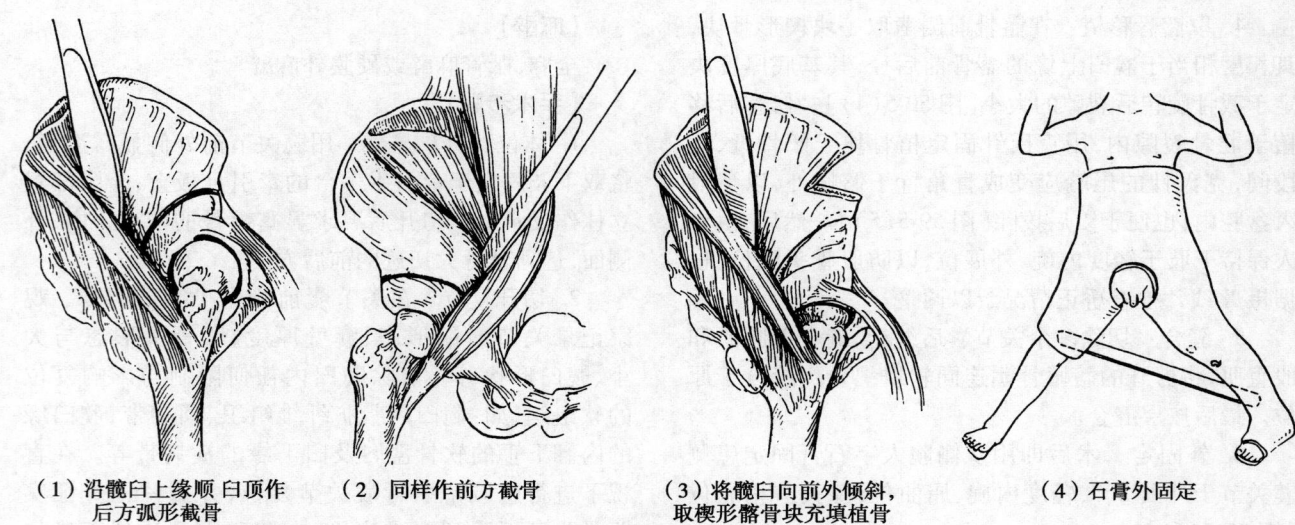

（1）沿髋臼上缘顺 臼顶作后方弧形截骨 （2）同样作前方截骨 （3）将髋臼向前外倾斜,取楔形髂骨块充填植骨 （4）石膏外固定

图 59-6 髋臼成形术(Pemberton)

【注意事项】

1. 在髂骨髋臼上截骨靠近坐骨切迹处时,应避免坐骨神经损伤。

2. 如预计髋臼成形术不能完全将股骨头纳入臼内,可应用臼盖-髋臼成形术〔图59-7〕。即在髋臼成形截骨线的外上方,从髂骨外板上先凿一片足以覆盖股骨头的骨片,轻轻下压,但不使断离;然后,转向顺髋臼顶作弧形截骨成形。这样,可充分包容头部。

3. 对髋关节无挛缩,髋臼前外倾不需太大的患者,可不在牵引床下手术。在髋臼上截骨时,可先将

股骨头脱位,骨刀边凿进臼上骨质,术者用手指抵住臼顶,边感觉和监测骨刀在臼上的厚度距离,以防止将臼软骨面凿穿。

4. 为保证手术效果,必须注意下列事项 在骨牵引下手术直至石膏固定结束,并将牵引针固定在石膏中,不但可保证手术效果,还可减少股骨头受压坏死的并发症。在截骨前应摄X线片确定股骨头位置正常,观察髋臼顶与股骨头间距;植骨后再摄片证实髋臼倾斜满意,覆盖股骨头满意。

【术后处理】

1. 术后髋人字石膏固定患肢于外展、内旋位。牵引针在术后3周拔除。

2. 负压吸引48~72小时或日渗出量少于20ml可拔管。

3. 石膏固定6周,拆除后可开始自主活动,8~12周X线片示植骨融合后可负重。

六、骨盆内移截骨术(Chiari 术)

【适应证】

1. 大龄儿童(7岁以上)先天性髋关节脱位及成年人脱位。

2. 手术后再脱位,或髋臼严重发育不良者。

3. 因肌肉软弱或痉挛所致的麻痹性脱位。

4. 双侧骨盆内移截骨术对女性患者分娩会有影响,应慎用。

【术前准备、麻醉】

同髋臼成形术。

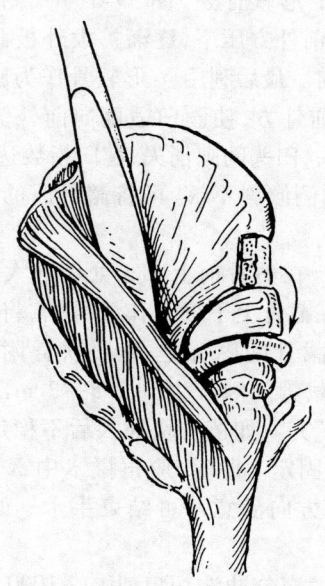

图 59-7 臼盖-髋臼成形术

【手术步骤】

1. 体位、切口、显露　见髋关节前外侧显露途径。但髂骨在骨膜下显露不宜过多,否则影响效果。仅显露髋臼上方到坐骨切迹之间的一长条髂骨内外侧面,正好能插入坐骨切迹前后各一把狭长拉钩即可。

2. 截骨　用窄的骨刀在股直肌返折头与关节囊附着处之间紧贴关节囊上缘切断髂骨。截骨方向应由外下向内上方倾斜,倾斜角度为15°~20°。由髂骨外板深达内板截骨。截骨线前自髂前下棘,弧形向后至坐骨切迹〔图59-8(1)(2)〕。

3. 截骨远端骨内移　截骨后,将下肢外展,向内上方加压,使髋臼、关节囊均随髂骨远切端向内侧移位。内移1~1.5cm左右,相当于截骨面的50%~60%,使近侧端截骨面恰好成为关节囊顶部,形成新的臼顶〔图59-8(3)〕,其外缘正好覆盖到股骨头外缘,用克氏针两枚固定截骨断端接触面。如髂骨较薄,在内移后截骨近侧端骨面不足以形成臼顶时,则需在髂骨上另取植骨块,插入两断端间,形成新的臼盖,用克氏针内固定。

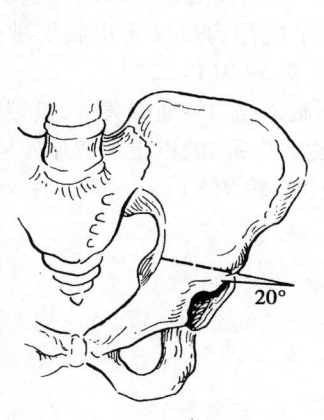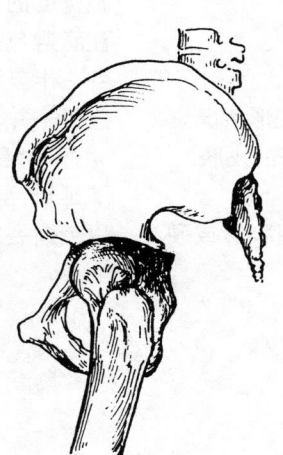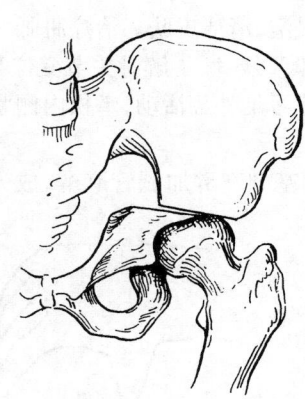

（1）切骨线向内上倾斜　　　（2）前后切骨线呈弧形　　　（3）加压使切骨远端内移

图59-8　骨盆内移切骨术

4. 修整关节囊　将增厚的关节囊壁削薄,多余关节囊壁作部分切除后缝合,或重叠缝合。缝合后的关节囊应保持有一定张力,不能松弛,以免造成局部缺陷。

5. 缝合　伤口冲洗吸净,以1:1000苯扎溴铵浸泡切口5分钟,再用生理盐水冲洗吸净,用14号导尿管置于切口内,另作皮肤小切口引到皮外作负压吸引。逐层缝合切口。术后髋人字石膏固定。患肢保持伸直和外展20°~30°位。下肢牵引针固定在石膏上。

【注意事项】

1. 截骨面水平必须在股直肌返折头与关节囊附着处之间进行。如截骨面水平高,可致臼顶不规则呈台阶状。过低则截骨线可进入臼内,造成髋臼骨折。

2. 截骨的前后线最好呈一弧形,不要呈直线,防止截骨断端前后移位。

3. 截骨方向应由外下向内上,倾斜度保持15°~20°。若超过20°易损伤骶髂关节。

4. 术中确定髋臼上缘有困难时,可切开关节囊探查,亦可术中拍片定位,有条件时可在电视X线机透视下术中定位。

【术后处理】

同髋臼成形术。

第二节　先天性马蹄内翻足手术

先天性马蹄内翻足的畸形程度可轻可重,畸形包括足跖屈,内翻,高弓,前足内收及旋后。婴幼儿以软组织挛缩为主,随年龄增长而骨关节变形。因此,强调早期治疗。

挛缩的软组织包括:致跖屈的小腿三头肌,致跖屈、内收、旋后的胫后肌,屈跟及屈趾长肌,致高弓的屈跟及屈趾短肌,致旋后的还有胫前肌,以及继发性韧带挛缩有分裂韧带、三角韧带、跖腱膜、足底骨间韧带,还有踝关节和距下关节后关节囊等。解除挛缩是纠正畸形的首要问题。

【适应证】

非手术疗法失败、生后6个月以上者或年龄较大未经治疗者均需手术治疗。

【手术方法选择】

1. 跖屈畸形　婴幼儿用跟腱切断延长术,3岁以上须用跟腱延长术,严重畸形须加用踝关节和距下关节后关节囊切开术。

2. 高弓足　跖腱膜切断术。并切断屈踇、屈趾短肌的跟骨起点。

3. 内翻畸形　切断所有致内翻的软组织因素。有分裂韧带,三角韧带的胫跟、胫舟韧带,距跟骨间韧带,Z型切断、延长胫后肌腱。

4. 内收畸形　切断距舟韧带,舟楔韧带。

5. 挛缩肌肉的拮抗　肌力弱者应施行挛缩肌腱转移术。

6. 有骨性畸形的患者须行三关节或二关节融合术。

【术前准备】

1. 术前浸泡、清洁皮肤。治疗胼胝。

2. 摄足部X线片,了解骨关节变位和变形情况。

3. 术前练习足外翻活动,牵松内侧紧张的皮肤。

【麻醉】

婴幼儿用基础麻醉加骶管麻醉,成人用腰麻或硬膜外麻醉。

一、跟腱切断延长术

【手术步骤】

1. 体位　侧俯卧位。

2. 切口　在跟腱止点上1cm处的外缘作0.5cm纵向切口,根据跖屈程度,相距4~6cm在跟腱内缘作第二条0.5cm切口〔图59-9(1)〕。

3. 切断跟腱　背屈踝关节,使跟腱紧张。用尖刃刀尖从切口皮下伸入,紧贴跟腱侧缘滑至前缘,达跟腱宽度的一半。跟腱内侧前面有胫后血管、神经,须注意避免损伤。然后向后挑刀切断跟腱的外上、内下各一半。注意不能用力过猛将皮肤切破。内侧跖腱应予一并切断〔图59-9(1)(2)〕。

4. 延长跟腱　强力背屈踝关节,撕裂跟腱即可上下延长,至少达到背屈10°以上。背屈时应慢慢进行,以免撕裂皮肤〔图59-9(3)〕。

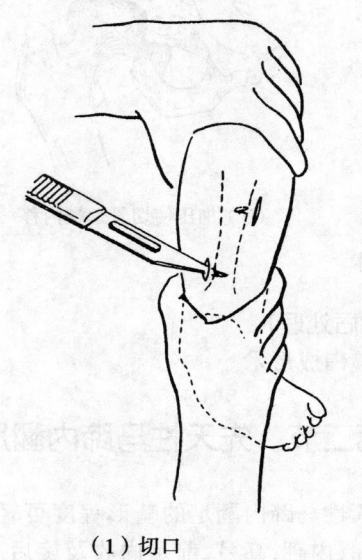 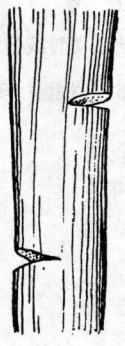 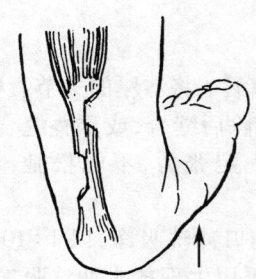

（1）切口　　　　　　　（2）切断跟腱　　　　　　（3）将足背屈,延长跟腱

图59-9　跟腱切断延长术

5. 缝合　出血很少,不需止血,缝合皮肤。

6. 外固定　用石膏托固定膝于半屈位,踝背屈10°位。

【术后处理】

1. 注意趾端血运,如有障碍应即拆除石膏,减少背屈程度。待恢复后再逐渐矫正和固定。

2. 术后2周拆线。石膏固定6周。

二、踝后关节囊切开术

严重跖屈,经手法矫正、跟腱延长后的残留跖屈,切开踝后关节囊可予矫正。但骨已有变形者无效。

【手术步骤】

1. 体位　侧俯卧位。

2. 显露、延长跟腱　同跟腱延长术。缝合跟腱应在后关节囊切开后进行。

3. 显露后关节囊　切断跟腱,上下翻开后,将腓骨长、短肌腱向外侧牵开,将胫后血管神经束、胫后肌腱和屈踇长肌腱向内侧拉开,即可显露踝关节和跟距关节的后关节囊〔图59-10(1)〕。

4. 切开后关节囊　顺胫骨后面向下触摸,同时将足伸屈,即可确定胫距关节的后关节囊,直视下将其横行切开,需要时切断后距腓韧带。对较大儿童,常有跟距关节后关节囊挛缩,可一并横行切开,必要时

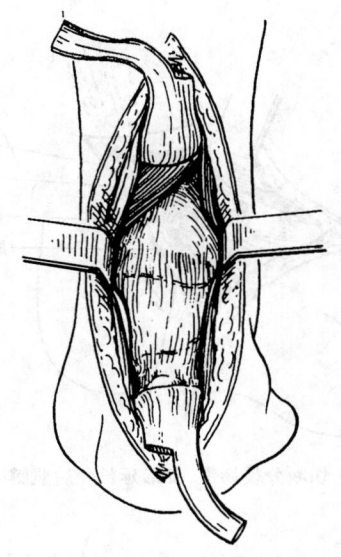

（1）Z形切断跟翻开，显露踝后关节囊

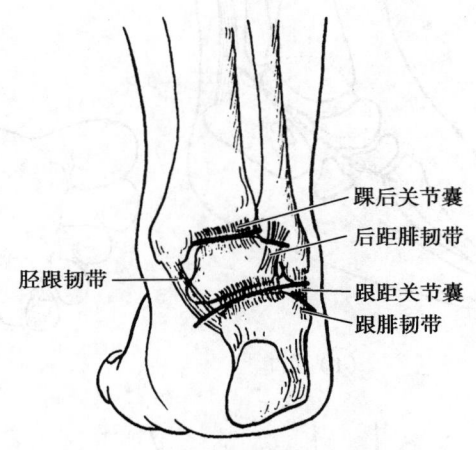

（2）切开后关节囊

图 59-10　踝后关节囊切开术

将其内、外侧前方的三角韧带后部的胫跟韧带和跟腓韧带的后部切断〔图 59-10（2）〕。强屈踝关节，同时下压跟骨结节使后关节囊充分分开，以矫正跖屈畸形。

5. 延长跟腱　在保持足背屈 10° 的位置下，将跟腱上下两半吻合于适当张力。

6. 缝合、外固定　维持足背屈，按层缝合切口。在踝关节背屈 10° 位和足跟轻度外翻位用石膏托固定。

【术后处理】

同跟腱切断延长术。

三、足内侧软组织松解术

尚无骨变形的大龄儿童或非手术疗法失败者应即施行此手术。

【手术步骤】

1. 体位　仰卧位，对侧臀部垫高 30°，病足可外旋平放在手术台上。

2. 切口　起自第 1 跖骨基底部内侧，弧形向后绕过内踝下 1cm，达跟腱内缘〔图 59-11（1）〕。

3. 松解内翻软组织挛缩　切开皮肤，不作皮下分离。先找到舟骨结节（由于内翻跖屈畸形，舟骨移位靠近内踝）及附着其上的胫后肌腱，分离并切断该肌在载距上的止点，切断分歧韧带，切开腱鞘、Z 形切断、延长挛缩而增粗的胫后肌腱，足内翻可得到初步矫正〔图 59-11（2）〕。

切开屈踇、屈趾长肌腱鞘，将屈趾长肌腱和胫后肌腱向前牵开，将屈踇长肌腱和胫后血管神经束向后牵开，显露距骨、舟骨的内侧面及三角韧带浅层〔图 59-11（3）〕。在载距突上方切断胫跟韧带，在其前方切断胫舟韧带、距舟韧带。但注意勿损伤深层的胫距韧带和跟舟韧带，以免日后发生平足。强力外翻患足，如仍有跟骨内翻，应切断距跟骨间韧带〔图 59-11（4）〕。跟骨内翻即可完全矫正。

4. 矫正前足内收　经过上述步骤，可以矫正部分前足内收。如矫正不足，可切开距舟关节囊，舟楔韧带，必要时可切断跟舟背侧韧带和跟舟跖侧韧带的一部分。前足内收即可被矫正。

5. 矫正高弓足畸形　应施行跖腱膜切断术。

6. 矫正跖屈足畸形　施行跟腱延长术和踝关节后关节囊切开术。

7. 内固定　维持足于理想的矫正位，用克氏针由楔骨插入，经舟骨进入距骨，以固定距舟骨的位置；如固定不牢，可固定跟骰关节的位置〔图 59-11（5）〕。

8. 缝合、外固定　分层缝合皮下和皮肤，术毕用双石膏托固定足于矫正位。

【注意事项】

1. 术中应一边手法矫正畸形，一边对紧张的组织辨认清楚后切断，以免切断正常组织。

2. 手术矫正必须达到下列情况才算完全，如达不到，应继续检查和松解。矫正标准如下：①所有畸形不需要强力矫正可达到过度矫正的位置。即前足外展、足弓变平、踝关节背屈及跟骨轻度外翻位。②足 X 线片示跟距、胫距、距骰轴线和距舟轴线恢复正常解剖关系。

3. 严重跖屈内翻畸形的内侧皮肤少，畸形矫正后皮肤紧张，难以缝合时，应先照顾缝合，待皮肤愈合后再矫正残留畸形。再者胫后血管神经束不像肌腱可以延长，矫正畸形也应以不引起功能障碍为度，待后

标签图注：
踝后关节囊
后距腓韧带
跟距关节囊
跟腓韧带
胫跟韧带

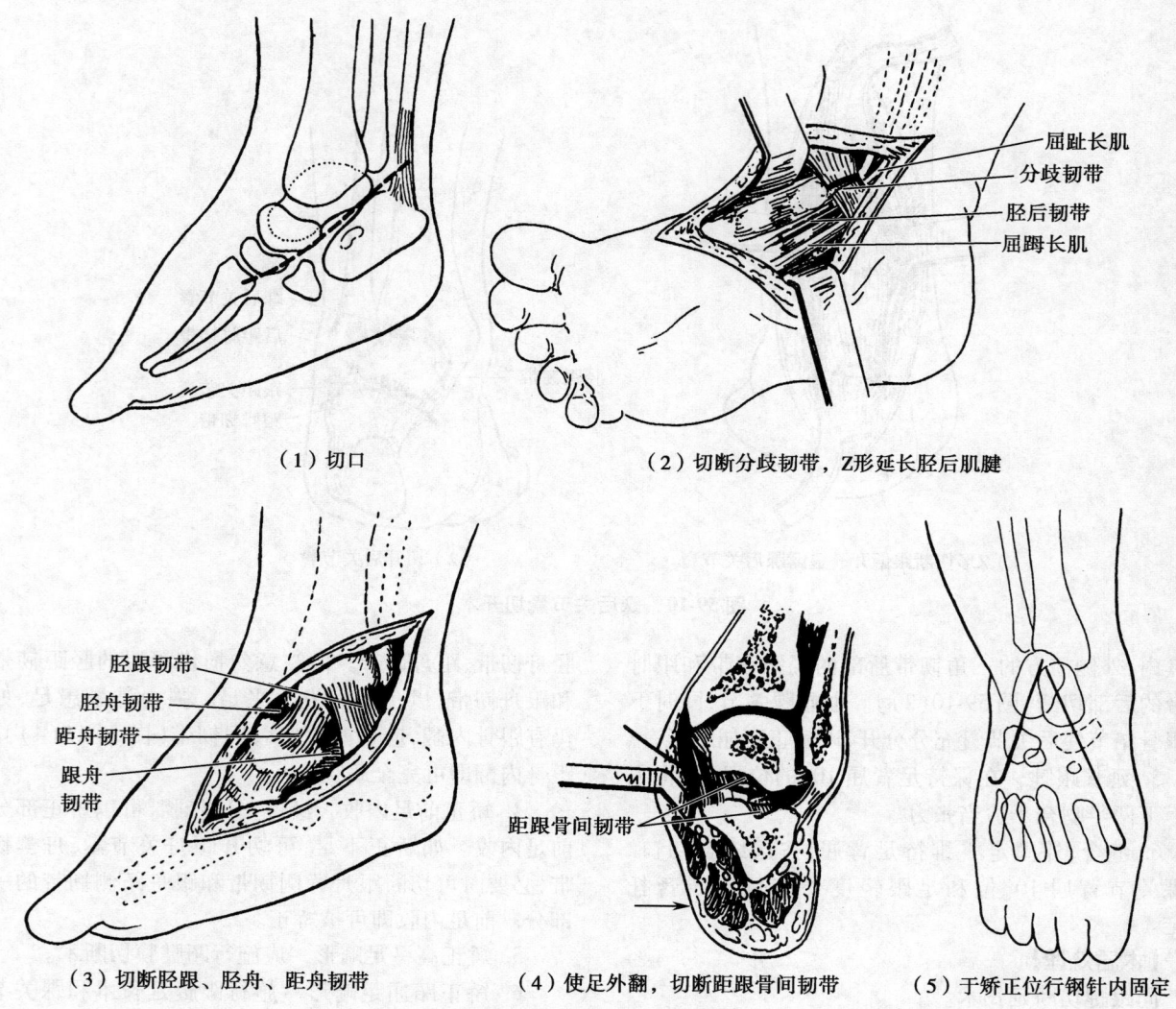

（1）切口

（2）切断分歧韧带，Z形延长胫后肌腱

屈趾长肌
分歧韧带
胫后韧带
屈踇长肌

胫跟韧带
胫舟韧带
距舟韧带
跟舟韧带

（3）切断胫跟、胫舟、距舟韧带

距跟骨间韧带

（4）使足外翻，切断距跟骨间韧带

（5）于矫正位行钢针内固定

图 59-11　足内翻松解术

逐步矫正。

【术后处理】

1. 术后抬高患肢，严密观察血运和功能。如有障碍，应立即拆除石膏，减少矫正程度。

2. 术后 2 周拆线，6 周拆除石膏，拔除克氏针，积极锻炼功能。

3. 如有残留畸形，应用手法矫正，继续矫正位外固定，或隔 2 周再重复直至过度矫正为止。然后逐步锻炼，晚间用石膏托维持矫正位半年以上。

4. 定期随诊至少 2 年，如有复发，应及时矫正处理，并穿矫形鞋 1～2 年。

（李　杰）

第六十章

人工关节置换术

现今,在广大外科医师和医学技术人员的共同努力下,人工关节置换术已经成为治疗关节疾病标准手术,能够解除关节疼痛,改善关节活动度,纠正畸形等优点,得到广大患者的认可,在全世界迅速推广,目前全世界行关节置换的患者每年超过百万,但人工关节置换术后脱位、感染以及磨损碎屑引起的骨溶解导致了假体松动等问题尚不能完全解决,翻修病例也越来越多。需要广大医务科学人员继续努力。

目前用于人工关节的材料:不锈钢,钴铬钼合金、钛合金、陶瓷、超高分子量聚乙烯、骨水泥、羟基磷灰石等。固定方式有生物学固定、骨水泥固定,及杂交固定。

无疑人工关节应用有很好的效果,但仍应根据下述原则严格而慎重选用。

1. 年龄 人工关节如上所述有不少问题有待探讨解决,在解决之前,仍应控制在 60 岁以上来进行置换手术。年龄太小会给患者带来不少难以解决的困难。儿童、少年的手术可能损伤骨骺,影响发育,同时也不能合作,会影响康复,应属禁忌。

2. 职业 对于体力劳动或某些工种的患者,一个融合在适当位置的关节比人工关节置换更有利时,应考虑做融合术。

3. 局部条件很差,估计人工关节术后不能达到预期目的者不应手术,或应经过处理,局部符合条件时再做手术:包括肢体严重短缩者,严重骨质疏松症或病变关节的动力肌肉严重萎缩、力弱者。

4. 某一关节僵硬,但可被邻近关节所代偿者,慎作关节置换术,如肩关节或踝关节。应整体考虑该肢体的功能。

进行人工关节置换术的术者,必须对人工关节的材料学、生物力学、设计特点及其原理、置换注意事项、人工关节的并发症及其原因和预防有透彻的了解、且需具备严格的手术室无菌要求,才能做出合格

的人工关节置换术。

第一节 人工肱骨头置换术

肩关节是人体活动度最大的关节,是由盂肱、胸锁、肩锁和肩胛骨胸廓四个关节构成,其中盂肱关节最为重要。肩关节周围的软组织对维持关节的活动起着重要的作用,任何软组织病变、神经病变都可能严重影响肩关节的正常功能。一直以来,人们对肩关节的严重疾患缺乏有效的治疗,最近 20 年来,随着医学科学技术的进步以及对肩关节疾病的不断认识,人工肩关节置换用于严重肩关节疾病患者的治疗,取得良好效果。

肩关节置换假体按限制程度分为非限制性假体、半限制性假体和限制性假体;按固定方式分为骨水泥型固定和生物型固定。如何选择假体应依据患者疾病、年龄、骨质状况、肩周的软组织状况等决定。本节主要介绍人工肱骨头治疗肩关节疾病。

【适应证】

主要适应证:关节疼痛,并经休息、止痛等保守治疗未见好转者。

1. 严重肱骨头四部分骨折;

2. 肱骨头缺血性坏死,尚未累及肩盂者;

3. 肩关节反复脱位,肱骨头压缩性骨折范围超过 40%;

4. 肩关节骨性关节炎,肩盂关节面结构仍完整,软骨覆盖尚好;

5. 肱骨外科颈骨折不愈合的老年患者;

6. 肿瘤重建。

【禁忌证】

1. 活动性感染;

2. 肩周肌肉麻痹;

3. 神经性关节炎。

7

【术前准备】

1. 全面体格检查和化验检查,了解心、肺、肝、肾功能,并适当治疗以适应手术。体检尤要注意肩周肌力是否达 5 级,有无臂丛神经麻痹。

2. 放射线影像学　前后位,斜位,侧位,腋位和关节内外旋位 X 线片,用模板选择假体。

3. 术前半小时内常规给予抗生素。

4. 人工关节感染的后果是灾难性的,应选用超净手术室。

【麻醉和体位】

全麻。

半沙滩椅位:在脊椎及肩胛骨内侧垫好枕头,以抬高患肢。

【手术步骤】

1. 切口　起于肩峰外侧,沿肩峰及锁骨外 1/3 前缘向内,绕经喙突后沿三角肌内缘转向远侧并延伸 7.5～10cm,切口弯转时勿成锐角。

2. 多数患者不需要离断三角肌在锁骨上的止点。而只需将上肢外展 30°,三角肌向外牵拉,胸大肌向内牵拉而暴露深部组织〔图 60-1〕。

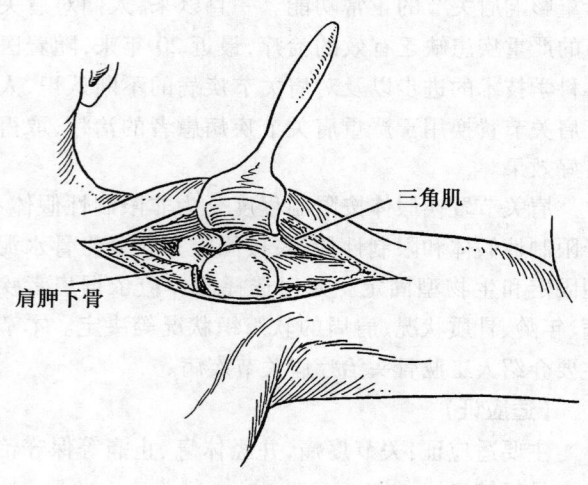

图 60-1　切口显露

必要时切开切口内所显露的三角肌在肩峰和锁骨上的起点,将肌起点连同 1～2mm 的骨膜一并剥离,以利术闭时缝合。如为再手术,切口处可改在肌起点之下 1～1.5cm,因该处已有瘢痕组织,术毕可经瘢痕缝合而不致哆裂。牵开或结扎头静脉,注意保护腋神经。

3. 在喙肱肌外侧,纵向切开胸锁筋膜。经肩袖表面分离肩峰下间隙,如肩袖完整,喙肩韧带常需切除。如肩锁关节有严重病变,可切除锁骨外侧端。

4. 分离肩胛下肌深面与关节囊浅面间隙,在肩胛下肌上、下缘分别用缝线结扎作为标记,于肱骨小结节内侧 2cm 处 Z 形切断肩胛下肌腱,以利术闭时修补

或延长〔图 60-1〕。

5. 牵开或切断肱二头肌长腱后,十字切开关节囊。进一步外旋伸展肩关节,使肱骨头脱位。如关节囊有挛缩或粘连,应完全切开或切断。暴露整个关节,清理其内容物,切除肱骨头边缘的骨赘〔图 60-2〕。

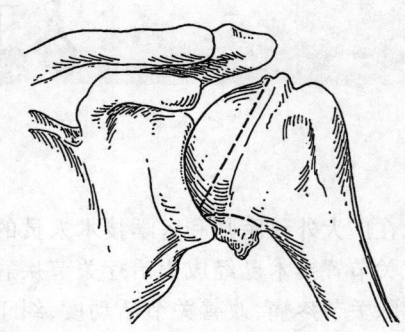

图 60-2　显露肱骨头

6. 根据治疗需要,按所用假体的头部基底倾斜度,以骨刀或电锯作相等角度的肱骨近端截骨切除术〔图 60-2〕。截骨处应争取位于肱骨解剖颈,而尽量保留旋转袖的附着点。如因治疗需要必须切除肱骨大、小结节,而且旋转袖功能有可能重建时,应连同部分骨膜或骨皮质切断,其止点并用缝线作好标记以备缝合,然后再做截骨术。

7. 截骨完成后,扩大髓腔　为获得假体的稳定,可使用骨水泥配合假体加压。应特别注意假体柄的植入方向,肱骨头保持在 20°～35° 后倾位,方可避免假体的碰撞,并获得最大的关节活动度。老年患者假体柄不必强求于后侧位植入。假体后倾程度可依据肘关节的轴心线来判断〔图 60-3,图 60-4〕。

8. 冲洗关节腔,假体复位,肩关节维持中立位,不

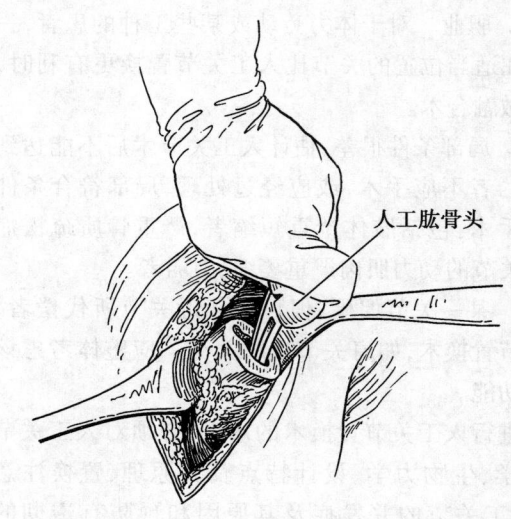

图 60-3　人工肱骨头植入

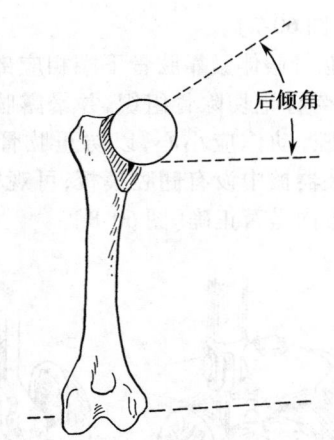

图 60-4　假体后倾度可根据肘关节的
轴心线判断（后面观）

必缝合关节囊。缝合肩胛下肌，疏松缝合三角肌与胸大肌间隙，放置吸引管，闭合伤口。如不需广泛修补肌腱袖，用悬吊绷带固定上肢，否则应使用外展支架固定。

9. 如为肱骨近端骨折，则按如下操作，显露出头、标记大小结节、处理肱二头肌长腱、探查肩盂、松解前关节囊与肩胛下肌、扩髓、选择头假体大小及厚度、判断假体高度、肱骨干骨折端钻孔、清洗髓腔、置入骨水泥、插入假体、清除肱骨上端骨水泥、肱骨近端植骨、复位大小结节、假体背翅孔内穿线打结固定、关闭肩袖间隙、检查稳定性及关节活动度、肱二头肌长腱固定、关闭伤口。

【术中注意要点】
1. 正确的体位与恰当的手术入路。
2. 假体的正确高度和后倾。
3. 大小结节的有效重建。

【术后处理】
肩关节的最终结果取决于持续有效的锻炼，术后需 18~24 个月才能完成康复治疗。术后第三天疼痛减轻后即开始被动活动，一周后解除固定，术后六周内避免肩关节主动屈曲和外展。术后随肌力恢复，逐渐过渡到主动操练。

【手术并发症】
血管神经损伤、假体位置不良、感染、大小结节重建失败、异位骨化、血管栓塞、假体周围骨折。

第二节　人工肘关节置换术

随着医学进步，20 世纪 50 年代人们开始使用肘关节铰链假体，但是松动率高。20 世纪 70 年代起，逐渐研制半限制人工肘假体和表面置换人工肘假体，取得良好的临床效果，从而使人工肘关节置换进入了新的时代，目前肘关节假体按限制程度分为完全限制型，半限制型和非限制型假体；按固定方式，分为骨水泥型固定和生物型假体固定。

【适应证】
1. 肘关节严重疼痛是人工肘关节置换最主要的指征，仅有肘关节畸形、功能减退，而无疼痛，不应实行肘关节置换术。
2. 双侧肘关节非功能位强直。
3. 因肿瘤、创伤、感染而引起的肘部部分组织缺损。
4. 某些关节切除成形术或间隔物成形术失败的患者，如局部条件尚好，可行人工肘关节置换术。
5. 肘关节不稳而引起的无力、不适，是手术的相对适应证。

【禁忌证】
1. 肘关节的化脓性炎症。
2. 神经源性关节病。
3. 重体力劳动者。

【术前准备】
肘关节正侧位 X 线片。

【麻醉】
臂丛麻醉或全麻。

【手术步骤】
1. 体位　仰卧或健侧卧，患肢置于胸前，仰卧时同侧肩部稍垫高。使用气囊止血带。手术入路的选择：可按术者习惯及经验，使用肘后正中、后内侧或后外侧切口。也可使用 Kocher 外侧入路，但该入路暴露范围较小，不能显露尺神经。多数学者推荐 Bryan 后方扩大入路，该入路具有暴露好、保存肱三头肌的连续性、修复容易、恢复快等优点。
2. 操作步骤如下
（1）肘后正中直切口，以尺骨鹰嘴尖为中心，上、下各延伸 7~9cm。
（2）依次切开，在肱三头肌内侧缘找到并游离尺神经，向远侧至其第一运动支，将尺神经置于皮下〔图 60-5〕。
（3）从肱骨处剥离肱三头肌的内侧部分，沿肌间隔向远侧至后关节囊平面，由此再向远侧切开前臂浅筋膜约 6cm，在尺骨鹰嘴和尺骨近端内侧，骨膜下剥离肱三头肌肌腱，小心地从内向外把骨膜、筋膜及后关节囊翻转，注意保持肱三头肌的连续性。
（4）从尺骨近侧骨膜下翻转肘肌，显露桡骨头及整个关节腔，切除所有病变的关节囊，清除瘢痕组织和骨赘，如妨碍暴露和假体安装，也可从肱骨处松解侧副韧带〔图 60-6〕。
（5）切除桡骨头：多数假体要求于环状韧带近端

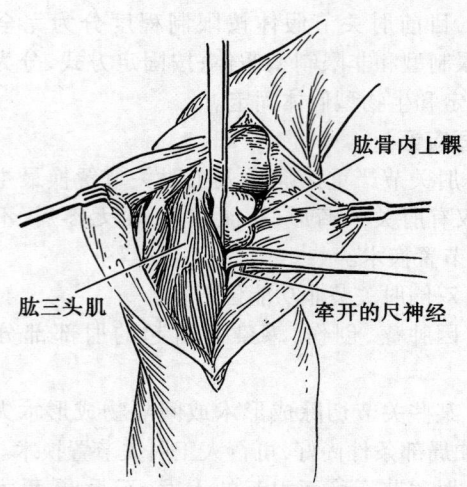

图 60-5　牵开并保护尺神经,沿肱三头肌内缘切开

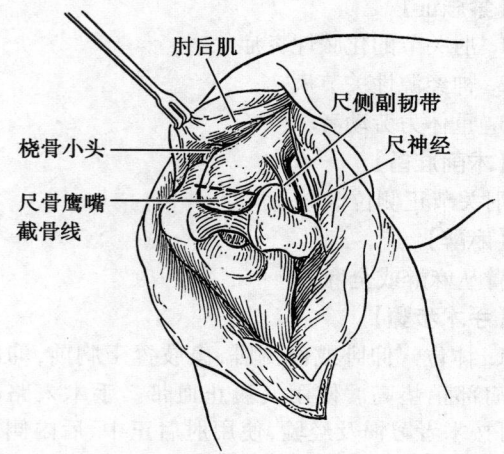

图 60-6　显露肘关节

平面常规切除桡骨头,也有假体对此无要求。但如桡骨头与假体碰撞,则应切除。切除桡骨头时注意保护桡神经深支,并保存环状韧带的完整。

（6）设计尺骨截骨面,小心切除骨组织,扩大髓腔,切除过程中反复插入试样假体,直至假体植入位置满意为止〔图 60-7〕。

（7）将肱骨假体紧靠肱骨下端相应部位,标记截骨平面,按截骨标记切除骨组织,并暴露肱骨髓腔,用锉刀扩大髓腔,动作应小心,以防止肱骨内、外髁骨折。有些安装器械中设有髓腔模板,可观察截骨量是否足够以及方向是否正确〔图 60-8〕。

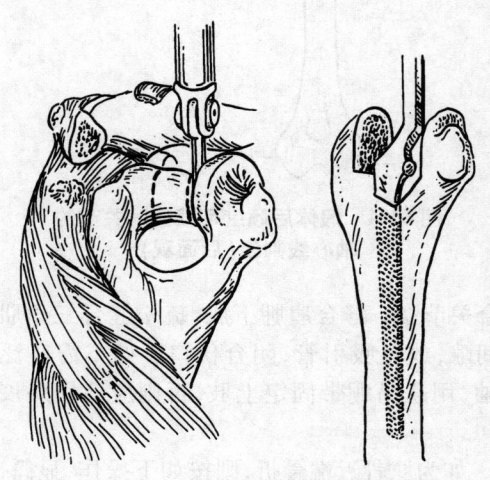

图 60-8　肱骨远端截骨,扩大髓腔

（8）多数人工肘关节不包括桡骨头置换,如需安装桡骨头假体,则应取出桡骨近端髓腔内松质骨,准备桡骨髓腔。

（9）植入试样假体,肘关节复位,观察假体的匹配关系、活动范围及假体的稳定性。如术前肘关节不能完全伸直,此时假体植入后也不必企图获得完全伸直。肘关节屈曲位时,如鹰嘴尖端突在皮下,可再切除部分骨组织,以免术后皮肤张力过高。对表面置换假体,如运动轨迹不满意,或旋转时发生脱位,可从肱骨小头部位再切除部分骨组织,或选用外翻成角更大的假体。屈肘 90°,观察肘部软组织张力,如假体关节面分离不超过数毫米,表明张力适中。

如拟行桡骨头假体置换,将不同厚度的桡骨头试

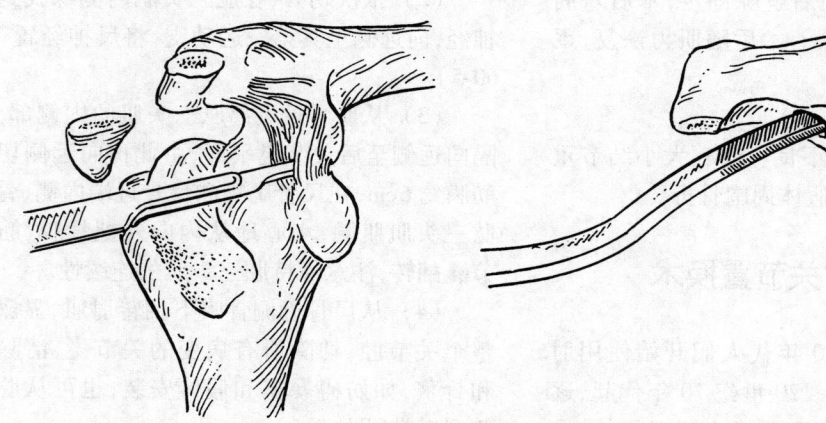

图 60-7　充分显露尺骨近端,扩大髓腔

样假体插入桡骨髓腔内,观察肱桡关节相互关系。如肘关节全幅度屈肘活动时,肱桡假体关节面能持续接触,则桡骨头假体的厚度是合适的。如不能获得满意的肱桡关节相互关系,可不必强求植入桡骨头假体。

(10) 试样假体位置满意后,移除假体,冲洗骨髓腔,去除血块、碎骨片,使髓腔干燥,用骨水泥枪或针筒将骨水泥注入髓腔内。根据假体的设计要求,有两种假体插入方法可供使用:一是屈曲肘关节,将假体同时插入肱骨和尺骨髓腔,二是将假体拆开,先安装尺骨假体,再安装肱骨假体,随后将两假体连接。在骨水泥固化期间,肘关节应完全伸直,以保持较高压力,使假体固定更加牢固。此外,还应注意保护尺神经免受聚合热灼伤。

(11) 清除假体周围多余骨水泥,放松止血带,严密止血,冲洗伤口。所有肌腱、韧带、关节囊均应仔细加以修复,肱三头肌肌腱和侧副韧带尤为重要。肱三头肌肌腱可原位缝合,亦可在尺骨鹰嘴尖端钻两个小孔,将肱三头肌肌腱缝合到鹰嘴小孔加以固定〔图60-9〕。

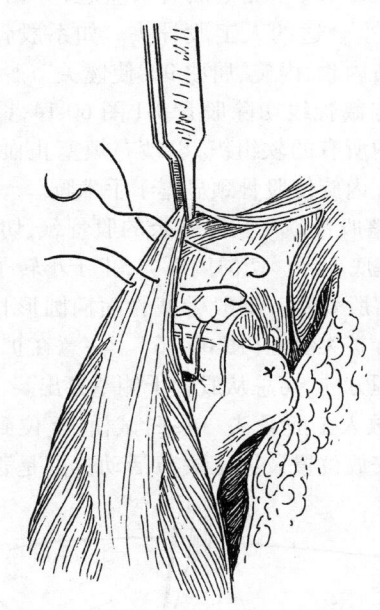

图60-9 仔细修复肱三头肌和侧副韧带,肱三头肌原位缝合时可通过尺骨钻孔

侧副韧带应用不吸收缝线修复,并注意内、外侧张力平衡。尺神经前置于肘前皮下,假体附近和皮下放置引流管,逐层缝合伤口,加压棉垫包扎,肘关节用肘后石膏托固定于45°屈曲位,过度屈曲可能引起尺骨鹰嘴对局部皮肤的压迫。

【术中注意事项】

注意切除肱骨下端和尺桡骨上端的范围要适当,不可过多或过少。过多会使前臂肌肉失去附着,影响肘部伸屈力量和减弱关节的稳定性。切除过少将影响术后关节的活动。

【术后处理】

1. 术后1~2天拔除引流管。

2. 术后3~5天,检查伤口,应避免过度活动,颈腕带悬吊约4周。

3. 警告患者避免过度强力操练及日常生活的剧烈负荷。

【手术并发症】

术后近期并发症经保守治疗大多可获满意解决,远期并发症则常需要行翻修手术。

1. 感染 人工肘关节术后感染一经确诊,即应手术取出所有异物,包括假体、骨水泥及磨损碎屑,彻底清创,充分引流。抗生素治疗6周后,如细菌培养阴性,只要骨组织留有足够长度、软组织无明显缺损,可考虑再次手术植入假体。如局部条件不允许,可行关节切除成形术。一般不考虑行肘关节融合术。

2. 脱位、不稳 在表面置换假体并不少见,与软组织缺损及肌力不平衡有关。

如软组织严重破坏,可选用制约度较大的假体行翻修术,或重建侧副韧带。软组织重建手术的效果不确实,有时会造成关节僵直。然后使用铰链式假体翻修固定牢固的表面置换假体往往十分困难,因此多数翻修术以修复侧副韧带和术后石膏托固定为主,术后肘关节可获得一定程度的稳定。

半制约式假体的脱位主要由于术后关节对线不良以及假体设计不合理所致。判断脱位的原因很重要,因聚乙烯部件疲劳破坏而造成的肘关节脱位,更换聚乙烯假体后即可获得满意解决。由于假体位置不良、旋转中心偏离正常范围、关节对线不佳所造成的聚乙烯部件破坏和肘关节脱位,则应重新安放假体,使旋转中心位置恢复正常,仅仅更换聚乙烯部件不能从根本上解决问题。

3. 松动 主要由于假体位置不佳及骨水泥使用不当造成,患者感觉肘部疼痛,运动范围减小,运动轨迹也有异常。临床诊断应结合X线进行,确诊后可考虑行翻修手术,以防松动的假体对周围骨质产生破坏。如局部骨质条件差,不宜再行假体植入,则可行关节成形术。

第三节 人工股骨头置换术

人工股骨头置换术的历史早于人工全髋关节置换术,最早由Moore于20世纪40年代开展,20世纪70年代以后由于人工全髋关节置换术开展,现应用逐渐减少,人工股骨头分为单极假体和双极假体。单极假体目前很少应用。双极假体由金属髋臼杯、超高分子聚乙烯衬垫和人工股骨头组成。髋关节活动可同时由人工股骨头与聚乙烯内衬之间（称为内衬关节）以及髋金属杯与髋臼之间两个界面来分担，从而减少了假体对髋臼软骨的磨损、穿透作用。

【适应证】

1. 股骨颈骨折，高龄，预期寿命短的患者。

2. 生活质量不高或不能配合治疗的股骨颈骨折患者，如偏瘫、帕金森病或精神病患者。

3. 股骨颈原发性或转移的恶性肿瘤或致病理性骨折，为减轻患者痛苦，可以手术置换。

【禁忌证】

1. 年老体弱，有严重心、肺疾患，不能耐受手术者。

2. 髋关节化脓性关节炎或骨髓炎。

3. 髋关节结核。

4. 髋臼破坏严重或髋臼明显退变者。

【术前准备】

1. 全面体格检查和化验检查，了解心、肺、肝、肾功能，并适当治疗以适应手术。

2. 骨盆正位、患侧股骨中上段正侧位 X 线片，用模板选择假体。

3. 术前 7～10 天停阿司匹林，高血压病患者术前清晨口服降压药，外伤、卧床患者术前一天行下肢彩超，除外血栓。

4. 术前半小时常规给予抗生素。

5. 人工关节如感染其后果是灾难性的，应选用超净手术室。

【麻醉】

硬膜外麻醉或全身麻醉。

【手术步骤】

人工关节置换手术入路大致分为前方入路、侧方入路和后方入路，每种入路各有优缺点，不存在最好入路，你熟悉的入路就是最好的入路。下面以股骨颈骨折结合后侧入路介绍手术步骤。

1. 体位　侧卧位，患肢在上，健髋屈曲 45°，便于术中各方向活动〔图 60-10〕。

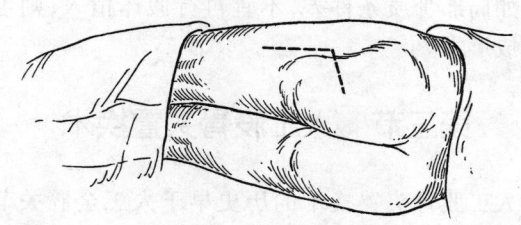

图 60-10　切口及体位

2. 切口与显露　取经大粗隆外侧纵切口，近端弧向后方，逐层切开皮肤、皮下、髂胫束及其近端阔筋膜

张肌，切断短外旋肌群及部分股方肌，暴露切开髋关节囊〔图 60-11〕。

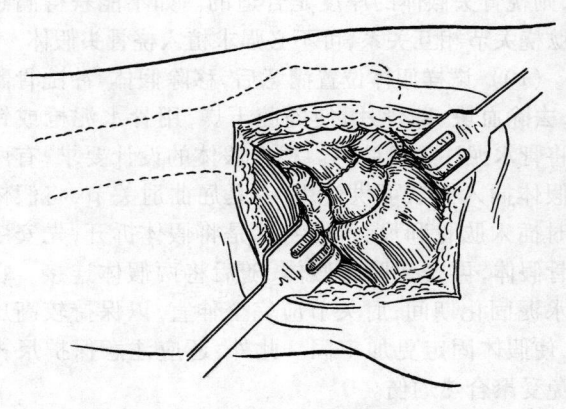

图 60-11　切口暴露

3. 探查及切除股骨头　显露出髋臼内的股骨头的骨折端〔图 60-12〕。用股骨头取出器钻入头部，拉离髋臼，用剪刀伸入头臼间剪断圆韧带，即可将股骨头取出〔图 60-13〕。测量股骨头直径，并结合术前拍片，选择大小合适的人工股骨头。如系股骨头坏死，则将髋关节内收、内旋、屈曲 90°使髋关节脱位后用摆动锯在预定截骨线切除股骨头〔图 60-14，图 60-15〕。清除髋臼内所有的软组织，以纱布填塞止血。将患肢屈曲、内收、内旋使股骨颈显露于手术野。

4. 修整股骨颈　切除多余的股骨颈，切线上端起自股骨颈基底上缘，切向内下方，止于小转子上 1.0～1.5cm，保留股骨距。沿股骨截骨面椭圆形长轴开口，再用髓腔锉扩大髓腔〔图 60-16〕。注意在扩大髓腔过程中要掌握方向，切忌从股骨干侧壁穿出。

5. 安放人工股骨头　头臼试模，复位到髋臼中，检查假体安放位置及人工关节活动范围是否合适，如

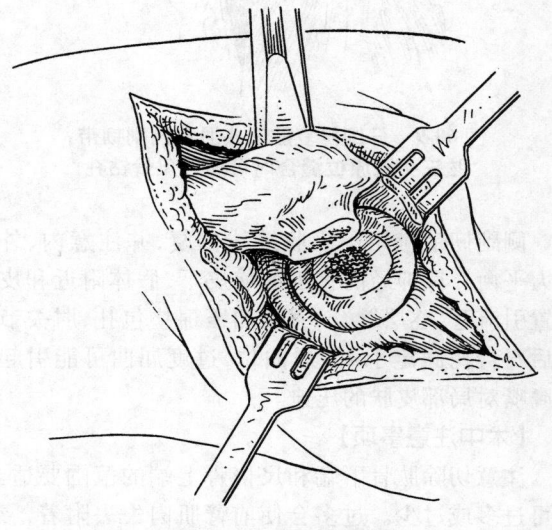

图 60-12　暴露股骨头

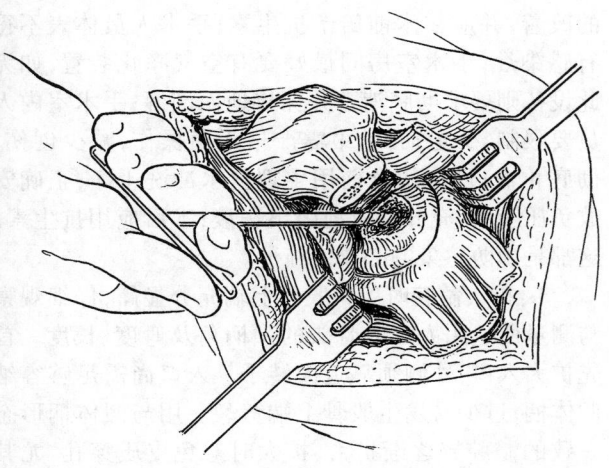

图 60-13　取出股骨头

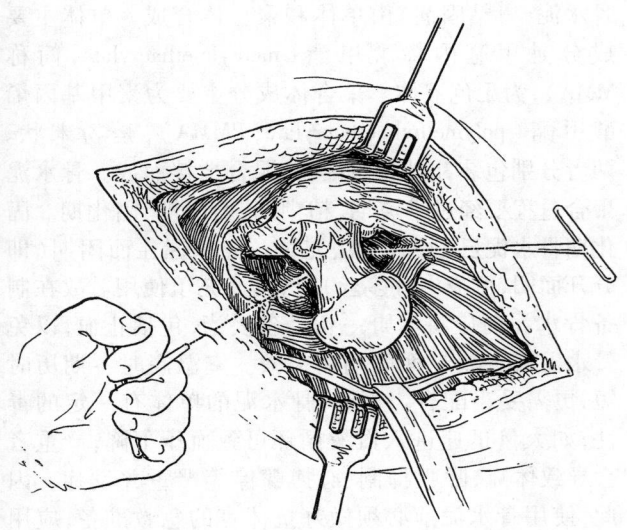

图 60-14　划定切骨线

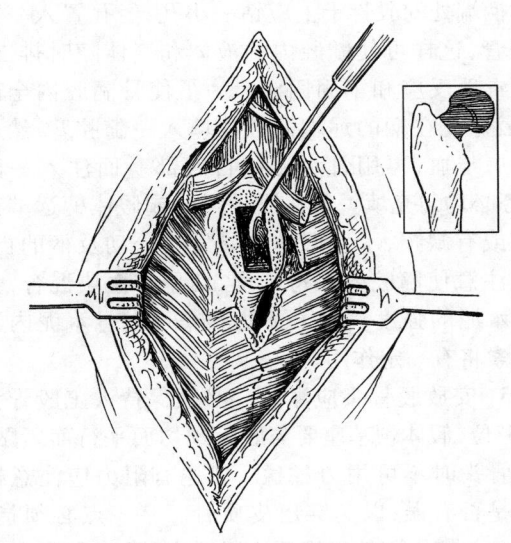

图 60-15　股骨粗隆截骨

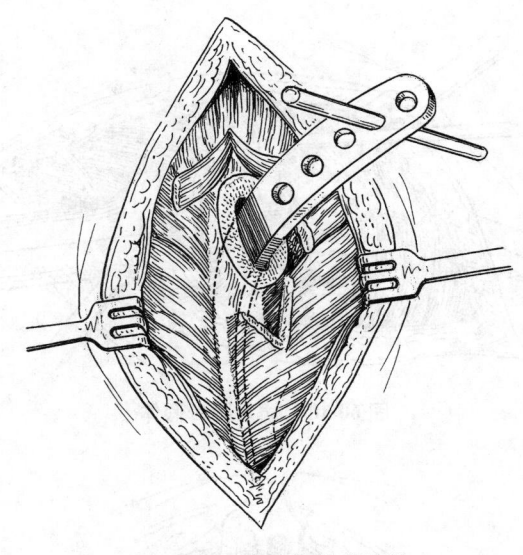

图 60-16　髓腔锉扩大髓腔

有不当应予补救后再作最后固定。在拔出髋臼时有一定的负压。冲洗髓腔，清除所有骨屑、血液及凝块，先置入髓腔塞，再放入排气管，以便在干燥环境下填入骨水泥。调制骨水泥，将拔丝期呈粘糊状的骨水泥用骨水泥枪充填在股骨干髓腔内〔图 60-17〕；拔出排气管，在保持人工股骨假体前倾角的前提下，逐渐插入人工股骨假体〔图 60-18〕。假体置入后要持续保持人工股骨假体的位置，待骨水泥聚合完成凝固后（约需 15 分钟），才能放松保持力。清除溢出骨外多余的骨水泥。

6. 复位人工股骨头　组配双动头复合体并安放在股骨假体上，牵引、外展外旋肢体，用手指推压人工股骨双动头复位〔图 60-19〕。注意外旋股骨的力量不可过大，以防骨质疏松的患者因旋转暴力导致骨折。复位后各方向活动，注意活动度及有无脱位倾向。

7. 安放负压引流，缝合伤口　彻底止血，生理盐水冲净，在人工股骨头附近置入一根负压吸引管，经

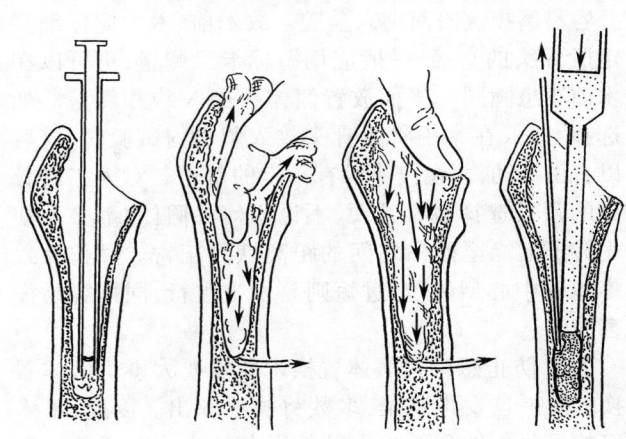

图 60-17　骨水泥枪注入骨水泥

7

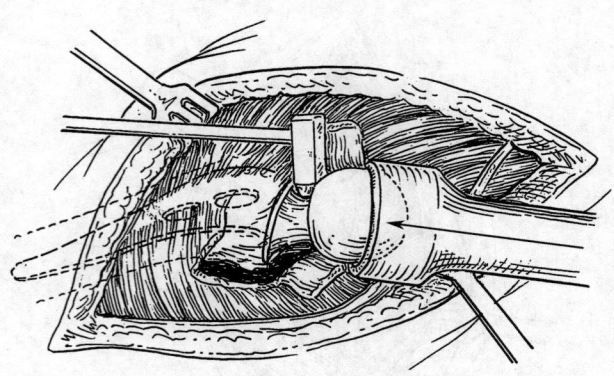

图 60-18　插入股骨假体

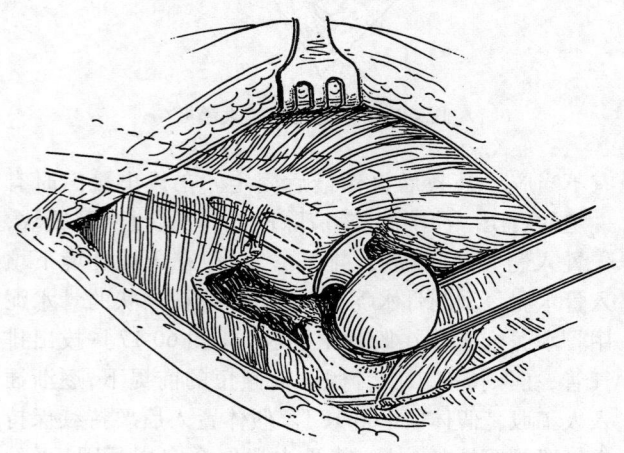

图 60-19　人工双动头复位

就近的皮肤上另戳一小切口将管引出皮外。用 PDS 线将关节囊、短外旋肌群缝合股骨大转子上。分层缝合伤口。

【术中注意事项】

1. 假体的选择　人工股骨头大小的选择，原则上应与原股骨头等大。其直径可以稍小但不能超过 2mm。过大易致关节间隙狭窄和骨皮质增生而发生创伤性关节炎；过小则会产生髋臼不均匀地承受压力，并容易磨损髋臼而突入盆腔。故术前、术中应仔细测定股骨头的直径，一般应用游标卡尺测量，也可以在术前于患髋同一平面放置假体头摄 X 线片测量。如选择合适，在术中将股骨头放入髋臼内试验时，应可以自由活动，而在拔除时有一定的负压。对人工股骨头的颈长选择也很重要，不论用何种假体，都必须使小转子上缘至髋臼之间的距离恢复正常。过长易致疼痛和中心型脱位，过短则易发生跛行，同样容易损害髋臼。

2. 防止感染是假体置换术的首要大事　假体置换术后一旦发生感染，多数将被迫取出。因此，手术室的无菌条件和医护人员的无菌技术十分重要。术前要按要求有良好的准备，包括皮肤准备，全身情况

的改善，并应在术前给予抗生素；手术人员体表不得有感染灶；手术室房间最好要有空气净化装置，如无此设备则要求彻底消毒并保持地面潮湿；手术室内人员要限制，少走动；术中需严格无菌操作，减少创伤，彻底止血；创口闭合前用生理盐水冲洗干净；正确安放负压吸引，充分有效地引出积液；术后应用抗生素。这都是预防感染的必要措施。

3. 扩大髓腔时应将股骨上端充分显露，仔细观察与测量所选用人工股骨头的颈柄角及弯度、长度。首先扩大入口，外侧须靠近大转子。入口尚需足够容纳假体柄，过少易发生股骨上端劈裂。用与假体柄形态一致的髓腔锉逐渐扩大，扩大时避免皮质穿孔，尤其对二次手术或骨质疏松的患者更需要注意。

4. 正确应用骨水泥对并发症的预防有重要意义。骨水泥（骨粘固剂）由单体和聚合体合成。单体主要成分是甲基丙烯酸甲酯（methylmethacrylate，简称 MMA），为无色液体。聚合体成分主要为聚甲基丙烯酸甲酯（polymethylmethacrylate，PMMA），是粉末状。两者分别包装，应用时将两者混合搅拌而成。骨水泥聚合过程要经过半流期、粘糊期、面团期、固化期。固化期骨水泥已硬固，无法充填。应掌握在面团期（即分开面团，可拔出许多丝）时，迅速充填使用。故在制备骨水泥前应将术野一切准备妥当，包括止血，以免骨水泥聚合超越面团期而失效。室温高时各期历时短，更需妥当配合。再者，骨水泥的单体有一定的毒性，如大量迅速进入血液循环可致血压下降，严重者会导致休克、呼吸抑制、心搏骤停等严重并发症。因此，使用骨水泥前必须做好抗休克的急救准备；应用前可静脉输入地塞米松 10mg 以减少反应；对有心脏病或老年患者应用时更应慎重。在填入骨水泥前于假体柄端处的股骨干上应钻一小孔，经孔置入一根细硅胶管，这样可使髓腔内的液体和气体随时排出，以减少毒性反应和牢固固定。为了使骨髓腔内全部充填，最好先在柄的远端髓腔内填入一髓腔塞，然后清除骨屑与血，再用骨水泥枪自底部一面注入一面拔出，务必均匀充填。若在股骨距处或假体柄远端充填不够或有缺损，术后假体更易发生松动及柄的折断。还应注意使髓腔内保持干燥，切忌与血块混合，会降低骨水泥的强度。为了预防感染可在骨水泥内混合抗生素将有一定作用。

5. 安放股骨头应注意　必须保持人工股骨头前倾 15°位，假体颈基座要与股骨颈切面平行而紧贴；击进股骨头时不可用力过猛。如遇有阻力应注意检查方向是否有误，以免穿出皮质骨。有一点必须指出，人工髋关节周围软组织要松紧适宜（具正常张力），过紧易磨损髋臼，过松则不稳，也易损毁髋臼。这也与

假体颈长度的选择、安放的位置有密切关系。

【术后处理】

1. 术后搬动要小心,保持外展、伸直位以免脱位。用矫正鞋于同样体位2~3周。

2. 术后应用抗生素。

3. 有效的负压吸引极为重要,引流管留置不应超过48小时。

4. 下地前常规拍X线片,检查人工股骨头的髋臼内的位置,也便于术后随诊比较。

5. 术后应立即活动未固定的关节,作肌肉收缩锻炼,下肢按摩,以防深静脉血栓。2~3日后可起坐,逐渐增大主动和被动活动范围;术后10日拆线;术后3~4天可持拐下地。患肢部分负重。三个月弃拐后仍应注意避免过度活动和损伤。如有疼痛、局部炎症等出现应及时就诊治疗。

6. 严格定期随诊 每3个月1次,以便指导锻炼。定期摄X线片检查,以便早期发现并发症,如有疼痛、炎症,应查找原因,及时处理。X线片检查应注意观察有无骨与骨水泥、骨水泥与柄间透亮带,柄折断,骨水泥折断,柄端与髓腔内侧的关系,假体下沉,股骨距吸收,股骨上端内侧骨水泥裂开,骨质吸收等。

【并发症】

1. 深静脉血栓形成 是人工关节置换术后最严重的并发症之一,栓子脱落引起肺血栓栓塞症是致死性的。多种因素造成血栓形成,其中血流淤滞、血管壁损伤、血液高凝状态三个基本要素起作用导致了术后深静脉血栓形成。

(1)深静脉血栓形成的诊断

1)患侧肢体肿胀、疼痛。

2)体格检查:血栓部位有压痛,血栓远端肢体肿胀,皮肤呈青紫色,皮温低,直腿伸踝试验阳性,压迫腓肠肌试验阳性。血栓脱落游走,可导致肺栓塞。

3)辅助检查:彩色多普勒检查准确性较高,适用于对患者的筛选。螺旋CT静脉造影是一种新的检查方法,但费用高。静脉造影是确定诊断深静脉血栓形成的金标准,但属于有创检查。血浆D-二聚体测定,敏感性较高。

(2)深静脉血栓形成预防的基本措施

1)手术操作温柔,术后抬高患肢,促进静脉回流,足背伸跖屈锻炼,早期下床活动。

2)机械措施包括:足底静脉泵,间隙充气加压装置。

3)药物措施:低分子肝素,华法林,利伐沙班。

(3)深静脉血栓形成的治疗

1)卧床休息,抬高患肢。

2)抗凝治疗:低分子量肝素,华法林等。

3)溶栓治疗:在两周以内,用于大的深静脉血栓形成。

4)下腔静脉滤器:用于严重出血并发症或抗凝禁忌证的肢体近端深静脉血栓形成患者。

5)外科取栓:小于48小时的原发性髂股静脉血栓形成。

2. 感染 人工关节置换术后感染是灾难性的并发症,常导致手术失败。发生感染的危险因素很多,常见于糖尿病、应用激素、类风湿关节炎等患者。

感染分为浅部感染和深部感染。浅部感染:指局限在皮肤和皮下组织的感染,如及时处理,预后较好。深部感染:指感染进入关节腔。处理困难,往往导致手术失败。

(1)感染的诊断

1)疼痛、肿胀、活动受限,其中疼痛是最常见的表现,为静息痛和夜间痛。

2)实验室检查:外周血白细胞增加,中性粒细胞计数增加,血沉、C反应蛋白增加。关节液穿刺:关节液行细菌培养是诊断最重要的依据,并且可以行药物敏感试验。

3)X线检查:局部有多处骨透亮线,或者透亮线范围不断扩大,考虑感染的可能。

(2)术后感染的治疗

1)保留假体的治疗:切开冲洗清创术。

2)假体再置换术:一期人工关节再置换,成功率低。二期人工关节再置换术,成功率高。是目前治疗术后深部感染最常用的方法。具体包括:去除假体、坏死炎性组织及骨水泥等。用抗生素骨水泥间置。持续应用抗生素6周。观察C反应蛋白,血沉。植入新的假体。

3)关节融合术或截肢术。

(3)术后感染的预防

1)术前预防:术前住院时间要短,术前预防使用抗生素。

2)术中预防:采用层流手术室,控制手术室人员数目,减少人员在手术室内走动,戴双层手套,无创操作等。

3)术后预防:增加抵抗力,各种侵入性内镜检查要口服抗生素,身体其他部位有感染灶,预防应用抗生素。

3. 无菌性松动

(1)原因

1)机械因素:微动。

2)压力因素。

3)炎症因素:即磨损微粒诱导。

(2)治疗

1）抑制骨吸收的药物：雌激素，双磷酸盐和降钙素。

2）骨矿化药物：活性维生素 D 类和钙剂。

3）促进骨形成的药物：甲状旁腺激素和氟化物。

4. 假体周围骨折　多见于股骨假体周围骨折，可以分为术中和术后骨折。术中骨折多与手术中操作不当有关，术后骨折往往与假体松动或骨溶解有关，术中假体周围骨折多见于生物型固定假体。

1）术中骨折：用长柄假体固定，捆绑带或钢丝固定，术后晚负重。

2）术后股骨假体周围骨折：用钢丝、接骨板、骨板等或者联合应用固定。

5. 双下肢不等长　最长见于术侧肢体的延长而不是缩短。

（1）原因：股骨颈保留过多。股骨柄假体颈部过长。髋周软组织松解，使下肢延长。髋臼内陷畸形，或者髋臼融合术的患者行人工关节置换。

（2）治疗：绝大多数患者不需要治疗，随着时间的延长，患者逐渐适应，如短于超过 2cm，可加高鞋跟。

6. 血管神经损伤　多由于操作不当造成。坐骨神经、腓总神经损伤多见，血管损伤少见。预防：操作温柔仔细，拉钩要轻柔，髋臼杯螺丝钉固定注意方向、深度。

7. 异位骨化　指术后关节周围软组织中出现骨沉积。多与下列因素有关，如创伤，骨碎屑、感染及强直性脊柱炎等。一般发生在术后六周内，X 线可见髋周出现边界不清致密阴影，并逐渐钙化，治疗可应用双磷酸盐，非甾体抗炎药物，如吲哚美新等低剂量射线照射。手术治疗时机：异位骨成熟，多在术后六个月。

第四节　人工全髋关节置换术

人工股骨头置换适用于年龄大，活动量小，预期寿命短的患者，临床应用较少。人工全髋关节由人工髋臼假体和人工股骨假体组成，临床效果好。人工全髋关节的类型较多，各有各自的特点，临床应用应结合患者年龄、骨质条件、支付能力等来决定。

【适应证】

关节疼痛、活动受限影响工作生活，年龄大于 60 岁者。包括：

1. 各种非感染性髋关节炎，包括原发或继发性骨关节炎、类风湿关节炎、强直性脊椎炎等。

2. 股骨颈骨折不连接。

3. 股骨头缺血性坏死。

4. 股骨近段或髋臼肿瘤。

5. 髋关节固定术后位置不佳或融合不良。

6. 先天性髋关节半脱位或完全脱位，有严重疼痛和失稳。

7. 人工股骨头置换术失败者。

8. 化脓性髋关节炎已稳定，需慎用。

【禁忌证】

1. 全身状况差，难以耐受较大手术者。

2. 髋关节或身体其他部位存在活动性感染。

3. 全身或局部严重骨质疏松。

4. 神经营养性髋关节病。

5. 髋外展肌（臀中肌）肌力丧失或不足。

【术前准备】

同人工股骨头置换术。

【麻醉】

连续硬膜外麻醉或全麻。

【手术步骤】

1. 体位　依选择不同切口而定。用后外侧切口时，患者侧卧，患侧在上。

2. 切口与显露　切口选择应依据髋关节畸形、软组织挛缩情况、术者的经验和习惯而定。选择原则应能便于软组织松解、关节充分显露和假体置入。临床多用后外侧、前外侧和外侧切口显露。本节以后外侧切口为例叙述。

（1）股骨头脱位及股骨颈截骨：经后方进路显露髋关节后，切除或切开后关节囊。将术肢置于最大内收、内旋位，在髋关节内旋的同时用骨钩向外牵拉股骨颈，使股骨头脱出髋臼。使用骨钩有利于减少股骨干的扭转应力，以防止股骨骨折和膝关节损伤〔图 60-20〕。

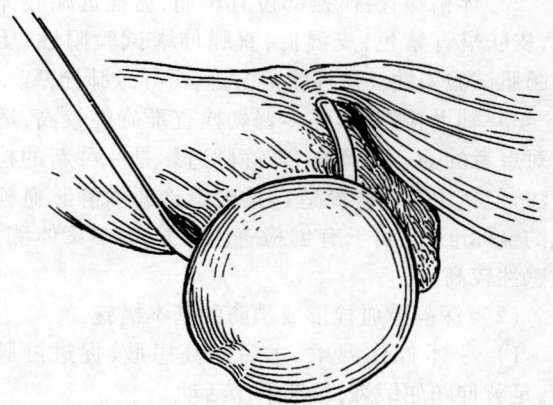

图 60-20　以骨钩协助脱出股骨头，防止骨折或膝关节损伤

股骨头脱出后，将患肢进一步内旋至胫骨垂直于手术台面，根据术前以模板在 X 线片上确定的股骨颈截骨平面，从内向外作股骨颈截骨，截骨角度应与假体肩部的倾斜角一致。内侧截骨一般在小转子上缘约1cm,到大转子窝处截骨线转向大转子内侧壁〔图60-21〕,股骨颈的外侧部分不应有任何残留。截骨至大转子窝时应及时转向,注意保护大转子的外上骨面,防止损伤臀中肌、臀小肌肌止。

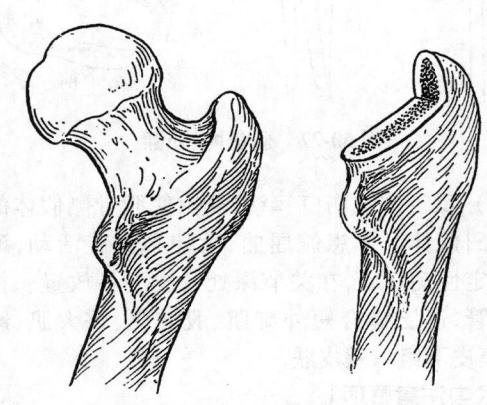

图 60-21　股骨颈截骨(内侧一般在小粗隆上方约1cm,外侧必须在股骨颈根部,不允许有股骨颈残留,并截除大转子内侧面)

(2) 髋臼显露与准备:股骨颈截骨并去除股骨头后,进一步切除髋关节前方、后方关节囊。将一髋关节撬式拉钩从残余股骨颈下方插入,撬的钝性顶端越过髋臼前缘进入骨盆,将拉钩柄撬向前方,股骨近端即被推向前方而显露髋臼前缘。用另一撬式拉钩牵开髋臼下缘软组织,显露髋臼后下缘〔图60-22〕。切除髋臼周缘及髋臼窝内的软组织和骨赘。彻底切除髋臼窝内软组织有助于显露窝底骨板,后者是估计髋臼壁厚度的重要标志。以臼锉扩大髋臼内侧时深达髋臼窝底,但不超过窝底骨板。

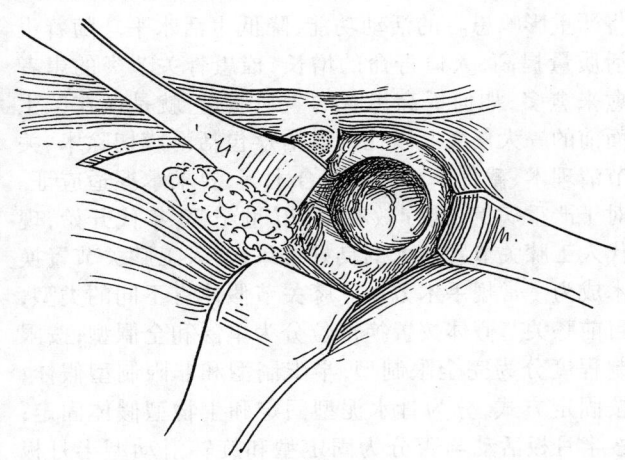

图 60-22　显露髋臼下缘

髋臼扩锉的目的在于去除软骨或残存的软组织、显露软骨下骨出血面。若软骨下骨因病理改变不宜

保存时,应显露下方松质骨的出血面。髋臼扩锉的方向应对着对侧肾脏,锉的大小应与选用的髋臼假体一致或略小,扩锉后应留有足够的骨组织,以保持良好的骨性支持。此外,扩锉后的臼窝最高点应高于髋臼外缘水平〔图60-23〕。

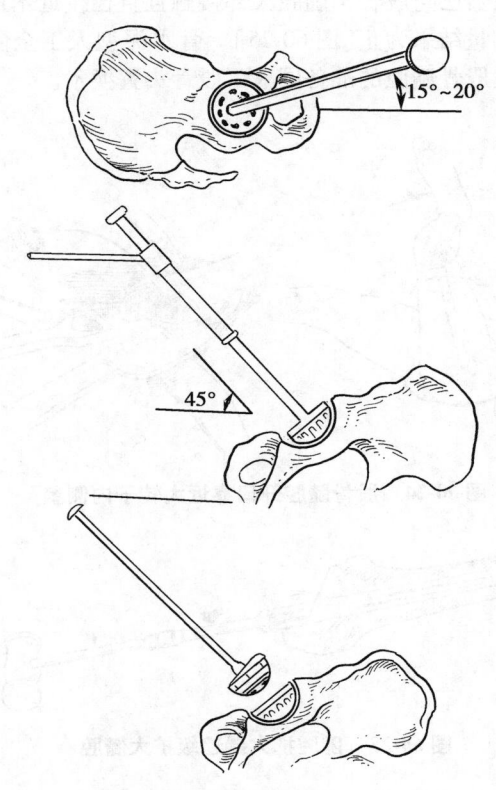

图 60-23　扩锉髋臼

(3) 髋臼假体的正确定位:为外展45°、前倾15°~20°。首先检查患者的冠状面是否垂直于手术台面,依靠髋臼定位器将髋臼假体外展45°(如使用外侧加厚的聚乙烯内杯,则应外展55°)、前倾15°~20°的方向击入髋臼,使假体与髋臼形成牢固的配合。应用定位器再次明确固定位置无误,并用探测器检查假体与髋臼骨面是否密贴。如有必要,可在安装位置均达到要求后加作螺钉内固定。此时常需使用专用软管钻头、可屈探测器和万向螺丝刀。作髋臼后上方钻孔和拧入螺钉时,术者以示指插入坐骨大孔处,以防螺钉伤及坐骨神经。一般使用三枚螺钉,不用螺钉者,可用自体松质骨填塞金属外罩上的螺孔,植骨与臼底愈合后有利于保持臼假体稳定,冲洗后安装内层聚乙烯假体。

(4) 非骨水泥型人工全髋关节置换股骨髓腔的准备:用髋关节拉钩将臀中、臀小肌拉开,并使股骨近端突出切口外,用矩形骨刀切除近端松质骨。矩形骨刀放置时应偏向大转子侧,使假体进口与股骨髓腔保持一直线,避免假体安置于内收位〔图60-24〕。通过矩形骨刀凿出的股骨近端进口,插入锥形腔锉进一步扩大进口,使之与髓腔相通,并继续保持直线关系。按术前X线片模板测量结果,改用柱形(钝头)髓腔扩大器扩大髓腔,从小到大逐级使用扩大器,直至感觉到扩大器已与股骨干髓腔大部接触且直径接近术前X线片测量结果为止〔图60-25〕。骨水泥型人工全髋关节置换股骨髓腔的准备同人工股骨头置换术。

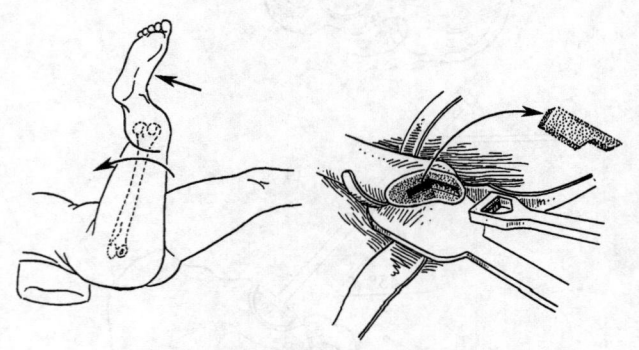

图60-24　股骨髓腔开口靠近大转子内侧壁

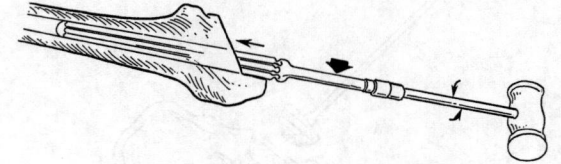

图60-25　髓腔扩大器逐级扩大髓腔

(5)非骨水泥型人工全髋关节置换股骨假体的定位与安装:应用与假体柄形状相似的髓腔锉修正髓腔。从小号髓腔锉开始,逐级换用较大号髓腔锉。髓腔锉击入时应遵循"锉进再击,锉停停击"的原则,不可施用暴力。锉的方向应使安装的假体颈与股骨中立位呈前倾15°~20°,避免颈后倾或柄内翻位置〔图60-26、图60-27〕。髓腔锉牢固打入股骨近端后,如有条件,应使用测扭器测定其抗扭强度。抗扭力到达200~270Nm(人体行走时股骨近端可产生的最大扭矩值)时,说明初始固定强度已足够。术中摄片或透视证实最后击入的髓腔锉在股骨髓腔内的位置良好后,退出髓腔锉,选用与之大小形状一致的股骨假体击入髓腔。骨水泥型人工全髋关节置换股骨假体的定位与安装同人工股骨头置换术。

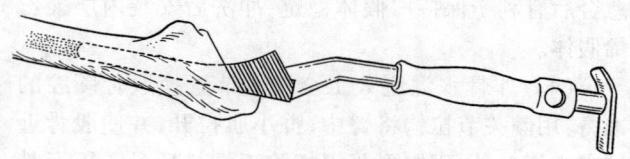

图60-26　髓腔锉逐级扩大髓腔

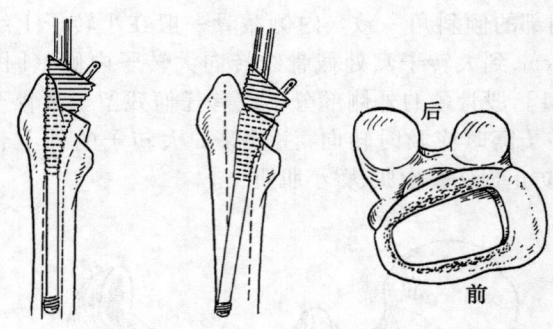

图60-27　避免内、外翻

(6)反复冲洗伤口,牵引复位使股骨侧假体的球头进入臼假体。作患髋屈曲、后伸和内旋活动,证实关节稳定性良好后,在关节深处及皮下各放置一根负压引流管,逐层缝合短外旋肌、股方肌、臀大肌、髂胫束、筋膜皮下组织及皮肤。

【术中注意事项】

髋臼的清理与整修成合格的、够深够大、方向准确的人工臼杯床,对臼杯安放后的稳定性极为重要。软骨面必须全部切除,露出软骨下骨质。但又不能将臼修得过深过大,更不能将髋臼外上缘切除太多,以致臼杯固定不牢,易发生松动。也不能将臼底穿透。

【术后处理】

同人工股骨头置换术。

【术后并发症】

同人工股骨头置换术。

第五节　人工膝关节置换术

膝关节是人体最复杂的关节之一,膝关节的病变将严重影响患者的活动功能,降低生活水平。随着生活质量提高,人口寿命的增长,罹患骨关节炎的患者愈来愈多,如何提高患者的生活质量,就是摆在医生面前的一大任务。以往外科治疗包括滑膜切除术、关节清理术、截骨术及关节融合术等,要求掌握适应证。对于严重病例,其疗效有限,20世纪70年代开始,现代人工膝关节置换术的良好结果,使人工膝关节置换术成为一常规手术方法。膝关节假体有不同的类型,目前膝关节假体按置换部位分为单髁和全髁型;按限制程度分为完全限制型,半限制型和非限制型假体;按固定方式,分为骨水泥型固定和生物型假体固定;按半月板活动与否分为固定型和旋转滑动型半月板假体;按后交叉韧带保留与否分为后交叉韧带保留型假体和后交叉韧带替代型假体等。此外不同的厂家生产的膝关节假体虽然有所不同,但基本设计原理和基本手术方式基本一致。

【适应证】

膝关节疼痛重,功能障碍影响日常生活、工作者。

包括：

1. 骨性关节炎。

2. 类风湿关节炎。

3. 创伤性关节炎。

4. 滑膜软骨瘤病。

5. 恶性骨肿瘤。

【禁忌证】

1. 膝关节化脓性感染。

2. 神经性关节炎。

3. 屈肌功能障碍,不能主动屈膝。

【术前准备、麻醉、体位】

硬膜外麻醉或全身麻醉。

体位为仰卧位。

【手术步骤】

1. 切口和显露　膝关节前方正中切口最为常用,取之髌上 5~7cm,沿膝中线向下至胫骨结节内侧。关节囊切口:最常采用髌旁内侧入路,打开内侧支持带,关节囊和滑膜,进入关节腔。屈膝翻转髌骨,切除半月板,交叉韧带和骨赘,骨膜下松解胫骨内侧平台。

2. 胫骨、股骨截骨　屈膝90°,将胫骨向前拉开,安装胫骨截骨导向器,使其平行于胫骨轴线,胫骨髓内定位〔图60-28〕,将上方平台对线于胫骨结节内侧1/3,外侧髁间棘内侧缘,胫骨对线装置长臂远端对线于距骨中心,检查对线〔图60-29〕。笔针确定截骨水平,插入髓内棒、连接截骨板〔图60-30〕,当截骨基于病变受累较轻侧时,建议截骨10mm,如果截骨基于病变累及较重侧,选择0~2mm水平,不要导致对侧过多的骨切除,通过槽内截骨。

采用股骨髓内定位系统将导向杆插入股骨髓腔正中,股骨髁中心点多不在髁间窝正中,而是略偏内侧5mm〔图60-31〕,在后交叉韧带止点的正前方。行初切股骨前髁〔图60-32〕,股骨髁远端截面外翻角度5°~7°,安装股骨测量导板〔图60-33〕,选择股骨假体型号,安装选择股骨试模,行股骨远端截骨〔图60-34〕,行后髁、后斜、前髁、前斜截骨〔图60-35〕,髁间窝成形〔图60-36〕,测量屈伸间隙平衡。

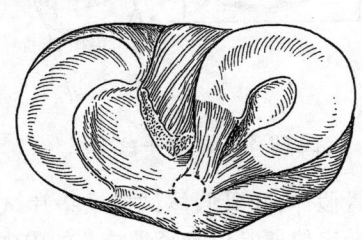

图 60-28　确定入髓点

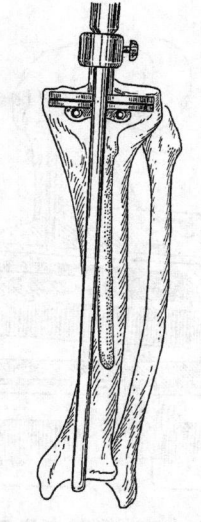

图 60-29　检查对线

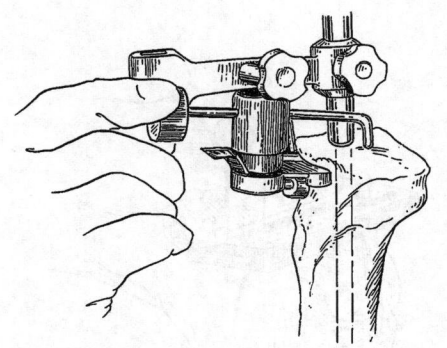

图 60-30　连接切骨板

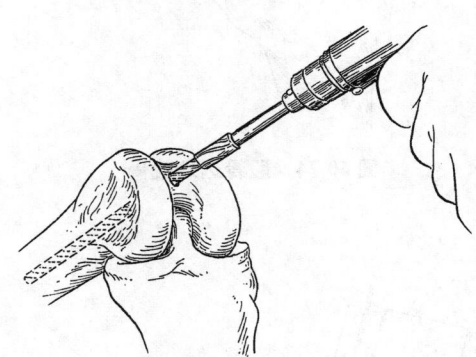

图 60-31　确定股骨入髓点

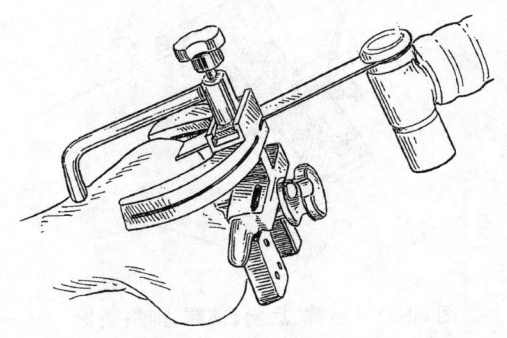

图 60-32　初切股骨前髁

7

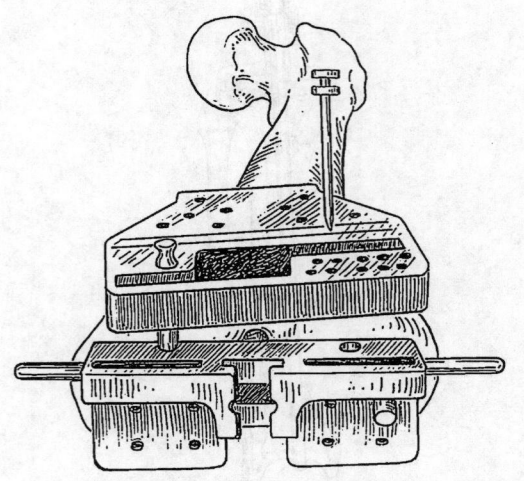

图 60-33 安装股骨测量导板

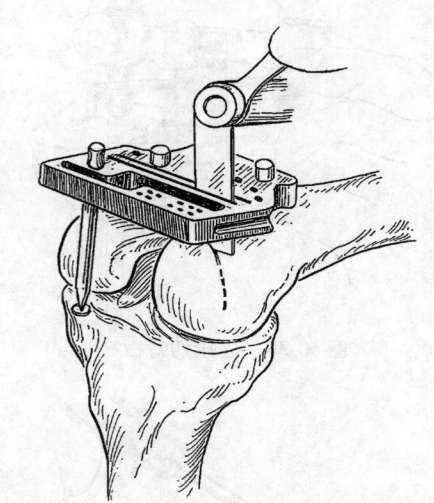

图 60-34 股骨远端截骨

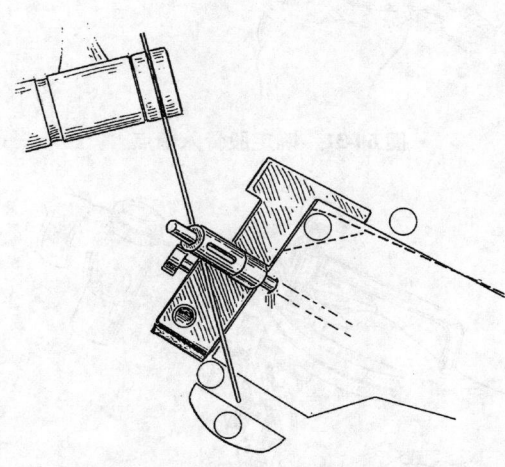

图 60-35 后髁、后斜、前髁、前斜截骨

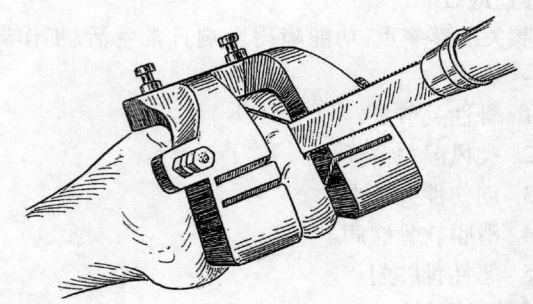

图 60-36 髁间窝成型

3. 髌骨修整 髌骨骨赘切除,髌周软组织电刀烧灼去神经化。

4. 假体安装 膝关节屈曲,安装胫骨托试模,确定平台大小〔图 60-37〕,行胫骨平台成形〔图 60-38〕。

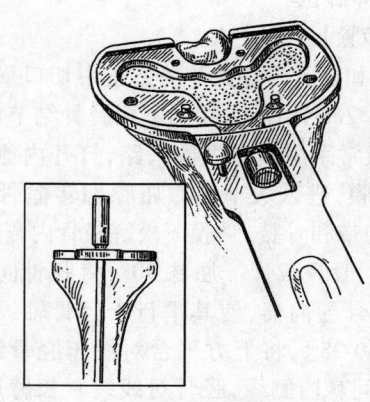

图 60-37 确定胫骨平台大小

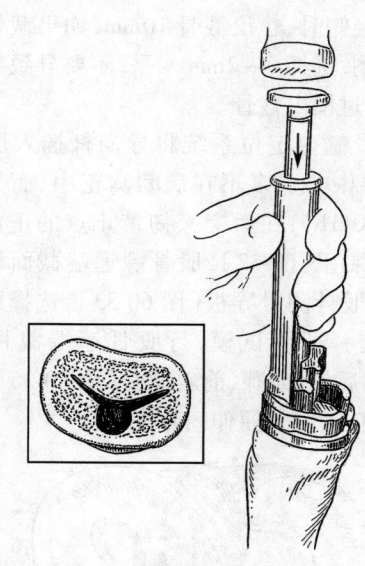

图 60-38 胫骨平台成型

安装股骨假体,胫骨假体试模及垫片试模,复位,胫骨托的旋转定位通常位于胫骨结节的内中 1/3 连接处,用电刀在前侧胫骨皮质处做标志,总的对线可以

7

采用长的对线杆来确认。注意膝关节的前后稳定性、内外侧稳定性及总体对线、髌骨轨迹。去除试模垫片和假体试模。冲洗关节，拭干，调制骨水泥，依次安装胫骨假体、股骨假体和垫片，伸直膝关节，至骨水泥完全凝结，去除多余骨水泥，再次检查膝关节的前后稳定性、内外侧稳定性、膝关节张力、肢体对线及髌骨滑动轨迹。

5. 关闭切口　再次冲洗，放置引流管一枚引出，逐层缝合切口。

【术中注意事项】

术中韧带平衡：一是依据术前评估，在手术开始时进行初步的软组织松解，二是通过软组织的挛缩松解建立平衡，而不是通过截骨，三是保证屈曲伸直间隙相等，试模复位时，进行最后的纠正。

【术后处理】

1. 有效的负压吸引极为重要，术后 24～48 小时去除引流管。

2. 术后应用抗生素。

3. 下地前常规拍 X 线片，检查人工关节的位置，也便于术后随诊比较。

4. 术后应立即活动未固定的关节，作肌肉收缩锻炼。下肢按摩，以防深静脉血栓。2～3 日后可作持续被动活动器锻炼，逐渐增大主动和被动活动范围；术后 14 日拆线；术后 3～4 天可持拐下地。患肢部分负重。六周弃拐后仍应注意避免过度活动和损伤。如有疼痛、局部炎症等出现应及时就诊治疗。

5. 严格定期随诊　每 3 个月 1 次，以便指导锻炼。定期摄 X 线片检查，以便早期发现并发症，如有疼痛、炎症，应查找原因，及时处理。X 线片检查应注意观察有无骨与骨水泥、骨水泥与柄间透亮带，柄折断，骨水泥折断，柄端与髓腔内侧的关系，假体下沉，骨质吸收等。

【手术并发症】

1. 深静脉血栓形成　较人工髋关节置换术更多见。

（1）深静脉血栓形成预防的基本措施

1）手术操作温柔，术后抬高患肢，促进静脉回流，足背伸跖屈锻炼，早期下床活动。

2）机械措施包括：足底静脉泵，间隙充气加压装置。

3）药物措施：低分子肝素，华法林，利伐沙班。

（2）深静脉血栓形成的治疗

1）卧床休息，抬高患肢。

2）抗凝治疗：低分子量肝素，华法林等。

3）溶栓治疗：在两周以内，用于大的深静脉血栓形成。

4）下腔静脉滤器：用于严重出血并发症或抗凝禁忌证的肢体近端深静脉血栓形成患者。

5）外科取栓：小于 48 小时的原发性髂股静脉血栓形成。

2. 感染　人工关节置换术后感染是灾难性的并发症，常导致手术失败。术后感染的治疗：

（1）保留假体的治疗：切开冲洗清创术。

（2）假体再置换术：一期人工关节再置换术，成功率低。二期人工关节再置换术，成功率高。是目前治疗术后深部感染最常用的方法。具体包括：

1）去除假体、坏死炎性组织及骨水泥等。

2）用抗生素骨水泥间置。

3）持续应用抗生素 6 周。

4）观察 C 反应蛋白，血沉。

5）植入新的假体。

（3）关节融合术。

（4）截肢术。

（李洪敬　王福生）

第六十一章

膝关节镜手术

关节镜术是20世纪70年代以后引入中国,并于20世纪80年代逐渐开展起来。近年来,随着电子、光学和机械科学的快速发展,以及医疗器械、设备的不断完善和更新,关节镜技术在关节外科的诊断和治疗作用已得到广大关节外科医生的公认。由于关节镜手术是在不切开关节,保持关节原有功能和解剖的情况下进行动态的观察,同时开展相应针对性的手术,这种手术方法的优点是开放手术难以比拟的,其手术创伤小、处理目的明确、康复快,这些突出的优势使得关节镜术发展极为迅速,临床应用得到快速广泛的发展。

膝关节镜手术是关节镜外科中开展最多,也是最为成熟的手术。目前,膝关节镜下手术已成为常见的手术,特别是镜下半月板手术、滑膜切除术、软骨成形术、游离体取出术、前后交叉韧带重建手术等,因为有着良好的临床效果,已逐渐成为定式手术方法受到推崇。

第一节　关节镜手术的一般原则

关节镜手术与关节切开手术方式截然不同。关节镜技术有许多独特之处。要成功地施行关节镜手术,不仅取决于医生对患者病情情况的了解、准确的体格检查,还需要对关节镜技术的熟练操作,术中情况的判断,以及术中器械损害等突发情况的正确处理。因此,对于一名关节镜医师,在实施关节镜手术的围术期内,只有按照关节镜手术的原则进行管理,方能取得良好的效果。

一、术前充分掌握病情

术前对病例进行详尽的分析和准确的诊断,可避免术中突然改变手术方案。术前必须常规拍摄膝关节的X线片,充分了解关节诸骨的对应关系情况。关

节间隙过小的病例应视为禁忌,以防止关节镜的受损及对患者的医源性损伤。术前要全面了解患者的身体情况,包括糖尿病、心肺功能、肝肾功能等,必要时先予以相应的处置。对于关节及关节周围的皮肤有着严格的要求,以防止感染的发生。

二、关节镜术的适应证

关节镜手术适合于关节内多种疾患及创伤的诊断和治疗,主要包括:

1. 关节创伤的诊断和治疗　①部分胫骨平台骨折复位、固定;②骨软骨骨折的治疗;③关节软骨修整及微骨折处理;④半月板的切除、修整、缝合;⑤前、后交叉韧带重建;⑥胫骨髁间嵴撕脱骨折的复位、固定。

2. 关节内游离体取出。

3. 髌骨轴线不正,半脱位或脱位的调整:主要行外侧支持带松解。

4. 滑膜皱襞的切除。

5. 关节僵硬的松解。

6. 骨性关节炎的关节清理。

7. 化脓性关节炎灌洗。

8. 色素绒毛结节性滑膜炎、类风湿性滑膜炎等的滑膜切除。

9. 关节内良性肿瘤的切除。

10. Hoffa病的脂肪垫切除。

11. 膝关节术后出现的异常情况的检查,以及对关节功能和病理变化的随访观察。

三、关节镜术的禁忌证

关节镜手术的禁忌证较少。膝关节周围皮肤具有感染病灶或全身有明显的感染情况视为绝对禁忌证;还有一些其他情况视为相对禁忌证,包括:关节僵硬或强直,使得关节镜和器械难以进入或操作困难;患者有凝血功能障碍;关节囊或侧副韧带破裂,易使

灌注液大量外渗至软组织内;患者全身情况较差,患有严重的糖尿病、肝炎及其他全身疾病情况。除此之外,还应该考虑病情的需要、经济能力、手术者的技术水平和实践经验,术中必具的器械和设备情况等多方面的因素来决定关节镜术的实施。

四、关节镜器械的准备

关节镜术的实施必须具有一系列完备的装置才能进行,主要包括〔图61-1〕:

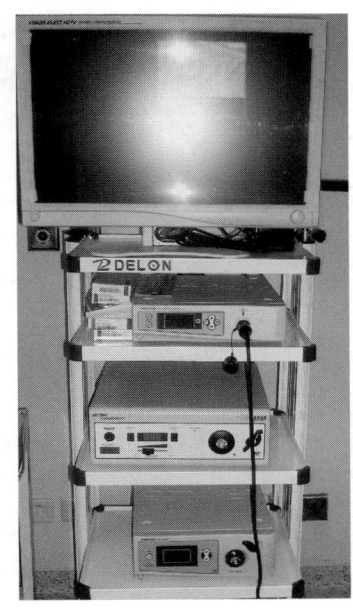

图 61-1 关节镜装置

1. 关节镜 关节镜的镜头主要分为0°、30°和70°镜头,镜头的直径在1.7～6.0mm不等。用于膝关节镜的镜头主要选择直径为4.5mm的30°镜头,镜头还配有相应的套管保护。

2. 冷光源系统 主要为光源和光导纤维光缆。

3. 显示系统 包括显示器、录像、照相装置。

4. 灌注系统 关节腔内需用液体充盈,以便于观察和操作,常用的灌洗液有林格液或生理盐水。

5. 穿刺针 有钝性和锐性两种。锐性用于穿透筋膜组织,钝性用于穿透滑膜组织进入关节腔。

6. 操作器械 包括探针、各种切割刀、篮钳、剪刀等〔图61-2〕。

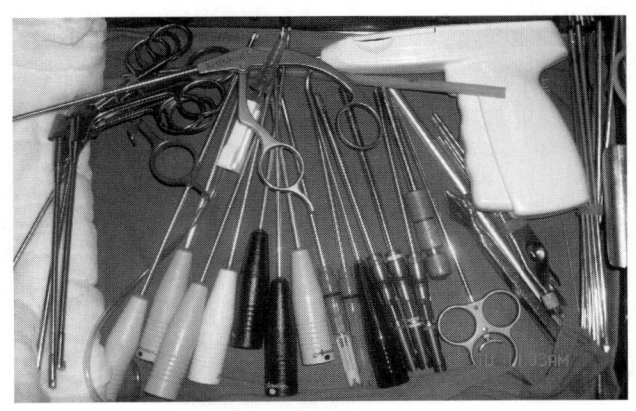

图 61-2 操作器械

7. 动力系统 主要为电动刨刀、打磨器等〔图61-3〕。

8. 特殊器械 半月板缝合器、交叉韧带重建器械、激光或射频等〔图61-4〕。

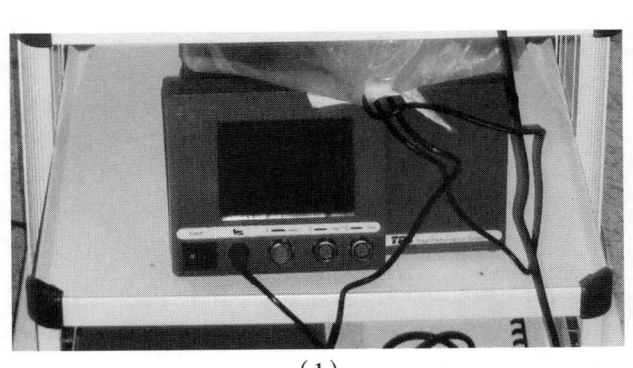

（1）　　　　　　　　　　　　（2）

图 61-3 动力系统

7

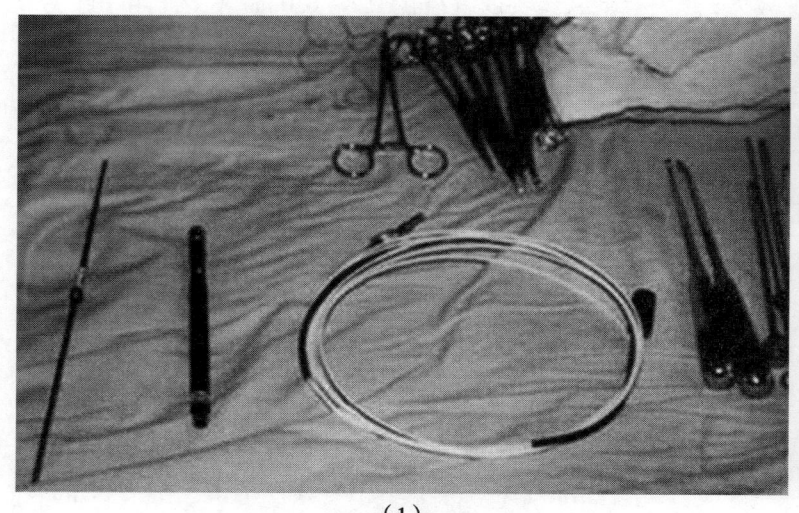
（1）

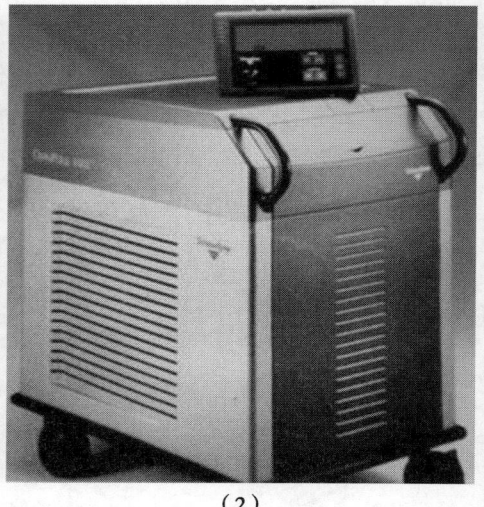
（2）

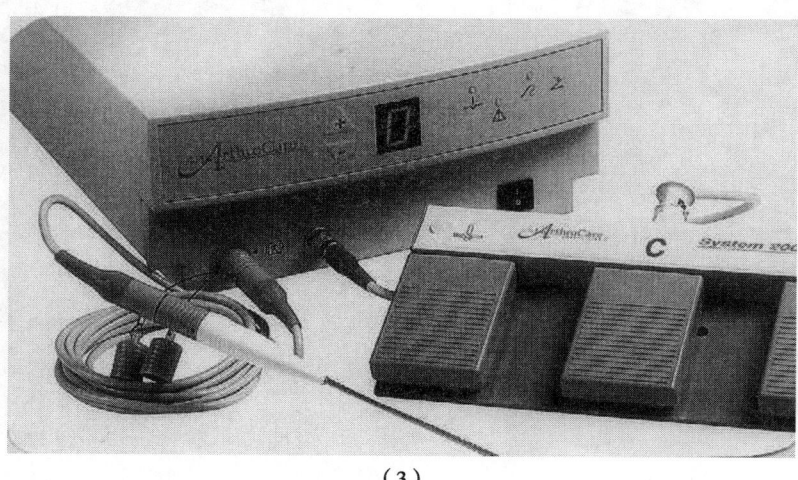
（3）

图 61-4　特殊器械

五、消　　毒

关节镜设备,主要为台上部分,以及各种手术器械必须保证严格的消毒,方可正常使用。

1. 关节镜系统及动力系统　采用环氧乙烷熏蒸消毒 15～17 小时。

2. 金属器械　可采用高压消毒。

3. 关节镜的管理、消毒　需设专人清洗保管,以避免管理不当导致损坏等情况。

六、麻 醉 选 择

一般以选择椎管内麻醉为主,小儿可选择全麻。

七、止血带的应用

关节镜术必须保证视野的清晰,止血带是保证视野清晰的先决条件。止血带的使用以每次不超过 90 分钟为原则。

八、手术的消毒

患者的消毒必须包括整个下肢,并进行有效的防水,以防止水的流动浸湿敷料导致污染。

九、灌　　注

有效的关节腔灌注扩张是保证清晰下操作的前提。一般选用大袋灌注液（3000ml）的重力灌注,有条件的可选用加压灌注泵,效果更为理想。

十、患 者 体 位

目前多采用仰卧位,屈双膝 90°位悬垂〔图 61-5〕或患膝自然垂放于床边。方法简单、方便、实用,可完成绝大多数膝关节镜手术。

十一、关节镜下操作

1. 入路　膝关节镜入路位置的选择非常重要,术

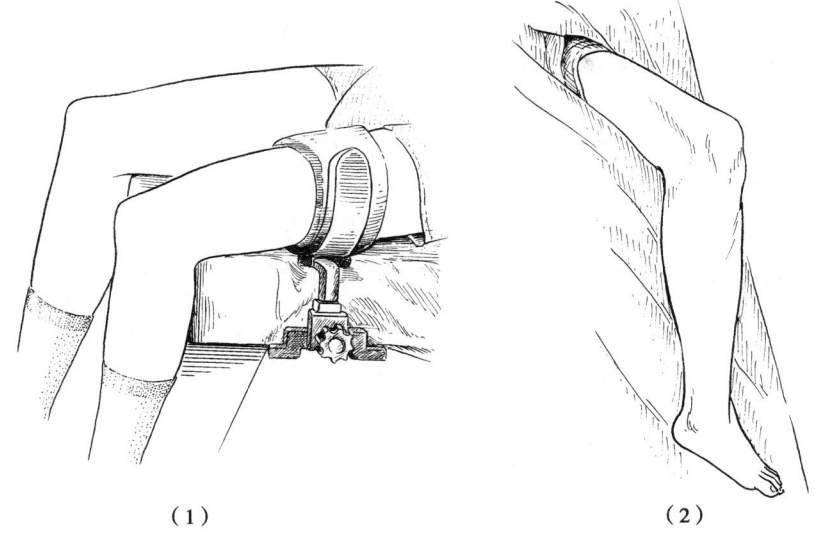

（1）　　　　　　　　　　　　　　　（2）

图 61-5　手术悬垂体位

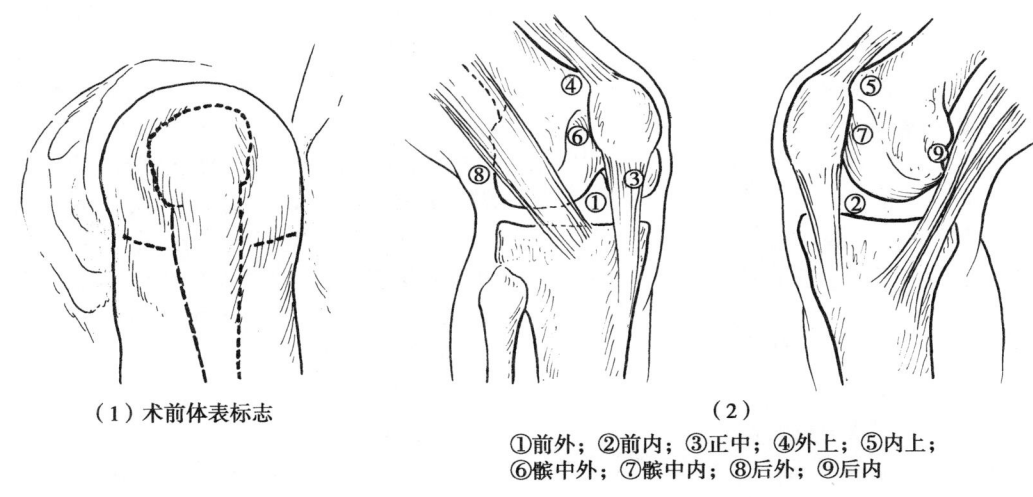

（1）术前体表标志　　　　　　　　　　（2）
①前外；②前内；③正中；④外上；⑤内上；
⑥髌中外；⑦髌中内；⑧后外；⑨后内

图 61-6　入路

前体表标记有利于准确的定位。膝关节镜的入路较多，但以前内侧和前外侧入路最为常用，其他可选择入路用于膝关节镜的特殊检查和镜下手术〔图61-6〕。

（1）前外侧入路：屈膝90°位，位于外侧膝关节线上1cm与髌腱外侧缘1cm的交界处。

（2）前内侧入路：位于内侧关节线上1cm与髌腱内缘1cm交界处。与前外侧入路相对称。

（3）后内侧入路：内侧副韧带后方，后内侧关节线上1cm，股骨后内髁缘后1cm处，该入路采用前须先用长针头穿刺明确后进入。

（4）髌上内（外）侧入路：髌上极水平，距髌骨内（外）上角2~2.5cm处。

（5）髌下正中入路：位于髌尖下方1cm，髌腱正中部位。

（6）其他辅助入路还包括：后外侧入路，髌内、外侧中部入路等。需依据术中情况选择。

2. 置镜　关节需充分灌注扩张后入镜，尽可能轻柔、准确，严防暴力插入。

3. 器械　手术器械，特别是锐性器械的进出，需严格防止对关节组织结构的破坏。

4. 特殊设备　对特殊器械、设备的应用，如激光、射频等，助手配合一定要密切，以防止损坏器械或破坏组织结构。

5. 灌注　灌注液必须保持冲洗流畅，要有足够的压力，使视野清晰，严防盲目操作，避免损伤后方的血管、神经。

6. 关节内检查要全面　关节镜检查必须全面、准确、彻底，要保证检查的准确性和完整性，需建立一个

7

规范化的检查顺序。建议按顺序系统检查:髌上囊-髌骨关节面-股骨滑车-内侧隐窝-外侧隐窝-内侧股骨髁-内侧胫骨平台-内侧半月板-髁间窝-髌下脂肪垫-前后交叉韧带-外侧股骨髁-外侧胫骨平台-外侧半月板-腘肌腱-后外侧室-后内侧室。

7. 术中必须将手术所产生的碎屑彻底冲洗干净,以防止残留。

十二、关节镜术的并发症

关节镜术的并发症虽然很低,有报道在4% ~ 5%。如果能充分了解和认识,并予以足够的重视,大多数可以预防和避免。常见的并发症有:

1. 入路切口位置不当,导致隐神经、腓总神经损伤。

2. 关节内组织结构损伤 包括软骨、半月板、韧带、脂肪垫的损伤,多因暴力操作所致。

3. 关节内积血。

4. 灌注液外渗。

5. 器械断裂。

6. 止血带所致的神经麻痹。

7. 切口滑膜疝和滑膜瘘。

8. 感染。

9. 血栓性静脉炎。

10. 创伤性滑膜炎。

11. 股四头肌萎缩,反射性交感神经营养不良等。

十三、术后处理

1. 常规选择大棉垫加压包扎。

2. 必要时选择支具或支具固定。

3. 预防下肢深静脉血栓形成。

4. 早期进行康复锻炼,防止肌肉萎缩。

第二节 关节镜下半月板手术

随着对膝关节半月板功能作用认识的进一步加深,对半月板损伤的治疗提出了更高的要求。现代观念,对于半月板损伤的处理,由单纯的切除向半月板的修复及功能重建的方向转变。关节镜下的半月板手术方式较之传统的手术方法可以取得更好的临床效果。半月板损伤的治疗主要选择半月板切除术和半月板缝合术。对于半月板切除应首选部分切除,依据损伤程度依次选择次全切和全切手术。

一、半月板切除术

O'Connor根据半月板切除的量,将半月板切除分为3个类型。

1. 部分半月板切除术 仅将松弛的、不稳定的半月板碎片局限性切除,半月板周缘组织结构稳定的部分仍被保留。主要见于半月板的瓣状裂、斜裂和"桶柄状"破裂〔图61-7〕。

2. 半月板次全切除术 半月板破裂较为严重,半月板的一部分边缘处破裂,需手术切除半月板边缘的一部分,同时又能保留一部分半月板周边组织和前后角。常见于半月板后角的复合损伤或退行性撕裂。

3. 半月板全切术 半月板严重撕裂,破裂波及边缘的组织结构,同时合并有半月板内部的损伤、破裂,在切除撕裂的半月板同时,需切除部分半月板的边缘组织。主要见于半月板放射状和复合式破裂〔图61-8〕。

【手术步骤】

1. 入路 采用前内、外侧入路,必要时加用髌下正中入路,进行操作。

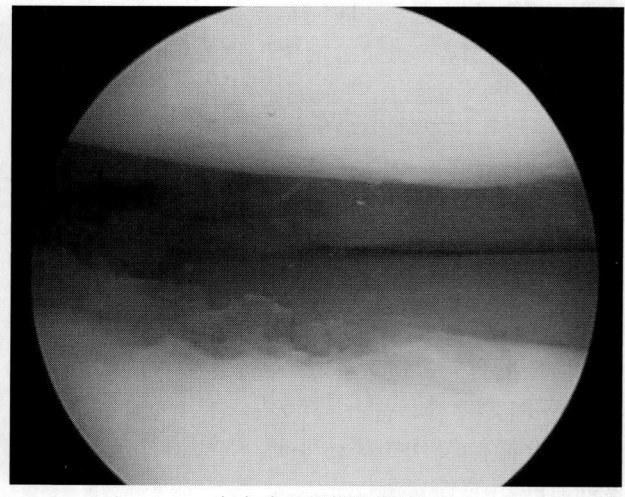

（1）半月板体部不规则横裂　　　　　　（2）半月板部分修切

图61-7　部分半月板切除

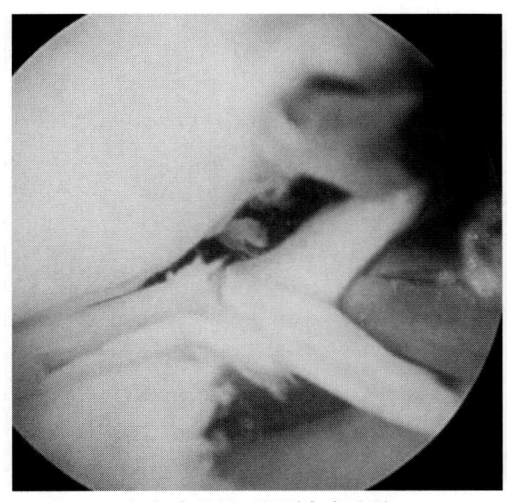（1）半月板不规则完全破裂

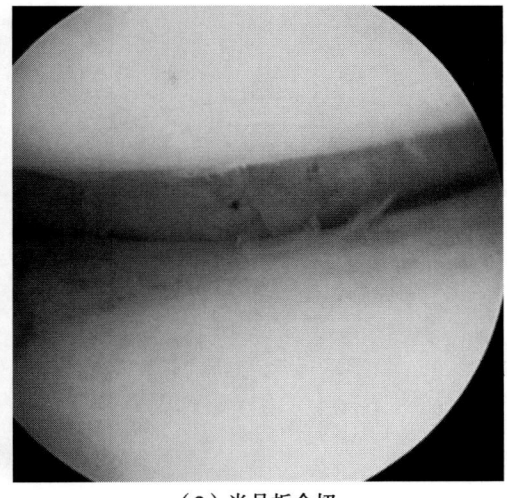（2）半月板全切

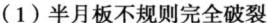

图 61-8　半月板全切术

2. 探查　用探针仔细检查半月板破裂方式、深度、广度以及边缘的稳定程度,尤其注意前后方附着处的稳定以及分层破裂的情况。

3. 切除　用篮钳或剪刀将半月板裂瓣沿附着处作弧形切除,或将破裂部分钳夹,牵引状态下弧形切割,最后将碎片取出。如果行次全切或全切,可用篮钳将半月板咬碎,将碎片刨削冲洗干净。保留部分或边缘组织最后用激光或射频修整成形。

4. 检查　最后再次探查,确保保留的半月板部分无异常活动和破裂处。

5. 术后处理　予以棉垫加压包扎,冰敷 6 小时,以减少关节内积血,术后 24 小时始开始康复训练。

【术中注意事项】

术中探查必须彻底,避免多处半月板损伤的遗漏;对于半月板游离缘区的破裂选择切除,边缘区的纵裂尽可能予以缝合。即使是切除后部分保留的半月板,缝合保留亦有意义。

二、半月板缝合术

半月板缝合修复是半月板损伤修复的理想手术方法。目前已成为半月板损伤治疗的标准方法之一。但半月板仅在其外侧邻近关节囊约 10% ~ 25% 的区域有血供,通过缝合固定可以愈合,因此对于这个区域的损伤,应尽可能采取缝合的方法予以处理。

半月板的关节镜下缝合方法主要有由内向外缝合,由外向内缝合,完全关节内缝合。近年来,随着专用缝合器械设计的快速发展,使得半月板缝合技术更加趋于简捷,便于操作,临床常用的缝合技术有:Rapidloc 缝合,Fast-Fix 缝合,可吸收固定钉固定等。

【手术步骤】

1. 常规关节镜检查　用探针将半月板破裂处复位,判定破裂区的位置与破裂方式,确定适于缝合,用特殊锉刀把破裂处锉出新鲜面来。

2. 缝合　以 Rapidloc 缝合为例〔图 61-9〕,由对侧进口插入弧形导板,沿导板进入缝合针,与裂口区呈垂直贯穿缝合破口,将缝合的固定装置射入半月板关节囊外,牵拉缝线,用推进器拉紧缝线结,最终使半月板破裂处缝合固定,剪断牵拉缝线。如裂口大,需进行多针缝合。

3. 术后处理　术后伸膝位支具固定,第二日始行股四头肌功能锻炼,术后 3 ~ 5 日,可行适当的关节屈伸练习。6 周后逐渐行负重练习。

【术中注意事项】

手术时应注意缝合针避免穿刺过深导致神经、血管损伤;术后需严格检查,避免缝合不完善;打结固定时禁忌用力过猛拉断缝线。

三、盘状软骨关节镜下切除术

膝关节盘状软骨可能是先天性或半月板发育过程中的异常结果,以外侧多见,由于盘状软骨在形态上与胫骨-股骨关节面不相匹配,极易导致退变和损伤。盘状软骨的破裂主要以水平裂和复合型破裂多见。对症状性盘状软骨可进行关节镜下手术治疗,手术方式以盘状软骨部分切除成形为佳。

【手术步骤】

1. 镜检　用探针仔细探查盘状软骨的形态、破裂情况。主要注意其有无分层感及波浪征现象,以判定水平破裂的存在,避免因外观正常误认为无损伤。

2. 切除、成形　用篮钳切除前角部分,再逐渐将中

7

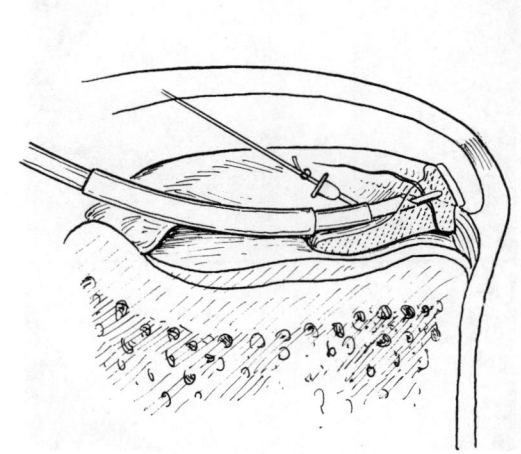

（1）半月板全内缝合图示

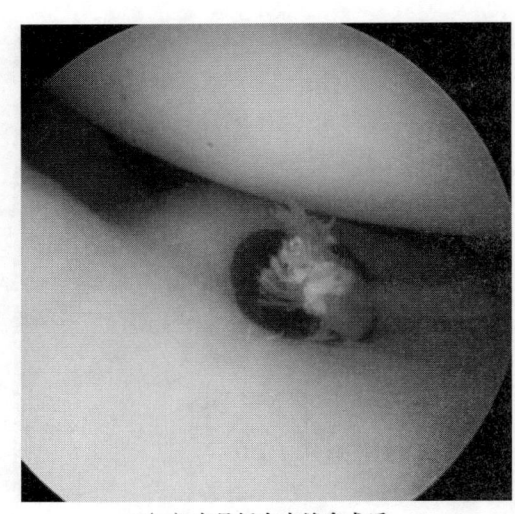

（2）半月板全内缝合术后

图61-9　缝合

央部及部分后角切除,仔细修剪成弧形,检查无分层现象,用激光或射频将保留部分修整成坡形〔图61-10〕。

3. 术后处理　棉垫加压包扎,冰敷,术后3天开始行关节屈伸练习,逐渐行康复锻炼。

【术中注意事项】

须反复仔细探查,防止遗漏水平破裂损伤;保留

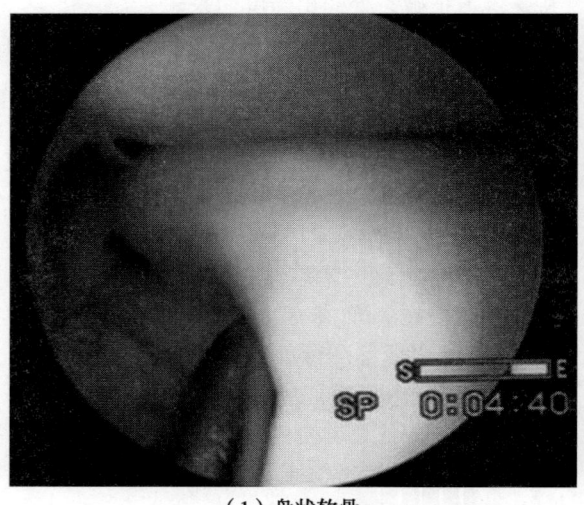

（1）盘状软骨

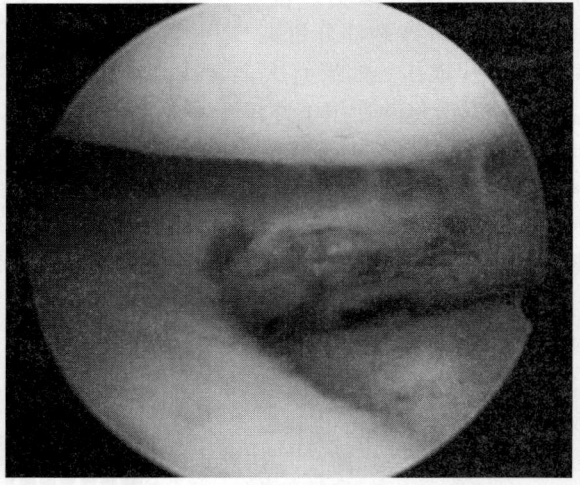

（2）盘状软骨成形

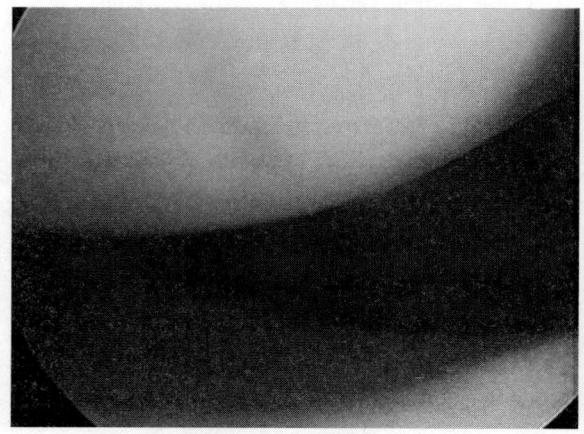

（3）盘状软骨全切

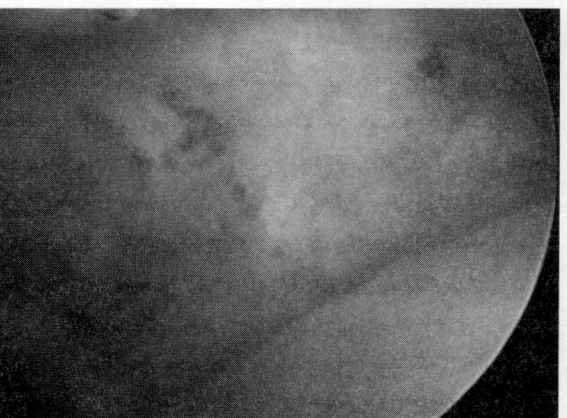

（4）半月板全切后

图61-10　盘状软骨镜下切除

7

部分的半月板一定要保证无层裂残留,如有可选择全切,防止术后仍有症状;修剪后角缘时,应先看到腘肌腱,以避免损伤。

第三节　关节镜下滑膜切除术

关节镜下滑膜切除手术是治疗膝关节滑膜炎的一个标准手术方法,其优点是:滑膜切除更安全,且不损伤半月板和交叉韧带;皮肤损伤小,不影响股四头肌的生物力学机制,并可以重复手术。镜下滑膜切除手术适合于各类肥厚性滑膜炎,主要包括:创伤性滑膜炎,类风湿关节炎,晶体性关节炎,骨关节炎,色素沉着性绒毛结节性滑膜炎,滑膜软骨瘤病,滑膜结核,化脓性感染等。滑膜切除分为局灶切除和滑膜全切的方式,而对于病情重,镜下手术困难者,不能强求一律的镜下手术,应选择切开手术。

【手术步骤】

1. 入路　前内、外侧入路进行探查,对髌上囊及后关节囊的滑膜切除,髌上内、外入路和后方入路常常是必要的。

2. 探查　几类滑膜炎的特征有:

1) 类风湿关节炎〔图61-11〕:滑膜充血、肥厚,绒毛呈指状突起,绒毛尖端有坏死,关节内漂浮有纤维素样渗出物,在半月板、交叉韧带及软骨表面有血管翳。

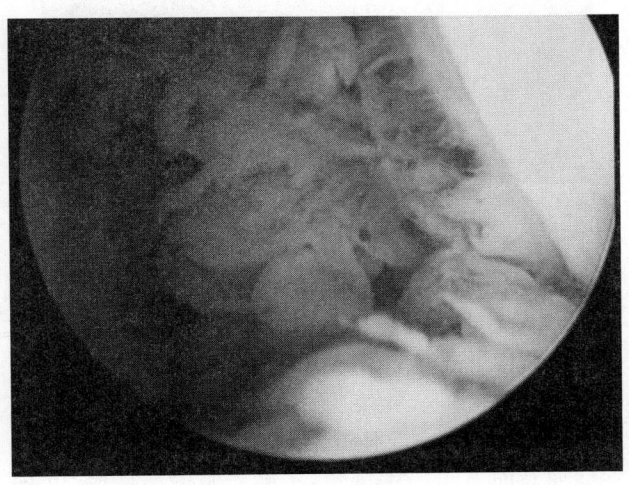

图 61-11　类风湿关节炎

2) 晶体性关节炎〔图61-12〕:滑膜充血,绒毛粗细不均匀,有晶体沉积于滑膜及软骨表面,呈"白垩"状。

3) 化脓性关节炎〔图61-13〕:滑膜肥厚,绒毛短秃,有坏死及脓性渗出物。

4) 滑膜软骨瘤病〔图61-14〕:滑膜增生,肥厚不

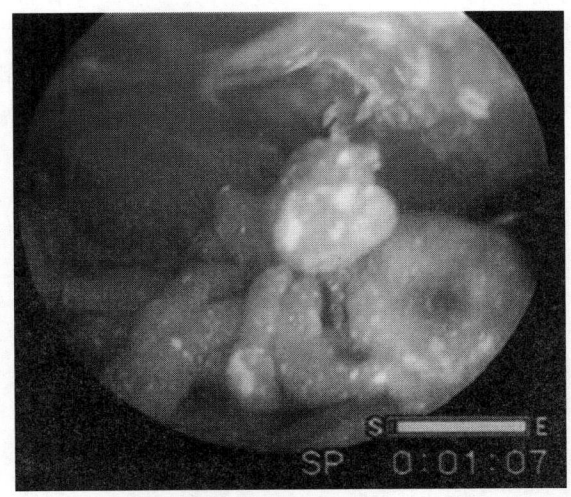

图 61-12　晶体性关节炎

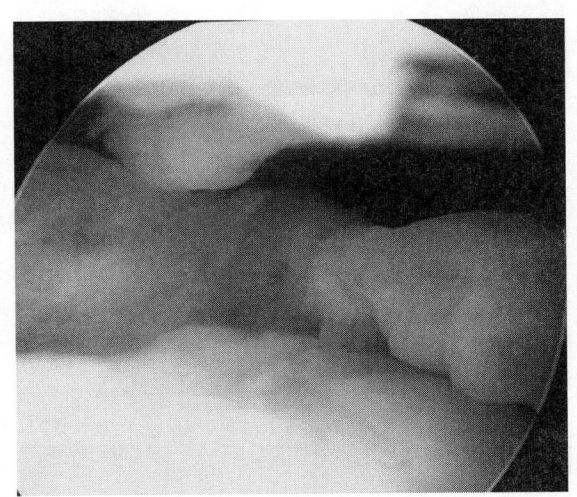

图 61-13　化脓性关节炎

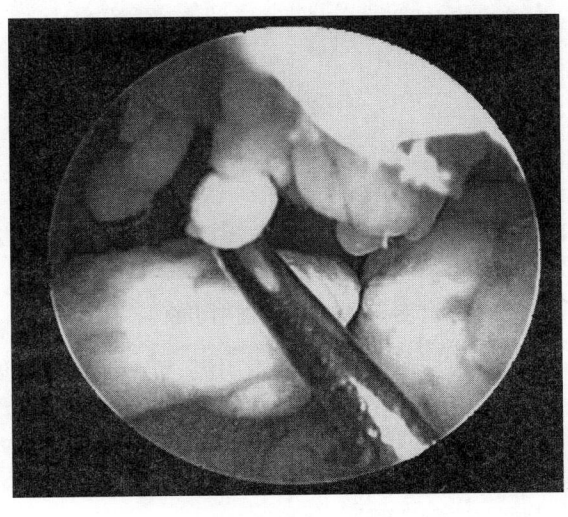

图 61-14　滑膜软骨瘤

7

一,绒毛软骨化生或钙化,质地韧,关节游离体有蒂与滑膜相连。

5) 色素沉着性绒毛结节性滑膜炎〔图61-15〕:滑膜增生如葡萄串珠样,绒毛细长呈海草样,表面有含铁血黄素沉着而呈"铁锈色"。

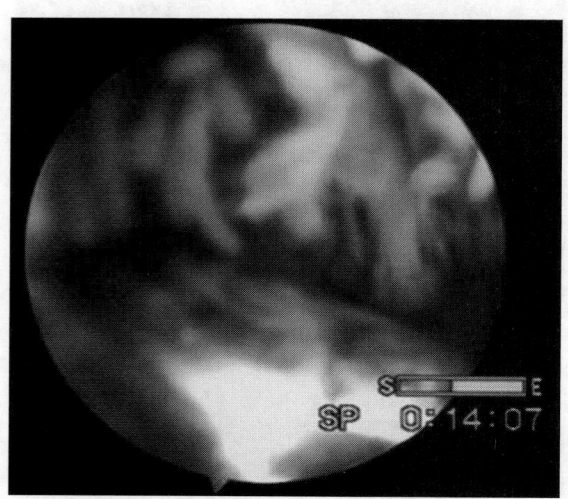

图61-15　色素沉着性绒毛结节性滑膜炎

3. 切除　滑膜切除主要采取刨削的方法〔图61-16〕。要切除彻底,刨削应按一定顺序进行,并可循序反复进行,切除的范围宜广泛而深入。刨削顺序可选择:髌上囊-内、外侧隐窝-髁间窝-内、外侧半月板-后关节囊。对于大块肥厚或结节状增生的滑膜在切除或取活检时,可使用髓核钳,有时效果更理想。

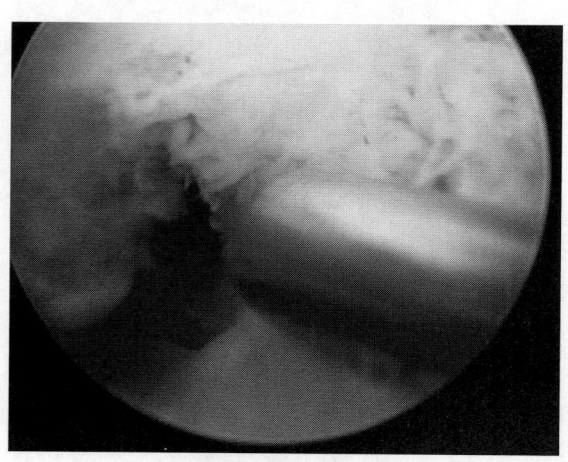

图61-16　滑膜刨削切除

4. 术后处理　术后需放置引流,第一天始行股四头肌锻炼,第3天始关节进行屈伸练习,一周后可逐渐负重。对于一些特殊类型的滑膜炎应予以相应的药物进行系统治疗。

【术中注意事项】

对于弥漫性滑膜炎,入路的选择应根据需要相应

地增加;滑膜切除应有足够的深度;术中需注意关节软骨破坏的程度,有益于判断术后的效果;滑膜炎切除术需常规取病理检查。

第四节　关节镜下骨性关节炎清理术

膝关节骨关节炎〔图61-17〕是最为常见的老年性疾病,发病率高,病变复杂,临床上将其分为5型:①关节鼠型;②滑膜型;③半月板型;④软骨裂伤型;⑤混合型。并根据软骨退行性改变的程度分为轻度、中度和重度。对于骨关节炎患者如考虑作关节镜手术,必经严格掌握指征。轻度和部分中度的骨关节炎患者经药物治疗和减轻活动,仍不能控制症状,患者膝关节畸形不显著,屈伸活动无明显障碍,可考虑关节镜下清理手术。但必须说明一点,膝关节骨关节炎的关节镜手术只是减轻症状而非根治疗法。

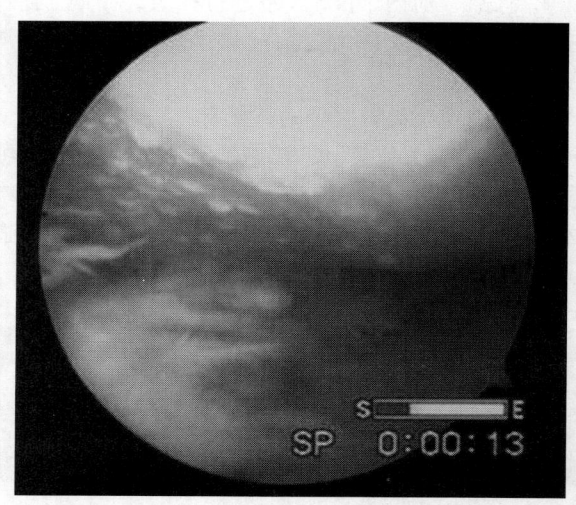

图61-17　膝关节骨关节炎

【手术步骤】

1. 入路　一般选择髌上内、外侧入路和髌前内、外侧入口作对流灌洗。

2. 探查　用探针探及关节内软骨、半月板退化程度;检查髁间窝骨赘、胫骨髁间嵴前方骨赘、髌尖骨赘在伸屈膝时有无撞击现象;了解滑膜增生情况,以及关节内散在游离体的分布。

3. 清理　用刨刀将增生、充血、水肿的滑膜组织进行切除;浮动、剥脱的软骨碎片切除、修整〔图61-18〕,骨质裸露的创面可行钻孔或微骨折处理〔图61-19〕;摘取关节内游离体及软骨碎片,用激光或射频修整磨损破裂的半月板;对产生撞击现象和影响关节屈伸活动的骨赘,以及浮动易脱落的骨赘,予以切除。最后对关节腔反复进行灌洗。

7

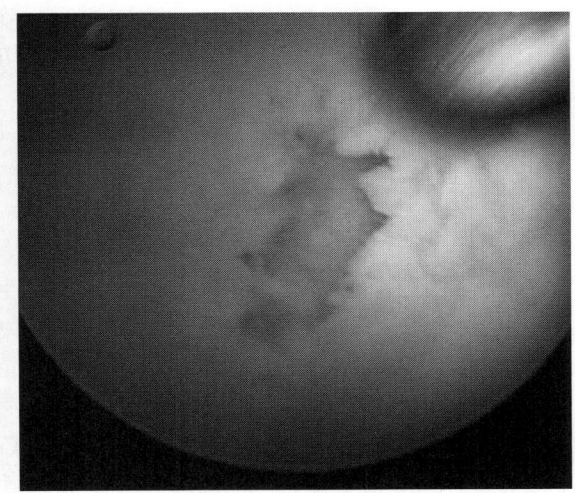

图 61-18　软骨下骨裸露

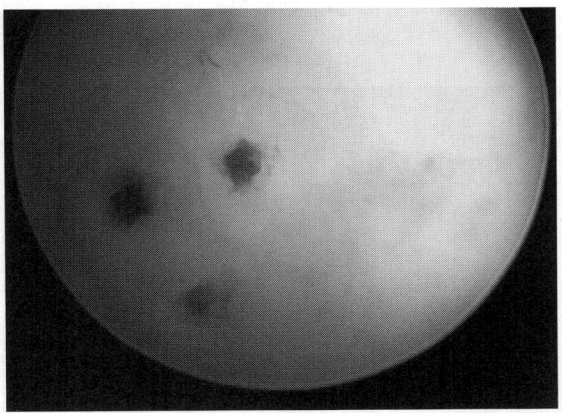

图 61-19　微骨折

4. 术后处理　术后引流 36～48 小时,加压包扎,并冰敷。第 2 日始进行压膝及股四头肌收缩练习。第 3～5 日行膝关节屈伸活动,并逐渐过渡到负重训练。

【术中注意事项】

术中为便于暴露,必须清除关节腔前部的滑膜皱襞和黏膜韧带;对于不影响关节活动的骨赘不能过分强求切除;手术结束前要反复检查以防止关节腔内游离体的残留;骨关节炎患者关节腔狭窄,应注意避免损伤镜头和器械。

第五节　关节镜下前交叉韧带重建术

前交叉韧带是维持膝关节稳定的重要结构之一,前交叉韧带损伤是较为常见的严重的运动性损伤,治疗不当将导致膝关节的不稳而影响膝关节的运动功能。关节镜下前交叉韧带重建手术是近年来发展最为迅速,并成为膝关节镜外科最具代表性的手术方法。

临床实践和研究结果表明前交叉韧带断裂〔图 61-20〕后,应选择早期重建。目前重建的材料选择上有自体组织重建、同种异体组织重建和人工韧带重建。自体组织重建是治疗的首选。临床最为常用的自体组织重建为:骨-髌腱(中 1/3)-骨复合体和腘绳肌腱。固定选择上主要为界面螺钉挤压和悬吊固定方式。

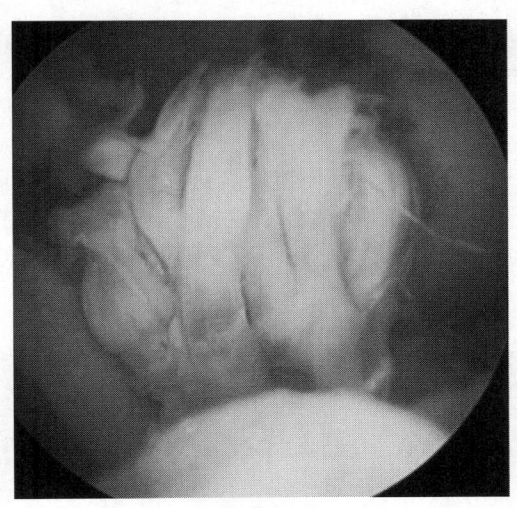

图 61-20　前交叉韧带断裂

【手术步骤】

一、骨-髌腱-骨(B-PT-B)重建前交叉韧带

1. 诊断性关节镜检查　选择前内、外侧入路,仔细探查前交叉韧带损伤情况,明确断裂后,检查内、外侧半月板,关节软骨的损伤情况,并作相应处置。

2. 移植物切取、处理　自髌尖至胫骨结节,沿髌腱旁内侧纵切口,显露髌腱,测量后纵行切取髌腱中 1/3〔图 61-21〕,用摆锯和小骨刀切取髌骨和胫骨两端

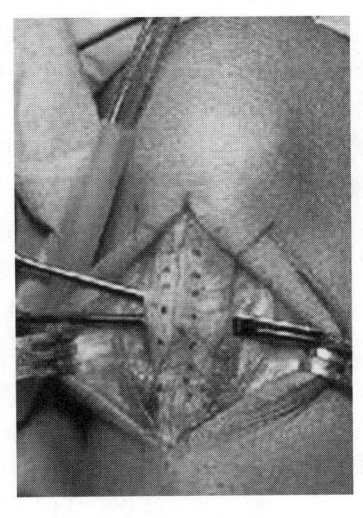

图 61-21　显露髌腱

7

的骨栓,长度和厚度为 2cm 和 6 ~ 10mm,修剪骨栓〔图 61-22〕,经套管测量所取腱骨的通过直径,并分别在两端骨栓钻孔,穿牵引线,预张备用。

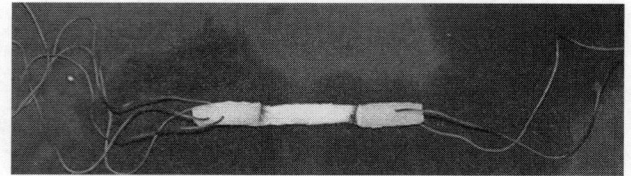

图 61-22　取骨-髌腱-骨中 1/3

3. 镜下清理　镜下清理前交叉韧带残端,尽可能保留残迹,检查髁间窝如有狭窄,对外侧壁予以打磨扩大成形,射频清理充分显示股骨外侧髁内壁的后方定位点〔图 61-23〕。

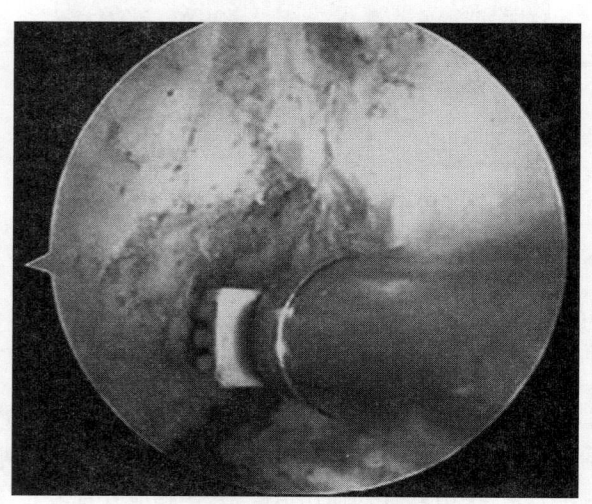

图 61-23　髁间窝清理

4. 骨隧道建立

(1) 胫骨隧道:屈膝 90°位,定位器经前内侧入路进入,定位于前交叉韧带残迹的中央部,约在后交叉韧带前方 7mm 处〔图 61-24〕。再于胫骨结节中线内侧 1.5 ~ 2cm,关节线下 2.5cm 处切口,将定位器外导管固定,经导管打入导针〔图 61-25〕,再依据移植物直径选择钻头,建立相应直径的骨隧道。

(2) 经胫骨隧道插入相应直径的股骨定位导向器,使其骑在过顶区边缘〔图 61-26〕,在屈膝 60° ~ 90°检查无撞击,使之保持在 10:30(或 1:30),经定位导向器打入导针〔图 61-27〕,选相应直径的钻头沿导针方向建股骨骨隧道,深 3.0 ~ 3.5cm。股骨骨隧道后壁保留厚度 2mm〔图 61-28〕。

5. 移植物植入、固定　将制备后的移植物经由带尾孔的导针穿过胫骨和股骨隧道〔图 61-29〕,由股骨端引出牵引线,拉紧牵引线使骨栓完全嵌入股骨骨

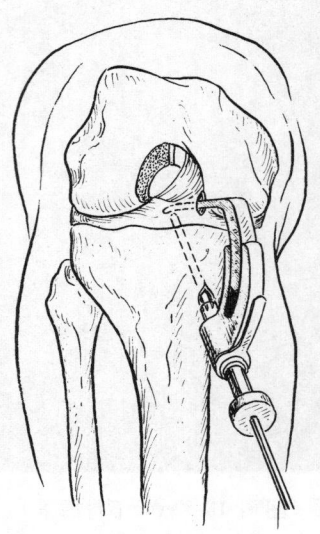

图 61-24　钻取胫骨骨道

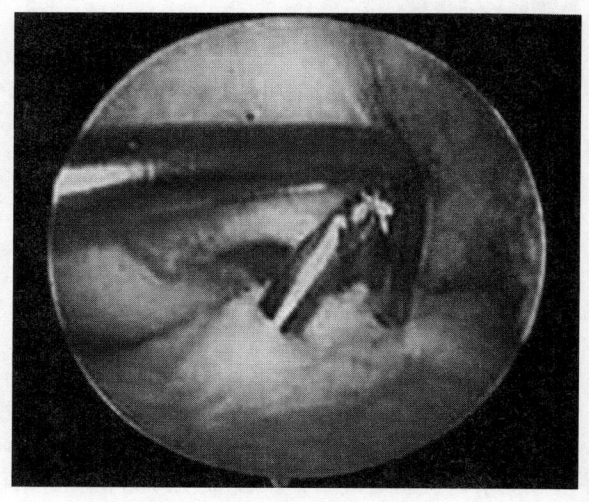

图 61-25　关节线下胫骨骨道定位

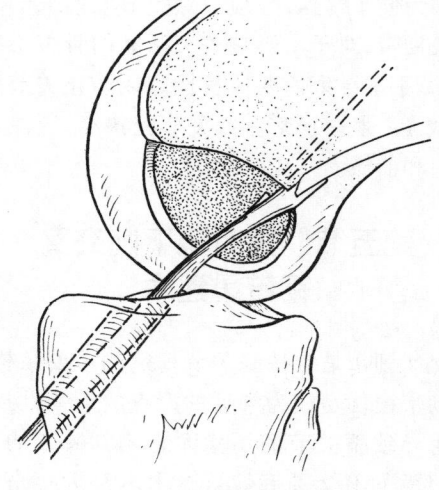

图 61-26　股骨骨道定位

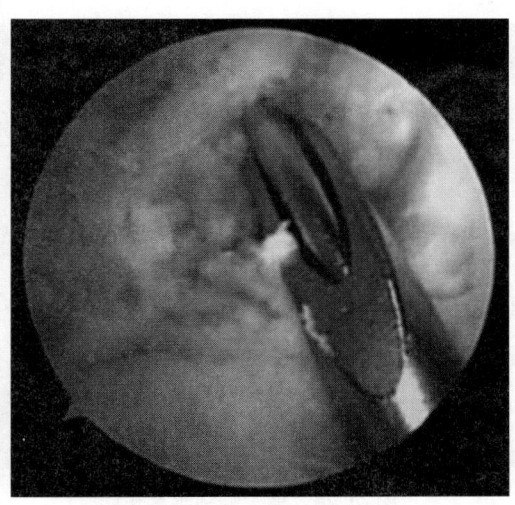

图 61-27　关节镜下股骨骨道定位

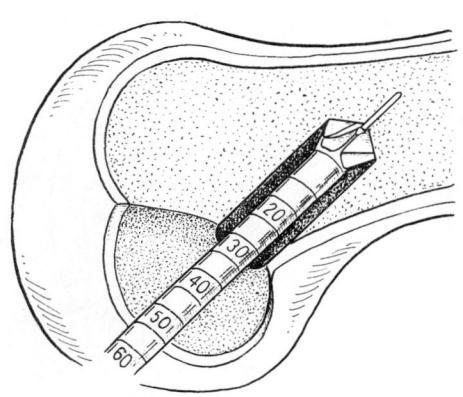

图 61-28　钻取股骨骨道深度

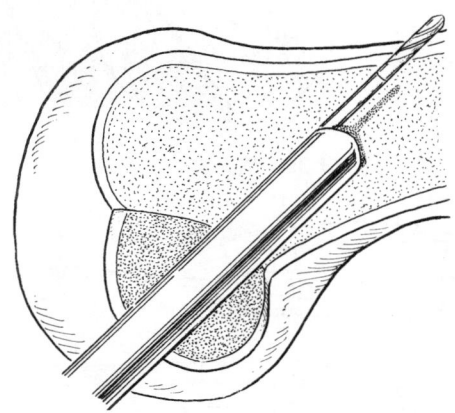

图 61-29　钻入牵引针

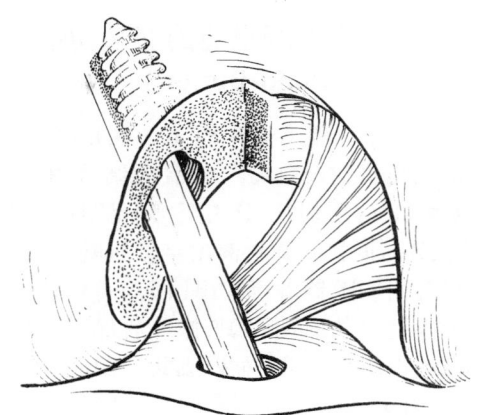

（1）界面螺钉固定股骨端

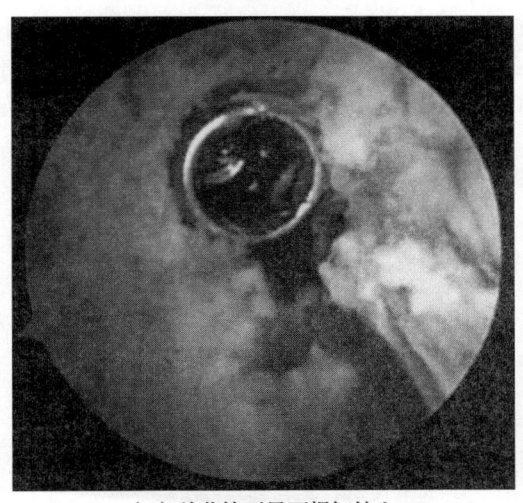

（2）关节镜下界面螺钉植入

图 61-30　移植物植入、固定

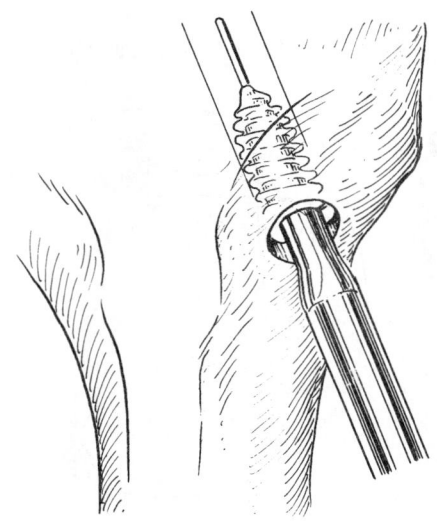

图 61-31　胫骨端界面螺钉固定

道,使松质骨面朝上,经前内侧入口将固定钉导丝插入骨栓的松质骨与骨道壁之间,沿导丝拧入界面挤压螺钉〔图 61-30〕,顶头平齐骨道口,撤去导丝。将胫骨端骨栓向外旋转 180°,使松质骨面向下,两膝 30°,拉紧牵引线,同样经由导丝拧入界面挤压螺钉〔图 61-31〕。

6. 术后处理　棉垫加压包扎,伸膝位支具固定,术后 3～5 天始行关节 0°～30° 屈伸锻炼,4 周时达屈膝 90°,8～12 周达屈伸正常,支具保护 3 个月,建议 4～6 周后逐渐弃拐负重,术后康复过程中始终贯穿肌肉力量训练。

7

二、腘绳肌腱重建前交叉韧带
（Endo-Button）

1. 常规手术步骤　与 B-PT-B 方法相同。

2. 取腘绳肌腱及制备　于胫前结节内侧 1.5cm 处作一纵切口，逐层切开，分离至"鹅足"区，切开缝匠肌腱膜，在其深面找到并游离出半腱肌腱和股薄肌腱〔图 61-32〕，用取腱器潜行取出〔图 61-33〕，在工作台上清理干净腱上的肌肉组织，修剪后保留相应长度，两端用涤纶编织线缝合，对折成共计四股，测量直径〔图 61-34，图 61-35〕。

3. 骨隧道的建立　方法同 B-PT-B 重建方法，股骨盲端区用直径 4.5mm 的钻头钻透至骨皮质外，呈"瓶颈"状，测量股骨隧道的全长，保留移植腱于骨道内 20～25mm〔图 61-36〕，选择股骨隧道总长减去移植腱在骨道内留置长度（20～25mm），作固定内置纽扣的悬吊带长〔图 61-37〕。

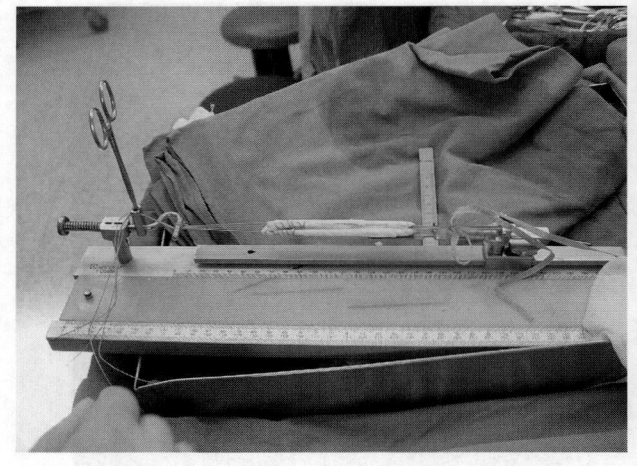

图 61-35　植入腱预张备用

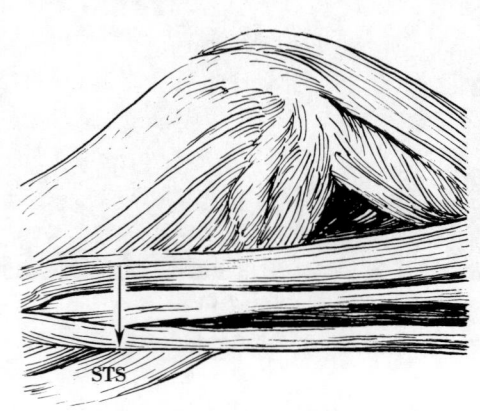

图 61-32　半腱肌和股薄肌肌腱解剖

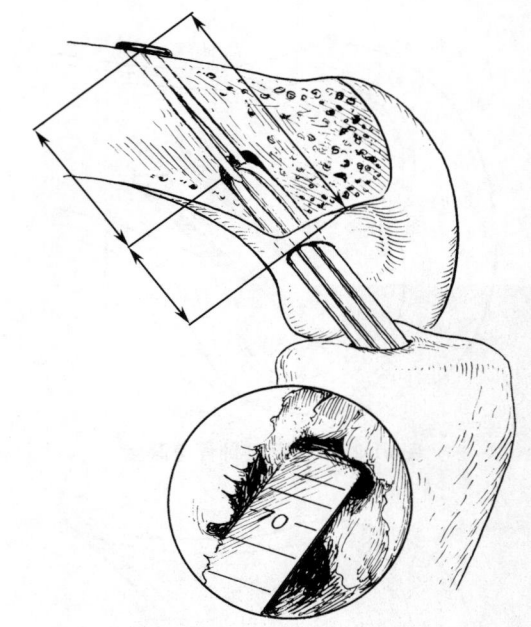

图 61-36　植入腱长度测算

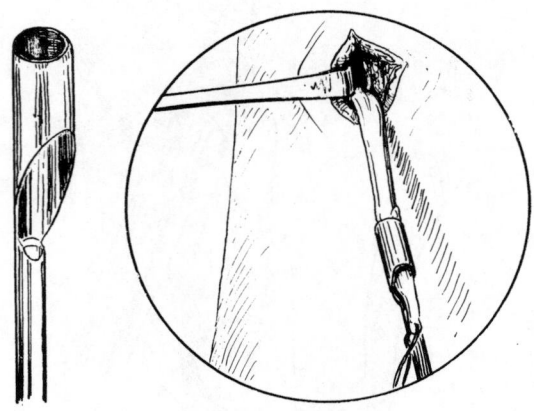

图 61-33　取腱器潜行取腱

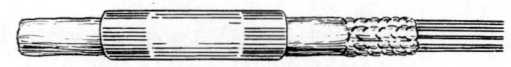

图 61-34　测量植入腱直径

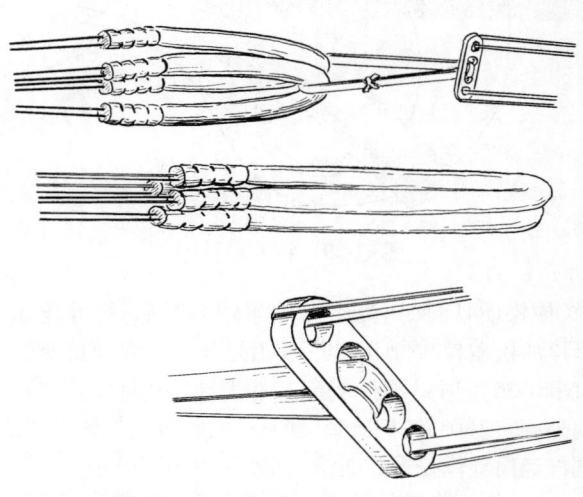

图 61-37　内置纽扣悬吊带长的制备

7

4. 移植物植入　纽扣两侧穿牵引线经带尾孔的牵引针由胫骨隧道引入，通过股骨隧道经皮引出，拉紧纽扣两侧牵引线，使纽扣平置于股骨外侧皮质，骑跨于股骨隧道口〔图61-38〕。胫骨端拉紧，纽扣起到固定作用，屈膝30°，拉紧胫骨端隧道内移植物牵引线，将牵引线分成两组，打结固定于隧道外口的横跨固定板上〔图61-39〕。

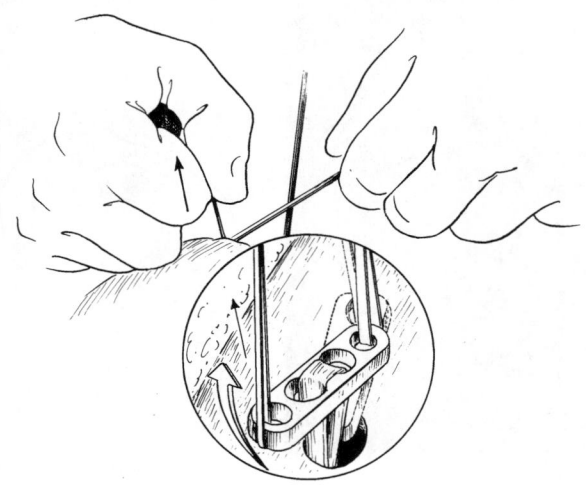

图61-38　股骨端悬吊固定方式

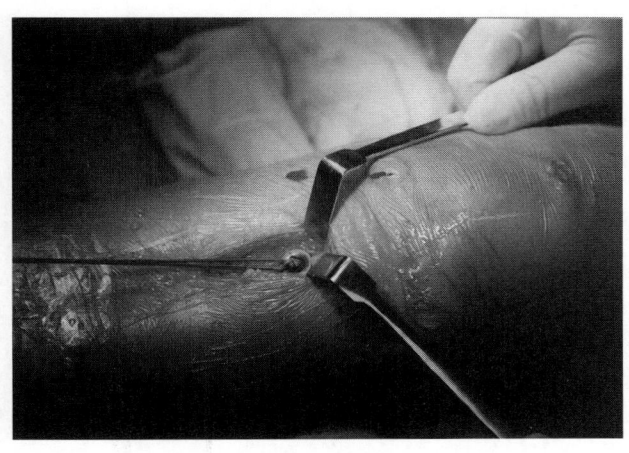

图61-39　胫骨端悬吊固定方式

5. 术后处理　同B-PT-B重建方法。

【术后注意事项】

取B-PT-B时尽可能使用微型摆锯，以防止髌骨骨折；界面挤压螺钉拧入股骨隧道应注意避免过度向后方挤压，以防造成后壁骨折，并注意螺钉切割肌腱导致断裂；取腘绳肌腱不能暴力使用取腱器，使肌腱切割断裂；股骨隧道的测量必须准确，需保证骨道内植入肌腱不少于15mm。

第六节　关节镜下后交叉韧带重建术

后交叉韧带损伤较之前交叉韧带损伤少见，临床多见于车祸，特别是摩托车的意外损伤。随着对后交叉韧带解剖、生理、生物学特性以及其对膝关节功能影响的研究，对后交叉韧带完全撕裂，早期进行重建已形成共识。近年来，后交叉韧带重建器械的发展完善，关节镜下后交叉韧带重建能够取得非常理想的效果。后交叉韧带重建材料的选择同前交叉韧带的选择相同，手术方式分为单束重建和双束重建两种。

【手术步骤】

一、骨-髌腱-骨单束重建后交叉韧带

1. 体位　平卧位，屈膝90°，悬垂。

2. 诊断性镜检　前内、外侧入路，常规行关节镜检查。仔细探查后交叉韧带损伤情况，前交叉韧带有无合并伤，内、外侧半月板及软骨情况，对半月板及软骨损伤镜下一期行相应处理，对后交叉韧带残端予以适当清理、修整，并尽可能保留残存的后交叉韧带纤维束。

3. 取骨-髌腱-骨　髌骨尖至胫前结节纵切口，解剖出髌腱，依据测量切取髌腱中1/3骨-腱-骨复合体，骨块切取的长度，胫骨侧25mm，髌骨侧15mm；厚度胫骨侧10mm，髌骨侧6mm。适当修剪后，两端骨块钻孔，穿入牵引线，测量其穿过的骨道直径，预留备用。

4. 建骨隧道　用胫骨后方剥离器贴胫骨平台后方下缘分离软组织及关节囊，使其与骨面相分离。再将后交叉韧带胫骨定位准确放入后交叉韧带止点附着处（平台缘下10mm处）〔图61-40〕，然后于前方胫前结节内侧1cm处将外导管固定，顺外导管打入定位

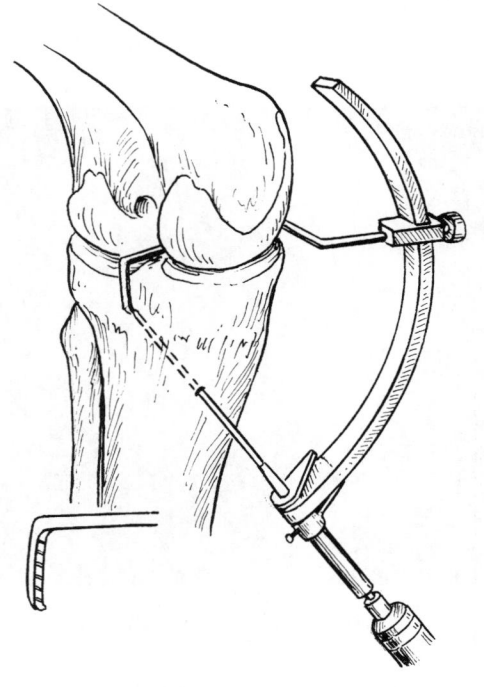

图61-40　后交叉韧带重建胫骨骨道定位

导针,用相应直径的钻头建骨道;再由内侧入口进镜,外侧入路进器械,建股骨隧道,隧道内口定位于后交叉韧带原止点中心略偏前上,距股骨髁软骨缘 8mm 处〔图 61-41〕,先打入导针,再用相应直径的钻头建骨隧道,隧道深度 25～30mm,用骨锉将骨隧道内口打磨光滑〔图 61-42〕,置入牵引钢丝,经牵引钢丝将制备好的移植物由胫骨隧道引入,股骨隧道拉出〔图 61-43〕。调整好骨块在骨隧道内的位置,先将股骨侧用界面挤压螺钉固定〔图 61-44〕,屈膝 30°位,拉紧韧带,用挤压钉固定胫骨侧,术后伸膝位支具固定。

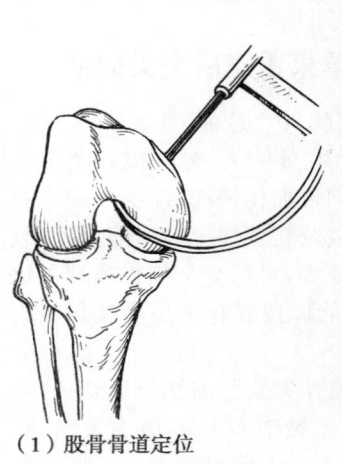

（1）股骨骨道定位

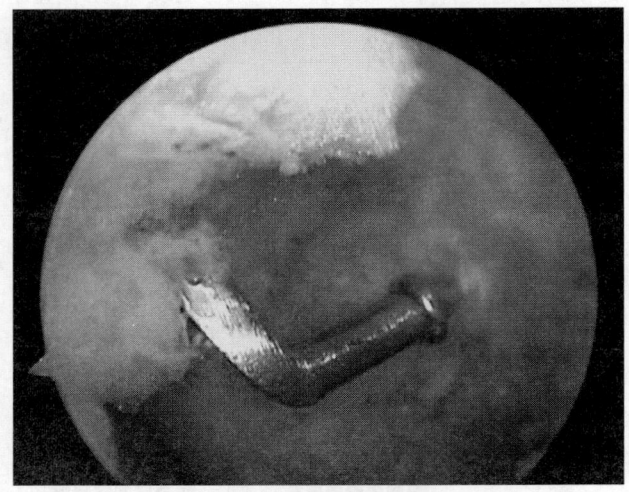

（2）镜下见股骨骨道定位点

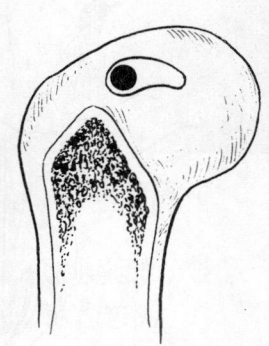

（3）股骨定位点

图 61-41　建骨隧道

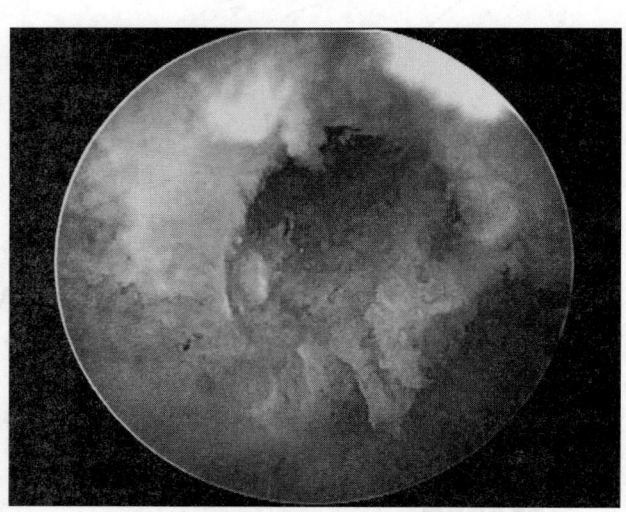

图 61-42　股骨骨道内口缘打磨

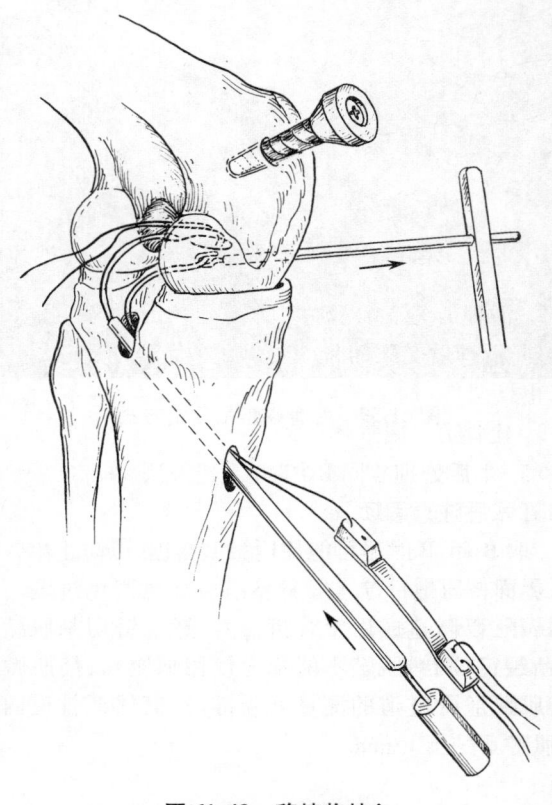

图 61-43　移植物植入

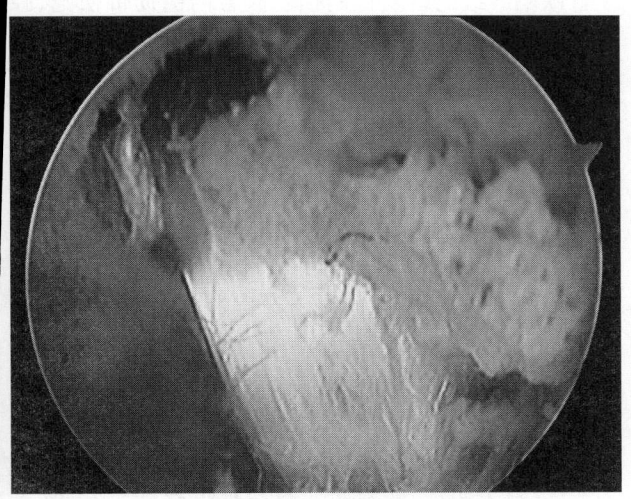

图 61-44 镜下移植腱植入及股骨固定

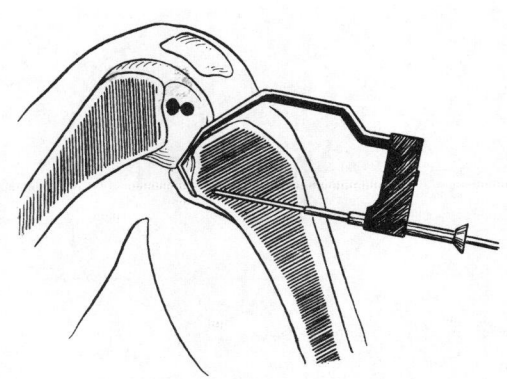

图 61-46 胫骨骨道建立

二、腘绳肌腱(或股四头肌腱)股骨双隧道双束重建后交叉韧带

1. 取腱 胫前结节内侧 15mm 处纵切口,逐层切开显露半腱肌腱和股薄肌腱,游离后用取腱器潜行取出,修剪后两端编织缝合,制备成一端四股,一端为两组双股肌腱〔图 61-45〕。

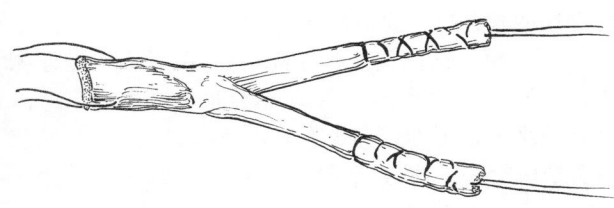

图 61-45 双束植入腱制备

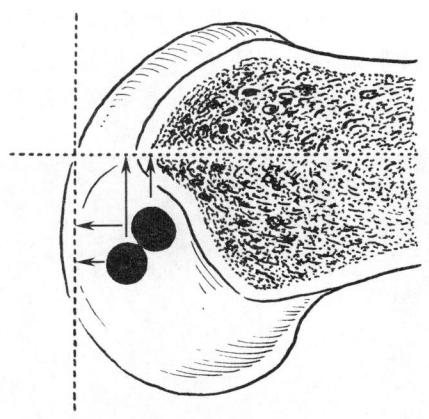

图 61-47 股骨骨道定位点

2. 清理 关节镜下对有损伤的软骨、半月板作相应处理,清理后交叉韧带残端,保留残迹,充分暴露和辨认止点。

3. 建骨道 胫骨隧道的建立同单束重建方法〔图 61-46〕,并用相应的四股肌腱直径骨钻建骨隧道。股骨的隧道内口的定位,屈膝 90°,前外侧束置于髁间窝顶下方 13mm,关节软骨缘后方 13mm(上口);后内侧束置于髁间窝顶下方 20mm,距关节软骨缘 8mm(下口),两隧道内口相距须大于 5mm〔图 61-47〕。准确定位后,经定位器打入导针,顺导针分别用相应的双束半腱肌腱直径和双束股薄肌腱直径的钻头分别建对应直径的骨隧道〔图 61-48〕,骨锉打磨隧道内口至光滑〔图 61-49〕。

4. 植入肌腱、固定 由前内侧入路,经牵引线将四股肌腱端通过胫骨隧道内口引出,双束半腱肌腱端经股骨上口引出,双束股薄肌腱端经由下口引出,调

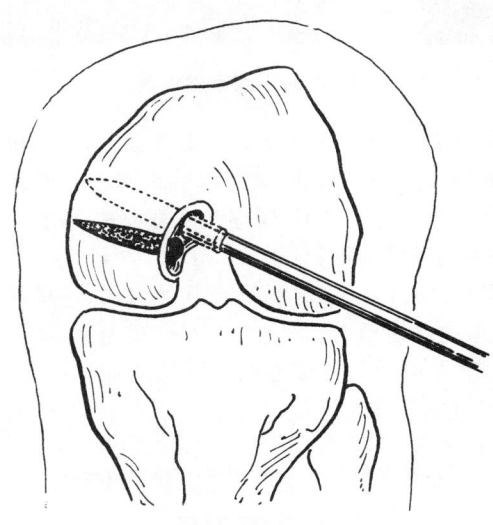

图 61-48 股骨骨道建立

7

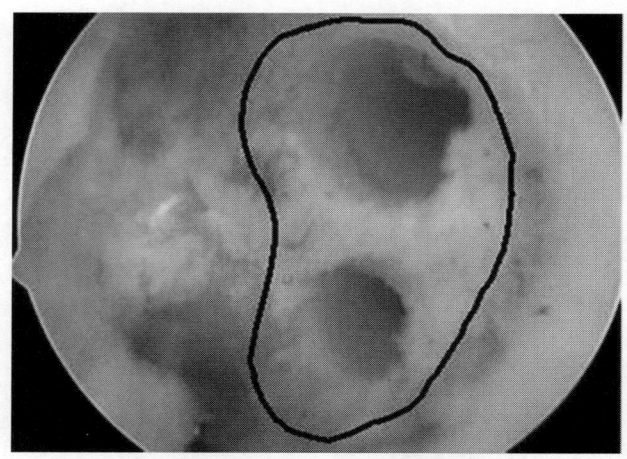

图 61-49　镜下见股骨双束骨道建立

整好肌腱的位置〔图 61-50〕,保证骨道内植入的肌腱部分大于 20mm。胫骨端用悬吊横跨固定板打结固定;拉紧股骨端肌腱,屈膝 90°位上口悬吊接骨板打结固定,下口伸膝位拉紧肌腱悬吊接骨板打结固定。

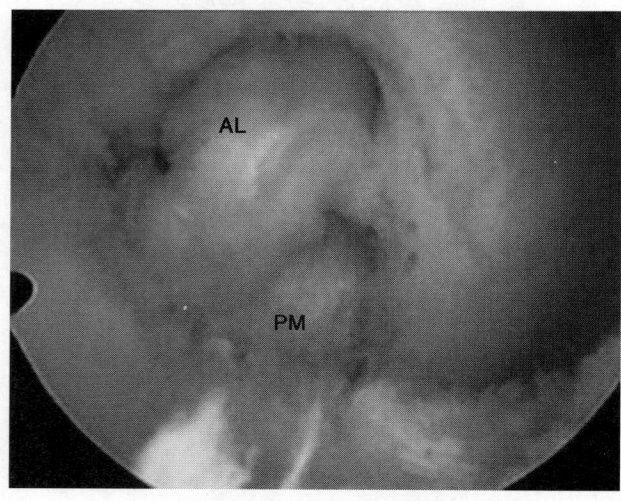

图 61-50　双束腱植入

5. 术后康复　术后伸膝位支具固定,尽可能早地进行股四头肌等长收缩训练,术后 3 周屈膝训练,8 周达到和超过屈膝 90°,12 周逐渐恢复日常活动。

【术后注意事项】

股骨隧道内口一定要位于软骨缘内,不能破坏软骨;隧道内口拐角处(死亡角)要打磨光滑,防止肌腱磨蚀、断裂;胫骨后方隧道内口钻透时应注意保护,以避免损伤血管、神经。

第七节　习惯性髌骨脱位的关节镜治疗

习惯性髌骨脱位多见于学龄前儿童,常为先天性发育缺陷导致的继发性病损。髌骨内侧韧带松弛、胫股关节旋转变位、膝外翻等使得伸膝装置力线发生改变;股外侧肌、外侧支持带挛缩,滑车等发育异常等是诱发脱位的重要因素。长期反复脱位、髌骨运动轨迹异常,最终导致膝关节骨软骨炎,严重影响关节功能。事实证明,调整伸膝装置力线,恢复髌股正常排列,改善髌骨运动轨迹能有效防止髌骨再脱位,有利于股骨髁间沟的发育。完全的习惯性髌骨脱位最可靠的治疗方法就是手术治疗,多种方式联合手术更能有效地防止复发。关节镜技术的应用,减少了手术的创伤,并使手术更趋于简单化,效果更理想。目前治疗习惯性髌骨脱位的手术方式主要有软组织手术和骨性手术两大类。通过关节镜下调整能够取得理想效果,应为首选,严重脱位,软组织调整效果不好,应考虑联合骨性手术。

治疗应尽可能减少并发症,更要考虑患者的长远利益,手术的决策十分重要。

【手术步骤】

一、髌骨外侧支持带松解术

1. 麻醉下检查髌骨内移度小于Ⅰ度。

2. 关节镜检查　观察髌骨滑车状态,关节软骨损伤程度,髌骨向外偏移的程度,屈伸关节动态观察髌骨存在的咬合型半脱位情况。

3. 松解　前内侧入路进镜观察,用射频钩做外侧支持带松解,自髌骨外上缘 2cm,至髌尖下髌韧带旁沿髌骨外缘 1cm 处全层松解〔图 61-51〕,屈伸关节见髌股关节咬合关系改善,髌骨内移大于Ⅰ度,术后结束。

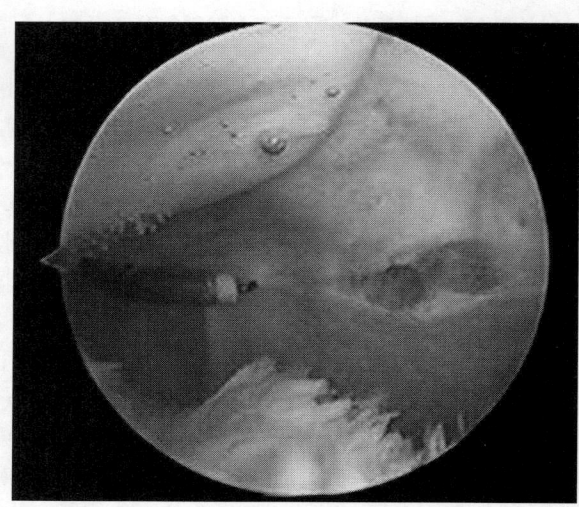

图 61-51　髌外侧支持带松解

二、内侧髌股韧带加强术

1. 半腱肌切取　自胫前结节内侧 15mm 处纵行

切开,分离找到半腱肌腱,用取腱器潜行取出,修剪后两端编织缝合,对折后长度应>7cm,备用。

2. 髌股韧带加强〔图61-52〕　髌内缘小切口,显露髌内缘中段及股骨内髁内收肌结节,用刮匙将髌内缘刮出一浅骨槽,在其凹槽内相距10mm,分别拧入一锚钉,将已制备好的半腱肌腱对折区用锚钉的悬挂线将肌腱固定于髌骨内缘的骨槽内〔图61-53〕。股骨内侧髁内肌结节处钻一直径6mm的骨隧道,将缝合好的肌腱两端经牵引线引入骨隧道内,由对侧拉出肌腱缝合线,拉紧肌腱,屈伸关节,关节镜下动态观察髌股关节对应关系恢复,调整好肌腱的张力,用挤压螺钉固定〔图61-54〕,同时紧缩缝合好内侧支持带和关节囊。

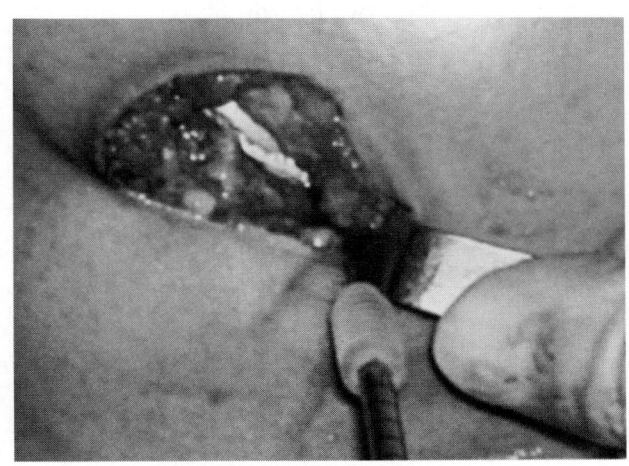

图61-54　内侧髌股韧带重建固定

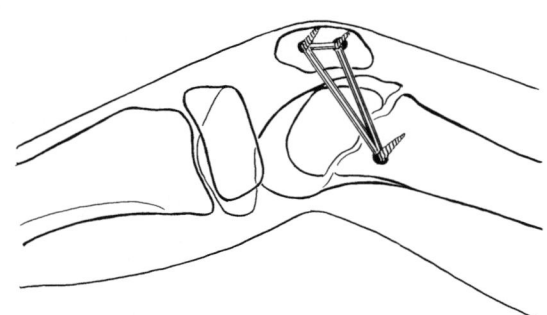

图61-52　内侧髌股韧带重建图示

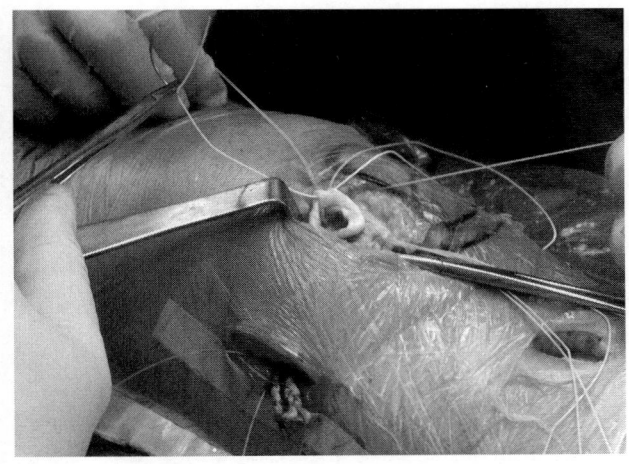

图61-53　内侧髌股韧带重建肌腱植入

三、胫骨结节内移术

1. 显露　胫骨结节外侧缘作一纵向切口,显露胫骨结节及其附着的髌韧带止点,同时显露胫骨结节内侧面〔图61-55〕。

2. 胫骨结节内移　将髌韧带止点附着骨凿一约15mm×15mm的方形骨块,部分游离掀起髌韧带周围的软组织及关节囊、滑膜,将骨块牵向内侧,检查髌骨复位情况,调整股四头肌张力适度,确定髌韧带的新

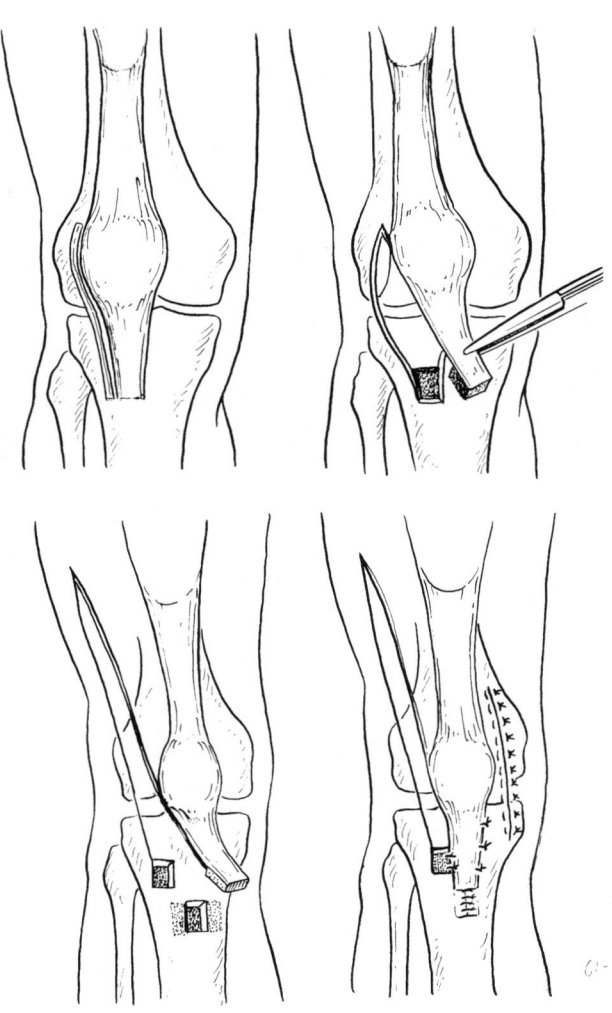

图61-55　胫骨结节内移手术示意

止点,在新止点处凿下一相同大小的骨块,将髌韧带骨块嵌入,并用螺钉固定,髌韧带与周围软组织缝合,最后将凿下的骨块植入缺损处。

7

四、术后处理

伸膝位石膏固定,早期行股四头肌收缩练习。3周始作髌骨向内推移练习,4~6周逐渐开始行膝关节屈伸锻炼。

【术中注意事项】

外侧支持带松解一定要注意患者的髌骨内移情况和伸肌发育情况,松解应包括股外侧肌下端的附着点;髌股韧带的加强应仔细确定等长点,张力过紧,导致最后的关节活动度受限;胫骨结节内移不能使股四头肌过紧,致髌股关节压力过大;术中严格检查软骨退变情况,同时注意患者发育情况,以确定手术指征。

（张羽飞）

第六十二章

截 肢 术

第一节 概　述

截肢是用外科手术的方法切除肢体的一部或全部。确切地讲,截肢是经过一个或多个骨将肢体的一部分切除,而特别将通过关节部位的肢体切除称为关节离断。然而在论述中为了简单起见,截肢这个名词被用于这两种手术。截肢术是一种破坏性极大的手术,术后遗留残疾,影响甚或丧失劳动能力。但对患者生命有威胁的某些肢体的严重疾患,如肢体坏死、恶性肿瘤、无法修复的严重创伤或无法控制的感染等,切除后常可挽救生命。所以,外科医生必须严肃认真地考虑患者全身与局部情况,严格掌握适应证,既不应片面为保留肢体而危及生命,也不应草率决定截肢而造成无辜的残疾。

截肢术可分为闭合性与开放性截肢两种。闭合性截肢是在选定的平面,按设计的皮瓣截肢后一期缝合,疗程短,痛苦少,适用于无感染的肢体,为平时所常用。开放性截肢的伤口不予缝合,利于引流,待伤口愈合后,再在合适平面作二期闭合性截肢,多用于有感染或感染可能性大的情况,常用于战时。

【适应证】

1. 肢体的原发恶性肿瘤,应早期高位截肢。病程早期,病变限于骨内,无远距离转移者可考虑肿瘤段切除,远段肢体再植。

2. 肢体严重感染(例如不能控制的气性坏疽),或药物和一般手术无法控制的化脓性感染并发严重败血症,威胁患者生命,不截肢不足以挽救生命者应及时截肢。

3. 肢体严重而广泛的损伤,无法修复或再植者,须当机立断施行截肢术。

4. 由于动脉血栓形成、血栓闭塞性脉管炎、动脉硬化、糖尿病等原因所引起的肢体供血不足,已有明显坏死者,应截肢。

5. 先天性多指(趾),可以截除。

6. 肢体严重畸形影响功能,而矫形手术无法改进功能,在截肢后穿戴假肢反能改进功能者,可考虑截肢。

【术前准备】

1. 截肢会给患者带来严重的精神和肉体上的创伤,因此,应详细地向患者及其家属解释截肢的必要性和假肢装配及使用中的问题,做好思想工作。如系开放性截肢,尚需说明再次截肢。

2. 开放性截肢后再截肢的患者,最好等待伤口愈合后手术;如未愈合,应先植皮。

3. 除因供血不足以致肢体坏死者外,所有截肢应于截断平面的近心端置充气止血带,以减少失血,保持术野清晰。

4. 一般情况不佳者和高位截肢者,术前应做好输血准备,以防休克。

5. 各种特殊情况,如糖尿病、恶性肿瘤等,应在术前、后用胰岛素或抗肿瘤药物控制。

【麻醉】

肘关节平面以远的截肢用臂丛麻醉;肘平面以近用全麻;下肢选用腰麻或硬膜外麻醉;儿童、少年及精神紧张的成人应用全麻。

【截肢的基本操作】

1. 截肢平面的选择　平面的选择应考虑既符合病情需要,又满足患者将来的功能重建。残留的肢体长度要适宜于装配假肢,能获得最佳功能。一般说来,应尽量保留肢体的长度,对上肢尤应如此;例如膝以下截肢虽仅有较短的残肢,却比膝上截肢的功能为好。然而,根据目前假肢的应用经验,关节下过短的残肢,无法装配假肢,过长的残肢也不利于装配假肢。如小腿下1/3的截肢,残肢虽长,但着力面小,血运不好,穿带假肢容易发生水肿、疼痛和溃疡,最好的平面是小腿中点稍高处。因此,平面选择既要尽量保留肢体长度,又要符合装配假肢的要求。

7

在战时及污染严重者,多行开放性环形截肢术,应尽量保留肢体长度,留待二期修复手术时有选择合适平面的余地。

儿童截肢是一个特殊问题(特别是10岁以下儿童),截肢后,骨骼的生长将使软组织相对不足,常有发生残端溃疡、骨端外露等情况,以致需要再次截肢。常用的方法是在损伤、疾病或畸形部位之上进行关节离断术,就不会发生上述问题。但又应尽量保留肢体长度,为装配假肢准备条件。儿童截肢平面一般宜在中、下1/3交界处(包括小腿)。为避免(或适应)日后骨骼发育可以采取下列措施:

(1) 骨骺软骨可先予以破坏,控制其发育。

(2) 皮下组织与皮肤要比成人多留一些。

从装配假肢的要求来说,成人最适宜的各残肢长度如下:

(1) 前臂残肢:肘下8~18cm〔图62-1(1)〕。

(2) 上臂残肢:肩峰下13~20cm〔图62-1(2)〕。

(3) 小腿残肢:胫骨平台下5~13cm〔图62-1(3)〕。

(4) 大腿残肢:大转子顶点下15~25cm〔图62-1(4)〕。

(5) 手与手指:应尽量保留长度。

(6) 足部:截肢平面最好不超过跖骨基底部〔图62-1(5)〕,否则易引起垂足。超过时应补充施行踝及跟距关节融合术,或距骨切除、胫跟融合术。

2. 皮瓣的处理　应符合以下要求:

(1) 切口瘢痕应该光滑。这就要求预防伤口感染,皮瓣长短合适。过长的皮瓣血运不好,影响愈合,即使愈合,在穿带假肢后也容易发生溃疡,同时也会形成皱褶,易致糜烂;过短的皮瓣会使缝合紧张,导致血运障碍而切口裂开。

(2) 切口瘢痕的坐落不应在穿带假肢后残端负重或经常摩擦的部位,要适应假肢的要求。一般,上肢应使切口瘢痕落在残端正中,前后皮瓣要等长;下肢残端着力点在前下方,因此要求切口瘢痕在后下方,皮瓣要前长后短。可是在股骨上1/3截肢时,皮瓣

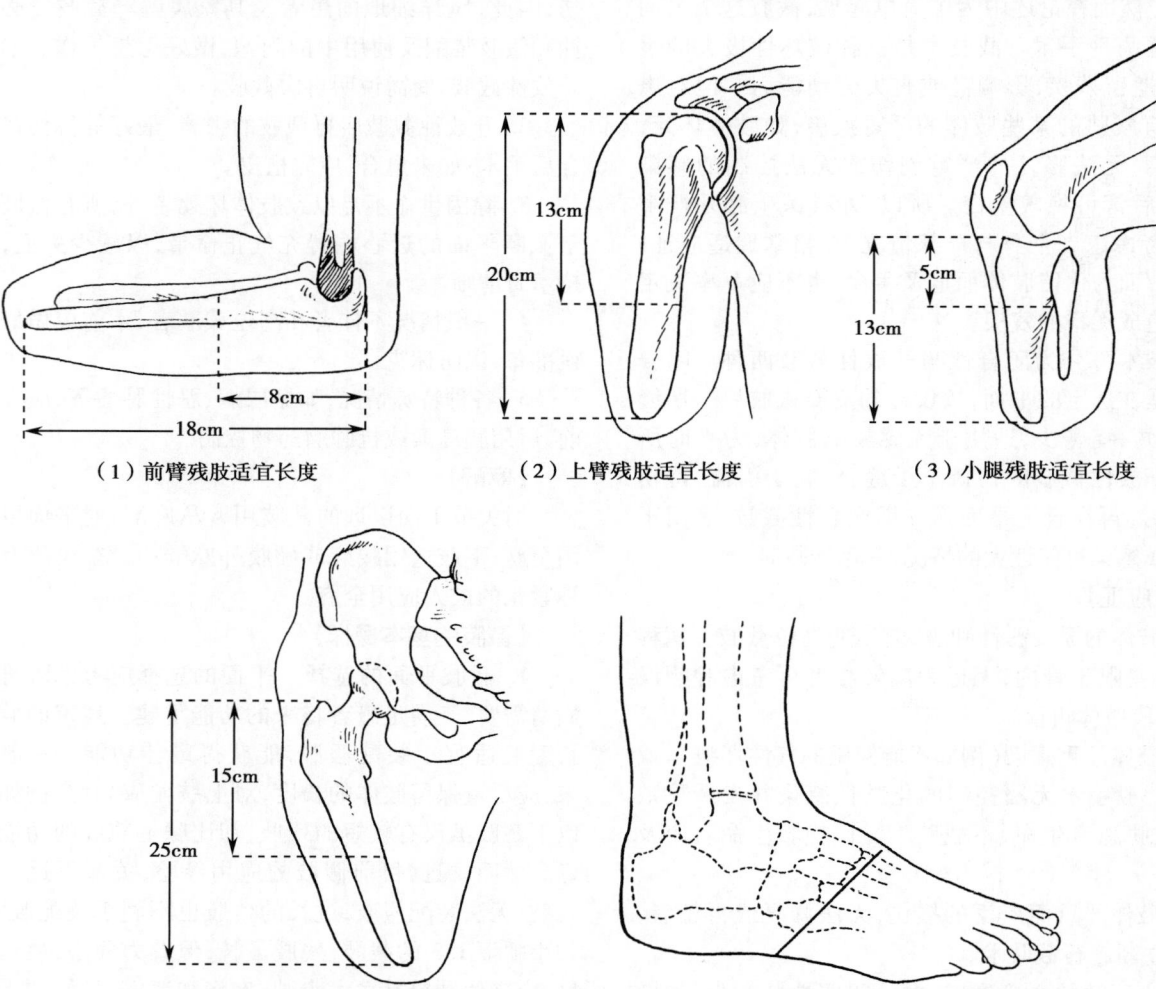

（1）前臂残肢适宜长度　　　　（2）上臂残肢适宜长度　　　　（3）小腿残肢适宜长度

（4）大腿残肢适宜长度　　　　（5）足断面尽量不超过跖骨基底部

图62-1　截肢平面的选择

7

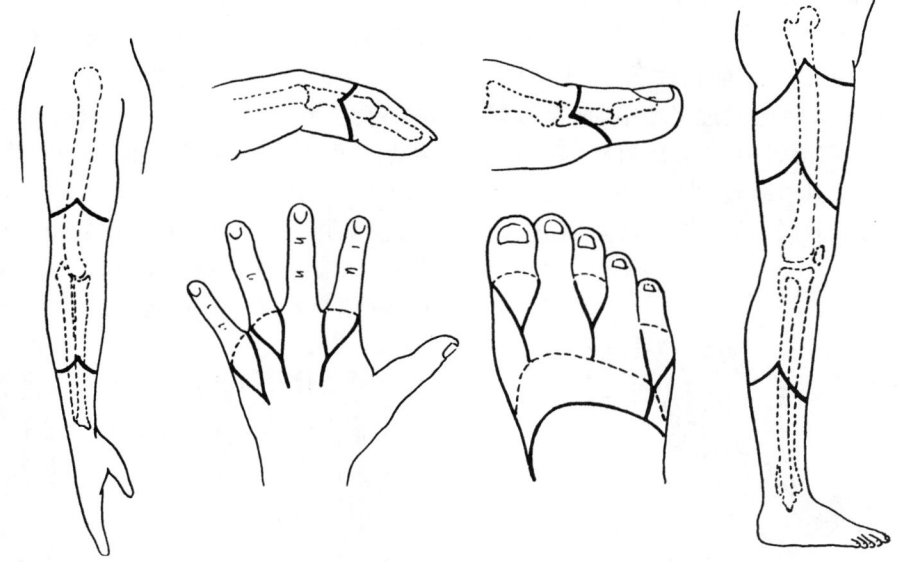

图62-2　各部位截肢的皮瓣设计

应前短后长,使瘢痕落在残端前下方,以免坐位时受压。手、足残端瘢痕应落在其背面〔图62-2〕。

（3）皮瓣需包括皮肤、皮下组织与筋膜,并一起将骨端包住,使残端皮肤和骨端没有粘连,皮肤滑动好,穿带假肢不会疼痛。

皮瓣的设计应在术前完成。前、后皮瓣的总长,应等于截断平面截肢的直径;前、后皮瓣的交接点应位于截断的平面或在截断平面之上。先用甲紫于体表标出截断平面与皮瓣长短形状,然后消毒,进行手术。但应注意:皮瓣设计应留有余地,多余的可以修

整;又不能为了皮瓣的设计要求而牺牲肢体宝贵的长度。皮肤不足时,可通过皮瓣的整形性排列来解决。

皮瓣设计的具体步骤,以大腿下1/3截肢为例,说明如下〔图62-3〕:

（1）用甲紫于体表标出截瘫平面,并用卷尺测定该平面的肢体周径,假设为36cm。

（2）取1/2圆周18cm,于肢体截断平面内、外侧中点标定A、B点;再按截断平面直径（约1/3圆周=12cm）的2/3及1/3,分别标定前、后侧皮瓣的顶点C、D;即前侧皮瓣长度为8cm,后侧长度为4cm。

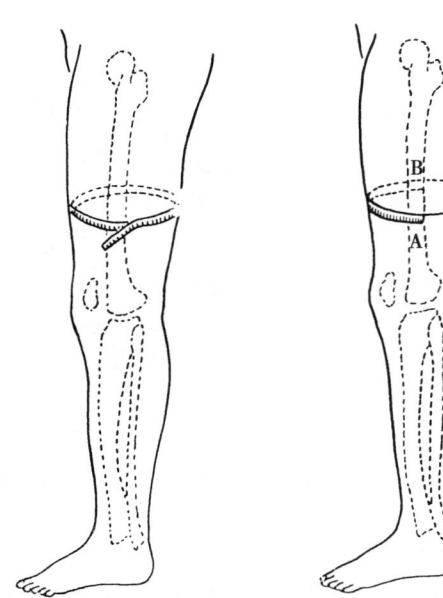

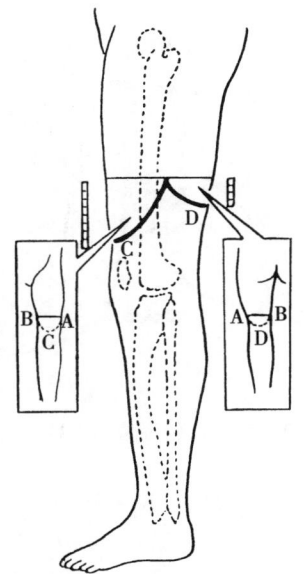

（1）于设计截肢平面测出圆周

（2）取1/2圆周在肢体内、外侧中点定A、B点

（3）取1/3圆周的2/3和1/3定出C、D点,即前、后皮瓣的长度

图62-3　截肢平面皮瓣设计的步骤

（3）弧形对称连接 ACB 及 ADB，形成前侧及后侧皮瓣。

3. 血管的处理　止血必须彻底，以免发生血肿。血肿既影响伤口愈合，又会造成过多瘢痕，使穿带假肢困难。皮瓣形成后应立即找出主要血管，在高于截断平面 1cm 处切断，双重结扎；大的动脉应将近端结扎加缝扎，以防线结滑脱，然后任其自然回缩〔图62-4〕。

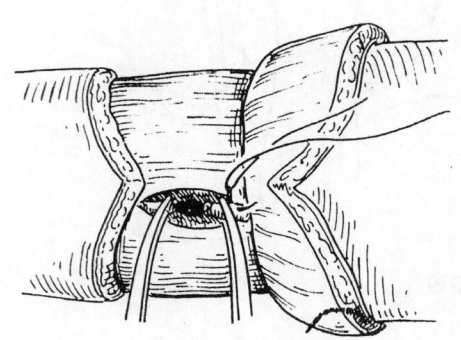

图62-4　大血管应予以结扎后再缝扎

4. 神经的处理　神经切断后，必然形成神经瘤。为避免神经瘤的受压致痛，最好将其断端埋于较高位的肌肉内。分离神经后，于神经近端较高处注入 1% 普鲁卡因 1～3ml，稍加牵引下，在高于截断平面 2～3cm 处用锐利刀片切断神经，断端不需作任何处理，任其自行回缩〔图62-5〕。粗大神经的营养血管需先予结扎，然后才切断神经，否则神经缩回后不好处理。

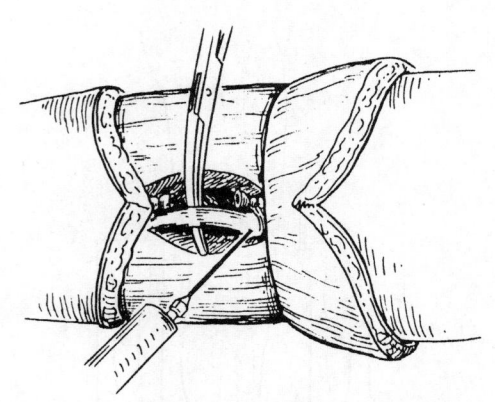

图62-5　神经在断面较高位作普鲁卡因封闭后切断

切断神经时，切忌过度牵引，以免造成神经干内的撕裂伤。不宜用酒精注射，以减少术后残肢痛。如显露神经困难，可以在切断肢体后再处理神经。

5. 肌肉的处理　理想的残肢是圆锥形，有赖于残端肌肉的正确处理。骨残端如以肌肉覆盖，由于失用与着力，肌肉将萎缩及纤维性变，造成残端球样臃肿；

如肌肉切除过短，骨端将会突出。这些都会影响假肢的装配。因此残端不需肌肉覆盖，应在预定截肢平面以下 2～3cm 处斜切至截骨平面，由于肌肉自然回缩，就不会全部停留在锯骨平面而致臃肿〔图62-6〕。但截断平面愈靠近近端，肌肉收缩力愈小，在截肢平面以下肌肉切断的长度可适当缩短。如于骨骼附近有合适的筋膜时（如小腿腓肠肌筋膜），可作成筋膜覆盖骨端。在大腿中段截肢时，可以取前侧一块薄的肌筋膜瓣（厚度不超过 1cm）覆盖。

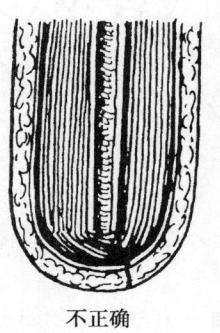
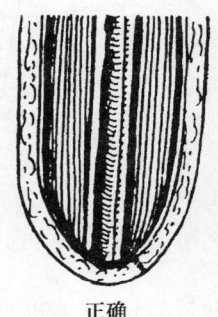

不正确　　　　　　　　　正确

图62-6　残端肌肉处理

肌肉切断的方法是：有止血带时，可用截肢刀一次切断全部肌肉〔图62-7〕；未用止血带时，可在手指控制出血下，逐层切断肌肉。切断的肌肉平面应力求平齐。两种方法均要求用力均匀，以免肌肉产生不平衡收缩，使肌肉断端长短不一。肌肉的血管丰富，应予彻底止血。小的渗血可用热盐水纱布热敷 2～3 分钟，活动性出血应一一结扎。

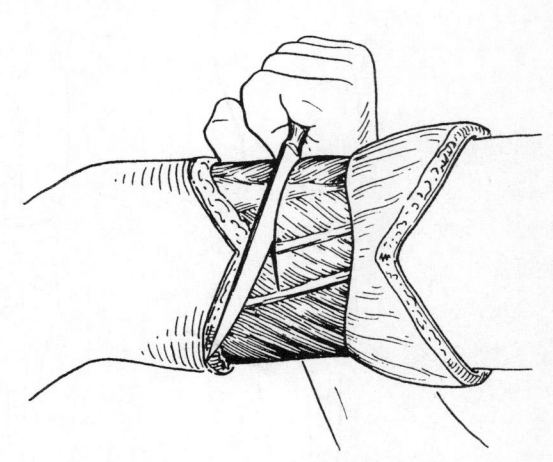

图62-7　用截肢刀一次切断全部肌肉

6. 骨端的处理　在预定截骨平面整齐地环形切开骨膜，然后用骨膜剥离器将远侧骨膜剥离 1～2cm，近端骨膜不要损伤，以免影响骨端的血运或日后形成骨刺，引起疼痛。然后，用截肢保护器或纱布垫妥善保护软组织，沿近端骨膜边缘垂直锯断骨骼，截除病肢〔图62-8〕。再将骨的棱角凿除、锉平〔图62-9〕，以免皮肤受到骨嵴的压迫。髓腔内不需作处理，有出血时可以用纱布压迫或骨蜡、吸收性明胶海绵止血。

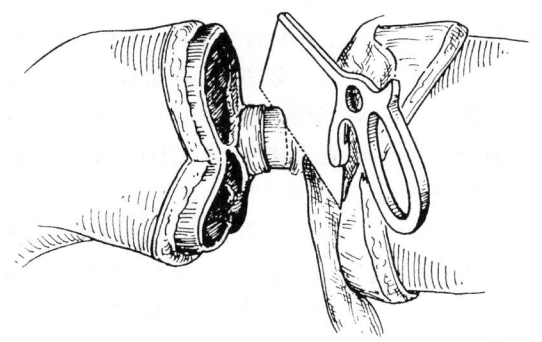

图62-8　剥离远端骨膜后，垂直于骨的纵轴锯断

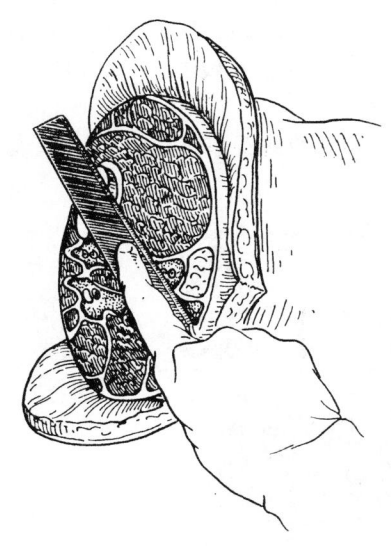

图62-9　锉钝骨缘

7. 残端的检查、处理及缝合

（1）松开止血带，结扎所有出血点，彻底止血。再于残肢近端加压〔图62-10〕，检查主要血管的结扎是否可靠。

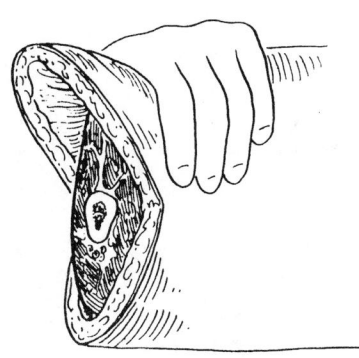

图62-10　在截肢平面近端加压，检查止血情况

（2）比较骨断面和肌肉回缩的断面是否在同一平面。如肌肉比骨断面长，应切除多余的肌肉；如骨断面比肌肉长，则应缩短骨端，以免骨端突出，压迫残端皮肤。但应尽量避免发生这种情况。

（3）翻下皮瓣，稍加牵引，检查皮瓣覆盖断面的长度是否合适〔图62-11〕。如皮瓣太长，应适度修短，以免将来形成皮肤皱褶，在残端滑动，影响穿带假肢。如皮瓣太短，也不可勉强缝合，以免张力太大影响切口愈合，甚至引起皮肤坏死。对于皮瓣太短的处理比较困难，如残肢长度足够，可再切除少许软组织及骨骼，然后缝合；如残肢长度不可能再缩短，只可考虑皮瓣转移。

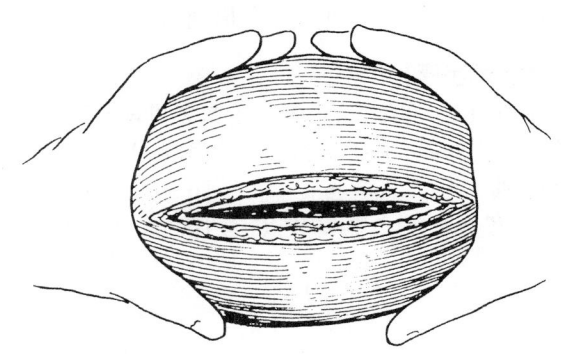

图62-11　翻下皮瓣，稍加牵引，检查皮瓣是否合适

（4）检查一切妥善后，冲洗断面，清除所有的骨屑，放置橡皮引流条或负压引流管后缝合深筋膜及皮肤〔图62-12〕。最后加压包扎，以消灭死腔，防止血肿形成，一般在手术后48～72小时拔除。

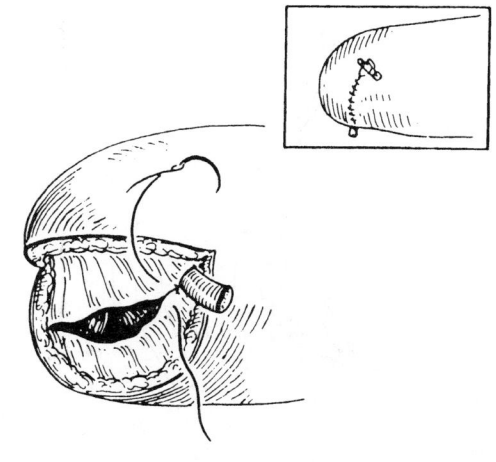

图62-12　置引流条后缝合深筋膜

缝合皮肤时，如发现有角状多余（又称"猫耳朵"），应楔形切除、修整、缝合〔图62-13〕。

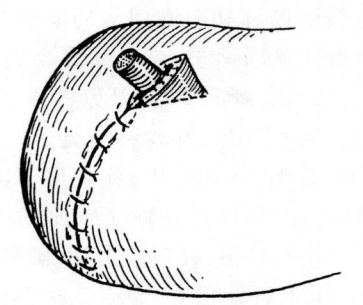

图 62-13　楔形切除"猫耳朵"后缝合

第二节　上肢截肢术

一、前臂截肢术

【手术步骤】

1. 体位　仰卧位,患侧躯干缘尽可能靠近手术台边缘,病肢外展,平展于另一小手术台上。上臂置充气止血带。

2. 设计皮瓣　腕关节以上的截肢,前、后皮瓣应等长,各等于截断平面直径(约 1/3 圆周)的 1/2,前后皮瓣的交点在截骨平面内、外侧中点,使切口瘢痕正好落在残端的正中〔图 62-14(1)〕。于体表标出皮瓣切线及截断平面。切开皮肤、皮下组织及深筋膜,于筋膜下分离,上翻皮瓣至截断平面〔图 62-14(2)〕。

3. 切断血管、神经　分离尺、桡动脉及正中神经、尺神经,常规处理后切断。注意在不同的截断平面,血管、神经的解剖位置会有差异。不同断面的血管、神经位置见肢体横断面图。

4. 截肢　于截断平面下 2cm,用截肢刀与骨垂直,环形切断肌肉,于肌肉回缩的平面,保护近侧肌肉后切开骨膜,锯断尺、桡骨,截除病肢,锉平骨缘〔图 62-14(3)〕。

5. 处理残端　松开止血带,彻底止血。再于近端加压检查血管的结扎牢靠〔图 62-14(4)〕后,即可冲洗断面,修整肌肉与皮瓣长度,置胶皮引流后缝合深筋膜及皮瓣,最后加压包扎残端〔图 62-14(5)〕。

【注意事项】

1. 前臂理想的截断平面是中、下 1/3 交界处。前

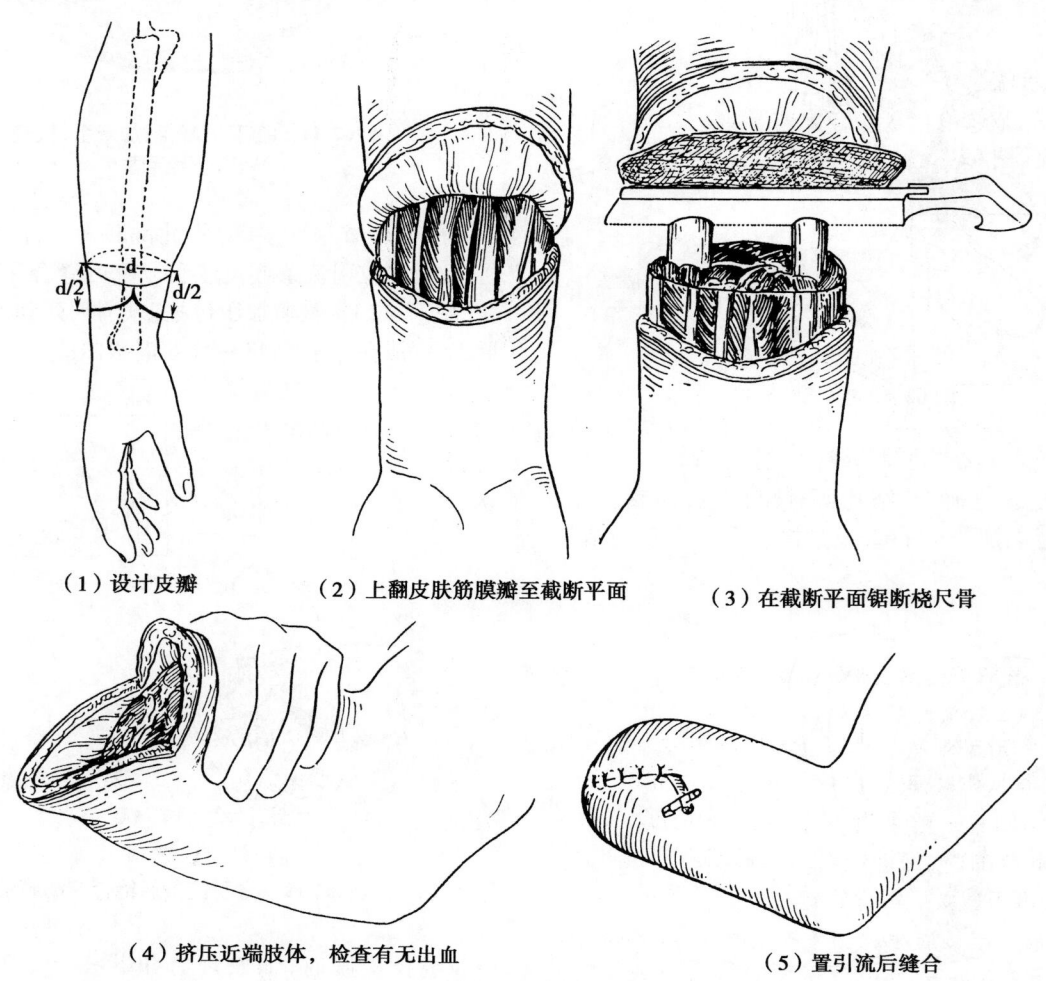

（1）设计皮瓣　　　　（2）上翻皮肤筋膜瓣至截断平面　　　　（3）在截断平面锯断桡尺骨

（4）挤压近端肢体,检查有无出血　　　　　　　（5）置引流后缝合

图 62-14　前臂截肢术

臂下 1/3 的截肢,皮瓣供血将会不足,残端易发凉、青紫,不宜装配假肢。

2. 骨间血管不易预先显露和结扎,因此,在截除肢体松开止血带后,应先处理骨间血管,以减少失血。

3. 术中如发现桡、尺骨互相靠拢,特别是儿童截肢,应用薄肌瓣覆盖骨端,以防交叉愈合,影响前臂旋转功能。

【术后处理】

1. 断肢由于疼痛引起的肌肉痉挛和关节屈曲,可发生缝线撕裂或关节挛缩。术后宜用夹板固定于功能位,用三角巾悬于颈部,次日可离床活动。待不痛后,应鼓励早期功能锻炼。

2. 床旁预先备好止血带。术后密切观察,如有大出血,应立即上止血带临时止血;然后手术探查处理。

3. 注意局部有无感染的发生。局部疼痛,全身发热,应检查切口,并作相应处理。如伤口无分泌物,于手术后 1~2 日拔除引流管。

4. 一般在术后 10~14 日拆线。

二、上臂截肢术

【手术步骤】

1. 体位、皮瓣设计 同前臂截肢术。切开及筋膜下分离皮瓣〔图 62-15〕。

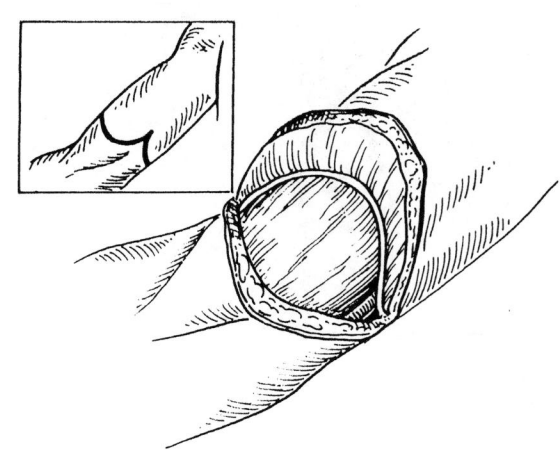

图 62-15 右上臂截肢的皮瓣设计

2. 处理神经、血管 在肱二头肌内缘分离出正中神经、肱动静脉和尺神经,其位置因平面不同而异,按常规方法切断。一般上臂残肢的适宜长度为 13~20cm。在此范围内,桡神经已绕向肱骨后外侧,难以预先分离,可于截肢后再行处理。

3. 截肢 于截肢平面下 1~2cm 环形切断肌肉。如系上臂下 1/3 截肢,可将肱三头肌腱自鹰嘴分离为腱膜瓣以覆盖骨端。于肌肉回缩的断面切开骨膜,锯

断肱骨,截除病肢。处理桡神经。于肱骨和肱三头肌间找出肱动静脉,双重结扎。

松开止血带,彻底止血,置胶皮片引流后缝合筋膜和皮肤。

【注意事项】

1. 上臂截肢时应尽可能保留残肢长度,理想的截断平面是肱骨髁上。

2. 前臂内侧皮神经相当粗大,易与其他神经混淆,术中须仔细辨认。

3. 如截肢平面太高,难以应用止血带,在处理血管及切断肌肉时,助手应于腋窝加压,以防止意外和减少出血。

【术后处理】

1. 术后应及早锻炼残肢的外展和上举功能,以防顽固性残肢内收。

2. 其余同前臂截肢术。

三、肩关节离断术

【手术步骤】

1. 体位 患者仰卧,于术侧肩背部及臀部下垫以沙袋,使患者躯干与手术台成 45°。患者面部转向健侧,使术侧肩部充分暴露。

2. 形成皮瓣 自肩胛骨喙突开始,沿三角肌前缘下行,至三角肌止点弧形向后,再沿三角肌后缘上行,至腋窝皱褶顶点。外展病肢后,沿腋窝皱褶连接三角肌前、后缘的切口近端〔图 62-16(1)〕。

3. 切断血管、神经 切开皮肤、皮下组织及筋膜。先于三角肌前缘找出头静脉并予结扎、切断,再切断胸大肌在肱骨的止点,将肌肉拉向内侧。于喙肱肌及肱二头肌短头的联合肌腱内侧钝性分离和显露神经血管束,按常规切断和处理腋动静脉、正中神经及肌皮神经〔图 62-16(1)〕。将血管、神经近端拉向胸小肌之下,再切断喙肱肌及肱二头肌的长、短头。

4. 切断外旋肌群 分离三角肌,在其止点处切断,并将其向上翻转,显露肩关节。再将上臂极度内旋,于肌肉起点切断肱三头肌长头,切断小圆肌、冈下肌、冈上肌等外旋肌群的止点及后侧关节囊〔图 62-16(2)〕。

5. 切断内收肌群 将上臂极度外旋,于肌肉止点切断背阔肌和大圆肌,切断肱三头肌的外侧头起点及前侧关节囊,即可截除病肢〔图 62-16(3)〕。

6. 缝合 将切断的肌肉填入肩胛盂内,互相缝合。将三角肌翻下后对合皮肤切口,观察肩峰如过分突出,应切除部分肩峰,然后将三角肌缝合于肩胛盂下方。间断缝合筋膜和皮肤,于切口后下方置负压引流〔图 62-16(4)〕。

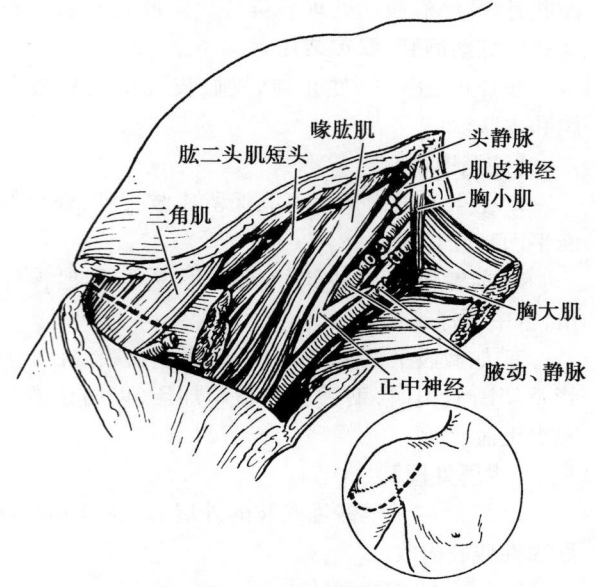

（1）切断胸大肌，显露和处理血管、神经

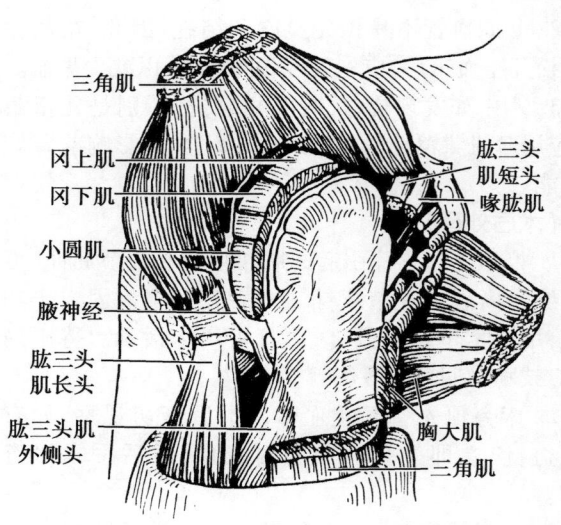

（2）切断三角肌上翻，显露肩关节，内旋上肢，切断外旋肌群

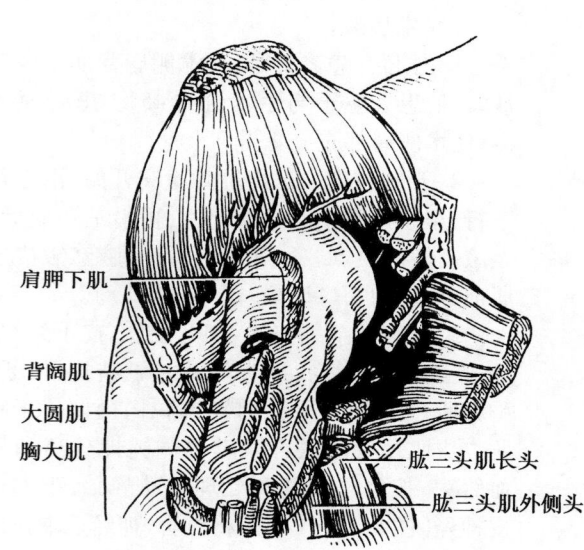

（3）外旋上肢下切断内旋肌群、关节囊，截除病肢

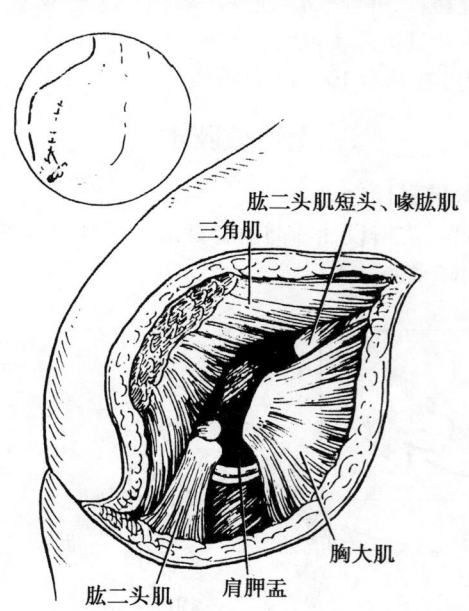

（4）缝合肌肉断端，置低位置引流条

图 62-16 肩关节离断术

【注意事项】

1. 切开前侧皮肤时不要用力过大，以免切得过深而损伤头静脉。

2. 分离神经血管束时，操作应轻柔细致，以防损伤。打开血管神经鞘时，首先见到正中神经，其下是腋动脉。万一分破血管大出血时，术者应保持镇静，可立即压迫血管近端制止出血，清除术野积血，找出损伤部位，将其分离、结扎后切断。

【术后处理】

同上臂截肢术。伤口内宜用胶管负压引流，于术后 48～72 小时拔除。

四、肩胛带离断术

【手术步骤】

1. 体位 侧卧位，患侧在上，固定躯干。

2. 切口 切口大，应分二期进行。先后侧（颈肩胛）切口，起自锁骨内端，沿该骨向外，绕过肩峰达腋后皱襞，继而沿肩胛骨腋缘向下之下角下，弯向脊柱旁 5cm 处；第二期前（胸腋）切口，起自锁骨中段，沿三角肌、胸大肌间沟外缘下行，越过腋前皱襞向后下至肩胛骨腋缘的下 1/3 处与后切口连接。上述切口宜先用亚甲蓝在皮肤上做好标志［图 62-17］。

3. 切断后侧肌肉　先切开后切口,骨膜下分离锁骨中、外段,翻开后侧皮瓣。沿肩胛骨脊柱缘钝性分离、切断背阔肌,斜方肌,肩胛提肌,菱形大、小肌,前锯肌和肩胛舌骨肌。边切边止血、结扎(或缝扎),注意处理锁横和肩胛横动脉分支。切前锯肌时应将肩胛骨翻开识别〔图62-18〕。

4. 处理神经、血管　于锁骨内段用线锯锯断,切断锁骨下肌。将上肢垂向前下,即可见到被牵伸的臂丛神经和锁骨下动、静脉,分别按常规处理、切断,任其回缩〔图62-19〕。

5. 前切口和切断前侧肌肉　作前切口,翻开前侧皮瓣。显露和分离胸大、小肌,并分别于其肱骨和喙突的止点近处切断,患肢即可离断〔图62-20〕。

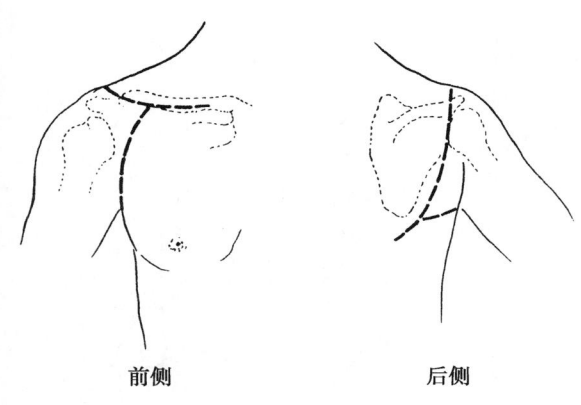

前侧　　　后侧

图62-17　皮肤切口

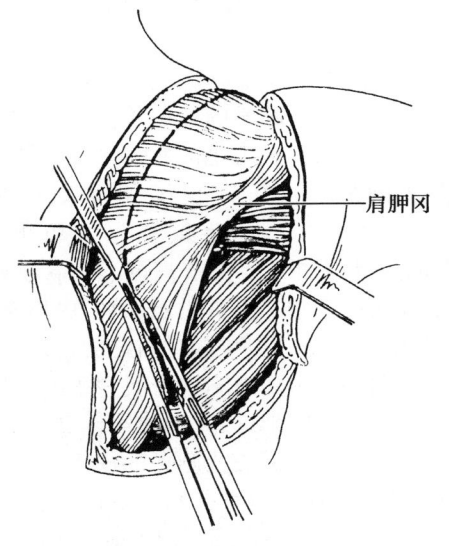

肩胛冈

(1)切断斜方肌

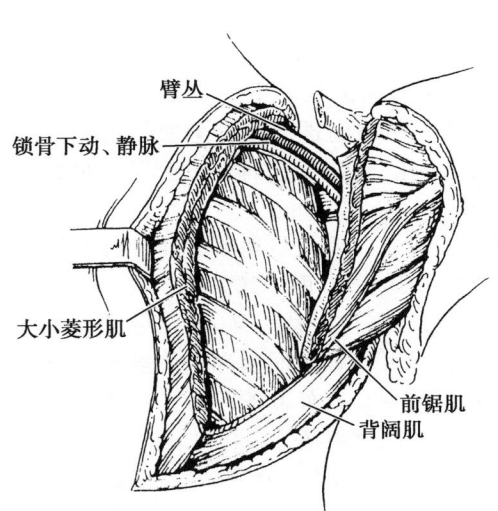

臂丛
锁骨下动、静脉
大小菱形肌
前锯肌
背阔肌

(2)切断后侧肌肉,锯断锁骨,显露神经、血管

图62-18　切断斜方肌、后侧肌肉,锯断锁骨,显露神经、血管

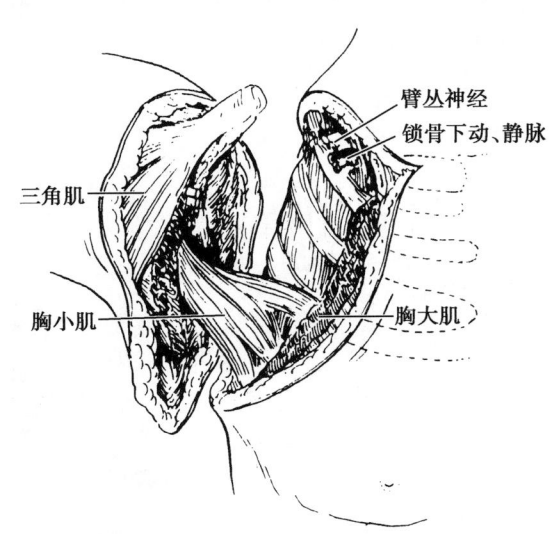

臂丛神经
锁骨下动、静脉
三角肌
胸小肌
胸大肌

图62-19　切断胸大肌和背阔肌

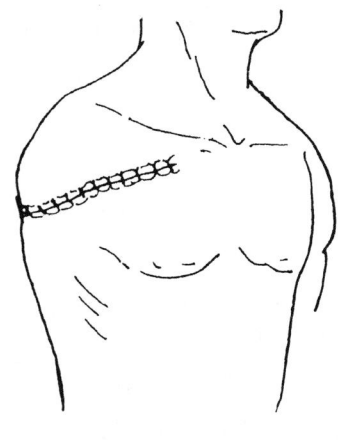

图62-20　缝合切口

6. 缝合　冲洗伤口,彻底止血后,置负压引流管,将前后游离肌端缝合覆盖侧胸壁。然后分层缝合,加

压包扎伤口。

【注意事项】

1. 处理后、前切口与深层组织应边切边止血,以减少出血。但切口大,失血仍较多,术中多需 800ml 血液备用。

2. 分离和切断组织时,助手应将病肢顺肌纤维方向牵开配合,有利于术者识别组织和进行手术。

【术后处理】

同肩关节离断术。

第三节　下肢截肢术

一、足部截肢术

【手术步骤】

1. 足趾截肢　切口采用长的跖侧和短的背侧皮瓣,骨的短缩应准许在无张力下软组织覆盖。分离屈、伸趾肌腱,使其回缩到预定截骨平面的近端。分离切断趾神经,结扎并切断趾血管,在选定平面截骨并将骨面锉平。

2. 跖趾关节离断　应该将切断的伸趾肌腱移位固定到背侧的关节囊上,有助于跖骨头抬高。在踇趾的跖趾关节离断,为防止籽骨后移,则应尽可能保留近节趾骨基底部,或用屈踇短肌腱固定。第 5 趾的跖趾关节离断术,为了保持足外侧的圆滑外形和减少外侧皮肤受压以致破溃,应将跖骨头切除。

3. 足趾列截肢　分为边缘趾列截肢,多趾列截肢和中央趾列截肢。根据情况跖骨基底部可保留部分,或将肌腱附着点移位,以保持足的力量〔图 62-21〕。

4. 经跖骨截肢　跖侧长、背侧短的皮瓣,跖侧瓣要包括皮下脂肪及足底肌肉层。在跖趾关节处去掉足趾,并于预定的截骨水平将跖骨横断。神经在近

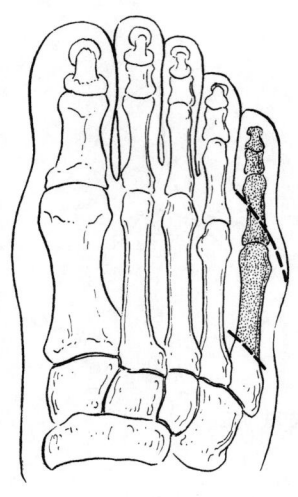
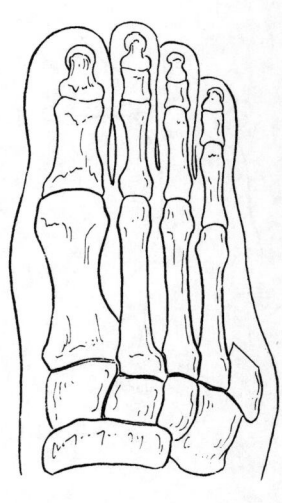

图 62-21　足趾列截肢

端分离切断,牵拉肌腱切断,使其回缩到足内。用跖侧皮瓣覆盖骨端。跖骨的残留长度是非常有价值的,因此手术前要认真考虑足的肌力平衡问题,特别要注意跟腱的问题,有时需要进行跟腱延长〔图 62-22〕。

5. 中足截肢　中足截肢包括跖跗关节离断(Lisfranc 截肢)和中跗关节离断(Chopart 截肢)。中足截肢使足的正常三点负重被破坏,由三点负重变成只有足跟部位的一点负重,对站立的稳定性产生极大影响。此两种手术如果不进行肌力平衡,则后期一定会造成足的马蹄畸形,因此术前需认真考虑肌力的平衡问题。均采用跖侧长背侧短的皮瓣,只是截肢的部位不同,进行伸肌移位时有差异〔图 62-23〕。

6. 后足截肢　Boyd 截肢和 Pirogoff 截肢。

Boyd 截肢做一个较长的跖侧皮瓣和一个较短的背侧皮瓣。经过跗骨间关节截除前足。它包括距骨切除,跟骨上移,行胫骨下端与跟骨融合术。其跟骨的距面要与地面平行〔图 62-24〕。

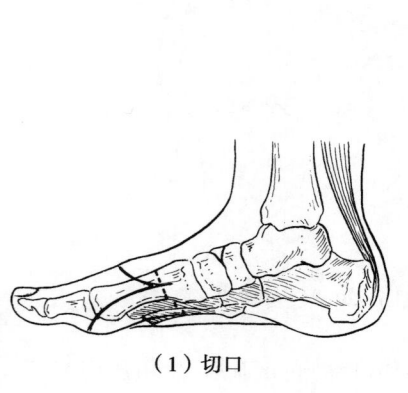
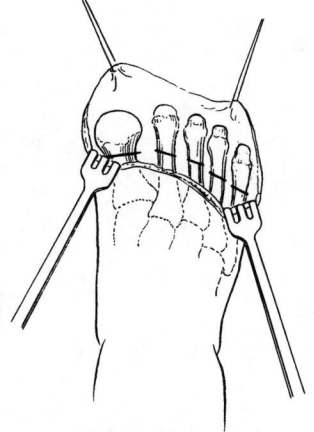
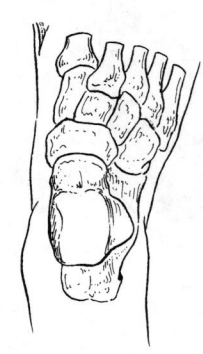
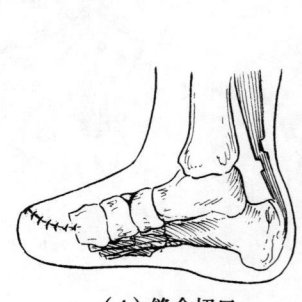

（1）切口　　　　　（2）足背侧截骨平面　　　　　（3）足跖骨截骨平面　　　　　（4）缝合切口

图 62-22　经跖骨截肢

7

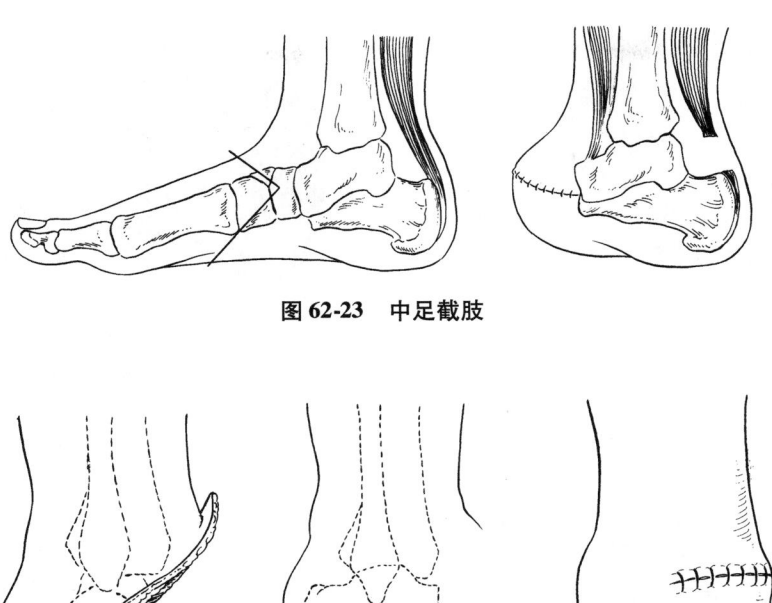

图 62-23　中足截肢

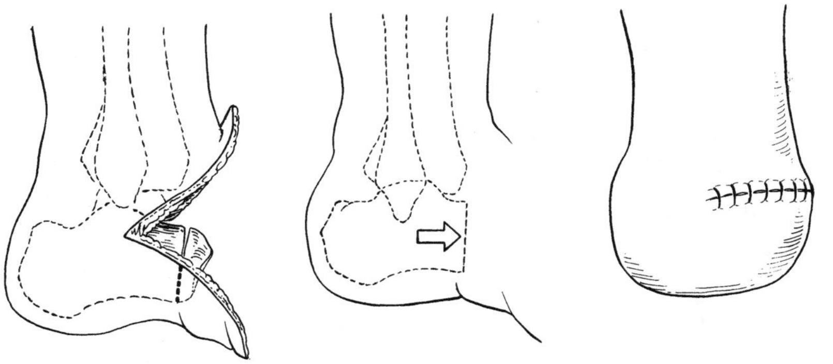

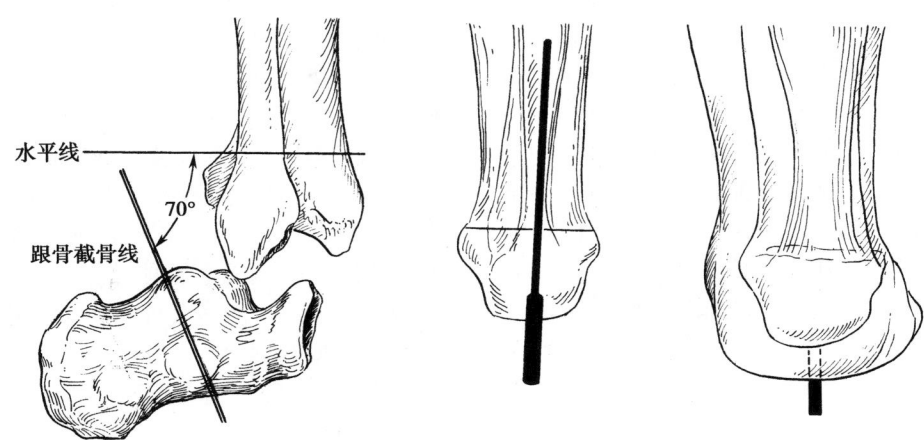

图 62-24　Boyd 截肢

Pirogoff 截肢是将胫骨与部分跟骨固定,即跟骨前半部切除,剩余的后半部分与足跟皮肤一并向前上方 90°与胫骨远端关节面垂直,行融合术〔图 62-25〕。

7. 部分跟骨切除　切除跟骨后部隆突。从距下关节的后缘到跟骰关节的下角沿一条直线,用截骨刀将跟骨整个后突切除,石膏托固定在马蹄位〔图 62-26〕。

图 62-25　Pirogoff 截肢

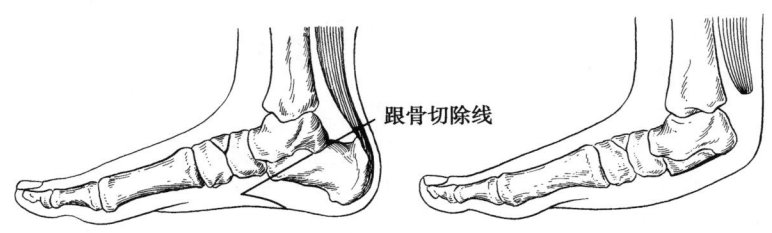

图 62-26　部分跟骨截肢

二、小腿截肢术

【手术步骤】

1. 体位　仰卧位，小腿下稍垫高。

2. 切口　皮瓣设计可以是前后等长的，前长后短的，小腿后方加长的肌皮瓣或根据实际需要的非典型皮瓣。沿切口全层切开皮肤，上翻皮瓣至截肢平面〔图62-27〕。

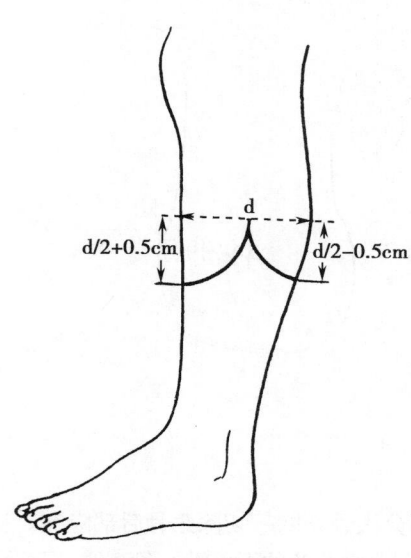

图 62-27　皮瓣设计

3. 切断小腿前外侧组织　在截断平面结扎、切断大隐静脉。在胫前肌及伸趾长肌间分出胫前血管及腓深神经；再于腓骨短肌及伸趾长肌间找出腓浅神经，按常规切断处理，环形切断肌肉。

4. 截骨　小腿理想的截断平面是胫骨平台下13cm。判定可用下列两法：切开前侧皮瓣时，在其最低点一直切至胫骨前的骨膜，划出痕迹，由此向上测量；或自胫骨平台前内缘向下测量。于设计平面锯断胫骨，腓骨在高于胫骨断面3cm处截断。病肢即可断离。

5. 处理胫后血管、神经　于胫后肌后侧分出胫后血管、神经和腓骨血管，分别按常规处理。松开止血带，彻底止血。

6. 处理骨端　小腿截肢术中对骨端的处理有其特殊性。胫骨呈三角形，为防止皮下骨棱突出，压迫皮肤，在胫骨前缘应斜形凿去部分骨质〔图62-28〕。较短的小腿残肢，需将腓骨上段全部切除，并切除多余的肌肉，以适应假肢的装配。骨断端锐利缘用锉锉平。

7. 缝合　冲洗伤口，检查无出血，皮瓣合适后，置胶皮片引流，逐层缝合。

【术后处理】

小腿截肢愈短，愈易形成关节屈曲畸形，对此需加用皮牵引或夹板固定。术后及早锻炼伸膝活动。

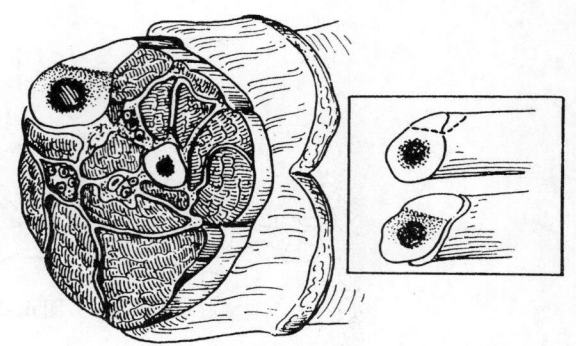

图 62-28　截去肢体后，凿除胫骨前部的棱状突起

三、大腿截肢术

【手术步骤】

1. 体位　仰卧位。

2. 切口　膝上的截肢，切口瘢痕坐落与小腿截肢相同，应处于残端后方。理想的截断平面为大转子顶端以下25cm。皮瓣设计应前长后短（2∶1），皮瓣切口在侧面的交点应超过截断平面（具体步骤见本章概述）。切开后，筋膜下分离，将皮瓣上翻；或分离出厚1cm的股直肌瓣，在与前侧皮瓣等长处切断，随同皮瓣上翻〔图62-29(1)〕。

3. 截除病肢　于截断平面，结扎、切断大隐静脉。于缝匠肌下或内收肌管内分离股动、静脉及隐神经，分别按常规切断、处理。于截断平面下2～3cm处环行切断肌肉直达股骨，在预定截断平面切开骨膜，锯断股骨，离断病肢。

4. 处理后侧血管、神经　在断面的股骨与内收大肌、股二头肌间分出股深动、静脉，双重结扎。再于半腱肌、半膜肌与股二头肌间分出坐骨神经，轻度拉出，在近段注射普鲁卡因，结扎营养血管后切断，任其自然回缩。

5. 缝合　松开止血带，彻底止血，放胶片引流。将股直肌瓣下翻，缝于股骨后面的肌间隔或后侧筋膜〔图62-29(2)〕。间断缝合筋膜及皮肤。近端截肢宜用胶管负压引流。

【注意事项】

1. 如截肢平面较高，无法使用止血带，只能逐步切断肌肉与血管、神经，边切边处理。必要时可由助手压迫腹股沟韧带中点，以控制出血。

2. 股部肌肉丰富，尤以上1/3截肢更为丰富，失血较多，术中应保证输液、输血。

3. 股部残肢装配假肢行走时，残端会上下滑动，因此，皮瓣的松紧度必须适宜。

【术后处理】

对股部中段以上的截肢，术后需用夹板固定髋关节在伸直位，以防髋屈曲挛缩畸形，并早期锻炼髋的过伸活动。其余同前臂截肢术。

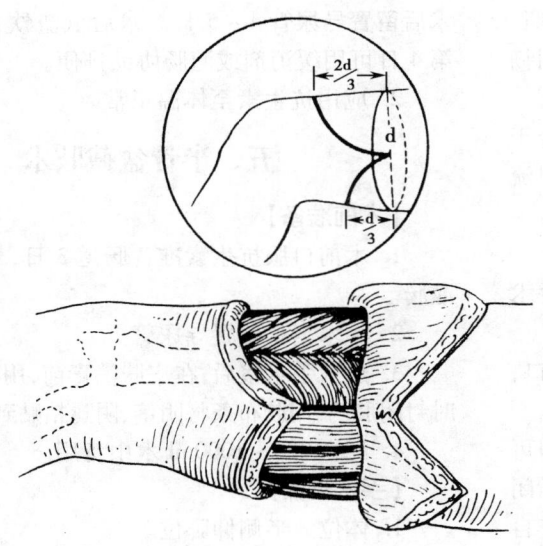
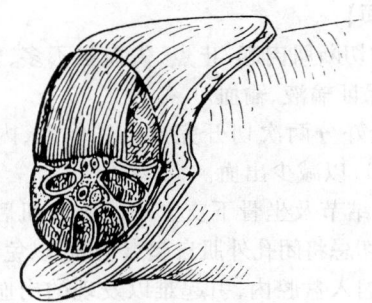

（1）皮瓣设计和切开皮瓣上翻　　　　（2）将股直肌瓣缝于股骨后肌间隔

图 62-29　右大腿截肢术

四、髋关节离断术

【术前准备】

切口靠近会阴部,为避免切口污染,术前应作清洁灌肠和药物肠道准备。

【手术步骤】

1. 体位　仰卧位,术侧骨盆及腰部以沙袋垫高,使髋部离床。将阴茎、阴囊用胶布条粘到对侧下腹部。

2. 切口　切口自髂前上棘开始,垂直向下然后弯向内侧,与腹股沟韧带平行,直至内收肌止点下 5cm,再弧形向后下切至坐骨结节下 5cm,继续向外向下至大转子下 8cm,最后弧形向上,于髂前上棘下方连接到起始切口〔图 62-30（1）〕。按上述切口切开皮肤。

3. 切断前、内侧组织　切开皮肤后向上分离至腹股沟韧带。先分离股动静脉、神经,常规处理后切断。将缝匠肌和股直肌起点切断,翻向远侧。于耻骨下 2cm 处横断耻骨肌。再将大腿外旋,在小转子处切断髂腰肌,翻向近侧。然后自耻骨结节及坐骨下支上切断股薄肌及内收肌的起点。在耻骨肌与闭孔外肌、短外旋肌之间有闭孔血管的分支,需结扎切断〔图 62-30（1）〕。

4. 切断外、后侧组织　切断前、内侧组织后,将大腿内收、内旋,从大转子切断臀中肌、臀小肌附着部。沿皮瓣切口切断阔筋膜张肌,并于股骨臀肌粗隆切断臀大肌止点。将皮瓣及臀肌瓣一起向上翻开,显露并分离坐骨神经,常规处理后切断。再自转子部切断短外旋肌（梨状肌、孖上肌、孖下肌、闭孔内肌、闭孔外肌

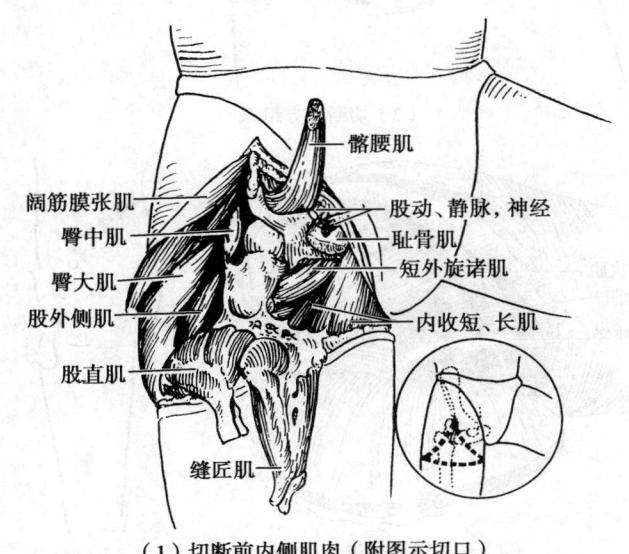
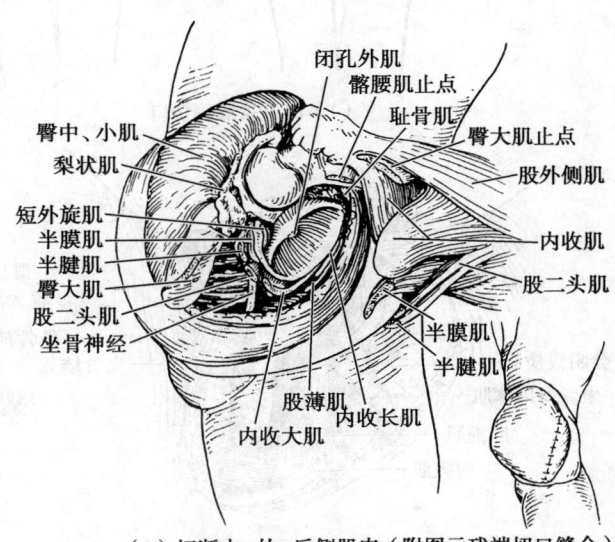

（1）切断前内侧肌肉（附图示切口）　　　（2）切断内、外、后侧肌肉（附图示残端切口缝合）

图 62-30　右髋关节离断术

和股方肌）附着部。最后从坐骨结节切断股二头肌、半腱肌及半膜肌起点，环形切开髋关节囊，切断圆韧带，即可离断病肢〔图62-30(2)〕。

5. 缝合 彻底止血，冲洗伤口。将臀肌瓣缝合于内收肌、耻骨肌及腹股沟韧带。切口深处置负压引流管，按层缝合〔图62-30(2)〕。

【注意事项】

1. 术中均切断肌肉起、止点，失血虽不多，但手术损伤较大，应保证输液、输血。

2. 皮瓣最好分两次切开完成。先作前、内切口，后作后、外切口，以减少出血。

3. 自耻骨结节及坐骨下支上切断内收肌后，即可见闭孔外肌。切忌将闭孔外肌自起点切断，以免切断闭孔动、静脉，回缩入盆腔内，引起难以发现的出血；应自股骨转子间切断该肌的附着部，即可避免此意外损伤。

4. 如疑有区域淋巴结转移，需同时行髋关节离断和区域淋巴结清除时，前侧切口的交点需内移至腹股沟韧带中点之上4cm，切断该韧带即可进入腹膜后间隙。

【术后处理】

1. 手术切口靠近会阴部，易被尿、便污染，因此，术后包扎敷料应用胶皮薄膜及胶布封闭。女性患者

术后留置导尿管4~5日。术后低渣饮食3日。术后第4日可用缓泻剂或灌肠协助排便。

2. 应用抗生素至体温正常。

五、半骨盆截肢术

【术前准备】

1. 术前口服抗生素准备肠道3日，术前当晚清洁灌肠。

2. 手术当日留置导尿管。

3. 进入手术室后，在皮肤消毒前，用荷包缝合法暂时封闭肛门；用胶布条将阴茎、阴囊粘贴到对侧下腹部。

4. 配血800~1000ml 术中备用。

【手术步骤】

1. 体位 半侧仰卧位。

2. 切口 由于切口大，为减少出血，分3次切开。①前侧切口。自髂嵴中部沿髂嵴切至髂前上棘前内侧，顺腹股沟韧带切至耻骨结节。②内侧切口。自耻骨结节顺耻骨支和坐骨支向后切至坐骨结节。③后侧切口。自髂嵴中部前侧切口起点沿髂嵴向后至髂后上棘，转向外侧呈大弧形达大转子，再沿臀皱襞内行至坐骨结节与内侧切口相连〔图62-31(1)〕。

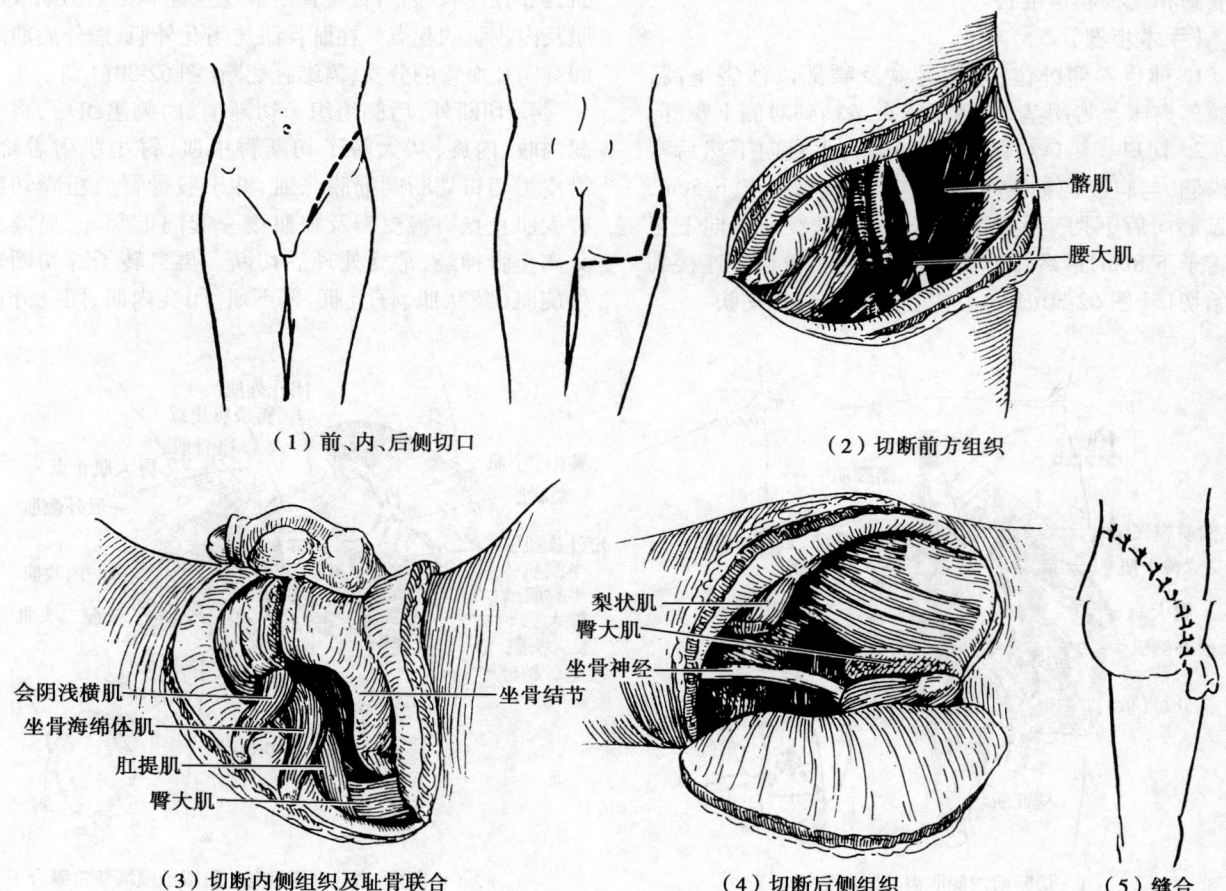

（1）前、内、后侧切口

（2）切断前方组织

髂肌
腰大肌

会阴浅横肌
坐骨海绵体肌
肛提肌
臀大肌
坐骨结节

（3）切断内侧组织及耻骨联合

梨状肌
臀大肌
坐骨神经
臀大肌

（4）切断后侧组织

（5）缝合

图62-31 半侧骨盆切除术

3. 切断前侧组织　沿前侧切口设计切开，从髂嵴和髂前上棘上切断腹内、外斜和横肌、腹股沟韧带。用纱布球分离腹膜后间隙，显露髂窝。于耻骨内段切断腹股沟韧带及腹直肌，分离精索拉向内侧。继而分离膀胱前(Retzius)间隙，将膀胱拉向内下方保护。此时在腰大肌前面可见髂外动、静脉和股神经，按常规处理后切断。前侧切口内用纱布垫填塞〔图62-31(2)〕。

4. 切断内侧组织　切开内侧设计切口，助手将髋关节外展以扩大内侧术野。切开耻、坐骨支骨膜，并作骨膜下分离，同时分开坐骨海绵体肌和会阴横肌，分离耻骨联合的后侧，保护后尿道，用骨刀切断耻骨联合〔图62-31(3)〕。

5. 切断后侧组织　移动下肢使髋呈屈曲内收位，切开后侧切口，显露臀大肌后部及下部边缘，切断其腱膜，然后在臀肌深面分离，形成皮肌瓣向内翻开，即可显露臀中肌、短旋后肌群及坐骨神经、臀上、下动、静脉，横断梨状肌，常规处理，切断神经、血管。在髂嵴后部切断背阔肌、腰方肌止点。送线锯绕过髂嵴进入盆腔从坐骨切迹穿出，在骶髂关节前锯断髂骨，切断骶棘韧带和骶结节韧带后，外旋盆骨，显露盆腔内容。常规切断闭孔动脉和神经，于骶髂关节平面切断腰大肌，再从耻骨内面切断肛提肌起点，半侧骨盆及其下肢即可被断离〔图62-31(4)〕。

6. 缝合　彻底止血，冲洗伤口，置胶管负压引流。而后缝合腹直肌、腹内、外斜肌、腰方肌和腰大肌于臀大肌上。按层缝合皮瓣〔图62-31(5)〕。

【注意事项】

1. 手术损伤大，失血较多，应保证输液、输血。

2. 手术必须循序渐进，止血彻底，结扎牢靠。

【手术处理】

同髋关节离断术。术后即拆除肛门缝线。

第四节　开放性截肢术

开放性截肢术系指截肢后不缝合皮肤，断面完全开放者。一般于肢体有感染或有较大感染可能性时采用。这是一种暂时性的截肢，将来尚需二期截肢才能装配假肢。截肢方法有环形开放截肢和皮瓣开放截肢两种；战时以前者为常用，因其引流通畅，手术时间短，对伤员的负担轻。

环形开放截肢的操作技术与闭合截肢的不同点如下：

1. 截断平面　愈低愈好。应在切除感染源及通畅引流的前提下，尽可能保留残肢的长度，准备将来再次截肢。

2. 皮肤　不作皮瓣，于健康皮肤环形切断，任其自然收缩〔图62-32(1)〕。

3. 肌肉　在皮肤回缩后的平面，环形切断肌肉。切断的刀要锐利，用力均匀，避免引起肌肉不平衡的收缩而不平不齐。

4. 骨骼　在肌肉收缩后的平面切开骨膜，不要向近端剥离或切除骨膜，以免骨坏死。然后，在骨膜切开处锯断骨骼〔图62-32(1)〕。

5. 血管　在高于断面1cm处切断，作结扎加缝扎，避免血管断端暴露于创面，引起继发性出血。

6. 神经　在高于断面1cm处切断神经，不能用力牵拉，以免神经回缩太高，再次手术时难以寻找；更不能将神经断端遗留在断面上，以免换药时引起伤员难以忍受的疼痛。

7. 残端处理　用凡士林纱布及消毒纱布覆盖断面，注意敷料尽可能不覆盖皮肤太多，然后用+形胶布固定〔图62-32(2)〕。术后残肢需作皮牵引，以防皮肤回缩。具体方法如下：

（1）取胶布4条(长度约等于残肢长度加26cm，宽度略小于固定敷料的+形胶布所形成的4个皮肤间隙)，胶布的一端互相折叠13cm〔图62-32(3)附图〕。

（2）将胶布未折叠部分用酒精灯烤粘后，粘贴于覆盖敷料以上残肢皮肤的四个间隙，另用绷带包扎固定。

（3）胶布的折叠部分，用图钉固定于扩张板的四边(扩张板的宽度应略大于残肢直径)，即可进行牵引〔图62-32(3)〕。

（4）换药时只需取下图钉，将胶布上翻，取下敷

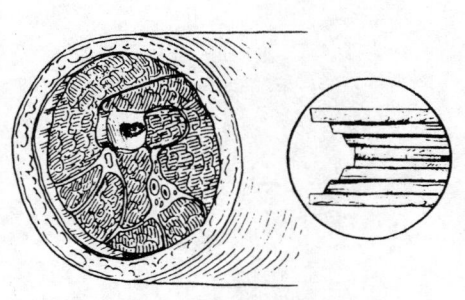

（1）环形开放截肢的残端处理

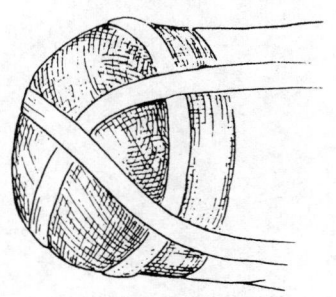

（2）残端用敷料覆盖，+形胶布固定

7

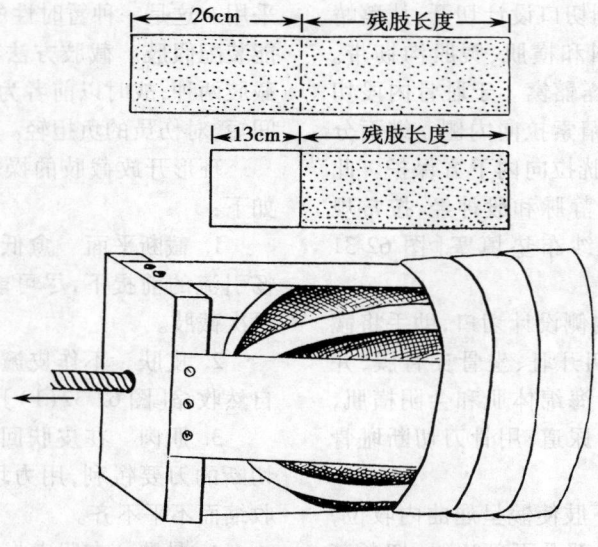

（3）残端皮肤牵引，以防皮肤回缩
（附图示胶布的准备）

图 62-32　大腿开放性截肢术

料，即可显露断面。

（5）皮牵引一般持续 2 ~ 3 周，也可持续至再次

截肢前取去。

（姜　畅）

第六十三章

肌腱手术

第一节 跖腱膜切断术

跖腱膜位于足底,后侧狭窄,附着于跟骨结节;向前扩大,于跖骨头处分为5支,分别与相应各趾的屈肌腱纤维鞘和跖趾关节侧面软组织融合。跖腱膜分为3部,内、外两侧部薄弱,中间部坚厚;又向深部分出两个间隔,将足底分为3个间隙。跖腱膜在足底犹如弓弦,有保持足弓的作用,同时保护深部的血管、神经。当前足跖屈、足弓变短成为高弓足时,日久跖腱膜即相应挛缩变短。由于其坚厚有力,在矫正畸形时需作跖腱膜切断术。手术的主要作用,犹如放松弓弦以放直弓背,即可矫正高弓畸形;但这只是一种辅助性手术,应与其他的矫形手术合并应用,才可以较满意地矫正足部的畸形。

【适应证】

1. 先天性马蹄内翻足 凡超过2岁未经满意治疗的小儿,和经非手术治疗后尚有残余高弓或畸形复发的小儿,适于做跖腱膜切断手术。

2. 各种原因引起的高弓足,可采用跖腱膜切断术作为辅助性手术。

【术前准备】

1. 术前常规皮肤准备3日。

2. 对有皮肤胼胝者,应在术前1周用温水浸洗使之变软,清洁,以利手术。

3. 术前应仔细检查足的畸形及其发生原因(如肌腱挛缩或瘫痪、软组织挛缩等),然后根据情况设计手术,才能获得满意效果。

【麻醉】

基础麻醉加骶管麻醉、局麻或腰麻,任选一种。

【手术步骤】

1. 体位 平卧位,病肢垫高45°〔图63-1(1)〕。

2. 切口 在内踝下1~1.5cm、跟骨内侧缘红白肉交界处,作短弧形切口,长约3cm〔图63-1(2)〕。切口前端应避免越过内踝下端过多,以免损伤足底内侧的动、静脉和神经。

3. 显露跖腱膜 用小四爪钩把切缘拉开,沿皮下作钝性分离,即可触及坚韧而有弹性的跖腱膜内侧缘;位于其深部者为外展蹈趾肌。

4. 剥离跖腱膜 在跟骨结节部位用骨膜剥离器剥离跖腱膜跖面的纤维脂肪组织,然后用小拉钩将皮下组织及皮肤拉开,使附着在跟骨处的跖腱膜的全部宽度得到充分显露〔图63-1(3)〕。

5. 切断跖腱膜、矫正畸形 嘱助手用力将足背伸,使跖腱膜呈紧张状态。术者在跟骨结节的附着处,用尖刃刀切断跖腱膜〔图63-1(4)〕,并用骨膜剥离器将跖腱膜和跖侧肌肉从跟骨结节上剥离下来,并向足的前侧推开,同时背伸前足辅助松解,高弓畸形即可被矫正〔图63-1(5)〕。但需注意剥离时不要损伤跟骨,以免骨质增生而日后致痛。

6. 缝合、外固定 一般术中出血不多。伤口在止血后缝合,用短腿或长腿石膏靴固定。石膏靴必须很好地塑形以保持高弓矫正后的位置,否则畸形将会残留。

【注意事项】

1. 如先天性马蹄内翻足畸形经跖腱膜切断后仍不能被矫正,可能有足内侧软组织挛缩,可作足内侧挛缩韧带切断术。在跟骨内侧找到挛缩的跟舟韧带,将其切断〔图63-2(1)〕;再在第1跖骨基底部后方找到胫后肌腱在跗骨部分的止点,用尖刃刀将其切断(宜保留胫后肌在舟状骨上的止点);如三角韧带也挛缩,可把切口自跟后弧形延长以充分显露挛缩的三角韧带,将其分离后切断〔图63-2(2)〕,然后缝合切口。最后,把足置于中立位或轻度外翻背伸位作石膏固定〔图63-2(3)〕。这样就可以较好地矫正跗骨间关节内收畸形和大部分距骨下关节的内翻畸形。在严重高弓足,跟、骰骨之间的跖长韧带多有挛缩,以致足外侧突起,可将切断的跖腱膜分离至跟骰关节,予以松解。

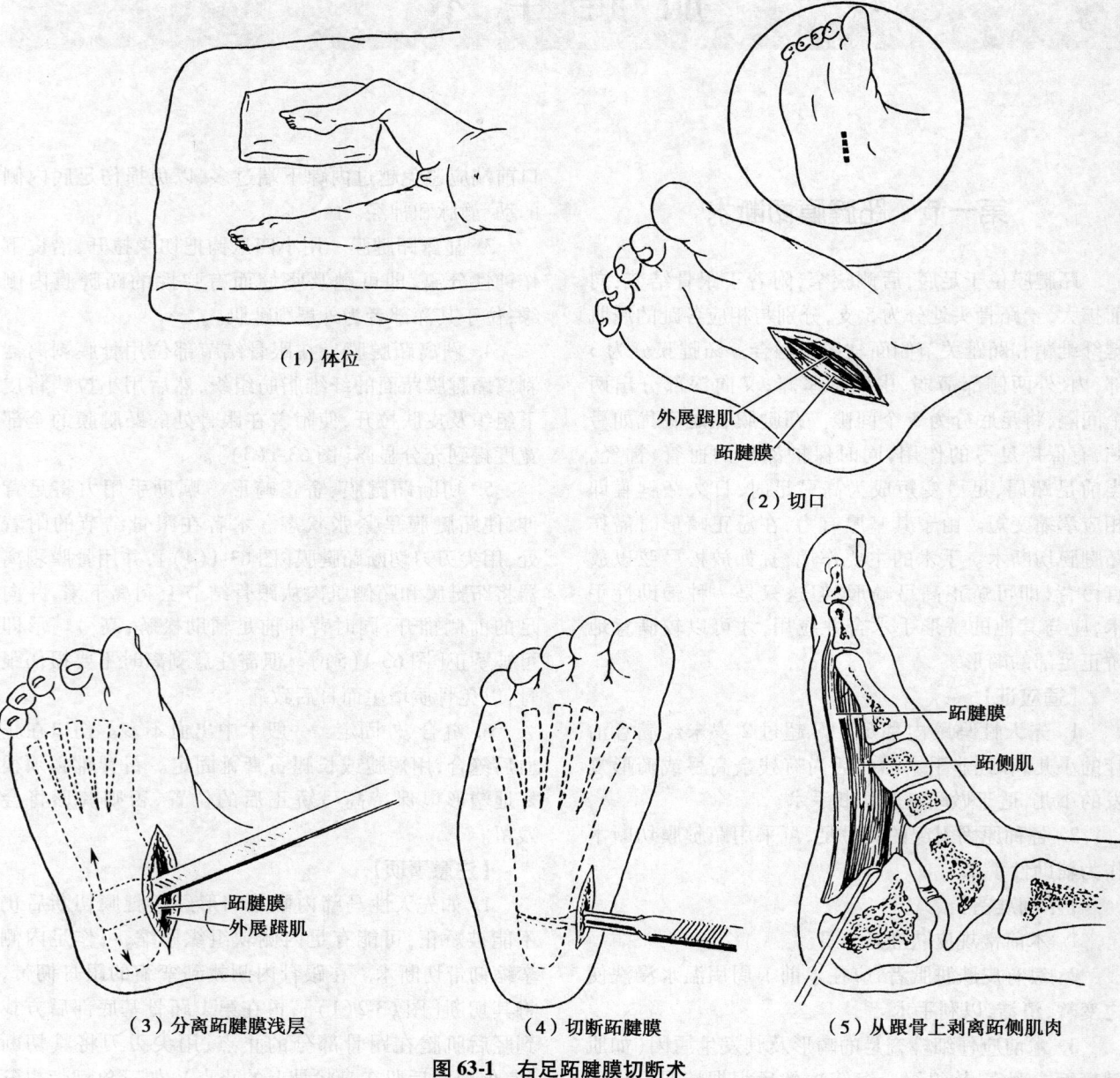

（1）体位

外展蹰肌
跖腱膜

（2）切口

跖腱膜
外展蹰肌

（3）分离跖腱膜浅层

（4）切断跖腱膜

跖腱膜
跖侧肌

（5）从跟骨上剥离跖侧肌肉

图 63-1　右足跖腱膜切断术

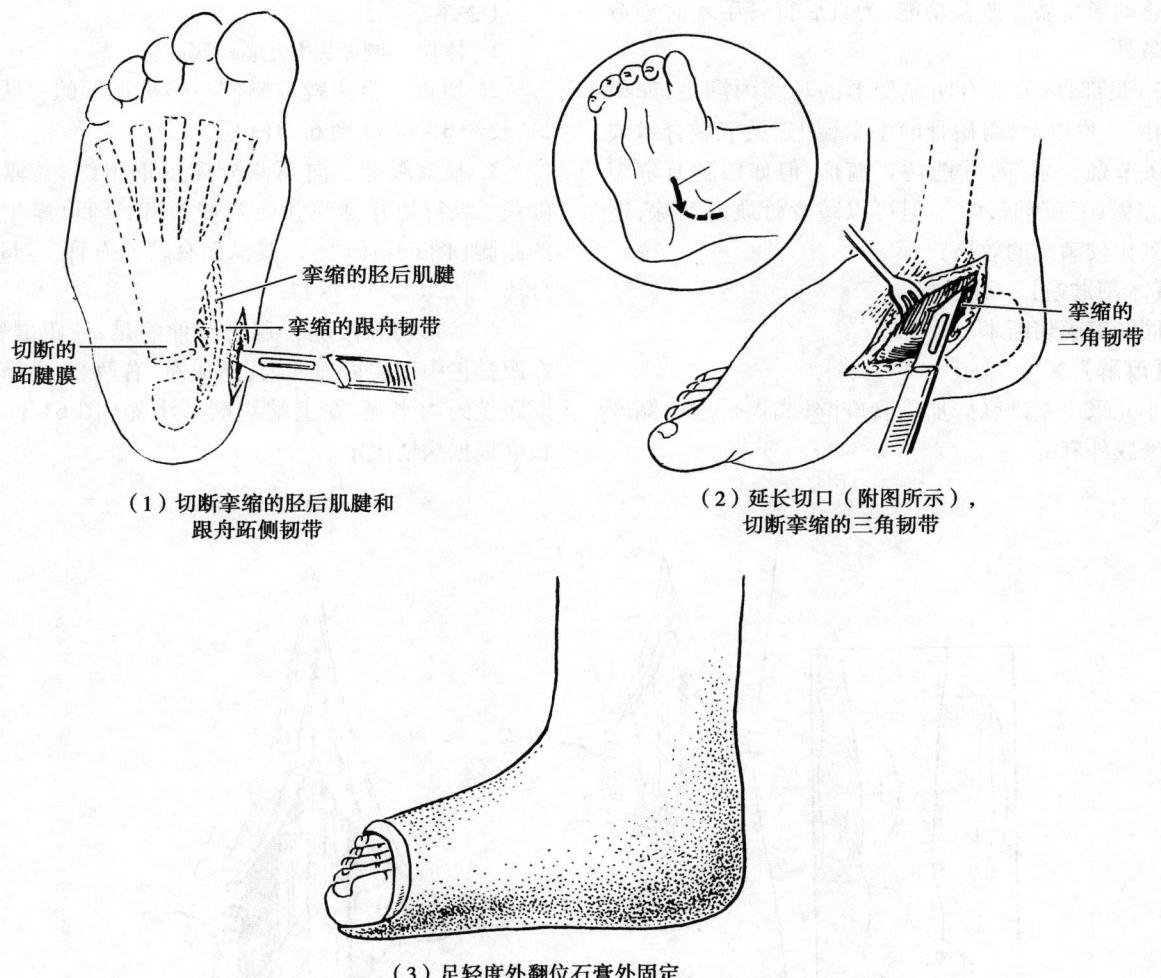

（1）切断挛缩的胫后肌腱和
跟舟跖侧韧带

（2）延长切口（附图所示），
切断挛缩的三角韧带

（3）足轻度外翻位石膏外固定

图63-2 右侧先天性马蹄内翻足内侧挛缩组织切断术

2. 跖腱膜切断术不能矫正足下垂，需加做跟腱延长术或踝后关节囊切开术，才能使马蹄内翻足得到满意的矫正。但跟腱延长术不能与跖腱膜切断术同时进行，需提前或在术后6~8周进行。

3. 术中需检查跖屈内翻畸形是否得到矫正，必须使病足外观正常或呈轻度仰趾外翻。有条件时应摄足部X线片检查。矫正后的距骨纵轴与跟骨纵轴所成的角度应达到30°~35°，距骨纵轴和第1跖骨纵轴应平行，跟骨纵轴与第5跖骨纵轴平行。

4. 在切断、剥离跖腱膜跟骨附着部时，须注意紧贴骨面操作，以免损伤其深部的足底内侧动、静脉和神经，但又不能损伤骨质。

【术后处理】

1. 术后抬高病肢，注意末梢血运。

2. 术后2周拆线，石膏固定6~12周，然后练习行走。

3. 对先天性马蹄内翻足，术后应保持于过度矫正位（即足背伸、外翻位），用石膏固定。术后8周拆除

石膏，检查病足矫正是否满意，若有条件，可穿矫形靴练习行走。矫正满意的标准有3点：

（1）病足外观正常或轻度仰趾外翻。

（2）患者能活动病足到背伸外翻位。

（3）X线片示距骨、跟骨与邻骨的纵轴关系符合正常要求。

第二节 跟腱延长术

跟腱延长术是矫正跖屈足畸形的一种常用而有效的软组织手术。

【适应证】

1. 先天性马蹄内翻足 单纯跖屈足早期，单用跟腱延长术即可矫正。马蹄内翻足应先作跖腱膜切断术。已有骨性变形者须加骨的矫形手术。

2. 麻痹性跖屈畸形足 包括跖屈足，马蹄内翻足，跖屈外翻足等。在少儿可先做跟腱延长术或其他软组织手术矫正跖屈畸形，然后用支架维持矫正位，

以防止畸形发展并改善功能,为日后行骨手术时创造有利条件。

3. 足部骨、关节有明显变形的马蹄内翻足,如果年龄在12岁以上,需做骨的手术(如三关节融合术或加踝关节融合术等)才能矫正畸形;但如跟腱有挛缩者应先做跟腱延长术,不但可以减少骨质的切除,还可收到比较满意的效果。

【术前准备】

同跖腱膜切断术。

【麻醉】

小儿采用基础麻醉加骶管麻醉;成人采用单侧腰麻或硬膜外麻醉。

【手术步骤】

1. 体位　侧俯卧位,垫高病肢。

2. 切口　沿跟腱内侧作一略呈弧形的皮肤纵切口,长约6～8cm〔图63-3(1)〕。

3. 显露跟腱　向两侧分离皮下组织,显露跟腱腱膜,纵行切开腱膜并向两侧拉开,即可露出光滑的跟腱〔图63-3(1)〕。其深面有营养血管,尽量不要分离。

4. Z形切开跟腱　用力背伸病足,使跟腱紧张,在跟腱正中用尖刃刀插入,剖成左、右两半,在下端切断跟腱的内半侧,在上端切断外半侧〔图63-3(2)〕。长度根据病情决定。

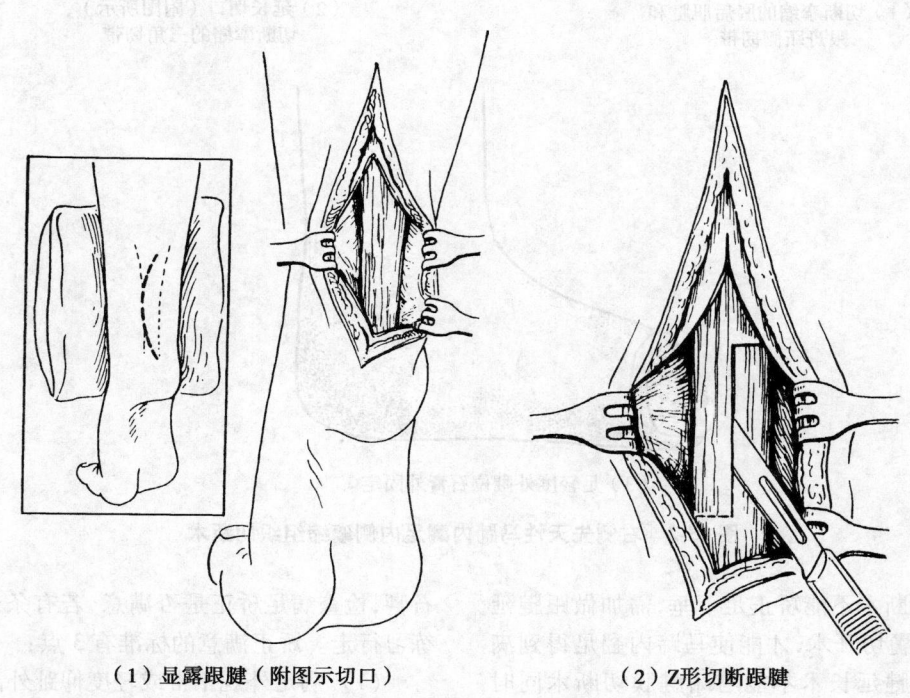

（1）显露跟腱（附图示切口）　　　　（2）Z形切断跟腱

图63-3　跟腱左右Z形切开延长术

或自跟骨上1cm处用刀从侧方插入跟腱,分成前、后两片等厚的腱片,在近侧端接近肌纤维处逐渐斜向后面,切断后片腱,前片腱则于跟腱的止点处切断〔图63-4(1)〕。

此时,可握住足部,逐渐将其背伸,拉开跟腱,使之延长。若足下垂仍不能被矫正,可将踝关节的后关节囊切开或向下推移,以松解其挛缩,使踝关节能背伸至90°位。

5. 缝合肌腱　畸形矫正后,在踝关节背伸90°位,将两片肌腱重叠的边缘用丝线间断缝合〔图63-4(2)、图63-4(3)〕,缝合要松紧合适,过紧会使畸形矫正不足,过松会使关节不稳。最后,缝合腱膜及皮肤,作长腿(膝上)石膏托外固定。

【术中注意事项】

1. 跟腱延长术可作为三关节融合术(或加踝关节融合术)的辅助性手术,但应该在骨关节融合手术以前进行,不应同时进行,否则破坏了融合术所需要的杠杆加压作用〔图63-5〕,跖屈畸形反而得不到完全矫正。如果勉强矫正,就会使缝合的跟腱拉裂,也得不到愈合或过于松弛而致手术失败。根据同样理由,跟腱延长不宜与跖腱膜切断术同时施行。

2. 内、外侧两半I形切断跟腱时,在何侧切断远端部位,应根据畸形情况决定。若跖屈内翻畸形,应切断跟腱远端的内半侧,这样可以减弱跟腱内侧的力量,矫正跟骨内翻;反之,跖屈外翻足应切断其远端外半侧。

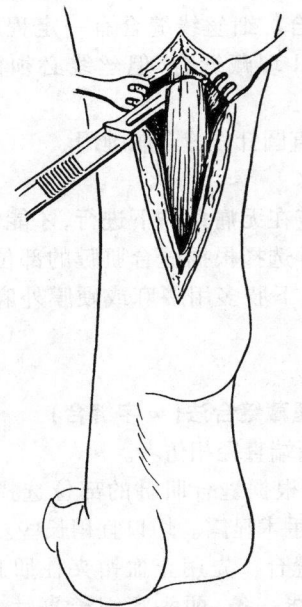 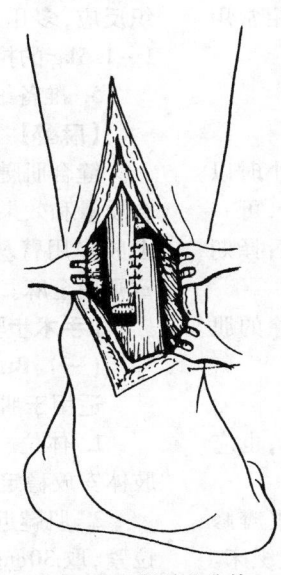 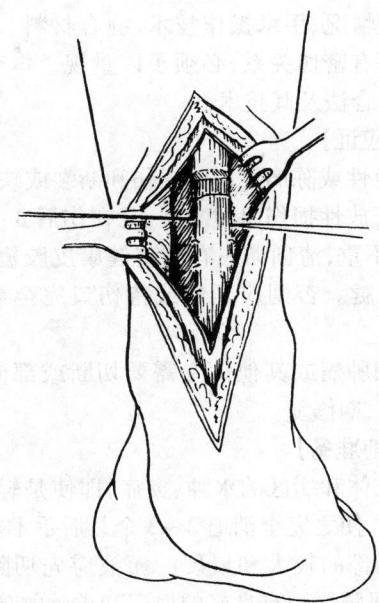

（1）将跟腱前后各半劈开，　　（2）矫正畸形,踝关节背伸90°位　　（3）跟腱延长缝合
　　后片至近端切断

图 63-4　跟腱前后切开延长术

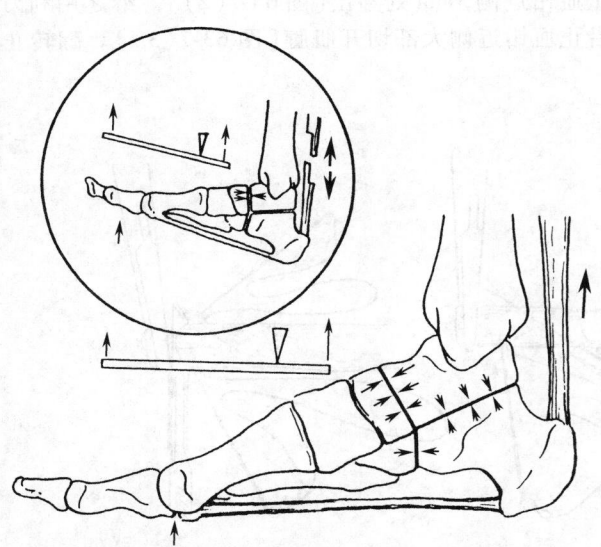

（附图:如同时施行跟腱延长和三关节融合,杠杆作
用将被破坏,跟腱愈合和畸形矫正均不能保证）

**图 63-5　跟腱完整时的杠杆作用,可使畸形矫正
彻底,三关节融合面加压、对合紧密可靠**

3. 做跟腱延长术时,应注意跟骨外侧随小隐静脉
伴行的腓肠神经及跟腱前内侧的胫后神经和胫后血
管,避免损伤〔图 63-6〕。

【术后处理】

术后以长腿石膏托将足固定于功能位 6 周,然后
拆除石膏进行功能锻炼,辅以物理疗法以促进足部功
能恢复。

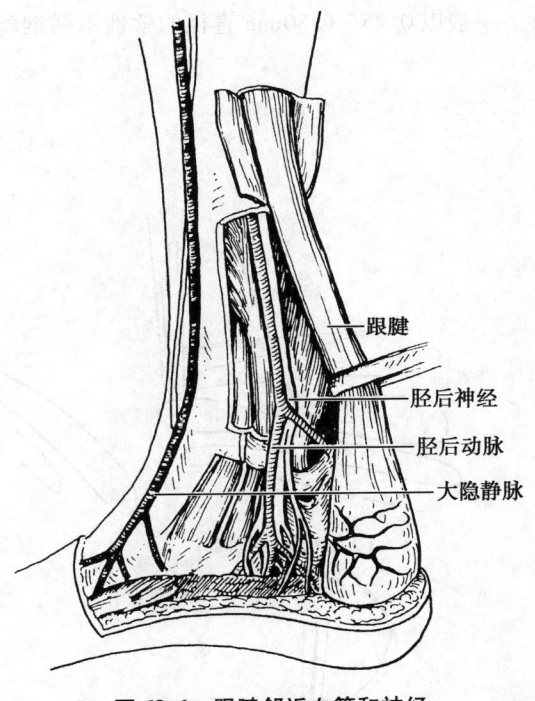

图 63-6　跟腱邻近血管和神经

第三节　肌腱缝合术

肌腱断裂和缺损是常见病,多由于损伤或病变所
造成。为恢复肢体、指、趾的功能,断裂或缺损的肌腱
须及时予以修复。但几乎所有修复后的肌腱均与周

围组织形成不同程度的粘连和关节活动障碍,这与局部的病理情况、手术操作技术、缝合材料、术后处理是否正确等有密切关系,必须予以重视。本节介绍常用的肌腱缝合法及其技术。

【适应证】

1. 急性或陈旧性肌腱损伤和断裂或缺损。

2. 开放性损伤肌腱断裂,凡在伤后 8～12 小时以内,污染不重,清创彻底有完整健康皮胶覆盖者,可一期缝合肌腱。否则应延期或待伤口完全愈合后择期修复。

3. 因肿瘤或其他病变需要切断或部分切除的肌腱,应予一期修复。

【术前准备】

1. 肢体和病区的水肿、炎症,即使是轻度的,也应积极治疗,使之完全消退 2～3 个月后手术。

2. 局部的较大和较硬的瘢痕应先切除与皮瓣修复,保证肌腱周围有良好的血运和柔软的疏松组织床。

3. 在肌腱缝合前,对其支配活动的关节僵硬应先治疗,给予理疗和主、被动锻炼。使之恢复有较大的活度,才能手术和收到肌腱缝合的效果。

4. 缝合材料要选择反应小、拉力大、表面光滑的品种。一般以 0.25～0.30mm 直径的软性不锈钢丝为最佳,多用于抽出钢丝缝合。受力不大或直径细的肌腱可用尼龙单丝缝合。细丝线缝合有一定程度的组织反应,多用 Bunnell 埋藏缝合,但丝线必须能承受 1～1.5kg 的拉力。

5. 准备细长的直圆针作缝合肌腱用。

【麻醉】

缝合肌腱手术应在无痛条件下进行,才能保证缝合质量和效果。麻醉选择根据缝合肌腱的部位决定。上肢多用臂丛麻醉,下肢多用腰麻或硬膜外麻醉,儿童则用全麻。

【手术步骤】

（一）Bunnell 埋藏缝合法（∞ 字缝合）

适用于肌腱两断端直径相仿者。

1. 体位、切口　根据缝合肌腱的部位选择,要求肢体安放稳定,宜于手术显露。切口宜稍长些。

2. 肌腱近断端缝合　先用止血钳夹住肌腱断端拉紧,取 30cm 长丝线一条,两头穿细长直针。在距断端 1.5cm 处横贯肌腱进针,抽出使两侧线等长〔图 63-7(1)〕,然后紧靠出针点旁侧进针,斜向断端交叉而对称地穿过肌腱,如此交叉进针 2～3 次,最后在止血钳近侧 3mm 处穿出〔图 63-7(2)〕。继之用利刀沿止血钳近侧大部切开肌腱〔图 63-7(3)〕。翻转止

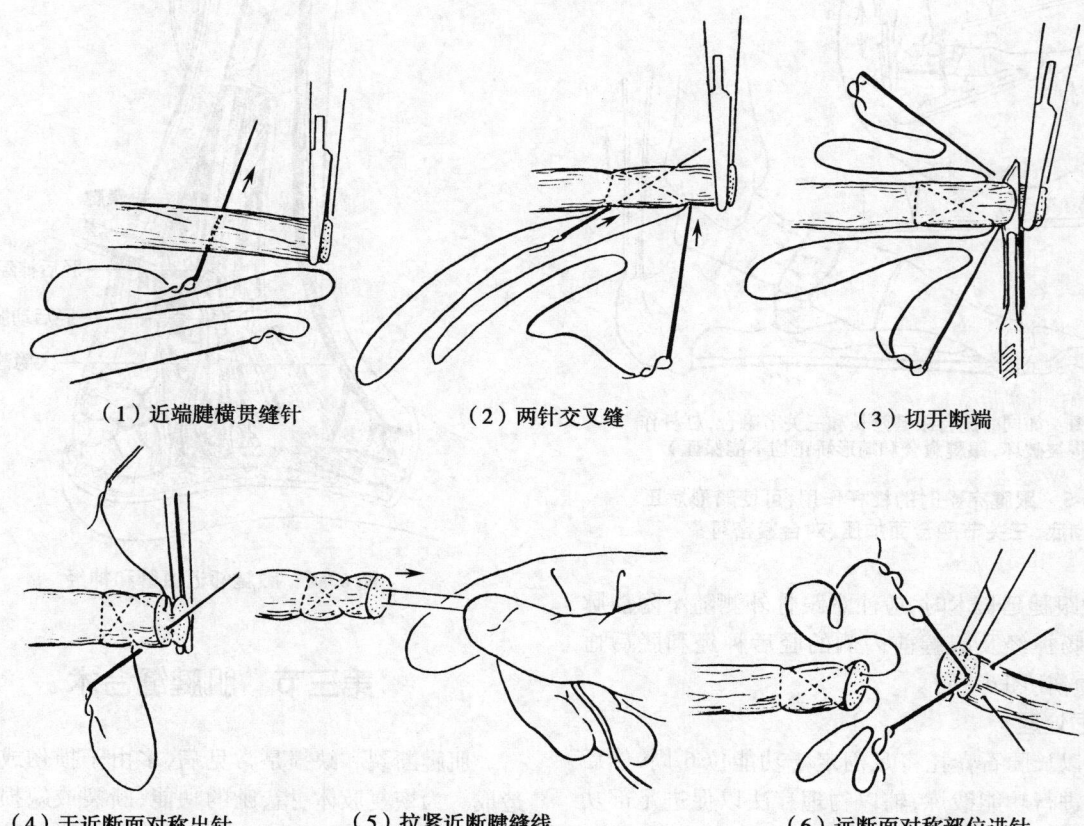

（1）近端腱横贯缝针　　　　　（2）两针交叉缝　　　　　　　（3）切开断端

（4）于近断面对称出针　　　（5）拉紧近断腱缝线　　　　　（6）远断面对称部位进针

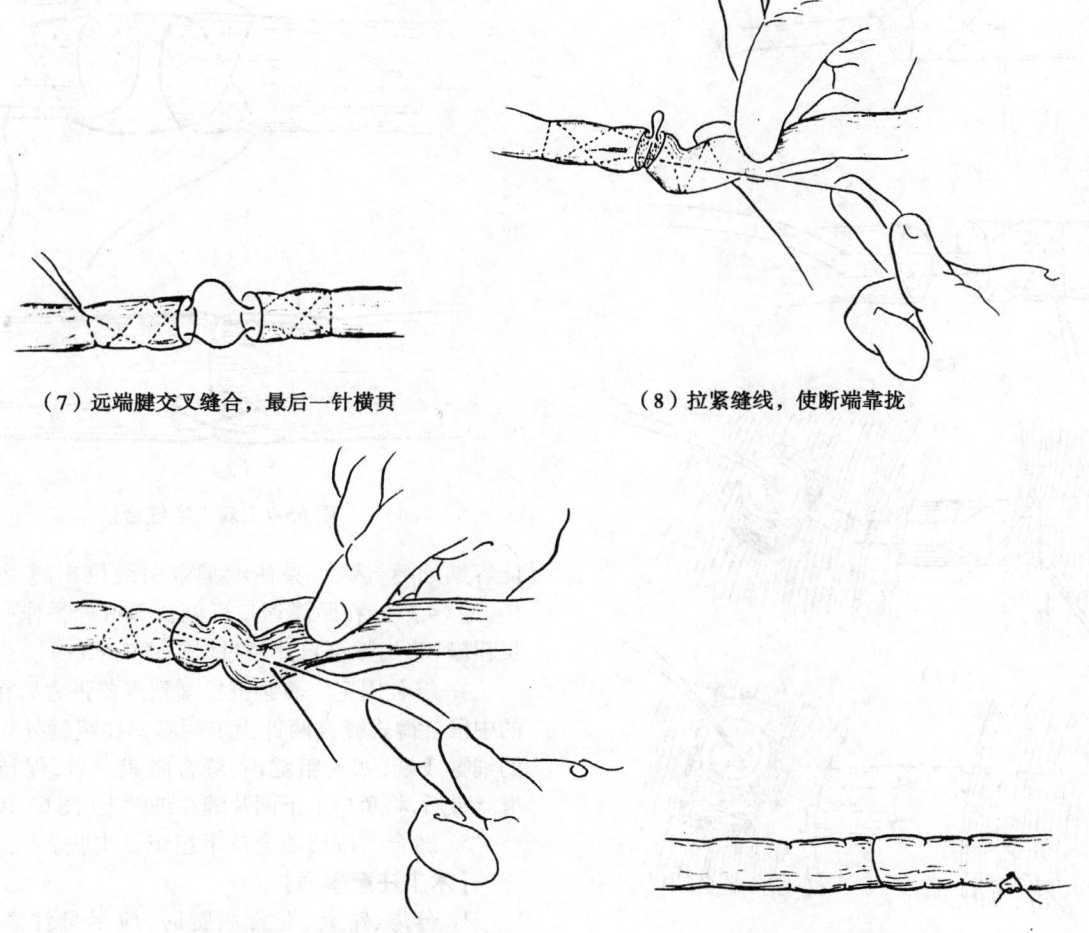

（7）远端腱交叉缝合，最后一针横贯　　　　　　　　（8）拉紧缝线，使断端靠拢

（9）拉紧另一缝线，使断端紧贴　　　　　　　　　　　（10）结扎

图 63-7　Bunnell ∞ 形对端埋藏缝合法

血钳以显露断面，同上法进针，自腱断面内两侧对称引出〔图 63-7（4）〕，切除肌腱残端，拉紧缝线〔图 63-7（5）〕。

3. 肌腱远断端缝合　同上法先用止血钳夹住断端，沿钳的内面大部切断肌腱，翻转止血钳，露出断面，调整肌腱轴线与近断端一致，在远断面选与近断面缝线点相对应的位置斜向交叉进针，距断面 3mm 处引出〔图 63-7（6）〕，同样斜向交叉对称贯穿缝合 2～3 次，选一针横穿到另针近旁，最后将腱断端切下〔图 63-7（7）〕。

4. 拉紧缝线，对合肌腱　先拉住一根缝线，另一手扶住远断端肌腱，将缝线拉直，以消除腱内缝线的松弛。再拉另一根缝线同样收紧，使肌腱断面密切相接〔图 63-7（8）（9）〕。

5. 结扎缝线　将相邻穿出的两根线结扎，使线结陷入腱表面，线结是缝合的弱点，应该使之陷入腱内而受最低张力〔图 63-7（10）〕。

6. 缝合皮下及皮肤。

（二）Bunnell 钢丝抽出缝合法

主要用于张力较大的肌腱断裂的缝合。

1. 体位、切口　同 Bunnell 埋藏缝合法。

2. 肌腱近断端缝合　同 Bunnell 埋藏缝合法；惟在第一针横贯线转角处穿过一根 15cm 长的钢丝〔图 63-8（1）〕，对折拧旋数转，穿三角针从近旁皮肤引出，待肌腱愈合后用以抽出缝合肌腱的钢丝。

3. 肌腱远断端缝合　将肌腱近断面引出的钢丝，经远断面相应点沿腱的轴线平行穿过 2cm，然后自腱的浅面两侧穿出〔图 63-8（2）〕。

4. 纽扣固定　将缝好肌腱的针线顺其缝合腱的方向从远端的皮肤上引出，穿过多层小纱布垫和纽扣的扣眼〔图 63-8（3）〕，拉紧钢丝，使近断端腱移向远端，断面密切对合，再将纽扣反向压紧，拧紧钢丝固定。用细丝线缝合腱膜数针〔图 63-8（4）〕。

5. 缝合　按层缝合皮下及皮肤。

（三）双十字缝合法

此法操作简单，节省时间，多用于断肢、断手再植

7

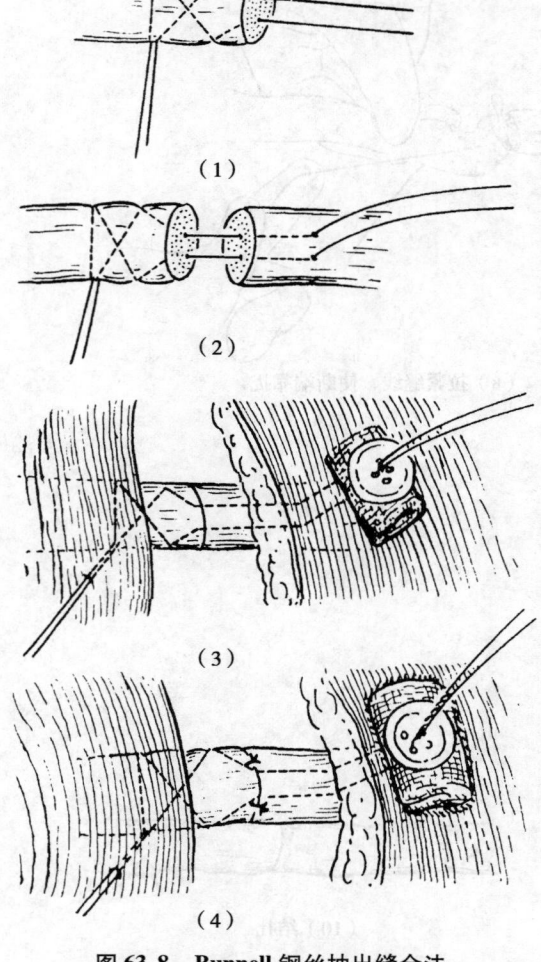

（1）

（2）

（3）

（4）

图 63-8 Bunnell 钢丝抽出缝合法

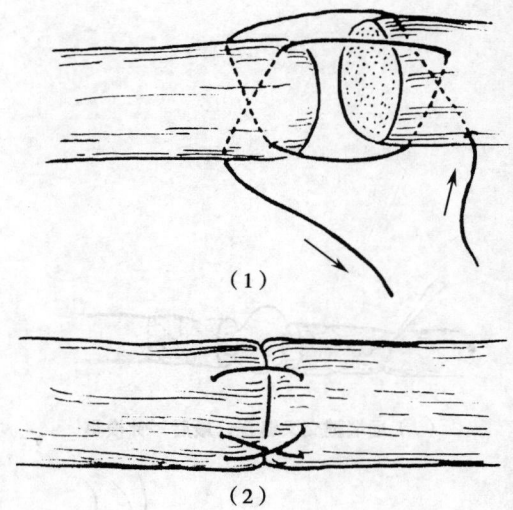

（1）

（2）

图 63-9 双十字缝合法

或病情需要尽快结束手术时。

1. 体位、切口 同 Bunnell 埋藏缝合术。

2. 缝合肌腱 用丝线先在近端肌腱上距断面 0.5～1cm 左右处自浅面垂直贯穿缝合，将线越过断面，在远端肌腱等同距离处的侧面横位贯穿缝合；回至近端腱的侧面横穿缝合，再在远端腱的深面作垂直贯穿缝合，自浅面引出〔图 63-9（1）〕。2 线在腱内呈十字形。

3. 拉紧对合 逐步收紧丝线，使腱断面紧密对合，结扎丝线，线结陷入腱内〔图 63-9（2）〕。

4. 缝合 按层缝合。

（四）鱼口式缝合法

此法适用于肌腱两侧断端直径相差较大者。

1. 体位、切口 同 Bunnell 埋藏缝合法。

2. 腱断端修整 将粗腱断端作 V 形切除呈鱼口状，深 0.5cm 左右。在细腱断端缝扎一根牵引线〔图 63-10（1）〕。

3. 穿过肌腱 先用尖刃刀尖在粗腱 V 口底部中央斜刺由腱背侧穿出，用蚊钳夹住刀尖〔图 63-10（2）〕，随刀片退出而穿出 V 口，分开扩大形成隧道适

能容纳细腱，然后，夹住细腱牵引线拉出隧道〔图 63-10（3）（4）〕。在距隧道口近侧 0.5cm 处另作一隧道横贯粗腱，将细腱再自此拉过〔图 63-10（5）〕。

4. 缝合固定 将细腱拉紧到需要张力后在两隧道的中段各褥式缝合两针固定两腱。在粗腱外切除外露的细腱残端，塞入粗腱内，缝合腱膜一针，保持表面光滑。最后，将鱼口上下两片缝在细腱上〔图 63-10（6）〕。

5. 缝合 按层缝合皮下组织及皮肤。

【术中注意事项】

1. 分离、钳夹、缝合肌腱时，应尽量注意无创技术。通过隧道的肌腱残端要埋入腱内，断端对合要紧密，缝线、线结均应陷入腱表面，尽量减少外露，以保持腱表面的光滑度和减少粘连。

2. 肌腱周围应有良好的血运和疏松柔软的组织包绕，不能与骨相贴。瘢痕应予全部切除，皮肤缺损要用全厚皮瓣修复，不可游离植皮。

3. ∞ 字缝合肌腱时，注意避免在交叉点穿过缝线而影响抽紧缝线。2 根线应位于肌腱的各半，或同时 2 针交叉缝合〔图 63-11（1）〕。

4. 肌腱两断端的缝线点必须相对应，还须注意轴向对合，避免旋转，才能保持腱吻合口的严密对位。断端进出针可用蚊钳先夹住断端，沿钳壁大部切断肌腱，旋转蚊钳以显露断面后即可从容操作；也可先切除残端，引出一针线，用左手牵引该线，用中指抵住肌腱固定，然后缝第 2 针〔图 63-11（2）〕。

5. 伤口要彻底止血，这是防止肌腱粘连发生的重要措施。必要时也可置胶皮片引流，24～48 小时后取出。

【术后处理】

1. 术后固定肢体、指（趾）保持于肌腱松弛的位置。

2. 术后 2 周拆皮肤缝线，用 Bunnell 钢丝抽出缝

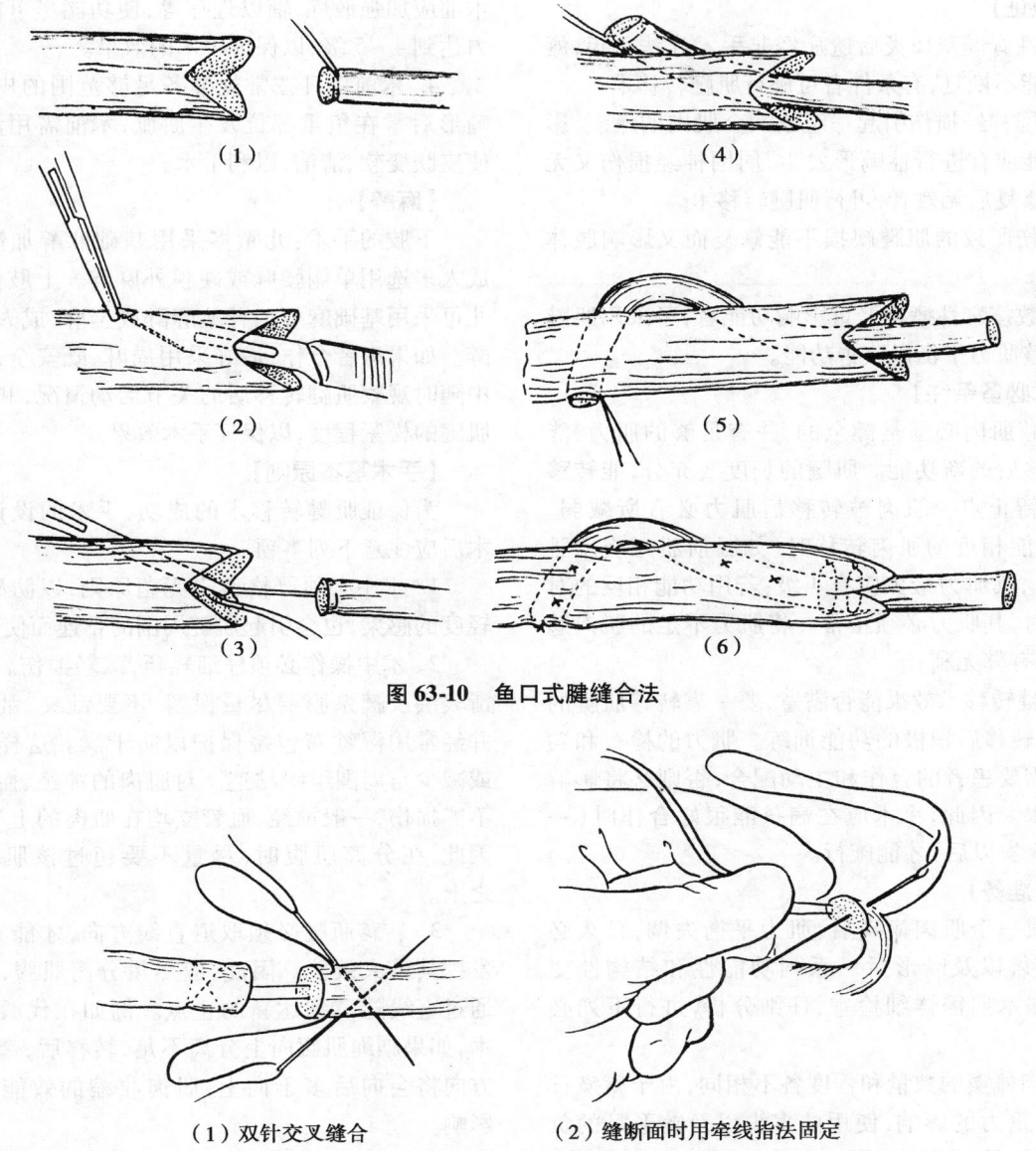

（1）

（4）

（2）

（5）

（3）

（6）

图 63-10　鱼口式腱缝合法

（1）双针交叉缝合　　（2）缝断面时用牵线指法固定

图 63-11　缝合肌腱的辅助技术

合法者,6 周后抽出钢丝,抽出时要固定好近端肌腱,以免损伤断端愈合。

3. 术后 3 周开始轻度活动关节,6 周后即可正常功能锻炼。过早活动可造成肌腱断面分离或断裂,过晚活动易发生粘连。

第四节　肌腱转移术

当一组或一个肌肉因各种原因引起功能减弱或丧失时,可将邻近健全肌肉的肌腱止点转移到合适部位,使平衡失调的肌力恢复较好的平衡,以改善功能,预防畸形的发生,此即肌腱转移术。临床多用于脊髓灰质炎后遗症的治疗。手术目的是:

1. 替代瘫痪的肌肉,恢复肢体功能　对少数作用

单纯的肌肉发生瘫痪时,肌腱转移可以替代其作用,恢复肢体功能。如股四头肌瘫痪,可以利用股二头肌、半腱肌腱作替代转移。

2. 调整肌力平衡,预防畸形发生　对 12 岁以下的患者,部分肌肉瘫痪后尚未发生畸形者,或虽已发生畸形,但还不是固定性畸形,通过软组织手术可被矫正者,肌腱转移可以调整肌力平衡、改善功能,并可以预防畸形的发生或发展;以后作关节融合术或其他永久性稳定手术时,可以减少骨质的切除,矫形容易完善,疗效能有保证。

3. 辅助骨性矫形手术,防止畸形复发　对部分肌肉瘫痪,已发生骨性畸形,在 12 岁以上者,施行骨的矫形手术时,应辅以肌腱转移,以改进肌力平衡,防止畸形复发。

【适应证】

1. 急性脊髓灰质炎后遗症经非手术疗法 2 年,瘫痪肌肉功能不恢复,有条件者可施行肌腱转移术。

2. 周围神经损伤引起一组或一个肌肉的瘫痪,影响肢体功能或有进行性畸形发生,周围神经损伤又无法修复或修复后无效者,可行肌腱转移术。

3. 外伤所致的肌腱缺损不能修复而又影响肢体功能者。

4. 少数痉挛性瘫痪严重影响功能者,可采用肌腱转移来调整肌力平衡以改善功能。

【手术必备条件】

1. 转移肌肉必须是健全的,并有足够的肌力,能担负起转移后的新功能。肌腱的长度要充分,能转移到预期的新止点。肌肉被转移后肌力必有所减弱。因此,用功能相近的肌肉转移时(如胫前肌瘫痪用腓长肌转移),其肌力最少应有 4 级;若用功能相反的对抗肌转移时,其肌力必须正常。将肌力不足的肌肉勉强转移,将有弊无利。

2. 肌腱转移术效果能否满意,要一靠转移肌腱的肌力,二靠转移后积极的功能训练。肌力的检查和功能训练都需要患者的合作和主动配合,否则必将影响手术的效果。因此,手术应在病孩能很好合作时(一般最少在 5 岁以后)才能施行。

【术前准备】

一组或一个肌肉瘫痪后,肌力平衡失调,日久必然引起畸形,以及畸形后一系列功能性和结构性变化。因此在术前需详细检查,仔细分析,进行下列必要的准备:

1. 肌肉瘫痪的数量和程度各不相同,由于瘫痪日期的长短,重力的影响,使用的多少以及畸形足的负重,可造成各不相同的畸形。几乎每一个患者的畸形都有其特殊性,甚至同一个肌肉的瘫痪往往可以引起不尽相同的畸形。因此,必须在术前对畸形、肌肉的瘫痪情况、未瘫肌的肌力进行细致的检查和透彻的了解,并充分估计转移后会不会发生新的不平衡,和发生新的畸形。这样才能使手术设计符合患者的具体情况,收到预期的效果。否则,很有可能使原来的畸形没有得到矫正,反而又引起另一种畸形。

2. 所有软组织挛缩性畸形以及骨结构的畸形,必须在腱转移前先予矫正,或在术前先予矫正。想依赖肌腱转移后的肌力来矫正这些畸形是不符合原则的,也是不可能的。只有在畸形被矫正后,转移的肌肉才能保持矫正后的状况和预防畸形的复发。

3. 肌肉瘫痪后,肌力平衡失调,肢体功能受到一定的影响,以致未瘫痪的肌肉也会发生不同程度的萎缩,肌力也相应减弱,关节活动也有所受限。所以,在术前应加强锻炼,辅以理疗等,使功能尽可能恢复,肌力达到 4 ~ 5 级,以保证手术的效果。

4. 术前 2 日按常规准备足够范围的皮肤。足部畸形后常在负重部位发生胼胝,术前需用温水泡脚,使皮肤变软、清洁,以利手术。

【麻醉】

下肢的手术:儿童多采用基础麻醉加骶管麻醉,成人多选用单侧腰麻或硬膜外麻醉。上肢的手术:小儿可采用基础麻醉加臂丛麻醉或全麻,成人用臂丛麻醉。如果患者合作,最好采用局麻,既安全,又可在术中随时观察肌腱转移后的关节活动情况,和调整转移肌腱的松紧程度,以保证手术效果。

【手术基本原则】

为保证肌腱转移术的成功,手术的设计、操作与术后应注意下列事项:

1. 术中必须严格遵守无菌原则,以防感染;虽有轻度的感染,也会引起肌腱周围的粘连而使手术失败。

2. 术中操作必须仔细轻巧,减轻损伤。肌腱的光滑表层及腱系膜要尽量保留,不要乱夹、乱压、乱擦,并经常用湿纱布包绕保护以防干燥。这样才能避免或减少与周围组织粘连。对肌肉的神经、血管供应更不能损伤,一般神经、血管支均在肌肉的上半部进入,因此,在分离肌腹时,尽量不要超过该肌腹的中点之上。

3. 转移肌腱必须取道直线方向,才能直线牵拉,发挥其最大效能。因此,应尽量分离肌腹,使肌腱能通过直线隧道到达新的止点。例如在代股四头肌手术,如果腘绳肌腹向上分离不足,转移后,牵拉髌骨的方向将会向后多于向上,肌肉收缩的效能就会受到影响。

4. 转移肌腱经过的隧道必须滑动无阻。为达到此要求,除肌腱取道直线外,尚需注意隧道的宽敞,如有骨棱或筋膜边缘的阻碍,应予清除。一般多采用被替代腱的腱鞘为隧道,或在皮下脂肪层中另作隧道。前者较后者为好,但后者可以随意调整其直线方向,比较灵活,临床较多采用。

5. 转移肌腱必须有一个牢靠的新止点,才能充分发挥转移肌的牵拉作用。临床常用的有 2 种固定法:

(1) 腱至腱固定法:用邻近的正常肌腱转移缝合到瘫痪的肌腱上,以替代瘫痪肌的功能;或将瘫痪肌腱的远端缝合到邻近正常的肌腱上,由其兼管功能〔图 63-12〕。其优点是瘫痪肌腱的止点不用更改,肌腱的长度有保证;但其缺点是瘫痪肌腱有延展性,日久有可能影响肌肉的收缩效能。因此临床上仅用于上肢、指、趾等部位。儿童的瘫痪肌腱发育不好,不宜用此法。腱至腱固定多用穿孔缝合法〔图 63-13〕。

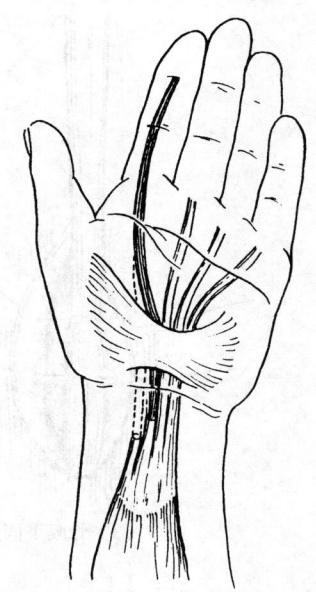
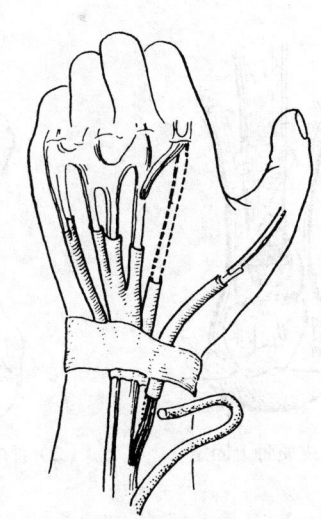

（1）瘫痪肌远段缝于邻近正常肌腱（屈
食指肌腱远段缝于屈中指肌腱）

（2）邻近肌腱移位缝于瘫痪肌腱（伸食
指肌腱转移缝于瘫痪的伸拇长肌腱）

图 63-12　腱至腱转移法

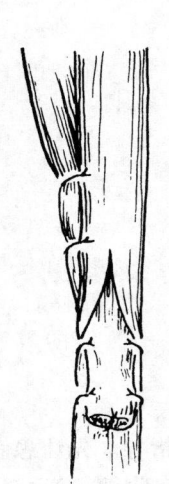
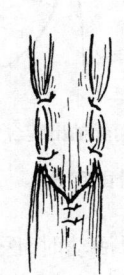
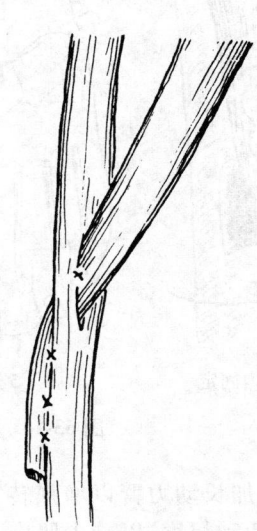
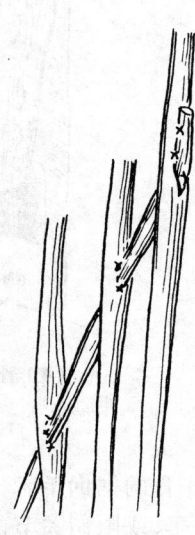

（1）转移肌腱穿过瘫痪肌
腱裂孔后缝合法

（2）末端腱内
埋入法

（3）瘫腱转移
穿孔缝合法

（4）腱至多个
瘫腱缝合法

图 63-13　腱至腱固定法

（2）腱至骨固定法：这种固定法比较牢靠，肌力作用直接，止点可以根据不同的情况任意选择，临床多采用，特别适用于下肢。固定方法很多，可以固定在骨膜下；或将肌腱固定在凿粗糙的皮质骨上；或将肌腱穿过骨内隧道作腱袢缝合，也可在骨上凿槽，将肌腱固定在槽内；或采用不锈钢丝抽出缝合法缝合肌腱，即用不锈钢丝 8 形缝合腱端（在其近端加抽出钢丝），从腱端穿出，再穿过骨孔作皮肤外纽扣固定〔图63-14〕。

6. 转移肌腱必须保持一定的张力，才能高度发挥

肌肉收缩的效能。肌腱张力过松必然无效劳动多，不能充分发挥作用；反之，肌腱张力过紧容易造成缝线裂开，在持久的紧张张力下肌肉反会无力。因此，在固定肌腱时，应先将关节保持在功能位，然后将肌腱轻轻拉紧缝合。

7. 采用的转移肌腱最好与瘫痪肌腱是相似功能的，在肌肉训练时比较容易；相反功能的肌腱转移，在训练时期多有不协调的动作，需要耐心锻炼。

8. 转移肌腱的拉力应相当于瘫痪肌原有的拉力，才能胜任其新的任务。如力量不足，应另加其他肌腱

7

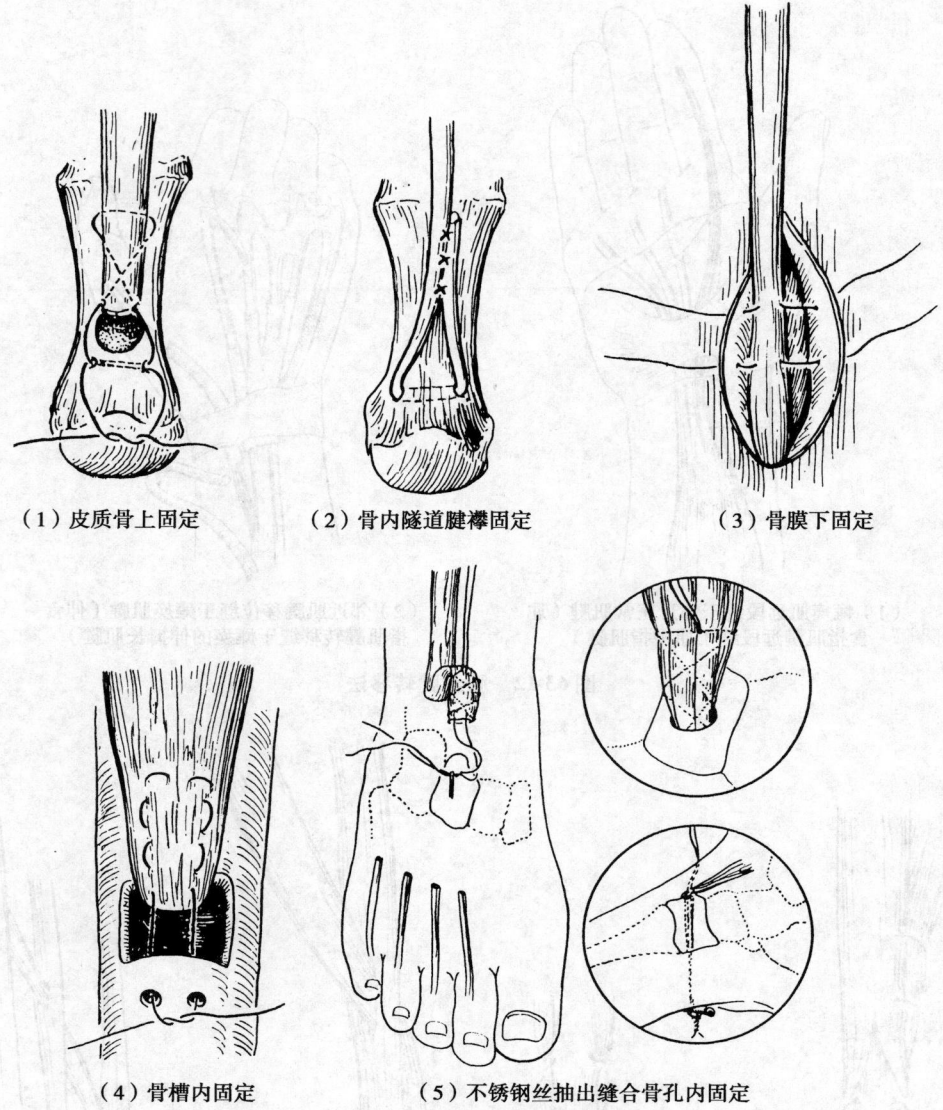

（1）皮质骨上固定　　　（2）骨内隧道腱襻固定　　　（3）骨膜下固定

（4）骨槽内固定　　　（5）不锈钢丝抽出缝合骨孔内固定

图 63-14　腱至骨固定法

的转移;或作骨的辅助手术,如加长动力臂以增强转移肌收缩效率,或限制关节的活动幅度,以减少肌肉负担。

9. 肌腱转移后应即用石膏托固定,保持肌腱在比较松弛的位置,以保证新止点的愈合。一般,软组织手术固定 4 周,骨手术需固定 6~10 周。石膏托需加垫,避免压迫肌腹而引起萎缩。

10. 早期锻炼可以避免肌肉的萎缩与粘连。术后应即在石膏固定的保护下练习肌肉收缩,3 周后可每日定时除去石膏托,在指导下进行主动和被动的转移肌收缩练习;但需防止反向的拉长活动,以免转移止点裂开。6 周后可除去石膏进行锻炼,但仍须限制反向活动。在夜间要用石膏托保护最少 2 个月。

转移肌腱的运用需要一个逐步熟悉的练习过程,这对恢复功能的好坏也是一个不可忽略的因素。练习活动时,医务人员应给予指导。先让患者练习健侧肢体与转移肌相对应的肌肉收缩,然后,让患者同时练习两侧的同一肌肉的活动,使患者逐步熟悉该肌的活动与产生的动作,最后,让患者单独练习转移肌的活动。如不加指导,患者不知道正确锻炼方法,术后依然不能发挥作用,日久将失用萎缩,影响效果。

11. 肌腱转移术大多只是一个暂时性的矫形手术。肌腱瘫痪后,虽说可通过邻近肌腱转移来调整,但总的肌力仍然减弱,难以达到平衡。因此,在病孩长大后,仍需考虑骨与关节的手术(如骨切除术、关节融合术等永久性手术)来保证肌腱转移术的效果,预防畸形的发生与复发,所以术后必须密切随诊。再者,肌腱转移术后,如过度牵伸可使该肌逐渐无力,因此,对一些患者需加用限制活动范围的辅助手术。

一、伸踇长肌腱转移术

【适应证】

1. 可作为踇趾爪形趾的矫形术 踇趾爪形趾即趾间关节屈曲、跖趾关节过伸,同时合并跖骨头跖屈〔图 63-15 附图〕。患有踇趾爪形趾者,其足趾末端、趾背和前足底部因受力受压可产生胼胝,影响行走和站立,可采用伸踇长肌腱后移和趾间关节融合术矫正畸形。

2. 可作为矫正高弓足的辅助手术 高弓足又称空凹足、爪形足,有 3 个特点:①前足跖屈合并高弓;②可能有足跟增大;③踇趾上翘或爪形〔图 63-15〕。高弓足多因足背伸肌力减弱及骨间肌、蚓状肌瘫痪所致。这种畸形多见于 3 岁以上的儿童,随年龄增长而加剧。虽然足的畸形不太严重,但可严重影响病足的功能。因此,对在非手术治疗中,畸形仍有发展者,应早期手术平衡肌力,以预防畸形的发展。伸踇长肌腱转移术可作为辅助性矫形手术,除可矫正踇趾上翘或爪形外,还对增强足背伸力、矫正前足跖屈和高弓有一定作用。

3. 可作为增强足背伸力和调整肌力平衡的辅助手术 如腓骨肌瘫痪所致的马蹄内翻足,可将胫前肌腱转移至骰骨的同时,将伸踇长肌腱转移至第 1 跖骨颈部;对胫前肌瘫痪所致的跖屈外翻足,可将腓骨长肌腱转移至足背的同时,同样做伸踇长肌腱的转移。这样一方面可增强足的背伸力,另一方面可以保持足内、外翻力的平衡,防止继发性畸形。

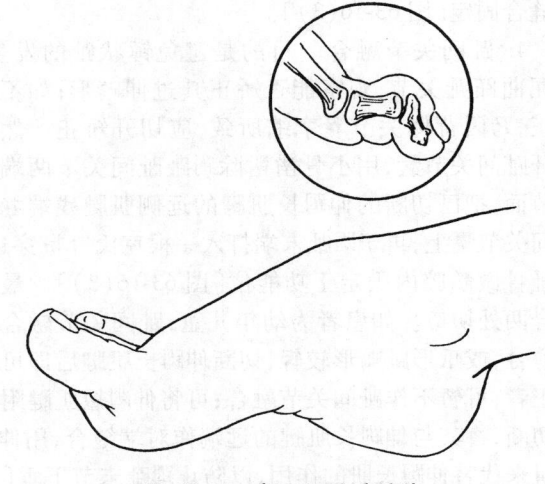

图 63-15 高弓足及爪形趾

【手术步骤】

1. 体位 平卧位,垫高患肢。

2. 切口 共有两个切口:在踇的趾间关节外侧作一短的 L 形切口;沿第 1 跖骨远段外侧作一短的纵切口〔图 63-16(1)〕。

3. 转移伸踇长肌腱 经趾部切口分离伸踇长肌腱,于趾间关节近端将该肌腱横断,这段肌腱需保留 1cm 左右备作趾间关节固定或与伸踇短肌腱缝合用。将近段肌腱从跖部切口拉出,用盐水纱布保护。纵行切开第 1 跖骨骨膜,显露颈部,在背面两侧各钻一小孔,在两孔间刮除骨质,形成骨内隧道〔图 63-16(2)〕。把伸踇长肌腱的近端穿过隧道,形成一个肌腱袢,在踝的中立位,牵引肌腱有一定的张力时,把该腱袢作侧-

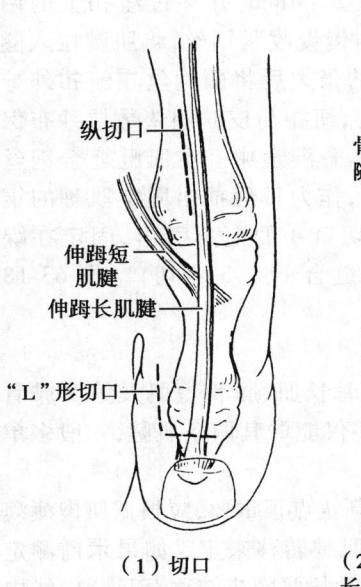

（1）切口

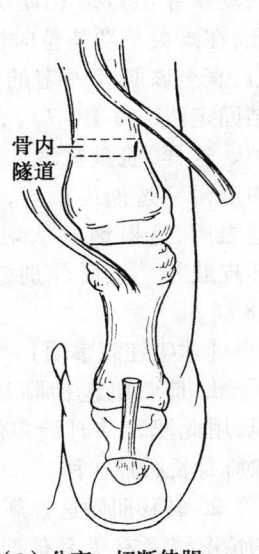
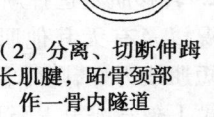

（2）分离、切断伸踇长肌腱,跖骨颈部作一骨内隧道

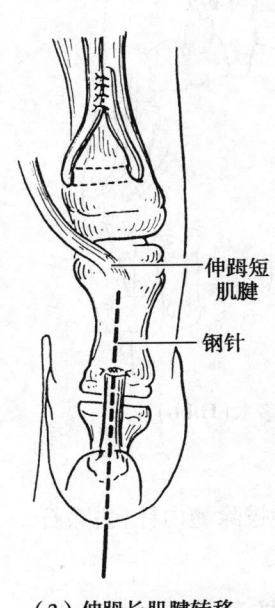

（3）伸踇长肌腱转移至第1跖骨颈部,融合趾间关节

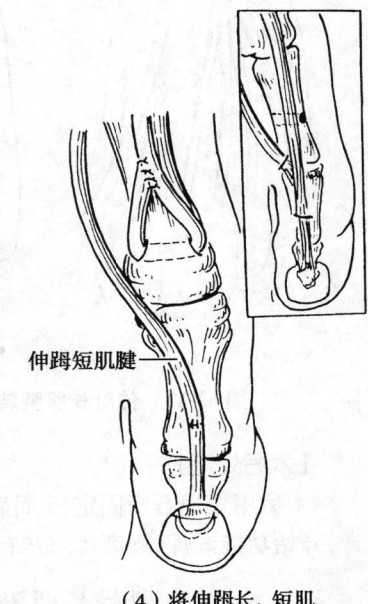

（4）将伸踇长、短肌腱缝合

图 63-16 伸踇长肌腱转移术

7

侧缝合固定〔图63-16(3)〕。

4. 趾间关节融合　目的是避免锤状趾的发生。先屈曲跖趾关节,观察能否矫正其过伸畸形;如不能矫正,乃因背侧关节囊挛缩所致,应切开矫正。然后切开趾间关节囊,用小骨凿凿除踇趾趾间关节两端的关节面,把已切断的伸踇长肌腱的远侧肌腱残端缝于趾间关节囊上,再于踇趾末端打入一根克氏针贯穿远、近趾骨做髓腔内固定于功能位〔图63-16(3)〕。最后缝合两处切口。如患者为幼年儿童,趾间关节融合不易愈合,或爪形趾畸形较轻,切断伸踇长肌腱后即可被矫正者,可暂不作趾间关节融合;可将伸踇短肌腱附着点切断,将其与伸踇长肌腱的远端作对端缝合,用伸踇短肌来代替伸踇长肌的作用,以防止踇趾末节下垂〔图63-16(4)〕。日后如有槌状趾发生,再施行趾间关节融合。

【术中注意事项】

1. 伸踇长肌的肌力有限,其腱的近侧端转移对胫前肌肌力减弱者比较有效,对该肌全瘫者,只能作为辅助手术。

2. 当跖屈高弓足合并全足趾爪形畸形时,应在施行伸踇长肌腱转移术的同时施行伸趾长肌腱转移术(Hibb),即把4根伸趾腱切断,集合成束,转移到第3楔骨上〔图63-17〕。

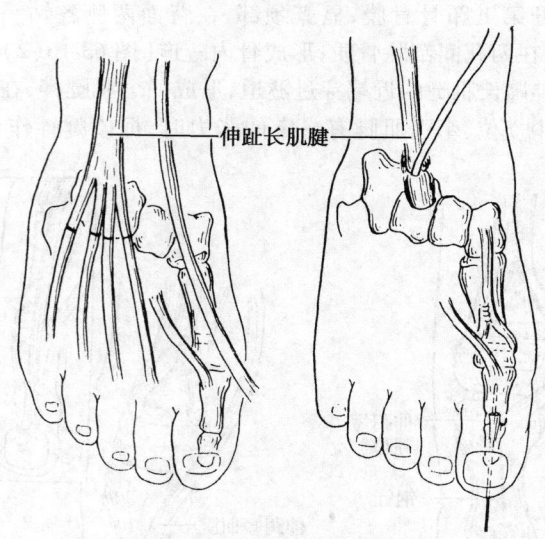

伸趾长肌腱

图63-17　伸趾长肌腱转移术(Hibb)

【术后处理】

术后用短腿石膏固定,6周后拔除髓内针,去除石膏,开始功能锻炼,逐渐练习步行。

二、腓骨长肌腱转移术

【适应证】

各种原因引起的胫前肌瘫痪,使病足跖屈外翻,影响功能,但腓骨肌功能好,可采用腓骨长肌腱转移术以减弱足外翻的肌力,增强背伸力,矫正足外翻、跖屈畸形。

【手术步骤】

1. 体位　仰卧位,稍垫高病肢。

2. 切口　共有4个小切口〔图63-18(1)〕。

切口1　在外踝外侧缘的外下方作短弧形切口,长约3cm;

切口2　在第5跖骨基底部的外侧,长约3cm;

切口3　在小腿前外侧,外踝上5～6cm处,长约3cm;

切口4　在第1楔骨背侧作短直切口,长2cm。

3. 分离腓骨肌腱　从切口1显露并分别分离腓骨短肌腱和腓骨长肌腱。于切口2找到腓骨短肌的附着点和腓骨长肌腱进入骰骨的腓骨肌腱沟,在该两处分别将此两肌腱用尖刀切断,再把腓骨短肌腱的近端与腓骨长肌腱的远端作对端吻合〔图63-18(2)(3)〕。

4. 转移肌腱　把腓骨长肌腱近端扎以缝线,从切口2经切口1至切口3抽出〔图63-18(4)〕。向近端分离部分肌腹后,用长弯止血钳从切口4到切口3作皮下隧道,把腓骨长肌腱经此皮下隧道从切口4中抽出〔图63-18(5)〕。

5. 固定肌腱　显露第1楔骨,切开其背侧骨膜,用骨钻垂直钻透第1楔骨,作一骨内隧道〔图63-18(6)〕。用软不锈钢丝采用抽出缝合法缝合腓骨长肌腱的断端,再将钢丝两头各穿一根直三角针,经第1楔骨的骨内隧道,穿透足底软组织和皮肤,两根钢丝的皮肤穿出点应相距2～4mm,并穿过纽扣上的两孔,在踝关节功能位时慢慢收紧钢丝,将肌腱拉入隧道,直至该肌有一定的张力后将两钢丝在纽扣外拧结固定〔图63-18(7)〕,纽扣与皮肤间垫数层纱布保护。这样,肌腱被埋入骨隧道中。在肌腱缝合钢丝的上角穿过抽出钢丝,作为日后抽出固定肌腱的钢丝之用,这根钢丝从切口4的上角引出,固定在踝部皮肤外。最后分别缝合1、2、3、4切口〔图63-18(8)〕。

【术中注意事项】

1. 腓骨肌包括腓骨长肌、腓骨短肌及第3腓骨肌,用此肌转移时最多仅能取其两条肌腱,一般多单取腓骨长肌腱转移。

2. 转移肌腱选择新止点很重要,应根据肌肉瘫痪的情况以及有无其他肌腱转移来定。如果术前测定腓骨短肌肌力好,则腓骨长肌腱应转移至足背中线内侧的第1楔骨或第1跖骨上;腓骨短肌肌力弱时,应转移至足背中部。如果要加强足背伸力或矫正爪形踇

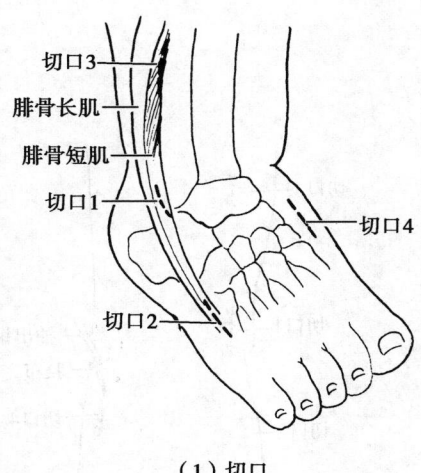

（1）切口

（2）分离腓骨长、短肌腱，分别在腓骨
肌腱沟及腓骨短肌止点切断

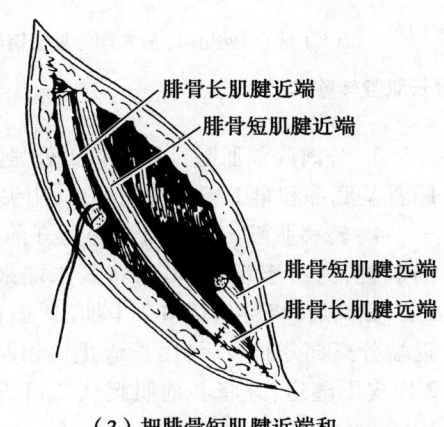

（3）把腓骨短肌腱近端和
腓骨长肌腱远端缝合

（4）分离腓骨长肌腱，
经切口，至切口3抽出

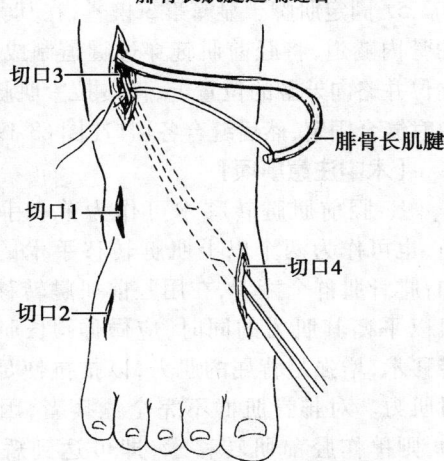

（5）把腓骨长肌腱从切口4中抽出

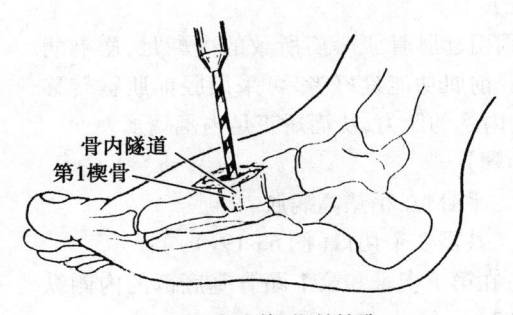

（6）在第1楔骨钻孔

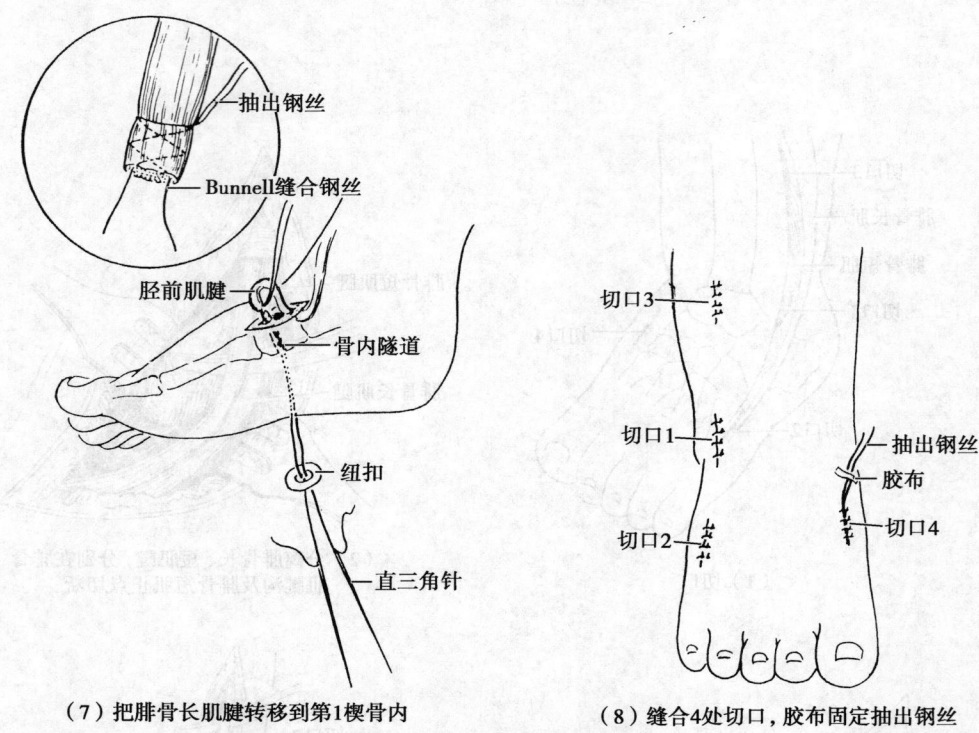

（7）把腓骨长肌腱转移到第1楔骨内　　　　（8）缝合4处切口，胶布固定抽出钢丝

图63-18　右侧腓骨长肌腱转移术

趾,需将伸踇长肌腱转移至第1跖骨头部时,腓骨长肌腱则需移至足背中线或稍偏外的部位。

3. 当同时转移腓骨长肌腱与伸踇长肌腱时,应有专人将足保持在功能位,注意两块肌肉要有一定的张力,不能一松一紧,才能维持术后足的平衡,获得较好的功能。

【术后处理】

术后用前、后石膏托将病足固定在轻度内翻位,2周后拆除皮肤缝线,3周后抽出腱内钢丝,更换管形石膏,再固定3周后拆除,开始功能锻炼。

三、胫前肌腱转移术

【适应证】

各种原因引起腓骨肌瘫痪所致的内翻足,影响病足功能。而胫前肌功能良好者,可采用胫前肌腱转移术,以减弱足内翻的肌力,从而矫正足内翻畸形。

【手术步骤】

1. 体位　平卧位,稍垫高病肢。

2. 切口　共需3个切口〔图63-19(1)〕：

切口1　在第1楔骨和第1跖骨基底部的内侧纵向切口,长约2cm;

切口2　在内踝上4~5cm,胫骨内侧缘作纵向切口,长约3cm;

切口3　在第3楔骨的背面作纵向切口,长约3cm。

3. 分离胫前肌腱　从切口1处显露胫前肌在第1跖骨基底部和第1楔骨的附着点,用尖刀将其切断。

4. 转移肌腱　在切口2处切开前肌腱鞘,分离胫前肌腱,为易于识别,可以将其末端来回拉紧放松验证。分离后,将腱从切口2中抽出〔图63-19(2)〕。向近端分离部分肌腹后,用长弯止血钳从切口3到切口2作皮下隧道,并将胫前肌腱从切口3中抽出〔图63-19(3)〕。

5. 固定肌腱　显露第3楔骨,在其背面作一短小的骨内隧道,将胫前肌腱穿过隧道制成腱襻,在踝中立位并略向外翻的位置上,慢慢拉紧肌腱至有一定张力时缝合固定,然后缝合各切口〔图63-19(4)〕。

【术中注意事项】

1. 胫前肌腱转移术可作为单一手术以平衡肌力,也可作为两个以上肌腱转移手术的一部分。例如:腓骨肌群全瘫者,在用胫前肌腱转移替代足外翻肌以平衡其肌力的同时,应做伸踇长肌或胫后肌腱转移,增强足背屈的肌力,以拮抗使足跖屈的腓肠肌肌力。对腓骨肌群不完全瘫痪者,因尚存部分肌力,则单作胫前肌转移术,即可达到矫正足内翻的目的。

2. 胫前肌腱转移术中向上分离肌腹时,要注意不宜分离过高,以免损伤供应该肌的血管和神经而影响其功能。

3. 如果转移以后的胫前肌腱不够长,可采用不锈

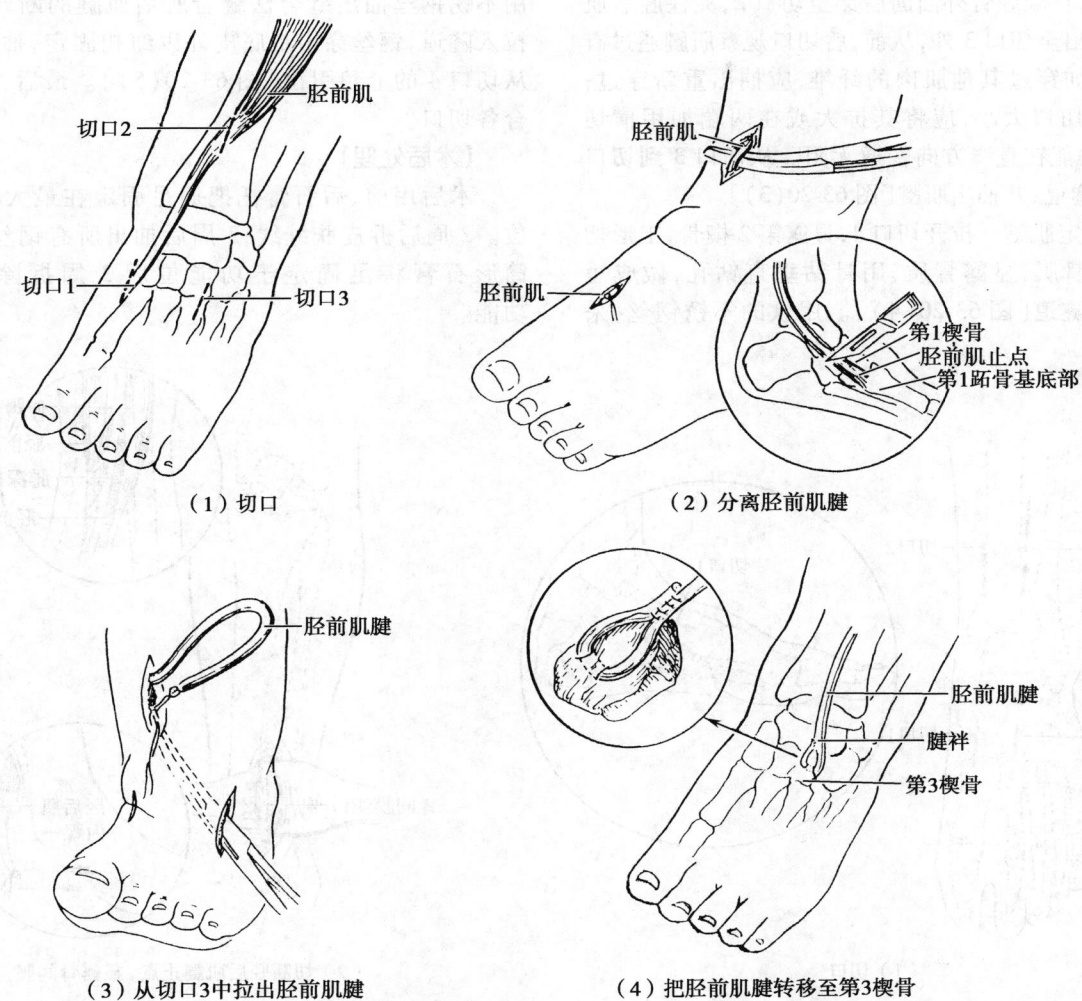

（1）切口

（2）分离胫前肌腱

（3）从切口3中拉出胫前肌腱

（4）把胫前肌腱转移至第3楔骨

图 63-19　左侧胫前肌腱转移术

钢丝抽出缝合法代替肌腱袢缝合法。

【术后处理】

术后用前、后石膏托将病足固定于背屈及轻度外翻位,2 周后拆除皮肤缝线,改用管形石膏再固定 3 周后拆除,锻炼功能。

四、胫后肌腱转移术

【适应证】

1. 腓总神经损伤所引起的足跖屈畸形。

2. 作为矫正足部先天或后天性畸形的一种辅助性肌腱手术。如由于小腿外侧肌群瘫痪所致的马蹄内翻足,可做胫前肌腱转移来矫正畸形;但为了减弱小腿后侧肌群的肌力,增加背屈的肌力,可同时做胫后肌转移术。

【手术步骤】

1. 体位　平卧位,垫高病肢。

2. 切口　共需 4 个切口:

切口 1　在第 1 楔骨和舟状骨的内侧纵切口,长约 2cm;

切口 2　在内踝后缘上 2cm 处纵切口,长约 4cm;

切口 3　在内踝前缘上 3cm、胫前肌腱的内侧纵切口,长约 5cm;

切口 4　在足背第 2 楔骨的上方纵切口,长约 3cm〔图 63-20(1)〕。

3. 分离胫后肌腱　从切口 1 处显露胫后肌止点,将其切断,应尽量保留其长度。在切口 2 处分离胫后肌腱,并将该肌从切口 2 中抽出〔图 63-20(2)〕。

4. 显露切开骨间膜　在切口 3 处显露胫前肌。将该肌及其外侧的胫前动、静脉、腓深神经和伸踇长肌腱拉向外侧,显露骨间膜,并将骨间膜纵行切开一小口。作此骨间膜切口时,除注意勿切太深以避免损伤胫后神经和胫后血管外,慎勿损伤胫骨骨膜,以免日后发生骨化,影响通道。

5. 转移肌腱　用长弯止血钳从切口 3 伸入,通过

7

骨间膜切口,顺胫骨外面向后穿至切口2,夹住胫后肌腱断端抽出至切口3外,从前、后切口观察肌腱通过有无障碍。如穿过其他肌肉的纤维,应抽出重新穿过;如骨间膜切口太小,应将其扩大或在两端加用横切口,使肌腱能在直线方向畅通无阻。从切口3到切口4作皮下隧道,并抽出肌腱〔图63-20(3)〕。

6. 固定肌腱　拉开切口4,显露第2楔骨,工形切开并剥离骨膜,显露骨质,用骨钻垂直钻孔,做成短小的骨内隧道〔图63-20(4)〕。用软的不锈钢丝,采用不锈钢丝抽出缝合法缝合胫后肌腱的断端,将其拉入隧道,钢丝穿出足底皮外以纽扣固定,抽出钢丝从切口4的上角引出〔图63-20(5)〕。最后,分别缝合各切口。

【术后处理】

术后用前、后石膏托把病足固定在最大足背伸位。2周后拆皮肤缝线;3周后抽出所有钢丝;更换筒形石膏将足固定于功能位后3周拆除,锻炼功能。

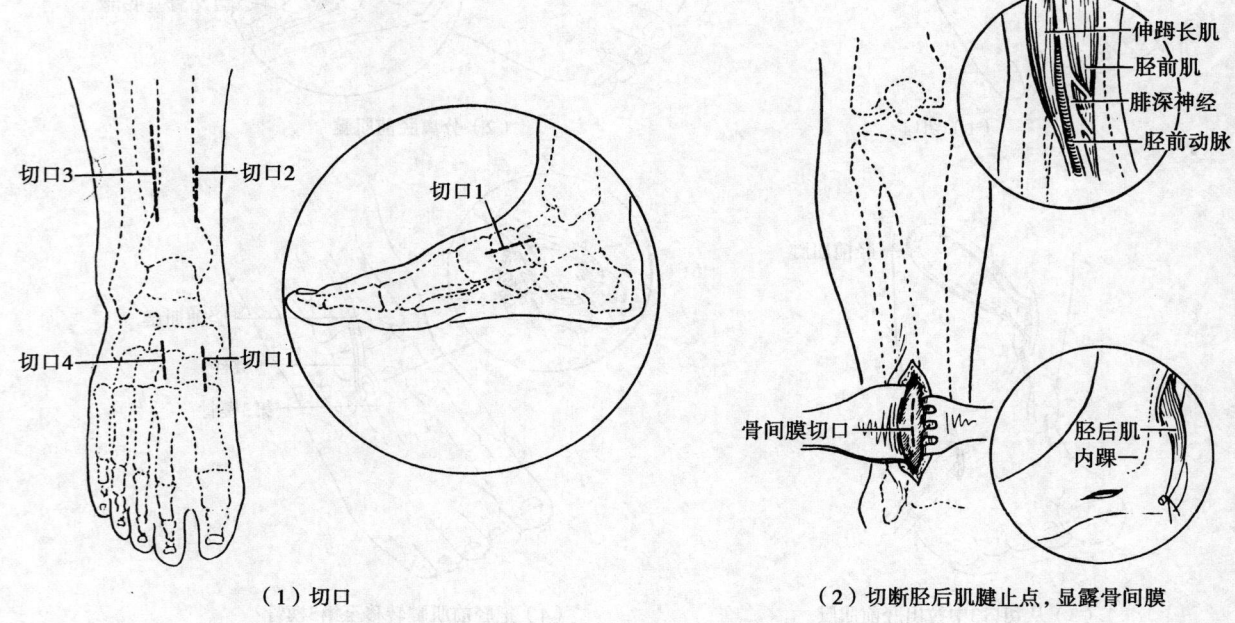

（1）切口

（2）切断胫后肌腱止点,显露骨间膜

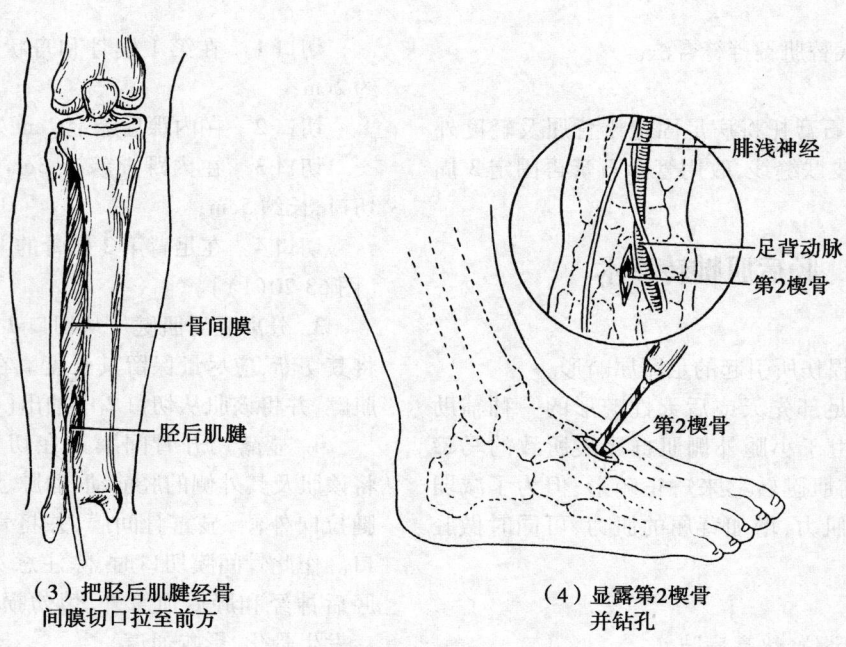

（3）把胫后肌腱经骨间膜切口拉至前方

（4）显露第2楔骨并钻孔

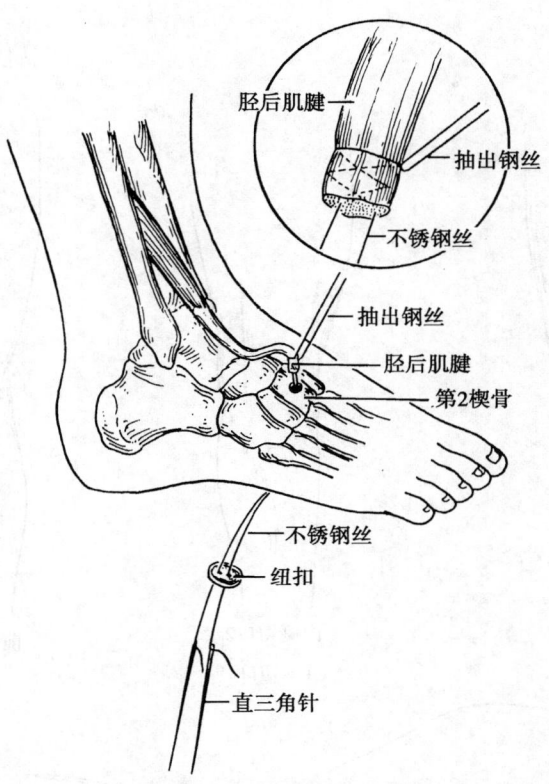

胫后肌腱

抽出钢丝

不锈钢丝

抽出钢丝

胫后肌腱

第2楔骨

不锈钢丝

纽扣

直三角针

（5）将前移的胫后肌腱穿过第2楔骨
隧道，至足底皮肤外作纽扣固定

图63-20　右侧胫后肌腱转移术

五、代股四头肌手术

【适应证】

各种原因引起的股四头肌瘫痪,可采用代股四头肌手术以增强股四头肌肌力,并矫正膝关节屈曲畸形。

髋与膝关节的活动是有机联合的,在做代股四头肌手术以前,应详细检查下肢各群肌肉的肌力,预测在手术以后各群肌力平衡的情况。例如:臀大肌完全瘫痪,髋关节不能维持稳定时,单纯做代股四头肌手术不能收效;有股四头肌瘫痪的患者,常以腓肠肌的收缩来控制膝关节过伸而保持一定的稳定,如同时有腓肠肌瘫痪,代股四头肌手术后将引起膝的严重过伸畸形。因此,当臀大肌及腓肠肌有瘫痪时,都不宜单独用此手术治疗。同时,如有严重的髋、踝、足的畸形者,应矫正后再施行手术。

通常利用两组肌肉转移来代股四头肌,即二头肌和半腱肌,缝匠肌和阔筋膜张肌。前者较常采用。

【术前准备】

1. 如合并严重的髋、踝、足的畸形,应在术前预先矫正,或在术中同时矫正,股四头肌瘫痪患者多需腓肠肌的收缩来维持膝的稳定,长期可引起跟腱短缩和继发性跖屈足畸形,应同时实施跟腱延长术矫正。

2. 膝关节轻度的屈曲或其他挛缩畸形,必须在术前先予矫正。

【手术步骤】

1. **体位**　平卧位。

2. **切口**　共需3个切口:

切口1　在股下半部外侧、股二头肌腱的前缘纵切,长6~8cm;

切口2　在股下半部内侧、半腱肌的前缘纵切,长6~8cm;

切口3　在膝正中、髌骨前方纵切,长约3cm〔图63-21(1)〕。

3. **分离及转移股二头肌腱**　用四爪钩把切口1拉开,显露股外侧肌和深筋膜〔图63-21(2)〕。切开深筋膜,即显露出股二头肌。分离股二头肌腱,用纱布带穿过提起〔图63-21(3)〕,在股二头肌腱的后、内侧可见到腓总神经〔图63-21(4)〕,注意避免损伤。尽量分离股二头肌腱到腓骨小头处,该处可见股二头肌腱呈扇状固定,即用尖刀刀在其止点处切断,但注意勿损伤膝外侧副韧带。向上翻起肌瓣,尽量向上分离股二头肌腹,直至供应股二头肌肌腹的血管和神经为止,并注意保护,避免损伤〔图63-21(5)〕。从切口1向切口3做直的皮下隧道,将肌腱由切口1经皮下隧道从切口3拉出〔图63-21(6)〕。

4. **分离及转移半腱肌腱**　牵开切口2的切缘,注

7

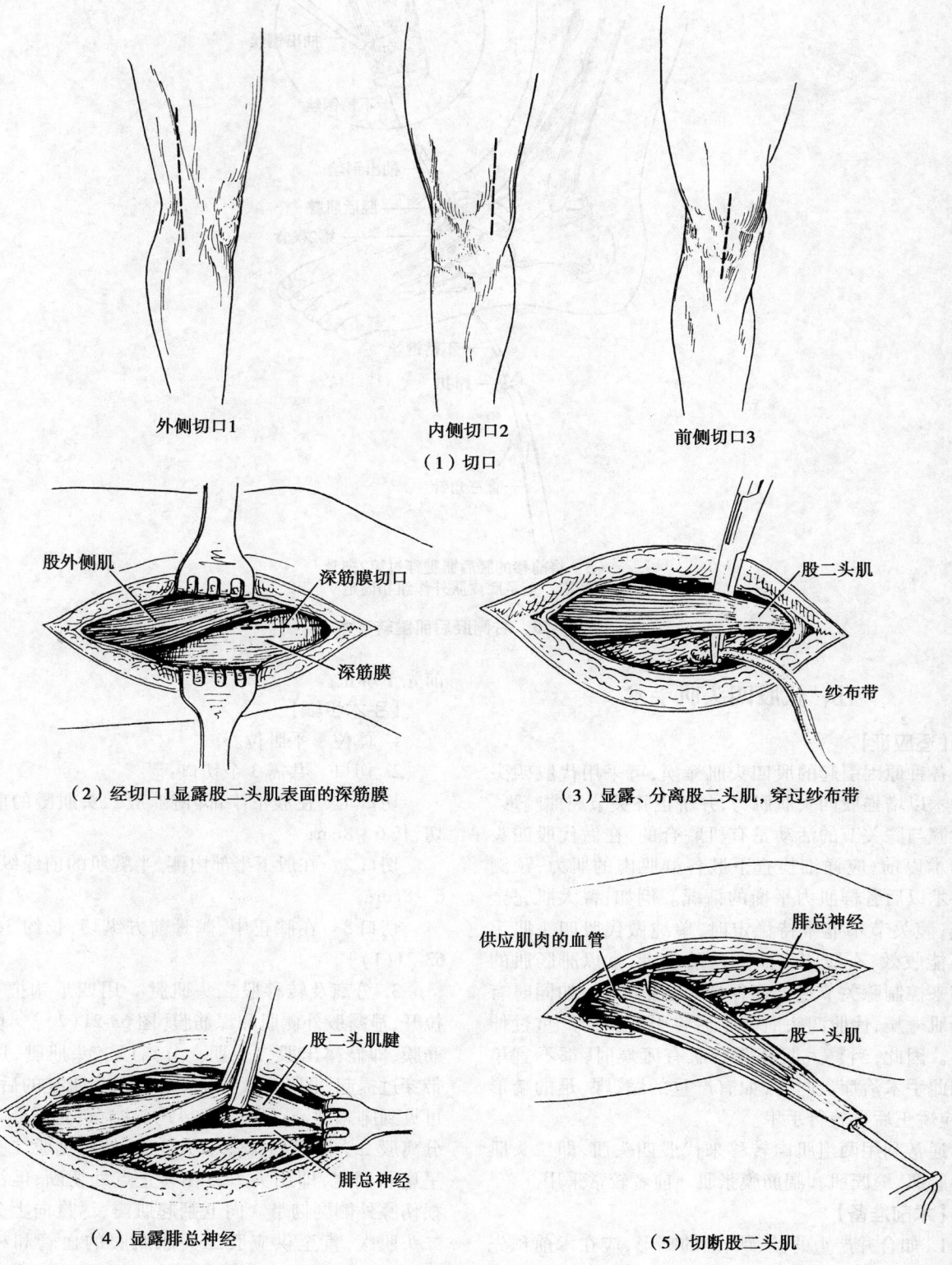

外侧切口1 内侧切口2 前侧切口3

（1）切口

（2）经切口1显露股二头肌表面的深筋膜

股外侧肌 深筋膜切口 深筋膜

（3）显露、分离股二头肌，穿过纱布带

股二头肌 纱布带

（4）显露腓总神经

股二头肌腱 腓总神经

（5）切断股二头肌

供应肌肉的血管 腓总神经 股二头肌

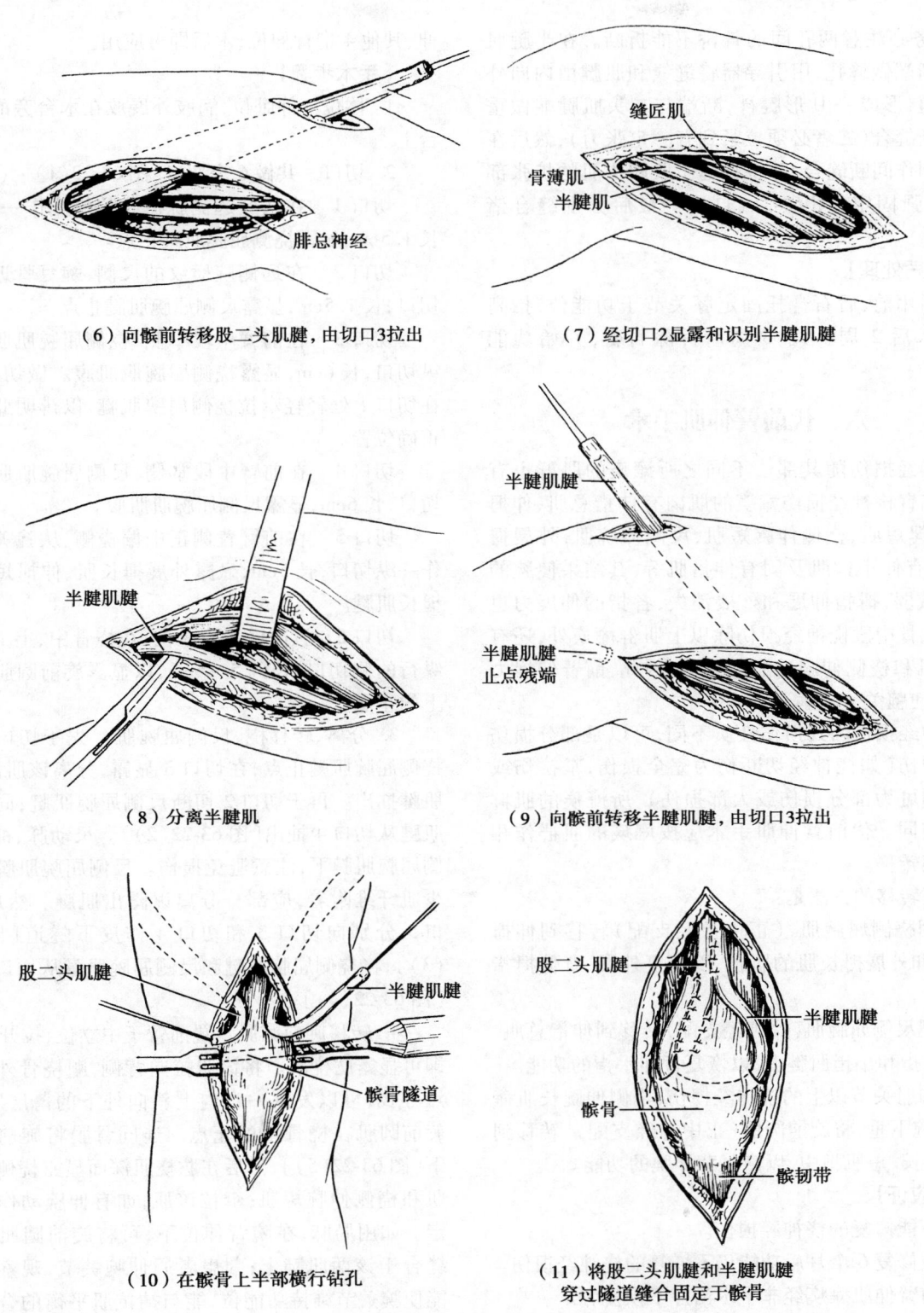

（6）向髌前转移股二头肌腱，由切口3拉出

（7）经切口2显露和识别半腱肌腱

（8）分离半腱肌

（9）向髌前转移半腱肌腱，由切口3拉出

（10）在髌骨上半部横行钻孔

（11）将股二头肌腱和半腱肌腱穿过隧道缝合固定于髌骨

图63-21　右侧代股四头肌手术

意勿损伤大隐静脉。切开深筋膜后，即可见到3条肌肉由前向后依次为缝匠肌、股薄肌和半腱肌，其中以半腱肌的腱最细最长〔图63-21（7）〕。向前拉开股薄肌和缝匠肌，分离半腱肌直达其在胫骨粗隆内侧的止点处〔图63-21（8）〕，用尖刃刀切断，并尽量向上分离

半腱肌腹。从切口2向切口3做直的皮下隧道，经此将半腱肌肌腱由切口2从切口3拉出〔图63-21（9）〕。

5. 固定肌腱　工形切开髌骨骨膜，用骨膜剥离器把骨膜向左右剥开，显露髌骨骨质。从上半部髌骨的内侧缘向外侧缘钻孔，制成髌骨骨内隧道〔图63-21

（10）〕，务必注意两孔间的骨桥不能折断。在半腱肌肌腱的断端做缝扎，用引导器将缝线和肌腱由内向外引过隧道，形成一 U 形腱襻，断端与二头肌腱端做重叠后间断缝合（二者必须拉紧到有一定张力），然后在近侧腱间作间断缝合，并将腱缝于股四头肌的扩张部分，以加强固定〔图 63-21（11）〕。最后分别缝合诸切口。

【术后处理】

术后用前、后石膏托固定膝关节于功能位，抬高下肢。术后 2 周拆线，3 周后拆除石膏，开始功能锻炼。

六、代前臂伸肌手术

桡神经损伤随其部位不同之所瘫痪的肌群也有差异。前臂桡神经损伤瘫痪的肌肉有伸指总肌、伸拇长肌、伸拇短肌、桡侧伸腕短肌、尺侧伸腕肌，外展拇长肌、固有伸小指肌及固有伸指肌等，其结果使腕的背伸力减弱，拇指伸展和外展消失，各指的伸展力也消失。肱骨中段桡神经损伤除以上肌群瘫痪外，还有肱三头肌和桡侧伸腕长肌的瘫痪，因此，前臂伸展力也消失，使腕关节下垂。

桡神经损伤因其损伤性质不同，可以是部分损伤或全部损伤（如桡神经切断伤为完全损伤，牵拉伤或碾挫伤则可为部分损伤或大部损伤），所瘫痪的肌群也各不相同。代前臂伸肌手术应按瘫痪的肌群作相应的肌腱转移。

肌腱转移的方法是：

1. 用桡侧屈腕肌、（正中神经支配）转移到伸拇长、短肌和外展拇长肌的肌腱，以恢复外展、背伸拇指的功能。

2. 把尺侧屈腕肌（尺神经支配）转移到伸指总肌、固有伸示指和小指肌腱上，以恢复背伸手指的功能。

3. 如肘关节以上的桡神经损伤，桡侧伸腕长肌瘫痪，即致腕下垂，将旋前圆肌（正中神经支配）、转移到桡侧伸腕长、短肌腱中，以恢复背伸腕的功能。

【适应证】

1. 不能修复的桡神经损伤。
2. 经修复 6 个月后功能仍不恢复的桡神经损伤。
3. 前臂伸肌瘫痪经非手术治疗不恢复者。

【术前准备】

1. 术前仔细检查瘫痪的肌群，决定肌腱移植的手术设计。同时，要确定尺神经和正中神经所支配的旋前圆肌和桡、尺侧屈腕肌的功能正常，屈腕和旋转前臂有力。

2. 为了手术后固定方便，可在术前预先做好从肘下到指尖的前臂石膏托，保持腕背伸 45°、拇指外展背

伸、其他 4 指背伸位，术后即可应用。

【手术步骤】

1. 体位 仰卧位，病肢外展放在术台旁的小手术台上。

2. 切口 共做 6 个切口〔图 63-22（1）～（5）〕。

切口 1 在病肢远侧腕横纹的桡侧作一横切口，长 1.5cm，显露桡侧屈腕肌腱止点。

切口 2 在远侧腕横纹的尺侧、豌豆骨近侧作横切口，长 1.5cm，显露尺侧屈腕肌腱止点。

切口 3 在前臂中段掌侧、桡侧屈腕肌肌腹处作纵切口，长 6cm，显露桡侧屈腕肌肌腹。做切口时，可在切口 1 处轻轻牵拉桡侧屈腕肌腱，以辨明此肌腹的正确位置。

切口 4 在前臂中段掌侧、尺侧屈腕肌肌腹处做纵切口，长 6cm，显露尺侧屈腕肌肌腹。

切口 5 在前臂背侧正中偏桡侧、从腕关节向上作一纵切口，长 5cm，显露外展拇长肌、伸拇短肌和伸拇长肌腱。

切口 6 置前臂于中立位，在桡骨中、上 1/3 处作纵行的侧切口，长约 5～6cm，以显露旋前圆肌在桡骨上的止点。

3. 分离、转移桡、尺侧屈腕肌 先于切口 1 切断桡侧屈腕肌腱止点，在切口 3 显露、分离该肌肌腹，将肌腱抽出。再于切口 2 切断尺侧屈腕肌腱；同样将该肌腱从切口 4 抽出〔图 63-22（2）〕。尺动脉、神经在尺侧屈腕肌腱下，注意避免损伤。尺侧屈腕肌腱上有不少肌纤维附着，应部分分离以露出肌腱。然后，于切口 5 分别向切口 3 和切口 4 作皮下隧道〔图 63-22（3）〕，将桡侧屈腕肌腱和尺侧屈腕肌腱从切口 5 抽出〔图 63-22（4）〕。

4. 转移旋前圆肌 置前臂于中立位，拉开切口 6，即可显露肱桡肌。将该肌拉向背侧，顺桡骨外侧面中点寻找，可以发现一自内上斜向外下的薄层肌腱，即旋前圆肌在桡骨上的止点。连同骨膜将旋前圆肌切下〔图 63-22（5）〕，然后在肱桡肌深面显露桡侧伸腕长肌和桡侧伸腕短肌；牵拉该肌，如有伸腕动作即可确定。如用局麻，在腕背伸位下，可将旋前圆肌腱暂时缝合于该两肌腱上；嘱患者屈伸腕关节，观察并选择能使腕关节维持功能位、能与拮抗肌平衡的合适缝合处，用蚊式止血钳尖在该两肌腱上穿孔各作一扣，然后将旋前圆肌腱在无扭曲和松紧适度的位置缝合于扣眼〔图 63-22（6）〕。此后，应有专人保持腕背伸位（或固定铅板上），以保护腱的缝合。

5. 固定桡、尺侧屈腕肌腱 将拇指置于功能位，在外展拇长肌、伸拇短肌和伸拇长肌腱与桡侧屈腕肌腱转移直线上的交点处各作一扣眼，将桡侧屈腕肌在

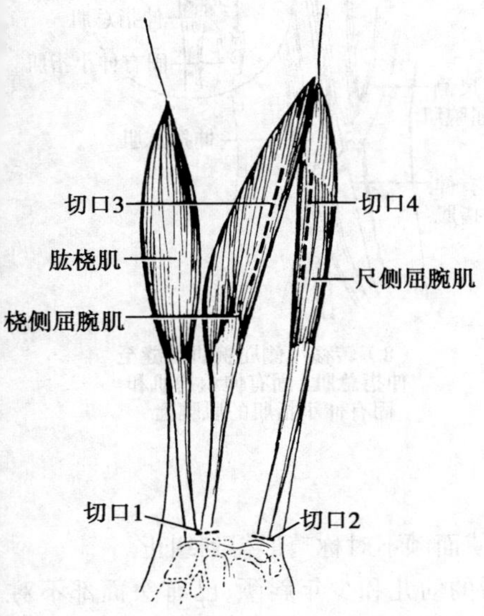

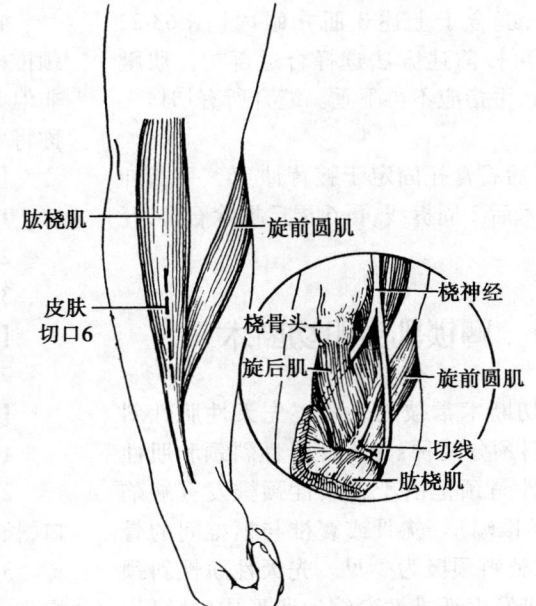

（1）切口1~4

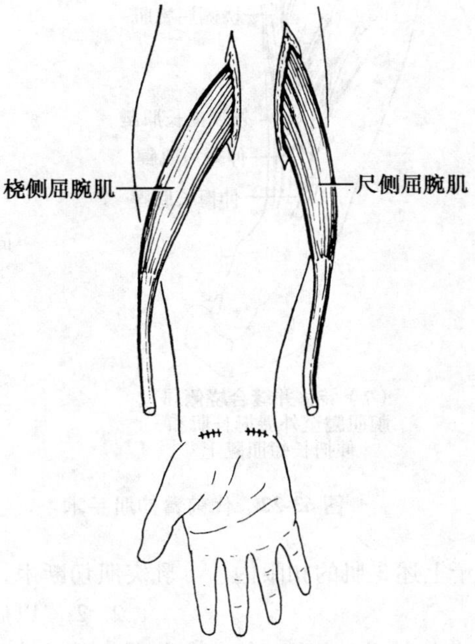

切口3
肱桡肌
桡侧屈腕肌
切口1

切口4
尺侧屈腕肌
切口2

（2）从切口1、2切断桡侧、尺侧
屈腕肌腱止端，从切口3、4抽出

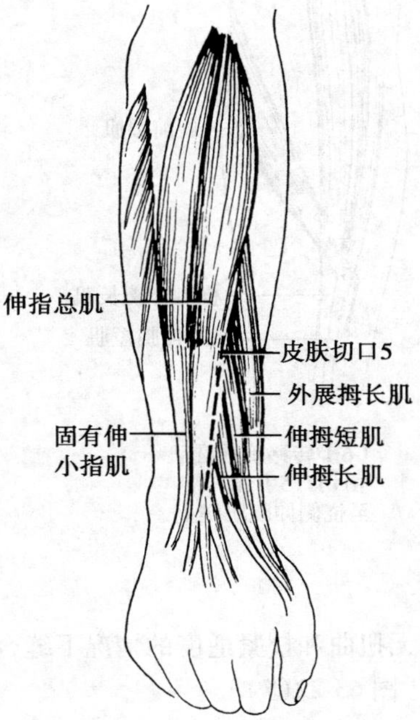

桡侧屈腕肌
尺侧屈腕肌

（3）切口5

伸指总肌
固有伸
小指肌

皮肤切口5
外展拇长肌
伸拇短肌
伸拇长肌

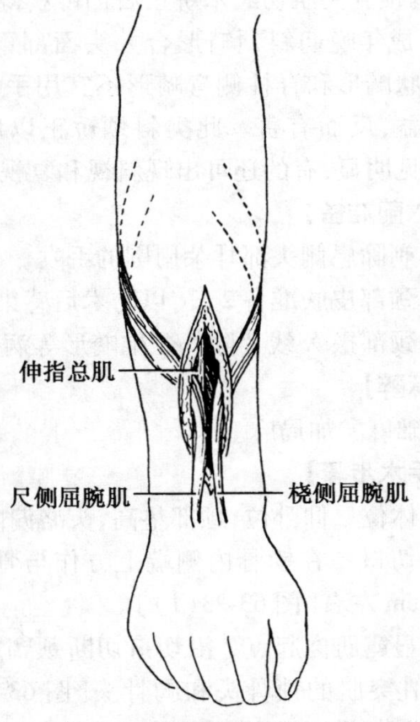

（4）向前臂背侧转移桡、尺侧
屈腕肌腱，由切口5引出

伸指总肌
尺侧屈腕肌
桡侧屈腕肌

（5）经皮肤切口6显露
旋前圆肌

肱桡肌
皮肤
切口6

桡骨头
旋后肌

桡神经
旋前圆肌
切线
肱桡肌

7

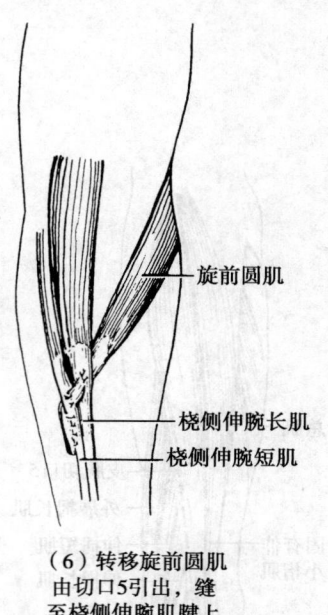

（6）转移旋前圆肌
由切口5引出，缝
至桡侧伸腕肌腱上

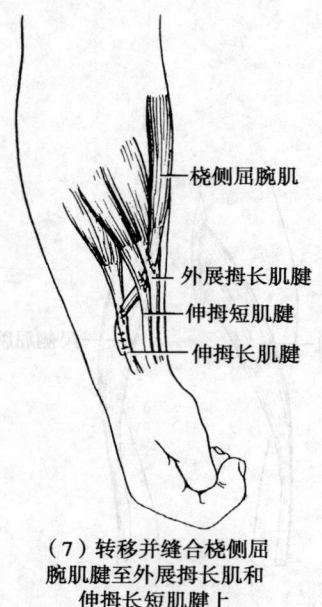

（7）转移并缝合桡侧屈
腕肌腱至外展拇长肌和
伸拇长肌腱上

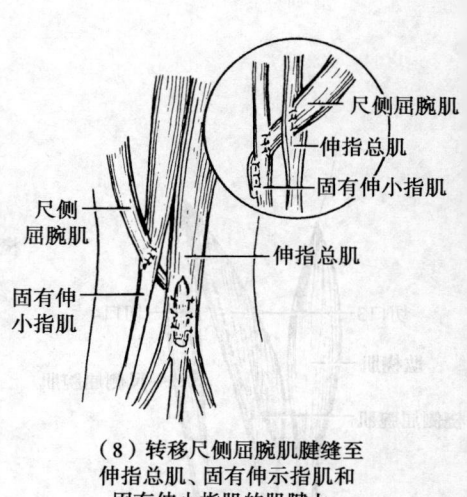

（8）转移尺侧屈腕肌腱缝至
伸指总肌、固有伸示指肌和
固有伸小指肌的肌腱上

图63-22　代前臂伸肌手术

无扭曲和松紧适度的情况下缝合于上述3肌的扣眼内〔图63-22（7）〕。

将腕、指关节保持于功能位，在伸指总肌、固有伸示指肌和固有伸小指肌腱与尺侧屈腕肌腱转移直线上的交点处分别作扣眼，将尺侧屈腕肌在无扭曲和松紧适度的情况下，缝合于上述3肌扣眼内〔图63-22（8）〕。如用局麻可按前述方法选择合适部位。肌腱缝合完成后，拇指、手指应不再下垂。缝合所有切口。

【术后处理】

术毕即用前、后石膏托固定于腕背伸45°、手指伸直、屈肘90°位。术后2周拆线，再6周后拆除石膏，开始功能锻炼。

第五节　胸锁乳突肌切断术

胸锁乳突肌切断术常被用来矫正先天性肌性斜颈畸形。先天性斜颈分两种：先天性骨性斜颈和肌性斜颈。先天性骨性斜颈是由于先天性颈椎发育缺陷如颈椎未分节、半椎畸形、枕骨或寰椎与枢椎间的骨性融合等所致，这类斜颈极为少见。先天性肌性斜颈是一侧胸锁乳突肌发生纤维性挛缩后所形成的畸形，多由于产伤所致，临床比较多见，有认为与遗传有关。

【适应证】

先天性肌性斜颈手术适应证，随不同病变阶段而差异。

1. 斜颈早期（生后至2岁），畸形轻，坚持正确的非手术治疗可收到满意效果。少数婴儿较早出现头、面部发育不对称，应早期（出生后3～6个月）行胸锁乳突肌切断术，使面额不对称畸形得到纠正。

2. 2岁以后的幼儿和少年斜颈，已有头面部不对称者（中期）应行手术治疗。

3. 有的成年患者仅有斜颈畸形而无面部不对称者，用胸锁乳突肌切断术矫正后仍可获得良好效果。

4. 成年晚期斜颈畸形合并头面部不对称或继发颈椎楔状畸形和脊柱侧弯畸形不宜用手术矫形，手术非但无益，反而有害。此类斜颈矫正以后，面部不对称将更见明显，有的还可出现斜视和复视。

【术前准备】

1. 剃除患侧头部耳朵周围的毛发。

2. 颈部皮肤准备2日，以防术后感染。

3. 颈部摄X线片除外颈椎畸形等病变。

【麻醉】

基础麻醉加局麻。

【手术步骤】

1. 体位　仰卧位，颈部垫高，头略偏向健侧。

2. 切口　在锁骨内侧端上方作与骨平行的横切口，长5cm左右〔图63-23（1）〕。

3. 显露肌肉起点　沿切口切断颈阔肌，分离并显露胸锁乳突肌的锁骨头和胸骨头〔图63-23（2）〕。纵行切开肌膜，用止血钳或其他钝性器械在肌肉深面分离、挑起，沿止血钳上、下缘切断肌肉，并切除1～2cm。断端出血点予以缝扎〔图63-23（3）（4）〕。如筋膜尚有挛缩，也予切断。此时还应进一步试验，将头转向患侧，向后方推移下颏，凡手指摸到残余挛缩的筋膜，应在直视下予以切断，直至可以过度矫正。然后才能逐层缝合皮下组织及皮肤。

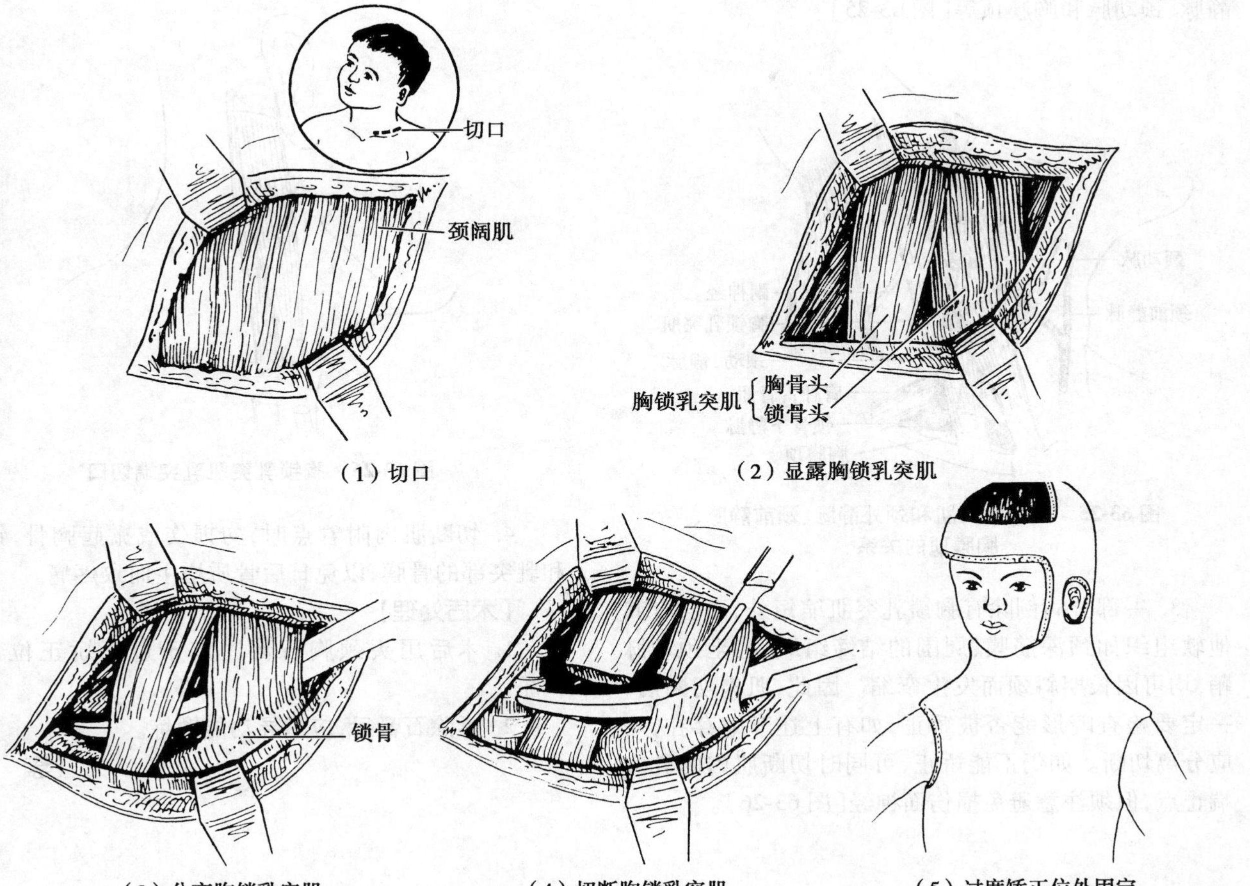

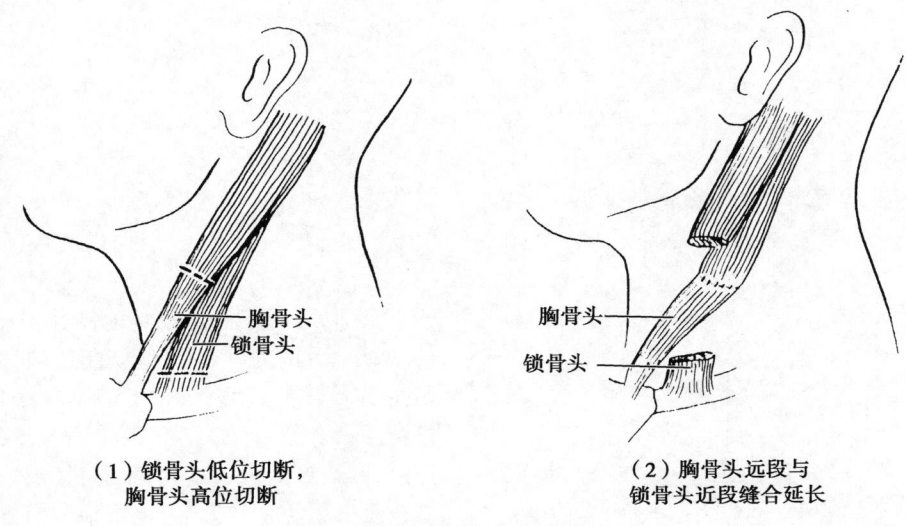

（1）切口

（2）显露胸锁乳突肌

胸锁乳突肌 { 胸骨头 锁骨头

锁骨

（3）分离胸锁乳突肌

（4）切断胸锁乳突肌

（5）过度矫正位外固定

图 63-23　胸锁乳突肌切断术

4. 石膏固定　术后立即行头颈胸石膏,将头部固定于与畸形相反的过度矫正位〔图 63-23(5)〕。

【术中注意事项】

1. 当胸锁乳突肌挛缩严重,肌肉明显缩短时,可采用肌腱移植术。把肌肉锁骨头于低位切断,胸骨头于高位切断,再将锁骨头的上段与胸骨头的下段作对端吻合,以延长肌腱〔图 63-24〕。这种方法可保持胸骨头的外形,比较美观。

2. 切断胸锁乳突肌时,应注意其邻近的解剖关系,这样才不致损伤副神经、膈神经、颈内静脉、颈外

胸骨头
锁骨头

（1）锁骨头低位切断,
胸骨头高位切断

胸骨头
锁骨头

（2）胸骨头远段与
锁骨头近段缝合延长

图 63-24　胸锁乳突肌延长术

7

静脉、颈动脉和胸膜顶等〔图 63-25〕。

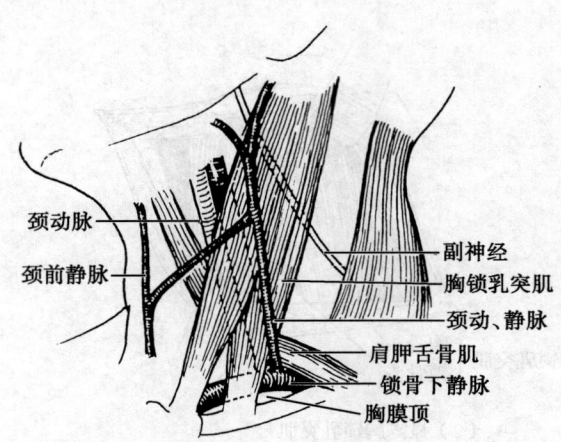

图 63-25　胸锁乳突肌和颈外静脉、颈前静脉、
胸膜顶的关系

3. 一部分病例除有胸锁乳突肌缩短外,尚会有其他软组织如颈深筋膜、周围的结缔组织,甚至颈动脉鞘,均可因长期斜颈而发生挛缩。因此,肌肉切断后,一定要检查畸形能否被矫正,如有上述挛缩存在,均应分离切断。如仍不能矫正,可同时切断肌肉的乳突端止点,但须注意避免损伤面神经〔图 63-26〕。

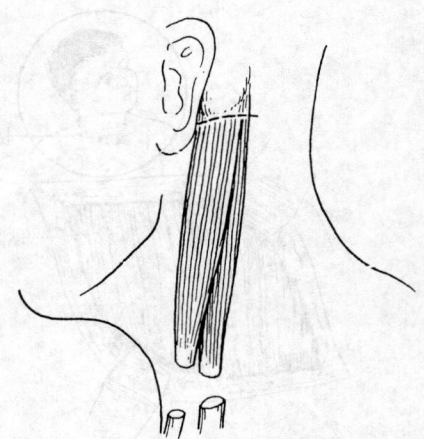

图 63-26　胸锁乳突肌乳突端切口

4. 切断肌肉附着点时,勿损伤或掀起胸骨,锁骨和乳突部的骨膜,以免日后骨质增生而致疼痛。

【术后处理】

1. 术后用头颈胸石膏固定于过度矫正位 4 ~ 6 周。

2. 拆除石膏后,应指导功能锻炼。

（李　杰）

第六十四章

颈 椎 手 术

第一节　颈椎前路手术

颈椎间盘前路摘除及椎间融合内固定术。

【适应证】

1. 脊髓型颈椎病诊断明确，经非手术治疗，症状和体征并无缓解而又逐渐加重者。

2. 神经根型颈椎病，经保守治疗无效，症状严重，反复发作者。

3. 颈椎间盘突出合并明显脊髓压迫症状者。

4. 孤立型后纵韧带骨化症。

5. 局限性颈椎管狭窄症。

【禁忌证】

1. 全身情况差，年迈体弱者，或合并有重要脏器疾患者。

2. 病程长、病情严重，有严重四肢广泛性肌肉萎缩及完全性脊髓功能障碍者。

3. 精神病患者或有严重的神经症者。

【术前准备】

1. 器械准备　根据需要准备相应的器械，常用的为咬骨钳、髓核钳、刮匙、撑开器、环锯以及相应的内固定器械。

2. 术前需行气管推移训练。嘱咐患者将气管、食管推向非手术侧，超过中线，并能坚持 30 分钟左右。这样可防止因术中牵拉气管引起反射性呛咳、憋气、躁动而造成误伤或影响手术。

3. 常规术前准备及配血备用。

4. 准备颈围，术后外固定用，以防术后颈部活动过大而致伤口出血，植骨块脱落等。

5. 测量椎体深度决定固定螺钉长度。

【麻醉】

通常选择气管内插管麻醉，便于术中监测，保障手术安全。也可选择颈丛麻醉或局部浸润麻醉。

【手术步骤】

1. 体位、切口、显露　见颈椎前侧显露途径。

2. 定位　锐性切开椎前筋膜，椎间盘呈白色，略高于椎体前缘平面。椎体部呈灰色，略凹陷于椎间盘。如病变部位椎体缘有特定形状的唇样增生，也可有助于辨认定位。将定位针（可将注射针头去除尖端保留 15mm 长度）插入椎体，应避免插入间隙，损伤椎间盘。C 形臂或摄颈椎侧位片定位病变节段。

3. 安放 Caspar 撑开器　定位后，清除椎前软组织至减压部位上下各一个椎体，以电刀在颈长肌内侧止点处做骨膜下剥离，向外至钩椎关节。咬骨钳切除椎体前缘骨赘使椎体表面平整，有助于暴露钩椎关节，确定椎体的外侧缘和中线位置。安放 Caspar 撑开器，内外侧撑开器撑开两侧颈长肌，向内牵开气管和食管，向外牵开颈动脉鞘。于减压部位上下各一个椎体中央以限深 14mm 电钻钻孔，拧入撑开器螺钉，安放头尾向撑开器〔图 64-1〕。

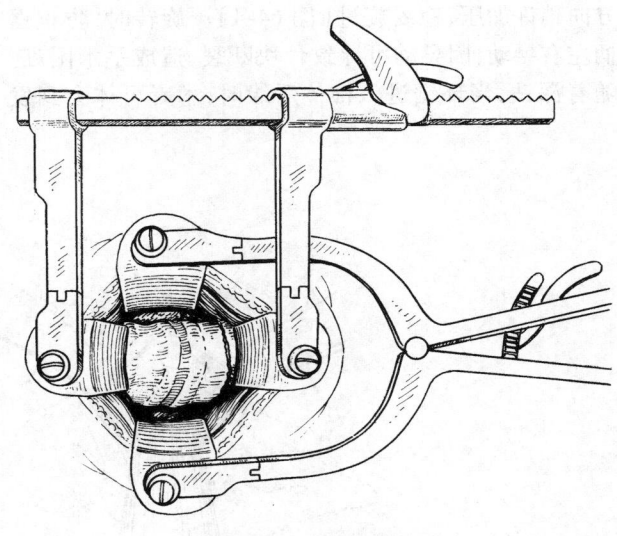

图 64-1　安放撑开器

4. 切刮法　用长柄尖刃刀切开纤维环，以 Caspar 撑开器适当撑开椎间隙。用髓核钳通过纤维环切口伸入椎间隙，由浅入深，从一侧到另一侧分次摘除髓核。用力要缓慢，钳口不宜张太大。要严格掌握髓核钳进入椎间隙的深度,控制在 20 ~ 22mm 之间。过浅无法夹取突出的髓核,过深容易损伤脊髓。以髓核钳和角度刮匙去除间盘。以高速磨转和薄椎板咬骨钳去除椎体后缘骨赘〔图 64-2〕。显露后纵韧带,以神经剥离子提起后纵韧带,尖刃刀切开,以薄椎板咬骨钳彻底去除,显露硬膜,以神经剥离子探查椎体后缘和硬膜外间隙,确认骨赘切除彻底,无残余致压物〔图 64-3〕。以刮匙和磨转去除上下终板软骨至软骨下松质骨面,并休整使间隙上下骨面平行。用吸收性明胶海绵填塞伤口止血,以备植骨。

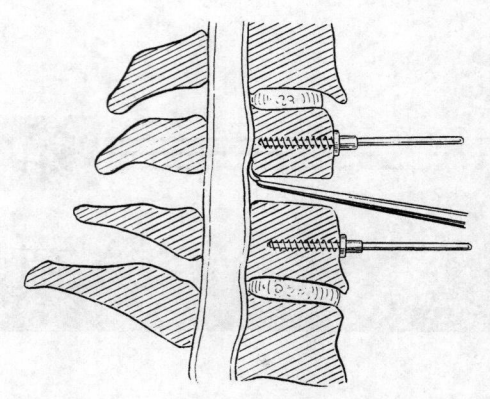

图 64-3　探查椎体后缘和硬膜外间隙

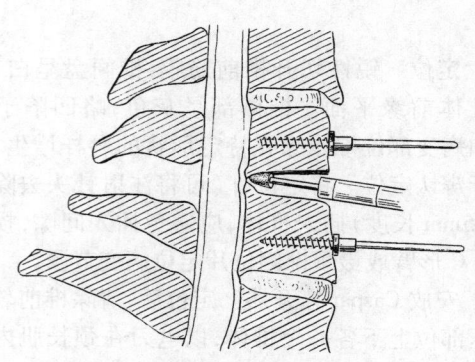

图 64-2　高速磨转去除椎体后缘骨赘

5. 环锯法(目前应用较少)　定位确定后,请麻醉师将患者颈部保持中立位。取环锯的指示钻芯纵向、垂直、正中钉入病变的椎间盘内,其上下各涉及邻椎部分椎体骨质。取相应环锯,套在钻芯柄外,左右旋动,使环锯锯齿旋入椎体骨质及椎间盘后,依顺时针方向稍许加压、稳妥旋进〔图 64-4〕。旋转时,防止锯柄左右晃动,因晃动可导致骨块断裂,造成手术困难。随着深钻,当环锯进入椎体后缘时,术者可体会到发涩样手感,此时更应稳妥慢钻,同时注意钻芯柄外露刻度。若钻芯柄随环锯转动,说明环锯内骨块已活动,环锯已钻透椎体。此时旋转钻锯时不许加压,可将环锯向左右顺或逆时针方向稍加转动。如硬脊膜囊外有粘连,可感到有撕裂感,动作必须缓慢而轻巧。当钻芯柄随环锯旋转达 180°时,即可将环锯及钻芯柄回旋上提,拔出环锯、钻芯及钻得的骨块。检查骨块是否完整,椎间盘硬膜面有无破口。椎体钻孔用 6 ~ 8℃冷冻生理盐水冲洗,孔壁有渗血时,应用骨蜡暂时止血,保持骨孔内干净。用干纱布填塞止血后,结合CT 显示,用小刮匙刮除或用枪式咬骨钳咬除椎体后缘的骨赘〔图 64-5〕。用吸收性明胶海绵轻轻填塞伤口止血,以备植骨。

6. 融合　椎间融合植入物可选择使用自体髂骨块,同种异体骨块(如腓骨)及椎间融合器-Cage(其内填充同种异体骨粒)。量取椎间隙高度,选择合适高度的 Cage,或将自体/异体骨块修整,松质骨面朝向上下,与终板下松质骨面接触〔图 64-6〕。用嵌入器将植

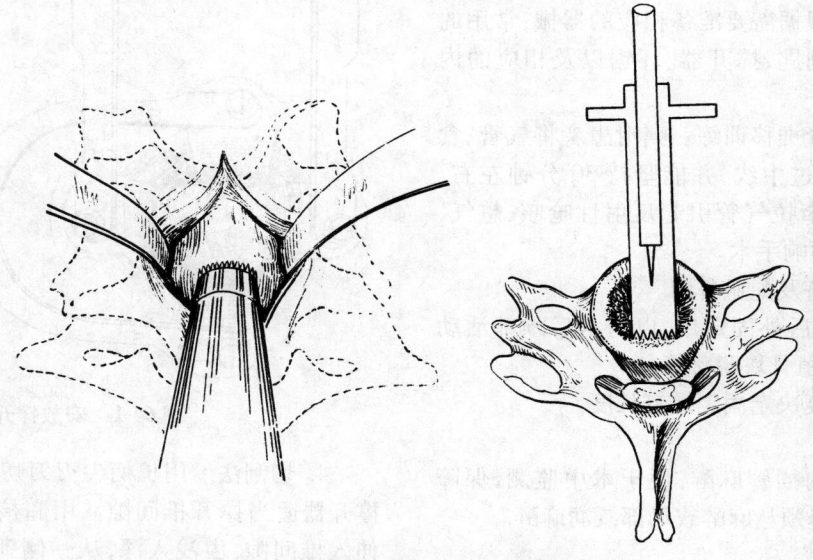

图 64-4　环锯锯齿旋入椎体骨质及椎间盘

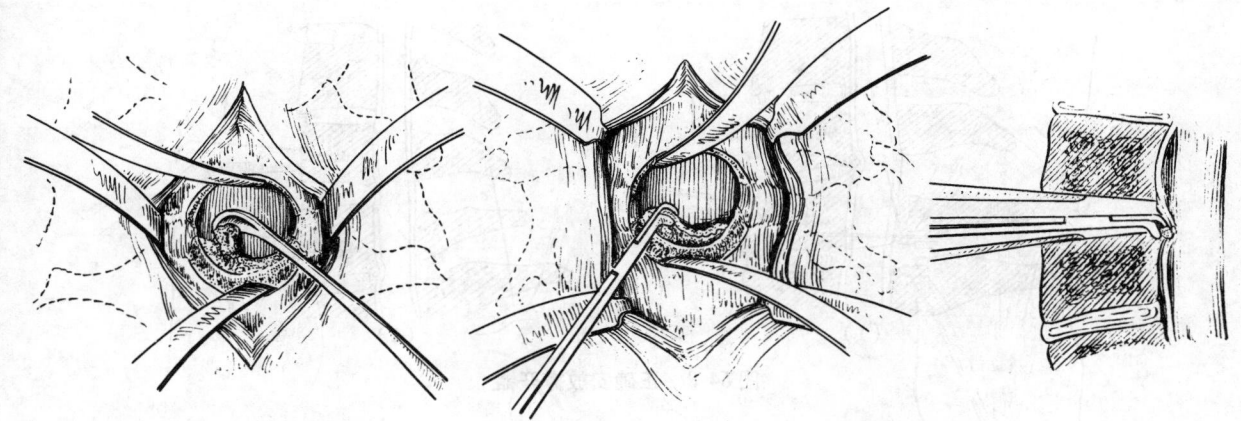

图 64-5 刮匙刮除或枪式咬骨钳咬除椎体后缘的骨赘

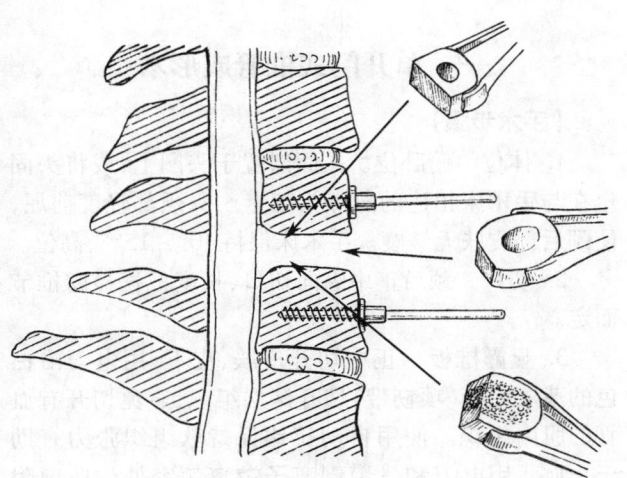

图 64-6 自体髂骨、同种异体骨及
椎体间融合器-Cage 植入

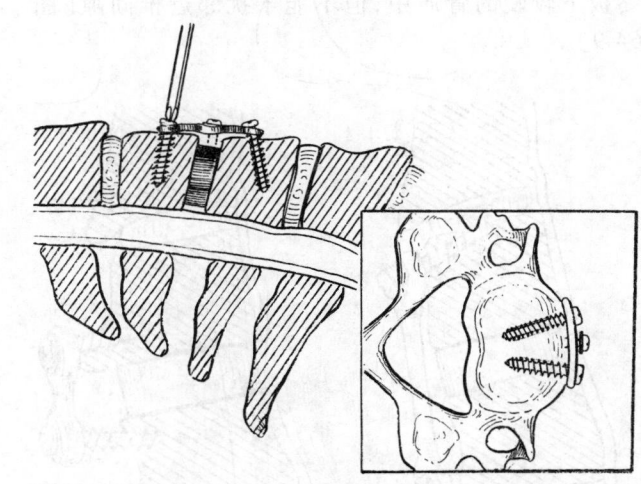

图 64-7 接骨板固定,螺钉方向在矢状面上
向外分开,在轴状面上则向内聚

入物打入椎间隙,植入物前端低于椎体表面 2mm,防止用力过猛打入过深。松开撑开器,使植入物嵌插紧密。去除撑开器螺钉,钉孔以骨蜡填塞止血。

7. 固定 尽可能选择短的接骨板以免影响邻近的椎间隙,根据椎体表面弧度适当预弯接骨板。螺钉长度依术前测量选择,尽可能多地把持骨质,转头钻孔,攻丝,拧入螺钉。螺钉方向在矢状面上向外分开,在轴状面上则向内聚〔图 64-7〕。固定接骨板前,将颈肩部垫高物撤除。C 形臂或摄颈椎侧位片确定接骨板螺钉和植骨块或 Cage 情况。

8. 关闭切口 冲洗术野,检查无出血,无异物残留,椎体前置胶片引流后,逐层缝合关闭切口。

【注意要点】

1. 颈部切口不宜过低,过度向下分离,可导致胸膜破裂,造成气胸。

2. 软组织充分松解,避免过度牵拉,防止术后软组织水肿及气道水肿。

3. 切断肩胛舌骨肌有利于广泛显露,不必缝合。

4. 切开胸锁乳突肌鞘后采用钝性纵向分离,避免损伤食管。动作应轻柔,切断组织时应认清解剖情况,不得盲目分离切割,应密切注意保护喉返、喉上神经,但不必探查显露。

5. 妨碍术野显露的横行静脉可以结扎。

6. 使用 Caspar 撑开器提供了稳定的撑开和显露,有利于恢复椎间隙的高度,便于术者操作。撑开器螺钉可以略交叉放置,安放撑开器后可以恢复颈椎前凸。过度撑开可能导致颈后部、肩胛区疼痛及颈髓损伤,应避免〔图 64-8〕。

7. 刮除或咬除椎体后缘的骨赘时,应小心逐步进行,避免动作粗暴,以免造成脊髓损伤。不能过分向两侧扩延。外侧有神经根及根动脉伴行,必须避免损伤。

8. 椎体前缘骨赘要彻底清除,否则安放接骨板与椎体表面贴附不好,降低顶持力。固定时,避免

7

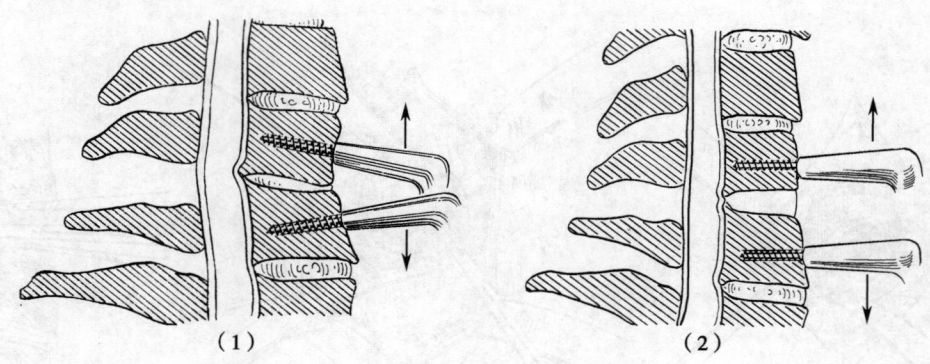

（1）　　　　　　　　　（2）

图 64-8 正确安放撑开器

将接骨板两端螺钉固定在椎体中央,此部位较窄,为松质骨,螺钉和骨质咬合较差。应将螺钉固定在终板下较硬的骨质中,但不能干扰邻近椎间隙〔图 64-9〕。

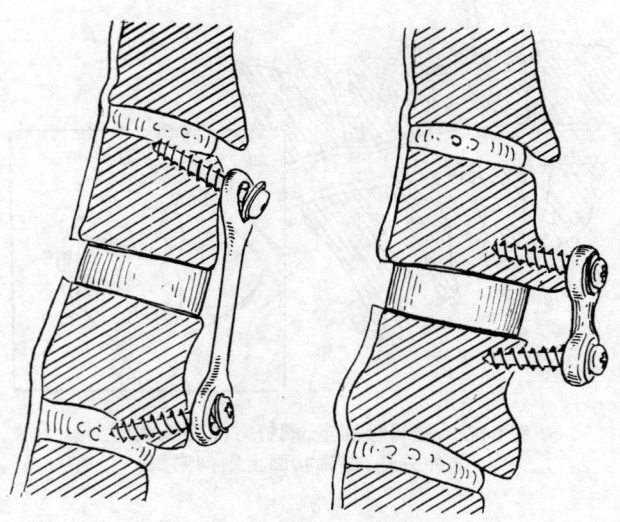

图 64-9 螺钉位置错误

9. 彻底止血,保证引流通畅。骨表面可用骨蜡止血。硬膜外静脉丛出血可用冷生理盐水冲洗,吸收性明胶海绵、脑棉片敷盖,双极电凝彻底止血,切忌盲目堵塞压迫,以免造成颈髓损伤。

【术后处理】

1. 术后半卧位,鼓励患者咳嗽、咳痰,加强护理,保持呼吸道通畅。麻醉清醒后,可于颈围保护下离床活动。

2. 术后 48 小时可拔除引流管。

3. 术后床旁准备好气管切开器械,手术当夜应密切注意引流量、患者呼吸及四肢感觉、运动情况,防止切口内积血而引起气管受压和椎管内血肿压迫颈髓。

4. 术后一周拆线,摄 X 线片检查术后情况。

5. 颈托维持固定 3 个月,待植骨愈合为止。

第二节 颈椎管成形术

一、单开门式椎管成形术

【手术步骤】

1. 体位　俯卧位。头面部置于头圈上,或将头固定在与手术床相连的三点头架上。头颈部轻度前屈,使颈后部皮肤无皱襞。手术床保持 10°~15°头高位。

2. 切口　颈后正中纵向切口,长度根据显露椎节而定。

3. 显露椎板　正中切开皮肤、皮下,用电刀沿白色的薄层中缝(项韧带)切开深层组织,避免切开有血管的肌肉组织。使用自动拉钩保持软组织张力有助于止血。用电刀和骨膜剥离子游离棘突处的肌肉附着,骨膜下显露颈椎的后部椎板直至两侧小关节的外缘。然后用干纱布填塞止血。

4. 椎板槽沟成形　清理椎板上残留的软组织。根据 CT 片术前测定的椎管横径值,定出在椎板上作槽沟部位,分别在两侧椎板上各凿或咬出一纵行槽沟痕迹〔图 64-10〕,然后用微型电钻或尖嘴咬骨钳开沟。沟的宽度浅层为 2~3mm,深处窄,呈 V 型。沟的深度

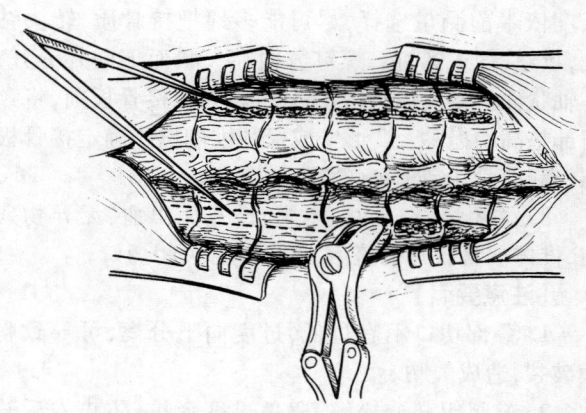

图 64-10 椎板上咬出一纵行槽沟痕迹

7

则两侧不同,椎板成形做铰链的一侧仅需达椎板内层皮质(开门后形成青枝骨折样),开门的一侧需切透椎板全层直到显露硬脊膜为止。逐一将预定范围内的椎板做出槽沟〔图64-11〕。

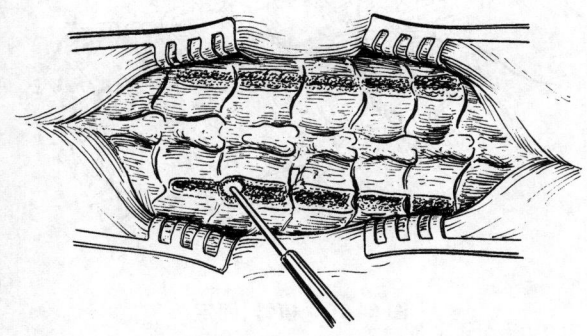

图64-11　开门的一侧需切透椎板全层直到显露硬脊膜为止

5. 单侧椎板开门　槽沟做成后,将病变段最上一个椎板上缘的黄韧带与最下一个椎板下缘的黄韧带横行切断,术者用手指将棘突压向椎板铰链侧并掀开,切断开门侧槽沟残留未断的黄韧带,慢慢扩大开门。同时用硬膜剥离器进入椎板下分离硬脊膜外粘连,使椎管矢状径增大到正常范围。此时可见硬脊膜囊膨出,恢复波动〔图64-12〕。

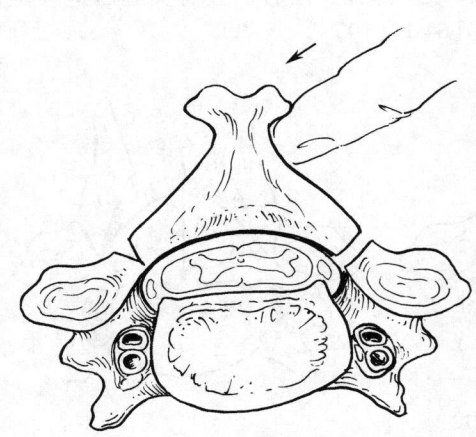

图64-12　用手指将棘突压向椎板铰链侧并掀开

6. 悬吊棘突　在开门椎板棘突根部处用电钻钻孔,用10号丝线穿过根部固定于椎旁关节突处的筋膜或颈棘肌上。此固定务必牢靠,以免术后"关门"失效。用吸收性明胶海绵覆盖于显露的硬脊膜上〔图64-13〕。

7. 闭合切口　将病椎棘突修剪,仅保留1~1.5mm长。咬下的棘突骨质在去除软组织后裁成碎条,置于铰链侧槽沟未合拢处作植骨用。伤口冲洗干净,检查无活动出血,清点器械纱布无误后,逐层闭合伤口。切口内置14号导尿管,于切口旁另作小切口中

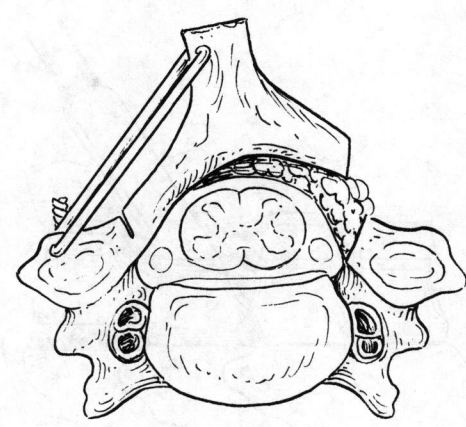

图64-13　固定棘突,明胶海绵覆盖于显露的硬脊膜上

引出皮外作负压引流用。

二、双开门式椎管成形术

【手术步骤】

1. 体位、切口与椎板显露　同单开门式椎管成形术。

2. 椎板成形　清理椎板上残留软组织,根据CT片椎管横径值,定出在椎板上作槽沟部位并作出痕迹。用微型钻或尖嘴咬骨钳分别在两侧椎板上各做一纵行槽沟。沟呈V形,浅层宽度为2~3mm,深度需深达椎板内层皮质,但不穿透(同单开门式椎管成形术铰链侧椎板准备方法)。用小条状纱布填塞止血。而后切除预定开门范围内的棘突间韧带,棘突保留1~1.5cm长。用微型电锯或窄型椎板咬骨钳将棘突纵行正中劈开直达硬脊膜外〔图64-14〕。将开门段最上椎板上缘的黄韧带与最下椎板下缘的黄韧带切断,从棘突劈开缝中伸入骨膜剥离器,将劈开的棘突向两侧张开,类似打开双扇门〔图64-15〕。同时中线切开黄韧带,用硬膜剥离器分离椎板与硬膜间粘连。用吸收性明胶海绵覆盖于硬膜外。

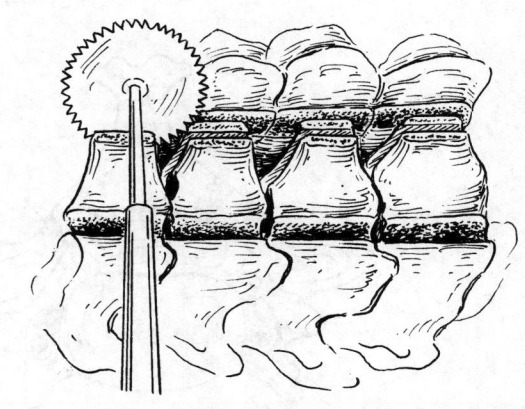

图64-14　将棘突纵行正中劈开

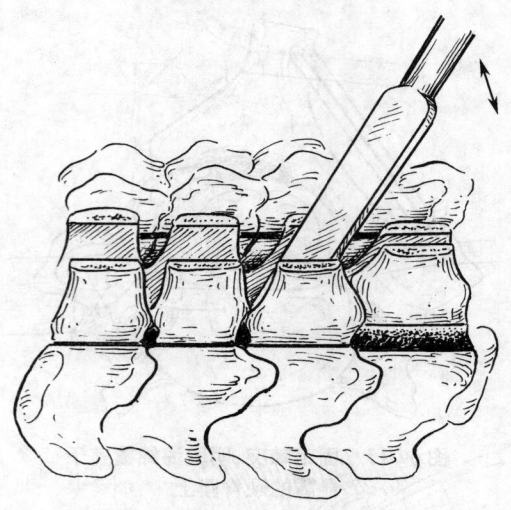

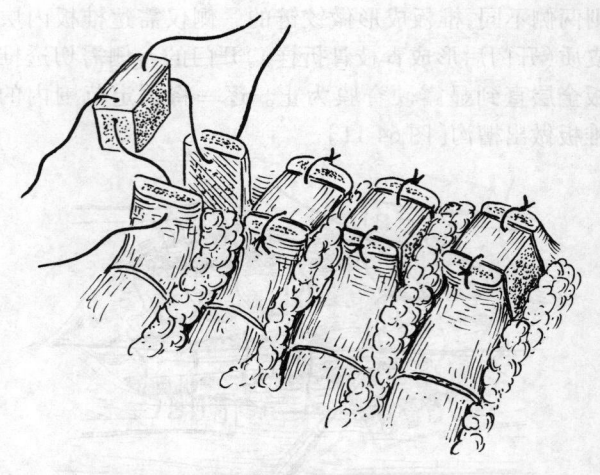

图 64-16 植骨、固定

图 64-15 骨膜剥离器,将劈开的棘
突向两侧张开开门

3. 植骨、缝合 沿髂嵴切口,显露髂骨,于髂骨上取骨。根据劈开棘突间向两侧张开、能使硬脊膜囊充分减压所呈现的梯形间隙大小采骨,将骨块修成相应梯形,嵌入棘突间隙,在棘突与骨块两端各钻孔,用钢丝或丝线固定,棘突植骨间用脂肪片或吸收性明胶海绵隔开〔图 64-16〕。取零星碎骨填塞于椎板两侧槽沟间隙。切口用生理盐水冲洗,检查无出血,无棉片等存留后,切口内置导尿管,于切口旁作小切口引出皮外作负压引流。逐层闭合。

【注意事项】

1. 开门手术的目的是扩大椎管,使受压的脊髓得以减压而恢复功能。故充分而适度地扩大椎管是手术成功的关键。过少达不到减压的目的,过大又会在硬脊膜囊外留有腔隙而形成瘢痕性压迫。椎管扩大程度应是待硬膜囊充分膨大、恢复波动后的体积,其外层再留一薄层脂肪片或吸收性明胶海绵的空间即可〔图 64-17〕。同时,两侧开槽沟的位置应是 CT 片显示椎管的最外侧缘〔图 64-18〕,最容易发生的错误是位置太靠近内侧,开门后仍会有突起压迫脊髓,影响效果〔图 64-19(10)〕。

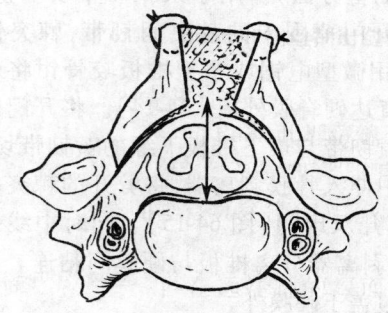
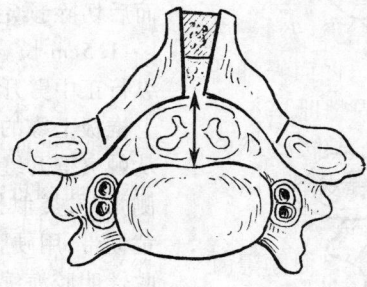
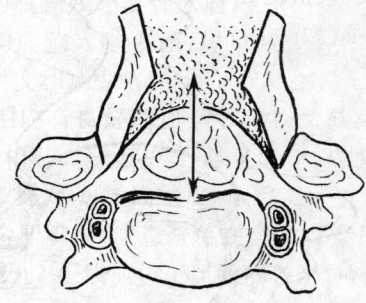

图 64-17 开门充分、适度

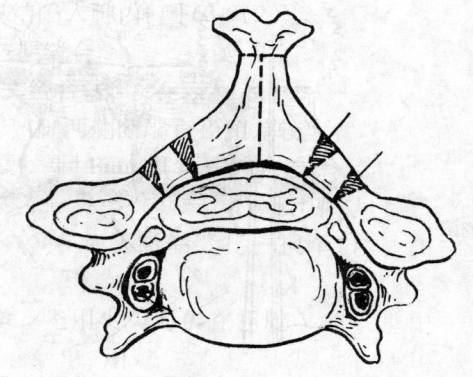
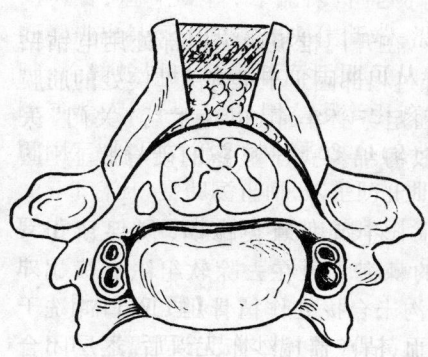

图 64-18 最佳开门位置

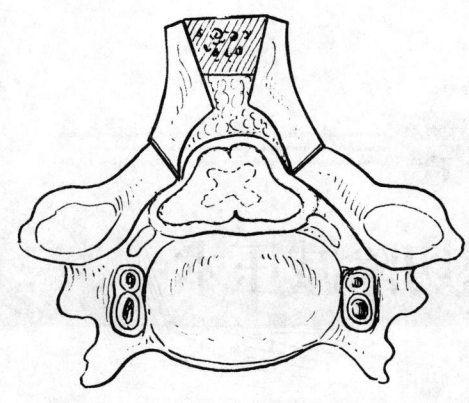

图 64-19　开门位置错误

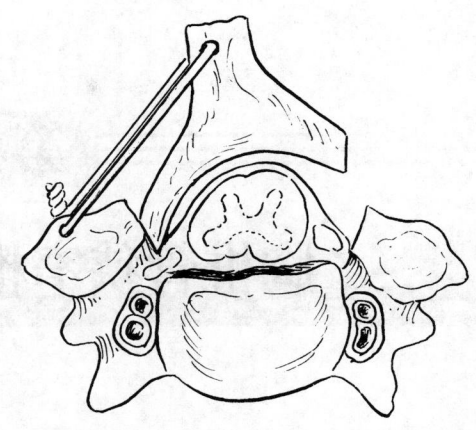

图 64-20　铰链侧椎板槽磨透后容易发生椎板下陷,会加重压迫脊髓或神经根

2. 做椎板槽沟可用微型电钻、气动钻或尖嘴咬骨钳。使用电钻时应把握稳固,防止钻头在椎板打滑,造成副损伤。在钻时助手应不时滴生理盐水于钻头上,既防热又防磨损骨质粉尘飞扬;另一助手用吸引器吸尽渗血,保持术野清晰。

3. 在单开门成形术中,开门侧椎板内层皮质被电钻将磨透时,术者可体会出磨透感。这时术者应把握住电钻,不可下压,以免损伤硬脊膜。对铰链侧椎板槽(双开门侧槽同样)不应磨透全椎板,只开 V 形槽而保留薄层内板。磨透后容易发生椎板下陷,会加重压迫脊髓或神经根〔图 64-20〕。

4. 单开门手术中扩大椎板开门时,应逐步扩大,不要用力过猛和快速将椎板掀起,以免造成椎板铰链侧断裂,铰链侧的 V 形截骨宽度,关系到开门的大小,应适度造型。

5. 术中如有静脉丛出血,局部可用 6～8℃冷冻生理盐水浸泡,吸引器吸尽出血,看到止血点后,用双极电凝器止血,或用吸收性明胶海绵或止血纤维覆盖止血,切忌盲目填塞,以免误伤脊髓。

【术后处理】

1. 术后用颈托限制颈部活动,但可早期离床活动。

2. 负压引流于术后 48～72 小时或日渗出量不超过 20ml 时拔出。

3. 术后两周拆线,植骨愈合后,去除颈托,逐渐加大活动。

（吴春明　王宏）

7

第六十五章

胸椎管狭窄椎管后壁切除减压术

【适应证】

适用于胸椎黄韧带骨化、较长节段和较宽的后纵韧带骨化以及其他主要来自后方压迫的胸椎管狭窄症患者。

【麻醉与体位】

一般采用全麻,俯卧位,胸部及双侧髂嵴部垫软枕以免腹部受压。

【手术步骤】

1. 切口 脊柱后正中切口,切开皮肤皮下组织及深筋膜,锐性分离双侧椎旁肌,显露手术节段的棘突、椎板及关节突至横突根部,上下均多显露一节椎板以便于操作。

2. 定位 于拟减压节段用金属物作标记,拍片或透视做术中定位。术中也可利用十二肋骨、第一肋骨及椎体退变的特殊醒目的标志等定位。

3. "揭盖"式椎管后壁切除减压 咬除棘突,切除上下端的椎板间黄韧带。先用咬骨钳沿双侧关节突内外缘的中线,由下向上咬出一条骨槽。然后改用高速磨钻逐层磨透椎板全层、关节突及骨化的黄韧带,直至硬膜侧壁外露〔图65-1〕。用巾钳夹住下端椎节的棘突,轻轻向后提拉,切断最下端的椎板间黄韧带,用神经剥离子分开骨化韧带与硬脊膜间的粘连,边轻柔提拉,边剥离其间粘连,最后切断最上端的椎板间黄韧带,将椎板连同内侧半关节突及骨化的韧带整体切除〔图65-2〕。用枪式椎板咬骨钳、刮匙切除残存的向内压迫脊髓侧方的关节突及骨化黄韧带,直至减压彻底。

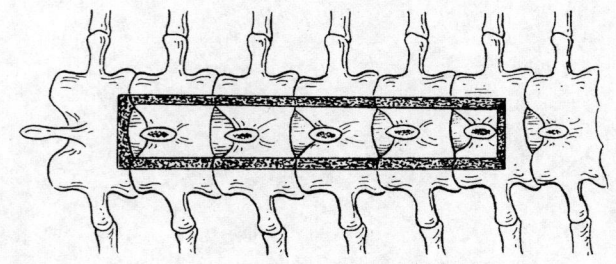

图65-1 胸椎"揭盖"式椎管后壁减压示意图(后面观)

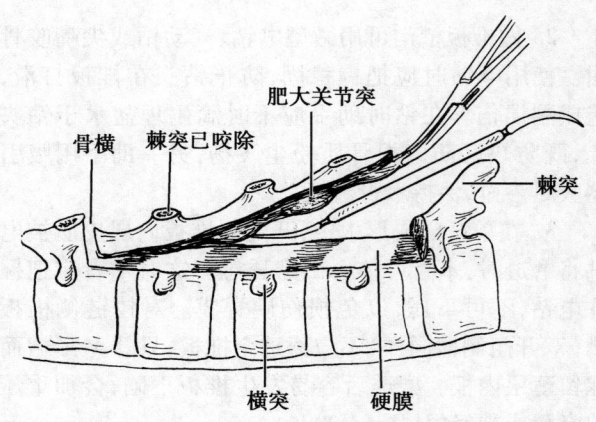

图65-2 胸椎"揭盖"式椎管后壁减压示意图(侧面观)

4. 植骨及内固定 由于胸椎结构的特点,椎管后壁切除加压后一般不需要固定,但是如果合并有较明显的脊柱后凸畸形,矫正畸形将有利于脊髓的减压效果,此时可辅助椎弓根螺钉系统内固定矫形及后外侧植骨融合。

5. 伤口闭合 冲洗伤口,于硬膜外放置吸收性明胶海绵或皮下脂肪薄片,放置负压引流管,逐层闭合切口。

【术后处理】

术后常规使用预防剂量抗生素。术后引流48～72小时,若24小时内引流量少于30ml可拔除引流管。术后一周可离床活动。

【注意事项】

1. 术中定位要准确 一般常规术中拍片或透视,以免减错节段。

2. 减压范围要充分 减压长度要超出狭窄范围的上下各一个椎板,减压宽度要达到硬膜囊的两侧缘,即一般要切除椎板及关节突内侧1/2,使硬膜囊和神经根充分减压〔图65-3〕。

3. 胸椎管狭窄后路减压手术系精细手术,由于胸髓病变特点,轻度挤压和牵拉即可造成脊髓进一步伤害。因此,应避免任何振动或粗暴操作。

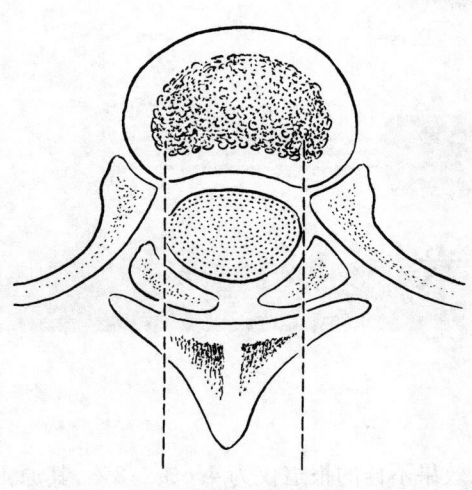

图 65-3　胸椎黄韧带骨化及减压范围

4. 术中出血多　主要为静脉丛出血,术中应注意止血,可用控制性低血压,自体血液回输等。

5. 硬脊膜损伤和脑脊液漏的处理　术中切除骨化黄韧带时极易损伤硬脊膜,有时需将骨化的硬脊膜切除才能充分减压,很难完全避免术中或术后的脑脊液漏。对于术中发现的硬脊膜损伤或脑脊液漏者,积极设法缝合或修补,可减少术后脑脊液漏的发生。术中无法修补者,防止术后脑脊液漏的重点应放在术毕时对切口各层的严密缝合上,尽量减少硬膜外死腔。术后通过持续俯卧位,正确管理引流管,即可解决脑脊液漏的问题。

（杨群　吴春明　王宏）

7

第六十六章

腰椎手术

第一节 腰椎间盘摘除术

腰椎间盘突出症(lumbar intervertebral disc hernia-tion)是因椎间盘变性,纤维环破裂,髓核突出刺激或压迫神经根、马尾神经所表现的一种综合征。在腰椎间盘退变的基础上,腰部的损伤(过度负荷,长期振动,急性损伤等)易使髓核及破损的纤维环组织向后突出,压迫神经根,而引起一系列的临床表现。是引起腰腿痛最常见的原因之一。

对于腰椎间盘突出症的诊断来说,目前任何一种检查方法都不是完全可靠的。因此,其诊断主要依靠病史、体格检查及影像学检查等综合分析得出,特别是临床医生不能忽视病史及体格检查的重要性,加以当代先进的影像学技术(CT,MRI 等)协助来明确诊断。

在临床当中,腰椎间盘突出症的患者 80% ~ 85% 可经保守治疗而愈,亦有 15% ~ 20% 的患者保守治疗无效需手术处理,手术治疗的目的是切除突出的髓核及游离的纤维环组织,以解除神经根的压迫。

腰椎间盘突出切除术效果满意的可达 78% ~ 92%。效果不佳的报道仅为 4.6% ~ 8%,其原因多由于:①诊断错误;②定位错误,间盘突出未切除;③适应证选择不当;④技术不熟练或操作粗暴而引起出血、神经根粘连或损伤等并发症;⑤手术不彻底;⑥术后感染;⑦神经根受压时间过长;⑧术后复发或邻近间隙新的突出;⑨瘢痕、以前手术感染等。

【适应证】

1. 病史长,保守治疗无效。
2. 病情反复发作,严重影响日常生活、工作。
3. 椎间盘中央型突出,引起双下肢和会阴部的感觉与肌力障碍,大小便发生困难。
4. 急性椎间盘突出,疼痛难以忍受。
5. 经 CT、MRI 等影像学检查显示巨大椎间盘突出。
6. 合并腰椎管狭窄。
7. 复发的间盘突出。

【术前准备】

1. 术前定位最为重要。一般说来,根据详细的检查(包括感觉障碍区、肌力减弱、反射异常,腰部压痛明显处等)就可以判断哪一间盘突出及神经根受压〔表 66-1〕。

表 66-1 腰椎间盘突出症的临床表现

突出间盘	腰$_{3~4}$	腰$_{4~5}$	腰$_5$ ~ 骶$_1$
受累神经根	腰$_4$神经根	腰$_5$神经根	骶$_1$神经根
疼痛区域	骶髂部、髋部、大腿前外侧、小腿前侧	骶髂部、髋部、大腿和小腿后外侧	骶髂部、髋部、大腿、小腿及足跟外侧
感觉障碍区	小腿前内侧	小腿外侧足背内侧	小腿后侧,足背外侧
肌力减弱	伸膝力	蹈趾及足的背伸力	蹈趾及足的屈力
反射改变	膝反射减弱或消失	无改变	踝反射减弱或消失

但椎间盘突出可以因部位不同、突出病理不同而发生症状与体征差异。突出部位可为:中央型、中央旁型、外侧型、极外侧型。突出病理可为:膨出型、突出型、脱出型、游离型。游离型又可存在于椎管内各

7

部位,甚至突入硬膜囊内。又椎间盘突出在同侧多发式双侧同发的情况不算少见,也有少数与环骶一起突出,有时上述还可以合并出现,使临床症状、体征复杂,需要好好分析和判断,并根据判断进一步行必要的辅助检查,才能做出正确的术前诊断和定位。

2. 术前应常规行 X 线、CT、MRI 等检查

X 线检查　可了解脊柱生理曲度及退变情况,并可排除腰椎化脓性炎症、结核及肿瘤等。

CT 扫描　CT 扫描对诊断脊柱疾病是个极有用的检查方法,其诊断的正确率约 90% 左右。CT 扫描腰椎间盘突出有 4 种表现:①局限性突出;②硬膜囊受压;③神经根移位;④脂肪间隙消失。

磁共振成像(MRI)　MRI 可获得三维结构影像,阳性率高,可了解椎间盘有无退行性改变,椎间盘是突出还是脱出等。

3. 患者在术后需要卧床 2~4 周左右,术前应重视和嘱咐患者练习卧床排大、小便,以减少术后排便的困难。

4. 一般术中出血很少,不需要配血,但对体弱者应配血备用。

【手术步骤】

1. 体位　侧卧、俯卧或膝胸卧位均可。对于单侧突出的病例,宜采用侧卧位,使椎板间隙可以满意地展开利于手术;腹部也不会受压,以免硬膜外静脉丛充血,可以减少术中出血。侧卧时,患侧在上,并保持脊柱、髋、膝屈曲体位,以展开椎板间隙。为充分展开患侧的椎板间隙,可在腰部垫一软枕或将手术台的腰桥摇高〔图 66-1(1)〕。

对于双侧椎间盘突出、中心型突出和合并椎管、根管狭窄者,应采用俯卧位,以便做两侧探查与切除。俯卧时应用长圆软枕垫高躯干两边,避免腹部受压。手术台两端摇低,使腰椎位于前屈位而展开椎板间隙〔图 66-1(2)〕。

2. 切口、显露　自第 4 腰椎棘突至第 1 骶椎棘突的中线作一直切口〔图 66-1(3)〕。先在患侧贴近棘突缘切开深筋膜,骨膜下剥离骶棘肌,外侧剥离应一次到达后关节,以免以后再作剥离、止血而延长手术时

间。用椎板自动拉钩拉开切口,即可清晰显露患侧椎板及黄韧带〔图 66-1(4)〕。如需显露两侧椎板,可按同法显露对侧。一般,单纯一侧突出只需显露一侧椎板即可。

3. 扩大椎板间隙　正确定位后,腰$_5$~骶$_1$的椎板间隙较大,多数不需要扩大;但腰$_{4~5}$以上的多需切除部分椎板,才可达到足够的显露。扩大时,可用咬骨钳咬除上一椎板的下缘,扩大到需要范围,一般以能容纳小指端部即可(开窗式)〔图 66-1(5)〕。骨面渗血用骨蜡止血。

4. 切除黄韧带　在扩大的椎板间隙中,用尖刃刀的刀尖紧贴棘突旁的下一椎板上缘切开黄韧带的下缘,用止血钳夹起向上提起,由此向上、向外一次整块切除黄韧带〔图 66-1(6)〕。操作时刀尖应保持在视野内,不超过黄韧带内面,刃面始终向上,细致切割,以免损伤黄韧带前面的硬脊膜和神经根。常有椎间盘突出间隙的黄韧带肥厚而发脆,牵拉时容易撕裂,应予注意。遗留的黄韧带可用髓核钳清除。

5. 探查及显露椎间盘突出　黄韧带切除后,即可显露硬脊膜及其外侧的神经根〔图 66-1(7)〕。用硬膜剥离器分离硬脊膜和硬膜外脂肪,找到神经根,用神经钩轻轻拉开。

在其内、外侧进行直视探查〔图 66-1(8)〕。突出处多呈紧张性球形隆起,也有已经破裂的、破损的纤维环组织可游离在椎管内神经根附近或较远的部位。病期长的,神经根周围以至附近硬脊膜有不同程度的粘连,应仔细分离,不要损伤神经根及硬脊膜。少数病例突出靠外,不要遗漏。找到髓核突出后,应换用神经根拉钩牵拉。神经根拉钩应为圆弧形,不易损伤神经,在切除突出的椎间盘时不会影响术野〔图 66-1(9)〕。

显露时,如觉间隙扩大不足,影响手术操作,应再适当扩大椎板切除范围。用椎板咬骨钳咬除骨质时,应先用硬膜剥离器分离硬膜外粘连,然后紧贴椎板的前面伸入咬骨钳小块咬除,以免伤及硬脊膜及神经根。并应随时清除骨屑,勿遗留在椎管内。

6. 切除髓核及游离的纤维环组织　根据突出的

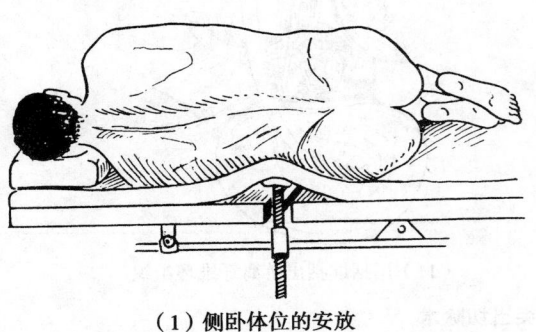
(1)侧卧体位的安放

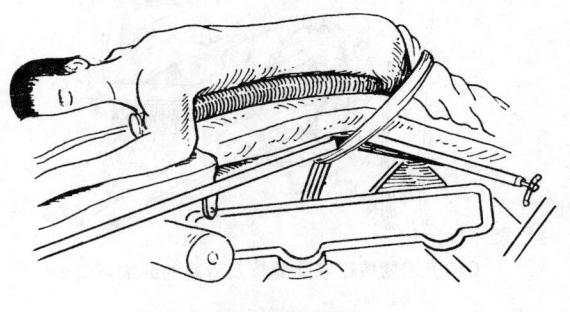
(2)俯卧体位的安放

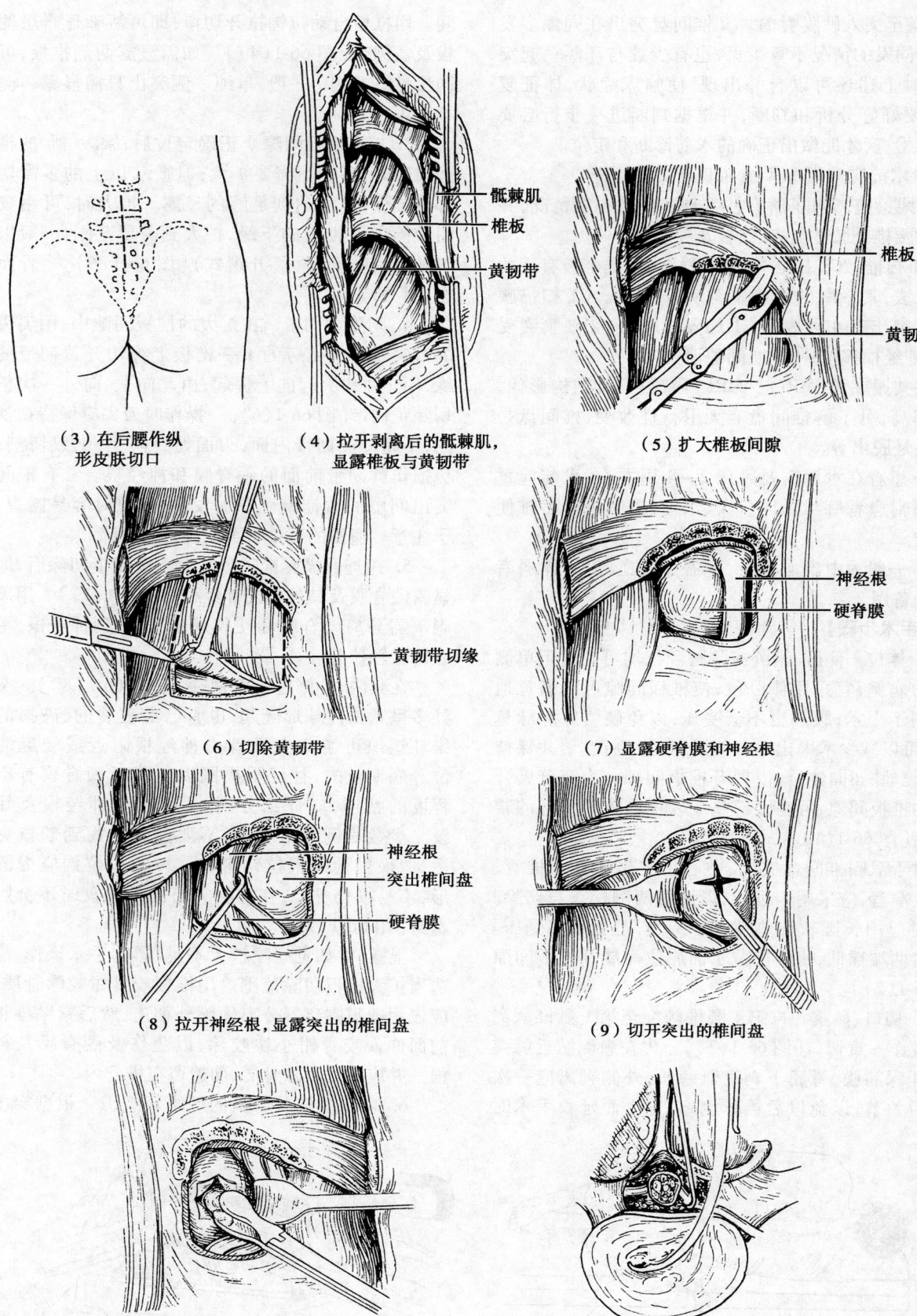

（3）在后腰作纵形皮肤切口

（4）拉开剥离后的骶棘肌，显露椎板与黄韧带

　　骶棘肌
　　椎板
　　黄韧带

（5）扩大椎板间隙

　　椎板
　　黄韧带

（6）切除黄韧带

　　黄韧带切缘

（7）显露硬脊膜和神经根

　　神经根
　　硬脊膜

（8）拉开神经根，显露突出的椎间盘

　　神经根
　　突出椎间盘
　　硬脊膜

（9）切开突出的椎间盘

（10）用髓核钳摘除髓核及游离的纤维环组织

（11）用刮匙刮出游离纤维环组织

图66-1　腰椎间盘突出切除术

7

部位,将神经根拉向内侧或外侧以显露突出的椎间盘。如突出较高,不应强将神经根拉开,应先切除部分突出的椎间盘,使神经根松弛后再拉开,以免造成神经根损伤。妥善保护和拉开神经根和硬脊膜,清晰显露全部球形突出后,用尖刃刀十形切开突出部〔图66-1(9)〕。切开时应用小而稳妥的拉锯样动作,切勿伤及周围的重要组织,并尽量避开扩张的静脉。如不能避开,应以双极电凝处理。张力大的间盘突出,切开后即有髓核及破损纤维环进出,可用髓核钳、小刮匙伸入椎间盘内,将游离的纤维环组织切除干净〔图66-1(10)、图66-1(11)〕,避免残留而日后再突出。但必须注意不要过深伸入,咬除过多的纤维环。

以免突破间盘而损伤椎体前面的腹主动脉与下腔静脉。应在X线片所示的间隙矢状径以内进行清除。如椎体后缘有唇样增生,应细心切除。探查侧隐窝无狭窄,彻底切除外侧的黄韧带和检查神经根管通畅,神经根横向移动可达1cm者认为手术彻底。

在手术过程中,应随时清除骨或纤维环碎片,以免被推向和残留在硬脊膜和神经根周围,日后影响疗效。有时不免发生出血,多因硬脊膜前的小静脉被损伤所致,可用带黑线小棉片轻轻填塞止血,手术仍可照常进行,待间盘突出切除完毕时,即可取出棉片而大多不再出血。

7. 止血、缝合　止血必须彻底,包括椎管内和肌肉的出血,以免发生血肿、粘连而致术后疼痛。应用双极电凝、吸收性明胶海绵、骨蜡等止血。在止血过程中,应撤销腰麻体位,解除对腹腔内大静脉的压力,以利止血。置负压引流后,冲洗伤口,逐层缝合。

当"开窗式"腰椎间盘摘除术显露范围不够充分时,可行半侧椎板切除或全椎板切除入路腰椎间盘摘除术。

【注意事项】

1. 术中定位很重要,可用下列方法　①C(G)形臂X线机透视定位;②髂嵴连线平面相当于腰₄棘突;③腰₅骶₁间的小关节有一定的活动度,可用持骨钳夹住棘突摇动检查,腰₅骶₁椎板间隙有黄韧带覆盖,同时亦可见向背侧成角的骶骨;④骶椎棘突小而连续,其椎板有嵴而无间隙,与腰₅骶₁的较大椎板间隙相比非常明显;⑤对照X线片显示棘突的形状,椎板裂的部位,也有助于定位。但腰部先天性变异较多,应仔细对照术前X线片;对腰椎骶化、骶椎腰化尤需重视,以免定位错误。

2. 半侧椎板显露损伤小,节省时间,棘突和棘上、棘间韧带保持完整,术后恢复快,遇单侧病变应多采用。但显露的大小应服从手术的需要,必要时仍需作双侧显露。椎板切除范围也按如此原则,要保证切除

间盘时有足够的手术野,神经根、硬膜能被妥善保护。但最好不损伤后关节;必须切除者应同时施行固定融合,以免影响腰椎的稳定性而发生严重的腰背痛。

3. 90%的腰椎间盘突出发生在腰₄₋₅或腰₅骶₁间的间盘,但时有二者同时突出的情况,临床证明,多发性椎间盘突出处理不当是再手术的原因之一。因此,检查有2条神经根受压体征,同时经影像学证实时,宜同时探查2个间隙,特别是在术前定位的椎间盘未发现突出时,尤应探查另一椎间盘,以免遗漏。

4. 术中有时会遇到椎间盘似突非突,难以确定是否切除;有时在卧位和麻醉下突出可暂时部分回缩,术者应鉴别判断。鉴别方法为:正常椎间盘外表光滑、光亮、触之有弹性紧张感;病理性的椎间盘则表面粗糙,失去光泽,弹性差,触之有松软感,神经根周围有粘连和静脉充血。如用生理盐水注射到间盘髓核内,正常者张力很大,仅能注入微量;病理性者张力小,较易注入,可达1~2ml。病理性者应予切除。

5. 神经根的损伤多由于粗暴的牵拉,或在切除椎间盘时受器械挤压所致;硬脊膜的破裂常由于切除黄韧带与椎板时的误伤,均应注意避免。硬脊膜如被撕裂,有脑脊液溢出时,不要直接吸引,要垫一层棉片吸引,以免损伤马尾,并应仔细缝合,修复裂口。

【术后处理】

1. 术后宜平卧数小时,腰部垫一薄枕以适应其前凸,达到有效的压迫止血;并注意负压引流的通畅。

2. 排尿困难,应尽量鼓励患者自动排尿;不得已时才导尿。

3. 术后过早起床易引起症状复发。术后宜卧床休息2~4周,以利局部愈合。术后进行腰背肌的锻炼,为起床活动作准备。

4. 出院应嘱咐患者经常锻炼腰背肌。拉牵重物应用力得当,最好避免。一般术后1个月可恢复轻工作,3个月后可恢复原工作,但宜避免重体力劳动。

第二节　腰椎管、根管扩大减压术

腰椎管狭窄症(lumbar spinal stenosis,LSS)是指腰椎管因某些因素发生骨性和纤维结构的异常,导致一处或多处管腔狭窄,压迫硬脊膜与神经根而产生的一些症状和体征的临床综合征。本病是腰腿痛常见原因之一。腰椎管狭窄症狭义的来说:为腰椎管矢状径及横径狭窄,导致椎管的形态改变,引起马尾神经受压迫的症状与体征。广义的来说:同时包括神经根管、侧隐窝椎间孔隧道的狭窄〔图66-2(1)〕。

其狭窄的形成,可以是骨性或软组织性,也可以是二者的混合性。其原因可以是先天性(发育性),后

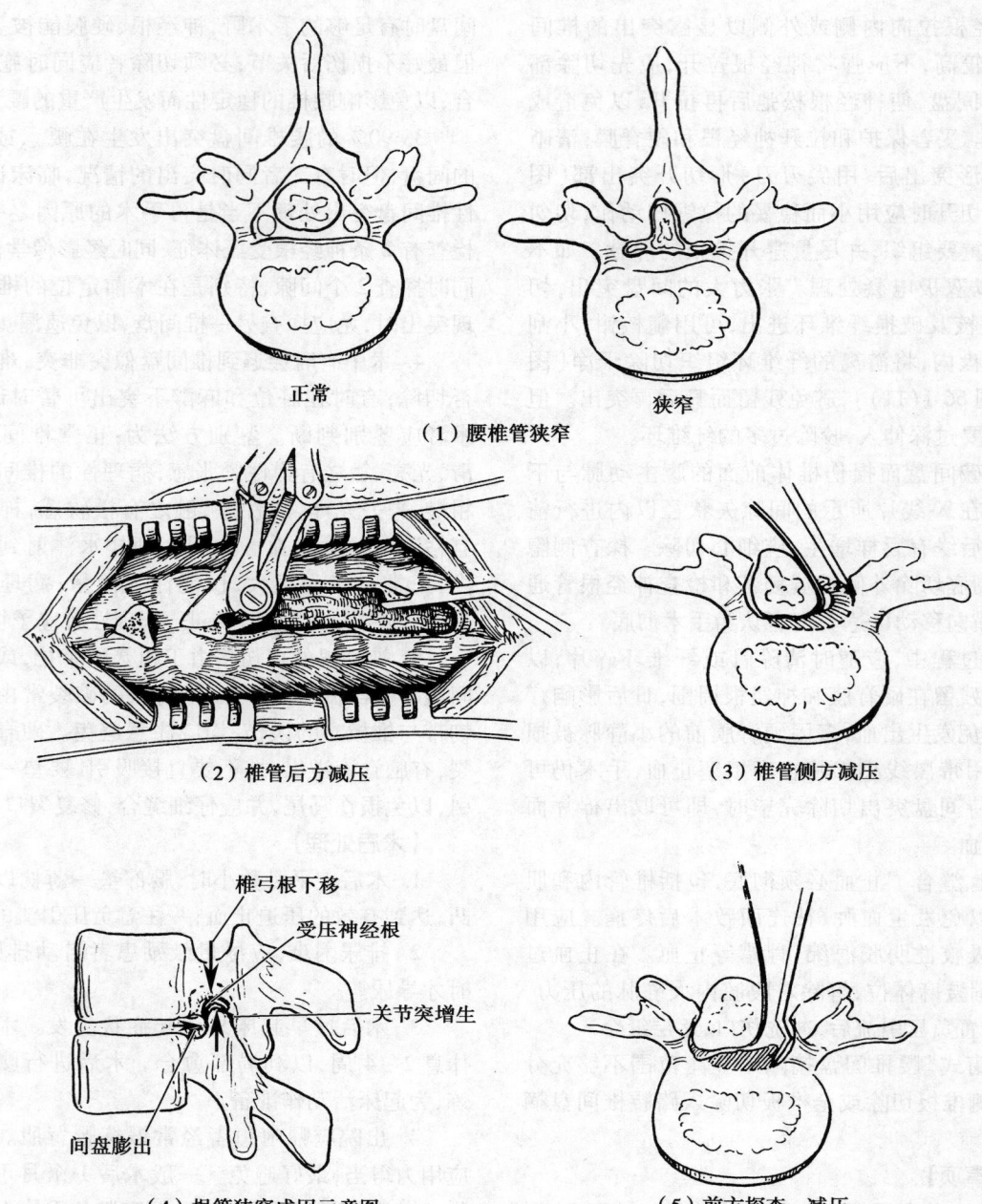

（1）腰椎管狭窄

正常   狭窄

（2）椎管后方减压

（3）椎管侧方减压

椎弓根下移
受压神经根
关节突增生
间盘膨出

（4）根管狭窄成因示意图

（5）前方探查、减压

图 66-2 腰椎椎管、根管扩大减压术

天性（退行性），医源性及混合性等。其病因不包括结核、肿瘤及腰椎间盘脱出症等占位性病变所产生的椎管狭窄。

一个典型的椎骨，由前方椎体与后方椎弓两部分组成。椎体与椎弓围成椎孔，全部椎骨的椎孔共同连成椎管。椎弓呈弓形，由一对椎弓根，一对椎弓，一个棘突，一对横突和两对关节突构成。椎弓根短而细，水平位，连于椎体后外侧；其上下缘各有一凹陷，分别叫椎骨上切迹和椎骨下切迹。两个相邻椎骨的上、下切迹，围成椎间孔，有脊神经及血管通过。在椎管到椎间孔出口的神经根通道为根管，以峡部和弓根下部

为界，根管又可分为入口区、中区、出口区3区。在腰骶水平的椎间孔内侧有骨性侧隐窝。

Verbiest 提出在 X 线片上测得腰椎管中矢径小于 12mm 作为诊断狭窄的标准，中矢径在 10~12mm 之间为相对狭窄，小于 10mm 为绝对狭窄；另据多年研究发现，侧隐窝前后径在 3mm 及以下者为狭窄。

非手术疗法包括：药物、推拿按摩、腹肌锻炼、热敷、理疗、牵引、休息及硬膜外封闭等。仅适用于轻症腰椎管狭窄症，对典型病例应手术治疗。手术应将椎管与神经根管扩大，解除马尾神经与腰神经根受压。为了确定手术部位，术前应明确定位，可采用脊髓造

影、CT 及磁共振等检查。

【适应证】

1. 有腰椎管狭窄症状,经非手术治疗无效者。

2. 发作频繁,已影响日常生活及工作者。

3. 临床症状典型(如腰后伸受限,间歇性跛行,主诉多体征少)且患者要求手术缓解症状者。

4. 侧隐窝狭窄,根性症状明显者。

【术前准备】

1. 明确定位 通过 X 线、CT、CTM、MRI 及脊髓造影,结合临床体征,确定椎管及根管狭窄平面。

2. 常规术前皮肤准备及麻醉前用药,配血备用。

【麻醉】

硬膜外麻醉或全麻。

【手术方法】

常用手术方法包括全椎板切除入路、半椎板切除入路、椎板间扩大开窗入路。我们以全椎板切除入路手术为例阐述手术步骤如下。

【手术步骤】

1. 体位 俯卧位或侧卧位。手术以俯卧位操作方便,术者与助手能更好配合。患者腰区最好置于手术床腰桥处,术中可使腰后凸,以利操作。两侧髂部垫以薄枕,使胸腹架空,以利患者呼吸;尚可避免腹部受压,免使血液回流受阻而增加术中出血。

2. 切口、显露、切除椎板 (以胸椎椎板切除、脊髓探查术为例)后背正中切口,一般应包括病灶上、下各 1~2 个椎板,长度以病变范围而定。切开皮肤、皮下组织及筋膜,显露棘上韧带,沿棘突正中切开棘上韧带直达骨质。因棘突呈草状,当沿其骨缘切开肌肉附着时,刀刃应紧贴骨缘先稍朝外,切至棘突边缘时,刀刃再稍朝内,以免切入肌肉,引起不必要的出血。然后插入骨膜剥离器,紧贴棘突及椎板,在骨膜下剥离骶棘肌,直达关节突,随即用干纱布填塞止血。剥离时使用比较宽的骨膜剥离器,始终平贴椎板剥离,右手握住骨膜剥离器的柄,左手把住骨膜剥离器的前段起稳定作用,防止骨膜剥离器突破黄韧带后插入椎管内造成误伤。已有椎板损伤者更应注意。如此顺序先剥离棘突一侧,再剥离对侧,直到切口内棘突全部剥离。然后再按顺序取出干纱布,用骨膜剥离器牵开骶棘肌,剪断椎板上残存的肌肉附着,再换大纱布填塞止血。稍等数分钟,待止血后用自动扩张器拉开肌肉,显露椎板。如椎板上尚有残存的肌肉或脂肪组织,可将它剪除。如肌肉尚有渗血,可用热盐水纱布压迫止血或电凝止血。

胸椎棘突向下倾斜,上一个棘突压在下一个椎板上,上下椎板呈瓦盖状重叠。因此切除胸椎椎板时,上下应多咬去一个棘突,咬除椎板时应自下向上进行。先切开棘间韧带,再用棘突剪在棘突根部咬去棘突,使在中线的椎板变薄,便于切除。先用侧角头双关节咬骨钳从最下一个需切除的椎板下缘,在黄韧带以外咬去一片椎板后,辨认黄韧带走向。黄韧带连接上下椎弓,外缘达椎间孔后缘,用刀将黄韧带横行切开,紧贴椎板前面放入硬膜剥离子,分离黄韧带与硬脊膜外脂肪间的间隙,以免切除椎板时误伤硬脊膜。然后从该间隙放入咬骨钳,向下向上逐块咬除椎板,一般可先咬去 2~3 个。椎板两侧的关节突最好不要损伤,否则术后会发生脊柱不稳及腰背痛;如因病灶清除必须切除关节突时,也不宜超过 1~2 个,并尽量保留另侧的关节突。关节突邻近的椎板可用乳突咬骨钳修整,达到全椎板切除。如估计病灶只在一侧或片侧性,也可先作单侧椎板切除,必要时再扩大,这样部分患者有可能保存棘突及部分椎板。咬除椎板时不论何种咬骨钳都不能伸入椎管内太多,否则易损伤脊髓。咬骨钳应完全张开后置入椎管内。术者一手握钳,一手扶住咬骨钳,并用向上提的力量咬合,以避免咬骨钳自骨缘滑下而挫伤脊髓。骨缘渗血用骨蜡止血,硬脊膜外静脉丛出血可用双极电凝或吸收性明胶海绵压迫止血,一般均易控制。

3. 椎管探查与扩大 在手术过程中,应随时对病变区的病理解剖和对相邻组织的影响仔细观察。腰椎管狭窄症的椎板大都增厚、硬化,黄韧带明显增厚,有的甚至钙化,硬脊膜外间隙小,脂肪消失,或有较重的广泛粘连。故在切除椎板时应小心操作,要先用硬膜剥离器分离,然后用小椎板咬骨钳分小块咬除椎板,切忌用大咬骨钳伸入而损伤硬脊膜或马尾。术中应测量椎板与黄韧带的厚度并记录其数值。根据设计范围切除椎板后,即可见硬脊膜囊呈明显缩窄或呈葫芦状狭窄,严重者可无搏动。后侧硬膜囊显露后,应即向侧方扩大切除,直达关节突内缘〔图 66-2(2)〕,达到后方充分减压。如探查发现关节突部位增生压迫硬脊膜囊,应将关节突内侧部分切除。有时咬骨钳不能伸入或增生太厚,可先用小骨凿凿除其后侧部分后,再用小咬骨钳分块咬除;也可用此作潜行性切除,达到侧方充分减压〔图 66-2(3)〕。但在使用骨凿时必须避免误伤马尾神经(如术者经验不足,则不宜用骨凿手术)。对椎管严重狭窄者,可应用电钻磨除增厚的椎板或钙化的黄韧带,直至将椎板磨成薄纸状再揭除。当椎管后壁及侧壁充分扩大后,硬膜应明显膨大,葫芦状外形消失,并可见有搏动。

4. 根管扩大减压 用硬膜剥离器轻轻将硬脊膜推向一侧,找到神经根,沿此探查神经根管狭窄情况。如拨动神经根不移动,硬膜剥离器不能伸入,说明有狭窄。应用小薄棉片(浸生理盐水)保护硬脊膜、牵向对侧,用硬膜剥离器轻轻牵拉神经根,探查根管。如有上关节突向内、向前增生而致狭窄时,需用耳科的小乳突凿或小薄扁平凿将增生骨质呈片状凿除,最好用微型钻磨去一层皮质下骨质,再揭去残留的一层薄片皮质骨,可以安全地解除侧隐窝狭窄。再沿神经根向外下仔细凿除根管后壁、前壁的增生,如椎弓根随间盘狭窄而下移压迫神经根时,也应将弓根下缘部分切除。肥厚的黄韧带可造成根管的后壁增厚,应予彻底切净。在退变性脊柱炎中的间盘膨出,可以是根管狭窄的原因之一,它可以从下后压迫神经根,必要时须切除膨出部分而后作椎间植骨〔图66-2(4)〕。此时神经根管得以充分扩大减压,神经根可有相当的移动程度。有时神经根与周围组织有粘连时,术者可用硬膜剥离器细心分离。在整个手术中,助手要不断用6～8℃生理盐水作低温冲洗,以保护神经根和马尾,并不断用吸引器吸净,以保持洁净的手术野。根管扩大后,如骨壁残留有粗糙骨嵴,需用刮匙刮平;骨面如有渗血,可用骨蜡涂抹止血。

5. 硬脊膜前方探查与减压　椎管后方、侧方及根管减压后,神经根有了一定动度,即可将硬脊膜囊向中线牵开,探查硬脊膜前方。如有椎间盘突出或较大骨赘,应予切除〔图66-2(5)〕。切除时尽量避开大静脉,勿使出血。如发生出血,不可盲目钳夹,一般经用吸收性明胶海绵加棉片压迫若干分钟即可止血。用细导尿管从椎管扩大区的硬脊膜外椎板下如能向近端和远端插入5cm以上,表示两端椎管已无狭窄,即可不必向上、下延长。

6. 缝合　用生理盐水冲洗伤口,清除骨屑,仔细探查有无残留病变,充分止血。硬脊膜外覆盖薄层游离脂肪片。取16号导尿管置于硬脊膜外,于切口旁另作小切口将导尿管引出皮外作负压吸引。将骶棘肌、皮下组织及皮肤分层缝合,不留死腔。如上、下关节突都切除,脊柱将不稳定,应做椎弓根钉棒系统内固定植骨融合术。

【注意事项】

1. 如病变区狭窄严重,椎板厚度达1cm或更多,入路困难,可用鹰嘴咬骨钳呈水平位咬除椎板骨质后减压,不允许将椎板咬骨钳插至椎板下方,以免造成硬膜及神经损伤。

2. 术中如有椎管静脉丛出血,切勿惊慌失措,切忌盲目填塞压迫止血,以免导致马尾神经与神经根损伤。此时需用吸引器吸引出血处,术者与助手配合好,用硬膜剥离器或神经根拉钩将硬脊膜与神经根牵开,显露出血点,用双极电凝止血或用止血纤维或吸收性明胶海绵紧压出血点止血。

3. 椎管扩大尤其是根管扩大术,要求术者有熟练的技巧,精细而正确的操作,既要达到扩大椎管、根管减压的目的,又要减少不必要的骨质和关节突切除。要满意完成手术,极重要的条件是必须要有一个清晰的术野,及时和细致的止血。

【术后处理】

1. 卧硬板床,翻身时防止脊柱扭转。

2. 负压吸引,48～72小时后,引流血少于20ml/d时即可拔除引流管。术后2周拆线。

3. 应用抗生素、神经营养、脱水、激素等药物治疗。

4. 术后2～3周,切口愈合后,可逐渐开始适当的腰背肌、腹肌锻炼。

5. 出院前应摄X线片及CT片复查。

（马凯　杨群）

第三节　腰椎滑脱复位内固定手术

腰椎滑脱和腰椎崩解是临床常见疾病,占腰痛患者总数的5%,绝大多数发生在腰₄、腰₅。腰椎滑脱的手术应包括神经组织的减压、滑脱椎体的复位以及滑脱椎体和邻近椎体的融合。根据椎间融合术入路不同,分为前路椎间融合术(ALIF)、后路椎间融合术(PLIF)和经椎间孔椎间融合术(TLIF)。本节重点介绍后路椎间融合术(PLIF)。

【适应证】

1. 持续腰背痛,影响生活,保守治疗无效者。

2. 伴有神经根压迫症状或椎管狭窄症状者。

3. Ⅱ°以上腰椎滑脱伴有腰骶部畸形者。

4. 影像学证实腰椎滑脱进展者。

【禁忌证】

1. 骨质疏松严重,内固定无法有效提拉者。

2. 合并有严重内科疾病,不能耐受麻醉和手术者。

【术前准备】

1. 血型、凝血象、血常规、生化肝功、电解质、血糖、肝炎病毒学等化验检查及心电图、胸片检查。

2. 腰椎正侧位、动力位、双斜位及CT和MIR检查。

3. 术中C形臂机X线机。

【麻醉】

连续硬膜外麻醉或全身麻醉。

【手术步骤】

1. 体位　俯卧位,腹部避免过度受压,屈髋、屈膝45°。如需作前路松解者,先仰卧位,后改俯卧位。

2. 前路松解　一般对有Ⅳ度滑脱才施行。做一侧腹部大麦氏切口,腹膜外推开输尿管,显露腹主动脉分叉,找到骶中动静脉,结扎切断。切开骶前筋膜,可触及滑脱椎体,切除滑脱椎体下的椎间盘和前纵韧带。若该椎体前下缘增生多,影响复位者其增生骨质予以切除,下一椎体前上缘增生也同样处理。贴紧下一椎体上面伸入骨膜剥离器,试抬起滑脱椎体,如能活动,说明已达松解目的。即可关腹,翻身,行后路手术。

3. 后路切口、显露　腰骶部后正中切口,剥离两侧肌肉,显露 $L_4 \sim S_2$ 椎板,直至两侧关节突外方。如为 L_4 滑脱,则显露 $L_3 \sim S_1$。

4. 拧入椎弓根螺钉　充分暴露两侧关节突关节,适当显露两侧横突,腰椎椎弓根钉进钉点选择在上关节突的外下角:上关节突外缘垂线与横突中点的交点,进钉方向与终板及椎弓根轴线平行,内倾15°左右

〔图66-3〕。骶骨进钉点选择在:骶$_1$关节突外缘与腰$_5$下关节突下缘水平线的交点,方向与上终板平行或指向骶骨岬,内倾20°左右〔图66-4〕。首先钉入克氏针,进针深度约3.0cm。C形臂机透视正位及侧位,观察进针位置、深度及角度,确保在椎弓根内。整个操作也可在连续透视下进行。拔除克氏针,用松质骨锥沿克氏针通道进入,进一步扩孔,深度40mm,用探针探测四壁及基底均为骨质,说明通道在椎弓根及椎体内。测深器适当用力插入通道内,避免用力过大穿透椎体前缘皮质或折断测深器,测量钉道深度。选择合适长度的相应螺钉拧入。腰椎螺钉直径通常采用6.0mm,骶骨螺钉直径通常采用7.0mm。腰椎螺钉深度侧位片应进入椎体80%,骶骨螺钉应恰好穿透前方骨皮质。

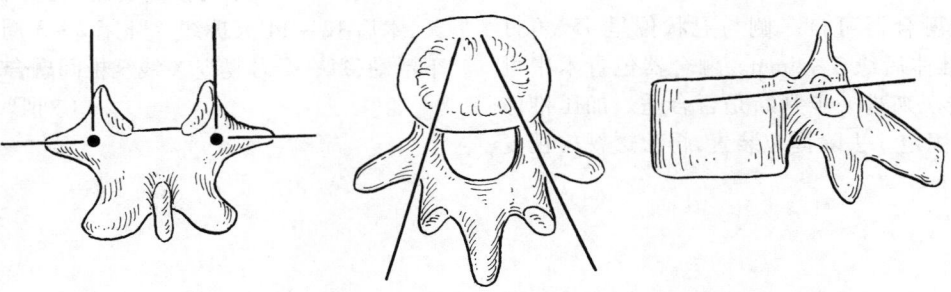

图66-3　腰椎椎弓根螺钉置入示意图

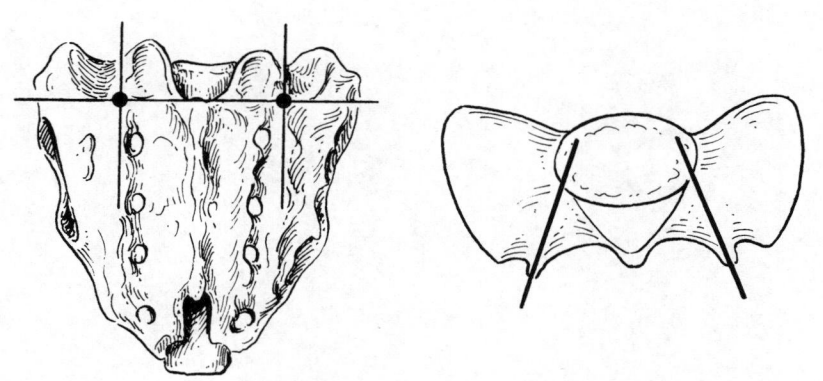

图66-4　骶1椎弓根螺钉置入示意图

5. 切除滑脱椎椎板　对照X线片定位,提拉滑脱椎的棘突有浮动者即为其椎板,该椎板多呈坡位或甚至直立位,须注意辨认。切除峡部不连以下的滑脱椎椎板,需要时包括下关节突。因为椎体前滑,硬膜囊及神经根也随之移位并受压迫,切除椎板时应注意避免损伤。在峡部不连处常有多量纤维、软骨增生,还有肥厚的黄韧带压迫神经根,需彻底清除减压。此时可见硬膜囊呈∫形,轻轻拉开探查其前方,可见滑脱椎体前移,与下一椎体呈台阶样,神经根比较紧张〔图66-5〕。

6. 扩大神经根管,小心分离并保护神经根,切除神经根周围增生肥厚的组织。将神经根牵向内侧予以保护,切开后纵韧带,摘除间盘组织,铰刀去除上下终板软骨,露出骨质,摘除残余间盘组织,椎间隙冲净。

7. 复位　两侧椎弓根钉安装纵向连接杆,依选择不同厂家器械,安装复位装置,双侧同时提拉滑脱椎体,对滑脱椎体进行复位,C形臂机侧位透视下进行,复位满意后,保持不动。复位过程中注意神经根是否有卡压,避免损伤。

8. 保护硬膜囊及神经根,显露椎间隙,将切除的

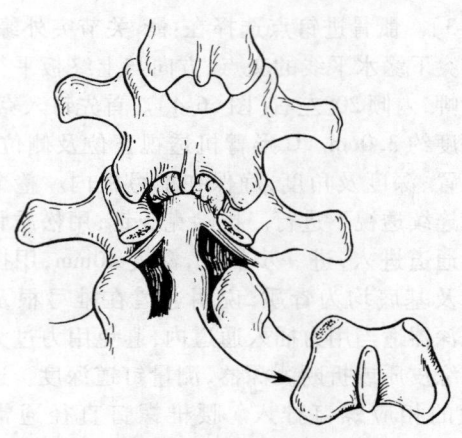

图 66-5　切除滑脱脊椎的椎板

椎板、关节突等自体骨制成约 5mm 大小的骨粒植入椎间隙内压实，或置入适当高度的内充自体骨粒的椎间融合器。椎间融合器可自一侧与冠状位呈 45°角打入，后缘低于椎体后缘 3~5mm。融合器位置术中可由 C 形臂机透视来进一步判断是否合适。加压椎体后缘后锁紧内固定。去除提拉装置，再次透视检视复位效果及内固定位置。再次检查神经组织有无卡压。

9. 生理盐水冲洗创口，彻底止血，放置硅胶引流管，逐层关闭切口。

【注意事项】

1. 椎弓峡部不连处多有纤维软骨增生及肥厚的黄韧带压迫神经根，必须彻底切除，否则复位后会造成更重的压迫。

2. 椎弓根钉必须保证在弓根内，注意内倾角度，深度需达到椎体前后径的 80%；安放螺钉争取一次成功。

3. 对于严重的腰椎滑脱不能强求复位，特别是在有骨质疏松患者。

4. 植骨应充分，最终维持复位的是靠椎间融合。

【术后处理】

术后 48~72 小时拔出引流，抗生素手术后应用 3 天，术后 12~14 天拆线。卧床 2~3 周后在腰围保护下活动，每三个月复查 X 线至椎间融合。

（刘阳　杨群　王宏）

7

第六十七章

脊柱侧弯手术

脊柱侧弯(scoliosis)是指脊柱的一个或多个节段在冠状面上偏离中线向侧旁弯曲,形成带有弧度的畸形,通常伴有脊柱的旋转和矢状面上生理曲度的变化。X线正位片上脊柱侧弯的角度≥10°即可确诊。脊柱侧弯是一种复杂的三维平面的畸形,临床并不少见,畸形随年龄增长而加剧,不仅影响外观,而且由于胸廓变形会影响心肺功能,严重弯曲还会压迫脊髓而发生截瘫或夭折。75%~80%的脊柱侧弯是原因不明的特发性,其他有先天性、肌肉神经源性和神经纤维瘤性等。自从1962年Harrington采用特制撑开、压缩棒进行内固定矫正手术治疗后,疗效有很大提高。以后发展的有Dwyer手术和Luque手术等。1984年CD脊柱矫形内固定系统,首次引用了脊柱侧弯三维矫形的概念。现代脊柱侧弯手术治疗的目的是纠正脊柱三维畸形,达到冠状面、矢状面、轴位矫正三个目标。

【分型】

目前特发性脊柱侧弯的分型种类很多。根据发病年龄可分为:①0~3岁的婴儿型;②4~9岁的儿童型;③10岁以上的青少年型。根据侧凸的形态可分为:①单主胸弯;②单胸腰弯;③单腰弯;④双胸弯;⑤胸弯和腰弯;⑥胸弯和胸腰弯;⑦多弯(≥3个弯曲)。

King(1983)将特发性脊柱侧弯以主胸弯分为五型〔图67-1〕:

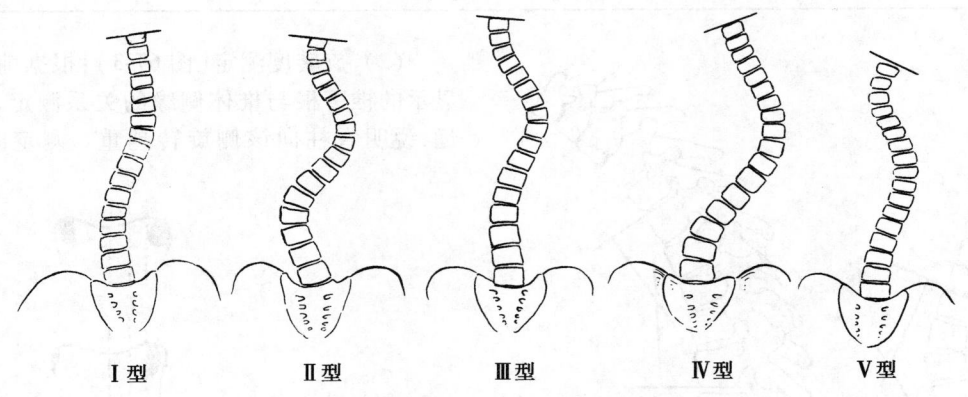

图67-1 King主胸弯分型示意图

I型:为S形侧凸,胸弯和腰弯均越过中线,站立位片上腰弯角度大于胸弯,柔韧度指数为负值,胸弯的柔韧性大于腰弯。

II型:为S形侧凸,胸弯和腰弯均越过中线,胸弯大于腰弯,柔韧度指数大于0,腰弯的柔韧性大于胸弯。

III型:为胸弯,所伴随的腰弯不越过中线,站立位片上腰椎一般无旋转。

IV型:为长胸弯,腰$_5$位于骶骨的正上方,但腰$_4$倾斜进入长胸弯内。

V型:双胸弯,上、下胸弯均为结构性,胸$_1$倾向上胸弯凹侧,胸$_6$常为两侧弯的交界椎体。

由于King分型存在一定的局限性,2001年提出了Lenke分型系统,邱贵兴等(2002)提出了特发性脊柱侧弯新的分型方法——PUMC(协和)分型系统〔表67-1〕。

【X线的测量】

(1)凸度测定〔图67-2〕:为了统一测法及手术效果可比性,常用Cobb法测定。在前后位X线片上,作侧凸段上下端椎体的上下缘延长线的垂直线,二者相

表 67-1　PUMC 分型

型别	顶点数	亚型	特　点
Ⅰ单弯	1	Ⅰa	胸弯,顶点位于 $T_2 \sim T_{11、12}$ 椎间盘
		Ⅰb	胸腰段弯,顶点位于 $T_{12} \sim L_1$ 椎间盘
		Ⅰc	腰弯,顶点位于 $L_{1、2}$ 椎间盘 $\sim L_{4、5}$ 椎间盘
		Ⅱa	双胸弯 胸弯+胸腰弯或腰弯,胸弯>胸腰弯/腰弯 10°以上
		Ⅱb	Ⅱb1　符合以下条件: ①无胸腰段或腰段后凸 ②胸腰段/腰段 Cobb 角≤45° ③胸腰段/腰段旋转度<Ⅱ度 ④胸腰段/腰段柔韧性≥70%
Ⅱ双弯	2		Ⅱb2　胸腰段或腰段有后凸;若无后凸,但下述三条中有一条者,亦为Ⅱb2 ①胸腰弯/腰弯额状面 Cobb 角>45° ②胸腰弯/腰弯旋转度>Ⅱ度 ③胸腰段/腰段柔韧性<70% 胸弯≈胸腰弯/腰弯,即二者 Cobb 角差<10°
		Ⅱc	Ⅱc1　胸弯柔韧性>胸腰弯/腰弯柔韧性;胸弯凸侧 Bending 相≤25° Ⅱc2　胸弯柔韧性>胸腰弯/腰弯柔韧性;胸弯凸侧 Bending 相>25° Ⅱc3　胸弯柔韧性<胸腰弯/腰弯柔韧性 胸弯<胸腰弯/腰弯 10°以上
		Ⅱd	Ⅱd1　胸弯凸侧 Bending 相≤25° Ⅱd2　胸弯凸侧 Bending 相>25°
Ⅲ三弯	3	Ⅲa	远端弯符合Ⅱb1 的条件
		Ⅲb	远端弯符合Ⅱb2 的条件

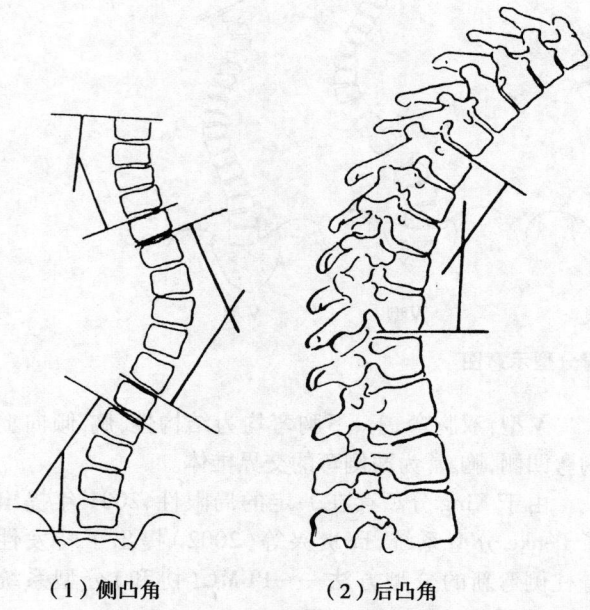

（1）侧凸角　　　　（2）后凸角

图 67-2　脊柱侧凸 Cobb 角测定法

交的夹角即为侧凸角。在侧位 X 线片上测定后凸角,但后凸角的上下端椎体不一定与侧凸的一样,故应另定上下端,按与上同法测定后凸角。

（2）旋转度测定〔图 67-3〕:根据前后位 X 线片显示的椎弓根与椎体侧缘的关系测定,二者距离越远,说明脊柱向该侧旋转越重。测定时,先作椎体

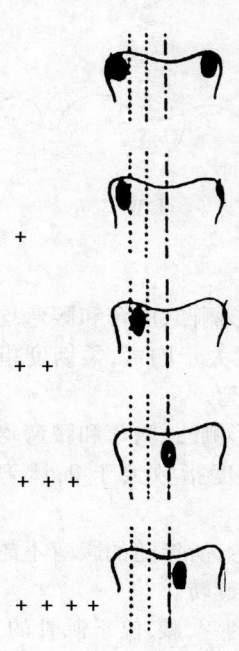

图 67-3　脊柱侧凸旋转度测定法

中线,在其两侧各作 2 条等距离平行线,将半侧椎体平分 3 份,根据椎弓根影与平行线关系分为 4 度旋转。

(3) 僵硬度测定:侧凸僵硬度与手术矫正效果密切相关,一般说特发性,年龄大,病程长的侧凸僵硬度大,矫正效果差。僵硬度是患者在枕颌牵引下,使足部离地后摄 X 线片的 Cobb 角与立位 Cobb 角的百分比。即:

$$\frac{\text{牵引下 Cobb 角}}{\text{立位 Cobb 角}} \times 100 = \text{僵硬度}(\%)$$

【脊柱骨成熟度评定——Risser 征】

Risser 将髂嵴分为 4 等份,髂骨棘骨骺环由髂前上棘至髂后上棘移动,骨骺环移动 25% 为 Ⅰ 度,50% 为 Ⅱ 度,75% 为 Ⅲ 度,至髂后上棘为 Ⅳ 度,与髂骨骨化融合为 Ⅴ 度〔图 67-4〕。Risser 征 Ⅳ 度和 Ⅴ 度代表骨发育成熟。

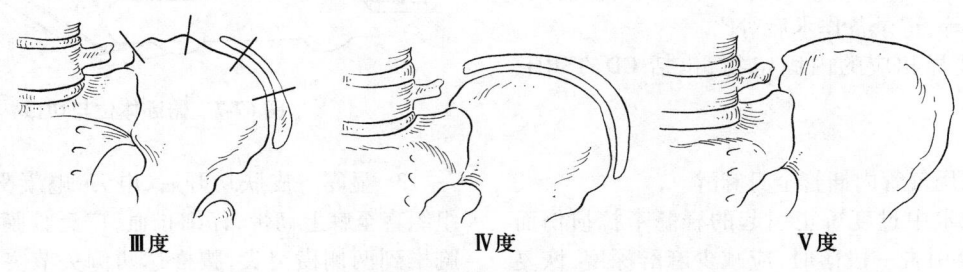

Ⅲ度　　　　　Ⅳ度　　　　　Ⅴ度

图 67-4　Risser 征

【适应证】

1. 骨骼发育期间,脊柱侧弯 Cobb 角大于 40°,并继续发展伴有胸椎前凸、胸廓旋转、剃刀背畸形、躯干倾斜失代偿者需手术矫正;年龄小于 12 岁者仅作器械矫正手术,不作融合,隔 6 ~ 12 个月手术调整一次,直至可以融合时为止。

2. 脊柱发育停止后,侧凸继续发展,椎体旋转半脱位,或疼痛严重,或心、肺功能受影响者应手术矫正。

【内固定的选择】

1. 后路手术　既往国内常用的手术方式有:Harrington 手术、Luque 手术、Harrington-Luque 手术。目前多采用以 CD 为代表的三维矫形内固定手术,如 CD、CD-Horizon、TSRH、USS、ISOLA、Moss Miami 等。

2. 前路手术　主要的矫形技术为 Zielke 手术。目前改进的还有前路 TSRH,ISOLA,Kaneda 等。

3. 年龄大、侧凸程度重、椎体楔形改变重和僵硬度大者(>80%)应先作前路椎体松解术和颅盆环牵引术,然后选用上述手术。

4. 神经肌肉源性的侧凸症,选择 Luque、CD 或 Galveston 手术。

【术前准备】

1. 摄站立位和牵引位全脊柱正侧位片,仰卧位侧弯位片,便于分型及手术固定、融合方式的选择。有严重脊柱旋转畸形者,应摄去旋转位 X 线片,以便清晰显示椎体的真实影像。必要时行 CT 扫描和磁共振检查。

摄片后标记稳定椎、顶点、端椎、中间椎、顶点偏距、骶骨中心垂线(CSVL)等〔图 67-5〕。

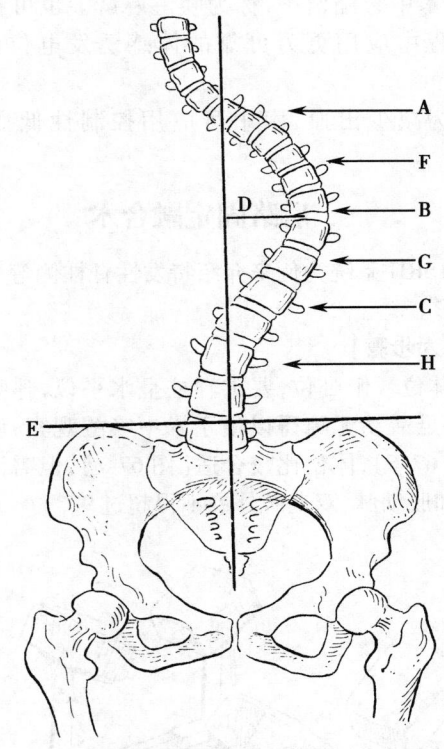

A. 上端椎; B. 顶点; C. 下端椎; D. 顶点偏距;
E. 骶骨中心垂线(CSVL); F. 上中间椎; G. 下中间椎;H. 稳定椎

图 67-5　脊柱侧凸位

2. 常规测定肺活量、心电图检查,了解心、肺功能。对肺活量有明显降低者应在术前进行训练,并作血氧测定,直至符合手术安全要求的程度。

3. 作全面细致的体格检查,包括皮肤色素沉着、神经系统体征、肝肾功能等。对先天性脊柱侧弯患者应作脊髓造影检查,除外脊髓畸形。

4. 对较严重的脊柱侧弯,术前应尽量松解软组织挛缩,可提前 2～3 周用枕颌带配合骨盆带(或滑动床)牵引,或用颅盆环支撑架牵引,以提高手术矫正效果。

5. 提前 1～2 周训练患者在术中麻醉唤醒时主动活动手指和足趾。

6. 术前一日皮肤准备,范围要充分。术前预防应用抗生素。手术当日留置导尿管。

7. 术前常规摄全身背面、侧面和弯腰相,测身高、胸廓后隆高度等,记录备作术后对比。

8. 术前选择相应的内固定物,包括 CD、TSRH、ISOLA 等。

【麻醉】

1. 通常采用气管内插管全身麻醉。

2. 为避免术中过度矫正引起的脊髓牵拉损伤而发生截瘫,在牵引告一段落时,应减少麻醉深度,恢复到无痛半清醒蒙眬状态,以唤醒患者让其主动活动足趾,作为术中脊髓监护,称为唤醒麻醉。也可在术中牵引过程中应用更为可靠的体感诱发电位(SEP)监护。

3. 为减少出血,术中可应用控制性低血压麻醉。

一、后路固定融合术

以 TSRH 系统为例来介绍特发性脊柱侧弯单胸弯后路矫形。

【手术步骤】

1. 体位 俯卧位,要求脊柱呈水平位,呼吸不受限制,手足活动无障碍以便于术中唤醒观察,应用俯卧架〔图 67-6〕,体位比较合适〔图 67-7〕,但需注意勿压腹部和股动脉,双上肢外展不得超过 90°。

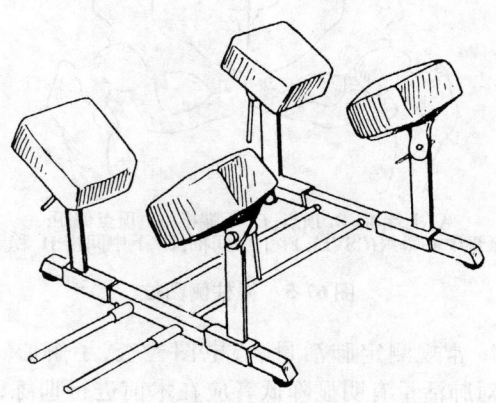

图 67-6 俯卧架

2. 切口 后背正中切口,其长度应超越原发弯上、下端椎各一个棘突。植骨一般取自凸侧胸廓畸形

区的肋骨或取自髂骨后方,需要时即在该区作相应的切口〔图 67-7〕。

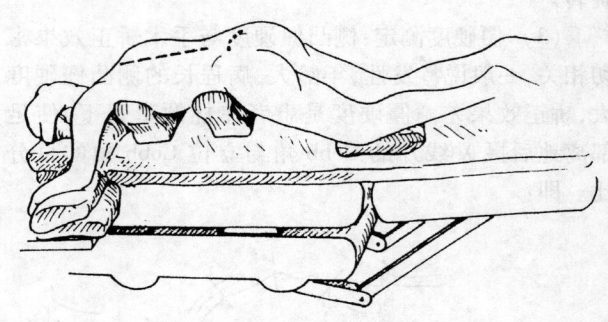

图 67-7 俯卧体位与切口

3. 显露 皮肤切开后,电刀、电凝交替切开皮下组织直至棘上韧带,仔细止血,广泛骨膜下剥离椎板,胸椎到两侧横突尖,腰椎达两侧关节突,用自动牵开器牵开,彻底清除椎板上残留的软组织。

4. 定位 术中通常以 T_{12} 肋骨和 L_1 横突的形态定位,定位不清时,在拟定的 T_{12} 棘突上,用巾钳或粗针钳夹或刺入棘突作为标记,摄以此为中心的侧位 X 线片,判定该棘突的真实序数。由此向上下计数即可明确原发弯的上下端椎。在 C(G)形臂 X 线机透视下判定更为简易。

5. 椎弓根螺钉的放置 在脊柱胸腰段或骶椎,可以用椎弓根螺钉〔图 67-8〕代替椎板钩。显露好拟拧入椎弓根螺钉的部位,选择进钉点,以尖锥及开路椎钻孔,探针探测孔道四壁为骨性后,置入定位针,行 C(G)形臂 X 线机透视,以判断操作是否准确,选择合适长度及直径椎弓根螺钉,攻丝后,拧入椎弓根螺钉。再次行 C(G)形臂 X 线机透视,以确定椎弓根钉长度与位置是否正确。

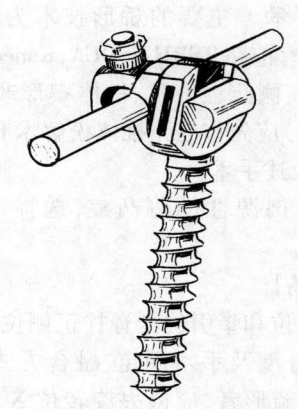

图 67-8 TSRH 椎弓根螺钉

6. 凹侧置钩 在凹侧上端椎(脊柱侧弯的弯曲中最头端的椎体)上放置一个向上的椎弓根钩〔图

67-9〕，先用小骨刀横行切除下关节突尖端约0.5cm，注意勿切越关节突内缘而进入椎管，再用骨膜剥离器插入后关节使之松动、分离，以持钩钳夹住椎弓根钩置入关节间隙，然后用送钩器插进椎弓根钩孔以锤击入直至牢靠固定于关节突间关节内〔图67-10〕。在下端椎（脊柱侧弯的弯曲中最尾端的椎体）上放置一个向下的椎板钩〔图67-11〕（或椎弓根螺钉替

代），先切除该间隙凹侧的黄韧带，咬除两端及外侧部分椎板，使间隙扩大至0.5cm后，放入椎板钩〔图67-12〕。在上中间椎体（顶椎与上端椎之间的椎体，一般为顶点上方第1或第2椎体）安放一个向上的椎弓根钩，在下中间椎体（顶椎与下端椎之间的椎体，一般为顶点下方第1或第2椎体）安放一个向下的椎板钩。

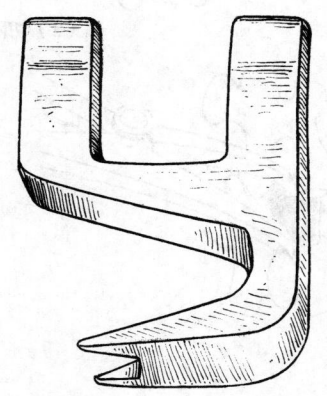

图67-9　椎弓根钩

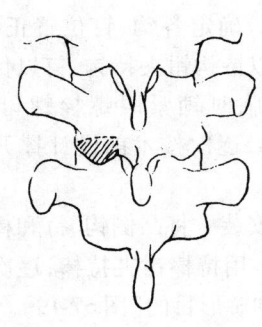 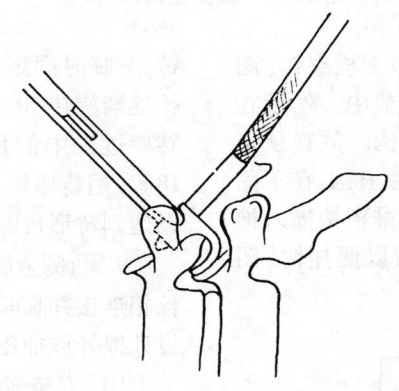 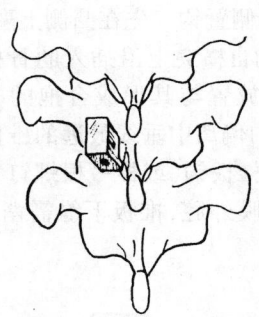

（1）切平下关节突　　　　　　（2）安放上位钩　　　　　　（3）置入上位钩

图67-10　凹侧置钩（上位）

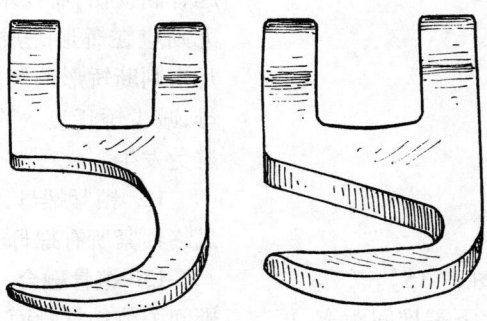

图67-11　椎板钩

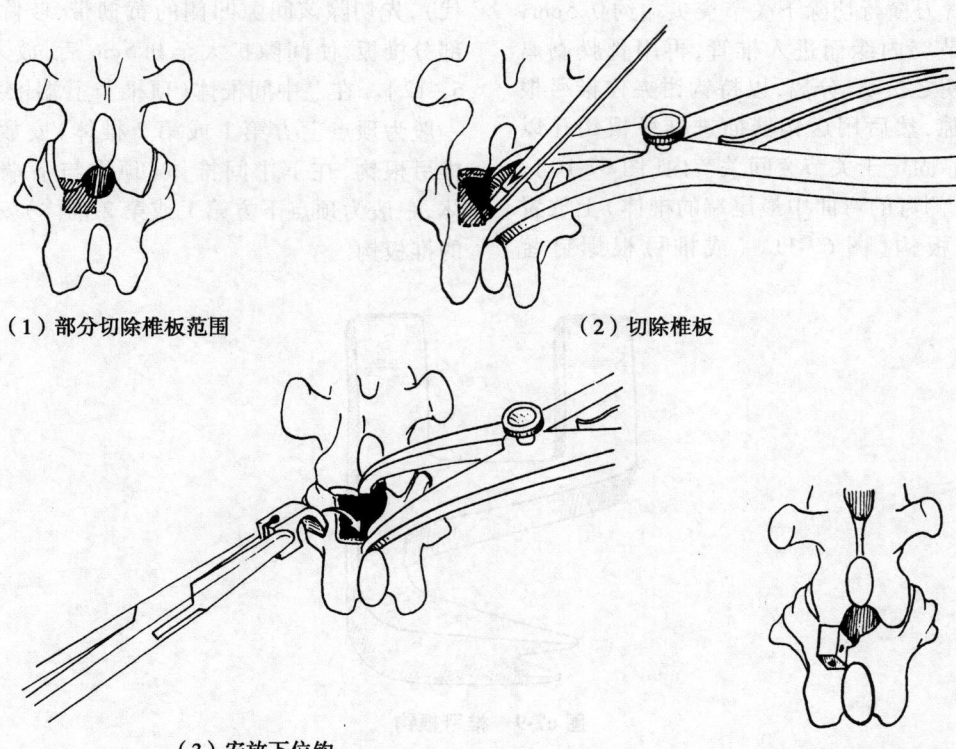

（1）部分切除椎板范围　　　　（2）切除椎板

（3）安放下位钩　　　　　　　（4）置入下位钩

图 67-12　凹侧置钩（下位）

7. 凸侧置钩　先在凸侧上融合椎放置横突钩〔图67-13〕，钩自横突上沿插入肋骨横突关节中。然后在同一椎体放置与其形成合抱的椎弓根钩。放置顶椎（侧凸弧内偏离中垂线最远的椎体）椎弓根钩，在下固定椎放置椎板钩（或椎弓根螺钉替代），椎板钩插入椎板下的硬膜外腔，椎板下缘需凿一平面以便挂钩〔图67-14〕。

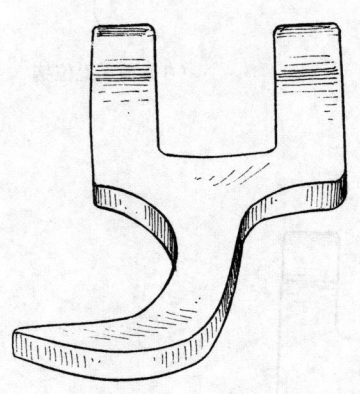

图 67-13　横突钩

凹侧与凸侧置钩的术前设计〔图67-15〕。

8. 凹侧金属棒的安装　根据上下端椎间距离，再加上矫正后长度来决定凹侧金属棒长度。按脊柱侧弯形状预弯〔图67-16〕，以眼螺栓〔图67-17〕连接钩、

钉，并临时固定钩、钉。确定各钩、钉位置正确后，将棒逐渐旋转90°，同时以持钩钳夹持钩、钉以保持其在转棒过程中的位置。临时锁紧眼螺栓螺母〔图67-18〕。用持棒钳夹持棒，逐次按术前设计撑开或加压以达到矫形目的。

9. 凸侧金属棒的安装　将凸侧钩、钉和棒以眼螺栓相连接并临时固定。用持棒钳夹持棒，逐次按术前设计撑开或加压以达到矫形目的〔图67-19〕。

10. 安装横向连接器　在上端金属钩（钉）下方和下端金属钩（钉）上方，选取合适横向连接器〔图67-20〕安装后锁紧螺母。

11. 唤醒试验　为了防止脊柱畸形过度矫正而引起脊髓损伤，需在术中行体感诱发电位（SEP）监护，如无则应在矫形完成后，开始唤醒试验，呼唤患者动手足来判断矫形的极限。如有活动障碍，应立即松开螺母，减少矫正度。直至足和足趾活动正常，但应尽量避免发生。

12. 锁紧螺母　确认无脊髓损伤后，以测力扳手最终锁紧所有螺母。

13. 植骨融合　将融合范围内椎板凿毛，并切除椎间关节的软骨面，取自体髂骨或同种异体骨置入骨床中。

14. 放置引流，并关闭切口。

7

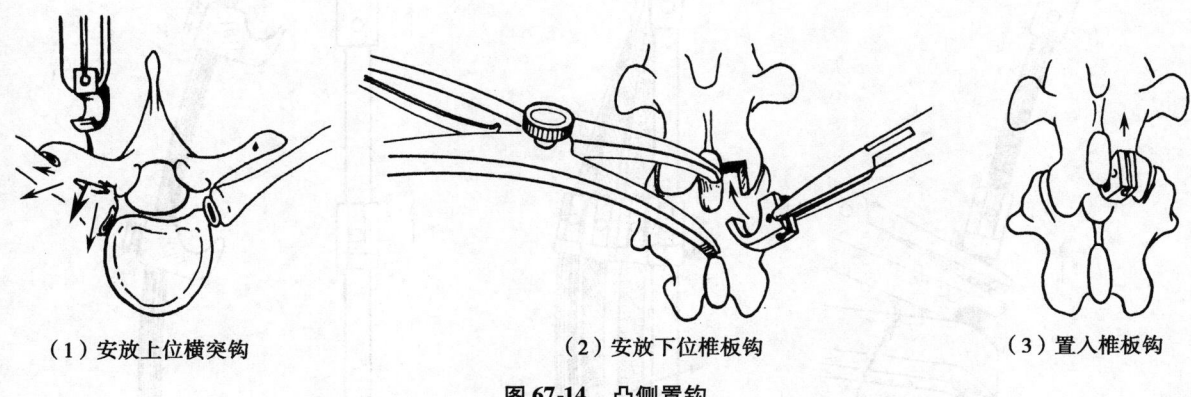

（1）安放上位横突钩　　　　　　　（2）安放下位椎板钩　　　　　　　（3）置入椎板钩

图 67-14　凸侧置钩

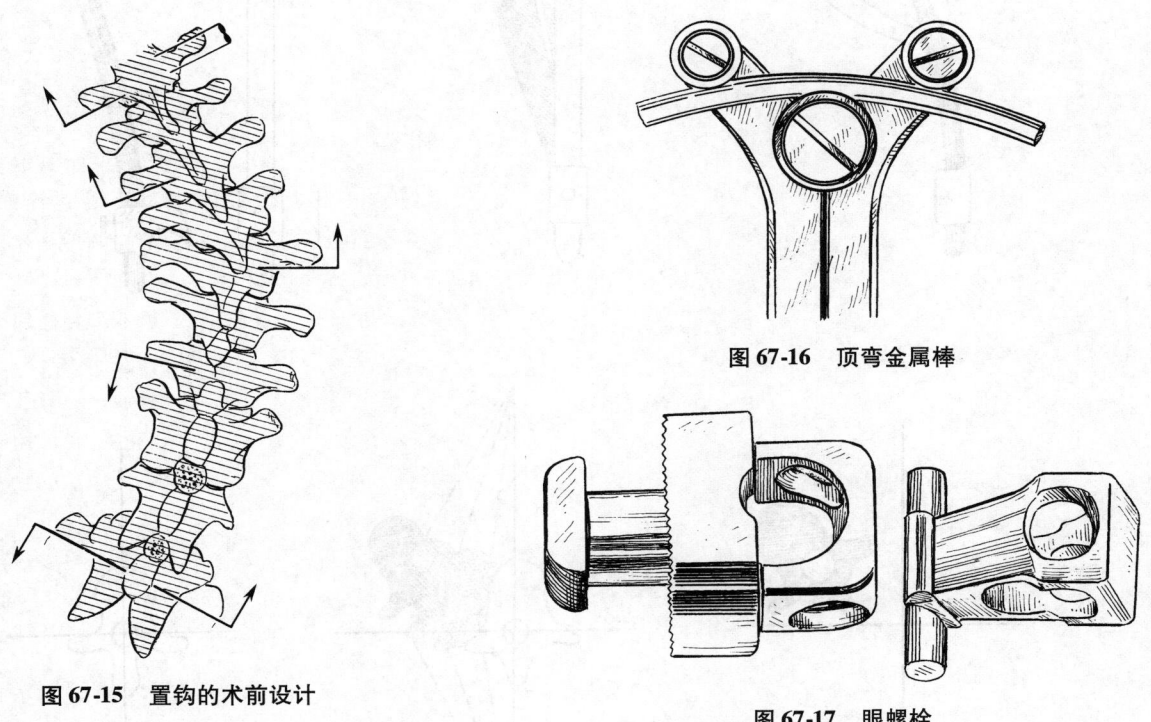

图 67-15　置钩的术前设计

图 67-16　顶弯金属棒

图 67-17　眼螺栓

7

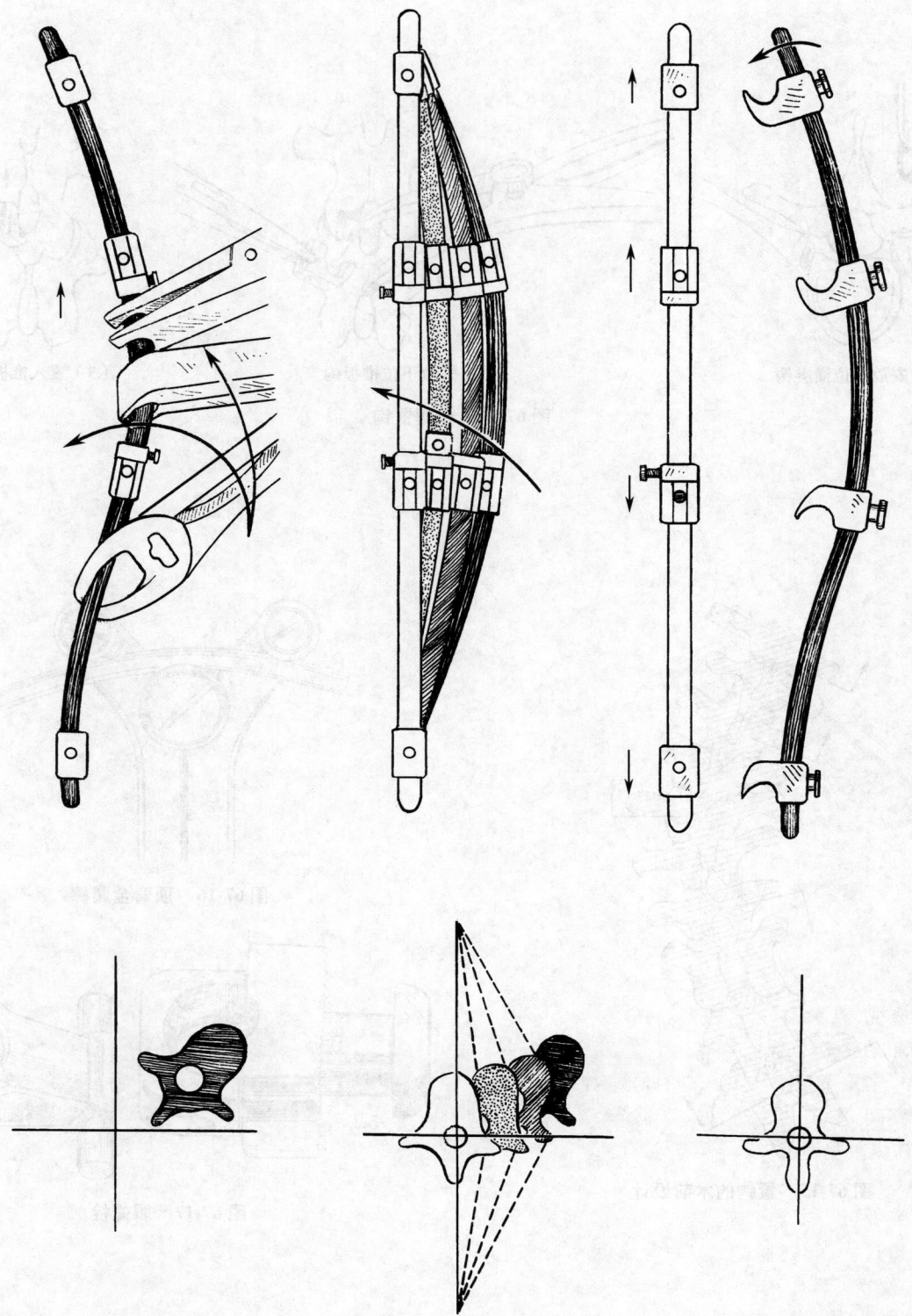

图 67-18 三维矫形原理：去旋转

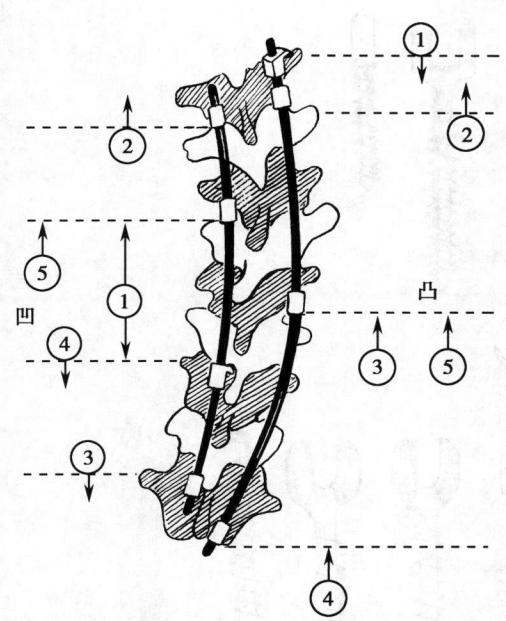

图 67-19 三维矫形原理:矫形次序
(①～⑤代表撑开和加压次序)

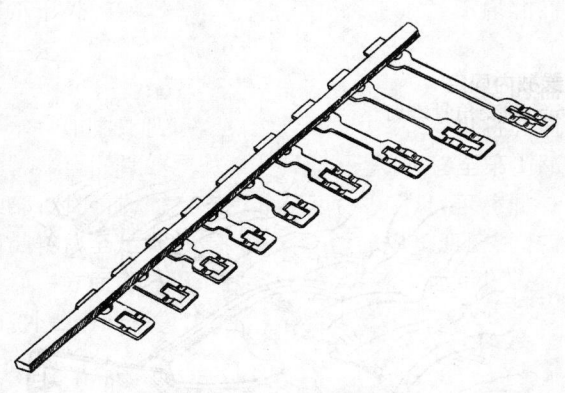

图 67-20 横向连接器

【注意事项】

1. 定位 术中以 T_{12} 肋骨和 L_1 横突的形态,C(G)形臂 X 线机透视,或术中在 T_{12} 棘突上插针,摄 X 线片保证定位准确,在关键椎体放置相应的钩、钉。

2. 脱钩 多发生在椎弓根钩,安放时应注意将钩放置在关节突间,下关节突呈圆边,应凿除 0.5cm 并与矫正后脊柱纵轴呈垂直的平面,其宽度应相当于钩的宽度。

3. 关节突骨折 多发于椎弓根钩处的关节突,原因是撑开力量过大,超过骨质负荷;钩未进入关节突关节,而进入关节突骨质内,破坏了骨的坚度;骨质疏松,尤其儿童的骨质较薄,容易折断。

4. 脊髓损伤 在术中应用体感诱发电位(SEP)监护或唤醒试验监测是否因脊柱畸形过度矫正而引起脊髓损伤。如有活动障碍,应立即松开螺母,减少矫正度,观察半小时左右,如足、趾活动不改善,则应完全去除内固定器械,按脊髓损伤治疗。

5. TSRH 器械矫正畸形只是暂时的,真正能起到维持矫正的是可靠的脊柱椎板的融合。除椎板上有足够量的植骨外,两侧关节突间关节的融合必须重视和实现。

【术后处理】

1. 术后必须严密观察下肢功能。有少数患者在术中唤醒时手足活动自如,但术后仍会发生障碍,一旦发现应立即重新手术,解除脊髓的牵张。

2. 术后 2～3 日拔除引流管,3～4 日开始下床活动,一周左右拍站立位脊柱全长正侧位片,2 周后拆线。

3. 术后常规预防应用抗生素。

二、前路固定融合术

TSRH 系统前路脊柱侧弯矫形
前路 TSRH 器械〔图 67-21〕:

【手术步骤】

1. 体位 通常采用侧卧位,凸侧在上,凹侧在下。

2. 切口 手术途径根据侧凸融合范围决定,如 T_{11} 以上选择经开胸入路,如需暴露 T_{11}～T_{12} 以下则选择胸腹联合切口,如 T_{12} 以下选择经胸膜外腹膜后入路,如 L_1 以下选择腹膜后入路(见脊柱前路手术径路一节)。

3. 显露 按层次显露凸侧椎体侧前方(见本书手术途径一节)切开椎前筋膜,在所固定的脊椎节段,仔细显露、游离出大约 1cm 长横行经过椎体的节段血管,并予双重结扎。骨膜下剥离显露固定椎体,直达椎体对侧。

4. 切除椎间盘 显露脊柱前部后,可见椎间盘与凹陷的椎体相比,呈柔软、圆形、隆凸的结构,用长柄手术刀切开并去除纤维环〔图 67-22〕,用咬骨钳和刮匙去掉髓核。保留位于椎管前方的一少部分纤维环,这样比较安全。之后,用环形刮匙或骨刀去除软骨板。

5. 放置螺钉 以固定椎体的后三分之一为进钉点,所有螺钉必须排列成与畸形状态下椎体的旋转相对应的一条轻度的弧线,顶椎螺钉最靠后方〔图 67-23〕。选择合适大小的 U 形钉叉齿,并贴近终板置入椎体。用卡钳测量椎体宽度以确定螺钉长度〔图 67-24〕。首先安顶椎螺钉,拧入螺钉时,螺钉的方向应当与椎间隙相平行,与椎体相垂直,并稍微呈由后至前的方向,同时将手指放置于椎体对侧。螺钉应该完全穿透对侧皮质,手指在椎体对侧的骨皮质上应该能触到 1～2 个螺纹〔图 67-25〕。以同样的方式,在其他上位和下位椎体上拧入螺钉。

6. 金属棒的安装 预弯 TSRH 棒成固定范围生

7

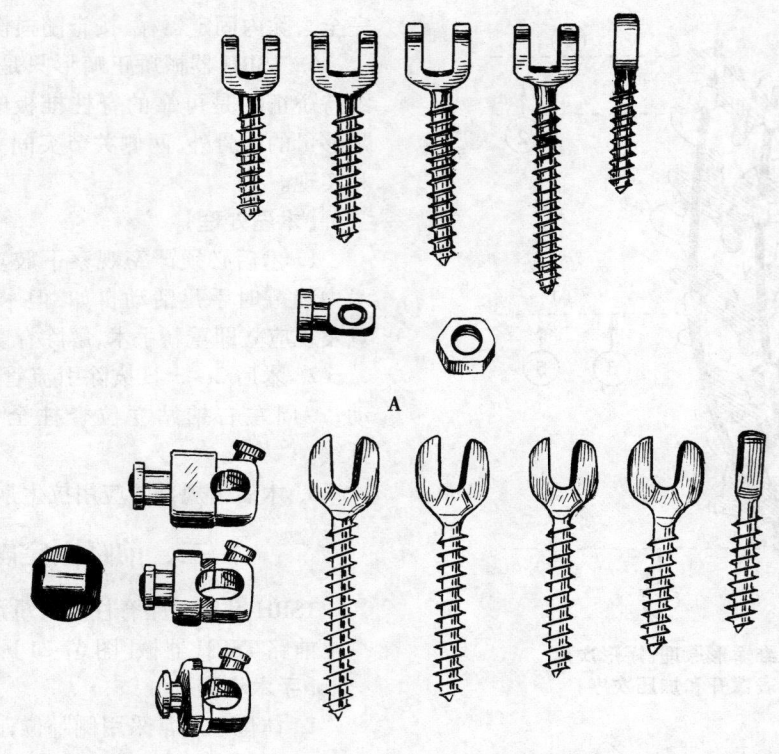

A

B

图 67-21　TSRH 前路器械内固定
A. 6.5mm 的骨螺钉;B. 6.5mm 的变角骨螺钉

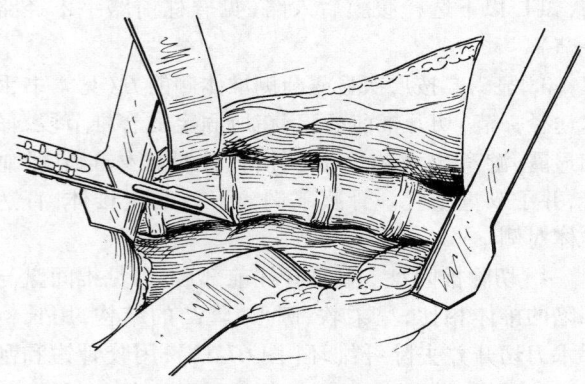

图 67-22　椎间盘的切除用长柄手术刀切开
纤维环并去除之

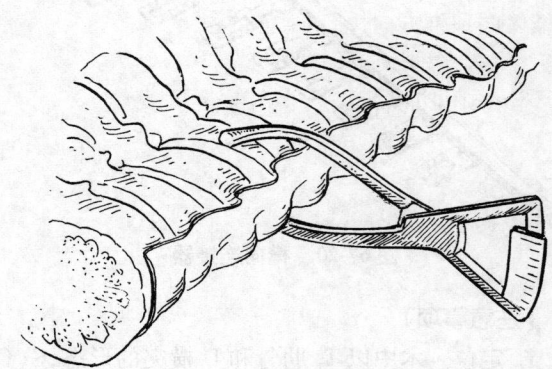

图 67-24　使用卡钳测量使用螺钉的长度

图 67-23　螺钉插入点位于椎弓根与椎体相交处的前
方,顶椎旋转最为严重,它的螺钉也最为靠近后方。螺钉
之间的排列必须成一条光滑的线,没有突然的角度变化

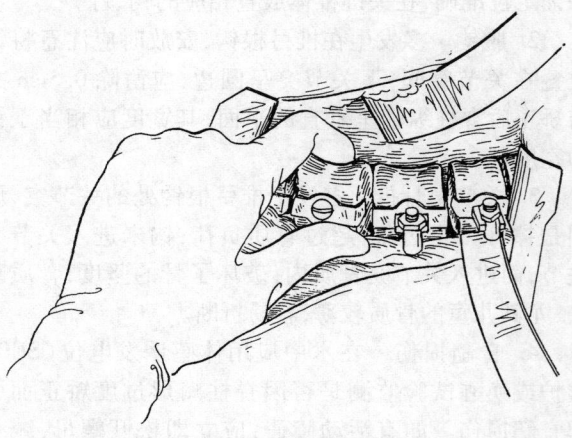

图 67-25　用指尖引导螺钉穿过椎体

7

理弯曲,将匹配的带孔螺母放到棒上,将棒与螺钉相连接。适当拧紧带孔螺栓。将棒逐渐旋转,并在棒的六角断端使用适当大小的死扳手协助旋转,直到棒的弯曲面位于前后平面(矢状面)内〔图67-26〕。

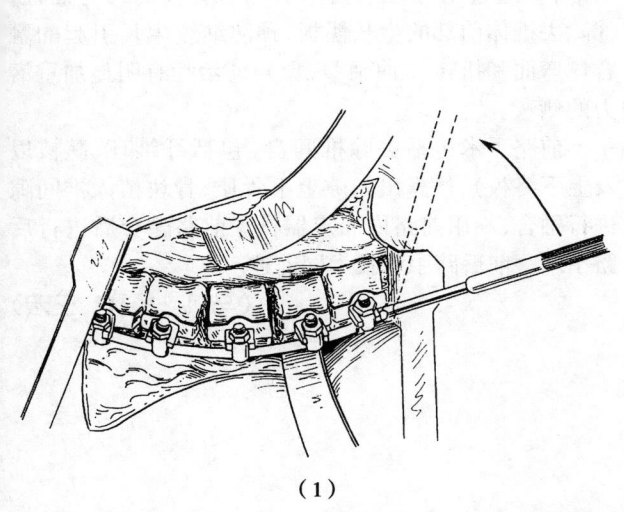 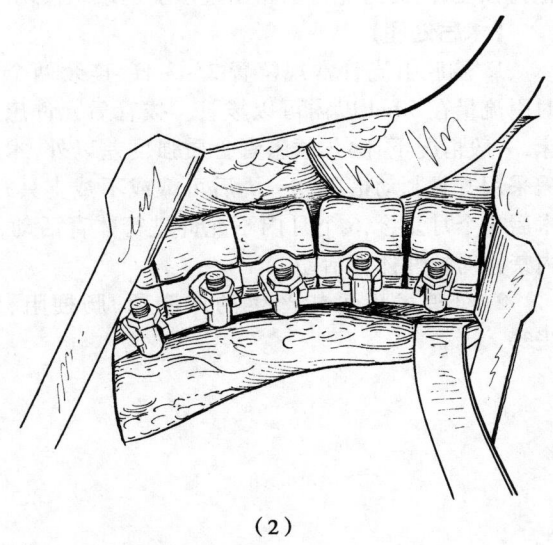

（1）　　　　　　　　　　　　　　（2）

图 67-26　带孔螺栓应拧到使棒固位而又可旋转

7. 植骨加压　在椎间隙前部行椎体间植骨(通常为1cm³肋骨条块),将剩余的骨条块放置在椎间隙内及骨膜剥离的区域。首先拧紧顶椎螺帽,将顶椎固定在棒上。采用间断性加压方法,使用加压器将顶椎相邻椎体向顶椎方向进行加压后,拧紧螺帽〔图67-27〕。最后,将末端椎体向顶椎方向进行加压后,拧紧螺帽。

8. 关闭切口　将胸膜和腰大肌覆盖在内置物上缝合,缝合膈肌,留置胸腔闭式引流,关胸腹。

【注意事项】

1. 明确适应证,前路 TSRH 手术适用于治疗腰椎和胸腰段侧凸。主胸弯可自然矫正35%~40%。

2. 拧入近远端螺钉时,使其从侧面观呈现一条没有明显成角的轻度弧线。

3. 金属棒的断端安在远侧,避免其接触肺脏,造

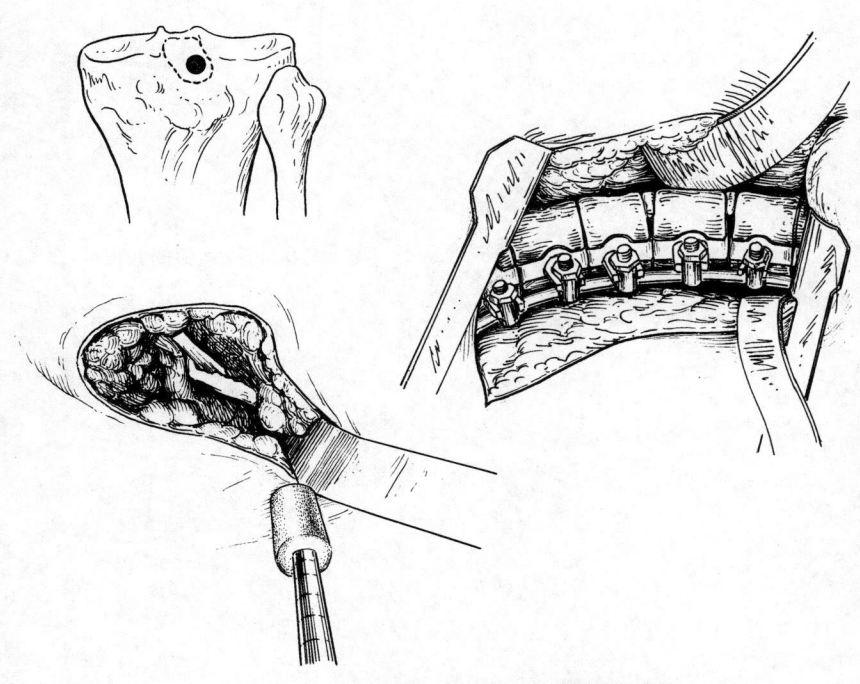 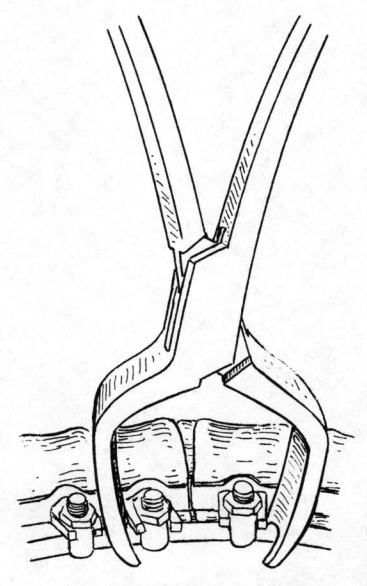

（1）最后将1cm³植骨块置入椎间隙前部　　　　　　　（2）从近远两端向顶端挤压螺钉

图 67-27　植骨加压

7

成损伤。

4. 必须保证螺钉穿透椎体对侧皮质骨,提高螺钉把持强度;同时避免钉头露出过多引起组织损伤。

【术后处理】

1. 胸腔引流管常规留置 2～3 日,连续两个 8 小时引流量在 50ml 以内可以拔管。拔管后允许患者起床,一般情况下,除儿童患者骨质强度差以外,术后不需采用支具制动措施。一周后可戴或不戴支具行走。术后 3 个月复诊,6 个月内不允许进行体育活动,1 年内禁止对抗性体育活动。

2. 处理术后可能产生的尿潴留、肠梗阻、肺不张等。

三、前后路联合融合术

前后路联合手术的适应证是:①治疗矢状面上的畸形;②通过切除椎间盘增加侧弯脊柱的可弯曲性;③除去椎体前部的生长骺板,预防继续生长引起的融合体弯曲和扭转("曲轴"现象);④治疗有明显加重潜力的侧弯。

前路手术包括去除椎间盘(包括纤维环、髓核以及上下终板),暴露出间隙上下骨质,骨块植入椎间隙进行融合,不用前路内固定器械。前路融合后进行后路手术。前后路手术技术同前述。

(马凯 杨群 王宏)

第六十八章

显微外科手术

显微外科是指在手术放大镜或手术显微镜下,用精细的手术器械和无损伤针线进行手术的一项新技术。它是现代外科技术中的一项新进展,是外科手术治疗或组织器官移植的一种新手段。借助于手术显微镜,人们可以超越天然视力的限制,提高对各种正常组织和病理组织的鉴别能力,并凭借精细的手术器械,可以更精确地进行手术,以缝合小血管、神经束和淋巴结。这样,利用显微外科技术可以完成以往无法进行的手术,为外科手术治疗开辟了新的领域;同时也使外科手术由以往常用的切除术,转变为修复重建术,即在切除病变组织的同时进行修复或重建。

第一节 小血管缝合术

一、小血管缝合必备的显微外科器械

要开展显微外科,必须具有特殊设备和器材。它们包括手术放大镜〔图 68-1〕或手术显微镜〔图 68-2〕,显微外科器械等〔表 68-1〕。基本的器械〔图 68-3〕有:显微组织镊、血管钳、剪刀、持针钳、血管夹和合拢器。器械常采用持笔式〔图 68-4〕,动作幅度可更细。其他需要的设备还有超声波血流探测仪〔图 68-5〕,微型电凝低压吸引两用器和半导体点温计等〔图 68-6〕。

在进行显微手术之前,必须有较长时间的专业训练,包括手术显微镜和显微器械的使用,以及显微外科手术操作。

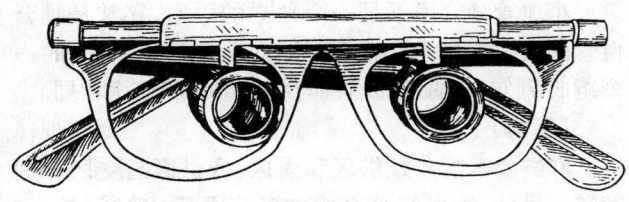

图 68-1 眼镜式手术放大镜

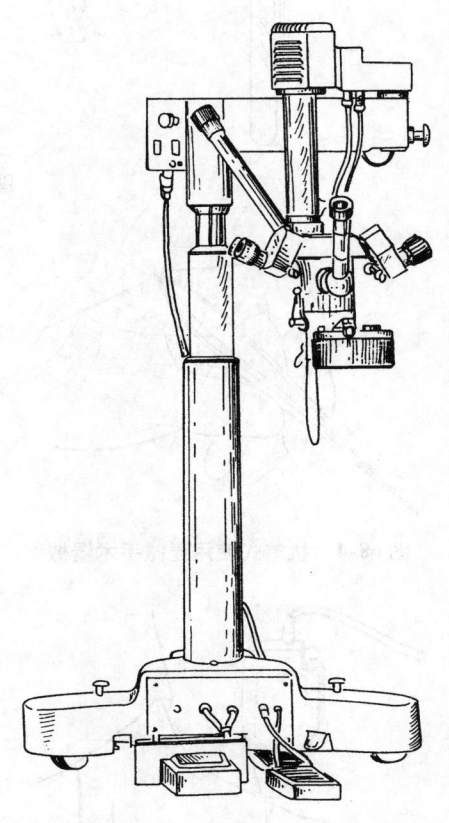

图 68-2 双人双目手术显微镜

表 68-1 无损伤缝合针线

针号	针		线	
	直径 (mm)	长度 (mm)	直径 (μm)	拉力 (g)
7-0	200	6	50	50
8-0	150	6	38	50
9-0	100	5	25	25
11-0	70	5	18	10

7

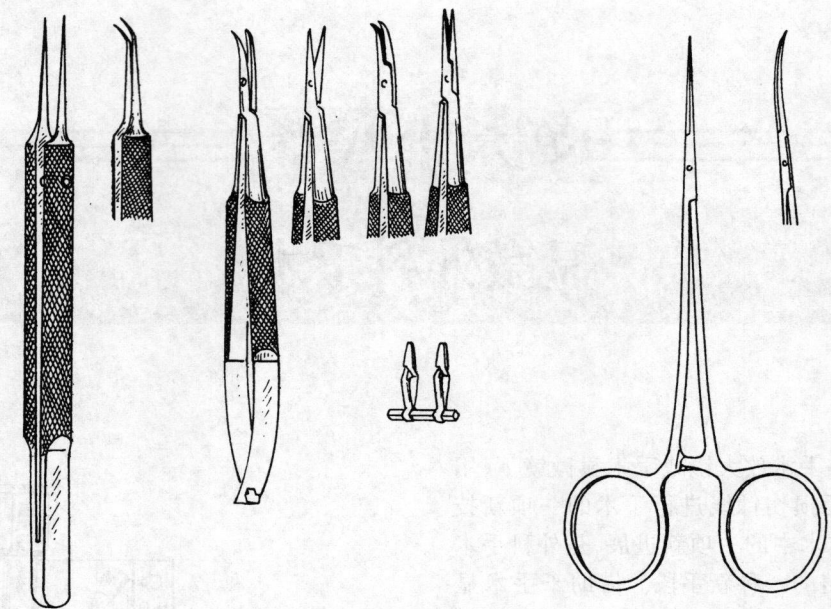

图 68-3　显微手术器械

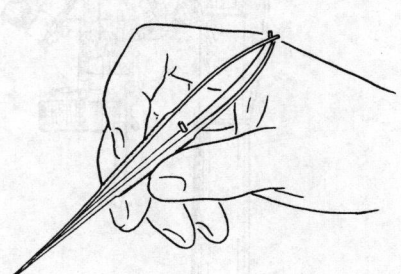

图 68-4　执笔式使用显微手术器械

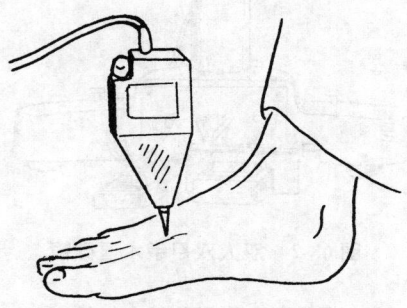

图 68-5　超声波血流探测仪

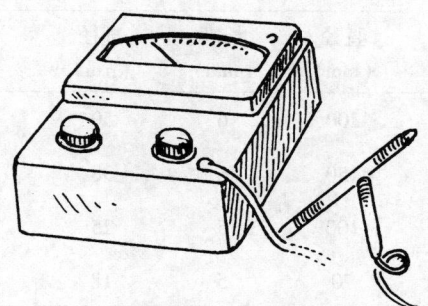

图 68-6　半导体点温计

二、离断肢体保存方法

一般认为常温下,肌肉对缺血的最长耐受时间为6小时。超过此时间,离断肢体的各组织将逐渐发生不可逆的变化,尤其炎热的夏季,离断肢体在未经冷藏的情况下,将发生迅速的坏死,故有效地保存方法是争取再植成功的重要一环。

离断的肢体,不能浸泡在冰水中,也不能让冰块直接接触皮肤。最有效的办法是用清洁的敷料包扎,冷藏,减少污染,延长组织对缺血的耐受时间。如果在温度较高的气候下,将肢体用敷料包裹好装入塑料袋内,然后外置冰块冷藏。经过有效处理后,迅速送往有再植条件的医院。

三、小血管缝合方法

一般血管的外径小于 2～3mm 者,称为小血管。应在手术放大镜或手术显微镜下进行缝合,以提高成功率。血管缝合方式有端-端缝合术,端-侧缝合术和侧-侧缝合术三种,通常小血管很少用侧-侧缝合术。本节仅叙述端-端缝合术和端-侧缝合术。

【术前准备】

小血管缝合术不是一个独立的手术,它常是缝合血管的组织移植术和清创术(如断指再植术)中的一个组成部分,它的术前准备与各种组织移植术相同。

【麻醉】

麻醉要求能兼顾供区和受区;或供区与受区分别麻醉。另外,小血管缝合术的特点是手术时间长,术中易发生血管痉挛,因此,一般常用连续神经阻滞麻醉。

（一）端-端缝合

端-端缝合最符合生理的血流方向,最能保持血液最大的流速和流量,是小血管缝合最常用、最基本的方法。

【适应证】

带血管蒂组织移植的正常血管（包括可以切断的受受血管也必须是正常的）;血管断裂两端之间无血管缺损,可以在无张力下缝合;缝合血管两者的外径接近,或相差小于外径的1/3者,适合于端-端缝合术。

【手术步骤】

1. 显露血管　依据血管的解剖部位和走行方向,切开皮肤、皮下组织及筋膜,拉开肌层,即可显露血管神经束。出血点用双极电凝止血,或用3-0～5-0尼龙单丝结扎。将显微血管钳或显微镊子的尖端伸入血管神经之间,沿血管的纵轴分离,即可逐一显露血管、神经〔图68-7〕。

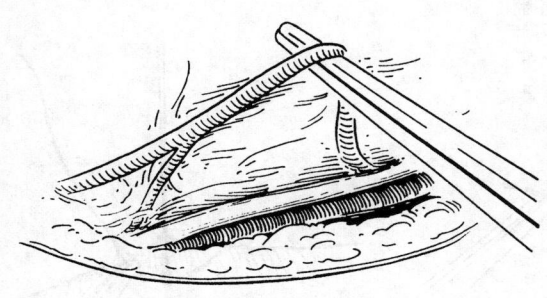

图 68-7　沿血管纵轴分离

2. 置放显微血管夹及显微合拢器　分离血管或其断端后,用连于合拢器的显微血管夹阻断血流,其方向应与血管垂直,2只血管夹相距为10～15mm或断端外5～8mm。血管的后面置放一块约10mm×10mm大小的有色塑料薄膜,以作背衬〔图68-8〕。

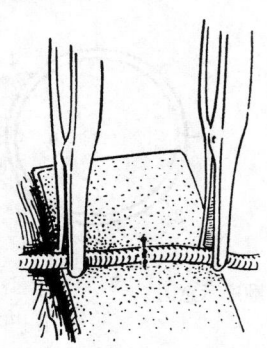

图 68-8　背衬有色塑料薄膜,虚线示血管切断处

3. 切断血管,剥离外膜　用直显微剪刀与血管成直角切断血管或修整血管断端,断端回缩。此时可用合拢器将两断端靠拢,以减少张力。再用冲洗针头伸

入血管断端的管腔,用肝素盐水冲出腔内的血液和血块。最后,左手持镊子夹持血管断端外面的外膜旁膜向断端牵拉,右手持剪,平血管断端剪去外膜旁膜,剩余的外膜旁膜即行回缩,使白色的血管断端裸露约2～3mm,以便缝合〔图68-9〕。

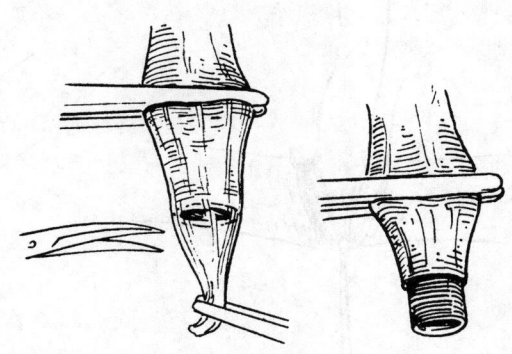

图 68-9　平血管断端剪去外膜旁膜

4. 缝合

（1）两定点缝合法:用小血管夹闭合管腔后,血管断端的上角和下角即为圆的0°及180°,术者左手将镊尖伸入管腔撑开,右手用持针钳持双针的无损伤针线,在血管两断端对应的0°及180°两点,距边缘约0.1～0.2mm自内膜向外膜各缝一针〔图68-10(1)〕。进针时,针与血管壁垂直,同时用镊尖反向加压以助出针。打结时先轻轻提拉缝线,助手用镊尖轻轻加压使内膜外翻对合〔图68-10(2)〕而后打结,一般连续打3个平结。打结后,剪去1根缝线,另一根缝线留做牵引。在两定点牵引线的相对牵引下先缝前壁,即于第1针与第2针的中点,自外向内,再自内向外缝第3针〔图68-10(3)〕。缝线暂不打结,以便看清管腔。然后,在第3针与第1针和第2针的中点,各缝1针〔图68-10(4)〕。将合拢器翻转180°,观察第3、4、5针是否缝及后壁,如未缝及后壁,即可将第3、4、5针的缝线打结、剪断。前壁缝合完成后调转牵引线,同时将显微合拢器及血管夹翻转180°,使后壁显露〔图68-10(5)〕。用同样方法缝合后壁,即先缝合第6针〔第1针与第2针的中点〕〔图68-10(6)〕,然后在第6针与第1针和第2针的中点,缝第7针和第8针〔图68-10(7)〕。一般外径1mm左右的血管,缝合8针足够。因血管外径不同,有的只需缝6针,有的需缝10针,其缝合的顺序如图所示〔图68-10(8)〕。

（2）三定点缝合法:即在血管两断端的90°、210°及330°,各缝合1针,使内膜妥善对合后打结,形成3个定点〔图68-11(1)〕,然后,在3针之间,依血管外径的大小,各缝合1～2针,总针数6～9针〔图68-11(2)〕。在第1针与第2针之间缝合时,助手可将第3针的缝线轻轻向后牵拉,使前、后壁分离,这样,可以

7

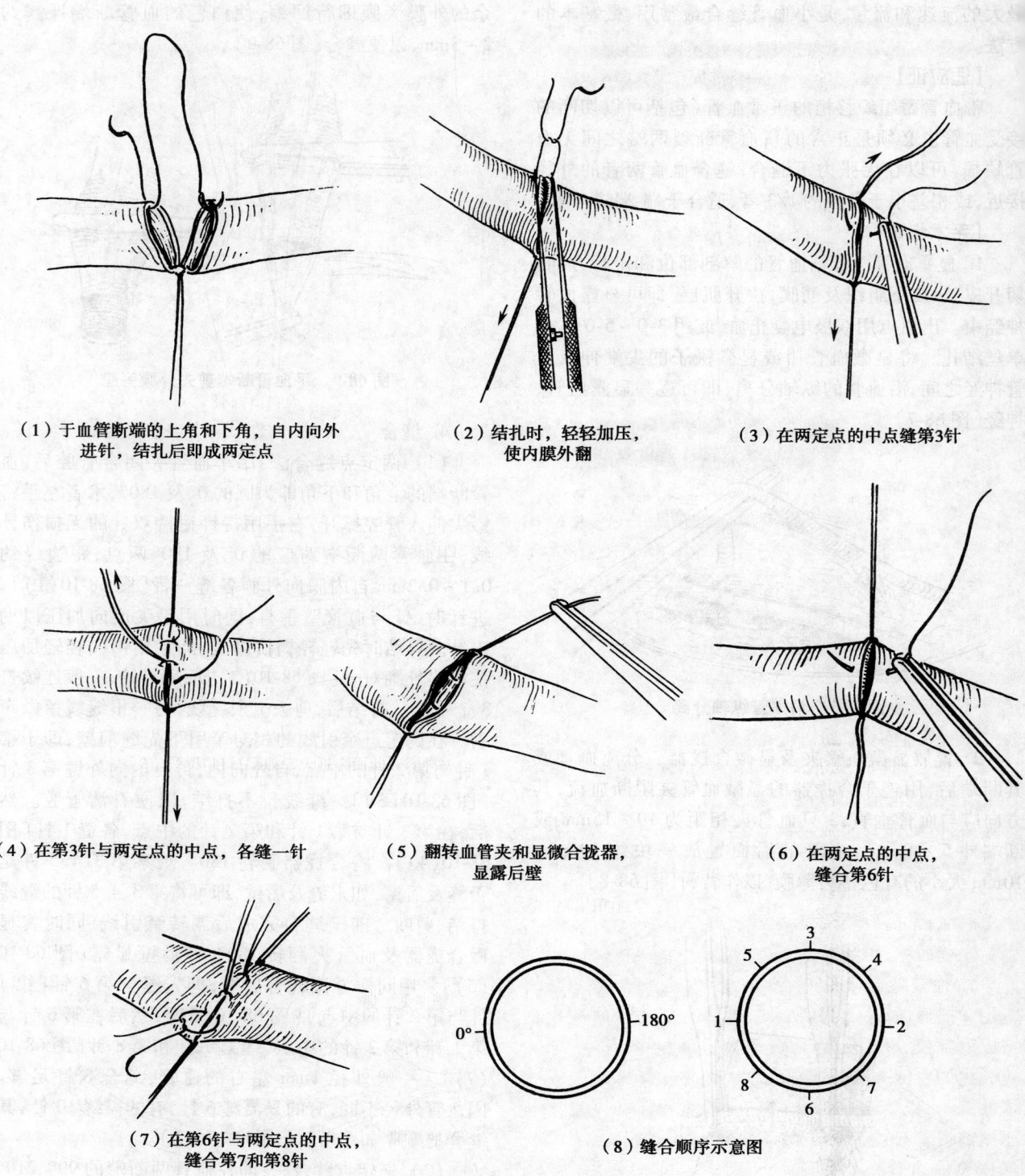

（1）于血管断端的上角和下角，自内向外　　　　（2）结扎时，轻轻加压，　　　　（3）在两定点的中点缝第3针
　　　　进针，结扎后即成两定点　　　　　　　　　　　使内膜外翻

（4）在第3针与两定点的中点，各缝一针　　　　（5）翻转血管夹和显微合拢器，　　　　（6）在两定点的中点，
　　　　　　　　　　　　　　　　　　　　　　　　　显露后壁　　　　　　　　　　　　缝合第6针

（7）在第6针与两定点的中点，　　　　　　　　（8）缝合顺序示意图
　　　　缝合第7和第8针

图 68-10　两定点缝合法

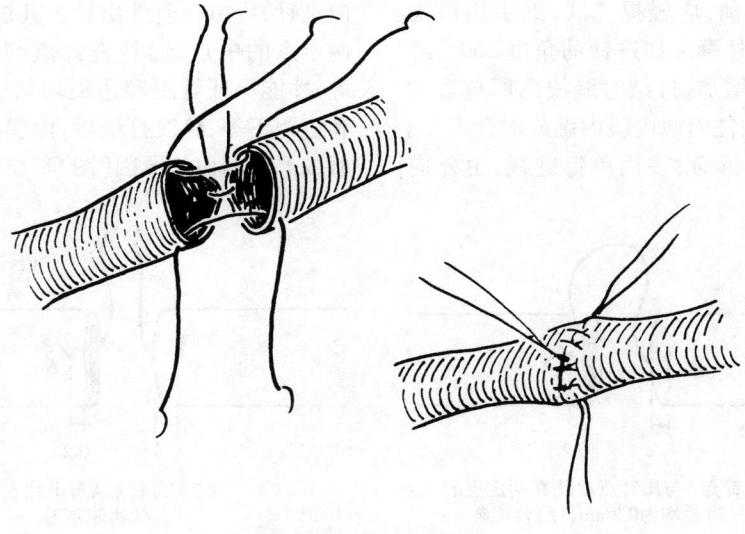

（1）三定点进针部位

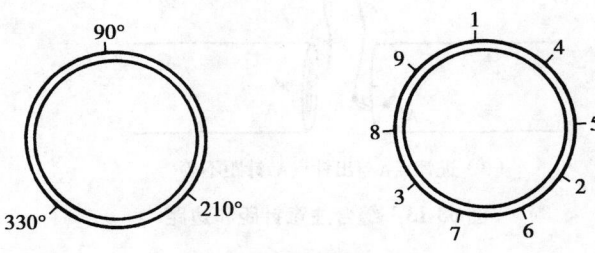

（2）缝合顺序示意图

图 68-11　三定点缝合法

避免缝针缝及血管后壁。但三定点缝合法的缺点是定点不易正确，难以达到等距缝合和针距保持均匀。故适用于管壁较薄，前后壁易贴合在一起的血管缝合。

5. 恢复血流　动脉缝合完成后，先去远心端的血管夹，再去近心端，以恢复血流。如缝合良好，松开血管夹后，可见血管充盈良好，远侧动脉有搏动，缝合口只有轻微的漏血，用盐水棉球轻压 1~2 分钟，即可停止。反之，如缝合的针距不均匀，则缝合口有喷血或严重漏血，常需要再阻断血流，加针补漏，但这种加针容易误缝后壁，可导致缝合失败。

6. 检查缝合口通畅（勒血试验）　漏血停止后，术者用 2 把显微镊子轻轻夹住动脉或静脉血流近端缝合口以上部位，1 把镊子向缝合口的远侧移动，以驱出血管腔内的血流并夹住不松，压瘪血管后再移去血流近端的镊子，以恢复血流。如血流迅速通过缝合口，使压瘪的血管充盈，提示缝合口通畅〔图 68-12〕。反之，如压瘪的血管充盈缓慢，提示缝合口部分梗阻；如血管不充盈，提示缝合口不通，必须切除缝合口，重新缝合。

7. 按解剖层次，逐层缝合，闭合伤口。

【注意事项】

1. 剥离外膜不宜过多　一般切除血管断端的外

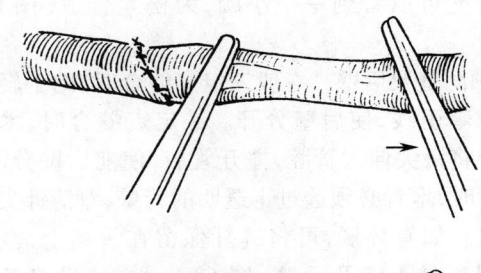

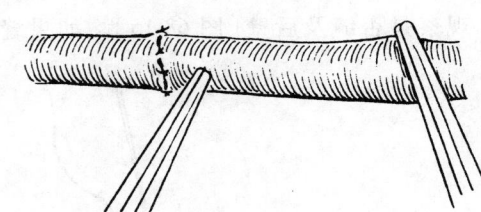

图 68-12　勒血试验

膜旁膜 2~3mm，即够缝合之用。如将外膜旁膜切除过多，不但损伤血管断端的血供，还可伤及肌层，使管壁塌陷，缝合困难，或使管壁薄弱，缝合时易被撕裂，而使缝合失败。

2. 进针、出针和打结是小血管缝合成败的关键，必须熟练掌握，做到正确进针和出针，保证边距和针距均匀。

（1）定点缝合时，用双针无损伤针线，对准定点，与管壁垂直进针。打结前,应轻提缝线,助手用镊尖加压,使内膜对合,并稍外翻。如进针的角度<60°,缝针在管壁内经过的途径增加,打结时缝线内所包含的外膜和中膜多于内膜,往往引起内膜内翻或对合不良。

（2）在定点间加针缝合,多用单针缝线,由外向内进针,再由内向外出针。其进针点和出针点必须是两定点的中点,而且进针点与出针点的边距必须相等,才能保证针距和边距均匀〔图68-13（1）〕,如针距和边距不等,缝线打结后,内膜将翻成猫耳朵状,是喷血或严重漏血的原因〔图68-13（2）（3）〕。

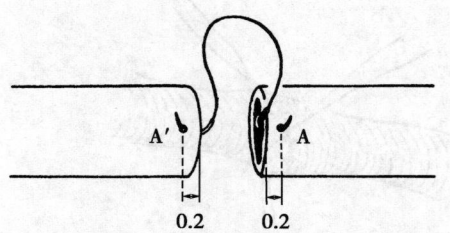
（1）进针点A与出针点A′均在两定点的中点,边距均为0.2mm,缝合正确

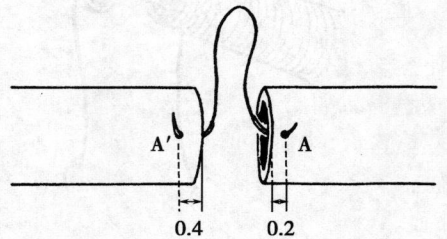
（2）进针点A与出针点A′的边距不等

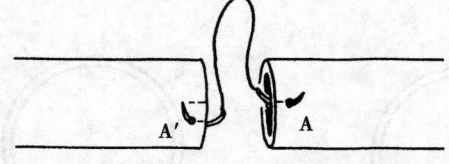
（3）进针点A与出针点A′针距不等

图68-13　缝合注意针距和边距

3. 缝线打结应松紧合适　过松可引起缝合口漏血,过紧则引起管壁坏死。一般缝线打结后,在牵引下透过管壁可以看到一个小圈,为松紧合适〔图68-14〕。

4. 预防缝及后壁　一般三定点缝合时,助手轻轻向后牵拉牵引线,使后壁分开。二定点缝合时,术者或助手应将镊尖伸入管腔,撑开管腔,使前后壁分开。每逢1针时,术者必须透过半透明的管壁,看清针尖未缝及后壁。如有怀疑,可将缝针保留在管壁上,翻转血管,观察是否缝及后壁〔图68-15〕。如果缝及后

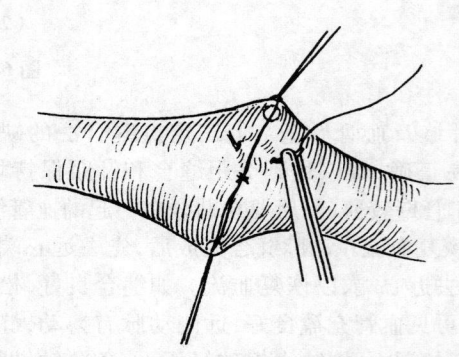
图68-14　缝线结扎后,透过管壁可看到一个小圈

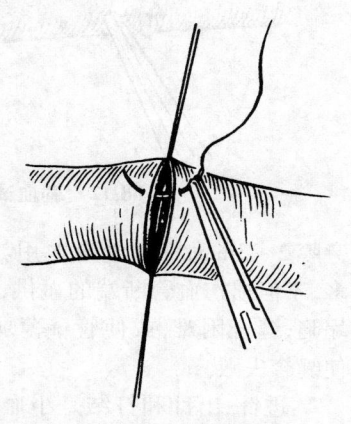
（1）透过管腔,可见缝针未缝及后壁

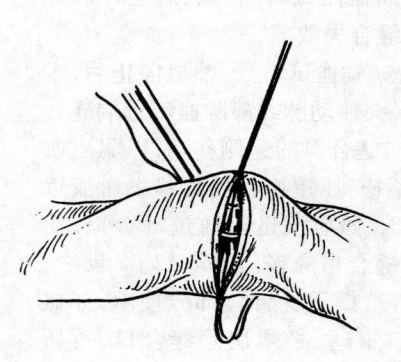
（2）保留缝针,翻转180°,可见缝针未缝及后壁

图68-15　预防缝及后壁

壁,应退出缝线,重新进针。

5. 防止扭曲,张力适宜 血管缝合前,将血管两断端按解剖位置摆正,并置放小血管夹,以防扭曲。然后,将小血管夹与合拢器相连。一般来说,血管断端能用显微合拢器对合的,大都张力合适。如张力过大,应作血管移植术。不要勉强缝合,以免引起血管壁撕裂、缝合口裂开等不良后果。

6. 内膜必须完整,缝合前应在手术显微镜下观察内膜是否分离或脱出。如有分离或脱出,应将之切除,直至正常内膜显露为止。

7. 动脉喷血 缝合前,应取下近心端的小血管夹观察动脉有无喷血。如无喷血,常见的原因是动脉近端有血栓形成、动脉硬化或动脉痉挛,应在除去原因、恢复喷血后,始可缝合。

8. 出针时,助手应顺针的弧度拔针,如拔针后拉线发涩,不要勉强硬拉,多因尼龙线上附有外膜或血块,应先将线退回 1~2cm,取去附于线上的异物,即可顺利拉出。

9. 注意无损伤操作 小血管缝合必须坚持无损伤操作,应特别注意:

(1) 不能用镊子夹持血管内膜,必要时只能夹持外膜旁膜。

(2) 不应过多地刺激血管,以免引起血管痉挛。

(3) 小血管夹的压力应在 $30g/mm^2$ 以下,术前选好压力合适的血管夹,以免压力太大而损伤内膜。

(4) 显微手术器械及手套必须经常保持洁净无血,以免血液与缝线粘连,移动器械时引起缝线撕脱。

10. 湿润术野 血管缝合的时间较长,为防止血管显露时间久后发生干燥,术中应经常用肝素盐水溶液喷淋,保持术野湿润。

11. 血管痉挛的处理 小血管缝合时,常发生血管痉挛,处理也很困难。常用的处理方法有:①神经阻滞,即再作一次小剂量的神经阻滞麻醉,如臂丛、腰麻、硬膜外麻醉;②全身应用血管扩张药,如罂粟碱、苄唑啉等;③局部用热盐水纱布湿敷;④用6%硫酸镁溶液湿敷;⑤液压扩张:即用肝素盐水溶液,分段进行液压扩张〔图68-16〕。

12. 血管外径大小不一的处理 两根拟行缝合血管的外径相差超过 1/3 时,即不应作端-端缝合,应改作端-侧缝合。如两血管外径相差小于外径 1/3 时,可用下列方法解决:

(1) 将外径较小的血管剪成斜口,使管口变大〔图68-17〕。

(2) 将外径较小的血管沿血管纵轴剪一小口,再剪去两个尖角,可使管口变大〔图68-18〕。

(3) 用镊尖插入外径较小的血管断端作机械扩

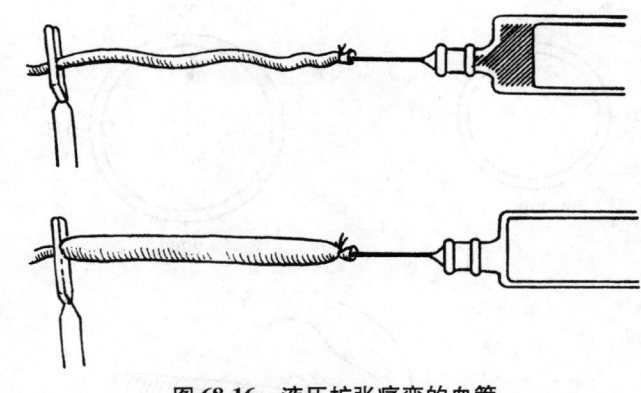

图 68-16 液压扩张痉挛的血管

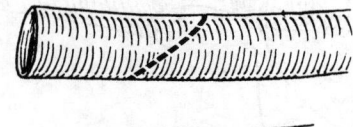

图 68-17 外径小的血管断端切成斜口

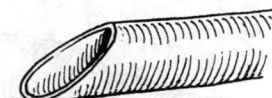

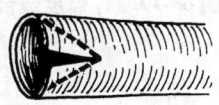

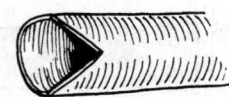

图 68-18 修剪外径小的血管断端,使管口变大

张,使管口扩大。

(4) 改等距离缝合为等弧度缝合。所谓等弧度缝合,是两条血管断端的 0°对 0°,180°对 180°,90°对 90°……缝合,这样缝合的弧度相等,但距离不等,可将外径较小的血管管腔拉大,与外径较大的血管对合〔图68-19〕。

(二) 端-侧缝合术

【适应证】

1. 两条血管的外径相差太大,超过外径的 1/2,剪成斜口仍不能端-端缝合者。

2. 接受血管是受区唯一的一条供血动脉,切断后引起肢体缺血或坏死者。

【手术步骤】

1. 显露及分离血管 同端-端缝合术。

2. 阻断血流 侧口血管用两只血管夹,阻断缝合口两端的血流,端口血管用一只血管夹阻断血流〔图68-20(1)〕。

3. 侧壁开口 术者左手用镊尖拎起侧口血管的

7

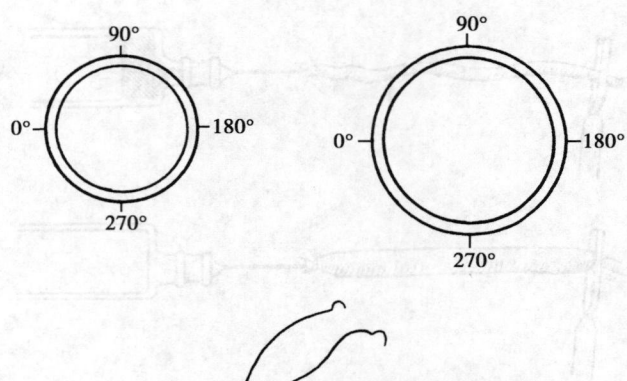

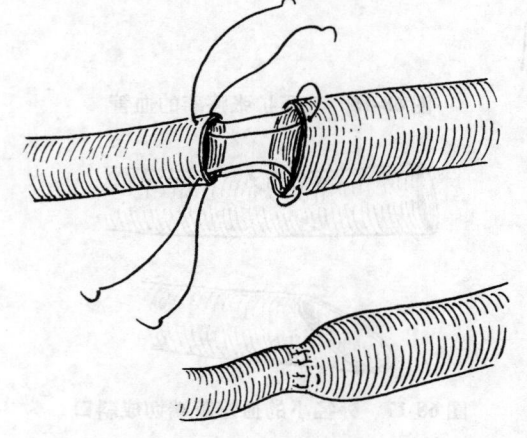

图 68-19　等弧度缝合

管壁,右手持弯剪剪除一块管壁,形成一个椭圆形裂口,其周径应与端口血管的周径近似〔图 68-20(2)〕。

4. 修剪端口　端口血管应修剪成 45°~60°斜面,使端-侧缝合后两条血管之间呈锐角,血流量大,且不易形成涡流〔图 68-20(3)〕。

5. 缝合　如缝合的血管可以翻转,缝合口的后壁清晰可见时,端-侧缝合的方法与端-端缝合的两定点法相同。如缝合的血管不能翻转,则缝合方法有两种:

(1) 双成角缝合法:先用双针无损伤针线,在侧口及端口的 0°及 180°处,自内向外缝合第 1 针及第 2 针,暂不打结,留做牵引〔图 68-21(1)〕。第 3 针缝合后壁的中点,缝合针自侧口后壁的外膜进针,内膜出针,再自端口的内膜进针,外膜出针〔图 68-21(2)〕,亦暂不打结,然后在第 1 针和第 3 针之间,以及第 2 针和第 3 针之间,用同样方法缝合 1~2 针,后壁缝合即告完成。然后顺序结扎缝线〔图 68-21(3)〕。前壁缝合与端-端缝合相同〔图 68-21(4)〕。

(2) 端角侧边缝合法:置小血管夹时,侧口的 2 只小血管夹与血管缝合口平面平行放置,端口的 1 只血管夹则与缝合口平面垂直放置〔图 68-22(1)〕,然后向左侧转 90°。第 1 针用双针无损伤针线自内向外缝

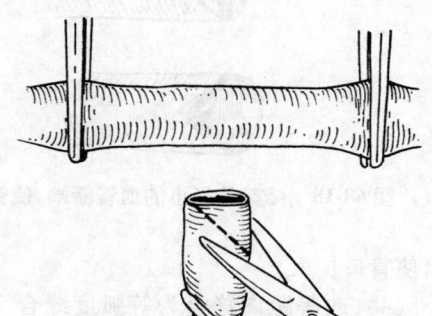

（1）小血管夹阻断血流

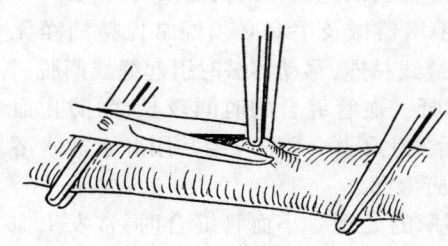

（2）侧壁开口

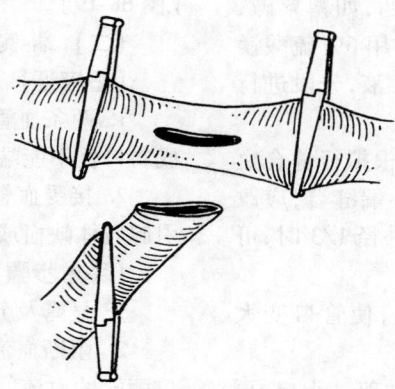

（3）修剪端口

图 68-20　端侧缝合的血管处理

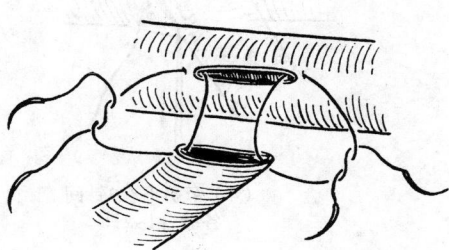

（1）在端口和侧口的0°和180°处
作两定点缝合

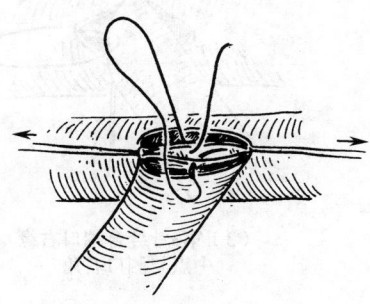

（2）第3针缝合后壁中点（自侧口
的外膜进针，内膜出针；再从端口
的内膜进针，外膜出针）

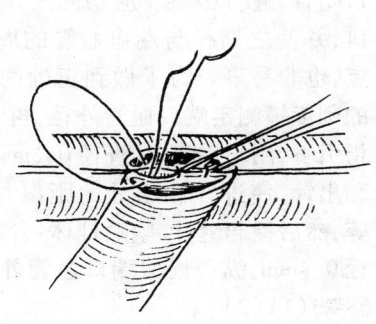

（3）继续缝合后壁

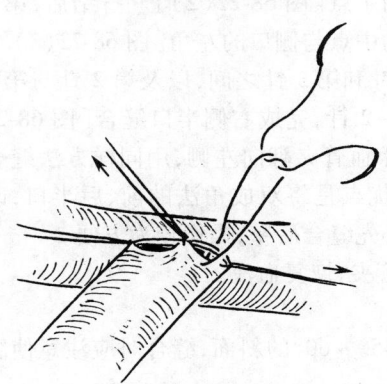

（4）缝合前壁

图68-21　双成角端侧缝合法

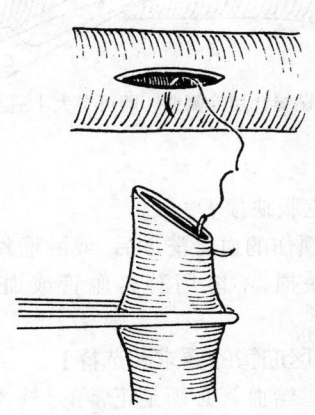

（1）端口血管夹与血管吻合口平面
垂直置放，向左旋90°

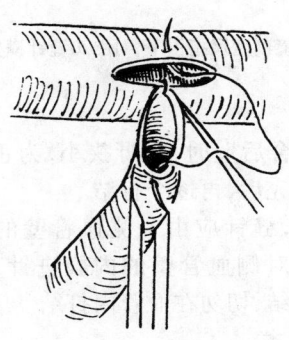

（2）第1针缝合端口下角与侧口下缘中点，
第2针缝合端口上角与侧口上缘中点

7

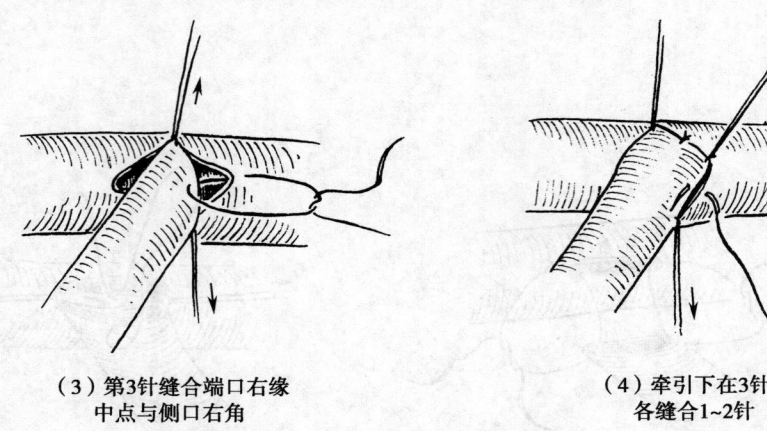

（3）第3针缝合端口右缘
中点与侧口右角

（4）牵引下在3针间
各缝合1~2针

图68-22　端角侧边缝合法

合端口的下角与侧口下缘的中点，第2针缝合端口的上角和侧口上缘的中点〔图68-22（2）〕。打结后，第3针缝合端口右缘的中点与侧口的左角〔图68-22（3）〕。在牵引下，于第1针和第3针之间，以及第2针与第3针之间，再缝合1~2针，完成右侧半口缝合〔图68-22（4）〕。将端口的小血管夹翻向左侧，用同样方法缝合左侧半口，此法的优点是将双成角法的前、后半口，改变左、右半口，不必先缝合后壁，操作较为方便。

6. 取下小血管夹，恢复血流。

【注意事项】

1. 端口剪成45°~60°的斜面，缝合时应注意使缝合以后的端口血管与血流方向成锐角。

2. 侧口不可用刀纵行切开，以免管壁塌陷后，侧口闭合，缝合困难。应切除一块管壁，形成椭圆形侧口，并使之周径与端口血管的周径相等，要做到这一点，也非易事。为了做到正确的侧壁开口，先用目镜的刻度镜测定端口血管外径，再在显微镜的刻度镜的指引下，用7-0缝针（直径0.2mm）在侧壁上纵行进针和出针，使进针和出针的距离与端口血管的外径相等，然后提起缝针，紧贴针体一次切除侧壁，即可得横径0.4mm，纵径近似端口血管外径的椭圆形切口〔图68-23（1）（2）〕。

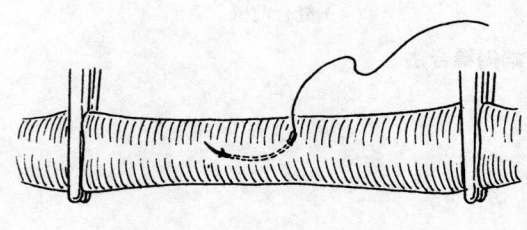

（1）在目镜刻度尺指引下，用7/0缝针横贯侧壁

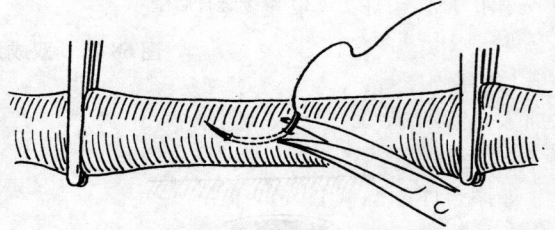

（2）紧贴缝针切除侧壁，即可得大小适当的侧口

图68-23　侧壁开口法

3. 双成角法缝合后壁时，术野狭小，为正确进针和出针，最好后壁缝完后，再逐个打结。

4. 缝合后壁时，缝针应由一侧血管壁的外膜进针，内膜出针；再自对侧血管壁的内膜进针，外膜出针，缝线在血管外打结，切勿在血管内打结。

（三）血管移植术

当血管有缺损，不能直接缝合时，血管移植是常用的方法。移植的血管可选用自体动脉、静脉，或异体动、静脉，或人造血管。但在显微血管手术中，仍以自体动、静脉移植最常用。

【适应证】

1. 游离组织移植时，由于移植组织的血管蒂太短，与受区血管之间有缺损，不能用游离血管或血管移位来克服缺损者。

2. 损伤的血管清创后，或肿瘤侵犯的血管切除后造成的缺损，不能用游离血管或血管移位来克服缺损者。

【供区血管的要求和选择】

1. 供给血管必须是正常的，外径应与接受血管相仿，不能相差大，并且要能提供足够的长度。

2. 供给血管切除后，应不引起供区的血液循环障碍（缺血或淤血）。

3. 一般说来，动脉缺损用动脉移植重建，静脉缺损用静脉移植重建，但临床实践中，因动脉深在，数量少，而且有的动脉切除后会引起某些区域的供血不足。相反，静脉位置浅表，数量多，容易寻找，浅表静脉切除一段,多不引起回流障碍。因此,显微外科手术时,常用自体静脉移植来修复静脉和动脉缺损。

4. 可供移植的自体静脉有大隐静脉、小隐静脉、颈外静脉、头静脉、贵要静脉、足背静脉及手背静脉等。大隐静脉、小隐静脉及颈外静脉的主干太粗大,不大适用于小血管缺损的修复,一般多选用这些静脉的分支。这些静脉分支的外径大小合适,管壁较薄,它们和上肢浅静脉及足背、手背静脉一样,是自体静脉移植常用的取材部位。

【手术步骤】

1. 测定血管缺损的长度　根据病变范围必须切除血管的长度,即血管缺损长度。但在创伤引起的血管缺损,由于血管回缩,测定的血管缺损长度比实际缺损长度长,移植血管仍可按测得的缺损长度切取,多余部分待缝合时切除。

2. 切取移植血管　根据受区血管的缺损长度和外径,选择合适的血管进行移植。一般多在术野附近选择合适的浅静脉进行移植,但有时也有动脉移植,如断指再植时,取一侧指动脉移植修复另一侧指动脉。确定移植的血管后,将之分离,结扎切断所有分支。根据受区血管缺损的长度,切取同样长度的静脉或动脉。切取时,移植血管断端的外膜旁膜应剥去 1~2mm,如为静脉移植则应用缝线标志静脉的远心端。

3. 冲洗和扩张移植血管　移植血管切取后,用平头针插入管腔,用肝素盐水冲尽管腔内的血液,以免凝血。一般,分离血管常引起血管痉挛。缝合前,应当用镊尖插入血管断端,稍加扩张,以便缝合。

4. 缝合　将移植血管嵌于缺损血管两断端之间准备缝合。如用自体静脉修复动脉缺损,应将移植静脉倒置,使其远心端与动脉的近心端缝合,静脉的近心端与动脉的远心端缝合。用静脉修复静脉缺损,或动脉修复动脉缺损或静脉缺损,则不必倒置,可以将近心端与近心端缝合,远心端与远心端缝合。缝合时按端-端缝合法,先缝合接受血管与移植血管的一端〔图68-24(1)〕。缝合完成后,即可用镊尖持移植血管的另一端,稍加牵引,与缺损血管的另一端对合,如移植血管太长,则剪去多余的部分,而后缝合〔图68-24(2)〕。

5. 恢复血流　缝合完成后,先取下远心端的小血管夹,再取下近心端的小血管夹,以恢复血流。

【注意事项】

用自体静脉移植修复动脉缺损,由于动脉压力大,恢复血流后,在动脉压力的影响下,静脉可能促延一定的长度,约为缺损长度的 10%~15%,在移植静脉一端的缝合业已完成,为缝合另一端而修剪血管

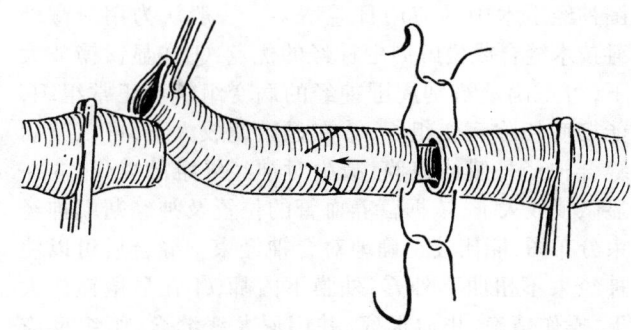

（1）将移植血管嵌于血管缺损处,先缝合一端血管

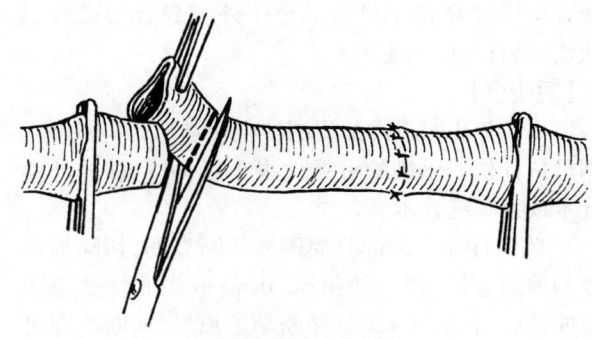

（2）剪去多余血管,缝合另一端血管

图 68-24　血管移植术

时,应将此因素考虑在内。如动脉缺损 3cm,则移植静脉的合适长度为 2.6~2.7cm,以免移植静脉过长,恢复血流后,造成血管扭曲。

【术后处理】

1. 血管损伤的肢体用石膏托固定 2 周。

2. 抬高伤肢,稍高于心脏水平。

3. 一般血管缝合术后,多不用抗凝药物。为预防血管痉挛和降低血液黏稠度,术后多给予:

（1）低分子右旋糖酐 500~1000ml,静脉滴注,每日 1 次,共用 5~7 日。

（2）罂粟碱 30mg,肌注,每 6 小时 1 次,共 5~7 日。

（3）苄唑啉:25~50mg,肌注,每 6 小时 1 次,共 5~7 日。

（4）阿司匹林:0.5g 口服,每日 1 次与双嘧达莫 25~50mg,口服,每日 3 次,合用,有协同作用。

4. 根据不同的手术,用 Doppler 超声血流仪,半导体皮肤点温计算方法,观察缝合口是否通畅,移植组织有无血管危象。

第二节　周围神经显微缝合术

百余年以来,周围神经损伤的修复多在肉眼下行外膜缝合术。近年来,随着显微外科的进展,它在周

7

围神经手术中的应用日益增多。一般认为用显微外科技术缝合或松解周围神经的优点：①在显微镜放大下，可正确地辨别周围神经的病变组织和正常组织，能彻底切除病变组织；②在显微镜放大下，可以精确缝合神经外膜或束膜，减少对神经纤维的操作；③在显微镜放大下，依据营养血管的位置及神经断端神经束分布图，能比较正确地对合神经束。缝合后可以使神经束不扭曲不外露，外膜不内翻；④在显微镜放大下，操作精确，止血彻底，并用尼龙线缝合，组织反应小，断端的瘢痕形成减少。因此，无论外膜缝合或束膜缝合均应显微镜下进行。至于外膜缝合与束膜缝合孰优，仍有不同意见。

【适应证】

1. 8～12小时以内的周围神经切割伤，污染较轻，清创后估计伤口感染的可能性很小者，可行神经外膜缝合术或束膜缝合术。

2. 陈旧性完全或部分周围神经断裂伤，切除损伤部分和神经瘤后，神经缺损<2.0cm；或当肢体处于中立位或稍屈曲关节(<20°)和断端游离后，两断端即可无张力对合者，适合行外膜缝合或束膜缝合术。

3. 周围神经损伤或病变切除后，神经缺损>2.0cm；或当肢体处于中立位或稍屈曲关节和断端游离后，两断端仍不能对合者，适合行束间神经束移植术。

【术前准备】

1. 同周围神经探查术的准备。

2. 手术设计 拟行束间神经束移植者，术前准备供区的皮肤。可以用作移植的皮神经有腓肠神经(可供移植长度为25～40cm)、桡神经浅支(可供20～25cm)、上臂内侧皮神经、前臂内侧皮神经(可供20～28cm)。隐神经、股外侧皮神经，股后侧皮神经、肋间神经等。其中最常用的移植神经是腓肠神经，因其易于显露，分支少，切取后遗留的麻木区小，而且不在持重区，其次为桡浅神经。

【麻醉】

周围神经显微缝合术的特点是手术持续时间长，手术区域多，除损伤的神经需手术显露，有时还需另做切口，切取移植的神经。因此，不但要对神经操作的肢体进行麻醉，还得对供区进行麻醉。由于手术时间长，一般多选用连续麻醉。

一、神经外膜缝合术

【手术步骤】

1. 显露及游离 在空气止血带充气后，按周围神经显露途径，显露损伤的神经。一般从两端的正常组织开始，沿神经干逐渐向断端分离，直到两断端完全游离。神经断端游离的长度，以两端神经能对合为宜。

2. 切除神经瘤 在6×手术显微镜下，牵引神经瘤，用锐利刀片在接近正常神经处切除神经瘤(如为新鲜断裂伤，则切除断端的挫伤部分)，直到断面密布乳头状突起〔图68-25(1)〕。神经的损伤部分及瘢痕组织必须彻底切除，以免妨碍神经的再生，断端内有无瘢痕的鉴别方法如下：

(1) 手指轻扣神经断端内有无硬结，如有硬结，可能仍有瘢痕组织残留。

(2) 用20×～25×手术显微镜观察断端。正常神经束断面呈淡黄色，稍自束膜突出，束膜境界清晰，束间组织疏松。

3. 切除神经断端周围的瘢痕组织，使缝合后的神经位于血运良好的组织床内。

4. 止血 放松空气止血带，彻底止血。对神经断端出血，先用盐水棉球压迫止血，如仍出血，可在手术显微镜下用9-0线结扎，或用双极电凝器止血。

5. 对合神经束 试将两断端对合，如无回缩，说明两断端可在无张力下对合。在手术显微镜观察下，先将两断端的营养血管及系膜旁膜对合〔图68-25(2)〕。再根据断面上神经束的大小及位置，逐一对合。

6. 外膜缝合 在两断端对应的0°及180°两处，用7-0～9-0无损伤针线缝合外膜各1针，打结后留做牵引。然后同小血管端-端缝合术一样，在两定点线之间，作间断等距缝合。前侧外膜缝合完成后，将神经断端翻转180°，用相同的方法缝合后侧外膜〔图68-25(3)〕。缝合必须在手术显微镜下进行，打结的松紧度以两断端神经束刚刚对合为度，过紧可引起神经束卷曲。缝合过程中，如有神经束外露，可用镊子轻轻推入，继续对合。

二、神经束膜缝合术

【手术步骤】

1. 显露与游离 同神经外膜缝合术。

2. 切除神经瘤 切除神经瘤的方法与神经外膜缝合相同。切除神经瘤后，将两断端的外膜环状切除5～10mm，使神经束裸露〔图68-26(1)〕。另一种方法是将接近神经瘤的正常外膜纵行切开并环状切除约5～10mm，再将正常的神经束分成4～6个束或束组，然后沿神经束或束组向断端分离，直到接近瘢痕组织或神经瘤时切断，露出正常神经束的断面，并使这些断面处在不同的平面上〔图68-26(2)〕。

3. 对合神经束 理论上应将两断端的运动神经束和感觉神经束正确辨认，对应缝合，则效果良好。区分运动神经束与感觉神经束的方法虽然很多，但简

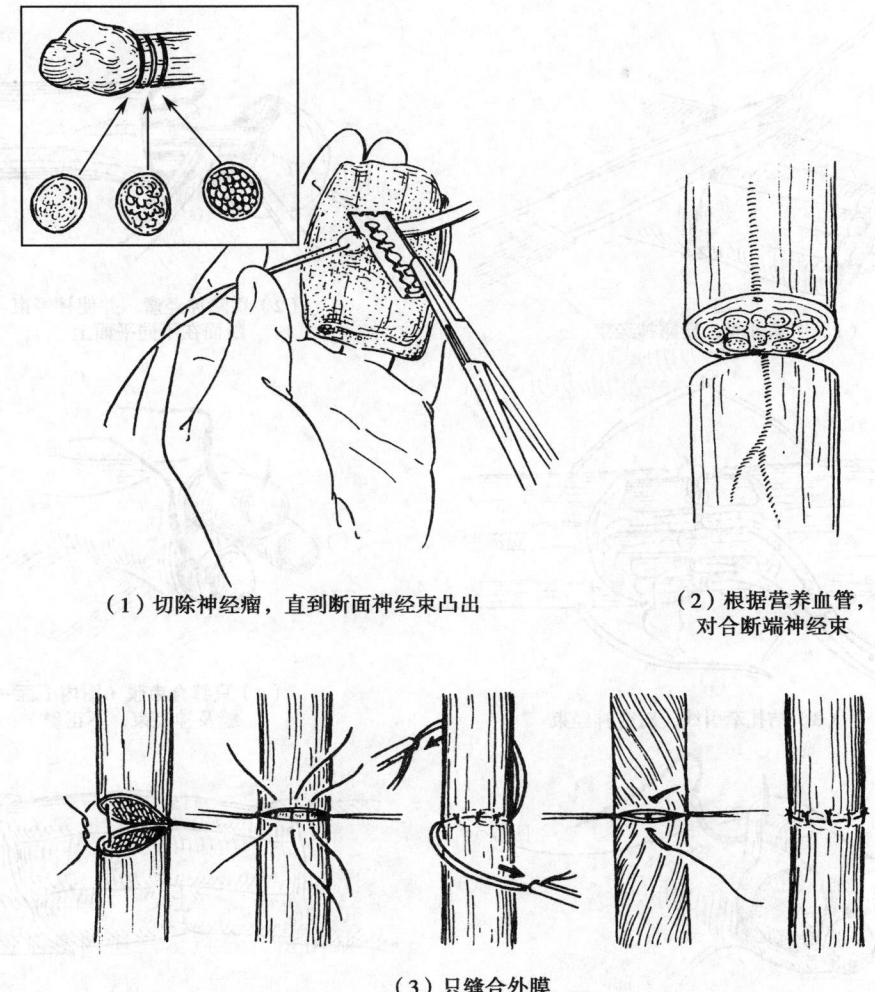

（1）切除神经瘤，直到断面神经束凸出

（2）根据营养血管，对合断端神经束

（3）只缝合外膜

图 68-25 神经外膜缝合术

单实用的方法很少，临床上采用的方法有：

（1）参考 Sunderland 不同神经断面的神经束分布图，将两断端的运动束和感觉束分别对合。

（2）用生物电刺激远端各神经束或束组，凡引起远侧肌肉收缩的，为运动神经束，没有反应的，为感觉神经束。同样刺激近端各种神经束或束组，凡引起患者疼痛的，为感觉神经束；反之，则为运动束。

（3）先对合两断端的营养血管及神经系膜，然后再根据神经束或束组的大小、形态及位置，分别对合。

检查完毕后，将两端的感觉束和运动束分别对合在一起，准备缝合。

4. 止血　松开止血带，彻底止血，特别注意神经断端的止血。

5. 缝合　对合神经表面的营养血管后，在距断端约 20mm 外膜的 0° 及 180° 处，用 1/0 无损伤针线各缝合 1 针，拉拢打结〔图 68-26（3）〕，拉拢程度以神经束断面刚刚接触为度。此时如有神经束断端对合不良，可再次修整对合。外膜缝合 2 针的目的，一是减少神经断端的张力，二是防止断端扭转，使神经束能准确对合。用 9-0 或 11-0 无损伤针线，缝合较粗的神经束或束组，缝针只穿过束膜，切勿太深，以免穿入神经纤维〔图 68-26（4）〕。束组缝合时只缝合神经束周围的结缔组织〔图 68-26（5）〕。每根神经束缝 1~3 针，束组可再加缝 1~2 针。缝线不可过密，打结不可太紧，以免神经束卷曲。一般先缝合断端中央的神经束，再缝合接近外膜的神经束。当大部分神经束缝合好后，可用镊尖将一些细小的神经束对合，稍等片刻，组织液凝固后，可使其粘合，而不需缝合。调转外膜牵引线，将神经断端翻转 180°，缝合后侧的神经束。检查神经束对合满意后，可以拆除外膜牵引线〔图 68-26（6）〕，假如神经断端有张力，也可保留牵引线。

三、神经外膜束膜缝合术

【手术步骤】

1. 显露及游离神经断端，切除神经瘤或损伤的神经组织，止血以及神经束或束组的对合等步骤，同神

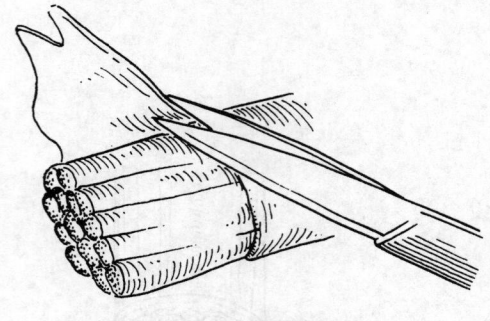

（1）切除外膜，显露神经束

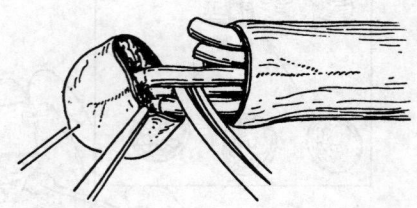

（2）切除神经瘤，并使神经束
断面在不同平面上

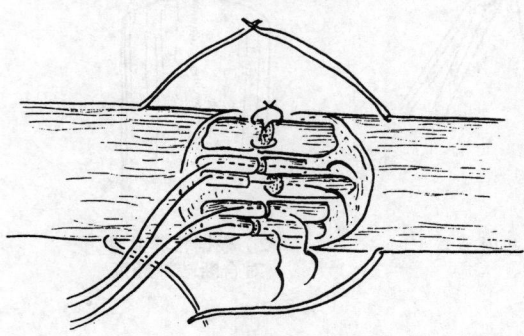

（3）结扎牵引线，对合神经束

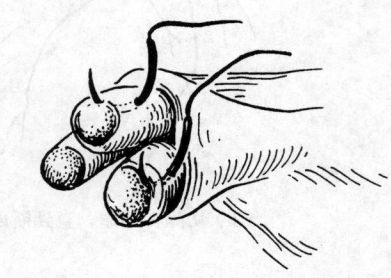

（4）只缝合束膜（图内下面一针
缝及神经束，不正确）

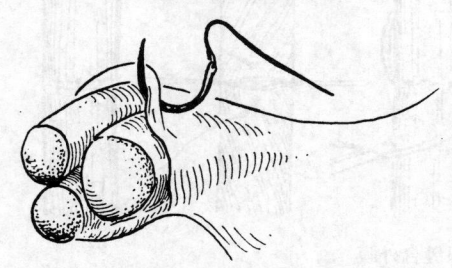

（5）束组缝合神经束周围的结缔组织

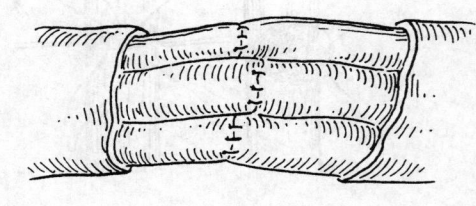

（6）神经束缝合完成

图 68-26　神经束膜缝合术

经束膜缝合术，但不环状切除神经外膜。

2. 缝合　用 7-0～9-0 无损伤针线，作 3 定点缝合，即先作相隔 120° 的两定点外膜缝合〔图 68-27（1）〕，打结后，在两定点间由深及浅缝合神经束膜，再在两定点牵引线之间间断缝合外膜 2～3 针，对调两定点牵引线，将神经断端翻转 180°，由于是相隔 120° 两定点缝合，神经翻转后，断面还有 240° 未缝，所以能清楚见到大部分神经束对合情况，对合不良者可用镊尖轻轻拨动，重新对合。然后由深及浅缝合神经束膜，最后间断缝合神经外膜〔图 68-27（2）（3）〕。

四、神经束间神经移植术

1. 供区手术步骤（切取腓肠神经）　于外踝后侧作一切口〔图 68-28（1）〕，先找出小隐静脉，在小隐静脉的后方即为腓肠神经，将之分离切断后，用蚊钳牵引〔图 68-28（2）〕。然后对着小腿中点延长切口，切开皮肤及皮下组织，将腓肠神经逐渐向近侧分离，小的

分支可以切断〔图 68-28（3）〕。一般，腓肠神经在小腿中，下 1/3 处进入筋膜深面，并经常在此处与外腘神经汇合。如果长度不够，可切开筋膜，在腓肠肌、外侧头之间向上追溯腓肠神经，最高可达腘窝〔图 68-28（4）〕。等确定受区神经缺损的长度后，按需要切断腓肠神经。因为神经切断后回缩，所以腓肠神经切取的长度应比实际缺损的长度多 15%。如正中神经缺损 6cm，拟分 4 个束组移植，则实际缺损长度为 24cm，再加 15%，则移植神经的切取长度应为 27.6cm。切口充分止血后，缝合皮肤。

2. 受区手术步骤

（1）显露及游离神经断端，切除神经瘤、止血、分离及对合神经束或束组，同神经束膜缝合术。

（2）在无张力下，测量神经缺损的长度，并决定分成几个束组进行移植。

（3）在显微镜下剪去束膜外的结缔组织，将一段游离的腓肠神经嵌在神经束两断端之间，将断端对

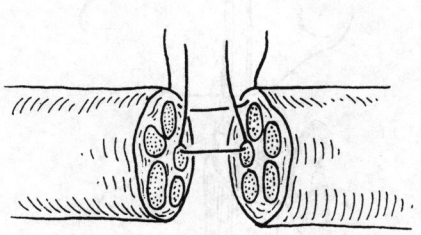

（1）相隔120°间断缝合外膜2针

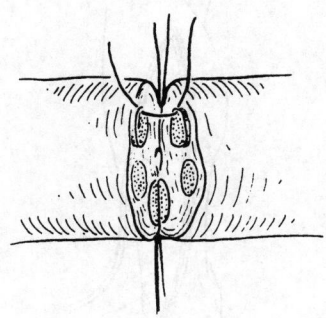

（2）由深到浅缝合束膜

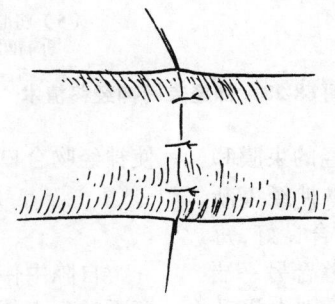

（3）间断缝合外膜

图 68-27　神经外膜束膜缝合术

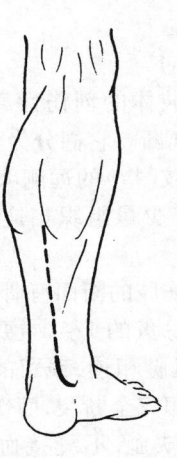

（1）供区切口

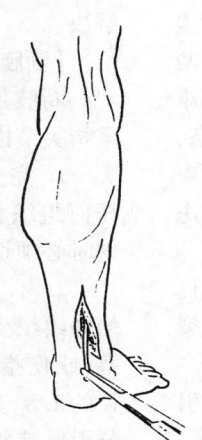

（2）分离腓肠神经，切断远端

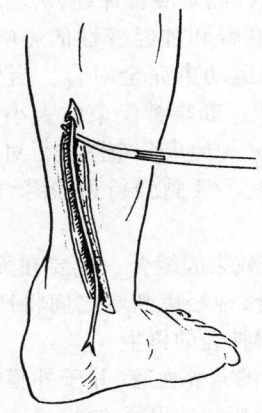

（3）游离神经至小腿中段

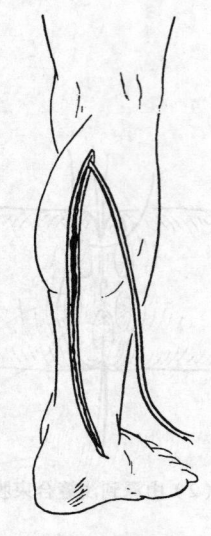

（4）游离神经至腘窝

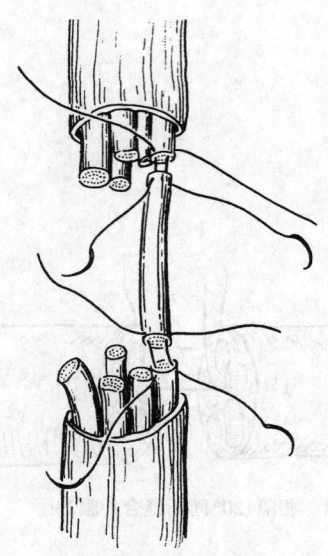

（5）将腓肠神经嵌入神经
断端间，行束膜缝合

图 68-28　神经束间神经移植术

合，用 9-0~11-0 无损伤针线，缝合接受神经的束膜和移植神经的外膜与束膜，打结的松紧度，以神经束断面刚刚对合为佳。一般，如无张力，断端对合良好，每束缝合 1~3 针即可。一端缝合完成后，再缝合另一端〔图 68-28（5）〕。如同时需移植 4~5 束组，则由深及浅逐一缝合。

（4）缝合后的神经应置于无瘢痕、血运良好的接受床内。

3. 必须彻底止住神经断面的出血或渗血，以免吻合后在两断端形成血肿、机化后形成瘢痕，而妨碍神经再生。

4. 由于周围神经是混合神经，两断端的神经束差异较大，再加上麻醉和神经变性的影响，很难做到两断端的感觉束和运动束完全对合。当生物电刺激难以确定时，可以依据断端神经束的大小、位置及形态，并参考 Sunderland 神经束分布图进行对合。如神经束的对合确很困难，不要勉强行束膜缝合术，亦可考虑作外膜缝合术。

5. 神经外膜或束膜缝合一定要在无张力下进行。因为，张力下缝合，神经束断端之间将产生裂隙，而裂隙半由瘢痕，阻碍神经的再生。

6. 对合断端的营养血管，并于外膜缝合 2 针牵引线，是防止神经干扭转的可靠方法。

7. 神经干周围的软组织瘢痕应彻底切除，使神经缝合部位有一个血供良好的接受床。

【术后处理】

1. 术后用石膏托固定患肢于神经缝合时的体位共 2 周。

2. 2 周后去石膏托，进行促屈关节的功能锻炼，但使神经吻合口张力增大的活动应逐渐增加，不可过度。

五、断肢（指）再植术

自陈中伟等（1963）首次在我国第 1 例前壁完全离断的病人再植成活以来，全国普遍开展了断肢（指）再植术，取得了可喜的进展。随着临床实践的增加，特别是 20 世纪 70 年代以来，将显微外科技术应用于断指再植，断指再植的成活率由 63.7% 提高到 93.2%，甚至有十指完全离断再植成活的报道，而且再植肢体和手指有一定的功能恢复。但断肢（指）再植是创伤外科的一个新课题，仍存在一些问题，有待解决。

【断肢（指）的分类】

断肢是指四肢大肢体的创伤性离断。断指是指掌指关节以远的手指离断。它们分为两类：

1. 完全离断　伤肢（指）的远侧部分完全离体，无任何组织相连，或只有少量组织相连，而这些组织清创时必须切除者。

2. 不完全离断　伤肢的断面有骨折或脱位，相连的轻组织少于该断面总量的 1/4，主要血管断裂或栓塞；或伤指断面只有肌腱相连，残留的皮肤不超过周径的 1/8，其余血管组织完全断裂，而伤肢（指）远侧部分无血液循环或严重缺血，不缝接血管将引起肢体（手指）坏死者。

【应用解剖】

1. 肢体　术者应熟悉四肢的局部解剖，特别是血管、神经的走行，这是断肢再植成功的条件之一。由于四肢解剖的内容太多，难以全面叙述。现将四肢不同断面的解剖关系图示如后〔图 68-29（1）~（12）〕。

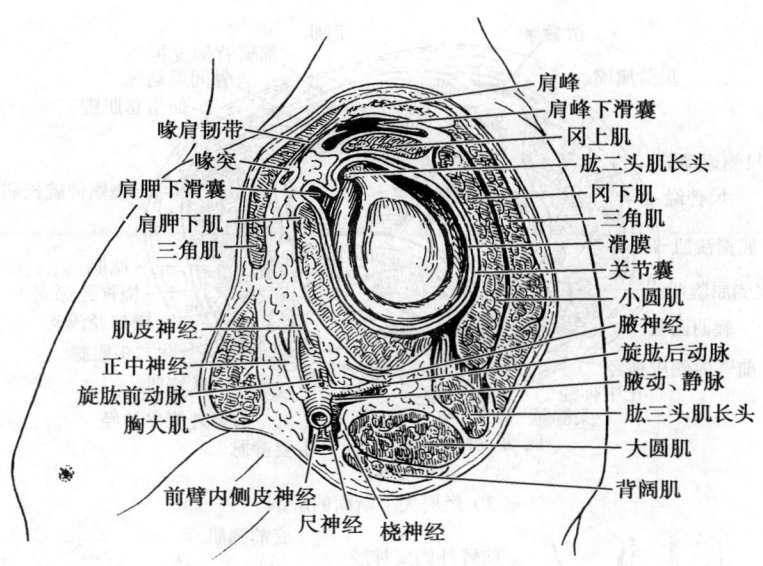

肩峰
肩峰下滑囊
冈上肌
肱二头肌长头
冈下肌
三角肌
滑膜
关节囊
小圆肌
腋神经
旋肱后动脉
腋动、静脉
肱三头肌长头
大圆肌
背阔肌

喙肩韧带
喙突
肩胛下滑囊
肩胛下肌
三角肌
肌皮神经
正中神经
旋肱前动脉
胸大肌
前臂内侧皮神经
尺神经　桡神经

（1）经肩关节断面的解剖

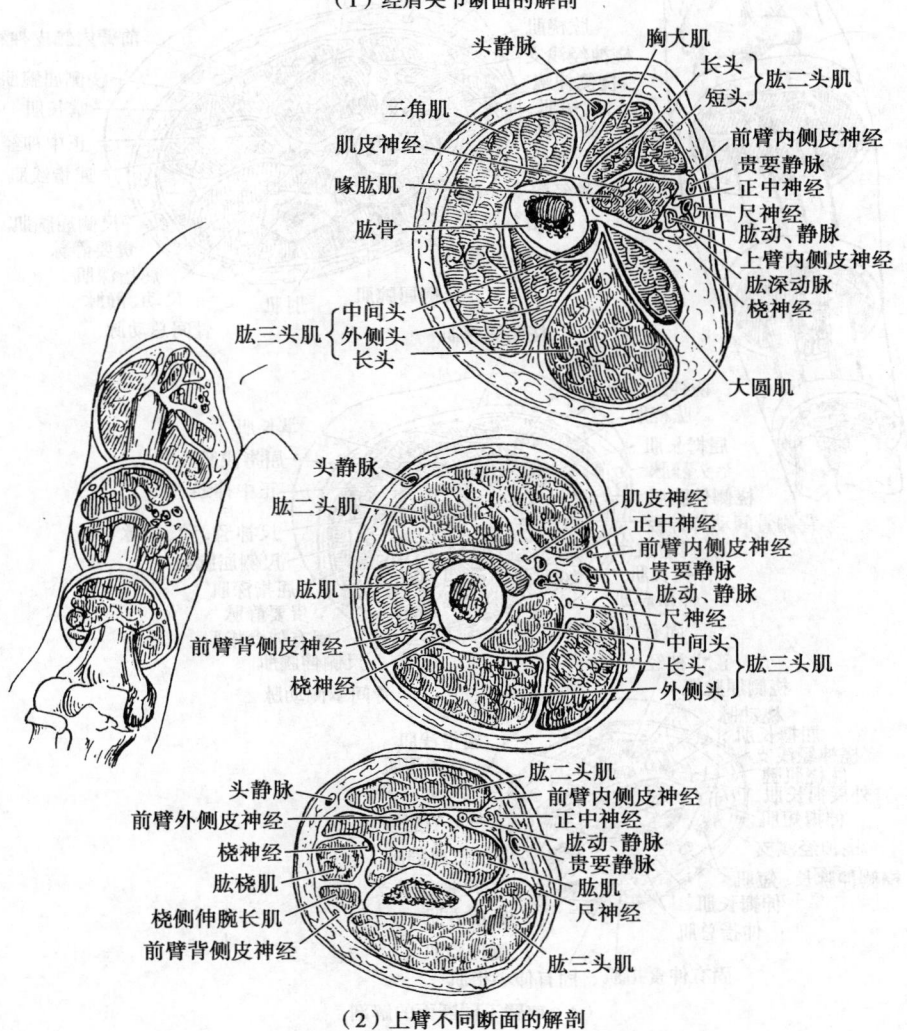

头静脉
胸大肌
长头
短头
肱二头肌
三角肌
肌皮神经
喙肱肌
肱骨
前臂内侧皮神经
贵要静脉
正中神经
尺神经
肱动、静脉
上臂内侧皮神经
肱深动脉
桡神经
中间头
外侧头
长头
肱三头肌
大圆肌

头静脉
肱二头肌
肌皮神经
正中神经
前臂内侧皮神经
贵要静脉
肱动、静脉
尺神经
中间头
长头
外侧头
肱三头肌
肱肌
前臂背侧皮神经
桡神经

头静脉
前臂外侧皮神经
桡神经
肱桡肌
桡侧伸腕长肌
前臂背侧皮神经
肱二头肌
前臂内侧皮神经
正中神经
肱动、静脉
贵要静脉
肱肌
尺神经
肱三头肌

（2）上臂不同断面的解剖

7

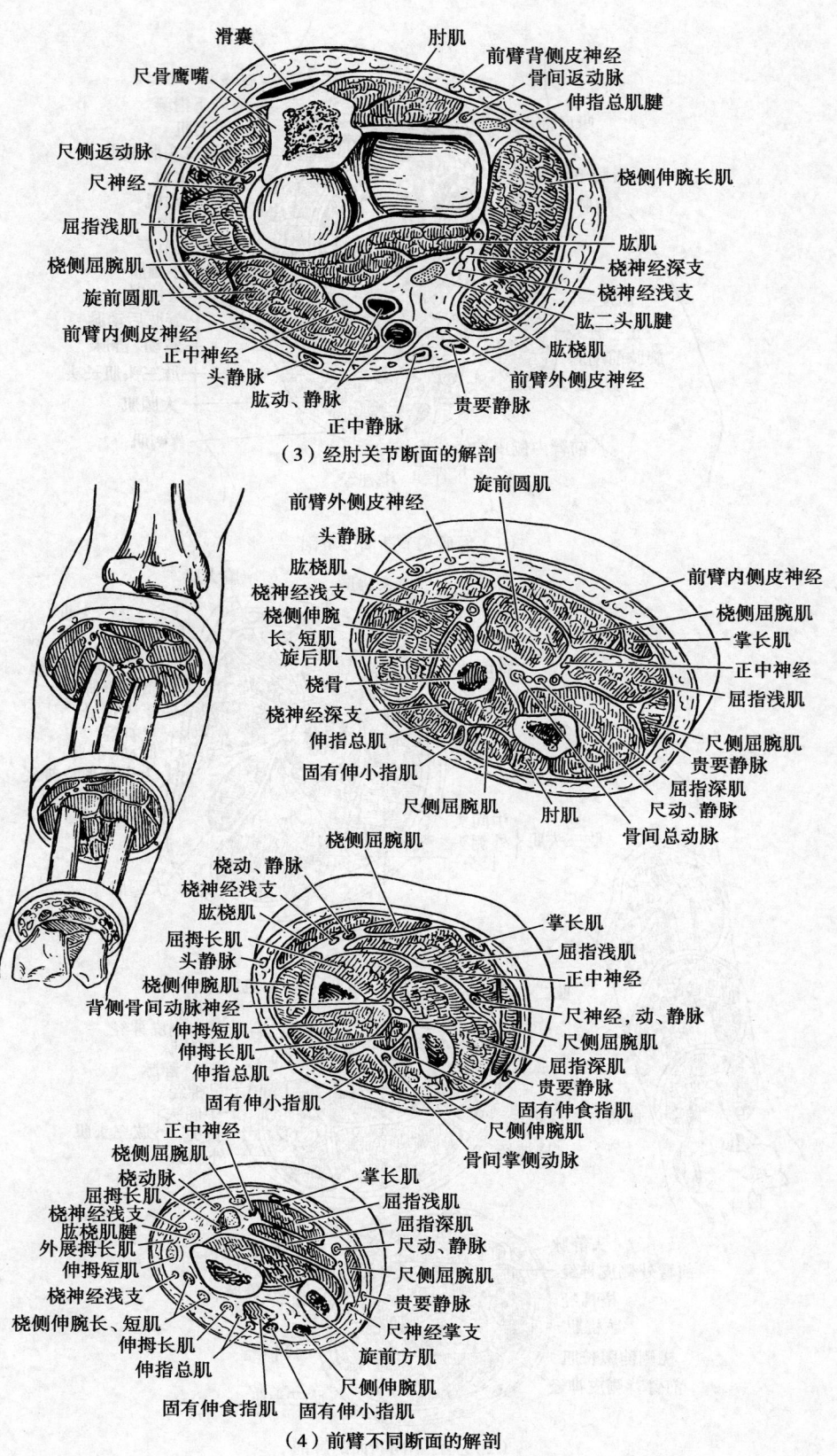

（3）经肘关节断面的解剖

（4）前臂不同断面的解剖

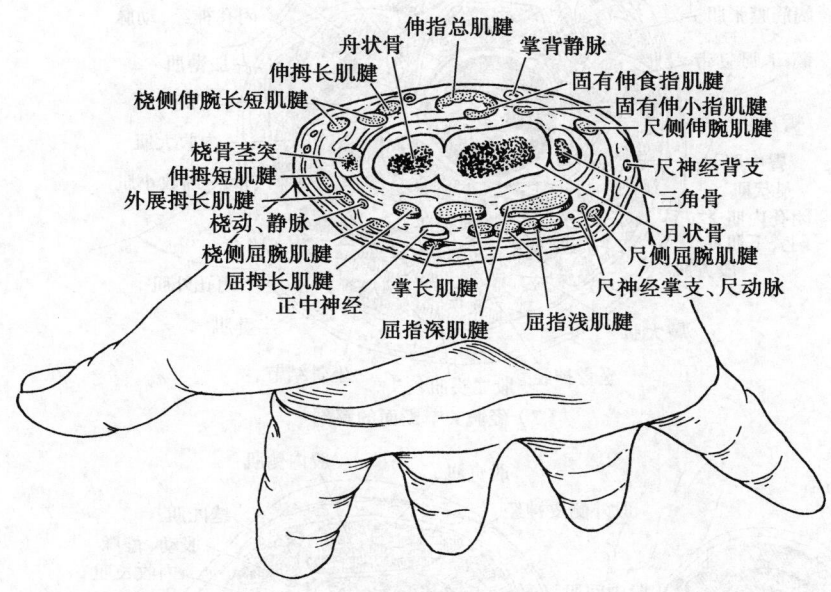

伸指总肌腱　掌背静脉
舟状骨
伸拇长肌腱
桡侧伸腕长短肌腱
固有伸食指肌腱
固有伸小指肌腱
尺侧伸腕肌腱
桡骨茎突
伸拇短肌腱
尺神经背支
外展拇长肌腱
三角骨
桡动、静脉
月状骨
桡侧屈腕肌腱
尺侧屈腕肌腱
屈拇长肌腱
掌长肌腱
尺神经掌支、尺动脉
正中神经
屈指深肌腱　屈指浅肌腱

（5）经腕关节断面的解剖

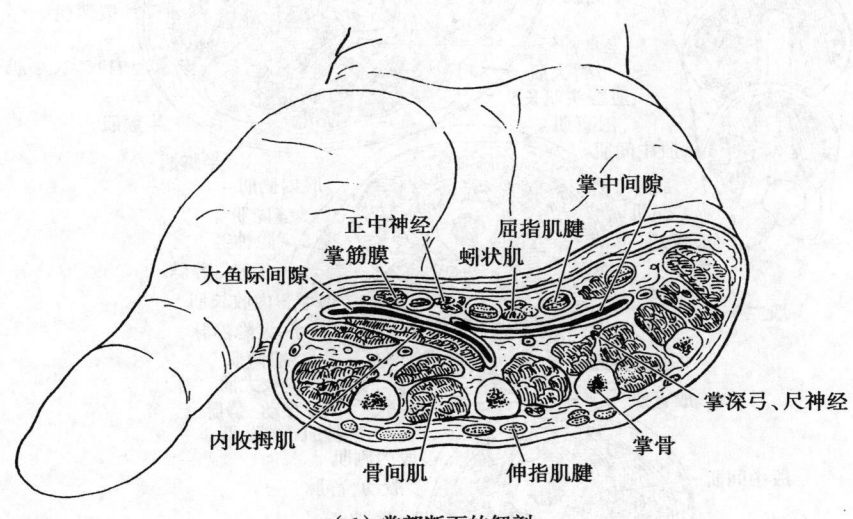

掌中间隙
正中神经
屈指肌腱
掌筋膜
蚓状肌
大鱼际间隙
掌深弓、尺神经
内收拇肌
掌骨
骨间肌　伸指肌腱

（6）掌部断面的解剖

7

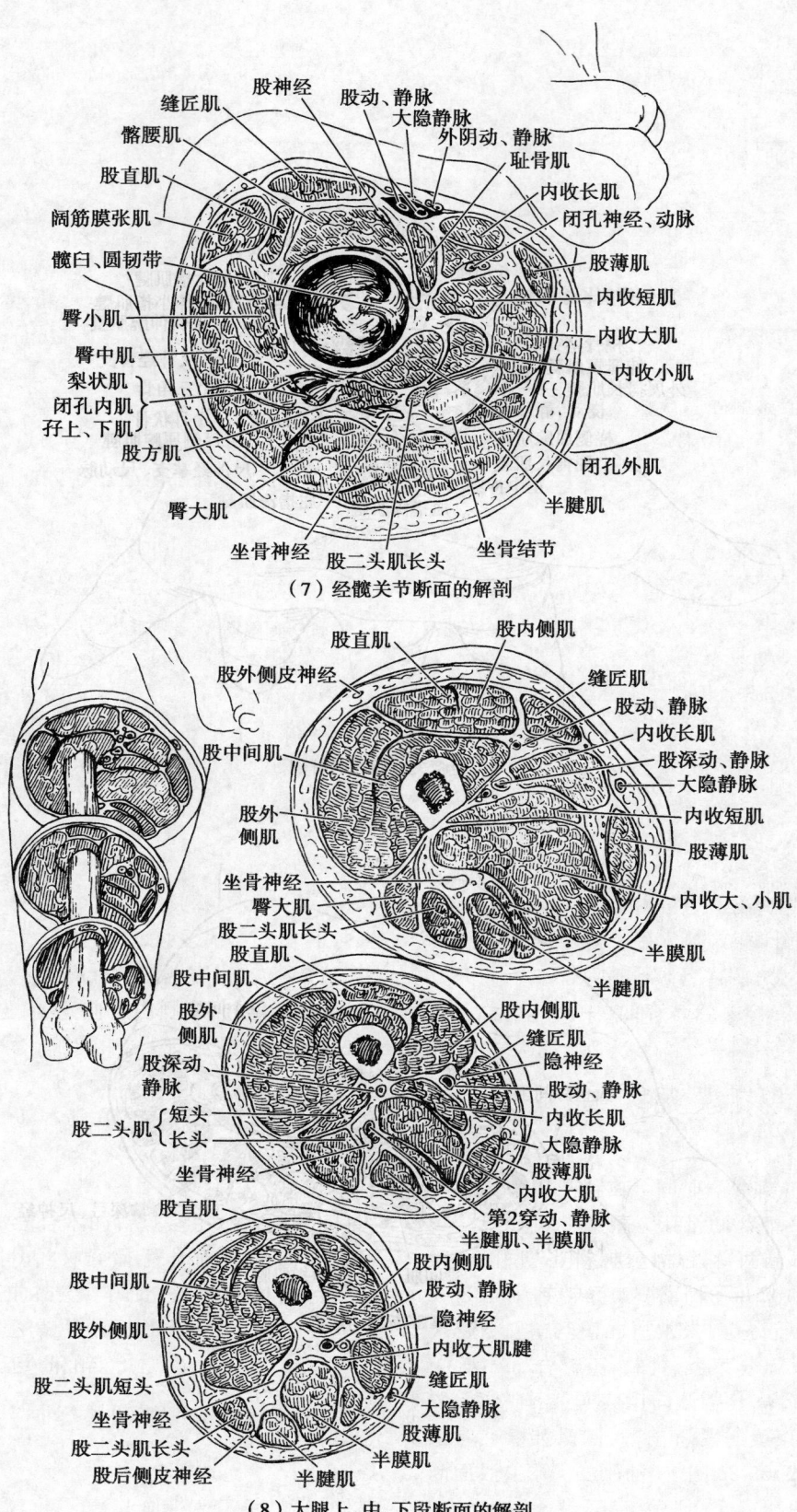

（7）经髋关节断面的解剖

（8）大腿上、中、下段断面的解剖

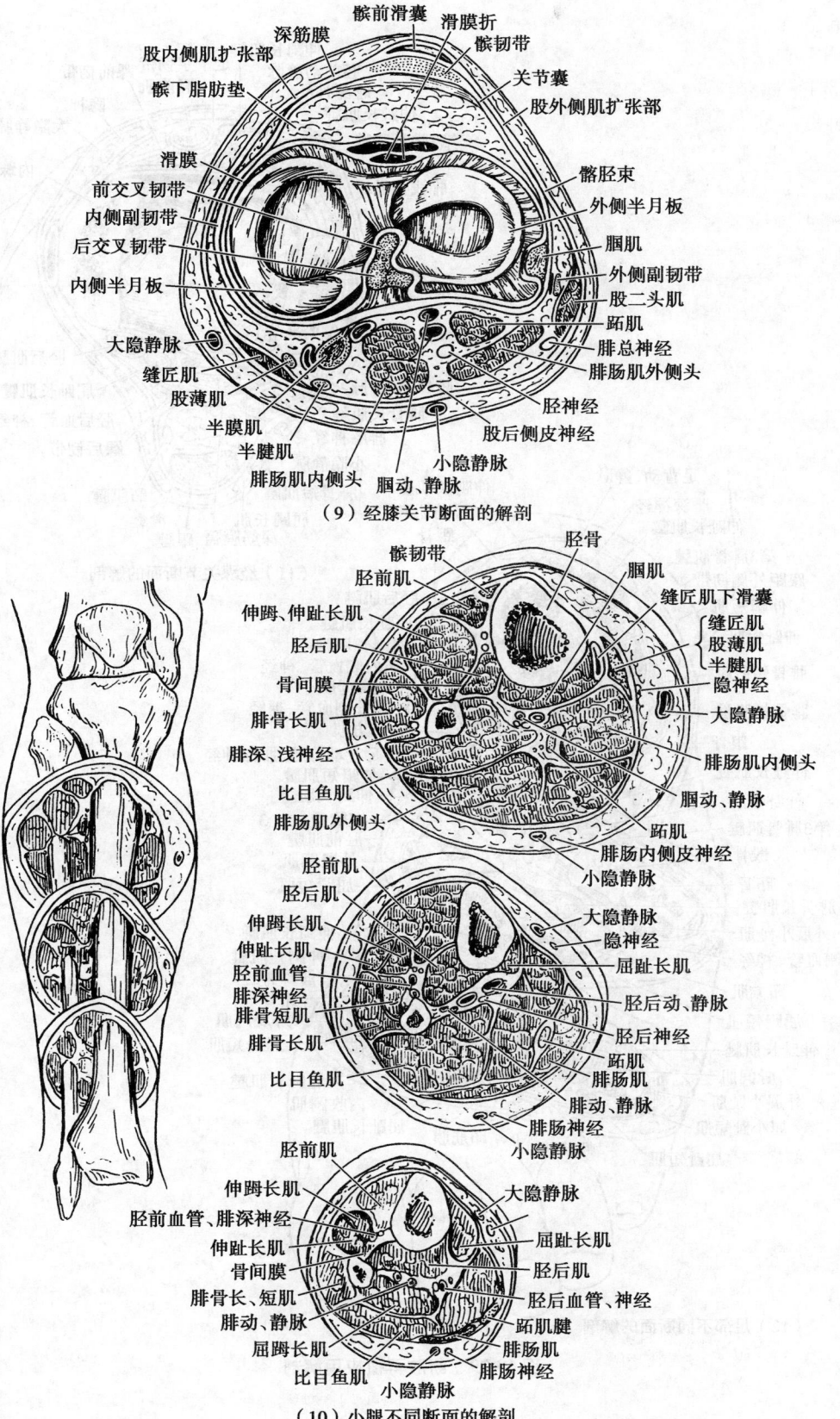

（9）经膝关节断面的解剖

（10）小腿不同断面的解剖

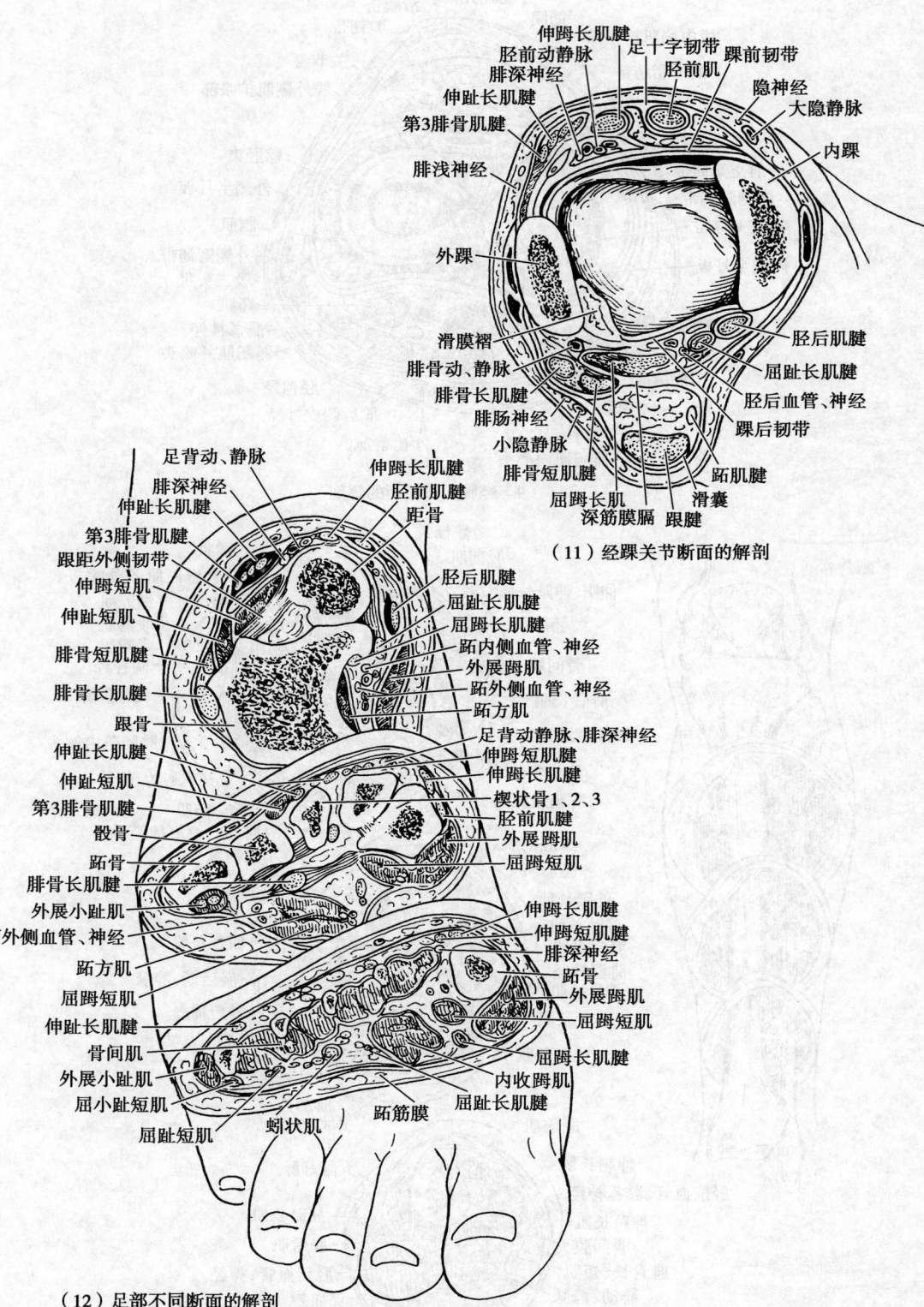

伸踇长肌腱
胫前动静脉
腓深神经
伸趾长肌腱
第3腓骨肌腱
腓浅神经
足十字韧带
胫前肌
踝前韧带
隐神经
大隐静脉
内踝
外踝
滑膜褶
腓骨动、静脉
腓骨长肌腱
腓肠神经
小隐静脉
腓骨短肌腱
屈踇长肌
深筋膜隔
胫后肌腱
屈趾长肌腱
胫后血管、神经
踝后韧带
踇肌腱
滑囊
跟腱

（11）经踝关节断面的解剖

足背动、静脉
腓深神经
伸趾长肌腱
第3腓骨肌腱
跟距外侧韧带
伸踇短肌
伸趾短肌
腓骨短肌腱
腓骨长肌腱
跟骨
伸趾长肌腱
伸趾短肌
第3腓骨肌腱
骰骨
跖骨
腓骨长肌腱
外展小趾肌
跖外侧血管、神经
跖方肌
屈踇短肌
伸趾长肌腱
骨间肌
外展小趾肌
屈小趾短肌
屈趾短肌
蚓状肌
跖筋膜

伸踇长肌腱
胫前肌腱
距骨
胫后肌腱
屈趾长肌腱
屈踇长肌腱
跖内侧血管、神经
外展踇肌
跖外侧血管、神经
跖方肌
足背动静脉、腓深神经
伸踇短肌腱
伸踇长肌腱
楔状骨1、2、3
胫前肌腱
外展踇肌
屈踇短肌
伸踇长肌腱
伸踇短肌腱
腓深神经
跖骨
外展踇肌
屈踇短肌
屈踇长肌腱
内收踇肌
屈趾长肌腱

（12）足部不同断面的解剖

图 68-29　断肢再植应用解剖

2. 手指

（1）皮肤和骨骼：拇指有 2 块指骨，即远侧和近侧指骨；其余 4 指各有 3 块指骨，即远侧、中间和近侧指骨。骨骼周围除肌腱外，仅有皮肤包裹。手指背侧皮肤薄，皮下脂肪组织少，具有弹性，活动度大，对手指肿胀有一定的缓冲余地。因此，断肢再植时常选指背浅静脉作吻合。手指掌侧皮肤厚，皮肤与骨骼之间有多数纤维组织相连，称为骨皮韧带。骨皮韧带之间充满脂肪组织，故掌侧皮肤缺乏弹性，活动度极小，稍有肿胀即可压迫穿行其间的指动脉，引起再植手指的血运障碍〔图 68-30〕。

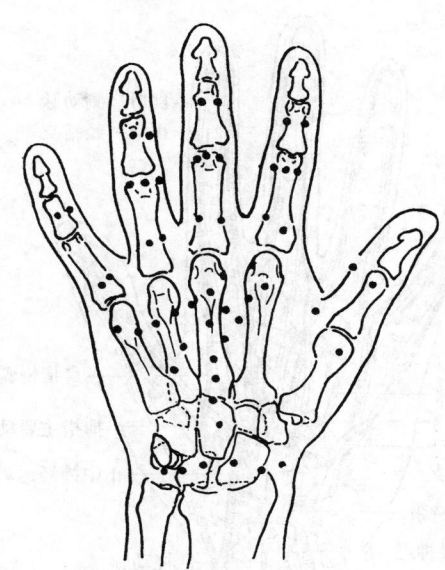

图 68-31　指横纹与指骨的关系

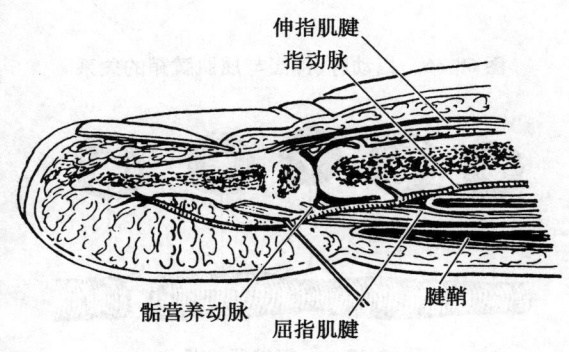

图 68-30　手指纵切面

（伸指肌腱、指动脉、骺营养动脉、屈指肌腱、腱鞘）

手指掌侧皮肤有 3 条横纹，即近侧、中间及远侧指横纹。除中间指横纹相当于近侧指间关节外，其余 2 条指横纹不在关节部位〔图 68-31〕。了解指横纹与指骨的关系以后，临床上可以利用指横纹来判断断指的部位。

（2）肌肉和肌腱：手指没有肌肉组织，来自前臂和手掌的肌肉至手指都已成为肌腱，依其功能主要分为 2 组：掌侧为屈指肌腱，背侧为伸指肌腱。伸指肌腱在近侧指骨背侧形成强有力的指背腱膜，并分为 3 部分：中央腱条止于中间指骨基底部，两侧腱条承受蚓状肌及部分骨间肌以后，止于远侧指骨的基底，骨间肌的其余部分止于近指指骨的基底〔图 68-32〕。掌侧的屈指肌腱位于坚韧的腱鞘内，分为屈指浅肌腱和屈指深肌腱。在近侧指骨基底部，屈指浅肌腱分为两股，止于中间指骨的两侧；屈指深肌腱则通过屈指浅肌腱之间，止于远侧指骨的基底〔图 68-33〕。

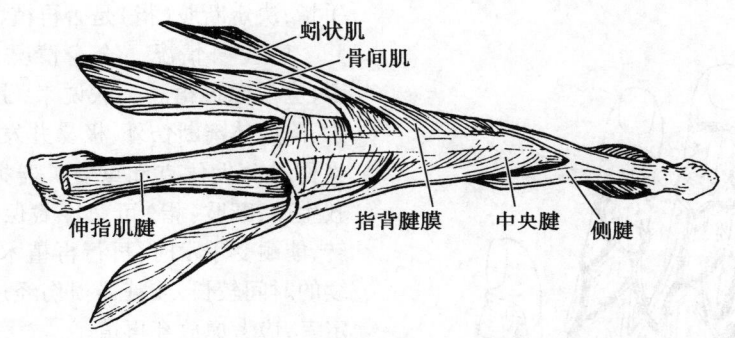

图 68-32　手指的伸指肌腱

（蚓状肌、骨间肌、伸指肌腱、指背腱膜、中央腱、侧腱）

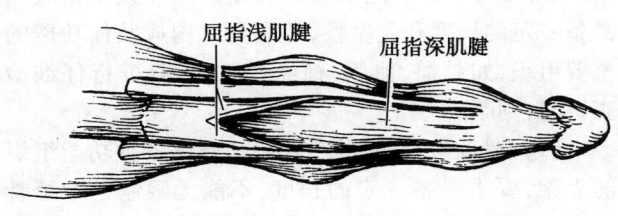

图 68-33　手指的屈指肌腱

（屈指浅肌腱、屈指深肌腱）

（3）血管和神经：手指的动脉主要来自掌浅弓发出的 4 个分支，即指总动脉。在指蹼上 1cm 左右，指总动脉分为两支指固有动脉，供应手指掌面。由桡动脉分出的拇指主要动脉及示指桡侧掌动脉，供应拇指的掌面及示指的桡侧掌面〔图 68-34〕。手指背侧的血运由指背动脉供应，但多较细小，且与指掌动脉互相吻合，临床意义不大。断指再植时主要缝合指掌动脉。

7

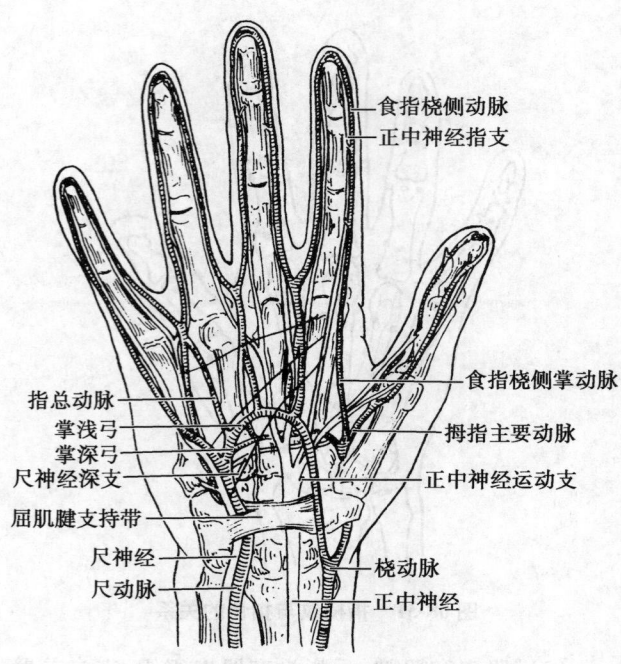

图 68-34　手的动脉和神经

手指的每一动脉均有 2 条伴行静脉,但甚细小,缝合困难。手指的浅静脉有背侧和掌侧浅静脉,分别位于手指掌侧和背侧皮下。一般掌侧浅静脉多较细小,且位于骨皮韧带之间,分离与缝合均较困难。背侧浅静脉较粗大,位于背侧皮下,易于分离和缝合。因此,断指再植多缝合背侧浅静脉,以回流血液。指背浅静脉愈近掌部愈粗大,走向也有一定规律性。在近节指骨有 2~3 支浅静脉,位于指背的桡侧和尺侧〔图 68-35〕。指背浅静脉愈近末梢愈细小,呈网状,且无一定的规律性。

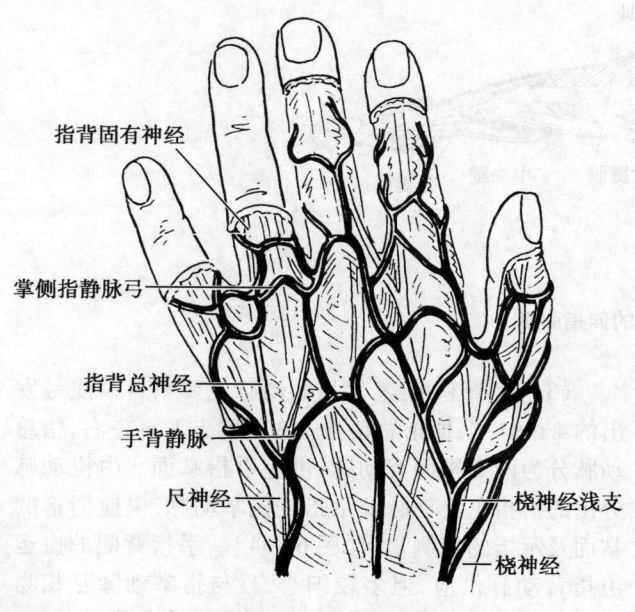

图 68-35　手的背侧浅静脉

桡侧三个半手指由正中神经分布,尺侧一个半手指由尺神经分布〔图 68-36〕。指神经与指动脉伴行,动脉位于指屈肌腱腱鞘的两侧,指神经位于指动脉的掌面〔图 68-37〕。

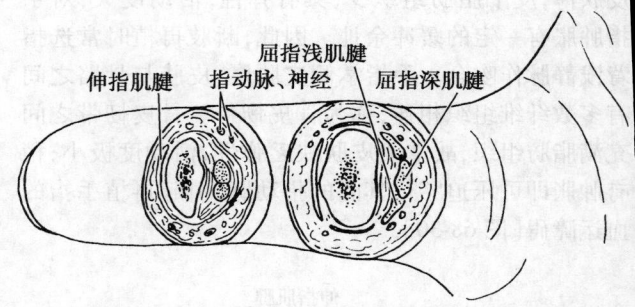

图 68-36　指动脉、神经与屈肌腱鞘的关系

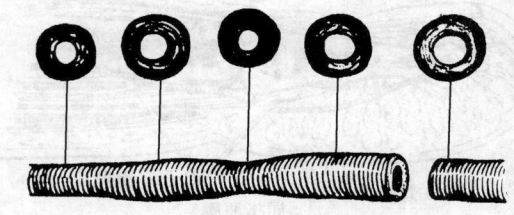

图 68-37　血管节段性损伤

【适应证】

断肢(指)是由创伤所致,但致伤原因和操作的严重程度各不相同,断肢(指)患者的全身情况和局部病理改变也各不相同。因此,再植手术的指征不是绝对的,而是相对的,总的要求是在确保伤员安全的前提下,尽最大的努力为患者保留任何一个有用的肢体或手指,决定断肢(指)是否再植,应考虑下列几个问题:

1. 全身情况　全身情况良好,能耐受再植手术者,应考虑再植。一般说来,引起断肢的暴力往往很大,除肢体离断伤外,极易并发休克及主要脏器损伤。当伤员并发休克和重要脏器损伤,应紧急处理,以抢救生命,断肢(指)可暂冷藏保存,待伤员全身情况好转,能耐受手术时,再行再植术。反之,如患者休克持续的时间较长,或脏器损伤经过治疗后全身情况不稳定者,应考虑放弃再植。

2. 局部条件　断肢(指)再植的目的不是再植成活,而是恢复功能。这就要求离断的肢体或手指应当具备一定的长度和完整性,特别要对构成肢体功能的重要组织,如骨骼、血管、神经和肌肉等,进行仔细检查,作出判断。

(1) 骨骼缺损的长度:骨骼是肢体各种功能组织的支架,要求具备一定的长度,不能无限制的缩短骨骼。一般说来,上肢的主要功能是手指的活动,即使骨骼缩短较多,仍可能有一定的功能,比假肢灵活和实用。下肢的功能主要是负重和行走,如骨骼缩短超过 15~20cm,即不能适应行走,失去再植的意义。两侧下肢均离断者,相对的不受骨骼缩短的限制。两侧同时再植或移位再植,可互相调节长度,如一侧肢体再植,另一侧可用等长的假肢补偿。手是精巧活动的器官,是人体的外露部分,指骨缩短超过 2.0cm,不但影响功能,且不美观。

(2) 血管损伤的程度:凡血管骨膜广泛损伤,估计用血管移植难以解决者,或由于碾轧伤使远侧小血管和毛细血管广泛损伤者,或由于齿轮挤压伤,使远侧血管呈广泛节段损伤者,或由于撕脱伤,使主要动脉的分支广泛撕断者;或断肢(指)直接浸入低渗、高渗或凝固性消毒液中,以致血管内膜损伤者,均不应再植。

(3) 神经损伤的程度:神经损伤严重,无法修复或重建者,即使再植成活,但肢体没有功能,反而成为累赘。如上肢高位断肢,臂丛自椎间孔抽出,目前尚无有效的治疗方法,不宜再植。

(4) 肌肉损伤的程度:肌肉是肢体活动的动力,只有具备某些健全的神经和肌肉,才能满足肢体的基本功能。因此,广泛的肌肉挤压伤而失活者,或暴力使肌肉或肌纤维间纵行裂开,并使肌束间的血管断裂,如切除这些肌肉,势必影响机体功能,而且以后不能用肌腱转移,或吻合血管、神经的肌肉移植重建功能者,不宜再植。

3. 再植时限　众所周知,如断肢(指)缺血时间过长,由于缺氧和其他原因,细胞发生变性,坏死,最后形成不可逆性变性。此时,即使接通血管,恢复血流,断肢(指)非但不能成活,反可因大量代谢产物和毒素的吸收,而引起中毒,甚至死亡。所以断肢(指)血运中断到可以再植的时间,不是无限的,而是有一定的限度,这种限度称为再植时限。再植时限不是绝对的,而是相对的,它与肢体离断平面的高低、离断肢体所含肌肉的多寡,以及是否经过低温保存等有关。一般说来,离断肢体的平面愈高,所含的肌肉愈多,耐受缺血的时间愈短。低温能降低细胞的新陈代谢,减少能量的消耗,耐受缺血的时间也就相对延长。迄今临床上断肢有离断 36 小时而再植成功的报道,动物实验将狗腿离断后,于 0~4℃冷藏 108 小时,仍再植成功,并恢复功能。但上海市第六人民医院报道(1972)114 例各种类型的断肢,再植时限在 6 小时以内的 47 例成活率为 95.7%,10 小时以内的 37 例,成活率为 78.4%,10 小时以上的 30 例,成活率为 60%,因此,断肢(指)再植应有一定的时限,而且可因各种因素不同而有差别,应根据具体情况进行分析,作出判断。

4. 断指的特点　临床上,断指比断肢多见,断指

再植的适应证除上述各点外,还要考虑:

(1) 手指解剖上的特点是皮包骨,血管、神经细小,只有肌腱,没有肌肉,对缺血、缺氧的耐力最强。因此,其再植时限可比断肢适当延长。

(2) 手指离断后,出血不多,对全身扰乱较小,不易引起休克等严重并发症,亦极少引起严重中毒等改变;而且随着显微外科技术的发展,断指再植成活率达 93.2%。因此,有人主张 50 岁以下主要功能手指(拇指或 4 个手指同时离断),在远侧指间关节的近侧离断,均应尽力再植或移位再植。单一手指离断,应根据患者情况,断指的完整性,估计再植后能恢复手指功能者也应争取再植。

(3) 拇、示、中指的功能重要,无论是多个断指或单个断指只要可能,应行再植或移位再植。

(4) 远侧指间关节以远的断指,由于血管细小,可直接缝合,或缝合血管再植。

【术前准备】

1. 输液、输血,纠正血容量不足,稳定全身情况。

2. 再植前,断肢(指)应冷藏(0~4℃)保存。

3. 断肢(指)的近段和远段应摄 X 线片,了解骨折或脱位情况。

4. 断肢(指)患者应根据伤情做化验检查,如血、尿常规、离子测定,CO_2 结合力及尿素氮等。

5. 检查血型,配血备用。

6. 高位断肢,全身情况严重者,应留置导尿管,记每小时尿量。

7. 破伤风抗毒素 1500 单位肌内注射。

8. 抗生素预防性应用　一般多用青霉素 100 万单位及庆大霉素 8 万单位,静脉滴注,每 6 小时 1 次。抗生素预防性应用最好于伤后 3 小时以内开始,持续 1~3 日。

【麻醉】

断肢(指)再植的手术时间长,术中要求肌肉松弛,避免血管痉挛,因此多用连续硬膜外麻醉或臂丛麻醉。儿童或上、下肢同时离断者可选用气管内麻醉。

【手术步骤及注意事项】

断肢(指)再植的手术步骤如下:

1. 清创术　清创是断肢再植成功的基础,细致而彻底的清创是保证伤口不感染、血管缝合通畅,神经功能恢复和减少中毒的重要措施。清创的原则是清除一切异物和污染的及失活的组织,对疑为失活的组织,可暂时保留,待恢复血运后二次清创时决定切除与否。切忌为照顾肢体或血管的长度而勉强保留失活的组织。为缩短手术时间,完全性断肢常分二组,分别处理断肢(指)的近侧段和远侧段,并在清创的同时,找出主要的血管、神经、肌肉和肌腱。

7

（1）一般清创：周围皮肤洗刷、消毒等，见清创术。

（2）皮肤、肌腱、肌肉和骨骼的清创，凡皮肤呈暗紫色，皮内出血、或辗轧变薄、或与皮下组织广泛分离，说明皮肤已失去活力，应予切除。如皮下浅静脉未损伤，应保留，以备吻合。

凡肌纤维纵行分离、肌肉内有血肿，肌纤维缺乏弹性，夹之易碎，或切割时肌肉不出血，或刺激肌肉无收缩等，均应视为失活，应予切除。因为完全性断肢（指）远侧段的肌肉和皮肤失去血供和神经支配，是否失活的辨认困难，应在恢复血流后，再次清创时辨认。

肌腱则根据色泽（正常肌腱呈白色有光泽）、肌腱断端及腱旁膜的完整性来决定。对功能重复的肌腱，可切除功能次要的，而保留功能主要的肌腱。如屈指深、浅肌腱应切除浅肌肌腱，保留深肌肌腱，以减少粘连。切除少许骨端，以清除污染。与软组织相连的碎骨片，应在用生理盐水清洗及1:1000苯扎溴铵液浸洗5分钟后保留。

（3）血管的清创：首先找出主要血管。一般来说，断肢的血管较粗大，较易按解剖位置找出。断指的血管细小，应在显微镜下寻找。指动脉位于屈肌腱鞘的两侧，指神经的背侧和骨皮韧带深面，断指近侧端血管可根据动脉搏动寻找，而远侧端则需纵行切开

皮肤及骨皮韧带约0.5cm，并逆向翻转，始可找到〔图68-38（1）〕。解剖上寻指浅静脉多位于指背皮下，在断指近侧段的背侧可见充盈的指背静脉，而在远侧段由于没有血运，指背静脉不充盈，寻找较困难。寻找的方法有：①在远侧断面的背侧皮下可以见到小红点，即离断的指背浅静脉的开口；②将断指对合，依近端指背浅静脉的走向，寻找远侧指背静脉〔图68-38（2）〕；③用肝素盐水液（12.5U/ml）自远侧指动脉缓缓注入，远侧断面有液体流出处即静脉开口。如有上述方法，仍不能找到指背静脉，可在断指的近侧段和远侧段，各作60°角的Z形切口，将三角形皮瓣向基底部翻开〔图68-38（3）〕，在显微镜下极易找到指静脉。注意翻开皮瓣的过程中，勿损伤真皮下静脉。

其次是断肢（指）的灌注，目的是了解断肢（指）血管床的完整情况，冲出代谢产物及小凝血块，以减少中毒和血栓形成。一般，断指用5号平头针插入指动脉，缓缓注入肝素盐水溶液10～20ml。断肢用12～18号平头针头插入主要动脉，用手捏住动脉和针头，缓慢注入肝素盐水溶液。如注入无阻力，断肢（指）不肿胀，冲洗液自断面上动脉的分支，静脉的破口和骨髓腔流出，证明断肢（指）的血管床完整，可以再植。冲洗液的注入量以回流液清澈为度。反之，如阻力较大，断肢（指）出现弥漫性肿胀或局限肿胀，断面的静脉和骨

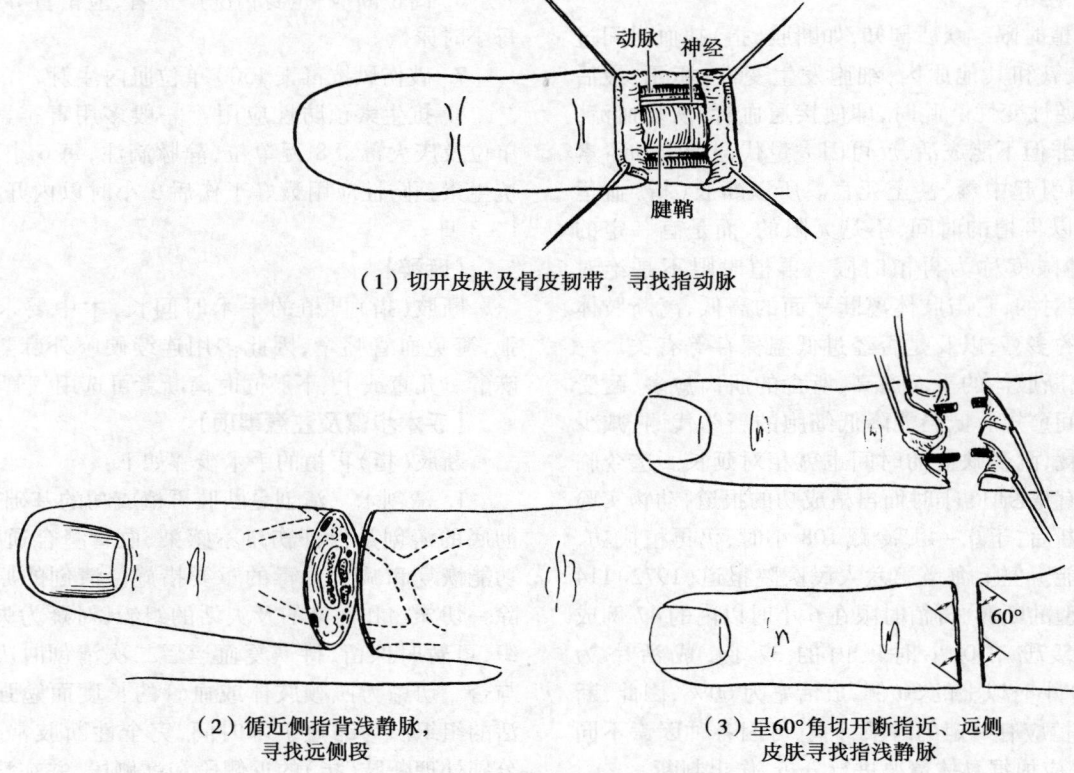

（1）切开皮肤及骨皮韧带，寻找指动脉

动脉　神经

腱鞘

（2）循近侧指背浅静脉，寻找远侧段

（3）呈60°角切开断指近、远侧皮肤寻找指浅静脉

60°

图68-38 找出断指主要血管

7

髓腔回流不多,或冲洗液自肌间隙或肌纤维间流出,说明断肢(指)的血管阻塞或破裂,再植可能失败。灌注时应注意:平针头最好自动脉的分支插入,如插入主要动脉腔内,操作要轻柔,正确,以免损伤内膜。注入冲洗液应慢,不能太快,以免压力过大,损伤内膜。

了解断肢(指)血管床的完整性以后,在手术显微镜下观察损伤的血管,凡血管壁呈暗红色,管壁有血肿,内膜破裂脱出,或大段血管自近端撕脱,有血栓形成者,均应切除。血管的清创必须彻底,保留任何损伤的血管,势必形成血栓,导致再植失败。

(4)神经的清创:神经断端无明显挫伤时,在缝线牵引下,用刀片切除神经断端的污染部分,在显微镜下观察,如神经束突出,束膜完整,束间无血种,提示是正常神经束,可以缝合。如神经挫伤广泛而严重,或为撕脱伤有大段神经自近端扯出,难以肯定损伤范围者,则清除明显污染部分后,将神经断端互相拉拢,用黑线固定于附近的软组织上,等待二期处理。

2. 重建骨支架 骨支架的重建是软组织修复的基础,只有在骨折有了坚强的内固定,恢复骨支架的稳定性以后,血管、神经等组织的修复才有可能。重建前应考虑污染骨端清创的需要,以及清创后软组织短缩,尤其是血管、神经能在无张力下修复的需要,而缩短骨骼。一般说来,上肢的骨骼即使缩短较多,功能仍胜过假肢。但下肢的骨骼缩短如超过15cm,即难以适应持重及行走的需要。指骨缩短超过2cm,即可影响功能和美观。骨骼缩短后,即可进行内固定。内固定的原则是简便易行,牢固可靠,尽量减少损伤,最好不经过关节。一般,断指和断掌可用克氏针交叉固定〔图68-39(1)〕。经骨干离断的断肢,可在缩短骨骼时,将断端锯成L形或大斜面,用两枚螺钉固定〔图68-39(2)〕,亦可用接骨板与螺钉固定或髓内针固定。经干骺端的断肢,可将骨干端插入干骺端的髓腔相嵌后,用1~2枚螺钉固定。经关节离断的断肢(指),如关节面已破坏,可考虑行关节融合术。

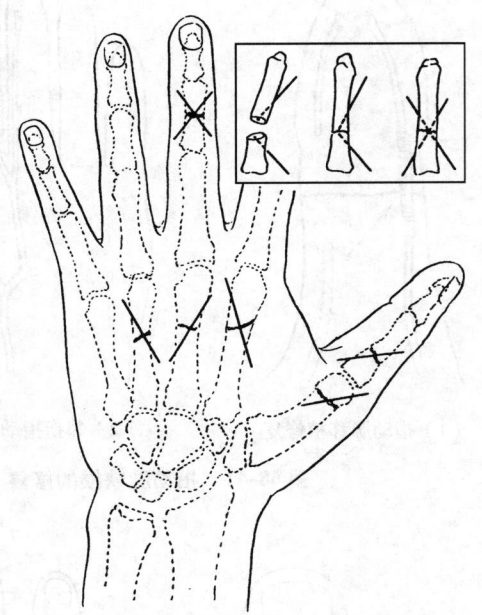

(1)指骨、掌骨多用克氏针交叉固定

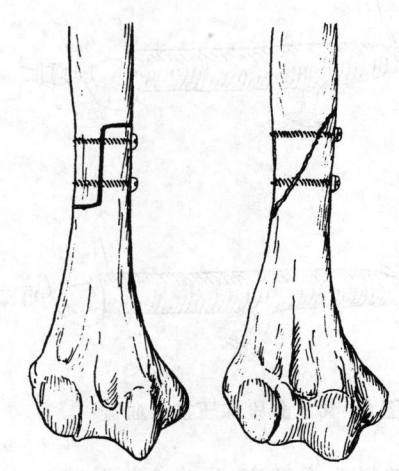

(2)长骨骨干锯成L形,用螺钉固定

图68-39 重建骨支架

3. 重建血管 血管的重建是恢复断肢(指)血液循环的关键,不但决定断肢(指)再植的成败,也可影响断肢(指)的功能。断肢(指)血液循环的重建意味着有足够流量的动脉血灌注组织,也有充分的静脉血回流,保持相对的血流平衡。如果此相对平衡丧失,即使血管接通,亦将引起断肢(指)的缺血或淤血。临床实践证明:为保持动脉供血与静脉回流的相对平衡,防止术后断肢(指)的肿胀,动、静脉缝合的数目以1:(1.5~2)为宜。缝合血管,应将血管深部和骨折端周围的软组织作必要的缝合,以保护骨折端,消灭死腔,减少血管缝合时的张力和提供良好的血管床。同时,在显微镜下再次检查血管清创是否彻底,凡疑有损伤的血管应全部切除,绝不能姑息。然后,用显微镊子将血管外膜向血管断端牵拉,用直剪平断端切除,任其自然回缩,则血管断端有1~2mm呈白色的裸露部分可供缝合。此时,可松开近端动脉的血管夹或气性止血带,观察动脉喷血。如动脉搏动不佳,无喷射出血,多因近端动脉痉挛或血栓形成,应予以排除。只有肯定喷射性出血后,方可用血管夹阻断血流,准备缝合。

血管缝合时,检查血管断端的外径是否接近。一般说来,断肢(指)原位再植时,血管断端的外径大致相似,端-端吻合不会有困难。有时可因血管痉挛或肢体缩短,而引起外径不一致时,多可将外径小的一端剪成斜口。或用血管扩张法扩大外径小的一端来解决。缝合方法多用二定点缝合法或三定点缝合法。一般外径 2mm 以下的小血管,多用 9-0 ~ 11-0 无损伤针线作间断缝合;外径 3mm 以上的血管,可用 7-0 ~ 8-0 无损伤针线作间断或连续缝合。

缝合血管时,应注意:

(1) 血管痉挛:血管愈小,愈容易发生血管痉挛。一旦发生血管痉挛,应先补足血容量,局部可试用热生理盐水湿敷,或用温热的 5% 罂粟碱、2% 普鲁卡因或 6% 硫酸镁溶液湿敷。如无效,可用液压扩张,即用平头针插入血管内,注入肝素盐水,分段加压扩张〔图68-40〕。此法对管壁无明显损伤,而效果确实。

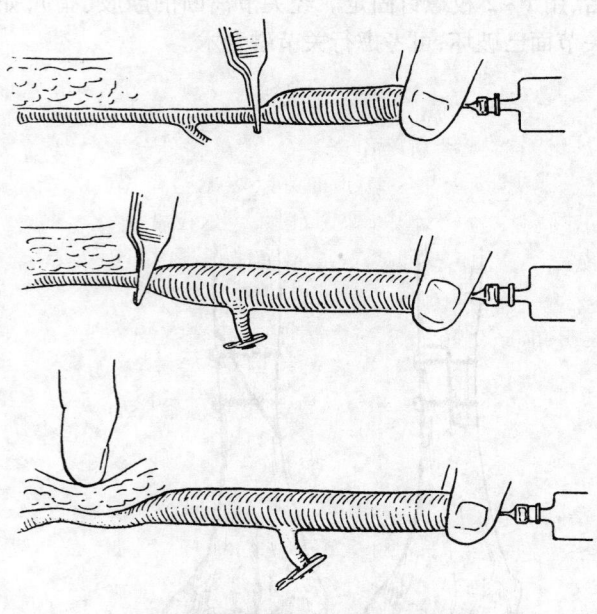

图 68-40　分段加压扩张血管

(2) 动、静脉吻合顺序:先吻合动脉或先吻合静脉,各有优缺点。实际上随着小血管吻合技术的进步和熟练,吻合一条血管耗费时间不多,因此,无论先缝合动脉或先缝合静脉,至少应缝合 1 条动脉和 1 条静脉后,方可恢复断肢(指)的血流,以免失血过多。缝合动、静脉的数目一般为 1:(1.5 ~ 2)。

(3) 指背静脉的缝合是断指再植的难题,因指背静脉的管壁菲薄,剥离外膜不宜太多,以免伤及肌层,而使管腔塌陷,看不清管口。此外,指背静脉卷缩于皮下,管口不易看清,助手可用肝素盐水对着管口冲洗,由于毛细血管的虹吸作用,静脉管口立即张开,术者即可进针,指背静脉缝合完成后,应将吻合口处的皮肤缝合数针覆盖,以免静脉干燥或损伤。

(4) 血管缺损的修复:血管彻底清创后,大都有血管缺损,克服血管缺损的方法如下:

1) 缩短骨骼:缩短的长度以能使主要血管和神经直接缝合,而又不影响肢体或手指的功能为宜。

2) 凡外径<2mm 的血管,缺损长度<2cm,而且又在关节附近,可以用游离血管和屈曲关节,使血管断端直接缝合。凡外径>2mm 的血管,缺损长度>2cm,又不能用稍屈关节来使血管断端直接对合时,只有用外径相仿的自体动脉或自体静脉移植,进行修复。一般,2mm 以上的自体动脉的来源极少,因此,多用自体浅静脉移植修复。

3) 单一断指再植时,如有动脉缺损,可视具体情况用切取一侧指动脉移植修复〔图68-41(1)〕,或用邻指指动脉移位修复〔图68-41(2)〕。如为静脉缺损,可用断指邻近的指背静脉移植修复,或用邻指的指背静脉移位修复〔图68-42(1)(2)〕。多数断指再植有血

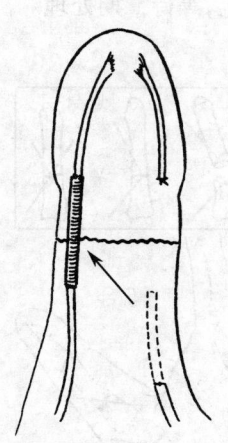
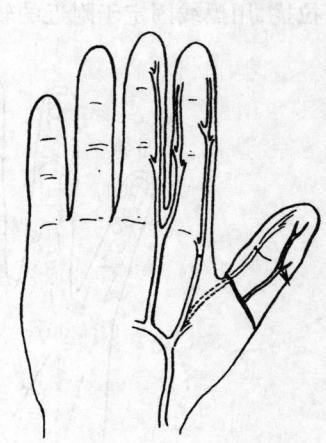

(1) 指动脉移植修复　　(2) 邻指指动脉移位修复

图 68-41　指动脉缺损的修复

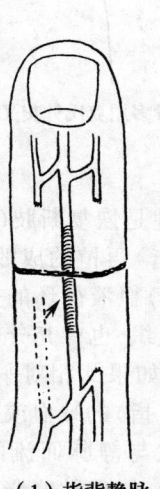
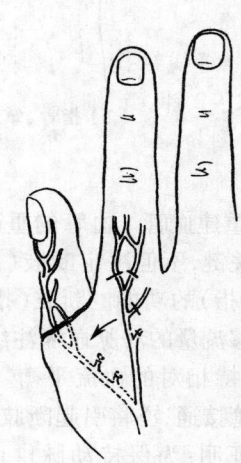

(1) 指背静脉　　(2) 邻指指背静
移植修复　　脉移位修复

图 68-42　指静脉缺损的修复

管缺损时,亦可用上述方法解决,但移植血管的来源,多取自无条件再植的断指。

（5）恢复血流:当一根动脉和一根静脉缝合完成后,即可取下血管夹,观察断肢(指)的血液循环是否重建。如吻合口远侧的动脉有搏动,断肢(指)的远侧皮色由苍白转为红润,皮温升高,静脉充盈,远侧断面有活跃出,针刺指(趾)腹有鲜血流出,表示断肢的血液循环重建已获得成功。再缝合 1 根静脉后,结扎断面的出血点,彻底止血。

4. 重建肌肉和肌腱　恢复血流后,应对初次清创时,疑为失活的肌肉和皮肤再次检查,如确已失活,应行切除。肌肉缝合前,应查明两断面上对应的肌肉和

肌腱,以免缝错。缝合时一般先缝合骨膜关节囊和肌间隔,后缝合对应的肌肉和肌腱。断指的伸肌腱应一期缝合,而且应在指背静脉缝合以前缝合。近节断指应缝合伸肌腱的中央部和侧束,中节断指应缝合伸肌腱的中央部和侧束,如中央部缺损,可将侧束交叉缝合〔图 68-43〕。断指的屈肌腱,如为切割伤,可以一期修复;如损伤严重,清创后肌腱缺损者,不宜一期缝合,应作二期游离肌腱移植术。腕部或前臂下 1/3 离断,掌侧修复屈拇长肌腱,远侧深屈肌腱与近侧屈指浅肌腱缝合,背侧修复伸拇长肌腱,桡侧腕长,短伸肌腱及伸指总肌腱,其余肌腱可在牵引下切除后任其回缩。

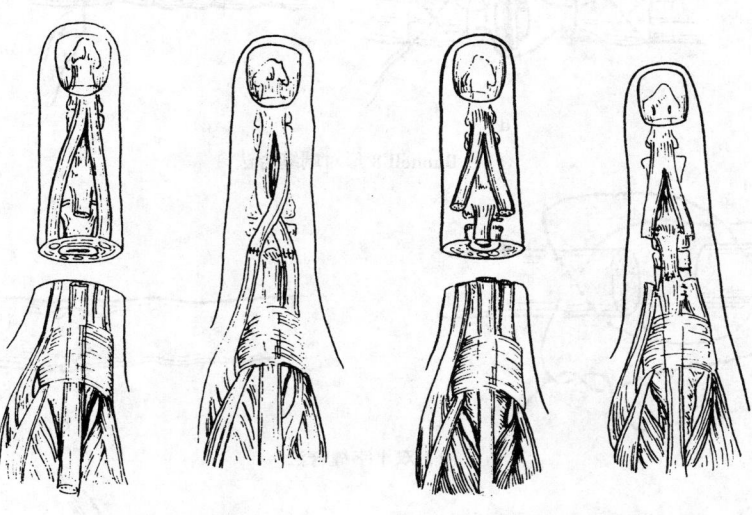

（1）中央腱缺损,
将侧束交叉缝合

（2）侧束缺损,修复中央
腱后,将侧束缝于中央腱

图 68-43　伸指肌腱缺损的修复

缝合方法:肌肉从深到浅用褥式缝合,每针尽可能缝及部分肌腱,以消灭死腔。肌腱的缝合可用 Bunnell 缝合法〔图 68-44（1）〕或双十字缝合法〔图 68-44（2）〕。缝线结扎后,如肌腱断端对合不严密,可间断加缝 1~2 针。粗细相差较大的肌腱,可采用鱼口式缝合法〔图 68-44（3）〕。对肌腱与肌腹交界处的断裂,应先将肌腱吊缝 1~2 针,固定于肌腹,再将肌腹包裹肌腱,间断缝合数针〔图 68-44（4）〕。屈指肌腱的一期缝合可用 2-0~3-0 尼龙线连两根直针进行〔图 68-44（5）〕,并应在缝合血管、神经以前进行缝合。

修复肌腱时,应注意尽可能不在同一平面缝合。腱鞘断端也应尽可能缝合,以保护肌腱,减少粘连。

5. 修复神经　原则上,断裂的神经应一期修复,这不但有利于断肢(指)功能的重建而且神经断面的解剖标志清楚,手术方便,效果较好。如神经有缺损,行神经移位术或缩短骨骼,也比二期手术容易。因此,只有当神经严重而广泛挫伤,难以判断切除范围

时,才行二期缝合术。对决定二期修复的神经,可用黑线将断端拉拢,并固定于附近的肌肉上,以便二期手术时容易寻找。

无论是外膜缝合或束膜缝合,神经缝合应在手术显微镜下进行。只有在显微镜下,才能将神经束的断端比较满意地对合。如神经缺损超过 2cm 以上,应行束间神经束移植术。断指再植时,指神经应一期缝合,以便尽早恢复断指的感觉,条件许可时,应同时缝合两条指神经。如无条件,对示、中、环指应尽量修复桡侧指神经,而对拇指和小指则应修复尺侧指神经。如指神经有缺损,同侧不能直接缝合,可用神经束移植或神经交叉缝合,即将邻指的部分神经束移位与断指的远侧指神经缝合〔图 68-45〕。

6. 闭合创面　如皮肤足够,可直接缝合以消灭创面,防止感染。如有皮肤缺损,直接缝合以后残留的创面,可用中厚皮片移植覆盖。如残留创面为裸露的肌腱、骨骼、血管、神经的吻合口,则需用肌皮

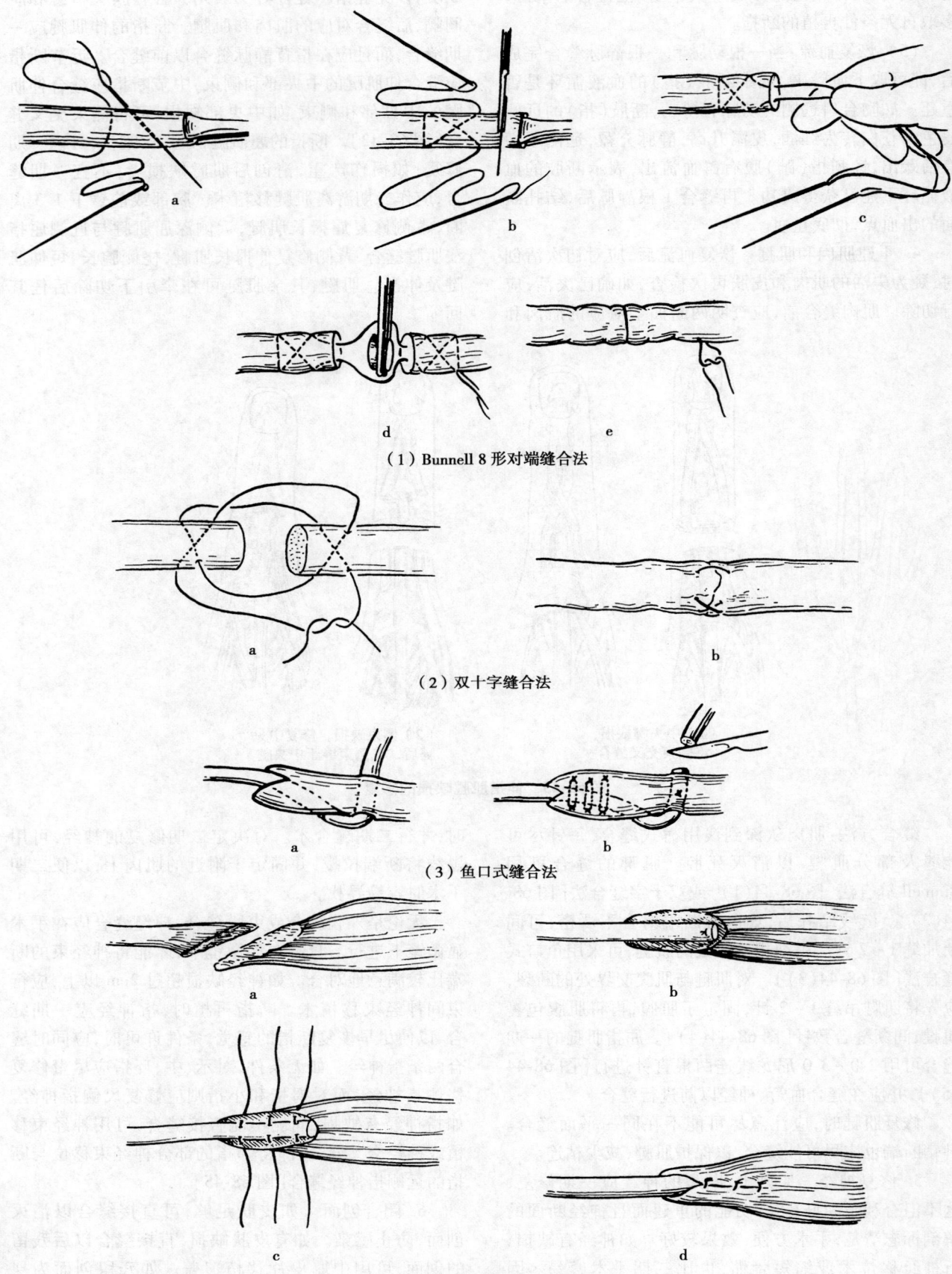

（1）Bunnell 8 形对端缝合法

（2）双十字缝合法

（3）鱼口式缝合法

（4）肌腱与肌腹缝合法

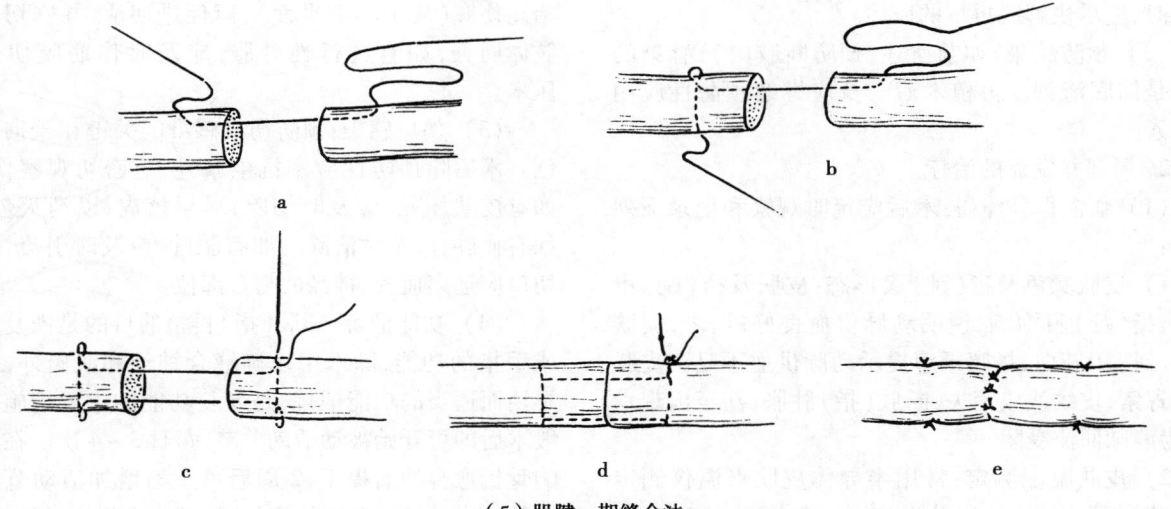

a
b
c
d
e

（5）肌腱一期缝合法

图 68-44　肌腱缝合法

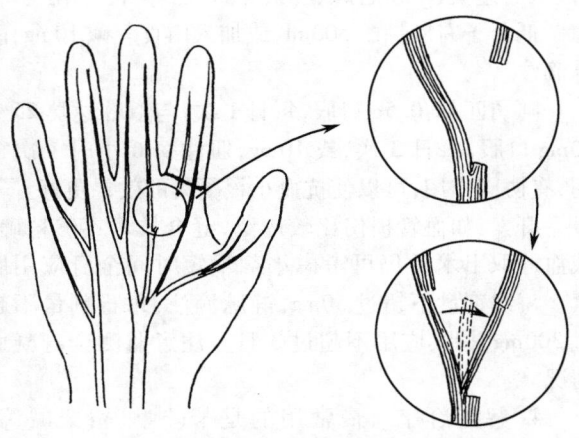

图 68-45　将邻指部分神经移位修复断指神经缺损

瓣、筋皮瓣或局部转移皮瓣覆盖〔图 68-46〕。闭合创面时应注意：①避免环绕断肢（指）缝合一周，以防后期瘢痕挛缩，影响回流；②指背皮肤缝合时，不要将指背静脉缝入，而且缝合要松，避免压迫指背静脉；③断肢创面缝合后应在组织间隙置胶管，以便术后行负压引流。

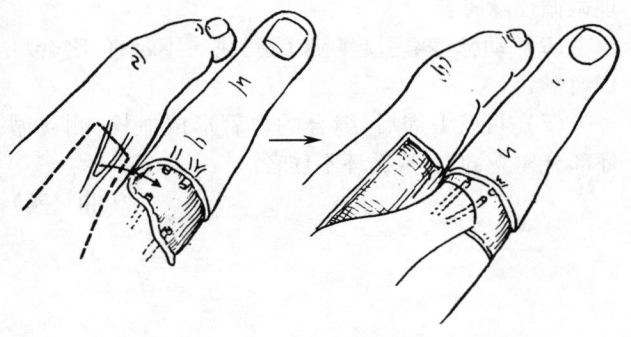

图 68-46　用邻指皮瓣、静脉修复断指
指背皮肤、静脉缺损

【术后处理】

断肢是一种严重的损伤，加上长时间的麻醉和手术，大量的输液、输血，以及损伤反应等因素的影响，术后可能发生各种并发症，危及患者生命或再植肢体的成活。因此，术后处理是断肢（指）再植成功或失败的一个重要环节。

1. 全身并发症的防治

（1）血容量不足：断肢患者血容量不足的主要原因是失血。血容量减少，不但可引起休克，危及生命；而且可因周围血管收缩，引起再植肢体的血管痉挛和血栓形成，导致再植失败。因此，术后应密切观察脉搏、血压、尿量、颈静脉充盈，断指（趾）的皮温、颜色及毛细血管充盈时间等。如收缩压在 14.22kPa（100mmHg）以上，尿量>30ml/h，锁骨上可见到颈外静脉，断指（趾）红润和温热，毛细血管充盈时间不超过 2秒，说明血容量正常。如出现血容量不足，治疗主要是输液和输血，补充血容量，切忌应用升压药，特别是去甲肾上腺素，以免引起血管强烈收缩，导致吻合口血栓形成。

（2）急性肾衰竭：对有长时间休克的，或断肢缺血时间较久，有组织变性的，或断肢平面较高，有大量肌肉损伤的患者。在断肢重建血液循环以后，应特别警惕急性肾衰竭的发生（表现为尿少、尿闭、血红蛋白尿、尿比重低、血尿素氮升高，血钾增高等）。对此并发症应着重预防；如及时纠正休克，严格掌握断肢再植的适应证，彻底清创，切除一切失活的肌肉，切开筋膜减压，以及术后适当输液，静滴呋塞米，加速有毒物质的排泄，以防止急性肾衰竭的发生。一旦发生，则应积极治疗，如限制入量，控制高钾血症，纠正酸中毒及氮质血症等。如无好转，继续保留断肢将危及患者

7

生命时,应尽快解脱再植的肢体。

（3）预防感染:如前所述,预防断肢(指)感染的关键是彻底清创。再植术后全身应继续预防性应用抗生素。

2. 局部并发症的治疗

（1）血液循环障碍:术后应定时观察和记录下列项目:

1）皮肤颜色及指(趾)腹形态:皮肤及指(趾)甲色红,指(趾)腹饱满,说明动脉供血良好;反之,皮肤及指(趾)甲苍白,指腹干瘪提示动脉供血不足。皮肤颜色青紫,皮纹浅或消失,断肢(指)肿胀,甚至出现水疱,为静脉回流受阻。

2）皮肤温度测定:常用半导体皮肤点温仪测定两侧肢体同一部位的皮肤温度。一般断肢(指)的皮温常较健肢高 1～2℃,如断肢(指)的皮温比健侧低5～6℃,则肯定有血液循环障碍。

3）毛细血管充盈时间:用指压迫皮肤,皮肤颜色变白,移去手指2～3秒内,皮肤转为红润,此为毛细血管充盈时间。如动脉充血不足,则毛细血管充盈时间延长。

4）断肢(指)改变位置的皮肤颜色:将断肢(指)抬高5～10分钟后放平,一般皮肤颜色应在1分钟内转为红润,如迟迟不变红,说明动脉供血不足。

5）针刺或切开:针刺指(趾)端或在指(趾)的侧面作一小切口,如无鲜血外溢为动脉闭塞;如切开时渗血多,色暗红,皮下组织水肿,提示静脉回流受阻。

6）用 Doppler 血流仪比较伤侧及健侧动、静脉Doppler 信号的音量大小和振幅高低,来测定血流通畅情况,此法无损伤,可反复探测,而且较为灵敏,是术后探测吻合口是否畅通的一个可靠的方法。

根据观察的结果,分析判断血液循环障碍是动脉供血不足或静脉回流障碍,一般并不困难。但鉴别的血液循环障碍的原因是血管痉挛或血栓形成,则相当困难。一般说来,血管痉挛常有间断性缓解;而血栓形成的临床表现是随着时间的延长而进行性恶化,对解痉药物毫无反应。术后一旦出现血管危象,分析其原因可能是血栓形成时,应即手术探查,千万不可迟疑,以免错失时机。

（2）断肢(指)肿胀:肿胀多由于静脉回流不好,淋巴管断裂,损伤的局部反应,肌肉缺氧及血肿形成等综合因素所引起,其中以静脉回流受阻为主要原因。除术中争取缝合多根静脉来增加回流外,术后应

抬高伤肢(高于心脏平面),以促进回流,并密切观察肢体周径,如有进行性肿胀,应及时作筋膜切开减压术。

（3）伤口感染:预防伤口感染的关键在于彻底清创。术后除预防性应用抗生素外,应密切观察伤口。如有皮肤坏死,应及时切除,尽早植皮,以消灭创面。如有血肿,应及时清除。如有脓肿,应及时引流,引流切口应远离血管、神经的吻合部位。

（4）功能锻炼:断肢(指)再植的目的是恢复肢体或手指的功能,除术中正确缝合神经和肌肉外,术后早期而适当的功能锻炼,是恢复功能的主要措施。一般术后即可开始被动活动关节,每日3～4次。在不影响骨折愈合的前提下,2周后可逐渐增加活动范围及次数。当神经功能开始恢复时,即应进行主动活动。

3. 抗凝治疗　最常用的药物有:低分子右旋糖酐、双嘧达莫、山莨菪碱、肝素、阿司匹林等。用法:

低分子右旋糖酐500ml,或加入山莨菪碱10mg,静脉滴注。

阿司匹林:0.5g 口服,每日1次,与双嘧达莫25～50mg 口服,每日3次,或10mg,肌注每6小时1次合用,有协同作用,可以使抗血小板凝集的效果更好。

肝素:如血管损伤比较广泛,缝合技术不够精确,或血栓取出术后仍可考虑小剂量短时间全身应用肝素。每次剂量不超过50mg,静脉滴注,每日剂量不超过300mg,持续应用不超过3日。注意监测全身凝血情况。

4. 解痉治疗　最常用的是苄唑啉、罂粟碱等。用法:

罂粟碱:30mg,肌内注射,每6小时一次。或60～90mg,口服,每日2～3次,持续5～7日。

苄唑啉:25mg,口服或肌注,每6小时1次,持续用5～7日。冠状动脉供血不足和溃疡患者忌用。

5. 高压氧舱治疗　断肢(指)再植术后,有下列情况者,适用高压氧舱治疗,持续7～14日。

（1）断肢(指)再植术后,缝合的血管通畅,但出现微循环障碍者。

（2）动脉痉挛引起断肢(指)供血不足,但吻合口仍通畅者。

（3）再植1周后,缝合的血管形成血栓,侧支循环部分建立,但血液循环不佳者。

（曲　魏）

第六十九章

手部外伤手术

第一节 清 创 术

清创术是对新鲜开放性污染伤口进行清洗去污，清除血块和异物、切除失去生机的组织，缝合伤口，使之尽量减少污染，甚至变成清洁伤口，达到一期愈合，有利受伤部位的功能和形态的恢复。

开放性伤口一般分为清洁、污染和感染3类。严格地讲，清洁伤口是很少的。意外创伤的伤口难免有程度不同的污染，如污染严重，细菌量多且毒性强，8小时后即可变为感染伤口。头面部伤口局部血运良好，伤后12小时仍可按污染伤口行清创术。

清创术是一种外科基本手术操作。伤口初期处理的好坏，对伤口愈合、受伤部位组织的功能和形态的恢复，起决定性作用，应予以重视。

【适应证】

8小时以内的开放性伤口应行清创术，8小时以上而无明显感染的伤口，如伤员一般情况良好，亦应行清创术。如伤口已有明显感染，则不作清创，仅将伤口周围皮肤擦净，消毒周围皮肤后，敞开引流。

【术前准备】

清创前需对伤员全面检查，如有休克，应先抢救，待休克好转后，争取时间进行清创。

如颅脑、胸、腹部有严重损伤，应先予处理。如四肢有开放性损伤，应注意是否合并骨折，摄X线片协助诊断。

应用止痛和术前镇静药物。

如伤口较大，污染严重，应预防性应用抗生素，在术前一小时，术中和术后分别应用一定量的抗生素。

注射破伤风抗毒素，轻者用1500U，重者用3000U。

【麻醉】

上肢清创可用臂丛神经或腕部神经阻滞麻醉；下肢可用硬膜外麻醉。较小较浅的可用局麻，较大严重的可用全麻。

【手术步骤】

1. 清洗去污 分清洗皮肤和清洗伤口两步。

（1）清洗皮肤：用无菌纱布覆盖伤口，再用汽油或乙醚擦去伤口周围皮肤的油污。术者按常规方法洗手、戴手套，更换覆盖伤口的纱布，用软毛刷蘸消毒肥皂水刷洗皮肤，并用冷开水冲净。然后换另一支毛刷再刷洗一遍，用消毒纱布擦干皮肤。两遍刷洗共用约10分钟。

（2）清洗伤口：去掉覆盖伤口的纱布，以生理盐水冲洗伤口，用消毒镊子或小纱布球轻轻除去伤口内的污物、凝血块和异物。

2. 清理伤口 施行麻醉，擦干皮肤，用碘附消毒皮肤，铺盖消毒手术巾准备手术。术者穿手术衣，戴手套后即可清理伤口。

对浅层伤口，可将伤口周围不整齐皮肤缘切除0.2~0.5cm，切面止血，清除凝血块和异物，切除失活组织和明显挫伤的创缘组织（包括皮肤和皮下组织等），并随时用无菌生理盐水冲洗。

对深层伤口，应彻底切除失活的筋膜和肌肉（肌肉切面不出血或用镊子夹镊不收缩者，表示已坏死），但不应将有活力的肌肉切除，以免切除过多影响功能。为了处理较深部伤口，有时可适当扩大伤口和切开筋膜，清理伤口，直至比较清洁和显露血液循环较好的组织。

如同时有粉碎性骨折，应尽量保留骨折片；已与骨膜游离的小骨片则应清除。

浅部贯通伤的出入口较接近者，可将伤道间的组织桥切开，变两个伤口为一个。如伤道过深，不应从入口处清理深部，而应从侧面切开处清理伤道。

伤口如有活动性出血，在清创前可先用止血钳钳夹，或临时结扎止血。待清理伤口时重新结扎，除去污染线头。渗血可用温盐水纱布压迫止血，或用凝血酶等局部止血剂止血。

3. 修复伤口 清创后再次用生理盐水清洗伤口。再根据污染程度、伤口大小和深度等具体情况决定伤

7

口开放还是缝合,是一期还是延期缝合。未超过 12 小时的伤口可一期缝合;大而深的伤口,在一期缝合时应放置引流;污染重的或特殊部位不能彻底清创的伤口应延期缝合,即在清创后先于伤口内放置凡士林纱布条引流,待 4 ~ 7 日后,如伤口组织红润无感染或水肿时再作缝合。

头、面部血运丰富,愈合力强,损伤时间虽长,只要无明显感染,仍应争取一期缝合。

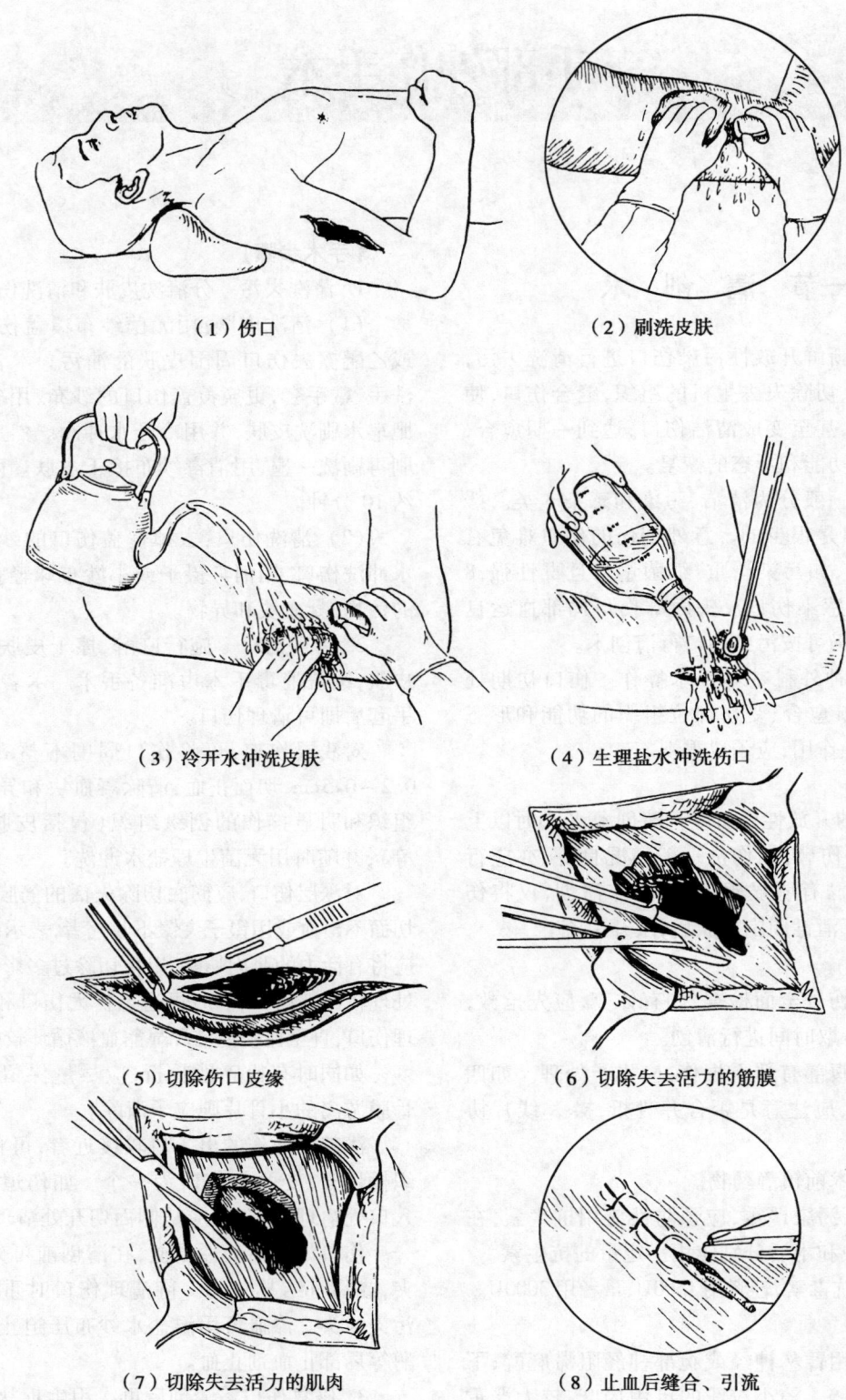

（1）伤口

（2）刷洗皮肤

（3）冷开水冲洗皮肤

（4）生理盐水冲洗伤口

（5）切除伤口皮缘

（6）切除失去活力的筋膜

（7）切除失去活力的肌肉

（8）止血后缝合、引流

图 69-1　清创术

缝合伤口时,不应留有死腔,张力不能太大。对重要的血管损伤应修补或吻合;对断裂的肌腱和神经干应修整缝合。暴露的神经和肌腱应以皮肤覆盖;开放性关节腔损伤应彻底清洗后缝合;胸腹腔的开放性损伤应彻底清创后,放置引流管或引流条〔图69-1(1)~(8)〕。

【术中注意事项】

伤口清洗是清创术的重要步骤,必须反复用大量生理盐水冲洗,务必使伤口清洁后再作清创术。选用局麻者,只能在清洗伤口后麻醉。

清创时既要彻底切除已失去活性的组织,又要尽量爱护和保留存活的组织,这样才能避免伤口感染,促进愈合,保存功能。

组织缝合必须避免张力过大,以免造成缺血或坏死。

【术后处理】

1. 根据全身情况输液或输血。

2. 合理应用抗生素,防止伤口感染,促使炎症消退。

3. 注射破伤风抗毒素;如伤口深,污染重,应同时肌内注射气性坏疽抗毒血清。

4. 抬高伤肢,促使血液回流。

5. 注意伤肢血运、伤口包扎松紧是否合适、伤口有无出血等。

6. 伤口引流一般应根据引流物情况,在术后24~48小时内拔除。

7. 伤口出血或发生感染时,应即拆除缝线,检查原因,进行处理。

第二节　手部软组织损伤的早期处理

手外伤是创伤外科中较常见的外伤,如治疗不当,造成残疾,对生产劳动和生活有很大影响。手部软组织损伤应早期处理,以防止感染,促进愈合,减少组织破坏和纤维组织增生,缩短固定时间,避免发生粘连和瘢痕挛缩等严重并发症,早期恢复功能,或为后期修复准备条件。

清创时,首先要使污染的伤口成为清洁的伤口,然后将伤口修整、缝合,使之成为闭合性损伤。

闭合性伤口有两种方法:一是对无缺损的伤口,清创后直接缝合;二是皮肤缺损较多,超出容许缝合的限度时,则需视创面深度、部位以及伤员的年龄、性别、职业等因素,选择皮片或带蒂皮瓣移植加以修复。

【适应证】

手部软组织新鲜损伤。

【术前准备】

注射破伤风抗毒素、预防性应用抗生素。

【麻醉】

根据患者具体情况选用下列麻醉。

局麻。

指根神经阻滞麻醉。

臂丛神经或腕部神经阻滞麻醉。

一、手指甲下血肿引流术

【手术步骤】

将粗的注射针头尖端放在酒精灯上烤红,在红肿中央部位的指甲上迅速烙刺2~3个洞,勿烙穿过深以免损伤甲床,然后挤出积血,在指甲上覆盖灭菌油纱布一层,再用纱布包扎〔图69-2〕。

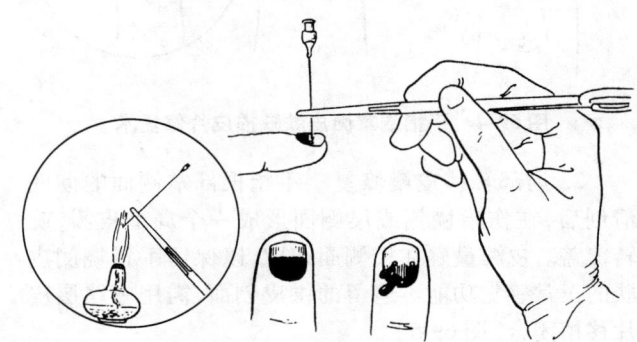

图69-2　手指甲下血肿引流术

【术后处理】

严密观察有无感染。

二、手指尖端横断伤缝合术

【手术步骤】

对缺损少,未累及指骨的手指尖端横断伤,经清创后,在两侧皮肤各作V形小切口,除去少量皮肤和皮下组织,然后将掌面皮肤直接缝于指甲上〔图69-3〕。

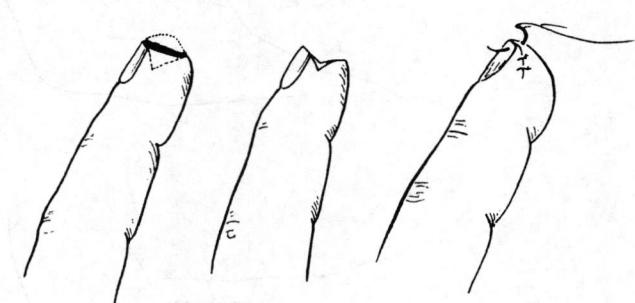

图69-3　手指尖横断楔形切除缝合术

【术后处理】

合理应用抗生素和止痛药物,7~10日后拆线。

三、手指皮肤缺损修复术

【手术步骤】

1. 皮片修复　创面彻底清创,止血,如有肌腱和骨端暴露,尽量先分离局部皮下组织,予以缝合覆盖,不足部分再取全厚层皮片覆盖来闭合创面。用细针、细丝线间断缝合、固定,最后作包裹压迫包扎〔图69-4〕。

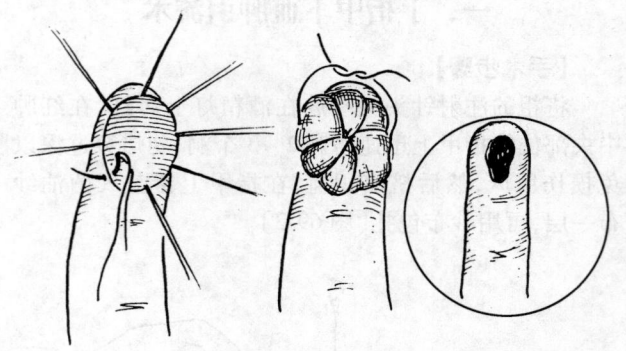

图69-4　手指端掌面皮肤缺损皮片修复术

2. 局部转移皮瓣修复　手指根部掌侧面的彻底清创后,在伤指桡侧或尺侧面形成一个局部皮瓣,旋转覆盖。皮瓣最好在尺侧面切取,以保留手指桡侧皮肤的正常感觉功能。遗留的供皮创面,需用中厚层皮片移植闭合〔图69-5〕。

3. 远位皮瓣修复　创面大或因部位限制而不宜用局部皮瓣修复者,可用远位皮瓣修复。上臂和前臂的皮肤薄而细致,厚度适宜,可供手指皮肤缺损修复用。

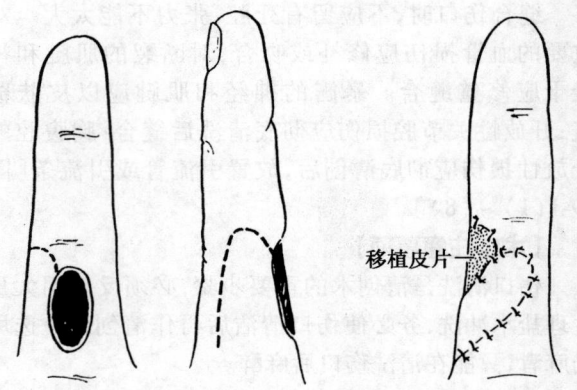

移植皮片

图69-5　手指根掌部皮肤缺损旋转皮瓣修复术

创面彻底清创后,在伤肢对侧的上臂或前臂作一与创面大小相同的带蒂皮瓣(长宽比例一般为1:1,如皮瓣方位与上臂长轴一致时,长度可稍增加)。皮肤移植前,供皮区应先以中厚层皮片移植覆盖,然后让伤指插入皮瓣之下,覆盖创面,缝合皮瓣与手指创缘的皮肤,并妥善固定。在选择皮瓣部位时,既要注意保持伤侧手指和手腕功能位的屈曲度,又要使伤指能贴紧对侧上臂,这样才能使伤指妥善固定,并能耐受较长的固定时间。缝合后,两上肢间用胶布粘合,外加绷带缠绕,即可获良好的固定〔图69-6〕。

【术后处理】

1. 合理应用抗生素和止痛药物。

2. 植皮区应妥善固定,防止皮片移位,影响成活。

3. 局部如无不适,不必察看,2周后自行愈合。

4. 尽量抬高患肢,促使血液反流,防止水肿。

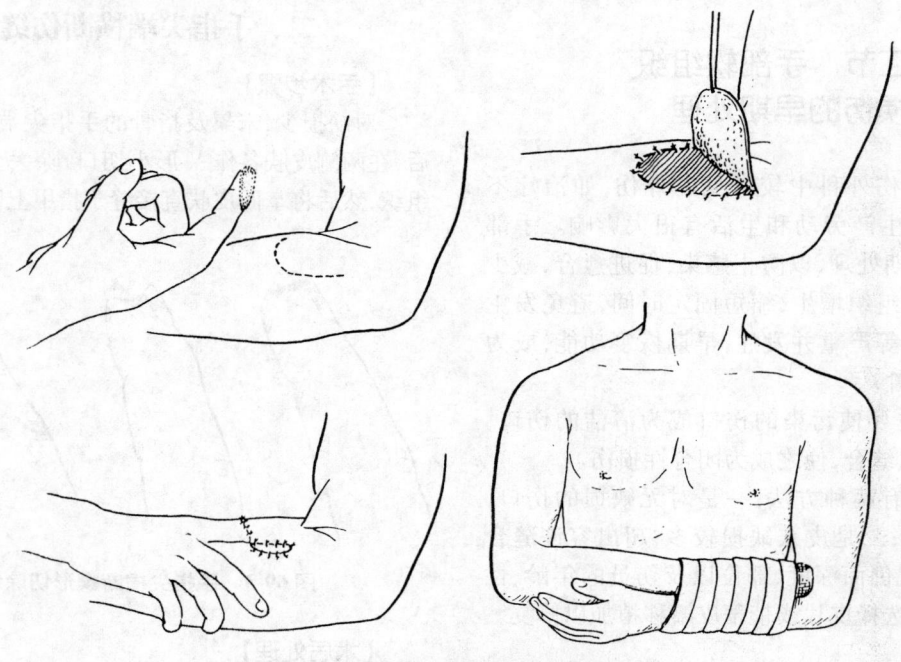

图69-6　手指皮肤缺损远位皮瓣修复术

5. 对远位皮瓣移植者,应保持适当的体位和固定位置,以免影响皮瓣成活。术后当日以及5~6日内,注意有无血液循环障碍,继发出血,缝合松紧或感染炎症等情况,以便及时处理。

6. 缝线于术后10~14日拆除。

7. 术后,如无感染、出血等,可在3周左右断蒂,断蒂的切口位置根据术前设计而定,宁可多取一些皮瓣,以免收缩后面积不足。

8. 皮瓣完全愈合后,因感觉功能不能完全恢复,故应注意保护勿受外伤和冷热伤害。

四、手指外伤性截指修复术

手指外伤截指有横行、斜行、关节平面等多种,常见的修复术如下:

【手术步骤】

（一）手指末节横行截断修复术

常用的有V-Y形成形术（推进皮瓣修复）和旋转皮瓣修复术两种。

1. V-Y形成形术　清创后,去除部分指骨端,使其较周围软组织短0.3~0.5cm;再于指端两侧皮肤各作V形切开,并将两侧皮瓣向中线拉拢缝合,覆盖指端创面。最后将两侧残留的V形皮肤缺损作Y形缝合〔图69-7〕。

2. 旋转皮瓣修复术　用伤指背侧环形隆起处所形成的局部皮瓣旋转覆盖在指骨端上修复。因环形隆起处的皮肤松动度大,供皮区遗留的创面,可用直接缝合法闭合〔图69-8〕。

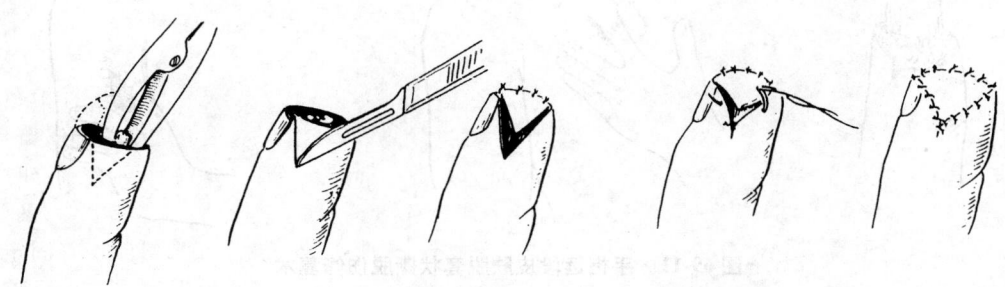

图 69-7　手指末节横形截断 V-Y 形成形术

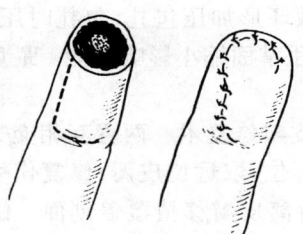

图 69-8　手指末节横形截断旋转皮瓣修复术

（二）手指斜横截断修复术

清创后,咬除外露的指骨,锉平骨端,将指神经拉出0.5cm,用利刀切断。然后,将周围皮下组织覆盖裸露的指骨端。缝合后,利用掌侧较长皮瓣向背侧翻转,直接缝合,闭合创面〔图69-9〕。

（三）远侧指间关节平面截断修复术

清创后,将指神经拉出0.5cm后利用利刀切断,将伸屈肌腱修剪整齐后与周围组织缝合固定,再将暴露的关节面软骨咬除、锉光,使末端呈椭圆形。两侧皮肤作鱼口形切除后缝合。亦可采用皮片（或皮瓣）移植来闭合创面〔图69-10〕。

手指外伤性截指如受伤时间短,创面清洁、整齐,在条件许可的情况下,应争取断指再植,最大限度地恢复手部功能。特别是拇指和示指,更应争取再植。

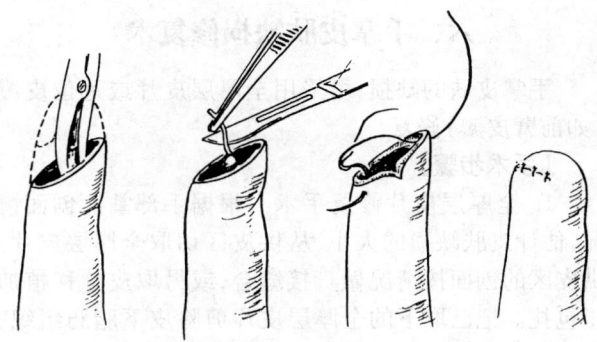

图 69-9　手指斜形截断修复术

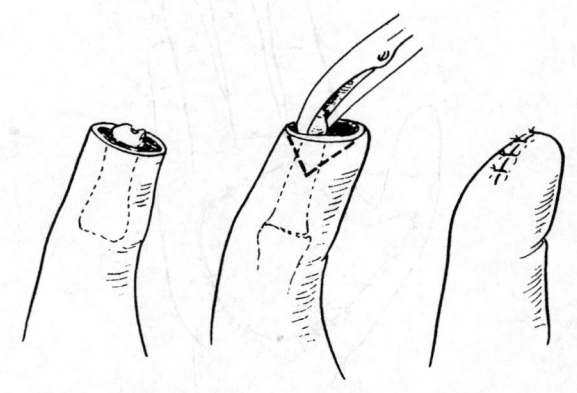

图 69-10　手指远侧指间关节平面截断修复术

7

五、手指远端皮肤脱套伤修复术

手指远端皮肤脱套状撕脱时,不宜用皮片移植修复。游离植皮虽易成活,但以后关节会逐渐僵直,又因无皮下脂肪垫保护,难耐磨损,所以只能作为暂时闭合创面之用。也不宜将撕脱皮肤的手指插入胸壁或腹壁皮下剥离袋内,因以后再将脱套的手指从胸壁或腹壁皮下袋中分离出来,做皮瓣移植手术时困难很多;且上肢与躯体间固定时间太久,容易残留难以恢复的关节酸痛或功能限制,但这种方法较简单,在患者病情严重时可临时采用,可临时闭合创面,待全身状况好转后再做进一步处理,如常用的远位皮瓣或远位皮管修复术等。

【手术步骤】

供皮区可选在对侧上臂、前臂或胸壁,皮瓣长宽之比为1.5:1或1:1。伤指清创后予以修复、固定。供皮区创面可根据取皮大小作直接缝合或移植皮片闭合〔图69-11〕。

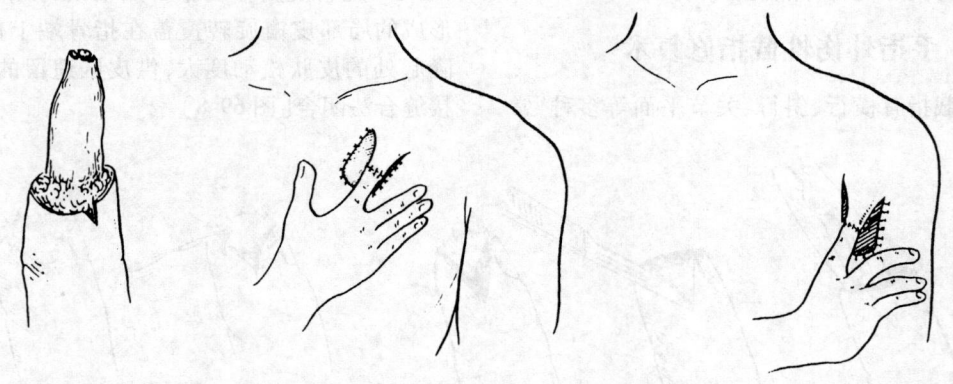

图69-11　手指远段皮肤脱套状撕脱伤修复术

【术后处理】

同手指皮肤缺损修复术。

六、手掌皮肤缺损修复术

手掌皮肤的缺损,可采用全厚层皮片或远位皮瓣(如前臂皮瓣)修复。

【手术步骤】

1. 全厚层皮片修复手术　根据手部掌面创面情况,估计皮肤缺损的大小,从供皮区切取全厚层皮片。供皮区的创面按情况做直接缝合,或另取皮片移植加压包扎。把已取下的全厚层皮片剪除皮下脂肪组织,修整皮片的形状,适合创面的形状完全相同。然后,用细线将皮片的边缘与创面的边缘仔细缝合〔图69-12〕,用绷带做环形加压包扎,包扎时压力要适当,不可太紧,以致手掌面缩小影响功能。最后用前臂石膏托固定。

2. 远位皮瓣修复术　两臂互相交叉从对侧前臂或上臂合适部位,取远位皮瓣,修复伤手的手掌皮肤缺损。或行游离皮瓣移植覆盖创面。供皮区创面做皮片移植闭合〔图69-13〕。

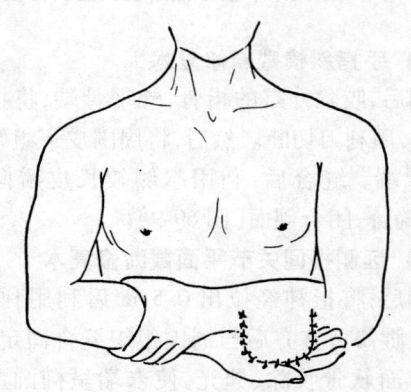

图69-13　手掌皮肤缺损远位皮瓣修复术

【术后处理】

同手指皮肤缺损修复术。

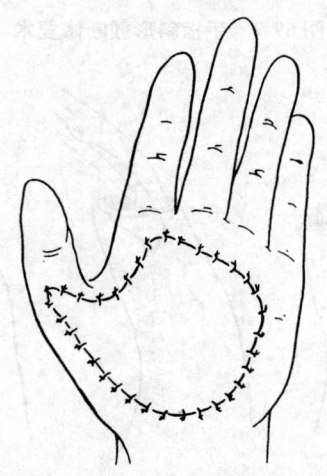

图69-12　手掌皮肤缺损全厚层皮片修复术

7

第三节　软组织金属异物取出术

软组织异物种类颇多,如折断在软组织内的注射针、缝针、针灸针、鱼钩和遗留在软组织内的枪弹、弹片、铁片等。四肢上的金属异物不在重要部位,或金属异物较小,不引起任何症状者一般不用取出,以免加重损伤。

【适应证】

较大的金属异物,且位于神经、血管或关节附近者。

金属异物最小(如臀部断针等),但引起症状,妨碍劳动或日常生活者。

【术前准备】

1. 术前正确定位是取出软组织金属异物的重要步骤,可扪及的潜在异物,定位比较简单;较浅的深部异物,可从伤侧进入;有时异物深达肢体对侧,应在对侧切入取出。一般需在 X 线透视下定位,看异物与正、侧各在什么位置,然后再转动躯干或肢体,看金属异物距皮肤最近的一点在什么地方,将该点做好标记,皮肤常规消毒,局麻后,从此点刺入注射针(针头长短按金属异物部位的深浅而定),在透视下用针头触碰金属异物,当感觉触及金属异物或见金属异物活动时,留针作为标记,以便切开皮肤后循针寻找异物。但此针在分离组织过程中容易移位,以致失去标记的作用,造成手术困难。为保证异物的定位和寻找,可同时插入第二枚定位注射针,与第一枚定位注射针定位形成直角,相交于异物处。第二枚定位针的作用是:①此针进针处不做切口,不易移动,定位有保证,如第一定位针失效时,可循此针寻找异物。②用手轻轻摆动针尾,可配合切口内寻找其针尖,分离时,碰到针尖的感觉也很易传达到体外的针尾部分。所以,寻找异物时,多先循第一定位针切开、分离、寻找;如不能找到,则改找第二定位针,再顺此分离至针尖,即可找到异物。

2. 酌情注射破伤风抗毒素。

3. 对于并发感染的异物,应先控制感染后择期取出。

【麻醉】

局麻。

【手术步骤】

以臀部断针为例。

1. 切口　一般顺皮纹、肌纤维、肌腱、神经、血管走向切开,切口宜稍大些。断针等长形异物的切口最好与异物的长轴呈直角,以便寻找。

2. 分离组织　根据术前正确定位,于臀部第一枚定位针的插针处切开皮肤后,分离皮下组织,显露臀肌筋膜;沿针体切开筋膜,分开肌纤维直至异物所在部位。分离时要仔细轻巧,及时止血,以保持术野清晰,避免异物移位。

3. 寻找和取出异物　指示针定位正确时,当分离针尖即可找到异物。如未找到,或第一枚定位针已不能保持原来的位置,可将其拔出,再依靠第二枚定位针继续寻找。亦可用针头在估计异物所在部位刺探寻找;如为断针,应于其长轴垂直方向探查才易找到。找到断针的一端后,即可用弯止血钳夹住,顺断针长轴方向拔出;否则,容易折断,增加手术困难。如为鱼钩,则不能将尾部逆拔,应顺钩的弧形向前推进,使钩头显露,然后夹住钩尖取出。木刺等异物易折断,应全部游离后再取出。此外,还应注意取出随之进入伤口的布、棉花等类异物。

4. 伤口处理　一般可于拔出定位针后缝合切口,但于污染严重或有感染者应做引流,或延期缝合〔图69-14(1)~(6)〕。

【术中注意事项】

事先应了解异物所在部位的解剖关系,以免损伤重要器官或组织。

取出断针虽属比较小的手术,但由于断针细小,手术不定型,术中常因找不到而进退两难。因此,除

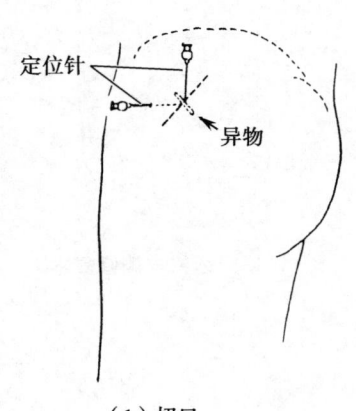

（1）切口

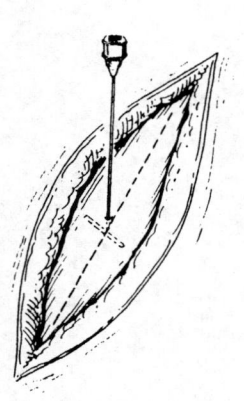
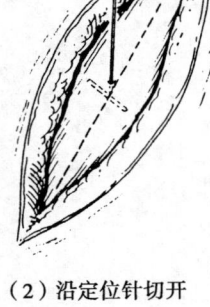

（2）沿定位针切开

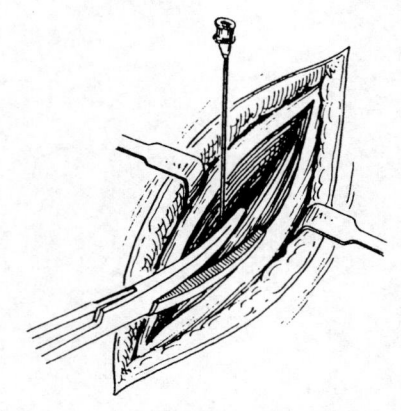

（3）切开筋膜,分离肌肉

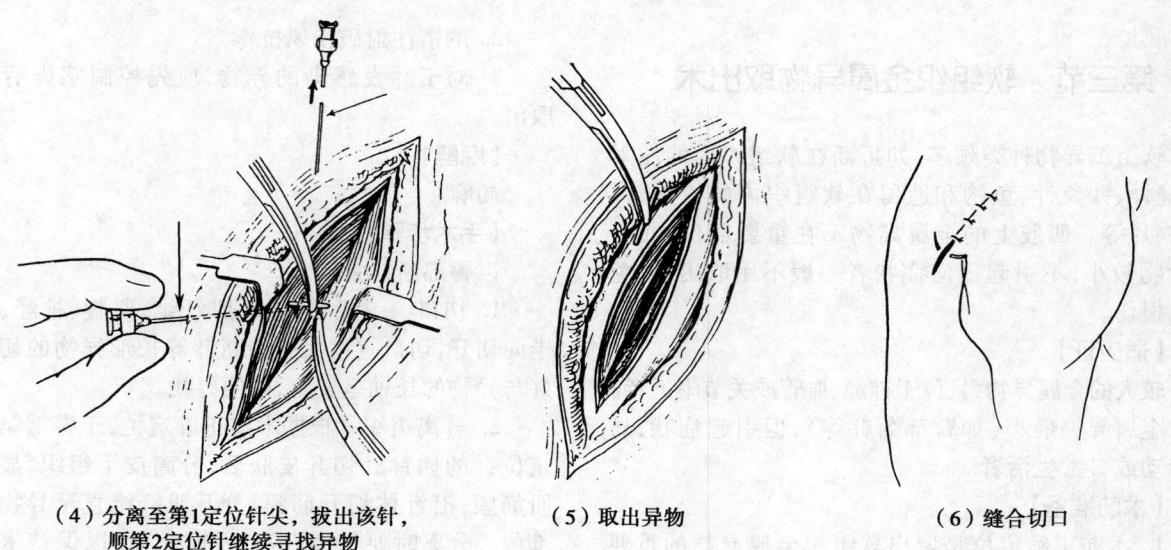

（4）分离至第1定位针尖，拔出该针，　　　　　（5）取出异物　　　　　（6）缝合切口
顺第2定位针继续寻找异物

图 69-14 软组织金属异物取出术

把术前正确定位作为指导手术进行的途径外，术中还要耐心仔细，轻柔操作，切忌粗暴用力触摸，以免把断针由浅层推入深层，造成位置移动，增加取针难度。

术前定位时，估计断针位置较深，取出有困难，可在 X 线透视下取出断针。

X 线透视下取出异物只限在异物周围无重要组织时应用；如附近有重要血管、神经则不宜应用，以免受到损伤，应在术前妥善定位，将异物充分显露，在指示下取出。

【术后处理】

污染较重的伤口要适当用抗生素。

陈旧性弹片金属异物，术后宜注射破伤风抗毒素。

（曲巍 蒋华军）

第 七 十 章

常见体表先天畸形修复术

常见体表畸形有数十种,这里仅介绍并指(趾)、多指(趾)、屈指(趾)、指(趾)歪斜。

第一节　并指(趾)分指术

并指(趾)程度有轻重不同,轻者部分皮肤并指,重者全部皮肤或指甲、指骨并指(趾)。手的并指以中、环指多见,其次为环、小指;足的并趾以4、5趾多见。

【适应证】

一般手术治疗。手术的时间主要是根据能否引起继发畸形,如手指发育偏位等。如无继发畸形,可在学龄前手术治疗。否则,应尽早解除并指,防止发育过程中造成偏位的继发畸形,到2～3岁即可手术矫正。

如为3个或更多的手指并联,应分次手术。如4指并指,先分开中、环指,二期再分开示、中和环、小指并指,以避免分指时中间手指的血运障碍引起手指坏死。

【术前准备】

1. 常规作皮肤准备,防止术后感染。

2. 确定并指类型,以确定一次或分次手术。

【麻醉】

小儿用全麻,成人用臂丛阻滞。

【手术步骤】

分开并指,建立良好的指蹼和防止指(趾)侧线状瘢痕挛缩,以皮瓣修复最佳,尽量应用并指皮肤;其次再考虑皮片移植。

1. 设计并指背侧和掌指切口,该设计为 Bauer-Tondra-Trusler 法,具有可闭合一侧指创面的优点,但设计时掌侧与背侧的皮瓣需严密对合,并利用背侧皮瓣修复指蹼〔图70-1〕。

2. 皮肤不足进行游离皮片移植加以覆盖〔图70-2〕。

【术后处理】

1. 24～48 小时内注意指端血运,皮瓣移植缝合时

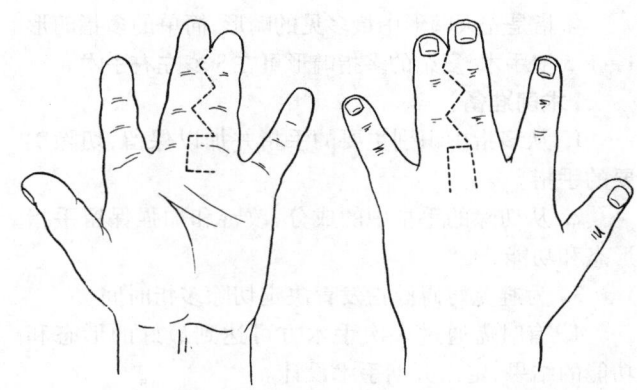

图70-1　并指背侧和掌指切口

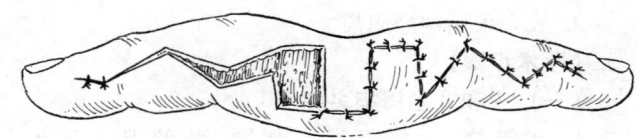

图70-2　游离皮片移植

应防止张力,必要时加皮片移植。

2. 注意有否感染。

3. 术后 10～14 日拆线。

第二节　多指(趾)切除术

多指是发生率最高的手部先天畸形,发生率男多于女,双侧发病占 10%。拇指多指的发生率最高,依据多指累及的部位及分化的程度,Wassel 将拇指多指分为 7 型〔图70-3〕。

Ⅰ型:末节部分多指。

Ⅱ型:末节全部多指。

Ⅲ:近节部分多指。

Ⅳ型:近节全部多指。

Ⅴ型:掌骨部分多指。

Ⅵ型:掌骨全部多指。

Ⅶ型:多指伴其中一指为三指节。

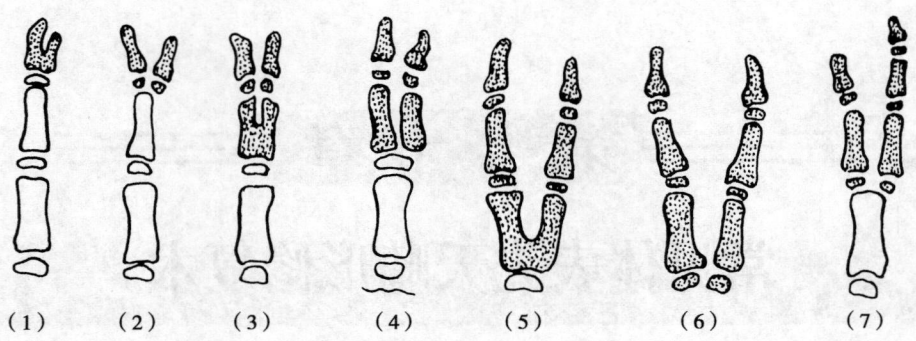

（1）　　（2）　　（3）　　（4）　　（5）　　（6）　　（7）

图70-3　拇指多指分型

【手术时机】

多指是先天畸形中最多见的畸形,简单的多指畸形1～1.5岁手术,复杂的多指畸形可在3岁左右手术。

【术前准备】

1. 从多指中识别主要的手指并加以保留,切除次要的手指。

2. 从切除的手指中的成分,改善和加强保留手指形态和功能。

3. 为避免妨碍健指发育决定切除多指时间。

4. 有时需通过多次手术方可达到最好的形态和功能的结果,定出分期手术设计。

【麻醉】

1. 小儿用全麻。

2. 成人采用神经阻滞。

【手术步骤】

（一）　Ⅰ和Ⅱ型拇指多指

1. 如果桡、尺侧指发育相同,可采用 Biihaut-Cloquet 法〔图70-4〕,即在多指中心的指甲、指腹、指骨作楔形切除后,将指骨、软组织及指甲并拢成形为一指。该法可防止指的桡尺偏,但容易出现两侧指甲的发育不对称的情况〔图70-5〕,尽量避免采用该法。

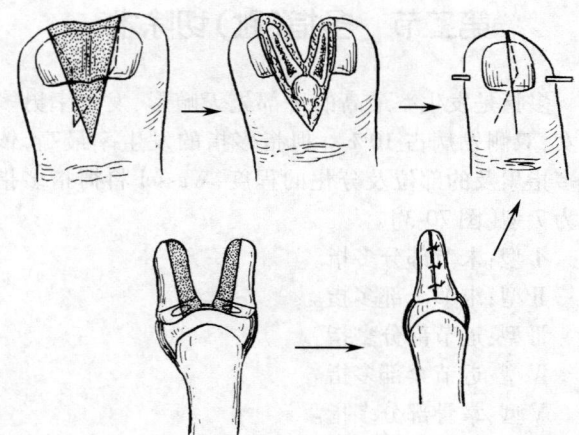

图70-4　Biihaut-Cloquet 法

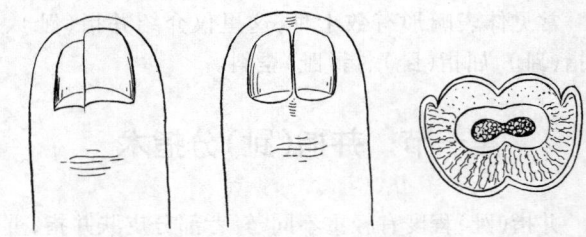

图70-5　Biihaut-Cloquet 法可防止指的桡尺偏,但容易出现指甲发育不对称的情况

2. 如果两指发育不同,切除发育差的多指（常为桡侧指发育差）,保留外侧软组织,修复和保留拇指的侧面〔图70-6〕,如指骨有偏位可行楔形截骨术加以矫正。

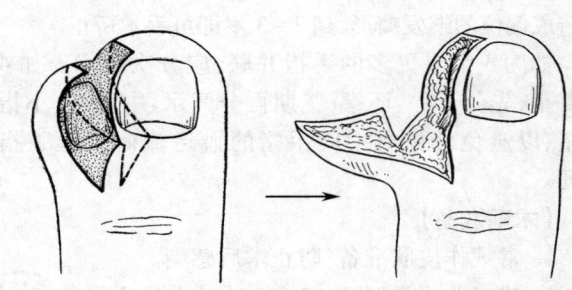

图70-6　如果两指发育不同,切除发育差的多指,保留外侧软组织修复和拇指的侧面

（二）　Ⅲ和Ⅳ型多指

1. 手术年龄　多在1.5～3岁后手术矫正,太早可因破坏骨骺引起偏位,影响关节活动、外侧不稳定及指端细小等。

2. 手术操作　设计切口〔图70-7〕,分别切开皮肤、皮下及切除多余的骨骼。保留侧副韧带、肌腱及部分皮肤组织瓣。利用保留的侧副韧带和肌腱,修复和稳定关节,预防其后的偏位。皮肤切口尽量设计在背侧面。术后克氏针固定6～8周。

（三）　Ⅴ和Ⅵ型多指

是掌骨型多指,发生率较低,多数情况可切除发育较差的桡侧指,尺侧指移位至桡侧,术前必须进行

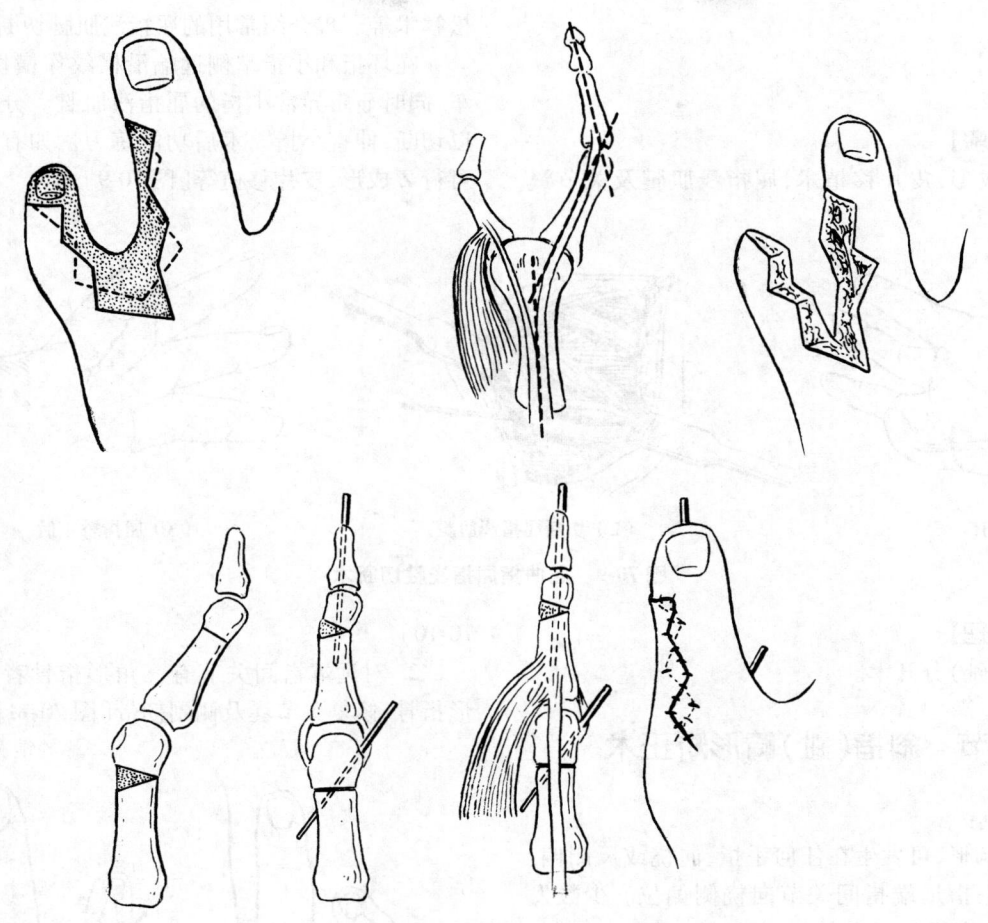

图 70-7 Ⅲ和Ⅳ型多指手术操作

血管造影,移位后拇短展肌的远端缝合至近节指骨基底,虎口常常需要打开〔图 70-8〕。

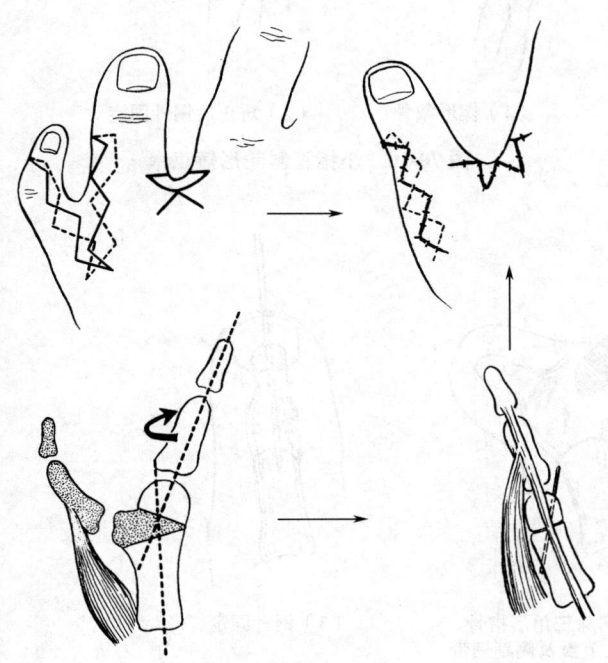

图 70-8 Ⅴ和Ⅵ型多指手术操作

（四）Ⅶ型

往往需要进行多次手术。多指的切除同Ⅲ~Ⅵ型多指,鱼际发育不良、无法对掌的,二期需要对掌功能重建;多数的三节指骨伴有关节不稳或桡、尺偏畸形,需要二期行关节融合或畸形指骨切除术。

【术后处理】

同并指分指术。

第三节 屈曲指畸形矫正术

畸形特点:

1. 该屈曲畸形常发生在小指,偶尔累及环指,一半以上为双侧。

2. 屈曲常发生在近端指间关节,时伴有掌指关节或腕部对抗性背伸。

3. 在 10 岁前进行性出现手指的屈曲,常有家族史,开始不明显,渐渐屈曲加重而被家长重视。

4. 常伴有其他全身性综合征如 Doun 综合征,Klinefelfer 综合征,几种常见的颜面综合征,时伴有歪斜畸形。

5. 主要表现为屈指浅肌短缩,伸指功能也会受到

7

1365

一定限制。

【适应证】

重度畸形。

【手术步骤】

可行 Z 成形,皮片移植术,屈指浅肌腱及关节囊

松解术等。现介绍常用的屈指浅肌腱切断术。

在环指和小指掌侧远端沿横纹作横切口,显露滑车,同时显露异常小指的屈指浅肌腱。分离该腱并加以切断,伸直小指。术后功能练习。如有软组织缺损可行 Z 成形,皮片移植等〔图 70-9〕。

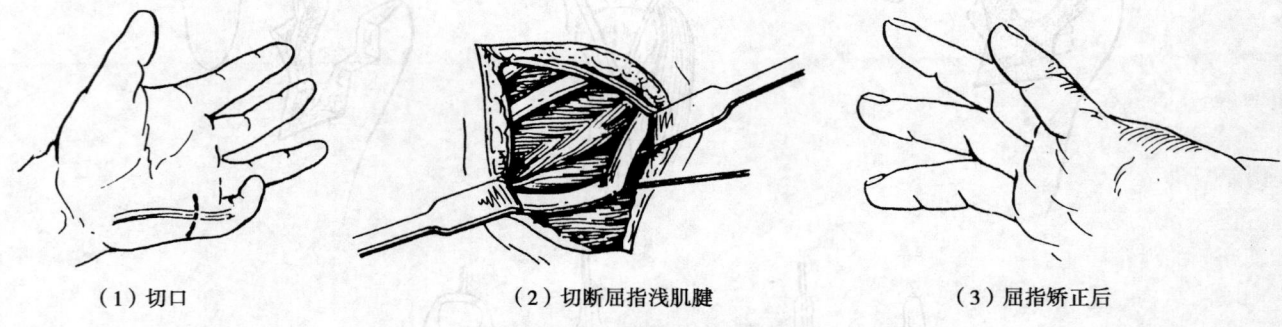

（1）切口　　　　　　（2）切断屈指浅肌腱　　　　　　（3）屈指矫正后

图 70-9　屈曲指屈指浅腱切断术

【术后处理】

同并指(趾)分开术。

第四节　斜指(趾)畸形矫正术

畸形特点:

1. 斜指畸形,可发生在任何手指,向桡或尺侧偏。多数发生在小指远端指间关节向桡侧偏位。少数发生在示指。有人报告发病率在 1% ~ 19.5%。

2. 该畸形可以是某些综合征的体征之一,约有 30 余种综合征伴此种畸形,常合并有并指,短指畸形等。

3. X 线片显示远端指间关节、骨发育不全,呈三角形,或关节面呈斜形或中指骨发育歪斜。

【适应证】

重度畸形影响功能的病例在 6 岁以后可手术矫正。

【手术步骤】

1. 对弯曲的中节指骨作楔状截骨矫正固定术〔图

70-10〕。

2. 对远端指间关节有三角形指骨者可切除三角形指骨,修复关节囊及侧副韧带〔图 70-11〕。

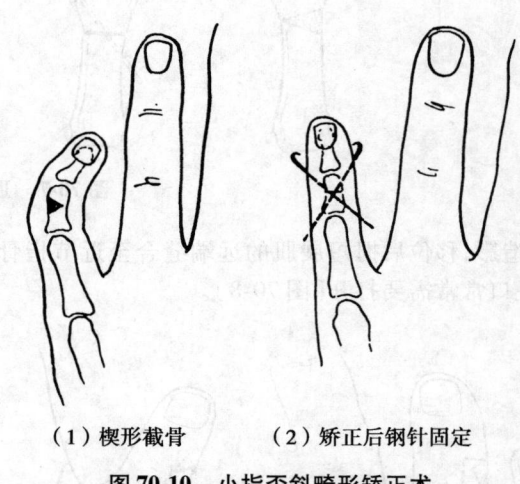

（1）楔形截骨　　　　（2）矫正后钢针固定

图 70-10　小指歪斜畸形矫正术

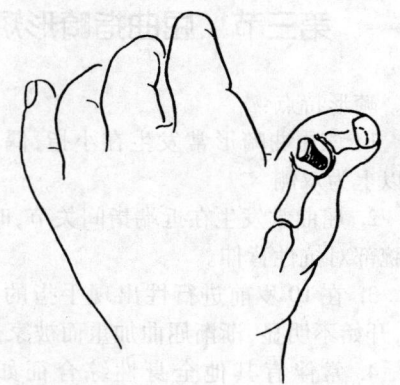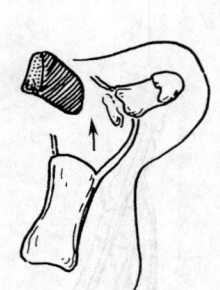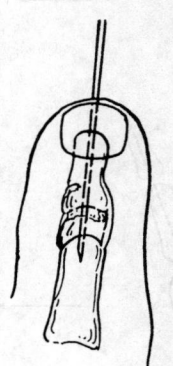

（1）三角形指骨形成　　（2）切除三角形指骨,　　（3）钢针固定
　　拇指重度歪斜　　　　修复关节囊及侧副韧带

图 70-11　三角形指骨形成重度手指歪斜矫正术

【术后处理】

同并指分开术。

第五节　跨外翻矫正术

跨外翻(跨趾外偏)并非像其名字暗示的那样是一个单一的病变。而是一个常常伴有其余足趾畸形和症状的第一趾列复合畸形。通常认为,第一、二跖骨间夹角(跖骨间角)正常不过 7°～9°,而第一跖趾关节外翻角(跨外翻角)的上限为 15°～20°〔图 70-12〕。如果跨外翻角超过 30°～35°,通常会导致跨趾旋前。伴随着这种异常旋转,正常情况下位于第一跖趾关节屈伸轴跖侧的跨外展肌会进一步移向跖侧,此时唯一的内侧限制结构是内侧关节囊韧带及其关节囊籽骨部分。失去了跨外展肌对抗的跨内收肌进一步牵拉跨趾使其外翻,并牵张内侧关节囊韧带(特别是关节囊籽

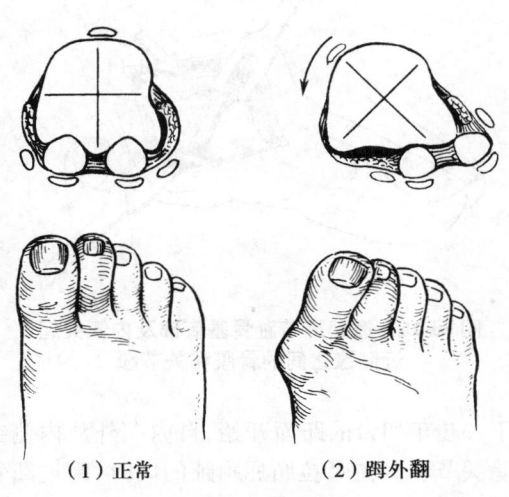

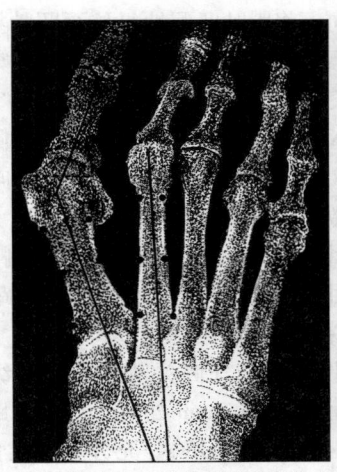

（1）正常　　　　（2）跨外翻

图 70-12　跨趾旋前

骨部分),使内侧关节囊韧带变薄并使第一跖骨头由籽骨处移向内侧。另外,跨短屈肌、跨长屈肌、跨内收肌和跨长伸肌增加跖趾关节的外翻力矩,更进一步加重了第一趾列的畸形。最后,第一跖骨头跖面上的籽骨嵴(骨嵴)因受内侧籽骨的压迫(桥墩)而变扁平。由于失去了骨嵴的限制,外侧籽骨部分或完全脱位至第一跖骨间隙。患者的第一趾列负重减少,而第 2～5 跖骨头负重增加,这样就增大了第 2～5 跖骨发生跖骨转移痛、胼胝和应力骨折的可能性。

其他两个涉及第一跖趾关节的解剖学变异也可引起跨外翻。在第一个变异中,跖骨头关节面偏斜,此变异被称为跖骨远端关节角(DMAA)〔图 70-13〕。在第二个变异中,近节趾骨基底的关节角相对于其纵轴偏斜,此变异被称为趾骨关节角(PAA)。虽然一般认为这些角的正常范围 PAA 为 7°～10°,DMAA 为 10°～15°,但由于 X 线技术及测量方法的不同,因而很难重复出精确的测量值。越来越多的证据表明如未能矫正这两种畸形,特别是 DMAA,可导致一些患者术后效果不满意。如果强行扳直跨趾会使跖趾关节出现不匹配,应避免这样做。此时进一步的矫正应采用趾骨截骨术或跖骨远端截骨术,而不是关节囊紧缩修补术。

跨趾的外翻姿势常造成第二趾的锤状趾样畸形。另外前足宽扁也使穿鞋更加困难。如果鞋前部过窄通常会形成鸡眼,并引起第一跖骨头内侧突起表面的滑囊增生(跨囊炎)。随着第一跖趾关节的外翻半脱位,常会发生骨关节炎。这样,跨外翻的全部畸形就都出现了:第一跖骨内翻、跨趾外翻、跨囊炎形成、第一跖趾关节关节炎、一个或多个足趾的锤状趾、鸡眼、胼胝、跖骨病。

大部分初期患者可行非手术治疗,如改变鞋子、训练及主动调整。除非是畸形进展迅速的青少年患

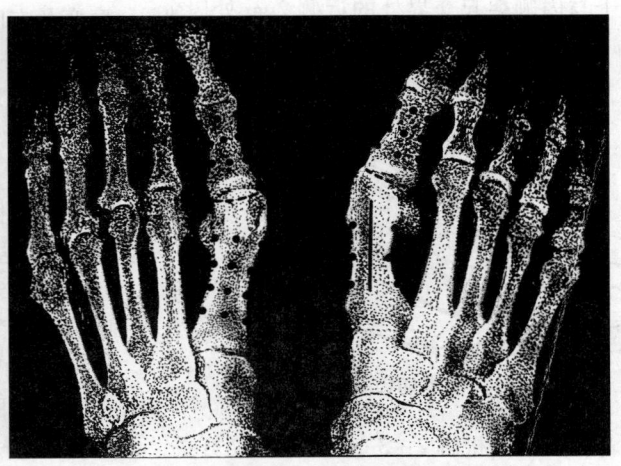

（1）第1跖骨头关节面的外翻方向　　（2）右足行跖骨近端截骨术后,籽骨悬吊装置仍脱位,跖骨头
　　　　　　　　　　　　　　　　　　关节面仍保持外翻姿势,关节在外翻位匹配

图 70-13　涉及第 1 跖趾关节的解剖学变异

7

者,否则,没有必要为美观而手术治疗踇外翻。

【术前准备】

1. 必须检查整个前足,全面了解踇外翻的多发畸形

（1）踇趾的外翻偏斜（踇外翻）

（2）第一跖骨的内翻偏斜

（3）踇趾、第一跖骨或二者同时旋前

（4）趾间踇外翻

（5）第一跖趾关节的关节炎及活动受限

（6）第一跖骨相对于第2～5跖骨的长度

（7）第一跖楔关节的过度活动或倾斜

（8）踇内侧的突起（踇囊炎）

2. 彻底检查局部的感觉和血供情况。

3. 确定相对于跖骨干纵轴的第一跖骨头关节面的位置。标准的术前 X 线片应包括站立位的背跖位及侧位片、非站立位的侧斜位及籽骨轴位片。

【常用术式】

被推荐用于踇外翻治疗的手术有 130 多种,但没有一种手术可以解决踇外翻所有的问题。实际常用的有以下几种。

一、软组织手术

【适应证】

有临床症状的 30～50 岁妇女、踇外翻角在 15°～25°之间、跖骨间角<13°、趾间关节外翻角<15°、跖趾关节无退行性变、保守治疗无效者。

【禁忌证】

近期有炎症发作,待炎症消退 3 周可手术。

【手术步骤】

1. 皮肤与关节囊切开和内侧突起切除　患者仰卧,患肢上止血带。自近节趾骨中点开始作内侧中线直切口至跖骨干与内侧突起交界处的近侧 2cm 处〔图70-14〕。

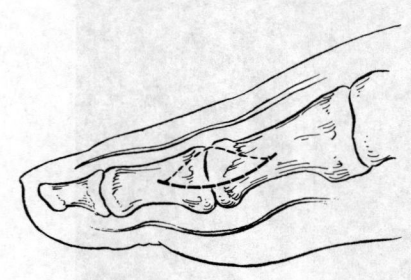

图 70-14　手术切口

将皮肤向背侧和跖侧松解 2～3cm,以确保切开关节囊时不会损伤感觉神经。在皮肤切口跖侧 3～4mm,同样纵向切开关节囊〔图70-15〕。

向背侧及跖侧锐性分离,掀起近节趾骨基底部及

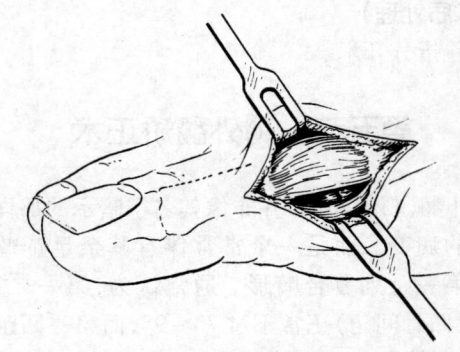

图 70-15　松解皮肤背侧和跖侧,纵向切开关节囊

内侧突起近侧缘之间的骨膜和关节囊。锐性分离,向背侧和跖侧掀起关节囊以显露跖骨头的背面、内侧突起的全部及跖板,不主张使用骨膜剥离器〔图70-16〕。

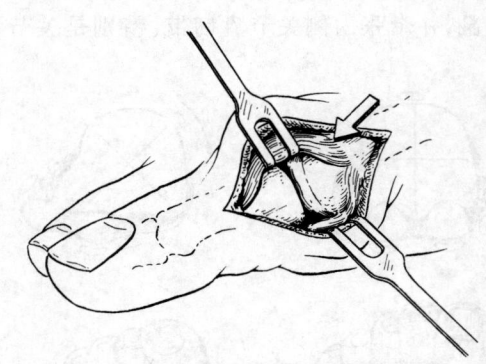

图 70-16　掀起近节趾骨基底部及内侧突起
近侧缘之间的骨膜和关节囊

下一步于切口的跖面开始,自内向外从内侧突起上切除关节囊。在牵拉跖屈踇趾的同时,跨过跖骨头的背外侧面插入一把小牵开器,另一把在跖骨头颈交界处插在跖骨头的下方,显露跖骨头关节面以判断其病变及方向。将踇趾匹配地复位至跖骨头上。

2. 内侧突起切除　首先用骨刀在突起与骨干相接处划出突起的近侧缘,然后切除内侧突起。一定要参考术前 X 线片以决定应切除多少内侧骨突。再用同一把骨刀,自远侧自矢状旁沟开始,向内朝跖骨干的划线区做外生骨疣切除术〔图70-17〕。截骨时应朝向内侧,这样可防止跖骨干劈裂。内侧突起切除后,用小咬骨钳将跖骨头内侧面的背侧和跖侧骨缘修剪圆滑,锉平粗糙的截骨面。

3. 内收肌腱与外侧关节囊松解　纵切口起自第一趾蹼背面近侧 2～3mm 处,在第一、二跖骨头间向外侧延长 3～4cm〔图70-18〕。充分显露趾骨近端基底部的内收肌止点及整个外侧关节囊壁。

踇收肌膜的主要部分刚好在趾骨纵轴线的跖侧止于趾骨近端基底部。确认此肌止点的最简单办法是

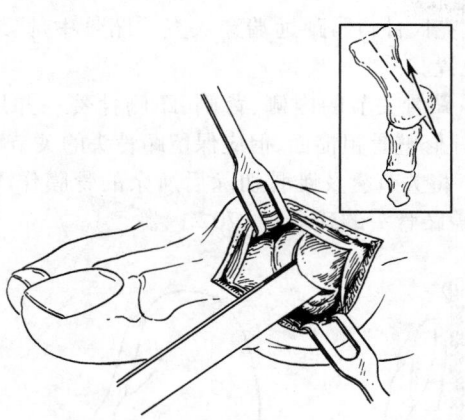

图 70-17　内侧突起切除来源

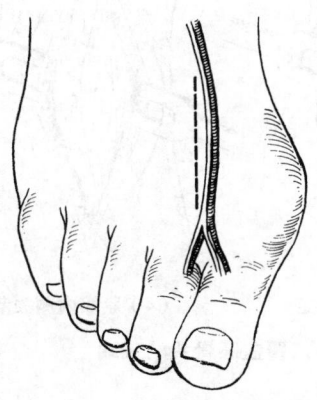

图 70-18　第二个切口避开了腓深神经第一趾蹼支
并可显露第一跖间背侧动脉的终末部分

以一把尖头小弯钳贴在近节趾骨背外侧基底上,先用力向跖侧滑动,然后将止血钳向背外侧抬起,钳尖通常停在跗收肌腱止点的腋部〔图 70-19〕。

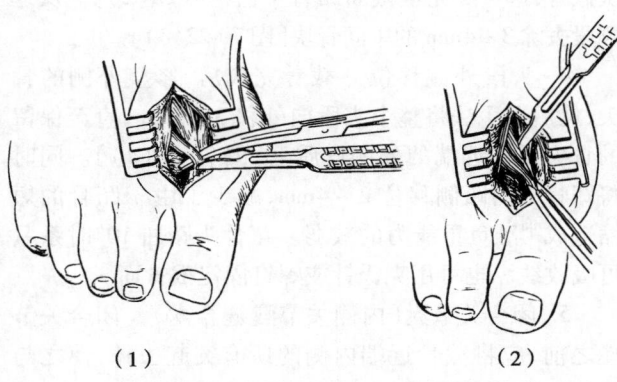

（1）　　　　　　　　　　（2）

图 70-19　姆内收肌的显露和松解

姆内收肌止于联合止点和姆短屈肌止于籽骨的所有附着均应切断,牵拉内收肌远端时该肌应自由而独立地活动而不再栓系籽骨〔图 70-19〕。这种沿籽骨外侧缘的姆内收肌松解切口会切断跖间深横韧带,该韧带位于姆内收肌的跖侧。如未将该韧带切断则游离

之,注意保护紧贴其下的神经血管束,再切开外侧关节囊。

4. 内侧关节囊重叠及关闭切口　由助手保持跖趾关节在伸屈平面和内外翻平面均位于复位后的中立位。重叠缝合内侧关节囊〔图 70-20〕。然后放开姆趾以判断其静止时的位置及关节囊修复处的张力。如果姆趾静止时的姿势可以接受,以 2-0 或 3-0 可吸收线间断缝合关节囊的剩余部分。手术完成时,姆趾应自然地位于跖骨头上并保持 5°外翻和 10°背伸。冲洗术野,彻底止血,间断或单纯褥式缝合皮肤。

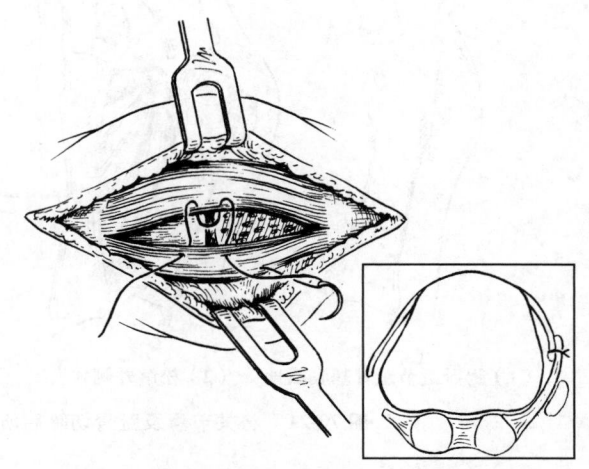

图 70-20　重叠缝合内侧关节囊,跖侧瓣压
在背侧瓣之上

【术后处理】

前足用大块敷料加压包扎,患足置最大抬高位 48 ~72 小时。如患者能忍受则术后 72 小时开始逐渐下地行走。对拐杖和助行器的需要因人而异,但除非患者走路不平稳,否则,不鼓励使用辅助器具。切口愈合良好则在术后 3 周拆线,较长时间保留缝线也没有副作用。可使用足趾占位器来保证姆趾的正确对线,足趾占位器用 6 周。术后 12 ~ 14 周可穿较好看的鞋子。

二、Keller 关节切除成形术

【适应证】

具有症状的、第一跖趾关节骨性关节炎的老年患者;虽然没有骨性关节炎但年龄较大或有下肢血管病变而不适合做其他重建手术的患者;姆趾僵硬、不能纠正的姆内翻、第一跖趾关节重建手术失败及由于第一跖趾关节活动受限而导致的趾间关节反复发作的皮肤溃疡患者。

【禁忌证】

年龄较轻、活动较多、对功能要求较高及神经肌肉病变引起的痉挛性姆外翻患者。

【手术步骤】

1. 在拇趾内侧以跖趾关节为中点作纵向弧形切口,约 4～5cm 长。

2. 显露跖趾关节囊,将拇长伸肌及拇屈肌腱牵开保护,骨膜切开后行骨膜下剥离近端趾骨,用线锯或骨刀截断趾骨,依拇外翻的程度一般切除 1/2～1/3。

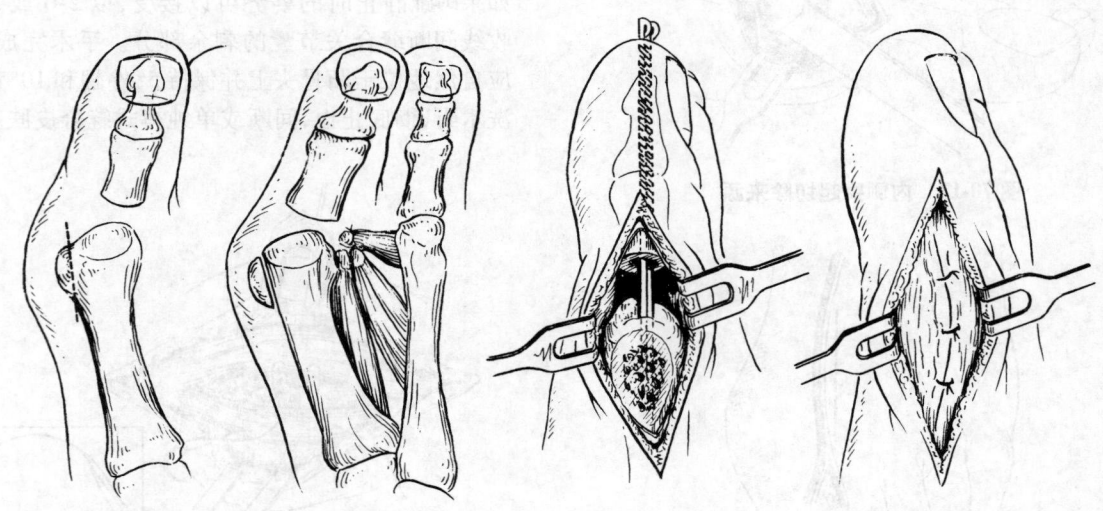

（1）拇趾近节趾骨基底截骨　　（2）松解外侧软组织　　　　（3）克氏针固定　　　　（4）紧缩内侧关节囊

图 70-21　将关节囊及趾骨切除后所余的骨膜作 Y 字缝合,覆盖跖骨头的残端

5. 有伸拇长肌腱紧张者,必要时作肌腱 Z 形延长术。

6. 切口依层缝合,用石膏托固定拇趾于矫正位。

【术后处理】

术后 2 周拆除石膏缝线、拔除克氏针,逐渐开始负重行走,辅用理疗,促使功能恢复。

三、跖骨颈截骨术（Mitchell 截骨术）

【适应证】

跖骨间角<15°和跖趾关节外翻角<35°轻、中度拇外翻患者。

本手术包括:①切除内侧突起;②第一跖骨干远端截骨;③截骨头段向外移位及成角;④内侧关节囊缝合。

【手术步骤】

1. 内侧突起切除　按软组织手术步骤切除内侧骨赘。

2. 跖骨颈、跖骨干远端的显露及导向孔的定位　通过锐性剥离向背侧和跖侧掀起骨膜、显露趾骨颈的背侧面及跖骨干远端 2～3cm。在跖骨干上由背侧向跖侧垂直骨干钻两个恰能允许 1-0 缝线通过的孔。第一个孔位于跖骨头关节面远侧缘近侧 1.5cm,距跖骨头内侧边缘 2～3mm。第二个骨孔在第一个骨孔近侧 1.0cm 处,但靠近跖骨干的外侧皮质。经两孔穿过单

用一枚克氏针自拇趾远端穿入直达跖骨中部,维持矫正的位置。

3. 跖骨关节的内侧、背侧、跖侧骨赘一并用圆凿铲去,并修整骨粗糙面,但应保留跖骨头的关节面。

4. 将关节囊及趾骨切除后所余的骨膜作 Y 字缝合,覆盖跖骨头的残端〔图 70-21〕。

股 1-0 可吸收线,使之可在背侧打结〔图 70-22(1)〕

3. 跖骨颈双截骨　首先在远侧进行第一次截骨(用带 5mm 锯片的动力锯)垂直于跖骨颈内侧缘,在远端孔的近侧 3～4mm 处开始截骨。这次截骨为不完全截骨,应使骨干外侧 3～6mm 的皮质骨保持完整。同样垂直于跖骨干,在第一条截骨线近侧 2～4mm 处作第二次截骨,这一次完全截断跖骨干〔图 70-22(2)〕。从远侧段去除 3～4mm 的中间骨块〔图 70-22(3)〕。

4. 头段外侧移位　截骨完成后,修整外侧的骨尖,然后以手法将整个头段向外移 3～5mm,直至保留的骨尖抵在近端的外侧皮质上〔图 70-22(4)〕。同时将跖骨头向跖侧移位 2～4mm,减少了由于跖骨的短缩造成拇趾负重能力的减弱。跖骨头跖屈 10°时系紧可吸收线。也可用克氏针或螺钉固定截骨面。

5. 闭合关节囊(内侧关节囊缝合术)　闭合关节囊之前,应将截骨近端内侧的所有突起去掉,使之与外移的截骨远端的内侧平齐,缝合时保持拇趾 5°内收和跖屈位。

【术中注意】

1. 截骨不要比手术方法中所示的位置更靠近端,这是因为跖骨干皮质骨的愈合时间较长(与跖骨颈的松质骨相比)。而且,如果截骨太靠近近侧,保持拇趾的理想位置也更困难。

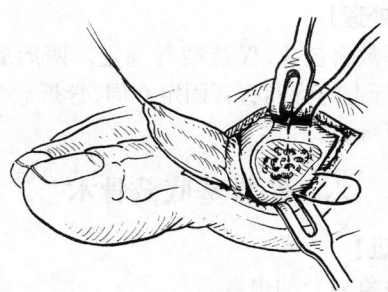
（1）内侧骨赘切除后，穿偏心骨孔并穿线

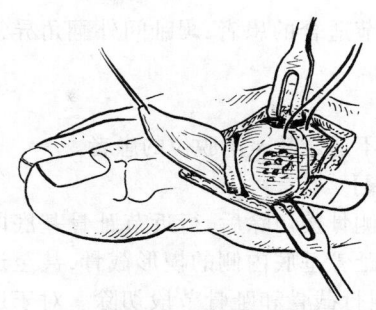
（2）双截骨（不完全和完全截骨）

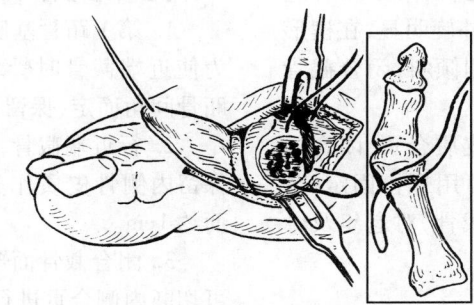
（3）去除截骨线间的骨质

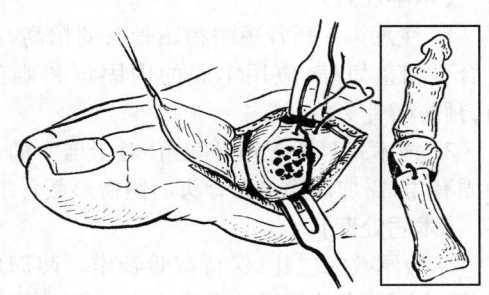
（4）跖骨头段向外侧移位并结扎穿过骨孔之线

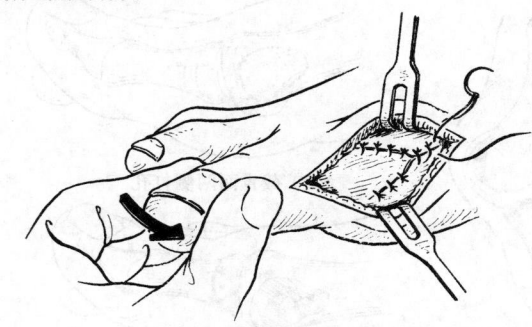
（5）内侧关节囊缝合术

图 70-22　跖骨颈截骨术

2. 截骨时保护好穿好的可吸收线，将其系紧但不要使之在骨面上难以滑动，以防随着截骨移位而变弱。

3. 穿线用的骨孔垂直于跖骨干，否则，它们会与截骨线相通，这会使固定变松。

4. 避免使保留的远端内侧骨尖不平或不齐，否则，也会造成骨端不稳。

5. 将第一、二跖骨头对齐，使第一跖骨在其内翻最明显处得以矫正跖趾关节。

6. 不要使跖骨头向背侧成角或移位，以防术后发生转移性跖骨痛。

7. 不要从跖骨头上剥除外侧关节囊，以减少发生跖骨头缺血性坏死的可能。

【术后处理】

术后将包裹的压舌板放在跖侧、内侧和背侧，并以卷起的纱布固定 10 天。然后拆线，用带跗趾扳的短腿行走石膏管型固定，注意不要使截骨远端成角或向背侧移位。石膏固定至骨愈合为止，一般为 6～8 周。

四、跖骨干截骨术（Wilson 术式）

【适应证】

年龄<50 岁，跖趾间角<20°和跖趾关节外翻角<40°跖趾关节面倾斜不严重，无关节炎及退行性变，跗趾不短。

【手术步骤】

第一跖趾关节外侧切口，暴露关节囊。在跖骨干近 1/3 处斜行截骨，将骨远端向外侧推移。修整骨折断端，并将剪除骨质植入截骨端。用接骨板螺钉内固定截骨。

【术后处理】

术后厚敷料包扎。维持跗内翻 5°～10°，保持截骨稳定。小腿石膏固定 6 周。6 周后用趾间占位器 4 周，骨折愈合后下地行走。

五、Akin 手术

【适应证】

近端关节面固有角和远端关节面固有角轻度增

大同时跖趾关节适合的患者;姆趾间外翻角异常增大的患者。

【禁忌证】

跖趾关节不适合甚至半脱位的患者。

【手术步骤】

跖骨头内侧骨赘切除后,行近节趾骨基底内侧缘的切除和近节趾骨基底内侧的楔形截骨,甚至近节趾骨远端截骨、斜行截骨和趾骨节段切除。对于近节趾骨过长的患者,可节段切除部分趾骨;而对于跖骨过短的患者,可以植骨延长。如果姆趾外旋明显,在楔形截骨的同时,可将远端截骨面向头侧倾斜,闭合截骨面时可同时矫正趾骨外翻和外旋。

楔形截骨时可保留趾骨外侧的皮质合页,闭合内侧骨质可用缝线;斜行楔形截骨时可用螺钉固定;节段截骨短缩时可用克氏针交叉固定截骨,对老年及骨质疏松患者加用 U 形钉〔图 70-23〕。

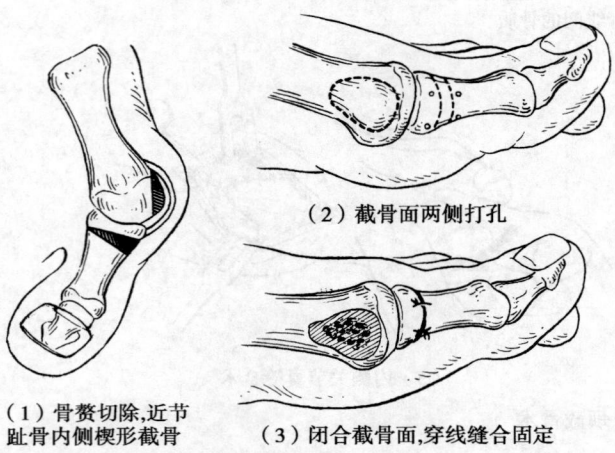

（1）骨赘切除,近节趾骨内侧楔形截骨

（2）截骨面两侧打孔

（3）闭合截骨面,穿线缝合固定

图 70-23　Akin 手术

【术后处理】

术后厚敷料包扎,保持截骨稳定。两周后拆除缝线,更换可行走的管形石膏固定 6 周,骨折愈合之后逐渐下地练习行走。

六、跖骨基底截骨术

【适应证】

跖骨间角>15°的患者。

【手术步骤】

1. 第 1 跖骨基底外侧做一开口向外的楔形截骨,为使近端截骨时骨端稳定,先做远端截骨,截骨面依跖骨间角而定,保留内侧骨皮质作为合页。

2. 行近端截骨,截骨面与第 1 跖骨干纵轴成 40°,保留内侧骨皮质作为合页。骨皮质合页距基底关节面约 1cm。

3. 闭合截骨面矫正跖骨内翻,如果第 1 跖骨短缩可切断内侧合页进行调整,使用螺钉固定截骨面。

【术中注意】

1. 注意第 1 跖骨短缩和跖骨头的抬高,可切断内侧合页调整短缩;应用牢固的内固定和避免过早负重,预防跖骨头抬高。

2. 该术式只矫正跖骨间角,对于增大的近端关节面固有角,需加用第 1 跖骨头内侧楔形截骨手术。

【术后处理】

术后厚敷料包扎,保持截骨稳定。两周后拆除缝线,更换可行走的管形石膏靴固定 6 周,6 周后用趾间占位器 4 周,骨折愈合之后逐渐下地练习行走。

（曲魏　夏洪刚）

第七十一章

软组织感染手术

第一节 表浅组织化脓性感染切开引流术

一、表浅脓肿切开引流术

【适应证】

表浅脓肿形成,查有波动者,应切开引流。

【术前准备】

1. 合理应用抗菌药物。

2. 多发性脓肿,全身情况较差者,应注意改善全身状况。

【麻醉】

局麻。小儿可用氯胺酮分离麻醉或辅加硫喷妥钠肌内注射作为基础麻醉。

【手术步骤】

在表浅脓肿隆起处用1%普鲁卡因作皮肤浸润麻醉。用尖刃刀先将脓肿切开一小口,再把刀翻转,使刀刃朝上,由里向外挑开脓肿壁,排出脓液。随后用手指或止血钳伸入脓腔,探查脓腔大小,并分开脓腔间隔。根据脓肿大小,在止血钳引导下,向两端延长切口,达到脓腔边缘,把脓肿完全切开。如脓肿较大,或因局部解剖关系,不宜作大切口者,可以作对口引流,使引流通畅。最后,用止血钳把凡士林纱布条一直送到脓腔底部,另一端留在脓腔外,垫放干纱布包扎〔图71-1(1)～(8)〕。

【术中注意事项】

1. 表浅脓肿切开后常有渗血,若无活动性出血,一般用凡士林纱布条填塞脓腔压迫即可止血,不要用止血钳钳夹,以免损伤组织。

2. 放置引流时,应把凡士林纱布的一端一直放到脓腔底,不要放在脓腔口阻塞脓腔,影响通畅引流。引流条的外段应予摊开,使切口两边缘全部隔开,不要只注意隔开切口的中央部分,以免切口两端过早愈合,使引流口缩小,影响引流。

二、痈切开引流术

【适应证】

痈的病变范围较大,引流不畅,经各种非手术疗法不能控制时,应在全身应用抗生素的同时,作切开引流(面、唇痈除外)。

【术前准备】

1. 术前应治疗并发症(如糖尿病,结核病等)。

2. 合理应用抗生素,防止炎症扩散。

3. 对重危患者或合并败血症者,应积极提高全身抵抗力(如输液、输血等)。

【麻醉】

1. 全麻氯胺酮或硫喷妥钠静脉麻醉。

2. 局部浸润麻醉。

【手术步骤】

1. 切口 在痈的肿胀处作十形或++形切开,深度须达痈的基底部(深筋膜层),长度须达病灶边缘的健康组织〔图71-2〕。

2. 翻开皮瓣 切开皮肤后,向外翻开皮瓣,清除皮下全部腐烂和坏死的组织达深筋膜;如深筋膜下已被波及,也应予切开〔图71-3〕。

3. 清洗创面 创面用过氧化氢溶液清洗后,用浸透抗生素(如青霉素)溶液或50%硫酸镁溶液的纱布条填塞止血,然后包扎。

【术中注意事项】

1. 切开引流操作应十分轻柔,不要用力挤压,以免炎症扩散。后颈部的痈切开引流时,更须注意,以免炎症沿枕静脉扩散至颅内海绵窦,引起海绵窦炎。

2. 作"十"形或"++"形切开时,应将炎性浸润部分完全切开,以免炎症继续扩大,浸润部分逐渐坏死。

3. 较大的出血点可用细线结扎。渗血用纱布压迫止血即可,以免结扎线过多,形成异物,加重炎症,影响创面愈合。

7

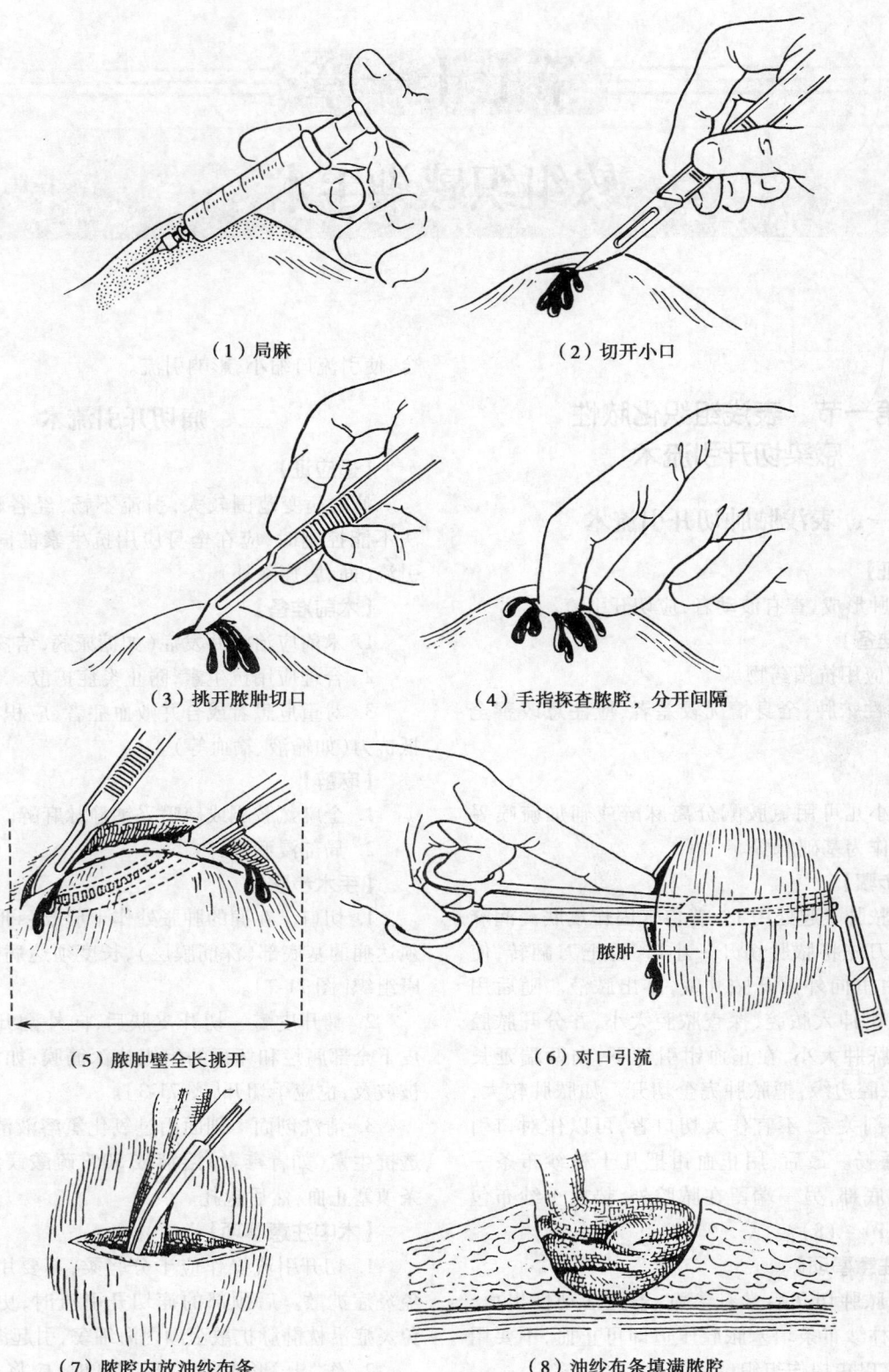

（1）局麻　　　　　　　　　（2）切开小口

（3）挑开脓肿切口　　　　　（4）手指探查脓腔，分开间隔

（5）脓肿壁全长挑开　　　　（6）对口引流

脓肿

（7）脓腔内放油纱布条　　　（8）油纱布条填满脓腔

图 71-1　表浅脓肿切开引流术

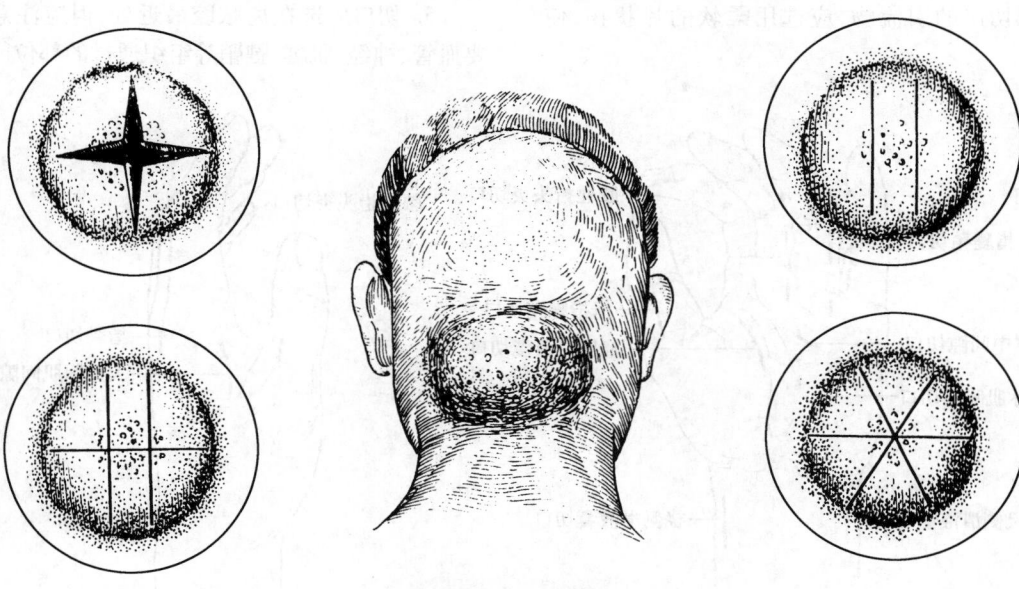

图 71-2　痈的各种切口

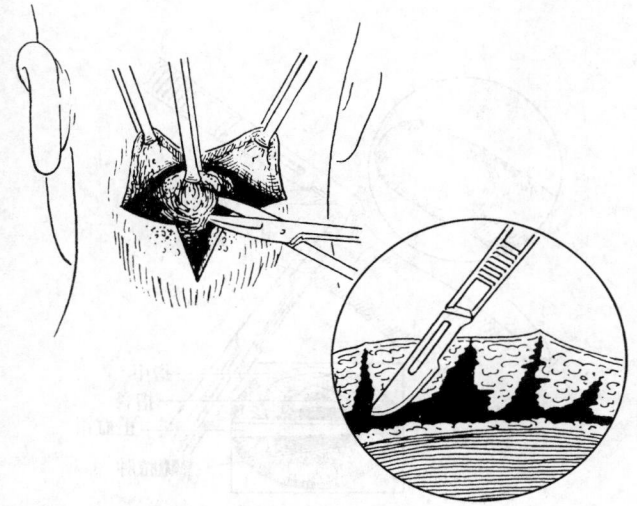

图 71-3　翻开四角皮瓣后,切除皮下坏死组织

【术后处理】

1. 术后 2~3 日,取出填塞在伤口内的纱布条,用过氧化氢溶液或 1:1000 苯扎溴铵溶液清洗伤口,用凡士林纱布条引流后包扎。

2. 观察创面待健康肉芽组织生长后,用胶布拉拢两侧皮肤,以缩小创面,加快创面愈合。如创面大,可在创面清洁后作皮片移植。

3. 全身应用抗生素,注意加强营养。

第二节　手部感染切开引流术

手是人类特有的劳动器官,其组织结构颇精巧,解剖关系较复杂,手部感染如果处理不当或不及时,就会影响手的功能,甚至造成残疾,严重者可危及生命。因此,必须及早正确处理,使其能尽快地、最大限度地恢复功能。

【术前准备】

1. 根据病情合理选用抗生素。

2. 对严重手部感染,全身情况衰弱者,应注意改善全身情况,提高身体抵抗力。

3. 手部较深脓肿切开时,宜用止血带控制出血,使手术野清晰,保证手术安全。

【麻醉】

1. 脓性指头炎切开引流术或甲下积脓拔甲术,一般采用是指根神经阻滞麻醉。麻醉剂内部不可加用肾上腺素,以免小动脉痉挛,造成手指血运障碍。

2. 掌间隙脓肿、化脓性腱鞘炎或手部滑囊炎切开引流时,采用臂丛神经或腕部神经阻滞麻醉;也可采用氯胺酮静脉麻醉。

【手部切口原则】

手部感染因部位不同,切口亦有所不同;每个患者的切口位置,又因病情而有差别。手部感染切开时,应注意以下几点:

1. 手指切口应做在两侧(小指、拇指最好在桡侧,其他手指最好在尺侧),不应在手指掌面,以免日后瘢痕影响触觉。指头的鱼口状切口,易致日后手指末端畸形,不宜应用。

2. 手指切口最好不超过指关节,以免日后瘢痕挛缩而影响指关节活动。如果脓肿范围超过两个指节,则可在关节上、下指骨旁各作一个小切口,以利引流。

3. 手掌的切口一般应偏在手掌两旁,腕部滑液囊切口也应做在腕部的两侧,不应该在正中,以免影响手掌和腕部的功能。

7

4. 手部切口的引流物,应选用柔软的片状物,使引流通畅。

5. 切口应选在离脓腔最近处,但应注意避开有重要血管、神经、肌腱、腱鞘等组织通过的部位〔图71-4〕。

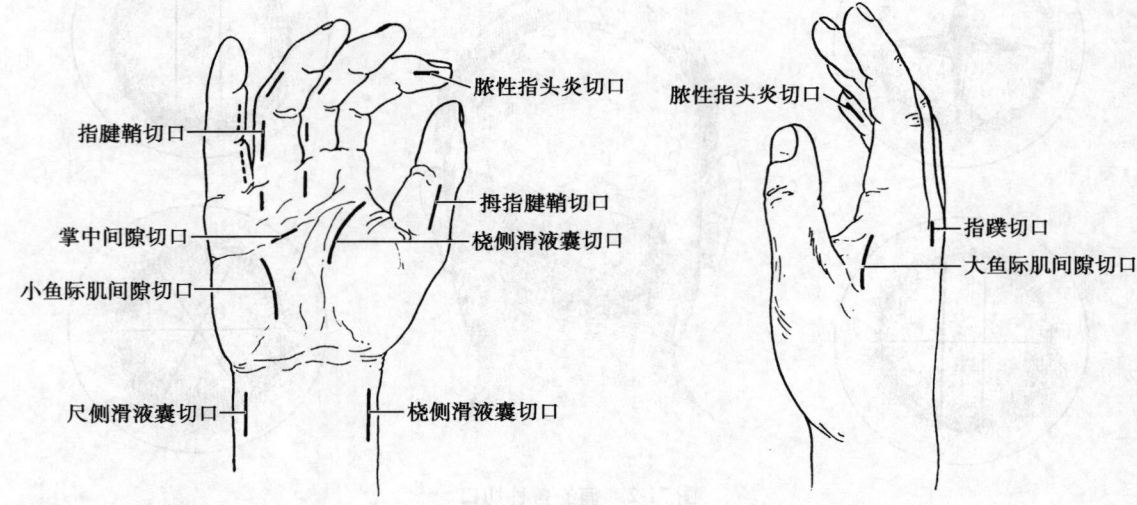

图71-4 手部感染常用切口

【术后处理】

1. 手部感染切开引流后,应注意仔细换药。先用1:5000高锰酸钾溶液浸泡伤口,一面嘱患者轻轻活动患手或患指,一面用无菌棉花清洗伤口,以利脓腔中残留脓汁排出,然后用干纱布把患手皮肤擦干,并用酒精消毒,用胶皮片或凡士林纱布条引流后包扎。

2. 一般术后3~5日即可拔出引流条。待红肿消退,疼痛减轻后,即可开始作手指功能锻炼,以免肌腱粘连、瘢痕挛缩而造成功能障碍。

一、脓性指头炎切开引流术

手指末节有许多以指骨为中心的放射状纤维索带,索带间构成许多小房。发生脓性指头炎时,小房内炎性水肿,压力持续增大,不但压迫指神经末梢引起剧烈疼痛,更严重的是在未形成脓肿前,末节指骨间就会缺血坏死,引起不易治愈的指骨骨髓炎。故应及早切开引流。

【适应证】

指头炎出现跳痛,明显肿胀,应急切开减压、引流,不能等待波动出现。

【手术步骤】

在手指末节的一侧作纵切口。切开皮肤后,用止血钳分入脓腔,撑开纤维索带间小房,放出脓液,置凡士林纱布条或胶皮片引流。若脓肿较大或呈工形,可用止血钳插入腔内,在手指对侧对口引流〔图71-5〕。但局限在掌面指垫间隙的感染,无论在近、中、远节、对向脂肪垫中央穿头的脓肿,应采用中央不跨越横屈纹的纵向切口,以免指端失去感觉或坏死。

未及时治疗的脓性指头炎,已并发手指末节指骨

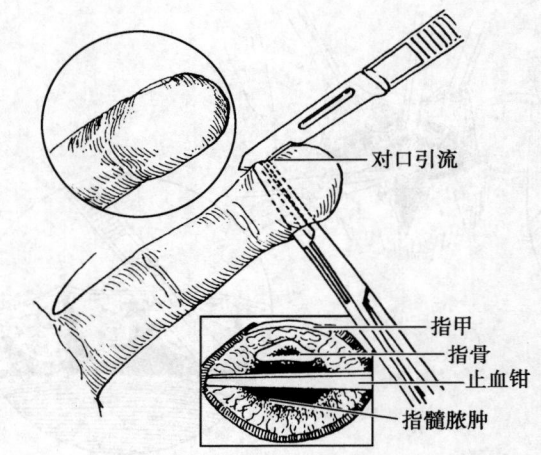

图71-5 脓性指头炎切开引流术

慢性骨髓炎者,可出现死骨,使脓性指头炎经久不愈。对此可采用手指末节侧切口,显露指骨,摘除死骨;或用小咬骨钳咬出其末端的骨髓炎病骨。伤口用凡士林纱布条或胶皮引流〔图71-6〕。

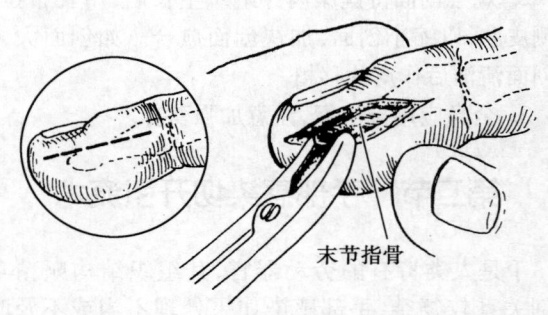

图71-6 指骨慢性骨髓炎病灶清除术

7

【术中注意事项】

1. 切口不应超过末节手指远段 4/5（距末节横纹 6mm），以免伤及屈肌腱鞘使感染扩散。

2. 切开皮肤后，必须切断脓腔内纤维索带，打开小房，引流才能通畅。

二、甲沟炎切开引流术

【适应证】

甲沟炎有脓液积聚者，应切开引流。

【手术步骤】

沿病变侧甲根角作一纵向切口；如为全甲炎，则在两侧各作一纵向切口，近端不宜超过甲床基部平面。再用尖刃刀插入指甲根部和皮肤之间作锐性分离，向上翻转皮瓣，放出脓液，置胶皮片引流〔图71-7〕。如伴有甲下积脓，在做甲沟炎引流的同时，应拔除指甲，排出脓液，用凡士林纱布覆盖后包扎。对仅有指甲根部的甲下积脓，也可作部分切甲引流术，将甲根挑起剪去。须注意将甲角全部切尽，以免残留而影响愈合〔图71-8〕。

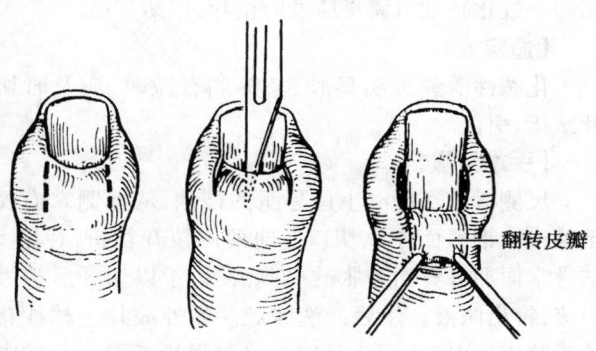

图71-7　甲沟炎切开引流术

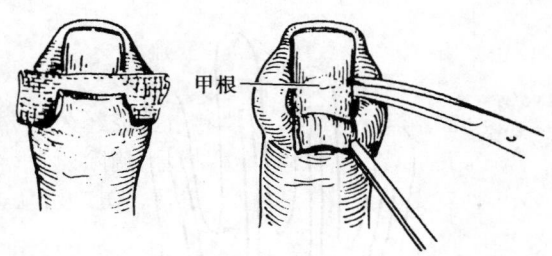

图71-8　甲沟炎伴甲下脓肿部分切甲引流术

三、甲下积脓拔甲术

【适应证】

甲沟炎已侵入甲下形成甲下脓肿者，嵌甲合并感染者，均应拔出指甲引流。

【手术步骤】

术者用左手拇指和示指捏紧病指末节两侧，控制出血。在甲根两侧各做一纵横切口，用尖刃刀顺甲根

分离甲上皮，再从指甲尖端顺甲床面将指甲与甲床分离。当指甲完全游离后，用止血钳夹持指甲的一侧向另一侧翻卷，使指甲脱离甲床。检查无甲角残留后，即可用凡士林纱布覆盖包扎〔图71-9〕。

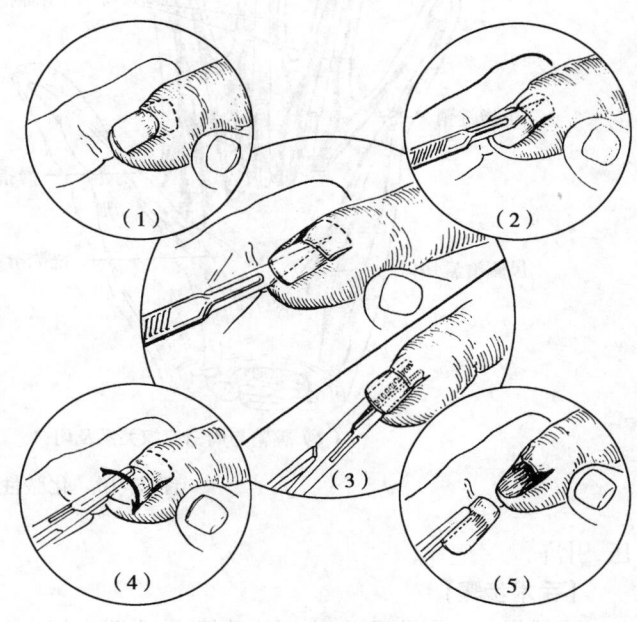

图71-9　拔甲术

（1）捏紧止血；（2）分离甲根上皮；（3）分离甲床；
（4）翻卷拔甲；（5）拔出指甲，检查有无残留

【术中注意事项】

1. 用尖刃刀分离甲上皮时，应注意不要使其损伤，以免日后从甲上皮生出的指甲永久畸形。分离甲床面时，应紧贴指甲，刀刃指向指甲背面，注意不要损坏甲床组织。拔除指甲后，如甲床不平整，宜用刀刃将其轻轻刮平，以免日后新生的指甲高低不平。

2. 为防止损伤甲床，也可在已分开指甲尖端的甲床后，用蚊式止血钳插入间隙，在分开止血钳时即可使指甲脱离甲床。

3. 甲癣拔甲时，因指甲较脆，难以翻转拔甲，可在甲下分离后直接拔出。

四、化脓性腱鞘炎切开引流术

手指屈肌腱由腱鞘包绕，腱鞘内层为封闭的滑液囊，外层是由指鞘状韧带和指骨所构成的一个无伸缩性的骨纤维性套管。腱鞘炎性肿胀时，压力升高，可引起肌腱缺血、坏死。小指、拇指肌腱分别与尺侧、桡侧滑液囊相通，前者炎症可蔓延到后者。示指腱鞘炎可波及鱼际间隙，中指、环指腱鞘炎可波及掌中间隙。故对化脓性腱鞘炎，应早期切开引流。

【适应证】

化脓性腱鞘炎诊断成立，明显肿胀，应急切开减

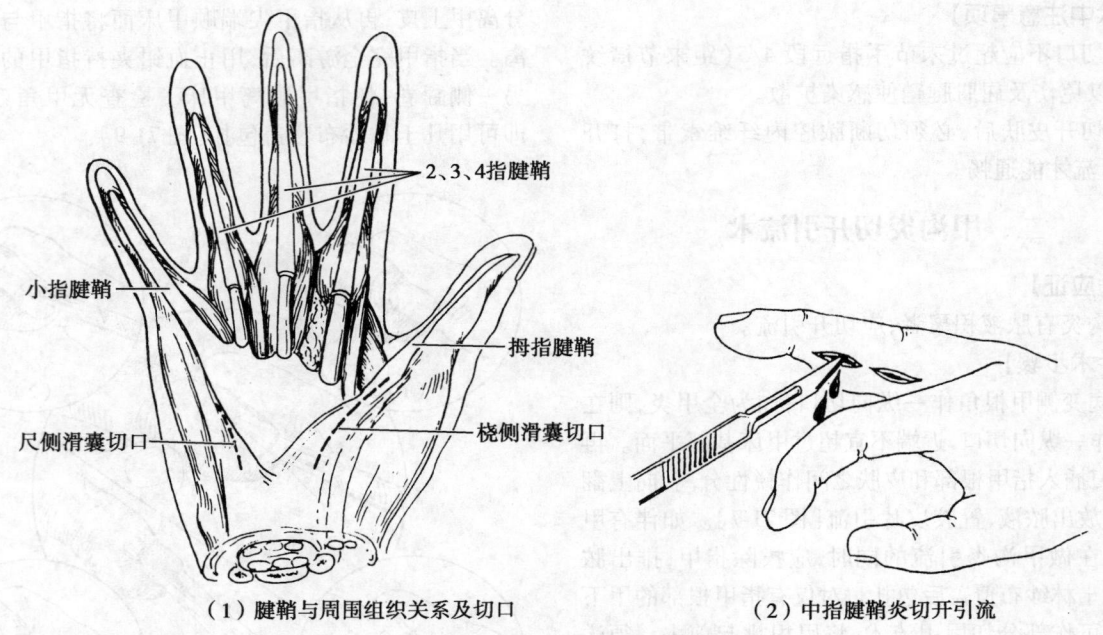

（1）腱鞘与周围组织关系及切口 （2）中指腱鞘炎切开引流

图 71-10 化脓性腱鞘炎切开引流术

压、引流。

【手术步骤】

在手指一侧作纵切口，小心拉开切口，避开血管和神经，切开腱鞘，排出脓液。用生理盐水将腱鞘冲洗清洗后，在腱鞘外皮下放胶皮片引流后包扎〔图 71-10〕。

【术后注意事项】

1. 手指腱鞘炎病变范围常超过一个指节，但引流切口不应跨过关节，应分别在每个指节侧面切开，以免日后影响指关节功能。

2. 引流片不宜放在腱鞘或滑液囊内，以免发生肌腱粘连，影响功能。

五、化脓性滑囊炎切开引流术

桡侧滑囊和尺侧滑囊互相沟通，炎症可互相蔓延，二者近端在尺、桡骨茎突上 2cm 处与屈肌后间隙相邻。故化脓性滑膜炎应及时治疗，以防扩散。

【适应证】

化脓性滑囊炎明显肿胀，穿刺有脓时，应及时切开减压、引流。

【手术步骤】

尺侧滑膜炎可沿小鱼际肌的桡侧，从远侧掌横纹至腕横韧带平面作纵切口。向两侧拉开切口，在第 5 掌骨掌面即可看到肿胀的尺侧滑囊，予以切开后扩大引流，排出脓液。然后冲洗脓腔。囊外放凡士林纱布条或胶皮片引流〔图 71-11〕。尺侧滑囊炎可合并掌中间隙感染〔图 71-12〕，须同时切开引流。

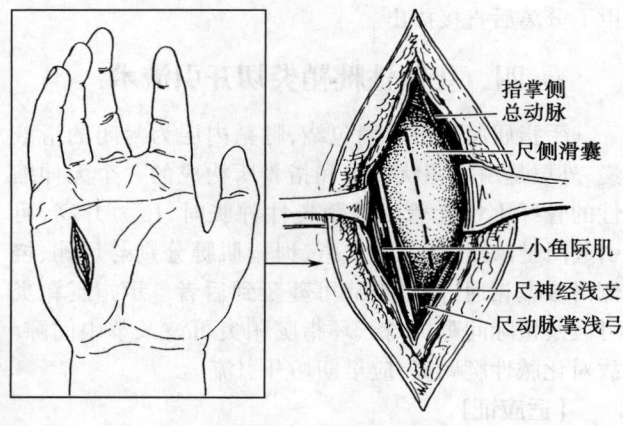

图 71-11 尺侧滑囊炎切开引流术

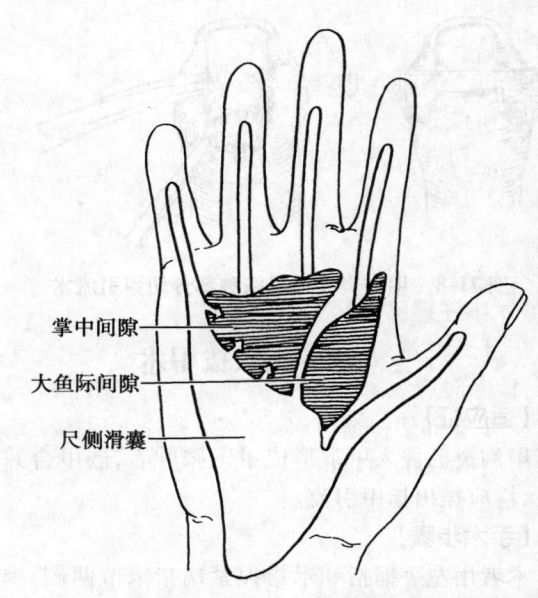

图 71-12 尺侧滑囊炎可按箭头所示侵入掌中间隙形成脓肿

桡侧滑囊炎用鱼际肌尺侧缘切口,即在近侧掌横纹远半段的桡侧切开皮肤、皮下组织及桡侧滑囊,进行引流。

【术中注意事项】

桡侧滑囊炎切开时,切口宜在鱼际尺侧缘远侧半段,因近侧半段有正中神经返支(运动支)存在,如受损伤将会丧失重要的拇指对掌功能〔图71-13〕。

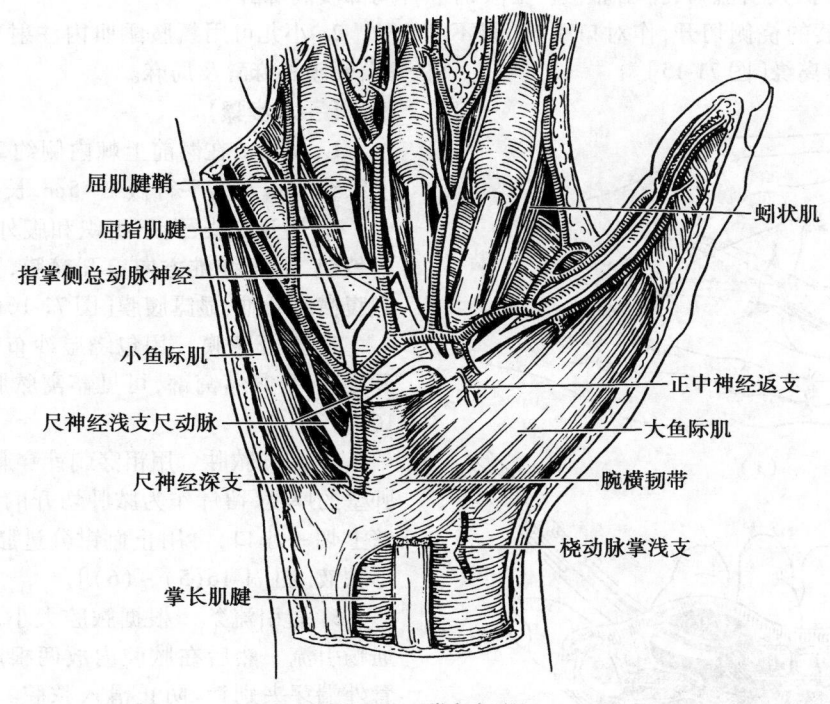

图 71-13　掌部解剖

六、掌中间隙脓肿切开引流术

【适应证】

掌中间隙感染一旦形成脓肿,应及时引流,以免破坏手部解剖结构而影响功能。

【手术步骤】

常用掌中间隙切口有两种:一是沿第4掌骨头部附近的远侧掌横纹中1/3作一横切口;二是在掌侧中指和环指之间指蹼处作纵切口,近端不应超过远侧掌横纹(必要时可沿掌横纹延长),以免损伤掌浅弓。切开皮肤和皮下组织后,用止血钳钝性分离,扩大组织间隙,进入脓腔,排出脓液。冲洗脓腔后,放置胶皮片或凡士林纱布条引流,包扎伤口〔图71-14〕。

【术中注意事项】

1. 手背结缔组织松弛,当手掌感染时易引起手背肿胀,诊断时应注意,不要误诊而行手背切开。

2. 手掌部切口选择,必须考虑到痊愈后的手部功能。跨过横纹的纵向切口,不但会引起手掌瘢痕挛缩,还可引起疼痛;近侧纵切口可能损伤掌浅弓,应注意避免。

3. 切开掌中间隙时,不要损伤手指腱鞘的近端,以免感染扩散。

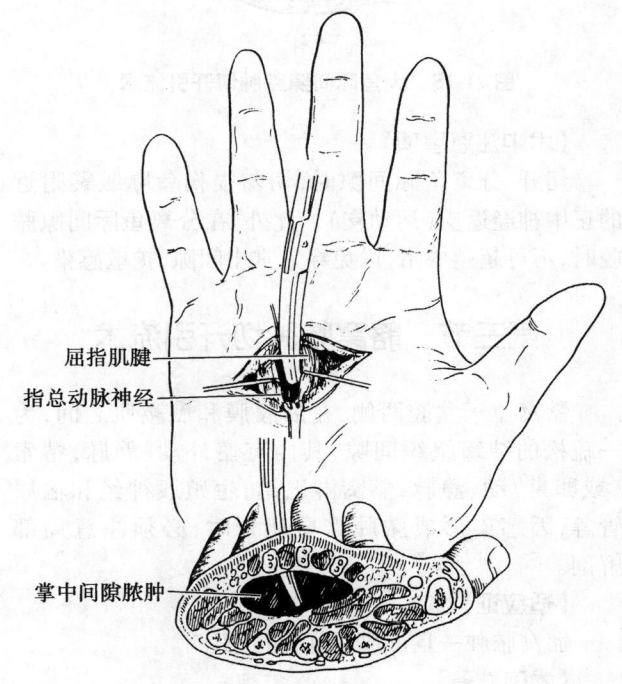

图 71-14　掌中间隙脓肿切开引流术

七、鱼际间隙脓肿切开引流术

【适应证】

鱼际间隙感染形成脓肿,应及时切开引流。

7

【手术步骤】

采用拇指和示指间指蹼切口，但不宜太长。切开皮肤、皮下组织后，沿骨间肌掌面用止血钳钝性分离组织间隙，进入脓腔，扩大引流口，排出脓液。必要时可在掌侧沿鱼际皱襞的桡侧切开，作对口引流，但不应切断指蹼皮肤的游离缘〔图71-15〕。

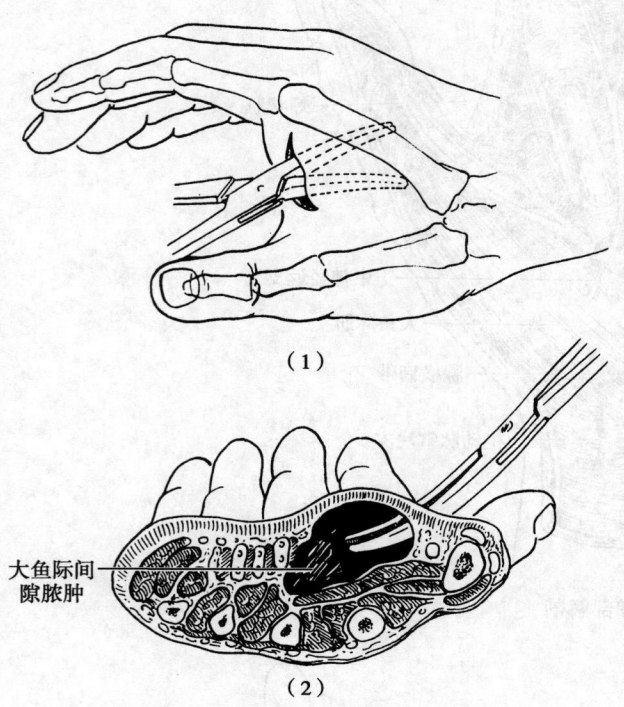

（1）

大鱼际间
隙脓肿

（2）

图71-15　大鱼际间隙脓肿切开引流术

【术中注意事项】

切开、分离鱼际间隙时，切勿损伤鱼际皱襞附近的正中神经返支（运动支）。此外，在分离鱼际间隙脓腔时，不可超越中指，以免穿入掌中间隙，扩散感染。

第三节　髂窝脓肿切开引流术

髂窝位于盆腔两侧，在后腹膜和髂腰肌之间，为一疏松的结缔组织间隙，其内有髂外动、静脉，精索（或卵巢）动、静脉，髂窝淋巴结，生殖股神经和输尿管等，因感染形成脓肿需要切开时，必须注意局部解剖。

【适应证】

髂窝脓肿一旦形成，即应切开引流。

【术前准备】

1. 术前应仔细询问病史与体检，并做穿刺，需与阑尾脓肿、腰椎结核冷脓肿、髂骨骨髓炎和急性化脓性髋关节炎等鉴别。

2. 合理应用抗生素。

3. 注意支持疗法，如输血、输液，纠正贫血和水、电解质平衡失调等。

【麻醉】

1. 成人可用椎管内麻醉（腰麻或硬膜外麻醉）或局部浸润麻醉。

2. 小儿可用氯胺酮肌内注射麻醉或采用能管麻醉、硬膜外麻醉及局麻。

【手术步骤】

1. 切口　在髂前上棘内侧约2cm，沿腹股沟韧带上缘约2cm与其平行做4~5cm长的斜切口。

2. 切开皮肤、皮下组织和腹外斜肌腱膜，显露腹内斜肌，沿肌纤维方向剪开筋膜，钝性分开腹内斜肌和腹横肌纤维，显露腹膜〔图71-16（1）~（3）〕。

3. 推开腹膜　用包绕湿纱布的手指向上内侧推开腹膜，显露髂窝部，可见髂窝脓肿向前凸起〔图71-16（4）〕。

4. 切开脓肿　用粗穿刺针穿刺抽得脓液，确定脓肿壁的厚度，留针作为脓肿切开的指示。用刀在脓肿壁上切一小口，再用止血钳分进脓腔，并用吸引器吸尽脓液〔图71-16（5）~（6）〕。

5. 置引流条　根据脓腔大小，扩大脓壁切口，以通畅引流。然后在脓腔内放两根胶皮管引流。引流管外端穿夹别针，防止滑入脓腔。如渗血较多，可用凡士林纱布填塞脓腔止血，纱布另一端留在体外。最后逐层缝合切口。在引流处不要缝合过紧，以免阻碍引流〔图71-16（7）〕。

【术中注意事项】

1. 用手指钝性分离推开腹膜时，注意操作要轻柔，不要分破腹膜；一旦发现腹膜破损，应立即行间断缝合修补，以免脓液流入腹腔，使感染蔓延。

2. 切勿盲目用尖刀插入脓腔内切开脓腔壁，或用止血钳深入脓腔内，张开钳子盲目作分离操作，以免误伤髂窝部大血管，造成不易处理的大出血。

【术后处理】

1. 继续全身应用抗生素与支持疗法。

2. 将脓腔内的引流管在术后第2日开始，于换药时逐步松动向外拔出一小段，并予剪除。随脓液减少，可拔出引流条，或更换凡士林纱布条引流。胶皮管引流可接床旁瓶（袋）中，如脓液减少到每日10ml以下，用生理盐水冲洗脓腔，也只容10ml左右，即可拔管，改用凡士林纱布条引流。

3. 如果引流不畅，临床表现分泌物少而症状不缓解，应在换药时戴上消毒手套探查脓腔，分开纤维间隔，或重新扩大引流。

4. 注意患肢功能，鼓励患者早期活动患侧下肢，及早伸直髋关节；必要时做患肢皮牵引，以矫正髋关节屈曲畸形。

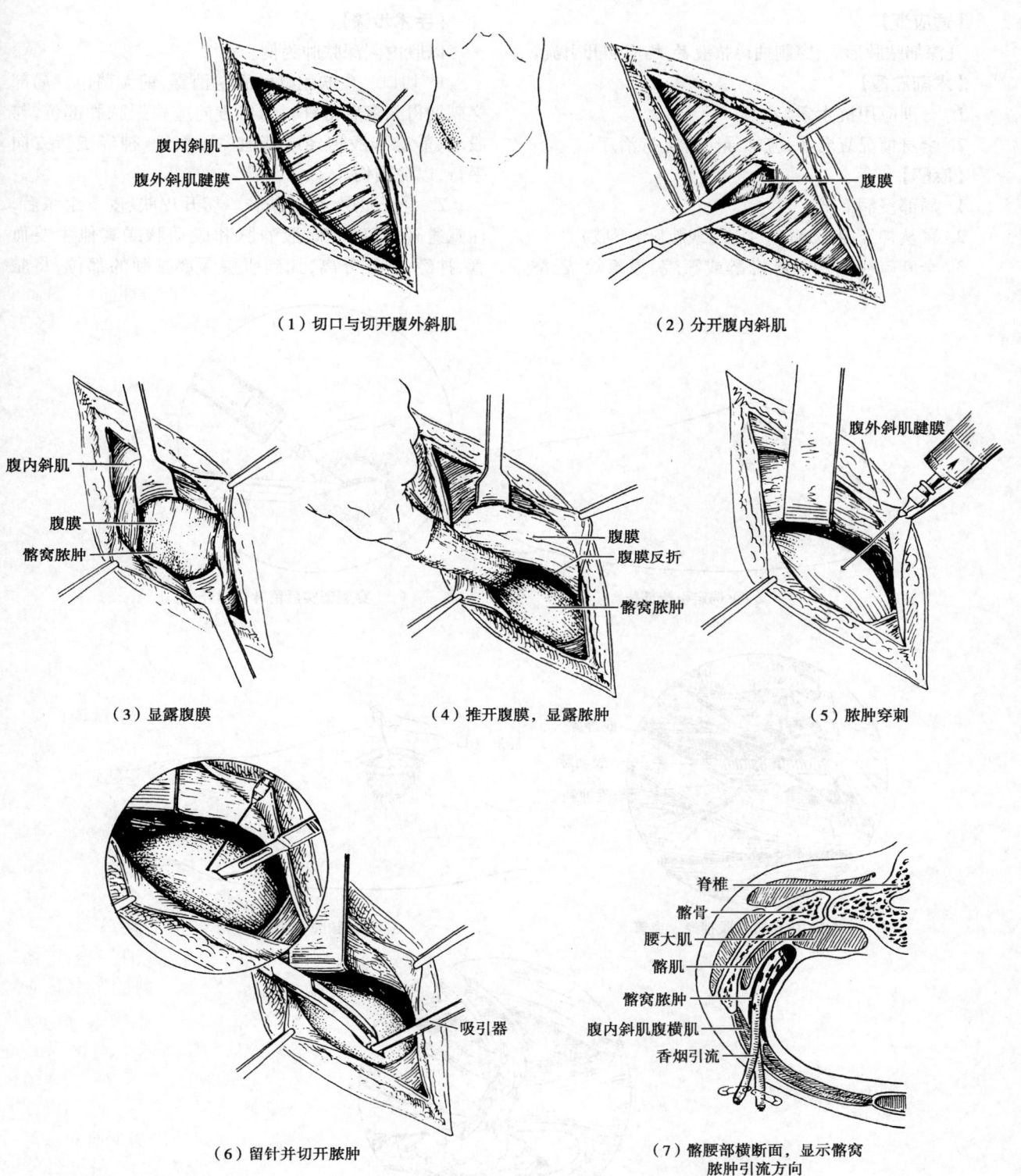

（1）切口与切开腹外斜肌

（2）分开腹内斜肌

（3）显露腹膜

（4）推开腹膜，显露脓肿

（5）脓肿穿刺

（6）留针并切开脓肿

（7）髂腰部横断面，显示髂窝脓肿引流方向

图 71-16　髂窝脓肿切开引流术

第四节 深脓肿切开引流术

【适应证】

凡深部脓肿形成,穿刺抽得脓液者,均应切开引流。

【术前准备】

1. 合理应用抗生素。

2. 全身情况衰弱者,应加强全身支持治疗。

【麻醉】

1. 局部浸润麻醉。

2. 臂丛神经阻滞麻醉(上肢)或腰麻(下肢)。

3. 全麻硫喷妥钠静脉麻醉或氟烷、恩氟烷、乙醚等吸入麻醉。

4. 小儿可采用氯胺酮肌内注射麻醉,辅加局麻或神经阻滞麻醉。

【手术步骤】

以股内侧深脓肿为例。

1. 切口 皮肤用碘酊酒精消毒,铺无菌巾。局部穿刺抽得脓液后留针。切口方向应根据脓肿部位,与股动、静脉和股神经或其他主要血管、神经走行方向平行,以免损伤。

2. 分开肌层,切开脓肿 切开皮肤、皮下组织后,注意避开大隐静脉、股静脉和股动脉或其他主要血管、神经,顺针分离,找到肌层深部脓肿的部位,将脓

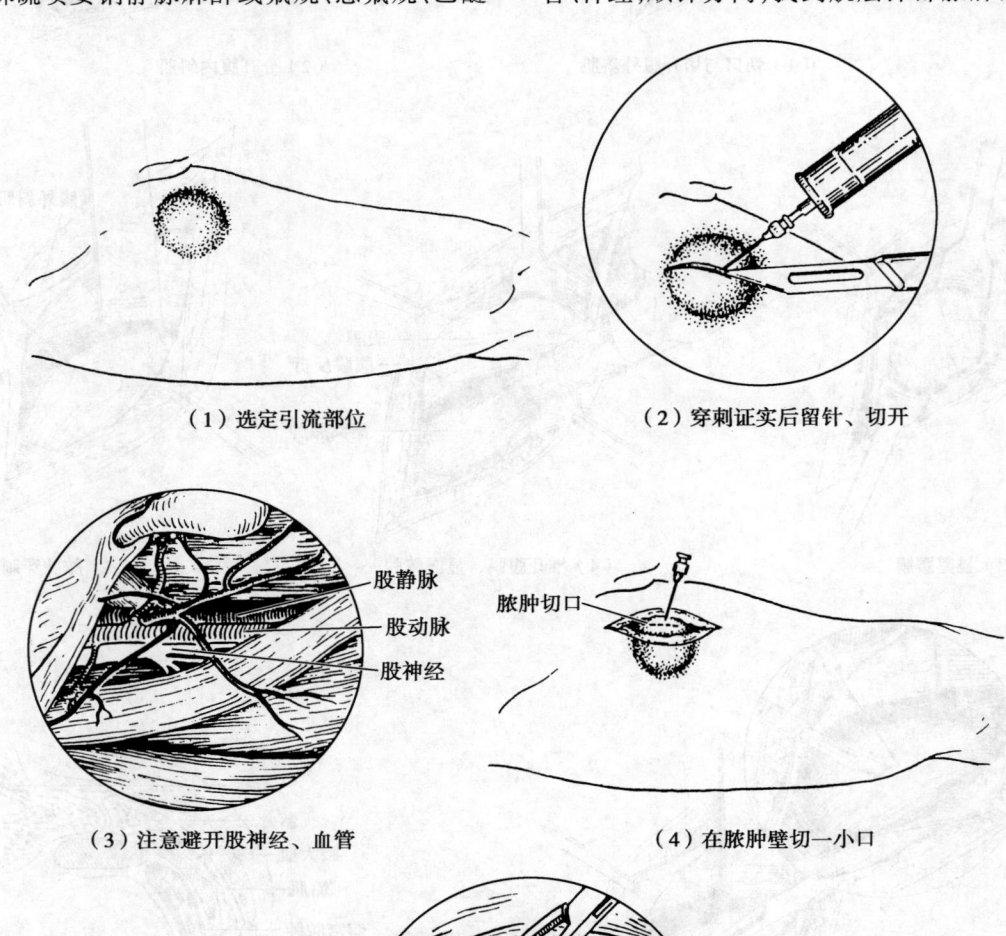

（1）选定引流部位

（2）穿刺证实后留针、切开

股静脉
股动脉
股神经

（3）注意避开股神经、血管

脓肿切口

（4）在脓肿壁切一小口

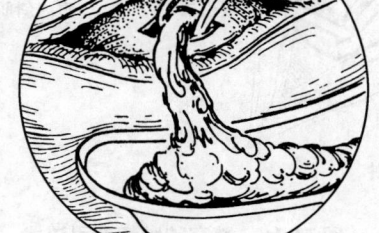

（5）用止血钳分开脓肿切口,排出脓液

图 71-17 股部深脓肿切开引流术

肿壁作一纵行小切口,用止血钳分进脓腔内排出脓液。再用手指伸入脓腔,分开纤维间隔。再扩大脓肿壁切口,使引流通畅〔图71-17(1)~(5)〕。

3. 置引流条 按脓肿大小与深度放置凡士林纱布条引流或引流管引流。若有活动性出血可用止血钳钳夹后结扎;一般小渗血用凡士林纱布填塞,加压包扎后即可止血。

【术中注意事项】

1. 深脓肿切口的方向应与动、静脉和神经的走行方向平行,以避免损伤。

2. 切开深脓肿前,应注意邻近重要组织的解剖关系——尤其对神经和血管,切勿损伤。如股内侧深脓肿,应注意股动、静脉和股神经;腘窝脓肿,要注意腘动、静脉和胫神经;腋窝部脓肿,要注意腋动、静脉和臂丛神经。

【术后处理】

术后第2日换药,松动脓腔内引流。以后每次换药时,根据脓液减少情况逐步拔出引流条,并剪除拔出部分,直至完全拔出为止。

(曲巍 蒋华军 鲁明)

第 八 篇

血管及软组织手术

第七十二章

血管手术

第一节　静脉切开术

静脉切开术在急诊和危重患者的治疗中,是一项重要的抢救技术,要熟练掌握。常用的切开部位为内踝部和股部两处大隐静脉。

一、内踝部大隐静脉切开术

【适应证】

1. 患者有严重外伤、大面积烧伤、大出血、严重感染或伴有休克、脱水等紧急情况,为了迅速建立各种液体和抢救药物的输注通道,而静脉穿刺不成功或不能保证输液速度者,应立即行静脉切开术。

2. 在大手术时,静脉穿刺有困难或输注速度不良者。

【术前准备】

1. 局部皮肤清洗消毒。

2. 准备输液用具,备好各种不同口径的静脉插管,其中以软胶管效果较好。

【麻醉】

局麻。

【手术步骤、术中注意事项】

1. 切口　在内踝的前上方,作一与静脉走行方向平行或垂直的切口,长约2cm,切皮时不要过分用力,以免切伤静脉〔图72-1(1)〕。

2. 分离静脉　切开皮肤后,用止血钳沿血管走行方向分离皮下组织,找出静脉,分离出约1cm长后,用止血钳挑起。在严重休克、脱水的患者,静脉多已萎瘪而不易辨认,或因切口不当或因分离过深而不易找到静脉,此时可适当扩大切口,在内踝边缘仔细寻找〔图72-1(2)〕。

3. 结扎静脉远端　挑起静脉后,用止血钳在静脉后面引过一段丝线,结扎静脉远端,用同法将另一段丝线引过近端暂不结扎〔图72-1(3)〕。注意要将静脉周围组织剥离干净,以免结扎与之并行的隐神经,而引起术后局部长期疼痛。

4. 剪开静脉　牵拉静脉远端结扎线,提起静脉并稍微拉紧,用锐利小剪刀在该结扎线近侧约1cm处斜行剪开静脉壁1/3~1/2。要小心,切勿剪断血管〔图72-1(4)〕。

5. 插管　左手提起远端结扎线,右手将粗细合适的塑料管或胶皮管的管端垂直对准静脉切口,轻轻插入静脉腔内,使管端抵达血管对侧壁,然后顺势沿对侧管壁将管端向上滑进近端静脉管内〔图72-1(5)〕。一般插入6~7cm深。也可用静脉切开针头插入。插管时动作要轻巧准确,以免撕破或拉断静脉或将导管插入静脉管壁的夹层中。若出现上述情况则扩大切口,在原静脉切口的近心端另做切口,重新插管。若静脉壁已瘪缩,导管不能插进时,可用微型止血钳轻轻提起血管切口的上缘,张开切口后,再行插管。

6. 结扎静脉近心端　将导管连接输液吊瓶,如液体输入顺利,即可在导管部位扎紧近心端丝线,以防漏血或渗液〔图72-1(6)〕。

7. 缝合切口,固定插管　间断缝合皮肤切口,并用缝线之一将导管一同结扎固定,以防脱落。加盖无菌纱布包扎切口〔图72-1(7)〕。

【术后处理】

1. 切口外的静脉插管应另用胶布稳妥固定,对小儿和不合作者宜用夹板将踝部固定,以防插管脱落。

2. 保持切口敷料干燥、清洁,如局部明显渗液或发生静脉炎,即应拔管。

3. 局部插管一般可维持3日,不超过1周,以免导致静脉炎。

4. 术后7日拆除切口缝线。

二、股部大隐静脉切开术

【适应证】

同内踝部大隐静脉切开术。一般在两侧踝部切

8

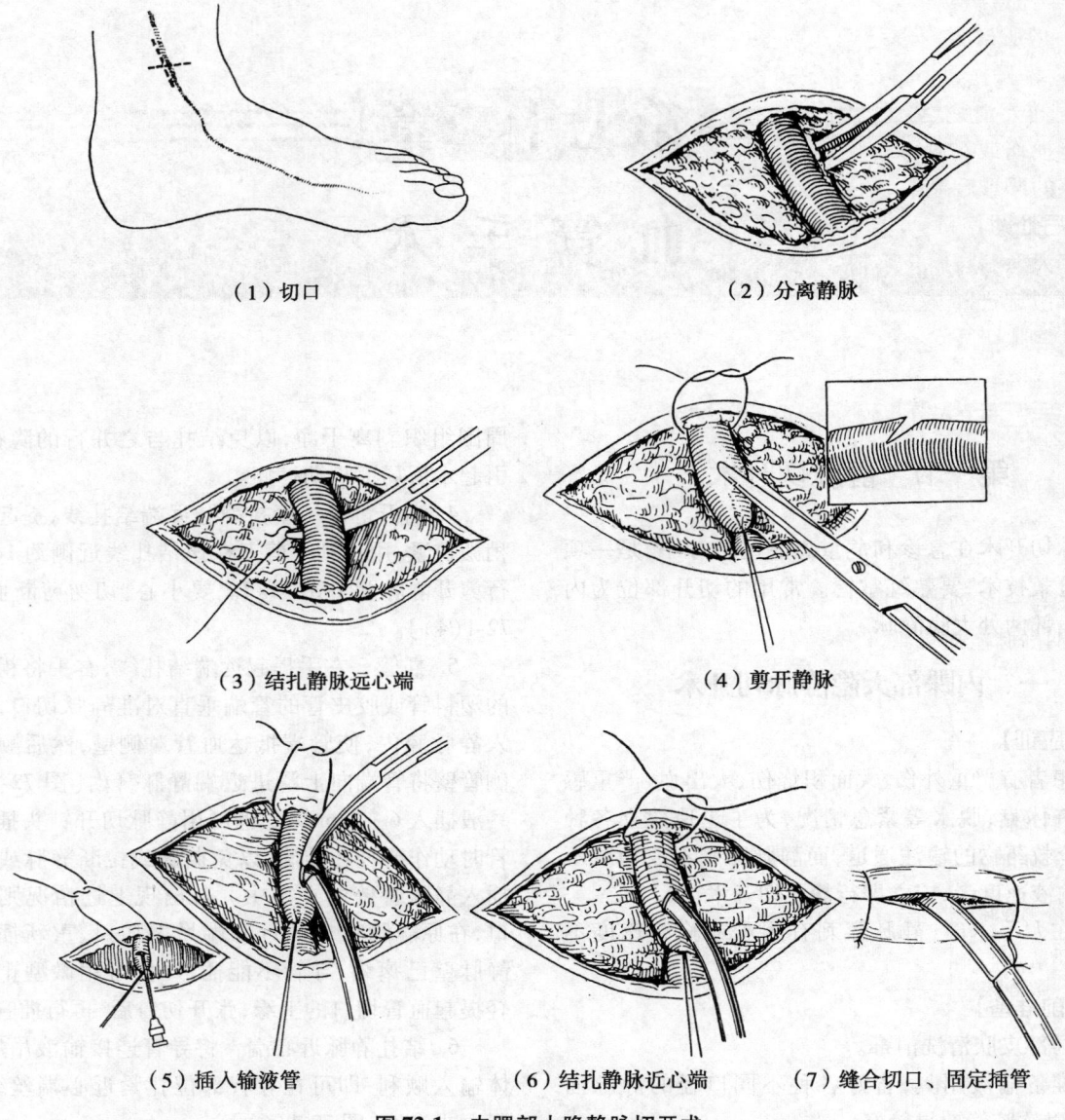

（1）切口　　　　　　　　　　　　　（2）分离静脉

（3）结扎静脉远心端　　　　　　　　　（4）剪开静脉

（5）插入输液管　　　　（6）结扎静脉近心端　　　（7）缝合切口、固定插管

图 72-1　内踝部大隐静脉切开术

开失败、踝部静脉已阻塞以及大面积烧伤患者的表浅静脉均已烧损，才做股部大隐静脉切开术。

【术前准备】

1. 剃净阴毛。

2. 准备长约 40cm，直径约 3mm 的塑料管或胶皮管。

【麻醉】

局麻。

【手术步骤】

在大腿根部卵圆窝处，股动脉搏动点内侧，相当于耻骨结节外 2cm，垂直向下 2cm 处，作一纵行或斜行切口，切口长约 3～4cm。在皮下组织内分离出一段大隐静脉的分支，按照内踝部大隐静脉切开法切开分支静脉，插入导管达下腔静脉水平（约 20～30cm）。结扎血管近端后，缝合、固定。若大隐静脉分支太细而影响输液速度，可切开其主干插管〔图 72-2〕。

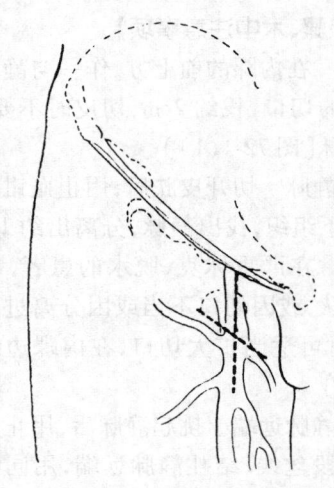

图 72-2　股部大隐静脉切开部位

【术中注意事项】

1. 一般股部大隐静脉切开术多应用于紧急抢救情况,故手术操作力争迅速、准确。

2. 显露要清楚,可适当扩大切口。解剖要仔细,一定不能损伤或结扎深部的股静脉而造成下肢深组静脉阻塞的严重后果。

【术后处理】

股部大隐静脉插管留置时间一般不超过 7 日,时间过长可引起严重的静脉炎和血栓。其他处理同内踝部大隐静脉切开术。

第二节　下肢静脉曲张手术

下肢静脉曲张多数是一种常见病,在我国周围血管疾病中发病率最高。下肢静脉曲张是指下肢浅静脉系统——大、小隐静脉和它们的属支出现蜿蜒、迂曲和扩张等一系列改变的病理状态。早期很少出现症状,长期静脉淤血可继发静脉炎、皮肤营养不良、色素沉着及溃疡形成等。原发性浅静脉曲张是浅静脉壁或瓣膜发育不良等原因,导致浅静脉瓣膜功能不全;继发性浅静脉曲张是由于深静脉血栓或先天因素造成深静脉功能不全,深静脉血逆流到浅静脉造成。本节介绍原发性浅静脉曲张的手术。

一、大隐静脉高位结扎、剥脱术

【适应证】

1. 下肢浅静脉曲张明显,伴有小腿胀痛和肿胀,色素沉着,慢性复发性溃疡。

2. 大隐静脉及交通支瓣膜功能不全者。

3. 既往无深静脉血栓形成病史,且深静脉瓣膜功能良好者。

【禁忌证】

1. 年老体弱,有心、肺、肝、肾等重要器官的疾病,手术耐受力较差者。

2. 深静脉有阻塞者。

3. 合并有急性静脉炎或全身化脓性感染者。

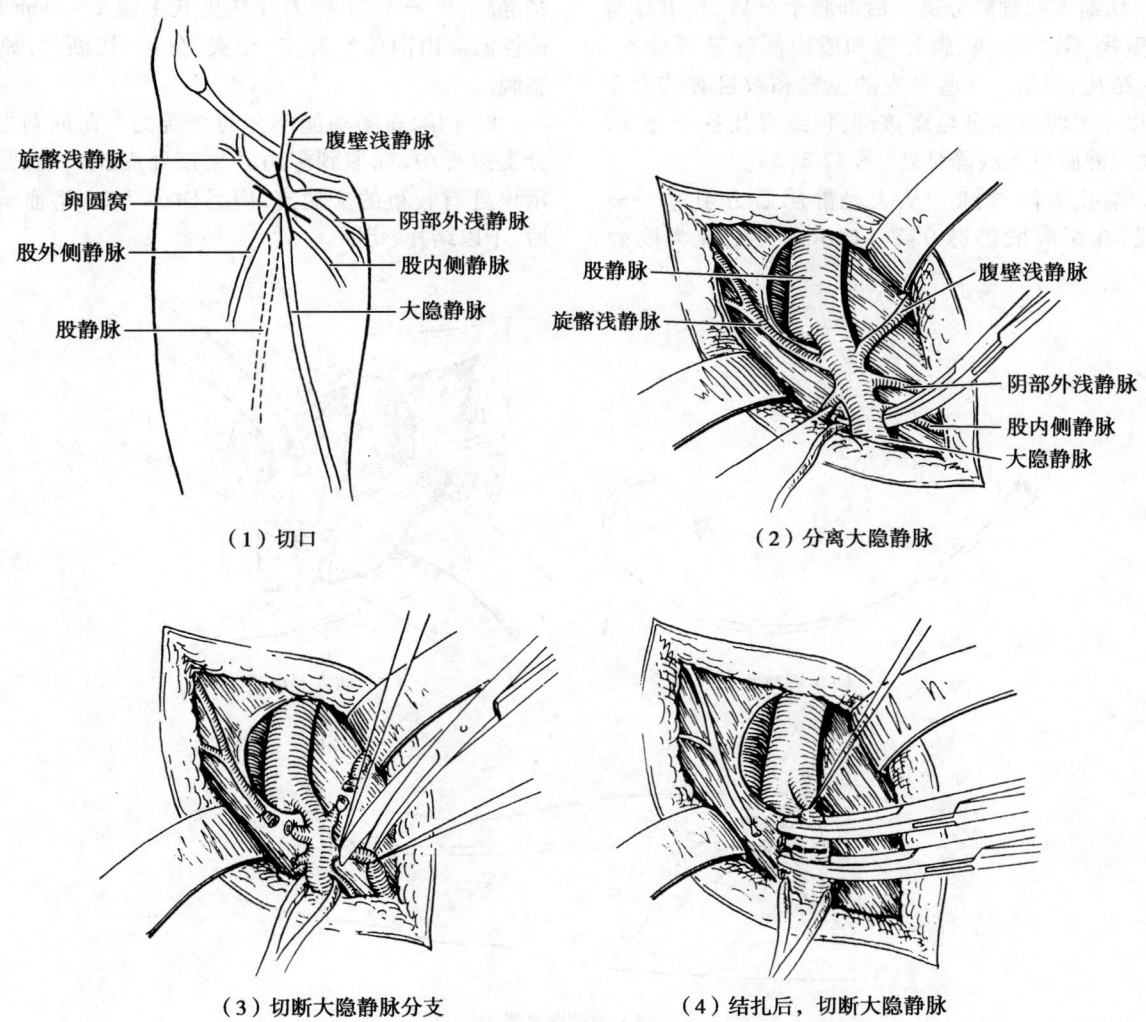

（1）切口

（2）分离大隐静脉

（3）切断大隐静脉分支

（4）结扎后,切断大隐静脉

图 72-3　大隐静脉高位结扎术

【术前准备】

1. 下肢有溃疡者,经处理后创面较清洁,炎症已控制。

2. 因手术和创伤范围较广泛,术前 24 小时应用抗生素。

3. 剃除阴毛,并准备患肢皮肤。

4. 用甲紫溶液标出曲张静脉的部位和走行,以利手术。

【麻醉】

腰麻或硬膜外麻醉。

【手术步骤】

1. 切口 在股动脉内侧,自腹股沟韧带向下作弯向内侧的纵行或斜行切口。长约 3 ~ 5cm〔图 72-3(1)〕。

2. 分离大隐静脉 切开皮肤,皮下组织,在股动脉内侧切开浅筋膜,显露卵圆窝,即可发现大隐静脉与股静脉的汇合处。用弯止血钳分离出大隐静脉主干〔图 71-3(2)〕。

3. 切断大隐静脉分支 沿静脉干分离,找出旋髂浅、腹壁浅、阴部外浅、腹外侧和股内侧静脉等分支,并一一结扎、切断。这些分支的位置和数目有较大变异,所以手术时应尽量显露该部,仔细寻找各个分支,直至大隐静脉进入股静脉处〔图 72-3(3)〕。

4. 结扎大隐静脉 从大隐静脉后方引过一根粗丝线,在距离股静脉 0.5 ~ 1.0cm 处结扎大隐静脉。在结扎线的远端钳夹两把止血钳,在钳间切断静脉,在近端钳的近端加作缝扎或结扎〔图 72-3(4)〕。

5. 插入、推进大隐静脉剥离器 自切断的静脉远端向下插入硬式或软式静脉剥离器〔图 72-4(1)〕,沿静脉向下推进〔图 72-4(2)(3)〕。如遇到阻力,表示可能已达静脉曲折部位或已达深静脉交通支的平面,在皮肤外触摸到剥离器圆柱状金属头后,在相应处的皮肤另作一小切口,显露该处静脉,在剥离器头部的上、下两端结扎血管,并于两结扎线间切断静脉〔图 72-4(4)(5)〕。

6. 抽出静脉 将剥离器自卵圆窝切口处均匀用力拉出,边抽边压迫止血,整条大隐静脉可随之而出〔图 72-4(6)〕。亦可将大隐静脉用相同方式自下部切口拉出。

7. 继续分段切除 继续从下段切口以同样方法向下分段抽出曲张的静脉,直至踝部。曲张静脉的主干剥脱后,对仍然显现的粗大分支或者术前标记的曲张静脉,可采用 11 号刀片在皮肤上做 2 ~ 4mm 戳口,钝性游离出曲张静脉支,钳夹、分离、切断,分别旋转剥脱。

8. 切除瓣膜功能不全的交通支 在抽剥主干或分支过程中,如遇到阻力并见该处皮肤凹陷,常常提示该处有较粗的交通支,应另作小切口,将血管分离后,予以结扎、切断。

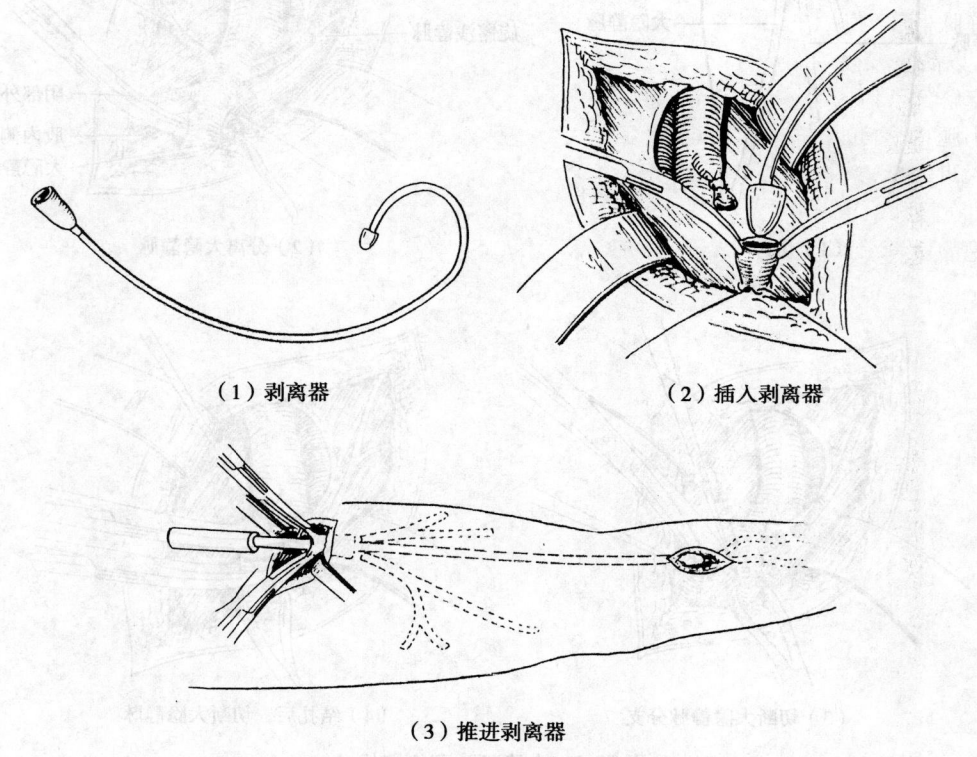

(1)剥离器　　　　　　　　(2)插入剥离器

(3)推进剥离器

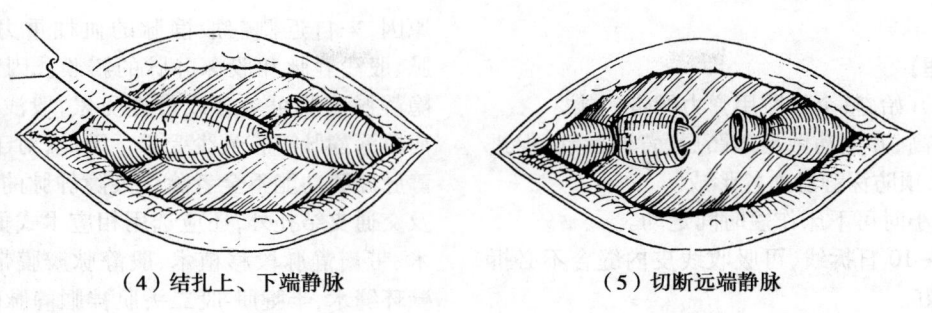

（4）结扎上、下端静脉　　　　　　　　（5）切断远端静脉

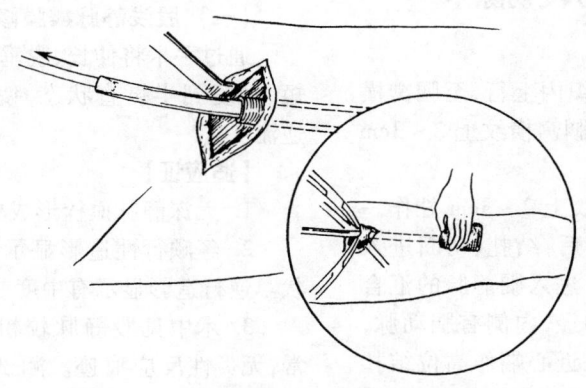

（6）抽出静脉后压迫包扎

图72-4　大隐静脉剥脱术

9. 缝合　缝合腹股沟切口，戳口可不必缝合，整个下肢用弹力绷带或弹力袜均匀用力包扎，以防剥脱部位出血。

【术中注意事项】

1. 大隐静脉根部的解剖要清楚，一切分支静脉均须切断、结扎，以防复发〔图72-5〕。

2. 如局麻解剖不清或对过于肥胖的患者，可在内踝部或膝下小腿内侧切口，分离出大隐静脉，切断后将剥离器插入近心断端，向上推进至腹股沟部，这样就可以找到大隐静脉主干。

3. 在大隐静脉和股静脉的汇合处，二者之间有一层筛筋膜，不能轻易切开，以免误伤股静脉。术中一旦损伤股静脉，应立即扩大切口，充分显露股静脉损伤部位，用5-0滑线（prolene）进行静脉修补术。若股静脉完全切断，应取一段自体大隐静脉做间置股静脉移植术。

4. 若曲张静脉迂曲明显，不能顺利插入剥离器时，不必勉强一次抽出，可多作小切口，在皮下分段分离、结扎、切除曲张静脉团。而后抽出剩余的大隐静脉干。

5. 如在内踝上有色素沉着、湿疹或溃疡，表明内踝交通支瓣膜功能不全，应在内踝处剥脱大隐静脉、

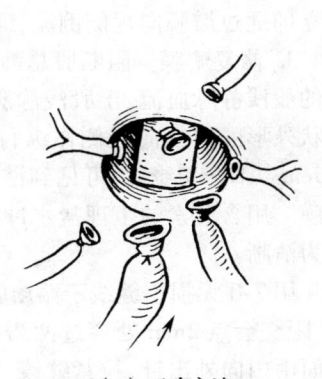
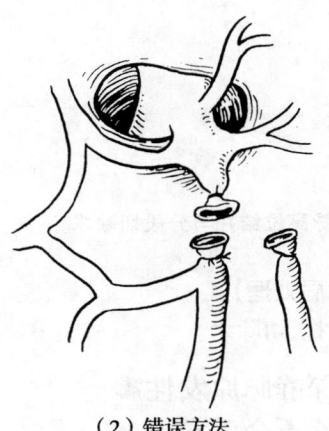

（1）正确方法　　　　　　　　（2）错误方法

图72-5　大隐静脉高位结扎示意图

8

结扎交通支。

【术后处理】

1. 从足部开始,整个下肢用弹力绷带包扎。

2. 患肢抬高,并主动做足部跖屈、背伸活动,促进小腿静脉回流,预防深静脉血栓形成。

3. 术后 6 小时可下床作短时间走动。

4. 术后 7～10 日拆线,可吸收线皮内缝合不必拆线且美容效果好。

二、小隐静脉结扎与分段切除术

【手术步骤】

小隐静脉在小腿后侧皮下组织内上行,至腘窝横纹下进入深筋膜,再继续上行,在腘窝横纹上 2～3cm 处进入腘静脉。

俯卧位屈曲膝关节在腘窝横纹上 2～3cm 处作一长约 5cm 的横切口。切开深筋膜后,结扎、切断进入小隐静脉的各分支,找到小隐静脉进入腘静脉的汇合处〔图 72-6〕。腘静脉外侧有胫神经,内侧有腘动脉,应避免损伤。分离小隐静脉后,在近心端作高位结扎和切断。远心端同大隐静脉一样进行分段结扎和抽除。

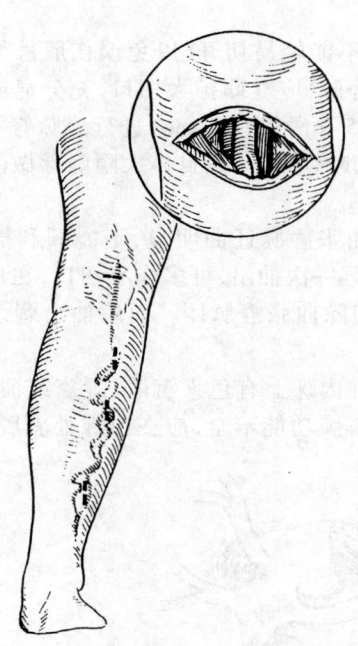

图 72-6　小隐静脉高位结扎与分段切除术

【术中注意事项、术后处理】

同大隐静脉高位结扎、切除术。

三、下肢深静脉原发性瓣膜功能不全手术

由于先天性瓣膜结构不良及长期站立或负重等原因,来自近侧髂股静脉的血柱重力作用于大隐静脉、股浅静脉和股深静脉的瓣膜。因解剖学因素,大隐静脉瓣膜可单独或最先受累,股浅静脉瓣膜次之而股深静脉瓣膜最少受累。因此,对于中度或重度深静脉瓣膜功能不全者除作大隐静脉的高位结扎、剥脱及交通支结扎外,还应选用相应术式如静脉瓣膜修复术、带瓣静脉段移植术、股静脉瓣膜带戒术或股静脉壁环缝术,半腱肌-股二头肌襻腘静脉瓣膜替代术(简称肌襻代瓣膜术)等。

(一) 股浅静脉瓣膜修复术

通过手术将伸长、脱垂而关闭不全的瓣膜予以缩短、修复到半挺直状态,使其能合拢关闭,阻止血液逆流。

【适应证】

1. 无深静脉血栓形成史。

2. 经顺行性造影显示深静脉通畅、扩大、呈直管状。逆行造影显示有中度或重度逆流者。

3. 术中见股静脉较粗大,但轮廓、色泽、弹性正常,无炎性反应痕迹。测试血液流向时,可见近侧血液越过瓣膜向远侧倒流。切开管壁见瓣膜的游离缘松弛、下垂。

【麻醉】

腰麻或硬膜外阻滞。

【手术步骤】

1. 显露隐-股静脉　于患肢大腿根部股动脉搏动处的内侧作一纵向切口,上端略超过腹股沟平面,长约 12cm。沿大隐静脉主干找到隐-股静脉的连接处,显露出股总静脉、股浅静脉和股深静脉。在股浅静脉与股深静脉汇合处的远侧可见到股浅静脉最高的一对瓣膜。

2. 探测股浅静脉瓣膜功能　瓣膜所在处的股浅静脉略膨出,在瓣膜远侧 5cm 处阻断股浅静脉血流,并同时阻断股深静脉血流,将阻断处近侧的血液挤压到股总静脉内,使之排空,如放开挤压的手指,可见血液立即通过瓣膜向远侧倒流,证实该瓣膜功能不全。

3. 修复瓣膜　阻断股总静脉、股深静脉和瓣膜远侧的股浅静脉血流,于股浅静脉第 1 对瓣膜在管壁上杯状外形的中央向近侧作纵行切开,切口长约 1.5～2.5cm。牵开切缘后,可见到游离缘松弛、下垂伸长的瓣膜。用含肝素的生理盐水冲洗瓣膜,使瓣膜的病变更为清晰。

用 7-0 无损伤缝线于两瓣膜交会点处由外向内进针,距交会点 2mm 处穿过两瓣膜游离缘,再于交会点平面由内向外出针,拉紧缝线,管壁外打结,可使游离缘缩短 2mm,用同样方法在另一侧瓣膜交会点进行缝合〔图 72-7〕。如一针不够,可于交会点稍高或游离缘

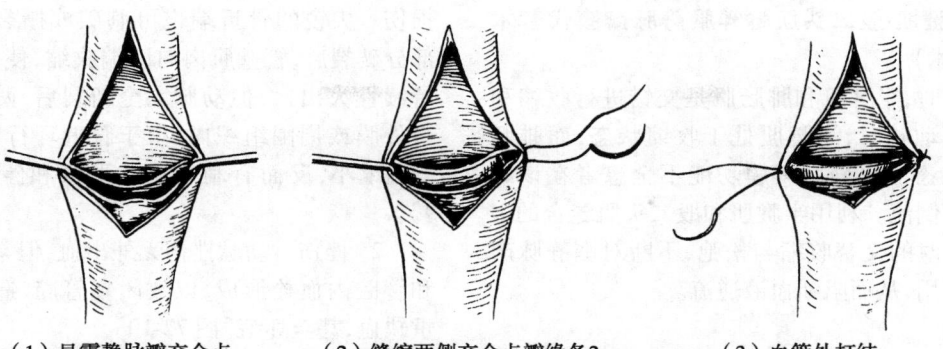

（1）显露静脉瓣交会点　　（2）缝缩两侧交会点瓣缘各2mm　　（3）血管外打结

图 72-7　股静脉瓣修复术

稍远处作第2针缝合,使瓣膜进一步缩短。

修复完成后,用肝素生理盐水冲洗,见瓣膜游离缘呈半挺直状。缝合管壁切口,再度测试血液无倒流,证实瓣膜修复满意。开放各静脉阻断处,恢复血流。严密止血后,于切口内放一引流管,逐层缝合切口。

【术后处理】

术后应用抗凝治疗,可用肝素6250U(50mg)皮下注射,每日2次,低分子右旋糖酐500ml静脉滴注,每日1次。抬高患肢,多作患肢主动活动,促进血液回流。其余同大隐静脉剥脱术。

（二）带瓣静脉段移植术

利用带正常瓣膜的一段自体静脉,插入移植于股浅静脉上端,阻止血液逆流。常用的静脉多选自健侧的股浅静脉、腋静脉或臂静脉。

【适应证】

1. 经静脉造影,证实为中度或重度瓣膜功能不全者。

2. 瓣膜病损严重,极度薄弱,游离缘过度松弛、脱垂,无法进行修复者。

【术前准备】

对拟选用的静脉需行静脉造影检查,证实该静脉瓣膜功能正常,并注意除静脉主干外,有无分支回流。

【麻醉】

同静脉瓣修复术。

【手术步骤】

1. 按前述方法显露股总、股浅和股深静脉,并经测试证实有股浅静脉最高一对瓣膜功能不全。

2. 移植静脉段的准备　如取自健侧股浅静脉,则按前法显露健侧股浅静脉,证实瓣膜功能良好后,切取两侧股浅静脉相等长度的静脉段(包括第2对瓣膜),互相交换吻合。如取自腋静脉,可在腋下作一直切口,显露腋静脉,测定瓣膜功能良好后,切取含有瓣膜的静脉段约2cm。若腋静脉主干为单支型,则取患肢一段长3cm的大隐静脉与之交换。若尚有分支回流,在取下移植段后,远、近端结扎即可。

3. 移植静脉段的吻合　将股浅静脉在最高一对瓣膜远端1cm处切断,然后把移植段静脉置于股浅静脉两个断端因弹性回缩所形成的空隙之间,用7-0无损伤缝线作两个对端吻合。严密止血,置引流管,逐层缝合切口。

【术后处理】

同静脉瓣膜修复术。

（三）股浅静脉带戒术或静脉瓣膜壁环缝术

通过缩窄股静脉宽度,从而恢复瓣膜远侧股静脉宽度、瓣窦、瓣膜长度三者比例关系,从而纠正瓣膜关闭不全,防止和减轻血液逆流。

【适应证、麻醉】

同静脉瓣膜修复术。

【手术步骤】

1. 按前述方法显露股总、股深、股浅静脉。确认股浅静脉最高一对瓣膜,并验证该瓣膜功能不全。

2. 自该瓣膜向远侧分离股浅静脉2~3cm长,分离后的股浅静脉多呈持续痉挛状态。

3. 取一段大隐静脉,剖开,取宽约0.5cm的静脉片,在瓣膜远端管壁环绕一周,用0号线缝合3针,完成瓣膜"带戒",用5-0无损伤线将环绕的静脉片与静脉壁固定3针,以免滑动。

4. 或用7-0无损伤线,在瓣膜远端环形缝合一周,缝针间距约2mm,不能穿透静脉壁,使缝合后的静脉口径相当于痉挛状的静脉口径(一般缩小1/3)。

5. 严密止血,冲洗伤口,逐层缝合切口。

【术中注意事项】

1. 股浅静脉瓣膜位置不固定,须结合X线造影片定位。

2. 自体静脉片环绕静脉的松紧度,即环绕后的静脉口径(或环缝术后的静脉口径)应与发生痉挛的静脉口径相等较为适宜。太紧可使静脉管腔狭窄,易诱致静脉血栓形成。太松则使瓣膜关闭不全,疗效不佳。

【术后处理】

同静脉瓣膜修复术。

（四）半腱肌-股二头肌腱袢腘静脉瓣膜代替术（肌袢代瓣膜术）

人在行走时,半腱肌和腓肠肌是交错进行收缩和松弛的。在摆动相时,半腱肌处于收缩状态,而腓肠肌处于松弛状态。深静脉瓣膜功能不全患者在该时期即出现血液倒流。利用半腱肌和股二头肌缝合的 U 形腱袢在行走时的交替收缩与松弛,不断对腘静脉产生滑动压迫作用,从而阻断血液逆流。

【适应证】

中度或重度瓣膜功能不全者。

【麻醉】

同静脉瓣膜修复术。

【手术步骤】

1. 切口　在髌骨上缘 6cm、半腱肌外侧缘起向下延伸至腘窝横纹上 2cm、横过腘窝,再沿股二头肌外侧缘向下至腓骨小头上切开。

2. 在股二头肌内侧缘解剖腓总神经和胫神经及神经深面的腘静脉,显露腘动脉。

3. 解剖半腱肌,于止点处予以切断,纵行切开股二头肌内侧部分肌腱,在止点处切断。将半腱肌游离端在腘动脉前、腘静脉后穿过二血管间隙,并与股二头肌游离缘重叠缝合,呈 U 形肌袢〔图 72-8〕。

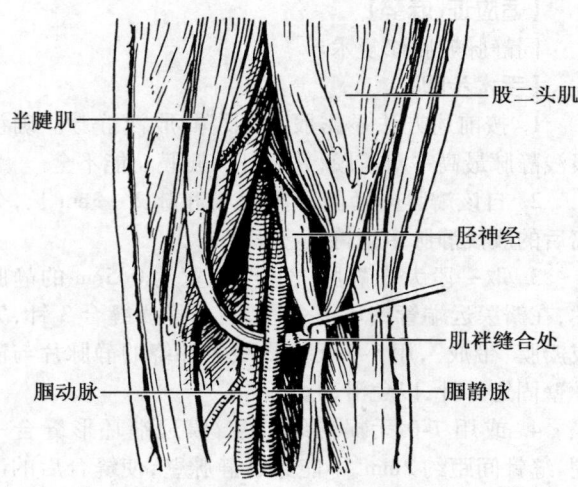

半腱肌———　　　　　　　———股二头肌

　　　　　　　　　　　　　　　———胫神经

　　　　　　　　　　　　　　　———肌袢缝合处

腘动脉———　　　　　　　———腘静脉

图 72-8　半腱肌、股二头肌腱袢腘静脉瓣膜代替术

4. 严密止血,腘窝内可注入醋酸泼尼松 25mg,逐层缝合切口。

【术后处理】

同股浅瓣膜修复术。

第三节　血管损伤手术

血管损伤有下列两种类型:

1. 破裂伤　常发生于切伤、刺伤、枪伤等开放性损伤。尖锐的骨折端也可刺破或撕裂血管。当动脉部分破裂后,管壁肌肉向两端收缩,使裂口敞开,引起持续性大出血;但动脉完全断裂后,两端将退缩到血管外膜或周围组织内,由于管壁环行肌的作用,可使管腔缩小,反而有利于血栓形成和停止出血〔图 72-9〕。

2. 挫伤　动脉挫伤无外出血,但常并发管壁血肿和管腔内血栓形成,以致闭塞管腔,造成远端肢体严重缺血,甚至坏疽〔图 72-10〕。

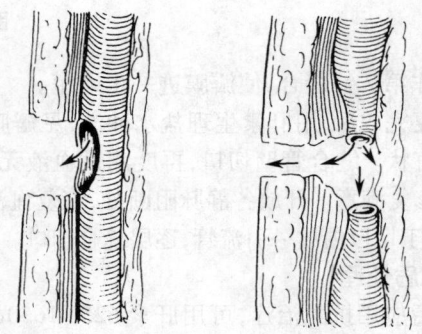

图 72-9　血管部分破裂与完全断裂

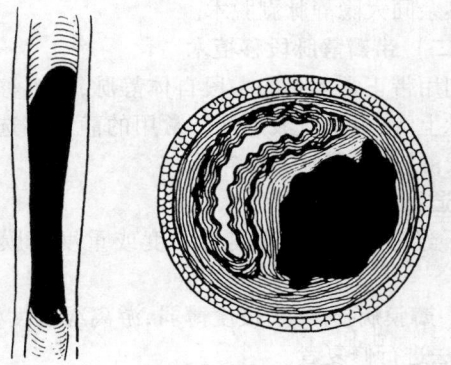

图 72-10　血管挫伤后形成血栓与管壁血肿

一、血管清创术

【适应证】

有下列情况者,应及时进行清创术,探查血管,控制出血,处理合并伤,为早期恢复血管通路做好准备:①伤口持续出血或反复出血者。②皮下搏动性血肿,或肢体周径不断增加,有深部血肿可能者。③伤肢有温度下降,脉搏消失,皮色苍白、麻木,运动功能减弱等急性缺血征象者。④深部刺伤或贯穿伤疑有重要脏器或组织损伤者。

但对以下各种情况必须仔细分析,分出轻重缓急,首先集中精力抢救生命,避免为挽救肢体而危及生命:①同时并有威胁伤员生命的严重复合损伤(如严重的颅脑伤、胸部伤、腹部伤或多发性骨折)者。

②损伤之后为时很久，已有明显感染者。

除伤部持续出血不能制止或伤肢即将坏疽而须紧急探查者外，一般应在休克基本被控制和脉搏、血压稳定后才能施行手术。

【术前准备】

1. 暂时止血　一般用加压包扎、填塞等方法暂时止血，尽量少用止血带。并有骨折的肢体，需暂时固定。

2. 防治休克　迅速输血、血浆或其他扩容剂（如右旋糖酐）以控制休克。紧急时先输葡萄糖液或生理盐水。

3. 改善血运　如血压较为稳定，可作交感神经节封闭，改善伤肢血运。对闭合性损伤，交感神经节封闭可以鉴别血管损伤与血管痉挛。交感神经节封闭后，如伤肢血运的严重不足未能立即改善，即需手术探查。

4. 抗凝剂　术前一般不用抗凝剂。若手术必须延迟到几小时之后，在伤员无急性出血情况下，可考虑静脉或皮下注射肝素，以减少血管远端血栓形成的机会。肝素作用短暂，对以后的手术影响不大。如有影响，可用硫酸鱼精蛋白中和。如有软组织广泛损伤，最好不用抗凝剂，以免大面积渗出。

5. 伤肢准备　整个伤侧肢体的皮肤均需消毒，以备必要时显露远端血管，进行逆行性血栓摘除。

【麻醉】

根据不同部位应用臂丛麻醉、腰麻或全麻。

【手术步骤】

血管修复术的成败在很大程度上决定于清创是否彻底，应认真做好这一手术。

1. 控制出血　在清创术中，应首先控制出血，并做好随时制止大量出血的准备。

伤口先压迫包扎暂时止血，在未做好控制出血的措施之前不可去掉压迫物。

为了减少术中出血，不得已时可使用止血带。在不能使用止血带的部位，应先在伤口上方作一小切口，显露受伤动脉的近段，分离后绕一纱布带（有条件时最好用细软胶皮管），以备必要时阻断血流，制止出血〔图 72-11〕。

控制血流的方法很多，用无损伤血管夹最为方便。如无合适的血管夹，则可选用以下几种方法：

（1）将纱布带套过血管或绕一圈后提起，再用手指捏紧或用普通止血钳夹住纱布带〔图 72-12（1）（2）〕。

（2）用一段胶皮管垫在动脉上，将纱布带打结〔图 72-12（3）〕。

（3）将纱布带的两头并拢后，套上一段短的粗胶

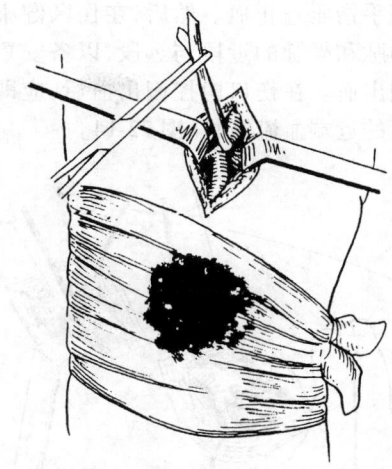

图 72-11　控制近端血流止血

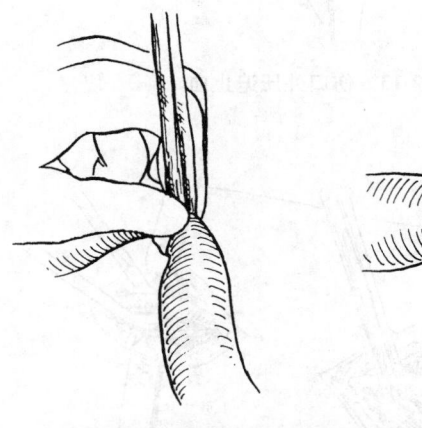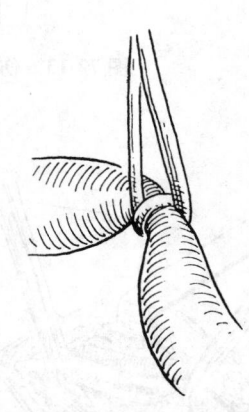

（1）纱布带套过血管后提起　　（2）纱布带绕过血管后提起

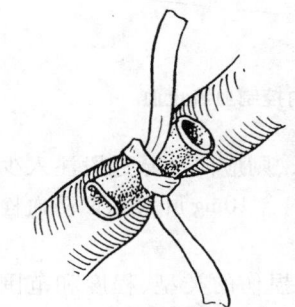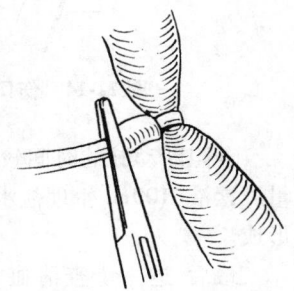

（3）垫胶皮管后打结　　　　（4）纱布带套胶皮管后拉紧

图 72-12　控制血流方法

皮管，拉紧纱布带后，用止血钳夹住〔图 72-12（4）〕。

2. 清洗伤口　按清创术清洗伤口和周围皮肤。通常先初步清理伤口，摘除异物，止血和冲洗，待主要的血管修复后再进一步清创。

3. 探查血管　沿血管走向将切口上下延长，使血管充分显露。在血管的两端未完全显露和控制之前，如有出血，可在伤口外面用手压迫止血〔图 72-13〕，或

在伤口内用手指压迫止血。然后,在伤区健康组织内分别分离动脉和静脉的近段与远段,以备安置无损伤血管夹控制出血。在伤口内控制出血后,应即放松止血带或其他的近端血流控制〔图72-14〕。

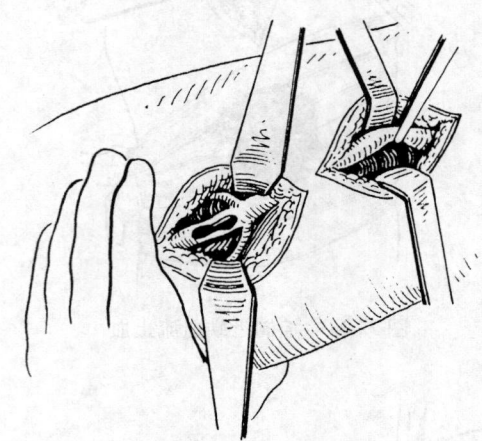

图72-13 伤口外压迫止血

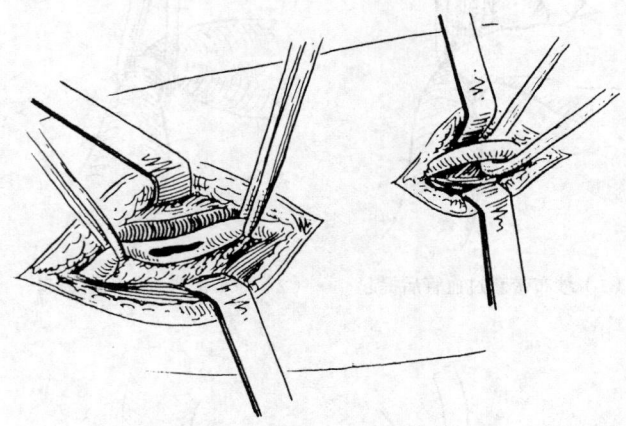

图72-14 伤口内控制血流止血

若阻断动脉的时间较长,则应向动脉远段注入少量肝素液(100ml 生理盐水内含 10mg 肝素),以防血栓形成。

最后,进一步查清血管损伤的类型、程度和范围以及邻近组织损伤的情况,以决定修复的方法。

4. 整修血管 血管的修复缝合必须在健康的管壁上进行。因此,管壁的损伤组织要充分整修,去除污染和损伤部分;还应仔细检查血管内膜,如内膜不完整,也应切除。如为火器伤,宜在肉眼可见的损伤部分以外再切除约5mm,以防血栓形成。但也要防止不必要的过多切除,以免影响血管的端-端吻合。断端整修或损伤端切除后的血管两端应略呈斜形,以便吻合〔图72-15〕。

血管部分割裂伤时,如裂口边缘尚整齐,可用小

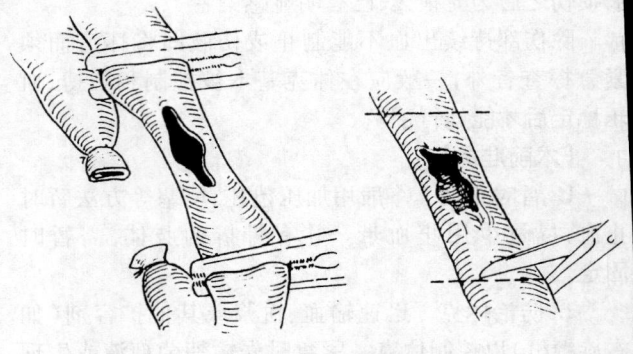

图72-15 切除损伤部分

剪刀剪修裂口以备修复〔图72-16〕。但如裂口不整齐,污染较重者,应予以切除后进行端-端吻合或血管移植。曾经用普通止血钳夹过的血管段也应切除。

血管完全断裂伤时,血管的断端均需修整。

血管挫伤时,内膜常变粗或破裂,还可有夹层血肿或血栓形成,必须彻底清除,然后进行吻合〔图72-17〕。

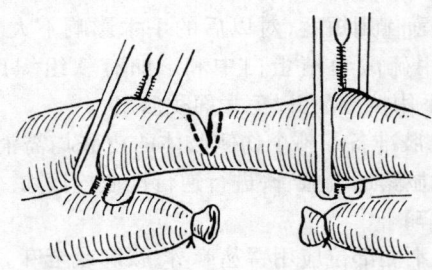

图72-16 部分裂伤的边缘修整

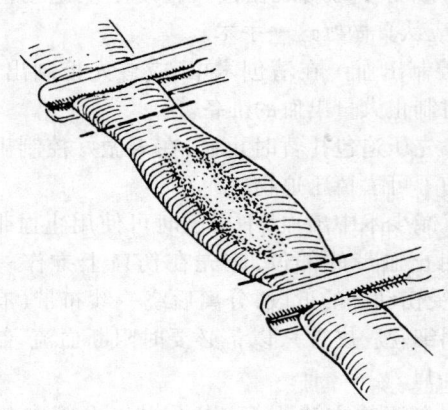

图72-17 彻底切除挫伤部分

【术中注意事项】

1. 麻醉要满意,使肌肉充分松弛,手术才能顺利进行。

2. 伤口内出血点需看清楚后才用止血钳钳夹,不能乱夹,以免损伤邻近神经及其他组织。

3. 阻断血流的血管夹不应太紧,尤其在发生出血

时,不可盲目地收紧血管夹,以免损伤血管内膜而形成血栓。

4. 对明显损伤的动脉,应作彻底切除,甚至疑有损伤的部分也应切除,以免后期形成血栓和吻合口裂开等危险。不可为了凑合血管单纯修复术,或顾虑切除太多端-端吻合困难而留下已有损伤的管壁组织,以免导致血管修复术的失败。端-端吻合有困难时,可用自体静脉或人造血管移植。

【术后处理】

1. 全身处理　防治休克。血容量不足应及时补充,注意尿量及其性质,如有血红蛋白尿、少尿、无尿等肾功能障碍和水、电解质平衡失调等情况,都应及时纠正。

2. 保护肢体　注意保护伤肢,避免受压、温度变化、潮湿、擦伤、感染及有刺激性的外敷药等。伤肢宜保持水平位,或稍低于心脏平面约13cm的稍下垂位,并用一支架撑起被子,以免伤肢受压,有助于动脉血供给。如有明显水肿,则可每天略为抬高一定时间。局部绝对不可使用热敷加热或冷敷降温,因加热、降温反可增加组织的损伤并加重代谢的紊乱。肢体保持于室温最为安全。

3. 观察血运　正常供血时,伤肢皮肤温暖而红润,毛细血管充盈良好,肿胀不重。静脉血栓时,肢体肿胀加剧、发凉、发紫;动脉血栓时,肢体苍白、干枯。如发现上述情况,应及时作出诊断,及早进行手术探查。但术后常有动脉阵发性痉挛现象,应与动脉血栓鉴别,查明原因后进行处理。疼痛、寒冷等因素均可引起血管痉挛,应及时解除。还可用血管解痉药物以及交感神经节或动脉周围神经的阻滞疗法。如缺血现象仍不好转,即应探查。

4. 处理肿胀　手术后可有不同程度的肿胀,应排除静脉血栓的可能。肿胀明显者,可间断抬高伤肢。如肢体肿胀很严重,则需作减低张力的切口,纵行切开皮肤和深筋膜,以改善血运;也可用粗注射针头穿刺引流,但不如切开彻底。减张后要防止伤口感染。

5. 预防感染　感染最常造成继发性出血和血栓形成。因此,除了彻底清创外,术后应给予足量的抗生素,通常继续用药1周左右。

二、血管修复术

对主要动脉损伤的治疗原则,主要是恢复动脉的连续性。受伤的动脉越早修复越好,最好在伤后6~8小时内施行。时间的延迟将大大增加远段血管内血栓形成或感染的机会,从而减低恢复血运的可能性。但是如果远段血管还通畅,即使时间较长,甚至超过

20小时,修复手术仍有成功的可能。

【适应证】

尖锐利器所造成的穿透伤,伤口清洁,血管切裂伤较小而整齐,估计术后管腔不致有显著狭窄的情况时,才可作单纯修复。若伤口污染较重、或血管以及周围组织受到挤压者,则不宜作单纯修复术。

【手术步骤】

1. 冲洗断端管腔　用一对无损伤性血管夹阻断血管两端血流后,用管端光滑的塑料管或钝头注射针头伸入血管裂口内吸出血块,再用肝素液冲洗。

2. 剥脱血管外膜　用小剪刀剥脱裂口周围的血管外膜约1cm长。

3. 靠拢裂口两缘　缝合口最好要与血管纵轴垂直或接近垂直,以免狭窄。将血管两端的血管夹向中间牵拉,使血管裂口的两缘靠拢〔图72-18(1)〕。

4. 缝合裂口　用液体石蜡润滑后的细丝线,在离开裂口边缘0.5~1mm处下针,针距亦为0.5~1mm,进行间断单纯或间断外翻褥式缝合〔图72-18(2)〕。

如裂口较大,也可取自体静脉一段,剖开成静脉片缝补裂口,以免直接缝合后造成管腔狭窄〔图72-18(3)〕。

【术中注意事项】

除同血管清创术中应该注意的事项以外,尚应注意下列各点:

1. 如并有骨折及神经等多发伤,一般先用内固定法固定骨折,恢复其支架作用后再修复血管及神经。

2. 血管外膜要充分切除,以免将其嵌入吻合口内,导致血栓形成。对血管直径在2mm内者最好用两端连无损伤缝合针的9-0~11-0卡普隆线缝合,每针应由血管腔内膜进针,在外膜出针。这样,较容易掌握边距和针距,并可避免将外膜带入血管腔。

3. 缝合时,每次进针力求准确,切忌反复进针而加重血管的损伤。每一针都要明确地穿过血管壁的全层,使两侧的内膜对拢。还应保持一定的针距和边距,不要参差不齐,要使张力平均。

4. 缝合时,均用细镊或不用镊,操作轻柔。拔针时,也要轻而稳,顺针的弧形拔针。如血管壁脆薄(尤其是静脉),须用细头镊轻压血管壁将针尖压出,以免因拔针而撕破血管。同时,手术人员的手套要经常冲洗干净,没有血迹,以免缝线粘于手套,偶一动作而撕破血管。

5. 缝合过程中,要不断用肝素盐水等冲洗滴注管腔、管壁,以保持湿润及冲除凝血块。

【术后处理】

1. 伤肢吻合口附近的关节应置于半屈曲位,以保

8

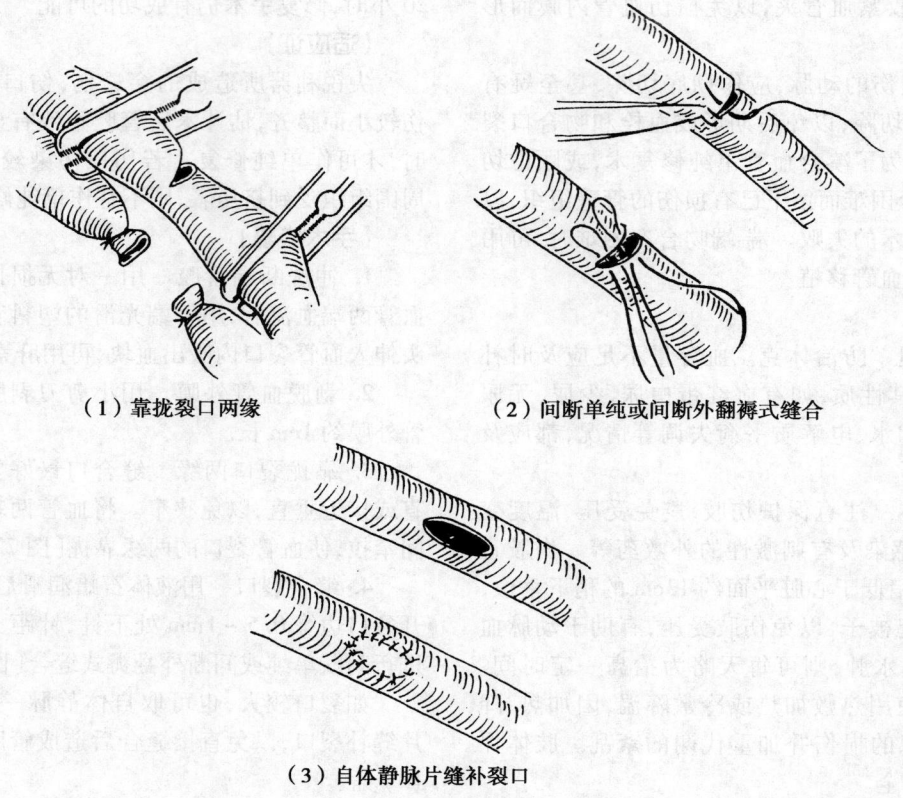

（1）靠拢裂口两缘　　　　　（2）间断单纯或间断外翻褥式缝合

（3）自体静脉片缝补裂口

图 72-18　血管修复术

持血管吻合处无张力,并用轻夹板或石膏托固定。肢体的活动应暂予限制,缺血时期要休息;循环已经恢复后,才逐渐增加运动;至少到手术后 3 周,肢体才可负重或自由活动。

2. 抗凝剂的应用,对于急性血管损伤,不可过分强调。当存在严重软组织损伤时,抗凝剂的周身应用会引起广泛出血和血肿形成的危险。事实上,若血管已经妥善修复,术后抗凝剂应用常无必要;反之,若修复不善,抗凝剂也不能防止血栓形成。因此,抗凝剂不宜作为常规应用。

术后每日可给予低分子右旋糖酐 500 ～ 1000ml,连续应用 1 周,一般不用肝素。如术后伤肢脉搏不佳或是硬化的动脉,则最好应用肝素 2 ～ 3 日,每次用 100mg 肝素加 5% ～10% 葡萄糖液 500ml,从静脉缓缓滴入或者微量泵泵入,保持 APTT 延长至 1.5 倍左右;皮下注射按每千克体重 1mg,每 6 小时 1 次,但不如静脉滴注易于控制。一旦发现有出血倾向,应立即停药,不用对抗药物。有肝病或内脏合并伤时禁用。

三、血管端-端吻合术

【适应证】

利器切伤或经清创后,动脉缺损较小者,可直接作端-端吻合。

【手术步骤】

1. 吻合前处理

(1) 分离血管断端:动脉两端需先适当分离,并将邻近关节保持于半屈位,以减少张力。有时可以切断某些不重要的侧支,以增加主要动脉的长度。年轻伤员健全的动脉可拉长 2 ～ 3cm,以弥补缺损间隙,进行直接吻合。

(2) 检查血流状况:按清创时预定的血管切除范围剪除损伤部分时,动脉近端应有活动性喷血。如喷血不旺,应考虑近段仍有阻塞,可用塑料管插入动脉内吸引冲洗。如仍不见效,则须再次切除一段。如喷血旺盛,再用血管夹阻断血流。同样暂时开放远端血管夹,检查动脉逆流是否良好。远段如有血栓也须加以吸除,通畅后才可吻合。

(3) 剥除血管外膜:用血管镊夹住血管断端外膜向外牵拉后剪去,以免在缝合时将外膜带入管腔而引起血栓形成;或用小剪刀细致剥离、剪除血管断端的外膜,慎勿损伤血管壁。一般每侧断端剥离外膜各 0.5 ～1cm 长〔图 72-19(1)(2)〕。

(4) 冲洗断端管腔:将两侧断端修剪整齐后,用 0.1% 肝素生理盐水(也可用 0.5% 普鲁卡因或 3.8% 枸橼酸钠液)冲洗两断端的管腔,冲出凝血块〔图 72-19(3)〕,以防止吻合口处血栓形成。

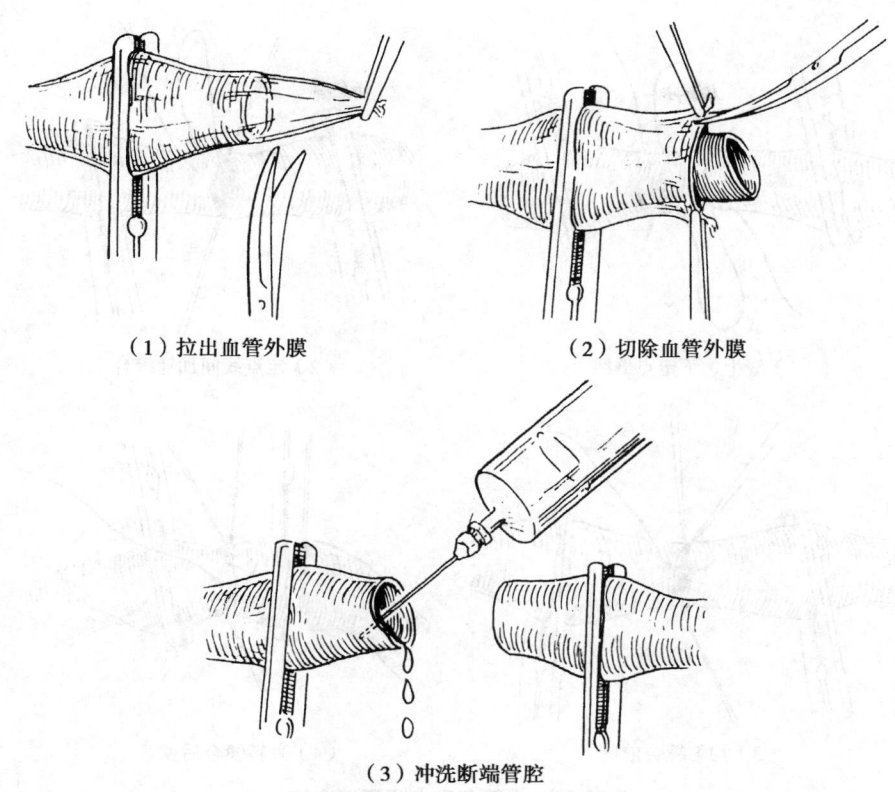

（1）拉出血管外膜　　　　　　　（2）切除血管外膜

（3）冲洗断端管腔

图 72-19 血管吻合前处理

2. 血管吻合法　根据血管的大小,选择间断或连续缝合法进行吻合。一般直径在 2mm 以下者以间断缝合为佳;在 2mm 以上者,可用连续缝合。连续缝合的止血效果较好,但如缝线太紧,则有可能使吻合口缩小。

缝线一般用 4-0 ~ 8-0 细丝线;小血管用 8-0 ~ 11-0 卡普隆线,以两端均连有无损伤性缝针者较合适;也可用头发,但须打 3 个结结扎。

常用的二定点缝合法比较简单,但三定点缝合法可防止缝到对侧管壁。

（1）二定点间断缝合法:将血管两端的血管夹拉近,使血管对端靠拢后,上、下各作一定点缝合〔图 72-20(1)〕,每针均应自血管内向外穿出,以免将残留外膜带入血管内而形成血栓。两针同时在血管外侧结扎。结扎时力求轻柔、稳定,慎勿撕裂管壁。然后,在二定点线之间再缝一针〔图 72-20(2)〕,随即根据血管口径大小适当加针。一般针距和边距各为 0.5 ~ 1mm,对小血管则各为 0.3 ~ 0.5mm。每缝一针结扎后,助手可轻轻提起缝线,以便缝下一针〔图 72-20(3)〕。前壁缝毕后,将两端血管夹向上翻转,按上法缝合血管后壁〔图 72-20(4)〕。缝合过程中,随时以平头针伸入管腔,用肝素液冲洗。在缝合最后一针时,再度检视管腔,轻轻冲洗,以免凝血块留在里面。后壁缝毕后,转回血管夹,使血管恢复正常位置。如血管较粗,可作二定点外翻褥式缝合,使内膜外翻更为满意。

（2）三定点连续缝合法:操作技术基本上与二定点法相同,仅选点不同而已。即在血管周径上先作等距离的三针定点线,牵拉各线即成等边三角形〔图 72-21(1)〕。先结扎后壁,再结扎前壁的定点缝线。以后提起两个定点线,用无损伤针线连续缝合定点线之间血管的前 1/3 边。每针均应使两端血管的内膜对合,并把线适当拉紧,但不可过紧,以免缩小管腔。缝到最后,将缝线与定点缝线打结〔图 72-21(2)(3)〕。以同样方法缝合另一侧 1/3 边〔图 72-21(4)〕,最后将两血管夹向上翻转,露出血管后壁的 1/3 边,同样作连续缝合〔图 72-21(5)〕。

3. 吻合后处理

（1）松开血管夹:吻合完毕后,先松远端血管夹。如吻合口有少许漏血,一般用纱布轻压几分钟即可停止,必要时可在漏血较多处补缝 1 ~ 2 针,但应尽量避免发生此类事情,以防止血栓形成。吻合时应力求完善。如已无漏血,随即开放近端血管夹。

（2）处理动脉痉挛:检查吻合口上、下方动脉的搏动情况和肢体远端的颜色、温度、脉搏。如动脉有痉挛现象,可敷以 2.5% 罂粟碱液纱布。如伤肢的血运不佳,可用利多卡因液作交感神经节或血管周围神经阻滞。

8

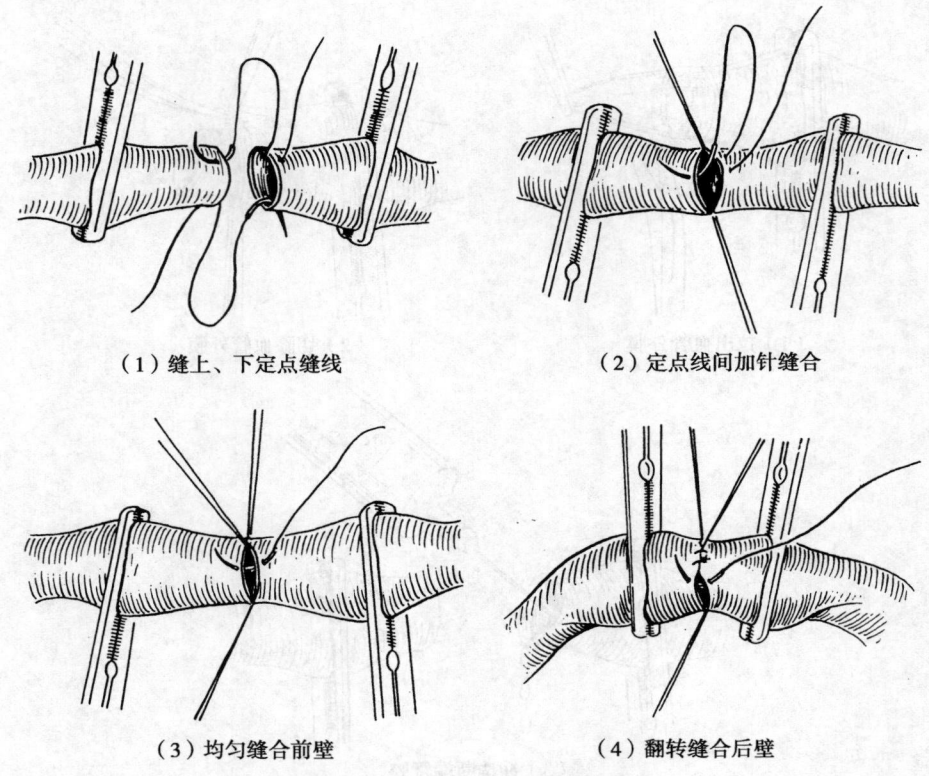

（1）缝上、下定点缝线　　　　　　（2）定点线间加针缝合

（3）均匀缝合前壁　　　　　　　　（4）翻转缝合后壁

图 72-20　血管二定点间断缝合法

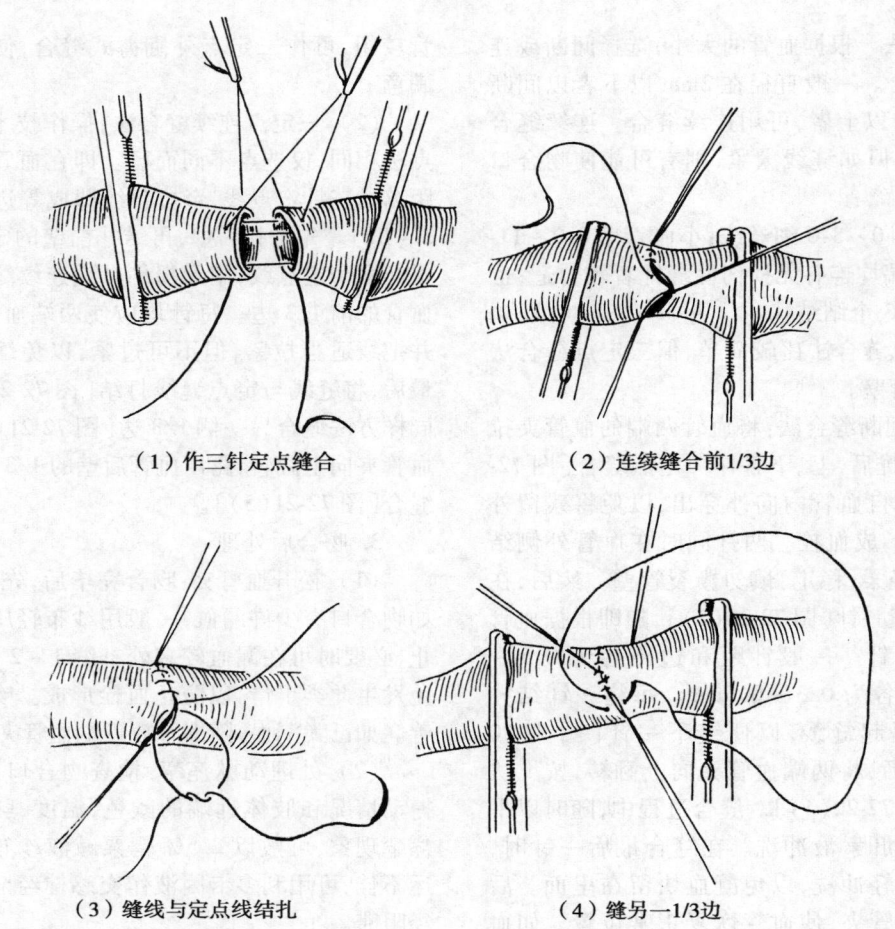

（1）作三针定点缝合　　　　　　　（2）连续缝合前1/3边

（3）缝线与定点线结扎　　　　　　（4）缝另一1/3边

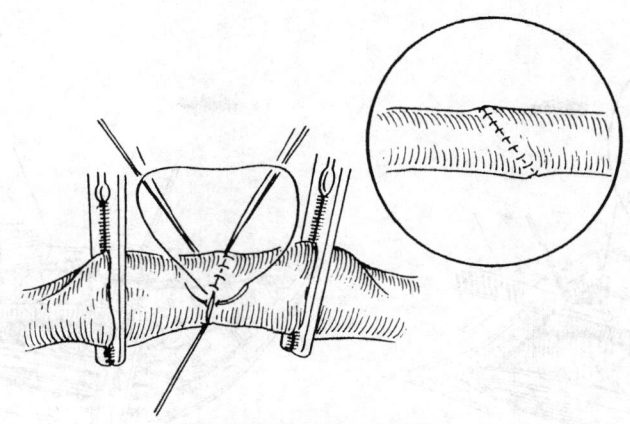

（5）缝后壁1/3边，完成吻合

图72-21 血管三定点连续缝合法

（3）处理并行静脉：并行静脉（尤其是股静脉和髂外静脉）如有损伤，应加以修复，以减少静脉瘀滞。如不便进行，则可于结扎后切断。

4. 缝合伤口

（1）覆盖吻合口：缝合好的动脉和静脉不可裸露，必须用周围组织（最好用肌肉，也可用皮肤或皮下组织）很好地覆盖，可起保护和供给营养的作用。缝合处附近有骨折时，要用肌肉将血管与骨折端隔开，以防骨痂形成而压迫血管。

（2）避免死腔：缝合时应避免遗留死腔，以防血浆潴留导致感染。

（3）引流、缝合：若伤口清洁新鲜，可行一期缝合，并从另一小切口放置引流条，但不可直接接触血管吻合处。引流条须早日取出。若伤口污染较重，皮肤必须敞开，5～10日后作延期缝合。

【术中注意事项】

同血管清创术和血管修复术，但尚需注意下列几点：

1. 血管断端分离的长度要合适，过短时血管缝线处张力过大，必致失败。在端-端吻合时，有时须将血管上、下段适当分离并结扎、切断某些侧支，但不能切断股深、旋股或肱深等比较重要的动脉。如果张力还很大，宁可采用血管移植以重建血运，也不可勉强进行端-端吻合术。血管移植也不可过长，不然血管将曲折而阻碍血流。同时，吻合时尚需注意使血管的纵轴一致，避免血管扭转。

2. 缝线牵拉和结扎要松紧适宜，不可过松，以免漏血；更不可过紧，以免造成吻合口狭窄。

3. 松开血管夹后，远段的血运即可恢复，表现为肢体的远段皮肤泛红、皮下静脉充盈、毛细血管充盈现象恢复、可触及动脉搏动、静脉回血良好等。

如上述现象不出现，或出现一段时间后又消失，即应检查吻合部及其远段血管有无阻塞。常见原因

有：①吻合技术不完善，使吻合口狭窄或闭锁；②血栓形成；③血管痉挛。一般先用温盐水纱布热敷，利多卡因封闭血管周围，或用2.5%罂粟碱液湿敷。如短时间内未见显效，不宜再观察等待，应及时拆除吻合口缝线探查；用平头针或塑料管插入血管腔内吸引、冲洗以清除血栓，并注入肝素盐水或利多卡因液，以解除血管痉挛。如血流仍不畅通，有血管内膜损伤、外膜嵌入或吻合口狭窄者，应切除吻合部，重新吻合。

【术后处理】

同血管清创术和血管修复术。

四、自体静脉移植术

【适应证】

血管切除或整修后，若缺损过大，在2～3cm以上，或估计端-端吻合后将产生过大张力时，应进行血管移植。四肢血管移植多取伤员的自体静脉，其效果较人造血管为佳。常采用同侧大隐静脉移植以填补股、腘或腋动脉的缺损。如伤侧的股静脉、腘静脉也受伤时，则应用另一侧的大隐静脉。移植的静脉日久可能逐渐扩张，故对较大的动脉（如股动脉上段）进行移植时，宜用人造血管。

【手术步骤】

1. 切开显露大隐静脉 在健侧大腿上部作一长切口，必要时向下腹延伸，以显露大隐静脉〔图72-22（1）〕。

2. 切取大隐静脉 细致地锐性分离大隐静脉，并结扎、切断所有小分支。用血管夹控制其上、下端后，切取一段比需要的还长2～3cm的静脉〔图72-22（2）〕。

3. 制备移植静脉 完全剥脱这段静脉的外膜后，浸泡在0.1%肝素生理盐水液中备用。

4. 缝扎大隐静脉 缝扎大隐静脉的上、下残端。

5. 倒转、移植静脉 根据血管分支的结扎线确定

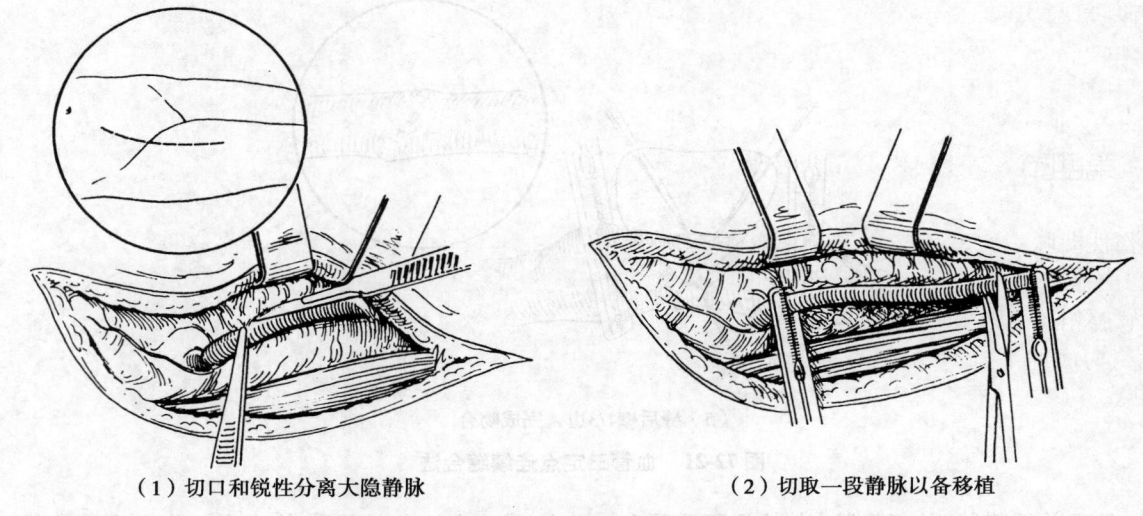

（1）切口和锐性分离大隐静脉   （2）切取一段静脉以备移植

图 72-22　大隐静脉切取术

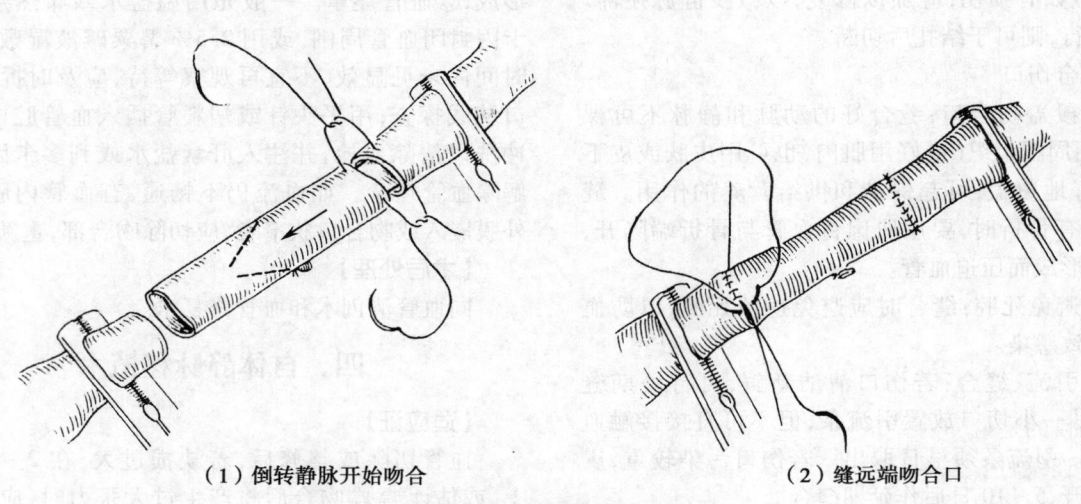

（1）倒转静脉开始吻合   （2）缝远端吻合口

图 72-23　自体静脉移植术

上、下端，将静脉段倒转，以免静脉瓣阻碍血流〔图 72-23（1）〕。

　　6. 吻合血管　按二定点或三定点血管缝合法缝合移植段近端和远段吻合口。先缝前侧，再缝后侧〔图 72-23（2）〕。

如血管不便翻转缝合，可先从血管腔内缝合后壁，然后缝合前壁〔图 72-24（1）（2）〕。

　　7. 松开血管夹　在结扎最后一根缝合线之前松开远端血管夹，使血液充满静脉移植段，并排出空气，然后结扎缝线，接着再慢慢松开近端血管夹。

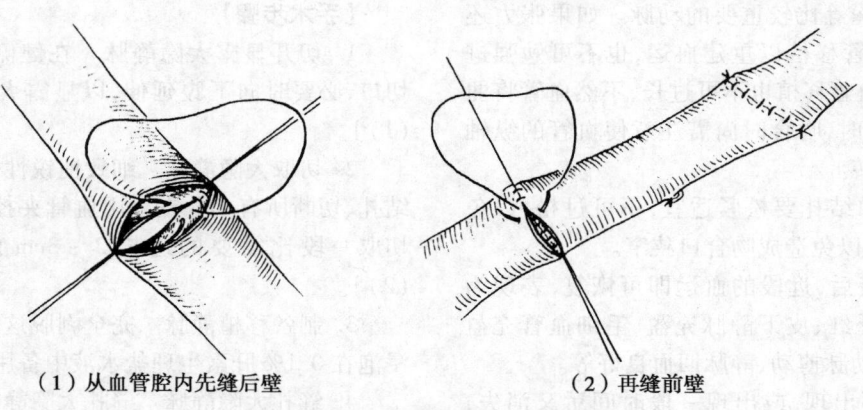

（1）从血管腔内先缝后壁   （2）再缝前壁

图 72-24　血管不便翻转时的吻合法

【术中注意事项、术后处理】

同血管清创术、血管修复术和血管端-端吻合术，但肢体负重活动应延长到 6 周以后。

第四节　外伤性动脉瘤手术

外伤性动脉瘤常发生于较大动脉的刺伤或火器伤之后，出血局限于受伤血管周围的软组织内，形成与动脉管腔相通的搏动性血肿。不久后血肿机化，由结缔组织构成纤维囊，囊壁内面铺满内皮细胞，形成假性动脉瘤〔图72-25〕。

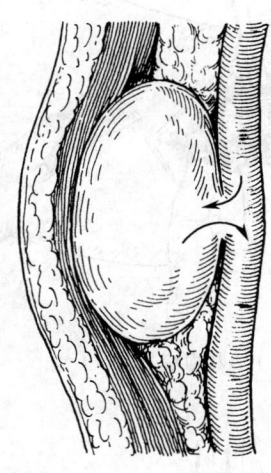

图 72-25　假性动脉瘤

手术目的是为了消除动脉瘤，并尽量争取修复主要动脉的连续性。在损伤早期，多采用动脉修复、直接吻合或血管移植等修复性手术。但在晚期，特别是在一些比较危险的部位，或设备条件和技术能力限制时，可采用某些闭塞性手术（如结扎、单纯切除或瘤内缝合术等）。修复性手术一般只要伤员的情况允许，在伤后 2～4 周内，局部感染及血肿消退和软组织伤口愈合后就可进行。闭塞性手术则宜尽可能延迟到伤后 3～4 个月，待侧支血运充足之后施行，较为安全。但如出现下列紧急情况，则应尽早手术，不容再行延缓：①血肿或瘤囊破裂出血；②瘤囊迅速扩大，张力不断增高，或其外表皮肤变薄，行将破裂者；③并发感染；④压迫主要动脉及其侧支血管，造成远段缺血、营养障碍而危及肢体的存活时；⑤有严重的神经等周围组织压迫现象者。

一、闭塞性手术

（一）动脉瘤内缝合术

瘤内缝合术比其他闭塞性手术为优，它能够有效地根治动脉瘤，又不必剥离瘤囊，从而可以充分保全侧支血运，避免邻近神经等组织的损伤，减少了休克

和感染的危险，而且方法较简单。缺点是当主要动脉被闭塞之后，伤肢常遗留慢性血运不足现象，又如瘤囊内有些动脉侧支的开口被忽略，或缝合线裂开，则可引起动脉瘤的复发。

【适应证】

周围动脉的损伤性动脉瘤，如不能进行修复性手术时，可首先选择瘤内缝合术。

【术前准备】

1. 对于闭塞性手术，除紧急情况外，术前应先确定侧支血运是否充足可靠。除检查伤肢远段的皮肤色泽、温度和脉搏外，还可应用反应性充血的检查法。即将伤肢举高 30°，用弹性绷带自手指（足趾）向上绑扎，直到瘤的下方。然后，用手指在紧靠动脉瘤上方紧压动脉，5 分钟后，迅速解松绷带，但手指仍压住动脉不放。如伤肢皮肤在 1～3 分钟内自上而下地迅速发红直至手指（足趾），表示侧支血运已较满意。

2. 时间是促进侧支血运的主要因素，时间越长，血运越好。术前间歇压迫瘤上方的动脉也可促进侧支血运。术前、术中或术后交感神经节阻滞术或交感神经节切除术，是常用的促进侧支血运、减少血管痉挛和疼痛的方法，比单纯的等待更有效。

3. 曾有开放性损伤者，应再注射 1500U 破伤风抗毒素。

4. 术中可能大量失血，应准备足够的血源。

5. 给抗生素 1～2 日。

【麻醉】

根据手术部位作神经阻滞麻醉、腰麻或全麻。

【手术步骤】

以腋动脉瘤为例。

1. 体位　仰卧位，伤肢外展。

2. 控制动脉近端　能用止血带的部位，在切开瘤囊之前，应把止血带绷紧；不能使用止血带时，则在瘤囊的上方另作一切口，分离动脉近端，绕一纱布条或细软胶皮管或准备血管夹，以备必要时控制血流。

3. 切开、显露　在即将切开瘤囊之前，应加快输液、输血的速度，检查吸引器的效能，并准备好纱布垫和缝合血管的针线，以便切开后能急速找到动脉裂口，缝合止血。

在动脉瘤部位的中线沿腋动脉作一长切口〔图72-26（1）〕。切开深筋膜，用圆头剪刀细致分离以显露瘤囊的前壁〔图72-26（2）〕。注意勿损伤神经和腋静脉。

4. 切开瘤囊　先拉紧动脉近端的纱布带（或安放一血管夹）以控制出血，然后纵行切开瘤囊前壁〔图72-26（3）〕。切口要够大，便于显露囊内的动脉裂口。立即用吸引器吸尽囊内血块和血液，并用手指挖出血

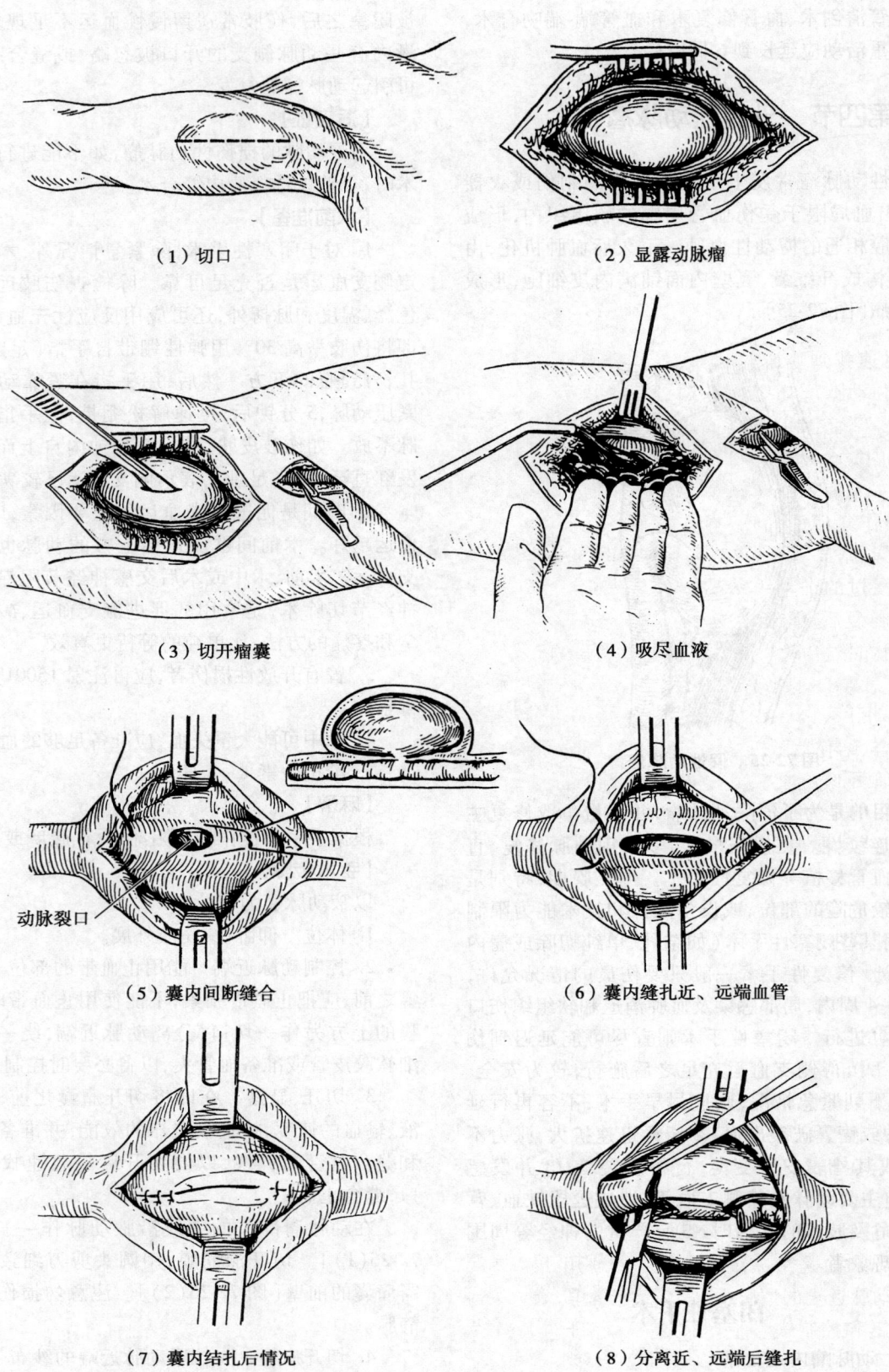

（1）切口

（2）显露动脉瘤

（3）切开瘤囊

（4）吸尽血液

动脉裂口

（5）囊内间断缝合

（6）囊内缝扎近、远端血管

（7）囊内结扎后情况

（8）分离近、远端后缝扎

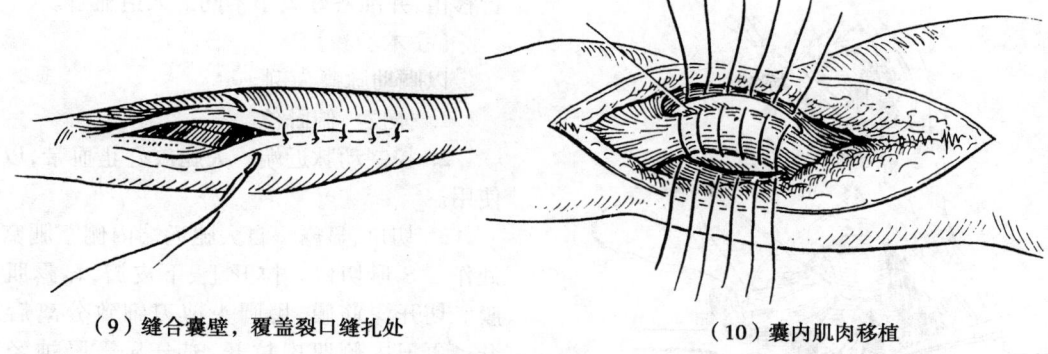

（9）缝合囊壁，覆盖裂口缝扎处　（10）囊内肌肉移植

图72-26　腋动脉瘤内缝合术

块，以便迅速找到喷血的动脉裂口。若出血较多，可用手指填住动脉开口，或用手指伸到动脉后面向上压迫止血〔图72-26（4）〕。

5. 囊内缝合修复

（1）如只有一个较小的动脉裂口，而且动脉壁健全无损，可作缝合而不闭塞动脉腔。在逐步移开压迫裂口的手指、露出部分裂口时，即逐步用 prolene 线或液体石蜡浸过的细丝线作几针单纯间断缝合〔图72-26（5）〕。修复后，把部分囊壁覆盖缝合在动脉上面，以加强动脉的缝合处。如上下端血管距离很近，也可予切断，旷置瘤囊，改作修复性两端吻合。

（2）动脉裂口一般较大，并有动脉壁的损伤，须在囊内缝合、结扎动脉近端和远端以及所有通向瘤囊的侧支血管开口。通常是在动脉近端和远端开口的近、远侧，用中号丝线各作两针8形或间断缝合。每针要够深，包绕动脉端的整个圆周，然后拉紧结扎〔图57-26（6）（7）〕。

（3）有时也可把动脉近、远端分离出来，分别加以双重缝扎〔图72-26（8）〕，则更为准确可靠，并保证避免邻近神经等组织的损伤。

（4）瘤囊可以松松地缝合几针覆盖在动脉结扎处之上〔图72-26（9）〕。但一般也可不缝，只要在术后加压包扎，即可使囊壁紧贴一起消除囊腔。

（5）如果动脉壁损伤很重，或缝合不牢靠时，可在缝扎所有血管之后，移用附近肌肉移植到囊内，再将囊壁缝合在肌肉上，以加强血管的闭塞，避免出血和复发，使瘤内缝合术更加完善牢靠〔图72-26（10）〕。

【术中注意事项】

1. 控制出血是个关键。在既不能使用止血带又无法控制动脉近端的情况下（如腋动脉上段大型动脉瘤不易显露和控制锁骨下动脉，臀上、臀下动脉瘤不便另做切口控制髂内动脉），则不得不直接切开瘤囊，一面吸除血块、血液，一面急速用手指或纱布垫堵塞动脉裂口。随后逐渐移动手指，在直视下一针一针地加以缝合结扎。

2. 瘤囊上面的组织应细致剥离，并拉开神经，但只需显露囊的前壁，不要剥离过多，以免影响侧支循环。

3. 对裂口大、出血多的瘤囊，切开后一定要在直视下先在动脉近端缝合一针，结扎后大部分可以停止出血。然后移开手指，再加针缝合。每针缝合要准确，以免术后裂开。

【术后处理】

1. 将伤肢平放或稍抬高，注意观察伤肢颜色、温度及末梢动脉的搏动。

2. 继续用抗菌药物以预防感染。

3. 手术伤口用厚纱布垫加压包扎，但不可过紧而阻碍肢体远段的血运。

4. 残余瘤囊内如有积液，可穿刺抽尽液体后加压包扎。

5. 如伤口感染、化脓，应及时引流。

6. 伤口内如有出血，应及早进行手术，补加血管裂口缝合、纱布填塞或分离动脉近端后加以结扎。

7. 术后伤肢慢性缺血严重者，可反复施行交感神经节封闭，或做交感神经节切除术；有条件可行旁路术重建血运。

（二）动脉瘤动脉结扎术

各种结扎动脉的方法都是为了使瘤囊内血流减慢、凝结，以达到治愈动脉瘤的目的。但由于侧支动脉与瘤囊沟通，结果常不成功或常可复发。

【适应证】

动脉结扎术一般仅作为暂时性措施，或在不得已时（如动脉瘤已经感染，患者当时情况不佳，或技术条件限制，不能进行其他手术）才用。有时，也可用作根治性的准备步骤。

【手术步骤】

结扎动脉瘤上、下端动脉后，切开瘤囊，排除内容物，再用纱布填塞；也可用游离或带蒂的肌肉移植于囊内，以闭塞其侧支循环〔图72-27〕，提高结扎术的效果。

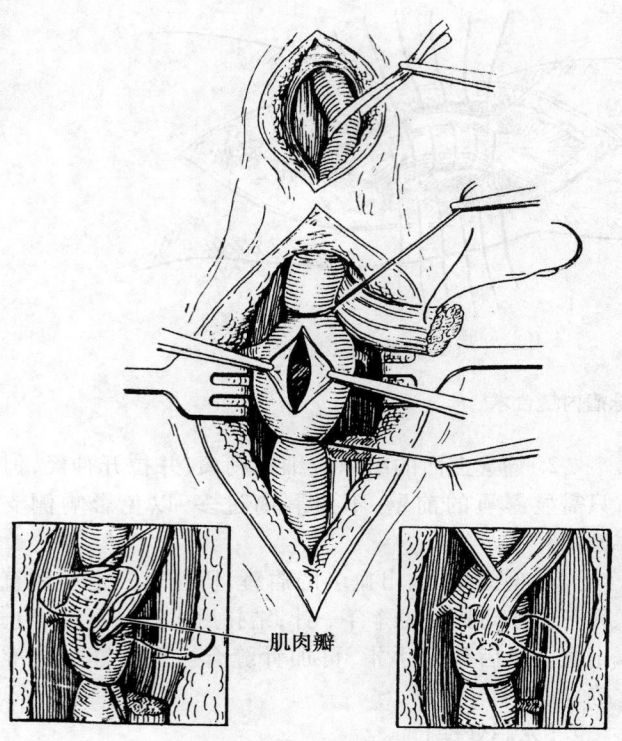

肌肉瓣

图 72-27　动脉瘤动脉结扎术

（三）动脉瘤囊切除术

结扎所有通向瘤囊的血管后，将瘤囊完全切除。一般来说，在侧支循环充足并和交感神经节切除术配合下，这种手术能根治动脉瘤，并且较为安全。但在剥离瘤囊时，难免会破坏部分侧支血运。对于较重要的动脉远端组织虽可免于坏死，但术后常可出现长期慢性缺血，因此主要适用于不很重要的血管，而且瘤囊附近的神经等组织容易分离者（如肘部或膝关节以下的小动脉等）。其他部位的瘤囊切除后，应尽量争取行血管移植术以恢复动脉血流。

二、修复性手术

闭塞性手术虽能根治动脉瘤，在四肢主要动脉被闭塞之后，也很少发生坏疽，但其功能很难完全恢复，往往遗留慢性缺血（如间歇性跛行，皮肤发凉、水肿、溃疡，肌肉萎缩等）征象。因此，对于主要动脉的动脉瘤治疗原则，应当是争取切除瘤囊和修复动脉的通道。

（一）动脉瘤切除和血管移植术

【术前准备】

1. 开放性伤口已愈合，局部感染消退后即可手术，不必等候侧支循环的建立。

2. 给予抗生素预防感染，并再次注射破伤风抗毒素。

3. 准备足够血源。

4. 准备健侧的大腿内侧皮肤，以备取大隐静脉进

行移植，并准备好大小不同的人造血管。

【手术步骤】

以腘动脉瘤为例。

1. 体位　俯卧位。

2. 控制动脉近端　大腿放好止血带，以备必要时使用。

3. 切口、显露　自大腿远端内侧至腘窝中线外侧处作一 S 形切口。拉开上、下皮瓣，显露肌肉和深筋膜。切开深筋膜，用圆头剪刀细致分离后向两侧拉开。再把内侧肌肉拉开，充分显露胫神经和腘静脉〔图 72-28（1）～图 72-28（4）〕。

4. 分离胫静脉、腘静脉　分离胫神经并用线拉向外侧，注意勿损伤其通向腓肠肌内侧头的分支。腘静脉后壁常与动脉黏着，分离十分困难时，将其分支结扎、切断〔图 72-28（5）、图 72-28（6）〕。然后，将近、远端结扎、切断。

5. 控制腘动脉　腘动脉近端常扩大弯曲，位于切口深部稍偏内侧，细致分离后，绕一阻断带以备加用血管夹〔图 72-28（7）〕。再将腘动脉远端分离后，也绕一阻断带备用。

6. 切除瘤囊　紧靠瘤囊进行分离，先从一侧开始，逐一分离、钳夹、切断及结扎其动脉的所有分支后再处理另一侧〔图 72-28（8）〕。然后，将 20mg 肝素注入瘤囊内，随即各用一血管夹阻断腘动脉的近、远端，并在靠近瘤囊处分别切断〔图 72-28（9）〕。最后提起瘤囊的一端，将其后壁从腘窝深部逐渐分离出来，完整摘除瘤囊。如有紧密粘连，则不必勉强进行，可将部分瘤囊壁留下。

7. 血管移植

（1）选一合适的人造血管，一般直径最小要 6～8mm。如动脉小于6mm，或其远段血运不佳者，应改用大隐静脉移植。腘动脉远端可剪成斜形，以便与较大的人造血管吻合。

（2）先从动脉近端开始吻合。安置两侧的外翻褥式定点缝合，结扎后按二定点吻合法作前、后壁连续缝合〔图 72-28（10）～图 72-28（13）〕。

（3）近端吻合完毕后，用手指夹紧人造血管的末端，暂时稍稍松开动脉端的血管夹，使血液充满人造血管，随即再关闭血管夹〔图 72-28（14）〕。放掉人造血管内的血液和血块，用湿纱布覆盖近端吻合处。

（4）修剪人造血管到合适长度，以免过紧或过长〔图 71-28（15）〕。然后，暂时松开动脉近端的血管夹，检查血液逆流是否通畅〔图 71-28（16）〕。待血流通畅后，先在人造血管远端安置一血管夹。随即将人造血管与动脉远端靠拢，进行二定点端-端吻合〔图 72-28（17）～图 72-28（19）〕。但在连续缝合后壁后，暂不结

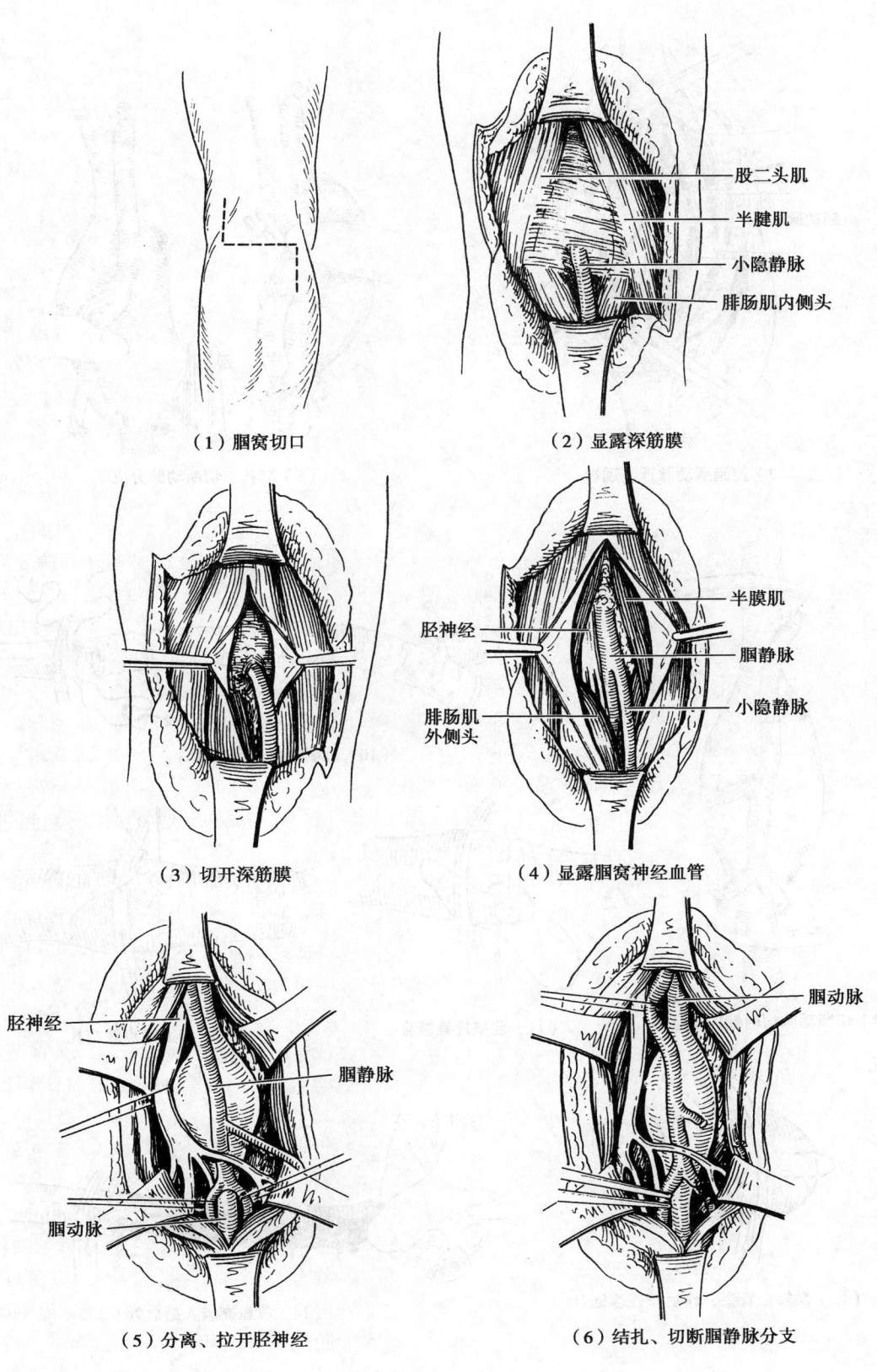

（1）腘窝切口

（2）显露深筋膜

股二头肌
半腱肌
小隐静脉
腓肠肌内侧头

（3）切开深筋膜

（4）显露腘窝神经血管

胫神经
腓肠肌外侧头
半膜肌
腘静脉
小隐静脉

（5）分离、拉开胫神经

胫神经
腘静脉
腘动脉

（6）结扎、切断腘静脉分支

腘动脉

8

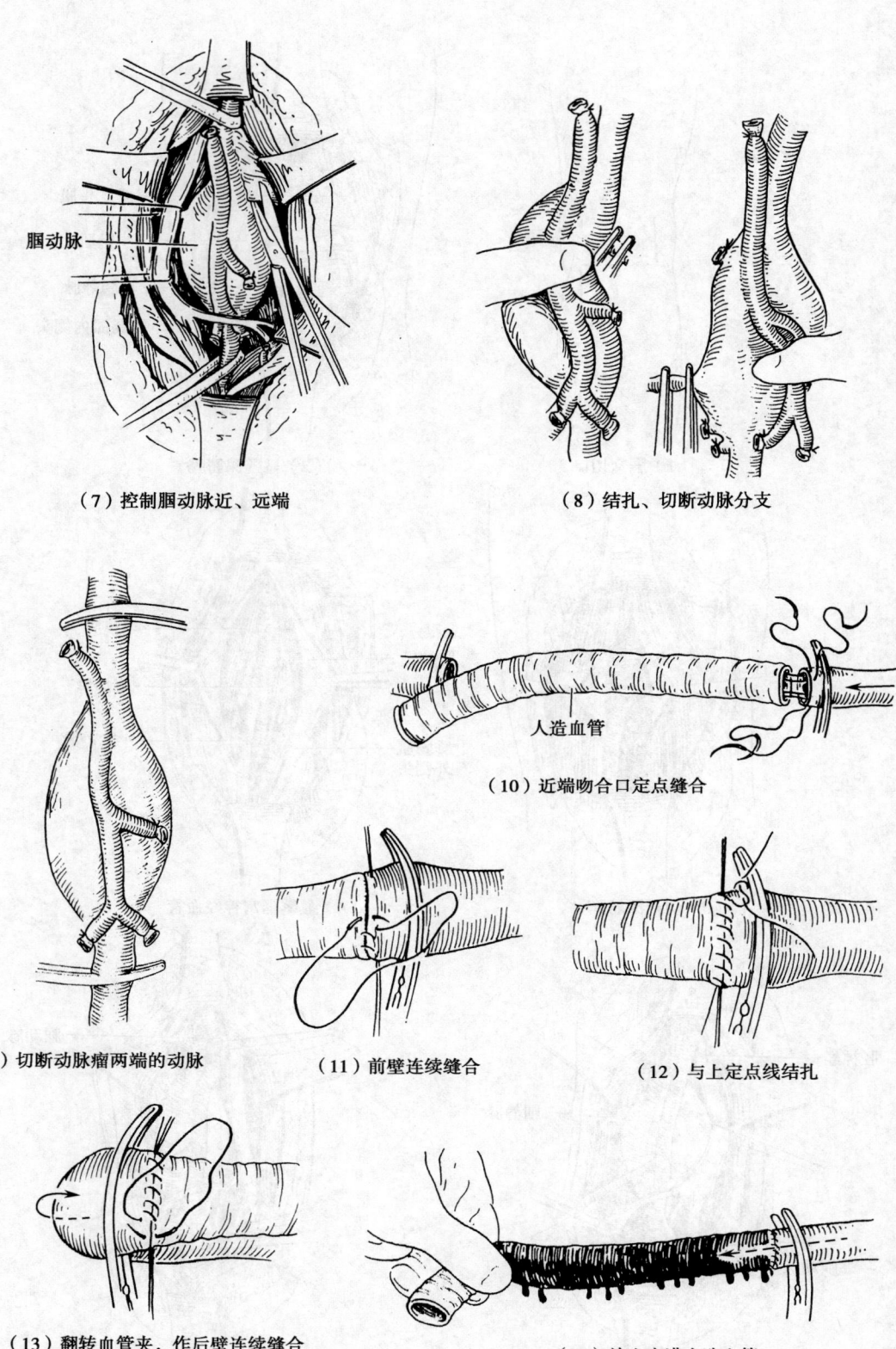

（7）控制腘动脉近、远端

（8）结扎、切断动脉分支

腘动脉

人造血管

（10）近端吻合口定点缝合

（9）切断动脉瘤两端的动脉

（11）前壁连续缝合

（12）与上定点线结扎

（13）翻转血管夹，作后壁连续缝合

（14）放血充满人造血管

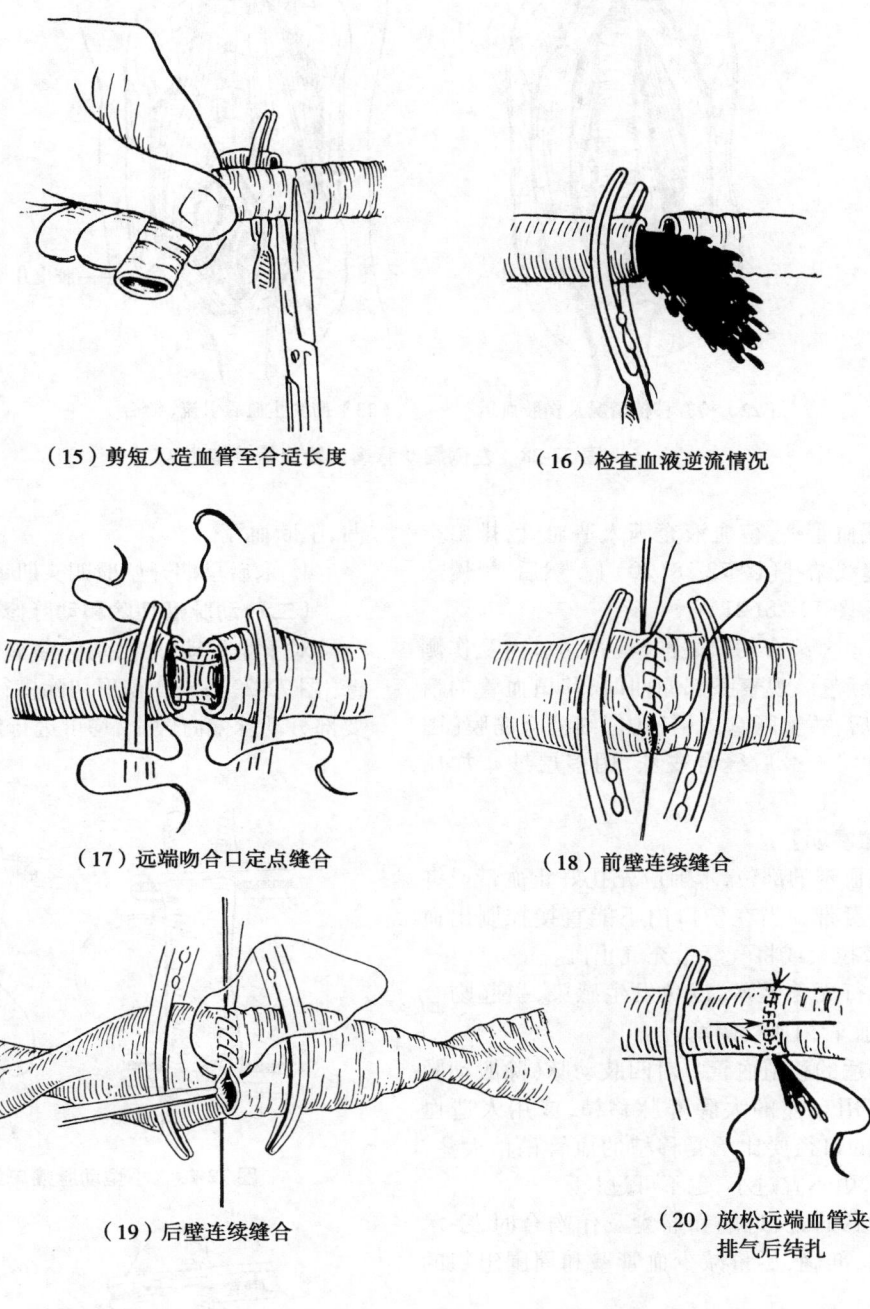

（15）剪短人造血管至合适长度　　　　（16）检查血液逆流情况

（17）远端吻合口定点缝合　　　　（18）前壁连续缝合

（19）后壁连续缝合　　　　（20）放松远端血管夹，
排气后结扎

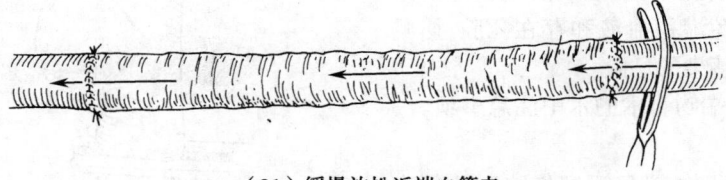

（21）缓慢放松近端血管夹

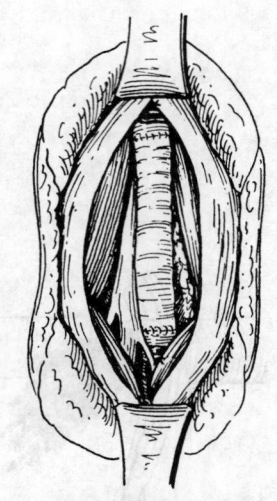
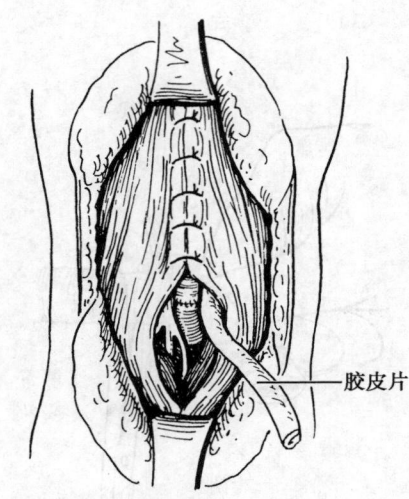

胶皮片

（22）检查移植情况及伤肢血运　　（23）彻底止血后引流、缝合

图72-28　左侧腘动脉瘤切除血管移植术

扎,先放松远端血管夹,待血液充满人造血管,排出空气后,再拉紧缝线结扎〔图72-28(20)〕。然后,慢慢放松近端血管夹〔图72-28(21)〕。

8. 缝合切口　缝合切口之前,检查伤口内及伤侧足部的脉搏和颜色。观察膝部屈曲时,移植血管的情况。彻底止血后,放置腘窝内引流,仔细缝合筋膜〔图72-28(22)(23)〕。最后缝合皮肤,用多层纱布加压包扎。

【术中注意事项】

1. 能用止血带的部位,术前应先扎好止血带或绑上血压计的气囊带。当在伤口内不能直接控制出血时,即将止血带拉紧或将气囊带充气止血。

2. 严格执行无菌技术,以免发生感染,引起吻合口破裂出血和血管内血栓闭塞。

3. 选择合适的移植血管。对四肢动脉(除股动脉上段外),最好用自体的大隐静脉移植,或用人造血管。移植血管的口径要比承受移植的血管稍稍大些,但又不宜过大,更不宜过小,也不可过长。

4. 分离动脉的近、远端和瘤囊及作吻合时,手术操作务求精细、准确,尽量减少血管壁和周围组织的损伤。

5. 移植血管周围须有健康的组织保护;伤口必须彻底止血,减少渗出,以免潴留血液和存在死腔,影响移植血管的存活和发生感染的危险。

其他可参考血管端-端吻合术的术中注意事项。

【术后处理】

1. 继续使用抗感染药物,严密观察伤肢血运。

2. 应用人造血管移植手术者,勿过度使用抗凝剂,以免渗血。

3. 膝关节屈曲时不可超过90°,以免移植血管折曲,阻断血流。

4. 术后早期开始股四头肌锻炼,6周后可以负重。

（二）动脉瘤切除和动脉修复术

对于小型动脉瘤,切除瘤囊后可直接缝合修复管壁〔图72-29〕;或作楔形切除横行修复〔图72-30〕。只要部分动脉壁尚健全,均可进行修复。

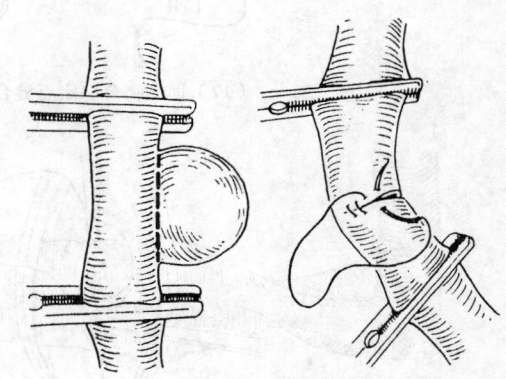

图72-29　小型动脉瘤单纯切除修补术

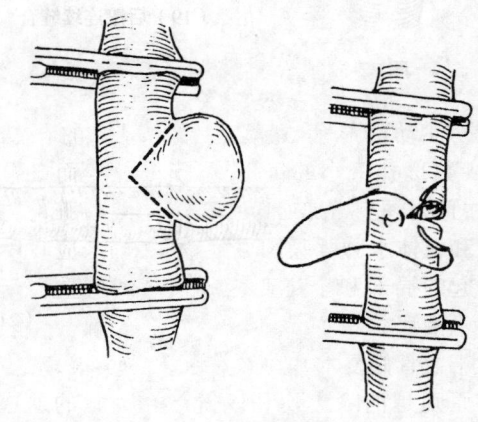

图72-30　小型动脉瘤楔形切除横行修复术

（三）动脉瘤切除和动脉端-端吻合术

小型瘤囊切除后，动脉缺损在 2～3cm 之内者，两端吻合应是首选的方法。也可不做切除而仅旷置瘤囊，作两端吻合。但若缺损过长，则须作血管移植。

第五节 外伤性动静脉瘘手术

动脉和并行的静脉同时受伤后，彼此之间可以互相沟通，形成外伤性动静脉瘘或动静脉瘤〔图 72-31〕。动脉血经常不断地经瘘孔流入静脉，尤以收缩期流得更快，因此局部出现连续性震颤和杂音，并在收缩期加重。如果动脉受到的是贯穿伤，动静脉瘘还可与动脉瘤同时存在〔图 72-32〕。

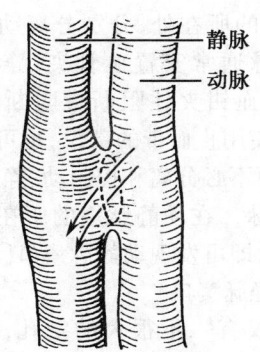

静脉
动脉

图 72-31 外伤性动静脉瘘

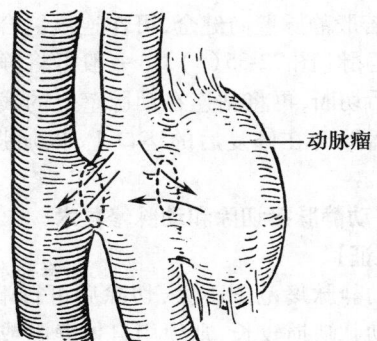

动脉瘤

图 72-32 动静脉瘘合并动脉瘤

外伤性动静脉瘘，由于动脉和静脉的压力差别大，除少数瘘孔极小的病例外，形成血栓而自愈的机会甚微，且能逐步增加心脏负担引起的心脏功能不全或心衰和肢体水肿呼吸困难症状。因此，应在动静脉瘘所引起的局部和全身变化还未达到严重程度之前及早手术治疗。

由于血管修复术和血管移植术的发展，动静脉瘘的治疗原则是消除瘘孔和恢复主要动脉的通道。只要伤口已经愈合，一般情况许可，就可进行修复性的

手术。但如果只能采用结扎、单纯切除或瘤内缝合等闭塞性手术，则需等 3～4 个月，待侧支循环充分形成后才能进行。等待期内，如有瘤囊破裂出血、伤口感染、心脏迅速扩大、神经被压或远端组织严重缺血等情况，则应及时手术，不再延迟。

一、闭塞性手术

（一）动、静脉结扎术

【适应证】

病情严重（尤其是心脏损害严重）以致不适宜其他手术时，或在伤后不久并发感染而有严重出血的危险时，才可考虑先将瘘口近端动脉和静脉分别结扎，以减少心脏的血流量。等一般情况好转后，再行根治手术。

当动静脉瘤粘连紧密，或因其他原因不能行根治手术时，可作四头结扎术。

【术前准备】

侧支血运必须充足。如果术前侧支血运尚不充足，应做好血管移植等修复性手术的准备。当术中发现不能进行经静脉修复动脉时，即应改行其他修复性手术。若无血管移植术的条件而不得不作闭塞性手术时，则应同时加作交感神经节切除术。

其他方面的术前准备同外伤性动脉瘤手术。

【麻醉】

根据病变部位作神经阻滞、硬膜外麻醉、腰麻或全麻。

【手术步骤】

显露动、静脉后，在其近端或两端分别分离，结扎近端或四头结扎近端和远端的动、静脉〔图 72-33（1）〕。由于通到瘤囊侧支血管的存在，结扎术只能暂时有效，以后还会复发。四头结扎再加折叠以闭塞瘤囊的效果也不可靠〔图 72-33（2）〕。

【术中注意事项】

动、静脉必须同时结扎，切不可单纯结扎动脉的近端，否则，结扎后侧支动脉的血流仍将通过瘘孔，经静脉回流入心脏，反使远端组织突然缺血而发生坏疽。单纯结扎静脉的远心端后，大量动脉血经瘘孔流入静脉，将会增加心脏负担，势必导致心力衰竭，也不应该采用。

【术后处理】

同动脉瘤内缝合术。

（二）四头结扎和瘤囊切除术

当侧支血运充足时，结扎动、静脉并完全切除瘤囊是有效和较安全的手术〔图 72-34〕。手术后极少发生坏疽，但常造成慢性缺血而影响肢体的功能。因此，这种手术最适宜于治疗较小而不重要的动静脉瘘或动静脉瘤。

8

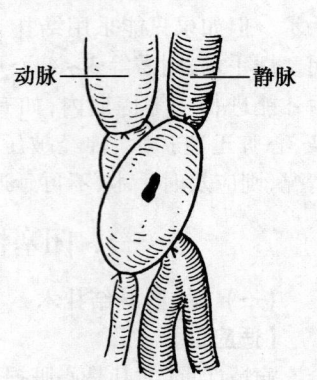

（1）单纯四头结扎术

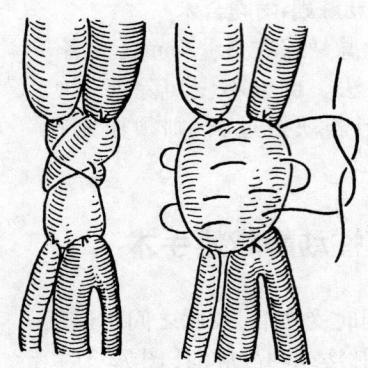

（2）四头结扎加瘤囊折叠

图72-33　动静脉瘘四头结扎术

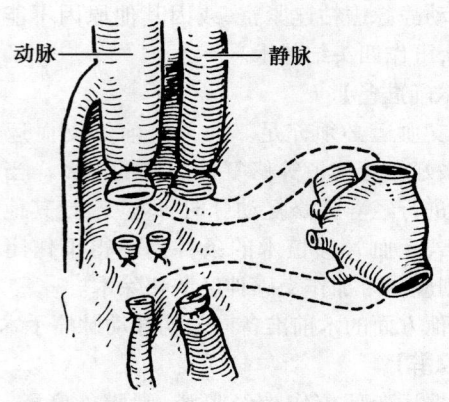

图72-34　动静脉瘘四头结扎和瘤囊切除术

二、修复性手术

（一）经静脉修复动脉术

【适应证】

这一手术是从静脉腔修复动脉裂口,以消灭动静脉瘘,并保持动脉管腔的通道。方法比较简单,又不需分离瘤囊,可以避免损伤侧支血运,常可使动静脉瘘治愈,很少造成术后伤肢的慢性缺血征象,对于瘘孔不大而动脉壁健全者是很满意的方法。

但如动脉壁不健全,存在变质或破坏等弱点而被忽略时,则术后可继发动脉瘤。又如瘘孔较大,缝合后可使动脉管腔变窄,甚至导致动脉闭塞的危险。此外,多发的瘘孔还可能被遗漏而引起复发,应予注意。

【术前准备、麻醉】

同外伤性动脉瘤闭塞性手术。

【手术步骤】

以股动静脉瘤为例。

1. 控制近端动脉　上止血带;如不能使用止血带,可在瘘的上方另作小切口,显露和分离动脉近端,并绕一纱布带。

2. 切口、显露　以震颤最明显部位为中心,沿股动脉作一长切口〔图72-35（1）〕,充分显露动静脉瘘及其动、静脉的近、远端。沿血管摸到震颤最明显的部位,即动静脉瘘的所在处,分别分离动脉和静脉的近端和远端。动脉通常安置血管夹;静脉则可绕阻断带,拉紧后用止血钳夹住阻断带阻断血流〔图72-35（2）〕。在可以使用止血带的部位,也可将在术前放好的止血带拉紧而不必分离和控制动、静脉的远、近端。

3. 切开静脉　在动静脉瘘的所在部位纵行切开静脉,吸尽血液,即可发现动静脉瘘口〔图72-35（3）〕。

4. 缝闭动静脉瘘口

（1）如果仅有一不很大的瘘孔,动脉管壁还健全,无明显变质或破坏时,可用 prolene 线作单纯连续或间断缝合,恢复动脉的通道〔图72-35（4）〕,否则须改用其他手术方法。

（2）若股静脉壁尚健全,可作连续缝合静脉的切口以保留静脉〔图72-35（5）〕。一般可将静脉远近端分别结扎后切断,再将粘连在动脉壁上的残余静脉壁的两缘覆盖缝合在修复后的瘘口上,以加强缝合〔图72-35（6）〕。

（二）动静脉瘘切除和动脉修复术

【适应证】

一般动静脉瘘范围不大,切除后可行端-端吻合。若切除后动脉缺损较长,则须用自体静脉或人造血管移植。有时,动静脉瘤的瘤囊小,动脉管壁的损伤很少,也可将瘤囊作楔形切除后,直接横行缝合动脉。

【手术步骤】

1. 控制近端动脉、切口与显露　均同经静脉修复动脉术。

2. 分离瘤囊　分别分离动脉和静脉的近、远端,各绕一阻断带控制血流;或在动脉用血管夹控制。仔细分离、结扎和切断瘤囊部静脉和动脉的分支〔图72-36（1）〕。先部分阻断静脉的近端,几分钟后再完全阻断〔图72-36（2）〕;以后再阻断静脉的远端和动脉的近、远端,以免突然增加心脏负担。沿血管壁完全分

8

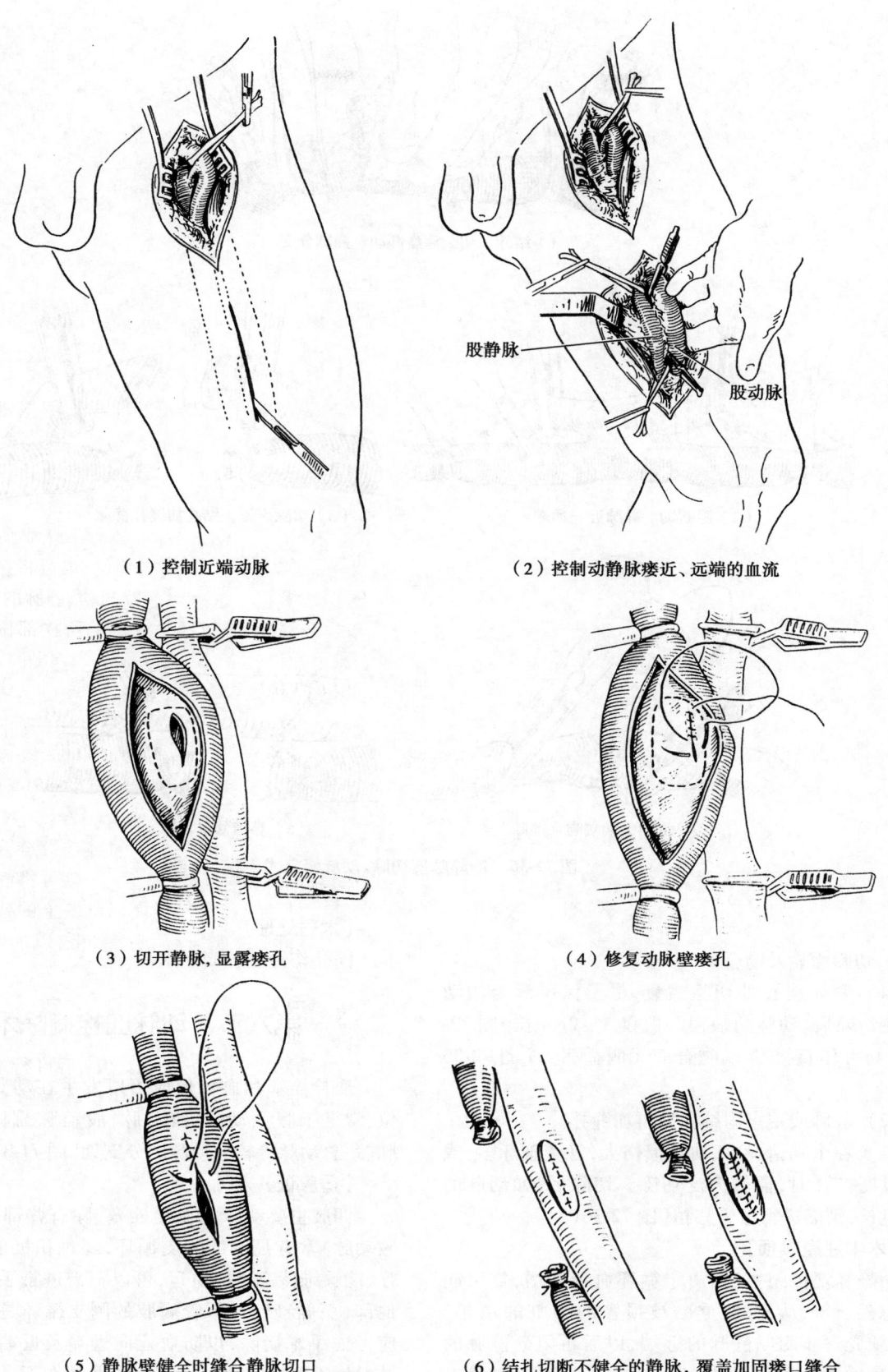

（1）控制近端动脉

（2）控制动静脉瘘近、远端的血流

股静脉

股动脉

（3）切开静脉，显露瘘孔

（4）修复动脉壁瘘孔

（5）静脉壁健全时缝合静脉切口

（6）结扎切断不健全的静脉，覆盖加固瘘口缝合

图72-35　动静脉瘘经静脉修复动脉术

8

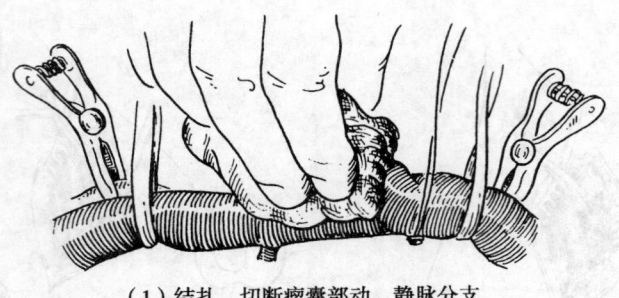

（1）结扎、切断瘤囊部动、静脉分支

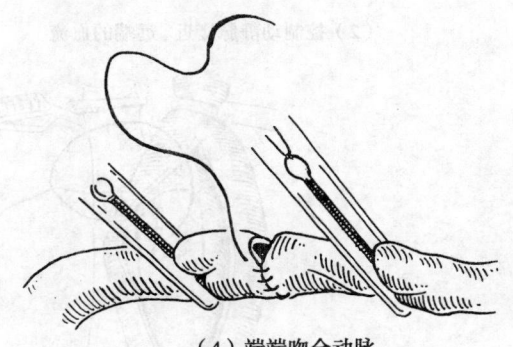

（2）阻断动、静脉近、远端

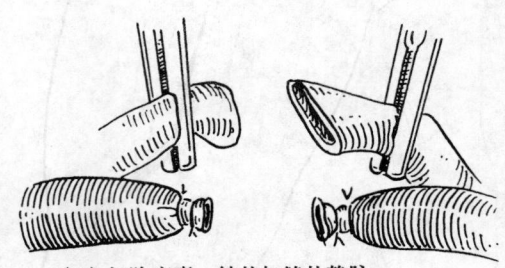

（3）切除瘤囊，结扎加缝扎静脉

（4）端端吻合动脉

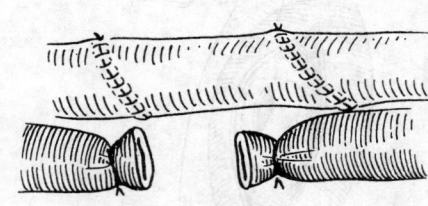

（5）移植修复动脉

图72-36　动静脉瘘切除、动脉修复术

离瘤囊。

3. 切除瘤囊及吻合

（1）紧靠瘘孔处切除瘤囊，尽量保留健全的动脉。在切除后，动脉的缺损一般仅1~2cm长〔图72-36（3）〕，可作直接端-端吻合而无明显张力〔图72-36（4）〕。

（2）静脉残端牢固结扎后再加缝扎。

（3）在个别情况下，动脉损伤大，管壁破坏多，或近端过度扩张时，需较广泛切除。切除后，如动脉的缺损过长，则需进行血管移植〔图72-36（5）〕。

【术中注意事项】

动静脉瘘被闭塞后，由于循环血量骤增，常引起血压忽然上升，从而加重已被损害的心脏的负担。所以，须先逐步阻断静脉的近端，以后再阻断静脉的远端，最后阻断动脉的近、远端，以减少血压忽然上升的现象。其他见外伤性动脉瘤手术和血管损伤手术。

【术后处理】

同外伤性动脉瘤手术。

第六节　动脉血栓摘除术

血栓栓塞和血栓形成可以发生在动脉的任何部位，常见于腹主动脉、髂动脉、股动脉、腘动脉、腋动脉、颈总动脉等较大动脉的分支处〔图71-37〕。

【适应证】

四肢主要动脉的血栓栓塞，除有些部位（如上肢腋动脉）常有足够的侧支循环，经过积极的非手术治疗，能够维持充足的血运，可以不需进行手术外，在其他部位一经确诊，不管病肢的侧支循环是否充足，均应考虑手术摘除，以防血栓向远端及近端延伸，使病肢发生不可逆的缺血性变化。尤其在下肢，非手术治疗多不易见效，病肢即使不发生坏疽，也将造成长期的慢性缺血性改变而致残疾。

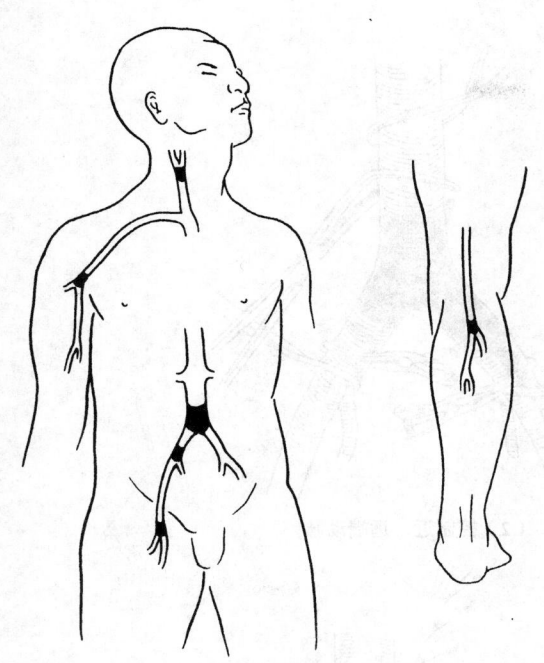

图 72-37　动脉血栓、栓塞和血栓形成的常见部位

手术应越早施行越好，最好在发病 6~8 小时内，但并不受这一时间的限制，有的病例在发病数日后，手术仍能成功。凡是病肢尚未明显坏疽，远端血管内血液尚未凝固时，手术都有成功的可能。

腹主动脉分叉处血栓摘除手术对患者的负担虽然较重，但如果不给予积极治疗，则将导致死亡，所以手术更属必要。除患者已处于濒死状态者外，均应尽量争取手术的机会而不可轻易放弃。腹主动脉分叉处血栓，可经腹部或股部的途径摘除。任何一种途径都不一定能单独取得满意效果，而常需联合使用，故应同时作好两种途径的准备。一般先采用经腹部途径；但对某些心脏病严重的患者，可先切开股动脉摘除血栓。如不能解除血栓阻塞时，再加作经腹部途径手术。下面以腹主动脉分叉处血栓摘除术为例加以介绍。

【术前准备】

1. 定位　从病肢的颜色、温度、感觉、脉搏等（或必要时作动脉造影）判定血栓阻塞的部位。

2. 皮肤准备　腹部和双侧下肢均应准备。

3. 出血、凝血和凝血酶原时间的测定　以备术中和术后可能需要的抗凝治疗。

4. 抗凝剂　手术前可以开始使用抗凝剂，通常静脉注射肝素 50~100mg，每 6 小时 1 次，保持凝血时间在 15 分钟左右。在使用抗凝剂中，可以照样进行经股动脉途径的手术，因股动脉显露容易，止血简单，不必过多顾虑术后出血问题；但要尽量避免经腹部途径，如必须采用时，则应在最后一次肝素注射 4 小时以后，或在使用等量的鱼精蛋白以中和肝素后再开始手术。

5. 交感神经节阻滞　一般阻滞两侧第 2、3 腰交感神经节，每处注 1% 利多卡因 10ml 以解除病肢血管的反射性痉挛，缓和缺血及减少疼痛。为了争取时间及早施行血栓摘除术，可不强调在术前使用；但对于延期手术或术后的病例，交感神经节阻滞很有作用。在使用抗凝剂期中，则应慎重采用交感神经节阻滞，以免引起深部组织血肿。

6. 解痉药物的应用　解痉药物（例如在血栓阻塞部位以上的动脉内注射罂粟碱 30mg，或 1% 利多卡因 5~10ml，每日 3~4 次），对于解除血管痉挛也有作用，但不很可靠。

7. 病肢处理　保持病肢于通常室温下，放在略低于心脏水平位，并用大量棉垫包裹，以免遭受外伤和压迫，又可保暖。冷冻会引起血管收缩，加热将增加局部的新陈代谢，反而促使组织坏死，均应禁用。

8. 心脏病治疗　大量使用洋地黄或利尿剂，可以促使血栓的扩大，须加注意。而血栓摘除本身，尤其在局麻下经股动脉途径进行的手术，却可减轻心脏的负担。因此，并有严重心脏病的患者在适当处理心脏病的同时，应争取及早施行血栓摘除手术。

【麻醉】

经腹部途径用硬膜外麻醉或全麻，经股部途径酌情全麻或局麻。

一、经腹部途径腹主动脉分叉处血栓摘除术

【手术步骤】

1. 体位　仰卧位。整个腹部、腹股沟部和双侧大腿至膝关节稍下处皮肤，均应消毒。

2. 切口、显露　腹部正中切口或左侧正中旁切口〔图 72-38（1）〕。进腹后，用纱布垫分别将横结肠推向上方，将小肠推向右方，以显露腹主动脉下段及其分叉处。沿主动脉及双侧髂动脉切开后腹膜，观察及扪诊确定栓塞的部位及范围。在血栓阻塞近端，动脉搏动明显有力；但从阻塞部开始，搏动即突然消失。阻塞处动脉膨大、发硬、管壁呈紫红色。阻塞远端的动脉往往因痉挛而变细。探查时，手法要轻柔温和，以免血栓碎块脱落到远侧动脉去。

3. 控制动脉　先稍分离双侧髂总动脉的远段，各绕一阻断带或细软胶皮管，分别注入 20mg 肝素液，然后拉紧阻断带或另加无损性血管夹，以防血栓向远侧播散。再环行分离血栓阻塞部上方的腹主动脉，绕一阻断带或细软胶皮管，并安好主动脉钳，但暂不闭合〔图 72-38（2）〕。如无合适的主动脉钳，可将阻断带绕双圈拉紧止血。

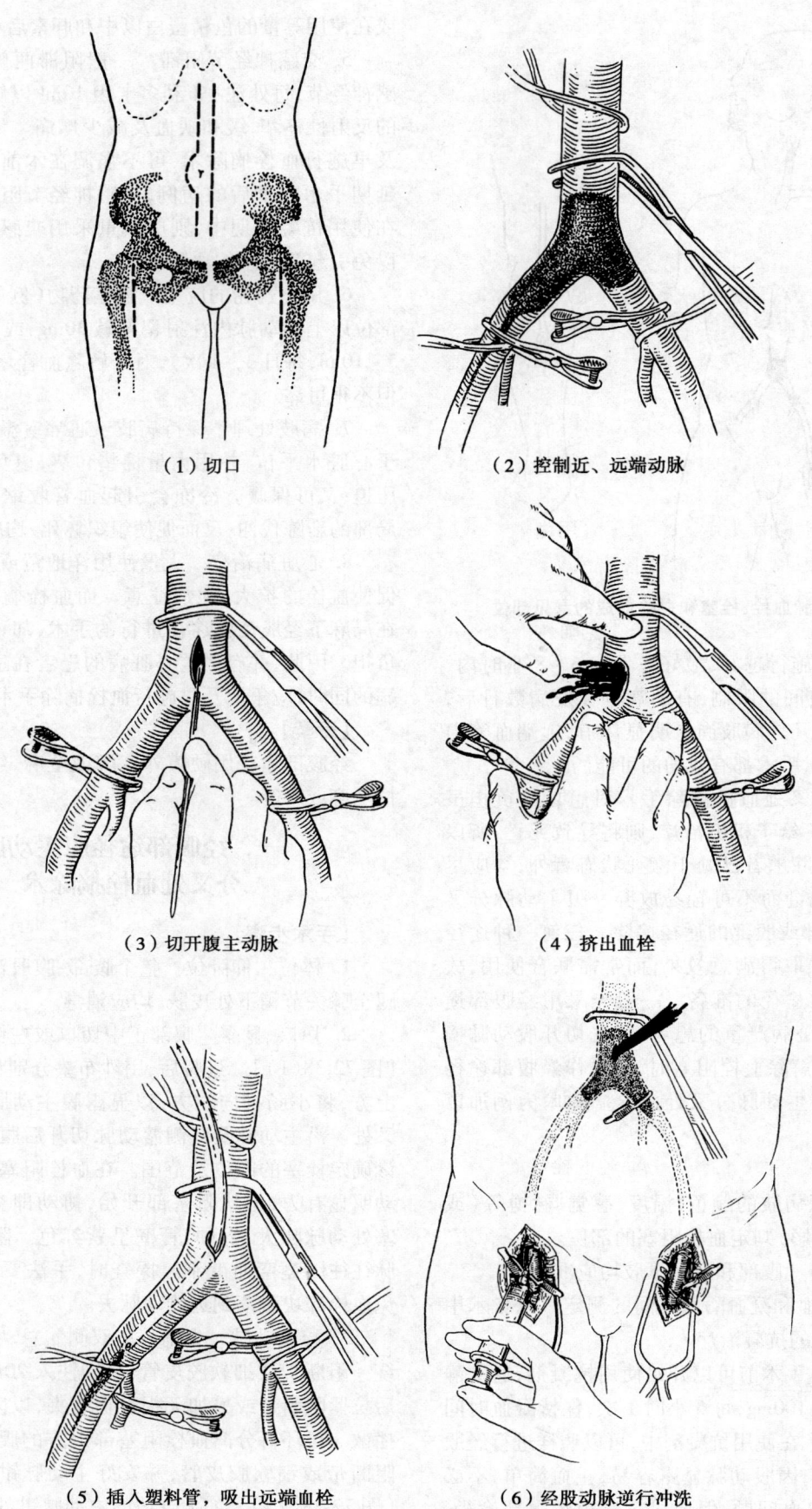

（1）切口

（2）控制近、远端动脉

（3）切开腹主动脉

（4）挤出血栓

（5）插入塑料管，吸出远端血栓

（6）经股动脉逆行冲洗

图 72-38　主动脉分叉处血栓摘除术（经腹部途径）

4. 切开腹主动脉并摘除血栓 于分叉处上方纵行切开血栓阻塞部位的腹主动脉前壁约2cm长,主要的血栓块即从切口突出〔图72-38(3)〕。再用手指先在一侧髂总动脉向上轻挤,后在另一侧轻挤,把分叉以下的血栓块从切口挤出。如血栓未被完全挤出,可用手指同时从上而下轻缓挤压,较坚韧的血栓,可被整块驱出〔图72-38(4)〕。驱出血栓后,随即拉紧阻断带(或闭合主动脉钳)。

交替开放左、右髂总动脉的血管夹,利用逆行血流冲出剩余的碎血栓块,并检查远侧动脉是否通畅。如果血液逆行冲出迅速,表示血栓已安全清除。但若逆流缓慢,应先阻断髂内动脉,然后用粗细合适的塑料吸引管从主动脉切口插入髂外动脉远端,吸出遗留的血栓块〔图72-38(5)〕。如仍不通畅,则需于该侧股动脉处另做切口。先用手指沿股动脉从下而上挤出血栓块,并用注射器针头刺入股动脉内用生理盐水或淡肝素液逆行冲洗〔图72-38(6)〕;必要时,切开股动脉,用吸引管吸引。现在Fogarty导管取栓(见下节)的广泛应用多可避免再做股动脉切口。确认股动脉搏动良好。

5. 缝合动脉 用prolene线连续或间断褥式外翻缝合腹主动脉切口。在缝合最后2~3针之前,松开双侧髂总动脉的血管夹,使动脉内充满血液、排出气体。然后继续缝完并结扎,再慢慢松开腹主动脉的止血带或主动脉钳。如切口尚有出血,一般用干纱布轻压几分钟即可止血,也可用吸收性明胶海绵压迫止血,必要时加作1~2针间断缝合。

6. 缝合腹壁切口 彻底止血后,缝合后腹膜切口,逐层缝合腹壁。

二、Fogarty球囊导管取栓术

周围动脉栓塞自1963年Fogarty球囊导管的应用,简化了手术操作,扩大了手术适应证,提高了有效率。

Fogarty球囊导管长约80cm,动脉取栓常用管径自2F~7F不等,远端球囊有小孔与导管相通,可从导管末端注入液体使其充盈膨胀〔图72-39〕。

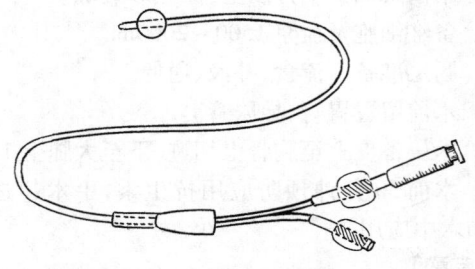

图72-39 Fogarty取栓导管

【手术步骤】

1. 经双侧股动脉腹主动脉分叉血栓取出术 在左、右腹股沟处各作一纵向切口,游离约5cm股总动脉,并在其远、近端各绕一阻断带。全身肝素化后阻断右股总动脉,收紧左股总动脉两根阻断带,在其间横行切开1~1.5cm,向上插入5F~6F Fogarty球囊导管至分叉以上水平,注水充盈球囊后慢慢拉出,取出栓子〔图72-40〕。同样方法取出对侧栓子。直至两侧股动脉搏动恢复。

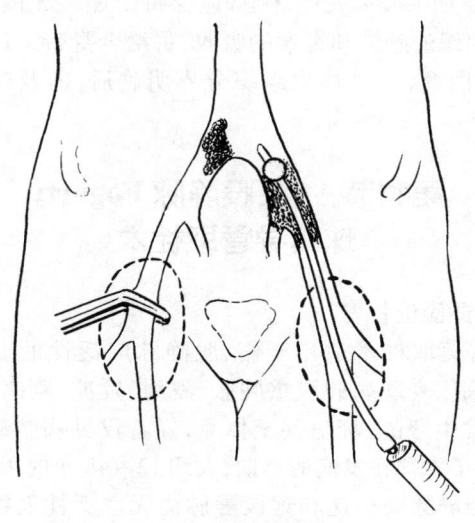

图72-40 充盈球囊取栓

2. 股动脉栓子可经腹股沟切口以3F~4F Fogarty导管取栓;腘动脉及远端可经膝上或下内侧切口显露腘动脉及其分支,以2F~3F Fogarty导管取栓,远端可注入尿激酶10万~20万U,效果可能更好。

【术中注意事项】

1. 病肢要完全裸露,以备在手术时随时检查阻塞远端的脉搏等血运情况,或另作必要的切口,继续向下探查。

2. 腹壁切口要够长,便于显露血栓阻塞部位及其上、下端的血管。

3. 对一切侧支血管应小心检查有无血栓形成,并尽可能摘除干净。

4. 应先分离血栓阻塞部位远端的动脉,阻断其血流,然后再分离血栓阻塞部位近端动脉,以防止血栓滑脱和播散。

5. 应直接在血栓阻塞部位纵行切开主动脉壁,切口长度根据血栓的长短而定,不宜过长,以能清除腔内血栓即可。

【术后处理】

1. 肢体的血液循环在术后开始好转,但由于动脉痉挛、往往恢复比较缓慢。血栓阻塞远侧肢体的肤色和温度最早恢复,表现为肤色逐步改善、温度升高、疼痛明显减轻或消失。远侧脉搏在术后一般即可触及,但很弱,常经 1~2 日后才可恢复正常。

2. 术后动脉痉挛有增加血栓形成的危险,故应适当采用交感神经节阻滞、解痉药物和镇痛剂等减少或解除血管痉挛的措施。

3. 除经腹部途径的手术病例外,一般应继续用抗凝疗法至少约 1 周;对心脏病患者,术后需继续采取必要的处理。

4. 如果肢体发生坏疽,应保持干燥和无菌状态。坏疽组织的感染和毒素的吸收,将给全身带来严重的影响,因此,一旦坏疽组织分界明确后,需及时行截肢术。

第七节 髂、股静脉 Fogarty 球囊导管取栓术

【适应证】

导管取栓术适用于髂、股静脉广泛性的血栓形成,(临床表现病肢严重肿胀、发绀、发凉、剧痛,严重者可发生寒战、坏疽甚至休克,轻者仅见病肢显著水肿)。手术须在发病的早期,大约 12~48 小时内,血栓尚未与静脉壁粘连和远段静脉尚无广泛性血栓形成之前施行。

【术前准备】

1. 对于严重的广泛性髂、股静脉血栓形成的病例,首先应采用输血、输液等疗法治疗休克。

2. 应用抗凝疗法,以防止血栓滋长。

3. 适当应用镇痛剂和解痉药物。

4. 准备手术中输血。

5. 整个病肢及腹部皮肤均需消毒。

【麻醉】

最好选用局麻,也可选用硬膜外麻醉或全麻。

【手术步骤】

1. 切口、显露 自患侧腹股沟韧带作纵向切口,显露股静脉。切开血管外的鞘膜,细致分离股动脉和股静脉,将股静脉的近、远心端及其分支各绕一阻断带,以控制出血。显露健侧大隐静脉股静脉汇合处。

2. 通过健侧大隐静脉或其分支插入 Fogarty 导管达下腔静脉,注入盐水充盈球囊阻断下腔静脉,同时切开患侧股静脉插入第 2 根 Fogarty 导管,超过血栓后注水充盈球囊,释放第 1 根导管盐水,取出患侧血栓。结合使用吸引和大、小腿按摩,挤出静脉远心段的栓塞。

3. 缝合切口 静脉切口用 prolene 线作连续缝合。结扎最后一针缝线前,须先放血排气。

【术中注意事项】

1. 病情较严重的患者,宜在局麻下进行手术。

2. 股静脉的所有分支均需分离和控制,否则切开静脉时将引起大出血。静脉壁很脆弱,易被撕裂,故需细致分离。有时股静脉不易分离,不必勉强进行,在切开股静脉时可用手指压迫股深静脉部位以控制出血。

3. 静脉压力低,拉起套在静脉上的阻断带即可控制出血,一般不必使用血管夹。

【术后处理】

1. 抗凝治疗,应用肝素同时逐渐改用双香豆素类如华法林,维持 6~12 个月。

2. 抬高患肢。

3. 全身应用抗生素。

第八节 腹主动脉瘤切除术

腹主动脉瘤绝大多数由动脉粥样硬化引起,少数为炎性或感染性动脉瘤。腹主动脉瘤约 95% 累及肾动脉水平以下腹主动脉,本节介绍多数情况下采用的经腹入路肾下腹主动脉瘤切除术。

【适应证】

1. 动脉瘤直径 >5cm 的无症状患者,能耐受手术者。

2. 直径 <5cm 但有破裂风险者。

3. 直径 4~5cm,瘤体扩张速度半年 >0.5cm。

4. 不论瘤体大小,有相关症状特别是疼痛症状者。

【禁忌证】

1. 心肌梗死后 3 个月以内、难以纠正的心力衰竭及心律失常、严重心肌缺血者。

2. 进展期恶性肿瘤预期生存期不足 2 年者。

3. 一般状态极差,重要脏器功能失代偿无法耐受手术者。

【术前准备】

1. 术前详细检查心、肺、肾、肝、脑功能、凝血机制,并进行相应基础病纠正。

2. 术前禁烟 1 个月以上,深呼吸锻炼。

3. 备红细胞及血浆 1500~2000ml。

4. 肠道准备 流食、补液、通便。

5. 术前留置胃管、导尿管。

6. 术晨备皮上至胸骨上切迹,下至大腿上 1/3。

7. 术前 30 分钟预防应用抗生素,手术超过 3 小时追加术中应用。

【麻醉】

气管插管全麻,监测中心静脉压、直接动脉压、血

気等。

膜锐性加钝性向上解剖,至左肾静脉,将其向上牵开,显露动脉瘤颈〔图72-43〕。必要时可切断左肾上腺静脉和精索(卵巢)静脉以利于牵开左肾静脉〔图72-44〕。若需切断左肾静脉显露瘤颈,应保留左肾上腺静脉和精索(卵巢)静脉。

【体位】

仰卧位,腰部垫高。

【手术步骤】

1. 腹部正中切口,自剑突绕脐左侧至耻骨联合〔图72-41〕。

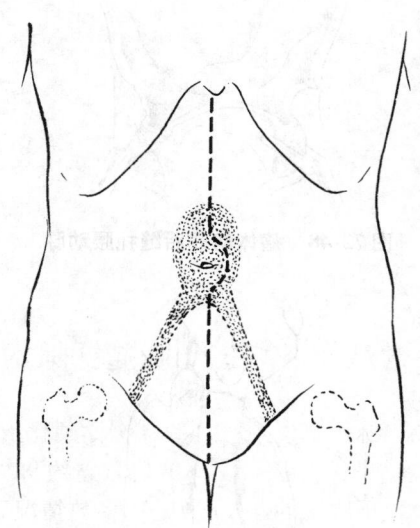

图72-41　腹主动脉瘤切除术正中切口

2. 开腹后探查腹腔证实动脉瘤诊断,小肠用湿纱布垫挡向腹腔右上方或将小肠装入无菌袋,注入生理盐水,置于右上腹腔内或外,大网膜和横结肠牵向上方,降结肠和乙状结肠拉向左侧,从 Treitz 韧带开始到骶岬下方剪开后腹膜,显露动脉瘤及两侧髂动脉〔图72-42〕。

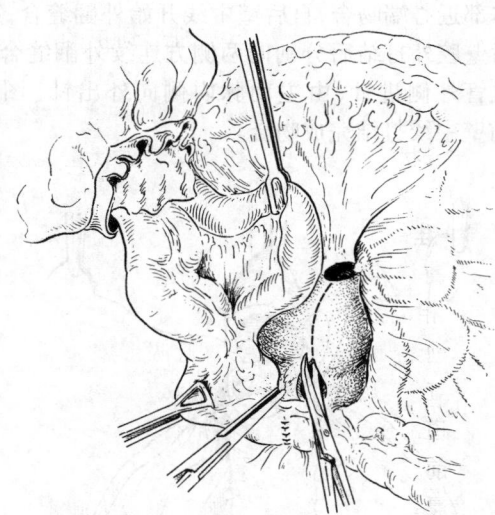

图72-42　剪开后腹膜显露动脉瘤瘤体

3. 游离十二指肠第 3、4 段并将其与肠系膜上静脉适当分离,向右上方进一步牵开,紧贴腹主动脉外

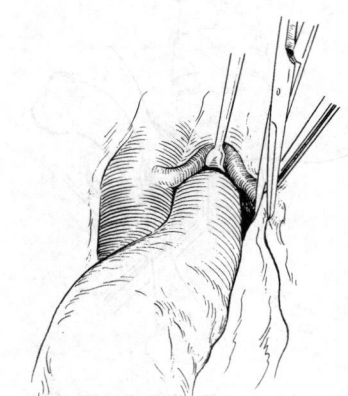

图72-43　显露腹主动脉瘤近端瘤颈

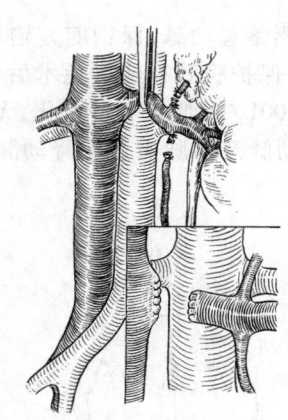

图72-44　瘤颈显露困难时,可切断左肾静脉或生殖静脉

4. 游离瘤颈两边侧后方,使手指能将主动脉从脊柱前方捏起,可不必环周游离,若环周游离,须注意避免后方腰动静脉撕裂出血〔图72-45〕。游离肠系膜下

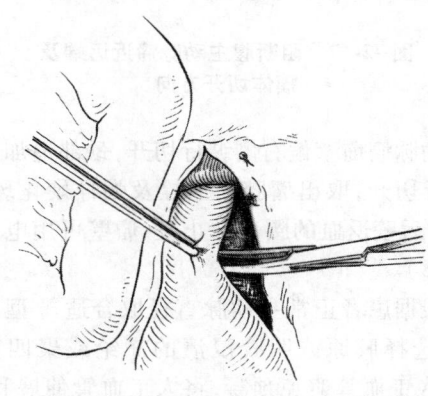

图72-45　游离腹主动脉瘤近端瘤颈

动脉根部阻断。从动脉瘤发出的肠系膜下动脉多已
严重狭窄或闭塞,可从根部结扎或瘤内缝扎〔图72-
46〕。若为降结肠主要供血动脉,则剪成喇叭状回植
于人工血管。

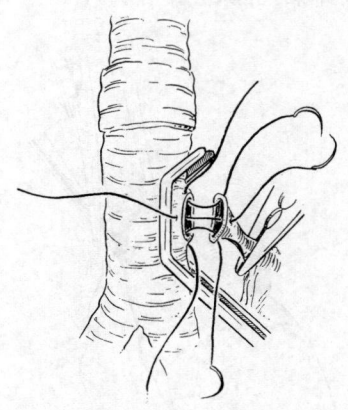

**图72-46　必要时肠系膜下动脉
(IMA)吻合于人工血管**

5. 游离两侧髂总动脉,保护前方输尿管,避免损
伤后方髂静脉,保护腹腔神经避免术后性功能障碍,
静脉注射肝素100U/kg 使患者肝素化,无损伤钳先后
阻断双侧髂总动脉及动脉瘤近侧肾动脉下方腹主动
脉〔图72-47〕。

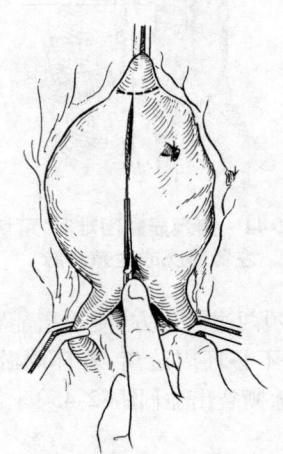

**图72-47　阻断腹主动脉瘤近远端及
瘤体切开方向**

6. 动脉瘤前壁偏右侧纵行切开,颈部追加前壁半
周径横行切开,取出瘤腔内血栓及粥样硬化斑块,缝
扎动脉瘤后壁返血的腰动脉止血,瘤壁可用电刀止血
〔图72-48〕。

7. 根据患者正常主动脉直径取合适 Y 型人工血
管,现多选择胶原或明胶浸渍的涤纶或聚四氟乙烯
(PTFE)人工血管避免预凝,将人工血管伸展和剪裁,
体部控制在3cm 以内〔图72-49〕。

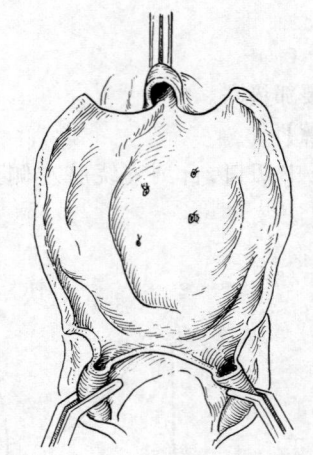

图72-48　瘤体切开后缝扎腰动脉

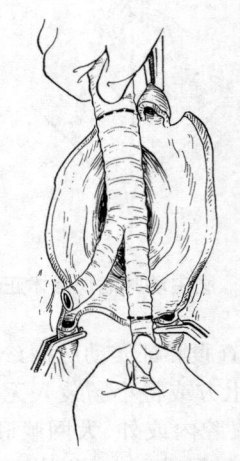

图72-49　修剪 Y 型人工血管

8. 选用3-0 双针无损伤缝合线行主动脉与人工
血管体部近心端吻合,自后壁中线开始外翻缝合,第 1
针与后壁腔外打结后分别向两侧方连续外翻缝合,自
人工血管外侧进针,由主动脉内侧向外出针〔图72-
50〕,前壁中线打结完成吻合。

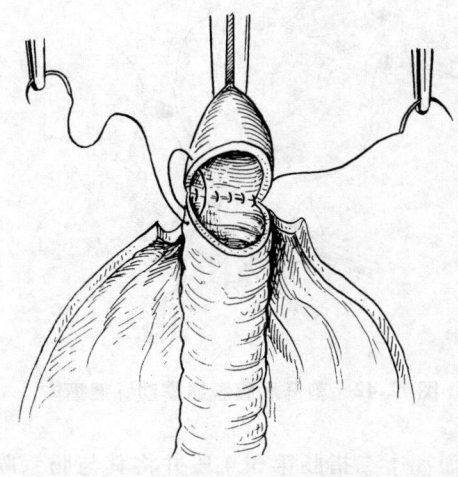

图72-50　人工血管与腹主动脉端端吻合

8

9. 阻断人工血管髂支,缓慢松开主动脉阻断钳,明显漏血处可单纯或褥式缝合修补,针眼渗血可以应用纱布压迫或医用胶、止血纱布等方法止血。确认无漏血后阻断吻合口远侧人工血管体部,肝素盐水冲洗人工血管腔内。

10. 同样方法做人工血管髂支与同侧髂总动脉或髂外动脉吻合,吻合完成前 1 ~ 2 针,暂时开放主动脉阻断钳,排出空气和可能存在的凝血块〔图 72-51〕。完成吻合缓慢开放恢复该侧下肢供血。同法吻合对侧人工血管髂支和髂动脉〔图 72-52〕。

11. 关闭后腹膜及动脉瘤壁,隔离吻合口与十二指肠及小肠,防止吻合口肠瘘〔图 72-53〕。酌情腹膜后、盆腔置引流。

【术中注意要点】

1. 显露充分,慎重游离后壁。

2. 与麻醉师密切配合,腹主动脉阻断时采取降压措施,开放时应缓慢,快速补液维持血压。

3. 自体输血,尽量不用库存血。

【术后处理】

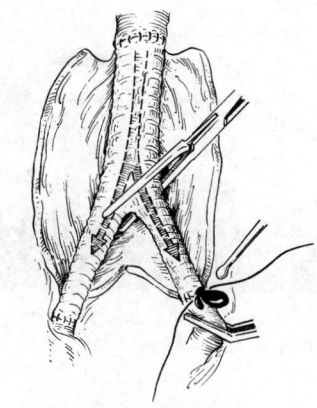

图 72-52 人工血管与左侧髂动脉吻合

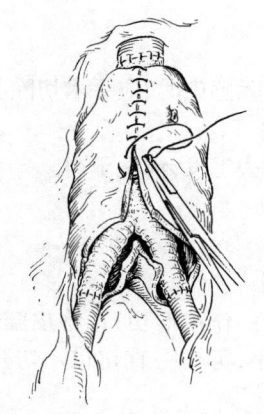

图 72-53 关闭后腹膜及瘤壁

1. 入 ICU 严密监护至少 24 ~ 48 小时,维持有效血容量、心肌及脑灌注。

2. 注意双下肢血运、内出血、酸中毒。

3. 继续应用广谱抗生素。

（亓 明）

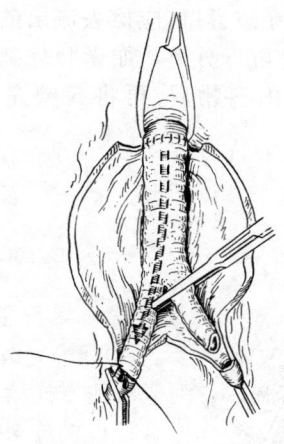

图 72-51 人工血管与右侧髂动脉吻合及排气

第七十三章

皮肤及表浅软组织手术

第一节 皮脂腺囊肿切除术

【适应证】

皮脂腺囊肿无感染时,应手术切除。

【术前准备】

局部皮肤剃去毛发,清洗干净。

【麻醉】

局麻。

【手术步骤】

以囊肿为中心作梭形切口,将皮瓣连同囊肿一并切除;如囊肿较小,可作一直切口。切开皮下组织后,用组织钳翻起一端皮瓣,轻轻提起肿物,再用组织剪(或止血钳)沿囊肿边缘分离,使之完全游离;囊肿底部的纤维条索,用止血钳钳夹、剪断后结扎,即可完整切除囊肿。伤口冲洗、止血后,分层缝合切口,稍微加压包扎〔图73-1〕。

【术中注意事项】

1. 在分离囊肿时,应紧靠包膜外面,环绕其周围进行;若仅在一处分离,容易穿破囊壁。

2. 如不慎穿破囊壁,应擦去流出的内容物,用止血钳夹住破口,再行分离。如囊肿分破后无法钳夹,可在排出囊肿内容物后,再将囊壁完全切除,以防复发。

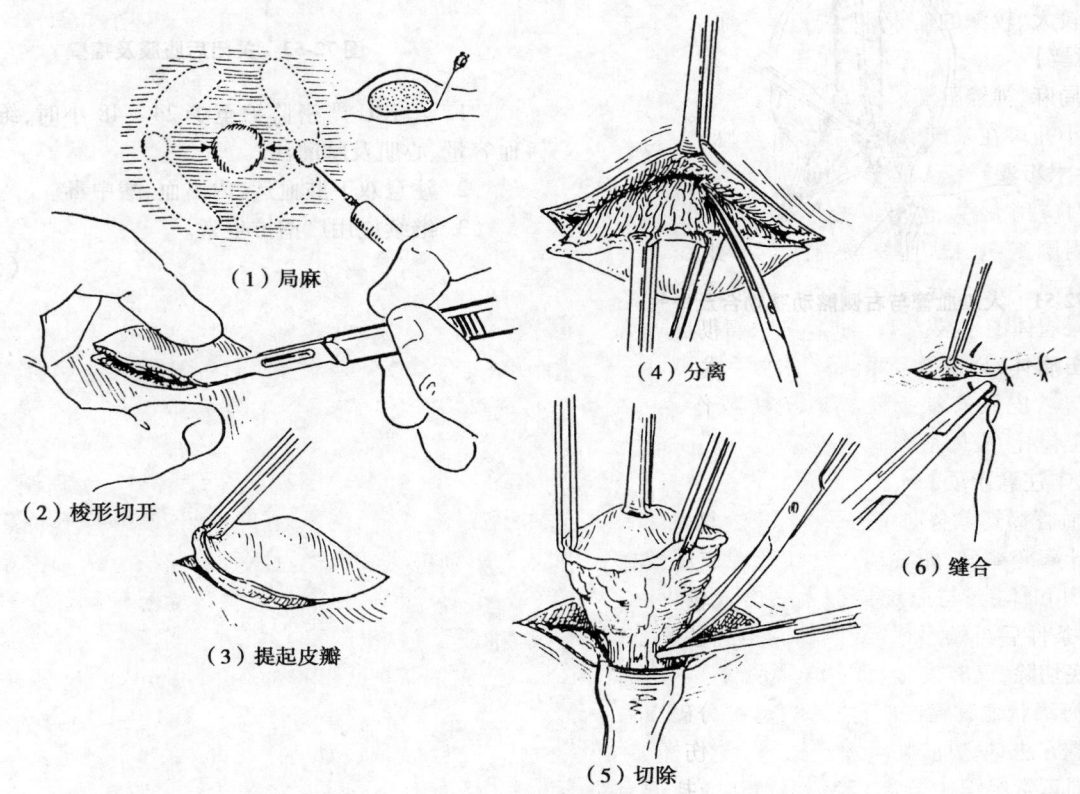

(1)局麻

(2)梭形切开

(3)提起皮瓣

(4)分离

(5)切除

(6)缝合

图73-1 皮脂腺囊肿切除术

3. 如囊肿壁与周围组织粘连很紧,难以切除,可刮出囊肿内容物,然后用纯苯酚或 5% 碘酊涂擦囊壁内侧面,将上皮破坏,使以后肉芽组织生长,减少再发机会。

4. 如囊肿已化脓,切开引流后也可用同法处理。

【术后处理】

术后 6~7 日拆线。

第二节　毛细血管瘤和海绵状血管瘤切除术

【适应证】

1. 血管瘤发生在易引起出血、感染(如唇部海绵状血管瘤)或有碍功能的部位者。

2. 血管瘤生长迅速,且因条件限制,不能冷冻或用硬化剂注射等治疗者。

【术前准备】

1. 要周密考虑、充分估计血管瘤的范围大小及与邻近重要组织器官的关系,制订好相应的治疗方案。

2. 对较大的海绵状血管瘤,可酌情先行硬化剂注射,使其体积缩小硬化后,再做切除手术。

3. 血管瘤切除后,估计创缘不能直接缝合,需要植皮或作邻近皮瓣修复者,术前应做好供皮区皮肤准备。

4. 较大、较深的血管瘤,术前应备血。

【麻醉】

1. 局麻、神经阻滞麻醉或全麻。

2. 小儿可在基础麻醉下辅加上述麻醉。

【手术步骤】

切口应稍大些,也可作梭形切口,以便充分显露血管瘤周围组织。从血管瘤周围正常组织进行钝性和锐性分离。逐一分离、结扎、切断穿透筋膜层的分支和进入瘤体的主要血管,仔细将肿瘤彻底切除。注意勿损伤瘤体,以免引起出血,增加手术困难。逐层缝合切口。皮肤有缺损者同时植皮或作皮瓣修复。伤口加压包扎,肢体适当固定〔图 73-2〕。

【术中注意事项】

1. 血管瘤切除务必彻底,才能预防复发。术中应随时估计病变情况,如发现血管瘤范围广泛或已穿入深层组织和体腔,与原定治疗方案出入较大,应即停止,准备条件后再做手术,或改作其他疗法。否则,既不能彻底切除,又有发生大出血的危险。

2. 海绵状血管瘤的管壁很薄,易被分破出血。预防的主要方法是,皮肤切开不要过深,免伤瘤体;要在瘤体周围正常组织中分离,容易识别和结扎进入瘤体的血管。一旦分破引起出血时,用细针线缝扎即可止

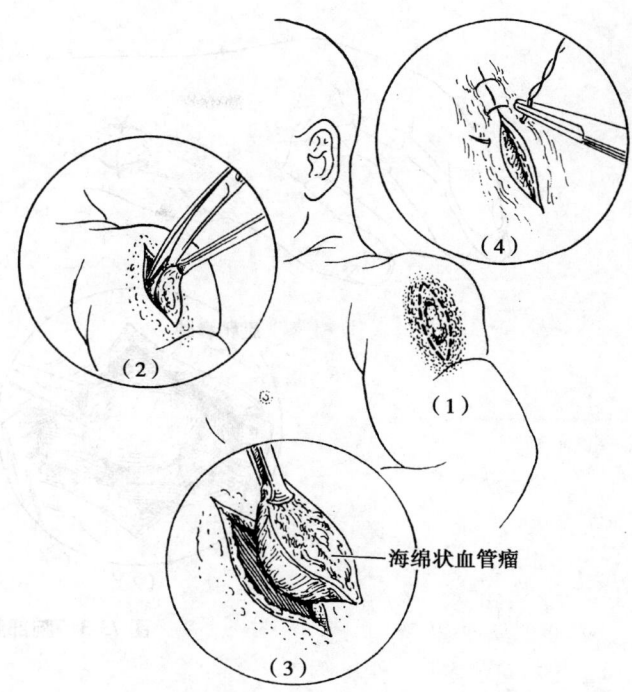

图 73-2　血管瘤切除术

血;如用止血钳钳夹,反会引起更多的出血。

【术后处理】

预防感染和注意局部出血。

第三节　腱鞘囊肿切除术

【适应证】

囊肿较大,影响关节功能,非手术治疗无效或复发者,应手术切除。

【麻醉】

局麻。

【手术步骤】

沿皮纹做切口。用小拉钩拉开切口,纵行切开皮下筋膜,注意避开附近的神经分支和血管(如桡侧应注意桡神经浅支和桡动脉掌深支),显露囊肿表面,作钝性或锐性分离,分离囊肿四周直达底部。用剪刀分离基底部,切除整个囊肿。如囊肿蒂部与关节囊相通,在切除囊肿后应将关节囊缝合;如无法缝合,则可任其敞开。如囊肿壁与腱鞘紧密相连,可作大部分切除,保留紧贴腱鞘的部分,慎勿损伤腱鞘或肌腱。如分破腱鞘,亦宜任其敞开,不要缝合,以免造成狭窄。取出囊肿后,结扎出血点,缝合皮肤〔图 73-3〕。

【术后处理】

术后保持伤口清洁。如无特殊情况,于术后 7~10 天拆线。

8

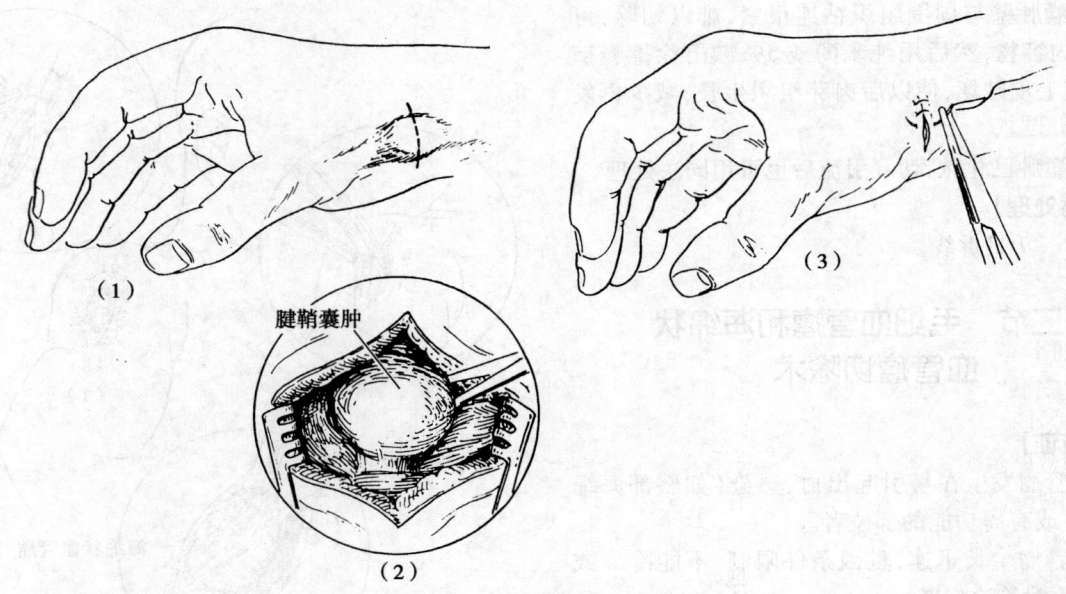

腱鞘囊肿

（1）

（2）

（3）

图 73-3　腕部腱鞘囊肿切除术

第四节　脂肪瘤切除术

【适应证】

表浅脂肪瘤影响功能、劳动和美观者,可考虑手术。

【术前准备】

清洗局部皮肤。

【麻醉】

局麻。

【手术步骤】

沿皮纹切开脂肪瘤的表面皮肤。用弯止血钳沿瘤体包膜分离肿瘤,钳夹及结扎所有见到的血管。脂肪瘤多呈分叶状,形态不规则,应注意完整地分离出具有包膜的脂肪瘤组织。用组织钳提起分离基底,切除肿瘤。止血后,分层缝合切口〔图 73-4〕。

【术中注意事项】

1. 处理较大脂肪瘤应确切止血,如有必要可收入院手术。

2. 如脂肪瘤呈分叶状,手术中应确认脂肪瘤已经

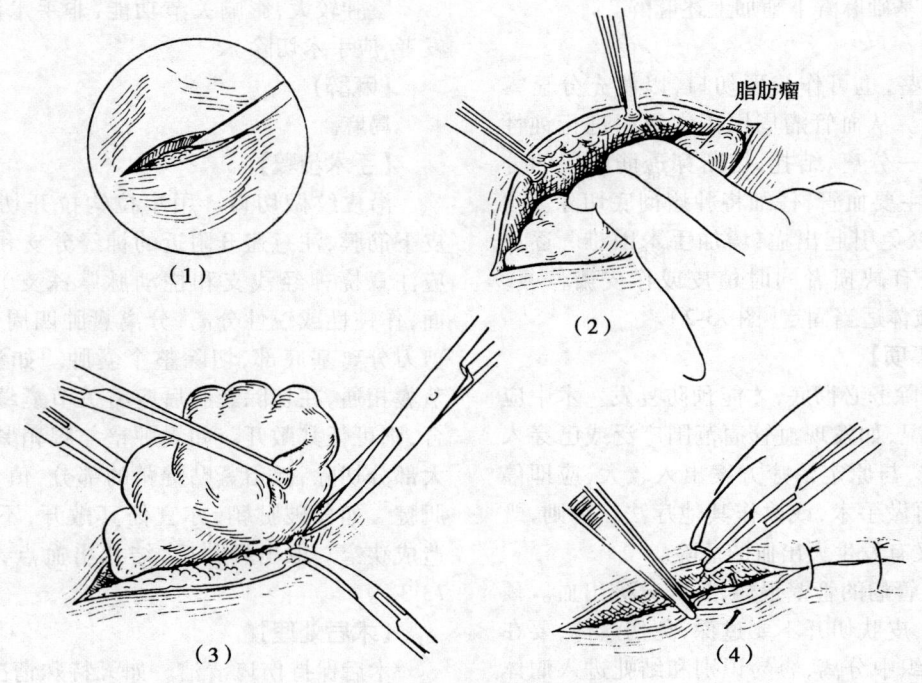

脂肪瘤

（1）

（2）

（3）

（4）

图 73-4　脂肪瘤切除术

全部切除,切勿残留。

3. 如创腔较大应置放引流物,并可辅以加压包扎。

【术后处理】

切口敷料要妥善包扎。术后 3~4 天拔除引流物,5~7 天拆线。

第五节　鸡眼切除术

【适应证】

鸡眼为皮肤角质层增生呈圆锥形向真皮层伸入的肿物,好发生在足底、趾侧受压部位。一般小的鸡眼可用药物敷贴治愈。对位于足跖负重部位,行走剧痛,经药物治疗无效者,或屡发感染者,在炎症消退后均应行手术切除。

对于不能直接缝合的大鸡眼,则不应用单纯切除术,以免造成切口不能缝合,残留痛性瘢痕,更影响功能。应积极采用非手术治疗;如无效,再行切除术及皮瓣修复术。

趾(指)关节部位及手指掌面的鸡眼,切除后易形成瘢痕,影响活动或指端触觉,宜采用非手术疗法。

跖、趾骨畸形或突起所引起的鸡眼,须在畸形矫正或骨突切除后,才考虑做鸡眼切除术。

【术前准备】

1. 清洗局部皮肤。病变附近皮肤及趾(指)甲有真菌病者,应先予治疗后再行手术。

2. 热水浸泡,除去表层厚皮。

【麻醉】

局麻(用 1% 普鲁卡因,以鸡眼为中心作局部菱形浸润麻醉,或直接注入鸡眼根部皮下组织内)。

【手术步骤】

沿鸡眼两侧作梭形皮肤切口,切至皮下后,用组织钳将皮瓣提起,可见鸡眼呈黄白色圆锥状,质坚硬,与周围组织分界明显。沿鸡眼周围钝性分离直至根部,如近根部断裂,可用刀尖剔出,不可残留,以免再发。出血点不需要结扎,缝合切口即可止血。用大弯三角针缝合切口〔图 73-5〕。

【术后处理】

1. 术后 10~14 日拆线,过早拆线易使切口裂开。

2. 伤口保持清洁,避免过早负重行走,以免裂开。

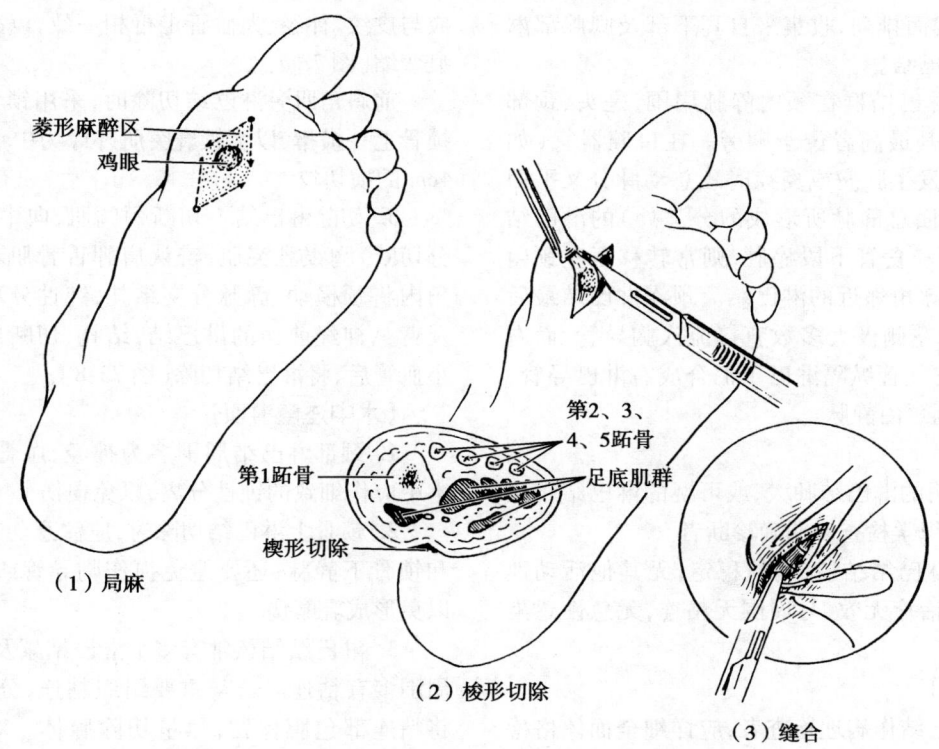

菱形麻醉区
鸡眼
(1)局麻

第1跖骨
楔形切除

第2、3、4、5跖骨
足底肌群

(2)梭形切除

(3)缝合

图 73-5　鸡眼切除术

第六节　颈部淋巴结切除术

颈部主要淋巴结,有颏下淋巴结群、颌下淋巴结群和颈淋巴结群等几组〔图 73-6〕。

1. 颏下淋巴结群　在下颌舌骨肌浅面,收集下唇中部和口底部淋巴液,注入颌下及颈深淋巴结。

2. 颌下淋巴结群　约有 3~5 个,位于颌下腺浅部,收集面部、鼻、上唇、颊、下唇外侧部和舌前部淋巴,注入颈淋巴结。

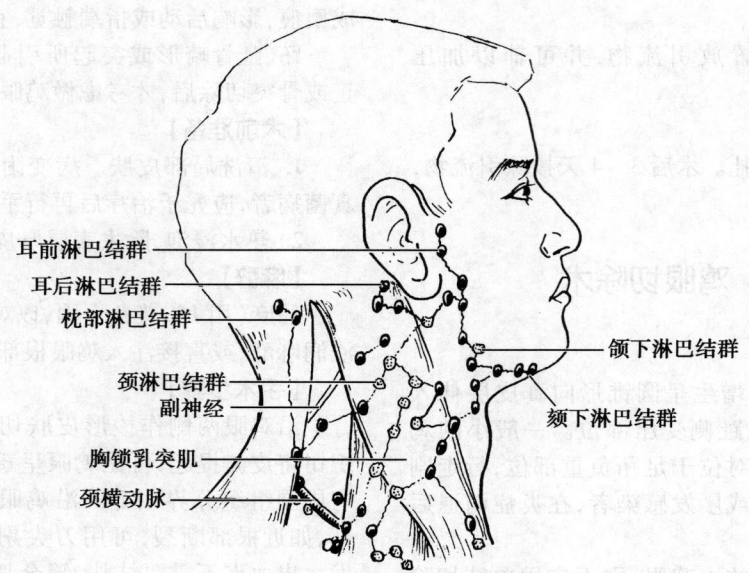

图 73-6 颈部淋巴系统

耳前淋巴结群
耳后淋巴结群
枕部淋巴结群
颈淋巴结群
副神经
胸锁乳突肌
颈横动脉
颌下淋巴结群
颏下淋巴结群

3. 颈淋巴结群　又分为颈浅淋巴结群和颈深淋巴结群两组：

（1）颈浅淋巴结群主要沿颈外静脉和胸锁乳突肌的后缘及其浅面排列，收集来自耳下部及腮腺部淋巴，注入颈深淋巴结。

（2）颈深淋巴结群在颈内静脉周围，是头、颈部淋巴管汇合处，其最高者位于咽旁。在口腔器官（如舌后和鼻咽部）发生肿瘤或炎症时颈总动脉分叉平面（即颈内静脉和面总静脉所形成的分叉处）的淋巴结最早被侵犯；胃和食管下段癌肿，则常转移至左颈内静脉、锁骨下静脉角邻近的淋巴结。颈深淋巴结最后流入颈淋巴干，左侧极大多数直接流入胸导管，而右侧与锁骨下及支气管纵隔淋巴干汇合成右淋巴导管，或直接流入右侧颈内静脉。

【适应证】

1. 性质不明的淋巴结肿大，或可疑的淋巴结转移癌，需作病理组织学检查以明确诊断者。

2. 孤立的淋巴结结核，病情稳定，无其他活动性结核病灶，长期治疗无效，与周围无粘连，无急性感染与破溃者。

【术前准备】

1. 采取淋巴结作病理检查者，应详细全面体格检查及必要的特殊检查；疑为转移癌者，应寻找原发病灶。预先作好切口标记。

2. 对淋巴结结核，术前应先用抗结核药物1周。

【麻醉】

局麻。

【手术步骤】

以前斜角肌旁淋巴结切除为例。

1. 体位　仰卧位。上半身稍高，背部垫枕，颈部过伸，头上仰并转向健侧。

2. 切口　根据病变部位选择。原则上切口方向应与皮纹、神经、大血管走行相一致，以减少损伤及瘢痕挛缩〔图 73-7〕。

前斜角肌旁淋巴结切除时，采用锁骨上切口。在锁骨上一横指，以胸锁乳突肌外缘为中点，作一长 3～4cm 的横切口。

3. 切除淋巴结　切断颈阔肌，向中线拉开（或部分切断）胸锁乳突肌，辨认肩胛舌骨肌。于锁骨上三角内将颈横动、静脉分支结扎，钝性分离位于斜角肌及臂丛神经前面的淋巴结，结扎、切断出入淋巴结的小血管后，将淋巴结切除〔图 73-8〕。

【术中注意事项】

1. 颈部淋巴结周围多为神经、血管等重要组织，术中应作细致的钝性分离，以免损伤。

2. 锁骨上淋巴结切除时，应注意勿损伤臂丛神经和锁骨下静脉；还要避免损伤胸导管或右淋巴导管，以免形成乳糜瘘。

3. 淋巴结结核常有多个淋巴结累及或融合成团，周围多有粘连。若与重要组织粘连，分离困难时，可将粘连部包膜保留，尽量切除腺体。对有窦道形成者，则应梭形切开皮肤，然后将淋巴结及其窦道全部切除。不能切除者，应尽量刮净病灶，把伤口开放，换药处理。

【术后处理】

1. 注意防止出血，感染。

2. 淋巴结结核切除术后，应继续用抗结核药物治疗。

8

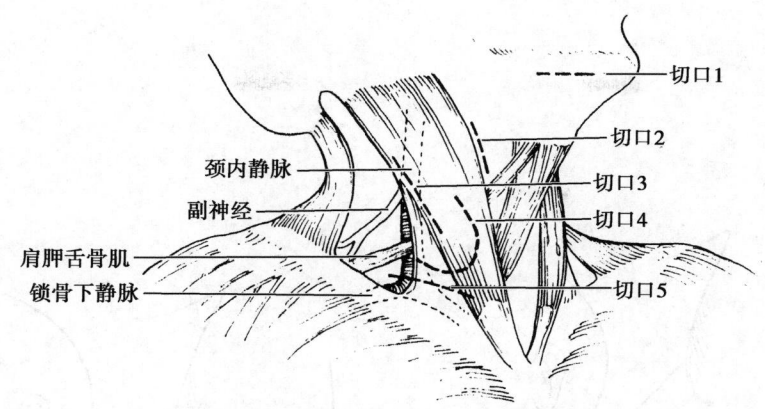

图 73-7　颈部淋巴结切除术的各种切口

切口1
切口2
切口3
切口4
切口5
颈内静脉
副神经
肩胛舌骨肌
锁骨下静脉

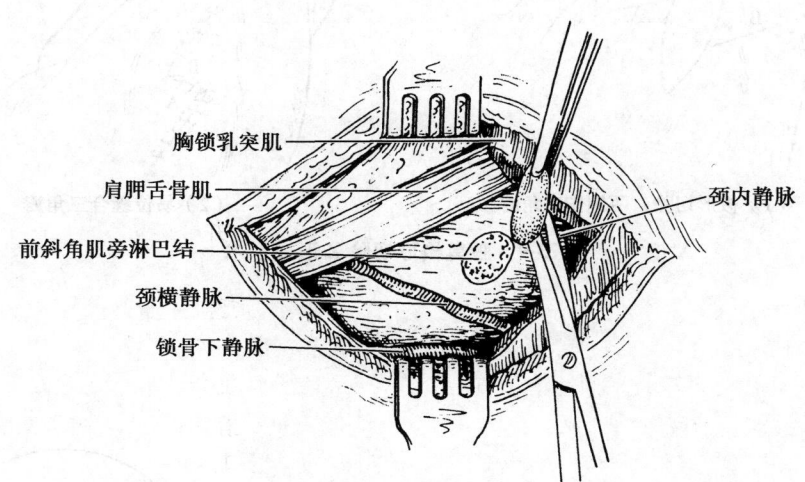

胸锁乳突肌
肩胛舌骨肌
前斜角肌旁淋巴结
颈横静脉
锁骨下静脉
颈内静脉

图 73-8　右前斜角肌旁淋巴结切除术

3. 病理检查确诊后,应根据病情及时做进一步治疗(如根治性手术等)。

第七节　腋臭手术

腋臭亦称"狐臭",又称局部臭汗症,主要是由腋下顶泌汗腺分泌物经皮面附生细菌作用后,产生不饱和脂肪酸而放出的异常气味。

【适应证】

治疗腋臭的方法很多,有药物、X 线、冷冻、激光和手术等。手术治疗是彻底的治疗方法。采用有毛区单纯梭形切除、创缘拉拢缝合的手术方法治疗腋臭,但因皮肤切除过多,缝合张力大,容易造成切口全部或部分裂开,后期亦易致瘢痕挛缩,影响上肢活动,故不宜采用。一般多采用梭形切除 Z 形成形术的方法,也可采用 S 形皮瓣真皮层切除术治疗,既切除了真皮内的汗腺,又不致造成皮瓣缺损,伤口裂开,瘢痕挛缩。

【术前准备】

剃除腋毛,将腋窝皮肤清洗干净。

【麻醉】

局麻。

【手术步骤】

(一) 梭形切除 Z 形成形术

1. 体位　平卧位,头、颈、肩部垫枕头。

上举上肢,手掌枕于头后部,充分显露腋窝三角区。

2. 切口　将有毛区皮肤、皮下组织及汗腺作梭形切除,彻底止血。再于切口两侧分别作两个侧切口,形成 A、B 两个三角瓣,其顶角各约 60°。

3. 缝合　止血后将皮瓣易位,缝合皮下组织和皮肤〔图 73-9〕。

(二) S 形皮瓣真皮切除术

1. 体位　同上。

2. 切口　于腋窝部有毛区作 S 形切开上半部皮瓣,用锐利的组织剪或尖刃刀切除大部分真皮层,将全部汗腺及毛囊切除,只留下薄中厚皮片。用同样的方法处理 S 形的下半部皮瓣。至此,腋窝部大部分真皮层和汗腺已被切除。

3. 缝合　彻底止血后缝合皮肤〔图 73-10〕。

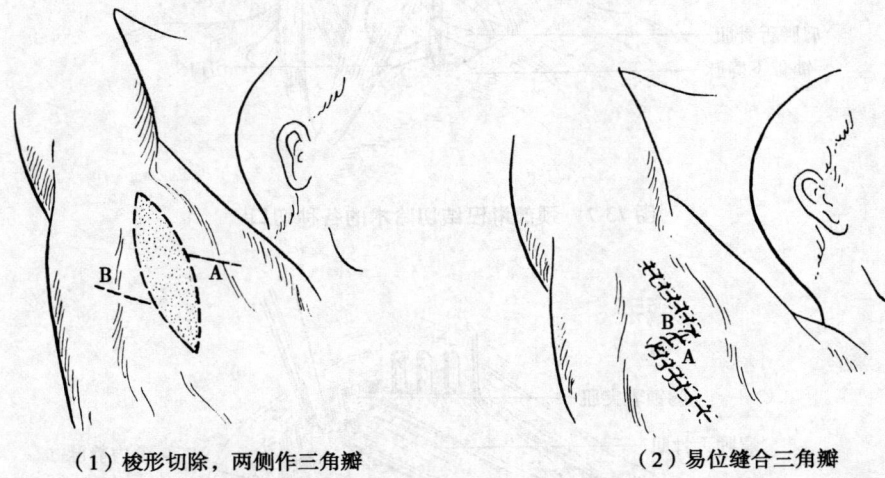

（1）梭形切除，两侧作三角瓣　　　　　　　　　（2）易位缝合三角瓣

图 73-9　腋臭梭形切除 Z 形成形术

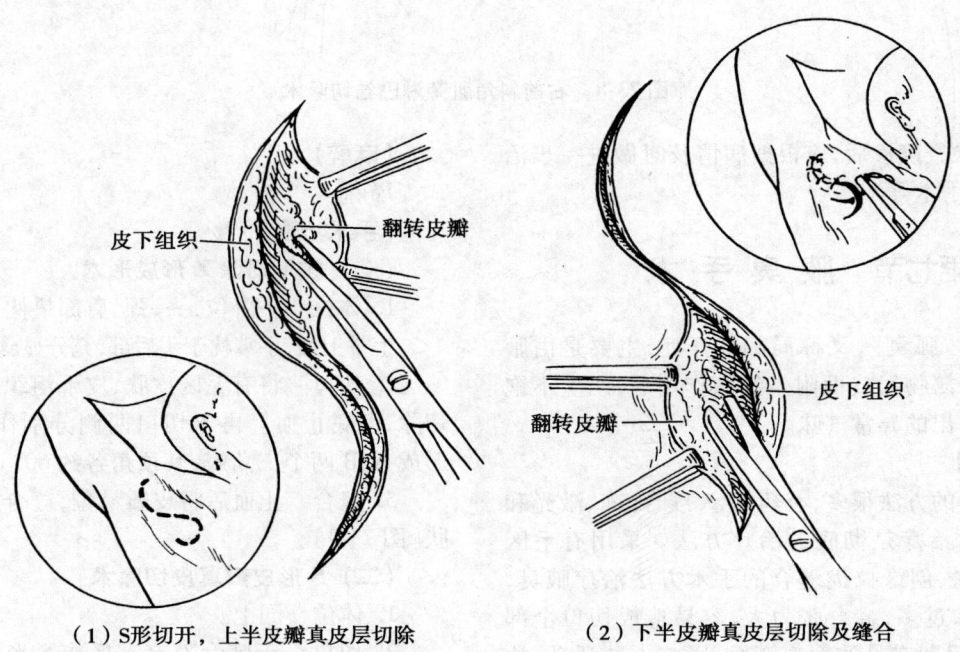

皮下组织　　　翻转皮瓣

翻转皮瓣　　　皮下组织

（1）S形切开，上半皮瓣真皮层切除　　　　　（2）下半皮瓣真皮层切除及缝合

图 73-10　腋臭 S 形皮瓣真皮层切除术

【术中注意事项】

1. 注意无菌操作,彻底止血,以防感染和瘢痕挛缩。

2. 腋毛范围较大时,可采用 S 形切口术。

3. S 形切口的翻转皮瓣范围宜大一些,应把有毛区皮肤的真皮层均切除。

4. 腋窝三角内有腋动、静脉、臂丛神经等重要组织,切口不宜过深,以免造成损伤。

【术后处理】

1. 术后腋窝部厚层敷料用肩关节 8 字绷带包扎,使术侧上肢轻度外展,利于固定和伤口愈合。

2. 注意防止伤口感染。常规应用抗生素。

3. 术后 10~14 天分次拆线。

第八节 藏毛窦和藏毛囊肿切除术

【适应证】

藏毛窦和藏毛囊肿经过取出毛发、臀裂消毒、注入酚剂等保守治疗无效时,应手术切除。

【术前准备】

术前可行 X 线下窦道造影,了解病变范围。局部皮肤剃去毛发,清洗干净。

【麻醉】

局麻或连续硬膜外麻醉。

【手术步骤】

（一）梭形切除术

以窦道或囊肿为中心作梭形切口,将皮瓣连同窦道或囊肿以及周围少许结缔组织整块切除。窦道或囊肿底部的纤维条索,用止血钳钳夹、剪断后结扎,即可完整切除窦道或囊肿。伤口冲洗、止血后,可采用完全缝合、Z 形成形缝合、部分缝合或者不缝合待肉芽组织填充等〔图 73-11〕。

（二）Bascom Ⅰ 手术（Millar/lord 手术）

于臀裂菱形切除中线凹陷处及其下方组织,切除组织如米粒大小,最好不超过 7mm,按窦道长度可行 1~4 个切口,少数窦道较长者,可多至 7 个切口。距离中线 2~3cm 处行与之平行的旁中线切口。游离起两切口间皮瓣基底部,将皮瓣拉向中线,缝合中线切口,旁中线切口开放不予缝合,用于引流窦道内分泌物〔图 73-12〕。

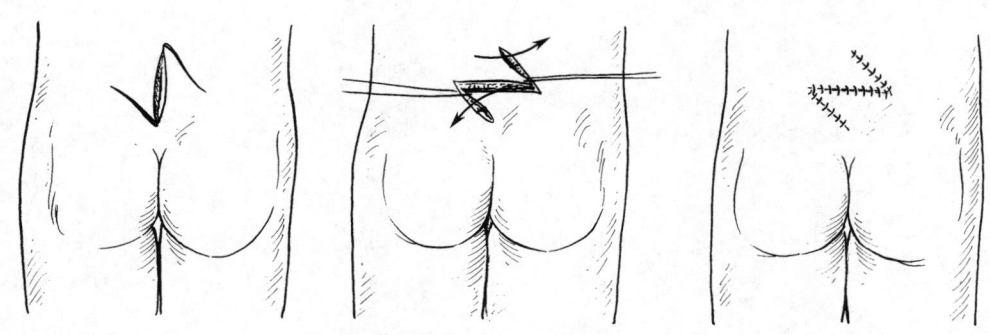

图 73-11 Z 形缝合术

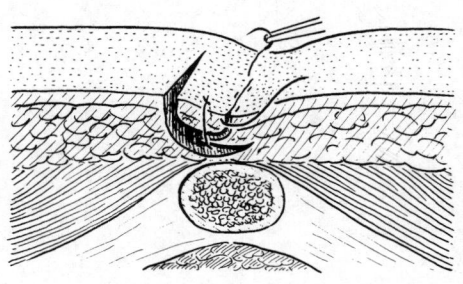

图 73-12 Bascom Ⅰ 手术

（三）Karydakis 手术（改良 Kicthen 或 Bascom Ⅱ手术、臀裂提升术）

以窦道或囊肿为中心作梭形切口,将皮瓣连同窦道或囊肿以及周围少许结缔组织整块切除。

游离一侧皮瓣底部,将其展平拉向对侧缝合,缝合后的切口位于中线旁位置,使臀裂提升展平〔图 73-13〕。

【术中注意事项】

1. 在分离囊肿时,应紧靠包膜外面,环绕其周围进行,尽量整块切除囊肿。

2. 切除皮下组织范围较大,对合困难,如勉强对合张力较大,不易愈合。因此可采用 Z 字形缝合、部分缝合或者不缝合待肉芽组织填充等方法。Z 字形缝合可使臀裂提升,防止复发。

3. Bascom Ⅰ 手术要求仅切除凹陷部位,不要求整块切除窦道。

4. 急性脓肿形成期,臀裂中线凹陷可因水肿而消失,因此不宜行 Bascom Ⅰ 手术,可先行旁中线开口引

8

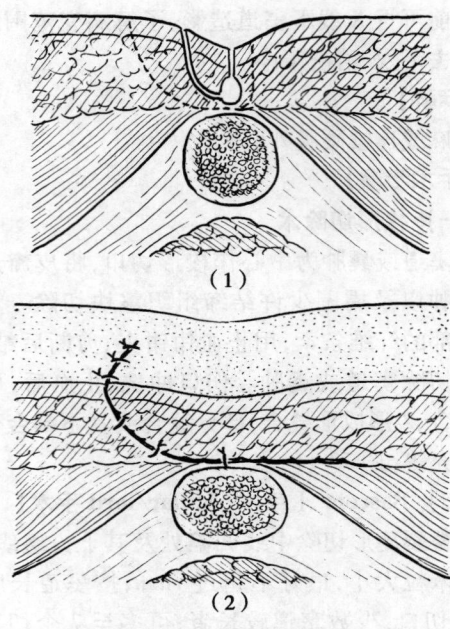

（1）

（2）

图 73-13　Karydakis 手术

流脓肿,3 周后行二期手术。

5. 术中可采用 Vicryl 4-0 可吸收线,缝合效果好,缝线反应小。

【术后处理】

术后注意经常剃刮切口周围毛发直至切口愈合。缝合切口者,术后 6~7 天拆线或者酌情延长至 10 天;未缝合切口者,可 2~3 天换药,保持肉芽新鲜生长,待切口自行愈合。平时注意臀裂局部卫生。

（罗海峰）

索 引

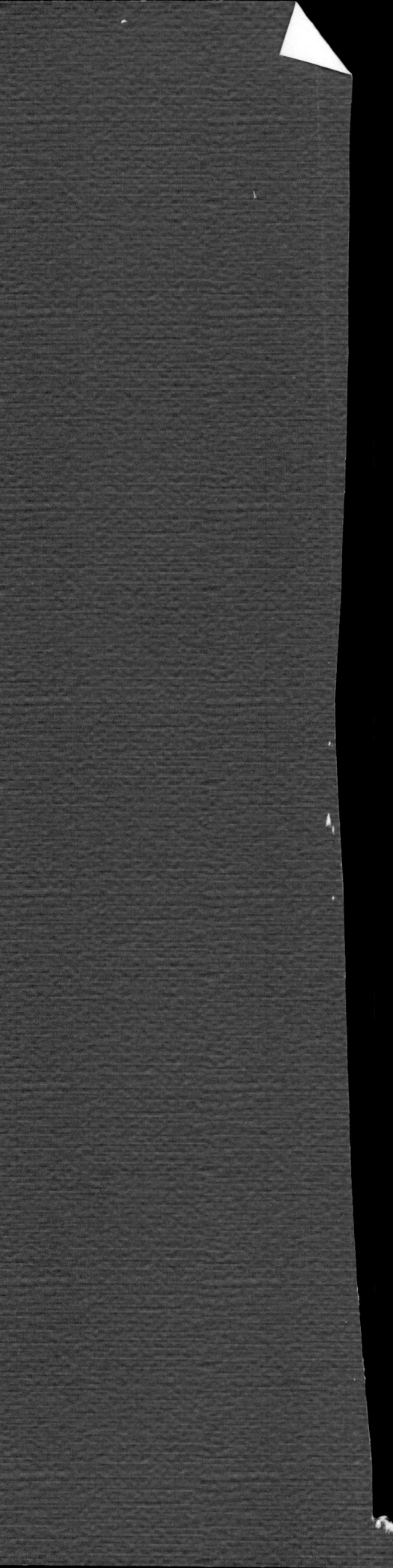